中国肿瘤整合诊治技术指南（上）

CACA Technical Guidelines for Holistic Integrative
Management of Cancer

樊代明 / 主编

天津出版传媒集团

天津科学技术出版社

图书在版编目(CIP)数据

中国肿瘤整合诊治技术指南：CACA / 樊代明主编
. -- 天津：天津科学技术出版社, 2023.9
ISBN 978-7-5742-1254-1

Ⅰ.①中… Ⅱ.①樊… Ⅲ.①肿瘤—诊疗—指南
Ⅳ.①R73-62

中国国家版本馆CIP数据核字(2023)第096749号

中国肿瘤整合诊治技术指南：CACA
ZHONGGUO ZHONGLIU ZHENGHE ZHENZHI JISHU ZHINAN:CACA

策划编辑：方　艳
责任编辑：韩　瑞　冀云燕　张建锋
责任印制：兰　毅

出　　版：天津出版传媒集团
　　　　　天津科学技术出版社
地　　址：天津市西康路35号
邮　　编：300051
电　　话：(022)23332390
网　　址：www.tjkjcbs.com.cn
发　　行：新华书店经销
印　　刷：天津中图印刷科技有限公司

开本 787×1092　1/16　印张 315.75　字数 6 400 000
2023年9月第1版第1次印刷
定价：3480.00元

编　委　会

总主编

樊代明

总副主编

郝希山	陆　伟	赫　捷	樊　嘉	沈洪兵	范先群	郭小毛	徐瑞华
朴浩哲	吴永忠	王　瑛	张建功	程向东	李子禹	石汉平	赵　勇

审评专家（按姓氏拼音排序）

巴里·马歇尔	白育萍	白志勤	卞修武	操秋阳	曹　佳	曹景伟
常　青	陈　刚	陈国强	陈洪铎	陈景元	陈良安	陈旻湖	陈资全
程　涛	丛　斌	戴琼海	戴旭光	邓大君	邓　莉	丁　力	杜元太
段云波	樊瑜波	范　利	方秉华	方传龙	方国恩	方健国	封志纯
傅小兰	高丽君	格桑玉珍		葛　洪	谷晓红	顾　瑛	郭　姣
郭烈锦	郭小毛	郭云沛	韩德民	韩为东	韩雅玲	郝德明	贺克斌
侯　岩	胡大一	胡　豫	黄红霞	黄　旭	黄正明	季加孚	江　亿
江中三	姜　旭	金震东	金征宇	金紫薇	敬　静	阚全程	郎景和
李安华	李怀林	李建刚	李劲松	李　林	李林康	李琳珊	李　宁
李　畔	李为民	李晓彤	李校堃	李应红	李云庆	李兆申	梁　萍
林　实	刘保延	刘端祺	刘激扬	刘开彦	刘乃丰	刘士远	刘维林

刘先夺　刘志红　刘忠良　陆前进　罗礼生　罗娅红　马建中　马晓飞
孟安明　苗丹民　倪　鑫　潘苏彦　裴　钢　彭　飞　彭卫军　乔　杰
秦　川　瞿介明　饶子和　任国胜　石洪成　石远凯　宋世贵　孙宝国
孙春晨　孙　发　孙咸泽　谭　晶　谭蔚泓　唐立新　唐佩福　唐向东
滕皋军　田丰年　田　捷　汪　华　汪　静　王传新　王红阳　王建祥
王俊杰　王立基　王庆华　王绍忠　王　巍　王小娥　王拥军　魏于全
吴开春　吴欣娟　吴英萍　吴玉章　武　滨　夏海鸣　肖国青　邢晓博
徐兵河　徐洪斌　徐惠绵　徐建国　徐　克　徐　民　徐瑞华　徐小元
徐勇勇　许凤梅　许宏智　薛勇彪　闫和平　杨宝峰　杨淑娟　杨绪斌
杨月欣　姚　军　么　莉　叶为民　衣庆岩　阴彦祥　于文明　余学清
俞光岩　俞新乐　张　斌　张　波　张定宇　张凤楼　张刚强　张　浩
张岂凡　张文宏　张晓峰　张兴栋　张　旭　张　学　张雁灵　张永祥
张幼怡　章　东　赵红洋　赵季平　赵家军　赵宪庚　赵旭东　郑　宁
周先志　周晓东　周长强　祝益民　邹小广

整体评估

主　编　张宏艳　刘　勇　张红梅　林榕波　周文丽　褚　倩
副主编　石丘玲　郑　瑾　闵　婕　王筱雯　丛明华　梁　峰　李小梅　陈小兵
　　　　倪　磊

整体支持

主　编　袁响林　巴　一　支修益
副主编　王凤华　熊建萍　张　俊　张小田　章　真

血清标志物

主　编　王书奎　崔　巍　聂勇战

副主编　陈　鸣　欧启水　徐笑红　应斌武　张　义

筛查技术

主　编　陈万青　李　霓

副主编　曹　巍　陈宏达　姜　晶　李　江　马建辉　彭　绩　任建松　石菊芳

　　　　孙　凤　田金徽　王　飞　吴　宁　邢念增

癌前病变

主　编　田艳涛　王丹波　郝继辉　支修益　应建明　邢念增

副主编　陈万青　陈小兵　付凤环　李　印　刘　红　刘继红　刘　正　马晋峰

　　　　欧湘红　齐立强　陕　飞　史颖弘　宋　刚　王贵英　王　鑫　王振宁

　　　　吴　齐　肖志坚　徐　泉　徐晓武　虞先濬　张　晶　赵　群

液体活检

主　编　邢金良　宋现让

副主编　丁春明　刘万里　娄加陶　辇伟奇　孙奋勇　袁响林　郑　磊

基因检测

主　编　李红乐　应建明　周彩存　马　杰

中国肿瘤整合诊治技术指南

006

化学治疗

主　编　冯继锋　石远凯　徐瑞华　姜文奇

副主编　巴　一　程　颖　韩宝惠　胡夕春　黄　诚　刘宝瑞　彭　伟　秦　燕
　　　　沈　波　史艳侠　王华庆　王佳蕾　邢镨元　袁　瑛　袁响林　张　俊
　　　　张　力　张清媛

靶向治疗

主　编　徐瑞华　李　凯　佟仲生　张清媛　韩宝惠　潘宏铭

副主编　方维佳　何义富　胡晓桦　林榕波　江一舟　曲秀娟　邵志敏　王　晶
　　　　王风华　曾　珊　张会来　朱　军

免疫细胞治疗

主　编　任秀宝　黄　波　王建祥　韩为东　沈　琳　张会来

副主编　陈陆俊　崔久嵬　傅阳心　高全立　韩　露　蒋敬庭　李志铭　刘　洋
　　　　齐长松　钱文斌　荣光华　施　明　孙　倩　田志刚　王　琦　魏　嘉
　　　　谢兴旺　徐本玲　徐　斌　徐开林　张　俊　张清媛　张　曦　张　星
　　　　张　毅　赵　华　郑　晓

机器人外科

主　编　陈孝平　张　旭　郑民华　孟元光　王锡山　何建行

副主编　艾　星　陈　椿　崔　飞　丁则阳　傅　斌　高　宇　李鹤成　李立安
　　　　李太原　罗清泉　马　鑫　王　东　吴　鸣　许剑民　杨　雯　叶明侠
　　　　袁维堂　臧　潞　张春芳　张万广　赵永亮

腔镜技术

副主编　崔书中　戈　伟　赫丽杰　李庆霞　李　雁　刘　珈　龙志雄　罗京伟
　　　　牛立志　孙建海　王　平　肖绍文　张素兰

C-HIPEC技术

主　编　崔书中　朱正纲　梁　寒　王西墨　王锡山　林仲秋
副主编　陶凯雄　李　雁　丁克峰　姜小清　王振宁　王丹波　程向东　李子禹
　　　　胡建昆　熊　斌　蔡国响　李乐平　吴小剑　张相良　彭　正　郑颖娟

HIFU治疗

主　编　赵　洪
副主编　黄金华　姜立新　李　芳（重庆）　　孙海燕　杨武威　周　崑　周玉斌

肝脏保护

主　编　陆　伟　张宁宁　陆伦根　任秀宝　田德安　韩国宏
副主编　曹宝山　高艳景　韩　风　李良平　李启炯　李树臣　李晓武　刘景丰
　　　　刘也夫　吕英谦　聂勇战　沈锡中　吴东德　武　强　徐　钧　幺立萍
　　　　张　宁　诸葛宇征

肾脏保护

主　编　王理伟　陈小兵　黄湘华　寿建忠　肖秀英
副主编　方维佳　顾乐怡　李　琦　李小江　路　瑾　任红旗　杨铁军　臧远胜
　　　　张　波　张红梅

肺脏保护

主　编　曹　彬　李为民　何建行　张国俊　王孟昭　潘频华

副主编　曹孟淑　陈亚红　郭　强　李满祥　李燕明　卢　昕　田攀文　杨　萌
　　　　应颂敏　张　静

内分泌保护

主　编　周　琦　陈　兵　王丹波　向　阳　王树森　邹冬玲

副主编　蔡红兵　蔡建良　李乃适　李　强　李因涛　鹿　斌　犇伟奇　蒲丹岚
　　　　孙　阳　谭惠文　王　莉　吴绮楠　夏百荣　徐书杭　颜新林　杨　雁
　　　　张师前　赵健洁　周坚红

生育保护

主　编　王丹波　叶定伟　金　丽

副主编　蔡国响　曹新平　董　梅　郭红燕　何志嵩　林仙华　潘洁雪　邢金春
　　　　杨佳欣　杨　卓

发育保护

主　编　汤永民　高怡瑾　王　珊　竺晓凡　王焕民

副主编　蔡娇阳　方拥军　黄东生　黄礼彬　金润铭　梁立阳　徐晓军　杨明华
　　　　杨文钰　袁晓军

药物临床研究

主　编　徐兵河　沈　琳　周彩存

副主编　张　力　马　飞　巴　一　张艳桥　李　健　潘宏铭　苏春霞　李文斌

　　　　赵洪云　刘天舒　邓艳红　顾康生　熊建萍　陈锦飞

生物样本

主　编　郜恒骏　贾卫华　孙孟红　杜　祥　吴开春　陈曲波

副主编　陈可欣　杜莉利　郭　丹　郝　捷　黄菊芳　康晓楠　卢晓梅　聂勇战

　　　　王伟业　王亚文　王韫芳　许蜜蝶　杨亚军　于颖彦　张可浩　张连海

　　　　张小燕　张　勇　赵秀梅　周君梅

伦理审查

主　编　洪明晃　阎　昭

副主编　鲍　军　曹　烨　陈　震　李　洁　李　宁　罗素霞　徐　立

肿瘤流行病学

主　编　陈可欣　曹广文　胡志斌　项永兵　乔友林

副主编　戴弘季　何忠虎　黄育北　贾卫华　吕章艳　马红霞　缪小平　沈秋明

　　　　宋方方　宋丰举　殷建华　赵方辉　庄贵华

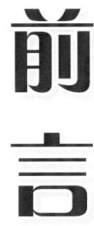

前言

过去五年，中国抗癌协会秉承整合医学理论，以"肿瘤防治 赢在整合"为核心理念，以"建大军、开大会、写大书、办大刊、立大规、开大讲"六件大事为核心抓手，开创了中国抗癌协会跨越式发展的全新局面，其中立大规——编写《中国肿瘤整合诊治指南》（简写CACA指南）成为开创我国首部本土肿瘤指南建设的里程碑工程。

中国抗癌协会在长期工作中，摸索"指南为基，学术为本，学科前沿与指南建设双引擎"的学科建设顶层设计理念。指南是地板，前沿是天花板。随着肿瘤学不断发展，新前沿成果涌现并被不断写进指南，指南中的痛点或证据不足的部分，通过科研纠正和完善并形成新成果，再补充更新进指南。前沿和指南形成一个学科建设的双引擎，两者互相促进，互相转化，波浪前行，螺旋上升，共同推动整个肿瘤学科的发展。

2022—2023年，中国抗癌协会组织13000余位权威专家，编写完成我国首部CACA指南，覆盖53个常见瘤种（瘤种篇）和60个诊疗技术（技术篇），共计113个指南。该指南秉承"防—筛—诊—治—康、评—扶—控—护—生"十字方针，聚焦中国人群的流行病学特征、遗传背景、原创研究成果及诊疗防控特色，是适合中国国情的肿瘤指南规范体系。同时，指南英文版出版发行，内容共计1000万字。部分瘤种与技术指南已翻译为越南语、缅甸语等15个语种。此外，组织113个指南的编写团队，紧扣指南核心观点，累计完成包含46500道试题及其正确答案的CACA指南试题库建设，并出版试题集培训图书。

CACA指南创研和发布不是终点，赋能学科建设、助力临床实践、提高肿瘤防治水平才是最终目标。CACA指南发布后，中国抗癌协会启动了行业推广，主要包括三个层次。第一小同行：通过高端学术交流，实现求同存异，对有"不同声音"的领域，启动新的研究，实现指南的更新；第二大同行：通过全国性技术培训推广，实现肿瘤防治技术的普及应用，提升基层诊疗的规范化；第三医患互动：依托指南解读，实现消除谣言误区，让公众和患者了解什么是靠谱的诊治技术，降低医患沟通成本，提升临床工作效率。

2022年2月至2023年9月，中国抗癌协会带领600余位巡讲专家，历时1年多，在全国31个省（自治区、直辖市）以及香港、澳门特别行政区完成"CACA瘤种指南系列精读巡讲"38场、"CACA技术指南系列精读巡讲"62场，共计100场CACA指南发布暨精读巡讲活动，331人次院士、62位各地卫健委领导、93个各领域国家一级学会的95个会长或副会长亲临大会或在线点评，中央及地方共2000余家媒体参与全国直播报道，超过26亿人次全国医务工作者及公众通过线上线下方式观看，在全国掀起"学指南、用指南、遵规范"的热潮，开创了我国原创肿瘤医学指南从跟跑、并跑到领跑的创新发展之路。

长期以来，医学教育如何跟上医学理念、知识和技术的快速更新迭代，满足临床需求、实现与时俱进，始终是医学高校的重要挑战。2023年2月，伴随着CACA指南全国巡讲，中国抗癌协会从河南起步，开启了CACA指南进校园活动，足迹遍布全国，与当地知名高校、医学院校签署CACA指南进校园合作协议，累计已有222所医学相关高校引进了CACA指南，开创了我国医学教育的全新实践模式，高效推进了中国式医学教育现代化进程。相信通过以进课堂、进临床、进图书馆、进教材、进试题库"五进"为核心的推广体系，CACA指南的理念将在校园生根发芽，定将助力教学质量的提高、助力教师知识的更新、助力高水平学生的培养，同时助力学生职业生涯的选择。

除了精读巡讲活动之外，中国抗癌协会还启动了全景式、立体化的指南总动员持续推广措施，具体包括：期刊发表、进校园、国际交流推广、中国行巡讲、考核认证、短视频系列、基层/继教培训、媒体专题、指南查询工具开发等一系列指南解读推广项目，全力助推我国肿瘤防治事业的建设与发展，为健康中国宏伟目标的实现贡献更大的力量。

在国际推广方面，CACA指南以"走出去，请进来"方式加强与国际社会肿瘤学科的交流，为构建人类命运共同体铺设健康基石，彰显了胸怀天下这一特有的大境界大格局大胸怀，主要包括以下系列学术推广活动。第一，翻译编写CACA指南小语种。CACA指南多语种版本可为全球肿瘤学界提供临床指导，助力并推动全球肿瘤防治目标的实现。第二，共建"一带一路"基地。依托整合医学理念，同时结合基地的区位优势，协会将与各地同道共同面向"一带一路"沿线国家开展CACA指南多语种推广、科研合作、临床培训、技术推广、科普患教等方面的工作，以"走出去，请进来"方式加强我国与国际社会肿瘤科学的交流，推动我国肿瘤防治水平和医疗辐射能力的提升，带动"一带一路"国家肿瘤防治与卫生健康事业的发展。第三，通过举办中美、中欧、中澳、中拉、中非等抗癌峰会，在国际上推广CACA指南，推向世界，通过国际视频媒体传播，目前参众总人数已经超过4000万人次，为进一步提高全球肿瘤防控水平，造福全球肿瘤患者发挥了重要作用。

CACA指南的国际推广体现了文化自信，代表了文明交流超越文明隔阂，代表了文明互鉴超越文明冲突，代表了文明共存超越文明优越。在推广肿瘤诊治技术的同时，也在输出中国的整合医学文化，为提高各国癌症诊治水平贡献中国智慧与中国力量。在不久的将来，中国的CACA将与美国的NCCN和欧洲的ESMO三部指南三足鼎立，三支力量优势互补，三驾马车并驾齐驱。

"潮平两岸阔，风正一帆悬"。2023年是协会第九届理事会各项工作的开局之年，第九届理事会将恪尽职守、倾力同道、心无旁骛、殚精竭虑，为中国的肿瘤事业做出力所能及的贡献，借《中国肿瘤整合诊治技术指南（CACA）》出版发行之际交上这份完美的答卷。新的历史时期，下一个百年征程起点，中国抗癌协会将以提高人民健康福祉为己任，以"肿瘤防治，赢在整合"的学术思想为统领，把握时代新脉搏，找准发展新定位，满足行业新需求，开创事业新篇章，满怀信心去迎接更加美好的未来！

CACA是中国的，CACA也是世界的。CACA的研创和实践正面向当代，CACA的推陈和出新还将迎接未来。

中国抗癌协会理事长 樊代明

2023年8月1日

目录

整体评估

整体支持

营养疗法

中国肿瘤整合诊治技术指南

心理疗法

运动康复

音乐干预

肠道微生态技术

ASCT技术

中医治疗

整合护理

中国肿瘤整合诊治技术指南

遗传咨询

血清标志物

中国肿瘤整合诊治技术指南

筛查技术

癌前病变

液体活检

基因检测

超声显像

X线检查

CT检查

MR检查

PET 显像

病理诊断

内镜诊疗

化学治疗

靶向治疗

免疫细胞治疗

机器人外科

腔镜技术

NOESE技术

整形重建

微创诊疗

血管介入治疗

中国肿瘤整合诊治技术指南

放射治疗

核素治疗

粒子治疗

光动力疗法

中国肿瘤整合诊治技术指南

热疗技术

中国肿瘤整合诊治技术指南

C-HIPEC技术

HIFU 治疗

肝脏保护

肾脏保护

胃肠保护

心血管保护

目录

胰腺保护

神经保护

中国肿瘤整合诊治技术指南

血液保护

肺脏保护

中国肿瘤整合诊治技术指南

内分泌保护

生育保护

发育保护

老年保护

骨骼保护

皮肤、黏膜保护

安宁疗护

药物临床研究

中国肿瘤整合诊治技术指南

生物样本

伦理审查

肿瘤流行病学

整体评估

❖ 兼全尚计　策无遗算 ❖
❖ 四位一体　评估四全 ❖
❖ 两定两分　三思而行 ❖
❖ 极往知来　深奥可测 ❖
❖ 四诊合参　八纲辨证 ❖

主　编

张宏艳　刘　勇　张红梅　林榕波　周文丽　褚　倩

副主编

石丘玲　郑　瑾　闵　婕　王筱雯　丛明华　梁　峰　李小梅　陈小兵
倪　磊

核心编委（以姓氏拼音为序）

白　俊　曹成松　翟文鑫　高伟健　金　帅　李　倩　李　擎　刘　芳
刘理礼　乔　逸　史翔宇　苏丽玉　王　飞　王国蓉　王婧雯　吴　菁
徐　瑾　于　洋　张　鹏　张　西　张颖一　赵参军　赵　坤

编　委（以姓氏拼音为序）

卞伟钢　曹　立　曾　德　陈贝贝　陈　萍　陈志勇　成　远　房文铮
房新建　冯水土　付晓艳　高　峰　龚虹云　郭桂芳　何　婉　黑　悦
胡金龙　胡雪松　黄　龙　贾　佳　姬颖华　姜　萍　蒋继宗　来纯云
李　卉　李　森　李　敏　李　宁　李　桑　李笑秋　李新宇　李　一
李全福　刘海燕　刘　昊　刘　尧　刘耀阳　刘雅卓　芦　珊　陆　怡
路　平　吕嘉晨　马　芳　牟永平　蒲兴祥　乔贵宾　乔　慧　申兴勇
王冰涛　王慧娟　王建正　王贻军　王　喆　吴文捷　武文斌　解方为
项晓军　徐　禹　杨　彬　杨瑞霞　袁海峰　张　峰　张　华　张均辉
张　敏　张　雁　张玉松　张　璋　赵　强　赵　翌　庄成乐　邹慧超

编写顾问

刘端祺

编写秘书

高伟健　王　飞

概述

　　恶性肿瘤严重威胁我国人民健康，已成为我国居民最常见的死亡原因之一。目前普遍认为，绝大多数肿瘤是外部因素与内部因素相互作用引起的。外部因素包括吸烟、饮食、环境污染物、药物、辐射和感染原等（即化学因素、生物因素、物理因素）。内部因素包括遗传因素，如基因突变、免疫缺陷等。随着人口老龄化加剧和肿瘤诊疗水平的不断进步，肿瘤患者的生存期越来越长，恶性肿瘤已经成为一种慢性疾病。

　　如何突破困局，关键在于：肿瘤防治，赢在整合。整合的核心不仅仅是诊治的整合，更要包括评估的整合，评估不仅是诊断的基础，更是治疗的关键。

　　如何整合？需要我们站在更高维度空间，全面审视每一个患病个体，既要看到树木，也要看到森林。做到以人为本，是每一位肿瘤专科医生应该牢固树立的基本思维，这样才能拥有精准施策的能力。

　　肿瘤病人首先是个"人"，每一个患者都是一个独一无二的个体。生物多样性的存在要求我们在治疗疾病的时候必须全局考虑患者作为一个人的感受、心理、躯体及社会功能等各个维度。因此，肿瘤治疗需要全人和全程管理的理念已经深入人心。此外，肿瘤患者具有明显的异质性特征，不仅表现在临床症状和体征，更表现在器官组织和基因分子水平上，而个体的年龄和种族差异、社会家庭关系、文化背景等均会影响其治疗效果，因此肿瘤患者需要个体化的控瘤策略。个体化的内核在于要求我们根据肿瘤在生物学上的不同特点，对不同药物的疗效差异，患者年龄、预期寿命、重要器官对治疗的耐受程度，患者期望的生活质量及个人经济状况进行综合考虑。

　　整合肿瘤学（holistic integrative oncology）的理念顺势而动，应运而生。基于肿瘤异质性和患者个体化治疗需求，从肿瘤病人的整体出发，将最先进的肿瘤诊疗技术和实践经验加以有机整合，并根据社会、环境、心理的现实进行修正、调整，使之更加符合、更加适合人体健康和肿瘤诊疗。整合肿瘤学的核心观点体现了肿瘤的异质性特征和全人全程管理的需要。

破局之路，思维先行；控瘤行动，评估先行。评估在每一种控瘤决策中均是重要的第一步，肿瘤评估一方面评估病人的体能、疾病、心理状态以及遗传风险，另一方面需要评估肿瘤治疗可能带来的局部和系统性损伤、并发症的风险以及患者本人的实际需求。因此，评估既是一个诊断的过程，也是避免和减轻肿瘤治疗带来的局部和系统性损伤风险的过程。肿瘤评估与治疗同样需要整合各相关医学领域，以病人为整体，全面综合评估病人的实际情况，加以有机整合，最终为形成个体化的整合诊治方案打下基础。由此，提出肿瘤整体评估（cancer holistic integrative assessment，CHIA）的概念，即基于整合肿瘤学理念、采用多维度方法综合评估肿瘤病人的躯体、心理和社会等功能状态，并据此制定个体化综合治疗策略，目的是提高肿瘤病人生存率、改善生活质量、促进整体康复。

肿瘤整体评估的两大特点是整合理念和整体概念。肿瘤整体评估既包含了在战略的高度整体布局，又包含了在战术的层面精准施策，两个维度相辅相成。评估是制定诊疗策略的前提，目的是为避免在治疗的过程中出现因评估不足而导致治疗决策的失误。基于医学问题的相似性，将每位肿瘤患者视为一个整体，在规划控瘤治疗前综合考虑疾病特点、器官功能、心理状态、营养水平、家庭和社会支持以及遗传风险和生育需求等，同时进行科学整体动态评估，并在合适时机加入中医专科评估，在实践中不断探索、优化、完善。根据整体评估结果，在控瘤治疗的同时施以个体化针对性的支持治疗，以延长患者的生存期、提高生活质量。

CACA 肿瘤治疗指南提出从多学科诊疗模式提升为多学科整合诊疗（MDT to HIM）模式，实现以"患者为中心"的运行模式。肿瘤整体评估（CHIA）基于多学科整合诊疗的理念，从全人角度对患者进行个体化、多维度综合评估。CHIA 由肿瘤专科团队主导，多学科共同参与，包括肿瘤内科、肿瘤外科、影像科、心理医学科、营养科、中医科、生殖医学科等，综合评估患者控瘤治疗的获益和风险、决策和应对能力、躯体症状、心理社会或精神困扰、个人目标、价值观和期望、教育和信息需求、经济毒性及影响护理的文化因素，最终形成符合患者需求的合理的控瘤治疗策略。

做好肿瘤整体评估第一步，就是下好了肿瘤整体防控先手棋。千里之行，始于足下；万里之船，成于罗盘。

第一章

一般状态评估

肿瘤患者一般状态评估主要包括体力状况、躯体功能、身体症状及营养状态评估。目的是评估患者治疗的耐受性。评估常用方法包括医护评估、自评量表、功能测量、膳食调查、人体学测量和能量需求估算。体力状态评估推荐工具为ECOG，躯体功能评估推荐工具为日常生活能力评估（ADL）和工具性日常生活能力评估（IADL），疼痛及疲乏等症状评估推荐工具为NRS 0—10。

所有肿瘤患者都应进行一般状态评估，评估遵循整合诊治"常规、全面、动态、个体"原则。住院患者入院后24小时内完成体能、症状、营养评估，评估后按患者一般状态分级实施进一步整合评价，对一般状态的影响因素，如治疗、共病等进行深入分析，根据评价结果进行整合治疗。

一、体力状态评估

体力状态（performance status，PS）评估旨在了解控瘤治疗的耐受力。PS与肿瘤患者的生活质量有关，并受控瘤治疗（如化疗）相关毒副作用影响。进展期肿瘤患者在接受治疗时，PS会发生变化，动态评估PS变化是调整治疗方案的依据。

体力状态评估推荐采用观察者报告（或临床医护报告）方式。国际上对此评价标准一般有两种，建议使用Karnofsky（卡氏评分，KPS，百分法）或美国东部癌症协作组评分（eastern cooperative oncology group，ECOG）。

（一）卡氏评分

对患者总体体能状态评分，常用于临床评估患者是否能够接受激进的治疗，如化疗、手术等。评分为0~100分（表1-1），得分越高，体力状态越好，越能耐受治疗给身体带来的副作用。KPS分为3级，80分以上为生活自理级（independent），不需任何护理，治疗后状态较好，存活期较长；50～70分为生活半自理级（semi-independent），不能工作，但能在家中生活自理。50分以下为依赖级（dependent），即生活不能自理。通常 KPS 低于 60 分，许多有效的控瘤治疗就无法实施，KPS 70 以下一般认为不适合化疗。

表1-1　KPS评分

评分	体力状态
100	正常,无主诉,无疾病证据
90	能进行正常活动,有轻微症状及体征
80	可勉强进行正常活动,有一些症状及体征
70	生活能自理,但不能从事正常工作
60	生活尚能自理,有时需人扶助
50	需要一定帮助和护理
40	生活不能自理,需特殊照顾
30	生活严重不能自理,需住院治疗
20	病情危重,需住院积极支持治疗
10	病危,临近死亡
0	死亡

（二）美国东部癌症协作组评分（ECOG）

与 KPS 类似，ECOG 是恶性肿瘤临床常用的患者体力状态评分，是从患者体力了解一般健康状况和对治疗耐受能力的指标，常用于判断患者可否接受激进控瘤治疗。相比 KPS，ECOG 更简化。将功能状态分为 0~5 共 6 级，每一级都对应相应身体状态（表1-2）。白天卧床时间是关键点，超过 50% 评为 3 级，一般认为高于 2 级的病人不适宜化疗。

表1-2　ECOG分级

评分	体力状态
0	活动能力完全正常,与患病前活动能力无任何差异
1	症状轻,从事轻体力活动,包括一般家务或办公室工作
2	生活自理,但已丧失工作能力,白天卧床时间不超过50%
3	生活仅能部分自理,白天卧床时间超过50%
4	卧床不起,生活不能自理
5	死亡

二、躯体功能评估

躯体功能（physical functioning，PF）是反映患者日常生活能力状态的指标，也是生活质量评估的主要维度。维护好患者 PF 是保证肿瘤治疗的基础条件，也是保证疾病诊疗可能获益的先决条件。合理、有效评估肿瘤患者 PF 至关重要，既是实施合理诊疗的基础，也是选择治疗模式的重要依据。

躯体功能主要包括肌力、平衡能力、移动能力、步态等。日常生活活动能力（activity of daily living，ADL）和工具性日常生活活动能力（instrumental activity of daily living，IADL）是一类整合评价患者躯体能力和自我照顾能力的指标，是老年肿瘤整合评估最主要的评估工具。目前在一些新药临床研究中，使 ADL、IADL 评价治疗前后耐受性和不良反应程度，对临床实践具有很好参考价值。另外，晚期肿瘤患者影响全身各个系统，甚至出现恶病质，进而出现不同程度的日常生活能力受损，是 ADL 和 IADL 评估的适用人群。本指南推荐采用 ADL 和 IADL 整合评估多发远处转移晚期肿瘤患者的躯体功能。对老年肿瘤患者的躯体功能评估参见 CACA 指南《老年保护》。

（一）日常生活活动能力评估

ADL 从进食、个人卫生、如厕、洗澡、穿脱服装鞋袜、大便控制、小便控制、平行行走、上下楼梯、上下床或椅子等 10 个条目进行评估，反映老年病人的自理和独立生活能力，以及老年人的功能状态和生活质量（表 1-3）。评分解释：0~20 分：极严重；20~45 分：严重；50~70 分：中度；75~95 分：轻度；100 分=ADL 自理。

表 1-3 日常生活能力评估量表

项目	分数	内容说明
1.进食	10□ 5□ 0□	可自行进食或自行使用进食辅具，不需他人协助 需协助使用进食辅具 无法自行进食或喂食时间过长
2.个人卫生	5□ 0□	可以自行洗手、刷牙、洗脸及梳头 需他人部分或完全协助
3.如厕	10□ 5□ 0□	可自行上下马桶，穿脱衣服、不弄脏衣服，会自行使用卫生纸擦拭 需协助保持姿势平衡、整理衣服或使用卫生纸 无法自己完成，需他人协助
4.洗澡	5□ 0□	能独立完成盆浴或淋浴 需他人协助
5.穿脱衣服鞋袜	10□ 5□ 0□	能自行穿脱衣裤鞋袜，必要时使用辅具 在别人协助下可自行完成一半以上动作 需他人完全协助
6.大便控制	10□ 5□ 0□	不会失禁，必要时能自行使用栓剂 偶尔会失禁（每周不超过一次），需他人协助使用塞剂 需他人处理大便事宜
7.小便控制	10□ 5□ 0□	日夜皆不会尿失禁，或可自行使用并清理尿布或尿套 偶尔会失禁（每周不超过 1 次），使用尿布或尿套需协助 需他人协助处理小便事宜
8.平地行走	15□ 10□ 5□ 0□	使用或不使用辅具，皆可独立行走 50 米以上 他人稍微扶持或口头指导才能行走 50 米以上 无法行走，可独立操纵轮椅（包括转弯、进门及接近桌子或床旁），可推行轮椅 50 米以上 完全无法行走或推行轮椅 50 米以上

项目	分数	内容说明
9.上下楼梯	10□ 5□ 0□	自行上下楼梯,可使用扶手、拐杖等辅具 需稍微扶持或口头指导 无法上下楼梯
10.上下床或椅子	15□ 10□ 5□ 0□	可自行坐起,由床移动至椅子或轮椅不需协助(包括轮椅刹车、移开脚踏板),无安全顾虑 在上述移动过程中需协助或提醒,或有安全顾虑 可自行坐起,但需他人协助才能移动至椅子 需他人协助才能坐起,或需两人帮忙方可移动
总分		

注：辅助装置不包括轮椅。

IADL用于评估个人独立生活能力，量表分别从使用电话、购物、备餐、整理家务、洗衣、使用交通工具、个人服药能力和理财能力等8个条目进行评分：IAdLs为0~8分（表1-4）。最高水平功能状态可获1分。在有时，2个或更多功能状态水平也可得1分，因为每一项目描述的是某些最低功能状态水平能力。

表1-4　日常生活工具性活动评估量表（IADL）

A 使用电话能力	（ ）
1.能主动打电话,能查号、拨号	1
2.能拨几个熟悉号码	1
3.能接电话,但不能拨号	1
4.不能用电话	0
B 购物	（ ）
1.能独立进行所需购物活动	1
2.仅能进行小规模购物	0
3.购物活动均需陪同	0
4.完全不能进行购物	0
C 备餐	（ ）
1.独立计划,烹制和取食足量食物	1
2.如果提供原料,能烹制适当食物	1
3.能加热和取食预加工食物,或能准备食物但不能保证足量	1
4.需要别人帮助做饭和用餐	0
D 整理家务	（ ）
1.能单独持家,或偶尔需帮助(如重体力家务需家政服务)	1
2.能做一些轻家务,如洗碗、整理床铺	1
3.能做一些轻家务,但不能做到保持干净	1
4.所有家务活动均需帮忙完成	1
5.不能做任何家务	0
E 洗衣	（ ）
1.能洗自己所有衣物	1
2.洗小衣物:漂洗短裤、长筒袜等	1
3.所有衣物须由别人洗	0

F使用交通工具	( )
1.能独立乘坐公共交通工具或独自驾车	1
2.能独立乘坐出租车并安排自己行车路线,但不能乘坐公交车	1
3.在他人帮助或陪伴下能乘坐公共交通工具	1
4.仅能在他人陪伴下乘坐出租车或汽车	0
5.不能外出	0
G个人服药能力	**( )**
1.能在正确时间服用正确剂量药物	1
2.别人提前把药按照单次剂量分好后,可正确服用	0
3.不能自己服药	0
H理财能力	**( )**
1.能独立处理财务问题(做预算,写支票,付租金和账单,去银行),收集和适时管理收入情况	1
2.能完成日常购物,但到银行办理业务和大宗购物等需要帮助	1
3.无管钱能力	0

(二)基于量表的躯体功能评估

躯体功能评估量表常作为生活质量的一个维度,以患者报告结局量表的形式进行评估。采用完整生活质量量表评估可获患者整体的自我感知健康状态,但此类量表通常较为烦琐,特别对一般状态欠佳的肿瘤病人作为临床常规使用较困难。因此,推荐使用单条目"走路功能受影响"对患者躯体功能进行初步评估,以了解患者基本功能状态,辅助临床决策。

您走路受影响的程度是?

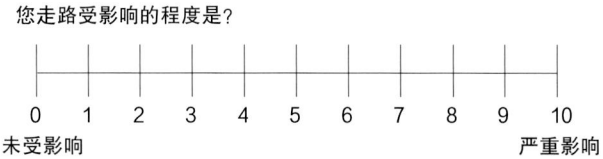

走路功能条目来自安德森症状量表,即评估肿瘤及其治疗对患者一般躯体功能的影响。该条目与功能测量指标(如"起立-行走"计时测试),高度相关,并且在功能测试无法完成情况下,如患者手术后,干细胞移植后患者无条件或不愿意进行功能测试,亦可快速评估患者躯体功能状态。

行走功能受损条目采用0~10数字计分法,0代表走路未受影响,10代表能想象的最严重影响。严重程度阈值为(2,6):0~2分为无或轻度行走功能受损,3~6分为中度受损,7~10分为中度受损。

临床对躯体功能评估在中重度受损时,需进一步评估其症状负担及营养状态,以找到可能原因,为进行针对性治疗提供依据,以最大限度改善或保护患者躯体功能,从而提升生活质量。

三、症状评估

症状患者的主观感受，具有主观性和习得性，没有客观测量工具，有赖于患者的描述和运用评估工具加以量化。

（一）症状评估宗旨及原则

症状的评估强调要尊重每一位患者的症状感受。肿瘤症状评估要按照"常规、全面、动态、个体化"原则实施主动筛查评估、病因诊断评估、诊疗方案评估、全程随访评估，形成一个动态的持续改进良性循环流程。因而，务必深入了解症状发生的生物学机制、流行病学特征及现有症状控制的诊疗方法，结合目标进行"靶向"评估；同时熟知症状常用评估工具，结合患者进行"个体"评估。

（二）症状评估要点

1. 主动筛查评估

筛查目的是及早发现症状。一般采用量表筛查，由护士或医生助理完成。推荐对门诊和住院患者进行常规的症状筛查，发现异常则进入评估程序。症状加重影响日常生活，并会引发焦虑、郁闷、乏力、失眠等"次生灾害"症状。推荐所有就诊肿瘤患者主动进行症状筛查，包括常见核心症状及与疾病相关的症状。仔细询问患者及照护者，但避免诱导性问诊，如有症状应即刻进入评估模式。同时，根据肿瘤进展特点、即将进行的医疗操作进行"医源性症状"预测评估，着重加强患者教育。

2. 症状病因评估

症状病因评估也称症状定性评估，即评估症状发生原因和病理生理学机制。

（1）肿瘤直接相关症状评估：包括肿瘤直接侵犯、转移肿瘤占位等引起的症状，如癌痛等，参照CACA指南相关章节进行病因诊断评估。

（2）肿瘤间接症状评估：包括患者能量、糖、脂肪及蛋白质代谢异常，瘤细胞产生的炎性因子如白细胞介素-6等影响，患者的乏力、睡眠障碍等。控瘤治疗相关症状，如术后所致瘢痕痛、神经损伤、幻肢痛，控瘤治疗如化疗带来的恶心、呕吐等消化道症状。罹患肿瘤给患者带来的心理症状如抑郁和/或焦虑等。

（3）伴随的基础病相关症状评估：主要指慢性疾病相关症状，如骨关节炎、风湿性疾病、痛风、糖尿病、末梢神经损伤相关性疼痛、慢阻肺、间质型肺病相关的气促及呼吸困难、消化性溃疡、反流性食道炎导致的消化系统症状等。

3. 症状定量评估

症状都是主观体验，除少数症状如睡眠障碍等外，很少有客观检查结果。评估方法推荐基于患者对疾病或治疗导致功能状态受干扰后的自我感觉评估。简言之，患者自我报告症状的严重程度，即患者报告结局（patient reported outcomes，PRO）。常用评估方法如下。

（三）症状评估方法

症状定量评估主要评估患者症状负担，即疾病和/或治疗相关所有症状对患者功能和能力的总体影响。因此，不仅包含症状本身的严重程度，还包括症状对生活和情绪的影响程度。评测方法包括单条目症状评估、单症状-多条目测量和多症状评测量表（表1-5）。

1. 单条目症状评估

一般仅针对单个症状程度设置问题，例如癌痛数字评估法（NRS），简单易行，答案明确，敏感性高，但特异性较差，难以体现个体症状的特点。单条目无法体现症状在躯体、精神及情感方面多维度影响，一些心理测量并不适用。

2. 单症状-多条目测量

例如简明疼痛量表（BPI量表），就"疼痛"单一症状进行了疼痛程度、疼痛对生活干扰及心理影响等多维度评估，也顾及疼痛"症状群"中其他症状的简单评估，反映疼痛的程度和对能力及功能的影响。

3. 多症状评测量表

肿瘤症状常表现为"症状群"（symptom clusters），即多种症状同时存在，且一种症状可能加重另一种，有些症状常一起出现且可相互影响。多症状评测量表可评估常见多个症状的严重程度及对生活的影响。此种评估测量方法内容全面，但耗时多，临床不易施行。因而推荐结合肿瘤患者特征，评估一个主要维度，兼顾其他影响较大的次要维度。

表1-5 常用单症状及多症状量表和工具

疼痛	疲乏	多症状
单条目 NRS	单条目 NRS	多个症状的单条目 NRS
单条目 VAS	简明疲乏量表	欧洲癌症研究与治疗组织 QLQ-C30
单条目 VRS	癌症疲乏量表	鹿特丹症状清单
简明疼痛量表	疲乏症状量表	M.D.安德森症状评估量表
麦吉尔疼痛问卷,简短麦吉尔疼痛问卷	癌症治疗功能评价体系-贫血子量表	症状痛苦量表
医学结局研究 SF-36 躯体疼痛子量表	李氏疲乏量表	纪念斯凯隆症状评估量表
欧洲癌症研究与治疗组织 QLQ-C30 躯体疼痛子量表	多维度疲乏量表	症状监测量表
—	Piper疲乏量表	埃德蒙顿症状评估量表
—	Schwartz癌症疲乏量表	
NRS:数字评定量表;VAS:视觉模拟量表;VRS:语言评价量表		

（四）肿瘤核心症状评估

肿瘤相关普遍症状包括疼痛、疲乏、睡眠障碍及认知障碍、抑郁、厌食等。这些症状互为因果，紧密相关。如疼痛会引起患者睡眠障碍、抑郁，从而使疲乏加重，而睡眠障碍会加重疼痛，形成恶性循环，严重影响患者生活质量。症状群在疾病治疗阶段会出现动态变化，但以核心症状为基础的症状群稳定存在。因此分清主次，主要评估"核心症状"，兼顾其他症状。

肿瘤患者常见躯体症状包括：疼痛、疲乏、厌食、便秘、腹泻、呼吸困难、恶心呕吐、口干及水肿等；精神症状有抑郁、焦虑、谵妄及睡眠障碍等。以下以疼痛和乏力为例进行说明，心理相关症状见心理评估部分。

1. 疼痛

国际疼痛学会（international association for the study of pain，IASP）将疼痛定义为"由现有的或潜在的组织损伤引起或与损伤有关的感觉和情绪上不愉快的体验"，疼痛已列为第五大生命指征。晚期肿瘤病人中有60%以上发生中至重度疼痛，镇痛治疗是很多晚期患者就医的唯一诉求。癌痛的全面评估包括癌痛部位、类型、发作情况、病因及止痛治疗情况，还包括重要器官功能、心理精神、家庭支持、社会支持情况和既往史等。

（1）评估原则：癌痛评估遵循整合诊疗"常规、全面、量化、动态"原则。

（2）病因评估：癌痛主要为肿瘤直接导致；其次为肿瘤治疗及慢性基础病相关疼痛。按病理生理学机制主要分为伤害感受性疼痛和神经病理性疼痛，或混合性疼痛。

肿瘤本身引起的疼痛：指肿瘤压迫或侵犯周围组织、器官造成的疼痛。其程度取决于肿瘤类型、分期、并发症及患者的痛阈（疼痛耐受性）。

肿瘤治疗相关性疼痛：指与手术、创伤性操作、放疗、其他物理治疗以及药物治疗等相关的疼痛。

其他原因导致的疼痛：其他合并症、并发症以及社会心理因素等非肿瘤因素导致的疼痛。

（3）疼痛定量评估。

1）单维度症状评估

数字分级法（NRS）：最常用方法。使用疼痛程度数字评估量表对病人疼痛程度进行评估。将疼痛程度用0—10个数字依次表示，0表示无痛，10表示可以想象到的最剧烈疼痛。患者选择一个最能代表自身疼痛程度的数字。

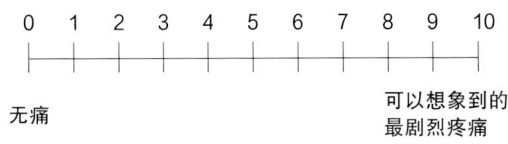

无痛   可以想象到的
                                       最剧烈疼痛

面部表情疼痛评分量表法：对交流障碍患者如儿童、痴呆等患者根据患者疼痛时的面部表情，对照面部表情疼痛评分量表进行疼痛评估。

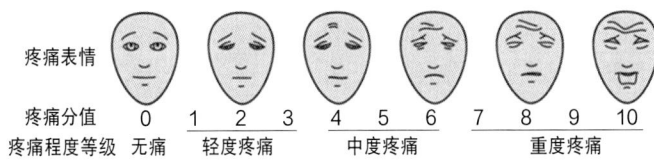

疼痛表情

疼痛分值   0   1   2   3   4   5   6   7   8   9   10
疼痛程度等级   无痛   轻度疼痛   中度疼痛   重度疼痛

主诉疼痛程度分级法（verbal rating scale，VRS）：根据患者对疼痛的主诉，将疼痛程度分为轻、中、重三类。轻度：有疼痛但可忍受，生活正常，睡眠无干扰。中度：疼痛明显，不能忍受，要求服用镇痛药，睡眠受干扰。重度：疼痛剧烈，不能忍受，需用镇痛药，睡眠受严重干扰，可伴自主神经紊乱或被动体位。

客观行为评估：对昏迷或终末期患者，可能存在神志异常，无法进行自主疼痛评估，需照护人员，根据病人临床表现判断疼痛情况，可借助重症监护疼痛观察工具（CPOT）等工具。

2）单症状多维度评估

癌痛的维度评估是指对肿瘤病人疼痛及相关病情进行评估，包括疼痛病因及类型（躯体性、内脏性或神经病理性）、疼痛发作情况（疼痛性质、加重或减轻的因素）、镇痛治疗情况、重要器官功能情况、心理精神情况、家庭及社会支持情况以及既往史（如精神病史、药物滥用史）等。癌痛全面评估推荐简明疼痛评估量表（BPI）（表1-6）。推荐使用ID Pain量表（表1-7）等辅助诊断神经病理性疼痛，评分大于等于2分，考虑存在神经病理性疼痛。

注意事项如下。

（1）主动筛查评估：长期疼痛刺激可引起CNS病理性重构，发展为难治性癌痛。因而主动筛查评估及早控制尤为重要，可避免或延缓此过程发展。推荐所有患者入院后与心率、血压、脉搏及呼吸生命体征一起及时完成疼痛筛查和评估。

（2）评估尊重患者主述，确认最近24小时内最严重和最轻的疼痛程度。

（3）重度疼痛患者注重评估有无肿瘤引起的骨折、脏器穿孔等肿瘤危急重症。

（4）重视爆发痛的评估、原因判断和治疗。

表 1-6　简明疼痛评估量表（BPI）

一、在一生中,我们多数人都曾体验过轻微头痛或扭伤和牙痛,今天您是否有疼痛?   □是 □否

二、请您用阴影在下图中标出您的疼痛部位,并在最疼痛的部位打×(可有多部位)。

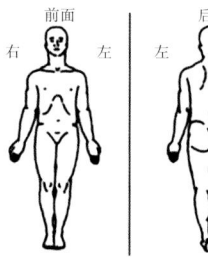

前面　　　　后面
右　左　　左　右

三、请您圈出一个数字,以表示您在24小时内疼痛最重的程度。
　0　1　2　3　4　5　6　7　8　9　10
不痛　　　　　　　　　　　您能想象的最疼

四、请您圈出一个数字,以表示您在24小时内疼痛最轻的程度。
　0　1　2　3　4　5　6　7　8　9　10
不痛　　　　　　　　　　　您能想象的最疼

五、请您圈出一个数字,以表示您在24小时内疼痛的平均程度。
　0　1　2　3　4　5　6　7　8　9　10
不痛　　　　　　　　　　　您能想象的最疼

六、请您圈出一个数字,以表示您在24小时内疼痛的程度。
　0　1　2　3　4　5　6　7　8　9　10
不痛　　　　　　　　　　　您能想象的最疼

七、请您圈出一个数字,以表示您在24小时内镇痛治疗后疼痛缓解了多少。
　0　10%　20%　30%　40%　50%　60%　70%　80%　90%　100%
无缓解　　　　　　　　　　　　　　　　　　完全缓解

八、请圈出一个数字,表示您上周受疼痛影响的程度。
1)日常活动
(无影响) 0　1　2　3　4　5　6　7　8　9　10(完全影响)
2)情绪
(无影响) 0　1　2　3　4　5　6　7　8　9　10(完全影响)
3)行走能力
(无影响) 0　1　2　3　4　5　6　7　8　9　10(完全影响)
4)日常工作
(无影响) 0　1　2　3　4　5　6　7　8　9　10(完全影响)
5)与他人的关系
(无影响) 0　1　2　3　4　5　6　7　8　9　10(完全影响)
6)睡眠
(无影响) 0　1　2　3　4　5　6　7　8　9　10(完全影响)
7)生活乐趣
(无影响) 0　1　2　3　4　5　6　7　8　9　10(完全影响)

表 1-7　ID Pain 量表

自测题	评分	
	是	否
您是否出现针刺般疼痛?	1	0
您是否出现烧灼样疼痛?	1	0
您是否出现麻木感?	1	0

自测题	评分	
	是	否
您是否出现触电般疼痛？	1	0
您的疼痛是否会因为衣服或床单的触碰加剧？	1	0
您的疼痛是否只出现在关节部位？	−1	0
总分：		

结果分析如下。

总分	−1	0	1	2	3	4	5
分析	基本排除神经病理性疼痛		不完全排除	考虑患神经病理性疼痛		高度考虑患神经病理性疼痛	

2. 疲乏

肿瘤相关性疲乏（cancer-related fatigue，CRF）是一种由肿瘤本身或肿瘤相关治疗引起的与近期活动度不成比例的、疲乏或耗竭的主观感觉，包括躯体、情绪和/或认知等方面。我国流行病学调查结果显示，中重度CRF发生率为52.07%。

CRF机制复杂，病因多样，直接原因包括肿瘤患者能量、糖、脂肪及蛋白质代谢异常，瘤细胞产生的炎性因子如白细胞介素-6等影响机体正常代谢。间接因素包括手术、放疗、药物治疗等不良反应；肿瘤并发症如贫血、疼痛、营养不良、睡眠障碍等；焦虑、抑郁等情绪等均是CRF相关因素。

（1）评估原则：在CFR评估时除遵守整合诊疗"常规、全面、动态"原则，还要强调个体化评估。

（2）评估内容：疲乏经历包括疲乏的产生及持续时间、变化规律、加重或缓解因素及对日常功能的影响等。

现有肿瘤及治疗情况：特别注意在肿瘤生存者中，突然加重的疲乏可能预示肿瘤进展或复发。需对患者所用控瘤治疗相关不良反应及贫血等进行全面评估。

家庭社会支持情况：包括需否照护者及照护现状、经济负担等。

（3）评估方法。

1）单维度CRF评估：疲乏程度：单条目0—10数字评分法，评估方法及程度（轻、中、重度）判断方法均同疼痛评估。

2）BFI量表：包括9个条目，采用11级Likert评分法：0代表"无疲乏"，10代表"能想象到的最严重疲乏"，对患者过去24小时内疲乏程度及对其他能力的影响进行评分及轻、中、重度分层。简易疲乏量表BFI-C（表1-8）经验证具有良好内部一致性及可靠性，推荐作为CRF筛查和评估的主要方法。

表1-8　简易疲乏量表（BFI-C）

日期：　　　　　　　　时间：　　　　　　　　姓名：

我们一生中一般大多数人会有时感觉非常疲劳或劳累

您在最近一周内是否有不寻常的疲劳或劳累？　是＿＿＿＿否＿＿＿＿

1.请用圆圈标记一个数字,最恰当地表示您现在的疲劳程度(疲劳,劳累)

0	1	2	3	4	5	6	7	8	9	10	
无症状											您能想象最疲劳

2.请用圆圈标记一个数字,最恰当地表示您在过去24小进内通常的疲劳程度(疲劳,劳累)

0	1	2	3	4	5	6	7	8	9	10	
无症状											您能想象最疲劳

3.请用圆圈标记一个数字,最恰当地表示您在过去24小时内最疲劳的程度(疲劳,劳累)

0	1	2	3	4	5	6	7	8	9	10	
无症状											您能想象最疲劳

4.请用圆圈标记一个数字,最恰当地表示您在过去24小时内疲劳对您下述方面的影响

A.一般活动

0	1	2	3	4	5	6	7	8	9	10	
无影响											完全影响

B.情绪

0	1	2	3	4	5	6	7	8	9	10	
无影响											完全影响

C.行走能力

0	1	2	3	4	5	6	7	8	9	10	
无影响											完全影响

D.正常工作(包括外出工作和户内家务)

0	1	2	3	4	5	6	7	8	9	10	
无影响											完全影响

E.与他人关系

0	1	2	3	4	5	6	7	8	9	10	
无影响											完全影响

F.享受生活

0	1	2	3	4	5	6	7	8	9	10	
无影响											完全影响

注意事项如下。

（1）筛查时机：患者首次就诊、每次门诊和住院、重要治疗实施之前或临床医生日常查房发现患者疑似疲乏时都应进行筛查。

（2）除肿瘤疾病因素，还要考虑患者情绪、文化程度、社会关系、交流能力等多因素影响，如晚期、重症肿瘤患者或交流障碍者，需询问照护者，尽量选择简短、易完成的量表，如视觉模拟评分法（VAS）等。

症状控制是控瘤治疗中伴随全程的重要治疗措施，合理评估是正确处理的前提，单一评估方法均不能满足整合诊疗"常规、全面、动态、个体"的症状评估原则。随着对肿瘤疾病及症状机制的认识加深，将有更多的症状评估方法应运而生，可指导症状控制，改善患者生活质量。

四、营养评估

肿瘤是一种消耗性疾病，患者因机体贮存的脂肪组织迅速丢失，肌肉组织过度分解，造成营养不良，有的甚至发展成恶病质。门诊和住院肿瘤患者营养不良发生率分别为32.0%~33.8%和47.7%~49.0%。晚期肿瘤患者的营养不良比例高达68.0%~76.5%。严重营养不良造成患者生活质量下降、器官功能障碍和并发症增加，甚至威胁生命。20%~50%肿瘤患者死于营养不良或恶病质，而非肿瘤本身。营养不良会增加肿瘤患者术后并发症和放化疗副反应的发生率，增加住院费用，降低控瘤疗效，缩短生存时间。因此，提高对肿瘤患者营养状况的关注，选择适合的营养不良诊断方法与标准，制定个体化整合治疗方案，有助于更好改善患者的预后和生活质量。

CACA指南推荐"营养风险筛查2002量表评分（nutritional risk screening, NRS2002）"作为住院肿瘤患者营养风险的筛查工具。具体见CACA指南《营养治疗》，量表操作有三个步骤：营养筛查初筛、营养筛查复筛和评分方法及营养不良风险判断，以利于判断患者是否需要营养支持治疗。

（一）初步营养风险筛查

1. 筛查内容

营养初筛条目：①BMI小于18.5；②在过去3个月体重是否下降？③在过去1周膳食摄入是否减少？④是否病情严重（如ICU治疗)?

2. 筛查标准

（1）如以上任一问题回答"是"，则直接进入再次营养风险筛查。

（2）如所有问题回答都是"否"，应每周重复调查1次。如患者计划接受腹部大手术治疗，可制订预防性营养支持计划，以降低营养不良风险。

（二）再次营养风险筛查

筛查工具：NRS-2002（表1-9）

1. NRS-2002评分适用对象

18~90岁；住院1天以上；次日8时前不准备手术。

2. NRS-2002内容

（1）人体测量。

（2）近期体重变化。

（3）膳食摄入情况。

（4）疾病严重程度。

表1-9　NRS-2002第二步——营养筛查复筛

营养状态受损评分	
0分	正常营养状态
1分	3个月内体重丢失>5%，或前一周食物摄入量比正常需要量减少25%~50%
2分	2个月内体重丢失>5或BMI18.5~20.5+一般状况差，或前一周食物摄入量比正常需要量减少50%~75%
3分	1个月内体重丢失>5%，或BMI<18.5+一般状况差，或前一周食物摄入量比正常需要量减少75%~100%
疾病严重程度评分（营养需求增加程度）	
0分	营养需求正常
1分	营养需求轻度增加，不需卧床，慢性疾病急性加重、慢性疾病包括骨折、肿瘤、糖尿病、肝硬化、血液透析患者
2分	营养需求中度增加，需卧床，比较大的腹部手术、中风、严重肺炎、恶性血液肿瘤
3分	营养需求重度增加，在加强病房靠机械通气支持、脑损伤、骨髓移植、ICU病人
年龄评分	
0分	年龄小于70岁
1分	年龄大于等于70岁

每部分评分取最高值。

第三个步骤：营养不良评分包括营养状态受损评分＋疾病严重程度评分＋年龄评分，根据评分进行营养不良风险判断。其中大于或等于3分患者存在营养不良风险，需要营养支持，应结合临床，制订营养治疗计划；小于3分患者每周需再次进行营养风险筛查。

对存在营养风险的肿瘤患者推荐使用"全球营养领导层倡议营养不良诊断标准（global leadership initiative on malnutrition，GLIM）"进行详细评定。

营养筛查及评估的目的是指导营养治疗。无营养不良者，不需营养干预，直接进行控瘤治疗；可疑营养不良者，在营养教育的同时，实施控瘤治疗；中度营养不良、恶病质及肌肉减少症患者的营养治疗临床路径，在人工营养干预的（EN、PN）同时，实施控瘤治疗；重度营养不良者，应先进行人工营养干预1~2周，然后在营养治疗的同时，进行控瘤治疗。无论有无营养不良，所有患者在完成一个疗程的控瘤治疗后，均应进行重新营养评估。营养治疗细则详见CACA指南《营养疗法》。

第二章

器官功能状态评估

控瘤治疗前器官功能评估至关重要。高龄、营养状况、恶性肿瘤本身及共患病等因素均可致患者器官功能下降，控瘤治疗前需对其器官功能、共患病及基础用药等开展全面评估，充分衡量患者一般状况、躯体功能、肿瘤病理及生物学特征、肿瘤负荷、控瘤治疗可能的临床获益及治疗风险等，最终提出整合控瘤方案。

一、器官功能评估

（一）心功能

对拟接受控瘤治疗患者，特别是应用心脏毒性控瘤药物、既往有心血管疾病或相关风险因素的患者需进行心功能评估及心脏毒性监测。

常用超声心动图评估患者心功能，结合心电图和肌钙蛋白、脑钠肽等血清学指标可早期发现亚临床心脏毒性，必要时可行冠脉CT血管成像、冠脉造影、心脏MR、同位素扫描等检查。根据药物和个体危险因素进行控瘤治疗心脏毒性危险因素评估（表1-10），按不同心脏毒性风险分级给予相应心功能监测。

当基线左心室射血分数（LVEF）为45%~49%时，尽量选择心毒性较小的控瘤治疗方案，若控瘤治疗过程中LVEF下降小于10%，建议在维持原方案治疗同时给予心脏保护治疗；若LVEF下降大于10%，应停止控瘤治疗，左心室整体纵向应变（GLS）下降超过15%时亦需给予心脏保护治疗。对于极高危人群，每个控瘤治疗周期之前、结束、结束后的3~6个月和1年应行心脏超声检查测量心肌应变，整个控瘤治疗过程中可监测心脏超声、心电图、肌钙蛋白的变化。高危人群需每3个控瘤治疗周期进行上述检查。中危人群在控瘤治疗期间、结束及结束后3~6个月行心脏超声检查，控瘤治疗期间可监测心电图、肌钙蛋白，而低危人群可于治疗结束后进行心脏超声检查测量应变和/或心电图或肌钙蛋白监测。基线LVEF在50%以上的患者可接受控瘤治疗。

表1-10　控瘤治疗心脏毒性危险因素评估*

药物危险因素	个体危险因素
高危(4分) 蒽环类、环磷酰胺、异环磷酰胺、氟法拉滨、曲妥珠单抗	年龄<15岁或>65岁 女性 心肌病 心力衰竭 冠心病 外周动脉疾病 高血压 糖尿病 既往或同时使用蒽环类 既往或同时放疗
中危(2分) 多西他赛、帕妥珠单抗、舒尼替尼、索拉非尼	
低危(1分) 贝伐珠单抗、达沙替尼、伊马替尼、拉帕替尼	
几乎无危险(0分) 依托泊苷、利妥昔单抗、沙利度胺	

*心脏毒性危险因素总分（CRS）=药物危险因素评分+合并个体危险因素数目。CRS大于6：极高危；CRS 5~6：高危；CRS 3~4：中危；CRS 1~2：低危；CRS 0：极低危。

（二）肺功能

控瘤药物如化疗（如博来霉素、吉西他滨）、靶向治疗（如抗体偶联药物）及免疫治疗存在肺功能受损风险，相关性肺损伤以浸润性肺病为主要表现，包括肺间质纤维化、非特异性间质性肺炎、弥漫性肺泡损伤及肺泡出血所致的急性呼吸窘迫综合征（ARDS）等，最常见的是控瘤药物相关间质性肺病（DILD），其临床表现和累及部位具有多样性（表1-11）。如患者有新发呼吸系统症状或原有症状加重且与控瘤药物暴露之间存在时间关联，需尽早进行胸部高分辨率CT检查（敏感度大于90%）：能清晰显示肺间质改变。一般而言，出现以下特征需考虑进行终末期治疗：FEV_1占比小于30%、严重呼吸衰竭、需要长期氧疗、过去1年反复因肺部疾病急性加重住院治疗、既往有气管插管和有创呼吸机治疗且撤机困难、一般状况恶化等。

表1-11　DILD常见影像学及病理学表现

病变类型	胸部HRCT表现	病变表现
弥漫性肺泡损伤(急性间质性肺炎或急性呼吸窘迫综合征)样改变	渗出期出现双侧广泛磨玻璃影和气腔实变;纤维化阶段出现牵引性支气管扩张,肺容量减少	肺泡腔衬覆透明膜、Ⅱ型肺泡上皮增生,肺泡间隔增宽,疏松纤维组织增生,但病理很难观察到具有丰富透明膜的急性期或渗出期
普通型间质性肺炎样改变	形成蜂窝状、牵引性支气管扩张和牵引性细支气管扩张,可同时出现毛玻璃影和细网状影	致密纤维化;有纤维母细胞灶;病变呈斑片状分布,位于肺周边部及胸膜下,可见正常肺组织;伴或不伴肺蜂窝变
非特异性间质性肺炎样改变	双肺弥漫分布,中下肺为主,呈磨玻璃影和网格影为主,伴或不伴牵拉性支气管扩张	纤维化成纤维细胞灶均匀分布,纤维细胞灶不明显或不存在;肺泡间隔与支气管周围间隙内存在淋巴细胞和浆细胞
机化性肺炎样改变	支气管血管周围和/或周围分布的多灶性斑片状实变影,可出现"反晕征"	肺泡腔及呼吸性细支气管内息肉样增生的纤维母细胞及黏液样基质
嗜酸性粒细胞性肺炎样改变	单侧或双侧,非节段性实变或磨玻璃影;多呈一过性改变	大量嗜酸性粒细胞充满肺泡腔,其中可能也含有纤维蛋白和一些红细胞

病变类型	胸部HRCT表现	病变表现
过敏性肺炎样改变	双肺磨玻璃影、边界不清楚的小叶中心结节，马赛克征象	细支气管及其周围肺组织富细胞性炎症及松散肉芽肿

注：DILD：药物引起的间质性肺病；HRCT：高分辨率CT。

（三）肝功能

控瘤治疗前通过评估肝脏合成（如白蛋白）、肝细胞损伤（如AST、ALT）以及胆汁淤积和导管功能（如胆红素），将患者分为肝功能正常，轻、中或重度功能障碍（Child-Pugh肝功能分级，表1-12）。一般要求总胆红素小于1.5倍正常上限、血清氨基转移酶（ALT/AST）小于2至3倍正常上限，碱性磷酸酶、γ-谷氨酰转肽酶、白蛋白、乳酸脱氢酶和凝血等指标在内科治疗中较少有明确要求。此外也可用Child-Pugh大于12和MELD大于21[计算公式R＝0.957×ln（肌酐mg/dL）＋0.378×ln（胆红素mg/dL）＋1.120×ln（INR）＋0.643×（病因：胆汁淤积性和酒精性肝硬化为0，其他原因为1）]等评分标准，以确定患者在预后上是否适合临终关怀（即预期生存期小于6个月）。患者既往存在常见肝病如慢性病毒性肝炎（乙型肝炎和丙型肝炎）、酒精性肝病、非酒精性脂肪肝以及药物性肝损伤，少见疾病如自身免疫性肝病、肝豆状核变性等均会影响肝功能储备。需注意，若考虑患者肝功能异常为肿瘤导致，控瘤治疗可接受更高阈值（转氨酶小于5倍正常上限）。

表1-12　Child-Pugh肝功能分级

临床生化指标	1分	2分	3分
肝性脑病（期）	无	1~2	3~4
腹水	无	轻度	中、重度
总胆红素（μmol/L）	<34	34~51	>51
白蛋白（g/L）	>35	28~35	<28
凝血酶原时间延长（秒）	<4	4~6	>6

注：A级：轻度，5~6分；B级：中度，7~9分；C级：重度，大于或等于10分。

（四）肾功能

肾功能对维持机体电解质稳定及酸碱平衡至关重要。手术创伤、失血和低血压等因素均可致肾血流减少，麻醉药因抑制循环而影响肾灌注，一些化疗药物（如烷化剂、铂类、抗代谢类药物等）具有肾毒性，抗血管生成靶向药物可能改变肾小球血管通透性，免疫治疗可能有引起免疫相关性肾炎的风险。肾小球滤过率（GFR）是反映肾小球滤过功能的客观指标，在临床上常被用于评价肾功能损害程度，目前常用指标如肌酐Cr、尿素氮BUN、胱抑素C并不能早期反映GFR下降。常用标准为血清肌酐清除率（CrCl）大于 60 mL/min。肿瘤治疗过程中常见的并发症为急性肾损伤（AKI），其危险因素包括年龄大于 65 岁、基础慢性肾病、各种肾前性因素、败血症、肾毒性药物或毒物暴露等。

（五）胃肠道功能

胃肠功能包括消化吸收、屏障功能、内分泌功能和免疫功能，控瘤治疗可能造成以上胃肠道功能损伤，以腹泻、腹胀、恶心呕吐为常见症状。由于胃肠功能与营养状况密切相关，在评估时需注意区分胃肠功能损伤与疾病、食物或治疗等哪种或哪些因素相关。胃肠肿瘤患者围术期需评估急性胃肠损伤（AGI）相关风险，监测有无腹内高压（IAH）及其他腹腔疾病，内科治疗常见化疗药物（如伊立替康、氟尿嘧啶类等）和分子靶向药物都可能产生明显胃肠道反应。在使用腹泻副作用发生率高的药物（例如吡咯替尼、阿贝西利等）前，注意评估患者以往大便习惯，尤其对吸收功能差、易腹泻患者应提前做好预防措施，备用治疗腹泻药物并进行患者教育。

（六）骨髓功能

骨髓具有造血、免疫防御、创伤修复的功能，其中造血为主要功能。80% 以上的化疗药物和放疗可致骨髓抑制，以中性粒细胞、血小板减少为主。靶向药物、免疫治疗药物所致骨髓抑制的发生率明显低于化疗，以贫血、血小板减少为主。患者本身因素和疾病状态，也是引起骨髓功能抑制的重要危险因素：年龄大于或等于 65 岁，女性，体力状态差（PS 评分大于或等于 2 分），既往治疗期间曾经出现过骨髓抑制，开放性创伤/近期手术，或合并有感染，肿瘤侵犯骨髓，既往有放/化疗史，其他脏器功能异常，如肝、肾和心功能不全，慢性免疫抑制状态等。因此，在控瘤治疗前需行血常规检查，必要时需行骨髓穿刺活检以明确骨髓功能或查找异常原因。一般要求，白细胞计数大于或等于 3.5×10^9/L，中性粒细胞绝对计数大于或等于 1.5×10^9/L，血小板大于或等于 80×10^9/L，血红蛋白大于或等于 11 g/dL。若未满足上述指标，必要时可给予粒细胞集落刺激因子、重组人白介素-11、血小板生成素、促红细胞生成素等治疗。

二、共患病评估

共患病（comorbidity, multimorbidity）是指同时存在 2 种或 2 种以上慢性健康问题（multiple chronic conditions, MCCs）。肿瘤患者年龄越大，越易合并多种基础病，共患病不仅使肿瘤患者控瘤决策更加复杂和困难，还影响肿瘤患者预后及生活质量，甚至增加患者医疗负担。有共患病的肿瘤患者生存时间短于无共患病者。共患病可影响肿瘤治疗的风险及获益，也可影响很多治疗决策的风险/获益平衡。因此，治疗前对共患病充分评估有助于准确预测生存率，合理制定控瘤决策。共患病评估通常采用年龄调整后Charlson共患病指数（age-adjusted charlson comorbidity index，AC-CI），结合控瘤治疗获益，决定治疗决策。对老年肿瘤患者共患病评估需更为详细，具体参考CACA指南《老年保护》。

肿瘤患者共患病评估及管理并非多科疾病治疗的简单叠加，要考虑不同共病状态、共病多样性、个体差异性等特点，要考虑疾病之间、疾病与治疗之间、药物与药物之间的相互关系。同时，控瘤治疗前对不同系统疾病的评估有助于提前预估药物治疗不良反应，判断可能毒副作用危险程度，有助于提前做好防治工作。

（一）循环系统疾病

控瘤治疗需提前评估心脏毒性危险因素，即包含药物危险因素和患者危险因素两部分。对拟使用有心脏毒性药物的患者，控瘤治疗主要评估：既往存在的或新发的心血管疾病[如冠脉疾病（CAD）、NYHA分级 II 级以上的充血性心衰（CHF）、需治疗的心律失常（包括心房颤动）、左室射血分数（LVEF）小于50%、有原发性心肌病病史（如扩张型心肌病、肥厚型心肌病、致心律失常性右室心肌病、限制型心肌病、未定型心肌病）、有临床意义的QTc间期延长病史，或QTc间期女性大于470 ms、男性大于450 ms，以及有症状需药物治疗的冠心病]。存在以上疾病患者应谨慎选择控瘤治疗（手术、放疗以及化疗、免疫治疗、靶向治疗），且需进一步评估患者心血管疾病的危险因素（如高血压、血脂异常、肥胖、吸烟史、糖尿病），必要时对可改变危险因素进行干预。详见CACA指南《心血管保护》。

（二）呼吸系统疾病

呼吸系统疾病包括间质性肺病、慢性阻塞性肺病（COPD）、肺栓塞、阻塞性肺不张及肺部感染等。患者合并呼吸系统疾病，选择系统治疗药物时要注意药物的肺毒性，尤其合并间质性肺病时需更加谨慎。选择胸部放疗时需考虑肺损伤风险。

有研究报道，血清唾液酸化糖链抗原（KL-6）在间质性肺炎患者中升高，其与唾液酸SSEA-1的比率（K/S比）可作为肺癌合并特发性间质性肺炎患者发生DI-ILD的预测指标。因此，对接受靶向治疗或免疫治疗的肿瘤患者，其基线需通过病史、症状、体格检查、血清标志物KL-6、胸部CT、支气管肺泡灌洗液及肺功能等严格筛选，充分评估患者控瘤治疗的利弊。对既往合并COPD的患者，其哮喘或COPD加剧，建议优化药物治疗方案。晚期肺癌合并慢阻肺患者在控瘤治疗的基础上，规律治疗慢阻肺，其无进展生存期（PFS）及总生存期（OS）更长。针对阻塞性肺不张患者，对近端病变，考虑支气管介入治疗，如机械清创的支气管镜检查、肿瘤消融和气道支架置入；对远端病变，考虑胸部放疗。对肺功能不正常者，选择免疫治疗需注意可能的免疫相关性肺炎。肺部感染患者建议抗感染治疗，存在肺栓塞患者建议溶栓治疗，需溶栓后再进行控瘤治疗风险评估。详见CACA指南《肺脏保护》。

（三）消化系统疾病

控瘤治疗均有可能导致肝损伤，控瘤治疗前基础肝病史需引起重视，选择系统治疗药物时需警惕肝毒性。慢性病毒性肝炎患者在化疗、靶向治疗或免疫治疗过程中，需要同时进行抗病毒治疗。详见CACA指南《肝脏保护》。

控瘤治疗可能会影响胃肠道功能包括消化吸收功能、屏障功能、内分泌功能和免疫功能，导致患者腹痛腹泻、恶心呕吐、消化道出血等症状。针对存在活动性溃疡、肠梗阻、消化道出血等情况的患者，暂不予控瘤治疗，待对症治疗好转后再评估。既往腹腔手术史或放疗可能引起肠粘连、肠道狭窄及腹内疝，从而增加肠梗阻发生风险。详见CACA指南《胃肠保护》。

（四）泌尿系统疾病

50%以上控瘤药物（顺铂、烷化剂、靶向药物及免疫检查点抑制剂）会出现不同程度的肾脏损害。接受免疫检查点抑制剂的患者，急性肾损伤的发病率约为17%（血清肌酐增加大于1.5倍正常值上限）。另外，免疫治疗联合化疗可增加肾毒性发生率。因此，在每次使用免疫检查点抑制剂之前，都应检测血清电解质和血尿素氮、肌酐和肾小球滤过率（GFR）。详见CACA指南《肾脏保护》。

（五）内分泌系统

伴随甲功异常、糖尿病等内分泌疾病的肿瘤患者，在考虑系统药物治疗前，充分评估基础内分泌疾病控制情况，将甲功和血糖调整到合理范围，再考虑控瘤治疗。免疫治疗和靶向治疗在发挥其卓越控瘤效应同时，也伴不同程度内分泌系统副反应，包括垂体、甲状腺、胰腺、肾上腺等内分泌腺体的功能紊乱。免疫检查点抑制剂（包括PD-1/PD-L1抑制剂）会导致甲状腺功能障碍，尤其是甲减及血糖异常如酮症酸中毒、高血糖高渗昏迷等；CTLA-4抑制剂更易导致垂体炎。靶向治疗如酪氨酸激酶抑制剂（TKI）容易导致甲减。

控瘤药物对内分泌系统的影响表现较为隐匿、缺乏特异性，应提高警惕，要全程化评估和密切监测，以避免发生严重危及生命的不良反应，使患者从控瘤治疗中最大程度受益。详见CACA指南《内分泌保护》。

（六）神经系统疾病

肿瘤本身或控瘤治疗（如化疗、放疗）可能导致患者认知能力下降。在原发性中枢神经系统（CNS）肿瘤患者或发生脑转移患者中特别突出，但在从未涉及颅内肿瘤的患者中也有报道。认知障碍患者应筛查可能导致认知障碍的潜在可逆因素，如睡眠障碍、疲劳、精神错乱等。免疫治疗的神经系统毒性如重症肌无力，接受抗CT-LA-4抑制剂的患者发生率为3.8%，接受PD-1抑制剂发生率为6.1%，因此，在应用免疫检查点抑制剂前需严格筛选患者是否合并重症肌无力。抗血管生成药物，如安罗替尼、阿昔替尼等可增加脑梗死风险。因此，对既往存在脑梗死患者，在抗血管生成药物的选择上需慎之又慎。对高龄和合并高血压患者，需密切监测血压。详见CACA指南《神经保护》。

（七）运动系统疾病

关节痛和肌痛在应用免疫检查点抑制剂的患者中较多见，临床研究报道发生率高达40%。最多见的是骨关节/肌肉类风湿样改变，如关节炎、肌炎、肌痛等。多见于PD-1/PD-L1单抗及联合免疫治疗，大小关节均可累及，可发生在免疫治疗的任何时段。部分肿瘤患者同时罹患周围神经病变、骨转移、骨骼发育不良、关节炎或肌肉骨骼等问题，这部分患者是运动诱发不良事件的中等风险人群，在运动前应进行稳定性、平衡性及步态评估。运动相关不良事件高危人群包括有肺部手术或腹部大手术史、造瘘术史、心肺共患病史的患者，此类患者应在接受专业的医疗评估后进行个体化运动。

三、基础用药

基础用药主要涉及消化、呼吸、循环、泌尿、内分泌、神经、运动七大系统疾病，需评估常用药物与控瘤药物间有无相互作用。老年肿瘤患者常常存在多药共用的情况，其基础用药的评估还要考虑不同种类药物之间的相互作用，评估方法详见CACA指南《老年保护》。

（一）循环系统用药

表1-13

类别	代表药物	适应证	禁忌证	注意	与控瘤药物的相互作用
钙通道阻滞药	维拉帕米	抗心律失常、抗心绞痛	心源性休克、急性心梗者禁用	支气管哮喘或心衰患者	与有心毒性控瘤药物合用时注意监测心功能
	硝苯地平	心绞痛、高血压	妊娠20周内、心源性休克者禁用	低血压慎用	与有心毒性控瘤药物合用时注意心功能
慢性心功能不全药物	地高辛	急慢性心功能不全、室上速	室速、梗阻型肥厚型心肌病者禁用	治疗和中毒剂量相差较小，容易中毒慎用	与有心毒性控瘤药物合用时监测心功能

类别	代表药物	适应证	禁忌证	注意	与控瘤药物的相互作用
抗心律失常药	奎宁丁	阵发性心动过速、房颤	严重心肌损害、妊娠者禁用	监测血压和心率慎用	与有心毒性控瘤药物合用时监测心功能;与尼洛替尼合用可能增加Q-T间期延长
防治心绞痛药	硝酸甘油	心绞痛	低血压、梗阻型心肌病者禁用	用药后头胀、头跳痛、心率加快慎用	与有心毒性控瘤药物合用监测心功能
降血压药	贝那普利	高血压、充血性心衰	无	肾动脉狭窄、心衰者慎用	ACEI类药物与雌莫司汀合用可能会导致超敏反应、血管性水肿;与心毒性控瘤药合用时监测心功能
	厄贝沙坦	原发性高血压	无	肾功损害和心衰可出现高钾血症,慎用	与有心毒性控瘤药合用时监测心功能
抗凝血药	华法林	血栓疾病、心梗	妊娠、出血倾向禁用	使用期间测定凝血酶原时间,慎用	替吉奥、卡培他滨、他莫昔芬、氟他胺可增强上香豆素作用,导致凝血功能异常,与异环磷酰胺合用可增加出血风险
抗血小板药	阿司匹林	预防心脑血管疾病发作、人工心脏瓣膜手术后血栓形成	活动性溃疡、血小板减少者禁用	监测血小板	与致骨髓抑制控瘤药合用,会加重血小板减少,需监测血常规
	双嘧达莫	血栓疾病及缺血性心脏病	心梗致低血压禁用	妊娠、哺乳、肝肾功不全者慎用	氟达拉滨疗效会被双嘧达莫减弱,避免合用
抗血小板药	氯吡格雷	防治血小板聚集所致心脑及其他动脉循环障碍	过敏、溃疡、颅内出血者禁用	妊娠、哺乳、肝肾功不全者慎用	与致骨髓抑制控瘤药合用,会加重血小板减少,需监测血常规

(二)呼吸系统用药

表1-14

类别	代表药物	适应证	禁忌证	注意	与控瘤药物的相互作用
祛痰药	溴己新	慢支、支扩、哮喘	过敏者禁用	胃炎、胃溃疡者慎用	与控瘤药物间的相互作用尚不明确
镇咳药	可待因	剧烈干咳刺激干咳	有痰者禁用	长用会导致耐受性、成瘾性,慎用	与控瘤药物间的相互作用尚不明确
平喘药	氨茶碱	支气管哮喘、喘息性支气管炎	过敏、急性心梗者禁用	量大会发生谵妄、惊厥,慎用	与控瘤药物间的相互作用尚不明确

（三）消化系统用药

表 1-15

类别	代表药物	适应证	禁忌证	注意	与控瘤药物的相互作用
抗酸药与抑酸药	氢氧化铝	胃酸过多、胃十二指肠溃疡、消化道出血	无	长期便秘者需慎用	含氢氧化铝或氢氧化镁抗酸药，可致卡培他滨血药浓度小幅增加
	西咪替丁	胃十二指肠溃疡、上消化道出血	妊娠、哺乳期禁用	肝肾功不全者慎用	西咪替丁加重卡莫司汀、洛莫司汀对白细胞和血小板的下降程度，合用监测血常规；降低达沙替尼暴露
	奥美拉唑	胃十二指肠溃疡、反流性食管炎	严重肝肾功不全者禁用	长期致维生素 B_{12} 缺乏	长用奥美拉唑可降低达沙替尼等 TKI 药物暴露
胃黏膜保护代表药物	胶体果胶铋	慢性胃炎、肠功能紊乱	妊娠、肾功不全者禁用	服药期间大便呈黑褐色	与控瘤药物间的相互作用尚不明确
	替普瑞酮	胃溃疡、急慢性胃炎	醛固酮增多、低钾血症者禁用	心、肝、肾功不全者慎用	与控瘤药物间的相互作用尚不明确
胃肠解痉药	曲美布汀	慢性胃炎、IBS引起的腹痛、腹胀	无	儿童、妊娠、哺乳期慎用	与控瘤药物间的相互作用尚不明确
	匹维溴铵	IBS腹痛、排便紊乱、肠道不适	儿童、妊娠期禁用	哺乳期慎用	与控瘤药物的间相互作用尚不明确
助消化药	胃蛋白酶	慢性胃炎、胃癌、胃蛋白酶缺乏	无	无	与控瘤药物间的相互作用尚不明确
促胃肠动力药	甲氧氯普胺	术后呕吐、消化不良、晕车、胃轻瘫	放化疗乳癌、胃肠出血、精神障碍锥体外系症状者禁用	哺乳期慎用	与控瘤药物间的相互作用尚不明确
	多潘立酮	胃食管反流、慢性胃炎引起的腹胀、恶心、呕吐	胃肠出血、嗜铬细胞瘤、乳腺癌、妊娠期禁用	哺乳期慎用	与控瘤药物间的相互作用尚不明确
促胃肠动力药	莫沙必利	慢性胃炎、功能性消化不良、胃食管反流引起的腹胀、恶心、呕吐	胃肠道出血者禁用	儿童、妊娠、哺乳期慎用	与控瘤药物间的相互作用尚不明确
止吐药	昂丹司琼	化放疗所致恶心、呕吐，防治术后恶心、呕吐	胃肠道梗阻、妊娠者禁用	哺乳期慎用	与控瘤药物间的相互作用尚不明确
泻药	硫酸镁	导泻、梗阻性黄疸、惊厥、子痫	肠道出血、急腹症、妊娠者禁用	过量可致脱水	与控瘤药物间的相互作用尚不明确
	聚乙二醇	成人便秘、术前肠道准备	IBD、肠梗阻未明确腹痛者禁用	妊娠、哺乳期慎用	与控瘤药物间的相互作用尚不明确
止泻药	洛哌丁胺	急性腹泻及各种原因慢性腹泻	2岁以下小儿禁用	妊娠、哺乳期慎用	与控瘤药物间的相互作用尚不明确
	蒙脱石散	急慢性腹泻、儿童急性腹泻	无	无	影响其他药物吸收，与口服控瘤药合用需隔1小时

类别	代表药物	适应证	禁忌证	注意	与控瘤药物的相互作用
微生态药物	双歧杆菌四联活菌	肠菌失调性腹泻、功能性消化不良	无	与其他抗菌药合用间隔1小时	与控瘤药物间的相互作用尚不明确
	地衣芽孢杆菌活菌	细菌与真菌性急/慢性肠炎、腹泻及各种原因肠菌失调的防治	无	与其他抗菌药合用间隔1小时	与控瘤药物间的相互作用尚不明确
	枯草杆菌活菌	急性腹泻、肠菌失调性腹泻	无	与其他抗菌药合用间隔1小时	与控瘤药物间的相互作用尚不明确

（四）泌尿系统用药

表 1-16

类别	代表药物	适应证	禁忌证	注意	与控瘤药物的相互作用
利尿药	呋塞米	各种水肿、高血压、高钾血症、高钙血症	过敏、低钾血症者禁用	妊娠、哺乳期慎用	与控瘤药物间的相互作用尚不明确
	氢氯噻嗪	各种水肿、高血压、高钾血症、尿崩症、肾结石	过敏、无尿者禁用	早晨服用,避免夜尿增多	托瑞米芬与噻嗪类利尿剂合用会减少钙排泄,增加高钙血症,联用时需监测血钙;骨转移患者用他莫昔芬初期,联用可降低肾脏钙排泄药,如噻嗪类,可能增加高钙血症风险
	托伐普坦	高容量性和正常容量低钠血症、心衰、肝硬化	急需快速升高血清浓度者、低容量性低钠血症者禁用	可能引起高血糖,糖尿病患者监测血糖	托伐普坦可能会增加甲氨甲蝶呤血药浓度,合用时需间隔1小时
前列腺增生	坦索罗辛	前列腺增生所致排尿障碍	过敏、肾功不全者禁用	直立性低血压、冠心病者慎用	与控瘤药物间的相互作用尚不明确
	非那雄胺	前列腺增生、前列腺肥大所致排尿障碍	过敏、妊娠者禁用	肝功不全者慎用	与控瘤药物间的相互作用尚不明确

（五）内分泌系统用药

表 1-17

类别	代表药物	适应证	禁忌证	注意	与控瘤药物的相互作用
肾上腺皮质激素	泼尼松	结缔组织病、SLE、严重支气管哮喘、皮肌炎、血管炎等过敏疾病、急性白血病、恶性淋巴瘤	妊娠期禁用	病毒性感染、肝功不全者慎用	与环磷酰胺合用会增加毒性；与门冬酰胺酶合用会增加高血糖风险，注意监测血糖水平
肾上腺皮质激素	甲泼尼龙	风湿性疾病、肌源性疾病、皮肤疾病、过敏状态、眼部疾病；免疫抑制治疗、休克、内分泌失调	妊娠期禁用、全身真菌感染禁用；禁止鞘内给药	病毒性感染、肝功不全者慎用，避光	与门冬酰胺酶合用会增加高血糖风险，注意监测血糖水平
肾上腺皮质激素	地塞米松	过敏性与自身免疫性疾病、结缔组织病、活动性风湿病、类风湿关节炎、红斑狼疮、严重支气管哮喘、严重皮炎、溃疡性结肠炎、急性白血病	妊娠期禁用，溃疡病、血栓性静脉炎、活动性肺结核、肠吻合手术后禁用	病毒性感染者慎用	降低厄洛替尼、伊马替尼、吉非替尼血药浓度，使用时监测疗效；地塞米松与来那度胺合用可增加血栓风险
胰岛素类降糖药	胰岛素	1型、2型糖尿病；重度营养不良；轻、重度2型糖尿病经口服降糖药控制不佳、糖尿病酮症酸中毒、妊娠糖尿病	低血糖、肝硬化、过敏者禁用	注射部位有皮肤发红、皮下结节、皮下脂肪萎缩等局部反应	与控瘤药物间的相互作用尚不明确
胰岛素类降糖药	门冬胰岛素	控制餐后血糖，也可与中效胰岛素合用控制晚间或晨起高血糖	低血糖、肝硬化、过敏者禁用	用药10分钟内须进食碳水化合物，否则会致低血糖	与控瘤药物间的相互作用尚不明确
口服降糖药	二甲双胍	单纯饮食控制及体育锻炼控制不佳2型糖尿病，特别是肥胖型2型糖尿病；与胰岛素合用可降低胰岛素用量	低血糖、糖尿病酮症酸中毒、肝肾功不全、过敏、妊娠、哺乳者禁用	既往有乳酸酸中毒史者慎用；发热、昏迷、感染和手术时，暂停本品，改为胰岛素	可加速氨鲁米特代谢，合用时需注意观察疗效；与硼替佐米，合用时注意监测血糖
口服降糖药	阿卡波糖	2型糖尿病，以及糖耐量减低者的餐后血糖	过敏、妊娠、哺乳、严重肾功不全者禁用	监测肝功	可加速氨鲁米特代谢，合用时需注意观察疗效
口服降糖药	西格列汀	单纯饮食控制及体育锻炼控制不佳2型糖尿病	过敏、1型糖尿病或糖尿病酮症酸中毒者禁用	肾功不全调整剂量并注意监测	可加速氨鲁米特代谢，合用时需注意观察疗效
甲状腺激素类药物	左甲状腺激素	甲状腺激素缺乏替代治疗	过敏者禁用	起效较慢，停药后作用仍存在数周	与控瘤药物间的相互作用尚不明确
抗甲状腺药物	甲巯咪唑	甲状腺功能亢进、甲状腺危象	过敏、严重肝功不全、粒细胞缺乏者禁用	用药期间监测甲状腺激素	与控瘤药物间的相互作用尚不明确

（六）神经系统用药

表1-18

类别	代表药物	适应证	禁忌证	注意	与控瘤药物的相互作用
镇痛药	吗啡	镇痛；创伤、手术、烧伤、癌痛；心梗、心源性哮喘；麻醉前给药	颅内压增高、慢阻肺、支气管哮喘、肺心病、前列腺肥大、排尿困难、妊娠、哺乳，新生儿和婴儿禁用	原因不明疼痛者慎用	与控瘤药物间的相互作用尚不明确
镇痛药	哌替啶	镇痛：创伤、手术、烧伤、癌痛、心源性哮喘；麻醉前给药、内脏绞痛（胆绞痛、肾绞痛需与阿托品合用）	颅内压增高、慢阻肺、支气管哮喘、肺心病、前列腺肥大、排尿困难者禁用	妊娠、哺乳，新生儿和婴儿慎用	与控瘤药物间的相互作用尚不明确
解热镇痛抗炎药	对乙酰氨基酚	感冒、发热、关节痛、神经痛、偏头痛、癌性疼痛、术后止痛	重度肝功不全、活动性溃疡者禁用	肾功不全者慎用，大量长用可引起造血系统及肝肾损害	与甲氨蝶呤合用可增加毒性；高剂量可能引起培美曲塞清除下降
解热镇痛抗炎药	布洛芬	具抗炎、镇痛、解热作用；风湿及类风湿关节炎	过敏、活动性消化溃疡、妊娠、哺乳者禁用	支气管哮喘、心肾功不全、高血压慎用	与甲氨蝶呤合用可能增加毒性；高剂量可能引起培美曲塞清除下降
解热镇痛抗炎药	塞来昔布	急、慢性骨关节炎和类风湿性关节炎	对阿司匹林或磺胺过敏、妊娠者禁用	18岁以下及哺乳慎用	与甲氨蝶呤合用可能增加毒性；高剂量可能引起培美曲塞清除下降
抗痛风药	别嘌醇	适于慢性原发性或继发性痛风、痛风性肾病	过敏、严重肝肾功不全、妊娠、哺乳者禁用	服药期间多饮水，使尿液呈中性或碱性	别嘌醇可增加环磷酰胺对骨髓的毒性，适当调整抗痛风药剂量；羟基脲、长春新碱、门冬酰胺酶可提高血尿酸，和降酸药合用，须调整抗尿酸药剂量；别嘌醇可降低氟尿嘧啶所致骨髓抑制，必要时联用
抗痛风药	秋水仙碱	痛风性关节炎急性发作	骨髓增生低下、严重肝肾功不全、妊娠、哺乳者禁用	不宜作为长期预防痛风性关节炎发作的药物	羟基脲、长春新碱、门冬酰胺酶可提高血尿酸，与降尿酸药物合用，须调整抗尿酸药剂量
抗痛风药	非布司他	痛风患者高尿酸血症的长期治疗	过敏、妊娠、哺乳者禁用	使用初期可能会引起痛风发作	羟基脲、长春新碱、门冬酰胺酶可提高血尿酸，与降尿酸药物合用，须调整抗尿酸药剂量

类别	代表药物	适应证	禁忌证	注意	与控瘤药物的相互作用
抗癫痫药	苯妥英钠	复杂部分癫痫发作、单纯部分发作和癫痫持续状态；三叉神经痛、坐骨神经痛；室上性或室性心动过速	过敏、阿斯综合征、Ⅱ和Ⅲ度房室传导阻滞	久服不可骤停，肝肾功不全、妊娠、哺乳者慎用；监测血药浓度	替吉奥与苯妥英合用可发生苯妥英中毒(恶心、呕吐、眼球震颤和运动异常)，避免合用；卡培他滨、替加氟可增加苯妥英血药浓度和毒性症状，后者可使替尼泊苷、白消安清除率增加，使用时监测疗效
	卡马西平	单纯和复杂性部分发作的首选药；三叉神经痛、坐骨神经痛；神经性尿崩症；预防和治疗躁狂；酒精戒断综合征	过敏、房室传导阻滞、骨髓抑制、严重肝功不全者禁用	青光眼、肾功不全、妊娠、哺乳者慎用	卡马西平可能会降低洛莫司汀、伊马替尼、厄洛替尼、吉非替尼疗效，使用时监测疗效
抗癫痫药	丙戊酸钠	单纯和复杂失神发作、肌阵挛发作、全身强直阵挛发作	严重肝功能不全	妊娠、哺乳者慎用；监测血药浓度	与控瘤药物间的相互作用尚不明确
镇静催眠药	咪达唑仑	失眠症	过敏、妊娠、重症肌无力、精神分裂、严重抑郁	老年人及长期使用易出现呼吸抑制，心肝肾功不全者慎用	与卡莫氟合用可能拮抗，避免同时使用
	右佐匹克隆	失眠症	过敏、妊娠、重症肌无力、重症睡眠呼吸暂停综合征	妊娠、哺乳、18岁以下者禁用	与卡莫氟合用可能拮抗，避免同时使用
抗帕金森药	左旋多巴	帕金森、肝性脑病	高血压、糖尿病、精神病、心律失常、妊娠、哺乳者禁用	支气管哮喘、肺气肿、严重心血管疾病者慎用	与控瘤药物间的相互作用尚不明确
抗精神病	奥氮平	精神分裂急性期及维持期	过敏、闭角型青光眼、妊娠、哺乳者禁用	低血压、癫痫、肝肾功不全者慎用	与控瘤药物间的相互作用尚不明确
	利培酮	急、慢性精神分裂和双向情感障碍	过敏、15岁以下、妊娠、哺乳者禁用	癫痫、心肝肾功不全者慎用	与控瘤药物间的相互作用尚不明确

整体评估

第二章 器官功能状态评估

031

类别	代表药物	适应证	禁忌证	注意	与控瘤药物的相互作用
抗焦虑	地西泮	焦虑症、失眠、癫痫、偏头痛	过敏、严重肝肾功不全、妊娠、哺乳者禁用	青光眼、重症肌无力	与卡莫氟合用可能拮抗,避免同时使用
	丁螺环酮	广泛焦虑	过敏、严重肝肾功不全、青光眼、重症肌无力、妊娠、哺乳者禁用	轻中度肝肾功能不全者慎用;使用期间不宜驾驶车辆、操作机械、高空作业	与卡莫氟合用可能拮抗,避免同时使用
抗抑郁	舍曲林	抑郁症、强迫症	过敏、严重肝肾功不全、妊娠、哺乳者禁用	癫痫、躁狂、青光眼患者慎用	与控瘤药物间的相互作用尚不明确
	帕罗西汀	抑郁症、惊恐障碍、社交恐怖、强迫症	过敏、18岁以下、妊娠、哺乳者禁用	癫痫、躁狂、青光眼患者慎用	与控瘤药物间的相互作用尚不明确

精神类的药物中部分是肝药酶诱导剂如苯妥英钠、苯巴比妥和卡马西平等,这些药物与其他药物合用时产生的相互作用较多。

（七）运动系统用药

表1-19

类别	代表药物	适应证	禁忌证	注意	与控瘤药物的相互作用
骨质疏松用药	阿仑磷酸钠	骨质疏松	过敏、低钙血症、肾功不全者禁用	服药后半小时内避免坐、卧	与口服控瘤药合用需间隔1小时
	碳酸钙	预防和治疗钙缺乏	高钙血症、高钙尿症者禁用	心、肾功不全者慎用	与雌莫司汀合用可影响雌莫司汀吸收;替加氟/尿嘧啶避免与钙同服
	骨化三醇	骨质疏松、甲状旁腺功能低下、维生素D缺乏	过敏、维生素D中毒、高钙血症患者禁用	妊娠、哺乳期慎用	与控瘤药物间的相互作用尚不明确

第三章

心理评估

肿瘤患者中有30%~50%会出现心理问题。当患者在得知罹患癌症时，会出现否认、愤怒、担忧等心理变化。此外治疗亦会增加心理问题及疾病风险。比如：抑郁、焦虑、创伤后应激障碍、睡眠障碍、认知障碍等，这些问题甚至可能持续至诊疗后多年。产生这些负面情绪或出现精神心理疾病时常是患者接受治疗的重要时间节点，极可能造成治疗延误和疾病恢复时间延长、生活质量下降，部分患者甚至产生自杀意念或自杀行为而造成严重后果。

因此对肿瘤患者进行心理状况及相关疾病的筛查与评估，是减轻患者痛苦、提高其生活质量、增强治疗疗效的重要策略。肿瘤患者心理评估应贯穿疾病诊治与康复的始终，应及早发现精神心理问题和疾病，并及时进行干预或治疗。

一、心理痛苦筛查

心理痛苦（distress）是一种多因素所致不愉快体验，包括心理（认知、行为、情感）、社会、精神和身体等层面，可能影响患者有效应对肿瘤、躯体症状和治疗的能力。几乎所有患者在被确诊肿瘤后都体验过某种程度的心理痛苦。心理痛苦会致患者治疗依从性降低、生活质量下降，甚至降低患者生存率，同时也增加肿瘤治疗团队和医疗卫生系统负担。

（一）心理痛苦筛查

1. 症状特征

心理痛苦具有连续概念，可从常见情绪状态（如脆弱、悲伤和害怕），到可能使患者致残/失能的严重问题（如抑郁、焦虑、恐慌、社交孤立、存在和精神危机等）。心理痛苦的可能症状有：对未来的害怕和担忧，对疾病的担忧、因失去健康的悲伤、对生活失控的恼怒，睡眠失调，食欲差，注意力不集中，常常想到患病、死亡、治疗及其不良反应，社会角色困扰（如父亲、母亲）、精神/存在担忧、经济困扰等。这些症状可能出现在疾病任何阶段，甚至会持续到治疗结束后的很长一段时间。

2. 筛查工具

正确识别患者心理痛苦是恰当照护的基础，筛查工具有助于早期有效识别患者的心理痛苦，并尽早处理。推荐使用心理痛苦温度计和问题清单对心理痛苦进行筛查。常用筛查工具有：心理痛苦温度计（distress thermometer，DT）和心理痛苦问题列表。详见CACA指南《心理疗法》。

3. 筛查结果应用

心理痛苦水平为轻度（DT得分小于4分），由肿瘤科照护团队继续提供生理-心理-社会等全方位的照护，满足患者心理社会的照护需求。

心理痛苦水平为中、重度（DT得分大于或等于4分），进一步采用问题列表进行评估。根据患者问题的性质转诊至不同专科（如心理咨询师、精神科医生、社会工作者等）以获得进一步评估和治疗。

（二）筛查注意事项

1. 筛查时机

心理痛苦应在患者患病的各个阶段和各种医患互动情境中进行识别、监测和记录，每次筛查均应明确心理痛苦的水平和性质。理想的状态下，心理痛苦筛查应在患者每次就诊时实施，或至少应在患者第一次就诊以及每隔一段时间进行。另外，当患者出现临床指征时，特别是患者疾病状态发生变化时（如疾病缓解、复发、进展，出现治疗相关并发症），应再次对患者进行心理痛苦筛查。

2. 筛查人员

推荐通过健康教育使患者、家属和治疗团队知晓心理痛苦管理是整个医疗照护的一部分。心理痛苦的筛查和管理应根据临床实践指南由医务人员（如医生、护士、心理咨询师等）实施。开展教育和培训项目以确保所有的医务人员具备心理痛苦评估和管理的知识和技能。

二、焦虑

患者在得知罹患肿瘤及控瘤治疗过程中，出现的由紧张、焦急、忧虑、恐惧、困惑等感觉交织而成的一种复杂情绪反应称为肿瘤相关性焦虑（cancer-related anxiety，CRA）。CRA可出现在疾病任何阶段，甚至会持续到治疗结束后的很长一段时间。比如，当复查或预约随访时，对复发恐惧可致症状加重；当出现躯体症状时，不管跟肿瘤诊断时症状是否一样，其焦虑都可能会增加。

目前临床常用的焦虑评估方法多为基于量表使用的综合评估法。

（一）焦虑的筛查

推荐肿瘤患者常规进行焦虑症状筛查，尤其是当疾病进展、治疗发生变化或患者出现多种身体不适时，及时进行筛查和评估。

在过去2周内，下述情况经常发生。

1. 紧张和担忧

（1）对患的肿瘤感到忧虑吗？

（2）对其他的事情感到紧张或担心吗？

（3）您的担心是否难以控制？

2. 悲伤和沮丧

（1）对活动的兴趣或享受比平时少了？

（2）感到悲伤或沮丧？

3. 精神创伤

（1）存在关于肿瘤、治疗不佳或副作用的噩梦和想法？

（2）存在努力不去想与癌症相关的事件或影响，或想尽办法避免让你想起这些事件的情况？

若对以上任何问题做出肯定回答，需增加筛查情绪对生活质量的影响。

（1）是否因以上感觉或问题而难于正常参加日常活动或停止日常活动？

（2）有睡眠障碍吗（如入睡困难、睡眠质量不佳、睡眠过多)？

（3）是否存在难以集中注意力？

若以上问题均未出现，则下次随访时再次筛查；若对以上任何问题做出肯定回答，表示焦虑状态对生活质量造成影响，则须进一步进行焦虑筛查与诊断。

（二）焦虑的评估

焦虑评估推荐广泛性焦虑障碍量表（seven-item generalized anxiety disorder，GAD-7）和焦虑自评量表（self-rating anxiety scale，SAS）。GAD-7以最近2周内感受对问题进行评分。倾向焦虑障碍患者进行单一情绪的个体强化筛查，明确焦虑强度。SAS用于评估有焦虑症状患者的主观情绪，但测试对象文化程度低或智力低下者不适用。

焦虑影响因素的评估主要包括临床诊治因素、精神/情感因素、社会/外部因素。需对患者完善相关检查，排除病理情况后进行非药物性干预治疗。对于有狂躁、精神病、广泛性精神病史，或存在中-高度的安全风险的患者考虑转诊精神病科进行评估和治疗（详见CACA指南《心理疗法》）。

三、抑郁

抑郁是肿瘤患者劣性应激状态中重要的一系列心理健康问题，特征是缺乏主观积极性、对日常事务和经历失去兴趣，情绪低落，以及一系列相关情绪、认知、身体和行为症状。严重程度主要由3个要素组成：症状出现的频率和强度、疾病持续时间、对个人和社会功能的影响。肿瘤患者由于疾病的特殊性，常在诊断及治疗过程中易暴露于不良心理因素，出现抑郁状态的概率增大。

（一）风险评估

对任何可能患抑郁症的肿瘤患者（尤其是有抑郁症病史或慢性疾病且伴有相关功能损害者），都应考虑询问：在过去一个月内，是否经常感到沮丧或绝望？在过去一个月内，是否经常因缺乏兴趣或乐趣而烦恼？如患者对任何一个抑郁症识别问题回答"是"，就应当进入系统评估流程。

（二）基于评估的分型与治疗

基于评估的治疗（measurement-based care，MBC）是一种已在一系列精神障碍管理中展现优势的治疗模式，主要包括以下几种。

（1）定期使用经过效度验证的他评或自评量表。

（2）医生及患者共同回顾量表评分。

（3）基于量表评分指导共同决策。

MBC可为抗抑郁治疗带来诸多益处，按照最新的NICE指南，抑郁症分为较轻型及较重型。较轻型抑郁症包括阈下和轻度抑郁症，较重型抑郁症包括中度和重度抑郁症。推荐使用PHQ-9量表作为严重程度评估指标：低于16分定义为轻型抑郁症，大于或等于16分以上定义为重型抑郁症，应根据具体评分进行相应心理咨询（详见CACA指南《心理疗法》）。

排除继发于其他原因（如甲状腺功能减退、维生素B_{12}缺乏、梅毒、疼痛、慢性病）的抑郁症。

四、认知障碍

研究发现，30%~40%肿瘤患者接受化疗前即有肿瘤相关认知障碍的临床表现，认知障碍可出现在肿瘤病程各阶段，严重影响患者生活质量和功能独立性，给家庭和社会带来沉重负担。75%患者在治疗过程中出现认知功能下降，60%患者在治疗后出现，提示肿瘤自身及其特异治疗均可影响患者认知功能。

（一）认知障碍初步筛查

1. 当出现下列四种情形之一时，警惕可能出现肿瘤相关认知障碍（CRCI）

（1）短期记忆障碍：自诉或被观察到有健忘的现象。

（2）注意力缺乏：注意力无法集中的一种表现。

（3）执行功能下降：日常生活、工作和学习能力出现下降或障碍。

（4）日常处理速度下降：处理日常生活、工作和学习事件时呈现的灵活性。

2. 结果应用

初筛阴性，结束此次测评。

初筛阳性，提示可疑肿瘤相关认知障碍，宜采用简易精神状况检查量表（MMSE）及蒙特利尔认知评估量表（MoCA）双量表测评以进一步评价。

（二）认知功能测试评估工具及标准

1. 简易精神状况检查量表（MMSE）（表1-20）

适用范围：用以评价认知功能障碍有无及其程度。

评价标准：最高分30分，大于或等于27分为正常，小于27分为认知功能障碍；其中大于或等于21分为轻度认知功能障碍，10~20分为中度，小于或等于9分为重度。

评估方法：由有经验的评估师进行引导和打分，具体评分标准见MMSE量表。

表1-20　简易精神状况检查量表（MMSE）

姓名		性别		年龄		床号		病历号	
评定医生		发病日期			评定日期		文化程度		
临床诊断									

1.现在是哪一年	1	0
2.现在是什么季节	1	0
3.现在是几月	1	0
4.今天是几号	1	0
5.今天是星期几	1	0
6.咱们现在是在哪个国家	1	0
7.咱们现在是在哪个城市	1	0
8.咱们现在是在哪个城区	1	0
9.这里是哪家医院	1	0
10.这里是第几层楼	1	0
11.我告诉你三种东西,我说完后请你重复一遍这三种东西是什么　树　钟表　汽车 请你记住,过一会儿还要让你回忆出它们的名字。	3 2 1 0	
12.请你算一算　100-7=	1	0
93-7=	1	0
86-7=	1	0
79-7=	1	0
72-7=	1	0
13.现在请你说出刚才让你记住的那三样东西	3 2 1 0	
14.(出示手表)这个东西叫什么	1	0
15.(出示铅笔)这个东西叫什么	1	0
16.请你跟着我说"四十四只石狮子"	1	0
17.我给你一张纸请按我说的去做,现在开始:"用右手拿着这张纸,用两只手将它对折起来,放在你的左腿上"。	3 2 1 0	
18.请你念一念这句话,并按上面的意思去做	1	0
19.请你写一个完整的句子。	1	0
20.(出示图案)请您照这个样子把它画下来。	1	0

请闭上你的眼睛

得分：_____

2. 蒙特利尔认知评估量表（MoCA）

适用范围：早期及轻度认知障碍；执行力受损较严重者早期识别。

评价标准：最高分30分，大于或等于26分为正常，22分左右为轻度认知功能下降；16分左右为痴呆患者。如果受教育年限小于或等于12年则加1分。

评估方法：由具备MoCA评估资质的专业评估师进行引导和打分。

（三）评估结果应用

（1）简易精神状况检查量表（MMSE）及蒙特利尔认知评估量表（MoCA）双量表评估无风险，结束评估。

（2）简易精神状况检查量表（MMSE）及蒙特利尔认知评估量表（MoCA）双量表评估有风险，判断认知功能损伤的程度及损伤的亚领域，给予针对性的专业干预措施。

（四）认知障碍风险评估等级划分标准

（1）无风险：初筛评估无风险。

（2）低风险：初筛有风险，经MMSE量表测评无风险，但MoCA量表测评有风险且为轻度认知功能下降者。

（3）中风险：初筛有风险，经MMSE量表测评无风险或为轻度认知功能障碍者，经MoCA量表测评为轻度认知功能下降或接近痴呆者。

（4）高风险：初筛有风险，经MMSE量表测评为中重度或MoCA量表测评为痴呆者（详见CACA指南《心理疗法》）。

五、睡眠障碍

睡眠障碍是指以频繁而持续的入睡困难、睡眠维持困难、睡眠效率下降、睡眠结构异常等为主要特点并导致日间疲乏、睡眠感不满意的一组疾病或症状。肿瘤相关性睡眠障碍是肿瘤患者最常见且持续最长的症状之一，主要由肿瘤本身（疼痛、功能障碍等）、相关治疗及心理因素等导致。在恶性肿瘤患者中，发生率达30%~93.5%，是普通人群（9%~33%）的3倍。肿瘤相关睡眠障碍常被看作肿瘤诊治过程中微不足道的反应，常被患者及医生忽视。实际上，肿瘤相关睡眠障碍严重影响肿瘤患者生活质量，甚至会导致控瘤治疗中断，缩短患者生存时间，应鼓励积极评估积极干预。

（一）睡眠障碍初步筛查

1. 肿瘤患者在治疗任意阶段出现下列情形之一，提示很可能出现睡眠障碍

入睡困难：指睡眠时间，连续卧床超过30分钟仍不能入睡。

睡眠维持困难：指无入睡障碍，但夜间不断醒来，醒后无法轻易再入睡。

睡眠质量欠佳或时间不足：自我评价睡眠不满足或时间不充足。

日间功能障碍：指日间因疲乏、困倦感而影响生活及工作能力，伴或不伴入睡困难、维持困难。

2. 评估结果应用

初筛阴性，结束此次测评。

初筛阳性，提示很可能合并睡眠障碍，宜采用失眠严重程度指数（insomnia severity index，ISI）、阿森斯失眠量表（athens insomnia scale，AIS）、匹兹堡睡眠质量指数（pittsburgh sleep quality index，PSQI）量表分别测评以进一步进行专科评价。

（二）睡眠障碍风险等级划分标准

（1）无风险：初筛评估无风险。

（2）低风险：经ISI量表及AIS量表测评证实存在失眠，且为轻度睡眠障碍。

（3）中风险：经ISI量表测评为中重度或AIS量表大于6分的失眠。

（4）高风险：经量表测评为严重失眠或伴有严重日间功能障碍或因睡眠问题导致情绪焦虑、抑郁者（详见CACA指南《心理疗法》）。

六、心理创伤

恶性肿瘤的诊断和治疗是一种潜在压力源，会致患者心理恐惧，包括焦虑、抑郁等创伤后应激症状，重者会致创伤后应激障碍（post-traumatic stress disorder，PTSD）。

（一）肿瘤PTSD概念

PTSD常指由于受到异乎寻常的威胁性、灾难性心理创伤，导致延迟出现的长期持续的精神障碍，临床以创伤记忆侵入、创伤相关刺激回避、负性认知与情绪改变、持续性警觉增强4个核心症状群表现为主，可同时伴人格解体、现实解体等症状。肿瘤患者的诊疗及治疗过程中伴随的身体功能失调、外形改变、社会角色功能变化等，作为不可回避的应激源持续刺激肿瘤患者。对比单一应激源刺激，多元应激刺激下肿瘤患者更易患PTSD。相关流行病学研究表明与癌症相关的PTSD发病率呈上升趋势，虽在肿瘤患者中PTSD患病率较低，但肿瘤患者普遍存在PTSD核心症状，大多临床病人表现为焦虑抑郁、睡眠障碍等。

（二）PTSD初筛和评估

PTSD具有明确的国际通用诊断标准，需精神专科医生进行专科诊断，推荐使用自陈式量表PTSD检查表普通版（the post traumatic stress check list civilian，PCLC）进行初筛评估。评估结果大于或等于38分者，转精神专科确诊和治疗。

总之，重视癌症患者的心理评估和治疗，努力减轻患者心理压力，排除心理障碍，不仅有利于肿瘤病人的治疗和康复，还有利于肿瘤的消退。针对不同的肿瘤病人心理特点，制定合理的、科学的心理护理方案，以及进行必要的生活指导，充分调动其自身内在的积极因素，是肿瘤心理护理的重要内容。

第四章

家庭和社会支持评估

恶性肿瘤以不同方式影响着患者及其家人生活。肿瘤诊断改变患者的生活方式、日常活动、工作、人际关系和家庭角色，给患者造成很大心理压力，特别是焦虑和/或抑郁。在处理肿瘤带来的危急情况时，家庭社会支持非常重要。狭义的社会支持指社会关系中重要成员提供的支持及帮助，包括工具、信息及情感，广义的社会支持还包含客观社会支持，如收入、环境、医疗资源等。

家庭社会支持系统为肿瘤患者提供认知（信息、建议和知识）、情感（安全感、爱和舒适感）和物质服务（解决实际问题）来提高肿瘤患者应对能力和改善肿瘤患者的生活质量。同时，直接或间接影响肿瘤患者治疗疗效和预后。因此，临床在进行肿瘤诊断相关评估的同时，也应重视肿瘤患者家庭和社会支持评估。

一、个体需求评估

家庭和社会支持对肿瘤患者有积极作用，但有些个体喜欢独自应对挑战而无须他人帮助，仅在最坏情况下才会寻求外部帮助。另一些个体对家庭和社会支持有更强烈的依赖和需求。因此，评估个体需求是评估家庭和社会支持的第一步。对那些有适合外部支持却仍拒绝外部帮助的患者，必须尊重他们的意愿，因为他们有权拒绝。但是，应该继续保持对他们的评估，并始终保留提供外部支持的机会。

二、家庭支持评估

与其他慢病一样，治疗肿瘤是家庭事务。当家庭成员生病时，患者及其家人都会受到影响。受传统儒家思想影响，家属常认为自己对患肿瘤的家人负有重大责任，应该成为患者的主要照顾者，也应是帮助患者应对疾病的最重要资源。肿瘤的诊断还常与社会污名及肿瘤是致命疾病的信念有关。因此，一些肿瘤患者为了避免与他人谈论其疾病而回避人际交往，故家庭支持对他们更加重要。

（一）评估意义

肿瘤诊断给患者和家庭带来的压力巨大，患者和家属都需调整自己来适应疾病和疾病的治疗过程。良好的家庭支持可很大程度改善患者的生活质量和健康结果。因此，对家庭支持的评估应是社会评估最重要的部分。

（二）评估方式

1. 问询

患者的人口统计学和疾病相关特征，以及家庭成员的人口统计学特征。包括患者年龄、性别、肿瘤原发部位和分期，家庭成员年龄、文化程度、是否有宗教信仰，家庭人均月收入、结构类型、所在地，主要照顾者对病情的态度等。

2. 量表

家庭危机个人评价量表（family crisis oriented personal evaluation scales，F-COPES）：F-COPES将家庭作为一个有机整体进行评估，旨在确定家庭面对危急情况时使用的解决问题的行为策略。F-COPES主要关注家庭调整和适应韧性模型在两个层面的互动：①个体与家庭系统，也就是家庭内部处理其成员间的困难和问题方式；②家庭对社会影响，也就是家庭对外处理超出家庭范畴但影响家庭及其成员问题或要求的方式。能在两个互动层面集中更多应对行为的家庭将更能成功地适应压力。

F-COPES中文版包括27个条目6个维度，采用Likert 5级评分法，每一条目有5个应对选项，"非常不同意"计1分，"中度不同意"计2分，"中立"计3分，"中度同意"计4分，"非常同意"计5分，总分为所有条目的得分之和，得分越高说明家庭的解决问题能力与应对水平越高。

三、家庭照顾者评估

罹患肿瘤是需要家庭照顾的主要原因之一。家庭照顾者常要为肿瘤患者提供数月至数年照顾，涉及身体、社交、情感或经济等方面，并要协助日常生活活动、参加和协调医院预约和管理、提供家庭医疗护理及协助决策，患者病情越到晚期，照顾任务越复杂、越繁重。许多家庭照顾者需减少工作时长甚至放弃工作，对家庭照顾者造成包括重返工作岗位挑战和退休储蓄损失等长期影响。

（一）评估意义

患者和家庭照顾者的绝望或乐观程度相互关联，是彼此心理健康的重要预测因素。肿瘤患者照顾任务对照顾者的身体和心理会造成许多负面影响，照顾者常存在睡眠障碍、体重减轻和疲劳感，更深远的影响是心理问题。特别是晚期恶性肿瘤患者的照顾者，其严重抑郁和广泛性焦虑症的发病率更高。以至于将肿瘤患者亲密的家庭成员视为"间接患者"。

家庭成员可提供"缓冲"来保护和支持患者，但这种支持与患者回报是不对等的，因为患者回报能力可能减弱。因此，家庭照顾者可能会发现，他们是这种情感支持关系的主要责任人。如出现对这些关系的不满将加剧或导致家庭不和谐，这种不满关系常会使患者高估他们给照顾者带来的负担，而照顾者也可能高估患者的痛苦。降低照顾者负担的努力也会加剧患者痛苦，患者会认为自己是一种负担，这有可能导致患者抑郁。此时，常需住院以减轻照顾者的负担和压力。

家庭照顾者在肿瘤患者医疗保健劳动力中占很大比例，他们通常面临许多不良风险。焦虑和抑郁最为普遍，还常因经济压力、社会支持不足、患者病情恶化和照顾者本身地位下降而加剧。因此在进行患者评估时，应注意家庭照顾者的全面评估。

（二）评估方式

1. 问询

家庭成员基本资料、家庭类型和结构、家庭成员的角色作用、家庭经济状况、家庭压力等。还应确认照顾者是否与患者同住或将与患者同住，是否有其他需要抚养的人，以及是否有其他人也会提供帮助。评估家庭照顾者提供护理的能力和意愿也至关重要。

2. 量表

照顾者支持需求评估工具（carer support needs assessment tool，CSNAT）是使照顾者（承担无偿支持角色的家庭成员/朋友）能够识别、表达和优先考虑需要更多支持的方面。然后用以需求为导向的对话来探讨照顾者的个人需求，从而提供量身定制的支持。CSNAT量表中文版总分为0—42分，总分越高，说明个体支持需求越高。

四、经济毒性评估

肿瘤治疗不仅费用高，还常影响到患者或照顾者的就业和收入，对患者、照顾者和家庭造成影响。控瘤药物和治疗技术进步虽然提高了肿瘤患者生存率，但也进一步增加了患者的经济负担，又称为经济毒性。经济毒性可增加肿瘤患者的抑郁和焦虑程度，降低患者生活质量，甚至降低其生存率。

（一）评估内容和意义

经济毒性包括肿瘤患者因治疗而承受的物质经济负担和心理经济负担。物质经济毒性包括医疗费用与非医疗费用。医疗费用主要是与诊断和治疗相关的自付费用，也可包括收入损失。医疗费用有些是可变的（医疗保险或商业保险的自付部分），有些是不太可变的（如保险费）。非医疗费用包括看病的交通费或帮助做家务的费用。就业改变也是非常重要的压力因素。所有这一切都是物质和心理经济负担的压力源。心理经济负担是负面情绪和认知的组合，是对预期未来物质经济负担及其原因产生焦虑所致。可变费用由于不确定性，更易引起财务担忧。

肿瘤患者患病前的社会经济地位和健康状况等因素可调节经济负担与导致经济负担原因间的关系。社会经济地位包括收入和财富两个方面。收入是指个体定期工资，在诊断肿瘤后，患者和家庭成员都可能发生收入改变。财富是指已到手资本，对经济负担起保护作用。患者患病前的健康状况（如存在慢性肾功能衰竭）也可能会增加经济负担风险。

财务应对行为是为维持医疗保健基本需求而采取的具体行动，包括制订医疗支付计划，放弃高自付比率治疗，增加工作时间或从事另一份工作，申请援助和搬到更便宜住房。良好应对行为可使患者避免经历财务后果（无法支付医疗费用）和减低患者心理经济负担。

（二）评估方式

1. 问询

患者基本资料、就业情况/家庭收入情况、医疗服务使用情况（医疗保险或商业保险）、费用意愿和心理压力情况。

医疗费用与收入比率是一种简单粗略的评估经济负担的方法，医疗费用占收入的比率超过10%或20%，表明经济负担很高。但费用/收入比未考虑到收入和医疗费用间的非线性关系。例如，最低收入患者，10%费用/收入比可能比同样费用/收入比的高收入患者承担更高的经济负担。

2. 量表

经济毒性的综合评分量表（comprehensive score for financial toxicity，COST）有11个条目。采用评分量表，0—4，0代表"没有"，4代表"非常多"。其中条目2、3、4、5、8、9和10反向计分。分数越低，代表经济负担越严重。

五、社会支持系统评估

社会支持包括社会功能和社会关系。通常分为感知支持和实际接受的支持。前者是指在需要时可预期的帮助，后者是在特定时间内提供的帮助。前者常为前瞻性，后者则为回顾性。社会支持通过一个互动过程进行，与利他主义、义务感和互惠感有关。

（一）评估意义

社会支持分为情感支持（向身处困境者给予情感安慰）、物质支持（物资、金钱服务和其他形式的亲社会性行为）、信息支持（有助于解决问题的建议或指导），以及陪伴支持（包括满足自尊需要的支持或利于提高个体自我价值感的言语或行为支持）。支持可来源于家人、朋友、合作伙伴、医务工作者和其他患者。政府、基金会、家庭、保险公司、捐赠者和其他人员可提供物质支持。由于疾病和治疗特点，肿瘤患者常需更多、更高水平的支持。因此，评估肿瘤患者需求，根据肿瘤患者需求提供尽可能多的社会支持也是肿瘤整体评估中非常重要的组成部分。研究表明感知支持对心理健康的影响更大。本指南的社会支持是以信息、安慰、关怀或物质援助形式的感知支持。

（二）量表评估

社会支持评定量表（social support rating scale，SSRS）参考国外相关量表并结合我国人群特有的文化和国情而修订，共包含三个维度：客观支持（患者所接受到的实际支持）、主观支持（患者所能体验到的或情感上的支持）、对支持的利用度（个体对各种社会支持的主动利用）。SSRS 评分越高，说明可能获得的社会支持越高。评分低于 20 分，可能获得的社会支持不足。

六、家庭社会支持评估结果的干预

通过对从患者到家庭再到社会支持网络评估结果分析，精准把握患者不同层面需求。并从个人层面、家庭层面、社会层面、政府层面，发挥各自的属性功能，协助患者建立更多的支持网络。

第五章

肿瘤生物学特征评估

肿瘤本身的生物学特征是制定控瘤决策的核心依据，对肿瘤的性质、分期、转移部位和分子生物学特点的准确评估，利于判断预后和确定治疗目标，以上也可称为诊断性评估，即定性、定位和定量诊断，最终整合所有评估结果，提出控瘤和/或支持治疗方案。

一、肿瘤分期

目前使用最为广泛的TMN分期系统由美国癌症联合委员会（AJCC）和国际癌症控制联盟（UICC）共同开发。基于以下四个主要因素对肿瘤分期进行评估：原发肿瘤的解剖位置，并结合肿瘤大小和范围（T）、淋巴结受累（是否已扩散至附近淋巴结）（N）和有无远处转移（M）进行评估。TMN分期为生存预测、初始治疗的选择、临床试验中患者的分层、医疗保健提供者间的准确沟通和肿瘤管理的最终结果的统一报告提供了基础。TNM分期系统采用数字分级的方式表示肿瘤的侵及范围，分别采用：T代表原发肿瘤，N代表区域淋巴结，M代表远处转移。然后使用0—4等不同数字，根据肿瘤局部大小、淋巴结转移情况及远处转移程度，分别对T、N、M进行分层，数字越大，代表疾病进展越严重。

实际上，每个部位肿瘤都对应两个TNM分期：临床分期和病理分期。

临床分期（cTNM）：依据首次治疗前所获资料（体检、影像学检查、内窥镜检查、组织活检及手术探查）并在治疗前明确，用于初步指导治疗方案，且不应根据随后所得资料改动，一旦决定不再对患者进行治疗，临床分期也随之终止。

病理分期（pTNM）：根据临床分期确定，并根据手术分期和病理检查结果加以补充修订。

TNM分期基本目的是分类新诊断患者，也可用来评估新辅助治疗后或系统性全身治疗（化疗、靶向或免疫治疗）后肿瘤病灶范围，用yTNM或ypTNM表示。如果肿瘤在治疗后复发，复发或再治疗分期用rTNM或rpTNM表示，初始诊断的分期应保持不变。

二、肿瘤分子特征

肿瘤分子特征与肿瘤预后及疗效预测关系愈来愈紧密。也逐步从单一分子特征影响预后的模式，逐步向多因素模式发展。不仅如此，某些肿瘤分子特征在特定肿瘤中既可是预后因素，也可是疗效预测因子。不同肿瘤分子分型如表1-21所示。

表1-21　常见肿瘤分子分型

肿瘤类型	分子分型
乳腺癌	Luminal A/B型、HER2过表达型、三阴性
卵巢癌	分化样亚型、免疫样亚型、增殖样亚型、间充质样亚型
非小细胞肺癌	驱动基因阳性(EGFR、ALK、ROS1、RET、HER2、KRAS、BRAF、NRTK、MET) 驱动基因阴性(PD-L1 TPS表达)
胃癌	EB病毒感染型(EBV)、微卫星不稳定型(MSI)、基因组稳定型(genomically stable, GS)和染色体不稳定型(chromosomal instability, CIN)
结直肠癌	CMS1-MSI免疫型、CMS2-经典型、CMS3-代谢型、CMS4-间质型
胃肠道间质瘤	CD117阳性
脑胶质瘤	IDH突变、IDH野生型、IDH突变联合1p19q缺失，此外还包括ATRX、TP53、TERT突变及MGMT甲基化

肿瘤异质性是肿瘤分子分型的基础，也是肿瘤在不同压力下克隆进化的结果。肿瘤分子分型目的是通过二代基因测序、蛋白质组等组学技术，对肿瘤进行分子谱的系统描绘，并根据分子特征谱，进行肿瘤精准分类及精准诊疗研究。

多基因预后评估模型：随着对乳腺癌分子生物学特性的深入研究，乳腺癌预后风险评估模型已成为临床研究热点。国外指南推荐将多基因表达谱测定作为部分激素受体阳性、HER-2阴性患者选择辅助化疗的重要依据。常见多基因预后评估包括MammaPrint®（70基因）和Oncotype DX® 21基因复发风险评估。TAILORx研究显示T1~2N0M0、ER阳性、HER-2阴性乳腺癌患者进行21基因表达测定时，约70%的患者RS评分为11~25分，这部分患者可免除化疗。MINDACT研究显示对临床高危部分患者，70基因检测结果也可筛选部分患者避免化疗。虽然Oncotype DX®目前在淋巴结阴性人群中使用率很高，但对中危RS队列以及淋巴结阳性患者使用仍有待确定，前瞻性TAILORx和RxPONDER试验结果将有助于回答上述问题。对ER/PR阳性、淋巴结阳性乳腺癌患者，ASCO指南对使用Oncotype DX试验持谨慎态度。ASCO和NCCN指南都表明21基因RS不应用于指导HER2阳性乳腺癌或三阴性乳腺癌的治疗决策。

三、肿瘤预后

肿瘤预后是指基于疾病发病程度，结合临床表现、血液检验、影像学检查结果、病因、病理（必要的基因检测分析）、病情规律、患者身体状况及治疗情况，对疾病后期发展和结果（包括近期疗效、远期疗效、转归或者进展程度）进行评估。影响预后的相关因素主要包括发病机制、肿瘤类型、肿瘤分期，以及临床症状、体征、遗传因素、个体差异、年龄、性别、基础疾病、并发症等，患者免疫状态和精神状态也可能会影响到肿瘤预后。对大多数类型肿瘤，肿瘤负荷和远处转移（临床特征）被认为是最可靠生存预测因素及所使用的治疗类型和强度的决定因素。随着肿瘤研究的不断深入，肿瘤诸多分子特征也逐渐被揭示，部分肿瘤的分子特征还被用于评估肿瘤预后及疗效预测。

四、治疗目标

不同分期肿瘤治疗目标不同。肿瘤治疗目标主要包括治愈、延长生存期和控症治疗。

1. 治愈

多种早中期肿瘤如肺癌、乳腺癌、肝癌等可通过手术切除辅以术后辅助性放化疗、内分泌治疗等整合治疗达到治愈目标。如早期肺癌术后5年生存率可达85%以上，早期乳腺癌术后5年生存率高达99%。局限期小细胞肺癌、恶性淋巴瘤等也可通过放化疗达到治愈目标，如Ⅰ期小细胞肺癌根治性放疗后5年生存率可达30%以上。

2. 带瘤生存

对晚期或部分复发性肿瘤，已失去治愈机会，治疗目标主要是带瘤生存。常用化疗、放疗、分子靶向治疗、免疫治疗、内分泌治疗等整合治疗措施，通过控制肿瘤细胞生长，达到延缓疾病进展、延长生存期的目标。如免疫治疗联合化疗使广泛期小细胞肺癌和晚期食管癌患者的中位总生存期首次超过1年，免疫联合抗血管治疗使晚期肝癌中位总生存期第一次取得了具有统计学意义的延长。

3. 控症治疗

大多数肿瘤患者，尤其是中晚期肿瘤患者常伴不同临床症状，严重降低了其生活质量。姑息治疗的概念是相对于"治愈"而言的，不仅包括对肿瘤患者症状和并发症的管理（如恶心呕吐、疼痛、营养不良、肠梗阻和骨转移等），也包括姑息性手术、姑息性放疗、化疗、分子靶向治疗和免疫治疗等。姑息治疗目标是减轻症状，缓解痛苦，提高生活质量，让患者活得长、活得好。

五、治疗获益

治疗获益主要通过以下几个指标进行评估：生存期、客观肿瘤大小或肿瘤标志物变化（如肝癌患者甲胎蛋白变化）及患者主观症状改变。

1. 生存期

生存时间是评价肿瘤治疗是否获益及获益程度的最重要指标。总生存时间是指从使用某一治疗方案开始至因任何原因导致死亡的时间，可用于评价所有患者总体生存获益；无进展生存期是指从使用某一治疗方案开始至疾病进展的时间，主要用于转移性和不可切除疾病的评价；无病生存期是指在接受某种根治性治疗（如手术或放射治疗）并达到完全缓解至疾病复发的时间，常用于辅助治疗的评价。

2.客观的肿瘤大小或肿瘤标志物的变化

在有效治疗早期常会发生肿瘤缩小或肿瘤标志物下降，肿瘤消退情况常用于早期疗效评估。肿瘤消退可通过肿瘤大小或其产物的变化来评价。

（1）客观肿瘤的大小：常用《实体瘤疗效评价标准》（RECIST 1.1）来评估客观肿瘤变化情况。肿瘤免疫治疗疗效评价标准采用iRECIST。两者在肿瘤疗效评价原则及病灶测量方法上变化不大。iRECIST的主要变化在于界定了肿瘤免疫治疗的延迟效应，即按RECIST1.1标准已评定为进展的患者，在继续接受免疫治疗后出现疾病的控制。

（2）肿瘤标志物：对部分肿瘤，很难记录或无法记录肿瘤大小变化，可通过测定标志物（激素、抗原和抗体等）来评价肿瘤治疗获益情况。例如：前列腺癌患者的前列腺特异性抗原（prostate-specific antigen，PSA）、卵巢癌患者的CA125、多发性骨髓瘤患者的异常免疫球蛋白（M蛋白）、妊娠滋养细胞肿瘤和睾丸肿瘤患者的β-hCG水平都能很好地反映肿瘤的客观变化。

3. 主观症状

患者主观症状的改善和生活质量的提高能直接体现有效治疗带来的益处，有时比客观指标改善更重要。

第六章

遗传风险和生育力保护

———

　　肿瘤作为多基因交互影响、多环境因素协同作用引起的复杂性疾病，随着基因检测技术的发展，遗传咨询和风险评估受到越来越多的关注。肿瘤的遗传咨询是风险评估、沟通的过程，通过收集分析求询者个人史和家族史，评定个体或家庭成员携带肿瘤易感基因的概率，辅以基因检测技术，筛查出携带肿瘤易感基因的人群。针对已罹患肿瘤患者开展肿瘤基因与遗传健康教育，为家族中的一级和二级亲属提供专业的肿瘤遗传咨询和风险评估；针对未罹患肿瘤者，结合其生活习惯、所处环境等一般情况，制定个体化体检、保健方案，以达早期干预、降低肿瘤风险的目的。国内肿瘤高发，但民众普遍对肿瘤的发生、发展及预防筛查缺乏正确认识，肿瘤遗传咨询将是解决这类问题的有效方法之一。

　　另一方面，随着生育年龄的普遍推迟和肿瘤发病年龄的年轻化，生育力保护已成为制定肿瘤治疗决策时经常需要面临的问题。任何一种根治性治疗都不可避免地会带来生育力破坏或丧失。现代诊疗手段进步、辅助生殖技术应用使得恶性肿瘤患者生育力保护成为可能。肿瘤医生需更加重视保留功能治疗，尤为关注保留年轻恶性肿瘤患者的生殖功能。从肿瘤生殖学出发，需结合患者年龄及患者对生育的要求进行全面评估。肿瘤生育力保护的目的是生育，只有获得良好的生育结局，才是成功的生育力保护手段。生育力保护治疗的前提是安全，良好肿瘤结局是生育力保护治疗的底线。保留生育功能治疗的决策必须兼顾肿瘤结局与生育结局，权衡风险与获益，坚持规范化和个体化相结合，在确保良好肿瘤结局的同时，获得良好生育结局。

一、遗传风险评估

　　环境与遗传共同影响肿瘤的发生、发展。虽然遗传性肿瘤仅占5%~10%，但变异的肿瘤易感基因会改变其易感性，极大提升个体患癌风险。

（一）遗传性乳腺癌和卵巢癌

遗传性乳腺癌和卵巢癌的特定模式已被发现与 BRCA 1/2 基因的致病性或可能致病性变异有关。

致病性 BRCA 1 变异携带者到 80 岁时的累积乳腺癌风险为 72%，而 BRCA 2 变异携带者到 80 岁时的累积乳腺癌风险为 69%，在乳腺癌诊断 20 年后，致病性 BRCA 1 变异携带者对侧乳腺癌累积风险为 40%，致病性 BRCA 2 变异携带者对侧乳腺癌累积风险为 26%。致病性 BRCA 1 变异携带者的总生存期比非携带者差，但 BRCA 2 突变与总生存期降低无显著相关。三阴性乳腺癌（triple-negative breast cancer，TNBC）的 BRCA 1/2 基因突变率约为 12%，受体（hormone receptor HR）阳性/人表皮生长因子受体 2（human epidermal growth factor receptor 2，HER-2）阴性的乳腺癌 BRCA 1/2 基因突变率为 4%。60%～80%BRCA 1 基因突变乳腺癌为 TNBC，超过 75%BRCA 2 基因突变乳腺癌为 Luminal 型。雌激素受体阳性肿瘤致病性 BRCA 2 变体携带者 20 年生存率为 62.2%，而雌激素受体阴性肿瘤携带者 20 年生存率为 83.7%。致病性 BRCA 1/2 变异男性携带者患肿瘤风险也更大。对于携带致病性 BRCA 2 变异的男性，乳腺癌累积终生风险估计为 7%~8%。致病性 BRCA 1 变异男性携带者累积终身风险为 1.2%。

在致病性 BRCA 1/2 变异携带者中，观察到卵巢癌、输卵管和腹膜癌的风险增加。致病性 BRCA 1 变异携带者估计到 70 岁时患卵巢癌累积风险为 48.3%，而致病性 BRCA 2 变异携带者到 70 岁时患卵巢癌的累积风险为 20.0%。

（二）遗传性肾癌

遗传性肾癌是一类可引起肾细胞癌的遗传性疾病的统称，多以遗传性综合征的形式出现，如 Von hippel-Lindau 综合征（VHL 综合征），包括肾囊肿、嗜铬细胞瘤、神经内分泌肿瘤，而肾细胞癌可能仅是其中一个表现。家族遗传性肾癌综合征由于涉及易感基因较多，对普通人群具遗传性肾癌风险患者进行确切胚系遗传风险评估，有助于识别特定患者，制定相应随访及基因检测方案。

对于发病较早（46 岁以下）、双侧、多发肾癌患者，以及具有肾癌家族史的患者，推荐进行易感基因胚系突变检测。同时根据临床表现、年龄和病理类型，选择检测何种基因。

（三）遗传性结直肠癌

5%~10% 的结直肠癌归因于明确的遗传性结肠癌综合征，包括 Lynch 综合征、腺瘤性息肉病综合征[如家族性腺瘤性息肉病（familial adenomatous polyposis，FAP）]、Mutyh 基因相关息肉病（MUTYH-associated polyposis，MAP）、错构瘤息肉病综合征等。

Lynch综合征是一种常染色体显性遗传肿瘤综合征，占所有肠癌2%~4%，病因是错配修复（mismatch repair，MMR）基因变异导致患者结直肠癌及其他多种Lynch综合征相关肿瘤发病风险明显高于正常人群。Lynch综合征的致病原因是4个MMR基因（MLH1、MSH2、MSH6和PMS2）之一发生胚系变异。此外，上皮细胞黏附分子（epithelial cell-adhesion molecule，EPCAM）基因的大片段缺失通过使MSH2启动子甲基化导致基因沉默，也可致病。MMR基因胚系变异是诊断Lynch综合征的金标准。

FAP是最常见的息肉病综合征，属常染色体显性遗传，由APC基因胚系变异导致，近1/3病例基因变异属新发。新发基因变异个体可将变异基因传给后代，传递概率为50%。

CACA指南推荐符合下述任一条件者，进行APC基因检测。

（1）大于20个腺瘤的个人病史。

（2）家族中存在已知的APC基因变异。

（3）硬纤维瘤、肝母细胞瘤、甲状腺乳头状癌、多灶/双侧先天性视网膜色素上皮肥厚个人病史。

MAP是一种常染色体隐性遗传综合征，患者易患轻表型腺瘤性息肉病和结直肠癌，主要由MUTYH双等位基因胚系变异所致。建议有MAP家族史并且已知的MUTYH变异类型的家族成员接受遗传学咨询。

（四）家族遗传性甲状腺癌

家族遗传性甲状腺癌包括遗传性甲状腺髓样癌（hereditary medullary thyroid-carcinoma，HMTC）和家族性甲状腺非髓样癌（familialnon-medullary thyroid carcinoma，FNMTC），HMTC约占甲状腺髓样癌（MTC）的25%~30%，约95%的HMTC由RET基因突变导致。

FNMTC没有热点基因变异，涉及的基因也比较多，因此，对FNMTC可以考虑广泛的多基因筛查。

CACA指南推荐对符合以下条件者进行RET基因检测。

（1）有家族史MTC患者及一级亲属。

（2）婴幼儿期出现内分泌肿瘤的患者及父母。

（3）皮肤苔藓淀粉样变、先天性巨结肠病、肾上腺嗜铬细胞瘤。

（五）遗传性前列腺癌

据估计40%~50%的前列腺癌与遗传因素相关，流行病学和家系研究证实前列腺癌有明显的家族聚集性。遗传性前列腺癌患者的发病年龄早、肿瘤侵袭性强、预后差。目前已证实多个DNA损伤修复（DDR）基因尤其是BRCA1/2的胚系突变与前列腺癌遗传易感性密切相关。推荐具有以下家族史者进行遗传性前列腺癌的风险评估。

（1）兄弟、父亲或其他家族成员在60岁前诊断为前列腺癌或因前列腺癌死亡。

（2）同系家属中具有3例及以上患胆管癌、乳腺癌、胰腺癌、前列腺癌、卵巢癌、结直肠癌、子宫内膜癌、胃癌、肾癌、黑色素瘤、小肠癌及尿路上皮癌的患者，特别是其确诊年龄小于或等于50岁。

（3）患者个人有男性乳腺癌或胰腺癌病史。

（4）已知家族携带相关胚系致病基因突变。

（六）遗传性胃癌

胃癌分为散发性胃癌、家族聚集性胃癌（familial gastric cancer，FGC）及遗传性胃癌（hereditary gastric cancer，HGC），其中5%~10%的胃癌患者有家族聚集现象，1%~3%的患者存在遗传倾向。家族遗传性胃癌为常染色体显性遗传病，大多有较明确的致病基因变异并随家系向下遗传，主要包括以下三大综合征。

（1）遗传性弥漫型胃癌（hereditary diffuse gastric cancer，HDGC）：常染色体显性遗传综合征，多由抑癌基因CDH1失活突变引起，同时有一小部分患者家系具有CTNNA1基因异常。

（2）胃腺癌伴近端多发息肉（gastric adenocarcinoma and proximal polyposis of the stomach，GAPPS）：常染色体显性遗传的肠型胃癌，且不伴有息肉病。肠型胃癌的癌前病变包括慢性萎缩性胃炎，肠上皮化生以及异型增生，尚未发现明确的特异性基因变异。

（3）家族性肠型胃癌（familial intestinal gastric cancer，FIGC）：一种罕见的胃息肉综合征，具有显著胃腺癌风险，其特点是局限于胃近端的常染色体显性遗传性胃息肉病，包括异型增生病变和/或肠型胃腺癌，其具有不完全外显特征。

CDH1致病变异与遗传性弥漫型胃癌密切相关。CDH1基因筛查可通过二代测序（next generation sequencing，NGS）技术进行检测。对NGS panel检测结果阴性，且符合国际胃癌联盟临床诊断标准或高度怀疑携带CDH1基因胚系突变的人群可继续通过多重连接探针扩增（multiplex ligation-dependent probe amplification，MLPA）技术进行胚系大片段重排（large genomic rearrangement，LGR）筛查。CDH1胚系突变和胚系大片段重排阴性者可考虑继续筛查CTNNA1基因胚系突变。其他基因（如STK11、APC、TP53、MMR、PTEN等）突变导致的遗传性胃癌整体发病率极低（小于1%）。

具体详见CACA指南《遗传咨询》。

二、生育力保护评估

恶性肿瘤及其治疗可能导致男性和女性不孕的不良后果。据调查数据显示，中国育龄妇女（15~49岁）肿瘤的年龄标化发病率（ASR）是109.5/10万，同年龄段男性肿瘤的年龄标准化发病率是65.2/10万。随着现代诊疗技术不断发展，早期恶性肿瘤患者生存率呈上升趋势，有生育要求的恶性肿瘤患者进行性增加。肿瘤治疗导致性腺毒性已被证实，越来越多的年轻患者希望能通过医学的帮助解决生育问题。在早期对年轻肿瘤患者（18~25年）调查中，尽管有92%的人想要孩子，但只有少数患者（20%）能怀孕或保持生育。一项基于大规模人群的队列研究显示，癌症幸存者中的女性生育率比普通人群中的女性低（21%）；相对于女性，男性幸存者生育比例稍高（HR =0.74vs0.61）。生育力保护的适用条件包活：育龄期肿瘤患者、有生育需求、病期早、疾病得到有效控制，以及进行相应的遗传咨询。遗传性肿瘤患者的生育问题，目前研究少、证据不足，如有生育需求，必须有专科医师进行严格的评估和遗传咨询。

（一）生育力损害的临床表现

一些患者控瘤治疗后，出现生育力受损，男性尤其是双侧睾丸切除术可致生育力丧失，治疗后可能发生性功能障碍，暂时性无精子症或少精子症；女性生育能力受损表现为急性卵巢功能衰竭或过早绝经。双侧卵巢切除术患者会出现生育能力丧失和卵巢激素缺乏的情况，需要转介激素替代治疗。若患者出现月经不规则、原发性或继发性闭经和/或雌激素缺乏的临床体征和症状，考虑急性卵巢功能衰竭或过早绝经，当继发于癌症治疗的卵巢储备功能显著耗竭时，将在治疗完成后不久发生卵巢功能不全。

（二）控瘤治疗对生育力损害的风险评估

控瘤治疗对生育力的影响与患者诊断和治疗时年龄有关，并取决于治疗类型、持续时间和剂量强度。目前认定主要危险因素包括基于烷化剂的化疗、可损害下丘脑垂体功能的大剂量头颅放疗以及子宫、卵巢或睾丸的靶向放疗使女性和男性性腺功能障碍和生育力下降。性腺暴露于低剂量放疗可导致男性少精或无精，高剂量放疗与女性卵巢和子宫功能障碍相关。

根据儿科倡议网络（the best practice committee of the pediatric initiative network，PIN）风险分层系统原则，CACA指南针对青年癌症患者治疗相关性腺功能不全和不孕进行风险评估。其中，风险最低限度增加发生不孕症低于20%，风险显著增加发生不孕症为21%~80%，高风险增加者发生不孕症大于80%。

（三）生殖相关激素水平及功能评估

1. 女性激素水平测定

在出现月经不规则、原发性或继发性闭经和/或雌激素缺乏临床体征和症状的患者中，根据临床指征给予卵泡刺激素（FSH）、黄体生成素（LH）和雌二醇（E2）测定。推荐使用抗苗勒氏管激素（AMH）评估卵巢储备减少。

2. 男性激素水平测定

接受放疗、化疗或非前列腺恶性肿瘤手术的男性癌症生存者可能存在性腺功能减退症，应进行性腺功能减退症的生化证据评估，即游离睾酮和总睾酮、黄体生成素、催乳素。

3. 男精液质量测定

在某些控瘤治疗后，患者出现生育力受损，男性尤其是双侧睾丸切除术的患者会有生育能力下降，治疗后不同时间可能发生暂时性无精子症或少精子症；推荐禁欲 3~7 天后，采集精液，采集时间与采集血液的时间一致。采集精液后，将其于 37 ℃温育，待完全液化后检测两组的精子数量、精子活动率、精子畸形率。根据《WHO 人类精液检查与处理实验室手册（第 5 版）》标准对精子数量、精子活动率、精子畸形率进行测定。

（四）常用性功能评估工具量表

1. IIEF-5 问卷

对男性患者，在实际使用中，受到时间限制，常需简单有效的评估量表，国际勃起功能指数 5 项问卷（IIEF-5）是常用的评估 ED 患者功能的简易问卷。其中 IIEF-5 是 IIEF 的简表，是 ED 诊断的简单有效的初步筛选方法。国际勃起功能指数（IIEF5）量表，按国际勃起功能指数，评分标准 5~7 为重度，8~11 为中度，12~21 为轻度。

2. FSFI 量表

女性性功能量表（female sexual function index，FSFI）是美国 Robert Wood Johnson 医学院的 Rosen R 等于 2000 年编制的患者自我报告量表，用于评估异性恋女性在过去 4 周内的性功能状况。中文版 FSFI 在中国女性肿瘤人群中经检验信效度良好，可作为相关研究的测量工具用于评价女性肿瘤幸存者的性功能状态。FSFI 包括性欲、性唤起、阴道湿润度、性高潮、满意度和疼痛六大维度，共 19 个条目，其中性欲包含 2 个条目，性唤起和阴道润滑度包含 4 个条目，性高潮、满意度及疼痛包含 3 个条目。其中，条目 1、2、15、16 采用 5~1 分 5 级反向计分，其余条目均采用 Likert6 级评分法，分 0—5 等级，经分值转换后，每个维度满分 6 分，最低分 2 分，最高分 36

分，得分越高即性功能状态越好。

（五）靶向治疗及免疫治疗对生育的影响

靶向及免疫治疗肿瘤的药物日新月异，更新了个体化治疗癌症的格局。虽然这些新的控瘤的方法改善了肿瘤患者的生存，具有巨大的潜力，但副作用如脱靶效应及免疫反应可能暂时性或者永久性地损害生殖系统；在特定的人群中，某些癌症治疗反而可能促进生育。但是目前的研究仍缺乏足够的数据，这是长期使用靶向药物患者面临的一个特别重要的问题，尤其是对于最容易产生生殖健康后遗症的年轻患者。进一步扩大分类和细化药物个体化损害生育力的研究是非常必要的。

具体详见CACA指南《生育保护》。

第七章

肿瘤中医病机辨识与评估

中医药在肿瘤治疗中发挥的作用愈来愈受到国内学界的关注。标准治疗基础上整合中医药内外治法可进一步增强肿瘤治疗效果，减轻治疗副反应。

辨证论治是中医临床的精髓，辨证过程是对病机进行推演、分析、归纳的过程。"病机"，即疾病发生、发展、变化及其结局的机理，包括病性、病位、病势、病传及预后等。辨识病机是连接辨证与论治两个过程的纽带。因此，辨证应首先重视病机分析。

临床在四诊合参、八纲辨证、气血津液辨证、脏腑辨证基础上梳理症状，结合面色、舌象、脉象组成证候群，与其病机、治则、治法及方药相对应，同时将症状量化评估，依据其变化评价治疗效果。

肿瘤病人病情复杂，其基本病机以本虚标实为主，虚证多为气虚、阳虚、阴虚、血虚，实证多为气滞、痰湿、血瘀、热毒，临床患者大多虚实相兼。故抓住主要病机对症施治，充分发挥中西医整合治疗作用，使患者更大程度受益。

一、气虚证

气虚证是指肿瘤患者机体元气不足，脏腑组织功能减退，以神疲乏力、少气懒言、脉虚等为主要表现。

主症：神疲乏力，气短懒言，自汗，易感冒，舌淡（胖）嫩苔白，脉虚细。

兼症：面色淡白或萎黄，咳喘无力或咯吐清涎，腹胀纳呆，疼痛绵绵，二便无力，夜尿频多，脉沉或迟。

治法：益气固本。

二、阳虚证

阳虚证是指人体阳气亏损，其温养、推动、气化等功能减退，以畏寒肢冷为主要表现的虚寒证。

主症：面色㿠白，畏寒肢冷，进凉物后易腹泻，喜温喜按、遇热痛减，小便清长或夜尿频多，大便稀溏或五更泄泻，舌淡胖边有齿痕，苔白滑。脉沉迟或无力。

兼症：精神萎靡，头晕、嗜睡、自汗、口淡不渴，痰涎清稀，腰膝酸软，小便淋漓、尿流渐细、尿少水肿，舌胖大苔滑，脉细弱。

治法：温阳散寒。

三、阴虚证

阴虚证是指人体阴液亏少，其滋润、濡养等功能减退，或阴不制阳，阳气偏亢，以口咽干燥、五心烦热、潮热盗汗等为主要表现的虚热证。

主症：咽干口燥，五心烦热，盗汗，小便短黄，大便干结，舌红少苔，脉细数。

兼症：消瘦，头晕耳鸣，失眠多梦，干咳少痰或痰中带血丝，嘈杂、反酸，腰膝酸软，隐痛，舌干裂，苔薄白，脉沉细数。

治法：滋阴清热。

四、血虚证

血虚证是指血液亏虚，不能濡养脏腑、经络、组织，以面、睑、唇、舌色淡白，脉细为主要表现。

主症：面色、唇、甲色淡，头晕眼花，失眠健忘，心悸怔忡，舌淡，脉细。

兼症：出血（色淡），疼痛隐隐，肢麻拘挛，苔白，脉沉细弱。

治法：益气养血。

五、气滞证

气滞证是指人体某一部位，或某一脏腑、经络的气机阻滞、运行不畅，以胀闷、疼痛、脉弦为主要表现。气滞证又称气郁证、气结证。

主症：胸胁、脘腹、少腹等处胀闷疼痛，痛无定处，疼痛常随情绪变化而增减或随嗳气、呃逆、矢气、太息等减轻，平素情绪敏感、脆弱，善叹息，烦躁易怒，口苦咽干或伴呕吐，口苦咽干或伴呕吐，舌淡暗，脉弦。

兼症：眩晕，咳嗽气喘，嗳气、呃逆，腹胀纳呆，或见大便不利，舌边齿痕，苔薄白或薄黄、白腻或黄腻，脉弦细。

治法：行气解郁。

六、痰湿证

痰湿证是指痰浊停聚或流窜于脏腑、组织之间，临床以痰多、胸闷、呕恶、眩晕、体胖、包块等为主要表现。

主症：头身困重，胸脘痞闷，呕恶纳呆，呕吐痰涎、痰多，大便黏滞或溏薄，舌淡苔白腻，边有齿痕，脉滑或濡缓。

兼症：头晕目眩，身目发黄，包块，口中黏腻，口淡不渴或渴不欲饮，里急后重，舌淡苔白厚腻，脉浮滑、弦滑或濡滑。

治法：化痰祛湿。

七、血瘀证

血瘀证是指瘀血内阻，以疼痛、肿块、出血、瘀血、脉涩为主要表现。

主症：刺痛、放射痛，包块质硬，色暗或紫，唇甲青紫，出血色暗或夹血块，舌质紫黯或有瘀斑、瘀点，舌下脉络迂曲，脉涩。

兼症：面色黧黑，肌肤甲错，皮下紫斑，肢体麻木，脉沉弦、脉结代、脉弦涩、脉沉细涩或牢脉。

治法：活血化瘀。

八、热毒证

热毒证是指因气滞、痰湿、血瘀之邪蕴结化火，以身热、面赤、舌红、斑疹色红、体表肿瘤红肿、灼痛、尿赤、便结为主要表现。

主症：面赤，斑疹色红，体表肿瘤红肿、灼痛，多伴溃疡及出血（色红），日晡潮热，持续低热或高热，干咳、咳黄痰或脓血腥臭痰，口臭、口干，牙龈肿痛、咽痛，尿赤便结，舌红，脉数。

兼症：急躁易怒，坐卧不安甚或神昏谵语，身目发黄或伴口苦、口黏，胸胁灼痛、急躁易怒。舌红绛，舌边红或尖红，苔黄燥或厚腻甚焦黑，脉滑数或弦数。

治法：清热解毒。

临床中对肿瘤患者证候群进行梳理，主症为A级推荐，兼症为B级推荐。同时对症状打分进行量化（表1-22），可动态评价治疗效果。

表1-22　肿瘤中医病机辨识评估表

气虚											
A级推荐											
症状	评分										
	0	1	2	3	4	5	6	7	8	9	10
神疲乏力											
气短懒言											
自汗											
易感冒											
舌淡(胖)嫩苔白*											
脉虚*											

B级推荐										
面色淡白或萎黄										
咳喘无力或咯吐清涎										
腹胀纳呆										
疼痛绵绵										
二便无力、夜尿频多										
脉沉或迟*										

阳虚

A级推荐

症状	评分										
	0	1	2	3	4	5	6	7	8	9	10
面色㿠白、畏寒肢冷											
进凉物后易腹泻											
喜温喜按、遇热痛减											
小便清长或夜尿频多,大便稀溏或五更泄泻											
舌淡胖边有齿痕,苔白滑*											
脉沉迟或无力*											

B级推荐

精神萎靡,头晕、嗜睡											
自汗											
口淡不渴											
痰涎清稀											
腰膝酸软											
小便淋漓,尿流渐细、尿少水肿											
舌胖大苔滑*											
脉细弱*											

阴虚

A级推荐

症状	评分										
	0	1	2	3	4	5	6	7	8	9	10
咽干口燥											
五心烦热											
盗汗											
小便短黄、大便干结											
舌红少苔*											
脉细数*											

B级推荐

消瘦											
头晕耳鸣											
失眠多梦											
干咳少痰或痰中带血丝											
嘈杂、反酸											
腰膝酸软											

隐痛											
舌干裂,苔薄白*											
脉沉细数*											

血虚											

A级推荐											

症状	评分										
	0	1	2	3	4	5	6	7	8	9	10
面色、唇、甲色淡											
头晕眼花											
失眠健忘											
心悸怔忡											
舌淡*											
脉细*											

B级推荐											
出血色淡											
疼痛隐隐											
肢麻拘挛											
苔白、苔薄白*											
脉沉细、脉细弱*											

气滞											

A级推荐											

症状	评分										
	0	1	2	3	4	5	6	7	8	9	10
(胸胁、少腹)胀痛、痛无定处											
情绪敏感、善叹息,发病与情绪有关											
烦躁易怒											
口苦咽干或伴呕吐											
舌淡暗*											
脉弦*											

B级推荐											
眩晕											
咳嗽气喘											
嗳气、呃逆											
腹胀纳呆											
大便不利											
舌边齿痕,苔薄白或薄黄,白腻或黄腻*											
脉弦细*											

痰湿											

A级推荐											

症状	评分										
	0	1	2	3	4	5	6	7	8	9	10
头身困重											
胸脘痞闷											

呕恶纳呆											
呕吐痰涎、痰多											
大便黏滞、大便溏薄											
舌淡苔白腻、边有齿痕*											
脉滑或濡缓*											

B级推荐

头晕目眩											
身目发黄*											
包块*											
口中黏腻、口淡不渴或渴不欲饮											
里急后重											
舌淡、苔白厚腻*											
脉浮滑,脉弦滑,脉濡滑*											

血瘀

A级推荐

症状	评分										
	0	1	2	3	4	5	6	7	8	9	10
刺痛、放射痛											
包块质硬,色暗或紫*											
唇甲青紫*											
出血色暗或夹血块											
舌质紫黯或有瘀斑、瘀点,舌下脉络迂曲*											
脉涩*											

B级推荐

面色黧黑*											
肌肤甲错*											
皮下紫斑*											
肢体麻木											
脉沉弦、脉结代、脉弦涩、脉沉细涩或牢脉*											

热毒

A级推荐

症状	评分										
	0	1	2	3	4	5	6	7	8	9	10
面赤,斑疹色红											
体表肿瘤红肿、灼痛,多伴溃疡及出血色红											
日晡潮热,持续低热或壮热											
干咳、咳黄痰或脓血腥臭痰											
口臭、口干、牙龈肿痛、咽痛											
尿赤便结											
舌红*											
脉数*											

B级推荐

急躁易怒,坐卧不安甚或神昏谵语											

身目发黄*或伴口苦、口黏									
胸胁灼痛									
舌红绛,舌边红或尖红,苔黄燥或厚腻甚焦黑*									
脉滑数或弦数*									

*条目为医生评估完成，其他条目为医生指导患者自评完成。

参考文献

1.樊代明.中国肿瘤整合诊治指南（CACA）.天津：天津科学技术出版社，2022.

2.樊代明.整合肿瘤学·临床卷.北京：科学出版社，2021.

3.李玲，罗经宏.日常生活能力评估在晚期肿瘤病人中的应用.全科护理，2021，19（13）：1845-1847.

4.Charles S. Cleeland，Michael J.Fisch. 癌症症状学：评测、机制和管理.张宏艳，李小梅，主译.北京：人民卫生出版社，2019.

5.叶艳欣，秦岚，曾凯，等.癌症患者治疗间歇期核心症状及症状群的识别.护理学杂志，2022，37（01）：20-24.

6.彭平，陈元.癌症相关性疲乏的研究现状和进展.实用肿瘤杂志，2022，37（04）：293-298.

7.张剑军，钱建新.中国癌症相关性疲乏临床实践诊疗指南（2021年版）.中国癌症杂志，2021，31（09）：852-872.

8.陈伟娟，赵海燕，孔冬，等.成年肿瘤患者癌因性疲乏筛查与评估的证据总结.护理学报，2020，27（14）：20-25.

9.饶跃峰，廖争青，叶子奇，等.癌痛规范化治疗评估量表的研发与应用.中华疼痛学杂志，2021，17（04）：360-366.

10.Dai W，Feng W，Zhang Y，et al. Patient-Reported Outcome-Based Symptom Management Versus Usual Care After Lung Cancer Surgery：A Multicenter Randomized Controlled Trial. J Clin Oncol，2022，40（9）：988-996.

11.Kim A，Chung KC，Keir C，et al. Patient-reported outcomes associated with cancer screening：a systematic review. BMC Cancer，2022，22（1）：223.

12.Fink RM，Gallagher E. Cancer Pain Assessment and Measurement. Semin Oncol Nurs，2019，35（3）：229-234.

13.Minvielle E，di Palma M，Mir O，et al. The use of patient-reported outcomes （PROs）in cancer care：a realistic strategy. Ann Oncol，2022，33（4）：357-359.

14.NCCN Clinical Practice Guidelines in Oncology：Adult Cancer Pain（Version 2.2022）.

15.Fox RS，Ancoli-Israel S，Roesch SC，et al. Sleep disturbance and cancer-related fatigue symptom cluster in breast cancer patients undergoing chemotherapy. Support Care Cancer，2020，28（2）：845-855.

16.Kwekkeboom KL，Wieben A，Braithwaite L，et al. Characteristics of Cancer Symptom Clusters Reported through a Patient-Centered Symptom Cluster Assessment. West J Nurs Res，2022，44（7）：662-674.

17.Caraceni A，Shkodra M. Cancer Pain Assessment and Classification. Cancers（Basel），2019，11（4）：510.

18.Løhre ET，Thronæs M，Klepstad P. Breakthrough cancer pain in 2020. Curr Opin Support Palliat Care，2020，14（2）：94-99.

19.Martland ME，Rashidi AS，Bennett MI，et al. The use of quantitative sensory testing in cancer pain assessment：A systematic review. Eur J Pain，2020，24（4）：669-684.

20.DSilva F，Singh P，Javeth A. Determinants of Cancer-Related Fatigue among Cancer Patients：A Systematic Review. J Palliat Care，2022，Online ahead of print.

21.Grusdat NP，Stäuber A，Tolkmitt M，et al. Routine cancer treatments and their impact on physical function，symptoms of cancer-related fatigue，anxiety，and depression. Support Care Cancer，2022，30（5）：3733-3744.

22.Pelzer F，Loef M，Martin DD，et al. Cancer-related fatigue in patients treated with mistletoe extracts：

a systematic review and meta-analysis. Support Care Cancer，2022，30（8）：6405-6418.

23. Campbell R，Bultijnck R，Ingham G，et al. A review of the content and psychometric properties of cancer-related fatigue（CRF）measures used to assess fatigue in intervention studies.Support Care Cancer，2022，30（11）：8871-8883.

24. Gentile D，Beeler D，Wang XS，et al. Cancer-Related Fatigue Outcome Measures in Integrative Oncology：Evidence for Practice and Research Recommendations. Oncology（Williston Park），2022，36（5）：276-287.

25. 中国抗癌协会癌症康复与姑息治疗专业委员会，中国临床肿瘤学会肿瘤支持与康复治疗专家委员会.癌症相关性疲乏诊断与治疗中国专家共识.中华医学杂志，2022，102（03）：180-189.

26. Wang XS，Kamal M，Chen TH，et al. Assessment of physical function by subjective and objective methods in patients undergoing open gynecologic surgery. Gynecol Oncol，2021，161（1）：83-88.

27. Xue D，Li P，Chen TH，et al. Utility of a Patient-Reported Symptom and Functioning Assessment Tool for Geriatric Oncology Care in China. Value Health Reg Issues，2022，29：28-35.

28. 石汉平.恶性肿瘤病人营养诊断及实施流程.中国实用外科杂志，2018，38（03）：257-261.

29. 石汉平、丛明华、陈伟.再论营养不良的三级诊断.中国医学前沿杂志（电子版），2020，12（01）：1-7，159.

30. Lyon A R，Dent S，Stanway S，et al. Baseline cardiovascular risk assessment in cancer patients scheduled to receive cardiotoxic cancer therapies：a position statement and new risk assessment tools from the Cardio-Oncology Study Group of the Heart Failure Association of the European Society of Cardiology in collaboration with the International Cardio-Oncology Society. Eur J Heart Fail，2020，22（11）：1945-1960.

31. Totzeck M，Schuler M，Stuschke M，et al. Cardio-oncology-strategies for management of cancer-therapy related cardiovascular disease. Int J Cardiol. 2019，280：163-175.

32. 王瑾、李晨、陈孟莉.基于肾功能水平的合理用药临床决策支持系统的研究进展.中国医院用药评价与分析，2022，22（08）：1014-1016.

33. Okwuosa T M，Morgans A，Rhee J W，et al. Impact of Hormonal Therapies for Treatment of Hormone-Dependent Cancers（Breast and Prostate）on the Cardiovascular System：Effects and Modifications：A Scientific Statement From the American Heart Association. Circ Genom Precis Med，2021，14（3）：e82.

34. Conte P，Ascierto PA，Patelli G，et al. Drug-induced interstitial lung disease during cancer therapies：expert opinion on diagnosis and treatment. ESMO Open. 2022；7（2）：100404.

35. Halpin DMG，Criner GJ，Papi A，et al. Global Initiative for the Diagnosis，Management，and Prevention of Chronic Obstructive Lung Disease. The 2020 GOLD Science Committee Report on COVID-19 and Chronic Obstructive Pulmonary Disease. Am J Respir Crit Care Med，2021，203（1）：24-36.

36. Seethapathy H，Zhao S，Chute DF，et al. The Incidence，Causes，and Risk Factors of Acute Kidney Injury in Patients Receiving Immune Checkpoint Inhibitors. Clin J Am Soc Nephrol，2019，14（12）：1692-1700.

37. Cortazar FB，Kibbelaar ZA，Glezerman IG，et al. Clinical Features and Outcomes of Immune Checkpoint Inhibitor-Associated AKI：A Multicenter Study. J Am Soc Nephrol，2020，31（2）：435-446.

38. Lichtman SM，Harvey RD，Damiette Smit MA，et al. Modernizing Clinical Trial Eligibility Criteria：Recommendations of the American Society of Clinical Oncology-Friends of Cancer Research Organ Dysfunction，Prior or Concurrent Malignancy，and Comorbidities Working Group. J Clin Oncol. 2017；35（33）：3753-3759.

39. Illouz F，Drui D，Caron P，et al. Expert opinion on thyroid complications in immunotherapy. Ann Endocrinol（Paris），2018，79（5）：555-561.

40. Basolo A，Matrone A，Elisei R，et al. Effects of tyrosine kinase inhibitors on thyroid function and thy-

roid hormone metabolism. Semin Cancer Biol，2022，79：197-202.

41. Lima Ferreira J，Costa C，Marques B，et al. Improved survival in patients with thyroid function test abnormalities secondary to immune-checkpoint inhibitors. Cancer Immunol Immunother，2021，70（2）：299-309.

42. Elizabeth AS，Eva C，Amber SK，et al. Physical Activity Patterns and Relationships With Cognitive Function in Patients With Breast Cancer Before，During，and After Chemotherapy in a Prospective，Nationwide Study. J Clin Oncol，2021，39（29）：3283-3292.

43. Cappelli LC，Gutierrez AK，Bingham CO，et al. Rheumatic and Musculoskeletal Immune-Related Adverse Events Due to Immune Checkpoint Inhibitors：A Systematic Review of the Literature. Arthritis Care Res（Hoboken），2017，69（11）：1751-1763.

44. 文爱东、王婧雯、卢健.最新使用药物手册.北京：中国医药科技出版社，2021.

45. 文爱东、王婧雯.常用药物相互作用速查手册.北京：中国医药科技出版社，2020.

46. 陈新谦、金有豫、汤光.新编药物学.北京：人民卫生出版社，2018.

47. 陈思涓、谭慧、谌永毅、等.美国癌症患者心理痛苦五步骤管理及其对我国的启示.中国护理管理，2018，18（1）：118-121.

48. Distress Management. NCCN Clinical Practice Guidelines in Oncology，Version 2.2022-January 27，2022，available at www.nccn.org .

49. 张琪然、蔡春凤、万永慧.癌症患者焦虑、抑郁的研究进展：脆弱期筛查及症状管理.现代临床护理，2019，18（9）：72-76.

50. 李园园、张红霞、马丽华、等.美国《精神障碍诊断与统计手册》第5版跨界症状量表在消化系统恶性肿瘤患者精神症状评估中的应用.临床精神医学杂志，2020，30（4）：260-262.

51. Yuan D，Huang Y，Wu J，et al. Anxiety and depression in lung cancer：effect of psychological interventions - network meta-analysis. BMJ Support Palliat Care，2022，7：spcare-2022-003808.

52. McQuaid JR，Buelt A，Capaldi V，et al.The Management of Major Depressive Disorder：Synopsis of the 2022 U.S. Department of Veterans Affairs and U.S. Department of Defense Clinical Practice Guideline. Annals of internal medicine，2022，175（10），1440-1451. https：//doi.org/10.7326/M22-1603.

53. Depression in adults：treatment and management NICE guideline Published：29 June 2022.www.nice.org.uk/guidance/ng222.

54. Ren X，Boriero D，Chaiswing L，et al. Plausible biochemical mechanisms of chemotherapy - induced cognitive impairment（"chemobrain"），a condition that significantly impairs the quality of life of many cancer survivors. Biochim Biophys Acta Mol Basis Dis，2019，1865：1088-1097.

55. 姜季委、李汶逸、王艳丽、等.癌症相关认知功能障碍发病机制研究进展.中国现代神经疾病杂志，2021，21（11）：934-941.

56. 冯丽娜、贺瑾、张会来.网络化认知训练在癌症相关认知障碍患者中的应用现状.天津护理，2022，30（01）：124-126.

57. 顾平、何金彩、刘艳骄、等.中国失眠障碍诊断和治疗指南.中国睡眠研究会东北睡眠工作委员会首届学术年会暨黑龙江省中西医结合学会睡眠分会第二届学术年会，2019：10.

58. Chen D，Yin Z，Fang B. Measurements and status of sleep quality in patients with cancers. Support Care Cancer，2018，26（2）：405-414.

59. Hoang HTX，Molassiotis A，Chan CW，et al. New-onset insomnia among cancer patients undergoing chemotherapy：prevalence，risk factors，and its correlation with other symptoms. Sleep Breath，2020，24（1）：241-251.

60. Lin CY，Cheng ASK，Imani V，et al. Advanced psychometric testing on a clinical screening tool to evaluate insomnia：sleep condition indicator in patients with advanced cancer. Sleep and Biological Rhythms，2020，18（4）：343.

61. Moon SY，Jerng UM，Kwon OJ，et al. Comparative Effectiveness of Cheonwangbosimdan（Tian Wang

Bu Xin Dan）Versus Cognitive-Behavioral Therapy for Insomnia in Cancer Patients：A Randomized, Controlled, Open-Label, Parallel-Group, Pilot Trial. Integr Cancer Ther，2020，19：1534735420935643.

62.马雪娇，周慧灵，任似梦，等.癌症相关失眠评估工具及其评价指标研究进展.世界中医药，2021，16（13）：1937-1941.

63.Bastien CH，Vallières A，Morin CM. Validation of the Insomnia Severity Index as an outcome measure for insomnia research. Sleep Med，2001，2（4）：297-307.

64.Insomnia Scale and Insomnia Severity Index among patients with advanced cancer.J Sleep Res，2020，29（1）：e12891.

65.Yabuki Y，Fukunaga K. Clinical therapeutic strategy and neuronal mechanism underlying Post-traumatic stress disorder（PTSD）.Int J Mol Sci，2019，20（15）：3614.

66.Bisson JI，Berliner L，Cloiter M，et al. The International Society for Traumatic Stress Studies New Guidelines for the prevention and treatment of Post-traumatic stress disorder：methodology and development process.Journal of Traumatic Stress，2019，32（4）：475-483.

67.隋霄，李艳秋，刘雪竹，等.恶性肿瘤患者创伤后应激障碍的研究进展.反射疗法与康复医学，2021，002（024）：175-178.

68.Wang Q，Chen S，Liu W，et al. Validation of the Chinese version of the Family Crisis Oriented Personal Evaluation Scales in families of patients with dementia. Geriatr Nurs，2022，45：131-139.

69.Alam S，Hannon B，Zimmermann C. Palliative Care for Family Caregivers. J Clin Oncol，2020，38（9）：926-936.

70.Zhou S，Zhao Q，Weng H，et al. Translation，cultural adaptation and validation of the Chinese version of the Carer Support Needs Assessment Tool for family caregivers of cancer patients receiving home-based hospice care. BMC Palliat Care，2021，20（1）：71.

71.Jones SM，Henrikson NB，Panattoni L，et al. A theoretical model of financial burden after cancer diagnosis. Future Oncol，2020，16（36）：3095-3105.

72.Yu HH，Yu ZF，Li H，et al. The comprehensive Score for financial Toxicity in China：Validation and Responsiveness. J Pain Symptom Manage，2021，61（6）：1297-1304.e1.

73.Chaft JE，Shyr Y，Sepesi B，et al. Preoperative and Postoperative Systemic Therapy for Operable Non-Small-Cell Lung Cancer. J Clin Oncol，2022，40（6）：546-555.

74.Vaidya JS，Bulsara M，Baum M，et al. Long term survival and local control outcomes from single dose targeted intraoperative radiotherapy during lumpectomy（TARGIT-IORT）for early breast cancer：TARGIT-A randomised clinical trial. BMJ，2020，370：m2836.

75.Eisenhauer EA，Therasse P，Bogaerts J，et al. New response evaluation criteria in solid tumours：revised RECIST guideline（version 1.1）. Eur J Cancer，2009，45（2）：228-247.

76.Takeuchi K，Naito M，Kawai S，et al. Study Profile of the Japan Multi-institutional Collaborative Cohort（J-MICC）Study. J Epidemiol，2021，31（12）：660-668.

77.Hipp LE，Hulswit BB，Milliron KJ. Clinical tools and counseling considerations for breast cancer risk assessment and evaluation for hereditary cancer risk. Best Pract Res Clin Obstet Gynaecol，2022，82：12-29.

78.王丹若，袁玲，武丽桂，等.肿瘤遗传风险人群对肿瘤遗传咨询的认知和态度.临床与病理杂志，2018，38（03）：575-583.

79.谢幸，沈源明.妇科恶性肿瘤生育力保护的权衡与决策.中国实用妇科与产科杂志，2019，35（06）：609-611.

80.Stern C，Agresta F：Setting up a fertility preservation programme. Best Pract Res Clin Obstet Gynaecol，2019，55：67-78.

81.Oktay K，Harvey BE，Partridge AH，et al. Fertility Preservation in Patients With Cancer：ASCO Clinical Practice Guideline Update. J Clin Oncol，2018，36（19）：1994-2001.

82.徐珂，姜愚.恶性肿瘤患者的生育保护.肿瘤预防与治疗，2018，31（03）：219-226.

83.王红霞，盛湲，刘赟，等.中国乳腺癌患者BRCA1/2基因检测与临床应用专家共识，中国癌症杂志.2018，28（10），787-800.

84.Daly MB，Pal T，Berry MP，et al. Genetic/Familial High-Risk Assessment：Breast，Ovarian，and Pancreatic，Version 2.2021，NCCN Clinical Practice Guidelines in Oncology. J Natl Compr Canc Netw，2021，19（1）：77-102.

85.Weiss JM，Gupta S，Burke CA，et al. NCCN Guidelines® Insights：Genetic/Familial High-Risk Assessment：Colorectal，Version 1.2021.J Natl Compr Canc Netw，2021，19（10）：1122-1132.

86.Metcalfe K，Lynch HT，Foulkes WD，et al. Oestrogen receptor status and survival in women with BRCA2-associated breast cancer. Br J Cancer，2019，120：398-403.

87.Williamson SR，Gill AJ，Argani P，et al. Report from the international society of urological pathology（ISUP）consultation conference on molecular pathology of urogenital cancers. Am J Surg Pathol，2020，44（7）：e47-e65.

88.Wierzbicki PM，Klacz J，Kotulak-Chrzaszcz A，et al. Prognostic significance of VHL，HIF1A，HIF2A，VEGFA and p53 expression in patients with clear cell renal cell carcinoma treated with sunitinib as first-line treatment. Int J Oncol，2019，55（2）：371-390.

89.季加孚，解云涛，吴鸣，等.中国家族遗传性肿瘤临床诊疗专家共识.中国肿瘤临床，2022，49（1）：1-5.

90.Daly MB，Pal T，Berry MP，et al. Genetic/familial high-risk assessment：breast，ovarian，and pancreatic，version 2.2021，NCCN clinical practice guidelines in oncology. J Natl Compr Canc Netw，2021，19（1）：77-102.

91.Capezzone M，Robenshtok E，Cantara S，et al. Familial nonmedullary thyroid cancer：a critical review. J Endocrinol Invest，2021，44（5）：943-950.

92.Tzelepi V，Grypari IM，Logotheti S，et al. Contemporary grading of prostate cancer：the impact of grading criteria and the significance of the amount of intraductal carcinoma. Cancers，2021，13（21）：5454.

93.贾淑芹，贾永宁，王晰程，等.中国家族遗传性肿瘤临床诊疗专家共识-家族遗传性胃癌.中国肿瘤临床，2021，48（24）：1248-1252.

94.Alfano CM，Leach CR，Smith TG，et al. Equitably improving out-comes for cancer survivors and supporting caregivers：A blue-print for care delivery，research，education，and policy. CA Cancer J Clin，2019，69（1）：35-49.

95.孙丹，范江涛，张师前，等.卵巢恶性肿瘤保留生育功能的中国专家共识（2022年版）.中国实用妇科与产科杂志，2022，38（07）：705-713.

96.Tanenbaum H，Wolfson J，Xu L，et al. Adherence to Children's Oncology Group Long-Term Follow-up Guidelines among high-risk adolescent and young adult cancer survivors. Annals of Epidemiology，2020，36（C）：68-68.

97.Bussies Parker L，Richards Elliott G，Rotz Seth J，et al. Targeted cancer treatment and fertility：effect of immunotherapy and small molecule inhibitors on female reproduction. Reprod Biomed Online，2022，44：81-92.

98.林传权，谢海媚，黄也，等.基于辨识病机探讨中医精准辨证论治.广州中医药大学学报，2020，37（08）：1589-1593.

整体支持

❖　支持先行　控瘤才成　❖

❖　以心换心　医患共情　❖

❖　放疗在准　不伤好人　❖

❖　合理用药　减毒扶生　❖

❖　控症有度　本以为人　❖

主 编

袁响林　巴 一　支修益

副主编（以姓氏拼音为序）

王风华　熊建萍　张 俊　张小田　章 真

编 委（以姓氏拼音为序）

安汉祥　白 进　白静慧　宝莹娜　蔡加彬　曹建伟　曹一鑫　陈 晓
陈公琰　陈文艳　陈小兵　陈晓锋　陈永兵　陈志康　程 熠　池诏丞
邓 军　邓 婷　邓艳红　董 霞　范开席　付 强　高 鹏　巩 平
郭东勇　何义富　洪 璇　胡建莉　黄 河　黄劲松　黄小兵　黄瑜芳
惠永峰　贾军梅　江 波　蒋小华　寇芙蓉　赖 浩　李 杰　李 君
李 宁　李 秋　李 艳　李大鹏　李洪水　李胜棉　李苏宜　李晓华
李永强　廖正凯　刘 波　刘 美　刘 莺　刘安文　刘 巍　陆箴琦
罗素霞　罗云秀　马 虎　马金华　马晓洁　牛作兴　彭向红　仇金荣
邱 萌　邱 红　邱文生　任既晨　荣维淇　邵 群　沈 波　沈 超
沈存芳　施咏梅　石汉平　宋 彬　宋春花　孙凌宇　孙现军　邰国梅
唐 鹏　滕理送　佟仲生　王 畅　王 冬　王 嘉　王 建　王 剑
王 琳　王 萌　王慧娟　王楠娅　王维虎　王文玲　吴蓓雯　夏 曙瑛
肖 莉　邢晓静　徐玉良　许 川　薛俊丽　姚庆华　遇 波　袁 瑛
袁 渊　袁香坤　曾 姗　张 帆　张海波　张丽燕　张丽英　赵 岩
赵君慧　赵 伟　郑振东　周 岚　朱 骥　朱 江　朱利明　庄则豪

主执笔人（以姓氏拼音为序）

巴 一　程 熠　邓 军　邓 婷　付 强　寇芙蓉　刘 波　刘 巍
王风华　肖 莉　熊建萍　袁响林　张 俊　张小田　章 真

秘书组

李 龙　郭莉婷　潘 莹　杨 晨　周 婷　戴宇翃

第一章

支持治疗概述

1994 年，支持治疗（supportive care）概念首次提出，Margaret Fitch 提出定义：为肿瘤患者或受肿瘤影响的患者提供必要服务，以满足其在诊疗或其后的信息、情感、精神、社会或身体需求，包括健康促进和预防、生存、缓和和丧亲等问题。此后多个学者和学术组织提出了不同定义，甚至将"支持治疗"仅定义为对肿瘤治疗副作用的管理。2008 年肿瘤支持治疗多国协作组（multinational association of supportive care in cancer，MASCC）将肿瘤支持治疗定义为：预防、治疗肿瘤本身及控瘤治疗的不良反应，包括从诊断到治疗及治疗后全程所有不良反应、生理及心理症状的处理，目的在于改善肿瘤康复、预防继发肿瘤、改善肿瘤生存及提高终末期护理质量。此定义相对全面且系统，为众多学术组织公认。

一、支持治疗的沿革

1987 年 2 月，第一届癌症支持治疗国际研讨会在瑞士召开，Senn HJ 主持大会并首次提出"支持治疗"。1993 年 Senn HJ 对肿瘤支持治疗进行了描述，肿瘤支持治疗被形容为一个"保护伞"，除控瘤治疗外，涵盖患者各方面需求，旨在最大限度提高患者生存质量。1994 年中国抗癌协会肿瘤康复与姑息治疗专业委员会成立，同年国际上首次正式采用"支持治疗（supportive care）"这一术语。1998 年 MacDonald N 首次使用"最佳支持治疗"（best supportive care）。中国的肿瘤支持治疗在国际上起步较早。

但是，支持治疗定义一直也极具争议，如 2011 年美国国家癌症研究所（NCI）词典将"支持治疗"定义为：为改善患严重或危及生命疾病的患者的生活质量而提供的治疗。支持治疗目标是尽早预防或治疗疾病症状、疾病治疗引起的副作用以及与疾病或其治疗有关的心理、社会和精神问题。支持治疗也称为舒适医疗、姑息治疗、症状管理等。这种定义使得支持治疗与缓和医疗（姑息治疗）概念有所重叠，极易造成混淆。

相对而言，缓和医疗发展历史更为久远，1967年Cicely Saunders创立圣克里斯托弗宁养院（St.Christopher's Hospice），开展终末期护理。1975年加拿大Baulfor Moun创立"缓和医疗"（palliative care，也称姑息治疗）这一名称，并将姑息治疗在学术型急救医院及肿瘤中心发展成为一个专门的临床服务，1990年M.D. Anderson肿瘤中心将姑息治疗引向门诊。WHO于1990年首次提出缓和医疗定义，并于2002年将其定义完善为"通过早期识别、积极评估、控制疼痛和其他痛苦症状，包括身体、心理、社会和精神困扰，来预防和缓解身心痛苦，从而改善面临威胁生命的患者（成人和儿童）及其家属生活质量的一种方法"。强调了症状管理、生活质量、全人照护，指出缓和医疗涵盖了疾病整个周期，而非局限于终末期，其实质等同于支持治疗。由于姑息治疗一词具有负面意义，最终以缓和医疗替代。

肿瘤支持治疗发展到今天，有三种常见的运行模式：独立治疗模式（solo practice model）、联合治疗模式（congress practice model）、整合治疗模式（integrated care model）。2018年欧洲肿瘤医学会（ESMO）指南推荐肿瘤支持治疗的多学科诊疗（multidisciplinary team，MDT）形式，指出支持治疗团队应由内科姑息学专家、肿瘤专科护士、全科医师、营养师、心理肿瘤学家、社会工作者、理疗师、药师、家庭照料者、志愿者以及其他等共同组成。从这个意义上讲，与缓和医疗的概念明显重叠，但支持治疗范畴更大，缓和治疗一般是针对晚期不能根治患者的治疗，安宁疗护是终末期治疗，上述三种治疗分属疾病不同阶段。与过去理解不同的是，除对患者给予积极照顾，减轻其痛苦，帮助其积极生活直到生命终点外，最重要的是治疗中还纳入了对患者家属和照顾者的治疗，甚至包括病人过世后其亲人的康复。因此现代意义下的支持治疗、缓和医疗和安宁疗护已不是简单的药物和技术治疗，它是科学且系统地对肿瘤人群进行关心和照顾。

肿瘤支持治疗、缓和医疗及安宁疗护有不同含义与对象。尽管三者起点不同，但终点一致。支持治疗包括缓和医疗、安宁疗护，涵盖从发现肿瘤到死亡后居丧期全过程。早期介入、多学科团队协作，将支持治疗全面整合到肿瘤综合治疗系统中，是当代肿瘤支持治疗的先进模式。支持治疗作用不仅局限于"支持"，更在于"治疗"。它不仅能有效提高患者生活质量，改善焦虑、抑郁等负面情绪；还能提高患者对控瘤治疗的依从性和耐受性，改善机体免疫状态；更可以控制肿瘤、延长患者生存时间。

新时代下，新兴控瘤疗法（靶向治疗、免疫治疗等）衍生的治疗相关性症状管理难题亟须引起关注，国内外已制定了一些肿瘤的对症支持治疗指南和专家共识。例如，免疫治疗相关毒性管理指南、药物性肝损伤防治指南、恶性肠梗阻诊疗专家共识等，但支持治疗中仍有许多未能涉及的内容和未被满足的需求。2022年美国临床肿瘤学会（ASCO）年会指出支持治疗尚有许多领域值得关注，数字化和电子化应用已成为新趋势，电子化患者报告结局和人工智能工具同样在需要支持治疗的肿瘤患者中发挥巨大作用，目前该领域研发仍在进行中，是极具潜力的辅助手段。肿瘤支持治疗逐渐向精细化发展，在管理模式上，肿瘤支持治疗也将逐渐形成"家庭-社区-医院"的三级管理模式，但提升基层医院和家庭的护理水平，维持整体一致性，依旧任重道远，需要整合医学思想来指导实践，实现肿瘤防治赢在整合。

二、支持治疗的现状

肿瘤支持治疗是与手术、化放疗等控瘤治疗并行的治疗。其实从全疾病过程而言，即便患者拒绝任何的控瘤治疗，支持治疗依然不可避开，是相关治疗的基石。但作为控瘤治疗如此重要的一部分，支持治疗直到近些年才受到广泛关注。欧美国家肿瘤支持治疗起步相对较早，已逐渐成为一门完整学科。但肿瘤支持治疗不可能只涉及一个学科，也无法独立存在，而是多学科共同协作。参与人员广泛，不仅包括肿瘤专业医生，还有相关不良反应涉及的各个专业医生和社区医生，以及营养师、心理治疗师、社工、宗教人士等。从广义角度而言，肿瘤患者控瘤治疗后要返回正常生活，需要的是全社会的接纳和认可。

独立治疗模式是肿瘤医生负责处理肿瘤患者出现的所有需要支持治疗的问题，缺点是由于肿瘤医生专业知识局限性，患者很多问题可能得不到恰当处理；联合治疗模式是肿瘤医生将患者出现的问题转诊给相关专业专家处理，缺点是专业知识片面化，缺少对多学科协作的理解，各个亚专业医师通常只专长于本专业。目前，肿瘤支持治疗更倾向整合诊疗模式 MDT to HIM，即肿瘤医生与支持治疗各亚专业组成支持治疗团队，互相协作。该模式可使患者得到全面、整体的支持治疗服务，提高医疗效率。2018年 ESMO 指南推荐肿瘤支持治疗的 MDT 形式，指出支持治疗团队应由内科姑息学专家、肿瘤专科护士、全科医生、营养师、心理肿瘤学家、社会工作者、理疗师、药师、家庭照料者、志愿者，以及其他相关人员共同组成。中国的肿瘤医生也推出了肿瘤支持治疗的多学科整合诊治模式，即 MDT to HIM，并将其写入CACA指南。2021年，北京大学肿瘤医院沈琳教授团队在 JCO 发表其开展的一项前瞻性Ⅲ期临床研究，证实营养与心理组成的联合支持治疗在控瘤治疗基础上可使晚期食管胃癌生存期从11.9个月延长至14.8个月，降低32%死亡风险。此结果可以媲美新药疗效，且成本低，患者生活质量高，实现了疗效与生活质量的双重收益。这说明我国肿瘤支持治疗已经进入新阶段。诚然，支持治疗的 MDT to HIM 模式对医院及治疗团队的要求较高，广泛推广尚需时日。

肿瘤支持治疗的核心，是以患者为中心，给患者各方面支持，以期提高生活质量和延长生存期。最根本的基础是重视患者主诉的症状和体征。由于生活质量本身具有主观性和多维性特征，肿瘤患者可能具有个体化症状和体征；另外，不同时期同一肿瘤患者也可能具有不同生理、心理需求，因此肿瘤患者的支持治疗需要以病人为中心的个体化。从另一个维度而言，肿瘤患者自身和医护人员对患者生活质量的评估可能存在差异，尤其是疲劳等很难量化的指标。因此，ESMO指南强烈推荐使用患者报告结局（patient-reported outcomes，PROs）。中国国家食品药品监督管理局药品评审中心于2021年9月3日发布了患者报告结局在药物临床研究中应用的指导原则征求意见稿。可见，开展以PROs为基础的临床研究将是未来肿瘤支持治疗的重要方向。

数字化健康的发展为PROs实施提供了更为便捷的途径。ePROs的使用，极大方便了相关数据收集，加速分析，及时干预。近年来，数字医疗应用在肿瘤支持治疗中进行了系列尝试，比如缓解患者恐惧、抑郁等心理症状，降低幸存者沮丧、乏力及情绪障碍等。从经济学角度，还能降低医疗费用支出。数字化已然给肿瘤支持治疗装上了飞翔的翅膀。

我国的肿瘤支持治疗起步相对较晚，许多地区和基层医院仍偏重控瘤治疗，轻视肿瘤支持治疗。许多医务人员对肿瘤患者支持治疗的概念、意义和发展仍不十分重视。同时，患者及家属对支持治疗的认识度也不够，对疗效重视需求程度远超于对支持治疗的需求。但近年来，中国肿瘤医生也意识到支持治疗重要性，在大力推广相关工作与研究。中国支持治疗的发展，需从患者家庭-医疗机构-全社会多维度入手，囊括从专业化-精准化-科普化多层次推广，整合专科机构-基层医院-家庭医生的优劣互补。相信肿瘤支持治疗会在中国得到飞速发展，更好地服务于患者。

三、支持治疗核心内容

（一）以患者为中心

不同患者的首要症状、药物副反应不同，提供的支持治疗方案也应不同。一些客观毒副反应如恶心、乏力，只有患者本身才能评估其严重程度，这就更加需要提倡以患者报告结局（patient-reported outcome，PRO）来评估肿瘤疗效，因为与常规治疗相比，重视这些结果与更好的生活质量、更短的住院时间甚至更高的存活率相关。患者报告结局：指未经过他人解释，直接来自患者对自身健康状况的主观评价，是量化症状、功能和生活质量的重要指标。肿瘤疗效评判不应局限于瘤块缩小和化验指标好转，应该以追求"生存时间延长、生存质量提高"为最终目标。这要求医疗工作者除关注肿瘤患者总生存期、疾病无进展生存期等常见临床试验指标，也应重视患者心理、社会角色、生活质量等方面的变化。

（二）整体性和多学科协作

整体性指对患者全方位关注，包括躯体症状（physical，P）、心理状态（psychological，P）、社会角色（social，S）和灵性（spiritual，S），即PPSS（身心社灵）全人模式，不仅适用于营养治疗，同样适用于支持治疗全过程。此外，康复训练以恢复功能（function，F）也很重要。肿瘤本身进展导致躯体症状有恶心、呕吐、疼痛、乏力、呼吸困难、咽下困难等，还会导致体力状态、功能下降和丧失。除此之外，肿瘤患者的精神状态和心理状态也会发生巨大变化，如否定、孤立、愤怒、博弈、抑郁、焦虑、躁动、接受、希望等。因此，需要一个提供肿瘤支持治疗的多学科整合诊疗团队给予全面、全程的支持治疗，即MDT to HIM。医生应当充当协调者。

（三）全程化

支持治疗应涵盖肿瘤筛查初始阶段、控瘤治疗期间、肿瘤幸存阶段、临终阶段等。肿瘤筛查初始阶段，对基因筛查、肿瘤筛查的焦虑会影响检测结果，这可能是提供心理支持的重要时间。控瘤治疗前的干预能提高治疗耐受性。控瘤治疗期间，对肿瘤症状和对症治疗副作用的管理，是支持治疗概念起源的主要内容。肿瘤幸存阶段，目前广为接受的概念是：从肿瘤患者完成积极的控瘤治疗后开始，一直到生命结束全过程。肿瘤幸存者包括已治愈的肿瘤患者和缓和医疗后病情稳定并接受维持治疗的患者。随着治疗技术进步，肿瘤患者寿命较前大幅延长，控瘤治疗后恢复良好的患者，支持治疗计划还应包括肿瘤治疗后的康复、增加体育锻炼的监督、帮助患者重返工作如提供职业咨询或其他活动。临终阶段的支持治疗更多是对患者及其家人将疾病可能的发展坦诚相告，使患者和家属确信医生会尽其所能帮助患者，此阶段更多是给予患者必要的医疗护理及社会心理和精神支持，许多患者更愿选择在家里或临终关怀机构接受治疗。

（四）器官保护

随着肿瘤治疗技术进步，肿瘤患者生存率逐渐提高，患者更加追求肿瘤幸存者阶段的生活质量，治疗理念也从"保命"向"保功能"转变。其中，在直肠癌治疗中"器官保护"理念得到了较好实践。直肠癌患者5年生存率超过50%，手术是其最主要治疗方式，最常用的手术方式为全直肠系膜切除术（total mesorectal excision，TME）。术后患者可能面临众多并发症：排便功能障碍、排尿功能障碍和性功能障碍等，生活质量大大降低。为此，肿瘤医生应积极寻找器官保留策略的可行性。北大肿瘤医院一项随机临床试验（PKUCH-R01），纳入64例低风险中低位临床T2/早期T3直肠癌患者，采取放化疗联合巩固化疗的全新辅助治疗（total neoadjuvant treatment，TNT）模式。TNT完成后，一半以上患者可行有意等待和观察（intentional watch and wait，W&W）治疗，2/3可以成功保存器官。对达到临床完全缓解（clinical complete remission，cCR）的患者，W&W策略可获得明显更高的器官保存率，且其肿瘤学结果与全直肠系膜切除术后的病理缓解病例相似。

四、支持治疗的基本方法

支持治疗的方法包括灵性慰藉（spiritual，S）、药物（症状）治疗（pharmacologic，P）、运动治疗（exercise，E）、营养治疗（nutrition，N）、沟通交流（communication，C）、情感梳理（emotion，E）、康复活动（rehabilitation，R）等，可以形象地将其称为SPENCER（夹克衫）。

（一）控症治疗

肿瘤患者最常见的症状包括疼痛、恶心、呕吐。

疼痛是肿瘤患者的常见症状，严重影响患者生存质量。应对患者进行详尽的疼痛评估，分情况实施病因治疗、药物治疗和非药物治疗。疼痛评估遵循常规、量化、全面、动态原则。止痛治疗期间，应及时记录用药种类、剂量滴定、疼痛程度及病情变化。病因治疗指对肿瘤本身和/或并发症给予手术等对症治疗，药物治疗遵循口服给药、按阶梯用药、按时用药、个体化给药、注意细节五项基本原则。按阶梯用药指：①轻度疼痛：非甾体类抗炎药物（NSAIDS）；②中度疼痛：弱阿片类或低剂量强阿片类药物，可联合NSAIDS及镇痛药物（镇静剂、抗惊厥类药物、抗抑郁类药物）；③重度疼痛：强阿片类药物，可联合NSAIDS及镇痛药物（镇静剂、抗惊厥类药物、抗抑郁类药物）。

恶心、呕吐是肿瘤药物治疗不良反应之一，在肿瘤治疗中发生率高达70%以上。严重恶心呕吐导致水电解质代谢紊乱、营养不良等。预防用药是控制恶心呕吐的关键：止吐药物应在每次控瘤治疗前开始使用。止吐药物使用基本原则：首先基于控瘤药物致吐风险分级选择止吐方案；充分评估高危因素和伴随疾病，重视个体化用药；还需考虑药物应用场景（住院/门诊）、给药途径、药物持续时间和给药间隔、患者对止吐药物的耐受性和依从性；优化生活方式管理，良好生活方式有助于减轻恶心呕吐，如少食多餐，选择易消化食品，控制食量，避免食用辛辣刺激、过冷或过热食物，并在医生指导下进行适度运动，如散步、快走等。

（二）运动治疗

肿瘤生存者可安全进行体育锻炼，以改善心血管健康状况、增强肌肉力量、减轻疲乏、缓解抑郁。在肿瘤治疗期间及其后，体育锻炼通常是安全的且耐受良好。除外运动的禁忌证如生命体征不平稳、脑出血、下肢静脉栓塞、病理性骨折、脊髓压迫、代谢异常、手术、放化疗不良反应期、显著疲劳等，肿瘤患者的运动处方应根据患者的自身情况，结合工作、学习、生活环境和个人喜好制订，不同患者间差异性大。运动处方以运动频率（frequency）、强度（intensity）、时间（time）、类型

（type），即FITT为要素制订。运动类型包括有氧运动、抗阻运动和柔韧性练习。恶性肿瘤患者的运动处方，应根据患者运动风险评估、运动能力测试结果，结合个体化因素，根据综合评估结果整合运动方式：①建议每周3~5天进行150分钟中等强度或75分钟较大强度有氧运动。②抗阻练习每周2~5天，涉及主要肌肉群（胸部、肩部、手臂、背部、腹部和腿部），至少1组，8~12次重复。③柔韧性练习每周2~3天。特定状况的运动计划有相应的注意事项，如骨质流失/骨转移、淋巴水肿、老年、造口术后、周围神经病变、干细胞移植和出现疲乏、疼痛、睡眠障碍等症状群时，应该及时调整运动方案。有关细节详见CACA指南《运动康复》分册。

（三）营养治疗

营养不良是肿瘤患者的常见特征，是肿瘤存在、药物和外科控瘤治疗的结果。合理的营养治疗，首先需正确评定肿瘤患者的个体营养状况：营养不良，包括营养不足和肥胖（超重），营养不足主要以患者体重指数（BMI）<18.5kg/m²，并结合临床情况作为判定标准；营养风险，是指因疾病、手术和营养因素等对患者临床结局（如感染相关并发症、费用和住院天数等）发生不利影响的风险，并非发生营养不良（不足）的风险。其次，根据现有筛查工具，筛选出具备营养治疗适应证的患者，及时给予治疗。进行营养干预治疗时，一般遵循营养干预五阶梯模式：饮食+营养教育，饮食+口服营养补充，全肠内营养，部分肠内营养+部分肠外营养，全肠外营养。客观评价营养治疗疗效，需在治疗过程中不断进行再评价，以便及时调整治疗方案。有关细节详见CACA指南《营养疗法》分册。

（四）慰灵治疗

灵性（Spiritual，S）难以准确定义和衡量，特指以某种文化为载体，通过冥想、自然或艺术体验到的与更大现实的联系，这种联系赋予了个人的生活意义。肿瘤常威胁患者的身份认同（工作身份、父母身份等）、自身价值，且使人丧失对未来的希望，怀疑存在意义。肿瘤患者的精神心理问题也十分常见，如焦虑、抑郁、易激惹、孤独感、失助感、被动依赖、多疑、投射反应、记忆障碍、情感障碍、谵妄等。因此，应用量表对患者精神心理状态进行评分，诊疗活动中提供更多精神照顾和护理。对患者进行认知行为干预：具体措施包括主管医师对患者定期进行疾病宣教，以通俗易懂语言解释疾病的危险因素、治疗措施和预后等内容；定期对患者进行心理评估，及时干预，使患者树立积极乐观心态；与患者和家属积极沟通，向患者阐述诊疗措施必要性等。有关细节详见本指南《心理疗法》分册。

五、支持治疗评估方法

（一）疼痛评估工具

疼痛量化评估量表有：数字分级法（number rating scale，NRS）、面部表情评估量表法及主诉疼痛程度分级法（verbal rating scale，VRS）、长海痛尺等。

（二）营养筛查评估工具

肿瘤患者易合并营养不良，现有的营养评估方法有营养风险筛查2002（nutritional risk screening 2002，NRS2002）、主观整体评估（subjective global assessment，SGA）、患者主观整体评估（patients generated subjective global assessment，PG-SGA）、微型营养评估（mini-nutritional assessment，MNA）等，详见本指南《营养疗法》分册。

（三）慰灵治疗

心理痛苦温度计（distress thermometer，DT）对患者心理痛苦程度进行评定，该评价工具由NCCN制定并推荐。DT是快速识别肿瘤患者心理痛苦的筛查工具，包括11个尺度，为0~10，0代表肿瘤患者无痛苦，10代表患者极度痛苦。

症状自评量表（symptom check list-90-revised，SCL-90-R）涉及焦虑、抑郁、偏执、精神病性等诸多心理症状内容，是当前公认可靠且有效的心理健康状况评估工具。抑郁自评量表（self-rating depression scale，SDS）和焦虑自评量表（self-anxiety scale，SAS）。SDS和SAS是采用4级评分，包括20个项目的自评量表，有15个正向评分项目和5个负性评分项目，用于衡量抑郁和焦虑状态的轻重程度及其在治疗中的变化，测评时间分别约为10分钟。

（四）生活质量评分

目前我国临床常用评估肿瘤患者生活质量的量表有：欧洲癌症研究与治疗组织制定的EORTC QLQ—C30调查量表，WHO生活质量量表（quality of life scale，QOL-100）。LQ—C30包含30个条目，分为躯体、角色、认知、情绪和社会功能等5个功能领域，疲劳、疼痛、恶心呕吐等3个症状领域，呼吸困难、食欲丧失、腹泻、便秘、失眠、经济影响等6个单项测量项目和1个整体生活质量量表。

WHOQOL-100量表包括生理领域（疼痛与不适，经历与疲倦，睡眠与不适），心理领域（积极感受，思想、学习、记忆和注意力，自尊，身材与相貌，消极感受），独立性领域（行动能力，日常生活能力，对药物及医疗手段的依赖性，工作能力），社会关系（个人关系，所需社会支持的满足程度，性生活），环境领域（社会安全保障，住房环境，经济来源，医疗服务与社会保障，获取新信息、知识、技能的机会，休闲娱乐活动的参与机会与参与程度，交通环境和条件），精神支柱/宗教/个人信仰。

（五）患者报告结局的应用

患者报告结局测量系统（patient reported outcome measure information system，PROMIS）是由美国 NIH 资助开发的评估系统，用于测量患者报告的健康状况，该系统在前列腺癌、乳腺癌、妇科癌症、口咽癌、肉瘤、脊柱肿瘤、脑肿瘤、结直肠癌、肺癌中都有较好研究进展，有利于改善患者生活质量。系统使用 PRO 已被作为一种有效方法来标准化肿瘤实践。有研究者对美国、加拿大、欧洲等 12 个癌症合作组织进行了 PRO 使用的网络调研，所有组织都进行并报告了 PRO 研究，平均时间 15 年（6~30 年），有 5%~50% 的肿瘤治疗临床试验和 50%~70% 的肿瘤对照试验使用 PRO 作为主要研究终点或次要研究终点。斯隆-凯特琳癌症研究所一项纳入 766 位患者随机临床试验显示：中位随访时间 7 年，采用 PRO 治疗组的中位存活率比常规治疗组多 5.2 个月（31.2 个月 vs. 26.0 个月；$P=0.03$）。

我国也于 2019 年成立了患者报告结局中国中心（PROMIS National Center-China，PNC-China）。一项研究使用 PD-1 抑制剂卡瑞利珠单抗联合阿帕替尼治疗复发/转移宫颈癌患者的 II 期临床试验中，研究者采用了 PRO 评估疗效。研究者使用了宫颈癌【functional assessment of cancer therapy—cervix v4.0，FACT—cx（v4.0）】问卷作为 PRO 的评估工具，量表涵盖生理状况、社会/家庭状况、情感状况、功能状况和阴道是否出血、异味，以及阴道狭窄是否影响生育状况等。该研究显示患者在接受卡瑞利珠联合阿帕替尼治疗后，无论是在前 6 个用药周期还是治疗 6 个周期后，患者生活质量评分均较基线有明显改善。

一项对患者参与 PRO 的参与意愿质性研究中分析指出，国内恶性肿瘤患者普遍认可患者报告结局的价值，但对其认知存在局限，且报告往往采取口头形式，容易遗漏健康相关重要信息。故提倡使用电子在线报告工具，可使患者打破空间限制、便于隐私问题报告，使医护人员及时发现放化疗不良反应并进行干预。

第二章

医患沟通与慰灵治疗

一、积极有效沟通技巧增进医患信任

医患沟通是保障医疗从业者、患者及其家庭成员在疾病认知、临床决策、诊疗获益及风险，以及社会、家庭、个人成本等诸多方面保持信息对称的有效手段，也是增进医患信任，使肿瘤患者在不同疾病阶段能接受最恰当治疗方案的关键工具。有效沟通不是从医方到患方的单向信息灌输，而应该是"从医到患、从患到医"的双向信息交流，最终达成双方的共识。

（一）医患沟通的内容不仅是疾病描述

传统医疗模式中，医方由于掌握更多医疗信息，作为"甲方"更多体现出绝对的决策地位，表现为医生将筛选过的信息罗列或将所有相关专业信息一并"灌输"给患者及家属，而在这一过程中多数患者和家属保持沉默。然而，患者主动参与医疗过程的程度同样对医疗结局具有重要的影响，包括就诊前的经历、诊疗过程中的感受、体验、患者及家属的人文与健康素养、患者与家庭成员间的关系、经济状况、社会关系及自我管理能力等。

充分的"知情同意（informed consent）"，不仅仅体现在临床研究的过程中，在所有的临床实践中，知情同意，同样也经历了从"简单话术"到"生命伦理学话术"、从简单知晓到双方共识的变迁。这个历史阶段随着诸多法律、法规、指南、共识等框架性规整制度的日趋完善，成为指导临床实践的重要法则。

在临床实践中，多数患者缺乏对疾病的认识和判断，其经验多来自其他患者或亲友的个人经验、网络或其他媒体。知情同意的过程，本应蕴藏充分疾病知识和医学人文情感的沟通交流，但目前沦为以签字画押授权为目标的简单契约形式，这样的"知情同意"反过来恶化了医患信任，难以保证同意的有效性。

医患共同决策（shared-decision making，SDM）是一种鼓励医生与患者共同参与医疗决策过程的新的临床决策模式，在循证医学证据支持的决策工作辅助下，这一决策模式对提高医患信任、优化恶性肿瘤治疗方案的选择、提高恶性肿瘤患者的疗效和改善生活治疗有着积极的影响。

（二）医患共同决策的内容

SDM是在医疗决策过程中医生和患者互相协作，双方首先共享信息，即患者详细说明不适症状、就诊目的、家庭情况、社会关系、受教育程度和文化背景、经济状况、个人选择偏好等，医生则针对患者就诊的主要症状提供可能的诊断、诊断和鉴别诊断可能涉及的临床检查、确诊后不同的治疗方案及其利弊和可能的临床结局、治疗费用等专业内容。继而医患双方在医疗决策的各个环节就多种选择的利弊进行充分沟通，在这一过程中医患是一种伙伴关系，是基于"共享"后的医患双方共同决策。

SDM内容包括以下方面：①明确有哪些需要做出临床决策的情况。②确认所有适于该临床情况的不同决策。③告知患者每种决策的获益与风险。④接受患者表达的期望与顾虑。⑤医患双方共同商讨每种决策的利弊，沟通每种决策下医患双方的具体冲突，并最终解决冲突、达成一致意见。⑥双方共同做出决定并实施决策方案。在临床实践中，只有包含上述各项内容，才能定义为SDM。

（三）医患共同决策在肿瘤治疗中的实践

恶性肿瘤具复杂病因和难以治愈的特征，导致社会人文特征可极大影响医患双方的观念和行为。肿瘤治疗过程中总是伴随一系列不确定性因素，其动态变化及交互反应极大影响患者对疾病认知和决策制订。不同文化、宗教信仰、家庭经济等背景下，肿瘤治疗方案不尽相同。目前在我国多数情况下医生遵循指南或专家共识对某一类患者做出临床决策，很难细化到患者个体，而具体到每位患者的决策调整则完全由医生根据个人经验决定。国外指南所谓Ⅰ类推荐并未给医生提供太多调整空间，一旦符合标准，医生取得患者或家属知情同意后，直接按照指南推荐方法做出决策。决策中使用的"知情同意书"常是固定模板，更多考虑法律层面的"医生告知义务"与"医疗程序合法"。然而，即便按照指南进行决策，患者治疗依从性仍然不高。究其原因，这种"医生–患者"单向告知过程未能让患者真正参与到决策过程中。

患者偏好是多元的，对疾病严重程度、治疗方法有效性判断会影响治疗方案选择。患者偏好并非完全主观臆断，而是由文化、宗教、生活经历、性格与病情、医学局限性等多种因素共同作用的结果。不同个体对治疗方案的风险与获益、不良反应耐受度、经济承受能力等均有不同。有利原则在真实的临床世界中有时会正当地完全压倒患者自主权。最佳利益与患者偏好产生冲突，也会影响患者对医生告知治疗方案的依从性。而对国外指南推荐为Ⅱ或Ⅲ类，证据级别较低的诊疗策略，医患双方均会面临抉择难题，医生需根据患者实际情况考量治疗方法利弊，但目前决策评估体系通常仅从疾病本身出发，并未综合考虑患者社会背景、文化情况、经济水平、家庭因素等，医生与患者在评估同一疾病和决策选择时难免角度不一，尤其合并多种疾病时，如医患双方互信，则医生可能占据主导地位。反之，一些案例中医生面对道德两难的情况可能会采取不当解决方案，如当患者拒绝医生建议时，医生选择不作为。对此，SDM作为当下主流医疗决策模式一个很好的补充和改进，将患者纳入医疗决策过程，发挥其主观能动性，与医生共同分析不同治疗策略利弊，最终共同做出更有利于医患双方决策。SDM更适用于有多种选择且利弊相当的医疗决策，医生与患者对每种选择利弊进行充分沟通，最终双方共同完成决策。更为重要的是，SDM会提升患者对医疗过程满意度，进而加强医患间信任，增强患者参与治疗积极性与依从性，从而取得更好临床效果。

（四）特殊人群的医患共同决策

全球急剧发展的老龄化趋势已对临床诊疗带来不可避免的重大挑战，使对每一位老年病人的治疗和照护充满了未知和探索。患者年龄是制订临床决策中最具争议的因素之一。随着患者年龄增长会影响到转诊至肿瘤专科治疗的速度、肿瘤发病率增长、药物代谢相关变化、慢性基础疾病发病率增加、相关治疗疗效和不良反应个体差异，以及疾病预后差异。SDM可减少年龄所致制订治疗方案偏倚，有利于制订更好临床决策。对老年患者，SDM实施可在诊疗中有一定医学背景的"中间人"在场，比如肿瘤专科护士，不仅了解患者背景，还可将医生所述临床证据反馈给患者，作为信息中转站，这种沟通方式有助减少医患商讨过程中的矛盾。

对青少年肿瘤患者，其在治疗决策中的角色随年龄增长而变得更加积极，但也会随病情变化而变化。应强调家长在整个肿瘤治疗过程中的作用，以及家长与医生建立SDM关系的重要性，还要包括青少年患者偏好、年龄、疾病类型及本人与家长和医生的关系等因素。对青少年肿瘤患者，SDM实施尤其具有挑战性，影响因素包括被诊断为威胁生命的恶性疾病、家庭文化经济背景和偏好、所处生长发育阶段等，且患者渴望成长为行为独立的成年人。

对无标准治疗方案的肿瘤患者，临床诊疗指南会推荐其参加相关临床研究。实践中需制订指导文件，以建立肿瘤临床试验患者信息汇总表（summarised patient information form，SPIF），为考虑参加试验患者提供基本且可理解的信息，采用SDM方式进行分组，更符合临床研究伦理要求。

（五）决策工具的运用

实施SDM，医生不仅需要足够专业背景，还需充分了解患者的社会背景、就诊目标、价值观及医疗偏好，才能站在患方角度分析病情并提出建议。但在短短十几或几十分钟内要对一位素不相识的患者了如指掌很难实现，在我国现有医疗资源严重不足、医疗体系不完善的情况下，更难实施传统诊疗模式下的SDM。患者无论受教育程度如何，由于缺乏医学基本常识和医疗素养，加之恶性肿瘤治疗中的不确定性，在医患沟通分享信息阶段需要花费大量时间就疾病或诊疗涉及的检查、药物进行额外的解释说明，使SDM时间过长。过长时间、过多内容的沟通反而会弱化SDM本身需要决策的主要内容，从而增加患者决策与医生决策间的冲突。为更清楚地交代各种临床决策的利弊，减少不同医生与患者沟通的不一致性，缩短SDM时间，决策工具（decision aids，DA）具有重要作用。

二、根据患者需求及疾病情况给出合适方案

在临床实践中，面对肿瘤异质性、体质异质性、文化背景异质性、社会经济背景异质性明显的不同患者，如何在正确时间给予最合适的治疗方案，是肿瘤诊疗过程的重点，也是患方对肿瘤治疗的关注点，需要在整合医学（holistic integrative medicine，HIM）临床思维模式指导下来制订。

整合医学是从整体观、整合观和医学观出发，将对人、人体生命、身与心、疾病与健康的知识视为一个系统的综合诊疗体系。在整合肿瘤学角度下，根据患者身体状况、肿瘤治疗目标，特征性分子标签、疗程中肿瘤展示的生物学行为、患方期望的生活质量、生存尊严，以及社会、家庭及个人经济条件等全面评估，结合基于群体数据的医学证据、基于涉及肿瘤多学科诊疗模式的专家团队、结合基于分子检测和分子分型的结果等形式，从多个维度出发，以治疗目标为导向，以分子标志物为抓手，以生物学行为为依据，做到"评、扶、控、护、生"的全程管理和合理布局，给出个体化整合治疗方案。

（1）基于群体数据的临床证据与临床指南：循证医学（evidence-based medicine，EBM）是遵循临床证据的实践指引，指自觉慎重、准确而明智地应用目前能获得的最佳证据，为所面临的具体患者做出治疗选择。其核心思想是，任何的临床医疗决策必须建立在最佳临床研究依据与临床专业知识基础上，必须重视临床医生的个人专业技能和临床经验，并且考虑患者权益、价值观和意愿。所以，本指南在强调重视客观证据的同时，更积极提倡医患共同决策（SDM），SDM的核心内容包括医师和患者共同参与决策过程、双方共享信息、双方表达自己的偏好、最终达成一致决策，既符合医学伦理要求，也能改善医疗质量。结合身心医学的共同决策模式，即使患

者将自己定位为自主决策者，在面对治疗方案时与专业人士分享决策是必要的。在临床实践所经历的诸多病例中，寻求医护专业人员的建议，应成为肿瘤临床个性化决策的一种标准模式。"千人一方"的旧循证医学模式，应逐渐在整合诊治决策的背景中，不断被优化。

（2）肿瘤多学科整合诊疗模式（MDT to HIM）：整合不同领域的专家进行集体讨论，告知患者可行性治疗方案。MDT to HIM 是整合医学重要形式，是临床多学科整合的具体表现，由多个学科的专家组成的团队，定期开展针对肿瘤患者整合诊疗讨论，制订个体化方案并赋予实践。MDT to HIM 的开展，最终为患者获得更长时间的生存和更好质量的预后。

MDT to HIM 的优势：对患者而言，充分考虑患者在诊疗过程中的需求和体验，有助于患者能有充分机会接受到最公平治疗，同时节约诊疗资源，减少住院时间和费用，提高肿瘤诊断率和改善预后，增加患者满意度及依从性，有助于临床试验的入组等。MDT to HIM 的优势，对医疗专家团队而言，增进沟通交流，提高整合诊治水平和临床病例管理能力，促进学科发展。

（3）精准医疗（precision medicine）辅助临床决策：即利用肿瘤分子分型和基因检测等，将临床病理指标与分子特征精确匹配，制订分子生物病理学特征相联系的个体化诊疗策略。近年来，精准医疗的中心已由先进技术扩展至以人的健康为中心的广义范畴，相比传统医学和循证医学，精准医疗更加重视患者个体化治疗的准确精细。在整合医学思维模式下，利用大数据和人工智能辅助应用最新的生物技术，结合患者全身状况、社会生活环境和临床状态，以患者整体的整合为诊治理念，肿瘤诊疗一体化，给予患者最佳的治疗措施。

具体肿瘤治疗的措施包括外科治疗、放射治疗、化学治疗、分子靶向治疗、免疫治疗、基因治疗、微创介入治疗、中医治疗、中西医整合治疗、肿瘤核素内照射治疗、内分泌治疗、肿瘤营养治疗、肿瘤重症治疗、心理治疗、肿瘤代谢调节治疗、肿瘤运动治疗、肿瘤麻醉、肿瘤护理、肿瘤康复与缓和医疗、肿瘤合并症治疗等多种方案。在临床上，肿瘤治疗方案取决于肿瘤的类型和分期阶段。大部分中晚期肿瘤患者经过单一治疗方式疗效不佳，需要应用分子靶向治疗、免疫治疗及微创介入治疗等多种治疗手段，这种肿瘤多学科整合治疗模式 MDT to HIM 可提高疗效，改善患者生存质量，延长生存时间。

以我国常见的消化道肿瘤胃癌的整合治疗为例，根据胃癌的病理类型及临床分期，评估患者一般状况和器官功能状态，以患者为中心，考虑患者治疗的目的及需求，由胃肠外科、肿瘤内科、放疗科、消化内科、影像科、病理科、营养科等不同专业的专家参与 MDT to HIM 整合诊疗模式。多学科讨论借助于消化内镜、病理科及影像学专家等共同分析，提高了胃癌的精确定性、定位、分期诊断。不同的分期诊断有不同的治疗原则，胃癌治疗的总体策略是以外科为主的整合治疗，早期胃癌且无淋巴结转移证据，可根据肿瘤侵犯深度，考虑内镜下治疗如内镜下黏膜切除术（EMR）和内镜下黏膜下剥离术（ESD），或手术治疗；局部进展期胃癌或伴有淋巴结转移的早期胃癌，应当采取以手术为主的整合治疗方案；复发/转移性胃癌应当采取以药物治疗为主的整合治疗手段。针对个体化患者情况，制订最适宜的诊断和治疗的整合型方案。

当然，针对儿童、青少年、老年人等特殊人群的临床决策，针对需要接受结构毁损性手术的患者，如无法保肛、毁损容貌、无法保乳等临床场景，也需结合具体情况，在整合医学时代大背景下，应用医患共同决策的模式，根据患者需求及疾病情况，促进患者全程参与诊疗，明确患者治疗目的，将临床指南和个体化治疗相整合，权衡患者治疗益处和风险，制订整合型治疗方案，从而实现从MDT到整合肿瘤学（holistic integrative oncology，HIO）的转变。不断提高我国医疗体系和人民健康的水平，造福人民群众，推动"健康中国"发展。

第三章

控瘤治疗不良反应处理

一、肿瘤化疗不良反应的处理

控瘤化学疗法（化疗）通过干扰DNA合成、复制或细胞周期的重要环节发挥作用。大部分化疗药物引起的不良反应是治疗作用的延伸，化疗药不仅对于瘤细胞具毒性作用，对正常组织和器官均有影响。特别是更新代谢较快的组织如：淋巴组织、骨髓、胃肠道黏膜上皮和皮肤组织更加敏感。控瘤化疗的不良反应可分为常见的急性不良反应、特定器官不良反应和长期并发症。常见的急性不良反应（如恶心和呕吐、过敏反应）常在药物治疗后短期内出现。特定器官不良反应常由器官对控瘤药物特异性摄取所致，即控瘤药对器官具选择性毒性作用。长期并发症指在控瘤治疗后数月或数年内发生的不良反应。

肿瘤化疗不良反应早期诊断与全程管理是化疗实施的安全保障。全程管理包括化疗不良反应发生风险的评估、不良反应的预防、不良反应发生后诊治和监测、患者宣教及自我管理等。

（一）化疗不良反应风险评估

实施化疗方案前应从化疗方案和患者两个角度综合评估不良反应发生风险及类型。做好基线检查如体格检查、实验室检查和影像学检查，针对某些药物可关注与毒性风险增加相关代谢酶的基因异常，如尿苷二磷酸葡糖苷酸转移酶1A1（UGT1A1）基因多态性与伊立替康，二氢嘧啶脱氢酶（DPD）活性与氟尿嘧啶类药物等。

（1）化疗方案评估：化疗方案剂量强度是否合适，特定不良反应是否会增加某些特殊患者风险（如：心脏病史患者使用蒽环类药物）、化疗方案中药物相互作用（如：紫杉醇和顺铂）、化疗药物与其他治疗用药的相互作用（如：氟尿嘧啶类与华法林）、治疗持续时间等。

（2）患者评估：患者体能评价、既往治疗不良反应耐受性、化疗前脏器功能评估（包括：骨髓、肝、肾等）、合并症、依从性、营养状况（特别是消化道肿瘤患者）、基因突变等。老年人（≥65岁）由于衰老和慢性疾病会致生理变化引起药动学与药效学改变，另外，化疗方案与多种疾病复杂性导致老年患者存在更高用药相关风险。一些量表，如：CARG量表、CRASH量表有助评估老龄患者接受化疗的风险。

（二）化疗不良反应预防

（1）了解相关药物的不良反应谱，能够识别化疗不良反应相关风险因素。

（2）治疗前存在不良反应高风险人群，注意化疗方案剂量调整，如UGT1A1杂合突变患者需调整伊立替康用药剂量。

（3）已知常见不良反应的预防，如：对强化疗方案用粒细胞刺激因子预防骨髓抑制、用联合止吐方案预防化疗相关恶心呕吐（CINV）、大剂量顺铂治疗前水化、对于紫杉醇引起的过敏反应进行预防等。

（4）用药中规范操作以减少不良反应发生，如滴注时间吉西他滨不宜过长、依托泊苷不宜过短，口服细胞毒性药物不应常规掰开/研磨后服用。

（三）化疗不良反应监测

（1）常规监测。化疗药物常见急性不良反应包括：恶心、呕吐、黏膜炎、骨髓抑制等，应对患者症状、体征、检验检查等进行监测。

（2）特定不良反应的监测。特定不良反应包括：神经毒性、心脏毒性、肝毒性、肾毒性、皮肤毒性等，应对相关症状、体征、检验检查等进行监测。

（3）下列情况立即停药并采取措施：①呕吐频繁，影响进食或电解质平衡。②腹泻>5次/日或血性腹泻。③Ⅲ度以上不良反应。④心肌损伤。⑤中毒性肝炎。⑥中毒性肾炎。⑦化学性肺炎或肺纤维变。⑧穿孔、出血、休克等严重并发症。

（四）化疗不良反应诊断

药物不良反应属排他性诊断，判断患者用药后出现的异常症状体征是否由化疗药物引起，注意排除合并用药的作用、疾病（肿瘤或其他合并症）进展、其他治疗的影响，一些评价方法如：原卫生部评定法、WHO-UMC评定法、Naranjo评定法等，有助于药物不良反应相关性判断。

不良反应与化疗相关性明确后，①需判断不良反应类型：是否为化疗药物剂量限制性毒性、剂量累积性毒性或特异质反应。②对严重程度评估：无论不良反应类型，根据美国国家癌症研究所（NCI）严重程度分类不良事件标准进行分级评估。

（五）不良反应的处理

（1）根据不良反应严重程度采取分级处理：Ⅰ度不良事件可继续用药，Ⅱ度需暂停用药直至恢复至Ⅰ度，Ⅲ度停药后需基于风险/获益比考虑是否恢复药物治疗或减量处理，Ⅳ度可能需永久停药。

（2）不良反应类型有助判断"再挑战"时化疗药物剂量会否调整，对剂量限制性毒性（如：骨髓抑制）可减量，剂量累积性毒性（如：蒽环类药物的心脏毒性）在减量同时应注意是否已达最大累积剂量，对特异质反应（过敏反应）应注意降低剂量不能预防不良反应的再次发生。

（3）对复杂不良反应，可采用 MDT to HIM 模式。需全程化、精细化、多学科团队参与和多方位（医护、临床药师、患者及家属）共同努力。

二、肿瘤放疗不良反应的处理

肿瘤放疗过程中，瘤细胞被放射性杀伤同时常伴正常组织放射损伤，表现为各种不良反应。根据发生部位分为局部和全身反应，根据反应时间分为急性和晚期反应。急性反应常指在放疗开始后数日至结束后3月内发生的反应，主要涉及更新速度快的组织如皮肤、黏膜上皮和造血系统等；晚期反应常出现在放疗结束后数月至数年，主要涉及增殖缓慢组织如血管、结缔组织、骨、肝、肾及中枢神经系统等。不良反应严重程度受诸多因素影响，包括疗程长短、照射容积、部位和剂量、放疗技术、射线性质、与药物联用及患者自身情况如非肿瘤伴发疾病、营养状况等。

（一）放射性皮肤损伤

皮肤损伤分急性和晚期两类。大多数头颈部肿瘤及乳腺肿瘤患者接受放疗会发生急性皮肤损伤，一般在放疗后3~4周出现，并逐渐加重，但在放疗结束后恢复较快。常表现为皮肤红斑、皮肤疼痛或烧灼感，以及干燥或湿性的皮肤引起脱皮，严重者出现溃疡、出血及坏死。晚期皮肤损伤常发生在放疗后4~12个月，主要表现为皮肤、皮下组织纤维化和毛细血管扩张。皮肤明显分界变化及损伤局限在照射区是诊断重要依据。

治疗原则：1级放射性皮炎，除一般皮肤护理外无需特殊治疗。建议穿着宽松的纯棉衣服，减少放疗区皮肤摩擦；避免抓挠放疗区皮肤；避免紫外线直射；使用中性pH清洁剂清洁皮肤，避免过度刺激和干燥；应用放射防护和促进表皮生长的喷剂，禁止每次放疗前用润肤膏等护肤品。2~3级放射性皮炎，预防皮肤继发性感染，如已发生，应局部或全身使用抗感染治疗。可在皮肤脱屑区使用敷料。较严重时需暂停放疗。4级放射性皮炎较少见，暂停放疗，伤口由皮肤科专家等多学科治疗。

（二）放射性口咽部黏膜损伤

放射性口咽部黏膜损伤多出现在放疗开始后2周，放疗剂量增加逐渐加重，4~5周达峰值。表现为黏膜充血、水肿、糜烂或溃疡。口咽部黏膜损伤常伴中重度吞咽疼痛和吞咽困难，导致营养不良及体重减轻。黏膜完整性丧失后还可合并细菌及真菌感染。

治疗原则：放疗前仔细评估口腔科情况并行相应处理，减少尖锐牙齿对口腔黏膜刺激。保持口腔卫生清洁，进食前后漱口。口含冰块可减少炎性物质达镇痛效果。必要时予含抗生素、碳酸氢钠或表面麻醉剂的漱口液漱口。严重时根据咽拭子结果予抗生素及激素治疗。促进黏膜表皮生长药物可用于促进黏膜溃疡愈合。由急性黏膜炎导致的营养不良建议鼻饲管或胃造瘘输注营养液。

（三）放射性唾液腺损伤

放疗中腮腺、颌下腺和口腔内小唾液腺受照射，出现不同程度口干症状。一般放疗第2周后开始出现并持续存在，放疗后1年内可有一定程度恢复，但难恢复至放疗前水平。口干严重影响生活，导致口腔感染，龋齿发生率增高。

治疗原则：保持口腔卫生，用含盐和小苏打漱口液漱口，多饮水保持口腔湿润。使用唾液替代品缓解症状，食用可引起唾液增加的食物如话梅、柠檬汁等。

（四）味觉障碍

味觉障碍指头颈部肿瘤放疗中和放疗后出现味觉改变。放疗后1周即可发生，部分患者在放疗5~6周时几乎完全丧失正常味觉，大部分放疗后6个月逐渐恢复，不同味觉（甜、咸、苦、酸和鲜味）恢复速度不同。

治疗原则：保持口腔卫生习惯，积极调整饮食方案，必要时建议去营养门诊咨询。

（五）放射性神经损伤

脑神经损伤多见于头颈部肿瘤放疗后，表现为一个或多个脑神经麻痹。上肢神经损伤多见于臂丛神经损伤，常见于乳腺肿瘤患者，潜伏期为数月至数十年不等。表现为同侧颈肩部疼痛、麻木，上肢感觉异常，肢体末端麻痹，可出现进行性肌无力症状伴肌萎缩。下肢神经损伤较少见，多见于腰骶神经损伤。临床表现为感觉障碍、肌无力或肌萎缩。

治疗原则：联用多种止痛药，苯二氮䓬类可用于治疗感觉麻痹，卡马西平可减少肌纤维神经过度兴奋。糖皮质激素减轻水肿压迫、促进神经功能恢复、控制急性炎症及减轻组织纤维化。其他包括手术治疗、高压氧及康复治疗。

（六）放射性脑损伤

放射性脑损伤是颅内、头颈部恶性肿瘤治疗后产生的常见并发症。分为急性期、早期迟发性和晚期迟发性反应。急性期（数小时~数周）临床少见，主要由于血脑屏障受损，通透性增加而致脑水肿、颅内压增高和一过性神经功能障碍等，一般可逆，症状较轻。早期迟发性反应（1~6个月），主要是少突胶质细胞脱髓鞘病变伴轴索水肿，表现嗜睡、注意力缺失、记忆下降及精神障碍等，一般可逆。晚期迟发性反应（6个月~数年）分局限性放射性脑坏死和弥漫性放射性脑坏死两类，临床表现进行性加重且不可逆，可出现一侧肢体运动感觉障碍、头痛、癫痫、记忆力下降、性格改变和精神异常等。

治疗原则：高压氧疗增加脑部溶氧来增加供氧，适于脑损伤急性期。糖皮质激素能快速抑制炎症反应；神经生长因子对逆转颞叶坏死有一定效果；营养神经药物可有效清除放疗所致大脑神经组织自由基，保护脑部神经；抗血管生成靶向药物贝伐单抗对缓解脑水肿效果较好；对难治性放射性脑损伤及保守治疗失败者考虑手术治疗。支持治疗包括抗癫痫，改善认知，积极治疗精神情感症状等。

（七）放射性肺损伤

分为急性期放射性肺炎及晚期放射性肺纤维化两个阶段，两者分界在数周到半年不等。放射性肺炎表现无特异性，可无症状，或表现为刺激性干咳、气短、发热等，可出现呼吸音粗糙、干湿啰音、呼吸音减低等。放射性肺纤维化主要表现为咳嗽及气短，发热较少，主要体征与放射性肺炎相似，湿啰音较少。

放射性肺炎胸部X线可见与照射范围一致的弥漫性片状密度增高影。CT主要为与照射区域一致的斑片状密度增高影或条索影，不按肺野或肺段等结构分布，少数患者伴放射区外相应影像学改变，甚至弥漫分布于双肺。放射性肺纤维化CT表现为通气支气管征、条索影、肺实变或蜂窝样改变，范围与照射区域一致。

治疗原则：主要考虑急性放射性肺炎的治疗，出现晚期放射性肺纤维化后尚无有效治疗手段。明确放射性肺炎后应立即使用糖皮质激素类药物治疗，多数症状可迅速缓解，但需逐步减量，据情连续应用1~3个月。必要时吸氧或行气管切开。抗生素使用应为预防性，不可长期使用。

（八）放射性食管损伤

分为早期急性放射性食管炎和晚期食管损伤。食管黏膜更新速度快，是剂量限制性早反应组织，急性食管炎在放疗期间就可出现，影响进食及营养，重者可使放疗中断，影响疗效。食管也是晚反应组织，放疗后可出现狭窄、出血、穿孔等，重者危及生命。

急性期放射性食管炎一般在胸部或头颈部肿瘤常规放疗开始后2~3周出现，症状可持续数周至数月，包括吞咽疼痛、吞咽困难、恶心及胸骨后烧灼感或不适，重者出现脱水、营养不良、误吸和体重下降，严重者出现出血、穿孔及其他危及生命症状。晚期食管损伤常在照射后6个月或更长时间出现，表现为吞咽困难，食管狭窄，食管瘘或穿孔的发生率低。

治疗原则：放疗期间加强营养，清淡软食或半流食，必要时可鼻饲营养或胃或空肠造瘘。轻到中度吞咽疼痛给予局部止痛药，口服庆大霉素、地塞米松、利多卡因及碳酸氢钠或维生素 B_{12} 为主配方的自制溶液，配合口服镇痛药及静脉营养支持。用质子泵抑制剂或H2受体拮抗剂抑制胃酸分泌，减轻症状。晚期食管狭窄可行食管扩张术。食管气管瘘可考虑支架封堵，也可考虑胃造瘘和鼻饲营养管。

（九）放射性心脏损伤

心脏解剖位置和结构成分相对放射敏感，放射性心脏损伤成为潜在影响患者长期生存的重要危险因素。心脏结构复杂，表现多样，包括放射性心包炎、心肌炎、冠脉疾病、瓣膜疾病、传导系统异常和血管病变等。多数患者无症状，有症状的放射性心脏损伤为晚期发生事件。

治疗原则：放射性心脏损伤无特异性疗法，预防发生是最主要措施。心包浸润或放射性心包炎药物治疗失败后可选择心包穿刺术，仍失败可选心包切除术。对冠脉疾病积极有效治疗并预防其危险因素至关重要。慢性放射性心脏损伤潜伏期较长，需长期随访。

（十）放射性胃损伤

多在放疗开始后3~4周出现，表现厌食、恶心、呕吐和上腹痛等，损伤加重可出现溃疡和出血甚至穿孔等，需与原发肿瘤相关症状鉴别。放疗后3月内急性期多表现为黏膜急性渗出性炎症，或形成动脉内膜炎，使血管闭塞，导致黏膜缺血、溃疡形成，晚期表现黏膜僵硬、纤维化、瘢痕形成。

治疗原则：急性期注意饮食调整，少食多餐，易消化食物，避免刺激性食物。放疗期间预防用抑酸剂+胃黏膜保护剂有一定效果。口服维生素 B_6、甲氧氯普胺等药物，可缓解恶心症状。5-羟色胺受体拮抗剂和激素等药物可缓解呕吐症状。重者考虑外周静脉营养并停止放疗，出血行内镜治疗，必要时外科治疗降低致命性出血风险。

（十一）放射性肠损伤

腹盆腔放疗可出现放射性肠损伤，包括结肠、小肠和直肠损伤，以直肠损伤症状最显著。放射性肠损伤包括急性和慢性放射性肠损伤。急性损伤在放疗过程中及3个月内出现，具自限性特点，表现为急性腹泻、里急后重和肛门疼痛。慢性损伤主要由肠壁小血管缺血和肠壁纤维化引起，表现为出血、肠道狭窄和瘘等，少数严重者可能出现肠道大出血、肠穿孔和肠梗阻等。

治疗原则：急性反应多能自愈，症状明显者可予相应药物治疗减轻反应，保障放疗顺利完成。慢性损伤一旦发生，常需数月、数年修复和治疗，需行长期和整体管理，包括药物治疗、营养支持和菌群微环境重建等。

（十二）放射性泌尿系统损伤

放射性泌尿系统损伤主要包括放射性膀胱损伤和肾损伤。

放射性膀胱损伤发病时间具较大差异性，在放疗后6个月内会出现急性症状，而治疗6个月~2年出现亚急性症状，治疗2~10年出现慢性症状，大部分在放疗后2~5年发病，最长可达20年。急性反应以无痛性、突发性血尿为主要表现，具难控制、反复性、持续性特点，大部分合并尿急、尿频、排尿困难等，有的因合并感染出现尿痛症状，严重者甚至有急性尿潴留，且有的下腹坠胀疼痛明显，常见体征为下腹耻骨上区触痛，全身表现包括白细胞增多、发热等。亚急性临床表现与急性大致类似。晚期反应多发生在放疗后1年，表现膀胱刺激征，间歇性血尿，严重者表现为出血性膀胱炎和膀胱瘘等。

治疗原则：保守治疗，多以抗炎止血为主。对症状较轻者常规利尿和水化能有效缓解症状，可配合高压氧疗。对重者可行膀胱内药物灌注，如凝血酶、雌激素、前列腺素、苯佐卡因、庆大霉素和地塞米松等，严重者需配合手术治疗。

放射性肾损伤分为急性、亚急性及慢性损伤，急性放射性肾病发生在放疗后3个月内，大多无症状，也无化验异常；亚急性发生于放疗后3~18个月，表现为水肿、蛋白尿、血尿、高血压、贫血和肾功能损伤。慢性肾损伤常由急性放射性肾病迁延不愈所致，可发生在放疗后数年至数十年不等，临床表现为肾功能减退、贫血、高血压以及肾衰竭。

治疗原则：预防为主，控制照射剂量和体积。血管紧张素转换酶抑制剂或血管紧张素Ⅱ受体阻断剂可有效降低肾衰发生可能。此外，有效控制高血压、改善贫血也可延缓肾损伤进展。若出现完全性肾衰，则需透析或移植。

（十三）放射性生殖系统损伤

生殖器官放射敏感性高，放疗可致急慢性损伤影响生育、内分泌及性功能，主要包括放射性阴道损伤、卵巢和睾丸损伤等。

放射性阴道损伤分为急性和慢性反应。急性反应多出现于放疗开始后 3 个月内，临床表现为接触性出血、阴道疼痛。此外，卵巢功能受损，放疗引起组织大量坏死堆积，为阴道内细菌滋生提供环境，加上免疫力低下，会致严重阴道炎症。晚期反应潜伏期较长，表现为阴道干涩、狭窄、缩短。

治疗原则：急性放射性阴道损伤可行阴道冲洗，常用冲洗液包括碘伏溶液、高锰酸钾溶液、新洁尔灭、过氧化氢溶液等。根据分泌物药敏结果尽早抗感染治疗。慢性放射性阴道损伤致阴道缩短、狭窄，通过阴道扩张器或阴道模具扩张阴道，可阻止阴道狭窄进一步发展。保守治疗失败应考虑手术治疗重建阴道狭窄。

放射性卵巢损伤可致暂时性或永久性闭经及不孕等。睾丸损伤可致间质细胞功能障碍，儿童青春期延迟，成人性欲减退；亦可致生殖细胞损伤，影响生育。

治疗原则：激素替代疗法；生育保留方案；盆腔屏蔽放疗技术等。

（十四）放射性脊髓损伤

分急性和迟发性两型。急性放射性脊髓损伤常发生在放疗结束 2~4 个月潜伏期后，可持续数月到 1 年，通常可逆。早期症状较轻，非特异性，包括感觉异常、麻木、下肢无力或本体感觉下降，特征性表现是 Lhermitte 征，即屈颈可诱发自脊柱向四肢蔓延的触电样感觉。迟发放射性脊髓病常发生在放疗 1~2 年之后，通常不可逆。临床症状随受照脊髓位置、面积和损伤程度不同而变化。常包括本体感觉或温度感觉减退，运动功能减退，步态改变，大小便失禁等，重者可发生瘫痪。不同分段脊髓损伤有特定受损平面。需与肿瘤压迫或转移引起的症状相鉴别。

治疗原则：可采用糖皮质激素地塞米松静脉治疗，但疗效有限。此外，联用肝素、华法林、神经营养药或高压氧疗可改善症状。

（十五）放疗导致全身不良反应

放疗导致的全身不良反应主要由免疫力下降、功能紊乱与失调引起，表现为乏力、发热、食欲下降、骨髓抑制、厌食、恶心呕吐等。

治疗原则：多数症状不重，以对症支持治疗为主。放疗引起的发热原因包括肿瘤坏死吸收、血象下降、免疫力下降合并病毒或细菌感染等，积极寻找病因，据情对症治疗，必要时用抗生素。放疗导致骨髓抑制常出现在照射较大范围的扁骨、骨髓、脾、大面积放疗、同步化疗或之前有多次化疗史者，视情用升白细胞和升血小板药物，重者需停止放疗。

三、肿瘤靶向治疗不良反应的处理

靶向治疗是一种以控制肿瘤细胞生长、分裂和扩散的蛋白质、核苷酸片段或基因产物为靶点的治疗。与化疗不同，大多类型靶向治疗都通过干扰特定蛋白质达到抑制肿瘤的目的。靶向药物相关不良反应取决于药物生物靶点，通常毒性更小，耐受性更好，常见的非特异性不良反应如：消化道症状、黏膜炎和骨髓抑制等常较轻或缺乏，危及生命的并发症常由感染、血管生成途径抑制、严重炎症综合征和自身免疫性疾病引起。不良反应早期诊断与全程管理是靶向药物实施的安全保障。全程管理包括不良反应风险评估、预防、诊治和监测。

（一）靶向治疗的风险评估

（1）靶向药物评估：靶向治疗特定不良反应会否增加特殊患者风险（如：芦可替尼增加乙肝患者病毒再激活风险）、靶向药物与其他用药/食物的相互作用（如：恩沙替尼与地高辛、维奈克拉和西柚/杨桃）、靶向药物对其他治疗影响（如抗血管生成药物影响伤口愈合）、用药方法是否复杂等。

（2）患者评估：患者体能评价、既往治疗不良反应耐受性、治疗前脏器功能评估（骨髓、肝、肾等）、合并症、依从性、营养状况（特别消化道肿瘤患者）、基因突变等。

（3）特殊人群：老年（≥65岁）特别容易发生药物错误，原因是药物变化、复杂治疗方案和提供者之间不完整信息传递，此外，肿瘤相关治疗增加多种药物使用和/或潜在不当药物消耗，并增加药物不良反应、药物相互作用和不依从风险。有条件应对服用药物的老年患者进行功能状态、疼痛、经济状况、社会支持、心理状态、精神状况和生活质量等评估。

（二）靶向治疗不良反应预防

（1）对治疗前存在不良反应或可能存在药物相互作用的风险人群，注意用药剂量或服药间隔调整，如：联用维奈克拉与泊沙康唑时应注意维奈克拉减量。

（2）靶向药物常见不良反应预防，如：EGFR抑制剂用药期间防晒以减轻皮疹症状、服用BTK抑制剂期间预防乙肝病毒再激活、卡非佐米疗前充分水化预防肿瘤溶解综合征与肾毒性、地舒单抗用药期间补充钙剂与维生素D以预防低钙血症、预防利妥昔单抗引起的输液反应等。

（3）用药过程规范操作减少不良反应发生，如单抗滴注不宜过快、大分子药物静脉输注需用在线滤器、口服靶向药物不应常规掰开/研磨后服用等。

（4）避免药物不良反应影响治疗操作：抗血管生成药影响手术伤口愈合、地舒单抗与抗血管生成药用药期间接受侵入性牙科操作易致下颌骨坏死等。

（三）靶向治疗不良反应监测

不同靶向药物作用机制不同，毒性谱存在较大差异。针对靶向药物特定不良反应相关症状、体征（包括实验室检查）等进行监测。

（四）靶向治疗不良反应诊断及分级

药物不良反应的判断属排他性诊断，判断患者在用药后出现的异常症状体征是否由靶向药物引起，应注意能否排除合并用药的作用、患者疾病（肿瘤或其他合并症）进展、其他治疗的影响，一些评价方法如：原卫生部评定法、WHO-UMC评定法、Naranjo评定法等，有助于药物不良反应相关性判断。对观察到的不良反应，需对其严重程度进行分级评估。不良反应分级评估主要根据NCI严重程度分类不良事件标准。

（五）不良反应的处理

（1）根据不良反应严重程度采取分级处理措施：Ⅰ度不良事件可继续用药，Ⅱ度需暂停用药直至恢复至Ⅰ度，Ⅲ度停药后需基于风险/获益比考虑是否恢复药物治疗或减量处理，Ⅳ度可能需要永久停药。

（2）靶向药物作用靶点各异、引起的不良反应涉及器官广泛，对于复杂的、涉及其他学科治疗的不良反应，如血糖影响、眼毒性等，应采取多学科整合治疗 MDT to HIM 模式。

第四章

肿瘤躯体症状的控症治疗

一、癌痛

肿瘤患者的疼痛管理尤为重要，据WHO统计，全球35%~50%的肿瘤患者遭受不同程度疼痛，其中50%为中重度疼痛，30%为难以忍受的重度疼痛。有效管理疼痛可显著提高肿瘤治疗过程中患者生活质量。

（一）癌痛分类

（1）按时间分为急性疼痛和慢性疼痛。

（2）按解剖学分为躯体痛，内脏痛和神经痛。

（3）按病理生理学机制分为伤害感受性疼痛和神经病理性疼痛。

（4）按药理学角度分为阿片不反应性疼痛，阿片部分反应性疼痛和阿片反应性疼痛。

（二）癌痛的临床评估

临床评估是癌痛治疗的第一步，与治疗方案制订的正确性和疗效满意度密切相关。应主动询问肿瘤患者有无疼痛，常规评估疼痛情况，并及时记录。常规评估要在患者入院后8小时内完成。患者如有疼痛症状，则疼痛评估应纳入常规护理监测、记录内容。

1.临床评估概述

临床评估主要步骤包括详细病史、疼痛程度、疼痛特性、疼痛所带来的影响、体格检查和诊断性检查。

需要强调的是，要相信患者的疼痛主诉，即使患者暂时不痛或未找到引起疼痛的躯体因素，也不应对患者的疼痛主诉打折。此外，很多原因也会造成患者故意隐藏疼痛实情，应注意患者是否存在非口述疼痛行为或是否患有导致疼痛的病变，医患之间建立的真诚合作和相互信任关系能提高癌痛诊治满意度。医护人员应认识到，肿瘤治疗同时不应松懈癌痛治疗，患者的病因诊断并不会因癌痛控制而含糊不清。

2.疼痛评估原则

癌痛评估应遵循"常规、量化、全面、动态"的评估原则。对门诊患者，应在癌痛治疗前及时评估疼痛，住院患者则需在入院后8小时内进行疼痛初步评估，24小时内完成疼痛全面评估，并在病历中记录评估情况。

（三）癌痛治疗原则和流程

肿瘤治疗已进入整合治疗时代，基于癌痛的复杂性，癌痛治疗应与控瘤治疗一样，也需要整合治疗。癌痛整合治疗的定义是根据癌痛患者身体状况、疼痛类型、性质、部位、程度及病因，合理、有计划地应用多学科整合治疗方法，尽可能控制癌痛及癌痛对机体产生的不良影响，提高生活质量，提高患者接受控瘤治疗的依从性和耐受性，进一步延长患者生存时间。

癌痛治疗原则是：综合治疗，从无创、低危方法出发，然后考虑有创、高危方法。

1.病因治疗

造成癌痛的根本原因是肿瘤病情，因此有必要针对肿瘤本身进行治疗。整合肿瘤治疗方法在控制肿瘤发展同时亦可缓解甚至消除癌痛。

2.对症治疗

即治疗不针对造成癌痛的病因，只为缓解疼痛症状，分为药物治疗和非药物治疗。

（1）药物治疗。

药物治疗的原则：首选无创给药、按时给药、按阶梯给药和个体化给药。

镇痛治疗中，需据患者疼痛性质和程度，以及正在接受的治疗方案，伴随疾病和一般状况等综合分析，合理选择镇痛药物和辅助镇痛药物，并根据患者个体化差异调整用药剂量和给药途径，积极监测和管理止痛药物的不良反应，为患者带来最佳镇痛效果，提高患者生活质量。

①非甾体类抗炎药物和对乙酰氨基酚是癌痛治疗常用药物，具镇痛、抗炎作用，常用于轻度疼痛，或与阿片类药物联合，用于中重度疼痛治疗。

②阿片类药物是治疗中重度癌痛的首选药物。常用药物有吗啡即释片、吗啡缓释片、羟考酮缓释片、芬太尼透皮贴剂等。对慢性癌痛治疗，用阿片受体激动剂类药物（吗啡、芬太尼、氢吗啡酮等）。患者需长期使用阿片类镇痛药物时，首选口服给药途径。对无法口服者（如吞咽困难、昏迷等）可选透皮吸收途径给药，也可采用临时皮下注射给药，必要时可用自控镇痛给药。

③辅助镇痛用药指可辅助增强阿片类药物的镇痛效果，或者直接产生一定镇痛作用的药物，包括抗惊厥类药物、抗抑郁类药物、N-甲基-D-天冬氨酸拮抗剂、糖皮质激素、局部麻醉药和双膦酸盐类药物等。辅助镇痛药常与阿片类药物联合应用于治疗神经病理性疼痛、骨性疼痛和内脏痛。辅助药物的选择和剂量调整也需依据个体化用药原则。

（2）非药物治疗。

①无或低创伤性疗法。例如理疗和社会心理干预，前者包括皮肤感官刺激（冷敷、热敷、按摩、按压、震动等）、运动/锻炼、体位改变或固定、经皮神经电刺激（TENS）或针刺等。后者主要包括放松、想象、分心、情绪调节、引导教育、认知-行为疗法等心理疗法，重塑患者的思想、感受和行为，使患者的痛苦得到缓解。引导患者去感受产生疼痛的到控制疼痛的感觉，在一定程度上，对控制症状有改善作用，还能使患者获得自我控制感，恢复自我功能，促进患者积极参与自身的疼痛治疗。这些疗法可作为重要的镇痛辅助手段，减少患者对药物的需求量。

②创伤性疗法。即侵袭性治疗，如阻断神经传导通路的神经阻滞/毁损术、神经电刺激疗法、脑室内/椎管内药物输注通道植入术等，一般当无或低创伤性治疗未获得满意的利弊比时，才考虑侵袭性治疗。在实际操作中，应多方面考虑，如适应证、医生技能、预期收益和风险以及治疗费用等。

（四）镇痛药物的不良反应及处理

阿片类药物常见的不良反应有便秘、恶心、呕吐、嗜睡、瘙痒、头晕、尿潴留、谵妄、认知障碍、呼吸抑制。临床上，应重视阿片类镇痛药不良反应的预防和治疗。除了便秘，这些不良反应大多会随着时间的推移而减轻。在处理阿片类药物不良反应之前，有必要进行多系统的评估，排除可能引起类似临床症状的其他原因。同时，加强宣教，提高患者及家属对于不良反应的认识，也有利于不良反应的管理。

癌痛的治疗目的：对肿瘤早期，正在接受根治性控瘤治疗者，治疗目的是充分缓解癌痛，改善一般状况，使患者能耐受控瘤治疗，从而提高疗效。对晚期患者，治疗目的是充分缓解癌痛，提高生活质量，最终达到相当于无痛苦死亡。

二、癌性肠梗阻

癌性肠梗阻（malignant bowel obstruction，MBO）指原发性或转移性恶性肿瘤及控瘤治疗造成的肠道梗阻，是胃肠道肿瘤和盆腔肿瘤晚期常见并发症之一，原发性肿瘤引起的梗阻部位多为单发，手术切除可能性高，预后较好；转移性恶性肿瘤引起的肠梗阻部位常为多发，根治可能性小，病情危重，预后差，患者生活质量严重下降，治疗难度大。小肠梗阻常由胃、卵巢恶性肿瘤种植转移到腹腔引起，大肠梗阻常由结直肠恶性肿瘤占位或缩窄引起。

（一）整合评估

原发肿瘤常致机械性肠梗阻，初始症状常为间歇性腹痛、恶心、呕吐和腹胀，仍有少量排便或排气。随病情进展逐渐恶化为持续性梗阻，腹痛阵发加重，腹胀更加明显，后期，体温升高，肠管扩张后肠壁增厚，渗出增加，病情进展，腹痛可转为持续性肠缺血绞窄表现，甚至肠穿孔、感染性腹膜炎、感染性休克等。

查体应注意手术瘢痕，是否有胃肠型、膨胀肠管压痛。机械性肠梗阻听诊绞痛时伴气过水声，闻及高调金属音。功能性肠梗阻为肠鸣音减弱或消失。

CT是肠梗阻影像学诊断首选方法。腹部CT可明确肠梗阻部位及程度，还可评估肿瘤病变范围，为决定治疗方案提供依据，同时还可为控瘤治疗疗效评估提供基线资料。X线腹部平片是诊断肠梗阻常用方法。表现为肠曲胀气扩大、有时可见肠内液气平面。MRI诊断价值与CT相当，但费用较昂贵，在肠梗阻病因的良恶性判定上更优，尤其是弥散加权成像序列。

（二）控症治疗

肿瘤所致肠梗阻病因复杂，常合并其他症状，治疗疗效不一。根据病史回顾，实验室检验和影像学检查后评估临床分期及总体预后，患者的体能状况和评分，权衡各种治疗方案利弊，制订个体化整合治疗方案。对原发肿瘤引起的肠梗阻，以手术为主，以达根治切除，为患者赢来生存机会。对手术治疗可能预后不良患者，如肿瘤恶性转移，腹腔内广泛播散，应予缓和医疗。中医药对肠梗阻有显著疗效，但如何规范进行中西医结合治疗，临床报道并不多见。肠梗阻内科治疗包括以下方面。

（1）减压：胃肠减压是重要治疗措施，高位肠梗阻通过胃管或空肠管减压，有利于减轻肠壁水肿，改善肠壁血运，一定程度上促进肠道功能恢复。对低位肠梗阻，胃管、空肠管减压作用有限，肠梗阻导管更有利于梗阻部位减压。胃肠减压过程中，常因胃液、肠液丢失，出现水电解质紊乱，应注意液体、电解质的补充及平衡。

（2）加强营养：营养治疗在恶性肠梗阻治疗中举足轻重，适宜营养治疗有利于内环境稳定及肠道功能改善和恢复。营养治疗是优先考虑肠内营养，而肠梗阻又是肠内营养的禁忌证，因此，把握癌性肠梗阻肠内营养治疗时机是恶性肠梗阻营养治疗的关键一环。经过胃肠减压、抑酸抑酶等对症处理，患者主观症状明显缓解后，应尽快开始肠内营养治疗，从无渣肠内营养制剂逐步过渡到常规流质、半流质饮食。

（3）抑制消化液分泌：抑制多种胃肠道激素释放，可减少分泌物和肠水肿，调节胃肠道功能、降低肠道运动、减少胆道分泌、降低内脏血流、增加肠壁对水和电解质的吸收，从而有效控制MBO相关恶心、呕吐症状。

（4）激素：糖皮质激素在肠梗阻有潜在益处，既有止吐作用，又能减轻肿瘤及神经周围水肿，促进肠道对盐和水的吸收。糖皮质激素和H2受体拮抗剂或PPIs联用是一有效而经济的选择。PPIs和H2受体拮抗剂通过减少胃分泌物量来减少胃胀、疼痛和呕吐。糖皮质激素与利尿药联用可加强肿瘤及肠壁水肿控制；临床实践中"抗分泌+止吐+止痛"联合较为常用，症状不改善可加用地塞米松。

（5）利尿：恶性肠梗阻患者常合并恶病质、大量腹水，多伴营养不良、低蛋白血症、组织水肿等，除补充白蛋白提高渗透压外，应当配合使用利尿剂，缓解肠壁肿胀，阻断肠道"不蠕动-水肿-不蠕动"的恶性循环。腹胀和肠梗阻症状严重患者对肠外营养治疗和液体输入耐受性降低，应下调液体供给量，保持尿量1000mL/d为宜。

（6）运动及促进肠蠕动：运动可显著提高肿瘤患者生活质量、身体功能，减轻疲劳。循序渐进的呼吸训练可明显增加肿瘤患者胃肠蠕动。体力活动/运动也能够缓解和降低肿瘤患者心理压力。

三、便秘

癌症性便秘是因肿瘤因素或化疗引起的持续出现排便困难或排便次数减少。大部分患者可出现排便量减少、大便干结、排便时间长、排便时需很用力甚至需借助外力帮助排便。

（一）整合评估

便秘表现排便次数减少，少于3次/周，伴排便困难，大便硬结。便秘诊断和评估以临床表现为主，当合并其他症状时应进一步完善相关检查，如考虑肿瘤压迫引起便秘时完善CT检查，明确肿瘤部位、肿瘤分期等；当恶性肿瘤患者出现便秘且存在腹水时完善血常规、血生化检查，明确患者是否有水电解质平衡紊乱等。

（二）控症治疗

1.病因治疗

（1）手术治疗：肠腔内肿瘤或肠外肿瘤压迫导致肠腔阻塞所致便秘，甚至肠梗阻者，及早外科手术，或切除肿瘤，或行肠道改道术、造瘘术、人工肛门等，及时纠正、改善消化道阻塞。

（2）纠正继发感染：肿瘤继发感染所致便秘，先用抗菌药物抗感染，使炎症消退，便秘症状随之减轻。

2.控症治疗

主要指用泻药治疗便秘，常用的泻药有以下几种。①容积性泻药：通过增加肠腔内渗透压，使肠道内液体增多，肠管扩张，刺激肠壁蠕动而排便。常用药物有甘露醇等。②刺激性泻药：通过刺激肠道，加强肠道蠕动引起排便，服药后可能引起腹痛，排便后可减轻。包括比沙可啶、蒽醌类药物和蓖麻油等。③润滑性泻药：有润滑肠道、软化粪便作用，适于年老体虚病人。代表药有乳果糖、甘油等。

3.便秘的其他治疗

①灌肠通便及手指挖出粪便：如粪便积在直肠、乙状结肠等低位肠段，服泻剂一般无效果，要采用灌肠方法，使坚硬粪块溶化而排出。可用温肥皂水约200mL或50%硫酸镁30mL、甘油60mL、水90mL配成灌肠液灌肠。有时灌肠液无法灌入，可戴上手套，以食指蘸润滑油将其挖出。②合理膳食：病情允许下，多食水果、蔬菜及其他多渣食物，增加纤维素和水分摄入，多食油脂较丰富食物。③适度运动，尤其对久病卧床、运动少的老年患者更为有益。

四、腹泻

腹泻（diarrhea）指排便水分及排便次数异常增多，每日排便重量超过200g，其中水分达70%~90%，或大便稀溏，超过300mL，可伴随排便次数增多，超过2~3次。肿瘤相关腹泻（diarrhea in cancer，DIC）由肿瘤引起，或控瘤治疗所致，或因肿瘤继发感染等引起，是肿瘤患者常见并发症之一，明显影响生活质量。

（一）整合评估

DIC与普通腹泻的表现类似，不具明显特异性，但肿瘤患者体质差，可迅速出现脱水、电解质紊乱进而危及生命，因此应该特别注意提防。诊断需排外其他原因引起的腹泻：①血常规和生化检查，了解是否存在电解质和酸碱失衡。②粪便检查，粪培养可发现有无致病微生物，协助查找腹泻病因，排除其他原因导致的腹泻。此外，隐血试验可检测有无出血。

（二）控症治疗

当肿瘤患者出现腹泻，应先评估患者有无脱水症状，有无电解质紊乱，严重与否。对重度腹泻合并脱水者，先行对症处理，再行病因解除。需适量补液，补充电解质，密切监测病情，给予思密达止泻治疗，必要时按要求服用洛哌丁胺（易蒙停），给予双歧杆菌等改善肠道菌群。对轻微腹泻患者，可行饮食调整，选择易消化食物。当合并细菌感染时据情选用合适抗生素，合并有肠坏死、穿孔、脓肿时可考虑外科治疗。

五、恶性腹水

恶性腹水是肿瘤终末期表现，缓解腹水所致症状、延长患者有生活质量的生存时间是主要治疗目的。

（一）整合评估

腹水程度轻微时（成人通常少于100~400mL）可能无明显症状。随腹水积聚，可有腹围和形状增大。腹痛不适和腹胀是腹水增多常见症状。由于对横膈膜压力增大及液体越过隔膜迁移导致胸腔积液（肺部周围积液），随着腹水的增多而出现呼吸系统症状。

（二）控症治疗

（1）限制水、钠摄入：腹水的恶性肿瘤患者，常合并低蛋白血症，血浆渗透压较低，饮食上宜高蛋白、高维生素、低脂饮食，严格控制钠盐摄入量，尽量减少液体总量。

（2）利尿药：加速水分从肾脏排出，联用排钾利尿剂和保钾利尿剂，既达利尿效果，又不发生电解质紊乱。

（3）补充白蛋白：肿瘤患者常合并恶病质，腹水部分是因低蛋白血症引起血浆胶体渗透压降低所致，应适当静脉补充白蛋白，在允许情况下，尽可能摄入更多高蛋白食物以提高血浆胶体渗透压。

（4）放腹水：当大量腹水影响到呼吸或腹胀难以忍受时，可行腹腔穿刺引流以减轻症状。每天排放腹水不宜过多，以1000~3000mL为宜。

六、恶心呕吐

恶心与呕吐是临床常见症状。晚期肿瘤患者非治疗性恶心呕吐是指除外特定治疗（化疗、放疗、靶向治疗、免疫治疗、手术）所致的恶心和呕吐，多数情况下并非单一原因所致，而是多种因素共同导致。

（一）整合评估

恶心为上腹部不适和紧迫欲吐的感觉。可伴迷走神经兴奋症状，如皮肤苍白、出汗、流涎、血压降低及心动过缓等，常为呕吐的前奏（一般恶心后随之呕吐，但也可仅有恶心而无呕吐，或仅有呕吐而无恶心）。呕吐是指胃内容物或部分小肠内容物，通过食管逆流出口腔的复杂反射动作。实验室检查：根据病情，可选择进行血常规、血生化、血和尿淀粉酶等检查。影像学：常选择CT、MRI明确肿瘤部位，肿瘤分期，评估病情，制订治疗方案。

（二）控症治疗

晚期肿瘤患者非治疗性恶心呕吐的西医治疗策略分为两类，一是针对病因治疗，如采用胃肠减压、胃造瘘、手术缓解肠梗阻引起的呕吐，行腹腔置管引流，减轻腹腔压力缓解恶性腹水导致的恶心呕吐，糖皮质激素治疗颅内压增高导致的呕吐等；一是经验性药物治疗，先选择一类止吐药物治疗，如无效更换或联合使用其他药物。

七、呼吸困难

呼吸困难是晚期恶性肿瘤患者常见症状，表现为缺氧、胸闷。呼吸困难是一种主观症状，源于生理、心理、社会和环境因素相互作用。10%~70%晚期肿瘤患者出现中到重度呼吸困难。

（一）整合评估

对肿瘤患者呼吸困难的评估主要包括临床感受评估、呼吸困难严重程度评估及症状的影响和负担等。呼吸困难主要靠患者自我描述来评估，可结合病史、临床表现、体征及症状问卷等。患者就诊时，可使用Borg评分量表和修正的呼吸困难量表（mMRC）进行呼吸困难筛查，并结合血液生化指标、X线、超声、CT等影像学指标来辅助诊断和评估。

（二）控症治疗

肿瘤相关呼吸困难的诱因和表现是多方面的，不同患者治疗模式各不相同，最根本措施为病因治疗，其次针对呼吸困难症状，采用以药物为主治疗，包括阿片类药物、茶碱类药物、苯二氮䓬类药物及类固醇激素等。①茶碱类药物：通过抑制环核苷酸磷酸二酯酶（PDE）起到舒张支气管、抗炎、增强膈肌功能、增强缺氧呼吸驱动、抗缺氧呼吸抑制等作用。常用药物有氨茶碱、二羟丙茶碱、多索茶碱等。②阿片类药物：推荐阿片类药物缓解晚期肿瘤患者呼吸困难症状，其中吗啡是最常用药物。首次使用阿片类药物应从较低剂量开始滴定。必要时口服2.5~10mg/2h；或静注1~3mg/2h；对用过阿片类药物镇痛患者，在原有剂量基础上，可提高25%。吗啡通过肾脏排泄，因此肾功能不全严重患者避免使用。③类固醇激素：糖皮质激素对肿瘤患者呼吸困难有一定疗效，对癌性淋巴管浸润、放射性肺炎、上腔静脉阻塞综合征等引起呼吸困难，可考虑使用类固醇激素。④苯二氮䓬类药物：出现焦虑情绪时，可考虑联用此类药物。阿片类药物与苯二氮䓬类药物联用会致呼吸抑制，联用时应监测患者体征。⑤提高血红蛋白：患者出现贫血引起的呼吸困难，可考虑促红细胞生成素、补充铁剂、补充叶酸和维生素B_{12}，当血红蛋白小于（70~80）g/L时考虑输血。⑥

非药物治疗缓解呼吸困难：包括呼吸训练、吸氧、行走或移动辅助设备、改善通气设备，以及针灸、芳香按摩、催眠等舒缓疗法。

八、咳嗽

咳嗽是呼吸道肿瘤常见症状，同样发生在晚期恶性肿瘤伴有肺转移、肿瘤并发症或治疗相关呼吸功能损害患者。咳嗽按时间分三类：急性咳嗽为时间小于3周；亚急性咳嗽为3~8周；慢性咳嗽为时间大于8周。咳嗽按性质可分为干咳和湿咳，以每日痰量10mL为标准。

（一）整合评估

初诊时可对患者咳嗽症状进行筛查，通过咳嗽持续时间、性质、音色，及其加重或缓解因素，还包括不同体位影响及伴随症状等。对有咳嗽既往史患者，应注意关注症状变化。可通过咳嗽症状积分、视觉模拟评分法（VAS）和中文版莱切斯特咳嗽问卷（LCQ-MC）进行评估。肿瘤相关咳嗽常与肿瘤进展有关，在评估时，需结合患者肿瘤类型、治疗模式、体征、血液生化指标及CT或MRI综合判断。

（二）控症治疗

目前对肿瘤合并咳嗽患者，主要采用药物治疗，改善症状，提高预后。常见镇咳药物包括中枢性止咳药、外周性止咳药、复方止咳药以及局部麻醉药。治疗前，应对患者进行全面评估，判断咳嗽主要原因，遵循个体化用药原则。①中枢镇咳药物：临床应用较多，主要以阿片类药物为代表，通过抑制咳嗽中枢达到止咳效果。常用药物有可待因、右美沙芬、吗啡、福尔可定等。可待因常用于刺激性干咳伴胸痛，同时起止咳止痛作用。可待因长期使用不良反应较多，且痰多患者禁止使用。右美沙芬的镇咳作用与可待因相似，需注意长期使用的安全性。吗啡镇咳作用无剂量依赖性，具有成瘾风险，一般用于其他阿片类药物无法抑制的咳嗽。对使用过吗啡类药物镇痛患者，应密切注意使用剂量，观察疗效及不良反应。福尔可定具有疗效持久、依赖性小等优点，被推荐为肺癌咳嗽的首选药物。②外周镇咳药物：通过抑制咳嗽反射弧起到止咳作用。常用药物有那可丁、苯丙哌林、左羟丙哌嗪等。患者有阿片类药物禁忌证或治疗无效时可选用。③复方镇咳药物：复方止咳药以糖浆类为主，主要由止咳药、祛痰药、抗组胺药组成。在排除其他病因情况下，可用于咳痰的患者，应注意避免长期使用。④局部麻醉药：在阿片类药物和外周止咳药无效时可考虑雾化吸入利多卡因、布比卡因等局部麻醉药，起快速止咳作用，但使用并不广泛，缺乏研究和证据支持，应慎用。

九、咯血

咯血是指喉及喉以下呼吸道出血经口腔咯出。常见病因包括肺癌、食管癌等胸部原发肿瘤及转移瘤侵袭，肿瘤或其治疗相关凝血功能障碍及放化疗引起的肺损伤。肿瘤合并大咯血（单次咯血超过100mL或24h内咯血超过500mL）常危及患者生命，其中肺癌是发生大咯血常见原因，肺转移瘤所致咯血常与黑色素瘤、乳腺癌、肾癌、喉癌和结肠癌相关。

（一）整合评估

首诊时，先判断是否为咯血，主要结合咯血的颜色、血量、伴随症状及既往病史来辨别大出血位置。检查鼻腔及口腔，排除因鼻腔或牙龈出血而误诊为咯血。必要时可借助鼻咽镜和喉镜辅助诊断。其次根据出血量及生命体征判断是否为危及生命的大咯血，决定是否抢救。再结合患者病史，伴随症状，完善血常规、凝血功能、血气分析，X线或CT，明确病因及出血位置，给予相应治疗。

（二）控症治疗

肿瘤患者出现咯血时，首选对症支持治疗，控制出血，防止反复、多次咯血出现失血性休克或窒息。短期内大量、快速咯血患者，应行抗感染、抗休克抢救治疗。①一般治疗：卧床休息，避免活动。出血部位明确者采用侧卧位或头高脚低位。鼓励咳出血痰，禁用吗啡等中枢镇咳药，避免血块堵塞气道引起窒息。吸氧，保持气道通畅，给予液体或半流质饮食，保持水、电解质平衡，保证营养支持。②止血治疗：血管活性药物垂体后叶素为首选，可与酚妥拉明等血管扩张药物联用。常先缓慢静注小剂量垂体后叶素，后予缓慢静滴维持，直至停止咯血1~2天后停药，可与酚妥拉明联用5~7天。需要注意的是，冠心病、动脉粥样硬化、高血压、心衰者及孕妇应慎用或禁用垂体后叶素。其他止血药有氨甲环酸、蛇毒凝血酶、酚磺乙胺等，应据情况行个体化用药。药物止血无效，排除禁忌后，可选择支气管动脉栓塞和纤维支气管镜介入治疗。③输血治疗：当出现大咯血导致血量不足，收缩压低于90mmHg（1mmHg=0.133kPa），或血红蛋白明显下降，排除禁忌后可考虑输血。

十、恶性胸腔积液

恶性胸腔积液指恶性肿瘤侵犯胸膜或胸膜原发肿瘤引起的胸腔积液。肺癌是最常见病因，还包括乳腺癌、淋巴瘤、卵巢癌及胃肠道肿瘤。出现恶性胸腔积液常提示肿瘤进展，分期晚，预后差。恶性胸腔积液常表现为胸痛进行性加重、呼吸困难、咳嗽、疲劳。症状严重程度与胸腔积液产生速度和量有关。积液量较多时，甚至出现端坐呼吸、发绀等症状。

（一）整合评估

少量积液可无明显体征，中到大量时，体检可发现患侧呼吸运动减弱、胸廓及肋间隙饱满，触诊语颤减弱，叩诊实音，听诊呼吸音消失。气管常向健侧移位。恶性胸腔积液诊断需结合病史、症状、体征、影像学、胸腔积液生化、细胞病理学来明确。①X线片：少量胸腔积液表现为患侧肋膈角变钝；中量常为均匀一致密度增高影，大量时胸片还会伴纵隔及主支气管向健侧移位。②超声：可提供定位诊断，常用于明确积液量，指导诊断或治疗性胸腔穿刺。③CT及MRI：对少量胸腔积液有诊断价值，明确肿瘤部位，纵隔淋巴结转移及胸壁受侵范围。④胸腔穿刺细胞学：胸腔积液中找到癌细胞是诊断恶性胸腔积液金标准。恶性胸腔积液大多数为渗出液，可结合胸腔积液生化指标、细胞学以及肿瘤标志物综合诊断，提高阳性率。⑤胸膜活检：当胸腔积液细胞学无法确诊时，可于超声或CT引导下行胸膜活检。

（二）控症治疗

恶性胸腔积液治疗建立在缓和医疗前提下，诊断明确后，根据患者症状、体能情况、原发肿瘤类型及预计生存期，制订治疗方案。主要对症治疗方法包括胸腔穿刺引流术和胸腔置管术、胸腔内灌注治疗、胸膜固定术等。①胸腔穿刺引流术和胸腔置管术：对胸腔积液较多、症状明显者，需行胸腔穿刺引流术改善通气，缓解症状。如存在大量积液，预计生存期较长，可行胸腔置管术，外接引流袋引流积液，避免反复穿刺。操作在超声等影像学辅助下进行，需注意首次引流量不超过600mL，后每次引流不超过1L，放液速度不可过快。对积液量大者，引流时要注意复张性肺水肿发生，主要由于肺部长期受压，大量快速引流使萎陷肺脏快速复张造成。②胸腔内灌注治疗：局部胸腔灌注治疗常用药物有控肿瘤药物、硬化剂和生物反应调节剂。a.化疗药物：腔内化疗产生化学性胸膜炎，促进胸腔粘连，可直接杀伤瘤细胞，达到治疗目的。腔内灌注一般选择局部浓度高且全身分布浓度低的药物，常用有铂类、博来霉素、氟尿嘧啶、阿霉素等。b.抗血管生成药物：血管内皮生长因子（VEGF）在恶性胸腔积液形成中起重要作用，拮抗VEGF可减少恶性胸腔积液产生。腔内灌注顺铂联合抗VEGF抗体如贝伐珠单抗或重组人血管内皮抑素如恩度的疗效优于顺铂单药腔内化疗。c.硬化剂：胸腔积液引流后，将硬化剂注入胸腔，引起化学性胸膜炎，促进纤维蛋白沉积，使胸膜粘连固定，又称胸膜固定术。常用硬化剂有滑石粉、四环素及红霉素。胸腔注射硬化剂常见的不良反应为胸痛，常与利多卡因联用。利多卡因起效迅速，一般在注射硬化剂前给药，常用剂量为3mg/kg，单次剂量不超过25mg。d.生物制剂：通过激活体内免疫系统达到杀瘤效果，通过使胸膜炎性渗出导致胸膜粘连和胸膜腔闭塞。常用有白介素-2、肿瘤坏死因子、干扰素等。e.热灌注：向胸腔灌注加热灌注液和化疗药物，使瘤细胞变性，通过加热增加化学药物通透性，促进药物局部吸收，提高对瘤细胞杀伤作用，控制恶性胸腔积液。

十一、谵妄

谵妄是晚期肿瘤患者常见神经精神障碍的临床综合征，谵妄有很多负面影响且常不可逆，包括增加死亡率、跌倒发生率、住院时间及医疗成本等。肿瘤及其并发症以及相关治疗均会增加谵妄风险，88%生命最后几小时或几周会发展为谵妄。谵妄易被误诊为其他精神疾病，误诊率达37%。谵妄有四个基本临床特征：①急性发作和波动过程。②注意力不集中。③思维混乱。④意识水平改变。谵妄主要临床表现的发生率各不相同：97%~100%出现注意力缺陷，54%~79%出现思维过程异常，76%~96%定向障碍，88%~96%记忆缺陷，92%~97%睡眠-觉醒障碍，24%~94%运动障碍，57%~67%语言障碍，50%~63%知觉障碍，21%~31%妄想，43%~86%情感改变。患者出现任何谵妄的认知或情绪行为或精神活动的变化，应通过专业的临床评估以确诊谵妄，诊断标准主要基于《精神障碍诊断与统计手册（第五版）》（DSM-5版）和WHO第11版《国际疾病分类》（ICD-11）的标准被广泛使用于临床实践和科学研究。近年临床也有多种诊断工具用于肿瘤患者的谵妄诊断，如混淆评估方法（the confusion assessment method，CAM）、记忆谵妄评估量表（the memorial delirium assessment scale，MDAS）、谵妄评定量表修订版98（DRS-R98）等。根据精神运动活动的类型谵妄可分为三种临床亚型：高活跃型、低活跃型（最常见，占比68%~86%）和混合型。

谵妄是一种急性精神病发作的临床急症，对谵妄发作的有效识别、评估和管理取决于整个医疗团队的专业水平。虽然晚期肿瘤患者谵妄的逆转基本不可能，但除了给予患者药物干预的症状管理，还应给予非药物治疗（包括提供精神心理支持、营养监测、视觉和听觉辅助设备、营造良好的睡眠环境和记忆刺激等）。目前无证据表明非药物和药物干预可以预防肿瘤患者的谵妄，迫切需要进行充分有力的非药物和药物干预临床证据，多专业合作持续管理以改善这种痛苦综合征的预防和减症治疗。依据现有的全球较低级别的临床证据给予处理建议如下：

表2-1 肿瘤患者谵妄的预防和处理建议

1.积极处理诱发和促进谵妄发作的潜在可逆原因 （1）对于评估结果显示谵妄的癌症患者，通过全面的初步评估确定诱发因素 （2）如果出现OIN症状，阿片类药物减量（减量30%~50%）或者替换为另一种阿片类药物可能是合适的 （3）治疗被认为是谵妄诱发因素的感染 （4）二膦酸盐（如静脉注射帕米膦酸盐和唑来膦酸）可在大量病例中控制高钙血症和逆转谵妄 （5）对于确诊谵妄的患者，建议停止服用关联药物、限制液体摄入和适当的口服盐摄入量 （6）纠正电解质异常 （7）对于与化疗和免疫治疗等抗肿瘤治疗相关的谵妄患者，建议停止相关用药或治疗
2.药物性干预 （1）抗精神病药物（包括氟哌啶醇、氯丙嗪、奥氮平、利培酮、喹硫平或者阿立哌唑）可能有助于谵妄症状的姑息对症治疗，但要监测其相关不良反应 （2）哌醋甲酯可改善低活动性谵妄患者的认知能力 （3）对于合并器官功能衰竭且生存期仅有几天的终末期肿瘤患者不建议使用药物干预 （4）苯二氮䓬类药物单独使用或者联合上述抗精神病药物，可缓解高活跃型谵妄的躁狂症状并有效提供镇静和潜在的焦虑缓解作用，力争实现癌症患者躁动性谵妄的个性化镇静目标：平衡舒适与保持沟通能力

十二、癫痫

肿瘤相关性癫痫（tumor-related epilepsy，TRE）是由复杂病因造成的脑内局部神经元电生理活动异常增强，引起中枢神经系统功能紊乱且反复发作的综合征。25%~60%原发或转移性脑瘤患者在初始诊断或者后续病程中可能出现癫痫临床表现，TRE发生率和年龄、性别、肿瘤类型、脑水肿、肿瘤增殖率、肿瘤部位、肿瘤负荷等密切相关。癫痫的脑瘤患者有更高癫痫相关发病率和死亡率风险，和更低的生活质量。TRE治疗方法包括外科手术、放疗、化疗、消融和抗癫痫药物等。本指南倡导多学科团整合诊疗，MDT to HIM。

TRE症状处理原则与局灶性癫痫相似，不建议抗癫痫药物（antiepileptic drugs，AEDs）常规用于预防脑瘤相关癫痫，抗癫痫药物AEDs应用在至少一次癫痫发作之后。AEDs包括第一代药物（如苯妥英、卡马西平、丙戊酸、乙硫胺、苯二氮䓬和巴比妥类）和第二代药物（左乙拉西坦、非巴马特、加巴喷丁、拉莫三嗪、普瑞巴林、噻加宾、奥卡西平和托吡酯等）。AEDs治疗期间要注意其与抗肿瘤药物之间的相互作用，如苯巴比妥、卡马西平、奥卡西平和苯妥英可作为酶诱导剂，从而增加许多肿瘤治疗的代谢和清除，包括皮质类固醇、紫杉醇、环磷酰胺、依托泊苷、拓扑替康、亚硝基脲、阿霉素和甲氨蝶呤。在大多数患者，一种单一的抗癫痫药物可令人满意地减少癫痫发作次数，甚至完全缓解，但约30%的患者为耐药性癫痫，需研究探索相关的耐药标志物和耐药的治疗策略。

十三、失眠

肿瘤患者失眠患病率为25%~59%，是非肿瘤患者的2倍。失眠的临床诊断：①

难以入睡（入睡前30分钟以上）和/或难以维持睡眠（夜间醒来时间超过30分钟）。②每周至少3晚睡眠困难。③睡眠困难，导致白天功能严重受损。肿瘤患者失眠易感因素包括年龄较大、过度觉醒的特点及失眠史；诱发因素包括肿瘤治疗，这会改变炎症细胞因子水平，扰乱昼夜节律或睡眠–觉醒周期，或导致更年期。此外，住院本身也会扰乱睡眠；持久性因素包括行为因素，如白天过度睡眠和认知不良，即对睡眠不准确评估等。

肿瘤相关性失眠使患者心理风险较高（例如抑郁、焦虑），躯体症状（例如疼痛）及生活质量降低，导致白天功能受损、免疫功能下调，甚至死亡率增加。肿瘤相关的失眠常用治疗方法包括非药物治疗和药物治疗，建议两者联合应用，药物治疗可予以FDA或者NMPA获批的催眠相关药物。

（一）非药物治疗

1.保持健康的睡眠习惯

每天保持规律就寝时间和起床时间，睡前避免中度到剧烈体育活动，减少接触强光如电脑、手机屏幕、光源、睡前3小时内限制液体摄入、饮酒、尼古丁和咖啡因等，改善睡眠环境、避免在夜间醒来时看时钟、睡前关闭电子设备和发光源等。

2.认知行为治疗（CBT）

肿瘤失眠最重要干预措施是认知行为疗法（包括面对面、电话和网络CBT等多种方式），可作为长期治疗方案。包括：刺激控制、睡眠限制和睡眠教育/卫生。面对面CBT可以改善失眠的合并症，如疲劳、焦虑和抑郁等。

3.针灸治疗

针灸治疗肿瘤失眠有巨大潜力，但需更多严格研究设计和更大样本验证疗效和安全性。

（二）药物治疗

包括苯二氮䓬受体激动剂（替马西泮）、苯二氮䓬类（唑吡坦、唑吡坦控释剂、扎来普隆、艾司佐匹克隆、拉米替隆）、抗抑郁药（多塞平）、抗组胺药和褪黑素受体激动剂（拉米替隆）、食欲素受体拮抗药（苏沃雷生、莱博雷生），但需观察并管理相关不良副作用：镇静、认知障碍、心理成瘾和生理依赖性等。

十四、脑实质或脑膜转移

60%~70%肿瘤患者可能发生脑实质转移，10%的肿瘤患者可能发生脑膜转移，随着治疗进展伴随肿瘤患者生存期延长，肿瘤脑实质和脑膜转移的发生率会逐步增高。HER2阳性乳腺癌、三阴性乳腺癌、黑色素瘤、小细胞肺癌或非鳞状非小细胞肺癌患者发生脑转移风险较高。脑实质或脑膜转移会致头痛、癫痫发作、运动障碍等如偏瘫、感觉丧失、人格改变、失语症、视觉障碍或颅内压升高的症状和体征等。大约75%脑转移位于大脑半球，21%位于小脑，高达3%位于脑干。1.5T以上MRI是脑转移诊断的金标准，先进的神经成像技术越来越多用于脑实质或脑膜转移检测、治疗设计和随访。脑膜转移诊断更为复杂，神经影像学和脑脊液细胞学的检查结合，脑膜转移的诊断特异性和敏感性分别高达95%和85%。液体活检和循环生物标志物，在脑实质或脑膜转移诊治表现出潜在的价值。

脑实质或脑膜转移的治疗目的是预防或延缓神经系统功能恶化，以延长有生活质量的生存期。少数患者，尤其是小而少的病变，可能经历长期生存甚至治愈。治疗方法包括手术、放疗和系统治疗，选择主要取决于患者预后评分，预后评分主要包括患者年龄、由 Karnofsky（KPS）体能评分定义的功能损害程度、并存颅外转移负荷和脑转移病灶数目。

（1）手术治疗：孤立脑转移灶或可切除多个脑转移灶建议手术切除；出现颅内压增高应考虑手术减轻颅内压。

（2）放射治疗：建议对脑转移灶数量有限（1~4个）患者使用立体定向放疗（SRS），对脑转移数量较多（4~10个）但是累积肿瘤体积小于15mL，也可考虑SRS，不建议外科手术或SRS治疗后患者常规进行巩固性全脑放疗（WBRT），根据神经系统症状的存在、脑转移灶大小、数量和位置以及全身系统治疗方案的选择和可用性，对体能允许且无法进行SRS的多发脑转移灶可选择WBRT。

（3）系统治疗：对大多数脑转移瘤，应基于原发肿瘤组织学和分子特征以及既往治疗史而定全身抗肿瘤药物治疗。如技术可行，应考虑对脑转移瘤而非原发肿瘤进行分子检测，以选择肿瘤特异性靶向治疗和免疫治疗。临床需要控制颅内压升高，应尽可能短时间内用最低剂量类固醇激素。

十五、脊髓压迫

脊髓压迫是转移瘤急症，发生率为2.5%~5%，因原发瘤类型发生率有差异，肺癌、乳腺癌和前列腺癌中较为常见。脊髓压迫伴疼痛、进行性神经功能衰退，以及短期生存，因其可能导致不可逆运动功能丧失和瘫痪需及时诊断和治疗。

脊髓压迫的主要临床表现包括背痛、运动减弱、感觉缺陷，肠或膀胱功能障碍等。症状根据病理生理学和累及脊柱位置有所差异，背痛是80%~95%脊髓压迫患者的最严重且常见症状，上运动神经元缺陷常是对称性运动障碍，而较低运动神经元缺陷倾向于不对称远端运动障碍，通常首先累及下肢。MRI是诊断脊髓压迫金标准，敏感性为93%，特异性为97%，CT仅是在急诊或因患者原因无法进行MRI检查时予以考虑。建议对整个脊柱进行MRI检查，因为20%~35%患者有多发不连续脊髓压迫。

脊髓压迫需要整合诊治 MDT to HIM。在计划治疗前必须评估肿瘤类型、肿瘤负荷和全身治疗方案的有效性及任何治疗的获益风险比等。主要治疗方案如下。

（1）糖皮质激素：可辅助镇痛并保留神经功能，地塞米松，可下调血管内皮生长因子和前列腺素 E2 产生，减轻脊髓水肿和延迟神经功能衰退。地塞米松剂量未达成共识，临床推荐先静注 10mg，然后每 6 小时静注 4~6mg，常在 RT 完成后 2 周内逐渐减少，注意相关不良反应，包括胃溃疡穿孔、精神病和感染等。

（2）疼痛和症状管理：大多数脊髓压迫患者需阿片类药物缓解疼痛，按三阶梯止痛原则治疗。阿片类药物常与辅助镇痛药联用，包括糖皮质激素、加巴喷丁、普瑞巴林、阿米替林、去甲替林、双磷酸盐和非甾体类抗炎药物等。阿片类药物耐受者可能需要更高剂量。

（3）外科减压手术：外科减压手术序贯术后外放疗适于脊柱不稳定和骨碎片引起的脊髓压迫。除改善神经功能缺损外，16 小时内的减压手术比 16 小时后的减压手术更具神经恢复优势，手术可立即和持续缓解疼痛改善患者生活质量，但 OS 获益不明确，计划手术的患者必须考虑围手术期并发症潜在益处和风险，应谨慎选择。脊柱不稳定性肿瘤评分标准可帮助确定脊髓压迫手术干预的必要性，评分预测脊柱稳定性的敏感性为 95.7%，特异性为 79.5%。

（4）放疗：重点讨论剂量和分割以及是否在先前 RT 位置重新放疗。短疗程的 RT（如 8Gy×1 次）可用于预期寿命短（小于 6 个月）的患者，较长疗程（如 3Gy×10 次）考虑预期寿命较长患者，3Gy×10 次的长疗程放疗模式也是减压术后放疗标准模式。减压术后高适形再放疗减压，如 SBRT，可使肿瘤有足够剂量强度同时保留神经结构。

十六、周围神经病变

肿瘤幸存者主要有：肿瘤疾病本身诱导的和抗肿瘤治疗诱导的周围神经病变，本文着重讨论后者。周围神经病变是抗肿瘤治疗期间常见不良事件，包括化疗、靶向治疗和免疫治疗等都可能诱导周围神经病变，其中化疗导致的周围神经病变最常见，常会导致剂量减少、给药延迟和治疗计划延长，尤其是患者的生活质量恶化。化疗药物所致周围神经病变（chemotherapy-induced peripheral neuropathy，CIPN）是一种常见、与化疗药物相关的剂量限制性不良反应，50%~90% 化疗患者会发生 CIPN，其中 30%~40% 会转变为慢性神经不良反应，免疫检查点抑制剂导致的周围神经病变（neurological immune-related advert event，NAEs）发生率为 0.5%，多数靶向药物的神经毒性发生率多小于 2%。

（一）CIPN的诊断和治疗原则

CIPN尚无确定诊断标准。诊断应重点识别对患者生活质量影响最大的症状，首先区分神经性疼痛和单纯功能障碍。如疼痛是导致生活质量恶化的主要原因，需行药物治疗；而无严重疼痛的功能障碍则适合理疗。同时出现疼痛和功能障碍时，联合治疗是合理选择。

预防CIPN可考虑应用抗惊厥药、抗抑郁药、维生素、矿物质和其他化学保护剂等，调整化疗药物剂量和使用时间间隔有助于减少严重CIPN发生。冷冻疗法可预防并降低某些化疗药物（如紫杉烷类）诱发CIPN发生率。外科手套压迫疗法可预防并降低白蛋白紫杉醇诱发CIPN发生率。

CIPN相关神经症状治疗包括药物和非药物治疗，药物治疗又分为全身和局部药物治疗。调整化疗剂量和使用时间间隔是目前限制严重CIPN的有效方法。

度洛西汀（60mg/d）可作为治疗CIPN导致的神经病理性疼痛的一线药物。普瑞巴林（150mg/d）可作为治疗紫杉烷类药物相关周围神经病理性疼痛的优选药物。作为后线治疗选择，CIPN可根据临床经验使用非阿片类（非甾体类抗炎药物）和/或阿片类药物止痛，注意合并症和合并用药的影响。局部周围神经性疼痛应首选局部治疗方案，如辣椒素贴剂（179mg）、利多卡因贴剂、其他贴剂和凝胶制剂等。

（二）NAEs的诊断和治疗原则

NAEs诊断因复杂性、多样性和部分非特异性临床表现需行细致的鉴别诊断。NAEs快速诊断和及时治疗至关重要，包括神经病学专家在内的多学科整合诊治MDT to HIM应在NAEs规范诊治中发挥重要作用，力争做到早期诊断和治疗，以免发展为严重后遗症和死亡等不良事件。NAEs的一线治疗包括糖皮质激素和暂停ICI（基于不同类型和不同分级的NAEs而定），程度较重NAEs需静脉注射大剂量糖皮质激素和永久停用ICI。激素无应答者可考虑其他免疫抑制治疗，包括血浆置换、免疫球蛋白和其他免疫抑制剂等。（详见本指南《神经保护》分册）。

十七、精神及心理问题

肿瘤生存者常见精神心理问题包括焦虑和抑郁、害怕肿瘤复发、疲劳、睡眠和认知改变，以及对性和亲密关系问题等。

（一）焦虑和抑郁

所有肿瘤生存者的抑郁在肿瘤初始诊断和治疗期间发生率为13%；焦虑为17.9%，治疗后≥5年的肿瘤生存者的抑郁和焦虑合并患病率为21%。治疗采取包括认知行为治疗、接受和承诺治疗、正念策略等心理治疗，对心理治疗无反应患者推荐用抗抑郁和抗焦虑药等。

（二）对癌症复发的恐惧

对肿瘤复发的恐惧很常见，可影响所有肿瘤生存者，无论生存预后如何，轻度至中度恐惧复发者为49%；严重恐惧复发者为7%，对肿瘤复发的恐惧会对肿瘤生存者的生活质量产生负面影响。心理疗法可能是有效的一种或多种认知疗法，侧重于将患者的恐惧视为一种正常体验，并定期持续复查以早发现复发。临床应询问患者，并可用筛查工具评估其严重程度，并向患者提供其预后、复发症状和生活方式变化的专科信息，以减少患者的恐惧，严重患者请心理专科医生协助治疗。

（三）认知障碍

化疗和放疗后的肿瘤生存者可能出现认知障碍，30%~40%患者在治疗前，50%~75%在治疗中，大约35%在治疗后数月至数年表现出认知障碍。具体表现为经常报告记忆力、注意力、处理速度和执行功能等方面的问题，药物治疗疗效有限，认知训练和康复、运动和身心干预可能有效。

（四）疲乏

疲乏在肿瘤生存者中较常见，发生率为49%，尤其在接受抗肿瘤治疗患者，晚期患者疲乏发生率为60%；25%~33%在肿瘤诊断后10年内会感疲乏。运动心理教育、正念和以认知或行为治疗为导向的策略可能会有帮助。

（五）性和亲密度的问题

性和亲密度问题与肿瘤生存者的人种、社会文化、肿瘤类型、抗肿瘤治疗方案（内分泌治疗、放疗或化疗等其他抗肿瘤治疗）等相关，其发生率为40%~100%。临床表现包括身体（如勃起功能障碍和性交困难）、心理（如身体形象）和人际关系（如关系变化）困难。初步评估应包括肿瘤及其治疗对患者性功能的影响及其相关社会亲密度关系等，以及他们是否希望进一步讨论。应检查患者是否具有雄激素或雌激素缺乏的症状或体征（如：男性体毛减少；女性阴道干燥；潮热和盗汗；无论男女的关节痛和肌痛等），还应考虑合并症（如糖尿病、高血压、抑郁症及其治疗）对性功能潜在影响。治疗取决于潜在病因和表现，包括非药物治疗和药物治疗。非药物治疗，包括盆底物理治疗、认知行为治疗、心理社会咨询和夫妻治疗；药物治疗包括磷酸二酯酶-5抑制剂、真空勃起装置、阴茎假体、用于勃起功能障碍的海绵内注射、用于阴道狭窄的阴道扩张器、用于阴道干燥和性交困难的阴道雌激素。

十八、乏力

肿瘤相关性乏力（cancer-related fatigue，CRF）是一种持续性主观疲劳感觉，与肿瘤或控瘤治疗相关，严重干扰患者的工作、社会关系、情绪、日常活动和生活质量，致部分治疗中断，甚至影响患者生存时间。CRF是肿瘤患者最常见伴随症状，发生率达70%~100%，且持续时间长，但常被临床忽视。

（一）临床表现及特点

CRF临床表现如下。近1个月持续2周或以上，每天或几乎每天出现活动明显乏力或需多休息的症状，或出现不相称变化，伴以下5种或以上症状：全身无力；注意力不集中；情绪低落、失去兴趣；失眠或嗜睡；睡觉后仍觉精力不恢复；活动困难；情绪反应后感到疲倦，如悲伤、沮丧或烦躁；无法完成原本胜任的日常活动；短期记忆力下降等。与正常人乏力相比，CRF特点：①程度更严重，与近期活动消耗不成比例，且不易通过休息缓解。②对日常生活影响更严重，常感觉抑郁。③对生理功能有重要影响，在控瘤治疗后数月甚至数年内可能持续存在。乏力很少单独存在，常合并睡眠障碍、情绪低落（焦虑、抑郁）、疼痛。

（二）筛查与评估

乏力作为一种主观体验，鼓励患者自我评估。例如，利用0~10数字等级量表（0代表无乏力，10代表想象中最严重乏力），1~3为轻度乏力，4~6为中度乏力，7~10为重度乏力。如有中重度乏力，应行更有针对性的病史采集及体检，深入评估乏力持续时间、缓解和加重因素以及对功能的影响；评估伴随症状；记录合并用药；评价器官功能等。乏力评估量表有肿瘤功能评估-乏力量表（FACT-F）和简明乏力评估量表（BFI）。同时评估可被纠正的因素：疼痛、抑郁、焦虑、睡眠障碍、贫血、营养不良、运动水平和其他合并症，且需动态评估。

（三）治疗

目前缺乏缓解乏力的特效药物，值得注意的是，卧床休息不能缓解CRF，相反，有计划活动对缓解乏力更加有效。①治疗乏力相关因素：疼痛、情感障碍、贫血、睡眠障碍、营养不良及并发症（器官功能障碍或衰竭、感染等）。②非药物性干预措施：增加活动，鼓励患者尽可能维持正常活动，个体化选择运动类型，运动计划应包括运动类型、强度、时间、频率的安排；心理-社会干预，包括认知行为治疗、放松治疗、心理支持咨询，告知患者如何应对应激，处理与乏力相伴随的抑郁和焦虑；注意力恢复治疗，提高认知能力，缓解注意力疲劳；非药物性睡眠干预，调整睡眠

（规律起居，睡前避免使用刺激物），节制睡眠（避免长时间午睡，限制总时间），建立诱导睡眠的良好环境（黑暗、安静、舒适）；营养管理，恶性肿瘤患者常因多种原因导致营养不良，有效营养风险筛查与评估有利于对营养问题早发现、早诊断及早治疗，对有营养风险者采取营养咨询、饮食指导及营养治疗对CRF也能有积极作用。③药物性干预：药物治疗主要针对乏力相关因素，对症处理可考虑选择性使用中枢兴奋性药物（哌甲酯、匹莫林、莫达非尼）、抗抑郁药、糖皮质激素、中药如花旗参等。

十九、骨转移

骨转移是多种实体瘤中继肺、肝后的第三大转移部位。常致严重骨痛和骨相关事件（skeletal related event，SRE），后者包括骨转移所致病理性骨折、脊髓压迫、高钙血症、为缓解骨痛进行的放疗、为防治病理性骨折或脊髓压迫进行的手术治疗。顽固性骨痛、病理性骨折、脊髓瘫痪严重影响日常生活能力，降低生活质量。多学科整合诊治MDT to HIM，对骨转移进行早期诊断和干预尤为重要。

（一）临床表现

最常见为疼痛，部分可表现病理性骨折，脊椎转移可压迫神经根致剧烈放射痛，严重压迫脊髓可引发截瘫。伴高钙血症可累及全身多系统，包括神经系统、心血管系统、胃肠道消化系统、泌尿系统等。常伴乏力、贫血、消瘦、低热等全身症状，并出现痛苦、焦虑、抑郁等心理问题。骨ECT是骨转移诊断的初步筛查手段，不作为确诊依据，可用于恶性肿瘤患者出现骨痛，病理性骨折，高钙血症等临床表现或骨转移风险高的肿瘤分期检查。结果阳性，需进一步选择X线平片、CT、MRI或PET-CT确诊。X线平片对早期病变被高密度骨皮质掩盖时敏感度低，故不作为常规筛查手段，作为有临床症状或骨ECT发现异常的补充评估，并预测病理性骨折风险。CT敏感度优于X线平片；MRI比CT贵，敏感性优于骨ECT，可显示骨ECT无法显示的早期骨转移灶，对诊断软组织受累和脊髓压迫有优势，亦是评价骨转移骨髓内浸润的首选工具，但对四肢长骨皮质骨转移诊断有一定局限性。PET-CT敏感度和特异度更高，^{18}F-FDG对溶骨型病灶、^{18}F-NaF PET-CT对成骨型病灶更为敏感，但价格昂贵限制临床应用。骨活检作为病理诊断金标准，尤其适于原发灶不明的骨转移。若原发灶较为明确，骨活检非必须手段。活检主要有粗针穿刺活检和切开活检。活检前应完善患处CT或MRI扫描，以进行全面术前规划，尽量避开坏死区域，选取活跃溶骨性区域取材。原则上应避开重要血管神经束，穿过最少组织解剖学间室。取材量应满足常规组织病理学及分子病理学诊断要求。骨代谢生化指标，不能作为骨转移诊断的可靠方法。

（二）治疗

治疗目标：①缓解疼痛，恢复功能，提高生活质量。②预防或延缓SRE。③治疗SRE。a.药物治疗：包括止痛药和骨改良药物。b.放疗：包括体外照射和放射性核素治疗。c.必要时外科治疗：消融治疗和骨水泥成形术。d.注意护理及康复治疗。

二十、贫血

肿瘤相关性贫血（cancer related anemia，CRA）指肿瘤患者在其疾病发展及治疗过程中发生的贫血，原因包括肿瘤本身、机体的营养吸收障碍以及肿瘤患者接受治疗所致。CRA按形成原因分为非化疗相关贫血和化疗相关贫血，其诊断、评估、治疗及预防详见本指南《血液保护》分册。

二十一、血小板减少症

肿瘤治疗相关血小板减少症（cancer therapy-related thrombopenia，CTRT）指由控瘤治疗、化疗、放疗、靶向药物和免疫检查点抑制剂等，导致的血小板生成减少或/和破坏增加，临床表现为外周血中血小板计数低于$100×10^9$/L。CTRT的临床表现、诊断、治疗及预防参考本指南《血液保护》分册。

二十二、中性粒细胞减少

肿瘤相关性中性粒细胞减少，其病因、诊断、评估、治疗及预防详见本指南《血液保护》分册。

二十三、静脉血栓栓塞症

静脉血栓栓塞症（venous thromboembolism，VTE）是血液在静脉系统内异常凝结，阻塞血管引起的一系列病症，主要包括深静脉血栓形成（deep venous thrombosis，DVT）和肺血栓栓塞症（pulmonary thromboembolism，PE）。有关VTE的病因、诊断、治疗及预防详见本指南《血液保护》分册。

第五章

肿瘤生存者的照护

一、肿瘤生存者的定义

当一个人从被诊断患有恶性肿瘤起，在治疗期间和治疗之后，直至生命结束，被认为是肿瘤生存者，其中包括带瘤生存者和无瘤生存者。肿瘤生存者指南侧重于肿瘤诊断和治疗对肿瘤生存者产生的重大而持久的影响，包括对身心健康状态、健康行为、职业和个人身份、性能力和经济状况可能带来的潜在影响。适用于正在接受长期治疗的患者、晚期肿瘤患者和长期生存者。

提供给肿瘤生存者的医疗保健服务应包括：①预防新发肿瘤、肿瘤复发和其他远期并发症。②监测肿瘤扩散、复发或后续原发恶性肿瘤。③对后期心理社会和身体影响的评估。④对肿瘤及其治疗后遗症的干预（如医疗问题、症状、心理问题、经济和社会问题）。⑤协调初级医疗保健人员与医疗专家之间的治疗，以确保癌症生存者的健康需求全部得到满足。

肿瘤生存者指南重点关注维持和加强肿瘤生存者健康的可选方案，为肿瘤生存者提供一般性医疗保健和肿瘤及其治疗可能带来的长期和/或迟发副作用管理的基本方案，同时为肿瘤本身和肿瘤治疗的常见后遗症提供筛查、评估和治疗建议。推荐定期进行筛查评估并根据临床指征酌情进行后续治疗。

二、癌症生存者的长期随访与评估

建议定期更新肿瘤家族史以重新评估遗传风险。基因检测指南和有关遗传性肿瘤风险的认识会随着时间推移而发展，且家族中可能会出现新发病例，因此定期评估很重要。全面的家族史（包括先前所有的基因检测）是遗传风险评估的第一步。

由一名肿瘤遗传学专家进行遗传风险评估，适用于乳腺癌生存者、所有上皮性卵巢癌生存者、诊断时年龄≤50岁的结直肠癌或子宫内膜癌生存者、高级别前列腺癌生存者、胰腺癌生存者，酌情加或不加基因检测。按照NCCN指南和本指南建议，许多其他罕见肿瘤的生存者、诊断肿瘤时年纪轻的生存者、患有多种原发癌，或有一个或多个亲属患有相同肿瘤或相关肿瘤的生存者也是风险评估的重点人群。建议基于风险评估的结果对一些适当的肿瘤生存者进行基因检测。对携带有已知增加患癌风险胚系突变的患者，相应遗传风险评估标准和/或检测以及处理，可参见本指南《遗传咨询》分册。

三、第二原发癌的筛查

肿瘤生存者的总体肿瘤发生率高于普通人群。这种风险的增加可能是由于遗传易感性（如遗传性癌症综合征）和/或家族史、共同的病因学暴露（如吸烟、环境暴露、健康行为、HPV）以及肿瘤治疗的诱发突变效应。应尽可能建立健康行为（例如戒烟、控制体重）以降低发生后续恶性肿瘤风险。健康生活方式和行为辅导，对于减少可能导致后续肿瘤风险因素非常重要。第二原发肿瘤与既往控瘤治疗的类型和强度相关，特别是与放疗和特定化疗药物相关。

有证据表明CT成像带来的过度放射线暴露可能会增加发生辐射相关肿瘤的风险。使用放射影像学检查筛查肿瘤复发应基于诊断和用于早期发现肿瘤复发从而改善肿瘤预后。影像检查手段和随访频率可在本指南特定肿瘤章节查询。

四、肿瘤生存者的预防保健

（一）健康生活方式

1.健康生活方式的一般原则

（1）健康生活习惯除可改善肿瘤生存者总体健康和提升生活质量外，还可减少复发和降低死亡风险。

（2）应鼓励所有肿瘤生存者在饮食、体力活动和体重管理方面设定渐进性和最终目标。鼓励所有肿瘤生存者至少做到以下事项：达到并终生保持一个健康的体重；每天适度体力活动；保持健康饮食习惯，饮食需富含蔬菜、水果和全谷物；限制红肉、腌肉和深加工食品摄入量，特别是高脂肪和高糖食品；戒烟及尽可能减少饮酒；外出活动注意防晒；保证充足的睡眠；定期进行随访。

（3）从食物中获取营养而非依赖于营养保健品，不推荐常规摄入营养保健品用于控瘤。

（4）应在患者个人层面和社区层面评估建立健康生活方式障碍，并为患者克服这些障碍提供支持及建议。

2.体力活动的一般原则

（1）体力活动应根据每位肿瘤生存者的体力状态和兴趣爱好量身定制。

（2）争取每周进行至少150分钟运动，最终目标是在一周内分阶段进行300分钟或更多中等强度运动或75分钟高强度运动或等效组合。

（3）每周进行2~3次包含主要肌群的力量/抗阻力训练。

（4）有氧运动之前拉伸主要肌肉群，在不进行这些肌群锻炼期里每周至少拉伸2天。

（5）建议年长生存者和有跌倒风险的患者进行平衡训练。

（6）每天散步、爬楼梯等一般体力活动。

（7）避免久坐，合理安排运动和休息时间。

3.体力活动的一般评估

（1）首先了解患者既往和当前进行的体力活动，评估当前体力活动水平。

（2）关注临床评估：①体重/BMI、血压、功能状态、评估诊断前的基础体力活动水平和当前体力活动水平、由生存者自我评估的阻碍体力活动的因素（健身条件及户外活动空间等环境因素、经济状况、身体限制、可支配时间、社会支持、心理压力）。②系统性评估。③疾病状态。④评估体力活动的妨碍因素（疼痛、疲乏、情绪压力、营养缺乏/失衡、药物副反应）。

（3）进一步评估基础疾病和相应疗效：心血管病（包括心肌病）；肺病；关节炎/肌肉骨骼病；淋巴水肿；周围神经病变；骨骼健康状况/骨强度（包括是否存在骨转移）；大小便失禁等肠道/膀胱症状；是否做过造瘘术；跌倒风险评估；辅助装置需求（拐杖、步行辅助器、支架等）；既往或当前血小板减少症史；类固醇性肌病。

4.体力活动诱发不良事件的风险评估

（1）若存在外周神经病变、关节炎/肌肉骨骼问题、不良的骨健康状况、淋巴水肿，建议调整体力活动，可考虑在锻炼计划开始前进行医学评估，可咨询物理治疗师、经过认证的运动专业人士和康复专家。

（2）对肺部手术史或大的腹部手术史、造口术、心肺基础疾病（如COPD、CHF、CAD、心肌病）、重度疲乏、共济失调、严重营养缺乏、身体健康状况改变（如淋巴水肿加重），建议在锻炼计划开始前进行医学检查和排除禁忌证，并咨询物理治疗师、经过认证的运动专业人士和康复专家。

5.体力活动的建议

（1）根据当前或既往的体力活动情况（频率、强度、类型、时长），符合体力活动一般原则及指南推荐者，需定期重复评估，积极巩固体力活动的获益，并鼓励维持活动水平。同时需关注体力活动可能带来的不良反应和可能的风险。

（2）对体力活动时长和强度未达到指南推荐者，需评估和解决相应的原因，循序渐进地制订参加体力活动的短期和长期目标，建议初始的体力活动处方：①频率（1~3天/周）。②强度（轻度~中度）。③类型（散步等有氧运动和/或抗阻力训练）。④

时间（基于基线水平的可耐受的合理时长）。若经过上述纠正后能耐受，建议逐渐增加体力活动的时间和强度，并定期重复评估，巩固获益并评估可能的风险。若不能耐受，建议咨询物理治疗师、经过认证的运动专业人士和康复专家。

6.抗阻力训练建议

（1）抗阻力训练的健康获益包括提高肌力和肌耐力、改善功能状态以及维持和改善骨密度。

（2）力量训练对于维持平衡和最大限度地降低跌倒风险很重要。

（3）抗阻力锻炼应兼顾所有主要肌群（胸部、双肩、双臂、背部、中心部位、双腿）。

（4）抗阻力锻炼处方：①频率，2~3次/周，每次锻炼之间间隔足够的时间休息。②强度，2~3组动作，每组重复10~15个动作，当能耐受3组10~15个重复动作的锻炼时，考虑增加阻力重量。③休息，每组动作锻炼之间休息2~3分钟。④对于希望开始抗阻力锻炼的癌症生存者，如有条件请咨询物理治疗师、经过认证的运动专业人士和康复专家。

（5）设定的阻力重量应该能够重复做10~15个动作。

（6）有淋巴水肿风险的生存者，可参考本指南后续淋巴水肿部分推荐。

7.特殊人群体力活动的注意事项

（1）患有淋巴水肿的癌症生存者：淋巴水肿生存者的检查和治疗及体力活动的注意事项详见本指南后续淋巴水肿部分的推荐。

（2）接受造口术的癌症生存者：①锻炼前应排空造口袋。②举重/抗阻力锻炼应从较小阻力开始，在受过训练的物理治疗师、经过认证的运动专业人士和康复专家指导下缓慢增加。③调整核心肌肉锻炼方法，以最大限度地减少腹腔内产生过大的压力，并避免做Valsalva动作，因为接受造口术的癌症生存者可能有发生造口旁疝的风险。④参加接触性运动或可能给造口带来损伤的运动时，请使用保护造口的装置。⑤接受回肠造口术的癌症生存者，在进行体力活动之前、活动期间和活动之后，应注意增加饮水量，因为造口术后可能发生脱水。

（3）存在周围神经病变的癌症生存者：①在参加运动前，应评估身体稳定性、平衡和步态；进行平衡训练。②如果神经病变影响稳定性，应考虑其他的有氧运动（固定式自行车、水中有氧运动），而不是步行。③抗阻力训练建议：进行手持重量的锻炼时，监测手部的不适状况；考虑使用有软物衬垫/涂胶的哑铃和/或戴衬垫手套（如自行车手套）；考虑使用抗阻力训练机。

（4）有骨质丢失或骨转移的癌症生存者：①避免对脆弱的骨骼部位施加高负荷的运动。②将跌倒风险降至最低。③如果出现骨痛，进行医学评估。

（5）老年人：①评估基线健康和功能状态。②建议进行核心锻炼和平衡训练。

③参见《NCCN老年人肿瘤学指南》。

（二）营养与体重管理

1.营养的一般原则

（1）评估每日饮食中摄入的水果、蔬菜、全谷物，以及摄入的红肉和加工肉、酒精、添加脂肪和/或糖的加工食品或饮料。

（2）评估用餐时间和吃点心的习惯，包括进食的分量、外出吃饭的频率，或饮料中添加脂肪和/或糖的习惯。

（3）应鼓励所有癌症生存者做到以下事项：①明智地选择食物，确保种类多样化和摄入足够的营养。②限制红肉摄入量至<18盎司/周，避免进食加工肉类。③限制其他深加工食品。④对于每日2000卡路里的饮食，精糖限制<25克；对于每日3000卡路里的饮食，精糖限制<38克。⑤饮食以植物性基础为主，其中大部分食物是蔬菜、水果、全谷物。⑥监测卡路里摄入量。⑦如果饮酒，尽量少喝。低水平的饮酒量与较低的癌症风险相关。⑧推荐的膳食组分来源。a.脂肪：植物来源，如橄榄油或菜籽油、牛油果、种子和坚果、富含脂肪的鱼。b.碳水化合物：水果、蔬菜、全谷物和豆类。c.蛋白质：家禽、鱼、豆类、低脂乳制品和坚果。⑨虽然大豆食品在癌症生存者中的风险和获益已经争论了多年，但迄今为止的大多数研究表明，大豆食品有益于促进整体健康和生存，现有最强有力的证据支持用于肺癌的预防和超过12个月的乳腺癌生存者。

2.体重管理的一般原则

（1）应鼓励所有生存者达到并维持正常的BMI并努力维持代谢健康。增加体重是体重不足的癌症生存者应优先考虑的一个问题。减轻体重是超重/肥胖的癌症生存者应优先考虑的一个问题。

（2）对于体重正常的癌症生存者，重点的是要维持体重。

（3）评估癌症生存者的代谢健康和与BMI无关的身体组成。

（4）体重管理包括三管齐下的方法：热量管理、体力活动和行为调整。

（5）医务人员应讨论体重管理和最佳代谢健康的策略，包括如何实现低全身脂肪和高肌肉质量。

（6）控制饮食分量。

（7）通过常规评估食品商标来明智地选择食物。

（8）将体力活动包含在内，特别是力量训练，以确保达到最佳瘦体重。

（9）常规追踪体重、饮食、卡路里和体力活动。（如，日记、移动电话APP）。

（10）应考虑转诊给注册营养师，特别是那些获得认证的肿瘤学营养专家（CSO）和膳食与营养学院的肿瘤学营养饮食实践小组成员。

（11）目前没有证据支持在癌症幸存者中使用减肥补充剂。

3.营养和体重管理评估

（1）基于BMI标准评估体重状态，评估非自愿体重的变化。首先是临床评估，评估当前的饮食习惯和体力活动习惯，并询问：日常摄入的食物和进食习惯，体力活动习惯，处理体重问题的意愿和既往用于改变的策略，营养和体重管理的不利因素（如获取健康、营养食物的条件、经济问题、有充足的时间），食欲和饮食方式的变化。

（2）其次，需评估疾病治疗带来的影响和基础疾病。①治疗的影响：胃肠动力障碍、吞咽困难、味觉障碍、口咽部解剖变化、肠功能障碍、消化酶功能不足、胃肠道重建。②合并疾病：心血管疾病、糖尿病、肾脏疾病、肝脏疾病、情绪障碍（如焦虑和抑郁）、甲状腺功能障碍、胃肠道疾病。③用药情况。④牙齿健康情况。⑤营养补充剂的使用情况。⑥心理上的痛苦和对复发的恐惧。

4.营养和体重管理干预

（1）增加体重：①增加进食频率。②避免进食时喝水太多或喝过多汤类等流质。③鼓励吃高热量和高密度营养的食物。④根据临床需要干预引起体重不足的风险因素，如牙齿健康和导致经口进食不足的风险因素、吞咽及味觉障碍、酌情使用胃肠动力药、酌情提供戒烟的帮助、引发体重不足的心理社会因素、获取健康食品的限制（如交通不便、经济因素等）。⑤必要时可考虑营养师干预以进行个体化辅导。

（2）维持体重：①强化患者终生维持正常体重的意识。②定期监测体重。③限制高热量食物的摄取。④可通过使用体积较小的餐盘控制进食数量。

（3）减轻体重：①根据临床需要干预引起超重的风险因素，如抑郁症等心理社会因素、获取健康食品的限制（如交通不便、经济因素等）。②定期监测体重。③建议体重下降的速度每周不超过0.9kg，年龄超过64岁的癌症生存者，每周体重下降的速度不超过0.45kg。④限制高热量食物的摄取，特别是营养含量相对低的食品，如加糖饮料和含大量脂肪和糖的食品。⑤用低热量、营养丰富的食物取代高热量的食物。⑥通过使用体积较小的餐盘控制进食数量。⑦可考虑营养师干预以获得个性化帮助。⑧如是病态肥胖，可酌情考虑评估减肥手术或药物减肥。

五、肿瘤生存者长期身心照护

（一）淋巴水肿

淋巴水肿是一种局限性组织肿胀，由淋巴回流障碍导致过量淋巴液在外周组织间隙积聚而形成，分为原发性和继发性淋巴水肿。其中，继发性淋巴水肿最常见原因是肿瘤及其治疗。上肢淋巴水肿多继发于乳腺癌术后（13.5%~41.1%），下肢淋巴水肿多继发于妇科肿瘤术后。淋巴水肿具慢性、进行性、终身治疗等特点，一旦临床表现明显，治疗预后较差，并有逐渐恶化趋势，导致组织不可逆纤维化改变。尽早识别淋巴水肿高危因素，采取有效管理措施，是减少肿瘤生存者术后淋巴水肿发生的重要措施。

有关淋巴水肿的表现分级、分期及其处理详见本指南相关分册和章节。

有淋巴水肿或有淋巴水肿风险患者的体力活动原则如下。

（1）淋巴水肿不是体力活动的禁忌证，如果参加有氧运动或进行未受累肢体的力量训练，则无需采取特殊预防措施。

（2）即使存在淋巴水肿，仍鼓励患者继续进行充分利用肢体和关节活动范围的锻炼，以保持力量和活动的范围。

（3）渐进式力量训练需要注意：①在监测下以最小增量逐渐增加阻力。②有淋巴水肿或有淋巴水肿风险的肢体在开始体力活动项目之前，应考虑转介给淋巴水肿专家进行评估。③进行锻炼课程期间，可能需要穿压缩服。④如果可能，肿瘤生存者应该与受过训练的运动专业人士一起锻炼，并且只有在淋巴水肿专家或其他适合的医疗服务提供者评估确定淋巴水肿稳定时才可开始涉及受累身体部位的锻炼，如：在过去的3个月内，不需要接受关于淋巴水肿的治疗；最近没有发生需要使用抗生素的肢体感染；肢体周长变化不超过10%；日常生活活动的能力没有发生变化等。

（4）肿瘤生存者应接受淋巴水肿发生和恶化的基线和定期评估。

（5）如果淋巴水肿加重，肿瘤生存者应停止锻炼并找淋巴水肿专科医生问诊。

（二）激素相关症状

女性和男性都可能出现激素症状，这些症状可能包括热潮红/盗汗、阴道干燥、泌尿系统疾病、性功能障碍、睡眠障碍、情绪障碍、抑郁、认知功能障碍、关节痛/肌痛和疲劳等。男性还可能出现男性乳房发育症、睾丸尺寸减小和体毛稀疏。激素相关症状会对生活质量产生深远的影响。有关诊断、治疗及预防详见本指南《内分泌保护》《生育保护》分册相关章节。

（三）性功能障碍

性健康是每个个体整体生理和情绪健康的一个重要组成部分。肿瘤治疗，尤其是激素治疗和针对骨盆的手术和/或放疗，通常会损害性功能。此外，生存者中常见抑郁和焦虑会导致性问题。因此，性功能障碍在生存者中很常见，可能会增加痛苦，并对生活质量产生显著负面影响。尽管如此，临床肿瘤学家常常不会与生存者讨论性功能，其原因包括缺乏相关专业的培训、提供者和/或生存者对该主题的避讳、生存者对提供者不适观点以及访问期间讨论时间不足。然而，如何有效应对女性和男性性功能障碍这些讨论必将成为生存者疗护的重要部分。有关性功能障碍的表现、诊断、治疗和预防详见本指南《生育保护》《内分泌保护》分册相关章节。

（四）睡眠障碍

睡眠障碍包括失眠、过度嗜睡及与睡眠相关的运动或呼吸障碍。30%~50%的肿瘤生存者存在睡眠障碍，且伴疼痛、疲劳、焦虑和/或抑郁，可能与睡眠和觉醒调节中疾病或治疗相关的生物学变化、诊断和治疗的压力以及治疗的副作用有关。睡眠改善可改善疲劳、情绪和整体质量。有关睡眠障碍的病因、诊断、治疗及预防详见"控症治疗"章节。

（五）认知障碍

认知障碍是肿瘤生存者常见疾病，可能是肿瘤本身的后果或肿瘤相关治疗（如化疗、放疗）的直接影响。这种症状在中枢神经系统肿瘤或脑转移患者中尤为突出，但未涉及大脑的生存者也可能报告认知障碍，认知功能障碍会影响生活质量和功能。认知功能障碍通常与化疗（有时被称为"化学脑"）有关，其他治疗（如内分泌治疗、放射治疗和手术）也可能与认知障碍有关。有关认知障碍的病因、评估、诊断、治疗及预防详见"控症治疗"章节。

参考文献

1.樊代明.中国肿瘤整合诊治指南（CACA）.天津：天津科学技术出版社，2022.

2.樊代明.整合肿瘤学·临床卷.北京：科学出版社，2021.

3.于恺英，于世英，巴一，等.中国肿瘤支持治疗关键临床技术的发展与进步.中国肿瘤临床，2020，47（5）：222-226.

4.Jordan K，Aapro M，Kaasa S，et al. European society for medical oncology（ESMO）position paper on supportive and palliative care. Ann Oncol，2018，29（1）：36-43.

5.Rapoport B L，Cooksley T，Johnson D B，et al. Supportive care for new cancer therapies. Curr Opin Oncol. 2021，33（4）：287-294.

6.Schmidt M E，Goldschmidt S，Hermann S，et al. Long-term problems and unmet needs of cancer survivors. Int J Cancer. 2022；151（8）：1280-1290.

7.Jordan K，Aapro M，Kaasa S，et al. European Society for Medical Oncology（ESMO）position paper on supportive and palliative care. Ann Oncol，2018，29（1）：36-43.

8.Lu Z，Fang Y，Liu C，et al. Early Interdisciplinary Supportive Care in Patients With Previously Untreated Metastatic Esophagogastric Cancer：A Phase III Randomized Controlled Trial. J Clin Oncol，2021，39（7）：748-756.

9.Davis L E，Bubis L D，Mahar A L，et al. Patient-reported symptoms after breast cancer diagnosis and treatment：A retrospective cohort study. Eur J Cancer，2018，101：1-11.

10.Zhang L，Zhang X，Shen L，et al. Efficiency of Electronic Health Record Assessment of Patient-Reported Outcomes After Cancer Immunotherapy：A Randomized Clinical Trial. JAMA Netw Open. 2022；5（3）：e224427.

11.Curry J，Patterson M，Greenley S，et al. Feasibility，acceptability，and efficacy of online supportive care for individuals living with and beyond lung cancer：a systematic review. Support Care Cancer，2021，29（11）：6995-7011.

12.Greer J A，Jacobs J，Pensak N，et al. Randomized Trial of a Tailored Cognitive-Behavioral Therapy Mobile Application for Anxiety in Patients with Incurable Cancer.Oncologist，2019，24（8）：1111-1120.

13.Willems R A，Bolman C A，Mesters I，et al. Short-term effectiveness of a web-based tailored intervention for cancer survivors on quality of life，anxiety，depression，and fatigue：randomized controlled trial. Psychooncology，2017，26（2）：222-230.

14.Penedo F J，Oswald L B，Kronenfeld J P，et al. The increasing value of eHealth in the delivery of patient-centred cancer care. Lancet Oncol，2020，21（5）：e240-e251.

15.Basch E，et al. Overall Survival Results of a Trial Assessing Patient-Reported Outcomes for Symptom Monitoring During Routine Cancer Treatment. Jama，2017. 318（2）：197-198.

16.Jordan K，et al. European Society for Medical Oncology（ESMO）position paper on supportive and palliative care. Ann Oncol，2018. 29（1）：36-43.

17.Oliveri S，et al. A Systematic Review of the Psychological Implications of Genetic Testing：A Comparative Analysis Among Cardiovascular，Neurodegenerative and Cancer Diseases. Front Genet，2018. 9：624.

18.Mathioudakis A G，et al. Systematic review on women's values and preferences concerning breast cancer screening and diagnostic services. Psychooncology，2019. 28（5）：939-947.

19.Driessen E J，et al. Effects of prehabilitation and rehabilitation including a home-based component on physical fitness，adherence，treatment tolerance，and recovery in patients with non-small cell lung cancer：A systematic review. Crit Rev Oncol Hematol，2017. 114：p.63-76.

20. Leensen M C J，et al. Return to work of cancer patients after a multidisciplinary intervention including occupational counselling and physical exercise in cancer patients：a prospective study in the Netherlands. BMJ Open，2017. 7（6）：e014746.

21. 中国性学会结直肠肛门功能外科分会，中国医师协会结直肠肿瘤专业委员会器官功能保护学组，中国医师协会外科医师分会结直肠外科医师委员会.直肠癌手术盆腔器官功能保护中国专家共识.中华胃肠外科杂志，2021.24（4）：283-290.

22. Wang L，et al. Intentional Watch & Wait or Organ Preservation Surgery Following Neoadjuvant Chemoradiotherapy Plus Consolidation CAPEOX for MRI-defined Low-risk Rectal Cancer：Findings from a Prospective Phase 2 Trial（PKUCH-R01 Trial，NCT02860234）. Ann Surg，2022.

23. Garcia-Aguilar J，et al. Organ Preservation in Patients with Rectal Adenocarcinoma Treated with Total Neoadjuvant Therapy. J Clin Oncol，2022.40（23）：2546-2556.

24. 中国抗癌协会肿瘤支持治疗专业委员会.中国肿瘤药物治疗相关恶心呕吐防治专家共识（2022年版）.中华医学杂志，2022（39）：3080-3094.

25. 中国抗癌协会肿瘤营养专业委员会，国家市场监管重点实验室，北京肿瘤学会肿瘤缓和医疗专业委员会.中国恶性肿瘤患者运动治疗专家共识.肿瘤代谢与营养电子杂志，2022.9（3）：298-311.

26. Muscaritoli M，et al. ESPEN practical guideline：Clinical Nutrition in cancer. Clin Nutr，2021. 40（5）：2898-2913.

27. Sung H，Ferlay J，Siegel RL，et al. Global Cancer Statistics 2020：GLOBOCAN Estimates of Incidence and Mortality Worldwide for 36 Cancers in 185 Countries. CA Cancer J Clin. 2021；71（3）：209-249.

28. 骆佳莉，王彧.浅析中国"医患共同决策"的理论研究——基于CNKI的文献分析.中国医学伦理学，2020，33（2）：192-197.

29. Bomhof-Roordink H，Fischer M J，van Duijn-Bakker N，et al. Shared decision making in oncology：A model based on patients'，health care professionals'，and researchers' views. Psychooncology，2019；28（1）：139-146.

30. Colley A，Halpern J，Paul S，et al. Factors associated with oncology patients' involvement in shared decision making during chemotherapy. Psychooncology. 2017；26（11）：1972-1979.

31. Elwyn G. Shared decision making：What is the work? Patient Educ Couns. 2021；104（7）：1591-1595.

32. Tranvåg E J，Norheim O F，Ottersen T. Clinical decision making in cancer care：a review of current and future roles of patient age.BMC Cancer，2018；18（1）：546.

33. Pyke-Grimm K A，Franck L S，Patterson Kelly K，et al. Treatment decision making involvement in adolescents and young adults with cancer. Oncol Nurs Forum，2019，；46（1）：E22-E37.

34. Kao C Y，Aranda S，Krishnasamy M，et al. Development and testing of a guideline document to provide essential information for patient decision making regarding cancer clinical trials. Eur J Cancer Care（Engl）. 2020；29（5）：e13236.

35. Tong G，Geng Q，Wang D，et al. Web-based decision aids for cancer clinical decisions：a systematic review and meta-analysis. Support Care Cancer，2021；29（11）：6929-6941.

36. 樊代明.整合医学——从医学知识到医学知识论.医学争鸣，2021，11（1-11）.

37. 顾芳慧，仲西瑶，孙光宇，等.整合医学模式在肿瘤专科医院管理中的应用实践.中国医院管理，2021，3（91-93）.

38. Timothy Gilligan，Liz Salmi，Andrea Enzinger. Patient-Clinician Communication Is a Joint Creation：Working Together Toward Well-Being. Am Soc Clin Oncol Educ Book，2018；38：532-539.

39. Paulina Zielińska，Magdalena Jarosz，Agnieszka Kwiecińska，et al. Main communication barriers in the process of delivering bad news to oncological patients - medical perspective. Folia Med Cracov，

2017；57（3）：101-112.

40.田野，王绿化.放射治疗中正常组织损伤与防护.北京：人民卫生出版社，2019.

41.张慧，章真.放射性肠损伤的支持治疗进展.中国肿瘤临床，2022，49（09）：438-442.

42.Wang K，Tepper J E. Radiation therapy-associated toxicity：Etiology，management，and prevention. CA Cancer J Clin，2021，71（5）：437-454.

43.Herrmann J. Adverse cardiac effects of cancer therapies：cardiotoxicity and arrhythmia. Nat Rev Cardiol，2020，17（8）：474-502.

44.Banfill K，Giuliani M，Aznar M，et al. Cardiac Toxicity of Thoracic Radiotherapy：Existing Evidence and Future Directions.J Thorac Oncol，2021，16（2）：216-227.

45.McBride W H，Schaue D. Radiation-induced tissue damage and response. J Pathol，2020，250（5）：647-655.

46.Zhang D，Zhong D，Ouyang J，et al. Microalgae-based oral microcarriers for gut microbiota homeostasis and intestinal protection in cancer radiotherapy. Nat Commun，2022，13（1）：1413.

47.Caroline S. Zeind，Michael G. Carvalho. Applied Therapeutics，11th Edition. Wolters Kluwer，2018.

48.石远凯，孙燕.临床肿瘤内科手册.第6版.北京：人民卫生出版社，2020.

49.Basak D，Arrighi S，Darwiche Y，et al. Comparison of Anticancer Drug Toxicities：Paradigm Shift in Adverse Effect Profile. Life（Basel）.2021.12（1）：48.

50.WHO Guidelines for the Pharmacological and Radiotherapeutic Management of Cancer Pain in Adults and Adolescents，Geneva，2018.

51.Swarm R A，Paice J A，Anghelescu D L，et al. Adult Cancer Pain，Version 3.2019，NCCN Clinical Practice Guidelines in Oncology. J Natl Compr Canc Netw，2019，17（8）：977-1007.

52.Dworkin R H，Turk D C，Revicki D A，et al. Development and initial validation of an expanded and revised version of the Short-form McGill Pain Questionnaire（SF-MPQ-2）. Pain，2009，144（1-2）：35-42.

53.国家卫生健康委员会合理用药专家委员会.癌痛合理用药指南.北京：人民卫生出版社，2021.

54.崔月倩，孙腾宇，侯军君，等.癌痛治疗中阿片类药物的滴定方法及个体化应用.肿瘤研究与临床，2021，33（10）：785-788.

55.沈波，杨扬，申文，等.江苏省成人癌症疼痛诊疗规范（2020年版）.中国医学前沿杂志（电子版），2020，12（06）：28-47.

56.王昆.癌性爆发痛专家共识（2019年版）.中国肿瘤临床，2019，46（06）：267-271.

57.Xia Z. Cancer pain management in China：current status and practice implications based on the ACHEON survey. J Pain Res，2017，10：1943-1952.

58.Van Den Beuken-Van Everdingen M H，Hochstenbach L M，Joosten E A，et al. Update on Prevalence of Pain in Patients With Cancer：Systematic Review and Meta-Analysis. J Pain Symptom Manage，2016，51（6）：1070-1090 e9.

59.白杰，郑琪，张彦兵，等.腹腔药物灌注治疗恶性腹水研究进展.医学综述，2021，27（09）：1740-1746.

60.陈永兵，于恺英，饶本强，等.癌性肠梗阻内科治疗的"6字方针".肿瘤代谢与营养电子杂志，2020，7（02）：141-144.

61.Larkin P J，Cherny N I，La Carpia D，et al. ESMO Guidelines Committee. Electronic address：clinicalguidelines@esmo.org. Diagnosis，assessment and management of constipation in advanced cancer：ESMO Clinical Practice Guidelines. Ann Oncol. 2018 Oct；29 Suppl 4：iv111-iv125.

62.Hui D，Bohlke K，Bao T，et al. Management of Dyspnea in Advanced Cancer：ASCO Guideline. J Clin Oncol. 2021 Apr 20；39（12）：1389-1411.

63.Tinti S，Parati M，De Maria B，et al. Multi-Dimensional Dyspnea-Related Scales Validated in Individuals With Cardio-Respiratory and Cancer Diseases. A Systematic Review of Psychometric Properties. J

Pain Symptom Manage. 2022 Jan；63（1）：e46-e58.

64.咯血诊治专家共识.中国呼吸与危重监护杂志，2020；1-11.

65.Davidson K，Shojaee S. Managing Massive Hemoptysis. Chest. 2020；157：77‐88.

66.曾佳佳，杨润祥.肿瘤患者恶性胸腔积液的处理.中国临床医生杂志，2022；3-5.

67.Gayen S. Malignant Pleural Effusion：Presentation，Diagnosis，and Management. Am J Med. 2022 Oct；135（10）：1188-1192.

68.赵龙，张玲玲，谢红英，等.晚期肺癌伴恶性胸腔积液的临床特征及危险因素分析.中国临床医生杂志，2021，49（3）：279-281.

69.Watt C L，Momoli F，Ansari M T，et al. The incidence and prevalence of delirium across palliative care settings：A systematic review，Palliat Med，33（2019）865-877.

70.Bush S H，Lawlor P G，Ryan K，et al. Delirium in adult cancer patients：ESMO Clinical Practice Guidelines，Ann Oncol，29 Suppl 4（2018）iv143-iv165.

71.Bush S H，Tierney S，Lawlor P G. Clinical Assessment and Management of Delirium in the Palliative Care Setting，Drugs，77（2017）1623-1643.

72.Featherstone I，Sheldon T，Johnson M，et al.Risk factors for delirium in adult patients receiving specialist palliative care：A systematic review and meta-analysis，Palliat Med，36（2022）254-267.

73.Finucane A M，Jones L，Leurent B，et al. Drug therapy for delirium in terminally ill adults，Cochrane Database Syst Rev，1（2020）CD004770.

74.Agar M R，Lawlor P G，Quinn S，et al. Efficacy of Oral Risperidone，Haloperidol，or Placebo for Symptoms of Delirium Among Patients in Palliative Care：A Randomized Clinical Trial，JAMA Intern Med，177（2017）34-42.

75.M. van der Vorst，E.C.W. Neefjes，M.S.A. Boddaert，et al.Olanzapine Versus Haloperidol for Treatment of Delirium in Patients with Advanced Cancer：A Phase III Randomized Clinical Trial，Oncologist，25（2020）e570-e577.

76.Okuyama T，Yoshiuchi K，Ogawa A，et al.Current Pharmacotherapy Does Not Improve Severity of Hypoactive Delirium in Patients with Advanced Cancer：Pharmacological Audit Study of Safety and Efficacy in Real World（Phase-R），Oncologist，24（2019）e574-e582.

77.Goldstein E D，Feyissa A M. Brain tumor related-epilepsy，Neurol Neurochir Pol，52（2018）436-447.

78.Asano K，Hasegawa S，Matsuzaka M，et al. Brain tumor-related epilepsy and risk factors for metastatic brain tumors：analysis of 601 consecutive cases providing real-world data，J Neurosurg，136（2022）76-87.

79.P.B. van der Meer，M.J.B. Taphoorn，J.A.F. Koekkoek. Management of epilepsy in brain tumor patients，Curr Opin Oncol，34（2022）685-690.

80.Sanchez-Villalobos J M，Aledo-Serrano A，Serna-Berna A，et al.Antiseizure medication for brain metastasis-related epilepsy：Findings of optimal choice from a retrospective cohort，Epilepsy Res，178（2021）106812.

81.Ruda R，Houillier C，Maschio M，et al. Effectiveness and tolerability of lacosamide as add-on therapy in patients with brain tumor-related epilepsy：Results from a prospective，noninterventional study in European clinical practice（VIBES），Epilepsia，61（2020）647-656.

82.Chen D Y，Chen C C，Crawford J R，et al.Tumor-related epilepsy：epidemiology，pathogenesis and management，J Neurooncol，139（2018）13-21.

83.Kwak A，Jacobs J，Haggett D，et al.Peppercorn，Evaluation and management of insomnia in women with breast cancer，Breast Cancer Res Treat，181（2020）269-277.

84.Blumenstein K G，Brose A，Kemp C，et al. Effectiveness of cognitive behavioral therapy in improving functional health in cancer survivors：A systematic review and meta-analysis，Crit Rev Oncol Hematol，175（2022）103709.

85.Zhang J，Zhang Z，Huang S，et al. Acupuncture for cancer-related insomnia：A systematic review and meta-analysis，Phytomedicine，102（2022）154160.

86.Wang C C，Han E Y，Jenkins M，et al. The safety and efficacy of using moxibustion and or acupuncture for cancer-related insomnia：a systematic review and meta-analysis of randomised controlled trials，Palliat Care Soc Pract，16（2022）26323524211070569.

87.Neubauer D N. The evolution and development of insomnia pharmacotherapies，J Clin Sleep Med，3（2007）S11-15.

88.Wang S，Feng Y，Chen L，et al. Towards updated understanding of brain metastasis，Am J Cancer Res，12（2022）4290-4311.

89.Valiente M，Ahluwalia M S，Boire A，et al.The Evolving Landscape of Brain Metastasis，Trends Cancer，4（2018）176-196.

90.Wang N，Bertalan M S，Brastianos P K. Leptomeningeal metastasis from systemic cancer：Review and update on management，Cancer，124（2018）21-35.

91.Le Rhun E，Guckenberger M，Smits M，et al. EANO-ESMO Clinical Practice Guidelines for diagnosis，treatment and follow-up of patients with brain metastasis from solid tumours，Ann Oncol，32（2021）1332-1347.

92.Aizer A A，Lamba N，Ahluwalia M S，et al.Brain metastases：A Society for Neuro-Oncology（SNO）consensus review on current management and future directions，Neuro Oncol，24（2022）1613-1646.

93.Lawton A J，Lee K A，Cheville A L，et al.Assessment and Management of Patients with Metastatic Spinal Cord Compression：A Multidisciplinary Review，J Clin Oncol，37（2019）61-71.

94.Donovan E K，Sienna J，Mitera G，et al.Single versus multifraction radiotherapy for spinal cord compression：A systematic review and meta-analysis，Radiother Oncol，134（2019）55-66.

95.Gutt R，Malhotra S，Jolly S，et al.Veterans Health Administration Palliative Radiotherapy Task，Management of metastatic spinal cord compression among Veterans Health Administration radiation oncologists，Ann Palliat Med，7（2018）234-241.

96.Shah S，Kutka M，Lees K，et al. Management of Metastatic Spinal Cord Compression in Secondary Care：A Practice Reflection from Medway Maritime Hospital，Kent，UK，J Pers Med，11（2021）.

97.Emery J，Butow P，Lai-Kwon J，et al. Management of common clinical problems experienced by survivors of cancer，Lancet，399（2022）1537-1550.

98.Jordan B，Margulies A，Cardoso F，et al.Systemic anticancer therapy-induced peripheral and central neurotoxicity：ESMO-EONS-EANO Clinical Practice Guidelines for diagnosis，prevention，treatment and follow-up，Ann Oncol，31（2020）1306-1319.

99.中国抗癌协会肿瘤支持治疗专业委员会，中国抗癌协会肿瘤临床化疗专业委员会.化疗诱导的周围神经病变诊治中国专家共识（2022版）.中华肿瘤杂志，44（2022）928-934.

100.Al Maqbali M，Al Sinani M，Al Naamani Z，et al.Prevalence of Fatigue in Patients With Cancer：A Systematic Review and Meta-Analysis，J Pain Symptom Manage，61（2021）167-189 e114.

101.NCCN. NCCN clinical practice guidelines in oncology：cancer related fatigue（2020）. Version 2. USA：NCCN，2020：15.

102.ROILA F，FUMI G，RUGGERI B，et al. Prevalence，characteristics，and treatment of fatigue in oncological cancer patients in Italy：a cross-sectional study of the Italian Network for Supportive Care in Cancer（NICSO）.Support Care Cancer，2019，27（3）：1041-1047.

103.DAVIS M P，WALSH D. Mechanisms of fatigue. J Support Oncol，2010，8（4）：164-174.

104.FABI A，BHARGAVA R，FATIGONI S，et al. Cancer-related fatigue：ESMO clinical practice guidelines for diagnosis and treatment. Ann Oncol，2020，31（6）：713-723.

105.唐丽丽.中国肿瘤心理临床实践指南2020.北京：人民卫生出版社，2020：184-190.

106.中国抗癌协会肿瘤营养专业委员会，中华医学会肠外肠内营养学分会.中国肿瘤营养治疗指南 2020.北京：人民卫生出版社，2020：36-49，264-273.

107.医学会肿瘤分会癌症支持康复治疗组.中国癌症相关疲劳临床实践诊疗指南（2021年版）.中国肿瘤学，2021，31（9）：852-872.

108.卞艺颖，沈靖南.骨转移癌多学科治疗的优势.中华转移性肿瘤杂志，2021.04（02）：157-162.

109.Ko H Y. Deep Vein Thrombosis and Pulmonary Embolism in Spinal Cord Injuries.Management and Rehabilitation of Spinal Cord Injuries. Springer，Singapore，2022：513-526.

110.De Gregorio M A，Guirola J A，Sierre S，et al. Ibero-American Society of Interventionism (SIDI) and the Spanish Society of Vascular and Interventional Radiology (SERVEI) Standard of Practice (SOP) for the Management of Inferior Vena Cava Filters in the Treatment of Acute Venous Thromboembolism. Journal of Clinical Medicine，2021，11（1）：77.

111.Jamil A，Johnston-Cox H，Pugliese S，et al. Current interventional therapies in acute pulmonary embolism. Progress in Cardiovascular Diseases，2021，69：54-61.

112.Spinelli B A. Head and Neck Lymphedema Assessment Methods. Rehabilitation Oncology，2021，39（4）：E122-E124.

113.Ali J S，Gamal L M，El-Saidy T M. Effect of prophylactic physical activities on reducing lymphedema among women post mastectomy. J Health Med Nurs，2019，61：95-113.

114.Ward L C，Koelmeyer L A，Moloney E. Staging breast cancer-related lymphedema with bioimpedance spectroscopy. Lymphatic Research and Biology，2022，20（4）：398-408.

115.Teresa S. Lee，Carol M. Morris，Sharon A. Czerniec，et al. Does lymphedema severity affect quality of life? Simple question. Challenging answers. Lymphatic Research and Biology. Feb 2018.85-91.

116.Herbst K L，Kahn L A，Iker E，et al. Standard of care for lipedema in the United States. Phlebology，2021，36（10）：779-796.

117.Network NCC. NCCN Clinical Practice Guidelines in Oncology：Survivorship. Version 1，2022. Available at NCCN.org. Accessed March 30，2022.

118.Sanft T，Day A，Peterson L，et al. NCCN Guidelines® Insights：Survivorship，Version 1.2022. J Natl Compr Canc Netw. 2022；20（10）：1080-1090.

119.McNeely M L，Harris S R，Dolgoy N D，et al. Update to the Canadian clinical practice guideline for best-practice management of breast cancer - related lymphedema：study protocol. Canadian Medical Association Open Access Journal，2022，10（2）：E338-E347.

120.Peng Y，Zhang K，Wang L，et al. Effect of a telehealth-based exercise intervention on the physical activity of patients with breast cancer：A systematic review and meta-analysis. Asia Pac J Oncol Nurs. 2022；9（12）：100117. Published 2022 Jul 22.

121.Reger M，Kutschan S，Freuding M，et al.Water therapies (hydrotherapy，balneotherapy or aqua therapy) for patients with cancer：a systematic review. J Cancer Res Clin Oncol. 2022；148（6）：1277-1297.

122.Kang D W，Fairey A S，Boulé N G，et al. A randomized trial of the effects of exercise on anxiety, fear of cancer progression and quality of life in prostate cancer patients on active surveillance. The Journal of Urology，2022，207（4）：814-822.

123.López D M L. Management of genitourinary syndrome of menopause in breast cancer survivors：An update. World Journal of Clinical Oncology，2022，13（2）：71.

124.Velure G K，Müller B，Hauken M A. Symptom burden，psychological distress，and health-related quality of life in cancer survivors with pelvic late radiation tissue injuries. Supportive Care in Cancer，2022，30（3）：2477-2486.

125.Zhao C，Grubbs A，Barber E L. Sleep and gynecological cancer outcomes：opportunities to improve quality of life and survival. International Journal of Gynecologic Cancer，2022，32（5）.

126.Montoya D A，Yennurajalingam S. Sleep Disturbances in Advanced Cancer Patients//Textbook of Palliative Medicine and Supportive Care. CRC Press，2021：467-476.

127.Magnuson A，Ahles T，Chen B T，et al. Cognitive function in older adults with cancer：Assessment，management，and research opportunities. Journal of Clinical Oncology，2021，39（19）：2138.

128.Tevaarwerk A，Denlinger CS，Sanft T，et al. Survivorship，Version 1.2021. J Natl Compr Canc Netw. 2021；19（6）：676-685.

129.Urquhart R，Scruton S，Kendell C. Understanding Cancer Survivors'Needs and Experiences Returning to Work Post-Treatment：A Longitudinal Qualitative Study. Current Oncology，2022，29（5）：3013-3025.

130.Guo Y J，Tang J，Li J M，et al.Exploration of interventions to enhance return-to-work for cancer patients：A scoping review. Clin Rehabil. 2021；35（12）：1674-1693.

营养疗法

❖ 肿瘤防控　营养先行 ❖
❖ 诊断分级　治疗渐进 ❖
❖ 因人施治　精准多赢 ❖
❖ 整合管理　关注全人 ❖

主 编

石汉平　崔久嵬　丛明华

副主编（以姓氏拼音为序）

陈俊强　谌永毅　李涛　李薇　李增宁　梁婷婷　林宁　刘明
宋春花　许红霞　庄则豪

编 委（以姓氏拼音为序）

巴 一	白寒松	曹伟新	陈超刚	陈春霞	陈公琰	陈锦飞	陈连珍
陈 萍	陈 伟	陈向荣	陈小兵	陈晓锋	陈鄢津	陈永兵	陈子华
陈志康	蔡 欣	董 明	杜振兰	方 玉	付振明	高 劲	高淑清
巩 鹏	郭增清	贺 源	胡仁崇	胡海涛	胡 雯	黄 岚	黄 河
黄慧玲	黄 聪	贾平平	贾云鹤	蒋敬庭	姜海平	姜 华	金 希
江庆华	孔 娟	孔永霞	匡 浩	雷尚通	李会晨	李纪鹏	李玲玉
李明松	李 盛	李苏宜	李晓华	廖正凯	林 源	刘 波	刘 芬
刘 洁	刘 勇	刘凌翔	刘秋燕	刘宇笛	陆京伯	鲁晓岚	路 潜
罗小琴	吕家华	李厨荣	马 虎	马文君	缪明永	孟庆华	齐玉梅
秦 侃	秦宝丽	秦立强	饶本强	任建军	沈 威	沈 贤	沈友秀
沈 华	宋 昀	束永前	孙凌宇	石 梅	施万英	田宇彬	唐 蒙
唐小丽	陶 京	汤庆超	滕理送	王 静	王 昆	王昆华	王 林
王梦炎	王晓琳	王 欣	王楠娅	王译萱	王玉梅	王 震	王 可
魏文强	翁 敏	吴承堂	吴向华	邢力刚	肖慧娟	许 川	许淑芳
徐 俊	徐鹏远	谢丛华	薛聪龙	薛红妹	叶文峰	闫庆辉	杨大刚
杨家君	杨柳青	杨勤兵	杨 婷	杨 韵	姚 颖	姚庆华	殷 实
应杰儿	于吉人	于恺英	于利莉	于 淼	于世英	余 震	余慧青
余亚英	郁志龙	袁凯涛	张秉栋	张 策	张 烽	张康平	张片红
张 琪	张 西	张小田	张晓伟	张骁玮	张赟建	张展志	张力川
章 真	赵 充	赵青川	赵婉妮	赵文芝	赵 岩	郑 瑾	郑志超
郑红玲	周春凌	周福祥	周建平	周 岚	周岩兵	朱翠凤	朱乾坤
朱闻捷	庄成乐	卓文磊					

秘 书

纪 伟　杨柏函

第一章

概述

一、背景

肿瘤患者具有较高的营养不良发生率，15%~40%的肿瘤患者确诊时已存在营养不良，且抗肿瘤治疗可进一步增加营养不良的发生率。成年肿瘤患者营养不良发生率在38.7%~61.2%之间，取决于肿瘤类型及分期。住院患者中营养不良的发生率在20%~50%之间，取决于患者人群及用于诊断的定义和标准。儿童和青少年肿瘤营养不良发生率高达75%，具体取决于肿瘤类型、分期及用于诊断的定义及标准。营养不良可导致肿瘤患者死亡率增高、生活质量下降、脏器功能衰退加速、机体恢复时间延长，这些综合问题将进一步增加医疗成本。

二、证据

（一）国外肿瘤营养不良流行病学

不同年龄段、不同性别肿瘤患者营养不良的发生率存在差异。老年患者易发生营养不良，发生率在25%~85%之间。美国一项纳入454名65岁及以上肿瘤患者的队列研究显示，42%的患者在基线时诊断为营养不良，其中65~74岁、75~84岁和85岁以上三个年龄段营养不良发生率分别为37.9%、41.6%和20.5%；男性为50.5%，女性为49.5%。法国一项前瞻性多中心研究纳入1545名成年肿瘤患者，30.9%的患者诊断为营养不良，其中中度或重度营养不良发生率分别为18.6%和12.2%；男性为35.3%，女性为28%；≤70岁和>70岁患者分别为29.7%和35%。Brinksma等人对儿童肿瘤的多篇文献进行系统回顾，发现白血病患者营养不良发生率为0~10%；神经母细胞瘤营养不良发生率较高，为20%~50%；其他实体瘤在0~30%之间。

不同地区因地理特征、经济水平、医疗条件及受教育水平等不同会导致肿瘤患者营养不良发生率有所差异。一项法国研究观察了1903名肿瘤患者，发现营养不良发生率达39%。巴西的多中心横断面研究，使用PG-SGA对4783名年龄≥20岁的肿瘤患者进行营养评估，发现营养不良发生率达57.1%。日本纳入800例肿瘤患者的营养评估研究，发现152例即19.0%诊断为营养不良。随着经济水平的提高，居民生活水平的提升及生存环境的改变，加之营养评估工具的不断发展，不同时间的肿瘤患者的营养不良发生率正在发生变化。Marshall等在澳大利亚的两个时间点（2012年3月、2014年5月）进行了一项前瞻性多中心研究，采用PG-SGA评估方法对2012年的1677名患者（17个地点）和2014年的1913名患者（27个地点）进行营养评估，发现肿瘤营养不良发生率从31%降至26%（$P=0.002$）。

（二）国外肿瘤营养不良治疗状况

营养是肿瘤多模式整合治疗（multidisciplinary team to holistic integrative medicine，MDT to HIM）的重要方面。强有力的证据表明，从肿瘤诊断开始就应在治疗全程中考虑营养问题，应与控瘤方案同步进行治疗，以降低营养不良风险，提高患者的生活质量。最近在欧洲医院发现，有营养不良风险的肿瘤患者仅有30%~60%得到了营养治疗即口服补充剂和/或肠外营养（parenteral nutrition，PN）和/或肠内营养（enteral nutrition，EN）。日本一项单中心观察性研究纳入800例接受胃切除术的胃癌患者，152名即19.0%的患者诊断营养不良，其中仅106名即69.7%的患者接受过术前营养支持。法国一项前瞻性研究纳入1903名肿瘤患者，有39%的患者诊断营养不良，但是有28.4%的非营养不良患者和57.6%的营养不良患者得到了营养治疗（口服补充剂和/或EN和/或PN）。瑞典一项全国性研究纳入1083名肿瘤患者，仅8.7%接受了PN，2.1%接受了EN等营养治疗。

（三）中国肿瘤营养不良流行病学

（1）在中国，在不同特征的肿瘤患者中营养不良的发生率可能不同，老年住院患者，由于疾病导致的进食不足、机体功能减退及代谢变化都可能会影响营养状况。

常见恶性肿瘤营养状态与临床结局相关性研究是由中国抗癌协会肿瘤营养专业委员会发起的一项研究，称INSCOC（investigation on nutrition status and its clinical outcome of common cancers，INSCOC）。该项目自2013年7月至2020年5月纳入中国80余家医院16种常见肿瘤并采用PG-SGA（patient-generated subjective global assessment，PG-SGA）量表对47488例肿瘤患者进行营养状况评估。其肿瘤营养不良发生率重度为26.1%（PG-SGA评分≥9分），中度32.1%（4-8分），轻度22.2%（2-3分），仅19.6%为营养良好（评分0-1分）。肿瘤患者类型不同PG-SGA评分不同，其中胰腺癌患者最高，乳腺癌患者最低。患者年龄不同PG-SGA评分差异显著，<45岁组较低、≥

70岁组最高。患者的性别不同PG-SGA有差异，男性略高于女性。肿瘤分期不同PG-SGA评分差异显著，表现为TNM分期从Ⅰ期到Ⅳ期逐渐增高。患者接受治疗不同PG-SGA评分不同，接受手术治疗的最高，尚未接受任何治疗最低。

INSCOC项目组另一项运用营养风险筛查工具NRS2002（nutritional risk screening 2002）评估了中国肿瘤住院患者的营养风险，发现63.5%的患者无营养不良风险（NRS2002评分<3），但36.5%有营养不良风险（≥3）。肿瘤类型不同NRS2002评分不同，白血病最高，乳腺癌最低。其中45~59岁组的NRS2002评分最低，≥70岁组最高；男性略高于女性。肿瘤分期不同NRS2002评分有差异，NRS2002评分随TNM分期从Ⅰ期到Ⅳ期逐渐增高。接受治疗不同NRS2002评分不同，其中接受手术治疗最高，接受手术+放疗/化疗最低。

中国INSCOC的一项研究使用PG-SGA对不同地区肿瘤患者进行营养评估，发现华北、东北、华东、华中、华南、西南和西北7个区域患者的PG-SGA评分差异显著。华中区域最低，华东区域最高。另一项研究使用NRS2002对肿瘤患者进行营养评估，结果显示不同居住地肿瘤患者的NRS2002评分有显著差异，农村的肿瘤患者营养不良风险最高。另一项在中国西部地区的横断面研究，466名肿瘤患者采用NRS2002进行营养风险评估，发现25.8%患者存在营养风险，当以PG-SGA得分为4作为临界时，存在营养不良者达39.1%。

（2）所用营养风险和营养不良评估工具的不同，研究时间不同可能结果不同，特别是随着民众生活水平的提升及营养学研究的不断深化，不同年代的肿瘤患者营养不良发生率也有变化。

例如中国的一项多中心、横断面研究，对2010年1月至6月2248名住院患者，按BMI≤18.5kg/m²或白蛋白水平<35g/L定义为营养不良，其发生率仅为19.7%。另一项从2014年6月至9月在中国34家大型医院开展的一项前瞻性研究，2388名肿瘤患者按GLIM标准定义，营养不良者达38.9%。国内一项采用整群抽样的研究，对郑州某三甲医院从2016年11月至2017年12月收治的共计4304例肿瘤患者用NRS2002进行营养状况评估，发现营养风险率为39.3%，但应用GLIM诊断营养不良的发生率却为19.8%。肿瘤患者营养不良发生率报告在30%~80%之间，差异具体取决于定义标准和评估组。

来自中国INSCOC的一项研究将1192名65岁及以上肿瘤患者纳入主数据集，将在中山大学第一附院接受治疗的300名老年肿瘤患者作为验证数据集，对用NRS2002认为有营养不良风险的患者，再用GLIM标准评估，NRS2002认为有营养不良风险的患者在主数据集和验证数据集分别为64.8%和67.3%，而GLIM定义为营养不良者在主数据集和验证数据集中分别仅为48.4%和46.0%。INSCOC项目另一项研究使用控制营养状况（controlling nutritional status，CONUT）、预后营养指数（prognostic nutritional index，PNI）和营养风险指数（nutritional risk index，NRI）来评估已被NRS2002评估为营养不良的1494例老年肿瘤患者，若根据CONUT、NRI和PNI，分别仅有55.02%、58.70%和11.65%的患者被诊断为营养不良。

（四）中国肿瘤营养治疗情况

与发达国家相比，国内肿瘤患者营养不良发生率处于高水平，而营养治疗率却较低。

Li等进行了一项多中心横断面研究来调查中国肿瘤住院患者营养不良的发生率和营养支持状况。1138名住院肿瘤患者入组，其中41.3%的患者诊断营养不良，仅38.6%的患者接受了营养治疗，其中45.0%的营养不良患者和31.9%的非营养不良患者接受了营养治疗。

Pan等对2248名癌症患者进行了一项多中心、横断面研究，分别将19.7%和26.8%的患者在基线和重新评估时定义为营养不良。研究发现951例（42.3%）患者在住院期间接受了营养治疗，415例（20.7%）患者接受了全肠外营养治疗，150例（7.5%）患者接受了肠内营养治疗。

Zhu等对国内30家大医院进行前瞻性调查研究，该研究纳入2328例恶性肿瘤患者，住院期间接受营养支持者为40.8%（950/2328），其中肠外营养占21.1%（492/2328），肠内营养占5.9%（137/2328），肠外营养联合肠内营养者占16.7%（388/2328）。

以下是来自INSCOC项目的国内肿瘤患者营养治疗数据。Song等进行了一项观察性多中心研究，将47488例常见恶性肿瘤住院患者纳入分析。研究发现，68.78%的患者没有获得任何营养治疗，即使在重度营养不良组患者中，无营养治疗率仍高达55.03%。在获得营养治疗的患者中，接受肠外营养治疗的患者占14.64%，接受肠内营养治疗的患者占9.05%，接受肠内肠外联合营养治疗的患者仅占7.53%。

Guo等进行了一项多中心、横断面的观察性研究，共纳入2322例胃癌患者并评估其营养状况。根据PG-SGA，19.6%的患者营养状况良好，不需要营养支持（0-3分），而超过三分之一（35.3%）的患者有轻度/中度营养不良（4-8分），并且需要进行营养干预，近半数患者（45.1%）处于严重营养不良状态（评分>9），急需营养支持。然而，在1867例（PG-SGA评分≥4）需要营养干预的患者中只有880例（37.9%）在调查前一周接受了营养治疗，1103/1867（59.1%）的患者需要营养干预但没有进行营养支持治疗，116名营养良好的患者（25.5%）接受了营养治疗。

Cao等招募1482名食管癌患者入组来评估其营养状况，PG-SGA（≥4）和NRS2002（≥3）诊断营养不良的发生率分别为76%和50%，其中67%的食管癌患者未接受任何营养干预，19%的患者接受了PN治疗，9%接受了EN治疗，5%同时接受了 EN 和 PN 治疗。此外，在 PG-SGA 评分≥4 的患者中，未接受任何营养治疗的患者比例仍高达60%。

Zhang 等对 2612 名患有恶病质的肿瘤患者进行研究，发现接受肠外营养治疗的患者有 402 例（15.4%），接受肠内营养治疗的患者有 510 例（19.5%）。

（五）营养治疗在肿瘤诊治中的重要性

营养治疗是指为患者提供适宜的营养素以满足机体营养需求，纠正营养不良状态。营养治疗途径可分为肠内营养和肠外营养。肠内营养是指具有胃肠道消化吸收功能的患者，因机体病理、生理改变或某些治疗的特殊要求，需要利用口服或管饲等方式给予要素膳制剂，经胃肠道消化吸收，提供能量和营养素，以满足机体代谢需要的营养支持疗法。肠外营养是指通过肠道外通路即静脉途径输注能量和各种营养素，以达到纠正或预防营养不良，维持营养平衡目的的营养补充方式。

肠内营养在促进肠道蠕动、维持肠道屏障功能、调节肠道微生态、改善重症患者机体营养状况及降低感染性并发症等方面有优势，是成年重症患者营养供给的首选方式。当胃肠道功能正常，若进行了营养干预，但口服营养仍然不足时，应首先考虑 EN。肠内营养不充分或不可行和/或患者有无法控制的吸收不良，指南建议进行 PN。PN 是 19 世纪 60 年代后期开发的一种营养支持技术，可改善有喂养困难或胃肠道异常患者的营养状况。早期阶段，PN 的普及常受气胸、代谢紊乱和导管相关感染等并发症的阻碍。术前 PN 期间可能发生液体潴留，并在术后产生不良后果，因此仅用于特定人群。随着导管技术和营养制剂的发展，PN 变得越来越可用。在腹部大手术中，PN 成为围术期常用的营养支持方法。当前肠外肠内营养正在家庭递送，并发展成家庭肠外肠内营养（home parenteral and enteral nutrition，HPEN）。

肿瘤患者已成为营养不良最高发的人群，多达10%~20%的癌症患者死于营养不良，而非肿瘤本身。根据整合医学的理念，由于肿瘤的复杂性，诊断和治疗需要不同学科医务工作者参与讨论和决策，只有多学科整合诊治（MDT to HIM）才能实现准确诊断及有效治疗。营养治疗作为 MDT to HIM 中重要部分，越发认识到其在肿瘤整合治疗的重要性。

1.营养治疗可改善患者预后

Amano 等将晚期肿瘤患者入院后第一周的主要营养给药途径，分成肠内营养、肠外营养水化（parenteral nutrition and hydration，PNH）和对照组，三组的中位生存时间分别为43.0（95% CI 40-46）、33.0（95% CI 29-37）和15.0（95% CI 14-16）天，差异有统计学意义，且在 Cox 比例风险模型中观察到 EN 组和 PNH 组的死亡风险较对照组显著降低（HR 0.43 95% CI 0.37-0.49，$P<0.001$；HR 0.52 95% CI 0.44-0.62，$P<0.001$）。Lyu 等将接受放化疗的222名食管癌随机分成肠内营养组和对照组，前者1年

生存率（83.6%）高于后者（70.0%）（$P=0.025$），多因素Cox风险回归模型分析显示肠内营养对肿瘤大小≥5cm（HR 0.544 95% CI 0.381-0.933，$P=0.027$）或C级PG-SGA（HR 0.458 95% CI 0.236-0.889，$P=0.021$）的患者是保护因素。

2.营养治疗可提高生活质量

一项随机临床试验对严重营养不良的头颈癌患者进行术前肠内喂养与不行肠内喂养的对比，发现前者的生活质量有显著改善。Zeng等将60名食管癌患者在术后随机分配为家庭肠内营养组和标准治疗组，结果发现前者整体生活质量更高，且大部分功能指标更好。另一项随机对照试验也证实食管癌患者在接受Ivor Lewis微创食管切除术和术后连续3个月行家庭肠内营养可有效改善术前营养不良患者的生活质量。

3.营养治疗可提升治疗效果

对接受肝切除术的肝癌患者采用加速康复联合肠内营养治疗，治疗组肠鸣音恢复时间、首次肛门排气时间和首次排便时间均优于对照组。Lyu等研究显示肠内营养可显著降低血清白蛋白和血红蛋白水平的下降，显著降低3/4级白细胞减少和感染率，从而提高放化疗完成率。Cox等通过饮食建议、口服补充剂或肠内喂养/管放置对食管癌患者进行营养干预，发现在接受根治性放疗前纠正营养不良可改善治疗组的预后，如在疗程后期才行营养干预，则未见效益。

4.营养治疗可增加成本效益

Braga等对术前免疫营养治疗进行成本效益分析显示，在无并发症的常规组和术前免疫营养组之间的护理费用相似，但在有并发症的常规组总费用达535236欧元，显著高于术前免疫营养组（334148欧元）。由于术后并发症的费用在报销率中占很大一部分，因此认为术前免疫营养的效益可观。中国的一项随机对照试验也显示，补充家庭肠外营养对无法治愈的消化道肿瘤患者具有成本效益，补充家庭肠外营养组和非补充家庭肠外营养组之间的增量成本为2051.18美元，故建议在临床实践中多用补充家庭肠外营养。

5.营养治疗可减少住院时间

免疫营养是提供一种或多种营养素（例如维生素A、D或E、omega-3脂肪酸、精氨酸和谷氨酰胺），当以高于饮食中正常水平给予时，可调节、支持或增强机体免疫功能。Martin等将71名接受不可逆电穿孔手术治疗的晚期胰腺癌患者随机分成术前接受或不接受免疫营养两组，结果发现接受免疫营养组术后并发症减少，住院时长缩短。Yan等对中国263例妇科肿瘤进行临床特征比较发现，子宫内膜癌和卵巢癌患者通过全肠外营养治疗，提高了血清白蛋白水平，改善了营养状况病并使住院时长缩短。

6.营养治疗可减少不良事件

Wu等发现接受3个月肠内营养的食管癌患者出现疲劳、恶心、呕吐、疼痛和食欲不振等相关症状要比未接受者少。Miyata等随机为91名接受新辅助化疗的食管癌患者提供EN和PN，结果显示接受EN支持者可减少化疗相关血液学不良事件，特别是白细胞减少和中性粒细胞减少。有学者发现肠内营养联合肠内免疫营养治疗，与单纯肠内营养相比，可有效减少恶性肿瘤根治性胃肠术后感染发生率和吻合口瘘发生率。

尽管营养治疗在肿瘤多模式整合诊治MDT to HIM中具有重要意义，但也可引起某些并发症，如感染、导管阻塞和血栓形成等，因此相关人员都必须充分了解营养疗法的利与弊，为患者提供有效且安全的治疗方式。

（六）恶性肿瘤营养不良的特征

无论恶性肿瘤或良性疾病，营养不良都是影响临床结局和医疗费用的独立危险因素。越来越多的研究发现，恶性肿瘤与良性疾病导致的营养不良有显著差别。

1. 营养不良发生率更高

营养不良是恶性肿瘤最常见的并发症。中国抗癌协会肿瘤营养专业委员会发起的INSCOC研究，调查全国80家三甲医院共47488例住院肿瘤患者，发现营养不良发病率高达80.4%，其中轻、中、重度分别为22.2%、32.1%、26.1%。以胰腺癌、食管癌、胃癌及肺癌的发病率最高；临床科室中，又以肿瘤病房的发生率最高。

2. 静息能量消耗升高

肿瘤患者的代谢异常，使机体耗损增加，可改变患者的膳食摄入和静息能量消耗（resting energy expenditure，REE），且互为因果。尽管不同肿瘤或同一肿瘤不同阶段的能量消耗不尽相同，但整体上恶性肿瘤的REE平均升高10%。Vazeille等观察了390例肿瘤患者在抗瘤治疗前的REE，发现49%REE有升高，30%正常，21%有降低，但三类患者每天平均能量摄入却无显著差异。

3. 持续的心身应激痛苦

恶性肿瘤诊断本身、伴随症状，抗病治疗及其不良反应对患者的生理和心理都是巨大创伤和应激，精神折磨或情感苦闷或称"痛苦"是肿瘤患者的第六生命体征。Zhu等以NRS2002、PG-SGA及心理痛苦温度计分别检测肿瘤患者的营养不良风险、营养不良及心理状况，发现肿瘤患者心理障碍的发生率为39.5%。营养诊断（NRS2002、PG-SGA）评分与心理障碍呈密切正相关，评分越高，心理问题越严重。营养不良患者心理问题显著高于无营养不良患者（46.7% vs.34.9%，$P<0.001$）。

4. 慢性低度不可逆炎症

肿瘤的本质是一种慢性、低度、持续、不可逆的炎症反应，炎症介质如IL-1、IL-6、TNFα、IFN-γ及自由基等发挥重要作用。全身炎症激起一系列大脑介导的反应，包括发热、食欲下降和味觉厌恶，三者均是导致营养不良的重要原因。

5.消耗性代谢紊乱或重编程

恶性肿瘤的物质代谢及其重编程与正常细胞显著不同，最为特征的是Warburg效应或有氧糖酵解，导致乳酸大量产生，肿瘤组织与肝脏之间出现类似于肌肉与肝脏之间的乳酸和葡萄糖循环（cori循环），其在恶病质患者更加明显。瘤细胞不断释放乳酸入血，并在肝脏进行糖异生，产生大量葡萄糖，供瘤细胞摄取、利用。肿瘤糖酵解产生能量和肝糖异生消耗能量得不偿失，增加了葡萄糖和ATP的无效消耗，葡萄糖利用效率明显下降，致使肿瘤患者明显消瘦。

6.骨骼肌显著减少与恶病质

骨骼肌蛋白质转换的平衡取决于肌肉合成与分解的平衡。显著的蛋白质转换负平衡、肌肉减少、骨骼肌消耗是恶性肿瘤区别于良性疾病的一个重要特征，是肿瘤恶病质的主要表现。研究发现，瘤细胞摄取和分解谷氨酰胺的能力是其他氨基酸的10倍，谷氨酰胺是血液循环中最丰富的氨基酸，占所有循环氨基酸总量的60%~70%，循环谷氨酰胺绝大多数来源于骨骼肌分解。肿瘤对谷氨酰胺的大量需求导致骨骼肌及肺部肌肉消耗，这是肿瘤患者肌肉减少、咳痰能力减弱的重要原因。肌肉减少是恶性肿瘤患者体重下降的重要原因，其占体重下降的比例因肿瘤及其分期而异。

7.治疗难度加大，需整合治疗

肿瘤相关性营养不良是多种因素共同作用的结果，包括肿瘤对全身和局部的影响、宿主对肿瘤的反应以及抗瘤治疗的干扰，其中营养摄入减少、吸收障碍、代谢紊乱、REE增加是营养不良的主要原因。肿瘤患者的营养不良兼具饥饿及应激（损伤）双重特性，致炎细胞因子释放及分解代谢激素分泌是肿瘤营养不良突出的病理生理学特征，是一种以代谢适应不良为特征的异常代谢综合征。因此单纯的营养补充不能发挥有效作用，需要整合治疗即MDT to HIM。包括：控制肿瘤、代谢调节、抑制炎症、氧化修饰及营养治疗5个对策。其中确切的控瘤治疗是前提，规范的营养治疗是根本，合理的代谢调节是核心，有效的炎症抑制是关键，适度的氧化修饰是基础。

三、推荐意见

（1）老年肿瘤营养不良发生率较高，是肿瘤营养不良的高危人群。

（2）所有年龄段肿瘤营养不良发生率男性均高于女性，临床治疗中应重点关注。

（3）上消化道肿瘤营养不良发生率较高，应定期进行风险筛查，及早发现营养状况波动。

（4）中晚期肿瘤及接受手术治疗者营养不良发生率较高，应重点关注。

（5）中国肿瘤营养不良发生率较高，但营养治疗率却较低，应加大加快营养治疗在中国肿瘤患者的普及率。

（6）营养治疗作为 MDT to HIM 中的重要部分，对预后有积极作用，应视其为肿瘤临床的一线治疗。

（7）肿瘤营养不良具有七大特征，包括发生率更高，静息能量消耗升高，持续的心身应激，慢性低度不可逆炎症，消耗性代谢紊乱，显著肌肉减少和治疗难度加大，需要整合治疗。

四、小结

肿瘤患者营养不良发生率高，在30%~80%之间，营养不良会致更高死亡率、生活质量下降、更严重的功能衰退，且患者的康复时间比营养良好者延长。营养治疗具有改善肿瘤患者预后，缩短住院时长和减少不良事件发生等积极作用。但国内外研究表明，只有30%~60%有营养不良风险的肿瘤患者实际得到了营养治疗，因此在临床诊疗中应全面提高对于肿瘤患者营养治疗重要性的认识。恶性肿瘤营养不良具有七大特征，肿瘤恶性程度越高，这些特征越明显。

第二章

营养诊断

一、概述

营养不良是与人类历史本身一样悠久的疾病，但时至今日尚无通用定义、诊断方法与诊断标准，并且明显落后于其他疾病。营养不良定义经历了营养不足、营养不足+营养过剩、宏量营养素不足3个阶段。

2015年ESPEN提出营养紊乱（nutrition disorder）的概念，将其分为营养不良、微量营养素异常及营养过剩3类，实际上是把营养过剩和微量营养素异常从前期的营养不良定义中独立出来，从而将营养不良局限在能量及宏量营养素不足，即蛋白质-能量营养不良（protein energy malnutrition，PEM）。

营养不良诊断标准的不确定性源于营养不良定义的不确定性。营养不良的最新定义使营养不良的诊断变得清晰、简便。传统上营养不良的诊断为二级诊断，即营养筛查与营养评估。由于营养不良是一种全身性疾病，严重营养不良几乎影响所有器官和系统，甚至心理、精神及社会角色，故传统的二级诊断难以全面评估营养不良造成的严重后果，又因其部分后果如器官功能障碍、心理障碍、月经停止、不孕不育、体毛增多、神经/精神异常已超出了营养评估的定义与范畴，因而在营养评估后需要进一步的整合评价，即第三级诊断。与良性疾病营养不良相比，肿瘤营养不良具有显著的特征，如代谢水平升高、代谢紊乱、骨骼肌丢失、慢性炎症等，所以需三级诊断。

2015年中国抗癌协会肿瘤营养与支持治疗专业委员会提出营养不良的三级诊断后，得到了学界的热烈反应和高度认同，相关论文被广泛引用与讨论；ESPEN、AS-PEN也分别提出了类似的诊断构思，在营养筛查、营养评估后加上了第三步"延伸评估（ESPEN）"或"诊断（ASPEN）"。

二、证据

（一）一级诊断——营养筛查（nutritional screening）

WHO将筛查定义为采用简便手段，在健康人群中发现有疾病而尚无症状的患者；ESPEN认为营养筛查是在全部患者中，快速识别需要营养支持者的过程。营养筛查是营养诊断的第一步和最基本的一步，所有入院患者都应接受营养筛查。我国很多医院已将营养筛查量表嵌入His系统。

1.筛查内容

Kondrup J等认为营养风险（nutritional risk）是现存的或潜在的、与营养因素相关的、导致患者出现不利临床结局的风险，而非出现营养不良的风险；认为与营养不良风险（risk of malnutrition）是不同概念。但越来越多文献认为营养筛查就是营养不良（风险）筛查。美国营养和饮食学会（Academy of Nutrition and Dietetics，AND）及ASPEN认为营养风险筛查是识别与营养问题相关因素的过程，目的是发现个体是否存在营养不足或营养不足风险。

2.筛查方法

营养筛查方法很多，常用量表法，酌情选用任何一种验证合格的工具即可。ESPEN及CSPEN推荐采用营养风险筛查2002（nutritional risk screening 2002，NRS 2002）适用于一般成年住院患者，但其漏诊率高达36%~38%。英国、美国较多推荐营养不良通用筛查工具（malnutriton universal screening tool，MUST）或营养不良筛查工具（malnutrition screening tool，MST）适用于一般患者。老年患者可首选简版微型营养评估（mini nutritional assessment-short form，MNA-SF）。

中国抗癌协会肿瘤营养专业委员会最近研制成功一种简易营养筛查工具：AIWW（age，intake，weight and walk），AIWW由4个问题组成（表3-1）。

表3-1 AIWW营养筛查问卷

AIWW营养筛查问卷
Q1:age(A),年龄,现在是否超过65岁?
Q2:intake(I),摄食,过去一个月,食欲或摄食量是否非主动减少?
Q3:weight(W),体重,过去一个月,体重是否非主动下降?
Q4:walking(W),步行,过去一个月,步速、步数或行走距离是否非主动减少?

注："是"得1分，"否"得0分，≥1分提示或者存在营养不良风险

研究发现，AIWW显著优于NRS 2002及MST（图3-1），且问卷简单，无需专业培训，故推荐用于我国肿瘤患者营养筛查。

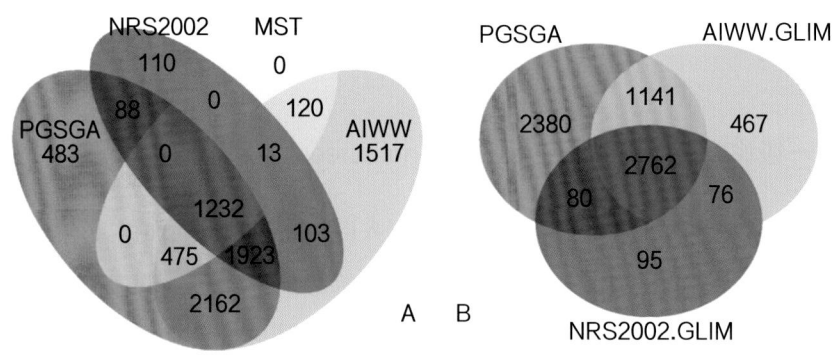

图 3-1 AIWW 的敏感性和特异性分析

（A 与 NRS 2002、MST 的比较，B 与 GLIM 的组合比较）

3.筛查流程

营养状况是患者的基本生命体征，所有患者都应常规接受营养筛查。住院患者在入院后 24 小时内由办理入院手续的护士实施，门诊患者则由接诊医务人员如医师、营养师、护士等实施。

4.后续处理

对筛查阴性的患者，在一个疗程结束后，再次筛查；对筛查阳性的患者，应行营养评估，同时制订营养治疗计划或进行营养教育。一般认为，营养风险的存在提示需要制订营养治疗计划，但并非立即实施营养治疗的适应证，是否需要以及如何实施营养治疗应行进一步营养评估。我国已将营养筛查阳性列为肠外肠内营养制剂使用和医疗保险支付的前提条件。

（二）二级诊断——营养评估（nutritional assessment）

根据 ESPEN 的营养评估定义，本指南对传统营养评估的边界进行了重新划定，将二级诊断——营养评估锚定在直接得出"营养不良"诊断的条目上，使营养评估回归营养评估本身，将营养评估的目标锁定于发现有否营养不良并判断营养不良的严重程度，而将与营养直接或间接相关的机体状况评估如炎症负荷、代谢紊乱、器官功能障碍、心理、精神、生活质量等超出营养评估定义的内容纳入三级诊断——整合评价。

1.评估方法

2015 年版三级诊断把营养评估方法局限在营养评估量表，当时考虑是把可直接得出营养不良诊断的方法作为营养评估，其他不能直接得出营养不良诊断的传统营养评估方法归到三级诊断——整合评价。论文发表后，学界褒贬不一。赞成者认为更加清晰，实操性强；批评者认为有失偏颇，与传统相左。实际上，营养评估量表本身包括了营养相关病史调查和体格检查。

营养评估量表很多，临床上以主观整体评估（subjective global assessment，SGA）、患者主观整体评估（patient generated subjective global assessment，PG-SGA）、微型营养评估（mini nutritional assessment，MNA）最为常用。最近国际上又推出了一种新的营养评估方法——国际学界领导营养不良倡议标准（global leadership initiative on malnutrition criteria，GLIM）。对不同人群实施营养评估时应选择合适的量表。

SGA是一种通用营养评估工具，广泛适用于门诊及住院、不同疾病及不同年龄患者，其信度和效度已得到大量检验，是营养评估的金标准。

PG-SGA是专门为肿瘤患者设计的营养评估首选方法，得到美国营养师协会等学会的大力推荐，目前已成为我国卫生行业标准。定量评估是其最大亮点。中国抗癌协会肿瘤营养专业委员会基于国际上目前最大的肿瘤患者营养状况数据库——常见恶性肿瘤营养状况与临床结局相关性研究（investigation on nutrition status and its clinical outcome of common cancers，INSCOC，注册号ChiCTR1800020329），改良了传统的PG-SGA，制成了改良的患者主观整体评估量表（modified patient-generated subjective global assessment，mPG-SGA）即mPG-SGA。改良版问卷（表3-2）与传统版问卷相比敏感度（0.924、0.918和0.945）更佳、特异度（1.000、1.000和0.938）更高。mPG-SGA将患者的营养状况分为4种：营养良好（0分）、轻度营养不良（1-2分）、中度营养不良（3-6分）和重度营养不良（≥7分），对应中位总生存期分别为24个月、18个月、14个月和10个月，差异均有统计学意义（$P<0.001$）。mPG-SGA问卷条目大幅度减少、取消了体格检查、降低了调查难度，比PG-SGA能更好地预测患者生存，尤其是能区分营养良好和轻度营养不良患者的生存。因此，中国版mPG-SGA是评估肿瘤患者营养状况的有效工具，对改善我国乃至国际肿瘤患者营养状况，提高肿瘤患者生存将会产生深远影响。

表3-2　mPG-SGA量表

模块1. 体重	模块1. 得分
1.1 请填写以下问题 	1个月内体重丢失	得分	6个月内体重丢失
---	---	---
10%或更高	4	20%或更高
5%~9.9%	3	10%~19.9%
3%~4.9%	2	6%~9.9%
2%~2.9%	1	2%~5.9%
0~1.9%	0	0~1.9% | 我的身高是：_____厘米 我现在的体重是：_____公斤(千克) 1个月前我的体重是：_____公斤 6个月前我的体重是：_____公斤 1.2 最近2周内我的体重： □ 下降(1) □ 无改变(0) □ 增加(0)	评分使用1个月体重数据，若无此数据则使用6个月体重数据，使用左表分数计分，若过去2周内有体重丢失则额外增加1分 注:体重尽量准确

模块2. 膳食		模块2. 得分
2.1 与我的平常饮食相比,这个月整体的摄入量: □ 无改变(0) □ 大于平常(0) □ 小于平常(1) 2.2 我现在进食:(如果上题选择摄入量小于平常,则回答该题,反之跳过) □ 普通饮食,只是摄入量下降(1) □ 可进食少量固体食物(2) □ 只能进食流食或营养液(3) □ 每日总体进食量非常少(4) □ 仅依赖管饲或静脉营养(0)		无论选择了多少项,取得分最高的一项作为该项目的得分
模块3. 症状:最近2周存在以下问题影响我的摄入量:		模块3. 得分
□ 没有饮食问题(0) □ 没有胃口,就是不想吃(3) □ 恶心、反胃(1) □ 呕吐(3) □ 便秘(1) □ 腹泻(3) □ 口干(1) □ 吞咽困难(2) □ 食物吃起来味道不好、味觉异常(1) □ 食物气味不好(1) □ 吃一点就觉得饱了(1) □ 疼痛? 部位:(3) _____		计算总分 注:只选择影响饮食的症状
模块4. 活动和功能:上个月我的总体活动情况是		模块4. 得分
□ 正常无限制(0)		取最高分
□ 与平常相比稍差,但尚能正常活动(1)		
□ 多数事情不能胜任,但是白天卧床或坐着休息的时间不超过半天(2)		
□ 活动很少,一天多数时间卧床或坐着(3)		
□ 卧床不起,很少下床(3)		
模块5. 年龄		模块5. 得分
□ 年龄 ≥ 65岁(1)		
0 =营养良好;1-2 =轻度营养不良;3-6 =中度营养不良;≥7 =重度营养不良	模块1-5 总体得分/分级	/

MNA是专门为老年人开发的营养筛查与评估工具,第一步为营养筛查,第二步为营养评估。MNA比SGA更适于65岁以上老人,主要用于社区居民,也适于住院患者及家庭照护患者。

GLIM是欧洲、美国、亚洲及拉丁美洲肠外肠内营养学会牵头联合制订的一种通用型营养评估工具,评估内容(条目)较少,因而更加简便,但其信度和效度正在接受多方面验证。我国学者对GLIM量表不同条目在肿瘤患者生存时间预测的权重进行了量化,制成量化版的GLIM,与GLIM相比,生成预测价值更高。

2.评估流程

对营养筛查阳性的患者,应行二级诊断,即营养评估;对特殊患者如全部肿瘤患者、全部危重症患者及全部老年患者(≥65岁),无论一级诊断(营养筛查)结果如何,即使为阴性,均应常规进行营养评估。因为营养筛查对这些人群有较高假阴性。营养评估应在患者入院后48小时内、由营养专业人员(营养护士、营养师或医师)完成。

3.后续处理

通过营养评估可将患者分为无营养不良和营养不良两类。无营养不良者无需营养干预。对营养不良者，应行严重程度分级，实施进一步的整合评价，或同时实施营养治疗。营养治疗应遵循五阶梯治疗模式。无论有无营养不良，在原发病一个疗程结束后，均再行营养评估。

（三）三级诊断——整合评价

传统的营养评估含有大量不属于营养评估范畴的内容，如心理、生活质量、月经等，不利于确立营养不良的诊断。三级诊断是学界不满足于营养不良的诊断结论，是为进一步了解营养不良的原因、类型与后果，是在二级诊断——营养评估发现患者营养不良及其严重程度基础上，通过病史、查体、实验室及器械检查对导致营养不良的原因（原发病）进行分析，即从能耗水平、应激程度、炎症反应、代谢状况四个维度对营养不良的类型进行分析，再从人体组成、体能、器官功能、心理状况、生活质量五个层次对营养不良的后果进行分析，这些措施统称为整合评价（holistic integrative assessment，HIA）。

整合评价与营养评估的重要区别是：①营养评估仅限于调查营养状况本身；而整合评价内容更广，要调查应激程度、炎症反应、代谢水平、器官功能、人体组成、心理状况等营养相关情况；②营养评估要明确有无营养不良及其严重程度，以确立营养不良的诊断，确定是否有营养治疗适应证及营养治疗的方法；整合评价重在了解营养不良对机体的影响，以确定是否需要整合治疗及其方案。

1.评价内容

包括能耗水平、应激程度、炎症水平、代谢改变、免疫功能、器官功能、人体组成、精神/心理状况等多维度分析，将营养不良原因分为摄入减少、吸收障碍、需求增加、消耗升高4类。将营养不良类型分为单纯型和复杂型两种，复杂型营养不良为伴随炎症负荷升高和/或代谢紊乱的营养不良；将营养不良从人体组成、身体活动能力、器官功能、心理状况、生活质量对营养不良的后果进行5层次分析（图3-2），从而从整合医学角度即MDT to HIM指导临床治疗。

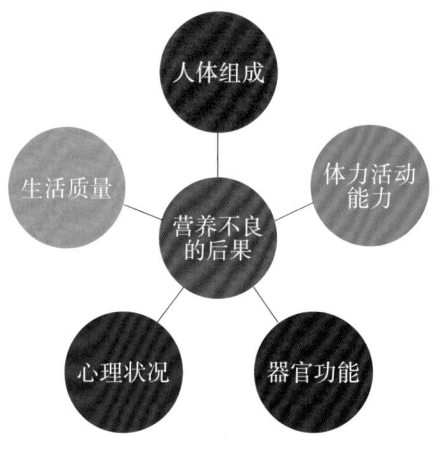

图3-2 营养不良后果的五层次分析

2.评价方法

常用手段仍为病史询问、体格检查、实验室检查、器械检查，重点关注营养相关问题，增加体能与代谢评价。整合评价应充分考虑病情特点、医院条件及患者经济能力，因地制宜、因人制宜、因病制宜、因时制宜，选择合适的个体化整合评价方法。

（1）病史询问

现病史及既往史采集与其他疾病诊断一样，但重点关注营养相关病史，如摄食量变化，消化道症状及体重变化等。膳食调查方法很多，以膳食调查软件及24小时回顾法较常用，通过膳食调查计算患者每天的能量和各营养素摄入，可以帮助了解患者营养不良的类型（如能量缺乏型、蛋白质缺乏型及混合型）。膳食调查软件的开发使膳食调查变得更加容易、更加准确。

健康状况与营养状况密切相关，要了解健康状况，常用卡氏体力状况（karnofsky performance status，KPS）评分，重点询问能否正常活动、身体有无不适、生活能否自理。营养不良严重降低健康相关生活质量（health-related quality of life，HRQoL），HRQoL调查常用EQ-5D，肿瘤患者常用QLQ-C30。同时计算出质量调整生命年或残疾调整生命年。严重营养不良多有精神和心理影响，常常合并心理障碍，以抑郁多见，老年人可能表现为认知障碍。因此，对严重营养不良患者要常规评估心理状况，工具常用医院焦虑抑郁量表、患者健康问卷等。

（2）体格检查和体能测定

营养状况不仅影响身体组成与体型，还影响生理结构与功能，营养不良三级诊断不仅要进行人体学测量、体格检查，还要进行体能测定。人体学测量包括身高、体重、BMI、非利手上臂中点周径、上臂肌肉周径、三头肌皮褶厚度，双小腿最大周径等。体格检查要特别注意肌肉、脂肪及水肿，用SGA或PG-SGA进行营养评估可获得上述信息。体能测定常用平衡试验、4米定时行走试验、计时起坐试验、6分钟步行试验及爬楼试验等，实际工作中选择任何一种方法即可。

（3）实验室检查

包括血常规、基础生物化学、重要器官功能、血浆蛋白质谱、炎症负荷、应激状态、代谢状况等，尤其要重视后四方面的检查。

血常规、基础生物化学、心肝肺肾功能检查与其他疾病相同，是临床常规检查项目。

血浆蛋白质谱包括总蛋白、白蛋白、球蛋白、前白蛋白、转铁蛋白、视黄醇结合蛋白、C反应蛋白（C-reactive protein，CRP）及血红蛋白等。比较研究发现，CRP升高比白蛋白降低对肿瘤患者预后的预测作用更大。根据CRP及白蛋白结果，可获格拉斯哥预后评分（glasgow prognostic score，GPS）和改良格拉斯哥预后评分（modified glasgow prognostic score，mGPS）（表3-3，表3-4），2分提示预后不良，需要代谢调节和整合治疗。

表3-3　格拉斯哥预后评分

内容	分值
CRP≤10mg/L	0
CRP>10mg/L	1
白蛋白≥35g/L	0
白蛋白<35g/L	1
4项累积记分	X

表3-4　改良格拉斯哥预后评分

内容	分值
CRP≤10mg/L	0
CRP>10mg/L+白蛋白≥35g/L	1
CRP>10mg/L+白蛋白<35g/L	2

炎症负荷和炎性因子分别是肿瘤的重要特征和生物标志物。机体炎症水平可通过细胞因子如TNFα、IL-1、IL-6等判断，也可用中性粒细胞/淋巴细胞比值（neutrophil / lymphocyte ratio，NLR）、系统性免疫炎症指数（systemic immune-inflammation index，SII）、CRP与白蛋白比值（C-reactive protein / albumin ratio，CAR）等测定。比较研究分析，中国抗癌协会肿瘤营养专业委员会INSCOC项目组发明的炎症负荷指数（inflammatory burden index，IBI，IBI=CRP×中性粒细胞/淋巴细胞）优于目前文献报告的全部炎症指数。炎症负荷水平升高是肿瘤营养不良区别于良性疾病营养不良的重要特征。

应激状况除检测激素水平如皮质醇（糖皮质激素）、胰岛素、胰高血糖素、儿茶酚胺等，还可用血糖、胰岛素抵抗表示。这些参数升高提示应激反应，血糖升高排除糖尿病后常提示应激反应。临床检查胰岛素抵抗比较复杂，学界已开发出多种反映胰岛素抵抗的计算公式，其中以中国抗癌协会肿瘤营养专业委员会INSCOC项目组发明的CRP、甘油三酯、葡萄糖指数（C-reactive protein，triglyceride，glucose index，CTI）的预后预测价值最高。

$$CTI= 0.412×Ln（CRP\ mg/L）+ Ln（TC\ mg/dl× FBG\ mg/dl）/2$$

注：CTI，C-reactive protein，triglyceride，glucose index，C反应蛋白、甘油三酯、葡萄糖指数；CRP，C-reactive protein，C反应蛋白；TC，triglyceride，甘油三酯；FBG，fasting blood glucose，空腹血糖。

代谢状况的判断可了解营养不良的后果，严重营养不良常致严重的代谢紊乱。除常规血生化、肝肾功能可反映代谢状况外，检测代谢因子及产物如蛋白水解诱导因子、脂肪动员因子、游离脂肪酸、葡萄糖及乳酸，也可以了解代谢状况。

（4）器械检查

重点关注营养不良导致的人体成分及代谢功能改变。人体成分分析常用方法有生物电阻抗分析（bioelectrical impedance analysis，BIA）、双能X线、MRI、CT、B超。BIA操作简便，可了解脂肪量、体脂百分比、非脂肪量、骨骼肌量、推定骨量、蛋白质量、水分量、水分率、细胞外液量、细胞内液量、基础代谢率、相位角、内脏脂肪等级、体型等。CT第三腰椎肌肉面积测量是诊断肌肉减少症的金标准。实际工作中可根据临床需要选择不同方法。代谢水平测定具体方法有量热计直接测量法、代谢车间接测热法，将REE/BEE比值<90%、90%~110%、>110%分别定义为低能量消耗（低代谢）、正常能量消耗（正常代谢）及高能量消耗（高代谢）。PET-CT根据葡萄糖标准摄取值（standard uptake value，SUV）可用以了解机体器官、组织及病灶的代谢水平，但因价格昂贵，应用受到限制。部分分化良好的恶性肿瘤如甲状腺乳头状癌SUV或不升高。治疗后的SUV升高或下降提示细胞代谢活性增强或抑制。

3.评价流程

原则上，所有营养不良患者都应进行整合评价。但出于卫生经济学和成本-效益因素考虑，轻、中度营养不良可不常规进行，重度营养不良应常规实施整合评价。一般在入院后72小时内由不同学科人员实施。

4.后续处理

整合评价异常，即有代谢紊乱、炎症负荷水平升高者，要实施整合治疗，包括营养教育、人工营养、炎症抑制、代谢调节、体力活动、心理疏导甚至药物治疗等。如常规营养补充力不从心，应行免疫营养、代谢调节治疗及精准或靶向营养治疗。无论整合评价正常与否，在治疗原发病一个疗程结束后，均应再行整合评价。

三、推荐意见

（1）肿瘤患者的营养诊断包括一级诊断-营养筛查，二级诊断-营养评估和三级诊断-整合评价。

（2）所有患者一经明确肿瘤诊断均应进行营养筛查和营养评估，重度营养不良者应接受整合评价。

（3）NRS 2002是多个学会推荐的营养筛查工具，但对肿瘤患者有较高漏诊率；AIWW更加简便、敏感性更高，但需更多验证。

（4）PG-SGA是广泛推荐适合肿瘤患者首选的营养评估量表，mPG-SGA更为简洁，预后预测价值更高，但需进一步验证。

（5）高度重视普适性、低维度数据在营养状况诊断中的作用，如人体学测量数据、血常规。

（6）有条件的医疗机构进行基于BIA技术的人体成分分析，可获肿瘤患者的肌肉量、脂肪量及其分布的数据。

（7）将炎症负荷纳入肿瘤患者的常规检测。

（8）对肿瘤患者常规进行肌力、体力和体能测定。

（9）营养诊断是营养治疗的前提。

四、小结

营养诊断是营养治疗的前提。肿瘤患者的营养诊断是一个由浅入深、由轻到重、由简单到复杂的连续过程，是一个集成创新的诊断方法。营养筛查、营养评估与整合评价既相互区别又密切联系，三者构成一个营养不良临床诊断的有机系统。

营养不良的三级诊断与营养不良的治疗密切相关。一级诊断在于发现营养风险，是早期诊断，患者此时可能只需营养教育、不需人工营养；二级诊断在于发现营养不良，是中期诊断，患者此时可能只需人工营养；三级诊断在于发现营养不良严重阶段，已经影响器官功能，此时常需整合治疗，而不仅是营养补充。

中国抗癌协会肿瘤营养专业委员会提出的营养不良三级诊断为营养筛查—营养评估—整合评价，ASPEN的三级营养诊断为营养筛查—营养评估—诊断，ESPEN的三级诊断为营养筛查—营养评估—延续评估，通过比较不难发现，我国的营养不良三级诊断更加合理、更加明确。

第三章

肿瘤营养治疗通则

一、背景

肿瘤相关性营养不良（cancer-related malnutrition）简称肿瘤营养不良，特指肿瘤本身或肿瘤各相关原因如控瘤治疗、肿瘤心理应激导致的营养不足（undernutrition），是一种伴有炎症的营养不良，属于慢性疾病相关性营养不良（chronic disease-related malnutrition，cDRM）。我国三甲医院住院肿瘤患者轻、中、重度营养不良总发生率达80.4%，其中，患者中、重度达58.2%。营养不良使临床结局恶化、生存时间缩短、生活质量降低，营养治疗可显著改善临床结局、延长生存时间、提高生活质量，还节约医疗费用。由于营养不良在肿瘤患者中发病的普遍性、后果的严重性，以及营养治疗作用的多维性，营养疗法应作为肿瘤患者的一线治疗和基础治疗，应成为与手术、放疗和化疗等肿瘤基本疗法并重的另外一种常规疗法，应贯穿于肿瘤治疗的全过程，可单独应用或整合于其他治疗方法之中。

肿瘤营养疗法（cancer nutrition therapy，CNT）包括营养干预的计划、实施和疗效评价，以治疗肿瘤及其并发症或身体状况，从而改善肿瘤患者预后的过程，包括营养诊断（营养筛查、营养评估和整合评价三级诊断）、营养治疗和疗效评价（包括随访）三个阶段。肿瘤营养疗法是在营养支持（nutrition support）的基础上发展起来的，当营养支持不仅提供能量和营养素，而且担负治疗营养不良、调节代谢和调理免疫等使命时，营养支持则升华为营养治疗（nutrition therapy）。

二、证据

（一）治疗目的与对策

肿瘤的本质是一种慢性、低度、持续且不可逆的炎症反应，炎症负荷是肿瘤患者的重要预后预测生物标志物，炎症负荷指数（inflammatory burden index，IBI，IBI=CRP×中性粒细胞/淋巴细胞）越高，患者生存时间越短。一方面，IBI随肿瘤病情进展而逐渐升高；另一方面，不同肿瘤IBI不同，根据IBI可以将肿瘤分为高、中、低IBI肿瘤，胰腺癌、肺癌和胆道肿瘤是高IBI肿瘤，乳腺癌和甲状腺癌是低IBI肿瘤，其他为中IBI肿瘤。肿瘤患者的营养不良是一种伴随慢性炎症的营养不良，是恶病质。高炎症负荷既是肿瘤营养不良的发病原因，也是肿瘤营养不良与良性疾病营养不良的特征性区别，还是影响营养治疗效果的重要负性因素。肿瘤本身是炎症负荷的主要来源，也是肿瘤患者发生营养不良的罪魁祸首，所以治疗肿瘤患者的营养不良应多管齐下，包括控肿瘤、调代谢、抑炎症、抗氧化及供营养五个方面，确切的控肿瘤治疗是前提，规范的营养治疗是根本，合理的代谢调节是核心，有效的炎症抑制是关键，适度的氧化修饰是基础。

肿瘤营养疗法的基本要求是满足肿瘤患者目标能量及营养素需求，最高目标是调节代谢、控制肿瘤、维护机体功能、提高生活质量以及延长生存时间。良好的营养方案，合理的临床应用，正确的制剂选择，可以改善慢性消耗导致的营养不良，抑制炎症介质的产生及其作用，增强机体自身免疫功能，直接或间接抑制肿瘤细胞生长繁殖，从而达到提高生活质量、延长生存时间的目标。

肿瘤营养疗法既要保证肿瘤患者营养需求、维护正常生理功能，又要选择性饥饿肿瘤细胞、抑制或减缓肿瘤进程。肿瘤营养治疗必须个体化综合考虑患者营养状况、炎症负荷水平、肿瘤类型、肿瘤位置及药物治疗方案。非荷瘤生存者的营养治疗与良性疾病没有差异，荷瘤状态下的营养治疗具有特殊性，强调发挥代谢调节作用。

（二）治疗方法与原则

1.治疗方法

营养疗法包括营养教育和医疗营养，后者分为肠内营养（EN）和肠外营养（PN）（图3-3）。最常用的方式是口服营养补充（oral nutritional supplements，ONS），最现实的方式是部分肠内营养（partial enteral nutrition，PEN）加部分肠外营养（partial parenteral nutrition，PPN）。营养疗法选择时要遵循膳食优先、口服优先、营养教育优先和肠内营养优先的四优先原则。

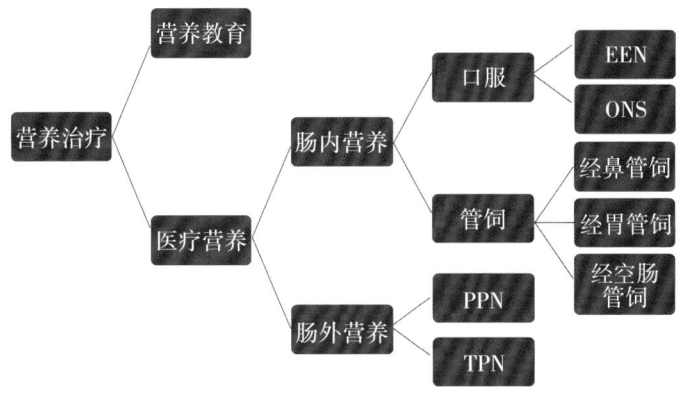

图3-3　营养疗法

注：EEN，exclusive enteral nutrition，完全肠内营养；ONS，oral nutritional supplements，口服营养补充；PPN，partial parenteral nutrition，部分肠外营养；TPN，total parenteral nutrition，全肠外营养。

2.治疗分类

中国抗癌协会肿瘤营养专业委员会制订了根据营养诊断结果的分类营养治疗临床路径，具体如下：无营养不良者，无需营养干预，直接控瘤治疗；可疑或轻度营养不良者，在营养教育的同时，实施控瘤治疗；中度营养不良者，在医疗营养（EN、PN）的同时，实施控瘤治疗；重度营养不良者，先进行医疗营养（EN、PN）1~2周，然后在继续医疗营养的同时，进行控瘤治疗。见图3-4。

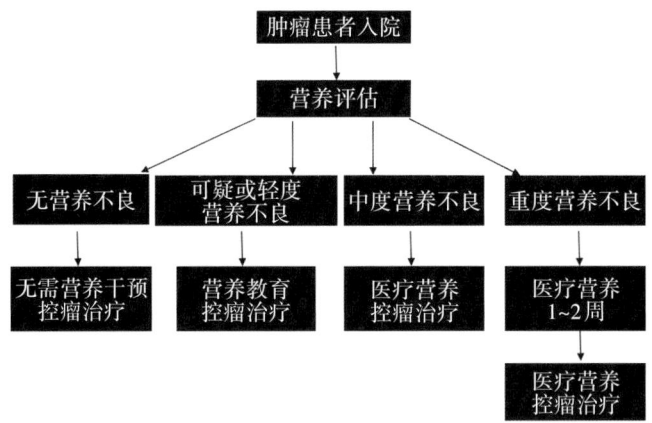

图3-4　分类营养治疗路径

注：营养教育包括饮食指导、饮食调整与饮食咨询，医疗营养指EN（含ONS及管饲）及PN，抗肿瘤治疗泛指手术、化疗、放疗、免疫治疗等。

3.五阶梯营养治疗

中国抗癌协会肿瘤营养专业委员会制订了五阶梯营养治疗原则（图3-5）：首先选择营养教育，然后依次向上晋级选择口服营养补充、全肠内营养、部分肠外营养+部分肠外营养、全肠外营养。

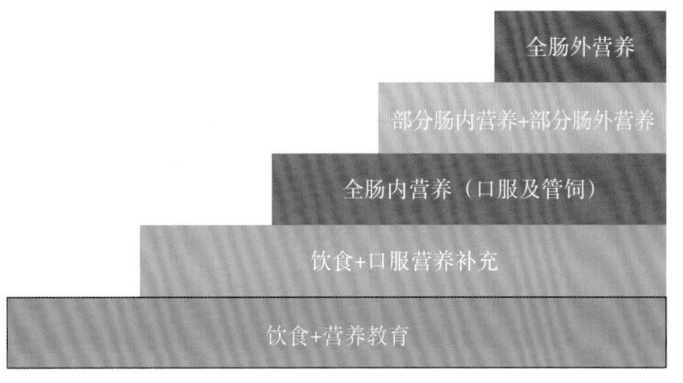

图3-5　五阶梯营养治疗模式

根据患者的具体情况，特别是胃肠道功能，选择合适的营养治疗途径。完全口服、肠内营养是理想的营养治疗方式，ONS是最简便、最常用的方式，全肠外营养是权宜选择，部分肠内营养加部分肠外营养是住院期间最现实的营养治疗方式。

4.营养治疗的过渡

五阶梯营养治疗模式中，从下往上和从上向下的切换称为营养过渡。

从下往上，遵循60%原则。当目前阶梯不能满足人体60%需求时，应选择上一阶梯，如：营养教育不能满足60%需求时，应选择ONS；ONS不能满足60%需求时，应选择全肠内营养；当全肠内营养不能满足60%需求时，应选择EN+补充性肠外营养（supplemental parenteral nutrition，SPN）；当SPN不能满足60%需求时，应选择TPN。

从上向下，遵循50%原则。当下一阶梯能够满足人体50%需求时，可逐渐减少目前阶梯，同时逐渐增加下一阶梯，如：EN可满足人体50%需求时，可逐渐减少PN，同时逐渐增加EN；口服营养可满足50%需求时，可逐渐减少管饲，同时逐渐增加口服营养；日常饮食可满足需求50%需求时，可逐渐减少医疗营养，同时逐渐增加日常饮食。

营养过渡观察时间：普通患者3~5天，危重患者2~3天。

（三）能量与营养素需求

肿瘤营养治疗的最低要求是实现两个达标：能量达标和蛋白质达标。研究发现：单纯能量达标而蛋白质未达标，不能降低病死率，能量和蛋白质均达标，可以显著减少死亡率。低氮、低能量营养带来的能量赤字和负氮平衡，高能量营养带来的高代谢负担均不利于肿瘤患者。

1.能量

有效的营养治疗依赖于准确估计患者总能量消耗（total energy expenditure，

TEE），TEE是静息能量消耗（resting energy expenditure，REE）、体力活动相关能量消耗及食物热效应三者之和，但食物热效应占比很小。肿瘤患者一方面由于炎症反应、人体成分变化、棕色脂肪激活及体重下降等，使REE升高；另一方面由于乏力等原因，体力活动减少，活动相关能量消耗下降，两者作用的结果是TEE可能不高，甚至降低。有研究发现，校正体力活动、年龄、人体成分及体重丢失后，仍有约50%体重下降的肿瘤患者代谢是升高的，还有人发现47%的新确诊肿瘤患者代谢升高。与此同时，肿瘤患者每天的走路步数减少45%、坐卧时间增加2.5小时。由于不同类型肿瘤的代谢差异和肿瘤患者的代谢改变，常用的能量计算公式可能难以准确估计肿瘤患者的能量需求。公式计算与实际测得的REE值误差高达-40%~+30%，而间接测热仪是测量肿瘤患者REE的最准确方法，推荐用于所有存在营养风险的肿瘤患者。如果REE或TEE无法直接测得，推荐采用拇指法则[25~30kcal/（kg·d）]计算能量需求。

肿瘤患者在启动营养治疗时，可假定其能量需求与普通健康人无异、TEE与健康成年人相同，采用标准REE计算公式如The Mifflin-St Jeor公式计算患者的能量需求。本指南及ESPEN最新指南建议：卧床患者的REE为20~25kcal/（kg·d），活动患者为25~30kcal/（kg·d）。同时应区分PN与EN，建议采用20~25kcal/（kg·d）计算非蛋白质能量（PN），25~30kcal/（kg·d）计算总能量（EN）。营养治疗的能量最低应满足患者需要量的70%以上。

2.葡萄糖/脂肪供能比

研究发现，胰岛素抵抗的患者其肌肉细胞摄取和氧化葡萄糖的能力下降，肿瘤患者对不同脂肪乳剂的代谢廓清能力高于健康受试者，其对脂肪的利用能力正常甚至升高。此外，非肿瘤背景下高血糖与高感染风险的相关关系可能同样存在于肿瘤患者。因此，为肿瘤患者计算葡萄糖/脂肪供能比时，首先应该了解患者存否胰岛素抵抗。由于临床检查胰岛素抵抗很复杂，所以，学界已开发出多种反映胰岛素抵抗的计算公式，目前文献报告的计算公式中，以C反应蛋白、甘油三酯和葡萄糖指数（CTI）的预后预测价值最高。

CTI>4.78说明存在胰岛素抵抗，提示要降低葡萄糖的供能比例、提高脂肪酸的供能比例。不能获得CTI者，可以经验性假定所有荷瘤患者存在胰岛素抵抗。荷瘤患者应该减少碳水化合物在总能量中的供能比例，提高蛋白质、脂肪的供能比例。非荷瘤状态下三大营养素的供能比例与健康人相同。生理条件下，非蛋白质能量的分配一般为葡萄糖/脂肪=60%~70%/40%~30%；荷瘤患者尤其是进展期肿瘤患者，建议提高脂肪、降低碳水化合物供能比例，二者供能比例可以达到1:1，甚至脂肪供能更多（表3-5）。

表3-5 三大营养素供能比例

	非荷瘤患者	荷瘤患者
肠内营养	C:F:P =(50~55):(30~25):15	C:F:P =(30~50):(40~25):(15~30)
肠外营养	C:F=70:30	C:F=(40~60):(60~40)

注：C，carbohydrate，碳水化合物；F，fat，脂肪；P，protein，蛋白质

3.蛋白质

研究发现，与健康青年人相比，肿瘤患者的肌肉蛋白质合成及其对食物蛋白质的刺激反应无下降。同时，由于消耗性分解代谢升高，使肿瘤患者对蛋白质需求升高。蛋白质摄入量应满足机体100%的需求，推荐为1.2~1.5g/（kg·d），接受外科大手术、高剂量放化疗、骨髓移植、炎症负荷水平高及持续发热等消耗严重的患者需要更多蛋白质。肿瘤恶病质患者蛋白质总摄入量（静脉+口服）应达1.8~2g/（kg·d），支链氨基酸（branched chain amino acid，BCAA）应达≥0.6g/（kg·d），必需氨基酸（essential amino acids，EAA）应增至≥1.2g/（kg·d）。严重营养不良肿瘤患者的短期冲击营养治疗，蛋白质应达到2g/（kg·d）；轻、中度营养不良肿瘤患者的长期营养治疗，蛋白质应达到1.5g/（kg·d）[1.25~1.7g/（kg·d）]。高蛋白质饮食对肿瘤患者、老年患者均有益，建议一日三餐均衡摄入。

4.微量营养素

按照需要量100%补充矿物质及维生素，根据实际情况可调整其中部分微量营养素的用量。作为营养补充，不主张大剂量使用维生素及矿物质。作为代谢调节治疗时，使用大剂量维生素C有较多病例报告，其安全性已经得到充分证实，还可以改善进展期患者的生活质量及症状，提高化疗效果，降低化疗毒性反应。维生素C>10g/d即属于大剂量，文献报告剂量为1~4g/kg，静脉或者腹腔注射，每周1~7次，连续8~12周。建议使用量一般为0.5~1.0g/kg，1次/日；或1~2g/kg，隔1~2日1次；每周1次使用时，剂量可以酌情加大；连续8~12周，静脉或者腹腔注射。

（四）制剂选择

1.配方选择

非荷瘤生存者的营养治疗配方与良性疾病患者无明显差异，可首选标准配方特医食品或肠内营养剂；荷瘤状态下，配方区别于良性疾病，推荐选择肿瘤特异性营养治疗配方。

2.脂肪制剂

肿瘤患者，尤其是肝功能障碍者，中/长链脂肪乳剂可能更加适合。海洋来源的ω-3多不饱和脂肪酸（marine omega-3 polyunsaturated fatty acids，MO3PUFAs）得到越

来越多的证据支持，可以抑制炎症反应、减轻化疗不良反应、增强化疗效果、改善认知功能，甚至降低部分肿瘤的发病率和死亡率。KRAS野生型、MMR缺陷的肿瘤类型从MO3PUFAs获益更多。ω-9单不饱和脂肪酸（橄榄油）具有免疫中性及低致炎症特征，对免疫功能及肝功能影响较小，其维生素E含量丰富，可以降低脂质过氧化反应。

3.蛋白质/氨基酸制剂

整蛋白型制剂适用于绝大多数肿瘤患者，短肽制剂无须消化，吸收较快，对消化功能受损患者及老年患者更加有益。很多专家认为，BCAA含量>35%的氨基酸制剂可以平衡芳香族氨基酸，改善厌食与早饱，增强免疫功能。不含抗氧化剂的氨基酸制剂对有过敏病史者可能更为安全。乳清蛋白能更好改善肿瘤患者的营养状况，提高白蛋白、谷胱甘肽和免疫球蛋白G水平。

4.药理营养

在标准配方基础上强化β-羟基-β-甲基丁酸盐复合物（β-hydroxy-β-methylbutyrate，HMB）、精氨酸、ω-3 PUFA和核苷酸等成分对肿瘤患者有正面影响，是营养研究热点。与标准配方相比，药理营养强化配方可以降低胃肠道开腹大手术患者的感染性和非感染性并发症，缩短住院时间，但未能延长长期生存时间。一般推荐上述3~4种成分整合使用，单独使用效果有待证实。

（五）终末期患者

当生命接近终点时，不需要任何形式的营养治疗，仅需提供适当的水和食物以减少饥饿感。国际上多数专家意见不推荐医疗营养治疗，考虑到营养治疗可能会提高部分终末期肿瘤患者的生活质量，我们建议做好个体化评估，制订合理方案，选择合适配方与途径，优选生理或现存通路，不推荐新建有创通路。

但是，终末期肿瘤患者的营养治疗是复杂的社会、伦理和情感问题，而不单纯是循证医学或卫生资源问题，常常受到患者家属意见干扰。建议充分听取、高度重视患者及其亲属的要求和建议，做好记录。

（六）营养治疗的时机

传统上，营养支持在控瘤治疗无效后才进行，是一种被动姑息治疗措施。随着对营养治疗的认识加深，营养治疗不仅成为肿瘤患者的基础治疗、一线治疗，而且成为肿瘤患者应该早期启动的全程、主动治疗手段（图3-6）。

从患者被诊断为肿瘤时开始，所有患者均可接受营养教育，但不是均应早期接受医疗营养（EN、PN）。一般来说，医疗营养应基于营养诊断，患者被诊断为中、重度营养不良后才启动医疗营养。但基于中国的INSCOC研究及意大利的真实世界研究，消化系统肿瘤患者、任何转移性肿瘤患者可在肿瘤确诊时经验性早期启动医疗营养。

此外，在外科大手术尤其是腹部大手术、高剂量放疗和高剂量化疗前，即使患者无营养不良，也可实施营养预康复，进行储备性医疗营养治疗。

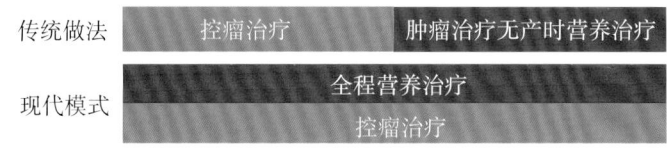

传统做法　控瘤治疗　肿瘤治疗无产时营养治疗

现代模式　全程营养治疗　控瘤治疗

图3-6　营养治疗的时机

（七）营养治疗流程

肿瘤患者的营养治疗应该遵循规范路径（图3-7）。

代谢紊乱定义为高炎症负荷水平+胰岛素抵抗。IBI>16提示高炎症负荷，CTI>4.78表示胰岛素抵抗，临床上可以使用任何验证合格的炎症负荷和胰岛素抵抗参数。

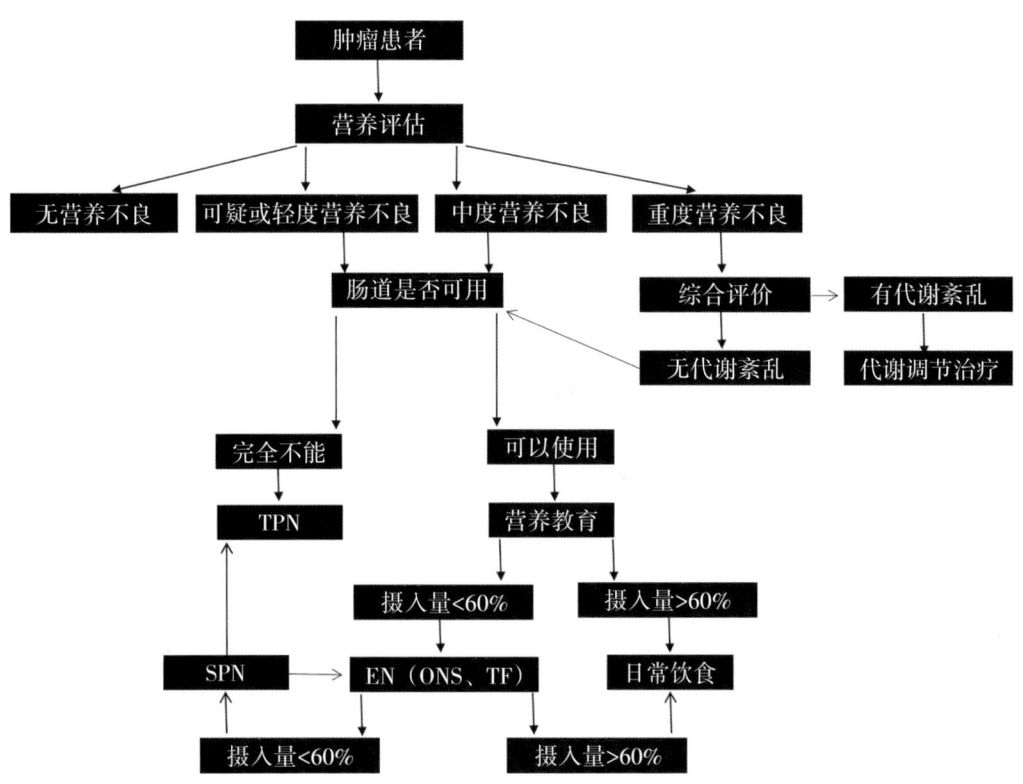

图3-7　肿瘤患者营养治疗流程图

注：EN，肠内营养；ONS，oral nutritional supplements，口服营养补充；TF，tube feeding，管饲；SPN，supplemental parenteral nutrition，补充性肠外营养；TPN，total parenteral nutrition，全肠外营养。

三、推荐意见

（1）肿瘤患者应尽可能早启动全程、主动营养治疗。

（2）肿瘤营养疗法要求满足患者目标能量及营养素需求，同时调节代谢、降低炎症负荷。

（3）营养疗法应遵循膳食优先、口服优先、营养教育优先、肠内营养优先的四优先原则。

（4）根据营养诊断结果和营养不良严重程度，分类实施营养治疗。

（5）肿瘤患者的营养治疗应遵循五阶梯治疗原则，并尽快向更符合生理的方向过渡。

（6）按照卧床患者20~25kcal/（kg·d），活动患者25~30kcal/（kg·d）计算肿瘤患者的总能量需求。

（7）根据患者胰岛素抵抗情况，调整葡萄糖和脂肪酸的供能比例。荷瘤患者降低葡萄糖供能比例、增加脂肪酸供能比例。

（8）肿瘤患者蛋白质需求升高，推荐量为1.2~1.5g/（kg·d）。

（9）微量营养素按照每日需要量供给，一般不推荐大剂量使用。

（10）肿瘤患者首选标准配方，荷瘤患者选择肿瘤特异性配方。

（11）海洋来源的ω-3 PUFA多数情况下对肿瘤患者有益。

（12）肿瘤患者应首选整蛋白制剂。

（13）多种药理营养联合强化配方对肿瘤患者有正面作用。

（14）终末期肿瘤患者的营养治疗要个体化，充分尊重患者及家属的意见。

四、小结

肿瘤营养不良是多种因素共同作用的结果，摄入减少、吸收障碍、代谢紊乱和REE增加是营养不良的主要原因。相对于良性疾病，肿瘤患者营养不良发病率更高、后果更重。营养不良的肿瘤患者并存病和并发症更多，医疗花费更高，生存时间更短，对控瘤治疗的耐受性下降、敏感性降低。所以，肿瘤患者更需要营养治疗，营养治疗应成为肿瘤患者最必需的基础治疗、一线治疗。营养支持小组（nutrition support team，NST）应成为肿瘤多学科整合治疗即MDT to HIM的核心成员。

第四章

营养治疗通路

一、背景

营养治疗途径可分为肠内营养（EN）及肠外营养（PN）。EN营养通路可分为符合生理的口服（经口摄入）和管饲两大类。管饲途径从置管入口可分为经鼻置管、咽造瘘置管、胃造瘘及空肠造瘘置管等，从营养管末端所在的部位又可分为胃管和空肠管。PN通常指经静脉输入营养物质，主要包括经外周静脉置管、中央静脉置管，经腹腔和经骨髓腔途径应用经验有限（图3-8）。

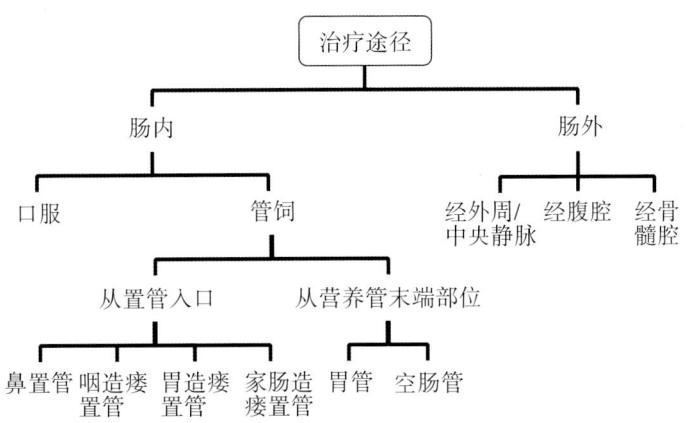

图3-8　营养治疗途径

经胃喂养是启动管饲的首选途径，有高误吸风险者可实施幽门后管饲。鼻胃管适用于较短时间（4周之内）的管饲。大多数重症患者能耐受经胃的EN，不能耐受或有高误吸风险者应降低营养输注速度。

如需建立长期管饲途径，推荐经皮内镜下胃造瘘术（percutaneous endoscopic gastrostomy，PEG）作为首选通路。PEG在1980年首次报道，是借助内镜辅助进行腹壁穿刺点定位、经皮穿刺置入导丝、经导丝引导造瘘管进入胃腔的微创造口技术，经胃造瘘管放置空肠延长管（percutaneous endoscopic gastro-jejunostomy，PEGJ）可实现幽门后管饲。与传统手术胃造瘘相比，PEG具有操作简单、所需条件便捷（无需全身或静脉麻醉、可在床边放置）等优点，患者易于接受。

外科手术造瘘目前在空肠造瘘中仍有大量应用。通过外科手术空肠造瘘在1878年已有相关报道。目前常用术式包括腹腔镜下空肠造瘘术（percutaneous laparoscopic jejunostomy，PLJ）、穿刺针导管空肠造瘘术（needle catheter jejunostomy，NCJ）、隧道式空肠造瘘术和Roux-en-Y空肠造瘘术等。

随着技术进步，临床上建立空肠内管饲的非外科途径越来越多。直接法经皮内镜空肠造瘘术即内镜下经皮直接空肠造瘘（direct percutaneous endoscopic jejunostomy，DPEJ），1987年首见报道；基于影像技术的非外科空肠造瘘方法主要包括经皮超声引导下空肠造瘘术（percutaneous sonographic jejunostomy，PSJ）、经皮X线引导直接空肠造瘘术（direct percutaneous radiologic jejunostomy，DPRJ）以及经皮X线引导胃-空肠造瘘术（percutaneous radiologic gastrojejunostomy，PRGJ）等。

PN可通过中心静脉和外周静脉置管输注。中心静脉置管包括经外周静脉穿刺的中心静脉导管（peripherally inserted central venous cathete，PICC），经锁骨下静脉、颈内静脉和股静脉途径置管。锁骨下静脉导管性感染及血栓性并发症的发生率低于颈内静脉和股静脉，随穿刺技术及设备进步，机械性损伤的发生率也大大降低。PICC的导管相关并发症与其他中心静脉血管通路装置相似，特别对家庭肠外营养持续时间小于6个月的肿瘤患者更有利。经外周静脉营养（peripheral parenteral nutrition，PPN）常用于中心静脉通路无法建立者。此途径建立相对简单，可有效避免建立营养通路时存在的延误。植入式静脉输液港又称植入式中央静脉导管系统（central venous port access system，CVPASS），是一种可以完全植入体内的闭合静脉输液系统，全部装置均埋于皮下组织，对患者日常生活影响小，使用寿命较长。

二、证据

（一）肠内营养通路

1.经鼻置管

研究发现，使用鼻胃管或其他管饲方式都不会显著影响患者死亡率，而腹泻、器官衰竭、胃肠道并发症、ICU时间及供能等结局也无显著差异。由于安置鼻肠管的操作需要相对较高的技术，可能导致延迟开展EN，错过最佳营养治疗时机，因此建议鼻胃管作为短期管饲的首选通路。

使用鼻胃管行营养治疗发生吸入性肺炎的风险较高（OR1.41，95% CI 1.01-1.98，P=0.04），且胃残余量＞300~500mL的发生率较高（OR3.95，95% CI 1.19-

13.14，*P*=0.03）。对评估发生误吸风险较高者，推荐使用鼻肠管。

咽喉、食管黏膜糜烂及出血为经鼻置管不可避免的并发症，主要跟营养管本身压迫黏膜有关。轻者黏膜充血、糜烂，重者可能出现局部深溃疡合并出血。因此，建议长期管饲使用PEGJ置管。

NGT的存在会影响吞咽生理，但在年轻志愿者中并不影响吞咽功能。然而，吞咽机制随年龄增长而变化，在老年人中NGT是否增加误吸风险尚有争议。一项在老年志愿者（n=15）中进行的交叉设计RCT研究发现，即使是细管径（8Fr，2.6mm）也会增加吞咽的咽残留和咽通过时间，且随管径增加影响更大。一项RCT研究（n=30）对比接受细管径（8Fr，2.6mm）NGT和不接受管饲的机械通气患者，发现前者并不增加胃食管反流和误吸的风险。因此，胃食管反流和呼吸道误吸风险较高者推荐使用细管径NGT。

2.经皮内镜下胃/空肠造瘘

头颈部肿瘤在治疗前后常伴口腔黏膜炎、口干、吞咽困难等症状，导致经口摄入不足和营养不良。一项纳入13项研究、1631名头颈肿瘤患者的Meta分析表明，预防性PEG可能是接受放疗或放化疗的头颈肿瘤患者营养治疗的更好选择，但仍需更多RCT验证。另一项纳入152例接受手术、放疗或化疗的头颈部肿瘤患者的回顾性研究发现，接受预防性PEG患者与未接受者比较，营养状况改善，再住院率下降。还有一项回顾性研究纳入117例食管切除患者，其中107例为恶性肿瘤，发现术前放置PEG管对食管切除术无不利影响，建议营养状况较差者放置PEG管。比较PEG和非PEG喂养的食管癌手术患者的回顾性研究发现，前者营养获益更好。胃肠道恶性肿瘤，尤其是接受放化疗的头颈部肿瘤或食管肿瘤患者预期需要3~4周以上EN时，PEG是金标准。

胃肠道肿瘤患者营养不良风险高，如合并恶性肠梗阻者因不能进食，营养风险进一步增加。PEG/J置管不仅可以充分引流，还能进行EN，适用于无手术适应证的晚期肿瘤患者。建议腹腔和盆腔恶性肿瘤患者使用PEG缓解恶性肠梗阻症状。一项前瞻性研究纳入行PEG减压的158例晚期妇科和胃肠道肿瘤引起小肠梗阻的患者，发现PEG减压可行、有效，可以缓解晚期肿瘤相关的恶心和呕吐，改善生活质量。一项回顾性研究纳入125例放置PEG管引流的恶性肠梗阻患者，其中34%为大肠癌、25%为胰腺/壶腹癌，结果发现PEG能缓解症状，但这些患者预后仍差。

常用的PEG操作方法包括牵拉法、推进法和直接穿刺法。牵拉法相对简单，并发症少，临床应用最广，但在口咽部肿瘤、化疗导致的恶性狭窄及牙关紧闭患者中施行有一定的局限性，同时造瘘部位有较高的感染率，少数确有种植转移风险。直接穿刺法造瘘管直接经腹壁置入，无需经过口咽，更适于张口困难及口咽部肿瘤导致的上消化道梗阻患者，由于造瘘管不易被口咽部菌群污染，术后感染较少。另一方面，直接穿刺法采用的球囊造瘘管更难维护。一项回顾性分析纳入单中心接受直接穿刺法或牵拉法PEG的103例患者，其中36例使用直接穿刺法，结果显示两组前6个月内的换管率分别为11.1%和1.5%（P=0.049）。尽管如此，由于直接穿刺法造瘘管不直接接触口咽部肿瘤，不易引发肿瘤种植转移、出血及感染，因此对牙关紧闭、口咽部或食管肿瘤导致的恶性狭窄患者，建议使用直接穿刺法置管。

3.小肠镜或影像学辅助非外科空肠造瘘

DPEJ可用于胃腔条件不适合PEG者，且置管后的管道护理较PEGJ简单，但由于空肠走行曲折易变，空肠穿刺点定位较为困难。采用小儿肠镜或普通胃肠镜完成的2个样本量最大的回顾性研究，分别纳入307例次和480例次DPEJ，前者成功率为68%、后者为83%，且首次穿刺成功率为79.6%，均远低于PEGJ。多篇研究显示，使用球囊小肠镜更利于空肠穿刺点定位，DPEJ成功率可达90%~100%。然而，小肠镜远不如普通胃肠镜普及，该方法对人员和设备均有较高要求，目前尚不能广泛开展，因此仅作为常规内镜DPEJ失败时的补救措施。

以术前腹部CT评估近段小肠走行以及腹壁厚度来预测DPEJ成功率的回顾性研究发现，腹壁厚度超过3cm成功率仅39%，但此方法的敏感度和特异度分别仅为60%和53%。有一些小样本研究报道，联合X线透视及小肠镜的DPEJ成功率达96%~100%；联合CT定位的DPEJ成功率为91.2%。必须指出，X线技术尽管可能提高DPEJ成功率，但需多学科参与，并可能增加辐射损伤，不利于床边操作。相对而言，采用超声技术无辐射、可床边完成。

有报道以儿科肠镜进入空肠后，采用体表超声辅助，确定与腹壁相近且无脏器遮挡的DPEJ安全穿刺点。然而在含气肠管中的内镜并不总是适合采用体表超声探查，因此有研究采用体表超声探查肠内带液囊肠梗阻导管来确定穿刺部位，但此法需先行置入肠梗阻导管并不断监测导管位置，增加了操作的时间及难度。亦有报道采用体表超声探查经内镜送入的注液球囊，可实时同步获得DPEJ定位。病例报道显示，PSJ成功率为87%，但超声对含气肠管观察欠满意，常需配合液体注入或使用超声造影剂，实际操作较困难，应用受限。DPRJ技术成功率为85%~92%，但X线引导需要插管配合造影剂显像，且需变换体位以避开前方脏器而获取穿刺部位，应用亦不广泛。采用CT引导的操作可提高置管成功率，一项小样本（n=8）的CT引导PRGJ报道成功率为100%，CT引导下DPGJ的成功操作亦有报道，但操作优势尚缺乏大样本研究证实。

4.外科手术空肠造瘘

关于食管切除术后营养支持途径的系统评价建议，外科空肠造瘘比鼻空肠或鼻十二指肠管更可取，但术后鼻肠管与空肠造瘘管营养在并发症或导管功效方面无显著差异。针对食管癌手术、胃或胰腺切除患者的研究表明，空肠造瘘组与鼻肠管组导管相关并发症、全EN耐受情况和手术相关并发症无差异，但有0~2.9%的外科空肠造瘘发生管路相关并发症需要再次开腹。食管切除并术中空肠造瘘患者的回顾性队列研究（n=103）发现，67%患者在8天内恢复了经口饮食，5.4%出现空肠造瘘置管相关并发症。

在临床实践中，胃切除术患者主要通过鼻肠管或空肠造瘘管行EN，关于两种方式营养治疗效果的比较研究较少。纳入86例全胃切除术后鼻肠管或空肠造瘘管EN患者的RCT发现，空肠造瘘组肛门排气时间、排便时间比鼻肠管组更短（$P<0.05$）；耐受性更好（$P<0.05$）；而两组并发症发生率无明显差异（$P>0.05$）。行胃切除术患者通过空肠造瘘管进行EN耐受性更好，放置时间更长，并可显著改善营养状态。

经皮造瘘口周围感染及脓肿发生率可达21.9%，可能原因包括口咽部细菌移位、造瘘口皮肤固定过紧导致局部组织血运障碍、过松致渗漏以及术中污染等。主要处理方式为预防性使用抗生素、术后密切观察造瘘口皮肤改变、换药保持造瘘口周围皮肤清洁，以及调整外固定器等，若脓肿形成应切开引流。PEG置管后24h内不应过度牵拉，保持造瘘管固定片与皮肤间有0.5cm的活动度，避免局部压迫缺血。定期观察造瘘口敷料有无渗液，窦道形成前建议每日换药，若敷料干净，亦可2~3天换药1次。换药时可调整垫片位置，向内推管2~3cm后小心外拉，适当松动旋转，防止过度压迫。洗浴需待切口愈合，一般在置管后2~3周。

包埋综合征（buried bumper syndrome，BBS）是PEG罕见但严重的并发症之一，多由于内外固定器间压力过大致内固定器向外移行，嵌入胃前壁或腹前壁，发生率为1.5%~8.8%，危险因素包括营养不良、切口愈合不佳、造口管饲后体重增加、老年人、肥胖、慢性咳嗽及不当的人为操作等，未及时处理可能有胃肠出血、穿孔、腹膜炎甚至死亡风险。因此，不能过度牵拉PEG管，早期发现BBS可通过内镜处理，严重病例常需外科手术移除造瘘管，亦可采用L型钩刀、乳头切开刀或针刀经内镜腔内切开取出包埋的造瘘管。

（二）肠外营养通路

1.经外周静脉置管

营养治疗首先考虑EN，当EN支持量不能满足需求时，可考虑经外周静脉置管行PPN，但此时相关指标的表现并不理想，主要适合短期应用。纳入单中心153例经外周静脉置管营养患者的回顾队列研究显示，只有1/3的患者适合这种形式的PPN，接近半数出现静脉炎，少数还出现菌血症。

2.经外周静脉中心静脉置管

PICC置入可采用ZIM法，即沿肘关节内上髁至腋窝连线将上臂分为三等分，将中间段再等分为两部分，近躯干部为理想穿刺区域；如此区贵要静脉因外伤史、血栓史等不可穿刺，可选择同区的肱静脉。在此区穿刺可提高患者舒适度和穿刺成功率，降低并发症发生率。一项RCT显示，该区PICC置管较上臂远心端穿刺成功率更高，并发症发生率更低。

至2013年，全国147家三甲医院中146家医院已开展PICC，其中68.7%在超声引导下穿刺。非超声引导下PICC穿刺常需在下臂进行，但下臂静脉较上臂细小、走行复杂，且导管需经肘窝，穿刺成功率低，并发症发生率高，患者舒适度低。比较超声引导联合改良赛丁格法与传统盲穿法（各65例）PICC置入的RCT发现，超声组一次穿刺和置管成功率均高于盲穿组，静脉炎和血栓发生率更低（$P<0.01$）。另一项RCT发现，超声组（50例）与盲穿组（50例，其中2例未穿刺成功）相比，非计划性拔管率、并发症发生率和维护费用均更低，患者舒适度更好。

一项纳入中国成年肿瘤患者的前瞻性研究表明，与心电图检测相比，X线胸片检测PICC尖端位置的准确率更高。但使用心电图法和X线片定位PICC尖端的RCT（n=100）发现，心电图可减少置管时间［（15.29±0.23）分钟 vs.（26.52±0.36）分钟，$P<0.01$］，并可降低置管成本［（1 719.37±0.61）元 vs.（1 885.37±0.42）元，$P<0.01$］。为减少X线辐射，可用心电图先检测尖端位置。一项前瞻性队列研究发现，胸部X线片组有25%（12/48）的患者导管尖端未达正确位置（上腔静脉下1/3），其中异位3例，处于次佳位置（右心房近端）或右心房上部9例；心电图组无异位发生，仅7.1%（3/42）的患者导管尖端处于次佳位置（右心房近端）。

当PICC留置时间超过1年，或输液治疗终止，或护理计划中不再需要留置PICC时，应予以拔除。当PICC留置时间>23天时，导管相关性感染的发生率明显升高。对长期住院治疗的患者，可选择PICC作为中心静脉血管通路装置的安全方案。纳入622例PICC和638例中心静脉置管（central venous catheter，CVC）患者的前瞻性观察显示，PICC患者发生感染的中位时间更长（23天 vs. 13天，$P=0.03$）。相较于CVC，PICC可将导管相关感染发生率降低66.7%~81%。

3.中心静脉置管

经中心静脉PN治疗可以使肿瘤、透析及新生儿危重症等受益。推荐首选右侧锁骨下静脉，且导管尖端应接近上腔静脉，以降低血栓形成风险。清洗CVC插入点周围的皮肤能否减少导管相关的血流感染尚不清楚。目前尚无足够证据确定用生理盐水和肝素间歇性冲洗可预防婴幼儿长期CVC堵塞。溶栓在儿童CVC血栓治疗中是有效且可能是安全的。中心静脉置管后应常规接受包括超声及X线在内的影像学检查，明确导管尖端的位置。

4.输液港

关于CVPASS与PICC在恶性肿瘤患者化疗中应用效果的系统评价显示，CVPASS留置时间更长，并发症发生率更低，患者生活质量更高，在降低导管堵塞发生率、导管感染发生率、静脉炎发生率、导管移位／脱出发生率方面均有优势，但CVPASS

置管过程中更应注意穿刺部位的解剖毗邻关系，以减少气胸及误入动脉的发生。同时CVPASS一次置管成功率较低，更适合1年以上长期静脉输液的患者应用。

CVPASS的入路方法有盲穿法、CT、DSA、超声及DSA联合超声引导等。一项RCT（n=180）显示，B超引导首次穿刺置管率高于盲穿（分别为100%和88.89%，$P<0.05$），并发症更少（分别为4.44%和17.78%，$P<0.05$）。一项回顾性研究（n=82）发现，CT引导组手术时间显著长于DSA和B超引导组，接受的辐射剂量也更高（$P<0.05$），但3组并发症相当（$P>0.05$）。此外，导管末端位于上腔静脉与右心房连接处时，血栓发生率最小，DSA及超声均可利用透视直接确定导管末端位置，从而降低导管内血栓形成的风险。B超与DSA联合引导下腋静脉穿刺安全方便，损伤小，患者接受度也较高。一项B超与DSA联合引导下腋静脉穿刺的回顾性研究中，250例全部置入成功，仅1例气胸，无患者因并发症取出CVPASS。现有证据提示，DSA或超声引导下置入CVPASS操作便利、耗时短、辐射剂量少，但其安全性及有效性还需更多高质量研究证明。系统评价显示，与锁骨下静脉路径相比，经颈内静脉置入CVPASS相关并发症更低、导管留置时间更长；经上臂静脉路径动脉损伤发生率低于经锁骨下静脉，但基座外露发生率更高，现有证据支持首选经颈内静脉路径。

分析超声引导下经颈内静脉置入CVPASS导管长度影响因素的RCT（n=134）显示，左侧颈内静脉穿刺点至导管头端距离L1值为（17.03±1.36）mm，左侧CVPASS主体至导管头端距离L2值为（27.36±2.04）mm，右侧颈内静脉穿刺点至导管头端距离R1值为（14.79±0.98）mm，主体至导管头端距离R2值为（25.30±1.38）mm；身高与L1、L2、R1、R2值均相关（r值分别为0.290、0.403、0.259、0.301，P值分别为<0.05、<0.01、<0.05、<0.01）。

一项纳入1315名肿瘤患者的RCT分析置入CVPASS后24h内或24h后使用的安全性，发现两组并发症发生率相当，认为早期使用是安全的。但一项纳入815名患者前瞻性研究显示，预测CVPASS置入后并发症的最主要因素是置入和首次使用之间的间隔，当间隔时间为0~3天时，并发症发生率为24.4%；4~7天时为17.1%；超过7天则为12.1%（$P<0.01$）。一项纳入4045例患者的前瞻性研究也发现，间隔时间为0~5天时，9.4%的患者因并发症移除CVPASS，间隔6天时为5.7%，提示间隔时间≥6天可明显降低感染发生率及并发症导致的移除率。因此，建议CVPASS置入与使用的间隔时间应大于1周。

纳入4组RCT、共2154例患者的Meta分析发现，置入CVPASS后有的27名患者发生感染（1.25%）。其中，5例预防性使用抗生素，22例未使用（OR=0.84，95%CI：0.29-2.35），尚无证据支持在CVPASS置入患者中预防性使用抗生素。

三、推荐意见

（1）短期管饲首选鼻胃管，对高误吸风险患者，建议幽门后置管（鼻肠管）。

（2）预计 EN 时间＞4 周，推荐内镜、介入或手术胃或空肠造瘘。

（3）晚期食管癌患者姑息治疗的营养途径首选 PEG；肠梗阻尤其是晚期胃肠道肿瘤导致的恶性肠梗阻患者可选择 PEG 引流。

（4）牙关紧闭、口咽部或肿瘤导致食管狭窄的患者，建议使用直接穿刺法 PEG。

（5）气囊小肠镜可提高 DPEJ 成功率，X 线透视、CT 或超声等影像学手段有利于 DPEJ 体表定位。

（6）食管癌、胃癌、十二指肠癌、胰腺癌、胆道肿瘤及其他复杂腹部大手术患者推荐常规接受术中空肠造瘘建立 EN 通路。

（7）胃食管反流和误吸高风险的 NGT 管饲患者，建议用细管径（8F）NGT 管饲。

（8）为了预防包埋综合征，在胃造口管成功放置后，应允许造瘘管外固定器有 0.5cm 的活动度。

（9）外周静脉可以短暂（<7 天）作为 PN 治疗途径。

（10）预计肠外营养时间>7 天，建议选择 PICC、CVC 及 CVPASS。

（11）中心静脉置管首选锁骨下静脉，置管后应常规影像学检查，确定导管位置，并除外气胸。

（12）不常规使用抗凝药物预防导管相关性血栓；使用溶栓药物治疗导管相关性血栓堵塞。

（13）CVPASS 首选 DSA 联合超声引导下置入；建议选用右胸前锁骨下经颈内静脉途径；若不具备可视化设备，可根据患者身高预估导管置入深度。

（14）建议 CVPASS 置入与使用的间隔大于 7 天，以降低相关并发症的发生率和导管移除率；不建议置入前预防性应用抗生素。

四、小结

营养治疗的途径应根据患者病情个体化选择。对经口进食受限者，应积极开放并维持经口进食通路；口服不足或不能时，用管饲补充或替代，其中经鼻置管主要用于 4 周以内的临时置管，而各种造瘘技术主要用于长期管饲（预计置管时间在 4 周以上）。当管饲仍不能满足营养需求时，应加用 PN 以补充 EN 的不足，PN 输注的静脉通路分为中心静脉和外周静脉，后者主要用于短期 PN，长期 PN 应选择中心静脉置管。然而，中心静脉置管对穿刺技术、无菌操作要求和并发症的发生率均较外周静脉高，因此管路需要经过培训的专业人员进行管理和维护。

第五章

营养教育

一、背景

营养教育（nutrition education）是营养干预的基本内容，也是营养治疗的首选方法和营养咨询的重要环节。肿瘤患者五阶梯营养治疗的第一阶梯就是加强饮食和营养教育。有效的营养教育是肿瘤患者营养治疗的基石。其应在遵循一般人群营养教育基本原则基础上，更具针对性、内容要更加丰富。

营养咨询是由专业营养医师根据患者营养需要，对影响营养摄入等相关问题进行分析和评估，从而指导患者应用正常的食物和饮料，帮助患者改善进食，达到营养治疗的目的。营养咨询包括与患者建立良好的咨询关系、收集病史和饮食史、营养相关检查、综合分析并做出评估、给予饮食指导等，其中包括对患者的营养评估和营养教育。ESPEN指出营养咨询是第一个，也是最常用的干预措施。营养医师可根据患者的静息能量消耗（resting energy expenditure，REE）、生活方式、疾病状况、食物摄入量和食物偏好，提供个性化建议，以实现能量和营养平衡；同时积极回答患者、家属及照护人的问题，为他们答疑解惑，澄清认识误区，传播科学知识，引导合理营养。

营养教育的常用概念有以下3种。①WHO对营养教育的定义："营养教育是通过改变饮食行为而改善营养状况目的的一种有计划活动"。②美国饮食协会的定义："营养教育是依据个体需要及食物来源，通过知识、态度、环境作用及对食物的理解，逐步形成科学、合理的饮食习惯，以改善营养状况"。③我国的定义为："营养教育主要通过营养信息的交流和行为干预，帮助个体和群体掌握营养知识和健康生活方式"。

营养教育在消除或减少营养相关危险因素、降低营养相关疾病的发病率和死亡率、提高生活质量方面有重要意义。对患者及家属进行系统的营养教育，可以提高相关营养知识、建立合理的饮食行为。营养教育不仅是传授饮食、营养知识，更重要的是学习如何改变饮食行为，养成良好的饮食习惯，从而改善营养与健康。因此，营养教育是一个长期的养成过程。肿瘤患者由于营养不良发生率更高、原因更复杂、后果更严重，因而更需要接受长期的营养教育，以缩短住院时间、减少并发症、改善临床结局、进而提高生活质量和延长生存时间。

二、证据

（一）营养教育是肿瘤整合治疗的重要组成部分

强化营养咨询（intensive nutritional counseling）是传统营养咨询理念的进一步提升，目前在临床营养领域还处于发展阶段。营养咨询尤其是早期营养咨询可明显改善肿瘤患者营养状况。Ho YW 等提出早期营养咨询对提高治疗耐受性和生存结局至关重要，他们纳入三个医疗中心 243 例接受同步放化疗且预处理营养状态正常的局部晚期头颈部肿瘤患者，回顾性收集早期、晚期和无营养咨询患者的体重变化、1 年生存率、早期化疗终止率和计划放疗不完率，结果显示早期开始营养咨询的肿瘤患者 1 年生存率高、体重变化小、早期化疗终止率和计划放疗不完率均低于晚期和无营养咨询患者；同时晚期营养咨询肿瘤患者相关营养状况和结局又优于未进行营养咨询肿瘤患者。Langius 等纳入 10 项 RCT 的系统评价结果显示，对头颈部肿瘤患者放化疗期间进行个体强化营养咨询，能显著改善患者的营养状态和生活质量。2021ESPEN 中多次明确营养咨询的重要性，并强调对存在营养不良风险或已有营养不良的肿瘤患者，推荐给予营养治疗，且营养治疗最好在肿瘤患者尚未发生严重营养不良时开始，而营养支持的第一种形式便应是营养咨询，以帮助控制症状。营养师对肿瘤患者进行第一次咨询时必须给予标准的营养评估，提供患者个体化的书面建议指导。饮食管理过程中，应有家人参与，饮食建议的有效性可以从体重、消化道功能以及患者满意度进行评估。与一般性的营养咨询或基础性营养咨询相比，其最要关注的是系统性评估咨询者的需要并提出干预建议。

营养教育与肿瘤治疗结合，可有效预防肿瘤患者的营养不良，并减少不良反应。Emanuele Cereda 等研究 159 例进行放疗的头颈肿瘤患者，发现营养教育联合营养补充剂连续干预 3 个月可明显改善生存质量、维持体重和增加对放疗的耐受性。Meng QY 等对 353 名胃癌术后存在营养风险患者实施营养干预，发现口服营养补充联合膳食建议组体重丢失少、肌少症发生率低、化疗副反应明显减少，包括延迟、剂量减少或终止、疲劳和食欲下降不明显等不良反应。Sasanfar B 等人研究了基于健康信念模型的营养教育对伊朗妇女预防癌症营养知识、态度和实践的影响，招募了来自公共卫生中心的 229 名女性，并根据健康信念模型（health belief model，HBM）接受了三个

75分钟的教育课程。参与者由训练有素的采访者使用基于HBM设计的经过验证且可重复的营养相关癌症预防知识、态度和实践问卷进行采访。通过问卷评估参与者的营养知识、态度和实践,结果显示干预后，参与者摄入了更低脂肪的乳制品和坚果，高脂乳制品的摄入量也有所下降，营养教育后知识和营养实践得分存在显著差异，参与营养教育计划对于肿瘤预防相关的知识和营养实践产生积极影响。

成功的营养咨询为肿瘤患者提供多种促进健康的方法，比如可以丰富肿瘤预防相关的知识，达到并维持适宜体重，鼓励规律的体力活动（每天30分钟中等强度的运动），增加蔬菜水果和全谷类食物的摄入，限制酒精、红肉和加工肉制品的摄入和对营养建议的依从性。饮食、营养教育一直都是营养咨询的重要工作内容。Tona Zema Diddana等研究揭示在埃塞俄比亚，孕妇不良饮食习惯的比例为39.3%~66.1%。有限的营养知识和对饮食行为的错误认识是潜在因素。他们在社区进行人群干预试验，证实基于健康信念模型的营养教育，可提高孕妇的营养知识和饮食习惯。朱昌敏等针对68例消化系统疾病患者进行干预研究，其中对照组采取常规干预，观察组采取营养咨询。结果显示观察组患者对饮食、疾病恢复的重要性、疾病相关营养知识知晓率、合理的饮食习惯及营养咨询满意度均高于对照组，证明对消化内科患者开展营养咨询可显著提升其营养知识认知度、改善其睡眠状态。

（二）营养教育需要多学科团队协作

临床营养团队需要多学科人员构成，在肿瘤患者的营养治疗上，多学科人员的整合（即MDT to HIM）非常重要，包括医生、临床专科护士、临床营养师、药师等，以维持肿瘤患者良好的营养状况。ESPEN发布的非手术肿瘤患者肠内营养指南中，强烈推荐将强化营养教育作为营养咨询的一种可行方法。不仅依靠管饲或肠外营养的手段，还要重视临床营养师对患者的教育与咨询，并邀请专科医师介入。临床营养师在咨询过程中要评估肿瘤患者的营养状况，营养不良带来的病理生理改变，必要时要与肿瘤科医生进行沟通等。

施教者在肿瘤营养教育过程中发挥重要作用。近年研究发现，国外肿瘤营养教育以营养师为主要施教者，而国内以医护人员为主导，仅有少数文献报道多学科团队整合在肿瘤营养教育中的实践。吕阳等在胃癌术后化疗患者的营养教育过程中成立营养教育团队（医生、营养师、心理咨询师及护士），由医生负责评估化验结果、调整用药，营养师负责传授营养知识、监测营养状况、制订食谱，心理咨询师负责心理疏导，护士负责回授法进行营养教育。Parekh等针对乳腺癌患者开展营养教育时，由营养师讲解饮食营养知识，肿瘤学家者宣教乳腺癌病理生理学知识，厨师负责传授食物选购及烹饪方法。肿瘤的营养教育因疾病的特殊性及教育内容的全面性和复杂性，需要多学科（MDT to HIM）团队协作参与施教。因此，有条件的医院可通过成立多学科团队以提高营养教育效果。Eunsuk等研究指出，多学科团队参与创伤重症监护病房患者的营养支持，可改善患者的营养状况，其回顾性比较了339例创伤重症监护病房患者，结果显示急性生理学指标和慢性健康评估（APACHE）Ⅱ评分、入院休克和初步实验室结果均存在显著差异。营养支持团队（nutrition support team，NST）组的总输送/所需热量比和总输送/所需蛋白质比显著高于非NST组。Melnic I认为临床营养师是肿瘤治疗过程中必不可少的专业人员，其研究发现临床营养师提供的强化营养支持对乳腺癌患者术后结局有积极影响。临床营养师在出院随访和院外康复过程中也起重要作用，Beck等在一项71人的随机对照试验中，将参与者随机分配接受出院联络小组与出院联络小组与营养师的合作组，营养师共进行了3次家访，目的是制定和实施个人营养保健计划。结果显示在老年患者出院后，出院随访组中增加一名营养师可改善患者的营养状况，并可减少6个月内住院次数。

（三）营养教育形式需多样化

营养教育的形式多样化是推动营养教育发展的重要途径之一。营养教育并非食物营养知识的简单传教过程，而是一项需要政府、学校、家庭和企业等不同主体相互配合和整合的系统性工程，需要多主体的全面参与和有效联动。

随着科学技术的快速发展，营养教育的开展形式逐渐多样化。肿瘤营养教育的开展形式主要有以下几种。①面对面。Lee等在胃癌患者术后住院期间或随访时面对面地评估患者的膳食摄入和现存症状，并提供个体化的营养教育。Quidde等依据德国营养协会膳食建议以面对面的方式对患者进行营养教育，以改变其膳食行为。Najafi等在乳腺癌患者每次化疗前1小时，通过面对面方式提供营养教育，以减少患者对化疗的相关反应。此种方式具有成本低、易及时发现问题的特点。②电话。文献报道，营养师通过电话为居家患者提供营养教育，能强化营养教育效果。电话教育不受地点和时间限制，具有简便、易行的特点，尤适于出院后居家患者。③教育手册。部分学者在开展面对面营养教育的同时，将饮食计划、推荐食谱等营养教育内容制成手册发放给患者，便于患者随时阅读。④回授法。吕阳等对胃癌术后化疗患者开展营养教育时，试验组通过回授法（包括知识宣教—患者复述—澄清、再教育—再次评估4个步骤）实施教育，以促进患者掌握知识，达到教育目标；对照组采用集体授课结合情境模拟的形式进行教育。结果发现，回授法对肿瘤患者的营养教育有积极影响。⑤手机移动App。有学者通过移动平台记录患者饮食、营养摄入量，评估患者营养状况并提供营养教育，结果表明，患者宏量营养素的摄入量明显增加。

近年来，随着"互联网+"思维的发展，新型诊疗模式正逐步推广。将互联网与传统肿瘤营养教育进行深度整合，创造新的教育模式，以互联网、数字电视、电脑和手机等为代表的新媒介形式在信息传播中担当越来越重要的角色，传播效率更加迅速；以书籍报纸、报纸杂志和广播电视等为代表的传统媒介也占据稳定的地位，二者交相呼应，共同推动食物营养相关信息的传播。

（四）营养教育要注意个性化指导

在营养教育过程中，要注意个性化营养指导。针对同样的健康危险因素，不同患者可接受的干预方式和内容不同，不同患者要采取不同的营养教育方式。美国肿瘤学会（American Cancer Society，ACS）在2012年《肿瘤幸存者营养和体力活动指南》里提到，提供个性化营养建议可改善饮食摄入，并可减少一些与肿瘤治疗相关的毒性。研究者依据饮食、营养评估结果制订个体化膳食计划。Ravasco等基于患者目标摄入量与实际之间的差距，并结合其消化吸收能力、症状及心理因素制订个体化治疗膳食。Quidde等依据患者健康饮食指数（healthy eating index，HEI）及存在的营养问题，制订个体化膳食方案。石汉平建议通过全面的膳食调查、营养评估、实验室及仪器结果来明确患者是否存在营养不良、是否需要干预，继而结合患者情况，选择合适的营养支持途径。

国内外研究显示，个体化营养指导在人群中的需求增加。Melnic I对乳腺癌患者进行个体化的营养及运动健康教育，从多家医院和肿瘤中心招募乳腺癌患者，在营养教育过程中关注文化程度，因为25%的患者文化低于高中，研究者使用了带标签的图像增强了参与者对营养相关概念的理解，作者认为认知访谈是创建适合低文化程度营养课程的重要工具，不同文化群体的营养教育材料应考虑语言和文化程度因素，将更有助于改善肿瘤生存者的生活行为和健康指标。汤权琪探讨了基于患者主观整体评估量表（patient-generated subjective global assessment，PG-SGA）联合生物电阻抗相位角分析技术的个性化营养干预在胃癌化疗中的应用价值。研究选取医院肿瘤科收治的70例胃癌化疗患者，分为对照组基于营养风险筛查2002（nutritional risk screening 2002，NRS 2002）开展营养干预，观察组基于PG-SGA和生物电阻抗相位角分析技术开展个性化营养干预。结果显示，两组胃癌化疗患者清蛋白、前清蛋白、身体总水分、肌肉量、去脂体质量及体质量两组间均有差异，恶心呕吐等不良反应发生率观察组也低于对照组。所以PG-SGA联合生物电阻抗相位角分析技术的个性化营养干预更有利于改善胃癌化疗患者营养状态，减少化疗相关不良反应发生。因此营养咨询与教育应考虑患者的个体化营养需求，采取适宜的方式，制订个体化营养指导方案。

（五）营养教育的主要内容

石汉平等认为肿瘤患者的营养教育在遵循一般人群营养教育原则的基础上，应更具针对性，其内容更丰富，具体为10个方面：①回答患者的问题；②告知营养诊断目的；③完成饮食、营养与功能评价；④查看实验室及仪器检查结果；⑤提出饮食、营养建议；⑥宣教肿瘤的病生知识；⑦讨论个体化营养干预方案；⑧告知营养干预可能遇到的问题及对策；⑨预测营养干预效果；⑩规划并实施营养随访。

营养教育内容的研究证据主要涵盖以下几点。①饮食、营养与功能评估。季玉珍依据患者的主观整体营养状况评估 PG-SGA、疾病状况、基础代谢、生理指标等明确患者营养状态。Lee 等通过人体测量学指标、实验室检查及 PG-SGA 评估患者的营养状态。Chao 等学者通过调查膳食摄入量、体力活动水平、胃肠道功能及血生化指标明确患者的饮食和营养状况。也有研究者仅基于膳食摄入评估患者的饮食及营养状况。②提出饮食、营养建议。通过纠正饮食误区、推荐食物选择及烹饪方法为患者提供饮食营养建议，以满足各种营养素需要。③讲解肿瘤的病理生理知识。Parekh等在开展肿瘤营养教育时，由肿瘤学专家负责为患者讲解乳腺癌发病的危险因素、病生机制及其治疗所带来的影响。④制订个体化方案。不同研究个体化方案的制订依据差异较大。有研究者依据饮食、营养评估结果制订个体化膳食计划。Ravasco 等基于患者目标摄入量与实际之间的差距，并结合其消化吸收能力、症状及心理因素制订个体化治疗膳食。Quidde 等依据 HEI 及存在的营养问题，制订个体化膳食方案。但也有学者建议通过全面的膳食调查、营养评估、实验室及仪器结果来明确患者是否存在营养不良、是否需要干预，继而结合实际情况，选择合适的营养支持途径。⑤随访。季玉珍对接受放化疗的鼻咽癌患者进行随访，以评估患者出院后的饮食是否合理，能否满足其需要量，并了解患者的营养状态变化，以利于提出干预措施或调整营养治疗方案。具体随访时间为：出院后 1 个月内，每周随访 1 次；出院后 2~3 个月内，每 2 周随访 1 次；出院后 3~6 个月内，每月随访 1 次。Yang 等研究表明，对肿瘤患者住院期间及出院后进行的长期营养教育，有助于提高能量摄入。

美国癌症协会（american cancer society，ACS）最新发布的营养指南特别强调营养随访的内容应该包括：①需要具有肿瘤相关营养治疗经验的注册营养师的帮助；②如营养师无相关经验，应该与肿瘤主治医师取得交流；③保持健康体重；④适当运动；⑤保证日常摄入蔬菜、水果和谷物等。ACS 还提供了更为细致的内容，包括运动如何确保食物安全性、不同类型的肿瘤的注意要点等。总之，随访的内容不仅局限在肿瘤治疗内容，还包括了患者个体化生活的内容。

（六）营养教育要注重患者的食欲评估

食欲下降是肿瘤患者常见症状，癌性厌食／恶病质综合征在晚期肿瘤患者发病率较高。肿瘤患者因营养摄入不足，会出现全血细胞减少、体重下降、脂肪组织和骨骼肌减少，导致患者免疫力降低，治疗耐受性下降，治疗机会减少，并发症增加，不利于控肿瘤治疗的实施。准确评估癌性厌食的过程，无论对研究还是临床救治都极为重要，科学的食欲评价方法和技术不仅是营养工作者客观评价食欲的工具，也是进一步认识和预测营养不良的基础，对改善肿瘤患者营养不良具有积极意义。研究发现，食欲素A（Orexin A）能明显抑制前列腺癌、结肠癌和胃癌等瘤细胞的增殖，并诱导调亡。肿瘤患者营养认知-食欲-功能评估量表具有较好的信效度，可有效评估肿瘤患者的营养风险。

（七）营养教育个体及团体的对象

营养教育是施教者与教育对象双方互动的过程。但肿瘤患者的自我效能、负面心理情绪、家庭成员、经济条件、社会支持系统及肿瘤的治疗方式等多种因素均会影响患者参与营养教育的依从性。Chao等在进行肿瘤症营养教育时，将患者和家属同时作为教育对象，结果显示，患者能量、蛋白质摄入量增加，营养状态有改善。团体方式的社会支持在营养教育干预过程中尤为重要，有助于提高患者的参与积极性。因此，研究者在开展营养教育时，应充分发挥社会支持系统的作用，帮助患者消除不良情绪，提高其参与积极性。

（八）营养教育流程

营养教育流程分为九个方面：

（1）营养不良的危害：肿瘤患者营养不良导致感染率增加、术后并发症发生率增加、对放化疗的耐受性降低；进一步导致治疗费用增多、健康状态下降、社会负担增加；最后导致患者生存质量降低、死亡率增加。

（2）营养不良发生率：中国抗癌协会肿瘤营养与支持治疗专业委员会23618例肿瘤患者初步数据显示：中国肿瘤患者营养不良发生率为57.6%。

（3）营养不良的发生原因：代谢异常、心理社会因素的影响、医护人员重视不足、患者营养误区多、治疗相关的营养代谢损伤等多个方面。

（4）营养不良的诊断：欧洲营养不良诊断专家共识指出，存在营养风险同时存在以下任一项可诊断营养不良，BMI<18.5kg/m²、体重下降>10%、3个月体重下降>5%+BMI<20（<70ys）或22kg/m²（≥70ys），或者3个月体重下降>5%+FFMI<15（女）或17（男）。

（5）膳食史回顾：24h膳调方法，同时记录住院期间每日膳食摄入情况。

（6）如何估算每日营养需要量：可采用间接测热法（代谢车）；公式计算法Harris Benedict计算公式、Mifflin-St Jeor计算公式；经验法则：20~25kcal/（kg·d）卧床、25~35kcal/（kg·d）离床活动。

（7）营养不良诊疗路径：推荐营养诊疗流程、营养不良的五阶梯治疗。

（8）营养监测方法：快速反应参数：如体重、实验室检查、摄食量、代谢率等，每周检测1~2次；中速反应参数：如人体学测量、人体成分分析、影像学检查、肿瘤病灶体积、器官代谢活性、生活质量、体能及心理变化，每4~12周复查一次；慢速反应参数：生存时间，每年评估一次。

（9）肿瘤营养误区解答：可按照国家卫生行业标准《恶性肿瘤患者膳食指导》执行。

三、推荐意见

（1）强化营养咨询与饮食营养教育是肿瘤整合治疗的重要组成部分，有利于改善肿瘤患者的营养状况。

（2）营养教育对肿瘤患者的饮食习惯改善具有一定促进作用。

（3）营养教育需有专业营养师的参与，基于团队的模式定期开展，可能有益于患者营养状况改善。

（4）营养教育应满足个体化，有助于改善患者的营养状况，提高生活质量，从而保证治疗的顺利进行。

（5）营养教育应注重肿瘤患者的食欲评估。

（6）营养随访是肿瘤患者整合营养治疗方案的重要组成部分，应定期对肿瘤患者进行随访，并制定个性化随访方案。

四、小结

营养教育是肿瘤患者五阶梯营养治疗的第一阶梯，是肿瘤患者营养治疗的基石。营养教育对肿瘤患者的饮食习惯改善具有一定促进作用。强化营养咨询与饮食营养教育是肿瘤整合治疗的重要组成部分，有利于改善肿瘤患者的营养状况，以缩短住院时间、减少并发症、改善临床结局、进而提高生活质量和延长生存时间。营养教育需有专业营养师的参与、应满足个体化需要、应注重肿瘤患者的食欲评估、需定期对患者开展随访等。长期有效的营养教育可切实有效改善患者的营养状况。

第六章

口服营养补充

一、背景

口服营养补充（ONS）是除正常食物外，用特殊医学用途（配方）食品（foods for special medical purpose，FSMP）经口摄入以补充日常饮食的不足的一种肠内营养治疗手段。ONS为各类急、慢性疾病患者提供普通自然饮食外的能量和营养素补充，普遍应用于慢性阻塞性肺疾病、艾滋病、慢性肾病、肿瘤等慢性消耗性疾病患者住院和居家环境中。欧洲临床营养与代谢学会（ESPEN）于2006~2022年发布的肿瘤肠内营养指南都认为在头/颈部和胃肠道放疗期间，饮食咨询和ONS可防止体重减轻和放疗中断，肿瘤患者如已存在营养不良或食物摄入明显减少超过7~10天，应开始包括ONS在内的肠内营养治疗。ONS制剂是FSMP或肠内营养制剂，不包括匀浆膳。以肠内营养制剂而言，液体、半固体、粉状剂型最为常见，其宏量营养素比例均衡，能量密度在1.0~2.5kcal/mL，可以根据容量大小包装为纸盒装、瓶装、袋装、软包装等形式。ONS制剂的营养素类型和比例取决于实际应用场景的需求，在肿瘤患者适用的ONS剂型中，通常会考虑糖脂比例低（接近1∶1）、含有免疫增强型特殊营养制剂如鱼油等。

二、证据

（一）ONS的作用

Lu等对328例胃、食管癌患者进行随机对照临床研究发现，包括肿瘤科医生、护士、营养师、心理医师在内的早期多学科支持干预可以将受试者整体生存时间延长2.9个月（危险比，0.68；95% CI，0.51~0.9；P=0.02），研究组采用了营养风险筛查2002（nutritional risk screening 2002，NRS 2002）量表和患者主观整体评估（patient-generated subjective global assessment，PG-SGA）量表明确是否存在营养风险/营养不良，并针对筛查和评估结果进行干预。头颈部肿瘤控瘤治疗过程中最常见的副作用就是口腔黏膜炎，口服补充维生素E、锌、谷氨酰胺对口腔黏膜炎的预防、治疗具有一定效果。Martin等分析了ONS对头颈肿瘤患者的成本-效益，发现在平均6年的随访时间内，ONS组的生存率较单独营养咨询组要高。Gillis等2018年报道了一项系统评价和Meta分析，对914名接受结直肠手术患者的临床结局和机体功能进行分析，指出营养干预是手术患者预康复的关键组成部分，不论是单独的营养治疗还是结合运动康复于一体的整合干预均会显著缩短结直肠手术后的住院时间。2021年，Wobith等从加速康复外科（enhanced recovery after surgery，ERAS）的角度提出术前使用ONS至少7天可降低感染并发症和住院时间。吴国豪团队2021年先后报告了两个随机对照临床试验结果，出院后居家用ONS可改善胃和结直肠手术患者的营养状况、肌肉质量、化疗耐受性和生活质量，特别强调改善肿瘤患者肌肉减少症的主要障碍在于患者缺乏意识和有效的训练支持，而ONS和身体锻炼在肿瘤患者肌肉减少症管理中潜力巨大。强化某些特殊营养底物的ONS如维生素D、β-羟基-β-甲基丁酸酯（β-hydroxy-β-methylbutyrate，HMB）和亮氨酸在一些研究中也被证实有很好的应用前景。

Kim等对胰腺和胆管肿瘤进行化疗的患者使用ONS干预，发现8周后患者脂肪量增加，第一个化疗期结束后受试者的体重、去脂体重、骨骼肌、细胞量等均高于对照组，第二个化疗期结束后差异更加显著，与此同时，患者PG-SGA评分和生活质量评分30（quality of life questionnaire core 30，QLQ-C30）中疲劳评分在ONS组得到了改善。该研究使用的能量密度配方（1.13kcal/mL）给每位ONS的受试者提供能量400kcal/d，蛋白质19g/d。Faccio等在一项多中心、随机对照、开放标签研究中给放疗/放化疗患者包含乳清蛋白、亮氨酸和锌的ONS补充剂（计划给予量为前4天逐渐增加至630kcal，实际受试者的中位数日均摄入量为332kcal）+营养咨询，对照组仅给予营养咨询，两组患者在干预4周后在体重、去脂体重百分比等方面无统计学差异，而ONS会带给患者的副作用主要是恶心/呕吐、腹泻、便秘。Grupińska分析了ONS对接受术后辅助化疗的乳腺癌女性的身体成分和生化参数的影响进行了分析，经过六周化疗后，无论ONS组女性的年龄如何，其肌肉质量、去脂肪体重（fat-free mass，FFM）和去脂肪体重指数（fat-free mass index，FFMI）均较无ONS组显著增加，ONS组受试者的清蛋白水平、甘油三酯和HDL胆固醇水平均较对照组更稳定。

尽管ONS对于肿瘤患者特别是老年肿瘤患者的益处很多，但也需要关注其他问题。Coffey等报告英国患者口服营养补充剂的糖含量可能很高，特别是粉状ONS制剂与200mL全脂牛奶混合后，每份含16.4~35.0g糖，虽然有助于患者保持健康的BMI，但可能会增加患龋齿的风险。与此同时，ONS制剂应是预防和改善肿瘤手术患者营养问题的首选，尤其是在新冠疫情大流行期间，以及因疫情管控无法接受亲属常规探视的住院患者。但ONS如被过度使用或使用不当，也会导致许多临床问题，且会增加医疗保健负担。

（二）ONS配方和剂量

ONS可选择任何剂型的FSMP，但对摄入容量受限者，首选高能量密度、小容量（包装）制剂，即用型（ready-to-use，RTU）制剂依从性更好。每天通过ONS提供的能量大于400~600kcal、蛋白质大于20g可更好发挥ONS的作用。

非荷瘤生存者的营养治疗配方与良性疾病患者无明显不同，可首选标准配方特医食品或肠内营养制剂；荷瘤状态下，配方应区别于良性疾病，推荐选择肿瘤特异性营养治疗配方。

江华等对N-3脂肪酸在肿瘤恶病质患者ONS中的作用进行了系统评价和Meta分析，发现N-3脂肪酸强化的ONS可增加体重和改善生活质量，但不能改善患者去脂体重和延长生存时间。Lam等2021年更新的一项包含31项研究的Meta分析却得出相反的结论，研究指出N-3强化的ONS不能改变患者体重、肌肉量、生活质量，但能减少化疗引起的周围神经病变。

Bumrungpert对静脉化疗病人使用含乳清蛋白、锌、硒的ONS（分离乳清蛋白40g、锌2.64mg、硒0.76mg）进行随机对照安慰剂研究，试验组的清蛋白、免疫球蛋白G水平显著升高，而安慰剂对照组的谷胱甘肽水平显著下降，两组患者的SGA评分也有显著性差异。

中华医学会肠外肠内营养学分会（Chinese Society of Parenteral and Enteral Nutrition，CSPEN）指南指出，术前筛查和评估明确为营养不良的患者，需要提供营养治疗。ESPEN指南建议6个月内体重下降大于10%，白蛋白低于30g/L，SGA评分C级或BMI小于18.5的重度营养不良肿瘤患者，术前应给予7~14天的营养治疗。Wobith提出胃癌患者术前给予免疫营养制剂5~7天可减少术后感染并发症，给予至少7天的ONS可缩短住院时间，并强调经口摄入不足目标量50%达到7天就应开始考虑ONS和管饲补充途径。Miyazaki等在日本的多中心三期开放标签的随机对照研究中提出胃切除术后，至少要给予标准化的ONS达到200mL/d以上才会对患者术后1年的体重减少有积极保护作用。

吴国豪团队使用ONS的量约为500kcal/d，实际患者使用的平均量为每日370mL（约折合370kcal）可有效改善术后肿瘤患者的营养状况，维持肌肉量；Yamada报道一项关于高能量密度液体口服营养补充剂（100mL；400kcal，14g蛋白质）对胃全切和行Roux-en-Y肠道重建手术患者体重丢失的作用，ONS组体重丢失率和瘦体重丢失率均有改善，但高能量密度的ONS在胃全切患者使用中因口味不耐受的中断率较高，因此不作为常规推荐。

（三）ONS的适用人群

英国肠外肠内营养学会制定了明确的ONS适应证，包括营养不良患者手术前准备、诊断明确的炎症性肠病、短肠综合征、棘手的吸收障碍、全胃切除术后、吞咽困难、疾病相关的营养不良、肠瘘。研究发现ONS可以显著改善高龄老人（>70岁）及慢性消耗性疾病患者如结核病、艾滋病、慢性肝病等患者的营养状况和生活质量。

所有存在营养风险/营养不良诊断的肿瘤确诊患者，特别是肿瘤围术期、放疗、化疗后体重下降、虚弱、食欲不振、咀嚼困难、吞咽障碍等患者，都应在营养治疗中优先考虑规律的营养咨询和ONS。在外科大手术尤其是腹部大手术、高剂量放疗、高剂量化疗前，即使患者无营养不良，也应实施营养预康复，进行储备性医学营养治疗。终末期肿瘤患者，应优先充分考虑患者营养治疗的舒适度、患者自身的需求并充分结合家属的诉求，寻找对患者体验感最舒适、最容易接受的治疗途径，特别是经口进食或ONS时要充分考虑适口性和消化道的接受程度。

（四）ONS的实施

1.使用时机

从营养诊疗流程讲，ONS应是在营养不良诊断成立后，在营养咨询/健康教育同时开展的一项人工营养治疗，但对于很多患者，特别是荷瘤患者，控瘤治疗无效后才进行营养支持，往往为时已晚。所以，石汉平团队提出营养不仅成为肿瘤患者的基础治疗、一线治疗，而且应该早期启动且为全程、主动治疗手段。

2.使用方法

中国抗癌协会肿瘤营养专业委员会制定了3顿正餐加3次ONS的"3+3"模式，建议一日三餐之间和晚餐后睡前加用ONS，研究发现"3+3"模式可以显著提高患者的依从性和营养达标率（图3-9）。Plank LD等进行营养时相学研究时发现，在能量及蛋白质相同时，夜间ONS比白天ONS更加有利于纠正营养不良。

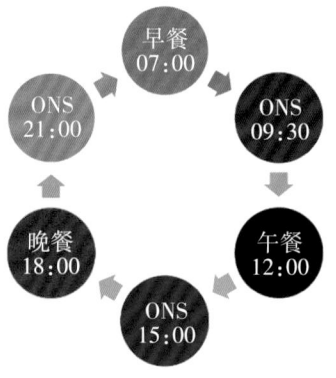

图3-9　ONS 3+3模式

三、推荐意见

（1）ONS是胃肠功能正常肿瘤患者首选肠内营养疗法。

（2）ONS每日提供不少于400kcal能量，20g蛋白质。

（3）"3+3"模式可提高依从性，夜间ONS更利于纠正营养不良。

（4）所有荷瘤患者、正在接受控瘤治疗的患者及高龄老人常规推荐ONS。

（5）ONS结合运动锻炼对肿瘤患者的肌肉减少症有改善作用。

（6）N-3脂肪酸、乳清蛋白质、HMB强化的ONS对肿瘤患者有正向作用。

四、小结

ONS是临床最为常见的肠内营养治疗手段，对明确存在营养风险/营养不良的患者，根据中国抗癌协会肿瘤营养专业委员会制定的五阶梯营养治疗原则，首先选择营养教育，然后再考虑口服营养补充等。肿瘤患者、任何转移性肿瘤患者可在肿瘤确诊时经验性早期启动医学营养治疗。强化咨询联合口服营养补充对患者疗效更确切。荷瘤患者优先选择肿瘤特殊型营养制剂，术前5~7天给予ONS可预防切口感染等并发症，强化特殊营养素如HMB可增加肌肉力量，乳清蛋白质强化可改善免疫功能，N-3脂肪酸强化可减少化疗引起的周围神经病变。终末期肿瘤患者，应优先充分考虑患者营养治疗的舒适度、患者自身需求并充分结合家属诉求，特别对经口进食或ONS要充分考虑适口性和消化道接受程度。

管饲

一、背景

鼻胃管（nasogastric tube，NGT）及鼻肠管（nasointestinal tube，NIT）是短期（<4周）经管饲给予肠内营养（EN）的两种经典途径。NGT用于临床已超过200年，其置管无创，即使在条件有限的基层单位也易开展。早期使用的营养管材质对局部黏膜的压迫及刺激较重，现用材质多为聚氨树脂或硅胶，质地柔软，一定程度上能提高患者舒适度，但在需接受放化疗的头颈部肿瘤患者，经鼻置管更易加重局部炎症水肿，甚至溃疡。因此，不常规推荐头颈部放化疗患者建立经鼻的管饲途径。另一方面，通过NGT进行EN有一定的胃潴留发生率，如存在胃排空障碍更增加呕吐、误吸及吸入性肺炎的风险，其中误吸及相关肺炎是加重患者病情的最常见并发症。NIT即幽门后置管，食物不经过胃直接进入十二指肠或空肠，可很大程度上避免胃潴留相关的反流及误吸。NGT和NIT管饲EN的主要适应证、禁忌证和可能的并发症见表3-6及表3-7。此外，严重凝血障碍、严重食管静脉曲张患者置管可能引发出血；面部创伤和颅底骨折可能出现置管异位，应尽量避免经鼻盲置营养管。

表3-6 鼻胃管管饲的适应证、禁忌证和可能的并发症

适应证	禁忌证	并发症
胃肠功能完整,代谢需要增加,短期应用	严重呕吐,胃反流	反流,吸入性肺炎
昏迷(短期应用)	腐蚀性食管炎,食管狭窄	鼻腔损伤,鼻孔坏死
需恒速输注EN(如腹泻、糖尿病患者)		
补充热量(如厌食、炎症性肠病、恶性肿瘤、生长迟缓患者)		
早产儿(孕期<34周)		

表3-7 鼻肠管管饲的适应证、禁忌证和可能的并发症

适应证	禁忌证	并发症
胃内喂养有误吸风险(如早产儿、婴儿和老年人)	远端肠道堵塞	肠道穿孔(特别是使用PVC管)
胃排空障碍	小肠吸收不良或肠道内细菌过度繁殖	倾倒综合征(如使用高渗EN)
	小肠运动障碍	吸收不良(EN制品与胰液和胆汁混合不全)
		营养管异位至胃内

需长期管饲者，推荐经皮内镜下胃造瘘术（percutaneous endoscopic gastrostomy，PEG）为首选管饲通路建立方式。建立在PEG基础上的间接法经皮内镜下空肠造瘘术（PEGJ）可快速建立空肠营养通路，简便易行，但所用管径细、易堵塞，营养管还可能回弹到近端消化道，影响EN效果，且在全胃切除或内镜下无法确定合适胃内穿刺点者无法完成。内镜下直接经皮空肠造瘘可成为此类患者的EN通路选择，但其较PEGJ有更高的技术难度和设备要求，应用不如PEGJ普遍，仅当患者无法施行PEGJ、PEGJ无效或有并发症时，方才考虑。对于食管及胃手术患者，手术中实施空肠穿刺造瘘置管的技术成功率高，可在术后早期EN，有利于防治吻合口瘘，缩短住院时间。

营养途径确定后，需要选择合适的配方和输注方式，建议由多学科小组执行，以全面考虑包括医疗和护理计划在内的所有临床治疗常规。需遵循的原则包括：满足营养需求；根据置管部位决定输注速度；通过规范操作、减少接口等手段尽量减少通路污染风险；尽量减少经喂养管注入药物以减少堵塞机会和药物-营养素相互作用等。管饲过程包含多个重要步骤（见图3-10），目的是提供安全的营养治疗。

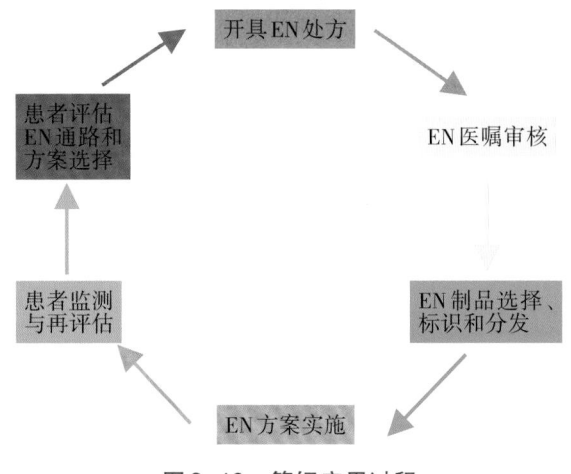

图3-10 管饲应用过程

二、证据

(一)管饲启动时机

如果没有相关禁忌证，早期（48h内）启动EN要优于早期肠外营养或者延迟

EN。某些情况下EN应延迟，包括严重的水、电解质和酸碱平衡紊乱，以及血流动力学不稳定、组织灌注未达标、危及生命的低氧血症、活动性上消化道出血、严重的肠道缺血、腹腔间隔室综合征等腹腔高压状态、胃内残留量大于500mL/6h，或肠瘘引流量大且无法置管越过瘘口至肠道远端等。休克急性期盲目启动EN可加重肠道缺血，增加非梗阻性肠穿孔和肠坏死的风险。在灌注压达标、血管活性药物剂量稳定（小剂量，或剂量不增加，或正在撤除）、乳酸水平及代谢性酸中毒水平稳定或下降、平均血压≥65mmHg的情况下，尽早开始小剂量EN，患者预后更佳。

（二）管饲营养的处方

根据营养成分比例以及特殊营养成分的不同，EN产品有丰富的配方。EN处方需充分考虑蛋白质和能量需求，兼顾水、电解质和酸碱平衡，并适应患者胃肠道解剖和功能的个体化情况。为此，EN处方应依据EN的适应证和禁忌证、营养通路装置的具体情况及护理条件，并考虑EN相关并发症的潜在风险。由于处方者和执行者的培训不足以及习惯不同，EN处方可能因表述不一致引起执行混乱。未使用电子化管理的处方出现错误并不少见。一家700张床位医疗中心进行的回顾性分析发现，6.2%的处方出现错误，其中30.8%对临床有明确的影响。使用标准电子EN医嘱有助于解决这类问题。

尽管目前国内尚没有统一的EN营养处方规范，但一般认为完整的EN营养处方除患者识别信息外，还应包含适当的营养配方、剂量、实施方案、输注管路装置和部位、监控及护理要求，并关注患者的合并用药及潜在的药物-营养素相互作用，以及EN对患者电解质、酸碱和液体平衡的影响。其中，实施方案应包括规定时间间隔内的EN输注速度、剂量以及冲管液体量。

（三）肠内营养配方的选择

多聚配方营养全面，且大多由完整的营养素组成，可以用于大部分患者，甚至部分器官功能紊乱或危重症患者，但需要患者的消化功能相对健全。标准的EN多聚配方以整蛋白为氮源、低聚糖、麦芽糖糊精或淀粉为碳水化合物来源，植物油为脂肪来源，并包含矿物质、维生素和微量元素。多聚配方的分类及特点见表3-8。

表3-8　肠内营养多聚配方的分类与特点

多聚配方	描述
标准型	营养素分布与正常饮食相同
高蛋白型	蛋白质>总能量的20%
低能量型	<0.9kcal/mL
普通能量型	0.9~1.2kcal/mL

多聚配方	描述
高能量型	>1.2kcal/mL
富含纤维型	膳食纤维 5~15g/L

基础配方的EN制剂已商品化，然而，在某些情况下可能因费用、物流、灾难或患者意愿等因素而无法使用。匀浆管饲喂养（blenderized tube feeding，BTF）是另一种EN选择。BTF使用食物匀浆，易于管饲，可以单独使用或者与商品化的基础EN配方联合使用，也有以日常食物配制的、商品化的即用型匀浆膳。BTF家庭喂养的安全性和有效性研究有限。相较于商业化EN产品，家庭自制的匀浆有更高的交叉污染和食源性疾病风险。高污染风险是医院采用商品化EN而较少使用BTF的主要原因。居家环境下，应使用安全的食物加工方法制备食物匀浆，以防止交叉污染。一旦配制完成，应立即使用或冷藏储存，冷藏超过24小时未使用则应弃用。因此，BTF前应保证具备适当的冷藏、存储条件，以及清洁的水源和电力。由于有诱发感染与食源性疾病风险，BTF不适合病情不稳定、免疫力功能低下以及没有成熟插管位置的患者。为减少污染，匀浆膳在室温下存放不应超过2小时，因此，推荐BTF使用推注而不是连续输注，推注体积受限或不耐受推注的患者不适合BTF。

制备食物匀浆需要根据患者对蛋白质、脂类、碳水化合物、微量元素、维生素和电解质的需要调整配方，避免膳食纤维过多导致营养管堵塞。家庭制作的食物匀浆只能用于胃内管饲，空肠管饲应选择无菌配方；同时，由于家庭制作配方往往能量密度低，达到目标能量的相应制备量可能大于3000mL，须严密监测患者的摄入量、排出量、体重和症状。食物匀浆配方的营养素来源及配制使用注意事项见表3-9。

表3-9 食物匀浆配方的营养素来源及配制使用注意事项

营养素	来源	特点
蛋白质	(脱脂)乳或豆乳	●乳糖超负荷可引起腹泻,豆乳可作为替代 ●酪蛋白凝块可堵塞营养管,接触胃酸后凝块更多
	肉糜	●颗粒易使营养管堵塞 ●含有脂肪成分
	蛋清	●可能有沙门菌的污染 ●蛋白遇到胃酸可产生凝块,致营养管堵塞
	豌豆泥	●蛋白含量较低,需大量以满足营养需求 ●豆皮碎末易引起营养管堵塞
	蛋白粉	●大部分含有大量乳糖 ●蛋白粉有增稠作用,用量大时需额外加水
脂肪	植物油脂: 葵花油、橄榄油、玉米油、大豆油、菜籽油	●除脂肪外,无其他营养素 ●最大用量可达总能量需要的40% ●未混合的油脂可在管饲后分次推注,再用温水冲洗 ●可加入脂溶性维生素

营养素	来源	特点
脂肪	乳脂 (奶油)	●富含饱和脂肪酸 ●乳剂易与其他营养素混合 ●脂肪颗粒凝聚(搅拌后的奶油)会堵塞营养管 ●最大用量可达总能量需要的40%
脂肪	蛋黄	●富含饱和脂肪酸、胆固醇 ●含有乳剂,易与其他营养素混合 ●脂肪颗粒凝聚(蛋黄酱)会堵塞营养管
	大豆脂肪(乳剂)	●可加入即用型配方以提高能量密度
碳水化合物	淀粉	●未加热不溶于水,沉淀可堵塞营养管和管饲装置 ●加热后稠厚,易堵塞营养管和管饲装置
	寡糖(麦芽糖糊精)	●易溶于水,不会堵塞喂养管 ●低渗透压,无味
	葡萄糖浆、玉米糖浆	●易溶于水,不会堵塞喂养管 ●易致高渗
	蔗糖、乳糖、果糖	●易溶于水 ●过量可致腹泻、高渗
维生素、 微量元素和矿物质	多种维生素、矿物质制剂	●稀释后额外补充,输注前后冲管
电解质(钠、钾、钙、镁、磷)	按需补充	●在EN制品中添加电解质可能出现不相溶 ●镁及过量补钾可导致或加重腹泻

(四)管饲的输注方法

管饲EN制剂的方法包括间歇推注、间歇滴注和连续输注等。间歇推注符合正常进食的生理特点,营养液用大容量注射器以一定时间间隔缓慢推注,通常每次200~300mL,每日6~8次。此种方法多用于能够活动或不想连续使用输注泵者,由于营养管一般置于胃中,因此胃排空延迟及术后患者可能不耐受。间歇滴注采用有休息间隙的全天循环滴注(如输注3h、间隔2h),可让患者有较多的活动机会。夜间输注可让患者白天有更多的自由活动时间,主要用于补充口服摄入不足。连续输注即全天不间断输注。

建议使用输注泵输注EN的情况主要包括EN制品较稠厚(如高能量密度配方)、营养液需直接进入十二指肠或空肠,以及需控制营养液输注时间等。输注泵可保证安全的输注速度,且患者可无需反复调整流量,睡眠不间断。一项随机交叉研究纳入经PEG置管后输注泵或重力滴注EN的患者各50例,两组每6周交换输注方式,结果发现采用输注泵者反流($P<0.0002$)、呕吐($P<0.009$)、误吸($P<0.01$)及肺炎($P<0.02$)发生率均较重力滴注组低,血糖控制情况更好($P<0.0007$)。建议长期卧床患者,优先使用泵辅助输注EN。

17项RCT(n=1683)的Meta分析发现,与常温输注EN相比,胃肠道对加温输注更易耐受,腹痛[$RR=0.21$,$95\%\ CI$($0.11-0.43$),$P<0.001$]、腹胀[$RR=0.54$,

95% CI（0.36-0.80），*P*<0.05］、恶心［RR=0.28，95% CI（0.13-0.61），*P*<0.05］等消化道症状的发生率更低，而呕吐、腹泻、便秘和胃潴留发生率相当。EN 制品的温度以 37~40℃为宜，过低易导致肠黏膜微血管收缩、肠蠕动亢进或肠痉挛，过高可致胃肠道黏膜损伤。推荐 EN 制品适当加温后输注。

（五）经鼻置管末端的位置确定

临床上采用多种方式确定营养管末端的位置，包括 X 线摄片、床旁超声探查、回抽液 pH 值测定以及呼气末二氧化碳浓度监测等。单纯抽吸胃液判断外观、水中观察营养管末端气泡以及气过水声听诊等方法尽管简单易行，但准确性不高，已被证明并不可靠。可视化营养管和电磁导航置管装置的出现提高了正确置管的成功率，但目前国内尚没有足够的应用经验。一项纳入 76 篇文献、共计 20 种确认 NGT 位置方法的系统评价发现，超声和 X 线片的灵敏度、特异度最高，推荐通过超声或者 X 线摄片的方式确定营养管末端的位置。一项系统评价以 X 线定位为金标准，发现超声定位的敏感度为 93%（95% CI 0.87-0.97），特异度 97%（95% CI 0.23-1.00），提示超声定位有助于确定正确的 NGT 位置，但对判断位置不正确的作用并不理想。由于纳入的研究具有异质性，目前尚无法确定超声能否取代 X 线用于 NGT 定位。因此，超声定位仅用于院前或无法进行 X 线片检查的情况。若条件允许，推荐应用 X 线确定 NGT 位置。

（六）管饲营养的护理

注意 EN 的五个维度，即输注速度、液体温度、液体浓度、耐受程度（总量）及坡度（患者体位，30°-45°）。患者出现不耐受时，应区分胃肠两种不耐受（胃不耐受多与胃动力有关，肠不耐受多与使用方法不当有关），并根据不耐受的原因及时调整营养治疗策略。此外，注意观察患者消化道症状，如恶心、呕吐、腹痛、腹胀、腹泻、便秘等，出现这类症状时需调整肠内营养的制剂、频次等，必要时针对性使用药物进行干预，保证 EN 的顺利实施。

管饲相关吸入性肺炎发生率为 2.98%，主要原因包括管饲时体位不当、平卧或床头过低增加反流机会、胃潴留和管饲后短时间内吸痰刺激呛咳等。喂养时床头抬高 30°-45°可降低 EN 患者发生误吸的风险，EN 后维持该体位>30min 效果更好。多项 RCT 对比经 NGT 和 NIT 途径 EN 的优缺点，发现 NIT 在减少胃潴留和误吸等并发症方面优于 NGT。存在胃排空障碍（常见于术后）者，经 NIT 小肠营养可降低恶心、呕吐和急性胃扩张的风险，进而减少反流、误吸和吸入性肺炎发生率。Meta 分析认为腹部按摩与热敷均可降低 EN 患者胃潴留、呕吐及腹胀的发生率。早期床上主、被动锻炼虽尚未证实能够减少 EN 后腹胀、呕吐，但并发症总体发生率有下降。

管道堵塞是管饲的常见问题，在细管径管饲和 BTF 中更为突出。管饲或给药后，予以缓慢注入15~30mL净水冲洗管道残留物，若患者为持续管饲，建议每4~6小时冲管一次。一旦造口管堵塞，可先用10~30mL温水或者胰酶溶液冲洗，若无效，求助专业人员通过导丝、毛刷等工具通管。

（七）管饲的胃肠道并发症

喂养相关腹泻在EN过程中很常见。EN制品的渗透压过高、温度过低以及输注速度过快均会导致肠腔内渗透负荷过重，进而发生腹泻。出现腹泻应积极分析原因，除了回顾EN配方、调整输注温度和速度，还应排除与喂养无关的大便失禁，行粪便检查排除感染性腹泻，并分析合并用药，查找可能引起腹泻的药物，特别是长期应用的抗生素、抑酸药物及胃肠促动力剂等。这些措施在很多情况下可以有效控制EN中的腹泻，而无需立即停止EN。

近20%的EN患者发生恶心和呕吐，吸入性肺炎风险增加。很多患者本身的疾病和治疗就易出现恶心呕吐（如上消化道肿瘤及化疗），因此在抗肿瘤治疗中应给予止吐药物。另一方面，胃排空障碍也是患者经胃EN不耐受的常见原因，红霉素和甲氧氯普胺（胃复安）是最常用于此种情况的药物。欧洲临床营养与代谢学会（ESPEN）指南基于3个RCT研究结果对管饲不耐受患者使用红霉素做出了B级建议，强烈推荐。两项分别纳入6个和16个RCT研究的Meta分析发现，与安慰剂相比，红霉素能显著提高幽门后置管管饲成功率[分别为RR=1.45，95% CI （1.12-1.86），$P<0.05$，和RR=1.82，95% CI （1.40-2.37），$P<0.01$]，其作用与甲氧氯普胺相当[RR=1.04，95% CI （0.79-1.36），$P=0.799$]，且没有增加不良反应风险[RR=2.15，95% CI （0.20-22.82），$P<0.05$]。但亦有采用不同统计方法的Meta研究认为现有证据确定性非常低，静脉注射红霉素对喂养不耐受的影响仍不能得出结论。使用甲氧氯普胺的研究结果也存在争议。有研究发现使用甲氧氯普胺并未带来任何临床获益，但是其研究样本量过小，偏倚风险较高。虽然目前尚缺乏高质量的临床证据，但基于专家经验以及长期临床观察，仍推荐对管饲患者使用甲氧氯普胺作为促动力剂。2018年一项全球数据库的研究报道了47000例与甲氧氯普胺相关的药物不良反应，基于器官功能分类（system organ class，SOC）有71.1%患者为神经系统相关药物不良反应，基于首选术语（preferred term，PT）有37.2%患者出现锥体外系反应，大多数不良反应出现在用药的5天内。此类患者应首选红霉素。

EN患者并发的便秘往往与卧床不活动、肠道动力降低、水摄入减少、粪便堵塞或缺乏膳食纤维有关。肠道动力缺乏和脱水可导致粪便堵塞和腹胀。便秘应与肠梗阻鉴别。充分饮水和应用含不溶性纤维的配方常可以解决便秘问题。持续便秘可能需要使用软化剂或肠道蠕动剂。大量质硬粪块嵌塞时，常需手法辅助清除积便。

（八）管饲的代谢性并发症

重度营养不良或长期禁食患者再次喂养可能出现再喂养综合征，其主要特征性标志是严重低磷血症，也可以出现低钾、低镁。肿瘤患者往往缺乏钾、磷、镁和维生素 B_1 等，同时合并水钠潴留，使再喂养综合征的风险明显增加，应注意补充相关微量元素。对具有再喂养综合征风险的患者，营养支持启动应从小剂量开始，最大能量为目标能量的40%~50%。当电解质水平严重危及生命时，根据医生的判断和临床表现，考虑停止营养支持。再喂养综合征的其他内容参见第8章。

三、推荐意见

（1）EN处方应依据EN的适应证和禁忌证、营养通路装置的具体情况及护理条件，并考虑到EN相关并发症的潜在风险，建议使用标准化电子医嘱管理EN处方。

（2）使用安全的食物加工技术制备匀浆，制备后立即放置冰箱中冷藏储存，24小时后，未使用的部分应弃用。

（3）长期卧床的患者，建议应用输注泵控制EN制品输注速度，并加温输注。

（4）初次经鼻置管后，推荐使用X线摄片确定营养管的位置，若存在X线片禁忌则使用超声定位。

（5）EN时，病情许可者应将床头抬高≥30°。在管饲或给药前后，用温水冲洗管道，以降低管道堵塞的风险。

（6）EN患者发生腹泻应积极分析原因而不是立即停止EN。接受NGT的胃排空障碍患者，推荐使用红霉素和甲氧氯普胺（胃复安）。

（7）有再喂养综合征风险者EN前建议常规监测血电解质（钾、磷、镁）及维生素 B_1 水平。

四、小结

管饲的最佳输注和置管方式应根据患者的病情选择。经胃管饲通路易建立，符合生理消化特点，可连续或间歇输注；空肠对间歇输注的耐受度差，适合连续输注。连续输注很少引起代谢紊乱，而间歇输注腹泻发生率较高。NGT和NIT是最简便的管饲通路，但不可避免地会因饲管长期压迫摩擦引起鼻咽部、食管黏膜的糜烂甚至溃疡，且患者鼻腔带管从外观上不便参加日常活动，较大程度影响了生活质量，主要用于短期管饲。经皮内镜下造瘘胃内及空肠置管技术的出现，很大程度上解决了无法经口进食患者长期的EN需求，随着内镜技术的发展和进步，上述操作并发症发生率大大下降，处理并发症方法和能力也大大提升，而各种衍生技术包括超声引导下胃肠吻合术等新方法也为EN通路建立提供了新策略，让更多患者重新获得EN途径。

第八章

肠外营养

一、背景

肠外营养（PN）是通过静脉途径为机体提供能量和营养素的临床营养治疗方式，分为全肠外营养（total parenteral nutrition，TPN）和补充性肠外营养（supplemental parenteral nutrition，SPN）。其自20世纪70年代开始在我国应用，已成为临床科室营养治疗的重要手段。肠外营养制剂属于静脉用药，涉及患者群体广泛，处方组分多样，配比复杂等问题。不同专业医生对肠外营养适应证把握、处方组分、输注途径选择等方面存在许多差异。从而可能导致肠外营养相关用药的安全性问题，使用不当甚至会对患者造成伤害或死亡，是风险最大的用药方式之一。因此，美国医疗安全协会（Institute of Safe Medication Practices，ISMP）将全肠外营养制剂列入高警示药品名单。中国药学会医院药学专业委员会建立的《我国高警示药品推荐目录（2019版）》也将肠外营养制剂列入22类高警示药品名单。

二、证据

（一）肠外营养启动时机

根据患者营养状况和适应证，规范启动肠外营养是保障患者安全应用肠外营养的基础。计划行肠外营养的患者，应先行三级营养诊断，即营养筛查、营养评估、整合评价。可根据患者病情、疾病种类，选择使用验证合格有效的筛查及评估工具。对营养评估为重度营养不良的患者要实施第三级营养诊断，即整合评价，内容包括膳食调查、临床体格检查、人体成分分析、营养代谢检测、营养生化检验指标、重要器官功能。

所有患者开始肠外营养时，应恢复循环稳定，视代谢紊乱程度予以先期或同步纠正代谢紊乱。如通过肠内营养无法满足50%~60%目标需要量时，应在3~7d内启动肠外营养。中度或重度营养不良患者，不能经肠内营养达到预期效果时，根据病情和营养评估，尽早启动肠外营养。

（二）SPN

肿瘤患者因厌食、早饱、肿瘤相关性胃肠病、治疗不良反应等，常出现不想吃、吃不下、吃不多、消化不了，此时SPN就显得特别重要。SPN是指肠内营养摄入不足时，部分能量和蛋白质需求由肠外营养来补充的混合营养治疗方式，SPN是肠内营养不足的必然选择，其优点是在肠内营养维护肠屏障功能基础上，通过肠外营养满足患者对能量和蛋白质的需求，从而促进机体蛋白质合成，快速纠正营养不足或维持营养状态，以达到减少术后并发症、改善临床结局的目标。Heyland DK等对201个中心3390例重症患者调查发现，74%患者的能量摄入未能达到目标能量的80%，同时蛋白质的摄入只有目标量的57.6%。国内26家ICU进行的多中心研究发现，如果仅给予肠内营养，只有31.8%的患者能在48h内达到目标量。能量摄入不足的危重患者，与正常摄入者相比，院内感染发生率和死亡率更高。

Heidegger CP等的随机对照研究发现，对肠内营养不能达到目标需求量60%时，第4~8天给予补充性肠外营养后能量供给近100%达标，与继续肠内营养组相比，补充性肠外营养组的28d院内感染率显著降低。另有随机对照研究显示，术后早期肠内营养联合肠外营养可改善胰岛素抵抗，有利于围术期血糖控制。另有多项对放化疗肿瘤患者的研究显示，补充性肠外营养可提高患者生存质量和延长生存期。一项双中心单臂临床试验结果显示，早期7天SPN可改善有营养不良风险患者的食欲不振、体质指数、握力水平和白蛋白水平。另一项多中心随机对照研究显示，与单纯应用肠内营养的重症患者相比，EN联合SPN能增加患者热量和蛋白质的摄入（$P<0.001$），并有可能改善患者预后。Alsharif DJ等通过一纳入5个RCT的Meta分析发现，SPN有助于增加能量和蛋白质的摄入量，减少医院感染和ICU死亡率，并且不会产生其他不良的临床结局。Gao X等探讨了SPN在腹部手术中的应用价值，结果发现与延迟SPN相比，术后早期SPN可减少感染发生率。因此，如果肠内营养摄入量少于目标量的60%，此时给予SPN能较快提高能量和蛋白质供给，有利于促进机体蛋白质合成代谢，维持组织器官功能，减少并发症发生。部分肠内营养（PEN）与SPN两者提供的能量比例尚无一个固定值，主要取决于肠内营养的耐受情况，肠内营养耐受越好，需要SPN提供的能量就越少，反之则越多。不同能量密度的工业化多腔袋小容量肠外营养制剂为临床SPN的实施提供了极大的便利。

（三）营养素与制剂

葡萄糖、氨基酸和脂肪乳是肠外营养中不可缺少的部分，但微量营养素缺乏会增加相关营养成分缺乏或并发症的发生风险。有报道，长期PN患者3~4周未补充维生素，会因缺乏维生素B₁而出现心力衰竭，进而导致数例患者死亡。另有报道，肠外营养治疗的成人患者，4个月未补充微量元素，因铜的缺乏引起贫血和白细胞减少。一纳入21项随机对照研究的Meta分析显示，维生素和微量元素的使用可明显降低重症患者的总死亡率和感染性并发症的发生率，降低机械通气时间。因此，必须注意微量营养素缺乏的潜在危害，并监测微量营养素是否缺乏及相关并发症的发生。肠外营养混合液出现不相容、不稳定将影响患者安全，有临床报道钙磷沉淀导致死亡的案例。

复方氨基酸注射液主要分为平衡型氨基酸注射液和疾病适用型复方氨基酸注射液。一般患者可选平衡型复方氨基酸注射液。疾病适用型复方氨基酸注射液以不同疾病的氨基酸代谢特点为处方依据，包括肝病适用型、肾病适用型和创伤适用型。对无法治愈的肿瘤患者，伴有体重降低和营养摄入不足时，应用"免疫增强型"肠外营养可能有益，如含谷氨酰胺、精氨酸、核苷酸和必需脂肪酸的免疫营养制剂，但不做常规推荐。脂肪乳剂在临床中已广泛使用，安全可靠。高脂血症（甘油三酯>3.5mmol/L）和脂代谢异常的患者，应根据代谢情况决定是否使用脂肪乳剂，对重度高甘油三酯（≥5.6mmol/L）患者，应避免使用脂肪乳剂。临床常用的脂肪乳剂有长链脂肪乳（C14-24）、中/长链脂肪乳（C6-24或C8-24Ve）、结构脂肪乳、ω-3鱼油脂肪乳、多种油脂肪乳等。中长链脂肪乳剂、含橄榄油或鱼油的脂肪乳剂在代谢、省氮、防止氧化应激、下调炎症性反应及维护脏器功能等方面要优于传统大豆油来源的长链脂肪乳，因而是更理想的能源物质。

"全合一"输注，优势在于更符合机体生理代谢需求，增加各营养素的利用率，降低单用营养素的浓度和渗透压，减少肝肾等器官代谢负荷，减少代谢并发症等。医院自配"全合一"营养液组分齐全，可根据病情变化及时、灵活地调整，能够满足5%~10%特殊住院患者个体化治疗的需要。工业化多腔袋与医院自配全营养混合液相比，有减少处方和配置差错、减少杂质和微生物污染、节省人力资源和使用方便等优点，能满足90%以上住院患者的营养需求，但使用时常需额外添加维生素和某些电解质。美国一项纳入近7万例患者的大型队列研究显示，与自行配制全营养混合液相比，多腔袋可显著减少血流感染发生率。一项前瞻性、多中心、随机对照研究显示，与医院自配全营养混合液相比，三腔袋组术后第7天的前白蛋白水平显著增高，且营养液的配制时间显著缩短，节省人力成本。小包装肠外营养多腔袋利于容量负荷受限的患者，更适于补充性肠外营养，可显著节约卫生经济资源。

（四）注意事项与并发症

外周静脉输注肠外营养液的最终渗透浓度不宜超过600mosm/L；同时，氨基酸浓度不宜超过3%，葡萄糖浓度不宜超过10%。外周输注速度宜慢，将滴速控制在50~60滴/min可减少静脉炎的发生；不宜超过10~14d连续输注。需要长期实施肠外营养或肠外营养液的渗透压超过600mosm/L或最终葡萄糖、氨基酸浓度超过上述规定时，建议使用中心静脉置管。

长期使用肠外营养，患者发生代谢紊乱的风险显著升高。高血糖较常见，主要是由葡萄糖溶液输注速度太快，或糖尿病患者、严重创伤及感染者的糖利用率下降所致。严重的高血糖可致高渗性非酮性昏迷，有生命危险。低血糖是由外源性胰岛素用量过大或突然停止输注高浓度葡萄糖溶液（内含胰岛素）所致，例如将胰岛素加入生理盐水中，以三通接头与全合一营养液体同步输注，容易发生致命性低血糖。预防与处理措施：应避免输注中的计划外中断，24h连续输注营养液控制血糖的效果要明显优于间断输注。高血糖患者肠外营养配方中，应特别注意非蛋白质热能是否由糖和脂肪共同提供，从而减少糖异生和糖原消耗，防止血糖波动过于频繁。

对严重肝、肾功能损害或婴幼儿患者在接受肠外营养时，摄入过量的氨基酸可能会产生肾前性氮质血症。因此，氨基酸的浓度和摄入量应根据患者的病情和耐受性而定；特别对容易产生氨基酸不耐受的患者，应在短时间内改用特殊配方的氨基酸制剂，以预防相关并发症的发生。

脂肪超载综合征是由于脂肪乳输注速度和/或剂量超过机体的脂肪廓清能力，以甘油三酯升高为特征的症候群，常见症状包括头痛、发热、黄疸、肝脾肿大、呼吸困难和自发性出血等，常见于儿童、老人、肿瘤终末期的脂肪代谢障碍患者。有案例报道输注大豆油脂肪乳和多种油混合脂肪乳均可导致脂肪超载综合征。预防与处理措施：控制脂肪乳每日输注总量，脂肪乳日使用量应控制在0.7~1.3g/kg，输注速度应控制在1.2~1.7mg/（kg·min）。对长期应用脂肪乳剂、输注量较大或脂肪廓清能力受损患者，应定期做血清浊度试验和监测血脂水平，以了解机体对脂肪的利用和廓清能力。若血浆呈现乳（白色）状混浊，应延迟或暂停输注脂肪乳。一旦出现脂肪超载综合征的症候，应立即停用脂肪乳，同时加强血脂监测，根据病情给予针对性支持治疗。在其他治疗无效情况下，也有案例报道通过血浆置换清除血液循环中多余的血脂。

严重营养不良、烧伤、外科手术及败血症或严重创伤，呕吐、腹泻、消化道瘘和急性呼吸窘迫综合征等病理情况，均会导致营养需求增加，其中维生素、血清钙、磷、微量元素等营养素的缺乏最为常见。另外，少数长期PN的患者也会发生一些微量营养素过剩的情况。因此，定期的随访和监测并根据检测结果调整营养配方可减少或避免微量元素代谢并发症的发生。

再喂养综合征是指患者在长期营养不良的情况下，重新恢复摄食或接受肠内、外营养治疗后，出现以电解质紊乱（低磷、低钾和低镁血症）、维生素缺乏和水钠潴留为特征的一系列症状。针对有再喂养综合征发生风险的患者，在开始营养治疗前，应检查电解质水平，逐渐增加营养素摄入量，包括口服及静脉途径，纠正电解质紊乱，经验性补充钾、磷、镁和多种维生素。

肠外营养引起肝功能改变的因素很多，其中葡萄糖的超负荷是其独立危险因素。临床表现为血胆红素及转氨酶升高。为减少这种并发症，PN 应采用双能源，以脂肪乳剂替代部分能源，减少葡萄糖用量。研究表明相比长链脂肪乳，中长链脂肪乳、橄榄油脂肪乳和鱼油的混合制剂可明显减少肝功能不全发生率，应用精氨酸可减少肠外营养引起的肝脏脂质沉积。

长期全肠外营养可因消化道缺少食物刺激、胆囊收缩素等肠激素分泌减少，胆囊中容易形成胆泥，进而促进结石形成。长期全肠外营养治疗患者应定期腹部超声检查监测胆囊疾病。预防措施建议尽早恢复经口或肠内营养。

短肠患者，尤其行空肠结肠吻合术后的患者，形成肾、尿路草酸钙结石风险增加，约 1/4 患者产生临床症状，可给予短肠患者低草酸盐饮食预防尿路、肾结石的形成。

代谢性骨病多见于长期接受肠外营养的患者，主要表现为骨量减少、骨质疏松症、骨软化症、继发性甲状旁腺功能亢进等。肠外营养相关代谢性骨病的临床筛查：肠外营养初始，血钙、磷、镁的水平应每周监测 1 次，3 个月后，至少每月监测 1 次；维生素 D 水平每 6 个月监测 1 次；骨密度每年监测 1 次。预防与处理措施：肠外营养相关代谢性骨病多由营养成分缺乏所致，首先应保证肠外营养液中钙、磷、镁的含量充足，并根据血及尿中钙、磷、镁的水平进行调节。

三、推荐意见

（1）计划行肠外营养的患者，应先行三级营养诊断，即营养筛查、营养评估、整合评价。

（2）肠外营养的适应证包括不能通过肠内途径提供营养素者，或肠内营养无法满足能量与蛋白质目标需要量者。

（3）肠内营养无法满足 50%~60% 目标需要量，应在 3~7d 内启动肠外营养。

（4）肠外营养处方应包括葡萄糖、氨基酸、脂肪乳、矿物质和维生素等成分；处方成分和剂量应考虑混合液的稳定性与相容性。

（5）根据患者肿瘤类型和代谢状况，合理选择氨基酸和脂肪乳制剂类型。

（6）鱼油、橄榄油及结构脂肪乳等新型脂肪乳剂和不含抗氧化剂的氨基酸制剂的潜在临床效益值得重视。

（7）肠外营养输注时，应将各种营养物质按一定比例和规定程序混合于一个输液袋后输注，避免单瓶、多瓶平行或序贯串输等形式输注。

（8）优先推荐使用工业化多腔袋"全营养混合液"，小包装（<1000ml）工业化多腔袋具有显著的卫生经济学优势。

（9）肠外营养混合液不可作为非营养药品输注载体，禁止非营养素药物加入肠外营养液。

（10）血糖在正常范围内的患者，应用全营养混合液时，不建议在营养混合液中常规加入胰岛素，如需补充胰岛素建议使用胰岛素泵静脉单独输注。

（11）经外周静脉输注肠外营养液，不建议超过7d；每日检测、评估穿刺和输液部位血管情况；营养液的渗透压宜<600mosm/L。

（12）肠外营养超过一周和/或输注高渗透浓度（>600mosm/L）的患者，推荐经中心静脉途径输注。

（13）肠外营养实施中，应严格无菌技术操作，选择合适材质导管，控制感染发生。

（14）肠外营养实施中，应监测血糖、血脂、血蛋白水平，预防代谢紊乱的发生。

（15）长期肠外营养患者，应注意监测肝肾功能变化，预防肠外营养相关性肝病、胆汁淤积、代谢性骨病等发生。

四、小结

肠外营养极大地促进了医学营养学科的进步，取得了长足的发展，然而在配制及临床使用等方面存在问题。如何改善我国肠外营养液处方合理性、减少不当配制、规范输注方式，提高临床使用肠外营养的安全性，最大限度地提高临床疗效仍是我国肠外营养所面对的难题，未来继续规范肠外营养安全性管理将进一步促进肠外营养的发展和进步。

第九章

疗效评价与随访

一、背景

营养治疗作为一种基础治疗手段，其疗效是需要评价的，也是可评价的。传统评价营养治疗疗效常用血蛋白水平及体重。由于营养治疗是一种整合治疗，其作用涉及生理、心理、行为、功能与结构等多个方面，因此其疗效也需要整合评价。考虑到营养干预的临床效果出现较慢，建议以4周为一个疗程。营养治疗后不同参数对治疗发生反应的时间不一致，因此，不同参数评价（复查）的间隔时间也各不相同。根据反应时间长短将营养干预的疗效评价指标分为三类：①快速变化指标：实验室参数，如血常规、电解质、肝功能、肾功能、炎症参数（IL-1、IL-6、TNF、C反应蛋白）、营养套餐（白蛋白、前白蛋白、转铁蛋白、视黄醇结合蛋白、游离脂肪酸）、血乳酸等，每周检测1~2次；②中速变化指标：人体测量参数、人体成分分析、生活质量评估、体能评估、肿瘤病灶评估（双径法）、PET-CT代谢活性，每4~12周评估1次；③慢速变化指标：生存时间，每年评估1次。

二、证据

传统评价营养治疗疗效常用血白蛋白水平及体重。由于营养治疗是一种整合治疗，其作用除营养状况本身外，还涉及生理、心理、行为、功能、结构及病变等多个方面，因此疗效也需要整合评价（holistic integrative assessment，HIA），本章节后所称的疗效评价即整合评价，主要包括以下10个方面：

1.营养知识—态度—行为

实施营养教育、破除营养误区是营养治疗的首要任务，是营养五阶梯疗法的第一阶梯，因此，营养相关知识、态度和行为（knowledge，attitude，practice，KAP）应是营养治疗疗效整合评价（HIA）的首要参数。实际生活中，营养KAP问题很多，整合评价营养疗效时，只需请患者回答下列4个典型问题，即可了解患者的营养KAP（表3-10）。

表3-10 整合评价患者营养KAP的问题

问题	回答
疾病情况下能量消耗有何变化？	增加　减少　不变
担心增加营养会促进疾病发展吗？	很担心　有些担心　不担心
日常饮食中忌口吗？	严格忌口　有点忌口　不忌口
如果忌口,忌口什么食物?(可多选)	蛋　奶　鱼　肉　豆　蔬菜　水果

2.摄食情况

摄食情况改善与否是营养疗效评价的核心参数，摄食情况评价包括食欲、食物性状及摄食量。食欲是一个非常主观的评价指标，是营养治疗疗效评价的必需参数，建议采用食欲刻度尺来评价食欲，"0"为食欲最差、完全无食欲，"10"为食欲最好，其他介于0和10之间，让患者根据自己的食欲情况在刻度尺上选择数字（图3-11）。

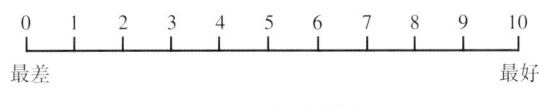

图3-11 食欲刻度尺

食物性状、种类及摄食量常用膳食调查方法，包括称重法、记账法、化学分析法、食物频率法及询问法，后者包括膳食史法和24小时膳食回顾法，临床上以24小时膳食回顾法最为常用。但上述方法均要求专业人员实施，不适于临床工作中评价营养疗效。国内学者发明了肿瘤患者简明膳食自评工具，根据患者一日三餐的饮食模式特征（如三餐流食、三餐清淡半流食等）进行每日能量摄入范围值的估算及评分，分别评1~5分，对应5个能量摄入数量级（表3-11）：<300kcal（1分），300~600kcal（2分），600~900kcal（3分），900~1200kcal（4分），≥1200kcal（5分）。

表3-11 简明膳食自评工具

特征描述	分值（分）	摄入热量（kcal）
以清流食为主,无肉、缺油	1	300
三餐半流食,无肉、缺油	2	300~600
一餐正餐,两餐半流食,基本无肉、少油	3	600~900
两餐正餐,一餐半流食,少肉、少油	4	900~1200
三餐正餐,主食、肉蛋、油脂充足	5	≥1200

临床上经常询问患者的摄食量变化增加或减少，由于很难量化，不利于临床研究与治疗，为此，中国抗癌协会肿瘤营养专业委员会推荐使用摄食量变化调查镜像尺（图3-12），让患者自己在镜像尺上量化评估自己的摄食量变化情况。

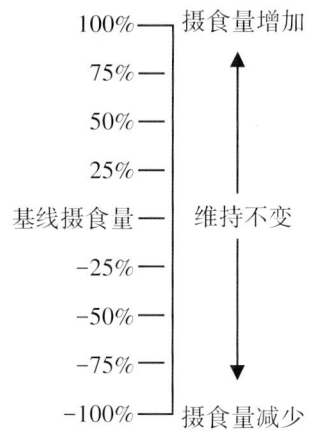

图3-12　摄食量变化调查镜像尺

3.营养状况

动态评估是营养评估本身的要求，更是营养治疗疗效评价的要求。营养评估方法很多，国内常用的方法有主观整体评估（subjective global assessment，SGA）、患者主观整体评估（patient-generated subjective global assessment，PG-SGA）、改良患者主观整体评估（modified patient-generated subjective global assessment，mPG-SGA），及微型营养评价（mini nutritional assessment，MNA）。其中PG-SGA和mPG-SGA是专门为肿瘤患者设计的方法，PG-SGA量化评估已成为我国卫生行业标准。

4.人体学测量

人体学测量是一种最常用的静态营养评估方法，主要包括对身高、体重、围度（上臂、大腿、小腿、腰围、臀围等）、皮褶厚度（三头肌、二头肌、肩胛下、腹壁和髂骨上等）4种参数的测定。人体学测量的突出优点是操作简便，局限性是灵敏度较低、变化较慢。在上述参数中，以体重、小腿围的变化较为敏感，因此在评价营养疗效时，测量体重及小腿围即可。

5.人体成分分析

人体成分分析（body composition analysis，BCA）是采用不同方法如双能X线吸收法（dual energy x-ray absorptiometry，DEXA）、生物电阻抗法（bioelectric impedance analysis，BIA）、电子计算机断层扫描（computed tomography，CT）、磁共振成像（magnetic resonance imaging，MRI）、B超等对人体组成成分进行测定。上述方法中，BIA由于简便、无创、价廉等优势，近年得到广泛应用。重要参数包括实际体重，标准体重、脂肪百分比、体脂量、非脂肪量、肌肉量、体质指数、相位角、健康评分及基础代谢率等。

6.体能评价与健康状况评分

体能（physical performance）与患者临床预后密切相关，是营养治疗疗效评价的重要参数。体能评价的方法很多，最常用的包括简易体能评估法（short physical performance battery，SPPB）、日常步速评估法（usual gait speed，UGS）、计时起走测试（timed get up and go test，TGUG）、爬楼试验（stair climb power test，SCPT）、6分钟步行试验（6-minute walk test，6-MWT）、功能伸展测试（functional reach test，FRT）、搬运测试（lift and reach）及握力（grip）等。其中以握力、计时起走测试及6分钟步行试验最为实用，建议选择上、下肢测试组合，如握力+计时起走测试或握力+6分钟步行试验。

健康状况是机体功能状态的整体反映，通常采用Karnofsky体能状况（Karnofsky performance status，KPS）评分（表3-12）或美国东部肿瘤协作组（Eastern Cooperative Oncology Group，ECOG）评分（表3-13）。KPS评分越高，体能状况越好；ECOG评分越高，体能状况越差。临床任选一种均可，ECOG评分更简便。

表3-12　体能状况KPS评分

身体状况	得分
身体正常,无任何不适	100
能进行正常活动,有轻微不适	90
勉强可正常活动,有一些不适	80
生活可自理,但不能维持正常生活或工作	70
有时需人扶助,多数时间可自理	60
常需人照料	50
生活不能自理,需特别照顾	40
生活严重不能自理	30
病重,需住院积极支持治疗	20
病危,临近死亡	10
死亡	0

表3-13　体能状况ECOG评分

体能状况	得分
活动能力完全正常,与发病前活动能力无任何差异	0
能自由走动及从事轻体力活动,包括一般家务或办公室工作,但不能从事较重的体力活动	1
能自由走动及生活自理,但已丧失工作能力,日间不少于一半时间可起床活动	2
生活仅能部分自理,日间一半以上时间卧床或坐轮椅	3
卧床不起,生活不能自理	4
死亡	5

7.心理评价

营养不良患者常合并心理障碍，良好的营养治疗可有效改善心理障碍与痛苦。因此，心理评价应成为营养治疗疗效评价的必备参数。NCCN推荐使用心理痛苦温度计（distress thermometer，DT）进行简单的心理评估。"0"为无痛苦，"10"为极端痛苦，其他介于0和10之间，患者根据自体情况选择相应的数字（图3-13）。对心理痛苦评估有中重度痛苦（DT≥5），还需进一步询问病史，并选择相应的抑郁、焦虑等心理专业评估量表进行评价。

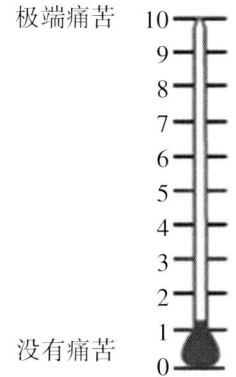

图3-13　心理痛苦温度计

8.生活质量评价

生活质量已成为几乎所有治疗疗效评价的必选参数，包括营养治疗。常用量表为EORTC QLQ-C30 V3.0中文版（表3-14）。QLQ量表体系除核心模块QLQ-C30主量表外，还有适于不同癌种和症状特异模块的子量表。QLQ-C30主量表与各相应肿瘤的子量表结合应用，可完整测定患者的生活质量。

表3-14　EORTCQLQ-C30

	没有	有点	相当	非常
1.从事某些费力的活动有困难吗，比如说提很重的购物袋或手提箱？	1	2	3	4
2.长距离行走对您有困难吗？	1	2	3	4
3.户外短距离行走对您有困难吗？	1	2	3	4
4.白天需要待在床上或椅子上吗？	1	2	3	4
5.在吃饭、穿衣、洗澡或上厕所时需否他人帮忙？	1	2	3	4
在过去的一星期内：	没有	有点	相当	非常
6.您工作和日常活动中是否受到限制？	1	2	3	4
7.您从事爱好或休闲活动时是否受到限制？	1	2	3	4
8.您有气短吗？	1	2	3	4
9.您有疼痛吗？	1	2	3	4
10.您需要休息吗？	1	2	3	4
11.您睡眠有困难吗？	1	2	3	4
12.您觉得虚弱吗？	1	2	3	4
13.您食欲不振(没有胃口)吗？	1	2	3	4
14.您觉得恶心吗？	1	2	3	4
15.您有呕吐吗？	1	2	3	4
16.您有便秘吗？	1	2	3	4
在过去的一星期内：	没有	有点	相当	非常
17.您有腹泻吗？	1	2	3	4

	没有	有点	相当	非常
18.您觉得累吗？	1	2	3	4
19.疼痛影响您的日常活动吗？	1	2	3	4
20.集中精力做事有困难吗,如读报纸或看电视？	1	2	3	4
21.您觉得紧张吗？	1	2	3	4
22.您觉得忧虑吗？	1	2	3	4
23.您觉得脾气急躁吗？	1	2	3	4
24.您觉得压抑(情绪低落)吗？	1	2	3	4
25.您感到记忆困难吗？	1	2	3	4
26.您的身体状况或治疗影响您家庭生活吗？	1	2	3	4
27.您的身体状况或治疗影响您的社交活动吗？	1	2	3	4
28.您身体状况或治疗使您陷入经济困难吗？	1	2	3	4

下列问题,请在1~7间选一个最适合您的数字并画圈

29.如何评价在过去一周内您总的健康情况？

1	2	3	4	5		6	7	

30.如何评价在过去一周内您总的生活质量？

1	2	3	4	5		6	7	

9.实验室检查

广义的实验室检查内容丰富，包括血液、尿液、粪便及其他体液检查，检查项目也是包罗万象。营养诊断及营养治疗疗效评价应包括血液学基础指标（血常规、血生化、维生素、矿物质等）、重要器官功能（如肝、肾功能）、激素水平、炎症因子（IL-1、IL-6、TNF）、蛋白水平（白蛋白、转铁蛋白、前白蛋白、C反应蛋白）、代谢因子及其产物（蛋白水解诱导因子、脂肪动员因子、乳酸）等。

10.肿瘤患者专用营养治疗疗效评价

除外上述参数，肿瘤患者专用营养治疗疗效评价还包括：①病灶大小；②代谢活性；③肿瘤标志物；④生存时间。肿瘤代谢活性降低与肿瘤病灶缩小具有相同意义，通过PET-CT的SUV值变化可准确了解肿瘤代谢活性的变化。

三、推荐意见

（1）营养治疗疗效应行多学科整合评价（MDT to HIM），包括营养知识—态度—行为、摄食情况、营养状况、人体学测量、人体成分分析、体能与健康状况评分、实验室检查、心理、生活质量多个方面对营养治疗进行综合评价。

（2）根据营养治疗后不同参数的反应时间，在合适时间选择合适参数，包括快速反应参数、中速反应参数和慢速反应参数。

（3）所有严重营养不良患者出院后均应定期到医院营养门诊或接受电话营养随访，至少每3个月一次。

四、小结

营养治疗作为一种基础治疗手段，其疗效既应评价，也能评价。营养治疗疗效评价传统常用血白蛋白水平及体重，由于营养治疗是一种整合治疗，其作用除营养状况本身，还涉及生理、心理、行为、功能、结构及病变等多个方面，因此疗效也需多学科整合评价。本指南提出从营养知识—态度—行为、摄食情况、营养状况、人体学测量、人体成分分析、体能与健康状况评分、实验室检查、心理、生活质量多个方面对营养治疗进行整合评价，即MDT to HIM，对肿瘤患者除上述参数，还要对瘤灶体积、代谢活性、肿瘤标志物及生存时间追加特异性评价。上述参数对营养治疗的反应时间快慢不同，应根据不同参数的反应时间，在合适时间选择合适参数。动态监测营养治疗前、中及后的上述各参数变化情况。

第十章

营养治疗重要并发症的预防与管理

一、背景

肿瘤患者处于慢性消耗状态，当进食不能满足营养需求时，应考虑行营养治疗。然而，营养治疗也会带来并发症，调查发现，肿瘤患者营养治疗并发症发生率为22.0%。营养治疗相关并发症可致患者住院时间延长、死亡率增加等不良后果。ESPEN 2021年发布的肿瘤患者营养治疗指南，建议制订营养照护计划。2021年中华护理学会团体标准《成人肠内营养支持的护理》指出，合理、规范的肠内营养护理是保证肠内营养安全有效的基本条件，通过规范的肠内营养护理，可以减少喂养耐受不良等相关并发症。肠外营养的使用也有一定风险，其配置不当可致液体发生沉淀或污染，输注不当可致静脉炎、导管相关性血流感染等并发症，严重影响患者安全。营养不良的肿瘤患者，在营养治疗的早期阶段还可发生再喂养综合征。因此，护理人员作为肿瘤营养治疗的实施者，营养治疗的护理质量关乎患者预后，加强对肿瘤营养治疗并发症的预防，对改善患者治疗结局具有重要意义。

二、证据

（一）肠内营养耐受不良的预防与管理

肠内营养耐受不良（enteral nutrition intolerance），或称喂养不耐受（feeding intolerance，FI）是指喂养过程中因各种原因导致的肠内营养输注量减少。评估FI常基于胃肠道症状，如高胃残留余量（gastric residual volumes，GRV）、呕吐、腹胀、腹泻等。其发生率受判定标准制约。成人住院患者FI发生率约33%，重症患者FI发生率约38.3%（2%~75%）。FI可造成肠内营养中断、喂养不足，进而延长住院时间、增加住院费用和死亡风险。应重视其评估、预防与管理，以改善临床结局。

FI受多种因素影响，如多种消化系统疾病、营养制剂（配方、输注技术、被污染情况等）和药物（抗生素、血管活性药物、镇静剂等）。

1.肠内营养耐受不良的评估

依据症状对FI进行评估，包括：呕吐、腹胀、腹痛、腹泻、肠鸣音消失及高胃残留量（表3-15）。应每日监测EN患者相关症状以动态评估其耐受性。由于这些症状还可由疾病或治疗引起，应加以区分，对因处理。

中华护理学会2021年制定的团体标准《成人肠内营养支持护理》推荐使用肠内营养耐受性评分表作为评估和指导干预的工具。该工具构建的肠内营养耐受性监测系统可降低患者FI发生率，提高目标喂养量达标率，改善患者的营养状况。

表3-15　肠内营养耐受性评分表及处理

项目	0分	1分	2分	5分
腹痛/腹胀	无	轻度	感觉明显,会自行缓解或腹内压15~20mmHg	严重腹胀/腹痛感,无法自行缓解或腹内压>20mmHg
恶心/呕吐	无	有轻微恶心,无呕吐	恶心呕吐,但不需胃肠减压或GRV>250ml	呕吐,需要胃肠减压或GRV>500ml
腹泻	无	3~5次稀便/d,量<500ml	稀便>5次/d,且量500~1500ml	稀便5次/d,且量>1500ml

处理:0~2分:继续肠内营养,维持原速度,对症治疗
3~4分:继续肠内营养,减慢速度,2h后重新评估
≥5分:暂停肠内营养,重新评估或更换输入途径

2.肠内营养耐受不良的预防

（1）肠内营养制剂的选择：选择合适的EN制剂能降低FI发生率。ESPEN指南推荐商业生产的EN制剂比家庭自制的匀浆膳更能保证安全。对乳糖不耐受、胃肠功能差者，应分别选用无乳糖配方和氨基酸型/短肽型配方制剂。

此外，营养制剂中添加可溶性纤维素可有效降低便秘和腹泻发生。Jiang等对12篇原始研究的贝叶斯网络分析显示，精氨酸、谷氨酰胺、ω-3多不饱和脂肪酸等免疫营养物质可通过改善机体免疫状态降低FI发生风险。Meta分析显示，在肝脏手术患者中，添加益生菌可显著降低术后感染率。

（2）肠内营养的实施环境：应保持EN制剂的配置环境、输注管道、存放环境的卫生，避免因制剂污染引起患者腹泻。

（3）肠内营养的输注方式：EN制剂的温度、浓度和输注速度是影响耐受性的重要因素。应从小剂量、低浓度开始输注。胃肠道功能较好者，可输注室温营养液；危重患者或已发生FI者采用恒温器将营养液维持于37~40℃。另外要保证EN制剂的适当渗透压，太高或太低浓度均可增加FI风险。床头抬高30°~45°以及输注后保持半卧位30~60min，可有效降低FI的发生。还可添加果胶等使其与液体营养液在胃内混

合成半固化乳糜状，接近经胃研磨过的食糜状态，以降低FI的发生。

3.肠内营养耐受不良的护理

《成人肠内营养支持的护理》推荐根据症状严重程度采取对应处理措施。Meta分析显示腹部按摩可改善胃肠功能，显著降低FI各症状的发生率。

便秘患者可补充水分，或遵医嘱给予通便药物、低压灌肠或其他促进排便措施。

Meta分析结果显示，针刺、电针能改善重症肠内营养患者的FI症状。推荐采用中药内服、通便灌肠、外敷等中医药方法提高患者耐受性，但疗效有待验证。

对不同GRV患者，应遵医嘱给予不同对症处理。症状缓解可缓慢增加喂养速度；若症状持续/加重且药物无效，考虑空肠喂养或改用肠外营养。

（二）导管相关血流感染的预防与管理

导管相关血流感染（catheter related bloodstream infection，CRBSI）是指携带血管内导管或拔除血管内导管48h内，患者出现菌血症或真菌血症，合并发热（体温>38℃）、寒战或低血压等感染表现，除血管导管外无其他明确感染源。CRBSI是血管内留置装置患者最常见、最具危害性的并发症之一，CRBSI会增加患者费用、延长住院时间，甚至导致死亡，其预防及处理应受高度重视。

1.CRBSI的评估

Meta分析结果显示，CRBSI的危险因素包括肠外营养输注、导管和置管因素等，早期识别风险因素，判断CRBSI发生的可能性，在关键环节进行干预，对CRBSI的预防至关重要。

按2021年《血管导管相关感染预防与控制指南》，当患者局部出现红、肿、热、痛、渗出等炎症表现，和发热（>38℃）、寒战或低血压等全身感染症状，且外周静脉血培养细菌或真菌阳性，或从导管尖端和外周血培养出相同种类、相同药敏结果的致病菌，表明患者发生了CRBSI。

按2022年《静脉导管常见并发症临床护理实践指南》，当患者发生CRBSI时，应据导管类型、感染微生物种类及重新建立血管通路的条件，评估拔除导管或保留导管的必要性与风险。

2.CRBSI的预防

（1）人员培训

应加强对医务人员的教育培训，医务人员在置管、营养管理和导管维护过程中都应严格执行无菌技术操作规程，最大程度保障无菌屏障。

（2）营养液管理

《肠外营养安全输注专家共识》指出：肠外营养输注前，保证营养液配置环境的洁净度（B级）、温湿度（温度为18~26℃，适宜湿度为35%~75%）；营养液宜现配现用，不得加入抗生素、激素、升压药等，避免阳光直射，全肠外营养混合液在24h内输完，如需存放，应置于4℃冰箱内避光冷藏，并经复温后再输注；营养液配置过程由专人负责，配置过程需符合程序规定，添加电解质、微量元素等注意配伍禁忌，保证混合液中营养素的理化性质。

（3）导管过程管理

Meta分析结果表明，患者在进行肠外营养输注时，装置选择优先推荐：输液港>PICC>CVC，不推荐使用留置针行营养液输注。根据《中国恶性肿瘤营养治疗通路专家共识》，中心静脉置管成人首选锁骨下静脉，其次颈内静脉，肥胖成年患者可慎选股静脉；置入输液港时首选超声引导下右侧颈内静脉途径，对乳腺癌患者输液港植入首选健侧胸前锁骨下经颈内静脉途径。《肠外营养安全性管理中国专家共识》推荐超声引导下中心静脉置管，若病人身体耐受，可用腔内心电图技术确定导管尖端位置，以提高插管成功率，减少暴露时间，降低CRBSI发生率。

（4）导管维护

美国静脉输液护理学会2021年发布的《输液治疗实践标准》推荐，应保证至少7天进行一次导管维护，维护过程中氯己定乙醇溶液应至少干燥30s；碘伏应至少干燥1.5~2min；推荐输液接头每72h更换1次（怀疑有导管相关感染除外），若输注脂类乳剂、血液或血液制品等促进微生物生长的液体时，每24h更换1次。Guenezan等一项随机对照试验表明，皮肤消毒时首选氯己定乙醇含量大于0.5%的溶液作为皮肤消毒剂可降低CRBSI的发生率；此外有证据表明，在沐浴时使用2%葡萄糖氯己定沐浴液可有效预防CRBSI的发生。

3.CRBSI的护理

发生CRBSI时，应采集外周静脉血培养和导管血培养各一套；对多腔静脉导管，每腔都应采集一套血培养样本，用差异定量血培养和营养液细菌培养确诊；血培养标本应在寒战或开始发热高峰前30~60min内、在使用抗生素前采集。对留置中心静脉导管或输液港的患者，除发热外无其他感染征兆，应先遵医嘱予抗生素保守治疗；若用抗生素后72h无明显缓解，或怀疑脓毒血症者，应立即拔管。

（三）再喂养综合征的预防与管理

再喂养综合征（refeeding syndrome，RFS）是长期饥饿或营养不良的患者，在再次喂养时出现了磷、钾和或镁的1种或1种以上的水平降低，或维生素B_1缺乏的电解质和液体平衡紊乱，以及由此产生的一系列呼吸、循环、神经等系统功能障碍甚至死亡的综合征。RFS在接受营养治疗的肿瘤患者中发生率可高达25%。RFS是营养支持潜在的致命性并发症，患者在高应激、高代谢状态下更容易发生，且与不良预后、病死率增加密切相关。因此，加强对再喂养综合征的风险评估、预防及处理十分必要。

1.再喂养综合征的评估

诊断RFS的关键在于识别RFS高风险人群，包括存在营养物质摄入减少（如长期饥饿或禁食、神经性厌食）、吸收障碍（如酗酒、吸收不良综合征）或营养物质代谢障碍（如难治性糖尿病、病态肥胖）、消耗增多（恶性肿瘤、恶病质）诸类问题的患者。这些患者在营养治疗期间发生循环、呼吸、神经等系统的系列症状，可结合血生化、心电图、神经系统检查以明确病情并协助诊断。由于其他疾病也会导致电解质失衡，系统功能障碍，应根据患者基础疾病和营养状况鉴别诊断。

NICE推荐将RFS风险筛查分为三个层级。筛查标准一：$BMI<18.5kg/m^2$；3~6个月内非自主性体重丢失>10%；没有或很少营养摄入>5d；既往有酗酒或药物滥用史（如胰岛素、利尿药等）。筛查标准二：$BMI<16kg/m^2$；3~6个月内非自主性体重丢失>15%；没有或很少进食>10d；出现低磷、低钾、低镁血症。筛查标准三：$BMI<14kg/m^2$；没有或很少进食>15d。当具备筛查标准一中的两项或具备标准二及标准三中的一项，均评估为RFS高风险患者。2020版ASPEN专家共识在NICE风险评估基础上，新增了疾病、皮下脂肪及肌肉流失三个因素，这三个因素来源于ASPEN成人营养不良专家共识，目前尚缺乏使用此风险评估RFS的证据。

2.再喂养综合征的预防

（1）电解质管理

由于RFS发生风险一般在再喂养前10d之内，在此期间要加强对电解质监测，提早纠正电解质失衡。一项系统评价认为低磷血症是RFS的突出特征。中国肿瘤营养治疗指南2020版和欧洲指南推荐进行电解质、维生素B_1的补充，即第1~3天，补磷0.5~0.8mmol/（kg·d）、钾1~3mmol/（kg·d）、镁0.3~0.4mmol/（kg·d），治疗开始后4~6h监测电解质浓度，以后每天监测1次。营养治疗前至少30min静脉注射或肌内注射维生素B_1 200~300mg，经口或经静脉滴注补充维生素B_1 200~300mg/d，复合维生素制剂每日按2倍参考剂量补充。要求在营养治疗开始后的前10天，口服、肠内或静脉补充钾2~4mmol/（kg·d）、磷酸盐0.3~0.6mmol/（kg·d）和镁0.2mmol/（kg·d），每日补充维生素B_1 200~300mg/d。再喂养开始三日内注意每日监测生命体征、心肺功能、水肿程度及电解质水平。临床护士需根据医嘱给予电解质补充，注意电解质输注类型、浓度、速度及量。磷酸盐治疗可能引起心律失常和低血压，需行心电监测。避免磷酸盐注射液与含钙液体混合使用，二者合用可致沉淀。补钾浓度如超过40mmol/L应通过中心静脉输注，以防疼痛、静脉炎和药物外渗。静脉快速补镁可致呼吸抑制或潮气量减少，注意控制输注速度。

（2）能量管理

在RFS高危人群中启动能量补充时，需考虑多种因素，如血清电解质变化、初始喂养耐受性等，对患者进行个体化再喂养。NICE指南和IrSPEN指南推荐，低热量喂养可预防再喂养综合征发生，要求起始喂养热量为10kcal/（kg·d），极高风险者调整至5kcal/（kg·d），可根据风险类型逐步缓慢喂养至需要量。低热量，序贯营养支持疗法已在针对老年、危重症患者的随机对照试验中得到验证。ESPEN肿瘤患者营养治疗指南也指出，经口食量长期严重下降者，营养摄入量（经口补充，肠内营养或肠外营养）在数天内需缓慢增加，并警惕发生再喂养综合征。

（3）体液管理

为避免循环负荷加重，需对RFS高风险患者进行体液管理。两篇叙述性综述均指出，对存在RFS低风险患者，体液限制在30~35ml/（kg·d）；高风险患者体液管理，第1~3天控制在25~30ml/（kg·d），第4天开始控制在30~35ml/（kg·d）；极高风险患者，第1~3天控制在20~25ml/（kg·d），第4~6天控制在25~30ml/（kg·d），第7天控制在30~35ml/（kg·d）。该体液管理方案已有我国学者在临床得到应用，并取得较好效果。每日测量体重是估算液体净增加或净丢失量的最佳方法。如患者每日体重以0.3~0.5kg/d在增长，则考虑存在水钠潴留，需进行严密监测，并调整液体摄入。

（4）维生素B_1的管理

维生素B_1在机体高代谢和高糖摄入时，需求量增大，当启动再喂养，给予葡萄糖时可诱发Wernicke病，葡萄糖底物导致血糖升高，胰岛素分泌增加，出现维生素B_1耗竭，表现为眼部异常、共济失调和整体混乱状态。NICE指南指出需对存在RFS风险的患者，在营养治疗开始后的前10天，每日补充200~300mg的维生素B_1，同时配合补充复合维生素。尽管有专家共识认为需要在高风险RFS患者再喂养前或静脉输注葡萄糖液体前，以2mg/kg，每日最大补充量100mg/d，坚持5~7天或更长时间补充维生素B_1，但暂无随机对照试验对其进行验证。我国新版肿瘤营养治疗指南主张参考NICE标准，故仍以NICE标准进行维生素B_1补充。

（5）铁剂的管理

对缺铁且存在再喂养综合征风险患者，补充铁剂会刺激造血系统，加重低钾血症，且会触发或延长低磷血症风险，故应在营养补充前7天，停止铁剂补充。

3.再喂养综合征的护理

中国肿瘤营养治疗指南及临床决策指出，如果发生RFS，临床护士需遵医嘱，根据病情、喂养耐受性等减少或停止营养支持。两项案例研究提示，治疗RFS期间，遵医嘱每日严密监测血生化、微量元素水平，如接到危急值结果，要即刻报知临床医生，做好护理记录及交班，并遵医嘱及时纠正电解质紊乱、补充和调整微量元素。每周测量体质量1次，及时了解水钠潴留情况。一项综述指出，临床护士需严密观察心电监护，实时观察患者心率、心律、血压及心电图变化，及早发现心律失常尤其是恶性心律失常，出现紧急情况，立即报告并配合医生进行抢救与处理。

一项案例指出，发生RFS的患者，病情十分危重。家属由于认识误区，实验室检测和治疗措施不理解、不配合，拒绝采血。临床护士需对家属讲解少量采血不影响患者健康，反复强调必须有检测结果才能决定治疗方案和改善患者预后。

三、推荐意见

（一）肠内营养耐受不良

（1）推荐每日评估患者肠内营养耐受性，包括腹痛、腹胀、腹泻、肠鸣音等情况。应区分相关症状是肠内营养引起，还是由疾病或治疗（如化疗）引起。

（2）推荐肠内营养耐受性评分表（表3-15）作为评估和指导干预的工具。

（3）保持EN实施环境（如EN制剂、输注肠内营养的管道及操作台面等）的卫生，操作过程中注意无菌原则，妥善储存已开启的EN制剂。

（4）EN制剂输注应从小剂量、低浓度开始，采取循序渐进原则。胃肠功能较好者，可输注室温营养液；危重或已发生FI的患者采用恒温器将营养液维持于37~40℃。营养制剂的渗透浓度应小于330mmol/L以减少腹泻发生。重症患者应采用营养输注泵持续匀速泵入，先调至20~50ml/h，据耐受情况逐渐增加。输注时保持床头抬高30°~45°，输注后保持半卧位30~60min。

（5）可遵医嘱添加果胶等使EN制剂半固化降低FI发生率。

（6）推荐腹部按摩预防和缓解胃潴留、腹胀、呕吐。

（7）便秘患者必要时遵医嘱予以通便药物、低压灌肠或其他促进排便措施。

（8）据情遵医嘱采用中医药方法处理，包括中药内服、通便灌肠、外敷、针灸等。

（9）对有腹泻、肠鸣音弱或消失（排除肠缺血或肠梗阻）者，评估原因、遵医嘱予适当治疗同时继续EN，GRV>200ml，用促胃肠动力药；GRV>250ml，可减慢喂养速度和或减少营养液总量。待FI症状得到缓解且未见新症状，可缓慢增加喂养速率。GRV持续>200mL或促胃肠动力药无效，考虑空肠喂养。

（二）导管相关血流感染

（1）对患者潜在CRBSI风险因素进行全面评估，若发现早期感染征象应及时采取适当应对措施。

（2）营养液输注前应保证配置环境及配置程序规范，注意配伍禁忌以保证混合营养液中营养素的理化性质。

（3）营养液现配现用，确需存放则于4℃冰箱避光冷藏，使用前30min~1h复温后输注。

（4）皮肤消毒时首选大于0.5%的氯己定乙醇溶液作为消毒剂。

（5）推荐每72h更换1次无针输液接头（怀疑有导管相关感染除外），若输注脂类乳剂、血液或血液制品等促进微生物生长的液体时，每24h更换1次。

（6）仅有体温升高而无其他感染症状时，不建议拔除中心静脉通路装置。

（7）怀疑出现CRBSI时，应及时采集外周静脉血培养和导管血培养各一套；对多腔静脉导管，每腔都应采集一套血培养样本。

（8）血培养标本应在寒战或开始发热高峰前30~60min内采血，在用抗生素前采集。

（9）遵医嘱用抗生素后72h无明显缓解，或怀疑脓毒血症者，应立即拔管。

（三）再喂养综合征

（1）识别RFS高风险患者，并选择适宜的风险评估表进行评估（见表3-16）。

表3-16　RFS风险评估表

筛查标准一	筛查标准二	筛查标准三
BMI<18.5kg/m^2	BMI<16kg/m^2	BMI<14kg/m^2
3~6个月内非自主性体重丢失>10%	3~6个月内非自主性体重丢失>15%	
没有或少量营养摄入>5d	没有或少量营养摄入>10d	没有或少量营养摄入>15d
既往有酗酒或者药物滥用史（包括胰岛素、利尿剂等）	再喂养之前出现低磷、低钾、低镁血症	

评估标准：患者符合筛查标准一中的两项或筛查标准二及筛查标准三中的一项即可鉴定为RFS高风险患者。

（2）有RFS风险者在开始营养支持前预防性补充电解质、维生素B$_1$和矿物质。

（3）根据RFS风险分级标准，个体化补给热量。从低热量目标开始予以序贯营养支持治疗，并在5~10天内缓慢增加到全部热量。体液摄入量遵循风险分级标准给予补充，注意每日监测体重。

（4）在营养治疗开始后前10天，每日补充维生素B$_1$200~300mg，同时配合补充复合维生素。

（5）因磷酸盐会导致血管内沉淀，禁止给高钙血症患者使用磷酸盐。

（6）患者存在缺铁情况时，在再喂养开始7天内不要补充铁剂制品。

（7）一旦发生RFS，临床护士应立即减少或停止营养治疗，严密观察症状和体征，纠正电解质紊乱并补充维生素B$_1$，同时进行对症支持治疗。

（8）做好心电监测，及时发现恶性心律失常，配合医生及时抢救。

（9）临床护士做好RFS患者及家属健康教育，向其解释治疗理由及对预后影响，以取得他们对治疗的理解与支持。

四、小结

FI是常见的肠内营养并发症，受疾病、营养制剂和药物等多种因素影响，FI发生可能会对患者结局产生一系列不良影响，应加以预防和护理。症状是FI诊断的主要标准，但要区分症状发生的原因，对因治疗。建议每日评估EN患者肠内营养耐受情况，采取系列措施预防和护理，包括据情选择适当EN制剂、添加纤维素、免疫营养物质、益生菌等，保持EN实施环境卫生，予以适当输注方式，采用腹部按摩、中医中药，遵医嘱对症给药。必要时可遵医嘱改空肠喂养或肠外营养。肿瘤患者的肠内营养管理应该遵循规范路径，图3-14。

定义 —— 指喂养过程中由于各种原因导致的肠内营养输注量减少，评估FI通常基于胃肠道症状，如高胃残余量、呕吐、腹胀、腹泻等。

评估 ——
1.推荐每日评估患者肠内营养耐受性。
2.推荐肠内营养耐受性评分作为评估和指导干预的工具。

预防与护理 ——
1.保持EN实施环境和实施过程的卫生。
2.采取适宜EN制剂输注方式。
3.采用营养泵输注。
4.添加果胶等成分使EN制剂半固化降低FI发生率。
5.采取腹部按摩预防和缓解相关症状。
6.便秘患者必要时遵医嘱予以促排便措施。
7.根据患者情况采用中医药方法进行处理。
8.根据胃残留量采取不同处理措施。
9.若不能改善喂养不耐受，考虑空肠喂养或改用肠外营养。

图3-14 肠内营养管理流程图

CRBSI发生受多种因素影响，在做好肠外营养液输注管理前提下，置管人员坚持最大化无菌屏障，严格把控置管过程，定期维护导管，能降低CRBSI发生率。怀疑发生了CRBSI，应结合患者局部症状、全身表现及血培养结果进行判断。可疑CRBSI的患者，应先行抗生素治疗，再据症状缓解情况、导管类型及重建导管的条件确定需否拔管。肿瘤患者的导管相关血流感染管理应遵循规范路径，图3-15。

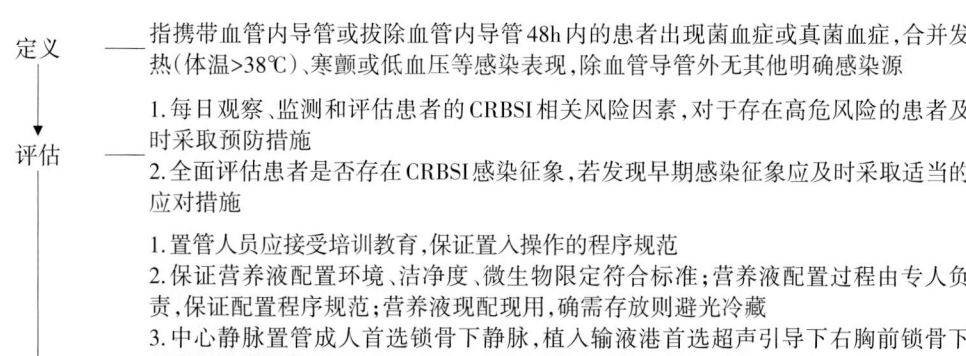

定义 —— 指携带血管内导管或拔除血管内导管48h内的患者出现菌血症或真菌血症,合并发热(体温>38℃)、寒颤或低血压等感染表现,除血管导管外无其他明确感染源

评估 ——
1.每日观察、监测和评估患者的CRBSI相关风险因素,对于存在高危风险的患者及时采取预防措施
2.全面评估患者是否存在CRBSI感染征象,若发现早期感染征象应及时采取适当的应对措施

预防与护理 ——
1.置管人员应接受培训教育,保证置入操作的程序规范
2.保证营养液配置环境、洁净度、微生物限定符合标准;营养液配置过程由专人负责,保证配置程序规范;营养液现配现用,确需存放则避光冷藏
3.中心静脉置管成人首选锁骨下静脉,植入输液港首选超声引导下右胸前锁骨下经颈内静脉途径
4.成人患者血,管通路装置选择优先级为输液港>PICC>CVC
5.皮肤消青时首选含量大于0.5%的氯己定乙醇溶液作为皮肤消毒剂
6.氯己定乙醇溶液应至少干燥30s;碘伏应至少干燥1.5~2min
7.输注脂类乳剂时,每24h更换1次无针输液接头
8.怀疑出现导管性脓毒血症者,应及时做血培养和营养液的细菌培养
9.血培养标本应在寒颤或开始发热高峰前30~60min内采血;抗菌治疗72h后仍存在发热或其他感染征象,需重复血培养

图3-15 导管相关血流感染管理流程图

RFS是一种潜在致命性综合征，可通过早期对患者进行风险评估，识别高危患者，尽早干预来控制风险。由于分解代谢增加和营养摄入减少，肿瘤患者更易出现

RFS。因此，在开始喂养时，应根据患者状态，注意电解质和维生素的补充和监测，给予合理的个体化营养支持，有效预防RFS发生，降低RFS致死风险，规范路径图3-16。

定义 —— 是指长期饥饿或营养不良的患者，在再次喂养时出现了磷、钾和或镁的1种或1种以上的水平降低，或维生素B_1缺乏的电解质和液体平衡紊乱，以及由觚产生的一系列呼吸、循环、神经等系统功能障碍甚至死亡的综合征。

评估 —— 采用风险评估表(见表3-15)进行RFS风险筛查

1.识别RFS高风险患者，并选择适宜的风险评估表进行评估(见表3-15)。

2.有RFS风险者在开始营养支持前预防性补充电解质、维生素B_1和矿物质。

3.根据RPS风险分级标准，个体化补给热量。从低热量目标开始予以序贯营养支持治疗，并在5~10天内缓慢增加到全部热量。体液摄入量遵循风险分级标准给予补充，注意每日监测体重。

预防与护理 —— 4.在营养治疗开始后前10天，每日补充维生素B_1 200~300mg，同时配合补充复合维生素。

5.因磷酸盐会导致血管内沉淀，禁止给高钙血症患者使用磷酸盐。

6.患者存在缺铁情况时，在再喂养开始7天内不要补充铁剂制品。

7.一旦发生RFS，临床护士应立即减少或停止营养治疗，严密观察症状和体征，纠正电解质紊乱并补充维生素B_1，同时进行对症支持治疗。

8.做好心电监测，及时发现恶性心律失常，配合医生及时抢救。

9.临床护士做好RFS患者及家属健康教育，向其解释治疗理由及对预后影响，以取得他们对治疗的理解与支持。

图3-16 再喂养综合征管理流程图

第十一章

恶病质营养治疗

一、背景

恶病质（cachexia）是一种与慢性病相关的营养不良性疾病，常伴非特异性炎症，是营养不良的特殊形式。恶病质目前较为公认的定义是：以持续性骨骼肌消耗为特征，伴或不伴脂肪组织丢失，常规营养治疗不能完全缓解，最终可导致进展性功能损伤的多因素综合征。恶病质常伴发于多种慢性疾病，包括恶性肿瘤。与单纯营养不良不同，恶病质也与代谢异常有关。其中，肿瘤恶病质（cancer cachexia）发病率高，是各种晚期性肿瘤一种常见的并发症，肿瘤相关基因的过度表达导致分解代谢的介质增加，同时肿瘤引发的炎症可产生促炎细胞因子。肿瘤恶病质患者代谢异常的主要特点：能量消耗增加、蛋白质和/或脂肪分解增加和蛋白质合成减少等，主要机制包括改变可能涉及神经-内分泌激素失调、炎症及炎症因子、特殊代谢因子和蛋白水解诱导因子等。它以骨骼、内脏的肌肉消耗为特征，伴食欲减退、厌食、饱胀感、体重下降、肌肉萎缩、乏力、贫血、水肿、低蛋白血症等多种临床表现。60%~80%的肿瘤患者可能出现恶病质，约20%死于恶病质。因此，肿瘤恶病质的准确诊断和有效干预措施对晚期癌症患者的长期生存具有重要意义。

二、证据

（一）筛查与诊断

1.筛查

早期恶病质筛查对于肿瘤患者营养状态的逆转和生存期的改善均至关重要。本指南参照欧洲进展期肿瘤患者实用恶病质指南，推荐筛查方法及其内容如表3-17。

一项前瞻性研究显示，基于肿瘤类型（低危：乳腺癌、淋巴瘤、白血病；高危：

胰腺癌和胃癌；中危：其他癌症）、食欲减退等信息，可提高对恶病质预测的准确性。在体重无下降或体重下降很少（<3%）的患者中尤其重要。基于这些预测信息，患者恶病质可分为五个不同的发展风险水平（风险1级别：体重下降<3%，低危肿瘤类型，并无/少食欲下降；风险2级别：<3%体重下降，低危肿瘤类型和相当/严重食欲下降，或中危肿瘤类型和无/少食欲下降；风险3级别：<3%体重下降，中风险肿瘤类型，以及相当/严重食欲下降；风险4级别：高危肿瘤类型；风险5级别：体重下降3%~5%）。如处于风险1级别，则不太可能发生恶病质，而风险3级别为或以上的患者，发生恶病质的风险很高。因此，临床医生可参考风险级别密切跟踪患者恶病质的发展，及时诊断并早期进行充分的干预。此风险分级仍待在临床实践验证其有效性。

表3-17　恶病质筛查

方法	内容
主观症状	食欲减退、早饱、恶心、呕吐、味觉及嗅觉异常、其他胃肠道症状、虚弱、疾病相关心理负担等
病史	体重变化、体重减轻的速度、目前摄食量是平常摄食量的百分数
临床检查	检查口腔、腹部、水肿、体重及自我感受体力状况
实验室检查	CRP、血糖、睾酮
活动监测	体力状态（ECOG PS或KPS）、握力测定等
人体成分	体重、BMI、体脂肪率、体脂肪量、肌肉量、身体总水分、细胞外液、细胞内细胞外液比等（筛查方法可选择横断层面成像[CT或MRI]、DEXA、人体测量[上臂中点肌肉面积]、BIA等）

2.诊断标准

肿瘤恶病质诊断标准为：①无节食条件下，6个月内体重减轻>5%；②身体质量指数（body mass index，BMI）<20kg/m²（欧美人）、BMI<18.5kg/m²（中国人）和6个月内体重减轻>2%；③四肢骨骼肌指数符合肌肉减少症标准（男性<7.26kg/m²，女性<5.45kg/m²）和任何程度的体重减轻>2%（采用欧洲姑息治疗研究协会标准）；④均需伴有摄食减少/系统性炎症。

郭澄等采用血清和尿液代谢组学分析差异代谢物，构建了一个肿瘤恶病质即时诊断数学方程：Log（P）=−400.53−481.88×log（肌肽）−239.02×log（亮氨酸）+383.92×log（乙酸苯酯）。此方程评估值≥544诊断为恶病质，275~544为恶病质前期，<275无恶病质，曲线下面积高达0.991，约登指数为0.895，准确率达94.64%。但此检测目前难以普及，可酌情参考应用，其可行性有待临床验证。

（二）分类和分期

根据病因，恶病质可分为两类：①原发性恶病质：直接由肿瘤引起；②继发性恶病质：由营养不良或基础疾病导致。恶病质可被早期发现，并可有效干预，当其发展到晚期，则控瘤治疗及营养治疗均很难见效。因此，对恶病质进行分期很重要。按照病程，将肿瘤恶病质分为三期：恶病质前期、恶病质期、恶病质难治期。

①恶病质前期：表现为厌食和代谢改变，6个月内无意识体重减轻≤5%。②恶病质期：6个月内无意识体重减轻>5%（排除单纯饥饿）；或BMI<20kg/m²（中国人为BMI<18.5kg/m²），6个月内体重减轻>2%；或四肢骨骼肌指数符合肌肉减少症诊断标准（男性<7.26kg/m²；女性<5.45kg/m²），同时体重减轻大于2%；常有摄食减少或系统性炎症。③恶病质难治期/顽固性恶病质期：肿瘤持续进展，对治疗无反应；分解代谢活跃，体重持续丢失无法纠正。必须指出，对难治性恶病质的诊断标准尚无共识。

于世英等提出了恶病质分期评分（cachexia staging score，CSS），其临床区分能力更强，预后预测更准，操作更为简便，但其准确性仍需临床中验证。CCS累计得分：0~2分，无恶病质；3~4分，恶病质前期；5~8分，恶病质期；9~12分，恶病质难治期（表3-18）。

表3-18　恶病质分期评分表

参数	评价标准	得分
6个月内体重减轻	体重稳定或增加	0
	体重减轻≤5%	1
	5%<体重减轻≤15%	2
	体重减轻>15%	3
SARC-F	0分	0
	1~3分	1
	4~6分	2
	7~10分	3
ECOG PS	0分	0
	1~2分	1
	3~4分	2
食欲下降(0-10分)	0~3分	0
	4~6分	1
	7~10分	2
实验室检查异常： ①WBC>10×10⁹ ②Alb<35g/L ③Hb小于120g/L(男)或110g/L(女)	全部正常	0
	1项异常	1
	超过1项异常	2

注：SARC-F，the questionnaire strength，assistance with walking，rising from chair，climbing stairs and falls，力量、行走、起身、爬楼及跌倒问卷；Alb，albumin，白蛋白；ECOG PS，Eastern cooperative oncology group performance status，东部肿瘤协作组体能状况评分；Hb，haemoglobin，血红蛋白；WBC，white blood cell，白细胞。

此外，其他恶病质分期工具在不断探索中。恶病质评分（cachexia score，CAS-CO）已被提出可作为肿瘤恶病质患者分期的可能有效工具，其评分包括5个部分：

①体重减轻和组成成分；②炎症/代谢紊乱/免疫抑制；③体能状态；④厌食；⑤生活质量。Argilés等为显示CASCO的度量特性，根据统计学方法得到的结果分成了三组不同的恶病质肿瘤患者：轻度恶病质（15≤×≤28）、中度恶病质（29≤×≤46）和重度恶病质（47≤×≤100）。研究还提出了CASCO的简化版本MiniCASCO（MCASCO），有助于更简易、有效地进行恶病质分期。CASCO和MCASCO为肿瘤恶病质患者的定量分期提供了一种新工具，与以往的分类相比具有明显优势。尽管目前尚无足够证据证明CASCO的敏感性和特异性，但它在肿瘤患者的有效性评估中得分很高，能定量地对恶病质进行分期。但今后还需更多的研究来验证其在恶病质人群或普通人群中的有效性。

（三）肿瘤恶病质评估

在诊断恶病质后，进行营养干预前，还需进一步评估以下三个方面：体重减轻（包括肌肉质量及肌力）、摄入量（包括厌食情况）及炎症状态，而后才可针对性地进行治疗。

本指南推荐患者主观整体评估（PG-SGA）作为恶病质患者的营养评估工具量表，在INSCOC进行的多中心研究中发现改良的主观整体评估（modified patient-generated subjective global assessment，mPG-SGA）在明显简化了操作的情况下，保持了相近的预测效果，在未来可能可以作为替代PG-SGA作为更容易推广使用的评估工具量表。推荐厌食恶病质问卷（the functional assessment of anorexia-cachexia therapy，FAACT）作为厌食症/恶病质治疗的功能性评估。针对评估过程中患者体重下降可能存在偏倚的问题，INSCOC项目组通过12774名肿瘤患者的数据资料，利用机器学习开发了一种可以不需要患者回忆体重减轻的恶病质评价工具，可以帮助医生在没有体重减轻信息的肿瘤患者中识别恶病质，这可能会改善决策，实现新颖的管理策略的制定。

作为恶病质的特征之一，肿瘤患者的肌肉减少应动态监测。在评估肌肉减少时，横断面成像技术，双能X线吸收法扫描、人体成分分析和其他手段可考虑用于肿瘤恶病质患者。CT成像是一种较为理想的恶病质评估工具，已较多应用于临床研究，但考虑其费用及实施程度，目前作为临床实践标准手段的应用尚为局限。人体成分分析由于其精准度高、无创、经济的优势可能作为临床实践中恶病质评估的有力工具。INSCOC项目通过多中心的研究发现，在无法进行相关仪器评估时，握力可以作为一项有效的肌肉评价指标，能够有效地预测合并恶病质的肿瘤患者的1年生存期。

全身炎症可能是恶病质发生和发展的重要因素，同时全身的炎症状态也进一步加重了肿瘤患者免疫功能的抑制和疾病的进展，使得常规药物和营养支持难以有效纠正恶病质。因此，炎症指标是评估恶病质严重程度非常重要的工具，INSCOC项目组开展了一系列工作，证实了 NLR（neutrophil-to-lymphocyte ratio）为代表的炎症指标可以作为合并恶病质的肿瘤患者预后评价的指标，未来对于相关炎症指标进一步地分析和整合，可能有助于更加全面地认识和评估恶病质。

（四）营养干预

从临床结局看，营养干预可提高恶病质患者生活质量，甚至延长生存期。在难治性恶病质期，营养干预可能无法完全逆转其体重减轻及代谢异常，且要考虑营养干预带来的风险和负担可能超过其潜在益处，但适当的营养摄入仍可能改善患者生活质量，并给患者及家属带来心理安慰。另外，对难治性恶病质的识别有助于患者得到临终关怀团队的帮助。恶病质营养干预的最终目标是逆转患者体重减轻和肌肉丢失，而对难治性恶病质患者则主要是减轻恶病质相关症状、提高整体生活质量。

1.饮食咨询

由专业营养师（配合临床医师）进行密切随访（包括关注营养状况、营养咨询和饮食指导）可能提高患者生活质量，改善患者预后。经过营养咨询和饮食指导后增加能量和蛋白质的摄入能改善肿瘤患者的营养状况，与未咨询或标准营养建议比，个体化饮食咨询对营养状况和生活质量会产生有益影响。由专业营养师为食欲减退和/或体重下降的晚期肿瘤患者进行评估和咨询，为患者及家属提供实用和安全的营养建议，提供关于摄入高蛋白、高热量、高营养型食物的指导，以及纠正不良饮食习惯。密切的营养随访、营养咨询和对患者的营养教育是预防肿瘤恶病质的重要措施。

2.肠内营养

肠内营养是经胃肠道提供代谢需要的营养物质及其他各种营养素的营养支持方式，途径包括口服及管饲，口服营养补充比单纯的饮食建议更有效地改善生活质量和营养摄入。管饲主要有鼻胃管、鼻肠管、经皮内镜下胃造瘘置管和经皮内镜下胃空肠造瘘置管等。欧洲癌症恶病质临床治疗指南推荐首选肠内营养从而提高或维持营养状况：摄入不足导致的体重减轻；预计7天不能进食；超过10天进食量不足每日推荐量60%。另外，对无法治愈的患者，在患者同意前提下，建议给予肠内营养以减轻症状，提高生活质量。但当存在系统性炎症时，单纯通过肠内营养恢复体重比较困难。肠内营养对部分恶病质患者是有效的。对晚期肿瘤患者，单纯营养干预不能带来生存获益。

3.肠外营养

有营养不良的肿瘤患者，在行控瘤治疗的同时，如果无法实施肠内营养，建议给予全肠外营养或补充性肠外营养。短期肠外营养可针对性地提供给部分患者，例如患有可逆性肠梗阻、短肠综合征或其他导致吸收不良的患者。在避免再喂养综合征情况下，补充性肠外营养可能使患者获益。

（五）营养素的应用

总体能量推荐 建议肿瘤患者的能量摄入为25~30kcal/（kg·d），卧床患者为20~25kcal/（kg·d），蛋白质的摄入量为1.8~2.0g/（kg·d）。肿瘤恶病质患者表现为低摄入量及代谢异常，需要增加能量及营养素摄入以纠正能量及蛋白质的负平衡。具有代谢、炎症调节作用的免疫营养素等在恶病质治疗中进行了探索，具体如下：

1.ω-3脂肪酸

炎症反应促进恶病质的发生发展，尤其在体重减轻的肿瘤患者，炎症进程非常强烈，炎症状态所介导的高分解代谢大量消耗患者摄入的营养物质。具有抗炎效应的ω-3多不饱和脂肪酸，包括二十碳五烯酸和二十二碳六烯酸，在恶病质中的作用受到关注。一项研究评估了口服营养干预是否对接受放化疗的肿瘤患者的一系列营养和临床结果产生影响，结果表明，营养干预对体重有正性影响，其中ω-3脂肪酸的补充使患者体重增加了大约2kg。对恶病质患者，富含ω-3 PUFA的膳食、肠内或PN制剂可能是有益的，在保证总能量摄入情况下可能更加有效，但目前尚无足够证据推荐其在恶病质肿瘤患者中的应用，不过未在膳食补充剂的应用过程中发现严重不良反应。

2.支链氨基酸

支链氨基酸（branched chain amino acid，BCAA）可抑制蛋白分解，促进蛋白合成，具有改善食欲减低的效果。Hunter DC等对9例腹腔内转移性腺癌患者分别先后给予普通全肠外营养（含BCAA 19%）或富含BCAA的全肠外营养（BCAA 50%），结果显示富BCAA组患者酪氨酸氧化下降（提示蛋白质利用改善）、蛋白质及白蛋白合成增加，表明BCAA对肿瘤恶病质有明显正效应。但目前补充BCAA改善肿瘤恶病质患者的营养状况尚缺乏足够的临床研究证据。

3.L-谷氨酰胺

研究报道，应用谷氨酰胺可增强危重患者机体的免疫功能，加强肠道免疫屏障，减少机体蛋白质的消耗。含有L-谷氨酰胺的营养制剂对恶病质患者可能有益，但作用尚不确切。

4.β-羟基-β-甲基丁酸

亮氨酸代谢产物β-羟基-β-甲基丁酸（β-hydroxy β-methylbutyrate，HMB）是一种很有益处的药理营养素，在增加运动性能、减少运动相关的肌肉损伤以及保持和增加肌肉质量方面发挥积极作用。补充HMB对肿瘤患者的肌肉质量和功能会产生有益影响。单独使用HMB或与其他药物和/或营养素联用可能是预防肿瘤恶病质患者肌肉组织减少的安全有效方法，但仍需要更大临床研究确认单用HMB在肿瘤恶病质患者中的有效性。

5.维生素、矿物质和其他膳食补充剂

维生素和矿物质的供应量应大致等于膳食营养参考摄入量中的推荐摄入量，在无特殊需要情况下不鼓励使用高剂量的微量营养素。

（六）药物干预

应用药物治疗前应谨慎评估患者有否用药禁忌证，整合评定药物治疗对患者的获益与风险比。目前中国和美国FDA尚未批准任何药物用于肿瘤恶病质治疗。

1.孕激素类似物

孕激素类药物可抑制炎性因子，增加中枢神经肽γ的量，能增加患者食欲及进食量、增加体重，改善营养指标。醋酸甲地孕酮（megestrol acetate，MA）是一种人工合成、具有口服活性的孕激素衍生物。肿瘤患者服用MA可能改善食欲和生活质量。然而，有研究者表示与使用MA相关的体重增加主要是脂肪组织而不是骨骼肌的增加。此外，MA会增加血栓栓塞、水肿和肾上腺功能抑制的风险。另外，有研究显示MA与其他药物（沙利度胺、L-左旋肉碱以及二十碳五烯酸）联合治疗肿瘤恶病质可能有更好作用，或许是一种更有效的疗法。

2.奥氮平及米氮平

有研究发现，与单药MA相比，接受奥氮平和MA的晚期胃肠道肿瘤或肺癌患者的体重增加，食欲和生活质量都有所改善。然而，2021年发表的一项随机双盲的临床研究，提示米氮平相对于安慰剂没有改善肿瘤患者的恶病质症状，因此，还需更多临床证据来推荐奥氮平或米氮平作为肿瘤恶病质的常规治疗药物。

3.阿那莫林

生长激素释放肽（ghrelin）是含有28个氨基酸的肽激素，主要由胃底的泌酸腺分泌。Ghrelin可增加健康人的食欲和卡路里摄入量，Ghrelin与其受体GHS-R1a结合，促进垂体释放生长激素，从而增强食欲。阿那莫林（anamorelin）是一种选择性GHS-R1a激动剂，已成为肿瘤恶病质靶向治疗的研究热点，也是迄今为止评估最严格的恶病质治疗药物。ROMANA3是针对两个Ⅲ期双盲研究的安全性扩展研究，评估阿莫瑞林在晚期NSCLC恶病质患者中的安全性和有效性。结果显示，阿莫瑞林可增加患者体重并缓解厌食等症状。现有证据表明，阿莫瑞林能够增加瘦体重，但不能改善握力。

4.糖皮质激素

糖皮质激素也能改善食欲，其程度与MA相似。若干研究发现应用皮质类固醇可改善食欲，但不总能达到统计学上的显著性，同时缺乏足够证据来推荐某种最有效的皮质类固醇药物、剂量和治疗持续时间。此外，一项多中心研究表明，可通过姑息性表现量表、嗜睡和厌食基线程度来预测糖皮质激素治疗晚期肿瘤患者厌食症的疗效。然而，长期使用糖皮质激素的任何营养优势都会因其不良反应（如肌肉萎缩和免疫抑制）的风险而被否定。晚期患者可作为潜在的糖皮质激素干预对象，因为其对于终末期肿瘤的积极药理学效应可能超过不良反应的风险。因此，作为食欲刺激剂应用时，糖皮质激素通常仅限于预期寿命为几周至几个月的患者。

5.大麻类

医用大麻治疗肿瘤恶病质的作用尚不清楚。一项纳入289例患者的Ⅲ期多中心随机双盲对照临床试验表明，和安慰剂相比，口服大麻提取物和δ-9-四氢大麻酚在改善晚期肿瘤患者的食欲和生活质量方面并无显著差异。近年来，一项小样本研究显示，每天服用大麻胶囊的患者，能在一定程度上改善食欲和情绪，减轻疼痛和疲劳感，但未达到显著性差异，尽管其中有17.6%（3/17）的患者体重增加≥10%。基于目前研究，大麻素用于治疗肿瘤相关恶病质厌食综合征的证据仍不确切。也缺乏使用大麻对肿瘤患者食欲或恶病质影响的可靠证据，因此不建议常规使用医用大麻作为食欲刺激剂。

6.雄激素或选择性雄激素受体调节剂

一项双盲、安慰剂对照的随机临床试验在28名患者中评估了每周注射1次睾酮庚酸酯对恶病质的作用，结果显示安慰剂组的体重减轻和瘦体重降低明显更多，而雄激素组的身体机能得到改善。但目前尚无足够一致的临床证据推荐使用雄激素及选择性雄激素受体调节剂来增加肌肉质量。

7.非甾体抗炎药

许多非甾体抗炎药已单独或与其他药物联用于与治疗肿瘤恶病质相关各种疾病状况研究，如布洛芬、环氧化酶-2抑制剂及吲哚美辛等。塞来昔布被证实可通过抑制体内C反应蛋白活跃程度，增加患者体质量和瘦体质量，在肿瘤恶病质治疗中效果较好。然而，目前的研究证据不足以推荐非甾体抗炎药用于治疗临床试验外的肿瘤恶病质患者。

8.沙利度胺

沙利度胺作用于人体免疫系统，能对肿瘤起抵抗效果，还能降低导致人体厌食的炎症因子的活跃程度。抑制TNF-α和IL-6的产生，从而调节免疫系统并起到抗炎效果。但截至目前，尚无没有足够证据支持或反对使用沙利度胺治疗肿瘤恶病质。

9.左旋肉碱

左旋肉碱不仅能增加肌肉质量，还可改善体能。在一项随机Ⅲ期临床试验中，左旋肉碱治疗有效提高了肿瘤恶病质患者格拉斯哥预后评分以及ECOG评分。Cruciani RA等在27例左旋肉碱缺乏的进展期肿瘤患者中发现，添加左旋肉碱可改善肿瘤患者的疲倦感、睡眠和抑郁症状。含有肉碱的营养制剂对改善恶病质患者的肌肉减少可能有益，但仍缺乏高质量证据来确定补充肉碱作为恶病质的治疗策略。

10.中医药辅助治疗

现阶段，国内中医对肿瘤恶病质的临床研究主要围绕在营养补充或联合孕激素的基础上加或不加中药开展。何林巧等在一项小规模随机对照研究中发现扶正口服液可增加肿瘤恶病质患者的体重、进食量，提高KPS评分，且可提高血红蛋白及血清白蛋白量；苏雅等发现以中药八珍汤为基础辨证治疗肿瘤恶病质有助于增加体重，改善患者生活质量，从而延长生存期；宋娜等研究发现在改善患者中医证候积分方面，无论在短期疗效还是长期疗效中，调胃醒脾方在改善患者中医证候积分方面，对纳差、腹胀症状的改善均优于醋酸甲地孕酮。目前，中医药治疗恶病质的报道逐渐增加，但大多规模较小，且方剂剂型不尽相同，未来仍需深入研究中医药在恶病质治疗中的作用。基于现有研究结果与临床实践经验，不可否认，中医药治疗对肿瘤恶病质具有一定积极作用。

（七）其他干预

1.病因治疗

治疗肿瘤恶病质的根本是控制肿瘤；对持续进展患者，需慎重考虑是否采用姑息控瘤治疗药，不推荐为减轻恶病质而进行抗肿瘤治疗。

2.体力锻炼

一项关于运动与恶病质的横断面临床研究表明，爬楼梯力和上半身肌力可作为肿瘤恶病质患者功能损害的鉴别指标。运动通过调节细胞因子的表达，并可能与激素整合协同作用，从而改善力量、肌肉功能和生活质量。运动可增加胰岛素敏感性，提高蛋白合成效率，降低炎症反应，提高免疫反应。在小规模试验中，抗阻运动与睾酮联用对老年性恶病质的合成代谢作用比单独干预更大。因此，运动联合营养干预或其他干预模式可能成为治疗恶病质的有效手段，有望成为多学科整合治疗（MDT to HIM）的重要组成部分。

3.心理社会干预

肿瘤恶病质患者常存在负性心理社会效应。一项针对晚期肿瘤患者体重和饮食相关痛苦的心理社会干预的分组随机试验表明，采用麦克米伦方法进行心理社会干预，可减缓晚期肿瘤患者的体重减轻、厌食等恶病质综合征症状。另有研究提示，无论是头颈癌、肺癌、胃肠道癌、乳腺癌、睾丸癌或卵巢癌患者，治疗期间应用心理教育，可增强饮食相关的自我管理能力，从而降低恶性肿瘤放化疗期间的营养风险。心理社会支持作为多学科整合治疗（MDT to HIM）的一部分，有可能缓解患者痛苦和家庭冲突，为患者提供心理支持，减少社会孤立并鼓励患者坚持治疗。

三、推荐意见

（1）对肿瘤恶病质患者要明确诊断并分期及分级，才有益于患者的控瘤治疗和营养治疗。

（2）对肿瘤恶病质患者进行营养评估，推荐PG-SGA作为其评估方法。

（3）加强营养随访、营养咨询和对患者的营养教育是预防肿瘤恶病质的重要措施。

（4）肿瘤恶病质患者不能摄入足够食物满足营养需求时，建议补充营养剂，以ONS为首选。

（5）当肿瘤恶病质患者饮食调整及ONS总能量摄入不及标准量的60%达到7天时，建议在不能增加进食相关痛苦前提下选择管饲EN。

（6）对肠功能衰竭和预计生存期超过2个月，且营养不良可导致生存期缩短的肿瘤恶病质患者，推荐应用PN。

（7）肿瘤恶病质患者在饮食、ONS或管饲EN不足情况下，推荐给予SPN。

（8）进展期肿瘤恶病质患者选择PN，要注重个体化并充分认识可能的并发症风险。

（9）肿瘤恶病质患者表现为低摄入量以代谢异常，均能导致蛋白及能量负平衡，需要增加能量及营养素摄入以纠正能量及蛋白质的负平衡。

（10）推荐增加蛋白质摄入，支持BCAA的证据目前尚不充分。

（11）对肿瘤恶病质患者，富含ω-3 PUFA的膳食、肠内或PN制剂可能有益，在保证总能量摄入情况下可能更加有效，但仍无足够证据推荐其在恶病质肿瘤患者中应用，但在膳食补充剂的应用过程中也未发现严重不良反应。

（12）肿瘤恶病质药物治疗要在临床医生建议下实施，包括促进食欲和胃动力的药物、甾体激素、非甾体类抗炎药，但须考虑可能的不良反应。

（13）对各期肿瘤恶病质患者，除营养治疗外的非药物治疗，推荐鼓励适当锻炼、心理干预等。

（14）改善肿瘤恶病质需要多学科整合治疗即MDT to HIM的方式和更早开始的干预。

（15）治疗肿瘤恶病质的最佳方法是控制肿瘤。对持续进展患者，需慎重考虑是否采用姑息控瘤治疗，不推荐为减轻恶病质而行控瘤治疗。

（16）肿瘤恶病质的预防：进展期肿瘤患者，无论恶病质前期或恶病质期的高危人群，均应进行营养、药物及非药物治疗，包括通过营养咨询、营养教育等预防营养不良，以及治疗引起营养不良的原发疾病。

四、小结

针对恶病质前期或恶病质期的高危人群，早期识别、积极预防和及时干预是逆转恶病质潜在严重不良后果的重要手段；对难治性恶病质期患者，即使进行积极有效治疗，其体重减轻及代谢异常可能无法完全逆转，应尽力稳定恶病质，减轻相关症状，防止或延缓恶病质进一步发展，提高整体生活质量。随着对恶性肿瘤、恶病质、生物标记物和人体成分变化的了解不断加深，治疗肿瘤恶病质的最佳方法可能涉及整合策略，包括药物干预、营养干预、运动指导和心理干预。在整合医学理念指导下，多学科整合诊疗即MDT to HIM领导下的整合治疗是肿瘤恶病质的最佳治疗模式（图3-17）。

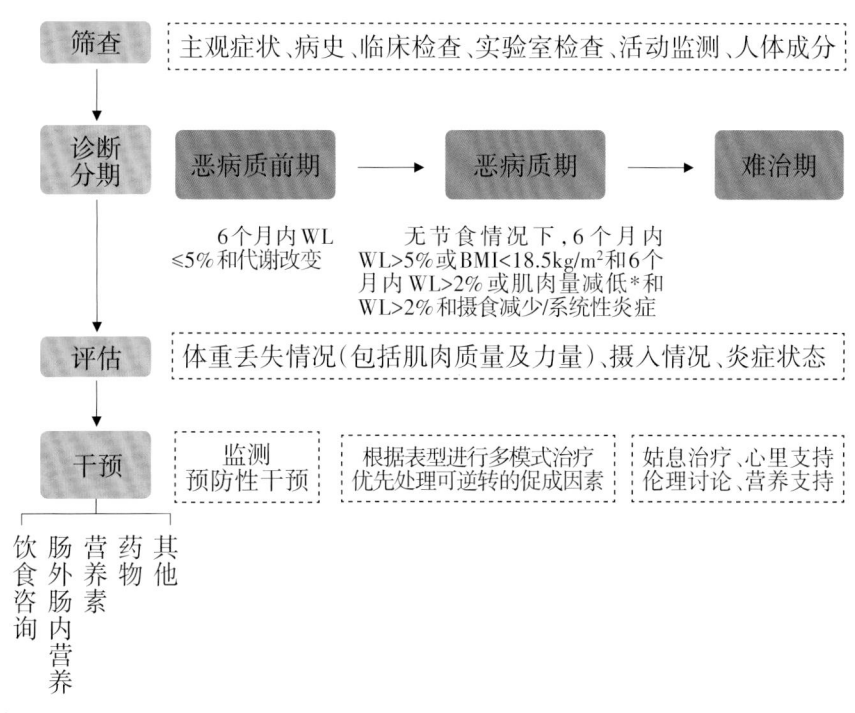

图3-17　恶病质诊治流程图

注：*肌肉质量减低指四肢骨骼肌指数符合肌肉减少症诊断标准（男性<7.26kg/m²；女性<5.45kg/m²）；BMI，body mass index，身体质量指数；WL，weight loss，体重减低。

第十二章

肌肉减少症的营养治疗

一、背景

1989年，Irwin Rosenberg首次提出肌肉减少症（sarcopenia）的概念，用以描述年龄相关的肌肉减少。此后定义随着对其认识的加深不断变化。2010年欧洲老人肌肉减少症工作组（European Working Group on Sarcopenia in Older People，EWGSOP）首次系统阐释sarcopenia为：一种可能增加跌倒、骨折、身体残疾、死亡等不良后果的进行性、全身性骨骼肌疾病。2018年EWGSOP更新的诊断标准强调以肌肉力量减低为关键特征，检测肌肉数量减少和质量减低可确立肌肉减少症的诊断，如有躯体活动能力（physical performance）下降则为严重肌肉减少症（severe sarcopenia）。

癌症相关性肌肉减少症（cancer-related sarcopenia，CRS）定义为由于肿瘤或肿瘤治疗相关因素所致的肌肉减少症。肿瘤细胞发生代谢重编程，能量代谢、糖代谢、蛋白质/氨基酸代谢和脂代谢均出现明显异常；肿瘤慢性炎症状态和急性炎症加剧消耗；肿瘤和肿瘤治疗相关的症状，如恶心、疼痛、吞咽困难、口腔炎等导致营养素摄入不足，加重代谢紊乱。CRS病因明确，肿瘤治疗应作为基础，同时关注整体营养状态、肌肉功能及代谢水平，积极给予营养支持治疗改善或纠正肌肉减少症的状态。合并肌肉减少症的肿瘤患者对肿瘤治疗应答不佳、耐受性差、死亡风险增加。文献报告肌肉减少症导致化疗相关毒性风险增加0.6~12.5倍，死亡风险比（hazard ratio，HR）1.11~4.20。一项纳入26项研究的Meta分析报告，合并肌肉减少症的肿瘤患者接受免疫检查点抑制剂（immune check point inhibitors）治疗的总体生存期（overall survival，OS）（HR=1.55，95% CI 1.32－1.82）和无进展生存期（progression free survival，PFS）（HR=1.61，95% CI 1.35－1.93）更短。

考虑到CRS病因难以完全去除，需要格外注意对"可能肌肉减少症（possible sarcopenia）"进行早期生活方式干预和随访。此外，对确诊CRS的患者应进行不良事件风险评估，包括衰弱、跌倒、失能风险等，并建议进行多模式管理（multimodal care）。肌肉减少症的多模式管理由临床肿瘤、姑息治疗、临床护理、临床营养、康复医学、心理学等多学科整合诊治即 MDT to HIM 团队组成，与患者及其家人共同协作，通过营养、运动、药物治疗等措施，实现恢复肌肉力量、逆转肌肉数量减少和质量减低、保证躯体活动能力、减少和避免不良事件发生的目的。

二、证据

（一）筛查

在临床实践中，对所有癌症患者都应该进行肌肉减少症筛查，特别是年龄≥60岁的老年患者、报告肌肉减少相关症状（跌倒、衰弱、步速缓慢、起坐困难）的患者和存在肌肉减少相关体征（体重减轻、肌肉减少）的患者。"指环试验（finger-ring test）"通常作为肌肉减少症初筛和自评的方法，即受检者本人将双手的大拇指和食指合为一个环，环绕小腿最粗处，如果小腿围（calf circumference，CC）细于指环，说明 CC 偏低，且有肌肉减少症的风险。筛查工具推荐 SARC-F（肌肉力量 Strength、辅助行走 Assistance in walking、起立 Rise from a chair、爬楼梯 Climb stairs -跌倒 Falls）或 SARC-CalF（SARC-F 联合小腿围），其中小腿围界值：男性<34cm，女性<33cm，SARC-F 总分≥4分/SARC-CalF 总分≥11分为筛查阳性。

（二）评估和诊断方法

CRS 需要从肌力、肌量和躯体活动能力3个方面进行评估和诊断，具体操作方法参见第二章。

1.肌力评估

握力（hand grip strength，HGS）是常用、简便且成本低廉的测量肌力的方法，被临床研究广泛采用，用于检测肌力与临床结局的相关性及干预效果。两项基于 IN-SCOC 数据库的研究显示，低握力的肿瘤患者死亡风险显著升高。握力可以用体重进行矫正，Yin L 等研究报告联合小腿围和体重矫正的握力判断肿瘤患者的肌肉减少，能独立预测肺癌患者的生存。呼吸峰值流速（peak expiratory flow，PEF）又称最大呼气流量，是指测定肺活量过程中，气体从肺部通过口腔用力呼出达最快时的瞬间流速。PradoCM 等的研究认为 PEF 能够反映肌力，联合生物电阻抗分析法（bioelectrical impedance analysis，BIA）（反映肌量）和常态步速（usual gait speed）（反映躯体活动能力）能全面诊断肌肉减少症。

2.肌量评估

围度测量和人体成分分析是评价机体骨骼肌肌量的两种方式。

（1）围度测量

围度测量包括上臂肌围和小腿肌围。小腿肌围反映下肢骨骼肌量，需通过测量小腿围和小腿皮褶厚度，经过相应计算得到，但目前大量研究集中于CC测量，少有文献报道小腿围皮褶厚度测量，也缺乏相应计算公式。Yin L等研究报告用CC代表肌肉量区分的3组肺癌患者：营养状况正常、中度营养不良和重度营养不良组的中位生存时间差异具统计显著性（$P<0.001$），提示CC可以反映营养状况。上臂肌围（cm）的计算公式为上臂围（cm）－3.14×三头肌皮褶厚度（cm）。

（2）人体成分分析

通过人体成分分析获得骨骼肌肌量主要包括以下检测手段：计算机断层扫描（computered tomography，CT）、磁共振成像（magnetic resonance imaging，MRI）、双能X线吸收法（dual-energy X-ray absorption，DXA）、BIA以及B超。EWGSOP2共识推荐的工具包括CT、DXA和BIA。AWGS 2019推荐使用DXA或多频BIA。

①DXA：DXA已是常规的人体成分检测手段。DXA可以测量全身各处的骨骼肌量，其缺点主要是辐射暴露、费用高和设备限制，因此开发出替代DXA的工具方便临床应用。AWGS 2019推荐的DXA测量骨骼肌量诊断肌肉减少症的参数为四肢骨骼肌指数（appendicular skeletal muscle，ASM），其临界值为：男性$<7.0kg/m^2$，女性$<5.4kg/m^2$。美国国立卫生院（US Foundation for the National Institutes of Health，FNIH）推荐的DXA测量骨骼肌量诊断肌肉减少症的参数为BMI校正的四肢骨骼肌量，即ASM/BMI，其临界值为：男性$<0.789kg/BMI$，女性$<0.512kg/BMI$。

②CT：CT是人体成分分析的"金标准"之一。测量第三腰椎水平（L_3）的骨骼肌质量指数（skeletal muscle mass index，SMI）可作为诊断肌肉减少症的依据，计算公式为骨骼肌面积（cm^2）/身高的平方（m^2）。目前国际上尚无统一的肌肉减少症L_3 SMI临界值标准。Prado M等采用L_3 SMI代表肌肉量用于肌肉减少性肥胖的联合诊断指标。国内余震团队提出CRS L_3 SMI临界值：男性$40.8cm^2/m^2$，女性$34.9cm^2/m^2$，该标准目前已被国内外的研究广泛引用或应用。肌肉减少症诊断的临界值受种族和疾病的影响，未来需要更多高质量大样本的研究来提出和验证不同人群肌肉减少症诊断临界值及其可靠性。

③BIA：BIA因其无创、费用低廉和操作简单等优点临床应用日益广泛。BIA直接测量人体的容抗和阻抗，通过计算得出人体各部位的肌肉量。然而，大部分BIA算法假定人体水合因素恒定，因此对BMI严重异常者（$<16kg/m^2$或$>34kg/m^2$）、水肿和透析患者，其测量结果可能不准确；此外，不同型号的仪器算法不同，存在系统误差。也有研究报告相位角和水合指数能够预测癌症相关性肌肉减少症患者的预后。

3.躯体活动能力评估

建议进行肌肉功能性测量，即通过躯体活动能力评估肌肉减少症的严重程度。

推荐的体能评估方法包括：简易体能状况量表（short physical performance battery，SP-PB）、起立-行走计时测试（timed up and go test，TUG）、400m步行测试和常态步速测试（4m步行速度和6m步行速度）等。

对筛查阳性的患者进一步完成整合评估，至少包括可能导致肌肉减少症的原因、营养状态和躯体功能，明确是否确诊CRS。基于AWGS的诊断标准中纳入的人群背景与我国人群类似，并涵盖了部分中国人群数据，因此推荐中国的CRS诊断标准遵照AWGS 2019标准：①非利手握力（hand grip strength，HGS）男性<28kg，女性<18kg；②6m步行试验<1.0m/s或5次起坐试验≥12s或简易躯体功能评估法（short physical performance battery，SPPB）≤9分；③ASM：DXA：男性<7.0kg/m²，女性<5.4kg/m²或BIA：男性<7.0kg/m²，女性<5.7kg/m²。满足①+③确诊肌肉减少症，满足①+②+③确诊严重肌肉减少症。

（三）肌肉减少症的治疗

1.生活方式干预

（1）生活习惯

去除诱因、改善病因是预防肌肉减少症的前提。

烟草代谢物导致机体蛋白质合成减少、分解增加，影响肌肉的数量和功能；睡眠时间部分程度反应机体的活动状态、疾病程度和精神状态。一项纳入68项研究98502例社区居住老年人的Meta分析发现吸烟（OR=1.20，95% CI 1.10-1.21）、睡眠时间≥8小时（OR=2.30，95% CI 1.37-3.86）和睡眠时间<6小时（OR=3.32，95% CI 1.86-5.93）均是肌肉减少症的危险因素。因此推荐肿瘤患者戒烟和保持适当的睡眠时间。

长期的酒精摄入会导致肌肉II型纤维萎缩，即慢性酒精性肌病，但关于酒精是否会增加肌肉减少症罹患风险的调查研究结论尚无统一。一项纳入13155例老年人的Meta分析发现饮酒并非肌肉减少症的危险因素，按照性别分层分析仍为阴性结果。近期一项大规模Meta分析纳入422870例参与者，发现在年龄<65岁亚组，饮酒是肌肉减少症的危险因素（OR=2.62，95% CI 1.22-5.62）。对比既往研究报告发现可能原因包括：①对"饮酒"的定义不同，单纯以"是否曾饮酒"区分人群多得出阴性结论，几乎没有研究特意调查"长期大量饮酒"；②随着年龄增加，饮酒量和频率减低；③横断面研究（当前饮酒和当前肌肉减少症）、病例对照研究（既往饮酒和当前肌肉减少症）和队列研究（当前饮酒和随访的肌肉减少症）反映出的因果存在时空差异。尽管研究证据不足，考虑到酒精的致癌作用和肿瘤作为肌肉减少症的病因，本指南仍然推荐戒酒。

（2）运动锻炼

缺乏躯体运动或躯体运动水平下降肌肉减少症的主要原因，肿瘤患者因疾病、治疗和心理因素等长期卧床，缺乏躯体运动。躯体运动可预防肌肉减少症的发生、延缓肌肉量的丢失，亦是有效的治疗手段。运动（锻炼）是一种主动的、以增强体质为目的的躯体活动，其中抗阻运动（resistance exercise）和有氧运动（aerobic exercise）对预防和改善肌肉减少症有效。

两项纳入随机对照试验（randomized clinical trial，RCT）的Meta分析均报告，运动（包括抗阻运动和有氧运动）能增强肌肉力量、提高肌肉质量和肌肉功能。一项纳入22项对照研究包括1041例肌肉减少症患者的Meta分析报告，运动锻炼增加肌肉力量和躯体活动能力，但对肌肉数量的增加无帮助。在前列腺癌患者中开展的一项RCT研究报告，有氧运动和抗阻运动可延缓患者肌肉质量和力量下降的速度，有效对抗抗雄激素疗法对骨骼肌的副作用。Sasso等针对非恶病质的肿瘤患者给出了运动处方：设定运动心率为最大心率50%~75%的运动量为目标，运动频率为每周运动2~3次，每次持续10~60min，时间周期为12~15周。一项Meta分析汇总37项关于肿瘤患者运动干预的研究，得出最广泛应用的方案与上述方案基本一致，即运动频率为每周运动2~3次，关注主要肌群，运动强度为60%~70%的最大重复次数（repetition maximum），包含1~3组8~12次重复。

当然，运动要在保障安全的情况下有效进行，对合并特殊身体状况的患者需在咨询专业医生并在专业人员的指导和监督下安全有效进行运动，确保有效增加肌肉质量的同时避免运动损伤。

2.营养代谢治疗

摄食是获得营养素的主要途径。对可能肌肉减少症（possible sarcopenia）和肌肉减少症者都应进行营养教育和膳食指导，对有精神心理因素参与的适当给予心理干预。针对中国患者，要特别注意强调避免盲目忌口、食用偏方和保健品等不正确习惯，将规范的营养教育和膳食指导从医院延伸到家庭和社区。研究报告，保证膳食多样性和充足的营养素与肌肉数量、肌肉力量和躯体活动能力相关。对肌肉减少症患者，更应关注重要营养素的摄入，包括蛋白质（氨基酸）、维生素D和脂肪酸等。

（1）蛋白质（氨基酸）

增加蛋白质摄入是CRS主要的营养干预方式。目前已有小样本RCT研究探索蛋白质摄入与CRS的关系，发现补充蛋白质的确能够促进肌肉蛋白质合成（muscle protein synthesis，MPS）。关于量效关系亦有探索，Symons等报告与30g蛋白质摄入量相比，90g蛋白质摄入量未增加肌肉蛋白合成；D'souz等报告乳清蛋白10~40g梯度范围内存在量效关系。通常认为常规推荐量在1.0~1.5g/（kg·d）对于维持机体氮平衡有效，伴CRS的肿瘤患者推荐总蛋白质摄入量为1.2~1.5g/（kg·d），同时需注意氨基酸消化率和利用率，要少量多次而非一次大量摄入。研究报告大豆蛋白和乳蛋白都能分解为氨基酸转移至肌肉用于蛋白质合成，其中乳蛋白分解转运速率更高。与酪蛋白相比，摄入乳清蛋白后MPS速率更高，可能与乳清蛋白组血浆支链氨基酸（branched-chain amino acid，BCAA）及亮氨酸水平更高有关。一项纳入9项RCT研究的Meta分析报告，亮氨酸干预组MPS显著增加[标准化均数差（standard mean difference，SMD）1.08，95% CI 0.50-1.67，$P<0.001$），但瘦体重（lean body mass）和腿瘦组织（leg lean mass）无明显变化。一项Meta分析纳入16项RCT研究999例老年受试者，发现亮氨酸干预组体重（平均变化1.02kg，95% CI 0.19-1.85，$P=0.02$）、瘦体重（平均变化0.99kg，95% CI 0.43-1.55，$P=0.0005$）和BMI（平均变化0.33kg/m^2，95% CI 0.13-0.53，$P=0.001$）都明显增加，且在肌肉减少症群体中上述作用更为明显。然而Tieland等对8项研究进行Meta分析则报告氨基酸补充剂对瘦体重、腿屈伸力量和握力均无影响。

（2）β-羟基-β-甲基丁酸盐

β-羟基-β-甲基丁酸盐（β-hydroxy-β-methyl butyrate，HMB）是必需氨基酸亮氨酸正常代谢的产物，可减少蛋白质分解和激活雷帕霉素通路促进蛋白质合成，改善负氮平衡。既往研究中HMB补充剂量多为2~3g/d，安全性已得到证实。HMB补充剂可以增加肌肉数量，延缓肿瘤患者卧床期间的肌肉丢失、减轻炎症反应、缩短ICU住院时间、降低死亡率，还可增加Ⅳ期肿瘤患者LBM，并可有效预防晚期肝癌患者索拉非尼相关的手足综合征。在一项纳入32例晚期实体瘤恶病质患者的临床试验中，18例实验组给予补充HMB 3g/d联合精氨酸（arginine，Arg）和谷氨酰胺（glutamine，Gln），14例患者作为对照，发现HMB/Arg/Gln可逆转肿瘤相关的肌肉丢失，表现为4周时实验组患者去脂体重（fat-free mass）增加1.12±0.68kg、体重增加0.95±0.66kg，对照组患者FFM减轻1.34±0.78kg、体重减轻0.26±0.78kg，获益在整个24周的研究中一直存在。

（3）维生素D

已有相对充分证据表明低维生素D水平与肌肉减少症发生密切相关。"Palliative-D" RCT研究纳入530例姑息治疗的肿瘤患者，报告50%肿瘤患者血清维生素D<50nmol/L，且补充维生素D（4000IU/d）12周后86%患者血清维生素D水平升高至>50nmol/L。但关于维生素D干预肌肉减少症临床效果的证据主要来自对原发性肌肉减少症（即年龄相关的肌肉减少症）的研究，在CRS患者中开展的相关研究未见报道。2018年William A. Cuellar等报道的一项RCT研究，对老年人群给予24个月维生素D3（50000 IU/m）补充治疗后，骨骼肌（腹直肌、腹横肌、内斜肌、外斜肌等腹部肌肉）的大小（肌肉收缩后的厚度）和功能与安慰剂组相比均无显著差异。2019年Wang等基于人口横断面研究（n=5012）显示，50岁以上男性人群中，惯用手握力与血清中25羟维生素D浓度显著相关，揭示维生素D对中老年男性骨骼肌功能具有显著影响。2021年Cheng等一项基于9项RCT研究1420例肌肉减少症Meta分析结果，发现补充维生素D与受试者更短的坐起时间（chair-stand time）有关（SMD -1.32，95% CI -1.98~-0.65），但未观察到对步行速度和肌肉数量的影响。一项在前列腺癌恶病质患者中开展的维生素D干预研究，发现4周干预后有37%患者肌肉力量增加。另有一项在晚期乳腺癌患者中开展的I期临床试验报告维生素D补充能够改善虚弱。

（4）肌酸

磷酸肌酸（creatine phosphate）是骨骼肌中能量的储备形式，补充肌酸能改善肌肉丢失，但目前尚缺乏对肿瘤患者进行肌酸干预以防治肌肉减少症的临床研究。给予水化肌酸能提高肌肉磷酸肌酸水平，从而有助提高运动能力。Chrusch等在30例年龄超过70岁的老年男性中开展了一项双盲安慰剂随机对照研究，发现肌酸（第1周0.3g/kg·d，第2~12周0.07g/kg·d）加训练组与安慰剂加训练组对比，前者能有效提升腿力、爆发力及耐力。Gotshalk等在18例老年男性中开展RCT研究报告补充肌酸7天[0.3g/（kg·d）]可增加体重和去脂体重，增强肌肉功能，包括力量和功率。一项针对65~86岁老人的研究发现，补充14天肌酸（第1周20g/d，第2周10g/d）可改善握力及疲劳时的工作能力。但近期一项动物试验显示肌酸可能会促进结直肠癌和乳腺癌转移，缩短荷瘤小鼠生存期。因此，肌酸在肿瘤肌肉减少症患者中的应用需谨慎。

（5）肉碱

肉碱是机体尤其是肌肉代谢长链脂肪酸所必需的营养素。研究表明，肉碱代谢障碍广泛发生在病理性骨骼肌丢失中。两项动物研究提示肉碱可能通过促进肉碱脂酰转移酶活性，改善恶病质的肌肉减少。一项纳入72例晚期胰腺癌患者的多中心双盲RCT研究显示，受试者平均体重丢失为12±2.5kg，给予肉碱干预12周（4g/d）后干预组BMI增加（3.4±1.4）%，对照组的BMI增加（-1.5±1.4%）（$P<0.05$）。同时，干预组的营养状况（体细胞量、体脂肪）有改善，且住院日有缩短的趋势[（36±4）d vs.（41±9）d]，生存期也有延长的趋势[（519±50）d vs.（399±43）d]，但差异无统计学意义。

（6）ω-3多不饱和脂肪酸

ω-3多不饱和脂肪酸（ω-3 polyunsaturated fatty acid，ω-3 PUFA）包括二十碳五烯酸（EPA 20：5 n-3）、二十二碳六烯酸（DHA 22：6 n-3）和α-亚麻酸（ALA 18：3 n-3），具有促进骨骼肌合成代谢的作用，补充ω-3 PUFA有助于预防和治疗肌肉减少症，但证据大多来自对健康老年人开展的研究。Barber等在20例体质量减轻胰腺癌患者中研究每日给予固定能量和营养增补剂EPA（2.0g/d）的作用，21天后发现患者白细胞介素-6、皮质醇与胰岛素比率及分泌蛋白水解诱导因子的比例下降，同时血清胰岛素浓度升高，与BMI增加相关。Ryan等的研究结果表明，对食管癌手术患者围术期应用富含EPA（2.2g/d×5d）的肠内营养补充可维持瘦体重。此外，口服EPA还可改变肿瘤患者及肿瘤恶病质患者机体内各种影响分解代谢的因子水平，提示可能改善机体BMI丢失。若联用富含蛋白质和能量的营养物质则可获得LBM的增加从而体质量增加，延缓肿瘤患者肌肉组织丢失。还应关注补充ω-3 PUFA的量效关系，既往针对健康老年人ω-3 PUFA干预试验剂量区间多在1.1~3.36g/d，有学者认为部分研究的阴性结果可能与剂量不足有关。几项小样本RCT证实EPA摄入量大于2.0g/d时才能观察到阳性结果。

3.药物治疗

可能有助于改善肿瘤患者肌肉减少的多种药物主要来源于对肿瘤恶病质的研究，其机制可能是促进肿瘤患者的肌肉合成代谢和抑制分解代谢。虽然到目前为止，增加骨骼肌质量和调节机体功能的药物研究较多，但鲜见针对肌肉减少症疾病本身的药物研究，国际上亦无获批肌肉减少症的特异性治疗药物。

（1）非甾体的选择性雄激素受体调节剂类药物

近年针对非甾体的选择性雄激素受体调节剂类药物（selective androgen receptor modulators，SARMs）的研究较多，它们具有促进合成代谢的作用，但无甾体类药物的不良反应，在治疗肿瘤患者肌肉减少中初见成效。其中Ostarine（MK-2866，Enobosarm）治疗肿瘤恶病质患者的肌肉减少确有效果。一项随机、双盲、安慰剂对照、多中心2期临床试验研究（NCT00467844）报告，Ostarine可增加肿瘤患者瘦体重：给药113天时1mg组瘦体重中位增加1.5kg（范围-2.1~12.6kg，P=0.0012），3mg组瘦体重中位增加1.0kg（范围-4.8~11.5kg，P=0.046），且未观察到试验药物相关严重不良事件。然而3期临床试验POWER研究（NCT01355484）探索Ostarine预防和治疗晚期肺癌患者肌肉消耗的作用却未得出阳性结果。

（2）激素类药物治疗

目前，激素类药物种类很多。生长激素可促进肌肉蛋白质合成，减少蛋白质降解，纠正因肿瘤代谢重编程带来的负氮平衡，尤适于治疗肿瘤患者的肌肉减少。Garcia等的随机对照试验表明，新型选择性生长激素释放肽受体激动剂阿那莫林（anamorelin）可使肿瘤患者BMI显著增加。睾酮和雌二醇可抑制肌卫星细胞凋亡而促细胞增殖，促肌卫星细胞分化而增强骨骼肌再生能力，还可促体内肌肉纤维数量增加，提高肌肉质量和力量。Wright TJ等一项关于睾酮的随机双盲安慰剂对照临床试验，结果显示接受睾酮治疗的CRS患者的LBM增加，生活质量和体能状态显著改善。

醋酸甲地孕酮是孕激素的合成衍生物，可在短期内刺激食欲、增加机体BMI、改善营养状况及肿瘤厌食恶病质综合征。2014年发表的一项小样本Ⅰ/Ⅱ期单臂临床试验提示富马酸福莫特罗联合醋酸甲地孕酮能进一步增加肿瘤恶病质患者股四头肌体积和力量，并改善食欲。然而，2005年Cochrane数据库审查纳入了30项试验4123例受试者，以评价醋酸甲地孕酮治疗肿瘤、AIDS和其他基础疾病患者的厌食-恶病质综合征的疗效、有效性和安全性，分析显示醋酸甲地孕酮在肿瘤患者食欲改善和体重增加方面有益，但未对生活质量产生影响。2018年一项系统回顾提示，相比于安慰剂或未治疗组，给予甲地孕酮均能轻度增加晚期肿瘤患者体重，但不能提高生活质量和降低死亡率。醋酸甲地孕酮可增加体脂量，但通常不会增加瘦体重，加之该药物出现的已知副作用，在临床的常规使用受到限制。

（3）抗肌肉生长抑制素抗体

肌肉生长抑制素（myostatin，MsTN）是骨骼肌负调节因子，抑制肌细胞增生分化，干预骨骼肌蛋白合成与分解，抑制骨骼肌生长发育，诱发肌萎缩。在患有肌营养不良的人群中，抗MsTN单克隆抗体LY2495655治疗可能增加瘦体重，改善肌肉功能。一项随机2期临床研究评估LY2495655联合化疗在胰腺癌中的疗效和安全性，按入组前6个月内体质量减轻（weight loss，WL）进行分层的亚组分析表明：与WL≥5%的患者相比，WL<5%的患者对LY2495655（任一剂量）的反应可能更优，提示对患者进行WL分层可能有助于LY2495655治疗反应。在可能的药物相关不良事件中，与安慰剂组相比，LY2495655组疲乏、腹泻和厌食更常见。另有报告抗MsTN抗体AMG 745/Mu-S在接受雄激素去势治疗的非转移性前列腺癌患者中显示增加瘦体质量并降低脂肪量的作用。目前，抗MsTN抗体在临床上的应用证据不足，需进一步探索其疗效和安全性。

（4）非甾体抗炎药环氧合酶-2抑制剂

非甾体抗炎药（non-steroid anti-inflammatory drugs，NSAID）环氧合酶-2（cyclo-oxygenase-2，COX-2）抑制剂，如塞来昔布，具有抗炎和抗分解代谢特性，也被用于肌肉减少症治疗。它可能增加瘦体重和TNF-α水平，同时提高肌肉力量、生活质量、体力状态，而无严重毒性反应。然而，一项针对肺癌和胰腺癌患者的随机Ⅱ期临床试验则表明，与常规治疗相比，两周期化疗后给予口服塞来昔布和ω-3 PUFA营养补充剂联合运动的多模式干预显示，对肌肉质量并无统计学显著影响。目前COX-2抑制剂用于治疗肿瘤相关性肌肉减少症尚缺有力证据。

4.整合干预

CRS是多因素疾病，因此整合药物、营养和运动的多学科整合疗法MDT to HIM可能是防治CRS最有效的手段。2010年发表的肌肉减少症预防与处理专家共识指出：运动（抗阻运动和有氧运动）结合足量的蛋白质和能量摄入是防治肌肉减少症的关键措施。多模式干预（ω-3 PUFA、运动和塞来昔布）治疗晚期肺癌或胰腺癌恶病质患者的研究显示，多模式恶病质干预在这些患者中是可行和安全的。目前正在进行一项大型、多模式Ⅲ期临床试验，评估EPA/NSAID、营养和运动治疗肿瘤恶病质患者的有效性（EudraCT 2013-002282-19）。众多可用于CRS防治的手段尚未完全探索清楚，因此最佳MDT to HIM整合干预模式仍需在未来进一步开展。临床实践中，应以整合医学理念，整合评估患者情况，联合多学科整合营养治疗，形成个体化整合治疗策略，达到提高生存质量、延长生存时间和改善预后的目的。

三、推荐意见

（1）对所有肿瘤患者都应进行肌肉减少症筛查，特别是年龄≥60岁的老年患者、报告肌肉减少相关症状（跌倒、衰弱、步速缓慢、起坐困难）的患者和存在肌肉减少相关体征（体重减轻、肌肉减少）的患者。

（2）肿瘤相关性肌肉减少症的评估包括3方面，即肌力、肌量和躯体活动能力测量评估。

（3）对确诊肌肉减少症者应评估不良事件风险，建议行MDT to HIM多模式管理。

（4）戒烟、戒酒和保持的睡眠时间（每日6~8小时）可能有助预防肌肉减少症发生。

（5）抗阻运动和有氧运动有助防治肌肉减少症，推荐以运动心率达到最大心率50%~75%的运动量为目标，运动频率每周2~3次，每次持续10~60min，时间周期为12~15周。

（6）肌肉减少症的肿瘤患者推荐总蛋白质摄入量为1.2~1.5g/（kg·d）。

（7）亮氨酸代谢产物β-羟基-β-甲基丁酸盐可能对肿瘤患者瘦体重增加有作用。

（8）维生素D、肌酸和肉碱改善肌肉减少症证据尚不充分。

（9）ω-3多不饱和脂肪酸可改善肌肉减少症的瘦体重，建议摄入量>2.0g/d。

（10）醋酸甲地孕酮可改善食欲、增加体重，但对增加瘦体重和改善生活质量等方面证据不足，需注意管理药物相关不良反应。

（11）非甾体的选择性雄激素受体调节类药物、抗肌肉生长抑制素抗体、非甾体抗炎药环氧合酶-2抑制剂和激素类药物如阿那莫林、睾酮和雌二醇改善肌肉减少症的证据尚不充分，不推荐常规临床应用。

（12）运动、营养和药物治疗的整合干预肌肉减少症的治疗有待探索，需制定个体化联合策略。

四、小结

肌肉减少症是一种可能增加跌倒、骨折、身体残疾、死亡等不良后果可能性的进行性、全身性骨骼肌疾病。肿瘤相关性肌肉减少症有明确病因且难以去除，需行积极筛查、诊断和治疗，并进行MDT to HIM多模式整合管理（图3-18）。运动是目前相对证据最充足的干预手段；营养干预是治疗肌肉减少症行之有效的方案；药物用于治疗肌肉减少症证据尚不充分，需积极开展药物安全性和有效性的高质量研究，以期提供证据推动临床实践；以整合医学理念，整合运动、营养和药物治疗，多管齐下，可能是治疗肌肉减少症的有力手段，但需积极探索最佳联合方案。肌肉减少症治疗的目的是恢复肌肉力量、逆转肌肉数量减少和质量减低、保证躯体活动能力、减少和避免不良事件发生，提高生存质量、延长生存时间和改善预后。

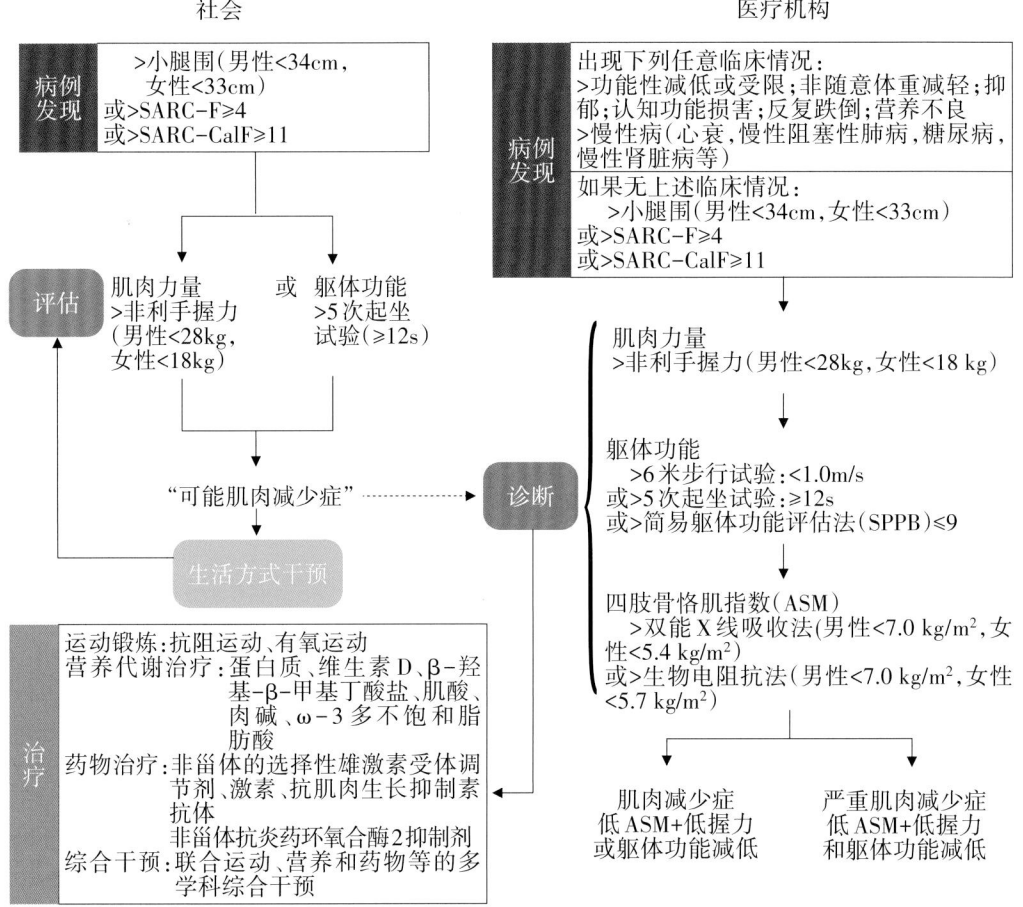

图3-18 肌肉减少症的筛查和诊治流程

第十三章

围手术期营养治疗

一、背景

围手术期是指患者从决定接受手术治疗时起，到与本次手术有关的治疗基本结束为止的一段时间，包括术前、术中和术后三个阶段，时间一般为术前5~7天至术后7~12天。围手术期治疗对手术具有重要影响，其中营养治疗是围手术期治疗不可或缺的内容，尤其是对肿瘤患者。目前，营养治疗已成为肿瘤患者围手术期处理的常用治疗手段，围手术期规范化的营养治疗有助于改善肿瘤患者的临床结局。

临床上，肿瘤患者因摄入受限、利用障碍或消耗过大等原因，常合并营养不良。因此，营养不良是围手术期患者亟待解决的突出问题之一。Viana ECRM等发现，肿瘤手术患者营养不良发生率达60%。另一项研究发现门诊肿瘤患者中度营养不良发生率高达76%。宋春花等对我国22个主要省市80家三甲医院共47488例16种常见肿瘤住院患者营养状况进行调查，这是目前为止全世界肿瘤住院患者营养状况的最大样本现况调查，结果显示，肿瘤患者普遍存在营养不良，尤其是消化道肿瘤患者，营养不良发生率达80%；68.78%的肿瘤患者未进行营养治疗，在PG-SGA≥9分的重度营养不良组患者中，无营养治疗率高达55.03%，说明我国肿瘤患者的营养治疗率低且不规范，亟须引起重视。

营养不良是影响肿瘤患者围手术期治疗效果的重要因素。术前存在营养不良不仅影响机体功能、导致体重减轻、机体免疫力下降，而且增加手术风险、增加术后并发症发生率及死亡率。Fukuda Y等通过回顾性分析800例胃癌手术患者发现，营养不良者术中出血量和术后感染率均明显高于无营养不良者。营养治疗是减少术后感染等并发症的独立因素。Jin J等研究发现壶腹部癌患者术前营养不良与术后并发症发生密切相关，同时也是影响患者总生存期的独立预后因素。在ESPEN营养日收集155524例患者的资料，结果显示，营养日进食达到推荐量一半的住院患者，死亡风险比（OR）为 2.3，允许进食却不进食的患者，死亡风险比（OR）为 9.0，患者饮食减少与住院 30 天住院死亡率密切相关。

营养治疗是肿瘤患者围手术期常用的治疗手段。规范的营养治疗不仅能减轻患者分解代谢和瘦组织丢失，改善氮平衡，还有助于早期康复、降低术后并发症发生率、缩短住院时间、减少住院费用等，从而改善临床结局。近年一项 Meta 分析纳入 15 项研究共 3831 例手术患者，结果显示围手术期营养治疗能改善营养不良患者的临床结局，包括降低术后并发症发生率及缩短住院时间。Jie B 等的一项前瞻性队列研究发现，与未给予营养治疗存在营养风险的患者相比，给予营养治疗的患者总体并发症降低 7.8%（28.1% vs. 20.3%），其中感染并发症发生率降低 8.4%（18.9% vs. 10.5%）。Zhu M 等的前瞻性多中心研究发现存在营养风险者与无营养风险者相比，总住院时间延长（14.02±6.42 天 vs. 13.09±5.703 天，$P<0.01$）、总医疗费用增加（3.39 万元 vs. 3.00 万元，$P<0.01$）。因此，对存在营养风险或营养不良的外科患者，尤其是肿瘤患者，进行规范的营养治疗有利于减轻患者创伤、加速患者康复，缩短住院时间，降低医疗费用。

二、证据

（一）围手术期营养治疗适应证

目前的临床研究表明，肿瘤患者围手术期应进行营养诊断，并根据诊断结果制定合理的营养治疗方案。围手术期营养治疗适用于：①中-重度营养不良患者的术前营养治疗；②术前已经实施营养治疗或严重营养不良而术前未进行营养治疗的患者，术后需接受营养治疗；③围手术期需要明显改善营养状况或存在严重代谢障碍风险的患者；④预计围手术期超过 5 天不能进食或预计摄入能量不足需要量 50% 超过 7 天的患者；⑤术后出现严重并发症需长时间禁食，或存在明显分解代谢的患者。

重度营养不良、中度营养不良且需接受大手术的患者，尤其是重大、复杂手术后预计出现严重应激状态的危重症患者，常不能耐受长时间营养缺乏，因此需营养治疗。围手术期营养治疗的效果与术前的营养状况密切相关，术前重度营养不良或严重低蛋白血症将影响术后营养治疗效果，而术前的营养治疗有助减轻患者分解代谢状态并促使机体转变为合成代谢状态。Meta 分析结果显示，对中、重度营养不良患者进行营养治疗可有效降低术后并发症的发生率和病死率，缩短住院时间。另一篇 Meta 分析表明，围手术期营养治疗不但能降低感染性并发症的发生率，还能降低非感染性并发症的发生率。一项不考虑营养状况和风险而对所有肿瘤患者进行营养治疗的研究显示，营养不良的患者总体受益，而营养良好的患者接受肠外营养治疗后感染风险增加。因此，营养状况良好或低营养风险患者，术前肠外营养治疗并无显著益处。

充足的能量和蛋白质是保证营养疗效和临床结局的重要因素，能量和蛋白质不足可造成机体组织消耗，影响器官功能及患者预后。来自"营养日"的数据显示，与未进食任何食物的患者相比，住院期间摄入能量超过50%推荐量的患者死亡风险显著下降。另有研究显示，与接受营养治疗者比，围手术期1周内能自主进食（>60%目标能量需求）的肿瘤患者临床结局无显著差异。相反，无法进食超过10天且未接受营养治疗的患者，其病死率、住院时间等均显著增加。在一项接受腹部大手术患者的前瞻性研究中，研究者发现术后第一周82%患者的能量和90%患者的蛋白质摄入不足，能量或蛋白质未达到目标需求量的患者，术后并发症发生率更高。另有研究发现，围手术期5~7天无法经口进食者即应接受营养治疗。Tsai JR等对外科重症患者研究发现，接受<60%目标能量需要量、目标蛋白需要量的住院患者的死亡风险显著高于接受≥60%的患者（OR=3.7和3.6；均 $P<0.001$）。

此外，存在严重代谢障碍风险，尤其是重症患者（如腹腔开放、腹膜炎及各种情况导致的休克），会发生一系列代谢及免疫反应并导致机体组织消耗、切口愈合不良、活动能力下降及容易并发感染等；而营养治疗对此类患者具有潜在的积极影响。Fukuda Y等分析了800例接受手术的胃癌患者的临床资料，结果显示，与术前未行营养治疗或行少于10天的营养治疗患者相比，术前接受大于10天营养治疗的营养不良患者，术后手术部位感染率明显降低；进一步多因素分析结果显示，营养治疗是手术部位感染的保护因子。因此，我们结合临床实践，建议对高营养风险的肿瘤患者（NRS 2002>5，体重下降>10%，BMI<18.5或Alb<30g/L），应推迟手术，术前行7–14天的营养治疗。

（二）能量和蛋白质需求

能量摄入量是影响患者营养状态的重要因素，能量摄入不足可造成机体蛋白质不同程度的消耗，影响机体组织和功能，从而影响患者的预后。围手术期患者每天能量摄入量最低要求应尽可能接近机体能量消耗值，以保持能量平衡。采用间接测热法测定机体静息能量消耗（resting energy expenditure，REE）值是判断患者能量需要量的理想方法，可通过测定患者实际能量消耗值来指导患者的能量供给。Silva TA等研究发现，采用间接测热法测定腹部大手术患者术前和术后的，大部分患者术后的REE值无明显增加，部分患者术后REE值增加的原因考虑与性别和单核细胞水平升高有关。目前临床上大多数情况下无法直接测量患者的REE值，可采用体重公式计算法估算机体的能量需要量，25~30kcal/（kg·d）能满足大多数肿瘤患者的围手术期能量需求。

蛋白质摄入量同样是影响患者预后的重要因素，Allingstrup MJ等研究表明，当能量和蛋白质均达到目标需要量时，危重患者的死亡风险显著降低（22%降至8%），而不是单纯提供目标需要能量，并建议危重患者每日蛋白质摄入量为 1.5g/（kg·d）。另一项研究发现蛋白质摄入量≥1.2g/（kg·d）可减少危重患者围手术期死亡率。Hartwell JL等研究发现患者进入重症监护室第 4 天内通过肠内营养达到蛋白质摄入目标能够显著减少并发症。另一项研究结果显示，创伤患者在第一周内达到2g/（kg·d）的蛋白质摄入量是安全可行的。故推荐围手术期肿瘤患者蛋白质目标需要量为 1.0~2.0g/（kg·d）。

（三）营养治疗策略

围手术期患者在接受规范的营养诊断后，根据诊断结果，制定规范的营养治疗策略，目前比较公认的治疗策略为营养不良的"五阶梯"治疗，治疗后仍需再评估，从而满足患者的营养供给，保证手术的安全性，促进患者术后康复。

饮食+营养教育是所有营养不良患者（不能经口摄食的患者除外）首选的治疗方法，是一项经济、实用且有效的措施，是所有营养不良治疗的基础。轻度营养不良患者使用第一阶梯治疗即可完全治愈。Castro-Espin C 等对饮食在肿瘤患者中作用进行Meta分析，结果显示，更好的饮食治疗能够提高乳腺癌和结直肠癌患者的生存率，与较低饮食质量相比，较高饮食质量的乳腺癌患者总死亡率下降23%。

如果饮食+营养教育不能达到目标需要量，则应选择饮食+ONS。ONS具有简单、方便、价格较低的特点，能满足患者口服进食的心理愿望，是普通饮食不能满足机体需求时首选的营养治疗方式。多项研究证实，对于肿瘤围手术期营养不良的患者，ONS在改善营养状态、增加患者体重和减少并发症方面具有积极作用。Philipson TJ 等回顾性分析了美国 the Premier Perspectives 数据库 2000~2010 年的资料，在 4400 万成人住院患者中，有1.6%的患者使用了ONS，回归分析发现：ONS患者住院时间缩短了 2.3 天，住院费用减少4734美元，出院后30天内再次入院率降低2.3%，研究结论认为，ONS可以缩短住院时间、节约医疗费用，减少30天再次入院风险。Burden ST 等的一项单盲随机对照研究结果显示，与单纯的饮食指导相比，术前 ONS 能减少结直肠癌患者术后感染发生率及体重下降。另一项随机对照试验显示，围手术期 ONS 能降低 PG-SGA 评分为 C 级的胃切除手术患者术后并发症发生率、严重程度及持续时间。另一项 Meta 分析也显示，ONS 能降低胃肠道肿瘤患者手术并发症发生率、感染率及死亡率。由此可见，ONS能够降低手术相关并发症的发生率，促进患者术后康复，从而达到缩短患者的住院时间、降低住院费用和再住院率的目的。

在饮食+ONS不能满足目标需要量或一些完全不能饮食条件下（如胃癌并幽门梗阻、食管癌导致的吞咽障碍、严重胃瘫等），管饲肠内营养（EN）是理想的选择。一项 Meta 分析显示，与肠外营养比，肠内营养可减少危重患者血行感染的发生率及缩短住院时间；另一项Meta分析纳入5项RCT试验共690名接受胰十二指肠切除术的患者，结果显示肠内营养显著时段患者的住院时间。Zhao XF等通过纳入18项共2540例胃肠道肿瘤手术患者的Meta分析结果也显示，与全肠外营养比，肠内营养有利于缩短患者术后排气时间及住院时间、提高白蛋白水平。在临床实践中，EN的实施多数需要管饲，管饲肠内营养能保证患者的能量和蛋白质摄入，改善营养状态。

在EN不能满足目标需要量时，应该选择部分肠内营养（PEN）+补充性肠外营养（SPN）。尽管完全饮食或完全肠内营养是理想方法，但在临床工作中，PEN+SPN是更现实的选择，对肿瘤患者尤为如此。Alsharif DJ等通过一项纳入5项RCT的Meta分析发现，SPN有助于增加能量和蛋白质的摄入量，减少医院感染和ICU死亡率，并且不会产生其他不良的临床结局。Heidegger CP等的RCT研究发现，对肠内营养不能达到目标喂养量60%的危重患者，进入ICU后的第4~8天给予SPN，能量供给接近100%的目标，与继续肠内营养相比较，SPN组的28天内院内感染率显著降低。Gao X等探讨了SPN在腹部手术中的应用价值，结果发现与延迟SPN相比，术后早期SPN可减少感染发生率。

在肠道完全不能使用情况下（如患者出现严重腹腔感染、重症胰腺炎、肠梗阻、高位肠瘘、肠道缺血等引起胃肠道功能障碍），全肠外营养（TPN）成为肿瘤患者获取营养来源的唯一手段。TPN能量供给从低水平[15~20kcal/（kg·d）]开始、逐渐增加是预防再喂养综合征及脂肪超载综合征的关键原则。

（四）营养治疗制剂选择

一般情况下，对需要口服营养补充或管饲肠内营养的患者，首先考虑标准整蛋白配方制剂，不建议使用厨房制备的膳食（匀浆膳），若对标准配方不耐受或存在肠吸收障碍，可考虑使用短肽配方制剂。标准配方制剂成本较低，疾病特异性配方制剂成本较高，建议结合患者疾病特点及胃肠道耐受情况选择合适的肠内营养制剂。免疫增强型肠内营养制剂是在标准配方制剂的基础上添加免疫营养素如精氨酸、核苷酸、ω-3多不饱和脂肪酸等，多个研究发现应用免疫增强型肠内营养制剂可改善患者免疫功能、减少术后并发症、缩短住院时间，从而改善临床结局。一项纳入9个RCT共966例患者的Meta分析显示，免疫增强型营养制剂能显著降低术后总体并发症发生率（OR=0.57，95% CI：0.34-0.95；P=0.03）、切口感染率（OR=0.50，95% CI：0.28-0.89；P=0.02）以及缩短住院时间（MD=-3.80，95% CI：-6.59 to-1.02；P=0.007）。Shen J等的一项纳入35项研究共3692例胃肠道肿瘤手术患者的Meta分析结果显示，肠内免疫营养降低了患者术后总体并发症发生率（RR=0.79，P<0.001）以及感染并发症发生率（RR=0.66，P<0.001）。Wong CS等对19项RCT共2016例上消化道手术患者进行Meta分析，结果显示术后使用免疫增强型制剂切口感染率显著减

少，住院时间显著缩短（均 $P<0.01$ ），但其他并发症发生率和死亡率无显著差异。

肠外营养推荐以全合一（all-in-one，AIO）的方式输注。目前，临床应用的肠外营养制剂以工业化的三腔袋为主。Berlana D 等研究发现，工业化的三腔袋能降低配制费用与配制时间，同时减少出错率。多腔袋制剂有多种规格，具有处方合理、质量标准严格、即开即用等特点，可减少处方和配制差错，减少血流感染，满足多数患者的临床营养需求。不同能量密度的工业化多腔袋小容量肠外营养制剂为临床 SPN 的实施提供了极大的便利。小容量（<1000ml）工业化多腔袋可以避免浪费，卫生经济学效益显著。

（五）术前营养预康复

预康复是指在术前阶段采取的康复措施，一般包括运动锻炼、营养管理、心理干预等，是根据加速康复外科（enhanced recovery after surgery，EARS）术前优化提出的术前康复策略，以期提高患者的机体功能，使其适应手术应激过程，从而达到减少术后并发症、缩短住院时间、改善临床结局的目的。Pang NQ 等对 9 项 RCT 共 705 例接受腹部大手术的老年患者进行 Meta 分析，结果显示术前多模式预康复提高了患者围手术期的运动能力，并可减少术后并发症。另一项 Meta 分析显示，单纯营养预康复或整合运动预康复均能缩短结直肠手术患者的住院时间（2 天），说明营养预康复是术前预康复的关键组成部分。Minnella EM 等的研究证实，多模式预康复能够提高接受根治性膀胱切除患者的术后运动能力。对营养预康复开始的时间及措施，Borloni B 等研究提示营养预康复应在术前约 4 周开始，并且蛋白质的摄入量至少达到 1.2g/（kg·d）。

（六）术后营养管理

术前因中、重度营养不良而接受营养治疗的肿瘤患者，尽管从术前营养治疗中获益，但需接受大手术，尤其是重大、复杂手术者，常不能耐受长时间营养缺乏，因此术后需要继续接受营养治疗。对严重营养不良而未行术前营养治疗的患者，术后营养治疗可有效降低术后并发症发生率和死亡率，缩短住院时间。一项前瞻性队列研究显示，术后能量摄入不足是导致结直肠肿瘤患者术后加速康复计划失败的独立危险因素。

术后早期肠内营养有助于改善患者营养状态、促进伤口愈合、减少术后并发症及缩短住院时间。一项 Meta 分析结果显示，术后早期经口进食是安全的，并能缩短住院时间。Berkelmans GHK 等的一项多中心随机对照研究显示，接受微创食管切除术的患者术后直接经口进食是可行的，不会增加术后并发症的发生率及严重程度。但肿瘤患者术后可能因切口疼痛、胃肠道排空障碍或梗阻等，经口进食往往延迟而难以满足目标能量的摄入，这时则需补充性肠外营养治疗。

三、推荐意见

（1）肿瘤患者围手术期应常规进行营养健康宣教，包括经口进食、治疗膳食、口服营养补充、蛋白质补充重要性等方面的健康宣教。

（2）对轻、中度营养不良的腹部大手术肿瘤患者，推荐术前 ONS、并强化蛋白质。

（3）对重度营养不良患者，应推迟手术，进行 7~14 天的营养预康复。

（4）遵循四个优先、五阶梯营养治疗原则。

（5）肿瘤患者围手术期使用免疫增强型、蛋白增强型（尤其是合并有肌肉减少症患者）营养制剂有助于改善临床结局。

（6）手术后尽早（48小时内）启动肠内营养。

四、小结

营养治疗是肿瘤患者围手术期常用的治疗手段之一。营养治疗不仅能减轻患者分解代谢和瘦组织丢失，改善氮平衡，还有助于早期康复，降低术后并发症发生率、缩短住院时间、减少住院费用等，从而达到改善临床结局的目标。规范化的营养治疗，包括营养诊断、营养治疗及疗效评价这一系列过程。围手术期使用免疫增强型、蛋白增强型（尤其是合并有肌肉减少症患者）营养制剂有助改善肿瘤患者的临床结局。

围化疗期营养治疗

一、背景

化疗是控瘤治疗的常见手段。化疗药物通过细胞毒等作用杀伤肿瘤细胞，对机体正常细胞亦有毒性，因此可发生不同程度的毒副反应。化疗药物能引起机体代谢异常，干扰炎症和免疫状态，导致胃肠、骨骼肌等器官功能紊乱，从而降低躯体的吸收、代谢功能，表现为患者营养不良风险增加、营养不良情况加重，对化疗的反应性和耐受性下降，严重者可导致化疗中断，影响生活质量和生存获益。恶病质是一种营养不良相关的复杂代谢综合征，目前细胞毒性化疗药物对恶病质发生和发展的影响已得到关注。动物研究表明，化疗药物包括环磷酰胺、5-氟尿嘧啶、顺铂和甲氨蝶呤可诱导负氮平衡和体重减轻。Daumrauer 等人报道，顺铂、伊立替康、阿霉素和足叶乙甙通过激活 NF-κB 通路致肌肉萎缩。化疗期间的恶病质-厌食综合征（cachexia anorexia syndrome，CAS）会导致患者体重短期内迅速下降和骨骼肌丢失，常与较差预后有关。一项前瞻性队列研究 POCOP 报告，合并恶病质的食管癌患者生存期较无恶病质患者明显缩短（OS，19m vs. 41m，$P<0.001$）。

然而目前大多数化疗患者的营养状况没有得到充分的重视，合并营养不良的患者难以得到有效的营养支持，原因包括：患者和医生的认识不足、经济因素和营养支持实践存在相当的困难。化疗患者的营养状态与其能否耐受化疗和实现治疗获益相互影响。而营养状态的改变可能发生在肿瘤化疗过程中的任意节点，化疗期间营养不良与肿瘤进展、预后及不良事件密切相关，因此除了必要的营养教育外，需要在化疗过程中动态评估患者的营养状态，早期识别营养不良风险，尽早对可导致营养不良的原因进行干预，及时发现营养不良，提供个性化的营养治疗，为肿瘤患者的控瘤治疗提供保障。

二、证据

（一）营养状态影响化疗实施及获益

1.化疗前营养评估

制定控瘤治疗方案时应充分考虑患者的营养状态，对拟施行化疗的患者应在化疗前对患者进行全面的营养评估和躯体活动能力评估。通常认为 ECOG 评分≥2 分和 PG-SGA≥9 分即重度营养不良的患者难以耐受化疗，应首先进行最佳支持治疗改善机体状态，寻求控瘤治疗机会；PG-SGA 4~8 分的患者可在给予营养支持治疗的同时进行化疗，但需密切关注患者营养状态，及时调整营养支持和控瘤治疗方案。营养支持治疗应遵循"五阶梯"原则（参见第三章）。对 PG-SGA 0~3 分的可进行化疗的患者要注意营养宣教，包括生活习惯、饮食和运动；还应针对化疗期间可能发生的不良事件进行宣教，如厌食、恶心、呕吐、腹泻和便秘等的处理，降低化疗所致恶心呕吐（chemotherapy-induced nausea and vomiting，CINV）发生。

此外，临床实践中需要关注患者的体成分对化疗药物剂量确定和剂量限制毒性（dose limited toxicity，DLT）的影响。瘦体组织（lean body mass，LBM）是药物体内主要的分布池，因此对异常体成分患者按照体表面积（body surface area，BSA）或体重计算的化疗药物剂量可能与适合的给药剂量存在差异。Prado M 等报告去脂体重（fat free mass，FFM）与 BSA 相关程度弱（$r^2=0.37$）；McLeay SC 等一项 Meta 分析报告药物清除率与体重非线性相关。DramiI 等一项 Meta 分析汇总 10 项结直肠癌患者的研究，发现 LBM 和肌肉减少症可能与 DLT 风险增加有关。但目前发表研究异质性强，各项研究报告的 LBM 测量方法、肿瘤类型、化疗方案和患者基线特征差异明显，提示仍需进行探索以指导临床实践。

2.化疗期间动态监测营养状态

化疗期间患者的营养状态可发生隐匿且剧烈的变化。化疗药物所致的胃肠道不良反应，如厌食、恶心、呕吐和腹泻等短时间内对营养物质的摄入和吸入产生明显影响，直接造成营养不良，进而影响患者对化疗的反应性及耐受性。一项多中心前瞻性研究纳入 137 例晚期结直肠癌患者，发现低白蛋白血症和中重度营养不良与所有类型的药物毒性均显著相关（$P<0.001$ 和 $P<0.001$）；中重度营养不良与化疗期间血小板计数减低显著相关（$P=0.02$）。Okada S 等还报告低白蛋白血症与较短的治疗周期有关（$P<0.01$）。另有多项研究报告营养不良与更长的住院时间、更高的医疗花费和较差的生存结局有关。

化疗药物所致的炎症和免疫紊乱加速骨骼肌分解代谢，表现为体重和 LBM 丢失，增加 DLT 风险。CAIRO3 研究（NCT 00442637）报告结直肠癌患者化疗期间骨骼肌丢失与DLT风险增加有关（RR=1.29，95% CI 1.01－1.66）。Blauwhoff-Buskermolen S等的研究用CT值表示骨骼肌质量，发现化疗期间骨骼肌CT值平均下降0.9HU（女性，$P=0.530$）和2.0HU（男性，$P=0.031$）。

此外，化疗药物及输注管路损伤血管内皮细胞、改变局部血流动力学，增加血栓风险。急性期血栓的患者严格制动亦不利于维持躯体活动能力，亦影响胃肠道功能。综上，化疗期间患者营养状态变化是多因素综合作用，临床实践中应积极关注可导致化疗期间营养不良发生的因素，密切监测患者营养状态，做到"早发现、早诊断、早治疗"。

（二）围化疗期营养治疗的目标和适应证

目前尚无临床研究证据表明营养治疗会促进肿瘤生长，然而更多的证据表明，营养治疗可以改善营养状态、提高免疫功能、降低化疗不良反应、改善生活质量、延长生存时间。近年来国内外指南和共识对肿瘤营养治疗提出建议和倡议，指导不同情况下的营养治疗和临床实践。对经过准确及时的营养风险筛查及评估，营养状态良好、无营养风险的化疗患者，需做好营养教育；对有营养治疗适应证的化疗患者，应尽早开始营养治疗，若已到恶病质或是终末期，才考虑营养治疗，效果常难令人满意。

1.化疗患者营养治疗的目标

（1）预防和治疗营养不良或恶病质；

（2）提高对化疗的耐受性与依从性；

（3）降低化疗的副反应；

（4）改善生活质量。

2.化疗患者接受营养治疗适应证

（1）已存在营养不良或营养风险的化疗患者；

（2）化疗严重影响摄食并预期持续时间大于1周，而化疗不能中止，或即使中止后在较长时间仍不能恢复足够饮食者；

（3）每日摄入能量低于每日能量消耗60%的情况超过10天的化疗患者；

（4）对于营养摄入不足导致的近期内非主观因素所致体重下降超过5%的患者，应结合临床考虑有否营养治疗的指征。

（三）围化疗期营养治疗的实施

围化疗期营养治疗需要进行个体化管理，围绕导致围化疗期患者发生营养不良的因素开展，精准施治。同时需注意，围化疗期患者营养不良是多因素综合作用，需要进行整合诊治。常规开展营养教育和膳食指导，按需给予营养支持，选择合适的营养配方，注意调节胃肠道功能。此外，免疫和炎症调节剂在改善围化疗期患者营养状态方面亦有探索。化疗期间营养治疗实施的总体原则可参考指南第三章肿瘤营养治疗通则。本章将对与化疗相关的内容进行简要归纳。

1.营养教育和膳食指导

营养治疗包括营养教育和医学营养。恶性肿瘤作为消耗性疾病，患者更易合并营养不良，营养教育和膳食指导应贯穿肿瘤诊治全程。围化疗期患者的营养教育应格外注重能量和蛋白质补充及化疗所致的胃肠道功能紊乱的处理，以帮助患者维持和改善营养状态，改善症状。该项内容可由经培训的营养师、专科医师实施。主要包括：患者所需能量和营养素的计算；食物性质或营养素组成建议；调整进食频率、鼓励患者进食高能量和高蛋白食物等保证摄入足量营养；对症状的处理，包括厌食、恶心、呕吐、腹泻和便秘等。一项针对头颈部肿瘤患者同步放化疗期间膳食咨询作用的系统综述显示膳食咨询对于患者治疗期间的营养状态维持和生活质量改善有积极作用。

2.营养支持

（1）营养支持途径

围化疗期肿瘤患者应按需选择营养支持途径：肠内营养（EN）适用于胃肠功能完好而无法经口摄食或存在严重消耗性疾病的人群，包括口服和管饲喂养。一项多中心随机对照试验表明，家庭EN能维持上消化道肿瘤患者围化疗期的体重稳定性，且有助于提高化疗完成率。Miyata等人进行的多项研究发现，与摄入相同能量的PN相比，EN能减少食管癌患者新辅助化疗期间的血液学毒性，并维持其相应骨骼肌质量的稳定性。在一项食管癌的研究中，发现EN的应用使晚期食管癌化疗期间3级以上血液学毒性显著降低。肠内营养经济易行、感染率低，因此对于化疗患者只要肠道功能允许，应首先使用肠道途径。

肿瘤患者在严重肠功能不全的情况下可通过PN维持营养状态，如出现严重的化疗所致恶心、呕吐、腹泻等消化道毒性。研究显示PN联合化疗能使晚期肿瘤患者获得更好的营养状态和更长的生存期，预防无法治愈的胃肠道肿瘤患者化疗过程中FFM的丢失，甚至有可能增加其FFM，并对整体的生活质量产生有利影响。一项大规模前瞻性临床研究调查了761名接受PN的营养不良的肿瘤患者，依据接受补充PN和化疗情况将患者分为四组，其中PN+化疗组显示营养状态更好（高白蛋白）和更少的炎症反应（低CRP），中位生存期（OS）达8.9个月，提示PN使接受化疗的晚期肿瘤患者生存获益。但是在标准控瘤治疗的过程中，根据热量需求进行PN的研究较少。对预期生存时间小于2个月的患者，PN的风险被认为大于其益处。

（2）营养制剂配方

非荷瘤状态下，肿瘤患者的营养治疗配方与良性疾病患者无明显差异，可以首选标准配方特医食品或肠内营养剂；荷瘤状态下，推荐选择标准配方或根据具体情况选择特殊营养配方，例如肿瘤特异性营养治疗配方。EN及短期PN患者选择标准配方，长达几星期以上的PN或有明显恶病质的肿瘤患者推荐高脂肪低碳水化合物的配方，糖/脂肪比例可以达到1∶1。

（3）蛋白质和氨基酸制剂

充足的蛋白质摄入量是维持肌肉质量的关键，建议蛋白质摄入量应超过1.0g/kg/天，最高可达1.5g/kg/天。研究表明，蛋白质摄入不足（<1.1g/kg/天）是接受化疗的不可切除胰腺癌患者的独立预后因素，增加蛋白质摄入量可能是晚期胰腺癌化疗患者的有效疗法。富含支链氨基酸制剂对改善患者肌肉减少、保护肝脏功能、改善食欲和早饱有益。

（4）脂肪乳剂

脂肪乳是PN的重要能量来源，在提供能量的同时补充必需脂肪酸。按照分子结构和组分的不同可分为长链脂肪乳（LCT）、中/长链脂肪乳（MCT/LCT）、结构脂肪乳（STG）、鱼油脂肪乳（FO）和多种油脂肪乳等。MCT/LCT更易为人体摄取利用，安全性较好，可能更加适合肿瘤患者，尤其是肝功能障碍患者的营养治疗。

3.调节胃肠道功能

（1）改善食欲

醋酸甲地孕酮可以通过抑制5-羟色胺（5-HT）的释放，促进机体肠道平滑肌收缩功能的改善，促进胃肠蠕动，提升患者的食欲，从而增加患者对脂肪、蛋白质以及其他营养物质的摄取量，改善患者的体质量、健康状况和免疫力等。预防性醋酸甲地孕酮的使用兴奋食欲，维持化疗期患者体重的稳定性，随机前瞻性试验对不可切除的非小细胞肺癌患者在联合化疗中短期添加癸酸诺龙后，接受癸酸诺龙治疗的患者中位生存期达到8.2个月。

（2）减轻恶心呕吐

CINV是化疗的常见不良反应，影响患者治疗依从性和生活质量。国际和国内指南均推荐根据化疗药物致吐性和患者因素选择5-HT$_3$受体拮抗剂、糖皮质激素和神经激肽（NK$_1$）受体拮抗剂单独或联合应用的止呕止吐方案。但研究显示临床实践中与指南相同的预防CINV治疗实施不足（29%），在高致吐风险方案中为11%。因此，应注意对CINV的管理，尤其是预期性和延迟性CINV。此外，还应注意止呕止吐方案所致的胃肠动力异常，适当应用调节胃肠动力药物和缓泻药物。

（3）调节胃肠动力

化疗患者胃肠动力减低的原因主要包括：①躯体活动减低；②食物摄入减少；③止吐止呕药物和镇痛药物的副作用；此外还应注意排查肠梗阻、甲状腺功能减低、低白蛋白血症和低钙血症等病因。化疗患者胃肠动力减低多表现为胃腹胀和便秘，需评估症状产生的原因，对因处置联合对症治疗。应对所有接受化疗的患者进行便秘评估，采用患者报告结果。对便秘患者进行个性化指导：饮食上建议适当增加膳食纤维和水的摄入量，增加进食量（尤其是有渣饮食）；适当增加躯体活动；联合促进胃肠动力药物，适当使用质子泵抑制剂和缓泻药物改善症状。

（4）保护胃肠黏膜

胃肠道黏膜细胞新陈代谢旺盛，化疗药物的细胞毒作用亦容易致其损伤。谷氨酰胺是胃肠道上皮细胞的首选燃料。研究显示口服和肠外补充谷氨酰胺对化疗诱导的黏膜炎症、呕吐和腹泻均产生有益作用。一项系统综述汇总15项接受化疗、放疗或放化疗的肿瘤患者的临床试验，在其中11项试验中发现口服谷氨酰胺对黏膜炎有积极作用。然而考虑到这些数据的异质性以及缺乏关谷氨酰胺协同抗肿瘤的数据信息，暂没有关于谷氨酰胺治疗使用的建议。

可溶性膳食纤维可被肠道菌群分解产生短链脂肪酸，后者能维持肠道屏障及黏膜免疫功能，因此可适当增加可溶性膳食纤维的摄入。也有研究报告益生菌、益生元和合生元制剂能够改善黏膜屏障和免疫功能。一项系统综述汇总21项随机对照试验（randomized controlled trial，RCT）研究1831例接受手术治疗的结直肠癌患者，发现术前应用益生菌可以改善术后患者炎症水平、化疗耐受性和腹泻的严重程度；该研究涉及23个菌种，最常用的是嗜酸乳杆菌及长双歧杆菌。

4.免疫和炎症调节剂

（1）免疫营养素

免疫营养素能调控机体代谢和炎症状态，改善免疫功能。常用的免疫营养素包括谷氨酰胺、精氨酸，ω-3多不饱和脂肪酸和核苷酸等。

谷氨酰胺是血液中最丰富的游离氨基酸，是细胞代谢的重要氮供体。补充外源性谷氨酰胺能提高肿瘤组织局部化疗药物的浓度、提高正常组织谷胱甘肽（GSH）水平，从而增强化疗药物的选择性、减轻化疗带来的毒副反应。两项RCT研究报告头颈部肿瘤患者放化疗期间补充谷氨酰胺可以缓解口腔黏膜严重程度和疼痛评分，缩短口腔黏膜炎持续时间。有研究报告直肠癌同步放化疗期间口服谷氨酰胺可以改善IL-6水平，提示谷氨酰胺有一定程度的抗炎作用。

动物实验发现，精氨酸补充可显著减轻5-氟尿嘧啶引起的免疫抑制，表现为白细胞计数和淋巴细胞计数显著增高；乳腺癌小鼠模型补充精氨酸肿瘤生长受抑；结直肠癌小鼠补充精氨酸可提高其控瘤治疗的治愈率。但对有全身性感染、危重症患者，含有精氨酸的免疫肠内营养可能导致病死率增加。因此不常规推荐精氨酸的临床应用。

ω-3多不饱和脂肪酸（PUFA）如二十碳五烯酸（EPA）和二十二碳六烯酸（DHA）能有效抑制肌肉分解代谢的转录激活，降低炎症反应。一项Meta分析表明

ω-3脂肪酸补充剂与常规化疗相结合是有益的，最突出的表现是人体成分的改变，并未观察到肿瘤大小的改变以及患者生存期的延长。补充富含ω-3脂肪酸的营养制剂时可以帮助非主观因素体重下降的肿瘤患者稳定体重。一项Meta分析纳入475例CRC患者，发现化疗期间补充ω-3脂肪酸显著降低CRP水平和CRP/白蛋白比值。但大样本临床研究的结果尚有争议，部分研究未发现补充ω-3脂肪酸的益处，其在化疗期间的确切疗效有待于进一步证实。

复合免疫营养制品IMPACT包含精氨酸、ω-3脂肪酸和核苷酸三种免疫营养素。一项多中心Ⅲ期RCT研究，纳入以治愈为目的的术后辅助放化疗的头颈鳞癌患者180例，分为免疫营养组和标准全营养组，发现免疫营养组3年的PFS（73% vs. 50%，$P=0.012$）及OS均得到显著改善（81% vs. 61%，$P=0.034$）。一项Meta分析纳入泛癌种27项研究1478例患者，发现免疫营养素补充明显降低放化疗患者≥3级口腔黏膜炎（RR=0.45；95% CI，0.22-0.92），≥3级腹泻（RR=0.56；95% CI，0.35-0.88），≥3级食管炎（RR=0.15；95% CI，0.04-0.54）和体重减轻>5%（RR=0.34；95% CI，0.18-0.64）的发生率。

（2）糖皮质激素

糖皮质激素属于非甾体类激素，可调节营养物质代谢，缓解过敏和炎症反应，对于神经炎性水肿的改善有重要作用。糖皮质激素相关多项临床研究显示，甲泼尼龙、泼尼松及地塞米松可改善肿瘤患者食欲和生命质量，但体重增加不明显。研究发现地塞米松0.75mg每日4次对比甲地孕酮800mg/d，或者地塞米松4mg/d对比甲地孕酮480mg/d在增强食欲方面效果相似或略低，但地塞米松因不良反应停药率更高。因此，临床使用糖皮质激素前，应权衡风险和获益，充分考虑到皮质类固醇的副作用，如肌肉萎缩、胰岛素抵抗、感染等，基于这些不良反应，建议糖皮质激素短期应用于预期寿命较短同时有厌食症状的患者。

（3）沙利度胺

沙利度胺是谷氨酸的衍生物，通过下调TNF-α和促炎因子的生成，抑制转录因子和核因子，诱导细胞凋亡，已被证明有抗炎、免疫调节、抗血管生成、镇静和止吐的作用。

多项研究报道了沙利度胺联合化疗治疗晚期肿瘤的价值，近年来陆续有对肺癌、消化道肿瘤患者使用沙利度胺联合化疗的疗效研究。一项Ⅲ期临床试验证实了沙利度胺对高度致吐化疗引起的延迟性恶心和呕吐的预防疗效，改变了临床实践。一项随机对照临床试验正在研究沙利度胺用于肿瘤相关恶病质的疗效。然而，就目前营养治疗而言，研究证据尚不足以推荐沙利度胺用于围化疗期营养治疗。

（4）抗氧化剂

细胞内异常的氧化代谢是肿瘤发生的标志之一。活性氧（reactive oxygen，ROS）

的产生是肿瘤治疗期间的一种毒性机制，抗氧化剂的使用可能会降低治疗效果，因此肿瘤围化疗期抗氧化剂的使用存在争议，前瞻性研究结果表明，在化疗期间使用抗氧化剂补充剂以及铁和维生素 B_{12} 可能会增加乳腺癌复发和死亡风险，有临床建议患者在化疗期间不要服用抗氧化剂补充剂。

多酚是一种天然来源的抗氧化剂，被认为有潜力避免氧化应激引起的疾病，白藜芦醇是一种来自植物的多酚，已被证明具有广泛的生物效应和较少的副作用，白藜芦醇与临床化疗药物联合使用时可提供协同控瘤作用。临床前研究证实了一些营养制剂对化疗相关神经毒性的安全性和有效性，植物来源的抗氧化剂如多酚类物质在抑制炎症相关基因表达的同时，改善了神经元的功能。

5.运动

肿瘤患者的体力活动水平较低，不运动和接受化疗控瘤治疗都会对肌肉质量产生严重的不良影响。最近一项系统回顾得出结论，有氧运动和阻抗运动都比通常的护理更能提高上下半身的肌力，且有研究表明，阻抗运动可能比有氧运动更能有效地提高肌力。对肿瘤患者，ESPEN指南推荐中等强度运动（50%~75% 基线最大心率或有氧能力），每周3次，每次10~60分钟，也可鼓励患者每天散步，以减少因不活动而导致的肌肉萎缩风险。

三、推荐意见

（1）化疗前及化疗期间根据营养风险筛查及评估结果，针对具有营养治疗适应证的化疗患者，尽早开始营养治疗。

（2）营养教育和膳食指导应贯穿于肿瘤化疗全程。

（3）对营养不良的化疗患者营养治疗途径首选口服营养补充（ONS）或家庭肠内营养（home enteral nutrition，HEN）。

（4）接受化疗药物治疗的患者中，在ONS和EN摄入不充分情况下，可考虑PN。

（5）建议接受化疗的肿瘤患者的EN及短期PN治疗采用标准配方；长期PN治疗推荐高脂肪低碳水化合物的配方。

（6）保证充足的蛋白质，每日 1.0~1.5g/kg，最高可达每天2.0g/kg。

（7）对于接受肠外营养的肿瘤患者，脂肪乳剂首选中/长链脂肪乳剂。

（8）可选择免疫营养素联合应用。

（9）糖皮质激素应根据其副作用可短期应用。

（10）每周可3次中等强度运动，每次10~60分钟；鼓励患者每天散步，以减少因不活动而导致的肌肉萎缩风险。

四、小结

肿瘤营养不良是多种因素共同作用的结果，包括肿瘤的全身和局部影响、宿主对肿瘤的反应以及化疗控瘤治疗的干扰，而摄入减少、吸收障碍、代谢紊乱是营养不良的主要原因。相对于良性疾病患者，肿瘤患者更容易发生营养不良，营养不良比例更高。化疗前就存在明显营养不良的患者，估计对化疗的耐受力差，有必要在化疗前给予短期的营养支持治疗，以改善机体状况；化疗期间出现明显的恶心、呕吐、厌食、黏膜炎、感染、出血、发热等不良反应，严重影响患者进食和消化吸收功能，或者引起较为严重水电解质紊乱者，化疗期间也应给予营养支持，直至上述症状明显减轻。肿瘤一经诊断就应开始营养筛查与评定，并在后续的每次随访中重复评估，以便在患者全身情况恶化之前给予早期的营养治疗和干预。

营养不良的肿瘤患者对化疗的耐受性下降，对控瘤治疗反应的敏感性降低。营养不良的肿瘤患者基础疾病及并发症更多，医疗花费更高，生存时间更短。所以，化疗期间的肿瘤患者更需营养治疗，营养治疗应成为肿瘤患者的最基本、最必需的基础治疗、一线治疗。营养支持人员应成为多学科整合诊治 MDT to HIM 团队核心成员。

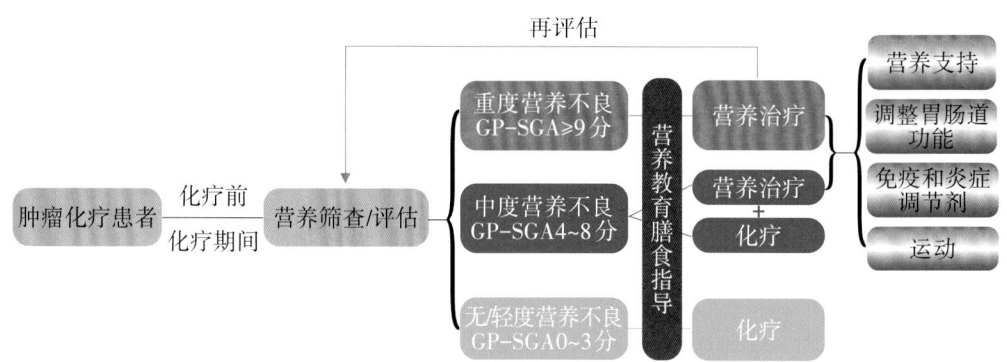

图3-19　肿瘤患者的营养管理应遵循规范路径

第十五章

围放疗期患者的营养治疗

一、背景

放射治疗（以下简称"放疗"）是恶性肿瘤综合治疗最重要的手段之一。据报道，60%~80%的肿瘤患者在治疗过程中需要接受放疗。营养不良是恶性肿瘤放疗患者最常见的并发症之一。营养不良会对恶性肿瘤患者放疗的疗效和毒副反应造成不良的影响，包括降低肿瘤细胞的放射敏感性、影响放疗摆位的精确性、增加放疗不良反应、降低放疗耐受性，延长总住院时间，从而降低放疗疗效和影响患者生存质量。因此，对恶性肿瘤放疗患者进行规范、有效的营养治疗具有重要意义。

"围放疗期"是指从决定患者需要放疗开始至这次放疗有关的治疗结束的全过程，包括放疗前、放疗中和放疗后3个阶段。恶性肿瘤放疗患者在"围放疗期"均需要进行全程营养管理。本章主要就恶性肿瘤放疗患者在围放疗期的营养治疗进行文献整理、证据级别分析以及指南推荐，希望为放射肿瘤医师、营养护士、临床营养师等开展营养治疗提供循证规范和决策参考。

二、证据

（一）放疗前患者的营养治疗的路径

1.放疗前患者的营养治疗的路径

在患者确定需要接受放疗但尚未开始放疗前，临床医师应根据患者营养评估的结果，选择合理的营养治疗路径。对于无营养不良的患者（PG-SGA=0-1分），不需要营养治疗，直接进行放射治疗；可疑营养不良者（PG-SGA=2-3分），在营养教育的同时，实施放射治疗；中度营养不良者（PG-SGA=4-8分），在营养治疗的同时实施放射治疗；重度营养不良者（PG-SGA≥9分），应该先进行营养治疗1~2周重新评估，如果仍然属于重度营养不良，则继续营养治疗后再评估；如果PG-SGA评分降到9分以下，可在营养治疗同时进行放疗。

2.放疗前患者营养治疗的途径

放疗前患者确定需要进行营养治疗后，首先要选择的是合理的营养治疗途径。由于患者尚未开始放射治疗，还没有急性放疗并发症的发生，因此其营养途径的选择和一般肿瘤患者营养途径的选择并无太大差异，均遵循五阶梯治疗的原则（图3-5）。放疗患者放疗前的营养治疗，首先选择营养教育，然后依次向上晋级选择口服营养补充、全肠内营养、部分肠内营养+部分肠外营养、全肠外营养。

3.放疗前患者营养治疗的通路

放疗前患者如果接受肠内营养治疗，一个有效、安全、方便而经济的肠内营养通路对于患者肠内营养能够顺利实施至关重要。肠内营养的通路主要包括两大类，即口服和管饲。口服包括口服营养补充（ONS）、部分肠内营养（PEN）和全肠内营养（EEN）。管饲是指通过置入营养管进行肠内营养的途径，包括经鼻胃/肠管（naso-gastric/nasointestinal tube，NGT/NIT）、经皮内镜下胃/空肠造瘘术（percustanous endo-scopic gastrostomy/jejunostomy，PEG/PEJ）和外科手术胃/空肠造瘘（图3-20）。ONS接近于患者自然的进食过程，具有良好的依从性，是放疗前患者首选的营养治疗通路。当ONS不能满足目标需要量或者一些完全不能饮食的条件下如食管癌完全梗阻、吞咽障碍时，应该选择管饲。

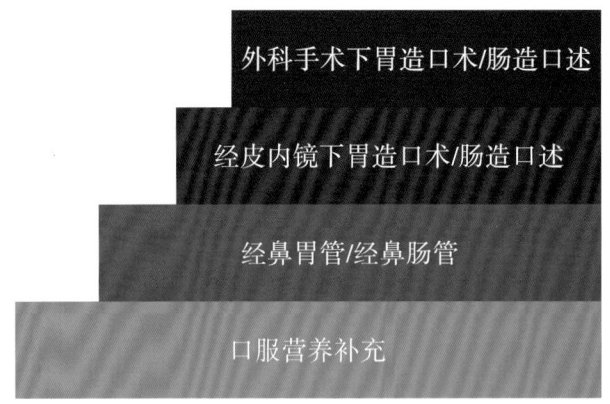

图3-20　肠内营养途径四阶梯原则

在放疗前是否需要常规预先置入营养管，目前还存在争议。对于绝大多数恶性肿瘤患者来说，放疗前常规预先置入营养管在提高患者营养状况和治疗疗效，减少患者放疗中断方面并没有优势，反而增加了患者的负担。但对于特殊部位的肿瘤或者特殊的疾病状态下，可以考虑在放疗前给患者预防性置入肠内营养管，以保证患者在治疗过程中的营养状况和放疗的顺利进行。因此，对于存在以下一种或多种情况的恶性肿瘤患者可以考虑放疗前预防性置入营养管：明显体重丢失（1个月内大于

5%或者6个月内大于10%）、BMI<18.5、严重吞咽梗阻或疼痛、严重厌食、脱水、预期将发生严重放射性口腔或食道黏膜炎者。

肠外营养的通路主要包括周围静脉通路和中心静脉通路两大类。中心静脉导管通路包括经周围中心静脉导管（peripherally inserted central catheters，PICC）、经皮或隧道中心静脉导管（CVC）、输液港（PORT）等，按照穿刺部位又可以分为颈内静脉导管通路、锁骨下静脉导管通路、股静脉导管通路等几种。

肠外营养通路的选择首先应考虑肠外营养的预计持续时间和输注营养液的渗透压。周围静脉导管适用于短期肠外营养（<2周）和营养液渗透压低于900mOsm/L H$_2$O的患者。中心静脉导管适用于肠外营养超过2周和营养液渗透压高于900mOsm/L H$_2$O。除此之外，由于患者即将接受放射治疗，因此在肠外营养通路尤其是穿刺部位的选择上，应尽可能避开后续放疗的照射野，以减少放疗过程中和放疗后皮肤毒副反应对肠外营养管的影响。具体而言，放射线对肠外营养管的影响主要有以下两个方面：①放疗导致置管部位皮肤损伤，进而可能导致静脉置管部位水肿、感染、出血等副反应，影响肠外营养的使用；②放射线照射营养管，影响营养管的质量和使用期限，甚至出现营养管断裂等严重副反应。肠外营养置管的注意事项见表3-19。

表3-19　放疗前肠外营养通路选择

序号	放疗部位	不建议置管部位
1	头颈部肿瘤-颈部区域放疗	颈内静脉导管
2	头颈部/胸部/乳腺肿瘤-锁骨上区域放疗	锁骨下静脉导管
3	腹盆腔肿瘤-腹股沟区域放疗	股静脉导管
4	骨软组织肿瘤-四肢区域放疗	病变所在肢体静脉置管

4.放疗前患者营养治疗的营养素

（1）目标能量

放疗前患者营养治疗的目标能量的确定推荐参考间接能量测定法所获得的基础代谢能量水平，并且结合患者的活动强度和疾病应激状况进行判断，如果无法进行个体化的总能量消耗测量，建议每天应给予25~30kcal/kg的能量。

（2）目标蛋白质量

对于普通的放疗前患者，推荐的目标蛋白质量为1.2~2.0g/（kg·d），但对于特殊患者人群如并发恶病质的放疗前患者，由于骨骼肌持续下降，蛋白质及能量负平衡，因此应进一步提高蛋白质的摄入量，可达到2.0g/（kg·d）。

（3）三大营养物质的比例

非荷瘤状态下三大营养物质的供能比例为：碳水化合物50%~55%、脂肪25%~30%、蛋白质15%~20%。对于恶性肿瘤放疗前患者，建议减少碳水化合物在总能量中的供能比例，提高蛋白质和脂肪的供能比例。

（二）放疗中患者的营养治疗

1.放疗中患者营养治疗的时机

恶性肿瘤围放疗期患者营养不良虽然发生率高，但并不需要常规对围放疗期的患者进行营养治疗。在围放疗期，急性放射损伤是影响患者营养物质摄入和营养状况的重要因素，所以需要对患者进行PG-SGA评分和急性放射损伤（美国肿瘤放射治疗协作组，Radiation Therapy Oncology Group，RTOG分级）的综合评估之后再进行合理、规范的营养治疗。围放疗期患者的营养状况和放射性损伤分级会不断发生变化，需要不断进行再评价，以便及时调整治疗方案和路径。当患者PG-SGA评分或RTOG急性放射损伤分级达到治疗路径中相应的分数或分级时，则选择对应的治疗路径。

2.放疗中患者营养治疗的方法

营养治疗分为营养教育和人工营养。营养教育可以分为营养咨询和心理干预等。人工营养包括肠内营养和肠外营养。肠内营养又可以根据途径分为口服营养摄入和管饲。恶性肿瘤围放疗期患者的营养治疗需采用五阶梯治疗的原则。口服包括ONS、PEN和EEN。管饲是指通过置入营养管进行肠内营养的途径，包括经NGT/NIT、PEG/PEJ和外科手术胃/空肠造瘘。

（1）营养教育：营养咨询可以由营养师根据患者的营养需要和对影响营养摄入的问题进行分析和评估，指导患者摄入正常需要的食物和饮料，帮助患者改善进食，达到营养治疗的目的。所以，营养咨询常作为第一个对于恶性肿瘤营养不良的营养治疗手段。大量证据显示，在围放疗期进行营养教育，可以培养患者良好的饮食习惯、增加患者营养摄入量、增加体重、改善生活质量、有效避免后续治疗的中断。所以围放疗期患者，根据综合评价，特别是对于PG-SGA评分和RTOG急性放射损伤等级较低者，可优先考虑对患者进行营养教育。

（2）口服营养补充：国内外营养指南均推荐ONS是放疗患者的首选营养治疗方式。在围放疗期的患者需要进行人工营养，而使用ONS不能满足于患者日常需求时，则考虑采用其他手段进行营养治疗。证据表明，对围放疗期患者，特别是头颈部肿瘤、食管癌放疗患者，使用ONS可以有效增强饮食摄入和增加患者体重。一项前瞻性研究提示，局部晚期鼻咽癌患者预防性使用ONS不仅可以改善患者的营养不良，同时可以提高患者对同步放化疗的耐受性。

（3）管饲：对于ONS不能满足目标营养需求时应进行管饲营养。相比反应性营养置管，放疗前常规预先置入营养管并不能提高患者营养情况及减少放疗中断，反而会增加患者的负担。但对于存在以下一种或多种情况的恶性肿瘤患者可以考虑放疗前预防性置入营养管：明显体重丢失（1个月内大于5%或者6个月内大于10%）、BMI<18.5、严重吞咽梗阻或疼痛、严重厌食、脱水、预期将发生严重放射性口腔或

食道黏膜炎者。PEG/PEJ和NGT是管饲的主要方法，两者在肠内营养的疗效上没有明显差异。相较于NGT，PEG/PEJ费用较高，会在一定程度上影响患者的吞咽功能，影响放疗后患者正常饮食的恢复。对于围放疗期患者应首选NGT，当NGT无法满足营养需求或者需长期人工喂养时才应考虑PEG/PEJ。而对于头颈部肿瘤患者的特殊性，易导致放射性口腔炎、黏膜炎等，需要长期人工喂养，则可以优先考虑PEG/PEJ进行营养治疗。

（4）补充性肠外营养：当患者胃肠道有功能时，首选肠内营养（EN）。国内外指南指出，对于围放疗期患者并不推荐常规使用肠外营养（PN）。围放疗期如果发生严重黏膜炎或者放射性肠炎时，或者EN不充分或不可实施时，应联合部分或全PN，以增加能量及蛋白质的摄入量，减少或避免负氮平衡和喂养不足的发生。《成人补充性肠外营养中国专家共识》推荐，对于NRS 2002≥5分或危重患者营养风险评分（nutrition risk in the critically ill score，NUTRIC）≥6分的高风险患者，如果EN在48~72h无法达到目标能量和蛋白质需要量的60%时，推荐早期给予PN治疗。而对于NRS 2002≤5分或NUTRIC≤6分的低风险患者，如果EN未能达到目标能量和蛋白质需要量的60%超过7天时，才启动补充性肠外营养（SPN）治疗。

3.放疗过程中营养治疗的疗效评价

在恶性肿瘤放疗过程中，医师应该对营养治疗的疗效和不良反应进行定期评价，以便及时调整肠内营养的途径和方案。评价指标包括快速反应指标、中速反应指标和慢速反应指标。快速反应指标每周测量1~2次，必要时每天测量1次，包括：体重、血常规、电解质、肝肾功能、炎症参数、白蛋白、前白蛋白、转铁蛋白等。急性放射损伤属于快速反应指标，应该根据患者情况密切观察，采用RTOG急性放射反应评价标准进行分级评价。中速反应指标每月测量1~2次，包括：人体测量参数、人体成分分析、生存质量评估、体能评估、肿瘤病灶评估、晚期放射反应等。慢速反应指标为生存分析，每3个月至半年测量一次。在放疗过程中，对患者肠内营养疗效评价后，应根据评价结果对患者放疗和肠内营养治疗方案进行动态调整。

4.质量控制

科学合理的营养计划和严格细致的质量控制是放疗患者营养治疗有效的前提。质量控制实行医生/营养师、护士、患者/家属三级质控。医生/营养师是质量控制的核心，负责营养全过程的质控，包括营养状况评估、适宜人群的筛选、营养方案的制定、实施、评价和调整。护士负责营养方案的具体执行、监督、记录和反馈。患者及家属同样是质量控制的重要环节，需严格按照医生、营养师和护士制订的营养方案执行，并就营养治疗的并发症及其他问题随时与医生、营养师及护士沟通交流。

（三）放疗后患者的营养治疗

1.放疗后患者营养不良的监测和随访

营养监测是临床营养诊疗流程的重要步骤，有利于评价营养治疗效果，及时发现和解决患者在营养治疗过程中遇到的问题，以提高营养治疗疗效，减少不良事件发生。

（1）监测及随访内容

营养治疗的监测内容包括营养治疗的有效性和安全性，有效性营养指标包括：患者PG-SGA评分、营养摄入量、体重变化、血红蛋白、前白蛋白、淋巴细胞等营养指标、握力等。安全性指标包括：腹泻、腹胀等肠内营养并发症及管路堵塞、脱落等机械性问题。肿瘤患者除监测营养相关指标外，还应包括结局指标：如生活质量、生存期及疼痛、心理等一些营养相关问题。营养师应根据监测及营养治疗评效结果指导饮食及调整营养治疗方案。

（2）随访形式

随访形式包括电话、APP、门诊随诊、家访等，其中APP随访是目前受患者及医务人员青睐的形式。也可通过微信进行咨询，患者群之间可以互相交流讨论，营养支持团队可以通过APP发布各种科普文章及营养活动通知等。目前国内已有多家医疗平台可以实现院后随访功能，医师或营养师可以根据个人需求进行选择。监测及随访间隔时间应根据患者的临床情况来决定，开始营养治疗后1个月内1~2周随访1次，1个月以后1~3个月随访1次。患者有问题应随时与营养团队保持联系或预约随访时间。因为放疗引起的许多症状会影响患者的膳食营养摄入，这些症状的不良影响可以通过饮食和药物手段来缓解。患者及家属应根据具体的症状调整饮食习惯，如食欲差的患者应多吃新鲜的水果和蔬菜，增加食物的色泽和香味；吞咽困难患者应尽量吃软食，如并发食管炎，引起吞咽疼痛和困难，含漱或吞咽镇痛液，有助于缓解对食管黏膜的刺激；对于消化功能障碍的患者，多食用膳食纤维、减少肥腻、油炸、胀气等食物的摄入。

2.放疗后患者的家庭营养治疗

应有专人记录家庭营养管理患者的基本资料，包括联系方式、营养筛查及评估、营养治疗方案、营养监测及随访记录等，所有家庭营养管理的随访内容应填写随访记录表。不仅为将来患者治疗的连续性提供资料，也为进一步的研究提供临床样本数据。

ONS是家庭营养最主要的方式，是对患者经口摄入营养不足的重要补充。部分恶性肿瘤放疗患者出院后仍需要继续管饲肠内营养，同样以家庭肠内营养的方式实施。Crombie JM的研究显示，头颈部肿瘤放疗过程中行PEG的患者，放疗后6个月内营养管拔除率为52%，1年拔除率为86%。有3%左右的头颈部放疗患者携带营养管长达3年。

患者家庭肠内营养治疗要求医师为患者选择和建立适宜的肠内营养途径、制定肠内营养方案、监测肠内营养并发症并对营养过程进行管理。家庭肠内营养主要依靠患者和家属实施，因此应在出院前对患者及家属进行教育和培训，以保证家庭肠内营养治疗的有效性和安全性。家庭肿瘤患者肠内营养的监测和随访非常重要，医护人员应及时了解治疗效果并选择维持或调整治疗方案。随访可通过门诊、电话、网络及上门访视等多种方式实施。随访内容包括患者的肿瘤治疗情况、胃肠道功能、肠内营养目标量的完成情况、营养状况指标及生活质量评价、并发症情况等。

三、推荐意见

（1）营养不良在恶性肿瘤放疗患者中发生率高，降低治疗疗效，增加治疗副反应，因此应该对放疗患者常规进行营养风险筛查（推荐采用NRS 2002量表）和营养评估（推荐采用PG-SGA量表）。

（2）恶性肿瘤放疗患者在"围放疗期"需要进行全程营养管理。放疗前需根据PG-SGA评分，放疗中需根据PG-SGA评分和RTOG急性放射损伤分级，放疗后需根据PG-SGA评分和RTOG晚期放射损伤分级，规范化、个体化选择营养治疗方式。

（3）营养治疗方式遵循"五阶梯模式"，不推荐常规进行肠外营养治疗，当患者无法通过肠内营养获得足够的营养需要或出现严重放射性黏膜炎、放射性肠炎或肠功能衰竭时，推荐及时联合部分或全肠外营养。

（4）肠内营养途径选择遵循"四阶梯模式"，是恶性肿瘤放疗患者肠内营养首选方式。不推荐放疗前预防性置入营养管（NGT或PEJ/PEG）。如果患者管饲营养时间短（≤30天），通常首先选择经鼻管饲（NGT），而当NGT无法满足营养需求或患者需要长期管饲喂养（>30天）或头颈部肿瘤放疗患者，可首先选择PEG/PEJ。

（5）恶性肿瘤放疗患者能量目标量推荐为25~30kcal/（kg·d）。在放疗过程中，患者能量需求受到肿瘤负荷、应激状态和急性放射损伤的影响而变化，因此需要个体化给予并进行动态调整。

（6）恶性肿瘤放疗患者推荐提高蛋白质摄入量。对于一般患者推荐1.2~1.5g/（kg·d），对于严重营养不良患者，推荐1.5~2.0g/（kg·d），对于并发恶病质的患者可提高到2.0g/（kg·d）。

（7）谷氨酰胺对降低恶性肿瘤放疗患者放射性皮肤损伤、放射性口腔黏膜炎、放射性食管炎的发生率和严重程度有益处，但对于放射性肠炎的预防和治疗作用缺乏足够的临床证据。恶性肿瘤放疗患者补充ω-3PUFA制剂可能对减少患者炎症反应、保持患者体重有益，但对肿瘤消退和患者生存时间的影响还缺乏高级别研究证据。

四、小结

肿瘤患者在确定放疗至正式开始放疗这一时间窗接受的营养治疗叫作放疗前营养治疗。放疗前的营养治疗对于肿瘤诊断时便存在营养不良的患者至关重要，可以改善患者的营养状况，从而为接下来要接受的放射治疗做好充分的营养准备，保障后续放射治疗的顺利进行。放疗前的营养治疗在治疗路径、营养途径的选择、营养通路建立、目标营养素量的给予方面均应遵循规范路径，图3-21。

放疗对患者的营养状况具有正面和负面双向影响。一方面，放疗可减少肿瘤负荷、缓解肿瘤压迫和梗阻，改善患者营养摄入和营养状况；但另一方面，头颈部放疗所致的味觉敏感度降低、放射性口腔黏膜炎和放射性口干等，胸部放疗所致的放射性食管炎，腹部、盆腔放疗所致的放射性肠炎、肠衰竭等均会影响营养物质摄入、消化、吸收和代谢等全过程，导致营养不良的发生或营养状况的恶化。多项研究均显示，放疗过程中给予肿瘤患者规范化营养治疗对于维持患者体重、减轻放疗副反应、保障放疗顺利完成，提高放疗疗效有重要意义。肿瘤患者放疗过程中的营养治疗见图3-22。

放疗后部分患者由于肿瘤未完全消退或出现放疗急性及远期并发症如头颈部放疗后口干、味觉改变，食管癌放疗后吞咽功能障碍、食道纤维化和狭窄等原因，可能导致养风险和营养不良。因此，建议放疗患者在放疗后应进行定期随访，必要时给予家庭营养治疗（home nutrition，HN）。家庭营养是指患者在院外接受肠内或肠外营养治疗的方法，包括家庭肠内营养（HEN）和家庭肠外营养（home parenteral nutrition，HPN）。家庭营养治疗要求医师为患者选择和建立适宜的营养途径、制定营养方案、监测营养并发症并对营养过程进行管理。患者放疗后的并发症和营养状况随访及家庭营养治疗流程见图3-23。

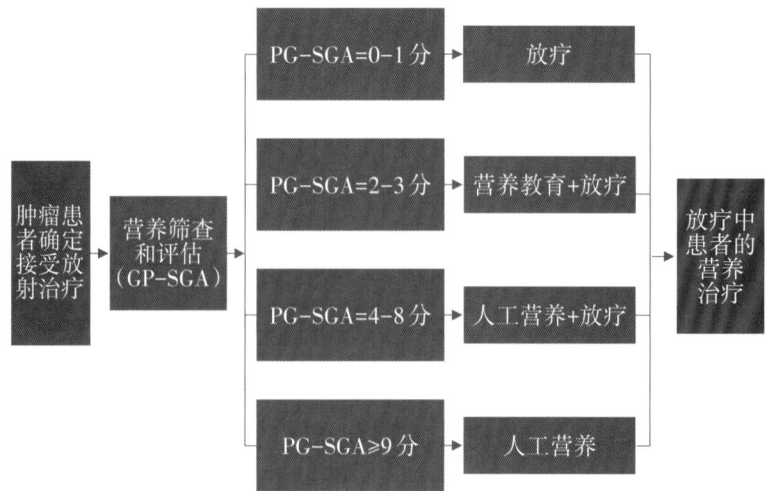

图3-21 放疗前患者的营养治疗路径

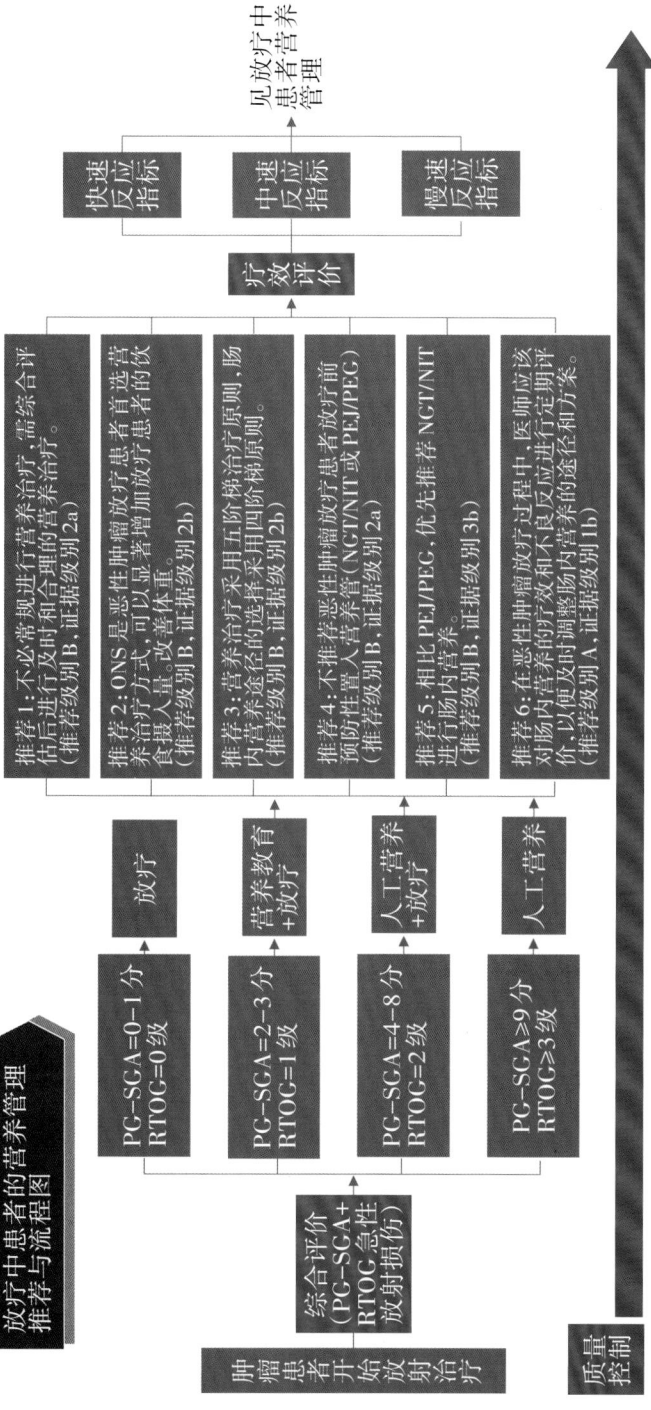

图 3-22　放疗前患者的营养治疗路径

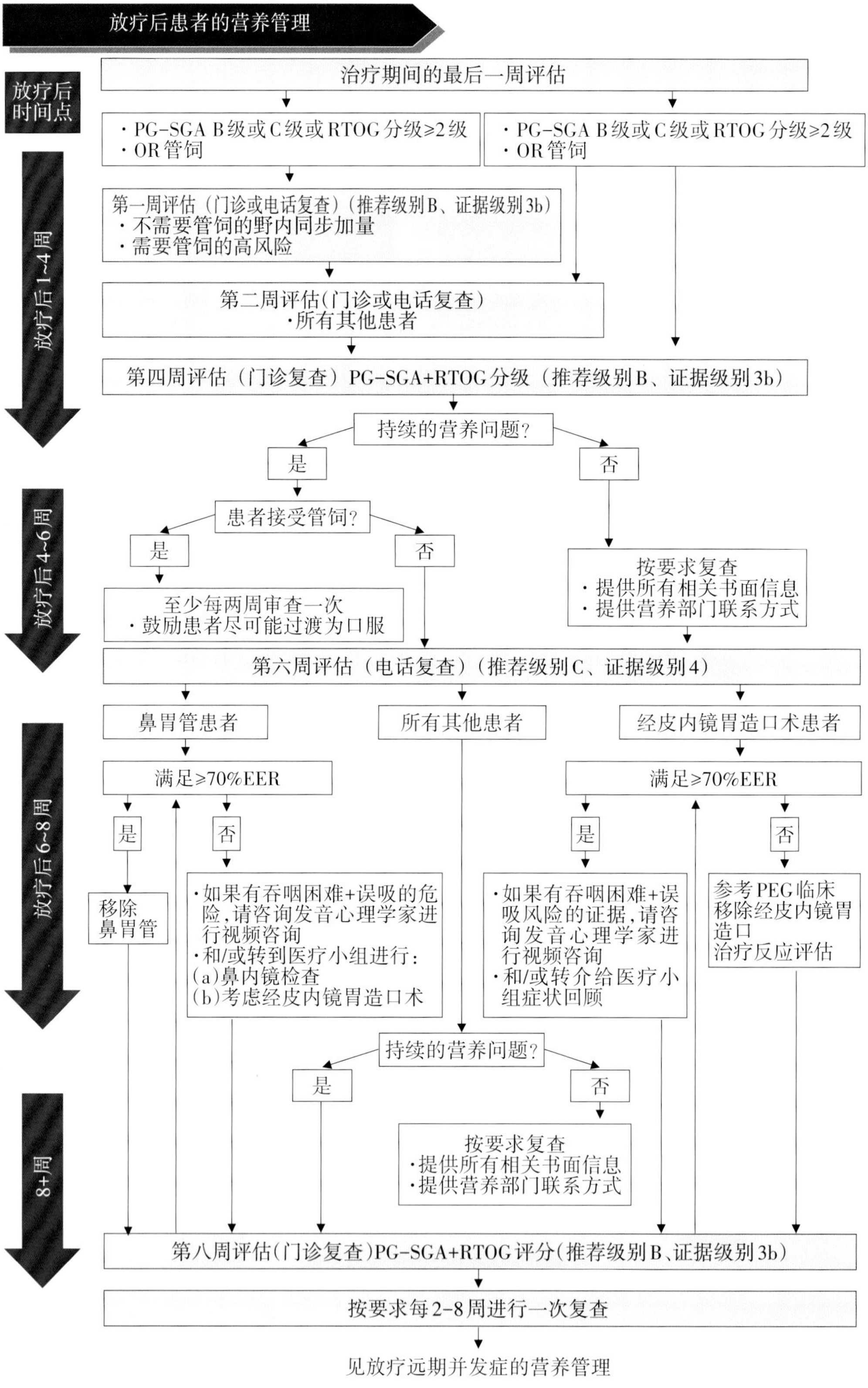

放疗后患者的营养管理

| 放疗后时间点 | 治疗期间的最后一周评估 |

治疗期间的最后一周评估

| · PG-SGA B级或C级或RTOG分级≥2级
· OR管饲 | · PG-SGA B级或C级或RTOG分级≥2级
· OR管饲 |

放疗后1~4周

第一周评估（门诊或电话复查）（推荐级别B、证据级别3b）
· 不需要管饲的野内同步加量
· 需要管饲的高风险

第二周评估（门诊或电话复查）
· 所有其他患者

第四周评估（门诊复查）PG-SGA+RTOG分级（推荐级别B、证据级别3b）

持续的营养问题？

是 —— 否

患者接受管饲？

是 —— 否

放疗后4~6周

至少每两周审查一次
· 鼓励患者尽可能过渡为口服

按要求复查
· 提供所有相关书面信息
· 提供营养部门联系方式

第六周评估（电话复查）（推荐级别C、证据级别4）

鼻胃管患者 | 所有其他患者 | 经皮内镜胃造口术患者

满足≥70%EER | | 满足≥70%EER

是 — 否 | | 是 — 否

放疗后6~8周

移除鼻胃管

· 如果有吞咽困难+误吸的危险，请咨询发音心理学家进行视频咨询
· 和/或转到医疗小组进行：
(a)鼻内镜检查
(b)考虑经皮内镜胃造口术

· 如果有吞咽困难+误吸风险的证据，请咨询发音心理学家进行视频咨询
· 和/或转介给医疗小组症状回顾

参考PEG临床移除经皮内镜胃造口治疗反应评估

持续的营养问题？

是 —— 否

按要求复查
· 提供所有相关书面信息
· 提供营养部门联系方式

8+周

第八周评估（门诊复查）PG-SGA+RTOG评分（推荐级别B、证据级别3b）

按要求每2-8周进行一次复查

见放疗远期并发症的营养管理

图3-23 放疗后患者的营养治疗

第十六章

抗肿瘤治疗特殊并发症的营养管理

一、背景

手术、放疗、药物治疗是目前抗肿瘤治疗的三大主要手段。不同的治疗手段在抗肿瘤的同时，都会不可避免带来相应的并发症。手术和药物治疗的并发症大部分是急性反应，而放射线由于其特殊的生物学效应，其并发症的发生时间、持续时长和管理方式与手术和药物治疗等其他手段均不相同。放射治疗除了在围放疗期可能会产生急性反应（通常在放疗中和放疗后3月内）外，放疗所致的并发症可能出现的时间晚、持续时间长，从放疗后3月~数年不等，即晚期放疗并发症。多种放疗晚期并发症如口腔干燥症、张口困难、吞咽困难、味觉减退、消化吸收功能障碍、便秘/腹泻/大小便失禁等的发生，会严重影响患者放疗后居家期间的营养状况和生活质量，甚至影响患者的肿瘤控制和生存。因此，对晚期放疗并发症进行预防、筛查、诊断、治疗和康复具有重要意义。本章就抗肿瘤治疗的特殊并发症即晚期放疗并发症的营养管理进行文献综述和证据级别分析，以期放射肿瘤医师、营养护士、临床营养师等相关人员在放疗后患者晚期并发症的营养管理方面提供循证规范和决策参考。

二、证据

（一）放疗后唾液腺损伤（放射性口腔干燥症）的营养管理

放射性口腔干燥症是头颈肿瘤患者放射治疗常见的并发症，主要是因为放射线照射损伤颌下腺、腮腺等腺体，腺体的上皮细胞受到射线照射后导致唾液等分泌减少，从而出现口干的情况。唾液在保持牙齿完整性、稀释食物碎屑和细菌以及清洁口腔方面发挥着至关重要的作用。唾液还具有抗菌活性，防止口腔感染，并在上消化道的多种功能中发挥重要作用，包括味觉、食物团的形成，促进咀嚼、吞咽和说话，以及润滑口咽和上食管黏膜。目前尚无治疗口腔干燥症的有效药物，仅能对症缓解症状。对于口腔干燥症的患者，保持口腔水分充足；规避蔗糖、碳酸饮料、果汁和含添加剂的水；定期啜饮水；避免使用可能加重干燥的药物；使用加湿器等，有助于缓解症状。促进唾液分泌可以减少由于口腔干燥症带来的一系列不适症状，进而有效缓解患者的不适感。M胆碱能受体激动剂毛果芸香碱和西维美林可以刺激腺体分泌，毛果芸香碱是美国食品药品监督管理局批准的治疗放射性口腔干燥症的治疗方法，西维美林也是有潜力的口腔干燥症治疗药物，在两项随机对照研究试验中，西维美林显示出较好的耐受性，增加了放疗患者的未刺激唾液分泌，还需要进一步的临床试验来验证。

唾液替代品是缓解放疗引起的口腔干燥症的最有效措施之一，然而，它们只能在口腔中保留很短时间，可能会在患者身上引发过敏反应。一种可食用的唾液替代品，如口腔保湿凝胶，因为它含有缓冲剂，具有中性的pH值，除了可以缓解口腔干燥症外，还可以改善患者的吞咽能力。人工唾液喷剂因其体积小，便于携带。此外，一定浓度的透明质酸溶液在黏度、弹性模数和网络结构方面与唾液相似，同时具有抗菌和抗氧化作用，使其成为可能的唾液替代品。

高压氧疗法可以影响细胞因子分泌、诱导局部血管生成和动员干细胞，这表明它在治疗唾液腺功能障碍方面具有潜力。高压氧疗法已被证明可以改善患者的口干、味觉和吞咽能力。然而，这些研究大多缺乏足够的样本量和合适的对照组。由于安慰剂效应和患者对口腔干燥症的适应等因素，其治疗效果存在争议。放疗后高压氧疗法的最佳开始时间和治疗次数仍有待进一步研究。

放射治疗后唾液减少，口腔菌群改变，容易引发龋病，放射治疗后需注意长期的随访和口腔卫生宣教，对放射性口腔干燥症的管理应贯穿放射治疗的前、中、后三个时期，对患者进行评估，并采取相应的措施，需要多学科协作，保障患者的生存质量。

（二）放疗后咀嚼肌群损伤（张口困难）的营养管理

几乎所有进行头颈部放射治疗的患者，治疗后都可能发生张口困难。由于张口困难暂无特异性治疗手段，目前的治疗以控制张口受限的进展、恢复功能为主。运动治疗通常被认为是治疗张口困难的主要方法，单独使用或与其他方式结合使用均能取得较好的效果。运动治疗能促进颞下颌关节的转动及滑动功能，防止关节僵硬，同时促进局部血液循环，缓解咀嚼肌张力，预防肌肉萎缩，有效改善局部和整体功能。运动治疗的方法较多，最简单的方法是主动下颌运动练习，包括以下几个步骤：

患者反复张口和闭口；缓慢地向左移动下颌，随后向右移动；患者将下颌向下伸、前伸、回到原来的位置。手法治疗也能改善放疗后的张口困难。研究表明首次手法治疗后改善收益最大，且尽管增益较小，多次的手法治疗能更好地改善张口困难。晚期患者、多线肿瘤治疗患者、治疗后5年以上的患者也能从手法治疗中受益。全身麻醉下强迫张口可以改善牙关紧闭，但效果往往是短暂的，并且可能并发牙槽骨折和邻近软组织破裂。一项非对照研究显示，冠状突切除术可有效改善头颈癌患者难治性牙关紧闭。肉毒杆菌毒素注射对治疗放射性纤维化综合征的特定并发症具有潜在益处。将肉毒杆菌毒素注射到头颈癌患者咬肌中虽不能缓解由于放射性纤维化诱发的张口受限，但可减少疼痛和咀嚼肌痉挛。动态颌骨张开装置作为多模式治疗的一部分，可有效改善与头颈癌及其治疗相关的张口困难。

早期治疗对预防发生严重的、不可逆的挛缩很重要。虽然证据有限，但颌部锻炼、被动运动装置和夹板可能有一定帮助，可在早期使用。一项随机对照试验表明，对放疗后的鼻咽癌患者进行三个月的康复训练能有效改善张口困难。对22名放疗联合康复训练的头颈癌患者进行10年以上的随访显示，患者牙关紧闭的状况在6~10年间适度恶化，术后总体生活质量良好。

（三）放疗后吞咽肌群损伤（吞咽障碍）的营养管理

吞咽障碍治疗包括多个方面，以团队合作模式完成，医生、护士、治疗师各司其职，同时应密切配合，主要从营养管理、促进吞咽功能、代偿性方案、外科手术4个方面。

营养是吞咽障碍患者需首先解决的问题，应根据患者营养的主客观评估指标及功能状况选择经口进食或经鼻胃管喂食，也可间歇性经口胃管或食管喂食。胃食管反流严重者可经鼻肠管喂食、经皮内镜胃造瘘术给予胃空肠喂养，或全肠道外营养等。根据国内外的报道，留置鼻胃管超过4周的患者，建议给予胃造瘘术，通过胃管实施直接胃或空肠喂养。对于病情平稳的吞咽障碍患者，根据活动和消耗情况推荐25~35kcal/（kg·d）；对于重症、病情不稳的患者，可适当减少热量至标准热量的80%左右。蛋白质供给按1~2g/（kg·d）标准，水的供给参考标准为30mL/（kg·d），根据情况增减。对于管饲患者，普通食物经加水稀释成流质食物后能量密度较低，往往达不到目标量，建议使用专用肠内营养素提高能量密度。

促进吞咽功能恢复，包括口腔感觉训练、口腔运动训练、气道保护、低频电刺激疗法、表面肌电生物反馈训练、食管扩张术、针刺治疗等。

代偿性方案，包括食物调整、吞咽姿势的调整、进食工具的调整、环境改造。

外科手术治疗，包括对于经康复治疗无效或代偿无效的严重吞咽障碍，可以采取外科手术治疗。

此外，神经肌肉电刺激和中医针灸也具有一定作用。

吞咽障碍的康复还包括：①康复训练：康复治疗可分为间接训练（基础训练）和使用食物同时并用体位、食物形态等补偿手段的直接训练。②口腔护理：有效的口腔护理要求清洁整个口腔黏膜、牙齿、舌、齿颊沟及咽喉部，保持口腔处于一种舒适、洁净、湿润的状态。③饮食管理：根据患者吞咽功能、营养状态和医师、治疗师建议，选择不同的进食途径，并给予相应的饮食护理和管道护理。④呼吸功能训练：指导患者采用腹式呼吸、缩唇呼吸训练、主动循环呼吸训练提高呼吸系统的反应性。⑤健康教育：住院期间对照顾着做好防误吸知识及基本护理技能指导，出院计划包括对患者自我管理能力及家属照顾能力的培训。

（四）放疗后味蕾损伤（味觉减退）的营养管理

对于放疗性味觉减退，临床医师应该在放疗前尽量预防此类副作用的发生，最关键的措施在于放疗计划的设计和实施的过程中尽可能保护正常器官。近期研究发现，味觉障碍的严重程度与口腔和舌头的辐射剂量有关，同时患者的严重味觉障碍的严重程度与口腔和舌头的辐射剂量之间成正比。

在实际工作中，调强放疗（IMRT）的广泛使用使头颈部鳞癌放疗患者的肿瘤控制率和总生存率大大提高，但随着放疗剂量的增加，放疗相关毒性反应发生率也相应增加。同时，使用软木塞等口腔填充物可使舌头、唾液腺等正常组织所接受的放疗剂量降低，从而减轻口腔黏膜炎及味觉减退等副反应的发生。近年来，随着质子/重离子放疗在癌症治疗中的应用，头颈部肿瘤的放疗可达到比光子更精准的效果，使周围正常组织的照射剂量大大减少，从而最大限度地减少味觉减退等相关放疗副反应。尤其是调强质子放疗技术（IMPT），在与IMRT进行对比的口咽癌相关研究中，IMPT组患者食欲和味觉减退明显减轻，提示IMPT可以很好地降低放射性味觉减退的发生率。对于放射性相关味觉减退的预防，最重要的措施是对味蕾的保护，随着IMRT、IMPT等技术的发展，肿瘤的放射治疗越来越精确，放疗相关味觉功能障碍的发生率也会越来越低。除了对放疗计划的改进外，口腔护理也可以有效预防放射性味觉减退的发生，近期的两项相关研究显示，使用氯己定、碳酸氢钠、口腔冲洗等措施可以有效预防或改善患者的味觉障碍。

放射治疗引起的味觉障碍一般包括味觉减退或消失、味觉倒错、幻味觉等，由于味觉以患者主观感受为主，往往难以进行评估和量化。尽管如此，在放疗开始前及治疗过程中应对患者进行味觉障碍筛查，提前了解患者味觉状况。目前临床常用的味觉评估测试主要使用不同种类的溶液来确定患者的味觉阈值，同时也需要患者识别出不同的味觉类型，目前常用的味觉障碍筛查技术主要包括：全口腔测试法、滤纸盘法、味觉测量法等。有研究招募了晚期癌症患者并使用提前验证好的味觉试纸及嗅探棒对他们的嗅觉和味觉进行测试，发现很多晚期肿瘤患者均存在不同程度的嗅觉、味觉减退。对于进行放射治疗的头颈部恶性肿瘤患者，Dorr等人近期进行的一项前瞻性研究发现94%的患者会在放疗后第11天开始出现一级味觉障碍，而33%的患者在开始治疗后24天出现二级味觉障碍。

放射性味觉减退发生后，一般可以从饮食和药物两种方法进行治疗。饮食方面，可以多饮水，多吃一些清淡的食物，避免因为味觉功能减退而摄入过多油腻和高盐的食物，同时还可以多摄入一些促进食欲和唾液分泌的食物，保证营养状态良好。药物治疗方面，可通过营养神经、补充微量元素、促进食欲等类型的药物进行调理，如甲钴胺、甲地孕酮、氨磷汀等。对于放射性味觉障碍的临床治疗，目前尚没有标准的方案，唯一进行过随机对照临床试验的治疗方式是锌剂治疗。近期的一项Meta分析纳入了2003~2017年进行的研究后发现：与安慰剂相比，通过锌剂治疗后的患者放射性相关性味觉障碍发生率降低，但对于味觉的后期恢复的效果不明显。

味觉的恢复通常在放射治疗完成后4~5周开始，目前尚不清楚射线对味蕾造成的损伤是暂时性还是永久性。味觉的丧失及恢复难以通过实验室检查进行量化评估，唯一可以确定的是放射线引起的味蕾萎缩程度与舌头的受照射剂量相关，放疗过程中对舌头的保护以及放疗后的营养支持对味觉减退的康复至关重要。临床上常用的药物包括硫酸锌，在放射治疗完成后持续给药4周左右，可促进患者放疗后的味觉康复。在饮食方面，通过补充谷氨酰胺、乳铁蛋白以及鱼油等可以帮助患者味觉功能更快康复。Wang等人的一项研究纳入了12名放化疗后出现味觉障碍的患者，通过口服补充乳铁蛋白进行干预，结果发现补充乳铁蛋白一个月后，患者的味觉及嗅觉功能障碍均较前好转。

（五）放疗后胃和小肠损伤（消化吸收功能障碍）的营养管理

对于急性胃肠损伤导致功能障碍患者，ESICM-WGAP建议根据AGI分级启动最低剂量肠内营养（20mL/h），随后在AGI Ⅰ级病人中将营养剂量增加至计算能量的100%；对AGI Ⅱ级或AGI Ⅲ级病人，建议从最低剂量开始尝试，根据症状给予其他治疗（如促胃肠动力药）；而对于AGI Ⅳ级病人则不建议给予肠内营养。

恶性肿瘤放疗患者能量摄入推荐量为25~30kcal/（kg·d），但应根据肿瘤负荷、应激状态和急性放射损伤动态调整。在营养不良的早期，不要求一开始就达到目标需求，低热卡肠内营养可能更安全，过程中应密切监测患者肠内营养耐受情况，根据喂养耐受评分，及时调整喂养速度。

对于消化和吸收功能障碍的患者需要明确患者的病因、发生部位，以及营养治疗的目的，选择不同的营养治疗途径。头颈部肿瘤放疗患者因唾液腺损伤、味觉损伤引起营养不良，早期可以通过口服营养制剂补充，根据RTOG分级，对于PG-SGA

大于3分，RTOG大于2级患者，可以选择鼻饲胃管、经皮胃造瘘等途径进行营养支持。对于胸部肿瘤患者可以参考头颈部放疗患者的治疗。单纯胃部损伤可考虑空肠造瘘，对于合并下消化道出血患者，肠内营养应慎用，可考虑肠外营养支持治疗，并治疗消化道出血。

对于消化和吸收功能障碍的患者选择耐受的肠内营养配方才是合理的喂养方案。根据患者的年龄、性别、原有饮食结构、肿瘤位置、消化道损伤程度、应急状态等选择合适的配方，常用肠内营养配方包括短肽型预消化配方、中链甘油三酯营养配方及含益生菌配方等。由于肠上皮细胞吸收短肽，水解蛋白营养配方可应用于整蛋白不耐受重症病人；中链甘油三酯营养配方可快速被小肠吸收、肝脏代谢，易被消化，可改善胃排空，部分降低胆囊收缩素、胰高血糖素样肽-1等胃肠激素分泌。此外，乳杆菌作为益生菌和肠道共生菌对于肠道健康有益，其通过保护肠隐窝干细胞、维持肠道屏障和抗氧化的作用，可预防和治疗放疗相关性腹泻，但是对于其用法、用量和用药时长还需要进一步的临床研究。此外，有研究显示肠道菌群移植是治疗放射性肠损伤的有效手段，同时可以改善肠道菌群紊乱，有利于蛋白合成和促进糖类吸收。

腹痛和消化不良可采用抑酸药物治疗，包括质子泵抑制剂。可能长期使用有助于避免晚期溃疡。严重腹痛的患者可按"三阶梯原则"使用麻醉和非麻醉类镇痛药。对于严重放射性消化道损伤，包括食管、胃肠道溃疡形成、穿孔、出血和合并感染的患者，需要考虑积极手术干预，包括局部电凝、局部切除、手术改道等外科治疗。同时根据患者的具体情况选择合适的肠内、肠外营养支持治疗方式。

在精准放疗时代，放疗所致的消化和吸收功能多为短期可自行恢复，部分患者可能出现病情反复或发展为慢性，需要进行康复训练和中医药调理，同时加强对患者心理疏导。

（六）放疗后直肠、肛门括约肌损伤（便秘/腹泻/大便失禁）的营养管理

此部位最常见的晚期并发症是肛门直肠溃疡。还可能发生肛门狭窄或肛门直肠瘘。临床表现常为肛门疼痛和大便失禁。病例报告中，口服维生素A和高压氧可能有助于治疗肛门直肠溃疡。目前没有大型对照试验评估放射性直肠损伤的治疗。放射性直肠损伤的治疗经验大部分来自病例报告和小型临床试验。对于放疗引起的慢性肠道损伤仍没有非常有效的治疗手段。非手术性治疗包括益生菌、激素、非甾体类消炎药、抗生素、高压氧等治疗。此外手术治疗、内镜治疗、菌群移植也是目前的治疗方式。谷氨酰胺灌肠液和促进肠道黏膜修复的生长因子可促进肠道黏膜的修复。福尔马林、抗生素、激素、非甾体类消炎也可用于灌肠。根据症状的不同，可使用多种药物混合后灌肠。

患者出现腹泻时，予以止泻治疗，应嘱患者避免摄入高纤维食物，例如水果、蔬菜及全谷物，否则可能加重腹泻和便急，避免吃易产气的食物如糖类、豆类、洋白菜、碳酸饮料，可选用有止泻作用的食物：焦米汤、蛋黄米汤、胡萝卜泥等。一篇随机对照试验的Meta分析表明，预防性益生菌治疗有助于缓解放疗所致腹泻。腹泻较重时可服洛哌丁胺2mg，根据严重程度调整使用量，合并便血时要暂停放疗，适当给予皮质醇类激素治疗。若病情迁延不愈，症状持续3个月以上，则发展为慢性放射性肠炎。

严重的腹泻将导致患者的营养吸收不良，使患者在承受肿瘤所带来的消耗同时，发生更严重的营养不良。当癌症患者处于营养不良或恶病质状态时，其放疗耐受能力下降。

患者出现便秘时，可使用大便软化剂治疗。应增加含膳食纤维素的摄入，如蔬菜、水果，可多食海带、香蕉、蜂蜜、核桃、花生等润肠通便的食物。多饮水，每日清晨空腹口服一杯淡盐水或白开水，有助于排便，每日饮水量达3000ml以上。

患者出现盆底肌损伤出现大便失禁时，盆底肌力、协调性受损，可考虑接受神经肌肉再教育、生物反馈治疗，和电刺激。如出现狭窄时，可考虑行肛门扩张，必要时可考虑手术。

营养支持在抗肿瘤治疗过程中的应用在临床上已得到普遍的共识。对放疗有明显的治疗反应的恶性肿瘤患者，如果已有明显营养不良则应在放疗同时进行营养支持；如果在放疗过程中严重影响摄食并预期持续时间大于一周，而放疗又不能中止，或即使中止后在较长时间不能恢复足够饮食者，应给予营养支持。营养治疗通过改善营养状态来改善器官功能、免疫状态，减少抗肿瘤治疗引起的毒副反应，从而发挥改善病人预后的作用。

营养咨询及营养支持可以明显改善盆腔肿瘤放疗患者营养状态和生活质量。营养治疗可采用五阶梯治疗，首先选择营养教育，然后依次向上逐级选择口服营养补充、全肠内营养、部分肠外营养、全肠外营养。口服营养补充是理想途径，放疗患者应尽可能采用经口摄入。肠内营养最符合人的生理，是一种较好的营养摄入方法，肠内营养能够保持胃肠道的完整，避免细菌易位的危险。对于严重腹泻、肠梗阻建议肠外营养。肠外营养容易发生外周或中心静脉感染。如果患者身体情况允许，建议尽早由肠外营养改为肠内营养。

晚期放射性损伤导致的腹泻/便秘可能在较长的时间持续，需要患者定期咨询营养师，及时监测体重、饮食情况，由专业团队指导行盆底锻炼、盆底物理治疗、生物反馈治疗、中医肛肠专科等。对于出现腹泻时，使用止泻药、坚持无乳糖、低纤维和低脂肪饮食。必要时可考虑使用激素，如果条件允许，可考虑使用高压氧治疗。出现梗阻症状时，使用大便软化剂，同时增加膳食纤维摄入，必要时考虑手术治疗。

三、推荐意见

（1）放射性口腔干燥症的营养康复应贯穿放疗的前、中、后三个时期，并需多学科协作。唾液分泌促进药物、唾液替代品是缓解放疗引起的口腔干燥症的最有效措施之一。

（2）推荐采用运动治疗、手法治疗、冠状突切除术、肉毒杆菌毒素、动态颌骨张开装置、颌部锻炼、被动运动装置和夹板等方法，对放疗后咀嚼肌群损伤（张口困难）进行营养康复。

（3）放疗后吞咽障碍治疗需要以团队合作模式完成，医生、护士、治疗师各司其职，密切配合，从营养管理、促进吞咽功能、代偿性方案、外科手术4个方面进行营养康复。

（4）临床医师应该在放疗计划的设计和实施的过程中尽可能保护正常器官，以预防和减轻味觉减退的发生。推荐采用营养神经、补充微量元素、促进食欲、锌剂等药物进行放疗后味觉减退的营养康复。

（5）对于放疗后消化和吸收功能障碍的患者需要明确患者的病因、发生部位，可以通过乳杆菌、肠道菌群移植、外科手术等方法治疗放射性胃肠损伤。

（6）推荐采用益生菌、激素、非甾体类消炎药等，以及止泻治疗、神经肌肉再教育、生物反馈治疗，和电刺激等对放疗后直肠、肛门括约肌损伤进行治疗和康复。

四、小结

放射性口腔干燥症是头颈肿瘤患者放射治疗常见的并发症。毛果芸香碱是美国食品药品监督管理局批准的治疗放射性口腔干燥症的治疗方法，西维美林也是有潜力的口腔干燥症治疗药物。唾液替代品是缓解放疗引起的口腔干燥症的最有效措施之一。高压氧疗法在治疗唾液腺功能障碍方面具有潜力。放射性口腔干燥症的管理应贯穿放射治疗的前、中、后三个时期，需要多学科协作，保障患者的生存质量，具体流程见图3-24。

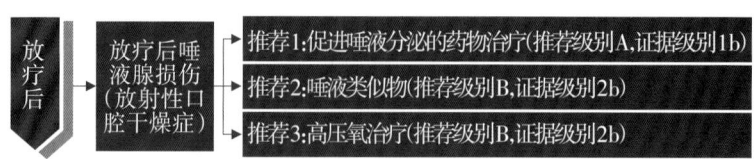

图3-24 放疗后唾液腺损伤（放射性口腔干燥症）的营养管理

放疗后张口困难，主要是高剂量照射后颞颌关节、咬肌和翼状肌的受损及纤维化引起。严重的张口困难，可影响患者的进食和咀嚼功能，从而减少患者营养摄入和消化吸收，导致患者营养不良的发生。运动治疗、手法治疗、冠状突切除术、肉毒杆菌毒素、动态颌骨张开装置、颌部锻炼、被动运动装置和夹板等方法是放疗后咀嚼肌群损伤（张口困难）的营养康复的主要方法，见图3-25。

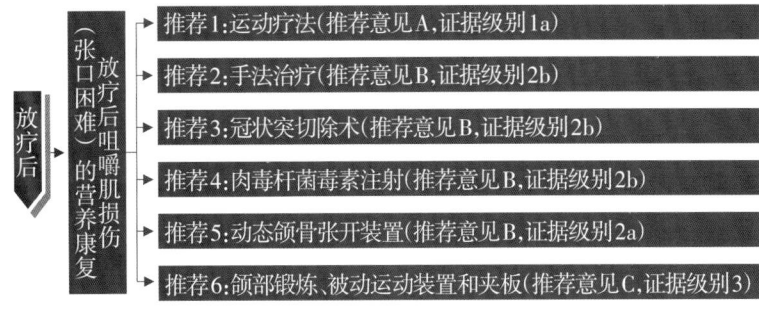

图3-25　放疗后咀嚼肌群损伤（张口困难）的营养管理

放射治疗相关吞咽障碍是头颈部肿瘤患者常见的并发症，易引发误吸、吸入性肺炎及营养不良等并发症，严重者甚至需要肠内或肠外营养。吞咽障碍治疗包括多个方面，以团队合作模式完成，医生、护士、治疗师各司其职，同时应密切配合，主要从营养管理、促进吞咽功能、代偿性方案、外科手术4个方面，见图3-26。

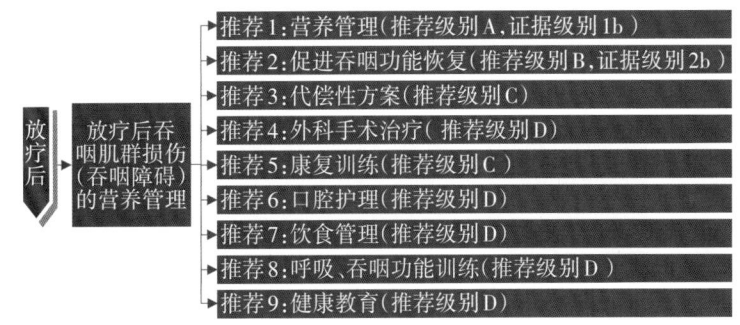

图3-26　放疗后吞咽肌群损伤（吞咽障碍）的营养管理

对于接受放射治疗的肿瘤患者，特别是头颈部恶性肿瘤的患者，放射性味觉减退发生率非常高，因此在放疗后对放射性味觉减退的康复非常重要。放射性味觉减退发生后，一般可以从饮食和药物两种方法进行治疗。药物治疗方面，可通过营养神经、补充微量元素、促进食欲等类型的药物进行调理，如甲钴胺、甲地孕酮、氨磷汀等。临床上常用的药物包括硫酸锌，在放射治疗完成后持续给药4周左右，可促进患者放疗后的味觉康复。放射性味觉减退的治疗见图3-27。

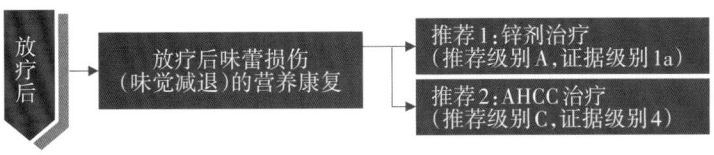

图3-27　放疗后味蕾损伤（味觉减退）的营养管理

腹部放疗患者应该在放疗中和放疗后高度关注患者的消化系统功能，及时给予预防和治疗，以减少营养不良发生。对于放疗后消化和吸收功能障碍的患者需要明确患者的病因、发生部位，以及营养治疗的目的，选择不同的营养治疗途径。适当抑酸药物治疗有助于减轻胃溃疡等消化不良，乳杆菌、肠道菌群移植、外科手术是治疗放射性肠损伤的有效手段，见图3-28。

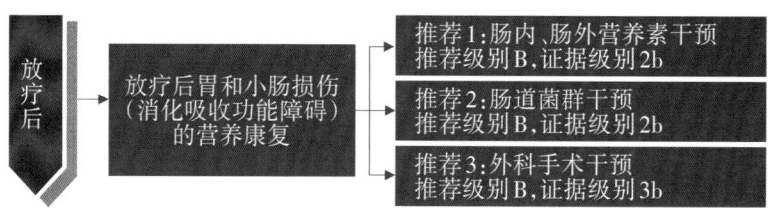

图3-28　放疗后胃和小肠损伤（消化吸收功能障碍）的营养管理

慢性放射性直肠炎是腹盆腔肿瘤放疗后常见的不良反应之一。患者也可能会因肠道狭窄而出现排便梗阻症状，包括便秘、排便紧迫感、直肠疼痛、充溢性大便失禁等。因此晚期放射性损伤所导致的腹泻、便秘，营养康复至关重要。推荐采用全身治疗，如益生菌、激素、非甾体类消炎药等，以及止泻治疗、神经肌肉再教育、生物反馈治疗，和电刺激等治疗放疗后直肠、肛门括约肌损伤（便秘/腹泻/大便失禁），见图3-29。

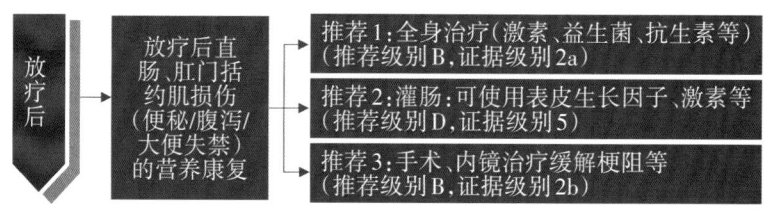

图3-29　放疗后直肠、肛门括约肌损伤（便秘/腹泻/大便失禁）的营养管理

第十七章

医院社区居家分级营养管理

一、背景

近年营养不良带来的问题日益受到关注，2019年广东省某医院对52999例住院患者进行NRS2002风险筛查，某些科室营养风险发生率达到22.2%，住院期间被诊断为营养不良的病人也在逐年增加。营养不良是肿瘤的重要发生发展因素，是肿瘤患者最常见的并发症。它严重削弱了控瘤疗效、使并发症增加、死亡率升高、生存率降低、住院时间延长、医疗费用增加，影响贯穿整个肿瘤病程，已经成为一个严重的公共卫生问题。肿瘤患者是发生营养不良的高危人群，有疾病本身的影响，还有治疗引起的相关症状，晚期患者还可能出现恶病质而发生代谢紊乱，营养不良程度更为严重。2020年发表的一项观察性多中心研究，表明我国三甲医院住院肿瘤患者营养不良的发病率达80.4%。该研究的47488例常见肿瘤中，仅31%的患者接受了营养治疗，68.78%未获任何营养治疗。获得营养治疗的31%患者中，接受肠外营养治疗仅14.64%，接受肠内营养治疗更低，仅9.05%，接受肠内肠外联合营养治疗最低，仅7.53%。在住院治疗期间，医护人员可根据患者情况进行合理的营养治疗，但多数肿瘤患者更多时间是在家中而非在医院度过。所以加强肿瘤患者营养不良的居家预防和治疗，并强化营养管理意义重大。

社会经济发展和医疗技术水平的地区间差异及肿瘤患者家庭状况、宗教文化背景不同等因素，对肿瘤患者家庭营养治疗影响极大，这在不同国家和地区也差异极大。近年围绕肿瘤患者从医院到家庭的营养管理已有文献发表，2015年中国抗癌协会肿瘤营养与支持治疗专业委员会首次提出的"HCH"（Hospital，Community health service organization-Home）和2016年提出的"H2H"，即"Hospital to Home"，是把患者的营养治疗从医院扩展到出院/院外，将单一治疗方式丰富为多形式的治疗方案，且以患者为中心，参与人员不仅包括临床营养师、专科医生、社区医生和护士，还有患者及其家属参与，由此减少了再入院可能。此外国民营养计划（2017-2030年）中开展临床营养行动内容也倡导：建立从医院、社区到家庭的营养相关慢性病患者长期营养管理模式，开展营养分级治疗。

时至今日，针对肿瘤患者家庭营养治疗高级别的循证医学证据仍较少，社区作为医院与家庭的联结，相关社区居家分级营养管理的参考就更少。分析近期国内外发表的相关指南可以发现，相关指南已对此方面内容给予关注并以专家共识等方式予以体现。

二、证据

（一）医院

医院在营养管理中扮演主要角色，发挥核心作用。故以 Hospital 的英文字母表述如下：①H，homestasis，内环境稳定。医院在营养管理中的一个重要作用是维护患者的内环境稳定，维持生命体征稳定也是营养支持的先决条件。②O，organ dysfunction/failure，器官功能不全或衰竭。入院治疗的营养不良患者多数有器官功能不全或衰竭，因此，维护并改善器官功能是医院营养管理的另一重要任务。③S，severe malnutrition，严重营养不良。医院营养管理的对象是严重营养不良患者，而非轻、中度患者。④P，precise nutrition therapy，精准营养治疗。医院营养管理实施的是精准营养治疗，多数不是普通营养支持。⑤I，invasive，有创。有创营养通路的建立，如经皮内镜下胃造瘘/空肠造瘘、手术空肠造瘘等应该在医院内实施。⑥T，team，团队。医院营养管理应该重视团队建设，充分多学科整合治疗，即 MDT to HIM 的作用。⑦A，academic，学术。医院营养管理的重要内容之一是推动营养和营养管理的学术研究，促进营养学科建设。⑧L，level 3 diagnosis，三级诊断。医院营养管理的任务应负责营养不良的三级诊断，即整合评价，也就是确诊。对营养不良进行多维度分析，即了解患者有无应激、炎症、代谢紊乱及能耗水平高低。

医院营养管理的第一步是营养筛查和评估，其结果将为进一步的营养支持提供基础。可用的营养筛查及评估工具包括 PG-SGA、NRS 2002、MUST、SGA、MNA 等。常用的住院患者营养风险筛查工具为 NRS 2002。PG-SGA 是一个适合肿瘤患者进行营养不良筛选的量表，中国的 INSCOC 项目，结论显示 PG-SGA 评分越高，与患者年龄、并发症、放疗情况呈正相关，与患者 BMI、血清白蛋白、HDL-C 水平呈负相关。

（二）社区

社区是营养管理的主要场所和最重要的实施单位，在营养管理中发挥作用最大，扮演角色最多，担任任务最重。尽管我国社区（卫服机构）营养管理刚刚起步，却是大势所趋，是国家政策支持并鼓励的发展方向。以Community的英文字母表述如下：①C，counseling，咨询。社区（卫服机构）营养管理的一个主要任务是营养咨询与教育，对各种疾病（包括慢性病、肿瘤）患者一般每1-3月一次，对其他社区居民每6-12月一次。营养咨询与营养教育是营养不良五阶梯治疗的基础，是第一阶梯，适于所有营养不良患者、所有营养管理对象。②O，official obligation，法定义务。社区卫服机构承担了很多政府法定义务，如肿瘤防治等，其中涉及很多营养相关的法定义务，包括肿瘤相关的营养不良任务。③M，mild to moderate malnutrition，轻、中度营养不良。社区卫服机构营养管理的对象主要是轻、中度营养不良患者，与医院营养管理的对象（严重营养不良）不同，充分体现了营养的分级管理和营养不良的分级治疗。④M，media，中介。社区卫服机构在整个营养管理链条中处于中介地位，担负着沟通政府、医院及患者的责任。⑤U，understanding of the benefits of nutrition 理解营养干预的益处。社区卫生服务机构是国家医保政策的落脚点，其营养管理的一个重要内容是让政府、居民及患者理解营养干预的重要性和益处，纠正营养干预浪费医疗费用的错误观念，理解营养干预是节约医疗费用、减少经济负担的有效举措。⑥N，nursing home，护理院。社区卫服机构营养管理的另一个重要场所是各种各样的护理院，包括养老院、宁养院、精神病院。护理院的照护对象是社区卫服机构营养管理的重要人群。⑦I，individual management，个体化管理。社区卫服机构营养管理的一个重要任务是为患者，甚至居民建立营养及健康档案，实施个体化、针对性管理。⑧T，tube feeding，管饲。非创伤营养通路的建立、维护及其管饲、有创营养通路建立后的维护及管饲均可并应在社区卫服机构完成。⑨Y，yearly checkup，nutrition screening&assessment，每年一次体格检查，包括营养筛查与评估即营养不良的一、二级诊断。对普通社区居民组织并实施每年一次的体格检查，内容包括营养筛查与营养评估。

（三）家庭

家庭是营养管理的基础单元，是实现个体自我营养管理的场所。以Home的英文字母表述如下：①H，healthylife/lifestyle健康生活及健康生活方式。养成良好的健康生活习惯，遵从健康生活方式是家庭营养管理的最重要内容，更是营养预防的核心内容。②O，oral nutritional supplements，ONS口服营养补充，家庭营养管理的一个重要内容是ONS，养成ONS的习惯。③M，memo，备忘录。家庭营养管理的另一重要内容是学会记录，每周记录自己的体重，每日记录自己的摄食量、大小便，每次记录饮食、ONS后的不适症状和不良表现。良好的记录有助于医务人员及时准确判断患者的营养状况和疾病状态。记录的内容不仅局限于营养状况，还包括生命体征等。非自主性体重丢失、持续食欲下降及摄食量减少，应及时到社区卫服机构或医院就诊。④E，exercise，运动。运动是个体营养管理的重要内容。研究发现，运动是预防疾病、治疗疾病（包括肿瘤）的有效措施。良好的运动习惯强身健体有助于减少疾病，促进康复。除了HCH模式以外，用H2H模式也对肿瘤患者从医院到家庭整个过程的营养治疗规范管理进行了探索。最近的一项研究表面H2H营养管理模式对胃癌术后病人进行护理，可以显著地提高病人治疗后的生活质量、营养状况，提高治疗效果，值得推广应用。不论是HCH模式，还是H2H模式都把家庭作为营养治疗的重要组成部分。

进行家庭营养治疗的患者必须由营养专业小组来选择和决定，患者和照顾者必须进行专业教育，必须由经过培训后熟练掌握专业技术的医护人员对其进行定期营养评估和监测。国内的MDT to HIM团队已经逐步参与到肿瘤患者的家庭肠内营养治疗过程，但肿瘤患者家庭肠外营养治疗中MDT to HIM团队相关报道较少。本指南建议MDT to HIM团队需要全程介入患者的营养治疗，包括肿瘤的治疗过程。也有研究建议MDT to HIM团队的医护人员在患者出院前须对患者和相关人员进行家庭肠外营养技术和相关知识的培训和教育，还应对接受营养治疗的患者进行定期随访和监测。对患者的代谢情况进行全面和系统的了解，及时发现和避免潜在的并发症，并据随访和监测结果及患者的病情变化调整营养处方。

1.家庭肠外营养

家庭肠外营养主要适用于出院后仍有口服或管饲不足、需要接受较长时间（超过2周）肠外营养治疗的肿瘤患者。研究认为，若无法治愈的肿瘤患者（incurable cancer patients）不能通过进食、ONS或肠内营养满足患者需求，由于营养不良可造成患者死亡，应启动家庭肠外营养治疗。居家的晚期胰腺癌患者进行家庭肠外营养治疗的研究，发现早期接受家庭肠外营养的患者能从营养治疗中获益，表现为生存期延长、体重增加、食欲改善等，生物电阻抗的多项指标也有明显改善。法国一项研究表明家庭肠外营养可改善肿瘤患者的营养状况和生活质量；美国也有类似的研究报告。同时，家庭肠外营养是否启动要考虑肿瘤患者的预期生存时间。已有研究显示，预期生存时间仅为数周的患者，其死亡原因主要是原发肿瘤而非营养不良，患者的自主活动能力和生活质量均处于较差的水平，故不推荐对这类患者实施家庭肠外营养。

我国的家庭肠外营养治疗起步于20世纪80~90年代，如吴肇汉等采用全肠外营养方式对短肠综合征患者行营养治疗；蔡威等报道采用家庭肠外营养和口服喂养相结合的方式，治疗新生儿短肠综合征。但是，家庭肠外营养实施要求较高，国内尚且处于发展的初期阶段。2009年李强报道7例晚期卵巢癌患者接受家庭肠外营养，患者的生活质量得以改善，营养不良状况得以缓解，但并发症较多。最近国内家庭肠外营养的临床报道显示，接受家庭肠外营养的晚期结直肠癌伴肠梗阻患者，用健康调查量表36（36-item short form health survey，SF-36）分析，其KPS评分以及血清前白蛋白浓度显著高于未接受家庭肠外营养的对照组患者，平均生存时间和3个月生存率也明显高于对照组，提示家庭肠外营养可改善晚期恶性肠梗阻患者营养状况、体力水平及生活质量。

有研究显示，恶性肿瘤患者采用较高脂肪比例（如，葡萄糖：脂肪酸=1：1）的肠外营养配方进行供能，具有较好的节氮功能，有助于改善患者的预后。对脂肪供能总量限制和必需脂肪酸的比例：每日脂肪的乳剂供给不应超过1g甘油三酯/kg，必需脂肪酸的供给量不少于7~10g。有证据显示肿瘤患者接受肠外营养治疗时，添加ω-3不饱和脂肪酸（鱼油）能降低术后炎性反应，缩短住院时间。近期研究分析家庭肠外营养不同脂肪乳剂配方的优劣，显示SMOF（含有大豆油、中链甘油三酯、橄榄油和鱼油）脂肪乳剂能改善患者的抗氧化状态和肝脏功能，避免必需脂肪酸缺乏。此外，谷氨酰胺作为肠外营养中重要的营养素，有较好的有效性和安全性，合理应用可减少术后并发症、缩短住院时间。对需要长期接受肠外营养治疗的患者，特别是部分需要全肠外营养治疗者，缺乏谷氨酰胺摄入可能导致肠道屏障受损，甚至出现感染性休克的发生风险。因此，长期接受家庭肠外营养的患者应考虑补充适量的谷氨酰胺。

在输注方式上"全合一"营养液比营养素单瓶输注更安全、有效和经济，是最合理的肠外营养输液方式。2016年，一项系统评价显示，多腔袋制剂与感染风险降低有一定的关联。研究认为，家庭肠外营养的配方应易于混合和输注，以方便患者和医护监护者实施家庭治疗。对病情稳定且营养处方变化不大，或仅需部分补充肠外营养患者，可采用标准化、工业生产的肠外营养产品。多腔袋肠外营养制剂可简化肠外营养配制过程，避免家中配制可能存在的污染风险，同时也可根据患者需要，对电解质、维生素和微量元素进行调整。早期国内家庭肠外营养主要以配制的"全合一"肠外营养制剂为主，最近国内的小样本研究也报道了部分肿瘤患者采用三腔袋制剂进行家庭肠外营养治疗。但超过2个月后有的患者出现了肝脏功能异常，提示长期接受肠外营养治疗需要考虑三腔袋的脂肪乳剂配方对肝功能的影响。

家庭肠外营养营养液需要严格无菌操作技术及配制流程，在专业人士的指导后或由专业人士完成肠外营养制剂的配制。研究指出对家中进行家庭肠外营养配制：首先肠外营养配制需要相对独立的房间放置超净工作台，并备有防尘设备、紫外线或电子灭菌灯等装置；其次需要有放置药品、器械及相关材料的空间。肠外营养配制由经过专业培训的家庭人员严格按照无菌操作技术、规范的配制操作流程完成。配液所用设备和设施需要定期消毒灭菌，有条件家庭应定期做配液室内空气、净化工作台台面及有关无菌物品的细菌培养。国内亦有报道家庭肠外营养由医院的全肠外营养配制中心进行配制，经专科护士送到患者家中进行输注。

2.家庭肠内营养

对病情稳定仍需在家庭或社区康复的患者，HEN无疑是最佳选择。但HEN在国内外的开展存在差异，我国尚处初级阶段。目前国内HEN研究以消化系统疾病最常见，其次为头颈部肿瘤和神经系统患者。在无法通过进食和ONS满足家居肿瘤患者需求时，应考虑启动HEN的实施，HEN具有更好的经济性。我国研究发现，对消化道肿瘤术后患者实施HEN，不仅可限制体质量丢失、改善营养不良，还有助患者顺利完成化疗计划并提高生活质量。HEN的营养支持途径包括口服营养补充和管饲喂养，研究发现PEJ管对未接受剖腹手术的上消化道晚期肿瘤患者是更加有效的途径。在肠内营养配方方面，应适当提高蛋白质的含量并调整与机体免疫相关的营养素含量，为肿瘤患者提供每日所需的营养物质，改善营养状况提高其生活质量。近期也有研究对我国肿瘤患者HEN治疗规范化管理进行了总结，肠内营养的启动需要经过MDT to HIM团队对肿瘤和胃肠功能进行评估，包括患者营养状况，预计营养治疗时间等，即能否或愿否配合MDT to HIM进行自我营养监测及营养师的定期随访。此外要选择和建立合适的营养治疗通路，并根据患者的实际营养状况制订HEN治疗方案，对患者和家属进行健康宣教。

三、推荐意见

（1）推荐多学科整合诊疗即MDT to HIM作为医院内营养治疗的标准工作模式。

（2）优先选择HCH营养管理模式作为肿瘤患者分级营养治疗管理模式。

（3）组建MDT to HIM团队，以全程参与患者家庭营养的实施，包括治疗方案的制订、人员的教育培训、患者的随访、监护以及并发症的防治。

（4）无法通过进食和ONS满足家居肿瘤患者需求时，应考虑HEN的实施。

（5）无法治愈的肿瘤患者不能通过进食、ONS或口服营养满足患者需求，又因营养不良可造成患者死亡，应启动家庭肠外营养治疗。

（6）长期家庭肠外营养配方可添加n-3不饱和脂肪酸并补充适量谷氨酰胺。

（7）接受家庭肠外营养的肿瘤患者应采用"全合一"配方的肠外营养治疗方案。

（8）家庭肠外营养需要建立肠外营养配制室，严格按照无菌操作技术及配制流程，并在专业人士指导后进行肠外营养制剂的配制。

四、小结

肿瘤住院患者存在营养风险或营养不良比例较高。出院后，由于缺乏专业的营养管理，肿瘤患者的营养状态会恶化。医院或家庭营养治疗可使肿瘤患者获益。目前我国对住院肿瘤患者营养筛查及治疗开展较多，但患者出院后社区及家庭营养管理仍处初始阶段，对肿瘤患者，推荐建立从医院、社区到家庭（HCH）的肿瘤患者长期营养管理模式，遵循分级营养管理（图3-30）。

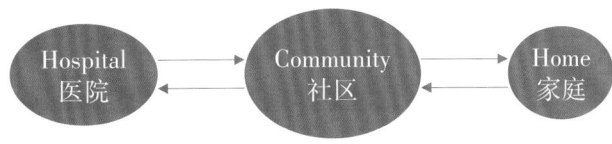

图3-30 "HCH"营养管理模式

第十八章

肿瘤患者运动治疗指南

一、背景

全球大约25%的恶性肿瘤发生与超重及久坐等生活方式有关。一项纳入126项流行病学的Meta分析发现，参加休闲体育锻炼最多的人群与最少的人群相比，恶性肿瘤发生风险降低了10%。作为最简单的运动方式，步行可降低全因死亡风险，一项为了探究每日步数与死亡率之间剂量反应关系研究显示，每日行走8000步以上比每日行走不足4000步的人群，全因死亡率显著降低，其中的肿瘤患者也得出同样结论。国内外指南一致认为，运动测试和干预对肿瘤患者是安全的，并且每个肿瘤患者都应该"避免不活动"，运动干预在肿瘤诊疗整体过程中发挥着重要作用。运动干预可加速患者术后功能恢复，改善患者放化疗引起的癌因性疲乏等症状，在一定程度上能改善恶性肿瘤患者预后，降低死亡风险等。肿瘤患者可以安全地进行运动训练，以改善其心血管健康状况、增强肌肉力量、提高生活质量、减轻疲乏和缓解抑郁。

二、证据

大部分肿瘤的发展是一个多步骤的复杂过程，其特征是正常组织转化为癌前病变并最终进展为恶性肿瘤。从分子角度来看，这一过程是由关键生长调节基因（癌基因、抑癌基因）的基因组不稳定（即突变和/或表观遗传改变）所驱动。外源性（如烟草、烟雾）和内源性因素（如激素）都促进转化细胞的生长和存活，促进其恶性进展。研究表明，运动干预至少可降低罹患7种肿瘤（即结肠癌、乳腺癌、肾癌、子宫内膜癌、膀胱癌、胃癌和食管癌）的风险。在一项包含1440万例参与者和186932例自我报告体力活动的肿瘤患者的Meta分析显示，休闲时间的高水平体育锻炼与罹患13种肿瘤的风险降低相关；另一项研究表明，久坐行为和基于屏幕的活动是恶性肿瘤特异度死亡率的独立危险因素。对恶性肿瘤患者在治疗期间和治疗后进行的运动干预试验的 Meta 分析表明，有氧运动可提高心肺耐力，抗阻运动可增加上下肢肌力，增加瘦体组织，有监督的运动比无监督的运动效果更好。运动可影响肿瘤细胞代谢生长，使其重编程，宿主与肿瘤微环境的相互作用发生变化，进而改变肿瘤细胞的代谢与生长，通过对代谢相关通路的调控（糖代谢、胰岛素代谢及自噬等）、免疫系统的影响、炎症因子的调节和肿瘤血管生成的抑制等，改善或恢复细胞微环境的稳态。运动还能够通过减少和改善肿瘤发生的危险因素来预防其发生。肥胖是肿瘤发生和死亡的重要危险因素之一，代谢失调和紊乱引起的肥胖与多达 10 余种肿瘤的发生风险增加相关。科学的运动可以通过改善肥胖引起的炎症代谢紊乱，降低由肥胖引起的肿瘤发生风险。基础研究表明，运动可降低肿瘤的生长速度和转移风险，流行病学研究发现运动可降低肿瘤的复发风险以及改善肿瘤患者的预后。运动还可提高抗肿瘤治疗的疗效，改善肿瘤相关症状和抗肿瘤治疗相关不良反应，如癌因性疲乏、抑郁与焦虑、淋巴水肿等，并提高患者的生活质量。运动对晚期接受姑息治疗的肿瘤患者的安全性和有效性 Meta 分析研究表明，运动提高生活质量、改善下半身力量、提高有氧体适能、减轻疲乏，在运动组中 97% 的不良事件被认为与运动无关，与运动相关的不良事件主要是肌肉或骨骼疼痛。

（一）运动风险评估

鉴于肿瘤类型的多样性和不同治疗手段的不良反应，在制订具体的运动干预计划之前需要对恶性肿瘤患者进行运动风险评估。

（1）评价当前体力活动水平和病史：①评价确诊之前和目前的体力活动水平、评估进行体力活动的障碍和运动损伤史；②患病史及家族史，特别是心血管疾病家族史；③年龄。

（2）常规医学评估：①心率、血压、心电图、血脂、血糖。对已经诊断的心血管疾病、代谢性疾病及肾脏疾病，或前述疾病的症状、体征（继发于恶性肿瘤或原发）的患者，在开始运动测试及运动之前需要进一步的医学检查，并对运动的安全性进行医学评估；②评估治疗后的外周神经和肌肉骨骼的继发性病变；③如果采用激素治疗，建议评估骨折发生风险；④已知骨转移性疾病的患者，在开始运动之前需要通过评估确定什么是安全的运动方式、强度、频率；⑤不建议在运动前对所有患者进行转移性病变和心脏毒性的医学检查，因为这将对大多数可能没有发生转移性病变和心脏毒性作用的恶性肿瘤患者获得运动带来的公认的健康益处造成不必要的障碍。

（3）特定癌种的医学评估：①乳腺癌患者：上半身运动之前进行上肢和肩部的评估；②前列腺癌患者：评价肌肉力量和丢失情况。如果接受雄激素剥夺治疗，建议也做一个 DXA 骨密度的评估；③结直肠癌患者：造瘘患者在参加较大强度运动

（大于快速步行强度，或≥60％储备心率）之前，应该评价患者是否已经建立连续的、主动的预防感染措施；④妇科肿瘤患者：伴有严重肥胖时的运动风险超过恶性肿瘤部位特异度带来的运动风险，为增加其活动的安全性需要额外的医学评估。在进行较大强度有氧运动或抗阻运动前推荐对下肢淋巴水肿进行评估。

（二）运动处方及调整

运动风险评估后，应结合评估结果开出运动处方，后者应根据患者的自身情况，结合学习、工作、生活环境和运动喜好等个体化制订，不同癌种、不同分期的患者功能障碍异质性很大，目前并没有根据特定的癌种或治疗方案推荐不同的运动处方。《2018年美国人身体活动指南》中适用于恶性肿瘤患者的重要建议包括避免不活动，每周累积至少150~300分钟的中等强度有氧运动，或75~150分钟较大强度的有氧运动，每周至少2天进行抗阻运动，在进行有氧运动和抗阻运动时，结合平衡能力和柔韧性运动。

仍有一部分恶性肿瘤患者可能无法耐受循证FITT[运动频率（Frequency）、运动强度（Time）和运动类型（Type）]，因此应基于患者的耐受性对运动处方进行调整，运动处方以低强度、缓慢进展的方式可以降低症状加重的风险。可考虑的调整变量包括：降低运动的强度、减轻运动持续时间、减少运动的频率，以及调整运动方式。考虑到许多恶性肿瘤患者的机体功能减退状态和疲劳的情况，短时间的抗阻练习可能是更有益的。抗阻运动中可调整的变量包括：减少每个肌群的训练组数、降低负荷、减少同等负荷下的重复次数、增加每组之间休息的时间。

（三）运动测试

正式执行运动处方前，要开展运动测试，评估该处方的可行性。

（1）理想情况下，恶性肿瘤患者应该接受健康相关适能的评估（心肺耐力、肌肉力量和耐力、柔韧性、身体成分和平衡能力），但在开始运动之前进行全面的体适能评估，可能会对开始运动造成不必要的障碍。因此，并不要求恶性肿瘤患者在进行小强度的步行、渐进性的力量练习和柔韧性练习之前进行评估。

（2）在进行健康相关体适能评估或制订运动处方之前，应了解患者的病史、合并的慢性疾病、健康状况以及运动禁忌证。

（3）熟悉与肿瘤治疗导致的最常见不良反应，包括骨折风险、心血管事件，以及与特定治疗相关的神经病变或肌肉骨骼的继发性病变。

（4）对于评价恶性肿瘤相关的疲劳或者其他影响功能的常见症状对肌肉力量和耐力或者心肺耐力的影响程度，健康相关体适能评估可能是有价值的。

（5）尚没有证据表明恶性肿瘤患者在进行症状限制性或最大强度运动负荷测试

时所需的医务监督水平与其他人群不同。

（6）在没有骨转移的乳腺癌和前列腺癌患者中，单次最大负荷量（1-repetition maximun，1-RM）测试是安全的。在有骨转移或已知或疑似骨质疏松症的患者中，应避免对肌肉力量和/或耐力进行常规评估。

（7）老年肿瘤患者和/或接受引发神经毒性的化疗的肿瘤患者可能受益于平衡能力和活动能力的评估，以预防跌倒风险。

（四）运动禁忌证及终止指标

运动是否禁忌要根据患者自身的身体条件，如生命体征不稳定，特别是脑出血或者脑栓塞急性期，如果这个阶段进行运动很容易出现二次发病。再者是严重的并发症，比如下肢静脉血栓，如果这个阶段进行运动有可能导致栓子的脱落，出现肺部栓塞引起患者呼吸困难而致死。伴有高血压、糖尿病的肿瘤患者是否适合运动需要参照上述疾病的运动禁忌证。《冠心病患者运动治疗中国专家共识》提出了运动禁忌证包括：不稳定型心绞痛；安静时收缩压>200mmHg或舒张压>110mmHg；直立后血压下降>20mmHg并伴有症状；重度主动脉瓣狭窄；急性全身疾病或发热；未控制的房性或室性心律失常；未控制的窦性心动过速（>120次/分钟）；未控制的心力衰竭；三度房室传导阻滞且未置入起搏器；活动性心包炎或心肌炎；血栓性静脉炎；近期血栓栓塞；安静时ST段压低或抬高（>2mm）；严重的可限制运动能力的运动系统异常；其他代谢异常，如急性甲状腺炎、低血钾、高血钾或血容量不足。此外，恶性肿瘤患者开始运动时的常见禁忌证包括应保证手术伤口愈合的时间，通常由于放化疗的不良反应以及手术的长期影响需要8周。这期间的患者可经历发热、显著疲劳或运动失调。由于放化疗的不良反应以及手术的长期影响，恶性肿瘤患者运动中的心血管事件发生率高于同年龄段人群，因此同样需遵循美国运动医学会为心血管疾病和肺部疾病患者制订的运动禁忌证。不同的肿瘤患者的运动禁忌证也会有所不同，乳腺癌治疗后存在上肢和肩部问题的患者应在参加上半身运动之前就医治疗。结直肠癌造瘘的患者需经过医生的允许才能参加接触性运动和避免参加负重运动。妇科肿瘤伴有腹部、腹股沟或下肢肿胀或炎症的患者应在参加下半身运动之前就医治疗，骨转移患者有病理性骨折和脊髓压迫的情况不适合锻炼，多发性骨髓瘤的患者运动禁忌证还包括未经治疗的高钙血症、骨髓发育不全、肾功能不全。

对于正处于治疗中或合并心脏病患者禁止参加较大强度（≥60%储备心率）运动，尤其是缺乏规律运动或体力活动不足者。急性心肌梗死事件多发生在平时运动较少而突然参加较大强度或大运动量的人身上，所以在练习时运动强度一定要循序渐进。在练习时如果出现以下情况：心电图显示心肌缺血、心律失常，出现中重度心绞痛、头晕、胸闷气短、共济失调等，应该由医师检查并排除危险后再恢复运动。

（五）一般注意事项

（1）需要意识到运动对接受治疗的患者症状的影响是可变的。

（2）与健康成人相比，恶性肿瘤患者需要延缓运动量提升的进度。如果运动进度导致疲劳或其他不良反应增加，运动处方的FITT需要降低到患者可以耐受的水平。

（3）已完成治疗的患者在不加重症状或不良反应的情况下，可以逐渐延长运动时间、增加运动频率、提高运动强度。

（4）如果可以耐受，没有出现症状加重或不良反应，肿瘤患者的运动处方的基本内容与健康人群相同。

（5）因为一些个体使用影响心率的药物（如β受体阻滞剂），仅用心率来监测之前或目前接受治疗的恶性肿瘤患者的有氧运动强度可能不够准确，可以教育患者用自我感觉用力程度来监测运动强度，如在中等强度的运动中能说话但不能唱歌，如果在较大强度的运动中则不能说出完整的句子。

（6）乳腺癌患者建议渐进式抗阻练习，能有效改善机体功能及降低乳腺癌相关淋巴水肿的发生风险。

（7）乳腺癌和妇科肿瘤患者应考虑进行有监督的抗阻训练计划。

（8）在治疗期也可以进行柔韧性练习。重点关注因手术、皮质类固醇使用和/或放疗而导致关节活动度下降的关节。

（9）证据显示，即使是正在接受系统治疗的恶性肿瘤患者，也可以增加日常生活中的体力活动，如取报纸、做一些力所能及的家务。

（10）每天几次短时间的运动比一次较长时间的运动可能增加运动的依从性并从中获益，尤其是在积极治疗期间更是如此。

（六）特殊注意事项

（1）90%以上的恶性肿瘤患者在某些时间段经历过肿瘤相关的疲乏。在接受化学治疗和放射治疗的患者中疲乏很常见，可能会影响或限制运动能力。在一些病例中，治疗结束后的疲乏会持续数月或者数年。无论如何，恶性肿瘤患者应避免体力活动不足的状态，即使在治疗过程中也是如此，因为有氧运动可以改善疲乏。

（2）骨是很多恶性肿瘤的常见转移部位，尤其是乳腺癌、前列腺癌、肺癌和多发性骨髓瘤。为了减少骨脆性和骨折风险，发生骨转移的恶性肿瘤患者需要调整运动处方（如减少撞击性运动、降低强度和减少每次运动的时间）。

（3）对消化道恶性肿瘤患者来说，恶病质或肌肉萎缩很常见，这些变化会限制运动能力，且与肌肉萎缩的程度有关。

（4）应该明确患者是否处于免疫抑制状态（如骨髓移植后使用免疫抑制剂的患

者或进行化疗或放疗的患者），对这些患者来说，在家或者在医疗机构运动比在公共健身区域运动更安全。

（5）体内留置导管、中心静脉置管或食物输送管的患者，以及正在接受放疗的患者应避免进行水中运动或游泳。

（6）患者在化疗治疗期间可能会反复出现呕吐和疲劳，因此需要调整运动处方，如根据症状周期性地降低运动强度和/或缩短运动时间。

（7）一般来说，严重贫血、病情恶化或有活动性感染的患者在手术后不应立即进行中等强度或较大强度的运动。

（七）运动治疗流程图

肿瘤患者运动治疗评估、治疗、监测流程图见图3-31。

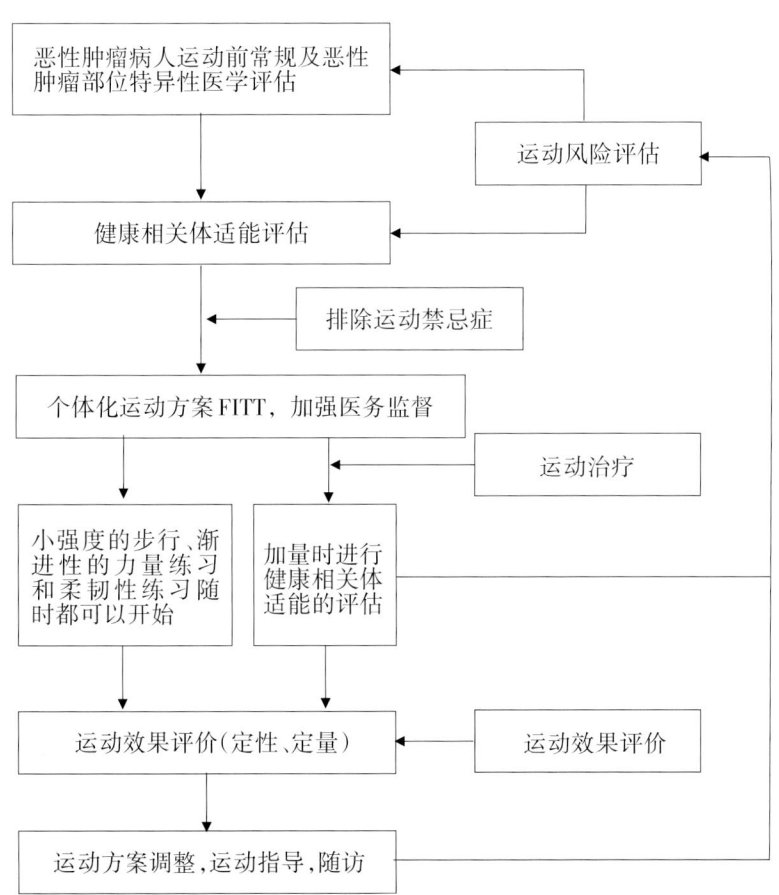

图3-31　肿瘤患者运动治疗评估、治疗、监测流程图

三、推荐意见

（1）肿瘤患者在治疗期间和治疗后，可以安全地进行适度运动，应该"避免不活动"。

（2）建议进行适量运动以改善肿瘤相关症状和抗肿瘤治疗相关不良反应，如癌因性疲乏、抑郁与焦虑、淋巴水肿等，提高患者生活质量。

（3）建议所有肿瘤患者在开始运动干预之前进行运动风险评估，以评估疾病、治疗或合并症可能带来的风险。

（4）建议恶性肿瘤患者进行运动能力测试，如6分钟步行试验。

（5）建议肿瘤患者在有监督或监督和家庭相结合的情况下锻炼。

（6）恶性肿瘤患者的运动处方，应根据患者的运动风险评估、运动能力测试结果，结合学习、工作、生活环境和运动喜好等个体化制订，运动处方应包括有氧运动、抗阻练习和柔韧性练习，根据综合评估结果组合运动方式：①建议每周3~5天进行150分钟中等强度或75分钟较大强度有氧运动。②抗阻练习每周2~5天，涉及主要肌肉群（胸部、肩部、手臂、背部、腹部和腿部），至少1组，每组8~12次重复。③柔韧性练习每周2~3天。

四、小结

随着各领域运动医学的研究深入，运动对健康的益处已经越来越清晰。越来越多的基础研究发现运动对机体微环境改善、免疫力提高、神经系统功能维护等都有积极作用，人群队列研究发现，适当的运动能有效降低人群、心血管疾病患者及肿瘤患者的全因死亡风险。运动可以减少恶性肿瘤的发生风险，降低转移和复发风险，提高肿瘤患者的生活质量，并可能改善其生存结局。虽然动物实验和流行病学研究证实了运动对肿瘤的防治作用，但是针对具体的肿瘤类型，肿瘤分期和不同的抗肿瘤治疗手段，个体化的运动处方需要进一步明确。国内肿瘤生存者运动锻炼更倾向于单纯有氧运动及选择舒缓的运动方式，如太极、气功、八段锦等项目，虽然受众广泛、易于推广，但缺乏高质量的临床研究，可借鉴国外的研究设计方法，探索适合国内肿瘤生存者体力活动的实践方案。运动治疗对恶性肿瘤预防和治疗的推广和应用是一项巨大的挑战，需要临床肿瘤学、分子肿瘤学、系统医学和运动生理学等不同学科之间的协同合作。随着运动肿瘤学的不断发展，在未来的10年内，运动治疗作为肿瘤整合治疗的重要组成部分，必将成为肿瘤预防、治疗与康复领域健康管理标准中的基本要素，运动治疗终将会作为抗肿瘤治疗的重要治疗手段，使患者的临床获益最大化。

参考文献

1. Adiamah A，Ranat R，Gomez D. Enteral versus parenteral nutrition following pancreaticoduodenectomy：a systematic review and Meta-analysis. HPB（Oxford）. 2019；21（7）：793-801.

2. Adiamah A，Rollins KE，Kapeleris A，et al. Postoperative arginine-enriched immune modulating nutrition：Long-term survival results from a randomised clinical trial in patients with oesophagogastric and pancreaticobiliary cancer. Clin Nutr. 2021；40（11）：5482-5485.

3. Advani SM，Advani PG，VonVille HM，et al. Pharmacological management of cachexia in adult cancer patients：a systematic review of clinical trials. BMC Cancer. 2018；18（1）：1174.

4. Bumrungpert A，Pavadhgul P，Nunthanawanich P，et al. Whey Protein Supplementation Improves Nutritional Status，Glutathione Levels，and Immune Function in Cancer Patients：A Randomized，Double-Blind Controlled Trial. J Med Food. 2018；21（6）：612-616.

5. Al-Bawardy B，Gorospe E C，Alexander J A，et al. Outcomes of double-balloon enteroscopy-assisted direct percutaneous endoscopic jejunostomy tube placement. Endoscopy. 2016，48（6）：552-556.

6. Albrecht H，Hagel A F，Schlechtweg P，et al. Computed Tomography-Guided Percutaneous Gastrostomy/Jejunostomy for Feeding and Decompression. Nutr Clin Pract. 2017，32（2）：212-218.

7. Alfonso JE，Berlana D，Ukleja A，et al. Clinical，Ergonomic，and Economic Outcomes With Multichamber Bags Compared With（Hospital）Pharmacy Compounded Bags and Multibottle Systems：A Systematic Literature Review. JPEN J Parenter Enteral Nutr. 2017；41（7）：1162-1177.

8. Ali AM，Kunugi H. Apitherapy for age-related skeletal muscle dysfunction（sarcopenia）：a review on the effects of royal jelly，propolis，and bee pollen. Foods 2020；9：1362.

9. Alsharif DJ，Alsharif FJ，Aljuraiban GS，et al. Effect of Supplemental Parenteral Nutrition Versus Enteral Nutrition Alone on Clinical Outcomes in Critically Ill Adult Patients：A Systematic Review and Meta-Analysis of Randomized Controlled Trials. Nutrients. 2020；12（10）：2968.

10. Álvaro Sanz E，Garrido Siles M，Rey Fernández L，et al. Nutritional risk and malnutrition rates at diagnosis of cancer in patients treated in outpatient settings：Early intervention protocol. Nutrition. 2019；57：148-153.

11. Amanda de Sousa Melo，Juliana Borges de Lima Dantas，Alena Ribeiro Alves Peixoto Medrado，et al. Nutritional supplements in the management of oral mucositis in patients with head and neck cancer：Narrative literary review. Clin Nutr ESPEN. 2021；43：31-38.

12. Amano K，Maeda I，Ishiki H，et al. East-Asian collaborative cross-cultural Study to Elucidate the Dying process（EASED）Investigators. Effects of enteral nutrition and parenteral nutrition on survival in patients with advanced cancer cachexia：Analysis of a multicenter prospective cohort study. Clin Nutr. 2021；40（3）：1168-1175.

13. Ambrosone CB，Zirpoli GR，Hutson AD，et al. Dietary Supplement Use During Chemotherapy and Survival Outcomes of Patients With Breast Cancer Enrolled in a Cooperative Group Clinical Trial（SWOG S0221）. J Clin Oncol，2020，38（8）：804-814.

14. Anderson LJ，Lee J，Mallen MC，et al. Evaluation of physical function and its association with body composition，quality of life and biomarkers in cancer cachexia patients. Clin Nutr. 2021；40（3）：978-986.

15. Anderson PM，Lalla RV. Glutamine for Amelioration of Radiation and Chemotherapy Associated Mucositis during Cancer Therapy. Nutrients. 2020；12（6）：E1675.

16. Arends J，Bachmann P，Baracos V，et al. ESPEN guidelines on nutrition in cancer patients. Clin Nutr. 2017；36（1）：11-48.

17. Arends J，Baracos V，Bertz H，et al. ESPEN expert group recommendations for action against cancer-

related malnutrition. Clin Nutr. 2017；36（5）：1187-1196.

18. Argilés JM，Betancourt A，Guàrdia-Olmos J，et al.Staging Cancer Patients：The Use of miniCASCO as a Simplified Tool. Front Physiol. 2017；8：92.

19. Argilés JM，Stemmler B，López-Soriano FJ，et al. Inter-tissue communication in cancer cachexia. Nat Rev Endocrinol. 2018；15（1）：9-20.

20. Aucoin M，Cooley K，Knee C，et al. Fish-Derived Omega-3 Fatty Acids and Prostate Cancer：A Systematic Review. Integr Cancer Ther. 2017；16（1）：32-62.

21. BAO W，SUN Y，ZHANG T，et al. Exercise Programs for Muscle Mass，Muscle Strength and Physical Performance in Older Adults with Sarcopenia：A Systematic Review and Meta-Analysis. Aging Dis，2020，11（4）：863-873.

22. Baracos VE，Mazurak VC，Bhullar AS. Cancer cachexia is defined by an ongoing loss of skeletal muscle mass. Ann Palliat Med. 2019；8（1）：3-12.

23. Beal FLR，Beal PR，Beal JR，et al.Perspectives on the therapeutic benefits of arginine supplementation in cancer treatment. Endocr Metab Immune Disord Drug Targets. 2019；19（7）：913-920.

24. Beatrice Martin，Emanuele Cereda，Riccardo Caccialanza，et al. Cost-effectiveness analysis of oral nutritional supplements with nutritional counselling in head and neck cancer patients undergoing radiotherapy. Cost Eff Resour Alloc. 2021；19（1）：35.

25. Bering J，DiBaise JK. Home Parenteral and Enteral Nutrition. Nutrients. 2022；14（13）：2558.

26. Berkelmans GHK，Fransen LFC，Dolmans-Zwartjes ACP，et al. Direct Oral Feeding Following Minimally Invasive Esophagectomy（NUTRIENT II trial）：An International，Multicenter，Open-label Randomized Controlled Trial. Ann Surg. 2020；271（1）：41-47.

27. Berlana D，Almendral MA，Abad MR，et al. Cost，Time，and Error Assessment During Preparation of Parenteral Nutrition：Multichamber Bags Versus Hospital-Compounded Bags. JPEN J Parenter Enteral Nutr. 2019；43（4）：557-565.

28. Beukers K，Voorn MJJ，Trepels R，et al. Associations between outcome variables of nutritional screening methods and systemic treatment tolerance in patients with colorectal cancer：A systematic review. J Geriatr Oncol. 2022：S1879-4068（22）00147-3.

29. Bischoff S C，Austin P，Boeykens K，et al. ESPEN practical guideline：Home enteral nutrition. Clin Nutr，2022，41（2）：468-488.

30. Böll B，Schalk E，Buchheidt D，et al. Central venous catheter-related infections in hematology and oncology：2020 updated guidelines on diagnosis，management，and prevention by the Infectious Diseases Working Party（AGIHO）of the German Society of Hematology and Medical Oncology（DGHO）. Ann Hematol. 2021；100（1）：239-259.

31. Borloni B，Huettner H，Schuerholz T. Preoperative Nutritional Conditioning：Why，When and How. Visc Med. 2019；35（5）：299-304.

32. Bossola M，Antocicco M，Pepe G. Tube feeding in patients with head and neck cancer undergoing chemoradiotherapy：A systematic review. JPEN J Parenter Enteral Nutr，2022，46（6）：1258-1269.

33. Böttger F，Vallés-Martí A，Cahn L，et al. High-dose intravenous vitamin C，a promising multi-targeting agent in the treatment of cancer. J Exp Clin Cancer Res. 2021；40（1）：343.

34. Boullata J I，Carrera A L，Harvey L，et al. Aspen Safe Practices for Enteral Nutrition Therapy Task Force A S F P，Enteral N. ASPEN Safe Practices for Enteral Nutrition Therapy . JPEN J Parenter Enteral Nutr，2017，41（1）：15-103.

35. BOZZETTI F. Forcing the vicious circle：sarcopenia increases toxicity，decreases response to chemotherapy and worsens with chemotherapy. Ann Oncol，2017，28（9）：2107-2118.

36. Bradford NK，Edwards RM，Chan RJ. Normal saline（0.9% sodium chloride）versus heparin intermittent flushing for the prevention of occlusion in long-term central venous catheters in infants and chil-

dren. Cochrane Database Syst Rev. 2020，4：CD010996.

37.Britton B，Baker A，Clover K，et al. Heads up：a pilot trial of a psychological intervention to improve nutrition in head and neck cancer patients undergoing radiotherapy. Eur J Cancer Care（Engl），2017；26（4）.

38.Bumrungpert A，Pavadhgul P，Nunthanawanich P，et al.Whey Protein Supplementation Improves Nutritional Status，Glutathione Levels，and Immune Function in Cancer Patients：A Randomized，Double-Blind Controlled Trial. J Med Food. 2018；21（6）：612-616.

39.Burden ST，Gibson DJ，Lal S，et al. Pre-operative oral nutritional supplementation with dietary advice versus dietary advice alone in weight-losing patients with colorectal cancer：single-blind randomized controlled trial. J Cachexia Sarcopenia Muscle. 2017；8（3）：437-446.

40.Burdine J，Franco-Fuenmayor ME，Huff ML，et al. Rapid infusion of fish oil-based lipid emulsions：Is there a risk of fat overload syndrome? A case report of rapid administration. J Clin Pharm Ther 2022；47（7）：1088-1090.

41.Caccialanza R，Cereda E，Caraccia M，et al. Early 7-day supplemental parenteral nutrition improves body composition and muscle strength in hypophagic cancer patients at nutritional risk. Support Care Cancer. 2019l；27（7）：2497-2506.

42.Cao J，Xu H，Li W，et al.Investigation on Nutrition Status and Clinical Outcome of Common Cancers （INSCOC）Group，Chinese Society of Nutritional Oncology. Nutritional assessment and risk factors associated to malnutrition in patients with esophageal cancer. Curr Probl Cancer. 2021；45（1）：100638.

43.Cao C，Friedenreich CM，Yang L. Association of Daily Sitting Time and Leisure-Time Physical Activity With Survival Among US Cancer Survivors. JAMA oncology，2022，8（3），395-403.

44.Carrato A，Cerezo L，Feliu J，et al. Clinical nutrition as part of the treatment pathway of pancreatic cancer patients：an expert consensus. Clin Transl Oncol，2022，24（1）：112-126.

45.Castro-Espin C，Agudo A. The Role of Diet in Prognosis among Cancer Survivors：A Systematic Review and Meta-Analysis of Dietary Patterns and Diet Interventions. Nutrients. 2022；14（2）：348.

46.Cederholm T，Barazzoni R，Austin P，et al. ESPEN guidelines on definitions and terminology of clinical nutrition. Clin Nutr. 2017；36（1）：49-64.

47.Cederholm T，Jensen GL，Correia MITD，et al.GLIM Core Leadership Committee；GLIM Working Group. GLIM criteria for the diagnosis of malnutrition - A consensus report from the global clinical nutrition community. Clin Nutr. 2019；38（1）：1-9.

48.Cereda E，Cappello S，Colombo S，et al. Nutritional counseling with or without systematic use of oral nutritional supplements in head and neck cancer patients undergoing radiotherapy. Radiother Oncol. 2018；126（1）：81-88.

49.Gillis C，Fenton TR，Sajobi TT，et al. Trimodal prehabilitation for colorectal surgery attenuates postsurgical losses in lean body mass：A pooled analysis of randomized controlled trials. Clin Nutr. 2019；38（3）：1053-1060.

50.Chen YT，Tai KY，Lai PC，et al. Should we believe the benefit of intravenous erythromycin in critically ill adults with gastric feeding intolerance? Reinspecting the pieces of evidence from a series of Meta-analyses. JPEN J Parenter Enteral Nutr，2022，46（6）：1449-1454.

51.Cheng L，Meiser B. The relationship between psychosocial factors and biomarkers in cancer patients：A systematic review of the literature. Eur J Oncol Nurs. 2019；41：88-96.

52.Chiao D，Lambert D. Peritoneal Insufflation Facilitates CT-Guided Percutaneous Jejunostomy Replacement. AJR Am J Roentgenol. 2017. 208（4）：907-909.

53.Choi MH，Oh SN，Lee IK，et al. Sarcopenia is negatively associated with long-term outcomes in locally advanced rectal cancer. J Cachexia Sarcopenia Muscle.2018；9（1）：53-59.

54.Chow R，Bruera E，Arends J，et al. Enteral and parenteral nutrition in cancer patients，a comparison of complication rates: an updated systematic review and (cumulative) Meta-analysis. Support Care Cancer. 2020; 28 (3): 979 -1010.

55.Chung Nga Lam, Amanda E Watt, Elizabeth A Isenring, et al. The effect of oral omega-3 polyunsaturated fatty acid supplementation on muscle maintenance and quality of life in patients with cancer: A systematic review and Meta-analysis. Clin Nutr. 2021; 40 (6): 3815-3826.

56.Clavier JB, Antoni D, Atlani D, et al. Baseline nutritional status is prognostic factor after definitive radiochemotherapy for esophageal cancer. Dis Esophagus. 2014; 27 (6): 560-567.

57.Compher C, Bingham A L, Mccall M, et al. Guidelines for the provision of nutrition support therapy in the adult critically ill patient: The American Society for Parenteral and Enteral Nutrition . JPEN J Parenter Enteral Nutr, 2022, 46 (1): 12-41.

58.Cong M, Wang J, Fang Y, et al.A multi-center survey on dietary knowledge and behavior among inpatients in oncology department. Support Care Cancer, 2018; 26 (7): 2285-2292.

59.Constansia RDN, Hentzen JEKR, Hogenbirk RNM, et al. Actual postoperative protein and calorie intake in patients undergoing major open abdominal cancer surgery: A prospective, observational cohort study. Nutr Clin Pract, 2022; 37 (1): 183-191.

60.Contrepois K, Wu S, Moneghetti KJ, et al. Molecular Choreography of Acute Exercise. Cell, 2020, 181 (5), 1112-1130.

61.Cotogni P, Monge T, Passera R, et al. A. Clinical characteristics and predictive factors of survival of 761 cancer patients on home parenteral nutrition: A prospective, cohort study. Cancer Med, 2020, 9 (13): 4686-4698.

62.Cruz-jentoft AJ, Bahat G, Bauer J, et al. Sarcopenia: revised European consensus on definition and diagnosis. Age Ageing, 2019, 48 (4): 601.

63.Cuellar WA, Blizzard L, Hides JA, et al. Vitamin D supplements for trunk muscle morphology in older adults: secondary analysis of a randomized controlled trial. J Cachexia Sarcopenia Muscle, 2019, 10 (1): 177-187.

64.Da silva J S V, Seres D S, Sabino K, et al. ASPEN Consensus Recommendations for Refeeding Syndrome. Nutr Clin Pract, 2020, 35 (2): 178-195.

65.D'Almeida CA, Peres WAF, de Pinho NB, et al. Prevalence of Malnutrition in Older Hospitalized Cancer Patients: A Multicenter and Multiregional Study. J Nutr Health Aging. 2020; 24 (2): 166-171.

66.Darbandi A, Mirshekar M, Shariati A, et al. The effects of probiotics on reducing the colorectal cancer surgery complications: A periodic review during 2007-2017. Clin Nutr. 2020, 39 (8): 2358-2367.

67.de Pinho NB, Martucci RB, Rodrigues VD, et al. Malnutrition associated with nutrition impact symptoms and localization of the disease: Results of a multicentric research on oncological nutrition. Clin Nutr. 2019; 38 (3): 1274-1279.

68.de van der Schueren MAE, Laviano A, Blanchard H, et al. Systematic review and Meta-analysis of the evidence for oral nutritional intervention on nutritional and clinical outcomes during chemo (radio) therapy: current evidence and guidance for design of future trials. Ann Oncol. 2018; 29 (5): 1141-1153.

69.Deftereos I, Kiss N, Isenring E, et al. A systematic review of the effect of preoperative nutrition support on nutritional status and treatment outcomes in upper gastrointestinal cancer resection. Eur J Surg Oncol. 2020; 46 (8): 1423-1434.

70.Denlinger CS, Sanft T, Moslehi JJ, et al. NCCN Guidelines Insights: Survivorship, Version 2.2020. Journal of the National Comprehensive Cancer Network: JNCCN, 2020, 18 (8), 1016-1023.

71.Diddana TZ, Kelkay GN, Dola AN, et al. Effect of Nutrition Education Based on Health Belief Model on Nutritional Knowledge and Dietary Practice of Pregnant Women in Dessie Town, Northeast Ethiopia: A Cluster Randomized Control Trial. J Nutr Metab. 2018; 6731815.

72. Dijksterhuis WPM，Latenstein AEJ，van Kleef JJ，et al. Cachexia and Dietetic Interventions in Patients With Esophagogastric Cancer：A Multicenter Cohort Study. J Natl Compr Canc Netw. 2021，19（2）：144-152.

73. Fares Amer N，Luzzatto Knaan T. Natural Products of Marine Origin for the Treatment of Colorectal and Pancreatic Cancers：Mechanisms and Potential. Int J Mol Sci. 2022；23（14）：8048.

74. Ferreira IB，Lima EDNS，Canto PPL，et al. Oral Nutritional Supplementation Affects the Dietary Intake and Body Weight of Head and Neck Cancer Patients during（Chemo）Radiotherapy. Nutrients，2020；12（9）：2516.

75. Fostier R，Arvanitakis M，Gkolfakis P. Nutrition in acute pancreatitis：when，what and how. Curr Opin Clin Nutr Metab Care，2022；25（5）：325-328.

76. Fu Z，Zhang R，Wang KH，et al.INSCOC Study Group. Development and validation of a Modified Patient-Generated Subjective Global Assessment as a nutritional assessment tool in cancer patients. J Cachexia Sarcopenia Muscle. 2022；13（1）：343-354.

77. Gallagher D，Parker A，Samavat H，et al. Prophylactic supplementation of phosphate，magnesium，and potassium for the prevention of refeeding syndrome in hospitalized individuals with anorexia nervosa. Nutr Clin Pract，2022，37（2）：328-343.

78. Gao B，Luo J，Liu Y，et al. Clinical Efficacy of Perioperative Immunonutrition Containing Omega-3-Fatty Acids in Patients Undergoing Hepatectomy：A Systematic Review and Meta-Analysis of Randomized Controlled Trials. Ann Nutr Metab. 2020；76（6）：375-386.

79. Gao X，Liu Y，Zhang L，et al. Effect of Early vs Late Supplemental Parenteral Nutrition in Patients Undergoing Abdominal Surgery：A Randomized Clinical Trial. JAMA Surg. 2022；157（5）：384-393.

80. Ge W，Wei W，Shuang P，et al. Nasointestinal Tube in Mechanical Ventilation Patients is More Advantageous. Open Med（Wars），2019，14：426-430.

81. Ge YZ，Ruan GT，Zhang Q，et al. Extracellular water to total body water ratio predicts survival in cancer patients with sarcopenia：a multi-center cohort study. Nutr Metab（Lond），2022，19（1）：34.

82. Gelhorn HL，Gries KS，Speck RM，et al. Comprehensive validation of the functional assessment of anorexia/cachexia therapy（FAACT）anorexia/cachexia subscale（A/CS）in lung cancer patients with involuntary weight loss. Qual Life Res. 2019；28（6）：1641-1653.

83. Gharahdaghi N，Rudrappa S，Brook MS，et al. Testosterone therapy induces molecular programming augmenting physiological adaptations to resistance exercise in older men. J Cachexia Sarcopenia Muscle. 2019；10（6）：1276-1294.

84. Gillis C，Buhler K，Bresee L，et al. Effects of nutritional prehabilitation，with and without exercise，on outcomes of patients who undergo colorectal surgery：a systematic review and Meta-analysis. Gastroenterology. 2018；155（2）：391-410.

85. Golan T，Geva R，Richards D，et al. LY2495655，an antimyostatin antibody，in pancreatic cancer：a randomized，phase 2 trial. J Cachexia Sarcopenia Muscle，2018，9（5）：871-879.

86. Goldberg JI，Goldman DA，Mccaskey S，et al. Illness Understanding，Prognostic Awareness，and End-of-Life Care in Patients with GI Cancer and Malignant Bowel Obstruction With Drainage Percutaneous Endoscopic Gastrostomy. JCO Oncol Pract. 2021，17（2）：e186-e93.

87. Guenezan J，Marjanovic N，Drugeon B，et al. Chlorhexidine plus alcohol versus povidone iodine plus alcohol，combined or not with innovative devices，for prevention of short-term peripheral venous catheter infection and failure（CLEAN 3 study）：an investigator-initiated，open-label，single centre，randomised-controlled，two-by-two factorial trial. Lancet Infect Dis. 2021；21（7）：1038-1048.

88. Guo ZQ，Yu JM，Li W，et al. Investigation on the Nutrition Status and Clinical Outcome of Common Cancers（INSCOC）Group. Survey and analysis of the nutritional status in hospitalized patients with malignant gastric tumors and its influence on the quality of life. Support Care Cancer. 2020；28（1）：

373-380.

89. Hamilton-Reeves JM, Stanley A, Bechtel MD, et al. Perioperative immunonutrition modulates inflammatory response after radical cystectomy: results of a pilot randomized controlled clinical trial. J Urol. 2018; 200 (2): 292-301.

90. Hartwell JL, Cotton A, Wenos CD, et al. Early Achievement of Enteral Nutrition Protein Goals by Intensive Care Unit Day 4 is Associated With Fewer Complications in Critically Injured Adults. Ann Surg. 2021; 274 (6): e988-e994.

91. Hartz LLK, Stroup BM, Bibelnieks TA, et al. ThedaCare Nutrition Risk Screen Improves the Identification of Non-Intensive Care Unit Patients at Risk for Malnutrition Compared With the Nutrition Risk Screen 2002. JPEN J Parenter Enteral Nutr. 2019; 43 (1): 70-80.

92. Hasegawa Y, Ijichi H, Saito K, et al. Protein intake after the initiation of chemotherapy is an independent prognostic factor for overall survival in patients with unresectable pancreatic cancer: A prospective cohort study. Clin Nutr, 2021, 40 (7): 4792-4798.

93. Hasenoehrl, T., Palma, S., Ramazanova, D., et al. Resistance exercise and breast cancer-related lymphedema-a systematic review update and Meta-analysis. Support Care Cancer, 2020, 28 (8), 3593-3603.

94. Heinrich H, Gubler C, Valli PV. Over-the-scope-clip closure of long lasting gastrocutaneous fistula after percutaneous endoscopic gastrostomy tube removal in immunocompromised patients: A single center case series. World J Gastrointest Endosc, 2017, 9 (2): 85-90.

95. Ho YW, Yeh KY, Hsueh SW, et al. Impact of early nutrition counseling in head and neck cancer patients with normal nutritional status. Support Care Cancer. 2021; 29 (5): 2777-2785.

96. Hojman P, Gehl J, Christensen JF, et al. Molecular Mechanisms Linking Exercise to Cancer Prevention and Treatment. Cell Metab. 2018, 27 (1): 10-21.

97. Horowitz AM, Fan X, Bieri G, et al. Blood factors transfer beneficial effects of exercise on neurogenesis and cognition to the aged brain. Science, 2020, 369 (6500), 167-173.

98. Hu B, Sun R, Wu A, et al. Prognostic Value of Prolonged Feeding Intolerance in Predicting All-Cause Mortality in Critically Ill Patients: A Multicenter, Prospective, Observational Study. JPEN J Parenter Enteral Nutr, 2020, 44 (5): 855-865.

99. Huang S, Piao Y, Cao C, et al. A prospective randomized controlled trial on the value of prophylactic oral nutritional supplementation in locally advanced nasopharyngeal carcinoma patients receiving chemo-radiotherapy. Oral Oncol, 2020; 111: 105025.

100. Hunter CN, Abdel-Aal HH, Elsherief WA, et al. Mirtazapine in Cancer-Associated Anorexia and Cachexia: A Double-Blind Placebo-Controlled Randomized Trial. J Pain Symptom Manage. 2021; 62 (6): 1207-1215.

101. Ji W, Liu X, Zheng K, et al. Correlation of phase angle with sarcopenia and its diagnostic value in elderly men with cancer. Nutrition, 2021, 84: 111110.

102. Jiang Q J, Jiang C F, Chen Q T, et al. Erythromycin for Promoting the Postpyloric Placement of Feeding Tubes: A Systematic Review and Meta-Analysis. Gastroenterol Res Pract, 2018, 2018: 1671483.

103. Jiang XH, Chen XJ, Wang XY, et al. Optimal Nutrition Formulas for Patients Undergoing Surgery for Colorectal Cancer: A Bayesian Network Analysis. Nutr Cancer, 2021, 73 (5): 775-784.

104. Jin J, Xiong G, Wang X, et al. The Impact of Preoperative and Postoperative Malnutrition on Outcomes for Ampullary Carcinoma After Pancreaticoduodenectomy. Front Oncol. 2021; 11: 748341.

105. Joanna Grupińska, Magdalena Budzyń, Kalina Maćkowiak, et al. Beneficial Effects of Oral Nutritional Supplements on Body Composition and Biochemical Parameters in Women with Breast Cancer Undergoing Postoperative Chemotherapy: A Propensity Score Matching Analysis. Nutrients. 2021; 13

（10）：3549.

106. Joffe L，Ladas EJ. Nutrition during childhood cancer treatment：current understanding and a path for future research. Lancet Child Adolesc Health. 2020；4（6）：465-475.

107. Johnson S，Ziegler J，August DA. Cannabinoid use for appetite stimulation and weight gain in cancer care：Does recent evidence support an update of the European Society for Clinical Nutrition and Metabolism clinical guidelines? Nutr Clin Pract，2021，36（4）：793-807.

108. Jones CJ，Calder PC. Influence of different intravenous lipid emulsions on fatty acid status and laboratory and clinical outcomes in adult patients receiving home parenteral nutrition：A systematic review. Clin Nutr. 2018；37（1）：285-291.

109. Jordan EA，Moore SC. Enteral nutrition in critically ill adults：Literature review of protocols. Nurs Crit Care，2020，25（1）：24-30.

110. Kaderbay A，Atallah I，Fontaine E，et al. Malnutrition and refeeding syndrome prevention in head and neck cancer patients：from theory to clinical application. European Archives of Oto-Rhino-Laryngology，2018，275（5）：1049-1058.

111. Kahn J，Pregartner G，Schemmer P. Effects of both Pro- and Synbiotics in Liver Surgery and Transplantation with Special Focus on the Gut-Liver Axis-A Systematic Review and Meta-Analysis. Nutrients，2020，12（8）：2461.

112. Kakkos A，Bresson L，Hudry D，et al. Complication-related removal of totally implantable venous access port systems：Does the interval between placement and first use and the neutropenia-inducing potential of chemotherapy regimens influence their incidence? A four-year prospective study of 4045 patients. Eur J Surg Oncol. 2017，43（4）：689-695.

113. Kanekiyo S，Takeda S，Iida M，et al. Efficacy of perioperative immunonutrition in esophageal cancer patients undergoing esophagectomy. Nutrition. 2019；59：96-102.

114. Karabulut S，Dogan I，Usul Afsar C，et al. Does nutritional status affect treatment tolarability，response and survival in Metastatic colorectal cancer patients? Results of a prospective multicenter study. J Oncol Pharm Pract. 2021，27（6）：1357-1363.

115. Karsten R T，Van Der Molen L，Hamming-Vrieze O，et al. Long-term swallowing，trismus，and speech outcomes after combined chemoradiotherapy and preventive rehabilitation for head and neck cancer：10-year plus update. Head Neck，2020；42（8）：1907-1918.

116. Katakami N，Uchino J，Yokoyama T，et al. Anamorelin（ONO-7643）for the treatment of patients with non-small cell lung cancer and cachexia：Results from a randomized，double-blind，placebo-controlled，multicenter study of Japanese patients（ONO-7643-04）. Cancer. 2018；124（3）：606-616.

117. Kita R，Miyata H，Sugimura K，et al. Clinical effect of enteral nutrition support during neoadjuvant chemotherapy on the preservation of skeletal muscle mass in patients with esophageal cancer. Clin Nutr，2021，40（6）：4380-4385.

118. Knight SR，Qureshi AU，Drake TM，et al. The impact of preoperative oral nutrition supplementation on outcomes in patients undergoing gastrointestinal surgery for cancer in low- and middle-income countries：a systematic review and Meta-analysis. Sci Rep. 2022；12（1）：12456.

119. Kong SH，Lee HJ，Na JR，et al. Effect of perioperative oral nutritional supplementation in malnourished patients who undergo gastrectomy：A prospective randomized trial. Surgery. 2018；164（6）：1263-1270.

120. Kurk S，Peeters P，Stellato R，et al. Skeletal muscle mass loss and dose-limiting toxicities in Metastatic colorectal cancer patients. J Cachexia Sarcopenia Muscle. 2019，10（4）：803-813.

121. Lakananurak N，Tienchai K. Incidence and risk factors of parenteral nutrition-associated liver disease in hospitalized adults：A prospective cohort study. Clin nutr ESPEN. 2019；34，81-86.

122. Li P, Zhong C, Qiao S, et al. Effect of supplemental parenteral nutrition on all-cause mortality in critically Ill adults: A Meta-analysis and subgroup analysis. Front Nutr. 2022; 9: 897846.

123. Li T, Qiu H, Chen Z, et al. Investigation of nutritional status in Chinese patients with common cancer. Scientia Sinica Vitae. 2020; 50 (12): 1437-1452.

124. Li W, Guo H, Li L, et al. Cost-Effectiveness Analyses of Home Parenteral Nutrition for Incurable Gastrointestinal Cancer Patients. Front Oncol. 2022; 12: 858712.

125. Li Y, Chu Y, Song R, et al. Thalidomide combined with chemotherapy in treating elderly patients with advanced gastric cancer. Aging Clin Exp Res, 2018, 30 (5): 499-505.

126. Li Z, Chen W, Li H, et al. Chinese Oncology Nutrition Survey Group. Nutrition support in hospitalized cancer patients with malnutrition in China. Asia Pac J Clin Nutr. 2018; 27 (6): 1216-1224.

127. Lin YS, Hsieh CY, Kuo TT, et al. Resveratrol-mediated ADAM9 degradation decreases cancer progression and provides synergistic effects in combination with chemotherapy. Am J Cancer Res, 2020, 10 (11): 3828-3837.

128. Liu C, Lu Z, Li Z, et al. Influence of Malnutrition According to the GLIM Criteria on the Clinical Outcomes of Hospitalized Patients With Cancer. Front Nutr. 2021; 8: 774636.

129. Liu CA, Zhang Q, Ruan GT, et al. Novel Diagnostic and Prognostic Tools for Lung Cancer Cachexia: Based on Nutritional and Inflammatory Status. Front Oncol. 2022; 12: 890745.

130. Liu MM, Li ST, Shu Y, et al. Probiotics for prevention of radiation-induced diarrhea: A Meta-analysis of randomized controlled trials. PLOS ONE, 2017, 12 (6): e0178870.

131. Liu S, Zhang S, Li Z, et al. Insufficient Post-operative Energy Intake Is Associated With Failure of Enhanced Recovery Programs After Laparoscopic Colorectal Cancer Surgery: A Prospective Cohort Study. Front Nutr. 2021; 8: 768067.

132. Lobo DN, Gianotti L, Adiamah A, et al. Perioperative nutrition: Recommendations from the ESPEN expert group. Clin Nutr. 2020; 39 (11): 3211-3227.

133. Löser A, Abel J, Kutz LM, et al. Head and neck cancer patients under (chemo-) radiotherapy undergoing nutritional intervention: Results from the prospective randomized HEADNUT-trial. Radiother Oncol. 2021; 159: 82-90.

134. Lyu J, Shi A, Li T, et al. Effects of Enteral Nutrition on Patients With Oesophageal Carcinoma Treated With Concurrent Chemoradiotherapy: A Prospective, Multicentre, Randomised, Controlled Study. Front Oncol. 2022; 12: 839516.

135. Ma Y, Wang J, Li Q, et al. The Effect of Omega-3 Polyunsaturated Fatty Acid Supplementations on anti-Tumor Drugs in Triple Negative Breast Cancer. Nutr Cancer, 2021, 73 (2): 196-205.

136. Maeng CH, Kim BH, Chon J, et al. Effect of multimodal intervention care on cachexia in patients with advanced cancer compared to conventional management (MIRACLE): an open-label, parallel, randomized, phase 2 trial. Trials. 2022; 23 (1): 281.

137. Marshall KM, Loeliger J, Nolte L, et al. Prevalence of malnutrition and impact on clinical outcomes in cancer services: A comparison of two time points. Clin Nutr. 2019; 38 (2): 644-651.

138. Martin L, Kubrak C. How much does reduced food intake contribute to cancer-associated weight loss? Curr Opin Support Palliat Care. 2018; 12 (4): 410-419.

139. Martin RC 2nd, Agle S, Schlegel M, et al. Efficacy of preoperative immunonutrition in locally advanced pancreatic cancer undergoing irreversible electroporation (IRE). Eur J Surg Oncol. 2017; 43 (4): 772-779.

140. Martincich I, Cini K, Lapkin S, et al. Central Venous Access Device Complications in Patients Receiving Parenteral Nutrition in General Ward Settings: A Retrospective Analysis. JPEN. 2020; 44 (6): 1104-1111.

141. Mastroianni C, Magnani C, Giannarelli D, et al. Oral care in a sample of patients undergoing pallia-

tive care: a prospective single-centre observational study: Igor study. Palliat Med 2018; 32 (1): 45-46.

142. Matsumoto A, Yuda M, Tanaka Y, et al. Efficacy of Percutaneous Endoscopic Gastrostomy for Patients With Esophageal Cancer During Preoperative Therapy. Anticancer Res. 2019, 39 (8): 4243-4248.

143. Matsuo N, Morita T, Matsuda Y, et al. Predictors of responses to corticosteroids for anorexia in advanced cancer patients: a multicenter prospective observational study. Support Care Cancer. 2017; 25 (1): 41-50.

144. Maureen Sheean P, Robinson P, Bartolotta MB, et al. Associations Between Cholecalciferol Supplementation and Self-Reported Symptoms Among Women With Metastatic Breast Cancer and Vitamin D Deficiency: A Pilot Study. Oncol Nurs Forum, 2021, 48 (3): 352-360.

145. Mcmillan H, Barbon C E A, Cardoso R, et al. Manual Therapy for Patients With Radiation-Associated Trismus After Head and Neck Cancer. JAMA Otolaryngol Head Neck Surg, 2022; 148 (5): 418-425.

146. Melnic I, Alvarado AE, Claros M, et al. Tailoring nutrition and cancer education materials for breast cancer patients. Patient Educ Couns. 2022; 105 (2): 398-406.

147. Meng Q, Tan S, Jiang Y, et al. Post-discharge oral nutritional supplements with dietary advice in patients at nutritional risk after surgery for gastric cancer: A randomized clinical trial. Clin Nutr. 2021; 40 (1): 40-46.

148. Miller J, Wells L, Nwulu U, et al. Validated screening tools for the assessment of cachexia, sarcopenia, and malnutrition: a systematic review. Am J Clin Nutr. 2018; 108 (6): 1196-1208.

149. Minnella EM, Awasthi R, Bousquet-Dion G, et al. Multimodal Prehabilitation to Enhance Functional Capacity Following Radical Cystectomy: A Randomized Controlled Trial. Eur Urol Focus. 2021; 7 (1): 132-138.

150. Miyata H, Yano M, Yasuda T, et al. Randomized study of the clinical effects of omega-3 fatty acid-containing enteral nutrition support during neoadjuvant chemotherapy on chemotherapy-related toxicity in patients with esophageal cancer. Nutrition, 2017, 33: 204-210.

151. Mochamat, Cuhls H, Marinova M, et al. A systematic review on the role of vitamins, minerals, proteins, and other supplements for the treatment of cachexia in cancer: a European Palliative Care Research Centre cachexia project. J Cachexia Sarcopenia Muscle. 2017; 8 (1): 25-39.

152. Motta JP, Wallace JL, Buret AG, et al. Gastrointestinal biofilms in health and disease. Nat Rev Gastroenterol Hepatol. 2021; 18 (5): 314-334.

153. Mueller-Gerbes D, Hartmann B, Lima J P, et al. Comparison of removal techniques in the management of buried bumper syndrome: a retrospective cohort study of 82 patients. Endosc Int Open, 2017, 5 (7): E603-E7.

154. Muscaritoli M, Arends J, Bachmann P, et al. ESPEN practical guideline: Clinical Nutrition in cancer. Clin Nutr. 2021; 40 (5): 2898-2913.

155. Naito T. Emerging Treatment Options For Cancer-Associated Cachexia: A Literature Review. Ther Clin Risk Manag. 2019; 15: 1253-1266.

156. Najafi S, Haghighat S, Raji Lahiji M, et al. Randomized study of the effect of dietary counseling during adjuvant chemotherapy on chemotherapy induced nausea and vomiting, and quality of life in patients with breast cancer. Nutr Cancer. 2019; 71 (4): 575-584.

157. Neoh MK, Abu Zaid Z, Mat Daud ZA, et al. Changes in Nutrition Impact Symptoms, Nutritional and Functional Status during Head and Neck Cancer Treatment. Nutrients, 2020; 12 (5): 1225.

158. Ngo B, Van Riper JM, Cantley LC, et al. Targeting cancer vulnerabilities with high-dose vitamin C. Nat Rev Cancer. 2019; 19 (5): 271-282.

159. Nie C，He T，Zhang W，et al. Branched Chain Amino Acids：Beyond Nutrition Metabolism. Int J Mol Sci. 2018；19（4）：954.

160. Nilsson A，Wilhelms DB，Mirrasekhian E，et al. Inflammation-induced anorexia and fever are elicited by distinct prostaglandin dependent mechanisms，whereas conditioned taste aversion is prostaglandin independent. Brain Behav Immun. 2017；61：236-243.

161. Nuchit S，Lam-Ubol A，Paemuang W，et al. Alleviation of dry mouth by saliva substitutes improved swallowing ability and clinical nutritional status of post-radiotherapy head and neck cancer patients：a randomized controlled trial. Support Care Cancer，2020；28：2817-2828.

162. Nunes G，Fonseca J，Barata A T，et al. Nutritional Support of Cancer Patients without Oral Feeding：How to Select the Most Effective Technique？GE Port J Gastroenterol. 2020，27（3）：172-184.

163. Obling SR，Wilson BV，Pfeiffer P，et al. Home parenteral nutrition increases fat free mass in patients with incurable gastrointestinal cancer. Results of a randomized controlled trial. Clin Nutr，2019，38（1）：182-190.

164. O'Keefe GE，Shelton M，Qiu Q，et al. Increasing Enteral Protein Intake in Critically Ill Trauma and Surgical Patients. Nutr Clin Pract. 2019；34（5）：751-759.

165. Olsen SU，Hesseberg K，Aas AM，et al. A comparison of two different refeeding protocols and its effect on hand grip strength and refeeding syndrome：a randomized controlled clinical trial. Eur Geriatr Med，2021，12（6）：1201-1212.

166. Orell H，Schwab U，Saarilahti K，et al. Nutritional counseling for head and neck cancer patients undergoing（chemo）radiotherapy-a prospective randomized trial. Front Nutr.2019；6：22.

167. Orlemann T，Reljic D，Zenker B，et al. A novel mobile phone app（OncoFood）to record and optimize the dietary behavior of oncologic patients：pilot study. JMIR Cancer. 2018；4（2）e10703.

168. Ozcelik H，Gozum S，Ozer Z. Is home parenteral nutrition safe for cancer patients？Positive effects and potential catheter-related complications：A systematic review. Eur J Cancer Care（Engl）. 2019；28（3）：e13003.

169. Pedrazzoli P，Caccialanza R，Cotogni P，et al.The Advantages of Clinical Nutrition Use in Oncologic Patients in Italy：Real World Insights. Healthcare（Basel）. 2020；8（2）：125.

170. Piercy KL，Troiano RP，Ballard RM，et al. The Physical Activity Guidelines for Americans. JAMA，2018，320（19），2020-2028.

171. Poort，H.，Peters，M.，van der Graaf，W.，et al. Cognitive behavioral therapy or graded exercise therapy compared with usual care for severe fatigue in patients with advanced cancer during treatment：a randomized controlled trial. Ann Oncol，2020，31（1），115-122.

172. Prado CM，Orsso CE，Pereira SL，et al. Effects of β-hydroxy β-methylbutyrate（HMB）supplementation on muscle mass，function，and other outcomes in patients with cancer：a systematic review. J Cachexia Sarcopenia Muscle. 2022；13（3）：1623-1641.

173. Qin N，Jiang G，Zhang X，et al. The Effect of Nutrition Intervention With Oral Nutritional Supplements on Ovarian Cancer Patients Undergoing Chemotherapy . Front Nutr，2021，8：685967.

174. Reid J，McKeaveney C，Martin P. Communicating with Adolescents and Young Adults about Cancer-Associated Weight Loss. Curr Oncol Rep. 2019；21（2）：15.

175. Reintam Blaser A，Preiser JC，Fruhwald S，et al. Working Group on Gastrointestinal Function within the Section of Metabolism，Endocrinology and Nutrition（MEN Section）of ESICM. Gastrointestinal dysfunction in the critically ill：a systematic scoping review and research agenda proposed by the Section of Metabolism，Endocrinology and Nutrition of the European Society of Intensive Care Medicine. Crit Care. 2020；24（1）：224.

176. Roeland EJ，Bohlke K，Baracos VE，et al. Management of Cancer Cachexia：ASCO Guideline. J Clin Oncol. 2020；38（21）：2438-2453.

177. Sasanfar B, Toorang F, Rostami S, et al. The effect of nutrition education for cancer prevention based on health belief model on nutrition knowledge, attitude, and practice of Iranian women. BMC Women's Health. 2022, 22 (1): 1-9.

178. Savoie M B, Laffan A, Brickman C, et al. A multi-disciplinary model of survivorship care following definitive chemoradiation for anal cancer. BMC Cancer, 2019; 19 (1): 906.

179. Schuetz P, Fehr R, Baechli V, et al. Individualised nutritional support in medical inpatients at nutritional risk: a randomised clinical trial. Lancet. 2019; 393 (10188): 2312-2321.

180. Shanjun Tan, Qingyang Meng, Yi Jiang, et al. Impact of oral nutritional supplements in postdischarge patients at nutritional risk following colorectal cancer surgery: a randomised clinical trial. Clin Nutr 2021; 40: 47-53.

181. Shen, B., Tasdogan, A., Ubellacker, J. M., et al. A mechanosensitive peri-arteriolar niche for osteogenesis and lymphopoiesis. Nature, 2021, 591 (7850), 438-444.

182. Silva TA, Maia FCP, Zocrato MCA, et al. Preoperative and Postoperative Resting Energy Expenditure of Patients Undergoing Major Abdominal Operations. JPEN J Parenter Enteral Nutr. 2021; 45 (1): 152-157.

183. Song M, Zhang Q, Tang M, et al. Associations of low hand grip strength with 1 year mortality of cancer cachexia: a multicentre observational study. J Cachexia Sarcopenia Muscle. 2021; 12 (6): 1489-1500.

184. Takanobu Yamada, Tsutomu Hayashi, Hirohito Fujikawa, et al. Feasibility and Safety of Oral Nutritional Supplementation with High-Density Liquid Diet After Total Gastrectomy for Gastric Cancer. World J Surg. 2022; 46 (10): 2433-2439.

185. Tyler R, Barrocas A, Guenter P, et al. ASPEN Value Project Scientific Advisory Council. Value of Nutrition Support Therapy: Impact on Clinical and Economic Outcomes in the United States. JPEN J Parenter Enteral Nutr. 2020; 44 (3): 395-406.

186. Vazeille C, Jouinot A, Durand JP, et al. Relation between hyperMetabolism, cachexia, and survival in cancer patients: a prospective study in 390 cancer patients before initiation of anticancer therapy. Am J Clin Nutr. 2017; 105 (5): 1139-1147.

187. Wang A, Duncan SE, Lesser GJ, et al. Effect of lactoferrin on taste and smell abnormalities induced by chemotherapy: a proteome analysis. Food Funct, 2018; 9 (9): 4948-4958.

188. Wang J, Tan S, Wu G. Oral nutritional supplements, physical activity, and sarcopenia in cancer. Curr Opin Clin Nutr Metab Care. 2021; 24 (3): 223-228.

189. Wang YH, Li JQ, Shi JF, et al. Depression and anxiety in relation to cancer incidence and mortality: a systematic review and Meta-analysis of cohort studies. Mol Psychiatry. 2020; 25 (7): 1487-1499.

190. Wilhelm-Buchstab T, Thelen C, Amecke-Mönnighoff F, et al. A Pilot study: protective effect on mucosal tissue using dental waterjet and dexpanthenol rinsing solution during radiotherapy in head and neck tumor patients. Oral Cancer, 2019; 3 (3-4): 59-67.

191. Wright T J, Dillon E L, Durham W J, et al. A randomized trial of adjunct testosterone for cancer-related muscle loss in men and women. J Cachexia Sarcopenia Muscle, 2018, 9 (3): 482-496.

192. Xie H, Ruan G, Ge Y, et al. Inflammatory burden as a prognostic biomarker for cancer. Clin Nutr. 2022; 41 (6): 1236-1243.

193. Xie HL, Zhang Q, Ruan GT, et al. Evaluation and Validation of the Prognostic Value of Serum Albumin to Globulin Ratio in Patients With Cancer Cachexia: Results From a Large Multicenter Collaboration. Front Oncol. 2021; 11: 707705.

194. Yang QJ, Zhao JR, Hao J, et al. Serum and urine Metabolomics study reveals a distinct diagnostic model for cancer cachexia. J Cachexia Sarcopenia Muscle. 2018; 9 (1): 71-85.

195. Yang YC, Lee MS, Cheng HL, et al. More frequent nutrition counseling limits weight loss and im-

proves energy intake during oncology management：a longitudinal inpatient study in Taiwan. Nutr Cancer. 2019，71（3）：452-460.

196. Yarom N，Hovan A，Bossi P，et al. Mucositis Study Group of the Multinational Association of Supportive Care in Cancer / International Society of Oral Oncology（MASCC/ISOO）. Systematic review of natural and miscellaneous agents for the management of oral mucositis in cancer patients and clinical practice guidelines-part 1：vitamins，minerals，and nutritional supplements. Support Care Cancer. 2019；27（10）：3997-4010.

197. Zasowska-Nowak A，Nowak PJ，Ciałkowska-Rysz A. High-Dose Vitamin C in Advanced-Stage Cancer Patients. Nutrients. 2021；13（3）：735.

198. Zhang Q，Qian L，Liu T，et al. Investigation on Nutrition Status and Its Clinical Outcome of Common Cancers（INSCOC）Group. Prevalence and Prognostic Value of Malnutrition Among Elderly Cancer Patients Using Three Scoring Systems. Front Nutr. 2021；8：738550.

199. Zhang Q，Song MM，Zhang X，et al. Association of systemic inflammation with survival in patients with cancer cachexia：results from a multicentre cohort study. J Cachexia Sarcopenia Muscle. 2021；12（6）：1466-1476.

200. Zhang Q，Zhang KP，Zhang X，et al. Scored-GLIM as an effective tool to assess nutrition status and predict survival in patients with cancer. Clin Nutr. 2021；40（6）：4225-4233.

201. Zhang X，Tang M，Zhang Q，et al. The GLIM criteria as an effective tool for nutrition assessment and survival prediction in older adult cancer patients. Clin Nutr. 2021；40（3）：1224-1232.

202. Zhou T，Wang B，Liu H，et al. Development and validation of a clinically applicable score to classify cachexia stages in advanced cancer patients. J Cachexia Sarcopenia Muscle. 2018；9（2）：306-314.

203. Zhu X，Callahan MF，Gruber KA，et al. Melanocortin-4 receptor antagonist TCMCB07 ameliorates cancer- and chronic kidney disease-associated cachexia. J Clin Invest. 2020；130（9）：4921-4934.

204. Zhuang C L，Zhang F M，Li W，et al. Associations of low handgrip strength with cancer mortality：a multicentre observational study. J Cachexia Sarcopenia Muscle，2020，11（6）：1476-1486.

205. 陈洪生、吕强、王雷、等.中国恶性肿瘤营养治疗通路专家共识解读：输液港.肿瘤代谢与营养电子杂志，2018，5（3）：251-256.

206. 陈梅梅、石汉平.肌肉功能评价方法.肿瘤代谢与营养电子杂志，2014，1（3）：49-52.

207. 丛明华、王杰军、方玉、等.肿瘤内科住院患者膳食认知行为横断面多中心研究.肿瘤代谢与营养电子杂志，2017，4（1）：39-44.

208. 丛明华.肠外营养安全性管理中国专家共识.肿瘤代谢与营养电子杂志，2021，8（05）：495-502.

209. 樊跃平、张田、曲芊诺、等.中国恶性肿瘤营养治疗通路专家共识解读—经外周静脉置管部分.肿瘤代谢与营养电子杂志，2019；6（3）：301-304.

210. 方玉、辛晓伟、石汉平、等.肿瘤患者家庭肠内营养治疗的规范化管理.肿瘤代谢与营养电子杂志，2017；4（1）：97-103.

211. 国际血管联盟中国分会、中国老年医学学会周围血管疾病管理分会.输液导管相关静脉血栓形成防治中国专家共识（2020版）.中国实用外科杂志，2020；40（4）：377-383.

212. 蒋奕、吴国豪、孟庆洋、等.长期肠外营养的合理应用与并发症防治.中华外科杂志，2014；52（9）：709-713.

213. 李涛、吕家华、郎锦义、等.恶性肿瘤放疗患者营养治疗专家共识.肿瘤代谢与营养电子杂志，2018；5：358-365.

214. 李涛、吕家华、郎锦义、等.恶性肿瘤放射治疗患者肠内营养专家共识.肿瘤代谢与营养电子杂志，2017；4（3）：272-279.

215. 李增宁、陈伟、石汉平、等.肿瘤患者特殊医学用途配方食品应用专家共识.肿瘤代谢与营养电子杂志，2016，3（2）：95-99.

216. 李增宁，李晓玲，陈伟，等.肿瘤患者食欲评价和调节的专家共识.肿瘤代谢与营养电子杂志，2020；7（02）：169-177.

217. 刘晶晶，黄蔚，吴志远，等.三种方式引导植入静脉输液港的比较.外科理论与实践.2018，23（04）：369-73.

218. 吕家华，李涛，朱广迎，等.肠内营养对食管癌同步放化疗患者营养状况、不良反应和近期疗效影响——前瞻性、多中心、随机对照临床研究（NCT02399306）.中华放射肿瘤学杂志，2018；27（1）：44-48.

219. 石汉平，刘俐惠，于恺英.营养状况是基本生命体征.肿瘤代谢与营养电子杂志，2019；6（4）：391-396.

220. 石汉平，许红霞，李苏宜，等.中国抗癌协会肿瘤营养与支持治疗专业委员会.营养不良的五阶梯治疗.肿瘤代谢与营养电子杂志，2015；2（1）：29-33.

221. 石汉平，许红霞，林宁，等.营养不良再认识.肿瘤代谢与营养电子杂志，2015；2（4）：1-5.

222. 石汉平，杨剑，张艳.肿瘤患者营养教育.肿瘤代谢与营养电子杂志，2017；4（1）：1-6.

223. 石汉平，赵青川，王昆华，等.营养不良的三级诊断.肿瘤代谢与营养电子杂志，2015；2（2）：31-36.

224. 石汉平.恶性肿瘤病人营养诊断及实施流程.中国实用外科杂志，2018；38：257-261.

225. 石汉平.化疗患者营养治疗指南.肿瘤代谢与营养电子杂志，2016，3（3）：158-163.

226. 石汉平.营养治疗的疗效评价.肿瘤代谢与营养电子杂志，2017，4（4）：364.

227. 石汉平.肿瘤恶病质患者的蛋白质应用.肿瘤代谢与营养电子杂志2014；1（2）：1-5.

228. 石汉平.肿瘤营养疗法.中国肿瘤临床，2014；41（18）：1141-1145.

229. 宋春花，王昆华，郭增清，等.中国常见恶性肿瘤患者营养状况调查.中国科学：生命科学.2020；50（12）：1437-1452.

230. 吴孝红，陈惜遂，张红，等.三种路径植入静脉输液港安全性的Meta分析.中华护理杂志，2019；54（10）：1551-1558.

231. 吴肇汉，吴国豪，吴海福，等.全小肠切除患者家庭肠外营养16年的代谢研究.中华普通外科杂志，2003（2）：12-13.

232. 伍晓汀，陈博.外科高血糖病人营养支持对策.中国实用外科杂志，2012，32（2）：123-125.

233. 徐一杰，王志超，侯高峰，等.大剂量维生素C在肿瘤患者应用的安全性观察.肿瘤代谢与营养电子杂志，2018；5（4）：399-402.

234. 亚洲急危重症协会中国腹腔重症协作组.重症病人胃肠功能障碍肠内营养专家共识（2021版）.中华消化外科杂志，2021，20（11）：1123-1136.

235. 闫开成，王瑾，蔡芸.ICU血管导管相关性血流感染的特点及影响因素.中华医院感染学杂志，2022，32（2）：308-312.

236. 张慧，章真.放射性肠损伤的支持治疗进展.中国肿瘤临床，2022；49（9）：438-442.

237. 中国胆固醇教育计划委员会.高甘油三酯血症及其心血管风险管理专家共识.中华心血管病杂志，2017，45（2）：108-115.

238. 中国抗癌协会肿瘤营养与支持治疗专业委员会.复方氨基酸注射液临床应用专家共识.肿瘤代谢与营养电子杂志，2019，6（2）：183-189.

239. 中国抗癌协会肿瘤营养专业委员会，中华医学会肠外肠内营养学分会，中国医师协会放射肿瘤治疗医师分会营养与支持治疗学组.食管癌患者营养治疗指南.中国肿瘤临床，2020；47（1）：1-6.

240. 中国抗癌协会肿瘤营养专业委员会.恶性肿瘤营养不良的特征.肿瘤代谢与营养电子杂志，2020；7（3）：276-282.

241. 中华医学会肠外肠内营养学分会.成人补充性肠外营养中国专家共识.中华胃肠外科杂志，2017；20（1）：9-13.

242. 中华医学会呼吸病学分会危重症医学学组.中国呼吸危重症疾病营养支持治疗专家共识.中华

医学杂志，2020，100（8）：573-585.

243. 中华医学会神经外科分会，中国神经外科重症管理协作组.中国神经外科重症患者营养治疗专家共识（2022版）.中华医学杂志，2022，102（29）：2236-2255.

244. 中华医学会心血管病学分会预防学组，中国康复医学会心血管病专业委员会.冠心病患者运动治疗中国专家共识.中华心血管病杂志，2015，43（7）：575-588.

心理疗法

- ❖ 心灵慰藉　向您走来　❖
- ❖ 肿瘤痛苦　我医有方　❖
- ❖ 心身有恙　心药心治　❖
- ❖ 身心有病　整合控症　❖
- ❖ 心理疾苦　慰灵至上　❖

第一章

痛苦筛查及应答

一、历史沿革

20世纪70年代，随着心理社会肿瘤学学科的建立，对患者心理社会问题的关注逐渐增强。然而，将其纳入肿瘤临床还面临一系列困境，尤其是患者及家属对心理社会问题有"病耻感"。1999年美国国立综合癌症网络（national comprehensive cancer network，NCCN）建立痛苦管理多学科小组，首次使用"痛苦"一词代替肿瘤患者存在的所有心理、精神问题及社会、实际问题等，并在第1版NCCN《痛苦管理指南》中指出"痛苦"的定义：痛苦是由多种因素影响下的不愉快情绪体验，包括心理（认知、行为、情绪），社会和/或灵性层面的不适，可影响患者有效应对癌症、躯体症状、临床治疗。

从定义可以看出，痛苦是包含患者所有心理社会问题的综合概念，其症状表现可归纳为一个连续谱系。轻者可表现为正常的悲伤、恐惧；重者可表现为精神障碍，如焦虑、抑郁、惊恐发作、社会孤立感，以及生存和灵性的危机。肿瘤患者的痛苦是一个较为广泛的概念，包含了躯体痛苦、心理痛苦、社会痛苦和灵性痛苦四个维度。如因肿瘤本身所致或由于抗肿瘤治疗所致的躯体症状（疼痛、恶心呕吐、食欲下降、便秘、腹泻、疲乏等）引起的痛苦属于躯体维度的痛苦；患者出现的焦虑、抑郁、适应障碍、恐惧疾病复发或进展等精神、心理层面的表现属于心理维度的痛苦；在患癌后出现的实际生活方面的困难如经济压力、社交退缩、职业归回困难等属于社会层面的痛苦；有些患者可能出现对生存的质疑，认为生活失去意义，质疑长久以来维系自己生存的价值观和生死观，属于灵性的痛苦，在疾病晚期和生命末期较为凸显。痛苦与焦虑、抑郁相比概念更为广泛，焦虑、抑郁是痛苦发展到一定严重程度的表现，未达到焦虑、抑郁程度的心理社会问题按精神疾病分类标准可归为适应障碍。无论是轻度表现的适应障碍，还是严重的焦虑、抑郁障碍都是根据精神科分类标准界定，痛苦的概念是在所有精神心理概念基础上"去耻感化"的定义。

NCCN在《痛苦管理指南》中指出，选择"痛苦"一词的优势在于：①比"精神的""心理社会的""情感的"等词汇更易接受且无病耻感；②患者听后感觉比较"正常"；③可被定义并经自评量表评估。

随着医学发展及医学模式的转变，为患者提供高质量的综合服务已成为肿瘤临床工作的最主要目标。2007年美国医学研究所强调"高质量照顾"要最大程度达到患者期望的健康结局，必须以患者为中心，即治疗应尊重患者的选择、需求、价值观，确保由患者的价值观来主导医疗决策。建议标准治疗应将心理社会支持纳入目前的医学常规照顾模式中，包括：识别患者的心理社会需求；将患者和家属转诊至所需的服务部门；在患者管理疾病过程中提供支持；整合心理社会支持和生物医学治疗；对所有治疗进行随诊，评估治疗的效果。2006年美国临床肿瘤学会（ASCO）将评估患者情绪健康纳入了肿瘤学实践质量评估标准中。美国食品药品管理局（FDA）对于医药行业的规范和指南自2016年起要求在药品开发过程中必须将患者报告的结局（PRO）纳入评估系统并指出，治疗获益应包括治疗方法对患者生存、感受或功能的改善，既要体现疗效的优势，也要体现安全性的优势。2021年我国国家药品监督管理局药品审评中心也发布了《患者报告结局在药物临床研发中应用的指导原则（试行）》，强调临床报告结局能够反映患者的感受，是以患者为中心药物研发的重要组成部分。对其进行评估是指对直接源于患者本身健康状况任何方面的评估，包含健康相关生活质量的各个维度。在加拿大，痛苦已成为继疼痛成为第五大生命体征后的第六大生命体征，常规痛苦筛查也已纳入安大略省肿瘤质量管理标准。

二、证据和挑战

常规痛苦筛查是一种最快捷的初级评估模式，可为医疗人员提供最直接、最简洁的患者报告结局的数据和信息，有助于临床工作人员及时发现癌症患者由于疾病诊治引起的躯体和情感负担。目前肿瘤临床对痛苦的识别率很低，成为全人照顾模式的实施挑战，也是患者痛苦得不到及时处理的直接原因。很多国家倡导对肿瘤患者进行常规的痛苦筛查并制定了痛苦管理的临床实践指南，均指出应该对所有肿瘤患者进行常规痛苦筛查。加拿大将痛苦列为第六生命体征，建议痛苦筛查应涉及影响痛苦的广泛内容，如躯体、情绪、社会因素等。通过症状清单等筛查工具进行筛查，有助于对存在问题的患者进行更深入的专科评估和干预。Zebrack等于2015年报告了痛苦筛查实施的依从性、临床应答以及可接受性，结果显示应用痛苦温度计（distress thermometer，DT）患者的依从性为47%~73%，筛查可以提高心理社会支持和转诊的比例，肿瘤医生对痛苦筛查的评价也比较积极。Rosenzweig等指出，美国不同种族的乳腺癌患者生存差异源于症状和痛苦所引发的患者对肿瘤治疗依从性变化，建议对症状、痛苦等生活质量相关的因素进行常规纵向评估，继后开展了进一步队列研究的开展。

近几年，肿瘤临床及研究中对PRO的关注为痛苦筛查纳入实践提供了更多证据。Kotronoulas等系统回顾对纳入2012年前发表的26项关于PRO工具应用的研究汇总提示显著效果有限，PRO干预存在轻-中等强度的效果，建议更多研究探讨PRO项目的获益以及患者依从性、医生负担及费用支出等问题。Lagendijk等指出PRO的应用可更好地为乳腺癌术式的决策提供信息。Gnanasakthy等研究FDA审批药物中纳入PRO数据后的影响，结果显示PRO数据的提供对抗瘤药物的审批有积极作用。电子化PRO项目及相关研究也逐年增加，操作便捷性提高了PRO筛查纳入临床实践的可能性，但需进一步探索评估的灵活性、如何与临床结合、如何收集高质量数据及积极应答。Basch等2016年的一项RCT研究显示，通过PRO的方式对患者的症状进行管理后与常规治疗组相比，患者生活质量下降的程度减缓，急诊及再入院的次数减少，对化疗的依从性增加，生活质量调整后的生存期延长。随访7年后显示，总生存期干预组较对照组延长5.2个月。临床获益同样也在接受化疗的患者群体中得到证实，Absolom等2021年的一项Ⅲ期临床试验结果显示，化疗中接受电子化症状监测的乳腺癌、结直肠癌和妇科恶性肿瘤患者与对照组（常规照护）相比在第6周和第12周症状显著改善，第18周自我效能改善。2022年国内一项多中心随机对照研究显示，肺癌术后接受PRO管理的患者与对照组（常规照护）相比在出院时及出院后4周，症状负担及并发症显著下降。推荐在肿瘤临床中进行常规痛苦筛查有助降低痛苦水平，评估工具选择可根据临床需求而多样化，有严格测量学检验的PRO量表可供选择；对一线临床医生及相关人员进行痛苦筛查培训，有助有效实施痛苦筛查。给予系统的筛查、评估以及后续的合理应答是保证痛苦筛查成功的关键。

尽管有较多的获益证据，目前痛苦筛查仍无标准方法建立。Patt等在社区进行电子化患者报告结局（ePRO）评估实施情况调查数据显示，社区肿瘤患者对ePRO初始利用率较高，但随时间推移，在实施者参与度下降情况下，患者对ePRO主动使用的比例有所下降，提示可持续化的筛查需有工作人员维护系统并通过与患者间的互动增加筛查的积极性。Deshields等对ASCO实施痛苦管理面临的挑战也给出了应对建议，提出应按照实施研究综合框架（the consolidated framework for implementation research，CFIR）体系对痛苦管理实施的阻碍和有利因素进行归纳整理，从而为适应所服务人群的痛苦筛查实施建立最适宜的流程，其中包括：①个体特征（患者的个体特征，重点关注痛苦筛查实施困难及接受干预困难的群体）；②干预（痛苦管理独特的干预，心理社会干预的挑战及解决方案）；③痛苦筛查具体流程（筛查的方式、时间点、转诊、与患者报告结局和生活质量评估的融合）；④痛苦筛查的内部设置（门诊、医院或医疗系统的因素）；⑤痛苦筛查的外部设置（保险政策和卫生保健政策等）。痛苦管理措施成功实施依赖于上述几方面问题的综合梳理和完善，涉及多方面人员的参与。

三、实施流程

NCCN确定痛苦筛查建议以来，有很多国家逐步在临床工作中尝试纳入此项工作，已总结了很多成功或失败的经验。Carlson等指出，要想改善临床结局，必须在痛苦筛查之后给予合理的心理社会干预，简单筛查并不能为患者及临床工作带来明显获益，反而会引起患者对填写报告的反感情绪。目前更多学者倾向于纳入综合的筛查项目：应用合理的筛查工具及系统的筛查管理、识别筛查结果、实施进一步评估、及时转诊接受合理的干预。痛苦筛查若想在临床获益，必须针对筛查的问题给予合理、高质量的回应。参与照护癌症患者的整个团队应接受痛苦筛查及提供支持的培训。多学科整合（multidiscipline to holistic integrative management，MDT to HIM）团队的建立非常重要，包括肿瘤临床医生、护士、心理医生、精神科医生、社会工作者、家属及其他患者权益的倡导者，从而针对患者筛查出的不同问题给予不同的支持。

（一）筛查工具

肿瘤临床医生及护理人员识别患者痛苦的能力参差不齐，尤其对精神症状的识别更受专业培训的局限，肿瘤患者对他们的信任程度又为其他专业人员无法代替，也决定了肿瘤临床医护人员在痛苦筛查MDT to HIM队伍中的重要作用。指导肿瘤临床医护人员合理使用筛查工具，而不是给予精神科诊断培训，是提高痛苦识别率最直接有效的方式，此方式对我国忙碌的临床现况有更大现实意义。目前，用于肿瘤临床痛苦筛查的工具很多，大致分为：总体痛苦量表、肿瘤相关症状量表、精神症状量表、生活质量及躯体功能量表、患者需求及社会实际问题量表等。从量表的设计角度可分为：单一条目量表、多条目量表、访谈等。各类量表优劣共存。单一极简量表适用于初步粗略筛查，省时省力，容易操作，但内容简单，对进一步心理社会支持指导意义减弱；复杂多维度量表涵盖内容丰富，对转诊及心理社会支持指导意义较大，但不便于大规模地临床初步筛查，对操作人员以及患者填表负担较重，患者对条目内容理解存在一定困难，需进行复杂的解释。心理痛苦温度计是NCCN痛苦管理指南中推荐首选的评估工具，多年来已在全球广泛应用，国内应用也越来越多。表4-1对文献中使用并有中文版问卷的相关量表进行了汇总及优劣分析。

痛苦筛查工具应能综合识别引起痛苦的各种问题和担忧，应该有效、稳定，对临床工作人员要简便易行，可通过临界值判断患者是否存在痛苦。能同时评估患者是否存在躯体症状、情绪负担、社会问题等，且能评估患者上述症状的严重程度，能动员其他专业人员有效地对患者的痛苦状况做出应答，包括将痛苦且有心理社会支持需求的患者转诊给专业的心理治疗师、精神科医生、社工等。

（二）筛查流程

用于肿瘤患者痛苦筛查的工具大多数为自评量表，可由患者自行填写，但如果仅仅把痛苦筛查工作简化为患者填表过程则临床获益明显受限。所以，筛查流程要系统、科学。①首先需对筛查流程中的所有人员（筛查协调员、临床医生、护士、心理医生、精神科医生、社工等）进行相关培训，设定专门负责筛查的协调员具体实施填写问卷过程，指导肿瘤科医生及护士如何解读筛查结果，设定具体转诊流程，对心理医生、精神科医师及社工进行肿瘤患者心理社会支持的相关培训。②建立分步筛查流程。筛查量表存在简易版本和综合版本，各种量表优劣共存，要使不同量表的优势体现又规避劣势，建议对肿瘤患者的痛苦进行分步筛查。首先通过极简短量表在繁忙的临床工作中进行初筛，对存在一定问题的患者进行进一步综合评估，如通过DT进行初步筛查，对DT≥4分且根据PL选择痛苦为焦虑/抑郁引起的患者，接下来使用GAD-7或PHQ-9对患者的焦虑或抑郁进行进一步评估。③实施形式。目前最常见的筛查形式是由筛查协调员协助患者自行填写纸质版问卷。但综合的筛查量表纸质版筛查耗时耗力，对临床普及造成一定困难；电子化设备的应用恰好解决了上述困难，患者容易填写，节约时间，且方便数据管理，但受患者电子设备操作技术的限制，如老年人等需要协调员协助操作。ePRO已成为当前应用以及研究的热点，有助于医生与患者的沟通聚焦在患者所关注的症状上，并引导医生做出更加迅速的临床判断。目前已有较多成功的实施ePRO进行痛苦筛查的案例，包括：美国Johns Hopkins大学的Sideney Kimmel综合癌症中心实施的PatientViewpoint系统、Duke综合癌症中心的patient care monitor（PCM）系统、英国多家癌症中心实施的advanced symptom management system（ASyMS）系统、美国Memorial Sloan-Kettering癌症中心使用的Symptom Tracing and Reporting（STAR）系统，以及加拿大Princess Margaret癌症中心的distress assessment and response Tool（DART）。上述系统均是将评估问卷整合入软件系统，通过iPad、手机、网页版、云端等方式对患者进行筛查，易于操作且医患双方可同时快速得到筛查结果、分析建议等。此外，也有在影响力较大的学术组织平台下建立的评估系统。美国癌症研究所（national cancer institute，NCI）的症状管理项目资助搭建了电子化症状管理系统（electronic symptom management system，eSyM），旨在帮助患者、临床医生和其他工作人员协同工作，以提高患者化疗和手术后的生活质量。美国癌症研究所美国国立卫生研究院（National Institutes of Health，NIH）制定了患者报告结局测量信息系统（thepatient-reported outcomes measurement information system，PROMIS），旨在改进临床研究中选择和评估PRO的方式，以促使PRO达到精准化；同时也为PRO的选择提供了一个公共可用的资源库，其中也包括癌症相关痛苦的多个领域评估体系。该系统已被翻译成中文在国内癌症患者中应用。

（三）临床应答（转诊）

对筛查后及时转诊接受心理社会支持是筛查成功的关键步骤，通过筛查结果对患者的痛苦进行有依据的分流，减少患者在就诊和医疗过程中盲目寻求帮助。Lee等研究显示接受筛查者中有30.5%的患者有接受心理社会肿瘤学服务的转诊意愿。单纯依靠肿瘤科医生对必要的患者进行主动转诊受到很多主观因素的影响，如Kim等研究显示，肿瘤科医生对于"抑郁"等问题的"病耻感"会直接影响对心理社会肿瘤学服务的转诊比例。因此，筛查对转诊起到了明显的促进作用。Loth等研究比较了筛查前后心理社会肿瘤学转诊的变化，结果显示筛查后转诊人数是筛查应用前的2.4倍，提示筛查对降低转诊的障碍起到了显著积极的作用。及时接受心理社会肿瘤服务对改善肿瘤患者的痛苦效果显著，即使是由肿瘤临床医务人员主导的初步心理社会支持也能对某些特定痛苦提供帮助。新冠疫情大流行以及远程心理社会服务工作的完善为肿瘤患者的痛苦筛查和转诊带来了新的机遇和挑战。尽管目前有很多临床医务工作者或心理治疗师、咨询师投入肿瘤临床的心理社会干预工作，但由于心理社会肿瘤学在国内发展尚处于初步阶段，缺乏肿瘤临床背景的心理治疗师及精神科医师，与肿瘤患者建立关系受到一定阻碍；而肿瘤临床医生和护士由于工作负担较重，接受系统心理干预或心理支持培训也存在一定困难。因此以全国肿瘤心理学术组织为平台建立肿瘤临床心理社会支持培训项目，或完善心理社会肿瘤学学科建设以及高校、临床医院培训制度是目前多学科队伍建设的出路所在，也为痛苦筛查项目流程完善提供了必要保障。

四、推荐意见

（1）所有癌症患者每次就诊时均应进行痛苦筛查，最少在患者病程变化的关键点进行痛苦筛查。

（2）使用科学合理的筛查流程，通过简洁易操作的工具（如痛苦温度计或症状筛查工具）进行初筛；再根据痛苦程度及出现的问题进行深入综合评估。

（3）通过电子化平台对患者的痛苦进行监测，以及时观察患者的痛苦水平变化并及时提供心理社会支持。

（4）及时将显著痛苦的患者转诊接受心理社会肿瘤学服务。建议使用分级评估及应答策略。

五、应答策略

(一)轻度痛苦

轻度痛苦是指所有筛查量表按推荐标准评分均为轻度。

1.人员及评估

所有直接为肿瘤患者提供治疗的医务人员和社会工作者都应有能力识别患者的心理痛苦,并有能力避免在临床治疗中造成对患者及其照顾者的心理伤害,都应该知道患者出现的哪些情况已经到了自己能力的边界,应该转诊给更专业的服务机构。筛查应包括肿瘤给患者日常生活、情绪、家庭关系(包括性关系)和工作带来的影响。评估过程应保持开放且不带有任何判断,才能建立相互信任的关系并认真倾听,最终使患者能清晰地呈现自己的担忧和其他感受。评估本身能帮助患者解决一些担忧,如通过评估不能解决,则要为患者提供适宜的心理支持。出现显著心理痛苦的患者需转诊接受专业的心理支持和干预。

2.应答

所有人员应能诚实并富有同理心地与肿瘤患者进行沟通。有仁慈之心、尊严感、尊重心态为患者及其照顾者提供治疗;建立并保持支持性的医疗关系;告知患者及其照顾者,有很多心理及支持性的服务机构可供使用;心理技术主要聚焦于解决问题,由经过培训且受过督导的医疗和社会工作者提供,帮助患者处理一些在病程关键时刻的紧急情况。专业的临床护士在接受培训后可以承担评估和提供干预的任务。

(二)中度痛苦

中度痛苦是指筛查量表按推荐标准评分其中一项及以上为中度,所有量表均未达到重度。

1.人员及评估

接受过心理社会肿瘤学培训并获得认可的专业人员能够识别中度到严重的心理需求,并能将严重心理需求的患者转诊至精神卫生专业人员处。

2.应答

此时需要将患者转诊至专业的心理社会肿瘤学团队,或由接受过专业心理社会肿瘤学培训、获得认可且被督导过的肿瘤临床医务人员根据清晰的理论框架提供干预。目标是控制轻度到中度心理痛苦,包括焦虑、抑郁和愤怒。这种具体心理干预也适于缓解轻度肿瘤相关的担忧,比如对治疗的担忧、个人关系(包括性关系)、与医院工作人员的关系、灵性问题等。

（三）重度痛苦

重度痛苦是指筛查量表按推荐标准评分有一项以上为重度。

1.人员及评估

心理社会肿瘤学团队中的精神卫生专业人员能够评估复杂的精神心理问题，包括严重的情感障碍、人格障碍、物质滥用和精神病等；接受过专业培训并有丰富临床经验的心理治疗师能够识别患者的重度痛苦，尤其评估晚期肿瘤患者的心理社会需求。

2.应答

此时的干预包括具体的心理和精神科干预，由专业且经验丰富的心理治疗师或精神卫生专业人员提供，帮助患者改善中到重度的精神健康问题，提供专业心理支持和治疗。这些精神健康问题包括重度抑郁和焦虑、器质性脑部综合征、严重的人际困难（包括严重的性心理问题）、酒精和物质相关的问题、人格障碍和精神病等以及进展期和终末期肿瘤患者面临的生存意义下降，死亡焦虑等。

表4-1 综合痛苦筛查工具列表及对比

领域	量表名称	条目及时效	得分范围及临界值	总体评价
痛苦	痛苦温度计（distress thermometer, DT）	单一条目/过去一周	0~10分；4分为分界值（个别肿瘤建议5分）	优点是条目最少，操作简单，容易实施；但筛查笼统，不易明确痛苦中具体的症状
肿瘤相关症状量表	M.D. Anderson 症状量表（M. D. andersonsymptom inventory, MDASI）	13 个条目/当前状态	每个条目以 0~10 单独计分；临界值5分以上中度、7分以上为重度	分别对肿瘤患者常见症状进行评估，包括精神症状及对日常活动影响程度，临床医生易于理解
肿瘤相关症状量表	埃德蒙顿症状评估系统（edmontonsymptom assessment system, ESAS）	10 个条目/当前状态	每个条目以 0~10 单独计分；临界值4分以上为中度、7分以上为重度	评估肿瘤临床常见症状，包括躯体及心理相关症状，包含1个开放条目
肿瘤相关症状量表	Memorial 症状评估量表（memorial symptom assessment scale, MSAS）	32 个条目/过去一周	24 条症状的频率（1~4级评分）；8条评估症状严重程度和引起痛苦的程度（0~4级评分）；无临界值，分值越高越严重	条目较多，评估复杂，对筛查人员须进行深入培训，在国内临床应用较少；无分界值
肿瘤相关症状量表	症状痛苦量表（symptom distress scale, SDS）	13 个条目/11 个症状（恶心、食欲不振、失眠、疼痛、疲乏、肠型、注意力、形态、外貌、呼吸和咳嗽），恶心和疼痛两个症状包括出现频率和严重程度2个条目	13个条目1~5分；无临界值，得分越高、越严重	缺少焦虑、抑郁等常见精神症状；无临界值参考

领域	量表名称	条目及时效	得分范围及临界值	总体评价
精神症状量表	广泛性焦虑障碍问卷（general anxiety disorder-7, GAD-7）	7个条目/过去2周，每个条目0~3分	0~4分正常；5~9分轻度；10~14分中度；15~21分重度	据DSM-IV广泛性焦虑障碍条目拟定，对评估焦虑障碍有针对性；但工作人员需接受培训，适合初筛后的进一步评估
	9条目患者健康问卷（patients health questionnaire, PHQ-9）	9个条目/过去2周，每个条目0~3分	0~4分正常；5~9分轻度；10~14分中度；15~19分中重度；20~27分重度	据DSM-IV的抑郁障碍诊断条目拟定，工作人员需经培训，适合初筛后的进一步评估；自杀条目对患者评估有优势
	医院焦虑抑郁量表（hospital anxiety and depression scale, HADS）	14个条目/过去1周，每个条目0~3分	7个条目评估焦虑0~3分，共计21分，8分为临界值；7个条目评估抑郁0~3分，共计21分，8分为临界值	综合医院较常用；有临界值供参考
	焦虑自评量表（self anxiety scale, SAS）	20个条目/最近1周，每个条目1~4分（现在或过去1周）	临界值为50分；50~60分为轻度；61~70分为中度；71以上为重度	条目较多，不适于初筛，某些条目对患者不易理解
	抑郁自评量表（self depression scale, SDS）	20个条目/最近1周，每个条目1~4分（现在或过去1周）	临界值为53分；53~62分为轻度；63~72分为中度；72分以上为重度	条目较多，不适于初筛，某些条目对于患者不易理解
生活质量及功能状态量表	世界卫生组织生活质量测定量表（WHOQOL-100）	100个条目评估当前状况，总体健康有4个条目，生活质量包括6个领域（躯体、心理、自主性、社会关系、环境、灵性）共计96个条目，每个条目1~5计分	无临界值	内容涵盖广泛，条目太多不易操作，筛查人员需接受严格培训，填表过程中需详细解释；WHOQOL-BREF版有26个条目，可用于筛查，但对大规模日常筛查仍有一定困难
	欧洲癌症研究和治疗组生活质量核心问卷（eORTCquality of life questionnare-core30, QLQ-C30）	30个条目/躯体功能为当前状态，其余为过去1周；1个整体健康和生活质量量表（1~7分）、5个功能量表、3个症状量表和6个单项测量项目（1~4分）	无临界值，分数越高，症状越严重	详细评估患者全面生活质量；但条目众多，工作人员及填表负担较重，无临界值参考
	Karnofsky功能状态评分（karnofsky performance status, KPS）	11个条目/当前；0（死亡）~100（正常）	60分以下说明身体健康状况较差	操作简单、容易理解；总体评价躯体功能状态，不能对具体症状进行细化
	美国东部协作组体力状况ECOG评分标准	6个条目/当前状态；0（正常）~5（死亡）	3/4分以上患者不适宜进行肿瘤相关治疗	操作简单、容易理解；总体评价躯体功能状态，不能对具体症状进行细化

领域	量表名称	条目及时效	得分范围及临界值	总体评价
生活质量及功能状态量表	慢性疾病治疗功能状态评估(the functional assessment of chronic illness therapy,FACIT)	普适版FACIT-G有27个条目/过去7天;躯体功能7条;社会/家庭状态7条;情绪状态6条;功能状态7条;分别以0~4分计分	无临界值;得分越高,症状越严重	评估全面,且FACIT还有不同版本,包括不同疾病类型、不同肿瘤类型、不同症状的独立问卷;对患者总体的躯体常见症状纳入不够详细,无临界值参考
社会困难及需求量表	支持治疗需求调查问卷简版(the supportive care needs survey short form,SCNS-SF34)	34个条目:躯体方面和日常生活方面的需求(5条);心理需求(10条);医疗和支持的需求(5条);对卫生系统和信息的需求(11条);性需求(3条);每条目5点计分	无临界值,分数越高,需求越强烈	量表条目较多,填表负担较重;不适于初筛,可用于进一步评估
社会困难及需求量表	社会困难问卷(the social difficulties inventory-21,SDI-21)	21个条目,每个条目0分(无困难)~3分(非常困难)进行评分,包括3个分量表:日常生活、经济问题、自我及周围其他人	任何一个分量表分≥10分提示显著社会困难	条目较多,填表负担较重;我国肿瘤患者对社会困难理解较差,需辅助解释,或认为与疾病关系较小,应答率较低
社会困难及需求量表	NCCN推荐问题列表(problem list,PL)	中文版40个问题(实际问题、交往问题、情绪问题、身体问题、信仰/宗教问题5个维度),以"是"或"否"计分	无临界值	与DT联合使用提高转诊的指导意义;但每个问题仅从"是"或"否"两个程度表示,无法独立显示某个条目的严重程度
灵性健康量表	慢性疾病治疗功能状态评估量表-灵性健康(functional assessment of Chronic illness therapy - spiritual wellbeing,FACIT-sp)	共计12个条目,每个条目0~5分记分,条目4和条目8需反向记分;包含2个分量表:意义感/平和、信仰	无临界值	填写负担尚可接受,患者对中文版内容理解和接受度较好,目前常用于对患者灵性健康的评估

第二章

肿瘤相关症状的精神科管理

一、焦虑障碍

（一）概述

焦虑（Anxiety）是个体的一种适应性反应，以备抵御潜在危险，常会表现为一种无望和恐惧的感受。精神病学将焦虑症定义为：一种以焦虑情绪为主要表现的神经症，包括急性焦虑和慢性焦虑，常伴有头晕、胸闷、心悸、呼吸困难、口干、尿频、尿急、出汗、震颤和运动性不安等。心境障碍在中国成人的终生患病率为7.4%，其中焦虑障碍终生患病率为7.6%。不同肿瘤、不同年龄肿瘤患者焦虑发生率不同，Meta分析显示，乳腺癌患者焦虑发生率为41.9%，消化道肿瘤患者（包括食道癌、胃癌、结直肠癌、胰腺癌及肝癌患者）的发生率为20.4%，儿童和青少年癌症患者为13.92%。焦虑症状在部分患者会持续存在，一项对乳腺癌患者焦虑抑郁症状随访5年的研究显示，治疗前焦虑发生率为38%，治疗1年后发生率较高的是抑郁为11%，基线时存在焦虑/抑郁的患者中，有约1/5的患者会持续存在焦虑/抑郁。

（二）诊断标准

目前临床主要使用的诊断标准是国际疾病分类第10版（international classification of diseases-10，ICD-10）中精神和行为障碍的分类，是世界卫生组织170多个成员国家共同使用的现行分类系统。在ICD-10的诊断里，焦虑障碍包括F40恐怖性焦虑障碍[包括伴/不伴惊恐发作的广场恐怖；社交恐怖；特定的（孤立的）恐怖；其他恐怖性焦虑障碍；未特定恐怖性焦虑障碍]和F41其他焦虑障碍（惊恐障碍；广泛性焦虑障碍；混合性焦虑和抑郁障碍；其他混合性焦虑障碍；其他特定的焦虑障碍；未特定的焦虑障碍）。肿瘤患者常见的是惊恐障碍、广泛性焦虑障碍，以及社交恐怖，它们可以出现在肿瘤诊断之前、诊断之时或接受治疗时。

（三）评估

医院焦虑抑郁量表（hospital anxiety depression scale，HADS）具有良好的信度和效度，广泛用于综合医院患者焦虑和抑郁情绪的筛查和研究。国内常用的中文版《医院焦虑抑郁量表》已在我国综合医院中开始应用，研究以9分为分界点，焦虑和抑郁分量表敏感度均为100%，特异性分别为90%和100%。Mitchell AJ等对45个短或超短评估工具进行了综合分析，结果显示，在肿瘤临床中使用HADS既能保证结果的有效性，也能确保临床应用的可接受性。

广泛性焦虑自评量表（general anxiety disorder-7，GAD-7）包含7个条目，每个条目评分为0~3分；制订者推荐≥5分，≥10分和≥15分分别代表轻度、中度和重度焦虑。我国综合医院普通门诊患者的研究中以10分为临界值，灵敏度和特异度分别为86.2%和95.5%，具有较好的信效度。肖水源等研究发现GAD-7在肿瘤患者的应用中有较好的信效度，能有效筛查和评估肿瘤患者中广泛性焦虑的状况。

汉密尔顿焦虑量表（hamilton anxiety scale，HAMA）由Hamilton编制，用于评定焦虑症状的严重程度。HAMA是精神科临床和科研领域对焦虑症状进行评定应用最广泛的他评量表，具有良好信效度，广泛用于肿瘤临床。

（四）治疗

对肿瘤患者焦虑最有效的干预包括心理干预和药物干预。一项对恶性肿瘤焦虑治疗的Meta分析结果发现基于证据的文献均支持使用心理社会干预和精神药物干预来预防或减轻患者焦虑症状。

1.心理社会干预

针对肿瘤患者的心理社会干预方法有很多，包括教育性干预、认知行为治疗、正念疗法、支持疗法、补充和替代疗法。

（1）心理教育干预：一项Meta分析显示，心理教育干预能有效缓解乳腺癌患者在干预后和随访期间的焦虑症状。

（2）认知行为疗法是治疗焦虑障碍的一线治疗，研究显示认知行为治疗可行，而且能有效改善患者焦虑。

（3）正念疗法：Piet的一篇荟萃分析显示，虽然现有临床试验的总体质量差异很大，但在相对高质量的随机对照试验中有一些积极证据支持正念疗法可以改善肿瘤患者及生存者的焦虑抑郁。

（4）支持疗法：支持性心理治疗简单实用，是最常用的方法，可由大多数照顾者（临床医生、护士、家属）提供，对患者的情感支持、真诚平等的医患关系对减轻患者的焦虑尤为重要。支持疗法经常会以团体的形式来进行，但研究结果比较多样，需进一步深入研究。

（5）补充和替代疗法，如针灸等，很多非盲法的研究显示并无令人信服的证据，但按摩和创造性的艺术治疗（如艺术疗法、音乐、舞蹈、写作等）在积极治疗期间对患者焦虑有直接的短期影响，但在随访时无影响。

（6）其他疗法：荟萃分析显示，催眠可降低肿瘤患者焦虑，特别是减轻儿童医疗操作性检查相关焦虑，可减少诊断和侵入性手术（如乳腺活检）中的疼痛和焦虑。随机对照研究也发现音乐疗法、运动疗法可缓解患者的焦虑状态。一项纳入68个随机对照试验13125名肿瘤患者的Meta分析，结果显示远程健康干预可显著改善肿瘤患者的焦虑。

2.药物干预

一般而言，根据焦虑症状的严重程度来决定是否使用药物治疗。轻度焦虑患者使用支持性治疗或行为治疗已足够，但对持续恐惧和焦虑者需药物治疗，其疗效显著且起效较快。应用抗焦虑药需考虑抗焦虑药物和恶性肿瘤治疗药物之间可能存在相互作用，因此应从小剂量开始服用，如耐受好再逐渐加量。由于恶性肿瘤患者的代谢状态发生了改变，药物维持剂量要比健康个体低。表4-2列出了常用于恶性肿瘤患者的抗焦虑药。

（1）苯二氮䓬类药物：常用于肿瘤患者治疗焦虑，特别是惊恐发作，也可用于治疗恶心和失眠。

（2）抗抑郁药物：由于抗抑郁药具有抗抑郁和抗焦虑双重药理作用，故被广泛用于焦虑谱系障碍的治疗。新一代抗抑郁药在治疗焦虑症状方面比传统抗抑郁药及苯二氮䓬类抗焦虑药呈现更多优势。抗抑郁药可作为慢性焦虑的维持治疗，长期应用耐受性好，这类药物可以避免苯二氮䓬类药物的副作用和依赖性，产生抗焦虑作用需2~4周，需用短效苯二氮䓬类药物作为辅助药物，直到抗抑郁药物起效。

（3）其他药物：抗精神病药物，如奥氮平、喹硫平适于对苯二氮䓬类药物副作用敏感、存在认知损害、有药物依赖史的患者。对某些终末期肿瘤患者，阿片类镇痛药有效，特别是对肺功能损害引起焦虑者。美国NCCN缓和医疗指南指出终末期肿瘤患者焦虑治疗可使用小剂量速释吗啡以改善焦虑。

表 4-2 常用于恶性肿瘤患者的抗焦虑药

药物	剂量范围	备注
1.苯二氮䓬类		
劳拉西泮	0.25~2.0 mg,po,q4~12 h	无代谢方面不良反应,可用于肝脏肿瘤或转移瘤,减轻恶心和呕吐
阿普唑仑	0.25~1.0 mg,po,q6~24 h	快速起效,快速耐受
奥沙西泮	7.5~15 mg,po,q8~24h	无代谢方面的不良反应
地西泮	2~10 mg,po/im,q6~24 h	对慢性持续焦虑有效
氯硝西泮	0.5~2.0 mg,po/im,q6~24 h	对慢性持续焦虑、发作性焦虑或冲动行为有效
2.抗抑郁药		
帕罗西汀	20~40 mg/d,po	治疗惊恐障碍,恶心,镇静作用较强
艾司西酞普兰	10~20 mg/d,po	治疗惊恐障碍,恶心、疲乏
文拉法辛	75~225 mg/d,po	治疗广泛性焦虑障碍,恶心
曲唑酮	50~100 mg/d,po	治疗伴有抑郁的焦虑障碍,头晕、恶心
3.抗精神病药		
奥氮平	2.5~10 mg/d,po	镇静作用较强
喹硫平	25~50 mg/d,po	镇静作用较强

(五)推荐意见

(1)肿瘤患者焦虑障碍的评估工具推荐使用医院焦虑抑郁量表,也可选用广泛性焦虑自评量表。

(2)肿瘤患者的焦虑障碍推荐心理干预联合药物干预。

(3)推荐使用认知行为治疗改善肿瘤患者的焦虑症状。

二、抑郁障碍

(一)概述

抑郁(depression)一直是肿瘤患者最常面临的困扰之一,除精神心理承受痛苦,还影响生活质量及家庭社会功能,甚至可能通过一系列神经内分泌、炎症因子等中间因素影响肿瘤细胞和组织。

抑郁症又称抑郁障碍,以显著而持久的心境低落为主要临床特征,心境低落与其处境不相称,情绪消沉可从闷闷不乐到自卑抑郁,悲痛欲绝,甚至悲观厌世,可有自杀企图或行为,甚至发生木僵;部分病例有明显的焦虑和运动性激越;严重者可出现幻觉、妄想等精神病症状。每次发作持续至少2周以上,甚至数年,多数病例有反复发作倾向,每次发作大多可以缓解,部分可有残留症状或转为慢性。

肿瘤相关性抑郁(cancer-related depression,CRD)是指由肿瘤诊断、治疗及其并发症等导致患者失去个人精神常态的情绪反应。伴随负性生活事件(如肿瘤诊断、治疗不良反应、疾病进展等）出现的情绪低落可以是正常的心理体验。如果这一状态未得到处理，进而会影响生活、工作、社会功能，甚至影响肿瘤的治疗过程，必须要重视。值得注意的是，部分患者虽未达到上述症状数量、严重程度和时长标准，仍要注意筛查，必要时提供早期干预，减少发生抑郁的风险。

最新数据显示，心境障碍在中国成人中的终生患病率为7.4%，在肿瘤人群中更高。Meta分析显示，27%的肿瘤患者存在抑郁症状，其中结直肠癌患者最高，达32%。女性为31%，高于男性的26%。抑郁发生率平均每年增加0.6%，与发达国家和全球平均水平相比，不发达国家和发展中国家的肿瘤患者抑郁发生率更高。我国学者利用诊断性访谈调查发现，肿瘤患者抑郁的患病率为25.9%（21.9%~29.9%），抑郁障碍的发生与肿瘤的发展进程相关，进展期肿瘤患者更易出现抑郁。

（二）诊断

在ICD-10中，抑郁发作不包括发生于双相情感障碍中的抑郁状态。因此，抑郁发作只包括首次抑郁发作或复发性抑郁障碍。ICD-10规定的抑郁发作有3条标准。G1：抑郁发作须持续至少2周。G2：在既往生活中，不存在足以符合轻躁狂或躁狂（F30）标准的轻躁狂或躁狂发作。G3：需除外的最常见情况——此种发作不是由于精神活性物质使用（F10—F19）或任何器质性精神障碍（F00—F09）所致。诊断需要注意，抑郁障碍的临床症状与某些肿瘤症状很相似，如自主神经功能症状（食欲缺乏、胃肠功能紊乱、性欲下降等），可能为肿瘤本身引起，而非抑郁障碍的症状。

（三）评估

肿瘤患者抑郁的研究最常用的评估工具主要包括：医院焦虑抑郁量表（HADS）、Zung氏抑郁自评量表（SDS）、患者健康问卷-9（PHQ-9）、流调用抑郁量表（CES-D）和贝克抑郁量表（BDI）等。临床中也会用这些问卷来筛查抑郁症状，需要注意自评问卷的发生率并不代表抑郁障碍的诊断率，必要时需要精神专科医生通过精神科结构性临床访谈（金标准）进行评估和诊断。以下是几个临床和研究中常用的抑郁自评量表。

（1）医院焦虑抑郁量表（hospital anxiety and depression scale，HADS）：该问卷有14个条目，评分为0~3分，用于测查患者在过去一周内的焦虑和抑郁情绪，是较完整的评估工具，具有良好的信效度，推荐用于晚期肿瘤或接受缓和医疗的患者。其抑郁分量表有7个条目，临界值为9分。

（2）贝克抑郁问卷（beck depression rating scale，BDI）：共21个条目，每个条目包括4个描述，根据最近一周的情况选择相应描述。每个条目计分0~3分，总分≤4分为无抑郁，5~7分为轻度，8~15分为中度，16分以上为重度。该问卷被广泛运用于临床流行病学调查，它更适于不同类型及不同分期的肿瘤患者，能更好地用于筛查患者的抑郁症状。

（3）患者健康问卷-9（patient health questionnaire-9，PHQ-9）：9个条目，内容简单且操作性强，广泛用于精神疾病的筛查和评估。该量表适于国内肿瘤患者抑郁筛查，证实其具有良好的信度和效度，可操作性强、简单方便。该量表临界值为10分。

（4）Zung氏抑郁自评量表（self-rating depression scale，SDS）：用于衡量抑郁状态的轻重程度及其在治疗中的变化。问卷由20个条目构成；其中10个条目为正性词陈述，反向计分；另10个条目为负性词陈述，正向计分。每个条目根据最近一周内的感受分1~4级，各条目累计为总分，总分越高，抑郁情绪越重。

（5）流调用抑郁量表（center epidemiologicalstudies depression scale，CED-S）：主要用于流行病学调查，用以筛查出有抑郁症状的对象，以便进一步检查确诊；也有人用作临床检查，评定抑郁症状的严重程度。该量表共20道题目，分别调查20项症状。总分≤15分为无抑郁症状，16~19分可能有抑郁症状，≥20分为肯定有抑郁症状。

为了避免自评量表在筛查方法上的偏差，临床和科研中一般会同时选用两种以上量表或问卷。

（四）干预

抑郁障碍的标准治疗为精神药物治疗联合心理治疗。对轻到中度抑郁障碍可选择心理治疗，重度抑郁障碍则首选药物治疗。多数情况选择两者联合来治疗抑郁障碍。

1.心理治疗

可用于肿瘤相关抑郁的心理治疗涉及认知行为疗法、支持—表达疗法、心理教育、正念冥想、身心灵团体、人际关系团体、生存意义疗法、问题解决治疗等。一般而言，支持性心理治疗适用于所有就诊对象，各类抑郁障碍患者均可采用，可帮助患者减少孤独感，学习应对技巧。认知行为治疗可以缓解患者特殊的情绪、行为和社会问题，以减轻焦虑、抑郁和痛苦。研究显示，接纳承诺疗法降低了治疗后及随访期间的焦虑、抑郁评分均值，这种在大多数研究中都具有显著性。晚期肿瘤患者，可用些相对成熟的治疗模式如意义中心疗法（团体、个体）、尊严疗法和CALM（managing cancer and living meaningfully）疗法等。一项纳入14个随机对照研究的Meta分析显示，尊严疗法可有效改善肿瘤患者的希望、焦虑和抑郁情绪，但对生活质量的影响不显著。研究显示，对诊断乳腺癌的患者进行运动干预，可以降低患者的抑郁水平，同时将适度的体力活动作为日常活动的部分患者，全国死亡率下降39%。

2.药物治疗

临床上，抗抑郁治疗药物已被广泛用于治疗各种躯体疾病伴发的抑郁障碍，研究表明抗抑郁药物对肿瘤相关性抑郁同样有效。选择性5-羟色胺再摄取抑制剂是近年临床上广泛应用的抗抑郁药，主要药理作用是选择性抑制5-羟色胺再摄取，使突触间隙5-羟色胺含量升高而达到治疗抑郁障碍的目的，具有疗效好、不良反应少、耐受性好、服用方便等特点。主要包括氟西汀、舍曲林、帕罗西汀、西酞普兰和艾司西酞普兰。Fisch MJ等一项随机双盲对照研究，163名伴有抑郁症状的晚期肿瘤患者分别服用氟西汀（20mg/d）和安慰剂治疗12周，结果发现服用氟西汀可提高患者的生活质量，减轻抑郁症状，且氟西汀耐受良好。Morrow GR等一项随机双盲对照研究发现，帕罗西汀能改善肿瘤患者的抑郁情绪，但对化疗患者的疲乏无显著改善。

新型抗抑郁药文拉法辛、度洛西汀可抑制5-羟色胺和去甲肾上腺素再摄取受体，米氮平可抑制去甲肾上腺素再摄取受体和刺激神经元胞体释放5-羟色胺，这三种药物具有增加5-羟色胺和去甲肾上腺素浓度的双重作用。Cankurtaran等一项研究对米氮平和丙咪嗪的疗效进行对比，将伴有重度抑郁障碍的肿瘤患者分为3组，分别给予米氮平、丙咪嗪及安慰剂治疗，结果发现米氮平可有效地改善肿瘤患者的抑郁和失眠，疗效优于丙咪嗪。此外，研究发现，有些抗抑郁药如帕罗西汀、文拉法辛、度洛西汀、米氮平、艾司西酞普兰可改善乳腺癌患者和妇科肿瘤患者潮热症状。部分学者发现米氮平还能改善肿瘤患者恶病质、恶心等症状。

国内有小样本随机对照研究显示氟哌噻吨美利曲辛用于肿瘤患者能改善焦虑和抑郁情绪，该药与阿片类镇痛药、常规止吐药联用能够增加镇痛止吐疗效。

表4-3 肿瘤患者常用抗抑郁药物

药物	起始剂量	维持剂量	不良反应	使用建议
选择性5-羟色胺再摄取抑制剂(SSRIs)				
舍曲林	25~50 mg早餐后	50~150 mg/d	用药早期可能出现胃肠道反应，如恶心、呕吐等；抗胆碱能反应，如口干；嗜睡、失眠、兴奋、焦虑等；性功能障碍等	注意药物相互作用,如氟西汀可抑制CYP2D6酶将他莫昔芬转化为其活性代谢产物；勿与单胺氧化酶抑制剂(MAOI)合用,换药时需足够时间间隔；肝功能异常者、有癫痫病史、有出血倾向者慎用
氟西汀	10~20 mg早餐后	20~60 mg/d		
帕罗西汀	20 mg早餐后	20~60 mg/d		
西酞普兰	20 mg早餐后	20~60 mg/d		
艾司西酞普兰	5 mg早餐后	10~20 mg/d		
三环类抗抑郁药(TCAs)				
阿米替林	6.25~12.5 mg睡前	12.5~25mg/d	强度镇静,抗胆碱能相关不良反应	可用于治疗神经病理性疼痛
其他药物				
文拉法辛	18.75~37.5 mg	75~225 mg/d	恶心,高血压慎用	对神经病理性疼痛、潮热有效
度洛西汀	20~30 mg	60~120 mg/d	恶心	对神经病理性疼痛有效
米氮平	15 mg	15~45 mg/d	镇静、体重增加	促进食欲、止吐

药物	起始剂量	维持剂量	不良反应	使用建议
曲唑酮	25~50 mg	50~400mg/d	头晕、恶心	常用于伴焦虑或失眠的轻、中度抑郁患者
安非他酮	50~75 mg	150~450 mg/d	禁用于癫痫	无性功能障碍不良反应,可用于改善疲乏
氟哌噻吨美利曲辛	1片(早晨或中午服用)	1~2 片/天(早晨1片或早晨、中午各1片)	神经兴奋作用可引起失眠,避免睡前服用	与阿片类镇痛药、常规止吐药联用可增强镇痛、止吐疗效

(五)推荐意见

(1)选择性5-羟色胺再摄取抑制剂在临床上应用广泛,疗效好,不良反应少,耐受性好,服用方便。

(2)抗抑郁药应从小剂量开始,逐渐加量,密切注意药物不良反应。

(3)推荐用心理治疗技术改善肿瘤患者的情绪状况和生活质量。

(4)推荐用心理治疗改善晚期患者的抑郁状态。

(5)推荐使用部分抗抑郁药改善患者潮热症状。

三、谵妄

(一)概述

谵妄是肿瘤患者常见的一组神经精神综合征,是严重生理障碍的表现,通常涉及多种医学病因,如感染、器官衰竭,以及药物副作用,会导致一系列负性结局。此外,谵妄的体征与症状变化很大,常被误认,或干扰其他生理和心理症状的识别和控制。研究表明,肿瘤住院患者的谵妄发生率在10%~30%,在生命终末期肿瘤患者可达85%。

(二)诊断

1.临床亚型

基于不同的精神运动表征,谵妄被分为淡漠型、激越型和混合亚型。淡漠亚型表现为活动减少、缓慢和淡漠、言语的量和速度减少、警觉性下降和退缩。激越亚型的特点是精神运动增强、自我调节能力丧失、躁动等。混合亚型指在一天内表现为淡漠亚型和激越亚型两种特征。

2.诊断标准

ICD-10对谵妄的诊断标准如下。

(1)意识和注意损害:从混浊到昏迷;注意的指向、集中、持续和转移能力均降低。

（2）认知功能紊乱：知觉歪曲、错觉和幻觉；抽象思维和理解能力损害，可伴有短暂妄想；但典型者常伴某种程度言语不连贯；即刻回忆和近记忆受损，但远记忆相对完好，时间定向障碍，较严重患者还可出现地点和人物的定向障碍。

（3）精神运动紊乱：活动减少或过多，不可预测地从一个极端转成另一极端；反应时间增加；语流加速或减慢；惊跳反应增强。

（4）睡眠-觉醒周期紊乱：失眠，严重者完全不眠，或睡眠-觉醒周期颠倒；昼间困倦；夜间症状加重；噩梦或梦魇、其内容可作为幻觉持续至觉醒后。

（5）情绪紊乱：如抑郁、焦虑或恐惧、易激惹、欣快、淡漠。

常为迅速起病，病情每日波动，总病程不超过6个月。

（三）评估

谵妄由显著的生理障碍导致。对于肿瘤患者，谵妄一方面源自肿瘤对于中枢神经系统的直接作用（如转移性脑损害）或由于疾病或治疗对中枢神经系统的间接作用（如药物、电解质紊乱、脱水、重要器官衰竭、感染并发症或副癌综合征等）。此外，肿瘤治疗药物，如化疗和免疫治疗药物以及在肿瘤支持治疗使用的药物（如阿片类药物、止吐药及苯二氮䓬类药物）均可导致及加速肿瘤患者谵妄。

当患者不能准确处理加工环境中的信息时，应进行谵妄评估。例如，相识多年的患者不能认出你或叫出你的名字；患者看起来嗜睡或易激惹；回答问题时需很长时间；需反复重复同一问题；言语散漫或不连贯；定向力障碍；出现幻视、幻听或妄想等。如护士报告患者拔输液管或胃管，这个患者很可能出现了谵妄。应该将终末期肿瘤患者谵妄的评估纳入常规临床工作之中。一旦发现患者出现谵妄，在积极治疗同时，应仔细地回顾病史，进行躯体检查、实验室检查及了解患者目前使用的药物，查找引起谵妄的病因。

（四）治疗

谵妄治疗的主要方法是对潜在病因的治疗和支持性护理。支持性护理以非药理学手段为主，如通过灯光管理、持续护理及精神和身体激活来维持昼夜节律。

1.非药物干预

（1）非药物干预预防谵妄。谵妄的非药物干预一直受关注，但由于干预的措施及试验设置的限制，一直无很强证据。《新英格兰医学杂志》发表的一项多因素非药物干预研究成为标志性研究之一，发现以发生谵妄作为结局指标，通过干预谵妄的6个核心风险因素（认知损害、睡眠剥夺、活动受限、视觉受损、听觉受损以及脱水）后，干预组谵妄的持续时间以及谵妄的发作次数显著低于对照组，但两组在谵妄严重程度上无显著差异。一项对谵妄的多因素非药物干预的荟萃分析表明非药物干预可有效减少谵妄发生率。在肿瘤临床，使用简化的多因素非药物干预用于终末期肿瘤患者，通过对医生（关注谵妄风险因素）、患者（重新定向）以及家属（宣教）的干预，发现干预组在谵妄发生率、严重程度以及谵妄持续时间与对照组无显著差异，研究者对此的解释为使用的干预方法过于简单，研究对象又是终末期肿瘤患者，从而未能达到相应效果。此外，一项针对ICU谵妄患者家人访视的随机对照研究，结果也为阴性。

（2）非药物干预治疗谵妄。针对老年谵妄患者开展的两项随机临床试验，使用系统监测与多学科照料，发现干预组在死亡率、功能、谵妄时间以及住院时间与对照组相比无显著差异，仅在谵妄严重程度上干预组低一些。另一项观察性研究中，使用谵妄专用病房（专用的无约束以及提供24小时护理的病房）的患者在功能上有改善，且在住院时间和死亡率上与非谵妄的患者无显著差异。

2.药物治疗

首先应纠正谵妄的病因，如抗感染、纠正代谢紊乱、调整控瘤治疗方案等。

（1）抗精神病药物：当患者过度激越、精神症状突出或对自身及他人有潜在危险时，应予药物治疗。氟哌啶醇是最常用的抗精神病药物，有报道表明，新型抗精神病药物利培酮、奥氮平、喹硫平等对谵妄亦有效。

①氟哌啶醇：是治疗肿瘤患者谵妄的金标准药物，起始剂量多为1~2 mg/次，每日2次，必要时每隔4小时重复给药1次，给药形式可口服（po）、肌注（im）、静注（iv），静注是口服作用的2倍。氟哌啶醇耐受性较好，常见不良反应有静坐不能及锥体外系不良反应。

②氯丙嗪：较氟哌啶醇的精神抑制作用更强，被认为是氟哌啶醇（有或无劳拉西泮）的有效替代品。通常，氯丙嗪给药剂量为每6~12小时口服或静注25~50 mg。对激越患者快速镇静时，予50~100 mg肌注或静注。

③喹硫平：优点在于需同时服用其他多种药物时合用喹硫平安全性较高；另外，氟哌啶醇治疗效果不佳时可换用经不同代谢通道代谢的喹硫平。不良反应较少，喹硫平起始剂量为12.5 mg，可酌情加量至50 mg/d。

④奥氮平：镇静作用较强，耐受性比氟哌啶醇好。其优点是可作用于多受体，可改善患者焦虑、失眠等症状。奥氮平起始量为2.5 mg，可酌情加至5 mg/d。

（2）苯二氮䓬类药物：关于苯二氮䓬类药物治疗谵妄的作用，目前仍有争议。劳拉西泮与氟哌啶醇同时服用可快速控制急性激越患者。单独服用苯二氮䓬类药物，可能加重谵妄患者的认知损害，严重时还会出现逆转兴奋作用，临床需要特别注意。一项发表在JAMA上的随机对照研究，针对处于安宁疗护的晚期肿瘤患者的谵妄管理，对劳拉西泮合并氟哌啶醇与单药氟哌啶醇的疗效进行比较，结果发现合并使用劳拉西泮对谵妄患者的激越症状改善更佳。

（五）推荐意见

（1）根据临床实践需要，选择简便易行的评估工具。

（2）短期使用小剂量抗精神病药物治疗肿瘤患者谵妄症状，密切监测可能的不良反应，特别是老年患者。

（3）氟哌啶醇是临床和研究经验最多的药物。

（4）保持良好睡眠模式与睡眠节律，监测营养状况，监测感知缺陷，提供视觉和听觉帮助，鼓励活动（尽可能减少使用尿管、静脉输液以及躯体限制），鼓励认知刺激性活动可以预防谵妄。

四、自杀

（一）概述

自杀（suicide）是全球重要的公共卫生问题，也是肿瘤学的重要问题。世界卫生组织（WHO）将自杀定义为：自发完成的、故意的行动后果，行为者本人完全了解或期望这一行动的致死性后果。按自杀行为（suicide behavior）的结局分为自杀未遂和自杀死亡。自杀死亡（completed suicide）是指采取了伤害自己生命的行动，并直接导致了死亡结局。死者在采取行动时，必须有明确的死亡愿望，才能认为是自杀死亡。自杀未遂（attempted suicide）是指采取了伤害自己生命的行动，但未直接导致死亡结局。自杀未遂者通常存在躯体损伤，但躯体损害不是自杀未遂的必备条件。按行动执行者不同，分为主动自杀（自己采取行动伤害或结束自己生命）、被动自杀（拒绝接受维持生命的必要措施）和帮助自杀（在医务人员或其他人的帮助下自杀）。自杀行为包括四个心理过程，分别是自杀意念、自杀计划、自杀准备、自杀行动。

最新的系统综述和荟萃分析显示全球肿瘤患者自杀死亡总发生率为39.72/10万，男性（57.78/10万）高于女性（14.47/10万），食管癌的自杀率最高（87.71/10万），亚洲的自杀率最高（61.02/10万），大洋洲的自杀率最低（24.07/10万），中国肿瘤患者自杀率为63.17/10万。

（二）评估

1.评估工具

（1）护士用自杀风险评估量表（nurses′ global assessment of suicide risk，NGASR）：由英国学者Cutcliffe等在临床实践基础上编制的用于精神科评估自杀风险的他评量表。该量表根据自杀相关的危险因素筛选出15项自杀风险预测因子，并根据各自因子与自杀相关性给予其不同的权重赋值。测试时只要个体存在预测因子就给予表格中的相应得分，根据总分评估决定自杀风险的严重程度以及应采取的相应处理等级。量表总分范围0~25分。分数越高代表自杀的风险越高，总分≤5分为低自杀风险、6~8分为中自杀风险、9~11分为高自杀风险、≥12分为极高自杀风险。

（2）简明国际神经精神访谈（mini-international neuropsychiatric interview，MINI）自杀筛选问卷：是由美国和欧洲的精神病学家和临床医生发明，是针对《美国精神障碍诊断与统计手册第4版》和《国际疾病分类第10版》中精神疾病的一种简式结构式诊断访谈问卷。自杀筛选问卷有6个问题：①您是否觉得死了会更好或希望自己已经死了？回答"是"为1分。②您是否想要伤害自己？回答"是"为2分。③您是否想到自杀？回答"是"为6分。④您是否有自杀计划？回答"是"为10分。⑤您是否有过自杀未遂情况？回答"是"为10分。以上均为最近一个月内情况。⑥您一生中是否曾经有过自杀未遂情况？回答"是"为4分。以上1~6问题回答"否"均为0分。将以上问题分数相加，总分0分为无风险、1~5分为低风险、6~9分为中风险、≥10分为高风险。

2.评估内容

自杀风险是指一个人采取自杀行动的可能性大小。对患者自杀风险进行评估是预防自杀的重要环节和组成部分，其主要目的是筛查出自杀意念的高危人群，从而进行相应预防干预。对个体自杀危险性的评估包括对自杀危险因素的评估、自杀意念和采取自杀行为的可能性大小评估，以及对自杀态度的评估。对肿瘤患者自杀企图和自杀意念的评估，一般采用开放式临床访谈收集资料，可从以下几个方面评估：①自杀意念的访谈，询问患者是否有自杀意念；②与疾病和治疗相关评估；③情绪和精神状况的评估；④行为的评估；⑤个人特征的评估；⑥社会资源的评估。

（三）治疗

1.药物治疗

识别患者存在的自杀危险因素有助于临床医生制定更有针对性的预防、干预和治疗计划。自杀的危险因素包括：重度抑郁，控制欠佳的症状如疼痛，无望，预后差，分期晚，肿瘤确诊后1年内等。系统综述显示抗抑郁药物可降低抑郁患者的自杀率。患重度抑郁的肿瘤患者是自杀的高危人群，应积极给予抗抑郁治疗。如能及时发现并早期给予治疗，可降低自杀率。药物干预还包括使用规范化的止痛治疗改善肿瘤患者的疼痛，使用抗焦虑药改善患者的焦虑，使用抗精神病药改善患者的谵妄或精神病性症状，如幻觉、妄想等，帮助患者减轻症状带来的痛苦，有助于降低患者的自杀风险。

2.非药物治疗

（1）一般措施：对出现严重自杀意念或行为的患者建议到精神专科住院治疗；对有自杀意念的患者，要避免在住院期间或在家接触到药物或其他危险品；家人或朋友应密切注意并监护患者安全。

（2）心理治疗：个体或团体心理治疗可减轻肿瘤患者的孤独感，增强应对技能，解决存在的问题。系统综述显示认知行为治疗有助于管理肿瘤患者的躯体症状，纠正导致患者出现自杀意念和无望的歪曲认知。正念治疗有助于缓解患者对未来的忧虑和恐惧，教导患者关注当下。系统综述显示尊严治疗帮助晚期肿瘤患者增加尊严感、意义感和目标感。随机对照研究显示意义中心治疗可帮助晚期肿瘤患者维持和增强意义感，改善患者的灵性幸福，减轻患者的抑郁，减少对死亡的焦虑和渴求。随机对照研究也显示恶性肿瘤管理并寻找生命意义（managing cancer and living meaningfully，CALM）治疗可改善晚期肿瘤患者的抑郁症状，帮助患者做好终末期准备。

（四）推荐意见

（1）推荐使用抗抑郁药物降低抑郁患者的自杀率。

（2）对晚期肿瘤患者，推荐使用尊严治疗帮助患者增加活着的尊严感、意义感和目标感。

（3）对晚期肿瘤患者，推荐使用意义治疗改善患者的灵性幸福，减轻患者的抑郁，减少对死亡的焦虑和渴求。

（4）对晚期肿瘤患者，推荐使用CALM治疗改善患者的抑郁症状，帮助患者做好终末期准备。

（5）推荐使用认知行为治疗纠正导致患者出现自杀意念和无望的歪曲认知。

五、失眠

（一）概述

失眠（insomnia）指患者对睡眠时间和/或质量不满足，并持续相当长一段时间，影响其日间社会功能的一种主观体验。失眠的主要表现：入睡困难、睡眠表浅、频繁觉醒和（或）早醒、多梦，导致白日疲乏、犯困、萎靡等一系列神经精神症状。肿瘤患者失眠的发生率高于普通人群，其中高达50%新诊断或治疗的肿瘤患者主诉有睡眠障碍，失眠是成人肿瘤患者最常见的症状之一，对肿瘤患者的生存质量及治疗转归有重大影响。

（二）诊断

根据国际疾病分类第10版（ICD-10）精神与行为障碍分类，非器质性失眠症（F51.0）诊断标准如下。

（1）主诉入睡困难，或难以维持睡眠睡眠质量差。

（2）这种睡眠紊乱每周至少发生三次并持续一月以上。

（3）日夜专注于失眠，过分担心失眠的后果。

（4）睡眠量和/或质的不满意引起明显苦恼或影响社会及职业功能。

（三）评估

1.临床评估

无论肿瘤患者是否主诉失眠，都应主动询问睡眠情况。当患者主诉有失眠（入睡困难、睡眠维持障碍、早醒）时，应对失眠的原因及类型等进行及时评估、诊断和治疗。临床评估包括主诉、目前控瘤治疗、躯体症状（如疼痛、恶心呕吐等）、有无使用精神活性物质及目前的精神心理状况等。

2.量表评估

标准化评估量表包括：匹兹堡睡眠质量指数（pittsburgh sleep quality index，PSQI），主要用于评估最近一个月的睡眠质量；失眠严重程度指数量表（insomnia severity index，ISI），用于评估最近两周失眠的严重程度及清晨型与夜晚型睡眠问卷（morning and evening questionnaire，MEQ）等。

3.检测评估

多导睡眠图监测（polysomnogram，PSG）：是在整夜睡眠过程中，连续并同步记录脑电、呼吸等10余项指标，记录次日由仪器自动分析后再行人工逐项核实。PSG不必作为常规检查项目，但可为慢性失眠的诊断、鉴别诊断提供客观依据，也可为选择治疗方法及评估疗效提供参考信息。

（四）治疗

1.总体原则

肿瘤患者失眠的治疗首先是针对病因治疗，在控瘤治疗同时，对患者的失眠症状给予必要处理。

2.非药物治疗

非药物治疗包括睡眠卫生教育、松弛疗法、刺激控制疗法、睡眠限制疗法及认知行为失眠治疗（cognitive behavioral therapy for insomnia，CBT-I）。研究表明，CBT-I对肿瘤患者的失眠有效，可助患者认识和改变导致慢性失眠、错误的认知行为模式，重塑有助睡眠正确的认知模式，减轻睡眠压力，重建床与睡眠的和谐关系，提高睡眠效率，缩短睡眠潜伏期，减少入睡后的觉醒时间，应与药物治疗同时进行。

3.药物治疗

（1）治疗原则：使用药物治疗肿瘤患者的失眠可参照普通人群失眠的治疗原则，应在病因治疗和非药物治疗基础上酌情给予相应药物治疗。药物的选择和剂量遵循个体化用药原则，小剂量起始，逐步增加到有效剂量并维持，并注意药物不良反应，把握获益与风险的平衡。

常用药物包括镇静催眠药物、抗抑郁剂及褪黑素受体激动剂和具有镇静作用的抗精神病药物等。镇静催眠药物包括非苯二氮䓬类药物和苯二氮䓬类药物。对肿瘤患者，某些具有镇静作用的抗精神病药（如奥氮平、喹硫平等）可同时改善患者的食欲和恶心呕吐等，也可参照推荐意见进行个体化治疗。

表4-4　常用药物的用法及不良反应

药物	用法	不良反应
镇静催眠药物——非苯二氮䓬类药物		
唑吡坦	5~10 mg 睡前口服	可能出现头痛、头晕、嗜睡、健忘、噩梦、早醒、胃肠道反应、疲劳等不良反应 严重呼吸功能不全、呼吸睡眠暂停综合征、严重或急慢性肝功能不全、肌无力者禁用
佐匹克隆	3.75~7.5 mg 睡前口服	可能出现嗜睡、口苦、口干、肌无力、遗忘、醉态、好斗、头痛、乏力等不良反应；长期服用后突然停药会出现戒断症状 呼吸功能不全、重症肌无力、重症睡眠呼吸暂停综合征的患者禁用
右佐匹克隆	1~3 mg 睡前口服	可能出现头痛、嗜睡、味觉异常的不良反应 失代偿的呼吸功能不全、重症肌无力、重症睡眠呼吸暂停综合征患者禁用
苯二氮䓬类药物		
阿普唑仑	0.4~0.8 mg 睡前口服	可能出现镇静、困倦、肌无力、共济失调、眩晕、头痛、精神紊乱等不良反应 长期使用可能出现依赖或戒断症状，尤其是既往有药物依赖史的患者 急性酒精中毒、肝肾功能损害、重症肌无力、急性或易于发生的闭角型青光眼发作、严重慢性阻塞性肺疾病等患者慎用
艾司唑仑	1~2 mg 睡前口服	
劳拉西泮	0.5~1 mg 睡前口服	
地西泮	5~10 mg 睡前口服	
氯硝西泮	0.5~2 mg 睡前口服	
抗抑郁剂以及褪黑素受体激动剂		
米氮平	7.5~30 mg 睡前口服	可能出现食欲及体重增加、镇静、嗜睡等不良反应 糖尿病、急性狭角性青光眼、排尿困难者应用时需注意
曲唑酮	25~50 mg 睡前口服	可能出现嗜睡、疲乏、头晕、紧张、震颤、口干、便秘等不良反应 肝功严重受损、严重心脏病或心律失常者、意识障碍者禁用

药物	用法	不良反应
阿戈美拉汀	25~50 mg 睡前口服	可能出现恶心、头晕等不良反应 乙肝或丙肝病毒携带者/患者，肝功能损害者禁用
具有镇静作用的非典型抗精神病药		
喹硫平	12.5~50 mg 睡前口服	可能出现头晕、困倦、口干、便秘、心动过速等不良反应
奥氮平	2.5~5 mg 睡前口服	可能出现食欲、体重增加，血糖、血脂升高的不良反应 已知有窄角性青光眼危险的患者禁用

（五）推荐意见

（1）推荐认知行为失眠治疗（CBT-I）作为慢性失眠的初始治疗。

（2）推荐有镇静催眠作用的抗抑郁药改善伴焦虑、抑郁的肿瘤患者的失眠症状。

（3）推荐用小剂量有镇静作用的非典型抗精神病药改善合并有厌食、恶心呕吐的肿瘤患者的失眠症状。

六、癌痛

（一）概述

癌痛是指肿瘤、肿瘤相关性病变及控瘤治疗所致的疼痛，常为慢性疼痛，如得不到及时缓解，会发展成顽固性癌痛。癌痛是肿瘤患者尤其是中晚期肿瘤患者最常见也最痛苦的症状之一。研究表明，约1/4新诊断的肿瘤患者，1/3正在接受治疗的患者以及3/4晚期肿瘤患者合并有疼痛。也有研究显示，肿瘤患者中70%会在疾病的某一个阶段出现疼痛，50%的终末期患者出现中重度疼痛。

（二）评估与诊断

整合评估癌痛症状是处理的第一重要环节。评估时，要相信患者关于疼痛的主诉，因为疼痛是一种主观感受。详细询问疼痛史，评估患者的心理状态，进行详细体格检查和神经系统查体等。目前尚无准确反映疼痛程度的客观指标，患者是否疼痛及疼痛严重程度主要依据患者主诉，相信患者确实处于疼痛状态。疼痛性质和程度全面准确的评估是开展个体化镇痛治疗的依据。

目前强调"评估和管理癌痛的个性化方法"，即强调一种多步骤方法，包括系统筛查、全面疼痛评估、疼痛特征描述、疼痛表达个人特征的识别、个性化疼痛目标的记录，以及实施多学科整合治疗（multiple discipline team to holistic integrative management，MDT to HIM）计划和随后的定制纵向监测。

癌痛诊断包括：①病因诊断——疼痛是肿瘤、肿瘤治疗或临床操作引起，伴发

328

疾病或非癌症引起的疼痛；②病生学诊断——伤害感受性、神经病理性，或混合性疼痛。癌痛诊断包括了解疼痛的原因、部位、程度、癌痛加重或减轻的相关因素、癌痛治疗的效果和不良反应等，可从疼痛病史、心理社会因素、医疗史、体格检查和相关实验室及影像学资料等方面进行评估。

无论疼痛程度如何，都需对患者进行心理社会评估：患者的心理痛苦水平；患者目前的精神状况，是否存在精神障碍如焦虑、抑郁障碍；患者获得家庭和社会支持的程度；患者既往的精神病史；疼痛控制不佳的风险因素，如药物滥用史、神经病理性疼痛等。癌痛的顽固持续存在，使之比其他任何症状更易引起患者的心理和精神障碍，焦虑、抑郁等不良情绪能明显加重患者对疼痛的感知和体验。

（三）治疗

1. 药物治疗

癌痛主要是药物治疗，应遵循WHO三阶梯镇痛原则。药物止痛治疗的第一步是选择镇痛药，第二步是选择辅助镇痛药。合理整合应用镇痛药和辅助药，有助最大限度缓解癌痛，减少止痛治疗的不良反应，提高患者的生活质量。

（1）非甾体类药：此类药对轻度痛，尤其对骨及软组织痛治疗效果肯定，同时对骨膜受肿瘤机械性牵拉、肌肉或皮下等软组织受压或胸腹膜受压产生的疼痛也有效，并可作为合并用药增强阿片类镇痛药作用。非甾体类药通过抑制前列腺素的合成，发挥解热镇痛及抗炎等作用。骨转移处癌细胞产生大量前列腺素，故非甾体类药对骨转移疼痛疗效较好。非甾体类药有许多潜在的严重不良反应，包括消化道溃疡及出血、血小板功能障碍、肝肾功能障碍、过敏反应等。当用量达到一定水平时，增加剂量不会增加镇痛效果，反可明显增加不良反应。因此，非甾体类药用量接近限制用量，未能理想缓解疼痛，不应盲目增加剂量，而应改用或合用其他类镇痛药。

（2）阿片类镇痛药：该类药物种类多，可选剂型多，无封顶效应，根据半衰期长短分两大类。短半衰期药物作用时间为3~4小时，较长半衰期药物可达8~12小时，最长者可达72小时至1周。用阿片类药物需考虑各种因素，如年龄、性别、全身情况、肿瘤类型及疼痛程度和广度。药物有很大个体差异，常从小剂量开始，据临床经验行个体剂量滴定，尽快达到无痛。给药途径以无创为主，可选口服或透皮贴剂等。

（3）精神科药物：阿片类药物是治疗癌痛的主要药物，但精神科药物在癌痛管理中也有重要应用。联合精神科药物常可提高阿片类药物疗效；改善导致疼痛的并发症状从而镇痛；具有独立的止痛作用。可在三阶梯的全部阶梯中使用。常用联合药物有抗抑郁药、抗癫痫药、精神兴奋剂、抗精神病药物等。

目前的研究证据支持抗抑郁药可作为止痛联合用药来管理癌痛。抗抑郁药通过一系列机制包括抗抑郁作用、增强阿片类止痛药作用以及直接的止痛作用等机制达到止痛作用。抗抑郁药止痛的最主要途径是在五羟色胺能与去甲肾上腺素能通路上发挥重要作用。另一个可能的机制包括肾上腺与五羟色胺能受体效应，抗组胺作用以及直接神经作用，如直接抑制神经元阵发性放电及减少神经元上的肾上腺受体敏感度。有证据表明，三环类抗抑郁药具有特定的止痛作用被用于管理慢性神经痛以及非神经病理性疼痛综合征。阿米替林是研究最多的用于疼痛综合征的三环类抗抑郁药。此外，目前的SNRI类抗抑郁药文拉法辛、度洛西汀等均是有效的联合止痛药。抗抑郁药具有直接的神经痛与非神经痛止痛作用，临床上常与阿片类药物联合使用处理中重度癌痛。

抗癫痫药：抗癫痫药可治疗针刺样、痛觉敏感等特征的神经病理性疼痛。目前使用最广泛的有加巴喷丁和普瑞巴林，安全性相对较高，药物交互作用小。

2.非药物治疗

一项综述描述康复物理治疗对于癌痛的处理，包括调节伤害感受（如冷热、电刺激），稳定和卸载策略（如活动辅助设备），肌肉骨骼疼痛的康复方法（休息、冰敷、加压、深热疗、注射、肌筋膜放松、按摩和锻炼的组合）。然而，现有证据有限，这些治疗目前在癌痛管理中仅见治疗模式框架。

癌痛管理的心理和行为方法强调心理因素（情绪困扰、抑郁、焦虑、不确定性、绝望）对疼痛体验的作用。相关心理和认知行为治疗包括应对技能训练、催眠、认知行为方法和想象放松，这些治疗在高质量随机试验中证明可以降低疼痛的严重程度。

癌痛患者的教育和自我管理包括问题提示列表、疼痛日记、检查表和个性化疼痛管理计划。强调对低健康素养患者进行教育的必要性，还强调以患者为中心在提供教育方面的重要性，要认识到患者教育是动态和互动的特殊性。

（四）推荐意见

（1）需要对癌痛患者进行心理-生理-社会多维度的评估。
（2）癌痛治疗要在遵循三阶梯止痛原则基础上开展个体化管理。
（3）合理使用精神科药物作为多模式MDT to HIM镇痛的一部分。
（4）心理社会干预作为多模式MDT to HIM镇痛的一部分。

七、肿瘤相关性疲乏

（一）概述

肿瘤相关性疲乏（cancer related fatigue，CRF）是一种痛苦而持续的主观感受，由肿瘤本身或肿瘤相关治疗所引起的包括躯体、情感和/或认知上的疲乏或耗竭感，且与近期活动量不符，影响患者日常功能。肿瘤患者普遍存在疲乏症状，不同文献报道肿瘤相关性疲乏发生率在29%~100%，且女性、年轻、失业及伴有明显焦虑和/或抑郁者疲乏更加严重。这种疲乏不能通过常规休息和睡眠得以缓解，会增加患者在疾病过程中的症状负担，明显降低患者总体生活质量。CRF的发生与放化疗、肿瘤进展及多种协同因素（如疼痛、贫血、焦虑、抑郁、睡眠紊乱等）的存在密切相关。有研究显示，与疼痛、恶心呕吐等症状相比，CRF对肿瘤患者生活质量的影响更为显著，并很可能导致控瘤治疗中断，直接影响治疗效果。

（二）诊断

根据国际疾病分类标准第10版（ICD-10），CRF的诊断标准如下。

在过去1个月内持续两周及以上，每天或几乎每天出现以下症状或情形。

（1）有明显疲乏、精力减退或需要更多休息，与近期活动量改变不成比例，同时伴有如下症状中的5个及以上：①全身无力或肢体沉重；②注意力不集中；③情绪低落，兴趣减退；④失眠或嗜睡；⑤睡眠后仍感精力不能恢复；⑥活动困难；⑦因疲乏引起情绪反应，如悲伤、挫折感或易怒；⑧因疲乏不能完成原能胜任的日常活动；⑨短期记忆减退；⑩活动后疲乏症状持续数小时不能缓解。

（2）这些症状对患者社交、职业或其他重要职能领域造成严重痛苦或损害。

（3）有病史、体检或实验室检查报告，证明CRF是由肿瘤或其治疗引起。

（4）CRF不是主要由于肿瘤及其治疗伴发的精神疾病所引起，如重度抑郁、躯体化障碍、躯体形式障碍或谵妄。

（三）筛查与评估

由于疲乏在肿瘤患者中的高发生率以及给患者各项功能和总体生活质量带来的影响，学界达成共识，确认筛查在CRF管理中的重要性，应在患者初次就诊时就行CRF筛查，筛查所有肿瘤患者是否存在疲乏以及疲乏的严重程度。可采用数字分级法（numerical rating scale，NRS）进行筛查和评级，其中0分表示无疲乏，1~3分为轻度疲乏，4~6分为中度疲乏，7~10分为重度疲乏。

进一步筛查可选择目前已有研究证实其心理测量学数据的量表。简明疲乏量表（brief fatigue inventory，BFI）包括疲乏的严重程度和对生活带来的影响。其结构效度及内部一致性较好，已在多个国家不同癌种患者中得到数据证实；肿瘤治疗功能评估-疲乏量表（function Assessment of cancer therapy-fatigue，FACT-F）是一个仅针对疲乏严重程度的单一维度量表，包括13个条目，研究显示FACT-F的重测信度（0.90）及内部一致性（0.95）较好，可用于肿瘤临床。目前临床中还有其他量表可供选择，如 Piper 疲乏修订量表（the revised piper fatigue scale，PFS-R）等，可根据临床工作需求考虑不同选择。

（四）治疗

疲乏的干预措施首先应考虑改善导致疲乏的潜在因素，如改善疼痛、焦虑、抑郁、睡眠紊乱等症状，纠正贫血，改善营养不良，调整加重疲乏的药物等。在此基础上针对疲乏主观症状给予整合干预，包括药物干预和非药物干预，非药物干预主要分为：①一般处理；②躯体活动、锻炼；③教育和心理社会干预。在干预后需积极随访，及时评估疗效并了解患者需求。

1.非药物治疗

系统回顾和 Meta 分析显示不同形式的运动可助患者改善疲乏，但无文献报道具体哪种运动形式与其他形式相比存在优势。一项纳入 133 项随机对照研究的系统分析显示，体能锻炼及心理干预等非药物手段疗效确切且优于药物干预。其他有效的非药物干预手段还包括瑜伽、按摩、针灸、营养咨询、认知行为、失眠治疗等。另一项 Meta 分析纳入 72 个随机对照研究共 5367 例肿瘤患者，结果发现与对照组相比，体能锻炼对减轻疲乏有中等程度的效果（SMD，−0.45，95% CI −0.57~−0.32，$P \leqslant$ 0.001），同时改善的还有抑郁和睡眠紊乱，不同类型的锻炼效果无差异。体能锻炼目前无统一模式，通常建议每日 30 分钟中等程度的锻炼，每周至少 3~5 小时。锻炼为个体化，要根据患者的身体条件逐步递进，有以下情况时锻炼要谨慎：①骨转移；②血小板减低；③贫血；④发热或活动性感染；⑤由于转移或其他共患疾病导致活动受限；⑥存在安全隐患，如跌倒风险高的患者。此类有风险的患者应推荐至康复专科医生处理。

Goedendorp 等发表一篇系统综述纳入 27 项研究共计 33324 例正在接受治疗中的患者，大部分为乳腺癌。结果显示，纳入系统回顾的 5 项专门针对疲乏的心理干预的随机对照研究中，有 4 项效果显著，且有 3 项随机对照研究中，疲乏缓解持续到随访阶段。心理社会干预通过让患者放松来减少应激以及 HPA 轴的激活，这是目前较为认可的干预发挥作用的机制。Marieke 等发表的一篇随机对照研究展示了针对疲乏设计的认知行为治疗可有效改善患者疲乏的严重程度和功能受损程度。

2.药物治疗

一项关于疲乏药物治疗的 Cochrane 系统回顾纳入了 31 项随机对照研究（$n=$ 7104），分析中枢兴奋剂（哌醋甲酯、莫达非尼），造血生长因子，抗抑郁药与安慰剂，常规治疗或非药物治疗方法的对照。结果显示，哌醋甲酯在一部分小样本和一项大样本的随机对照研究中与安慰剂对照可以获益，但大样本研究中显示仅具有较小的疗效，特别对进展期肿瘤患者。而莫达非尼也因会引起明显不良反应（如眩晕、恶心、呕吐）与安慰剂对比仅显示微弱优势；同样，造血生长因子也因明显不良反应而未被指南列入常规治疗CRF的药物中。另一项系统回顾纳入5项随机对照研究（$n=498$）显示哌醋甲酯延长治疗时间可获得到更好疗效，倾向于中枢兴奋剂对疲乏的积极作用。

目前多数研究结果显示，抗抑郁药（如5-羟色胺再摄取抑制剂）可有效改善抑郁，但并不能缓解CRF，疲乏患者伴有抑郁症状时可考虑使用。安非他酮通过阻断去甲肾上腺素和多巴胺再摄取达到抗抑郁效果，对低动力抑郁症患者有独特优势，可起精神兴奋性作用，考虑其可能在CRF中有治疗作用，但目前仅有数量有限的研究且多为开放实验，得出的获益效果较弱，临床应用尚需更多严谨设计的随机对照研究提供证据。

中医药在改善CRF方面也有一定作用，但都缺乏大样本随机对照研究，证据等级较低，需要更大样本、设计更为合理的临床研究验证。国内一项随机对照研究（$n=70$）显示，人参养荣汤可改善晚期非小细胞肺癌、大肠癌化疗患者的疲乏症状，并可相应改善患者的一般活动情况、情绪、正常工作、享受生活及行走能力，对患者总体生活质量、躯体功能及呼吸困难情况也有较明显改善。

中医传统疗法包括按摩、针灸等对CRF疗效确切。一项系统综述纳入18项随机对照研究，共950例乳腺癌患者，结果发现规律接受按摩的患者负性情绪和疲乏得到改善。目前按摩的时间和频次没有统一规定，远期疗效尚不确定。已有研究证实，针灸可改善肿瘤患者的CRF。

（五）推荐意见

（1）推荐在肿瘤患者初次就诊时筛查CRF，快速评估可使用NRS量表，对轻度CRF患者（NRS评分1~3分）进行健康教育，对CRF进行持续监测及再筛查；对中重度CRF患者（NRS评分为4~10分）进行整合全面评估。

（2）推荐用非药物干预方法提供支持，如患者教育、运动疗法、心理社会干预等。

（3）药物治疗不作为首选，评估患者躯体状况及药物风险后可尝试中枢兴奋剂、抗抑郁剂、中药制剂等。

八、预期性恶心呕吐

（一）概述

预期性恶心呕吐（anticipatory nausea and vomiting，ANV）是一种肿瘤化疗常见的不良反应，是化疗所致的恶心呕吐中一种比较特殊的类型，其定义为：患者已经历两个以上周期化疗，在下一次化疗药物使用前即开始恶心呕吐。ANV的特点会被一些与化疗相关的环境因素诱发，如闻到医院味道，看到装有化疗药物的治疗车，听到化疗药物的名称，甚至看到化疗期间为自己输液的护理人员都会出现恶心呕吐反应。一旦ANV发生，常规镇吐治疗，例如5-HT$_3$拮抗剂昂丹司琼都几乎起不到缓解作用。国内外最新文献报道，预期性恶心发生率在8.3%~13.8%，预期性呕吐发生率在1.5%~2.3%。

（二）诊断

目前对于ANV诊断主要根据临床表现。患者之前接受过化疗，且化疗后出现过恶心呕吐，在下一次化疗前，如果患者被化疗相关因素（例如走进医院、住进病房、听到化疗药名称等）所诱发，产生恶心呕吐并伴焦虑或恐惧情绪，在排除疾病和药物因素前提下，就可考虑诊断为ANV。

（三）评估

目前对于ANV的评估还只是关注症状发生的时间和强度，尚无评估症状和相关心理因素且专门针对预期性恶心呕吐的评估工具，特别缺乏在ANV发生前就能做出预测其发生的评估工具。

（四）干预

1. 药物治疗

ANV发生时，用快效、短效的苯二氮䓬类药物有助控制恶心呕吐症状。《肿瘤治疗相关呕吐防治指南》中也推荐使用苯二氮䓬类药物降低ANV的发生，可用药物有阿普唑仑和劳拉西泮等，同时指出其有效性随化疗的持续而倾向于下降。第二代抗精神病药物奥氮平能有效缓解其他常规镇吐药无法控制的化疗引起的恶心呕吐，从而有效预防ANV的发生。

《肿瘤治疗相关呕吐防治指南（2019版）》中提到患者接受中、高致吐风险药物化疗时，可使用含有奥氮平的三联方案用于恶心呕吐的预防，口服5~10mg，每日1次。大样本（n=380）随机双盲安慰剂对照研究显示，对接受高致吐性化疗药物治疗的患者，首次化疗第1天到第4天给予奥氮平每天10mg能显著降低恶心发生率，且无患者因不耐受奥氮平的不良反应而退出研究。奥氮平在预防化疗引起的恶心呕吐方面明显优于其他镇吐药物，剂量每天5mg与10mg未见明显的效果差异，为了降低药物不良反应，推荐使用5mg。

2. 非药物干预

（1）心理干预：系统脱敏最早用来治疗恐惧症，而ANV的发生机制与表现特征与恐怖症有很多相似之处，因此系统脱敏也广泛被用于缓解ANV。系统脱敏疗法中会使用到渐进性肌肉放松训练以及引导想象的技术。

催眠疗法是最早用于治疗 ANV 的心理疗法。系统性综述报告催眠能显著缓解化疗引起的恶心呕吐。目前催眠疗法在预防 ANV 的作用尚缺乏大样本的随机对照研究。目前催眠疗法常被用于儿童和青少年患者，因为青少年更易被催眠。

生物反馈疗法：利用生物反馈来缓解 ANV 的严重程度，主要是让患者达到一种放松状态来实现。

正念放松和音乐放松疗法：一项随机对照研究显示，接受化疗的肿瘤患者随机分为正念放松、音乐放松和常规干预三组，结果发现，在治疗中期，正念放松组和音乐放松组 ANV 发生率低于常规治疗组，但在治疗结束后并没有明显差异。

（2）其他干预：除心理干预外，有些针灸法或耳穴豆压法也可用来缓解化疗引起的恶心呕吐。Rithirangsriroj 等对 70 例化疗的妇科肿瘤患者进行的随机对照研究发现，针灸治疗组（针灸刺激 P6）延迟性恶心呕吐的发生率及严重程度要低于常规药物治疗组（昂丹司琼）。国内有文献报道，耳穴压豆疗法配合积极的心理暗示，治疗 ANV 有效率达 87%。某些中药制剂也可以缓解化疗引起的恶心呕吐，其中研究最多的是姜，有一项大样本（$n=576$）研究发现，在化疗前 3 天患者每天服用姜 0.5~1.0 g 能有效减少化疗引起的急性恶心呕吐，从而减少 ANV 的发生。

目前 ANV 干预的证据等级比较高的研究多来自国外，国内关于肿瘤化疗病人 ANV 研究的证据等级比较低，大部分研究缺乏对随机方法的详细描述，所有研究都未涉及盲法、随访及意向性分析，因此，尚需努力证实其不仅有效，而且有理。

（五）推荐意见

（1）预防 ANV 最好方法是最大限度控制急性和延迟性恶心呕吐。
（2）推荐使用苯二氮䓬类药物降低 ANV 的发生率。
（3）对接受高致吐性化疗的患者，推荐使用奥氮平预防 ANV 的发生。
（4）行为治疗，特别是渐进性肌肉放松训练、系统脱敏、催眠可用于治疗 ANV。

九、厌食及恶病质

（一）概述

厌食（anorexia）是指因食欲下降或消失，导致进食量下降和体重降低，是晚期肿瘤患者的常见症状。恶病质（cachexia）以持续性骨骼肌丢失（伴或不伴脂肪组织丢失）为特征，不能被常规营养支持完全缓解，逐步导致功能损伤的多因素综合征。

新诊断的肿瘤患者中 50% 存在厌食，晚期患者中 70% 存在厌食。恶病质困扰至少 50%~80% 的肿瘤患者，在临终前 1~2 周可达 86%。厌食和恶病质会影响患者的治疗、增加治疗不良反应，降低患者的生活质量。恶病质会缩短患者生存期，甚至直接造成至少20%肿瘤患者的死亡。

（二）诊断

目前较公认的肿瘤恶病质的诊断标准是2011年欧洲缓和医疗研究协作组发布的国际专家共识，包括：①无节食条件下，6个月体重下降>5%；②体质指数（BMI）<18.5kg/m²（中国人）及体重下降>2%；③四肢骨骼肌指数符合肌肉减少症（男性<7.26 kg/m²；女性<5.45 kg/m²）及体重下降>2%。

（三）评估

恶病质的全面评估包括三方面。①身体成分：可以通过CT、磁共振、双能X线吸收法或生物电阻抗分析法来评估身体成分。②生活质量：可以采用生活质量评估量表。③生理功能：包括体能状况、手握力测定、起立行走计时测定、6分钟步行测试、体动记录。其中握力是评价肌力的重要指标，握力可有效应用于营养评估，一般以kg为单位，国际标准测量握力的工具是Jamar握力器。

（四）治疗

1. 病因治疗

对厌食和恶病质患者根据预期生存期的不同，给予不同的治疗指导，推荐早期和多模式干预。临床常采用个体化多学科整合治疗即MDT to HIM模式，在针对可控病因进行治疗基础上，给予营养治疗（见肿瘤营养治疗指南）、药物治疗（包括精神科药物）、心理治疗等。

首先评估并确定导致患者厌食的原因，在明确厌食原因后，针对可逆性原因进行治疗。疼痛、肿瘤治疗引起的恶心呕吐、疲乏等均会导致患者出现厌食，应积极控制疼痛，改善因放化疗引起的恶心呕吐，改善疲乏等。评估患者是否伴有口腔问题，如口腔溃疡、口腔念珠菌感染，给予对症治疗。抑郁的患者会出现食欲减退，应转诊到精神科或请精神科医生会诊，若符合抑郁诊断标准应给予抗抑郁治疗。

2. 药物治疗

主要包括孕激素、糖皮质激素，还包括精神科药物米氮平和奥氮平。

（1）孕激素：既往研究显示孕激素能在一定程度上改善恶病质，但最新系统综述指出，甲地孕酮不能有效改善晚期肿瘤患者的厌食和恶病质，且大剂量应用时，有明显血栓栓塞风险。

（2）糖皮质激素：糖皮质激素也被报道能改善恶病质，推荐短期使用糖皮质激素如地塞米松3~4 mg/d改善终末期肿瘤患者的厌食/恶病质。

（3）米氮平：米氮平用于厌食/恶病质的推荐剂量为7.5~30 mg/d，可每晚服用。一项Ⅱ期研究表明米氮平（15~30 mg/d）可改善肿瘤恶病质患者的食欲和体重。但最新的随机双盲安慰剂对照研究显示，米氮平（15 mg/d）在改善肿瘤恶病质患者的食欲方面并不优于安慰剂。

（4）奥氮平：研究表明，奥氮平用于厌食/恶病质的推荐剂量为5 mg/d，可改善肿瘤厌食，增加体重，与甲地孕酮联用时可增加甲地孕酮的疗效。近期一项回顾性研究显示，无恶心症状的肿瘤患者服用奥氮平后3天内，食物摄入量增加，表明奥氮平对厌食有改善作用，与它的止吐作用无关，该研究中奥氮平的有效剂量为1.5 mg/d。

3. 非药物治疗

（1）营养教育和膳食指导：营养教育和膳食指导是营养治疗的首选，要贯穿于肿瘤诊疗的全过程。系统综述表明营养教育和膳食指导是最常用的营养干预措施。

（2）运动：最新综述显示，运动可延缓恶病质进程，维持肌肉量和肌肉功能，改善恶病质症状如食欲减退和厌食，恶病质患者通过抗阻运动可从体重和肌肉质量的增加中获益。在专业人员指导下，适度运动锻炼对肿瘤恶病质患者是安全的。

（3）心理治疗：系统综述显示，影响肿瘤恶病质患者心理状态的主要因素包括对肿瘤恶病质不可逆转的本质缺乏认识，以及通过营养治疗增加体重的尝试失败；患者和照顾者应对策略的不同会影响恶病质的心理社会效应，早期识别这些心理社会效应有助于患者通过心理社会干预改善生活质量。另一篇系统综述显示，对肿瘤恶病质患者提供支持性干预时，医护人员应告知患者及家属恶病质的全面影响，应采用心理社会、教育和沟通策略来帮助患者和照顾者应对恶病质。最新的一项随机对照可行性研究发现以家庭为中心、心理社会为基础的营养干预有可能为营养不良风险患者或已经出现营养不良的患者带来益处。

（五）推荐意见

（1）推荐使用糖皮质激素改善肿瘤厌食和恶病质。

（2）推荐使用米氮平改善肿瘤恶病质患者的食欲和体重。

（3）推荐使用奥氮平改善肿瘤患者的厌食和体重。

（4）推荐使用营养教育和膳食指导改善肿瘤厌食和恶病质患者的营养摄入。

（5）推荐使用运动改善肿瘤的厌食和恶病质。

（6）推荐使用心理治疗改善恶性肿瘤患者厌食和恶病质的情况。

第三章

心理治疗

一、概述

作为一种威胁生命的重病，肿瘤及其治疗给患者带来的不仅是身体痛苦，更有心理创伤。肿瘤患者常常会产生焦虑、抑郁等不良情绪，晚期患者还面对生存危机、死亡焦虑及无意义感。将心理治疗融入肿瘤常规照护中既符合患者需求，也是高品质肿瘤照护的标准之一。随着心理社会肿瘤学发展，越来越多针对不同肿瘤患者人群的心理治疗模型被开发，也有越来越多的高质量随机对照研究，以及基于多个随机对照研究的Meta研究证明心理治疗不仅能改善肿瘤患者的情绪，提高其生活质量，甚可改善患者的生存。

（一）治疗目的

肿瘤心理治疗的目的包括：改善患者的不良认知；改善患者心身症状（如焦虑、抑郁、失眠、ANV等）；帮助患者应对和适应患癌后的改变（如自我认知变化、体象变化、角色变化等）；促进患者与重要他人（如家人、朋友、医疗团队等）之间的沟通，改善人际关系；提高生活质量，甚至改善患者生存（降低复发率、延长生存期、降低死亡风险等）。对生存者而言，心理治疗的目的是帮助他们更好地回归生活、回归家庭、回归社会；对晚期患者而言，心理治疗的目的还包括帮助患者做好临终前的准备，从容面对死亡、提高死亡质量。

（二）治疗适应证

恶性肿瘤患者在疾病的不同阶段（诊断初期、积极治疗期、治疗结束后的康复期、疾病进展期、生命终末期），以及家属在居丧期，会面临不同的心理痛苦。目前肿瘤心理治疗种类的发展越来越成熟，针对不同人群、不同具体问题具体的心理治疗方法不断涌现。只要患者存在心理痛苦并有接受心理治疗的意愿都应考虑给予心理治疗，治疗方法的选择要根据癌种、分期及心理痛苦的种类等具体评估确定。

（三）治疗原则

1.以患者的需求为导向

治疗师应对不同癌种，不同疾病分期、不同治疗阶段患者的心理特点有所了解，还应对不同类型肿瘤患者可能会接受何种控肿瘤治疗有所了解。这些必要的知识有助于心理治疗师成为肿瘤患者多学科整合照护 MDT to HIM 团队的一部分，从而了解和理解患者的病情以及他们的担心。具体给予患者何种层次的心理干预以及具体干预的内容要以患者需求为导向，治疗师还要整合考虑患者的病情及生存期等因素为患者制定具体的干预方案。

2.制定有弹性治疗框架

与健康人不同，肿瘤患者的心理状态会受到病情变化、治疗因素与治疗团队和照护者关系的影响，因此治疗目标和治疗框架会根据这些因素的变化而做出相应调整，例如当患者病情进展或面对较为艰难的治疗抉择时，常需将患者家人也纳入到治疗决策中来。

3.全面了解患者的生命故事

治疗师需对患者有全面了解，包括患者的文化背景、家庭背景、世界观、价值观、信仰，以及个人对疾病的理解、看法和解释。因此，治疗师如能丰富自己对其他文化、习俗、信仰的知识会有助于在治疗过程中更好地理解和帮助患者。很重要的一点是，治疗师在治疗过程中要对患者的价值观保持尊重和好奇心，这样才有利于治疗联盟的建立。

4.治疗设置的特殊性

对门诊患者，治疗常需固定在每周相同时间。即使患者在治疗师所在的医院住院，也尽量提前和患者约好治疗时间，有任何日程上的改变都应该尽早通知患者，因为肿瘤本身具有很多不可预测性，会给患者带来很多不确定感，清晰而稳定的日程安排能在一定程度上给患者心理带来一种控制感和稳定感，缓解患者的焦虑。

当患者在治疗中表现得不够投入时，治疗师应首先评估患者无法投入的原因，如患者不是只对心理治疗无兴趣，而是对其他的人或事都提不起兴趣，那要评估患者是否出现了抑郁。对抑郁患者，可考虑给予一些行为治疗或精神科药物治疗，改善他们的情绪和精力。如果患者表示这种状态自己感觉很平静，很舒适，那此时可以帮助患者家属去理解患者这种顺其自然的心态。

当患者状态好时可以步行或在他人协助下借助轮椅进入心理治疗室接受治疗，但当患者病情进展或是需要住院时，安静的化疗输液室、单人病房等都可能成为我们进行心理治疗的场所。当患者居所离治疗师非常远，交通不方便时，还可考虑以

5.治疗内容和治疗过程的特殊性

大部分肿瘤患者从得知诊断起就会强烈感受到自己生命被缩短了，以及由此带来的时间紧迫感。因此，在心理治疗过程中，需给患者一个反思空间去考虑过去、现在和未来，在这样的空间中让患者拥有对生与死的双重觉察，即尽管死亡是有可能发生的，但我现在还活着，生的希望还存在。治疗过程中生与死的叙事交替出现，治疗师应当对这两种谈话内容都保持开放和接纳的态度。

离别、失落和哀伤也是在肿瘤患者的心理治疗中经常出现的主题。治疗师应当允许患者去展开这些主题，并探索患者的文化背景、家庭背景、以往经历和应对离别、失落以及哀伤的方式。治疗师要根据自己的经验对患者进行评估，及时发现那些有较高风险会发展为焦虑、抑郁或病理性哀伤的患者。

6.治疗关系的特殊性

良好的治疗关系会给患者带来安全感和稳定感，也会让患者感到有希望。与其他心理治疗一样，移情和反移情都有可能出现。治疗关系的结束有时是因为到了治疗计划设置的终点，也有可能是因为患者的病情恶化或去世导致的突然的治疗中断。选择合适的时间来终止治疗关系是对治疗师临床经验和工作能力的挑战，因为有时治疗结束也意味着意识到患者的生命即将走到终点。这时候治疗师可以诚实地表达自己对离别的悲伤，也要给患者充分表达悲伤的机会和空间，但不强求患者来表达悲伤，如果患者并不想表达悲伤，要尊重患者的选择。

二、治疗方法及疗效证据

（一）一般性心理治疗

1.支持性心理治疗

支持性心理治疗（supportive psychotherapy）是肿瘤心理治疗中最基本的心理干预方法，几乎适用于所有肿瘤患者。支持性心理干预是指治疗师在相互尊重与信任的治疗关系中，帮助患者探索自我，适应体象改变和角色转换，强化自身已存在的优势，促进患者情绪的改善和对疾病的适应性应对。

支持性心理治疗可以单独进行，也可作为整合干预手段的一部分出现，通常以团体方式进行。支持-表达团体心理治疗（supportive-expressive group psychotherapy，SEGT）是专门为肿瘤患者开发的一种支持性团体治疗模型，主要用于处理肿瘤患者所面临的最基本的生存、情绪及人际关系问题的团体治疗，其涵盖的基本内容包括：面对生存危机、促进情感表达和充分利用社会支持。最初的团体形式以面对面的小组为主，随着科学技术的发展，互联网和智能手机的普及，支持表达团体小组也可通过网络在线进行。

2018年发表的一篇纳入22项随机对照研究（n=4217）的Meta分析显示了应对技能训练对于化疗期的患者获益显著，在干预过程中明确干预目标非常关键。

2019年发表的一项系统综述评价了基于互联网的心理社会干预对患者心理痛苦和生活质量的改善作用，纳入19项随机对照研究，干预内容基本上都在支持治疗的范畴，包括提供信息、应对技能训练、提供社会支持、压力管理，症状管理等内容，研究显示基于互联网的支持性心理干预是可行的，而且会让患者潜在获益，但纳入分析的这些干预异质性较高，而且均来自于西方国家。但基于互联网的心理支持治疗是未来值得进一步探索的干预方式。

2.教育性干预

教育性干预（educational intervention）是指通过健康教育，提供信息来进行干预的方法，教育内容包括：疾病及治疗相关信息、行为训练、应对策略和沟通技巧以及可以利用的资源等。其中，行为训练即通过催眠、引导想象，冥想及生物反馈训练等教授患者放松技巧；而应对技巧训练则通过教授患者积极的应对方式和管理压力的技巧来提高患者应对应激事件的能力。

教育性干预尤其适用于诊断期、治疗期和治疗结束后初期的肿瘤患者。对那些可能对疾病诊断、治疗、预后有误解，甚至没有概念，以及对询问这类信息抱有迟疑态度的患者，教育性干预不仅提供有关疾病诊断和治疗的具体信息，还增强了他们的应对技巧。研究结果显示，以提供信息为主的单纯教育性干预或许会有帮助，但当教育干预作为整合性干预的一部分时，干预的有效性更为明显。

Weisman等发现，无论教育性干预是以教授患者认知技巧训练为内容，还是以教给患者澄清、表达情绪以及明确个人问题的方法为内容，均能有效降低患者的心理痛苦。2018年发表的一项世界多中心大样本（n=408）非随机对照研究报告显示，放疗医生在放疗计划制订之前以及放疗首日给予乳腺癌患者教育性心理干预，能帮助患者减轻心理痛苦，更好地为接受放疗做准备。教育性心理干预内容主要包括：放疗操作的步骤、接受放疗时可能会出现的感受以及如何缓解放疗前的焦虑情绪。因为该研究受试均为乳腺癌患者，且患者自愿选择是否接受干预，因此可能会带来取样偏倚，影响研究结果，今后还需随机对照研究，在其他瘤种的患者进一步验证。2021年发表的一篇纳入12项随机对照研究（n=2374）的Meta分析显示提供信息支持能改善老年患者的抑郁和生活质量，结果具有统计学意义。2022年发表的一篇纳入27项随机对照研究（n=7742）关于乳腺癌患者心理教育干预疗效的系统综述和Meta分析显示，心理教育能有效改善乳腺癌患者焦虑并提高生活质量，但对诊断检查和治疗的依从性、抑郁和乳腺癌知识提高方面未见显著改善。近年来有很多基于互联网的在线教育性干预的研究出现。2019年发表的一篇Meta分析纳入了2007—2016年发表的8项应用远程技术的心理教育干预随机对照研究，结果显示基于电话、互联网，邮件等远程技术的心理教育干预能减轻肿瘤患者心理痛苦，提高生活质量，但组间差异显著且效应量较小。

3.认知行为疗法

认知行为治疗（cognitive behavioral therapy，CBT）是通过帮助患者识别他们自己的歪曲信念和负性自动思维，并用他们自己或他人的实际行为来挑战这些歪曲信念和负性自动思维，以改善情绪并减少抑郁症状的心理治疗方法。

认知行为治疗常用技术包括识别自动化思维、确认和评估情绪、评价自动思维、放松技术、生物反馈训练、日记表技术、分散和集中注意力技术、家庭作业等。

美国精神病学会诊疗指南指出，在心理治疗中认知行为治疗和人际心理治疗是改善重度抑郁最有效的方法。英国国家卫生与临床优化研究所通过文献综述也指出，对成年慢性疾病共病抑郁的患者，认知行为治疗的疗效是最有确切证据的。2015年发表的一篇对早期乳腺癌生存者认知行为治疗随机对照研究的长期随访（干预后11年进行随访）发现，在术后及早接受认知行为治疗的干预对她们的远期心理社会功能和生活质量有积极影响。2022年发表的一篇Meta分析，纳入了1986—2021年发表的，评估认知行为干预对于肿瘤生存者疗效的95项随机或非随机对照研究，发现CBT在改善肿瘤患者面临的六类功能健康结局（疲劳、失眠、疼痛、认知障碍、一般功能健康和其他功能结果）方面的有效性均有统计学意义，治疗效果最强的是失眠，其次是疲劳，对疼痛的影响最小，但统计上仍显著。CBT在多种实施方式下（面对面/远程/技术支持等）仍然有效，无论受试人群是单一瘤种或多瘤种的患者，该研究支持CBT在肿瘤患者人群中的多功能性和广泛使用。2022年一篇关于CBT失眠疗法（CBT-I）对肿瘤生存者失眠疗效的Meta分析纳入了22项随机对照研究，结果显示CBT-I对肿瘤生存者的失眠是一种有效的治疗方法，同时也有助于改善在肿瘤诊断、治疗中出现的其他症状，因此，CBT-I应推荐作为肿瘤生存者失眠的一线治疗，对无法来医院接受面对面心理治疗的患者，应推荐自助CBT-I疗法。

4.叙事疗法

叙事疗法是一种后现代主义干预形式，其关注点是患者带到治疗过程中的故事、观点和词汇，以及关注这些故事、观点和词汇对患者本人、家人、周围人产生的影响。叙事疗法将心理治疗关注焦点从个体的自我身上转移到个体所纠结的问题上，通过一系列探寻，帮助患者将自我和自己所遇到的困扰分解开来。这种将人和问题分解开来，把注意焦点放在问题上的过程就是外化。

叙事治疗常用技术主要包括外化交谈、重忆和局外观察者的反馈。

（1）外化包括命名问题、询问影响、评估影响和论证评估，运用背景、命名、改换指称等方式帮助患者领悟到人与问题的不同。例如，询问患者"能告诉我最近您因为什么事而感到痛苦吗?"

（2）重忆是指引出一些过去的记忆和故事。我们之所以成为现在的我们，很大程度上受到与我们一起生活的人、亲密的人、有重要意义的人、陪伴我们的人、激励我们的人、不理解我们的人的影响，这种影响在生病后依然存在。

（3）局外观察者的反馈是指局外观察者反馈对交谈的一些印象和理解等，局外观察者最好能认真积极地倾听，并富有同情心地和平等地对交谈进行评价。局外观察者可表达自己的感受，但不要对患者提建议。不管局外观察者是由谁邀请进入的，治疗师都会让患者评价治疗师与局外观察者的对话。

肿瘤患者在得知诊断后，其生活、工作、家庭、人际关系、生命意义、价值观、人生观都会面临重大改变，叙事疗法在帮助患者面对改变，重新寻找生活和生命的掌控感方面具有重要意义，帮助患者重新找回"我"。从某种意义上来说，叙事治疗是通过叙事来塑造身份，帮忙应对看似没有现实解决方案的问题，比如死亡与丧失。

2022年发表的一项伊朗的小样本单臂设计研究显示，叙事疗法能有效改善皮肤癌女性的性功能，减轻夫妻之间的情感耗竭。2021年发表的一项来自中国的随机对照研究（$n=100$）显示，叙事疗法通过提高自尊和改善社交有效减轻口腔癌患者的病耻感。

（二）促进心理康复的干预方法

对肿瘤生存者，一方面他们可能仍然承受着控瘤治疗带来的副反应（如体象改变、疼痛、疲劳、手脚麻木等），另一方面要面临着重新回归生活和工作的挑战，同时很多患者还不可避免地体验着对复发转移的恐惧。针对以上具体问题常用心理干预方法包括：正念疗法、接纳承诺疗法、克服恐惧疗法。

1.正念疗法

正念（mindfulness）是指自我调整注意力到即刻的体验中，更好地觉察当下的精神活动，对当下的体验保持好奇心且怀有开放和接纳的态度。正念减压训练（mindfulness-based stress reduction，MBSR）是所有正念疗法中研究最多，也最成熟的一种治疗方法，能够帮助患者纾解压力，从认知上完完全全地接纳自己。

2000年，Speca等对MBSR进行了适应性调整，并将其应用于肿瘤患者，此后愈来愈多有关正念的研究开始出现在肿瘤学领域。肿瘤患者正念减压训练的效果多体现在心理和躯体症状的改善。研究显示，肿瘤患者的正念干预能改善心境、睡眠、疲劳、心理功能、心理社会调节、减轻压力、增强应对和身心健康。此外，参加正念干预的患者在面对肿瘤诊断时，能做出更积极地调整，并且表现出更好的内在控制。正念减压训练在情绪障碍方面能取得即时效果，这种效果在一年后的随访时仍然存在。除了心理方面的改善，参加正念减压训练的肿瘤患者还可在生理方面取得明显改善。正念中的冥想能明显地改善肿瘤患者的睡眠状况，降低其心率和静息收缩压。正念干预还能影响患者的免疫功能和内分泌指标。

正念干预多以线下团体的形式进行。但对治疗期间身体状况受影响的患者和因各种现实原因无法去往干预现场的患者，参加干预就会变得较为困难，比如身体状况不允许、距离太远、时间安排困难，因为焦虑抑郁等状况而行动力不足等。这些患者可能正是更需要心理干预的人群。随着科技发展，正念作为一种能通过互联网在线实施的干预方法，有潜力为更多的肿瘤患者提供帮助。2010年加拿大的Linda-Calson团队在MBSR基础上发展了正念肿瘤康复项目，并多次开展随机对照研究验证了该干预方式在改善患者症状（如疼痛、失眠、疲劳等）、心理痛苦和生理指标（炎性因子、唾液皮质醇戒律，端粒酶）的作用。2016年发表的一项大样本随机对照研究（$n=271$）对比了正念肿瘤康复项目与支持表达干预对于乳腺癌生存者的长期疗效，结果显示正念肿瘤康复的长期疗效显著优于支持表达干预，患者在干预结束一年后获益更为明显，能够长期、有效改善患者对肿瘤的应对。

2020年发表的一项Meta分析纳入了截至2019年5月前发表的关于正念疗法在成年肿瘤患者中使用的27项随机对照研究，其中包括两项来自中国的研究，结果显示正念疗法能够有效改善患者的焦虑、抑郁情绪，疗效在干预结束6个月后仍然显著。2021年发表的一项纳入21项随机对照研究（$n=2239$）的Meta分析显示正念疗法能改善肿瘤生存者的疲劳，但由于研究样本偏移证据等级较低。

2.接纳承诺疗法

接纳承诺疗法是（acceptance- commitment therapy，ACT）是一种基于认知行为治疗的心理干预方法，ACT的核心在于接纳那些无法控制的心理事件，然后承诺采取那些能丰富自己生活的行动。应用正念、接纳、承诺和行为改变来创造心理的弹性，能够接纳自己的认知，活在当下，选择适宜的价值观，并付诸行动。简言之，ACT的目标是帮助患者开创丰富、充实且有意义的生活，同时接纳生活中不可避免的痛苦。

ACT包括六大核心治疗步骤。

（1）接纳：帮助患者建立一种积极而无防御的态度，不批判，也不试图改变，允许所有想法和感受就是它本来的样子。

（2）去融合：通过调整思维、想象和记忆的功能以及个体与它们的相互作用，与我们的想法拉开距离，退后一步去观察这些内容而不陷入其中。

（3）以己为景：患者能以自我为背景，使用去融合和接纳方式探索自己的思想和感受。通过以己为景，患者的"自我"概念获得改变，从一种被评价的概念性自我，转变成一种作为各种心理事件载体的自我。

（4）体验当下：指我们要有意识地注意到此时此刻所处的环境及自己的心理活动。将注意力放在当前的情景与正在发生的事情上，而不是过去或将来。

（5）澄清价值：帮助患者想清楚，在自己的内心深处，想要什么样的生活？在生活中，赞成或反对什么？在这一生中，想要做些什么？什么又是真正重要的，从而明确生活的方向和目标。

（6）承诺行动：在价值引导和促进下，采取有效的、可持续的、发展的行为模式。帮助患者将价值落实到具体的短期、中期、长期目标并加以实践。

2020年发表的一篇关于ACT改善抑郁的Meta分析纳入了2010—2018年发表的18项随机对照研究（$n=1088$），其中4项为高质量研究，其余14项为中等质量研究，结果显示ACT能有效改善肿瘤患者抑郁症状，效果在干预结束后3个月随访时依然显著，但目前研究还缺乏更长期随访的数据。2020年发表的一项前瞻性随机对照研究（$n=91$）显示ACT在改善早中期乳腺癌生存者复发恐惧方面也有潜在疗效，但确切疗效还需要更大样本研究证实。

3.克服恐惧疗法

克服恐惧疗法（conquer fear）是一种基于常识模型（common sense model，CSM）、接纳承诺疗法（ACT）和自我调节执行功能模型（self-regulatory executive function，SREF）的一种短程个体心理治疗。目的不是完全消除对于复发的担心，而是帮助高恐惧复发转移（FCR）患者减少对这一问题的重视和关注，为未来制定目标，为他们的生活赋予目的、意义和方向。

2017年澳大利亚发表的一篇战胜恐惧疗法的多中心（纳入17个分中心）大样本（$n=121$）随机对照研究显示，战胜恐惧疗法在干预结束后即刻和干预结束后3个月和6个月对于减轻复发恐惧的疗效均优于对照组（注意力控制疗法）。

（三）减轻患者心理痛苦，促进生命末期准备

对晚期肿瘤患者，症状负担带来的痛苦、无意义感、依恋焦虑与依恋回避、死亡焦虑、灵性痛苦等问题是他们面临的最突出的心理痛苦。在针对晚期肿瘤患者开发的心理干预方法中意义中心疗法（meaning-centered psychotherapy）和肿瘤管理与生存意义疗法（managing cancer and living meaningful，CALM）是应用最广泛，证据等级最高的两种心理干预方法。

1.意义中心疗法

进展期患者意义中心疗法是纽约斯隆凯特琳癌症中心的WilliamBreitbart创立的，最早是以意义中心团体（meaning-centered group psychotherapy，MCGP）形式创立的，其本质还是一种结构化的、教育性团体，治疗内容有严格的工作日程（表4-5）。通过让患者学习Frankl关于意义的概念，并将意义来源转化为自己应对晚期肿瘤时的一种资源，其目的是改善患者的灵性幸福和意义感，并减少焦虑和对死亡的渴求。该治疗主要适用于预后不良的进展期恶性肿瘤患者，且身体状况允许患者参加团体活

动（如卡氏评分>50）。如患者有中等强度及以上的心理痛苦（如心理痛苦温度计评分>4），且主要为情绪问题和灵性/信仰问题，该疗法尤为适用。意义中心个体心理治疗是在团体治疗基础上发展起来的，共7周时间，每周日程和主题与团体治疗类似。

表4-5　意义中心团体工作日程

以意义为中心团体心理治疗的每周活动主题		
次数	MCGP主题	内容
1	意义的概念和来源	介绍小组成员;讲解意义的概念和来源;体验式练习;家庭作业
2	肿瘤和意义	认同:肿瘤诊断之前和之后;体验式练习;家庭作业
3	与历史有关的意义来源(遗产:过去)	生命是一种被赐予的遗产(过去);体验式练习;家庭作业
4	与历史有关的意义来源(遗产:现在和将来)	生命是个体生活着的(现在)和留下来的(未来)遗产;体验式练习;家庭作业
5	与态度有关的意义来源:遭遇生命的限制	挑战由肿瘤、肿瘤的恶化和死亡带来的限制;体验式练习;讲解遗产项目;家庭作业
6	与创造有关的意义来源:全面探索生命	创造力、勇气和责任;体验式练习;家庭作业
7	与体验有关的意义来源:与生命产生连结	爱、自然、艺术和幽默
8	转换:反思和对未来的希望	回顾意义的来源,反思团体活动中学到的内容;关于未来希望的体验式练习

2015年发表的一篇关于意义中心疗法的大样本随机对照研究显示，该疗法能显著改善进展期肿瘤患者的心理痛苦、生存痛苦和灵性痛苦，且干预效果显著优于支持性团体。2018年发表的一篇意义中心疗法的大样本随机对照研究（n=321）显示，意义中心疗法个体心理治疗能有效降低进展期肿瘤患者的存在痛苦。2020年发表的一篇长期随访的随机对照研究显示，意义中心团体心理治疗能促进肿瘤生存者的创伤后成长和心理健康状况，干预两年后随访时疗效依然显著。

2.CALM疗法

肿瘤管理与生存意义（managing cancer and living meaningfully，CALM）是加拿大玛嘉烈公主癌症中心Rodin团队开创的一种新的，半结构化的，针对进展期肿瘤患者的个体心理治疗方法。该心理治疗模式包含3~6次治疗，每次持续45~60分钟，可据临床需求增加两次额外治疗。CALM涉及四个领域：①症状管理及与医务人员的沟通；②自我变化和与亲人间的关系变化；③灵性健康或寻找生存意义和目的；④进展期肿瘤照顾计划和生命末期相关话题（思考将来、希望和死亡），为治疗师提供了基本的治疗框架，便于统一治疗模式并使治疗过程易化，同时也有助于开展进一步研究工作。

表 4-6　CALM治疗目标及内容

领域	目标	治疗师的工作	结果
症状管理及与医护人员沟通	探索症状管理的经验,支持患者与医护人员建立合作关系,积极参与治疗和疾病管理	治疗师作为患者和其他医护人员之间的中介,其工作是要让患者对自己的状况保持合理认识	改善对症状管理治疗的依从性;改善团队协作;护理协调;使治疗目标达成更明确共识
自我变化和与亲人间的关系变化	处理自我感受的损害以及因为晚期肿瘤影响而发生的社会关系、亲密关系的变化	提供夫妻或家庭治疗,探索关系的动力,帮助处理关系间平衡的破坏,为即将来临的挑战和任务做好准备	更好地理解治疗目标并取得一致性意见;促进沟通,增强凝聚力,增进相互支持
灵性健康或寻找生存意义和目的	探索患者的灵性信仰和/或面对痛苦和晚期肿瘤时生活的意义感和目的	治疗师可促进和支持患者将制造意义作为一项适应性策略去处理那些让患者感到超出个人控制范围的情况	重新评价和确认优先事件和目标;促进患者积极面对生命的终末期
进展期肿瘤照顾计划和生命末期相关话题	探索预期性恐惧和焦虑,提供一个公开讨论生命结束和死亡准备活动的机会	将患者对临终和死亡的焦虑正常化;支持对未来和计划的开放性沟通	接纳治疗的共同目标;在生活任务和死亡之间保持平衡

CALM治疗弹性较大,一般首次治疗要求必须对患者进行面对面治疗,其后的治疗过程如限于交通和其他不便因素,可通过电话、视频等方式进行。由于易操作性,不仅心理治疗师可使用,其他通过培训的社工、精神科医生、肿瘤科医护人员均可使用这种模式为进展期患者提供帮助。该治疗特别适于刚诊断为进展期恶性肿瘤的患者。2018年发表的一篇关于CALM治疗疗效的高质量大样本随机对照研究($n=$305)显示,CALM治疗能显著改善进展期恶性肿瘤患者的抑郁情绪,帮助他们更好地应对预期挑战,未观察到CALM治疗带来任何不良反应。

(四)提升患者尊严感和死亡质量的干预方法

1.尊严疗法

尊严(dignity)是一种有价值感、被尊重的生活状态,对濒死的患者,尊严还意味着要维持躯体舒适、功能自主、生命意义、灵性慰藉、人际交往和归属关系。尊严疗法(dignitytherapy)是一种适用于晚期肿瘤患者、简单易行的个体化心理治疗干预。尊严疗法由治疗师引导,通过录音访谈形式为患者提供一个讲述人生经历,分享情感、智慧、期望和祝愿的机会,从而增强患者的尊严感和生命意义感,使其有尊严地度过人生的最后时光。访谈录音最终转换为一份文本文档,供患者分享给所爱之人,使患者的个人价值超越死亡持续存在并给予家属慰藉。

选择认知正常、意识清醒、能对访谈问题进行回答的肿瘤晚期患者。太虚弱或预计生存期小于两周的患者不推荐接受尊严疗法,但若患者有强烈参与意向,则需协调治疗计划和资源在短期(3~5天)内完成治疗。

选择安静、舒适、私密的环境。尊严疗法治疗师会邀请患者参与对话,让患者讲讲某些话题或记忆,这些内容要么患者认为重要,要么他们想要记录下来并留给尚存人世所爱的人。任何时候治疗师都不要认为患者是完全知晓病情的，必须先倾听患者是如何描述病情的。如果没先从患者那里得到有关诊断的信息，就不要认为"姑息""终末期""死亡和濒死"这些词汇是安全的，尽量避免在开始阶段就告诉患者尊严疗法是对接近生命末期患者或是对预期生存有限的重病患者的一种疗法。除了引导并进行对话的过程外，治疗师的角色还包括要让治疗互动充满尊严感，这意味着患者必须感到被接纳、受尊重。尊严疗法的基本框架由以下问题组成（表4-7），遵照实施流程（图4-1）进行。

表4-7　尊严疗法的问题提纲

主题	访谈问题
重要回忆	回忆以前的经历,哪部分您记忆最深刻? 您何时过得最充实?
关于自我	有哪些关于您自己的事情,您想让家人知道或记住的?
人生角色	您人生中承担过的重要角色有哪些(例如家庭、工作或社会角色)?
个人成就	您做过的重要事情有哪些? 最令您感到自豪和骄傲的是什么?
特定事情	还有什么关于您自己特定的事情您想告诉您的家人和朋友吗?
期望梦想	您对您的家人和朋友有什么期望或梦想吗?
经验之谈	您有哪些人生经验想告诉别人吗? 您有什么忠告想告诉您的子女、配偶、父母或其他您关心的人吗?
人生建议	您对家人有什么重要的话或教导想要传达,以便他们以后更好的生活?
其他事务	还有什么其他的话您想记录在这份文档里吗?

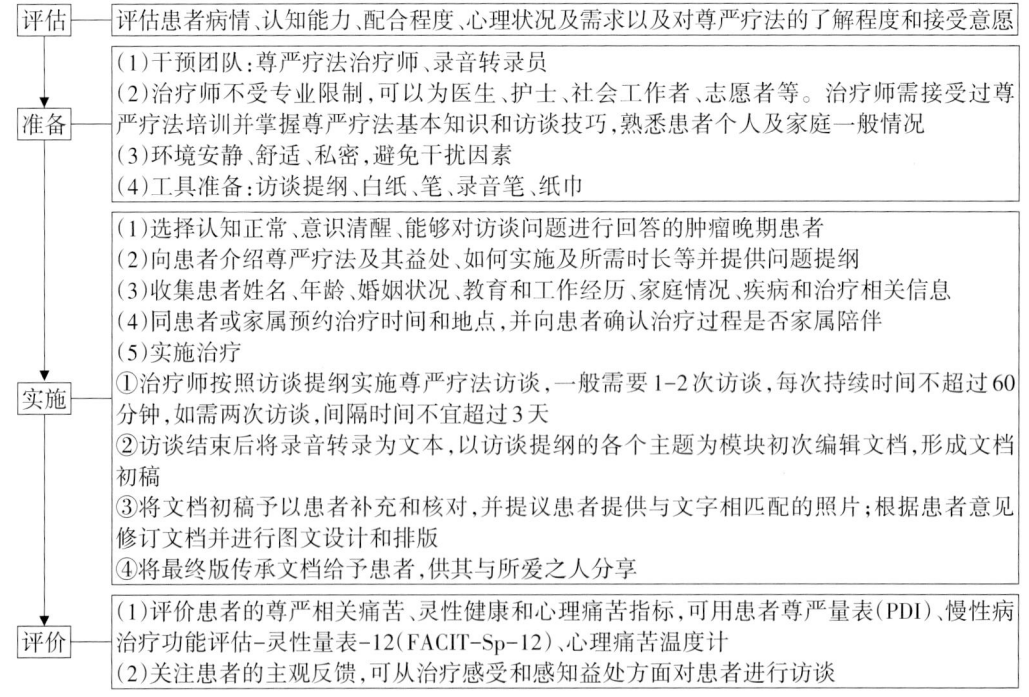

图4-1　尊严疗法技术流程图

2022年一篇关于尊严疗法疗效的Meta分析，纳入了2011—2021年发表的14项随机对照研究，其中包括5项来自中国的研究，结果显示，尊严疗法能有效改善患者的焦虑、抑郁，提高希望水平，但在改善生活质量方面未见统计学显著性，但纳入的研究大部分样本量在100以内，所以可能存在样本偏移问题。

2.生命回顾疗法

生命回顾疗法（life reviewing intervention，LRI）是协助生命终末期患者回顾整个生命历程，从比较正面的角度重新诠释他们过往的生活经历，通过重新整理、分析、评价过去的岁月，达到生命的整合，为即将到来的死亡做好准备。

生命回顾疗法尤其适用于老年肿瘤患者，因为他们的社会支持在逐渐缩减，回忆过往的生活经历对于他们来说有一种特殊的功能，可让他们从生活往事中获得成就和意义感。给老人机会分享自己生命的故事能够促进家庭内外情感的交流，帮助他们克服被遗弃和死亡的恐惧。

生命回顾疗法的实施过程如下。

（1）患者的成长史，包括患者的出生地，移居情况和文化适应经历，对父母、兄弟姐妹及其他对他们的成长有重要影响人物的叙述。

（2）患者的价值观，对社会、工作和职业身份的看法，以及他们的工作经历和他们对自己工作经历的评价。

（3）患者成人时期的生活状况，包括亲密关系，孩子和家庭生活方面的情况。

（4）民族、性别以及社会阶层对患者生活的影响。

（5）患病之后的改变，包括患病后的外貌及身体上、心态的变化，以及生活上和与亲密他人关系的变化。

（6）患者的信仰体系，包括宗教和精神生活经历或生活观。

（7）患者如何理解自己过去的经历和现在的疾病。

（8）患者曾经经历过哪些亲人或朋友的故去，他们如何面对分离的哀伤。

（9）患者认为自己还余下多少时光？还有什么事情或心愿想要去完成？

在生命回顾的过程中的常用提问如下。

（1）您曾经拥有过怎样的生活？

（2）过往的生活给您带来了什么？

（3）您对过往生活的哪些事情满意，对哪些事情失望？

（4）您这一生中最引以为自豪的是什么？

（5）在您过往的生活中，有哪些让您终生难忘的重要的生活事件？这些生活事件是如何影响您的生活的？

（6）在您过往的生活中，如何平衡消极事件与较为积极的事件？

2017年发表的一篇纳入12项随机对照研究的Meta分析显示，治疗性生命回顾对于接近生命末期的患者在改善灵性健康、心理痛苦和生活质量方面有潜在获益。

三、推荐意见

（1）只要患者存在心理痛苦并有接受心理治疗的意愿都应考虑给予心理治疗，具体疗法的选择要根据对患者癌种、分期、心理痛苦种类等具体评估确定。

（2）在肿瘤患者诊断期、治疗期和治疗结束初期应当给予支持性心理治疗和教育性心理治疗，为患者提供必要知识、心理支持和应对技能训练，可单独应用，也可作为整合性心理干预的一部分。

（3）对抑郁、失眠的肿瘤患者，认知行为治疗可作为首选心理治疗方法。

（4）对肿瘤生存者，特别是伴有躯体、心理症状的生存者推荐正念疗法。

（5）有对复发转移恐惧的恶性肿瘤患者推荐接纳承诺疗法和克服恐惧疗法。

（6）对进展期肿瘤患者，推荐意义中心疗法和CALM疗法。

（7）对终末期恶性肿瘤患者推荐尊严疗法或生命回顾疗法。

（8）叙事疗法可用于帮助患者找寻生命意义或改善亲密关系。

参考文献

1. Donovan KA，Grassi L，Deshields TL，et al. Advancing the science of distress screening and manage-ment in cancer care. Epidemiology and psychiatric sciences. 2020；29：e85

2. Riba MB，Donovan KA，Andersen B，et al. Distress Management，Version 3.2019，NCCN Clinical Practice Guidelines in Oncology. J Natl ComprCancNetw. 2019；17（10）：1229-1249.

3. Adler NE，Page AEK，Institute of Medicine（US）Committee on Psychosocial Services to Cancer Pa-tients/Families in a Community Setting，eds. Cancer Care for the Whole Patient：Meeting Psychosocial Health Needs. Washington（DC）：National Academies Press（US）；2008.

4. Koesel N，Tocchi C，Burke L，et al. Symptom distress：Implementation of palliative care guidelines to improve pain，fatigue，and anxiety in patients with advanced cancer. Clinical journal of oncology nurs-ing. 2019；23（2）：149-155.

5. Xia，Z. Cancer pain management in china：Current status and practice implications based on the ACHEON survey. Journal of Pain Research. 2017；10：1943-1952.

6. Linden W，Vodermaier A，MacKenzie R，et al. Anxiety and depression after cancer diagnosis：preva-lence rates by cancer type，gender，and age. J Affect Disord 2012；141（2-3）：343-351.

7. Li M，Green E . The Ontario psychosocial oncology framework：a quality improvement tool. Psycho-On-cology. 2013；22（5）：1177-1179.

8. 唐丽丽. 中国肿瘤心理临床实践指南（2020）.北京：人民卫生出版社，2020.

9. ZebrackB，Kayser K，Sundstrom L，et al. Psychosocial Distress Screening Implementation in Cancer Care：An Analysis of Adherence，Responsiveness，and Acceptability. Journal of Clinical Oncology. 2015；33（10）：1165-1170.

10. Yee MK，Sereika SM，Bender CM，et al. Symptom incidence，distress，cancer-related distress，and adherence to chemotherapy among African American women with breast cancer. Cancer. 2017；123（11）：2061-2069.

11. Nugent BD，McCall MK，Connolly M，et al. Protocol for Symptom Experience，Management，Out-comes，and Adherence in Women Receiving Breast Cancer Chemotherapy. Nurs Res. 2020；69（5）：404-411.

12. Kotronoulas G，Kearney N，Maguire R，et al. What Is the Value of the Routine Use of Patient-Report-ed Outcome Measures Toward Improvement of Patient Outcomes，Processes of Care，and Health Ser-vice Outcomes in Cancer Care? A Systematic Review of Controlled Trials. Journal of Clinical Oncology. 2014，32（14）：1480-1501.

13. Lagendijk M，Mittendorf E，King TA，et al. Incorporating Patient-Reported Outcome Measures into Breast Surgical Oncology：Advancing Toward Value-Based Care. Oncologist. 2020；25（5）：384-390.

14. BaschE，Deal A M，Kris M G，et al. Symptom Monitoring With Patient-Reported Outcomes During Routine Cancer Treatment：A Randomized Controlled Trial. Journal of Clinical Oncology. 2016；34（6）：557-565.

15. Basch E，Deal AM，Dueck AC，et al. Overall Survival Results of a Trial Assessing Patient-Reported Outcomes for Symptom Monitoring During Routine Cancer Treatment. JAMA. 2017；318（2）：197-198.

16. Absolom K，Warrington L，Hudson E，et al. Phase III Randomized Controlled Trial of eRAPID：eHealth Intervention During Chemotherapy. J Clin Oncol. 2021；39（7）：734-747.

17. Dai W，Feng W，Zhang Y，et al. Patient-Reported Outcome-Based Symptom Management Versus Usual Care After Lung Cancer Surgery：A Multicenter Randomized Controlled Trial. J Clin Oncol. 2022；

40（9）：988-996.

18. Patt D，Wilfong L，Hudson KE，et al. Implementation of Electronic Patient-Reported Outcomes for Symptom Monitoring in a Large Multisite Community Oncology Practice：Dancing the Texas Two-Step Through a Pandemic. JCO Clin Cancer Inform. 2021；5：615-621.

19. Deshields TL，Wells-Di Gregorio S，et al. Addressing distress management challenges：Recommendations from the consensus panel of the American Psychosocial Oncology Society and the Association of Oncology Social Work. CA Cancer J Clin. 2021；71（5）：407-436.

20. Carlson LE，Waller A，Mitchell AJ. Screening for distress and unmet needs in patients with cancer：review and recommendations. J Clin Oncol. 2012；30（11）：1160-1177.

21. Tang LL，Zhang YN，Pang Y，et al. Validation and reliability of distress thermometer in chinese cancer patients. Chin J Cancer Res. 2011；23（1）：54-58.

22. Sun H，Thapa S，Wang B，et al. A Systematic Review and Meta-analysis of the Distress Thermometer for Screening Distress in Asian Patients with Cancer. J Clin Psychol Med Settings. 2021；28（2）：212-220.

23. Zhang L，Liu X，Tong F，et al. Lung cancer distress：screening thermometer meta-analysis [published online ahead of print，2022 Feb 16]. BMJ Support Palliat Care. 2022；bmjspcare-2021-003290. doi：10.1136/bmjspcare-2021-003290

24. Bennett AV，Jensen RE，Basch E. Electronic patient-reported outcome systems in oncology clinical practice. CA Cancer J Clin. 2012；62（5）：337-347.

25. Madeline Li，Alyssa Macedo，Sean Crawford，et al. Easier Said Than Done：Key to Successful Implementation of the Distress Assessment and Response Tool（DART）Program. Journal of Oncology Practice.2016 12（5）：513-525.

26. Hassett MJ，Cronin C，Tsou TC，et al. eSyM：An Electronic Health Record-Integrated Patient-Reported Outcomes-Based Cancer Symptom Management Program Used by Six Diverse Health Systems. JCO Clin Cancer Inform. 2022；6：e2100137.

27. Reeve BB，Hays RD，Bjorner JB，et al. Psychometric evaluation and calibration of health-related quality of life item banks：plans for the Patient-Reported Outcomes Measurement Information System（PROMIS）. Med Care. 2007；45（5 Suppl 1）：S22-S31.

28. Cai T，Huang Q，Wu F，et al. Psychometric evaluation of the PROMIS social function short forms in Chinese patients with breast cancer. Health Qual Life Outcomes. 2021；19（1）：149.

29. Cai T，Wu F，Huang Q，et al. Validity and reliability of the Chinese version of the Patient-Reported Outcomes Measurement Information System adult profile-57（PROMIS-57）. Health Qual Life Outcomes. 2022；20（1）：95.

30. Lee JY，Jung D，Kim WH，et al. Correlates of oncologist-issued referrals for psycho-oncology services：what we learned from the electronic voluntary screening and referral system for depression（eVSRS-D）. Psycho-Oncology 2016，25：170-178.

31. Kim WH，Bae JN，Lim J，et al. Relationship between physicians' perceived stigma toward depression and physician referral to psycho-oncology services on an oncology/hematology ward. Psychooncology. 2018；27（3）：824-830.

32. Loth FL，Meraner V，Holzner B，et al. Following patient pathways to psycho-oncological treatment：Identification of treatment needs by clinical staff and electronic screening. Psychooncology. 2018；27（4）：1312-1319.

33. Molinaro J，Banerjee A，Lyndon S，et al. Reducing distress and depression in cancer patients during survivorship. Psychooncology. 2021；30（6）：962-969.

34. Schofield P，Gough K，Pascoe M，et al. A nurse- and peer-led psycho-educational intervention to support women with gynaecological cancers receiving curative radiotherapy：The PeNTAGOnran-

domised controlled trial-ANZGOG 1102. Gynecol Oncol. 2020；159（3）：785-793.

35.Huang Y，Wang Y，Wang H，et al. Prevalence of mental disorders in China：a cross-sectional epidemiological study. Lancet Psychiatry，2019，6（3）：211-224.

36.Hashemi SM，Rafiemanesh H，Tayebe B，et al. Prevalence of anxiety among breast cancer patients：a systematic review and meta-analysis. Breast cancer（Tokyo，Japan），2020，27（2）：166-178.

37.Zamani M，Alizadeh TS. Anxiety and depression prevalence in digestive cancers：a systematic review and meta-analysis. BMJ supportive & palliative care，2021.

38.Al Saadi LS，Chan MF，Al AM. Prevalence of Anxiety，Depression，and Post-Traumatic Stress Disorder among Children and Adolescents with Cancer：A Systematic Review and Meta-Analysis. Journal of Pediatric Hematology/Oncology Nursing，2022，39（2）：114-131.

39.Lopes C，Lopes L，Fontes Fetal. Prevalence and Persistence of Anxiety and Depression over Five Years since Breast Cancer Diagnosis—The NEON-BC Prospective Study. Current Oncology，2022，29（3）：2141-2153.

40.AlAlawi KS，AlAzri M，AlFahdiA，et al. Effect of Psycho-Educational Intervention to Reduce Anxiety and Depression at Postintervention and Follow-Up in Women with Breast Cancer：A Systematic Review and Meta-Analysis. Seminars in oncology nursing，2022：151315-151315.

41.Yang Y，Huang Y，Dong N，et al. Effect of telehealth interventions on anxiety and depression in cancer patients：A systematic review and meta-analysis of randomized controlled trials. Journal of telemedicine and telecare，2022：1357633X221122727-1357633X221122727.

42.Mejareh Z，Abdollahi B，Hoseinipalangi Z，et al. Global，regional，and national prevalence of depression among cancer patients：A systematic review and meta-analysis. Indian Journal of Psychiatry，2021，63（6）：527-535.

43.Nader S，Leeba R，Habibolah K，et al. The effect of acceptance and commitment therapy on anxiety and depression in patients with cancer：A systematic review. Current Psychology，2021：1-23.

44.Zhang Y，Li J，Hu X. The effectiveness of dignity therapy on hope，quality of life，anxiety，and depression in cancer patients：A meta-analysis of randomized controlled trials. International journal of nursing studies，2022，132：104273-104273.

45.Salam A，Woodman A，Chu A，et al. Effect of post-diagnosis exercise on depression symptoms，physical functioning and mortality in breast cancer survivors：A systematic review and meta-analysis of randomized control trials. Cancer Epidemiology，2022，77：102111-102111.

46.Capriglione S，Plotti F，Montera R，et al. Role of paroxetine in the management of hot flashes in gynecological cancer survivors：Results of the first randomized single-center controlled trial. Gynecological Oncology 2016；143（3）：584-588.

47.Ostuzzi G，Matcham F，Dauchy S，et al. Antidepressants for the treatment of depression in people with cancer.[J]. The Cochrane database of systematic reviews，2018，4：CD011006.

48.Inouye SK，Bogardus ST，Charpentier PA，et al. A multicomponent intervention to prevent delirium in hospitalized older patients.The New England Journal of Medicine，2001，39（7）：669-676.

49.Rosa，R.G.，et al. Effect of Flexible Family Visitation on Delirium Among Patients in the Intensive Care Unit：The ICU Visits Randomized Clinical Trial. JAMA，2019. 322（3）：216-228.

50.Boettger，S. and W. Breitbart，Delirium in supportive and palliative care. Palliat Support Care，2021. 19（3）：267.

51.Girard，T.D.，et al. Haloperidol and Ziprasidone for Treatment of Delirium in Critical Illness. N Engl J Med，2018. 379（26）：2506-2516.

52.Agar，M.R.，et al. Efficacy of Oral Risperidone，Haloperidol，or Placebo for Symptoms of Delirium Among Patients in Palliative Care：A Randomized Clinical Trial. JAMA Intern Med，2017. 177（1）：34-42.

53. van den Boogaard，M.，et al. Effect of Haloperidol on Survival Among Critically Ill Adults With a High Risk of Delirium：The REDUCE Randomized Clinical Trial. JAMA，2018. 319（7）：680-690.

54. Hui D，Frisbee-Hume S，Wilson A，et al. Effect of Lorazepam With Haloperidol vs Haloperidol Alone on Agitated Delirium in Patients With Advanced Cancer Receiving Palliative Care：A Randomized Clinical Trial. JAMA 2017；318（11）：1047-1056.

55. Du L，Shi HY，Yu HR，et al. Incidence of suicide death in patients with cancer：A systematic review and meta-analysis. J Affect Disord. 2020；276：711-719.

56. Mann JJ，Michel CA，Auerbach RP. Improving Suicide Prevention Through Evidence-Based Strategies：A Systematic Review. Am J Psychiatry. 2021；178（7）：611-624.

57. Nunziante F，Tanzi S，Alquati S，et al. Providing dignity therapy to patients with advanced cancer：a feasibility study within the setting of a hospital palliative care unit. BMC Palliat Care. 2021；20（1）：129.

58. Fraguell-Hernando C，Limonero JT，Gil F. Psychological intervention in patients with advanced cancer at home through Individual Meaning-Centered Psychotherapy-Palliative Care：a pilot study. Support Care Cancer. 2020；28（10）：4803-4811.

59. Mehnert A，Koranyi S，Philipp R，et al. Efficacy of the Managing Cancer and Living Meaningfully（CALM）individual psychotherapy for patients with advanced cancer：A single-blind randomized controlled trial. Psychooncology. 2020；29（11）：1895-1904.

60. J. Savard，C. M. Morin. Insomnia in the context of cancer：a review of a neglected problem. Journal of clinical oncology，2021. 19，（3）. 895-908.

61. 唐丽丽，詹淑琴，于恩彦，等.成人癌症患者失眠诊疗专家建议.中国心理卫生杂志，2021，35（06）：441-448.

62. Johnson JA，Rash JA，Campbell TS，et al. A systematic review and meta-analysis of randomized controlled trials of cognitive behavior therapy for insomnia（CBT-I）in cancer survivors[J]. Sleep Medicine Reviews，2016，27：20-28.

63. Baglioni C，Altena E，Bjorvatn B，et al. The European Academy for Cognitive Behavioural Therapy for Insomnia：An initiative of the European Insomnia Network to promote implementation and dissemination of treatment. Journal of Sleep Research，2019，29（1）：e12967.

64. 张鹏，李雁鹏，吴惠涓，等.中国成人失眠诊断与治疗指南（2017版）.中华神经科杂志，2018，51（05）：324-335.

65. Williams AC，Craig KD. Updating the definition of pain[J].Pain，2016，157（11）：2420-2423.

66. Gallagher RM. Pain Psychology："Psychosomatic Medicine，Behavioral Medicine，Just Plain Medicine".Pain Medicine，2016，17（2）：207-208.

67. Syrjala KL，Jensen MP，Mendoza ME，et al. Psychological and Behavioral Approaches to Cancer Pain Management[J]. Journal of Clinical Oncology，2014，32（16）：1703-1711.

68. Hui，D. and E. Bruera，A personalized approach to assessing and managing pain in patients with cancer. J Clin Oncol，2014. 32（16）：1640-1646.

69. Danon，N.，et al. Are mind-body therapies effective for relieving cancer-related pain in adults? A systematic review and meta-analysis. Psychooncology，2022. 31（3）：345-371.

70. National Comprehensive Cancer Network. NCCN clinical practice guidelines in oncology cancer-related fatigue（version1，2021）[DB/OL]. （2020-12-01）[2020-12-30].

71. Savina S，Zaydiner B. Cancer-related fatigue：some clinical aspects. Asia Pac J Oncol Nurs，2019，6（1）：7-9.

72. 中国抗癌协会癌症康复与姑息治疗专业委员会，中国临床肿瘤学会肿瘤支持与康复治疗专家委员会.癌症相关性疲乏诊断与治疗中国专家共识.中华医学杂志，2022，102（03）：180-189.

73. 张剑军，钱建新.中国癌症相关性疲乏临床实践诊疗指南（2021年版）.中国癌症杂志，2021，

31（09）：852-872.

74. Bower JE，Bak K，Berger A，et al. Screening, assessment, and management of fatigue in adult survivors of cancer: an American society of clinical oncology clinical practice guideline adaptation. J Clin Oncol, 2014, 32（17）：1840-1850.

75. Jang A，Brown C，Lamoury G，et al. The Effects of Acupuncture on Cancer-Related Fatigue：Updated systematic Review and Meta-Analysis. Integrative Cancer Therapies，2020，19：1534735420949679.

76. 庞英，唐丽丽. 癌症患者化疗相关的预期性恶心呕吐. 中国心理卫生杂志，2017，31（7）：505-510.

77. Hunter JJ，Maunder RG，Sui D，et al. A randomized trial of nurse-administered behavioral interventions to manage anticipatory nausea and vomiting in chemotherapy. Cancer Med. 2020 Mar；9（5）：1733-1740.

78. Fearon K，Strasser F，Anker SD，et al. Definition and classification of cancer cachexia：an international consensus. Lancet Oncology，2011，12（5）：489-495.

79. Lim YL，Teoh SE，Yaow CYL，et al. A Systematic Review and Meta-Analysis of the Clinical Use of Megestrol Acetate for Cancer-Related Anorexia/Cachexia. J Clin Med. 2022；11（13）：3756.

80. National Comprehensive Cancer Network.（2022）. NCCN Clinical Practice Guidelines in Oncology Palliative Care.（2022-03-08）[2022-09-22]. https：//www.nccn.org/professionals/physician_gls/pdf/palliative.pdf

81. Roeland EJ，Bohlke K，Baracos VE，et al. Management of Cancer Cachexia：ASCO Guideline. J Clin Oncol. 2020；38（21）：2438-2453.

82. Riechelmann RP，Burman D，Tannock IF，et al. Phase II trial of mirtazapine for cancer-related cachexia and anorexia. Am J HospPalliat Care，2010，27：106-110.

83. Hunter CN，Abdel-Aal HH，Elsherief WA，et al. Mirtazapine in Cancer-Associated Anorexia and Cachexia：A Double-Blind Placebo-Controlled Randomized Trial. J Pain Symptom Manage. 2021；62（6）：1207-1215.

84. Navari RM，Brenner MC. Treatment of cancer-related anorexia with olanzapine and megestrol acetate：a randomized trial. Supportive Care in Cancer，2010，18（8）：951-956.

85. Okamoto H，Shono K，Nozaki-Taguchi N. Low-dose of olanzapine has ameliorating effects on cancer-related anorexia. Cancer Manag Res. 2019；11：2233-2239.

86. Blackwood HA，Hall CC，Balstad TR，et al. A systematic review examining nutrition support interventions in patients with incurable cancer. Support Care Cancer. 2020；28（4）：1877-1889.

87. Muscaritoli M，Arends J，Bachmann P，et al. ESPEN practical guideline：Clinical Nutrition in cancer. Clin Nutr. 2021；40（5）：2898-2913.

88. Mavropalias G，Sim M，Taaffe DR，et al. Exercise medicine for cancer cachexia：targeted exercise to counteract mechanisms and treatment side effects. J Cancer Res Clin Oncol. 2022；148（6）：1389-1406.

89. Oberholzer R，Hopkinson JB，Baumann K，et al. Psychosocial Effects of Cancer Cachexia：A Systematic Literature Search and Qualitative Analysis. J Pain Symptom Manage，2013，46（1）：77-95.

90. Reid J. Psychosocial, educational and communicative interventions for patients with cachexia and their family carers. CurrOpin Support Palliat Care，2014，8（4）：334-338.

91. Molassiotis A，Brown T，Cheng HL，et al. The effects of a family-centered psychosocial-based nutrition intervention in patients with advanced cancer：the PiCNIC2 pilot randomised controlled trial. Nutr J. 2021；20（1）：2. chemotherapy. Cancer medicine（Malden，MA）. 2020；9：1733-1740.

92. Lu Z，Fang Y，Liu C，et al. Early Interdisciplinary Supportive Care in Patients with Previously Untreated Metastatic Esophagogastric Cancer：A Phase III Randomized Controlled Trial. Journal of clinical on-

cology. 2021; 39: 748-756.

93.Kalter J, Verdonck-de Leeuw IM, Sweegers MG, et al. Effects and moderators of psychosocial interventions on quality of life, and emotional and social function in patients with cancer: An individual patient data meta-analysis of 22 RCTs.Psycho-Oncology (Chichester, England), 2018, 27 (4), 1150-1161.

94.Golita S, Baban A. A systematic review of the effects of internet-based psychological interventions on emotional distress and quality of life in adult cancer patients. Journal of Evidence-Based Psychotherapies, 2019, 19 (2), 47-78.

95.Yang W, Geng G, Hua J, et al. Informational support for depression and quality of life improvements in older patients with cancer: a systematic review and meta-analysis.Supportive care in cancer. 2021; 2022; 30: 1065-1077.

96.Setyowibowo H, Yudiana W, Hunfeld J, et al. Psychoeducation for breast cancer: A systematic review and meta-analysis. The Breast 2022, 62: 36-51.

97.Bártolo A, Pacheco E, Rodrigues F, et al.Effectiveness of psycho-educational interventions with telecommunication technologies on emotional distress and quality of life of adult cancer patients: A systematic review. Disability and Rehabilitation, 2019, 41 (8), 870-878.

98.Blumenstein KG, Brose A, Kemp C, et al. Effectiveness of cognitive behavioral therapy in improving functional health in cancer survivors: A systematic review and meta-analysis.Critical Reviews in oncology/hematology, 2022, 175, 103709-103709.

99.Squires LR, Rash JA, Fawcett J, et al. Systematic review and meta-analysis of cognitive-behavioural therapy for insomnia on subjective and actigraphy-measured sleep and comorbid symptoms in cancer survivors. Sleep Medicine Reviews, 2022, 63, 101615-101615.

100.Fallah K, Ghodsi M. The effectiveness of narrative therapy on sexual function and coupleBurnout. Portuguese Journal of Behavioral and Social Research 2022, 8 (1): 1-13.

101.Sun L, Liu X, Weng X, et al. Narrative therapy to relieve stigma in oral cancer patients: A randomized controlled trial. Int J NursPract. 2022; 28: e12926.

102.Carlson LE., Tamagawa R, Stephen J, et al. Randomized-controlled trial of mindfulness-based cancer recovery versus supportive expressive group therapy among distressed breast cancer survivors (MINDSET): Long-term follow-up results.Psycho-Oncology (Chichester, England), 2016, 25 (7), 750-759.

103.Oberoi S, Yang J, Woodgate R, et al. Association of Mindfulness-Based Interventions With Anxiety Severity in Adults With Cancer: A Systematic Review and Meta-analysis. JAMA Network Open. 2020; 3 (8): e2012598.

104.Johns S, Tarver W, Secinti E. Effects of mindfulness-based interventions on fatigue in cancer survivors: A systematic review and meta-analysis of randomized controlled trials. Critical Reviews in Oncology / Hematology 2021, 160, 103290.

105.Bai Z, Luo S, Zhang L, et al. Acceptance and Commitment Therapy (ACT) to reduce depression: A systematic review and meta-analysis. Journal of Affective Disorders, 2020, 260: 728-737.

106.Johns SA., Stutz, PV, et al. Acceptance and commitment therapy for breast cancer survivors with fear of cancer recurrence: A 3-arm pilot randomized controlled trial. Cancer, 2020; 2019, 126 (1), 211-218.

107.Butow P N, Turner J, Gilchrist J, et al. Randomized Trial of ConquerFear: A Novel, Theoretically Based Psychosocial Intervention for Fear of Cancer Recurrence[J]. Journal of Clinical Oncology, 2017, 35 (36): 4066-4077.

108.Breitbart W, Rosenfeld B, Pessin H, et al. Meaning-centered group psychotherapy: an effective intervention for improving psychological well-being in patients with advanced cancer. J Clin Oncol. 2015.

33（7）：749-54.

109.Breitbart W，Pessin H，Rosenfeld B，et al. Individual meaning-centered psychotherapy for the treatment of psychological and existential distress：A randomized controlled trial in patients with advanced cancer. Cancer，2018，124（15）：3231-3239.

110.Holtmaat K，van der Spek N，Lissenberg-Witte B，et al. Long-term efficacy of meaning-centered group psychotherapy for cancer survivors：2-Year follow-up resultsof a randomized controlled trial. Psycho-Oncology. 2020；29：711-718.

111.Rodin G，Lo C，Rydall A，et al. Managing Cancer and Living Meaningfully（CALM）：A Randomized Controlled Trial of a Psychological Intervention for Patients With Advanced Cancer[J]. Journal of Clinical Oncology，2018，36（23）：2422-2432.

112.Zheng R，Guo Q，Chen Z，et al. Dignity therapy，psycho-spiritual well-being and quality of life in the terminally ill：systematic review and meta-analysis. BMJ Supportive & Palliative Care 2021；2021-3180.

113.Wang CW，Chow AY，Chan CL. The effects of life review interventions on spiritual well-being，psychological distress，and quality of life in patients with terminal or advanced cancer：A systematic review and meta-analysis of randomized controlled trials. Palliat Med. 2017；31（10）：883-894.

运动康复

❖ 上兵运谋　动见乾坤 ❖
❖ 拮菁采华　中西藏芸 ❖
❖ 亦快亦慢　事可询证 ❖
❖ 亦动亦静　不可妄行 ❖
❖ 最是良处　居家健身 ❖
❖ 整合运动　康复天成 ❖

名誉主编

励建安　朱为模

主　编

顾艳宏　杨宇飞　徐　烨

副主编（以姓氏拼音为序）

邓艳红　郭建军　胡筱蓉　刘怡茜　刘　正　陆　晓　倪　隽　邱　萌
邱天竹　王正珍　许　云　朱　奕

编　委（以姓氏拼音为序）

白　威　包大鹏　曹昺焱　陈　凯　陈文斌　陈小兵　陈晓锋　陈冶宇
褚晓源　邓　婷　丁　罡　丁培荣　董　超　冯　玲　封益飞　顾文英
何义富　胡文蔚　黄　陈　黄俊星　季晓频　蒋　华　鞠海星　李小琴
李加斌　凌家瑜　刘方奇　刘红利　刘　静　柳　江　楼　征　陆明洁
鲁守堂　罗　健　吕　静　钱文君　邱　红　曲秀娟　宋　望　沈　波
沈水杰　申占龙　孙　晶　田雪飞　王　畅　王　胜　王贵玉　王红兵
王铭河　王晰程　王　翔　王秀梅　王雁军　魏　嘉　吴　婧　吴志军
薛　斌　徐海萍　徐峻华　徐文红　杨葛亮　应杰儿　曾　珊　查小明
詹荔琼　张长胜　张红梅　张　洁　张　蕊　张　睿　赵　林　郑　莹
支巧明　周昌明　朱超林

审校组

樊代明　顾艳宏　杨宇飞　徐　烨　刘怡茜　倪　隽　陆　晓　王正珍
许　云　朱　奕　邱天竹　徐玲燕

编写秘书

刘怡茜

第一章

背景

运动康复是通过特定运动方法促进机体功能障碍的恢复，以达到或保持健康状态的一种治疗手段。在肿瘤治疗领域，大部分肿瘤患者都会经历至少一种由肿瘤本身和/或其治疗过程造成的功能障碍或不良反应。目前，大量循证医学证据表明，在专业人员指导下进行合理的运动康复治疗有助于最大程度恢复肿瘤患者机体生理功能和社会功能，并节省医疗资源。肿瘤运动康复应贯穿于肿瘤诊疗全过程。本指南旨在将运动康复纳入恶性肿瘤整体医疗策略，为临床提供借鉴指导。

一、肿瘤运动康复的历史沿革

肿瘤运动康复并非是一门新兴学科，20世纪40年代，美国康复医学之父 Howard Rusk 在专著 *New Hope for the Handicapped* 中首次指出，肿瘤是一种"特殊的、需要康复治疗的综合功能问题"。20世纪70年代，"美国国家癌症计划"提出肿瘤康复可划分为社会心理支持、体能优化、职业辅导、社会功能优化 4 个方面，主要由肿瘤和康复领域的医务人员提供，并由社会工作者、心理学专业人员、肿瘤医护人员、物理治疗师以及其他学科人员共同参与，其中运动是肿瘤康复的核心内容之一。

1983年，国际上第一篇关于乳腺癌患者运动康复的研究论文正式发表。此后 *The Physician and Sport*、*Oncology Nursing Forum* 和 *Nursing Research* 连续发文，开启了运动肿瘤学研究和临床实践的先河。德克萨斯大学安德森肿瘤中心、纪念斯隆-凯特琳肿瘤中心等大型肿瘤中心领衔开展的肿瘤运动康复方案，从最初电诊断服务逐渐深化和拓展，发展到涵盖淋巴水肿管理、神经肌肉功能管理及其他肿瘤相关并发症康复治疗在内的现代肿瘤康复方案，越来越多严谨的随机对照研究肯定了运动在肿瘤康复中的价值。2010 年美国运动医学会（American College of Sports Medicine，ACSM）在乳腺癌、前列腺癌生存者的临床研究基础上，制定了第一版肿瘤生存者运动指南，该指南推动了肿瘤生存者运动实践和临床研究的迅速发展。近十年，加拿大、澳大利亚和西班牙等多个国家也相继发布了肿瘤运动指南或包含运动在内的肿瘤生存者指南。2019年，ACSM牵头召开了国际多学科专家圆桌会议并更新了第二版肿瘤生存者运动指南，该指南总结了大量循证医学证据并对不同肿瘤问题进行了详细的运动处方推荐。目前，运动康复在肿瘤治疗中的积极作用已得到全世界广泛关注和认可。

二、肿瘤运动康复的医疗价值

体力活动是降低肿瘤死亡率的重要生活干预方式之一。中国国家癌症中心数据显示，我国超过50%肿瘤死亡归因于可改变危险因素，久坐不动是其中之一。乳腺癌、结直肠癌和前列腺癌患者8~10年随访研究数据显示，规律运动者/体力活动水平较高者肿瘤特异性死亡风险下降26%~69%，全因死亡风险降低21%~45%；肿瘤确诊后开始参加规律运动，全因死亡率下降41%，复发率降低21%，因此，在诊断肿瘤后更应保持规律体力活动/运动。运动降低肿瘤死亡相关风险机制包括：通过调节胰岛素和葡萄糖代谢改善体脂变化和代谢失调、调节脂肪因子和性激素循环浓度、减轻全身慢性低度炎症、减轻氧化应激导致的DNA损伤、影响肿瘤生长微环境等。

在肿瘤治疗阶段，运动协同放化疗和免疫治疗减缓/抑制肿瘤进展。在不同肿瘤模型动物实验中发现，有氧运动增加肿瘤微血管密度及局部灌注，促进肿瘤血管重塑，提高血管功能/成熟度，减少肿瘤局部缺氧状态，增加化疗药输送效率，提升化疗敏感性；运动有助增强T细胞向肿瘤微环境浸润，并通过增加循环中IL-6及肾上腺素水平诱导NK细胞重新分布，促使成熟效应性NK细胞对肿瘤细胞产生杀伤作用；运动还可影响肿瘤细胞新陈代谢，减少肿瘤细胞对糖酵解的依赖，增强肿瘤细胞对放化疗敏感性；此外，运动也可减轻肿瘤治疗副反应，如粒细胞减少、血小板减少、疲乏、恶心、呕吐等，从而提高患者耐受性和生活质量。

三、中国肿瘤患者运动康复现状

我国康复医学起步较晚，肿瘤康复理念直到20世纪80年代才引进中国。近三十年来，随着康复医学向多学科、多体系、多层次发展，肿瘤康复已涉及社会学、心理学、营养学及临床各专科，提高肿瘤患者生存质量越来越得到全社会关注。然而，我国肿瘤临床实践中运动康复尚未纳入肿瘤患者的整体医疗策略中，目前仍有许多工作需改进和完善。肿瘤运动康复在各地区发展极不平衡，部分肿瘤患者仍被鼓励"静养"，导致我国肿瘤患者普遍缺乏规范运动康复指导，未能进行规律体力活动/运动；肿瘤运动康复的临床及研究工作大多数是由康复医师或护理人员完成，肿瘤科医师的参与度与重视程度并不高，而大部分肿瘤患者主要在肿瘤科接受治疗，应鼓励越来越多肿瘤科医师参与肿瘤运动康复工作；目前肿瘤康复的研究及工作重点多为晚期肿瘤，对早期肿瘤及诊断期肿瘤的康复并未予以足够重视；缺乏针对中国肿瘤患者的大样本、多中心、高质量循证医学证据，故无法充分评估运动康复方案的有效性；中国传统医学如太极拳、八段锦、易筋经、五禽戏等在内的运动疗法在肿瘤运动康复中的研究有待加强。

将运动康复纳入肿瘤整合诊治方案，建立具有中国特色肿瘤运动康复指南，未来在指南指导下进行正确合理的运动康复实践，以期缓解肿瘤患者常见并发症和功能障碍，协调改善肿瘤临床疗效，提高患者生存质量，降低癌因性死亡风险和延长生存期。

第二章

肿瘤的运动评估与治疗

肿瘤患者运动前评估主要包括筛查运动相关禁忌证、常规医学评估、运动风险分级和康复评估。评估应贯穿肿瘤患者整个运动康复过程。

一般情况下，通过筛查运动相关禁忌证、常规医学评估和风险分级后，大多数恶性肿瘤患者进行中低等强度运动是安全的。理想情况下，肿瘤患者应接受与健康体适能相关的全面评估。全面健康体适能评估耗时耗力，可能会成为肿瘤患者参与运动康复的阻碍因素。因此，在开始低强度步行、渐进式力量训练或柔韧性训练前，可不进行健康体适能评估。在低强度运动基础上，经多学科肿瘤康复团队评估安全后，可以逐渐将运动强度调整至中等强度。

肿瘤患者如需中等至较大强度运动，或需制定个性化初始运动处方，建议在运动康复前进行全面的健康体适能评估。

一、运动评估

（一）禁忌证

1. 恶性肿瘤患者运动禁忌证

①手术伤口未愈合不能耐受运动者；②极度疲劳、贫血（<80g/L）或共济失调者；③放化疗、靶向治疗等的毒性反应≥Ⅲ级（NCI-CTCAE5.0）者或严重不能耐受运动者；④伴心血管疾病和肺部疾病患者的运动禁忌证参考中国心脏康复与二级预防指南（2018版）/慢性阻塞性肺疾病临床康复循证实践指南（2021版）：不稳定性心绞痛未控制、心功能Ⅳ级、未控制的严重心律失常、未控制的高血压；⑤高热或严重感染、恶病质状态、多器官功能衰竭或无法配合；⑥血栓活动期患者；⑦由多学科肿瘤康复团队判断的不适合运动的其他情况。

2. 恶性肿瘤患者常见运动损伤风险

①骨转移患者，应警惕骨折风险；②因控瘤治疗造成免疫力下降者，需注意感

染风险；③肿瘤化疗导致周围神经病变患者，应注意跌倒风险；④伴心血管疾病患者（继发或原发），应通过降低运动强度、缩短运动时间来调整运动方案并增加医疗监督以保证运动安全性。

不同治疗阶段患者对运动耐受能力不同，应根据患者所处治疗阶段调整运动方案。

（二）常规医学评估

建议尽可能对所有恶性肿瘤患者进行常规医学评估，以明确疾病、治疗和合并症带来的影响。常规医学评估应包括：①肿瘤诊断；②是否存在合并症/其他慢性病或进行相关治疗；③肿瘤治疗情况（计划进行、正在进行及已结束）；④是否存在治疗相关毒性（急性、慢性和迟发副作用）及其严重程度；⑤患者体力活动/运动习惯。

（三）运动风险分级

在运动前，应对肿瘤患者运动风险进行分级。

低风险：指肿瘤早期阶段、不伴有合并症的患者，无需进一步评估，按一般运动方案进行运动，推荐在社区/家庭开展运动康复。

中风险：指伴周围神经病变、肌肉骨骼障碍、淋巴水肿等患者，推荐运动前进行康复评估，建议患者在医学监督下进行中等强度运动。

高风险：指伴心肺疾病、胸部或腹部手术未愈合、造口术、明显疲乏、严重营养不良、身体状况恶化或尚未从治疗不良反应中恢复患者，运动前必须进行常规医学评估和康复评估，排除禁忌证后，应由肿瘤康复多学科团队制定运动处方，且运动康复必须在医学监督下进行。

（四）康复评估

健康体适能评估内容主要包括：①心肺耐力测试；②肌肉力量和耐力测试；③柔韧性测试；④平衡能力测试；⑤身体成分测试。表5-1总结了健康体适能评估的主要项目和内容，详细解释如下。

表5-1　健康体适能评估

评估类别	评估内容
心肺耐力评估	·6分钟步行测试 ·简易体能状况量表 ·症状限制性运动测试或最大强度运动测试
肌肉力量和耐力评估	·肌力评估(1-RM或10-RM/15-RM)* ·握力测试 ·30s坐立试验 ·30s坐姿手臂弯举

评估类别	评估内容
柔韧性评估	·抓背试验 ·坐椅前伸试验 ·关节活动度
平衡性评估	·功能性前伸试验 ·起立行走测试 ·单腿站立试验
身体成分评估	·生物阻抗分析技术 ·双能X射线、CT ·BMI ·围度 ·皮褶厚度测量

*1-RM：one-repetition maximum，是肌肉力量的标准评价方法，指使用适当技术1次举起或对抗的最大重量或阻力。常用1-RM百分比设定抗阻练习的强度。10-RM是指肌肉在一定范围内重复10次收缩所能克服的最大重量或阻力。

1.心肺耐力测试

心肺耐力测试包括心肺运动测试和6分钟步行试验。心肺运动测试是评估心肺耐力的"金标准"，可识别运动心血管风险，是有氧运动处方制定的重要依据。通常用功率自行车或运动平板进行症状限制性运动测试，以评估患者运动能力。6分钟步行测试是一种亚极量水平功能测试方法，具有经济、易于实施等特点，主要针对年老、体弱的患者。

肿瘤患者由于治疗特殊性，控瘤治疗反应严重时，需停止运动测试和训练；在肿瘤患者进行运动测试前，需明确患者是否存在运动测试绝对禁忌证和相对禁忌证（表5-2）。

表5-2　心肺耐力测试的绝对禁忌证和相对禁忌证

绝对禁忌证	相对禁忌证*
·急性心肌梗死(2天内) ·高危不稳定型心绞痛 ·未得到控制的心律失常,且伴有相关症状或血流动力学改变 ·活动性心内膜炎 ·有症状的重度主动脉瓣狭窄 ·心力衰竭失代偿 ·急性肺栓塞或肺梗死 ·急性心肌炎或心包炎 ·急性主动脉夹层 ·残疾,妨碍安全和准确测试 ·急性非心源性疾病,可能会影响运动效果或运动可使其加重(如重度贫血、重度电解质失衡、甲状腺功能亢进) ·患者拒绝配合	·左主冠状动脉狭窄或类似情况 ·伴非典型症状的中、重度主动脉狭窄 ·电解质失衡 ·心动过速或过缓 ·快速型房颤(如>150次/分) ·肥厚型心肌病 ·高度房室传导阻滞 ·严重高血压(收缩压>180mmHg或舒张压>100mmHg) ·智力障碍无法配合

*注：如果运动收益大于风险，存在相对禁忌证的患者可以考虑进行运动测试

2.肌力和耐力测试

肌力指肌肉主动收缩的力量，以及肌肉运动对抗阻力的能力。肌耐力是指某一肌肉在反复收缩动作时的持久能力或肌肉维持某一固定用力状态持续的时间。1-RM是肌肉力量的标准评价方法，指使用适当技术1次举起或对抗的最大重量或阻力，常

用 1-RM 百分比设定抗阻练习的强度。如针对存在心血管疾病、肺部疾病、代谢相关疾病和/或肌肉骨骼障碍的肿瘤患者,可用 30%~40%1-RM 重复 10~15 次进行运动。

3. 柔韧性测试

柔韧性是移动一个或多个关节以及跨过关节的韧带、肌腱、肌肉、皮肤等组织的弹性伸展能力。可用关节活动度量化柔韧性,使用量角器、倾角计等测量设备对目标关节进行测量。上肢柔韧性测试可采用抓背测试;下肢柔韧性可采用坐位体前屈测试,该测试也常用于评估腘绳肌柔韧性。

4. 平衡能力测试

平衡能力是指抵抗破坏平衡的外力、维持身体姿势的能力。跌倒风险与平衡能力下降有关。老年肿瘤患者评估平衡能力尤其重要。平衡能力测试包括 Berg 平衡测试量表、起立行走测试(time up and go,TUG)、功能性前伸试验、单脚站立等。可由运动康复专业人员根据患者个人情况选择合适测试方法。

5. 身体成分测试

肿瘤本身及相关治疗可能影响患者肌肉、脂肪和骨骼等身体成分含量,同时,身体成分和体重指数(body mass index,BMI)一定程度上也反映患者营养状态。身体成分测试一般采用生物电阻抗技术,有条件者采用双能 X 射线、CT 等技术测试。若无上述设备,可通过身高、体重推算体重指数,进行腰围、臀围等测量,或通过皮褶厚度测量评估身体成分。

二、运动康复治疗

(一)实施目的和原则

目前已有证据表明,适宜有氧运动和/或抗阻运动等可改善肿瘤相关不良症状(身体功能障碍、焦虑、抑郁症状、疲乏、睡眠和健康相关生活质量),降低肿瘤复发风险,提高生存率,减轻家庭及社会经济负担,提高肿瘤患者生活的幸福感。

肿瘤患者运动康复遵循康复医疗的五大共性原则:

1.因人而异

在为肿瘤患者制定运动康复治疗目标和方案时,需为其制定个性化运动康复方案。主要从患者功能障碍的特点、治疗进度、康复需求等方面考虑,并定期评估肿瘤患者身体状况,及时调整方案。

2.循序渐进

运动康复治疗应该遵循累积训练效应,以达到量变到质变。避免急于求成,引起运动性伤病。

3.持之以恒

运动康复治疗需要持续一定时间才能获益，即使当下康复效果甚微，在调整运动康复方案同时，也要鼓励肿瘤患者坚持，防止功能退化。

4.主动参与

肿瘤患者主动参与是获得疗效的关键，需从多角度采取措施，调动其运动积极性，并配合个人运动兴趣爱好，以取得更好效果。

5.全面康复

肿瘤患者除存在身体功能障碍，还多伴疼痛、疲劳、焦虑抑郁等合并症。在进行运动康复治疗时应全面评估、促进全面康复。

（二）运动处方

运动处方（exercise prescription，Ex Rx）是推动"体医整合"和"体卫整合"国策的落实、有效保障全民健身、构建运动促进健康新模式的重要手段，推广Ex Rx可创造良好的社会效益和经济效益。Ex Rx是由康复医师或治疗师、运动处方师依据需求者的健康信息、医学检查、运动风险筛查、体质测试结果，以规定运动频率、强度、时间、方式、总运动量以及进阶，形成目的明确、系统性、个体化的运动指导方案。

Ex Rx的核心内容是FITT-VP。

运动频率（frequency，F）是指在给定时间段内（通常指1周）参与运动的天数，在促进健康和改善健康体适能中起重要作用。WHO推荐有氧运动频率每周不少于3次，在抗阻运动中，同一肌肉群的力量、耐力运动频率为隔天一次为佳，每周至少2次；柔韧性运动频率推荐每天都进行。

运动强度（intensity，I）是指运动中的费力程度，有氧运动强度取决于走、跑速度，蹬车功率、爬山速度与坡度等；在力量和柔韧性运动中，运动强度取决于给予的阻力、关节活动的范围等。

运动时间（time，T）是指一天中进行运动的总时间，推荐的运动时间可连续完成，也可分数次累计完成。每天用于提高心肺耐力的有氧运动时间应在30分钟以上（不包括准备、整理活动）。肌肉力量运动处方和柔韧运动处方中，则需要规定完成每个动作组数、每组重复次数、每组练习所需时间、共需完成几组、两组时间间隔等。

运动方式（type，T）指有氧运动、抗阻练习、柔韧性练习等不同方式，我国传统体育项目如太极拳、五禽戏、八段锦、易筋经、秧歌舞等也是大众常用的运动方式。

运动量（volume，V）：是指一周运动总量，是频率、时间和强度的综合结果。有氧运动量由运动的频率、时间和强度共同组成；抗阻运动运动量由运动的强度、频率和每个肌群练习的组数及每组重复次数组成。WHO推荐成人每周至少累计进行150~

300分钟中等强度有氧运动，或75~150分钟较大强度有氧运动，或中等和较大强度有氧运动相结合的等效组合，每周运动量超过300分钟中等强度/150分钟较大强度将获得更多健康益处。每周至少进行2次抗阻练习，老年人和慢病人群应加强肌肉力量练习和动态平衡练习，低于此运动量也可为初始运动者或体弱者带来健康/体适能益处。运动量也可用来计算个体Ex Rx的总能量消耗。估算运动量的标准单位可用MET-hour/wk和kcal/wk表示，可采用公式（kcal=1.05×MET-h×公斤体重）计算运动中的能量消耗。

运动进阶（progression，P）：运动进阶取决于机体的健康状态、年龄、个人运动爱好和目的，以及机体对当前运动水平的耐受能力。对健康成年人，运动进阶应包括三个阶段，即适应阶段、提高阶段和维持阶段。运动计划的进阶速度取决于个体健康状况、体适能、运动反应和运动计划目标。进阶可通过增加个人所能耐受的Ex Rx的FITT原则中任何组成部分，通常是先调节运动频率和每天运动时间，最后调整运动强度。

1.有氧运动

有氧运动也称耐力运动，是指身体大肌群有节奏的、较长时间的持续运动，这类运动所需能量是通过有氧氧化产生的。有氧运动可改善肿瘤患者心肺耐力、减缓多种治疗毒副作用和肿瘤性疲乏，优化人体代谢功能，如血糖、血脂。有氧运动常见运动方式包括快走、跑步、广场舞、太极拳、骑自行车和游泳等。

有氧运动强度可分绝对或相对强度。有氧运动绝对强度常表示为能量消耗速率，即每分钟千卡数（kcal）或代谢当量（metabolic equivalent，MET）表示。相对强度，即活动的能量消耗占个体的最大能力的比例，在制定运动处方时，多采用相对强度。相对强度确定是依据一个人的生理状态，大多以最大摄氧量（maximal oxygen consumption，VO_{2max}）、储备心率（heart rate reserve，HRR）和最大心率（maximum heart rate，HR_{max}）百分比以及自觉用力程度（borg rating of perceived exertion scale，RPE）这四个指标进行评估。最大心率（HR_{max}）：运动心率随运动强度增加而升高，当运动强度增加到一定水平，心率不再随运动强度增加，达到稳定状态，称之为最大心率。在运动强度设定中，常使用最大心率这个指标，有条件时可通过运动负荷试验直接测得最大心率，条件不允许也可使用公式（HR_{max}=207-0.7×年龄）推测HR_{max}，此公式适于所有年龄段和体适能水平成年男女。HRR：实际测量或预测最大心率与安静心率间的差值，是建立靶心率和评价运动强度的一种方法。储备心率计算公式为：储备心率=最大心率-安静心率。基于储备心率的靶心率计算公式为：靶心率 =（储备心率×目标强度%）+安静心率。RPE：6~20分，是利用主观感觉来推算运动负荷强度的一种有效方法，可参照RPE来控制运动强度。

增加运动强度会带来健康/体适能益处积极剂量反应，低于最低强度阈值的运动将无法充分获得生理指标变化。通过运动获益最小强度阈值与个体心肺耐力水平、年龄、健康状况、生理功能差异、日常体力活动水平以及社会和心理等多种因素有关。通过递增运动负荷心肺耐力测试直接测得运动中生理指标是确定运动强度首选方法。通常推荐成人采用中等强度有氧运动，如40%~59% HRR；对无规律运动习惯肿瘤患者可选较低运动强度，如30%~39% HRR，30% HRR 可作为有效起始强度。

有氧运动强度常分为五级，确定有氧运动强度的常用方法见下（表5-3）。

表5-3 有氧运动强度常用测量指标

强度分级	%HRR %VO$_2$R	% HR$_{max}$	%VO$_{2max}$	RPE（6~20）	谈话试验	运动方式
低	<30	<57	<37	很轻松（RPE<9）	能说话也能唱歌	缓慢步行
较低	30~39	57~63	37~45	很轻松到轻松（9~11）	能说话也能唱歌	步行,有氧舞蹈
中等	40~59	64~76	46~63	轻松到有些吃力（12~14）	能说话不能唱歌	快速步行,秧歌舞,水中运动,慢速自行车、太极拳、八段锦
较大	60~89	77~95	64~90	有些吃力到很吃力（15~18）	不能说出完整句子	慢跑、游泳、篮球、排球、足球
次最大到最大	≥90	≥96	≥91	很吃力（19~20）	不能说出完整句子	竞技运动,如长距离跑,公路自行车

注：HRR=储备心率；VO$_2$R=储备摄氧量；HR$_{max}$=最大心率；VO$_{2max}$=最大摄氧量；RPE=自觉用力程度分级量表

肿瘤患者普适性有氧运动处方推荐如下。

表5-4 肿瘤患者推荐有氧运动处方

项目	内容
运动频率	3~5天/周
运动强度	中等-较大强度
运动时间	每周150min中等强度或75min较大强度运动,或两者结合的等量运动
运动类型	快步走、跑步机训练、骑自行车、登山、游泳等大肌群运动

高强度间歇训练（high-intensity interval training，HIIT）是指短暂重复的高强度运动加上一段低强度恢复期（低强度运动或休息），并进行多次循环，是有氧运动的一种特殊形式。间歇性运动总运动时间较短，仍会产生与传统耐力运动相似的生理适应性，当两者总运动量相同时，间歇性运动产生的生理适应性会更好，如提升心肺耐力的作用更好。间歇性运动常是短时间（20~240秒）较大到次最大强运动与等量或更长时间（60~360秒）的低到中等强度运动交替进行，间歇性运动的Ex Rx主要考虑运动和间歇的强度和时间，以及间歇的次数。因体力活动水平较低或患有慢病个体对高强度间歇性运动的适应能力较差，应慎重采用高强度间歇性运动，可以简单地将步行作为间歇性运动的方式，即快走和慢走交替进行。

经评估后可行HIIT的患者仍需注意以下事项：①运动前需热身，以最大限度降低心血管以外和肌肉、骨骼肌腱、韧带损伤风险，并为高强度训练做准备；②训练过程中患者可能会出现呼吸困难，建议持续监测呼吸情况；③训练结束后需进行整理运动，使心率和血压逐渐恢复至基线；④HIIT前需进行完整评估，经多学科肿瘤康复团队批准后进行，建议在医学监督下进行HIIT。下列患者不适合进行HIIT：①慢病史，包括控制不佳的糖尿病、高血压；②过去6个月内原因不明的体重减轻≥10%；③严重心脑血管疾病，如存在任何心律失常、心肌梗死、脑卒中、心绞痛、头晕或呼吸困难等；④肿瘤快速进展期；⑤其他运动禁忌证和心肺耐力测试禁忌证。

2. 抗阻运动

抗阻运动是指人体调动身体骨骼肌收缩来对抗外部阻力的运动方式，可利用自身重量或特定训练器械实施，如弹力带、杠铃、哑铃或固定器械。抗阻运动可提高肿瘤患者肌力、耐力和爆发力，也能改善其心肺功能、肌肉骨骼系统、关节活动度、心理状况和生活质量。

抗阻运动的强度可用最大重复次数衡量，也可通过1-RM百分比进行衡量，分配负荷时，可以选择任何RM或RM范围（例如5-RM、10-RM、10-15-RM）。低强度：<30%1-RM；较低强度：30%~49%1-RM；中等强度：50%~69%1-RM；较大强度：70%~84%1-RM；次最大到最大强度：≥85%1-RM。

临床应针对不同患者的体质状态和运动目标选择合适的抗阻运动形式，起始抗阻强度从30%~80%1-RM不等，或以渐进抗阻方式进行训练，逐步实现60%1-RM每组重复8~15次、每个部位两组的基本目标。例如乳腺癌患者手术造成胸壁、上肢肌肉损伤、肩关节活动受限，导致肌肉力量下降，在医生同意下进行渐进式上肢抗阻运动；胸腔手术肿瘤患者，存在心肺功能下降，可进行低中强度全身大肌群抗阻运动。普适性的抗阻运动处方见表5-5。

表5-5　肿瘤患者推荐抗阻运动处方

项目	内容
运动频率	2~3次/周；每次锻炼之间间隔足够的时间休息
运动强度	低强度开始，小幅度地增加（10~15个动作/组，每组练习之间休息2~3分钟，当能耐受3组时，考虑增加阻力/负荷重量）
运动时间	8~12次/组，2~4组
运动类型	健身器械、哑铃或杠铃、自身重量以及弹力带

3. 柔韧性运动

柔韧性运动是一种通过有意识地控制肌肉收缩和放松的过程从而逐步放松全身的方法。柔韧性运动的强度无具体指标，根据患者主观承受范围而定，常用于身体大关节，如：肩、髋、踝。柔韧性运动可增强运动的神经肌肉协调控制能力、调节肿瘤患者的情绪、改善关节活动度、促进淋巴回流、缓解疼痛、作为运动后的整理运动或者运动前热身的一部分，还可以结合呼吸技术达到更好的效果。普适性的柔韧性运动处方见表5-6。

表 5-6　肿瘤患者推荐柔韧性运动处方

项目	内容
运动频率	每周 2~3 天，每天进行效果更佳
运动强度	局部绷紧或轻微不适，在可忍受情况下的关节活动范围内活动
运动时间	静力性拉伸保持 10~30s，2~4 组/天，累计 60~90s
运动类型	所有大肌群的拉伸或关节活动范围的运动

4. 中医功法

中医功法以气功导引为主，主要包含但不限于坐、卧、立姿训练的太极拳、八段锦、易筋经、五禽戏、六字诀等。凡是在大体安静的状态下，通过调身、调心、调息的方法进行自我调节，恢复人体功能的运动都可归为气功导引用于肿瘤的中医运动康复。

肿瘤的中医功法运动康复模式主要有患者自发的抗癌组织和护士主导的运动康复。患者自发的抗癌组织包含了团体心理建设、社会支持、运动康复等内容，能提高肿瘤患者生存率，发掘患者自我照顾的能力，并实现回归社会的长期目标；护士主导的运动康复以医院教习太极拳、八段锦、易筋经、五禽戏、六字诀等为主，患者出院后可采用自行练习并电话随访为主要形式，一般每周运动 3~5 次，每次 30~60 分钟。中医功法具有明确的 FITT 参数和原则。在乳腺癌、消化道肿瘤、肺癌等多种实体瘤中，中医功法可使患者在如下方面获益：①促进结直肠癌患者的术后快速康复，改善化疗中食欲、睡眠质量；②改善肺癌患者负性情绪、通气功能障碍、免疫功能、运动耐量和术后焦虑抑郁状态，促进术后肺功能恢复，提高生活质量；③改善乳腺癌患者负性情绪、疲乏，改善术后放化疗期间患者睡眠质量、疼痛、焦虑抑郁状态，促进术后康复及肢体功能恢复；④改善膀胱癌患者负性情绪和手术应激反应；⑤改善卵巢癌患者化疗期间睡眠质量、负性情绪；⑥改善鼻咽癌患者免疫功能和放疗期间骨髓抑制；⑦改善食管癌患者放化疗期间负性情绪，加快术后快速康复及缓解疼痛；⑧改善白血病患者睡眠质量，提高化疗依从性和生活质量。

（1）中医运动的 FITT 参数

肿瘤的中医功法运动强度较低，患者能下床站立后即可开展，因此其适用范围较广，可用于围手术期、放化疗期间或肿瘤晚期患者。由于循证证据尚不充分，本指南仅列举有临床研究（详见参考文献 33-62）支持的运动方案（表 5-7），临床实际应用应在充分评估患者个体状态的基础上参考执行。

表 5-7　围手术期中医功法运动方案

癌种	功能障碍	运动形式	开始时间	持续时间	频率	时程
乳腺癌改良根治术后，胃肠癌根治术后	睡眠障碍	24 式简化太极拳	术后 11 天开始	20~30min/次	2~3 次/周	术后 11 天~12 周*

癌种	功能障碍	运动形式	开始时间	持续时间	频率	时程
乳腺癌改良根治术后	免疫功能	24式简化太极拳	术后11天开始	20~45min/次	2~3次/周	术后11天~12周
乳腺癌改良根治术后	上肢功能	24式简化太极拳或太极拳云手	术后11天开始,可与蒽环类化疗同时使用	20~30min/次	2次/日~3次/周	术后11天~6月
乳腺癌改良根治术后	淋巴水肿	24式简化太极拳	术后11天开始	20~45min/次	2~3次/周	术后11天~12周
乳腺癌改良根治术后	生活质量	24式简化太极拳	术后15天开始	20min/次	2次/日	术后15天~12周
胃肠癌根治术后,乳腺癌改良根治术后	癌因性疲乏	24式简化太极拳或太极拳云手	(胃肠癌)术后第7天开始,乳腺癌术后第1天开始	15~30min/次	2次/日~3次/周	12周
肺癌术后	肺功能	六字诀	手术后第2日开始	6遍	2次/日	60日
肺癌术后	生活质量	六字诀	手术后第2日开始	6遍	2次/日	60日
非小细胞肺癌术后	焦虑抑郁	八段锦	术后≥1月,预计生存≥6月,KPS80-100分,ECOG评分0-1分	20~30min/次	1次/日,每周≥3次	6周~12月

*注:见参考文献:吴蒙、廖妍妍、陈玫洁,等.肩关节运动八式康复锻炼联合太极拳锻炼对乳腺癌改良根治术后患者患肢功能恢复、睡眠质量和免疫功能的影响.现代生物医学进展,2022,22(17):3255-3269.

表5-8 肿瘤晚期中医功法运动方案

癌种	功能障碍	运动形式	适用条件	持续时间	频率	时程
胃癌、结直肠癌,乳腺癌	生活质量	八段锦	消化道癌 KPS≥60分,乳腺癌 KPS≥70分,预计生存≥1年	25~30min/次	1~5次/周	1~6月
胃癌、结直肠癌	癌因性疲乏	八段锦	KPS≥60分,预计生存≥1年	25~30min/次	5次/周	6月
乳腺癌	负性情绪	八段锦	KPS≥70分,预计生存≥6月	≥30min/日	≥1次/周	1月
肺癌	1年生存率	八段锦	预计生存>6月,KPS>60分,化疗2疗程后	30min/次	2次/日,每周5日	3月

表5-9 放化疗期间中医功法运动方案

癌种	功能障碍	运动形式	适用条件	持续时间	频率	时程
肝癌	疼痛,生活质量	八段锦	放疗期间;预计生存≥6月	每次4~8遍	1~2次/日	放疗期间
肺癌,乳腺癌,子宫颈癌	癌因性疲劳	简化24式太极拳或八段锦	KPS>70分;预计生存>3月;乳腺癌需术后≥4周	20~30min/次	1~2次/日	化疗第1天开始连续4~12周;同步放化疗连续4月
肺癌	免疫功能	简化24式太极拳	KPS>70分;预计生存>3月	30min/次	2次/日	化疗第1天开始连续6周

癌种	功能障碍	运动形式	适用条件	持续时间	频率	时程
鼻咽癌,乳腺癌	负性情绪	24式太极拳或八段锦	KPS≥70分;乳腺癌需术后≥4周	15~30min/次	1~2次/日	放疗第1日开始4周至4月
肠癌	食欲	八段锦	耐受中等强度运动	30min/次	1次/日	化疗第1天开始连续2月
肠癌	睡眠障碍	八段锦	耐受中等强度运动	30min/次	1次/日	化疗第1天开始连续2月
乳腺癌,非小细胞肺癌	生活质量	八段锦	KPS>70分	30min/次	1~2次/日	化疗第1天开始连续4月或同步放化疗第一天至结束后20天
乳腺癌	上肢水肿	八段锦	放疗期间	15~20min/次	1次/日	放疗期间至放疗后1月
非小细胞肺癌	胃肠道反应	八段锦	化疗期间	无	1次/日	从化疗第1天开始,连续10日
恶性肿瘤	化疗肝肾功能损伤	五禽戏(虎戏鹿戏)	紫杉醇联合卡铂方案化疗;KPS≥60分;预计生存≥6月	2遍/次,靶心率(220－年龄－静态心率)×(60%~80%)+静态心率	1次/日	1个化疗周期(约21日)

表5-10 肿瘤功能障碍的中医功法运动方案

癌种	功能障碍	运动形式	适用条件	持续时间	频率	时程
恶性肿瘤	失眠	24式太极拳	无	稍感疲劳为度	5次/周	10日
乳腺癌,小细胞肺癌,非小细胞肺癌	生活质量	24式太极拳或八段锦	乳腺癌预计生存>1年,肺癌预计生存>3月	20~30min/次	1~2次/日	8周~6月
乳腺癌	负性情绪	24式太极拳	预计生存>1年	20min/次	2次/日	6月
宫颈癌、肺癌、胃肠癌、乳腺癌、肝癌	癌因性疲乏	八段锦	预计生存>6月	15~30min/次	2次/日	2~8周
非小细胞肺癌	肺功能	八段锦	术后>1月;已完成辅助化疗(如需);ECOG 0-1分;KPS 80-100分;预计生存>6月	30min/次	2次/日	3月
乳腺癌	上肢功能	八段锦前4式	可耐受有氧运动	20~30min/次	3次/日	连续3月
乳腺癌	焦虑抑郁	六字诀中嘘字诀、呼字诀	无	嘘、呼36次	2次/日	8周

（2）中医功法注意事项

①限制运动：骨髓抑制（血小板$<75\times10^9$/L，血红蛋白<80g/L，白细胞计数$<2.0\times10^9$/L；中性粒细胞$<1.5\times10^9$/L）、血糖<5.5mmol/L、发热（口腔温度>38.0℃）时，运动应受到限制，并在专业医护人员指导下进行。造口患者应限制增加腹压的训练，

可在医生指导下从低强度运动开始。

②不适用：对于突然出现肿胀、躯体功能障碍或疼痛，应避免使用受影响的身体部位/区域。对于虚弱、头晕或周围感觉神经病变的患者应避免涉及平衡的训练。

（三）运动实施

运动处方应根据常规医学评估及康复评估情况进行个性化定制，以确保安全有效。建议初始进行低至中等强度的运动干预，并在数周内缓慢增加频率、强度和持续时间，逐步达到每周参加150分钟中等强度或75分钟较大强度的有氧运动；每周2~3次主要肌肉群的抗阻训练和定期拉伸。另外，建议对于运动能力受限的患者参加适量的体力活动/运动。

按照运动处方过程适当延长适应期，常需3~4周达到推荐量的运动处方，按照运动处方运动4~6周后进行相关评估，根据评估结果对运动处方进行调整。建议在患者病情稳定后首先在院内或医学健身中心内实施运动处方1~2周，肿瘤患者学会运动方式、监控运动强度及相关练习动作后可以居家运动。

运动模式、强度和运动量需根据运动时间与周期、特定事件、治疗方案的改变进行相应调整。对无禁忌证患者，遵循一般运动指南推荐的运动处方，如可耐受，肿瘤患者运动处方可与健康人群一样，必要时逐渐进行超负荷训练；对身体衰弱或出现新治疗相关不良反应（如淋巴水肿、疲劳、恶心）患者，经评估后遵循制定的运动处方。运动处方应足够灵活，允许肿瘤运动指导师根据患者身体机能状态调整运动处方参数（类型、强度、频率或持续时间）。

（四）运动环境

1. 院内运动康复与远程/居家运动康复

院内运动康复，包括前康复（术前、放化疗前）、围术期（放化疗期）康复、术后康复及门诊康复。专业的院内多学科肿瘤康复团队是肿瘤康复的临床实施主体。肿瘤康复团队参与患者住院管理和出院计划的制定，可减少其30天再入院率和治疗费用。康复团队与患者面对面的交流并指导其康复不可替代，运动康复应贯穿肿瘤治疗全周期。肿瘤患者院内康复目前仍未普及，原因包括但不限于：①部分肿瘤科医生和护理人员对运动康复认识不充分；②肿瘤患者运动指导匮乏，导致肿瘤康复低转诊率；③患者由于时间、交通等因素导致门诊运动康复训练依从性不高。因此在院内康复基础上需要发展远程（居家）运动康复。

远程运动康复，主要依托于现代科学技术（如APP、微信、医院互联网门诊等）已成型的远程交互式沟通软件进行。远程康复具有不受地域控制、减少接触、反馈及时、节约时间费用等优点，可打破上述院内运动康复的局限性。在肿瘤康复过程中，可考虑院内与远程康复结合应用，以增加肿瘤患者体力活动/运动量、依从性和自我效能，提高其生活质量。但在实施时尚存在一些问题，如难以协调治疗师-病人的同步检查，无法进行完整的身体检查，老年肿瘤患者接受度低等。后文将对远程居家运动康复进行详细阐述。

2. 监督下运动康复与无监督下运动康复

通常专业人员监督下的运动比无监督下的运动更加有效且依从性较好，是促使患者保持运动习惯从而达到预计运动效益的重要因素之一。然而，监督下的康复成本较高，不适用所有患者。因此，多学科肿瘤康复团队需对肿瘤患者进行全面评估，判断患者无监督下运动康复的可行性。

3. 团体运动康复与自我运动康复

团体运动有利于促进肿瘤生存者坚持运动，获得更好的康复效果。近年来，太极拳、八段锦、气功等中国传统运动逐渐应用于肿瘤康复，在改善肿瘤患者焦虑抑郁、疼痛、疲劳、睡眠、生活质量等方面取得良好效果。有氧舞蹈、太极拳、康复健肺八段操等运动方式进行团体运动更有利于实施康复计划。

因此，在实施运动计划时，多学科肿瘤康复团队需在全面评估基础上为患者选择合适的运动环境，及时提供转诊建议，以提高患者的运动康复积极性、依从性与安全性。

三、运动安全性

（一）安全性监测

由于疾病本身及抗肿瘤治疗的特殊性，肿瘤患者应动态监测体力活动/运动的安全性，在一些特殊时期和状态下应停止运动测试和训练；在机体具有潜在安全风险时，建议在医学监督下调整训练强度并做好相应防范措施。表5-11列举了肿瘤治疗期间身体各系统的运动禁忌证及注意事项。

表5-11 肿瘤治疗期间身体各系统的运动禁忌证及注意事项

系统	运动测试和训练的禁忌证	防范措施要求
血液系统	重度骨髓抑制	血小板$(50\sim100)\times10^9$/L:避免增加出血风险的测试或运动(如接触性运动) 中性粒细胞绝对计数$(0.5\sim2)\times10^9$/L:预防感染,避免可能增加细菌感染风险的活动(如游泳) 血红蛋白 $100\sim120$g/L:谨慎进行极量测试
肌肉骨骼系统	极度疲劳和肌肉无力 承重骨骨转移 严重恶病质(病前体重下降35%) KPS评分<60分	任何疼痛或痉挛:需谨慎运动,进行医学评估 骨质疏松/骨转移:避免对脆弱的骨骼部位施加较大强度运动,预防跌倒 肌肉量减少者:采用低强度运动 恶病质:需谨慎运动,采用多学科方法的锻炼
	上肢和肩部急性肿胀	避免涉及上半身运动
	腹股沟、会阴部或下肢急性肿胀	避免涉及下半身运动

系统	运动测试和训练的禁忌证	防范措施要求
循环系统	急性感染	禁止运动
	发热性疾病:发热>37.8℃ 全身不适	避免运动,直到症状消失>48小时
胃肠系统	严重的恶心	需谨慎运动,推荐多学科方法/与营养医生协商
	脱水	补充电解质饮料和水保证足够的营养(避免低钠血症)
	24~36小时内严重呕吐或腹泻	禁止运动
	营养不良:液体和/或摄入不足	禁止运动
	造瘘口	避免接触性运动(冲撞风险)和负重运动(疝气风险)
心血管系统	胸痛	禁止运动
	静息心率>100次或<50次	建议在医学监督下进行运动测试和训练
	静息收缩压>145mmHg和/或舒张压>95mmHg	需谨慎运动
	静息收缩压<85mmHg	需谨慎运动
	未控制的心律失常	禁止运动
呼吸系统	呼吸困难	轻度至中度呼吸困难:避免极量测试
	咳嗽、气喘	避免摄氧量大的活动
	深呼吸时胸痛加重	避免运动
神经系统	共济失调/头晕/周围感觉神经病变	在参加运动前,应评估身体稳定性、平衡和步态;根据指征考虑进行平衡训练;如果神经病变影响稳定性,应考虑其他的有氧运动(如固定式自行车、水中有氧运动);进行手持重量的锻炼时,监测手部的不适状况;考虑使用有软物衬垫/涂胶的哑铃、和/或戴衬垫手套(如自行车手套)
	认知障碍	确保患者能够理解并遵循指导
	定向障碍	采用有良好支撑的姿势进行锻炼
	视力模糊	避免需要平衡和协调的活动

(二)运动风险和防范

根据运动风险事件所造成的机体损害部位、程度,将运动风险分为运动心血管疾病风险、运动性损伤风险、运动性病症三类,肿瘤患者还需额外注意肿瘤特异性运动损伤风险。

运动应循序渐进。运动时如出现头晕、头痛、胸闷气短、共济失调、胸痛等不适症状,或心电图显示心肌缺血、心律失常等,应终止运动,由专科医师评估并排除风险后,再恢复运动。

1. 运动心血管疾病风险及其防范

运动中发生的心血管事件主要包括心绞痛、急性心肌梗死、严重的心律失常(如室速、室颤等)、心源性猝死等。一般情况下,心血管功能正常个体进行中等-较大强度运动引起心血管事件风险较低。对已经确诊心血管疾病患者或接受具有心脏毒性的控瘤治疗的患者,在进行较大强度运动时心血管疾病风险明显上升。因此建议这些肿瘤患者进行中等强度到较大强度运动之前必须接受医学评估或运动测试。

2. 运动损伤性风险及其防范

运动过程中损伤风险主要指肌肉、骨骼和关节的损伤，包括急性损伤和慢性劳损。常见的急性损伤包括关节扭伤、肌肉拉伤、跌伤等；慢性损伤主要包括骨关节炎和劳损。

大多数患者在进行低至中等强度体力活动时肌肉、骨骼和关节损伤的可能性很小，然而，合并骨转移/严重骨质疏松或接受具有外周神经毒性的抗肿瘤治疗的患者发生运动损伤的风险增加。对于高风险患者应降低运动强度，运动前做好准备活动、运动后做好整理活动，能有效减少运动中的心血管事件和运动损伤。长期单一形式的运动、体重大、运动量过大也是造成骨关节劳损的原因之一，肿瘤患者应采用多种形式的运动，避免一次运动时间过长，盲目追求运动量。此外，减少静坐少动时间，减少步行下山、跪坐、长时间屈膝、反复蹲起等运动或动作，登楼梯的时间不宜过长，不要在水泥地上跳绳、打球，都是预防运动损伤的有效措施。

3. 运动性病症及其防范

常见的运动性病症有运动性中暑、运动性脱水、运动性腹痛、低血糖、晕厥等。在炎热季节，建议选择适宜环境进行运动，运动前中后适当饮水，降低运动强度、缩短运动时间，是预防运动性中暑和运动性脱水的有效方法；避免在空腹状态下运动、一次运动时间不超过60分钟、运动时避开降糖药作用的高峰期，是预防运动性低血糖的有效方法；减少运动中体位变化过大的动作、运动后做好整理活动，是预防晕厥的有效方法。

4. 肿瘤特异性运动损伤风险防范

下述肿瘤患者因疾病和治疗的特殊性应注意肿瘤特异性运动损伤：①乳腺癌患者：上肢和肩部障碍发生率高，进行上肢和肩部的运动时，需采取积极的预防措施；对伴有淋巴水肿的患者，运动时应穿戴松紧适宜的服装；注意防范使用激素治疗、骨质疏松或骨转移患者可能出现的骨折风险。②前列腺癌患者：注意防范接受雄激素阻断治疗、骨质疏松或骨转移患者的骨折风险。③结肠癌有造口的患者：运动应特别注意避免腹压升高。④多发性骨髓瘤患者：参照骨质疏松症患者进行运动康复治疗。⑤妇科肿瘤患者：进行下半身运动可能出现下肢水肿；对伴淋巴水肿患者，运动时应穿戴松紧适宜服装。⑥体内留置导管、中心静脉置管或胃管留置患者，以及正在接受放疗患者，应避免游泳或水中运动。

第三章

以功能障碍为核心的运动处方

一、肿瘤相关性疲乏

（一）肿瘤相关性疲乏的定义

肿瘤相关性疲乏（cancer-related fatigue，CRF）是指与最近的体力活动量不成比例并干扰日常生活活动的疲乏感，是一种与肿瘤或肿瘤治疗相关的持续存在的主观体验。主观体验、持续存在、与最近活动量不成比例、干扰日常生活活动是CRF的四大重要特征。

CRF无法完全依赖客观指标来诊断，常需结合患者病史、症状描述，且一般需持续2周以上方可诊断。如患者疲乏是由与疲乏感程度相当的体力活动所致，属正常生理现象，不在本指南讨论范围之内。当患者描述的疲乏影响到日常功能即导致功能障碍时属于CRF，需参照本指南干预。

CRF很常见，发生在70%~100%肿瘤患者中，可引起患者强烈痛苦症状，由于对其认识不足，在临床上常被忽略。

（二）CRF的原因

关于CRF的确切病因、加重和缓解因素的证据有限。目前，普遍认为CRF由以下原因导致：①肿瘤负荷直接影响；②控瘤治疗不良反应；③肿瘤导致的并发症：如贫血、营养不良、甲状腺功能减退、感染等；④肿瘤伴随精神心理状态异常，如抑郁症、焦虑症、严重失眠等均会有疲乏的躯体化症状。

（三）CRF的筛查

CRF主要采用数字评分表筛查。由患者根据近1周的疲乏状态自评，0表示无疲乏，10表示能想象的最严重的疲乏，3分及以下为轻度疲乏，7分及以上为重度疲乏。

轻度CRF可通过健康宣教缓解，建议对这部分患者健康宣教后再次筛查，中至重度CRF需行进一步评估，并采取相应运动干预手段。

除数字评分表外，还有其他量表可供筛查，如：简短疲劳清单（brief fatigue inventory，BFI）、欧洲肿瘤研究与治疗组织生活质量问卷（EORTC QLQ-C30）、埃德蒙顿症状评估量表（edmonton symptom assessment system，ESAS）等，但这些量表评估过程较为烦琐，可及性和操作性不强，不推荐在临床广泛使用。

（四）CRF的评估

评估可在肿瘤发展任何阶段或控瘤治疗的任何阶段进行，且需在干预后及时复评，评估内容见表5-12。

表5-12　CRF评估内容

病史和体格检查	合并症或共病情况	实验室检查	其他检查项目
1. 起病时间、症状特征、持续时间 2. 加重和缓解因素 3. 肿瘤的治疗状况 4. 对疲乏的干预情况 5. 系统回顾 6. 经济状态 7. 社会支持情况	1. 营养状态 2. 癌痛 3. 贫血 4. 感染 5. 骨质疏松或关节炎 6. 久坐或肌肉萎缩 7. 情绪障碍 8. 睡眠障碍	1. 血常规 2. 肝肾功能 3. 电解质 4. 甲状腺功能 5. 其他	1. 骨转移患者行骨扫描或核磁共振 2. 接受过心脏毒性药物的患者行心电图、超声心动图等心功能检查 3. 肺癌或肺部不适患者行肺功能、胸部CT检查 4. 其他

（五）CRF的运动干预

CRF干预手段分为药物性和非药物性干预，非药物干预又包括运动干预、心理治疗、营养支持治疗、芳香疗法、音乐疗法等多种形式。本指南仅讨论运动干预策略。

过去，肿瘤患者如感疲乏，会被鼓励休息。目前理念认为，休息会导致肌肉消耗和心肺功能下降，从而导致疲乏加剧；运动有助于改善心肺功能，缓解CRF。因此，应尽可能鼓励肿瘤患者进行运动。

经评估的中高危患者，必须由康复科医师或其他专业医师根据患者个体情况制定具体运动方案，并在医学监督下进行康复运动；对低危患者，可以采用居家方式运动，从低强度开始，如能耐受，可逐步增加运动强度至储备心率的60%~80%。

CRF推荐运动处方如下。

表5-13　CRF推荐运动处方

运动方式	强度	时间	频率
有氧运动,推荐步行[a]	中等强度	30min/次	3次/周
抗阻练习[b]	中等强度	2组,12~15次/组	2次/周
有氧+抗阻组合运动[c]	中等强度	有氧运动 30min/次 抗阻运动 2组,12~15次/组	3次/周
太极拳[d]	不适用	40~60min/次	3次/周
瑜伽[e]	不适用	40min/次	8次/周

a. 有氧运动,推荐步行运动,每周3次以上,每天连续或分段累计30分钟,每周150分钟左右,持续12周见效,强度建议为:65% HR$_{max}$、45% VO$_{2max}$、RPE 12。
b. 抗阻运动,在物理治疗师指导下进行,每周2次,每次做2组,每组12~15次重复,持续12周见效。推荐的阻力动作包括:上半身划船运动、推拉运动、挥杆运动、胸部拉伸和肱二头肌拉伸运动;下半身下蹲运动、以台阶为辅助前踢腿、侧踢腿、后踢腿。强度建议为:60% 1-RM、RPE 12。
c. 组合运动,每周2次,每次60分钟,运动内容包括:热身运动10~15分钟,内容是直立或坐姿的大肌肉群有氧运动,或者骑自行车;肌肉训练和有氧耐力训练30分钟,具体为:台阶上上下踩踏、站在蹦床或厚垫上重量转移训练、滑轮或弹性阻力带上肢肌肉训练、腹部和背部伸展运动、下肢肌肉训练、固定式自行车或跑步机行走;伸展放松运动10~15分钟。组合运动持续8周见效。强度建议为:有氧训练:65% HR$_{max}$、45% VO$_{2max}$、RPE 12;抗阻力训练:60% 1-RM、RPE 12。
d. 太极拳,每周3次,每次40~60分钟或分段完成,持续8~12周见效。
e. 瑜伽,每周8次,每次40分钟或分段完成瑜伽动作,也可以40分钟瑜伽动作外再配合10分钟呼吸技巧,25分钟冥想。

二、心肺耐力下降

(一)肿瘤患者心肺耐力下降的定义

恶性肿瘤患者心肺耐力下降是指肿瘤或肿瘤治疗导致机体持续运动时运送和利用氧的综合能力下降,运动强度稍有增加,患者可表现为气喘吁吁、心率显著加快、疲劳等症状。

(二)肿瘤患者心肺耐力下降的原因

肿瘤患者心肺耐力下降的原因主要包括:①术后肺部并发症(postoperative pulmonary complications,PPCs),包括肺炎和肺不张,发生在20%~40%的肿瘤患者中;②肿瘤相关并发症,如肿瘤压迫肺组织、癌性胸腔积液/心包积液等;③控瘤治疗的直接或间接损害;④重度吸烟史或合并心肺基础病;⑤长时间卧床、营养不良、肌肉减少和恶病质。

（三）肿瘤患者心肺耐力下降的筛查

肿瘤患者心肺耐力下降的筛查应首先病史采集，排除存在运动禁忌的肿瘤患者，如未控制心脏疾病（严重心律失常、心肌梗死）、严重肺炎、未控制哮喘及其他存在运动禁忌的情况。

心肺耐力主要采用美国纽约心脏病学会（NYHA）的心功能分级方案进行筛查（表5-14）。筛查结果为Ⅰ级的患者，心肺耐力良好，可给予较大强度运动训练；Ⅱ~Ⅲ级患者需进一步评估心肺耐力状态，并制定个体化干预方案；Ⅳ级患者无法耐受运动训练，需在临床干预病情好转后安排心肺功能评定与训练。

表5-14　NYHA心功能分级

分级	表现
Ⅰ级	患者有心脏病,但日常活动量不受限制。一般体力活动不引起过度疲劳、心悸、气喘或心绞痛
Ⅱ级	心脏病患者的体力活动受到轻度的限制,休息时无自觉症状,但平时一般活动下可出现疲劳、心悸、气喘或心绞痛
Ⅲ级	心脏病患者体力活动明显受限制。小于平时一般体力活动即可引起过度疲劳、心悸、气喘或心绞痛
Ⅳ级	心脏病患者不能从事任何体力活动,休息状态下也出现心衰症状,体力活动后加重

（四）肿瘤患者心肺耐力下降的评估

对筛查存在心肺耐力下降者进行评估，针对性制定训练方案，并在干预后及时复评。

肿瘤患者心肺耐力最常用评估方法是症状限制性运动试验或心肺运动试验获得最大摄氧量（VO_{2max}或VO_{2peak}），体弱患者可采用6分钟步行试验。VO_{2max}可提供临床相关诊断和预后信息，它与围术期和术后并发症呈负相关，是生存独立预测因子。6分钟步行试验与肿瘤患者死亡风险相关。

（五）肿瘤患者心肺耐力下降的运动处方

肿瘤患者心肺耐力下降干预手段分为药物性和非药物性干预，非药物干预又包括运动训练、呼吸训练、营养支持治疗等多种手段。本指南仅讨论运动处方。

用于改善心肺耐力的运动形式主要是有氧训练、抗阻训练和高强度间歇训练（HIIT）。另外，瑜伽、普拉提、中医功法、水中运动也已证明可改善肿瘤患者心肺耐力。对低危患者，可采用居家方式运动，从低强度开始，如能耐受，可逐步增加运动强度至最大储备心率40%~59%；中高危患者应在康复医生或治疗师监护下运动训练，以保证运动安全性。

肿瘤患者心肺耐力下降推荐运动处方如下。

表5-15　心肺耐力下降推荐运动处方

运动方式	强度	时间	频率
有氧运动[a]	中等强度	≥150min/周	3~5次/周
有氧运动[b]	较大强度	≥75min/周	3次/周
HIIT[c]	高强度与休息或低强度交替	≥20min/次	3次/周
HIIT(功率车)[d]+抗阻训练	15s 100% W_{peak}与15s休息交替	30min/次	3次/周
有氧运动(功率车)[e]	较大强度	20~45min/次	3~4次/周
体力活动[f]	中到较大强度	≥150min/周	3次/周

a.推荐中等强度的有氧训练方案作为改善恶性肿瘤患者心肺耐力的普适方案,每周3次以上,每天至少30分钟,可以连续完成或分次累计,每周≥150分钟,持续12周见效。

b.推荐较大强度运动方案用于改善运动能力较好的恶性肿瘤患者心肺耐力,每周3次,每天30分钟左右,可以连续完成或分次累计,隔天进行,每周≥75分钟,持续6周。

c.推荐HIIT用于改善恶性肿瘤患者心肺耐力的普适方案,每周3次,每次至少20分钟,运动强度>85%HR_{max}与休息或低强度交替,持续8周见效,术前应用效果最明显。

d.推荐早于Ⅲa期的非小细胞肺癌患者在术前开展运动训练,可降低术后PPCs发病率和死亡率。运动处方为根据心肺运动试验结果设定的监护下功率车训练,每次30分钟,包含2组10分钟的15秒100% W_{peak}和15秒休息交替的HIIT训练和5分钟准备活动和5分钟整理运动,联合抗阻训练。

e.有证据显示乳腺癌患者采用较大强度有氧运动心肺耐力的改善;连续和间歇性有氧训练都能有效地提高VO_{2max},例如固定于70%VO_{2max}或55%~95%VO_{2max}不等的训练强度,每周3~4次,一共16周。

f.推荐乳腺癌患者每天都要进行体力活动,且每周至少进行150分钟的中等到较大强度体力活动或至少75分钟的较大强度有氧运动。每周体力活动超过7.5 MET-h(强度为3 MET,150分钟)可能降低乳腺癌35%的复发率。

三、盆底功能障碍

(一)盆底功能障碍的定义

盆底功能障碍(pelvic floor dysfunction,PFD)是盆底结构功能损伤、缺陷、功能障碍而引起的疾病,临床表现主要为尿失禁、大便失禁、盆腔脏器脱垂、性功能障碍、慢性盆腔痛等。前列腺癌、结肠癌、直肠癌等盆腔脏器肿瘤患者在接受外科手术放化疗等相关治疗后常引起盆底功能障碍,影响生活质量。

(二)PFD的原因

PFD主要发生在前列腺癌和结直肠癌。肿瘤患者发生PFD的原因与肿瘤及手术导致盆腔脏器和盆底组织解剖和生理发生改变有关。如前列腺癌患者在接受前列腺切除术、外照射、近距离放疗和雄激素剥夺治疗后,70%~92%会出现性功能障碍、尿失禁。高达80%结直肠癌患者经历排便习惯改变,包括大便失禁、次数增多、急迫感和排空困难,40%症状严重。肠道重建后最初6~12个月内,患者盆底功能有部分可自然恢复,但常随后进入平台期,症状经常持续10年以上。

运动康复

第三章　以功能障碍为核心的运动处方

383

（三）PFD的筛查

PFD常采用盆底功能障碍问卷（pelvic floor distress inventory-short form 20，PFDI-20）进行筛查，了解患者是否存在尿频、尿失禁、排便困难、脏器脱垂、下腹或生殖道不适等问题，以用于进一步评估并确定治疗方案。

（四）PFD的评估

PFD的评估包括尿失禁、大便失禁的严重程度、盆底肌的力量等。对存在尿失禁患者，建议使用国际尿失禁咨询委员会尿失禁问卷表（ICI-Q-LF）明确患者尿失禁的严重程度和对日常生活、性生活的影响。对存在大便失禁者，建议采用Wexner大便失禁分级（wexner incontinence score，WIS）评定大便失禁严重程度，WIS评定粪便的形态、肠胃气失禁、穿戴护垫及生活方式4各方面共5项内容，每项0~4分，总分20分，分数越高失禁越严重。盆底肌的力量可用直肠或阴道电极进行表面肌电图检测多个指标，包括静息状态、快速收缩、持续收缩和耐久收缩状态的平均肌电值（AEMG）、中位频率值（MF）等指标，可用于个体化盆底肌训练方案的制定和效果评估。

（五）PFD的运动处方

PFD的干预手段分为药物性和非药物性干预，非药物干预又包括盆底肌训练（pelvic floor muscle exercise，PFME）、运动干预、心理治疗、营养支持治疗等多种手段。本指南仅讨论运动处方。

运动疗法能减少前列腺癌治疗引起的不良反应，特别是在雄激素剥夺和放疗后，盆底肌训练可改善术后3~6个月的尿失禁，推荐前列腺癌患者术后早期实施PFME。长期的有氧、阻力、柔韧性和盆底肌训练可显著减少前列腺癌患者泌尿系及肠道症状，改善身体状况、情绪和社会功能。前列腺癌术前热量限制和有监督的慢走及拉伸可改善其性功能障碍。在前列腺癌、膀胱癌和卵巢癌患者中，身体活动水平较高与性功能较好有关。

结直肠癌切除术后患者经过盆底肌训练可改善排便功能。其他盆腔肿瘤如子宫内膜癌、宫颈癌等相关研究较少。PFD的运动处方推荐如下。

表5-16　PFD推荐运动处方

运动方式	时间	频率
术后早期接受PFME[a]	10~15次收缩（收缩持续时间5~10s，放松持续时间10~20s）	每天3~4次
有氧训练[b]	30min	6次/周

运动方式	时间	频率
有氧训练+抗阻训练的系列运动[c]	20~30min	1~6个月,12次/周;7~12个月,6次/周
中等强度的有氧训练+抗阻训练[d]	有氧30min+抗阻15min	5次/周
有氧训练+抗阻训练[e]	放疗期间60min 放疗后80min	放疗期间5次/周;放疗后3次/周
有氧+抗阻+柔韧性运动+FME[f]	60min	3次/周
瑜伽+抗阻+有氧运动[g]	60min	3次/周

a. 推荐前列腺切除术后尿失禁（post prostatectomy incontinence，PPI）的患者术后早期接受PFME以改善尿失禁症状。在康复治疗师监督下辅以生物反馈疗法进行PFME。PFME应在拔除导尿管后48小时开始，根据尿失禁程度进行6~12个月的治疗。推荐每天3~4次训练，每次10~15次收缩（收缩持续时间5~10秒，放松持续时间10~20秒），可在坐位、卧位或站立位进行。推荐结直肠癌切除术后盆底功能障碍患者接受盆底肌训练以改善排便功能，但目前尚无一致的训练方案。推荐接受雄激素剥夺治疗的前列腺癌出现性功能障碍的患者接受有监督的抗阻和中等强度到较大强度的有氧运动能有效改善性功能。

b. 有氧训练每周锻炼6次，每天30分钟，持续52周。

c. 设计有氧训练（20~30分钟）、抗阻训练的系列运动，前6个月最多重复12次，第7~12个月最多重复6次。

d. 30分钟有氧训练和15分钟抗组训练，中等强度（65% HR_{max}），每周5次，持续22周。

e. 有氧训练和抗阻训练联合治疗，放疗期间每周5次，每次60分钟，持续8周，放疗后每周3次，每次80分钟，持续10个月。

f. 前列腺癌放疗期间推荐进行有氧、抗阻、柔韧性运动和PFME，每次60分钟，每周3次，持续4周。

g. 前列腺癌放疗期间推荐进行瑜伽、抗阻和有氧运动，每次60分钟，每周3次，持续4周。

四、淋巴水肿

（一）淋巴水肿的定义

淋巴水肿（lymphedema，LE）是外部或自身因素引起的淋巴管输送障碍造成的渐进性发展的疾病，早期以水肿为主，晚期以组织纤维化、脂肪沉积和炎症等增生性病变为特征。LE分为原发性LE和继发性LE。其中，继发性LE最常见原因是肿瘤压迫淋巴管以及手术或放疗破坏局部淋巴回流。上肢LE多见于乳腺癌术后，下肢LE多继发于妇瘤术后。

（二）肿瘤相关性LE的病因

肿瘤相关性LE的原因主要包括患者相关因素、肿瘤进展相关因素及治疗相关因素等方面。具体如下：

（1）高龄（≥60岁）。

（2）BMI≥25（尤其是BMI＞25）的肥胖患者。

（3）高血压。

（4）FIGO分期Ⅲ-Ⅳ期的妇科肿瘤。

（5）放疗（尤其是乳腺癌患者的局部淋巴结放疗）。

（6）淋巴结清扫（行盆腔淋巴结清扫或腹股沟淋巴结清扫的妇科恶性肿瘤患者，以及行腋窝淋巴结清扫的乳腺癌患者）。

（7）伤口感染，术后蜂窝织炎。

（8）行含多西他赛的辅助化疗的乳腺癌患者。

（三）LE的筛查

体积测量法是国内临床常用的筛查手段，患侧体积较健侧>200ml或10%被广泛认可为LE诊断标准阈值。

1. 周径测量法

即利用卷尺在患者肢体的明显体表标志处，间隔一定距离测量周径，根据公式将周长换算成体积。如上肢可取五点测量：手臂远端尺骨茎突中点为测量起点，从该点开始往手臂近端每10cm测量一次，一直测量到40cm处。下肢可测量膝部及上下10cm、20cm、30cm共7个部位的周长。其中C1和C2为测量段上下两点的臂围，h为测量段的长度即10cm；整个肢体体积则为各段体积之和。

2. 水置换法测量

将肢体浸入盛满温水容器内，利用公式$V = r^2h$测量溢出水的体积，r为桶内径，h为水面高度变化值，测量2次，取均值。或对此部分水称重后计算体积。如患者肢体存在外伤、感染、丹毒及蜂窝织炎等并发症，则为测量禁忌。

除此以外，Perometer、多频生物电阻抗分析法、皮肤纤维化测量仪等技术的成熟也会给LE测量方法带来新信息。

（四）LE的检查评估

LE检查评估主要包括主观检查和客观检查项目，详见表5-17。

表5-17　LE的检查评估

主观检查与评断		客观检查项目
病史	症状评价	1.核素成像法,注射造影剂后进行动态性检查 2.磁共振淋巴造影,通过皮内/皮下注射水溶性的小分子顺磁性含钆造影剂后行MRI检查 3.超声检查 4.其他
1.患者的年龄、体质量、一般健康状况 2.肿瘤的发病时间、部位、分型 3.手术方式、术后放化疗 4.水肿出现时间、进展过程和临床表现	1.患肢肿胀:最显著 2.皮肤异常(色素沉着、紧绷感、麻木感) 3.肢体沉重、运动功能减弱 4.疼痛(乳腺癌术后水肿侧可能伴发神经损伤、炎症或肿瘤压迫)	

根据LE检查评估，将其程度分为轻度水肿、中度水肿、重度水肿。LE严重程度分级为：

轻度：患肢肢体体积大于健侧< 20%（对水肿肢体加压可出现凹陷，肢体抬高时水肿大部分消失，无纤维化样皮肤损害）。

中度：两侧体积差20%~40%（加压时，水肿肢体不出现凹陷，肢体抬高时水肿部分消失，有中度纤维化）。

重度：患肢肢体体积大于健侧>40%（出现象皮肿样皮肤变化）。

（五）LE的治疗

尚无彻底治愈LE的方法，现多采用针对病因和症状的多模式治疗方法。治疗目标是延缓疾病进展、减轻患肢肿胀程度及恢复淋巴回流功能。保守治疗可用于症状比较轻的早期LE，包括体位或手法淋巴引流，或穿戴多层弹性压力绷带或功能锻炼，也可做仪器辅助治疗、心理引导、皮肤护理、均衡饮食及生活习惯调整等治疗。手术治疗方法较多，包括淋巴管静脉吻合术、淋巴组织移植术等。

适度运动可刺激肌肉收缩、促进淋巴回流，可在运动的同时配合弹力衣物或利用水的流体静脉压对患肢产生压迫，水下自我按摩等运动的水疗法也可有效消肿、降低患肢体积。在专业人员监督下每周2~3次，从低强度开始渐进上肢大肌群抗阻运动，可改善LE症状，且不会诱发LE抗阻力运动/力量训练可通过多次重复的动作刺激肌肉的收缩，从而促进淋巴引流。有氧运动可加强淋巴管的适应性，提高机体有氧代谢能力，有利于减轻水肿。

（六）LE的常见运动

1. 上肢LE消肿治疗的功能锻炼

（1）活动肩部和肩胛部。

（2）消肿锻炼：患侧上肢屈曲或伸展活动，手掌伸握拳运动。

（3）伸拉锻炼：伸拉胸肌和斜方肌。

（4）呼吸锻炼：做扩胸呼吸。

2. 下肢LE消肿治疗的功能锻炼

（1）站立或坐姿时活动踝关节。

（2）消肿锻炼：患侧下肢屈曲或伸展活动或用不同速度原地踏步。

（3）伸拉锻炼：伸拉腓肠肌群、大腿肌肉和股直肌。

（4）呼吸锻炼：做好深呼吸。

（七）LE的运动处方

LE患者应在专业人员指导下进行运动锻炼。在运动前后应进行5~10分钟热身和放松活动，运动时应使用加压衣物，如压力袖套。团体或监督下进行锻炼能有效提高患者运动依从性。患者运动期间及时评估，若水肿加重或出现手臂疼痛、发红等，应停止运动并咨询治疗师或医护人员。LE推荐运动处方如下。

表5-18　LE推荐运动处方

运动处方名称	运动类型	运动强度	频率与时间	运动量
热身运动处方	髋关节、膝关节、肩关节、肘关节的屈伸活动、原地踏步运动	中低强度	有氧运动及力量训练前，5~10min	不适用
有氧运动处方	快走、慢跑、游泳、有氧健身操、太极、八段锦等	中低强度	每周150min可连续完成，可多次完成但每次≥10min	每周≥500~1000MET-min/wk
力量训练处方	上肢：手臂推墙、胸部推举臂前、侧平举，肘部弯曲、臂弯举和三角肌伸展下肢：椅子蹲坐、椅腿抬高、小腿抬高与小腿内收	自低强度起逐步过渡至中等强度	每周2次，同一肌群间隔练习时间为48h	40%~50%1-RM，每组15~20次；每1~2周增加5%~10% 1-RM，逐步过渡到中等强度，即50%~70%1-RM，每次2组，每组15~20次
柔韧性运动处方	躯干及上、下肢主要肌腱肌肉运动	各动作在不引发患肢疼痛的前提下维持伸展动作30~60s	每周2~3次	不适用
整理运动处方	髋关节、膝关节、肩关节、肘关节的屈伸活动、原地踏步运动	中低强度	有氧运动或力量训练后进行，5~10min	不适用

五、癌因性疼痛

（一）癌因性疼痛的定义

癌因性疼痛（cancer pain，CP）是指由肿瘤、肿瘤相关性疾病以及控瘤治疗引起的疼痛，是晚期肿瘤患者常见的症状之一，严重影响肿瘤患者生存质量。

（二）CP的病因

肿瘤患者出现CP的原因主要包括躯体因素和社会-心理因素。躯体因素主要包括：①肿瘤本身引起，包括肿瘤本身浸润和转移导致压迫骨、神经、内脏、皮肤、软组织等；②肿瘤治疗有关，包括手术切口疤痕、术后神经损伤、化疗后栓塞性静脉炎、中毒性周围神经病变以及放疗后局部损害和周围神经损伤纤维化；③肿瘤相关因素，如衰弱、不动、便秘、褥疮、肌痉挛等；④其他因素，如骨关节炎、动脉瘤、糖尿病末梢神经痛等。社会–心理因素主要包括恐惧、焦虑、抑郁、愤怒、孤独等。

（三）CP的评估

建议对所有恶性肿瘤患者进行疼痛筛查，在此基础上进行详尽的CP评估。CP评估是合理、有效进行止痛治疗的前提，应当遵循整合医学"常规、量化、全面、动态"的原则。对CP患者，应将疼痛评估列入护理常规监测和记录的内容。CP全面评估是指对肿瘤患者的疼痛及相关病情进行全面评估，包括疼痛病因和类型、疼痛发作情况、止痛治疗情况、重要器官功能情况、心理精神情况，家庭及社会支持情况以及既往史等。CP动态评估是指持续、动态地监测评估患者的疼痛症状及变化情况，包括疼痛病因、部位、性质、程度变化情况、爆发性疼痛发作情况、疼痛减轻和加重的因素，止痛治疗的效果以及不良反应等。CP量化评估是指采用疼痛程度评估量表等量化标准来评估患者疼痛主观感受程度，需要患者的密切配合。CP的量化评估，通常使用数字分级法（NRS）、面部表情评估量表法及主诉疼痛程度分级法（VRS）三种方法。详见CACA指南"癌痛"相关章节。

（四）CP的运动处方

CP应当采用综合治疗原则，根据患者病情和身体状况，应用恰当止痛治疗手段，使疼痛控制在NRS（0–3）分。本指南仅讨论非药物治疗中的运动处方部分。

在评估患者安全可行的前提下，有氧运动、抗阻运动、有氧运动联合抗阻运动是改善CP的主要运动方式。推荐成年肿瘤生存者每周累积至少150~300分钟的中等强度有氧运动，或75~150分钟较大强度的有氧运动，每周至少2天进行抗阻运动，在进行有氧运动和阻力运动时，结合平衡能力和柔韧性运动。

抗阻和有氧运动能改善关节疼痛及肢体僵硬的状况，提升生活品质。中等强度有氧运动如走路或慢跑，可以增加血氧含量，加速机体修复，减缓疼痛。渐进式短时间的抗阻练习如伸展、举哑铃，可增强肌力和改善柔韧性，进而舒缓关节及肌肉酸痛。如果体力状况稳定，推荐每周运动量应至少3天，首先10~15分钟简单动作，待体力许可时，运动时间可增加到30分钟。

具体运动处方的制定是因人而异的，必须遵循量力而行、循序渐进的原则，同时需要在康复科医师或其他专业医师的评估和指导下进行，并根据患者适应情况随时修改。

CP的推荐运动处方如下。

表 5-19　CP患者运动处方

运动方式	强度	时间	频率
有氧运动[a]	中等强度	≥150min/周	3~4次/周
体力活动[b]	中到较大强度	≥90min/周	大于3次/周
抗阻运动[c]	中等强度	≥90min/周	大于2次/周

a.有氧运动，推荐走路或慢跑，运动强度50%~85% HR_{max}，每周3~4次，每次至少30分钟，每周大于150分钟。

b.体力活动，乳腺癌患者在接受芳香转化酶抑制剂药物治疗时，常会伴随关节疼痛及肢体僵硬，成为停药的原因之一。推荐接受芳香转化酶抑制剂药物治疗的乳腺癌患者每天都要进行体力活动，且每周至少进行90分钟的中到较大强度体力活动。

c.抗阻练习，推荐伸展、举哑铃等，建议每周进行大于2次的渐进式短时间中等强度抗阻练习，可以舒缓关节及肌肉酸痛。

d.部分乳腺癌病人由于术后疼痛造成患侧上肢运动受限，早期进行肢体功能锻炼可使患侧肢体的关节、肌肉尽快恢复功能。推荐运动方案：术后1~3日（卧床锻炼）每日可伸指、屈腕、握拳运动50~100次；术后3~4日，可每日练坐位曲肘运动50~100次；术后5~8日，可练习用手摸对侧肩及对侧手；术后9~13日，可练患侧上肢伸直，抬高和内收、屈曲。动作要求：使肩关节前曲90°。上肢平伸用健侧手托扶患侧的肘部练习肘关节屈曲活动，每曲肘90°，握拳，再伸肘90°，伸指，为一个回合。

六、肿瘤相关性肌肉减少症

（一）肿瘤相关性肌肉减少症的定义

肌肉减少症（sarcopenia，SAR）指年龄相关骨骼肌功能丧失以及肌肉质量的减少。临床主要表现为机体活动功能障碍，继而增加跌倒、骨折及死亡风险。肌肉减少症在老年人群发生率高。据统计，在60~70岁老人中肌肉减少症患病率为5%~13%，在80岁以上为11%~50%。肿瘤患者处于高分解代谢和低合成代谢状态，做好肿瘤患者营养筛查和评估，及时发现肿瘤相关性SAR，并给予有效干预，对患者的长期生存具深远意义。

（二）肿瘤患者SAR的原因

肿瘤患者SAR主要与促炎因子、食欲下降等原因有关。一方面，促炎因子、转录因子核因子-κB（nuclear factor-kappa B，NF-κB）以及身体能量过度消耗的高代谢状态会加速肌肉蛋白质分解；另一方面，肿瘤患者食欲下降和厌食引起的继发性症状如恶心、抑郁、疼痛、吞咽困难、口腔炎症等导致能量摄入减少，以及部分肿瘤患者肌肉生长抑制素水平增高、性激素不足等均可引起肌肉蛋白质合成不足，最终导致SAR的发生。

（三）SAR的筛查

推荐65岁以上老年人每年或在重大健康事件发生后进行SAR的筛查。可以使用

390

步行速度或者简易五项评分问卷（strength，assistance in walking，rise from a chair，climb stairs and falls，SARC-F）筛查，筛查存在风险者应进行进一步评估。

（四）SAR的评估

为了评估并定义SAR，需客观量化骨骼肌质量和功能。

1. 肌肉质量的量化方法

CT和MRI是用于评估肌肉质量的金标准。由于费用高且不常规开展，很大程度上限制了在临床实践的应用。

双能X射线吸收法（dual energy x-ray absorptiometry，DXA）主要用于骨密度评估，但也可评估瘦肌肉量。DXA使患者暴露在最小辐射下，是医学研究和临床实践中CT和MRI的首选替代方法。

生物电阻抗分析（bioimpedance analysis，BIA）可估计脂肪和瘦体重的量。价格低廉，使用方便，重复性好，且适用于门诊和卧床患者。此外，BIA结果与MRI有很好相关性。因此，BIA可能是替代DXA、CT和MRI的一种简便检查方法。

2. 肌肉力量的量化方法

握力：与肌肉质量评估相比，握力对预后、失能和日常生活活动能力有更强的预测能力，且与下肢力量和小腿肌肉横截面积有很强相关性，是用于医学研究和临床的一种简单有效的肌肉力量测量方法。

膝关节屈曲/伸展：适用于科学研究，在临床实践中的使用受到特殊设备需求的限制。

最大呼气流量（peak expiratory flow，PEF）：用于测量呼吸肌的力量，是一种价格低廉、操作简单、可广泛使用的技术，但不推荐单独地用来诊断SAR。

（五）SAR的运动干预

SAR的治疗包括多学科手段，根据评估分层采取对应的运动方案，遵循循序渐进的原则。一方面，有氧运动和抗阻训练处方可以有效地改善肌肉力量、骨骼肌质量和身体功能；另一方面，建议补充蛋白质或富含蛋白质的饮食，推荐营养（蛋白质）干预与运动干预相结合。本指南仅讨论运动干预策略。

1. 抗阻运动

以渐进性抗阻（力量）训练为重点的体力活动/运动是治疗SAR的主要方法。抗阻训练主要利用哑铃、自由重量、弹性治疗带和体重本身等外部阻力促进骨骼肌收缩。

抗阻运动具体内容包括准备活动、力量训练、整理放松三部分，时间分配为1：4：1，总时间为30分钟。肌肉力量训练的起始强度为8-RM，隔天进行，每周共3次。力量训练包括七个核心动作：膝关节伸展、膝关节屈曲、髋关节外展、踮脚尖

（小腿三头肌训练）、踮脚跟、上臂平推练习、上臂屈曲练习。

2.有氧运动

有氧运动每天累计进行40~60分钟中等-较大强度运动（如快走和慢跑），隔天进行，每周不少于3次。可进行户外（接受紫外线照射）散步，步速不低于800步/10分钟。其余时间或进行有氧或抗阻运动，减少静坐/卧，增加日常体力活动量。肿瘤患者SAR的推荐运动处方如下。

表5-20　肿瘤相关性SAR运动处方

运动方式	强度	时间	频率
有氧运动[a]	中等强度	≥30min/次,持续≥1年	5次/周
有氧运动[b]	中到较大强度	持续≥1年	5~7次/周
有氧运动[c]	中等强度	≥20min/次	4次/周
抗阻运动[d]	中到较大强度	≥90min/周	3次/周

a.推荐50~70岁的患者进行中等强度的有氧运动方案作为改善恶性肿瘤患者肌肉减少症的普适方案。如采用步行，运动量控制在2500~10000步/天为宜，每周5次以上，每次至少30分钟，持续1年。
b.推荐52~76岁体力状态较好的女性进行每天大于3MET-h的有氧运动改善肌肉关节障碍，每周5~7次，持续1年。
c.推荐老年女性进行中等强度的有氧运动作为改善肌肉关节障碍，每周4次，每次至少20分钟，运动强度>40%HHR。
d.推荐所有具有肌肉关节障碍潜在风险的患者进行抗阻运动。具体内容包括准备活动、力量训练、整理放松三部分，时间分配为1∶4∶1，总时间为30分钟。其中，肌肉力量训练的起始强度为8-RM。隔天进行，每周共3次。

七、骨骼障碍

（一）肿瘤性骨骼障碍的定义

肿瘤性骨骼障碍是指肿瘤患者出现骨转移、骨代谢和/或肿瘤治疗引起的骨质流失（cancer treatment-induced bone loss，CTIBL），导致骨质疏松和骨折风险升高，由此产生骨骼并发症。

骨骼是人体肿瘤转移的第三大常见部位，中轴骨是最常见的骨转移部位。容易发生骨转移的肿瘤包括乳腺癌、肺癌、前列腺癌、甲状腺癌和肾癌等。大约90%的多发性骨髓瘤患者存在骨病变，新发患者骨病变比例高达60%。骨转移、骨病变、病理性骨折、高钙血症、疼痛等骨骼相关事件（skeletal-related events，SRE）和骨放疗或手术以及脊髓压迫等与肿瘤患者生存率之间存在负相关，合并骨骼障碍的肿瘤患者总生存期缩短。

（二）肿瘤性骨骼障碍的原因

肿瘤性骨骼障碍的原因主要有以下三个：①肿瘤骨转移常会导致骨丢失（溶骨性病变），也能导致新骨异常沉积（成骨性病变），这两种情况下，骨矿物质含量

（bone mineral content，BMC）及骨矿物质密度（bone mineral density，BMD）都会改变，总体效应为骨质流失；②前列腺癌患者雄激素剥夺治疗（androgen deprivation therapy，ADT）及绝经后激素受体阳性（HR+）乳腺癌内分泌治疗等控瘤疗法也可能导致骨质流失；③骨质流失会释放储存在矿化基质中的细胞因子，后者可作用于骨骼肌并导致肌萎缩，骨骼肌萎缩又会导致骨的质和量下降，骨质疏松和骨折风险增加，被称为骨骼肌肉交互作用（cross-talk）。

（三）肿瘤性骨骼障碍的筛查

肿瘤性骨骼障碍应了解病史、临床症状、实验室检查和影像学检查结果，明确是否存在骨转移、骨病变、病理性骨折、高钙血症、疼痛，如果骨折风险高，应进一步完善评估。

（四）肿瘤性骨骼障碍的评估

骨骼障碍常用评估方法是骨密度检测，常用DXA评估骨密度，DXA扫描的特定测量位置包括股骨近端、骨盆边缘或股骨颈和腰椎。随后使用骨折风险评估工具（fracture risk assessment tool，FRAT）评估个体骨折风险。评估被记录为T分数，骨质疏松症的定义是T分数低于年轻、健康成人平均值 ≥ 2.5个标准差。骨小梁评分（trabecular bone score，TBS）是评估腰椎骨密度的另一诊断算法。TBS根据DXA扫描中像素灰度变化利用纹理指数，间接反映骨结构，可用于监测骨质量和评估独立于BMD的骨折风险。该诊断工具可用于更好评估CTIBL患者的骨折风险。此外，FRAT和BMD整合使用可用于辅助诊断，以优化高危患者识别。

（五）肿瘤性骨骼障碍的运动处方

运动能改善全身骨密度。女性在髋关节和脊柱BMD改善更明显。接受芳香化酶抑制剂治疗的乳腺癌患者参加≥150分钟/周有氧训练后骨折和骨质疏松症风险均显著降低，对骨骼健康有益。高水平体育活动（尤其是负重运动和抗阻训练）与腰椎骨密度较高相关，运动训练可缓解肿瘤患者疼痛等肌肉骨骼症状。对有骨骼障碍的肿瘤患者，推荐肿瘤患者进行适量运动改善骨骼健康。

运动注意事项：避免对骨骼脆弱部位施加过高负荷运动，例如：高撞击负荷、躯干过曲或过伸、扭转运动，以及涉及躯干弯曲或伸展的抗阻运动；运动中应重点关注预防跌倒；关注患者骨转移症状和体征，以及常见发生部位（脊椎、肋骨、肱骨、股骨、骨盆）。骨痛可能是骨骼转移首发症状，因此应对疼痛进行临床评估，排除病理性骨折的高危患者，然后再行适宜运动。

肿瘤性骨骼障碍的运动处方如下，主要用于骨质疏松患者。

表5-21　骨骼障碍患者运动处方

运动方式	强度	时间	频率
有氧运动[a]	中到较大强度	≥150min/周,30min/次	≥5次/周
抗阻训练[b]	中到较大强度	不适用	≥2次/周
负荷冲击训练[c]	中到较大强度	2~4次,幅度和持续时间都不相同	≥4次/周

a.推荐有氧运动改善肿瘤患者骨骼健康,可采用慢跑、上下楼梯、椭圆机、有氧舞蹈、室内/室外划船、远足、快走、跳舞、太极等方式。每周至少150分钟,每周至少运动5次,每次持续运动30分钟,若患者不能耐受,每次可分为三个单独的10分钟训练。

b.推荐抗阻训练改善肿瘤患者骨密度,可采用俯卧撑、健美操、自由体操、核心强化运动、瑜伽、伸展运动、弹力带、普拉提、卧式自行车等方式。每周至少两次,采用渐进式阻力增加负荷训练。

c.推荐采用负荷冲击训练改善肿瘤患者的骨密度,可选择越过软障碍、下降跳跃、力量跳跃、深蹲跳跃及其他跳跃动作等方式。对于肌肉力量较小的患者,建议在冲击训练之前进行渐进式抗阻训练。

八、神经功能障碍

(一)神经功能障碍的定义

神经功能障碍是指由于肿瘤本身累及神经系统或肿瘤治疗导致神经系统相关损伤,主要表现为认知功能下降、周围神经病变或自主神经功能障碍,以及神经系统受损导致的偏瘫、言语和吞咽障碍等症状。

1. 肿瘤相关认知障碍(cancer-related cognitive impairment,CRCI)

主要发生在化疗后(也称"化疗脑"),是肿瘤患者和生存者最常见的症状之一(占40%~75%),尤其在乳腺癌及女性患者中常见。患者大多表现为记忆力下降、注意力难集中、找词困难、多任务处理能力下降。

2. 化疗诱导的周围神经病变(chemotherapy-induced peripheral neuropathy,CIPN)

是肿瘤治疗中最普遍的不良反应之一。大约60%肿瘤患者化疗后发生CIPN。CIPN表现为感觉和运动缺陷,最常见症状为麻木、刺痛、灼痛或刺痛、四肢无力、本体感觉和腱反射丧失,导致不适当本体感觉反馈、姿势控制受损、残疾增加、跌倒风险升高和生活质量降低。

3. 自主神经功能障碍

自主神经系统(autonomic nervous system,ANS)是人体主要稳态调节系统,ANS障碍主要表现为交感和副交感神经调节能力下降,出现心动过速、心动过缓、血压和心率调节能力下降、胃肠功能紊乱、泌汗障碍、排尿及排便异常等表现。

(二)肿瘤患者神经功能障碍的原因

CRCI病理生理学的确切机制尚不清楚,可能有以下原因:化疗存在潜在对大脑结构和功能的神经毒性作用(如白质损伤、神经抑制、神经递质水平变化),引发神经毒性细胞因子水平升高的炎症反应，诱发氧化应激和导致中枢神经系统血管化和血流的改变。

CIPN 症状的已知病因是背根神经节神经元胞体损伤、轴突毒性、轴突膜离子（Na$^+$）通道功能障碍、线粒体损伤和中枢致敏。

肿瘤患者自主神经功能障碍原因在于化疗和放疗会引起心脏毒性和神经毒性，从而影响 ANS 和心血管功能，造成自主神经功能障碍。

（三）肿瘤患者神经功能的筛查和评估

CRCI 可通过画钟测试、Mini-Cog 等方法进行初步筛查。结果提示有认知损害，可进一步进行整体认知功能和各认知领域的详细评定。

CIPN 可通过神经系统感觉和反射初步筛查，如有异常可采用肌电图评估周围神经损害程度。

通过心率变异性（heart rate variability，HRV）评估肿瘤患者自主神经功能简单易行，其结果反映自主神经调节功能，包括交感和副交感神经的调节能力。

（四）肿瘤患者神经功能障碍的运动处方

CRCI 的管理中，运动是一种安全有效的疗法。运动改善认知功能的机制可能是增加脑血流量、灰质体积、海马体积，增加神经营养因子释放，减少炎症生物标志物产生，提高神经可塑性。

CIPN 尚无明确的预防和治疗方法。运动可能减轻肿瘤患者 CIPN 症状，原理可能是运动可通过感觉途径治疗 CIPN 症状，通过诱导抗炎环境缓解神经症状，改善肿瘤 CIPN 患者的感觉运动功能。

有氧运动可在肿瘤治疗期间和治疗后提高自主神经调节功能，运动可能通过降低交感神经张力并增加迷走神经张力减轻心力衰竭或冠状动脉疾病等心血管异常，改变肾素-血管紧张素-醛固酮系统，并刺激下丘脑-垂体-肾上腺轴抑制血管紧张素 II 表达，从而促进 ANS 交感活性等机制。

目前运动是否能够改善恶性肿瘤所致的偏瘫、吞咽及言语障碍的研究证据尚不充分。

肿瘤患者神经功能障碍的运动处方如下。

表5-22　神经功能障碍肿瘤患者运动处方

功能障碍	运动方式	强度	时间	频率
CRCI	步行[a]	中等强度	30min/次	5次/周
	计算机辅助技术+功能性活动的认知训练[b]	不适用	60min	1~2次/周
CIPN	有氧+力量+平衡训练[c]	较大强度	60min	3次/周
	有氧+力量+平衡训练[d]	中等强度	≤60min	2~5次/周

功能障碍	运动方式	强度	时间	频率
自主神经功能障碍	居家运动方案[e]	中到较大强度	60min	3~5次/周
	气功[f]	不适用	2h	1次/周
	抗阻运动[g]	不适用	70min	3次/周

注：肿瘤相关认知障碍（CRCI）

a. 推荐CRCI患者在肿瘤治疗期间和治疗后均进行运动训练；运动和体力活动可缓解CRCI，改善肿瘤生存者的认知功能；推荐中等强度步行，每周5次，每次30分钟，持续12周，靶心率为40%~60%HR_{max}；推荐瑜伽、太极、冥想等方法改善认知功能。

b. 推荐结合计算机辅助技术和功能性活动开展认知训练，1小时/周，持续4周可显著改善认知功能；可采用认知行为疗法中行为导向的程序来重新训练和补偿失去的认知能力。

化疗诱导的周围神经病变（CIPN）

c. 推荐较大强度有氧+力量+平衡训练改善CIPN：60分钟/天，3天/周，持续至少8周。

d. 推荐中等强度的有氧+力量+平衡训练改善CIPN：2~5天/周，每次<60分钟，持续至少36周。

自主神经功能障碍

e. 推荐居家进行中等或较大强度运动方案改善自主神经功能：每周3~5次，每次1小时，靶强度为个人无氧阈值的70%~90%，RPE达到13~14。

f. 推荐气功训练改善自主神经功能：每周1次，每次2小时，包括站姿、冥想、腿部按摩等方式。

g. 推荐合并代谢综合征的自主神经功能障碍肿瘤患者进行抗阻训练：每周3次、持续70分钟，采用深蹲、肩压、髋屈、杠铃俯身划船等方式。

九、情绪障碍

（一）情绪障碍的定义

情绪障碍是一个笼统医学术语，泛指精神、身体、社会适应方面的不愉快体验。与肿瘤相关情绪障碍主要包括：焦虑、抑郁、惊恐、创伤后应激障碍。

（二）情绪障碍的原因

导致情绪障碍的主要原因有：①肿瘤本身特点：瘤种、分期、分级、复发与转移与否等；②控瘤治疗：手术、放疗、化疗、免疫治疗、靶向治疗等多种控瘤治疗手段或控瘤治疗副反应或治疗副反应药物都可能改变体内激素或神经递质而致情绪障碍发生；③个体因素：性别、年龄、遗传背景、婚姻状态、既往的人格特征等；④社会环境因素：教育水平、就业情况、经济状态、社会家庭支持情况等。

（三）情绪障碍的筛查

目前对肿瘤患者管理主要集中在疗效监测和副反应上，对肿瘤患者心理健康需求关注不够，且情绪障碍具隐蔽性，因此，建议所有肿瘤患者都接受相关筛查，详见本指南《心理疗法》分册。

（四）情绪障碍的评估

在对患者进行情绪障碍评估前，首先进行安全性评估。如患者存在自残、自伤或伤害他人想法或计划时，立即转精神科医师进行医学干预。

（五）情绪障碍的运动处方

情绪障碍的治疗较复杂，需精神科医师共同参与制定。本指南仅涉及运动干预策略。

治疗肿瘤患者情绪障碍的现有证据有限且质量参差不齐。对肿瘤患者情绪改善的运动方式研究多集中在乳腺癌中，目前证据认为，中等强度有氧运动或组合运动（有氧运动加抗阻运动），可改善肿瘤患者抑郁和焦虑，但单纯抗阻运动则无法改善抑郁和焦虑水平。此外，肌肉放松训练被证明可显著降低乳腺癌患者抑郁水平和焦虑水平，对耐受不了有氧运动或抗阻运动者，推荐肌肉放松训练。运动12周或6个月之后，焦虑症状可能有显著改善，因此鼓励患者坚持长程运动。

情绪障碍居家运动推荐运动处方如下。

表5-23　情绪障碍的肿瘤患者居家运动处方

运动方式	强度	时间	频率
有氧运动[a]	中等强度	30~60min/次	3次/周
有氧+抗阻力组合运动[b]	中等强度	有氧运动20~40min/次 抗阻运动1~2组，8~12次/组	2~3次/周
肌肉松弛训练[c]	不适用	10~120min/次	≥1次/周

a. 有氧运动，推荐步行，每周3次，每次30~60分钟，持续12周见效强度建议为：60%~80% HR_{max}、60%~80% VO_{2max}、RPE 13~15。

b. 有氧运动加抗阻运动，每周2~3次，有氧运动推荐步行，每次20~40分钟；抗阻运动每次1~2组，每组8~12次重复，在专业理疗师指导下针对胸部，背部，上肢，腹部和下肢肌群进行锻炼，可按照顺序依次锻炼各肌肉群：肩关节屈曲和拉伸，背阔肌拉伸，坐姿划船，坐姿推胸，肘关节屈曲和拉伸（肱二头肌和肱三头肌训练），髋关节屈曲和伸展，腹卷或仰卧起坐，腿部推举，深蹲。有氧运动也可以选择舞蹈。强度建议为：有氧运动：60%~80% HR_{max}、60%~80% VO_{2max}、RPE 13~15；抗阻力运动：65%~85% 1-RM。

c. 肌肉松弛训练显著降低乳腺癌患者的抑郁和焦虑水平，推荐方案如下：在舒适安静温度适宜的环境中，排除杂念，使身体处于放松状态，依次绷紧并放松各肌群肌肉，最终达到全身放松的效果。肌群紧绷和放松的顺序如下：手和前臂、头部、躯干部、下肢，共16组肌群，每个肌群持续约5~10秒，建议首次在康复治疗师指导下进行，后续可以自行在家练习。瑜伽也属于肌肉松弛训练的一种，也可以改善乳腺癌患者情绪障碍，具体运动处方如下：每周至少1次，每次120分钟的课程，包括40分钟的拉伸运动，10分钟呼吸技巧，25分钟冥想练习，20分钟主题学习，25分钟小组讨论，持续8周。

十、睡眠障碍

（一）睡眠障碍的定义

睡眠障碍是一个笼统医学术语，包括失眠、嗜睡、昼夜节律睡眠-觉醒障碍、异态睡眠、睡眠相关呼吸或运动障碍。睡眠障碍在肿瘤患者中非常常见，患病率为23%~87%，常贯穿于肿瘤或控瘤治疗整个过程，其中约2/3为表现为失眠，需要指出的是，患者可能同时存在多种睡眠障碍。

失眠是指在有充足睡眠机会情况下，无法入睡或保持睡眠状态，导致白天功能障碍；嗜睡是指排除了睡眠不足、酒精、药物等因素后，睡眠过多；昼夜节律睡眠-觉醒障碍是指体内睡眠觉醒周期与环境周期失同步；异态睡眠是指睡眠过程中出现的不良身体事件（复杂的动作、行为）或体验（情绪、感知、梦境）；睡眠相关呼吸障碍指睡眠期间的呼吸异常，包括中枢性睡眠呼吸暂停综合征、阻塞性睡眠呼吸暂停障碍、睡眠相关低通气障碍、睡眠相关低氧血症障碍；睡眠相关运动障碍主要表现为不宁腿综合征，也罕见有周期性肢体运动障碍、睡眠相关痉挛等。

（二）睡眠障碍的原因

肿瘤患者的睡眠障碍常由多种因素引起，目前认为常见病因有：①肿瘤直接影响，如CNS肿瘤可直接破坏睡眠中枢导致睡眠障碍；②控瘤治疗（化疗、放疗、手术、生物制剂、激素制剂、分子靶向药物）的不良反应；③肿瘤所致环境变化或精神心理状态对睡眠质量和持续时间产生负面影响；④肿瘤相关并发症如癌痛、恶心、呕吐、腹痛、呼吸困难等，或治疗并发症所用的辅助药物，如阿片类药物、止吐药、皮质类固醇等。

（三）睡眠障碍的筛查

推荐肿瘤患者常规进行睡眠障碍筛查，筛查可使用问卷法，问卷内容如下。

（1）您是否有入睡困难、早醒或睡眠质量差的困扰？

（2）您是否常在不适当的情况下（如看书、看电视、聊天、开车）睡着或24小时内比过去睡得更多)？

（3）您是否经常经历梦游、梦魇，或睡眠时出现暴力的动作？

（4）是否有人告诉过您，您睡觉时经常打鼾或停止呼吸？

（5）您是否常有移动双腿的冲动，通常与休息带来的深层不适感同时存在？

如以上问题任何一项的答案肯定，则考虑存在睡眠障碍，需进一步评估。对具更高评估要求的患者，可用匹兹堡睡眠质量指数（pittsburgh sleep quality index，PSQI）和PROMIS（patient-reported outcomes measurement information system，患者报告结果测量信息系统）-睡眠障碍问卷进一步评估，但不作常规推荐。

（四）睡眠障碍的评估

对筛查后存在睡眠障碍的所有患者，详见本指南《心理疗法》分册。

（五）睡眠障碍的运动处方

睡眠障碍的干预手段包括健康宣教、药物治疗、认知行为疗法、运动等。药物治疗是睡眠障碍最常见的治疗方法，但会造成包括嗜睡、认知障碍、依赖性和耐药性等副作用。认知行为疗法疗效的证据现已在许多综述中得到充分证实，但由于需要在专业心理医生指导下进行，普及性较差。由于睡眠障碍是慢性且普遍发生，因此安全性高、普及性强的运动治疗适合在临床大范围推广。

目前运动改善睡眠的证据数量有限，各证据间不完全一致，根据已有证据，推荐运动处方如下。

表5-24　睡眠障碍患者运动处方

运动方式	强度	时间	频率
步行[a]	中等强度	20~30min/次	3~5次/周
瑜伽[b]	不适用	60~360min/次	1~4次/周
太极拳[c]	中等强度	40~60min/次	2~3次/周

a. 步行是一种方便易行的有氧运动方式，也是一种相对安全有效的方法。适当的步行运动可以很容易地提高体温，运动后核心体温的下降会增加睡眠的可能性。尽管不是所有研究都支持步行对肿瘤患者睡眠障碍的改善，但荟萃分析证明，步行可以改善肿瘤患者在任何治疗期间（无论是接受抗肿瘤治疗之前、期间和之后）的睡眠障碍。并且，无论是将步行作为唯一的运动方式，还是将步行运动与其他形式的运动相结合，均可以改善患者睡眠障碍。中等强度的步行运动，每周3~5次，每次20~30分钟可以改善睡眠质量。

b. 瑜伽被证明可以改善患者睡眠质量。无论是低频次较大强度的瑜伽练习（每周1次，每次300~360分钟），还是高频次低强度的瑜伽练习（每周4次，每次60分钟），均可以改善睡眠质量，最短1周即可见效。然而，也有证据认为瑜伽对肿瘤患者睡眠改善有限。

c. 太极具有相对无风险和低成本的性质，被证明是另一种改善患者睡眠质量的中国传统运动，在我国的肿瘤患者康复中具有重要的地位。炎症理论和经络和穴位刺激理论是太极改善睡眠的作用机制。太极拳涉及一系列身体运动、呼吸技巧和冥想训练，并以中医的理论原理为基础，促进"气"通过经络和通道在全身自由循环，通过阴阳调节气循环，促进身体平衡状态。从理论上讲，较长的干预时间以及更频繁的太极拳强度通常可能有助于更好的症状结果，然而，太极拳的持续时间和强度也应该考虑到患者的健康状况。基于目前的循证医学证据，推荐的运动处方强度为每周2~3次，每次40~60分钟。

第四章

肿瘤特殊状态的运动康复

一、前康复/预康复

前康复（prehabilitation）又称预康复，是指发生在恶性肿瘤确诊和开始治疗之间的康复过程，即在行手术、放疗和化疗前进行的一系列康复训练。前康复包含了恶性肿瘤治疗前的营养支持、运动和心理干预等措施。运动可提高患者生理应激能力、心肺功能、关节灵活度和肌肉顺应性，改善免疫功能，优化肿瘤治疗前机能状态，从而提高患者肿瘤治疗耐受能力，促进肿瘤治疗后身心康复。参与过包含运动在内前康复的肿瘤患者，对控瘤治疗及治疗后运动康复的耐受性较高，有助于改善机体功能障碍和肿瘤治疗相关副作用、减少住院时间并提高肿瘤治疗后最终功能恢复水平。

前康复的适应人群：所有患者均可进行前康复，尤其对老年、基础功能状态差、营养不良、肿瘤治疗强度大、手术切除范围大的患者。可以通过6分钟步行测试来评估患者运动能力。6分钟步行距离在400m以下者，表明行动能力受损，独立受限，肿瘤内科或外科治疗预后不佳，更应尽早开始前康复运动训练来改善机能。

前康复开始时间：推荐控瘤治疗前2~8周为宜，根据肿瘤类型、病人状态等而调整。但不推荐因为执行前康复而过度推迟控瘤治疗，相反，即便从开始训练至肿瘤治疗开始时间不足2周，也应尽可能进行前康复。

推荐意见

（1）每周进行150分钟中等强度体力活动或75分钟较大强度活动，每周至少2天进行涉及主要肌肉群的抗阻活动；

（2）有氧运动：可选择步行、骑自行车、游泳、太极拳等方式，3~5天/周，可采用心率、RPE或VO_2方式监测运动强度，运动过程中保持中等强度（40%~60% VO_{2max}或HRR，RPE 11~13），每次运动≥30分钟；

（3）抗阻运动：可选择利用运动器械、哑铃、弹力带或自身体重，选择全身8~

10组主要大肌群，不少于2天/周，阻力强度为60%~80% 1-RM，每次≥1组，每组重复≥8次，每组休息间歇时间≥60秒。

肿瘤患者前康复的运动处方如下。

表5-25　肿瘤患者前康复推荐运动处方

开始时间	运动方式	持续时间	频率	涉及癌种
肿瘤治疗前2~8周	有氧运动	≥150min/周（中等强度）或≥75min/周（较大强度）	3~5天/周	所有癌种
	抗阻运动	每次≥1组，每组重复≥8次	>2天/周	
	呼吸训练	5~15min/组	2~4组/天	肺癌或心肺功能不佳者
	吞咽功能训练	5~15min/组	3~4组/天	头颈肿瘤
	盆底肌训练	5~10min/组	3~8组/天	前列腺癌、妇科肿瘤、直肠癌

二、术后运动康复

术后康复是指患者在肿瘤术后，以快速康复外科（enhanced recovery after surgery，ERAS）为理念，进行多模态术后康复训练。在20世纪70年代，快速康复理念率先在救治急诊患者的过程中被提出，主要通过一系列措施使患者得到快速入院和治疗。1997年丹麦外科医生Kehlet首次将快速康复理念应用于外科手术，并提出ERAS的概念，经过不断探索，已在不同手术类型中取得良好效果。目前认为ERAS是指通过外科、麻醉、护理、康复、营养等多学科协作，基于循证医学证据，采用一系列围术期优化处理措施，达到减少患者生理和心理应激、加快术后恢复、缩短住院时间的目的，减少医疗费用支出，并能使患者尽早康复并回归社会工作。

以ERAS为理念的术后运动康复，有助于改善患者的身体代谢状况，提高免疫力，减少不良反应的发生，提高躯体功能，防止肌肉萎缩，改善患者的心理状态等，从而提高患者的生活质量，延长生存时间。术后应尽早开始运动康复，逐渐恢复到术前状态。

目前肿瘤ERAS相关文献主要集中在肺癌、乳腺癌、前列腺癌等有限癌种，其他类型肿瘤的运动康复证据不足。本指南仅涉及证据等级较高的运动处方。

推荐意见

（1）鼓励患者尽早开始运动训练，推荐术后清醒即可半卧位或适量在床上活动，术后1天即可开始下床活动，建立每日活动目标，逐日增加活动量。已达到术后5天，每天可进行30分钟的有氧运动。

（2）对大多数患者可不进行评估就可以开始低强度训练。

（3）建议合并心血管、肾脏疾病的患者及老年患者评估其身体健康状态。

（4）推荐鼓励无特殊禁忌证患者尽快开始每周至少150分钟的中等强度有氧运动或75分钟的较大强度有氧运动，每周至少进行2天抗阻运动。

（5）特殊癌种患者可追加特定的功能训练。

特殊类型肿瘤患者术后推荐的运动处方如下。

表5-26　特殊类型肿瘤患者术后推荐运动处方

患者类型	运动方式	运动时间	运动频率
肺癌术后及心肺功能不佳者	呼吸训练	5~15min/组	2~4组/天
头颈肿瘤术后	吞咽功能、肩颈功能训练	5~15min/组	3~4组/天
乳腺癌术后	上肢功能训练	5~15min/组	3~4组/天
前列腺癌、直肠癌、妇科肿瘤术后	盆底肌训练	5~10min/组	3~8组/天

说明：前列腺癌患者一般术后拔除尿管后开始盆底肌训练；直肠癌和妇科肿瘤患者一般术后第7天开始盆底肌训练。肺癌、头颈肿瘤、乳腺癌患者推荐术后第1天即可开始进行相应的功能锻炼，循序渐进，持之以恒。

三、放化疗期运动康复

放化疗期是恶性肿瘤患者所经历的特殊时期，由于肿瘤放化疗可能引起严重骨髓抑制、疲乏、消化道反应等，在此期间进行无医学监督的体力活动/运动具有潜在的安全风险，因此在进行运动康复前应进行详细的评估，建议在医学监督下调整训练强度并做好相应防范措施。在放化疗间歇期，肿瘤专业医师评估为安全的前提下，适量的运动有助于减轻治疗相关性疲乏，保持心肺功能，减轻焦虑、抑郁，防止肌肉流失，改善睡眠，以及降低骨质疏松症的风险等。从长远看，保持运动习惯还可降低罹患心脏病和糖尿病等共病的风险。

推荐意见

（1）放化疗期运动方案设计遵循前文提到的基本原则，需要注意的是运动强度的调整，建议运动靶强度为35%~45%HRR。

（2）根据化疗放疗规律，预测出现毒性的时间窗，注意评估毒性分级，权衡运动的获益和风险。

（3）选择环境。如果患者存在感染风险，建议在医学监督下进行运动或居家进行低强度运动。

（4）因化放疗、肌肉减少症或正常衰老引起的周围神经病变的患者，应选择跌倒风险较低的运动，避免不平整的表面，穿舒适的衣服和合适的鞋子，患有足部神经病变的患者穿着支撑鞋可有效预防跌倒。

（5）运动前应进行充分热身。热身运动可从深呼吸开始，然后步行、原地行进或骑固定自行车，直到患者的身体感到温暖。运动结束后进行适当的整理活动。

四、造瘘/造口期运动康复

造瘘/造口是由于消化系统或泌尿系统疾病，需要通过手术将胃/肠管或膀胱/尿道引至腹壁，在腹壁开口形成通道，以方便将内容物排出或输入营养物质（适用于胃造瘘）的一种术式。大多数造瘘/造口患者未得到关于体力活动/运动的建议，甚至被列为运动禁忌人群，这常与患者造瘘术后早期体力活动水平显著下降、疼痛、恶心、呕吐、造口并发症、平卧时的不适以及腿部浮肿有关，也有部分患者害怕运动，担心体力活动/运动引起造瘘口旁疝气和内容物泄露。然而，适度的低–中强度运动仍然有助于维持肌肉质量、改善心肺功能，并促进盆底功能康复。基于造瘘/造口术后腹壁肌肉较薄弱，患者的腹部锻炼应在专业人员指导的监督环境下进行。

推荐意见

（1）关于造瘘/造口术后恢复运动的最佳时机证据不统一，一般推荐术后6~12周开始主动运动，应避免伤口未愈或感染的情况下进行剧烈运动。

（2）需要结合患者的目标和自身状态（例如患者的职业恢复需求），手术前后的合并症状况（伴有糖尿病等影响术后恢复的情况）手术以及具体手术方案（微创手术或扩大术）制定运动康复计划，有些患者可能需要更长的时间来恢复身体活动。

（3）术后数天就可以开始轻柔的腹部肌群活动（如核心收缩、骨盆抬起等），逐步进入主动运动阶段，包括步行和规定的腹部运动。

（4）鼓励造瘘/造口患者参加进行肌力训练，对于评估无运动禁忌证的患者遵循一般体力活动原则：每周进行两次力量训练，每周进行150分钟的中等强度有氧运动；建议所有患者进行适当的腹部、核心和骨盆底肌肉康复练习，应从较小阻力开始，在受过训练的运动专业人士指导下缓慢增加，但应避免在活动或运动过程中导致腹内压过高（如举重），避免做Valsalva动作。

（5）建议患者考虑使用保护设备进行接触性运动；锻炼前应排空造口袋。

（6）考虑到造口术后可能发生脱水，接受回肠造口术的肿瘤生存者，在进行体育活动之前、活动期间和活动之后，应讨论水化策略。

（7）参加水中运动前应咨询医生或造口专科护士的建议，避免造成感染。

第五章

肿瘤患者居家运动方案

运动对恶性肿瘤患者的长期获益已得到普遍认可，有效的居家运动是维持运动习惯的有利选择。新型冠状病毒（COVID-19）大流行对传统模式下医疗机构内的肿瘤运动方案提出了新挑战，也推动了恶性肿瘤患者居家运动康复的发展。因此，结合我国实际医疗环境和公共卫生政策，在保证安全性监督的前提下开展居家运动尤为重要。居家运动是恶性肿瘤患者整体运动方案的重要环节之一。

一、居家运动的安全性、可行性与有效性

在远程医疗支持、智能辅助设备、社区资源协作网络的支持下，居家运动方案是安全、可行的。目前，多种形式的居家运动方案已在乳腺癌、结直肠癌、肺癌、妇科肿瘤、前列腺癌等常见癌种中应用，并证明可以提高患者身心健康和生活质量，甚至有可能提高生存率。一项基于中国乳腺癌人群为期一年的居家运动研究结果显示，运动腕带监督下执行个性化有氧训练和抗阻训练的居家运动方案，可改善患者血糖水平、协调和平衡能力、有氧耐力和下肢柔韧性，且患者依从性较高。

然而，目前大多数高级别证据等级的研究仍然支持监督下运动比无监督的自我居家运动的依从性更高，对生活质量、肌肉功能、有氧能力、其他生理功能和社会心理状态的改善程度也更高，也可以提高肿瘤患者对中等至较大强度运动的依从性，并有利于改进患者对运动行为的认知。但也有专家共识和调查研究指出，恶性肿瘤患者更偏好居家运动方案，可以灵活选择运动时间、地点，并且获得更多家庭支持。

与居家运动方案相结合的远程医疗技术使用频率依次为：电话（28.89%）、移动应用程序（15.56%）和网络（8.89%）。以乳腺癌为例，远程医疗技术常用于提高身体活动和功能、控制疼痛严重程度、提高机体适能、控制体重和饮食行为、改善疲劳、提高肌肉力量、心肺功能以及上肢功能。尽管居家运动方案可以满足多数患者的需求，但也有调查性研究指出，远程居家运动不能替代监督下的医疗运动康复。

二、居家运动方案的设计与管理

肿瘤患者居家运动方案的制定同样需要以肿瘤科医生为核心的多学科合作模式。

（一）基线评估

居家运动方案的基线评估内容包括：病史和既往运动情况、接受的肿瘤治疗方案、并发症和运动风险评估。在居家运动方案制定前的基线评估中，关注患者的运动喜好、运动环境和周围可利用的资源，有助于制定依从性高的个体化居家运动方案。居家运动更强调运动方案对患者保持终生运动习惯的促进作用。因此，基线评估中，对患者的喜好和生活环境应重点评估，尤其是需要拓宽运动方式的可选择性，增加结合日常生活和体育锻炼的形式，如散步、有氧舞蹈、游泳、球类运动、太极拳、八段锦、康复健肺八段操、瑜伽等。

应尽早在肿瘤患者回归日常工作和生活前开始居家运动训练计划，目的是排除日常生活方式导致的阻碍因素，在康复早期形成运动习惯并逐渐融入日常生活中。此外，还需要多角度评估可能对患者运动造成阻碍的因素，比如工作出勤、家务劳动、附近自然环境和运动设施情况等，并有效利用和改造环境。

（二）设定原则

居家运动方案的设计原则包括针对性、可量化性、可执行性和时效性。

针对性是指当患者存在具体功能障碍时，运动方案应以改善功能为目的，例如，控制疲劳症状、改善情绪、控制体重、提高运动水平，具体可参照上文以功能障碍为中心的具体运动方案。需要强调的是，对于肿瘤患者来说，如果告知运动可以缓解当前所困扰的症状/功能障碍，其对运动的积极能动性更强。

可量化性是指患者的运动总量是可以进行自我评估的可量化指标。例如，对于采取散步和日常快走为居家运动方式的患者，可以采用步数作为运动总量指标。自测脉搏和主观用力评分是常用的居家运动强度的量化指标。

可执行性是指运动方案应因地制宜，需要考虑在特定的空间、有限的时间内，结合患者目前的体能状况和运动习惯可能达到的运动目标，这是居家运动方案能否成功实施的关键。

时效性则是关注患者当前所处的肿瘤阶段，例如前康复阶段、放化疗治疗期间或间歇期等，根据不同阶段设定居家运动目标和运动方案。

（三）实施方式

居家运动干预方案的具体内容和形式多变，结合目前实践经验与临床证据，书面的运动指导手册、数字化产品以及社交平台的持续推送内容，都是有利于提高患者积极性和依从性的有效措施。使用书面的运动日志或线上结构性运动小程序，有利于促进患者居家运动方案的依从性。越来越多的患者居家运动远程医疗平台（如网页、移动程序或社交媒体）其可行性均已得到有效证明。

（四）阶段随访

恶性肿瘤患者的整体身体状态可能会受到疾病和治疗相关的副作用和毒性的影响，尤其是一些慢性和迟发性反应，因此，居家运动方案不是一成不变的，需要专业人员的定期随访和评估，对运动方案进行阶段性调整。随访形式可以是电话、视频或网络平台信息交换。定期提醒或举办群组宣教活动可以有效监督和支持居家运动方案实施。在居家运动方案实施的早期阶段，应增加随访频率，以达到鼓励和促进肿瘤患者形成良好运动习惯的目的。

三、居家运动方案的实践与推广

目前肿瘤患者居家运动方案实施研究证据不充分，一项系统评价和研究比较了不同环境下的运动干预对肿瘤生存者身体机能的影响，包括居家运动、社区运动康复和医疗机构监督下运动。结果显示，部分监督下社区运动康复获益更大，这与当前肿瘤运动方案循证实践指南相呼应。

因此，基于目前肿瘤患者居家运动方案仍处于推广的早期阶段，从安全性、可行性和依从性考虑，可以采取居家运动与监督下运动交替安排的方式，并结合社区团体性训练。在逐步建立健全肿瘤患者居家运动指南手册、视频和远程数字化医疗平台的基础上，过渡至患者独立的居家运动方式。

总之，居家运动方案的实践与推广有赖于其安全性、有效性以及个体化。目前居家运动康复仍然需要基于前期专业人员的评估和针对患者喜好量身定制的个体化运动方案，并定期随访评价运动效果。居家运动康复不能完全脱离医疗运动康复的专业团队，推广居家运动方案仍然面临巨大的挑战。

第六章

多学科合作的运动康复实施策略

如何有效实施运动康复，将运动康复纳入肿瘤整体诊疗方案，是目前肿瘤运动康复的最大挑战；与单纯康复科医护人员相比，多学科合作的运动康复策略可兼顾满足肿瘤患者多方面的需求。

多学科康复团队是建立在循证医学基础上的一种肿瘤治疗新模式，是成为大多数肿瘤治疗模式的首选。团队成员通常包括肿瘤内科医生、肿瘤外科医生、肿瘤放射治疗医生、康复医师、康复治疗师、营养师、心理医生、病理医生、放射诊断医生、肿瘤基础研究人员、普通内科医生、护士及社会志愿者。同时，还应该重视积极发挥家属在肿瘤全程康复中的作用。

肿瘤科医生是运动康复实施的关键。有研究指出，当肿瘤科医生推荐运动时，患者的依从性更高。肿瘤科医生面临的问题是：缺乏对运动价值的认识、不确定肿瘤患者运动的安全性或适宜性、对肿瘤患者运动康复方案缺乏了解，需进行更多的运动相关继续教育和培训。因此，理想的临床实践模式是多学科合作，由肿瘤科医生进行初步筛查和运动风险分层，在临床治疗中及时发现不良反应，后转诊至运动康复专业人员和其他支持学科，并建立定期评估和双向转诊的标准和流程。

肿瘤科医生在多学科合作中发挥重要作用：首先，运动前筛查和评估患者是否存在影响运动安全性的肿瘤相关问题（如骨质疏松、类固醇肌病、CIPN、药物相关的心脏毒性）和合并症（如心血管疾病、肾脏疾病或代谢疾病）；其次，肿瘤科医生不需要给出具体运动处方（如规定抗阻运动的阻力、设备或重量的递增），但应告知肿瘤患者运动的重要性并进行转诊，由专业运动医学/康复医学专家评估并指导患者进行适合其需求和喜好的运动项目。

在以肿瘤科医生为核心的多学科合作的运动康复策略中，建议肿瘤科医生做到：

（1）将患者推荐给合适的运动康复专家或治疗师。

（2）定期评估患者疾病阶段及器官功能，是否与当前的康复运动方案相适应。

（3）将患者转诊到合适的运动康复场所，并积极进行随访。

肿瘤患者转诊至运动康复单元主要包括两类：①医疗机构内的康复科（如住院或门诊中心、医疗机构内的锻炼设施、初级保健机构和姑息或临终关怀科），具备专业知识的卫生保健专业人员（如理疗师、物理治疗师、临床运动生理学家、护士和/或职业治疗师）进行医学监督；②以社区/家庭为基础的康复场所（患者可以在社区/家庭环境中参与特定的、个性化的、结构化的锻炼项目），更容易实施，减少距离、成本和时间的消耗。运动康复场所的选择基于患者基础疾病的复杂性和自我管理的能力。

随着运动肿瘤学队伍的不断发展，肿瘤康复和运动肿瘤学专家的深度参与将进一步改变肿瘤临床实践。转诊通常是由肿瘤学专业团队（内科、外科或放射肿瘤学、康复医学、肿瘤科医护团队以及其他相关的卫生专业人员）主导。如放化疗期间，患者在医疗机构的康复科进行运动训练，根据治疗相关副作用及时调整运动方案；放化疗结束后的恢复期，患者转至社区，参与日常生活活动和更广泛的社区活动。值得注意的是，在社区/家庭为基础的康复场所，患者、家属或社区工作人员与肿瘤治疗医生之间应保持有效沟通，以便及时调整运动方案或转回医疗机构进行更专业的运动康复训练。

参考文献

1. Campbell KL, Winter-Stone KM, Wiskemann J, et al. Exercise guidelines for cancer survivors: consensus statement from international multidisciplinary roundtable. Medicine & Science in Sports & Exercise, 2019, 51 (11): 2375-2390.

2. Schmitz KH, Courneya KS, Matthews C, et al. American college of sports medicine roundtable on exercise guidelines for cancer survivors. Medicine & Science in Sports & Exercise, 2010, 42 (7): 1409-1426.

3. McTiernan A, Friedenreich CM, Katzmarzyk PT, et al. Physical activity in cancer prevention and survival: a systematic review. Medicine & Science in Sports & Exercise, 2019, 51 (6): 1252-1261.

4. Smith SR, Zheng JY, Silver J, et al. Cancer rehabilitation as an essential component of quality care and survivorship from an international perspective. Disability and Rehabilitation, 2020, 42 (1): 8-13.

5. Koelwyn GJ, Quail DF, Zhang X, et al. Exercise-dependent regulation of the tumour microenvironment. Nature Reviews Cancer, 2017, 17 (10): 620-632.

6. Coletta AM, Marquez G, Thomas P, et al. Clinical factors associated with adherence to aerobic and resistance physical activity guidelines among cancer prevention patients and survivors. PLoS One, 2019, 14 (8): e0220814.

7. Hojman P, Gehl J, Christensen JF, et al. Molecular mechanisms linking exercise to cancer prevention and treatment. Cell Metabolism, 2018, 27 (1): 10-21.

8. Fletcher GF, Ades PA, Kligfield P, et al. Exercise standards for testing and training: a scientific statement from the American Heart Association. Circulation, 2013, 128 (8): 873-934.

9. Parra-Soto S, Tumblety C, Ho FK, et al. Associations between relative grip strength and the risk of 15 cancer sites. American Journal of Preventive Medicine, 2022, 62 (2): e87-e95.

10. Lugo D, Pulido A L, Mihos CG, et al. The effects of physical activity on cancer prevention, treatment and prognosis: A review of the literature. Complementary therapies in medicine, 2019, 44: 9-13.

11. Piercy KL, Troiano RP, Ballard RM, et al. The physical activity guidelines for american-s. JAMA. 2018, 320 (19): 2020-2028.

12. Zhao WH, Li KJ, Wang YY, et al. Physical activity guidelines for Chinese population (2021). Chinese Journal of Public Health, 2022, 38 (02): 129-130.

13. Edbrooke L, Granger CL, Denehy L. Physical activity for people with lung cancer. Australian Journal of General Practice, 2020, 49 (4): 175-181.

14. Lu T, Denehy L, Cao Y, et al. A 12-week multi-modal exercise program: feasibility of combined exercise and simplified 8-Style Tai Chi following lung cancer surgery. Integrative Cancer Therapies, 2020, 19: 1534735420952887.

15. Natalucci V, Lucertini F, Vallorani L, et al. A Mixed-approach program to help women with breast cancer stay actiVE (MOTIVE program): A pilot-controlled study. Heliyon, 2021, 7 (11): e8252.

16. Alibhai SMH, Santa Mina D, Ritvo P, et al. A phase II randomized controlled trial of three exercise delivery methods in men with prostate cancer on androgen deprivation therapy. BMC Cancer, 2019, 19 (1): 2.

17. 李高峰, 汪军. 同期有氧和力量训练对运动表现影响的Meta分析. 中国组织工程研究, 2022, 26 (26): 4258-4264.

18. 中国抗癌协会肿瘤营养专业委员会, 国家市场监管重点实验室（肿瘤特医食品）, 丛明华, 等. 中国恶性肿瘤患者运动治疗专家共识. 肿瘤代谢与营养电子杂志, 2022, 9 (03): 298-311.

19. Montaño-Rojas LS, Romero-Pérez EM, Medina-Pérez C, et al. Resistance training in breast cancer survivors: A systematic review of exercise programs. International Journal of Environmental Research

and Public Health，2020，17（18）：6511.

20. Fang J，Yu C，Liu J，et al. A systematic review and meta-analysis of the effects of muscle relaxation training vs. conventional nursing on the depression，anxiety and life quality of patients with breast cancer. Translational Cancer Research，2022，11（3）：548-558.

21. Palma S，Hasenoehrl T，Jordakieva G，et al. High-intensity interval training in the prehabilitation of cancer patients—a systematic review and meta-analysis. Support Care Cancer，2021，29（4）：1781-1794.

22. Tsuji K，Matsuoka YJ，Ochi E. High-intensity interval training in breast cancer survivors：a systematic review. BMC Cancer，2021，21（1）：184.

23. Schlüter K，Schneider J，Sprave T，et al. Feasibility of two high-intensity interval training protocols in cancer survivors. Medicine and Science in Sports and Exercise，2019，51（12）：2443-2450.

24. Taylor JL，Holland DJ，Spathis JG，et al. Guidelines for the delivery and monitoring of high intensity interval training in clinical populations. Progress in Cardiovascular Diseases，2019，62（2）：140-146.

25. Kang DW，Boulé NG，Field CJ，et al. Effects of supervised high-intensity interval training on motivational outcomes in men with prostate cancer undergoing active surveillance：results from a randomized controlled trial. International Journal of Behavioral Nutrition and Physical Activity，2022，19（1）：126.

26. Coletta AM，Brewster AM，Chen M，et al. High-intensity interval training is feasible in women at high risk for breast cancer. Medicine and Science in Sports and Exercise，2019，51（11）：2193-2200.

27. Hayes SC，Newton RU，Spence RR，et al. The Exercise and Sports Science Australia position statement：exercise medicine in cancer management. Journal of Science and Medicine in Sport，2019，22（11）：1175-99.

28. Burnett C，Bestall J C，Burke S，et al. Prehabilitation and Rehabilitation for Patients with Lung Cancer：A Review of Where we are Today. Clinical Oncology（R Coll Radiol），2022，34（11）：724-732.

29. van Egmond MA，Engelbert RHH，Klinkenbijl JHG，et al. Physiotherapy with telerehabilitation in patients with complicated postoperative recovery after esophageal cancer surgery：feasibility study. Journal of Medical Internet Research，2020，22（6）：e16056.

30. Kraus EJ，Nicosia B，Shalowitz DI. A qualitative study of patients′ attitudes towards telemedicine for gynecologic cancer care. Gynecologic Oncology，2022，165（1）：155-159.

31. Burton M，Valet M，Caty G，et al. Telerehabilitation physical exercise for patients with lung cancer through the course of their disease：A systematic review. Journal of Telemedicine and Telecare，2022，1357633X221094200.

32. Kraemer MB，Priolli DG，Reis IGM，et al. Home-based，supervised，and mixed exercise intervention on functional capacity and quality of life of colorectal cancer patients：a meta-analysis. Scientific Reports，2022，12（1）：2471.

33. 吴蒙，廖妍妍，陈玫洁，等.肩关节运动八式康复锻炼联合太极拳锻炼对乳腺癌改良根治术后患者患肢功能恢复、睡眠质量和免疫功能的影响.现代生物医学进展，2022，22（17）：3255-3269.

34. 郑丽红，翁剑飞，苏榕.太极拳运动对胃癌术后患者癌因性疲乏及睡眠质量的改善效果评价.现代医药卫生，2022，38（04）：687-690.

35. 李敏香，苏爱建，彭玉兰，等.情志护理联合太极云手练习对乳腺癌患者术后康复的影响.医学理论与实践，2016，29（12）：1668-1669.

36. 孙翔云，彭媛媛，朱家勇，等.太极拳锻炼对乳腺癌术后患肢功能恢复的影响及机制探讨.中华物理医学与康复杂志，2020，42（12）：1088-1090.

37. 肖红，冯涛，段永亮，等.不同康复锻炼法对老年乳腺癌患者术后生活质量及上肢功能的影响.中国老年学杂志，2013，33（22）：5535-5537.

38. 何桂娟，金瑛，章国英，等.文武八段锦锻炼法在乳腺癌患者术后康复中的应用效果.中华现代护理杂志，2016，22（28）：4047-4050.

39. 张小玉、邵龙辉.肺癌围手术期运用六字诀呼吸法联合运动训练的效果评价.反射疗法与康复医学，2020，1（22）：123-126.

40. 李群，王丽芳，焦慧荣.八段锦在非小细胞肺癌术后病人康复中的应用.护理研究，2017，31（29）：3755-3759.

41. 许陶，陈乐，金春晖，等.八段锦对42例胃肠道恶性肿瘤术后康复期患者癌因性疲乏及生活质量的影响.中医杂志，2020，61（10）：881-885.

42. 孙婧，苗文红，康超，等.八段锦联合调息静坐对乳腺癌患者负面情绪及免疫功能的影响.临床医学研究与实践，2019，4（28）：130-132.

43. 黄晓玲，赵国栋，宁万金，等.扶正培元方配合八段锦治疗非小细胞肺癌的临床研究.河北中医，2016，38（08）：1135-1141.

44. 魏雨辰.情志调理联合八段锦对射波刀治疗肝癌患者疼痛及生活质量的影响.医学理论与实践，2021，34（12）：2157-2159.

45. 葛旦红，申屠婵婵.太极拳对中晚期肺癌化疗患者癌因性疲乏的疗效及细胞免疫功能的影响.中国基层医药，2019，26（01）：28-32.

46. 杨柳，韩琼，薛辉，等.简易太极拳对乳腺癌患者癌因性疲乏疗效观察与炎症因子的影响.贵州中医药大学学报，2022，44（05）：29-34.

47. 林其，翁燕蓉，陈惠玉，等.太极拳对子宫颈癌同步放化疗患者癌因性疲乏影响的研究.中外医学研究，2021，19（27）：102-104.

48. 吴仲华，林静，江火玉.八段锦对肠癌术后化疗过程中患者食欲及睡眠质量的影响.世界睡眠医学杂志，2018，5（02）：214-217.

49. 黄益琼，王翠萍，邱利娟，等.八段锦对乳腺癌根治术后化疗期患者生活质量的影响.国际护理学杂志，2017，36（12）：1591-1594.

50. 罗燕，陈尚忠，邵丽，等.八段锦联合五行音乐对乳腺癌化疗患者焦虑抑郁的影响.中国社区医师，2021，37（19）：180-181.

51. 陈旭.八段锦养生操改善局部晚期肺癌放化疗患者的生活质量.中医临床研究，2018，10（31）：141-143.

52. 张少群，刘桂超.乳腺癌术后放疗期间上肢淋巴水肿的护理干预.当代护士（专科版），2012，0（08）：95-114.

53. 杨丽华，宫园，郑娟，等.五禽戏之虎鹿双戏联合隔药饼灸对紫杉醇联合卡铂方案化疗患者肝肾功能损伤的影响.中医药导报，2022，29（07）：111-115.

54. 卢惠珍，余建芬，于巧萍，等.太极拳可改善癌症失眠病人睡眠.中华护理杂志，2002，37（10）：799.

55. 惠茹，周峥，桑剑锋.社会支持结合太极拳运动应用于老年乳腺癌术后患者的效果观察.护理实践与研究，2022，19（09）：1268-1272.

56. 雷霆，卢智会，孙勇.八段锦对小细胞肺癌化疗者生活质量改善作用.当代医学，2019，25（11）：25-27.

57. 韩睿，林洪生.健身气功八段锦对非小细胞肺癌术后患者肺功能及生存质量干预疗效的临床研究.天津中医药，2016，33（12）：715-718.

58. 钱铃铃.艾灸结合八段锦对宫颈癌术后患者癌因性疲乏程度及生活质量的影响.现代养生B，2021，21（5）：47-49.

59. 邱萍，王宝宽，陈丽.艾灸结合八段锦运动干预对癌因性疲乏病人生活质量的影响.护理研究，2017，31（16）：2037-2038.

60.关伟华，刘春林，王挺.辨证施膳联合八段锦对癌因性疲乏患者疲乏程度及生活质量的影响.中国民间疗法，2021，29（06）：79-96.

61.陈君涛.有氧运动联合八段锦前四式对乳腺癌根治术后患者肢体功能的影响研究.反射疗法与康复医学，2021，2（17）：70-79.

62.张雅丽，陈滨海，高文仓，等.六字诀对肝郁脾虚证乳腺癌患者焦虑抑郁状态的影响.护理与康复，2019，18（11）：72-74.

63.Chen YJ，Li XX，Ma HK，et al. Exercise training for improving patient-reported outcomes in patients with advanced-stage cancer：A systematic review and meta-analysis. Journal of Pain Symptom Management，2020，59（3）：734-749.

64.Capozzi LC，Daun JT，Ester M，et al. Physical activity for individuals living with advanced cancer：evidence and recommendations. Seminars in Oncology Nursing，2021，37（4）：151170.

65.Oldervoll LM，Loge JH，Lydersen S，et al. Physical exercise for cancer patients with advanced disease：a randomized controlled trial. Oncologist，2011，16（11）：1649-1657.

66.Yang L，Winters-Stone K，Rana B，et al. Tai Chi for cancer survivors：A systematic review toward consensus-based guidelines. Cancer Medicine，2021，10（21）：7447-7456.

67.Yao LQ，Tan JY，Turner C，et al. Development and validation of a Tai chi intervention protocol for managing the fatigue-sleep disturbance-depression symptom cluster in female breast cancer patients. Complementary Therapies in Medicine，2021，56：102634.

68.Yi LJ，Tian X，Jin YF，et al. Effects of yoga on health-related quality，physical health and psychological health in women with breast cancer receiving chemotherapy：a systematic review and meta-analysis. Annals of Palliative Medicine，2021，10（2）：1961-1975.

69.Tukanova KH，Chidambaram S，Guidozzi N，et al. Physiotherapy regimens in esophagectomy and gastrectomy：a systematic review and meta-Analysis . Annals of Surgical Oncology，2022，29（5）：3148-3167.

70.Charloux A，Enache I，Pistea C，et al. Approaches to the pre-operative functional assessment of patients with lung cancer and preoperative rehabilitation. Revue des Maladies Respiratories，2020，37（10）：800-810.

71.Mur-Gimeno E，Paula-Martin P，Cantarero-Villanueva I，et al. Systematic review of the effect of aquatic therapeutic exercise in breast cancer survivors. European Journal of Cancer Care （Engl），2022，31（1）：e13535.

72.Lynch PT，Horani S，Lee R，et al. Effectiveness of physical activity interventions in improving objective and patient-reported outcomes in head and neck cancer survivors：A systematic review. Oral Oncology，2021，117：105253.

73.Wang L，Yu MW，Ma YF，et al. Effect of pulmonary rehabilitation on postoperative clinical status in patients with lung cancer and chronic obstructive pulmonary disease：A systematic review and meta-analysis. Evidence- based Complementary Alternative Medicine，2022，2022：4133237.

74.Wang HL，Cousin L，Fradley MG，et al. Exercise interventions in cardio-oncology populations：A scoping review of the literature. Journal of Cardiovascular Nursing，2021，36（4）：385-404.

75.Gravier FE，Smondack P，Prieur G，et al. Effects of exercise training in people with non-small cell lung cancer before lung resection：a systematic review and meta-analysis. Thorax，2022，77（5）：486-496.

76.Heredia-Ciuró A，Fernández-Sánchez M，Martín-Núñez J，et al. High-intensity interval training effects in cardiorespiratory fitness of lung cancer survivors：a systematic review and meta-analysis. Support Care Cancer，2022，30（4）：3017-3027.

77.Miyamoto T，Nagao A，Okumura N，et al. Effect of post-diagnosis physical activity on breast cancer recurrence：a systematic review and meta-analysis. Current Oncology Reports，2022，24（11）：1645-

1659.

78.Reimer N，Zopf EM，Böwe R，et al. Effects of exercise on sexual dysfunction in patients with prostate cancer-A systematic review. The Journal of Sexual Medicine，2021，18（11）：1899-1914.

79.Chan KYC，Suen M，Coulson S，et al. Efficacy of pelvic floor rehabilitation for bowel dysfunction after anterior resection for colorectal cancer：a systematic review. Support Care Cancer，2021，29（4）：1795-1809.

80.Baumann FT，Reimer N，Gockeln T，et al. Supervised pelvic floor muscle exercise is more effective than unsupervised pelvic floor muscle exercise at improving urinary incontinence in prostate cancer patients following radical prostatectomy-a systematic review and meta-analysis. Disability Rehabilitation，2021，44（19）：5374-5385.

81.Rendeiro JA，Rodrigues C，De Barros Rocha L，et al. Physical exercise and quality of life in patients with prostate cancer：systematic review and meta-analysis. Support Care Cancer，2021，29（9）：4911-4919.

82.Sayner A，Nahon I. Pelvic floor muscle training in radical prostatectomy and recent understanding of the male continence mechanism：A review. Seminars in Oncology Nursing，2020，36（4）：151050.

83.Wiltink LM，White K，King MT，et al. Systematic review of clinical practice guidelines for colorectal and anal cancer：the extent of recommendations for managing long-term symptoms and functional impairments. Support Care Cancer，2020，28（6）：2523-2532.

84.Schoentgen N，Califano G，Manfredi C，et al. Is it worth starting sexual Rrehabilitation before radical prostatectomy? Results from a systematic review of the literature. Frontiers in Surgery，2021，8：648345.

85.中华整形外科学分会淋巴水肿学组.外周淋巴水肿诊疗的中国专家共识.中华整形外科杂志，2020，36（4）：355-360.

86.Iyer NS，Cartmel B，Friedman L，et al. Lymphedema in ovarian cancer survivors：assessing diagnostic methods and the effects of physical activity. Cancer，2018，124（9）：1929-1937.

87.中华医学会整形外科学分会淋巴水肿治疗学组.乳腺癌术后上肢淋巴水肿诊治指南与规范（2021年版）.组织工程与重建外科，2021，17（06）：457-461.

88.赵慧慧，周春兰，吴艳妮，等.乳腺癌相关淋巴水肿患者运动指导方案的证据总结.中华护理杂志，2020，05（5）：779-785.

89.Ayoub NM，Jibreel M，Nuseir K，et al. A survey of knowledge and barriers of healthcare professionals toward opioid analgesics in cancer pain management. International Journal of Clinical Practice，2022，2022：1136430.

90.周帅，江锦芳，张玲，等.不同运动疗法对癌症患者癌因性疲乏干预效果的网状Meta分析.解放军护理杂志，2021，38（08）：65-88.

91.Lavín-Pérez AM，Collado-Mateo D，Mayo X，et al. Can exercise reduce the autonomic dysfunction of patients with cancer and its survivors? A systematic review and meta-analysis. Frontiers in Psychology，2021，12：712823.

92.Campbell K L，Zadravec K，Bland K A，et al. The effect of exercise on cancer-related cognitive impairment and applications for physical therapy：Systematic review of randomized controlled trials. Physical Therapy，2020，100（3）：523-542.

93.Yang HY，Chou YJ，Shun SC. The effect of walking intervention on cognitive function among patients with non - central nervous system cancer：A systematic review. Cancer Nursing，2022.

94.Mackenzie L，Marshall K. Effective non-pharmacological interventions for cancer related cognitive impairment in adults（excluding central nervous system or head and neck cancer）：systematic review and meta-analysis. European Journal of Physical and Rehabilitation Medicine，2021，58（2）：258-270.

95.Lin W L，Wang RH，Chou FH，et al. The effects of exercise on chemotherapy-induced peripheral neuropathy symptoms in cancer patients: a systematic review and meta-analysis. Support Care Cancer, 2021, 29 (9): 5303-5311.

96. Khaleqi-Sohi M, Sadria G, Ghalibafian M, et al. The effects of physical activity and exercise therapy on pediatric brain tumor survivors: A systematic review. Journal of Bodywork and Movement Therapies, 2022, 30: 1-9.

97. Kirizawa JM, Garner DM, Arab C, et al. Is heart rate variability a valuable method to investigate cardiac autonomic dysfunction in subjects with leukemia? A systematic review to evaluate its importance in clinical practice. Support Care Cancer, 2020, 28 (1): 35-42.

98. Binarelli G, Joly F, Tron L, et al. Management of cancer-related cognitive impairment: A systematic review of computerized cognitive stimulation and computerized physical activity. Cancers, 2021, 13 (20): 5161.

99. Floyd R, Dyer AH, Kennelly SP. Non-pharmacological interventions for cognitive impairment in women with breast cancer post-chemotherapy: a systematic review. Journal of Geriatric Oncology, 2021, 12 (2): 173-181.

100. Salerno E A, Culakova E, Kleckner A S, et al. Physical activity patterns and relationships with cognitive function in patients with breast cancer before, during, and after chemotherapy in a prospective, nationwide study. Journal of Clinical Oncology, 2021, 39 (29): 3283-3292.

101. Drudge-Coates L, van Muilekom E, de la Torre-Montero JC, et al. Management of bone health in patients with cancer: a survey of specialist nurses. Support Care Cancer, 2020, 28 (3): 1151-1162.

102. Guo Y, Ngo-Huang AT, Fu JB. Perspectives on spinal precautions in patients who have cancer and spinal metastasis. Physical Therapy, 2020, 100 (3): 554-563.

103. Kim TJ, Koo KC. Pathophysiology of bone loss in patients with prostate cancer receiving androgen-deprivation therapy and lifestyle modifications for the management of bone health: A comprehensive review. Cancers (Basel), 2020, 12 (6): 1529.

104. Link H, Diel I, Ohlmann C H, et al. Guideline adherence in bone-targeted treatment of cancer patients with bone metastases in Germany. Support Care Cancer, 2020, 28 (5): 2175-2184.

105. Lu G, Zheng J, Zhang L. The effect of exercise on aromatase inhibitor-induced musculoskeletal symptoms in breast cancer survivors: a systematic review and meta-analysis. Support Care Cancer, 2020, 28 (4): 1587-1596.

106. Singh B, Toohey K. The effect of exercise for improving bone health in cancer survivors - A systematic review and meta-analysis. Journal of Science and Medicine in Sport, 2022, 25 (1): 31-40.

107. Diller ML, Master VA. Integrative surgical oncology: A model of acute integrative oncology. Cancer, 2021, 127 (21): 3929-3938.

108. Swain CTV, Nguyen NH, Eagles T, et al. Postdiagnosis sedentary behavior and health outcomes in cancer survivors: a systematic review and meta-analysis. Cancer, 2020, 126 (4): 861-869.

109. Rock CL, Thomson CA, Sullivan KR, et al. American Cancer Society nutrition and physical activity guideline for cancer survivors. CA: A Cancer Journal for Clinicians, 2022, 72 (3): 230-262.

110. Gillis C, Fenton TR, Gramlich L, et al. Older frail prehabilitated patients who cannot attain a 400 m 6-min walking distance before colorectal surgery suffer more postoperative complications. European Journal of Surgical Oncology, 2021, 47 (4): 874-881.

111. Baudelet M, Van den Steen L, Duprez F, et al. Member of the Belgian PRESTO Group. Study protocol for a randomized controlled trial: prophylactic swallowing exercises in head-and-neck cancer patients treated with (chemo) radiotherapy (PRESTO trial). Trials, 2020, 21 (1): 237.

112. Bongers BC, Dejong CHC, den Dulk M. Enhanced recovery after surgery programmes in older patients undergoing hepatopancreatobiliary surgery: what benefits might prehabilitation have? European Journal of Surgical Oncology, 2021, 47 (3 Pt A): 551-559.

113.Briggs LG，Reitblat C，Bain PA，et al. Prehabilitation exercise before urologic cancer surgery：A systematic and interdisciplinary review. European Urology，2022，81（2）：157-167.

114.Avancini A，Cavallo A，Trestini I，et al. Exercise prehabilitation in lung cancer：Getting stronger to recover faster. European Journal of Surgical Oncology，2021，47（8）：1847-1855.

115.Cuijpers ACM，Linskens FG，Bongers BC，et al. Quality and clinical generalizability of feasibility outcomes in exercise prehabilitation before colorectal cancer surgery - A systematic review. European Journal of Surgical Oncology，2022，48（7）：1483-1497.

116.Yang W，Nie W，Zhou X，et al. Review of prophylactic swallowing interventions for head and neck cancer. International Journal of Nursing Studies，2021，123：104074.

117.Makker PGS，Koh CE，Solomon MJ，et al. Preoperative functional capacity and postoperative outcomes following abdominal and pelvic cancer surgery：a systematic review and meta-analysis. ANZ Journal of Surgery，2022，92（7-8）：1658-1667.

118.Heiman J，Onerup A，Wessman C，et al. Recovery after breast cancer surgery following recommended pre and postoperative physical activity：（PhysSURG-B）randomized clinical trial. British Journal of Surgery，2021，108（1）：32-39.

119.Michael CM，Lehrer EJ，Schmitz KH，et al. Prehabilitation exercise therapy for cancer：A systematic review and meta-analysis. Cancer Medicine，2021，10（13）：4195-4205.

120.Thind K，Roumeliotis M，Mann T，et al. Increasing demand on human capital and resource utilization in radiation therapy：The past decade. International Journal of Radiation Oncology Biology Physics，2022，112（2）：457-462.

121.Andersen RM，Danielsen AK，Vinther A，et al. Patients' experiences of abdominal exercises after stoma surgery：A qualitative study. Disability and Rehabilitation，2022，44（5）：720-726.

122.Bull FC，Al-Ansari SS，Biddle S，et al. World health organization 2020 guidelines on physical activity and sedentary behaviour. British Journal of Sports Medicine，2020，54（24）：1451-1462.

123.Saunders S and Brunet J. A qualitative study exploring what it takes to be physically active with a stoma after surgery for rectal cancer. Supportive Care in Cancer，2019，27（4）：1481-1489.

124.Aquila G，Re Cecconi AD，Brault JJ，et al. Nutraceuticals and exercise against muscle wasting during cancer cachexia. Cells，2020，9（12）：2536.

125.Roeland EJ，Bohlke K，Baracos VE，et al. Management of cancer cachexia：ASCO guideline. Journal of Clinical Oncology，2020，38（32）：2438-2435.

126.Gary Liguori. ACSM's Guidelines for Exercise Testing and Prescription.11th Edition. Philadelphia：Lippincott Willoms & Willkms，2021，04.

127.Schmitz K H. Exercise oncology：prescribing physical activity before and after a cancer diagnosi.Switzerland：Springer Nature，2020，4.

音乐干预

- ❖ 千古留方　今用渐广 ❖
- ❖ 声波醒脑　滋肝润肠 ❖
- ❖ 三乐互应　相得益彰 ❖
- ❖ 曼妙旋律　取舍有方 ❖
- ❖ 阶梯递进　精准疗恙 ❖

主 编

钱朝南　何颖蓝

编 委（以姓氏拼音为序）

陈结珍　陈菊英　陈凯荣　陈昱颖　董晓婷　关念红　国智丹　洪　雷
黄　薇　贾艳滨　李华钰　李顺荣　李占江　梁晓盈　梁志峰　林睿鹤
刘明明　卢梦洋　卢　望　彭书峻　苏逢锡　王　斐　王宇翔　王　振
杨　畅　袁太泽　袁子舒　张名明　张晓蓝　张晓颖　赵　鑫　周励光
朱李玲

前言/背景

　　恶性肿瘤的诊疗过程常令患者及其家庭陷入应激状态，从而诱发多维度的情绪问题，如绝望、无助、无力感、愤怒、内疚、恐惧、焦虑，甚至抑郁。在恶性肿瘤面前，患者及其家属常常难以得到及时有效的心理照护，严重影响患者的生活质量和治疗效果。

　　据2022年美国NCCN指南收录的调研数据，20%~61%的恶性肿瘤患者有明显的精神压力和心理痛苦。患者的心理痛苦程度可能会因疾病种类、发展阶段、治疗部位以及治疗方式的不同而变化。譬如初诊患者很有可能出现焦虑抑郁状态；头颈部肿瘤患者可能因治疗副作用造成的吞咽、呼吸或言语功能损伤而更痛苦；抑郁在预后较差的胰腺癌患者中较为普遍。有研究显示心理痛苦程度与肿瘤患者的死亡率相关，是肿瘤死亡的预测指标之一。心理痛苦也会影响治疗进程，程度较严重的患者与无明显心理痛苦的患者相比，更有可能在发病的第四年放弃治疗。同时，患者也可能因心理困扰而耽误最佳治疗时机。

　　疼痛、睡眠障碍、心情低落、不安甚至恐惧、抑郁，以及面对反复诊疗所引发的常态化焦虑或心理障碍等都可能加重心理痛苦程度。The Lancet 刊登的基于94篇访谈数据的整合分析中发现，在30%~40%有情绪并发症的恶性肿瘤患者中，仅5%的患者接受临床心理和精神干预。曾经历过肿瘤治疗的患者即使已获痊愈或带瘤生存，若未经过及时的心理照护，将更易在治疗后出现焦虑抑郁症状。国内文献也指出，长期以来肿瘤临床一直以疾病治疗为中心，对运用合适的干预或措施改善肿瘤患者诊疗过程的心理状态缺乏重视。本指南以医学理念为指导，以身心整合治疗为宗旨，遵循评（assessment）、扶（support）、控（control）、护（protection）、生（survival）为原则，重点关注诊疗过程以及生存或康复期间的身心干预，目标是延长患者的生存时间并提高患者的生活质量。

　　为预防患者出现心理问题、改善心理状态、最终促使其尽快回归社会生活，心身治疗专家们已发展了更为多元化的支持性治疗手段。音乐治疗（music therapy，

MT）、医疗音乐聆听（music listening as medicine，MLM）和其他与音乐相关的娱乐性干预（other music-based interventions，OMI）已被归入肿瘤照护的支持性治疗，帮助患者及其家属缓解身心症状、改善心理状态和提高生活质量。音乐干预的有效性、艺术性和灵活性体现了科学、艺术与人文相结合的人类智慧。各界人士的认同和推广也使这些音乐干预方法在患者治疗和康复过程中得到广泛应用。然而，在学科发展初期，音乐干预的应用存在专业规范不明确的现象。譬如，对上述三种不同音乐干预模式的临床应用出现了概念上的混淆；忽视了音乐干预的规范流程导致对疗效的评估不准确；实施者的专业资质不能与干预模式相匹配导致了疗效欠佳。国内医疗体系使用音乐干预属起步阶段，绝大多数医务人员并不完全了解对患者正确启动音乐干预的时机和方式，忽略了重要的评估环节、干预手段选择以及干预程度选定等多维度综合考量，最终削弱了疗效。

产生上述现象往往是由于实施者缺乏规范化的系统培训。有鉴于肿瘤诊疗领域应用音乐干预的广泛性和专业性，本指南归纳了医务人员、音乐家、音乐治疗师实施的音乐干预模式，旨在①介绍音乐干预在肿瘤诊疗领域的使用及其机制；②明确音乐治疗、医疗音乐聆听、其他与音乐相关的娱乐性干预三者间的区别与界限，并规范各自在肿瘤诊疗过程的临床应用；③根据患者需求、治疗目标、实施者的教育背景与临床实践能力，以及文献研究和专家建议，为肿瘤诊疗领域现行的三种音乐干预模式设立阶梯式干预体系，明确各模式所需的实施者资质及工作边界（干预范围和程度等）；④总结文献和专家的临床经验，列举启动音乐干预的指征及诊疗场景；⑤规范音乐干预实施者的专业伦理。

第一章

历史沿革

　　古代已有使用音乐影响人类身心健康和行为的尝试。在古希腊，长老们往往在疗愈活动中结合音乐；巫师使用打击乐和圣歌的形式驱走妖魔鬼怪。东西方的古代文献均记载了贤哲对于音乐能疗愈身心的论述。《黄帝内经》论说五音与五脏六腑的关联，认为音乐能影响脏器功能；《乐记》阐述音乐既是人类感性的产物也体现理性之光；柏拉图相信音乐高于其他艺术形式，强调音乐教化育人的功能；亚里士多德则指出音乐可作为情感宣泄和表达的媒介。一战、二战后，美国的医务人员给予罹患创伤后遗症的回国士兵以音乐干预，并获得了缓解症状的疗效。此后，音乐用于治疗便逐渐被广泛认可。

　　经过多年的探索，音乐在医疗领域的应用也日渐成熟，从单个干预成形的医疗音乐聆听，到以学科形式发展起来的音乐治疗。系统的音乐干预作为非药物治疗有治疗身心和辅助疾病诊疗的功能。这些与心理和康复相关的功能包括调节情绪（压力/焦虑/抑郁/心情低落/易怒），缓解疼痛和不适症状，帮助身心放松，促进情感表达，帮助来访者寻找内心积极资源和与他人建立良好关系的方式，预防心理失衡，提高心理弹性及应对能力，提高依从性，改善就医体验和医患关系，辅助康复过程以及改善生活质量。

第二章

音乐应用于治疗的机制

音乐对脑细胞以及中枢神经系统的影响是音乐干预奏效的关键因素之一。随着科学技术的进步，科学家正在慢慢揭开音乐作用于人类大脑的神秘面纱，积累音乐作用于人体之后产生的各种分子事件的数据。

细胞对音乐的反应不仅取决于声音的性质，还取决于细胞类型及其特殊的细胞内环境。体外实验发现，音乐干预可以诱发乳腺癌细胞 MCF-7 的生长停滞及凋亡。音乐还可以诱导听觉细胞和非听觉细胞的 P53 和 Caspase-3 增多，提示音乐可以通过 P53 信号通路调节细胞的生存能力。

以神经元为基本单位组成的神经系统是机体完成运动、感知觉、自主活动和激素分泌的物质基础，而大脑是其中最为重要的部分。右脑半球功能被电休克暂时抑制时出现音乐旋律的知觉再认功能丧失，提示右脑半球在音乐方面的优势。神经影像学的发展也为音乐与脑功能的关系提供了依据。利用 EEG 和 fNIRS 的同步信号，人们发现音乐可以促进大脑（尤其是前额叶）的活动。它可以激活大脑不同区域（包括扣带回、海马体、下丘脑、下丘腺、杏仁核和前额叶皮质）的大量特定通路，进而改变情绪和行为特征。研究发现仅仅一个音乐和弦（以三度音程叠加的三个音如 Do、Mi 和 Sol）就可以激活大脑内部负责控制情绪、感知觉和记忆的区域，如杏仁核、压后皮质、脑干和小脑。节拍和节奏激活大脑额叶中负责行为和学习的区域，以及颞叶中负责记忆、联想和听觉的区域，这些激活改变可以在脑电图中显示。功能性磁共振成像也测出，在听音乐时，小脑的认知区域、脑皮层的感知觉区域会对音色产生反应，而大脑负责运动的区域和负责情绪的边缘系统会对节奏和音调产生反应，并对这些信息进行处理。

脑的不同功能区对音乐的应答可以通过内源性激素水平的变化得以实现。音乐干预后，杏仁核与下丘脑之间存在的神经通路可以通过抑制肾上腺素和去甲肾上腺素的分泌，以及诱导外周生成和释放一氧化氮实现减慢心率、降低血压的作用。音乐可以通过刺激下垂体上调内啡肽水平缓解疼痛并通过上调松果体分泌褪黑激素的水平改善受试者睡眠。音乐引发的心理效应及情绪变化可能是通过伏隔核与腹侧被盖区多巴胺的释放而产生作用。麦吉尔大学的研究团队于2011年发现聆听悦耳的音乐会促进伏隔核及血液活动中多巴胺的释放量，使人感到心情愉悦，为音乐影响情绪提供了佐证。

感知音乐及音乐沟通能力是一种非语言和复杂的认知技能，并且似乎具有潜在的分子生物学基础。针对全基因组RNA表达谱的分析，揭示了音乐聆听和音乐演奏可以调节多种基因的表达活性，这些基因的功能涉及：多巴胺的分泌和转运、神经元可塑性、学习和记忆活动。位于4号染色体q22-q14的7个基因MAPK10、SNCA、ARHGAP24、TET2、UBE2D3、FAM13A、NUDT9与感知音乐及音乐沟通的能力密切相关。EGR1、FOS、ARC、BDNF和DUSP1是受大脑感觉和运动行为调节的活性依赖性即刻早期基因（IEGs）。这些研究的结果为我们探索音乐应用于治疗中的分子机制提供了基础。当然，音乐干预背后的分子机制是一个纷繁复杂的网络，目前的探索仍属浅表，尚不能在整体上展示各种因果关系。人们期待未来能有更精准的评估手段去揭示音乐干预的分子机制。

第三章

文献回顾音乐干预对肿瘤患者的作用

在肿瘤诊治领域，现有NCCN指南及文献均指出，音乐干预（包括音乐治疗MT、医疗音乐聆听MLM和其他与音乐相关的娱乐性干预OMI）主要用于帮助肿瘤患者处理以下社会心理、躯体症状及康复相关的需求：改善焦虑、抑郁，管理情绪和调节压力，改善社交关系和提高生活质量，减轻疼痛，改善因心理压力、焦虑、环境等造成的心率或呼吸率不稳等现象，缓解因心理因素造成的恶心、呕吐，提高睡眠质量，改善癌因性疲乏，辅助治疗/药物注射/手术过程，辅助康复。

Tsai团队2014年在关于音乐干预缓解肿瘤患者焦虑、抑郁、疼痛和疲乏的荟萃分析中收集了2002年到2012年共367篇相关文章，排除不合条件346篇，最后纳入其中21篇采纳相同标准的定量研究进行整合分析。所纳入研究的患者的年龄范围为8至57岁。大部分研究使用个体干预的形式（16/21）、让患者选择音乐（17/21）、以及采用接受式聆听的方法（13/21）。主要采用Hedges'g系统分析法计算影响因子，比较对照组与试验组之间的差异。结果显示音乐干预手段能显著缓解肿瘤患者的焦虑（g = −0.553）、抑郁（g = −0.510）、疼痛（g = −0.656）和疲乏（g = −0.422）。亚组分析显示年龄段和患者选择音乐这两个因素会影响焦虑缓解的效果。此篇荟萃分析也指出年龄、性别、文化、教育、兴趣等因素会影响干预的成效。

Bradt团队2016年做的系统性文献回顾，通过总结分析52个关于音乐改善肿瘤患者心理生理健康的随机对照试验（$N = 3731$），发现音乐干预可帮助患者缓解焦虑、疼痛，减轻抑郁，调节心率、呼吸频率及血压，改善生活质量。结果表明音乐干预可有效对癌症患者的焦虑产生影响，并于斯皮尔伯格状态焦虑量表显示降低平均8.54个单位（95% CI [−12.04, −5.05], $P < 0.0001$）。其中7篇文献（共528位病人）指出音乐治疗可以有效减轻疼痛程度（SMD −0.91, 95% CI [−1.46, −0.36], $P = 0.001$），并可降低麻醉和止痛药物的使用率，缩短住院和康复时间。有音乐治疗师参与的研究

中，患者的生活质量指标有明显改善（SMD 0.42, 95% CI [0.06, 0.78], $P = 0.02$）；而在无音乐治疗师参与的研究中，暂无数据表明患者的生活质量指标得到改善。

与Bradt团队报告的聚焦点稍有不同，Gramaglia团队2019年总结音乐干预改善成人肿瘤患者手术、化疗或放疗时的焦虑、抑郁、疼痛与生活质量的效用，最终筛选了40篇随机对照干预和非随机对照试验的研究成果。在39个附有详细干预信息的研究中，28个研究使用了接受式音乐干预手段，9个研究结合了接受式与互动式的音乐干预手段，另外2个使用积极互动式的干预手段；大部分研究（34个）使用个体治疗形式进行干预；在干预手段的选择上，12个研究由具有资质的音乐治疗师进行音乐治疗，19个研究由医务人员实施医疗音乐聆听（无音乐治疗师参与），8个研究既检测医疗音乐聆听也检验音乐治疗干预手段的效用，另外1个研究没有给出详细的干预信息。干预的频次根据研究终点而异，23个研究中干预组患者实施治疗的次数为1到4次不等，3个研究以5到8次为一疗程，也有3个研究持续进行了8次以上的治疗课程以测试某种治疗方法的效用。总的看来，单节治疗课程平均时长为31.93分钟（15~90分钟），治疗频率有单次的、一周1次、一周2次、一周5次、每天1次、每天2次，大部分治疗在医院病房进行，也有部分在化疗门诊、患者家中、安宁疗护机构、重症加护病区、门诊诊室或放疗间进行，结果分析，在26个干预焦虑状态的试验中，有20个研究（74.1%）报告音乐干预能显著缓解肿瘤患者的焦虑状态。分析中发现，焦虑程度降低与治疗的次数、是否使用患者喜欢的音乐及所用的技巧之间都无显著相关性，而由音乐治疗师制定的干预手段与焦虑程度降低之间有显著的相关性。即与非音乐治疗师实施的干预手段相比，由音乐治疗师实施干预手段对缓解患者的焦虑症状有更显著效果。在16个测试音乐干预对抑郁作用的研究中，12个研究（75%）显示在音乐干预下肿瘤患者的抑郁症状有显著改善，而且音乐干预可能对缓解乳腺癌患者的抑郁情绪有显著效果。在13个关于疼痛干预的试验中，9个研究表示音乐干预能有效缓解疼痛。需要注意的是，现有关于音乐镇痛的研究中，入组对象多为乳腺癌患者。在对生活质量干预的效用评估中，有6个试验报告患者生活质量得到了改善，而且使用音乐治疗干预手段与提高生活质量之间有显著相关性。

Hilliard 2005年分析了11篇与安宁疗护音乐治疗相关的定量研究，初步证据提示音乐治疗对安宁疗护阶段的肿瘤患者有积极作用，能有效地帮助他们缓解焦虑、改善心情、减轻疼痛、提高生活质量和稳定生命体征（如心率、呼吸率和血压）。即使在患者处于昏迷、微意识状态也可使用音乐干预去改善其生命体征，通过音乐引起感官共鸣和与治疗师互动的方式增强其对现实/外界的联系感。

关于儿童肿瘤患者，Da Silva Santa团队2021年分析11个纳入1月龄至18周岁儿童肿瘤患者的随机与非随机对照临床试验（*N*=429）。入组儿童的疾病类别包括白血病、骨肉瘤、中枢神经系统肿瘤、非霍奇金淋巴瘤、尤文氏肉瘤和视网膜母细胞瘤。

11个研究里实施音乐干预的人员可能是音乐治疗师（占5个研究）、护士、教育工作者、社工、心理治疗师、医师或物理治疗师。荟萃分析的结果显示，与对照组相比音乐干预在化疗、干细胞移植、腰椎穿刺术和放疗过程中，能有效地帮助儿童肿瘤患者减轻疼痛（SDM −1.51, 95% CI [−2.7, 0.26], $N = 160$, I2 = 90%）、缓解焦虑（SDM −1.12, 95% CI [−1.78, 0.46], $N = 199$, I2 = 77%）、改善睡眠质量和提高生活质量（SDM −0.96, 95% CI [−1.17, 0.74], $N = 402$, I2 = 3%）。报告也总结，此次纳入的研究使用了患者喜欢的音乐或音乐治疗师选择的音乐；使用了互动式的和接受式的音乐干预，有的也结合心理干预或睡眠卫生教育干预；单次干预的平均时长为30.6分钟；干预频次为单次到持续一个月每天1~2次不等。

上述前瞻性研究以及荟萃分析显示：①音乐干预手段对肿瘤患者的作用包括减缓疼痛、焦虑，以及提高生活质量等；②在儿童患者接受肿瘤诊治的过程中介入音乐干预，有利于改善其就诊经历、缓解痛苦，同时提高其生活质量；③提供干预时需要考虑患者的个体因素（年龄、性别、文化、教育、兴趣等）；④音乐干预的方式和形式以及患者对该方式的接受程度也会影响最终的疗效；⑤音乐治疗师提供的治疗或许能更好地获得疗效；⑥其他有助于提高疗效的因素还包括让患者参与选择音乐的过程，动态调整治疗时长、介入时机，以及在病程早期实施音乐干预。

第四章

肿瘤诊疗领域使用的音乐干预

针对肿瘤患者的音乐干预是医疗领域音乐干预的重要部分。文献指出有三种主要的音乐干预模式：音乐治疗（music therapy，MT）、医疗音乐聆听（music listening as medicine，MLM）以及其他与音乐相关的娱乐性干预（other music-based interventions，OMI）。三者都是以音乐作为载体进行干预的心身医疗。医疗音乐聆听的标准化和易于操作的特征更适应于随机对照试验设计，因此现有大部分关于音乐对肿瘤患者身心状态效用的文献，集中于医疗音乐聆听的干预研究。这些研究成果也显示了单纯聆听音乐即可发挥效用。其他与音乐相关的娱乐性干预，其原理与上述的医疗音乐聆听相似，仅形式上有所区别，对患者的作用也有相似之处。在医疗环境中，医务人员及来访者（患者）很容易误以为MLM与OMI即为音乐治疗。然而，在临床实践中，MLM和OMI与音乐治疗有本质区别，干预的范围和程度截然不同。三种音乐干预模式对干预实施者有不同的资质要求，各自干预的层次和深度不同，治疗目标也不尽相同。本指南把MT、MLM、OMI三种音乐干预模式统称为肿瘤诊疗领域使用的音乐干预（music-based interventions in oncology），明确医务人员和音乐家使用音乐干预与音乐治疗师实施音乐干预之间的界限和定义，并规范其临床要求。

一、音乐治疗、医疗音乐聆听、其他与音乐相关的娱乐性干预

参考Stegemann等2019年对医疗领域使用音乐干预的总结，本指南将应用于肿瘤诊疗领域中的音乐干预模式分类呈现于表6-1。请特别留意干预目标和实施者资质。

表6-1　肿瘤诊疗领域使用的音乐干预

总称	肿瘤诊疗领域使用的音乐干预		
干预模式	音乐治疗 MT	医疗音乐聆听 MLM	其他与音乐相关的娱乐性干预OMI
评估	诊疗流程评估+个性化评估	诊疗流程评估或无评估	无评估
干预目标	结合患者当下状态与需求设定与心理相关的目标（支持层次、再教育层次、重构层次）或与功能康复相关的目标	改善体验感、缓解负性情绪	改善体验感、缓解负性情绪、娱乐
患者任务	与治疗师共同经历结合个性化需求的音乐体验	欣赏音乐	参与/欣赏音乐活动
作用元素	患者、音乐、具备资质的音乐治疗师	选好的音乐	与音乐相关的活动
实施者资质	具备资质的音乐治疗师	医务人员	医务人员、音乐专业人士等

（一）概念上的区别

医疗音乐聆听是一项干预手段，特指无音乐治疗专业训练背景的医务人员在医疗环境中播放选定的音乐以鼓励和慰藉患者。其他与音乐相关的娱乐性干预，特指无音乐治疗专业训练背景的医务人员或音乐家在医疗环境中为患者提供音乐活动。两者均注重形式上使用音乐，而非遵循心理学规律的系统性干预。事实上，音乐治疗是整合多学科知识形成的应用学科，在临床上是需要结合多维度因素定制的治疗模式，同时也是一种系统性使用音乐干预的治疗方法。美国音乐治疗协会定义其为"具备资质的音乐治疗师在与来访者建立了疗愈关系的前提下，使用有循证医学证据的音乐干预手段帮助来访者实现个性化目标的过程。"关于国内音乐治疗的现状，请见本章"音乐治疗概况"相关内容。

（二）干预原理的区别

医疗音乐聆听依靠音乐本身对人的影响来调节情绪。其他与音乐相关的娱乐性干预项目，往往是由医务人员或音乐家提供各种音乐活动，以歌唱、演奏、表演等方式引起个体对音乐本身的共鸣，从而起到娱乐身心和放松的效果。音乐治疗是治疗师运用音乐的不同形式及其中不同元素（如旋律、节奏/韵律、言语文字/歌词、和声、音色、速度、强弱变化、曲式），并结合适当的心理或康复干预手段为患者进行有计划、有目的的治疗，强调治疗的方法、治疗的逻辑、治疗中的疗愈关系以及过程中的实时评估。

不同的干预原理使音乐治疗与MLM和OMI干预的实施路径不同。以三者都采用的音乐聆听干预为例：MLM与OMI一般使用文献推荐或商业定义为放松、助眠或娱乐性的音乐来帮助患者放松和缓解负性情绪，由实施者播放或让患者从音乐库中选择播放，聆听过程依靠患者自身对音乐的使用习惯和理解来进行自我调节。相反，音乐治疗中，聆听音乐是一个动态过程。治疗师评估患者当下状态来设定干预目标，可能先运用同步原则（iso-principle）去选取合适的音乐匹配患者状态，再根据治疗目标的指向和具体情况选择以下一种方式处理：① 逐步引导（entrain）患者达到目标状态（平静、心情改善等）；② 使用与患者当下状态反差较大的音乐元素吸引其注意力；③ 交替使用反差明显的音乐以达到治疗效果。音乐治疗过程中干预的范围和深度随治疗目标和持续评估的反馈进行动态调整。而且，针对同一干预目标的不同患者，治疗师使用的干预手段也需考虑患者的差异性进行个性化处理。

（三）干预形式的区别

医疗音乐聆听以音乐聆听为主要手段。其他与音乐相关的娱乐性干预一般是定期（月度、季度或者年度）邀请医务人员或音乐家为患者及其家属表演，作为调节医疗环境氛围的艺术活动。从形式上观察，音乐治疗也使用歌唱、演奏等方式，但其治疗原理和治疗目标，以及干预的深度和广度均与前两者截然不同。更为重要的是，音乐治疗要求治疗师的干预实施依据患者的实际情况进行灵活调整。为了准确掌握患者的实际情况变化，专业的实时评估就不可或缺了。

（四）干预目标的区别

从音乐干预对心理产生影响的角度看，干预目标可分为三个层次：支持性层次（supportive level）、内省再教育层次（re-educative level）以及内省重构层次（reconstructive level）。不同层次的干预目标决定了干预的程度和范围不尽相同。支持性干预着眼于改善现状、缓解负影响以及增强内心力量，但不直接探索或剖析心理活动的本质。以内省再教育为目标的干预使用音乐结合言语的形式，调动个体意识和认知层面的资源（行为、想法和感觉），对隐藏于表象的动机本身进行处理。内省重构为目标的干预则以个体成长经历中未得到妥当处理的议题（经历/想法/情感）为介入点，使用音乐/言语的不同形式逐渐深入其潜意识层面，对其内在心理世界进行探究、修通和解释，从而促使其性格的重构，从根本上解决当下的心理困境。

在医疗环境中，支持性层次的干预目标很常见且很重要。医疗音乐聆听和其他与音乐相关的娱乐性干预属于实现支持性目标的干预，有助于改善患者身心状态、缓解医疗环境的紧张氛围。相比之下，音乐治疗依据患者当下的状态与需求可以实现不同层次的干预目标（支持性层次、再教育层次、重构内省层次）。

有别于医疗音乐聆听和其他与音乐相关的娱乐性干预，音乐治疗的干预目标还可以超越心理范围，实现言语认知、感觉运动及脏器功能等生理功能的维持和康复。例如神经音乐治疗技术就是一种以肢体运动复健、言语功能恢复及认知相关能力训练为主要干预目标的音乐治疗方案。

(五) 干预元素的区别

医疗音乐聆听的干预元素为音乐本身。其他与音乐相关的娱乐性干预的作用元素是音乐活动、音乐表演。而音乐治疗的干预早已不仅仅注重音乐聆听或音乐活动，也绝不以娱乐身心为主。音乐治疗是系统化地使用经循证医学验证的音乐干预的过程。依据评估和干预目标，音乐治疗的所有干预手段都强调以下元素的整合：音乐、患者和受训治疗师三者间交互作用；治疗师与患者间相互信任且平等的疗愈关系；音乐与患者的关系；音乐要素和形式于治疗中的合理运用；音乐在治疗中的功能（如启发、承载和疗愈）；患者对音乐的反馈以及治疗师对音乐部分与非音乐部分的处理。

(六) 实施者资质的区别

医疗音乐聆听可由医生、护士和技师依据其自身专业素养及患者需求进行音乐聆听的推荐或在医疗环境中直接为患者播放背景音乐。其他与音乐相关的娱乐性干预可由医务人员或音乐家实施。音乐治疗则必须由具备执业资质的注册音乐治疗师实施。

二、音乐治疗概况

音乐治疗于1944年被美国密歇根大学列为学术课程，随后逐渐发展成一门整合音乐学、心理学、医学、教育学等多种学科为一体的交叉学科，衍生出多种治疗方法，譬如认知行为音乐治疗、心理动力音乐治疗、人本主义音乐治疗、诺道夫·罗宾斯音乐治疗、环境音乐治疗等。经过近80年的发展，音乐治疗已形成系统的教学模式、多样化的研究方向、兼具科学性和实践性的学科理论和有效可行的治疗模式，其研究和应用范围囊括孤独症谱系障碍、功能障碍、癫痫、精神心理健康、肿瘤（儿童、青少年、成年人、老年人）、呼吸道症状、心肺功能、慢性疼痛、糖尿病、头痛、诊疗过程中的疼痛/焦虑/压力、术前焦虑和术后躁动现象、化疗期间恶心呕吐、分娩和产后恢复、神经康复（包括创伤性脑损伤、阿尔茨海默症、卒中、帕金森病、言语障碍等）、意识障碍（昏迷、无反应觉醒综合征、微意识状态）、安宁疗护、新生儿照护（包括新生儿重症监护）、学生心理健康和健康人群的身心健康等。

人们针对学科发展规划、研究趋势以及临床应用规范，成立了国际认可的行业委员会（如 American Music Therapy Association 和 World Federation of Music Therapy 等）、音乐治疗的临床研究和理论研究期刊（如 Journal of Music Therapy、Nordic Journal of Music Therapy 和 Music Therapy Perspectives 等）以及音乐治疗师的资质认证机构

（如 Certification Board for Music Therapists）。

（一）音乐治疗在肿瘤诊疗领域的应用

音乐治疗是具备循证医学证据的治疗模式，在肿瘤诊疗领域的应用已自成一套标准化的介入和治疗流程。大量实证研究也支持系统的音乐干预能有效地帮助不同疾病和不同症状的患者。针对肿瘤患者，音乐治疗的治疗目标一般包括心理疏导（改善焦虑、抑郁和精神压力）、改善睡眠质量、增进社交和改善人际关系（家庭、医患等）、调节生理指标、提高生活质量（治疗中、治疗后、姑息治疗和安宁疗护）和康复（感觉运动、脏器功能、言语交流、认知、社会心理）。

（二）音乐治疗师资质及相关技术培训

目前的认识误区包括：无音乐治疗培训背景的人士自称音乐治疗师；以为音乐家即音乐治疗师；误认为在医疗机构内有音乐的场景即音乐治疗；误解音乐治疗为娱乐项目；认为患者本身需要懂音乐才能接受音乐治疗。这些误区源于人们混淆了音乐治疗与音乐教育和音乐表演之间的区别。音乐治疗师往往拥有有音乐专业的学习背景，也是音乐人，然而并非所有专业学习过音乐的音乐家（如音乐教育者、音乐表演者、音乐学学者、音乐歌唱家、某种乐器表演者）都可以胜任音乐治疗师。

美国音乐治疗协会于1999年始对符合执业资格的音乐治疗师设有三方面的考核标准：音乐能力（音乐史、乐理和视唱、创作与编曲、音乐技能、指挥技巧、律动）；临床基础能力（多学科知识的运用、治疗应用原则、建立疗愈关系）；临床实施能力（治疗基础和原则、患者评估、治疗计划、治疗实施、治疗评价、归档、结束疗程、多学科合作、督导和管理、职业道德、研究方法）。详情请参考音乐治疗专业能力要求：https://www.musictherapy.org/about/competencies/。

立足肿瘤诊疗国内现状及工作要求，也参照美国音乐治疗协会对执业音乐治疗师的基本要求，一位具备专业资质的音乐治疗师应该具备以下条件：①音乐治疗相关专业本科或研究生以上学历；②在校期间所修课程囊括以下专业知识：音乐基础知识、专业相关临床知识（治疗应用人群、治疗基础原则、疗愈关系等）、音乐治疗核心课程及原则（音乐治疗干预手段、音乐治疗评估、音乐治疗实践等）、心理学、生物学和基础的调查研究方法等；③在具备资质的音乐治疗师的督导下接受实习考核不少于1200小时。在肿瘤医院提供治疗的音乐治疗师，还应具备如下素质：①了解常见肿瘤的临床表现；②了解常见肿瘤的治疗方法及其并发症；③熟悉肿瘤患者的常见心理困扰；④熟悉住院和门诊的各项医疗流程。

在肿瘤诊疗领域中为患者进行音乐治疗需要专业且系统化的学习以及扎实的临床实践经验。国内外已有多所高校独立设置音乐治疗学位的专业学习或相关专业方向的学习，如中央音乐学院（本硕音乐治疗专业方向）、南京特殊教育师范学院（本科音乐治疗专业）、纽约大学（本硕博音乐治疗专业）、天普大学（本硕博音乐治疗专业）和墨尔本大学（本硕博音乐治疗专业）。现有国际承认的音乐治疗师资格证书包括美国行业机构 Certification Board for Music Therapists（CBMT）认证的音乐治疗师 Board-Certified Music Therapist（MT-BC）、英国 Health and Care Professions Council（HCPC）认证的音乐治疗师、加拿大 Canadian Intellectual Property Office 行业机构认证的音乐治疗师 Certified Music Therapist/Music Therapist Accredited（MTA）、澳大利亚 Australian Music Therapy Association（AMTA）认证的 Registered Music Therapist（RMT）。国内对于音乐治疗师资质认证的模块仍处于规范化阶段。

国际承认的音乐治疗技术培训认证包括神经康复音乐治疗（Neurologic Music Therapy，NMT）及其高阶培训（即 fellowship）、The Bonny Method of Guided Imagery and Music（BMGIM）的一阶、二阶和三阶培训、Nordoff-Robbins Music Therapist 诺道夫—罗宾斯音乐治疗师一阶、二阶和三阶培训、NICU Music Therapist 初生婴儿深切治疗部注册音乐治疗师培训等。部分音乐治疗技术的培训面向其他专业背景人员开放（如 NMT 技术），即完成这些音乐治疗技术仅表明掌握该项技术，不代表受训者为音乐治疗师。以下为部分音乐治疗专业技术培训的参考网站：

① 神经康复音乐治疗师培训

https：//nmtacademy.co/training-opportunities/nmt-fellowship-training/

② 诺道夫—罗宾斯音乐治疗师培训

https：//steinhardt.nyu.edu/nordoff/training-programs

③ 初生婴儿深切治疗部注册音乐治疗师培训

https：//music.fsu.edu/music-research-centers/nicu-mt/nicu-mt-certificate/ or

http：//musictherapy.biz/nicu-mt/

④ The Bonny Method of Guided Imagery and Music（有多个培训渠道）

https：//www.ami-bonnymethod.org/find-a-training

第五章

肿瘤诊疗中音乐干预的介入指征和适用场景

一、介入指征

本指南总结文献和专家的临床经验，列举启动音乐干预的指征（表6-2至表6-5），医务人员、患者及其家属发现其中一种情况，即可向音乐干预实施者提出需求。

表6-2　社会心理表现或症状

社会心理表现/症状	程度	音乐干预	结合其他治疗/药物治疗	相关文献（部分）
焦虑	轻度	√		Bradt et al. 2013；Bulfone et al. 2009；Riba et al. 2022；Greco 2013
	中度	√	依患者情况定	
	重度	√	√	
抑郁	轻度	√		Chen et al. 2021；Jasemi et al. 2016；Tsai 2014
	中度	√	依患者情况定	
	重度	√	√	
其他情绪/行为表现	1. 自诉有些紧张,但未达到轻度焦虑状态； 2. 自诉心情低落,但还未达到轻度抑郁状态； 3. 愤怒 4. 表现有心理压力或自诉有心理压力 5. 依从性欠佳	√	依患者情况定	Bradt et al. 2016；Riba et al. 2022；Palmer et al. 2015
社交状态	独居、离异、孤寡、住院期间无陪人	依患者情况决定 *推荐中晚期阶段的患者	依患者情况定	Chanda & Levitin 2013
生活质量	多维度考量(身心状态、睡眠、社会支持、精神支持等)	依患者情况决定 *推荐中晚期阶段的患者	依患者情况定	Dans et al. 2022；Hilliard 2003；McConnell et al. 2016

*请注意，对应上述指标的建议主要适用于无精神疾病历史的患者，如有精神疾病历史需更综合地评估。

表6-3 躯体症状

躯体症状	程度/表现	音乐干预	结合其他治疗/药物治疗	相关文献（部分）
阿片类药物初治患者的疼痛管理	轻度(1-3)	√	依患者情况定	Bradt et al. 2014；Lin et al. 2020；Gutgsell et al. 2013；Want et al. 2015
	中度(4-7)	√	√	
	重度≥8	√（优先考虑药物治疗）	√	
阿片类药物耐受患者的疼痛管理	轻度(1-3)	√	依患者情况定	Bradt et al. 2014；Lin et al. 2020；Gutgsell et al. 2013；Wang et al. 2015
	中度(4-7)	√（优先考虑药物治疗，推荐中晚期患者结合音乐干预）	√	
	重度≥8	√（优先考虑药物治疗，推荐中晚期患者结合音乐干预）	√	
心率和/或呼吸率不稳	1.因心理压力、焦虑、环境等造成的 2.慢性阻塞性肺部疾病 3.术前肺功能不佳需要锻炼	√	依患者情况定	Haun et al. 2001
血压较平时高	因心理压力、焦虑、环境等造成的	√	依患者情况定	Schaal et al. 2021
恶心、呕吐	(预期性的)恶心、呕吐	√ 周期疗程	依患者情况定	Karagozoglu et al. 2013；Lesiuk 2016
睡眠质量	PSQI > 5	√ 周期疗程	依患者情况定	Jespersen et al. 2019
癌因性疲惫	癌因性疲惫的评估	√ 周期疗程	依患者情况定	Chen et al. 2021；Jankowski et al. 2022

表6-4 诊疗过程

诊疗过程	适应范围	音乐干预	结合其他治疗/药物治疗	相关文献（部分）
磁共振检查过程	轻度以上焦虑、恐惧	√	依患者情况定	Yoon et al. 2016
	改善患者对诊疗过程的体验感	√	依患者情况定	Walworth 2010
经外周静脉穿刺中心静脉置管术 PICC	焦虑评测达中度焦虑及以上 *推荐儿童患者(Zhang et al. 2022)	√	依患者情况定	Zhang et al. 2022；Mou et al. 2020
输液港植入术 Port-a-Cath	降低血压和心率	√	依患者情况定	Schaal et al. 2021
化疗	焦虑中度及以上（或中国C-STAI达39.18分）	√ 周期疗程	依患者情况定	Bulfone et al. 2009；Karagozoglu et al. 2013；Lesiuk 2015；Lin et al. 2011
放疗模拟定位	有焦虑状态(STAI-S达39.1分)、有心理痛苦的表现(SDT达3.2分)	√	依患者情况定	Nardone et al. 2020；O'steen et al. 2021；Rossetti et al. 2017；

诊疗过程	适应范围	音乐干预	结合其他治疗/药物治疗	相关文献（部分）
放疗	有焦虑状态（如STAI-S达42以上） *推荐儿童患者（O'Callaghan et al. 2007）	√	依患者情况定	Hanedan Uslu 2017；O'Callaghan et al. 2007
围术期	焦虑状态达中度及以上（Global Anxiety-VAS达64.8以上） *推荐乳腺癌患者	√	依患者情况定	Bradt et al. 2013；Palmer et al. 2015

肿瘤患者自身可能有基础疾病，本指南简要归纳文献推荐音乐干预于其他疾病/症状的介入时机（以音乐治疗干预为主），见表6-5。

表6-5　其他疾病/症状

其他疾病/症状	适应范围	音乐干预	结合其他治疗/药物治疗	相关文献（部分）
精神疾病	中度及以上的社交恐惧；抑郁症；焦虑症	√ 音乐治疗周期疗程	√	Degli et al. 2016；Egenti et al. 2019；Jang 2021；Mössler K et al. 2011
阿尔茨海默症	痴呆伴发精神行为障碍BPSD（错觉、激动、焦虑、冷漠、易怒、脱离常轨的活动、晚间干扰行为等）	√ 音乐治疗周期疗程（如神经康复音乐治疗）	√	Gallego & Garcia 2017；Raglio et al. 2008
慢性阻塞性肺部疾病	抑郁、焦虑、呼吸困难、血压	√ 音乐治疗周期疗程	√	Canga et al. 2015；Huang et al. 2021
特需人群（身心发育和学习障碍、孤独症谱系障碍等）	社交障碍、交流障碍（接受式和表达式言语沟通）、情感表达障碍	√ 音乐治疗周期疗程	√	Geretsegger et al. 2014；Gold et al. 2006；Reschke-Hernández，2011；Sprio et al. 2018
帕金森病	运动迟缓、运动机能的改善、情感表达、日常活动实施能力、生活质量	√ 音乐治疗周期疗程	√	Pacchetti et al. 2000
意识障碍（昏迷、无反应觉醒综合征、微意识状态）	促进清醒，改善呼吸率，增强眼神接触	√	√	Thaut & Hoemberg 2014；GriMLM & Kreutz 2021
创伤性颅脑损伤	改善呼吸率、心率、血压；改善情绪、社交；改善认知功能和执行能力	√ 音乐治疗周期疗程	√	Thaut et al. 2009；Froutan et al. 2020
卒中	改善运动机能、言语康复和认知功能训练（实施能力等）、抑郁、焦虑	√ 音乐治疗周期疗程（如神经康复音乐治疗）	√	Kim et al. 2011；Thaut & McIntosh 2014

*周期疗程：建议相关疾病/症状的患者定期接受治疗，以每周1~2次，每4、6、8、12次为一个疗程规划治疗。

推荐意见

（1）有鉴于心理状态的易变性，患者的心理状态随时可能因无法避免的内外动因而发生量变或质变，因此建议选取多个节点进行评估，并据此选择合适的干预手段。

（2）建议音乐治疗师跟随医生查房，在必要时为患者作相关评估。

（3）患者的需求可能与疾病进程无关。疾病只是心理状态/情绪变化的触发点，患者自身生活可能已经处于需要干预的状态，建议通过评估决定介入干预的程度（参考第七章"阶梯式干预体系"）。

二、适用场景

当出现上述介入指征，实施者可根据评估结果选择合适的音乐干预（阶梯式干预体系）介入。以下为各临床情景使用音乐干预的参考介入时机，具体情况根据患者病情、肿瘤治疗方案及其他医疗团队成员的意见作调整。

（一）围术期

外科手术往往会给患者带来心理负担，譬如术前患者容易陷入焦虑状态，导致睡眠障碍和精神不济；术后患者可能因疼痛与不适，或是生理功能上的缺失而心理痛苦程度加深。在围术期介入合适的音乐干预能缓解术前焦虑恐惧，减轻术后疼痛（即减少止痛药物的用量）和减少因全麻导致的恶心呕吐，提升心理弹性，同时提高术后康复质量，实现术后快速康复。

部分术后患者即使自评无焦虑抑郁，也可能因对术后不可避免的身体痛苦缺乏心理准备，导致身体处于紧绷状态而不自知，进而引起睡眠障碍、情绪不佳、不愿说话、不愿活动、易怒、食欲不振等问题，影响康复过程。医务人员应及时评估患者状态，适时引入预防性干预，如音乐引导放松。建议常态化介入术前术后的音乐心理评估。

1.围术期的介入时机（全麻手术）

（1）术前评估。

*术前焦虑或心理痛苦程度达中度及以上，如心理痛苦温度计自评（distress thermometer，DT）达4分及以上的患者，建议于围术期使用音乐干预。

（2）术前交接等候区/麻醉前。

（3）复苏期间（如果患者不需要转去ICU）。

（4）术后查房对患者身心状态进行再次评估，根据患者的状态判断是否应作进一步干预。

2.围术期的介入时机（局麻手术，如活检手术、微创旋切术等）

（1）术前评估。

*患者术前DT达4分及以上，建议于围术期使用音乐干预。

（2）术前交接等候区至手术开始前。

（3）手术进行中以及等待快速冰冻结果期间，实施者配合医生与护士，依具体情况选择合适的干预方式缓解患者的负性情绪并稳定其心理状态。

（4）术后查房对患者身心状态进行再次评估，根据患者的状态判断是否应作进一步干预。

3.PICC置管术与输液港植入术

PICC置管术与输液港植入术的音乐干预介入时机：

（1）术前进行身心状态筛查，一般以焦虑、心理压力、疼痛和生命体征为参考指标。

*患者术前DT达4分及以上，建议全程干预。

（2）术中可依据评估结果和患者当下状态选择合适的方式进行音乐干预。

（二）化疗

化学治疗是肿瘤治疗的常规手段，其带来的不适感和副作用会对患者的身心造成一定影响。恶心呕吐对患者的情感、体力、交流能力都会产生明显的负面影响，也可能造成电解质紊乱、营养失调、体重减轻，加重患者对治疗的恐惧。这不但降低患者的生活质量和削弱其对治疗的依从性，甚至导致其终止治疗。由于呕吐产生的原因复杂，除了药物本身的直接催吐作用外，患者的主观判断和感知都有可能加重恶心呕吐的症状。因此，积极、合理的预防和处理肿瘤治疗相关的恶心呕吐，将为肿瘤治疗的顺利进行提供保障。

对于缓解化疗所致的恶心、呕吐、负性情绪，国际肿瘤护理指南提倡在适当时候采用非药物治疗手段进行干预，音乐治疗便成为一个重要选项。此类创造性艺术治疗可融合认知行为疗法与病理生理知识，以艺术形式的心理干预手段来缓解恶心呕吐症状及伴随的负性情绪。干预时机可以在化疗前、化疗中和/或化疗后，也可在整个化疗阶段适时介入。常用干预手段有音乐聆听、音乐引导正念训练（mindful-ness-based music therapy，MBMT）、引导想象与音乐（GIM）和其他接受式与互动式的音乐干预。

（三）放疗

许多患者会在首次接触放疗，即进行放疗模拟定位时感到紧张或焦虑。而且在接下来的疗程中，患者也可能因身体不适、疲惫或日常生活被打乱而引起不同程度的心理痛苦。建议定期评估患者的身心状态（焦虑和抑郁的程度），适时考虑在放疗阶段的前、中、后融入音乐治疗或其他音乐干预，帮助患者表达自我情感（愤怒、悲伤、焦虑）和调节身心状态。

1.放疗模拟定位时的介入时机

（1）模拟定位前进行身心状态筛查，一般以焦虑、心理压力、疼痛和生命体征为参考指标。

*患者自评DT达4分及以上，可建议全程干预。

（2）需要全程干预的患者在模拟定位前接受至少30分钟的音乐治疗评估和引导放松干预。

（3）在定位期间可使用音乐聆听的方式帮助患者缓解负性情绪。

2.后装放射治疗时的介入时机

（1）治疗前进行身心状态筛查，一般以焦虑、心理压力、疼痛和生命体征为参考指标。

*患者自评DT达4分及以上，可建议全程干预。

（2）需要全程干预的患者在后装放射治疗前接受至少15分钟的音乐治疗评估和引导放松干预。

（3）在患者等待期间可以开始干预。

（4）医生操作后，等待方案期间，也可以使用音乐干预。

（5）在后装治疗后，患者回到等待区/复苏区也可以使用音乐干预。

（四）疼痛管理过程

在患者接受疼痛管理期间，结合非药物治疗的音乐干预可更有效地帮助患者缓解疼痛和提高其对疼痛的耐受度。实施者会在音乐干预中融入放松技巧、分心、应对技巧训练或认知行为疗法等策略，具体的干预手段包括音乐引导放松、音乐与想象、即兴音乐创作和音乐聆听等。使用这些干预策略前，实施者需要给患者做好宣教工作，让患者在过程中积极参与和学习。

（五）检查过程中

针对肿瘤诊疗的常规检查也有可能引起患者不安、恐惧、焦虑等负面情绪，对其心理健康和生活质量造成负面影响。

1.磁共振检查期间

磁共振成像（magnetic resonance imaging，MRI）扫描是肿瘤医学常用的影像学检查手段。检查过程要求患者在狭小空间内固定姿势30分钟以上并忍受噪音，这可能会加重本已接受多重身心考验的患者的心理痛苦。改善患者因MRI扫描引起的负面情绪（如焦虑、心理压力等），有助于患者顺利地完成扫描、改善患者的诊疗体验。事实上，从细节开始对患者的身心状态进行干预，可逐步增加患者对后续诊疗的信心。

磁共振检查时的音乐干预介入时机：

（1）磁共振检查前（或在护士宣教时）进行身心状态筛查。

*患者自评DT达4分及以上，可建议全程干预。

（2）需要全程干预的患者在检查当天至少提前15分钟到医院进行音乐治疗评估和接受放松引导。

（3）在检查期间可使用音乐聆听的方式帮助患者缓解负性情绪。

2.胃肠镜检查

全麻下胃肠镜检查中的音乐干预介入时机：

（1）检查前进行身心状态筛查。

*患者自评DT达4分及以上，可建议在检查前和检查后使用音乐干预。

（2）检查前进行音乐引导放松干预。

（3）复苏期间也可以进行音乐干预。

局麻胃肠镜检查中音乐干预的介入时机：

（1）检查前进行身心状态筛查。

*患者自评DT达4分及以上，可建议全程干预。

（2）对于全程干预的患者，实施者需在检查前为其进行音乐治疗的评估和干预。

（3）检查期间，治疗师配合医生与负责指导语的护士帮助患者缓解负性情绪和放松身体。

（4）复苏期间也可以进行音乐干预。

（六）康复阶段

处于康复阶段的患者很可能存在社会心理和生理功能相关的康复需求。关于心理状态的介入时机仍可参考上述社会心理症状和表现的指征。生理功能的康复锻炼建议在主管医师的建议和指导下及早介入，如针对乳腺癌患者术后的核心肌群锻炼、脑肿瘤患者术后的言语、认知、运动、情绪等功能康复，以及术前和/或术后的脏器功能锻炼。

（七）用于宣教

在肿瘤诊疗中，有很多需要患者和患者家属注意和谨记的信息。对于儿童和青少年患者而言，以音乐歌曲或音乐创作的形式呈现需要熟记的内容或将要完成的治疗任务，能缓解其紧张焦虑，帮助其了解和消化信息，加深其对信息的记忆，改善其诊疗体验，同时也更符合青少年儿童患者所处身心发展阶段的需求。

（八）安宁疗护

在安宁疗护阶段，肿瘤患者往往会更深入地思考关于自我、生命终点、重要的人际关系、人生意义等议题。建议由熟悉此阶段患者需求的音乐治疗师进行治疗。治疗师可通过以下音乐干预手段给予支持：

（1）接受式方法（receptive methods）的干预手段包括音乐聆听（music listening）、歌曲选择（song choice）、歌词分析（lyric analysis）、音乐调频（entrainment）和音乐与想象（music and imagery）。

（2）创造式方法（creative methods）的干预手段包括歌曲写作（songwriting）、乐器即兴演奏（instrumental improvisation）、声乐即兴（vocal improvisation）、音乐色彩（toning）、歌曲献词（song dedications）和音乐/歌曲纪念（music/song legacies）。

（3）再创造式方法（recreative methods）的干预手段包括乐器演奏（instrument playing）、歌唱已有歌曲（singing pre-composed songs）和指挥音乐（conducting music）。

（4）多种方法联合（combined）的干预手段包括音乐韵律（music and movement）、音乐与其他艺术形式的结合（music and other arts experiences）、音乐人生回顾（musical life review）和音乐自传（musical autobiography）。

*请注意，上述的音乐表现形式虽然与音乐表演和音乐教育的表现形式有类同之处，但其定义、操作方式、实施目标与对实施者的要求在音乐治疗中有别于其他学科的定义。

第六章

音乐干预的流程

在肿瘤诊治领域中，音乐治疗（MT）、医疗音乐聆听（MLM）、其他与音乐相关的娱乐性干预（OMI）三者操作流程的重点不同，其中音乐治疗模式的发展更为成熟、成体系，因此，指南所述干预流程以音乐治疗流程的基本环节为范式。无音乐治疗专业背景的其他医务人员或音乐家实施 MLM 或 OMI 时，可依具体情况参照音乐治疗的流程。

在医疗机构内，音乐治疗的流程如下：提出需求、评估、治疗方案设计、治疗实施、归档、治疗结束及随访。

一、提出需求

医务人员参考音乐干预的介入指征和适用场景对患者进行筛查（见第五章），通过会诊形式向音乐干预的实施者提出咨询和评估需求。实施者随同医疗团队查房或参与多学科会诊时，应视患者状态、病情等多方面因素判断介入的重要性。患者及其家属也可自发向医务人员提出治疗需求。

二、音乐治疗的评估

医务人员提出音乐干预需求后，治疗师开始为患者评估。评估的目的包括①了解患者当下的状态；②判断音乐干预对患者的作用，以及是否适用于患者当下的情况；③获得基线数据和患者对干预的反应；④为设计治疗方案收集信息。音乐治疗的评估须贯穿始终，可单独进行也可以灵活嵌入音乐治疗的过程中。当评估融于治疗，音乐治疗师需要熟悉肿瘤患者面临的诊疗体验，并具备在评估的同时进行干预和在干预中持续评估的能力。评估一般单次或多次发生在以下三个时机：①音乐治疗前获取基线数据来制定治疗方案和干预手段；②治疗中持续观察患者的反应以调整干预的进程和内容；③治疗后评价疗效。

在了解患者病史的基础上，治疗师以适用于患者状态的方式进行以下评估：①

个人基本信息，如年龄、性别、婚姻状态、信仰、认知程度等；②生命体征和躯体症状（包括疼痛忍受度）；③心理状态；④活动状态（手术/化疗/放疗前后）；⑤疾病治疗对患者身体功能（如听力）和外在形象所造成的影响；⑥患者及其家属对疾病治疗的态度；⑦了解患者当下所接受的疾病治疗方案及其可能引起的副作用；⑧自我调节的策略和习惯（包括兴趣爱好、某些日常生活习惯）；⑨患者对不同音乐元素或音乐风格的反应、音乐与个体的关系；⑩患者的治疗安排；⑪是否需要在其他诊疗过程（在围术期/化疗中介入等）辅助患者；⑫接触患者时需要注意的洗消标准；⑬其他。患者的状态很可能因病情、个人生活的变化而改变，治疗师需在治疗中持续观察，根据各元素的变化调整治疗方法和干预手段。

有效的评估方法和评估路径能为患者寻求最佳的介入时机，让患者在治疗中最大程度获益，因此应由熟悉肿瘤患者心理状态、诊疗体验和需求的评估员或治疗师进行评估。针对肿瘤患者的心理困扰、躯体症状和康复需求，常用的评估量表包括心理痛苦温度计与问题列表、焦虑相关量表（STAI-Trait、STAI-State、HAM-A、POMS、GAD-7）、抑郁相关量表（PHQ-9、SDS、BDI、PROMS）、医院焦虑抑郁量表（HADS）、匹兹堡睡眠质量量表（PSQI）、疼痛评估量表（NRS、FLACC、Wong-Banker面部表情量表法FPS-R）、生活质量评估（FACT、QOL）、止吐量表（MAT）、行为事件数据记录、音乐—反应评估等。根据个体需求，音乐治疗师也会为患者设计个性化量表。

表6-6　音乐干预文献和临床中用于评估肿瘤患者状态的量表

指标	量表
焦虑	总体焦虑视觉模拟量表Global Anxiety-Visual Analogue Scale（GA-VAS）
	状态-特质焦虑量表State-Trait Anxiety Inventory（STAI）
焦虑	医院焦虑抑郁量表Hospital Anxiety and Depression Scale（HADS）
	汉密顿焦虑量表Hamilton Anxiety Rating Scale（HAM-A）
	焦虑症状自评量表Self-Rating Anxiety Scale（SAS）
	心境状态量表Profile of Mood States Questionnaire（POMS）
	斯皮尔伯格状态焦虑量表Spielberger State-Anxiety Inventory（SSAI）
	贝克焦虑量表Beck Anxiety Inventory（BAI）
	广泛性焦虑障碍量表Generalized Anxiety Disorder（GAD-7）
	视觉模拟评分量表Visual Analogue Scale（VAS）
	心理痛苦温度计Distress Thermometer（DT）
	罗杰斯开心/悲伤脸评估Rogers Happy/Sad Faces Assessment
抑郁	医院焦虑抑郁量表Hospital Anxiety and Depression Scale（HADS）
	汉密顿抑郁量表Hamilton Depression Rating Scale（HAM-D）
	抑郁自评量表Self-Rating Depression Scale（SDS）
	心境状态量表Profile of Mood States Questionnaire（POMS）
	贝克抑郁量表Beck Depression Inventory（BDI）
	患者健康问卷Patient Health Questionnaire-9（PHQ-9）

指标	量表
抑郁	视觉模拟评分量表 Visual Analogue Scale（VAS）
	积极和消极情感量表 Positive and Negative Affect Schedule（PANAS-SF）
	心理痛苦温度计 Distress Thermometer（DT）
	罗杰斯开心/悲伤脸评估 Rogers Happy/Sad Faces Assessment
疼痛	数字疼痛评分 Numeric Pain Rating Scale（NRS）
	脸部腿部活动哭泣安慰量表 The Face，Legs，Activity，Cry，Consolability Scale（FLACC）
	功能疼痛量表 The Functional Pain Scale（FPS）
	简式麦吉尔疼痛问卷 Short-Form McGill Pain Questionnaire（SF-MPQ-2）
	罗杰斯开心/悲伤脸评估 Rogers Happy/Sad Faces Assessment
生活质量	27项肿瘤治疗相关的功能评估（通用版本）27-item Functional Assessment of Cancer Therapy：General（FACT-G）
	欧洲研究与治疗组织生活质量量表 European Organization for Research and Treatment（EORTC）Quality of Life Questionnaire-Core 30（QLQ-C30）
	安宁疗护生活质量指数 Hospice Quality of Life Index（HQLI-R）
	肿瘤生活质量量表 Quality of Life-Cancer Scale（QOL-CA）

推荐意见

（1）实施医疗音乐聆听的医务人员也可参照上述的评估时机和评估方法。

（2）实施者应参加多学科会诊或咨询相关人员进一步了解患者的状态、治疗进程及其在不同诊疗情景中的表现和依从性等。

（3）为了确保评估的准确性和客观性，实施者需通过相关培训后方可承担评估的任务。

（4）实施者应该为进行多疗程治疗的患者安排阶段性评估。

（5）单一量表常用于筛查阶段。对于治疗阶段的评估建议根据治疗目标采取多维度评价的方式，结合相关的客观指标、自评量表、他评量表和定性数据的方式进行评价。

（6）音乐治疗师常在首次或前几次的评估中适当地启动初步干预，获得患者对干预的反应情况，以此来设计整体的治疗方案和预测治疗效果。

三、音乐治疗方案设计及实施

在进行音乐治疗方案设计前，实施者应确认自身资质及临床实践范围（见第七章"阶梯式干预体系"），在自己擅长的领域设计干预方案和开展治疗。音乐治疗方案设计及实施所涉及的内容较为全面，医疗音乐聆听和其他与音乐相关的娱乐性干预的实施者（医务人员或音乐家）可根据具体情况采纳其中要点。音乐治疗的方案设计及实施一般包括以下内容：

（1）治疗的长期目标和短期目标

在音乐治疗中，长期目标为整体治疗方案设定方向，也是制定短期目标的指南。

音乐治疗师根据患者需求，与患者设定个性化的治疗目标（一般为与心理或康复相关的目标），将长期目标拆分细化为单个或多个符合现实情况、具针对性、可测量且短时间内或单次干预中能完成的任务。当音乐干预介入肿瘤诊疗过程，其长短期目标可能因诊疗需求而具有时间性的特点，因此这些干预以设置短期干预目标或单次干预目标最为常见。举例，当治疗目标为缓解术前焦虑恐惧，治疗师会根据术前的评估结果与患者设定初步的短期干预目标：①通过使用音乐引导放松减轻患者的术前焦虑恐惧（从中度降至轻度或以下）；②掌握一些可于术前使用的自我调节的技巧。

（2）分析非音乐的任务

基于患者的具体情况及治疗目标，治疗师分析患者在实现目标过程中需要完成的具体非音乐任务，如情绪调节、疼痛管理等。

（3）转化任务及选择干预技术

把非音乐的任务转化为以音乐体验的方式完成。设计与安排需要考虑选择合适的干预形式（个体干预、团体干预或两者交替结合的形式）、干预手段以及音乐干预呈现的方式等。音乐干预的技术设计需要结合患者的长处、需求和接受度，可以多种方式呈现，如音乐引导正念训练、回溯意义之歌曲/歌词分享、表达性歌曲创作、即兴音乐弹奏/歌唱、音乐律动与舞动表达等。虽然干预手段的表现形式以音乐为载体，但治疗目标一般与音乐能力无关，因此，接受音乐治疗的个体不需有音乐专业学习背景，也不需要懂某种乐器或有歌唱能力。

（4）音乐相关的内容和设备

音乐治疗师通过评估分析患者的音乐爱好、音乐使用习惯、对音乐产生的反应及其与音乐的关系，设计并选择适用于干预的音乐作品、音乐形式、乐器和其他音乐元素（旋律、节奏、音色、曲式、强弱变化等）。治疗师也有可能在评估或治疗中鼓励患者参与选择音乐的过程，把选择的过程设计成一种评估手段或干预手段。音乐治疗的干预过程一般由治疗师结合心理学或神经康复医学方法提供现场音乐进行即时干预，并依据患者状态调整干预方式。音乐元素的使用和呈现形式灵活，因此更能匹配患者的个性化需求。当干预中使用录制或提前编辑的音乐时，实施者应提前整理干预所需的音乐（现有的某一音乐版本还是重新编辑）、挑选音乐播放器的类型（耳机、音响设备）、计划音乐播放器摆放的位置、选择适用于干预的音量/分贝范围及设置播放的时机和时长。

（5）辅助材料

当音乐治疗的干预设计融合绘画或功能康复等元素，所需的辅助材料可能包括绘画纸、蜡笔、节拍器或呼吸训练器等。

（6）评估内容与评估时机

参考前文"音乐治疗的评估"。

（7）治疗时间

治疗时间的安排包括治疗时机、每次治疗时长、治疗频次和疗程。在肿瘤诊疗中，音乐干预的治疗时间安排应结合患者需求、患者意愿、评估结果及疾病治疗方案。

（8）治疗场所

治疗师应根据治疗场所的特点（背景声音、噪音、隐私安全），设想来访者与治疗师的活动位置，以及治疗所需器材的安放点。

（9）其他辅助

其他辅助包括医务人员的配合、干预前的患者宣教等。

当音乐干预作为辅助治疗介入诊疗过程的某一次检查、模拟定位或/和治疗时，很可能启用单次干预方案。此时，实施者须提前熟悉该医疗操作的流程以及患者将经历的任务细节，了解过程的禁忌与注意事项；在评估阶段对患者和相关医务人员进行宣教，为干预的实施和团队协作做铺垫；在介入过程中配合医疗团队协助患者以良好的心态顺利完成检查或治疗。

肿瘤诊治的复杂多样性以及患者和家属心理状态变化的流动性，决定了音乐干预的实施不一定能完全按照既定的方案设计进行，这要求治疗师灵活地根据当时的需求和情景变化调整干预手段和治疗方案。若中途调整治疗方案及治疗目标，治疗师应积极地与医疗团队、患者及其家属沟通。

推荐意见

使用医疗音乐聆听或其他与音乐相关的娱乐性干预的医务人员与音乐家，可参考上述音乐治疗的方案设计来规划部分支持性的音乐干预（见阶梯式干预体系），建议由具备资质的音乐治疗师监督实施。

四、治疗评价与归档

基于不同的治疗目标，实施者需要通过长期观察来收集连续性的数据方可总结疗效。治疗也存在效果延迟的现象，特别是在评价以再教育、剖析重构为目标的音乐心理干预时，切忌以单次治疗结果来判断疗效。单次音乐治疗对某些症状或行为表现有立竿见影的效果（如术前焦虑、轻中度疼痛），但对于长期带病生存的患者而言，长周期的治疗能为患者在调理身心、提高应对能力、善用积极资源等方面带来长期稳定的疗效。

评价治疗效果需从多维度切入综合考量：分析前后测得的量表数据，收集患者及其家属的反馈，总结诊疗过程对患者身心状态的影响，观察患者及其家属的配合度，以及记录患者在干预中完成疾病诊疗的情况等。康复方面的评估可针对康复的功能和内容（言语认知、感觉运动、脏器功能、社会心理等的维持、改善和康复、执行能力和应对能力等）进行前后测分析。依据治疗评价、患者与相关照护人员的反馈及疾病治疗进程，治疗师应适时判断患者完成单次或周期性治疗目标的情况，并针对具体需求为下一步治疗计划、结束治疗或随访给予建议。

详细且真实的评估和治疗记录是治疗师监控治疗过程、评估疗效和判断患者是否需要继续治疗的重要依据。总结每一个案例并按时归档为患者的随访和复诊做准备，也为以患者为中心的多学科协作提供基础。

五、治疗结束

治疗结束预示着治疗关系和治疗相关安排淡出患者的生活，音乐治疗专业和伦理要求提示在治疗结束时，治疗师应合理地帮助患者过渡。

（一）音乐治疗疗程的结束程序

在多次或周期性的音乐治疗疗程即将结束时，音乐治疗师要特别关注结束治疗的程序，以适当的方式帮助患者做好心理准备，减轻患者在治疗结束时可能产生的负面情绪（如失落、安全感缺乏、自我怀疑、因分离而感伤等），辅助患者逐步适应和回归生活环境，或协助其做好心理准备以接受其他治疗项目。通过以下操作流程实现：

（1）对治疗过程和患者的状态进行评估。

（2）确定治疗结束的日期。

（3）设计能帮助患者逐步淡出治疗的适应性方案。

（4）帮助患者应对因疗程结束而产生的情绪。

（5）关注患者的其他治疗需求，如有其他方面需要音乐治疗，可以再次评估或者制定进一步的干预计划。

（6）完成治疗的总结报告，帮助患者了解自己的变化，或帮助其他相关人士了解患者在治疗期间的表现。

当治疗为单次干预时，治疗师也应该通过言语和/或音乐体验的方式，尽力使患者获得完成体验的感觉，让患者了解自身于治疗期间的反应和整体干预的效果，对干预进行小结，并依具体情况为患者提供自助和后续随访的建议。

（二）结束音乐治疗疗程的三种常用方式

方式一：提炼和升华。用音乐表演或即兴演奏来传达情感，分析一个时代或生命过渡期的歌曲或歌词，也可以通过比较不同歌曲或音乐选段所承载的情感、价值观、思想来诠释患者在治疗过程中的体会及音乐治疗经历的意义。

方式二：转化为自助工具。录制和编辑患者的音乐作品集，使患者治疗经历的所得所悟具象化，进一步巩固其自我探索、自我鼓励的能力和技巧。作品集也可作为其参加音乐治疗的永久纪念品。

方式三：构建圆满的体验。治疗小结可被视为对患者成功完成某一阶段目标或对自我的庆祝，也可被视为一次音乐治疗的高峰体验。

推荐意见

（1）医疗音乐聆听和其他与音乐相关的娱乐性干预也可依据具体情况，参照音乐治疗结束疗程的流程和方式。

（2）当患者需要再次进行治疗时，治疗师查阅患者的历史治疗记录，更需要关注和重新评估者当下的状态和需求。

六、随访

所有肿瘤患者出院后按需定期（建议每 3 个月一次）到医院身心相关科室的门诊或接受电话进行身心筛查随访。

音乐干预的类别和实施要求

一、现有音乐干预文献的局限性

在临床中音乐干预分为接受式、即兴创作式、再创作式和音乐创作式四种方式，具体实施以单一或多种形式（聆听、歌唱、弹奏音乐、作曲等）结合呈现。以干预对象的人数分类，可分为团体干预和个体干预两种形式。

然而，现有研究文献显示，予肿瘤患者的音乐干预多以接受式的个体音乐聆听为主，由患者在音乐库选择音乐，但具备资质的音乐治疗师往往没有参与这些研究。如此有限的干预资源使现有文献无法展现除音乐聆听以外常用的音乐干预手段，也导致了疗效不确定。而造成这些困境的主要原因包括：①医院的临床科室缺乏有资质的音乐治疗师；②因推广力度不足，人们往往对音乐治疗的认识过于局限，未能认识到医疗音乐聆听与音乐治疗的主要差异；③实施音乐干预者未能准确认识到音乐治疗的系统性和完整性；④音乐治疗在肿瘤学领域的运用仍需要更多研究，特别是需要前瞻性的对照研究以获得更加确切的疗效数据；⑤音乐干预疗效的评价有待标准化。

综上所述，虽然文献已经提示音乐聆听具有不可替代的价值，但并未能体现临床中常用的音乐干预（包括音乐治疗）的现状。

二、阶梯式干预体系

Wheeler 1983 年以音乐干预的表现形式以及不同干预对人产生心理疗愈的程度，将音乐治疗里的干预手段划分为三个类别：疗愈体验的音乐治疗（music therapy as activity therapy）、再教育目标的内省音乐疗（insight music therapy with re-educative goals）及以重构目标的内省音乐治疗（insight music therapy with re-constructive goals）。2012 年 Ghetti 通过分析和总结 19 篇关于音乐干预介入侵入性检查或疾病治疗过程的应用报告，对医院诊疗场景使用的音乐干预进行归类：音乐互动辅助诊疗（music alternate engagement）、音乐融入感知的调节干预（integration）和音乐辅助放松（music-assisted relaxation）。为满足我国医务人员在肿瘤诊疗活动中更加规范化、标准化地使用音乐干预，本指南结合：①肿瘤患者需求；②干预目标；③治疗中干预手段对患者身心干预的程度和广度；④实施者的教育及临床实践能力；⑤权威的文献研究和专家建议，整合肿瘤领域的三种音乐干预模式，首次提出并细化阶梯式干预体系概念，使音乐干预更加具体化，可实施性更强。指南也明确音乐干预实施者所需资质。

阶梯式干预体系仅用于划分肿瘤诊疗领域常用的音乐干预，其着重点或与其他领域使用的音乐干预不同。此阶梯式干预体系解析各种干预的目标和特点，旨在规范音乐干预于肿瘤领域的临床应用，对实施者的能力素养提出要求，并为实施者选择干预手段提供依据。阶梯式干预体系中的第一类至第三类音乐干预可由经过相应培训的医务人员、音乐家或音乐治疗师实施，按实施者的专业领域及其干预能力归为 MLM、OMI 或 MT。第四类至第九类的音乐干预需由具备资质的音乐治疗师去实施，因此归类为 MT（见表6-7）。

干预类别		实施者
第一类	音乐聆听	已接受相应培训的医务人员、音乐家、音乐治疗师(见实施者能力要求)
第二类	音乐引导呼吸训练	已接受相应培训的医务人员和音乐家可实施常见干预形式之第1和第4种干预形式。第2和第3干预形式由具备资质且有实操经验的音乐治疗师实施
第三类	音乐辅助放松	已接受相应培训的医务人员和音乐家可实施常见干预形式之第1和第4种干预形式。第2和第3种干预形式由具备资质且有实操经验的音乐治疗师实施
第四类	音乐与想象	音乐与想象治疗师、具备资质的音乐治疗师
第五类	音乐互动辅助诊疗	具备资质的音乐治疗师
第六类	音乐融入感知的调节干预	具备资质的音乐治疗师
第七类	疗愈体验的音乐治疗	具备资质的音乐治疗师
第八类	以再教育为目标的内省音乐治疗	具备资质的音乐治疗师
第九类	以重构为目标的内省音乐治疗	具备资质的音乐治疗师

（一）第一类：音乐聆听

音乐聆听可分为娱乐性音乐聆听（leisure music listening，LML）、背景音乐聆听（background music listening，BML）和个性化音乐聆听（personalized music listening，PML）。娱乐性音乐聆听被定义为把聆听音乐/欣赏音乐作为一项悠闲或娱乐的活动，如演奏会、演唱会。音乐家实施的OMI音乐聆听可被归于此类别。背景音乐聆听即在餐厅、展厅、大堂等场所使用音乐烘托氛围。在医疗场所使用背景音乐聆听可帮

音乐干预

第七章　音乐干预的类别和实施要求

助在场的聆听者（患者、患者家属、医务人员、行政人员和其他在医院里工作的人）从感官上与周围环境和社会群体建立联系感；也可作为放松的导索改善环境氛围。个性化音乐聆听意为根据个体需求，选择个人喜欢的音乐和/或与其生活经历有关联的音乐作品。在医疗环境中，音乐治疗设计的MT音乐聆听，以及医务人员实施的MLM医疗音乐聆听也可归类为个性化音乐聆听。

在医疗环境中使用的音乐聆听一般包括MT音乐聆听、MLM医疗音乐聆听以及OMI音乐聆听，属于支持性干预。由于音乐聆听的实操性、标准化，以及对实施人员较为朴素的要求，现有的大量音乐干预文献都使用音乐聆听作为干预手段，且发现音乐聆听能通过感官共鸣改善患者的心理状态，在一些肿瘤诊疗过程中起到积极作用。文献也表示不同专业背景的人员使用音乐聆听会有不同层次和深度的干预效用，例如由音乐治疗师操作的音乐聆听（现场或录制）仅仅5分钟就可缓解患者的术前焦虑。

1.干预流程

（1）定义介入干预的作用：①设定干预目标（患者需求、用于放松或评估对各种音乐的反应等）；②评估和记录基线（患者干预前的状态、行为、情绪等），参考表6-7来评估患者的音乐爱好及使用音乐的情况；③与患者或照护者交流确定干预目标。

（2）了解干预的场景并做好规划（病房、检查室、留观室、治疗室等）：①声音环境；②光线的设置；③干扰因素；④患者接受干预时的坐姿、躺姿或站姿。

（3）介绍干预手段：①向患者和其他照护人员简述干预目标、干预注意事项以及各成员需要配合的事宜；②根据干预目标，有可能需要设置聆听的时机和时长（如音乐干预调节睡眠模式，用音乐暗示的方式调节生理节奏和睡眠习惯）；③决定干预为单次还是多次，如果是多次干预，需要注意实施方式及定期评估的方法。

（4）实施干预（见下述音乐聆听常用的干预形式与实施要点）。

（5）记录干预的过程：根据干预的目标设计记录数据的方式。

（6）干预结束：如果是现场干预，实施者应在干预即将结束时为患者预留切换状态的时间。如果基于治疗目标，患者需要在日常生活中自主练习，实施者应做好指导工作并为其准备相关材料。

表6-8　音乐聆听评估表

音乐聆听评估表
姓名：_____　年龄：_____　科室：_____
1.您平时听音乐吗？
□1经常　□2有时会　□3很少　□4从不
2.您会使用音乐来调节自我情绪吗？
□1经常　□2有时会　□3很少　□4从未尝试
对你有特别意义的歌曲：

3.喜欢的音乐类型：

排序(如果患者列出多个类别,请让其对前三类进行偏好排序,如最喜欢-1,第二喜欢-2,第三喜欢-3)
____□流行歌曲_____
____□民族通俗_____
____□红歌/革命歌曲_____
____□民歌/民谣_____
____□民族声乐/美声作品_____
____□地方戏剧_____
____□民族乐器音乐_____
____□西方乐器音乐_____
____□西方古典音乐_____
____□音乐剧_____
____□歌剧_____
____□交响乐_____
____□摇滚乐_____
____□爵士/蓝调歌曲_____
____□大自然的声音_____
____□轻音乐/纯音乐_____
____□文化的_____
____□福音音乐宗教音乐_____
____□其他_____

4.您最喜欢以下哪种音乐形式?
□器乐　□声乐　□两者都喜欢

5.您比较喜欢什么乐器的声音? 如钢琴、二胡、吉他、竖琴、笛子、口琴

6.如果您刚好会弹吹奏某些乐器、请把它们列出来:

7.请列举您喜欢的、听得最多的歌曲,或者列出您最喜欢的歌手/艺人/艺术家:

8.您喜欢唱歌吗? 如果喜欢,请列出您最喜欢哼唱的曲子:

9.您是否有自己的音乐播放设备? 是什么? 如果可以的话,我是否能看一看里面的曲库?(播放软件里的音乐、专辑、CD唱片、广播电台等)

　　请注意：此表仅列出音乐聆听评估的基础内容，请实施者依具体的应用场景做适当调整。

　　2.常用的干预形式与实施要点

　　干预形式1：实施者事先选择好特定的音乐给患者，让患者自主聆听录制音乐。

　　干预形式2：实施者事先选择好特定的多首音乐，让患者自主选择喜欢的音乐聆听。

　　干预形式3：实施者通过评估了解患者的音乐喜好及其与音乐的关系（见表6-7），在患者喜欢的音乐中推荐合适的音乐或创作类似的音乐让患者聆听。

　　干预形式4：实施者评估和了解患者的音乐喜好及其与音乐的关系后，运用同步原则为患者现场弹奏/或即兴弹奏合适的音乐，根据干预目标灵活地调动各种音乐元素，逐步引导患者进行调整。

3.音乐的选择

音乐元素的多样性及元素间的组合会引发听者不同的身体或心理反应，且这些反应对患者的影响可能是滞后的，因此，实施者需详细地评估后方能选用合适的音乐进行MLM或MT的音乐聆听干预。根据患者现状及干预目标，实施者分析音乐中音乐元素与非音乐元素的表现（见表6-9），并从整体上评价其合适程度。

表6-9　音乐中的音乐元素与非音乐元素

分类		关注点
音乐元素	结构	音乐的曲式结构
	速度	音乐的整体速度
	节拍	乐曲运用的节拍类型,曲中是否变换了节拍
	节奏的简单或复杂程度	节奏型的组合中使用切分音节奏的频率
	音域	音域建议选择C2—C6
	旋律线条	① 旋律内部音与音之间的音级跨度(不变、级进或跳进) ② 旋律句子整体以上升、平稳或下降的线条呈现 ③ 单一旋律线条和/或多旋律线条
	强烈程度	音量、节奏、和声以及音乐流动性的综合
	动态变化	音乐的整体变化
	和声的使用和变化	① 单一调性还是多调性转换,② 由单旋律线条和/或多旋律线条产生的和声效果
	不协和音响	不协和音程、和弦,多调性和弦
	音量	所有音乐元素整合后,听者感知的音量
	音色	音乐中配器(乐器、人声)的特点
	预测性	和声、旋律、节奏、音色、音量的发展逻辑是否在听者的预测范围,突然的变化、惊喜都属于难以预测
非音乐元素	音乐传达的情感	音乐营造的情绪,如抑郁、低沉、徘徊、中性、开心、愉悦、狂喜等
	有歌词音乐中使用的形容词	音乐所绘,如平静的、宏大的、复杂的、激烈的
	音乐的字面意思	对标题和歌词的理解
	音乐的意象	音乐本身带来的意象或想象

针对医疗环境中使用医疗音乐聆听以缓解焦虑和增强放松感的目标，表6-10归纳了临床研究及临床实践中，音乐治疗师对缓解压力和焦虑的音乐特点的分析：

表6-10　用于放松和缓解压力的音乐元素的特点

音乐元素	特点
曲式结构	ABA,AABA,和A-A-B-B
速度	稳定的速度;参考范围60-75BPM(有时候可以选择低于60 BPM的音乐,但不应超过该患者正常心率的速度)
节拍	常规的音乐节拍,如2/4、4/4
节奏	可预测的节奏型,减少突如其来的节奏变化
音高	一些研究者建议以帮助放松和减缓脑电波为目的,应使用较低的音高为主(i.e.,Robb et al.,1995;Saperston,1993)。相反,一些学者报告高音频的音乐对于缓解压力更有效(i.e.,Nakajima et al.,2016),Tan等2012年的研究也建议音高围绕C5的纯乐器曲

音乐元素	特点
旋律	①使用调性内级进为主的旋律音、分解和弦为框架的旋律音 ②旋律构成以直线紧密方向为主,音与音之间不会有过多的大跳 ③旋律中可有些许装饰音,但属于可预期的元素 ④旋律整体上不会有太多预期之外的重音和戏剧化的表情变化 ⑤旋律线条给人以顺畅、顺滑、柔和如水、连续的感觉
强弱的表情表达	弱到中强之间会温柔地过渡
和声	①和谐的、能预测的而且不唐突的和声与织体变化 ②适合用于旋律线条但又不完全一成不变 ③结尾多以正格终止式S(SII)-K46-D(7)-T结束
织体	①无论是使用厚重的或者薄的织体,整首音乐基本保持统一的织体架构 ②对新增的或褪去的乐器部分采用顺滑过渡的方式,通过在时间或者空间上的适度调整,使听者最低程度地感知其变化
调式	在音乐学历史中,18与19世纪初期的音乐家们着重讨论过不同调性的特质。他们通常会把某调性与情绪联系在一起。这样逐渐地形成了普遍上的调性色彩:如C大调给人宏伟、壮观、纯洁、简单朴素和胜利的感觉;D大调可能具有快乐、胜利、上升和活力的品质。这些说法着眼于音乐作品在运用某种调性中所呈现出来的艺术效果,即结合上述多种音乐元素后所产生的整体效果。实施者在选择音乐或弹奏音乐时需要结合多方面因素包括音乐属性、患者需求及当下环境的考虑,调式也仅是构成音乐属性的元素之一。虽然对调性的选择没有统一答案,但多项探索放松音乐特质的研究中选用了C、D和G大调的音乐
歌词	当应用音乐聆听于疼痛管理时,Meta分析建议使用无歌词的音乐
请注意:每个人与音乐的关系及其音乐经历都是独特的,音乐元素的使用需要针对个体情况和当下环境氛围进行个体化调整。上述建议很可能不适用于音乐引导想象的音乐选择。	

4. 注意事项

(1) 当音乐作为临床治疗的工具时,实施者需要明确干预目标、善用音乐功能,注意选择音乐类型,并评估患者喜好来选择能引起其注意力和达到效果的音量范围。

(2) 尽量使用传输音乐质量高的播放软件和器材。

(3) 为帮助患者区分干预和日常使用的背景音乐,实施者需提前做好宣教,并适时引导患者。

5. 实施者能力要求

使用音乐聆听的实施者应具备以下素质和能力:①已通过基础的音乐素养训练,能简单分析各种元素的功能及作用;②理解音乐各元素及其不同表现形式对当下情绪和情感记忆的影响;③已学习普通心理学知识;④熟知肿瘤患者的诊疗流程及心理需求。

经过培训且掌握以上技能的医务人员、音乐家、音乐治疗师可实施其执业能力范围内的音乐聆听干预。

(二) 第二类:音乐引导呼吸训练

音乐引导呼吸训练一般以播放或现场弹奏音乐的方式配合呼吸指导语,引导患者逐步进入放松状态，属于支持性干预。早在1990年，音乐已经被广泛应用于生物反馈治疗中以帮助患者练习抗焦虑技巧，而且相关研究测量心率的变化也发现，放松的音乐能调整自主神经系统。事实上，通过调节呼吸，大脑中负责处理情绪、整合应激信号的杏仁核也间接受到调控，这一过程同时增强了主管情绪的大脑区域与掌控高级认知活动的前额叶间的融合。音乐对心智产生影响，带动呼吸使放松的感觉逐步扩散至身体各部分，从而为患者营造具建设性、可用于自助的内环境。为肿瘤患者使用此类干预更需要注意干预的方式、程度和时机，指南将音乐引导呼吸训练归为第二类的支持性音乐干预。

（1）适用人群：感到焦虑/压力/愤怒的患者及其家属；有疼痛的患者；需锻炼肺功能的患者（术前/术后）。

（2）用途：①可用于缓解压力和紧张感，减轻患者在检查或治疗期间的焦虑；②辅助患者锻炼肺功能，运用音乐中节奏、旋律与和声等元素增强呼吸强度、深度的感觉模式；③帮助患者回归稳定平静的状态；④于音乐聆听前进行可促进聆听的体验。

（3）适用场景：病房、等候区、门诊、检查区域等。

（4）设置：个体或团体治疗。

（5）干预设计：实施者应该针对特定场景、患者的年龄及其状态设计干预。实施者在为成人和儿童提供干预时，需要在指导语声调、引导方法和音乐选择上有不同着重点。

1. 干预流程

（1）定义介入干预的作用：①设定干预目标（用于放松、锻炼肺功能、改善血氧饱和度、调节自主神经系统等）；②评估和记录基线（呼吸频率、心率、血氧饱和度、血压、体温、疼痛等）；③与患者或照护者交流确定干预的目标。

请注意：除了基础评估外，实施者还应特别关注患者的心肺功能情况、是否有哮喘等呼吸系统疾病、呼吸时会不会有疼痛、呼吸是否需要按照一定的吸气和呼气比例来锻炼、身心状态、最常使用的语言/方言、教育程度和音乐偏好。如果患者本身有较严重的呼吸系统疾病、心肺功能较弱，或用力呼吸时会引起某部位伤口疼痛，实施者应首先咨询主管医生的意见，结合临床建议调整干预方案。

（2）了解使用的场景并做好调节（病房、检查室、留观室、治疗室等）：①声音环境；②光线的设置；③干扰因素；④患者接受干预时的坐姿、躺姿或站姿。

（3）介绍干预手段：①向患者和其他照护人员简述干预目标、干预注意事项及各成员需要配合的事宜；②干预的时长和频率；③干预为单次还是多次，如果是多次干预，需要注意实施方式及定期评估的方法。

（4）实施干预（见下述音乐聆听常用的干预形式与实施要点）。

（5）记录并监控干预的过程：根据干预目标设计记录数据的方式。

（6）干预结束：如果是现场干预，实施者应在干预即将结束时为患者预留切换状态的时间。如果基于治疗目标，患者需要在日常生活中自主练习，实施者应做好指导工作并为其准备相关材料。

2. 常用的干预形式与实施要点

干预形式1：实施者事先选择或编辑好音乐，准备好呼吸练习的指导语，现场指导患者进行呼吸练习。实施者需要明确音乐元素变化的具体时间（精确到秒）以及指导语的速度和提示时点。为了达到配合指导语练习的效果，很可能要提前对原有音乐进行再创作、改编或重新编辑。

干预形式2：实施者准备好呼吸练习的指导语，现场演奏或改编原有音乐，同时现场指导患者进行呼吸练习。如果使用现有音乐，实施者需要注意音乐整体的时长及其元素发生变化的具体时点，必要时通过缩短或扩展原有节奏或音乐篇幅的方式配合练习过程。

干预形式3：实施者使用即兴音乐对患者进行即时性引导。实施者需要熟悉呼吸练习的指导语且熟练运用不同的音乐元素，根据患者当下的身心状态，因应患者的反应及时调整音乐元素和指导语。

干预形式4：实施者事先录制音乐与指导语，指导患者自助时使用。此形式多在患者接受干预后进行课后练习时引入。实施者需要做好宣教，帮助患者理解自主练习的目的和益处，并指导患者如何使用音频自助。录制过程需要注意录音环境和成品的质量。

3. 注意事项

（1）在实施过程中，尽量使用患者最擅长的语言进行引导，以与患者状态和认知水平匹配的方式进行干预。

（2）为了让患者专注于呼吸练习，同时避免患者在体验中分析音乐元素、预测音乐的走向，或者想起与音乐片段相关的故事而引起无法预测的情绪变化，实施者也有可能从患者喜欢的音乐类型中选择其不太熟悉的且适用于干预目标的音乐作为引导材料。

（3）建议实施者为患者进行现场的音乐引导呼吸训练，待患者掌握并清楚练习规律后，再给予录制版本让其应用于日常生活的自助过程。

（4）实施者需要经过培训和反复练习后方能在临床中对患者进行干预。

4. 实施者能力要求

操作音乐引导呼吸训练的实施者应具备以下素质和能力：①已通过基础的音乐素养训练，能分析各种元素的功能及作用；②理解音乐各元素及其不同表现形式对当下情绪和情感记忆的影响；③熟悉呼吸练习的具体步骤以及练习可能引起的身心反应和体验；④已学习普通心理学知识；⑤熟知肿瘤患者的诊疗流程及心理需求；⑥保持积极学习的态度并具备灵活应对的能力。

经过培训且掌握以上技能的医务人员、音乐家，可在音乐治疗师的指导下使用上述音乐引导呼吸训练的常见干预形式之第1和第4种方式。第2和第3种干预形式需具备资质的音乐治疗师实施。

（三）第三类：音乐辅助放松

音乐辅助放松常用于缓解负性情绪和疼痛。实施者根据患者当下的状态，以结构化引导的方式，运用合适的音乐元素和放松练习（如自律练习或渐进式肌肉放松法）带领患者进入放松状态。沉浸式的体验让音乐与患者同频和相融，持续地调节会使患者的生理节奏跟随治疗师提供的音乐元素减缓，肌肉慢慢放松，达到缓解的效果。

（1）适用人群：①感到焦虑/压力的患者及其家属；②身体不适难以放松的患者；③有疼痛的患者；④注意力集中时长较短的患者；⑤早期阿尔茨海默症患者。

（2）用途：①缓解压力和紧张感，减轻患者在检查或治疗期间的焦虑；②在清创术时减轻对疼痛强度的感觉，引导患者关注自我身心状态和帮助调节呼吸；③结合正念减压疗法引导患者以非评判性的、客观的态度察觉和认识当下感觉、思维、身体状态、意识和环境等经历，从而提高患者调控自我情绪的能力，帮助患者回归稳定平静的状态；④于音乐聆听前进行可促进聆听的体验；⑤减轻儿童和青少年对医院的恐惧心理，通过结合音乐放松与想象改善他们的感官体验，使其暂时逃离现实治疗的紧张氛围，构建积极的就医体验。

（3）适用场景：病房、等候区、门诊、检查区域等。

（4）设置：个体或团体治疗。

（5）干预设计：实施者应该针对特定场景、患者的年龄及其状态设计干预。实施者在为成人和儿童提供放松练习时，需要在指导语声调、引导方法和音乐选择上有不同着重点。如面对儿童与青少年时，指导语的声调和音质虽然尽量保持如一，但需在强弱上有些许变化以保持他们的注意力。尽量选择患者熟悉和喜欢的音乐。

1.干预流程

参照第二类支持性干预的干预流程

2. 常用的干预形式与实施要点

干预形式1：实施者事先选择或编辑好音乐，准备好放松练习的指导语，现场指导患者进行练习。实施者需要明确音乐元素变化的具体时点以及指导语的速度和提示时点。为了达到配合指导语练习的效果，很可能要提前对原有音乐进行创作改编或重新编辑。需提前准备的材料包括合适的或编辑好的音乐、指导语、播放/扩音器材（选用音质传输效果较佳的播放器）。

干预形式2：实施者准备好放松练习的指导语，现场演奏或改编原有的音乐，同时现场指导患者进行放松练习。实施者能熟练使用或演奏至少一种乐器，能根据当下需求不着痕迹地灵活调整各种音乐元素和音乐的整体时长。需提前准备的材料包括音乐素材（如需）、实施者擅长的乐器、播放/扩音器材（如需）、指导语。

干预形式3：实施者使用即兴音乐对患者进行即时性引导，帮助其放松。实施者需要熟悉各种放松指导语的适用范围且熟练运用不同的音乐元素，根据患者当下的身心状态，因应患者的反应及时调整音乐元素和指导语。需提前准备的材料包括音乐素材（如需）、实施者擅长的乐器、播放/扩音器材（如需）、指导语。

干预形式4：实施者事先录制好音乐与指导语，指导患者自助时使用。此形式多在患者接受干预后进行课后练习时引入。实施者需要做好宣教，帮助患者理解自主练习的目的和益处，并指导患者如何使用音频自助。需提前为患者准备编辑好的音频。

3. 注意事项

（1）在实施的过程中，尽量使用患者最擅长的语言进行引导，以与患者状态和认知水平匹配的方式进行干预。

（2）一般依据患者的喜好选择音乐。有的时候为了让患者专注于练习，同时避免患者在体验中分析音乐元素，预测音乐的走向，或者想起与音乐片段相关的故事而引起无法预测的情绪，实施者也会针对干预目标，结合患者的音乐喜好，从中选择患者不太熟悉的且适用于此干预的音乐作为引导材料。

（3）建议实施者在前期评估的基础下，现场引导患者进行练习。待患者掌握后，再给予录制版本让其应用于日常生活的自助过程。

（4）实施者需要经过培训和反复练习后，方能在临床中对患者实施干预。

4. 实施者能力要求

操作音乐辅助放松的实施者应具备以下素质和能力：①已通过基础的音乐素养训练，能分析各种元素的功能及作用；②理解音乐各元素及其不同表现形式对当下情绪和情感记忆的影响；③熟知放松练习的具体步骤；④了解不同类型的音乐辅助放松方式可能引起的身体各部分反应和体验；⑤已学习普通心理学知识；⑥熟知肿瘤患者的诊疗流程及心理需求；⑦拥有较强的共情能力；⑧保持学习的态度并具备灵活应对的能力。

经过培训且掌握以上技能医务人员和音乐家，可依据患者需求，在音乐治疗师的指导下使用上述音乐辅助放松的常见干预形式之第1和第4种方式进行干预。第2和第3种干预形式由具备资质且有实操经验的音乐治疗师实施。

（四）第四类：音乐与想象

由于音乐本身容易调动想象力，在音乐辅助放松的训练中，音乐治疗师可能结合想象引导的技巧引发认知、情感和生理的连续反应，从而促进放松体验或调节情绪水平。这种音乐想象的技术被广泛应用于引导肿瘤患者放松的体验中。

在音乐与想象的干预类别中，还有更深入地结合意识探索的音乐与想象引导方法，如20世纪70年代Helen Bonny博士发展的邦尼式音乐引导想象（Bonny Method of Guided Imagery and Music，BMGIM）及其追随者围绕BMGIM的最初模型创新和延伸的音乐引导想象（Guided Imagery and Music，CIM）。Bonny创立的音乐与想象干预方式将原有的音乐想象结合心理动力疗法的元素作进一步发展并丰富其应用范围和干预层次。因此，Bonny的音乐与想象干预方式包括多层次的音乐与想象（Music and Imagery，MI）和音乐引导想象（Guided Imagery and Music，GIM）。

Bonny创立的音乐与想象体系要求实施者接受特定的培训，拥有更为扎实的临床经验和相应的资质认证方可实施干预。中外都有相关培训组织对使用音乐与想象引导的医务人员或治疗师进行培训（可查阅美国音乐想象协会Association for Music and Imagery官网）。此系列干预培训分为三个阶段：Level Ⅰ、Level Ⅱ和Level Ⅲ。每完成一个阶段的培训和实践方可进行该阶级的临床实践。音乐与想象干预的类别、干预层次与对实施者的资质要求如表6-11所示。

表6-11　音乐与想象干预的类别、定义、层次和资质要求

干预类别	定义	干预层次	资质
音乐想象	·使用音乐触发患者想象来提升感知觉体验，用于放松、感知觉激活和情绪调节等治疗目标 ·此干预的名称与邦尼体系中的音乐想象一致，但两者的应用及干预层次不尽相同	支持性	具备资质的音乐治疗师
Bonny音乐与想象干预方式 音乐与想象（MI）	·遵循特定的程序，主要通过聆听音乐帮助来访者在思维上聚焦于某一个意象进行深度体验，从而促进放松的状态和强调安全的感觉，这些意象可能会是喜爱的地方、自然风光或坐在水旁	支持性	Level Ⅰ 音乐与想象治疗师
	·治疗师所营造的意境可能会引起患者所有的感官共鸣	内省再教育	Level Ⅱ 音乐与想象治疗师
	·疗愈时刻中产生的重要的意象可能会被运用在接下来的练习或治疗中 ·可用于个体或团体治疗	内省重构	Level Ⅲ 音乐与想象治疗师

干预类别		定义	干预层次	资质
Bonny 音乐与想象干预方式	音乐引导想象（GIM）	·沿用 MI 的原则，两者的不同点为音乐衍生的意象是由患者而非治疗师来描述的，治疗师仅在合适的时刻，通过言语干预融入患者的描绘，支持患者继续探索，但不会建议新的意象 ·治疗过程被喻为以音乐为中心的意识探索旅程 ·音乐与治疗师在整个体验中共同承担治疗的角色 ·精心选用的音乐是意象的载体，同时为想象提供空间 ·音乐引发的意象产物是意识层面材料（想法、感觉、记忆片段、幻想、矛盾、强化资源等）的呈现，意象产物完全不受治疗师的意志控制 ·治疗师作为协助者，根据来访者的状态与其共同确定合适的主题，选择合适的音乐，帮助来访者进入音乐想象和经历音乐触发的一场意象旅行，以及辅助来访者在后续讨论中回顾和分析体验 ·多用于个体治疗	支持性 内省再教育 内省重构	Level III 音乐与想象治疗师
Bonny 音乐与想象干预方式	Bonny 的音乐引导想象（BMGIM）	·BMGIM 是 GIM 中结合心理动力方法的音乐治疗干预方法 ·以音乐为中心，患者在一系列古典音乐的引导下对自我意识和内环境进行探索 ·治疗机制与结构比 GIM 和 MI 都要复杂 ·仅用于个体治疗，且评估后方能决定个体是否合适接受此治疗方式	支持性 内省再教育 内省重构	Level III 音乐与想象治疗师

（五）第五类：音乐互动辅助诊疗

音乐互动辅助诊疗（musical alternate engagement）的干预手段主要用于辅助诊疗的过程。实施者引导患者把注意力放在音乐任务或音乐体验上，通过积极参与和响应音乐刺激源的过程以减少对疼痛或焦虑刺激源的感知。干预方向为支持和辅助患者完成诊疗流程和改善医疗体验。具体目标主要包括：①调节注意力的指向和稳定性；②学习调节注意力的技巧；③强化对现实的掌控能力；④调节沮丧/愤怒/心情低落/焦虑；⑤适应现实改变；⑥发展自我调整情绪的能力。

此类别干预手段的主要特征为使用结构化的干预方式，鼓励参与和互动，关注当下的状态，注重目标行为和/或情绪在干预过程的变化，帮助患者通过成功的经验提高自我效能感。干预的表现形式包括且不限于音乐欣赏、音乐演奏指导、歌唱、结构化的音乐韵律活动、音乐创作融入患者教育等。

实施者需要在特定的诊疗情景、有限的空间和时间内完成评估，随后有效率地总结评估结果并选择合适的音乐干预辅助诊疗过程。建议由具备资质的音乐治疗师或艺术治疗师实施，以达到在有限的时间和空间内灵活善用患者长处与场景资源的要求，从而增强干预效果和完成干预目标。

（六）第六类：音乐融入感知的调节干预

Loewy团队1997年的研究中首次定义音乐融入感知的调节干预（integration），Tuden 2001年也对此干预类别加以解析：治疗师综合音乐中和声、节奏和调性的元素，引导个体关注呼吸、心率、情感意识和身心共鸣，从而启发个体对自我身心的感受。干预过程包含两个递进层次：第一层次，以节奏、气流和调性融入患者当下的身心节奏，增强其对声音震动共鸣的感知；第二层次，以前期取得的感知绑定增强个体对疼痛和负性情绪的控制感，然后运用音乐同步原则帮助个体表达和释放对疼痛、焦虑的感受。干预的方向为缓解疼痛和负性情绪。具体目标主要包括：①增强深层次的身心联结；②缓解疼痛和负性情绪（使疼痛和情绪在音乐体验中得到表达和释放）；③增强掌控感和/或增强自我调节能力。

此类别干预手段的主要特征为强调个性化，关注当下的状态，启用音乐关联身心，注重融入和同频的过程，以及运用音乐帮助表达和调节。干预的表现形式包括且不限于音乐欣赏、聆听/歌唱熟悉的曲目、即兴奏乐/演唱表达情感、节奏促进共鸣与表达等。

治疗师在干预过程中更加关注患者的个性化需求，通过实时评估患者当下的心理状态和应对能力，灵活地调整音乐元素及干预形式。在这种涉及深层次交流的干预中，音乐、患者和治疗师三者的互动对干预效果（缓解疼痛或焦虑）有很大影响，因此，治疗师感知患者当下状态的共情能力尤为重要。此类别的临床干预需由具备资质的音乐治疗师去掌握方能奏效，最终帮助患者在单次或多次的治疗经验中逐步获得自我调节的意识和能力。

（七）第七类：疗愈体验的音乐治疗

疗愈体验的音乐治疗是以成功为导向的结构化活动体验，音乐为主言语为辅，由治疗师为患者创造机会，让其在个性化的音乐体验中实现治疗目标。治疗以支持性干预为特点。治疗的主要目标包括提高忍耐力，提升专注力，正确认识自我，增强自尊心和自信心，表达自我、提升理解他人的能力，学习调节情绪，改善社交，提高应对能力，培养实现长期目标的执行力，减少回避行为或不负责任的行为。

此类别干预的主要特征为发扬个体长处并调动其积极性以达到长善救失的效果，也引导和鼓励患者积极参与治疗过程，并在参与的过程中逐渐实现治疗目标。干预的表现形式围绕治疗目标而设计，可囊括各种音乐治疗方式和形式。需要具备资质的音乐治疗师实施。

（八）第八类：以再教育为目标的内省音乐治疗

以再教育为目标的内省音乐治疗中，言语疏导的分量增多，音乐的角色也有所改变。治疗师需要因应患者的具体情况选择音乐心理干预的方式，以音乐与言语相结合的方式（music in psychotherapy）或者言语疏导为主音乐为辅的方式（verbal psychotherapy with music），引导个体通过关注当下状态，逐步进入意识上、情感上和认知上更深层次的探索和讨论。治疗的主要目标一般为改善自尊，增强自我意识，增强理解他人的能力，改善沟通方式，强化现实取向，改善解决问题和应对的策略，提高决策能力，合理表达自我情感和想法，缓解紧张和焦虑，减少自我贬低，改善社交技巧，重塑行为价值观等。

此类别干预的主要特征为引导和鼓励患者积极参与治疗过程，注重过程体验感，关注当下的状态，发掘和探索自我想法/自我感觉/人际关系/内心世界。干预的表现形式围绕治疗目标而设计，可囊括各种音乐治疗方式和形式。患者在干预中被激发的某些感觉或记忆很可能是治疗中重要的资源，需要具备资质且掌握心理干预的音乐治疗师为患者疏导和处理。

（九）第九类：以重构为目标的内省音乐治疗

以内省、剖析或性格和情感重构为目标的音乐治疗一般用于治疗情感障碍。治疗师以音乐—心理治疗的技术唤起个体潜意识层面的资源，从而触及其过往经历或在成长过程中重要的事件和记忆。治疗师构建的音乐经历一般具有启发、引导、承载、处理、投射、反映个体情感和记忆的功能，帮助个体发掘内心世界不同层次的意识材料。此过程需要结合心理动力学疗法进行干预，必须由具备资质且掌握相关的心理学理论和技术的音乐治疗师去实施。

此类别干预手段的主要特征为探讨潜意识的认知（特别是被压抑的部分）。通过音乐去回溯和表达潜在的意识内容，有助于重新调整性格取向（包括防御机制、深入的自我认识等），适用于长期干预，比较合适有情感性精神障碍、神经症/焦虑症、或人格障碍的患者。

第八类与第九类干预手段的表现形式与前述类别相似，但因为治疗原理、干预的程度和范围不同，它们对患者意识、思想、行为和情感的影响的深度和广度也不同。

（十）推荐意见

（1）在医疗领域为患者使用的音乐干预有别于以娱乐和教育为目的的音乐项目，实施者需要经过专业培训或系统学习方能为患者提供有治疗意义的音乐干预。医务人员、音乐家、音乐治疗师需明确阶梯式干预体系中各类音乐干预的操作资质和具体要求，了解自身局限性，选择符合自身临床执业范围的音乐干预模式（MLM、OMI、MT）。切忌在患者或其家属身上实施能力范围以外的干预手段。

（2）评估个案需求超过能力范围时，需及时转介给其他具备资质和能力的实施者。

（3）在设计干预目标、干预时机、干预形式和干预时长时，需综合考量多方面因素，包括患者自身需求、家属意见/反馈、疾病治疗计划以及医疗团队其他成员的意见。

（4）第四至第九类音乐治疗干预的临床应用要求治疗师通过评估肿瘤患者的特点和需求，根据自身擅长的治疗方法，选择经循证医学验证的音乐干预进行治疗。音乐治疗中不同流派、方法和治疗模式的评估、干预特点与注意事项，以及如何针对不同年龄人群的特征进行治疗，均属于系统性学习音乐治疗的专业课内容（详见 https：//www.musictherapy.org/about/competencies/），因此不在指南中详细解析。请实施者依自身专业能力和临床经验，遵循患者身心发展的一般规律以及患者个性化特点，设计与其情况匹配的干预方案。

（5）实施者应在自身擅长的临床范围，为患者和医务人员做好干预前宣教，区分治疗场所，明确干预目标。

第八章

肿瘤患者及其家属居家使用音乐聆听调节情绪

　　音乐的使用遍及生活各处，如商场背景音乐、跑步健身音乐、广场舞等。生活场景中使用音乐并非等于音乐治疗，音乐治疗为系统的治疗方法，需具备经验和资质的治疗师实施。个体与音乐的关系是音乐干预评估的重要内容之一，因此患者平时使用音乐的习惯也会影响音乐干预的效用。以下介绍个体寻求自我与音乐关系的一些方法：

　　（1）积累自己喜欢的音乐，可以是一些能引起共鸣或自己发生情绪变化的音乐（有无歌词皆可，风格不限、年代不限）。

　　（2）感知自己在听到某些音乐的情绪变化，根据自我情绪变化去分类歌曲，如愉悦的音乐歌单、让人平静的音乐歌单、让人悲伤的音乐歌单、让人积极的音乐歌单等等。

　　（3）尝试有意识地使用歌单去自我调节情绪。这个步骤在音乐治疗师的指导下进行会更精准地找到适合不同场景和心情使用的个性化音乐类别。

　　（4）如果已经建立音乐情绪歌单，尝试描述和寻找不同音乐类别对自己的影响及歌曲背后的意义。

　　（5）在身体功能允许的情况下，可以多配合节奏感强烈的音乐进行躯体功能锻炼。

推荐意见

　　患者及其家属居家使用音乐进行自我照顾有别于专业人士实施的系统性音乐干预。患者及其家属通过聆听自己选择的音乐进行自我照顾时需要注意方法，切忌过度或盲目地使用音乐。如果自助不能达到改善，请及时寻求专业人士的帮助。

第九章

局限性及其防范措施

第一，实证研究和文献回顾等大量证据支持音乐干预（即音乐治疗、医疗音乐聆听、其他与音乐相关的娱乐性干预）对肿瘤患者的积极作用。音乐干预主要用于改善肿瘤患者的身心状况，切忌将其视为治疗疾病的主要手段。

第二，在有背景音乐或其他音乐娱乐项目的诊疗环境进行音乐干预时，为避免患者混淆它们与音乐干预的作用，实施者应该寻找机会对患者、家属和医务人员进行宣教，明确治疗目标，选取合适的干预时机，并通过音乐/言语提示、环境氛围和音量调节等方式，帮助他们认识这与普通音乐欣赏的区别。

第三，采取多次宣教和多种形式宣教，帮助患者、家属及医务人员了解系统性音乐干预在肿瘤诊疗过程对心理和康复方面的积极作用；阐明音乐干预是一个循序渐进的过程，需要根据治疗目标和基线数据多次干预后才能获得稳定的疗效；给予患者机会了解不同音乐干预在改善心理状态和辅助功能康复方面的作用。

第四，当患者误以为音乐能力和音乐相关的教育背景是接受音乐干预的前提条件时，可通过宣教帮助患者了解医疗领域内使用音乐干预的目标与其自身的音乐技能无关。

第五，系统性音乐干预对患者身心的影响可能是长期的或滞后的。这要求实施者务必遵循伦理道德要求，结合自身的执业资质和擅长领域来选择合适的干预手段，切忌在无专业督导的情况下使用超出自己能力范围的音乐干预。

第六，并非在医院的任一个角落都适于播放音乐。随意或无条理性地播放音乐很可能会形成环境噪音，让人不安和引起反感，如在等候区播放重金属摇滚乐或者广场舞曲。若把音乐视为治疗方式或治疗中的工具，应对医院内使用音乐的场景做好调整，有逻辑有层次和有目的地区分何时何地使用何种音乐。

第七，实施者应该对任何需要音乐干预的诊疗过程进行详细评估，判断介入干预的可能性、必要性和有效性。切忌于诊疗过程中无计划地使用音乐或启用未受专业技术培训的实施者。

第十章

音乐干预实施者的伦理道德要求

第一，尊重参与者（患者及其照护者）的尊严和权利。实施者应站在来访者的角度，并以来访者的需求为优先，不应在干预设计和干预过程中强加自己的意志和意愿，如实施者认为的来访者的需求。

第二，遵循职业操守，实行保密原则。患者于治疗中提供的所有信息（包括但不限于个案记录、个人资料、录音、录像）将被严格保密，未经患者同意，不与患者医疗团队以外的人士讨论或提及患者病情和治疗情况。但若出现下述情况，治疗师可突破保密原则去寻求上级主管部门或司法部门的支持：

（1）治疗师发现来访者有伤害自身或伤害他人的严重危险时。

（2）寻求专业服务者有致命的传染性疾病等且可能危及他人时。

（3）未成年人在受到性侵犯或虐待时。

（4）反馈基本心理/身体状态信息至主管医生处时。

（5）法律规定需要披露时。

（6）为了能更好地帮助患者，实施者提出个案讨论或申请督导，但仅限专业场合，同时须隐去患者的个人化信息。

第三，与患者的互动中体现共情、同情、关怀和友好，但不能与来访者间有治疗以外的关系，譬如涉及金钱、利益的人际关系或其他社会关系。

第四，对患者负责任，使用与自身能力相匹配的音乐干预去进行干预。

第五，真实和诚实地记录评估、治疗过程和结果。

第六，勇于探索，追求卓越的治疗服务。

参考文献

1.Thaut MH. Music as therapy in early history. Progress in brain research. 2015，217：143-158.

2.Guan X，Wang D，Liu Y，et al. Exploring the thought about music as therapy and music as medicine in Huang Di Nei Jing. Journal of Traditional Chineses Medicine Management. 2017，25（13）：47-48.

3.Li Y. The sociology and musicology in Yue Ji. People's Music.1995，360（10）：23-27

4.Shi Q，Fan J，Ye J，et al. The history and prospect of music as therapy. Chin J Rehabil Theory Pract. 2007，13（11）：1044-1046.

5.Stegemann T，Geretsegger M，Phan Quoc E，et al. Music therapy and other music-based interventions in pediatric health care：an overview. Medicines. 2019，6（1）：1-12.

6.Stanczyk MM. Music therapy in supportive cancer care. Reports of Practical Oncology & Radiotherapy. 2011，16（5）：170-172.

7.Funk R，Cisneros C，Williams RC，et al. What happens after distress screening? Patterns of supportive care service utilization among oncology patients identified through a systematic screening protocol. Support Care Cancer. 2016，24（7）：2861-2868.

8.Krebber AMH，Jansen F，Cuijpers P，et al. Screening for psychological distress in follow-up care to identify head and neck cancer patients with untreated distress. Supportive Care in Cancer. 2016，24（6）：2541-2548.

9.Mehnert A，Hartung T J，Friedrich M，et al. One in two cancer patients is significantly distressed：prevalence and indicators of distress. Psycho-oncology.2018，27（1）：75-82.

10.Carlsen K，Jensen AB，Jacobsen E，et al. Psychosocial aspects of lung cancer. Lung Cancer 2005，47（3）：293-300.

11.Hegel MT，Moore CP，Collins ED，et al. Distress，psychiatric syndromes，and impairment of function in women with newly diagnosed breast cancer. Cancer. 2006，107：2924-2931.

12.Holland JC，Alici Y. Management of distress in cancer patients. J Support Oncol.2010，8：4-12.

13.Linden W，Vodermaier A，Mackenzie R，et al. Anxiety and depression after cancer diagnosis：prevalence rates by cancer type，gender，and age. J Affect Disord. 2012，141（2-3）：343-351.

14.Hall AE，Sanson-Fisher RW，Carey ML，et al. Prevalence and associates of psychological distress in haematological cancer survivors. Support Care Cancer. 2016，24（10）：4413-4422.

15.Alfonsson S，Olsson E，Hursti T，et al. Socio-demographic and clinical variables associated with psychological distress 1 and 3 years after breast cancer diagnosis. Support Care Cancer. 2016，24（9）：4017-4023.

16.Howren MB，Christensen AJ，Karnell LH，et al. Psychological factors associated with head and neck cancer treatment and survivorship：evidence and opportunities for behavioral medicine. J Consult Clin Psychol. 2013，81（2）：299-317.

17.Barnes AF，Yeo TP，Leiby B，et al. Pancreatic cancer-associated depression：a case report and review of the literature. Pancreas. 2018，47（9）：1065-1077.

18.Dantzer R，O'Connor JC，Freund GG，et al. From inflammation to sickness and depression：when the immune system subjugates the brain. Nat Rev Neurosci. 2008，9（1）：46-56.

19.Miller K，Massie MJ. Depression and anxiety. Cancer J. 2006，12（5）：388-397.

20.Reiche EM，Nunes SO，Morimoto HK. Stress，depression，the immune system，and cancer. Lancet Oncol. 2004，5（10）：617-625.

21.Mausbach BT，Schwab RB，Irwin SA. Depression as a predictor of adherence to adjuvant endocrine therapy（AET）in women with breast cancer：a systematic review and meta-analysis. Breast Cancer Res Treat. 2015.152（2）：239-246.

22. Lin C，Clark R，Tu P，et al. Breast cancer oral anti-cancer medication adherence：a systematic review of psychosocial motivators and barriers. Breast Cancer Res Treat. 2017，165（2）：247-260.

23. DiMatteo MR，Lepper HS，Croghan TW. Depression is a risk factor for noncompliance with medical treatment：meta-analysis of the effects of anxiety and depression on patient adherence. Arch Intern Med. 2000，160（14）：2101-2107.

24. Bultz BD，Carlson LE. Emotional distress：the sixth vital sign-future directions in cancer care. Psychooncology. 2006，15（2）：93-95.

25. Hamer M，Chida Y，Molloy GJ. Psychological distress and cancer mortality. J Psychosom Res. 2009，66（3）：255-258.

26. Riba MB，Donovan KA，Andersen B，et al. Distress management，version 2.2022，NCCN clinical practice guidelines in oncology. National Comprehensive Cancer Network. 2022.

27. Törnqvist E，Månsson Å，Larsson E M，et al. Impact of extended written information on patient anxiety and image motion artifacts during magnetic resonance imaging. Acta Radiologica. 2006，47（5）：474-480.

28. Mitchell A J，Chan M，Bhatti H，et al. Prevalence of depression，anxiety，and adjustment disorder in oncological，haematological，and palliative-care settings：a meta-analysis of 94 interview-based studies. The Lancet Oncology. 2011，12（2）：160-174.

29. Wang J，Lin W，Sun H. Study on psychological intervention in cancer patients. Chinese Journal of Clinical Oncology. 2002，29（5）：305-309.

30. Ettinger DS，Berger M，Anand S，et al. Antiemesis，2.2022，NCCN clinical practice guidelines in oncology. National Comprehensive Cancer Network. 2022

31. Jankowski C，Berger AM，Aranha O，et al. Cancer-related fatigue，2.2022，NCCN clinical practice guidelines in oncology. National Comprehensive Cancer Network. 2022

32. Dans M，Kutner JS，Agarwal R，et al. Palliative care，1.2022，NCCN clinical practice guidelines in oncology. National Comprehensive Cancer Network. 2022.

33. Swarm RA，Youngwerth JM，Agne JL，et al. Adult cancer pain，2.2022，NCCN clinical practice guidelines in oncology. National Comprehensive Cancer Network. 2022 .

34. American Music Therapy Association. History of music therapy. 2022 .

35. Pallesen K J，Brattico E，Bailey C，et al. Emotion processing of major，minor，and dissonant chords：a functional magnetic resonance imaging study. Annals of the New York Academy of Sciences. 2005，1060（1）：450-453.

36. Kuck H，Grossbach M，Bangert M，et al. Brain processing of meter and rhythm in music：electrophysiological evidence of a common network. Annals of the New York Academy of Sciences，2003，999（1）：244-253.

37. Alluri V，Toiviainen P，Jääskeläinen IP，et al. Large-scale brain networks emerge from dynamic processing of musical timbre，key and rhythm. Neuroimage. 2012，59（4）：3677-3689.

38. Salimpoor V N，Benovoy M，Larcher K，et al. Anatomically distinct dopamine release during anticipation and experience of peak emotion to music. Nature Neuroscience. 2011，14（2）：257-262.

39. Lestard NR，Capella MA. Exposure to Music Alters Cell Viability and Cell Motility of Human Nonauditory Cells in Culture. Evid Based Complement Alternat Med. 2016.

40. Qiu L，Zhong Y，Xie Q，et al. Multi-Modal Integration of EEG-fNIRS for Characterization of Brain Activity Evoked by Preferred Music. Front Neurorobot. 2022，16：823435.

41. Song L，Li X，Chou Y，et al. Application of music therapy on psychosomatic disease. China Journal of Traditional Chinese Medicine and Pharmacy. 2019，34（9）：4186-4189.

42. Kanduri C，Raijas P，Ahvenainen M，et al. The effect of listening to music on human transcriptome. PeerJ. 2015，3：e830.

43. Oikkonen J，Onkamo P，Järvelä I，et al. Convergent evidence for the molecular basis of musical traits. Sci Rep. 2016，6：39707.

44. Maranto C. Applications of music in medicine. Music therapy in health and education. 1993，153-174.

45. American Music Therapy Association. What is music therapy. 2022 .

46. Canga B，Azoulay R，Raskin J，et al. AIR：Advances in Respiration - Music therapy in the treatment of chronic pulmonary disease. Respir Med. 2015，109（12）：1532-1539.

47. Gutgsell KJ，Schluchter M，Margevicius S，et al. Music therapy reduces pain in palliative care patients：a randomized controlled trial. J Pain Symptom Manage. 2013，45（5）：822-831.

48. Thaut M，Hoemberg V. Handbook of neurologic music therapy. Oxford University Press，USA，2014.

49. Koenig J，Oelkers-Ax R，Kaess M，et al. Specific music therapy techniques in the treatment of primary headache disorders in adolescents：a randomized attention-placebo-controlled trial. The Journal of Pain. 2013，14（10）：1196-1207.

50. Bradt J，Dileo C，Shim M. Music interventions for preoperative anxiety. Cochrane Database of Systematic Reviews，2013，（6）：CD006908.

51. Leardi S，Pietroletti R，Angeloni G，et al. Randomized clinical trial examining the effect of music therapy in stress response to day surgery. Journal of British Surgery. 2007，94（8）：943-947.

52. Palmer J B，Lane D，Mayo D，et al. Effects of music therapy on anesthesia requirements and anxiety in women undergoing ambulatory breast surgery for cancer diagnosis and treatment：a randomized controlled trial. Journal of Clinical Oncology. 2015，33（28）：3162-3168.

53. Chang SC，Chen CH. Effects of music therapy on women's physiologic measures，anxiety，and satisfaction during cesarean delivery. Res Nurs Health. 2005，28（6）：453-461.

54. Hilliard RE. A post-hoc analysis of music therapy services for residents in nursing homes receiving hospice care. J Music Ther. 2004，41（4）：266-281.

55. Jasemi M，Aazami S，Zabihi R E. The effects of music therapy on anxiety and depression of cancer patients. Indian Journal of Palliative Care. 2016，22（4）：455.

56. Bradt J，Dileo C，Magill L，et al. Music interventions for improving psychological and physical outcomes in cancer patients. Cochrane Database Syst Rev. 2016，（8）：1-169.

57. Dileo C，Bradt J. Medical music therapy：evidence-based principles and practices//International handbook of occupational therapy interventions. New York：Springer. 2009，445-451.

58. Bonde L O，Wigram T. A comprehensive guide to music therapy：theory，clinical practice，research and training. Philadelphia：Jessica Kingsley Publishers. 2002.

59. De Witte M，Pinho ADS，Stams GJ，et al. Music therapy for stress reduction：a systematic review and meta-analysis. Health Psychol Rev. 2022，16（1）：134-159.

60. Davis WB. Ira Maximilian Altshuler：psychiatrist and pioneer music therapist. J Music Ther. 2003，40（3）：247-263.

61. Bruscia KE，Burnett J，editors. Defining music therapy. 3rd ed. Barcelona Publishers；2014.

62. De Witte M，Spruit A，van Hooren S，et al. Effects of music interventions on stress-related outcomes：a systematic review and two meta-analyses. Health Psychol Rev. 2020，14（2）：294-324.

63. Frohne-Hagemann I，Warja M，Pedersen I N，et al. Guided imagery & music（GIM）and music imagery methods for individual and group therapy. Philadelphia：Jessica Kingsley Publishers；2015.

64. Summer L. Continuum of GIM practice graduate certificate program mission statement and competencies [Unpublished report]. Paxton：Anna Maria College；2005. Submitted 2020 Sept. 9.

65. Magee W L. Why include music therapy in a neuro-rehabilitation team?. Faculty/Researcher Works.2019.

66. Greco A. Effects of music on anxiety and pain in the diagnosis and treatment of patients with breast cancer. Medicine. 2013.

67. Hilliard RE. The effects of music therapy on the quality and length of life of people diagnosed with termi-

nal cancer. J Music Ther. 2003，40（2）：113-137.

68. Rodgers-Melnick S N，Matthie N，Jenerette C，et al. The effects of a single electronic music improvisation session on the pain of adults with sickle cell disease：a mixed methods pilot study. J Music Ther. 2018，55（2）：156-185.

69. Haun M，Mainous R O，Looney S W. Effect of music on anxiety of women awaiting breast biopsy. Behav Med. 2001，27（3）：127-132.

70. Jespersen K V，Otto M，Kringelbach M，et al. A randomized controlled trial of bedtime music for insomnia disorder. Journal of Sleep Research. 2019，28（4）：e12817.

71. Rossetti A，Chadha M，Torres B N，et al. The impact of music therapy on anxiety in cancer patients undergoing simulation for radiation therapy. International Journal of Radiation Oncology* Biology* Physics. 2017，9（1）：103-110.

72. Tsai H F，Chen Y R，Chung M H，et al. Effectiveness of music intervention in ameliorating cancer patients' anxiety，depression，pain，and fatigue：a meta-analysis. Cancer Nursing. 2014，37（6）：E35-E50.

73. Gramaglia C，Gambaro E，Vecchi C，et al. Outcomes of music therapy interventions in cancer patients-a review of the literature. Crit Rev Oncol Hematol. 2019，138：241-254.

74. Burns D S，Azzouz F，Sledge R，et al. Music imagery for adults with acute leukemia in protective environments：a feasibility study. Supportive Care in Cancer. 2008，16（5）：507-513.

75. Firmeza M A，Rodrigues A B，Melo G A A，et al. Control of anxiety through music in a head and neck outpatient clinic：a randomized clinical trial. Revista da Escola de Enfermagem da USP. 2017，51.

76. Hanedan Uslu G. Influence of music therapy on the state of anxiety during radiotherapy. Turkish Journal of Oncology/Türk Onkoloji Dergisi. 2017；32（4）.

77. Kwekkeboom K L. Music versus distraction for procedural pain and anxiety in patients with cancer//Oncology Nursing Forum. 2003，30（3）：433-440.

78. Ghetti C M. Music therapy as procedural support for invasive medical procedures：Toward the development of music therapy theory. Nordic Journal of Music Therapy. 2012；21（1）：3-35.

79. Li X M，Zhou K N，Yan H，et al. Effects of music therapy on anxiety of patients with breast cancer after radical mastectomy：a randomized clinical trial. Journal of Advanced Nursing. 2012，68（5）：1145-1155.

80. O'Callaghan C，Sproston M，Wilkinson K，et al. Effect of self-selected music on adults' anxiety and subjective experiences during initial radiotherapy treatment：a randomised controlled trial and qualitative research. Journal of Medical Imaging and Radiation Oncology. 2012，56（4）：473-477.

81. Zhou K，Li X，Yan H，et al. Effects of music therapy on depression and duration of hospital stay of breast cancer patients after radical mastectomy. Chinese Medical Journal. 2011，124（15）：2321-2327.

82. Zhou K，Li X，Li J，et al. A clinical randomized controlled trial of music therapy and progressive muscle relaxation training in female breast cancer patients after radical mastectomy：results on depression，anxiety and length of hospital stay. European Journal of Oncology Nursing. 2015，19（1）：54-59.

83. Chen S C，Chou C C，Chang H J，et al. Comparison of group vs self-directed music interventions to reduce chemotherapy-related distress and cognitive appraisal：an exploratory study. Supportive Care in Cancer. 2018，26（2）：461-469.

84. Clark M，Isaacks-Downton G，Wells N，et al. Use of preferred music to reduce emotional distress and symptom activity during radiation therapy. J Music Ther. 2006；43（3）：247-265.

85. Tuinmann G，Preissler P，Böhmer H，et al. The effects of music therapy in patients with high-dose chemotherapy and stem cell support：a randomized pilot study. Psycho-Oncology. 2017，26（3）：377-384.

86. Krishnaswamy P, Nair S. Effect of music therapy on pain and anxiety levels of cancer patients: a pilot study. Indian Journal of Palliative Care. 2016, 22 (3): 307.

87. Burns D S. The effect of the bonny method of guided imagery and music on the mood and life quality of cancer patients. J Music Ther. 2001, 38 (1): 51-65.

88. Yates G J, Silverman M J. Immediate effects of single-session music therapy on affective state in patients on a post-surgical oncology unit: A randomized effectiveness study. The Arts in Psychotherapy. 2015, 44: 57-61.

89. Gallagher L M, Lagman R, Rybicki L. Outcomes of music therapy interventions on symptom management in palliative medicine patients. American Journal of Hospice and Palliative Medicine. 2018, 35 (2): 250-257.

90. Wang Y, Tang H, Guo Q, et al. Effects of intravenous patient-controlled sufentanil analgesia and music therapy on pain and hemodynamics after surgery for lung cancer: a randomized parallel study. The Journal of Alternative and Complementary Medicine. 2015, 21 (11): 667-672.

91. Burns DS, Sledge RB, Fuller LA, et al. Cancer patients' interest and preferences for music therapy. J Music Ther. 2005, 42 (3): 185-199.

92. Stephensen C, Long J, Oswanski L, et al. Music therapy clinical self assessment guide. AMTA Professional Advocacy Group.1-39. 2008.

93. Bailey LM. The use of songs in music therapy with cancer patients and their families. Music Therapy. 1984, 4 (1): 5-17.

94. Clements-Cortés A. Development and efficacy of music therapy techniques within palliative care. Complement Ther Clin Pract. 2016, 23: 125-129.

95. Hilliard RE. Music Therapy in Hospice and Palliative Care: a review of the empirical data. Evid Based Complement Alternat Med. 2005, 2 (2): 173-178.

96. Rodgers-Melnick SN, Pell T JG, Lane D, et al. The effects of music therapy on transition outcomes in adolescents and young adults with sickle cell disease. International Journal of Adolescent Medicine and Health. 2019, 31 (3).

97. Achey C, Brownell MD, Burns D, et al. Introduction to approaches in music therapy. Silver Spring. MD: American Music Therapy Association, Inc.; 2004.

98. Wheeler BL. Levels of therapy: the classification of music therapy goals. Music Therapy. 1987, 6 (2): 39-49.

99. Wheeler BL. A psychotherapeutic classification of music therapy practices: a continuum of procedures. Music Therapy Perspectives. 1983, 1 (2): 8-12.

100. Arruda MA, Garcia MA, Garcia JB. Evaluation of the effects of music and poetry in oncologic pain relief: a randomized clinical trial. J Palliat Med. 2016, 19 (9): 943-948.

101. Bruscia KE. Defining music therapy. 2nd ed. Barcelona Publishers. 1998.

102. Grocke D, Wigram T. Receptive methods in music therapy: techniques and clinical applications for music therapy clinicians, educators and student. Philadelphia: Jessica Kingsley Publishers; 2006.

103. He Y. The Impact of music relaxation on affect and relaxation of stressed female college students. Ohio University, 2018.

104. Hooper J. Predictable factors in sedative music (PFSM): a tool to identify sedative music for receptive music therapy. Australian Journal of Music Therapy. 2012, 23: 59-74.

105. Robb SL, Nichols RJ, Rutan RL, et al. The effects of music assisted relaxation on preoperative anxiety. J Music Ther. 1995, 32 (1): 2-21.

106. Saperston BM. Music based models for altering physiological responses. Current Research in Arts Medicine. Chicago Review Press, Chicago, USA. 1993: 379-382.

107. Nakajima Y, Tanaka N, Mima T, et al. Stress recovery effects of high-and low-frequency amplified

music on heart rate variability. Behavioural Neurology. 2016.

108.Steblin R. A history of key characteristics in the eighteenth and early nineteenth centuries. 2002.

109.Martin-Saavedra J S, Vergara-Mendez L D, Pradilla I, et al. Standardizing music characteristics for the management of pain: a systematic review and meta-analysis of clinical trials. Complementary Therapies in Medicine.2018, 41: 81-89.

110.Tan X, Yowler C J, Super D M, et al. The interplay of preference, familiarity and psychophysical properties in defining relaxation music. J Music Ther. 2012, 49 (2): 150-179.

111.Pelletier C L. The effect of music on decreasing arousal due to stress: a meta-analysis. J Music Ther. 2004, 41 (3): 192-214.

112.Pérez-Lloret S, Diez JJ, Domé MN, et al. Effects of different" relaxing" music styles on the autonomic nervous system. Noise& Health. 2014, 16 (72): 279-284.

113.Fried R. Integrating music in breathing training and relaxation: I. background, rationale, and relevant elements. Biofeedback Self Regul. 1990, 15 (2): 161-169.

114.Doll A, Hölzel B K, Bratec S M, et al. Mindful attention to breath regulates emotions via increased amygdala—prefrontal cortex connectivity. Neuroimage. 2016, 134: 305-313.

115. Gerdner LA. Evidence-based guideline: individualized music for persons with dementia (6th edition). In M. Titler (Ed.). Ann Arbor (MI): National Nursing Practice Network; University of Michigan, School of Nursing. 2018.

116.Hanser S B. Music therapy to reduce anxiety, agitation, and depression. Nurs Home Med. 1996, 10: 286-291.

117.Hanser S B. Relaxing through pain and anxiety at the extremities of life - applications of music therapy in childbirth and older adulthood. Clinical Applications of Music Therapy in Psychiatry. 1999, 158-175.

118.Kibler V E, Rider M S. Effects of progressive muscle relaxation and music on stress as measured by finger temperature response. Journal of Clinical Psychology. 1983, 39 (2): 213-215.

119.Metzler R, Berman T. The effects of sedative music on the anxiety of bronchoscopy patients. Applications of Music in Medicine. 1991, 163-178.

120. Saperston B M. Music-based individualized relaxation training (MBIRT): a stress-reduction approach for the behaviorally disturbed mentally retarded. Music Therapy Perspectives. 1989, 6 (1): 26-33.

121.Merchant C E. Burnout in human services: Cognitive behavioral therapy and music relaxation techniques/Merchant, Cheryl E. Capella University: ProQuest Dissertations Publishing; 2015.

122.Bulfone T, Quattrin R, Zanotti R, et al. Effectiveness of music therapy for anxiety reduction in women with breast cancer in chemotherapy treatment. Holist Nurs Pract. 2009, 23 (4): 238-242.

123.Bultz BD, Carlson LE. Emotional distress: the sixth vital sign--future directions in cancer care. Psychooncology. 2006, 15 (2): 93-95.

124.Chen X, Wei Q, Jing R, et al. Effects of music therapy on cancer-related fatigue, anxiety, and depression in patients with digestive tumors: a protocol for systematic review and meta-analysis. Medicine (Baltimore). 2021, 100 (22): e25681.

125.Chanda ML, Levitin DJ. The neurochemistry of music. Trends Cogn Sci. 2013, 17 (4): 179-193.

126.McConnell T, Scott D, Porter S. Music therapy for end-of-life care: an updated systematic review. Palliative Medicine. 2016, 30 (9): 877-883.

127.Bradt J, Potvin N, Kesslick A, et al. The impact of music therapy versus music medicine on psychological outcomes and pain in cancer patients: a mixed methods study. Supportive Care in Cancer. 2014, 23 (5): 1261-1271.

128.Lin CL, Hwang SL, Jiang P, et al. Effect of music therapy on pain after orthopedic surgery—a systematic review and meta-analysis. Pain Practice. 2020，20（4）：422-436.

129.Schaal NK，Brückner J，Wolf OT，et al. The effects of a music intervention during port catheter place-ment on anxiety and stress. Scientific Reports. 2021，11（1）：1-10.

130.Karagozoglu S，Tekyasar F，Yilmaz FA. Effects of music therapy and guided visual imagery on chemo-therapy-induced anxiety and nausea - vomiting. Journal of Clinical Nursing. 2013，22（1-2）：39-50.

131.Lesiuk T. The development of a mindfulness-based music therapy（MBMT）program for women receiv-ing adjuvant chemotherapy for breast cancer. Healthcare. 2016，4（3）：53.

132.Yoon YH，Yoon HJ，Lee SK，et al. The effects of the communication accompanied with music thera-py on the anxiety of the patients during the MRI examination. Journal of the Korea Academia-Industrial Cooperation Society. 2016，17（3）：93-102.

133.Walworth DD. Effect of live music therapy for patients undergoing magnetic resonance imaging. J Music Ther. 2010，47（4）：335-350.

134.Zhang TT，Fan Z，Xu SZ，et al. The effects of music therapy on peripherally inserted central catheter in hospitalized children with leukemia. Journal of Psychosocial Oncology. 2022；1-11.

135.Mou Q，Wang X，Xu H，et al. Effects of passive music therapy on anxiety and vital signs in lung can-cer patients undergoing peripherally inserted central catheter placement procedure. The Journal of Vas-cular Access. 2020；21（6）：875-882.

136.Lesiuk T. The effect of mindfulness-based music therapy on attention and mood in women receiving ad-juvant chemotherapy for breast cancer：a pilot study//Oncology nursing forum. 2015，42（3）.

137.Lin M F，Hsieh YJ，Hsu YY，et al. A randomised controlled trial of the effect of music therapy and verbal relaxation on chemotherapy-induced anxiety. Journal of Clinical Nursing，2011，20（7-8）：988-999.

138.Nardone V，Vinciguerra C，Correale P，et al. Music therapy and radiation oncology：state of art and future directions. Complementary Therapies in Clinical Practice. 2020，39：101124.

139.O'steen L，Lockney NA，Morris CG，et al. A prospective randomized trial of the influence of music on anxiety in patients starting radiation therapy for cancer. International Journal of Radiation Oncology* Biology* Physics. 2021，109（3）：670-674.

140.O'Callaghan C，Sexton M，Wheeler G. Music therapy as a non-pharmacological anxiolytic for paedi-atric radiotherapy patients. Australasian radiology. 2007，51（2）：159-162.

141.Degli Stefani M，Biasutti M. Effects of music therapy on drug therapy of adult psychiatric outpatients：a pilot randomized controlled study. Frontiers in Psychology. 2016，7：1518.

142.Egenti NT，Ede MO，Nwokenna EN，et al. Randomized controlled evaluation of the effect of music therapy with cognitive-behavioral therapy on social anxiety symptoms. Medicine（Baltimore）. 2019，98（32）：e16495.

143.Jang S. Developing music-based emotion regulation（MBER）：a theoretical model for age-related de-pression prevention. The Arts in Psychotherapy. 2021，74：101769.

144.Mössler K，Chen X J，Heldal T O，et al. Music therapy for people with schizophrenia and schizophre-nia-like disorders. Cochrane Database of Systematic Reviews. 2011；（12）.

145.Gallego M G，García J G. Music therapy and alzheimer's disease：cognitive，psychological，and be-havioural effects. Neurología（English Edition）. 2017，32（5）：300-308.

146.Raglio A，Bellelli G，Traficante D，et al. Efficacy of music therapy in the treatment of behavioral and psychiatric symptoms of dementia. Alzheimer Disease & Associated Disorders. 2008，22（2）：158-162.

147.Huang J，Yuan X，Zhang N，et al. Music therapy in adults with COPD. Respir Care. 2021，66（3）：501-509.

148. Geretsegger M, Elefant C, Mössler KA, et al. Music therapy for people with autism spectrum disorder. Cochrane Database Syst Rev. 2014, 2014 (6): CD004381.

149. Gold C, Wigram T, Elefant C. Music therapy for autistic spectrum disorder. Cochrane Database Syst Rev. 2006, (2): CD004381.

150. Reschke-Hernández AE. History of music therapy treatment interventions for children with autism. J Music Ther. 2011, 48 (2): 169-207.

151. Spiro N, Tsiris G, Cripps C. A systematic review of outcome measures in music therapy. Music Therapy Perspectives. 2018, 36 (1): 67-78.

152. Pacchetti C, Mancini F, Aglieri R, et al. Active music therapy in Parkinson's disease: an integrative method for motor and emotional rehabilitation. Psychosomatic Medicine. 2000, 62 (3): 386-393.

153. Grimm T, Kreutz G. Music interventions and music therapy in disorders of consciousness – a systematic review of qualitative research. Arts Psychother. 2021; 74: 101782.

154. Froutan R, Eghbali M, Hoseini SH, et al. The effect of music therapy on physiological parameters of patients with traumatic brain injury: A triple-blind randomized controlled clinical trial. Complement Ther Clin Pract. 2020, 40: 101216.

155. Thaut M H, Gardiner J C, Holmberg D, et al. Neurologic music therapy improves executive function and emotional adjustment in traumatic brain injury rehabilitation. Annals of the New York Academy of Sciences, 2009;1169(1): 406-416.

156. Kim DS, Park YG, Choi JH, et al. Effects of music therapy on mood in stroke patients. Yonsei Med J. 2011, 52 (6): 977-981.

157. Thaut M H, McIntosh G C. Neurologic music therapy in stroke rehabilitation. Current Physical Medicine and Rehabilitation Reports. 2014, 2 (2): 106-113.

158. Tang L, Wang H, Liu Q, et al. Effect of music intervention on pain responses in premature infants undergoing placement procedures of peripherally inserted central venous catheter: a randomized controlled trial. European Journal of Integrative Medicine. 2018, 19: 105-109.

159. American Music Therapy Association. American music therapy association code of ethics. 2022.

肠道微生态技术

❖ 千年妙术　菌药传奇 ❖

❖ 控减有道　贵在相宜 ❖

❖ 洗涤呈薪　妙靠快递 ❖

❖ 扶慰兼控　合为至理 ❖

❖ 安全为要　疗恙可期 ❖

主 编

谭晓华　王　强　于　君　张发明　郭　智　聂勇战

副主编

朱宝利　吴清明　任　军　黄自明　杨文燕　王　亮　梁　婧　吴　为
何兴祥　周永健　王　新　李景南　崔伯塔　梁　洁

编 委（以姓氏拼音为序）

安江宏　曹　清　陈　丰　陈　鹏　陈伟庆　邓朝晖　邓丽娟　邓启文
段虎斌　方沈应　方　莹　冯百岁　付　广　高　霞　郭凯文　郝　义
何明心　何素玉　贺　亮　胡伟国　胡运莲　黄筱钧　吉　勇　江高峰
蒋小猛　金　燕　李孟彬　李淑娈　李小安　李咏生　李志铭　梁　亮
刘晓柳　刘泽林　刘　哲　刘　智　陆　陟　吕沐翰　吕有勇　马秀敏
孟景晔　缪应雷　聂勇战　皮国良　祁小飞　乔明强　秦环龙　秦晓峰
瞿　嵘　任　骅　邵　亮　舒　榕　宋银宏　苏　文　苏先旭　孙　恺
孙志强　唐朝晖　唐菲菲　唐　敏　唐晓文　汪　波　汪韦宏　王福祥
王　华　王　钧　温　泉　吴　捷　吴　静　吴开春　吴明玮　吴　霞
夏忠军　向晓晨　肖　芳　谢茗旭　解　奇　徐　龙　许晓军　杨新洲
殷　茜　于　力　余　莉　詹　娜　张　敏　张　翔　张筱茵　张幸鼎
张弋慧智　　　　张　钰　周　浩　周　辉　周玉平　朱艳丽　朱　玄
祝　荫　左志贵

第一章

肠道微生态技术概述

肠道微生态（intestinal microbiota，IM）也称肠道微生物组和肠道菌群，是人体最庞大、最重要的微生态系统，是激活和维持肠道生理功能的关键因素。越来越多的研究基于肠道微生物对人体各组织器官的影响，以及与各种疾病之间的关系，并逐渐向临床转化。较传统方法，利用粪菌移植、肠道微生态调节剂、基因工程细菌等微生态治疗策略在难治性艰难梭菌感染、炎症性肠病、移植物抗宿主病等治疗有更好疗效。肠道微生物参与和影响肿瘤发生、进展、治疗反应及其毒性副作用。随着 IM 与肿瘤相关研究不断深入，在二代测序、生物信息学等方法和技术推动下，IM研究开启了新篇章。IM 维持宿主免疫系统功能，在控瘤药物治疗中发挥关键作用。越来越多证据表明，控瘤药物疗效很大程度上取决于 IM 平衡，基于 IM 技术策略在肿瘤诊疗中显示出有希望的应用前景。

一、微生物组学实验技术

研究表明，人体多种疾病如消化道疾病、代谢综合征、心脑血管疾病、免疫相关疾病、精神疾病和肿瘤等都与肠道菌群失调密切相关。通过肠道菌群检测，能及时发现疾病相关菌群异常，配合有针对性干预和调理，是调节 IM、预防菌群相关疾病发生和缓解症状的有效途径。利用 16S rRNA 基因测序、鸟枪法元基因组等分析人类相关微生物组，为预测和发现人类疾病和健康状况的生物标志物提供了丰富的微生物数据资源。越来越多证据表明，微生物群-宿主相互作用的失调与多种疾病，如肿瘤的发生及预后有关，但个体间不同免疫应答机制尚不清楚。2013 年，Science 首次报道 IM 参与调控化疗药物疗效。2018 年，再次同时发表三篇有关肠道菌干预 PD-1 免疫检查点抑制剂治疗肿瘤疗效的临床研究：肠道梭菌（*Clostridiales*）增强抗 PD-1 抗体疗效，拟杆菌（*Bacteroidales*）抑制该疗效，嗜黏蛋白艾克曼菌（*Akkermansia muciniphila*）可增强抗 PD-1 抗体控瘤效应，揭示 IM 差异有可能是导致治疗成败的关键因素之一。人粪便中分离出的菌株可通过增强免疫检查点抑制剂的作用对结肠癌有控瘤作用。2020年，Science探讨了IM共生特异淋巴细胞促进控瘤免疫应答的具体机制。

二、肠道微生物组作用

研究表明，微生物群可能会调节肿瘤免疫治疗，双歧杆菌与控瘤作用相关，单独口服双歧杆菌对控瘤的改善程度与PD-L1特异性抗体治疗相同，联合应用几乎完全抑制肿瘤生长，树突状细胞功能增强促使CD8+T细胞在肿瘤微环境中启动和积累的效应增强。抗生素使用与免疫治疗阻断PD-1所致不良反应有关，治疗无反应的肺癌和肾癌患者嗜黏蛋白艾克曼菌（Akkermansia muciniphila）少，服用抗生素的荷瘤小鼠口服该菌，可恢复免疫疗法的反应。人类健康和疾病间的细微差别可由宿主与微生物间的相互作用所驱动。微生物组调节肿瘤的发生、发展和对治疗的反应。除了不同种类微生物具有调节化疗药物疗效的能力外，上皮屏障与微生态间的共生关系对局部和远处免疫有重大作用，从而显著影响肿瘤患者的临床结局。使用抗生素可减弱免疫检查点抑制剂的控瘤作用，有些特定肠道微生物存在时，可使免疫治疗效果增强。

三、肠道微生物检测与临床应用

IM组成与抗肿瘤治疗的临床反应间存在显著关联。有研究分析转移性黑色素瘤患者在免疫治疗前的粪便样本，治疗有应答者样本中包含更丰富的细菌种类，如长双歧杆菌、产气柯林斯菌和粪肠球菌。用应答者粪便重建无菌小鼠可改善控瘤，增强T细胞反应，并提高抗PD-L1治疗效果。上述结果表明IM可能存在调控肿瘤患者的控瘤免疫治疗的机制，其对协同使用免疫检查点抑制剂治疗肿瘤具有重要意义。

四、肠道微生物群标志物检测

IM生物标志物在非侵入性肿瘤检测上有很大优势。例如散发性年轻结直肠癌（young colorectal cancer，yCRC）的发病率正在增加，IM及其对yCRC的诊断价值尚不明确，有研究通过16S rRNA基因测序收集大量样本来鉴定微生物标志物，并用独立队列验证结果。通过对样本元基因组测序进行物种水平和功能分析，发现IM多样性在yCRC中增加，黄酮裂化菌（Flavonifractorplautii）是yCRC中重要菌种，而链球菌属（Streptococcus）是老年性结直肠癌的关键菌种。功能分析表明，yCRC具有独特的细菌代谢特征。IM生物标志物可能成为一种很有前途的肿瘤非侵入性检测方法，如在准确检测和区分yCRC患者中具有潜力。

五、肠道微生物临床应用适应证

目前对肿瘤的诊断或治疗，IM鉴定检查未完全被临床接受，部分原因是IM复杂性及其在疾病发病中的作用尚未完全解读，建议IM分析的临床应用应包括艰难梭菌相关疾病的管理和治疗；伴IM失调的肿瘤放疗相关放射性肠炎可能需要行IM营养干预的患者；化疗后出现粒细胞缺乏相关的发热且暴露于广谱抗生素患者；近期胃肠道手术出现顽固性腹泻患者和拟行粪菌移植或益生菌预防或治疗患者。IM在免疫稳态中的作用可能会影响异基因造血干细胞移植后免疫重建，是调整移植后免疫相关策略的重要监测指标。潜在适应证包括需要分析细菌多样性为患者疾病是传染性还是非传染性提供线索。微生物组的改变与肥胖、糖尿病和炎症性肠病等癌前疾病相关性研究分析或可成为治疗这些癌病的重要参考。

肠道微生物组检测技术

一、检测方法

目前IM检测方法主要有16S rRNA测序、元基因组测序和基于纳米孔测序的全长基因测序。16S rRNA测序相对简便，成本较低，元基因组测序涵盖范围更全面，能鉴定微生物到菌株水平。由于成本关系，16S rRNA测序在IM检测中应用更广泛。编码原核生物核糖体小亚基16S rRNA相对应的DNA序列，存在于所有原核生物基因组中，含量大约占基因组DNA的80%，分子大小约1540 bp。16S rRNA包含10个保守区域（constant region）和9个高变区域（hypervariable region），保守序列区域反映生物物种间的亲缘关系，高变序列区域则能体现物种间差异。此特点使16S rRNA成为微生物菌种鉴定的标准识别序列。随着NGS技术快速发展，越来越多微生物16S rRNA序列被测定并收入国际基因数据库中，16S rRNA基因成为系统进化分类学研究中最常用分子标记，广泛用于微生物生态学研究。通过提取样品中DNA，特异性扩增某个或两个连续高变区，采用高通量测序平台对高变区序列测序，然后通过生物信息学行序列分析和物种注释，可了解样品群落组成；进一步通过alpha多样性和beta多样性分析以进一步比较样品间差异性。基于纳米孔技术的16S测序，可设计引物覆盖整个16S基因，甚至整个核糖体操纵子。纳米孔测序在准确分辨更多物种方面优于传统测序平台。

元基因组测序指对环境样品中微生物群落的基因组进行高通量测序，除细菌外，还可覆盖真菌、病毒和寄生虫等。元基因组在分析微生物多样性、种群结构和进化关系基础上，进一步探究IM功能活性、菌间协作关系及与环境间的关系，发掘潜在生物学意义。与传统微生物研究方法相比，元基因组测序摆脱了微生物分离纯培养的限制，克服了未知微生物无法检测的缺点，扩展了微生物检测与利用空间，因此近年在微生物组学研究中得到广泛应用。建议在特定患者如艰难梭菌感染、化疗后粒细胞缺乏应用广谱抗生素后腹泻患者及拟行粪便移植或益生菌预防或治疗患者，推荐选择更深入的微生物检测，其中16S rRNA测序相对简便，结合保守区和高变区设计引物，成本较低。部分带有分类信息的区域在被分析的扩增子之外，该法在鉴定分辨能力上会有所降低。元基因组测序在菌种水平和菌株水平鉴定更有优势，涵盖范围更全面，除细菌外，还可鉴定真菌、病毒和寄生虫等，可鉴定无法培养及未知的微生物。元基因组测序成本相对较高。基于纳米孔技术开发的16S rRNA测序和元基因组测序，长读长在区分近缘物种，解析重复区域和结构变异方面有优势。但纳米孔测序错误率相对会高，随着技术不断进步希望得到改善。

二、实验流程

IM检测流程较为复杂，涉及标本采集和管理、核酸提取、文库制备、上机测序、数据分析和质控等多个过程，检测结果受多方面因素影响。标本采集建议在粪便内部位置多点取样，既可避免污染，又能更真实反映肠道内部的微生物情况；为保证肠道菌群稳定性，建议取样后立即加入肠菌保藏液，保藏液可迅速裂解肠道菌群以达固定作用，避免肠菌体外增殖会大大改变肠道菌群原始状态，保藏液一般可帮助肠菌在常温下一周内保持稳定。（见图7-1）

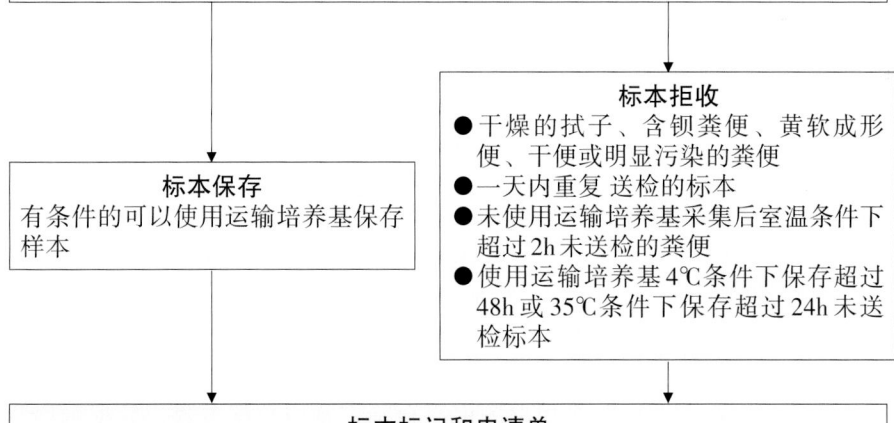

标本取材
● 将粪便排入无菌一次性粪便袋,避免使用坐式马桶或蹲式便盆
● 用无菌竹签或棉棒挑取新鲜粪便2~5mL粪便悬液或2~5g粪便标本置于无菌螺帽容器中后立即送检
● 粪便标本中不能混入尿液及其他异物，采集过程无菌操作

标本拒收
● 干燥的拭子、含钡粪便、黄软成形便、干便或明显污染的粪便
● 一天内重复送检的标本
● 未使用运输培养基采集后室温条件下超过2h未送检的粪便
● 使用运输培养基4℃条件下保存超过48h或35℃条件下保存超过24h未送检标本

标本保存
有条件的可以使用运输培养基保存样本

标本标记和申请单
装标本容器应标记患者姓名及其他必要信息，申请单应包含以下信息：患者基本信息及联系方式；住院号或门诊号、送检日期；送检医生、送检单位及联系方式；患者主诉、病史、体检、治疗等相关重要信息。

标本运输
使用无菌、无核酸的容器收集和运送标本，尽可能送检新鲜标本，冷链运送，缩短运送时间。标本容器的类型、温度和贮存时间会影响核酸的完整性。容器中若存在微生物DNA,会导致肠道微生物检测假阳性和背景污染物的引入。

图7-1 标本采集流程图

（一）核酸提取

应使用经过性能确认的核酸提取试剂，推荐使用商品化的DNA抽提试剂盒，建立完整核酸检测流程，确保提取方法可重复性和提取效率。DNA降解程度和各种杂质污染均会对检测灵敏度造成影响，通过测定核酸浓度、纯度和完整性，制定合格样本标准。操作过程严格遵守无菌操作要求，污染防控对标本检测结果的质控至关重要。每批实验需包括内参照、阴性对照品和阳性对照品。DNA合格样本参考：DNA A260/A280在1.7~1.9之间，A260/A230大于2，DNA质量可用1%琼脂糖凝胶电泳验证（无拖尾、无杂带、无蛋白污染）。DNA完整性可用分析仪等检测，如大部分片段低于200 nt，说明DNA降解严重，需重提DNA。

（二）文库制备

文库制备流程包括核酸片段化、末端修复、标签接头连接和PCR文库等。文库制备对核酸样本有严格要求，每次提取核酸样本需定量检测，起始核酸量定量大于等于0.1 ng/μL，确保核酸满足实验要求。若不满足重新提取核酸或再次送检样本。目前常用建库方法有酶切建库、超声波打断建库及转座酶建库等。推荐使用经性能确认的建库试剂或商品化建库试剂盒。文库质量直接影响测序数据质量，文库DNA质量合格参考：A260/A280在1.75~2.00之间，文库浓度大于等于1 ng/μL，若不满足需重新构建文库。此外，还应使用Agilent 2100或其他生物分析仪器检测文库片段大小及峰型，合格文库插入片段长度大于100 bp，文库应有明显主峰、无杂峰、无引物二聚体、无接头。若不满足重新构建文库或重新提取，如还不合格需重新送检样本。文库定量目前常用Qubit荧光计、实时荧光定量PCR等。推荐使用实时荧光定量PCR方法，可使用NGS定量PCR检测试剂盒。

（三）上机测序

目前国内实验室常用NGS测序平台有Illumina、Thermo Fisher和MGI等，各平台有不同型号设备配置。测序前需根据测序平台确定相应数据参数，并据测序片段长度、检测标本数量、标本质量和最低测序深度等选用合适芯片，以保证测序结果数据质量合格。推荐使用商品化的上机试剂盒。检测过程中，分别根据所用芯片容量、构建文库片段大小等指标判断所得读长总数、测序平均读长等数据是否合理。不同测序平台的参数要求会有差异。

16S rRNA测序常用PCR技术对16S rRNA的V2，V3，V4，V6，V7，V8，V9高变区行扩增，扩增产物行定量，经末端修复后加特异性接头行扩增，完成测序文库构建。检查肠道菌群16S测序质控是否合格：片段长度在200bp、250bp、300bp左右处有 3 个峰。元基因组测序是通过对微生物基因组随机打断，然后在片段两端加入接头进行扩增，文库片段主峰在 300~500 bp 之间，上机测序后通过组装的方式将小片段拼接成较长的序列。

三、生物信息学分析

生物信息学分析人员需熟练掌握 NGS 检测原理及生物信息软件操作，具备数据信息维护和管理、开发新算法及更新数据库能力。生信分析主要是对测序产生原始数据进行处理和分析，包括数据质控、微生物物种检测等过程。目前 IM 检测尚无统一标准化数据分析程序及软件，可选择具有商业化自动分析系统，实验室也可选择与国际同步的算法和软件，搭建实验室个性化分析流程。微生物检测数据库包含细菌、真菌、病毒和寄生虫基因组序列信息，其中支原体、衣原体、螺旋体和立克次体视情况可独立也可并入细菌类别中。公共数据库需经验证方可使用。构建微生物数据库应优先选择全长参考基因组及测序质量高、样本来源、临床信息完整序列。流程中所用各种试剂也可能存在微生物个体或核酸，应建立试剂背景微生物序列数据库，在报告中予以去除。

（一）OUT 分析

测序获得的原始 PE reads 存在一定比例的测序错误，因此在分析前需对原始数据进行剪切过滤，滤除低质量 reads，获得有效数据 Clean reads；通过 PE reads 间的 Overlap 关系将 Reads 拼接成 Tags，进一步过滤获取目标片段（clean reads）；在给定相似度下将 Tags 聚类成 OTU（operational taxonomic units），然后进 OTU 物种注释，从而得到每个样品的群落组成信息。针对 OTU 聚类分析有不少升级方法，UCHIME 嵌合体检测算法整合了 UPARSE 算法和 UCHIME 算法，相较于此前聚类方法有巨大进步。生成 OTU 除聚类方法，还有降噪方法，对 16s 等扩增子测序结果的认可逐渐从 UPARSE 算法转向 DADA2 算法，采用 DADA2 算法进行聚类获得 ASV 表格，针对 ASV 表格可以展开丰富的分析流程。

不同样本对应的 Reads 数量差距较大，为避免因样本测序数据大小不同造成分析偏差，在样品达到足够测序深度情况下，对每个样品进行随机抽平处理。根据样品共有 OTU 以及 OTU 所代表物种，可找到 Core microbiome（覆盖度 100% 样品的微生物组）。

（二）物种累积曲线

物种累积曲线（species accumulation curves）用于描述随着抽样量加大物种增加的状况，是调查物种组成和预测物种丰度的有效工具。在生物多样性和群落调查中被广泛用于判断抽样量是否充分以及评估物种丰富度（species richness）。

（三）物种丰度分析

物种丰度分析是根据物种注释结果，在不同等级对各样品做物种 Profiling 相应的柱状图，可以直观查看各样品在不同分类等级上相对丰度较高的物种及其比例。

（四）Heatmap 聚类分析

Heatmap 是一种以颜色梯度表示数据矩阵中数值大小，并根据物种丰度或样品相似性进行聚类的图形展示方式。聚类加上样品的处理或取样环境等分组信息，可直观相同处理或相似环境样品的聚类情况，并直接反应样品群落组成的相似性和差异性。此项分析内容可分别在不同分类水平进行 Heatmap 聚类分析。

（五）Alpha 多样性

Alpha 多样性（alpha diversity）是对单个样品中物种多样性和物种丰度（richness）的分析，包括 Observed_species 指数、Chao1 指数、Shannon 指数和 Simpson 指数。使用相关软件计算样品的 Alpha 多样性指数值，并作出相应稀释曲线。稀释曲线是利用已测得 16S rRNA 序列中已知各种 OTUs 相对比例，来计算抽取 n 个（n 小于测得的 Reads 序列总数）Reads 时各 Alpha 多样性指数期望值，然后根据一组 n 值（一般为一组小于总序列数的等差数列）与其相应 Alpha 多样性指数的期望值作出曲线，并作出 Alpha 多样性指数的统计表格。Observe_species 指数表示实际观察到的 OTU 数量；Goods_coverage 指数表示测序深度；Chao1 指数用来衡量物种丰度即物种数量多少；Shannon 和 Simpson 指数用来估算微生物群落多样性，Shannon 值越大，多样性越高。

Alpha 多样性指数组间差异分析，分别对 Alpha diversity 各个指数进行秩和检验分析（若两组样品比较则使用 R 中的 wilcox.test 函数，若两组以上的样品比较则使用 R 中的 kruskal.test 函数），通过秩和检验筛选不同条件下差异显著的 Alpha 多样性指数。

（六）Beta 多样性

Beta 多样性（beta diversity）是对样品间生物多样性比较，是对不同样品间微生物群落构成进行比较。同样，需要在各个样品序列数目一致前提下，进行样品间多样性比较。样本间物种丰度分布差异程度可通过统计学中的距离进行量化分析，使用统计算法计算两两样本间距离，获得距离矩阵，可用于后续 Beta 多样性分析和可视化统计分析。根据样本 OTU 丰度信息计算 Bray Curtis，Weighted Unifrac 和 Unweighted Unifrac 距离，来评估不同样品间微生物群落构成差异。

（七）ANOSIM相似性分析

ANOSIM相似性分析是一种非参数检验，用来检验组间（两组或多组）的差异是否显著大于组内差异，从而判断分组是否有意义。

（八）主坐标分析

为进一步展示样品间物种多样性差异，使用主坐标分析（principal coordinates analysis，PCoA）法展示各样品间差异大小。PCoA对样品间物种多样性分析结果，如两样品距离较近，则表示两样品物种组成较相近。

（九）非度量多维尺度分析

除用PCoA进一步展示样品间Beta多样性差异，还可用非度量多维尺度分析（nometric multidimensional scaling，NMDS）法展示各样品间差异大小。NMDS对样品间Beta多样性的分析结果距离较近，则表示这两个样品物种组成较相近。

（十）LEfSe分析

LEfSe分析（linear discriminant analysis effect size），LEfSe采用线性判别分析（LDA）估算每个组分（物种）丰度对差异效果影响的大小，找到对样品划分有显著性差异影响的组分物种。LEfSe分析强调统计意义和生物相关性。

四、实验技术质控

实验室需建立和完善质量控制体系，针对分析前、中、后各环节以及"人、机、料、法、环"制定相应程序文件、SOP、室内质控要求、记录表格和报告质控。试剂盒及全流程中试剂的选择，需要考虑工程菌和环境污染微生物的残留核酸，评估这些因素对检测所造成的影响。每批次实验中都应包括内参照、阴性和阳性对照品，以评估每批次样本中是否存在操作或环境带来的污染以及检测流程是否存在异常。质控品出现失控，需分析失控原因并采取相应纠正措施和预防措施。如在检测中发现试剂污染或检测步骤存在问题，需重复检测。实验室应定期参加IM检测实验室间质量评价或能力验证，发现结果不符合，需查找原因并改进。

五、肠道微生物组检测报告单内容

IM检测报告应包括测序总序列数、覆盖度、测序深度、检测方法及检测技术说明。根据需要，展示重要微生物在门、属、种等水平上的丰度数值，参考数值需根据相应数据库及时更新。功能核心菌应附上解释说明，如检出食源性致病菌和其他致病微生物需提示。NGS相对普通PCR而言通量更高，其结果表示临床标本中检出或未检出相应微生物的核酸片段，明确该物种与感染关系还需结合其他检查结果及临床表现整合判断。检测到意义未明的微生态变异，表明检测到了目前还难以明确临床意义的变异，需结合临床判断。随着科学技术进步，当前无法明确的微生态变异将来有可能会明确。检测到正常的微生态，表明可确认本人的人体微生态状况跟数据库中正常人群微生态相比未发现异常。不同地区，不同年龄，饮食差异、药物服用和并发症等都会影响IM检出水平，需结合相应参考信息报告。

（一）总览指标

IM总览指标应包含检测者和对应年龄段健康人的水平对比图、IM紊乱整体风险、多样性、功能核心菌群、肠型类型、食源性致病菌及其他致病菌评估、有益菌评估、中性菌评估、产丁酸菌评估等。

（二）菌群多样性

基于健康群体菌群多样性数据用于评估测试者菌群的Alpha多样性，在环境和生活方式相似情况下，IM多样性指数较高，提示肠道中微生物的种类较为丰富，各菌种的含量丰度较为均一没有出现单一菌种占据绝大部分的情况，肠道菌群比较健康。反之，如IM多样性指数偏低，由于部分菌群缺失，此部分菌群负责的代谢途径有可能也缺失，从而导致代谢异常。低的多样性指数会增加罹患肠病的风险，包括肠道菌群失调，腹泻、炎症性肠病、肥胖、糖尿病前期、结直肠癌等。因此，生活中应注意饮食多样化，同时应减少抗生素使用。建议多摄入膳食纤维含量高食物，必要时补充益生菌、益生元或采取粪菌移植（fecal microbiota transplantation，FMT）等微生态干预方法，以改善肠道菌群多样性。

健康成年人肠道中存在共有的核心菌群，其中包括拟杆菌属、劳特氏菌属、粪球菌属、梭菌属、粪杆菌属、罗斯氏菌属、考拉杆菌属和瘤胃球菌属等8个菌属。功能核心菌群参与能量代谢，在人体肠道内发酵产生短链脂肪酸，具维持人体健康多重作用。肠型是由不同种类的细菌由于偏好的群落聚集而形成，是个体特征的缩影，反映个人长期饮食习惯，与种族、地域、年龄和性别无关。部分食源性致病菌如空肠弯曲杆菌（*Campylobacter jejuni*）、肉毒梭状芽孢杆菌（*Clostridium botulinum*）、产气荚膜梭状芽孢杆菌（*Clostridium perfringens*）等。其他常见非食源性致病菌如幽门螺杆菌（*Helicobacter pylori*）、假单胞菌（*Pseudomonas*）、不动杆菌（*Acinetobacter*）等。有益菌如双歧杆菌属、乳杆菌属、片球菌属等。

中性菌也被称为条件致病菌，广泛存在于人体肠道，由于人体免疫机制的存在，一般情况下不会出现致病风险，但一旦人体菌群失衡，某些中性菌会成为条件致病菌，如纤毛菌属（*Leptotrichia*）、短杆菌属（*Brevundimonas*）、梭状芽孢杆菌属（*Cloacibacillus*）等可能与菌血症有关，术前如超标，需及时干预，降低手术风险。霍尔德曼氏菌属（*Holdemania*）会分解肠道黏液，增加肠道疼痛概率，常是一类致病菌；理研菌科（*Rikenellaceae*）幽门螺杆菌感染后会引起该菌属增加；*Scardovia* 在慢性肾病肠道中显著增加；芽殖菌属（*Gemmiger*）、副拟杆菌属（*Parabacteroides*）、帕拉普氏菌属（*Paraprevotella*）在肝癌肠道中显著增加等。

（三）疾病相关风险

大量文献表明肠道菌群变化与多种慢性病发生发展程度有关，肠道菌群可作为预测疾病治疗疗效相关生物标志物，根据大阵列临床样本差异标志物建立相关模型预测相关疾病风险及相关疗效评估具有一定可行性。在建立模型及验证模型可靠性时需考虑区域差异、年龄差异，对相关健康人基线设立，建议1000个以上的健康中国人数据作为正常参考范围，且包含3个以上中国代表性区域人群。IM相关疾病包括：婴儿（出生~1岁）：肠绞痛、自闭症、哮喘；幼儿（1~4岁）：自闭症、哮喘、过敏性皮炎；儿童（5~11岁）：消化道类疾病、神经类疾病（自闭症）、过敏性皮炎；少年（12~18岁）：消化道类疾病、神经类疾病（自闭症）、过敏性皮炎；青年（19~35岁）：消化道类疾病、神经类疾病（自闭症、抑郁症）、非酒精性脂肪肝、痛风、多发性硬化症；中年（36~59岁）：消化道类疾病、神经类疾病（自闭症、抑郁症）、癌症（肺癌、胃癌、肝癌、胰腺癌）、非酒精性脂肪肝、痛风、多发性硬化症；老年（60岁以上）：消化道类疾病、神经类疾病（阿尔茨海默、帕金森、脑卒中）、癌症（肺癌、胃癌、肝癌、胰腺癌）、非酒精性脂肪肝、痛风、多发性硬化症；孕妇（18~45岁）：妊娠期糖尿病、先兆子痫、产后抑郁、肝内胆汁淤积症；注：消化道疾病有（溃疡性结肠炎、便秘、肠应激综合征、结直肠癌）。

（四）饮食、生活习惯及营养代谢能力分析

人体IM含量最多的两个门为厚壁菌门（Firmicutes，F）和拟杆菌门（Bacteroides，B），两者占整体90%左右。厚壁菌门/拟杆菌门（F/B）可大致反映IM平衡状态，间接推断宿主食物类型和代谢类型。与宿主食物类型密切相关，高脂、高糖、高蛋白饮食通常F/B比例也高，高纤维食物则会使F/B比例降低。同时，有文献报道：F/B与高血压、肥胖等多种疾病正相关。高脂高糖西式饮食可增加肠道厚壁菌门数量，同时减少拟杆菌门数量，F/B比值偏高会致肥胖风险。IM深度参与肠道内营养物质代谢包括碳水化合物代谢、脂质代谢、氨基酸代谢、维生素合成等。通过评估肠道菌群营养代谢能力，可指导受检者根据自身代谢情况调整饮食习惯，改变生活方式，达到改善健康的目标。

（五）肠龄预测

微生物组是一个精确"生物钟"，能在几年内预测大多数人的年龄。这个"微生物组衰老时钟"可以用作基线，以测试个人的肠道衰老速度，以及酒精、抗生素、益生菌或饮食等物质是否对长寿有任何影响。也可用来比较健康人与患有某些疾病的人，如阿尔茨海默氏症，看他们的 IM 是否偏离了常态。还可帮助更好地了解某些干预措施（包括药物和其他疗法）是否对衰老过程有任何影响。世界各地 IM 存在巨大差异，可用中国人不同年龄段健康人群 IM 数据更准确了解中国个人的真实生物年龄和健康状态以及神经发育状态。

第三章

肿瘤治疗相关肠微生态损伤

IM可在防御感染中发挥作用，化疗会造成机体微生物组的破坏，增加微生物侵入性感染风险，恢复IM组成是降低该风险的潜在策略。IM可致定植抗性，通过共生细菌产生的细菌素/抗菌肽（AMP）及其他蛋白质对细菌细胞壁的攻击等途径杀死致病菌和其他竞争微生物。还有一种直接途径如人体定植的大肠杆菌与致病性大肠杆菌O157竞争脯氨酸，展示共生细菌与病原体竞争资源和生态位，从而提高人体抵抗致病菌能力。IM改变在肿瘤治疗中的影响越来越受到重视。胃肠道反应是实体瘤及血液肿瘤患者化疗后的常见临床表现，增加患者治疗风险，影响疗效及预后。化疗后消化道症状从恶心、呕吐、厌食到严重口腔及肠道黏膜炎、腹痛、腹泻、便秘，常与化学药物剂量及毒性密切相关；患者高龄、免疫功能低下、中性粒细胞减少及骨髓抑制，尤其合并特殊致病微生物感染（如艰难梭菌感染、多耐大肠埃希氏菌、耐碳青霉烯类菌、诺如病毒等）的复杂临床情况下，开展消化道IM检测、指标监测及对抗生素应用的影响尤其重要。

针对化疗后口腔及胃肠道症状、消化系统并发症的主要治疗策略做出不同强度推荐，涵盖大多数非感染性和感染性并发症的治疗以及相应的护理措施，也结合现IM检测、中医药、粪菌移植的应用等，为进一步认识IM对肿瘤治疗影响的关键或热点问题，学习和吸取新的研究进展，为肿瘤与微生态领域的深入研究提供依据。

一、肿瘤化疗对肠微生态的损伤

（一）化疗所致肠微生态损伤相关的恶心呕吐及厌食

化疗所致恶心呕吐（chemotherapy-induced nausea and vomiting，CINV）是治疗中的主要不良反应。预先判断化疗药物的特定致呕吐性对患者整体治疗具重要意义。

化疗药物方案使用前需多学科整合诊治MDT to HIM讨论决定，详细阅读化疗药物说明书，参阅文献制定完整的个体化化疗方案和预防方案并定期根据疗效更新。

（二）化疗所致肠微生态损伤相关的口腔及胃肠黏膜炎

接受常规剂量化疗患者，约40%会出现口腔黏膜炎。造血干细胞移植者，接受预处理患者黏膜炎发生率可达80%~95%。多种因素包括化疗药物、剂量、给药途径、频率及患者耐受性均可能与黏膜炎相关，如有继发性或定植微生物感染性黏膜炎时间可能延长。黏膜炎发生的病理机制包含一系列阶段：启动-放化疗通过直接作用损伤DNA，促炎症细胞因子的产生；上调-启动阶段的损伤激活了NF-κB途径；反馈环路放大信号传导。此三阶段发生于临床上显著的黏膜炎出现之前，随后是溃疡和炎症及愈合，时间为10~14d。

（三）化疗所致肠微生态损伤相关的持续性腹泻

化疗相关性腹泻（chemotherapy-related diarrhea，CRD）是肿瘤患者治疗后常见症状，可严重影响日常活动能力。重度CRD常需住院治疗，甚至由于脱水和感染而危及生命。腹泻最常见于使用化疗药物（如氟尿嘧啶和卡培他滨）、某些分子靶向药（如索拉非尼、舒尼替尼）以及免疫检查点抑制剂（如伊匹木单抗、纳武利尤单抗和帕博利珠单抗）。

应针对CRD并发症和病因进行相应的检查。若存在重度（3级或4级）腹泻，持续性轻至中度（1级或2级）腹泻，或腹泻伴中性粒细胞减少、发热或大便带血，需血液和大便培养、艰难梭菌产毒菌株检查。血性腹泻需粪便培养及检测肠出血型大肠埃希菌、志贺毒素。对有发热、腹膜刺激征或血性腹泻者，应做腹部和盆腔CT扫描，并请外科医生会诊。绝大多数患者不需内镜检查，对难治性患者和慢性腹泻（即整个化疗周期持续存在腹泻）或血性腹泻患者应考虑内镜检查。化疗期间腹泻需鉴别其他病因，包括脂肪或胆汁酸吸收不良、乳糖不耐受、小肠细菌过度生长（SIBO）及感染性原因。

预防初始非药物措施包括避免可能加重腹泻的食物；摄入半流质膳食及口服补液，避免含乳糖的食物，停用导致腹泻的药物如大便软化剂、泻药，推荐CRD的初始治疗为洛哌丁胺，轻至中度无并发症的CRD，建议初始剂量为4 mg，之后每4 h 2 mg。重度（3或4级）腹泻患者，包括合并中至重度腹绞痛、2级或更严重的恶心/呕吐、体能状态下降、发热、脓毒症、中性粒细胞减少、明确出血或脱水的轻至中度腹泻患者，或者洛哌丁胺治疗24 h后仍轻至中度无并发症腹泻患者，建议使用大剂量洛哌丁胺（最初4 mg，之后每2 h 2 mg）。洛哌丁胺治疗无效的CRD患者，推荐使用奥曲肽，初治剂量为一次100 μg或150 μg，一日3次，皮下注射。

CRD患者口服抗生素的作用尚未达成共识。对有发热、中性粒细胞减少、低血压、腹膜刺激征或血性腹泻的患者，应给予静脉用抗生素。洛哌丁胺和大剂量奥曲肽治疗后腹泻仍未停止，建议行上消化道内镜或胶囊胃镜检查。日本用小肠胶囊内镜检查（SBCE）观察整个小肠黏膜包括出血、恶性肿瘤和黏膜损伤的检测。并行病理组织活检以评估是否存在巨细胞病毒（CMV）或艰难梭菌感染。

重度CRD患者在无腹泻48小时且无须使用止泻药48小时后，才能恢复相同化疗方案。所有在先前治疗周期中出现2级或更重腹泻者，应减少化疗剂量。鉴于肠道腹泻与IM对肿瘤化疗过程的影响，建议开展化疗及造血干细胞移植前、后检测IM变化。

二、化疗合并特殊并发症对肠道微生态的损伤

（一）中性粒细胞减少性发热

化疗造成骨髓抑制和胃肠黏膜损伤，进而导致侵袭性感染发生增加，原因为定植细菌和/或真菌移位穿过肠黏膜表面。中性粒细胞减少患者，中性粒细胞介导的炎症反应可不明显，发热可是最早甚至是唯一出现的感染体征。必须及早识别中性粒细胞减少性发热并及时开始经验性全身性抗微生物药治疗，以避免脓毒综合征及死亡。中性粒细胞减少的定义为中性粒细胞绝对计数（absolute neutrophil count，ANC）小于1500/μL，重度中性粒细胞减少定义为ANC小于500/μL或预计ANC会在接下来48小时内降至500/μL以下，极重度中性粒细胞减少定义为ANC小于100/μL。ANC小于500/μL会增加有临床意义感染风险，且中性粒细胞减少持续时间延长（>7日）患者风险更高。ANC小于100/μL会增加菌血症性感染风险。

高强度细胞毒性化疗可引起严重且有时持久的中性粒细胞减少，可能导致需住院治疗发热或引起可能致命性感染。感染风险较高者，预防性使用抗菌、抗病毒和抗真菌药物减少感染性并发症。化疗药物方案使用前需MDT to HIM团队讨论是否可能导致粒细胞缺乏做出预判。

中性粒细胞减少性发热评估对降低严重并发症风险尤为重要，该评估将决定治疗方案，包括粒细胞缺乏持续时间及严重程度、静脉给予抗生素及延长住院时间。高危中性粒细胞减少指：ANC小于500/μL且预计持续粒细胞缺乏大于7日或有共病证据的患者。严重中性粒细胞减少最常发生在造血干细胞移植和急性白血病初次诱导化疗和大剂量化疗巩固的患者。

粒细胞缺乏初始经验性治疗高危中性粒细胞减少患者的发热为医疗急症。需立即开始经验性广谱抗菌治疗，推荐使用杀菌性抗生素。同时抽取血培养和可疑部位分泌物标本，初始抗生素选择依据为患者病史、既往病史、过敏史、症状、体征、

近期抗生素使用情况和培养药敏结果以及院内感染。对疑似中心静脉导管（CVC）、皮肤或软组织感染或血流动力学不稳的患者，应扩大抗菌谱覆盖很可能的病原体（如耐药性革兰阴性菌、革兰阳性菌、厌氧菌以及真菌）。

持续发热的经验性治疗：仅有持续性发热无须调整初始抗生素，对有耐药微生物感染风险、临床及血流动力学不稳定和血培养阳性提示耐药菌感染的患者，应调整初始治疗方案。经广谱抗细菌药物治疗4~7日后仍持续发热，且感染源不明，推荐经验性添加抗真菌药物。

拔除CVC及PICC导管由金黄色葡萄球菌、铜绿假单胞菌、假丝酵母菌或快速生长非结核分枝杆菌引起导管相关血流感染的患者。

中性粒细胞减少性膳食：鉴于胃肠道黏膜损伤容易发生严重肠道细菌感染，虽然缺乏评估这种中性粒细胞减少性膳食方法的系统性临床数据。仍建议预计严重中性粒细胞减少患者进食充分煮熟、易消化食物，直至中性粒细胞恢复。

高危中性粒细胞减少及之前合并肠道感染、革兰阴性菌血行播散性感染患者建议再次化疗前、后行IM检测及监测。

（二）中性粒细胞减少性小肠结肠炎

中性粒细胞减少性小肠结肠炎是一种致命性坏死性小肠结肠炎，主要发生于中性粒细胞减少患者。该病可能的发病机制，包括细胞毒性药物黏膜损伤、严重中性粒细胞减少，以及机体对微生物入侵的防御能力受损。微生物感染可导致肠壁多层坏死。盲肠通常受累，且病变常延伸至升结肠和末端回肠。重度中性粒细胞减少患者伴发热和腹痛，腹痛位置通常在右下腹，须考虑中性粒细胞减少性小肠结肠炎。症状常在接受细胞毒化疗后第3周出现，此时中性粒细胞减少最严重且患者发热。常根据特征性CT表现诊断中性粒细胞减少性小肠结肠炎。（防治详见本指南《胃肠保护》分册相关章节）

（三）化疗合并艰难梭菌感染

艰难梭菌是一种厌氧产芽孢细菌，广泛分布于土壤、水、动物和健康人的肠道中。艰难梭菌感染（*Clostridioides difficile infection*，CDI）的症状范围从相对轻微的腹泻到严重的危及生命的伪膜性结肠炎、中毒性巨结肠和败血症。病因常与先前使用抗生素有关，年龄、肿瘤化疗治疗和免疫抑制也是风险因素。（防治详见本指南《胃肠保护》分册相关章节）

（四）化疗合并耐碳青霉烯酶大肠埃希菌或肺炎克雷伯杆菌感染

在革兰阴性病原体院内感染中，水解碳青霉烯的β-内酰胺酶是引起抗菌药物耐药性的一种重要机制。大肠埃希菌或肺炎克雷伯杆菌对任何碳青霉烯类药物明显耐药，则应怀疑是否携带碳青霉烯酶。使用广谱头孢菌素类和/或碳青霉烯类是发生产碳青霉烯酶微生物定植或感染的重要危险因素。产碳青霉烯酶肠杆菌科细菌（CRE）感染的发病率正在增加，控制CRE传播和改善患者预后需要及时可靠的检测方法及有效的抗生素治疗。针对CRE特定感染的识别、预防和管理，需要所有临床相关医生了解CRE患者的相关风险因素、预防和管理策略CRE预防管理需要感染控制实践和设施。指南需要针对实验室人员、临床工作人员和患者和家属提供更标准化的CRE预防和管理教育材料。且医护人员必须接受持续的感染预防特定教育，包括专门的培训材料和培训时间。（防治详见本指南《胃肠保护》分册相关章节）

三、造血干细胞移植相关肠微生态损伤

健康个体肠道菌群具多样性，包括厚壁菌门、拟杆菌门、变形菌门、放线菌门、疣微菌门和梭杆菌门等IM平衡。造血干细胞移植（hematopoietic stem cell transplantation，HSCT）尤其异基因造血干细胞移植（allogeneic hematopoietic stem cell transplantation，allo-HSCT）过程中，由于预防和治疗性抗生素、肠道炎症和饮食变化，IM多样性显著降低，可引起疼痛、恶心呕吐和腹泻。患者HSCT后主要消化道症状腹泻的原因有很多，包括消化道黏膜炎、重度血细胞减少相关感染、移植物抗宿主病（graft-versus-host disease，GVHD）等。治疗取决于腹泻严重程度和原因。移植后有多种原因可致腹泻，在allo-HSCT后100日内，约80%会出现至少1次急性腹泻发作。评估应包括大便定量和定性检测，即使已开始纠正容量消耗和代谢紊乱，也要评估潜在病因。评估受到一些因素影响，包括腹泻持续时间、患者年龄等。腹泻原因应考虑以下原因：预处理方案所用化疗和/或放疗所致非口腔黏膜炎可影响整个胃肠道引起腹泻。急性GVHD是异基因造血干细胞移植后持续性急性腹泻最常见原因。其累及胃肠道常见表现为腹部绞痛和腹泻，最初可为大量水样泻，随后可变为血性，组织学检查有助于急性GVHD的诊断。HSCT后感染性原因导致腹泻也是常见，在GVHD开始免疫抑制药物治疗前应排除感染性肠病或同时给予预防治疗。感染性腹泻的常见病因包括：艰难梭菌、巨细胞病毒、腺病毒和肠道病毒（如柯萨奇病毒、埃可病毒、轮状病毒、诺如病毒等）。在肠道病理标本活检时需同时检查。在大剂量糖皮质激素、T细胞去除及非亲缘、亲缘半相合移植或脐血移植中更易发生各种病毒感染。（防治详见本指南《血液保护》分册和《胃肠保护》相关章节）

第四章

肠道微生态技术与造血干细胞移植

病原微生物对人类是一个持续威胁，特别是随着新技术如单倍体及无关供者allo-HSCT的开展和新型免疫抑制剂使用，出现了较多对抗生素耐药的细菌和免疫功能低下的个体。IM对宿主具多种作用，如影响宿主免疫系统发育，影响食物消化、必需氨基酸、次生代谢产物、短链脂肪酸和维生素的合成，调节宿主免疫反应等。在健康人体内，IM是肠道黏膜免疫重要组成部分，有益菌、中性菌和致病菌构成微妙的平衡关系，组成保持人体健康所必需的功能稳态。IM在机体控瘤免疫反应中的作用，包括在化疗和allo-HSCT中的作用已受到越来越多关注。20世纪80年代，研究报道肠腔共生的微生物即IM在GVHD病理生理过程中发挥重要作用。对IM在allo-HSCT中的作用，包括相关并发症如感染、GVHD与预后及复发的关系，需更新认识。HSCT后会对机体IM产生影响，而IM可能也会通过多种机制影响HSCT的预后。

一、HSCT概述

HSCT是指给予来自于任何来源（如骨髓、外周血和脐带血）或供者（如异基因、同基因、自体）造血干细胞以重建骨髓功能的一种治疗手段。通常根据造血干细胞来自于自身或他人，分为自体造血干细胞移植（autologous hematopoietic stem cell transplantation，auto-HSCT）和allo-HSCT。auto-HSCT是取患者自身骨髓或外周血干细胞回输给本人，通过移植物中多能干细胞在体内定植、增殖分化，使患者机体恢复造血和免疫功能的一种治疗方法。allo-HSCT是指将供者的骨髓或外周血干细胞植入受体体内的方法，与实体器官移植术后只是单向的排异反应不同，allo-HSCT术后排异反应是双向的，即不仅存在宿主对供体的GVHD，还存在供体移植物对宿主的GVHD。这是因为植入供体移植物中存在T淋巴细胞、单核-巨噬细胞等免疫活性细胞识别宿主自身抗原进而激活、增殖分化所致。

（一）适应证

auto-HSCT常用于治疗多发性骨髓瘤、非霍奇金淋巴瘤和霍奇金淋巴瘤患者。allo-HSCT主要用于治疗中高危急性白血病、中高危骨髓增生异常综合征和重型再障患者，可有效改善此类患者预后，使50%以上白血病达到无病生存。

（二）预处理及并发症

预处理是输注供者异体或自体造血干细胞前受者经历的化疗/放疗的治疗阶段，目的是尽可能杀灭受者体内残存白血病细胞、抑制受者免疫功能、消除受者造血干细胞，从而便于接受供者细胞植入，对HSCT成功与否起至关重要作用。预处理方案必须在明确诊断、危险分层、移植前疾病状态、脏器功能、共存疾病特征和供体类型基础上进行综合评估。移植早期并发症主要包括植入失败、急性GVHD、感染（细菌、真菌、病毒、卡氏肺囊虫等）、出血性膀胱炎，肝窦阻塞综合征及心血管系统、消化系统、内分泌及CNS并发症。移植晚期并发症主要包括慢性GVHD、生育异常及继发第二肿瘤等。

二、HSCT对肠道微生态的影响

以IM为典型代表的人体微生态研究是当前国际生物医学研究的热点，人体正常微生物群之间，菌群与宿主之间，菌群、宿主与环境之间存在相互依存、相互制约的动态平衡。这种共生平衡被打破，正常微生物群之间，微生物与宿主之间由生理性组合变为病理性组合，发生人体微生态失调，导致疾病发生。微生态失调一般区分为菌群失衡和菌群易位。菌群失衡是指肠道原有菌群发生改变，益生菌减少和（或）致病菌增多。肠道菌群易位可分为横向易位和纵向易位。横向易位指细菌由原定植处向周围转移，如下消化道细菌向上消化道转移，结肠细菌向小肠转移，引起如小肠感染综合征等。纵向易位指细菌由原定植处向肠黏膜深层乃至全身转移。HSCT过程中，预处理及使用预防性抗生素，改变了机体原有肠道菌群构成，共生菌减少、菌群多样性减少，造成微生态失衡或菌群易位。肠道菌群在肠道稳态和免疫调节中起至关重要作用，已被认为是接受allo-HSCT患者临床结局的预测指标。研究发现，小鼠模型肠道菌群变化决定了GVHD严重程度。随着宏基因组学、转录组学、蛋白质组学、代谢组学等组学技术飞速发展，人体微生态与HSCT相关研究越来越多、越来越深入。

（一）移植前预处理对肠道微生态的影响

移植前预处理尤其大剂量化疗方案（如白消安/环磷酰胺方案）以及带有全身照射的方案（如环磷酰胺/全身照射方案）易损伤肠黏膜上皮细胞，使肠黏膜屏障功能受损。大剂量化放疗抑制机体细胞免疫及体液免疫功能，导致免疫调控异常，通过促进细菌转位和全身炎症反应，增加患者感染风险，改变肠道菌群组成从而发生菌群失调，肠道菌群易穿透受损肠黏膜，引起异常免疫反应，活化T淋巴细胞，促进炎症介质释放，造成胃肠黏膜屏障受损，从而损伤胃肠道等靶器官。

（二）预处理引起肠道微生态失调

预处理化疗过程中，由化疗药物和预防性抗生素使用，肠道菌群的多样性和稳定性遭到破坏，造成肠道原有菌群失衡或菌群易位，甚至出现细菌肠道支配。肠道菌群中占支配地位的细菌包括短链脂肪酸的产生菌（如芽孢杆菌、布鲁氏菌等）和专门发酵寡糖的菌种（如双歧杆菌等）。临床上，肠道内各种微生物群的定植或易位常先于感染发生，是引起菌血症和脓毒血症常见原因之一。有研究在移植后患者粪便标本中观察到杆菌如双歧杆菌和梭状芽孢杆菌向肠球菌相对转移，这在抗生素预防感染和中性粒细胞减少症患者治疗中更为明显。

（三）抗生素应用与肠道菌群环境

系统性使用广谱抗生素常用于allo-HSCT中治疗感染性并发症，但对微生物群组成的影响研究仍较少。有研究表明抗生素治疗时间对肠道菌群组成及与移植相关死亡率和总体生存的影响，通过多因素分析发现抗生素治疗时间是移植相关死亡率的独立危险因素，尽早开始抗生素治疗会降低GVHD相关死亡率，早期使用抗生素治疗可能会抑制肠道菌群中保护性梭菌，但在停止抗生素治疗后能迅速恢复微生物群多样性。allo-HSCT中出现中性粒细胞缺乏伴发热时接受抗厌氧菌抗生素（如哌拉西林他唑巴坦或碳青霉烯）与仅接受极少量抗生素患者之间的GVHD发生率及死亡率均增加，使用抗厌氧菌抗生素会致肠道菌群多样性水平降低，尤其双歧杆菌和梭状芽孢杆菌丰度降低。接受allo-HSCT患者中常见感染病原体是革兰阴性菌（肠杆菌科）和革兰阳性菌（葡萄球菌属），识别和监测患者中此类病原体有助合理选择抗生素。艰难梭菌是一种常见肠道感染病原体，约1/3移植患者发生CDI是由于广谱抗生素的使用影响了肠道固有菌群，尤其是对梭状芽孢杆菌的抑制。在allo-HSCT时预防性和治疗性使用抗生素会影响肠道菌群多样性，进而增加耐药菌感染风险。

（四）移植后CDI

CDI常是使用广谱抗生素的并发症，广谱抗生素使用造成共生菌的减少，肠道菌群系发生失衡。艰难梭菌在一般人群很少定植，定植率约为8%。但在移植前无症状血液肿瘤患者中，艰难梭菌定植率为8%~29%，其中约12%是产毒株艰难梭菌定植，这与化疗后粒细胞缺乏期发热使用广谱抗生素密切相关。CDI是allo-HSCT后并不常见并发症之一，CDI除可引起局部炎症反应，还是发生GVHD的启动因素。这是因为CDI可促使肠黏膜释放细胞因子和促进内毒素转运、主要组织相容性复合体表达和免疫共刺激分子上调，从而激活移植物中供者T淋巴细胞释放更多炎性因子，形成细胞因子风暴，诱使GVHD发生。因此CDI患者，即使病情轻微也应积极处理，防止GVHD发生而使病情复杂化。可考虑使用益生菌纠正IM失衡以预防CDI。

三、肠道微生态对HSCT预后的影响

（一）肠道菌群与宿主免疫系统之间的相互作用

肠道菌群在促进免疫系统发育、维持正常免疫功能、协同抵抗病原菌入侵等发挥重要作用。肠道菌群与肠壁内免疫细胞以肠黏膜为界，相互作用，相互制约，处于动态平衡。肠上皮细胞、树突状细胞和巨噬细胞可表达识别微生物相关分子模式模式识别受体，例如Toll样受体在固有免疫中通过对病原体相关分子模式识别发挥作用，通过刺激信号级联反应导致促炎性细胞因子反应抗原呈递给调节性T细胞（regulatory T cell, Treg），Treg激活从早期肠道的最初定植转移到对共生细菌的耐受性，一些肠道细菌会产生丁酸盐、丙酸盐和乙酸盐，均是微生物发酵代谢产物，属短链脂肪酸，能下调炎性细胞因子如IL-6和上调抗炎性细胞因子如IL-10，在先天免疫中直接吞噬消灭各种病原微生物，在适应性免疫中能吞噬处理抗原-抗体结合物。肠道分节丝状菌可穿透黏液层并与上皮细胞紧密连接相互作用，诱导细胞信号传导，并致Th17分化，调节CD4+效应T细胞。肠道菌群在维持肠上皮完整性和肠道免疫功能中发挥重要作用，IM与宿主免疫系统相联系，通过改变肠道免疫耐受及免疫应答功能，影响移植后并发症发生和移植相关死亡率。

（二）进食改变和肠外营养对HSCT患者的影响

移植前预处理化疗药物可致患者出现不同程度恶心、黏膜炎和厌食，全胃肠外营养已广泛用于allo-HSCT患者以改善营养状况，移植后需谨慎评价患者营养状态，尤其是移植后患者可能存在因体液潴留或内皮细胞损伤及炎症状态（包括GVHD）引起的体液平衡失调，因此体重并不是判断营养状况的唯一和可靠指标。需要通过多学科合作，计算摄入热量、蛋白质、体脂状态及每日消耗卡路里等数据建立对患者营养状态的准确评估。

（三）肠道微生态对HSCT结局的影响

有研究表明HSCT前的微生物多样性水平低与包括急性胃肠道GVHD在内的并发症发生无关，HSCT术后早期IM变化对移植结局的影响可能大于移植前变化。肠道菌

群多样化水平的破坏使患者肠道急性GVHD发生率及感染率增加，肠道菌群多样化水平低的患者移植相关死亡率明显高于肠道菌群多样化水平中及高的患者，死亡原因主要为GVHD及感染。有研究显示肠道菌群多样化水平低、中、高三组患者HSCT后3年生存率分别为36%、60%和67%（$P=0.019$）。因此，包括益生菌、益生元在内多种微生态制剂的适当使用，可减少allo-HSCT过程中对肠道菌群多样性的破坏，从而改善患者预后。

（四）肠道菌群与免疫重建及随访

肠道菌群在免疫稳态中的作用提示肠道菌群可能影响allo-HSCT后免疫重建，并可能成为监测指标以调整移植后免疫相关策略。由于肠道菌群可调节宿主免疫力并在GVHD发生中发挥潜在作用，且与GVHD严重程度有关，有可能成为重要治疗随访指标之一。肠道菌群负荷的增加，例如大肠杆菌丰度增加，可能预示发生菌血症风险增加。在allo-HSCT患者监测肠道肠杆菌科菌株（例如大肠杆菌、克雷伯菌属和肠杆菌），可识别有感染风险患者，减少肠杆菌科菌血症风险。微生物群与宿主免疫的相互作用也可用于识别有疾病复发风险患者。

四、allo-HSCT后改善肠道菌群的策略

肠道菌群失衡可导致allo-HSCT患者合并感染、疾病复发、GVHD并可能延迟免疫重建，缩短总体生存期。allo-HSCT过程中的各个环节及因素均可能影响到肠道菌群的多样性。改善allo-HSCT后肠道菌群的策略主要包括调整抗生素、使用益生菌或益生元、FMT等。

（一）调整抗生素策略

allo-HSCT后使用抗生素杀灭致病菌同时会造成人体微生物群伤害，导致微生物物种和菌株多样性丧失，且不同抗生素对微生物群造成的影响不同，其中广谱抗生素影响最大，会引起微生物群多样性的长期匮乏，应尽量选择窄谱抗生素，同时减少抗生素的使用时间，以保护allo-HSCT后肠道环境。

（二）给予益生元策略

益生元是难消化化合物，通常是低聚糖，在影响共生细菌代谢方面具有优势。益生元可口服或给予胃内营养补充。Yoshifuji等研究评估应用益生元对allo-HSCT患者缓解黏膜损伤及减轻GVHD的疗效，患者自移植前肠道准备开始至移植后第28天口服益生元混合物，结果表明益生元摄入减轻了黏膜损伤，降低了急性GVHD等级和发生率，同时降低了皮肤急性GVHD累积发生率，提示通过益生元摄入可保留产生丁

酸盐的细菌种群，维持肠道菌群多样性。

（三）益生菌的使用策略与CDI

益生菌策略包括直接注入胃肠道内一种或多种有益微生物菌株，可通过经结肠镜或保留灌肠实施。对HSCT后CDI相关疾病的治疗，如肠道菌群多样性水平降低，对维持肠道多样性进行干预可能有助于改善移植结局，一种策略是限制使用杀灭厌氧共生菌的抗生素，尤其当需要广谱抗生素治疗菌血症或败血症时。另一种策略是通过宿主或健康供者（第三方）的粪便或粪便处理物质进行FMT来恢复肠道菌群多样性。CDI是allo-HSCT后常见并发症，一项研究显示allo-HSCT前采集和保存患者自身肠道的多样性微生物，allo-HSCT后发生CDI风险相关的肠道菌群主要是粪肠球菌，对有拟杆菌丧失的患者应用前期保存的肠道菌群，经过FMT恢复了以拟杆菌为主具有保护性功能的肠道菌群，微生物群中3种细菌类群（拟杆菌、毛螺菌、瘤胃球菌）的存在会降低60%发生CDI相关风险。

五、急性胃肠道GVHD诊治规范

GVHD指由异基因供者细胞与受者组织发生反应导致的临床综合征，经典急性GVHD一般指发生在移植后100 d以内，且主要表现为皮肤、胃肠道和肝脏等器官的炎性反应。晚发急性GVHD指具备经典急性GVHD的临床表现、但发生于移植100 d后的GVHD。胃肠道是急性GVHD第二位受累的靶器官，上消化道和下消化道均可累及，上消化道急性GVHD主要表现厌食消瘦、恶心呕吐，下消化道急性GVHD表现为水样腹泻、腹痛、便血和肠梗阻，下消化道急性GVHD与移植后非复发相关死亡密切相关。

（一）分级标准

急性胃肠道GVHD的Glucksberg分级标准如下，1级：腹泻量大于500 mL/d或持续性恶心；2级：腹泻量大于1000 mL/d；3级：腹泻量大于1500 mL/d；4级：严重腹痛和（或）肠梗阻。下消化道（排便）西奈山急性GVHD国际联盟（mount sinai acute GVHD international consortium，MAGIC）分级标准如下，0级：成人腹泻量小于500 mL/d或腹泻次数小于3次/天、儿童腹泻量小于10 mL/（kg·d）或小于腹泻次数4次/天；1级：成人腹泻量小于500~999 mL/d或腹泻次数3~4次/天、儿童腹泻量小于10~19.9 mL/（kg·d）或腹泻次数4~6次/天；2级：成人腹泻量小于1000~1500 mL/d或腹泻次数5~7次/天、儿童腹泻量小于20~30 mL/（kg·d）或腹泻次数7~10次/天；3级：成人腹泻量大于1500 mL/d或腹泻次数大于7次/天、儿童腹泻量大于30 mL/（kg·d）或腹泻次数大于10次/天；4级：严重腹痛伴或不伴肠梗阻或便血。

（二）诊断和鉴别诊断

急性胃肠道GVHD诊断标准主要为临床诊断，确诊需要胃或十二指肠活检病理结果，在急性GVHD表现不典型或治疗效果欠佳时需鉴别诊断，如当患者出现食欲不振、恶心和呕吐等上消化道症状时可能为急性上消化道（胃）GVHD，仅表现上消化道症状时需与念珠菌病、非特异性胃炎等上消化道疾病相鉴别。当患者出现腹泻等下消化道初始症状时，要考虑为急性下消化道（肠）GVHD初始表现，应注意与引起腹泻的其他原因相鉴别。

（三）一线治疗

一线治疗为糖皮质激素，最常用甲泼尼龙，起始剂量 $1 \sim 2$ mL/（kg·d），调整环孢素A谷浓度至 $150 \sim 250$ μg/L，评估糖皮质激素疗效，急性胃肠道GVHD控制后缓慢减少糖皮质激素用量，一般每 $5 \sim 7$ 天减量甲泼尼龙 $10 \sim 20$ mg/d，4周减至初始量的10%。若判断为糖皮质激素耐药，需加用二线药物，并减停糖皮质激素；如判断为糖皮质激素依赖，二线药物起效后减停糖皮质激素。

（四）二线治疗及其他治疗

二线治疗原则上在维持环孢素A有效浓度基础上加用二线药物：①抗白细胞介素2受体抗体单抗，推荐用法：成人及体重大于等于35 kg儿童每次20 mg、体重小于35 kg儿童每次10 mg，移植后第1、3、8天各1次，以后每周1次，使用次数根据病情而定。②芦可替尼，推荐用法：成人初始剂量为10 mg/d分2次口服，3d后无治疗相关不良反应可调整剂量至20 mg/d。体重大于等于25kg儿童初始剂量为10 mg/d分2次口服，体重小于25 kg儿童初始剂量为5 mg/d分2次口服。其他药物包括甲氨蝶呤、霉酚酸酯、他克莫司、西罗莫司等。其他治疗主要包括抗人胸腺淋巴细胞球蛋白，间充质干细胞、FMT等也有应用。

第五章

肠道微生态技术与结直肠癌

结直肠癌是全球范围内第三位最常见的恶性肿瘤，也是第二位最常见的恶性肿瘤死亡原因，其易感性和发展与遗传和环境两大因素密切相关。据双胞胎和家庭遗传学结果估计，结直肠癌的遗传率仅为12%~35%，而环境因素则主要影响结直肠癌的发生发展。随着近几年第2代高通量测序技术的广泛应用，肠道微生态在结直肠癌发生发展与防治中的作用得到广泛研究。肠道微生态的改变不仅参与了结直肠黏膜缓慢发展成腺瘤、最终演变成结直肠癌的整个过程，同时，"益生菌"等肠道微生态制剂也通过促进宿主肠道屏障功能，调节免疫微环境以及改善肠道菌群平衡等发挥治疗结直肠癌等作用，揭示了肠道微生态在结直肠癌早期诊断和防治中的潜在应用价值。

一、结直肠癌肠道微生态特点

与健康人群的微生物组相比，结直肠癌病人肠道菌群出现全面的组成变化（通常称为生态失调，dysbiosis），反映了结直肠癌患者特有的生态微环境。许多研究表明，一些特定的细菌，包括脆弱拟杆菌（*Bacteroides fragilis*）、大肠杆菌（*Escherichia coli*）、粪肠球菌（*Enterococcus faecalis*）和溶胆链球菌菌株（*Streptococcus gallolyticus*）与结直肠癌发生发展密切相关。近年，通过人类宏基因组研究确定，一些结直肠癌新关联细菌，包括具核梭杆菌（*Fusobacterium nucleatum*），以及来自细小单胞菌属（*Parvimonas*）、消化链球菌属（*Peptostreptococcus*）、卟啉单胞菌属（*Porphyromonas*）和普氏菌属（*Prevotella*）细菌，这些细菌在结直肠癌患者粪便和肿瘤样本中丰度显著增加。通过量化和检测这些细菌相对丰度的倍数变化，以作为使用微生物群标志物检测结直肠癌的相关依据。

肠道菌群差异受地域因素影响，但多项meta分析表明，结直肠癌相关的几种细菌在不同地域人群存在一致性。一项研究通过对526个结直肠癌患者和健康对照人群粪便进行宏基因组学meta分析，确定了结直肠癌中7种富集细菌的微生物核心，包括一种具有与结直肠癌相关的产肠毒素细菌：脆弱拟杆菌；4种口腔细菌：具核梭杆菌、微小小单胞菌（*Parvimonas micra*）、不解糖卟啉单胞菌（*Porphyromonas asaccharolytica*）和中间普氏菌（*Prevotella intermedia*）；以及2种其他类细菌：*Alistipes finegoldii*和嗜热微生物弧菌（*Thermanaerovibrio acidaminovorans*）。另外，上述这些富集细菌与结直肠癌中耗尽细菌的共生网络呈负相关关系，包括已开发为益生菌的几种物种，例如产丁酸的丁酸梭菌（*Clostridium butyricum*）和鸡乳杆菌（*Lactobacillus gallinarum*）。这几种益生菌在结直肠癌治疗中均展现出潜在益处。2019年发表的两项关于粪便宏基因组的meta分析研究进一步扩展了这组结直肠癌富集的核心细菌。通过对八个地理区域的样本分析，有多达29个核心微生物被确定为与结直肠癌相关细菌。

二、肠道微生态影响结直肠癌发生发展的相关机制

肠道微生物促癌作用已被广泛研究，其促癌相关机制多种多样。分为基因毒性、炎症反应、免疫反应和代谢。

（一）基因毒性

指微生物给生物体造成的DNA结构损伤，例如DNA链断裂、DNA加合物的形成、DNA缺失和重排。如微生物造成的宿主DNA损伤未能导致宿主细胞死亡，这种损伤可能会进一步引起抑癌基因或致癌基因表达。细胞致死膨胀毒素和大肠杆菌素是两种被广泛研究的具有代表性的基因毒素。其中，细胞致死膨胀毒素可由大肠杆菌和空肠弯曲杆菌（*Campylobacter jejuni*）产生，并通过其DNA酶活性诱导宿主细胞双链DNA断裂。细胞致死膨胀毒素缺陷菌株在小鼠结直肠癌模型中表现出明显减弱的致癌能力。肠杆菌科（*Enterobacteriaceae*）也可产生大肠杆菌素以诱导宿主DNA链断裂并引发或促进结直肠癌。除以上两种特定毒素外，细菌代谢产物也可产生遗传毒性作用。例如，卟啉单胞菌属（*Porphyromonas*）产生的活性氧，以及嗜胆菌属（*Bilophila*）和梭菌属（*Fusobacterium*）产生的硫化氢都能促进结直肠肿瘤的发生发展。

（二）炎症反应

是结直肠恶性肿瘤的重要生物特征，也是微生物与结直肠癌相关主要明确致癌机制之一。微生物毒力因子诱导宿主组织的慢性炎症，可刺激细胞增殖，引发机体稳态失调，并与细胞凋亡失败发挥共同作用，导致恶性肿瘤发生。这些效应可能是由微生物与特定宿主细胞内信号通路的相互作用介导的。例如，具核梭杆菌可诱导

核因子-κB（NF-κB）途径激活，具核梭杆菌和脆弱拟杆菌都具负调节 E-钙黏蛋白、激活 WNT/β-连环蛋白信号通路，从而驱动细胞增殖。产生肠毒素的脆弱拟杆菌（ETBF）分泌脆弱拟杆菌毒素并刺激 TH-17/IL-17 依赖性结肠炎从而促进结直肠肿瘤发生。除微生物直接作用外，识别微生物相关分子模式也可通过与宿主模式识别受体，如 toll 样受体（TLR）和核苷酸结合寡聚化结构域样（NOD）受体相互作用在远程器官中诱导炎症反应。细菌脂多糖和 TLR4 之间相互作用导致细胞存活途径的下游激活，从而引起肿瘤发生。

（三）免疫反应

人体微生物组和免疫系统间相互作用从特应性和自身免疫疾病到癌症的广泛作用都已得到充分验证。宿主免疫系统通过诱导癌细胞或潜在病变细胞的凋亡在肿瘤防治中发挥关键作用。微生物组可能会在多个层面调控干扰这一过程。HIV 对 CD4+T 淋巴细胞具有嗜性，从而削弱宿主检测潜在瘤细胞的能力并增加致癌率。有核梭菌能表达 Fap2 表面蛋白，该蛋白与 T 细胞和自然杀伤（NK）细胞相互作用从而抑制免疫细胞控瘤细胞毒性功能。有学者认为，在健康状态下，微生物群-免疫相互作用有益于维持免疫系统控癌免疫监视功能，并提出了多种潜在机制，包括通过拓宽 T 细胞受体库和增强多种免疫反应强度。

（四）代谢

除免疫调控外，新陈代谢是宿主和微生物群相互作用的第二个关键因素。人类微生物组可表达影响膳食维生素、营养素、异生素和其他宿主来源化合物的代谢相关基因，这些细菌介导的代谢反应可调控饮食与肿瘤之间平衡。例如，肠道细菌可将膳食纤维发酵为丁酸盐等短链脂肪酸，抑制炎症反应和癌细胞增殖，从而在结直肠癌中发挥治疗作用。另一方面，肠道细菌对胆汁酸和蛋白质代谢可致有害芳香胺和硫化物形成，从而产生致癌作用。然而，肠道细菌代谢反应受宿主因素影响。例如，MSH2 是人体一个在 DNA 错配修复中起关键作用的蛋白质，在 MSH2 基因表达异常个体中，微生物产生丁酸盐可通过驱动结直肠细胞过度增殖从而诱发结直肠癌。

三、粪便细菌标志物与结直肠癌诊断

结直肠癌早期筛查能有效降低发病率与死亡率。目前，结肠镜检查和粪便隐血试验（FIT）是结直肠癌筛查主要手段。结肠镜检查具高灵敏度和高特异性，是结直肠癌筛查金标准。然而，结肠镜检查要求经验丰富的内镜医师和患者依从性，经费和人力成本很高。FIT 灵敏度较差（约 73.1%）。近年，各种生物标志物的发现大大促进结直肠癌的检测和治疗，主要包括蛋白质类标志物、基因突变和 DNA 甲基化相关标志物、microRNA类标志物，及肠道微生物标志物。前几类检测同肠道微生物标志物比，技术烦琐，价格昂贵，晚期腺瘤检测灵敏性与特异性低。因此，基于粪便菌群标志物的结直肠癌诊断表现出准确、无创及价格优惠等优势。

宏基因组测序技术高速发展促进了结直肠癌粪菌标志物的发现。通过对香港地区74例结直肠癌患者和54例健康个体样本分析，发现了20个与结直肠癌相关的微生物基因标志物，并在丹麦、法国及奥地利等人群中得到了验证，其中具核梭杆菌（*Fn*）的丁酰辅酶A脱氢酶和来自 *P. micra* 的RNA聚合酶亚基β（*rpoβ*）这两个基因可区分结直肠癌患者和健康人群。通过PCR对这两个基因行量化分析，其AUC可达0.84。另外一项研究，使用Bayesian方法逻辑回归模型，通过检测六种细菌在粪便中丰度，将结直肠癌患者和健康个人区分开来，其AUC可达0.80。若将年龄、种族和BMI加入该模型中，AUC进一步提高到0.92。综上，这些肠道菌群特征都可能被用作结直肠癌筛查的粪便生物标志物。

在上述的几种候选细菌中，*Fn* 在单独量化分析中和与其他细菌结合分析中，尤其是与共生梭菌（*Clostrium symbiosum*）、*Clostridium hathewayi* 和一种产 *Colibactin* 毒素的clbA+细菌联合分析时，都是一个关键标志物。通过建立探针定量PCR技术检测2个独立亚洲队列203例大肠癌和236例健康对照的粪便，证实靶向定量细菌标志物Fn可有效诊断肠癌（敏感性77.7%，特异性79.5%，AUC0.868）。与单独使用FIT进行检测相比，联合检测 *Fn* 的粪便丰度可提高FIT检测的灵敏度和特异性，可将其AUC从0.86提升到0.95，敏感性和特异性分别达到92.3%和93%，反映通过多靶点进行结直肠癌筛查的优势。研究证实粪便细菌标志物可无创诊断结直肠癌，补充了FIT诊断的不足，显著提升结直肠癌的非侵入性诊断性能。一篇2019年文章报道，通过16种肠道细菌便可实现对结直肠癌的交叉验证，且其AUC>0.8。针对地理多样性和地区差异meta分析表明，基于多种微生物筛查方法可在全球内对不同人种适用。*Fn*、*Bacteroides clarus*（*Bc*）、*Clostridium hathewayi*（*Ch*）、肠罗伊氏菌（*Roseburia intestinalis*，*Ri*）和一种未定义的细菌物种m7是用于结直肠癌分辨筛查的关键细菌。四种细菌联合应用诊断结直肠癌的AUC达到0.886，进一步联合FIT诊断结直肠癌的敏感性为92.8%，特异性为81.5%。

m3是近年发现的一个结直肠腺瘤和结直肠癌的新型粪便生物标志物。它是一个通过宏基因组分析发现的来源于毛梭菌属（*Lachnoclostridium* sp.）的新型基因标记物，其在结直肠腺瘤患者粪便样本中富集表达。在两个独立包含1012个受试群的亚洲样本群中，m3与其他细菌比较可诊断大肠腺瘤（敏感性48.3%，特异性78.5%，AUC 0.675）及大肠癌（敏感性62.1%，特异性78.5%，AUC 0.741）。m3联合其他细菌标志物 *Fn*、*Clostridium hathewayi*（*Ch*）和 *Bacteroides clarus*（*Bc*）以及FIT诊断大肠癌的敏感性可达到93.8%，特异性为81.2%，AUC达0.907。进一步研究发现这些粪菌标志物在诊断无症状大肠腺瘤和大肠癌患者中同样有效，并可监测腺瘤和肠癌复发。

四、粪菌标志物与结直肠腺瘤诊断

已知结直肠癌发展是由肠道正常黏膜逐渐演变为癌前病变，最终演化为恶性肿瘤。其中，结直肠腺瘤是一种主要癌前病变。通过确定结直肠腺瘤，并以结肠镜切除术将其切除，可大大阻止致癌级联反应。但结直肠腺瘤无症状且不易察觉。因此，开发通过粪菌标志物以检测肠道腺瘤性息肉的技术，可预防和减少结直肠癌的发生。

当前基于粪群筛查结直肠腺瘤的实验方法，主要是FIT和基于粪便样本多靶点试验，这些方法对检测结直肠腺瘤敏感性均较低。Zakular等的实验结果表明，通过Bayesian方法分析肠道细菌丰度，有五种粪便微生物标志物被发现与结直肠腺瘤相关，并且将这五种细菌丰度数据与相关临床指标结合分析后，可将结直肠腺瘤患者与健康人群区分开来（AUC=0.9），以增加检测腺瘤的灵敏性。结果表明使用微生物组成数据诊断结直肠腺瘤的可能性。

还有多项研究表明，具核梭菌在结直肠腺瘤的丰度更高，但其与健康个体间丰度差异幅度小于结直肠癌患者与健康个体间的差异。通过单独检测粪便样本中具核梭菌，或将其与其他微生物标记物联合检测，抑或是与FIT结合应用，都被证明可将结直肠腺瘤患者和对照的健康人群区分开来。

五、其他类微生物标志物及代谢物与结直肠癌诊断

除粪菌外，其他微生物标志物也具检测结直肠癌可能性。几项研究报告结直肠癌与口腔微生物群间存在关联，如链球菌（*Streptococcus*）和普雷沃氏菌属（*Prevotella* spp.），并提出通过分析口腔细菌来预测结直肠癌可能性。其中一项对比结直肠癌患者、结直肠腺瘤患者和健康个体的口腔微生物群的研究，通过开发一种基于口腔微生物群的分类器，将病例与健康对照区分开来。这种方法具取样方便优势，更受患者青睐，也有利大规模人群筛查。

鉴于多项研究报告某几类特定细菌引起的菌血症与结直肠癌风险增加间存在关联，检测这些特定细菌或其引起的血液中的免疫反应可能为结直肠肿瘤诊断提供线索。结直肠癌与溶血性链球菌（*Streptococcus gallolyticus*）存在密切关系，在感染后10年内，通过对这种细菌阳性检测与结直肠癌诊断具关联性，据此研发出一种多重血清学检测结直肠癌方法。此外，针对具核梭菌的血清抗体评估也可能是检测结直肠癌的潜在生物标志物。

多项研究表明，几种微生物代谢产物与结直肠癌发生发展相关，使代谢组成为发现生物标志物的丰富资源。研究发现，与健康对照组相比，结直肠癌患者粪便提

取物中的短链脂肪酸和胆汁酸水平存在差异，包括较高水平的乙酸盐，以及较低水平的丁酸盐和熊去氧胆酸。这些代谢物可作为筛查结直肠癌的依据。通过对 386 名受试者的粪便样本进行代谢组学和宏基因组学分析，其中包括 118 名结直肠癌患者、140 名结直肠腺瘤患者和 128 名健康受试者，发现 20 个粪菌代谢物可区分大肠癌和健康人群（AUC 0.80），并可区分大肠癌和腺瘤患者（AUC 0.79）。联合细菌标志物可将诊断大肠癌的 AUC 提升至 0.94，将区分大肠癌和腺瘤方面的 AUC 提升至 0.92。该成果提示代谢物和细菌标志物结合可增加诊断大肠癌的能力。

除细菌外，研究也发现可区分结直肠癌和健康对照人群的 22 种肠道病毒（AUC 0.802），并发现与结直肠癌患者预后差相关的 4 种病毒标志物，提示与结直肠癌相关的肠道病毒可用于大肠癌的诊断和预后判断。另一项发现 14 个真菌生物标志物可有效地区分大肠癌和对照人群（AUC 0.93）。另外，结直肠癌中富集的 9 个古菌可区分结直肠癌和对照人群（AUC 0.82）。这些研究表明，除细菌外其他肠癌相关的肠道微生物包括病毒、真菌和古菌同样具有诊断大肠癌的潜在临床转化意义，为大肠癌的无创诊断提供了新的理论依据和方法。

第六章

益生菌与洗涤菌群移植

一、益生菌临床前试验

益生菌是一类有益活性微生物，在摄入足量时可通过定殖在人体内，改变人体某一部位菌群组成，对宿主健康带来益处。益生菌概念已存在一个多世纪，已有研究揭示这类微生物有抗癌活性，并提出各种潜在免疫机制。在结直肠癌中发挥作用的益生菌，主要包括双歧杆菌和乳杆菌属在内的几种细菌。研究表明，它们通过不同机制在临床前研究中发挥控癌的特性，如抑制结直肠癌细胞增殖、诱导癌细胞凋亡、调节宿主免疫反应、灭活致癌毒素和产生控癌化合物等。

目前仅有极少数临床试验评估益生菌对人类结直肠癌的疗效。根据这些结果了解到，对接受结直肠肿瘤切除术患者，口服干酪乳杆菌（*Lactobacillus casei*）可降低中度或高度发育不良肿瘤的发病率，但不会降低肿瘤总数量。由益生元菊粉和益生菌鼠李糖乳杆菌GG（*Lactobacillus rhamnosus* GG）和乳酸双歧杆菌Bb12（*Bifidobacterium lactis* Bb12）组成的合生元干预处理可改变病人粪便微生物群，即增加肠道菌群中乳酸杆菌和双歧杆菌丰度，减少菌群产气荚膜梭菌（*Clostridium perfringens*）丰度，从而减少有结肠息肉病史的患者体内癌细胞增殖，改善上皮屏障功能。有研究随后对20名志愿者开展调查，发现使用包含抗性淀粉和乳酸双歧杆菌（*Bifidobacterium lactis*）的合生元干预未能改变细胞增殖或一些其他生物标志物的变化，不过志愿者粪便微生物群发生了变化，主要表现为毛螺菌科（*Lachnospiraceae* spp.）丰度增加。尽管目前研究益生菌在结直肠癌防治中的临床试验不多，但有越来越多体外和体内实验数据表明使用益生菌预防结直肠癌的可能性。通过这些临床前研究，我国已有不少国际和国家发明专利支撑益生菌在结直肠癌防治中的潜在能力。将以嗜热链球菌（*Streptococcus thermophilus*）和鸡乳杆菌（*Lactobacillus gallinarum*）为例介绍益生菌的临床前研究方法。

（一）嗜热链球菌

嗜热链球菌是一种革兰阳性、发酵性的兼性厌氧菌。通常用于酸奶生产，存在于发酵乳制品中。这种微生物已被证明可保护胃肠道上皮细胞免受肠袭性大肠杆菌侵害，并可改善婴儿肠道细胞生长，缓解幼儿急性腹泻。近期研究发现，大鼠在接受嗜热链球菌灌胃后，可缓解甲氨蝶呤诱导的结肠炎。后续又有研究重点阐明嗜热链球菌在体外和体内预防肠道肿瘤发生中的作用，并探讨其对结直肠癌发展保护作用的机制，发现嗜热链球菌是通过分泌β-半乳糖苷酶来阻止结直肠癌发生发展。研究者使用正交方法发现嗜热链球菌在结直肠肿瘤患者肠道中丰度明显下降。在结肠肿瘤的2个动物模型（Apcmin/+小鼠自发性结直肠癌模型和AOM诱导的小鼠结直肠癌模型）中，嗜热链球菌显著降低了肿瘤数量和肿瘤体积。此外，通过体外实验发现，嗜热链球菌抑制了结直肠癌细胞系活力而对正常肠上皮细胞活力无影响。由于之前研究揭示嗜热链球菌在肠道中的抗炎作用及其产生的乳酸作为调节结肠上皮的信号，该项研究是第一项将嗜热链球菌表征为肿瘤抑制的益生菌的研究。进一步机制研究表明嗜热链球菌通过表达β-半乳糖苷酶从而产生半乳糖，进而抑制结直肠癌细胞中Hippo信号传导和Warburg效应。

嗜热链球菌能在极短体外培养时间（20分钟）内产生β-半乳糖苷酶。且在体内仍有产生β-半乳糖苷酶的活性，在接受长期灌胃野生型小鼠粪便样本中，整体β-半乳糖苷酶活性显著增加。通过分析肿瘤基因组图谱数据集，发现编码人类β-半乳糖苷酶的基因GLB1表达水平较高的结直肠癌患者预后较好，表明由人体产生的β-半乳糖苷酶或辅以益生菌促进β-半乳糖苷酶分泌可使结直肠癌患者受益。其他嗜温乳酸菌产生β-半乳糖苷酶，会将1 mol乳糖水解产生4 mol乳酸。嗜热链球菌产生β-半乳糖苷酶的途径只会代谢乳糖中的葡萄糖部分，无须发酵即可分泌半乳糖，从而产生2 mol乳酸和1 mol半乳糖。研究还发现半乳糖本身就具备降低体外结直肠癌细胞活力的能力，并减少体内肠道肿瘤数量，表明半乳糖对结直肠癌发展过程中发挥保护作用。

Hippo信号通路是一条与肿瘤发生发展有关的途径，激活Hippo信号通路可促进肠道肿瘤形成。研究者发现嗜热链球菌大于100 kDa的条件培养基处理（St.CM >100 kDa）和半乳糖处理都能拮抗葡萄糖摄取并导致代谢应激，表现为结直肠癌细胞AMPK和ACC磷酸化。同时，St.CM大于100 kDa和半乳糖也能诱导YAP S127磷酸化并将YAP保留在细胞质中。进一步说明嗜热链球菌代谢产物通过AMPK信号通路对Hippo信号传导的调节从而发挥抑癌作用。在Hippo信号通路下游，研究者发现有氧糖酵解的关键介质HK2在St.CM大于100 kDa处理和半乳糖处理的细胞中显著下调。进一步发现HK2的表达下调会抑制糖酵解反应并诱导氧化磷酸化反应。这个现象在体内也观察到，在接受野生型嗜热链球菌处理的小鼠的肿瘤组织中发现糖酵解稳态和 Hippo 信号传导被破坏，而突变体嗜热链球菌处理未达这种结果。进一步证实嗜热链球菌依赖性产生的 β-半乳糖苷酶参与抑制 Hippo 致癌途径和肿瘤细胞代谢，从而抑制结直肠肿瘤形成。

（二）鸡乳杆菌

乳酸菌（LAB）广泛存在于发酵食品中，例如分解植物和奶制品，是广泛用作有利于人体健康的益生菌。临床前研究表明，乳酸菌能减少癌症发展过程中的慢性炎症。乳杆菌属（Lactobacillus）即为乳酸菌中的一类。通过使用鸟枪法宏基因组测序技术，确定了一种益生菌鸡乳杆菌在结直肠癌患者粪便中丰度显著下调，表明它可能发挥抑制结直肠癌的作用。研究者分别在小鼠模型、人结直肠癌衍生的类器官和细胞系中观察到鸡乳杆菌可通过促进细胞凋亡抑制结肠直肠肿瘤发生，且该肿瘤抑制作用归因于一种由鸡乳杆菌产生的代谢物吲哚-3-乳酸。

该研究首次证明口服鸡乳杆菌可减少雄性和雌性 ApcMin/+ 小鼠的肠道肿瘤数量和大小，并在 AOM/DSS 诱导小鼠结直肠癌模型中验证了该结果。通过体外实验，发现鸡乳杆菌是由其产生的小型非蛋白质代谢物促进细胞凋亡，从而抑制结直肠癌细胞和结直肠癌患者来源的类器官生长。鸡乳杆菌显著增加了共生益生菌丰度，如 Lactobacillus helveticus 和 Lactobacillus reuteri。同时鸡乳杆菌的处理也降低了一些潜在致病菌种丰度，如 Alistipes、Allobaculum、Dorea、Odoribacter、Parabacteroides 和 Ruminococcus。在这些细菌中，Lactobacillus reuteri 可通过产生组胺类物质来抑制炎症相关结直肠癌发生。因此，鸡乳杆菌可通过富集大量益生菌和减少潜在结直肠癌相关病原体丰度以抑制结直肠癌发生发展。大量研究表明，肠道微生物群在结直肠肿瘤发生中起关键作用。一项关键研究发现移植结直肠癌患者粪便可诱发无菌小鼠和 AOM 处理小鼠的肿瘤发生。另一项研究表明，将 AOM/DSS 小鼠粪便样本移植到无菌小鼠体内会导致肿瘤发展。这些结果表明，肠道菌群失调会引发结直肠肿瘤易感性，而肠道微生物群的改变是结直肠肿瘤发生发展的重要决定因素。还有研究发现，益生菌可改变微生物群的组成，从而缓解肿瘤进展。例如，Lactobacillus salivarius 可通过调节肠道微生物群来抑制 CRC 肿瘤的发生。

鸡乳杆菌产生的抑癌代谢物也可通过诱导细胞凋亡来抑制结直肠癌细胞活力。通过代谢组学分析，发现鸡乳杆菌可产生 L-色氨酸并将 L-色氨酸转化为其分解代谢物。实验进一步发现，L-色氨酸的一种分解代谢物吲哚-3-乳酸（ILA）在鸡乳杆菌的体外培养液上清中和鸡乳杆菌处理的 ApcMin/+ 小鼠粪便样本中均显著增加。ILA 可在体外抑制结直肠癌细胞活力，并在体内动物模型中抑制肠道肿瘤发展。最近一个研究表明，肠道微生物群产生的 L-色氨酸分解代谢物是维持肠道稳态的重要因素。

ILA 也可通过益生菌长双歧杆菌分泌的母乳色氨酸的代谢产生，以预防炎症反应。ILA 还可通过抑制上皮自噬减轻小鼠结肠炎，且对肠道先天性免疫反应发挥调节作用。这些结论也可表明，结直肠癌发生发展受肠道细菌产生的有益于健康的代谢物（例如，短链脂肪酸）和潜在的致癌代谢物（例如，次级胆汁酸）之间平衡的影响。对益生菌代谢物的抗癌特性，也有大量研究报道。例如，植物乳杆菌（*Lactobacillus plantarum*）产生的代谢物通过选择性抑制癌细胞增殖和诱导癌细胞凋亡而表现出对癌细胞的细胞毒性；干酪乳杆菌（*Lactobacillus casei*）代谢产生的铁色素通过抑制 JNK 信号通路而对结直肠癌细胞产生抑制作用。和这些益生菌一样，鸡乳杆菌等益生菌的抑癌特征也可归因于其代谢产生的保护性代谢物。该项研究首次证实鸡乳杆菌具抗结直肠癌功能。抑癌机制主要是调节肠道微生物组成和分泌保护性代谢物（包括 ILA），从而促进结直肠癌细胞凋亡。这些发现有助于制定使用益生菌防治结直肠癌的临床前研究和治疗策略。

二、洗涤菌群移植

（一）洗涤菌群移植的技术背景

粪菌移植（fecal microbiota transplantation，FMT）是指将健康供体粪便中的菌群输入患者肠道，以治疗菌群失调相关性疾病。FMT 用于治疗人类疾病至少已有一千多年历史。自 2013 年 Surawicz 等制定指南推荐 FMT 作为复发性 CDI 的可选治疗方案以来，多个国家和地区的指南和共识相继推荐 FMT 用于成人和儿童患者 CDI 的治疗，但不同的 FMT 方法得到的临床结果不尽相同。FMT 技术除用于治疗 CDI 之外，其他适应证包括溃疡性结肠炎、克罗恩病、肝性脑病、放射性肠炎、免疫检测点抑制剂相关性肠炎、靶向药诱导的腹泻、造血干细胞移植后急性移植物抗宿主病等。

目前国际上大多数临床研究，是将手工制备的菌液通过多种途径给入肠道，这种手工制备的过程对操作者是一种挑战。此外，受大众对粪便中所含病原体的担忧，以及使用粪便来源物质治疗疾病影响尊严等偏见因素的影响，很多患者、医生、医学生和候选供体对 FMT 持消极态度。截至 2019 年，国内外医学指南和共识都是基于手工 FMT，尚无指南或共识解决新的实验室和临床流程方案。中国自 2014 年起，基于智能粪菌分离设备、菌液洗涤程序和新移植途径的方法逐步取代传统手工 FMT 方法。这种基于自动化设备及相关洗涤过程和移植过程的 FMT 被称为洗涤菌群移植（washed microbiota transplantation，WMT），并于 2019 年 12 月通过专家组制定《洗涤菌群移植方法学南京共识》。

最近研究证据表明，新方法 WMT 显著减少 FMT 相关不良事件并提升了移植质量的可控性。2022 年，中国国家标准化管理委员会正式发布并执行《洗涤粪菌质量控制和粪菌样本分级》的国家技术标准（GB/T 41910-2022），这是粪菌移植领域的第一项国家技术标准，该标准的核心内容是WMT的技术要求，并明确规定粪菌的采集和处理，应在国家批准的医院洁净实验室实施，治疗应由在医院注册的执业医师决策和执行。

值得注意的是，依据国家相关法规，商业公司（制药公司获得国家批准生产菌群作为药品销售除外）在未获得医疗许可的情况下，以治疗疾病为目的向医院提供菌群的医疗行为，属于非法行医。药企开展的相关菌群制药研发与医院开展WMT作为医疗技术救治病患不同，两者分属完全不同的管理"轨道"。

肠道菌群失调相关性疾病贯穿肿瘤决策的全过程，主要包括能否有机会进入抗肿瘤治疗、能否继续抗肿瘤治疗，和能否消除抗肿瘤治疗导致的并发症。WMT作为有效的重建肠道菌群的技术，从根本上影响肿瘤治疗的时机、效果、安全性、住院时间、医疗成本、生活质量以及生存期，应该成为肿瘤整合诊疗的核心技术之一。然而，目前全国只有少数医院（主要在消化内科）开展该项技术，广大肿瘤患者鲜有机会从中受益。因此，CACA专家组制定WMT技术指南，并指导将其用于肿瘤治疗各阶段的合并症或并发症的治疗非常重要且急迫。

（二）洗涤菌群移植的实验技术

1. 供体筛选

WMT作为医疗技术，依据其属性和国家相关法律法规：WMT的全过程，从供体筛选由医生负责组织实施和最终确认开始，均属于医疗行为，实验室加工过程需要在医院实施，并由执业医师在医院完成对患者的治疗。供体的筛选过程包括问卷筛查（卷筛）、面试筛查（面筛）、实验室筛查（验筛）和监查筛查（监筛）4个阶段。

2. 实验室制备和管理

实验室的制备方法、制备时间、制备场所、操作人员、保存状态、剂量和留样保存均是实验室溯源管理和医疗记录所需的必须信息。FMT技术的发展在近10年取得重要技术进步，WMT作为FMT发展新阶段，具有形成供体来源、制备方法、保存状态、剂量、定量依据等这些关键实验室信息的条件，满足用于溯源管理和医疗记录。用于生物安全溯源的生物样本应该是用于治疗的样本，而不是供体粪便的原物。

溯源样本至少保存2年，筛选供体的资料和实验室记录应至少保存10年。一个基本剂量单位为1U（unit），含有约1.0×10^{13}个细菌。以10 cm³（约1.0×10^{13}个细菌）沉淀菌群为1个基本单位剂量（unit, U），按照1∶2的体积比，向沉淀菌群中加入无菌载体溶液（如0.9%生理盐水），温和混匀制成粪菌悬浮液，供立即使用或冻存。

肿瘤领域医生主要面临的问题是如何获得附带溯源信息的WMT医疗支持，并将其记录到医疗文件中，以保障医疗安全、知情同意、患者权益、医疗技术提供者权益和医生合法行医。在WMT技术发展的当前阶段，医院委托商业公司完成实验室制备，存在非医疗专业技术人员操作和监管导致源头上存在传播疾病等风险。医院接受由商业公司以治疗疾病为目的提供的粪便来源菌群的行为不受国家相关法律法规保护。虽然有证据显示新鲜状态菌液体现了对CDI和IBD具有更可靠的疗效，且冻存制品容易诱发IBD活动；但是对肿瘤人群的整合治疗需求，尚缺证据支持治疗必须提供新鲜状态菌液。可能仅少数医院可以满足肿瘤患者提供新鲜状态的菌群移植，但是对绝大多数机构和患者不具有可行性。

3. 保存、运输与复温

含终浓度为10%低温保护剂（甘油）的洗涤菌液或冻干菌粉可在-80℃下储存1年。冻存菌液用干冰或<-20℃冰箱临时储存或运输，在使用前需37℃水浴复温。

冻存菌液建议在一年内使用。临床研究表明，-80℃储存9个月以上的菌群活性会显著下降。如果没有-80℃储存条件，冷冻洗涤菌液可用干冰或在-20℃下储存1月，但储存条件会影响菌群活力和功能。最近一项共识建议粪菌悬液可在-20℃下保存长达2个月，但即使在-20℃下保存30天也可能会导致一些微生物定殖能力减弱。制备的粪菌悬液在运输过程中应保持冰冻状态，运输过程可通过使用干冰来实现。当将制备好的粪菌悬液从实验室运送给医生时，运输容器必须密封，以避免生物安全事件发生。

使用当天，冻存菌液应在密封容器中用37℃水浴复温（50 mL玻璃瓶包装，升至37℃需30~45min）。全过程必须避免交叉污染。一项临床研究报告称，样品在37℃环境下，随着保存时间延长，样品的成分和代谢会发生变化。因此，应避免反复冻融粪菌悬液以保证菌群质量。此外，通过下消化道途径移植低于37℃的粪菌悬液可能会增加不良事件风险，如腹泻或腹部痉挛，特别是在炎症性肠病和肠易激综合征患者中更易出现。因此，输送粪菌悬液的房间应配备水浴锅或类似水浴锅条件。

提醒不能用粪菌胶囊治疗CDI的疗效数据转换为治疗其他疾病的疗效数据，粪菌胶囊治疗其他疾病目前证据不足。粪菌胶囊制备包括菌泥装入胶囊后冻存和经过冻干制备为菌粉再装入胶囊保存两种形式，技术差异大，前者是在未解冻前口服，后者可在室温条件下存放后口服。洗涤菌群悬液制备方案可用于制备冻干菌群胶囊。

（三）WMT用于肿瘤整合治疗的适应证和禁忌证

1. 有条件应将WMT用于"影响抗癌治疗决策的肠道细菌感染"的治疗

"影响抗癌治疗决策的肠道细菌感染"的定义，是指患者在肿瘤治疗的核心方案实施前或实施中，发生的会影响肿瘤治疗决策的肠道细菌感染，包括以下情况任何一种：①感染超过1周未能清除；②严重或爆发的肠道细菌感染；③诊断CDI；④无法检出明确病原体，但临床考虑细菌感染可能性大，并且尝试用抗菌药治疗1周，仍然存在腹泻。

处于合并"影响抗癌治疗决策的肠道细菌感染"的患者，如果选择使用抗生素治疗，即使感染能得到治愈，因为抗生素长时间、多种类联合使用，会导致：①延误针对肿瘤治疗的时间，并可能因此失去治疗肿瘤的机会；②已有证据表明，免疫治疗前使用抗生素会显著降低肿瘤治疗生存时间，2018年报道，249例患者中接受PD-1治疗前有长期抗菌药使用史的患者的中位生存时间显著短于无抗菌药使用史的患者（11.5个月 vs. 20.6个月，$P < 0.001$）。

基于已有证据表明肠道菌群在肿瘤治疗中的积极作用，推荐将WMT用于"影响抗癌治疗决策的肠道细菌感染"的治疗：①肠道菌群表现出增加化疗药物疗效的实验证据；②移植菌群表现出对靶向药导致腹泻有疗效的临床证据；③移植菌群表现出增加免疫检测点抑制剂疗效的实验室和临床证据，并有增效的动物实验室证据；④WMT重建菌群表现出治疗放射性肠炎的实验室和临床证据，并有增敏的动物实验室证据；⑤WMT已经具有足够的安全性证据和便捷获得并实施的可行性。

禁忌证：WMT主要的治疗对象是各种复杂危重状态的肠道感染，没有绝对禁忌证，但需要根据患者状况进行治疗时机、途径、剂量、频次的合理选择。治疗决策的研判需考虑，患者是否合并中毒性巨结肠、消化道梗阻、医疗团队是否具有建立并选择各种移植途径的综合能力、WMT及移植相关内镜技术等可及性。

2. 难治性免疫检测点抑制剂导致的肠炎和腹泻应考虑WMT治疗

"免疫检测点抑制剂导致的肠炎和腹泻"是免疫检测点抑制剂常见的不良反应。WMT已经具有足够的安全性证据和便捷获得并实施的可行性。WMT治疗前，建议在清洁灌肠后肠镜观察直乙结肠的病变。

禁忌证：没有绝对的疾病禁忌证，但需根据患者状况进行治疗时机、途径、剂量、频次的合理选择。治疗决策的重点，是患者是否合并消化道梗阻、医疗团队是否具有建立并选择各种移植途径的综合能力、创造治疗并及时治疗的能力。

3. 推荐WMT用于放射性治疗导致肠炎和腹泻的治疗

"放射性治疗导致肠炎和腹泻"是放射性治疗后出现急慢性肠炎、腹泻，可以发生于放射性治疗后1月以内，也可发生在20年之后。WMT用于放射性治疗导致肠炎和腹泻的治疗安全、可行。

禁忌证：没有绝对的疾病禁忌证，但需要根据患者状况进行治疗时机、途径、剂量、频次的合理选择。治疗决策重点是患者是否合并消化道梗阻、肠瘘、医疗团队是否具有建立并选择各种移植途径的综合能力、WMT及移植相关内镜技术等可及性。

4. 血液系统肿瘤造血干细胞移植后难治性移植物抗宿主病和腹泻应考虑WMT

"血液肿瘤造血干细胞移植后移植物抗宿主病和腹泻"是指在造血干细胞移植后发生的移植物抗宿主病，明确是移植物抗宿主病相关的腹泻，部分可能合并感染相关腹泻。

禁忌证：消化道明显活动性出血、粒细胞减少和血小板严重减少状态下，应暂缓WMT。一般可通过合理选择治疗时机、途径、剂量、频次等策略平衡风险与可能获益，并做出决策。治疗决策重点，是患者是否合并消化道梗阻、消化道明显活动性出血、医疗团队是否具有建立并选择各种移植途径的综合能力、WMT及移植相关内镜技术等的可及性。

（四）WMT用于肿瘤整合治疗的患者准备

1. 患者及其监护人接受WMT前的知情同意内容

患者及其监护人接受WMT前应被告知可能获益、移植菌来源、菌液制备方法、状态、剂量、次数、途径、安全性等关键问题，并签署知情同意书。

患者或其监护人应被告知洗涤菌液实验室制备流程、接受WMT潜在的获益和风险。但是，粪菌库中捐赠者的个人信息应对患者匿名。应向患者及其家属解释肠道菌群重建的主要场所是结肠，但菌群重建对机体影响不是局部治疗，而是影响机体免疫的整体治疗。

2. 抗菌药物的使用

建议在菌液给入前至少12小时停用抗菌药。特殊情况下，如患者肠道感染严重，无条件停用抗菌药时，可以使用抗菌药。对除外复发性CDI的疾病，如果患者合并其他细菌感染，可以使用抗菌药。但是，抗菌药应在WMT前至少12小时停用。WMT前和WMT后使用抗菌药，会增加WMT失败的概率，需与患者及家属进行知情告知。

3. 应根据患者病情和移植途径决定在输入菌群前是否对患者进行肠道准备

对肿瘤合并便秘患者，建议在首次WMT前至少6小时完成口服泻药或灌肠行肠道清洁。对CDI和IBD患者，尚无足够证据表明在WMT前行肠道准备会影响临床结果。对于不能耐受肠道准备或有肠道准备相关风险者，不建议行肠道准备。结肠途径经内镜肠道植管（transendoscopic enteral tubing，TET）途径则因为TET操作所需，必须完成肠道清洁，没有条件口服肠道清洁药物的患者，行清洁灌肠作为肠镜前的肠道准备。还可依据病情需要、结肠TET的条件限制，考虑胃镜下、肠镜下、鼻空肠管等途径移植的可能选择。

4. 患者接受WMT前应行血液和粪便病原学检测

接受WMT前患者同接受输血患者一样，必须进行人类免疫缺陷病毒（HIV）、乙型肝炎病毒（HBV）、丙型肝炎病毒（HCV）和梅毒的检测。建议免疫力严重低下患者在接受WMT前进行细菌培养、真菌培养等病原微生物检测。美国曾经发生2名患者在FMT后出现产超广谱β-内酰胺酶（ESBL）大肠杆菌感染所致的菌血症。WMT前，这些检测目的是界定患者在WMT治疗前的现症感染状态。

5. 肠道菌群测序不能作为临床移植菌群的决策依据

虽然16S rDNA测序、宏基因组学、病毒组学等检测和挖掘分析技术广泛用于肠道菌群研究，体现了重要科研价值，但还没有证据支持将其用于临床菌群移植的技术选择。

（五）WMT用于肿瘤整合治疗的途径选择

1. 合理选择WMT途径可避免致命性吸入性肺炎

吸入性肺炎作为WMT途径相关的严重不良事件可以通过合理选择移植途径避免。已有将菌液经胃镜输送至十二指肠或经结肠镜送至结肠后发生FMT相关的致命性吸入性肺炎的报道。本指南特别强调，在选择移植途径时，特别是对幼儿、老年人、衰弱、意识障碍、胃排空障碍、肠道不全梗阻、肥胖、麻醉意外等患者，应谨慎考虑并做出正确的临床移植途径选择。

2. 经口服、经鼻胃管、经胃镜、经鼻空肠管途径WMT，应谨慎，甚至避免用于有胃或者十二指肠手术史、有肠梗阻的患者

以下情况会导致给入的微生物可能会在改构之后的肠道、盲袢等区域过度生长，导致炎症、菌血症，甚至更严重的后果：①胃或十二指肠手术史的患者，其胃肠道解剖结构被手术改变，消化道改构会导致腔道的运动功能受到影响；②小肠肿瘤、术后腹腔粘连、肿瘤腹腔转移导致肠粘连、放射性小肠损伤等可能导致肠道运动障碍、肠梗阻。这些患者应尽量避免经口服、胃镜、鼻空肠管途径给入菌群。即使患者因为肠内营养、空肠减压，已经具有鼻空肠管、经皮胃造瘘管、经皮空肠造瘘管的存在，也要特别谨慎的将其用于菌群移植的途径。提醒感染性腹泻、肛门失禁的患者所表现的腹泻次数多，可能掩盖患者同时合并小肠运动障碍的存在。医生要注意肠道"通而不畅"情形，患者能进食、无腹胀、消化道造影显示肠道通畅不能作为判别依据支持肠道运动功能状态能安全地接受大量菌群移植到小肠。

3. 胃镜或麻醉并发症发生率高的患者应选择透视引导下植入鼻空肠管或不考虑中消化道途径WMT

内镜或麻醉并发症发生率高的患者应选择其他介入途径，例如在透视引导下植管。给入菌液的时候，床头至少抬高10°并保持30分钟防止菌液反流和误吸。胃镜下中消化道植管可同时用于内镜诊断、内镜治疗，置入后的管道兼顾肠内营养、肠道造影前的肠道准备、肠道清洁的使用；在确定肠道通畅且运动功能满足移植菌群的条件下，可以同时用于WMT，这样可以最大限度减少患者不适和医疗费用。特别

对于胃肠动力减慢的情况，应在移植前给控制胃酸分泌的药物和促进胃肠动力药物。

4. 结肠TET途径WMT安全高，能快速将菌液送入结肠深部，并可重复给入

针对2000-2020年全球移植途径相关不良事件分析发现，相比口服胶囊、经胃镜、经鼻空肠管、经结肠镜、经直乙结肠灌肠途径，结肠TET管途径WMT具有最低的不良事件发生率，推荐结肠TET途径可作为首选方案。结肠TET管可保留在结肠内，用于需要多次或单次输注菌液。这一决策应综合考虑在内镜下放置TET管并同时进行结肠诊断和内镜下治疗，以及通过TET管行全结肠给药。TET管的远端通常固定在盲肠或升结肠，也可以固定在末端回肠、横结肠或降结肠。为了延长菌液在结肠内的保留时间，身体条件允许的患者治疗后应该右侧卧位同时至少保持10°头低脚高体位30分钟，然后转为仰卧位；对于TET管固定于降结肠者，应采取左侧卧位。

（六）WMT用于肿瘤整合治疗的剂量和频次

1. WMT的剂量和次数

WMT单次移植的剂量、累计移植的次数取决于肿瘤患者的不同状态。以下病情则可能需要更多的移植剂量和频次：程度较轻的CDI所需的菌群移植剂量和频次，总量小于1U可能即可治愈；难治性CDI，爆发性CDI，多重耐药菌感染，肠道细菌感染合并病毒、真菌感染、未明确病原体或已知病原体无法解释的严重感染性腹泻、严重营养不良状态等病症，一般单次给入1U治疗剂量，并需要在一次住院期间予以超过1次的移植次数，还可能需要在第一次WMT疗程后的1~3个月内予以第二疗程的WMT治疗。按照1U用20 mL混悬液的配比计算，幼儿一次给入的治疗剂量总体积为10~50 mL，7岁以上患者的治疗体积为50~150 mL，输注速度为50mL/（1~2）min。

2. 肿瘤作为重要的疾病状态，是需要考虑重复移植的重要因素

肿瘤是影响宿主免疫状态的重要因素，加上其合并外科手术史、化疗用药、免疫治疗用药、放疗、免疫抑制剂等因素，对于患者合并的CDI、放射性肠炎、免疫检查点抑制剂导致的肠炎等的治疗需求，应该考虑增加移植次数。2018年，美国报道免疫抑制状态、合并症多是治疗CDI失败的独立贡献因素。

（七）如何提高WMT用于肿瘤整合治疗水平

1. WMT治疗中心的医护人员必须接受WMT相关培训

WMT治疗中心的所有医护人员都应接受严格的培训。培训内容应包括我国相关法律法规、WMT技术体系、肠道菌群在肿瘤发生发展和治疗中的作用研究进展、肿瘤治疗全程中可能的适应证、患者准备、移植途径、安全管控等。培训内容需根据

研究进展及时更新。

2. WMT临床研究报告的10个要素

临床研究报告应该明确陈述的项目包括：治疗疾病、来源、制备方法、状态、剂量、频次、疗程、途径、安全性、有效性。

临床研究报告，包括随机对照研究、真实世界研究、个案报道，都应该在报告中清楚陈述这10个项目。以上这些信息的透明化，有助于提高研究报道的质量，为未来的研究者实现更为系统的整合分析提供足够的信息，推动本领域的发展。新的洗涤菌群移植指南将获益于方法学的持续研究、改进和提高。

结论：

本指南为WMT在肿瘤患者的全程管理中提供应用指导。为实验室准备、治疗适应证、患者准备、移植途径、移植剂量和频次，以及如何提升临床治疗水平确立了指导意见。这些意见和相关评论不仅可用于指导医院建立WMT中心，也可用于指导肿瘤领域的医生对WMT的临床应用。本指南旨在推动WMT技术安全、规范、有效地用于肿瘤治疗前、治疗中和治疗后的WMT需求，使更多的患者受益于WMT技术，推动微生态医学学科发展。

参考文献

1.朱宝利.人体微生物组研究.微生物学报，2018，58（11）：1881-1883.

2.中国抗癌协会肿瘤与微生态专业委员会.肠道微生态与造血干细胞移植相关性中国专家共识.国际肿瘤学杂志，2021，48（03）：129-135.

3.Khoruts A，Staley C，Sadowsky MJ. Faecal microbiota transplantation for clostridioides difficile：mechanisms and pharmacology. Nat Rev Gastroenterol Hepatol，2021，18（1）：67-80.

4.安江宏，钱莘，骆璞，等.肠道微生态与肿瘤的诊断和治疗.国际肿瘤学杂志，2021，48（7）：436-440.

5.Chahwan B，Kwan S，Isik A，et al. Gut feelings：A randomised，triple-blind，placebo-controlled trial of probiotics for depressive symptoms. J Affect Disord，2019，253：317-326.

6.中华预防医学会微生态学分会.中国微生态调节剂临床应用专家共识（2020版）.中国微生态学杂志，2020，32（8）：953-965.

7.Noriho Iida，Amiran Dzutsev，C Andrew Stewart，et al. Commensal bacteria control cancer response to therapy by modulating the tumor microenvironment. Science，2013，342（6161）：967-970.

8.Viaud S，Saccheri F，Mignot G，et al. The intestinal microbiota modulates the anticancer immune effects of cyclophosphamide. Science. 2013，342（6161）：971-976.

9.Bertrand Routy，Emmanuelle Le Chatelier，Lisa Derosa，et al. Gut microbiome influences efficacy of PD-1-based immunotherapy against epithelial tumors. Science，2018，359（6371）：91-97.

10.Gopalakrishnan V，Spencer C N，Nezi L，et al. Gut microbiome modulates response to anti-PD-1 immunotherapy in melanoma patients. Science，2018，359（6371）：97-103.

11.Matson V，Fessler J，Bao R，et al. The commensal microbiome is associated with anti-PD-1 efficacy in metastatic melanoma patients. Science，2018，359（6371）：104-108.

12.Tanoue T，Morita S，Plichta DR，et al. A defined commensal consortium elicits CD8 T cells and anti-cancer immunity. Nature，2019，565（7741）：600-605.

13.Fluckig Er A，R Daillère，Sassi M，et al. Cross-reactivity between tumor MHC class I-restricted antigens and an enterococcal bacteriophage. Science，2020，369（6506）：936-942.

14.Sivan A，Corrales L，Hubert N，et al. Commensal bifidobacterium promotes antitumor immunity and facilitates anti-PD-L1 efficacy. Science，2015，350（6264）：1084-1089.

15.Liu X，Tong X，Zou Y，et al. Mendelian randomization analyses support causal relationships between blood metabolites and the gut microbiome. Nature Genetics，2022，54（1）：52-61.

16.Zitvogel L，Ma Y，Raoult D，et al. The microbiome in cancer immunotherapy：Diagnostic tools and therapeutic strategies. Science，2018，359（6382）：1366-1370.

17.Mager LF，Burkhard R，Pett N，et al. Microbiome-derived inosine modulates response to checkpoint inhibitor immunotherapy. Science，2020，369（6510）：1481-1489.

18.Yang Y，Du L，Shi D，et al. Dysbiosis of human gut microbiome in young-onset colorectal cancer. Nature Communications，2021，12（1）：6757.

19.Young VB. The role of the microbiome in human health and disease：an introduction for clinicians. BMJ，2017，356：j831.

20.Jian Y，Zhang D，Liu M，et al. The impact of gut microbiota on radiation-induced enteritis. Front Cell Infect Microbiol，2021，11：586392.

21.Wang L，Wang X，Zhang G，et al. The impact of pelvic radiotherapy on the gut microbiome and its role in radiation-induced diarrhoea：a systematic review. Radiat Oncol，2021，16（1）：187.

22.Samarkos M，Mastrogianni E，Kampouropoulou O. The role of gut microbiota in clostridium difficile infection. Eur J Intern Med，2018，50：28-32.

23.Shogbesan O，Poudel DR，Victor S，et al. A systematic review of the efficacy and safety of fecal micro-biota transplant for clostridium difficile infection in immunocompromised patients. Can J Gastroenterol Hepatol，2018，2018：1394379.

24.Boulangé CL，Neves AL，Chilloux J，et al. Impact of the gut microbiota on inflammation，obesity，and metabolic disease. Genome Med，2016，8（1）：42.

25.Laudadio I，Fulci V，Palone F，et al. Quantitative assessment of shotgun metagenomics and 16S rRNA amplicon sequencing in the study of human gut microbiome. OMICS，2018，22（4）：248-254.

26.Eltokhy MA，Saad BT，Eltayeb WN，et al. A Metagenomic nanopore sequence analysis combined with conventional screening and spectroscopic methods for deciphering the antimicrobial metabolites pro-duced by alcaligenes faecalis soil isolate MZ921504. Antibiotics（Basel），2021，10（11）：1382.

27.中华预防医学会.基于高通量测序的病原体筛查通用准则（T/CMPA 010-2020）.中国病原生物学杂志，2021，16（6）：738-740.

28.Sanschagrin S，Yergeau E. Next-generation sequencing of 16S ribosomal RNA gene amplicons. J Vis Exp，2014，29（90）：51709.

29.中华医学会检验医学分会.高通量宏基因组测序技术检测病原微生物的临床应用规范化专家共识.中华检验医学杂志，2020，43（12）：1181-1195.

30.贺小康，涂贤，姚菲，等.具核梭杆菌与结直肠癌发生发展的研究进展.国际肿瘤学杂志，2022，49（2）：121-124.

31.韦丽娅，郭智.肠道微生物群与血液肿瘤.国际肿瘤学杂志，2021，48（7）：445-448.

32.纪晓琳，罗说明，李霞.基于肠道菌群防治1型糖尿病的研究进展与挑战.中华医学杂志，2022，102（16）：1241-1244.

33.Dash NR，Khoder G，Nada AM，et al. Exploring the impact of helicobacter pylori on gut microbiome composition. PLoS One，2019，14（6）：e0218274.

34.Lun H，Yang W，Zhao S，et al. Altered gut microbiota and microbial biomarkers associated with chron-ic kidney disease. Microbiologyopen，2019，8（4）：e00678.

35.Ren Z，Li A，Jiang J，et al. Gut microbiome analysis as a tool towards targeted non-invasive biomark-ers for early hepatocellular carcinoma. Gut，2019，68（6）：1014-1023.

36.Lu J，Zhang L，Zhai Q，et al. Chinese gut microbiota and its associations with staple food type，ethnic-ity，and urbanization. NPJ Biofilms Microbiomes，2021，7（1）：71.

37.He J，Chu Y，Li J，et al. Intestinal butyrate-metabolizing species contribute to autoantibody produc-tion and bone erosion in rheumatoid arthritis. Sci Adv，2022，8（6）：eabm1511.

38.Gupta K，Walton R，Kataria SP. Hemotherapy-induced nausea and vomiting：pathogenesis，recom-mendations，and new trends. Cancer Treat Res Commun，2021，26：100278.

39.Razvi Y，Chan S，McFarlane T，et al. ASCO，NCCN，MASCC/ESMO：a comparison of antiemetic guidelines for the treatment of chemotherapy-induced nausea and vomiting in adult patients. Support Care Cancer，2019，27（1）：87-95.

40.Hong CHL，Gueiros LA，Fulton JS，et al. Systematic review of basic oral care for the management of oral mucositis in cancer patients and clinical practice guidelines. Support Care Cancer，2019，27（10）：3949-3967.

41.Ando T，Sakumura M，Mihara H，et al. A review of potential role of capsule endoscopy in the work-up for chemotherapy-induced diarrhea. Healthcare（Basel），2022，10（2）：218.

42.Hay T，Bellomo R，Rechnitzer T，et al. Constipation，diarrhea，and prophylactic laxative bowel regi-mens in the critically ill：a systematic review and meta-analysis. J Crit Care，2019，52：242-250.

43.Wang Y，Abu-Sbeih H，Mao E，et al. Immune-checkpoint inhibitor-induced diarrhea and colitis in patients with advanced malignancies：retrospective review at MD Anderson. J Immunother Cancer，2018，6（1）：37.

肠道微生态技术

参考文献

44. Cooksley T，Font C，Scotte F，et al. Emerging challenges in the evaluation of fever in cancer patients at risk of febrile neutropenia in the era of COVID-19：a MASCC position paper. Support Care Cancer，2021，29（2）：1129-1138.

45. Duceau B，Picard M，Pirracchio R，et al. Neutropenic enterocolitis in critically Ill patients：spectrum of the disease and risk of invasive fungal disease. Crit Care Med，2019，47（5）：668-676.

46. Benedetti E，Bruno B，Martini F，et al. Early diagnosis of neutropenic enterocolitis by bedside ultrasound in hematological malignancies：a prospective study. J Clin Med，2021，10（18）：4277.

47. Khanna S. Advances in clostridioides difficile therapeutics. Expert Rev Anti Infect Ther，2021，19（9）：1067-1070.

48. Hou K，Wu ZX，Chen XY，et al. Microbiota in health and diseases. Signal Transduct Target Ther，2022，7（1）：135.

49. Martin A，Fahrbach K，Zhao Q，et al. Association between carbapenem resistance and mortality among adult，hospitalized patients with serious infections due to enterobacteriaceae：results of a systematic literature review and meta-analysis. Open Forum Infect Dis，2018，5（7）：150.

50. Davidovics ZH，Michail S，Nicholson MR，et al. Fecal microbiota transplantation for recurrent clostridium difficile infection and other conditions in children：a joint position paper from the north american society for pediatric gastroenterology，hepatology，and nutrition and the european society for pediatric gastroenterology，hepatology，and nutrition. J Pediatr Gastroenterol Nutr，2019，68（1）：130-143.

51. Cammarota G，Ianiro G，Kelly CR，et al. International consensus conference on stool banking for faecal microbiota transplantation in clinical practice. Gut，2019，68（12）：2111-2121.

52. Guo Z，Gao HY，Zhang TY，et al. Analysis of allogeneic hematopoietic stem cell transplantation with high-dose cyclophosphamide-induced immune tolerance for severe aplastic anemia. Int J Hematol，2016，104（6）：720-728.

53. Reinhardt C. Themicrobiota：a microbial ecosystem built on mutualism prevails. J Innate Immun，2019，11（5）：391-392.

54. Koliarakis I，Psaroulaki A，Nikolouzakis TK，et al. Intestinal microbiota and colorectal cancer：a new aspect of research. J BUON，2018，23（5）：1216-1234.

55. R Storb，R L Prentice，C D Buckner，et al. Graft-versus-host disease and survival in patients with aplastic anemia treated by marrow grafts from HLA-identical siblings. Beneficial effect of a protective environment. N Engl J Med，1983，308（6）：302-307.

56. 郭智，刘晓东，杨凯，等.allo-HSCT并使用高剂量环磷酰胺诱导免疫耐受治疗重型再生障碍性贫血.中华器官移植杂志，2015，36（6）：356-361.

57. Lanping Xu，Hu Chen，Jing Chen，et al. The consensus on indications，conditioning regimen，and donor selection of allogeneic hematopoietic cell transplantation for hematological diseases in China-recommendations from the chinese society of hematology. J Hematol Oncol，2018，11（1）：33.

58. 中华医学会血液学分会干细胞应用学组.中国异基因造血干细胞移植治疗血液系统疾病专家共识（Ⅲ）——急性移植物抗宿主病（2020年版）.中华血液学杂志，2020，41（7）：529-536.

59. Sarah Lindner，Jonathan U Peled. Update in clinical and mouse microbiota research in allogeneic haematopoietic cell transplantation. Curr Opin Hematol，2020，27（6）：360-367.

60. Shimasaki T，Seekatz A，Bassis C，et al. Increased relative abundance of klebsiella pneumoniae carbapenemase-producing klebsiella pneumoniae within the gut microbiota is associated with risk of bloodstream infection in long-term acute care hospital patients. Clin Infect Dis，2019，68（12）：2053-2059.

61. Tanaka JS，Young RR，Heston SM，et al. Anaerobic antibiotics and the risk of graft-versus-host disease after allogeneic hematopoietic stem cell transplantation. Biol Blood Marrow Transplant，2020，26（11）：2053-2060.

62. Weber D，Jenq RR，Peled JU，et al. Microbiota disruption induced by early use of broad spectrum antibiotics is an independent risk factor of outcome after allogeneic stem cell transplantation. Biol Blood Marrow Transplant，2017，23（5）：845-852.

63. Schuster MG，Cleveland AA，Dubberke ER，et al. Infections in hematopoietic cell transplant recipients：results from the organ transplant infection project，a multicenter，prospective，cohort study. Open Forum Infect Dis，2017，4（2）：ofx050.

64. Zayar Lin，Zafar Iqbal，Juan Fernando Ortiz，et al. Fecal microbiota transplantation in recurrent clostridium difficile infection：is it superior to other conventional Methods? Cureus，2020，12（8）：e9653

65. Vaughn JL，Balada-Llasat JM，Lamprecht M，et al. Detection of toxigenic clostridium difficile colonization in patients admitted to the hospital for chemotherapy or haematopoietic cell transplantation. J Med Microbiol，2018，67（7）：976-981.

66. Zhou B，Yuan Y，Zhang S，et al. Intestinal flora and disease mutually shape the regional immune system in the intestinal tract. Front Immunol，2020，11：575.

67. Vobořil M，Brabec T，Dobeš J，et al. Toll-like receptor signaling in thymic epithelium controls monocyte-derived dendritic cell recruitment and Treg generation. Nat Commun，2020，11（1）：2361.

68. Jang GY，Lee JW，Kim YS，et al. Interactions between tumor-derived proteins and toll-like receptors. Exp Mol Med，2020，52（12）：1926-1935.

69. Jonsson H，Hugerth LW，Sundh J，et al. Genome sequence of segmented filamentous bacteria present in the human intestine. Commun Biol，2020，3（1）：485.

70. Ilett EE，Jørgensen M，Noguera-Julian M，et al. Associations of the gut microbiome and clinical factors with acute GVHD in allogeneic HSCT recipients. Blood Adv，2020，4（22）：5797-5809.

71. Fredricks DN. The gut microbiota and graft-versus-host disease. J Clin Invest，2019，129（5）：1808-1817.

72. Yoshifuji K，Inamoto K，Kiridoshi Y，et al. Prebiotics protect against acute graft-versus-host disease and preserve the gut microbiota in stem cell transplantation. Blood Adv，2020，4（19）：4607-4617.

73. Kusakabe S，Fukushima K，Yokota T，et al. Enterococcus：a predictor of ravaged microbiota and poor prognosis after allogeneic hematopoietic stem cell transplantation. Biol Blood Marrow Transplant，2020，26（5）：1028-1033.

74. Shono Y，van den Brink MRM. Gut microbiota injury in allogeneic haematopoietic stem cell transplantation. Nat Rev Cancer，2018，18（5）：283-295.

75. Parco S，Benericetti G，Vascotto F，et al. Microbiome and diversity indices during blood stem cells transplantation—new perspectives? Cent Eur J Public Health，2019，27（4）：335-339.

76. Payen M，Nicolis I，Robin M，et al. Functional and phylogenetic alterations in gut microbiome are linked to graft-versus-host disease severity. Blood Adv，2020，4（9）：1824-1832.

77. Zhang F，Zuo T，Yeoh YK，et al. Longitudinal dynamics of gut bacteriome，mycobiome and virome after fecal microbiota transplantation in graft-versus-host disease. Nat Commun，2021，12（1）：65.

78. Han H，Yan H，King KY. Broad-spectrum antibiotics deplete bone marrow regulatory T cells. Cells，2021，10（2）：277.

79. Pession A，Zama D，Muratore E，et al. Fecal microbiota transplantation in allogeneic hematopoietic stem cell transplantation recipients：a systematic review. J Pers Med，2021，11（2）：100.

80. Lee YJ，Arguello ES，Jenq RR，et al. Protective factors in the intestinal microbiome against clostridium difficile infection in recipients of allogeneic hematopoietic stem cell transplantation. J Infect Dis，2017，215（7）：1117-1123.

81. Schoemans HM，Lee SJ，Ferrara JL，et al. EBMT-NIH-CIBMTR task force position statement on standardized terminology & guidance for graft-versus-host disease assessment. Bone Marrow Transplant，

2018，53（11）：1401-1415.

82.Penack O，Marchetti M，Ruutu T，et al. Prophylaxis and management of graft versus host disease after stem-cell transplantation for haematologicalmalignancies：updated consensus recommendations of the european society for blood and marrow transplantation，Lancet Haematol. 2020，7（2）：e157-e167.

83.Dai Z，Coker OO，Nakatsu G，et al. Multi-cohort analysis of colorectal cancer metagenome identified altered bacteria across populations and universal bacterial markers. Microbiome，2018，6（1）：70.

84.Yu J，Feng Q，Wong SH，et al. Metagenomic analysis of faecal microbiome as a tool towards targeted non-invasive biomarkers for colorectal cancer. Gut. 2017 Jan；66（1）：70-78.

85.Liang Q，Chiu J，Chen Y，et al. Fecal Bacteria Act as Novel Biomarkers for Non-Invasive Diagnosis of Colorectal Cancer. Clin Cancer Res. 2017 Apr 15；23（8）：2061-2070.

86.Wong SH，Kwong TN，Chow TC，et al. Quantitation of faecal Fusobacterium improves faecal immuno-chemical test in detecting advanced colorectal neoplasia. Gut. 2017 Aug；66（8）：1441-1448.

87.Liang JQ，Li T，Nakatsu G，et al. A novel faecal Lachnoclostridium marker for the non-invasive diagnosis of colorectal adenoma and cancer. Gut. 2020 Jul；69（7）：1248-1257.

88.Nakatsu G，Zhou H，Wu WKK，et al. Alterations in Enteric Virome Associate With Colorectal Cancer and Survival Outcomes. Gastroenterology. 2018 Aug；155（2）：529-541.e5.

89.Coker OO，Nakatsu G，Dai RZ，et al. Enteric fungal microbiota dysbiosis and ecological alterations in colorectal cancer. Gut. 2019 Apr；68（4）：654-662.

90.Coker OO，Kai Wu WK，Wong SH，et al. Altered Gut Archaea Composition and Interaction with Bacteria are Associated with Colorectal Cancer. Gastroenterology. 2020 Oct；159（4）：1459-1470.e5.

91.Coker OO，Liu C，Wu WKK，et al. Altered gut metabolites and microbiota interactions are implicated in colorectal carcinogenesis and can be non-invasive diagnostic biomarkers. Microbiome. 2022 Feb 21；10（1）：35.

92.Li Q，Hu W，Liu WX，et al. Streptococcus thermophilus inhibits colorectal tumorigenesis through secreting β-galactosidase. Gastroenterology. 2021 Mar；160（4）：1179-1193.e14.

93.Sugimura N，Li Q，Chu ESH，et al. Lactobacillus gallinarum modulates the gut microbiota and produces anti-cancer metabolites to protect against colorectal tumourigenesis. Gut. 2022 Dec 22；71（10）：2011‐2021.

94.Wirbel J，Pyl PT，Kartal E，et al. Meta-analysis of fecal metagenomes reveals global microbial signatures that are specific for colorectal cancer，Nat Med. 2019，25（4）：679-689.

95.Thomas AM，Manghi P，Asnicar F，et al. Metagenomic analysis of colorectal cancer datasets identifies cross-cohort microbial diagnostic signatures and a link with choline degradation. Nat Med，2019，25（4）：667-678.

96.He Z，Gharaibeh RZ，Newsome RC，et al. Campylobacter jejuni promotes colorectal tumorigenesis through the action of cytolethal distending toxin. Gut，2019，68（2）：289-300.

97.Wang T，Zheng J，Dong S，et al. Lacticaseibacillus rhamnosus LS8 ameliorates azoxymethane/dextran sulfate sodium-induced colitis-associated tumorigenesis in mice via regulating gut microbiota and inhibiting inflammation. Probiotics Antimicrob Proteins，2022，14（5）：947-959.

98.Russo E，Bacci G，Chiellini C，et al. Preliminary comparison of oral and intestinal human microbiota in patients with colorectal cancer：A Pilot Study. Front Microbiol，2018，8：2699.

99.Butt J，Jenab M，Willhauck-Fleckenstein M，et al. Prospective evaluation of antibody response to streptococcus gallolyticus and risk of colorectal cancer. Int J Cancer，2018，143（2）：245-252.

100.Meng D，Sommella E，Salviati E，et al. Indole-3-lactic acid，a metabolite of tryptophan，secreted by bifidobacterium longum subspecies infantis is anti-inflammatory in the immature intestine. Pediatr Res，2020，88（2）：209-217.

101. Fan Q，Guan X，Hou Y，et al. Paeoniflorin modulates gut microbial production of indole-3-lactate

and epithelial autophagy to alleviate colitis in mice. Phytomedicine，2020，79：153345.

102. Chuah LO，Foo HL，Loh TC，et al. Postbiotic metabolites produced by lactobacillus plantarum strains exert selective cytotoxicity effects on cancer cells. BMC Complement Altern Med，2019，19（1）：114.

103. Konishi H，Fujiya M，Tanaka H，et al. Probiotic-derived ferrichrome inhibits colon cancer progression via JNK-mediated apoptosis. Nat Commun，2016，7：12365.

104. Zhang F，Luo W，Shi Y，et al. Should we standardize the 1700-year-old fecal microbiota transplantation? Am J Gastroenterol，2012，107（11）：1755；author reply p-6.

105. Zhang F，Cui B，He X，et al. Microbiota transplantation：concept，methodology and strategy for its modernization. Protein Cell，2018，9（5）：462-473.

106. Surawicz CM，Brandt LJ，Binion DG，et al. Guidelines for diagnosis，treatment，and prevention of clostridium difficile infections. Am J Gastroenterol，2013，108（4）：478-498；quiz 99.

107. Debast SB，Bauer MP，Kuijper EJ，et al. European society of clinical microbiology and infectious diseases：update of the treatment guidance document for clostridium difficile infection. Clin Microbiol Infect，2014，20 Suppl 2：1-26.

108. Sokol H，Galperine T，Kapel N，et al. Faecal microbiota transplantation in recurrent clostridium difficile infection：recommendations from the french group of faecal microbiota transplantation. Dig Liver Dis，2016，48（3）：242-247.

109. Konig J，Siebenhaar A，Hogenauer C，et al. Consensus report：faecal microbiota transfer – clinical applications and procedures. Aliment Pharmacol Ther，2017，45（2）：222-239.

110. Cammarota G，Ianiro G，Tilg H，et al. European consensus conference on faecal microbiota transplantation in clinical practice. Gut，2017，66（4）：569-580.

111. Nicholson MR，Mitchell PD，Alexander E，et al. Efficacy of fecal microbiota transplantation for clostridium difficile infection in children. Clin Gastroenterol Hepatol，2020，18（3）：612-619.e1.

112. Ng SC，Kamm MA，Yeoh YK，et al. Scientific frontiers in faecal microbiota transplantation：joint document of asia-pacific association of gastroenterology（APAGE）and asia-pacific society for digestive endoscopy（APSDE）. Gut，2020，69（1）：83-91.

113. McDonald LC，Gerding DN，Johnson S，et al. Clinical practice guidelines for clostridium difficile infection in adults and children：2017 update by the infectious diseases society of america（IDSA）and society for healthcare epidemiology of america（SHEA）. Clin Infect Dis，2018，66（7）：987-994.

114. Moayyedi P，Surette MG，Kim PT，et al. Fecal microbiota transplantation induces remission in patients with active ulcerative colitis in a randomized controlled trial. Gastroenterology，2015，149（1）：102-109.e6.

115. Paramsothy S，Kamm MA，Kaakoush NO，et al. Multidonor intensive faecal microbiota transplantation for active ulcerative colitis：a randomised placebo-controlled trial. Lancet，2017，389（10075）：1218-1228.

116. Costello SP，Hughes PA，Waters O，et al. Effect of fecal microbiota transplantation on 8-week remission in patients with ulcerative colitis：a randomized clinical trial. JAMA，2019，321（2）：156-164.

117. Sood A，Singh A，Mahajan R，et al. Acceptability，tolerability，and safety of fecal microbiota transplantation in patients with active ulcerative colitis（AT&S Study）. J Gastroenterol Hepatol，2020，35（3）：418-424.

118. Ding X，Li Q，Li P，et al. Long-term safety and efficacy of fecal microbiota transplant in active ulcerative colitis. Drug Saf，2019，42（7）：869-880.

119. Nishida A，Imaeda H，Ohno M，et al. Efficacy and safety of single fecal microbiota transplantation for Japanese patients with mild to moderately active ulcerative colitis. J Gastroenterol，2017，52（4）：

476-482.

120. Rossen NG，Fuentes S，van der Spek MJ，et al. Findings from a randomized controlled trial of fecal transplantation for patients with ulcerative colitis. Gastroenterology，2015，149（1）：110-118.e4.

121. Cui B，Feng Q，Wang H，et al. Fecal microbiota transplantation through mid-gut for refractory crohn's disease：safety，feasibility，and efficacy trial results. J Gastroenterol Hepatol，2015，30（1）：51-58.

122. Vaughn BP，Vatanen T，Allegretti JR，et al. Increased intestinal microbial diversity following fecal microbiota transplant for active crohn's disease. Inflamm Bowel Dis，2016，22（9）：2182-2190.

123. Wang H，Cui B，Li Q，et al. The safety of fecal microbiota transplantation for crohn's disease：findings from a long-term study. Adv Ther，2018，35（11）：1935-1944.

124. Bajaj JS，Kassam Z，Fagan A，et al. Fecal microbiota transplant from a rational stool donor improves hepatic encephalopathy：a randomized clinical trial，Hepatology. 2017，66（6）：1727-1738.

125. Bajaj JS，Salzman NH，Acharya C，et al. Fecal microbial transplant capsules are safe in hepatic encephalopathy：a phase 1，randomized，placebo-controlled trial. Hepatology，2019，70（5）：1690-1703.

126. Ding X，Li Q，Li P，et al. Fecal microbiota transplantation：A promising treatment for radiation enteritis? Radiother Oncol，2020，143：12-18.

127. Wang Y，Wiesnoski DH，Helmink BA，et al. Fecal microbiota transplantation for refractory immune checkpoint inhibitor-associated colitis. Nat Med，2018，24（12）：1804-1808.

128. Ianiro G，Rossi E，Thomas AM，et al. Faecal microbiota transplantation for the treatment of diarrhoea induced by tyrosine-kinase inhibitors in patients with metastatic renal cell carcinoma. Nat Commun，2020，11（1）：4333.

129. Kakihana K，Fujioka Y，Suda W，et al. Fecal microbiota transplantation for patients with steroid-resistant acute graft-versus-host disease of the gut. Blood，2016，128（16）：2083-2088.

130. Qi X，Li X，Zhao Y，et al. Treating steroid refractory intestinal acute graft-vs.-host disease with fecal microbiota transplantation：a pilot study. Front Immunol，2018，9：2195.

131. Zeitz J，Bissig M，Barthel C，et al. Patients' views on fecal microbiota transplantation：an acceptable therapeutic option in inflammatory bowel disease? Eur J Gastroenterol Hepatol，2017，29（3）：322-330.

132. Ma Y，Yang J，Cui B，et al. How Chinese clinicians face ethical and social challenges in fecal microbiota transplantation：a questionnaire study. BMC Med Ethics，2017，18（1）：39.

133. Park L，Mone A，Price JC，et al. Perceptions of fecal microbiota transplantation for clostridium difficile infection：factors that predict acceptance. Ann Gastroenterol，2017，30（1）：83-88.

134. McSweeney B，Allegretti JR，Fischer M，et al. In search of stool donors：a multicenter study of prior knowledge, perceptions, motivators, and deterrents among potential donors for fecal microbiota transplantation. Gut Microbes，2020，11（1）：51-62.

135. Wu X，Dai M，Buch H，et al. The recognition and attitudes of postgraduate medical students toward fecal microbiota transplantation：a questionnaire study. Therap Adv Gastroenterol，2019，12：1756284819869144.

136. Cui B，Li P，Xu L，et al. Step-up fecal microbiota transplantation strategy：a pilot study for steroid-dependent ulcerative colitis. Journal of translational medicine，2015，13：298.

137. Zhang T，Lu G，Zhao Z，et al. Washed microbiota transplantation vs. manual fecal microbiota transplantation：clinical findings，animal studies and in vitro screening. Protein Cell，2020，11（4）：251-266.

138. Nanjing consensus on methodology of washed microbiota transplantation. Chin Med J（Engl），2020，133（19）：2330-2332.

139. Lu G，Wang W，Li P，et al. Washed preparation of faecal microbiota changes the transplantation re-lated safety，quantitative method and delivery. Microb Biotechnol，2022，15（9）：2439-2449.

140. Wang Y，Zhang S，Borody TJ，et al. Encyclopedia of fecal microbiota transplantation：a review of ef-fectiveness in the treatment of 85 diseases. Chin Med J（Engl），2022，135（16）：1927-1939.

141. Jiang ZD，Ajami NJ，Petrosino JF，et al. Randomised clinical trial：faecal microbiota transplantation for recurrent clostridum difficile infection-fresh，or frozen，or lyophilised microbiota from a small pool of healthy donors delivered by colonoscopy. Aliment Pharmacol Ther，2017，45（7）：899-908.

142. Jiang ZD，Alexander A，Ke S，et al. Stability and efficacy of frozen and lyophilized fecal microbiota transplant（FMT）product in a mouse model of clostridium difficile infection（CDI）. Anaerobe，2017，48：110-114.

143. Lee CH，Steiner T，Petrof EO，et al. Frozen vs fresh fecal microbiota transplantation and clinical reso-lution of diarrhea in patients with recurrent clostridium difficile infection：a randomized clinical trial. JAMA，2016，315（2）：142-149.

144. Papanicolas LE，Choo JM，Wang Y，et al. Bacterial viability in faecal transplants：which bacteria survive? EBioMedicine，2019，41：509-516.

145. Takahashi M，Ishikawa D，Sasaki T，et al. Faecal freezing preservation period influences colonization ability for faecal microbiota transplantation. J Appl Microbiol，2019，126（3）：973-984.

146. Jenkins SV，Vang KB，Gies A，et al. Sample storage conditions induce post-collection biases in mi-crobiome profiles. BMC Microbiol，2018，18（1）：227.

147. Gratton J，Phetcharaburanin J，Mullish BH，et al. Optimized sample handling strategy for metabolic profiling of human feces. Anal Chem，2016，88（9）：4661-4668.

148. Burz SD，Abraham AL，Fonseca F，et al. A guide for ex vivo handling and storage of stool samples in-tended for fecal microbiota transplantation. Sci Rep，2019，9（1）：8897.

149. Sleight SC，Wigginton NS，Lenski RE. Increased susceptibility to repeated freeze-thaw cycles in esch-erichia coli following long-term evolution in a benign environment. BMC Evol Biol，2006，6：104.

150. Halkjaer SI，Christensen AH，Lo BZS，et al. Faecal microbiota transplantation alters gut microbiota in patients with irritable bowel syndrome：results from a randomised，double-blind placebo-con-trolled study. Gut，2018，67（12）：2107-2115.

151. Aroniadis OC，Brandt LJ，Oneto C，et al. Faecal microbiota transplantation for diarrhoea-predomi-nant irritable bowel syndrome：a double-blind，randomised，placebo-controlled trial. Lancet Gastro-enterol Hepatol，2019，4（9）：675-685.

152. Allegretti JR，Kassam Z，Mullish BH，et al. Effects of fecal microbiota transplantation with oral cap-sules in obese patients. Clin Gastroenterol Hepatol，2020，18（4）：855-863.e2.

153. Elkrief A，El Raichani L，Richard C，et al. Antibiotics are associated with decreased progression-free survival of advanced melanoma patients treated with immune checkpoint inhibitors. Oncoimmunolo-gy，2019，8（4）：e1568812.

154. Routy B，Le Chatelier E，Derosa L，et al. Gut microbiome influences efficacy of PD-1-based immu-notherapy against epithelial tumors. Science，2018，359（6371）：91-97.

155. Viaud S，Daillère R，Boneca IG，et al. Harnessing the intestinal microbiome for optimal therapeutic immunomodulation. Cancer Res，2014，74（16）：4217-4221.

156. Daillère R，Vétizou M，Waldschmitt N，et al. Enterococcus hirae and barnesiella intestinihominis fa-cilitate cyclophosphamide-induced therapeutic immunomodulatory effects. Immunity，2016，45（4）：931-943.

157. Baruch EN，Youngster I，Ben-Betzalel G，et al. Fecal microbiota transplant promotes response in im-munotherapy-refractory melanoma patients. Science，2021，371（6529）：602-609.

158. Davar D，Dzutsev AK，McCulloch JA，et al. Fecal microbiota transplant overcomes resistance to anti-

PD-1 therapy in melanoma patients. Science, 2021, 371 (6529): 595-602.

159. Derosa L, Routy B, Fidelle M, et al. Gut bacteria composition drives primary resistance to cancer immunotherapy in renal cell carcinoma patients. Eur Urol, 2020, 78 (2): 195-206.

160. Jian YP, Yang G, Zhang LH, et al. Lactobacillus plantarum alleviates irradiation-induced intestinal injury by activation of FXR-FGF15 signaling in intestinal epithelia. J Cell Physiol, 2022, 237 (3): 1845-1856.

161. Cui M, Xiao H, Li Y, et al. Faecal microbiota transplantation protects against radiation-induced toxicity. EMBO Mol Med, 2017, 9 (4): 448-461.

162. Cheng YW, Phelps E, Ganapini V, et al. Fecal microbiota transplantation for the treatment of recurrent and severe clostridium difficile infection in solid organ transplant recipients: A multicenter experience. Am J Transplant, 2019, 19 (2): 501-511.

163. Dai M, Liu Y, Chen W, et al. Rescue fecal microbiota transplantation for antibiotic-associated diarrhea in critically ill patients. Crit Care, 2019, 23 (1): 324.

164. Cammarota G, Masucci L, Ianiro G, et al. Randomised clinical trial: faecal microbiota transplantation by colonoscopy vs. vancomycin for the treatment of recurrent clostridium difficile infection. Aliment Pharmacol Ther, 2015, 41 (9): 835-843.

165. Strate LL, Gralnek IM. ACG clinical guideline: management of patients with acute lower gastrointestinal bleeding. Am J Gastroenterol, 2016, 111 (4): 459-474.

166. DeFilipp Z, Bloom PP, Torres Soto M, et al. Drug-resistant E. coli bacteremia transmitted by fecal microbiota transplant. N Engl J Med, 2019, 381 (21): 2043-2050.

167. Baxter M, Ahmad T, Colville A, et al. Fatal aspiration pneumonia as a complication of fecal microbiota transplant. Clin Infect Dis, 2015, 61 (1): 136-137.

168. Goldenberg SD, Batra R, Beales I, et al. Comparison of different strategies for providing fecal microbiota transplantation to treat patients with recurrent clostridium difficile infection in two English hospitals: A Review, Infect Dis Ther. 2018, 7 (1): 71-86.

169. Kelly CR, Ihunnah C, Fischer M, et al. Fecal microbiota transplant for treatment of clostridium difficile infection in immunocompromised patients. Am J Gastroenterol, 2014, 109 (7): 1065-1071.

170. Long C, Yu Y, Cui B, et al. A novel quick transendoscopic enteral tubing in mid-gut: technique and training with video. BMC Gastroenterol, 2018, 18 (1): 37.

171. Cui B, Li P, Xu L, et al. Step-up fecal microbiota transplantation (FMT) strategy. Gut Microbes, 2016, 7 (4): 323-328.

172. Huang HL, Chen HT, Luo QL, et al. Relief of irritable bowel syndrome by fecal microbiota transplantation is associated with changes in diversity and composition of the gut microbiota. J Dig Dis, 2019, 20 (8): 401-408.

173. Wang JW, Wang YK, Zhang F, et al. Initial experience of fecal microbiota transplantation in gastrointestinal disease: A case series. Kaohsiung J Med Sci, 2019, 35 (9): 566-571.

174. Fischer M, Kao D, Mehta SR, et al. Predictors of early failure after fecal microbiota transplantation for the therapy of clostridium difficile infection: a multicenter study. Am J Gastroenterol, 2016, 111 (7): 1024-1031.

ASCT 技术

- ❖ 造血重塑　自我更新 ❖
- ❖ 本末兼顾　利弊权衡 ❖
- ❖ 亦成亦败　重在辨症 ❖
- ❖ 动员集存　多快好省 ❖
- ❖ 安全至上　妙手回春 ❖

主　编

邱录贵　纪春岩　王建祥　李建勇　肖志坚　马　军

副主编（以姓氏拼音为序）

韩明哲　黄慧强　姜尔烈　孙佳丽　解文君　张　曦　朱　军　邹德慧

学术秘书

邹德慧　庞爱明　叶静静

编　委（以姓氏拼音为序）

安　刚	白元松	蔡　真	陈洁平	陈　彤	陈文明	邓　琦	丁凯阳
董玉君	杜　鹃	杜　新	范　磊	冯　茹	冯四洲	付　蓉	傅琤琤
傅卫军	高春记	高广勋	高　力	郭鹏程	韩明哲	何爱丽	贺鹏程
侯　健	胡建达	胡　炯	胡亮钉	胡晓霞	胡永仙	化罗明	黄海雯
黄洪晖	黄慧强	黄　亮	黄文荣	黄晓兵	纪春岩	江　明	江松福
姜尔烈	姜中兴	景红梅	赖　洵	李炳宗	李　菲	李建勇	李　剑
李　娟	李莉娟	李乃农	李　强	李文倩	李午平	李　昕	李玉华
李振宇	梁爱斌	刘传芳	刘海生	刘丽宏	刘　利	刘　林	刘　鹏
刘　澎	刘　薇	刘卫平	刘晓萌	刘　耀	刘元波	陆佩华	罗　军
马　军	马梁明	马艳萍	毛　敏	牛　挺	欧阳桂芳		庞爱明
彭宏凌	钱　军	钱文斌	邱录贵	宋献民	宋永平	苏丽萍	孙春艳
孙佳丽	孙秀丽	谭业辉	陶　荣	滕清良	田　菲	王　椿	王峰蓉
王福旭	王荷花	王季石	王建祥	王　亮	王　玲	王三斌	王树叶
王　雯	王小沛	王　欣	王亚非	王　一	王　昭	王志国	魏旭东
吴剑秋	吴　涛	吴　彤	夏凌辉	夏忠军	肖志坚	解文君	邢宏运
徐　兵	徐　丽	徐雅靖	徐　燕	闫金松	颜晓菁	杨海燕	杨建民
杨　威	姚红霞	叶静静	易　海	曾庆曙	曾　云	张会娟	张会来
张敬东	张清媛	张　曦	张义成	赵洪国	郑亚伟	周　辉	周泽平
周　征	朱　军	朱小玉	朱雄鹏	朱尊民	邹德慧		

第一章

自体造血干细胞移植 （ASCT）技术概述

一、技术现状

造血干细胞移植（hematopoietic stem cell transplantation，HSCT）是利用造血干细胞具有自我更新、多向分化和归巢功能来重建受者造血和/或免疫功能以实现治疗的一种现代治疗技术，是恶性血液病、造血功能衰竭性疾病、遗传性血液病和代谢性疾病的重要治疗方式，有时甚至是唯一有效治疗。HSCT 至今已经历 60 余年发展，是最为经典和成熟的干细胞临床应用方案。HSCT 按照造血干细胞的供体来源分为来源于健康供体的异体造血干细胞移植（allo-SCT）和来源于患者自身的自体造血干细胞移植（autologous HSCT，ASCT）。ASCT 具有不受供者限制、移植后恢复快、合并症少、生活质量好、年龄限制较少等优点，是治疗淋巴瘤、多发性骨髓瘤及急性白血病等血液肿瘤及部分实体瘤、自身免疫疾病的重要手段。利用基因编辑技术，ASCT 也已成功用于遗传性疾病如地中海贫血的治疗。

ASCT 作为一种成熟治疗技术，自 20 世纪 80 年代起逐渐发展，现已广泛用于临床。在欧美等发达国家，ASCT 病例数占所有 HSCT 的 60%~70%，明显多于 allo-SCT。例如，2020 年美国开展 HSCT 共 19883 例，其中 ASCT 11557 例，占 58.1%。欧洲骨髓与血液移植登记处（EBMTR）报告 2017 年共登记 ASCT 23945 例，占全部 HSCT 近 2/3。但 ASCT 在我国开展不甚理想。据中国造血干细胞移植登记组数据，2020 年我国登记 HSCT 13415 例，ASCT 仅 3371 例，占比不到 30%。2021 年中国临床肿瘤学会（CSCO）ASCT 工作组从全国 211 家移植中心共登记 5221 例 ASCT。说明我国 ASCT 病例无论从绝对数量或在 HSCT 中占比均显著落后于欧美国家。除了与我国血液肿瘤疾病构成比与西方国家不同外，主要原因是我国血液科特别是肿瘤科医生对 ASCT 在淋巴瘤和骨髓瘤中的重要地位和作用认识不足。目前我国每年新增淋巴瘤患者近 10 万例，多发性骨髓瘤 2 万例以上，且淋巴瘤和骨髓瘤患者发病年龄明显低于欧美国家，理论上适合 ASCT 患者比例应更高。与淋巴瘤和骨髓瘤领域不断涌现的昂贵新药相比，ASCT 具有疗效更确切、总体治疗费用低、并发症少、对硬件设施及医疗团队标准要求相对较低等优点。因此，ASCT 在淋巴瘤、多发性骨髓瘤及部分急性白血病整合治疗中具有重要地位，在我国具有巨大发展空间。

我国幅员辽阔，医疗水平与经济发展不均衡，尤其是一些医疗水平及经济相对落后地区具有更多 ASCT 医疗需求，如能规范开展 ASCT，将使更多患者获得治愈或延长生存。目前，国内主要的 HSCT 中心均以 allo-SCT 为主，开展 ASCT 医疗机构常较分散，而且由于缺乏完整 ASCT 相关指南和推广应用体系，各单位技术水平参差不齐，影响了 ASCT 更优质、更广泛开展。为进一步推动 ASCT 在我国的推广和规范应用，提高 ASCT 临床疗效，特制定本指南，以推动我国 HSCT 事业整体发展。

二、历史沿革

（一）国际发展

ASCT 自 20 世纪 50 年代末开始用于临床。暴露于高剂量辐照和（或）高剂量控瘤药物的患者对细胞回输的需求，催生了储存自体造血干细胞的概念。从动物实验中确定了二甲基亚砜作为造血干细胞冷冻保存的保护剂，至今仍是冷冻保存干细胞的首选。最初用于临床的预处理方案主要包含高剂量辐照和（或）烷化剂。1959-1962 年，欧美国家报告了首批 ASCT，多数患者为非霍奇金淋巴瘤（NHL）或霍奇金淋巴瘤患者（HL），大多数患者造血功能得到恢复。1976 年法国的 Norbert-Claude Gorin 成功实施了首例急性髓系白血病（AML）患者的自体骨髓移植（autologous bone marrow transplantation，ABMT）。通过对剂量递增控瘤药组合的探索，1978 年 Appelbaum 等运用高剂量化疗联合自体造血干细胞移植（HDT/ASCT）治疗复发/难治 NHL 得到成功，方案得到广泛推广，是当时肿瘤内科治疗领域最重要进展。随后 Philip 等开展 PAR-MA 前瞻对照试验证实 ASCT 在化疗敏感复发/难治 NHL 中有良好效果，使 ASCT 更加广泛用于血液系统疾病患者。

（二）国内发展

中国 ASCT 肇始于 1986 年，由中国医学科学院血液病医院（中国医学科学院血液学研究所）严文伟教授成功实施中国首例急性白血病的 ABMT。1989 年中国医学科学院肿瘤医院内科完成我国首例 ABMT 治疗恶性淋巴瘤患者。作为中国最早开展 ASCT 的单位，严文伟教授 1988 年牵头成立了中国 ABMT 协作组，1989 年至 1992 年连续举办四届全国自体骨髓瘤移植学习班，并于 1994 年和 1996 年主办两届全国相关学术大会，为 HSCT 特别是 ASCT 在全国推广培养了队伍，奠定了技术基础。

国内学界不断创新，韩明哲、邱录贵教授将严文伟教授 ASCT 理论体系进一步发展完善并推广应用于各种血液肿瘤的临床治疗；韩忠朝教授首创 ASCT 治疗下肢缺血性疾病新技术；程涛教授牵头"造血干细胞维持、衰老与再生的调控机制研究"等。经过几代人持续努力，我国在 ASCT 工作的临床诊疗、基础研究等方面取得了长足的进步。

三、技术进展

据欧洲骨髓移植协作组织（european group of blood and marrow transplantation，EB-MT）和国际骨髓移植登记中心（center for international blood and marrow transplant re-search，CIBMTR）统计，自 1990 年中期以来，随着各项 ASCT 治疗临床试验结果公布，该疗法适应证、疗效和风险得到进一步验证，ASCT 数量迅速增多，很快超过 al-lo-SCT 的数量，主要适应证为多发性骨髓瘤和淋巴瘤，部分成人急性白血病和对化/放疗敏感的实体瘤。ASCT 蓬勃发展得益于其技术的发展。

（一）外周血造血干细胞动员及采集技术

20 世纪 90 年代中期，以重组人粒细胞集落刺激因子（rhG-CSF）为代表的造血生长因子成功用于临床，发现 G-CSF 等可将骨髓中造血干细胞（HSC）动员释放至外周血，使外周血中含量稀少的 HSCs 增高近十倍，通过体外血细胞自动分离机可采集充足的 HSCs 用于移植，从而使外周血干细胞移植（peripheral blood stem cell trans-plant，PBSCT）成为可能。与骨髓移植（bone marrow transplant，BMT）相比，PBSCT 具有对供者损伤及影响小、移植后造血和免疫功能重建快、可减少移植后抗感染及输血支持、缩短住院时间等优点，很大程度上克服了 BMT 的不足，从而替代 BMT 成为 HSCT 领域一次技术飞跃。此外，进行 ASCT 肿瘤患者由于既往放/化疗导致骨髓损伤，10%~20% 单用 G-CSF 或化疗联合 G-CSF 不能动员足够数量的 CD34+细胞。2008 年研究显示，对应用化疗联合 G-CSF 动员 HSCs 效果差的非霍奇金淋巴瘤、霍奇金淋巴瘤和多发性骨髓瘤患者，通过 CXCR4 拮抗剂普乐沙福联合 G-CSF 可采集到理想数量的 HSCs，该药先后在国外及国内上市并获广泛临床应用。

（二）减少复发的探索

不论是从骨髓采集还是从外周血分离，所获自体造血干细胞中都含有克隆性瘤细胞可能引起肿瘤复发。众多研究对 ASCT 的"净化"开展了大量工作，不断改良预处理方案，受益于免疫组化、分子生物学、基因标记等技术进步而快速发展的微小残留病灶（MRD）检测，造血干细胞阴性或阳性分选等系列技术进步，使 ASCT 安全性和疗效显著提高，临床应用日益广泛。最终，通过ASCT获得疾病缓解后，学界还在积极寻求巩固治疗方案，包括维持性化疗、细胞因子、单抗、对病灶局部放疗等，提高ASCT疗效。

（三）ASCT在非血液肿瘤中的应用

治疗药物剂量强化的理论基础促使了ASCT在非血液肿瘤中的应用。20世纪90年代早期，HDT/ASCT在乳腺癌中的应用大幅增加，在曲妥珠单抗上市前ASCT是广泛转移Ⅳ期乳腺癌及非广泛转移高危乳腺癌的重要治疗手段之一。其他应用ASCT治疗实体瘤主要是神经母细胞瘤和睾丸癌等，2011年CIBMTR统计数据占ASCT的5%~10%，2022年EBMT登记过去5年内接受ASCT的实体瘤超过7000例。

20世纪90年代中期开始出现了针对自身免疫性疾病的ASCT治疗，EBMT随后成立了自身免疫性疾病工作组（ADWP），ADWP数据库在1994-2021年内记录了3502例接受ASCT的自身免疫性疾病患者，主要适应证包括多发性硬化症（MS）、系统性硬化症（SSc）、克罗恩病（CD）、炎症性关节炎和系统性红斑狼疮（SLE）。

第二章

技术原理

ASCT治疗基本原理是，利用细胞毒性化疗/放疗剂量效应，在其他脏器功能可耐受剂量范围内，最大限度清除患者瘤细胞、异常克隆细胞，阻断发病机制，通过输注保存的自体造血干细胞使经受大剂量放化疗后的患者重建/恢复造血和免疫功能，从而使疾病达到更深度缓解，延长生存提高治愈率。

一、造血干细胞（HSCs）的生物学特点

HSCT应用的基础是造血干细胞生物学研究。1961至1963年间，TILL等和BECK-ER首先在移植小鼠脾脏中观察到集落形成单位，随即定义功能性造血干细胞（hema-topoietic stem cells，HSCs）。在传统造血分化树模型中，造血干细胞位于顶端，能分化为共同淋巴祖细胞（common lymphoid progenitor，CLP）和共同髓系祖细胞（common myeloid progenitor，CMP），从而产生各种类型血细胞，构建造血系统，为罹患恶性造血系统疾病患者提供再生医学（移植）治疗的可能。HSCs具有自我更新（self-renewal）和多向分化（multi-lineage differentiation）能力、在受到损伤等应激或病理情况下可发生凋亡（apoptosis）、在稳态条件下大部分保持静息状态（resting mode）；此外HSC具较强运动迁移（Trafficking）能力，以上被称为"SMART"模型，能维持干细胞内稳态。这些特性为HSC生理学提供了功能基础，也是临床治疗性HSC应用的理论所在。

（一）HSCs自我更新及多向分化能力

在单细胞水平，HSCs有两种截然不同自我更新机制：不对称分裂和对称分裂。在稳态条件下，HSCs以不对称分裂为主，但仍保留对称分裂的能力，能在必要时恢复损伤的干细胞库，也是干细胞移植后造血重建的基础。HSCs自我更新分裂方式受内源性和外源性共同调控。内源性调控包括经典信号通路（如Notch和Wnt信号通路）和关键转录调控因子（如FoxO和HoxB4），此外一些非编码RNA基因的敲除也会

阻碍造血重建。外源性调控主要涉及HSCs所处的造血微环境，后者是由一系列细胞、细胞因子及细胞外基质等多种组分构成的复杂结构。DiMascio等发现，造血微环境中骨髓脂肪细胞能通过分泌生长因子促进造血干细胞增殖。体外研究表明高水平血小板生成素（thrombopoietin，TPO）结合低水平干细胞因子（stem cell factor，SCF）和纤维连接蛋白（fibronectin，FN）细胞因子可促进功能性小鼠造血干细胞的扩增。此外，代谢产物活性氧（reactive oxygen species，ROS）则通过直接作用于受体骨髓微环境来调节HSCs的自我更新。除自我更新能力外，造血干细胞能维持长期多谱系造血重建和自我更新能力，这也是干细胞移植的基础之一。长期造血干细胞（LT-HSC）下游的短期造血干细胞（ST-HSC）较之则功能受限，而再下游的多能祖细胞（MPP）不具备自我更新能力，转而分化为CLP和CMP，前者主要向B系祖细胞、T系祖细胞和部分NK祖细胞和树突状细胞分化，最终形成各系成熟的终末分化细胞；而后者则先分化为粒细胞-巨噬细胞祖细胞（GMP）和巨核细胞-红细胞祖细胞（MEP），并进一步向下游的单核祖细胞、巨噬前体细胞和红系祖细胞分化，进而成熟为各系功能细胞。

（二）移植后供体HSCs的运动迁移

HSCs经静脉回输后通过外周循环归巢至相对固定的造血微环境，并对骨髓微环境中细胞因子等做出应答。Oostendorp等发现HSCs回输2小时后，只有约3%的干细胞还存留于外周血中，35%分布于骨髓、肝、脾中，随后外周血、肝、脾中的干细胞逐渐减少，骨髓中的干细胞逐渐增加，这也提示骨髓造血组织是主要的归巢部位。HSCs的归巢是多步骤的级联效应过程，由多种黏附分子和趋化因子介导，涉及HSCs与多种微环境成分间的相互作用；如SDF-1α/CXCR4信号传导在诱导干细胞归巢中至关重要，前列腺素E2（prostaglandin E2，PGE2）、1-磷酸鞘氨醇（sphingosine-1-phosphate，S1P）等能通过调控该信号途径促进HSCs归巢，某些胞外核苷酸（如ATP、UTP），某些离子（如Ca^{2+}、H^+）也能促进HSCs归巢，此外，低氧环境能抑制ROS产生，同时抑制GSK3-β信号通路等均可从细胞代谢角度促进HSCs归巢。HSC借助自身特异性表达的细胞黏附分子（cell adhesion molecule，CAM）与髓窦微血管内皮细胞接触，并穿越内皮孔径进入血管外间隙与骨髓微环境完成初始归巢，初始归巢后HSC进一步通过细胞黏附分子与细胞因子间的作用，结合并定植于骨髓造血微环境的基质细胞和ECM，并在所分泌的细胞因子调控下增殖与分化，进一步重建造血系统。借助单细胞测序技术，董芳等率先描述干细胞移植后供体HSCs于受体骨髓归巢并增殖、分化甚至重建造血系统的过程，发现归巢后供体HSCs的转录组立即发生改变（第1天），但直到第7天才观察到供体HSCs的扩增。移植早期的供体HSCs快速下调自我更新相关基因组，反而在早期阶段通过转录程序迅速表达出MPPs和谱系定向祖细胞（committed progenitors，CPs）的基因特征，同时伴有少量巨核/红系（megakaryocyte-erythrocytes，MEs）和髓系前体细胞（granulocyte-monocyte-macrophages，GMs）出现。后期，供体来源细胞中残存的HSCs主要转化为tHSC1和tHSC2：移植后的tHSC1与稳态下tHSC1相比细胞周期更加静息，分化潜能下降，处于一种"reserved HSC"状态；而tHSC2在移植后细胞周期比稳态下更加活跃，向髓系、巨核/红系的分化潜能增强，处于一种"primed HSC"状态；最终tHSC在造血微环境调控下完成造血系统重建。

HSCs的初始归巢和增殖分化极大影响造血干细胞移植预后，对供体HSCs回输后的生物学行为及相关调控因素的探究对临床造血干细胞移植具有重要指导意义。

二、预处理方案设计

（一）控瘤治疗的剂量效应关系及对器官功能的毒性

控瘤药物剂量与瘤细胞杀伤率间呈剂量-效应正相关。但由于多数控瘤药物特异性差，杀伤瘤细胞同时也造成正常HSCs的损伤，抑制正常造血，引起感染、贫血、出血等合并症，故造血毒性成为限制常规化疗药剂量的主要因素。ASCT可克服放/化疗等控瘤治疗对造血系统的毒性作用，在人体其他器官功能可耐受情况下，先通过提高放/化疗的剂量，最大限度清除瘤细胞，后输注干细胞来重建造血，通过提高放/化疗的剂量，最大限度地清除瘤细胞，后输注干细胞来重建造血，防止大剂量放/化疗对造血系统的剂量限制性毒性。

移植前预处理是指在输注HSCs前对患者进行大剂量放/化疗，预处理效果遵循剂量-效应曲线，因此主要采取高剂量预处理方案。此外，预处理不仅要有效杀伤瘤细胞，同时要减少毒副作用，目前采用的预处理放/化疗剂量主要受心、肝、肾等主要器官的毒性反应限制，因此预处理方案要注意多种药物联合，降低毒副作用，提高杀伤作用。预处理方案设计需充分考虑药物的细胞周期特异性、药效学、药代动力学、药物间的相互作用、药物毒性叠加等药理学因素的影响。理想的预处理药物应是可预见全身吸收状况、能通过隐藏的瘤细胞组织屏障。预处理所用药物及其代谢产物的活性半衰期必须尽可能短，避免对移植HSCs的细胞毒性作用，避免影响HSCs的植入；同时尽可能最小化对正常组织损伤的风险，提高患者安全性。

（二）常用预处理用药及方案

1. 基于全身放疗（TBI）的预处理方案

由TBI+化疗药物组成。TBI可清除血液系统各种肿瘤，包括耐药的白血病细胞；并可清除"庇护所"内的瘤细胞，如睾丸和中枢神经系统（CNS）中的病灶。放疗相关毒性包括近期胃肠及肺毒性，以及远期白内障、慢性肺功能不全、继发肿瘤和儿童生长发育迟滞等。目前普遍使用总剂量 10~16Gy 的分次照射，在有效清除瘤细胞同时可减少肺及胃肠毒性。TBI 与大剂量化疗联合，最经典方案是 TBI+环磷酰胺。

2. 基于大剂量化疗的预处理方案

不含 TBI 方案可避免 TBI 远期后遗症，且不需专门放疗设备支持。基于大剂量化疗预处理方案的药物选择原则包括：通过提高药物剂量扩大肿瘤清除效果，同时不存在交叉毒性。其中，烷化剂是高剂量化疗方案中使用的主要药物类别，具有以下优势：骨髓毒性是烷化剂的主要剂量限制因素，在使用 HSCs 支持时允许剂量进一步增加；烷化剂为细胞周期非特异性，可杀死不分裂静止期瘤细胞；体外测试中，烷化剂常不表现交叉耐药，且具陡峭对数线性剂量反应曲线；烷化剂可按单药使用时的最大耐受剂量的 50%~70% 与两种或三种烷化剂药物组合。常用于 ASCT 预处理方案的烷化剂包括白消安、卡莫司汀、美法仑、环磷酰胺等。其他常用的药物还包括拓扑异构酶抑制剂如依托泊苷，核苷类似物如阿糖胞苷等。

（1）白消安

是一种具强大清髓作用的烷化剂，对多种肿瘤有活性，白消安单药分 4 天应用，随后予干细胞支持，最大耐受剂量大约为 20mg/kg。与白消安联用方案包括白消安+环磷酰胺、白消安+依托泊苷、白消安+美法仑、白消安+美法仑+塞替派等。

（2）卡莫司汀

是一种亚硝基脲，对多种肿瘤具有活性，具高度脂溶性，常规剂量因长期骨髓毒性、肺纤维化和肾功能异常受限制。在序贯自体干细胞输注时，卡莫司汀单药最大耐受剂量 1200mg/m²。剂量限制毒性主要累及肺和肝。卡莫司汀常与环磷酰胺联用，环磷酰胺+卡莫司汀+依托泊苷（CBV）、卡莫司汀+依托泊苷+阿糖胞苷+美法仑（BEAM）方案广泛应用于恶性淋巴瘤自体移植。

（3）美法仑

是一种双功能烷化剂，结合了氮芥和苯丙氨酸结构，剂量限制性毒性发生于胃肠和肝。含有美法仑的高剂量 ASCT 预处理方案已被广泛用于白血病、多发性骨髓瘤、淋巴瘤等血液系统肿瘤患者，及乳腺癌、卵巢癌等实体瘤。

（4）环磷酰胺

环磷酰胺是具有很强免疫抑制作用的非清髓药物，具很强免疫抑制作用，非清髓性药物，常与其他细胞毒药物或 TBI 组合。剂量限制性毒性是出血性心肌炎，单药最大耐受剂量 200mg/kg。120~200mg/kg 环磷酰胺主要不良反应是出血性膀胱炎，可通过美司钠解救及膀胱冲洗缓解。

表 8-1 预处理方案中常用药物及放疗的最大耐受剂量

药物或放疗	移植时最大耐受剂量	剂量限制性毒性
TBI	10~16Gy	胃肠道、肝脏、肺
白消安	20mg/kg	胃肠道、肝脏、肺
卡莫司汀	1200mg/m²	肺、肝脏
美法仑	200mg/kg	胃肠道
塞替派	1135mg/m²	中枢神经系统、胃肠道
环磷酰胺	200mg/kg	心脏
异环磷酰胺	18~20g/m²	肾脏、膀胱、神经
依托泊苷	2400mg/m²	胃肠道
米托蒽醌	90mg/m²	心脏
顺铂	300mg/m²	心脏
卡铂	2000mg/m²	肝脏、肾脏
阿糖胞苷	36g/m²	中枢神经系统

第三章

适应证

ASCT治疗的主要适应证为对化疗/放疗敏感的淋巴瘤、多发性骨髓瘤、急性白血病等血液肿瘤和部分实体肿瘤，以及难治性自身免疫性疾病。

ASCT适应证的选择应根据疾病类型和疾病状态、移植获益的可能性、患者合并症/并发症的评估和预估治疗相关死亡率（TRM）风险以及非移植策略的疗效综合考虑。除了潜在的生存益处外，还需包括生活质量和后期毒副反应/并发症方面的评估。患者因素包括年龄、体能状态、合并症和脏器功能等的评估。

一、浆细胞疾病

（一）多发性骨髓瘤（multiple myeloma，MM）

1. 适应证

多发性骨髓瘤（MM）是ASCT最大适应证人群。ASCT是相对年轻体能状态良好的MM患者整体治疗中的重要组成部分，对适合移植MM患者仍有不可替代的地位。一般而言，ASCT在65岁以下且无严重脏器功能障碍的患者中进行，但目前年龄上限在国际上逐渐放宽。年龄小于等于70岁，体能状况好，或虽大于70岁但全身体能状态评分良好（fit）的患者，经有效诱导治疗后应将ASCT作为首选的巩固治疗。对大于65岁的患者，应在经验丰富治疗团队进行仔细体能状态评估后，在评分为fit的患者中进行。肾功损害是MM患者常见临床表现，诱导治疗后部分患者肾功能可完全恢复正常或明显改善，不影响移植。即使不能完全恢复甚至仍需血液透析，也并非接受ASCT禁忌证。但肾功不全会使移植相关不良反应如黏膜炎、感染等并发症增加，需降低预处理药物剂量。

2. 移植时机

（1）早期移植指诱导治疗缓解后紧接着进行的自体移植，一般指在诊断一年内移植。晚期移植是经诱导治疗后只采集干细胞不立即移植而是推迟至首次复发后再进行自体移植。建议将早期移植作为标准治疗，而非将自体移植推迟到复发时进行。

（2）在首次 ASCT 后 6 个月内进行计划中第二次 ASCT 为双次移植或串联移植（tandem transplantation）。新药时代二次移植不再根据首次移植后疗效决定，而是在具高危因素 MM 患者中进行。高危 MM 患者第一次移植后无论获得何种疗效，均建议在半年内行二次移植。需强调，计划双次移植者首次诱导治疗 4 个疗程后即采集两次移植所需干细胞，两次移植间不行巩固和维持治疗。

（3）尚无随机对照试验评估移植前最佳诱导疗程数，或确定 ASCT 前需达到的理想缓解深度。即使对靶向药物耐药的 MM 也可对大剂量美法仑预处理方案产生治疗反应，因此诱导治疗缓解深度不应作为是否可行自体移植的重要考量。由于自体移植是治疗多发性骨髓瘤最有效方法之一，作为整体治疗一部分的自体移植可加深治疗深度，因此达到大于等于部分缓解（PR）疗效者（甚至包括疾病稳定者）即可行自体造血干细胞采集。移植后缓解的深度比移植前更为重要。

（4）挽救性二次移植：首次移植后复发进展再行 ASCT 即为挽救性二次移植。如在首次诱导治疗后即采集两次移植所需干细胞，挽救性二次移植是一种安全有效的疗法。首次移植后 PFS 时间越长，二次移植后疗效越好。首次移植后 PFS 时间在 2 年以上、有足够干细胞、体能状态佳的 MM 患者可考虑挽救性二次移植。挽救性二次移植应作为首次复发后挽救治疗，而不是在多线治疗后进行；移植前需行再诱导治疗，有效后再行挽救性二次 ASCT。不建议首次移植后复发再行造血干细胞动员。部分适合移植者在一线未接受 ASCT，首次复发/进展后在接受有效再诱导治疗后也可推荐挽救性 ASCT 巩固治疗。

（二）系统性轻链淀粉样变性（systematic light chain amyloidosis，pAL）

ASCT 在 pAL 中有确切疗效。适合 ASCT 的 pAL 适应证包括：小于等于 65~70 岁，体能状态评分（ECOG）小于等于 2 分，梅奥 2004 分期 I 期或 II 期，肌钙蛋白 T<0.06 ng/ml，纽约心脏病协会（NYHA）心功能 0-1 级，左室射血分数（LVEF）大于 50%，收缩压大于 90 mmHg（1 mmHg=0.133 kPa），内生肌酐清除率（eGFR）大于 30 mL/min，无大量胸腔积液。

对初治或复发/难治 pAL 患者，首先评估是否适合 ASCT 治疗，符合适应证患者应将 ASCT 作为治疗方案。移植前是否需要诱导治疗尚无定论。但早期不经筛选的 pAL 患者 ASCT 有较高治疗相关死亡率（24%），筛选后只有 15%~20%pAL，患者初诊或复发/难治时可以 ASCT，需严格把握适应证。不符合 ASCT 者建议在完成诱导治疗后重新评估是否能行 ASCT。

（三）POEMS综合征

符合移植条件者可直接发行 ASCT 治疗，可先短疗程诱导治疗再行 ASCT。化疗可考虑 Rd（来那度胺+地塞米松）、BD（硼替佐米+地塞米松）、MD（美法仑+地塞米松）、CD（环磷酰胺+地塞米松）、PD（泊马度胺+地塞米松）等。ASCT 后不推荐常规巩固和维持治疗，尚缺乏双次 ASCT 研究结果。

（四）原发浆细胞白血病（primary plasma cell leukemia，pPCL）

由于 pPCL 高度侵袭性，需快速控制疾病以防发生疾病相关并发症以及早期死亡。诱导治疗考虑多药联合。适合移植的年轻 pPCL（<65岁）的诱导治疗化疗方案：可选用 VDT/VRD/KRD/KPD-PACE 或 hyperCVAD-RV 联合方案化疗，有条件在此基础上可与 CD38 单抗联合。由于 ASCT 后复发率极高，完成 ASCT 巩固治疗后早期（移植后 60-80 天）开始维持治疗，预防疾病复发。推荐两药或三药联合，如来那度胺与硼替佐米联合，有条件在此基础上可以联合单抗。建议双次 ASCT，或 ASCT/allo-SCT。

二、淋巴瘤

淋巴瘤是 ASCT 治疗的第二大适应证人群。ASCT 适于对化疗敏感、年龄相对较轻且体能状况较好非霍奇金淋巴瘤（non-Hodgkin lymphoma，NHL）一线诱导化疗后的巩固治疗；也适于一线治疗失败后挽救治疗敏感 NHL 和霍奇金淋巴瘤（Hodgkin lymphoma，HL）患者的巩固治疗。常见适应证亚群和疾病阶段如下：

表8-2　ASCT治疗淋巴瘤的适应证

疾病	疾病状态	ASCT适应证
慢性淋巴细胞白血病（CLL）	Richter转化，克隆相关转化	不推荐
	Richter转化，克隆无关性转化，治疗敏感	临床可选择
大B细胞淋巴瘤（LBCL）	CR1(中-高危和高危IPI积分)	临床可选择
	原发难治或早期复发，挽救治疗敏感，≥CR/PR2	临床可选择
	晚期复发，挽救治疗敏感，≥CR/PR2	标准治疗
	高级别B细胞淋巴瘤(HGBL)，伴随MYC和Bcl-2和(或)Bcl-6易位，CR1	临床可选择
	高级别B细胞淋巴瘤，复发/难治，挽救化疗敏感	不推荐
	原发性中枢神经系统淋巴瘤(PCNSL)，CR/PR1	标准治疗
滤泡性淋巴瘤（FL）	CR1，未发生侵袭性转化	不推荐
	CR/PR1，侵袭性转化	临床可选择
	原发难治或复发，挽救治疗敏感，≥CR/PR2	标准治疗
套细胞淋巴瘤（MCL）	CR/PR1	标准治疗
	原发难治或复发，挽救治疗敏感，≥CR/PR2，之前未接受ASCT，不适合allo-SCT	临床可选择

疾病	疾病状态	ASCT适应证
华氏巨球蛋白血症（WM）	CR1	不推荐 Ⅰ
	原发难治或复发,挽救治疗敏感,≥CR/PR2	临床可选择
外周T细胞淋巴瘤（PTCL）	CR/PR1	临床可选择,优先推荐
	敏感复发,≥CR/PR2,之前未接受ASCT,不适合allo-SCT	临床可选择
经典型霍奇金淋巴瘤（aHL）	CR1	不推荐
	原发难治或复发,挽救治疗敏感,≥CR/PR2,之前未接受ASCT	标准治疗

（一）霍奇金淋巴瘤（HL）

ASCT仍然是对挽救治疗敏感的复发/难治性HL患者的标准治疗。靶向药物如维布妥昔单抗和免疫检查点抑制剂在ASCT前、后的应用,提高挽救治疗的有效率和CR率,使更多的患者有机会序贯ASCT治疗并同时提高了整体疗效。

（二）弥漫性大B细胞淋巴瘤（DLBCL）

ASCT仍然是含利妥昔单抗的一线治疗后、化疗敏感复发DLBCL患者的标准巩固治疗策略,特别是晚期（>12月）复发和/或挽救治疗后获得CR的患者。嵌合性抗原受体（CAR）T细胞治疗复发/难治的DLBCL已显示良好治疗反应。基于Ⅲ期、开发性、多中心、随机对照研究ZUMA-7和TRANSFORM的结果,嵌合性抗原受体（CAR）T细胞治疗（axi-cel/阿基仑赛和liso-cel）在经过一线标准治疗（含CD20单克隆抗体及蒽环类药物）后原发耐药或12个月内复发的LBCL患者中显示出疗效显著优于既往的标准治疗（SOC）（二线挽救化疗和ASCT巩固治疗）。

然而对于接受挽救治疗后达到部分缓解（PR）的患者,后续应给予ASCT还是CAR-T细胞治疗,目前仍是存在争议的问题。来自国际血液和骨髓移植研究中心（CIBMTR）注册数据库的队列比较分析显示,对于挽救治疗后获得PR的患者,后续接受ASCT或CAR-T治疗两组患者的无进展生存（PFS）和非复发死亡（NRM）率没有差异;而ASCT组患者的复发/进展累积发生率低于CAR-T组患者;从而与CAR-T组患者相比,ASCT组患者的2年OS率更高。因而目前这两种具有不同作用机制的根治性疗法可作为DLBCL的共存选择方案。

一线ASCT的作用和价值目前存在争议。利妥昔单抗治疗时代,多项一线应用ASCT的随机试验未表现出OS优势。SWOG 9704研究显示IPI评分4-5分或aaIPI 3分的高危患者,接受R-CHOP-21或CHOP-21诱导治疗后,一线ASCT巩固显著提高其PFS和OS。DLCL04研究显示aaIPI评分为2-3分患者一线ASCT治疗改善了患者的无失败生存（failure-free survival，FFS）。因而在欧洲和中国的指南/共识中,一线ASCT

作为高危DLBCL的巩固治疗仍然是一种合适的临床选择。

（三）高级别B细胞淋巴瘤（HGBL），伴随MYC和Bcl-2和（或）Bcl-6易位

在高级别B细胞淋巴瘤-伴随MYC和Bcl-2和（或）Bcl-6易位（双打击/三打击）亚型中，ASCT的一线巩固治疗地位仍有争议。有研究证实在一线治疗强度不足时（如R-CHOP方案），序贯ASCT较未移植组可延长无复发时间；但对于一线治疗强度充分（如DA-EPOCH-R、R-hyper-CVAD、R-CODOX-M/IVAC等方案）的患者，ASCT未见显著获益。复发/难治的高级别B细胞淋巴瘤即便对挽救治疗敏感，因其非常高的复发率而不推荐挽救性ASCT巩固治疗。

（四）原发中枢神经系统淋巴瘤（PCNSL）

PCNSL患者，即使一线治疗达到完全缓解也容易短期内出现疾病复发/进展。多项随机对照研究（PRECIS和IELSG32）结果显示ASCT巩固治疗的疗效优于大剂量全脑放疗或两种巩固治疗有效性相似，但大剂量全脑放疗远期认知功能受损严重影响患者的生活和生存质量；推荐对于一线治疗有效的且能耐受ASCT的PCNSL患者将ASCT巩固治疗作为标准的巩固治疗策略。

（五）滤泡性淋巴瘤（FL）

未转化的FL患者和组织学转化前未接受过FL全身治疗患者，缺乏CR1期从AS-CT治疗中获益证据；一线ASCT不应作为FL治疗常规。而对于发生高级别转化、对化疗敏感、同时之前接受过FL全身治疗（特别是免疫放化疗）患者，特别是一线免疫化疗缓解时间短（<2~3年）或高滤泡淋巴瘤国际预后指数（FLIPI）者，ASCT巩固治疗仍然是一种标准挽救性巩固疗法。

（六）套细胞淋巴瘤（MCL）

包含利妥昔单抗和大剂量阿糖胞苷免疫化疗诱导治疗后序贯ASCT巩固治疗显示延长缓解，是目前年轻患者一线标准治疗策略；但仍然未获得生存平台，利妥昔单抗维持治疗进一步改善PFS和OS。高危组（包括TP53突变、TP53和CDNK2A缺失、母细胞变异型或多形性亚型、MIPI-c高危组）患者常规治疗疗效差，目前没有标准治疗方案，利妥昔单抗联合中大剂量阿糖胞苷方案序贯ASCT虽然可在一定程度上延长患者的生存期，但总体预后较差，可积极探索以新药（如BTK抑制剂、BCL-2抑制剂、来那度胺）为基础的联合治疗、CAR-T细胞治疗和（或）allo-SCT等。ASCT在挽救性治疗中的作用存在争议。将BTK抑制剂加入一线治疗的试验正在进行中。

（七）侵袭性外周T细胞淋巴瘤（PTCL）

侵袭性PTCL是一组高度异质性疾病，涵盖多个病理亚型，除ALK+间变大细胞淋巴瘤外，其余亚型均预后不良。目前缺乏大样本量前瞻、随机、对照研究证实AS-CT在一线巩固治疗中的地位，但多个回顾性或前瞻性、单臂研究结果显示ASCT可能部分改善患者生存。同时，近期一项前瞻性、随机对照试验对比allo-SCT和ASCT一线治疗侵袭性PTCL的临床试验并未显示allo-SCT的优势。因而仍然推荐ASCT作为首次缓解期侵袭性PTCL患者的巩固治疗策略。高度侵袭性T/NK细胞淋巴瘤如成人T细胞淋巴瘤/白血病、肝脾γδT细胞淋巴瘤或侵袭性NK细胞白血病等，因其预后极差，推荐一旦诱导治疗有效者尽快选择allo-SCT。

（八）华氏巨球蛋白血症（waldenström macroglobulinemia，WM）和边缘区淋巴瘤（Marginal zone lymphoma，MZL）

随着利妥昔单抗、嘌呤类似物、蛋白酶体抑制剂和激酶抑制剂等更有效治疗WM新药出现，不推荐在临床试验外使用一线ASCT治疗WM。ASCT是WM挽救治疗选择之一，对化疗仍敏感的复发患者，可考虑进行ASCT，特别是规范治疗后首次缓解时间小于2年或难治性患者，且BTK抑制剂充分治疗后进展或无效，推荐尽早进行AS-CT（≤2次复发）。发生转化患者，在大剂量化疗缓解后可选择ASCT治疗。

MZL参照滤泡性淋巴瘤（FL）治疗选择。

（九）伯基特淋巴瘤（Burkitt lymphoma，BL）

BL是高度侵袭性淋巴瘤，标准治疗为利妥昔单抗联合短程、强烈的化疗方案（如Hyper-CVAD、CODOX-M、DA-EOPCH），明显提高了长期生存；而一旦进入复发/难治，疾病常快速进展、耐药性高而危及生命。

一线治疗有效但是治疗强度不足（化疗减量或化疗延迟）时，参照高级别B细胞的研究经验，可考虑ASCT巩固治疗增加治疗强度，提高生存。一线治疗获得部分缓解或挽救治疗敏感的BL患者，ASCT巩固治疗有助于提高缓解程度，减低复发风险而改善生存。

（十）淋巴母细胞淋巴瘤（Lymphoblastic lymphoma，LBL）

LBL与急性淋巴细胞白血病（acute lymphocyte leukemia，ALL）是属于不同临床表现及不同发展阶段的同一类疾病。患者一经确诊均应按全身性疾病治疗，参照儿童ALL治疗方案的疗效优于NHL经典方案。对诱导治疗达到首次缓解的高危淋巴母细胞淋巴瘤，多个研究显示行ASCT或双次ASCT改善患者生存，且与allo-SCT相比无显著差异。

（十一）慢性淋巴细胞白血病（CLL）伴 Richter 转化

CLL 伴有 MDS 以及克隆相关的侵袭性 Richter 转化的患者，无论其 CLL 的治疗阶段如何，都应积极考虑进行 allo-SCT 治疗。克隆非相关性组织学转化的 CLL 患者若对挽救治疗敏感，可考虑将 ASCT 作为有效的巩固治疗方式之一。

三、急性白血病

急性白血病的主要移植方式是 allo-SCT。但对部分非高危患者，特别是诱导化疗后获得微小残留病（MRD）持续阴性的患者，ASCT 是合适的临床选择巩固治疗方式。

（一）急性髓系白血病（acute myeloid leukemia，AML）

推荐基于欧洲白血病网（ELN）危险度分层，包括细胞遗传学、分子突变和诱导后 MRD 状态，选择缓解后治疗和 HSCT 方式。预后良好的 AML 患者可考虑进行 ASCT，尤其是诱导治疗后 MRD 阴性的患者。尽管存在争议，但 ASCT 也可考虑用于中危患者，以及 CR2 特别是 MRD 阴性的急性早幼粒细胞白血病（APL）患者。

1. 非急性早幼粒细胞白血病

近年来，越来越多的研究表明结合 AML 危险度分层及 MRD 水平可以更好地指导 AML 首次完全缓解（CR1）后治疗方案的选择。在预后良好/中等组 AML 中，一个疗程诱导化疗即获得 CR1 且 1 疗程巩固治疗后 MRD 阴性并持续阴性的患者可选择应用 ASCT 治疗。CR2 期 MRD 阴性的预后良好/中危组 AML、诱导化疗后 MRD 持续阴性的预后不良组 AML 如无合适异基因供者或不适合进行 allo-SCT，仍可考虑应用 ASCT 治疗。对于 2 个疗程诱导化疗方达 CR1 的患者，不推荐应用 ASCT 治疗。

中国医学科学院血液病医院研究发现细胞遗传学低危/中危的 CR1 AML 患者中，1 疗程巩固化疗后流式 MRD 阴性者接受 ASCT 与接受 allo-SCT 治疗的预后差异无统计学意义。南方医科大学南方医院的研究结果表明，CR1 期预后良好组 AML 1-3 疗程化疗达到 MRD 阴性的患者接受 ASCT 的 OS、LFS 与接受化疗或 allo-SCT 的患者相似；CR1 期预后中等组 AML 2 疗程化疗达到 MRD 阴性的患者，接受 ASCT 的 OS、LFS 与接受 allo-SCT 的患者相似，且显著优于化疗治疗的患者。综上，目前研究表明 2 疗程化疗达 MRD 阴性且 MRD 未转阳的预后中等组 AML 患者可考虑应用 ASCT 治疗，但需要大规模临床研究进一步探索优化。

《中国成人急性髓系白血病（非急性早幼粒细胞白血病）诊疗指南（2021 年版）》在推荐 ASCT 作为年龄小于 60 岁预后良好/中等组 AML CR1 后的治疗方案时提

出ASCT的时机为：2~3个疗程中大剂量Ara-C为基础的方案巩固治疗，继而进行AS-CT。目前，也有研究报道1疗程巩固治疗后即进行ASCT，如GIMEMA AML 1310临床试验。因此，ASCT前最佳巩固治疗周期尚无定论，诱导化疗达CR1后至少应进行1疗程巩固治疗。

2.急性早幼粒细胞白血病

目前，包括NCCN指南、ELN指南在内的国内外指南，均推荐ASCT作为APL CR2期分子生物学缓解后的首选治疗方案。Sanz及Holte等的研究均表明CR2期APL患者采用ASCT治疗的生存率显著优于接受allo-SCT治疗。

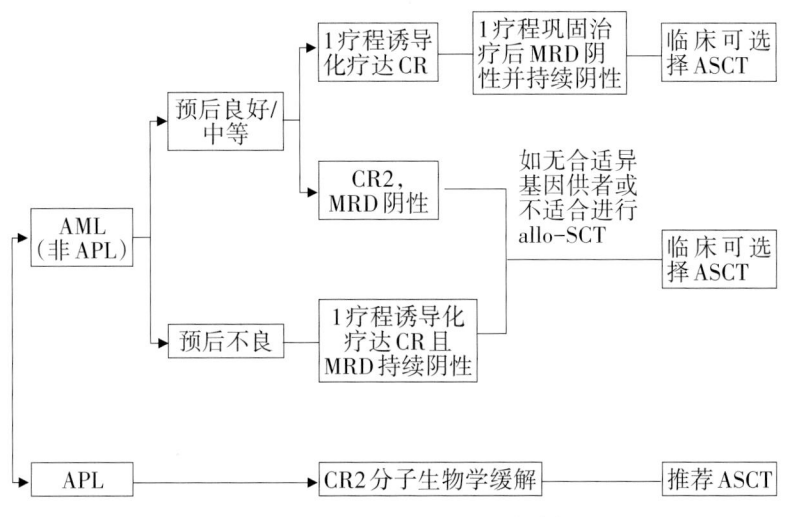

图8-1 急性髓系白血病ASCT的选择流程

（二）急性淋巴细胞白血病（acute lymphoblastic leukemia，ALL）

ALL患者能否接受ASCT，需要综合疾病类型、MRD状态、患者合并症以及有无合适供者等。

1. Ph阳性ALL

即治疗3个月内实现完全分子学缓解并持续至移植（s3CMR）的费城染色体（Ph）阳性ALL患者。

中国医学科学院血液病医院比较了ASCT和同胞全相合造血干细胞移植（MSD-HSCT）在Ph+ ALL患者中的三年OS率、LFS率、NRM，发现两组无明显区别。此外还报告在未达到s3CMR患者中，除两组OS率、LFS率、NRM无显著差异外，ASCT组的3年RR显著高于MSD-HSCT组。因此，ASCT是达到s3CMR的Ph+ ALL患者的可靠选择。

2. 非Ph阳性ALL

（1）MRD呈持续阴性的成人预后良好组Ph阴性ALL CR1患者。

（2）MRD呈持续阴性的成人预后不良组Ph阴性ALL CR1，且无合适供者或不适合allo-SCT的患者。

中国医学科学院血液病医院自1990年起，对成人ALL的治疗设计了一套包括短周期联合化疗与长疗程化疗结合、标准剂量化疗与大剂量强化疗结合的4个疗程无交叉耐药方案的早期连续强化巩固治疗后再行ASCT的治疗方案。系列研究结果显示，疗效明显高于包括CIBMTR在内的大系列报告，对于标危/中危患者达到甚至略高于allo-SCT的效果，可能与大多数ASCT患者采取了以下5方面的综合治疗有关：①规范的4~5药联合诱导，争取小于等于4周达CR；②ASCT前通过包括大剂量MTX、中大剂量Ara-C在内的4~5个疗程的强化巩固治疗，有效降低了采集物和移植时体内的肿瘤负荷，达到较好的"体内净化"；③绝大多数ASCT患者接受了含TBI的移植预处理；④移植物体外单克隆抗体净化或移植后免疫调节和（或）维持治疗，进一步清除MRD；⑤特别强调髓外浸润特别是中枢神经系统白血病（CNSL）的规范预防和治疗。结合国内外现状和该系列研究结果，研究团队认为对于成人ALL应将ASCT作为标危（中危）及不能进行allo-SCT的高危患者的合理治疗选择。

结合MRD检测，该研究团队通过回顾性分析86例成人Ph-B-ALL患者ASCT的疗效，发现移植前MRD阳性、首次诱导化疗后MRD未转阴或巩固化疗过程中MRD转阳均提示不良预后，且巩固化疗中MRD转阳是影响DFS的独立不良因素。一项包含了446例患者的EBMT的研究显示，ASCT患者的2年OS率显著高于allo-SCT组，而LFS率无显著差异；进一步分析发现，在Ph阴性ALL患者中，ASCT组别的2年OS率、LFS率均显著优于allo-SCT组。这为ASCT在成人标危组Ph阴性ALL CR1患者中的应用提供了强有力的依据。

移植时机需根据患者疾病状态及采集自体造血干细胞情况而定。ALL患者整个治疗期间均应规范监测MRD水平。ASCT移植物的采集通常选择在MRD转阴后巩固2疗程后进行，需检测采集物的MRD水平。

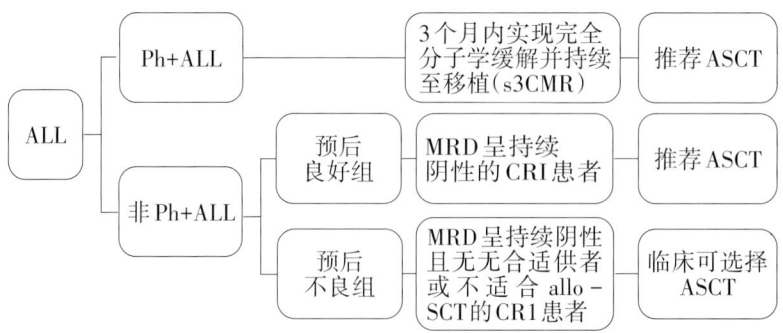

图8-2　急性淋巴细胞白血病ASCT选择流程

四、实体瘤

绝大多数实体瘤患者接受造血干细胞移植治疗的方式为 ASCT，但至今缺乏前瞻性随机、对照研究；较多研究集中于 20 世纪 90 年代，近年来有明显下降趋势。具有前瞻性、随机对照试验结果支持适应证目前仅限于高危神经母细胞瘤（Neuroblastoma）和尤文氏肉瘤（Ewing's sarcoma）。总体来说：①高危实体瘤患者对一线治疗有较好治疗反应（CR/VGPR/PR）或敏感复发者是合适的 ASCT 适应证患者。②年龄是预测结果至关重要的因素。小于 10 岁肉瘤（包括尤文氏肉瘤和横纹肌肉瘤）患者预后较好；神经母细胞瘤患儿预后良好年龄的界点（cut-off）为 5 岁。③包含 TBI 的预处理方案对生存无优势，同时对儿童患者带来较多的影响生长、发育等远期毒副反应，因而多推荐避免采用；推荐且常用的预处理方案为大剂量白消安联合美法仑。

表 8-3　常见实体瘤患者适应证

疾病	疾病状态	ASCT 适应证
乳腺癌	辅助高危的群体	临床可选择
	转移且化疗敏感的	临床可选择
生殖细胞肿瘤	二线,高危	临床可选择
	原发性难治,二次或多次复发	标准治疗
卵巢癌	高危/复发	不推荐
成神经管细胞瘤	术后高危/复发性疾病	临床可选择
小细胞肺癌	局限期	不推荐
软组织肉瘤	晚期	研究开展中
尤文氏肉瘤	局部晚期/转移性,化疗敏感	成人:临床可选择 儿童或青少年:标准治疗
神经母细胞瘤	高危或>CR1 的儿童或青少年患者	标准治疗
脑瘤	儿童或青少年患者	临床可选择
肾母细胞瘤	>CR1 的儿童或青少年患者	临床可选择

五、自身免疫性疾病（autoimmune diseases，AD）

ASCT 也被应用于传统治疗疗效欠佳的自身免疫病（autoimmune diseases，AD）患者，包括多发性硬化（MS）、系统性硬化（SSc）、类风湿性关节炎（RA）、系统性红斑狼疮（SLE）、幼年型关节炎（JA）、免疫性血细胞减少以及血管炎、炎症性肠病、1 型糖尿病等；其中以多发性硬化症（MS）应用最多，其次是系统性硬化症（SSc）。

表8-4　常见自身免疫性疾病患者适应证

疾病	疾病状态	ASCT适应证
多发性硬化	活动性复发缓解型多发性硬化,对疾病修饰治疗无效	标准治疗
	有炎症活动证据的进展性多发性硬化,侵袭性多发性硬化	临床可选择
	不伴炎症活动证据的进展性多发性硬化	不推荐
系统性硬化		标准治疗
系统性红斑狼疮		临床可选择
克罗恩病		临床可选择
类风湿性关节炎		临床可选择
幼年特发性关节炎		临床可选择
血管炎	ANCA相关血管炎,白塞病综合征,Takayasu动脉炎等	临床可选择
多发性肌炎皮肌炎		临床可选择
自身免疫性血细胞减少		临床可选择
视神经脊髓炎		临床可选择
1型糖尿病		研究开展中

第四章

技术应用方法及流程

ASCT治疗的整体流程大致包括移植前诱导治疗、干细胞动员、干细胞采集与保存、移植前评估、预处理、干细胞复苏/回输、造血重建/植入和移植后恢复等步骤。

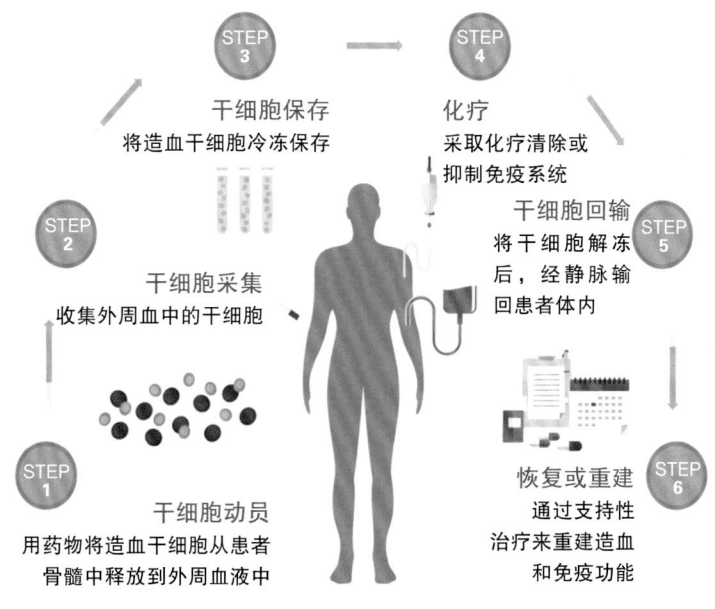

STEP 3
干细胞保存
将造血干细胞冷冻保存

STEP 4
化疗
采取化疗清除或抑制免疫系统

STEP 2
干细胞采集
收集外周血中的干细胞

干细胞回输
将干细胞解冻后，经静脉输回患者体内 **STEP 5**

STEP 1
干细胞动员
用药物将造血干细胞从患者骨髓中释放到外周血液中

恢复或重建
通过支持性治疗来重建造血和免疫功能 **STEP 6**

图8-3 ASCT流程图

一、移植前诱导治疗

诱导治疗的目的是迅速控制肿瘤，避免重要脏器损害，同时为造血干细胞动员/采集和ASCT创造条件。初治患者，一般在化疗4周期后，病情缓解（CR或PR）时动员采集造血干细胞。复发难治患者，挽救治疗2周期后，如治疗有效（CR或PR）且骨髓未受侵犯，应尽早考虑动员采集造血干细胞。计划移植患者，治疗方案应避免损伤骨髓干细胞的药物如氟达拉滨、苯达莫司汀、美法仑、来那度胺（或造血干细胞采集前来那度胺至少停药2-4周）等。

（一）多发性骨髓瘤（MM）

蛋白酶体抑制剂（PI）联合免疫调节剂（IMiDs）及地塞米松（Dex）三药联合方案已成为一线诱导治疗方案，在此基础上加入达雷妥尤单抗可进一步提高缓解质量，加深缓解深度。达雷妥尤单抗将来可能会进入一线治疗，组成四药联合诱导治疗方案。长期使用美法仑会损害干细胞产量，符合 ASCT 条件患者诱导治疗用药应尽量避免美法仑。此外，大量暴露于来那度胺（超过4~6个疗程）也可损害干细胞产量。目前最常用和首选诱导治疗方案为以来那度胺、硼替佐米为基础的三药联合方案（RVd）。尚无随机对照试验确定干细胞采集前的最佳诱导疗程数，现阶段三联疗法（PI/ImiDs/Dex）的试验数据表明，大多数患者在4个周期内能获得VGPR及以上缓解，缓解深度已显著改善。事实上，在第一个治疗周期后，M蛋白水平一般就出现显著下降，在第3~4个疗程后，M蛋白减少幅度相对较小。因此，建议计划 ASCT 的患者行3~6个疗程的诱导治疗，达到部分缓解（PR）及以上疗效患者，可行自体造血干细胞的动员/采集。参照《中国肿瘤整合诊治指南·多发性骨髓瘤》。

（二）淋巴瘤

1. 一线诱导治疗方案

适合 ASCT 一线巩固治疗的患者，根据其病理组织类型和危险度分层，选择相应的一线诱导治疗方案。详见《中国肿瘤整合诊治指南·淋巴瘤》。

（1）DLBCL常用一线治疗方案为利妥昔单抗联合CHOP双周或三周方案（环磷酰胺+多柔比星+长春新碱+泼尼松）；中、高危和高危患者可选择增强的免疫化疗，包括利妥昔单抗联合剂量调整的EPOCH（DA-EPOCH，即依托泊苷+长春新碱+多柔比星+环磷酰胺+泼尼松）、ACVBP（多柔比星+环磷酰胺+长春地辛+博来霉素+泼尼松）或CHOEP双周（CHOP联合依托泊苷）等方案。

（2）双打击DLBCL（double-hit lymphoma，DHL）和双表达DLBCL（double-expressor lymphoma，DPL）推荐采用增强免疫化疗，推荐方案为利妥昔单抗联合剂量调整的DA-EPOCH。

（3）小于等于65岁、年轻MCL患者一线诱导治疗应包含利妥昔单抗和大剂量阿糖胞苷，如Nordic方案（利妥昔单抗联合剂量增强的CHOP交替大剂量阿糖胞苷）、利妥昔单抗联合CHOP交替DHAP（地塞米松+大剂量阿糖胞苷+顺铂+泼尼松）或HyperCVAD（环磷酰胺+长春新碱+多柔比星+地塞米松）/MA（大剂量甲氨蝶呤+阿糖胞苷）等。若采用利妥昔单抗联合HyperCVAD/MA作为诱导方案，应在疾病缓解后早期（3~4个疗程）动员、采集自体外周血造血干细胞（peripheral blood stem cells，PBSC）；否则动员失败的发生率明显增高。

（4）LBL 应采用急性淋巴细胞白血病（acute lymphoblastic leukemia，ALL）的强烈化疗和持续治疗方案以及中枢神经系统预防治疗方案，是治疗成功的关键。

（5）除 ALK 阳性 ALCL 外的 PTCL 无标准的诱导方案，除临床试验外多采用侵袭性淋巴瘤常用的方案，如 CHOP 双周或三周方案、CHOEP、剂量调整的 DA-EPOCH、CHOP 交替 IVE（异环磷酰胺+依托泊苷+表柔比星联合中剂量甲氨蝶呤）或 Hyper-CVAD/MA 等。CD30 表达阳性的 PTCL 优先推荐维布妥昔单抗（BV）联合 CHP 的诱导方案。

（6）PCNSL 推荐采用大剂量甲氨蝶呤为基础的多药化疗方案，其他能够透过血-脑屏障的药物包括大剂量阿糖胞苷、类固醇激素、替莫唑胺、卡莫司汀、甲基苄肼和替尼泊苷等。利妥昔单抗虽然不能通过正常血脑屏障，但是多项临床研究提示其可以增加 PCNSL 诱导治疗疗效。一些新药如 BTK 抑制剂（如伊布替尼、泽布替尼或奥布替尼等）和来那度胺显示能够透过血-脑屏障，一线联合治疗的方案也在临床试验/临床研究中。

2. 挽救治疗方案

理想的挽救治疗方案应为高治疗反应率、毒性可接受以及对造血干细胞损害较小，需要结合患者的一线治疗反应与耐受性、缓解持续时间、复发时的疾病特征与预后、患者年龄等选择挽救治疗方案。

（1）NHL 常用的挽救化疗方案如下，有效率为 50%~70%：①ICE（异环磷酰胺+卡铂+依托泊苷）；②DHAP（地塞米松+大剂量阿糖胞苷+顺铂）；③ESHAP（依托泊苷+甲泼尼龙+大剂量阿糖胞苷+顺铂）；④EPOCH（依托泊苷+长春新碱+多柔比星+环磷酰胺+泼尼松）；⑤MINE（美司那+异环磷酰胺+米托蒽醌+依托泊苷）；⑥GDP±E（吉西他滨+地塞米松+顺铂或卡铂±依托泊苷）；⑦GemOx（吉西他滨+奥沙利铂）。B 细胞淋巴瘤患者可联合利妥昔单抗，特别是晚期复发（复发时间>12 个月）的患者。

（2）HL 常用的挽救治疗方案如下，有效率为 60%~90%：①铂类为基础的联合化疗，如 ICE、DHAP 或 ESHAP 等；②吉西他滨为基础的联合化疗，如 GDP 或 IGVE（异环磷酰胺+吉西他滨+依托泊苷+长春瑞滨）或 GVD（吉西他滨+长春瑞滨+脂质体多柔比星）；③苯达莫司汀；④1、2 线挽救治疗后 PET-CT 检查阴性的患者，ASCT 巩固治疗可获得更好的长期生存率。维布妥昔单抗和免疫检查点抑制剂在 ASCT 前、后的应用，提高挽救治疗的有效率和 CR 率，使更多的患者有机会序贯 ASCT 治疗并同时提高了整体疗效。

（3）针对各种不同的淋巴瘤亚型，临床试验显示多种新药单药或联合挽救治疗可取得良好的疗效，如 BCR 受体抑制剂（包括 BTK 抑制剂、SYK 抑制剂、PKCβ 抑制剂）、蛋白酶体抑制剂、免疫调节药物、PI3K/AKT/mTOR 抑制剂、Bcl-2 抑制剂、组蛋白去乙酰化酶抑制剂、维布妥昔单抗（Brentuximab vedotin）和免疫治疗（包括

PD-1抑制剂或CAR-T细胞治疗）等，因此推荐患者参加合适的临床试验。

（三）急性白血病

动员/采集自体造血干细胞和ASCT移植前急性白血病患者应获得MRD阴性。诱导方案参考《中国成人急性淋巴细胞白血病诊断与治疗指南》（2021年版）、《中国成人急性髓系白血病（非急性早幼粒细胞白血病）诊疗指南》（2021年版）和《中国急性早幼粒细胞白血病诊疗指南》（2018年版）。

二、移植前评估

在每例患者考虑接受ASCT治疗前，都应安排必要检查，系统评估疾病情况、身体状况，并请相关科室会诊，以确认是否为ASCT适应证、目前是否为移植最佳时机，并判断有否不适合移植情况。

（一）患者评估

ASCT前对患者进行全面评估，以选择适合可耐受ASCT治疗的患者。评估包括：①病史和体查。②体能状态：ECOG或卡氏（Karnofsky，KPS）评分。③血常规、分类及ABO血型检查。④对疾病状态评价：包括增强CT或PET-CT扫描，骨髓和淋巴结相关检查等；腰穿脑脊液检查，特别是高危或有CNS侵犯病史者。⑤对非复发死亡风险评估：体能状况，营养状况和社会心理学状态、病毒血清学检查（包括单纯疱疹病毒、水痘带状疱疹病毒、EB病毒、巨细胞病毒、HBV、HCV和HIV血清学检查），主要脏器特别是心、肺、肾和肝功能等。

（二）合适ASCT患者选择

实际年龄本身不是ASCT的绝对限制因素。除外年龄，还应考虑体能状况以及心，肺，肝和肾功能等；可结合应用特定风险评估模型，例如造血细胞移植合并症指数（HCT-CI）等。综合评价确定ASCT的合适患者，并指导预处理剂量的调整。

（1）ASCT可安全用于治疗小于等于70岁、一般状况良好而无明显脏器功能和合并症者。常建议KPS评分≥60分；HCT-CI<2分；左室射血分数（LVEF）≥45%，无未控制的心动过速或快-慢综合征；肺功能检查1秒用力呼气容积（forced expiratory volume in one second，FEV1）≥60%和一氧化碳弥散量（diffusion capacity for carbon，DLCO）≥50%；血清胆红素≤2 mg/dl或≤34.2 μmol/L；丙氨酸氨基转移酶（ALT）和天冬氨酸氨基转移酶（AST）≤正常值上限2倍；血肌酐≤1.5 mg/dl或≤132μmol/L或肌酐清除率≥60 mL/min；无未控制的第二肿瘤；无未控制的活动性感染。

（2）ASCT常用清髓性预处理方案，HCT-CI<2分患者是ASCT合适的患者，

HCT-CI≥2分患者的治疗相关死亡（TRM）风险明显增高。HCT-CI更适合用于allo-SCT患者移植前评估。

表8-5 HCT合并症指数

伴随疾病	定义/说明	HCT-CI积分
年龄	年龄≥40岁	1
心律失常	心房颤动,心房扑动,病态窦房结综合征,或室性心律失常	1
心脏疾病	冠心病,充血性心力衰竭,心肌梗死或EF≤50%	1
炎症性肠病	Crohn氏病或溃疡性结肠炎	1
糖尿病	在HSCT前4周内,需要胰岛素治疗或口服降糖药物	1
脑血管病	一过性脑缺血发作(TIA)或脑血管意外(CVA)或脑血栓	1
精神障碍	抑郁或焦虑需要心理咨询或治疗	1
肝脏疾病,轻度	慢性肝炎,胆红素>正常值但<1.5倍正常值,或AST/ALT>正常值但<2.5倍正常值	1
过度肥胖	BMI >35 kg/m^2	1
感染	入院时感染需要在第0天后继续治疗	1
风湿性疾病	SLE,RA,多肌炎,混合性结缔组织病(CTD)或风湿性多肌痛症	2
消化性溃疡	内镜或影像学检查诊断,需要治疗(若仅是胃炎或反流,不积分)	2
中/重度肾脏疾病	血肌酐>2 mg/dL,未脱离透析或之前肾移植病史	2
中度肺疾病	DLCO 和/或 FEV1 66%~80%,或轻微活动后呼吸困难	2
实体瘤病史	病史中存在治疗实体瘤病史,除外非黑色素瘤皮肤癌	3
心脏瓣膜病	除外二尖瓣脱垂	3
中度肺疾患	DLCO 和/或 FEV1 ≤ 60% 或静息状态下呼吸困难或需要氧疗	3
肝脏疾病,中/重度	肝硬化,胆红素>1.5倍正常值,或AST/ALT >2.5倍正常值	3

低危：0分；中危：1~2分；高危：≥3分

三、造血干细胞动员/采集

采集到足够造血干细胞是进行自体移植的前提。自体造血干细胞常见来源为骨髓和外周血。自体外周血干细胞（peripheral blood stem cells，PBSCs）由于具有造血功能重建速度快、移植相关并发症少等优点而被广泛应用于ASCT。

（一）动员自体PBSCs

目前将自体PBSCs从骨髓（BM）动员至外周血（PB）的策略包括稳态（steady state）细胞因子动员和化疗联合细胞因子动员。

1.稳态（steady state）动员（mobilization without chemotherapy）

稳态动员优势包括毒副反应低、便于有计划地安排采集时间、可以院外/门诊操作以及较化疗动员降低费用等。劣势为动员失败率增高和较化疗动员采集CD34+细胞数目较低。稳态动员常用于病情稳定、暂不需化疗者。

（1）单独应用重组人粒细胞集落刺激因子（rh-G-CSF）动员方案

1）该动员策略仅用细胞因子动员HSC。推荐动员剂为rh-G-CSF，诱导骨髓增生和黏附分子蛋白裂解而促进CD34+细胞释放到外周血中。

2）推荐剂量是皮下注射rh-G-CSF 10 μg/（kg·d）；批准上市的G-CSF生物类似物具有同等效力。应用G-CSF的第5天单采。一般情况下单采前检测CD34+细胞并非必需，但有助于估计预期采集量和单采时间。如首次采集的细胞数量不足，可应用G-CSF继续动员、采集1~2天。若连续3天采集仍达不到采集目标，常难成功采集。

（2）联合普乐沙福（趋化因子受体CXCR4拮抗剂）动员方案

1）普乐沙福是一种可逆性趋化因子受体CXCR4拮抗剂。普乐沙福通过阻断SDF-1/CXCR4相互作用，同时下调黏附分子表达，使骨髓微环境中高表达的SDF-1对HSC失去趋化性，导致其无法顺应SDF-1浓度梯度进行跨内皮细胞移行并迁移至骨髓龛，从而达到动员骨髓HSC进入外周血的效果。传统动员剂G-CSF的PBSC动员机制分为蛋白酶依赖和非蛋白酶依赖途径，后者与普乐沙福联合可协同发挥PBSCs动员作用。普乐沙福联合G-CSF用于多发性骨髓瘤和淋巴瘤进行一线稳态动员的疗效已得到多项Ⅲ期研究验证，达到最优动员和达标动员的患者比例均显著优于G-CSF单药，且动员采集天数明显缩短。

2）动员方案：连续4天皮下注射rh-G-CSF 10 μg/（kg·d），从第4天起预计第二天采集前11小时皮下注射普乐沙福240 μg/（kg·d），并于第5天开始造血干细胞采集，直到采集到目标剂量的CD34+细胞或最多采集4天。普乐沙福和G-CSF给药剂量应根据患者个体情况酌情决定。

3）普乐沙福联合G-CSF一线稳态动员是避免再动员的可靠策略。当前，国内尚缺乏普乐沙福联合G-CSF的药物经济学证据，鉴于其可靠疗效和安全性数据，推荐用于需采集更多CD34+细胞（如双次移植等）、采集当日不能进行外周血CD34+计数或需减少采集天数的患者，特别是存在动员失败高危因素的患者。建议当患者具有大于等于1个动员失败高危因素时，可考虑普乐沙福联合G-CSF的动员方案。

表8-6　预计动员不佳或动员失败的高危因素

	影响因素
治疗相关	-既往多线化疗(≥2线化疗) -既往多疗程化疗(≥6个疗程化疗) -既往暴露过美法仑(累积剂量>150 mg)、氟达拉滨(>4个疗程)、含铂治疗方案(≥2个疗程)、来那度胺(>4~6个疗程)或大剂量阿糖胞苷(≥2个疗程)等 -既往广泛骨髓放疗(特别是红骨髓部位,如骨盆、纵隔)
患者相关	-高龄(≥60~65岁) -计划做序贯双次移植的MM患者 -糖尿病
骨髓相关	-动员时骨髓广泛侵犯 -动员时骨髓容积<30% -血小板减少症

（3）抢先干预

根据采集前外周血 CD34+细胞计数决定是否联合普乐沙福，主要目的是防止由于 PBSC 动员不良导致采集失败和/或多次采集，同时节约普乐沙福使用。抢先干预策略使用普乐沙福，是挽救动员失败或不良的有效策略；缺点是需实时监测外周血 CD34+计数。

G-CSF 单药动员时普乐沙福干预路径主要推荐如下：连续 4 天给予 rh-G-CSF，第 4 天检测外周血 CD34+细胞计数。推荐以下几种情况进行抢先干预：①采集前外周血 CD34+细胞小于 10/μL，推荐联合普乐沙福；采集前外周血 CD34+细胞为 10~20/μL 时，应结合疾病特征及治疗史决定是否抢先干预，如两次移植的患者可能需要至少采集 4×10⁶/kg CD34+细胞，此时推荐抢先干预。②如 PB CD34+细胞实时计数不可获得，也可根据当日 CD34+细胞采集量评估联合普乐沙福的时机，采集当日或随后采集的 CD34+细胞量低，如第 1 天采集小于 1.5×10⁶/kg CD34+细胞或随后采集小于 0.5×10⁶/kg CD34+细胞，则推荐联合普乐沙福。

在抢先干预时，为确保更好采集效果，建议普乐沙福适用于采集前外周血 CD34+细胞大于 5/μL 的患者。外周血 CD34+细胞小于 5/μL 的患者抢先使用普乐沙福的动员失败风险高，但目前最低的外周血 CD34+阈值尚不明确，在这种情况下仍可尝试抢先干预。在首次普乐沙福给药之后，若次日外周血 CD34+仍小于 10/μL，继续使用普乐沙福的临床获益可能非常有限。

2. 化疗联合细胞因子动员（mobilization with chemotherapy）

（1）化疗联合 rh-G-CSF 动员适于需化疗进一步降低肿瘤负荷和/或需采集较多 HSC 数量患者。

（2）广泛应用的动员化疗方案为环磷酰胺（CTX）2~4g/m² 或依托泊苷（Vp16）1.6g/m²。化疗方案也可采用疾病特异性化疗方案，如复发/难治的淋巴瘤患者给予 R-DHAP 或 R-ICE 等方案。疾病特异性化疗方案选择基于患者基本特征和当地临床实践指南。研究显示 ASCT 后复发率与动员是否联合化疗无关。

（3）采用具有造血抑制作用的化疗方案后动员 PBSCs，rh-G-CSF 推荐剂量为皮下注射 5 μg/（kg·d）。有报道使用更大剂量的 rh-G-CSF，但缺乏随机对照研究结果，同时有可能增加不良反应。G-CSF 应用的时机可以在化疗结束后尽早开始，最迟应在白细胞最低点时启用，应持续应用到采集结束。多数临床方案推荐于化疗后 1~5 天开始应用 G-CSF。

（4）化疗联合细胞因子动员策略的优势是兼具抗肿瘤效应和可能提高采集数量和减少采集次数。主要的劣势包括治疗相关不良事件发生率和严重性增加、需要住院治疗、采集时间窗难以预测、化疗对骨髓的损伤可能影响将来的动员以及增加费用等。同时，确切的PB中CD34+细胞的峰值和最佳的采集时间窗难以预测，因而在造血恢复期需要每日监测外周血CD34+细胞；若无特殊规定，在白细胞计数恢复至≥1000/μL时应开始CD34+细胞计数监测。下表总结了大多数化疗方案后推荐的G-CSF应用时间和开始监测外周血CD34+细胞的时机。

表7　常用的化疗动员方案rh-G-CSF起始时机和外周血CD34+监测时机

化疗方案	G-CSF起始时机	CD34+监测起始时机
CY 2 g/m²	第5天	第10天
CAD	第9天	第13天
（R）CHOP/CHOEP	第6天	第11天
（R）DHAP	第9天	第14天
（R）ICE	第6天	第12天
（R）AraC/TT	第5天	第10天

注：CY：环磷酰胺；CAD：环磷酰胺+阿霉素+地塞米松；（R）CHOP/CHOEP：利妥昔单抗+环磷酰胺+阿霉素+长春新碱+泼尼松/利妥昔单抗+环磷酰胺+阿霉素+长春新碱+依托泊苷+泼尼松；（R）DHAP：利妥昔单抗+地塞米松+阿糖胞苷+顺铂；（R）ICE：利妥昔单抗+异环磷酰胺+足叶乙甙+卡铂；（R）AraC/TT：利妥昔单抗+阿糖胞苷+噻替哌

（5）化疗动员时普乐沙福抢先干预

大多数方案建议在化疗结束后3~5天内开始G-CSF治疗，剂量5~10 μg/（kg·d）（启用时间和剂量可根据各治疗中心规范调整）。推荐外周血白细胞计数回升至大于等于$1×10^9$/L时，每日监测外周血CD34+细胞数以判断采集的最佳时机；若连续3天外周血CD34+细胞小于10/μL，则联用普乐沙福；若外周血CD34+细胞大于20/μL，则开始采集。

3.再次造血干细胞动员

尽管已广泛建立动员策略，目前动员策略在各中心之间有所不同，同时在可行性和结果方面也有不同。绝大多数患者能够动员至少满足一次ASCT CD34+细胞数量，但仍有约15%动员失败。

再次动员时不推荐单独使用rh-G-CSF单药。对首次仅用rh-G-CSF单药动员失败者，可考虑化疗联合细胞因子作为再动员方案。对首次用化疗动员者，再动员可考虑另一种化疗动员方案。普乐沙福+G-CSF或普乐沙福+G-CSF+化疗已被证明可显著提高动员成功率，疗效优于G-CSF单药或G-CSF+化疗。

一般推荐首次动员失败至少2周后开始再次动员。无论首次动员是否包含普乐沙福，联合普乐沙福再次动员都可有效降低动员失败率。在目前可选择的再次动员方案中，普乐沙福联合G-CSF的动员失败率最低，约小于30%。普乐沙福联合化疗可能是再动员有效策略，但不同化疗方案动员动力学差异较大，化疗动员联合普乐沙福的合适时机尚不确定，尚须开展前瞻性研究验证。

（二）采集自体造血干细胞

1.采集自体PBSCs

（1）采集时机和目标

研究显示，采集前的外周血CD34+细胞计数是判断采集时机和评价采集物质量最重要的参数，也是临床预测ASCT后造血稳定重建的唯一可靠的预测因素。应注意CD34+细胞计数检测方法的相对标准化和质量控制。单平台方法是CD34+细胞绝对计数的首选方法，它减少了室间差异和多台仪器间的系统误差。严格按照操作说明书调整细胞和抗体的最佳比；推荐采用反向抽吸法加样，以保证加入准确体积的样本和已知浓度的定量荧光微球；为避免荧光微球的丢失，在裂解细胞后不要离心洗涤。已有多个研究显示其他移植物亚群，如CD34+细胞亚群或免疫细胞亚群（B细胞、T细胞、NK细胞、树突状细胞），会影响移植后免疫恢复。同时多个报道显示动员方案对移植物的免疫组分和患者疗效有重要影响。因而干细胞动员不仅是大剂量治疗的重要组成部分，也可能是有效免疫治疗的一部分。

建议有条件的单位在采集前检测外周血CD34+细胞计数以识别动员不佳的患者，根据检测结果可分为"临界动员不佳"（11-19 CD34+ cells/μL）、"相对动员不佳"（6-10 CD34+ cells/μL）和"绝对动员不佳"（0-5 CD34+ cells/μL），后者预示达到采集目标值的可能性极低。如果外周血大于等于20 CD34+ cells/μL的理想阈值，应启动采集程序。当15~20 CD34+ cells/μL时，若不需要二次移植而无动员失败的危险因素，通常能采集到足够的数量。若外周血CD34+细胞绝对计数小于10/μL建议联合普乐沙福。

自体PBSCs目标采集剂量依赖于基础疾病。优质采集目标值为CD34+细胞大于等于5×10^6/kg，达标动员目标值为CD34+细胞大于等于2×10^6/kg。绝大多数NHL或HL（除外极少数HL患者需要二次ASCT）仅需要一次ASCT。输注的CD34+细胞量与ASCT后中性粒细胞和血小板的植入动力学相关。CD34+细胞数小于$(1.5\sim2.5)\times10^6$/kg会导致中性粒细胞和血小板恢复延迟，小于1×10^6/kg可致移植失败。普遍认为的最低目标剂量为2×10^6 CD34+细胞/kg。理想的目标剂量如$(4\sim5)\times10^6$ CD34+细胞/kg与中性粒细胞（ANC）和血小板快速恢复、减少住院天数、减少血制品输注和抗生素使用等相关。动员采集大于8×10^6 CD34+细胞/kg定义为"超级动员"，但未发现输注如此高的细胞剂量与疗效和预后相关，同时也应考虑目标剂量与所需采集次数之间的平衡。对于需要两次甚至更多次ASCT的患者（主要是MM患者），必须在第一次大剂量化疗前采集到足够的目标剂量；每次ASCT的最低剂量也仍然是2×10^6 CD34+细胞/kg。对于充分评估ASCT可能使患者获益但采集不足2×10^6/kg的CD34+细胞时，在加强支持治疗的前提下，（1~2）×10⁶/kg CD34+细胞也可支持 ASCT 治疗，但造血功能重建或恢复可能延迟。

（2）采集自体 PBSCs

1）在进行造血干细胞采集之前需确认是否需要置管并取得知情同意。采集时，需要采血端和血液回输端建立循环。外周通路采血针头通常至少为 17 号，回输针头为 18 号。根据血管条件，采血端可选择外周静脉（首选肘正中静脉）进行一次性静脉穿刺或在颈内、股静脉进行中心静脉置管，也可选择动脉穿刺。回输端可以选择对侧肢体外周静脉穿刺，也可以选择中心静脉置双腔导管建立循环。

2）建立外周血 HSC 采集程序。单次白细胞分离采集的持续时间不应超过 5 小时，总采集次数不超过 4 次。若 3~4 次采集仍不能获得目标 CD34+细胞数量，应考虑再动员策略。

3）循环血量每次 8000~12000mL，也可根据患者体重适当调节循环血量。大容量白细胞单采术（larger-volume leukapheresis，LVL）处理的循环血量一般是患者血容量的 3 倍以上。增加采集循环血量的策略适合于具有动员失败高危因素或需要采集更高 CD34+细胞数量的患者。大量研究显示提高循环血量可以在单次采集中获得更高的 CD34+细胞数，同时并未影响所采集的 CD34+细胞质量。特别是动员不佳的患者，采用 LVL 可获得更好的采集效果，有研究显示采集前外周血 CD34+细胞计数小于 20 个/μl 的患者使用 LVL 方式进行采集，干细胞数量可提高 40%~100%。采集过程中自体供者可能会出现如恶心、疲劳、发冷、高血压、低血压、过敏反应、晕厥等不良反应。这个问题对于动员不足需要多次干细胞采集的自体供者来说很棘手，也可以使用 LVL 方案来减少采集次数，减轻患者痛苦。但并非所有患者均适合 LVL 策略，增大循环血量会增加抗凝剂中枸橼酸盐的暴露水平，可能增加低钙血症的发生。因此使用 LVL 方式进行采集的患者应严格监测电解质和凝血参数；采集过程中，为预防发生低血钙（主要表现为面部、手足、四肢麻木，严重者会出现抽搐或者呕吐症状），可给予葡萄糖酸钙口服或静脉滴注。同时循环血量较大时，可能出现显著的血小板下降，采集前后有必要按需输注红细胞和血小板以纠正贫血或血小板减少。同时采集容积增加带来输注容量的增加有可能增加二甲基亚砜（DMSO）相关心血管不良反应事件的风险。

1.采集自体骨髓

采集自体骨髓源自 20 世纪 60 年代，骨髓（BM）是 HSCT 的第一个干细胞来源。自 1994 年以来，由于细胞因子动员的 PBSC（G-CSF 以及需要时联合普乐沙福）具有造血功能重建速度快、移植相关并发症少等优点而被广泛应用于 ASCT，约占 ASCT 的 95%。

目前使用骨髓移植的两个主要方面是缓解期 AML 的自体移植和在 PBSC 动员/采

集不佳或失败后补充采集骨髓增加干细胞数量以确保移植后的更安全造血植入。多个EBMT的回顾性分析显示对于缓解期的AML，骨髓移植的疗效优于外周血干细胞移植。然而，动员不佳的患者也可能导致骨髓采集不佳。另外一个需要考虑的因素是既往病史，如果捐献者的骨盆有既往放疗史，会影响在后髂棘采集的骨髓数量。

（1）骨髓采集技术

骨髓采集的部位常为髂后上棘，通常在全身麻醉下进行，也有团队使用镇静或局部区域麻醉。骨髓采集技术因实施单位的具体实践而异。一般而言，应用采髓针在髂后上棘穿刺后，用抗凝剂预充后的注射器采出5mL以下骨髓。针和注射器退至皮下，转换到骨面另一个穿刺点，再重复抽吸。这个过程通过多点穿刺，直到达到目标骨髓量为止。为了避免血液的大量稀释，每个穿刺点应避免高强度的抽吸。将采集的骨髓收集到一个含有抗凝剂、培养基的收集袋中，摇匀后取样进行计数。在骨髓采集完成后，捐献者的血红蛋白浓度大多会降低。因此，在采集前，几乎所有的捐献者都需要进行自体备血，大约76%的捐献者在骨髓采集期间，或采集后的短期内，需要回输至少1单位的自体红细胞。如果捐献者在采集之前或者采集过程中需要输注异体红细胞或血小板，需要使用辐照的血液制品，以预防有活性的白细胞污染骨髓。

（2）采集目标

关于骨髓采集量，美国Be The Match网站规定，采集自体骨髓液容积上限为20mL/kg。采集细胞数通常根据患者体重来决定，单纯骨髓作为造血干细胞来源通常需要（2.0~3.0）×10^8/kg有核细胞（NC），保证有效、持久的植入和造血恢复。因此，在采集过程中，检查有核细胞总数（TNC计数）可以帮助估计所需的骨髓总量。BM可不常规进行CD34+评估，但在采集过程中或采集完成后对终产品进行CD34+细胞定量，以便于质量控制，也是评估所需骨髓总量的另一个方法。

（3）采集并发症

严重的骨髓采集并发症比较罕见。理论上讲，骨髓采集的两大危险是全身麻醉继发的死亡（1/20万）和由于骨针的机械操作不当造成的重大器官损伤。有研究显示骨髓收集后75%的人感到疲劳，68%的人感到骨髓采集处疼痛，52%者感到腰痛；平均恢复时间为16天。骨髓采集过程的持续时间和麻醉的持续时间都与骨髓采集后的疼痛和/或疲劳呈正相关。

（4）骨髓冷冻保存和质量控制

自体骨髓通常需要冷冻保存；与自体PBSC一样，冷冻保存并存储在液氮（-196℃）或液氮气相（-150℃）中。建议留存参考样本，进行包括活率、回收率测试等质量控制检测。

2.儿童患者采集自体造血干细胞

从儿童采集造血干细胞面临挑战，不仅因为儿童的生理和解剖情况不同，而且儿童与成人患者相比，其心理、法律和伦理问题均有所不同。儿童患者采集造血干细胞应由有经验的团队进行，其医生和护理人员必须具备与患儿年龄相关的正常生理参数的工作知识，如生命体征、生长、发育、心理和运动等，同时善于与儿童、其父母和/或其法定监护人沟通。

造血干细胞的主要来源仍然是骨髓和PBSCs。基本技术与成人使用的技术非常相似。与成人的主要区别是体重小，同时静脉通路的困难，特别是在干细胞单采时。髂骨穿刺采集骨髓或对于非常小的儿童，使用胫骨。动员最常用的细胞因子为G-CSF，有研究显示普乐沙福（plerixafor）在儿童中使用也是合适和安全的。目前报道最小在体重低于6千克的小儿中成功采集PBSCs。在儿童患者中使用为成人构建的白细胞单采系统进行安全的单采，需要特殊的经验和技术。在儿童单采过程中维持血管内血容量的恒定至关重要，因此需要评估患儿在采集过程中流出体外的血量即体外血容量（ECV），也就是单采系统所有一次性组件中循环的总血量。ECV主要由采集设备决定，并且儿科患者的ECV较成年患者占总血容量（TBV）更大的比例，因此为了安全采集，应个体化评估ECV最大值。由于ECV超过TBV的15%时会出现急性失血症状，因此需要用血制品来预充管路，在预充时，只应使用辐照过和白细胞过滤的红细胞。同时，应计算单采过程中预期失血量以决定采集过程中是否需要静脉补液。建议在儿童患者中采集时间不超过4h。为保证较小儿童的体外循环系统获得足够的血液流速，应提前建立通畅的中心静脉导管，也可以用动脉导管替代。采集过程中使用枸橼酸钠抗凝，为了避免不良反应，可间断给予葡萄糖酸钙口服或静脉滴注。

四、冷冻保存自体造血干细胞

ASCT患者造血干细胞从采集到回输可能经历数周至数月，选择恰当的体外保存方式以保持其活性变得尤为重要；同时使用恰当的低温保存技术，可以使造血干细胞长期保存。

不同地区的实验室有不同的冷冻保存操作流程，经程控降温冷却后利用液氮在-196℃条件下储存，被证明是长期保存造血干细胞的有效方法。多个研究显示，外周血干细胞经-196℃液氮保存后，CD34+细胞无明显减少；在这种储存条件下，19年后CD34+ HSCs仍保持活力；同时还显示冷冻保存的时期并不影响移植后造血恢复。

自体干细胞接收时应对采集物登记并进行唯一识别编码（包含采集物信息和患者基本信息）。干细胞的冷冻应在B级背景下的A级环境中进行，具备专用、独立的制备区、制备设施和设备，且按照工艺规程进行操作。PBSCs采集后应按照ISHAGE

（国际血液治疗和移植工程学会）的干细胞技术委员会指南进行体积测量以及NC、红细胞计数和基于流式细胞术CD34+细胞定量。

1.分装

采集物应分装至专用的冷冻存储袋中。冷冻前需调整采集物体积，通过离心去除血浆或用自体血浆、人血白蛋白稀释，在满足临床需求的同时最大限度减少冷冻袋数，合理有效地利用资源。操作过程中应考虑最高有核细胞（NC）浓度的限制，通常最大的可接受NC浓度为$4×10^8$/mL（冷冻前保存超过24h的细胞，冷冻的最大NC数应不超过$2×10^8$/mL）。

2.制备

多数实验室使用二甲基亚砜（DSMO）作为冷冻保护剂，并添加抗凝剂以维持干细胞悬液稳定，如枸橼酸钠-葡萄糖溶液（ACD-A）或肝素钠溶液。将分装好细胞悬液的冷冻袋抽空气体，用注射器缓慢注入冷冻保护剂，通常调整DMSO终浓度至不超过10%，混匀后快速排出冷冻袋中所有的气泡。以上操作全程须在0℃冰水混合物中进行，以免DMSO产热损伤细胞。将冷冻袋封口，置于冷冻保护盒中，放入程控降温仪。

3.程序降温和冻存

制备完成后的细胞在程控降温仪中，按照事先设置好的程序，起初以1℃/min的速度进行冷却，当温度降低到-14~-24℃时，产品开始从液体转变为固体。此时程控降温仪会经历一段时间的过冷来抵消相变释放的热量。当产品冷冻后，以1℃/min的速度继续冷却，直到产品达到-60℃。此时产品经程序降温控制下继续冷却，直至达到-100℃。最后将冷却完成的细胞转移至-196℃的液相液氮或-150℃气相液氮中储存。应对细胞样品在冷却降温及储存过程中的温度进行监测。

如条件限制无法及时冷冻，采集物最多可以在2~8℃血库冰箱中保存72小时；但最好在48小时之内进行冷冻，以保持最佳的细胞活力。在细胞处理和储存过程中，应当在多个时间节点留取样本用于HSCs产品的质量控制。造血干细胞移植的常见质控指标包括细胞计数和分类、细胞活性测试、CD34+细胞计数、无菌测试和集落形成单位分析。其中真正能评价造血干细胞功能的只有集落形成试验，通常在临床实验室进行。然而CD34+细胞计数与植入速度及植入率之间也有类似的相关，并且能更快地得到检测结果，这使得它替代集落形成试验，成为评估移植物的质量控制指标。虽然集落形成试验的标准化操作仍存在困难，但它还是很有用的，尤其对长期保存的干细胞的质量评估。实验室应建立冷冻细胞的信息管理系统，确保细胞产品及质控样品的存储安全。干细胞深低温储存库的设计和建造应确保良好的存放条件，应有强通风和照明设施，以及必要的温度和气体监控设施。

冻存流程 ←——→ 操作内容

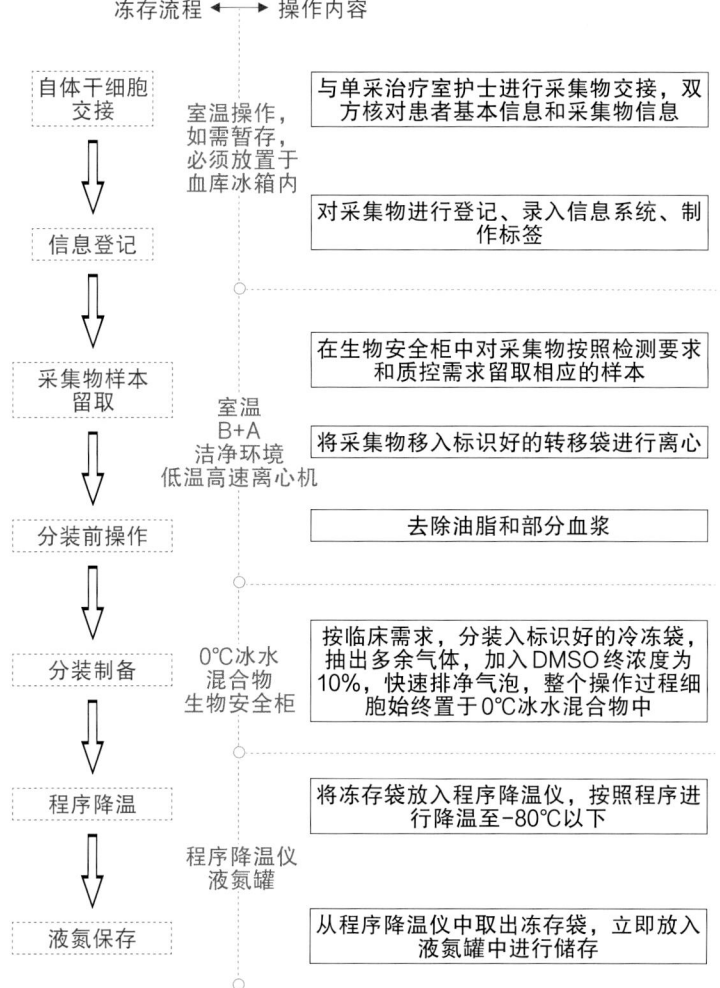

图 8-4　自体造血干细胞冷冻保存流程图

五、自体造血干细胞移植（ASCT）

为预防感染，我国大多数 ASCT 是在空气层流洁净病房/病床进行的。

（一）制订预处理方案

预处理是指在回输造血干细胞（移植）时（0天）前患者接受的大剂量化疗或/全身放疗。预处理是造血干细胞移植（HSCT）的开始，也是自体移植中的关键环节之一。其目的主要是尽可能清除患者体内还残留的肿瘤细胞（如骨髓瘤细胞、淋巴瘤细胞、白血病细胞等）或异常免疫细胞（如自身免疫性疾病），加深缓解深度，降低移植后复发的风险和/或延长生存。

理想的 ASCT 预处理方案原则包括具有良好的抗肿瘤活性且能通过隐藏肿瘤细胞的组织屏障，有效杀灭患者体内肿瘤细胞或异常细胞；明显的剂量效应关系，稳定药物吸收和代谢动力学；药物本身及代谢产物半衰期短，避免对回输的造血干细胞起细胞毒性作用；避免主要脏器的限制性毒性，相互间毒性无明显叠加等。预处理方案的选择应考虑包括年龄、合并症、疾病类型和疾病状态（包括 MRD 检测）等因素；儿童患者应强调考虑生长和青春期发育问题。ASCT 的预处理方案通常为清髓性预处理方案。

1.多发性骨髓瘤（MM）

大剂量美法仑（$200mg/m^2$）是 MM 患者 ASCT 的标准预处理方案。一些随机试验或队列研究比较了大剂量美法仑、大剂量美法仑加全身放疗、大剂量美法仑联合其他化疗（如白消安、环磷酰胺、硼替佐米或来那度胺）的疗效，但这些方案较大剂量美法仑单药均未展现出明显优势。医生可根据年龄、虚弱程度、肥胖或肾功的不同，调整美法仑的剂量。肾功不全者（血清肌酐清除率<60mL/min）可将美法仑剂量减低至 $140mg/m^2$，安全性显著提高，但 PFS 和 OS 并无明显下降。一线双次自体移植的患者，第 2 次移植预处理美法仑剂量推荐为 $140~200mg/m^2$。

2.淋巴瘤

常用的预处理方案分为单纯化疗方案及以全身放疗（total body irradiation，TBI）为基础的放化疗联合预处理方案，预处理方案的选择主要取决于各中心经验。ASCT 目前尚无标准的预处理方案。以 TBI 为基础的预处理方案具有更多的近期和远期毒性，如继发第二肿瘤、肺毒性、生育障碍和白内障形成等；同时部分患者需接受或计划接受限制性毒性剂量的局部放射治疗。因而不包含 TBI 的联合化疗方案是更常用的预处理方案。

最常用淋巴瘤预处理方案包括 BEAM（卡莫司汀、依托泊苷、阿糖胞苷、美法仑）和 CBV（环磷酰胺、卡莫司汀、依托泊苷），以及由其衍生的 BEAC（将 BEAM 方案中美法仑替换为环磷酰胺）。目前全球均存在卡莫司汀（BCNU）供货不足，在BCNU 无法获得情况下可将其替换，如 TEAM（将 BEAM 方案中卡莫司汀替换为塞替派）、BeEAM（将 BEAM 方案中卡莫司汀替换为苯达莫司汀），SEAM/LEAM（将BEAM 方案中卡莫司汀替换为司莫司汀、福莫司汀或洛莫司汀）等等。高剂量卡莫司汀与 IPS（特发性肺炎综合征）发生相关，合并有肺部疾患的患者也建议其他药物替代 BCNU，以防止 BCNU 介导的肺毒性。此外，GBM（吉西他滨、白消安、美法仑）方案等预处理也越来越受到移植界学者重视。

原发中枢神经系统淋巴瘤（primary central nervous system lymphoma，PCNSL）建议选择以塞替派为基础的预处理方案，如卡莫司汀联合塞替派（BCNU+TT）、白消安、环磷酰胺联合塞替派（TBC），可提高 PCNSL 自体移植疗效。小于等于 60 岁及一般状况良好的患者，耐受性良好，可选择 TBC 三药联合方案，其复发率低于 BCNU+TT 两药联合方案；而大于 60 岁的患者，基于安全性和疗效的平衡，推荐选择 BCNU+

TT两药联合方案。

表8-8　常用预处理方案参考剂量如下（各中心可根据实际情况酌情调整）

预处理方案	常规剂量和用法
BEAM	卡莫司汀，300mg/m² d-7；依托泊苷，150~200mg/(m²·d)d-6~d-3；阿糖胞苷，200~400mg/(m²·d)，d-6~d-3；美法仑，140mg/m²，d-2
BEAC	CTX 1g/m² d-6~d-3；其他同BEAM
CBV	卡莫司汀，300mg/m²，d-6；依托泊苷，200mg/(m²·d)，d-5~d-2；环磷酰胺，1.2-1.8g/(m²·d)，d-5~d-2
SEAM	司莫司汀，250mg/m² d-7；其他同BEAM
BeEAM	苯达莫司汀，160-200mg/(m²·d)，d-7~d-6，其他同BEAM
TEAM	塞替派，8mg/kg，d-7；其他同BEAM
TECAM	塞替派，40mg/m²，d-5~d-2；依托泊苷，200mg/m²，d-6~d-3；阿糖胞苷，200mg/m²，d-4~d-1；环磷酰胺，60mg/kg，d-3；美法仑，60mg/m²，d-2~d-1
GemBuMel(GBM)	建议有条件中心在患者治疗前1周给予测试剂量IV Bu，32mg/m²，持续输注60min，并测定Bu药代动力学参数 吉西他滨，-8和-3天，以75mg/m²起始快速注射，然后以10 mg/(m²·min)的输注速度，持续输注3小时以上，总量达到2700mg/m² 白消安(Bu)-8~-5天，每天1次输注，持续输注3h，根据患者的药动学参数计算给药量，达到AUC 4000 μM·min，4天总剂量16000 μM·min。[如无法获得药动学参数，给予固定剂量105mg/(m²·d)] 美法仑，-3和-2天，60mg/(m²·min)
TT-BCNU	卡莫司汀，400 mg/m²，d-6；塞替派，每次5mg/kg，q12h，-5和-4天
TBC	塞替派，250 mg/(m²·d)，d-9~d-7；白消安(Bu)，3.2mg/kg，d-6~-4；环磷酰胺，60mg/(m²·d)，d-3、d-2

3.急性白血病

对于急性白血病，全身照射/环磷酰胺（TBI/CY）方案[TBI 10-12Gy（分次或单次照射）+Cy 60 g/(kg·d)×2d]和白消安/环磷酰胺（BuCy2）方案[Bu 3.2 mg/(kg·d)×4d +Cy 60 mg/(kg·d)×2d]是目前应用最广泛的两种预处理方案。含TBI的预处理方案中常用TBI总剂量为10~12Gy，推荐分次照射，2~3次；如果条件不允许也可以单次照射，但总剂量不宜超过8Gy。

（1）急性髓系白血病（AML）

1）白消安/环磷酰胺（BuCy2）方案是AML患者ASCT最常用的预处理方案，最初应用于异基因移植，有较强的免疫抑制性。

2）白消安/美法仑（BU/Mel）方案也是可供AML患者选择的另一种预处理方案，在低危组中更具优势。

3）白消安/去甲氧柔红霉素（Bu/ IDA）：应用蒽环类药物强化预处理抗白血病作用，此方案不良反应尤其是黏膜炎发生率较高。

4）新的尝试如依托泊苷（VP16）联合Bu作为AML ASCT预处理方案也有报道。

（2）急性淋巴细胞白血病（ALL）

1）以TBI为基础的预处理方案最为常用。TBI的优势包括：①具有较强的免疫抑制作用；②拥有广谱的抗肿瘤活性，而且与化疗药物之间没有交叉耐药；③可以穿透由于生理屏障造成的肿瘤细胞庇护所，如中枢神经系统和睾丸。文献报道TBI联合Cy方案（TBI/CY）较BuCy2方案复发率低、LFS高。多家移植中心常在TBI/CY基础上加用Flu、Arac或VP-16。中国医学科学院血液病医院应用TBI为基础的清髓性预处理方案3年累计复发率、NRM、LFS与同胞全相合造血干细胞移植相比无统计学差异，具体方案为：TBI（7Gy，d-7或3.3Gy，d-9~d-7）、环磷酰胺（40mg/（kg·d），d-6、d-5）、氟达拉滨（30mg/（m²·d），d-4~d-2）和阿糖胞苷（2 g/（m²·d），d-4~d-2）。

2）进一步改良的包含克拉曲滨（CLAD）、Ara-C的清髓性预处理方案也在ALL自体移植患者中取得了较好的疗效，具体方案为：TBI 3.33Gy/ d ×3d或美法仑50mg/（m²·d）×2d，CLAD 5 mg/（m²·d） × 3d、Cy 40mg/（kg·d） ×2d、Ara-C 2g/（kg·d） ×3d。

（二）造血干细胞复苏和输注

造血干细胞回输前需解冻复苏，并进行相关质量控制，如细胞计数、细胞活性测试、CD34+细胞计数等。解冻复苏过程可影响细胞活性，因此冷冻袋必须在移植病房解冻。HSCs产物如果需要转运，必须放在具备温度监控的低温转运容器中运送，保持温度低于−150°C并且能持续监测温度。运送过程中应避免对产品X线照射，如有必要应对其进行人工检查。对产品的记录应随产品一起运输。接收机构必须有相应的操作规程，用于接收和检查HSCs产品。治疗医生在评估其完整性和相关文件后，负责实施造血干细胞移植治疗。

由于冷冻袋有破损的风险，干细胞复苏时应小心操作。将冻存干细胞从深低温环境中小心取出，确认产品的标识并确保包装的完整性。将冻存袋放入37°C水浴中，快速轻微震荡融化后，检查冻存袋无渗漏，表观无异常后，应在10~20分钟内使用标准输血器输入患者体内，以最大限度减少二甲基亚砜（DMSO）对造血干细胞的有害影响。以前用于清除DMSO的洗涤目前不常规进行，因洗涤过程造成HSCs的丢失和损伤影响较大。为最大限度地利用细胞剂量，在干细胞输注结束时可能会用无菌盐水对冻存袋和输血器进行冲洗，保证残留的细胞进入体内。输注造血干细胞产品，应分别在输注前、输注过程中以及输注后1小时内对患者的生命体征进行监测。如发生不良反应，需对生命体征进行更频繁的监测。

对最终移植物产物定义质量控制目标值，应根据当地的指南/法规或各治疗中心规范定期进行；在工艺验证、质量控制时以及冷冻保存时间大于2~5年的移植病例进行检测分析。在大多数欧洲移植中心，强制性的标准如下：NC浓度小于等于4×10⁸/mL，CD34+细胞数目大于等于2×10⁶/kg BW，每 mL移植物红细胞浓度小于等于0.1mL，没有微生物生长以及冷冻和解冻后最低NC活率大于50%。因此建议每份

HSCs产物应该准备足够数量的参考样本，参考样本应该与细胞产品同时制备并且在分析前储存在同样的条件下大于24小时。

（三）支持治疗

血细胞三系减低持续时间延长增加风险，甚至发生致命性并发症。血小板计数低潜在出血风险，包括肺、消化道和颅脑等重要脏器。白细胞减少包括中性粒细胞和淋巴细胞减少导致感染发生，也是移植过程最常见的临床并发症。感染不单是细菌感染，还常见病毒和真菌感染，特别是处于重度骨髓抑制的患者。感染可能导致住院时间延长，延迟植入和/或永久的器官损伤。造血植入的平均时间为2~3周，但保护性免疫恢复需要数月甚至成年的时间。大剂量化疗和放疗可能导致显著的毒性，不仅为严重黏膜炎（口腔和消化道炎症），还可造成细菌易位发生相关感染和肺、心脏和肾脏等主要器官的多脏器功能衰竭。（详见第五节）

（四）ASCT后造血重建

成功植入是自体移植后的一个重要里程碑。由于G-CSF的使用，大部分患者会在造血干细胞回输后2周左右造血恢复（粒细胞$>0.5\times10^9$/L、血小板$>20\times10^9$/L）。但对于二次移植患者，其造血重建会有所延长。采集的造血干细胞数量（CD34+细胞$<2\times10^6$/kg）及质量较差（CD34比例较低），都可能会造成造血重建延迟。造血重建延迟可影响维持治疗的实施，从而导致疾病复发风险增加。患者出院后应每1~2周查血常规一次，观察中性粒细胞及血小板变化。血小板延迟恢复时，可使用TPO受体激动剂治疗。极少部分患者3月后造血不能完成重建，应行骨髓穿刺检查明确原因。少数ASCT后不能脱离输血的患者，可考虑回输储存的造血干细胞。

总体来说自体移植患者移植后恢复时间短于异基因移植；由于回输的是患者自身造血干细胞，基本没有排斥反应，其他移植相关并发症的发生率也更低。但自体移植后免疫系统通常也需3~12个月才能完全恢复，这期间患者感染的风险仍然远高于健康人。所以对自体移植患者而言，出院后恢复过程对确保移植疗效同样具有至关重要的作用。

从移植病房出院后，患者还应该门诊随访每周2~3次，直至移植后+100天。应该让患者认识到移植是一个复杂的过程，在医院的时间只是治疗计划的第一部分。患者和家属应意识到整个恢复时间个体差异较大，并且通常需要1年时间。

六、移植后巩固/维持治疗

疾病复发或进展是ASCT治疗失败和死亡的最主要原因之一。ASCT后有效的巩固/维持治疗，旨在降低复发率或加深缓解质量，提高生存或延长生存。

（一）多发性骨髓瘤（MM）和其他浆细胞疾病

1. 多发性骨髓瘤（MM）

（1）巩固治疗

巩固疗法被定义为 ASCT 后的短期联合治疗，旨在改善缓解深度。自体移植后巩固治疗的地位目前仍存较大争议。两个大型研究 BMT CTN 0702（STaMINA）和 EMN02/HO95 研究结果并不一致。尽管一些研究表明巩固治疗可以提高缓解深度和延长 PFS，但巩固治疗是否可延长 OS 尚需更多数据。自体移植后巩固治疗的地位，很大程度上受到诱导治疗缓解质量的影响。建议接受硼替佐米/环磷酰胺/地塞米松（VCd）诱导的患者须考虑 2 个周期的 RVd 方案进行巩固。

双次移植或串联移植（tandem transplantation）是指在第一次 ASCT 后的六个月内进行计划中的第二次 ASCT。大多数临床试验证实，高危 MM 可从双次移植中获益。建议高危 MM 患者将双次移植作为巩固，即具有高危因素的 MM 患者在第一次移植后不管获得何种疗效，均建议在半年内进行 双次移植。首次 ASCT 后未能达到 VGPR 的患者，再次进行 ASCT 患者获益。两次移植之间不进行巩固和维持治疗。首次 ASCT 后未能达到 VGPR 的患者，可再次进行 ASCT 并从中获益。

ASCT 后使用与原有效诱导化疗方案相同或相似的方案继续治疗 2~4 个疗程称为巩固治疗。巩固治疗是移植后提高反应深度的一种方法。移植后是否需巩固治疗尚存争议，对于高危患者可考虑有效的诱导方案巩固 2~4 个疗程，随后进入维持治疗；对于非高危且 ASCT 后获得 CR 或以上疗效的患者，通常不建议进行巩固治疗。

（2）维持治疗

维持治疗应作为 MM 治疗不可或缺的一部分。ASCT 患者在移植后无论是否巩固治疗均应进入维持治疗，最佳的维持方案应旨在延长缓解期而不影响患者的生活质量，但目前最佳的维持治疗方案和维持治疗时间尚未确立。

维持治疗通常于 ASCT 后 3 个月~100 天、稳定造血重建后启动。既往维持治疗常应用化疗、干扰素及糖皮质激素等，由于疗效不确切，目前不再推荐。目前用于维持治疗的药物包括沙利度胺、来那度胺、伊沙佐米和硼替佐米等。最常用和推荐的维持治疗药物为来那度胺，推荐剂量是 10~15 mg/d，直至疾病进展/复发或至少 2 年；肾功能损伤患者应用来那度胺需调整剂量。对于伴高危细胞遗传学患者，对于有高危因素的患者，主张给予联合蛋白酶体抑制剂的方案维持治疗；硼替佐米（每 2 周 1 次）或伊沙佐米 4 mg（有肾功能损害者减少至 3 mg），每个月的第 1、8、15 天使用。达雷妥尤单抗的维持治疗也在临床试验中。目前还无充分证据表明需要根据反应深度（如是否达到完全缓解或 MRD 阴性）来调整维持治疗的方案和时间。

系统性轻链淀粉样变性（AL）、其他单克隆免疫球蛋白相关沉积病或 POEMS 综合征患者 ASCT 之后不推荐行常规巩固和维持治疗，特别是取得满意治疗反应（≥非常好的部分缓解，VGPR）的患者。

（二）淋巴瘤

ASCT 后复发仍是淋巴瘤最常见的死因之一；因而 ASCT 后的维持治疗对于降低患者复发风险具有重要价值。对于巨块型或残留病灶的患者，HSCT 前（后）可给予受累部位放射治疗，以获得更好的缓解或降低局部病灶复发，但对生存的影响不确定。移植后放疗的时机通常为 HSCT 后 1~3 个月，且造血功能完全恢复。

（1）霍奇金淋巴瘤

对于具有至少 1 项高危特征、既往未接受过维布妥昔单抗（BV）治疗或接受过 4-6 疗程且治疗有效的患者，推荐 BV 作为 ASCT 后维持治疗。建议最多不超过 16 疗程（每 3 周为 1 疗程）；若发生不能耐受的毒副反应或疾病复发/进展，应停止 BV 治疗。对于 BV 难治的 cHL 患者，不应再给予 BV 治疗。目前尚无足够的证据表明 ASCT 前 PET/CT 检查对 ASCT 后维持治疗具有指导价值。高危特征包括原发难治经典型霍奇金淋巴瘤、一线治疗结束小于 12 月的早期复发患者、挽救治疗前合并结外侵犯、移植前挽救治疗的最佳治疗反应为部分缓解（PR）/疾病稳定状态（SD）、复发时伴随 B 症状或接受大于等于 2 线挽救治疗等。

Ⅱ期临床研究中，PD-1 抑制剂 Pembrolizumab 用于 R/R cHL 患者 ASCT 后的巩固/维持治疗（8 个周期，n=30）也显示较历史对照明显提高了 PFS。BV 联合 PD-1 抑制剂 Nivolumab 用于 R/R cHL 患者 ASCT 后的巩固/维持治疗的临床试验/研究也在进行中。

（2）弥漫性大 B 细胞淋巴瘤

不推荐应用利妥昔单抗作为 ASCT 后维持治疗。其他新药（如硼替佐米、来那度胺、BTK 抑制剂、Bcl-2 抑制剂及细胞治疗等）仅限于临床试验或临床研究。

（3）套细胞淋巴瘤：

推荐在 ASCT 后进行利妥昔单抗维持治疗（375 mg/m²，每 2~3 个月 1 次，共 2~3 年）。若发生不能耐受的毒副反应或疾病复发/进展，应停止利妥昔单抗维持治疗。近期有研究显示 ASCT 后予来那度胺 10~15 mg/d，第 1~21 天，每周期 28 d，维持治疗 24 个月，较不维持治疗者也显示显著延长 PFS 时间。其他新药（如硼替佐米、BTK 抑制剂、Bcl-2 抑制剂及细胞治疗等）仅限于临床试验或临床研究。基于微小残留病监测的预先清除（pre-emptive）治疗策略有待于临床研究的探讨和证实。

（4）滤泡性淋巴瘤

对于再治疗有效的患者，推荐采用利妥昔单抗每 2~3 个月 1 次，共 4 次。而对于利妥昔单抗耐药（如利妥昔单抗治疗 6 个月内疾病复发/进展）的患者，不推荐 ASCT

後利妥昔单抗维持治疗。

然而，鉴于近年来淋巴瘤领域的新药不断涌现，ASCT后维持治疗策略随之也将发生显著的变化。

（三）急性白血病

移植后原发病复发是自体移植失败的主要原因，因此ASCT后的维持治疗十分必要。在患者稳定造血重建后，应开始移植后维持治疗。

1.急性髓细胞白血病（AML）

在AML患者中，ASCT后维持治疗的研究尚不充分。DNA去甲基化药物如阿扎胞苷或地西他滨、BCL-2抑制剂、靶向于FLT3-ITD的酪氨酸激酶抑制剂（TKI）、组蛋白去乙酰化酶抑制剂等药物在AML患者ASCT后维持治疗中的应用和效果值得进一步探索。

2.急性淋巴细胞细胞白血病（ALL）

目前，急性白血病患者ASCT后的维持治疗主要应用于ALL患者，目前维持治疗时间为尚有争议，目前多为持续至移植后1~2年，但仍需前瞻随机研究结果支持。维持治疗方案通常包括维持化疗和免疫治疗等。

1）维持化疗。包括VP方案：长春新碱2 mg/d，第1和8天；泼尼松30~40 mg/d，第1-14天。以及MM方案：6巯基嘌呤（6-MP）60 mg/（m²·d），第1-14天；甲氨蝶呤15~20 mg/（m²·d），第1和8天。在自体移植后患者白细胞恢复至3×10⁹/L且血小板达50×10⁹/L以上时开始，维持化疗每月应用，两种方案交替进行。

2）免疫治疗包括间断性应用白细胞介素-2和化疗联合干扰素-α。

3）靶向于BCR/ABL的酪氨酸激酶抑制剂（TKI）应纳入Ph+ ALL患者ASCT后至少1年的维持方案中。

七、移植后评估和随访

移植是一个复杂的过程，在医院住院治疗的时间只是治疗计划的第一部分。从移植病房出院后，患者还应门诊随访每周2~3次，直至移植后+100天。通常移植后的第一年每3个月进行一次疗效评估，第二年起每6个月一次。如患者疾病指标不稳定，需缩短两次评估的间隔时间。应告知患者移植是需要长期随访和护理的治疗；尽管接受了移植治疗，仍然可能发生疾病持续存在或复发；患者HSCT前、中、后期均存在发生多种并发症的风险，严重并发症/合并症会严重影响患者的生活质量，因而患者有必要采取健康的生活方式，同时应采取预防措施，发现和治疗可能的并发症。短期和长期疾病控制者应进行定期和系统的筛查，同时应给予健康生活习惯建议。监测应该是多学科的，包括血液科、其他医学专家、初级保健医师、护士和心理健康专家等的参与。

1. ASCT后评估和随访

表8-9　ASCT建议随访计划和项目

时间点	监测项目
至+100天	直到血液学完全恢复,推荐居住于医院附近 推荐项目:根据病人的情况调整频率 ●临床评估,必要时血制品输注 ●基础血液学和生化检查 ●不同疾病的特定标记
+3个月	评价原发疾病状态 推荐项目:根据病人的情况调整频率 ●体格检查、血液学和生化检查、主要脏器功能的检查 ●血液学和生化复发,特定的肿瘤标记 ●MRD评估:免疫表型和根据疾病特定的分子标记 ●BM活检:NHL,HL之前骨髓侵犯的患者 ●根据原发疾病合适的影像学检查
长期随访监测	2年内至少每6个月访视一次,随后每一年访视一次 推荐项目:根据病人的情况调整频率: ●注意基础疾病5年内进展或复发的可能性;临床怀疑复发时应按照初诊检查;如出现临床复发,需启动复发后治疗 ●接受化疗+放疗的患者,尤其应注意第二肿瘤或继发性MDS的发生

2. 疫苗接种

对于HSCT受者,无论自体或异基因造血干细胞移植、成人或儿童,均应常规接种疫苗。不同于实体器官移植(SOT)患者移植前接种疫苗是疫苗接种计划的重要组成部分,HSCT受者移植前免疫接种不足以维持移植后长期免疫;为了保护HSCT患者,无论之前的接种史,需要移植后接受一系列完整的疫苗接种。

八、自体造血干细胞移植护理

(一)自体造血干细胞移植动员的护理

1. 患者准备

动员前了解患者身体及心理基本状况,帮助患者将身心调整到最佳状态;保证睡眠及营养。

2. 健康教育

护理人员向患者介绍动员的流程,重点讲解可能出现的并发症的表现及处理原则,制定干预计划并实施预防性护理。

3. 患者评估

准确测量患者身高和体重的基线水平、密切观察血象变化、动员期间不良反应、患者外周血管情况及造血干细胞动员不佳的高危因素。

4. 预期症状护理

(1)骨髓抑制期预防感染

造血干细胞动员期间大剂量的化疗用药会使患者出现骨髓抑制。骨髓抑制期预防患者感染参照中国临床肿瘤学会（CSCO）肿瘤放化疗相关中性粒细胞减少症规范化管理指南执行。

（2）普乐沙福/G-CSF常见副作用的护理

1）头痛/骨痛或流感样症状：遵医嘱应用镇痛药物。

2）胃肠道症状：如发生恶心呕吐或腹泻腹胀，遵医嘱对症应用药物。

3）注射部位的皮肤反应：密切观察注射部位皮肤情况，如有异常更换注射部位。

4）血小板减少：每日监测患者血小板计数，指导患者预防出血。

5）体位性低血压：指导患者变换体位时动作缓慢。

（二）病房环境要求

患者在移植期间应入住千级及以上层流病房或病床，病房/病床内的洁净度要求应符合《医院消毒卫生标准》中医疗机构Ⅰ类环境中其他洁净场所（洁净骨髓移植病房）的要求，其中空气洁净度达6级或5级。工作人员应每日对层流病房/病床进行擦拭消毒；同时由专业人员定期维护、保养、检修、更换净化设备；层流病房内水龙头处建议使用滤水器；每月对层流病房/病床的空气、物体表面、工作人员的手等进行采样、送检，其监测结果应达到GB 15982的要求。层流病房/病床内的环境应舒适并体现人性化，一般病房/病床内温度宜为22~26℃；相对湿度宜为50%~70%；噪声不超过45dB。

（三）自体移植前患者护理措施

（1）移植前1~2周，协助医生完成移植前查体。

（2）移植前1周，针对患者情况进行全面系统的护理评估，了解患者身体状况、心理状态、静脉通路、营养状态、社会家庭支持系统等相关问题。

（3）移植前1~2天，做好皮肤清洁、剪短指/趾甲及毛发处理工作。

（4）入层流病房/床前1天，遵医嘱应用肠道清洁药物，服药后进无菌饮食。

（5）入层流病房/床当天使用皮肤消毒剂进行全身药浴，同时做好五官清洁。

（6）根据治疗护理需要，提前准备移植期间所需生活物品及药品。

（四）自体移植患者静脉通路管理

（1）外周造血干细胞采集静脉通路的建立与维护

采集前应评估患者双侧肘部静脉条件，建立两条有效的血管通路，同时保证血流量达到60~100mL/min。血管粗、直、弹性较好者采用外周静脉通路，使用16G一次性钢针及18G留置针分别作为采血端及血液回输端通路；患者年龄较小、血管条件差时，采用深静脉置管，一般采用双腔CVC作为采血端及血液回输端通路。维护操作按《临床静脉导管维护操作专家共识》（2019版）执行。

（2）自体移植期间及移植后静脉通路的建立与维护

置管前应评估患者的一般身体状况、外周静脉血管及带管情况、预处理方案及患者的配合度等，至少建立一条中心静脉通路。自体造血干细胞输注前首先评估导管流速，在流速不能满足输注要求时，使用18G或20G留置针，位置最好在肘正中。维护操作按《临床静脉导管维护操作专家共识》（2019版）执行。

（五）预处理期间的护理措施

（1）做好患者的安全管理，定期评估患者身体状况，根据评估结果采取针对性的护理措施，避免患者发生压力性损伤、跌倒坠床等不良事件。

（2）严密监测患者生命体征、体重，准确记录出入量，监测尿pH值变化。

（3）遵医嘱正确给药，观察用药后不良反应并及时处理。

（4）口腔黏膜炎的预防及护理：加强漱口，口腔低温治疗及红外线照射（620~750nm），常规进行口腔护理可在一定程度上降低口腔黏膜炎的发生概率。

（5）恶心呕吐的预防及处理：遵医嘱预防性应用止吐药物。

（6）腹痛腹泻的预防及处理：及时留取便培养，遵医嘱给予止泻药物，并做好肛周护理，严重腹泻时采取液体复苏。

（7）饮食指导：根据患者情况，选择清淡、易消化、富营养的饮食。

（六）自体造血干细胞输注的护理

（1）将水浴箱温度调整到37~42℃备用，备好抢救药品及物品，建立可满足输注条件的静脉通路，提前30 min遵医嘱给予抗过敏药物，连接符合要求的输注装置。

（2）冻存造血干细胞由专职运送人员送至病房。护理人员与运送人员双人核对，核对内容：姓名、性别、年龄、住院号、科别、采集日期、输注种类、输注容积、造血干细胞计数等。

（3）冻存造血干细胞应在恒温水浴箱中1分钟内快速融化，融毕快速传入病室。

（4）在造血干细胞输注过程中应严格执行无菌操作，管路接通牢固，严防渗漏。输注前后用生理盐水冲洗输血器，输注完毕可反复冲洗血袋3次，防止浪费，同时密切观察患者生命体征变化。造血干细胞输注应遵循先慢后快原则，输注时间不宜超过20 min，不可同时输注其他液体。患者会呼出大蒜样气味，可指导患者张口深呼气。

（5）造血干细胞输注过程中观察患者有无发热、血压升高或降低、腹痛、头痛、呼吸困难、血氧饱和度下降、排尿异常、出血/溶血等并发症，如出现并发症，立即通知医生，按医嘱用药（如皮质类固醇、抗组胺、利尿剂、肾上腺素、血管加压药），并根据需要进行氧疗。

（6）告知患者回输后尿色变红是保养液中的酚红指示剂由肾脏排出所致，一般无须特殊处理，遵医嘱进行碱化利尿，详细记录24小时出入量，监测肾功能即可。

（七）骨髓抑制期及并发症的护理

（1）感染的护理：评估患者一般情况及血象变化，注意观察口腔、肛周、皮肤、导管等处的情况。密切监测患者生命体征变化，遵医嘱对症处理，严格掌握补液原则。防止感染性休克或多脏器衰竭的发生。

（2）口腔黏膜炎的护理：使用分级量表评估口腔黏膜炎的严重程度，观察有无红肿、红斑、溃疡、疼痛等。重视常规口腔护理以降低口腔黏膜炎的发生率。保持口腔清洁与湿润，出现口腔黏膜炎导致的急性疼痛时可使用阶梯镇痛法进行治疗。

（3）腹泻的护理：严密观察患者腹泻次数及量、腹部痉挛性疼痛、腹胀及肠道出血等情况，记录大便次数、颜色、性状、量及伴随症状，评估有无脱水。每次便后温水清洁患者肛周皮肤，动作轻柔，使用皮肤保护剂预防肛周皮肤破溃。

（4）出血的护理：注意观察发生部位、程度。有出血风险的患者进行有创操作时，需采取压迫等局部止血措施。重度出血时密切监测意识、心率、血压、呼吸、肢体温度、皮肤／甲床颜色、周围静脉特别是颈静脉充盈情况、尿量等，立即建立静脉通道予血制品输入。

（5）营养支持：每周监测营养状况，使患者获得足够的营养摄入。必要时给予肠外营养，并注意配制的环境、有无配伍禁忌、输注速度、输注反应及输注后的监测等。

（八）心理护理及健康教育

移植病人大多数了解自己的病情，面对造血干细胞移植的过程，心情很复杂，既渴望通过这一治疗能治愈，又对治疗可能面临的并发症有一定的顾虑。自体移植后还有较长的康复及随访过程，所以针对自体移植患者的心理护理和健康教育应贯穿治疗及康复的全过程。

（1）移植前的心理疏导：充分了解患者既往病史和家庭社会关系，及时掌握可能对患者产生负面影响的因素，要不断鼓励患者，树立战胜疾病的信心和勇气；建议亲友与患者多谈心，以解除他们的思亲之情，让他们以最佳心理状态积极地配合治疗和护理；科室定期举办病友会，请已经痊愈的移植患者来科室为准备移植的患者进行宣讲，借用"榜样的力量"帮助患者提升自身心理弹性，帮助他们树立重生的信心。

（2）移植期间的心理护理及健康教育：预处理时期化疗药的毒副作用及移植后细胞生长慢，病人易出现悲观、紧张、焦虑等情绪反应。药物的毒副作用又可引起病人直接和间接的心理应激反应，因此，除了针对各种副作用制定出相应的护理计划外，更要经常与病人交谈，像朋友、像亲人一样给予关心、照顾，特别是在病人有不适反应时，给予安慰和支持，消除病人的恐惧和悲观心理。

（3）出院后康复及随访的健康宣教：指导患者院外健康生活方式，做好患者院外并发症的自我观察和预防；向患者介绍自体移植后复查的必要性和重要性，确定后续来院复查时间，告知医院联系方式；鼓励病人参加适当的社会活动，有助于患者实现创伤后成长，使其积极面对生活。

第五章

不良反应及处理和支持治疗

造血干细胞移植（HSCT）是目前许多恶性和非恶性疾病的有效治疗手段。尽管该领域不断取得进展，HSCT仍然是一种高度复杂的治疗方式。接受ASCT的患者在其过程中的不同阶段可发生多种并发症，包括中性粒细胞减少、肝脏和肺部并发症、出血及血栓相关并发症、黏膜炎、腹泻、第二肿瘤等。及时和早期发现、诊断和处理相关毒性和并发症，是保证移植成功的关键之一。

一、口腔黏膜炎

口腔黏膜炎（OM）是HSCT治疗中最常见的毒副作用之一，是放化疗引起的口咽部和消化道炎症，表现为口腔黏膜的疼痛性炎症和溃疡，主要症状包括口腔和腹部疼痛，咀嚼、进食、饮水、吞咽和说话困难以及味觉改变和腹泻等。绝大多数（75%~99%）接受大剂量放化疗预处理方案的患者会发生OM。严重的OM显著影响生活质量（QoL），并加重其他并发症的发生，如感染和营养摄入不良而导致的体重减轻、营养不良等。

1.预防

（1）在预处理前、后，每天由训练有素的护理人员进行评估，应采用有效可靠的评估工具。

（2）患者/家长教育应强调最佳口腔护理的重要性，以尽量减少治疗前、中、后的口腔问题。预防的关键是保持良好的口腔卫生和良好的依从性，包括：①预处理结束前每天用柔软的尼龙牙刷刷牙两到三次；②鼓励非致龋饮食（高发酵碳水化合物含量和黏性食物，例如含糖和淀粉的食物）；③用生理盐水或碳酸氢钠漱口，每30~60分钟1次。

Palifermin（Kepivance）是一种重组人角质细胞生长因子（KGF），能降低严重口腔炎的发生率，缩短病期。应在放化疗前24小时内、放化疗中及放化疗后24小时内给予。

口服低温冷冻疗法，即在给药期间将口含冰片于颊黏膜，是一种易于应用和经济有效的预防OM的方法，对于预防大剂量美法仑治疗后的黏膜炎有比较明显的效果。大剂量美法仑治疗期间使用冷疗法可使血管收缩，口腔血流量减少，从而减轻了细胞和组织与化疗的接触。但对于口腔/黏膜组织存在肿瘤的患者给予冷疗法是不合适的。此外，冷疗法不能用于有其他基础疾病的患者，如牙齿对于冷敏感以及其他原因不能耐受冷疗法的患者。应在大剂量美法仑给药前15~30分钟开始含入冰片，在给药期间持续含冰直至给药后一定时间。

2. 治疗和管理

治疗的目的是治疗症状（包括疼痛）、教育患者、预防感染和创伤，需要时给予营养支持。

严重黏膜炎通常出现在移植极期，处理多以抗感染、局部消毒、止痛及补充维生素等为主要手段，如果不发展为严重感染，多在中性粒细胞恢复后缓解。一些局部治疗措施可能缓解局部症状和疼痛，如：①冰片、冰袋局部冷敷减轻疼痛和肿胀，每2小时敷15~20分钟；②局部麻醉药物含漱，如利多卡因、苯佐卡因和苯海拉明等；③局部应用黏膜保护剂：抗酸剂、纤维素薄膜形成剂和凝胶等。如果局麻不足以缓解疼痛时可以使用全身性麻醉性镇痛药。光治疗显示对预防和控制OM有一定疗效。

二、胃肠道并发症

胃肠道并发症是最常见的移植并发症之一。肠黏膜由分裂细胞组成因而易受化疗损伤；同时血管丰富，常与肠道菌群接触，免疫活性细胞含量高。导致胃肠道并发症的原因多种多样，特别是药物毒性、感染和移植物抗宿主病（GVHD）。详见本指南《胃肠保护》分册。ASCT过程中的常见胃肠道并发症包括以下几种。

（一）恶心/呕吐

1. 类型

急性发作：化疗后24小时内（高峰4-6小时），持续24~48小时。

迟发型：发生在化疗后24小时以上（高峰在2-3天），持续时间较长。

2. 病理生理学

（1）通过化疗直接激活脑干中的呕吐中枢，从而触发胃肠道中的目标器官。

（2）胃肠道黏膜损伤，引起迷走神经刺激和神经递质（血清素、神经激肽1、多巴胺）释放，引起呕吐中枢的反射性刺激。

（3）放射治疗引起的神经递质释放刺激呕吐中枢伴随脑水肿。

3. 常见病因

（1）直接由预处理大剂量放化疗诱导。

（2）其他药物：阿片类药物，制霉菌素，两性霉素 B，伏立康唑，伊曲康唑，磺胺类药物等。

（3）感染：CMV、HSV、VZV、真菌、细菌、诺瓦克病毒、轮状病毒、寄生虫等。

（4）其他：肝脏疾病如 VOD 和病毒性肝炎、肾上腺机能不全和胰腺炎。

4. 分级

按照 CTCAE 分级。

5. 治疗

治疗经常无效或效果不佳，因而预防恶心/呕吐是临床管理的主要内容。

6. 预防

药物选择依赖于使用的具有最高致呕性的药物。应用短效（如欧丹司琼）或长效（帕洛诺司琼）5 羟色胺受体拮抗剂，联合/或不联合地塞米松 2~10 mg，静脉注射。对于顽固性化疗相关性恶心/呕吐，包含 NK-1 受体拮抗剂阿瑞匹坦的三联方案对预防预处理相关呕吐具有良好疗效。还可推荐联合应用作用于 H1 组胺受体的药物（茶苯海明和环己嗪）或具有抗多巴胺能作用的药物（奥氮平和左旋美丙嗪）等。

（二）腹泻

1. 常见病因

HSCT 后前期腹泻最常见的病因是预处理毒性。肠道感染包括艰难梭状杆菌、病毒（CMV、VZV、轮状病毒、诺如病毒、星状病毒、腺病毒等）、寄生虫（鞭毛虫、圆线虫、隐孢子虫等）和念珠菌等。引起移植后早期肠道感染的致病病原菌中，细菌引发感染的时机通常早于病毒。药物如部分抗生素、霉酚酸酯、口服营养补充剂等也可引致腹泻。其他导致腹泻的原因还可见胰腺炎/胰腺功能不全、乳糖不耐受/双糖酶缺乏、吸收不良、炎症性肠病、肝脏和胆囊疾病等。

2. 诊断和鉴别的检查

HSCT 后腹泻的标准检查包括大便培养，艰难梭菌毒素 A 和 B 的检测，梭菌抗原，粪便和/或血液病毒检测；阴性时，进行 aGVHD 和 CMV 活检的内镜检查。然而，当这些检测被证明为阴性时，必须考虑广泛的原因。

1. 分级

按照 CTCAE 分级。

2.治疗

（1）主要是针对已知或怀疑的病因治疗，但应该考虑复合病因。

（2）辅助治疗，调整饮食。包括不含乳糖或谷蛋白饮食；限制饮食（低粗粮，低残留，低或不含乳糖）；暂时限制口入，必要时胃肠外营养（PN）。

（3）对症支持治疗，避免液体流失和电解质紊乱。

（4）监测和补充蛋白质丢失（白蛋白，丙种球蛋白）。

（5）若考虑为预处理毒性，可口服洛哌丁胺2~4mg，每6小时1次止泻。

（6）必要时奥曲肽应用减少胃液和肠液分泌。

（三）食管炎/胃炎

主诉胃烧灼感和/或上腹痛，最常出现在预处理和黏膜炎期间。主要病因为黏膜炎、药物损伤、胃pH值改变、消化性溃疡和真菌性食管炎。根据临床症状，必要时辅助内窥镜检查诊断。

主要根据病因治疗，抬高床头并考虑质子泵抑制剂和其他对症治疗（如海藻酸盐、抗酸剂和局部局麻药）。如果患者无法吞咽，必要时需要全身镇痛治疗。

（四）消化道出血

常见病因包括血小板减少、食管损伤、食管炎、结肠炎，肛裂或静脉曲张，病毒感染，移植物抗宿主病，血浆凝血功能障碍等。详见"出血并发症"章节。

（五）阑尾炎

通常是大肠壁坏死，与化疗毒性和细菌过度生长有关。多发生在移植后30天内，患者通常主诉右下腹部疼痛，常伴有发热；还可能出现恶心、呕吐、腹壁张力增加和水样血性腹泻等。临床和腹部超声或CT检查显示肠壁增厚，通常局限于单一区域，如回盲肠或升结肠；极少数严重者可导致肠穿孔和腹腔积气，预后差。

给予抗生素治疗和肠道休息。避免手术干预。

（六）胰腺疾病

可表现为胰腺功能不全和萎缩或急性胰腺炎。常见病因为预处理毒性、药物（强的松，他克莫司）或结石等。功能不全和萎缩患者出现低血清胰蛋白酶原和粪便弹性蛋白酶–1增高，影像学可见胰腺萎缩。急性胰腺炎患者生化脂肪酶和淀粉酶升高，粪便脂肪升高，超声/CT显示胰腺水肿。急性胰腺炎时对症、支持治疗，奥曲肽抑制胰酶和消化酶分泌；胰腺功能不全给予替代治疗。

三、出血性膀胱炎和肾功能障碍

（一）出血性膀胱炎（hemorrhagic cystitis，HC）

出血性膀胱炎（HC）也是造血干细胞移植后常见的并发症。根据 HSCT 后发生的时间，HC 分为早发和迟发性。早发性 HC 通常发生在预处理方案结束后的 48 小时内，是药物代谢物和放疗对膀胱黏膜直接毒性作用的结果；迟发性 HC 通常发生在中性粒细胞移植期（2~4 周）或 HSCT 后的第 2~3 个月。同时存在出凝血异常、严重血小板减少和黏膜炎症是任何类型 HC 的易感因素。

1.危险因素

迟发性 HC 的主要危险因素是多瘤病毒 BK（BKPyV）感染，而其他病毒如腺病毒（ADV）、巨细胞病毒（CMV）和 HHV6 很少涉及。超过 90% 的成人 BKPyV 血清呈阳性。在原发感染后，病毒潜伏在肾小管上皮细胞和尿路上皮细胞中，并可在宿主免疫控制失去建立病毒特异性 t 细胞应答能力时进行复制。

2.发病机制

目前 HSCT 后 HC 的病理模型是多因素的综合效应，包括高负荷复制病毒引起的膀胱黏膜层广泛的细胞病变损伤、预处理方案诱导的化学性（如环磷酰胺的中间代谢产物丙烯醛）或放射性损伤以及针对膀胱黏膜的供体细胞同种异体免疫反应。BKPyV 病毒尿和病毒血症是 BKPyV-HC 的特异性和敏感性预测因素：尿 BKPyV 载量 $>1×10^7$ 基因组拷贝/mL 对 HC 的敏感性为 86%，特异性为 60%，而血液 BKPyV 载量 $>1×10^3$ 基因组拷贝/mL 对 HC 的敏感性为 100%，特异性为 86%。

3.诊断

BKPyV-HC 的临床诊断是基于膀胱炎的临床症状/体征，如排尿困难、尿频尿急、下腹痛、大血尿的存在，同时存在 BKPyV 病毒尿，病毒载量为 7log10 拷贝/mL。

血尿的严重程度可分为四类：镜下血尿（1 级）、肉眼血尿（2 级）、肉眼血尿伴血块（3 级）、肉眼血尿伴血块伴尿路梗阻、继发肾衰竭。

通过筛查 BKPyV 病毒尿和病毒血症发现无症状的 HC 患者仍然处在临床试验中，目前不推荐，同时尚未建立抢先（pre-emptive）治疗策略。

4.预防

有效的预防措施仅适用于早发性 HC，且无特异性。如在接受大剂量环磷酰胺（CY）作为预处理方案一部分的患者中，用美司钠解救，并在 CY 前 4 小时到停用后 24~48 小时大量静脉补液，2500~3000mL/m^2[或 100 mL/（kg·d）]，持续均匀滴注，保持水电解质平衡。CY 及其代谢物丙烯醛可损伤膀胱黏膜，碱化水化、强迫利尿和美司钠应用都减少了膀胱黏膜对丙烯醛和其他有毒分解代谢产物的暴露。

在迟发性 HC 的病理模型中，BKPyV 复制通过其细胞病变效应加重膀胱黏膜损伤，并诱导供体同种异体异体反应靶向膀胱黏膜。环丙沙星被一些研究用于预防以减少 BKPyV 的复制；但环丙沙星的疗效较弱，仅限于降低 BKPyV 的复制，而没有显著影响 HC 的发生率。考虑到诱发细菌耐药性的风险以及儿童肌腱炎和关节损伤的风险，不建议因此目的使用氟喹诺酮类药物。

5. 治疗

西多福韦（cidofovir）是一种核苷酸类似物，可以抑制多种 DNA 病毒，如 CMV、ADV、HHV6、HSV、HVZ 和天花，可以更有效地控制 BKPyV 的复制。西多福韦的药代动力学特性是其活性代谢物的半衰期长达 15~65 小时，故而允许每周给药。鉴于其具有明显的肾小管毒性风险，西多福韦仅仅用于治疗目的。可通过碱化水化和使用丙磺舒（probenecid）抑制西多福韦进入肾小管上皮细胞降低肾毒性。但目前其最佳剂量、给药方式和给药频率上没有达成一致意见。大多数研究静脉使用西多福韦 3~5 mg/kg（每周）或每两周 1 次与丙磺舒联合使用以降低肾毒性，74% 的患者获得完全的临床反应，38% 和 84% 的患者尿和血液病毒载量至少下降 1 个 log。主要不良反应如预期的肾毒性，18% 的患者血清肌酐轻度至中度升高。第二种更常见的治疗方案是使用西多福韦，剂量为 0.5~1.5 mg/kg 而不应用丙磺胺，每周给药 1~3 次。在 83% 的患者中观察到完全的临床反应，分别在 62% 和 67% 的患者中尿液和血液中的病毒载量显著降低。该方案 20% 的患者发生轻度至中度肾毒性。可以降低肾毒性风险的另一种途径是膀胱给药西多福韦，每周闭管膀胱导管 1~2 小时（剂量为 5 mg/kg）。尽管试验仅限于少数患者，显示 43% 的患者有总体临床反应，约 50% 的患者有病毒学反应。

来氟米特（leflunomide，一种具有免疫调节和抗病毒活性的抗代谢物药物）也获得了初步令人鼓舞的结果，而阿糖腺苷、口服左氧氟沙星、FXIII 浓缩液、膀胱内透明质酸钠和雌激素也获得了成功的治疗报道。

高压氧治疗和局部应用纤维蛋白胶，可能促进 HC 恢复。有限的研究显示使用高压氧治疗 86% 的患者获得完全临床有效率和 65% 的患者尿 BKPyV 负荷降低。单中心回顾性系列报道了在膀胱镜下将纤维蛋白胶应用于损伤的膀胱黏膜以达到止血，完全缓解率为 83%，大多数病例仅应用 1~2 次即获得明显改善。

鉴于免疫反应在迟发性 HC 发病机制中的重要作用，同时缺乏有效的抗病毒药物，有研究试验创新的治疗方法如使用间充质间质细胞（MSC）和过继免疫治疗。MSC 有可能刺激组织修复过程，发挥免疫调节和抗炎作用。初步显示了疗效，但尚需进一步验证。

病毒特异性 T 细胞（VSTs）已显示出对几种病毒感染的治疗效果，有可能是一种有前途的治疗方法。

（二）肾功能障碍

由于 ASCT 植入较快、并发症的发生率较低以及没有移植物抗宿主病（GVHD）等特点，急性肾损伤（AKI）的发生率低于20%，远远低于 allo-SCT。

与 AKI 相关的原因包括：肾前病变（败血症、植入综合征、SOS/VOD）、肾小球病变（常见于移植相关微血管病变，TMA）、肾小管病变（脱水引起的急性小管坏死、败血症、休克、植入综合征、药物引起的管内阻塞或肿瘤溶解综合征）、肾间质病变（急性 GVHD、BKPvyV 或腺病毒感染）和肾后病变（BKPyV 或腺病毒膀胱炎阻塞、腹膜后纤维化、淋巴结病变压迫等）。

此外，导致 AKI 还与一些因素相关，如 HSCT 前存在糖尿病、高血压和肾损害，以及在预处理方案中使用肾毒性药物（异环磷酰胺、CY、卡铂、顺铂等），抗感染治疗使用具有肾毒性药物（如两性霉素、氨基糖苷类、万古霉素等），以及其他需要 ICU 住院和机械通气的严重器官损伤。

临床上主要应评估导致肾功能障碍的因素预防、调整和对症支持治疗。

四、肝脏毒性和并发症

肝脏并发症的频率和严重程度在过去十年中明显下降，一些并发症已基本消失，如念珠菌肝脓肿。建立更有效的预防肝窦阻塞综合征/肝静脉闭塞症（SOS/VOD）和移植物抗宿主病（GVHD）（仅见于 allo-SCT）的策略明显降低了相关肝脏并发症的发生率及严重程度。此外，抗病毒和抗真菌药物的预防也大大降低了最常见的肝脏感染的发生率。详见 CACA 指南《肝脏保护》分册。

（一）肝窦阻塞综合征（sinusoidal obstruction syndrome，SOS）/肝静脉闭塞症（veno-occlusive disease，VOD）

HSCT 后 SOS 是指 HSCT 后早期发生的、预处理相关肝毒性导致的一类主要表现为黄疸、液体潴留、肝肿大等特征的临床综合征，重症患者病死率可高达80%。SOS 的发病机制尚未明确，目前认为预处理方案相关肝毒性为首要病因。白消安（BU）、环磷酰胺（Cy）、全身放疗（TBI）等对窦隙内皮细胞（SEC）和肝细胞的毒性损伤是 SOS 发生的直接原因。

1. 危险因素

SOS 发病危险因素分为患者相关和移植相关两类。前者主要包括：年龄、体能状况、移植前肝病史/肝功能异常、疾病进展状态、地中海贫血、铁过载、腹部放疗史、应用吉妥珠单抗或奥加伊妥珠单抗等。后者主要包括：allo-SCT（相比 ASCT）、HLA 不合/单倍型移植、二次移植、移植物非去 T 细胞、含 BU 或 TBI 预处理、氟达拉滨、

CNI联合西罗莫司预防GVHD等。识别危险因素或构建前瞻性风险评估模型有助于SOS的早期预测和预防。

2.诊断、分级及鉴别诊断

典型SOS多发生于HSCT后21天内，迟发型可发生于21 d后。可隐匿发病，也可急骤进展。主要临床表现包括右上腹压痛、黄疸、痛性肝肿大、腹水、体重增加、水肿等。实验室检查可见高胆红素血症、转氨酶升高、难以解释的血小板减少等。影像学（推荐多普勒超声）检查可发现肝肿大、腹水、胆囊壁水肿、肝/门静脉血流减慢或反向血流、门静脉增宽等。轻症患者呈自限性，重症者可出现肾、肺、心脏等多器官功能衰竭（MOF），预后凶险。

肝组织活检病理是诊断金标准，但在移植早期实施出血风险大，不常规推荐。有经验的单位可选择经颈静脉肝活检或测量肝静脉压力梯度（HVPG）辅助诊断。近年以瞬时弹性成像技术（TE）进行肝硬度检测（LSM），预测和诊断的敏感性及特异性较高。目前尚无具有预测或诊断意义的生物学标志物。SOS临床诊断多依据修订的西雅图（Seattle）或巴尔的摩（Baltimore）标准。2016年欧洲骨髓移植学会（EBMT）提出的SOS标准具有较好的实用性。儿童SOS的标准与成人不同。

推荐采用美国血液学会SOS分级标准及EBMT分级标准进行严重程度分级。

SOS需要与多种疾病鉴别：肝脏急性移植物抗宿主病（GVHD）、病毒性肝炎、药物性肝损伤、毛细血管渗漏综合征（CLS）、移植相关血栓性微血管病（TA-TMA）等。

SOS的诊断标准、疾病严重程度分级和鉴别诊断详见《造血干细胞移植后肝窦阻塞综合征诊断与治疗中国专家共识》（2022年版）。

3.预防

（1）一般原则

预先评估确定HSCT前存在和治疗过程中的VOD风险因素。避免SOS危险因素，包括祛铁治疗、避免肝炎活动期进行HSCT、预处理方案调整（减低强度、药代动力学指导BU用药、分次TBI等）、避免合用肝毒性药物、警惕某些药物应用（CD33/CD22单抗等）增加SOS风险；液体平衡管理（避免超负荷，同时维持有效血容、避免肾灌注不足）；HSCT后早期应监测体重、体液平衡、腹围、肝功能等变化。

（2）预防药物

①熊去氧胆酸（UDCA）：目前UDCA在国内外已得到普遍应用。推荐用法：UD-CA 12~15 mg/（kg·d），移植前开始服用，移植后100 d停药。②普通肝素或低分子量肝素：临床应用和试验研究较多，RCT及荟萃分析（包括儿童及成人）结论不一，国内应用较多。前列腺素E1（PGE1）相关RCT研究缺少一致性结论，国内应用较多。③中成药：复方丹参、复方川芎嗪等，国内部分移植中心有应用经验。④去纤

苷（DF）：提取自猪肠黏膜的一种单链多聚脱氧核苷酸复合物，机制尚未完全阐明。DF 是目前国外唯一获批的 SOS 治疗药物，尚未批准用于预防，但多个预防的 RCT 研究结果令人鼓舞。荟萃分析显示，DF 预防组 SOS 发生率显著低于对照组。除降低 SOS 发生率外，DF 还可降低 SOS 相关死亡率及急性 GVHD 发生率。推荐用法：DF 6.25 mg/kg，每 6 h 1 次，每次维持 2 h 静脉给药，自预处理开始用药，移植后 30 d 停药。

SOS 常规预防可选用 UDCA、普通或低分子肝素、前列腺素 E1 及中成药等，也可联合用药；高危患者如有条件可选用 DF 预防。建议各中心根据各自经验选用。

4. 治疗

进行严重程度分级有利于分层治疗。重度及极重度患者应立即启动特异性治疗。轻、中度患者接受支持治疗，严密观察并根据病情变化及时调整治疗方案，以防病情恶化。

（1）支持治疗

每日监测患者体重、腹围、尿量、出入量等，评估病情及治疗反应。去除可疑诱因，严格管理水钠摄入，利尿，输注白蛋白、血浆或成分血，维持循环血量和肾灌注。胸/腹腔大量积液时，可适度抽液以减轻压迫。低氧状态时给予氧疗或机械通气。必要时镇痛治疗，合并肾功能衰竭时进行血液透析或滤过治疗。重症患者建议转重症监护病房（ICU）或进行多学科会诊（MDT）。

（2）特异性治疗

常用药物有 DF、重组人组织型纤溶酶原激活物（rh-tPA）、糖皮质激素等。

1）DF：DF 是欧美国家唯一批准的重度 SOS 治疗药物，疗效和安全性已被多个较高质量的临床研究证实。完全缓解（CR）率为 25.5%~55.0%，100 d 生存率为 38.2%~58.9%（不伴 MOF 者达 71.0%），儿童疗效优于成人，主要不良事件为出血（肺、消化道）。推荐用法：6.25 mg/（kg·h）（2 h 静脉滴注），依据治疗反应用药 2~3 周。有出血风险患者，可根据经验酌情减量。获得 CR 或发生严重出血时，可停药观察。

2）rh-tPA：属丝氨酸蛋白酶，与纤维蛋白结合后，诱导纤溶酶原转化为纤溶酶，降解纤维蛋白，发挥溶栓活性。较早期的国外指南将其列为不能获得 DF 时的可选择药物之一，后基于较高的严重出血风险（近 30%）而不再推荐。近年国内陈峰等以低剂量 rh-tPA（10 mg/d）为主方案治疗 16 例 HSCT 后重度/极重度 SOS，CR 率及 100 d 生存率均达到 75%，无严重出血相关死亡。

3）糖皮质激素：早期应用有一定疗效。甲泼尼龙（MP）0.5 mg/kg，每日 2 次，反应率为 63%，100 d 生存率为 58%。Myers 等应用 MP 治疗儿童 SOS（500 mg/m^2，每日 2 次），反应率为 66.7%。应用时应警惕增加感染风险。

4）治疗无反应、进展的SOS患者，如有条件，可尝试经颈静脉肝内门体静脉分流术（TIPS）、肝移植等挽救治疗。

建议采取分层治疗策略，需特异性治疗的患者在支持治疗基础上可加用DF。目前DF尚未在国内上市，各中心可根据各自经验选择低剂量rh-tPA、糖皮质激素等治疗，鼓励开展相关的临床试验研究。

（二）ASCT后肝炎

尽管HSCT后肝脏并发症的发生率降低，但仍有多种原因导致血清谷丙转氨酶（ALT）升高。除了急性病毒性肝炎外，还必须考虑其他非传染性原因。

1.药物性肝炎

HSCT过程中导致药物性肝炎的药物多种多样，常见的包括三唑类抗真菌药、棘白菌素类抗真菌药、氟喹诺酮类抗生素、脂质体两性霉素B、磺胺类药物、环孢素或他克莫司、雷帕霉素、抗惊厥药物、非甾体抗炎药、对乙酰氨基酚、抗抑郁药、雷尼替丁、阿莫西林克拉维酸钾、降压药+降脂药+口服降糖药等，常为肝细胞性肝炎和/或胆汁淤积，严重者甚至导致肝衰竭。

2.自身免疫性肝炎（autoimmune hepatitis，AIH）

AIH主要发生于allo-SCT患者，同时需要与肝脏GVHD鉴别，因为二者发病机制、临床表现和生物学变化是相同的。AIH通常仅轻度黄疸；仅表现为疲乏、不适，甚至无症状；门脉区炎性浸润，常突破肝叶；可表现为肝硬化；ASCT中-中度增高；GGT显著增高；AIH-2（ALKM，ALC-1）型自身抗体阳性。AIH对糖皮质激素的治疗很敏感。

（三）肝硬化和肝细胞癌

1.肝硬化

失代偿性肝硬化是HSCT的禁忌证，此类患者清髓性预处理后SOS的发生率明显增高。HBV感染患者HSCT后肝硬化的发生率异常增多；HCV感染者的发病率约为11%（15年）和20%（20年）；HEV感染者肝硬化的发生率未知，但近年来报道的病例数迅速增加。

2.肝细胞癌

慢性丙型肝炎患者20年时每年新发病例为5%；这些患者应每六个月按照指南接受肝脏超声扫描监测。

五、内皮细胞起源的早期并发症

内皮细胞起源的早期并发症是移植后发生的具有以下共同特征的一组并发症：

①在 HSCT 后出现的时间较早（发生于移植后 0 天至 +100天）。②诊断通常基于相关的体征和症状，被归类为综合征。由于临床表现与其他并发症重叠/交叉，造成鉴别诊断困难。③这些并发症的发病机制似乎均始于毛细血管水平，继发于内皮损伤的促炎和促血栓状态，最终临床表现为全身性疾病或累及一个或多个器官。④如果处理不当，可能演变成不可逆转的多器官功能障碍综合征、多脏器功能衰竭（MODS/MOF）。临床上常见的"内皮细胞起源的早期并发症"包括：

（1）肝窦阻塞综合征（sinusoidal obstruction syndrome，SOS）/肝静脉闭塞症（veno-occlusive disease，VOD），详见"肝脏毒性和并发症"。

（2）毛细血管渗漏综合征（capillary leak syndrome，CLS）。

（3）植入综合征和围植入期综合征（engraftment and peri-engraftment syndrome，ES 和 peri-ES），围植入期综合征（peri-ES）限于脐血移植后。

（4）弥漫性肺泡出血（diffuse alveolar hemorrhage，DAH）。

（5）移植相关的血栓性微血管病（thrombotic microangiopathy associated with HSCT，TA-TMA），主要发生于 allo-SCT。

（6）后侧可逆性白质脑病综合征（posterior reversible leukoencephalopathy syndrome，PRES）。

（一）植入综合征（ES）

ES 是 HSCT 后中性粒细胞恢复初期发生的一种临床综合征，其临床上可以表现为非感染性发热、斑丘疹、体重增加、非心源性肺水肿，甚至可出现多器官功能衰竭。儿童和成人 ASCT 和 allo-SCT 后均可发生，但 ASCT 后更易发生，且儿童及成人的预后存在差异。在 allo-SCT 后由于 ES 的临床表现与急性移植物抗宿主病（aGVHD）相似，加大了临床上诊断及鉴别诊断的难度。

1.发病机制

其发病机制可能是系统性血管内皮损伤后释放大量促炎性细胞因子（IL-2，TNF-α，IFN-γ，IL-6），M-GSF，EPO 以及中性粒细胞脱颗粒和氧化代谢产物所介导。在某些病例，合并应用 G-CSF，促进了其发展。

2.临床表现

在植入开始的前后（中性粒细胞计数超过 $0.5×10^9/L$ 的第一天）出现：①典型表现（主要标准）包括：发热大于等于 38.3℃而耐受性良好；皮疹（>25% 体表面积）；肺水肿（非心源性）/低氧；CRP 值突然增高（≥20mg/dL）等。②偶发表现（次要标准）包括：体重增加（>2.5%）；肌酐增高（≥2×正常值）；肝功能损伤（胆红素≥2mg/dL 或 AST/ALT ≥2×正常值）；腹泻；脑病。

3. 诊断标准

（1）Spitzer（2001）标准：在中性粒细胞植入的96小时内符合3个主要标准或2个主要标准+1个次要标准；该标准特异性高但较为复杂。

（2）Maiolino（2003）标准：非感染性发热+其他主要标准或植入前24小时内出现非感染性腹泻；该标准简易且特异性较高。

4. 发生率和危险因素

ES主要发生于自体造血干细胞移植，allo-SCT（特别是非清髓性，NMA）也可见到。基于不同人群分析和采用不同诊断标准，其发生率报道5%~50%。

报道中较多见的相关因素包括：

（1）ASCT患者，之前未接受强烈化疗（如AID、AL、POEMS、乳腺癌等）。

（2）预处理强度（NMA < MEL < BEAM < CY/TBI）。

（3）骨髓瘤患者中，之前给予硼替佐米或来那度胺治疗；近期报道之前接受免疫检查点抑制剂（PD-1单抗）治疗的复发/难治经典的霍奇金淋巴瘤（cHL）患者，ASCT期间ES的发生率超过60%。

（4）应用外周血干细胞或G-CSF。

5. 鉴别诊断

脐血移植后需要鉴别围植入期综合征（peri-ES），而allo-SCT后鉴别超急性、急性GVHD。

6. 预防

在具有高危发生因素的患者，如输注造血干细胞粒-巨噬细胞集落形成单位（CFU-GM）大于10×10^9/kg或CD34+细胞大于10×10^9/kg，避免使用G-CSF。

7. 治疗

（1）疑诊时，立即停用G-CSF。

（2）ES一般为自限性疾病，轻症患者不治疗可以自行恢复，但是发生呼吸衰竭需要气管插管呼吸机辅助通气治疗的患者病死率较高。对于ASCT后发生轻度ES的受者，如表现为短期低热、少量皮疹，在血液系统完全恢复及停用生长因子后，大多数症状可自行消失，因此一般不需要治疗；对于临床症状较重、肺部受累的ES患者则需要积极治疗。

（3）如果抗生素应用超过48小时而无感染证据，给予甲泼尼龙1 mg/kg（q12h，3d），1周内停用。

（4）糖皮质激素停用后，可见部分ES复发，可再次应用糖皮质激素。

（5）早期诊断和治疗，CR率可达90%；而延迟治疗部分患者可发展为MOF。

（二）毛细血管渗漏综合征

特发性全身毛细血管综合症（CLS）是一种表现为低血压/低灌注、低白蛋白血症和严重全身性水肿（克拉克森病）的少见临床危象。这些表现通常通过类固醇、血管加压药、补充晶体和胶体治疗获得缓解，但一些患者可能在恢复期因心肺衰竭而死亡。

在 HSCT 中，应用 IL-2、IL-4、TNF-α、GM-CSF 和 G-CSF 后也出现了非常类似的临床表现。

1. 发病机制

发病机制有多种假设，目前认为内皮损伤是引起毛细血管损伤的主要原因。在这些患者中观察到的高水平的 VEGF 和血管生成素-2（血管通透性的强诱导剂）可能发挥作用。

2. 诊断标准

HSCT 过程中的诊断标准包括：

（1）HSCT 后早期（≈10~11 天）发生。

（2）24 小时内体重无明显原因增加 3%。

（3）应用速尿（至少 1 mg/kg）24 小时后评估出入量平衡。

3. 发生率和危险因素

主要见于儿童，且主要发生于 allo-SCT 中。真实发生率未知（诊断标准不统一），目前最大系列报道的发生率为 5.4%。与 G-CSF 的使用无关，但在接受 G-CSF 治疗超过 5 天的患者中发病率较高。

4. 治疗

无特异性治疗，主要在于早期诊断和对症支持治疗。

（1）怀疑诊断时，立即停用 G-CSF。

（2）糖皮质激素和支持性治疗（儿茶酚胺、胶体和血浆）。

（3）有个案报道贝伐珠单抗治疗获得迅速改善。

（4）67% 的患者需要进入 ICU，47% 的患者需要机械通气支持。

总的说来，虽然内皮功能障碍综合征罕见，但当其发展为 MODS/MOF 时，预后很差。因而 HSCT 医生应了解其主要表现，以利早期诊断。鉴于现有治疗措施的有效性有限，因而主要策略为预防（减少或避免危险因素）和早期诊断。

六、非感染性肺部并发症

肺损伤在 HSCT 后常见，其发生率高达 25%~55%，可发生于 HSCT 数月到数年内，是 HSCT 后主要的死亡原因之一，特别是占到 allo-SCT 后非感染性死亡率的约

50%。既往HSCT后约半数的肺部并发症是继发于感染，但广谱抗生素合理和有效的应用大大降低了肺部感染的发生率。HSCT后的非感染性肺损伤可能由免疫或非免疫机制介导。详见CACA指南《肺脏保护》分册。

HSCT后观察到的任何呼吸道/肺部并发症都应通过系统、综合的检查流程评估，进行诊断和鉴别诊断。包括：

1. 无创检查

血液样本培养和抗原测定，痰培养、鼻咽拭子检测巨细胞病毒（CMV）、呼吸道合胞病毒（RSV）、军团菌、耶氏肺孢子虫（PJ）、副流感病毒（PIV）、腺病毒（ADV），以及尿病原学检查和胸部x线检查。

2. 若以上检查均为阴性

可给予经验性治疗[无统一共识/标准；有的中心在支气管肺泡灌洗（BAL）前开始经验性治疗，但许多中心更推荐在BAL后开始治疗]。

3. 若2~3天内对经验性治疗无反应[或半乳甘露聚糖（GM）+]

（1）高分辨率胸部计算机断层扫描（HRCT）。

（2）纤维支气管镜（FOB）检查包括支气管抽吸和BAL：PCR检测军团菌、支原体、衣原体、疱疹病毒（全部）、多瘤病毒、ADV、细小病毒、肠道病毒和呼吸道病毒等，以及GM试验；近年来宏基因组病原学二代测序（NGS）检测提高了病原学检查的敏感性。

4. 特定病例

在某些特定的病例中，可考虑经支气管活检。

经过这些流程的检查，诊断率可超过80%，其中超过60%的诊断通过非侵入性技术即可实现。对于病原菌的检测，早期FOB（5天内）比晚期FOB更好。FOB并发症的风险为5%。

（一）由于液体超负荷导致的肺水肿

HSCT后由于液体超载（FO）导致的肺水肿（PE）并非少见。常见于HSCT后的第一天，约60%的患者存在液体超负荷（FO）；但肺水肿（PE）的发生率并不确切，其发生率有可能超过20%。

临床表现为体重增加，中度呼吸急促，干咳，中度低氧血症等。体重增加、心胸指数增高和肺底爆裂音和水泡音时应怀疑PE。确诊需要肺动脉压力检查（尽管仅少数情况需要）。需要与心力衰竭（之前蒽环类药物毒性和预处理应用环磷酰胺）、内皮功能障碍综合征如SOS，CLS，ES等、呼吸道感染和输注反应等鉴别。治疗包括限制高盐性液体输入和利尿。

（二）特发性肺炎综合征（idiopathic pneumonia syndrome，IPS）

IPS是表现为广泛的肺泡损伤而缺乏活动性下呼吸道感染、心脏或肾脏功能障碍和医源性液体过载的临床综合征。临床特征包括HSCT后+20天左右发生的发热和干咳，呼吸困难，呼吸急促，低氧血症，啰音，X线或CT扫描的弥漫性肺泡或间质浸润。

IPS的病理生理复杂。实验模型的数据支持IPS是由不同而又相互关联的两个免疫途径介导的肺损伤，包括T细胞轴和炎症细胞因子。这两个炎症途径最终导致免疫细胞聚集到肺部，发生组织损伤和功能障碍。

1.诊断

诊断为排他性诊断。

（1）有广泛的肺泡损伤证据。

（2）无活动性下呼吸道感染依据。

（3）缺乏心脏功能不全、急性肾功能衰竭或医源性液体过多等可导致肺功能异常的病因。

2.发生率、发生时间和危险因素

20年前其发生率为20%~25%。由于建立严格的诊断流程同时感染性病原体的诊断方法的改进，其发病率明显下降。allo-SCT过程中IPS的发生率明显高于ASCT。目前allo-SCT中的发生率低于10%（清髓性移植约8%而降低预处理剂量allo-SCT的发生率约2%。）

多发生于HSCT后的+120天内，通常在+18天和+21天之间（20年前：多在+40到+50天左右）。可观察到晚期IPS，但属于个别例外。

发生的危险因素包括年龄较大、Karnofsky指数小于90、诊断到移植的间隔时间较长、清髓性预处理或TBI（≥12 Gy）、HLA不相合、甲氨蝶呤预防GVHD、既往病毒感染以及白血病以外的其他恶性肿瘤等。

3.治疗

（1）支持治疗：包括氧疗（必要时机械通气）；经验性广谱抗生素应用；严格控制液体平衡/血液滤过等。

（2）特异性治疗：IPS中的肺损伤可通过两种途径发生，即TNF-α/LPS依赖性和IL6/IL17依赖性。针对发病机制的治疗包括：甲泼尼龙小于等于2 mg/（kg·d）；如无明确回应，应尽快考虑肿瘤坏死因子受体的竞争性抑制剂-依那西普0.4 mg/kg，每周两次（最多8次）联合甲泼尼龙小于等于2 mg/（kg·d）。其他试验性药物包括抗IL-6单抗：单抗托珠单抗（Tocilizumab）或抗IL17单抗布罗达利尤单抗（Brodalumab）。

尽管诊断和治疗取得了进展，但在发病后约2周内，IPS的死亡率仍然很高（59%~80%），如果需要机械通气则高达95%。

（三）弥漫性肺泡内出血（diffuse alveolar hemorrhage，DAH）

DAH的发生率为2%~14%，是导致发生急性呼吸衰竭的原因之一，在ASCT和allo-SCT患者中的发生率相似。DAH可能由肺泡毛细血管基底膜损伤发展而来，临床上很难将真正的DAH与感染相关的肺泡出血区分开来。

1.临床表现

通常发生于移植后的第一个月（中位数为23天），通常在植入前阶段；但高达42%的病例为迟发型。除外咯血，其他临床表现与IPS的临床表现相同。

2.诊断

与IPS相同的标准的基础上，BAL检查显示至少三个节段支气管内血性灌洗液或≥20%的含铁血黄素的巨噬细胞（可能需要72小时才能出现），表明肺泡中存在血液。肺泡内出血需要鉴别感染性或非感染性病因，自有后者才是真正的DAH。

3.危险因素

TBI和大剂量环磷酰胺（CY）预处理后发病率较高；清髓性（MAC）移植和减低预处理剂量（RIC）移植的发生率相似；与血小板计数无相关性。

4.治疗

（1）应用高剂量甲泼尼龙（250~500 mg q6小时×5天，然后在2~4周内逐渐减少剂量）和氨基己酸（ACA）进行治疗，但总体反应令人失望。最近的一项研究显示低剂量甲泼尼龙（≤250 mg/d）±ACA取得更好的疗效。

（2）联合因子VIIa并未显示改善结果。

（3）尽量避免使用持续正压通气（CPAP）进行机械通气。

5.预后

预后很差，第100天总死亡率高达85%；allo-SCT患者的死亡率明显高于ASCT；早期发生的DAH预后优于晚期发生患者。

七、感染

HDT/ASCT过程中，约90%的患者经历感染，且多半表现为不明原因发热（FUO）。由于留置静脉导管和预处理毒性，特别是黏膜炎和消化道屏障损伤，G+和G-细菌均可能引起发热和感染。细菌性肺炎、肠炎和血行感染（BSI）（包括导管相关BSI）是常见的感染。侵袭性真菌感染和病毒感染，包括疱疹病毒、肝炎病毒感染等，可发生于移植后的较长时间，中性粒细胞减少的程度和持续时间与发生感染的严重程度和复杂性密切相关。中性粒细胞减少小于500/μl且预期超过8天的患者，是发生重度和复杂感染的高风险人群。感染发生可能依赖于基础疾病的种类、之前治疗的时间和类型、先前的感染病史和特定的预处理方案（如核苷类似物或ATG）等多种因素。BEAM等联合化疗预处理方案后患者感染的风险高于单药大剂量美法仑（HDM）。总之，HDC/ASCT治疗的患者高风险发生感染，并且过程复杂。

（一）发热和感染发病前的诊断流程/程序

（1）在无发热或其他感染征象的患者常规监查血培养是不必要的；同样，不推荐通过连续半乳甘露聚糖（GM）抗原或1，3-β-D-葡聚糖检测常规筛查侵袭性曲霉菌病。对于侵袭性曲霉菌感染高危因素的个体化患者，如先前合并曲霉菌感染而目前未给予全身系统性抗霉菌预防治疗的患者，可考虑每周2次GM和/或1，3-β-D-葡聚糖检查监测。

（2）在实施ASCT之前，所有患者均应筛查乙型肝炎病毒（HBV；抗HBc抗体，HBsAg，核酸检测）、丙型肝炎病毒（HCV；抗HCV，核酸检测）、戊型肝炎病毒（HEV；核酸检测）和人类免疫缺陷病毒（HIV；HIV1/2抗体，核酸检测）。对于HBsAg和/或抗HBc抗体阳性的患者，因免疫抑制可能导致病毒再激活和相关疾病，故应强烈推荐监测HBV病毒载量至少至HDT/ASCT后6个月。如果使用利妥昔单抗、来那度胺或硼替佐米等药物维持治疗，监测应持续至这些维持治疗停药6个月以上。

（3）合并呼吸道症状的患者，应筛查呼吸道病原菌（包括SARS-CoV-2）。应在无症状后再实施HDT/ASCT治疗。

（二）发热或感染病例的诊断流程

（1）对于热性中性粒细胞减少（FN）的患者，全面的查体是必需的。

（2）出现发热或其他感染症状的病例，强烈推荐给予两对单独的静脉进行血培养检查。留置中心静脉导管（CVC）的患者，其中一组的血培养标本应来自CVC。

（3）来自于CVC和外周静脉血培养阳性时间的不同（DTTP），通常对于血行感染（BSI）的判断有帮助。DTTP≥2个小时通常提示导管相关的血行感染（BSI）。DTTP对于诊断念珠菌属BSI是有用的方法，其界值在光滑念珠菌（*Candida glabrata*）和其他念珠菌属BSI分别为6小时和2小时。而对于诊断金黄色葡萄球菌（*Staphylococcus aureus*），DTTP未证实有价值。若存在金黄色葡萄球菌和念珠菌属BSI，在允许的情况下应及时拔除CVC，无论其与确切的感染源是否相关。

（4）对于肿瘤患者，X线检查常常不能显像肺部浸润，因而推荐高分辨率/多层螺旋CT扫描（无需增强CT）。推荐用于伴随呼吸道症状或广谱抗生素应用超过72~96小时而持续发热的患者。

（5）对于肺部浸润的患者，在情况允许下，诊断性支气管镜检查、支气管或支气管肺泡灌洗检查（包括组织学、细胞学、培养、抗原检查、核酸检测）有助于诊断。根据症状、临床体征和实验室参数，判断是否需要进一步诊断（如腹部或中枢神经系统影像）。

（6）无发热以及体温过低而有败血症征象的患者，也应如首次发热患者及时启动感染诊断程序和经验性抗生素治疗。

（三）ASCT期间和移植后抗生素预防

1. 细菌感染预防

对于植入前预期重度粒细胞减少（中性粒细胞<100/μl）持续时间超过7天的ASCT患者，可以给予预防性抗菌药物使用。

既往多应用氟喹诺酮类药物预防；但目前不支持预防性应用氟喹诺酮类药物的观点越来越多，其原因在于在随机临床试验中多未显示生存获益，同时增加药物应用相关毒性。氟喹诺酮类药物耐药性肠杆菌科增加与社区氟喹诺酮类药物广泛应用相关。若当地在G-细菌中氟喹诺酮类药物的耐药率超过20%，降低了中性粒细胞减少患者的预防效果。

由于艰难梭状芽孢杆菌相关腹泻的发生率在安慰剂组和非达霉素预防组中均较低，不推荐HDC/ASCT后在常规临床路径中使用非达霉素预防艰难梭状芽孢杆菌肠炎。

2. 真菌感染预防

（1）侵袭性真菌病（IFD）在ASCT后的发生率较低，并且预防治疗并未显示降低死亡率，特别是对于不推荐具有抗霉菌活性的药物预防性使用。若患者预期会出现重度和长期的免疫抑制，考虑预防性抗真菌治疗。

（2）通常推荐口服复方新诺明（TMP/SMX）（每周2~3次）预防性抗肺孢子虫肺炎（PJP）治疗，口服。若不能使用TMP/SMX，替代的药物包括吸入/静脉阿托伐醌（atovaquone）、戊烷脒（pentamidine）或氨苯砜（dapsone），但这些替代药物在ASCT患者中尚无应用研究。抗PJP预防治疗的持续时间应至少3个月，最好是直至CD4+T细胞计数稳定恢复到大于200/μl。

3. 病毒感染预防

（1）研究显示阿昔洛韦可以有效预防和治疗单纯疱疹病毒（HSV）和水痘带状疱疹（VZV）感染。推荐应用阿昔洛韦预防治疗至少6个月。对于血清学阳性的接受HDT/ASCT治疗的患者，强烈推荐接受灭活VZV疫苗接种。

（2）ASCT患者中巨细胞病毒（CMV）感染（再激活）和CMV病很少见，因而不推荐常规CMV预防。同样，人类疱疹病毒6（HHV-6）和EB病毒（EBV）感染在ASCT不常见，不推荐给予常规预防。定期核酸检测筛查EBV病毒血症，EBV感染的患者中可考虑应用利妥昔单抗"预先清除"（preemptive）治疗。

（3）既往或慢性 HBV 感染的患者，如 HBsAg 和/或 anti-HBc 阳性，ASCT 后发生病毒性肝炎再激活的发生率和病死率较高。既往长期应用拉米夫定预防再激活，但拉米夫定长期应用的耐药率超过 70%。目前替诺福韦或恩替卡韦是更常用的抗病毒药物，其耐药率仅 1%~5%。即使与预处理方案联合使用，其预防性使用是安全的。推荐在 HBsAg 和/或 anti-HBc 阳性的患者中预防性应用替诺福韦或恩替卡韦并常规定期 HBV DNA 检测以监测病毒再激活。此外，接受激素和抗 CD20 抗体治疗（包括 HDT/ASCT 维持治疗期间）的患者，HBV 再激活的风险也明显增高。

（四）不明原因发热（FUO）的经验性抗生素治疗

HDT/ASCT 后中性粒细胞减少期间针对不明原因发热（FUO）的经验性抗生素治疗，遵循高危发热性中性粒细胞减少症（FN）的管理指南【参照《中国中性粒细胞缺乏伴发热患者抗菌药物临床应用指南》（2020 年版）】。

（1）总的说来，一线治疗强烈推荐单药使用广谱抗假单胞菌（*Pseudomonas*）活性抗生素，如哌拉西林/他唑巴坦，头孢他啶，头孢吡肟，美罗培南，亚胺培南/西司他丁；多利培南、头孢他啶-阿维巴坦或头孢唑兰等尚缺乏系统性的数据。

（2）一线联合抗 G+ 细菌抗生素，包括糖肽类（如万古霉素、替考拉宁）、恶唑烷酮类抗生素（如利奈唑胺）或环脂肽（如达托霉素）也未得到充足的研究，或未显示获益，因而不推荐一线联合使用；包括定植耐万古霉素肠球菌（VRE）或 MRSA 或产 ESBL G-细菌的患者。对于临床稳定的患者，一线治疗联合氨基糖苷类抗生素也不推荐。

（3）发热大于 96 小时而临床稳定的患者，一般不推荐改变一线抗生素治疗方案。

（4）对于 HDT/ASCT 后 FUO 而临床稳定的患者，并不推荐一线治疗经验性使用抗真菌治疗。对于之前未给予抗真菌预防和预期中性粒细胞减少时间超过 7 天的患者，若接受一线广谱抗细菌抗生素治疗后持续发热超过 96 小时，可考虑加用具有抗霉菌活性的抗真菌治疗。在出现感染征象或发热之前已给予了抗霉菌活性的抗真菌预防治疗的患者不适用于该推荐。二线经验性抗真菌治疗优先考虑卡泊芬净或脂质体两性霉素 B。

（五）临床确证的感染

如肺浸润、消化道和会阴感染、中枢神经系统感染、CVC 相关感染和侵袭性真菌感染推荐的管理策略和流程参见各自的指南。

八、出血并发症

出血是造血干细胞移植后常见的并发症，约三分之一的患者至少发生过1次出血事件，以皮肤黏膜、泌尿道及消化道出血最为常见；其中致命性出血主要发生部位为肺脏、肠道及中枢神经系统，其发生率为1.1%~3.6%。移植后出血常与感染、移植物抗宿主病（GVHD）、疾病复发等密切相关，是造血干细胞移植患者的主要不良预后因素之一。

（一）发病机制

造血干细胞移植过程中，血小板、凝血因子及血管内皮任意一项或多项异常均可导致出凝血稳态失衡，引起出血。血小板减少是移植后出血的最主要原因之一，主要与骨髓产血小板巨核细胞减少以及血小板破坏增多有关。感染、移植物抗宿主病（GVHD）、复发、植入不良、药物、血栓性微血管病（TMA）等因素均可引起不同程度的血小板减少，CD34+细胞输注量不足可导致巨核系重建延迟，移植类型与供者特异性抗体也是影响血小板重建的重要因素。近年来认为免疫及骨髓微环境异常参与移植后血小板减少的发生。

炎症会诱发出血，主要原因包括单核细胞组织因子释放增加，凝血系统异常活化，蛋白C及蛋白S等抗凝系统受抑制，纤溶酶原激活物抑制剂产生增加。血管内皮在出凝血稳态中发挥重要作用，放化疗预处理、免疫抑制剂、感染、GVHD等因素均可损伤内皮细胞，引起纤维断裂、胶原暴露而直接导致出血，同时释放可溶性血栓调节蛋白及组织因子，启动并放大凝血瀑布，从而消耗性减少凝血相关因子，诱发出血。

（二）诊断要点

1. 出血严重程度分级

造血干细胞移植后不同脏器的出血临床表现各异，根据出血的严重程度及持续时间进行总体分级。

表8-10　造血干细胞移植后出血严重程度分级

评分	临床表现
1	隐血阳性、皮肤淤点或微量阴道出血
2	轻度出血（淤斑、鼻出血、黑便、轻度血尿等）
3	引起红细胞压积急剧下降且每天需要1单位及以上红细胞输注的出血，或输血后血红蛋白水平无上升的活动性出血
4	致命性出血（大面积出血引发严重血流动力学异常或颅内出血、心包内出血、弥漫性肺泡出血等重要脏器出血）

注：轻度出血：持续不超过7 d的2分出血；中度出血：超过7 d的2分出血、持续1~2 d的3分出血；重度出血：持续3 d及以上的3分出血或4分出血

2.移植后血小板减少

通常移植后1个月内巨核系重建（血小板计数大于20×10⁹/L且连续7 d脱离血小板输注）。移植后60 d血小板计数低于50×10⁹/L而粒系及红系重建良好，定义为血小板重建不良；因感染、GVHD、TMA等因素，血小板重建后血小板计数再次降至50×10⁹/L以下且持续7 d及以上，称为继发性血小板减少。少数患者为难治性血小板减少，表现为移植后60 d血小板计数低于30×10⁹/L，重组人血小板生成素（rhTPO）、TPO受体激动剂及其他常规措施（糖皮质激素、丙种球蛋白等）治疗1个月无效。

3.重要出血部位的诊断要点

（1）消化道出血

常与肠道GVHD、感染、重度血小板减少等并发症密切相关。临床表现根据出血部位、速度及出血量而不同，出现呕血和黑便提示上消化道出血，血便通常是由下消化道出血所致，常伴有腹痛。出血量大时可出现血压下降、脉搏增快等周围循环衰竭的表现。实验室检查包括血红蛋白水平、红细胞压积、血小板计数、凝血指标、血尿素氮、粪便隐血等异常。内镜检查有助于发现消化道病变，确定其部位和性质。对于合并血流动力学不稳的患者，应先积极液体复苏，再考虑行内镜检查。

（2）颅内出血

移植后颅内出血的危险因素包括系统性感染、血小板减少及低纤维蛋白血症等。其症状与出血部位、出血量、出血速度、血肿大小以及患者的一般情况等相关，可有不同程度的突发头痛、恶心呕吐、言语不清、肢体活动障碍和意识障碍，部分患者表现为癫痫发作。影像学检查包括颅脑CT及磁共振；脑电图有助于癫痫的判断。可借助格拉斯哥昏迷量表及美国国立卫生研究院（NIH）卒中量表等评估脑出血部位、病情严重程度，判断预后及指导治疗。此外，还需与颅内感染、肿瘤颅内浸润、脑梗死、药物毒性反应、脱髓鞘病变及血栓性微血管病等情况相鉴别。

（3）弥漫性肺泡出血

参见"内皮细胞起源的早期并发症"。

（4）出血性膀胱炎

参见"出血性膀胱炎和肾功能障碍"。

（三）治疗原则及方案

1.病因学干预

（1）回输足量CD34+细胞（CD34+细胞计数>4×10⁶有助于降低血小板减少风险），allo-SCT移植前供者特异性抗体阳性者建议清除抗体。

（2）积极抗感染、控制GVHD等相关并发症，慎用或停用相关抗凝、骨髓抑制及影响血小板生成与功能的药物。

（3）移植后血小板减少患者，需积极控制诱发因素。输注单采血小板，保证血小板计数在 $20×10^9/L$ 以上，活动性出血患者需维持血小板计数大于 $50×10^9/L$。重组人血小板生成素[rhTPO，300 U/（kg·d）皮下注射]可促进巨核细胞生成、分化及血小板释放，也可尝试 TPO 受体激动剂（艾曲波帕：成人 50 mg/d 空腹顿服，治疗 1 周无效者加量至 75 mg/d；阿伐曲泊帕：成人起始 20 mg/d，治疗 1 周无效者加量至 40 mg/d），维持血小板计数大于 $50×10^9/L$。上述治疗方案效果不佳者，可予小剂量地西他滨[15 mg/（m^2·d）×3 d]静脉滴注。

部分血小板减少患者合并血小板无效输注，应根据引起无效输注的不同原因分别处理。移植后常见的无效输注与免疫因素相关，包括人类白细胞抗原（HLA）及血小板特异性抗原（HPA）、药物相关免疫性血小板减少等。移植后患者建议输注辐照血小板，可在输注前行 HLA、HPA 抗体筛查，选择 HLA、HPA 匹配的血小板输注，或血小板交叉配型，增加血小板的相容性。此外，也可尝试应用静脉丙种球蛋白（400 mg/kg）封闭抗体，利妥昔单抗、血浆置换对部分患者也有一定疗效。

对已知方案均无效的顽固性血小板减少或无效输注的患者，可考虑参加合适的临床试验。

2.出血的治疗

（1）轻度出血

病因学干预及局部对症处理为主。

（2）中度出血

监测血小板、血红蛋白及凝血指标，必要时监测血压、心率、尿量等，警惕隐匿性出血。积极予血小板输注维持血小板计数>$50×10^9/L$。对于血红蛋白短期内下降超过 20 g/L 或有明显贫血症状的患者，及时予以红细胞输注。有显著凝血异常伴活动性出血的患者应注意筛查 DIC，予以血浆输注（首选新鲜冰冻血浆，其凝血因子Ⅴ、Ⅷ含量高于冷冻血浆）。可根据患者凝血因子和纤维蛋白原水平选择性输注冷沉淀、纤维蛋白原或凝血酶原复合物。若出血症状未缓解，予重组人凝血因子Ⅶa（rhFⅦa）（60~120 μg/kg，推荐间隔 6~12 h，根据止血效果及血栓风险评估调整剂量）。rhFⅦa 可促进凝血酶生成，介导血小板快速活化，在血小板减少条件下也能发挥止血作用，可成功治疗多种移植后出血（肠道、中枢神经系统、肺、泌尿道等）。既往有血栓病史的患者补充血小板及凝血因子时应注意评估血栓风险。

（3）重度出血

建议转至重症监护室，除了中度出血所采取的措施外，还需注意维持水电解质平衡和循环稳定。①监测意识、心率、血压、呼吸、肢体温度、皮肤/甲床颜色、周围静脉特别是颈静脉充盈情况、尿量等，必要时进行中心静脉压、血清乳酸测定。

②液体复苏：应立即建立快速静脉通道，建议留置中心静脉导管。根据失血量快速补充足量液体，以纠正循环血量的不足。中心静脉压监测可指导液体输入。③血管活性药物：在积极补液的前提下，可适当选用血管活性药物（如多巴胺或去甲肾上腺素）以改善重要脏器的血液灌注。④内科保守治疗疗效不佳或出血危及重要脏器时，应考虑早期应用rhFⅦa、内镜止血、介入栓塞或外科干预。

（四）具体部位出血管理

移植后出血涉及多系统多器官，应请相关科室协助诊治。参见《造血干细胞移植后出血并发症管理中国专家共识》（2021年版）。

九、静脉血栓栓塞症（venous thromboembolism，VTE）

静脉血栓栓塞症（venous thromboembolism，VTE）是HSCT后常见的严重并发症，不仅降低了HSCT患者的生存质量，同时也降低了HSCT患者的长期生存率。HSCT后VTE主要包括深静脉血栓形成（deep venous thrombosis，DVT）、肺血栓栓塞症（pulmonary thromboembolism，PTE）、导管相关血栓形成（catheter-related venous thrombosis，CRT）和浅静脉血栓形成（superficial vein thrombosis，SVT）等。HSCT患者VTE发生率升高与恶性疾病本身、免疫抑制及免疫紊乱状态、高感染风险、合并用药多等诸多因素有关。

研究显示ASCT和allo-SCT患者VTE发生风险分别是一般人群的2.6和7.3倍；荟萃分析显示HSCT后VTE的总体发生率约为5%。HSCT后VTE大多发生于造血干细胞植入后，中位发生时间为移植后98.5~480天。由于深静脉置管的普及，HSCT后最常见的VTE类型为CRT，其次为DVT，PTE相对少见。详见《造血干细胞移植后静脉血栓栓塞症诊断与防治中国专家共识》（2022年版）。

（一）ASCT后VTE的预防

除外多发性骨髓瘤（MM）患者接受沙利度胺或来那度胺或血栓形成风险较高的患者，不建议HSCT后常规预防性抗凝，尤其合并血小板减少时。血小板计数恢复后，是否给予预防性抗凝，应根据各中心经验、患者基础疾病及危险因素等确定。

目前尚无HSCT后预防性抗凝的大样本临床研究数据资料。接受化疗肿瘤患者的前瞻随机对照研究显示，预防性抗凝可降低VTE风险，但不能改善患者的总体生存。血小板减少及出血在HSCT后更为常见，抗凝治疗是HSCT患者发生出血事件的独立危险因素。研究显示，HSCT前有VTE病史的患者，在血小板植入前暂停抗凝不增加HSCT早期VTE复发风险。各种抗凝药物在HSCT后的安全性及有效性有待积累更多证据加以验证。如需预防性抗凝，可根据各中心经验进行药物选择，

1.预防MM患者血栓

MM患者血栓形成的基线风险高，为5%~10%；在接受免疫调节剂（IMiDs）沙利度胺或来那度胺特别是与地塞米松（DEX）联合治疗的患者中，血栓形成风险增加数倍，VTE发生率可高达30%。目前缺乏MM接受ASCT后VTE风险预测模型。基于在新诊断MM患者中，接受IMiDs治疗进行VTE预防可从中获益，建议有条件的单位可参考新诊断MM患者VTE风险预测的SAVED评分和IMPEDE评分[详见《造血干细胞移植后静脉血栓栓塞症诊断与防治中国专家共识》（2022年版）]；高危患者（SAVED评分≥2分或IMPEDE评分>3分）应进行VTE预防[可用低分子量肝素（LM-WH）或直接口服抗凝剂（DOAC）]；低危患者（SAVED评分<2分或IMPEDE VTE评分≤3分）可不预防或仅口服阿司匹林预防。

2. 预防导管相关的血栓（CRT）

不推荐对留置输液导管的患者常规进行预防性抗凝。

目前前瞻、随机对照研究未能证实预防性抗凝对CRT预防有益，且可能增加出血风险。根据危险因素评估CRT发生的风险[详见《造血干细胞移植后静脉血栓栓塞症诊断与防治中国专家共识》（2022年版）]。CRT的预防首先包括适当运动、置管侧肢体的活动以及导管相关危险因素的控制。合并CRT发生危险因素时，应重视监测CRT的临床症状和体征。无CRT症状、体征的患者，不推荐进行常规血管彩超监测。

（二）VTE的诊断和治疗

出现四肢肿胀、发红或压痛的患者应行血管超声检查，表现为胸痛、呼吸困难或不明原因心动过速的患者应行肺血管造影。

1.总体治疗原则

（1）诊断为VTE的患者应进行出血风险的临床评估。

（2）血小板计数大于50×10^9/L且评估出血风险不高的患者应开始治疗剂量低分子肝素（LMWH）或依诺肝素（UFH）抗凝治疗。LMWH的使用仅限于肾小球滤过率大于30mL/min的患者，而UFH则用于肾功能受损（肾小球滤过率<30mL/min）或出血风险高的患者。有复发性恶性肿瘤未稳定控制的患者优先选用LMWH。直接口服抗凝剂（DOACs）尚未在HSCT受者中进行评估，目前不推荐在临床试验/研究外使用。继续使用低分子肝素（LMWH）或改用华法林（如果合并低分子肝素禁忌证）（目标为达到标准INR的2~3倍）进行维持治疗。

（3）最佳抗凝时间尚无标准。癌症相关性静脉血栓栓塞患者建议抗凝3~6个月，如果恶性肿瘤持续存在则需继续治疗。应用IMiDs的治疗时期应持续抗凝治疗。但应注意监测疾病或治疗相关血小板减少的发生。

（4）下腔静脉（IVC）滤器的使用应限于急性深静脉血栓形成和伴有抗凝禁忌证

的患者，以及可能在抗凝治疗期间发生肺栓塞的患者。下腔静脉滤器不应用于肺栓塞的一级预防。对于伴有症状的大血栓形成和严重血小板减少症的患者，可输注血小板使其达到 $50×10^9$/L 的阈值，以便可及时、安全地使用肝素进行抗凝治疗。

2. 导管相关的血栓（CRT）的治疗

（1）CRT 的死亡率较低，CRT 治疗的目标是减轻症状，防止向更多中心静脉延伸，保留通路和预防慢性静脉狭窄。

（2）拔除导管并不能改善预后；除非导管丧失功能、不再需导管或可能合并感染，尝试保存导管是合理的。同时，通过导管定向溶栓以减少血栓是相对安全、有效的。

（3）无论是否拔除导管，急性 CRT 患者都需要抗凝治疗。倾向于应用低分子肝素；若存在低分子肝素禁忌证，可以使用维生素 K 拮抗剂（VKA）。在一项对 78 例 CRT 患者进行的前瞻性研究中，在 3 个月时没有出现新的血栓事件，57% 的导管仍有功能。

（4）抗凝的最佳时间尚未确立。目前建议抗凝治疗 3 个月或直到导管取出，以时间较长者为准。一些临床医生倾向于在拔管后继续抗凝 1~2 周。

十、血制品输注支持治疗

HSCT 过程中血制品输注是必要的支持治疗手段之一。悬浮红细胞（RBCs）和血小板（Platelets）是最主要的血液制品。在临床使用中，多数推荐来源于非移植血细胞减少患者的研究，目前针对移植患者的临床研究较缺乏。

（一）血液制剂的特殊处理（去白与照射）

对于 HSCT 患者，输注的悬浮红细胞、血小板和新鲜冰冻血浆等血液制剂应该是符合国标标准的去白细胞制品（表 8-11）。去白血液制剂可减少非溶血性发热反应、白细胞抗原同种免疫反应及输血性巨细胞病毒（CMV）和人 T 淋巴细胞病毒（HTLV）-Ⅰ/Ⅱ感染等。为预防病毒感染还可以使用病毒灭活血浆，同时尽量避免使用粒细胞制剂。

表 8-11 去白血液制剂标准

一. 去白血液制剂品种	白细胞残留量
红细胞制剂（全血、悬浮红细胞、浓缩红细胞）	来源于 200mL 全血：≤$2.5×10^6$ 个
	来源于 300mL 全血：≤$3.8×10^6$ 个
	来源于 400mL 全血：≤$5.0×10^6$ 个
单采血小板	≤$5.0×10^6$ 个/袋

照射处理血液制剂的目的是预防输血相关移植物抗宿主病（transfusion-associated graft versus host disease，TA-GVHD）。

TA-GVHD是一种罕见的并发症，致死率高达90%以上。这种并发症是由于具有免疫活性的淋巴细胞经输血进入易感受血者体内，在受血者体内存活、增殖并攻击宿主细胞，致使受血者出现发热、皮肤损害、肝功能障碍及骨髓抑制性贫血，淋巴细胞浸润等症状和病理改变；患者可发展为全血细胞减少。HSCT受者发生TA-GVHD的风险高，所以应对使用的血液制剂进行照射。

输注照射血制品持续的时间目前尚无共识。对于ASCT，常规做法是干细胞采集前至少2周，以及ASCT后至少3个月。血液制剂的照射强度为25~30Gy，不应小于等于25 Gy和大于等于50 Gy。除冰冻解冻去甘油红细胞和新鲜冰冻血浆、冰冻血浆、冷沉淀外所有的血液制剂均应照射处理。

（二）悬浮红细胞（RBCs）

血流动力学稳定的患者血红蛋白浓度70~80g/L，综合评价各项因素后可考虑输注。对于合并心血管疾病的患者80~100g/L可以考虑输注。

患者未出现活动性出血时，红细胞使用剂量根据病情和预期Hb水平而定。输注1U悬浮红细胞可使体重60kg的成年人Hb水平提高约5g/L（或使Hct提高约0.015）。婴幼儿每次可输注10~15mL/kg，Hb水平提高20~30g/L。根据以下公式可对输注效果进行评估：

输血后Hb增加值= 输入Hb量÷血容量

$$= \frac{25 \text{ g/U} \times 输入单位数}{体重（kg）\times 75 \text{ mL/kg} \div 1000}$$

当评估结果低于预期值时，需考虑红细胞无效输注情况并查明原因，对发热、感染、出血等原因进行积极对症治疗；若为同种抗体导致无效输注，需要进行抗体鉴定，选择对应抗原阴性的红细胞进行输注。

（三）血小板（Platelets）

对于非自发性出血、非发热患者，当血小板计数小于等于10×10^9/L时应输注血小板。预防性输注血小板的时机应根据临床情况判断。伴随活动性出血、发热或感染的患者，血小板计数小于20×10^9/L，应输注血小板。对于发生移植相关特异性并发症、出血风险增高的患者，如aGVHD、黏膜炎、出血性膀胱炎或弥漫性肺泡内出血等，基于临床密切观察的情况下，预防性输注的阈值可进一步提高；在这些情况下，即便血小板计数大于50×10^9/L，存在明显出血的患者可输注血小板。单采和浓缩血小板都是安全有效的。

血小板输注后宜及时观察患者出血改善情况，通过血小板计数增加校正指数（CCI）和/或血小板回收率（PPR）和/或血栓弹力图（TEG）检测等，实时调整输注剂量。通过以下公式计算CCI值来评估血小板输注效果。

$$CCI_{1小时} = \frac{血小板增加值（个/L）\times BSA（m^2）\times 10^5}{输入血小板总数}$$

两次以上输注后计算1小时CCI值小于7500，考虑患者为免疫因素造成的无效输注，应对患者进行血小板抗体检测。对于这种无效输注，理想状态应当联系当地血液中心进行HLA配型，选择HLA配合的血小板进行输注，但是这种血小板可选择数量较少。所以一般情况下，在输血前进行血小板的交叉配合实验也是解决免疫因素造成无效输注的有效方式。同时还可尝试包括自体冷冻保存血小板输注（应在造血干细胞移植前的缓解期收集），免疫抑制治疗（如利妥昔单抗），高剂量IVIg和血浆置换等方法改善免疫因素造成的无效输注。

（四）白膜（粒细胞浓缩物）

在中性粒细胞减少症期间（中性粒细胞绝对值<0.5×10⁹/L）发生危及生命的非病毒感染且抗生素治疗48h无效时，可考虑使用辐照粒细胞输血。推荐成人和年龄较大的儿童每次输注剂量为$4\times10^{10}\sim8\times10^{10}$个粒细胞，婴幼儿每次输注$1\times10^9\sim2\times10^9$个粒细胞/kg。粒细胞输注频率宜参考患者病情，一般每日1次，严重感染时可1日2次，输注4~6天，直到感染得到控制。所有的粒细胞都必须经过照射。粒细胞输注的不良反应有发热、寒战、肺部合并症和同种异体免疫；同时更易感染巨细胞病毒，因而供体应该是CMV血清学和PCR检测阴性的捐赠者。对于尚未完成免疫重建的ASCT患者，输注粒细胞前尤其应充分衡量其利弊。

（五）新鲜冰冻血浆（FFP）

适用于无相应凝血因子浓缩制剂应用时，多种原因导致的凝血因子缺乏，一般PT或APTT大于参考值区间上限1.5~2倍，伴有出血，应输注；INR值>1.5~2.0（肝病INR值>1.3），伴有出血，应输注；血栓弹力图（TEG）显示R值延长，伴有出血，可输注；通常每次输注剂量为10~15mL/kg。输注后宜及时观察患者出血改善情况，通过PT和/或APTT和/或INR和/或血栓弹力图（TEG）检测等，实时调整输注剂量。

十一、营养支持

接受HSCT治疗的患者，存在营养不良/营养失调的风险。营养不良/失调影响临床疗效，可降低OS，增加感染和免疫并发症的风险，延迟中性粒细胞植入的时间和延长住院时间。

一般来说，ASCT对营养状况的影响不太明显，一般不推荐长时间营养支持；应对患有严重并发症或已营养不良的患者进行单独评估。总的来说：

（1）欧洲肠内和肠外营养学会（ESPEN）等国际指南均建议在移植入院时进行营养不良筛查，一般建议使用NRS 2002工具；每3天进行一次营养重新评估。

（2）考虑对所有既往存在营养不良和/或BMI小于18的患者进行营养支持。如果连续3天口服热量摄入量低于基本需求的60%~70%，就应实施营养支持。仅靠口服摄入支持无法达到营养目标的患者，给予肠内营养（EN）支持；目前尚无标准方案，但每周应注意补充维生素K。对胃肠道功能衰竭和/或肠内营养不耐受的患者，可给予肠外营养（PN）甚至是全胃肠外营养（TPN）；在提供足量的能量同时，应注意补充脂溶性和水溶性维生素、微量元素和多种维生素。而若口服摄入恢复达到每日所需量的50%以后，应考虑停止EN或PN。

（3）根据Harris Benedict公式（理想体重）或BASA-ROT表/（25~30千卡/千克理想体重）估算热量需求量。

（4）在胃肠功能正常的情况下，建议口服和肠内营养支持优于肠外营养支持。口服和肠内摄入对保持胃肠道完整性和微生物群平衡具有积极作用；少量口服或肠内食物的摄入有利于黏膜和微生物群的恢复；因而应鼓励患者在整个治疗过程中保持最小的口服摄入量。

（5）无随机对照试验显示免疫营养素如谷氨酰胺、益生菌、ω-3脂肪酸、维生素D或微量元素等显著的有益作用，因此不建议常规使用。

（6）低细菌饮食/低微生物饮食/中性粒细胞减少饮食自20世纪80年代开始采用，方法在各中心之间存在较大的差异，以防止微生物在胃肠道定植而引起的食源性感染的潜在威胁；然而并没有显示出比安全的食品处理和严格的手卫生更有益。

十二、继发第二肿瘤

移植后的继发性肿瘤（SN）难以界定是否与移植相关。HSCT后可能发生三种类型的继发性肿瘤：治疗相关性髓系肿瘤（t-MN），主要发生在ASCT后；allo-SCT后供体细胞白血病（DCL）；第二实体瘤（SSN）可发生于ASCT和allo-SCT之后。其中，发生率较高的主要包括治疗相关髓系肿瘤（t-MN）和第二实体瘤（SSN）。前者为主要，预后很差。造血干细胞移植后的第二实体瘤（SSN）可发生于任何部位和组织，在allo-SCT和ASCT之后随着随访时间延长而发生率增高；其预后主要取决于肿瘤（癌症）的类型。

1.与治疗相关的髓系肿瘤（t-MN）

t-MN主要表现为暴露化疗或放疗后发生的t-MDS或t-AML，多数发生于auto-HSCT之后而在allo-SCT中较少。t-MN主要与细胞毒化疗和放疗相关，包括HSCT前和预处理方案。在广岛/长崎原子弹爆炸幸存者和1950年以前受雇的医疗辐射工作者中，电离辐射在髓系肿瘤发展中的作用已得到证实。较明确相关的细胞毒性药物包括烷基化剂、蒽环类、拓扑异构酶Ⅱ抑制剂；抗代谢物和嘌呤类似物的致癌性较小；硫唑嘌呤、甲氨蝶呤、羟基脲和6-巯基嘌呤的致癌性存在争议。

ASCT后t-MN的累积发生率（CI）在不同基础疾病患者中差异较大。①淋巴瘤患者中2年的发生率为1%，43个月时为24%；②乳腺癌、生殖细胞瘤和多发性骨髓瘤的患者CI较低；③ID患者ASCT治疗后罕见发生。CI主要与移植前的细胞毒性治疗和TBI的使用密切相关。而allo-SCT后3年t-MN的CI仅0.06%~0.67%。

因而在ASCT后的前10年，应每年监测全外周血计数（大多数t-MN发生在HSCT后的10年内）；如果出现超出预期的异常改变（如MCV增加、血细胞减少、外周血发育不良、单核细胞增多症等），应扩展进行相关的血液和骨髓检测（包括细胞遗传学和NGS）。

t-MN的疗效较差，中位生存仅6个月；应积极寻找供者和尽早接受allo-SCT治疗；确定治疗策略应考虑先前HSCT的累积毒性。

2. 第二实体肿瘤（SSN）

HSCT后SSN的发病机制目前知之甚少。细胞毒性化疗、遗传易感性、环境因素、病毒感染、GVHD及免疫抑制之间的相互作用均可能起作用。ASCT和allo-SCT之后均可发生SSN。非鳞状第二实体癌（乳腺癌、甲状腺癌、脑癌等）与局部放疗或TBI密切相关，通常于HSCT后较长时间（≥10年）发生，且与剂量相关。皮肤、口腔和咽部的鳞状细胞癌与慢性移植物抗宿主病（GVHD）有关，可在HSCT后早期发生。HCV和HPV感染分别与肝细胞癌相和子宫颈癌的发生相关。

SSN的疗效主要取决于第二肿瘤的类型；第二实体癌应按照同类型的原发肿瘤类型来治疗。甲状腺，乳房，前列腺，黑色素瘤，子宫颈等部位的SSN预后较好；口咽，结直肠，膀胱，肾脏，卵巢，子宫内膜等部位的SSN预后中等；发生于胰腺，肺，脑，肝胆，食管等部位的SSN预后较差。

参考文献

1. CLIFFORD P, CLIFT R A, DUFF J K. Nitrogen-mustard therapy combined with autologous marrow infusion. Lancet (London, England), 1961, 1 (7179): 687-690.

2. PEGG D E, HUMBLE J G, NEWTON K A. The Clinical Application of Bone Marrow Grafting. British journal of cancer, 1962, 16 (3): 417-435.

3. DUNNIGAN M G, BROWN A. AUTOLOGOUS BONE-MARROW AND LARGE DOSES OF CYTOTOXIC DRUGS IN THE TREATMENT OF MALIGNANT DISEASE: REPORT OF A CONTROLLED TRIAL. Lancet (London, England), 1963, 2 (7306): 477-479.

4. GORIN N C, NAJMAN A, DUHAMEL G. Autologous bone-marrow transplantation in acute myelocytic leukaemia. Lancet (London, England), 1977, 1 (8020): 1050.

5. APPELBAUM F R, DEISSEROTH A B, GRAW R G, et al. Prolonged complete remission following high dose chemotherapy of Burkitt's lymphoma in relapse. Cancer, 1978, 41 (3): 1059-1063.

6. PHILIP T, CHAUVIN F, ARMITAGE J, et al. Parma international protocol: pilot study of DHAP followed by involved-field radiotherapy and BEAC with autologous bone marrow transplantation. Blood, 1991, 77 (7): 1587-1592.

7. DEL MONTE C, BASSO P, CONSOLI P, et al. Collection of peripheral blood stem cells by apheresis with continuous flow blood cell separator Dideco Vivacell. Haematologica, 1990, 75 Suppl 1: 18-21.

8. BECKER A J, MC C E, TILL J E. Cytological demonstration of the clonal nature of spleen colonies derived from transplanted mouse marrow cells. Nature, 1963, 197: 452-454.

9. REYA T, MORRISON S J, CLARKE M F, et al. Stem cells, cancer, and cancer stem cells. Nature, 2001, 414 (6859): 105-111.

10. CHABANNON C, KUBALL J, BONDANZA A, et al. Hematopoietic stem cell transplantation in its 60s: A platform for cellular therapies. Science translational medicine, 2018, 10 (436).

11. CHENG Y, LUO H, IZZO F, et al. m (6) A RNA Methylation Maintains Hematopoietic Stem Cell Identity and Symmetric Commitment. Cell reports, 2019, 28 (7): 1703-1716.e6.

12. YUAN S, SUN G, ZHANG Y, et al. Understanding the "SMART" features of hematopoietic stem cells and beyond. Science China Life sciences, 2021, 64 (12): 2030-2044.

13. LUO M, JEONG M, SUN D, et al. Long non-coding RNAs control hematopoietic stem cell function. Cell stem cell, 2015, 16 (4): 426-438.

14. DIMASCIO L, VOERMANS C, UQOEZWA M, et al. Identification of adiponectin as a novel hemopoietic stem cell growth factor. Journal of immunology (Baltimore, Md: 1950), 2007, 178 (6): 3511-3520.

15. WILKINSON A C, ISHIDA R, KIKUCHI M, et al. Long-term ex vivo haematopoietic-stem-cell expansion allows nonconditioned transplantation. Nature, 2019, 571 (7763): 117-121.

16. HU L, ZHANG Y, MIAO W, et al. Reactive Oxygen Species and Nrf2: Functional and Transcriptional Regulators of Hematopoiesis. Oxidative medicine and cellular longevity, 2019, 2019: 5153268.

17. HOGGATT J, SINGH P, SAMPATH J, et al. Prostaglandin E2 enhances hematopoietic stem cell homing, survival, and proliferation. Blood, 2009, 113 (22): 5444-5455.

18. JUAREZ J G, HARUN N, THIEN M, et al. Sphingosine-1-phosphate facilitates trafficking of hematopoietic stem cells and their mobilization by CXCR4 antagonists in mice. Blood, 2012, 119 (3): 707-716.

19. DONG F, HAO S, ZHANG S, et al. Differentiation of transplanted haematopoietic stem cells tracked by single-cell transcriptomic analysis. Nature cell biology, 2020, 22 (6): 630-639.

20. SNOWDEN J A, S NCHEZ-ORTEGA I, CORBACIOGLU S, et al. Indications for haematopoietic cell transplantation for haematological diseases, solid tumours and immune disorders: current practice in Europe, 2022. Bone marrow transplantation, 2022, 57 (8): 1217-1239.

21. KANATE A S, MAJHAIL N S, SAVANI B N, et al. Indications for Hematopoietic Cell Transplantation and Immune Effector Cell Therapy: Guidelines from the American Society for Transplantation and Cellular Therapy. Biology of blood and marrow transplantation: journal of the American Society for Blood and Marrow Transplantation, 2020, 26 (7): 1247-1256.

22. CARRERAS E D C, MOHTY M, KR GER N, et al. The EBMT Handbook: Hematopoietic Stem Cell

Transplantation and Cellular Therapies [Internet]. 7th ed. Springer. 2019.

23. CHANG Y J，PEI X Y，HUANG X J. Haematopoietic stem-cell transplantation in China in the era of targeted therapies：current advances，challenges，and future directions. The Lancet Haematology，2022，9（12）：e919-e929.

24. LIU W，JI J，ZOU D，et al. Autologous hematopoietic stem cell transplantation activity for lymphoma and multiple myeloma in China. Bone marrow transplantation，2022. 2022 Dec 17. doi：10.1038/s41409-022-01899-w. Online ahead of print.

25. 中国抗癌协会（CACA）.中国肿瘤整合诊治指南.血液肿瘤篇—成人急性淋巴细胞白血病.天津科学技术出版社，2022.

26. 中国抗癌协会（CACA）.中国肿瘤整合诊治指南.淋巴瘤.天津科学技术出版社，2022.

27. 中国抗癌协会（CACA）.中国肿瘤整合诊治指南.血液肿瘤篇—多发性骨髓瘤.天津科学技术出版社，2022.

28. 中华医学会血液学分会浆细胞疾病学组，中国医师协会多发性骨髓瘤专业委员会.中国多发性骨髓瘤自体造血干细胞移植指南（2021年版）.中华血液学杂志，2021，42（05）：353-357.

29. 中国医师协会血液科医师分会，中华医学会血液学分会.中国多发性骨髓瘤诊治指南（2022年修订）.中华内科杂志，2022，61（05）：480-487.

30. 中国系统性轻链型淀粉样变性协作组，国家肾脏病临床医学研究中心，国家血液系统疾病临床医学研究中心.系统性轻链型淀粉样变性诊断和治疗指南（2021年修订）.中华医学杂志，2021，101（22）：1646-1656.

31. 中国抗癌协会血液肿瘤专业委员会，中华医学会血液学分会，中国霍奇金淋巴瘤工作组.中国霍奇金淋巴瘤的诊断与治疗指南（2022年版）.中华血液学杂志，2022，43（09）：705-715.

32. 邹德慧，范磊.造血干细胞移植治疗淋巴瘤中国专家共识（2018版）.中华肿瘤杂志，2018，40（12）：927-934.

33. 中国抗癌协会血液肿瘤专业委员会，中华医学会血液学分会，中国华氏巨球蛋白血症工作组.淋巴浆细胞淋巴瘤/华氏巨球蛋白血症诊断与治疗中国指南（2022年版）.中华血液学杂志，2022，43（08）：624-630.

34. 中国抗癌协会血液肿瘤专业委员会，中华医学会血液学分会，中国临床肿瘤学会淋巴瘤专家委员会.套细胞淋巴瘤诊断与治疗中国指南（2022年版）.中华血液学杂志，2022，43（07）：529-536.

35. 中国滤泡性淋巴瘤诊断与治疗指南（2020年版）.中华血液学杂志，2020，41（07）：537-544.

36. 中华医学会血液学分会白血病淋巴瘤学组.中国成人急性髓系白血病（非急性早幼粒细胞白血病）诊疗指南（2021年版）.中华血液学杂志，2021，42（08）：617-623.

37. 马军.中国急性早幼粒细胞白血病诊疗指南（2018年版）.中华血液学杂志，2018，39（03）：179-183.

38. 中国抗癌协会血液肿瘤专业委员会，中华医学会血液学分会白血病淋巴瘤学组.中国成人急性淋巴细胞白血病诊断与治疗指南（2021年版）.中华血液学杂志，2021，42（09）：705-716.

39. DHAKAL B，SHAH N，KANSAGRA A，et al. ASTCT Clinical Practice Recommendations for Transplantation and Cellular Therapies in Multiple Myeloma. Transplantation and cellular therapy，2022，28（6）：284-293.

40. BEKSAC M，HAYDEN P. Upfront autologous transplantation still improving outcomes in patients with multiple myeloma. The Lancet Haematology，2022. Dec 15：S2352-3026（22）00360-X. doi：10.1016/S2352-3026（22）00360-X. Online ahead of print.

41. 隋伟薇，邹德慧，安刚，等.多发性骨髓瘤患者自体造血干细胞移植后长期随访的单中心结果.中华血液学杂志，2017，38（06）：499-504.

42. 耿传营，杨光忠，王国蓉，等.自体造血干细胞移植治疗初治多发性骨髓瘤的临床分析.中华血液学杂志，2021，42（05）：390-395.

43. 吴琼，刘俊茹，黄蓓晖，等.含硼替佐米方案诱导序贯自体造血干细胞移植治疗多发性骨髓瘤.中华血液学杂志，2019，40（06）：453-459.

44. SUREDA A，GENADIEVA STAVRIK S，BOUMENDIL A，et al. Changes in patients population and characteristics of hematopoietic stem cell transplantation for relapsed/refractory Hodgkin lymphoma：an analysis of the Lymphoma Working Party of the EBMT. Bone marrow transplantation，2020，55（11）：2170-2179.

45.MOSKOWITZ A J，SHAH G，SCH DER H，et al. Phase Ⅱ Trial of Pembrolizumab Plus Gemcitabine，Vinorelbine，and Liposomal Doxorubicin as Second-Line Therapy for Relapsed or Refractory Classical Hodgkin Lymphoma. Journal of clinical oncology：official journal of the American Society of Clinical Oncology，2021，39（28）：3109-3117.

46.ALENCAR A J，MOSKOWITZ C H. Autologous Stem Cell Transplantation in the Management of Relapsed Non-Hodgkin Lymphoma. Journal of clinical oncology：official journal of the American Society of Clinical Oncology，2021，39（5）：467-75.

47.STIFF P J，UNGER J M，COOK J R，et al. Autologous transplantation as consolidation for aggressive non-Hodgkin's lymphoma. The New England journal of medicine，2013，369（18）：1681-1690.

48.CHIAPPELLA A，MARTELLI M，ANGELUCCI E，et al. Rituximab-dose-dense chemotherapy with or without high-dose chemotherapy plus autologous stem-cell transplantation in high-risk diffuse large B-cell lymphoma（DLCL04）：final results of a multicentre，open-label，randomised，controlled，phase 3 study. The Lancet Oncology，2017，18（8）：1076-1088.

49.王轶，刘薇，黄文阳，等.增强剂量免疫化疗联合一线自体外周血造血干细胞移植治疗年轻、高危侵袭性B细胞淋巴瘤疗效及预后因素分析.中华血液学杂志，2022，43（03）：215-220.

50.LOCKE F L，MIKLOS D B，JACOBSON C A. Axicabtagene Ciloleucel as Second-Line Therapy for Large B-Cell Lymphoma. The New England journal of medicine，2022，386（7）：640-654.

51.KAMDAR M，SOLOMON S R，ARNASON J，et al. Lisocabtagene maraleucel versus standard of care with salvage chemotherapy followed by autologous stem cell transplantation as second-line treatment in patients with relapsed or refractory large B-cell lymphoma（TRANSFORM）：results from an interim analysis of an open-label，randomised，phase 3 trial. Lancet（London，England），2022，399（10343）：2294-2308.

52.SHADMAN M，PASQUINI M，AHN K W，et al. Autologous transplant vs chimeric antigen receptor T-cell therapy for relapsed DLBCL in partial remission. Blood，2022，139（9）：1330-1339.

53.FERRERI A J M，CWYNARSKI K，PULCZYNSKI E，et al. Long-term efficacy，safety and neurotolerability of MATRix regimen followed by autologous transplant in primary CNS lymphoma：7-year results of the IELSG32 randomized trial. Leukemia，2022，36（7）：1870-1878.

54.HOUILLIER C，DUREAU S，TAILLANDIER L，et al. Radiotherapy or Autologous Stem-Cell Transplantation for Primary CNS Lymphoma in Patients Age 60 Years and Younger：Long-Term Results of the Randomized Phase Ⅱ PRECIS Study. Journal of clinical oncology：official journal of the American Society of Clinical Oncology，2022，40（32）：3692-8.

55.SCORDO M，WANG T P，AHN K W，et al. Outcomes Associated With Thiotepa-Based Conditioning in Patients With Primary Central Nervous System Lymphoma After Autologous Hematopoietic Cell Transplant. JAMA oncology，2021，7（7）：993-1003.

56.MUNSHI P N，HAMADANI M，KUMAR A，et al. ASTCT，CIBMTR，and EBMT clinical practice recommendations for transplant and cellular therapies in mantle cell lymphoma. Bone marrow transplantation，2021，56（12）：2911-21.

57.HERMINE O，JIANG L，WALEWSKI J，et al. High-Dose Cytarabine and Autologous Stem-Cell Transplantation in Mantle Cell Lymphoma：Long-Term Follow-Up of the Randomized Mantle Cell Lymphoma Younger Trial of the European Mantle Cell Lymphoma Network. Journal of clinical oncology：official journal of the American Society of Clinical Oncology，2022：Jco2201780.

58.SCHMITZ N，TRUEMPER L，BOUABDALLAH K，et al. A randomized phase 3 trial of autologous vs allogeneic transplantation as part of first-line therapy in poor-risk peripheral T-NHL. Blood，2021，137（19）：2646-56.

59.焦阳，刘薇，易树华，等.自体造血干细胞移植和单纯化疗治疗第一次完全缓解期结性外周T细胞淋巴瘤的队列分析.中华血液学杂志，2021，42（05）：428-31.

60.GAO H，WU M，HU S，et al. Effect of autologous hematopoietic stem cell transplantation for patients with peripheral T-cell lymphoma in China：A propensity score-matched analysis. Frontiers in oncology，2022，12：1039888.

61.BRINK M，MEEUWES F O，VAN DER POEL M W M，et al. Impact of etoposide and ASCT on survival among patients aged <65 years with stage Ⅱ to Ⅳ PTCL：a population-based cohort study. Blood，2022，140（9）：1009-19.

62.SAVAGE K J，HORWITZ S M，ADVANI R，et al. Role of stem cell transplant in CD30+ PTCL follow-ing frontline brentuximab vedotin plus CHP or CHOP in ECHELON-2. Blood advances，2022，6（19）：5550-5.

63.GARC A-SANCHO A M，BELLEI M，L PEZ-PARRA M，et al. Autologous stem-cell transplantation as consolidation of first-line chemotherapy in patients with peripheral T-cell lymphoma：a multicenter GELTAMO/FIL study. Haematologica，2022，107（11）：2675-84.

64.黄文阳，邹德慧，隋伟薇，等. 一线自体造血干细胞移植治疗30例高危淋巴母细胞淋巴瘤患者临床分析. 中华血液学杂志，2014，35（04）：332-6.

65.LIU Y，RAO J，LI J，et al. Tandem autologous hematopoietic stem cell transplantation for treatment of adult T-cell lymphoblastic lymphoma：a multiple center prospective study in China. Haematologica，2021，106（1）：163-172.

66.BALL E D，WILSON J，PHELPS V，et al. Autologous bone marrow transplantation for acute myeloid leukemia in remission or first relapse using monoclonal antibody-purged marrow：results of phase Ⅱ studies with long-term follow-up. Bone marrow transplantation，2000，25（8）：823-829.

67.SMITH B D，JONES R J，LEE S M，et al. Autologous bone marrow transplantation with 4-hydroperox-ycyclophosphamide purging for acute myeloid leukaemia beyond first remission：a 10-year experience. British journal of haematology，2002，117（4）：907-913.

68.SCHLENK R F，TASKESEN E，VAN NORDEN Y，et al. The value of allogeneic and autologous hema-topoietic stem cell transplantation in prognostically favorable acute myeloid leukemia with double mutant CEBPA. Blood，2013，122（9）：1576-1582.

69.MA Y，WU Y，SHEN Z，et al. Is allogeneic transplantation really the best treatment for FLT3/ITD-positive acute myeloid leukemia? A systematic review. Clinical transplantation，2015，29（2）：149-160.

70.HEINI A D，BERGER M D，SEIPEL K，et al. Consolidation with autologous stem cell transplantation in first remission is safe and effective in AML patients above 65 years. Leukemia research，2017，53：28-34.

71.MIYAMOTO T，NAGAFUJI K，FUJISAKI T，et al. Prospective randomization of post-remission thera-py comparing autologous peripheral blood stem cell transplantation versus high-dose cytarabine consoli-dation for acute myelogenous leukemia in first remission. International journal of hematology，2018，107（4）：468-477.

72.YAO J，ZHANG G，LIANG C，et al. Combination of cytogenetic classification and MRD status corre-lates with outcome of autologous versus allogeneic stem cell transplantation in adults with primary acute myeloid leukemia in first remission. Leukemia research，2017，55：97-104.

73.YOON J H，KIM H J，PARK S S，et al. Clinical Outcome of Autologous Hematopoietic Cell Transplan-tation in Adult Patients with Acute Myeloid Leukemia：Who May Benefit from Autologous Hematopoiet-ic Cell Transplantation?. Biology of blood and marrow transplantation：journal of the American Society for Blood and Marrow Transplantation，2017，23（4）：588-597.

74.LI Z，LIU Y，WANG Q，et al. Autologous Stem Cell Transplantation Is a Viable Postremission Thera-py for Intermediate-Risk Acute Myeloid Leukemia in First Complete Remission in the Absence of a Matched Identical Sibling：A Meta-Analysis. Acta haematologica，2019，141（3）：164-175.

75.VENDITTI A，PICIOCCHI A，CANDONI A，et al. GIMEMA AML1310 trial of risk-adapted，MRD-directed therapy for young adults with newly diagnosed acute myeloid leukemia. Blood，2019，134（12）：935-945.

76.SHOUVAL R，LABOPIN M，BOMZE D，et al. Risk stratification using FLT3 and NPM1 in acute my-eloid leukemia patients autografted in first complete remission. Bone marrow transplantation，2020，55（12）：2244-2253.

77.RODR GUEZ-ARBOL E，MART NEZ-CUADR N D，RODR GUEZ-VEIGA R，et al. Long-Term Outcomes After Autologous Versus Allogeneic Stem Cell Transplantation in Molecularly-Stratified Pa-tients With Intermediate Cytogenetic Risk Acute Myeloid Leukemia：A PETHEMA Study. Transplanta-tion and cellular therapy，2021，27（4）：311.e1-.e10.

78.YU S，LIN T，NIE D，et al. Dynamic assessment of measurable residual disease in favorable-risk acute myeloid leukemia in first remission，treatment，and outcomes. Blood cancer journal，2021，11

（12）：195.

79. YU S, FAN Z, MA L, et al. Association Between Measurable Residual Disease in Patients With Intermediate-Risk Acute Myeloid Leukemia and First Remission, Treatment, and Outcomes. JAMA network open, 2021, 4 (7): e2115991.

80. NAGLER A, GALIMARD J E, LABOPIN M, et al. Autologous stem cell transplantation（ASCT）for acute myeloid leukemia in patients in first complete remission after one versus two induction courses: A study from the ALWP of the EBMT. Cancer medicine, 2022.Jul 26 doi: 10.1002/cam4.5039.? Online ahead of print.

81. HOLTER CHAKRABARTY J L, RUBINGER M, LE-RADEMACHER J, et al. Autologous is superior to allogeneic hematopoietic cell transplantation for acute promyelocytic leukemia in second complete remission. Biology of blood and marrow transplantation: journal of the American Society for Blood and Marrow Transplantation, 2014, 20 (7): 1021-1025.

82. SANZ J, LABOPIN M, SANZ M A, et al. Hematopoietic stem cell transplantation for adults with relapsed acute promyelocytic leukemia in second complete remission. Bone marrow transplantation, 2021, 56 (6): 1272-1280.

83. 靳凤艳, 邹德慧, 王国蓉, 等. 成人急性淋巴细胞白血病缓解后化疗和自体造血干细胞移植疗效的比较. 中华血液学杂志, 2005, （11）: 10-13.

84. 丁喆, 韩明哲, 陈书连, 等. 86例成人Ph染色体阴性急性B淋巴细胞白血病自体造血干细胞移植疗效及微小残留病检测的临床意义. 中华血液学杂志, 2015, 36 (07): 587-592.

85. CLAUDE GORIN N. Autologous stem cell transplantation versus alternative allogeneic donor transplants in adult acute leukemias. Seminars in hematology, 2016, 53 (2): 103-110.

86. NISHIWAKI S, SUGIURA I, MIYATA Y, et al. Efficacy and safety of autologous peripheral blood stem cell transplantation for Philadelphia chromosome-positive acute lymphoblastic leukemia: A study protocol for a multicenter exploratory prospective study（Auto-Ph17 study）. Medicine, 2017, 96 (52): e9568.

87. 黄走方, 许杰, 傅明伟, 等. 成人急性淋巴细胞白血病患者首疗程化疗结束时微小残留病检测对自体造血干细胞移植预后的意义. 中华血液学杂志, 2019, （02）: 105-110.

88. 吕梦楠, 姜尔烈, 何祎, 等. 自体与同胞全相合造血干细胞移植治疗Ph~+急性淋巴细胞白血病的疗效比较. 中华血液学杂志, 2020, 41 (05): 373-378.

89. LORCH A, BASCOUL-MOLLEVI C, KRAMAR A, et al. Conventional-dose versus high-dose chemotherapy as first salvage treatment in male patients with metastatic germ cell tumors: evidence from a large international database. Journal of clinical oncology: official journal of the American Society of Clinical Oncology, 2011, 29 (16): 2178-2184.

90. MURARO P A, MARTIN R, MANCARDI G L, et al. Autologous haematopoietic stem cell transplantation for treatment of multiple sclerosis. Nature reviews Neurology, 2017, 13 (7): 391-405.

91. ALEXANDER T, FARGE D, BADOGLIO M, et al. Hematopoietic stem cell therapy for autoimmune diseases - Clinical experience and mechanisms. Journal of autoimmunity, 2018, 92: 35-46.

92. DAS J, SNOWDEN J A, BURMAN J, et al. Autologous haematopoietic stem cell transplantation as a first-line disease-modifying therapy in patients with 'aggressive' multiple sclerosis. Multiple sclerosis (Houndmills, Basingstoke, England), 2021, 27 (8): 1198-1204.

93. BOFFA G, MASSACESI L, INGLESE M, et al. Long-Term Clinical Outcomes of Hematopoietic Stem Cell Transplantation in Multiple Sclerosis. Neurology, 2021. 97 (4): 203.

94. 淋巴瘤自体造血干细胞动员和采集中国专家共识（2020年版）. 中华血液学杂志, 2020, 41 (12): 979-983.

95. 邹德慧. 普乐沙福用于动员自体外周血造血干细胞的中国专家共识（2021版）. 中国肿瘤临床, 2021, 48 (09): 433-439.

96. GOLDSTEIN S L. Therapeutic apheresis in children: special considerations. Seminars in dialysis, 2012, 25 (2): 165-170.

97. MOREAU P, FACON T, ATTAL M, et al. Comparison of 200 mg/m^2 melphalan and 8 Gy total body irradiation plus 140 mg/m^2 melphalan as conditioning regimens for peripheral blood stem cell transplantation in patients with newly diagnosed multiple myeloma: final analysis of the Intergroupe Francophone du Myélome 9502 randomized trial. Blood, 2002, 99 (3): 731-735.

中国肿瘤整合诊治技术指南

98. ROUSSEL M，LAUWERS-CANCES V，MACRO M，et al. Bortezomib and high-dose melphalan conditioning regimen in frontline multiple myeloma：an IFM randomized phase 3 study. Blood，2022，139（18）：2747-2757.

99. CHEN Y B，LANE A A，LOGAN B，et al. Impact of conditioning regimen on outcomes for patients with lymphoma undergoing high-dose therapy with autologous hematopoietic cell transplantation. Biology of blood and marrow transplantation：journal of the American Society for Blood and Marrow Transplantation，2015，21（6）：1046-1053.

100. NIETO Y，THALL P F，MA J，et al. Phase II Trial of High-Dose Gemcitabine/Busulfan/Melphalan with Autologous Stem Cell Transplantation for Primary Refractory or Poor-Risk Relapsed Hodgkin Lymphoma. Biology of blood and marrow transplantation：journal of the American Society for Blood and Marrow Transplantation，2018，24（8）：1602-1609.

101. LIU H，LIU W，LI R，et al. A gemcitabine-based regimen followed by autologous stem cell transplantation show high efficacy and well tolerance in malignant lymphoma. Bone marrow transplantation，2022，57（6）：1017-1020.

102. HUESO T，GASTINNE T，GARCIAZ S，et al. Bendamustine-EAM versus BEAM regimen in patients with mantle cell lymphoma undergoing autologous stem cell transplantation in the frontline setting：a multicenter retrospective study from Lymphoma Study Association（LYSA）centers. Bone marrow transplantation，2020，55（6）：1076-1084.

103. 输血反应分类，WS/T 624-2018.2018.

104. RINGD N O，LABOPIN M，TURA S，et al. A comparison of busulphan versus total body irradiation combined with cyclophosphamide as conditioning for autograft or allograft bone marrow transplantation in patients with acute leukaemia. Acute Leukaemia Working Party of the European Group for Blood and Marrow Transplantation（EBMT）. British journal of haematology，1996，93（3）：637-645.

105. 蔡小矜，马巧玲，王玫，等. 用Flu和Ara-c的改良方案预处理后自体造血干细胞移植治疗急性白血病临床观察. 生物医学工程与临床，2010，14（02）：146-150.

106. HONG M，MIAO K R，ZHANG R，et al. High-dose idarubicin plus busulfan as conditioning regimen to autologous stem cell transplantation：promising post-remission therapy for acute myeloid leukemia in first complete remission?. Medical oncology（Northwood，London，England），2014，31（6）：980.

107. GORIN N C，LABOPIN M，BLAISE D，et al. Optimizing the pretransplant regimen for autologous stem cell transplantation in acute myelogenous leukemia：Better outcomes with busulfan and melphalan compared with busulfan and cyclophosphamide in high risk patients autografted in first complete remission：A study from the acute leukemia working party of the EBMT. American journal of hematology，2018，93（7）：859-866.

108. ARAI Y，KONDO T，SHIGEMATSU A，et al. Improved prognosis with additional medium-dose VP16 to CY/TBI in allogeneic transplantation for high risk ALL in adults. American journal of hematology，2018，93（1）：47-57.

109. SONNEVELD P，DIMOPOULOS M A，BEKSAC M，et al. Consolidation and Maintenance in Newly Diagnosed Multiple Myeloma. Journal of clinical oncology：official journal of the American Society of Clinical Oncology，2021，39（32）：3613-3622.

110. GAY F，JACKSON G，ROSI OL L，et al. Maintenance Treatment and Survival in Patients With Myeloma：A Systematic Review and Network Meta-analysis. JAMA oncology，2018，4（10）：1389-1397.

111. KANATE A S，KUMAR A，DREGER P，et al. Maintenance Therapies for Hodgkin and Non-Hodgkin Lymphomas After Autologous Transplantation：A Consensus Project of ASBMT，CIBMTR，and the Lymphoma Working Party of EBMT. JAMA oncology，2019，5（5）：715-722.

112. LADETTO M，CORTELAZZO S，FERRERO S，et al. Lenalidomide maintenance after autologous haematopoietic stem-cell transplantation in mantle cell lymphoma：results of a Fondazione Italiana Linfomi（FIL）multicentre，randomised，phasc 3 trial. The Lancet Haematology，2021，8（1）：e34-e44.

113. PETTENGELL R，UDDIN R，BOUMENDIL A，et al. Durable benefit of rituximab maintenance post-autograft in patients with relapsed follicular lymphoma：12-year follow-up of the EBMT lymphoma

working party Lym1 trial. Bone marrow transplantation，2021，56（6）：1413-1421.

114.ARMAND P，CHEN Y B，REDD R A，et al. PD-1 blockade with pembrolizumab for classical Hodgkin lymphoma after autologous stem cell transplantation. Blood，2019，134（1）：22-29.

115.ZENG Q，XIANG B，LIU Z. Autologous hematopoietic stem cell transplantation followed by interleukin-2 for adult acute myeloid leukemia patients with favorable or intermediate risk after complete remission. Annals of hematology，2022，101（8）：1711-1718.

116.RIZZO J D，WINGARD J R，TICHELLI A，et al. Recommended screening and preventive practices for long-term survivors after hematopoietic cell transplantation：joint recommendations of the European Group for Blood and Marrow Transplantation，the Center for International Blood and Marrow Transplant Research，and the American Society of Blood and Marrow Transplantation. Biology of blood and marrow transplantation：journal of the American Society for Blood and Marrow Transplantation，2006，12（2）：138-151.

117.SAVANI M，GENCTURK M，SHANLEY R，et al. Surveillance Imaging after Autologous Hematopoietic Cell Transplantation Predicts Survival in Patients with Diffuse Large B Cell Lymphoma. Biology of blood and marrow transplantation：journal of the American Society for Blood and Marrow Transplantation，2020，26（2）：272-277.

118.COUZIN C，MANCEAU S，DIANA J S，et al. Vascular access for optimal hematopoietic stem cell collection. Journal of clinical apheresis，2021，36（1）：12-19.

119.陈瑾，郭彩利，孙春红，等.采用不同血管通路采集自体外周血造血干细胞的安全性及有效性评估.现代检验医学杂志，2015，30（04）：111-114.

120.秦叔逵，马军.中国临床肿瘤学会（CSCO）肿瘤放化疗相关中性粒细胞减少症规范化管理指南（2021）.临床肿瘤学杂志，2021，26（07）：638-648.

121.胡国庆，段亚波.GB15982-2012《医院消毒卫生标准》新变化.中国感染控制杂志，2013，12（01）：1-4.

122.自体造血干细胞移植规范.中国医药生物技术，2022，17（01）：75-93.

123.黄晓军.实用造血干细胞移植.2版.北京：人民卫生出版社.

124.郭彩利，林欢，孙春红，等.自体外周血造血干细胞采集患者临床护理路径的实施.护理学杂志，2013，28（17）：29-31.

125.刘立红.恶性实体瘤患儿行自体外周血造血干细胞采集的护理.天津护理，2014，22（01）：31-32.

126.孙红，陈利芬，郭彩霞，等.临床静脉导管维护操作专家共识.中华护理杂志，2019，54（09）：1334-1342.

127.马新娟.血液系统疾病护理规范.北京：中国协和医科大学出版社，2022.

128.HONG C H L，GUEIROS L A，FULTON J S，et al. Systematic review of basic oral care for the management of oral mucositis in cancer patients and clinical practice guidelines. Supportive care in cancer：official journal of the Multinational Association of Supportive Care in Cancer，2019，27（10）：3949-3967.

129.张玉.化疗所致恶心呕吐的药物防治指南.中国医院药学杂志，2022，42（05）：457-473.

130.ANGARONE M，SNYDMAN D R. Diagnosis and management of diarrhea in solid-organ transplant recipients：Guidelines from the American Society of Transplantation Infectious Diseases Community of Practice. Clinical transplantation，2019，33（9）：e13550.

131.金正明.淋巴瘤自体造血干细胞移植的临床实践优化探索与未来展望.中国癌症杂志，2022，32（02）：161-171.

132.SIGNORELLI J，ZIMMER A，LIEWER S，et al. Incidence of Febrile Neutropenia in Autologous Hematopoietic Stem Cell Transplant（HSCT）Recipients on levofloxacin prophylaxis. Transplant infectious disease：an official journal of the Transplantation Society，2020，22（2）：e13225.

133.周晓瑜，黄丽华，金爱云，等.1例遗传性弥漫性白质脑病合并轴索球样变患者行造血干细胞移植的护理.中华护理杂志，2020，55（06）：928-931.

134.RODRIGUES J A P，LACERDA M R，GALV O C M，et al. Nursing care for patients in post-transplantation of hematopoietic stem cells：an integrative review. Revista brasileira de enfermagem，2021，74（3）：e20200097.

135.PETERSON D E，BOERS-DOETS C B，BENSADOUN R J，et al. Management of oral and gastrointestinal mucosal injury：ESMO Clinical Practice Guidelines for diagnosis，treatment，and follow-up. Annals of oncology：official journal of the European Society for Medical Oncology，2015，26 Suppl 5：v139-151.

136.贾灵芝，李小丽，王凤然.2015 版"MASCC/ISOO/EBMT 放化疗及造血干细胞移植者口腔护理专家共识"解读.护理研究，2018，32（02）：167-168.

137.马婷婷，吴琼，欧阳静，等.中国癌症症状管理实践指南——口腔黏膜炎.护士进修杂志，2020，35（20）：1871-1878.

138.常芝晨，周金阳，付菊芳，等.成人造血干细胞移植后口腔黏膜炎护理最佳证据总结.护理学杂志，2022，37（04）：45-49.

139.徐丽，唐叶丹，陈琳，等.造血干细胞移植联合 CAR-T 治疗复发难治 B 细胞肿瘤患者并发症的护理.护理学杂志，2018，33（17）：32-34.

140.魏丽丽，吴欣娟.多发性骨髓瘤护理实践指南.中华护理杂志，2020，55（05）：721.

141.LC A. LCA haemato-oncology clinical guidelines. 2015.

142.ARENDS J，BACHMANN P，BARACOS V，et al. ESPEN guidelines on nutrition in cancer patients. Clinical nutrition（Edinburgh，Scotland），2017，36（1）：11-48.

143.冯淑娴.心理护理对血液病患者抑郁情绪的影响.河南医学高等专科学校学报，2019，31（03）：375-377.

144.余旻虹，刘逢辰，王丹，等.41 例自体外周血造血干细胞移植治疗 POEMS 综合征的护理.中华护理杂志，2013，48（02）：116-118.

145.葛永芹，朱霞明.自体造血干细胞移植治疗 T 细胞淋巴瘤的护理.护士进修杂志，2011，26（20）：1859-1861.

146.解文君，张帅，刘毅，等.领悟社会支持及应对方式在恶性血液病行造血干细胞移植患者心理弹性与创伤后成长间的中介效应.护理学报，2019，26（03）：73-78.

147.中华医学会血液学分会.造血干细胞移植后肝窦隙阻塞综合征诊断与治疗中国专家共识（2022 年版）.中华血液学杂志，2022，43（03）：177-183.

148.中华医学会血液学分会.造血干细胞移植后出血并发症管理中国专家共识（2021 年版）.中华血液学杂志，2021，42（04）：276-280.

149.MAQBOOL S，NADEEM M，SHAHROZ A，et al. Engraftment syndrome following Hematopoietic stem cell transplantation：a systematic approach toward diagnosis and management. Medical oncology（Northwood，London，England），2022，40（1）：36.

150.CHRISTOPEIT M，SCHMIDT-HIEBER M，SPRUTE R，et al. Prophylaxis，diagnosis and therapy of infections in patients undergoing high-dose chemotherapy and autologous haematopoietic stem cell transplantation. 2020 update of the recommendations of the Infectious Diseases Working Party（AGI-HO）of the German Society of Hematology and Medical Oncology（DGHO）. Annals of hematology，2021，100（2）：321-336.

151.中国中性粒细胞缺乏伴发热患者抗菌药物临床应用指南（2020 年版）.中华血液学杂志，2020，41（12）：969-978.

152.内科输血，WS/T 622-2018.2018.

153.全血及成分血质量要求，GB 18469-2012.2012.

154.Mark K.Fung 主编，桂嵘主译.美国血库协会技术手册.北京：人民卫生出版社，2020.

155.杨成民，刘进，赵桐茂.中华输血学.北京：人民卫生出版社，2021.

156.中华人民共和国国家卫生健康委员会.输血医学术语 WS/T 203-2020：2020.

中医治疗

- ❖ 循古道今　国粹传奇 ❖
- ❖ 减毒控瘤　增效护体 ❖
- ❖ 整合施治　方得其益 ❖
- ❖ 指尖艺术　妙手除疾 ❖
- ❖ 内病外治　杏苑神笔 ❖

第一章

肿瘤放化疗并发症的中医治疗

放化疗本质都是细胞毒作用，在杀伤瘤细胞同时，也会损伤机体正常功能，引起不同程度副反应，严重影响患者生活质量和治疗依从性。中医药在改善不良反应方面，从发病机制认识，到治则治法确立，再到药物选择，均具有独特优势。具体表现为能减轻放化疗所致胃肠道反应、皮肤黏膜损害、骨髓抑制、重要脏器损害、免疫功能紊乱、神经毒性及心理损害。

一、化疗相关胃肠道反应

化疗是肿瘤标准治疗的关键部分之一，在延长肿瘤患者生存时间同时，也带来一系列毒副作用。其中，恶心、呕吐、腹泻等胃肠道症状是化疗过程中或化疗后较常见的不良反应，其不适感降低患者接受化疗的顺应性。目前，国内外对化疗所致恶心、呕吐治法主要是应用5-HT3受体拮抗剂，皮质类固醇激素，NK1受体拮抗剂及镇静药物等；化疗相关性腹泻的治疗以补液、益生菌、纠正电解质酸碱平衡紊乱等控症治疗为主。中医诊治首先是正确地评估，寻找适合中医技术应用的病种与时机，其次要评估个体化用药特征，体现中医辨证用药精髓，在应用中医技术时要整合其他疗法，起到扶持、扶助、扶正的作用；中医特色的经典方药、中成药和针灸等适宜技术是控制疾病或不良反应的重要措施；药膳、食疗是"勿使过之，伤其正也"整合治疗、全程关护思想的重要体现，通过CACA指南策略即"评""扶""控""护"四步达到"双生"即延长生存时间、提高生存质量的目的。

（一）评——胃肠道反应的整合评估

评估目的是明确中医治疗的适应证及中医分型。通常，中药内服适于轻中度胃肠道反应，不适于重度胃肠道反应。中医外治适合所有级别胃肠道反应。

1.评病——化疗相关胃肠道反应的分级及中医治疗适应证

（1）化疗相关胃肠道反应的分级

a.恶心

1级：轻微恶心，正常食欲；2级：中度恶心，食欲下降，但能进食；3级：中重度恶心，进食较少；4级：恶心较重，不能进食。

b.呕吐

1级：1次/24小时；2级：2~5次/24小时；3级：6~10次/24小时；4级：>10次/24小时，需胃肠支持治疗。

c.腹泻

1级：大便次数增加2~3次/天；2级：大便次数增加4~6次/天或夜间大便或中度腹痛；3级：大便次数增加7~9次/天或大便失禁或严重腹痛；4级：大便次数>10次或明显血性腹泻或需胃肠外支持治疗。

（2）化疗相关胃肠道反应的诊断要点

有化疗史，结合临床表现和相关检查排除导致胃肠道反应其他相关疾病，即可评估为化疗胃肠道反应。其诊断要点包括：①病史：恶性肿瘤病史及化疗史。②症状：化疗中或后发生的恶心、呕吐、腹泻等。③排除要点：排除使用阿片类药物、存在不完全性或完全性肠梗阻、前庭功能障碍、肿瘤脑转移、电解质紊乱、尿毒症、肝功能异常导致的胃肠道反应；排除有晕动病、孕吐史、饮酒史、焦虑症引起的胃肠道反应；排除其他疾病或生理因素引起的胃肠道反应。

（3）化疗相关胃肠道反应中医适用范围

中医治疗适合各种化疗相关胃肠道反应，但在治疗过程中要反复评估，尤其是关注吐、泄内容物性质、腹部体征、血细胞分析及粪便分析，若出现板状腹或反跳痛明显、呕血、便血伴血象明显升高、血压下降明显等症时，应紧急给予相关西医内、外科治疗。

2.评因——化疗相关胃肠道反应的中医病因病机

（1）中医病因病机

化疗胃肠道反应从中医角度看，主要病机为"药毒"，导致脾胃运化失职、大肠传化功能失常，继而出现恶心、呕吐、腹泻之症；或化疗药导致正气亏损，损伤脾肾之阳，引起脾胃失和，水谷不化，发为化疗中或后的胃肠道症状。

（2）中医治则治法

脾胃为后天之本，药毒最易伤及脾胃，肿瘤患者本就正气不足而化疗使脾胃之气更伤，致使脾胃运化功能失常，痰饮内生，胃虚气逆，升降失和，故出现恶心、呕吐、腹泻等症。恶心呕吐当以健脾温中益气为法。腹泻以运脾化湿为治则，再据寒热不同，分别采取温化寒湿与清化湿热之法。

3.评证——化疗相关胃肠道反应的辨证分型

（1）恶心、呕吐

药毒导致"胃失和降，气机上逆"是化疗后恶心、呕吐根本病机。

a.肝胃不和

临床表现：化疗后呕吐嗳气，脘腹满闷不舒，反酸嘈杂，舌边红，苔薄腻，脉弦。

b.脾胃虚弱证

临床表现：化疗后恶心欲呕，食欲不振，食入难化，脘闷痞闷，大便不畅，舌淡胖，苔薄，脉细。

（2）腹泻

"脾虚湿盛"是化疗相关腹泻的关键病机，据其临床表现辨明"寒热"，其证候可分为夹湿和阳虚两种证候。

a.大肠湿滞证

临床表现：化疗后泄泻腹痛，泻下急迫，或如水样，小便短黄，舌淡白、苔白厚腻，脉滑数或濡数。

b.脾肾阳虚证

临床表现：化疗后腹泻和大便溏薄反复不已，伴有形寒肢冷、喜温喜按、腰膝酸软、小便清长，舌淡、苔白，脉沉细无力。

（二）扶——胃肠道反应的控症治疗

依据化疗药物致吐风险级别不同，预防方案从单一用药到二联用药、三联用药不等，常用止吐药物如5-HT3受体拮抗剂、地塞米松、多巴胺受体拮抗剂或异丙嗪、奥氮平等。化疗相关性腹泻治疗以补液、益生菌、纠正电解质酸碱平衡紊乱等对症治疗为主。

（三）控——胃肠道反应的中医治疗

化疗相关胃肠道反应的治疗，对伴重度呕吐者，中药汤剂口服不适宜，临床上大多选用穴位注射、针灸及穴位贴敷或联合上述方法达到缓解症状的目的。

1.中医内治

（1）恶心、呕吐

a.肝胃不和

临床表现：化疗后呕吐嗳气，脘腹满闷不舒，反酸嘈杂，舌边红，苔薄腻，脉弦。

治法：疏肝理气，和胃降逆

推荐方药：四逆散合半夏厚朴汤加减

药物组成：柴胡10g，白芍15g，枳壳10g，厚朴10g，法半夏10g，旋覆花10g，竹茹10g，茯苓15g，苏梗10g。

b.脾胃虚弱证

临床表现：化疗后恶心欲呕，食欲不振，食入难化，脘闷痞闷，大便不畅，舌淡胖，苔薄，脉细。

治法：益气健脾、燥湿化痰

推荐方药：四君子汤合二陈汤加减

药物组成：人参（去芦）、白术、茯苓（去皮）各9g，法半夏、橘红各15g，炙甘草5g。

（2）腹泻

"脾虚湿盛"是化疗相关腹泻的关键病机，据其临床表现辨明"寒热"，可分为夹湿和阳虚两种证候。

a.大肠湿滞证

临床表现：化疗后泄泻腹痛，泻下急迫，或如水样，小便短黄，舌红、苔腻，脉滑数或濡数。

治法：解表化湿，理气和中

推荐方药：藿香正气散（或同名中成药）

药物组成：大腹皮、白芷、紫苏、茯苓（去皮）、半夏曲、白术、陈皮（去白）、厚朴（去粗皮，姜汁炙）、苦桔梗、藿香（去土）各10g，炙甘草5g。

b.脾肾阳虚证

临床表现：化疗后腹泻和大便溏薄反复不已，伴有形寒肢冷、喜温喜按、腰膝酸软、小便清长，舌淡、苔白，脉沉细无力。

治法：温中祛寒，补气健脾

推荐方药：理中丸合四神丸

药物组成：人参、干姜、炙甘草、白术各9g，肉豆蔻10g，补骨脂（破故纸）20g，五味子10g，吴茱萸5g。

2.中医外治

（1）穴位注射

a.恶心、呕吐、腹泻的治疗

穴位注射：临床上不论恶心、呕吐、腹泻，虚、实、寒、热证，均可选下方穴位，出现症状后可立即治疗。

①取穴：足三里：在小腿外侧，外膝眼（犊鼻）直下3寸，距离胫骨前嵴一横指。

②注射方法：患者取平卧位，选取带5号针头的5 mL一次性注射器，抽吸药品胃复安4 mL，取双侧足三里穴常规局部皮肤消毒后，垂直进针（根据患者体形胖瘦）深度为（3±0.5）cm，回抽无回血后，缓慢注入药液2 mL，注射完毕用干棉签按压针口并轻揉局部，使药液渗透均匀。

b.普通针刺

针刺治疗主要发挥针刺循经调节机制，以操作方便、见效快为特征，可尽快缓解患者因化疗产生的呕吐症状。临床上不论虚、实证，均可选用足三里穴位进行针刺。

c.艾灸

艾灸足三里、中脘、关元穴，可快速缓解症状。

（四）护——胃肠道反应的调护

穴位注射及针刺一般不需特殊护理，操作过程中患者如出现眩晕、冒冷汗、恶心等晕针症状，应按晕针即刻处置，立即将针取出，头低脚高位休息，给予适量温水口服。

饮食应以进食清淡食物为宜，建议优质蛋白饮食摄入以补充必需营养，增强病人抗病能力。尽量不吃或少吃生冷辛辣等刺激食物，少食多餐，以免加重胃肠负担。

（五）生——胃肠道反应的治疗目标

临床上化疗相关胃肠道反应首先选择针刺和中医外治法，中医外治法对胃肠道症状较重、服药极其困难、恐药心理极强患者尤其适用，可增强患者依从性，保证治疗顺利进行。最终疗效是使患者生存时间延长和生活质量提高。

二、化疗所致重要脏器损害

化疗常引起心、肝、肾等重要脏器不同程度损伤。中医药在化疗减毒方面独具优势，中医诊疗按照CACA指南策略即"评""扶""控""护"四步达到"双生"即延长生存时间、提高生存质量的目的。

（一）化疗所致心脏毒性

1.评——化疗所致心脏毒性的整合评估

蒽环类、紫杉类、氟尿嘧啶类药物可引起剂量相关性心脏毒性，尤其是蓄积性心脏毒性。包括无症状心肌缺血、心律失常、心包炎、心肌梗死、缺血性心衰等。因此，化疗前应全面评估心功能，化疗中应动态评估，对心电图异常或心功不全者，应定期心电图、超声心动图监测，心肌酶检测。通常中医治疗适合轻中度心脏毒性患者，对重度患者，不适宜中医治疗。

（1）评病——心脏毒性的诊断

目前，化疗药物心脏毒性尚无统一的定义。我国《2013版蒽环类药物心脏毒性防治指南》推荐Seidman A等在曲妥珠单抗临床试验标准，即具有下面一项或多项表现：①充血性心功能不全症状、体征；②左室射血分数降低；③有心衰症状体征者，左室射血分数较基线降低至少5%，且绝对值<55%；④无心衰症状或体征患者，左室射血分数较基线下降至少10%，且绝对值<55%。ESMO建议左室射血分数较基线下降10%，尤其左室射血分数<50%时，考虑心脏毒性，ESC建议诊断标准为左室射血分数<50%，而SEOM心血管毒性临床指南建议左室射血分数<53%时需心脏专科治疗。其他常见症状包括心悸、血压改变、心肌梗死，少见可出现心包炎、心肌炎、充血性心衰、心源性休克或猝死等。

（2）评因——心脏毒性的中医病因病机

化疗药对肿瘤患者心脏损伤的临床症状可归为"心悸""胸痹"等病证范畴。化疗毒副作用为"药毒"伤及脏腑气血，致使全身衰弱，多以虚证为主，其中气阴两虚是最常见证候，日久则阴损及阳，从而心阳不振而现心脉瘀阻等证候。本症病位在心，基本病机是本虚标实，本虚以气血亏虚为主、标实以血脉瘀阻为主，治疗以"益气养血活血"为则。

（3）评证——心脏毒性的辨证分型

a.气阴两虚证

临床表现：心胸隐痛，时作时休，心悸气短，动则加重，伴倦怠乏力，声息低微，易出汗，舌质淡红，苔薄白，脉虚细或结代。

b.心血瘀阻证

临床表现：心胸疼痛，如刺如绞，痛有定处，甚则心痛彻背，背痛彻心，伴有胸闷，日久不愈，可因暴怒、劳累而加重，舌质紫暗，有瘀斑，苔薄，脉弦涩。

2.扶——心脏毒性的控症治疗

目前，在预防心血管毒性事件方面，右丙亚胺是唯一经FDA批准的心脏保护剂。但若出现心功能损伤，治疗药物则为治疗心衰的三大类基石药物：ACEI、ARB类药物、β受体阻滞剂等。

3.控——心脏毒性中医治疗

以"益气养血活血"为中医治则，根据患者体质，辨证论治，选下方治疗：

（1）中药汤剂

a.气阴两虚证

治则治法：益气养阴，活血通脉

推荐方药：生脉散合人参养荣汤

药物组成：人参、麦门冬、五味子、黄芪、白术、茯苓、当归、白芍、熟地黄、陈皮、桂心、远志各15 g，炙甘草5 g。

随证加减：若胸闷胸痛，可加丹参、三七、益母草、郁金、五灵脂等以活血通络。若脉结代，可加生地黄、阿胶、麻仁，益气养血，滋阴复脉。

b.心血瘀阻证

治则治法：活血化瘀，通脉止痛

推荐方药：血府逐瘀汤加减

药物组成：桃仁12 g，红花、当归、生地黄、牛膝各9 g，川芎、桔梗各5 g，赤芍、枳壳、甘草各6 g，柴胡3 g。

随证加减：若瘀痛入络，可加全蝎、穿山甲、地龙、三棱、莪术等以破血通络止痛；气机郁滞较重，加川楝子、香附、青皮等以疏肝理气止痛；胁下有痞块，属血瘀者，可酌加丹参、郁金、䗪虫、水蛭等以活血破瘀。

（2）中成药

a.麝香保心丸（伴有胸闷时可选）

功效：芳香温通，益气强心

组成：人工麝香、人参提取物、人工牛黄、肉桂、苏合香、蟾酥、冰片。

适应证：用于气滞血瘀所致的胸痹，症见心前区疼痛、固定不移；心肌缺血所致的心绞痛、心肌梗死见上述证候者。

b.稳心颗粒（伴有心律失常时可选）

功效：益气养阴，活血化瘀

组成：党参、黄精、三七、琥珀、甘松。

适应证：用于气阴两虚，心脉瘀阻所致的心悸不宁、气短乏力、胸闷胸痛；室性早搏、房性早搏见上述证候者。

c.生脉饮（伴心悸气短出汗时可选）

功效：益气复脉，养阴生津

组成：红参、麦冬、五味子。

适应证：用于气阴两亏，心悸气短，脉微自汗。

（3）中药注射液

a.参附注射液（伴有休克表现时可选）

功效：益气活血、回阳救逆、固脱

组成：红参、附片（黑顺片）。辅料为聚山梨酯80（供注射用）、盐酸、氢氧化钠、注射用水。

适应证：主要用于阳气暴脱的厥脱症（感染性、失血性、失液性休克等）；也可用于阳虚（气虚）所致的惊悸、怔忡、喘咳、胃疼、泄泻、痹症等。

b.丹红注射液（伴有心肌缺血表现时可选）

功效：活血化瘀，通脉舒络

组成：丹参、红花、注射用水。

适应证：用于瘀血闭阻所致的胸痹及中风，证见：胸痛、胸闷、心悸、口眼歪斜、言语塞涩、肢体麻木、活动不利等症；冠心病、心绞痛、心肌梗死，瘀血型肺心病、缺血性脑病、脑血栓。

4.护——心脏毒性的中医调护

由于目前相关治疗药物的限制性，因此预防心肌损伤、筛选敏感人群具有重要意义。主要预防措施包括用药前筛选高风险人群、心功能基线评估及定期随访、更改药物剂型、药物使用中缓慢滴注并限制用量、减少与其他心血管毒性药物联用等。加强中药复方制剂注射液使用的观察和护理，严格控制补液速度，以<120 mL/h速度匀速输入，防止输液速度过快诱发心衰，加重心肌损害。

饮食以清淡、易消化、高热量、高蛋白、少量多餐为宜，脂肪不宜过多，碳水化合物应粗细粮结合，食物种类多样，多吃新鲜蔬菜、水果，营养要均衡。

（二）化疗所致肝脏毒性

1.评——化疗所致肝脏毒性的整合评估

化疗药物引起的肝损伤主要是由化疗药及其代谢产物对肝脏直接毒性作用所致，早期表现为坏死、炎症，长期用药可出现纤维化、脂肪性变、肉芽肿形成、嗜酸性粒细胞浸润等慢性肝损伤。甲氨蝶呤、氟尿嘧啶、达卡巴嗪、依托泊苷等可引起肝损害，含草酸铂化疗可引起肝窦损伤和出血，含伊立替康化疗可引起不同程度脂肪性肝炎，化疗药可使潜在病毒性肝炎感染迅速恶化，引起急性或亚急性肝坏死（重症肝炎）。肝毒性损害主要症状为肝区胀痛或隐痛，口干苦，嗳气，腹胀，巩膜、皮肤黄染，发热，肝脾肿大，肝功能异常。临床检查多监测肝功能，主要表现为谷丙转氨酶、谷草转氨酶、血清总胆红素、直接胆红素异常。轻度药物性肝损伤首选停药观察，中重度需中药或西药保肝治疗。

（1）评病——肝脏毒性的诊断

a.药物性肝损害的诊断要点

药物性肝损伤的诊断是排除性诊断，全面、细致地追溯可疑用药史和除外其他肝损伤的病因对诊断至关重要，具体诊断建议如下：符合以下任何一种即为临床显著药物性肝损伤：①两次检查血清谷草转氨酶或谷丙转氨酶>5×ULN，或碱性磷酸酶>2×ULN；②血清总胆红素>2.5 mg/dL，伴谷草转氨酶、谷丙转氨酶或碱性磷酸酶水平升高；③国际标准化比值>1.5，伴谷草转氨酶、谷丙转氨酶或碱性磷酸酶升高。

b.药物性肝损害的分级，按Child-Pugh分级标准：

表9-1

	评分		
	1	2	3
总胆红素(μmol/L)	<34	34~51	>51
血清白蛋白(g/L)	>35	28~35	<28
凝血酶原时间延长	1~3秒	4~6秒	>6秒
腹水	无	轻度	中等量
肝性脑病(级)	无	1~2	3~4

按积分法，5~6分为A级，7~9分为B级，10~15分为C级。

（2）评因——肝毒性的中医病因病机

化疗药物多经肝脏代谢，加之治疗周期长、慢性消耗大，极易影响脾胃、耗气伤阴。脾失健运，水液不得运化，停滞体内，产生湿、痰等病理产物，成为新的致病因素；痰湿不化，久则郁而生热，湿热内蕴，中医辨证大致分为"虚""实"两证，"虚"者多属气阴两虚，"实"者多数肝胆湿热。

（3）评证——肝毒性的辨证分型

a.肝胆湿热证

临床表现：胁肋胀痛或灼热疼痛，口苦口黏，胸闷纳呆，恶心呕吐，小便黄赤，大便不爽或兼有身热恶寒，身目发黄，舌苔黄腻脉弦滑数。

b.气阴两虚证

临床表现：胁肋隐痛，悠悠不休，遇劳加重，口干咽燥，心中烦热，头晕目眩，舌红少苔，脉细弦而数。

2.扶——化疗所致肝毒性的控症治疗

目前，针对化疗导致的肝损伤，西医基本治则是①及时停用可疑肝损伤药物，尽量避免再用可疑或同类药物；②充分权衡停药引起原发病进展和继续用药导致肝损伤加重风险；③根据药物性肝损伤临床类型选用适当药物治疗；④急性肝衰、亚急性肝衰等重症患者必要时可考虑紧急肝移植。

目前无证据显示2种或以上抗炎保肝药物对药物性肝损伤有更好疗效，因此不推荐2种或以上抗炎保肝药物联用。

3.控——化疗所致肝毒性的中医治疗

（1）中药汤剂

a.肝胆湿热证

治则治法：清热利湿

推荐方药：茵陈蒿汤或龙胆泻肝汤

药物组成：茵陈蒿汤：茵陈18 g，栀子12 g，大黄（去皮）6 g。龙胆泻肝汤：龙胆草（酒炒）6 g，黄芩（酒炒）9 g，山栀子（酒炒）9 g，泽泻12 g，木通9 g，车前子9 g，当归（酒炒）8 g，生地黄20 g，柴胡10 g，生甘草6 g。

随证加减：若湿重于热者，可加茯苓、泽泻、猪苓以利水渗湿；热重于湿者，可加黄柏、龙胆草以清热祛湿；胁痛明显者，可加柴胡、川楝子以疏肝理气。肝胆实火热盛，去木通、车前子，加黄连泻火。

b.气阴两虚证

治则治法：益气养阴柔肝

推荐方药：一贯煎

药物组成：北沙参、麦冬、当归身各9 g，生地黄20 g，枸杞子15 g，川楝子5 g。

随证加减：有虚热或汗多，加地骨皮；舌红而干，阴亏过甚，加石斛；胁胀痛，按之硬，加鳖甲；烦热而渴，加知母、石膏；腹痛，加芍药、甘草；不寐，加酸枣仁；口苦燥，少加黄连。

（2）中成药

a.护肝宁片

功效：清热利湿，保肝护肝

组成：垂盆草、虎杖、丹参、灵芝。

功能主治：清热利湿，益肝化瘀，疏肝止痛；退黄、降低谷丙转氨酶。用于急性肝炎及慢性肝炎。

b.垂盆草颗粒

功效：清利湿热

组成：鲜垂盆草。

适应证：有降低谷丙转氨酶作用。用于急性肝炎、迁移性肝炎及慢性肝炎活动期。

c.茵栀黄颗粒

功效：清热解毒，利湿退黄

组成：茵陈（棉茵陈）提取物、栀子提取物、黄芩提取物（以黄芩苷计）、金银花提取物。

适应证：用于肝胆湿热所致的黄疸，症见面目悉黄、胸胁胀痛、恶心呕吐、小便黄赤；急、慢性肝炎见上述证候者。

（3）中药注射液

a.舒肝宁注射液

功效：清热解毒、利湿退黄、保肝护肝

组成：茵陈提取物、栀子提取物、黄芩苷、板蓝根提取物、灵芝提取物。

适应证：用于湿热黄疸，症见面目俱黄，胸胁胀满，恶心呕吐，小便黄赤，乏力，纳差，便溏；急、慢性病毒性肝炎见前述症状者。

4.护——化疗所致肝毒性的调护

化疗时应避免选用对肝功能有损伤的中药，肝功能损伤病人皮肤可能出现黄染、瘙痒等现象，勿用手抓挠，保持皮肤清洁、干燥，修剪指甲，避免皮肤划痕。

肝功能损伤病人饮食应清淡有营养、易消化，多食蛋白类食物能保护肝脏正常性能，加快受损肝细胞的再生修复，避免辛辣、油炸、腌制等刺激性食物。进食不宜过饱，否则会加重肝脏负担，食欲欠佳者可指导病人家属通过调整食物的色、香、味以促进病人食欲。

（三）化疗所致肾脏毒性

1.评——化疗所致肾毒性的整合评估

部分化疗药物如顺铂、氨甲蝶呤、5-氟尿嘧啶等，在通过肾脏代谢时可能会对肾脏造成毒性作用，引起肾功能损害。主要表现为肾小管上皮细胞急性坏死、变性、间质水肿、肾小管扩张，严重时出现肾衰。患者可出现腰痛、血尿、水肿、小便化验异常。多次、高剂量使用肾毒性化疗药可造成不可逆肾功损害，严重时可致尿毒症。

（1）评病——肾毒性的诊断

日本学者曾于2016年发布药物相关肾损害临床指南，指出药物性肾损害诊断标准如下：①药物使用后新发肾损害或肾损害加重；②停药后肾损害好转；③排除其他导致肾损害的原因。在肿瘤初始治疗阶段，出现急性肾损伤者，可参考肿瘤溶解综合征诊断标准；在长期治疗过程中出现蛋白尿或慢性肾病表现时，肾活检有助于诊断。临床上将顺铂引发的肾功能损伤分为5个等级：0级，患者无肾脏损伤；1级，患者伴一过性肾小管损伤，但肾小球功能无变化；2级，出现一过性肾小球功能损伤；3级，出现长期肾小球功能损伤；4级，出现急性肾衰竭。

（2）评因——肾毒性的中医病因病机

肿瘤患者多脏腑虚衰，加之化疗药损伤，使正气愈虚，伤及先天和后天根本，或阴液不足而肾精不足，肝失濡养，或阳气虚衰，脾肾失于温化导致一系列机体失和表现。正如："脾肾俱虚为水病，脾虚则制水不能，肾虚则水气不通"，故以补法配合通法，遵循"以补和通"的治则，还要注重补益脾肾。

（3）评证——肾毒性的辨证分型

化疗后出现肾功受损和蛋白尿，再依据临床症状可分以下两型。

a.肝肾阴虚证

临床表现：目花、目干，腰酸肋痛，耳鸣，夜间盗汗，失眠多梦，腰膝酸软，浮肿，头晕耳鸣，少气，舌体瘦小，脉细弱。

b.脾肾阳虚证

临床表现：肢冷，畏寒喜热，大便五更泄泻，面白，纳呆，夜尿较频，小便清长。舌淡胖有齿痕，脉沉弱或沉细。

2.扶——化疗相关肾毒性的控症治疗

药物相关肾损害治疗主要是停用导致肾损害药物。停药后肾损害无明显好转，可考虑类固醇治疗。肾功能异常者用经肾脏排泄的药物时，应根据患者肾小球滤过率调整药物剂量。若出现急性肾衰竭，也可针对性予血浆置换和透析等疗法。

3.控——化疗相关肾毒性的中医治疗

（1）中药汤剂

a.肝肾阴虚证

治则治法：滋阴疏肝，补肾填髓

推荐方药：六味地黄丸

药物组成：熟地黄24 g，牡丹皮9 g，山茱萸12 g，山药12 g，泽泻9 g，茯苓9 g。

b.脾肾阳虚证

治则治法：温补肾阳，补脾益气

推荐方药：金匮肾气丸

药物组成：山萸肉18 g，制附子6 g，没药10 g，牡丹皮12 g，干地黄24 g，茯苓12 g，怀山药18 g，桂枝7 g，泽泻12 g，牛膝10 g。

（2）中成药

金水宝胶囊

功效：补益肺肾，秘精益气

组成：发酵虫草菌粉（Cs-4）

适应证：用于肺肾两虚，精气不足，久咳虚喘，神疲乏力，不寐健忘，腰膝痠软，月经不调，阳痿早泄；慢性支气管炎、慢性肾功能不全、高脂血症、肝硬化见上述证候者。

4.护——化疗相关肾毒性的调护

化疗时应避免选用对肾功能有损伤的中药，化疗药物主要由肾脏排泄，必须确保充分尿量以减轻化疗药物对肾小管的损伤。注意观察记录患者每天出入液量，嘱患者每天饮水2000~2500 mL，维持每天尿量在2000~3000 mL以上，以减少肾损害，注意观察尿液性状，排便后用温水清洗局部，女性注意经期卫生。定期复查肾功能，如发现尿素氮和肌酐升高，需及时处理。

增加低蛋白、富含维生素食物的摄入量，指导进食药膳的方式进补，如肾虚者可多食用桑葚，水肿者食用冬瓜汤等。

（四）化疗所致心、肝、肾损害的治疗目标

化疗导致的心、肝、肾等重要脏器毒性的预防和治疗需用药前后仔细、全面评估心、肝、肾基础功能、及时停药和积极对症处理。中医药作为整合治疗的重要组成部分，能在一定程度上减轻脏器损害，提高患者生活质量，延长患者生存时间。

三、化疗所致神经毒性

神经毒性病变是由多种原因导致的周围神经损伤。在肿瘤治疗过程中常见导致神经毒性的药物包括化疗药物诱导的神经毒性、免疫治疗相关神经毒性等。其中化疗药诱导的神经毒性发病率高，以下主要阐述化疗诱导的周围神经病变。

化疗诱导的周围神经病变（chemotherapy-induced peripheral neuropathy，CIPN）是由化疗药损伤周围神经系统导致的一种神经性毒病变，是临床肿瘤患者接受化疗后的常见并发症。可能限制化疗药物进一步使用，严重降低患者生活质量。目前许多化疗药物都可导致CIPN，包括铂类、微管蛋白抑制剂（紫杉类、长春碱类等）、烷化剂、抗代谢药物（吉西他滨、氟尿嘧啶类）等。CIPN常规治疗方法包括药物和非药物治疗，药物治疗分全身和局部药物治疗；非药物治疗又包括针灸、冷冻疗法、压迫疗法及其他疗法。中医诊治按照CACA指南策略即"评""扶""控""护"四步达到"双生"即延长生存时间、提高生存质量的目的。

（一）评——化疗所致神经毒性的整合评估

1.评病——CIPN分级及中医治疗适应证

（1）CIPN分级标准

见NCI-CTCAE周围神经毒性分级标准。

NCI-CTCAE（v5.0）周围神经毒性分级

表9-2

分级	1级	2级	3级	4级	5级
周围感觉神经障碍	无症状	中度症状:影响工具性日常生活能力	严重症状,个人自理能力受限	危及生命,需要紧急干预	—
周围运动神经障碍	无症状:仅临床或诊断所见	中度症状:影响工具性日常生活能力	严重症状,个人自理能力受限	危及生命,需要紧急干预	死亡

（2）CIPN的诊断要点

根据用药史、临床表现和评估工具诊断。CIPN的诊断要点包括：①病史：化疗药物使用史；②症状：主要体现在感觉、运动和自主神经三个方面，如手足麻木或疼痛，遇冷加重，关节僵硬、肌肉痉挛，甚至不能从事精细动作、走路踩棉花感等，症状多呈对称性、手套和长袜分布；③体征：触觉、压觉、震动觉和四肢末梢知觉减退或丧失、腱反射消失等；④辅助评估检查：神经肌电图传导异常等；⑤综合临床评估：包括FACT/GOG-Ntx量表、EORTC QLQ-CIPN20量表等，可有助于明确诊断。

（3）中医治疗适应证

适于化疗期间出现神经毒性的患者，对剧烈疼痛者建议联合止痛治疗。

2.评因——CIPN的中医病因病机

（1）中医病因病机

中医认为周围神经毒性归属于"血痹""痹证"，经络瘀阻是关键病机。气虚血滞，阳虚寒凝，经络闭塞而产生麻木不仁，疼痛等症状。最根本的原因在于药毒滞于经络，阳虚不能温通经络、气虚不能荣养四肢，从而表现出以肢端感觉异常为主的症状。

该病病位在经络，"虚""瘀"为其根本病因。症状早期为四肢感觉异常，局部气血瘀阻，以实证为主，后期多伴肢体运动障碍及肌肉无力，表现为本虚标实的证候。

3.评证——CIPN的辨证分型

"虚、瘀"是CIPN的治疗关键，根据其临床表现及中医八纲辨证的基本原则，其证候可分为气虚血瘀、阳虚寒凝两种。

（1）气虚血瘀证

主症：指（趾）麻木，时有疼痛等感觉异常，劳累时加重。

次症：疲倦懒言，自汗等。舌质暗，少苔，舌下络脉紫黑，脉涩或弱。

（2）阳虚寒凝证

主症：指（趾）麻木或疼痛等感觉异常，遇冷加重。

次症：恶食生冷，畏寒肢冷等。舌质淡，苔薄白，脉沉迟或紧。

（二）扶——化疗所致神经毒性的控症治疗

以通经活络为总治则，对于疼痛患者，可使用度洛西汀、普瑞巴林等止痛治疗，局部治疗神经性疼痛可外用辣椒素贴剂、利多卡因贴剂和各种凝胶贴剂等。此外，还可使用冷冻疗法和外科手套压迫疗法预防CIPN。

（三）控——化疗所致神经毒性的中医治疗

1.中医内治

以通经活络为主要治则，临床根据患者体质差异，辨明虚实寒热，选用下方内服：

（1）气虚血瘀证

治法治则：补气温阳，活血通络

推荐方药：黄芪桂枝五物汤加减

药物组成：黄芪20 g，桂枝10 g，白芍10 g，当归10 g，鸡血藤30 g，老鹳草15 g，生姜10 g，大枣10 g。

随证加减：上肢麻木者，加桑枝。下肢麻木者，加牛膝。

（1）阳虚寒凝证

治法治则：温阳散寒通络

推荐方药：当归四逆汤加减

药物组成：当归10 g，桂枝10 g，细辛3 g，芍药12 g，生甘草3 g，大枣10 g。

随证加减：寒甚者，加制附子；偏气虚者，加黄芪、党参；肢痛者加鸡血藤、老鹳草。

2.中医外治

（1）中药熏洗

a.治疗方

适用人群：治疗化疗药物引起的神经毒性患者。

药物组成：艾叶15 g，细辛9 g，威灵仙30 g，红花9 g，透骨草30 g，鸡血藤30 g，老鹳草30 g，桂枝15 g。

具体用法：每剂煎煮30分钟，煎至500 mL，使用时加热水稀释至1000 mL，先熏蒸患部，待水温合适后浸泡患部，每次30分钟，1次/天，1周为1个疗程，连续使用4个疗程。

b.预防方

适用人群：预防化疗药物引起神经毒性的患者。

药物组成：海风藤30 g，络石藤30 g，钩藤30 g，鸡血藤30 g，威灵仙20 g，老鹳草30 g。

具体用法：适用于预防及降低神经毒性发生率。从化疗第1天开始每日1剂，水煎2000~3000 mL，倒入熏洗桶内，密封，恒温43℃，放入手足，洗双足部及手部后加热，蒸汽可熏蒸小腿部及前臂40分钟，每日2次，直至化疗结束。

（2）针刺治疗

适用人群：化疗药物引起的神经毒性患者。

针刺有良好活血通络功效，对治疗CIPN有潜在益处，临床上可选：

主穴：足三里、三阴交、合谷

配穴：上肢麻痛者可加手三里；手指麻者加十宣；下肢麻痛者可加环跳、承山；足趾麻木加八邪。

针刺方法：见第四章肿瘤相关并发症的针灸治疗。

（四）护——化疗所致神经毒性的调护

日常避免接触冷水及寒冷物品刺激，洗漱应使用温开水。夏天尽量不吹电扇、空调，冬季做好防寒保暖，尤其在使用奥沙利铂时注意手脚保暖，可佩戴手套、穿厚袜。建议适宜运动，可选择散步、易筋经、打太极等有氧运动。不建议从事重体力劳动。

生活有规律，饮食有节，建议适量食用牛肉、鱼肉、海参补充优质蛋白，进食莲藕、黑木耳、核桃、豆制品补充神经修复活性物质。适当多喝水、多吃蔬菜和全麦制品，水果宜加温后再食用。体质虚弱的患者应忌食生冷寒凉性食物，如西瓜、苦瓜等。禁忌饮酒，饮酒可使化疗引起的周围神经病变恶化。

（五）生——化疗所致神经毒性的治疗目标

中医药治疗CIPN的目标是减轻患者的临床症状和周围神经损伤程度，缩短恢复时间，提高患者对化疗的耐受性及依从性，以保障患者顺利完成化疗周期，最终目标是延长生存期，提高生存质量。

四、化疗性静脉炎

化疗性静脉炎是静脉输注化疗药物后引起的一种静脉炎症反应，主要由于化学因素、静脉受到机械损伤、静脉血管受到颗粒污染和物理因素、静脉留置针影响、患者自身因素等导致血管发生炎症。化疗药大多为细胞毒药物，毒性大、浓度高，对血管刺激大，部分化疗药需持续静脉泵入，加上周期性化疗，长期反复刺激血管内壁，极易引起化疗性静脉炎。中医诊治按照CACA指南策略即"评""扶""控""护"四步达到"双生"即延长生存时间、提高生存质量的目的。

（一）评——化疗性静脉炎的整合评估

中药可预防也可治疗化疗性静脉炎，早期评判及早期用药最为关键。中药外治是主要方法。

1.评病——化疗性静脉炎分级及中医适应证

（1）化疗性静脉炎的临床症状及分级

化疗当日或化疗后3~5天，在化疗静脉穿刺点上方约1 cm处有轻微疼痛或发红、肿胀，局部发热，并沿静脉走向出现条索状红线、深褐色色素沉着，静脉管壁弹性降低或消失，可触及条索状硬结，严重者穿刺处有脓液，伴有畏寒、发热等全身症状。

化疗性静脉炎分级目前国内尚无统一标准，参照美国静脉输液护理学会（INS）

标准，分为5级。0级，无症状；Ⅰ级，输液部位颜色变红，伴或不伴有疼痛症状；Ⅱ级，输液部位疼痛，伴有颜色发红或水肿；Ⅲ级，输液部位疼痛，局部色红并水肿，按压静脉呈条索状改变；Ⅳ级，输液部位疼痛，局部色红并水肿，按压静脉呈条索状改变并能触及硬结，且长度大于2.5 cm，按压时流出脓液。

（1）化疗性静脉炎中医治疗适应范围

中医治疗适合无严重皮肤破溃、溃疡的化疗性静脉炎。有局部皮肤破溃应采用无菌换药方法处理，如有严重局部组织损伤或坏死，可请外科清创处理。

2.评因——化疗性静脉炎中医病因病机

化疗药物多为辛热之品，入脉后转化为火热毒邪，炼液成痰，导致气血运行不畅，加之药物刺激以及反复穿刺等原因，瘀阻血脉，发为本病。

本病病因主要为感受火热毒邪，病机是经脉受损，火热毒邪外犯，"热、毒、瘀"夹杂为病，阻滞脉络。因此，治法应以清热解毒、活血化瘀、消肿散结为法。

3.评证——化疗性静脉炎的辨证分型

化疗性静脉炎主要以清、通为基本治则。临床根据患者症状，辨明侧重热毒郁结或气滞血瘀，以选择清热解毒或化瘀通脉为主的药物治疗。

"热、毒、瘀"导致血脉不通是化疗性静脉炎关键病机，临床根据患者证候，用药以清热解毒或活血化瘀立法。

（1）热毒郁结证

临床表现：给药静脉皮肤红肿、疼痛、触痛，局部发热。舌红，苔黄，脉数。

（2）气滞血瘀证

临床表现：给药静脉变硬、触之条索感，局部疼痛、触痛。舌质紫暗或见瘀斑，脉涩。

（二）扶——化疗性静脉炎的控症治疗

当发现化疗药外渗及时局部封闭配合中药外敷是有效治疗手段，可降低化疗性静脉炎发生率，延缓发展进程，减轻发生程度，改善血管损伤。局部封闭常用利多卡因注射液、地塞米松注射液。

化疗药物外渗后要立即停止输注，局部肢体制动，用注射器尽量回抽残留药物，更换输液器输入生理盐水，嘱抬高患肢，局部间断冷敷或冰敷，时间为24 h左右，之后改热敷。药物封闭注射可减轻或阻止液体和药物外渗及疼痛。

（三）控——化疗性静脉炎的中医治疗

化疗性静脉炎以中药外治为主，目的主要是消肿止痛、通利血脉。

1.热毒郁结证

治则治法：清热解毒、消肿止痛

主方：中成药如意金黄散

用法：将如意金黄散用白醋或黄酒调和后外敷患处，上覆无菌纱布，每次40~60分钟，每天2次，1周为1个疗程。建议出现药物外渗时立即用药。

2.气滞血瘀证

治则治法：活血通脉、行气散结

主方：中成药六神丸或新癀片外敷

用法：将20粒六神丸或10片新癀片研末，芝麻油调敷患处，每次30分钟，每天2次，1周为1个疗程。

（四）护——化疗性静脉炎的调护

临床除了通过降低血管壁机械损伤、提高输液效率、改善留置针使用方法、改善化疗药对血管伤害等对静脉血管进行防护外，还要注意环境、饮食、心理方面中医调护。改善患者治疗环境和条件，控制药物输注温度。化疗期间鼓励患者少食多餐，饮食宜清淡、温热、少而精、易消化，避免寒凉、辛辣等刺激性食物。

（五）生——化疗性静脉炎的治疗目标

中医药作为化疗性静脉炎重要治疗手段之一，可有效降低化疗性静脉炎发生率，减轻症状，缩短康复时间，保障患者顺利完成化疗，最终延长生存时间，提高生存质量。

五、放射性皮炎

放射性皮炎（radiation dermatitis，RD）是放疗过程中最常见并发症，主要表现为皮肤干燥、粗糙、红斑、肿胀、烧灼感、痛痒感、色素沉着、干性脱皮、毛发脱落、甚至水疱、湿性脱皮、皮肤溃破、出血坏死及皮肤萎缩等，严重RD甚至会迫使放疗中断或延长治疗时间，从而降低瘤控率，且明显降低患者生活质量。RD治疗并无统一标准，以外用药物为主，配合日常护理。西医治疗以化学药品外涂为主，如比亚芬、激素乳膏、重组人表皮生长因子等。中医诊治按CACA指南策略即"评""扶""控""护"四步达到"双生"即延长生存时间、提高生存质量的目的。

（一）评——放射性皮炎的整合评估

评估目的是明确中医治疗的适应证以及中医分型。通常中医治疗适合轻中度（RTOG分级为1-3级）放射性皮炎患者，对于重度（RTOG分级为4级）患者，不适宜中医治疗。

1.评病——RD分级及中医适应证

（1）RD分级标准

按CACA指南放射性皮炎分级：

0级 无症状或轻症，无须治疗

1级 水疱，淡红斑，毛发脱落，干性脱皮，出汗减少

2级 皮肤触痛，明显红斑，片状湿性脱皮，中度水肿

3级 除皮肤皱褶处之外的融合性湿性脱皮，重度水肿

4级 溃疡，出血，坏死

（2）RD诊断要点

根据病史、临床表现诊断放射性皮炎，诊断要点包括：①病史：恶性肿瘤病史，正在接受或近半年接受过放射治疗；②症状：经放射线照射的皮肤出现以下症状，包括：肿胀疼痛、水疱、脱屑脱皮、瘙痒，甚至出现溃疡和皮肤坏死。

2.评因——RD中医病因病机

中医认为，放射线属"火毒"，"毒损脉络"是关键病机。火热毒邪侵袭人体，致使经络不通，血肉腐败，导致RD的发生。RD早期以邪实为主，持续日久可致人体正气受损，以致虚实夹杂，病情缠绵难愈。

3.评证——RD的辨证分型

（1）火毒伤络证

临床表现：皮损表现以红肿为主，局部灼热疼痛，或伴水疱，舌红苔黄，脉数。

（2）阴虚内热证

临床表现：皮损以瘙痒为主，伴脱屑、皮肤干燥，甚至出现皮肤溃疡或坏死，反复发作，缠绵不愈，舌红苔少或无苔，脉细数。

（二）扶——放射性皮炎的控症治疗

RD可以中医治疗，但现代医学处理还是必需的，如配合使用比亚芬、氢化可的松、康复新液等外用药，以及局部氧疗、激光治疗等物理方法。对反复发作严重皮肤溃疡，若一般状况良好，还可使用外科手术治疗。

（三）控——放射性皮炎的中医治疗

该病更适宜中药外治。

1.中医外治

中药外涂：中药治疗RD各地都有较为有效方剂，均可采用。中成药京万红软膏和湿润烫伤膏临床应用方便有效。

（1）中药外涂方

适用人群：治疗放疗引起的皮炎患者。

药物组成：麦冬30 g，生地30 g，玄参15 g，金银花10 g，连翘15 g，淡竹叶15 g，紫草6 g，赤芍10 g，白芷10 g，白芍15 g，花蕊石6 g，炙甘草10 g，红花15 g。

具体用法：以上药品制成中药颗粒，每日睡前取颗粒中药1剂，加入适量香油浸泡1小时，调成糊状，置于纱布上，厚度为1~2 mm，备用。外敷前用温水清洁放疗皮损部位皮肤并用毛巾吸干残余水分，将纱布固定于皮损处，外敷1小时，然后用温水将皮肤洗净，每日1次，连续使用14天。

（2）预防RD中药外涂方

适用人群：预防放疗引起的皮炎患者。

药物组成：生黄芪、当归、红花、紫草、生大黄各250 g，用市售5.5 L橄榄油慢火煎熬过滤成5.0 L暗红色油状液体，分装至60 mL聚酯塑料瓶中备用。

具体用法：在放疗开始当天，使用无菌棉签蘸取少许药油，均匀涂抹于接受照射部位及超出放射野范围1 cm处，每天2次，早晚各一次，每次涂抹两遍。

2.中医内治

以清热解毒通络、滋阴养血生肌为原则，根据患者体质差异，辨证论治，选用下方进行局部治疗：

（1）热毒炽盛证

治则治法：清热解毒，活血消肿

推荐方药：凉血活血解毒汤

药物组成：紫草、白扁豆、玉竹、黄芩、桑叶、天花粉、赤芍各10 g，金银花、女贞子、麦冬各15 g，大黄、生甘草各5 g。

随证加减：合并气虚，加太子参或党参；合并热毒炽盛，加黄连、黄芩。

（2）阴虚内热证

治则治法：清热解毒，养阴生津

推荐方药：竹叶石膏汤

药物组成：生石膏30 g，金银花30 g，芦根20 g，麦冬15 g，南沙参15 g，玄参15 g，丹皮12 g，白及10 g，连翘10 g，淡竹叶10 g。

随证加减：合并热毒盛，加黄芩、黄连、栀子；合并血热瘀滞，加红花、桃仁、赤芍、天冬、当归。

（四）护——放射性皮炎的调护

放疗期间保持放射野皮肤清洁干燥，可用温和肥皂水和清水局部清洗，避免在皮肤褶皱处用粉类制剂；穿宽松棉质的衣物，避免温度过高的水、碱性物质、碘伏、化妆水、香水、含乙醇消毒剂等刺激皮肤；避免抓挠、冷热敷、阳光直射等各种理化刺激；放射野皮肤干燥、脱皮时，任其自然脱落，不可暴力撕脱；放疗结束时，放射野皮肤接受射线量最高，皮肤受损重，应继续保护局部皮肤至少一个月。饮食应尽量以清淡为主，可多吃富含膳食纤维和高蛋白的食物，同时应避免辛辣刺激的食物，如辣椒、芥末等。

（五）生——放射性皮炎的治疗目标

针对RD，强调治疗和护理结合，中医药作为RD治疗过程中重要组成部分，能缓解疼痛，提高患者对放疗的依从性，保障完成放疗，最终是与其他疗法整合行动，共同延长生存时间，提高生活质量。

六、放射性直肠炎

放射性直肠炎（radiation proctitis，RP）是指因盆腔恶性肿瘤如宫颈癌、子宫内膜癌、卵巢癌、前列腺癌、直肠癌、膀胱癌等患者接受放疗后引起的直肠放射性损伤。RP症状迁延反复，易出现晚期严重并发症，如消化道大出血、穿孔、梗阻、肠瘘等，临床诊治难度大，患者生活质量受严重影响。RP常规治疗方法以收敛、解痉、消炎、保护肠黏膜、促进损伤修复和止血为主。中医诊治按CACA指南策略即"评""扶""控""护"四步达到"双生"即延长生存时间、提高生存质量的目的。

（一）评——放射性直肠炎的整合评估

评估目的是明确中医治疗适应证以及中医分型。通常中医治疗适合Ⅰ-Ⅲ级RP患者，对Ⅳ级RP患者，不适宜中医治疗。

1.评病——RP分级及中医治疗适应证

（1）RP的分级

根据CACA指南急性放射损伤分4级。

Ⅰ级：大便次数增多或大便习惯改变，无须用药，直肠不适，无须止痛治疗。

Ⅱ级：腹泻，需用抗交感神经药，黏液分泌增多，无需卫生垫，腹部疼痛，需止痛药。

Ⅲ级：腹泻，需肠胃外支持，重度黏液或血性分泌物增多，需卫生垫，腹部膨胀（腹部X线片显示肠管扩张）。

Ⅳ级：急性或亚急性肠梗阻肠扭转肠瘘或穿孔。

（2）RP诊断要点

根据既往治疗史，结合临床表现和有关检查，可确定病变性质和部位，即可明确诊断。RP诊断要点包括：①病史：既往曾行腹部放射性治疗；②症状：主要表现为排便困难、大便变细或排便频繁、稀便、便血、大便时坠痛等；③主要辅助检查（肠镜检查）：急性放射性直肠炎表现为黏膜充血、水肿；慢性放射性直肠炎表现为直肠黏膜发白增厚，血管纹理消失、紊乱及新生的毛细血管形成，严重者可出现直肠狭窄、溃疡、瘘管、穿孔形成；④其他辅助检查：血常规、大便常规、便潜血、直肠指诊、X线造影等检查。

（3）RP中医治疗适应证

中医治疗适合轻中度急慢性RP，即Ⅰ-Ⅲ级。对继发腹腔感染、电解质紊乱的不适宜中医治疗。对出现瘘管及穿孔发生的患者，应及时转入外科治疗。

（4）RP鉴别诊断

RP可与溃疡性结肠炎，伪膜性肠炎，急性缺血性肠炎及各种原因引起的排便困难、大便性状改变的肠炎相鉴别。

2.评因——RP中医病因病机

中医认为放射线属"火毒"，放射性肠炎是肌表皮肤受"火毒"灼烧而受损甚至溃破，疾病前期多表现为阳热性质，日久阳热蒸灼，肠道津液亏少出现一系列腹痛、腹泻甚至迫血妄行。"热盛伤津"是本病关键病机。

3.评证——RP辨证分型

（1）辨证分型

"热盛伤津"是RP关键病机，依据其临床表现辨明"虚实"，可分为热盛、阴伤两种。辨证为热毒伤络证和阴虚津亏证。

a.热毒伤络证

主症：大便脓血，肛门灼热。

次症：腹痛，尿痛等。舌红、苔黄，脉滑数。

b.阴虚津亏证

主症：腹泻，偶有便血，血量较少。

次症：口干咽燥，五心烦热等。舌红、少苔或无苔，脉细数。

（二）扶——放射性直肠炎的控症治疗

RP目前缺乏标准治疗策略及流程，临床大致分为非手术治疗和手术治疗两大类，非手术治疗包括以硫糖铝、类固醇激素、短链脂肪酸、甲硝唑、美沙拉嗪、洛哌丁胺、益生菌等药物口服或保留灌肠，以及营养支持、心理疏导、内镜治疗和高压氧治疗。手术治疗包括急诊手术和择期手术，放疗导致急性肠穿孔、消化道大出血、绞窄性肠梗阻需急诊手术，粪便转流、病变肠管切除吻合、瘘口修补可行择期手术。

（三）控——放射性直肠炎的中医治疗

本病更适合中医外治灌肠治疗。

1.中医外治

中药灌肠：Ⅱ-Ⅲ级RP可治疗。

（1）热毒伤络证

适用人群：治疗放疗后放射性直肠炎热毒伤络证患者。

药物组成：黄连20 g，黄芩20 g，白头翁25 g，三七粉3 g（或云南白药胶囊3粒）。

具体用法：每剂煎煮30分钟，煎至100~150 mL，加热至37~39℃，倒入一次性灌肠器，1次/天，1周为1个疗程，连续使用2个疗程。

（2）阴虚津亏证

适用人群：治疗放疗后放射性直肠炎阴虚津亏证患者。

药物组成：黄芩20 g，黄连6 g，败酱草30 g，玄参20 g，葛根20 g，生地榆30 g，槐花20 g，乌梅20 g。或加亮菌口服液30 mL。

具体用法：同上。

2.中医内治

临床上依据患者体质、症状首先评估患者属于热盛或阴亏，选用以下方药口服。可参与Ⅰ-Ⅲ级RP治疗。

（1）热毒伤络证

治法治则：清热解毒，凉血止血

推荐方药：葛根芩连汤加减

药物组成：葛根20 g，黄芩20 g，黄连5 g，甘草10 g，沙参20 g，侧柏叶15 g。

随证加减：肛门灼热较甚加马齿苋、苦参。便血量多色鲜红加地榆炭、槐花炭。

（2）阴虚津亏证

治法治则：滋阴生津

推荐方药：六味地黄丸加减

药物组成：生地黄20 g，山萸肉20 g，山药30 g，茯苓15 g，牡丹皮15 g，玄参15 g。

随证加减：排便次数多加诃子、乌梅、桑枝。疼痛明显加白芍、甘草。

（四）护——放射性直肠炎的调护

对有营养风险者，常规指导宜食用和避免的某些食物外，强调食物卫生，避免肠道感染；指导患者补充营养，如适当增加谷氨酰胺、益生菌和维生素摄入。

慢性放射性直肠炎易反复、迁延，病人常焦虑、恐惧甚至绝望，严重影响疾病治疗和身体康复。事先向患者介绍放射性直肠炎发病机制和治疗知识，说明本病是放疗常见并发症，局部疗效好，消除其恐惧、焦虑等不良情绪。

（五）生——放射性直肠炎的治疗目标

遵循"急则治其标"原则，充分发挥中医优势，利用多种治疗手段，以改善患者临床症状，提高临床治愈率以减少转变为重度放射性肠炎可能。中医药作为放射性直肠炎治疗中的一环，可起补充作用。与西医疗法整合应用不仅可延长生存时间，还可提高生活质量。

七、骨髓抑制

骨髓抑制是控瘤治疗引起的血液学毒性，化疗所致最常见，放疗、靶向及免疫治疗亦可引起，表现为外周血细胞数量减少，包括中性粒细胞、血小板减少和血红蛋白降低（贫血）。骨髓抑制影响治疗进程、生活质量甚至缩短患者生存期，中医诊疗按照CACA指南策略即"评""扶""控""护"四步达到"双生"即延长生存时间、提高生存质量的目的。

（一）评——骨髓抑制的整合评估

中医治疗的适应证范围：单纯中医内治，适用Ⅰ-Ⅱ级中性粒细胞减少、Ⅰ级贫血、Ⅰ级血小板减少；其余分级需联合西医治疗。中医外治可辨证选用。

1.评病——骨髓抑制分级标准

表9-3

类别	1级	2级	3级	4级
中性粒细胞（×10⁹/L）	1.5-<2.0	1.0-<1.5	0.5-<1.0	<0.5
血红蛋白(g/L)	正常值下限-100	80-<100	<80	危及生命,需要紧急治疗
血小板（×10⁹/L）	75-<100	50-<75	25-<50	<25

2.评因——骨髓抑制中医病因病机

放化疗引起骨髓抑制的病机特点主要为气血虚损。药毒作用于机体一则损伤脾胃，脾失健运，气血生化无源，导致气血亏虚；二则直伤骨髓，耗伤肾精，精不养髓，髓不化血，致阴阳两虚。总之，骨髓抑制病位在脾肾，也与心、肝等脏腑相关，主要表现为脾肾不足，气血亏虚。

3.评证——骨髓抑制辨证分型

基于药毒损伤，"气血亏虚，脾肾不足"的病机，根据血常规检测和临床表现，分证如下。

（1）气血两虚证：神疲乏力，失眠，头晕，心悸，气短，面色少华，爪甲苍白，纳少，腹胀，便溏。舌质淡，苔薄白或白腻，脉沉细无力。

（2）肝肾阴虚证：头晕耳鸣，五心烦热，腰膝酸软，潮热盗汗，咽干，口干不欲饮，失眠多梦，便秘。舌红，少苔或无苔，脉细数。

（3）脾肾阳虚证：畏寒肢冷，小便清长，面色㿠白，头晕目眩，乏力，纳差，腰膝冷痛，大便溏，甚则下利清谷，面肢浮肿。舌质淡，舌体胖有齿痕，脉沉细。

（二）扶——骨髓抑制的控症治疗

治疗目的是减轻骨髓抑制程度、缩短持续时间及消除骨髓抑制，减少对控瘤治疗的干扰，提高抗肿瘤治疗完成率，改善症状或体征，提高生活质量，预防各类风险发生。

（三）控——骨髓抑制的中医治疗

1.中医内治

（1）治疗目标：对控瘤药物治疗后骨髓抑制，中医治疗目标一是保护骨髓功能，减轻或消除骨髓抑制，二是改善症状或体征，提高生活质量。

（2）治疗原则：益气养血，健脾益肾。

（3）辨证论治

a.气血两虚证

治法治则：补益气血

推荐方药：归脾汤或十全大补汤加减（或中成药艾愈胶囊）

药物组成：归脾汤由党参8 g，黄芪8 g，当归16 g，白术16 g，茯神16 g，龙眼肉16 g，酸枣仁4 g，炙甘草4 g，远志16 g，木香4 g，大枣4 g组成。十全大补汤由人参10 g，茯苓10 g，白术10 g，炙甘草5 g，川芎5 g，当归10 g，白芍10 g，熟地黄10 g，黄芪10 g，肉桂3 g组成。

b.肝肾阴虚证

治法治则：滋补肝肾，滋养阴血

推荐方药：左归丸加减

药物组成：熟地黄24 g，菟丝子12 g，牛膝9 g，龟甲胶12 g，鹿角胶12 g，山药12 g，山茱萸12 g，枸杞子12 g。

c.脾肾阳虚证

治法治则：温补脾肾，助阳益髓

推荐方药：右归丸加减

药物组成：熟地黄24 g，附子6 g，肉桂6 g，山药6 g，山茱萸9 g，菟丝子6 g，鹿角胶6 g，枸杞子6 g，当归9 g，杜仲6 g。

2.中医外治（适合控瘤治疗结束后表现的慢性的、持续性的骨髓抑制）

（1）灸法：艾条灸体表的腧穴，借灸火的温和热力以及药物的作用，通过经络的传导，起到温通气血，扶正祛邪的功效，改善骨髓抑制、预防保健。

常选穴位：足三里、关元、大椎。

（2）针刺：用毫针等，加上一定操作手法，通过经络、腧穴的传导，起到温阳驱寒、调和气血等作用，调节抗肿瘤药物所致骨髓抑制，尤其是常规针刺治疗白细胞计数效果明显。

常选穴位：足三里、三阴交、合谷。

（四）护——骨髓抑制的调护

控瘤治疗后出现骨髓抑制，患者常较焦躁，甚至出现肝郁气滞等情况，要及时给予心理疏导，例如劝说开导法、移情易性法、暗示解惑法、顺情从欲法、以情胜情法等，后三种旨在调神治神。

平衡膳食，蛋白质、脂肪、淀粉、维生素、矿物质及微量元素等应合理搭配。不过分强调食物的效用，忽略饮食结构的合理性。

（五）生——骨髓抑制的治疗目标

骨髓抑制是化疗后常见毒副作用，中医采用健脾、养血、补肾等方法，改善骨髓抑制，提高治疗完成率，提升自身免疫力，最终改善患者生存质量，延长生存时间。

八、口腔黏膜炎

放化疗性口腔黏膜炎（radiotherapy and chemotherapy-induced oral mucositis，RCI-OM）是放疗和化疗过程中常见副反应之一，常见于口腔癌、口咽癌、鼻咽癌和下咽或喉癌接受放化疗的患者。主要表现为口腔黏膜充血、水肿、口干、疼痛等，随着治疗进行，口腔疼痛感可加重，并出现进食受限，严重时可进食困难，甚至体重下降，常需控症治疗和营养支持。目前西医治疗包括含漱液、抗生素、止疼药、生物制剂等。中医诊治按照CACA指南策略即"评""扶""控""护"四步达到"双生"即延长生存时间、提高生存质量的目的。

（一）评——口腔黏膜炎的整合评估

中医治疗适于放化疗治疗期间出现口腔黏膜炎患者，以轻中度为主，对出现口腔感染、出血的严重口腔黏膜炎患者，则需联合抗感染治疗。

1.评病——RCIOM分级

（1）RCIOM分级标准

1级 无症状或轻症，无须治疗

2级 中度疼痛，不影响经口进食，需要调整饮食

3级 重度疼痛，影响经口进食

4级 危及生命，需要紧急治疗

5级 死亡

（2）RCIOM诊断要点

根据病史、临床表现诊断放化疗性口腔黏膜炎，诊断要点包括：①病史：恶性肿瘤病史，正在接受或既往接受过放疗或化疗；②症状：主要包括：口腔黏膜充血、水肿、口干、疼痛等。随着放射剂量增加，口腔疼痛可进行性加重，并出现口腔溃疡，疼痛剧烈、进食受限等。

2.评因——RCIOM中医病因病机

（1）中医病因病机

火热毒邪侵袭人体，灼伤津液，伤阴耗气，炎火上行，熏蒸口舌，致使出现口腔黏膜充血、口干、疼痛等症状，因此"热毒伤阴"是基本病机。

本病位在"心、肺、肾"，火热毒邪蓄积日久，可进一步伤及人体阴津，以致虚实夹杂，因此本病早期以"邪实"为主，后期以"正虚"为主。

3.评证——RCIOM辨证分型

根据临床表现及中医八纲辨证，可将证候分为实热证和虚热证两大类。

（1）实热证

临床表现：口腔黏膜充血、水肿、伴有疼痛、灼热感。舌红苔黄或无苔，脉数。

（2）虚热证

临床表现：反复发作口腔黏膜溃疡，溃疡面颜色发白，口腔干燥，伴有疼痛。舌红苔黄或无苔，脉数。

（二）扶——口腔黏膜炎的控症治疗

轻度采用漱口液含漱，中重度需用抗菌药物、激素、生物制剂等。

（三）控——口腔黏膜炎的中医治疗

1.中医内治

以清热养阴为指导原则，根据临床体质及具体表现进行辨证论治，选用下药内服：

（1）实火上燔证

治法治则：清热解毒凉血

推荐方药：黄连上清片

功能主治：清热泻火，解毒凉血。用于轻型复发性口腔溃疡心脾积热证，症见口腔黏膜反复溃疡，灼热疼痛，口渴，口臭，舌红苔黄。

用法疗程：口服，一次6片，一日2次。

（2）虚火上炎证

治法治则：滋阴清热

推荐方药：加味养阴清肺汤

药物组成：黄芩15 g，金银花15 g，麦冬15 g，生地15 g，玄参15 g，贝母15 g，丹皮15 g，白芍15 g，黄芪30 g，薄荷6 g，甘草6 g。

用法疗程：采用煎药机煎煮，以水1000 mL煎煮至400 mL，每日1剂，分2次饭后温服，1周为1个疗程。

（3）中成药

六神丸

功效：清凉解毒，消炎止痛

组成：人工麝香、蟾酥、雄黄等6味。

适应证：用于烂喉丹痧，咽喉肿痛，喉风喉痛，单双乳蛾，小儿热疖，痈疡疔疮，乳痈发背，无名肿毒。

2.中医外治

（1）中药散剂

适用人群：治疗放化疗引起的口腔黏膜炎患者。

药物组成：中成药冰硼散。

具体用法：吹敷患处，每次少量，一日数次。

（2）中药含漱液

中药含漱液方

适用人群：治疗放化疗引起的口腔黏膜炎患者。

药物组成：生石膏15 g，生地黄10 g，牡丹皮15 g，连翘15 g，麦冬15 g，赤芍15 g，玄参15 g，生甘草6 g。

具体用法：水煎取药汁，每日频繁含漱，直至治疗结束。

（四）护——口腔黏膜炎的调护

注意口腔护理，三餐前后用温水进行漱口，做好口腔清洁，保持健康口腔环境，戒除烟、酒、槟榔等，避免对口腔造成不良刺激。进行全面口腔状况评估，及时处理口腔潜在危险因素，处理龋病、牙髓病，检查义齿、唾液腺分泌功能。

生活有规律，适当增加水分摄入，食用牛肉、鸡蛋等优质蛋白，多吃蔬菜水果补充维生素，禁止辛辣刺激性食物，如辣椒、白酒等，避免口腔黏膜伤害。

（五）生——口腔黏膜炎的治疗目标

中医药治疗RCIOM目标是减轻临床症状、减少疼痛、避免感染、促进愈合，提高对放化疗的耐受性及依从性，保障顺利完成治疗，最终延长生存期，提高生存质量。

九、心理损害

肿瘤相关心理损害是指由恶性肿瘤及相关因素引起的不良心理状态，包括心理上（认知、行为、情绪）、社会上和（或）灵性层面的不适，可影响患者有效应对恶性肿瘤、躯体症状和临床治疗。34%~44%的肿瘤患者有明显心理应激反应或心理损害，大部分都会出现心理痛苦，经历过短暂或轻度的焦虑和抑郁症状，部分患者会发展为焦虑障碍或抑郁障碍。患者的心理损害如不能得到及时恰当处理会影响治疗和康复，导致生活质量明显下降，躯体功能、心理功能和社会认知功能等明显降低。肿瘤患者心理损害的治疗方法有支持性心理治疗、认知疗法、行为心理治疗、集体心理治疗、家庭和婚姻心理治疗、药物治疗及中医情志疗法等。中医诊治按照CACA指南策略即"评""扶""控""护"四步达到"双生"即延长生存时间、提高生存质量的目的。

（一）评——心理损害的整合评估

1.评病——现代医学对心理损害的评估筛查方法

为恶性肿瘤患者提供诊疗的医护人员应保证所有恶性肿瘤患者在病程的关键时刻能接受系统心理评估。评估应在患者首次就诊时完成，并且间隔一段时间后要及时重新评估，尤其当疾病状况发生变化（如疾病复发、进展或出现治疗相关反应）时应再次评估。

目前，临床上肿瘤患者心理损害的评估、筛查工具主要分为躯体症状痛苦评估、心理社会问题评估、痛苦来源评估三大类，详见本指南《心理疗法》章节。

2.评因——心理损害的中医病因病机

肿瘤相关心理损害，中医多归于"郁证"范畴，其病因病机主要为情志致病，情志异常，伤及五脏，加之肿瘤发病过程中脏腑功能失调，最终导致气机郁滞，脏腑功能失调而发病。

3.评证——心理损害的辨证分型

结合肿瘤患者心理损害的常见症状及中医学脏腑辨证基本原则，中医辨证分为以下几种：

（1）肝郁气滞证

临床表现：情绪低落，心烦急躁、易怒，善太息或者嗳气，胸胁胀满疼痛，失眠、多梦，纳食差，舌质红，苔薄白，脉弦。

（2）肝郁脾虚证

临床表现：情志抑郁，两胁作痛，神疲食少，或月经不调，乳房胀痛，舌质淡红，苔白稍腻，脉弦而虚。

（3）心脾两虚证

临床表现：情绪低落，善悲欲哭，气短、声低，动则自汗，胸闷、心悸，失眠、健忘，纳差，舌质淡，苔薄白，脉细弱。

（4）痰瘀互结证

临床表现：情志抑郁，局部刺痛，胸闷痰多，失眠多梦，舌质紫暗或有瘀斑，苔厚腻，脉滑或涩。

（5）气滞血瘀证

临床表现：情志抑郁，局部痛如针刺，干呕，心悸失眠，入暮潮热，舌质暗红或有瘀斑、瘀点，脉弦涩或紧。

（6）痰湿困脾证

临床表现：情绪低落、抑郁，头身困重，痰涎壅盛，胸胁满闷，口中黏腻，食欲不振，大便黏腻，舌质淡，苔白腻，脉弦滑。

（二）扶——心理损害的控症治疗

积极、规范地治疗原发肿瘤疾病，控制或延缓肿瘤病情。主要包括非药物治疗和药物治疗。非药物治疗：主要包括认知行为治疗、支持性心理治疗、行为心理治疗、集体心理治疗、家庭和婚姻心理治疗、中医情志疗法等。药物治疗：当非药物治疗手段无法解决肿瘤患者的心理损害时，可加用西药治疗。药物治疗时需充分考虑到肿瘤治疗和肿瘤所在部位功能的有害影响，药物的起始剂量要低、加量宜缓慢、维持剂量宜低。常用的药物有选择性5-羟色胺再摄取抑制剂、三环类药物、苯二氮䓬类药物、五羟色胺-去甲肾上腺素再摄取抑制、单胺氧化酶抑制剂等。

（三）控——心理损害的中医治疗

1.中药汤剂

（1）肝气郁结证

治则：疏肝解郁，行气消滞

推荐方剂：柴胡疏肝散加减

药物组成：陈皮15 g，柴胡15 g，川芎15 g，香附15 g，麸炒枳壳10 g，白芍15

g，甘草6 g。

用法疗程：采用煎药机煎煮，以水1000 mL煎煮至400 mL，每日1剂，分2次饭后温服，1周为1个疗程，连续使用2个疗程。

（2）肝郁脾虚证

治则：疏肝解郁，养血理脾

推荐方剂：逍遥散加减

药物组成：柴胡15 g，白芍15 g，当归15 g，茯苓15 g，白术15 g，薄荷5 g。

用法疗程：采用煎药机煎煮，以水1000 mL煎煮至400 mL，每日1剂，分2次饭后温服，1周为1个疗程，连续使用2个疗程。

（3）心脾两虚证

治则：益气补血，健脾养心

推荐方剂：归脾汤加减

药物组成：白术15 g，当归15 g，黄芪20 g，茯苓15 g，远志15 g，酸枣仁20 g，龙眼肉15 g，人参6 g，木香15 g，大枣5枚，甘草6 g。

用法疗程：采用煎药机煎煮，以水1000 mL煎煮至400 mL，每日1剂，分2次饭后温服，1周为1个疗程，连续使用2个疗程。

（4）痰瘀互结证

治则：行气活血，化痰散结

推荐方剂：桃红四物汤合二陈汤加减

药物组成：桃仁15 g，红花10 g，熟地15 g，当归15 g，赤芍10 g，川芎15 g，法半夏15 g，陈皮15 g，茯苓15 g，甘草6 g。

用法疗程：采用煎药机煎煮，以水1000 mL煎煮至400 mL，每日1剂，分2次饭后温服，1周为1个疗程，连续使用2个疗程。

（5）气滞血瘀证

治则：活血化瘀，行气消郁

推荐方剂：血府逐瘀汤加减

药物组成：桃仁15 g，红花9 g，赤芍15 g，当归15 g，生地15 g，牛膝15 g，川芎15 g，桔梗10 g，麸炒枳壳15 g，柴胡6 g，甘草6 g。

用法疗程：采用煎药机煎煮，以水1000 mL煎煮至400 mL，每日1剂，分2次饭后温服，1周为1个疗程，连续使用2个疗程。

（6）痰湿困脾证

治则：燥湿豁痰，行气开郁

推荐方剂：菖郁导痰汤加减

药物组成：制半夏15 g，陈皮15 g，茯苓15 g，麸炒枳实15 g，胆南星10 g，石菖蒲15 g，郁金10 g，甘草6 g。

用法疗程：采用煎药机煎煮，以水1000 mL煎煮至400 mL，每日1剂，分2次饭后温服，1周为1个疗程，连续使用2个疗程。

2.中成药

（1）逍遥丸

功效：疏肝健脾，养血调经

组成：柴胡、当归、白芍、炒白术、茯苓、炙甘草、薄荷、生姜。

适应证：用于肝郁脾虚所致的郁闷不舒、胸胁胀痛、头晕目眩、食欲减退、月经不调。

（2）酸枣仁糖浆

功效：清热泻火，养血安神

组成：酸枣仁、知母、茯苓、川芎、甘草。辅料为：蔗糖、苯甲酸钠。

适应证：用于虚烦不眠，心悸不宁，头目眩晕。

3.针刺疗法

针刺有良好的调神、解郁、助眠作用，临床上不论何证，均可选用以下穴位。

主穴：内关、翳风、合谷、太冲、神门、四神聪、百会

配穴：疲倦乏力严重加足三里；记忆力严重减退加印堂；眠差加三阴交

针刺方法：见改善症状的针灸相关技术。

4.耳穴技术

取穴：心、肾、肝、神门、皮质下、内分泌

操作方法：常规消毒，左手手指托持耳郭，右手用镊子夹取王不留行籽贴压于所选穴位。嘱患者每日揉按3~5次，每次3~5分钟，晨起及睡前必按。每次揉按以酸、麻、胀、痛、热感为宜。

（四）护——心理的损害调护

中医心理疏导方法包括静心安神、言语开导、移情易性、顺情从欲和以情胜情等治法。向患者详细讲解肿瘤的相关知识，纠正误区，消除其紧张、恐惧等消极心理，帮助树立治疗及控制肿瘤的信心。同时辨证选取中医五行音乐干预，转移情志，保持良好心态。

专业人员教授或嘱患者自学太极拳、八段锦、气功等传统健身术调节心理及情志。太极拳通过全身运动平衡阴阳，每天锻炼1小时，每周3天。八段锦以形体活动结合呼吸运动，每天锻炼30分钟，每周5天。气功由形体动作、呼吸练习、冥想组成，每天30分钟，每周5天。

（五）生——心理损害的治疗目标

以肿瘤患者常见症状管理和人文关怀为核心，预防和减轻患者焦虑、抑郁、谵妄等精神障碍，改善疼痛、失眠、疲乏、恶心呕吐和厌食等功能障碍，提高患者治疗依从性，最终提高生存质量，延长生存期。

第二章

肿瘤靶向和免疫治疗
并发症的中医治疗

随着对肿瘤驱动基因的深入研究和对免疫逃逸在肿瘤治疗中的不断探索，靶向治疗和免疫治疗时代已经来临，从而使肿瘤治疗跨入了大整合时代。日新月异的科技与以人为本的理念相整合，给肿瘤治疗带来了新希望。同时，靶向治疗和免疫治疗也出现诸多不良反应，也为中医药学研究提供了新方向。目前对靶向治疗出现的皮肤损害中药有较高循证医学疗效，免疫检查点抑制剂（immune checkpoint inhibitor，ICIs）介导的脏器损害的中医保护目前也处于探索阶段。

一、皮疹

靶向药物、ICIs可引起多系统不良反应，其中皮肤毒性最为常见，靶向药物皮肤不良反应可表现为痤疮样皮疹、手足皮肤反应、干燥、瘙痒、甲沟炎等，ICIs相关皮肤不良反应以斑丘疹、瘙痒、白癜风及反应性毛细血管增生症多见，少见严重不良反应表现为中毒性表皮坏死松解症、伴嗜酸性粒细胞增多和系统症状的药疹等。皮肤毒性虽少有危及生命，但不适症状常影响日常活动，影响生活质量甚至导致治疗中断，从而影响控瘤疗效。中医诊治按照CACA指南策略即"评""扶""控""护"四步达到"双生"即延长生存时间、提高生存质量的目的。

（一）评——皮疹的整合评估

中医治疗适用于在抗肿瘤靶向治疗或免疫治疗期间出现皮肤毒性的患者，根据皮疹程度及全身情况选择是否联合糖皮质激素治疗。

1.评病——皮疹的分级

（1）靶向药物、免疫治疗相关皮疹分级标准

目前应用较广的皮肤不良反应分级标准为美国国家癌症研究所（NCI）制定的常

见不良反应事件评价标准（CTCAE）5.0版本。

1级：丘疹和/或脓疱覆盖<10%体表面积（body surface area，BSA），伴或不伴瘙痒和触痛。

2级：丘疹和/或脓疱覆盖10%~30% BSA，伴或不伴瘙痒和触痛；伴心理影响；日常生活中工具使用受限；丘疹和/或脓疱覆盖>30% BSA，伴或不伴轻度症状。

3级：丘疹和/或脓疱覆盖>30% BSA伴中度或重度症状；生活自理受限；伴局部超感染，需要局部抗生素治疗。

4级：威胁生命；丘疹和/或脓疱累及任意体表范围，伴或不伴有瘙痒或触痛，与广泛超感染有关，需要静脉抗生素治疗。

5级：死亡。

（2）靶向药物、免疫治疗相关皮疹的诊断要点

诊断需综合考虑表皮生长因子受体-小分子酪氨酸激酶抑制剂（EGFR-TKI）类药物服用史或ICIs的治疗史以及相关皮肤损害临床表现，需要完善皮肤（包括黏膜）检查，排除其他致病因素，若出现斑丘疹/皮疹类表现，需询问有无过敏性皮肤疾病史。

诊断要点包括：①病史：发疹前有用药史。②症状：EGFR抑制剂相关皮肤毒性多表现为丘疹脓疱样皮疹，好发于头面部、颈部、前胸及后背等处，常伴有明显的皮肤瘙痒、疼痛。皮疹多在服药后1~2周出现，服药3~4周时达到高峰。此类皮疹常伴有瘙痒、皮肤干燥和甲沟炎或指甲改变。ICIs相关皮肤毒性最常见的表现是斑丘疹，皮损通常在治疗3~6周后出现，呈剂量依赖性，随治疗周期增加而加重。患者可出现非特异性麻疹样红斑和丘疹，主要发生在躯干和四肢，面部很少受累。③体征：皮疹主要分布于躯干、面部、颈部和头皮，多以头面部为重，且皮疹多较密集、体积大，四肢则分布较散在。④辅助评估检查：血清变应原特异性IgE检测，皮损局部的微生物病原检测，血常规、C-反应蛋白评估有无全身感染征象。⑤综合临床评估：包括Skindex-29量表、DLQI量表、FACT-EGFRI-18等，可有助于明确诊断。

2.评因——皮疹的中医病因病机

皮疹属中医学"药毒疹"范畴，现代医家认为靶向药物属"风邪""热邪"之毒，肿瘤患者受风热之邪，热邪犯肺，外合皮毛而成痤疮，若素有湿邪内阻，则出现湿热蕴肺的表现，皮疹呈脓疱样。故认为"风""湿""热"是发生皮疹者的主要致病因素。病程后期主要表现为干燥，属中医"燥证"范畴。后期以皮肤干燥、脱屑为主要表现，伴有大便干结、口鼻眼干涩，舌红绛，无苔或少苔，脉细等，兼具内燥、外燥、上燥、下燥的表现。

3.评证——皮疹的辨证分型

中医药在预防和治疗靶向药相关皮疹方面可发挥重要作用，已纳入《EGFR-TKI

不良反应管理专家共识》，并在临床中广泛应用。遵从传统中医理论，结合临床表现，认为靶向药物致皮肤不良反应随着用药的累积，具有一定分期规律。初期表现为风热证，中期湿热证，后期为阴虚血燥证。治疗以清热解毒，祛风利湿止痒为大法。后期皮肤干燥属中医"燥证"的范畴，治疗上当以润燥为先，加以养血活血。

（1）风热证

临床表现：针头至粟米大小淡红色丘疹为主，分布于颜面、鼻唇、颈项、胸背周围，此起彼伏，面色潮红，口干。瘙痒明显，微触痛，自觉干燥，皮色红或不变。舌红苔薄黄，脉浮数。

（2）湿热证

临床表现：脓疱性痤疮样皮疹为主，或局部，或见于全身，皮疹色红，疼痛更明显，或抓之易破糜烂渗液，皮红。口臭溲，黄便秘。舌红苔黄腻，脉洪数或滑数。

（3）阴虚血燥证

临床表现：皮疹稀疏，皮肤干燥，皮肤菲薄，有紧绷感，瘙痒，脱屑，皮色淡红，伴疲乏、口干，或牙龈肿痛，舌质红，苔少，脉细数或沉细。

（二）扶——皮疹的控症治疗

对于1、2级皮疹可口服抗生素预防感染，对合并皮肤感染者，根据药敏给予抗感染治疗至少2周，并外用类固醇激素，必要时联合全身皮质类固醇治疗。

（三）控——皮疹的中医治疗

1.中医内治

（1）风热证

治法治则：祛风清肺，清热解毒

推荐方药：荆防四物汤加减

药物组成：荆芥10g，防风10g，生地黄20g，赤芍10g，当归10g，川芎10g，白鲜皮15g，紫草10g，蝉蜕10g，甘草6g。

（2）湿热证

治法治则：疏风除湿，清热凉血

推荐方药：《EGFR-TKI不良反应管理专家共识》中经验方

药物组成：由黄芩30g，苦参30g，马齿苋30g，白鲜皮30g，老鹳草30g组成。

具体用法：水煎浓缩后外用于皮疹处，每日两次，用后清水洗净。

（3）阴虚血燥证

治法治则：滋阴养血，润燥止痒

推荐方药：滋燥养荣汤加减

药物组成：当归20 g，熟地黄15 g，黄芩10 g，秦艽10 g，防风10 g，荆芥10 g，百合20 g，天花粉10 g。

2.中医外治

中药外洗方

适用人群：瘙痒性皮疹

药物组成：消疹止痒汤：黄柏30 g，苦参30 g，徐长卿30 g，地肤子30 g，白鲜皮30 g，百部30 g，山楂30 g，乌梅30 g，当归30 g，老鹳草30 g。瘙痒严重者，可加蝉衣30 g，薄荷30 g（后下）；热毒较甚者，可加连翘30 g，蒲公英30 g，金银花30 g等；皮疹色暗，皮损经久难愈者，可加乳香30 g，没药30 g，五倍子30 g等。

具体用法：水煎至500~1000 mL，外洗患处。

（四）护——皮疹的调护

减少日晒的时间，注意避光，外出携带遮阳伞、太阳镜等防止强烈日光照射，以免加重暴露日光部分的皮疹。保持身体清洁和干燥部位皮肤的湿润，避免接触碱性和刺激性强的洗漱用品，沐浴后注意用温和润肤露，维生素E软膏保持皮肤湿润。穿着衣物宽松、柔软、透气避免搔抓患处皮损。

饮食有节，宜避免辛辣刺激性或寒凉食物，忌烟酒，多吃富含膳食纤维和高蛋白的食物，应季蔬菜水果补充维生素，并保证每日适当饮水摄入量。

相关文献表明，EGFR靶向药物相关皮损呈剂量依赖，部分皮损的出现与抗肿瘤疗效呈正相关，可预测临床疗效，随着时间延长，症状会逐渐减轻，及时给予心理指导和健康宣教，鼓励其正面积极面对并主动配合，减轻恐惧心理。

（五）生——皮疹的治疗目标

对于靶向药物、ICIs所致痤疮样皮疹，西医治疗基础上联合中医药，采取辨证论治方法可有效改善患者症状，中西医优势互补发挥更大的抗肿瘤作用，对提高患者生活质量、延长患者生存时间"双生"具重要意义。

二、手足综合征

手足综合征（Hand-Foot Syndrome，HFS）是一种手掌、脚掌感受丧失及以红斑为主的特异性皮肤综合征，表现为手足色素沉着、红斑、肿胀，严重者出现脱屑、水疱、溃疡和剧烈疼痛，影响日常生活，是化疗药物、靶向药物及免疫检查点抑制剂引起的常见的不良反应。本节主要介绍靶向药物相关HFS的中医药治疗。中医诊治按照CACA指南策略即"评""扶""控""护"四步达到"双生"即延长生存时间、提高生存质量的目的。

（一）评——手足综合征的整合评估

中医治疗适用于在抗肿瘤靶向治疗期间出现HFS的患者。

1.评病——HFS分级

（1）靶向药物相关手足皮肤反应分级标准

目前采用美国国家癌症研究所制定的常见不良反应事件评价标准（CTCAE）5.0版本分级：

1级：无痛性轻微皮肤变化或皮炎类症状，如红斑、水肿、过度角化等；日常生活未受影响。

2级：痛性皮肤改变，如出现脱皮、水泡、出血、水肿、皲裂、角化过度等；影响工具性日常生活活动。

3级：重度皮肤改变（剥落、水泡、出血、皲裂、水肿、角化过度），伴疼痛；影响自理性日常生活活动。

（2）HFS的诊断要点

根据用药史、临床表现和评估工具，HFS诊断要点包括：①病史：靶向药物使用史。②症状：HFS多发生于使用TKI药物后第一个月内。HFS各种症状可能同时出现，或接连出现，多具对称性；在温暖、受压环境中加剧，促发皮肤爆裂、溃疡等；重者或伴黄色浆液性渗出和剧烈疼痛，足部皮损重者可出现跛行，日常活动困难。③体征：手掌、足底等受压部位出现黄色、过度角化性斑块，初期可呈麻木，后进展为刺痛和灼痛，局部可见红斑和水肿，局部红斑可发展为水疱，继而手掌足底角化过度损伤同时感觉异常或感觉迟钝。④辅助评估检查：血常规、C反应蛋白等；⑤综合临床评估：包括HF-QoL、HFS-14生活质量量表等，有助明确诊断。

2.评因——HFS的中医病因病机

中医认为HFS属于"痹证""毒疮"范畴。《素问·五脏生成篇》曰："血凝于肤者，为痹。"病位在手足，病性本虚标实，病机为经络瘀阻。肿瘤患者存在本虚病机，气血亏虚，经脉失养，阳气不能达于四末；应用靶向药物后，药毒伤及人体气血，入里化热，流注经脉，蕴结于手足，客邪留滞不去，气机不畅，终致血行淤滞，伤及皮肤筋脉，形成热毒、风燥等病症，故出现皮肤红肿、红斑、血泡甚至溃烂，伴疼痛。

3.评证——HFS的辨证分型

（1）热毒蕴结证

临床表现：皮肤呈广泛鲜亮的红色，边界不清；或脓肿形成；手足有肿胀感，伴或不伴有疼痛。自觉局部发热，手足皮肤焮痛。舌苔薄黄，脉数。

（2）血虚风燥证

临床表现：皮损暗淡，或色暗萎黄；皮肤皲裂、脱屑，常发生于足跟部、手掌大小鱼际，可呈大面积整片脱落，随之露出萎缩样皮肤，呈半透明羊皮纸样外观，指纹、皮纹变浅或消失。手足皮肤干燥、角化增厚；疼痛，感觉异常等。舌质淡红有裂纹，脉虚细数。

（二）扶——手足综合征的控症治疗

HFS西医治疗可应用角质松解剂，如10%~40%尿素或5%~10%水杨酸，可缓解角质化，对于疼痛症状明显者可予以局部止痛剂，如利多卡因凝胶，根据症状选用非甾体类抗炎药及阿片类止痛药物，口服维生素B6皮肤营养补充剂等。

（三）控——手足综合征的中医治疗

1.中医外治

中药外洗方

药物组成：老鹳草100 g，苦参50 g，白藓皮50 g。

具体用法：水煎至500~1000 mL，外洗患处。

2.中医内治

（1）热毒蕴结证

治法治则：清热凉血，解毒生肌

推荐方药：仙方活命饮加减

组成方药：金银花20 g，马齿苋15 g，黄芩15 g，牡丹皮15 g，连翘15 g，陈皮15 g，半夏10 g，生地20 g，防风10 g，白鲜皮10 g，炒白术15 g，莱菔子10 g，栀子10 g，川芎15 g，当归10 g，白芍20 g，甘草10 g。

（1）血虚风燥证

治法治则：养血润燥，活血祛风

推荐方药：滋燥养荣汤加减

组成方药：当归20 g，熟地黄15 g，黄芩10 g，秦艽10 g，防风10 g，荆芥10 g，百合20 g，天花粉10 g。

（四）护——手足综合征的调护

开始接受靶向药物治疗前检查手足，尽量预先去除手足已有的老茧。穿戴宽松的鞋袜和手套，避免手掌和足底的机械性损伤和摩擦；保持患处接触物的清洁、透气清爽，局部涂抹保湿润肤霜、芦荟胶等，户外使用遮阳伞、帽子、口罩类避光，避免长时间站立和运动；避免反复揉搓、抓挠患处；避免使用含酒精、肥皂的用品；

避免手撕脱皮的皮肤。

治疗期间应注意加强营养，避免进食辛辣、刺激性食物，多用鱼、肉、蛋、奶、蔬菜、水果等富含蛋白质和维生素的食物。

（五）生——手足综合征的治疗目标

对于靶向药物所致HFS，中西医结合，优势互补，对于提高患者生活质量、延长患者生存时间即提升"双生"具重要意义。

三、免疫相关性肺炎

ICIs肺毒性主要指免疫相关性肺炎（checkpoint inhibitor-related pneumonitis，CIP），是一类少见但有潜在致命危险的免疫相关不良反应，发病率为3%~19%。CIP可在任何时间发生，中位发生时间在2~3个月。CIP缺乏典型临床表现、理化指标及影像改变，部分难以除外感染，常见症状为咳嗽、呼吸困难、发热、胸痛，且近1/3 CIP患者发病时无明显症状。其发病机制仍不明确，传统中医对ICIs引起肺部毒性反应并无专门病名，但根据其临床表现，大多认同将其归属中医"咳嗽""喘证""肺胀""肺痹"等范畴。

（一）评——免疫相关性肺炎的整合评估

1.评病——CIP的分级及中医治疗适应证

（1）CIP的分级标准

CIP按严重程度分为5级：

G1：无症状，炎症仅限于单叶或<25%的肺实质。

G2：新症状或症状加重，包括呼吸急促、咳嗽、胸痛、发烧或缺氧，炎症累及多个肺叶或达肺实质的25%~50%，影响日常生活，需药物干预。

G3：症状严重，中度缺氧，累及全部肺叶或>50%肺实质，个人自理能力有限，需吸氧住院。

G4：危及生命的呼吸困难、ARDS需紧急干预，如插管。

G5：死亡。

（2）CIP的诊断要点

CIP是指由ICIs治疗引起的胸部影像学上出现新发浸润影，和在临床上没有检测到新的肺部感染或肿瘤进展等情况下，出现呼吸困难和/或其他呼吸体征/症状（包括咳嗽和活动后气短等）。CIP的临床症状具有相对非特异性，常有咳嗽、呼吸困难、发热和胸痛，1/3的CIP患者发病时无明显症状，主要靠影像学检查发现。临床上也有少数患者仅出现呼吸困难但无影像学表现。

胸部CT扫描对于评估CIP至关重要，在胸部CT成像中可以发现肺炎的多种放射学特征。支气管镜检查在CIP中可用于诊断和排除其他疾病。CIP的实验室检查及病理结果方面目前同样缺乏特异性。

因此，CIP的诊断依据为：①既往接受过ICIs治疗；②新出现症状或原症状加重，包括呼吸困难、咳嗽、胸痛、发热、缺氧等；③影像学表现：新出现的肺部阴影（如磨玻璃影、斑片影或实变影、网格状影、小叶间隔增厚、纤维条索影、结节影等）；④需排除肺部感染、肿瘤进展、其他原因引起的肺间质性疾病、肺栓塞、心功能不全引起的肺水肿等；⑤抗菌药物无效，而激素有效，再次使用ICIs或停用激素可复发。

（3）CIP的鉴别诊断

疑似CIP的鉴别诊断主要包括：病毒性肺炎、肺孢子菌肺炎、非典型肺炎、肺癌原发病灶进展、肺癌性淋巴管炎、放射性肺炎、肺栓塞、心源性肺水肿，可通过病因、危险因素、症状、体征、检查及检验、影像学表现进行鉴别分析。

（4）CIP的中医治疗适应范围

中医治疗可贯穿CIP治疗过程的全过程。在中医治疗的过程中，CIP的严重程度评估及分级治疗至关重要，G1级患者可单纯依靠中医治疗，获得较好效果。G2及以上级别患者，中医治疗建议在规范的西医治疗基础上进行。

2. 评因——CIP的中医病因病机

ICIs性阳热，升浮，味辛，能归于肺经，辛能散滞，虽能消散有形的痰瘀毒结，对肿瘤有治疗作用，但其药性极易伤及肺之气阴，肺之正气受损，肺中小络脉不通，又易蕴生痰、瘀，多处络脉阻滞，因此可见肺部弥漫病变。本病由于机体正气虚损，阴阳失调，邪毒入侵肺脏，导致肺脏功能失调，宣降失司，气机不利，血行瘀滞，津液失于输布，津聚为痰，痰凝气滞，瘀阻络脉，瘀毒胶结而成病。肺部毒性疾病初期往往以痰瘀毒为主，随着病程的迁延，病及脾、肾，渐因肺虚不能化津、脾虚不能传输，肾虚不能蒸化，痰浊与瘀血互为因果，交融凝聚蕴毒，致病多顽恶。本病病机特点主要表现为虚实夹杂，本虚标实，其中虚、痰、瘀为本病病理关键。

3. 评证——CIP的辨证分型

（1）痰瘀痹阻证

主症：气短喘甚，咳痰黏腻稠厚，唇甲紫绀，面色晦暗。

次症：胸脘痞闷或隐痛、肢体麻木。舌质紫暗，有瘀点或瘀斑，苔厚腻，脉沉弦或滑。

（2）肺脾两虚证

主症：咳喘，短气不足以息，咳唾涎沫。

次症：倦怠乏力，纳呆食少或腹胀泄泻。舌淡，苔白或白腻，脉细。

（3）气阴两虚证

主症：胸闷，喘憋，干咳，咳声低弱，痰吐稀薄，乏力。

次症：少气懒言，食欲减退，口干咽干，自汗或盗汗。五心烦热，大便干结，气短。舌质红，苔黄，脉细，脉数。

（4）肾虚不纳证

主症：动则喘甚，频咳难续，质黏难咳，或夹血丝。

次症：口咽干燥，腰膝酸软，五心烦热；或喘息气短，形寒肢冷，面青唇紫。舌红少津，脉细数；或舌淡苔白或黑而润滑，脉微细或沉弱。

（二）扶——免疫相关性肺炎的控症治疗

CIP治疗包括停止免疫治疗和药物干预，具体措施需根据肺毒性程度分级而定。1级肺毒性可继续免疫治疗；2级肺毒性需暂停免疫治疗并开始激素治疗，待肺功能恢复至1级且激素减量至10 mg泼尼松当量时可重新启用免疫治疗；3~4级肺毒性需永久停用免疫治疗并启用较强激素治疗，是否可重启免疫治疗尚存争议。如是CT-LA-4抑制剂，可改用PD-1或PD-Ll抑制剂。

（三）控——免疫相关性肺炎的中医治疗

1.中医内治

（1）以宣肺定喘、涤痰散结、解毒化瘀为基本治法，选用下方内服：

a.痰瘀痹阻证

治法治则：化痰平喘，祛瘀通络

推荐方药：血府逐瘀汤合二陈汤加减

药物组成：桃仁12 g，红花9 g，当归9 g，生地9 g，川芎4.5 g，赤芍6 g，牛膝9 g，桔梗4.5 g，柴胡3 g，枳壳6 g，甘草6 g，半夏15 g，橘红15 g，茯苓9 g。

随证加减：咳逆气急，痰多胸闷者，加白前、苍术、莱菔子；久病脾虚，神疲者，加党参、白术。

b.肺脾两虚证

治法治则：健脾益气，补土生金

推荐方药：六君子汤加减

药物组成：党参10 g，白术10 g，茯苓10 g，炙甘草6 g，陈皮10 g，半夏10 g。

随证加减：表虚自汗者加炙黄芪、浮小麦、大枣；怕冷，畏风者，加桂枝、白芍、附子；痰多者加前胡、杏仁。

c.气阴两虚证

治法治则：补肺益气养阴

推荐方药：生脉饮合补肺汤加减

药物组成：人参9g，麦冬9g，五味子6g，黄芪24g，紫菀9g，熟地24g，桑白皮9g。

随证加减：咳逆，咯痰稀薄者，加紫菀、款冬花、苏子；偏阴虚者，加沙参、玉竹、麦冬、百合；喘促不已，动则尤甚者，加山萸肉、胡桃肉。

d.肾虚不纳证

治法治则：补肾纳气

推荐方药：金匮肾气丸加减

药物组成：熟地黄24g，山茱萸12g，山药12g，泽泻9g，牡丹皮9g，茯苓9g，桂枝3g，附子3g。

随证加减：偏阴虚见口咽干燥，五心烦热者，加生地、麦冬；频咳，喘促难续者，加紫河车、紫石英。

（四）护——免疫相关性肺炎的调护

胸痛明显者，取患侧卧位，指导患者深呼吸和咳嗽时用手按压患侧，采用局部按摩或转移注意力的方法缓解疼痛，必要时遵医嘱用止痛药；痰液量多者，鼓励其深呼吸，协助翻身及进行胸部叩击，指导有效咳嗽，促进排痰；痰液黏稠不易咯出时，鼓励多饮水，必要时给予雾化吸入；持续低流量吸氧，改善缺氧状况。

（五）生——免疫相关性肺炎的治疗目标

CIP的治疗需要个体化基础的综合治疗，需要组建跨专业的多学科CIP诊疗团队，制定平衡与现实的CIP诊疗规范。中医药作为CIP整合治疗的重要组成部分，能在一定程度上提高患者生活质量，以期延长患者生存时间。

四、免疫相关肝毒性

ICIs诱发的免疫相关肝毒性（immune-mediated hepatotoxicity，IMH）并不罕见，发生率为2%~10%，发生机制尚在研究中。发病初期临床症状并不典型，随病情发展，可出现乏力、纳差、厌油、尿黄、身黄、恶心、腹胀、腹痛、发热、肝肿大、呕吐、皮肤瘙痒、皮疹等临床表现。常规疗法包括药物和非药物治疗，药物治疗分为全身和局部药物治疗；非药物治疗又包括针灸、压迫疗法及其他疗法。中医诊治按照CACA指南策略即"评""扶""控""护"四步达到"双生"即延长生存时间、提高生存质量的目的。

（一）评——免疫相关肝毒性的整合评估

1.评病——IMH的分级及中医治疗适应证

（1）IMH分级标准

CTCAE可对免疫治疗相关肝毒性的严重程度进行分级。指标包括AST、ALT、ALP、GGT和总胆红素，以正常上限升高倍数来评估，严重程度分为1至5级：

1级：AST或ALT>3倍正常值上限（ULN），AKP或GGT>2.5 ULN，TBil >1.5 ULN；

2级：AST或ALT介于3~5 ULN，AKP或GGT>2.5~5 ULN，TBil>1.5~3 ULN；

3级：AST或ALT或AKP或GGT>5~20 ULN，TBil>3~10 ULN；

4级：AST或ALT或AKP或GGT>20 ULN，TBil>10 ULN；

5级：致命性肝毒性。

（2）IMH的诊断要点

根据用药史、临床表现和评估工具诊断化疗诱导的周围神经病变。CIPN的诊断要点包括：①病史：ICIs使用史；②症状：通常无特殊临床表现，部分患者可出现乏力、纳差、厌油、尿黄、身黄、恶心、腹胀、腹痛、发热、肝肿大、呕吐、皮肤瘙痒、皮疹等临床表现；③体征：黄疸、体温升高等；④辅助评估检查：多数患者以实验室检查发现肝脏转氨酶升高为特征，通常为天冬氨酸转氨酶（AST）和氨酸转氨酶（ALT）升高，可伴有胆红素、碱性磷酸酶（ALP）及γ-谷氨酰转肽酶（γ-GT）升高。影像学表现常无特异性；⑤临床整合评估：免疫治疗相关肝脏毒性的诊断为排除性诊断，询问患者病史时应全面了解患者的用药史、饮酒史、病毒性肝炎史及其他肝病史等。实验室检查应全面筛查患者的肝功能指标、感染性指标；筛查铜蓝蛋白以排除肝豆状核变性；筛查免疫指标如抗核抗体、抗平滑肌抗体、抗中性粒细胞胞质抗体以排除自身免疫性肝病；筛查α_1胰蛋白酶抑制剂以排除遗传因素；筛查肿瘤标志物以排除原发性肝细胞癌或新发肝转移癌；筛查肝脏血管超声以排除血栓事件等。

（3）中医治疗适应证

中医治疗贯穿IMH治疗全过程，但注意避免使用具明确肝毒性中草药成分。

2.评因——IMH的中医病因病机

传统中医对IMH并无专门病名，但根据其临床表现，大多认同将其归属中医"胁痛""黄疸"等范畴。中医认为ICIs药毒入侵伤肝以致虚实夹杂，正虚主要包括脾气虚、肝阴虚，标实有气滞、血瘀、湿热、热毒，具体结合临床辨证审因。病邪壅阻中焦，脾胃失健，肝气郁滞，疏泄不利，或耗气伤阴，肝阴不足，络脉失养等诸多病理变化，疾病初期以邪实为主，随着疾病的发展，后期表现为虚实夹杂的证候。

该病病位在肝，与脾胃关系密切。

3.评证——IMH的辨证分型

（1）肝郁脾虚证

主症：情绪焦虑或精神抑郁，食少纳呆、神疲懒言、体倦乏力，大便溏薄、少腹胀痛与情绪有关。

次症：胁肋胀满疼痛或胃脘满闷；口苦咽干；咽部异物感；嗳气泛酸。舌尖边稍红，舌苔微黄；或舌质淡、舌体稍胖或有齿痕；脉弦。

（2）肝胆湿热证

主症：身目俱黄，头重身困，食后腹胀，胸脘痞满，食欲减退。

次症：恶心呕吐，腹胀或者便溏。舌苔厚腻微黄，脉象濡数或濡缓。

（3）脾胃阴虚证

主症：食少纳呆，不思饮食，口干唇燥，大便燥结。

次症：干呕，呃逆，面色潮红。舌红少津，苔少或花剥，脉细数。

（4）肝血虚证

主症：倦怠乏力，不思饮食，眩晕耳鸣，面白无华；爪甲干枯脆薄；夜寐多梦。

次症：视力减退，甚至雀盲；肢体麻木，关节拘急不利，手足震颤。舌淡苔白，脉弦细。

（二）扶——免疫相关肝毒性的控症治疗

IMH治疗包括停止免疫治疗和药物干预，具体措施需根据肝毒性程度分级而定。1级肝毒性可继续免疫治疗；2级肝毒性需暂停免疫治疗并开始激素治疗，待肝功恢复至1级且激素减量至10 mg泼尼松当量时可重新启用免疫治疗；3~4级肝毒性需永久停用免疫治疗并启用较强激素治疗，是否可重启免疫治疗尚存争议。如是CTLA-4抑制剂，可改用PD-1或PD-L1抑制剂。

（三）控——免疫相关肝毒性的中医治疗

1.中医内治

IMH治疗以虚实为纲，根据疾病不同阶段的证候特点分型、分期论治。标实者，根据病邪的性质，宜采取疏肝解郁、化瘀解毒、清热利湿等方法。本虚者，应以健脾、养肝为主。

（1）肝郁脾虚证

治法治则：疏肝健脾，理气和胃

推荐方药：逍遥散加减

药物组成：柴胡10 g，茯苓15 g，白术15 g，白芍30 g，炙甘草10 g，薄荷6 g

（后下）。

随证加减：口干口苦，烦躁易怒，加龙胆草、栀子；恶心呕吐，可加半夏、陈皮。

（2）肝胆湿热证

治法治则：利湿清热，清肝利胆

推荐方药：龙胆泻肝汤加减

药物组成：龙胆草6g，黄芩10g，栀子10g，泽泻15g，车前子15g（包），当归10g，生地黄15g，柴胡10g，生甘草10g。

随证加减：发热，加茵陈、黄柏；大便不通加大黄、芒硝。

（3）脾胃阴虚证

治法治则：养阴和胃，健脾和胃

推荐方药：益胃汤加减

药物组成：沙参15g，麦冬15g，生地15g，玉竹10g。

随证加减：津伤重者，加石斛、天花粉；腹胀，加枳壳、厚朴。

（4）肝血虚证

治法治则：补脾健胃，滋补肝血

推荐方药：四物汤加减

药物组成：当归15g，川芎10g，生地15g，白芍15g，黄芪30g。

随证加减：头晕目眩，加党参、女贞子、墨旱莲。

（四）护——免疫相关肝毒性的调护

治疗上应避免使用有肝脏毒性的中药；情绪上注意保持情绪稳定及心情的愉快，减少不良的精神刺激，如过怒、过悲及过度紧张等；饮食上注意饮食清淡，切忌饮酒或嗜食辛辣肥甘，以防湿热内生、脾失健运，从而影响肝之疏泄。可适当参加体育活动，如散步、打太极拳等，有利于气血运行，恢复正气。

（五）生——免疫相关肝毒性的治疗目标

IMH的治疗需要个体化基础的综合治疗，需要组建跨专业的多学科IMH诊疗团队，制定平衡与现实的IMH诊疗规范。中医药作为IMH整合治疗的重要组成部分，能在一定程度上提高患者生活质量，以期延长患者生存时间。

第三章

肿瘤相关并发症的中医治疗

一、癌因性疲乏

癌因性疲乏（cancer-related fatigue，CRF）是一种痛苦、持续、主观、有关躯体、情感或认知方面的疲乏感，与近期活动量不符，与肿瘤及其治疗有关，且妨碍日常生活。症状主要有疲乏，精神差，情绪低落，认知能力下降，兴趣丧失，无法从事工作等，经充足睡眠及休息后无法缓解。CRF治疗主要有药物与非药物治疗。中医有中药内服，中医外治（针刺、艾灸、穴位按压等）等。中医诊治按照CACA指南策略即"评""扶""控""护"四步达到"双生"即延长生存时间、提高生存质量的目的。

（一）评——癌因性疲乏的整合评估

中医治疗适合肿瘤及其相关治疗导致的疲乏患者。

1.评病——CRF的筛查评估、诊断要点

（1）筛查评估

a.量化评估

CRF筛查采用数字分级法（numerical rating scale，NRS）。包括BFI及PFS-R量表，其评分标准为：0分表示无疲乏，1~3分为轻度疲乏，4~6分为中度疲乏，7~9分为重度疲乏，10分表示能想象的最严重疲乏。PFS-R从行为、情感、感觉及认知4个方面评估。

b.全面评估

轻度CRF患者进行健康教育，使其掌握常见的疲乏管理技巧，并定期评估患者疲乏程度的变化。对于中度及重度CRF患者需采取全面评估，遵循"量化、全面、及时、动态"的原则。内容包括：①病史采集：肿瘤状况及治疗、药物不良反应/药物相互作用；②详细的疲乏信息；③社会支持情况：有无照看者；④可控的影响因素：疼痛、抑郁、焦虑、贫血、睡眠障碍或不良的睡眠卫生、营养缺失或失衡。

（2）诊断要点

参照第十次国际疾病CRF的诊断标准（ICD-10）：①是指疲乏反复出现，持续2周以上，同时伴有5个或5以上的症状表现：乏力气短或肢体沉重；缺乏激情、精力不足、情绪低落；注意力不集中；嗜睡或失眠；睡眠后精力不能恢复；出现情绪反应如悲伤、挫折或者易激惹；活动困难；不能完成原先能完成的日常工作；短期记忆减退；疲乏持续数小时仍不能缓解。②对社交、职业或其他重要功能性领域造成显著的困扰和损害。③有既往史、相关检查报告证明其症状是由癌症或其治疗引发。④CRF症状并不是主要来自于癌症及其治疗伴发的精神紊乱，如重症抑郁症、躯体性疾患或谵妄。

2.评因——CRF中医病因病机

癌因性疲乏属于中医"虚劳"范畴，基本病机是"脏腑虚衰，气血阴阳亏虚"，出现神疲乏力、少气懒言等症状。病性以虚为主，病位在脾肾，与肝肺心关系密切。

3.评证——CRF辨证分型

（1）辨证分型

a.脾气亏虚证

临床表现：神疲乏力，少气懒言，言语低微、食少便溏、面色㿠白，舌淡苔白，脉虚弱。

b.气血两虚证

临床表现：四肢倦怠，少气懒言，头晕目眩，心悸怔忡，纳呆食少，面色苍白，舌淡苔薄白，脉细弱或虚大无力。

（二）扶——癌因性疲乏的控症治疗

治疗本病以提高机体免疫力治疗为主要原则，采用药物干预和非药物干预。药物干预如哌醋甲酯，皮质类固醇激素，抗焦虑药，抗抑郁药，提高免疫力药等。非药物干预有按摩、心理社会干预、营养管理和睡眠认知行为治疗以及健康教育、运动疗法。

（三）控——癌因性疲乏的中医治疗

1.中医内治

（1）脾气亏虚证

治法治则：益气健脾

推荐方药：四君子汤加减

药物组成：人参20g，白术20g，茯苓20g，甘草6g。

随证加减：乏力较重者，加黄芪，面色苍白者加当归、阿胶、熟地补血。

用法疗程：采用煎药机煎煮，以水1000mL煎煮至400mL，每日1剂，分2次饭后温服，1周为1个疗程，连续使用2个疗程。

（2）气血两虚

治法治则：益气养血

推荐方药：八珍汤加减

药物组成：八珍汤（当归20g，川芎10g，熟地20g，白芍20g，人参20g，白术20g，茯苓20g，炙甘草20g）。

随证加减：眠差者加枣仁养心安神。

用法疗程：采用煎药机煎煮，以水1000mL煎煮至400mL，每日1剂，分2次饭后温服，1周为1个疗程，连续使用2个疗程。

2.中成药治疗

见第五章"肿瘤治疗的常用中成药"相关内容。

（四）护——癌因性疲乏的调护

中医导引术能一定程度地缓解癌症患者的疲劳，扶助机体正气，提高患者生活质量。生活规律，饮食有节，营养合理分配。在膳食中加入扶助机体正气的中药，以补益脾胃，调理气血，体现了"以人为本"的理念，提高了CRF患者生活质量。多食用富含维生素和高蛋白的食物，多饮水保证每日正常摄入量。营养不能摄入时，合理选择肠内营养、肠外营养。

（五）生——癌因性疲乏的治疗目标

CRF的治疗需要个体化基础的药物与非药物的整合治疗，中医药作为CRF整合治疗的重要组成部分，能在一定程度上缓解患者疲乏症状，提高患者的生活质量，以期延长患者生存时间。

二、癌性疼痛

癌性疼痛（cancer pain，CP），简称癌痛，是指由癌症本身或控瘤治疗中引起的相关性疼痛。癌痛的诊疗涉及筛查、评估、诊断、止痛药物治疗、非药物治疗、不良反应处理、介入治疗、患者宣教、心理评估和专科会诊等多个方面。当前，西医常规止痛方案主要以世界卫生组织（world health organization，WHO）《癌痛三阶梯镇痛治疗指南》为主，但未能完全有效控制所有肿瘤患者的疼痛。中医药治疗癌痛具有独特优势和疗效，是癌痛综合治疗不可或缺的一部分，中医诊治按照CACA指南策略即"评""扶""控""护"四步法以达到"双生"即提升患者生存期及生活质量的目的。

（一）评——癌痛的整合评估

1.评病——癌痛分级及中医治疗适应证

（1）癌痛的诊断

符合《癌症疼痛诊疗规范（2018版）》对癌性疼痛的叙述，包括肿瘤引起的相关性疼痛（肿瘤侵犯压迫局部组织、肿瘤转移累及相关组织等引起）、控瘤治疗过程中引起的相关性疼痛（手术、放疗、化疗、创伤性操作等引起），或肿瘤并发症、合并症、社会心理等因素引起的相关性疼痛。

（2）癌痛的分级

癌痛的评估遵循"常规、量化、全面、动态"的原则。结合数字分级法（numeric rating scale，NRS）、主诉疼痛程度分级法（verbal rating scale，VRS），可将疼痛程度分为轻度、中度、重度三类。此外，儿童、老年人、存在语言文化差异或其他交流障碍的患者，可采用面部表情疼痛评分量表法（faces pain scale，FPS）进行疼痛评估。

轻度疼痛：1~3分，有疼痛，但可忍受，生活正常，睡眠未受到干扰。

中度疼痛：4~6分，疼痛明显，不能忍受，要求服用镇痛药物，睡眠受到干扰。

重度疼痛：7~10分，疼痛剧烈，不能忍受，需用镇痛药物，睡眠受到严重干扰，可伴有自主神经功能紊乱或被动体位。

（3）中医治疗的适应证

a.癌性疼痛

中医药治疗癌痛可全程参与，通过中医内治及外治法达到止痛的作用。轻度疼痛：单独应用中医药或在第一阶梯用药基础上，加中药或中成药治疗；中重度疼痛：依据疼痛性质特点选择适宜中成药或阿片类药物镇痛。

b.处理阿片类药物的不良反应

阿片类药物常见的不良反应包括：便秘、恶心、呕吐、嗜睡、眩晕、尿潴留、瘙痒等。中药治疗阿片类药物的不良反应，根据辨证特点用药，往往会取得较好疗效。

2.评因——癌痛的中医病因病机

（1）癌痛的中医病因

瘤毒阻络为癌痛发病的基础，癌毒与痰饮、瘀血、寒凝等病理产物相互搏结是癌痛发病的关键，癌痛的产生与六淫邪毒、七情内伤、饮食失调、正气亏虚等因素密切相关。

（2）癌痛的中医病机

"不通则痛"和"不荣则痛"是癌痛的基本病机，病机特点在于虚实夹杂。"虚"证多气血不足；"实"证多为瘀血阻滞。

3.评证——癌痛的辨证分型

（1）虚证——气血不足

主症：疼痛多以隐痛为主，伴疲乏无力，形体消瘦，舌质暗，苔少或薄白，脉虚细而无力。

（2）实证——瘀血阻滞

主症：疼痛以刺痛为主，疼痛多剧烈，痛有定处，拒按，深夜加重，常伴面色晦暗，形体消瘦，肌肤甲错，痛处常触及包块，舌质紫暗，脉涩。

（二）扶——癌痛的控症治疗

癌痛治疗的五项基本原则，包括按阶梯给药、口服给药、按时给药、个体化给药、观察用药变化。按照五项基本原则，能够科学合理地缓解癌痛，帮助患者提高生存质量。把镇痛药物分为三类，第一类是非阿片类药物，第二类是弱阿片类药物，第三类是强阿片类药物。根据患者不同疼痛程度，给予不同的镇痛药物，从而满足患者的镇痛需求。

（三）控——癌痛的中医治疗

1.中药汤剂

（1）虚证——气血不足证

治则：益气养血

推荐方药：补中益气汤加减

药物组成：黄芪18 g，甘草9 g，人参6 g，当归3 g，橘皮6 g，升麻6 g，柴胡6 g，白术9 g。

用法：采用煎药机复煎2次，混合药液至400 mL，加热至37℃，口服，每天两次，每次200 mL。

（2）实证——瘀血阻滞证

治则：祛瘀化滞

推荐方药：血府逐瘀汤加减

药物组成：桃仁12 g，红花9 g，当归9 g，生地9 g，川芎5 g，赤芍6 g，牛膝9 g，桔梗5 g，柴胡3 g，枳壳6 g，甘草6 g。

用法：采用煎药机复煎2次，混合药液至400 mL，加热至37℃，口服，每天两次，每次200 mL。

2.中成药

华蟾素片/注射液

功能主治：解毒、消肿、止痛。用于中、晚期肿瘤，慢性乙型肝炎等症。

用法用量：华蟾素片：口服。一次 3~4 片，一日 3~4 次。华蟾素注射液：静滴：一日 1 次，一次 10~20 mL，用 5% 的葡萄糖注射液 500 mL 稀释后缓缓滴注，用药 7 天，休息 1~2 天，四周为一疗程。

与三阶梯止痛方案联合，能够提高疼痛缓解率，起效快且持久，并减轻不良反应，改善患者生活质量。华蟾素对消化道肿瘤引起的疼痛疗效较好，如缓解肝癌、胃癌病人的疼痛，还可以应用于肺癌、骨转移癌、食管癌、口腔癌等引起的疼痛。

（四）护——癌痛的调护

让病人了解无须忍痛的观念，鼓励病人表达疼痛感受，选择正确合适的疼痛评估工具，对于接受癌痛规范化治疗的患者进行定期的随访、疼痛评估并记录用药情况，开展患者教育和指导，注重以人文关怀，最大限度满足病人的镇痛需要，保障其获得持续、合理、安全、有效的治疗；癌症患者采用饮食干预，应遵循三高一低的原则，即高蛋白、高维生素，多吃蔬菜、水果及牛奶，少食油多、不容易消化的食物，也可以选择具有止痛作用的药膳辅助缓解疼痛症状。

（五）生——癌痛的治疗目标

癌痛需要个体化治疗，必要时可多学科协作，为癌痛患者制定个体化的镇痛方案。中医药在癌痛整合治疗中发挥重要作用，能在一定程度上减少阿片类药物用量、减轻其不良反应，更好控制癌痛，最终提高患者生活质量，延长患者生存时间。

三、恶性肠梗阻

恶性肠梗阻（malignant bowel obstruction，MBO）是指原发性或转移性恶性肿瘤造成的肠道梗阻，是晚期肿瘤患者常见并发症，多见于卵巢癌、结直肠癌、胃癌等肿瘤患者。该病严重威胁肿瘤患者的生命，是晚期肿瘤患者姑息治疗的难题之一。MBO 常规治疗方法有手术治疗、药物治疗、营养支持、胃肠减压、支架置入及中医药治疗等。

（一）评——恶性肠梗阻的整合评估

1.恶性肠梗阻的诊断要点

根据病史、临床表现和腹部影像学检查诊断恶性肠梗阻。MBO 诊断要点包括：

（1）恶性肿瘤病史

（2）既往未行或曾行腹部手术、放疗或腹腔内灌注药物治疗

（3）间歇性腹痛、腹胀、恶心、呕吐等症状，伴或不伴肛门排气或排便

（4）腹部体检可见肠型、腹部压痛、肠鸣音亢进或消失

（5）腹部CT或X线腹部平片可见肠腔明显扩张和多个液平面

2.MBO的鉴别诊断

（1）机械性肠梗阻与麻痹性肠梗阻

恶性肠梗阻为机械性梗阻，早期腹胀可不显著，阵发腹部绞痛，腹部体检可见肠型、蠕动波，肠鸣音亢进。X线检查肠梗阻胀气限于梗阻以上的部分肠管。麻痹性肠梗阻无阵发性绞痛等肠蠕动亢进的表现，相反为肠蠕动减弱或消失，腹胀显著，而且多继发于腹腔内严重感染、腹膜后出血、腹部大手术后等。X线检查可显示大小肠全部充气扩张。

（2）完全性肠梗阻与不完全性肠梗阻

完全性肠梗阻多急性发作，症状明显，呕吐频繁，如为低位梗阻腹胀明显，完全停止排便排气，X线腹部检查见梗阻以上肠襻明显充气和扩张，梗阻以下结肠内无气体。不完全性肠梗阻多为慢性梗阻，呕吐与腹胀都较轻或无呕吐，X线所见肠襻充气扩张都较不明显，而结肠内仍有气体存在。

3.MBO中医治疗适应范围

中医治疗早期不完全性肠梗阻、麻痹性肠梗阻等未完全禁食禁饮者，临床疗效较好。对于完全性肠梗阻，以及合并腹腔感染、电解质紊乱的恶性肠梗阻患者，不适宜中医治疗。

4.MBO中医辨识

（1）中医病因病机

中医认为肠为六腑之一，"传化物而不藏"，以通降下行为顺，以滞塞不通为逆。对于癌性病因引起的肠梗阻，最根本的原因在于癌肿阻塞于肠腑，癌肿的形成则归因于正虚与邪实两方面，所谓"邪之所凑，其气必虚"，正气不足是癌肿形成与增长的根本原因。现代中医学认为正虚与邪毒的关系是癌肿形成主要矛盾，在梗阻的发生、发展起着重要作用，人体正气不足是内因，邪毒入侵是始动因素，六淫病邪或七情内伤未解均可产生邪毒，正气虚弱不能祛邪外出，致使邪毒停滞酿成癌毒，与痰浊、瘀血互结变生癌肿阻塞肠腑而发病。

非癌性病因引起的肠梗阻多由于部分恶性肿瘤患者经过手术及放化疗的治疗后，正气被伤、气血耗损，气机失调，使精、血、津液运行失常，形成痰饮、瘀血、水结、湿毒等病理产物停于肠腑，进而形成梗阻。现代医家分析恶性肠梗阻的病因病机，也多立足于正虚和邪实两方面。

综上，该病病位在胃肠，与肺、脾关系密切，病因多样，肠腑气机阻滞，腑气不通是关键病机，疾病初期以邪实为主，随着疾病的发展，后期表现为虚实夹杂的证候。

（2）中医治则治法

主要以行气通腑为基本治则。实际治疗中应根据患者症状及一般情况的差异，选取不同的治疗方法。

（3）辨证分型

基于"腑气不通"是MBO的关键病机，依据其临床表现及中医八纲辨证的基本原则，其证候可分为偏寒、偏热两种。

a.寒结肠腑证

主症：大便不通，腹中冷痛，喜温畏寒，或呕吐清水，四肢不温，面色㿠白，小便清长，舌淡苔白。

b.热结腑实证

主症：大便数日不下，或便少干燥，腹胀腹痛，矢气则舒，或恶心呕吐，口干口臭或口舌生疮，舌红，苔厚腻或黄腻。

（二）扶——恶性肠梗阻的控症治疗

个体化姑息治疗：应该根据患者疾病的阶段、预后、进一步接受抗肿瘤治疗的可能性、全身状况以及患者意愿，决策治疗方案。

手术治疗、解痉止痛药、止吐药、激素类药及抗分泌药等药物治疗，以及补液、全胃肠外营养（TPN）、自张性金属支架、鼻胃管引流（NGT）、胃造瘘等其他姑息治疗。口服马来酸曲美布汀片以及静滴甘油果糖注射液联合地塞米松注射液对缓解本症状有益。

（三）控——恶性肠梗阻的中医治疗

1.中医通腑治疗

对于肠梗阻的治疗，大多数医家均主张以"通"立法，结合患者具体证型灵活确立治则，消除肠道梗阻病因，恢复胃肠通降功能，而不能只拘泥于应用下法，其给药途径包括中药内服和中药保留灌肠两种。口服中药只适于早期不完全性肠梗阻、麻痹性肠梗阻等未完全禁食禁饮者，大多患者须等梗阻症状缓解后方可中药内服。

而MBO患者在治疗过程中常常会接受禁食管理，对于不能口服中药的患者，通过直肠给药是安全有效的。中药灌肠具有可靠的现代医学理论基础，其在MBO中的应用最为广泛，值得深入开展相关研究以形成高级别的循证医学证据。

（1）中药灌肠

a.寒结肠腑证

治则治法：攻下冷积，温补脾阳

主方：温脾汤加减。

推荐方药：温脾汤加减

药物组成：大血藤 30 g，木香 10 g，砂仁 10 g，炒枳实 10 g，川楝子 10 g，厚朴 10g，沉香 10 g，乌药 10 g，败酱草 15 g，白术 30 g，淡附片 10 g，槟榔 10 g，党参 10 g，茯苓 10 g，甘草 20 g，当归 20 g。

用法：中药水煎剂灌肠。采用煎药机复煎 2 次，混合药液至 200 mL，加热至 37℃，倒入一次性灌肠器，保留灌肠，每天 1 次。

b.热结腑实证

治则治法：行气通腑泄热

主方：承气汤类方剂。代表方：大承气汤、小承气汤、调胃承气汤，复方大承气汤、黄龙汤等。

推荐方药：大承气汤加减

药物组成：大黄 15 g，芒硝 30 g，枳实 15 g，厚朴 30 g，炒莱菔子 30 g，木香 15 g，炒桃仁 12 g，赤芍 15 g。

用法：同上。

注意事项：当患者出现下列指征时应中转手术治疗：①腹痛发作剧烈，并呕吐频繁；②有休克表现，腹膜刺激征，腹部压痛固定，有肠型，腹部扪及包块，腹部 X 线平片显示有孤立扩张肠袢；③保守治疗 5 天后病情无缓解，B 型超声探查腹水明显增多，并且腹腔穿刺有混浊或血性液体；④出现肠扭转、不能复位的肠套叠、血运性肠梗阻；⑤老年病例腹痛频繁，压痛固定，出现腹水。

（2）针刺辨证选穴

治疗取穴原则："少而精""俞募配伍"和"远近结合，合治内腑"

主穴：足三里、天枢、大肠俞、上巨虚、长强穴

配穴：腹胀严重加脾俞；腹痛严重加内关、足三里、气海；呕吐严重加上脘、下脘、内关、合谷

针刺方法：取足三里、上巨虚、天枢、大肠俞，患者取仰卧位或侧位，皮肤常规消毒，垂直进针 1.5 寸，诸穴均施提插捻转补泻法，每 5 分钟行针捻转 1 次，留针 30 分钟。

（3）针刺联合穴位注射

选穴：足三里、大肠俞、长强

操作：①针刺：患者取俯卧位或侧卧位，皮肤以 75% 乙醇常规消毒后，取直径 0.30 mm、长 50 mm 一次性使用毫针，足三里、大肠俞垂直进针 35 mm，长强穴斜刺 45°角进针，针尖向上与骶骨平行，进针 30 mm，均施提插捻转补泻法，每隔 5 分钟施以捻转提插行针 1 次，留针 30 分钟。②穴位注射：针刺治疗结束后，选取大肠俞、足三里穴，采用两支 1 mL 无菌注射器分别抽取维生素 B_1 注射液和维生素 B_{12} 注射液各

1支备用，局部皮肤常规消毒后，于大肠俞行维生素 B_1 注射液1 mL穴位注射，足三里行维生素 B_{12} 注射液1 mL穴位注射，每次注射一侧穴位，两侧穴位交替进行。

（4）中药膏摩

膏摩方：姜半夏颗粒9 g，枳实颗粒6 g，沉香颗粒3 g，瓜蒌颗粒10 g，薤白颗粒6 g，水蛭颗粒3 g，厚朴颗粒6 g，丁香颗粒3 g，肉苁蓉颗粒10 g，川芎颗粒6 g，莪术颗粒10 g，淡附片颗粒6 g。

操作：将膏摩方用麻油调和，然后均匀涂抹于腹部，采用顺时针方向由中脘穴移至天枢穴，再由天枢穴移向气海穴的方向，按顺时针方向按摩，力度以能耐受为适宜，时间10分钟，每天1次。

注意事项：中药膏摩对腹胀明显、肠腔扩张、腹部压痛或反跳痛阳性者禁用。

2.偏寒型MBO的治疗

（1）艾条灸

取穴：神阙穴（肚脐，在脐区，肚脐中央处）

功效：温中散寒理气

灸法：温和灸。将艾条点燃后，悬起于神阙穴上方进行熏灸，以局部出现温热感或灼热感但不灼伤皮肤为度，每日15~30分钟。

注意事项：①艾条上火后不可悬空过久，以免接触皮肤时温度过高；②艾灸后1小时内不能用冷水洗手或洗澡4小时后洗澡；③饭前饭后一小时不宜温灸；④心跳过快禁止艾灸；⑤过饥、过饱、酒醉禁灸；⑥孕妇禁灸。

（2）中药热奄包

药物组成：吴茱萸100 g，小茴香500 g，丁香300 g，肉桂300 g。

使用方法：将上述药物研成粗末装入布袋中，表面淋水后置于微波炉中高火加热2分钟，取出后凉至温度为50℃时用单层毛巾包好热敷20分钟，每日2次，7天为1疗程，治疗1疗程后评定疗效。

注意事项：以热敷为主的中药外敷治疗，既能随证调整方药，又能和其他疗法同用，操作简易、灵活、安全，患者满意度高，尤为适合临床辨证为虚、寒型肠梗阻患者。但和中药灌肠、针灸治疗相比，中药外敷法治疗肠梗阻起效缓慢，不适于急、恶性肠梗阻患者。

3.偏热型MBO的治疗

中药封包治疗

药物组成：生大黄粉100 g，芒硝200 g，冰片5 g。

制备：上述药物共研细末，密封备用。

用法：置于外敷袋中，将外敷袋均匀平铺于患者脐周，12~24小时更换1次。

4.MBO合并疼痛

中医认为"不通则痛""寒凝则痛"，故对于MBO合并疼痛的患者，治宜温经通络止痛，可采用中医外治的方法。

中药穴位贴敷

药物组成：肉桂10 g，干姜10 g，桂枝15 g，丁香15 g，木香6 g，厚朴15 g，枳壳15 g，元胡10 g，砂仁6 g，全蝎3 g。

制备：将上述药物等研末后以蜂蜜、姜汁调糊制成的膏剂，制成直径为5 cm、厚度为0.5 cm的膏药，平摊于纱布上备用。

用法：暴露贴敷部位：神阙穴；将药物敷于神阙穴（如果贴敷部位因手术切口影响，则自切口处外移3~5 cm）；每次贴敷时长为4小时，每日9、16点贴敷，每日2次。

（四）护——恶性肠梗阻的调护

生活有规律，饮食有节，饱餐后避免立即做剧烈运动。日常进食应细嚼慢咽，进食量不宜过多，低盐低脂饮食，避免食用过多豆类、牛奶等易产气的食物，多吃富含膳食纤维和高蛋白的食物，多饮水保证每日正常摄入量。对于偏寒型的患者应忌食生冷寒凉性食物，如西瓜、苦瓜等。

（五）生——恶性肠梗阻的治疗目标

MBO的治疗需要个体化基础的综合治疗，需要组建跨专业的多学科MBO诊疗团队，制定平衡与现实的MBO诊疗规范，确立以解决主要矛盾——"提高生活质量"为导向的治疗目标。中医药作为MBO综合治疗的重要组成部分，最终能在一定程度上提高患者的生活质量，以期延长患者生存时间。

四、恶性胸腔积液

恶性胸腔积液（malignant pleural effusion，MPE）是指原发于胸膜的恶性肿瘤或其他部位的恶性肿瘤转移至胸膜引起的胸腔积液，是晚期癌症患者的常见并发症，通常积液增长较快并持续存在，提示疗效较差、预后不良。多见于肺癌、乳腺癌、淋巴瘤，约占恶性胸腔积液的75%。其他为卵巢癌转移、肉瘤、胃肠道癌等。MPE常规治疗方法有胸腔置管引流排液、胸膜固定术及胸腔内给药、胸膜剥离切除术、胸膜固定术、全身化疗、全身靶向治疗、局部放疗、利尿治疗、营养支持及中医药治疗等。

(一)评——恶性胸腔积液的整合评估

1.评病——MPE的诊断要点及适应范围

（1）诊断要点

根据病史、临床表现、B超和胸部影像学检查诊断恶性胸腔积液。MPE诊断要点包括：①恶性肿瘤病史；②积液少时可无症状，大量积液时会出现呼吸困难甚至端坐呼吸、发绀等症状；③中等或大量积液时胸下部呼吸运动减弱，触诊时语颤消失，积液区叩之为实音，呼吸音听诊减弱或消失；④B超见无回声或低回声带；X线中见肋膈角消失或中下野见均匀致密阴影，纵隔和气管向健侧移位；⑤在胸腔积液细胞沉淀中找到恶性细胞，或在胸膜活检组织中观察到恶性肿瘤的病理变化。

（2）MPE中医治疗适应范围

中医治疗适合少量及中等量恶性胸腔积液等者。对于大量胸腔积液且压迫症状明显出现呼吸困难、喘憋、心悸患者，不适宜单纯中医治疗，应联合胸腔穿刺局部治疗快速缓解症状。在治疗过程中要反复评估，尤其是关注胸部体征和血常规，若出现胸痛、气急明显、伴口唇发绀明显，建议排除气胸可能。

2.评因——MPE中医辨识

（1）中医病因病机

本病多由元气化生异常，内生瘤毒滞留体内，损伤脏腑，或正气虚弱，脏腑功能失调，致气血水运行失常；该病病位在胸腔，病变脏腑与肺、脾、肾及三焦有关。饮停胸胁是其关键病机，疾病初期以邪实为主，随着疾病的发展，后期表现为虚实夹杂的证候。

（2）中医治则治法

治疗主要以"行气利水"为基本治则。实际治疗中应根据患者症状及病因差异，辨明虚实，分析出病变脏腑，根据标本缓急原则施治。

3.评证—辨证分型

基于"饮停胸胁"是MPE的关键病机，依据其病情缓急及中医八纲辨证的基本原则，其证候可分为偏寒、偏热两种。

（1）饮停胸胁型

主症：咳唾引痛，呼吸困难，咳逆气喘，息促不能平卧，或仅能偏卧于停饮的一侧，病侧肋间胀满，甚则可见偏侧胸廓隆起，舌苔薄白腻，脉沉弦或弦滑。

（2）阴虚内热型

主症：胸腔积液伴呛咳时作，咯吐少量黏痰，口干咽燥，或午后潮热，颧红，心烦，手足心热，盗汗，或伴胸胁闷痛，形体消瘦，舌质偏红，少苔，脉细数。

（二）扶——恶性胸腔积液的控症治疗

制定个体化姑息治疗方案。根据患者胸腔积液的量、生长速度、预期生存时间、体力状况评分、家庭经济状况以及患者意愿，综合考虑给予局部治疗或全身治疗方案。依据病情，全身治疗采用营养支持、利水消肿内科治疗，局部治疗采用胸腔引流放液或胸腔灌注治疗。

（三）控——恶性胸腔积液的中医治疗

1.中医利水治疗

对于胸腔积液的治疗，大多数医家均主张以"以温药和之"为治则，病情后期出现阴虚内热证型或久病入络，依据"血不利则为水"引申的针对病络治疗十分关键。中等或大量积液患者单纯口服药物不能迅速缓解症状，需要结合中药外治快速消除积液，临床上大多选用胸腔穿刺引流后中药腔内治疗、中药外敷、封包治疗。顽固性胸腔积液也可同时配合针灸或者联合上述方法来达到消除积液的目的。

（1）中药汤剂口服

依据其临床表现及中医八纲辨证的基本原则，其证候可分为偏寒、偏热两种。在辨证治疗胸腔积液的同时可酌情辨病加用抗癌之品。

a.饮停胸胁型

治则治法：泻肺平喘，攻逐水饮

主方：葶苈大枣泻肺汤、十枣汤、控涎丹、五苓散、己椒苈黄汤等。

推荐方药：葶苈大枣泻肺汤合五苓散加减

药物组成：葶苈子30 g，桑白皮30 g，制半夏9 g，猪苓15 g，茯苓皮30 g，桂枝9 g，车前子15 g，白芥子9 g，生白术30 g，枳壳9 g，半边莲15 g，半枝莲15 g，龙葵30 g，猫人参30 g，大枣15 g。

b.阴虚内热型

治则治法：滋阴清热、宣肺止咳

主方：沙参麦冬汤泻白散方加减。

推荐方药：沙参麦冬汤泻白散方加减

药物组成：沙参10 g，麦冬15 g，玉竹15 g，天花粉15 g，桑白皮15 g，地骨皮15 g，甘草6 g。

用法：采用煎药机复煎2次，混合药液至300 mL，早晚两次分服。若病程久加虫类药如地龙、全蝎、蜈蚣。

（2）中药注射液胸腔内注射

治疗药物：榄香烯注射液

用法：榄香烯注射液按体表面积200~400 mg/m²，于抽出胸腹水后胸腔内注射，每周1~2次。

胸腔灌注方法：采用胸腔置管引流胸腔积液，尽可能缓慢排净胸腔积液至引流量<100 mL/h或B超提示证实胸腔积液引流干净，注入前常规加地塞米松5~10 mg和2%利多卡因5 mL，中药制剂通过引流管进行缓慢注入，注射完毕后夹闭。嘱患者2小时内不断变换体位以促进灌注的药物能够均匀分布及接触吸收。

（3）艾条灸

主穴：神阙穴（肚脐，在脐区，肚脐中央处）、患侧肺区

功效：温中散寒理气

（4）中药封包治疗

药物组成：芒硝200 g，生大黄粉100 g，冰片5 g。

操作：将上述药物混匀装入30 cm×30 cm纱布袋，置于定制的治疗背心内衬网状口袋中，固定并均匀贴敷于胸腔积液体表投影位置（若两侧均有胸腔积液，则敷于积液量较多的一侧）。每日用1次，每次维持4~6小时，连续治疗7天。

（四）护——恶性胸腔积液的调护

根据患者的饮食习惯和口味，给予营养丰富的高蛋白、高热量、易消化饮食，少食多餐，为保持大便通畅可补充纤维素，可适量食用温性的瓜果蔬菜，补充各维生素，增强其免疫能力及抵抗能力；注意休息，适当活动，胸闷气急患者取半卧位休息，恢复期适当活动；做好呼吸功能锻炼，鼓励患者在胸腔置管引流术后进行深呼吸、腹式呼吸、缩唇式呼吸，减少术后并发症的产生；中药贴敷加艾灸治疗适用于偏寒型的患者。

（五）生——恶性胸腔积液的治疗目标

MPE的诊断一旦明确，应尽早考虑姑息治疗。对患者的原发病、症状、一般情况及预期生存时间进行全面评估，然后再制定治疗方案。治疗的主要目的是减轻呼吸困难。MPE的治疗包括全身治疗、局部治疗、外科治疗，需要联合多学科确立全身与局部治疗结合的治疗方式，以解决主要矛盾——"缓解症状"为导向的治疗目标。中医药作为MPE综合治疗的重要组成部分，提倡选择或合并使用具有抗癌作用的药物组成专方专药综合治疗，能在一定程度上缓解症状，最终提高患者的生活质量，延长患者生存时间。

五、恶性腹腔积液

恶性腹腔积液（malignant ascites，MA）是指原发于腹膜的恶性肿瘤以及其他部

位的恶性肿瘤转移至腹膜引起的腹腔积液，是恶性肿瘤的常见并发症，提示该类患者往往已经处于疾病晚期，预后不良。恶性腹腔积液最常见于卵巢癌，其次是肝胆胰肿瘤和胃癌。MA在恶性肿瘤患者的疾病管理中极具挑战，患者预后较差。MA常规治疗方法有腹腔穿刺术、药物治疗、腹腔内/全身化疗、留置腹膜导管、腹膜静脉分流术、营养支持等。

（一）评——恶性腹腔积液的整合评估

1. 评病——MA诊断要点及适应范围

（1）诊断要点

根据病史、临床表现、腹水脱落细胞和腹部影像学检查诊断恶性腹腔积液。MA诊断要点包括：①恶性肿瘤病史；②少量腹腔积液时患者可无明显症状和体征；中等量以上腹腔积液患者常可出现腹胀、轻度的呼吸困难；不同程度的下肢浮肿、移动性浊音阳性；③B超/CT/MRI可见腹腔积液及原发病灶；④恶性腹水蛋白质含量>30 g/L，血清-腹水蛋白梯度（SAAG）<1，乳酸脱氢酶（LDH）>8.35 μmol/L，腹腔积液LDH/血清LDH比值>1，癌胚抗原（CEA）>15 μg/L；⑤腹水细胞学检查可能发现肿瘤细胞。

（2）MA中医治疗适应范围

恶性腹腔积液属中医的"鼓胀"的范围。按照中医辨证论治的原则，在恶性腹腔积液的全程，均可使用中医药治疗，尤其是中药外敷治疗疗效显著。对于恶性腹腔积液合并严重脏器功能受损、腹腔感染、电解质紊乱的患者，不适宜中医治疗。在治疗过程中要反复评估，尤其是关注患者生命体征和水电解质酸碱平衡，若出现生命体征不平稳或呼吸困难，电解质紊乱，建议转科。

2. 评因——MA中医辨识

（1）中医病因病机

MA患者多为中晚期恶性肿瘤患者，根据其临床表现属于中医的"臌胀"范畴。其发病与肺、肝、脾、肾四脏失调有关，主要为气结、血瘀、水饮停于腹内所致，早期多偏实，以气滞湿阻或湿热蕴结为主，晚期脏腑功能失调，气血水壅滞腹中而不化，呈现瘀热互结，肝肾阴虚，脾肾阳虚之象。临床上往往表现虚实夹杂、本虚标实之证。

（2）中医治则治法

治疗原则以"行气、利水、消瘀化积"为主。实际治疗中应根据患者症状及一般情况的差异，辨明寒热，选取不同的治疗方法。

3.评证——MA辨证分型

（1）气虚寒凝型

主症：神疲、乏力，畏寒，腹大胀满或不舒，按之如囊裹水，甚则颜面微肿，下肢浮肿，饮食减少，脘腹痞胀，得热稍舒，周身困重，小便短少，舌质胖淡紫，舌苔白腻，脉缓。

（2）湿热瘀结型

主症：腹大坚满，脘腹撑急，烦热口苦，渴不欲饮，小便赤涩，大便秘结或溏垢，或脉络怒张，胁腹刺痛，舌尖边红，苔黄腻或兼灰黑，脉象弦数，或有面目肌肤发黄。

（二）扶——恶性腹腔积液的控症治疗

制定个体化姑息治疗方案。根据患者腹腔积液的量、生长速度、预期生存时间、体力状况评分、家庭经济状况以及患者意愿，综合考虑给予局部治疗或全身治疗方案。限制钠盐摄入，纠正低蛋白血症，使用利尿剂，抗感染，纠正电解质紊乱，腹腔积液影响患者生活质量时使用腹腔穿刺引流腹腔积液等其他姑息治疗方法。控瘤药物（化疗药、抗血管生成药）的腹腔灌注或热灌注是重要的局部治疗措施。

（三）控——恶性腹腔积液的中医治疗

1.中医利水治疗

（1）中药口服

a.气虚寒凝型

治则治法：温阳散寒，行气利水

主方：实脾饮、胃苓散、五苓散、济生肾气丸、真武汤加减。

推荐方药：实脾饮

药物组成：白术12 g，茯苓15 g，厚朴10 g，木瓜10 g，大腹皮30 g，干姜6 g、熟附子6 g，木香10 g，草果10 g，五加皮20 g，土鳖虫10 g，炙甘草5 g。

b.湿热瘀结型

治则治法：清热利湿，化瘀逐水

主方：中满分消丸、茵陈蒿汤、调营饮加减。

推荐方药：中满分消丸合茵陈蒿汤

药物组成：中满分消丸：白术、炙甘草、猪苓、姜黄、白茯苓、泽泻、橘皮、知母、黄芩、半夏、枳实、厚朴、焦栀子、地龙各10 g，茵陈30 g，砂仁、黄连各6 g。

用法：采用煎药机复煎2次，混合药液至300 mL，早晚两次分服。

（2）穴位敷贴

行气活血利水方

基础方药：腹水消方

药物组成：黄芪、桃仁、大腹皮、桃仁、红花各50 g，莪术、芫花、甘遂各40 g，细辛、丁香各20 g，乳香、没药各30 g。

用法：中药碾磨成粉，过80目筛，取重15 g，加蜂蜜、甘油调成糊状，取纱布，将药糊均匀涂抹在纱布上，药物厚度1~2 mm，面积8 cm×8 cm，外敷于神阙穴、关元穴、气海穴、双天枢穴、双大横穴。每次贴敷时长为4小时。

（3）针刺技术

针刺治疗以温肾阳为主，加以健脾理气除湿，使湿邪从小便而解。穴位多选取腹募穴，局部取穴为主，远近配穴。

主穴：京门、章门、气海、关元、中极、水道、归来、府舍、中脘、阴陵泉

配穴：湿热内扰型加期门、腹结、大横；阳虚不化型加命门、内关；脾虚者加足三里；肾虚加肾俞与太溪

针刺方法：见第四章肿瘤相关并发症的针灸治疗。

2.偏寒型MA的中医治疗

（1）穴位敷贴

温阳利水方

基础方药：实脾散或真武汤加减

药物组成：黄芪30 g，猪苓、桃仁、红花各9 g，薏苡仁、车前子各15 g，艾叶30 g，苍术40 g，丁香15 g，乌药10 g，干姜15 g，乳香25 g，没药25 g，吴茱萸15 g，透骨草25 g。

（2）艾条灸

选穴：神阙、关元、气海、中极、肺俞、脾俞、肾俞、三焦俞、中脘、水分、石门

功效：温中散寒，理气逐水

（3）隔药脐灸

取穴：神阙穴（肚脐，在脐区，肚脐中央处）

用药：大黄10 g，甘遂6 g，黄芪50 g，附子15 g，桂枝15 g，细辛10 g，川椒目10 g，牵牛子15 g，牵牛子30 g，白术30 g，龙葵30 g。

功效：温中散寒，峻下逐水

灸法：隔药灸。将药物研细末，每次取5 g，敷于神阙穴，上置刺有小孔的生姜片，再将适量艾绒置于姜片上，点燃灸之，局部热度以患者能忍受为度，过热则换姜片，反复操作，每次灸30分钟。

注意事项：①艾条上火后不随意触碰，以免滑倒烫伤；②艾灸后1小时内不能用冷水洗手或洗澡；③饭前饭后一小时不宜温灸；心跳过快禁止艾灸；过饥、过饱、酒醉禁灸；孕妇禁灸。

3.偏热型MA的中医治疗

中药封包治疗

药物组成：皮硝（无水芒硝）400 g，大黄粉200 g，冰片10 g。

制备：上方药物混匀，装入30 cm×15 cm长方形棉布袋。

用法：棉布袋平摊于患者腹部，每次敷1小时，每日2次，治疗2周为1疗程。

（四）护——恶性腹腔积液的调护

腹腔积液患者脾胃虚弱，应忌生冷、油腻、辛辣、酒热食物，可进食易消化、少油腻的食物；偏寒型患者更应减少寒性食物的摄入；腹腔积液形成后当限制食盐摄入，低盐或无盐高蛋白饮食，控制稳定后可缓慢增加食盐摄入；常吃新鲜蔬菜，保持大便通畅；适当活动，在抽液时卧床休息，保证充足的睡眠，保存体力，避免受凉，尤其注意腹部保暖；无抽液时适当运动，恶性腹腔积液患者常伴有腹腔转移适当活动能增强肠蠕动避免便秘甚至梗阻产生；保持心情舒畅，疏通失望心理和郁怒等不良情绪，可通过静坐、冥想或者入定的方法避免负性情绪，调节身心健康；艾灸适用于偏寒型的患者。

（五）生——恶性腹腔积液的治疗目标

MA的治疗主要是通过全身或腔内治疗的方法缓解症状。需要根据对患者的原发病、症状、一般情况及预期生存时间进行全面评估，再制定治疗方案。日新月异的诊疗技术的发展，也意味着MA的治疗方式存在突破与改进。建立诊疗规范，确立以解决主要矛盾——"缓解症状"为导向的治疗目标。中医药作为MA综合治疗的重要组成部分，能在一定程度上改善患者临床症状，最终提高患者的生活质量，延长患者生存时间。

六、肿瘤相关深静脉血栓

肿瘤相关静脉血栓栓塞症（tumor-associated venous thromboembolism，TAVTE）指恶性肿瘤患者合并静脉血栓栓塞症（venous thromboembolism，VTE），发病率为4%~20%。肿瘤患者VTE的发生率比非肿瘤患者高4~7倍，且呈逐年上升趋势。VTE为肿瘤的重要并发症之一，其中肺栓塞是导致肿瘤患者死亡的重要原因之一。中医药在防治肿瘤相关静脉血栓栓塞症方面疗效肯定，体现了中医药治未病和既病防变的理念。

（一）评——肿瘤相关深静脉血栓的整合评估

1.评病——TAVTE的中医治疗适应证

TAVTE多表现为下肢深静脉血栓形成，临床上分为急性期、慢性期及下肢深静脉血栓形成综合征。急性期血管炎症反应明显，表现为广泛性肿胀、胀痛或剧痛、浅静脉怒张、皮肤微血管扩张，伴有发热。或患肢皮炎、溃疡并发感染，或并发血栓性浅静脉炎，红肿热痛；慢性期表现主要系急性下肢深静脉血栓形成炎症消退之后，血栓形成、静脉阻塞，表现为患肢广泛性肿胀、轻度胀痛、沉重，浅静脉和皮肤微小血管扩张，不发热；下肢深静脉血栓形成综合征，包括下肢静脉曲张、下肢肿胀、湿疹性皮炎、皮肤色素沉着、下肢继发感染、下肢慢性溃疡等。无论何种分期的肿瘤相关静脉血栓栓塞症，中医药采用活血通络、软坚散结、健脾益气的方式，均可获得较好效果。

2.评因——TAVTE的中医病因病机

TAVTE属中医学的血瘀证疾病。中医认为气滞不舒，营卫失调，阳气不能达，以致寒凝痹阻，经络不畅，治法必求温阳散寒活血通络。

3.评证——TAVTE的辨证分型

结合疾病发生、发展过程中不同病变时期的病理变化，可以将其分为如下三个证型辨证治疗。

（1）湿热下注型

临床表现：患肢红肿热痛，皮肤血管扩张，伴有发热。口干、口苦，舌质红绛，舌苔白腻或黄腻，脉滑数或洪数。多见于下肢深静脉血栓形成急性期。

（2）痰瘀互结型

临床表现：患肢肿胀、痛较轻，血管呈硬索条状；皮肤色素沉着，呈棕褐色或青黑色，坚韧紧硬。舌质红绛或紫暗，舌苔白，脉弦涩。常见于下肢深静脉血栓形成慢性期。

（3）脾肾阳虚型

临床表现：倦怠无力，肢体胀痛，朝轻暮重，腰酸畏寒；或小腿皮肤溃疡，创面肉芽淡白，脓液清稀，胃纳减退，不思饮食，口不渴。舌质淡，苔薄白，脉沉细。常见于下肢深静脉血栓形成综合征。

（二）扶——肿瘤相关深静脉血栓的控症治疗

一般处理原则：卧床休息，抬高患肢。病情缓解后可以进行轻度的活动。起床活动时用医用弹力绷带或者穿弹力袜。也可以用利尿剂，溶栓剂，抗凝剂等药物治疗。如果是中央性的血栓，可以考虑腔内置管溶栓，球囊扩张，支架植入术等手术治疗，平时应加强凝血功能监测。

（三）控——肿瘤相关深静脉血栓的中医治疗

对于TAVTE的控制，既要辨证论治，又要遵循活血化瘀法的治则。

1.治疗药物

（1）中药方剂

a.湿热下注型

治则治法：清热利湿、活血化瘀

推荐方剂：四妙勇安汤加减

药物组成：金银花90 g，玄参90 g，当归60 g，甘草30 g。

b.痰瘀互结型

治则治法：活血通络、软坚散结

推荐方剂：舒脉汤加减

药物组成：黄芪30 g，夏枯草30 g，土元9 g，当归15 g，赤芍15 g，丹参15 g，桑寄生15 g，元参15 g，海藻15 g，橘核15 g，僵蚕15 g，牡蛎30 g，水蛭9 g，地龙9 g，半夏9 g。

c.脾肾阳虚型

治则治法：温肾健脾、利湿通络

推荐方剂：温阳健脾汤加减

药物组成：山药15 g，莲肉10 g，菟丝子10 g，续断10 g，熟地15 g，覆盆子10 g，白术10 g，茯苓10 g，淫羊藿12 g，仙茅10 g。

（2）中药注射剂

具有活血通络的中成药和中药注射液均可使用。

（3）中医外治法

a.熏洗法

熏洗法在下肢深静脉血栓的防治中应用广泛，该法借热力和药力直接作用于病变局部，具有活血通脉之功，可有效促进患肢侧支循环的建立、促进患肢静脉和淋巴回流等作用。可选用上述内服汤剂处方，也可选用补阳还五汤、血府逐瘀汤、四妙勇安汤等进行熏洗，1次/天，30分钟/次。

b.外敷法

外敷法主要用于缓解下肢深静脉血栓或浅表血栓性静脉炎出现红、肿、热、痛等症状。可将膏剂、中药汤剂或中药药渣直接于患肢外敷，选用金黄膏、如意金黄散或冰硝散（冰片、芒硝）等，消肿止痛效果显著。

（四）护——肿瘤相关深静脉血栓的调护

在中医"治未病"思想指导下，药食同源可选用黄芪、茯苓、山药以偏于益气，红枣、枸杞、当归以偏于补血，陈皮、砂仁以偏于行气散结，玫瑰花以偏于疏肝解郁，三七粉以偏于活血化瘀。此外，患者还需要养成良好的饮食习惯，避免进食生冷油腻；同时，进行适量的运动，推荐小强度有氧运动如太极拳、五禽戏；另外，调节情志，疏肝解郁，可使血脉调达，对预防血栓形成有一定作用。

（五）生——肿瘤相关深静脉血栓的治疗目标

针对恶性肿瘤合并TAVTE患者的防护是临床需关注的问题，了解疾病发生发展的本质，明确虚实，辨证施护，可根据理化检查预测患者的高凝状态，以便及早对患者采取相应的治疗措施，防止栓子脱落形成栓塞而危及生命，最终，提高患者生活质量，延长患者生存时间。

七、恶性溃疡及窦道

恶性溃疡及窦道是恶性肿瘤的常见并发症。其中恶性溃疡主要指恶性肿瘤侵犯皮肤并穿透上皮形成突出结节性的损伤或伤口浸润皮肤形成凹陷型的破溃性损伤，常常合并感染和坏死，引起患者疼痛和发热。临床上对于恶性溃疡的治疗，早期以广泛彻底切除病灶为首选的治疗方法，必要时联合中医外治及局部放疗，可抑制癌性细胞扩散。此外保持创面清洁干燥，是促进其愈合的关键环节。

皮肤窦道是由机体的软组织出现感染和坏死，然后经体表排出体外，在这个过程中形成了一个开口于体表的，而且不与体内空腔脏器相通的潜性盲管。临床上对于窦道的治疗，以及时清创安置引流管为主，瘘孔可自行愈合；对于无法自行愈合的，需行手术治疗。另外，由于常有液体自瘘孔处外流，也需要注意保持伤口清洁，及时行抗感染处理。

（一）评——恶性溃疡及窦道的整合评估

1.评病——恶性溃疡及窦道分级及中医治疗适应证

恶性溃疡及窦道均属于中医外科疾病范畴，多由气血凝滞，经络阻塞，热盛肉腐化脓所致。治疗上以外治为主，必要时配合辨证内治。中医外科传统的丸、散、膏、丹等外用药物对其治疗，效果显著。凡是出现恶性溃疡及窦道，伴随发热、发红、肿胀、疼痛、流脓流液的均是中医治疗的适应证。后期如恶性溃疡及窦道经久不愈，严重影响了患者的生活质量，中医治疗也有较好的效果。

2.评因——恶性溃疡及窦道的中医病因病机

恶性溃疡的病机多见于久病正虚，气血瘀滞，营卫不和，肌肤失养则演变为皮肤溃疡，加之外感贼邪。另外化疗及靶向药物的不良反应，在内损精耗血，在外伤其肌表，放化疗还易致脾胃损伤，健运失司不能生养气血而发展为疮疡。窦道是一种只有外口而无内孔相通的病理性盲管，多由手术创伤，或局部残留异物，或兼有邪毒侵袭，导致局部气血凝滞，蕴蒸化脓，溃破成漏。

3.评证——恶性溃疡及窦道的辨证分型

恶性溃疡及窦道中医分为实证和虚证，实证主要包括：疮口脓血淋漓，疮周红肿热痛，或瘙痒不适；可伴有轻度发热；舌苔薄黄或黄腻，脉数。虚证主要包括：疮口脓血稀薄，肉芽色淡不泽；伴面色萎黄，神疲倦怠，纳差寐少；舌淡苔薄，脉细。

（二）扶——恶性溃疡及窦道的控症治疗

恶性溃疡及窦道的治疗，主要以抗感染、手术切除、加强换药为主，辅以负压吸引、物理治疗等。

一般以促进血液循环，改善创口局部微循环为主。如需增强患者免疫力可使用重组人白介素、重组人粒细胞刺激因子、地塞米松等免疫疗法，对症使用抗炎抗菌，此外还可以以补充维生素、营养支持治疗等。

（三）控——恶性溃疡及窦道的中医治疗

对于恶性溃疡及窦道的控制，按照中医外科疾病的发生发展过程，确立消、托、补三个总的治疗原则。消法，主要是运用不同的中医外治方药，使肿疡得到消散，不使邪毒结聚成脓，可采用膏药外敷、散剂外治、洗剂外用等。同时重视托法和补法，以补益气血治疗为主，多使用补益的药物，恢复其正气，助养其新生。现将部分外治方药总结如下。

（1）膏药外敷

a.太乙膏

临床表现：适用于恶性溃疡初起，局部红肿热痛，身热，苔薄黄，脉数有力等阳证。

治则治法：消肿、清火、解毒、生肌

推荐方药：没药6 g，黄丹150 g，樟丹3 g，麝香3 g，乳香6 g。

用法：隔火炖烊，摊于纸上，随疮口大小敷贴患处。

注意事项：用于外疡初起时，宜敷满整个病变部位。若毒已结聚，或溃后余肿未消，宜敷于患处四周，不要完全涂布。敷贴应超过肿势范围。疼痛无热，口不渴等阴证忌用，以免寒湿痰瘀凝滞不化。

b.阳和解凝膏

临床表现：适用于恶性溃疡，疼痛无热，口不渴，舌淡苔白，脉沉细等阴证。

治则治法：温经和阳、祛风散寒、调气活血、化痰通络

推荐方药：鲜牛蒡草480 g（或干品120 g）；鲜凤仙透骨草40 g（或干品10 g）；生川乌20 g，桂枝20 g，大黄20 g，当归20 g，生草乌20 g，生附子20 g，地龙20 g，僵蚕20 g，赤芍20 g，白芷20 g，白蔹20 g，白及20 g，川芎10 g，续断10 g，防风10 g，荆芥10 g，五灵脂10 g，木香10 g，香橼10 g，陈皮10 g，肉桂20 g，乳香20 g，没药20 g，苏合香40 g，麝香10 g。

用法：本品为摊于纸上的黑膏药，加温软化，贴于患处。

注意事项：局部红肿热痛等阳证忌用，以免助长火毒。药敷后干燥之时，宜时时用液体湿润，以免药物剥落及干板不舒。

（2）散剂外治

a.敛疮散

临床表现：疮面大量脓性渗出以及疮口经久不愈等。

治则治法：消肿散结，敛疮生肌

推荐方药：生半夏30 g，胆南星30 g，重楼30 g。

用法：将生半夏、胆南星、重楼粉碎成细末，过细筛后按1：1：1比例混匀即可。使用前先将疮面按外科常规进行清创处理，清除坏死肉芽组织及脓性分泌物，后用康复新液再次清洗，处理后将敛疮散干粉在疮口基底部进行填塞，充分接触各部位疮面，避免出现缝隙，预防窦道产生，填塞后纱布覆盖固定，每日换药1次。

注意事项：因药物刺激疮面可产生较剧烈疼痛，可嘱患者清创前45分钟使用吲哚美辛栓剂纳肛，以减轻疼痛。

b.祛腐生肌散

临床表现：凡溃疡初期，脓栓未溶，腐肉未脱，或脓水不净，新肉未生的阶段。

治则治法：拔毒生肌，化脓去腐

推荐方药：升丹60 g，轻粉9g，制乳没（各）30 g，血竭15 g，儿茶9 g，煅石膏60 g，煅龙骨30 g，煅珍珠母30 g，冰片3 g。

用法：以上诸药，共研细末备用。开始外治前，先探查窦道，尽量清除出窦道内的线结或其他异物，然后根据窦道的深浅及大小，将祛腐生肌散与拔毒生肌膏油纱条表面拌匀，缓慢塞入窦道中，每日换药1次。如窦道脓性分泌物显著减少，见有新鲜肉芽组织生长，则直接用拔毒生肌膏油纱条换药，直至窦道愈合。

注意事项：溃疡初期忌用。

（3）外用洗剂

a.三黄洗剂

临床表现：一切恶性皮肤溃疡溃烂流液处。

治则治法：清热止痒

推荐方药：大黄15 g，黄柏15 g，黄芩15 g，苦参15 g。

用法：加入蒸馏水100 mL，医用苯酚1 mL，摇匀，以棉签蘸搽患处，每日多次。

b.中成药外用

可选用京万红软膏外敷或新癀片、六神丸碾末外敷。对于慢性溃疡创面，艾灸有助于伤口愈合。

（四）护——恶性溃疡及窦道的调护

恶性溃疡及窦道的疾病护理，以配合创面清洁及干燥为主，注意发现无菌敷料渗液，及时更换；还可采用负压拔罐。同时指导患者穿着宽松的棉质衣服，避免搔抓皮肤或涂抹护肤品，减少对放射野皮肤的刺激，造口袋里的引流液较多时及时倾倒，以免久置引起窦道周围皮肤的刺激或感染。禁用肥皂擦洗或热水浸浴，禁用酒精等刺激性消毒剂，避免冷热刺激，避免阳光直晒等，保持规律的生活作息时间及轻松稳定的心态，保持溃疡区干燥，避免剧烈运动或过度保暖引起出汗。

（五）生——恶性溃疡及窦道的治疗目标

恶性溃疡及窦道的治疗需要以规范先行，掌握前沿，个体论治为原则，在临床实践中不断提高加强，中西医整合。中药制剂的调配是取效的重要环节，注重中医药的全程干预，以提高患者生活质量和延长生存时间为治疗目标。

八、淋巴水肿

淋巴水肿是一种因自身或者外部因素导致淋巴回流受阻，机体代偿不足，引起局部组织水肿、脂质沉积和纤维化增生的慢性疾病。临床以肿瘤术后、放化疗后继发性引起的淋巴水肿最常见，占淋巴水肿的11.5%~54%。淋巴水肿多表现为肢体肿胀、沉重、疼痛、皮肤粗糙等症状，日久会引起肢体畸形、功能活动障碍、焦虑、抑郁等身心问题。目前主要治疗方法包括手术治疗、药物治疗、综合消肿疗法、运动疗法等，然而淋巴水肿无法治愈，迁延复发，严重影响了患者的生活质量和身心健康。因此缓解症状、延缓病情进展、恢复淋巴回流、提高患者生活质量成为临床治疗淋巴水肿的主要目标。中医药疗法源远流长、独具特色，多采用中药内服与外治、针刺、艾灸、推拿等综合治疗，在临床上取得了显著的治疗效果。

（一）评——淋巴水肿的整合评估

1.评病——淋巴水肿中医治疗的适应证

淋巴结水肿主要表现为患肢肿胀、疼痛，伴随出现沉重、疲劳感、皮肤色素沉着和感觉异常等一系列症状。查体可出现Stemmer征、Pitting征。淋巴水肿目前尚无统一的标准，根据相对体积改变（relative volume change，RVC）的值来诊断淋巴水肿。此外，淋巴水肿还通过臂围测量法、水置换法、专业设备Perometer来测量肿胀肢体体积变化。淋巴水肿还可以通过同位素淋巴造影或淋巴核素造影、

血管超声和静脉造影、MR淋巴成像、近红外荧光成像等影像学检查进行评估。

国际淋巴学会将淋巴水肿分为4期。0期：潜伏或亚临床期，尽管淋巴运输受损，但患肢肿胀等主观感受不明显，双侧肢体体积相差<20%。仅有个别患者表现为间歇性疼痛、疲劳、患肢沉重等，但尚未出现明显水肿，这种状况可能存在数月或数年。1期：组织液淤滞的早期，蛋白质含量相对较高（与静脉水肿相比），水肿随肢体抬高而消退，可凹性可能存在。双侧肢体体积相差20%~40%。2期：早期可凹性存在，但抬高患肢后无法消退，后期出现组织纤维化，可凹性可存在或不存在。3期：双侧肢体体积相差>40%，淋巴液淤滞，出现营养性皮肤变化，皮肤褶皱形成、角化过度，脂肪沉积，疣状皮肤增生。该期也被称为淋巴性象皮病，可致肢体畸形甚至严重伤残等并发症。

淋巴水肿多出现肿瘤后期或康复期，此时患者经历手术、放化疗等治疗后。凡是出现淋巴水肿，伴有肢体肿胀疼痛、活动功能障碍、疲劳沉重感、焦虑抑郁等一系列不适，均为中医药治疗的适应证。

2.评因——淋巴水肿中医病因病机

淋巴水肿是中医水肿病的一种特殊类型，中医学认为淋巴水肿的病位在三焦，与肺、肝、脾、肾四脏关系密切，病理性质本虚标实、虚实夹杂，病理特点可归结为阳化气不足，阴成形太过，致瘀血、水湿、痰饮等邪气停聚导致三焦水液运行不畅，发为水肿，所以治疗重在通利水道，温化三焦之气化。

3.评证——淋巴水肿的辨证分型

根据病因病机的特点，淋巴水肿以虚实寒热辨证，以除湿消肿为基本治则，虚则补之，实则泻之，寒者温之，热者清之，随证施治。淋巴水肿以水饮停聚、泛溢肌肤为基本病机，依据其发病的特点和临床表现，其证候可分为虚证、实证两种。虚证主要是脾肾阳虚证，表现为患肢肿胀，按之凹陷，神疲乏力，腹胀纳呆，畏寒怕冷，腰膝酸软，腹痛隐隐，喜温喜按，舌淡，苔薄，脉沉细。实证主要表现为痰瘀互结证，主要表现为慢性起病，非凹陷性水肿，皮肤改变，日益增厚，苔藓样或枯皮样变，疣状增生，舌紫暗，舌上有瘀斑或瘀点，苔腻，脉涩。

（二）扶——淋巴水肿的控症治疗

淋巴水肿依据淋巴水肿的病情轻重，以重建淋巴通道和减轻淋巴负荷为原则。常采取保守治疗和手术治疗。保守治疗包括物理治疗和药物治疗，其中物理治疗有运动疗法、徒手淋巴引流、弹力绷带环形包扎疗法、综合消肿疗法、热疗技术等，手术治疗主要有生理性淋巴引流术、病变组织切除术等。如是盆腔疾病，或者静脉栓塞所致，针对原发病的治疗最为关键。

（三）控——淋巴水肿的中医治疗

淋巴水肿多见于四肢，部分可见于面部、生殖器和臀部。早期为凹陷性水肿，晚期由于纤维化和脂肪沉积变为非凹陷性水肿，常伴有感觉异常，表现为无疼痛，患处主要为酸胀、麻木、沉重感。中药内服、外治均能够有效地控制症状。

1.中药内服

（1）虚证——脾肾阳虚证

临床表现：患肢肿胀，按之凹陷，神疲乏力，腹胀纳呆，畏寒怕冷，腰膝酸软，腹痛隐隐，喜温喜按，舌淡，苔薄，脉沉细。

治则治法：健脾温肾，利水消肿

推荐方药：四君子汤合猪苓汤加减

药物组成：太子参15 g，炒白术15 g，山药15 g，猪苓15 g，茯苓皮15 g，泽泻10 g，桂枝10 g，淫羊藿10 g，杜仲10 g，炙甘草6 g。

用法：煎药机煎药2次，混合药液至250 mL，加热至37℃，每日2次。

（2）实证——痰瘀互结证

临床表现：慢性起病，非凹陷性水肿，皮肤改变，日益增厚，苔藓样或枯皮样变，疣状增生，舌紫暗，舌上有瘀斑或瘀点，苔腻，脉涩。

治则治法：健脾化痰，活血通络

推荐方药：桃红四物汤合四君子汤加减

药物组成：桃仁10 g，红花10 g，川芎10 g，熟地15 g，当归10 g，赤芍10 g，党参15 g，白术10 g，茯苓10 g，炙甘草6 g。

用法：煎药机煎药2次，混合药液至250 mL，加热至37℃，每日2次。

2.外治疗法

（1）中药外敷

常以选用活血、通络、逐水等方药为主，例如：艾叶10 g，当归10 g，桂枝10 g，羌活10 g，伸筋草10 g，冰片5 g，泽兰6 g，牵牛子6 g，络石藤10 g，三棱10 g，莪术10 g，桑枝10 g加减组成。

（2）熏洗疗法

常以选用活血、通络等方药为主，例如：桃仁15g，红花10g，透骨草10g，鸡血藤10g，威灵仙10g，桂枝10g，老鹳草10g，细辛5g，川芎10g，桂枝10g加减组成。

（3）艾灸

取穴：上肢阿是穴，配合臂臑、曲池、腰阳关、肩贞等腧穴

功效：消肿止痛，行气利水

灸法：温和灸，将艾条点燃两端后放入艾灸盒的固定槽中，悬于相应穴位上进行艾灸，所有部位均以患者自觉微热但无烧灼感，皮肤微微发红为宜，每次治疗半个小时，一周2次，治疗4周。

（四）护——淋巴水肿的调护

淋巴水肿的疾病护理，主要以康复治疗为主。尽早使患者接受有效的主、被动关节活动度训练，适量抗阻训练以及体重管理，能有效改善肢体活动障碍，促进血液及淋巴循环，降低皮下积液、淋巴水肿的发生率。此外，淋巴水肿多出现肿瘤患者手术或放化疗后，此时处于康复期，应注意进食富含蛋白质、维生素、高纤维、易消化的食物，避免辛辣刺激性食物，宜低盐、低脂饮食，限制水钠摄入量，尤其是高血压等有其他慢性病的患者。

（五）生——淋巴水肿的治疗目标

淋巴水肿目前缺乏可治愈的手段，治疗目标以缓解局部症状、延缓病情进展、恢复淋巴回流和提高患者生活质量为主，因此采取以综合治疗为基础的个体化治疗尤为重要。中医药治疗是淋巴水肿综合治疗的重要组成部分，具有辨证施治和因人制宜的特色诊疗思路，在减轻淋巴水肿症状，改善肢体功能障碍方面有一定的优势，但仍需不断探索，制定一个客观化、规范化、疗效评价统一化的体系，以更好地应用于临床。最后疗效实现延长患者生存时间、提高患者生存质量。

第四章

肿瘤相关并发症的针灸治疗

针灸是改善肿瘤相关症状的重要手段，常用手段有毫针、电针、穴位注射、艾灸等，可用于肿瘤常见症状如抑郁、恶心、疼痛、呃逆、便秘、疲乏等。

一、技术应用范围

（一）适应证

（1）肿瘤术后康复期，病情较稳定的患者

针灸具有良好双向调节作用，通过刺激腧穴后可明显改善机体免疫功能，调整脏腑、恢复阴阳平衡，能有效发挥防治恶性肿瘤、抑制肿瘤生长与转移。

（2）肿瘤放化疗、靶向治疗、免疫治疗等期间

针灸可减轻控瘤治疗副作用、促进术后快速康复、减轻恶性肿瘤并发症、调节肿瘤免疫微环境、提高肿瘤患者免疫力、改善晚期肿瘤患者生活质量的，可贯穿于恶性肿瘤治疗过程的不同阶段，发挥不同治疗目的。

（二）禁忌证

（1）针刺特殊部位

在针刺特殊部位的腧穴时，应严格掌握针刺的深浅、进针角度 后项部内为延髓，不可深刺；胸腹和腰背部，必须掌握分寸，严禁深刺；大血管附近腧穴，操作时要慎重，将血管保护于手指下进针，以免刺伤血管；乳中、脐中和小儿囟门部位也不宜针刺；孕妇尤其有习惯性流产史者，应慎用。

（2）特殊部位不宜针灸

妊娠期妇女的腰骶部和下腹部，睾丸、乳头、阴部以及颜面部不宜直接灸，以

免形成瘢痕；皮薄肌少处和关节处不宜直接瘢痕灸。

（3）特殊状态

对于大醉、大怒、大劳等状态，不宜立即针刺，必须待其恢复后再行针刺。

（4）存在皮肤疾患不宜针灸

患有严重的过敏性、感染性皮肤病、皮肤溃疡、皮肤肿瘤者，不宜在患部直接针刺。

（5）凝血机制障碍的患者

存在凝血机制障碍的患者，禁用针刺。

二、技术分类

针灸包括针刺和艾灸，针刺有普通针刺、皮内针、电针等治疗方式，艾灸有直接灸、隔物灸等治疗方式。

（一）针刺

1.普针

当刺入一定深度时，患者局部产生酸、麻、胀、重等感觉或向远处传导，即为"得气"。得气后调节针感，一般留针10~20分钟。在针刺及留针过程中，密切观察有无晕针、滞针等情况。如出现意外，紧急处理。

2.电针

按毫针刺法进针，得气后，将电针仪输出电位器调至"0"，再将电针仪的两根导线分别连接在两根针柄上。打开电针仪的电源开关，选择适当波形。

（1）密波 其高频脉冲一般在50~100次／秒，能降低神经应激功能，常用于止痛、镇静、缓解肌肉和血管痉挛、针刺麻醉等。

（2）疏波 为低频，其频率为2~5次／秒，刺激作用较强，能引起肌肉收缩，提高肌肉韧带张力，常用于治疗痿证和各种肌肉、关节、韧带、肌腱损伤等。

（3）其他 疏密波、断续波、锯齿波等。

3.皮内针

（1）麦粒型皮内针法

用镊子夹住针身对准穴位，沿皮肤横刺入皮内，针身埋入0.5~1 cm，然后将留在皮肤表面的针柄用胶布固定。

（2）图钉型皮内针法

用镊子夹住针圈，将针尖对准穴位刺入，使环状针柄平整留在皮肤表面，用胶布固定。埋针时间视季节而定，天热一般埋针1~2天；天冷可埋3~7天。埋针期间，每隔4小时左右用手指按压埋针部位1~2分钟，以加强刺激，增进疗效。根据病情，实施相应皮内针刺法。埋针期间，如感觉疼痛或肢体活动受限，应立即起针，适当处理，必要时改选穴位重新埋针。

（二）艾灸

1.直接灸

将艾炷直接放在穴位皮肤上的一种灸法，根据艾炷对皮肤的灼烫程度分为无瘢痕灸、发泡灸、瘢痕灸。

2.间接灸

又称为隔物灸，用物品或药物将皮肤和艾炷分开，间接灸不直接接触皮肤，火力温和，不易灼伤皮肤。根据介质不同，分为隔姜灸、隔蒜灸、隔盐灸、隔附子灸等。

3.艾条灸

将艾条点燃后在穴位或者特定部位进行施灸的办法。

三、改善肿瘤相关并发症的针灸治疗

（一）肿瘤相关抑郁状态

肿瘤相关性抑郁状态（cancer related depression，CRD）是指在恶性肿瘤过程中出现的病理性抑郁状态或综合征。国内肿瘤患者CRD发病率17.5%~95.3%，国外为12.5%~33.4%。针灸可用于轻中度抑郁状态。

1.评——CRD的整合评估

（1）评——CRD的分级

肿瘤相关抑郁数字评分量表中0-10数字表示抑郁等级（0代表无抑郁；10代表最严重程度；1-3为轻度抑郁，4-6为中度抑郁，7-10为重度抑郁）。

①轻度抑郁：情绪低落、冷漠、无精打采、兴趣减退、整体机能状态无受损；②中度抑郁：所有轻度抑郁症状加重，如偶尔会大哭、烦恼、疲倦、焦虑、社交障碍、食欲紊乱、睡眠障碍，注意力不集中和记忆力下降、性欲减退、自觉沮丧、心烦意乱、整体机能状态轻度受损；③重度抑郁：所有轻度和中度抑郁症状明显加重，有自杀念头、身体机能状态处于最低限度。

（2）评——CRD针灸治疗的适应证

参照中国精神障碍分类与诊断标准（CCMD-3），结合肿瘤诊治过程的心境变化来综合考虑，针灸治疗的适应证如下：①核心症状：心境或情绪低落、兴趣缺乏与乐趣丧失；②心理症状：焦虑、自责、自罪、妄想或幻想、注意力和记忆力下降、自杀观念和行为、思维缓慢和意志行为降低、精神运动迟滞或激越；③躯体症状：睡眠障碍、食欲紊乱、性欲缺乏、精力丧失以及周身疼痛、胃肠功能紊乱、身体不适、头痛与肌肉紧张等。

2.扶——CRD的控症原则

针灸适于控瘤治疗相关抑郁的轻度状态。对中重度，在专科医生指导下联用精神类药物。

3.控——针灸治疗

（1）毫针刺法

主穴：神门、内关、合谷、足三里、三阴交

配穴：肝气郁结型加太冲、期门；痰气郁结型加中脘、丰隆；气郁化火型加曲池、行间、外关；心脾两虚型加心俞、脾俞；肝肾阴虚型加肝俞、太溪

（2）电针疗法

取穴：合谷、太溪、三阴交、足三里、肾俞、心俞、百会、神门、内关、太冲

（3）艾灸疗法

取穴：百会、神门、内关、太冲、肝俞、足三里、血海、三阴交、中脘

每次温和灸20分钟，1次/天。

（4）耳穴压丸法

选穴：神门、皮质下、三焦、肝、交感、心、肾、内分泌

方法：左右两耳交替使用，每周更替；每穴按揉3~5分钟，1次/天。

（二）化疗相关恶心呕吐

针灸适于轻度化疗所致恶心呕吐（chemotherapy-induced nausea and vomiting, CINV）。化疗早期或适当时机采取针灸方法，针灸某些特定穴位，可预防恶心呕吐发生，或减轻其发生时的程度。

1.评——CINV的整合评估

（1）评——CINV分级

将控瘤药物的致吐风险分为高度、中度、低度和轻微4个等级，对应急性呕吐发生概率分别为>90%、30%~90%、10%~30%和<10%。详见CACA指南相关章节。

（2）评——CINV针灸治疗的适应证

针灸治疗适于高度、中度、低度和轻微4个等级的CINV患者，可与止吐药同时应用。

2.控——CINV的针灸治疗

（1）毫针刺法

选穴：双侧足三里、内关穴

配穴：气海、关元、天枢、公孙、脾俞、胃俞

针刺方法：患者取合适体位，穴位周围皮肤常规消毒。足三里、内关、气海、

关元、天枢穴、公孙、脾俞、胃俞垂直进针0.5~1.5寸，足三里、气海、关元、天枢穴予补法用针，内关穴予平补平泻用针，得气后留针30分钟。

在化疗后2小时针刺，连续治疗5天。

（2）穴位注射

选穴：足三里

于化疗前1天开始使用足三里穴位注射胃复安10 mg，连续使用5天。

胃复安针剂10 mg，双侧足三里穴局部消毒，垂直进针0.5~1.0寸，缓慢上下提插，患者感到酸麻胀痛，回抽无血，将药液缓慢注入穴内，每侧5 mg。

（3）隔姜灸

取穴：内关、中脘、神阙、关元、足三里

方法：每次治疗在化疗前12小时和30分钟以及化疗后30分钟进行。

隔姜灸治疗方法：将艾绒做成底座直径为1.5厘米、高约1厘米的圆锥状艾炷，将生姜片切成约2毫米厚，在中心处用针穿刺数孔，上置艾炷放在穴位上，点燃，灸3~5壮/次，以皮肤发红发热不烫伤为度，2次/天，7天为1个疗程。

（4）耳穴压丸

主穴：两侧耳穴上神门穴、食管穴、胃穴、贲门穴、小肠穴

配穴：直肠穴或大肠穴

方法：将备用的王不留行籽黏附在0.5厘米大小的医用胶布中央，化疗当日贴压两侧耳穴上；化疗前5分钟按摩所贴压耳穴2~3分钟，使耳郭发热、发红、轻微疼痛即可。冬季每3天更换1次，夏季隔日更换1次，持续至放化疗疗程结束。

（三）癌性疼痛

癌性疼痛（cancer pain，CP）是由肿瘤本身或与肿瘤治疗相关的精神、心理和社会等原因所致疼痛，严重影响患者生活质量。针灸是中医治疗疼痛有效手段之一，对各种原因CP均有很好疗效，在CP中日益发挥重要作用。

1.评——CP的整合评估

对肿瘤患者进行疼痛筛查，在此基础上进行癌痛评估。癌痛评估是合理、有效进行止痛治疗的前提，应当遵循"常规、量化、全面、动态"的原则。详见CACA指南《癌痛》相关章节。

针灸治疗对不同程度的癌痛均适用。CP的针灸治疗在病因治疗、药物治疗基础上进行。病因治疗是针对引起癌痛的病因进行治疗。

2.控——针灸治疗

（1）毫针刺法

主穴：合谷、内关、支沟、关元、足三里、三阴交

配穴：癌性骨痛，配肾俞、阿是穴，深刺留针，痛剧者加施隔姜灸。胸部疼痛选丰隆、少府；胁部疼痛选太冲、丘墟；并配合相应的背俞穴。

针刺方法：患者选合适的体位，穴位周围皮肤常规消毒。合谷、内关、支沟、关元、足三里、三阴交、肾俞穴垂直进针0.5~1.5寸，施提插捻转补泻法，每5分钟行针捻转1次；诸穴均留针30分钟。

隔姜灸：用鲜姜切成直径2~3 cm、厚0.4~0.6 cm的薄片，中间以针刺数孔，然后置于应灸的腧穴部位或患处，再将艾炷放在姜片上点燃施灸。当艾炷燃尽，易炷再灸，直至灸完应灸的壮数。30分钟/次，1次/天。

（2）温针灸：

主穴：关元、足三里、三阴交

方法：患者选合适的体位，穴位周围皮肤常规消毒。关元、足三里、三阴交垂直进针0.5~1.5寸，得气后施行捻转提插补泻手法后，留针时将约3cm长短的艾条段直接插在针柄上，点燃施灸，待艾绒或艾条燃尽无热度后除去灰烬。艾灸结束，将针取出。30~40分钟/次，1次/天。

（3）电针：

选穴：足三里、合谷、三阴交、阿是穴

针刺方法：患者选合适的体位，穴位周围皮肤常规消毒。垂直进针针刺足三里、合谷、三阴交、阿是穴0.5~1.5寸，足三里、阿是穴接电针仪。诸穴均留针30分钟，1次/天。

（四）顽固性呃逆

呃逆是由于膈肌、膈神经、迷走神经或中枢神经等受到刺激后引起一侧或双侧膈肌的阵发性痉挛，持续痉挛超过24小时未停止者，称为顽固性呃逆（intractable hiccup，IH）。针灸治疗呃逆可避免药物的首过效应，简便、安全、经济、有效，具有其他治疗不可代替的优势。

1.评——IH的整合评估

一侧或双侧膈肌阵发性痉挛，持续痉挛超过24小时未停止者。针灸适于顽固性呃逆的肿瘤患者，在临床针对病因治疗基础上，针灸治则为滋补脏腑阴阳，调理紊乱气机，以使清气得升，浊气得降。

2.控——IH的针灸治疗

（1）毫针刺法

主穴：天突、内关（双）足三里（双）

方法：针刺得气后，根据患者的证候，辨证阴阳虚实，或补或泻，或平补平泻。留针30分钟，每10分钟捻转针1次。留针以患者呃停为止。若2小时内未停者取针，次日再针刺，每日1次。

（2）电针配合耳穴压丸

选穴：内关、足三里、内庭

耳穴：肝、胃、膈、脑点

方法：患者取仰卧位，穴位周围皮肤常规消毒。取双侧内关、足三里、内庭，垂直进针0.5~1.5寸，针刺得气后，接电针仪留针1小时。起针后取一侧耳穴（肝、胃、膈、脑点），用王不留行籽贴压，嘱患者每日至少3次揉压所贴耳穴，一次不少于5分钟。针刺每日1次，耳穴两日换1次，5次为1疗程。

（3）穴位注射

选穴：双侧足三里

方法：双侧足三里穴位注射胃复安注射液，每天2次，连续治疗3天。

用注射器抽取胃复安针10 mg，于双侧足三里穴局部消毒后，垂直进针0.5~1.0寸，缓慢上下提插，待患者感到酸麻胀痛时，回抽无血，将药液缓慢注入穴内，每侧穴位5 mg。

（五）肿瘤相关性便秘

肿瘤相关性便秘（cancer related constipation，CRC），是指肿瘤患者出现的便秘。CRC运用针灸治疗，具较好效果。

1.评——CRC的整合评估

（1）CRC的症状

便秘为每周排便<3次，无稀便，大便硬结或呈团块，或排便费力，或有排便不尽感，排便时有肛门直肠梗阻/堵塞感，或排便时需用手法协助。包括：①粪便性状；②排便费力；③排便时间；④下坠、不尽、胀感；⑤排便频率；⑥腹胀。

（2）粪便性状

参考Bristol粪便分型标准：Ⅰ型，坚果状硬球；Ⅱ型，硬结状腊肠样；Ⅲ型，腊肠样，表面有裂缝；Ⅳ型，表面光滑，柔软腊肠样；Ⅴ型，软团状；Ⅵ型，糊状便；Ⅶ型，水样便。Ⅳ~Ⅶ型，记0分；Ⅲ型，记1分；Ⅱ型，记2分；Ⅰ型，记3分。

（3）CRC针灸治疗的适应证

适应于肿瘤相关便秘患者。临床治疗目标为缓解症状，恢复正常排便功能，改善患者生活质量。区分功能性便秘和器质性便秘。器质性便秘者，应积极治疗原发病。

2.控——CRC针灸治疗

针刺

主穴：脾俞、胃俞、大肠俞、三阴交、足三里、关元

配穴：伴伤津耗液，食欲下降，配肺俞、尺泽穴，用提插泻法，以增水行舟；

化疗期间应用中枢性镇吐药、麻醉止痛剂等抑制胃肠蠕动致使便秘者，用行气之穴太冲、行间穴用提插泻法，以行气运肠，以行舟楫；化疗药物致肠道神经麻痹，配宽肠行气、益气活血之穴足三里、血海等，用捻转补法。

针刺方法：患者选合适的体位，穴位周围皮肤常规消毒。脾俞、胃俞、大肠俞、三阴交、足三里、关元垂直进针0.5~1.5寸，（根据患者体质适当调整深度），得气后用捻转补法。出现酸、麻、胀针感后，每次留针25分钟，5分钟行针1次。

（六）癌因性疲乏

癌因性疲乏（cancer related fatigue，CRF）是一种由癌症本身或癌症相关治疗引起的包括躯体、情绪和（或）认知等方面疲乏或耗竭的主观感觉。针灸具有疏通经脉、调整脏腑气血、温阳散寒、扶正祛邪之功效。目前国内外研究大多证实了针灸干预CRF具有良好疗效。

1.评——CRF的整合评估

详见CACA指南CRF相关章节。

针灸干预治疗CRF可与控瘤同时进行。缓解癌因性疲乏，并能辅助西医治疗起到增效减毒作用，改善患者生活质量，防止肿瘤进展。应充分认识针灸对癌因性疲乏的治疗优势，以提高患者生活质量。

2.控——CRF针灸治疗

（1）毫针针刺

穴位：百会、关元、气海、风池、足三里、三阴交

针刺方法：患者选合适的体位，穴位周围皮肤常规消毒。根据穴位选择进针相应手法，15分钟/天，每5天为1个疗程，共4个疗程。

（2）艾灸

a.艾条悬灸法

穴位：足三里、血海、太溪、悬钟、气海、关元

每穴位灸10~20分钟，1次/天，4周为1个疗程。

b.隔姜灸

穴位：足三里穴

施以隔姜灸，20~30分钟/炷，3炷/次，1次/天，持续治疗10天，

c.耳穴

穴位：选取肝、脾、胃、神门、交感

每穴按压4~6次，3~5分钟/次，每次贴压一侧耳穴，3天后改为另侧耳穴，两耳交替进行，10次为1个疗程，共计1个月。

（七）术后胃瘫综合征

术后胃瘫综合征（postsugical gastroparesis syndrome，PGS）是常见的消化道肿瘤术后并发症，是以非机械梗阻因素导致的以胃排空障碍为主要特点的功能性疾病。针灸在治疗PGS时可通过刺激腧穴影响胃肌电活动、促进胃肠蠕动、调节胃的运动及分泌功能。

1.评——PGS的整合评估

（1）PGS分级标准

采用国际胰腺外科学研究小组诊断标准进行分级，即排除机械性梗阻等其他问题，术后鼻胃管留置时间>3天或拔出鼻胃管后重新插入以及进食固体食物的时间>7天可诊断为PGS。将PGS分为A、B、C三级。

A级：留置胃管4~7天或重新插入。

B级：留置胃管7~14天或重新插入。

C级：留置胃管>14天或重新插入。

（2）PGS的诊断要点

根据病史、临床表现和评估工具诊断。PGS的诊断要点包括：①病史：有腹部肿瘤手术史；②临床表现：术后7天仍不能进食或拔除胃管后因呕吐等原因而再次置管；恶心呕吐、上腹饱胀、腹痛；每日胃液引流量超过800 mL。③辅助评估检查：经影像学检查排除机械性梗阻、消化道造影显示胃液大量潴留，胃不蠕动或蠕动减缓。④排除因素：不合并导致胃瘫综合征基础疾病。

（3）PGS针灸治疗的适应证

适用于肿瘤术后出现胃瘫的患者。急性胃瘫患者应给予禁食、胃肠减压以减轻胃肠道压力、缓解胃潴留；维持水、电解质稳定及酸碱平衡；慢性胃瘫患者，应改变饮食方式，避免食用大量、高热量、高脂肪及大量膳食纤维食物。

2.控——PGS针灸治疗

（1）毫针针刺

取穴：内关、足三里、上巨虚、公孙

针刺方法：双侧内关、足三里、上巨虚、公孙，采用单手进针法，将毫针快速刺破皮肤，垂直进针深度约1~1.5寸，平补平泻法，当局部出现酸麻胀感表示得气；整个过程留针30分钟，期间每隔10分钟行3次提插捻转手法。

（2）艾灸疗法

a.取穴：神阙、关元、气海、中脘

辨证取穴：有气血两虚征象者加气海、足三里用补法；若见腹痛时拒按，脉细涩，舌见瘀斑瘀点，有血瘀征象者加三阴交、血海用泻法；腹痛加八髎（上、次、中、下）；气虚加气海、中脘；血虚加肝俞、血海；湿胜加丰隆、阴陵泉。

穴位艾灸2次/天，早晚各1次，每次30分钟，连续7天为一个疗程，应用3个疗程。

方法：选准穴位后，采用艾炷隔姜灸法取鲜姜切成薄片，用针刺十余小孔，置放施灸穴位上，再用艾炷放于姜片上点燃艾炷，感觉灼痛时更换艾炷，灸处潮湿红润，按之灼热即停止施灸，每次5~8壮，每日灸1次。

b.取穴：上脘、中脘、神阙穴

方法：施灸5分钟，待局部皮肤温热后将外敷中药敷于以上穴位，再于外敷中药的贴膜上施灸15分钟。

（3）毫针针刺配合电针

取穴：足三里、上巨虚、下巨虚、内关、公孙、三阴交

针刺方法：穴位常规消毒后，足三里、上巨虚、下巨虚等穴用2寸毫针，直刺1~1.5寸，得气后在双侧足三里、上巨虚穴上接电针仪，采用连续波频率，电流大小以患者能耐受为度；内关、公孙、三阴交等穴用1寸毫针，针尖向上斜刺0.5~0.8寸，得气后行平补平泻手法。留针30分钟，每日1次。5次为1疗程。

（4）穴位注射

取穴：足三里

操作：选取注射器抽取甲钴胺药液5 mg，垂直穴位处皮肤快速刺入皮下，然后慢慢刺入2.5~3 cm，待患者有酸胀等得气感后，将针头回抽一下，如无回血，即可缓慢注入药液。每天注射1次，连续10天为1疗程。

（八）术后肠梗阻

肿瘤术后肠梗阻（post operative ileus，POI）是指术后肠蠕动暂停，导致肠内容物无法通过肠腔而完成转运。是腹部肿瘤手术后的常见并发症。针刺对腹部术后肠梗阻有明确的疗效，其机理可能与调节自主神经功能及肠道活性有关。

1.评——POI的整合评估

（1）POI的诊断要点

根据病史、临床表现和评估工具诊断。POI的诊断要点包括：①病史：有腹部肿瘤手术史；②临床表现：临床表现为腹痛、腹胀、恶心、呕吐、无排气排便等。③辅助评估检查：腹部无膨隆或轻度膨隆，未见异常胃肠蠕动波，腹部无压痛或轻度压痛，肠鸣音消失或减弱；腹平片可见不同程度肠管扩张或散在的气液平面。

（2）POI的分类

a.炎性肠梗阻

多发生于术后早期（术后第7~30天），临床症状以腹胀为主，腹痛不明显；CT检

查可见肠管异常扩张、肠腔内有积液、广泛性肠壁增厚，无明显局部肠狭窄部位。

b.麻痹性肠梗阻

多发生于术后24~72小时，有不同程度的肠麻痹。全腹胀，常伴呕吐，呕吐物中无粪味，腹部压痛不明显，肠蠕动减弱或消失。

c.粘连性肠梗阻

术后远期并发症，多发生于术后1个月以后，术后1个月内发生概率很小。以腹胀、肛门停止排气排便为主，腹痛和呕吐相对较轻。

d.机械性或血运性肠梗阻

可发生于术后早期，也可发生于术后1个月以后。多因肠套叠、肠系膜扭转、腹内疝形成所致，须行急诊手术解决梗阻。

针灸治疗可解除局部梗阻和纠正因梗阻引起的全身生理紊乱。包括纠正水、电解质和酸碱平衡的紊乱，积极预防感染和有效的胃肠减压。适于肿瘤术后炎性肠梗阻、麻痹性肠梗阻、粘连性肠梗阻。机械性或血运性肠梗阻须行急诊手术解决梗阻。

2.控——POI的针灸治疗

（1）毫针刺法

主穴：中脘、天枢、足三里、内庭

配穴：呕吐重者加上脘；腹胀重者加次髎、大肠俞；发热者加曲池；上腹痛者加内关、章门；小腹痛者加气海、关元

针刺方法：重刺手法，或用电针，留针半小时至1小时。

（2）电针疗法

主穴：双侧中脘、天枢、足三里、上巨虚

针刺方法：患者仰卧位，常规消毒针灸部位皮肤，避开手术切口针刺上述穴位，均行提插捻转补泻法，加电针行疏密波治疗30分钟，每日2次。

（3）耳穴压丸

主穴：脾、大肠、直肠、皮质下、交感

方法：对患者皮肤进行常规消毒，将粘有药籽的胶布固定于穴位上，将食指与中指放置于耳郭前端，耳郭后端放置大拇指，对已粘贴穴位进行双耳交替往复按摩，每日按摩3~4次，每次至少3分钟，治疗持续7天。

第五章

肿瘤治疗的常用中成药

中成药是治疗恶性肿瘤的重要组成部分，广泛应用于临床，在肿瘤各阶段治疗中发挥着重要作用。

一、控瘤类中成药

（一）艾迪注射液

1.成分

斑蝥、人参、黄芪、刺五加。

2.功能主治

清热解毒，消瘀散结。用于原发性肝癌，肺癌，直肠癌，恶性淋巴瘤，妇瘤等。

3.用法用量

静滴：一次50~100 mL，以0.9%氯化钠或5%~10%葡萄糖注射液400~450 mL，稀释后使用，一日1次。30天为一疗程。

中国中医科学院广安门医院一项多中心临床研究表明艾迪注射液联合一线化疗方案治疗晚期NSCLC可以提升患者2周期后疾病控制率（DCR）、延长无进展生存期（PFS），对化疗相关的血液系统不良反应有显著保护作用。

（二）华蟾素注射液

1.成分

干蟾皮提取物。

2.功能主治

解毒，消肿，止痛。用于中、晚期肿瘤，慢性乙肝等症。

3.用法用量

肌注：一次2~4 mL，一日2次；静滴：一次10~20 mL，用5%的葡萄糖注射液500

mL稀释后缓缓滴注，用药7天，休息1~2天，四周为一疗程。

中华人民共和国国家卫生健康委员会医政医管局《原发性肝癌诊疗指南（2022年版）》中华蟾素已被推荐用于肝癌手术切除后的辅助治疗。

（三）复方苦参注射液

1.成分
苦参、白土苓。

2.功能主治
清热利湿，凉血解毒，散结止痛。用于癌肿疼痛、出血。

3.用法用量
肌注：一次2~4 mL，一日2次；或静滴：一次20 mL，用氯化钠注射液200 mL稀释后应用，一日一次，儿童酌减，全身用药总量200 mL为一疗程，可连用2~3个疗程。

（四）康莱特注射液

1.成分
注射用薏苡仁油。

2.功能主治
益气养阴，消癥散结。适于不宜手术气阴两虚、脾虚湿困型原发性NSCLC及HCC。配合放、化疗有一定增效作用。对中晚期肿瘤具一定抗恶病质和止痛作用。

3.用法用量
静滴：200 mL，每日1次，21天为1疗程，间隔3~5天后可下一疗程。联合放、化疗时，可酌减剂量。首次使用，滴注速度应缓慢，开始10分钟滴速为20滴/分钟，20分钟后可持续增加，30分钟后可控制在40~60滴/分钟。

（五）鸦胆子油乳注射液

1.成分
精制鸦胆子油、精制豆磷脂、甘油。

2.功能主治
抗癌药。用于肺癌、肺癌脑转移及消化道肿瘤。

3.用法用量
静滴：一次10~30 mL，一日1次（本品须加灭菌生理盐水250 mL，稀释后立即使用）。

（六）榄香烯注射液

1.成分

由中药温莪术提取，主要成分为β-榄香烯、γ-榄香烯和δ-榄香烯。

2.功能主治

神经胶质瘤和脑转移瘤；癌性胸腹水辅助治疗。

3.用法用量

（1）胸腔注射

用套管针（闭式）引流尽量放尽胸腔积液后，先注入2%的普鲁卡因或利多卡因注射液10 mL控制疼痛，再按200~300 mg/m²体表面积计算剂量，注入胸腔。注药后让患者变换体位，1~2次/周，2周为一疗程。

（2）静脉注射

每日1次，400~600毫克/次，15天为一疗程。预防静脉炎的发生，预处理使用5~10 mL地塞米松静脉推注，然后将本品稀释于300~400 mL 10%的葡萄糖注射液稀释后静脉输注，输注结束后需要冲管。

（七）通关藤注射液

1.成分

通关藤浸膏。

2.功能主治

清热解毒，化痰软坚。用于食管癌、胃癌、肺癌、肝癌等。并可配合放疗、化疗的辅助治疗。

3.用法用量

肌注：一次2~4 mL，一日1~2次；或遵医嘱。静滴：用5%或10%葡萄糖注射液稀释后滴注，一次20~100 mL，一日一次；或遵医嘱。

（八）复方斑蝥胶囊

1.成分

斑蝥、人参、黄芪、刺五加、三棱、半枝莲、莪术、山茱萸、女贞子、熊胆粉、甘草。

2.功能主治

破血消瘀，攻毒蚀疮。原发性肝癌、肺癌、直肠癌、恶性淋巴瘤、妇瘤等。

3.用法用量

口服。一次3粒，一日2次。

（九）华蟾素片

1.成分

干蟾皮提取物。

2.功能主治

解毒，消肿，止痛。用于中、晚期肿瘤，慢性乙型肝炎等症。

3.用法用量

口服。一次3~4片，一日3~4次。

（十）槐耳颗粒

1.成分

槐耳清膏。

2.功能主治

扶正固本，活血消癥。适于正气虚弱，瘀血阻滞，原发性肝癌不宜手术和化疗者辅助用药，有改善肝区疼痛，腹胀，乏力等症状的作用。在标准化学药品治疗基础上，可用于肺癌、胃肠癌和乳腺癌所致神疲乏力、少气懒言、脘腹疼痛或胀闷、纳谷少馨、大便干结或溏泄，或气促、咳嗽、多痰、面色晄白、胸痛、痰中带血、胸胁不适等症，改善患者生活质量。

3.用法用量

口服：一次20 g，一日3次。一个月为1疗程。

（十一）养正消积胶囊

1.成分

黄芪、女贞子、人参、莪术、灵芝、绞股蓝、炒白术、半枝莲、白花蛇舌草、茯苓、土鳖虫、鸡内金、蛇莓、白英、茵陈（绵茵陈）、徐长卿。

2.功能主治

健脾益肾、化瘀解毒。适用于不宜手术的脾肾两虚、瘀毒内阻型原发性肝癌辅助治疗，与肝内动脉介入灌注加栓塞化疗合用，有助于提高介入化疗疗效、减轻对白细胞、肝功能、血红蛋白的毒性作用，改善患者生存质量、改善脘腹胀满、纳呆食少、神疲乏力、腰膝酸软、溲赤便溏、疼痛。

3.用法用量

口服。一次4粒，一日3次。

（十二）平消胶囊

1.成分

郁金、仙鹤草、五灵脂、白矾、硝石、干漆（制）、麸炒枳壳、马钱子粉。

2.功能主治

活血化瘀，散结消肿，解毒止痛。对毒瘀内结所致的肿瘤患者具有缓解症状，缩小瘤体，提高机体免疫力，延长患者生存时间的作用。

3.用法用量

口服。一次4~8粒，一日3次。

（十三）紫龙金片

1.成分

黄芪、当归、白英、龙葵、丹参、半枝莲、蛇莓、郁金。

2.功能主治

益气养血，清热解毒，理气化瘀。用于气血两虚证原发性肺癌化疗者，症见神疲乏力，少气懒言，头昏眼花，食欲不振，气短自汗，咳嗽，疼痛。

3.用法用量

口服。一次4片，一日3次，与化疗同时使用。每4周为1周期，2个周期为1疗程。

（十四）金龙胶囊

1.成分

鲜守宫、鲜金钱白花蛇、鲜蕲蛇。

2.功能主治

破瘀散结，解郁通络。用于原发性肝癌血瘀郁结证，症见右胁下积块，胸胁疼痛，神疲乏力，腹胀，纳差等。

3.用法用量

口服。一次4粒，一日3次。

（十五）复方红豆杉胶囊

1.成分

红豆杉皮、红参、甘草、二氧化硅。

2.功能主治

祛邪散结。用于气虚痰瘀所致中晚期肺癌化疗辅助治疗。

3.用法用量

口服。一次2粒，一日3次，21天为一疗程。

二、保护脏器功能类中成药

（一）参一胶囊

1.成分

人参皂苷 Rg_3。

2.功能主治

培元固本，补益气血。与化疗配合用药，有助于提高原发性肺癌、肝癌的疗效，可改善肿瘤患者的气虚症状，提高机体免疫功能。

3.用法用量

饭前空腹口服。一次2粒，一日2次。8周为1疗程。

（二）地榆升白片

1.成分

地榆。

2.功能主治

升高白细胞。用于白细胞减少症。

3.用法用量

口服。2~4片/次，一日3次。20天~1个月为一疗程。

（三）复方皂矾丸

1.成分

皂矾、西洋参、海马、肉桂、大枣（去核）、核桃仁。

2.功能主治

温肾健髓，益气养阴，生血止血。用于再生障碍性贫血，白细胞减少症，血小板减少症，骨髓增生异常综合征及放疗和化疗引起的骨髓损伤、白细胞减少属肾阳不足、气血两虚证者。

3.用法用量

口服。一次7~9丸，一日3次，饭后即服。

（四）艾愈胶囊

1.成分

山慈菇、白英、淫羊藿、苦参、当归、白术、人参。

2.功能主治

解毒散结，补气养血。用于中晚期癌症的辅助治疗以及癌症放化疗引起的白细胞减少症属气血两虚者。

3.用法用量

口服，一次3粒，一日3次。

（五）贞芪扶正颗粒

1.成分

黄芪、女贞子。

2.功能主治

有提高人体免疫功能，保护骨髓和肾上腺皮质功能；用于各种疾病引起的虚损；配合手术、放射线、化学治疗，促进正常功能的恢复。

3.用法用量

口服，一次1袋，一日2次。

（六）参麦注射液

1.成分

红参、麦冬。

2.功能主治

益气固脱，养阴生津，生脉。用于治疗气阴两虚型之休克、冠心病、病毒性心肌炎、慢性肺心病、粒细胞减少症。能提高肿瘤病人免疫机能，与化疗药合用，有一定增效作用，并能减少化疗药所致毒副反应。

3.用法用量

肌注：一次2~4 mL，一日1次；静滴：一次10~60 mL（用5%葡萄糖注射液250~500 mL稀释后应用）。

（七）参芪扶正注射液

1.成分

党参、黄芪。

2.功能主治

益气扶正。用于肺脾气虚引起的神疲乏力，少气懒言，自汗眩晕；肺癌、胃癌见上述症候者的辅助治疗。

3.用法用量

静滴：用于晚期肺癌250 mL，每日1次，疗程21天；与化疗合用，在化疗前3天开始使用，250 mL，每日1次，疗程21天。

参考文献

1. 吴文娟，李桂香．恶性肿瘤化疗相关性恶心呕吐的防治研究．兰州大学学报（医学版），2021，47（03）：46-50．

2. 杨静，杨柱，刘薰，等．中医外治法在化疗相关性恶心呕吐中的治疗优势．中医肿瘤学杂志，2019，1（03）：10-13．

3. 赵若含，李慧杰，李秀荣．中医药防治化疗后胃肠道反应的概况．中国中西医结合消化杂志，2021，29（10）：749-752．

4. 龙俊燚，王照钦，施征，等．针灸治疗肿瘤化疗不良反应的研究进展．世界中医药，2022，17（10）：1470-1474+1480．

5. 王晓艳，李志华．中医穴位贴敷技术对癌症患者化疗后恶心呕吐的防治效果．四川中医，2019，37（01）：189-190．

6. 王宝仪，张锂泰，高宇，等．穴位贴敷防治化疗恶心呕吐的研究进展．现代中西医结合杂志，2020，29（24）：2726-2730．

7. 苏毅馨，朱世杰，高业博，等．化疗相关心脏毒性问题研究进展．现代肿瘤医学，2022，30（17）：3253-32560．

8. 李东旭，高宏，周立江．化疗药物致心脏损伤作用机制及中医药防治研究进展．云南中医中药杂志，2022，43（03）：84-88．

9. 中华医学会，中华医学会杂志社，中华医学会消化病学分会，等．药物性肝损伤基层诊疗指南（2019年）．中华全科医师杂志，2020，19（10）：868-875．

10. Obert J Fontana，Iris Liou，Adrian Reuben，et al. AASLD practice guidance on drug，herbal，and dietary supplement‐induced liver injury. Hepatology，2022．

11. Usui J，Yamagata K，Imai E，et al. Clinical practice guideline for drug-induced kidney injury in Japan 2016：digest version.Clin Exp Nephrol. 2016，20（06）：827-831．

12. Desforges AD，Hebert CM，Spence AL，et al. Treatment and diagnosis of chemotherapy-iuced peripheral neuropathy：An update. Biomed Pharmacother.2022，147：112671．

13. 中国抗癌协会肿瘤支持治疗专业委员会，中国抗癌协会肿瘤临床化疗专业委员会．化疗诱导的周围神经病变诊治中国专家共识（2022版）．中华肿瘤杂志，2022，44（09）：928-934．

14. 林丽珠，王思愚，黄学武．肺癌中西医结合诊疗专家共识．中医肿瘤学杂志，2021，3（06）：1-17．

15. 娄彦妮，田爱平，张侠，等．中医外治化疗性周围神经病变的多中心、随机、双盲、对照临床研究．中华中医药杂志，2014，29（08）：2682-2685．

16. 马骏，魏国利，朱梁军，等．加味黄芪桂枝五物配方颗粒防治奥沙利铂神经毒性多中心、随机、双盲、对照临床研究．世界科学技术-中医药现代化，2019，21（07）：1495-1504．

17. 樊碧发．化疗所致周围神经病理性疼痛中西医诊治专家共识．中华肿瘤防治杂志，2021，28（23）：1761-1767+1779．

18. 贾立群，李佩文主编．肿瘤中医外治法．北京：中国中医药出版社，2015：168-170．

19. 钟化苏．静脉输液治疗护理学．北京：人民军医出版社，2007：250-251．

20. 秦冰霞．化疗性静脉炎的预防及护理．基层医学论坛，2013，06：805-806．

21. 靳英辉，赵晨，甘惠，等．化疗性静脉炎护理干预效果的网状Meta分析．护理学杂志，2016，（04）：85-90．

22. 王青，岳佳佳，王珊，等．中药外治法在放射性皮炎中的应用现状．江苏中医药，2020，52（01）：87-90．

23. 中华医学会医学美容与美学分会皮肤美容学组．放射性皮炎诊疗专家共识．中华医学美容美学杂志，2021，27（05）：353-357．

24. 胡汉琼、廖子玲、康宁，等.放射性皮炎的中医证型及用药规律分析.中日友好医院学报，2021，35（04）：247-248+250.

25. 吕伟华、徐秀梅.湿润烧伤膏治疗放射性皮炎的临床观察.中国医药导刊，2016，18（08）：822-823.

26. 顾炜、张家源.放射性皮炎中医防治护理进展.中华现代护理杂志，2014，20（23）：2999-3001.

27. 贾明艳、邓永文、张全辉，等.中医药治疗放射性直肠炎新进展.实用中西医结合临床，2021，21（15）：157-159.

28. 王毓国、秦丽、窦永起.放射性直肠炎的中医临床与实验研究进展.解放军医学院学报，2016，37（02）：198-201.

29. 王晞星、刘丽坤、李宜放，等.放射性直肠炎（肠澼）中医诊疗专家共识（2017版）.中医杂志，2018，59（08）：717-720.

30. 刘涛、吴显文、杨太峰.葛根芩连汤加减内服联合保留灌肠治疗放射性直肠炎疗效研究.陕西中医，2020，41（10）：1422-1425.

31. 李梅、王琳、孙盼，等.辨证施护对阴虚津亏型放射性直肠炎的临床疗效观察.四川中医，2019，37（06）：193-195.

32. 抗肿瘤药物引起骨髓抑制中西医结合诊治专家共识.临床肿瘤学杂志，2021，26（11）：1020-1027.

33. 中华中医药学会血液病分会、中国中西医结合学会肿瘤专业委员会、北京中西医结合学会肿瘤专业委员会.肿瘤相关性贫血中医药防治专家共识.北京中医药，2021，40（01）：48-52.

34. 张洪亮、李清林.中国西北地区实用中医肿瘤内科学.厦门大学出版社 浙江大学出版社，2022：67-68.

35. 林洪生.恶性肿瘤中医诊疗指南.人民卫生出版社，2014.

36. 周映伽、黄杰、沈红梅.放射性口腔炎的治疗进展.肿瘤基础与临床，2012，25（02）：183-184.

37. 放射性口腔黏膜炎防治策略专家共识（2019）.中华放射肿瘤学杂志，2019（09）：641-647.

38. 顾田、贾立群.恶性肿瘤患者放射性口腔炎的中医治疗进展.北京中医药，2018，37（01）：90-93.

39. 周芳.集束化护理在放射性口腔炎患者中的应用.护理实践与研究，2022，19（14）：2163-2167.

40. 王维.肿瘤防治新模式研究与实践.重庆：重庆大学出版社，2019.

41. 中国抗癌协会肿瘤心理学专业委员会.中国肿瘤心理治疗指南.北京：人民卫生出版社，2016.

42. 王萌、周永学.中医郁病理论的源流与发展.中华中医药杂志，2022，37（04）：1878-1881.

43. 徐向青、曲淼."因郁致病"与"因病致郁"理论溯源及临证思考.北京中医药大学学报，2022，45（09）：878-881.

44. 张碧涛、李媛媛、辛泰然，等.逍遥散治疗抑郁症的研究进展.中国实验方剂学杂志，2022，28（23）：273-282.

45. 冯璐、周文静、于黎，等.中药归脾汤加减联合心理疗法治疗抑郁症的疗效研究.中华中医药学刊，2020，38（12）：134-137.

46. 秦叔逵、王宝成、郭军，等.中国临床肿瘤学会（CSCO）ICIs相关的毒性管理指南.北京：人民卫生出版社，2021：1-148.

47. 贾立群、贾英杰、陈冬梅，等.手足综合征中医辨证分型及治法方药专家共识.中医杂志，2022，63（06）：595-600.

48. 陈晨、贾立群、娄彦妮，等.ICIs相关性肺炎发病及治疗的中医思考.中国中医急症，2022，31（03）：425-428.

49. 中华医学会呼吸病学分会肺癌学组.ICIs相关肺炎诊治专家共识.中华结核和呼吸杂志，2019，42（11）：820-825.

50. 陈康、孙步彤.PD-1/PD-L1抑制剂在晚期肿瘤患者中的相关肺炎发生率和发生风险：一项荟萃分析.中国肺癌杂志，2020，23（11）：927-940.

51.邱悦，马雪，梁路，等.ICIs相关肺炎的中西医研究现状与分析.现代临床医学，2022，48（03）：222-225.

52.史珍，刘玉霞，蔡成森，等.ICIs相关性肺炎的中医诊治探索.实用心脑肺血管病杂志，2021，29（11）：121-124.

53.华雨薇，赵林.免疫治疗相关肝毒性的诊断与管理.协和医学杂志，2021，12（05）：798-806.

54.白敏，伍青.肿瘤免疫治疗相关不良反应护理研究进展.现代医药卫生，2022，38（02）：249-253.

55.中国抗癌协会癌症康复与姑息治疗专业委员会.癌症相关性疲乏诊断与治疗中国专家共识.中华医学杂志，2022.01.102（03）：180-189.

56.张剑军，钱建新.中国癌症相关性疲乏临床实践诊疗指南（2021年版）.中国癌症杂志，2021，31（09）：852-872.

57.熊家青，李逵，徐基平.癌因性疲乏之中医辨证治疗概述.中华中医药杂志，2021，36（02）：986-989.

58.周婷，吴泳蓉，田雪飞.癌因性疲乏的中医病因探析.中华中医药杂志，2022，37（02）：982-985.

59.樊聪智，陈卡佳，马兰.中医护理方案对晚期肺癌化疗患者癌因性疲乏和生活质量的影响.中国肿瘤临床与康复，2021，28（08）：1020-1024.

60.中华人民共和国国家卫生健康委员会（国卫办医函号）.癌症疼痛诊疗规范（2018年版）.临床肿瘤学杂志，2018，023（10）：937-944.

61.李文杰，刘金玉，司倩，等.癌症疼痛药物治疗理念的发展与变迁.医药导报，2021，40（01）：45-51.

62.胡夕春，王杰军，常建华，等.癌症疼痛诊疗上海专家共识（2017年版）.中国癌症杂志，2017，27（04）：312-320.

63.沈波，杨扬，申文，等.江苏省成人癌症疼痛诊疗规范（2020年版）.中国肿瘤临床，2020，47（07）：325-333+1-18.

64.樊碧发，侯丽，贾立群.癌痛规范化治疗中成药合理使用专家共识.中国疼痛医学杂志，2021，27（01）：9-17.

65.北京市癌症疼痛护理专家共识（2018版）.中国疼痛医学杂志，2018，24（09）：641-648.

66.郑磊，李平，张梅，等.针刺联合穴位注射治疗恶性肠梗阻26例.中国针灸，2019，39（02）：137-138.

67.陈永兵，于恺英，饶本强，等.癌性肠梗阻内科治疗的"6字方针".肿瘤代谢与营养电子杂志，2020，7（02）：141-144.

68.刘翠，王龙，周颖，等.以通立法采用大承气汤加减保留灌肠联合通络刮痧治疗恶性肠梗阻的疗效观察.世界中西医结合杂志，2022，17（07）：1384-1387+1392.

69.蒋思思，吕章春，胡黎清，等.温阳消胀方肛滴联合中药热奄包治疗脾肾阳虚型恶性肠梗阻的临床研究.全科医学临床与教育，2021，19（10）：939-940.

70.谭雅彬，周琴，蒋璐剑，等.中药贴敷神阙穴治疗肠梗阻效果的meta分析.中国医药导报，2020，17（35）：135-139.

71.张宇静，武胜萍，郑丽平.中药灌肠联合穴位敷贴治疗晚期癌症患者合并肠梗阻的临床研究.中华保健医学杂志，2022，24（01）：44-47.

72.中国恶性胸腔积液诊断与治疗专家共识组.恶性胸腔积液诊断与治疗专家共识.中华内科杂志，2014，53（03）：252-256.

73.实用内科学（第14版）.中国医刊，2014，49（02）：1815-1820.

74.刘猛，贾立群，李全，等.抗癌消水膏外治恶性胸腹腔积液59例的临床观察.中国中西医结合杂志，2018，38（04）：498-500.

75.中医恶性腹腔积液的诊疗指南（草案）.2007国际中医药肿瘤大会会刊，2007：491-493.

76.陈嘉楠、丁文龙、朱思遥、等.贝伐珠单抗治疗恶性腹腔积液的研究进展.临床肿瘤学杂志，2022，27（02）：172-177.

77.中国肿瘤防治办公室、中国抗癌协会合编.中国常见恶性肿瘤诊治规范.北京：中国协和医科大学北京医科大学联合出版社，1991：1-13.

78.李晓强、张福先、王深明.深静脉血栓形成的诊断和治疗指南（第三版）.中国血管外科杂志（电子版），2017，9（04）：250-257.

79.陈奕、陈跃鑫、陈允震、等.远端深静脉血栓形成诊疗微循环专家共识.血管与腔内血管外科杂志，2021，7（08）：890-903+908.

80.张秋平、庞新颖、陈丽辉、等.外用中药治疗恶性肿瘤皮肤溃疡浅议.中国中医药现代远程教育，2017，15（23）：144-145.

81.张家平、江旭品.瘢痕癌性溃疡诊断与治疗专家共识（2020年版）.中华损伤与修复杂志（电子版），2020，15（04）：264-267.

82.廖新成、郭光华.慢性难愈性创面的分类鉴别及临床评估.中华损伤与修复杂志（电子版），2017，12（04）：303-305.

83.王永灵、黄纲、阙华发、等.中医外治法治疗体表窦道及瘘管.中医外治杂志，2011，20（06）：41-43.

84.郑文立、王立民、赵连魁、等.负压拔罐治疗简单窦道的疗效观察.解放军医学院学报，2018，39（09）：796-799.

85.外周淋巴水肿诊疗的中国专家共识.中华整形外科杂志，2020，（04）：355-360.

86.刘瑞、石雪英、赵金、等.乳脉通络洗剂治疗乳腺癌术后上肢水肿的临床研究.现代肿瘤医学，2022，30（01）：68-71.

87.孔为民、张赫.妇科肿瘤治疗后下肢淋巴水肿专家共识.中国临床医生杂志，2021，49（02）：149-155.

88.韩雁鹏、王希、姚敏、等.基于"阳化气，阴成形"探讨水肿病的中医证治.北京中医药，2022，41（02）：171-172.

89.胡进、朱加亮、刘高明、等.宫颈癌术后下肢淋巴水肿发病机制及危险因素的研究进展.肿瘤药学，2021，11（02）：146-152.

90.王京良."活血通络方"外敷结合手法淋巴引流治疗乳腺癌术后上肢水肿的随机对照研究.世界最新医学信息文摘，2019，19（82）：150-152.

91.张芙蓉、杨名、裴晓华、等.温和灸对乳腺癌术后上肢淋巴水肿的影响.世界中西医结合杂志，2020，15（10）：1934-1937.

92.赵静雪、李杰.针灸在恶性肿瘤治疗中的作用及特点研究.针灸临床杂志，2022，38（06）：99-103.

93.姜珊多娇、陈勇超、张旭、等.针灸结合放化疗对恶性肿瘤患者生存率影响的Meta分析.中国中医药现代远程教育，2022，20（17）：48-51.

94.中华中医药学会血液病分会.肿瘤相关抑郁状态中医诊疗专家共识.中华中医药杂志，2015，30（12）：4397-4399.

95.刘上上、赵红、毕爽丽.针灸治疗抑郁症的作用机制研究进展.湖北中医药大学学报，2016，18（01）：119-122.

96.中国抗癌协会癌症康复与姑息治疗专业委员会、中国临床肿瘤学会抗肿瘤药物安全管理专家委员会.肿瘤治疗相关呕吐防治指南（2014版）.临床肿瘤学杂志，2014（03）：263-273.

97.中国肿瘤药物治疗相关恶心呕吐防治专家共识（2022年版）.中华医学杂志，2022，102（39）：3080-3094.

98.沈洪、张露、叶柏.便秘中医诊疗专家共识意见（2017）.北京中医药，2017，36（09）：771-776+784.

99.中华人民共和国国家卫生健康委员会医政医管局.原发性肝癌诊疗指南（2022年版）.中华肝脏

病杂志，2022，30（04）：367-388.

100.夏勇，杨田，王葵.肝细胞癌肝切除术后复发预防和治疗中国专家共识（2020版）.中国实用外科杂志，2021：24-27.

101.侯炜.艾迪注射液联合一线化疗方案对晚期NSCLC的临床研究总结报告（2020年）.

102.郑佳彬等.复方斑蝥胶囊预防Ⅲ期结直肠癌患者术后复发转移的多中心临床研究.中国中西医结合外科杂志，2020，26（01）：37-41.

整合护理

- ❖ 化疗控瘤　慎护内伤 ❖
- ❖ 放疗损体　守护有方 ❖
- ❖ 因势而动　乘势而上 ❖
- ❖ 安内攘外　稳中见长 ❖
- ❖ 细微之至　心身皆康 ❖

主　编

强万敏　覃惠英　陆箴琦　陆宇晗　姜桂春　王翠玲

副主编（以姓氏拼音为序）

陈　璐　江庆华　李来有　李旭英　刘冰新　孟英涛　尚美美　孙德宇
王若雨　王　盈　吴婉英　杨　青　尤国美　尤渺宁　张晓菊　赵　静
郑美春　朱小妹

编　委（以姓氏拼音为序）

陈　锋　陈小岑　程方方　董凤齐　冯莉霞　葛泳兰　关睿琦　郭　琴
郝秀乔　贺　瑾　侯兵兵　胡海琴　黄　敏　纪代红　蒋梦笑　鞠再双
孔荣华　黎　昕　李朝霞　李翠珍　李金花　李　秦　李　荣　李晓波
李颜霞　梁冠冕　刘东军　刘东璐　刘华云　刘亚婷　罗宝嘉　罗　蕾
吕俭霞　马雪玲　毛静玉　潘　琴　庞增粉　史铁英　孙静宜　谭小辉
谭　艳　陶　雍　田　佳　田　军　王会英　王　慧　王丽英　王玲燕
王　倩　王　蕊　王　艺　韦　迪　魏　涛　温咏珊　闻　萍　吴孝红
吴　怡　武毅彬　习翠玲　肖　方　徐薇薇　许晨丽　薛　媚　严虹霞
杨　慧　叶　丽　张国栋　张含凤　张　欣　朱　颖

执笔人（以姓氏拼音为序）

冯丽娜　武佩佩

秘　书（以姓氏拼音为序）

孔轻轻　刘丽峰

第一章

化学治疗护理

一、概述

化学治疗（chemotherapy）是恶性肿瘤重要治疗手段之一，化疗历史可追溯至1946年，随着第一个化疗药物氮芥的问世，历经80年发展，化疗已由单药治疗向整合治疗，从姑息性化疗向根治性化疗过渡，在恶性肿瘤治疗中起重要作用。化疗护理伴随化疗而发展，根据整合医学理念从人的整体观出发，强调环境–生理–心理–社会–健康行为对化疗效果的影响，并发挥"评、扶、控、护、生"整体治疗作用，充分考虑患者和家庭利益及需求，以最小毒副反应实现最大化效益，通过全人、全身、全程、全功、全息整合照护，达到提高治疗效果、延长生存期、改善生活质量的目标。

二、化疗护士资质要求

具备良好的职业道德和人文关怀能力；专科及以上学历的注册护士；掌握化疗相关理论和实践技能；经化疗专科培训考核合格；每年参加化疗专科护理继续教育20学时。

三、化疗目的及适应证

依据治疗目的可分为根治性化疗、姑息性化疗、辅助化疗和新辅助化疗。①根治性化疗：适于对化疗药物高度敏感的肿瘤，包括淋巴瘤、部分血液肿瘤、绒毛膜上皮癌和生殖细胞肿瘤等。②姑息性化疗：适于经药物或手术治疗无法根治的部分晚期肿瘤。③辅助化疗：适于根治性手术和（或）放疗后，针对可能存在的微小转移灶。④新辅助化疗：又称诱导化疗，根治性手术和（或）放疗前给予的化疗，适于原发肿瘤较广泛、可能存在微小转移灶，且对化疗相对敏感的患者。

四、化疗药物分类与作用机制

（一）按照化疗药物作用的分子靶点分类

传统分类方法是根据药物的化学结构、来源及作用原理分为六大类，分别为烷化剂、抗代谢类药物、控肿瘤抗生素、植物碱类药、激素类及杂类（铂类、门冬酰胺酶）。

（二）按照化疗药物对细胞周期的作用分类

按化疗药物对细胞周期各时相的作用不同可分为：

（1）细胞周期非特异性药物

此类药物能杀死各时相含G0期细胞的瘤细胞。包括烷化剂、控肿瘤抗生素、激素类、植物碱类特殊药物。其作用特点是呈剂量依赖性，以大剂量冲击治疗为宜。

（2）细胞周期特异性药物

特异性杀伤增殖周期中某一时相的瘤细胞，主要作用于S期和M期，对G0期细胞不敏感，包括抗代谢类和植物碱类药。其作用特点呈时间依赖性，以小剂量持续给药为宜。

五、化疗药物剂量计算

化疗药物对瘤细胞的杀伤作用与其剂量大小成正相关，化疗药物如剂量强度不足，可能会产生耐药导致疗效不佳；如剂量强度过高会威胁生命。因此，护士应严格核查化疗药物剂量，熟悉药物剂量的计算方法，确保患者安全。①固定剂量：即处方剂量，不需要根据患者情况来计算。②体表面积（body surface area，BSA）计算法：BSA（m^2）=（身高cm+体重kg−60）×0.01，每次化疗前均需准确测量患者的身高与体重。③药时曲线下面积（area under curve，AUC）计算法：卡铂主要通过肾脏代谢，卡铂清除率与肾小球滤过率直接相关，且毒性反应与AUC呈正相关，卡铂剂量（mg）=所设定的AUC（mg/ml/min）×[肌酐清除（ml/min）+25]。

六、给药途径及注意事项

（1）全身给药：①口服给药：为了防止药物刺激胃黏膜，或被胃酸所破坏，可首选胶囊剂或肠溶剂型。②皮下给药：进针角度为15°~30°，注射部位要注意轮换，避开肿胀、硬结、血管神经及疼痛部位，切勿注入肌肉组织内。③肌内给药：根据药物性质、剂量，选择合适注射部位和深度。④静脉注射给药：包括静脉推注、静脉滴注、静脉泵入等给药方式，是临床最常用的给药方法，能够快速达到较高血药浓度。

（2）局部给药：①动脉给药：包括动脉注射、动脉泵给药、动脉插管给药、动脉插管皮下埋泵。对局部肿瘤或单一器官受侵犯时，由动脉注入药物，使其快速在靶器官或组织达到最高血药浓度。②体腔内给药：包括胸腹腔内、心包腔内、膀胱腔内给药。注意给药后体位管理及病情观察。③鞘内给药：用于急性白血病和恶性脑、脊髓膜侵犯。Ommaya囊给药时，注意局部保护，避免磕碰。

七、化疗药物配置安全防护

（一）人员防护

（1）必须由经过化疗相关知识培训的专业人员实施操作，应建立健康档案，每年至少全面体检一次，一旦出现毒副反应征象立即调离岗位，怀孕期和哺乳期人员应避免化疗药物调配操作。

（2）配置人员应加强自身防护，正确佩戴双层医用口罩或N95型防护口罩，穿防护服，戴一次性帽子及双层无粉乳胶或丁腈手套。配置过程中应确保无头发和皮肤暴露。连续工作30分钟更换手套，超过3小时更换防护服。手套或防护服一旦损坏或污染立即更换。

（二）环境要求

（1）化疗药物宜在静脉用药调配中心（PIVAS）环境下配置，如无PIVAS条件，应设置专用配置室，其位置相对独立，限制人员流动，生物安全柜应安装在远离门窗、气流相对平稳的清洁环境，可放置于排风口附近，配置过程中门窗处于关闭状态。

（2）化疗药配置要使用Ⅱ级A2型以上级别的生物安全柜，配置前后保持生物安全柜风机系统开放30分钟自净，并确认其处于正常工作状态。配置过程中，生物安全柜前窗下缘与安全警戒线平齐，确保负压，且保证回风槽空气循环不受阻挡。

（三）化疗药物安全转运与接收

（1）化疗药物配置后，应放置在无渗透的密闭装置内，标注"危害药物"醒目标识，专人转运。

（2）接收化疗药物时，护士须做好个人防护，佩戴一次性帽子、口罩及双层手套，启封核对无误后签名。

（3）发生化疗药物泄露，严格按照《化疗药物泄露处理管理要求》执行。

（4）化疗废弃物应放置在标有"危害药物"专用防渗漏垃圾袋及密闭容器内。

当容积达到3/4满时，应扎紧封闭袋口，立即更换。

八、整体评估

（一）患者评估

（1）体能状态评估：①血常规、心、肝、肾等重要脏器功能，可用KPS或ECOG评分评估患者体质状况。KPS≥60分或ECOG小于2分适宜化疗。②应用营养风险筛查2002（NRS 2002）筛查营养状况，大于等于3分患者应用主观整体评估工具（PG-SGA）进行营养不良评估。

（2）心理社会评估：①可用心理痛苦温度计（DT）筛查患者心理痛苦程度及其原因。②评估患者家庭经济负担、有无生育需求、身体意象改变、自卑及社会疏离感等心理社会问题。

（3）健康行为评估：①评估患者有无吸烟、饮酒、高糖、高脂及辛辣刺激性饮食等不良生活习惯。②评估患者化疗态度、知识信息、治疗信念、预期目标及既往用药依从性等情况。

（二）环境评估

自然环境应评估居室温湿度、光线是否适宜，空气有无异味，环境是否安静等；安全环境应评估有无预防跌倒安全设施、化疗药物暴露风险及防护用具等。

（三）治疗相关评估

评估用药剂量、患者体表面积与病情的适配度；有无服用其他药物及药物间拮抗或协同作用；有无药物过敏史、化疗毒性反应等；有无血栓风险因素等，如多药联合化疗、高风险肿瘤等，可应用Caprini风险模型、Khorana评分模型动态评估化疗血栓风险，必要时联合实验室及影像学检查整合评估。

（四）静脉通路选择

化疗患者应根据年龄、病情、过敏史、治疗方案、药物性质、意愿、经济状况等因素整合评估，选择合适的输注途径和静脉治疗工具。在满足治疗方案前提下，应选管径最细、管路最短、管腔数量最少、创伤性最小的输液工具。

（1）外周静脉输液工具：①外周静脉留置针：适于输液时间小于4天。对输注发疱剂、药物pH值小于5或大于9、渗透压大于600mOsm/L的药物，一般不采用外周静脉留置针。必须应用时，发疱性药物输注时间应小于30分钟，输注过程中护士须全程监护。②中线导管：适于输液时间为5~14天。不可用于持续输注发疱剂、pH值过高或过低或高渗透压的药物。

（2）中心静脉输液工具：①CVC：适于任何性质的药物输注。在外科手术、急救、重症监测、造血干细胞移植中具有独特优势。②PICC/PORT：适于任何性质药物的中长期静脉治疗。在选择时还应充分考虑患者意愿和偏好；当导管留置时间大于12个月时，从卫生经济学角度，优先选择PORT。

九、化疗整合护理

（一）环境管理

保持室内空气清新，病室每日通风2次；白天噪音不超过35~40分贝，夜间低于30分贝为宜；光线适宜，室内温度应为18~22℃，相对湿度50%~60%。加强跌倒风险防范，保持地面清洁无杂物、避免湿滑，卫生间设置安全扶手，夜间使用地灯；指导患者及家属做好手卫生、注意饮食安全等。

（二）心理社会支持

（1）心理支持：应为患者提供专业信息支持，鼓励患者及家属积极参与多学科MDT to HIM团队讨论。可采用DT进行心理痛苦筛查，DT小于4分者，应主动了解心理痛苦来源，提供针对性心理疏导，如同伴支持、放松训练等；大于等于4分者可转至心理门诊治疗。

（2）生育力保护：化疗药物如烷化剂等，会损伤卵巢或睾丸生殖细胞功能，导致患者生育力下降。对于年轻有生育需求患者，在首次化疗前提供生育力保护信息，推荐至生殖及遗传门诊咨询，可采用卵子、胚胎、卵巢组织冷冻技术等生育力保存方式，并在多学科MDT to HIM团队指导下选择最佳生育时机。

（3）身体意象改变的照护：化疗导致患者皮肤色素沉着、脱发等方面的身体意象改变，引发抑郁、孤独、自卑等负性心理。告知患者停药后可逐步恢复正常；提供化妆技巧、服饰选择等美学知识。可采用认知行为疗法、夫妻同步教育等方式，提高患者自信心。

（三）化疗安全给药

（1）静脉化疗给药：①安全核查：给药过程中严格查对，执行5R原则，即将准确药物（right drug）、按准确剂量（right dose）、经准确途径（right route）、在准确时间（right time）、给准确病人（right client）。在收药、摆药、给药关键环节，须双人独立核对。②规范给药：a.依据整体评估情况，遵医嘱规范给予化疗及辅助药物。b.对易出现过敏反应的药物，如紫杉类药物须遵医嘱在给药前30~60分钟给予糖皮质激素、抗组胺类等药物。c.根据细胞周期动力学、药物代谢动力学、时间健康学原理，选择最佳给药时机和速度。如口腔癌和鼻咽癌患者可应用时辰化疗方式，如顺铂采用恒定流速法推荐16：00~20：00输注，采用正弦曲线流速法推荐10：15~21：45输注；5-氟尿嘧啶采用恒定流速法推荐22：00~7：00输注，采用正弦曲线流速法推荐22：15~9：45输注，以达到降低药物不良反应和提高疗效的目的。③输注两种化疗药物之间及结束后，应依据药物特性，选择生理盐水或5%葡萄糖冲净药液。④更换化疗液体时，先关闭水止及输液器卡扣，再将输液袋取下，平行放置，将瓶口抬高45°，液面距袋口保持一定距离后插入输液器，以防药液溢出。

（2）口服化疗给药：①口服化疗药应依据药品说明书储存，单独放在具有明显标识的专用容器内，远离儿童和宠物，避免孕妇接触。②取药时避免用手直接接触药物，应置于药杯整片（粒）吞服，不可咀嚼或掰开，用药流程详见图10-1。③老年人或视弱者，可用提醒性包装，如加大字体，标注药名、剂量和服药时间。④指导患者掌握正确的服药时机，如依托泊苷软胶囊宜饭前空腹服用、卡培他滨需餐后30分钟内服用、长春瑞滨需随餐服用。⑤化疗药物一般不建议经胃肠营养管给药，因其在粉碎过程中容易产生对环境的生物危害性，且影响药物剂量的准确性。⑥患者发生漏服药物时应记录漏服次数及剂量，不可自行补服或增量服药，应及时联系医生告知情况。⑦指导患者可采用服药日记、电话、微信、互联网平台、自我报告系统等方式报告不良反应。⑧指导患者在开始服药至停药后48h内正确处理呕吐物、排泄物、分泌物，大小便后盖上马桶盖冲水2次。⑨为提高居家服药的依从性，对老年人、记忆力差的患者，可指导使用闹钟、日历、电子提醒，也可采用网络打卡及远程信息监测等智能方法。

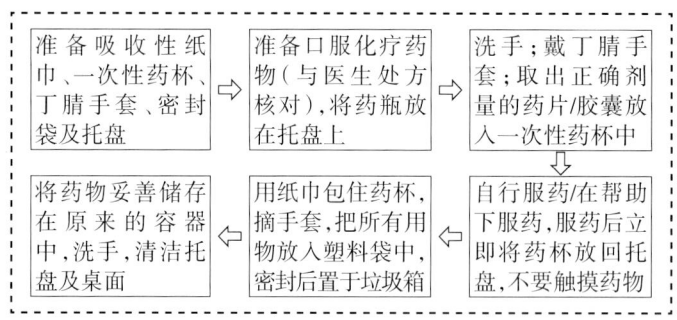

图10-1 居家口服化疗药物用药流程

十、毒性反应管理

化疗常见毒性反应类型包括消化系统、血液系统、神经系统、泌尿系统及肺、心脏、皮肤毒性等，评估分级参照常见不良事件评价标准（common terminology criteria for adverse event，CTCAE）5.0版。

（一）消化系统毒性

（1）化疗相关性恶心呕吐（chemotherapy-induced nausea and vomiting，CINV）发生率为60%~80%，分为急性、延迟性、预期性恶心呕吐，急性CINV发生在化疗24小时内；延迟性CINV发生在化疗24小时至第5~7天。化疗前充分评估化疗方案的致吐风险，关注高危人群，如既往CINV史、饮酒史、晕车史、孕吐史的患者，评估时间推荐从化疗开始至化疗后第5天，内容包括恶心呕吐频次、程度、体力状况和服药情况。

① 预防：a.应遵医嘱预防性应用止吐药。b.观察有无腹胀、便秘、呃逆等导致恶心呕吐的独立风险因素，积极改善前驱症状可降低CINV发生率。

②护理：a.化疗期间应指导患者高热量、高蛋白质、维生素丰富的易消化饮食，避免食用辛辣刺激性食物，进餐时间应选择化疗开始前2小时以上，进餐量以七分饱为宜。b.1级CINV可采用放松训练、音乐疗法、中医穴位按压等非药物干预方法，如可按压内关、足三里穴，每次30分钟，每日2次。c.2级及以上CINV发生时，依据个体情况可遵医嘱给予止吐、补液治疗，同时监测CINV的发生频率、持续时间、严重程度以及伴随症状。d.发生恶心呕吐时，应立即使用收集袋，避免呕吐物喷溅，呕吐后将收集袋封口后放入专用密闭垃圾桶内，协助患者清洁口腔，开窗通风，清除异味。

（2）化疗相关性便秘（chemotherapy induced constipation，CIC）发生率为16%~48%，引起CIC的常见化疗药有铂类、长春碱类等。

① 预防：a.饮食与生活习惯调整是防治CIC的首要措施，应指导患者进食富含膳食纤维的食物，保证足够饮水量。b.适当锻炼，养成定时排便习惯，为患者提供适宜的排便环境，观察并记录化疗后排便情况，还可通过顺时针腹部按摩，增强肠蠕动，防治便秘。

②护理：a. 1级CIC可遵医嘱使用粪便软化剂，轻泻药，调整饮食习惯，必要时灌肠。b. 2级CIC需要规律使用轻泻药或灌肠。c. 3级CIC嵌塞式便秘可通过直肠指检判断嵌塞位置，位置较高则先服用泻药促进粪便下移，然后灌肠；如位置较低可直接人工辅助排便。

（3）化疗相关性腹泻（chemotherapy-induced diarrhea，CID）发生率为50%~90%，易引起CID的药物有5-氟尿嘧啶和伊立替康。诱发CID的高危因素包括中性粒细胞减少、低体力状态（ECOG大于等于2分）和不良情绪等。

① 预防：化疗期间宜选择高热量、高蛋白、低纤维饮食，避免辛辣、油腻类、过冷或过热的食物。

②护理：a. 1~2级CID，应指导患者调整饮食，进食易消化软食、流质或半流质

饮食，同时口服益生菌；b.3级及以上CID，体内水分大量丢失，可口服温热的电解质饮料和进食米汁，遵医嘱进行相关检查和静脉补液，并观察用药后效果。c.记录腹泻的次数、粪便性状和颜色，密切观察有无发热、头晕、腹部疼痛、痉挛等伴随症状；对药物疗效不佳的患者，建议粪菌移植。d.保持肛周或造瘘口周围清洁，必要时使用皮肤保护剂。

（4）口腔黏膜炎（oral mucositis，OM）表现为口腔黏膜不同程度的炎性改变、干燥、敏感、疼痛、溃疡等不适症状，单纯性化疗、大剂量化疗的造血干细胞移植患者OM发生率分别为15%~40%和90%~100%。诱发OM的危险因素包括同步放化疗、造血干细胞移植、高剂量或持续输注化疗药物、既往口腔卫生不良、营养不良等。

① 预防：a.化疗患者应每日行口腔评估，观察有无红肿、红斑、溃疡、疼痛等。b.加强口腔护理，指导患者选用适宜的漱口水，如生理盐水或苏打水，做好口腔清洁。c.对有高危因素的患者，如接受高剂量的美法仑和5-Fu时，指导应用冷疗，如口含冰块或冰水，降低口腔温度，减轻药物毒性对口腔黏膜的损伤。

②护理：a.2级OM需要调整饮食营养。b.3级及以上的OM患者应控制疼痛，可遵医嘱给予吗啡漱口水、利多卡因凝胶等减轻疼痛，也可用含甘油复合剂处方的止痛漱口液，指导患者掌握正确的含漱方法，尤其要注意进餐前止痛。c.提供营养教育，经口进食不足者可给予口服营养补充剂，不能经口进食者可给予管饲肠内营养剂或全肠外营养。

（二）血液学毒性

化疗所致血液学毒性的常见不良反应包括中性粒细胞减少和血小板减少，80%~90%的化疗药物均具有血液学毒性，通常于化疗后1~3周出现，持续2~4周逐渐恢复。

（1）中性粒细胞减少症指外周血中性粒细胞绝对值（absolute neutrophil count，ANC）低于2.0×10^9/L，ANC最低值通常出现在化疗后7~14天。其降低的程度和持续时间主要与化疗药物种类、剂量、联合用药及患者个体因素有关，患者个体因素主要包括年龄>65岁且接受全量化疗、既往接受过化疗或放疗、肿瘤侵犯骨髓等。

① 预防：应指导患者定期监测血常规变化，尤其在化疗后7~14天。严格掌握化疗适应证，化疗之前检查血象及骨髓情况。

②护理：a.若白细胞低于4.0×10^9/L暂停化疗，保持空气新鲜，减少探视，指导患者加强个人卫生，密切监测体温，保证食物新鲜清洁；遵嘱给予升白治疗，并观察疗效及有无骨痛、发热等症状。b.当ANC低于0.5×10^9/L，必须实施保护性隔离，有条件者进层流床实施全环境保护，可预防性使用抗生素。

（2）肿瘤化疗相关性血小板减少症（chemotherapy-induced thrombocytopenia，

CIT）指化疗药物对骨髓巨核细胞产生抑制作用，导致外周血血小板计数低于$100×10^9$/L。导致CIT的常见化疗药物包括吉西他滨、铂类、蒽环类和紫杉类。

①预防：a.应指导患者定期监测血小板变化。b.给予饮食指导，可提供升血小板药膳饮食处方。

②护理：a.当血小板低于$50.0×10^9$/L会有出血危险，当血小板低于$10.0×10^9$/L时易发生脑出血、胃肠道及经期大出血。b.护士应观察皮肤有无出血点、紫斑等，女性月经期观察出血量，操作时动作轻柔，减少有创操作，拔针后增加按压时间。c.指导患者自我保护避免剧烈运动、磕碰和情绪激动，纠正抠鼻、挖耳等不良习惯；避免进食坚硬食物，预防便秘。d.必要时遵医嘱输注血小板和（或）给予促血小板生长因子。

（三）肺毒性

化疗药物相关性肺毒性以肺纤维化最常见，主要表现为干咳、乏力、胸疼、呼吸困难和发热。引起肺毒性的常见药物包括博来霉素、甲氨蝶呤、卡莫司汀、环磷酰胺、丝裂霉素等。博来霉素是最易引起肺毒性的药物，发生率在10%~23%，博来霉素总剂量应限制在$500mg/m^2$以下。

（1）预防：肺毒性风险与药物剂量、高龄、联合放疗及其他控瘤药联用等有关，应积极采取针对性预防措施，避免肺毒性的发生。

（2）护理：①用药后应严密观察患者肺部症状及体征，定期行X线、CT及肺功能检查。②一旦发生肺毒性，应立即停药，遵医嘱给予激素治疗，必要时低流量吸氧。③指导患者进行呼吸功能训练，给予心理安慰和疏导，同时嘱患者停药后2~4个月定期复查。

（四）心脏毒性

心脏毒性是化疗患者潜在的短期或远期并发症，引起心脏毒性的常见药物包括蒽环类、紫杉类等，临床表现为心肌损伤、心律失常、左心室功能障碍等，严重者可致心衰。心脏毒性风险主要与药物剂量、患者心脏功能等有关，临床还需评估患者既往有无高血压、基础心脏病、糖尿病等高危因素。

（1）预防：①鼓励患者戒烟，控制血压和血脂，积极进行风险因素干预。②严密监测患者有无心脏毒性反应，避免与其他心脏毒性药物联用。③当输注蒽环类药物时，可遵医嘱联合应用心脏保护剂。

（2）护理：①用药后定期监测心功能，如心电图、超声心动图、心肌肌钙蛋白等。②一旦发生严重心脏毒性，立即停药，遵医嘱接受对症治疗。③个体化有氧运动对防治心脏毒性具有积极作用。

（五）神经毒性

化疗引起的神经毒性包括周围神经病变（chemotherapy-induced peripheral neuropathy，CIPN）和中枢神经病变。CIPN最为常见，发生率为30%~40%，常见症状表现为肢（趾）端麻木、腱反射减弱或消失。中枢神经病变发生率为5%~30%，表现为嗜睡、意识障碍、精神异常等，多为一过性。主要药物包括长春碱类、奥沙利铂、足叶乙甙类等。CIPN的高危因素包括高龄、肥胖、糖尿病、化疗间隔时间短、饮酒史、肝功能损害和遗传性神经病变等。

（1）预防：① 化疗药物如奥沙利铂引起的神经毒性特点为遇冷加重，如吸入冷空气后会造成喉痉挛，用药期间避免冷接触。②指导患者中药外洗和适当手足运动。

（2）护理：① 1级CIPN采取相应预防措施。②2级及以上CIPN，影响日常活动患者，应采取防跌倒措施，温度感觉异常者应防烫伤。可遵嘱给予营养神经药物，采用针灸替代疗法。③用药期间还需严密观察中枢神经毒性反应，一旦出现，遵医嘱延迟、减量或停止化疗，并给予神经营养药物等对症处理。

（六）泌尿系统毒性

化疗引起的泌尿系统毒性轻度可为无症状性血清肌酐升高，重度可发展为急性肾衰竭。顺铂、环磷酰胺、甲氨蝶呤、培美曲塞、吉西他滨等可引起肾损伤，其中以顺铂最为明显，发生率高达28%~36%。环磷酰胺、异环磷酰胺等可引起出血性膀胱炎。泌尿系统的毒性风险除评估化疗方案外，还须评估高危因素，包括高龄、女性、肾小球滤过率低和使用肾素血管紧张素系统抑制剂药物等。

（1）预防：① 嘱患者在化疗前、中、后大量饮水，尿量维持在每日2000~3000ml。对高龄、既往心功能不全者，应少量多次饮水，避免一次饮用量过大增加心脏负荷。②应用环磷酰胺、异环磷酰胺时，充分水化，遵医嘱给予尿路保护剂。

（2）护理：① 化疗期间应定期监测血肌酐、尿素氮等肾功能及电解质指标。②应用甲氨蝶呤的患者，遵医嘱应用碳酸氢钠碱化尿液，必要时给予四氢叶酸解救，监测尿pH值和药物浓度。③无症状性血清肌酐升高，指导患者进食碱性利尿食物，如冬瓜、木瓜等新鲜水果蔬菜，避免高嘌呤饮食，如肉类、动物内脏等。④出现急性肾功能不全，应立即停药，必要时行透析治疗。

（七）皮肤毒性

化疗药物相关性皮肤毒性发生率为18%~72%，主要包括脱发、手足综合征、皮疹、瘙痒、色素沉着等，其中脱发与手足综合征最为常见。

（1）化疗所致脱发（chemotherapy induced alopecia，CIA）平均发生率约为65%，

严重程度与药物种类、剂量、联合用药、治疗周期等因素有关，出现在开始化疗的2~4周。

①预防：由于低温状态下可减慢血流速度，降低药物对毛囊的损害，化疗时可预防性应用头皮冷疗，如冰帽、头皮冷疗装置等。

②护理：a.可通过美容装饰帮助患者修饰形象，如佩戴假发、头巾、帽子等。b.加强心理疏导，告知患者CIA的可逆性，化疗结束后1~3个月可再生新发，指导进行冥想放松、音乐疗法来缓解其心理压力。

（2）手足综合征（hand-foot syndromes，HFS）是一种手掌、脚掌感觉异常及以红斑为主的特异性皮肤综合征。引起HFS的常见化疗药物及发生率为：卡培他滨50%~60%，脂质体阿霉素40%~50%等。HFS通常发生在化疗后3~6周，最初表现为手掌、脚掌感觉异常和刺痛，后演变成灼烧痛和红斑，并伴水肿，严重时会起泡、脱皮和溃烂。

①预防：a.目前尚无治疗HFS的规范方法，主要以预防为主，护理人员可指导患者使用10%尿素乳膏每日3次涂抹，保持皮肤湿润。b.避免机械性刺激，如长时间散步、不穿袜子等。c.接受卡培他滨治疗者可遵医嘱口服塞来昔布预防HFS。

②护理：a.1级HFS可局部涂抹尿素霜和类固醇类药物，保持皮肤湿润，持续关注手掌与脚掌皮肤的变化。b.2级以上HFS还应控制疼痛，可局部使用麻醉药和非甾体抗炎药。

十一、健康教育和随访

（一）居家环境指导

居家环境舒适、温馨、安静、安全、洁净，温湿度适宜，每天至少开窗通风2次，避免对流风。减少不必要走访、探视，避免去人群密集地方。

（二）日常生活与活动

化疗间歇期鼓励患者进行适宜的活动锻炼，保持乐观情绪养成良好生活习惯，做到劳逸结合。有氧运动能改善心血管健康状况、增强肌肉力量、缓解疲乏、焦虑和抑郁情绪，可依据体能状态、生活习惯指导患者慢跑、快走、游泳等运动。

（三）饮食指导

营造良好的进餐环境，指导患者少食多餐，清淡、易消化、营养素丰富的饮食，选择优质蛋白、新鲜蔬菜水果，禁忌饮酒，少食甜、腻、辣和油煎食品；少食含色氨酸丰富的食物，如香蕉、核桃和茄子等。口干患者可适量食用酸味食物，如柠檬、话梅等刺激唾液分泌。

（四）鼓励早日回归社会

消除负性情绪，使患者尽快适应社会角色，树立战胜疾病的信心。鼓励在生活中做力所能及的事情或尽早回归工作岗位。鼓励患者多与家人、同事、朋友交流，放松心情；依据兴趣爱好选择书法、绘画等有益的活动；鼓励加入抗癌团体组织，提高其康复信心。

（五）依从性教育

通过多途径向患者提供化疗相关知识信息，树立正确的认知，调动其主观能动性，使其积极参与到治疗和康复中。对于记忆力差的患者，可借助随访日记、提示卡、短信、闹钟等多种方式提醒；老年或儿童可邀请家属共同参与居家期间用药及康复管理，提高治疗依从性。

（六）随访

化疗随访能及时了解患者的心理情绪、身体状况及用药不良反应等，针对性的给予专业指导，顺利完成全周期化疗，提高生活质量及治疗效果。随访内容包括服药情况、血化验指标、不良反应、饮食情况等，随访方式可采用短信、电话、互联网等。

第二章

放射治疗护理

一、概述

放射治疗（也称放疗）是治疗肿瘤的重要手段之一，约2/3的肿瘤患者在肿瘤治疗过程中需要接受放疗。放疗的目标是最大限度将放射线的剂量集中在肿瘤病变部位，杀死肿瘤细胞，同时最大程度保护邻近的正常组织和器官，使邻近的正常组织和器官不受损伤。但放疗带来的不良反应仍是临床亟待解决的问题。护理在放疗患者副作用的预防及全程管理中发挥着重要作用，可有效提高放疗疗效，减轻放疗副作用，延长患者生存时间，提高患者生存质量。

二、治疗机制与进展

肿瘤放疗是利用放射线如放射性同位素产生的α、β、γ射线和各类射线治疗机或加速器产生的X射线、电子线、质子束及其他离子束等治疗肿瘤的一种方法。放疗的作用是通过射线与瘤细胞间能量的传递，引起瘤细胞结构和活性改变，直接或间接损伤瘤细胞DNA，使其停止分裂，直至死亡。随着TOMO、射波刀以及质子重粒子放疗等技术的进步，使得放疗适用范围更宽，精准度更高，副作用更少。多学科整合治疗、影像学技术的提高、放射生物学对分割剂量的不断探索等也使放疗更科学合理，靶区勾画更精准，疗效更佳。

三、适应证和禁忌证

（一）放疗适应证

放疗可在肿瘤治疗的各个阶段进行，可分为根治性放疗、辅助性放疗和姑息性放疗。头面部皮肤癌、鼻咽癌、部分头颈部肿瘤、前列腺癌、宫颈癌等在足够剂量放疗后可获长期生存；早期肺癌，用体部立体定向放疗（SBRT）能达到与手术一样的效果；

辅助性放疗包括术前、术中、术后辅助放疗，同步放化疗；姑息放疗针对某些病情复杂或比较危重的患者，以达到缓解症状，改善生活质量的目的，有些姑息放疗的患者需要进行急诊放疗，如剧烈疼痛、脊髓压迫、上腔静脉压迫综合征、梗阻等。

（二）放疗禁忌证

晚期肿瘤患者出现重度恶病质；心肺肝肾功能严重不全；血象过低；腔内大量积液；食管穿孔；脑瘤并发瘤内出血等。

四、放疗前护理

（一）一般评估

（1）病史：了解患者基本信息、发病情况、伴随症状、体征、家族史、既往史、用药史、有无手术史及高危因素等。

（2）辅助检查：评估辅助检查如实验室常规检查、生化检查、肿瘤标志物检查、影像学检查等。评估实验室特殊检查如骨髓穿刺、脑脊液检查以及基因检测等。评估影像学检查如局部增强 MR/CT/超声等，对于行 PET/CT 全身检查者，应进行全身和肿瘤局部区域的系统影像学评估。

（3）营养评估：详见本指南《营养疗法》分册。

（4）疼痛评估：可用数字评分量表（NRS）、视觉模拟疼痛评估量表（VRS）、面部疼痛分级评估表（FPS）、简明疼痛评估量表（BPI）等对患者的疼痛进行评估。

（5）心理评估：放疗前可用心理痛苦温度计等评估患者心理状况，根据评估结果为患者提供心理支持和护理，详见本指南《心理疗法》分册。

（6）身体功能评估：采用卡氏功能状态评分（KPS）或美国东部肿瘤协作组（ECOG）体能状态评分等评估患者的身体功能状况。

（二）特殊评估

（1）放射区皮肤评估：评估皮肤有无未愈切口、破损、溃疡、感染以及皮肤疾病等。

（2）口腔评估：头颈部肿瘤患者放疗前应评估口腔卫生，处理龋齿、口腔溃疡、口腔和鼻腔出血、感染等。

（3）生育需求评估：育龄期患者评估有无生育需求，有需求者放疗前应生殖科会诊。

（4）防护评估：肿瘤毗邻重要器官时，制定放疗计划应评估肿瘤和正常组织照射剂量，重视优先保护正常组织。

（三）定位准备

（1）定位标记：①定位前宣教及准备：定位前应评估患者一般情况并干预影响定位的相关因素。消化道肿瘤定位前30分钟口服造影剂，定位前1周禁用含重金属的药物；妇科肿瘤内照射定位前阴道填塞、外照射定位前30分钟排空膀胱后饮水500ml憋尿；直肠肿瘤定位前清空肠道；口腔区域肿瘤准备压舌板。②定位操作流程：详见本指南《放射治疗》分册。③定位后宣教：告知口服造影剂患者定位后多饮水，保护定位标记线，并告知放疗计划。

（2）装置准备：①装备准备：检查前半小时预热球管，保障机器正常运转；确保机房内部设施及温湿度正常并记录；确认检查床及机房消毒备用；检查确保防护用品、抢救器械、药品、注射器等备用状态。②操作者准备：认真核对患者检查相关资料；阅读病史，评估主要症状体征，了解诊断检查部位和目的，如有异议应及时与医生沟通；根据检查部位及目的制定扫描计划；胸腹扫描前与患者解释呼吸配合重要性；对非检查部位重要器官如甲状腺、性腺等应使用防护用品遮盖。

（四）金标植入护理

（1）植入前：①患者准备：告知患者金标植入的意义和术中存在的风险，指导患者术前体位训练和呼吸锻炼，了解患者生化、凝血、肝肾功能等化验指标及患者过敏史、心理状态等。②皮肤准备：确认患者术区皮肤完整，做好术区皮肤清洁及消毒。③物品准备：备好金标植入灭菌穿刺包、抢救物品及器械。

（2）植入中：①体位固定：清点穿刺物品，根据患者病情、植入金标的部位或肿瘤所在位置协助患者体位固定，配合医生穿刺。②病情监测：在金标植入中观察患者的面部表情、出血情况、生命体征及不良反应如伤口疼痛、穿刺部位出血等，如有异常及时与医生沟通，给予相应的处理措施。要根据患者术前心理评估结果和术中心理状态，给予患者相应的心理干预如情感支持、转移注意力等。

（3）植入后：①病情监测：密切监测患者生命体征，观察穿刺部位有无渗血、渗液，有无术后并发症等情况。②并发症预防及护理：a.穿刺部位出血预防及护理：拔针后应点状垂直按压穿刺部位3分钟以上，可预防出血。b.心动过速及高血压预防及护理：严密监测生命体征，术后给予心理干预，一旦出现心动过速及高血压应立即报告医生，遵医嘱用药。c.气胸的预防及护理：观察患者有无胸闷、胸痛、呼吸急促等症状，如出现上述症状，立即通知医生，给予相应处理。术后卧床休息24小时，避免过度活动及剧烈咳嗽。d.腹部出血与腹痛的预防及护理：观察患者的生命体征及有无腹膜刺激征等症状及早发现出血倾向，及时处理。

五、放疗中护理

（一）放疗防护及配合

（1）放疗防护技术：放疗必须遵循医疗照射防护的基本原则，即辐射实践的正当性、辐射防护的最优化和个人剂量限制。放疗所涉及的防护主要是外照射防护、时间防护、空间距离防护和屏蔽防护等基本方法。主要防护技术包括：①环境防护：最大程度减少放射源的污染，按照国家规定做好放射源的防护和管理，做好放射污染突发事件的应急预案。治疗室的设置应充分考虑周围地区和环境的安全。如治疗室和控制室之间应安装监视器和对讲设备。在治疗室的合适位置应设置供紧急情况下使用的强制终止辐射的设备，防护门应急时可开启，有醒目的照射状态指示灯和电离辐射警告标识。放疗机房应有明确的操作规范，安装可靠的安全联锁装置。治疗室内应保持良好的通风、电缆、管道等穿过治疗室墙面的孔道，应避开线束照射路径及人员经常驻留的控制室。②医疗防护：a.严格把握放疗适应证，避免不适当放疗，对良性肿瘤的放疗应持审慎态度，尽量不予放疗。b.优化放疗计划，根据病情拟定个体精准化治疗方案，更大程度地保护患者正常组织和重要器官。③人员防护：a.参与放疗工作的所有人员均应经过放射卫生防护和相应专业知识的培训，考核合格方可上岗；工作人员应熟练掌握操作技术，在工作期间佩戴个人剂量计；减少射线对人体的照射，包括减少照射时间、增加与放射源的距离和采取屏蔽防护措施；照射期间应有两名工作人员同时在岗。b.对患者采取适当措施，保护照射野外的正常组织和器官，使照射剂量尽可能小，以获取尽可能大的治疗增益；密切监测并根据病情变化调整治疗计划，注意放疗相关不良反应，采取必要的保护措施；避免对怀孕或育龄期妇女施行腹部或骨盆的放疗；儿童患者注意对脊髓、性腺及眼晶状体等防护。

（2）放疗配合：协助患者安置体位，正确摆放组织补偿物，用无创性固定器固定体位如用头颈肩固定网、热塑体膜等，指导患者放疗过程中不移动体位，如有不适，可用手势示意；给予患者心理支持，告知患者放疗过程是无痛的，消除患者的恐惧心理，主动配合治疗。

（二）放疗不良反应及护理

1.全身反应

（1）骨髓抑制：常见中性粒细胞、白细胞和血小板降低，血红蛋白降低出现较晚。评估患者是否出现乏力等白细胞降低的表现；评估患者全身皮肤有无瘀点或瘀斑，有无牙龈出血、鼻衄、血尿、黑便等血小板降低的表现；评估患者有无头晕、乏力、心慌气短等贫血征象。①白细胞小于3×10^9/L和/或中性粒细胞小于1.5×10^9/L时，暂停放疗，Ⅳ度骨髓抑制时给予保护性隔离。②血小板降低时，注意维持皮肤和黏膜的完整性，指导患者动作轻柔，避免跌倒碰撞，穿刺或注射后延长按压时间。进食温和无刺激软食，用软毛牙刷刷牙。防止便秘，避免直肠侵入性操作。预防颅内压升高，防止脑出血。③血红蛋白减少时，指导患者适当休息，鼓励患者进食含铁、维生素、蛋白质等营养丰富的食物。

（2）消化道反应：依据患者体能状态、照射累积剂量等，了解患者有无乏力、食欲不振、恶心、呕吐及腹泻等消化道反应，指导患者进食清淡、易消化、营养丰富饮食，保持体重稳定。有营养不良风险的患者，做好营养日记，给予膳食评估，制定营养计划。

2.局部反应

（1）放射性皮炎：观察照射部位的皮肤是否有红斑、水肿、脱屑、纤维化和脱发、组织坏死等，根据美国肿瘤放射治疗协作组织（RTOG）急性放射性皮肤损伤的分级标准，评估放射性皮肤损伤的程度。放疗前进行基线评估，放疗过程中动态评估。皮肤清洁可选用温水、皂液等；宜采用中性皂液，不含香料、颜料、脂质或丙二醇成分；可使用婴幼儿皂液或对皮肤刺激性小、防过敏的皂液，不用过冷或过热的水清洗、泡浴，不用洗涤剂，不可用力搓、擦，不用干燥、粗糙的毛巾擦拭照射野皮肤，淋浴时不宜过高水压冲洗；可使用柔软、吸水性强的棉质毛巾蘸干皮肤。可遵医嘱应用放射性皮肤保护剂。1级放射性皮炎无需特殊治疗，保持局部清洁干燥、不抓挠，一般放疗结束后可慢慢自行恢复。2级以上放射性皮炎有破损部位可选用适当的敷料，如银离子敷料等，促进伤口愈合和控制感染。可使用非黏性/低黏性敷料增进病人的舒适感。严重时暂停放疗，可由伤口专科护士换药处理。感染伤口遵医嘱使用抗生素，如果发热和/或出现败血症，应进行血培养。

（2）放射性口腔黏膜炎：可应用RTOG急性放射性黏膜损伤分级标准评估患者口腔黏膜情况，观察患者是否有口腔黏膜充血、红肿、点状溃疡逐渐融合成片、伪膜形成等，是否主诉口干、味觉异常、进食疼痛、出血，是否合并感染，并做好相应护理。除给予患者常规口腔护理外，每次餐后及睡前选用软毛牙刷和含氟牙膏刷牙；使用不含酒精的盐溶液漱口；避免食用可能加重黏膜损伤、疼痛或不适的食物及饮料；戒烟戒酒；佩戴义齿的患者，指导其妥善护理义齿。

（3）放射性耳炎：观察患者有无头痛、耳闷、听力减退、耳道溢液等症状。放疗期间应定期清理鼻咽部黏膜分泌物及脱落的坏死组织，充分引流，保持耳道通畅、清洁干燥，不可掏耳朵，必要时应耳鼻喉科会诊。

（4）放射性肺炎：评估患者是否存在高风险因素如高龄、吸烟史、肺部基础疾病、放疗部位、照射野、剂量、联合化疗等。观察患者是否有刺激性干咳、发热

（多为低热）、气促、胸痛、乏力及呼吸困难等症状。护士制定预康复计划，给予戒烟指导及肺功能训练。避免放射性肺炎的诱发因素，一旦发生遵医嘱给予抗生素、激素、镇咳化痰及肺功能训练等整合治疗。

（5）放射性食管炎：评估患者是否出现烧灼感、吞咽疼痛、吞咽困难等。嘱患者进软食，避免过热、过硬、刺激性食物，忌烟酒，进食后坐立半小时。放疗1~2周，易出现因食道黏膜水肿导致的吞咽困难加重，告知患者消除顾虑，可遵医嘱餐前口服止痛和黏膜保护液。

（6）放射性肠炎：评估高风险患者如肠道疾病史、联合化疗、腹部或盆腔放疗等。观察有无腹痛、腹泻、里急后重、肛门坠痛、黏液血便等。加强预防指导，使肠道和膀胱准备与定位时一致。内照射时避免臀部活动及用力咳嗽，避免施源器脱出、移位，而造成直肠照射量过高。可遵医嘱使用肠黏膜保护剂、消炎、止泻药物等。观察和记录患者排便性状，保持肛周皮肤清洁和完整。如有腹痛监测腹痛的部位、性质，出现便血及时处理。

（7）放射性膀胱炎：评估患者放射剂量、放射持续时间，加强预防指导，使膀胱准备与定位时一致；嘱患者少量多次饮水，进行膀胱功能锻炼；观察有无尿频、尿急、尿痛、血尿、排尿困难、下腹坠胀感等症状；保持会阴部及肛周皮肤清洁，预防泌尿系统感染，必要时遵医嘱应用抗感染药物。

（8）放射性阴道及外阴炎：评估患者外阴部是否出现红斑、干性及湿性脱皮、水肿、疼痛，甚至溃疡、坏死等，是否出现阴道黏膜发红、水肿、溃疡、出血，观察有无阴道分泌物变化等。穿柔软棉质内衣，保持外阴清洁干燥，勤换内衣裤；指导患者正确阴道冲洗，放疗结束后宜阴道冲洗半年，防止阴道狭窄。发生阴道及外阴炎者，遵医嘱用药。

（三）放疗的康复护理

1.头颈部放疗功能康复

（1）吞咽功能康复：放疗期间可根据患者吞咽情况进行吞咽功能训练，可借助下颌活动装置、球囊扩张器和压舌器辅助训练。①主动锻炼：加大唇部、舌、下颌和咽喉活动范围，如鼓腮、张口、呲牙、叩齿、伸舌和顶舌等训练。②被动锻炼：包括门德尔松吞咽法、用力吞咽法、Masako手法、Shaker训练、下颌抗阻力训练和舌压抗阻反馈训练等，运动量宜为每日3组，每组10次。环咽肌完全不开放或不完全开放者，喉部移动不足与吞咽不协调者，进行门德尔松吞咽法；舌根向后运动障碍者进行用力吞咽法；咽腔压力不足、咽后壁向前运动较弱者，进行Masako手法；因上食管括约肌开口受限而导致吞咽困难者，可进行Shaker和下颌抗阻力训练（年老者优选，但因病情需平躺者不可使用）；舌压抗阻反馈训练仅适用于舌的解剖结构完整者。③直接摄食训练：为患者选择最佳食物稠度，根据患者个体化情况选择一口量，推荐5~20ml，并基于吞咽造影评估的吞咽情况，调整适合患者的最佳进食姿势。吞咽延迟、舌根回缩或喉部抬高减少者，指导患者在吞咽食物时应头部屈曲；单侧咽壁受损或单侧声带无力者，进食时将头部向咽部薄弱或受损侧旋转。

（2）颞颌关节功能康复：放疗期间可进行颞颌关节功能训练，包括：①叩齿：上下齿轻轻叩击或咬牙，每组100次左右；②咽津：经常做吞咽运动。③鼓腮：闭住口唇，使腮部鼓起，每组20次以上；④弹舌：微微张开口，让舌头在口腔里弹动，发出"嗒嗒"的响声，每组20次以上；⑤张口：大幅度张口锻炼即口腔迅速张开，然后闭合，幅度以可忍受为限，每组20次以上。张口幅度小或持续时间短者，可借助软木塞、开口器或口香糖辅助锻炼；⑥颈部旋转运动：每日进行颈部旋转运动，每组5~10分钟。以上动作每日2~3次，动作缓慢，尽量以最大幅度进行，以患者能耐受为宜。锻炼持续超过放疗后2年为宜。

（3）肩颈关节功能康复：头颈部放疗患者为了避免肩颈部肌肉纤维化、挛缩等导致肩颈部活动受限，放疗期间应尽早对特定肌群进行强化训练，如斜方肌和前锯肌为主，可采用耸肩、增加肩部力量、上肢伸展、肩部上举等运动形式，必要时可借助肌肉能量技术（MET）和神经肌肉本体感觉促进技术（PNF）进行锻炼，应有运动康复治疗师全程指导。接受放疗的Ⅲ、Ⅳ期头颈肿瘤患者，可渐进式阻力训练为主。

2.乳腺肿瘤放疗患肢功能康复

（1）肩关节和上臂肌肉训练：乳腺肿瘤放疗期间应保持循序渐进的患肢功能训练，训练重点应以肩关节和上臂肌肉训练为主，训练方法同乳腺肿瘤术后渐进性上肢功能康复锻炼。

（2）患肢淋巴水肿康复：发生淋巴水肿的患肢不可提重物，运动幅度不可过大。定期测量并比较双上肢周径差，如出现上肢麻木和/或肿胀加重应及时就诊。可采用手法淋巴引流综合消肿治疗（CDT）、气压治疗等。进行引流按摩时要控制力度，以局部皮肤发红为宜，不宜用力过度使血流增加加重水肿。按摩顺序为先健侧后患侧，先对区域淋巴结进行按压，再按引流区域的淋巴管走向做引流，逐步刺激正常淋巴管，使滞留的淋巴液循环流动。每侧每次30~45分钟，每日1次，25次为1个疗程。

3.胸部放疗肺功能康复

放疗期间应根据患者肺功能情况，在呼吸康复治疗师的指导下及早进行呼吸功能训练。方法包括：①腹式呼吸。②缩唇呼吸。③借助阈值型或抗阻型呼吸训练器进行训练。④呼吸操：联合腹式呼吸、缩唇呼吸、扩胸、弯腰、下蹲等动作，锻炼吸气肌、呼气肌、四肢肌力及耐力。⑤推荐与全身有氧运动训练、抗阻运动训练联合进行，如步行、骑自行车、爬楼梯、慢跑、举哑铃、弹力带等。⑥运动量可根据患者个体化情况制定，循序渐进增加，持续监测并动态调整。宜每天训练大于4次，每次训练大于等于15分钟，每周至少4~5次，训练强度控制在Borg评分的4~6分，避免出现呼吸肌疲劳。⑦当患者出现以下2种或以上情况时，应及时终止呼吸训练：R>35次/分钟，SpO_2<90%，P>130次/分钟，收缩压>180mmHg或<90mmHg，激动，出汗，意识改变，胸腹矛盾呼吸等。

4.妇科肿瘤放疗功能康复

（1）阴道功能康复：放疗期间定期检查阴道情况，放疗2~4周可使用阴道扩张器，每周至少3~5次，有形成瘢痕组织倾向者，可每日使用阴道扩张器，避免发生阴道狭窄。可使用水性、无色无味的阴道保湿霜或润滑剂。放疗期间可进行正常性生活，使用避孕套可减少刺痛。发生阴道急性出血时，应压迫出血点，监测生命体征，遵医嘱扩充血容量和/或输血治疗。

（2）盆底肌功能康复：指导患者加强以耻骨、尾骨肌群（即肛提肌）为主的盆底肌群自主收缩锻炼，进行Kegel运动训练，即排空膀胱，有意识地收缩肛门、尿道及会阴肌5~10秒，再放松10秒；每次10~15分钟，每天3~5次，每周5天，2周为1个疗程，持续2个疗程。

（3）膀胱功能康复：指导患者多饮水，训练定时排尿、延时排尿和意念排尿等，出现尿痛、血尿时，可行膀胱灌注，并遵医嘱用药。

（4）下肢淋巴水肿康复：可使用CDT、压力绷带或压力袜（压力范围30~60mmHg，每3~6个月更换1次）、柔韧性及抗阻功能训练、借助加压装置辅助训练等。

六、放疗后远期不良反应的预防和护理

放疗远期不良反应是指实质细胞耗竭后无力再生而最终导致的纤维化，损伤主要发生在更新慢的组织，如肺、肾脏、心脏和中枢神经系统，潜伏期较长，一般在放疗后3~6个月内甚至数年以后出现，一旦出现可造成永久性的损伤，因此远期不良反应的管理和监测尤其重要。

（1）放射性心脏损伤：多发生于胸部放疗患者，可在放疗结束后1年内发生，也可能在治疗后数年或数十年内发生。早期多无明显临床表现，应指导患者在放疗结束后长期进行心血管疾病随访和心电图、心肌酶等心功能检查、超声心动等影像学检查，及早发现心功能异常，随访频率为每6个月1次，3年后每年1次。指导患者居家期间避免吸烟、饮酒、病毒感染、情绪焦虑、久坐不动等诱发因素，如有不适，及时就医。

（2）放射性脑损伤：又称放射性脑病，是鼻咽癌、脑瘤、白血病及其他头颈部肿瘤在放射治疗后所致的常见且最严重的并发症。早期放射性脑损伤通常发生在放

射治疗后1~6个月，表现为短暂脱髓鞘，短期记忆力丧失，疲劳感和嗜睡，亦可导致严重损伤。经过早期积极的治疗及护理干预往往能取得较好的效果，指导患者早期发现症状，及时就医。远期放射性脑损伤发生在放射治疗6个月以后，表现为脱髓鞘、血管异常和脑白质坏死及智力减退，通常是严重不可逆性损伤，治疗效果及预后较差。患者居家期间要以安全护理为主，加强宣教，防止走失等意外发生。

（3）放射性龋齿：多在头颈部放疗结束后3个月至1年发生，表现为牙颈部环状龋损、整个牙冠色素沉着成棕黑色及散在分布于牙冠各牙面的点状浅表龋损。与普通龋齿差异大且更严重，严重龋齿合并感染可导致放射性下颌骨坏死。早期预防为主，放疗前2周进行全面牙科评估，拔除严重龋齿，填补较轻龋齿。指导使用含氟牙膏刷牙或可涂抹氟化漆保护物。放疗期间应评估患者口腔、牙齿、牙周、颌骨活动、唾液腺分泌功能等情况，保持口腔清洁，可采用冲牙器冲洗牙齿，忌剔牙。放疗后2~3年内应尽量避免拔牙或种牙，发生龋齿的患者，应以龋洞的修补为主。若必要拔牙，应联系放疗科及口腔科医师综合评估。

（4）放射性肺纤维化：是肺癌、乳腺癌、食管癌等胸部肿瘤放射治疗常见的晚期并发症，放疗后6~24个月可能会出现肺纤维化改变，是不可逆性损伤，不仅会降低放疗效果，也会导致患者出现呼吸功能障碍。积极治疗放射性肺炎，减少诱发因素，指导患者坚持呼吸功能和有氧运动训练，预防或延缓肺纤维化的发生。

（5）慢性放射性肠损伤：多发生于放疗结束后6个月至5年，甚至更长时间，症状持续3个月以上，伴有反复腹痛、腹泻、乏力、腹胀、消化不良、食欲缺乏、贫血等，严重者可见狭窄、穿孔、瘘管及梗阻等。目前主要对症治疗为主，可遵医嘱使用黏膜保护剂、止血药物、抗生素等控制症状。如症状持续加重，迁延不愈，可考虑给予外科手术治疗。

七、随访教育

（一）随访目的

发现尚可接受潜在根治为目的的转移或复发，尽早发现肿瘤进展或第二原发瘤以及放疗所致的并发症，并及时干预处理，以延长生存时间，提高生存质量。目前尚无证据支持何种随访策略最佳，应根据患者情况和肿瘤分期制定个体化、人性化的随访方案。

（二）随访频率

放疗患者出院后1个月随访1次，3个月后无特殊情况每3个月随访1次至2年；2年后，每6个月随访1次至5年；5年后每年随访1次。如有病情变化可根据实际情况调整随访频率。

（三）随访内容

（1）检查内容：血液检查、全身骨扫描、病灶部位的影像学检查（如X线片、CT平扫、MRI平扫），有条件的患者行全身PET等检查。

（2）肿瘤消退情况：消退时间，如有残留，记录部位，有关检查结果及处理方法。

（3）复发情况：复发部位、时间、检查与处理手段、结果。

（4）远处转移情况：部位、时间、检查与处理手段、结果。

（5）并发症与后遗症：放射性脑/脊髓损伤、放射性耳损伤、骨坏死、皮肤黏膜损伤、纤维化（肌肉、肺组织等）、张口困难、放射性炎症、继发肿瘤等。

（6）功能康复状况：头颈患者放疗后是否出现头颈部和颞颌关节功能障碍；乳腺放疗后患肢是否出现肢体活动障碍、淋巴水肿等并发症；胸部放疗后患者是否出现进食困难、呼吸困难等；妇科放疗后患者是否出现性功能异常、慢性肠炎等；其他部位放疗后患者是否出现下肢感觉异常或进行性温觉减退、是否出现神经认知功能减退等。

（7）患者的心理社会适应水平：详见本指南《心理疗法》分册。

（四）教育指导

给予患者健康指导，提供居家护理及疾病相关知识，预防放疗后并发症，提高肿瘤患者放疗后心理社会适应能力，恢复个体、家庭、社会功能，改善生存质量。

第三章

靶向治疗护理

一、概述

靶向治疗（targeted therapy）针对在肿瘤发生、发展及转移过程中起关键作用的特定靶分子及其相关信号通路，进行点对点的干扰或阻断，从而达到控制肿瘤生长、转移的目的。靶向治疗药物具有高选择性、高敏感性及高效性、对正常细胞伤害更小特点，但也存在一系列毒副反应。肿瘤靶向治疗日新月异，新药不断拓展，对靶向治疗患者的护理、毒副反应监测、预防和处理，直至健康教育的需求增加，对肿瘤临床护理的服务内容、专业能力和综合素质也提出了新要求。

二、靶向治疗的机制及分类

靶向治疗是指针对特定的靶标进行精准治疗而不影响机体正常组织的疗法；主要包括靶向肿瘤血管生成药物，靶向表皮生长因子受体（human epidermal receptor，HER）家族药物，靶向 mTOR（mammalian target of rapamycin）药物，靶向细胞膜分化相关抗原的药物，靶向 c-MET、RAS、BCR/ABL、BTK、ALK、HOAC、BRAF、蛋白酶体药物五大类。

三、肿瘤靶向治疗患者的评估

（一）患者整体评估

（1）一般情况：评估患者的年龄、性别、职业、经济、生活状态、营养状况、功能状况、生活自理能力等。

（2）疾病史及既往史：了解本次发病特点、经过、既往治疗情况。既往有无其他系统肿瘤、过敏性疾病、病毒感染等病史；家族中有无相关肿瘤病史。

（3）身体状况及辅助检查：评估生命体征、意识、瞳孔、肌力及肌张力、运动感觉功能、生活自理能力等；了解 CT、MRI 等影像学，以及血液、内分泌激素的检查结果。

（4）心理社会状况：了解患者及家属对疾病的认知和治疗期望值；对靶向治疗目的、方法和预后的认知程度；家属对患者的关心、家庭对治疗的经济承受能力等社会支持情况；评估患者的心理、社会支持及经济毒性状况。

（二）靶向药物的使用评估

（1）适应证及禁忌证：①适应证：遵医嘱或药品说明书使用；②禁忌证：对药物中任何一种组分或溶媒、辅料等过敏者禁用；在开始联合治疗前，应考虑联合化疗药物的有关禁忌；治疗期间应避免接种活疫苗，避免与接种过活疫苗的人密切接触。

（2）药物评估：评估药物的刺激性、有效期及药物质量。

（3）使用前评估：根据药物使用途径评估患者情况：①静脉输注靶向药物：a.评估患者主观意识和身体情况，包括患者意识状态、生命体征、对治疗的接受程度和合作程度等；b.评估患者的药物过敏史；c.评估患者血管通路，根据患者治疗方案选择合适的静脉血管通路。靶向药物一般不宜使用头皮钢针。②口服靶向药物：用药前评估患者的依从性和知识水平。

四、靶向药物用药护理

（一）静脉使用靶向药物的护理

通过静脉输注靶向药物到达肿瘤部位，以达到促进肿瘤细胞凋亡、控制肿瘤的目的。

（1）靶向药物的保存及配制：①药物贮藏：a.2~8℃避光保存和运输。b.储存和运输过程中严禁冷冻。c.避免剧烈震荡。②药物配制：a.药物配制前，均需双人核对医嘱、查看药物名称和有效期；药物的配制、用法和用量应严格按照医嘱和使用说明书的要求执行。b.药物配制时的防护：硼替佐米在配制时应做好防护，避免皮肤接触。c.配制条件：药物配制尽可能在静脉用药调配中心（pharmacy intravenous admixture services，PIVAS）或符合静脉输注配制的无菌环境中进行。d.配制完成后应轻轻倒置输液袋以混匀溶液，避免振摇和溶液起泡。e.输注液在给药前应目视检查，以查看有无颗粒产生和变色。f.请按"输注准备"的要求对复溶后的药物进行充分稀释后使用。③配伍禁忌：a.靶向药物均不可和其他药物混合或稀释，应参考药物说明书选择合适的稀释液，避免造成药物化学和物理性质不稳定。b.曲妥珠单抗应使用配套提供的稀释液，不得使用5%葡萄糖溶液稀释，因其会导致蛋白凝聚；对溶媒苯甲醇过敏者，推荐使用无菌注射用水稀释。c.不能将贝伐珠单抗输注液与右旋糖和葡萄糖溶液同时或混合给药。④药物配制后储存：a.不含任何防腐剂或抑菌剂的药物，制备输液过程中必须确保无菌操作，开启后建议立即使用，配制好的溶液应按说明书保存。b.曲妥珠单抗稀释后的溶液中含防腐剂，在2~8℃中可稳定保存28天。c.不得将配制后的溶液冷冻。⑤未使用的药物/过期药的处理：a.双人核查药物剂量，剩余药物按余药管理流程处理。b.应最大程度地减少药物在环境中的释放。c.不可将药物丢弃于废水或生活垃圾中，应使用药物回收系统对未使用的药物或过期药物回收。

（2）靶向药物静脉输注的操作流程：①严格遵循给药原则，鼓励患者主动参与医疗护理安全工作，做好查对制度。②预处理：用药前患者推荐使用抗组胺药物和皮质固醇类药物，以帮助预防和/或降低输注相关反应的严重程度。利妥昔单抗用药前还应预先使用解热镇痛药（例如扑热息痛/对乙酰氨基酚）。③检查静脉通路：药物可通过外周留置针或中心静脉导管等通路进行输注，输注前需抽回血，判断血管是否通畅。④监测生命体征：首次输注药物，给予心电监护严密监测，配备复苏所需的医疗器械和用品。

（3）靶向药物静脉输注顺序：①靶向药物与化疗联合应用时，应在每周期化疗前使用。②尼妥珠单抗首次给药应在放射治疗的第一天，并在放射治疗开始前完成。③帕妥珠单抗和曲妥珠单抗必须序贯给药，但两者可按任意顺序给药；两者给药应先于紫杉类药物；应在完成完整蒽环类药物治疗方案后给予。

（4）靶向药物的静脉输注速度：①首次给药应以较低速率开始输注，具体输注速度应严格按照使用说明书执行。利妥昔单抗注射液推荐起始滴注速度为50mg/h，如果无输注反应，可每30分钟增加50mg/h，直至最大速度400mg/h；后续滴注起始滴注速度可为100mg/h，每30分钟增加50mg/h，直至最大速度400mg/h。②当患者发生轻度或中度输注相关反应时，可降低输注速度。③当患者发生呼吸困难或者临床显著的低血压时应中断输注，发生严重和危及生命的输注相关反应的患者应永久停止使用用该药物。

（5）靶向药物的静脉输注注意事项：①严禁静脉推注或快速静脉注射，但西妥昔单抗可通过输液泵、重力滴注或注射器泵给药。②药物输注时必须通过独立的不与其他药物混用的输液管静脉滴注。③术前28天内及术后28天不能应用贝伐珠单抗。

（6）靶向药物输注健康宣教：①用药前宣教：向患者详细介绍靶向药物的优点、作用机制、输注注意事项、使用方法、常见的不良反应及预防措施。②心理护理：靶向药物价格昂贵，应与患者进行有效沟通，建立医患信任关系，解除患者紧张的情绪，鼓励患者对治疗的信心。③教会患者正确识别靶向药物的急性毒性反应，一旦发生相关症状立即告知医护人员。④西妥昔单抗和帕妥珠单抗可能会发生重度超敏反应，症状可能发生在首次滴注期间及滴注结束后数小时或后续滴注中，告知患者这种反应有延迟发生的可能性。

（7）靶向药物静脉输注流程图

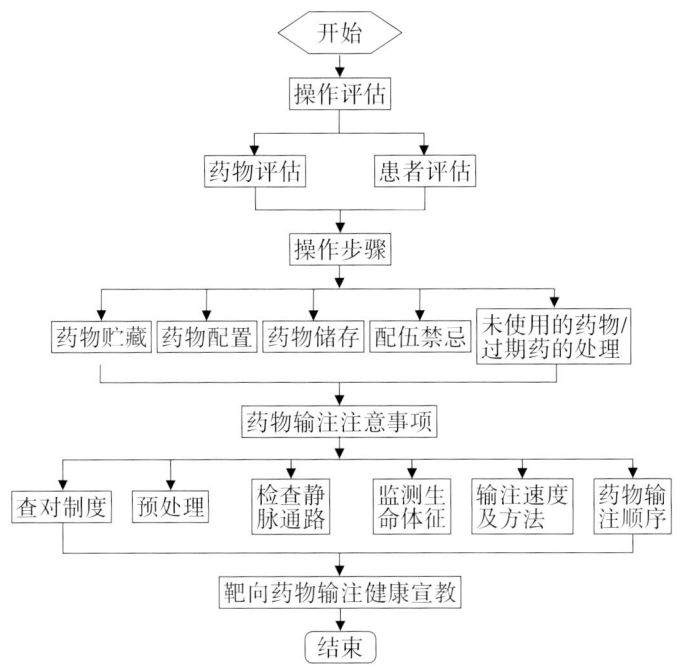

图 10-2　靶向药物静脉输注流程图

（二）口服靶向药物的护理

协助患者遵照医嘱安全、正确地服用靶向药物，使药物经胃肠道黏膜吸收而产生疗效，从而达到抑制肿瘤细胞生长、减轻症状、治疗疾病的目的。

（1）口服靶向药物的发放及服用护理：①药物贮藏：建议室温保存，避免阳光直射。②发药准备：a.必须在有使用经验的医疗机构中并在特定的专业技术人员指导下使用。b.双人核对医嘱及查对患者信息。③服药时间：a.每天同一时间服药，可与食物同服或不与食物同时服用，直至疾病进展或患者无法耐受。b.阿法替尼不应与食物同服，在进食后至少3小时或进食前至少1小时服用阿法替尼；厄洛替尼至少在饭前1小时或饭后2小时服用。c.高热量食物可能明显增加埃克替尼的吸收；推荐索拉非尼空腹或伴低脂、中脂饮食服用。④服药方法：a.用一杯饮用水（非碳酸饮料）整片送服片剂药物，不应咀嚼或压碎；胶囊应整粒吞服。b.替代给药方法：对于无法吞咽片剂的患者，用药前将本品片剂放入一杯饮用水中轻轻搅拌至完全溶解后立即服用。用相同容量的水清洗水杯并将清洗液全部服用，以确保服用了完整剂量。c.药物溶解后可通过胃管给药，再用相同容量饮用水清洗水杯并将清洗液通过胃管全部服用。⑤药物漏服处理方法：a.一旦漏服1次药物，患者应在当天记起时尽快服用。若距离下次服药时间太近，请遵循药物说明书和专科医生指导下补服。b. 不可为了弥补漏服的剂量而服用加倍的剂量。c. 如果在服药后呕吐，则在正常时间服用下一剂药物。

（2）服药注意事项：①患者发生严重和/或不可耐受的不良反应时，建议在专科医生指导下根据个体患者的利益/风险评估暂时减少给药剂量和/或中断该药治疗。②依维莫司在围手术期应慎用，会导致伤口愈合延迟，并增加了发生伤口相关并发症的风险，如伤口裂开、伤口感染、切口疝、淋巴囊肿和血肿。

（3）口服药物健康宣教：推荐育龄期患者在服药期间使用有效的避孕措施；告知妊娠妇女使用靶向药物可能会对胎儿有潜在风险；推荐哺乳母亲在接受治疗期间停止母乳喂养；完成治疗后哺乳及妊娠时间应参考药物说明书及专科医生指导意见；在治疗期间建议患者在驾驶或操纵机器时服药应谨慎。

（4）口服靶向药物流程图

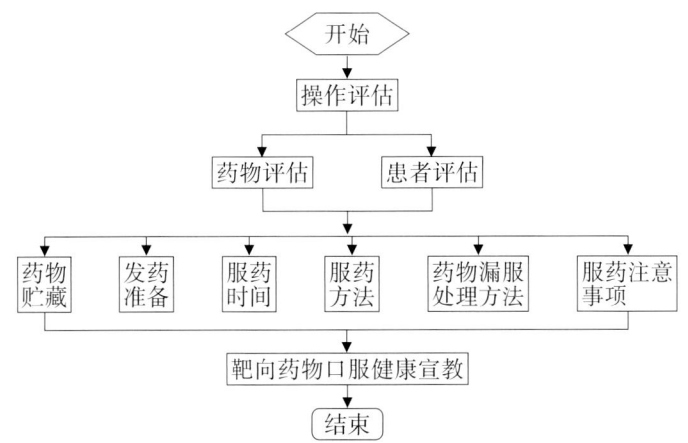

图10-3 靶向药物口服流程图

五、靶向药物常见毒副反应

靶向药物常见毒副反应主要见于：皮肤黏膜、呼吸系统、心血管系统、消化系统、血液系统等，在本指南中毒副反应选用评估工具为2017年美国颁布的不良事件评价标准5.0（common terminology criteria for adverse events V5.0，CTCAE V5.0）。

（一）皮肤及黏膜相关毒性反应

靶向治疗的皮肤毒性反应多见于表皮因子受体（EGFR）的分子靶向治疗药物，如吉非替尼、厄洛替尼、拉帕替尼、西妥昔单抗、帕尼珠单抗等。皮肤毒性反应的发生率高达79%~88%，常见皮肤毒副反应主要包括痤疮样皮疹、手足皮肤反应、黏膜炎、皮肤干燥、瘙痒、甲沟炎、头发异常等。监测内容包括：①体征评估：皮肤毒性反应的严重程度、受影响体表面积及皮疹密度、炎症和感染；②主观评估：患者生活质量、主观体验的报告和记录（强度、时间、持续时间、特征以及相关症状、疼痛、加重和缓解因素）。瘙痒强度可通过视觉量表或数字评定量表评定。甲沟炎建议使用甲沟炎评分系统（scoring system for paronychia related to oncologic treatments，SPOT）来评估甲沟炎的严重程度。

（1）皮疹、皮肤瘙痒：①预防：a.皮疹大多出现在治疗后的第2周，在靶向治疗开始时应采取有效的预防措施，包括1%氢化可的松，至少每天使用两次无酒精的皮肤保湿霜（最好含有5%~10%尿素保湿霜），避免直接日晒，并使用防紫外线产品，每2小时涂抹一次。b.自药物治疗开始，避免使用导致皮肤干燥的物品，穿宽松的衣服减轻摩擦。c.一般不推荐预防性使用维生素 K_1 乳膏。②护理：a.发生皮疹后及时监测、评估和报告医生皮疹的程度和变化，同时留意有无皮肤感染等并发症的发生。b.伴有瘙痒症状患者可口服或局部应用抗组织胺药，也可局部用氧化锌软膏、炉甘石洗剂止痒。c.当怀疑有感染时，应行细菌培养，据药敏结果选择抗生素。d.若出现3级皮肤不良反应，应暂停治疗，控制症状后再考虑重新用药；如出现罕见的4级皮肤不良反应，应终止治疗。

（2）手足皮肤反应：①预防：a.日常生活中避免摩擦和剧烈运动，使用减震鞋垫，穿宽松舒适的鞋，坐位和卧位时可抬高双下肢。b.手足避免接触热水和高温物品。c.手足每天用温水浸泡10分钟，擦干后涂护肤霜（凡士林软膏、橄榄油等），以保持皮肤湿润，推荐尿素和皮质类固醇来预防手足皮肤反应。②护理：a.1级手足反应：可在医生指导下使用抗菌药物或抗生素治疗；出现脱皮时可使用消毒剪刀处理；持续追踪，关注手掌与脚掌皮肤的变化。b.2级手足反应：除按1级手足皮肤反应护理外，如出现疼痛，可冷敷或将手足放于冰水中，局部使用麻醉药和非甾体抗炎药，靶向药物剂量在1周内（最长在一个月内）减少50%，当患者的手足反应降至1级或者正常时，可考虑恢复原来的剂量。c.3级手足反应：治疗暂停至少1周，直到手足皮肤反应降至1级或者正常，重新使用靶向药物时，剂量为标准剂量的25%；如未出现副作用，可考虑逐步增加药物剂量至标准剂量。

（3）甲沟炎：①预防：a.穿着宽松的鞋袜，减少甲缘的磨损和创伤，避免进行导致手足损伤的工作或运动。b.指导患者保持手足的清洁卫生，避免接触碱性肥皂或刺激性液体，勿挤压甲床周围。c.每日清洁后涂抹保湿霜，避免皮肤干燥开裂，减少继发感染；将趾甲修剪圆钝，避免过短或过尖造成嵌甲。②护理：a.1级和2级：病变具有自限性，可选择保守治疗（如局部使用皮质类固醇、抗生素、硝酸银化学烧灼、2%聚维酮碘和可拉伸胶带包扎）。b.3级：怀疑有微生物感染，应据药敏结果制定用药方案。如有更严重的甲沟炎、化脓性肉芽肿、双重感染需要手术排脓、消融或清创干预，可考虑转诊至皮肤科进行相应处理。出现疼痛可口服止痛药。

（4）黏膜炎：①预防：a.在开始治疗前，进行黏膜炎发生风险的健康教育。b.

使用无酒精漱口水，保持良好口腔卫生。c.对牙科器具（牙套、假牙、固定具等）使用合理性进行评估。d.建议食用柔软、无刺激、易于咀嚼和吞咽等不会引起口腔病变的食物；鼓励多喝水、含服蜂蜜、咀嚼口香糖、涂抹润唇膏减少口腔干燥。②护理：a.1级黏膜炎可使用0.9%的生理盐水或碳酸氢钠漱口，避免使用含酒精的漱口水；感染可选用局部或全身抗生素治疗。b.对2级黏膜炎，考虑暂停治疗。c.3级及以上黏膜炎，建议在专科医生指导下根据个体患者的利益/风险评估暂时减少给药剂量和/或中断治疗。

（二）肺毒性反应

肺毒性是靶向治疗呼吸系统常见的毒性反应。临床症候群有支气管痉挛、过敏反应、输液反应、间质性肺炎、非心源性肺水肿、毛细血管渗漏综合征、急性肺损伤等。常见为间质性肺炎，发生率为1%~4%，常见于治疗的最初2~3个月内。用药前应评估危险因素，包括：男性、近期放化疗史、吸烟史、年龄大于等于55岁、体力状态（performance status，PS）评分大于2分、影像学检查显示正常肺组织小于50%、间质性肺疾病、肺气肿或慢性阻塞性肺病、肺部感染、被诊断为肿瘤的时间短（小于6个月）、合并心血管疾病。

（1）预防：①存在危险因素时，应谨慎用药。②用药时间避免与胸部放疗同步进行，可采用序贯疗法。③加强病情的监测和随访，出现新发呼吸道症状或发热时，及时行胸部影像学检查。

（2）护理：①密切观察病情及精神状态，监测生命体征，观察咳嗽症状体征及痰液的颜色、性状、气味、量。②一旦发生或怀疑肺毒性时，应立即停药。③糖皮质激素是治疗肺毒性的主要药物，在治疗过程中可能出现一过性血糖增高，应告知患者血糖升高的原因、转归及重要性；密切观察血糖变化，并注意补充钙及维生素D，预防消化道出血。④患者畏寒、发冷时注意保暖；体温升高时予以降温措施，及时更换汗湿的内衣裤防止受凉。⑤嘱患者适当饮水，补充水分。⑥指导患者留取痰标本的方法，必要时予以消炎止咳化痰药。⑦推荐参照慢性阻塞性肺疾病氧疗指征，静息状态低氧血症（$PaO_2 \leq 55mmHg$，或$SaO_2 \leq 88\%$）的患者接受长程氧疗，氧疗时间大于15h/d。⑧发生呼吸衰竭时行机械辅助通气。

（三）心血管系统毒性反应

靶向治疗易引起心血管毒性反应，常见药物包括：曲妥珠单抗、贝伐珠单抗、洛拉替尼等，主要表现为高血压、心脏毒性、血栓、高血脂等。贝伐珠单抗最常出现高血压表现，发生率约为36%。用药前注意评估有无吸烟史、睡眠呼吸暂停综合征、心理情况、高血压家族史、肾病史、饮食情况、糖尿病、高脂血症、心脏疾病史、电解质水平、血栓史及心脏支架置入等。

（1）高血压：①预防：a.治疗前监测基础血压，治疗期间及用药后每天监测血压。b.高血压患者用药前应充分控制血压，用药期间将血压控制在正常水平，且需动态监测血压。c.在治疗期间使用降压药维持正常血压，治疗结束后可能出现低血压，因此在停药后应随访，重新评估降压方案。②护理：a.对1级高血压，可行非药物干预手段（减少钠盐摄入、控制体重、戒烟、戒酒、加强运动和减轻精神压力）。b.2级及以上高血压，可行医疗干预。c.使用贝伐珠单抗需严格控制血压，治疗过程中，血压小于160/100mmHg，治疗方案不变；发生高血压危象时，应永久停用，其他情况见图10-4。

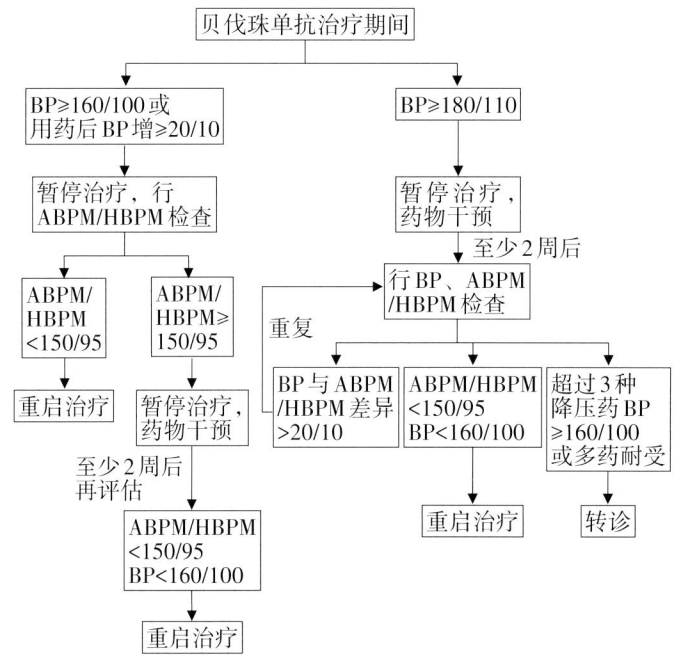

图10-4　贝伐珠单抗治疗期间血压（mmHg）管理

（2）心脏毒性：①预防：识别心血管事件高危患者，避免与损害心脏的药物合用，定期行心功能评估和监测。②护理：a.无症状性心脏毒性（只有心脏标志物和超声心动图指标变化）：心肌标志物轻度升高无需停药，遵医嘱予以心肌保护治疗。b.症状性心脏毒性（心力衰竭、心肌损伤、心律失常、高血压等）：应暂停治疗，解除危及生命的症状（如急性心力衰竭、3级高血压、恶性心律失常等），积极控制危险因素，根据心功能稳定综合状态判断是否停药。

（3）其他并发症：①血栓护理：使用贝伐珠单抗治疗时，应警惕血栓发生。a.3级及以下静脉血栓（venous thrombus embolism，VTE），采用低分子肝素开始抗凝治疗后，可恢复治疗。b.对于4级及以上VTE、抗凝复发或难治性VTE患者，应终止治疗。c.近期动脉血栓（arterial thrombus embolism，ATE）病史，至少停药6个月，开始治疗前，应确定患者处于稳定或无症状状态，必要时请专科医生会诊。②高血脂预防：用药前监测基线血脂，治疗过程中定期监测；高危人群（动脉粥样硬化、吸烟、冠心病家族史）可适当药物干预。③高血脂护理：治疗期间出现高脂血症时，应予低脂饮食宣教；2级及以上高胆固醇血症或高甘油三酯血症，应指导患者服用降脂药。

（四）消化道系统毒性反应

患者接受靶向治疗过程中最常出现的胃肠反应有恶心、呕吐、腹泻，主要药物包括吉非替尼、厄洛替尼、拉帕替尼等。用药前应评估：患者排便习惯、腹泻的症状、持续时间、大便次数及性状；是否有发热、晕眩、痉挛等症状，以排除其他副作用的影响；评估饮食习惯、用药史及对治疗的依从性。多数靶向药物主要通过肝脏酶系代谢，易致肝毒性，主要表现为血清谷草转氨酶、谷氨酰转肽酶、碱性磷酸酶和总胆红素升高，出现肝炎、肝硬化、肝纤维化、肝衰竭等表现。主要药物有伊马替尼、舒尼替尼、索拉非尼等。

（1）胃肠道毒副反应：①预防：a.治疗期间应遵循低脂、低纤维饮食，尽量减少红肉、酒精、辛辣食物和咖啡因的摄入。b.营养不良患者应给予营养支持治疗。c.避免过度饮食限制，可能会对患者的生活质量产生负面影响，导致患者的体重减轻。②护理：a.如果出现1级或2级（少于48小时）腹泻，予膳食调整，遵医嘱指导患者服用止泻药；建议每天饮用1~1.5L等渗口服补液盐（ORS），低渗液体，如水、茶、果汁等，服用不要超过0.5L。腹泻解决后，可继续靶向治疗。b.用最大剂量止泻药，腹泻仍持续48小时或3~4级腹泻，停用靶向治疗；再次评估患者状况并安排住院对症处理；进行粪便培养，必要时行静脉补液。停止靶向治疗后腹泻仍未改善，则需请胃肠专家会诊者转科处理。

（2）肝脏毒副反应：①预防：a.靶向治疗前建议全面肝脏指标检查，排除有无肝病或肝炎病毒感染；治疗期间监测肝功能指标，观察有无肝损伤表现。b.治疗前对乙型肝炎、肝硬化等原发性肝脏疾病积极治疗。c.加强用药健康教育，提高患者对药物所致肝损伤风险意识。②护理：a.治疗期间注意观察有无乏力、食欲减退、厌油、肝区胀痛、上腹不适、大便颜色变浅、瘙痒和全身皮肤黄染等肝损伤症状。b.出现肝损伤时，遵医嘱给予对症和保肝治疗；肝损伤、肝功能严重或恶化时，暂停用药。c.指导进食高蛋白、高纤维、低脂肪的清淡易消化食物，多食新鲜蔬菜、瓜果等，少食多餐，禁烟禁酒。

（五）血液系统毒性反应

靶向药物治疗引起血液系统不良反应较为常见，但多为轻度，少有严重骨髓抑制，主要见于小分子靶向药物，如伊马替尼、舒尼替尼、达沙替尼、厄洛替尼等和单抗类药物，如利妥昔单抗、阿仑单抗等。其中索拉非尼主要引起贫血和血小板减少，舒尼替尼引起贫血和中性粒细胞及血小板减少的发生率可达70%，帕唑帕尼、阿帕替尼和卡博替尼引起中性粒细胞和血小板减少的发生率在20%~30%，瑞戈非尼、仑伐替尼、安罗替尼和呋喹替尼引起的骨髓毒性主要表现为血小板减少，瑞戈非尼可达40.5%。

（1）预防：①具有以下危险因素的靶向治疗患者，更易出现骨髓抑制，应加强防护：年龄大于等于65岁、女性、体力状态差（PS评分≥2分）、既往治疗期间曾出现过骨髓抑制、开放性创伤/近期手术、合并有感染、肿瘤侵犯骨髓、既往有放/化疗史、其他脏器功能异常（肝、肾和心功能不全）、慢性免疫抑制状态。②治疗前进行知情与安全教育：包括靶向药物治疗常见骨髓抑制不良反应及随访节点要求，尤其注意血小板减少症的预防。可指导患者补充铁剂、叶酸、维生素B_{12}等，以预防和治疗控瘤药物引起的贫血。③指导患者选择清淡、易消化、营养丰富食物，可选择药食两用的中药做成药膳，如党参、黄芪、当归、红枣、花生、龟胶、阿胶等搭配粥类，预防和改善骨髓抑制。

（2）护理：①靶向治疗过程中，定期进行血液指标监测，包括：中性粒细胞、白细胞、血小板和血红蛋白等。②Ⅰ、Ⅱ级骨髓抑制，遵医嘱用药，告知患者粒细胞集落刺激因子（G-CSF）、重组人白介素-11（rhIL-11）、血小板生成素（TPO）、促红细胞生成素（EPO）等药物的使用注意事项和不良反应的观察。③Ⅲ、Ⅳ级骨髓抑制除用药处理外，还应根据情况选择保护性隔离。④使用促血小板生长因子时，应密切监测血小板计数，当血小板计数达到正常值下限或较基线增加$50×10^9/L$时，需及时停药，以防血小板计数过度升高引发血栓事件。

（六）其他毒性反应

（1）输注相关反应

许多用于肿瘤的靶向药物可能会导致输液反应，大部分发生在首次或第2次给药时，10%~30%发生在后续的治疗中，一般可随着后续用药疗程逐渐降低。虽然多数输液反应较轻，但也可出现严重反应危及生命。输液反应发生率最高的药物为利妥昔单抗和阿仑单抗（均大于等于50%）、曲妥珠单抗（40%）和西妥昔单抗（20%），常表现为发热、寒战、皮肤潮红、瘙痒、心率及血压改变、呼吸困难、胸部不适、背痛或腹痛、恶心、呕吐、腹泻及皮疹等症状。

①预防：a.首次用药，输液速度宜慢，然后酌情加快输液速度至正常。b.即使首次用药未发生输液反应，后续治疗中也需密切观察。c.若患者循环中肿瘤细胞水平较高（慢性淋巴细胞白血病、套细胞淋巴瘤等），使用利妥昔单抗可能会出现严重的输

液反应，建议预先用药并分割用药剂量。d.使用达雷妥尤单抗时，如未发生输液反应，推荐至少在前3次给药时逐渐升高输液速率。

②护理：a.轻度或中度输液反应且无全身性过敏反应：应暂时停止药物输注；迅速完成患者气道、呼吸、循环及精神状态评估；遵医嘱对症处理；一旦症状缓解，可减慢速率重新输注药物并密切监测。b.重度输液反应或有全身性过敏反应（如泛发性荨麻疹、哮鸣、低血压及血管性水肿）：除采取以上措施以外，应立即予以氧疗；将患者置于仰卧位，双腿抬高（如果可以耐受），以增加回心血量；迅速建立静脉双通路；遵医嘱用药对症处理。

（2）其他系统毒性反应

神经系统毒性反应：包括中枢神经系统和外周神经病变。如：脑血管意外、晕厥、嗜睡、头痛等。泌尿系统毒性反应：蛋白尿、水肿、肾功能不全、肾病综合征等。内分泌毒性反应：肾上腺功能异常、甲状腺功能异常、高血糖等。代谢性毒副反应：低钾血症、高尿酸血症、高脂血症、肿瘤溶解综合征等。血管系统毒副反应：高血压、动脉栓塞、深静脉血栓、出血等。全身性毒副反应：发热、畏寒、头痛、乏力、疲乏、关节痛、骨痛、肌肉痛等。

①预防：a.根据药物相关使用说明，对不同类型靶向药物进行毒副反应预防，并使用毒性反应相关评估工具、量表、检查报告等进行定期密切监测。b.用药前遵循药物使用说明书和临床指南合理用药；了解药物毒副作用，用药期间的禁忌证和相关注意事项。c.治疗前询问既往病史和用药史，加强用药知情同意管理，提高患者药物使用风险意识，进行药物使用指导和预防性健康宣教，及时识别发现不良反应并告知医护人员。d.用药后密切监测毒性反应的发生，定期进行相关检测；一旦出现相关毒性反应，据其严重程度，更换或终止用药。

②护理：a.及时减量、停用可疑药物并根据需要进行相应的对症处理。b.进行安全和自身护理的教育，加强心理护理，减少不良反应带来的心理冲击。c.采用其他治疗手段：运动、理疗、按摩等减轻不良反应的发生。

第四章

免疫治疗护理

肿瘤免疫治疗是通过外源性干预重启并维持肿瘤-免疫循环，重塑肿瘤免疫微环境，恢复机体正常的控瘤免疫反应，从而控制肿瘤生长的治疗方法，已成为继手术、放疗、化疗等传统疗法后肿瘤治疗领域的新突破。目前临床应用主要集中在免疫检查点抑制剂（ICIs）治疗和嵌合抗原受体T细胞（chimeric antigen receptor T-cell immunotherapy，CAR-T）治疗。

一、免疫检查点抑制剂（ICIs）治疗

（一）ICIs分类与作用机制

ICIs治疗是通过重新启动并维持肿瘤-免疫循环、恢复机体正常的控瘤免疫反应，从而控制肿瘤生长的一种治疗方法。根据作用靶点不同，ICIs主要分为程序性死亡受体-1（PD-1）单抗、程序性死亡受体-配体1（PD-L1）单抗和细胞毒T淋巴细胞相关抗原4（CTLA-4）单抗。

（1）PD-1单抗：PD-1与配体PD-L1结合后会诱导T细胞凋亡和免疫系统逃避应答，使瘤细胞躲过免疫应答而生长。PD-1单抗可以阻断PD-1与PD-L1结合，促进T细胞活化，增强控瘤免疫应答。常用的PD-1单抗有纳武利尤单抗（Nivolumab）、帕博利珠单抗（Pembrolizumab）、卡瑞利珠单抗（Camrelizumab）、信迪利单抗（Sintilimab）、替雷利珠单抗（Tislelizumab）、赛帕利单抗（Zimberelimab）等。

（2）PD-L1单抗：PD-L1是PD-1靶点的配体，两者结合后导致T细胞丧失瘤细胞的攻击能力，因此PD-L1单抗可阻断PD-L1结合PD-1，使T细胞能识别瘤细胞并将其清除，进而控制肿瘤的进展。常用的PD-L1单抗包括阿替利珠单抗（Atezolizumab）、恩沃利单抗（Envafolimab）、度伐利尤单抗（Durvalumab）、阿维鲁单抗（Bavencio/avelumab）、舒格利单抗（Sugemalimab）等。

（3）CTLA-4单抗：CTLA-4与抗原提呈细胞表面的B7-1和B7-2结合后，能竞争

性抑制B7与T细胞表面的CD28结合，进而抑制T细胞活化。CTLA-4单抗可抑制CT-LA-4而增强T细胞活性，发挥控瘤免疫效应。常用的CTLA-4单抗为伊匹木单抗（Ipilimumab）。

（二）ICIs用药前评估

（1）药物安全性评估：①药品评估：评估药品是否按要求贮存；配置前检查药品剂量、性状及有效期，查对配置浓度、溶媒选择、给药途径、剂量，了解药物间作用，严格掌握给药顺序及时间。②给药前风险因素识别：评估患者既往用药史及不良反应；确定是否为适应证给药，明确用药是否存在循证医学证据；识别特殊人群，包括自身免疫性疾病、病毒或结核感染者、老年人、接受实体器官移植或干细胞移植、胸腺上皮肿瘤、PS评分≥2分、脏器功能不全、少年儿童、疫苗接种者及妊娠期等，目前此类人群的药物治疗循证医学证据少或结论不一，用药需谨慎。

（2）药物有效性评估 建议按照实体瘤免疫治疗疗效评价（immunotherapy response evaluation criteria in solid tumor，irRECIST）标准进行疗效评估。

（3）患者整体评估：①体格检查：包括皮肤与黏膜、营养状态与排泄功能、呼吸与循环功能、神经、肌肉与关节功能及认知状态等。②病史询问：包括特异性自身免疫病、内分泌疾病、感染性疾病，吸烟史、过敏史、家族史、妊娠史、既往接受抗肿瘤治疗的情况等。③评估患者主观意识和身体情况：包括患者意识状态、生命体征、自理能力、对治疗的接受程度和配合程度等。④评估相关实验室及影像学检查：包括血液学检查、感染性疾病筛查、心电图、心功能、胸腹CT检查等。⑤评估患者体重，核对医嘱中的药物剂量。⑥评估静脉穿刺条件：外周静脉穿刺时观察周围皮肤是否有瘢痕、炎症、硬结等，避开静脉瓣、关节等部位。经中心静脉导管输注药物前评估穿刺点及周围皮肤的完整性、导管是否通畅。⑦家庭经济状况的评估：医护人员应根据患者的医保支付方式、收入情况以及患者的需求，为患者提供社会支持的信息、提供咨询方式，以改善患者经济压力及其带来的心理负担。

（三）ICIs药物管理与应用

（1）储存与配置：①ICIs为大分子蛋白类药物，稳定性易受环境温度、光照、震动等影响，须原盒包装2~8℃避光保存，冷链运输，药液的原液与稀释液均不得冷冻和震荡。②药物宜在层流安全柜内配置，注意无菌操作，抽取时动作轻柔，避免震荡产生泡沫。③药物应现用现配，配置前提前取出药瓶，室温（20~25℃）下复温15~30min。配置后观察药液有否悬浮颗粒和变色，且应立即使用，如未及时使用需2~8℃冷藏避光保存不超过24h或室温下最多保存4~8h（药品自冰箱中取出至输液完毕的时间），具体保存时间参考各药品说明书。④剩余药液连同原包装瓶应按照各医疗机构制定的相关规定集中处置；尽量避免药品在环境中释放，不得将药品丢弃于废水或生活垃圾中。

（2）规范应用：①合理选择用药顺序与输注时间。采用静脉输注方式给药，不得静脉推注。特别注意在首次输注时，速度宜慢，不得少于30min。输注前后一小时内，尽量不输注其他药物；与化疗药联用时应先用此类药物，间隔至少30min；当伊匹木单抗与纳武利尤单抗联用时，应分开输液管路，首先输注纳武利尤单抗，用药前后应用生理盐水或5%葡萄糖溶液冲洗输液管路。②合理选择用药工具。选择合适过滤孔径的无菌、无热源、低蛋白结合输液器（具体孔径参考各药品说明书），以正确用药途径安全给药；恩沃利单抗注射液仅为皮下注射药物，注射时使用1ml注射器抽取，保证准确剂量，注射部位为上臂外侧，应缓慢注射，注射完毕建议留院观察1h。

（四）ICIs相关不良反应（ICIs-irAEs）的护理

ICIs-irAEs分为常见毒性反应和罕见毒性反应，常见毒性反应包括皮肤、胃肠道、内分泌、肺、骨关节与肌毒性和肝脏毒性反应；罕见毒性反应包括心脏、血液、肾、神经和眼毒性反应。根据2021年制定的《CSCO免疫检查点抑制剂相关的毒性管理指南》可将毒性分为5级：G1为轻度毒性；G2为中度毒性；G3为重度毒性；G4为危及生命的毒性；G5为与毒性相关的死亡。

（1）皮肤毒性：为最常见不良反应，一般发生在最初治疗的2~8周内。皮肤不良反应呈多样化，范围从轻微的非特异性皮疹、瘙痒、反应性皮肤毛细血管增生症、白癜风和苔藓样反应到严重的致命性皮肤病学反应，其中瘙痒和皮疹最为常见。①瘙痒和皮疹的护理：a.G1或G2级：继续或暂停ICIs治疗，遵医嘱给予口服抗组胺药或局部外用糖皮质激素；增加皮肤护理强度，建议使用凡士林或含有神经酰胺和酯类的保湿霜，局部冷敷或涂抹有凉爽作用的薄荷或樟脑制剂；避免热水洗浴；严格避免阳光直晒；休息与运动时保持周围环境温度适宜，避免出汗。b.G3或G4级：暂停ICIs治疗，使用大剂量糖皮质激素，加强皮肤护理，对严重瘙痒者遵医嘱使用止痒药物，必要时转诊皮肤科。②反应性皮肤毛细血管增生症：a.临床表现：形态学表现大致可分为"红痣型""珍珠型""桑椹型""斑片型"和"瘤样型"5种，以"红痣型""珍珠型"多见，常发生在躯干、颜面部位，眼睑、鼻腔及口腔处少见。b.护理措施：发现后及时联系主管医生，避免抓挠或摩擦，可用纱布保护易摩擦部位以免出血；破溃出血者可采用局部压迫止血；必要时采取如激光或手术切除等局部治疗；并发感染时应予抗感染治疗；反应性皮肤毛细血管增生症也可发生在内脏器官，应做好宣教，必要时需行大便潜血、内镜或影像学检查。

（2）胃肠道毒性：①临床表现：主要为腹泻、结肠炎，甚至出现结肠扩张、肠

750

梗阻或肠穿孔等严重并发症。②护理措施：G1级：遵循饮食调整原则，保证营养摄入；24~48h内密切观察病情变化；避免使用通便药或大便软化剂；必要时给予肛周皮肤护理。G2或G3级：暂停ICIs治疗，遵循饮食调整原则，保证营养摄入，必要时请营养科会诊；严密观察病情变化，必要时应用止泻药物；留取粪便及血液学标本送检；遵医嘱应用糖皮质激素治疗；给予肛周皮肤护理。G4级：永久停用ICIs，遵医嘱应用大剂量糖皮质激素治疗；严密观察病情变化，注意腹膜炎和肠穿孔征象；谨慎使用止泻药物和阿片类镇痛药物；根据患者肠道情况给予流食、禁食或全肠外营养等。

（3）内分泌毒性：主要包括甲状腺功能障碍、垂体炎、1型糖尿病和原发性肾上腺功能不全。以甲状腺功能亢进和甲状腺功能减退为多见。①甲状腺功能亢进的护理：治疗期间患者若出现无法解释的心悸、出汗、进食和排便次数增多、体重减轻，需警惕甲亢发生。一旦确诊，应定期监测体重；给予高热量、高蛋白、高维生素的饮食，忌食刺激性及含碘丰富的食物；保证休息与活动。②甲状腺功能减退的护理：甲状腺功能减退表现为便秘、疲劳、乏力、体重增加、情绪低落和畏寒等，应给予高蛋白、高维生素、低钠、低脂饮食；指导患者养成定期排便的习惯，预防便秘；观察患者是否出现麻痹性肠梗阻表现；激素替代治疗者，应密切观察用药后反应，不可自行减量或停药。③垂体炎的护理：出现无法解释的持续头痛、视觉改变时，应警惕垂体炎；一旦发生应暂停ICIs治疗至症状缓解，在此期间观察患者是否出现肾上腺危象、严重头痛、视野改变等严重危及生命的症状；应用糖皮质激素替代治疗时，常规监测清晨促肾上腺皮质激素和皮质醇水平。④1型糖尿病的护理：当出现多尿、烦渴、体重下降、恶心、呕吐，需警惕1型糖尿病；常规监测血糖和糖化血红蛋白水平；调整饮食和生活方式，及早发现和干预酮症酸中毒发生。

（4）肺毒性：①临床表现：常见症状有呼吸困难、咳嗽、发热或胸痛，偶会发生缺氧且会快速恶化以致呼吸衰竭，有约1/3患者无任何症状，仅表现为肺部影像学改变（斑片结节浸润影或磨玻璃结节影）。②护理措施：G1级：应暂停ICIs治疗，可进行痰液培养；增加血液学和影像学检查；指导患者和照顾者进行自我监测，2~4周后重复影像学检查若无异常，可继续治疗。G2级：暂停ICIs治疗，进行肺功能检测或支气管镜检查判断病情；遵医嘱应用糖皮质激素治疗，观察症状和体征缓解情况；观察感染征象，正确使用抗感染药物。G3或G4级：永久停用ICIs，持续心电监护，动态观察症状和体征；遵医嘱使用大剂量糖皮质激素治疗，观察症状和体征缓解情况；观察感染征象，正确使用抗感染药物。合并呼吸衰竭者，密切监护生命体征和精神状态，加强气道管理，保持呼吸道通畅。若出现低氧血症，做好气管插管和机械通气准备。

（5）骨关节与肌毒性：①临床表现：表现为关节疼痛、肿胀、红斑、晨起活动不灵/晨僵。②护理措施：治疗前应识别风险因素，治疗后行动态评估，密切关注病人的日常生活与活动安全。维持适当运动，每周进行低到中强度运动锻炼（每周5次、每次30min），选择慢跑、快走、瑜伽等。做好症状管理，疼痛时给予镇痛药物；合理安排休息与运动，识别跌倒和坠床风险，做好安全教育和护理。

（6）肝脏毒性：①临床表现：一般无特征性临床表现，常见转氨酶升高，伴或不伴胆红素升高。有时伴发热、疲乏、食欲下降等症状，胆红素升高可出现皮肤巩膜黄染、茶色尿等。②护理措施：G1级：每周监测1次肝功能，如肝功能稳定，适当减少监测频率。G2级：暂停ICIs治疗，每3天监测1次肝功能，并给于0.5~1mg/kg泼尼松口服，如肝功能好转，缓慢减量，总疗程至少4周。泼尼松减量至小于等于10mg/d，且肝脏毒性小于等于G1级，可重新ICIs治疗。G3级：建议停用ICIs治疗，每1~2天监测1次肝功能，请肝病科会诊，行肝脏CT或超声检查。若泼尼松减量至小于等于10mg/d，且肝脏毒性小于等于G1级，可重新ICIs治疗。G4级：建议永久停用ICIs，静脉使用甲基泼尼松龙，待肝毒性降至G2级后，可等效改换口服泼尼松并缓慢减量，总疗程至少4周，做好用药及心理护理。

（7）罕见毒性反应及护理：①神经毒性：密切关注有无头痛、乏力、精神状态异常等改变，如重症肌无力常以乏力、眼睑下垂、呼吸无力为早期症状；做好症状护理，关注病人自理能力和安全。②血液毒性：早期可无症状，但由于肿瘤及其并发症、其他控瘤治疗均可导致血液系统变化。做好出血、感染、贫血的观察与护理，必要时行血液及血液制品的输注。③肾毒性：通常无症状，应密切关注泌尿系统的症状和体征，观察有无少尿、血尿、外周性水肿和厌食症，排除因感染、尿路梗阻或血容量不足等引起的肾功能不全；动态关注血清电解质、血尿素氮、血肌酐和尿蛋白水平，若有异常增加监测频率。④心脏毒性：常为冠状动脉疾病、心力衰竭、心肌炎、房颤和心包疾病等临床表现，其中心肌炎死亡率高达39.7%~50%，位居irAEs第一位。心肌炎初始症状多为非特异性，表现为乏力、心悸和气短等。重症心肌炎常伴其他irAEs如呼吸功能障碍、肝功能异常等。典型心肌炎包括心悸、胸痛、急性或慢性心力衰竭，以及心包炎、心包积液等。指导病人忌烟，忌高脂、高盐、高钠饮食；有早期预警征象时，应及时就诊。⑤眼毒性：治疗中警惕出现视力模糊、飞蚊症、闪光感、色觉改变、眼睛发红、畏光或光敏感、视物扭曲、视野改变、暗点或盲点、眼球柔软、眼球运动时疼痛、眼睑肿胀、眼球突出或复视；出现症状时，及早就诊。

二、嵌合抗原受体-T（CAR-T）细胞治疗

（一）概述

CAR-T细胞治疗作为一项新型治疗技术，是通过基因修饰技术将带有特异性抗

原识别结构域及T细胞激活信号的遗传物质转入T细胞，使T细胞直接与瘤细胞表面的特异性抗原结合而被激活、增殖，从而发挥靶向杀伤瘤细胞的作用，目前已成为复发难治血液肿瘤的有效治疗手段。

（二）CAR-T细胞采集护理

（1）采集前的护理：①患者评估：包括生命体征、ECOG体力状态评分、血常规、电解质、肝肾功能、凝血功能等检查。②环境准备：包括保持采集间光线明亮、宽敞、整洁，温湿度适宜，紫外线或空气消毒机进行空气消毒。③患者准备：采集前测量身高体重，排空大小便，备好便器。④饮食护理：包括采集前一日晚餐及当日晨起清淡饮食，勿进食油腻食物；饮水不宜过多、进食不宜过饱，避免空腹。⑤心理护理：采集前向患者及家属讲解采集的目的和流程以及需要配合的内容。

（2）采集中的护理：①正确安装分离管路并设置参数：严格按照血细胞分离机操作流程安装分离管路，选择正确的细胞采集程序，根据不同厂家CAR-T细胞采集要求设置分离参数。②采集通路的建立：尽量选择前臂粗大、平直且弹性好、易于固定的血管，应用18G以上的静脉留置针。若血管条件欠佳可置入中心静脉导管，避免使用PICC导管或输液港。采集过程中告知患者勿随意移动置管肢体，如需移动，要在护士协助下平移。③采集不良反应的预防及处理：采集过程中给予心电监测，备好供氧装置。每小时测量生命体征，随时观察患者有无不良反应，发生不良反应随时处理，见表10-1。

表10-1　采集不良反应的预防及处理

不良反应	临床表现	预防及处理
①低钙血症	额头、口唇周围及手脚发麻	持续缓慢静脉滴注葡萄糖酸钙注射液
②穿刺处并发症	疼痛、肿胀、瘀血、青紫、静脉炎	准确穿刺,动作轻柔,密切观察穿刺处变化
③低血容量综合征	面色苍白、心率加快、血压下降、头晕恶心、血流缓慢	饮用糖水或吃点心,严重者对症扩容处理
④过敏反应	皮肤潮红、瘙痒、皮疹、呼吸困难,严重者可见休克	遵医嘱使用地塞米松、苯海拉明或异丙嗪等药物

（3）采集后的护理：采集结束后，分离患者与机器的连接，及时拔除静脉导管，无菌棉球压迫止血，抬高手臂，前臂按压3~5min，中心静脉导管处按压10min，30min后再次观察穿刺处有无渗血，避免局部形成皮下血肿或淤青等情况，穿刺处保持清洁，以免发生感染。

（三）CAR-T细胞制备期间的护理

细胞采集完毕后，全程冷链运输至工厂制备。细胞制备期间，患者回输前进行淋巴细胞清除化疗，最常用的方案是FC方案（氟达拉滨+环磷酰胺），此方案最严重的不良反应是骨髓抑制和免疫功能抑制。根据患者病情需要进行桥接治疗，一般选用患者能耐受且不良反应较轻的方案。若CAR-T细胞输注延迟，患者需要居家，可通过远程照护居家管理平台完成对患者的居家护理指导，对其心理、自护能力和遵医行为等方面给予支持帮助，改善患者焦虑、抑郁等消极情绪，提高护理满意度。

（四）CAR-T细胞回输的护理

（1）患者准备：患者入住百级层流病房或层流病床内，嘱患者排空大小便，建立静脉通路（推荐使用中心静脉通路），安抚患者紧张情绪。

（2）CAR-T细胞回输：严格遵照CAR-T细胞的产品说明书，取出、复苏细胞。在输注前30~60min给予对乙酰氨基酚衍生物及异丙嗪等药物，以降低不良反应。同时给予心电监护，输注过程中严格执行无菌操作，应用0.9%氯化钠注射液输血器建立静脉通路，根据不同产品输注要求调节输入速度。输注完毕再次给予0.9%氯化钠注射液冲洗管路。输注期间严密观察患者意识状态及生命体征，出现不良反应及时给予处理。

（五）治疗相关不良反应的观察与护理

随着CAR-T细胞在临床应用不断增加，其在体内快速增殖引发的相关毒副反应常见为细胞因子释放综合征（cytokine release syndrome，CRS）、免疫效应细胞相关神经毒性综合征（immune effector cell-associated neurotoxicity syndrome，ICANS）、感染等。

（1）治疗前评估：①肿瘤负荷是影响患者预后及不良反应发生率的重要因素。对瘤细胞生长过快的患者可行桥接治疗，从而减轻CAR-T细胞治疗的不良反应。②体力状态评分（ECOG）是了解患者一般健康状况和对治疗耐受能力的指标，ECOG评分大于2分的患者不推荐CAR-T细胞治疗。③有效控制感染：在细胞输注前若存在感染，可能会加重CRS反应，建议推迟CAR-T细胞回输时间。④治疗前完善头颅影像学及脑脊液检查。

（2）治疗过程中的监测及护理：在CAR-T细胞输注前1天及输注后2周内，每班护士对患者动态、全面地做好监测并认真记录，见表10-2。

表10-2　CAR-T细胞治疗患者的监测

评估项目	评估内容
生命体征观察	①输注期间给予持续心电监护，监测至全部CAR-T细胞输注完毕24h无异常为止 ②观察体温变化，1次/6h，必要时1次/2h ③监测血压1次/4h，必要时1次/2h，警惕低血压的发生 ④保持呼吸道通畅，血氧饱和度维持在95%以上
症状观察	有无呼吸困难、疼痛、胃肠道反应、视物模糊、抽搐等

评估项目	评估内容
神经功能	意识、瞳孔、语言交流、思维反应情况等
血液学指标	血常规、生化全项、凝血功能、血清铁蛋白、C反应蛋白、CAR-T细胞活性检测等
体格检查	一般状况、全身皮肤、浅表淋巴结、肝脾和腹部肿块触诊等
心理状态	患者及家属的情绪变化、配合程度等

（3）CRS的护理：CRS是由于CAR-T细胞输入体内导致免疫系统被激活，释放大量炎性细胞因子，从而引起发热、低血压、低氧血症、心动过速、肝肾功能损害等一系列临床症状。CRS的分级及处理措施见表10-3。

表10-3　CRS的分级及处理措施

分级	评估指标	处理措施
1级	发热（体温大于38℃），且排除其他发热原因	①密切监测患者体温变化 ②积极配合医生给予物理降温或非甾体药物退热治疗，谨慎使用激素类药物 ③控制体温在39℃以下，避免持续高热对脑组织及其他组织的损伤；持续高热（体温大于40℃）者给予大动脉冰敷或冰毯降温 ④如果持续发热（大于3天）或者难治性发热（非甾体抗炎药使用后体温仍大于39℃），考虑使用托珠单抗 ⑤护理人员及时完成相关检验项目的采集及监测，加强支持治疗以维持水电解质平衡 ⑥做好患者及家属的心理护理，以良好的心态配合治疗，增强战胜疾病的信心
2级	发热伴低血压和（或）低血氧	低血压：①补充液体（0.9%氯化钠注射液10~20ml/kg加强补液治疗），经补液治疗效果不佳，可考虑应用托珠单抗和（或）糖皮质激素 ②患者尽量卧床休息，加强陪护，预防跌倒 低氧血症：低流量鼻导管吸氧，协助患者半卧位，保持呼吸道通畅 若以上两个症状24小时内无改善，按照3级处理
3级	发热伴低血压和（或）低血氧	低血压：①需要一种血管活性药维持血压并进行心脏超声评估 ②选择合适的静脉通路输注血管活性药物，以防出现组织损伤和药物外渗，推荐使用中心静脉通路 低氧血症：①应用托珠单抗联合糖皮质激素治疗 ②高流量鼻导管，面罩，或文丘里面罩吸氧 ③上述治疗效果不佳，可考虑行血浆置换
4级	发热伴低血压和（或）低血氧	低血压：①需多种升压药，继续补液，托珠单抗，激素，加强血流动力学监测，可应用大剂量甲泼尼龙冲击治疗 ②转入ICU 低氧血症：持续气道正压通气、气管插管和机械通气

（4）ICANS的护理：ICANS的症状和体征为进行性发展，包括注意力减弱、失语、意识水平变化、认知功能受损、运动减弱、癫痫和脑水肿等，大多数症状呈可逆性，急性脑水肿是其最严重的并发症。ICANS的分级及处理措施见表10-4。

表 10-4 ICANS 的分级及处理措施

分级	症状及体征	处理措施
1级	ICE 7~9分;患者可自主苏醒	①患者应注意休息,吸氧补液,床头抬高 20°~30°,减少误吸风险 ②评估患者的吞咽功能,备好压舌板,对吞咽能力受损的患者暂停经口进食饮水,避免使用可能抑制中枢神经系统的药物,可给予左乙拉西坦预防癫痫发作 ③如果合并 CRS,给予托珠单抗治疗 ④密切监测磁共振、CT 等影像学检查
2级	ICE 3~6分;患者可通过声音唤醒	①在 1级 ICANS 处理上可使用糖皮质激素 ②出现癫痫发作时做好抽搐时的急救护理与发作间歇期的安全指导,保持病房整洁、安静,光线柔和,四肢及身体保护性约束
3级	ICE 0~2分;患者可通过疼痛刺激唤醒;1~2级视神经乳头水肿;可控制的癫痫发作;影像学表现为局灶性脑水肿	①继续 1级 ICANS 处理 ②建议患者转入 ICU ③出现脑水肿可给予大剂量糖皮质激素冲击治疗 ④镇静、抗癫痫、降颅压治疗
4级	ICE 0分;患者不能唤醒或需要反复的疼痛刺激唤醒;3~5级视神经乳头水肿;危及生命的持续性癫痫发作;影像学上弥漫性脑水肿	①1级 ICANS 处理 ②转入 ICU,行机械通气 ③大剂量糖皮质激素冲击治疗 ④镇静、抗癫痫、降颅压治疗

注:ICE 是免疫效应细胞相关脑病评分,包括患者定向力、命名、指令执行、书写、计数能力 5 方面。

(5)感染的护理:"减负"或"清淋"过程引发的粒细胞缺乏、B 淋巴细胞缺如和 CRS 因素都可能导致感染的发生。接受 CAR-T 细胞治疗的患者应做到全方位保护,有条件者安置在百级层流病房或层流床内,严格执行探视管理制度、实施各项消毒措施。遵医嘱合理使用抗生素,多部位采样进行病原体培养。选用新鲜、储藏期短的食材,保持餐具和食物的清洁,做好饮食卫生管理。

(6)长期随访:护理人员可借助远程照护居家管理平台随访 CAR-T 细胞治疗的患者。教会患者居家期间的自我护理,出现发热、呼吸困难、腹痛、腹泻、尿频、尿急、尿痛等症状及时就诊。建议患者在接受 CAR-T 细胞治疗后至少 6 个月再进行预防接种。CAR-T 细胞输注后可能在体内长期存在,遵照医嘱按时行 CAR-T 细胞活性检测。

第五章

介入治疗护理

一、概述

肿瘤微创介入是影像诊断学和临床诊疗学的整合，是在医学影像技术的引导下，利用导管、导丝、探针等器材和设备，通过血管等生理腔道或经皮穿刺途径，将物理能量、化学物质精准聚集到肿瘤部位，来诊断和灭活肿瘤，或置入支架、引流管等器材来解决肿瘤相关并发症的一种治疗方法。肿瘤微创介入技术主要分为血管性（药物灌注、栓塞技术、成形支架、滤器技术等）和非血管性（穿刺活检、引流技术、异物取除、腔道支架等）介入技术，具有微创、高效、安全、可重复性强、多种技术联合应用、简便易行等优势。我国于1996年11月正式将介入治疗列为与内科、外科治疗学并驾齐驱的第三大治疗学科，称为介入医学（interventional medicine）。

肿瘤介入护理是介入医学的重要内容，主要包括治疗前的准备、术中配合与术后护理，对提高微创介入治疗疗效、改善患者生活质量发挥着不可替代作用。

二、肝动脉灌注化疗的护理

（一）概念

肝动脉灌注化疗（hepatic artery infusion chemotherapy，HAIC）广义上是指肝动脉持续灌注化疗，化疗药物通过导管在肝动脉中进行长期局部灌注治疗，是相对于一次冲击性灌注化疗而言的，导管留置时间较长，灌注时间常为6~48h，甚至数天，适合于中晚期肝脏肿瘤的姑息性治疗。采用方式有经股或桡动脉留置导管，或采用全植入式导管药盒系统。

（二）作用机制

HAIC是通过介入导管直接在肝动脉分支内灌注化疗药物，使肿瘤持续接触高浓度化疗药物，最大程度杀伤瘤细胞；药物也会随着血液循环至全身，起到一定程度的系统化疗作用。由于肝脏的首过效应，多数化疗药物代谢分布至全身的剂量较少，全身毒副反应减少。

（三）整体评估

（1）评估患者生命体征，包括血压、心率、血氧饱和度等。

（2）了解病史，做好基础疾病的评估，观察病情变化，评估各脏器功能。

（3）确保完善血常规、凝血四项、肝肾功能及CT、MRI等影像检查，了解其肝门静脉血管状况。

（4）评估为营养不良或营养不良高风险的患者，建议术前1~2周进行营养治疗，必要时延后手术。

（5）根据手术穿刺入路，评估动脉搏动情况，以便术前术后进行对比观察。

（四）整合护理

1.术前护理

（1）详细说明介入治疗的益处、原则和优先事项。采用倾听、鼓励等心理支持技术，鼓励患者术前进行情绪宣泄、表达。

（2）指导患者进行床上翻身、排尿及短时屏气训练，根据手术穿刺入路，做好术区皮肤准备。

（3）合理搭配日常饮食。避免油炸、粗糙、坚硬等刺激性食物，肝功能不全者术后为预防肝性脑病的发生应进食低蛋白饮食。术前禁食4h，禁饮2h。

（4）提供适当的水化支持。遵医嘱适度口服或静脉水化，根据患者基础情况和病情变化调整补液量，每日补液量按照心肾功能和造影剂用量调整。

（5）建立静脉通路，遵医嘱予术前用药，必要时进行碘过敏试验。

2.术中护理

（1）核对身份，安置体位，做好铅防护屏障安置。

（2）做好心理疏导，减少患者的紧张情绪，保证手术过程顺利进行。

（3）术中生命体征监测，密切关注神志及病情变化。

（4）做好术中不良反应的观察，如造影剂过敏、动脉痉挛、迷走神经反射、消化道反应等，配合医生积极做好应急处理。

（5）妥善固定导管鞘和导管，并做好动脉管路标识。

3.术后护理

（1）生命体征监测：术后监测生命体征，可给予吸氧。

（2）穿刺部位观察：观察穿刺部位有无渗血、血肿，观察皮肤颜色、温度及动脉搏动。

（3）体位管理及活动指导：股动脉入路患者术肢保持平伸，不可屈曲，指导踝泵运动和有效翻身；桡动脉入路患者手腕处制动，避免旋转、弯曲、持重物，手指可适当活动，避免出现酸胀、麻木感，指导手指操活动。

（4）动脉管路管理：妥善固定，保持管道通畅，动态评估药物灌注情况。

（5）拔除动脉鞘后处理：桡动脉入路患者拔除动脉鞘后需压迫3~4h，嘱其3d内避免穿刺侧再行穿刺、置管、测血压等增加肢体压力的操作，1周内勿揉搓穿刺点，并保持清洁干燥，4周内避免提重物。股动脉入路患者需卧床制动3~4h，术后12h后早期离床活动。

（6）饮食护理：术后2h进食清淡、易消化的流质饮食，增加食物的色、香、味，宜少食多餐；若患者进食困难，可予以静脉补液作营养支持，同时对患者进行个体化饮食指导。

（7）心理护理：术后及时告知可能出现的不良反应及应对措施，降低患者恐惧心理，同时为其提供针对性心理疏导，减轻其焦虑心理。

（8）不良反应观察及护理：①发热：若患者体温低于38.5℃，进行物理降温，达到38.5℃以上，应嘱患者卧床休息，并遵医嘱给药。②疼痛：进行心理疏导，疼痛较重者采用解痉、止痛等方式对症处理。无法耐受者可暂停灌注，并遵医嘱给予止痛药，密切监测止痛效果，疼痛缓解后再给药。③胃肠道反应：尽早采取放松训练、饮食调节、舒适体位及积极配合抑酸止吐治疗等方法缓解症状。呕吐症状严重者，遵医嘱给予5-HT3受体拮抗剂类药物静脉注射或口服，或胃复安肌肉注射。④导管脱落移位：置管操作时无菌操作，导管外露部分仔细固定，X线显影检查确定位置无误后再返回病房。导管留置期间定时评估和观察，严格做好交接管理。⑤导管堵塞：导管放置完成后，应立即注入肝素冲管，防止堵管。输注过程中若怀疑导管堵塞，报告医生并再次用肝素液冲管，确有堵管且不能复通时应重新置管。⑥插管导致的血管闭塞、狭窄、夹层、假性动脉瘤、皮下血肿或瘀血，应注意操作动作轻柔、规范。下肢长时间制动可能出现静脉血栓等问题，应注意观察。⑦肝肾毒性：HAIC治疗第1~2d需进行水化治疗，确保水化液体量3L/24h。术后24h尿量应大于2L，为患者制定饮水计划表，督促并协助患者饮水，促进化疗药物的排泄，并准确记录尿量，保持液体出入量平衡。

三、经动脉化疗栓塞治疗的护理

（一）概念

经动脉化疗栓塞治疗（transcatheter arterial chemoembolization，TACE）是指将带

有化疗药物的碘化油乳剂或载药微球、补充栓塞剂（明胶海绵颗粒、空白微球、聚乙烯醇颗粒）等经肿瘤供血动脉支进行栓塞治疗。栓塞时应尽可能栓塞肿瘤的所有供养血管，以尽量使肿瘤去血管化。根据栓塞剂不同，可分为常规TACE和药物洗脱微球TACE又称载药微球TACE。

（二）作用机制

通过导管将化疗药物注射到肿瘤供血动脉，诱导肿瘤缺血性坏死。在此过程中，与化疗药物所混合的碘油可长期滞留于肿瘤组织，能够在对肿瘤供血动脉进行栓塞的同时，提高局部药物浓度，实现对高浓度药物的缓慢释放，防止化疗药物的快速洗脱，确保药物浓度长期维持在稳定状态，避免正常组织受大剂量化疗药物冲击影响，使局部输注能够达到全身给药无法达到的治疗浓度，将全身毒性最小化。

（三）整体评估

（1）术前测量生命体征，包括血压、心率、血氧饱和度等，以便术中术后动态评估。

（2）评估患者基础疾病、专科疾病情况，了解患者及照顾者对于疾病的认知、心理情绪、应对能力及家庭经济情况等。

（3）完善血常规、凝血功能、肝肾功能、电解质、CT或MRI等检验、影像检查，评估患者各脏器功能。

（4）对于术前评估为营养不良或营养不良高风险的患者，建议术前1~2周进行营养治疗，必要时延后手术。

（5）根据手术穿刺入路，观察术侧肢体皮肤颜色、温度、感觉、动脉搏动、运动功能，评估微循环血供情况。

（四）整合护理

1.术前护理

（1）心理护理：术前介绍TACE治疗目的、过程与优点，树立信心，取得家属的信任与合作，做好患者的心理支持。

（2）指导患者进行床上翻身、排尿及短时屏气训练，根据手术穿刺入路，做好术区皮肤准备。在评估动脉位置作标记，有助于正确触摸动脉搏动情况。

（3）饮食护理：术前禁食4h，禁饮2h，可于术前6h指导患者进食能量餐（低脂少渣营养粉冲服200ml），术前2h进食碳水化合物饮料250ml，询问并记录患者进食后的反应。

（4）建立静脉通路，遵医嘱予术前用药和水化支持。

（5）必要时做好抗生素、碘过敏试验。

2.术中护理

（1）核对身份并安置体位，做好铅防护屏障安置。

（2）重视患者主诉，做好心理疏导，缓解紧张情绪。

（3）做好生命体征监测，密切关注患者神志及病情变化。

（4）做好不良反应的观察，如造影剂过敏、动脉痉挛、迷走神经反射、消化道反应、疼痛等，遵医嘱用药。

3.术后护理

（1）遵医嘱24h内严密观察生命体征的变化。可给予吸氧。

（2）穿刺点护理：观察穿刺点有无出血、血肿等，保持穿刺点清洁干燥。采用止血敷料行股动脉加压包扎者6h后拆除止血敷料，行桡动脉包扎者3h拆除；采用绷带压迫股动脉止血时12h拆除绷带，压迫桡动脉止血时3~4h拆除绷带。

（3）术侧肢体观察：观察动脉搏动、皮肤颜色、温度、感觉、运动功能。如发现术侧肢体发冷、苍白或发绀、麻木、动脉无脉搏或脉搏弱等异常情况，应查看止血器是否过紧，检查肢体肌力有无异常。

（4）术侧肢体制动管理：股动脉穿刺绷带加压包扎者，穿刺侧肢体伸直制动3~4h；若采用缝合器或止血压迫装置成功止血，制动时间可缩短至2h。卧床期间术侧肢体可进行踝泵运动、肌泵运动、家属辅助按摩等预防血栓形成。评估无相关穿刺处出血风险者可于术后2h后轴线翻身，术后12h后早期离床活动。如果腹压增高，如咳嗽大小便时，嘱患者用手按压穿刺处。

（5）饮食护理：术后2h进食清淡、易消化的流质饮食，增加食物的色、香、味，宜少食多餐；2d后可酌情进食优质蛋白、高维生素、高碳水化合物、低脂饮食。避免进食坚硬生冷、油炸或辛辣刺激的食物，避免摄入植物纤维含量较高的食物，限制动物油的摄入，多吃新鲜绿叶蔬菜。

（6）水化治疗护理：遵医嘱根据患者具体情况选择合适的水化方式、水化液和水化时机，可静脉、口服联合补液。

（7）心理护理：术后及时了解患者感受，可根据其所关注问题给予解答。向患者说明常见的并发症及应对方法，提高患者自护意识。

（8）不良反应护理：①栓塞综合征的护理：发热：体温低于38.5℃，物理降温；体温大于等于38.5℃，物理降温联合药物降温，并注意补液。恶心呕吐：观察呕吐物的量、性质、颜色，将头偏向一侧，遵医嘱使用止吐药，进行口腔清洁护理。推荐服用生姜、穴位按压、穴位注射或耳穴疗法缓解症状。呃逆：可采用冰棉签法、重复吸入CO_2法、干扰正常呼吸法、口服食醋法缓解症状。疼痛：根据患者疼痛情况按世界卫生组织建议的疼痛三步阶梯方案进行治疗。②便秘：有便意时及时排便，定时排便，尽可能在饭后30min左右。排便时用脚蹬使膝盖靠近腹部、身体前倾。必要时遵医嘱予乳果糖口服液防治便秘。③尿潴留：局部按压膀胱并热敷，或予以听流水声，术后8h若排尿困难，应协助指导患者床边站立排尿。患者诱导排尿均无效后，遵医嘱行导尿。

（9）常见并发症的护理：①穿刺部位渗血、血肿：若渗血则给予重新加压包扎；较小的血肿均能够自行吸收，如血肿直径大于3~5cm或穿刺局部张力增高者应给予重新加压包扎并适当延长绝对卧床时间。②穿刺点感染及皮肤破损：指导患者正确改变体位，穿刺点压迫解除后，使用0.5%碘伏消毒穿刺点，指导患者勿用手随意触碰伤口，保持伤口清洁干燥。③上消化道出血：术后观察患者有无呕血、黑便症状。若发生上消化道出血，及时开放口咽通道，负压吸引，预防窒息。④异位栓塞：观察患者术后意识，是否有咳嗽、肢体肌力改变等，应遵医嘱用药，给予患者运动指导和心理护理。

四、肿瘤消融治疗护理

（一）概念

肿瘤消融治疗是指在影像学引导下，通过化学或物理方法使瘤细胞坏死达到原位灭活，其原则是最大程度地灭活瘤细胞，最大限度地保护正常组织结构。

（二）作用机制

（1）射频/微波消融治疗术是将不同数量热消融针直接穿刺到癌变组织和转移病灶组织中，在一定功率和时间内，使肿瘤组织细胞发生凝固坏死的治疗方法。灭活的肿瘤组织可生产热休克蛋白，刺激机体的免疫系统，提高机体的免疫功能，达到抑制瘤细胞扩散的免疫功能。射频和微波消融都是通过高热（50~90℃）使肿瘤组织发生凝固性坏死，以达到治疗肿瘤的目的。

（2）冷冻消融治疗术是通过物理性（高压氩气可降至-140℃）杀伤灭活瘤细胞，在低温和亚低温环境下，使肿瘤微环境改变，致瘤细胞坏死和凋亡并激活抗肿瘤免疫反应。

（3）多模态消融治疗术是通过冷热交替（最低冷冻温度可达-196℃，冷冻结束后加热消融针至80℃），通过直接损伤细胞、破坏肿瘤微血管、诱导机体免疫反应及细胞凋亡等多种机制破坏杀伤瘤细胞。

（三）整体评估

（1）评估血常规、凝血功能、肝肾功能、血糖等指标及心电图、肺功能等各项检查。

（2）麻醉方式评估：依据病情、焦虑程度、止痛药依赖程度、认知障碍程度、对手术的耐受性选择麻醉方式。

（3）专科评估：①评估穿刺部位皮肤有无破损及感染。②评估病灶内及其周围有无金属物置入，如胰、胆管金属支架等。③甲状腺结节评估患者声音的音调、音量、音质等。④肺部肿瘤患者评估呼吸系统情况。

（四）整合护理

1.术前护理

（1）心理护理：告知患者操作基本过程、预期结果和潜在风险；可进行同伴教育。

（2）饮食护理：全麻患者常规禁食6h，禁水2h；胰腺肿瘤患者术前禁食12h，禁饮4h；加强术前营养。

（3）用药护理：留置静脉通路，遵医嘱给予术前用药；术前7~10d停止使用抗血小板药物，术前5d停止使用华法林。

（4）术前训练：肺部肿瘤、胰腺肿瘤、肝肿瘤指导进行呼吸训练、床上排尿训练、使用便器；必要时留置胃管及导尿管。

2.术中护理

（1）身份核查：对手术患者身份、消融方法、手术部位、麻醉方式等进行核对。

（2）体位安置：根据病灶位置及患者情况规划穿刺路径选择合适的体位，可采用真空垫协助固定；甲状腺疾病患者推荐使用眼罩，避免眼部损伤。

（3）术中监测：监测生命体征、血氧饱和度及心电图变化；观察有无并发症，如烫伤、冻伤、出血等。

（4）管路护理：妥善固定引流、输液管路；热消融需防止大量出汗导致电解质失衡，必要时给予静脉补液。

（5）术中保温：监测患者四肢皮肤和血液循环情况；体温过低时，给予恒温毯或热水袋；大量出汗或消融电极贴温度过高时，可使用冰盐水湿敷。

3.术后护理

（1）术后监测：给予心电监护6h以上，持续低流量吸氧，密切监测生命体征。

（2）卧位护理：术后清醒即可半卧位或适量在床上活动，无须去枕平卧6h；术后1d即可开始下床活动；肝肿瘤消融术后绝对卧床24h，6h后可改为半卧位，嘱患者勿过早下床活动。

（3）穿刺点护理：穿刺处伤口敷料保持清洁、干燥，如渗血、渗液及时更换；肝肿瘤穿刺点腹带保护，24h后可解除。

（4）术后保温：冷冻消融后，适当提高室温，以缓解患者体温过低。热消融后，出汗较多者及时更换衣服，并注意及时补充液体。

（5）饮食护理：根据疾病种类及麻醉方式选择饮食；胰腺肿瘤全麻经腹穿刺时术后需禁食24h；甲状腺疾病患者少食含碘高的食物或药物，根据病情指导患者是否需要碘盐。

（6）康复训练：制定患者锻炼计划，教会患者和家属在床上进行肢体主动、被动的运动方法；指导肺部疾病患者进行呼吸训练。

（7）不良反应及并发症护理：①皮肤护理：观察皮肤有无烫伤、冻伤等情况。②恶心、呕吐：多为麻醉后反应，头偏向一侧，防止窒息；术后合理饮食，初次进食以少量温开水为宜，无不适反应后再进食流质饮食；必要时遵医嘱用药。③疼痛：根据患者疼痛的性质、部位、持续时间、程度，制定疼痛管理方案，选择相应护理措施，酌情使用止痛药。④出血：术后卧床休息，避免剧烈活动，发现异常及时处理，遵医嘱应用止血药。⑤气胸：观察患者有无咳嗽、胸闷、呼吸急促、皮下气肿等症状，嘱患者避免用力咳嗽，咳嗽时按压穿刺点，必要时给予镇咳药。⑥消融后综合征：主要表现为发热、全身不适，多为一过性、自限性，可对症给予退热、补液等相应治疗。⑦其他并发症：水肿、静脉血栓、喉返或喉上神经损伤、消融病灶液化坏死、胰腺炎等对症处理。

五、放射性粒子植入治疗的护理

（一）概念

放射性粒子植入属于组织间植入近距离治疗范畴，是放疗的方法之一，主要通过影像引导技术将密封的放射源直接植入肿瘤病灶内，通过放射性核素持续释放射线对瘤细胞进行杀伤的一种治疗手段，适用肺部肿瘤、胰腺肿瘤、前列腺肿瘤、软组织肿瘤和各种复发转移肿瘤的治疗，常用放射性核素为^{125}I。

（二）作用机制

放射性^{125}I粒子能以27~35keV能量发射出γ射线，半衰期为60.2d，γ射线有效辐射半径10~15mm内瘤细胞的DNA，干扰瘤细胞DNA合成，诱导细胞凋亡，从而起到治疗肿瘤的目的。

（三）整合评估

（1）评估患者一般情况、身体状况、心理状态、饮食习惯、皮肤情况、药物过敏史及粒子植入相关知识的需求等。

（2）确保各项实验室检查、影像学检查及病理检查完善。

（四）整合护理

1.术前护理

（1）对手术治疗过程及相关注意事项进行指导，如穿刺体位、呼吸训练、床上大小便等，提升其对治疗的认知，缓解恐惧、焦虑等不良情绪。

（2）麻醉前6h禁食，2h禁饮；胰腺肿瘤患者术前12h禁食禁饮，遵医嘱行胃肠减压；胰腺肿瘤、复发直肠肿瘤、复发子宫颈肿瘤需做肠道准备。

（3）对患者肿瘤部位予以标记，手术区必要时备皮。

（4）建立静脉通道，遵医嘱予术前用药，必要时留置导尿。

（5）肺部肿瘤患者术后会引起剧烈咳嗽，术前遵医嘱给予雾化吸入并口服镇咳剂。

2.术中护理

（1）根据手术部位，协助患者摆放手术体位，3D打印模板辅助粒子植入治疗时注意体位固定；肺部肿瘤患者指导其不要咳嗽和说话，如有不适宜举手示意；对于紧张、焦虑患者可通过有效方式分散其注意力，缓解不良情绪。

（2）密切监测生命体征，观察疼痛、出血等不良反应，肺部肿瘤患者关注咳嗽、咯血情况。

（3）配合医生手术，粒子植入完毕后清点并记录植入粒子数量。

（4）当发生放射性粒子外泄事故时，使用长柄器械将外泄的粒子收集到储源瓶或铅容器，禁止直接用手操作，并联系相关单位回收。

3.术后护理

（1）协助患者取舒适体位，肺部肿瘤患者避免过多讲话和剧烈咳嗽，予持续低流量氧气吸入，术后咳嗽可遵医嘱给予镇咳药。

（2）密切监测生命体征，观察穿刺处皮肤情况及并发症，如出血、粒子移位、血气胸以及胰瘘等，备好急救物品及药品。

（3）全麻术后清醒即可半卧位或在床上适量活动，无须去枕平卧6h，鼓励患者术后早日下床活动；胰腺肿瘤患者术后卧床24h。

（4）病房外需有明显的电离辐射警示标志，术后尽量安排单间，若集中在同一病房，病床间隔1m以上。

（5）根据麻醉方式、植入部位、病情决定禁食时间，恢复饮食后指导患者进食含优质蛋白、高维生素、低脂、易消化的清淡饮食，多食新鲜蔬菜和水果。

（6）对于非开放手术的胰腺肿瘤患者，穿刺路径避开胃肠道，72h内继续行胃肠减压、禁食水；72h后若胃肠功能恢复，饮食可从流质饮食逐渐过渡到正常饮食。若穿刺路径经过胃肠道，术后禁食水时间可适当延长至5~7d。

（7）嘱患者在临时控制区内活动，并在植入部位穿戴隔离防护用具，加强辐射防护的健康教育，提升患者辐射防护依从性。

（8）前列腺肿瘤患者术后注意尿道口消毒，定时更换尿袋，指导提肛训练。

（9）并发症护理：①出血：如出现疼痛加剧、心慌、头晕、黑便、呕血等症状时，注意血压、脉搏变化，出血量小（小于50ml）可自愈，出血量较大（大于500ml），予止血并加快补液等应对措施。②粒子脱落或移位：指导患者术后避免剧烈活动，如果发生粒子脱落，禁忌用手抓取粒子，及时通知医护人员妥善处理。③肺栓塞：是术后最严重并发症之一，术后严密观察患者心率、呼吸、血氧饱和度，若出现胸痛、发绀、呼吸困难、氧饱和度持续下降等，及时报告医生，配合抢救。④气胸：无症状的轻微气胸不予处理，如果肺组织压缩超过30%，患者出现窒息或呼吸困难，建议行胸腔闭式引流。⑤胰瘘：对于胰腺肿瘤患者，观察有无腹膜刺激征、进行性腹痛以及引流液大于50ml/d等症状，确诊后配合医生处理。⑥其他：如感染、空气栓塞、神经损伤等，遵医嘱对症处理。

（10）健康教育：①患者术后几周内经过安检通道时会触发警报，需携带医疗证明。②术后2个月内，家属与患者的接触距离保持1m以上，不要站在粒子植入侧；儿童和孕妇避免与患者接触；6个月内（除到医院复诊外）尽量避免到公众场所活动；根据情况指导患者或家属穿辐射防护用具。③前列腺肿瘤患者术后1~2周要经过滤装置排尿，前5次发生性关系时需使用避孕套。④根据国家卫健委2006年颁布的《临床核医学放射卫生防护标准》，近期接受放射性治疗的患者，死后应检测尸体放射性核素含量，未达到国际放射防护委员会（ICRP）规定上限值时可不做特殊防护，如超过上限值应向尸体处理部门报备。

六、支架植入术的护理

（一）概念

利用穿刺、导管、球囊导管扩张形成和金属内支架植入等技术，使狭窄、闭塞的腔道扩张、再通，解决传统手术盲区的一种技术。具有创伤小、疗效高、风险低、并发症少、住院时间短等优点，为腔道狭窄、闭塞开创了一条新路，包括食管支架植入术、气道支架植入术、胆道支架植入术等。

（二）作用机制

食管支架植入是通过口腔-咽-食管这一自然腔道，送入食管内支架输送器，在X线透视下定位病变的位置释放支架，保持食管通畅，改善患者因食管肿瘤或其他疾病造成的吞咽功能障碍。气管支架植入通过迅速解除气道狭窄，缓解呼吸困难，并最大限度的保留了气道排泄分泌物的功能，从而提高生存期的生活质量。胆道支架植入是将内支架放置在胆道阻塞部位，使肝内淤积的胆汁沿生理通道流入十二指肠，部分或完全恢复胆系的生理功能，解除胆汁缺乏引起的消化不良。

（三）整体评估

（1）密切监测生命体征，评估患者心理状态、合作程度等，全面了解患者病史。

（2）完善血常规、凝血功能、心肝肺功能、心电图等实验室检查、影像学检查，以及内镜检查。

（3）评估患者皮肤、黏膜、巩膜、大便等颜色，判断有无呛咳、窒息、呼吸困难、吞咽困难、寒战、高热、便血、腹痛等症状，关注术中可能出现的并发症。

（4）筛查患者营养风险，配合专业人员制订营养治疗计划。

（四）整合护理

1.术前护理

（1）缓解患者及家属焦虑、恐惧情绪，取得信任与配合。

（2）针对恶病质患者个体情况，补充适量营养素；术前禁食6h、禁水2h。

（3）气管或食管支架置入术取出活动性假牙，痰液黏稠不易咳出者遵医嘱予雾化吸入。

（4）建立静脉通道，遵医嘱给予镇静剂或镇痛药，必要时在术前30min遵医嘱肌内注射山莨菪碱或阿托品，以减少口腔或气管内分泌物。

2.术中护理

（1）核对患者身份，安排舒适体位。

（2）嘱患者深呼吸，心理放松。

（3）监测生命体征、血氧饱和度、意识状态等。

（4）关注患者主诉及不良反应，必要时配合医生处理。

3.术后护理

（1）密切监测患者生命体征，观察支架置入术后症状改善情况。

（2）嘱患者避免大幅度转身、弯腰、抬臂等剧烈运动。食管支架置入术后取坐位或半坐卧位，进食后坐立或站立1h；气管支架置入术后取患侧卧位，床头抬高大于30°。胆道支架置入术后严格卧床休息24h，进食后下床活动30min以上。

（3）嘱患者禁食禁饮4h，无特殊不适开始进食流质，食物温度10~37℃，1周~1个月内逐渐过渡到低纤维正常饮食，1个月后进普食。遵循少食多餐、细嚼慢咽原则，避免进食冷、硬、粗糙及黏性食物。胆道支架置入术后禁食禁饮24h，留取晨尿查尿淀粉酶，化验结果在正常范围内，由流质饮食逐渐过渡到半流饮食。

（4）询问并了解患者疼痛的部位、强度、性质、持续时间、频率、缓解和加重的因素以及有无其他合并症状，重度疼痛遵医嘱给予止痛药物。

（5）在排除并发症的前提下，向患者及家属给予安慰、疏导和鼓励，以减轻焦虑感和疼痛感。

（6）嘱患者支架置入术后定期复查。

4.并发症观察与护理

（1）支架相关性感染：密切监测体温，给予针对性抗感染治疗。

（2）出血：少量出血，通常是自限性的；迟发性大出血，需监测生命体征，尽快建立静脉通道，遵医嘱给予抑酸、止血等治疗。

（3）食管支架置入术后并发症：①针对食管支架置入术后引起的胸部胀痛，告知患者呈头高脚低位，一般1周内可消失，无需特殊处理。疼痛严重时可遵医嘱给予止痛剂。②如发生食管穿孔，立即禁食禁水，行全胃肠外静脉营养，同时予抗感染治疗。③嘱患者少食多餐、饭后2h不宜平卧、休息时取半卧位，防止发生胃食管反流，同时应用质子泵抑制剂、胃黏膜保护剂等改善症状。④避免进食大块粗糙、黏性强、纤维条索状食物，以免造成再梗阻。⑤对镍钛记忆合金支架置入患者，告知避免摄入生冷或过热食物，防止支架变形。⑥如有恶心，遵医嘱给予止吐治疗，避免因呕吐发生食管支架移位。

（4）气管支架置入术后并发症：①嘱患者避免剧烈咳嗽，必要时给予镇咳药物，防止支架折断或损坏。②做好气道湿化，清除呼吸道分泌物，防止出现窒息，并告知患者定期来医院复查支气管镜。

（5）胆道支架置入术后并发症：①观察患者有无恶心、呕吐、腹痛等症状，常规给予静脉泵注射用生长抑素12h以预防胰腺炎的发生。②观察患者大便颜色的改变，谨防胆道穿孔、出血的发生。③观察患者有无腹部疼痛、压痛、反跳痛、发热、电解质紊乱、低蛋白血症等症状，防止出现胆瘘。

第六章

腔镜手术护理

一、概述

腔镜技术是光电领域现代科技与现代外科学有机整合的新技术，是借助电子、光学、摄像等先进设备在密闭的体腔内完成检查、治疗的技术。1805 年 Philip Bozzini 借助蜡烛光源，通过细铁管窥视尿道，开辟了内镜的起源。在此基础上，法国医生 Desormeaux 发明了泌尿生殖内窥镜并首次在临床上使用。1991 年 2 月，中国大陆第一台腹腔镜胆囊切除术完成，中国外科迈入了微创时代。远程操纵的人工智能机器人电视腔镜手术（达·芬奇外科机器人手术系统）为腔镜技术的发展打开了新的篇章。

目前，腔镜技术已广泛应用于肿瘤患者的诊治，具有切口小、美观、痛感低、最大限度保留功能、恢复快、住院时间短、术后并发症少等优势，但也存在其特定的要求。腔镜技术的发展日新月异，越来越多的高难度手术逐渐通过腔镜完成，对患者围术期护理、术后并发症的预防处理及健康教育的需求增加，对肿瘤护理人员的服务内涵、专业能力提出了更高的要求。

二、技术原理

腔镜手术是将内镜通过人体自然通道或人工建立通道进入体腔或潜在腔隙，在内镜直视下，通过数字摄影技术将病变及周围组织的高清影像实时传输到监视器屏幕上，通过图像对局部病灶分析判断，进行止血、切除、缝合、重建通道等手术，以达到明确诊断、治疗疾病或缓解症状的目的。根据腔镜诊疗部位分为胸腔镜、腹腔镜、宫腔镜、乳腺腔镜、神经内镜等。其中腹腔镜、乳腺腔镜多借助 CO_2 气腹或非气腹装置建立手术空间，使腔内充盈充分暴露术野。

达·芬奇外科机器人手术系统是一种"腔镜手术器械控制系统"，是由医师操控台、床旁机械臂手术系统、3D 成像系统等 3 个子系统组成，具有减少手部颤动，增加手术视野角度的特点，操作更精确、更灵活、更稳定、手术指征更广，目前已推广应用于普通外科、胸外科、泌尿外科、妇产科、头颈外科及心脏手术。

三、适应证

(一)胸腔镜

适于肺部疾病、食管疾病、纵隔疾病、胸壁畸形、胸部外伤、胸部的其他疾病等。

(二)腹腔镜

适于腹部及盆腔疾病。腹部疾病，如胆石症、胆囊切除术、巨脾切除、开腹胆囊摘除术、胃癌、肝癌、结直肠癌等；泌尿及男性生殖系统肿瘤，如肾脏肿瘤、前列腺癌等；盆腔疾病，如异位妊娠、黄体破裂急性盆腔炎、盆腔囊肿、卵巢囊肿、卵巢良性肿瘤、妇科恶性肿瘤等。

(三)宫腔镜

适于子宫腔内疾病，如子宫肌瘤、子宫内膜病变、功能性子宫出血、子宫黏膜下肌瘤等。

(四)乳腺腔镜

适于乳腺肿瘤疾病，如乳腺纤维腺瘤、乳头状肿瘤、副乳腺、男性乳腺发育、乳腺恶性肿瘤等。

(五)神经内镜

适于神经系统疾病，如脑积水、颅内蛛网膜囊肿、脑内血肿和脑室出血、颅内寄生虫病、颅底肿瘤和炎性病变、脑脊液鼻漏、脑肿瘤和脑室肿瘤、脊柱脊髓疾病、微血管减压、肿瘤活检等。

四、整合护理

(一)术前护理

(1)术前整体评估：①评估患者一般健康状况、生命体征、皮肤完整性、饮食、排便、睡眠、饮酒吸烟史等基本信息。②既往有无基础疾病、外伤手术、过敏史等。③患者的症状体征，是否服用抗凝药、降压药、降糖药、激素类药物等。④疾病评估：了解血凝、电解质、肝肾功能等阳性检查结果，了解肿瘤部位、大小以及与周围血管、重要器官组织的关系等。⑤专科评估：依据亚专科疾病特点，给予针对性的专科护理评估。如腹腔镜肾部分切除重点关注肾功能储备，给予肾功能维护的整合护理。⑥营养状况评估：采用营养风险筛查NRS2002进行营养风险筛查，NRS2002评分大于等于3分者，进一步进行营养评估，根据评估结果制定营养计划。⑦血栓风险评估：采用Caprini评估工具进行血栓风险评估，是否存在出血高危因素，根据评定结果采取基础、机械或药物预防措施。⑧心理社会评估：评估患者及家属对疾病的认知程度，对腔镜/机器人手术、术后并发症、术后治疗和康复等相关知识的了解及接受程度，家庭是否能给予有效支持，有无思想及经济负担，随诊有无困难等。

（2）术前准备：①帮助患者正确面对手术，可采用口头、手册、图片、视频、网络等多种方法向患者介绍疾病相关知识、腔镜/机器人手术方法以及术后应对策略等，促进患者积极配合治疗和护理，缓解患者的紧张、焦虑及恐惧心理。②对症治疗：纠正贫血、低蛋白血症，控制哮喘，控制血压、血糖等。③营养支持：对营养良好及轻度营养不良者进行营养教育，指导进食易消化、高蛋白、高热量、高维生素饮食。对中重度营养不良，给予营养支持治疗1~2周。需禁饮食者，告知禁饮食的目的及重要性，同时给予静脉营养治疗，提高患者对手术的耐受性。④心肺功能训练：鼓励患者尽早戒烟，进行呼吸功能锻炼，如腹式呼吸、缩唇呼吸、借助呼吸锻炼器、全身呼吸操、有效咳嗽咳痰等。⑤术后适应性训练：包括体位训练，如胸腔镜术中采取患侧上肢上抬侧卧位，腹腔镜乙状结肠切除术采取头低足高及右侧倾斜的仰卧位或截石位；床上大小便训练等。⑥肠道准备：根据手术部位给予胃肠道准备，消化道手术术前1d进流质食物，手术当日禁食6~8h，禁水2~4h。如有结肠切除，术前1~3d进行肠道准备（清洁灌肠或口服泻药）。必要时留置胃管和（或）营养管等。⑦皮肤准备：术前一日清洁手术区域皮肤，拟行经脐腹腔镜手术者做好脐部清洁。⑧根据手术部位、手术类型，术前预防性应用抗菌药物。如胃癌手术切口为Ⅱ类切口，应在皮肤、黏膜切开前0.5~1h内或麻醉开始时静脉输入抗生素，以保证手术部位暴露时局部组织的抗菌药物浓度。如手术超过3h或超过所用药物半衰期的2倍以上，或成人出血量超过1500ml，术中应追加1次。

（二）术中护理

（1）环境布局：根据手术方式，合理安排腔镜设备/机器人手术系统与手术床、麻醉机、其他仪器设备的布局，从操作便利性、视野合理性、移动方便性、抢救最佳性等多维度，满足临床医生、麻醉医生、护理人员的需求。

（2）手术室护士术前仔细检查腔镜、达·芬奇机器人等设备以及特殊器械、用物是否齐全并处于备用状态。

（3）严格执行安全核查制度。患者进入手术室后，巡回护士、麻醉师、手术医生联合核对患者身份信息，确保无误。

（4）正确摆放体位，合理选择体位架、体位垫，根据手术需要适度调整手术床角度，如患侧上肢上抬侧卧位、折刀位；妥善固定，避免身体与器械零部件接触，避免操作过程中仪器设备误伤患者。

（5）根据手术情况及时调整患者体位或调整手术床角度，避免体位并发症的发生，如神经功能损伤、压力性损伤、坠床等。

（6）依次正确连接设备，进行无菌屏障铺置，严格监管，避免其他人员的污染。

（7）严格执行手术物品清点原则。巡回护士与器械护士密切关注腔镜/机器人相关器械的关节、零件，避免物品滞留体腔内；及时清理器械尖端焦痂，确保做功的有效性。

（8）巡回护士与器械护士熟练掌握腔镜/机器人相关设备、器械的功能，能够根据手术需要正确选择模式。

（9）术中全程监测患者各项生命指标的变化，护理人员各项操作要坚持无菌操作原则及手术隔离原则，根据需要及时准确提供手术器械和物品，确保手术顺利进行。

（10）术中关注腔镜设备或机器人手术系统工作状态，如有异常，及时提示医生暂停手术，并进一步排查、妥善处置。

（11）术中意外出血是影响腔镜/机器人手术操作并导致中转手术的主要原因。术中密切观察手术野，并严密监测患者生命体征，如出血量大时，应配合医生止血同时做好中转手术的准备。

（12）腔镜/机器人手术中如使用CO_2，应预防并及时处理CO_2气腹相关并发症。

（三）术后护理

1.病情观察

①了解患者手术方式、麻醉方式、病变组织切除情况、术中情况；②密切监测生命体征及疼痛情况，及时发现病情变化；③观察切口渗血、渗液、感染征象等，必要时使用胸带、腹带进行伤口保护；④了解引流管放置位置、目的，观察引流液量、性状、颜色以及通畅程度等，每天评估管道必要性，早期拔除；⑤有效评估并预防出血、肺部感染、泌尿系统感染等，腹腔镜、乳腺腔镜术后还应观察有无CO_2气腹相关并发症，如高碳酸血症、皮下气肿等。

2.术后体位

依据手术部位、麻醉方式给予患者安全舒适治疗体位。麻醉清醒，生命体征平稳后给予半卧位，减轻切口张力，利于呼吸和引流。

3. 疼痛护理

①术后镇痛以预防性、多模式镇痛为原则，以NSAIDs药物或选择性COX-2抑制剂为基础，联合阿片类药物，辅以周围神经阻滞、硬膜外镇痛等措施。②尊重患者主诉，采用视觉模拟评分、面部表情评分法，评估患者疼痛程度、疼痛部位等。③积极处理引起疼痛的因素，如导管牵拉、体位受限等。④指导患者应用非药物镇痛措施，如转移注意力、咳嗽时按压伤口等。⑤遵医嘱正确合理应用镇痛药物，及时评价镇痛效果，以及药物不良反应如恶心、头晕、呼吸抑制等。⑥腹腔镜、乳腺腔镜术后出现肩背痛，是CO_2排出不完全刺激膈神经导致，术后24h左右最严重。术后延长吸氧时间，促进CO_2排出；指导患者调整体位，减轻CO_2对膈神经的刺激，缓解疼痛。

4. 气道管理

①根据手术及患者情况给予氧气吸入，观察患者意识状态、心率、呼吸、发绀改善程度等，必要时行动脉血气分析，及时调整氧疗方案。②保持呼吸道通畅，根据情况给予雾化吸入，协助患者通过胸背叩击、有效咳嗽咳痰、机械排痰等方法，及时清除呼吸道分泌物。③指导患者早期呼吸功能锻炼，如腹式呼吸、缩唇呼吸、借助呼吸锻炼器、全身呼吸操等，清醒后每小时至少1次。

5. 营养支持

根据手术类型和患者耐受性，鼓励患者尽早恢复经口进食，由流食逐步过渡到半流食、普食，以促进肠道功能恢复。进食后观察有无恶心、呕吐等胃肠道症状。对于不能早期进行口服营养支持的患者，给予肠内营养，如果肠内营养未能达到60%目标能量及蛋白质需要量超过7d时，启动肠外营养支持治疗。

6. 术后活动

①推荐术后早期开始活动。②根据患者耐受性制定每日活动目标，循序渐进增加活动量，必要时提供相应的辅助工具。③全麻清醒后开始床上活动，如握拳、屈肘、屈腿、踝泵运动等。④术后24~48h内下床活动，自床边坐立、原地踏步逐步过渡到室内行走。⑤活动期间注意患者安全管理，随时评估患者有无心慌、腿软等不适，如有不适及时停止并调整活动目标。

7. 预防性抗血栓治疗

动态评估血栓及出血风险，根据评定结果采取预防措施。①所有患者均给予基本预防，如病情允许下多饮水，正确进行踝泵运动，避免膝下垫枕，早期下床活动，控制血糖等。②无出血风险，血栓低危者：给予机械预防，如间歇加压充气装置、梯度压力袜等。③出血低危、血栓中高危者：给予药物预防联合机械预防。④出血高危、血栓中高危者：先采用机械预防，待大出血风险降低或消失后，再加用药物预防。⑤定时评估患者双下肢情况，发现肿胀、疼痛、皮肤温度、色泽变化、感觉异常等，及时通知医生并处理。

（四）并发症的预防及护理

1.术后出血

术后出血是肿瘤患者腔镜/机器人手术后常见的并发症之一。高龄、高血压、服用抗凝药物、异位血管或肿瘤滋养血管，以及术中血管压力突然变化、血管壁损伤等是术后出血的主要原因。

（1）预防：①术前全面、系统的评估患者是否合并出血的危险因素，包括是否服用抗凝药物等。②应用抗凝药物患者合理处理。术前服用阿司匹林或氯吡格雷者，择期手术建议停药至少5d；术前口服华法林的患者，需要停用或应用对抗华法林抗凝治疗，同时使用肝素或低分子肝素皮下注射桥接治疗。

（2）护理：①术中严密监测患者生命体征，如出血量大时，积极配合医生抢救，做好中转手术的准备。②术后严密监测患者生命体征，手术切口渗血情况，引流液及尿液的颜色、性状和量。如胸腔引流血性液体持续超过100ml/h，提示有活动性出血。少量出血时，及时更换切口敷料、加压包扎、应用止血药物。③如出现面色苍白、冷汗、脉搏细弱、血压下降、引流管引流出大量血性液体等情况，立即通知医师，加快输液速度，静脉输血，配合医生抢救，做好二次手术探查止血的准备。

2.CO_2气腹相关并发症

腹腔镜、乳腺腔镜术中采用CO_2充气方式建立腔内操作空间，由于CO_2在体内弥散能力强，加之气腹压力升高，可能导致高碳酸血症、皮下气肿、心肺功能紊乱、深静脉血栓、肩背部疼痛等。

（1）预防：①术前严格检查穿刺器套管固定情况，避免CO_2泄露。②术中根据需求严格控制CO_2压力及流量，避免压力过高或流量过大产生"烟囱"效应。③因低体温状态下CO_2在组织中的溶解度增加，术中注意保暖，避免体内残余CO_2增多，条件允许可采用有气体加温功能的气腹机。④密切配合手术，缩短手术时长，根据手术情况及时开启和关闭CO_2气腹，缩短气腹持续时间。⑤术毕先撤去CO_2气腹，打开套管阀门，待CO_2排净后再拔出套管。⑥术毕缝合切口前，在腹壁轻轻加压促使体内和皮下CO_2气体排出，减少体内残留。⑦术后低流量吸氧，保证机体供氧，生命体征平稳后取半卧位，指导患者早期进行呼吸训练、早期活动，促进CO_2排泄。

（2）护理：①术中严密监测患者生命体征、身体状态，必要时行动脉血气分析，及时发现皮下气肿、高碳酸血症等症状。②皮下气肿轻者，套管周围皮肤肿胀，按压时有捻发感，可自行吸收。③皮下气肿重者，皮肤肿胀明显，可沿胸腹壁上下蔓延至颈部、头面部、会阴及下肢等，可导致高碳酸血症、酸中毒，甚至出现心肺功能障碍。应降低或停止CO_2气腹压力，配合医生做好各项抢救准备，做好穿刺排气及开腹手术的准备。④若发生高碳酸血症，应调整患者体位头胸部抬高20°，采取过度换气促进CO_2排出；根据手术情况降低或停止CO_2气腹压力；配合医生做好各项抢救准备。

第七章

加速康复外科护理

一、概述

加速康复外科（enhanced recovery after surgery，ERAS）是指在围术期采用一系列有循证依据的医疗及护理措施，减少患者术后心理及生理方面的应激反应及术后并发症，提高患者舒适度及满意度，缩短住院时间，降低住院费用。该理念起源于20世纪90年代。美国Engelman医生在1994年发表的文献中首次提出"快速通道手术（fast track surgery）"，1999年，丹麦哥本哈根大学Kehlet教授提出"术后加速康复（accelerated postoperative surgical recovery）"的概念。2001年正式更名为加速康复外科（ERAS）。

中国ERAS的临床研究已有15年历史。黎介寿院士率先将ERAS概念引入国内，并在国内做了引领性研究。2007年国内的出版物开始有ERAS临床应用的介绍及报道；2015年初，中国第一部麻醉相关的ERAS专家共识发布；同年成立ERAS协作组，发布了《结直肠手术应用加速康复外科中国专家共识（2015版）》；并在南京召开第一届ERAS全国大会；2016年2月，中华医学会发表《中国髋、膝关节置换术加速康复——围手术期管理策略专家共识》；同年6月，由普通外科、麻醉科、胸心外科和神经外科共同完成的《中国加速康复外科围手术期管理专家共识（2016）》发表。

二、技术内容

随着ERAS理念的建立和推广，外科、麻醉、药学、护理、营养等多学科整合诊治及MDT to HIM的协作力度逐渐加大，围术期临床路径得以优化，护理工作贯穿于术前、术中、术后，甚至入院前、出院后的诊疗全过程，通过集束化护理措施的有效实施和优化，可以缓解患者围术期各种应激反应，达到减少术后并发症、缩短住院时间及促进康复的目的。其技术内容主要包括：

（1）术前宣教：向患者及家属提供诊疗及疾病相关知识介绍和宣教，使他们充分了解自己在诊疗中的角色和作用，缓解焦虑、恐惧等情绪，从而更好地配合治疗。

（2）术前访视：评估患者生命体征、营养状态、心肺功能、基础疾病、精神状态、自理能力等以制定相应护理预案。

（3）预康复：拟行择期术者，给予术前集束化干预措施以改善生理及心理状态，提高对手术的应激能力，如纠正贫血、预防性镇痛、术前锻炼、炎症控制及心理干预等。

（4）术前营养支持：经营养筛查和评估，术前给予营养干预可增强手术耐受性，减少术后并发症。

（5）预防性抗血栓治疗：恶性肿瘤、化疗、复杂手术（手术时间大于等于3h）和长时间卧床患者是静脉血栓栓塞症（VTE）的高危人群。预防措施应贯穿整个围术期。护理预防包含风险评估、分级预防、教育指导。术中深静脉血栓预防主要包括利用间歇性充气加压装置、足底静脉泵和梯度压力弹力袜等进行机械性预防。对出血风险低的成年手术患者，机械性预防最好在手术开始时使用。

（6）术前禁食禁饮：缩短术前禁食时间，有利于减少患者术前饥饿、口渴、烦躁、紧张等不良反应，降低分解代谢，预防术后胰岛素抵抗，缩短术后住院时间。

（7）术前肠道准备：术前机械性肠道准备（MBP）是应激因素，特别是老年患者，可致脱水及电解质失衡。术前不予MBP对吻合口漏及感染的发生率影响不大，因此，不建议术前进行常规机械性肠道准备。

（8）适时适量预防性应用抗生素：降低择期术后感染的发生率。

（9）炎症管理：创伤、术中缺血、再灌注损伤、麻醉管理不当相关的器官缺血缺氧、循环不稳定，可致全身氧供需失衡及外科感染相关炎性反应加重。围术期炎性反应过重会影响术后转归和长期生存。

（10）术中体温管理：复杂手术中避免低体温可降低外科感染、心脏并发症的发生率，减少出血和异体血输血需求，改善免疫功能，缩短全身麻醉后苏醒时间。

（11）围术期血糖控制：非心脏手术病人术后应激性高糖血症发生率为20%~40%，心脏术后高达80%，与围手术期死亡率、急性肾功能衰竭、急性脑卒中、术后切口感染及住院时间延长等密切相关。

（12）管路管理：在病情特定情况下选择留置管路，择期腹部手术不推荐常规留置鼻胃管减压。术后及时评估各种管路并及早拔除。

（13）液体治疗：围术期液体管理应避免因低血容量导致组织灌注不足和器官功能损害，也应注意容量负荷过重所致组织水肿。大型、特大型手术及危重患者提倡以目标为导向的液体治疗理念，根据不同的治疗目的、疾病状态及阶段制订并实施个体化液体治疗方案。

（14）疼痛管理：推荐采用多模式镇痛方案，有效控制疼痛（视觉模拟评分小于3分），利于术后早期下床活动，促进肠功能及全身各器官功能康复，降低镇痛相关不良反应发生率。

（15）恶心呕吐（PONV）的防治：女性、低龄（年龄小于50岁）、晕动病或术后恶心呕吐病史、非吸烟者、手术方式（腹腔镜手术、减重手术、胆囊切除术）、吸入麻醉、麻醉时间大于1h以及术后给予阿片类药物等是PONV的风险因素。对存在PONV风险因素患者提倡使用两种及以上止吐药联合预防。

（16）术后饮食：择期手术术后早期恢复经口饮水、进食可促进肠道功能恢复，有助于维护肠黏膜屏障，防止菌群失调和易位，降低术后感染发生率，缩短术后住院时间。

（17）血液管理：包括纠正贫血、优化止血以及尽量减少失血，可减少异体血输注、降低病死率，缩短住院时间，减少医疗费用，促进患者康复。

（18）出院随访：良好的、有针对性的出院护理宣教、生活指导和随访，促进患者的全病程管理，提高患者生活质量，延长生存期。

三、适应证

普遍适用于围术期患者。

四、操作流程

ERAS围术期包括住院前、手术前、手术中、手术后、出院后的完整诊疗过程，核心是强调以患者为中心的整体整合护理，即MDT to HIM的理念。

（一）术前护理

（1）术前评估：①整体评估：一般健康状况、既往史、生命体征、皮肤完整性、饮食、排便、睡眠、社会支持等基本信息。②疾病评估：检查阳性结果及肿瘤发展状况。③专科评估：依据亚专科疾病特点，给予针对性的专科护理评估。如肝切除患者应评估肝功能的储备状况及黄疸情况，给予肝功能维护的整合护理。④心理评估：肿瘤患者术前常存在焦虑或抑郁，采用医院焦虑抑郁量表评估患者心理状况。⑤疼痛评估：评估疼痛的原因、诱因，以及疼痛的部位、性质和强度。⑥营养状况评估：采用营养风险筛查NRS 2002进行营养风险筛查，NRS2002评分大于等于3分需进一步进行营养评定，根据评定结果制定营养护理计划。

（2）术前准备：①术前戒烟酒：吸烟可造成组织氧合降低，增加伤口感染、血栓栓塞以及肺部感染等并发症的风险。饮酒可显著增加术后并发症发生率。推荐术前戒烟4周、戒酒至少2周。②术前预康复：拟行择期手术的患者，通过术前一系列干预措施改善机体生理及心理状态，以提高对手术应激的反应能力。内容包括：a.深呼吸训练：提高患者肺功能；b.术前锻炼：围术期体力活动减少是导致不良预后的独立危险因素，建议进行术前活动耐量评估，制定锻炼计划，提高功能储备。③术前肠道准备：不推荐对包括结直肠手术在内的腹部手术患者常规进行机械性肠道准备。机械性肠道准备仅适用于需要术中结肠镜检查或有严重便秘的患者。针对左半结肠及直肠手术，根据情况可选择性进行短程的肠道准备。④术前禁食禁饮管理：缩短术前禁食时间，有利于减少术前患者的饥饿、口渴、烦躁、紧张等不良反应，减少术后胰岛素抵抗，缓解分解代谢，缩短术后住院时间。推荐术前6h禁食，之前可进食淀粉类固体食物。术前2h禁饮，之前可口服总量不超过400mL清流质饮料，包括清水、糖水、无渣果汁、碳酸类饮料、清茶及不含奶的黑咖啡等，不包括含酒精类饮品。合并胃排空延迟、胃肠蠕动异常、糖尿病、急诊手术等患者除外。⑤围术期血糖控制：a.术前将糖化血红蛋白水平控制在7.0%以下；b.术中实施有效抗应激管理，监测并调控血糖浓度不超过8.33mmol/L；c.术后尽快恢复经口饮食，严密监测血糖水平。

（二）术中护理

（1）常规护理：准确查对患者信息；保暖并给予隐私保护；给予安全、适合的手术体位；严密监测生命体征；准确记录出入量；动、静脉管路的建立及管理；完善各种管路护理，包括胃管、引流管、尿管、氧气管及各种呼吸管道；规范实施手术隔离技术。

（2）感染控制：①预防性应用抗生素：切皮前30~60min输注完毕有助于降低择期腹部手术后感染的发生率。②皮肤准备：推荐葡萄糖酸氯己定乙醇皮肤消毒液作为皮肤消毒的首选；在清洁-污染及以上手术中，使用切口保护器可能有助于减少手术部位感染（surgical site infection，SSI），但其使用不应优先于其他预防SSI的干预措施。

（3）液体治疗及循环管理：液体治疗是围术期治疗的重要组成部分，影响手术患者的预后，既应避免因低血容量导致的组织灌注不足和器官功能损害，也应注意容量负荷过重所致的组织水肿。维持术中血压不低于基线血压的80%，老年患者及危重患者不低于基线血压的90%。

（4）术中体温管理：应常规监测患者体温直至术后，可借助加温床垫、加压空气加热（暖风机）或循环水服加温系统、输血输液加温装置等，维持患者核心体温不低于36℃。预防低体温：①一般手术间温度设定控制在24~26℃，并根据手术及时调节温度，预防机体散热导致低体温。②加强手术野以外部位的覆盖，避免不必要的暴露，每30min记录和监测体温一次。③老年人及小儿手术患者，发现体温下降，及时采取升温措施。必要时可采用充气式加温仪等加温设备，协助患者保温；高危患者（婴儿、新生儿、严重创伤、大面积烧伤患者等）除采取上述保温措施外，还需要额外预防措施防止计划外低体温，如在手术开始前适当调高室温，设定个性化的室温。④用于静脉输注及体腔冲洗的液体宜给予加温至37℃；输注新鲜全血和成分血前采用电子输血加温仪加温但不超过37℃。⑤手术结束，及时撤去潮湿敷料，擦干皮肤，盖好被子，减少散热。⑥转运途中盖被保暖，冬季适当增加盖被。

（5）压力性损伤预防及护理：体位安置应充分暴露手术部位，保证手术患者呼吸和循环通畅，使病人感到舒适和安全。压力性损伤与年龄、体质指数、糖尿病、高血压、手术时长、体位、出血量等有关。术前加强访视患者，正确评估压力性损伤风险等级，术中避免皮肤受压并进行保护，可有效预防术中获得性压力性损伤的发生。

（6）预防性抗血栓治疗：手术患者可在术中使用间歇性充气加压装置；及时补充血容量、纠正脱水、改善血液的黏滞性；注意术中患肢保暖，防止冷刺激引起静脉痉挛、血液瘀积；密切观察患肢颜色、皮温、肿胀、疼痛、足背动脉搏动等。

（三）术后护理

（1）病情观察：术后24h内掌握患者麻醉、手术方式，了解手术中情况；根据麻醉方式给予患者安全舒适治疗体位；密切监测生命体征；观察切口渗血、渗液及伤口引流情况，必要时使用胸带、腹带进行伤口保护；完成基础护理、引流管护理；伤口护理、输液护理、皮肤护理、专科护理等项目，有效观察并预防出血、肺部感染、水电解质紊乱、腹胀/腹泻、胃肠道功能不全、营养不良等。

（2）术后体位：依据手术部位、大小及麻醉方式给予平卧位，待生命体征平稳后给予相应的手术体位等，以保持腹肌松弛，减轻切口张力，减轻疼痛并利于呼吸和引流。

（3）疼痛护理：以预防性镇痛为原则，可联合使用多模式镇痛和个体化镇痛：①临床实施是以NSAIDs药物或选择性COX-2抑制剂作为基础用药方案，同时根据患者具体情况还可口服、注射、外用相关药物，此外还可辅以周围神经阻滞、局部麻醉药物浸润镇痛、关节腔内镇痛、硬膜外镇痛等措施。②除了药物治疗外，护理人员可以配合医生用物理治疗的方法，如冷疗，作为多模式镇痛的组成部分。③术后镇痛避免采用强阿片类药物，护士应协助医生对患者进行定时疼痛评估。当VAS疼痛评分超过4分时应加用不同作用机制的药物行多模式镇痛，当疼痛评分超过6分时需联合阿片类药物行个体化镇痛。护理人员应及时准确观察用药效果。

（4）睡眠管理：术后发生失眠的常见原因包括：①机体因素：术后伤口疼痛或体位不舒适、麻醉术后不良反应等；②环境因素：如室内的温湿度、噪音、光线等；

③心理因素：如担心预后、病理结果、手术效果等。要充分评估，并积极采取措施，如改善病房的灯光亮度、使用屏风或隔帘保证床边环境的安静；适当调节医疗仪器声音，护理操作动作轻柔、减少不必要的语言交流等。

（5）鼓励早期活动：可为患者制定每日活动目标，并督促执行。及早床上活动，包括踝泵锻炼、直腿抬高锻炼、肢体关节的屈伸活动等。若患者生命体征平稳、神志清楚、无恶心头晕、体温低于38.5℃、伤口及引流管无活动性出血等，应鼓励早期下床活动。

（6）尿管管理：术后不推荐常规留置尿管。若因手术时间长、术中出血量多、术后尿潴留而留置的尿管应尽早拔除。经尿道导管应在术后1~2天内移除。

（7）营养支持治疗：鼓励术后尽早恢复经口进食。择期腹部手术后早期恢复经口进食、饮水可促进肠道功能恢复，有助于维护肠黏膜屏障，防止菌群失调和移位，从而降低术后感染发生率及缩短术后住院时间。因此，术后患者应根据耐受性尽早恢复正常饮食，当经口摄入少于正常量的60%时，应添加口服营养补充，出院后可继续口服营养补充。

（8）液体管理：术后当天补液量控制在不超过30ml/kg，避免过量补液。对大部分患者，可在术后第2天停止静脉补液，此时患者能够耐受经口进食。同时减少静脉补液量也可使患者减少管路的束缚，在护理人员的指导下进行有效的康复锻炼。

（9）预防术后恶心呕吐：术后恶心呕吐的相关因素包括：女性、不吸烟、晕动症病史、高度紧张焦虑、使用阿片类药物、手术时间长等，因此要注意患者的主诉，观察药物的相关不良反应，缓解紧张、焦虑情绪，必要时使用甲氧氯普胺等药物治疗。

（10）气道管理：密切观察患者血氧变化，保持呼吸道通畅。应为患者制定呼吸锻炼计划，鼓励患者深呼吸，清醒后每小时至少5次。指导有效咳嗽，协助患者在病情允许情况下尽早改变体位，可通过胸背叩击等方法，帮助患者及时清除呼吸道分泌物。

（11）预防血栓：应尽早指导患者在麻醉清醒、肢体恢复活动感觉后进行自主踝泵运动，也可配合使用机械性预防措施，如间歇充气压力泵、足底压力泵、弹力袜等。此外，在充分评估出血风险的基础上，配合医生准确完成术后抗血栓药物治疗指导，如低分子肝素皮下注射、口服抗凝药物等。鼓励患者尽早下床活动。

（12）延续性护理：医护人员要通过电话、信息平台等方式对患者进行随访。出院后24~48h内应常规进行电话随访及指导，术后7~10d应至门诊回访；ERAS临床随访至少应持续到术后30d，包括饮食指导、专科指导、康复指导、复查指导、营养评估与指导、疼痛评估与指导、心理评估与健康生活方式指导等。

五、局限性及展望

由于手术病人住院时间缩短，术前准备多在院外进行，缺乏护理人员的专业管理，如戒烟戒酒、营养状况、预康复等措施准备不充分；出院后患者不能及时发现术后并发症的早期征象，影响病人的及时诊治及康复质量。未来，还应与多学科团队加强协作，在门诊建立以护士为主导的预康复整合门诊，并借助互联网医院平台为患者提供及时的健康宣教及全病程管理。

第八章

癌性伤口护理

　　癌性伤口也称恶性肿瘤伤口（malignant fungating wounds，MFW），是恶性肿瘤通过肿瘤细胞皮下转移侵犯上皮组织并破坏其完整性，或浸润皮肤、血液和淋巴导致皮肤溃疡性损伤、产生蕈状物，若肿瘤细胞转移和浸润持续发展会引起组织坏死。癌性伤口分为溃疡型伤口和蕈状生长型伤口。当肿瘤浸润上皮细胞及周围淋巴、血管、组织时，出现组织坏死、缺损、溃疡，即为溃疡型伤口。若肿瘤呈增长性生长，突出皮表，形成蕈状物，即为蕈状生长型伤口。癌性伤口发生率的确切统计数据尚不清楚，现患率为10%~14%，肿瘤转移患者的伤口发生率为5%~10%，且常发生于其生命的最后6~12个月内。

　　癌性伤口多源于转移瘤，不同性别患者癌性伤口原发肿瘤存在差异。女性患者癌性伤口最常见的原发肿瘤为乳腺癌（70.7%）和黑色素瘤（12%），而男性最常见的原发肿瘤为黑色素瘤（32.3%）、肺癌（11.8%）和结直肠癌（11%）。尽管乳腺癌、肺癌、胃肠道肿瘤以及黑色素瘤是导致癌性伤口发生的重要肿瘤类型，但应明确癌性伤口可继发于任何类型的恶性肿瘤。癌性伤口可发生于身体任何部位，如头面部、颈部、胸腹部、会阴部、腹股沟及四肢等，可发生于小儿、青少年、成年人。癌性伤口具有侵蚀性，使皮肤功能受损，导致局部创面易出血、渗液、有恶臭等特性，患者亦有疼痛的问题。

　　癌性伤口是一种难愈性伤口，该伤口的治疗相当困难甚至无愈合希望，此类伤口的出现常象征肿瘤患者病情恶化，给医护人员的工作带来极大挑战。癌性伤口的出现不仅大大降低了癌症患者的生活质量，而且严重影响了患者的心理健康。如何护理好癌性伤口，促进患者舒适，值得专业人员高度关注。

一、病因与病理生理

　　癌性伤口常见病因有：①来源于未经治疗的原发皮肤癌，如基底细胞癌、鳞状细胞癌；②原发肿瘤向上侵入及穿透皮肤，如乳腺肿瘤；③肿瘤侵犯皮肤血管或淋巴管，恶性细胞阻塞皮肤毛细血管；④术中肿瘤细胞播散至皮肤真皮层；⑤慢性溃疡或瘢痕癌变。

癌性伤口的发生主要是因为局部皮肤受到原位癌或附近/远处转移的癌细胞损害所致。当皮下的癌细胞蔓延到表皮时，表皮会出现炎症反应，最初表现为红肿、发热、刺痛，触诊时常有结节感。随着病情进展，局部皮肤可能表现为"橘皮样"改变并与皮下组织粘连。当肿瘤进一步侵蚀，更多组织将被损伤，皮肤完整性被破坏并最终形成溃疡。出现转移的患者，癌细胞首先从原发灶脱落，然后经血液或淋巴液转运至远处器官，包括皮肤。皮肤的损伤最初表现为局部出现数个毫米至厘米大小的囊肿，囊肿质地可能坚硬，也可能有韧性。随着病情恶化，病变部位可出现色素沉着，皮肤颜色改变：粉色—红色—紫色—蓝色—黑色（甚至棕色）。早期囊肿部位不会有剧烈疼痛，容易误诊为脂肪瘤、毛囊炎或其他良性疾病。癌细胞继续浸润，局部皮肤会出现斑块、水疱以及红疹，当斑块、水疱以及红疹破溃后，会出现溃疡或凹洞，此时患者会感到剧烈疼痛。通常，癌性伤口初始不易愈合，其后逐渐产生坚硬的真皮或皮下硬块，并与其下的组织紧紧相连，病灶处最后会浸润侵蚀到淋巴及血管，以致产生界限明显的凹洞。随着肿瘤细胞不断分裂，结节变大，会影响皮肤的毛细血管和淋巴管；随着肿瘤不断生长，皮肤血供减少，出现皮肤水肿和坏死；最后肿瘤进一步侵犯深部结构，形成窦道和瘘管。当伤口经久不愈且日益严重时，应高度怀疑是否有伤口癌变，这时应转介医生给予局部伤口组织活检，通过病理检查明确诊断。

二、整合评估

伤口评估是伤口处理的开始，是一个动态过程，应贯穿整个治疗过程，要求准确、客观，符合病人状况，必要时可使用相应的评估工具：多伦多伤口症状评估系统（toronto symptom assessment system for wounds，TSAS-W）、舒尔茨恶性肿瘤蕈状伤口评估工具（schulz malignant fungating wound assessment tool）、伤口症状自评问卷（wound symptoms self assessment chart，WoSSAC）、TELER 系统、霍普金斯创伤评估工具（hopkins wound assessment tool）。完整全面的评估对建立以病人为中心的治疗方案非常必要。

（一）全身评估

（1）社会学情况：老年人细胞活性广泛降低，组织再生能力衰退而致伤口延迟愈合，愈合质量下降。因癌性伤口为难愈性伤口，且其伤口特征必须使用大量的敷料及增加换药频率，加上癌性的姑息性治疗和支持性治疗等增加经济负担。通过评估患者年龄和经济状况，可为患者制定癌性伤口的局部护理方案时提供参考。

（2）免疫状态：免疫应答在伤口愈合中起重要作用。肿瘤患者接受化疗或放疗后，由于药物作用，造成机体细胞分裂受阻，无法合成蛋白质，使白细胞数减少，阻碍巨噬细胞的功能，会延迟伤口愈合。

（3）疾病情况：糖尿病、贫血和自身免疫性疾病等都可影响癌性伤口愈合。如患有糖尿病的肿瘤患者伤口难以愈合的原因有动脉硬化导致血液循环受阻使组织坏死，周围神经病变导致足部感觉不灵敏或麻痹等。

（4）营养评估：营养是影响癌性伤口愈合的重要因素之一，伤口愈合过程中必要的营养素有蛋白质、足够的热量、维生素C、A、B_6、B_{12}、叶酸、锌及铁等。NRS2002基于较强的循证证据，被国际上多个营养学会推荐为住院病人营养风险筛查首选工具。营养评定工具有主观全面评定法（SGA）、微型营养评定（MNA）、营养不良通用筛查工具（MUST）等。

（5）疼痛评估：疼痛是一种主观感觉，是第五生命体征。全面的疼痛评估对确定恰当的治疗至关重要。患者主诉是评估疼痛的标准方法，若患者无法沟通可采用疼痛评估工具进行评估，如：疼痛数字评分量表（NRS）、视觉模拟评分量表（VAS）、修订版面部表情疼痛评估量表（FPS-R）等。

（二）局部评估

（1）部位：不同原发性肿瘤所对应癌性伤口好发部位不同，如口腔癌的好发部位在脸部，肺癌和乳腺癌的好发部位在头、颈或前胸，胃癌的好发部位在肚脐，因此需要准确评估癌性伤口的部位。

（2）大小与深度：某些癌性伤口包含许多小结节，测量时仅需对最大与最小者作范围描述，在测量过程中避免直接接触创面，以免引起出血，评估深度时需观察是否形成瘘管。

（3）基底情况：评估基底情况采用RYB方法，将伤口分为：红色、黄色、黑色或混合型。同时评估基底肉芽组织是否健康，是否有坏死组织，是否有黑痂。

（4）出血：了解容易引起伤口出血的原因，何种敷料在更换中易引起出血、何种伤口清洗方式易出血等，同时要了解出血量。

（5）渗液：渗液的评估包括渗液的量、性状及气味的评估。渗液量的评估方法主要有纱布评估法、Falanga评估法，以及伤口愈合学会世界联盟（WUWHS）制定了以"伤口潮湿程度"为描述目标的评价方法。渗液有清澈的、血性的、绿黄脓或褐色，高和低黏稠度，不同颜色及性状分别有不同原因。渗液的气味评估采用等级评分（0~5分），得分越低表示气味异常越严重。

（6）气味：伤口感染会产生臭味，金黄色葡萄球菌感染为粪臭味，铜绿假单胞菌感染为腥臭味。在伤口气味评估中，除了对气味本身的描述外，气味的程度也是评估重点。一般采用Grocott对癌性伤口气味分为6个等级的描述：0级，一入屋子/病房/诊室即闻到；1级，与患者一个手臂的距离即闻到；2级，与患者少于一个手臂的距离才闻到；3级，接近患者手臂可闻到；4级，只有患者自己可闻到；5级，没有味道。

（7）周围皮肤情况：评估伤口周围皮肤颜色、完整性，注意有无红斑、瘀斑、色素沉着、糜烂、浸渍、水肿等，伤口干燥或渗液过多都会导致伤口边缘的上皮化过程受阻。

（三）整合护理

早期癌性伤口行手术、放疗、化疗，免疫治疗和中药治疗等虽能促进愈合，但需建立多学科整合医学管理团队来优化患者的预后，无论癌性伤口能否治愈，症状管理都格外重要。2002年Naylor提到癌性伤口护理的目的并非是将癌性伤口治愈，而是减少肿瘤伤口愈合或恶化过程中的症状，维护患者的尊严及减轻患者的恐惧，尽最大可能提高患者生活质量。

（1）伤口清洗：伤口清洗对于控制癌性伤口的局部症状非常重要。因癌肿表皮易破损，触之易出血，故清洗时不能采用传统的擦洗伤口的方法，而选用生理盐水进行冲洗。首先移除敷料，用生理盐水淋湿辅助纱布，充分湿润后轻轻取出，避免强行撕除造成大出血。然后用生理盐水一边冲洗一边用棉球把松脱的坏死组织和渗出物清洗干净，动作要轻柔，腐肉粘附较紧密时不要强行清除。彻底的伤口清洗有利于去除坏死组织、减少细菌数量、减轻局部气味，且轻柔清洗可减轻疼痛和出血；清洗后吸干创面也可延长敷料使用时间。

（2）出血护理：①出血的预防：出血是癌性伤口常见的问题，主要由于恶性肿瘤细胞侵蚀毛细血管或主要血管，或因化疗及肿瘤本身造成血小板计数或功能降低所致。预防或减少出血的措施包含以下几个方面：a.清洗伤口时动作需轻柔，尽量选用冲洗的方法；b.更换敷料时动作要轻柔，速度适中，若敷料与伤口粘连，可用生理盐水浸泡敷料，再小心移除，不可用力强行撕除敷料；c.选用不粘黏伤口基底的敷料，如优拓银；d.易出血的癌性伤口尽量减少更换敷料的次数；e.指导患者穿宽松的棉质衣服，尽量减少摩擦脆弱区域的组织。②出血的处理：一旦出现伤口出血，少量出血可以采用压迫止血和局部止血措施，可用止血海绵、云南白药粉等材料，也可选用控制出血的藻酸盐等敷料，小的出血点可用硝酸银棒直接行局部灼烧。大量出血时先用纱布压迫止血10~15分钟，再在出血点上使用0.1%肾上腺素或其他局部止血药物，同时通知医师做相应的处理。

（3）渗液的护理：癌性伤口通常会产生大量渗液，渗液的适当处理既能减轻伤口臭味，又能保护伤口周围的皮肤免受渗液刺激的损伤、阻止渗液浸湿床单和衣服，同时可增加患者的舒适度及增强自信心。渗液量少时，可选用皮肤保护粉、超薄型泡沫敷料等，渗液量多可用吸收渗液较强的敷料，如泡沫敷料、藻酸盐敷料或亲水性纤维敷料。对创面比较局限，渗液量极大时可用伤口引流袋或造口袋来收集，可以减少更换敷料次数，减少费用，又能准确记录渗液量。根据伤口渗液的控制情况、伤口的创面情况来决定更换内层和外层敷料的频率。

（4）气味的护理：癌性伤口气味的产生主要由于局部微生物过度繁殖、坏死组织分解等原因所致。清除坏死组织、控制感染是去除癌性伤口气味的基础步骤，癌性伤口气味控制方法包括：口服甲硝唑、局部甲硝唑湿敷以及使用新型敷料（包括蜂蜜敷料、银离子敷料、活性炭敷料等）或局部使用防腐剂。其中藻酸盐敷料、美盐敷料以及活性炭敷料和亲水性纤维敷料较常用。总之，需要根据气味产生的原因，进行效果、价格等多重比较后选择最佳管理措施。

（5）疼痛的护理：癌性伤口患者的疼痛可能是由于肿瘤压迫、肿瘤损伤神经、水肿或更换敷料引起。因敷料更换所导致的伤口相关性疼痛，可在更换敷料前遵医嘱给予速效阿片类药物，使用止痛药物应遵循世界卫生组织（WHO）发布的控制癌性疼痛的指南。更换敷料时，应操作轻柔，分散病人注意力，选择非黏性敷料有助于维持伤口的环境湿润并在移除时不损伤组织及减少疼痛，保护伤口周围皮肤的产品可减轻周围组织炎症所引起的疼痛。

（6）周围皮肤保护：①瘙痒的处理：癌性伤口患者出现瘙痒可归因于皮肤牵拉刺激神经末梢。经皮神经电刺激治疗通过适当强度频率的电流，连续、轻柔的刺激神经、肌肉和细胞，刺激身体释放内啡肽，阻断、舒缓瘙痒的讯息。使用保持皮肤水分的敷料，如水凝胶也可缓解瘙痒。②浸渍的护理：浸渍是指皮肤长时间浸润在潮湿环境中发生的改变，皮肤会变白或灰白、变软和起皱。癌性伤口渗液过多时环境湿度随之增加，皮肤过度水化，导致伤口周围皮肤出现浸渍。为了管理皮肤的浸渍，应该定期评估伤口的渗液量和周围皮肤的湿度水平，避免渗液与周围皮肤接触，根据伤口渗液程度，选择大小合适、吸收性能合适、密封性良好的敷料。

（7）营养支持：癌性伤口每日的大量渗液可导致机体蛋白质、液体丢失过多，因此患者有较高的代谢需求。患者营养治疗护理方案也应由有营养师参与的多学科团队共同制订，且需充分考量患者的年龄、合并症、体质量、活动量、生化指标、伤口大小、渗出量、进食的独立性、胃肠道反应等影响摄入量的因素。优化营养摄入量，以满足不同患者的个性化需求和营养目标。肿瘤伤口患者推荐的摄入热量为25~35kcal/（kg·d），蛋白质摄入量为1.5~2.5g/（kg·d），液体摄入为1500~2000mL/d。

（8）心理社会支持：癌性伤口患者心理状况的改变主要体现在自我形象的紊乱和情绪的异常。应针对患者的身心状况，采取相应的干预措施，通过提供相应的信息支持，纠正患者的不合理认知或歪曲的想法，帮助其建立有效的情感和社会支持系统，鼓励其积极应对，尽可能做好患者的身心照顾。同时在为癌性伤口进行护理时，要考虑患者的美学需求，选用的外层敷料尽量能使患者舒适和美观，一定程度上维护了患者的自尊，有助于缓解其负性情绪。

(四) 健康教育

（1）换药时间指导：根据癌性伤口的情况，指导具体换药时间。过于频繁地换药，对伤口创面造成反复牵拉、撕裂，降低了局部组织的免疫及再生能力，打乱了局部微循环灌注及促生长因子的聚集，同时频繁的伤口换药会使患者有反复疼痛刺激，内分泌系统激素水平改变，导致伤口肌肉紧张，微循环紊乱，使组织修复所需的氧气及营养物质减少，从而影响伤口愈合。换药间隔时间要依据伤口情况和分泌物多少而定。渗液量较大的伤口，每日换药一次或多次，保持表面敷料清洁干燥；渗液量不多，肉芽组织生长较好的伤口，可每2~3天换药一次。根据患者伤口的具体情况，告知患者下次换药的时间，如遇敷料脱落、渗液过多应及时来院就诊，不得自行处理。

（2）饮食指导：癌性伤口的愈合是一个能量消耗过程，患者营养状况将直接影响伤口愈合。指导患者在癌性伤口愈合前避免进食辛辣食物，多吃富含维生素C、维生素E的食物；对营养不良者，应给予高热量、高蛋白、高维生素和易消化的食物为主，如奶类、蛋类、肉类、新鲜蔬菜和水果，以增加抵抗力和组织修复能力；对于糖尿病患者，指导糖尿病饮食，说明控制血糖与伤口愈合的重要性。

（3）生活指导：指导患者禁烟、禁酒，纠正不良的生活习惯。香烟中尼古丁作用于小动脉血管壁平滑肌会减慢血流，吸入的一氧化碳可破坏血红蛋白结构，降低血液携氧能力，影响组织氧供给。酒精会影响机体代谢，阻碍机体营养吸收，从而影响伤口愈合。

（4）运动指导：针对患者伤口部位进行具体指导，如癌性伤口合并局部感染的患者，在炎症早期，指导患者局部制动，抬高患肢，以减轻水肿和疼痛，并使炎症局限。后期可指导患者做患肢各关节功能锻炼，并通过按摩等方法加速血液循环，以防止和消除组织粘连，关节僵硬。

（5）心理教育：建立良好的心理支持系统，提高心理应急水平，了解患者的心理状态，鼓励和安慰患者，减轻其紧张恐惧心理，创造开放式的谈话环境，耐心地倾听患者诉说。对于癌性伤口患者，不论年龄、性别、职业，都有不同程度的紧张与恐惧心理，他们会变得情感脆弱，若患者的需要能及早被尊重和认识，并尽快给予满足，就可以帮助患者提高疼痛阈值，减轻疼痛。因此，要耐心倾听，从心理上给患者以支持、关怀和同情，通过启发、劝导和鼓励，增强其自信心，解除患者的紧张、恐惧情绪。同时向患者指出，心理紧张可降低人体的抗感染能力，也可影响人体的免疫系统功能，从而导致伤口延迟愈合；良好的心理状态可以调动自身潜能，有助于伤口愈合。向家属做好解释工作，保持其稳定情绪。对于未成年儿童，允许家属陪伴，便于更好地配合换药工作的进行。

（6）居家照护指导：癌性伤口病程长、出血风险大，但医疗资源有限，大部分癌性伤口患者居家照护的任务主要由其配偶、子女、父母等非专业照顾者承担。因此在接诊患者过程中应加强对居家照护的健康宣教，将换药流程和注意事项以文字或图片的形式交代给患者家属，并利用延续性护理平台指导照顾者将伤口换药前后的照片、伤口敷料、渗液量、敷料类型及更换时间等信息及时反馈，根据反馈的信息评估伤口情况并给予照护指导，满足患者及照顾者在知识信息、健康指导、心理支持等方面的需求，提高照护质量。对处于生命末期且有大出血风险的患者，应预先告知患者及家属，嘱其准备好止血敷料或加压敷料，遇到自发性大出血情况立即按压止血，并及时送医院急诊救治。

第九章

肠造口护理

一、概述

肠造口是指出于治疗目的，将一段肠管拉出腹壁外所做的人工回/结肠开口，粪便由此排出体外。留置造口是结直肠癌的重要辅助治疗手段，目的是肠道减压、疏通肠道、便于排泄。目前我国造口患者总人数已经超过100万人，每年新增约有10万人，未来造口患者人数仍呈不断增加的趋势。因肠造口手术改变患者大便的正常排出途径，严重影响其生活质量。良好的肠造口护理技术对患者重新树立信心，正确积极地应对造口后的生活，提高生活质量有重要作用。

肠造口护理技术包括肠造口定位、造口袋更换技术、肠造口周围皮肤评估技术、常见造口周围皮肤并发症的护理技术。肠造口护理技术旨在指导患者及家属学习造口护理相关知识，掌握评估造口周围皮肤情况和造口袋的更换方法，能理解和懂得选择合适的造口用品，及时预防、发现并处理造口周围皮肤并发症，帮助患者达到自我护理造口的目的，最终回归正常生活。

二、原理或机制

（1）根据患者手术类型、病情、生理、心理、社会、腹部条件等选择最合适的位置为肠造口定位，便于日后患者的护理。

（2）评估造口情况，及时发现和处理造口并发症。

（3）评估造口周围皮肤情况，根据造口周围皮肤损伤类型和严重程度，选用造口皮肤保护粉、湿性愈合敷料等产品修复皮肤组织损伤。

（4）应用造口用品及造口附件用品减少造口排泄物对周围皮肤的刺激。

（5）根据评估结果，制定针对性的健康教育方案，实现个体化的健康指导。

三、适应证

适用于任何类型的造口患者，包括结肠造口、回肠造口和尿路造口。

四、整体评估

（一）专科评估

（1）造口位置：右上腹、右下腹、左上腹、左下腹、上腹部、切口正中、脐部。

（2）造口类型：按时间可分为永久造口和临时造口，按开口模式可分为单腔造口、双口式造口、袢式造口和分离造口。

（3）造口颜色：正常造口为鲜红色，有光泽且湿润。颜色苍白提示贫血；暗红色或淡紫色提示缺血；黑褐色或黑色提示坏死。

（4）造口形状：可为圆形、椭圆形或不规则形。

（5）造口高度：造口理想高度为1~2cm。若过于平坦或回缩，易引起潮湿相关性皮肤损伤；若突出或脱垂，会造成佩戴困难或造口黏膜出血等并发症。

（6）造口大小：可用量尺测量造口基底部的宽度。若造口为圆形应测量直径，椭圆形宜测量最宽处和最窄处，不规则的可用图形来表示。

（7）黏膜皮肤缝合处：评估有无缝线松脱、分离、出血、增生等异常情况。

（8）造口周围皮肤：正常造口周围皮肤是颜色正常、完整的。若出现皮肤红、肿、破溃、水疱、皮疹等情况，应判断出现造口周围皮肤并发症的类型。

（9）排泄物：一般术后48~72h开始排泄，回肠造口最初为黏稠、黄绿色的黏液或水样便，逐渐过渡到褐色、糊样便；结肠造口排泄物为褐色、糊状或软便。若排泄物含有血性液体或术后5天仍无排气、排便等均为异常。

（二）其他评估

（1）一般情况评估：年龄、生活自理能力（手的灵活性、视力、听力情况）、工作及运动情况、文化背景、语言沟通理解能力等。

（2）家庭评估：家庭经济情况、社会支持状况，共同居住的家庭成员数量等。

（3）心理状态评估：患者对疾病知晓程度、造口接受度以及生活质量要求。

（4）腹部评估：腹部形状、腹部及全身皮肤情况。

五、肠造口护理技术

（一）术前肠造口定位

1.评估

（1）核对医嘱，了解将要进行的术式及术后肠造口类型。

（2）患者的生理、心理、社会情况、文化程度、职业、宗教背景、身体状况及合作程度。

（3）患者腹部外形、腹部手术病史等，平卧位、坐位和立位分别检查患者腹部情况。

2.操作前准备

（1）环境准备：光线充足，私密，温度适宜。

（2）用物准备：手术定位笔，皮肤保护膜（或者透明敷料6cm×7cm 1块），75%酒精（或者酒精棉片），棉签，肠造口模型。

（3）患者准备：排空二便，取平卧位。

3.肠造口定位技术

（1）寻找腹直肌边缘

患者去枕平卧，操作者一手托着患者头部，嘱患者眼看脚尖，使腹直肌收缩，另一手触诊寻找腹直肌边缘；用手术定位笔以虚线标出腹直肌的边缘。

（2）初步拟定肠造口位置

在腹直肌范围内初步拟定肠造口位置，采用手术定位笔画"X"或"O"标记。不同类型的肠造口定位方法如下：

①乙状结肠造口：方法一：在左下腹部脐与髂前上棘连线的中上1/3处腹直肌内选择合适的肠造口位置。方法二：脐部向左作一水平线，长约5cm，与脐部向下作垂直线长约5cm围成在腹直肌内的正方形区域，选择合适的肠造口位置。

②回肠造口：方法一：在右下腹部脐与髂前上棘连线的中上1/3处腹直肌内选择平坦合适的肠造口位置。方法二：脐部向右作一水平线，长约5cm，与脐部向下作垂直线长约5cm围成在腹直肌内的正方形区域，选择平坦合适的肠造口位置。

③横结肠造口：在左上腹或右上腹以脐部和肋缘分别作一水平线，两线之间，且旁开腹中线5~7cm的腹直肌内的区域选择肠造口位置。

（3）确认最佳肠造口位置

患者分别取坐位或站立位，双腿自然下垂或立正，询问患者是否能看清楚腹部标识，同时观察拟定的肠造口位置情况，若拟定位置在皮肤皱褶处，需重新调整至最佳位置。

（4）做好定位标识

用手术定位笔画一个直径约为2cm的实心圆，用透明薄膜覆盖或喷洒皮肤保护膜1~2次。嘱患者不要用力擦洗标识。

（二）造口袋更换技术

1.评估

（1）评估患者的病情、年龄、意识状态及治疗目的、手术方式、手术日期、造口类型、造口周围皮肤完整性及造口有无异常情况。

（2）评估患者自理能力，如视力、体力和手的灵活性等。

（3）评估造口排泄物的量、颜色、性质、气味。

（4）评估造口位置及造口类型以及造口袋的稳固性。

2.充分告知

告知患者操作的目的、方法、操作过程中的配合要点和注意事项，鼓励家属和患者积极参与。

3.操作前准备

（1）环境准备：光线充足，私密，温度适宜。

（2）用物准备：伤口换药物品、干纸巾、软毛巾或湿纸巾、温水、造口用品（造口袋、测量尺、皮肤护肤粉、皮肤保护膜等，必要时备防漏膏）、垃圾袋或弯盘、必要时备垫单。

（3）患者准备：取半坐卧位或坐位、卧位。

4.操作技术

（1）去除旧造口袋

去除造口袋时应一手按压皮肤，一手轻轻揭开造口底盘，0°或180°自上而下慢慢去除。如去除困难可使用黏胶去除剂，避免用力去除造成皮肤损伤。

（2）清洁造口及周围皮肤

清洁造口可用纯水湿纸巾或软毛巾浸湿后由外向内轻轻擦洗，不可用力过大以免损伤造口黏膜引起出血。由外向内清洗造口周围的皮肤后，用干纸巾吸干皮肤上的水分。

（3）观察造口底盘、造口黏膜及周围皮肤的情况

评估造口周围皮肤是否有红疹、皮损、过敏等，观察造口黏膜并测量高度，并观察造口底盘是否渗漏，坐位时造口周围皮肤是否平坦。

（4）处理皮肤及造口黏膜的异常情况

发现造口黏膜局部有出血或者皮肤上有损伤、过敏等现象，应对症处理。如果某些部位皮肤有凹陷或有皱褶，可用防漏膏/防漏片/可塑贴环将不平坦的皮肤垫平，

再粘贴造口底盘。

（5）粘贴造口袋

①选择合适的造口袋：通常根据造口类型、造口时间、排泄物性状、经济情况、个人需求等因素综合选择适宜的造口袋。乙状结肠或降结肠造口排泄物多呈糊状或固体粪便，宜选择一件式、开口、透明的造口袋方便观察，康复期可根据喜好选择开口或闭口、不透明的一件式或两件式造口袋；横结肠造口排泄物呈糊状或半固体状，术后早期选择一件式底盘可裁剪范围较大、透明的开口袋，康复期可选择一件式或两件式开口袋；回肠造口排泄物呈液体状或糊状粪便，排泄物呈液体状时可选用一件式泌尿造口袋连接床边尿袋收集，或者大容量造口袋收集，康复期可选择一件式或两件式开口造口袋。

②裁剪及粘贴造口袋：造口底盘剪裁的大小应以造口的形状或大小为标准再加0.2~0.3cm，避免摩擦造口黏膜。剪裁合适后，抚平边缘以免剪裁不齐的边缘损伤造口黏膜。然后揭去贴在底盘上的保护纸，对准造口由下向上粘贴。轻压造口底盘内圈和外圈，以确保造口底盘与皮肤完全贴稳。如为两件式造口产品，宜将开口端闭合后再与底盘扣合，并仔细检查扣合是否紧密。若患者支架管未拔除，若支架管可移动，粘贴底盘时先将造口底盘的纸剪断2~3段后按原位贴回，将支架管移向一边，一件式造口袋/两件式的底盘从此边放入，再将支架管移回，确保底盘摆放位置合适并贴稳；若支架管不可移动，且支架管长于造口直径，则需裁在底盘剪出两侧支架管缺口。

（6）收拾用物并做好记录。

5.注意事项

（1）更换下来的造口用物应放在垃圾袋内，不可扔马桶内。

（2）泌尿造口者睡觉时需接床边引流袋，防止尿液过满而逆流，影响造口袋粘贴的稳固性。

（3）回肠造口和泌尿造口者更换造口袋宜选择在清晨未进食之前，避免粪、尿流出影响造口袋的粘贴。结肠造口则根据患者排便习惯而定。

（4）造口袋中粪便超过1/3~1/2满时应及时排放。

（三）肠造口周围皮肤评估技术

1.操作技术

（1）揭除造口底盘后，评估肠造口周围皮肤，是否出现红疹、皮肤损伤或感染等，并判断可能的原因。

（2）评估造口排泄物的颜色、性质、量和气味。

（3）评估是否存在造口周围皮肤并发症，确定造口周围皮肤并发症的类型。

（4）应用造口周围皮肤评估和分类工具评估造口周围皮肤损伤的严重程度及范围。常用的肠造口周围皮肤评估工具包括肠造口周围皮肤评估工具（DET评分）、SCAS工具。

（5）记录造口周围皮肤评估情况，根据评估结果进行对症处理。

（四）造口周围皮肤并发症护理技术

1.造口周围皮肤刺激性皮炎的护理技术

刺激性皮炎发生常与以下原因有关，如造口高度和位置不理想、造口护理技能差、造口产品选用不当；造口周围皮肤不平坦，腹部膨隆，造口周围发生肠造口旁肿瘤复发、造口旁疝、增生、尿酸结晶等并发症；造口排泄物量大且不成形。

（1）评估：评估患者整体情况，如年龄、社会心理、病史、治疗经过、电解质、营养状况、沟通能力、配合性等，以及造口周围皮肤损伤程度，如损伤的范围、深度、伤口渗液、局部疼痛感。

（2）操作技术：① 协助患者取坐位或仰卧位，身下垫隔水治疗巾或塑料袋。② 揭除造口底盘，查看造口底盘造口渗漏位置及累及范围。③用生理盐水清洗造口及周围皮肤，清洗完成后用纱布轻轻抹干，并评估造口及造口周围皮肤情况。④造口周围受损皮肤护理：损伤较为表浅，受累皮肤发红但表皮完整未破损时，可在造口周围皮肤上喷洒少量造口皮肤保护粉，均匀铺开后再喷洒皮肤保护膜，让皮肤表面形成保护屏障后粘贴造口袋；部分皮层损伤、创面少量渗出时，可直接粘贴超薄水胶体敷料或泡沫敷料，也可在局部喷洒少量造口皮肤保护粉，再喷洒皮肤保护膜，待干后重复2~3次；部分皮层损伤，创面大量渗出时，可在创面覆盖藻酸盐或亲水纤维敷料，敷料外覆盖超薄水胶体或泡沫敷料。⑤造口周围皮肤修正：造口周围皮肤不平坦，存在褶皱、瘢痕、凹陷时使用防漏膏或防漏贴环填平。⑥粘贴造口底盘：若患者出现造口低平、造口回缩、造口旁疝、造口周围腹壁内陷、腹壁松弛、造口周围皮肤褶皱、皮肤增生、造口排泄物为液体状等情况，则选用凸面底盘，粘贴凸面底盘后佩戴造口腰带。如底盘渗漏风险大，粘贴底盘前可在造口周围使用防漏膏围堵。

（3）健康教育：告知患者下次造口护理时间；指导患者造口底盘发生渗漏时及时更换；造口袋内排泄物满1/3及时倾倒；忌用碘酒、酒精等刺激性的消毒液清洗周围皮肤；均衡饮食，控制体重，肠造口患者发生腹泻时及时寻求专科医生进行止泻。

（4）注意事项：造口周围皮肤合并感染时谨慎使用水胶体或泡沫敷料封闭创面，以免加重感染；肠造口旁肿瘤复发、造口旁疝、增生、尿酸结晶等并发症发生导致造口底盘渗漏引发皮肤损伤时，无法单一应用本技术解决护理问题，需视情况转介医生处理。

2.造口周围皮肤过敏性皮炎的护理技术

（1）评估：①皮疹的部位仅限于过敏源接触部位，形状常与过敏源接触皮肤的形状一致。②皮肤红斑、丘疹、水肿、脱皮、水疱、色素沉着，严重程度一致。③局部皮肤瘙痒及烧灼感。④皮疹破溃渗液明显。⑤过敏反应剧烈时，身体其他部位可见皮疹、痒感。

（2）操作技术：①询问过敏史，并明确过敏源，必要时进行皮肤斑贴试验。②更换另一系列造口用品。③使用保护皮肤产品：皮肤保护膜。④局部可外涂类固醇药物，在粘贴底盘前将皮肤清洗干净，渗出严重的可用硼酸洗液湿敷20~30分钟，然后涂类固醇软膏，保留10~20分钟，再用清水洗干净，擦干后再贴造口袋。⑤若皮疹破溃，渗液明显者，先铺一层薄的藻酸盐敷料，再使用水胶体敷料覆盖后贴造口底盘。⑥必要时口服抗组胺药物可缓解瘙痒症状。⑦严重过敏者或治疗无效者转介皮肤科治疗。⑧过敏体质者做斑贴试验，排除过敏源，提早预防。⑨防漏膏过敏则不再使用防漏膏；腰带过敏则在使用腰带时内侧铺上棉质的手帕或毛巾，避免腰带与皮肤接触和减少摩擦。

（3）预防：①使用清水或温水清洗造口周围皮肤。不能使用碘伏、酒精等有机溶液来清洗。②选择合适、正规的造口袋及造口辅助用品，尽量使用带有保护胶的造口袋。③了解过敏史及用药史，如造口周围皮肤出现红点、红斑、丘疹，并伴有瘙痒时，要及时更换不同类型的造口袋及造口产品。

3.造口周围皮肤感染的护理

造口周围皮肤感染多由化脓性致病菌（葡萄球菌、链球菌、铜绿假单胞菌、念珠菌）侵犯表皮、真皮和皮下组织引起的炎症性疾病。临床上，造口周围皮肤感染以造口周围念珠菌感染、造口周围皮肤毛囊炎、造口周围皮肤脓肿、造口周围坏死性筋膜炎较为多见。

（1）整合评估

①患者评估：病情、基础疾病、用药史、年龄、意识状态及手术情况、造口类型、造口周围皮肤情况及伴随症状、全身症状。

②患者的自理能力评估：如视力、体力和手的灵活性等，更换造口袋的技巧。

③造口袋使用情况：目前使用型号、大小、更换频率、渗漏情况。

④病因分析及评估：造口周围念珠菌感染多见于患者免疫力差、长期使用抗生素类固醇药物或抑制细胞生长的药物。造口周围皮肤毛囊炎是因暴力撕除造口袋时，牵扯毛发或修剪造口周围皮肤毛发方法不当损伤毛囊所致。造口周围皮肤脓肿多因手术外翻缝合时全层缝合肠壁造口，肠造口周围皮肤破损，其创腔被粪水渗入，细菌感染导致的周围组织感染愈合困难。造口周围坏死性筋膜炎常为多种细菌协同作用，继发于腹部创伤、手术切口邻近区域（包括造口），亦可由臀部、会阴部感染波

及，通常感染仅损害皮下组织和筋膜，较少累及腹壁肌肉。

⑤症状评估：造口周围念珠菌感染，造口周围全部或部分区域出现皮疹、局部皮肤出现红色和/或深色改变，伴有丘疹或脓疱，呈卫星样病灶（散在的红色区域），伴有烧灼感或痒，可伴有浸渍。造口周围皮肤毛囊炎，局限于毛囊口的化脓性炎症，初期表现为以毛囊为中心的红色丘疹样改变，处理不当可在数天内恶化，皮损中央出现脓疱，周围有红晕，脓疱干涸或破溃后可形成黄痂，脱落后一般不残留疤痕。撕除造口底盘时常有毛发拉扯的疼痛感。造口周围皮肤脓肿，造口周围皮肤下成堆脓性物质，局部红、肿、压痛，伴有不同程度的皮肤破溃，可伴有全身感染。造口周围坏死性筋膜炎，早期局部皮肤出现压痛、肿胀、红斑、皮温升高，但疼痛与局部皮肤损伤的严重程度不一致；中期局部皮肤迅速出现苍白、青紫和坏死，表面常出现大小不一、散在的含血性液体的水疱或大疱，可发生重度皮肤缺血，出现水疱或大疱，疼痛加重并出现发热、脱水、意识淡漠等全身中毒症状；后期会出现皮肤发黑，皮下组织和浅筋膜、深筋膜呈进行性、广泛性坏死液化，并出现休克、凝血功能障碍、MODS等严重并发症。

（2）操作前准备

①环境准备：光线充足，私密，温度适宜。

②用物准备：包括伤口换药物品和造口护理用品。伤口换药物品有无菌换药碗、无菌纱布、棉球、无菌剪刀、无菌血管钳或镊子、生理盐水、碘伏或0.1%安多福消毒液、医用胶布、伤口敷料（根据伤口评估情况选择）、抗菌制剂（遵医嘱）、垃圾袋、弯盘。造口护理用品有干纸巾、软毛巾或湿纸巾、温水（使用软毛巾时）、造口用品[造口袋（根据造口类型选择合适型号）、测量尺、护肤粉、保护膜、黏胶去除剂、防漏膏（按需）、防漏皮（按需）等]、垫单（必要时）。

③患者准备：取平卧位或半坐卧位。

④充分告知：造口周围皮肤感染的类型、可能的病因、严重程度，大致处理方法及注意事项和配合要点、必要的心理支持，视实际情况鼓励患者及家属适当参与处理过程。

（3）造口周围念珠菌感染处理技术

①造口周围皮肤处理：用2%碳酸氢钠溶液清洁局部皮肤；局部应用抗真菌类药物，如克霉唑乳剂或甲硝唑乳剂等，每日2~3次。使用乳剂或霜剂局部保留10~15分钟后清洗局部皮肤否则影响造口袋粘贴。如使用制霉菌素粉剂则可不影响造口袋粘贴。

②造口护理：护理方法见"造口袋更换技术"。

（4）造口周围皮肤毛囊炎处理技术

①造口周围皮肤保护：指导正确剃除毛发的方法，尽量使用剪刀将毛发剪平，

不可使用剃刀损伤毛囊。更换底盘时，应一手按压皮肤，一手缓慢撕除底盘；若粘贴过紧，不易撕除时，可使用粘胶去除剂。避免使用过多黏性过强的防漏膏。

②毛囊炎处理：皮损初期（红色毛囊性丘疹）可使用碘伏消毒液消毒后，应用生理盐水将残留的碘剂清洗干净，纱布抹干，选用藻酸盐或亲水性纤维敷料覆盖破损处后再粘贴水胶体敷料，最后粘贴造口底盘。如渗液少，也可以使用皮肤保护粉进行处理。皮损进展期（毛囊出现脓疱）可应明确是否有霉菌或金黄色葡萄球菌感染，并针对其菌种使用银离子敷料或按医嘱使用抗生素进行处理后再粘贴造口袋。用药前宜先使用碘伏消毒液消毒，用棉签将脓疱内的液体挤压出来。注意排泄物的有效收集，以免排泄物污染创面而加重感染。

（5）造口周围皮肤脓肿处理技术

①局部伤口处理：用碘伏消毒伤口及周围皮肤后，适当扩创，在脓肿波动最明显处适当拆除缝线挤出脓液。清除脓腔内坏死组织后彻底清洁、选用高渗盐敷料或优妥银离子充分引流，抗感染。加强伤口周围皮肤保护。根据伤口及感染控制情况，选用藻酸盐敷料或亲水纤维敷料促进肉芽生长及愈合。

②造口护理：护理方法见"造口袋更换技术"。若伤口处于扩创引流阶段，可使用纱布覆盖后，选用透明敷料或有边型泡沫敷料保护后再粘贴造口底盘，保护伤口局部皮肤。若伤口处于肉芽生长，促进愈合阶段，可粘贴水胶体或其他皮肤保护材料如防漏皮，靠近造口边缘处使用防漏膏保护，再粘贴造口底盘。

（6）造口周围坏死性筋膜炎处理技术

①局部伤口处理：用碘伏或0.1%安多福消毒，采用保守锐性清创剪除疏松坏死组织。生理盐水棉球清洗伤口后用无菌纱布抹干，再选择具备一定吸收性的抗菌敷料如藻酸盐银离子、亲水纤维银离子抗感染。伤口周围其余发红区域可涂抹聚维酮碘乳膏后外层予无菌纱布保护。后期根据感染控制及伤口情况，选用藻酸盐敷料或亲水纤维敷料促进肉芽生长及愈合。

②造口护理：护理方法见"造口袋更换技术"。伤口抗感染阶段，内层敷料可选择水胶体敷料或其他皮肤保护材料如防漏皮，保护材料建议覆盖近造口位置的2/3，避免完全覆盖形成密闭环境不利于感染控制，靠近造口边缘处使用防漏膏保护后再粘贴造口底盘。伤口肉芽生长、促进愈合阶段，可粘贴水胶体或其他皮肤保护材料如防漏皮，靠近造口边缘处使用防漏膏保护，再粘贴造口底盘。

第十章

淋巴水肿护理

一、概述

淋巴水肿是由于淋巴循环障碍导致淋巴液在组织间隙滞留所引起组织水肿、慢性炎症、组织纤维化及脂肪沉积等一系列的病理改变，是一种慢性、进行性发展，且目前尚不能根治的疾病。据世界卫生组织统计，淋巴水肿在常见疾病中排第11位，在致残类疾病中排第2位。当前，世界范围内约有1.4亿~2.5亿淋巴水肿患者，我国淋巴水肿人数估计超过1000万，且以每年数万例速度增长。淋巴水肿分为原发性和继发性两大类，发病原因和病理机制不同，临床体征各异。丝虫性淋巴水肿曾经是继发性淋巴水肿中的主要类型，但在我国本土已经多年没有新发病例。随着我国恶性肿瘤发病人数的不断攀升，癌症治疗相关的淋巴水肿已经成为继发性淋巴水肿的主要类型。

继发性淋巴水肿的发病原因有肿瘤手术、炎症、放射性治疗、外伤、肿瘤转移等。淋巴结和淋巴管受损后，导致淋巴系统功能不全，淋巴液回流受阻而滞留在组织中是继发性淋巴水肿发生的病理基础。其中以乳腺癌相关的淋巴水肿和妇科癌症相关的下肢淋巴水肿最为常见，发生率分别为14%~40%和1.2%~47.1%。淋巴水肿表现为患肢增粗、纤维化、皮肤变硬，且常伴随疼痛、肿胀、麻木等不适症状，导致患者出现焦虑、抑郁等负性情绪，还会继发感染，甚至癌变，严重降低患者的生活质量。此外，淋巴水肿以及潜在感染的治疗加重患者的医疗经济负担，因此应该采取积极的预防及干预措施。目前淋巴水肿虽无法根治，但可以通过正确的治疗与管理得到缓解。

二、发生机制

(一)淋巴系统的组成

淋巴系统由淋巴器官、淋巴组织和淋巴管道组成,其被筋膜分隔为浅层淋巴系统和深层淋巴系统。浅层(筋膜上)负责皮肤和皮下组织的引流;深层(筋膜下)负责肌肉组织、肌腱鞘、神经组织、骨膜和关节的引流。浅淋巴管理于皮下脂肪组织中;深淋巴管通常与血管伴行,聚集于同一筋膜中。深、浅淋巴管通过穿支相连。

(二)淋巴系统的功能

淋巴系统是循环系统的一部分,也是心血管系统的辅助系统。淋巴系统的主要功能是回收并运输从血液循环系统中渗出的组织液,使之从细胞间隙回到静脉系统。当淋巴系统的运送容量(TC)大于淋巴系统对水和蛋白质的负载量(LL)时,淋巴系统的功能是正常的,反之则发生淋巴功能不全,引起组织水肿(局部或全身)。当功能性或器质性原因引起淋巴系统受损时,淋巴系统无法对正常淋巴负载量(TC<正常LL)或无法对体液和蛋白质的淋巴负载量增加做出相应的反应,水和蛋白质将不能从组织中运送出,将导致高浓度蛋白质液体在皮肤间质细胞间或组织间积聚,从而出现局部损伤或全身高蛋白水肿或淋巴水肿。涉及淋巴系统的手术、辐射、创伤、炎症等器质性原因以及某些药物、寄生虫(丝虫病)引起的淋巴管麻痹等,均可导致淋巴系统功能不全。

三、淋巴水肿的诊断

1.临床表现

(1)水肿相关症状:发胀、发沉、发痒、发紧等。

(2)水肿特征:stemmer征、pitting征。

(3)皮肤变化:水肿、皮温、颜色、纤维化、褶皱、增厚等。

2.客观测量

包括周径测量、水置换法、影像学检查,其中影像学检查如淋巴闪烁造影、磁共振淋巴造影、近红外荧光淋巴造影、超声检查等。

3.鉴别诊断

(1)静脉性水肿:慢性静脉瓣膜功能不全以及慢性静脉曲张引起的水肿,常累及双下肢,伴有色素沉着,皮下组织增生,表皮薄。

(2)脂肪性水肿:指脂肪在皮下组织中异常蓄积,脂肪组织的增生与肥厚,血管的通透性和脆弱性增加,液体和蛋白质在皮下组织的积累,往往与患者肥胖体型有关，同时合并体位性水肿。多见于女性，最常呈现双侧下肢对称性增粗，一般手足不累及，但常伴疼痛。

四、淋巴水肿的评估

（一）评估原则

全面评估是为淋巴水肿患者制定正确的治疗护理计划的关键。全面评估既包括对患者身体、心理、社会支持、相关治疗用药、经济情况的整体评估，也包括对水肿部位的局部评估。同时，还需要持续评估患者在治疗护理过程中水肿的变化情况，持续评估结果则反应患者淋巴水肿治疗护理的效果。根据淋巴水肿实践指南，需要在治疗后1个月、3个月、6个月、1年对淋巴水肿患者进行定期随访，之后建议每年行定期随访。每次随访时进行全面评估。

（二）整体评估

1.患者一般资料评估

年龄、性别、文化程度、职业、婚姻状况等。

2.身体及相关疾病评估

BMI、血压、脉搏、是否有基础疾病如高血压、糖尿病、动脉疾患、哮喘等，能否自理，有无物品接触过敏等，现用药物情况等。

3.治疗禁忌证评估

有无深静脉血栓形成、肾衰竭、慢性心衰、急性感染、活动期未治疗癌以及不明原因的肿胀。

4.社会支持评估

目前工作状态，有无照顾者等。

5.心理状况评估

有无精神疾病及用药情况，目前是否存在焦虑、抑郁等不良情绪。

6.经济情况评估

有无经济支持接受水肿治疗。

7.其他评估

患者的期望、依从性、学习能力。

（三）局部评估

1.水肿相关情况评估

患者水肿首次出现的时间、部位；水肿持续时间、进展的速度；水肿发生前有无明显诱因；水肿部位皮肤变化，有无发胀、发沉、麻木、无力、疼痛等不适感；有无丹毒、蜂窝织炎等感染病史。

2.水肿部位皮肤相关情况评估

皮肤是否完整、有无渗液；皮肤颜色、温度、湿度、软硬程度；皮肤褶皱、纤维化；有无触痛、疤痕等。

3.水肿相关特征评估

Stemmer征是否阳性，Pitting征是否阳性。

4.水肿严重程度评估

根据2013版国际淋巴协会淋巴水肿分期。

5.身体功能活动评估

关节活动度、肌肉力量、姿势、步态等。

6.感觉功能评估

上肢评估如手指、指关节、手掌、手背、前臂、上臂是否感觉异常，腋前、上躯干（前、后、乳、肩胛）是否感觉异常；下肢评估如足背、足弓、足踝、小腿区域、膝、腘窝、大腿区域、臀、后躯干等是否感觉异常。

五、淋巴水肿的预防及护理

（一）淋巴水肿的预防

1.坚持运动

（1）术后早期进行恢复关节活动度的运动。

（2）恢复期适度进行有氧运动，如每周大于等于150min中等强度有氧运动或者75min高强度有氧运动；快步走、慢跑、骑自行车、爬山、跳舞、爬楼梯、游泳、普拉提等。

（3）可在康复治疗师或专科护士指导下进行渐进式抗阻力运动。

2.加强皮肤保护

（1）水肿部位避免注射、抽血、测血压、推拿、拔罐等。

（2）不建议美甲，修剪指、趾甲时避免修剪指、趾甲的角质层。

（3）进行可能损伤皮肤的活动时，建议戴手套、穿长衣长裤，避免穿带洞的运动鞋。

（4）尽量避免水肿部位皮肤受伤，受伤后需及时处理伤口，注意观察有无感染迹象。

3.注意饮食，控制体重

（1）无需特殊饮食，健康和均衡的饮食即可。

（2）术后及淋巴水肿高危患者应保持合理体重。

4.日常生活管理

（1）避免穿过紧的衣服（紧袖、裤口，紧内衣裤、松紧带等），避免佩戴过紧的首饰。

（2）水肿部位避免热敷或用力地按摩，避免盲目粘贴膏药、纱布等。

5.定期进行肢体围度监测

周径测量法是临床监测水肿最简单、常用的有效方法。肢体周径等间距测量，上肢间距常为3cm、4cm、5cm或10cm等距，上肢起点为尺骨茎突或鹰嘴，下肢间距常为10cm等距，起点常为足跟或足踝。手足肿胀者增加掌指关节、虎口、足背等部位的测量，每个位点可测2次，取平均值。

6.高危淋巴水肿患者的预防性措施

（1）教会患者进行预防性手法淋巴引流，2~3次/天，10~15 min/次。

（2）指导患者患肢佩戴弹力袖/腿套。

（3）嘱患者在康复治疗师或专科护士指导下进行渐进式抗阻力运动。

（二）淋巴水肿的护理

目前，淋巴水肿尚无根治方法，综合消肿疗法（complete decongestive therapy，CDT）是应用最久、适用性最广、疗效最为肯定的保守治疗手段，是国际公认的淋巴水肿治疗"金标准"，分为以治疗师为主导的强化治疗阶段和以患者/照顾者为主导的居家自我维持阶段。

1.皮肤护理

（1）排除并发症：询问皮肤感染史，观察患者皮肤有无角化、真菌感染、淋巴液漏、溃疡、淋巴管炎等并发症，优先处理皮肤并发症。

（2）清洗：皮肤完整的水肿部位，可每日用温度适宜的清水或使用pH值中性/弱酸性洗护用品进行清洗，注意褶皱处皮肤的清洁，清洗完毕后用软毛巾轻柔的擦干。

（3）润肤：保持皮肤适宜的湿度，可使用植物成分的护肤品或淋巴水肿专用护肤产品；避免使用含香精、防腐剂、矿物质、凡士林的护肤产品，以免引起皮肤干燥、过敏等不适。

2.手法淋巴引流

（1）操作基本原则：①操作顺序：先刺激最接近静脉角和淋巴结组的区域，按照从近心端到远心端的顺序进行治疗操作。②引流方向：以解剖学为基础，遵循淋巴回流的方向。如果正常淋巴回流方向受阻，则根据情况改变引流方向。③抚摩力度：抚摩力度要轻柔，力度类似抚摸新生儿头部时用的力；纤维化严重的部位，可适当增加力度。④抚摩间隔时间：每一次抚摩包括施压期和减压期，施压期用力应持续至少1秒钟，每个部位重复5~7次。

（2）引流抚摩的基本手法：①静止圆式：适用于身体任何部位。治疗师手指或全掌与患者皮肤接触，按椭圆形牵拉患者皮肤，可以单手或双手（交替或同时）进行。施压期，沿着淋巴引流方向画半圆（顺时针或逆时针均可）；减压期，施力手放松，但保持与患者皮肤接触，释放压力。②压（泵）送式：主要适用于四肢，是动态手法，可单手或双手交替进行。施压期，手腕微曲，拇指与食指及虎口部位与患者皮肤接触，手腕做桡偏运动，伸展手腕，力度先增加、后减小，当全部手掌接触患者皮肤时，患者皮肤牵拉幅度达到最大，操作过程中注意沿着淋巴回流方向施加压力。减压期，治疗师手部向肢体近端滑动（不用力）约半个手掌宽度。③铲式：适用于四肢、螺旋状、动态手法，可单手或双手交替进行。施压期，治疗师手掌呈尺偏姿势，手臂旋前，将手放在患者皮肤上（与集合淋巴管通路垂直）。食指和拇指及虎口部位接触患者皮肤，以螺旋状方式向肢体近端方向滑动。滑动过程中，逐渐增加力度，手掌和手指掌侧面与患者皮肤接触。治疗师手掌与患者皮肤表面完全接触时，力度达到最大值。手掌保持接触，手指呈扇形滑过皮肤，力度逐渐降低，直至与肢体平行。减压期，治疗师向患者肢体近端移动一个手掌的距离。④旋转式：适用于大面积皮肤表面，主要是躯干部位，可单手或双手（同时或交替）进行。施压期，治疗师手腕抬高，手下垂放在患者皮肤表面，与集合淋巴管通路保持平行。手腕屈曲，拇指约呈90°外展，所有指尖与皮肤保持接触手掌以椭圆形运动作用于皮肤。当治疗师的手完全接触患者皮肤时，手保持伸展状态，拇指内收。减压期，治疗师的手腕回到屈曲状态，手指沿着引流方向轻轻滑动，保持皮肤接触，直至拇指约呈90°外展。

（3）肢体淋巴水肿徒手引流操作具体内容：①上肢：患者仰卧位，治疗师位于患者一侧。在腋窝淋巴结静止画圆；双手在上臂内侧向腋窝静止画圆；双手在三角肌前后方向腋窝淋巴结方向静止画圆；在上臂掌面外侧进行泵送手法；在肘内外和肘窝向近心端静止画圆；从腕部向肘部使用泵送、铲式、静止画圆等手法抚摩；手部顺着淋巴回流方向静止画圆。②下肢：患者仰/俯卧位，治疗师位于患者一侧。在腹股沟淋巴结静止画圆；在大腿内侧中央静止画圆，然后联合泵送手法抚摩；大腿内侧、外侧交替做泵送和静止画圆，向腹股沟方向抚摩；膝关节上方向腹股沟做泵送手法；在腘窝淋巴结、膝盖中央、腓骨下区域做静止画圆；小腿区域可用泵送、铲式、静止画圆等手法抚摩；足部顺着淋巴回流方向静止画圆。

（4）操作注意事项：①手法引流时，手与患者皮肤直接接触，注意手的温度，避免摩擦力。②抚摩力度应轻柔，速度应缓慢。③患者餐前、餐后、睡前1小时内以及饥饿状态下不宜进行手法引流。④患者应剪短指甲、取下戒指、手链、手表等饰物，着宽松衣服，身心放松。⑤双侧肢体水肿时，不建议同时治疗，优先治疗水肿更严重的肢体。

3.压力治疗

（1）压力治疗材料：多层低弹力绷带包扎系统包括管状绷带、固定绷带、衬垫材料和低弹性压力绷带。其中管状绷带通常是棉质或棉-粘纤维材料制成，可保护皮肤并吸收汗水和多余水分；固定绷带包扎手指或脚趾关节，使用宽4~5cm的网状弹性绷带，减少或防止手指/脚趾的肿胀；衬垫层多为聚氨酯泡沫衬垫或软棉衬垫，降低局部压力，减少摩擦，保护皮肤和组织；低弹性压力绷带（低延展性压力绷带）可拉伸长度不超过100%，按照6cm、8cm、10cm、12cm的宽度标准制作，可促进深部静脉和淋巴回流。

（2）绷带包扎步骤：①包扎管状绷带层：使用棉质或棉-粘纤维质管状绷带，剪取长短合适，上肢水肿须在虎口处剪小口套入大拇指，下肢无须此操作。整个肢体套上管状绷带，上肢包扎手背至腋下皮肤，下肢包扎脚背至腹股沟处皮肤，此层不加压。②缠绕网状绷带层：使用宽4cm的指部网状绷带包扎手指/手背、脚趾/脚背，沿着每个指/趾部的长度缠绕数层，上肢每个手指绷带包扎后都在腕部缠绕1圈固定，下肢都在趾根部缠绕1圈固定，此层不加压。指/趾甲和掌心应外露。③包扎衬垫层：用聚氨酯泡沫衬垫或软棉衬垫等包扎患侧肢体，从远心端向近心端缠绕直至患肢根部，此层不加压。④包扎低弹性压力绷带层：使用低弹性压力绷带包扎手掌/前臂/上臂、脚掌/小腿/大腿，注意关节处使用交叉包扎，包扎压力从肢体远心端到近心端逐渐递减。手掌至前臂以及脚掌至小腿采用压力绷带做八字形包扎，上臂及大腿做环形包扎，最后用胶带固定。

（3）压力治疗注意事项：①按照淋巴水肿治疗师制定的压力治疗方案执行。一般情况下，强化治疗阶段每天需佩戴绷带应不少于23小时，可根据患者病情酌情加减。②绷带包扎时注意使关节处于功能位，做好固定，保证患者活动时不影响肢体活动，不滑脱。③绷带缠绕时施加的拉力不宜过大，均匀拉伸绷带使其紧密贴合皮肤，调控好压力的大小，使其形成自远心端向近心端递减的压力梯度，保证治疗效果。④注意肢体较细、皮肤薄弱或关节部位，可在局部放置适量减压材料，以免造成压力性损伤。⑤佩戴压力器具后，须注意有无不适，肢体末端血运情况，若出现头晕、心慌、疼痛、皮肤青紫、皮肤发红、破损、瘙痒等不适，及时取下压力器具并就诊。⑥压力器具不可随意裁剪，且有使用期限，日常需注意维护，建议使用中性洗涤液清洗，自然晾干；避免用力拧干、在阳光下暴晒、烘干等。

4.功能锻炼

（1）功能锻炼基本原则：①运动计划：在淋巴水肿治疗师指导下制定适合患者病情，并符合其兴趣爱好的运动计划；运动应循序渐进，谨慎增加，如遇疼痛、肿胀等不适及时停止。②运动前评估：评估患者身体状况，肢体关节活动度和肢体功能；有无运动禁忌证，如重度疲乏、贫血、感染活动期、病情恶化、共济失调等。③运动前准备：所有运动应在穿着压力器具的基础上进行。运动前能先进行手法引流效果更佳。④运动时间及强度：建议日间或光线充足时运动，餐后应间隔半小时以上再开始运动；每日进行分次运动，每次运动15~20分钟，期间进行充分休息、补充水分；强度以患者不感到疲劳为宜。

（2）运动强度及方式：①低强度：运动时呼吸无明显改变，如散步、瑜伽、太极等。②中等强度：运动时呼吸、心率加快，感觉身体变暖，如快走、慢跑、跳舞、骑自行车、游泳等。③高强度：运动时心率更快，呼吸急促，如跑步、快速蹬车、做健身操、比赛训练等。

（3）功能锻炼的注意事项：①在遵循功能锻炼的基本原则下，坚持完成功能锻炼计划。②锻炼次数不限，但应遵循灵活、适度、循序渐进的原则，运动间歇期要充分休息，适当补充水分，避免疲劳。③建议有氧运动每周至少达到150分钟。④避免在过冷或过热的极端环境中锻炼。⑤在锻炼过程中、锻炼完成后密切观察水肿部位，如有异常及时向治疗师咨询。

（三）压力衣的应用

1.压力衣的适用范围

（1）适应证：①潜伏期水肿或轻度水肿，肢体形状正常或接近正常。②用于强化治疗后的维持治疗阶段。③患者有足够灵活性穿戴和脱下压力衣。

（2）禁忌证：①压力衣使用的禁忌证同淋巴水肿压力治疗的禁忌证。②肢体形状不规则。③皮肤纤维化。

2.压力衣的选择

压力衣类型包括弹力手套、弹力袖套、弹力袜等，还有适合身体特定部位的弹力衣（例如弹力胸罩或背心）。弹力衣有不同尺寸、针织方式（圆织、平织）、风格、压力等级（或类别）及材料可供选择。患者可购买标准尺寸的成衣，也可量身定做。建议在专业淋巴水肿治疗师指导下购买及应用弹力衣。

3.压力衣的佩戴

（1）穿着压力袖套：①将袖套向外翻出至手腕处，如果是不带手掌的袖套则外翻至中段。②把袖套套在上肢并调整至舒适状态。③按照手臂的方向向上缓慢回翻并上拉，直至均匀覆盖至整个上臂。④穿好后将袖套贴身拉平，没有皱褶。⑤切记不能直接拉扯袖套的边缘接缝处。

（2）穿着压力袜：①将手伸进压力袜中并翻转至内面，然后以一只手轻轻伸入压力袜中，用手抓住压力袜脚趾处往上拉，形成一个袋状。②用双手将压力袜平顺地套入脚趾，拉至脚跟处并对准脚跟，然后再调整脚趾部分，使之完全服帖。③用手指指腹握住反面织带口，将压力袜顺势往上拉过脚踝并平顺地翻成正面，拉至小腿处。④用双手缓慢将压力袜拉至膝盖下方，并适时调整皱褶，使之平顺服帖于小腿上。⑤切记不能直接拉扯压力袜的边缘接缝处。

4.压力衣的保养

（1）在穿着时最好使用橡皮手套、袜套助穿器。

（2）不能干洗，可水洗，水温低于40℃。

（3）使用中性洗涤剂或中性肥皂，不可用洗衣粉、柔顺剂。

（4）空气流通处晾干，不可暴晒，不可烘干。

（5）避免硬物损坏弹性袜。

（6）不要剪去或牵拉突出的线头。

（四）可调节压力服的应用

可调节加压服（也被称为魔术贴加压服）通常由包裹肢体的短拉伸或无弹性的毛毡状织物及起固定作用的多个重叠的魔术贴带子组成。可调节加压服佩戴比传统加压绷带更加简便，治疗师、患者或护理人员均可进行调整。近年来在淋巴水肿压力治疗中应用较多。

1.应用基本原理

可调压力服基于魔术贴原理，使用无弹力、可调节的粘扣实现压力梯度。可调节加压服可以替代压力绷带单独使用，当传统加压服无法充分控制水肿的情况下，可以与传统加压服同时使用。

2.适用范围

（1）适应证：①CDT强化治疗阶段和维持治疗阶段均适用。②适用于不规则的肢体，可以不断调整，直到贴合肢体的形状。通过调节可提供对肢体包裹的量身定制。③适用于无法灵活穿戴传统加压服及皮肤脆弱的患者，避免患者穿脱传统加压服时受伤。④为无法适应穿戴传统加压服或处于疾病姑息期患者提供支持，控制水肿。⑤可用于不能每天前往诊所进行加压包扎的患者。⑥可用于活动能力降低的患者，因为可调节加压服比多层加压绷带重量轻，体积小。

（2）禁忌证：可调节加压服使用的禁忌证同淋巴水肿压力治疗的禁忌证。

3.可调节压力服的保养

可调节加压服生产厂家不同则保养方法各不相同，应遵循使用产品的说明书进行保养。可调节加压服应该穿在棉质内衬上，不需要每天清洗。大多数可调节加压服可以机洗，但一些较厚、较硬的材质需要手洗，所有均需自然风干。

六、淋巴水肿患者的自我管理

（1）学习淋巴水肿相关知识，如病因、危险因素、预防措施、症状和体征等。

（2）积极预防，减少淋巴水肿复发或反弹，包括坚持运动、加强皮肤保护、控制体重、定期监测患肢等。

（3）促进淋巴液回流，在方便的时候抬高患肢，遵医嘱进行居家自我淋巴引流、佩戴压力工具，术后按摩瘢痕组织。

（4）自我监测，自我监测患肢有无肿胀、疼痛、麻木、发红、发热和皮肤破损等异常变化，及时报告变化；观察患肢皮肤感染的迹象和症状。

（5）心理调节与适应，自我调节以应对疾病带来的负性情绪；利用家庭资源来帮助自己预防和管理淋巴水肿；主动与专业人员沟通，寻求支持和帮助。

第十一章

血管通路护理

一、经外周静脉置入中心静脉导管（PICC）

（一）PICC概述

经外周静脉置入中心静脉导管（peripherally inserted central catheters，PICC）是指经外周静脉（贵要静脉、头静脉、肱静脉等）穿刺置入，导管尖端送达上腔/下腔静脉的导管。

（二）PICC技术发展

1.传统穿刺法

又称盲穿，采用肉眼直视和触摸估计的方法对血管进行评估后穿刺置管，此方法对置管血管条件要求较高，组织损伤较大，置管后并发症较多。

2.改良塞丁格技术（modified seldinger technique，MST）

MST是用小号穿刺针或套管针进行静脉穿刺，通过插管鞘置入PICC到预测量的长度。此方法穿刺部位多在前臂，组织损伤较小，但置管后并发症仍较多。

3.超声导引下结合改良塞丁格技术

此方法是在血管超声屏幕上直视血管并结合采用MST进行PICC置管，在国内外已成为一项常规操作方法。

4.隧道式穿刺技术

隧道式PICC（tunnel peripherally inserted central catheter，TPICC）置管技术将隧道技术用于PICC置管，国内外学者相继采用血管钳、穿刺针、套管针及隧道针等结合超声引导等方法建立隧道，该方法可有效降低导管相关感染、血栓等并发症的发生。

（三）PICC置管的适应证

适用于但不仅限于以下情况：①需要长期静脉治疗，如补液或疼痛治疗时；②缺乏外周静脉通路；③需要反复输入刺激性药物（如化疗药物）。④需要输入高渗或黏稠的液体（如TPN）；⑤需要使用压力泵或加压输液（适用于耐高压PICC导管）；⑥需要反复输入血液制品；⑦患者自愿选择或知情同意。

接受乳房根治术或腋下淋巴结清扫的术侧肢体、锁骨下淋巴结肿大或有肿块侧、安装起搏器侧不宜进行同侧置管；患有上腔静脉压迫综合征的患者不宜进行上肢置管；放疗部位不宜进行置管。有血栓史、血管手术史的静脉不应进行置管；已知或怀疑患者对导管所含成分过敏者不应进行置管。

（四）PICC的置管要点

1.穿刺静脉的选择

尽量选择粗直、弹性好的静脉，适宜放置PICC的静脉包括贵要静脉（首选）、肱静脉、头静脉和肘正中静脉。

2.导管预置长度的体外测量

（1）测量臂围：用软尺测量肘窝以上10cm处双侧臂围并记录。

（2）测量预置导管长度：患者平卧，预穿刺侧手臂外展与躯干呈90°，从静脉穿刺点沿选定的静脉通路走向，横过肩部至胸骨切迹右缘，再向下达第三肋间隙。

3.严格无菌操作

（1）皮肤消毒：选择符合国家规范的消毒剂，以穿刺点为中心整臂消毒，自然待干。

（2）建立最大无菌屏障：操作者戴工作圆帽、医用外科口罩，穿无菌手术衣或隔离衣、戴无菌手套，患者手臂下铺无菌治疗巾、穿刺点局部铺孔巾、无菌大单覆盖患者全身。

（3）操作过程中严格执行无菌非接触技术。

4.导管尖端定位

（1）导管尖端位置：上肢置管的PICC导管尖端位置应位于上腔静脉下1/3段或上腔静脉与右心房交界处（cavoatrial junction，CAJ）。下肢置管的导管尖端位置应位于下腔静脉膈肌水平处。

（2）导管尖端定位方法：①使用腔内心电图法追踪导管尖端位置至CAJ。使用前，应评估患者既往是否有心律失常史和心电图P波。该方法不适合包括心电图无P波或异常P波的患者，如装有心脏起搏器、心房颤动、室上性心动过速。②X线胸片定位：建议以气管隆凸作为判断标准之一，隆凸下4cm或2个胸椎椎体作为判定导管尖端位置的标准。应由放射诊断科医生负责诊断X线胸片的定位报告。

5.PICC置管操作流程（见图10-5）

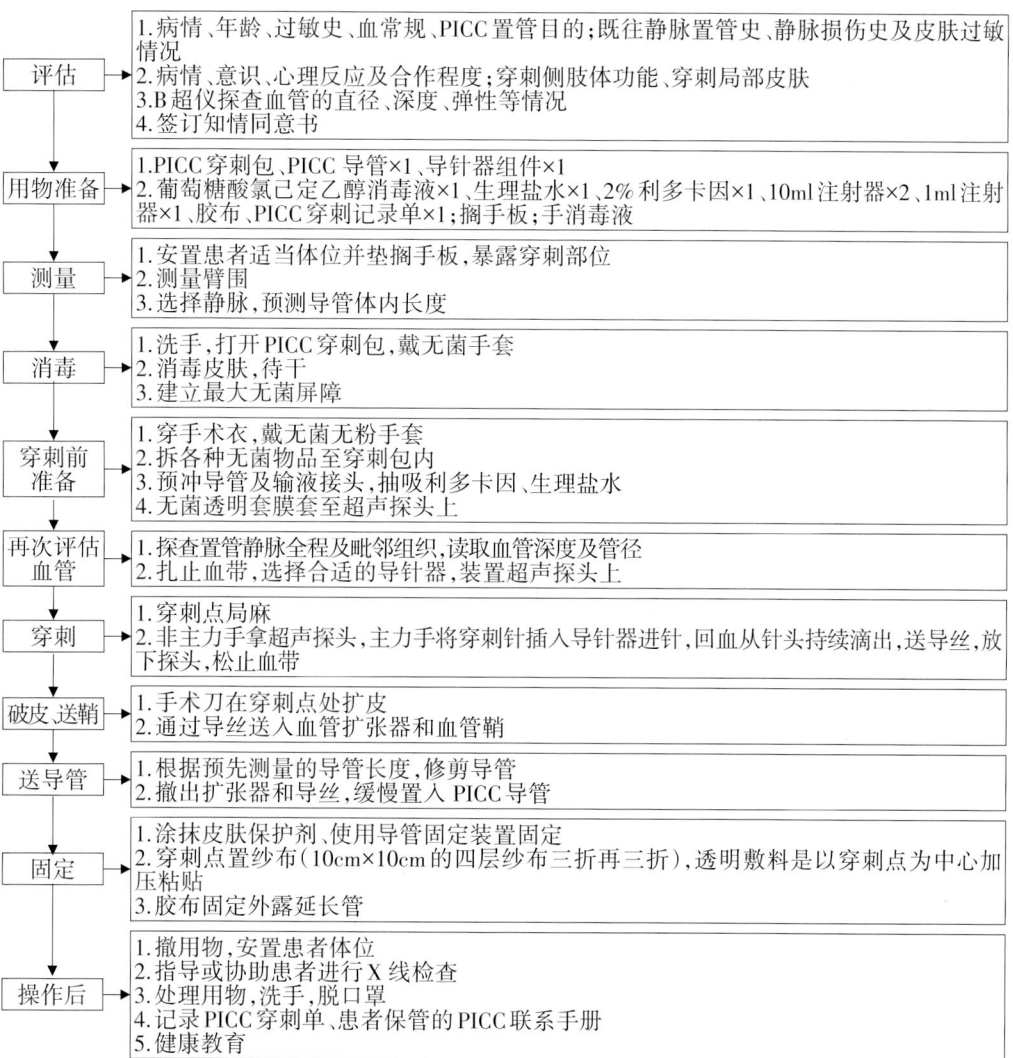

评估	1.病情、年龄、过敏史、血常规、PICC置管目的；既往静脉置管史、静脉损伤史及皮肤过敏情况 2.病情、意识、心理反应及合作程度；穿刺侧肢体功能、穿刺局部皮肤 3.B超仪探查血管的直径、深度、弹性等情况 4.签订知情同意书
用物准备	1.PICC穿刺包、PICC导管×1、导针器组件×1 2.葡萄糖酸氯己定乙醇消毒液×1、生理盐水×1、2%利多卡因×1、10ml注射器×2、1ml注射器×1、胶布、PICC穿刺记录单×1；搁手板；手消毒液
测量	1.安置患者适当体位并垫搁手板，暴露穿刺部位 2.测量臂围 3.选择静脉，预测导管体内长度
消毒	1.洗手，打开PICC穿刺包，戴无菌手套 2.消毒皮肤，待干 3.建立最大无菌屏障
穿刺前准备	1.穿手术衣，戴无菌无粉手套 2.拆各种无菌物品至穿刺包内 3.预冲导管及输液接头，抽吸利多卡因、生理盐水 4.无菌透明套膜套至超声探头上
再次评估血管	1.探查置管静脉全程及毗邻组织，读取血管深度及管径 2.扎止血带，选择合适的导针器，装置超声探头上
穿刺	1.穿刺点局麻 2.非主力手拿超声探头，主力手将穿刺针插入导针器进针，回血从针头持续滴出，送导丝，放下探头，松止血带
破皮、送鞘	1.手术刀在穿刺点处扩皮 2.通过导丝送入血管扩张器和血管鞘
送导管	1.根据预先测量的导管长度，修剪导管 2.撤出扩张器和导丝，缓慢置入PICC导管
固定	1.涂抹皮肤保护剂、使用导管固定装置固定 2.穿刺点置纱布(10cm×10cm的四层纱布三折再三折)，透明敷料是以穿刺点为中心加压粘贴 3.胶布固定外露延长管
操作后	1.撤用物，安置患者体位 2.指导或协助患者进行X线检查 3.处理用物，洗手，脱口罩 4.记录PICC穿刺单、患者保管的PICC联系手册 5.健康教育

图10-5 超声引导下赛丁格PICC置管（POWER导管）操作流程图

（五）PICC的维护要点

PICC可留置1年，需至少每周维护一次。

1.评估

穿刺部位是否有红、肿、痛，导管是否有回血，臂围变化，导管留置需求等，并询问患者感受。

2.冲管与封管

（1）方法：每次导管使用前或维护时，宜通过抽回血与冲管评估导管功能；导管每次使用前后或不相容的药液输注之间需要冲管，导管暂停使用前都应脉冲冲管和正压封管；治疗间隙期建议每周冲封管1次。

（2）操作要点：冲管必须使用10ml直径以上的注射器（耐高压导管除外）。冲管液可以选择生理盐水，如有配伍禁忌，可先用5%葡萄糖溶液冲洗，再用生理盐水冲洗导管。冲管液需要10~20ml，在抽血或输血或输注其他黏稠性液体后，需使用更大体积的冲洗液。必须用脉冲方式冲管正压封管，封管液选择0~10U/ml的肝素盐水。

3.更换输液接头

（1）频率：5~7天更换一次。接头取下后、接头完整性受损时或有药物、血迹等残留无法冲洗干净时需立即更换。

（2）操作要点：先预冲输液接头，与导管连接前，可使用葡萄糖酸氯己定乙醇、70%的乙醇对导管连接口全方位擦拭。

4.更换敷料

（1）种类与更换频率：推荐使用透明敷料，每周更换1次。如患者多汗、置管部位有渗血、渗液或对透明敷料过敏时，选择纱布敷料，需48小时更换1次。PICC新置入后需在穿刺点使用无菌纱布加压，并用透明敷料覆盖，24小时内更换。

（2）操作要点：①由四周向中心揭开贴膜后再从下向上小心移除贴膜，切忌将导管带出体外；②严格消毒穿刺点周围皮肤及贴膜内导管、延长管等，范围至少达到直径15cm；③使用10cm×12cm的透明贴膜，以穿刺点为中心，覆盖全部体外部分导管，无张力性手法粘贴。

5.患者教育

（1）保持局部清洁干燥，不要擅自撕下或修剪贴膜。

（2）置管后，不影响从事一般性日常工作、家务劳动、体育锻炼，但需避免使用置管侧手臂提过重的物品或做引体向上等持重锻炼。

（3）可以淋浴，避免游泳、盆浴，淋浴时使用PICC专用防水护套或用塑料保鲜膜在贴膜处环绕2~3圈，淋浴后检查贴膜下有无浸水。

（4）导管需按时进行维护。

（5）如出现以下情况，需及时联系医护人员：穿刺部位异常（如红、肿、疼、渗出等）、不明原因体温升高（超过38℃）、置管侧手臂或腋窝等肿胀不适、敷料潮湿破损等、输液时疼痛或速度改变等。

（6）非耐高压型PICC不能用于CT或MRI等检查造影剂的高压注射。

6.PICC维护操作流程

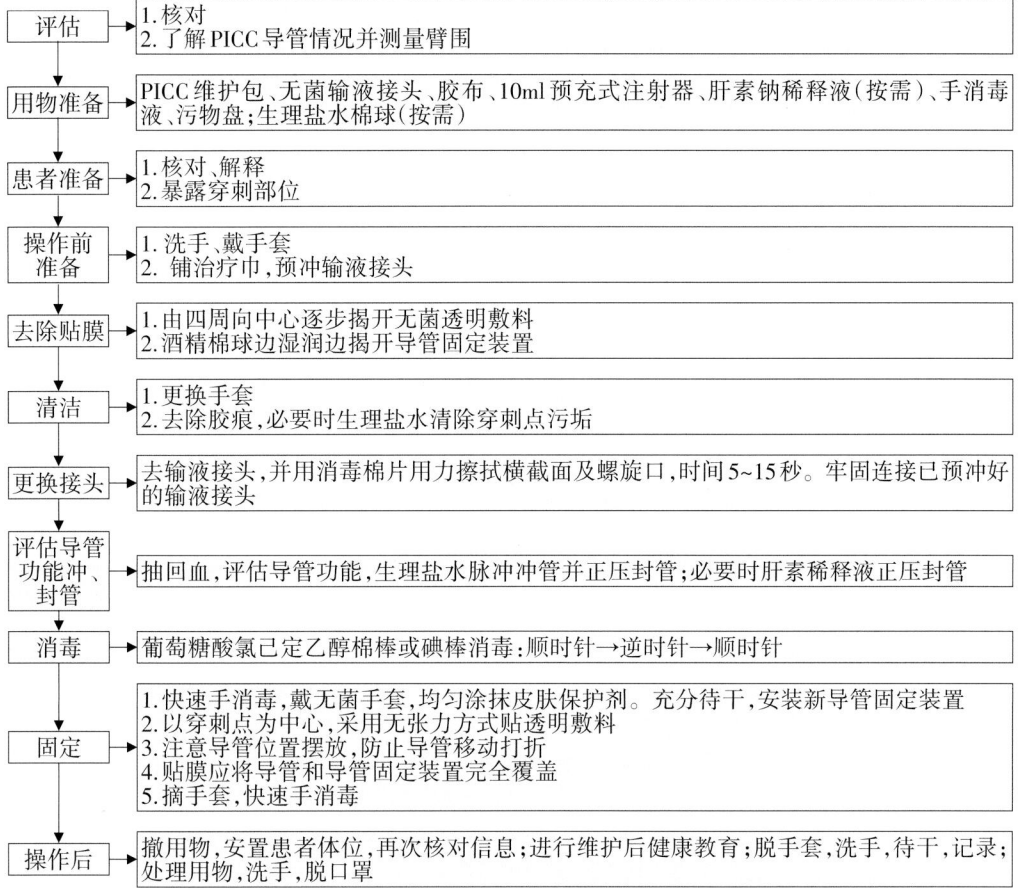

评估	1.核对 2.了解PICC导管情况并测量臂围
用物准备	PICC维护包、无菌输液接头、胶布、10ml预充式注射器、肝素钠稀释液（按需）、手消毒液、污物盘；生理盐水棉球（按需）
患者准备	1.核对、解释 2.暴露穿刺部位
操作前准备	1.洗手、戴手套 2.铺治疗巾，预冲输液接头
去除贴膜	1.由四周向中心逐步揭开无菌透明敷料 2.酒精棉球边湿润边揭开导管固定装置
清洁	1.更换手套 2.去除胶痕，必要时生理盐水清除穿刺点污垢
更换接头	去输液接头，并用消毒棉片用力擦拭横截面及螺旋口，时间5~15秒。牢固连接已预冲好的输液接头
评估导管功能冲、封管	抽回血，评估导管功能，生理盐水脉冲冲管并正压封管；必要时肝素稀释液正压封管
消毒	葡萄糖酸氯已定乙醇棉棒或碘棒消毒：顺时针→逆时针→顺时针
固定	1.快速手消毒，戴无菌手套，均匀涂抹皮肤保护剂。充分待干，安装新导管固定装置 2.以穿刺点为中心，采用无张力方式贴透明敷料 3.注意导管位置摆放，防止导管移动打折 4.贴膜应将导管和导管固定装置完全覆盖 5.摘手套，快速手消毒
操作后	撤用物，安置患者体位，再次核对信息；进行维护后健康教育；脱手套，洗手，待干，记录；处理用物，洗手，脱口罩

图10-6 PICC导管的维护流程图（POWER）

（六）PICC导管的拔管

1.评估

根据患者治疗完成情况，导管并发症如感染、异位或功能障碍等及患者意愿综合判断是否拔除导管。

2.操作要点

需平行于皮肤轻缓地拔出导管，每次2~3cm，拔管后使用密闭敷料覆盖穿刺点至上皮形成，约24小时。仔细检查拔出的导管是否完整，长度是否与置管记录的长度相符。

3.PICC拔管操作流程

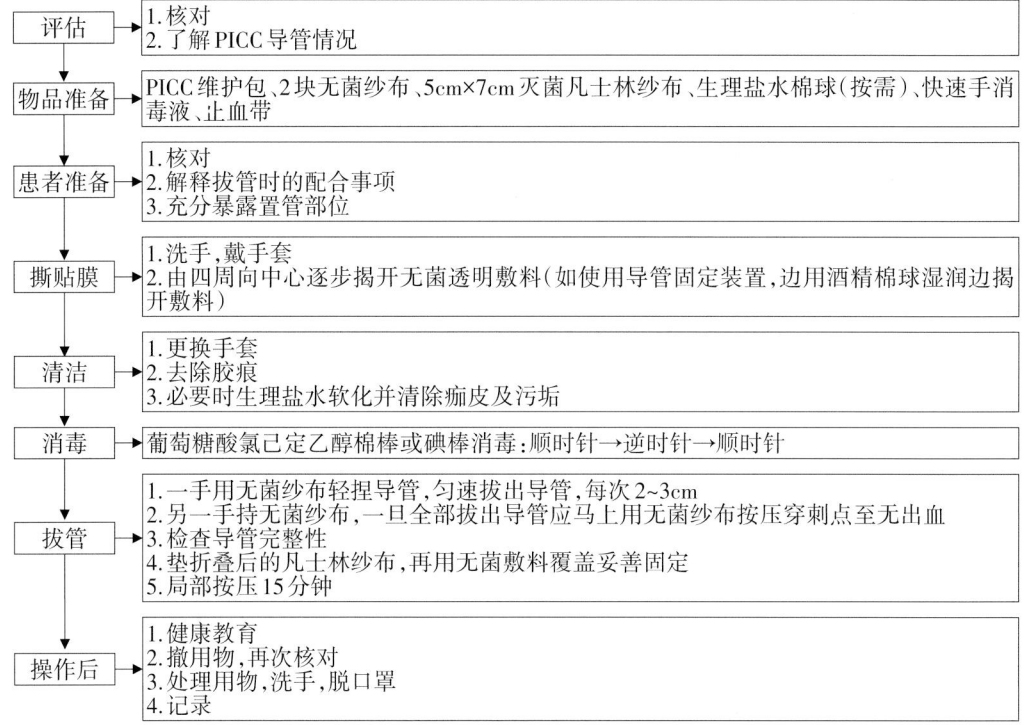

评估	→	1.核对 2.了解PICC导管情况
物品准备	→	PICC维护包、2块无菌纱布、5cm×7cm灭菌凡士林纱布、生理盐水棉球(按需)、快速手消毒液、止血带
患者准备	→	1.核对 2.解释拔管时的配合事项 3.充分暴露置管部位
撕贴膜	→	1.洗手,戴手套 2.由四周向中心逐步揭开无菌透明敷料(如使用导管固定装置,边用酒精棉球湿润边揭开敷料)
清洁	→	1.更换手套 2.去除胶痕 3.必要时生理盐水软化并清除痂皮及污垢
消毒	→	葡萄糖酸氯己定乙醇棉棒或碘棒消毒:顺时针→逆时针→顺时针
拔管	→	1.一手用无菌纱布轻捏导管,匀速拔出导管,每次2~3cm 2.另一手持无菌纱布,一旦全部拔出导管应马上用无菌纱布按压穿刺点至无出血 3.检查导管完整性 4.垫折叠后的凡士林纱布,再用无菌敷料覆盖妥善固定 5.局部按压15分钟
操作后	→	1.健康教育 2.撤用物,再次核对 3.处理用物,洗手,脱口罩 4.记录

图10-7　PICC导管的拔管操作流程图

(七) PICC导管常见并发症的预防和处理

1.静脉炎

(1) 临床表现:疼痛、红斑、发热、肿胀、硬化等。

(2) 预防措施:在能满足患者治疗的前提下,选择最小尺寸PICC。推荐采用超声引导下结合MST进行PICC置管,优先选择肘上贵要静脉。严格执行无菌操作,选择无粉无菌手套,置管过程中注意动作轻柔、匀速送管。

(3) 处理措施:可采用地塞米松软膏及喜辽妥软膏外涂,或具有活血化瘀、驱热解毒、消肿镇痛的中草药外敷如意金黄散等,也有报道各种类型的湿性敷料如水胶体敷料等也可用于预防与治疗静脉炎。

2.中心静脉血管通路相关皮肤损伤 (CVAD-associated skin impairment,CASI)

(1) 临床表现:①穿刺部位局部感染:穿刺点或导管出口处红肿、发热、硬结和/或压痛、异常分泌物等。②皮肤损伤:如张力性水疱、表皮剥脱、皮肤浸渍或撕裂等。③皮肤刺激:刺激性或过敏性接触性皮炎。④非感染性渗出:穿刺点或导管出口处有澄清淡黄色液体(含淋巴液)、粉色/红色液体(含血液)以及乳白色混浊液体(纤维蛋白炎症反应)渗出。

（2）预防措施：加强穿刺点及周围皮肤情况评估，强化导管维护人员相关知识及技能培训，尽量减少消毒剂/医用黏胶对皮肤的刺激，掌握正确的应用和移除黏胶技术，加强患者及家属教育并强化高风险患者（如营养不良、脱水、老年人、婴幼儿、皮肤病、过敏体质或肥胖患者、放化疗患者、长期使用皮质类固醇、抗凝剂患者等）管理等。

（3）处理措施：①敷料每隔48小时更换，出现潮湿、松动等及时更换。②皮肤损伤/皮肤刺激：a.考虑使用无乙醇消毒液；b.识别和避免可疑刺激物，更换消毒液的类型/浓度、使用敷料前应确保保护膜和消毒液充分干燥，可在皮肤正常区域进行敷料/消毒液过敏实验；c.考虑使用无乙醇屏障保护膜和合适的敷料；d.考虑使用抗炎、止痒剂和/或镇痛剂，在敷料上冷敷；e.针对受刺激的皮肤，每24小时评估一次，检测是否出现感染迹象和症状；f.如果出现疑似接触性皮炎，考虑短期外用激素；g.如3~7天内症状无改善，建议咨询伤口/皮肤专家。③非感染性渗出：a.控制出血（穿刺点按压），使用藻酸盐和/或在敷料下使用止血剂；b.使用无乙醇屏障保护剂和吸收性敷料。

3.导管相关血流感染

（1）临床表现：在留置静脉导管期间及拔除导管后48小时内发生的原发性且与其他部位感染无关的感染，包括局部感染和血流感染。血流感染除局部表现外还会出现发热（大于38℃）、寒战或低血压等全身感染表现。

（2）预防措施：严格掌握置管指征、执行无菌操作技术、正确评估和使用皮肤消毒液和敷料，做好相关人员输液规范培训、患者/家属健康宣教等。对于尽管最大程度地遵守无菌技术，仍发生多次静脉导管相关血流感染的PICC置管患者，考虑使用预防性抗菌药物溶液封管。

（3）处理措施：怀疑有导管相关血流感染时，在患者寒战或发热初期，从外周及导管内采集血进行血培养及药敏试验，如拟拔出导管（化脓性静脉炎、败血性休克、外周栓塞或肺栓塞、感染性心内膜炎、持久性菌血症或尽管采用充分的抗菌治疗仍有复发性感染）可同时考虑进行导管尖端培养，根据药敏结果选用敏感抗生素系统治疗。

4.导管相关性血栓

（1）临床表现：有症状的血栓患者表现为：肢体末端、肩膀、颈部或者胸部疼痛、水肿、外周静脉怒张或运动困难等；肢体末端红斑；皮肤温度改变等。

（2）预防措施：①选择导管-静脉直径比率小于或等于45%的静脉置管；②确保PICC尖端位于上腔静脉下1/3段或上腔静脉与右心房交界处；③鼓励患者使用非药物性的策略进行预防，包括PICC置管侧肢体的及早活动、维持正常的日常活动、适当的肢体活动和补充足够的水分。

（3）处理措施：遵医嘱使用抗凝药物治疗。当PICC导管尖端处于正确的位置、导管功能正常并且没有任何感染的证据时，不建议因静脉血栓而拔除导管。

5.导管滑出

（1）常见原因：由于导管固定不妥、肢体活动过度和外力的牵拉等造成。

（2）预防措施：妥善固定导管，贴膜松动、脱落等及时更换，去除旧敷料时应注意保护导管。当与置管时对比滑出超过3cm时，行胸片确定导管尖端位置。

（3）处理措施：导管滑出较长时，需在X线下重新定位导管位置，根据尖端位置和治疗需求考虑拔管。

6.导管异位/移位

（1）临床表现：所有导管腔均无血液回流或回流缓慢；血液颜色改变和回流血液出现脉动性变化；冲管困难或无法冲管；从压力传感器测到动脉和静脉波形；房性和/或室性心律失常，血压和/或心率变化；肩膀、胸部和背部疼痛；颈部或肩部水肿；呼吸改变；患者主诉在PICC置管侧听见汩汩声或者流水声；感觉异常和由于输入液体逆行进入颅内静脉窦引起的神经系统变化等。

（2）预防措施：①正确评估患者，合理选择穿刺部位；准确进行体表外导管预置长度测量；协助患者取正确的穿刺体位，掌握送管技巧；观察患者体征，询问患者主诉，并运用超声、心电图等技术等尽可能保证导管尖端位置靠近上腔静脉与右心房的连接处。②导管留置期间，妥善固定导管，推荐使用导管固定装置，监测导管外露长度。③强化患者教育：避免手臂过度运动；尽可能减少增加胸腔压力活动，如屏气等；当贴膜出现松动时及时来医院更换。

（3）处理措施：①PICC尖端位于CAJ下方超过2cm，可根据心电图或X线胸片结果撤回部分导管；②PICC异位入颈静脉时，首选无创复位方法，包括抬高或/和活动患者肢体、冲洗导管等。微创复位技术包括在导丝引导下或X线透视下撤回部分导管，然后边冲管边送管；③如怀疑发生心脏压塞，在拔管前通过导管抽吸液体。

7.导管堵塞

（1）临床表现：①无法抽回血或血液回流缓慢；②输液滴速缓慢；③无法冲管或输液；④输液泵频繁堵塞报警；⑤在输液部位发生渗出/外渗或肿胀/漏液。

（2）预防措施：①使用正确的冲封管步骤；②根据无针接头的类型，执行冲管、夹管和断开注射器的顺序；③当两种或以上药物同时输注时，检查药物相容性；如果不确定，应咨询药剂师；④每次输液前后用不含防腐剂的生理盐水彻底冲管，或使用单独的导管腔给药，以降低药物沉淀的风险；⑤输入浓度或黏稠度较高液体时应增加冲管次数。

（3）处理措施：①检查输液系统，包括从敷料到给药装置，发现和解决外部原因；②查看患者用药记录，当怀疑药物沉淀或脂肪引起的导管堵塞时，应与医师和药剂师联系制定适当的处理措施；③怀疑血栓性堵管时，应与医师和药剂师联系制定适当的处理措施，例如使用溶栓剂，其中 tPA 的使用容积应等于导管体积的110%。对于多腔的 PICC 导管，在溶栓过程中，应停止所有管腔的输液，以增加溶栓的效果。

二、静脉输液港（PORT）

（一）PORT 的技术发展

完全植入式静脉输液港简称输液港，是一种可植入皮下长期留置在体内的静脉输液装置，该技术已在世界范围内得到广泛应用，并在装置的材料、植入技术及并发症的预防与处理等方面得到了大力发展。

（二）PORT 的技术原理

输液港主要由包含有穿刺隔膜的注射座（或港体）和静脉导管系统组成。穿刺隔膜采用硅胶树脂制成，具有自动闭合性，利于无损伤针（针尖带有折返点，具有保护穿刺隔膜的作用）的反复穿刺和固定。

（三）PORT 适应证与禁忌证

（1）适应证：①需要长期或反复输注药液，尤其是刺激性药物（如化疗药物）、高渗透性或黏稠度较高的液体（如静脉营养或血制品）；②缺乏外周静脉通路；③需反复静脉采血；④与其他静脉通路相比，更愿意接受输液港。另外，若单纯以肠外营养输注为目的，通常不建议采用输液港。

（2）禁忌证：①无法耐受手术；②凝血机制障碍；③对输液港材质过敏；④拟穿刺深静脉有静脉炎和静脉血栓形成史；⑤拟置入部位感染或有放疗史。

（四）PORT 维护要点

（1）患者评估：判断港体部位及周围皮肤是否有发红、肿胀、疼痛、渗液等，港体与导管是否分离，港体是否翻转，并检查同侧胸部和颈部是否有肿胀、同侧臂围是否有增粗，同时了解港体厚度及置入深度。另外还需了解患者插针时的疼痛管理需求等。

（2）严格执行无菌操作：采用无菌非接触技术，选择符合国家规范的消毒剂，首选浓度大于0.5%的葡萄糖酸氯己定乙醇溶液（年龄小于2个月的婴儿慎用），有条件尽量选择单人单包装一次性消毒物品，以港体部位为中心进行擦拭消毒，范围大于贴膜面积，自然待干。

（3）使用无损伤针进行穿刺：①在满足治疗需求和安全的前提下，应根据输液用途、药物性质、患者体型及港体放置的深度等选择合适尺寸及长度的无损伤针。尽量选择安全型无损伤针；②插针前，可使用局部麻醉剂；③插针时用非主力手拇指、食指、中指固定注射座，用主力手将无损伤针垂直从注射座中心插入，动作轻柔，有落空感即可；④将无损伤针斜面背对注射座导管连接处；⑤连续输液时，应有计划地更换插针部位，无损伤针建议每7天更换1次；⑥拔针时使用非主力手固定注射座，主力手轻轻拔除无损伤针，按压穿刺点。

（4）冲管与封管：连接无损伤针后及每次输液前，应使用大于等于10ml的注射器回抽和冲洗评估导管功能。输注药液/血制品/营养液后、不相容的药物之间，应采用至少10ml不含防腐剂生理盐水（药物禁忌除外）脉冲冲管，首选一次性预充式导管冲洗装置。可选用生理盐水或肝素进行正压封管，如选择肝素，建议每4周采用5ml浓度为10~100U/ml进行。

（5）无损伤针固定：使用无菌透明敷料固定无损伤针和港体部位，每7天更换1次；如患者流汗/渗血/渗液多或对黏胶过敏/皮肤完整性受损等考虑使用纱布敷料，每48小时更换，如有异常应及时更换。

（6）输液港维护：治疗间歇期，每4周维护1次。

（7）输液过程中重视患者主诉，如出现以下情况，需及时处理：①输液速度发生变化；②穿刺部位有疼痛、烧灼、肿胀等不适，或潮湿、渗漏；③敷料松动、破损等。

（8）其他特殊情况护理：①采血：插入无损伤针后，抽取至少5ml血丢弃（如进行血培养，则无需弃血），然后抽取足量血标本，再用生理盐水20ml脉冲式冲管，如患者需治疗即接上补液，如无治疗正压封管后拔针。②压力注射：应使用耐高压输液港和无损伤针。压力注射时及注射后，应警惕导管破裂及异位的风险。

（9）患者教育：包括输液港类型、潜在并发症的识别和初步处理、日常活动注意事项等。强调居家期间，当出现以下情况时，需立即告知医务人员：①港体部位出现发红、肿胀、烧灼感、疼痛；②不明原因发热（体温超过38℃）、发冷、发抖或低血压等；③肩部、颈部及置管侧上肢出现肿胀或疼痛等不适。

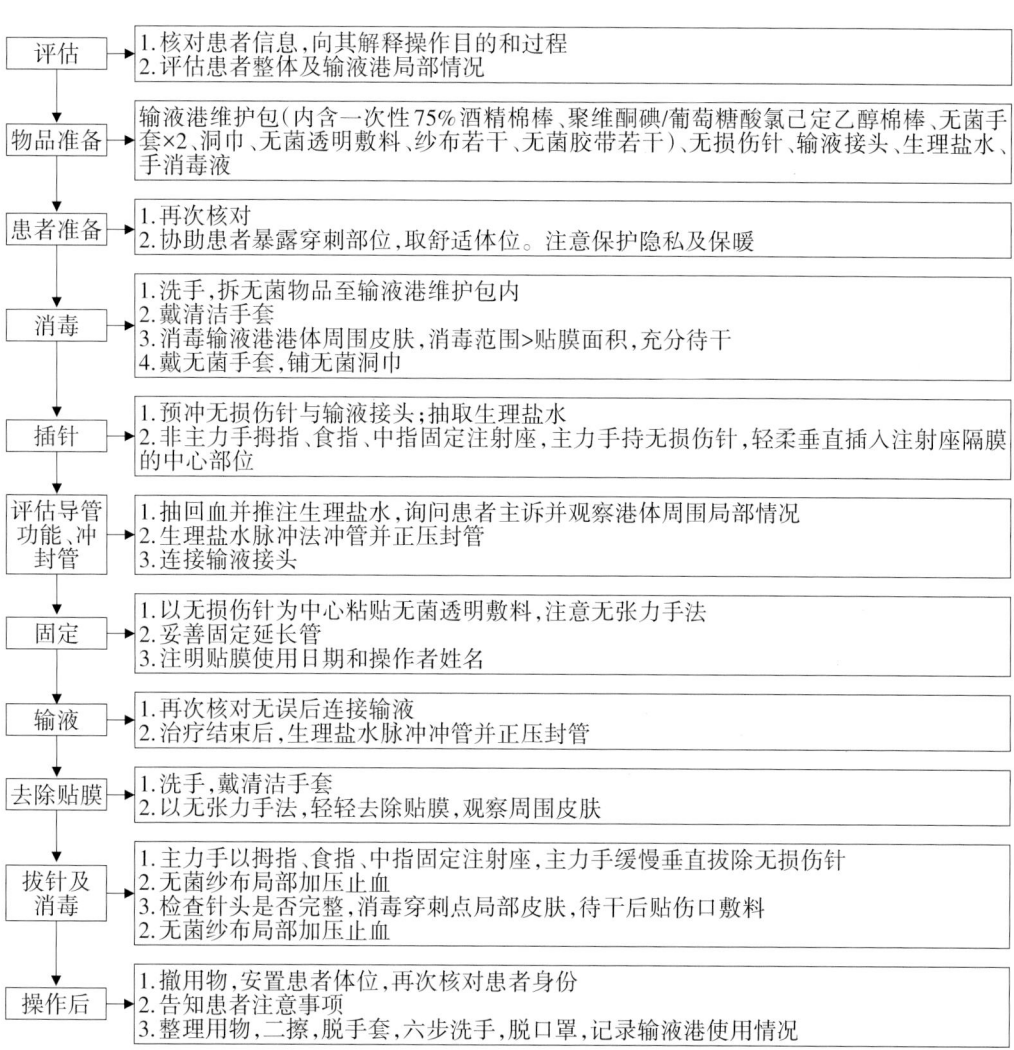

评估	1.核对患者信息,向其解释操作目的和过程 2.评估患者整体及输液港局部情况
物品准备	输液港维护包(内含一次性75%酒精棉棒、聚维酮碘/葡萄糖酸氯己定乙醇棉棒、无菌手套×2、洞巾、无菌透明敷料、纱布若干、无菌胶带若干)、无损伤针、输液接头、生理盐水、手消毒液
患者准备	1.再次核对 2.协助患者暴露穿刺部位,取舒适体位。注意保护隐私及保暖
消毒	1.洗手,拆无菌物品至输液港维护包内 2.戴清洁手套 3.消毒输液港港体周围皮肤,消毒范围>贴膜面积,充分待干 4.戴无菌手套,铺无菌洞巾
插针	1.预冲无损伤针与输液接头;抽取生理盐水 2.非主力手拇指、食指、中指固定注射座,主力手持无损伤针,轻柔垂直插入注射座隔膜的中心部位
评估导管功能、冲封管	1.抽回血并推注生理盐水,询问患者主诉并观察港体周围局部情况 2.生理盐水脉冲法冲管并正压封管 3.连接输液接头
固定	1.以无损伤针为中心粘贴无菌透明敷料,注意无张力手法 2.妥善固定延长管 3.注明贴膜使用日期和操作者姓名
输液	1.再次核对无误后连接输液 2.治疗结束后,生理盐水脉冲冲管并正压封管
去除贴膜	1.洗手,戴清洁手套 2.以无张力手法,轻轻去除贴膜,观察周围皮肤
拔针及消毒	1.主力手以拇指、食指、中指固定注射座,主力手缓慢垂直拔除无损伤针 2.无菌纱布局部加压止血 3.检查针头是否完整,消毒穿刺点局部皮肤,待干后贴伤口敷料 4.无菌纱布局部加压止血
操作后	1.撤用物,安置患者体位,再次核对患者身份 2.告知患者注意事项 3.整理用物,二擦,脱手套,六步洗手,脱口罩,记录输液港使用情况

图 10-8　输液港的插针及拔针操作流程

（五）常见并发症及处理

1.导管功能障碍

（1）临床表现：最常见的是推注通畅但回抽障碍，或输液时流速变慢、输液泵发出堵塞报警等。

（2）预防措施：①导管尖端尽可能放置CAJ处；导管放置路径合理，降低夹闭综合征发生风险；②应根据操作流程对导管进行规范的冲封管；③选择合适的输液器给予输液并加强巡视；④合理妥善固定导管；⑤强化患者教育。

（3）处理措施：如出现推注通畅但回抽障碍时可先通过推注少量生理盐水，结合变换患者体位、深咳嗽或活动肢体等处理。如仍未得到改善，可结合医生建议和影像学报告，使用约3~5ml尿激酶（5000U/ml）封管30~120min，可重复操作。当导管完全堵塞时即无法回抽和推注，先排除机械性原因如延长管扭曲、夹闭等及无损针插入位置不正确，再考虑为导管内内容物堵管，其中血凝性堵管最为常见，遵医嘱采用负压技术使用尿激酶等进行封管。

2.导管相关性感染

（1）临床表现：主要分为囊袋感染、隧道感染和导管相关血流感染。囊袋和隧道感染可表现为囊袋或隧道部位出现红、肿、热、痛，可伴有脓液。导管相关血流感染比较典型的表现为当患者使用或维护输液港后出现寒战、高热（大于38℃），可伴有有白细胞计数异常升高、低血压等。

（2）预防措施：执行预防静脉导管感染集束化措施，包括及时评估导管保留的必要性、手卫生、有效的皮肤消毒、严格执行无菌操作原则，包括最大无菌屏障以及持续开展相关培训和质量控制等。对于多次导管相关血流感染史、感染高风险以及采取基本措施后感染率仍然无法下降的患者可考虑使用抗菌封管液。

（3）处理措施：单纯的囊袋与隧道感染，可遵医嘱予以局部换药、涂抹抗生素，如有渗液应进行细菌培养和药敏试验，必要时进行局部清创引流和全身抗感染治疗，待局部感染控制后再使用和维护输液港。疑似发生导管相关血流感染时，应暂停使用输液港，按医嘱进行血培养和使用抗生素。拔管指征包括：感染细菌为金黄色葡萄球菌、念珠菌；合并心内膜炎、脓毒性血栓、骨髓炎、血流动力学异常或持续性菌血症者；经抗感染治疗（通常不超过5天）无效。

3.导管相关性血栓

（1）临床表现：同PICC导管相关性血栓。

（2）预防措施：①持续动态评估血栓形成的危险因素，关注高危人群；②在满足患者治疗需要的前提下，选择管径最细、管腔最少的导管及管径粗、静脉瓣少的血管，以达到导管外径/静脉内径小于等于45%；③推荐采用B超引导下联合MST，尽可能减少置管过程中对血管内膜的损伤；④尽量将导管尖端放置在CAJ处。胸壁港血栓发生风险低于手臂港，选择置入部位时，推荐将手臂港作为无法植入胸壁港或对囊袋位置有特殊要求患者的替代选择；⑤进行规范的导管功能评估、冲封管等；⑥强化患者教育，在条件允许的情况下鼓励患者使用非药物预防方法包括正常日常活动、轻微的肢体锻炼及补充足够水分等。

（3）处理措施：①对于有症状血栓，建议在保留导管期间按医嘱进行抗凝治疗，直至拔管后3个月。治疗期间注意观察患者有无出血倾向，并给予充分告知，保障患者用药安全。②持续观察记录患者患肢臂围、温度、皮肤颜色、动脉搏动情况及功能活动情况。③患者教育：叮嘱患者适当抬高患侧肢体，避免热敷、按摩及压迫患肢，可适当做握拳动作。④出现下列情况考虑拔管：无输液港使用需求；导管功能丧失；合并导管相关性血流感染或导管异位；患者存在抗凝禁忌；规范的抗凝治疗后症状仍无法缓解。建议在血栓形成急性期（症状出现时间小于14d）后进行，取港后继续抗凝治疗至少3个月。

4.夹闭综合征

（1）临床表现：导管功能障碍，且与患者体位有关，置管侧肩部后旋或手臂上举时输液通畅，肩部处于自然放松时输液不畅，主要是由于导管受第1肋骨和锁骨挤压而产生狭窄或夹闭造成的，严重时可致导管破损或断裂，表现为港体部位、导管走形区域胀痛、发凉等不适。

（2）预防措施：选择颈内静脉或腋静脉穿刺植入输液港，若经锁骨下静脉植入，穿刺点尽量在锁骨外1/3处。

（3）处理措施：怀疑导管有夹闭时需通过造影来确定导管的完整性，通常在DSA下或X线透视下进行。当导管有轻微压迫但不伴有管腔狭窄时，应每隔1~3个月复查胸片观察其进展；如导管有压迫同时伴有管腔狭窄，应考虑拔管；当导管破损或断裂应立即拔管。

参考文献

1. 樊代明. 中国肿瘤整合诊治指南（CACA）. 天津：天津科学技术出版社，2022.

2. 樊代明. 整合肿瘤学. 基础篇. 西安：西安世界图书出版公司，2021：642.

3. 樊代明. 整合肿瘤学—基础卷. 北京：科学出版社，2021：640-648.

4. 樊代明. 整合肿瘤学. 临床卷. 西安：世界图书出版社，2021.

5. 樊代明. 整合肿瘤学. 临床卷. 北京：中国科学技术出版社，2021.

6. 樊代明. 整合肿瘤学. 临床卷. 北京：科学出版社，2022.

7. 强万敏. 中国癌症症状管理实践指南. 天津：天津科技翻译出版有限公司，2020.

8. 强万敏，姜永亲. 肿瘤护理学. 天津：天津科技翻译出版有限公司，2018.

9. Gorski L A，Hadaway L，Hagle M E，et al. Infusion therapy standards of practice. J Infus Nurs，2021，44（1）：75-185.

10. Harris C S，Kober K M，Conley Y P，et al. Symptom clusters in patients receiving chemotherapy：A systematic review. BMJ Support Palliat Care，2022，12（1）：10-21.

11. NCCN Clinical Practice Guidelines in Oncology. Distress Management [Version2.2022] January27. 2022，2022-09-16.

12. 梁晓燕，李晶洁. 生育力保存中国专家共识. 中华医学会生殖医学分会. 北京：生殖医学杂志，2021，30（09）：1129-1134.

13. Muscaritoli M，Arends J，Bachmann P，et al. ESPEN practical guideline：Clinical Nutrition in cancer. Clin Nutr，2021，40（5）：2898-2913.

14. Streiff M B，Holmstrom B，Angelini D，et al. Cancer-Associated Venous Thromboembolic Disease，Version 2.2021，NCCN Clinical Practice Guidelines in Oncology. J Natl Compr Canc Netw，2021，19（10）：1181-1201.

15. Bártolo A，Santos I M，Monteiro S. Toward an Understanding of the Factors Associated With Reproductive Concerns in Younger Female Cancer Patients：Evidence From the Literature. Cancer Nurs，2021，44（5）：398-410.

16. Van Den Berg M，Van Der Meij E，Bos A M E，et al. Development and testing of a tailored online fertility preservation decision aid for female cancer patients. Cancer Med，2021，10（5）：1576-1588.

17. Morales-Sánchez L，Luque-Ribelles V，Gil-Olarte P，et al. Enhancing Self-Esteem and Body Image of Breast Cancer Women through Interventions：A Systematic Review. Int J Environ Res Public Health，2021，18（4）：1640.

18. Sebri V，Durosini I，Triberti S，et al. The Efficacy of Psychological Intervention on Body Image in Breast Cancer Patients and Survivors：A Systematic-Review and Meta-Analysis. Front Psychol，2021，12：611954.

19. Caminiti C，Diodati F，Annunziata M A，et al. Psychosocial Care for Adult Cancer Patients：Guidelines of the Italian Medical Oncology Association. Cancers（Basel），2021，13（19）：4878.

20. NCCN Clinical Practice Guidelines in Oncology（NCCN Guidelines?）：Antiemesis Version 1.2021- December 23，2020. 2022-09-16. http：www.nccn.org/patients.

21. Rogers B，Ginex P K，Anbari A，et al. ONS Guidelines? for Opioid-Induced and Non-Opioid-Related Cancer Constipation. Oncol Nurs Forum，2020，47（6）：671-691.

22. Davies A，Leach C，Caponero R，et al. MASCC recommendations on the management of constipation in patients with advanced cancer. Support Care Cancer，2020，28（1）：23-33.

23. Bossi P，Antonuzzo A，Cherny N I，et al. ESMO Guidelines Committee. Diarrhoea in adult cancer patients：ESMO Clinical Practice Guidelines. Ann Oncol，2018：126-142.

24. Brown T J，Gupta A. Management of Cancer Therapy-Associated Oral Mucositis. JCO Oncol Pract，

2020，16（3）：103-109.

25.Elad S，Cheng K K F，Lalla R V，et al. Ucositis Guidelines Leadership Group of the Multinational Association of Supportive Care in Cancer and International Society of Oral Oncology（MASCC/ISOO）. MASCC/ISOO clinical practice guidelines for the management of mucositis secondary to cancer therapy. Cancer. 2020，126（19）：4423-4431.

26.NCCN Clinical Practice Guidelines in Oncology（NCCN Guidelines?）Hematopoietic Growth Factors Version 1.2022 - December 22，2021. 2022-09-18.https：//www.nccn.org/professionals/physician_gls/pdf/growthfactors. pdf.

27.秦叔逵，马军.中国临床肿瘤学会（CSCO）肿瘤放化疗相关中性粒细胞减少症规范化管理指南（2021）.南京：临床肿瘤学杂志，2021，26（07）：638-648.

28.Streckmann F，Balke M，Cavaletti G，et al. Exercise and Neuropathy：Systematic Review with Meta-Analysis. Sports Med. 2022，52（5）：1043-1065.

29.Loprinzi C L，Lacchetti C，Bleeker J，et al. Prevention and Management of Chemotherapy-Induced Peripheral Neuropathy in Survivors of Adult Cancers：ASCO Guideline Update. J Clin Oncol，2020，38（28）：3325-3348.

30.Williams L A，Ginex P K，Ebanks G L，et al. ONS Guidelines? for Cancer Treatment-Related Skin Toxicity. Oncol Nurs Forum，2020，47（5）：539-556.

31.Kwakman J J M，Elshot Y S，Punt C J A，et al. Management of cytotoxic chemotherapy-induced hand-foot syndrome. Oncol Rev，2020，14（1）：442.

32.肖星婷，王娴，王燕，等.乳腺癌患者化疗所致脱发预防及护理的证据总结.北京：中华护理杂志，2021，56（07）：1072-1078.

33.Vinod S K，Hau E. Radiotherapy treatment for lung cancer：Current status and future directions. Respirology，2020，25（2）：61-71.

34.Chandra R A，Keane F K，Voncken FEM，et al. Contemporary radiotherapy：present and future. Lancet，2021，398（10295）：171-184.

35.陈紫红，钟强，陈永红.放射性皮炎预防及管理临床实践指南的质量评价与内容分析.循证护理，2021，7（02）：151-156+173.

36.中国肿瘤放射治疗联盟.头颈部肿瘤放射治疗相关急性黏膜炎的预防与治疗指南.山东：中华肿瘤防治杂志，2022，29（2）：79-91.

37.中华医学会放射肿瘤治疗学分会. 放射性口腔黏膜炎防治策略专家共识（2019）.北京：中华放射肿瘤学杂志，2019，28（9）：641-647.

38.中国医师协会外科医师分会，中华医学会外科学分会结直肠外科组.中国放射性直肠炎诊治专家共识（2018版）.上海：中华炎性肠病杂志，2019，（01）：5-20.

39.Loewen I，Jeffery C C，Rieger J，et al. Prehabilitation in head and neck cancer patients：a literature review. J Otolaryngol Head Neck Surg，2021，50（1）：2.

40.Nagura H，Kagaya H，Inamoto Y，et al. Effects of head flexion posture in patients with dysphagia. J Oral Rehabil，2022，49（6）：627-632.

41.Seo M，Park J W. Head rotation as an effective compensatory technique for dysphagia caused by unilateral cervical osteophytes. J Int Med Res，2022，50（8）：1-9.

42.Chen Y H，Lin C R，Liang W A，et al. Motor control integrated into muscle strengthening exercises has more effects on scapular muscle activities and joint range of motion before initiation of radiotherapy in oral cancer survivors with neck dissection：A randomized controlled trial. PLoS One，2020，15（8）：e0237133.

43.Davies C，Levenhagen K，Ryans K，et al. Interventions for Breast Cancer-Related Lymphedema：Clinical Practice Guideline From the Academy of Oncologic Physical Therapy of APTA.Phys Ther，2020，100（7）：1163-1179.

44.Mao X，Hu F，Peng J，et al. Expert consensus on multi-disciplinary treatment，whole-course pulmonary rehabilitation management in patients with lung cancer and chronic obstructive lung disease. Ann Palliat Med，2022，11（5）：1605-1623.

45.Choi M G，Lee H Y，Song S Y，et al. The Effects of Simultaneous Pulmonary Rehabilitation during Thoracic Radiotherapy in the Treatment of Malignant Diseases. Tuberc Respir Dis（Seoul），2021，84（2）：148-158.

46.Bakker R M，ter Kuile M M，Vermeer W M，et al.Sexual rehabilitation after pelvic radiotherapy and vaginal dilator use：consensus using the Delphi method. Int J Gynecol Cancer，2014，24（8）：1499-1506.

47.Lindgren A，Dunberger G，Enblom A. Experiences of incontinence and pelvic floor muscle training after gynaecologic cancer treatment. Support Care Cancer 2017，25（1）：157-166.

48.中国医师协会放射肿瘤治疗医师分会.乳腺癌放射治疗指南（中国医师协会2020版）.山东：中华放射肿瘤学杂志，2021，30（04）：321-342.

49.伏敏、李小钰、罗娜、等.放射性脑损伤免疫相关机制研究现状.山东：山华放射肿瘤学杂志，2021，30（03）：301-304.

50.Moore C，McLister C，Cardwell C，et al. Dental caries following radiotherapy for head and neck cancer：A systematic review. Oral Oncol，2020，100：104484.

51.李梦瑶、刘盼、柯越海、等.放射性肺损伤中巨噬细胞作用机制的研究进展.浙江大学学报（医学版），2020，49（05）：623-628.

52.Paquette I M，Vogel J D，Abbas M A，et al. Clinical Practice Guidelines Committee of The American Society of Colon and Rectal Surgeons. The American Society of Colon and Rectal Surgeons Clinical Practice Guidelines for the Treatment of Chronic Radiation Proctitis. Dis Colon Rectum，2018，61（10）：1135-1140.

53.国家肿瘤质控中心乳腺癌专家委员会，北京乳腺病防治学会健康管理专业委员会.中国乳腺癌随诊随访与健康管理指南（2022版）.北京：中华肿瘤杂志，2022，44（01）：1-28.

54.Knibbs V，Manley S. Being away from home for cancer treatment：a qualitative study of patient experience and supportive care needs during radiation therapy. J Med Radiat Sci，2022，69（3）：336-347.

55.江振友.抗肿瘤靶点研究及治疗策略.中山大学学报（医学版），2020，41（01）：7-15.

56.National Cancer Institute. Targeted Therapy for Cancer.https：//www.cancer.gov/about-cancer/treatment/types/targeted-therapies.

57.American Cancer Society.Targeted Therapy.https：//www.cancer.org/treatment/treatments-and-side-effects/treatment-types/targeted-therapy.html

58.林桐榆、于世英、焦顺昌.恶性肿瘤靶向治疗.北京：人民卫生出版社，2016：128-247.

59.中国医药教育协会乳腺癌个案管理师分会.乳腺癌靶向药物静脉输注规范专家共识（2022版）.北京：中华医学杂志，2022，102（28）：2153-2160.

60.中华医学会泌尿外科学分会肾癌指南编写组.2015中国肾癌靶向治疗药物不良反应管理专家共识.北京：中华泌尿外科杂志，2016，37（1）：2-6.

61.中西医结合专家委员会.抗肿瘤药物引起骨髓抑制中西医结合诊治专家共识.南京：临床肿瘤学杂志，2021，26（11）：1020-1027.

62.郭晔、张陈平.抗EGFR单抗治疗复发/转移性头颈部鳞状细胞癌临床共识（2021年版）.上海：中国癌症杂志，2021，31（12）：1220-1232.

63.王刚、项蕾红、袁瑛、等.抗EGFR单抗治疗相关皮肤不良反应临床处理专家共识.杭州：实用肿瘤杂志，2021，36（03）：195-201.

64.张可欣、方凤奇.乳腺癌靶向治疗的心脏保护——基于《2021CSCO肿瘤治疗相关心血管毒性防治指南》解读.广西：中国临床新医学，2022，15（06）：496-500.

65.蔡文、陈勇辉、黄吉炜、等.肾癌靶向药物治疗安全共识.陕西：现代泌尿外科杂志，2019，24

（10）：791-800.

66.中华医学会血液学分会.血液肿瘤免疫及靶向药物治疗相关性感染预防及诊治中国专家共识（2021年版）.天津：中华血液学杂志，2021，42（09）：717-727.

67.中国医师协会肿瘤医师分会，中国临床肿瘤学会血管靶向治疗专家委员会，中国抗癌协会肿瘤靶向治疗专业委员会.盐酸安罗替尼治疗晚期肺癌中国专家共识（2020版）.北京：中华肿瘤杂志，2020，42（10）：807-816.

68.唐欣颖，匡泽民.《接受贝伐珠单抗治疗的卵巢癌和宫颈癌患者血压管理专家共识》：2019英国专家建议解读.北京：中国合理用药探索，2020，17（01）：11-15.

69.郭晔，梁军，吕静，等.碘难治性分化型甲状腺癌靶向药物不良反应管理专家共识（2018年版）.上海：中国癌症杂志，2018，28（07）：545-553.

70.李晓，姜洁，尹如铁，等.妇科肿瘤抗血管内皮生长因子单克隆抗体临床应用指南.山东：现代妇产科进展，2020，29（02）：81-87.

71.中华医学会肿瘤学分会乳腺肿瘤学组.中国乳腺癌靶向治疗药物安全性管理专家共识.上海：中国癌症杂志，2019，29（12）：993-1006.

72.胡丽莎，彭红华，米元元，等.肿瘤靶向治疗患者皮肤不良反应预防及管理的证据总结.北京：中华护理杂志，2022，57（09）：1061-1069.

73.中华医学会肿瘤学分会肿瘤支持康复治疗学组.肿瘤治疗相关血小板减少症的临床管理专家共识.上海：肿瘤，2021，41（12）：812-827.

74.周清，陆舜，李勇，等.洛拉替尼特殊不良反应管理中国专家共识.四川：中国肺癌杂志，2022，25（08）：555-566.

75.胡洁，林丽珠，骆肖群，等.EGFR-TKI不良反应管理专家共识.四川：中国肺癌杂志，2019，22（02）：57-81.

76.Califano R，Tariq N，Compton S，et al. Expert Consensus on the Management of Adverse Events from EGFR Tyrosine Kinase Inhibitors in the UK. Drugs，2015，75（12）：1335-1348.

77.Cury-Martins J，Eris A P M，Abdalla C M Z，et al. Management of dermatologic adverse events from cancer therapies：recommendations of an expert panel. An Bras Dermatol，2020，95（2）：221-237.

78.Lacouture M E，Sibaud V，Gerber P A，et al. Prevention and management of dermatological toxicities related to anticancer agents：ESMO Clinical Practice Guidelines. Ann Oncol，2021，32（2）：157-170.

79.Wiley K，Ebanks Jr GL，Shelton G，et al. Skin Toxicity：Clinical Summary of the ONS Guidelines? for Cancer Treatment-Related Skin Toxicity. Clin J Oncol Nurs，2020，24（5）：561-565.

80.Oerlemans，Sophie. Target Therapy：Epidermal Growth Factor Receptor Inhibitor Associated Skin Rash Prevention and Treatment. [EB/OL]http://ovidsp.ovid.com/ovidweb.cgi? T=JS&PAGE =reference&D= jbi&NEWS=N&AN=JBI16060. Accessed September 20，2022.

81.李文宇，李灵常，霍介格.免疫检查点抑制剂的毒副作用及其管理.北京：世界华人消化杂志，2020，28（16）：755-764.

82.中国临床肿瘤学会免疫治疗专家委员会.免疫检查点抑制剂特殊人群应用专家共识.南京：临床肿瘤学杂志，2022，5（27）：442-454.

83.马艳梅，刘玉，倪宏，等.免疫检查点抑制剂治疗相关不良反应的护理.山西：护理研究，2021，35（16）：2966-2970.

84.NCCN Clinical Practice Guidelines in Oncology. Management of immunotherapy-related toxicity. [2020-12-01].

85.中国临床肿瘤学会指南工作委员会.免疫检查点抑制剂抑制剂相关的毒性管理指南.北京：人民卫生出版社，2019：129.

86.Zhong L，Altan M，Shannon VR，et al. Immune-relatedadverse events：pneumonitis. Adv Exp Med Biol，2020，1244：255-269.

87. 王蕊，朱冰洁，刘颖.抗 PD-1 单克隆抗体治疗晚期肺癌不良反应的观察与护理.贵州：护士进修杂志，2020，35（2）：138-140

88. 赵爽，赖荣陶，谢青.肝细胞癌免疫检查点抑制剂治疗相关毒性的诊断和临床管理.上海：肝脏，2020，25（5）：451-455.

89. Sallarossa P，Sarocchi M，Tini G，et al. How to monitor cardiac complications of immune checkpoint inhibitor therapy. Front Pharmacol，2020，11：972.

90. Wang D Y，Salem J E，Cohen J V，et al. Fatal toxic effects associated with immune checkpoint inhibitors：A systematic review and meta-analysis. JAMA Oncol，2018，4（12）：1721-1728.

91. Moslehi J J，Salem J E，Sosman J A，et al. Increased reporting of fatal immune checkpoint inhibitors associated myocarditis. Lancet，2018，39（10124）：933.

92. 中华医学会血液学分会.嵌合抗原受体T细胞治疗多发性骨髓瘤中国血液临床专家共识（2022年版）.天津：中华血液学杂志，2022，43（04）：265-271.

93. Yakoub-Agha I，Chabannon C，Bader P，et al. Management of adults and children undergoing chimeric antigen receptor T-cell therapy：best practice recommendations of the European Society for Blood and Marrow Transplantation（EBMT）and the Joint Accreditation Committee of ISCT and EBMT（JACIE）. Haematologica，2020，105（2）：297-316.

94. 中国抗癌协会血液肿瘤专业委员会造血干细胞移植与细胞治疗学组.嵌合抗原受体T细胞治疗成人急性B淋巴细胞白血病中国专家共识（2022年版）.天津：中华血液学杂志，2022，43（02）：89-95.

95. Ruff M W，Siegler E L，Kenderian S S. A Concise Review of Neurologic Complications Associated with Chimeric Antigen ReceptorT-cell Immunotherapy. Neurol Clin，2020，38（4）：953-963.

96. 中国抗癌协会血液肿瘤专业委员会造血干细胞移植与细胞免疫治疗学组.嵌合抗原受体T细胞治疗相关神经系统毒副反应管理中国专家共识（2022年版）.天津：中华血液学杂志，2022，43（02）：96-101.

97. 中华医学会血液学分会，中国中性粒细胞缺乏伴发热患者抗菌药物临床应用指南（2020年版）.天津：中华血液学杂志，2020，41（12）：969-978.

98. 钟竹青，秦宁，高学琴，等.临床护士输注血管活性药物的现状调查.北京：中华护理杂志，2021，56（08）：1208-1215.

99. Kansagra A J，Frey N V，Bar M，et al. Clinical utilization of Chimeric Antigen Receptor T-cells（CAR-T）in B-cell acute lymphoblastic leukemia（ALL）-an expert opinion from theEuropean Society for Blood and Marrow Transplantation（EBMT）and the American Society for Blood and Marrow Transplantation（ASBMT）. Bone Marrow Transplant，2019，54（11）：1868-1880.

100. 原发性肝癌诊疗指南（2022年版）.北京：肿瘤综合治疗电子杂志，2022，8（02）：16-53.

101. 肖书萍，肖芳，陈冬萍，等.肝细胞癌经动脉化疗栓塞治疗围术期护理策略专家共识.湖北：临床放射学杂志，2022，41（02）：212-216.

102. 国家艾滋病和病毒性肝炎等重大传染病防治科技专项"中医药延缓乙型肝炎相关肝癌进展的综合治疗方案研究"课题组，马素平，陈欣菊，陈晓琦.原发性肝癌经肝动脉化疗栓塞术后中西医结合康复专家共识.吉林：临床肝胆病杂志，2021，37（07）：1545-1549.2.

103. 中国医师协会介入医师分会临床诊疗指南专委会.中国肝细胞癌经动脉化疗栓塞（TACE）治疗临床实践指南（2021年版）.北京：中华内科杂志，2021，60（07）：599-614.

104. 陈颖异，蔡璐瑶，陈静，等.TACE术后早期离床时间的Meta分析.河北：护理实践与研究，2022，19（13）：1982-1989.

105. 李黎，郭骊莉.专科护理敏感质量指标对于改善肝癌介入术后尿潴留患者的应用价值.上海：介入放射学杂志，2022，31（06）：613-615.

106. 陶敏洁，雷宇，金俊，等.个体化饮食指导对肝癌患者肝动脉灌注化疗栓塞术后营养状况和生活质量的影响.安徽：中华全科医学，2022，20（3）：507-510.

107.王晓东，杨仁杰，邹英华，等.改良式经皮肝动脉化疗药盒植入技术中国专家共识（2022版）.上海：介入放射学杂志，2022，31（7）：633-641.

108.Zhao X，Sun X，Jing J，et al. Safety study of folfox-haic in relieving bed restriction. J Interv Med，2021，4（4）：203-207.

109.中国抗癌协会肝癌专业委员会.肝动脉灌注化疗治疗肝细胞癌中国专家共识（2021版）.重庆：中华消化外科杂志，2021，20（7）：754-759.

110.中国癌症研究基金会介入医学委员会，国家放射与治疗临床医学研究中心，国家介入医学创新联盟.晚期胰腺癌介入治疗临床操作指南（试行）（第六版）.吉林：临床肝胆病杂志，2022，38（6）：1242-1251.

111.张肖，肖越勇，李成利.影像学引导下肺结节冷冻消融专家共识（2022版）.北京：中国介入影像与治疗学，2022，19（01）：2-6.

112.高嵩，朱旭，邹英华，等.冷热多模态消融治疗肝脏恶性肿瘤操作规范专家共识.北京：中国介入影像与治疗学，2021，18（01）：23-27.

113.Orloff L A，Noel J E，Stack B C，et al. Radio frequency ablation and related ultrasound-guided ablation technologies for treatment of benign and malignant thyroid disease：An international multidisciplinary consensus statement of the American Head and Neck Society Endocrine Surgery Section with the Asia Pacific Society of Thyroid Surgery，Associazione Medici Endocrinologi，British Association of Endocrine and Thyroid Surgeons，European Thyroid Association，Italian Society of Endocrine Surgery Units，Korean Society of Thyroid Radiology，Latin American Thyroid Society，and Thyroid Nodules Therapies Association. Head Neck，2022，44（3）：633-660.

114.中国核学会近距离治疗与智慧放疗分会，中国北方放射性粒子治疗协作组.CT联合共面模板引导放射性粒子植入治疗肺癌专家共识（2021年版）.江苏：中华核医学与分子影像杂志，2022，42（05）：294-298.

115.ZHANG F，WANG J，GUO J，et al. Chinese expert consensus workshop report：Guideline for permanent iodine-125 seeds implantation of primary and metastatic lung tumors（2020 edition）. Journal of cancer research and therapeutics，2020，16（7）：1549-1554.

116.POMMIER P，FERRé M，BLANCHARD P，et al. Prostate cancer brachytherapy：SFRO guidelines 2021. Cancer radiotherapie：journal de la Societe francaise de radiotherapie oncologique，2022，26（1-2）：344-355.

117.中华医学会核医学分会.放射性125I粒子植入治疗恶性实体肿瘤技术质量管理核医学专家共识（2019年版）.江苏：中华医学与分子影像杂志，2020，40（11）：673-678.

118.食管癌支架置入临床应用专家共识.北京：中华介入放射学电子杂志，2020，8（04）：291-296.

119.王洪武，金发光，张楠.气道内金属支架临床应用中国专家共识.重庆：中华肺部疾病杂志（电子版），2021，14（01）：5-10.

120.食管癌术后良性吻合口狭窄的治疗共识.北京：中华介入放射学电子杂志，2022，10（01）：1-10.

121.中华医学会外科学分会.3D腹腔镜手术技术中国专家共识（2019版）.辽宁：中国实用外科杂志，2019，39（11）：1136-1141.

122.The Society of Obstetricians and Gynaecologists of Canada. Guideline No. 412：Laparoscopic Entry for Gynaecological Surgery. J Obstet Gynaecol Can 2021，43（3）：376-389.

123.Han D，Cao Y，Wu H，et al. Uniportal video-assisted thoracic surgery for the treatment of lung cancer：a consensus report from Chinese Society for Thoracic and Cardiovascular Surgery（CSTCVS）and Chinese Association of Thoracic Surgeons（CATS）. Transl Lung Cancer Res，2020，9（4）：971-987.

124.中国医师协会微无创分会乳腺专家委员会.乳腺疾病腔镜手术专家共识及操作指南（2021版）.

北京：中国微创外科杂志，2021，21（12）：1057-1067.

125.中国抗癌协会泌尿男生殖系肿瘤专业委员会微创学组.中国肾肿瘤腹腔镜及机器人肾部分切除术专家共识.广州：泌尿外科杂志（电子版），2021，13（04）：1-6.

126.中国普通外科相关专家组.免气腹腹腔镜胃癌根治术的手术操作规范（2021版）.山东：腹腔镜外科杂志，2022，27（1）：1-6.

127.中国医师协会内镜医师分会.神经内镜经鼻颅咽管瘤切除技术专家共识.北京：中华神经外科杂志，2020，36（11）：1088-1095.

128.中国医生师协会.机器人辅助肺癌手术中国临床专家共识.四川：中国胸心血管外科临床杂志，2020，27（7）：1-8.

129.中国普通外科相关专家组.中国机器人胃癌手术指南.北京：中华普通外科杂志，2021，36（8）：635-640.

130.郭莉.手术室护理实践指南（2020版）.北京：人民卫生出版社，2020.

131.Perioperative care in adults. London：National Institute for Health and Care Excellence，2020.

132.Feray S，Lubach J，Joshi GP，et al. PROSPECT guidelines for video-assisted thoracoscopic surgery：a systematic review and procedure-specific postoperative pain management recommendations. Anaesthesia，2022 Mar；77（3）：311-325.

133.中国心胸血管麻醉学会.抗血栓药物围手术期管理多学科管理专家共识.北京：中华医学杂志，2020，100（39）：3058-3074.

134.Venous thromboembolic diseases：diagnosis，management and thrombophilia testing. London：National Institute for Health and Care Excellence，2020.

135.International Interest Group on Bleeding during VATS Lung Surgery. International expert consensus on the management of bleeding during VATS lung surgery. Ann Transl Med，2019，7（23）：712.

136.Kottner J，Cuddigan J，Carville K，et al. Prevention and treatment of pressure ulcers/injuries：the protocol for the second update of the international clinical practice guideline 2019.J Tissue Viability，2019，28（2）：51-58.

137.中国加速康复外科临床实践指南（2021）（一）.北京：协和医学杂志，2021，12（05）：624-631.

138.Abraham N，Albayati S. Enhanced recovery after surgery programs hasten recovery after colorectal resections. World J Gastrointest Surg，2011，3（1）：1-6.

139.黎介寿.对 Fast-track Surgery（快通道外科）内涵的认识.北京：中华医学杂志，2007，87（08）：515-517.

140.曹晖、陈亚进、顾小萍、等.中国加速康复外科临床实践指南（2021版）.辽宁：中国实用外科杂志，2021，41（09）：961-992.

141.李燕、杨川川、孙昌裕、等.加速康复理念下术前机械性肠道准备对胃癌术后康复相关影响的研究.北京：中国护理管理，2020，20（4）：524-528.

142.Yang R，Tao W，Chen Y Y，et al. Enhanced recovery after surgery programs versus traditional perioperative care in laparoscopic hepatectomy：A meta-analysis. Int J Surg，2016，36（Pt A）：274-282.

143.Nelson G，Bakkum-Gamez J，Kalogera E，et al. Guidelines for perioperative care in gynecologic/oncology：Enhanced Recovery After Surgery（ERAS）Society recommendations-2019 update. Int J Gynecol Cancer，2019，29（4）：651-668.

144.加速康复外科中国专家共识暨路径管理指南（2018）.河北：中华麻醉学杂志，2018，38（01）：8-13.

145.中国肿瘤患者围术期疼痛管理专家共识（2020版）.天津：中国肿瘤临床，2020，47（14）：703-710.

146.Cheng H，Chen B P，Soleas I M，et al. Prolonged Operative Duration Increases Risk of Surgical Site Infections：A Systematic Review. Surg Infect（Larchmt），2017，18（6）：722-735.

147. 余文静，肖瑶，胡娟娟，等.预防围手术期患者低体温的最佳证据总结.北京：中华护理杂志，2019，54（04）：589-594.

148. Lyell N J, Kitano M, Smith B, et al. The effect of preoperative nutritional status on postoperative complications and overall survival in patients undergoing pelvic exenteration: A multi-disciplinary, multi-institutional cohort study. Am J Surg, 2019, 218（2）：275-280.

149. 加速康复外科围手术期营养支持中国专家共识（2019版）.重庆：中华消化外科杂志，2019，18（10）：897-902.

150. Achrekar M S. Enhanced recovery after surgery（ERAS）nursing programme. Asia Pac J Oncol Nurs, 2022, 9（7）：100041.

151. 王泠，胡爱玲.伤口造口失禁专科护理.北京：人民卫生出版社，2018.

152. Mullard A. Addressing cancer's grand challenges. Nat Rev Drug Discov. 2020, 19（12）：825-826.

153. Starace M, Carpanese M A, Pampaloni F, et al. Management of malignant cutaneous wounds in oncologic patients. Support Care Cancer. 2022, 30（9）：7615-7623.

154. Vardhan M, Flaminio Z, Sapru S, et al. The Microbiome, Malignant Fungating Wounds, and Palliative Care. Front Cell Infect Microbiol, 2019, 9：373.

155. Tilley C P, Fu M R, Qiu J M, et al. The Microbiome and Meta bolome of Malignant Fungating Wounds: A Systematic Review of the Literature From 1995 to 2020. Journal of WOCN, 2021, 48（2）：124-135.

156. Tsichlakidou A, Govina O, Vasilopoulos G, et al. Intervention for symptom management in patients with malignant fungating wounds—a systematic review. J BUON, 2019, 24（3）：1301-1308.

157. 蒋琪霞.伤口护理实践原则.北京：人民卫生出版社，2017.

158. Winardi A, Irwan A M. Topical treatment for controlling malignant wound odour. Journal of the European Wound Management Association, 2019, 20（2）：7-17.

159. Finlayson K, Teleni L, McCarthy A L. Topical Opioids and Antimicrobials for the Management of Pain, Infection, and Infection-Related Odors in Malignant Wounds: A Systematic Review. Oncol Nurs Forum, 2017, 44（5）：626-632.

160. Tilley C P, Fu M R, Qiu J M, et al. The Microbiome and Metabolome of Malignant Fungating Wounds: A Systematic Review of the Literature From 1995 to 2020. Journal of WOCN, 2021, 48（2）：124-135.

161. Sibbald R G, Elliott J A, Persaud-Jaimangal R, et al. Wound Bed Preparation 2021. Adv Skin Wound Care, 2021, 34（4）：183-195.

162. 胡爱玲，郑美春，李伟娟.现代伤口与肠造口临床护理实践.北京：中国协和医科大学出版社，2018，9.

163. 丁炎明.造口护理学.北京：人民卫生出版社，2017，91-94.

164. 徐洪莲.2020版《WCET国际造口指南》要点解读.上海：上海护理，2022，22（07）：1-5.

165. Villa G, Crafa A, Denti F, et al. SACS Evolution: a peristomal health tool for the prevention of peristomal skin disorders. Minerva Surg, 2021, 76（5）：423-428.

166. Ratliff C R, Goldberg M, Jaszarowski K, et al. Peristomal Skin Health: A WOCN Society Consensus Conference. J Wound Ostomy Continence Nurs, 2021, 48（3）：219-231.

167. Perrin A, White M, Burch J. Convexity in stoma care: developing a new ASCN UK guideline on the appropriate use of convex products. Br J Nurs. 2021, 30（16）：S12-S20.

168. 刘宁飞.淋巴水肿-诊断与治疗.北京：科学出版社，2021.

169. 纪光伟，许平，刘垠良主译.Royal Marsden 癌症护理精要（第1版）.北京：中国科学技术出版社，2022.

170. Executive Committee of the International Society of Lymphology. The diagnosis and treatment of peripheral lymphedema: 2020 Consensus Document of the International Society of Lymphology. Lymphology.

2020，53（1）：3-19.

171.外周淋巴水肿诊疗的中国专家共识.北京：中华整形外科杂志，2020（4）：355-360.

172.Foeldi M，Foeldi E，Kubik S.Textbook of Lymphology：for physicians and Lymphoedema therapists. San Francisco San Francisco CA：Urban and Fischer，2003.

173.约阿西姆·恩斯特·楚特，史蒂夫·诺顿.淋巴水肿管理.4版.张路译.北京：北京科学技术出版社，2020.

174.乳腺癌术后上肢淋巴水肿诊治指南与规范（2021年版）.上海：组织工程与重建外科，2021，17（06）：457-461.

175.孔为民，张赫.妇科肿瘤治疗后下肢淋巴水肿专家共识.北京：中国临床医生杂志，2021，49（02）：149-155.

176.Lurie F，Malgor R D，Carman T，et al. The American Venous Forum，American Vein and Lymphatic Society and the Society for Vascular Medicine expert opinion consensus on lymphedema diagnosis and treatment. Phlebology，2022，37（4）：252-266.

177.Armer J M，Ostby P L，Ginex P K，et al.ONS Guidelines? for Cancer Treatment-Related Lymphedema. Oncol Nurs Forum. 2020，47（5）：518-538.

178.李旭英，谌永毅，刘高明.淋巴水肿康复护理技术.河北：学苑出版社，2021.

179.Laplace-Builhé C，Mazouni C. Near-infrared fluorescence imaging for the prevention and management of breast cancer-related lymphedema：A systematic review. Eur J Surg Oncol. 2019，45（10）：1778-1786.

180.Greene A K，Goss J A. Diagnosis and Staging of Lymphedema. Semin Plast Surg. 2018，32（1）：12-16.

181.O'Donnell T F Jr，Allison G M，Iafrati M D. A systematic review of guidelines for lymphedema and the need for contemporary intersocietal guidelines for the management of lymphedema. J Vasc Surg Venous Lymphat Disord. 2020，8（4）：676-684.

182.Russo S，Walker J L，Carlson J W，et al. Standardization of lower extremity quantitative lymphedema measurements and associated patient-reported outcomes in gynecologic cancers. Gynecol Oncol. 2021，160（2）：625-632.

183.He L，Qu H，Wu Q，et al. Lymphedema in survivors of breast cancer. Oncol Lett. 2020，19（3）：2085-2096.

184.韦小夏，符鑫，沈傲梅，等.乳腺癌患者淋巴水肿自我管理的证据总结.北京：中华护理杂志，2022，57（02）：237-244.

185.Gorski L A，Hadaway L，Hagle M E，et al. Infusion Therapy Standards of Practice，8th Edition. J Infus Nurs，2021，44（1S Suppl 1）：S1-S224.

186.中华人民共和国国家卫生和计划生育委员会.中华人民共和国卫生行业标准-静脉治疗护理技术操作规范.2013.

187.马力，刘运江，刘荫华.中国乳腺癌中心静脉血管通路临床实践指南（2022版）.辽宁：中国实用外科杂志，2022，42（02）：151-158.

188.赵林芳，胡红杰.静脉输液港的植入与管理.北京：人民卫生出版社，2019.

189.陈洪生、吕强、王雷、等.中国恶性肿瘤营养治疗通路专家共识解读：输液港.北京：肿瘤代谢与营养电子杂志，2018，5（03）：251-256.

190.完全植入式输液港上海专家共识（2019）.上海：介入放射学杂志，2019，28（12）：1123-1128.

191.中华护理学会.临床静脉导管维护操作专家共识.2019.

192.中华护理学会静脉输液治疗专业委员会.静脉导管常见并发症临床护理实践指南.北京：中华现代护理杂志，2022，28（18）：2381-2395.

193.谢琼，卢咏梅，方少梅，等.植入式静脉输液港相关性感染预防及管理的最佳证据总结.湖北：

护理学杂志，2020，35（12）：49-53.

194.成芳，傅麒宁，何佩仪，等.输液导管相关静脉血栓形成防治中国专家共识（2020版）.辽宁：中国实用外科杂志，2020，40（04）：377-383.

195.鲁佳，谢开红，陈文思，等.肿瘤患者输液港相关性血栓预防及管理的最佳证据总结.北京：中华护理杂志，2022，57（05）：544-551.

遗传咨询

- ❖ 辨疾寻遗　成靠合力 ❖
- ❖ 刀枪凭选　技艺相依 ❖
- ❖ 妇瘤乳癌　知己懂彼 ❖
- ❖ 胃肠有疾　寻根问底 ❖
- ❖ 基因之外　不忘文理 ❖

主　编

吴　鸣　袁　瑛

副主编（以姓氏拼音为序）

蔡红兵　陈益定　龚　侃　贾淑芹　李　雷　李　艺　辇伟奇　斯　璐
徐　栋　徐　烨　于津浦　郑　虹　朱　耀

编　委（以姓氏拼音为序）

蔡　明　曹文明　程　伟　程亚楠　戴梦源　丁　然　董　莉　高晓雨
谷俊杰　韩　晖　黄　奕　姜　武　李　宁　李炘正　梁　晓　刘方奇
刘　影　陆劲松　吕　钢　吕　青　欧阳能太　　　　邱建辉　舟　静
孙　婕　唐万燕　田小飞　王冬升　伍　建　向廷秀　谢　菲　徐小平
许　赟　杨梦园　杨　升　杨　薇　叶定伟　尹如铁　张　楠　张　琼
张挺维　郑向前

第一章

历史沿革

遗传性肿瘤仅占所有肿瘤的5%~10%，群体发病率不高，但携带胚系致病性突变基因的家族成员某种或多种肿瘤发病风险显著增加。对遗传性肿瘤的认识始于19世纪。1895年，Warthin发现一个女裁缝的家族成员结直肠癌、胃癌、子宫内膜癌发病率较高，且呈常染色体显性遗传。1913年，Warthin将该家系称为"癌易感家族"。1967年，Henry Lynch先后报道了8个与其类似的遗传性癌家系，称之为"癌家族综合征"。1984年，Boland将之命名为Lynch综合征。1993年Paivi Peltomaki首先揭示了Lynch综合征的致病位点，表现为错配修复基因（MMR）缺陷、微卫星不稳定（MSI）等，从而确立了分子诊断标准。20世纪90年代中期，鉴定出现遗传性乳腺癌/卵巢癌综合征（HBOCS）的致病基因*BRCA1/BRCA2*基因。2013年，美国影星安吉丽娜·朱莉因检测到携带胚系*BRCA1*致病性突变，选择接受预防性双侧乳腺切除术，两年后又做了卵巢和输卵管预防性切除。自此引发了学界与公众对遗传性肿瘤的关注和争议。

我国的遗传咨询工作最早可追溯至20世纪60年代，主要服务对象是有先天性疾病或出生缺陷的患儿及其家族成员。随着肿瘤遗传学及基因诊断技术的发展，北京、上海、杭州和广州等地相继建立了肿瘤遗传咨询门诊。2017年2月，中国抗癌协会家族遗传性肿瘤协作组在北京成立。2017年第一期肿瘤遗传咨询培训班在北京大学肿瘤医院开班。2018年8月17日，中国抗癌协会家族遗传性肿瘤专业委员会成立，专业涵盖七大癌肿，包括：乳腺癌、妇科肿瘤、结直肠癌、胃癌、肝癌、甲状腺肿瘤、泌尿系统肿瘤。此外，专委会建立了中国家族遗传性肿瘤易感基因数据库网站，编写并出版了《中国家族遗传性肿瘤临床诊疗专家共识》，并通过主办国内外学术会议，举办遗传肿瘤培训班，提供临床诊疗咨询服务，大力促进了这个领域的学术发展，为编写本部分内容奠定了基础。

第二章

咨询门诊和团队组建

遗传咨询是从遗传学、优生学、公共卫生学、心理学和医学等学科的发展中，逐步成长起来的一种遗传学服务。早在1940年，美国开设了第一个遗传咨询门诊。在我国，医学遗传咨询起步于20世纪60年代初期，最初的遗传咨询往往与优生学相关。在对肿瘤病因的研究中，人们发现，5%~10%的肿瘤是由于显性表达的基因发生突变与缺失直接引起的。然而，更多肿瘤的发生是由于携带了肿瘤易感基因变异的同时接触到致癌因素导致的。基因诊断技术的不断发展与普及，为肿瘤的防治展现了新的前景。尽管遗传性肿瘤仅占全部癌症的5%~10%，但由于高风险家系中常见癌症的发病率较高，为这些患者及家庭提供肿瘤遗传咨询服务，已成为肿瘤预防的重要任务之一。欧美在20世纪80年代，就开设了肿瘤遗传或家族性肿瘤的咨询门诊。国内肿瘤遗传咨询门诊仅在少数单位初步开展。虽然肿瘤遗传咨询是医学遗传咨询的一部分，也需要多个相关团队协作完成，但在许多方面它不同于一般的医学遗传咨询。本章节将针对肿瘤遗传咨询门诊及其多学科团队的设置与运转进行介绍。

一、咨询门诊和团队组建

（一）咨询门诊

开展肿瘤遗传咨询的医疗机构应严格按照国家和省市相关法律法规和文件要求规范设置肿瘤遗传咨询门诊，要求至少具备诊室1间，以及候诊、检查场所；肿瘤遗传咨询的分子实验室必须有足够的空间和必要的实验设备条件，按照国家制定的医学检验实验室设置基本标准执行；至少配备1~2名从事遗传咨询技术服务的临床医师。

（二）咨询人员

（1）从事肿瘤遗传咨询人员：应取得执业医师资格证书，经过遗传咨询相关专业培训；能严格遵守医学伦理的基本原则和相关法律法规的规定，有相关工作经验，具有良好的沟通技能，能正确采集病史、绘制家系图；能识别、诊断常见的遗传性肿瘤，推荐正确的遗传检测方法和项目，对实验室结果进行判读；对个体发病风险与再发风险做出评估；能与咨询者讨论和制定临床管理、家庭风险管理及随访方案；能够提供心理疏导与帮助。

（2）报告签发：具有中级及以上专业技术职称，有生物学或遗传学专业背景，以及从事临床检验、遗传检测的工作经验；了解遗传基因检测的目的、能正确判读实验结果、进行生物信息的分析及签发检测报告，协助遗传咨询临床医师向咨询对象解读检测报告，参与相关疾病的沟通和会诊。

（3）从事遗传咨询的相关人员：应定期接受具有遗传咨询培训资质的机构培训。

（三）多学科团队组织构架

肿瘤遗传咨询门诊应有不同形式的多学科专家的合作，多学科团队由临床工作人员与基础研究人员组成。由于遗传性肿瘤综合征常常涉及多个系统肿瘤的高发风险，也会涉及遗传性肿瘤患者及其家庭成员的后续治疗与管理，因此，肿瘤遗传咨询多学科团队还需要配备病理科医生、心理健康专家、内分泌专家和生殖专家等。

（1）遗传咨询师：国际上专业的遗传咨询师在大学时所学专业多半与生物学有关，毕业后完成遗传咨询师硕士学位的学习，经考核取得遗传咨询师资格。然而国内的遗传咨询仍处于起步阶段，该领域的特定研究生教育非常有限，专业遗传咨询师的任务可由经过专业培训的临床医生担任。遗传咨询师根据遗传学的理论、原理及遗传性疾病的发病规律，针对患者及其家人在婚姻、生育、护理、治疗等方面的问题，提供可行的建议，有助于患者及其家人做出恰当的决策。

（2）临床医师/临床遗传学专家：这些人具有某个临床专业（如肿瘤外科、肿瘤内科、肿瘤放化疗或其他相关专科）的临床医师资格，通常在某个临床领域比较精通，接受过临床遗传学的培训，掌握常见遗传性肿瘤的临床表现、再发风险、检测方法和技术，具有诊断和治疗遗传性肿瘤的知识及经验，可以针对患者的治疗及其家人的预防策略提出个性化的建议。

（3）遗传学实验室的基础研究人员：遗传咨询服务的过程必须有遗传学实验室技术人员的参与。他们除了熟悉相关领域的遗传学理论与知识外，还应该接受过临床遗传学相关实验室技术培训；具备标本采集与保管、无菌消毒、免疫标记检测、风险率分析以及核型分析等相关基本知识和技能。其主要职能包括：①记录收到的用于遗传研究的样本及其可追溯性，直至最终分析；②出具完整的报告，包括整个申请人的数据和要求的基因检测、申请人提供的临床数据、执行的分子诊断技术、获得的结果、结果的临床解释，以及参考来源；③负责基因研究的医师应确认检测者之间的亲属关系和联系地址。

（4）护理人员：从事肿瘤遗传咨询的护士应能够承担常规任务，例如绘制家系图、审查健康人和受影响个体的医疗记录，能对患者进行生理评估、心理教育，具备一定临床处理能力，此外其遗传学知识背景有助于他们在临床工作中发现需要遗传咨询服务的病人。

（5）心理学医生：心理支持必须出现在肿瘤遗传咨询的各个阶段。对于特定情况，需要一名在该领域具有经验的心理学家的介入。

二、咨询流程

（一）咨询对象

一般认为，肿瘤遗传咨询的对象应是所有肿瘤风险增加的人，即由医生转诊和自己决定的咨询者；也有人对肿瘤遗传咨询对象提出如下要求。

（1）在同一个家族中，不同辈分的成员患有多个同种或不同种肿瘤。

（2）发病年龄小，通常在50周岁前或更年轻时发生肿瘤。

（3）同一种肿瘤发生在不同肿瘤相关综合征且呈染色体显性遗传模式。

（4）同一患者有多种或双侧性肿瘤，如几乎所有双侧性视网膜母细胞瘤都是遗传性的。

（5）十分罕见的肿瘤，如男性发生的乳腺癌。

（6）明确的相关胚系肿瘤基因变异。

凡符合上述条件之一者，就提示增加了癌的遗传易感性，应考虑做遗传咨询。

（二）咨询流程

（1）咨询前准备：初次遗传咨询的主要任务是收集、验证癌症相关家族史，同时了解咨询者的需求，评估他们的心理状态，针对性地介绍相关背景知识。咨询态度要真诚、关切，并承诺对相关资料保密，在交流和开导中初步建立起相互信任的关系，以保证所得资料的可靠性，为遗传风险评估打下良好的基础。

（2）信息采集：采集家族史，对已有的癌症相关家族史资料，应与咨询者全面讨论核实，同时绘制家系图。沟通了解各种相关信息，如咨询者的目的、焦虑水平和原因，对相关知识的理解程度和希望提供的帮助；咨询者家庭成员间的关系和承受的压力，家庭成员对遗传咨询的态度，咨询者回忆、寻求和验证的事实与资料。

（3）风险评估：首先分析整理获得的家族史、医学和遗传学测试资料确立诊断，再根据适合的遗传数理统计模型估算危险度。根据咨询对象家系信息与疾病遗传学特征，对咨询对象及其家系成员的疾病再发风险进行评估。

（4）建议与指导：咨询对象了解疾病状况、遗传方式和再发风险后，遗传咨询人员需提供可以采取的对策、比较各种对策的优劣及其对咨询对象、咨询对象家庭的影响，必要时还需提供适当的心理支持与疏导。

（5）书面报告：标准的遗传咨询门诊应为咨询者提供书面报告，详细地说明咨询的主要内容，如患者的病因分析，家庭成员的患癌风险，以及对预防措施和治疗的建议。这些有助于咨询者对家族性癌风险的理解和防治，也为今后在适当时候向有患癌风险的后代说明时，提供了书面依据。

（6）随访：遗传咨询人员对接受咨询的对象应进行随访，随访信息存档。

三、运行制度及质控要求

建议由医院层面确立，肿瘤遗传咨询门诊及多学科团队的管理制度作为医院常规医疗管理制度之一，建议医疗行政管理部门予以协助和支持。

（1）常规规章制度：包括人员行为准则、岗位职责等。

（2）病史档案及质控制度：使用统一规范的电子化管理系统进行遗传咨询档案管理，并由专员负责资料的录入与管理工作。禁止无权限人员登录、查看、更改咨询对象信息。禁止泄露咨询对象信息，对触犯国家法律者，应承担相应的法律责任。定期组织病史质量检查并做好记录。病史档案资料的管理按照相关规定执行。

（3）随访制度：告知服务对象随访的重要性，预约随访时间；如服务对象未按期随访，应及时追访，并做好随访记录。

（4）信息记录：每月做好本机构开展遗传咨询服务数量与质量相关资料的规范收集、整理与统计分析工作。

遗传咨询服务数量与质量情况、人员持证上岗及服务能力、病案管理规范性、信息上报及时与完整性、服务对象满意度、遗传疾病检出率与规范管理率等应做到有案可查。

第三章

实验诊断技术

大多数的遗传性肿瘤呈家族聚集性存在，但并非所有呈家族聚集性的肿瘤都是遗传性肿瘤，部分存在胚系突变的肿瘤患者呈散发或者老年发病。因此，实验室诊断，尤其是遗传学检测是遗传性肿瘤的诊断中非常重要的一个环节。

遗传性肿瘤的实验室诊断包含以基因分子检测为主的遗传学检测和以组织学检查、免疫组化检查为主的病理学检测。病理学检查是肿瘤诊断的金标准，不仅是获得确诊的重要方法，还能为进一步分子检测提供确实可靠的组织材料，对指导临床治疗方案的确定和判断肿瘤的预后均具有十分重要的价值。随着测序成本的下降和精准高效，分子病理诊断在遗传性肿瘤诊断中的作用越来越重要。

肿瘤是一种多基因疾病，肿瘤遗传基因的分子检测对遗传性肿瘤患者的确诊和肿瘤高危人群的筛查有重要价值。已知的遗传性肿瘤基因包括与家族性腺瘤性息肉病相关的 APC 基因、与遗传性乳腺癌/卵巢癌相关的 *BRCA1/BRCA2* 基因、与 Lynch 综合征相关的 *MSH2/MLH1/MSH6/PMS2/EPCAM* 基因等。此外，遗传性肿瘤患者除了存在胚系致病性基因突变以外，还存在体细胞基因突变。体细胞突变在肿瘤的临床诊断、个体化治疗、预后等方面也具有重要参考意义。

一、实验诊断技术

遗传性肿瘤的遗传学检测主要在有资质的分子遗传实验室开展。检测项目包括肿瘤基因变异、单基因遗传病、线粒体遗传病、染色体重组重排、染色体非整倍体无创产前诊断等。检测手段包括聚合酶链式反应（PCR）及其衍生技术、多重连接依赖的探针扩增技术（MLPA）等，常用的方法包括实时荧光定量 PCR（qPCR）、数字 PCR（dPCR）、MLPA、PCR-Sanger 测序、二代高通量测序技术（NGS）等。

（1）qPCR 是在 PCR 反应体系中加入不饱和的荧光染料，基于荧光染料与 DNA 双链结合发出的荧光信号的动态监测对目的基因的 PCR 产物进行定量分析。qPCR 技术具有检测成本低、灵敏度高、特异性较强及定量准确等优势，但只能对已知的基因序列进行检测，且检测特异性高度依赖溶解曲线，无法对基因分型和基因变异进行精准检测，且对低丰度目的基因检测灵敏度和准确性较低。数字PCR是最新的定量技术，基于单分子PCR方法来进行计数的核酸定量，是一种绝对定量方法。优点是能够绝对定量、样品需求量低、高灵敏度、高耐受性，但数字PCR系统存在成本高、通量有限、操作烦琐等不足，临床应用范围有限。

（2）MLPA是中等通量检测多个DNA位点的分子生物学技术，是一种多重PCR技术。MLPA能同时探查多达50个基因组DNA位点的拷贝数目异常，最少甚至能区分一个核苷酸的序列差异，非常适合中等通量DNA序列检测。MLPA可用于遗传性乳腺癌/卵巢癌和家族性腺瘤性息肉病的早期诊断，还可用于其他肿瘤早期筛查及预后判断，如HER-2变异型乳腺癌、EGFR变异胶质瘤、多发性神经纤维瘤等。

（3）NGS是一种短读长的测序模式，检测灵敏度高、测序通量优势明显，可短时间内对几十种至上万种基因（甚至全基因组）的突变、插入缺失、融合、拷贝数变异进行检测，大大提高了测序效率并降低了测序成本。近年，NGS检测的临床应用越来越广泛，业界已将NGS列为肿瘤突变负荷（TMB）、MSI、NTRK融合及HER-2扩增等标志物的检测方法之一。但NGS检测技术流程复杂、操作步骤繁多，为保证检测结果的准确性和规范性、可重复性，需要高质量控制每个流程步骤。

（4）Sanger测序，作为DNA序列检测的金标准，具备准确率高、测序片段较长等优点，广泛应用于基因变异探索。但检测通量低、相对成本高，临床中常用于NGS测序后的位点验证。

遗传实验室的检测平台和项目较多，基因检测项目的选择需要结合咨询者的临床表型及家族史、检测目的、检测周期、不同技术的优缺点、检测费用、前期检测结果等综合评估。咨询师应给咨询者拟定相应基因检测项目，咨询者根据检测项目选定合适检测方案。遗传性肿瘤患者除有确诊需求外，还有临床治疗方案选择、复发监测、预后判断、家族其他人员风险评估等需求，临床医生应结合实际情况综合考虑检测阳性率、费用和检测时效等因素拟定合适分子检测项目，包括检测基因数目、变异类型等，再根据相应检测项目选择合适的实验室检测技术，如针对单基因位点变异的qPCR、dPCR、荧光原位杂交技术，针对中通量检测的MLPA及高通量的NGS等。鉴于遗传性肿瘤的复杂性和不同技术的优点及局限性，应充分考虑各技术的优势和互补性。另外，遗传性肿瘤的提前预防和干预意义重大，随着测序和检测成本的不断下降，有肿瘤家族史的人员的遗传学检测和健康人群的风险筛查等需求急速增长。

二、实验室检测标准化

（一）实验室的资质认证

除检测方法、检测流程的质控与要求外，应对开展遗传学检测的实验室做出如下规范或相应资质审查。

（1）实验室建立：肿瘤遗传实验室是对人体样本进行检测并出具检验诊断报告，因此应当遵循《医疗机构临床实验室管理办法》【（2020修正）卫医发（2006）73号】和《医疗机构临床基因扩增检验实验室管理办法》。NGS检测实验室的总体设计与要求应符合《NGS实验室建设标准与要求》。

（2）实验室人员：涉及的人员包括检测人员、生物信息学分析人员及变异解读人员等，必须接受过检测技术、生物信息学或变异解读相关的专业培训，并获得相应的资格证书。检测过程中的操作人员必须经过质量管理体系、操作规程、污染防控等技能的培训，并严格按照标准操作流程（SOP）操作，确保检测结果准确可靠。生信分析及变异解读人员应具有生物信息学或遗传学专业背景，并接受过基因检测相关培训。

（3）实验室配置：配备规范的实验分区及仪器设备，并定期进行校准。

（4）实验室资质认定及审查：国内正规机构审查合格的实验室，如ISO15189中国合格评定国家认可委员会（CNAS）认证。

（5）项目检测能力：定期参加国家卫生计生委病理质控评价中心（PQCC）的质控项目对其检测能力进行评估。

（二）检测样本类型

对胚系突变的检测，优先推荐血液样本，如采血困难或存在输血、处于放化疗阶段，唾液标本和口腔拭子可作为替代；遗传性肿瘤诊断中的嵌合现象具有挑战性，嵌合具有组织特异性，需要对个体多个组织部位取材分析。组织的选择可通过表型特征提示。

（三）标本采集和规范处理

（1）血液：采集外周血，取样时应用一次性EDTA抗凝真空采血管，体积大于4 mL，采样后轻微颠倒混匀10次，15~25 ℃下运输，建议在72 h内到达实验室进行基因组DNA提取。

（2）唾液样本：收集2 mL唾液样本，避免过多气泡，收集后与保存液混匀，常温保存和运输，及时提取DNA。

（3）口腔拭子：检测对象温开水漱口后，用无菌棉签在颊黏膜轻擦10次，直接用于DNA提取或干燥后常温暂时保存1个月，常温运输。

（四）检测流程的质控

从送检样本类型的确定、样本采集及运输接收、组织病理、核酸提取、文库构建、上机检测、生物信息学分析、数据分析与确证实验、报告制作与发送，所有环节的分层质控共同组成基因检测的全流程质控。

（1）建立健全针对不同样本类型的运送及接收规范SOP，并真实运行实施。

（2）针对不同样本类型建立相应核酸提取SOP，原则上优先采用由国家食品药品监督管理总局（NMPA）批准上市的试剂盒进行基因组DNA提取。要对DNA纯度、浓度及片段化程度进行充分评估。在进行浓度和纯度测定时，可采用Nanodrop和Qubit仪器。采用琼脂糖凝胶电泳等方法对片段化程度进行评估，确保进入下游核酸质量以满足后续建库要求。提取DNA后的剩余样本建议长期保存或保留至产生报告结果时按流程销毁；如是第三方检验机构应按要求返还剩余样本或按流程销毁。

（3）应用NGS方法，测序前需对DNA样品进行文库制备。可使用2种方法对DNA样本进行文库制备，即基于扩增子的方法和基于杂交捕获的方法。选择合适的文库制备试剂盒，需考虑适用样本、DNA起始量、基因Panel数据量等因素。

（4）需从DNA浓度及片段大小等对文库制备过程进行质控，文库定量一般采用Qubit，也可采用qPCR方法，对片段大小进行分析可采用Bioanalyzer 2100等。

（5）确保上机后测序深度、覆盖度、碱基质量Q30所占比例及序列回帖比例达标。

（6）确定下机数据量，并对测序深度和阳性判断值（cut-off）进行评估。

（7）出具报告时应再次核对患者信息、疾病信息、样本信息、突变位点等。

（8）应建立确证实验SOP，完成报告后再次确证，方法可以包括dPCR、qPCR、MLPA、一代测序等。

（9）完成报告后，应在发送报告后进行报告单接收确认，确保报告单的安全性和患者隐私。一份标准的NGS报告应列明本次检测主要质量标准、质控参数、可报告范围、检测方法及局限性。临床医生获取报告后应首先关注质控参数是否符合标准，在报告符合规范的前提下解读报告。

（五）报告内容

为将变异结果有效转化为临床医生可读取并用于指导临床决策的结构化报告，基因检测报告应包括以下内容。

（1）受检者临床信息：姓名、性别、年龄、受检日期和受检者的临床诊断等。

（2）样本信息：样本类型、采样时间和取材部位、样本编号、送检时间、报告时间等。

（3）样本质控参数：应包括样本性状、测序质量评估等。

（4）检测项目：检测方法及所采用试剂，如为NGS方法，需明确基因Panel的检测内容及覆盖范围、检测平台、检测方法、检测下限（LoD）等。

（5）检测结果及变异解读：变异解读是遗传性基因检测结果分析中的关键步骤，可为临床报告提供重要参考依据。变异分类建议参考国际癌症研究机构（IARC）分类方法，根据变异致病性分为五类：5类——致病性（致病可能性0.99）、4类——可能致病性（致病可能性在0.95~0.99）、3类——意义未明（致病可能性在0.05~0.949）、2类——可能良性（致病可能性在0.001~0.049），以及1类——良性（致病可能性小于0.001）。数据解读标准和规范及数据解读和注释流程中常用数据库可参考《ACMG和美国分子病理学会（AMP）序列变异解读标准和指南（2015版）》《AMP/美国临床肿瘤学会（ASCO）/美国病理学家协会（CAP）癌症序列变异解读和报告的标准和指南（2017版）》，以及相应中国专家共识。

（6）标注检测技术的选择及其局限性和不确定性，临床解析局限性，以及相关说明。

三、基因检测费用和医保

现行的国家医保目录中，包含30余种靶向药，按医保限定支付范围有关要求，使用特定靶向药需行基因检测。我国目前市场上测序价格在数千元至上万元不等。在我国，部分地区已将部分基因检测项目纳入医保支付范围。近期国家医保局对肿瘤基因检测项目纳入医保以及带量采购给予正式回应，未来卫健委将在加强行业管理的基础上，指导地方将安全有效、费用适宜且收费标准明确的基因检测项目按程序纳入当地医保支付范围，更好地满足人民群众的需求。然而，目前的这些政策主要针对的是肿瘤靶向药所对应的基因检测，尚无针对遗传性肿瘤基因检测相关的医保政策。

即使在美国，自费比例的高低也是遗传咨询者/患者选择是否开展相关基因检测及遗传性肿瘤检测Panel大小的重要因素。由此可见，医保的覆盖对遗传性肿瘤基因检测的开展有促进作用，这也提示我们急需将遗传性肿瘤基因检测纳入医保支付，促进遗传性肿瘤家系的诊断，以期实现肿瘤的精准防控。

第四章

伦理和法律风险

医学伦理学是研究医学道德的一门学科，即运用一般伦理学原理研究医疗卫生实践和医学发展过程中医学道德的问题和现象。肿瘤遗传咨询伦理学是医学伦理学的一部分，是临床医生进行有关遗传性肿瘤检测、诊断、治疗以及家系遗传判断的学科，是一种医疗行为，涉及内容不仅关乎咨询者本人，可能也与家系及遗传信息相关，因而对伦理及法律有更高的要求。同其他医疗行为一样，肿瘤遗传咨询受到相关法律法规的保护和约束。基因检测由中华人民共和国卫生与健康委员会、发展和改革委员会和国家食品药品监督管理总局从不同角度和层次进行监管。

一、咨询师应遵守一般规定和指南

（一）执业资格

国内的遗传咨询仍处于起步阶段，该领域的特定研究生教育非常有限。专业遗传咨询师的任务可由经过专业培训的临床医生担任；为患者提供咨询时需要尊重患者隐私、遵守知情同意及其他利益冲突的相关规定。

（二）执业地点

咨询师应遵守其供职医院、实验室或其他工作单位的特定章程和规定。

（三）行业协会的共识、规范或指南

咨询师应遵守行业指南，规范诊疗过程和行为。这是保障患者及咨询师自身权益的基石。

（四）法律法规

采集、保存、科研教学、对外交流我国人类遗传资源，应当依照相关法律、行

政法规执行。严禁买卖人类遗传学资源。

二、咨询师应遵守道德规范

咨询师应重视专业精神、同情心、责任心、洞察力、正直、客观、诚实、尊重和自我尊重。因此，成为有道德的遗传咨询师应具有以下策略。

（1）有处理伦理困境的策略。

（2）在告知受检者信息时，必须全面、完整、真实、准确，不得隐瞒、误导和欺骗。保持准确而完整的记录。确保检测报告的真实有效性，咨询师应提供书面签字的检测报告真实性确定书。

（3）保持继续教育，紧跟肿瘤遗传学最新进展，提供优质服务。

（4）懂得如何保护咨询者自主权，评估咨询者是否有能力签署知情同意书，明确谁是咨询者的法定监护人，并确保其法定监护人参与知情同意讨论。

（5）建立与咨询者的移情关系。在向咨询者解释事实和检查结果过程中，咨询师应注意咨询者的情绪反应，并制定相应应对机制。

（6）尊重咨询者隐私，不得向第三方泄露咨询者的任何资料，尤其是遗传信息。交给其他机构审阅的遗传谱系资料不能包含咨询者的身份信息。除非特殊情况，在与咨询者亲属探讨基因检测结果之前应取得书面许可。有些咨询者提出将某些个人信息删除或使用不涉及检测姓名的其他标识（如病案号）行基因检测，如认为合理，咨询师应在遵守机构规章制度和政策前提下，应努力满足咨询者需求。

（7）尊重咨询者决定。有时咨询者做出的决定和医学标准的建议有很大出入，咨询师需要接受咨询者有权做出自己决定和行为的事实，可客观询问做出该决定的原因。

（8）委婉传达真相。诚实对待咨询者非常重要，但信息传递过程中需保持礼貌、敏感和同情。应预测受检者面对阳性结果的心理负担和精神压力。

（9）将知情同意视为一个动态过程，始终为咨询者提供询问问题的机会，确保他们知道操作或研究的本身、风险、收益和备选方案等。

三、生物伦理学原则

（一）自主原则

具备做出自主决定能力的个体有选择或拒绝某一特定活动的权力。

（1）行为能力：个体必须具备理性思考问题并做出合理自主决定的能力，才能被赋予决策权和隐私权。

（2）一个有行为能力的人有权不受其他因素影响而自己做出决定的权力。影响因素包括强迫、游说、诱导、操纵、贿赂等。

（3）知情同意：是指有行为能力的个体对医疗操作和参与研究的自主授权，主要为了保护个体免受利用和伤害，肿瘤遗传咨询必须取得受检者的书面同意。主要内容是：①咨询的目的及意义。②基因检测的流程、方法及局限性。③预期结果及可能的风险：检测结果可能为阳性、阴性或不确定，或者检测到对受检者有临床意义或比较敏感但并非咨询范围内的信息。而阳性结果根据遗传规律遗传给子代的概率有多少。④数据及样本处理的相关规则：基因检测的样本及数据应由检测机构长期保存（建议至少保存2年）。检测机构应根据不同样本及数据类型选择合适的保存方式。检测机构可送检知情同意书中约定保存的年限，若超过年限则可自行销毁或交由委托人自己保存。⑤数据再分析的可能性：随着基因组学及数据库的发展，在数据及样本保存期间如发现对检测者有临床意义的变化，是否允许咨询师进行数据再分析或再次检测。⑥根据基因检测结果，是否需进行适当治疗干预。⑦是否同意在保护隐私、保证数据安全、符合伦理等前提下进行科研及共享测序数据。

（4）隐私和保密：是指一个人具有允许或禁止他人获得个人信息的权力，包括身份信息、病历信息和实验室检查结果。未经当事人授权，未能妥善保护个人信息或故意透露给第三方即违反保密原则。但极少数情况下，为了避免被咨询者的直系亲属受到即刻、不可避免的损害，而披露检查结果可使其亲属避免伤害，并征求自愿披露的尝试失败后，允许咨询师未经知情同意下向咨询者的近亲披露基因检查结果，但仅限于披露有关亲属诊断或治疗所需的必要信息，且需向本机构伦理委员会汇报。

（二）有利无害原则

有利无害原则是指做对咨询者维护身心健康有益的事情和行为，而不能伤害咨询者，尤其是不能故意伤害咨询者。需要说明的是，无伤害原则虽是医学伦理的基本原则，但并非绝对不伤害，有些情况是"两权相害取其轻"。比如手术等治疗本身有一定伤害和痛苦，如果是为了获得更大益处或去除更大伤害，伦理上是可接受的。还有一些情况需视社会文化而定，某些文化的"个体"是家族中有威望的人，或出于有利原则，家族要求不将事实或全部事实（如恶性肿瘤）告知咨询者，这是一个两难境地，此时家长式的行为妨碍了自主权，如果前提是趋利避害，伦理上也可接受，此时建议由咨询者本人授权，或许可以取得平衡。

（三）公正原则

如何将生物伦理转化为公共政策？这涉及行政部门及决策者所执行的公共服务能力。如平等、自由、优质服务和质量控制，不论咨询者的种族、民族、宗教、性取向及支付能力，他们都能平等享有遗传咨询、遗传检测、稀缺资源的分配等权力。

(四)公益原则

医疗卫生事业是由国家主办的维护和促进社会大众身心健康的公益事业，不以追求利润为目标，而以能否获得最多最好的公众健康指数为目标。

四、我国关于人类遗传资源管理相关法律问题

我国关于人类遗传资源管理相关法律问题具体参照国务院发布的《中华人民共和国人类遗传资源管理条例》，国务院科学技术行政部门负责全国人类遗传资源管理工作；省、自治区、直辖市人民政府科学技术行政部门及各级人民政府其他有关部门在各自的职责范围内，负责本行政区域人类遗传资源的管理工作。

国家支持合理利用人类遗传资源开展科学研究、发展生物医药产业、提高诊疗技术，提高我国生物安全保障能力，提升人民健康保障水平。并加强对我国人类遗传资源的保护，开展人类遗传资源调查，对重要遗传家系和特定地区人类遗传资源实行申报登记制度。采集、保藏、利用、对外提供我国人类遗传资源，必须具有法人资格；不得危害我国公众健康、国家安全和社会公共利益；应当符合伦理原则，并按照国家有关规定进行伦理审查；应当尊重人类遗传资源提供者的隐私权，取得其事先知情同意，并保护其合法权益；应当遵守国务院科学技术行政部门制定的技术规范；禁止买卖人类遗传资源。尤其是针对我国人类遗传资源对外使用进行了明确的规定：①外方单位不得在我国境内采集、保藏我国人类遗传资源，不得向境外提供我国人类遗传资源；②外方单位需要利用我国人类遗传资源开展科学研究活动的，应当遵守我国法律、行政法规和国家有关规定，并符合对外利用和提供遗传资源的其他有关规定。

五、伦理法律困境

鉴于肿瘤遗传咨询的复杂性，以及检测结果对咨询者本身及家庭影响的重要性，咨询师在职业生涯中可能会遇到一系列伦理问题，甚至少有正确答案。了解发生伦理困境的常见原因、如何解决伦理困境是咨询师的重要学习环节。

(一)伦理困境的常见原因

（1）有更好的理由支持某一原则而违反另一原则。如临床遇到一个黑斑息肉综合征（PJS）患者，其父亲有PJS相关临床常见体征，但明确告知其接受或拒绝基因检测及其他如内镜检查的后果及其他替代方案后，患者父亲仍坚持拒绝。这时患者的自主决定权优先于医生的有利性建议。

（2）侵犯伦理原则所预计得到的结果必须具有现实意义。如临床试验可能设立

观察组和对照组，可能会给对照组个体带来一定风险，然而，社会的发展和大多数人可能从试验中获益。

（3）当无伦理上最佳方案时，违反伦理原则可被认为是必要的。如上文例子，医学发展需要有临床试验推进，当无更好更优方案时，设立对照组是伦理所允许的。

（4）为达到首要道德目标，对伦理违反是最小的侵害行为。例如，即使可能使试验变得更加复杂，研究人员常被要求纳入不同语言、不同年龄、性别的人群，虽然这些与研究结果无关。

（5）违反伦理原则任何潜在的负面影响必须最小化。如实验组和对照组发现严重甚至危及生命的副作用，将提前终止研究，并有挽救的应急预案。

（6）任何支持某项伦理原则而非另一伦理原则的决定必须是公正、公平地做出。

（二）伦理困境的解决方法

1. 借助伦理准则和专业指南

在遇到伦理困境时，首先建议重新考虑是否已有基本伦理准则和指南，如抗癌协会、遗传学会等制定的指南。

（1）专业人员应当在做每一个测试、咨询和研究项目前就考虑伦理问题。已到咨询阶段时，应提供特定检测辅导方案。伦理困境多是可预见的，咨询师应尽量预防其产生。

（2）基因检测应有检测前咨询和检测后咨询，这类咨询应由具备遗传学知识、实验室分析能力、咨询能力和了解基因检测对咨询者心理影响的专业人士施行。

（3）操作步骤合理是进行无症状检测的重要指导，证明违反操作步骤的行为合理需符合该操作步骤的原理。

（4）遗传咨询师在道德上有义务为咨询者保密。

（5）遗传咨询应根据临床观察和咨询者病史进行专业判断，决定是否拒绝或推迟检测。

（6）咨询者有权拒绝检测结果或诊断信息被披露，除非其决定会带给他人显著风险。

（7）如某个患者的基因检测结果或检测信息可能会导致其他不想知道自身基因结果的人的基因状态被披露，凭此就有充足理由推迟该检测。

（8）有症状儿童的基因检测，受儿童医疗通用伦理和法律条款约束。

（9）对无症状儿童进行检测时，需满足以A、B、C三项条件。

A.必须有孩子父母双方签署的知情同意书。如只有父母一方可以，该家长必须对此知情同意；B.如孩子可以理解基因检测及其影响，基因检测必须获得孩子的知情同意；C.检测必须能让孩子得到明显获益。

2. 医院伦理委员会或MDT

大多数医院设有伦理审查委员会,咨询师面临无法解决的困境时可要求医院伦理委员会提供帮助,或组织相关专家进行多学科整合团队MDT讨论。

第五章

咨询者的心理问题

肿瘤遗传咨询过程中，咨询师应与咨询者保持充分而密切的沟通，在评估遗传性肿瘤风险的高低和可行的临床干预措施时，要关注咨询者面对遗传检测结果、风险信息和临床诊疗决策时的心理状态，并采取专业且富有同情心的态度，倾听咨询者的诉说，为其提供医学和心理学上的有效支持。

一、咨询者的心理特点

（一）常见的情绪反应

咨询过程中，咨询者在提供相应家族史、个人史，并接受针对性检查和基因检测后，都会得到遗传咨询师对上述信息整合评估后反馈的风险信息。这无疑会在一定程度上影响咨询者的情绪和后续对遗传咨询师提供的医疗建议的依从性。这些常见情绪反应包括以下几种。

1. 焦虑

几乎所有咨询者在咨询过程中都存在焦虑情绪。如咨询前对自身罹患肿瘤风险的担忧和焦虑；咨询中对各项检测结果，特别是基因检测结果的担忧，不愿或不敢去获知相关信息。这种焦虑心态，会随着咨询者对疾病认知的增加而逐渐淡化，也会因检测结果的公布而波动。焦虑情绪不一定都是负面影响。有时反而会成为敦促咨询者就诊并进行必要医疗检查的原动力。但过度的焦虑容易导致咨询者压力过大、失眠、社会功能下降等。

2. 恐惧

绝大多数咨询者无法避免"谈癌色变"，罹患遗传疾病已感担忧，叠加罹患遗传性肿瘤，很容易产生恐惧且无奈的情绪。

3. 悲伤

遗传性肿瘤常会导致一个家系内多个成员患病，而当遗传因素和环境因素叠加时，可导致家系中连续几代发病、发病年轻化、发病后生活质量急剧下降。这类家系中的成员很容易产生悲伤情绪，将亲人承受过的痛苦转化为自身的情绪反应。

4. 内疚

内疚来源于咨询者对自身状况的无法控制。咨询中常见的情况：一是作为父母，觉得自己将致病基因变异遗传给了子女，造成对方罹患肿瘤风险增高；二是作为目前家系中的幸存者，后悔既往没能更早获取相关医疗信息，以便给予亲属更好的医疗支持。

5. 愤怒

咨询者的愤怒情绪常出现在肿瘤遗传咨询中刚刚得知自己携带致病基因突变，以及罹患肿瘤风险增高时。内心的无助、焦虑、恐惧相互交织，部分咨询者会以愤怒情绪作为压力释放点。一开始针对他人或生活中不如意的琐事。久而久之，会逐渐转移到自己身上，并产生自我嫌弃的状态。

6. 乐观

乐观情绪多数出现在具备充分医疗知识的咨询者身上。这些具有乐观情绪的咨询者成为相应遗传性肿瘤疾病的志愿者，有助于影响和改善一批同类疾病咨询者的情绪。

（二）常用的情绪应对方式

任何一种特定情绪反应，都会引发相应情绪应对。咨询者会根据自己的经验，采取自认为最有效的情绪应对。

1. 专注焦虑

由于对肿瘤的过分担心，以及不理解、不接受咨询师对病情的解释和建议，部分患者会始终保持焦虑状态，严重时会引起失眠、癔病症等。

2. 回避

咨询者了解相关检测结果后，刻意不去面对，不接受进一步咨询，不接受相应表型筛查。表面看是咨询者的一种自我保护，意在维持目前相对平静的心理状态。

3. 质疑

咨询者在了解到不利于自己的检测结果，或与自身预期有较大落差时，会质疑检测结果，要求重新检测。

4. 消极心态

在得知自己的遗传肿瘤风险时，咨询者认为无论通过何种干预措施，都无法逃脱发生和死于肿瘤的结局，并以其亲属经历作为自身疾病的发展模板，消极对待咨询师的有益建议。

5. 强迫行为

咨询者认为需要一些特定的方式，才可让自己处于一种相对安全的模式。例如饮食控制；佩戴护身饰品；选择特定幸运日（或避开不吉利日子）来就诊；甚至依赖性参与宗教活动，以期获得额外保护，降低肿瘤发生概率。

6. 积极心态

咨询者往往对肿瘤疾病和自身风险有较为全面的认识，能配合遗传咨询师采取积极正确的医疗措施，并相信阳光乐观的心态有助于控制风险。还会积极动员家族中高风险人员参与到相应检测中，或把医疗信息传递给家族中的患病个体，让其得到更加科学的诊治。

二、咨询者的心理评估

心理评估应是贯穿肿瘤遗传咨询始终的内容。遗传咨询师需要在与咨询者交流过程中，密切关注和洞悉咨询者的心理状态，了解咨询者对肿瘤风险的认知和接受程度。准确恰当的心理评估，有助于遗传咨询师有针对性地给予咨询者相应支持，也是高效顺利完成肿瘤遗传咨询的保障。

（一）咨询者当前的心理状态

了解咨询者当前的心理状态，最简单有效的方式就是询问其饮食和睡眠习惯的改变，包括食欲欠佳，有厌食行为；难以入睡、早醒等影响睡眠质量的状态。除言语沟通，咨询师还可通过观察咨询者的整体状态了解其心理情况。例如蓬头垢面、不修边幅反映心理状态欠佳，不能很好应付现有压力。咨询者在整个就诊过程中的注意力也能反映其心理状态，例如心不在焉、坐立不安等都是严重焦虑心态的外在表现。

咨询师要关注引起这种心理状态的原因。判断是疾病风险还是其他生活事件引发了当前心态。

（二）咨询者的情绪反应和应对策略

具有遗传性肿瘤风险的咨询者，往往都有比较典型的家族史。家族成员既往的诊治经历，会对其情绪产生很大的影响。咨询师在沟通过程中，可以询问咨询者对检测结果和后续随访策略的接受程度，并了解其家庭成员病情对他的心理影响。例如，"您拿到检测报告后，有哪些担心的事情？""万一罹患肿瘤后，您最担心的状态是什么？""您的哪些亲属也曾罹患肿瘤，他们现在还好吗？"

需要注意的是，不同的健康状态的咨询者，在接受遗传咨询时的情绪反应也会有所不同。已经罹患肿瘤的咨询者，其情绪反应更多聚焦于疾病本身，以及后续有效的治疗手段；而尚未发病的致病基因携带者，往往更在意自身所需的健康管理和对目前生活状态的影响。

了解上述情绪反应的目的是为了更好地引导咨询者制定应对策略。咨询师需要洞悉这些策略对咨询者本人而言是否恰当。例如，"做了这么多检查，明确了肿瘤风险，你觉得是对你有帮助，还是额外增加了心理负担？""你会在体检或就诊的时候，跟医生坦诚地交代遗传咨询的建议吗？还是假装为普通的就诊个体？""你会主动去获取疾病相关的知识吗？""当你感到紧张和焦虑时，有什么方法可让你得到放松？"

（三）既往心理健康史

咨询师要关注咨询者本身的心理疾病史和家族心理疾病史。对有焦虑症、抑郁症者，沟通时要更加注重言语措辞，避免给咨询者带来过大心理冲击。必要时需要建议咨询者同时参与心理疾病诊治，合理的心理疾病药物可让咨询者更顺利地完成咨询。

三、心理问题的支持方法

咨询师要给予咨询者充分的理解，随着咨询者的情绪反应变化不断调整策略。换言之，肿瘤遗传咨询是遗传咨询师紧跟患者节奏，而不是患者配合遗传咨询师诊治。在心理层面上，重要的是协调咨询者心理需求和实际遗传信息之间的差距，让咨询者更好地悦纳自己，接受相应的临床诊治建议。

（一）同理心

同理心是遗传咨询的核心原则。保持同理心可增加咨询者和咨询师之间的理解和互动，让咨询者觉得有心理依靠，愿意分享情绪。注意同理心不是同情，一味的同情反而会让咨询者产生回避的情绪反应，不利于遗传咨询的开展。同理心是同情基础上的理解，感同身受，理性分析。遗传咨询中需要注意咨询者的心理底线，对一些敏感话题，或咨询者刻意回避的问题，不要急于深究，暂时搁置，让咨询者在恰当时自然流露，这也是表达同理心的一种方式。

（二）倾听

倾听方式与日常礼仪中的注意点一样。咨询师目视咨询者，报以诚恳态度，通过点头，轻声"嗯哼"回应，来让咨询者感受到咨询师的真挚。必要时可重复咨询者语句，确定咨询者想表达的信息，例如"您担心的是这种情况吧？"倾听的另一个核心是让咨询者有机会做充分的表达，这也是情绪释放的有效方式。咨询师要理解咨询者不正确的疾病认知或不切实际的心理期望。只有让咨询者充分表达，才能更准确掌握其情感需求，并提供最佳支持治疗。

（三）保持专业水平

咨询师的专业水平是咨询者对整个遗传咨询过程中最为倚重的要素。遗传咨询过程中可能需要借助很多心理咨询的技巧和方法，来跟咨询者保持有效沟通，但在沟通的重要节点，咨询师应该果断地把话题转回专业问题，并给予专业建议。这些专业建议的有效性和可行性，也会影响咨询者对咨询师的信任度和后续依从性。专业的遗传咨询是一个复杂体系工程，很多时候单个咨询师并不能给予最佳方案，需要团队合作。团队成员往往包括：擅长生信分析和报告解读的分子病理专家，对相关疾病发病和诊治熟悉的肿瘤专家，可以指导和规划辅助生殖的生育专家，和能够缓解情绪障碍的心理支持专家。

（四）利用互联网和社会互助团体提供更便捷的服务

寻找既往成功的病例，加入有共同经历的团队，可让咨询者感受到身份认证和情感支持。随着互联网的兴起，很多遗传肿瘤相关的论坛、微信群纷纷建立，给咨询者打开了新的沟通渠道，在遗传咨询过程中如能提供这些有效的网络资源，对肿瘤遗传咨询会非常有益。

第六章

遗传性肿瘤

一、遗传性妇科肿瘤

与妇科肿瘤相关的遗传性肿瘤综合征主要包括：遗传性乳腺癌-卵巢癌综合征（HBOCS）、Lynch综合征（LS）、Peutz-Jeghers综合征（PJS，即黑斑息肉综合征）、*DICER1*综合征、遗传性平滑肌瘤病-肾细胞癌、家族性复发性葡萄胎等。

（一）卵巢相关的遗传性肿瘤综合征

卵巢相关的遗传性肿瘤综合征包括：遗传性乳腺癌-卵巢癌综合征、Lynch综合征、PJS综合征、Li‐Fraumeni综合征等，详见表11-1。

表 11-1　卵巢相关的遗传性肿瘤综合征

卵巢肿瘤类型	相关的遗传性肿瘤综合征
上皮癌，浆液性	遗传性乳腺癌卵巢癌综合征
上皮癌，黏液性	黑斑息肉综合征（PJS）
上皮癌，非特指	Lynch综合征，Li‐Fraumeni综合征，多发性内分泌腺瘤1型
无性细胞瘤	共济失调性毛细血管扩张症
颗粒细胞瘤	黑斑息肉综合征
纤维瘤	痣样基底细胞癌综合征（Gorlin综合征）
纤维肉瘤	痣样基底细胞癌综合征（Gorlin综合征）
性腺母细胞瘤	巨舌巨人综合征，Carney综合征
支持-间质细胞瘤	*DICER1*综合征

1.遗传性乳腺癌-卵巢癌综合征

（1）遗传性卵巢癌综合征（HOCS）：系常染色体显性遗传综合征。包括遗传性乳腺癌卵巢癌综合征（HBOCS）、遗传性位点特异性卵巢癌综合征（HSSOCS）、Lynch综合征及其他肿瘤综合征，如PJS和痣样基底细胞癌综合征（Gorlin Syndrome）等伴发遗传性卵巢癌。

HOCS中HBOCS和HSSOCS占90%左右，LS占10%左右，其他相关HOCS不足

1%。HOCS的共同特点包括：常染色体显性遗传，平均发病年龄较散发性患者早，可表现为一人罹患多种原发肿瘤，如乳腺癌、结直肠癌、卵巢癌、胰腺癌、前列腺癌、子宫内膜癌等肿瘤，和/或家族中多人罹患同种或多种原发肿瘤。

（2）遗传性乳腺癌卵巢癌综合征的发病风险和临床病理特征如下。

大多数遗传性乳腺癌卵巢癌综合征患者存在*BRCA1*和*BRCA2*基因胚系致病性或可能致病性突变。其他基因突变约占遗传性卵巢癌的25%，包括：*ATM*、*BARD1*、*BRIP1*、*CDH1*、*CHEK2*、*NBN*、*PALB2*、*PTEN*、*RAD51C*、*RAD51D*、*STK11*、*TP53*、*MSH2*、*MLH1*、*MSH6*、*PMS2*、*EPCAM*等。

携带*BRCA1*胚系突变的女性，70岁后卵巢癌发生风险为39%~46%，*BRCA2*胚系突变携带者为10%~27%。*BRCA*突变患者还存在患其他肿瘤的风险，包括前列腺癌、胰腺癌、黑色素瘤和子宫内膜癌。

HBOCS患者卵巢癌平均发病年龄为52.4岁，病理类型多为高级别浆液性癌。*BRCA1/BRCA2*突变卵巢癌患者预后较好，对铂类化疗药物更加敏感，可从聚ADP核糖聚合酶抑制剂（PARPi）治疗中获益。

Lynch综合征相关卵巢癌患者平均年龄为45~46岁，较散发性患者提前15~20年。82%~84%为Ⅰ期或Ⅱ期，预后相对较好。病理类型常为子宫内膜样或非浆液性类型。

（3）临床管理如下。

1）携带致病基因突变健康者的临床管理。

应在充分知情同意和遗传咨询后进行适当临床干预。

①预防性药物治疗：推荐携带*BRCA1/BRCA2*突变、无乳腺癌病史的人群口服避孕药。

②降低风险性手术：a.输卵管-卵巢切除术（RRSO）：是降低HBOCS及相关妇科恶性肿瘤发病风险最有效的方法，可降低卵巢癌发病率70%~85%。RRSO时机可据年龄和基因突变而定。b.全子宫和双侧输卵管-卵巢切除术：是降低Lynch综合征人群相关子宫内膜癌和卵巢癌的有效措施，手术时机建议选择在完成生育后，尤其是年龄大于40岁者，术前应常规进行子宫内膜活检，排除隐匿性子宫内膜癌。

③阻断遗传性卵巢癌向后代传递的措施。遗传性卵巢癌为常染色体显性遗传，植入前遗传学检测（PGT）技术能最大程度地降低致病性基因突变向子代传递的风险。PGT首先通过体外受精技术获得胚胎，对胚胎（常在囊胚期）进行活检，通过遗传学检测筛选不携带致病性基因突变的胚胎进行移植。

2）针对卵巢癌患者其他癌症预防。

遗传性卵巢癌患者还应根据基因检测结果，进行其他癌种的预防。例如*BRCA*变异的患者应关注乳腺癌、胰腺癌的预防；Lynch综合征相关的卵巢癌患者需重视结肠癌的筛查。

2. Peutz-Jeghers 综合征（PJS）

又称黑斑息肉综合征，93% 的 PJS 患者有 *STK11* 基因胚系突变，以常染色体显性方式遗传。PJS 以特定部位皮肤黏膜色素斑和胃肠道多发错构瘤息肉为特征，伴多种恶性肿瘤的罹患风险明显提高。常见妇科肿瘤类型包括卵巢癌、输卵管癌、子宫内膜癌和宫颈微偏腺癌。

PJS 患者卵巢癌发病风险为 21%，PJS 相关卵巢癌平均发病年龄为 28 岁。PJS 也可伴发卵巢伴环管状结构的性索间质肿瘤（SCTAT）。临床上，大部分 SCTAT 患者存在内分泌紊乱的症状，包括早熟、月经不规律、闭经等。常为双侧卵巢多发病灶，肿瘤较小，伴局灶性钙化和典型良性病变，约有 20% 的 SCTAT 进展为恶性病变。与 PJS 相关的卵巢肿瘤还包括少部分的支持–间质细胞瘤、粒层细胞瘤和黏液性肿瘤等。

目前尚无确切预防 PJS 疾病发生的措施。PJS 患者的随访监测建议请详见本章第三节"家族遗传性结直肠癌"第二部分。

3. DICER1 综合征

DICER1 综合征是一种常染色体显性遗传病，唯一与此综合征相关的基因为 *DICER1* 基因（14q32.13）。DICER1 综合征主要包括胸膜肺母细胞瘤、囊性肾瘤、结节性甲状腺肿（偶尔发生分化性甲状腺癌）、卵巢性索间质肿瘤及宫颈胚胎性横纹肌肉瘤等。

DICER1 综合征相关的卵巢性索间质肿瘤的常见病理类型是支持–间质细胞瘤（SLCT），偶见幼年型颗粒细胞瘤和两性母细胞瘤。约 40% 的中低分化支持间质细胞瘤具有 *DICER* 基因突变。临床表现主要为盆腔包块和高雄激素症状。大部分 DICER1 综合征相关的 SLCT 恶性程度属于中分化，一般累及单侧卵巢。

（二）子宫相关的遗传性肿瘤

1. Lynch 综合征相关的子宫内膜癌

Lynch 综合征相关的子宫内膜癌平均发病年龄为 46~49 岁，较散发 Ⅰ 型和 Ⅱ 型子宫内膜癌分别年轻 6~10 岁及 15~20 岁。主要为子宫内膜样癌（78%），预后与散发性子宫内膜癌无明显差异（5 年生存率为 88%）。2016 年，NCCN 提出 Lynch 综合征患者的筛查流程，即对 70 岁之前确诊结直肠癌的所有患者，以及年纪更大的符合 Bethesda 指南的患者检测 MMR 基因。

Lynch 综合征的致病基因、筛查方式与治疗随访策略请详见本章第三节"家族遗传性结直肠癌"第一部分。

2. 宫颈腺癌

PJS 人群中宫颈微偏腺癌（MDA）发病风险为 10%，平均发病年龄为 34~40 岁；

子宫内膜癌发病风险为9%，平均发病年龄为43岁。MDA典型的临床表现为桶状宫颈、伴阴道不规则出血或水样白带，显微镜下肿瘤分化极好，腺体结构简单，常与正常宫颈腺体难以区分，在宫颈深肌层也可见到呈浸润性生长的腺体。约50%的MDA与PJS有关并可检测到*STK11*基因胚系突变。

虽然MDA在病理形态上显示为分化最好的宫颈腺癌，但却是PJS相关妇科肿瘤中预后最差，同时也是宫颈腺癌中预后最差的肿瘤。大多数患者在就诊时已为晚期，淋巴结转移和腹腔播散概率高，5年生存率仅为38%，有*STK11*突变者预后更差。

3. 遗传性平滑肌瘤病-肾细胞癌（HLRCC）

HLRCC是一类常染色体显性遗传病，由*FH*基因胚系突变所致，以毛发（皮肤）平滑肌瘤病、子宫平滑肌瘤病及Ⅱ型乳头状肾细胞癌为特征的综合征。通常情况下，肿瘤FH蛋白表达丢失，行*FH*基因突变检测有助诊断。

建议有患病危险的家族中8岁以上成员行*FH*胚系突变基因检测。对致病性*FH*基因胚系突变携带者，建议8岁后每年行肾脏MRI检查。若检测到肾细胞癌病灶，应尽早手术。每年由儿科医生进行全面皮肤检查，评估平滑肌瘤的存在与发展。至少从20岁起每年行妇科检查，优选MRI评估子宫平滑肌瘤生长情况。

（三）家族性复发性葡萄胎（FRHM）

FRHM是一种罕见的常染色体隐性遗传性疾病，指一个家系中两个或两个以上家族成员反复发生大于1次的葡萄胎妊娠。FRHM占完全性葡萄胎0.6%~2.6%。大多数妊娠是双亲完全性葡萄胎，也有部分性葡萄胎，或发生自然流产、死产等。

FRHM的发病与两个母源效应基因的胚系变异，即*NLRP7*和*KHDC3L*等位基因突变有关，分别占FRHM的75%~80%和5%~10%。临床建议对复发葡萄胎进行基因检测和遗传咨询。对有葡萄胎遗传倾向者，患完全性葡萄胎（CHM）的风险为75%。首先行*NLRP7*基因检测，对未发现*NLRP7*突变者应筛查*KHDC3L*突变。

二、遗传性乳腺癌

迄今已证实，大约十多个易感基因的致病性胚系突变与乳腺癌遗传易感相关。结合最新国外研究及中国人群数据，认为*BRCA1*、*BRCA2*、*TP53*和*PALB2*是高度外显率的乳腺癌易感基因，携带上述基因的致病突变，增加至少5倍以上的乳腺癌风险；且携带上述基因致病性突变的患者和健康个体，临床上可采用适当治疗和干预措施。其他一些中度外显率的乳腺癌易感基因，如*CHEK2*、*ATM*等，增加2~4倍乳腺癌发病风险，目前尚无足够证据表明携带上述中度外显率乳腺癌易感基因突变对临床治疗决策产生影响。

（一）肿瘤风险评估

已明确与乳腺癌遗传易感性相关的基因有十多个，根据乳腺癌的绝对风险可分为高度外显（乳腺癌绝对风险大于60%）的 *BRCA1*、*BRCA2* 和 *TP53*；中高度外显（绝对风险41%~60%）的 *CDH1*、*PALB2*、*PTEN* 和 *STK11*；中度外显（绝对风险15%~40%）的 *ATM*、*BARD1*、*CHEK2*、*NF1*、*RAD51C* 和 *RAD51D*。上述基因突变与乳腺癌发病风险的关系主要基于欧美人群的研究结果，中国人群的数据非常有限。全球两个大样本研究的数据显示，相对普通人群，*BRCA1*、*BRCA2* 和 *PALB2* 突变携带者发生乳腺癌的风险分别为7.62~10.57倍、5.23~5.85倍和3.83~5.02倍。中国女性 *BRCA1* 和 *BRCA2* 突变携带者70岁累积乳腺癌发病风险分别为37.9%和36.5%，是普通健康女性乳腺癌发病风险（3.6%）的10倍。中国女性 *PALB2* 突变携带者发生乳腺癌的风险是普通健康女性的5倍。在中国女性人群中，携带其他易感基因突变的乳腺癌风险未见研究报道。这些基因突变携带者除易患乳腺癌外，还存在其他的高风险。如 *BRCA1* 和 *BRCA2* 突变携带者还增加卵巢癌、胰腺癌、男性前列腺癌和胃癌风险。*TP53* 突变导致 Li-Fraumeni 综合征，表现为更年轻的多类型，除年轻乳腺癌外，还易患肉瘤、脑肿瘤、白血病和肾上腺皮质癌等。*CDH1* 突变增加弥漫性胃癌风险。基于我国女性携带 *BRCA1*、*BRCA2* 和 *PALB2* 的乳腺癌相对风险与欧美人群相似，建议在开展其他易感基因风险评估时，借鉴欧美人群的数据。

（二）筛查

结合中国人群数据，建议对以下人群行 *BRCA1/2* 基因检测。

（1）有乳腺癌病史的个体且具备下列任意条件者。

①发病年龄不超过50岁。②三阴性乳腺癌。③男性乳腺癌。④发病年龄大于50岁，且家系中另有大于或等于1例乳腺癌、卵巢癌、胰腺癌或前列腺癌。⑤高复发风险的 HER-2 阴性的可手术的原发性乳腺癌患者，无论是否有乳腺癌或其他肿瘤家族史。⑥HER-2 阴性的转移性乳腺癌。

（2）不考虑是否有乳腺癌病史的个体且具备下列任意条件者。

①家系中直系亲属携带已知的 *BRCA1/2* 基因致病性或可能致病性突变。②家系中有男性乳腺癌患者。③健康个体若家系中具备以下条件可进行基因检测：家系中有大于或等于2例乳腺癌；或大于或等于2种包括乳腺癌、卵巢癌、胰腺癌或前列腺癌的肿瘤类型且其中至少有1例乳腺癌。

（3）携带 *BRCA1/2* 突变的健康女性的乳腺癌严密监测和早诊。

携带 *BRCA1/2* 突变的健康女性从18岁开始乳房自检；25岁开始每半年或1年进行1次乳腺临床检查；25~30岁期间每年1次乳腺 MRI 筛查（优先）或乳腺 X 线摄影

筛查；30~75岁期间每年1次乳腺X线摄影和MRI筛查。相比于欧美女性，中国女性（尤其是年轻女性）乳腺致密度较高，有研究提示乳腺X线摄影对致密乳腺筛查灵敏度降低。研究提示乳腺超声在中国女性乳腺癌的早诊中起非常重要的作用，联合乳腺X线摄影能提高筛查灵敏度，因此乳腺超声可作为中国*BRCA1/2*突变女性健康携带者乳腺癌筛查的有效补充。

（三）*TP53*基因突变乳腺癌

*TP53*致病性胚系突变可导致罕见的Li-Fraumeni综合征（LFS）。LFS患者终生累计患癌风险接近100%，常表现为幼年起病的全身各部位恶性肿瘤，包括软组织肉瘤、骨肉瘤、早发性乳腺癌、肾上腺皮质癌和脑瘤等。国内单中心不加选择大样本的数据（10053例）显示*TP53*在所有乳腺癌中的突变率约0.5%，但是在早发性乳腺癌（首诊年龄不超过30岁）中的突变率可达3.8%。上述突变患者中仅有少数属于LFS，绝大多无LFS。携带*TP53*突变的乳腺癌相比较无突变患者，具有发病早、双侧乳腺癌比例高、预后更差的特点。*TP53*突变携带者乳腺癌的发病风险高，且*TP53*突变的乳腺癌发病年龄非常早（不超过30岁），应该更早开始筛查。建议女性*TP53*突变携带者从18岁开始每月1次乳腺自查；从20岁开始每年1次乳腺MRI检查和每半年1次乳腺超声；30岁开始每年1次乳腺MRI、乳腺X线摄影和每半年1次乳腺超声检查。若家族中最早的乳腺癌患者发病年龄小于20岁，则携带者应酌情提前开始临床体检及影像学检查。有明确乳腺癌家族史且预期寿命较长的女性健康携带者可考虑预防性双乳切除术。

三、遗传性结直肠癌

相比散发患者，遗传性大肠癌由肠癌易感基因的致病性胚系突变引起，这些突变基因主要参与DNA损伤修复途径。在所有大肠癌中，20%~30%患者具有遗传背景，但基于现有易感基因检测的覆盖程度，仅5%~10%的患者可被最终确诊为遗传性大肠癌。遗传性大肠癌患者罹患多原发肠癌的风险显著高于正常人群，且患者所在家族中突变携带者对大肠癌和部分肠外肿瘤易感。遗传性大肠癌可根据有无多发性息肉病，分为遗传性息肉病和遗传性非息肉病性结直肠癌两大类。根据不同的突变基因，可将遗传性大肠癌分为多种亚型，其中最常见的是Lynch综合征和家族性腺瘤性息肉病（表11-2）。

表11-2 不同类型遗传性大肠癌及致病基因

疾病名称	基因名称
Lynch综合征	*MLH1,MSH2,MSH6,PMS2,EPCAM*
家族性腺瘤性息肉病（FAP）	*APC*

疾病名称	基因名称
MUTYH-相关息肉病（MAP）	*MUTYH*
少年息肉病综合征（JPS）	*BMPR1A*,*SMAD4*
多发性错构瘤综合征	*PTEN*
黑斑息肉综合征（PJS）	*STK11*
锯齿状息肉病综合征（SPS）	*RNF43*
聚合酶校对功能相关息肉病（PPAP）	*POLE*,*POLD1*
Li-Fraumeni综合征	*TP53*
常染色体隐性息肉病	*NTHL1*,*MSH3*

遗传性大肠癌的诊断方式、治疗策略和随访监测及家族成员中突变携带者筛查和监测管理均与散发性患者显著不同。此次，《遗传性大肠癌的临床诊治、随访和家系管理中国专家共识》按照遗传性非息肉病性和遗传性息肉病性结直肠癌两大临床类型，分别阐述疾病定义和临床病理特征，并推荐临床筛查、诊断、治疗、随访以及家系的管理策略。

（一）遗传性非息肉病性结直肠癌

1. Lynch综合征

（1）致病基因和病理特征如下。

Lynch综合征为常染色体显性遗传肿瘤综合征，占大肠癌总体的3%~5%。Lynch综合征由*MMR*基因中的*MLH1*、*MSH2*、*MSH6*和*PMS2*的致病性突变引起。此外，与*MSH2*基因5'端序列靠近的*EPCAM*基因的3'序列在出现大片段缺失、重排时可和*MSH2*基因融合，导致*MSH2*的表达沉默，是LS另一罕见的发病原因。分子病理学特征中免疫组织化学染色显示MMR蛋白表达缺失（dMMR）。此外，*MMR*基因突变时可引起微卫星序列的延长和缩短，即微卫星不稳定（MSI）。

（2）临床筛查标准如下。

Lynch综合征过去通过临床和家族史特征进行诊断，但现在，临床诊断标准逐渐被视为筛查标准。目前使用1991年国际HNPCC合作小组制定的Lynch综合征Amsterdam Ⅰ诊断标准和1999年修改的Amsterdam Ⅱ标准。由于90%以上Lynch综合征患者的肿瘤存在MSI，国际HNPCC合作小组制定了Bethesda筛查标准，符合标准的患者建议检测肿瘤是否存在MSI。

（3）分子诊断手段如下。

遗传性大肠癌的诊断依赖于各种分子病理学检测手段，检出MMR基因的致病性胚系突变是诊断Lynch综合征的"金标准"。

1）IHC。IHC检测提示任一MMR蛋白（MLH1、MSH2、MSH6、PMS2）缺失即为dMMR，如4个MMR蛋白均阳性表达，则称为错配修复功能完整（pMMR）。若有

MLH1蛋白表达缺失，需排除*BRAF* V600E基因突变或*MLH1*启动子区甲基化。

2）MSI。MSI的检测位点主要有1998年美国国立癌症研究的5个位点分别为BAT-25、BAT-26、D2S123、D5S346和D17S250；以及2006年Promega分析系统的5个位点分别为BAT-25、BAT-26、NR21、NR24和Mono-27，并增加Penta C和D用于识别样本。两组位点均可应用于临床检测，判读标准相同：大于等于2个位点不稳定则称为微卫星高度不稳定（MSI-H）；1个位点不稳定称为微卫星低度不稳定（MSI-L）；0个位点不稳定则称为微卫星稳定（MSS）。近年来，有采用NGS的平台进行MSI检测，准确度也可达95%以上。

3）胚系基因检测。对经IHC检测确定的dMMR患者，需接受*MLH1*、*MSH2*、*MSH6*、*PMS2*和*EPCAM* 5个基因的胚系突变检测。胚系突变的检测样本可源于外周血细胞DNA或其他正常细胞的DNA。对部分蛋白表达缺失，但未检出突变者，可采用MLPA法检测MMR基因的大片段缺失和重排。先证者明确特定基因突变后，可使用一代测序筛查家族成员是否携带特定位点的突变。

（4）Lynch综合征患者及其家系管理。与普通人群比较，Lynch家系中携带有*MMR*基因胚系突变的携带者患结直肠癌、子宫内膜癌以及其他恶性肿瘤（包括胃癌和卵巢癌等）的终身风险明显升高。对携带有MMR胚系突变的个体，建议加强肿瘤的个体化监测（表11-3）。

表11-3 Lynch综合征风险管理和随访指引

相关肿瘤	发生率	筛查手段和时间间隔	开始年龄
*MLH1/MSH2/EPCAM*突变携带者			
结直肠癌	52%~82%	每1~2年结肠镜检查	20~25岁
子宫内膜癌	25%~60%	依据个人情况每年子宫内膜取样生育后子宫切除术	生育后
胃癌	6%~13%	每3~5年胃镜和/或胶囊内镜	30~35岁
卵巢癌	4%~12%	生育后双侧输卵管-卵巢切除术依据个人情况阴道超声和CA125检测	生育后
小肠肿瘤	3%~6%	每3~5年胃镜检查	30~35岁
输尿管/肾盂	1%~4%	每年1次尿检	25~30岁
胰腺癌	1%~6%	依据个人情况内镜超声和磁共振胰胆管成像	–
中枢神经系统肿瘤	1%~3%	每年1次常规体检	25~30岁
*MSH6*突变携带者			
结直肠癌	22%~69%	每1~3年结肠镜检查	30~35岁
子宫内膜癌	16%~71%	子宫切除术	生育后
卵巢癌	可能增加	双侧输卵管-卵巢切除术	生育后
胰腺癌	可能增加	依据个人情况内镜超声和磁共振胰胆管成像	–
*PMS2*突变携带者			
结直肠癌	20%	每1~3年结肠镜检查	35~40岁
子宫内膜癌	15%	目前没有针对性的医疗管理指南	–
胰腺癌	可能增加	依据个人情况内镜超声和磁共振胰胆管成像	–

（5）Lynch综合征的患者和突变携带者的化学预防。Lynch综合征的药物的化学预防中阿司匹林最受关注，根据CAPP2的结果显示，Lynch综合征患者每天口服大于或等于75 mg阿司匹林可大幅降低患肠癌的风险；阿司匹林的保护效果在至少2年之后才显现出来；根据随访时间推测阿司匹林的保护效果可能持续20年。2013年启动的CAPP3研究正比较不同剂量阿司匹林（600/300/100 mg）干预后5年对大肠癌的预防作用，结论尚未得出。因此，Lynch综合征患者或MMR基因突变携带者尚不推荐常规使用阿司匹林。

2. Lynch样综合征

在肿瘤IHC显示为dMMR或MSI-H的大肠癌患者中，排除MLH1启动子甲基化和BRAF V600E突变者，高达50%~70%的患者未能检出MMR基因的致病性突变者被定义为Lynch样综合征。与Lynch综合征相比，Lynch样综合征的大肠癌的中位起病年龄较晚，为48岁；远端大肠癌比例较高。值得注意的是，Lynch样综合征患者中多原发肠癌的发生率与Lynch综合征者无显著差异。因此，也需要接受密切的结直肠镜随访，可参照Lynch综合征患者的检测频率。

3. 家族性大肠癌X型

家族性结直肠癌X型（FCCTX）指符合Amsterdam标准，但是肿瘤组织呈MSS、pMMR或未检测到MMR基因胚系突变的患者。与Lynch综合征相比，FCCTX患者的肠癌发病平均年龄较晚，为53岁。大肠癌发病部位常见于左半结肠和直肠。FCCTX与Lynch综合征相比，黏液腺癌、低分化癌的比例较低。目前，FCCTX被认为是一类异质性极大的家族性结直肠癌，致病的候选基因仍在不断探索。即使如此，由于较为强烈的家族性肠癌病史，FCCTX的家系成员仍推荐早期接受肠镜监测和筛查，必要时可接受胚系基因检测，以发掘潜在的肠癌易感基因。

（二）遗传性息肉病性结直肠癌

1. 遗传性腺瘤性息肉病

家族性腺瘤性息肉病（FAP）是一种以结直肠多发腺瘤为特征的常染色体显性遗传的综合征，约占大肠癌的1%。

（1）致病基因和临床病理特征。FAP由抑癌基因*APC*突变造成，其表现型可因突变位点的不同而不同。最常见的*APC*基因突变形式为DNA序列变化导致终止密码提前出现。典型FAP表现为遍布整个大肠、数目超过100个以上的腺瘤性息肉和微腺瘤。患者十几岁时开始出现腺瘤，如不治疗，至40岁时100%的患者会转变为结直肠癌。根据腺瘤数目，FAP分为2个亚型：经典型（CFAP）和衰减型（AFAP）。FAP患者还可发生甲状腺癌、腹壁韧带样瘤、皮肤、骨和眼的非肿瘤性生长如骨瘤病、皮脂囊肿、先天性视网膜色素上皮肥大症等消化道外病变。

（2）临床筛查及诊断。FAP中近1/3病例的基因变异属新发，且新发基因变异个体可以将变异基因传给后代，遗传概率为50%。2021版NCCN指南推荐符合下述任一条件者，进行APC基因检测：大于20个腺瘤的个人病史；家族中存在已知的*APC*基因变异；硬纤维瘤、肝母细胞瘤、甲状腺乳头状癌、多灶/双侧先天性视网膜色素上皮肥厚（CHRPE）个人病史。需对临床表型、家族史和个人史符合FAP标准的患者进行APC基因变异检测。

（3）家系管理。CFAP患者的监测管理：

结肠癌：若患者行全结肠切除并回肠直肠吻合（TAC/IRA），则根据息肉负担每6~12个月对直肠进行1次内镜评估。若患者行全大肠切除及回肠贮袋肛管吻合（TPC/IPAA）或全大肠切除并单腔回肠造口（TPC/EI），则视息肉负担每1~3年进行1次内镜下评估回肠储袋或回肠造口。对于具有绒毛状组织结构和/或高度不典型增生的大型扁平息肉，监测频率应增加至每6个月1次。

结肠外肿瘤：① 十二指肠癌或壶腹周围癌：从20~25岁或结肠切除术前进行上内窥镜检查，监测间隔频率取决于十二指肠腺瘤的严重程度。② 胃基底腺息肉在FAP中常见，只有在高度不典型增生的情况下，才应考虑息肉切除。非基底腺胃息肉应在内窥镜下监测切除。对于内镜下息肉无法切除，活检发现高度异型增生或浸润性癌的患者，应转诊进行胃切除。③ 甲状腺癌：从青少年晚期开始，每年进行1次甲状腺超声检查。④ 硬纤维瘤：每年进行腹部触诊。若有硬纤维瘤家族史，考虑结肠切除术后1~3年内进行MRI或CT扫描，然后每5~10年复查。⑤ 小肠息肉和肿瘤：可以考虑在硬性纤维瘤的CT/MRI检查中加入小肠显像，尤其是在十二指肠息肉病进展的情况下。⑥ 肝母细胞瘤：5岁前每3~6个月行肝脏触诊、超声及AFP检测。

（4）化学预防。多项流行病学研究发现长期服用非甾体类抗炎药物的人群的大肠癌危险度下降40%~50%，甚至胃癌和食管癌的危险度也有显著下降。COX2抑制剂塞来昔布已获批应用于FAP患者，用法为800 mg/日（400 mg bid），并需定期复查肠镜。但是COX2抑制剂可能增加心血管事件的发生风险，因此化学预防价值证据不足，目前存在争议。医师需在谨慎评估患者获益和风险的情况下，于高危人群中使用。

（三）其他息肉病性综合征

1. MUTYH-相关息肉病

MUTYH-相关息肉病（MAP）是一种常染色体隐性遗传综合征，患者易患轻表型腺瘤性息肉病和结直肠癌，是由MUTYH双等位基因胚系突变所致。多数MAP患者肠息肉小于100枚，约5%的MAP患者会发生十二指肠癌。突变携带者或者未行基因检测的患者，须在25~30岁开始行结肠镜随访，若肠镜阴性则每2~3年复查；上消化道内镜检查可以从30~35岁开始。21岁以下患者，若为MUTYH双等位基因变异并且瘤荷较小，建议每 1~2 年行结肠镜检查，并完全切除息肉；患者年龄增大后，可考虑 TPC/IRA；直肠息肉密集而息肉切除术无法控制的患者，可以考虑 TPC/IPAA。

2.错构瘤息肉病综合征

包括幼年型息肉综合征（JPS）和黑斑息肉综合征。

（1）JPS 发病率的致病基因：*SMAD4*、*BMPR1A*。患者少年时期（10岁前）出现结直肠多发息肉，90%的患者有出血和贫血症，约3.5%的患者有相应家族史；遗传性出血性毛细血管扩张（HHT）风险增加。JPS患者从15岁开始行内窥镜筛查，发现肠道息肉后每年进行1次肠镜检查，未发现息肉者每隔2~3年复查；若由于胃息肉导致需要输血的贫血症，可考虑行胃切除术；SMAD4变异的携带者，出生前6个月筛选与HHT相关血管病变。

（2）PJS 发病率的致病基因：*STK11*。患者主要特征为恶性胃肠息肉，往往较大且有蒂；患者嘴唇、颊黏膜、外阴、手指和脚趾上皮肤黏膜黑色素沉着；息肉导致肠套叠、肠梗阻、肠出血等并发症。PJS患者从25岁开始每年进行乳腺X光和MRI检查，每6个月进行1次临床乳房检查；青少年后期开始，每隔2~3年进行1次全消化道内窥镜检查；30~35岁开始，每隔1~2年进行1次磁共振胰胆管造影或者内窥镜超声检查；8~10岁开始行小肠CT、MRI、肠镜检查或胶囊内镜检查；从18~20岁开始每年行盆腔/阴道超声或者宫颈涂片的检查；每年进行睾丸检查和观察女性化特征变化。

3.锯齿状息肉病综合征（SPS）

锯齿状息肉病综合征是以结肠内多发和/或较大的锯齿状息肉为临床特征的遗传病。WHO建议SPS的临床诊断标准满足以下任何一条即可诊断为SPS：乙状结肠相邻部位有大于等于5个锯齿型息肉，且其中2个直径大于10 mm；乙状结肠临近部位出现任何数量的锯齿状息肉，且其一级亲属罹患锯齿状息肉病；结肠任何部位分布大于20个锯齿状息肉。SPS继发结直肠癌的风险较高，因此，SPS的外科治疗仍以内镜下清除其结肠内的锯齿状息肉为主。如因息肉大小、数目的原因结肠镜检查无法清除全部结肠息肉，或患者无法耐受频繁的结肠镜检查，或结肠镜检查发现息肉恶变时，应建议患者行全结肠切除、回肠直肠吻合术。临床上对SPS患者应该密切随访监测，建议患者每1~2年进行1次结肠镜或染色内镜检查以切除所有的息肉。先证者的一级亲属应该从比先证者发病年龄小10岁开始，每1~2年进行1次结肠镜筛查。

四、遗传性胃癌

胃癌在全球致死率位列恶性肿瘤前三。虽然大多数胃癌为散发，但约10%表现出家族聚集性特征。在胃癌发病率低的地区，大多数家族性胃癌可能由遗传性致病突变导致。普遍认为遗传性胃癌占全球胃癌的1%~3%，主要表现为三大肿瘤综合征：

遗传性弥漫性胃癌（HDGC）、胃腺癌和胃近端息肉病（GAPPS）以及家族性肠型胃癌（FIGC），这些综合征以胃癌为最主要的临床表现。此外，遗传性胃癌还包括以胃癌为次要表现的胃肠道遗传综合征，如Lynch综合征、JPS、PJS、FAP等，这些综合征以家族遗传性结直肠癌为主要表现，但同时有较高的胃癌发病率。其中遗传弥漫性胃癌因其不易被早期诊断、对化疗不敏感和预后较差等特征受临床关注较多，研究发现约40%的HDGC家系携带遗传易感基因致病突变。

　　家族聚集性特征（如兄弟姐妹或后代高发）是临床发现疾病是否有遗传特性的首要环节。目前临床常通过肿瘤家族史、组织分型和肿瘤发病年龄等临床表型信息来指导遗传性肿瘤综合征易感基因检测和临床监测。而新兴、快速、经济，并且覆盖基因广、涵盖变异类型全的测序技术将有望推动发现新的肿瘤遗传易感基因，从而指导遗传易感基因检测和胃癌高危人群及家系的健康管理。

　　HDGC是第一个被发现的遗传性胃癌综合征，由CDH1遗传致病变异引起。此外，CTNNA1也被发现可导致HDGC。一些早发弥漫性胃癌患者虽无明确肿瘤家族史，但其携带有CDH1胚系变异，这一发现证实CDH1在肿瘤发生中的重要作用，且有助于发现HDGC的新发突变家系。HDGC家系中患乳腺小叶癌的风险也显著提高。尽管HDGC家系中也发现结直肠癌患者，但其在HDGC家系中的发病风险是否高于普通人群尚不明确。此外，由CDH1基因缺陷引起的HDGC家系中可能出现唇腭裂等先天畸形的症状，但因其较罕见，故不能作为确诊HDGC的临床特征，但在对风险家系进行临床遗传咨询时也需注意收集此类信息。根据已发表的研究数据，突变携带者80岁时弥漫性胃癌的外显率高达80%以上，且女性罹患乳腺小叶癌的风险为60%。据计算，女性80岁患胃癌和乳腺癌的合并风险高达90%。目前，基于大样本量的携带CDH1突变HDGC家系的胃癌外显率尚未公布。

　　GAPPS于2012年被发现并提出，其临床特征是局限于胃近端的常染色体显性遗传性胃底腺息肉病（包括异型增生病变和/或肠型胃腺癌），且无十二指肠或结直肠息肉病或其他遗传性胃肠道癌症综合征。此类综合征具有不完全外显的特征。目前，导致GAPPS的遗传因素可能与APC基因启动子区1B区有关，但具体机制尚不明确。

　　FIGC的主要临床特征是肠型胃癌，在许多肠型胃癌的家系中表现出常染色体显性遗传模式。当组织病理报告支持肠型胃癌，且家系中出现分离特征但未伴有胃息肉时，临床诊断应考虑FIGC的可能性。导致FIGC的遗传因素尚不明确，此外，由于FIGC较罕见，仅有少数文献报道过针对此类综合征的风险管理和临床管理建议。

　　除上述与胃癌发病风险直接相关的综合征外，其他遗传性肿瘤综合征也能增加胃癌发病风险，此类综合征患者也应考虑采取相应的胃癌相关的健康管理措施。Lynch综合征由错配修复基因突变引起，具有微卫星不稳定的特征，并可显著提高突变携带者的结直肠癌发病风险。Lynch综合征突变携带者发生胃癌的比例为1.6%，且大多为肠型胃癌。MLH1和MSH2胚系突变携带者发生胃癌的风险分别为4.8%和9%。建议Lynch综合征基因突变携带者通过食管胃十二指肠镜的方式进行监测。

Li-Fraumeni综合征患者因携带TP53基因胚系变异，一般在45岁左右可能发生包括胃癌在内的多种恶性肿瘤。TP53突变携带者的胃癌发生率为1.8%~4.9%。40%的TP53突变家系至少有一例胃癌患者，且多为早发病例，其患病年龄范围为24~74岁，平均43岁，中位年龄36岁。因此，定期对年轻TP53突变携带者行食管胃十二指肠镜监测有重要意义。

五、遗传性前列腺癌

前列腺癌发病率位居全球男性恶性肿瘤第2位，中国前列腺癌年发病率为10.23/10万。据估计40%~50%的前列腺癌具有遗传因素的影响，流行病学和家系研究证实前列腺癌有明显的家族聚集性，特别是在早发前列腺癌中，遗传因素扮演了尤为重要的角色。尽管目前还未对遗传性前列腺癌有明确定义，但与散发病例相比，遗传性前列腺癌患者的发病年龄早、肿瘤侵袭性强、预后差。目前已证实多个DNA损伤修复（DDR）基因的胚系突变与前列腺癌遗传易感性相关，且可作为药物靶点用于治疗选择，因此遗传性前列腺癌的治疗与管理策略较散发性存在较大差异。

（一）与家族遗传性前列腺癌相关的胚系基因突变

以BRCA1/2为代表的DDR基因是迄今为止认识最充分的前列腺癌高风险基因，据报道，BRCA1/2胚系突变使携带者的前列腺癌发病风险分别增加了3倍和7倍。最近一项纳入1836名中国前列腺癌患者的研究也证实BRCA2胚系突变与前列腺癌发病风险显著相关（OR=15.3）。具有BRCA1/2胚系突变的患者表现出更具有侵袭性的肿瘤特征，如Gleason评分更高、疾病进展更快、诊断时淋巴结转移更多，以及根治性前列腺切除术或放疗的预后更差等。除BRCA1/2基因外，其他DDR基因如ATM、CHEK2或PALB2的胚系突变也可能在不同程度上增加了前列腺癌的发病风险，与肿瘤快速进展和不良预后相关。

携带错配修复基因（MLH1、MSH2、MSH6和PMS2）胚系突变的健康男性罹患前列腺癌风险比非携带者高出3%，与MLH1和MSH6相比，MSH2突变携带者的前列腺癌风险要高得多。在中国人群中，MSH2胚系突变大大增加了前列腺癌的患病风险（OR=15.8）。值得注意的是，MMR基因胚系突变患者的前列腺癌表现出更具侵袭性的临床和病理特征，更易进展为去势抵抗性前列腺癌，且MSH2/MSH6缺失的患者预后较差。

既往在欧美人群研究中发现HOXB13的胚系突变与遗传性前列腺癌风险增加相关，但中国前列腺癌遗传学联合会的研究数据显示，671例中国患者中仅3例携带

*HOXB13*突变，且其突变热点G135E与高加索人群不一致。目前尚无靶向*HOXB13*突变的药物可供治疗选择，该突变仅对直系家属的肿瘤风险评估具有价值。

（二）遗传风险评估及基因检测

1. 目标人群与检测内容

遗传性前列腺癌的风险评估需结合前列腺癌患者的家族史、临床及病理学特征。其中家族史需考虑：①是否有兄弟、父亲或其他家族成员在60岁前诊断为前列腺癌或因前列腺癌死亡；②是否在同系家属中具有3名及以上包括胆管癌、乳腺癌、胰腺癌、前列腺癌、卵巢癌、结直肠癌、子宫内膜癌、胃癌、肾癌、黑色素瘤、小肠癌及尿路上皮癌的患者，特别是其确诊年龄不超过50岁；③患者个人是否有男性乳腺癌或胰腺癌病史；④是否已知家族携带相关胚系致病基因突变。

对初诊未行风险评估、极低风险至中风险的前列腺癌患者，明确家族史及遗传咨询是检测前的必要步骤：①具有明确相关家族史、已知家族成员携带胚系致病基因突变的上述风险级别患者，推荐行DDR基因（特别是*BRCA2*、*BRCA1*、*ATM*、*PALB2*、*CHEK2*、*MLH1*、*MSH2*、*MSH6*、*PMS2*）的胚系变异检测；②家族史不详的上述风险级别患者，需结合临床特征进行遗传咨询后综合判断是否有必要进行相关检测。对高风险、极高风险、局部进展及转移性前列腺癌患者，推荐DDR基因（特别是*BRCA2*、*BRCA1*、*ATM*、*PALB2*、*CHEK2*、*MLH1*、*MSH2*、*MSH6*、*PMS2*）的胚系变异检测。

前列腺导管内癌（IDC-P）和前列腺导管腺癌（DAP）是前列腺癌中具有独特病理学特征的亚型。DAP发生率较低，仅占全部前列腺癌患者的1%；而IDC-P在样本类型、风险及临床分期不同的前列腺癌患者中所占比例不同：在低风险、中风险、高风险及转移复发前列腺癌中，IDC-P的比例分别为2.1%、23.1%、36.7%及56.0%。与腺癌患者相比，IDC-P和DAP患者基因组不稳定、错配修复基因及DDR基因（特别是*BRCA2*基因突变）变异比例更高，预后较差。因此，对具有该病理学特征的前列腺癌患者，不论是否存在明确的肿瘤家族史，均推荐进行胚系基因检测。

表11-4 推荐行遗传性前列腺癌风险评估的目标人群与检测内容

推荐检测的基因	目标人群
BRCA2，*BRCA1*，*ATM*，*PALB2*，*CHEK2*，*MLH1*，*MSH2*，*MSH6*，*PMS2*	◊ 有明确肿瘤家族史； ◊ 已知家族成员携带上述基因致病突变； ◊ 有可疑或不详家属史，经充分遗传咨询评估后推荐； ◊ 肿瘤组织检测发现上述基因致病突变未进行胚系验证；
其他DNA损伤修复基因（*CDK12*，*RAD51C*，*RAD51D*，*BRIP1*，*ATR*，*NBN*，*MRE11A*，*FAM175A*，*EPCAM*）	◊ 导管内癌及导管腺癌； ◊ 高风险及以上、局部进展及转移性临床特征
HOXB13	有明确肿瘤家族史

2.家系随访及管理

对前列腺癌患者行基因检测后，如在先证者中发现存在致病性胚系*DDR*基因突变（如胚系*BRCA1/2*致病性突变），则应与患者重点讨论*BRCA1/2*突变在前列腺癌发病倾向中的作用，以及罹患与*BRCA1/2*突变相关的其他癌症的风险及其对应的早诊早筛方式，包括乳腺癌、胰腺癌和黑色素瘤等。另外，应充分告知先证者亲属相关肿瘤遗传风险，并建议进行相同位点的基因检测以确认是否遗传此突变。对于携带突变的男性健康亲属，建议讨论更积极的前列腺癌筛查策略。本专家共识推荐*BRCA1/2*突变携带者应在40岁后开始进行前列腺癌筛查，包括PSA筛查与肛门直肠指检。有研究表明，多参数磁共振（mpMRI）对*BRCA1/2*突变携带者的前列腺癌具备较高的诊断效力，并推荐年龄大于55岁的*BRCA1/2*突变携带者一旦发现PSA升高应立即行mpMRI进一步明确诊断。对携带突变的女性健康亲属，应重点关注乳腺癌、卵巢癌等肿瘤的风险评估、早诊早筛与风险管理。

对未发现携带致病性DDR胚系突变且家族中未见已知突变的患者，建议基于家族史推荐适当的肿瘤筛查方式，对患者的男性健康一级亲属，建议在40岁后开始前列腺癌筛查。如检测报告提示检测基因存在意义未明突变（VUS），目前遗传检测领域的共识是发现VUS后不会立即改变诊疗建议，而是建议长期随访，收集更多的证据，最终决定是否需要对这些VUS重新分级并重新制定诊疗方案。通常在一段时间后，部分VUS会被重新分级为致病性/可能致病性（与疾病相关）/良性，遗传实验室将通知指定医生面谈病情，商讨后续诊疗方案。

六、遗传性肾癌

遗传性肾癌是一类可引起肾细胞癌的遗传性疾病的统称，多以遗传性综合征的形式出现，肾细胞癌可能仅是其中一个表现。遗传性肾癌的发病机制和临床表现不同于散发性肾癌，治疗原则更大不相同。

（一）遗传性肾癌的诊断

肾癌领域中，遗传易感性是一个既有趣又复杂的话题。随着对肾癌相关遗传性综合征的认识不断增加，目前已知至少有十余种遗传肿瘤综合征会导致罹患肾癌的风险明显升高。遗传性肾癌的患者往往发病年龄较早，病灶常表现为双侧多发和不均一性。常见的肾癌相关遗传性肿瘤综合征及其对应的致病基因见（表11-5）。

表 11-5　遗传性肾癌综合征及其致病基因

综合征	致病基因	基因位置	肾癌病理类型
von hippel-lindau综合征（VHL综合征）	*VHL*	3p25	透明细胞癌,乳头状透明细胞癌
结节性硬化综合征（TSC）	*TSC1* *TSC2*	9q34 16p13	血管平滑肌脂肪瘤,上皮样血管平滑肌脂肪瘤
遗传性乳头状肾细胞癌（HPRC）	*MET*	7q31	Ⅰ型乳头状肾细胞癌
遗传性平滑肌瘤和肾细胞癌（HLRCC）	*FH*	1q42.3-43	Ⅱ型乳头状肾细胞癌
Birt-Hogg-Dubé综合征（BHD综合征）	*FLCN*	17p11.2	嗜酸细胞瘤,嫌色细胞癌,混合性嫌色细胞/嗜酸细胞肿瘤
3号染色体易位相关的家族性肾透明细胞癌	染色体易位	(3:6,3:8,3:11)	透明细胞癌
BAP1癌症综合征	*BAP1*	3p21	透明细胞癌
Cowden综合征（PTEN错构瘤综合征）	*PTEN*	10q23	透明细胞癌,乳头状细胞癌和嫌色细胞癌
Lynch综合征（遗传性非息肉病性结直肠癌）	*MLH1* *MSH2* *MSH6* *PMS2*	3p22 2p21-p16.3 2p16 7p22	尿路上皮癌(上尿路)
遗传性嗜铬细胞瘤和副神经节瘤（SDH-RCC）	*SDHA* *SDHB* *SDHC* *SDHD*	5p15 1p36 1q23 11q23	透明细胞癌
甲状旁腺功能亢进-颌骨肿瘤综合征	*CDC73*	1q31	Wilms瘤;肾囊肿;肾错构瘤和腺癌
MITF肿瘤综合征	*MITF*	3p14	文献较少;可能为透明细胞癌和乳头状细胞癌的混合型肿瘤

（二）遗传性肾癌综合征的主要表现

因为遗传性肾癌常以综合征的形式出现，有经验的临床医生可根据患者的临床表现、家族史、病史、既往史等做出临床诊断，但这对基层医疗机构医生的难度较大。遗传性肾癌综合征的主要临床表现见表11-6。

表 11-6　遗传性肾癌综合征的主要临床表现

综合征	主要临床表现
VHL综合征	肾透明细胞癌;肾囊肿;视网膜和中枢神经系统血管母细胞瘤、胰腺囊肿及神经内分泌肿瘤、嗜铬细胞瘤、内淋巴囊肿瘤、阔韧带及附睾囊腺瘤,等等
TSC	肾血管平滑肌脂肪瘤、血管纤维瘤、低黑色素斑、沙绿斑、室管膜下巨细胞星形细胞瘤、癫痫发作、口腔黏膜病变等
HPRC	Ⅰ型乳头状肾细胞癌
HLRCC	Ⅱ型乳头状肾细胞癌、皮肤平滑肌瘤、子宫肌瘤、肾上腺结节,等等
BHD综合征	肾癌:嫌色细胞癌和嗜酸细胞瘤成分的混合型肿瘤,嫌色细胞癌、透明细胞癌、嗜酸细胞瘤; 皮肤纤维毛囊瘤、毛盘瘤和毛周纤维瘤;多发肺大疱/肺囊肿,自发性气胸,腮腺嗜酸细胞瘤,面部和躯干的脂肪瘤,等等

综合征	主要临床表现
3号染色体易位相关的家族性肾透明细胞癌	肾透明细胞癌
BAP1癌症综合征	肾透明细胞癌,葡萄膜黑色素瘤,皮肤黑色素瘤,恶性胸膜间皮瘤等
Cowden综合征	肾透明细胞癌、乳头状细胞癌和嫌色细胞癌,大头畸形、乳腺癌及纤维囊性变、甲状腺癌、子宫内膜癌、前列腺癌、结肠息肉、面部毛状瘤,等等
Lynch综合征	尿路上皮癌,结直肠癌,子宫内膜癌,卵巢癌,胃癌,等等
遗传性嗜铬细胞瘤和副神经节瘤	肾透明细胞癌,嗜铬细胞瘤、副神经节瘤、胃肠道间质肿瘤
甲状旁腺功能亢进-颌骨肿瘤综合征	Wilms瘤、肾囊肿、肾错构瘤和腺癌、甲状旁腺功能亢进、甲状旁腺癌、颌骨纤维瘤、子宫癌
MITF肿瘤综合征	肾细胞癌,黑色素瘤、胰腺癌、嗜铬细胞瘤

(三)遗传性肾癌的基因检测

基因检测是诊断遗传性肾癌的必要手段。一份准确的基因诊断报告是优生优育、风险分层的基础,比如大量研究显示VHL综合征患者的分型、预后风险与VHL基因突变类型密切相关。市面上有很多针对遗传性肾癌筛查的测序产品,建议在选择基因检测项目时,应至少包含下面列表中提到的基因(表11-7)。

表11-7　遗传性肾癌相关基因检测列表

基因列表					
BAP1	CDC73	CDKN2B	FH	FLCN	MET
MITF	PBRM1	PTEN	SDHB	SDHC	SDHD
TSC1	TSC2	VHL	PMS2	PTEN	MSH6
APC	ATM	BARD1	BRCA1	BRCA2	CHEK2
DICER1	DIS3L2	EPCAM	HSPC300	MLH1	MSH2
RECQL4	SDHA	SMARCA4	SMARCB1	TP53	WT1
MUTYH	PALB2	RAD51C			

(四)肿瘤风险评估

上述提到的致病基因外显率异质性大,部分基因外显率较高,携带者发展为肾癌的风险较高(表11-8)。

表11-8　遗传性肾癌综合征患者出现肾癌的风险

综合征	发生肾癌的风险(%)
VHL综合征	30~40
TSC	<5
HPRC	100
HLRCC	15~30
BHD综合征	30
3号染色体易位相关的家族性肾透明细胞癌	30

综合征	发生肾癌的风险（%）
BAP1癌症综合征	9~13
Cowden综合征	10~15
Lynch综合征	25%（尿路上皮癌）
遗传性嗜铬细胞瘤和副神经节瘤	<10
甲状旁腺功能亢进-颌骨肿瘤综合征	少见，<10
MITF肿瘤综合征	少见，<10

VHL综合征相关性肾癌是最常见的遗传性肾癌。在此仅举例讨论VHL综合征的风险预测办法。根据患者的临床表现，可将VHL综合征患者分为4型，主要参照指标是根据患者是否出现嗜铬细胞瘤（PHEO）。未出现PHEO的患者诊断为1型VHL综合征；出现PEHO的患者则诊断为2型VHL综合征。2型VHL综合征又可根据是否患有RCC分为2A型（未患有RCC）和2B型（患有RCC），此外，还有仅出现PHEO的2C型。

北京大学第一医院龚侃教授在既往经典结论的基础上，结合中国VHL综合征人群特点，提出了VHL综合征基因型-表型的对应关系（表11-9）：VHL基因截断突变或HIF-α（VHL基因的下游蛋白）结合区域的错义突变（即编码序列第196—351位）携带者更多地被诊断为1型VHL综合征；VHL基因其他区域错义突变的携带者更多地被诊断为2型VHL综合征。

表11-9　VHL综合征临床分型方法和基因型-表型对应关系

VHL综合征分型	PHEO	RCC	中枢神经系统血管母细胞瘤	VHL基因突变类型
1型	–	+/–	+/–	截断突变HIF-α结合区域错义突变
2A型	+	–	+/–	非HIF-α结合区域错义突变
2B型	+	+	+/–	
2C型	+	–	–	

（五）遗传性肾癌的筛查

据报道，遗传性肾癌占所有肾癌的2%~8%。因此遗传性肾癌的筛查和识别很大程度上依赖医生的判断。NCCN指南提到了针对遗传性肾癌的筛查标准，表11-10列出了一些遗传性肾癌的高危因素，当患者存在这些情况时，应高度警惕遗传性肾癌。

表11-10　提示可能的遗传性肾癌的因素

因素
早发肾癌(≤46岁)
双侧肾癌
多灶肾癌
家族史(大于或等于1位两代以内的血亲患肾癌)
其他类型肿瘤的家族史

因素
伴有不常见的皮肤病损(如平滑肌瘤、纤维滤泡瘤、血管纤维瘤等)
近亲属被诊断为遗传性肾癌或携带肿瘤易感基因的致病突变

七、遗传性甲状腺癌

家族遗传性甲状腺癌包括遗传性甲状腺髓样癌（HMTC）和家族性甲状腺非髓样癌（FNMTC）。

（一）遗传性甲状腺髓样癌

HMTC约占甲状腺髓样癌（MTC）的25%~30%。根据美国甲状腺协会（ATA）指南，HMTC可分为多发性内分泌肿瘤2A型（MEN2A）和多发性内分泌肿瘤2B型（MEN2B）。MEN2A型根据临床表现可分为四型：经典型MEN2A、MEN2A伴皮肤苔藓淀粉样变（CLA）、MEN2A伴先天性巨结肠（HD）、家族性MTC（FMTC）。MEN2B型以MTC并发黏膜多发性神经瘤为特点，通常在婴儿期发病，且具有很高的侵袭性，早期即可发生淋巴结甚至远处转移。

1. 诊断

（1）MTC的常规诊断。超声检查是评估MTC的首选影像学方法，对MTC具有较高诊断价值。大约50%的MTC可通过超声引导下细针抽吸（FNA）肿瘤细胞进行病理学诊断。血清降钙素是MTC特异性和敏感度较高的肿瘤标志物，血清降钙素大于或等于100 pg/mL时高度怀疑MTC；10~100 pg/mL时可疑MTC，需联合降钙素激发试验和细针抽吸洗脱液降钙素检测排除非MTC引起的血清降钙素升高。病理诊断是MTC诊断的金标准，MTC的确诊以术后病理诊断结果为依据。对疑似HMTC的患者，收集患者个人史和家族史，在临床表现、术前影像学检查、实验室血清学检查以及术后病理明确MTC的基础上，结合*RET*基因胚系突变检测来明确HMTC的诊断。

（2）HMTC的基因诊断。*RET*基因胚系突变是HMTC的遗传学基础，也是HMTC基因诊断的分子依据。95%的MEN2A患者与RET基因10号外显子的第609、611、618、620以及11号外显子的第634密码子发生突变相关。95%的MEN2B患者与RET基因第16号外显子M918T突变相关，不足5%的MEN2B患者携带15号外显子A883F突变。

2. 肿瘤风险评估

对于HMTC根据不同的突变位点进行风险分层（表11-11）。HMTC风险评估分为3级，分别是最高风险：包括MEN2B病人和*RET*基因M918T突变；高风险：包括

*RET*基因C634突变和A883F突变；和中等风险：包括HMTC病人中除M918T、C634、A883F突变之外的病人。

表11-11 *RET*基因突变位点与MTC侵袭风险等级和
PHEO、HPTH、CLA、HD发病率的相关性

RET突变位点	外显子	MTC侵袭风险等级	PHEO发病率	HPTH发病率	CLA	HD
G533C	8	MOD	+	–	N	N
C609F/G/R/S/Y	10	MOD	+/++	+	N	Y
C611F/G/S/Y/W	10	MOD	+/++	+	N	Y
C618F/R/S	10	MOD	+/++	+	N	Y
C620F/R/S	10	MOD	+/++	+	N	Y
C630R/Y	11	MOD	+/++	+	N	N
D631Y	11	MOD	+++	–	N	N
C634F/G/R/S/W/Y	11	H	+++	++	Y	N
K666E	11	MOD	+	–	N	N
E768D	13	MOD	–	–	N	N
L790F	13	MOD	+	–	N	N
V804L	14	MOD	+	+	N	N
V804M	14	MOD	+	+	Y	N
A883F	15	H	+++	–	N	N
S891A	15	MOD	+	+	N	N
R912P	16	MOD	–	–	N	N
M918T	16	HST	+++	–	N	N

注：MTC：甲状腺髓样癌；PHEO：肾上腺嗜铬细胞瘤；HPTH：甲状旁腺功能亢进；CLA：皮肤苔藓淀粉样变；HD：先天性巨结肠；MOD：中等风险，H：高风险，HST：最高风险；Y：阳性；N：阴性；+：0~10%，++：11%~30%，+++：31%~50%。

3. 筛查

HMTC的筛查手段主要包括颈部超声、血清降钙素检测、FNA活检和*RET*基因检测。颈部超声可用于人群中甲状腺结节的初步筛查，对可疑的MTC患者可进一步监测血清降钙素水平或行超声引导下FNA活检。对MTC患者要详细询问家族史，以下人群需要进行*RET*基因筛查：有家族史的MTC患者本人及其一级亲属；在儿童或婴儿期出现MEN2B表现的患者本人及其父母；皮肤苔藓淀粉样变患者；先天性巨结肠病患者；肾上腺嗜铬细胞瘤患者；患有散发性MTC且有检测意愿者。对*RET*突变携带者，在进行预防性甲状腺切除手术前应每6个月至1年进行1次颈部超声检查和血清降钙素检测。

（二）家族性甲状腺非髓样癌

FNMTC是指在排除头颈部射线暴露史后，家族一级亲属间具有2个或2个以上甲状腺非髓样癌（NMTC）患者。FNMTC可分为两类：一类是有明确致病基因的家族性肿瘤综合征，包括FAP、Cowden综合征等；另一类则是非综合征相关且不合并其他

内分泌肿瘤或疾病的家族聚集性NMTC。

1. 诊断

NMTC诊断评估方法包括超声检查、超声引导下FNA活检，必要时可以通过术前穿刺获取肿瘤组织进行基因检测辅助诊断或分型。FNMTC特异性胚系致病基因尚不明确，其诊断主要依靠家族史。有研究报道*POT1*、*TCO*、*NMTC1*等基因与FNMTC的易感性相关，但缺乏可重复性。

2. 肿瘤风险评估

FNMTC生物学行为呈现高侵袭性的特点，如发病年龄早、多灶、双侧发病比例高、局部浸润和淋巴结转移率高，容易复发，无病生存期短等，但目前尚未发现FNMTC的特异性致病基因，因此无法根据某个特定基因的变异特征对FNMTC患者进行危险分层。在中国FNMTC家系研究中，发现不同FNMTC家系中具有不同的肿瘤易感基因变异，包括*APC*、*MSH6*、*BRCA1/2*基因等。不同基因突变导致的甲状腺癌发病风险不同：携带*PTEN*胚系突变的甲状腺癌发病年龄早，甲状腺滤泡癌比率高，容易罹患第二种肿瘤；携带MSH6致病突变的FNMTC患者发生结直肠癌和子宫内膜癌的风险增高。

3. 筛查

对所有NMTC患者均需详细询问家族史，如发现家族成员中有2例或2例以上的NMTC患者，应对其家族内所有20岁以上的一级和二级亲属，尤其是女性，进行一年一次的甲状腺B超扫描筛查。对多发NMTC合并腺瘤样甲状腺肿患者，即使无甲状腺癌家族史，也建议行家族性筛查。

FNMTC无特异性致病基因，故对疑似FNMTC患者可以考虑广泛的多基因筛查。在FAP、Cowden综合征、Carney综合征、Werner综合征等家族性肿瘤综合征中，FNMTC可能是首发表现。因此在FNMTC中筛查肿瘤相关的易感基因，有助于早期发现家族性肿瘤综合征。

八、其他遗传性肿瘤

（一）遗传性黑色素瘤

黑色素瘤是病死率最高的皮肤恶性肿瘤，7%~15%的黑色素瘤病例有黑色素瘤家族史。遗传性黑色素瘤是一种涉及黑色素瘤易感性增高的常染色体显性遗传性疾病，根据黑色素瘤的发病风险，可分为黑色素瘤主导型和黑色素瘤不常见型。

CDKN2A是家族性黑色素瘤中最常见的致病基因，20%~60%遗传性黑色素瘤患者携带CDKN2A/p16致病变异。CDKN2A和CDK4致病变异可见于部分家族性非典型多发性痣性黑素瘤综合征（FAMMM）家族。其他常见的高危易感位点包括端粒保护蛋白复合体基因（*POT1*、*ACD*、*TERF2IP*）、端粒酶逆转录酶基因、*BAP1*基因。

以下4种临床情况提示可能需要接受遗传咨询和/或检测遗传性黑色素瘤：①早于预期年龄诊断出黑色素瘤；②多名亲属罹患黑色素瘤：在黑色素瘤高发地区（美国、澳大利亚），家族中至少有3名成员受累才能提示遗传易感性，但在黑色素瘤低发病率地区，家族中只要有2名成员患病即可转诊接受遗传咨询和/或检测。③多原发性黑色素瘤：多原发性黑色素瘤病例数量越多，发现CDKN2A致病变异的概率就越大。④家族中有其他癌症患者：黑色素瘤和胰腺癌均与CDKN2A致病变异相关；*BAP1*突变除见于皮肤黑色素瘤与葡萄膜黑色素瘤外，也与肾透明细胞癌、间皮瘤相关；TP53的胚系致病变异与Li-Fraumeni综合征有关，其特征表现为早发型和多原发癌，尤其是肉瘤、乳腺癌、肾上腺皮质癌、脑瘤及白血病。PTEN致病变异导致的Cowden综合征通常与乳腺癌、结肠癌、子宫内膜癌、甲状腺癌及良性错构瘤的风险升高有关。

对来自黑色素瘤易感家族的患者，包括曾接受过黑色素瘤治疗的患者，由接受过黑色素瘤检查训练的医护人员进行皮肤检查至关重要，至少每年应检查1次。若患者存在大量临床特征不典型的痣，则每年应进行至少2次皮肤检查。患者还应接受相应技术培训，进行每月1次的皮肤自检。应采取防晒措施，包括避免正午日光暴露和使用防晒产品。CDKN2A突变携带者应转至熟悉遗传性黑色素瘤筛查的医疗保健提供者处就诊，每隔3~6个月进行一次持续的强化皮肤病学监测，如皮肤镜、全身皮肤摄像。*CDKN2A*或*CDK4*突变携带者的亲属，无论基因检测结果如何，都应该继续接受仔细的皮肤病学监测和严格的防晒。CDKN2A突变携带者应从50岁或比家族中胰腺癌发病年龄早10年开始胰腺癌筛查，常规的检查包括ERCP、CT、MRI、EUS等。

（二）软组织肉瘤相关遗传综合征

肉瘤指来源于骨以及骨外结缔组织的恶性肿瘤，约占人类全部恶性肿瘤的0.7%，但约占儿科恶性肿瘤的21%。部分软组织与骨肉瘤患者，尤其是儿童，肿瘤的发生具有遗传易感性，常见的与遗传相关的肉瘤亚型包括腹膜后/腹腔内软组织肉瘤、硬纤维瘤、恶性外周神经鞘膜瘤、副神经节瘤、平滑肌肉瘤。

Li-Fraumeni综合征（LFS）是由肿瘤蛋白p53基因（*TP53*）胚系变异引起的一种肿瘤易感综合征，以常染色体显性方式遗传。LFS常见肿瘤包括软组织肉瘤、骨肉瘤、乳腺癌、脑肿瘤、肾上腺皮质癌和白血病。经典型LFS诊断标准为存在45岁前诊断出肉瘤的先证者且存在45岁前患任何癌症的一级亲属且存在45岁前患任何癌症或在任何年龄患肉瘤的一级或二级亲属。*TP53*基因胚系突变的识别可确定诊断。可通过经典型标准、Birch标准和Chompret标准来确定哪些人需要进行分子学筛查。对于已知携带*TP53*胚系突变的个体，监测应包括密切关注总体健康情况，包括仔细的皮肤和神经系统检查。

1型神经纤维瘤病（NF1）也称为von Recklinghausen病，是常染色体显性遗传性神经皮肤病，有神经系统、骨骼及皮肤表现。该病由编码神经纤维瘤蛋白的 *NF1* 基因突变引起。有助于诊断的典型皮肤表现有：①大于或等于 6 个咖啡牛奶斑，青春期前最大直径大于 5 mm，青春期后最大直径大于 15 mm；②大于或等于 2 个任意类型的神经纤维瘤，或 1 个丛状神经纤维瘤；③腋窝或腹股沟区存在雀斑（Crowe 征）。*NF1* 致病基因位于常染色体 17q11.2，编码肿瘤抑制蛋白神经纤维蛋白，该蛋白将原癌基因 RAS 稳定在其非活性形式，从而抑制细胞增殖。此染色体位点缺失与疾病的严重程度相关。两项基于人群的研究表明，年龄在 20~50 岁之间的 NF1 突变患者发生恶性外周神经鞘膜瘤（MPNST）的终生风险为 8%~16%。

2 型神经纤维瘤病（NF2）是中枢型神经纤维瘤病，特征为双侧前庭神经鞘瘤（听神经瘤）、脑膜瘤和脊髓后根神经鞘瘤。NF2 通常在青少年期或青春期后不久发病，表现为单侧听力损失。与 NF1 不同，NF2 中的咖啡牛奶斑通常很少、直径大、颜色相对较浅。NF2 由编码细胞内膜相关蛋白神经纤维瘤蛋白-22 的基因突变所致，该蛋白为肿瘤抑制蛋白，也称为 Merlin 蛋白。*NF2* 致病基因定位于常染色体 22q11.2，患者此基因位点缺失，致使其体内不能产生雪旺氏细胞瘤蛋白。该蛋白的缺失会通过 RAS 激活增殖信号通路。

施万细胞瘤病又称神经鞘瘤病，是第 3 种主要的神经纤维瘤病，特征为多发性非皮肤神经鞘瘤（又称施万细胞瘤），不伴双侧前庭神经鞘瘤，大部分病例由抑癌基因 SMARCB1 和 LZTR1 的失活突变导致。约有 5% 的施万细胞瘤病患者会发生脑膜瘤。

Carney-Stratakis 综合征，是一种不完全外显的常染色体显性遗传病，特征为副神经节瘤与胃肠道间质瘤的二联征。副神经节瘤多常见于颅底和颈部，也可见于胸部、腹部、盆腔和膀胱，多由 SDH 基因突变引起，而 KIT 与 PDGFRA 活化性突变常导致胃肠道间质瘤。

遗传性视网膜细胞瘤（RB）与视网膜母细胞瘤基因的胚系突变、生殖细胞（精子和卵子）发生的突变有关，可表现为白瞳，其他常见的主诉包括斜视、眼球震颤和眼部发红。RB 长期生存患者发生第二恶性肿瘤（SMN）的风险增加，78% 的 RB 瘤患者在 30 年后会罹患平滑肌肉瘤。遗传性视网膜母细胞瘤患者 *RB1* 肿瘤抑制基因均突变。对于疑似 RB 的患儿应由眼肿瘤科医生评估，进行全面体格检查、眼科麻醉下检查（EUA）、眼部超声、光学相干断层成像术（OCT）、脑部和眼眶 MRI。建议对所有患者进行分子基因检测。

参考文献

1.Lynch H T. Family information service and hereditary cancer. Cancer. 2001，91（4）：625-628.

2.Rana H Q，Kipnis L，Hehir K，et al. Embedding a genetic counselor into oncology clinics improves testing rates and timeliness for women with ovarian cancer. Gynecologic oncology，2021，160（2）：457-463.

3.上海市卫生和计划生育委员会.上海市遗传咨询技术服务管理办法（2018版）.2018.

4.Lastra-Aras E，Robles-Diaz L，Guillen-Ponce C，et al. SEOM recommendations on the structure and operation of hereditary cancer genetic counseling units（HCGCUs）. Clinical & translational oncology，2013，15（1）：20-25.

5.Daly M B，Pal T，Berry M P，et al. Genetic/familial high-risk assessment：breast，ovarian，and pancreatic，version 2.2021，NCCN Clinical Practice Guidelines in Oncology. Journal of the National Comprehensive Cancer Network，2021，19（1）：77-102.

6.Stoll K，Kubendran S，Cohen S A. The past，present and future of service delivery in genetic counseling：Keeping up in the era of precision medicine. American journal of medical genetics，2018，178（1）：24-37.

7.Ponder B A. Setting up and running a familial cancer clinic. British medical bulletin，1994，50（3）：732-745.

8.吴旻.肿瘤遗传学.北京：科学出版社，2004.

9.中国医学遗传学国家重点实验室遗传咨询门诊.遗传咨询门诊，2005.

10.Hemminki K，Mutanen P. Genetic epidemiology of multistage carcinogenesis. Mutation research，2001，473（1）：11-21.

11.Oberguggenberger A，Sztankay M，Morscher R J，et al. Psychosocial outcomes and counselee satisfaction following genetic counseling for hereditary breast and ovarian cancer：A patient-reported outcome study. Journal of psychosomatic research，2016，89：39-45.

12.Burke W，Press N. Ethical obligations and counseling challenges in cancer genetics. Journal of the National Comprehensive Cancer Network，2006，4（2）：185-191.

13.Aparicio T，Darut-Jouve A，Khemissa Akouz F，et al. Single-arm phase II trial to evaluate efficacy and tolerance of regorafenib monotherapy in patients over 70 with previously treated metastatic colorectal adenocarcinoma FFCD 1404 – REGOLD. Journal of geriatric oncology，2020，11（8）：1255-1262.

14.Blay P，Santamaria I，Pitiot A S，et al. Mutational analysis of BRCA1 and BRCA2 in hereditary breast and ovarian cancer families from Asturias（Northern Spain）. BMC Cancer，2013，13：243.

15.Blazer K R，Nehoray B，Solomon I，et al. Next-generation testing for cancer risk：perceptions，experiences，and needs among early adopters in community healthcare settings. Genetic testing and molecular biomarkers，2015，19（12）：657-665.

16.Weldon C B，Trosman J R，Liang S Y，et al. Genetic counselors' experience with reimbursement and patient out-of-pocket cost for multi-cancer gene panel testing for hereditary cancer syndromes. Journal of genetic counseling，2022，31（6），1394-1403.

17.Grant P，Langlois S，Lynd L D，et al. Out-of-pocket and private pay in clinical genetic testing：A scoping review. Clinical Genetics，2021，100（5）：504-521.

18.Douglas M P，Lin G A，Trosman J R，et al. Hereditary cancer panel testing challenges and solutions for the latinx community：costs，access，and variants. Journal of community genetics，2022，13（1）：75-80.

19.Lin G A，Trosman J R，Douglas M P，et al. Influence of payer coverage and out-of-pocket costs on ordering of NGS panel tests for hereditary cancer in diverse settings. Journal of Genetic Counseling，2021，

31（1）：130-139.

20.张学，季加孚，徐兵河.肿瘤遗传咨询：肿瘤是遗传疾病.北京：人民卫生出版社，2016.

21.袁俊平，景汇泉.医学伦理学.北京：科学出版社，2012.

22.中华人民共和国国务院.中华人民共和国人类遗传资源管理条例，2019.

23.黄辉，沈亦平，顾卫红，等.临床基因检测报告规范与基因检测行业共识探讨.中华医学遗传学杂志，2018，35（1）.

24.中华儿科杂志编辑委员会.儿童遗传病遗传检测临床应用专家共识.中华儿科杂志，2019，57（3）.

25.中国医师协会医学遗传医师分会，中华医学会儿科学分会内分泌遗传代谢学组，中国医师协会青春期医学专业委员会临床遗传学组，等.全基因组测序在遗传病检测中的临床应用专家共识.中华儿科杂志，2019，57（6）.

26.Callier S，Simpson R. Genetic diseases and the duty to disclose. The virtual mentor，2012，14（8）：640-644.

27.Patch C，Middleton A. Genetic counselling in the era of genomic medicine. British medical bulletin，2018，126（1）：27-36.

28.Schneider K A. Counselling about cancer：strategies for genetic conseling，3rd edition：Wiley-Blackwell，2012.

29.中国抗癌协会家族遗传性肿瘤专业委员会.中国家族遗传性肿瘤临床诊疗专家共识（2021年版）-家族遗传性卵巢癌.中国肿瘤临床，2021，48（24）：1243-1247.

30. Networ N C C. Genetic/familial high-risk assessment：breast，ovarian，and pancreatic，version 1.2023，NCCN Clinical Practice Guidelines in Oncology，2022.

31. Møller P，Sampson J R，Dominguez-Valentin M，et al. Towards evidence-based personalised precision medicine for lynch syndrome. The Lancet Oncology，2021，22（9）：e383.

32. Crosbie E J，Ryan N A J，Arends M J，et al. The manchester international consensus group recommendations for the management of gynecological cancers in lynch syndrome. Genetics in medicine，2019，21（10）：239-400.

33. Yagi Y，Abeto N，Shiraishi J，et al. A novel pathogenic variant of the FH gene in a family with hereditary leiomyomatosis and renal cell carcinoma. Human genome variation，2022，9（1）：3.

34. Banno K，Kisu I，Yanokura M，et al. Hereditary gynecological tumors associated with Peutz-Jeghers syndrome（Review）. Oncology letters，2013，6（5）：1184-1188.

35. Network N C C. Gestational trophoblastic neopasia，version 1.2022，NCCN Clinical Practice Guidelines in Oncology，2021.

36. Breast Cancer Association C，Dorling L，Carvalho S，et al. Breast cancer risk genes - association analysis in more than 113，000 women. The New England journal of medicine，2021，384（5）：428-439.

37. Su L，Zhang J，Meng H，et al. Prevalence of BRCA1/2 large genomic rearrangements in Chinese women with sporadic triple-negative or familial breast cancer. Clinical genetics，2018，94（1）：165-169.

38. Hu C，Hart S N，Gnanaolivu R，et al. A population-based study of genes previously implicated in breast cancer. The New England journal of medicine，2021，384（5）：440-451.

39. Yao L，Sun J，Zhang J，et al. Breast cancer risk in Chinese women with BRCA1 or BRCA2 mutations. Breast cancer research and treatment，2016，156（3）：441-445.

40. Deng M，Chen H H，Zhu X，et al. Prevalence and clinical outcomes of germline mutations in BRCA1/2 and PALB2 genes in 2769 unselected breast cancer patients in China. International journal of cancer，2019，145（6）：1517-1528.

41. Li S，Silvestri V，Leslie G，et al. Cancer risks associated with BRCA1 and BRCA2 pathogenic variants. Journal of clinical oncology，2022，40（14）：1529-1541.

42. Schon K，Tischkowitz M. Clinical implications of germline mutations in breast cancer：TP53. Breast

cancer research and treatment，2018，167（2）：417-423.

43.Mai P L，Best A F，Peters J A，et al. Risks of first and subsequent cancers among TP53 mutation carriers in the National Cancer Institute Li-Fraumeni syndrome cohort. Cancer，2016，122（23）：3673-3681.

44.Blair V R，McLeod M，Carneiro F，et al. Hereditary diffuse gastric cancer：updated clinical practice guidelines. The Lancet Oncology，2020，21（8）：e386-e397.

45.Buist D S，Porter P L，Lehman C，et al. Factors contributing to mammography failure in women aged 40-49 years. Journal of the National Cancer Institute，2004，96（19）：1432-1440.

46.Shen S，Zhou Y，Xu Y，et al. A multi-centre randomised trial comparing ultrasound vs mammography for screening breast cancer in high-risk Chinese women. British journal of cancer，2015，112（6）：998-1004.

47.Tutt A N J，Garber J E，Kaufman B，et al. Adjuvant olaparib for patients with BRCA1- or BRCA2-mutated breast Cancer. The New England journal of medicine，2021，384（25）：2394-2405.

48.Cao W，Xie Y，He Y，et al. Risk of ipsilateral breast tumor recurrence in primary invasive breast cancer following breast-conserving surgery with BRCA1 and BRCA2 mutation in China. Breast cancer research and treatment，2019，175（3）：749-754.

49.van den Broek A J，Schmidt M K，van 't Veer L J，et al. Prognostic impact of breast-conserving therapy versus mastectomy of BRCA1/2 mutation carriers compared with noncarriers in a consecutive series of young breast cancer patients. Annals of surgery，2019，270（2）：364-372.

50.Wan Q，Su L，Ouyang T，et al. Comparison of survival after breast-conserving therapy vs mastectomy among patients with or without the BRCA1/2 variant in a large series of unselected chinese patients with breast cancer. JAMA network open，2021，4（4）：e216259.

51.Evron E，Ben-David A M，Goldberg H，et al. Prophylactic irradiation to the contralateral breast for BRCA mutation carriers with early-stage breast cancer. Annals of oncology，2019，30（3）：412-417.

52.Tung N M，Boughey J C，Pierce L J，et al. Management of hereditary breast Cancer：American Society of Clinical Oncology，American Society for Radiation Oncology and Society of Surgical Oncology Guideline. Journal of clinical oncology，2020，38（18）：2080-106.

53.O'Connell R L，Tasoulis M K，Hristova E，et al. Satisfaction with long-term aesthetic and 10 years oncologic outcome following risk-reducing mastectomy and implant-based breast reconstruction with or without nipple preservation. Cancers（Basel），2022，14（15）．

54.中国抗癌协会家族遗传性肿瘤专业委员会. 中国家族遗传性肿瘤临床诊疗专家共识（2021年版）（1）—家族遗传性乳腺癌. 中国肿瘤临床，2021，48（23）：1189-1195.

55.Sheng S，Xu Y，Guo Y，et al. Prevalence and clinical impact of TP53 germline mutations in Chinese women with breast cancer. International journal of cancer，2020，146（2）：487-495.

56.裴佳佳，胡震，管佳琴. BRCA1/2基因突变乳腺癌患者心理体验的质性研究. 上海护理，2017，17（05）：35-38.

57.Warner N Z，Matthews S，Groarke A，et al. A systematic review of psycho-social interventions for individuals with a BRCA1/2 pathogenic variant. Journal of genetic counseling，2021，30（6）：1695-706.

58.Kastrinos F，Samadder N J，Burt R W. Use of family history and genetic testing to determine risk of colorectal cancer. Gastroenterology，2020，158（2）：389-403.

59.Yu H，Hemminki K. Genetic epidemiology of colorectal cancer and associated cancers. Mutagenesis，2020，35（3）：207-219.

60.Pearlman R，Frankel W L，Swanson B，et al. Prevalence and spectrum of germline cancer susceptibility gene mutations among patients with early-onset colorectal cancer. JAMA Oncology，2017，3（4）：464-471.

61.Ma X，Zhang B，Zheng W. Genetic variants associated with colorectal cancer risk：comprehensive research synopsis, meta-analysis, and epidemiological evidence. Gut, 2014, 63 (2): 326-336.

62. Stoffel E M, Yurgelun M B. Genetic predisposition to colorectal cancer: Implications for treatment and prevention. Seminars in oncology, 2016, 43 (5): 536-542.

63. Kanth P, Grimmett J, Champine M, et al. Hereditary colorectal polyposis and cancer syndromes: a primer on diagnosis and management. The American journal of gastroenterology, 2017, 112 (10): 1509-1525.

64. Monahan K J, Bradshaw N, Dolwani S, et al. Guidelines for the management of hereditary colorectal cancer from the british society of gastroenterology (BSG) /association of coloproctology of great britain and ireland (ACPGBI) /united kingdom cancer genetics group (UKCGG). Gut, 2020, 69 (3): 411-444.

65. Lynch H T, Snyder C L, Shaw T G, et al. Milestones of lynch syndrome: 1895-2015. Nature reviews Cancer, 2015, 15 (3): 181-194.

66. Kloor M, Voigt A Y, Schackert H K, et al. Analysis of EPCAM protein expression in diagnostics of Lynch syndrome. Journal of clinical oncology, 2011, 29 (2): 223-227.

67. Boland C R, Goel A. Microsatellite instability in colorectal cancer. Gastroenterology, 2010, 138 (6): 2073-87 e3.

68. Latham A, Srinivasan P, Kemel Y, et al. Microsatellite instability Is associated with the presence of lynch syndrome pan-cancer. Journal of clinical oncology, 2019, 37 (4): 286-295.

69. Vasen H F, Watson P, Mecklin J P, et al. New clinical criteria for hereditary nonpolyposis colorectal cancer (HNPCC, lynch syndrome) proposed by the International Collaborative group on HNPCC. Gastroenterology, 1999, 116 (6): 1453-1456.

70. Umar A, Boland C R, Terdiman J P, et al. Revised bethesda guidelines for hereditary nonpolyposis colorectal cancer (lynch syndrome) and microsatellite instability. Journal of the National Cancer Institute, 2004, 96 (4): 261-268.

71. Weiss J M, Gupta S, Burke C A, et al. NCCN guidelines (R) insights: genetic/familial high-risk assessment: colorectal, version 1.2021. Journal of the National Comprehensive Cancer Network, 2021, 19 (10): 1122-1132.

72. Mathers J C, Elliott F, Macrae F, et al. Cancer prevention with resistant starch in lynch syndrome patients in the CAPP2-randomized placebo controlled trial: planned 10-year follow-up. Cancer prevention research (Philadelphia, Pa.) .2022, 15 (9): 623-34.

73. Hampel H, Frankel W L, Martin E, et al. Screening for the lynch syndrome (hereditary nonpolyposis colorectal cancer) . The New England journal of medicine, 2005, 352 (18): 1851-180.

74. Xu Y, Huang Z, Li C, et al. Comparison of molecular, clinicopathological, and pedigree differences between lynch-like and lynch syndromes. Frontiers in genetics, 2020, 11: 991.

75. Lynch H T, de la Chapelle A. Hereditary colorectal cancer. The New England journal of medicine, 2003, 348 (10): 919-932.

76. Xu Y, Li C, Zhang Y, et al. Comparison between familial colorectal cancer type X and lynch syndrome: molecular, clinical, and pathological characteristics and pedigrees. Frontiers in oncology, 2020, 10: 1603.

77. Wu J S, Paul P, McGannon E A, et al. APC genotype, polyp number, and surgical options in familial adenomatous polyposis. Annals of surgery, 1998, 227 (1): 57-62.

78. Jo W S, Chung D C. Genetics of hereditary colorectal cancer. Seminars in oncology, 2005, 32 (1): 11-23.

79. Vasen, Bulow, Leeds Castle Polyposis G. Guidelines for the surveillance and management of familial adenomatous polyposis (FAP): a world wide survey among 41 registries. Colorectal disease, 1999, 1 (4): 214-221.

80. Schneider J L, Zhao W K, Corley D A. Aspirin and nonsteroidal anti-inflammatory drug use and the risk of Barrett's esophagus. Digestive diseases and sciences, 2015, 60 (2): 436-443.

81. Nissen S E, Yeomans N D, Solomon D H, et al. Cardiovascular safety of celecoxib, naproxen, or ibuprofen for arthritis. The New England journal of medicine, 2016, 375 (26): 2519-2529.

82. Cruz-Correa M, Hylind L M, Romans K E, et al. Long-term treatment with sulindac in familial adenomatous polyposis: a prospective cohort study. Gastroenterology, 2002, 122 (3): 641-645.

83. Theodoratou E, Campbell H, Tenesa A, et al. A large-scale meta-analysis to refine colorectal cancer risk estimates associated with MUTYH variants. British journal of cancer, 2010, 103 (12): 1875-1884.

84. Nieuwenhuis M H, Vogt S, Jones N, et al. Evidence for accelerated colorectal adenoma-carcinoma progression in MUTYH-associated polyposis. Gut, 2012, 61 (5): 734-738.

85. Collaborative Group on Duodenal Polyposis in MAP, Thomas L E, Hurley J J, et al. Duodenal adenomas and cancer in MUTYH-associated polyposis: an international cohort study. Gastroenterology, 2021, 160 (3): 952-954.

86. Giardiello F M, Hamilton S R, Kern S E, et al. Colorectal neoplasia in juvenile polyposis or juvenile polyps. Archives of disease in childhood, 1991, 66 (8): 971-975.

87. Tacheci I, Kopacova M, Bures J. Peutz-Jeghers syndrome. Current opinion in gastroenterology, 2021, 37 (3): 245-254.

88. Carballal S, Balaguer F, JEG I J. Serrated polyposis syndrome, epidemiology and management. Best practice & research. Clinical gastroenterology, 2022, 58-59: 101791.

89. Oliveira C, Pinheiro H, Figueiredo J, et al. Familial gastric cancer: genetic susceptibility, pathology, and implications for management. The Lancet Oncology, 2015, 16 (2): e60-70.

90. Roder D M. The epidemiology of gastric cancer. Gastric Cancer. 2002, 5 Suppl 1: 5-11.

91. La Vecchia C, Negri E, Franceschi S, et al. Family history and the risk of stomach and colorectal cancer. Cancer, 1992, 70 (1): 50-55.

92. Guilford P, Hopkins J, Harraway J, et al. E-cadherin germline mutations in familial gastric cancer. Nature, 1998, 392 (6674): 402-405.

93. Majewski I J, Kluijt I, Cats A, et al. An alpha-E-catenin (CTNNA1) mutation in hereditary diffuse gastric cancer. The Journal of pathology, 2013, 229 (4): 621-629.

94. Oliveira C, Pinheiro H, Figueiredo J, et al. E-cadherin alterations in hereditary disorders with emphasis on hereditary diffuse gastric cancer. Progress in molecular biology and translational science, 2013, 116: 337-359.

95. Shah M A, Salo-Mullen E, Stadler Z, et al. De novo CDH1 mutation in a family presenting with early-onset diffuse gastric cancer. Clinical genetics, 2012, 82 (3): 283-287.

96. Fitzgerald R C, Hardwick R, Huntsman D, et al. Hereditary diffuse gastric cancer: updated consensus guidelines for clinical management and directions for future research. Journal of medical genetics, 2010, 47 (7): 436-444.

97. Frebourg T, Oliveira C, Hochain P, et al. Cleft lip/palate and CDH1/E-cadherin mutations in families with hereditary diffuse gastric cancer. Journal of medical genetics, 2006, 43 (2): 138-142.

98. Kluijt I, Siemerink E J, Ausems M G, et al. CDH1-related hereditary diffuse gastric cancer syndrome: clinical variations and implications for counseling. International journal of cancer, 2012, 131 (2): 367-376.

99. Pharoah P D, Guilford P, Caldas C, et al. Incidence of gastric cancer and breast cancer in CDH1 (E-cadherin) mutation carriers from hereditary diffuse gastric cancer families. Gastroenterology, 2001, 121 (6): 1348-1353.

100. Worthley D L, Phillips K D, Wayte N, et al. Gastric adenocarcinoma and proximal polyposis of the

stomach（GAPPS）：a new autosomal dominant syndrome，Gut. 2012，61（5）：774−779.

101. Yanaru−Fujisawa R，Nakamura S，Moriyama T，et al. Familial fundic gland polyposis with gastric cancer，Gut. 2012，61（7）：1103−1104.

102. Caldas C，Carneiro F，Lynch H T，et al. Familial gastric cancer：overview and guidelines for management. Journal of medical genetics，1999，36（12）：873−880.

103. Corso G，Roncalli F，Marrelli D，et al. History，pathogenesis，and management of familial gastric cancer：original study of John XXIII's family. Biomed research international，2013，2013：385132.

104. Rahner N，Steinke V，Schlegelberger B，et al. Clinical utility gene card for：Lynch syndrome （MLH1，MSH2，MSH6，PMS2，EPCAM）− update 2012. European journal of human genetics，2013，21（1）.

105. Capelle L G，Van Grieken N C，Lingsma H F，et al. Risk and epidemiological time trends of gastric cancer in Lynch syndrome carriers in the Netherlands. Gastroenterology，2010，138（2）：487−492.

106. Malkin D，Li F P，Strong L C，et al. Germ line p53 mutations in a familial syndrome of breast cancer，sarcomas，and other neoplasms. Science，1990，250（4985）：1233−1238.

107. Olivier M，Eeles R，Hollstein M，et al. The IARC TP53 database：new online mutation analysis and recommendations to users. Human mutation，2002，19（6）：607−614.

108. Masciari S，Dewanwala A，Stoffel E M，et al. Gastric cancer in individuals with Li−Fraumeni syndrome.Genetics in medicine，2011，13（7）：651−657.

109. Vasen H F，Moslein G，Alonso A，et al. Guidelines for the clinical management of familial adenomatous polyposis（FAP），Gut. 2008，57（5）：704−713.

110. Lynch H T，Grady W，Suriano G，et al. Gastric cancer：new genetic developments. Journal of surgical oncology，2005，90（3）：114−33.

111. Arnason T，Liang W Y，Alfaro E，et al. Morphology and natural history of familial adenomatous polyposis−associated dysplastic fundic gland polyps. Histopathology，2014，65（3）：353−362.

112. Offerhaus G J，Entius M M，Giardiello F M. Upper gastrointestinal polyps in familial adenomatous polyposis. Hepatogastroenterology，1999，46（26）：667−669.

113. van Lier M G，Wagner A，Mathus−Vliegen E M，et al. High cancer risk in Peutz−Jeghers syndrome：a systematic review and surveillance recommendations. American journal of gastroenterology，2010，105（6）：1258−64，author reply 65.

114. van Lier M G，Westerman A M，Wagner A，et al. High cancer risk and increased mortality in patients with Peutz−Jeghers syndrome.Gut，2011，60（2）：141−147.

115. Allen B A，Terdiman J P. Hereditary polyposis syndromes and hereditary non−polyposis colorectal cancer. Best practice & research clinical gastroenterology，2003，17（2）：237−258.

116. Howe J R，Sayed M G，Ahmed A F，et al. The prevalence of MADH4 and BMPR1A mutations in juvenile polyposis and absence of BMPR2，BMPR1B，and ACVR1 mutations. Journal of medical genetics，2004，41（7）：484−491.

117. Friedenson B. BRCA1 and BRCA2 pathways and the risk of cancers other than breast or ovarian. Medscape general medicine，2005，7（2）：60.

118. Jakubowska A，Scott R，Menkiszak J，et al. A high frequency of BRCA2 gene mutations in Polish families with ovarian and stomach cancer. European journal of human genetics，2003，11（12）：955−958.

119. Sung H，Ferlay J，Siegel R L，et al. Global cancer statistics 2020：GLOBOCAN estimates of incidence and mortality worldwide for 36 cancers in 185 countries. CA−A cancer journal for clinicians，2021，71（3）：209−249.

120. Lichtenstein P，Holm N V，Verkasalo P K，et al. Environmental and heritable factors in the causation of cancer—analyses of cohorts of twins from Sweden，Denmark，and Finland. The New England jour-

nal of medicine，2000，343（2）：78-85.

121.Edwards S M，Eeles R A. Unravelling the genetics of prostate cancer. American journal of medical genetics，2004，129C（1）：65-73.

122.Nyberg T，Frost D，Barrowdale D，et al. Prostate cancer risk by BRCA2 genomic regions. European urology，2020，78（4）：494-497.

123.Zhu Y，Wei Y，Zeng H，et al. Inherited mutations in Chinese men With prostate cancer. Journal of the national comprehensive cancer network，2021，20（1）：54-62.

124.Carter H B，Helfand B，Mamawala M，et al. Germline mutations in ATM and BRCA1/2 are associated with grade reclassification in men on active surveillance for prostate cancer. European urology，2019，75（5）：743-749.

125.Page E C，Bancroft E K，Brook M N，et al. Interim results from the IMPACT study：evidence for prostate-specific antigen screening in BRCA2 mutation carriers. European urology，2019，76（6）：831-842.

126.Heidegger I，Tsaur I，Borgmann H，et al. Hereditary prostate cancer – primetime for genetic testing? Cancer treatment reviews，2019，81：101927.

127.Wang Y，Dai B，Ye D. CHEK2 mutation and risk of prostate cancer：a systematic review and meta-analysis. International journal of clinical and experimental medicine，2015，8（9）：15708-15715.

128.Rantapero T，Wahlfors T，Kähler A，et al. Inherited DNA repair gene mutations in men with lethal prostate cancer. Genes，2020，11（3）：314.

129.Tan S H，Petrovics G，Srivastava S. Prostate cancer genomics：Recent advances and the prevailing underrepresentation from racial and ethnic minorities. International journal of molecular sciences，2018，19（4）.

130.Brandao A，Paulo P，Teixeira M R. Hereditary predisposition to prostate cancer：From genetics to clinical implications. International journal of molecular sciences，2020，21（14）.

131.Antonarakis E S，Shaukat F，Isaacsson Velho P，et al. Clinical features and therapeutic outcomes in men with advanced prostate cancer and DNA mismatch repair gene mutations. European urology，2019，75（3）：378-382.

132.Nghiem B，Zhang X，Lam H M，et al. Mismatch repair enzyme expression in primary and castrate resistant prostate cancer. Asian journal of urology，2016，3（4）：223-228.

133.Lin X，Qu L，Chen Z，et al. A novel germline mutation in HOXB13 is associated with prostate cancer risk in Chinese men. Prostate，2013，73（2）：169-175.

134.Porter L H，Lawrence M G，Ilic D，et al. Systematic review links the prevalence of intraductal carcinoma of the prostate to prostate cancer risk categories. European urology，2017，72（4）：492-495.

135.Isaacsson Velho P，Silberstein J L，Markowski M C，et al. Intraductal/ductal histology and lymphovascular invasion are associated with germline DNA-repair gene mutations in prostate cancer. Prostate，2018，78（5）：401-407.

136.Risbridger G P，Taylor R A，Clouston D，et al. Patient-derived xenografts reveal that intraductal carcinoma of the prostate is a prominent pathology in BRCA2 mutation carriers with prostate cancer and correlates with poor prognosis. European urology，2015，67（3）：496-503.

137.Bottcher R，Kweldam C F，Livingstone J，et al. Cribriform and intraductal prostate cancer are associated with increased genomic instability and distinct genomic alterations. BMC cancer，2018，18（1）：8.

138.Segal N，Ber Y，Benjaminov O，et al. Imaging-based prostate cancer screening among BRCA mutation carriers-results from the first round of screening. Annals of oncology，2020，31（11）：1545-1552.

139.龚侃，张宁，徐万海.遗传性肾癌——基础与临床.北京：人民卫生出版社，2021.

140. Liu S J，Wang J Y，Peng S H，et al. Genotype and phenotype correlation in von Hippel-Lindau disease based on alteration of the HIF-alpha binding site in VHL protein. Genetics in medicine，2018，20（10）：1266-1273.

141. Wang J Y，Peng S H，Li T，et al. Risk factors for survival in patients with von Hippel-Lindau disease. Journal of medical genetics，2018，55（5）：322-328.

142. Yan H，Qiu J H，Ma Y N，et al. Next-generation sequencing verified by multiplex ligation-dependent probe amplification to detect a new copy number variations in a child with heterozygous familial hypercholesterolemia. Chinese medical journal，2020，134（7）：840-841.

143. Shuch B，Zhang J. Genetic predisposition to renal cell carcinoma：Implications for counseling，testing，screening，and management. Journal of clinical oncology，2018：JCO2018792523.

144. Allen R C，Webster A R，Sui R，et al. Molecular characterization and ophthalmic investigation of a large family with type 2A Von Hippel-Lindau disease. Archives of ophthalmology，2001，119（11）：1659-1665.

145. Raue F，Frank-Raue K. Genotype-phenotype correlation in multiple endocrine neoplasia type 2. Clinics（Sao Paulo），2012，67 Suppl 1（Suppl 1）：69-75.

146. Smith D P，Houghton C，Ponder B A. Germline mutation of RET codon 883 in two cases of de novo MEN 2B. Oncogene，1997，15（10）：1213-1217.

147. Trimboli P，Treglia G，Guidobaldi L，et al. Detection rate of FNA cytology in medullary thyroid carcinoma：a meta-analysis. Clinical endocrinology，2015，82（2）：280-285.

148. Giannetta E，Guarnotta V，Altieri B，et al. ENDOCRINE TUMOURS：Calcitonin in thyroid and extra-thyroid neuroendocrine neoplasms：the two-faced Janus. European journal of endocrinology，2020，183（6）：r197-r215.

149. 中国抗癌协会家族遗传性肿瘤专业委员会.中国家族遗传性肿瘤临床诊疗专家共识（2021年版）（5）—家族遗传性甲状腺癌.中国肿瘤临床，2022，49（1）：6-11.

150. Wells S A，Jr.，Asa S L，Dralle H，et al. Revised american thyroid association guidelines for the management of medullary thyroid carcinoma.Thyroid，2015，25（6）：567-610.

151. Drusbosky L M，Rodriguez E，Dawar R，et al. Therapeutic strategies in RET gene rearranged non-small cell lung cancer. Journal of hematology & oncology，2021，14（1）：50.

152. Subbiah V，Hu M I，Wirth L J，et al. Pralsetinib for patients with advanced or metastatic RET-altered thyroid cancer（ARROW）：a multi-cohort，open-label，registrational，phase 1/2 study. Lancet diabetes & endocrinology，2021，9（8）：491-501.

153. Hińcza K，Kowalik A，Kowalska A. Current knowledge of germline genetic risk factors for the development of non-medullary thyroid cancer. Genes（Basel），2019，10（7）.

154. Srivastava A，Miao B，Skopelitou D，et al. A germline mutation in the POT1 gene is a candidate for familial non-medullary thyroid cancer. Cancers（Basel），2020，12（6）.

155. McKay J D，Thompson D，Lesueur F，et al. Evidence for interaction between the TCO and NMTC1 loci in familial non-medullary thyroid cancer. Journal of medical genetics，2004，41（6）：407-412.

156. Yu Y，Dong L，Li D，et al. Targeted DNA sequencing detects mutations related to susceptibility among familial non-medullary thyroid cancer. Scientific reports，2015，5：16129.

157. Peiling Yang S，Ngeow J. Familial non-medullary thyroid cancer：unraveling the genetic maze. Endocrine-related cancer，2016，23（12）：r577-r95.

158. Capezzone M，Marchisotta S，Cantara S，et al. Familial non-medullary thyroid carcinoma displays the features of clinical anticipation suggestive of a distinct biological entity. Endocrine-related cancer，2008，15（4）：1075-1081.

159. 广东省医学教育协会甲状腺专业委员会，广东省基层医药学会细胞病理与分子诊断专业委员会.甲状腺癌基因检测与临床应用广东专家共识（2020版）.中华普通外科学文献，2020，14

（3）：161-168.

160. Soura E，Eliades P J，Shannon K，et al. Hereditary melanoma：update on syndromes and management：genetics of familial atypical multiple mole melanoma syndrome. Journal of the american academy of dermatology，2016，74（3）：395-407，quiz 8-10.

161. Merker V L，Esparza S，Smith M J，et al. Clinical features of schwannomatosis：a retrospective analysis of 87 patients. Oncologist，2012，17（10）：1317-1322.

162. Leachman S A，Lucero O M，Sampson J E，et al. Identification，genetic testing，and management of hereditary melanoma. Cancer and metastasis reviews，2017，36（1）：77-90.

163. Goldstein A M，Struewing J P，Chidambaram A，et al. Genotype-phenotype relationships in U.S. melanoma-prone families with CDKN2A and CDK4 mutations. Journal of the National Cancer Institute，2000，92（12）：1006-1010.

164. Curiel-Lewandrowski C，Speetzen L S，Cranmer L，et al. Multiple primary cutaneous melanomas in Li-Fraumeni syndrome. Archives of dermatology，2011，147（2）：248-250.

165. Tan M H，Mester J L，Ngeow J，et al. Lifetime cancer risks in individuals with germline PTEN mutations. Clinical cancer research，2012，18（2）：400-407.

166. Canto M I，Harinck F，Hruban R H，et al. International Cancer of the Pancreas Screening（CAPS）Consortium summit on the management of patients with increased risk for familial pancreatic cancer. Gut，2013，62（3）：339-347.

167. Grover S，Syngal S. Hereditary pancreatic cancer. Gastroenterology，2010，139（4）：1076-80，80. e1-2.

168. Malkin D. Li-fraumeni syndrome. Genes Cancer，2011，2（4）：475-484.

169. Schneider K，Zelley K，Nichols K E，et al. Li-Fraumeni Syndrome. In：Adam MP，Everman DB，Mirzaa GM，Pagon RA，Wallace SE，Bean LJH，et al.，editors. GeneReviews（®）. Seattle（WA）：University of Washington，Seattle Copyright © 1993-2022，University of Washington，Seattle. GeneReviews is a registered trademark of the University of Washington，Seattle. All rights reserved，1993.

170. Kratz C P，Achatz M I，Brugières L，et al. Cancer screening recommendations for individuals with Li-Fraumeni syndrome. Clinical cancer research，2017，23（11）：e38-e45.

171. Gutmann D H，Aylsworth A，Carey J C，et al. The diagnostic evaluation and multidisciplinary management of neurofibromatosis 1 and neurofibromatosis 2. Journal of the american medical association，1997，278（1）：51-57.

172. Farschtschi S，Mautner V F，McLean A C L，et al. The neurofibromatoses. Deutsches arzteblatt international，2020，117（20）：354-360.

173. Korfhage J，Lombard D B. Malignant peripheral nerve sheath tumors：from epigenome to bedside. Molecular cancer research，2019，17（7）：1417-1428.

174. Lim J Y，Kim H，Kim Y H，et al. Merlin suppresses the SRE-dependent transcription by inhibiting the activation of Ras-ERK pathway. Biochemical and biophysical research communications，2003，302（2）：238-245.

175. Stratakis C A，Carney J A. The triad of paragangliomas，gastric stromal tumours and pulmonary chondromas（Carney triad），and the dyad of paragangliomas and gastric stromal sarcomas（Carney-Stratakis syndrome）：molecular genetics and clinical implications. Journal of internal medicine，2009，266（1）：43-52.

176. Dimaras H，Corson T W，Cobrink D，et al. Retinoblastoma. Nature reviews disease primers，2015，1：15021.

177. Knudsen E S，Pruitt S C，Hershberger P A，et al. Cell cycle and beyond：Exploiting new RB1 controlled mechanisms for cancer therapy. Trends in cancer，2019，5（5）：308-324，

178.Perniciaro C. Gardner's syndrome. Dermatologic clinics，1995，13（1）：51-56.

179.樊代明.整合肿瘤学.西安：西安世界图书出版公司，2021.

180.樊代明.中国肿瘤整合诊治指南.天津：天津科学技术出版社，2022.

血清标志物

- ❖ 横分纵析　精中求精 ❖
- ❖ 寻踪觅迹　联动至因 ❖
- ❖ 诊可问标　标知疗情 ❖
- ❖ 高低可允　去伪存真 ❖
- ❖ 整合有道　合纵连横 ❖

主　编

王书奎　崔　巍　聂勇战

副主编（以姓氏拼音为序）

陈　鸣　欧启水　徐笑红　应斌武　张　义

编　委（以姓氏拼音为序）

蔡　蓓	曹　炬	柴睿超	唱　凯	陈　涛	陈鑫苹	陈　燕	陈志军
程　然	崔丽艳	邓　芳	邓　昆	丁海涛	董　轲	董学君	董作亮
杜鲁涛	傅　亚	高小玲	耿　燕	关秀茹	郭　玮	郭秀娟	何帮顺
胡　敏	黄华艺	黄尤光	鞠少卿	李　冬	李　靖	李林静	李　明
李　蓉	李世宝	李一荣	林发全	刘焕亮	刘家云	刘善荣	娄金丽
卢丽萍	卢仁泉	罗招凡	马　莉	马秀敏	马艳侠	马义磊	闵　婕
明　亮	聂　滨	牛　倩	潘秋辉	潘　玥	潘志文	钱　净	秦晓松
秦　雪	任　丽	苏海翔	孙成铭	孙慧玲	孙轶华	谭明岐	唐石伏
唐　堂	王昌敏	王　峰	王华阳	王懋杰	王　茗	王　弢	王小中
韦四喜	吴阿阳	吴立翔	肖美芳	谢　丽	徐　建	徐文华	徐晓琴
许青霞	严　枫	严　琳	杨湘玲	俞晓峰	张国军	张金艳	张君龙
张　钧	张　文	张肆鹏	张忠英	赵晓迪	赵银龙	郑桂喜	周宏伟
周　琳	周铁丽	周永列	邹征云				

顾　问（以姓氏拼音为序）

胡志斌　吕建新　潘柏申　潘世扬　王传新　谢晓冬　邢金良　曾木圣

秘书组（以姓氏拼音为序）

程青青　何帮顺　刘　欢

第一章
血清肿瘤标志物概述

一、血清肿瘤标志物发展的历史沿革

肿瘤标志物（tumor marker，TM）是癌细胞分泌或脱落到体液或组织中的物质，或人体对体内新生物（癌）反应而产生并进入体液或组织中的物质。这些物质有的只存在于胚胎中，或在正常人体内含量很低，当肿瘤发生发展时，其含量可显著增加，利用生物化学、免疫学和分子生物学等技术可进行定性或定量检测。迄今已有数以千计的肿瘤标志物分子被发现。蛋白质组学技术的发展，加快了发现新型肿瘤标志物的步伐。其中，血清肿瘤标志物的发展历史大体可分为四个阶段。

1846 年 Henrey Bence-Jones 在多发性骨髓瘤患者的尿液和体液中发现了最早的肿瘤标志物——本-周蛋白（Bence-Jones protein），此后有关肿瘤标志物的研究持续了80 多年。这可谓肿瘤标志物发展的开始阶段或第一阶段。

1927 年 Zondek B 发现绒毛膜促性腺激素（human chorionic gonadotropin，hCG）与妇女妊娠有关，也与妇科肿瘤有关。1928 年 Brown 等报道了促肾上腺皮质激素（adrenocorticotropic hormone，ACTH）与肺癌异位内分泌综合征相关。1959 年，Markert 研究证实了某些酶和/或同工酶酶谱变化与一些恶性肿瘤之间的关系。这是肿瘤标志物发展的第二阶段。

1963 年 Abelev 证实并发现了原发性肝癌标志物甲胎蛋白（alpha-fetoprotein，AFP）。1965 年 Gold 和 Freedman 发现了直肠癌标志物癌胚抗原（carcinoembryonic antigen，CEA）。1975 年 Rose SW 等发现胚胎蛋白可作为肿瘤标志物，并根据20 世纪60 年代初 Yalow RS 等建立的免疫学测定法检测血清中的肿瘤标志物，自此肿瘤标志物开始被用于临床肿瘤辅助诊断和治疗监测。1975 年 Kohler 和 Milstein 创造性地运用杂交瘤技术制备单克隆抗体并因此获得了诺贝尔奖，开拓了免疫学检验新的阶段。随着技术的发展，更多的肿瘤标志物如 CA 系列抗原被发现。1978 年，Herberman 在美国 NCI 召开的人类免疫及肿瘤免疫诊断学学术大会上提出了肿瘤标志物的概念，此概念并于 1979 年在英国第七届肿瘤发生生物学和医学会议上被确认。这是肿瘤标志物发展的第三阶段。

血清肿瘤标志物发展的第四阶段即蛋白质组学阶段，目前蛋白质组学技术已经被广泛应用于生命科学领域，使肿瘤标志概念延伸到生物学标志，并促使其发展成了一个系统的学科，即肿瘤标志学。

二、血清肿瘤标志物检测技术

血清肿瘤标志物的检测方法主要包括酶联免疫吸附试验、化学发光免疫分析、微粒子酶免疫分析、聚合酶链反应、免疫荧光分析、放射免疫分析、质谱、电泳及生物芯片等。随着临床检验技术的不断发展，微量糖蛋白、抗原及癌基因等的有效检出，也促使血清肿瘤标志物表现出更广泛、更可靠的临床应用价值。

（一）酶联免疫吸附试验

酶联免疫吸附试验（enzyme linked immunosorbent assay，ELISA）是将可溶性抗原、抗体结合至聚苯乙烯等固体载体上，利用抗原抗体特异性结合方式进行免疫反应的定量检测，该检验方法简单、易操作、价格低廉、无需特殊设备，临床检验灵敏度可达每毫升纳克级，是基层医疗机构检验科的主要检验方法。常用ELISA有双抗体夹心法、间接法等，根据不同检测物质选择不同方式。值得注意的是，ELISA用于标记抗体的酶需具备高活性及灵敏度，室温下稳定，反应产物易观察，能实现商业化量产等特点，如碱性磷酸酶、葡萄糖氧化酶、辣根过氧化物酶等。但该方法的灵敏度易受多种因素影响，易出现假阳性或假阴性，因而在检验过程中需设阳性与阴性质控，并进行对照排除，以保证结果的准确性。

（二）化学发光免疫分析

化学发光免疫分析法（chemiluminescence immunoassay，CLIA）兼有免疫分析法与化学发光法的良好特异性和灵敏度，检测过程快速准确，是临床检验血清肿瘤标志物的主要方法。目前国内大型医院多采用该技术，且在检验过程中因增强剂的加入，极大地增加了检验结果稳定性。

（三）微粒子酶免疫分析

微粒子酶免疫分析（microparticle enzyme immunoassay，MEIA）以酶联免疫吸附法为基础，结合了化学发光技术，使检验技术得到提升，测定范围显著增大，灵敏度明显提高，且反应时间也有所减短。目前，国外微粒子酶免疫分析全自动分析仪已较为成熟，在国内医疗机构也有较多应用，可完成多种检验项目测定。

（四）电化学发光免疫分析

电化学发光免疫分析（electrochemiluminescence immunoassay，ECLA）借助电极表面电化学反应进行免疫测定，可依靠电场控制检测过程，能持续、稳定发光，灵敏度极高，检验技术相对简便，具有测定速度快、灵敏度高、应用范围广、准确度高等优点。

（五）时间分辨免疫荧光分析

时间分辨免疫荧光分析（time-resolved fluoroimmunoassay，TRFIA）主要以镧系稀土元素粒子为标志物，特异性强、光谱窄、寿命长，发射光谱与激发光谱无重叠，能够通过延缓测量时间来增加检测精密度。通过测定免疫反应最终产物的荧光强度，结合稀土离子荧光光谱特点，分析检测物浓度，达到定量分析目的。该方法快速、稳定、灵敏度高，且能同时完成多项指标测定。

（六）液相芯片技术

液相芯片技术以不同荧光编码微球为生物探针载体，在悬浮液态体系中进行生物分子间反应，并以流式细胞术作为光学检测手段的生物芯片技术。该技术具有操作简单、灵敏度高、准确性高、重复性好、微阵列应用灵活等优点。液相芯片技术是一种高通量检测平台，可在一次反应中同时实现多种肿瘤标志物的联合检测。

（七）质谱技术

质谱技术是将物质离子化，根据不同质荷比进行时间和空间分离，进而获得样品的相对分子质量、分子结构等多种信息。该技术具有高分辨力、高精度、直接碎裂检测而间接反应检测等特点，并被广泛用于多个领域。近年来，常用的色谱-质谱技术兼备色谱的分离能力和质谱的鉴定能力，可对蛋白质、代谢物进行准确、快速的分析定量。

（八）单分子免疫检测技术

单分子免疫检测技术（single molecule detection，SMD）是通过免疫标记方法，利用抗原抗体特异性识别，进行信号分子标记或酶联标记，通过单分子荧光信号检测或单分子酶促反应进而实现单分子级别的检测。这项技术是蛋白生物标志物检测领域的突破性新技术，可被广泛应用于肿瘤标志物检测领域。单分子免疫检测技术具有灵敏度高，检测限可达飞克级别，比传统ELISA技术高出3~4个数量级。可检测低丰度蛋白标志物，实现对肿瘤的早期筛查和辅助诊断。此外，该技术线性范围宽，动态检测范围超过 4 个数量级，可用于同时检测蛋白靶标表达量存在巨大差异的样本。

（九）放射免疫分析

放射免疫分析（radioimmunoassay，RIA）是最早应用在血清肿瘤标志物中的检验方法，其主要借助高比放射性示踪物标记抗体或抗原进行检测。该方法测定浓度可达每毫升皮克级，较灵敏，可直接测定，不易受外界影响，但存在一定程度的放射污染，且操作复杂、半衰期短、反应时间长，所以其稳定性和准确性相对较差。现已不推荐该种方式用于常规检测血清肿瘤标志物，但仍是设备有限的医院血清肿瘤标志物的主要检验方法。

三、血清肿瘤标志物的应用价值

肿瘤的早期诊断及积极治疗是改善患者预后和降低死亡率的关键。传统肿瘤诊断方法有病理组织活检、内镜检查、X 线、B 超、电子计算机断层扫描（CT）、核磁共振成像（MRI）等。这些技术在肿瘤早期诊断方面存在一定局限性，不利于肿瘤治疗疗效的动态监测；此外，部分检测方法不仅价格昂贵，且会给患者带来痛苦体验。而血清肿瘤标志物有助于肿瘤预防、早期诊断与鉴别诊断，辅助肿瘤分类、疗效监测和预后判断，可有效弥补其他技术的不足，是重要的肿瘤诊断方法之一。

（一）肿瘤高危人群筛查及早期发现

早发现、早诊断、早治疗是肿瘤诊治的重要原则。一般认为，利用现代影像学技术如超声显像、CT、MRI 等可发现直径 1~1.5 cm 的肿瘤，但在肿瘤生长到 2~3 mm 时即可用免疫学诊断方法测出。肿瘤标志物检测是发现早期无症状患者的重要手段，可作为肿瘤的辅助诊断工具。如 AFP 联合 B 超已成为慢性乙肝病毒携带者、慢性乙型肝炎、丙型肝炎患者等高危人群中早期肝癌筛查的筛查标准；前列腺特异抗原（prostate specific antigen，PSA）联合直肠指诊已广泛应用于前列腺癌的早期筛查。

（二）肿瘤的辅助诊断、鉴别诊断与分期

血清肿瘤标志物检测是肿瘤的主要辅助诊断方式之一，不仅可用于肿瘤早期诊断，也常用于肿瘤良、恶性的鉴别，如 AFP>400 ng/mL 多提示肝细胞肝癌。此外，血清肿瘤标志物水平的升高常与肿瘤的不良预后相关，肿瘤标志物的定量检测有助于肿瘤临床 TNM 分期，判断疾病处于稳定期或进展期，如 CACA 肿瘤分期中已正式将 AFP 数值与 TNM 一并作为部分肿瘤的临床分期依据。

（三）疗效监测与预后判断

肿瘤标志物的变化有助于动态监测手术、放疗或抗肿瘤药物的治疗疗效和预后判断。如肿瘤治疗后血清标志物的下降，提示临床治疗有效；指标不降反升，常提示治疗无效或肿瘤进展。目前，临床已广泛采取动态监测血清肿瘤标志物的方法进行疗效监测与预后判断。如CEA已成为结肠癌手术患者风险分层的重要指标，对于卵巢癌随访中CA125升高以及前列腺癌随访中PSA的升高，在无影像学阳性发现时均定义为"生化复发"来指导临床治疗。CACA指南提出，对某种肿瘤诊断时的阳性标志物，一般治疗后第6周进行第一次测定，前3年内每3个月测定1次，小于5年每半年测定一次，5~7年每年一次。如发现其升高（高于首次值25%），应在2~4周后再测定1次，连续2次升高者，提示复发或转移。

（四）血清肿瘤标志物未来的发展趋势

1.新型肿瘤标志物的筛选

血清肿瘤标志物已在临床广泛应用，但不同血清肿瘤标志物的灵敏度、特异性存在较大差异。得到临床确认或临床证实可用于肿瘤早期诊断或预后风险评估的高灵敏度、高特异性肿瘤标志物为数不多，成为临床诊疗的瓶颈。因此，尚需大量高质量基础和临床研究筛选并鉴定出更多的血清肿瘤标志物应用于临床。

2.肿瘤标志物的联合检测

血清肿瘤标志物在临床应用中均面临特异性与敏感性的挑战，单一的血清肿瘤标志物往往很难获得满意的临床应用结果，单一血清肿瘤标志物的肿瘤诊断或是预后预测作用受限。根据整合医学理念，未来研究方向仍需重点关注整合检测模式，针对不同肿瘤，选出各自合理的整合检测模式，以提高临床诊疗效率。

3.检测的标准化和质量控制

由于实验室间检测方法和检测平台不同，无论对传统肿瘤标志物还是新兴分子标志物，不同实验室采用不同的检测方法，最低检测限，检测精密度、准确度等性能相差甚远，给检测结果的比对分析造成困难。急需建立标准化操作流程，规范操作方法，保证检测质量，以达到各实验室检测结果互认的目的。

4.组学和血清肿瘤标志物的未来

随着人类基因组学、蛋白质组学等技术的快速发展，血清肿瘤标志物逐渐进入后基因组时代，为发现具备高度特异性和灵敏度的肿瘤标志物创造了条件，并促使其检测技术不断变革。未来需要进一步开发快速、准确、高通量分析的检测技术，如推动生物芯片、二代测序、质谱、双向电泳等新兴检测技术的发展与成熟，包括人工智能、大数据及机器学习等创新技术的加盟，预示着未来血清肿瘤标志物的检测将进一步向特异、灵敏、快速、准确、自动化、广谱性等方向发展。

第二章

血清肿瘤标志物的分类

血清肿瘤标志物是由肿瘤细胞合成、分泌或机体对肿瘤细胞反应而产生并释放入血的物质。根据其来源可以分为胚胎抗原、蛋白类、糖类、酶类和激素类抗原等经典标志物和新型标志物。

一、胚胎抗原

胚胎抗原是指在胚胎发育期由胚胎组织（肝、胃、肠）正常合成表达的成分，胚胎后期逐渐减少，出生后消失或仅存微量。正常成年人并不表达，但当细胞癌变时又重新合成并大量表达的一类抗原。胚胎抗原分为分泌性抗原和肿瘤细胞表达的膜抗原两种，分泌性抗原由肿瘤细胞产生和释放，如肝癌细胞产生的甲胎蛋白（AFP）；肿瘤细胞表达的膜抗原，如结肠癌细胞表达的癌胚抗原（CEA）等。

（一）甲胎蛋白

甲胎蛋白（AFP）为糖蛋白，属白蛋白家族，由胎儿肝细胞及卵黄囊合成，出生后2~3月被白蛋白更替，血清中含量极低。AFP的生理功能包括脂肪酸等的运输、作为生长调节因子的双向调节功能、免疫抑制、诱导T淋巴细胞凋亡等。AFP在多种肿瘤中均可出现升高，可作为多种肿瘤的检测指标。血清AFP是当前肝癌诊断和疗效监测指标，当血清AFP≥400 ng/mL，排除妊娠、慢性或活动性肝病、生殖腺胚胎源性肿瘤及消化道肿瘤后，高度提示肝癌。AFP轻度升高者，应进行动态观察，并与肝功能变化对比分析，有助于明确诊断，并可广泛用于肝癌普查、早期诊断、疗效评估及复发、预后判断等。

但血清AFP水平的升高在生理和病理状态下也可出现。AFP生理性升高主要见于妊娠期孕妇，这是由于胎儿肝细胞没有发育（分化）完全，分泌的AFP可通过脐带血传入母体引起的。在急慢性肝炎、肝硬化等良性肝病患者中血清AFP水平也有不同程度升高，其升高的幅度与肝细胞坏死和再生程度有关；良性肝病AFP增多是一过性的，一般持续2周左右，而恶性肿瘤则持续性升高。动态观察AFP含量可鉴别良性和恶性肝病和早期诊断肝癌。此外，睾丸癌、卵巢肿瘤、恶性畸胎瘤、胰腺癌、胃癌、肠癌、肺癌等患者血清AFP水平也有不同程度的升高。

（二）甲胎蛋白异质体-L3

血清中甲胎蛋白异质体-L3（AFP-L3）占总AFP的比率简称甲胎蛋白异质体比率（AFP-L3%）。AFP-L3主要源于癌变肝细胞，可用于鉴别原发性肝癌与其他良性肝病。AFP-L3含量升高或比率增大，且AFP含量异常升高，提示肝细胞肝癌等肝脏源性恶性肿瘤，建议联合异常凝血酶原和影像学做进一步定性检查。

（三）癌胚抗原

癌胚抗原（CEA）最早是从胎儿及结肠癌组织中发现的一种酸性糖蛋白，不规则地分布于细胞表面，由胎儿胃肠道上皮组织、胰和肝细胞合成，出生后血清中含量降低，健康成人血清中CEA含量小于5.0 ng/mL，长期吸烟者可升至15 ng/mL。CEA作为一种广谱肿瘤标志物，虽不能用于某种肿瘤的特异性诊断，但对良恶性肿瘤的鉴别诊断、疗效评估等有重要价值。

CEA属非特异性肿瘤相关抗原，主要用于结直肠癌、胃癌、胰腺癌、肝细胞癌、肺癌、乳腺癌以及甲状腺髓质癌等的临床监测，亦见于绒毛膜癌、骨癌、前列腺癌和卵巢癌。CEA轻度增加也见于某些良性消化道疾病如肠梗阻、胆道梗阻、胰腺炎、肝硬化、结肠息肉、溃疡性结肠炎，这些患者中25%的人血清CEA可暂时性升高。此外，吸烟者和老年人亦可见CEA水平的升高。

二、蛋白类标志物

蛋白类标志物即理化性质为蛋白质，在肿瘤发生、发展过程中产生，具有肿瘤辅助诊断、疗效评估、复发监测等作用的标志物。

（一）铁蛋白

铁蛋白（ferritin）是一种贮存铁的水溶性蛋白，由Schmiedeber于1884年发现，Richter等于1965年从肿瘤细胞株中分离鉴定。铁蛋白与白血病、结肠癌肝转移、肺癌、乳腺癌有关。此外，铁代谢异常、色素沉着、某些炎症、肝炎时铁蛋白也会升高。

（二）细胞角蛋白19片段

细胞角蛋白19片段（cytokeratinfragment，cytokeratin fragment Antigen 21-1，CY-FRA21-1）是普遍存在于上皮细胞中的细胞结构蛋白，分子量为40~70 kD。根据细胞角蛋白的分子量和等电点不同，可分离出20条区带，分别命名为CK1-20，其中第

19片段即为细胞角蛋白19片段，分子量为40 kD，等电点5.2，是可溶性酸性多肽分子。血液CYFRA21-1对非小细胞肺癌，尤其是肺鳞癌的诊断具有较高特异性，对其他癌种如头颈部肿瘤、浸润性膀胱癌等也有诊断和治疗疗效监测价值。

（三）本周氏蛋白

本周氏蛋白（Bence-Jones protein，BJP）又名凝溶蛋白，其实质是免疫球蛋白的轻链单体或二聚体，由Bence Jones于一位多发性骨髓瘤患者尿液中发现，分子量约40 kD，在pH值为4.9的酸性环境中加热至40~60 ℃凝固，温度上升到90~100 ℃时溶解，冷却至40~60 ℃又出现凝固，故而称之为凝溶蛋白。BJP主要出现在多发性骨髓瘤、慢性淋巴细胞性白血病（chronic lymphocytic leukemia，CLL）、轻链病、原发性淀粉样变性症等疾病，且对上述疾病有较好的辅助诊断价值。

（四）单克隆蛋白

单克隆蛋白（monoclonal protein，M蛋白）是B淋巴细胞或浆细胞单克隆恶性增殖所产生的一种高度均一且无活性的免疫球蛋白或免疫球蛋白片段。M蛋白主要见于多发性骨髓瘤（multiple myeloma）、巨球蛋白血症（macroglobulinemia）及恶性淋巴瘤（malignant lymphoma）、重链病、慢性淋巴细胞白血病等疾病。

（五）嗜铬粒蛋白A

嗜铬粒蛋白A（chromogranin A，CgA）是广泛分布于神经内分泌系统中的神经肽类家族成员，由439个氨基酸组成的酸性、亲水蛋白质。主要用于辅助诊断神经内分泌瘤，如胰岛素瘤、胰高血糖素瘤、胃泌素瘤等，其在心血管疾病中的应用价值也越来越受关注。

（六）热休克蛋白90α

热休克蛋白90α（heat shock protein 90 alpha，Hsp90α）是一种在进化过程中高度保守的细胞质蛋白，1989年首次报道，随后发现其能够辅助蛋白折叠和维持细胞内多种信号传导蛋白的稳定，从而促进细胞存活和生长。肿瘤病人血浆中Hsp90α的含量与肿瘤的恶性程度，尤其是与转移相关。2016年，国家食品药品监督管理总局（CFDA）批准Hsp90α作为肝癌标志物。

（七）组织多肽抗原

组织多肽抗原（tissue polypeptide antigen，TPA）是一种分子量为17~43 kD的蛋白质分子，主要存在于胎盘和大部分肿瘤组织中，是一种广谱肿瘤标志物，对部分肿瘤有一定的辅助诊断参考价值，如果手术和药物治疗前明显升高，可作为疗效判断指标，但特异性和灵敏度均不太理想，需要密切结合患者的临床表现，不建议作为肿瘤诊断的检测指标。

（八）核基质蛋白22

核基质蛋白22（nuclear matrix protein 22，NMP22）是分子量为50 kD的细胞核骨架蛋白，与细胞的DNA复制、RNA合成、基因表达调控、激素结合等密切相关。相较于尿液细胞学检测，尿液NMP22在膀胱癌诊断中敏感性较好，但特异性不高。

（九）β_2-微球蛋白

β_2-微球蛋白（β_2-microglobulin，β_2M）是人体有核细胞产生的含100个氨基酸的单链多肽小分子蛋白。在多种血液系统肿瘤异常增高，如慢性淋巴细胞白血病、淋巴细胞肉瘤、多发性骨髓瘤等。

（十）膀胱肿瘤抗原

膀胱肿瘤抗原（bladder tumor antigen，BTA）是由特异多肽组成的高分子复合物，又称为人补体因子 H 相关蛋白（human complement factor H related protein，HCFHrp），分子量为16~165 kD。BTA主要用于膀胱肿瘤的辅助诊断和治疗监测。

（十一）异常凝血酶原 Ⅱ

异常凝血酶原 Ⅱ（Des-gamma-carboxy prothrombin Ⅱ，DCPⅡ）又称PIVKA-Ⅱ（protein induced by vitamin K absence/antagonist-Ⅱ），是由维生素 K 缺乏或者阻扰维生素 K 循环的拮抗剂诱导产生的一种蛋白质，可在维生素 K 缺乏或采用华法林、苯丙香豆素治疗的患者中检出。PIVKA-Ⅱ对肝细胞癌具有重要的诊断意义。

（十二）人纤维蛋白（原）降解产物DR-70

DR-70为纤维蛋白（原）降解复合物，也是肿瘤细胞释放的纤溶酶和凝血酶作用过程的降解产物。当肿瘤存在时，凝血和溶血系统（纤维蛋白溶解系统）的激活，形成的纤维蛋白网络和纤维蛋白的崩解和溶解同时发生。近年，国外DR-70临床应用研究主要聚焦结直肠腺癌、胃癌、肺癌等方面，有些研究结果显示，血清DR-70水平在这些恶性肿瘤中比临床常规肿瘤标志物，有更高的敏感和特异性。

（十三）人半胱氨酸蛋白酶抑制剂S

人半胱氨酸蛋白酶抑制剂S（cystatin S，CST4）为半胱氨酸蛋白酶抑制剂家族成员之一。半胱氨酸蛋白酶抑制剂S能抑制细胞内、外的半胱氨酸蛋白酶活性，在肿瘤的生长、血管生成、浸润和转移中起重要作用。研究表明，CST4在胃、肠癌中呈现高表达，可作为胃、肠癌的肿瘤标志物。CST4在胃肠良性疾病及其他癌种的阳性检出率低，对胃肠癌并具有较高的灵敏度，可实现对胃肠癌的特异性检测，CST4与CEA等标志物有一定的互补性，可望在胃、肠癌早筛、辅助诊断方面发挥作用。

三、糖类标志物

糖类标志物也叫糖类抗原肿瘤标志物，糖类抗原（carbohydrate antigen，CA）是指利用杂交瘤技术研制的单抗识别的肿瘤特异性大分子糖蛋白类抗原，可分为两大类，即高分子黏蛋白类肿瘤标志物（表12-1）和血型类抗原肿瘤标志物（表12-2）。

这类抗原标志物的命名没有规律，可用肿瘤细胞株的编号，或抗体的物质编号，其常用检测方法是单克隆抗体法。对某些糖类抗原的异质体，则常用不同植物凝集素检测。

表 12-1　高分子黏蛋白类肿瘤标志物

名称	性质	癌种	常用单克隆抗体
CA125	糖蛋白>200 ku	卵巢、子宫内膜	OC125
CA15-3	糖蛋白400 ku	乳腺、卵巢	DF3和115D3
CA549	高分子量糖蛋白	乳腺、卵巢	BC4E549　BC4n154
CA27.29	高分子量糖蛋白	乳腺	B27.29
类黏蛋白	糖蛋白350 ku	—	b-12
肿瘤相关抗原DU-PAN-2	黏蛋白100-500 ku	胰腺、卵巢、胃	DU-PAN-2

表 12-2　血型类抗原肿瘤标志物

名称	性质	癌种	常用单克隆抗体
CA19-9	唾液酸化Le^{xa}	胰腺、胃肠、肝	116NS19-9
CA19-5	唾液酸化Le^{a}和Le^{ag}	胃肠、卵巢	116NS19-5
CA50	唾液酸化Le^a	胰腺、胃肠、结肠	Colo-50
CA72-4	唾液酸化Tn	卵巢、乳腺、胃肠、结肠	B27.3.cc49
CA242	唾液酸化CHO	结肠、直肠、胰腺	C242
鳞状细胞抗原	糖蛋白	子宫颈、肺、皮肤、头颈部	SCC-Ag

四、酶类标志物

（一）常用高特异性酶类标志物

1.前列腺特异性抗原

前列腺特异性抗原（prostate-specific antigen，PSA）是目前诊断前列腺癌最敏感的指标，可用于前列腺癌的早期诊断、疗效监测及疾病进展评估。健康男性血清PSA <4.0 μg/L，其值随年龄增长而增高。PSA异常升高提示前列腺癌发生。此外，游离

PSA（fPSA）/总 PSA（tPSA）比值也是辅助诊断前列腺癌的重要指标。

2.神经元特异性烯醇化酶

血清神经元特异性烯醇化酶（neuron-specificenolase，NSE）是神经内分泌肿瘤的特异性标志，如神经母细胞瘤、甲状腺髓样癌和小细胞肺癌（70% 升高）。目前 NSE 已作为小细胞肺癌诊断的重要标志物之一。

（二）常用的低特异性酶类标志物

1.乳酸脱氢酶

乳酸脱氢酶（lactic dehydrogenase，LDH）是一种主要的细胞代谢酶，以心肌、肝、骨骼肌、肺含量最多，可从正常细胞分泌或从破碎细胞中释放入血。LDH 在转移性结直肠癌、肺癌、乳腺癌和淋巴细胞与粒细胞性白血病中升高。

2.碱性磷酸酶

碱性磷酸酶（alkaline phosphatase，ALP）是一种细胞表面糖蛋白，是一组同工酶，来源于肝脏和骨的 ALP 各占 50%，也有 25% 健康人血清中可检出源于小肠的 ALP。ALP 升高多见于前列腺癌，特别是当肿瘤侵及腺体外或发生骨转移时；在骨肉瘤、食管癌和胃癌血清中也可有不同程度升高。

五、激素类标志物

（一）人体绒毛膜促性腺激素

人体绒毛膜促性腺激素（human chorionic gonadotropin，hCG）是糖蛋白家族成员之一，由 α 和 β 亚基组成。与黄体生成素（luteinizing hormone，LH）、促甲状腺激素（thyroid stimulating hormone，TSH）和促卵泡激素（follicle-stimulating hormone，FSH）的结构相似，其中 α-亚基的结构相同，但 β-亚基不同。hCG 主要由胎盘合体滋养层细胞分泌，主要生物功能是维持孕酮分泌，并在妊娠早期维持妊娠黄体功能，同时也影响类固醇生成。游离 β-亚基（β-hCG）异常升高则提示绒毛膜癌、葡萄胎或多胎妊娠可能。β-hCG 作为肿瘤标志物主要应用于滋养细胞瘤、睾丸与卵巢生殖细胞肿瘤的诊断和疾病监测，胃肠道、乳腺、肺、肾的肿瘤或淋巴瘤也可有 β-hCG 水平升高，但其浓度较低，不作为诊断标志物，常用于疾病进展监测。非妊娠女性 β-hCG 增高，在排除嗜异性抗体等假阳性干扰后，应怀疑肿瘤。

（二）降钙素

降钙素（calcitonin，CT）是一个由 32 个氨基酸组成的单链多肽并伴有一个二硫键和脯氨酰胺，由甲状腺的滤泡旁细胞（又称 C 细胞）合成和分泌，主要功能是降低血钙。其他能够合成CT的组织包括肺，小肠、胸腺、甲状旁腺及肝脏。CT作为肿瘤标志物主要应用于甲状腺髓样癌、小细胞肺癌等神经内分泌瘤的检测，其他肿瘤如子宫癌、宫颈癌、乳腺癌、前列腺癌可以出现CT水平升高，但灵敏度有限，更多用于病情监测。美国甲状腺协会（ATA）建议以100 pg/mL作为截断值，CT>100 pg/mL，则高度怀疑甲状腺髓样癌，同时，基础CT水平过高（CT>500 pg/mL）可提示肿瘤有转移风险。术前基础CT水平可用于确定初始手术范围，CT水平>20 pg/mL、50 pg/mL、200 pg/mL和500 pg/mL分别与同侧颈部中央和同侧颈部外侧、对侧颈部中央、对侧颈部外侧和上纵隔淋巴结转移有关。通常在无淋巴结转移的情况下，术后一周CT恢复至正常水平是甲状腺髓样癌治愈的标志。

另外，CT值升高也可见于自身免疫性甲状腺疾病（桥本氏甲状腺炎和Graves病）、重度肾功能衰竭、高钙血症、高胃泌素血症、急性炎性肺病和局部或全身脓毒血症等。

（三）其他激素

生长激素（growth hormone，GH）、促肾上腺皮质激素（adrenocorticotrophic hormone，ACTH）和泌乳素（prolactin，PRL）可用于恶性垂体瘤的辅助诊断。

六、其他标志物

（一）核酸标志物

肿瘤发生早期，血液中会出现异常核酸。循环核酸源于细胞凋亡或坏死时的主动分泌和循环细胞裂解。血液中的核酸包括循环肿瘤DNA（circulating tumor DNA，ctDNA）、循环肿瘤RNA（circulating tumor RNA，ctRNA）、循环游离微RNA（circulating cell-free microRNA）等。血液中ctDNA除发生基因突变外，还会发生甲基化导致表观遗传改变。

1.循环肿瘤DNA

ctDNA是由肿瘤释放至外周血的DNA片段，具有发生特异性突变或特定基因表观遗传修饰的特征，能够反映肿瘤的基因组或表观遗传组信息，可用于肿瘤的早期筛查、肿瘤进展及治疗疗效的监测等，如Septin9基因甲基化可用于早期结直肠癌的筛查。

2.循环游离miRNA

循环游离miRNA是在肿瘤发生发展过程中表达发生显著变化并由肿瘤释放至外周血的非编码RNA片段，有助于肿瘤的早期诊断。目前基于7个miRNA（miR-122、miR-192、miR-21、miR-223、miR-26a、miR-27a和miR-801）的检测试剂盒诊断肝癌的敏感性和特异性分别为86.1%和76.8%，对AFP阴性肝癌的敏感性和特异性分别为77.7%和84.5%。

（二）小分子代谢物标志物

代谢重编程是肿瘤发生的一个标志。肿瘤发生发展过程中失调的代谢物检测有助于肿瘤的早期发现（诊断）。相关代谢物主要有：缬氨酸（Alanine）、饱和脂质（saturated lipids）、细胞膜成分（constituent of cellular membranes）、甘氨酸（Glycine）、乳酸盐（Lactate）、肌醇（Myo-inositol）、核苷酸（Nucleotides）、多不饱和脂肪酸（polyunsaturated fatty acids）、牛磺酸（taurine）、甲氧基肾上腺素类（Metanephrine and Normetanephrine，MNs）等。缬氨酸在肝癌和脑肿瘤中异常表达；细胞膜成分如胆碱、磷酸胆碱、磷酸卵磷脂等在脑肿瘤、前列腺癌和肝癌中发生变化；肌醇水平在结肠腺癌、神经胶质瘤、神经鞘瘤、卵巢癌、星形胶质瘤和子宫内膜癌中增高，而在乳腺癌中降低。甲氧基肾上腺素类在肾上腺髓质嗜铬细胞瘤和副神经节瘤中特异性升高。

（三）整合多指标的诊断模型

肿瘤标志物存在非特异性，单独使用时往往价值有限。对现有或新发现的肿瘤标志物进行整合并构建诊断模型，可提高肿瘤检出的敏感性和特异性。

1.GALAD模型

GALAD模型用于肝细胞癌（hepatocellular carcinoma，HCC）的早期诊断。已有证据表明，在中国人群中该模型对HCC具有较好的早期诊断和预后评估价值。该模型整合了甲胎蛋白（AFP）、甲胎蛋白异质体L3（AFP-L3）、异常凝血酶原Ⅱ（PIVKA-Ⅱ）以及患者的性别（Gender）与年龄（Age），其对肝癌的诊断效能优于AFP、AFP-L3和PIVKA-Ⅱ等单一指标。该模型的计算公式为：$Z=-10.08+0.09×Age$（years）$+1.67×Gender+2.34×\log[AFP（ng/mL）]+0.04×AFP-L3（ng/mL）+1.33×\log[PIVKA-Ⅱ（ng/mL）]$，其中男性赋值为1，女性赋值为0。

2.LCBP预测模型

LCBP预测模型用于肺小结节发生肺癌的风险评估。该模型纳入肺癌发生的危险因素即年龄（Age）、性别（Gender）、吸烟史（smoke status）和结节直径（nodule diameter）、边缘毛刺征（spiculation），整合了肿瘤标志物胃泌素释放肽前体（pro-gastrin-releasing peptide，Pro-GRP）、细胞角蛋白19片段（cytokeratinfragment，CYFRA21-1）、鳞状细胞癌抗原（squamous cell carcinoma antigen，SCC-Ag）、癌胚抗原（carcinoembryonic antigen，CEA）。根据公式可计算出肺结节发生肺癌的风险$=e^x/（1+e^x）$，$x=-5.6017+（0.0264×年龄）+（8.8539×吸烟史）+（0.1859×结节直径）+$

（3.1865×毛刺征）+（-8.7109×性别）+（-0.00001×Pro-GRP）+（0.0057×SCC-Ag）+（0.1686×CRFRA21-1）+（-0.00311×CEA）。其中，e 是自然对数2.71828；既往有吸烟史为1，无吸烟史为0；有毛刺征为1，无毛刺征为0；男性为1，女性为0。恶性概率≤22%为低危，>22%且≤94%为中危，>94%为高危。已有证据表明，该模型适合中国人群肺癌的早筛查、早诊断和早治疗。

3.ROMA指数

ROMA指数主要用于卵巢癌的诊断，其值是将CA125和人附睾蛋白4（human epididymis protein 4，HE4）与患者绝经状态相结合的一个评估模型。ROMA指数的计算公式如下：绝经前预测指数（PI）=-12.0+2.38×LN（HE4）+0.0626×LN（CA125），绝经后预测指数（PI）=-8.09+1.04×LN（HE4）+0.732×LN（CA125），LN表示自然对数；ROMA指数=exp（PI）/[1+exp（PI）]。研究显示，对于绝经前患者，ROMA指数的诊断敏感性为70.2%~81.0%，特异性为80.4%~88.8%；对于绝经后患者，其诊断敏感性为87.4%~93.0%，特异性为73.7%~84.2%。

4.PHI指数

前列腺健康指数（prostate health index，PHI）主要用于前列腺癌的诊断，是将总PSA、游离PSA和PSA同源异构体2（p2PSA）相结合的一个评估模型。ROMA指数的计算公式如下：PHI=p2PSA/游离PSA×$\sqrt{总PSA}$。由于p2PSA被报道与高分级前列腺癌相关，特别是对于总PSA为4~10 ng/mL的人群而言，PHI诊断前列腺癌的效力优于总PSA，可以减少不必要的前列腺穿刺活检。

第三章

血清肿瘤标志物检测技术

一、化学发光免疫分析

化学发光免疫分析（chemiluminescence immunoassay，CLIA）是 Tsugi 于 1979 年创立，用来检测微量抗原或抗体的新型标记免疫分析技术，目前已成为临床肿瘤标志物的主流检测方法之一。

（一）检测原理

一般来说，带有不同化学发光标记物的抗体/抗原及涂有磁颗粒或固相载体上的抗体/抗原，通过与待测样品中抗原/抗体反应形成复合物，通过磁场或其他方式洗涤分离未结合物质，免疫结合物通过不同方式发光，仪器根据发光强度自动计算得到待测分析物含量。

根据分析系统中不同发光标记物，化学发光免疫分析可分为酶促化学发光免疫分析法、直接化学发光免疫分析法、电化学发光免疫分析法及活性氧途径均相发光免疫分析法（又称光激化学发光免疫分析法）。

（二）检测流程

对于不同标记物的检测系统，检测流程基本相同，主要包括如下几个步骤：抗原抗体结合、洗涤与分离（活性氧途径均相发光免疫分析法无需此步骤）、化学发光反应及信号检测等步骤。

在不同类型的分析系统中，酶促化学发光免疫分析系统通常使用辣根过氧化物酶（HRP）-鲁米诺及其衍生物发光系统、碱性磷酸酶（ALP）-AMPPD 发光系统或碱性磷酸酶（ALP）-4-甲基伞形酮磷酸盐发光系统；直接化学发光免疫分析系统通常使用吖啶酯-H_2O_2 发光系统；电化学发光免疫分析系统采用三联吡啶钌-三丙胺发光系统；活性氧途径均相发光免疫分析法采用感光微粒-发光微粒发光系统。检测分析过程中，化学发光免疫分析系统通常采用双抗体夹心法、双抗原夹心法、竞争结合法、捕获法或桥接法等进行抗原/抗体检测。

以夹心法为原理、电化学发光法检测甲胎蛋白（AFP）为例，一定量的样本、生物素化的AFP特异性单克隆抗体与钌（Ru）复合物标记的AFP特异性单克隆抗体反应生成夹心复合物，然后加入链霉亲和素包被的磁珠微粒，该复合物通过生物素与链霉亲和素相互作用与固相结合。在电磁作用下洗去未与磁珠结合的物质，结合复合物在电压作用下发光，通过光电倍增器检测发光强度，然后再根据标准品曲线得到检测样本的含量。

（三）质量控制

根据化学发光免疫分析系统的检测流程，需要在抗原抗体结合、洗涤与分离（活性氧途径均相发光免疫分析法无需此步骤）、化学发光反应及信号检测等方面做好质量控制。不同标记物的抗原/抗体与待测样品中的抗原/抗体形成复合物的过程是检测准确性极为重要的环节，在此过程中，需要注意抗原抗体反应的特异性、比例性、可逆性和阶段性等特性。对于不同检测系统，需注意其分子大小、空间构象、反应环境、标记偶联技术等因素，尽量降低交叉反应、前带或后带、异嗜性抗体及基质效应等干扰因素。洗涤与分离过程，主要是通过电磁场、微粒捕获、涂覆珠分离及清洗缓冲液来完成，此时要注意电磁场的强度、载体涂层技术，膜柱分离技术及清洗缓冲液的清洗效率及次数，防止出现携带污染等干扰。在化学发光反应阶段，要注意反应环境中的酸碱度、温度、离子浓度及反应时间等，使得发光反应系统达到最佳反应条件。在信号检测过程中，发出的光子、电子或荧光由聚光器收集，光强度读数仪器记录，用标准品制作标准曲线，仪器自动计算待测物含量，在此过程中，由于发光系统的不同存在闪光型或辉光型，需根据不同情况采用不同聚光器收集和光强度读数仪进行检测。

（四）应用评价

近年来，化学发光免疫分析系统由于灵敏度高、特异性好、分析速度快、自动化程度高、线性范围宽等特点，现已被广泛应用于临床肿瘤标志物的检测，在肿瘤筛查、诊断及指导临床治疗过程中发挥着非常重要的作用。需要注意的是，化学发光免疫分析系统仍存在一定局限性，在临床应用过程中，要根据不同临床需求、不同检测系统间的方法特性，采用合适的方法或系统，或采用多种系统组合来进行肿瘤标志物的检测，提高临床检测的准确率。

二、酶联免疫吸附试验

酶联免疫吸附试验（enzyme-linked immunosorbent assay，ELISA）是利用抗原与

抗体的特异反应，通过酶与底物产生显色反应，从而实现对待检样本中的抗原或抗体进行定性或定量分析的一种技术，具有操作简便、经济实用、易于标准化、特异性强等优势，目前已被广泛应用于血清肿瘤标志物检测等领域。

（一）检测原理

将待测血清样本跟酶标记的抗体或抗原按一定程序加至反应体系中，与结合在固相载体上的抗原或抗体形成固相化的抗原抗体–酶复合物；通过洗涤，将固相载体上的抗原抗体–酶复合物与其他成分分离，结合在固相载体上的酶量与样本中待测物质的量成一定比例；在加入酶反应底物后，底物被酶催化产生显色产物，产物的量与样本中待测物质的量直接相关，根据显色的深浅，采用酶标仪进行吸光度测定，从而进行定性或定量分析。

（二）检测流程

因不同试剂盒采用的ELISA方法类型不同，操作程序略有差别。主要包括：配液、校准品溶解、样品稀释、加样、温育、加酶、温育、洗涤、显色、测定等步骤。

（三）质量控制

1.样品要求

血清样本应按常规标准流程采集，收集至促凝管或含有分离胶的真空采集管，室温放置不应超过2小时；样本需排除溶血、脂血等情况。

2.实验室内部质量控制

参考相应实验制定的实验室内部质量控制程序进行。实验室内质控频率：每次检测均应带入质控品检测；如果样本量大，超过一孔板时，每板均应设置质控。试剂盒中的阴性对照质量可影响检测结果的准确性：在阴性对照检测的OD值较高时，夹心法易产生假阴性结果，竞争法易产生假阳性结果。试剂使用前需在室温平衡一定时间，保证酶反应的初始温度及活性剂的溶解。酶反应孔中应避免产生气泡，尽量避免出现"钩状效应"和"边缘效应"。抗体反应过程需严格控制反应时间和孵育温度；洗涤过程需保持操作的一致性和均一性，避免"花板"产生。酶标仪应定期保养和校正滤光片，使用前应预热，在反应加入终止液后尽快比色，操作应严格按照实验室操作程序进行。

3.实验室间比对

室间质评可参考相应免疫学检验室间质量控制的标准操作程序。室间比对程序可参照ISO 15189医学实验室管理体系文件。

（四）应用评价

ELISA是国内临床免疫检验最常用的方法之一。临床常用ELISA法检测血清中GP73、癌胚抗原（CEA）、糖类抗原242（CA242）、CA125、组织多肽特异性抗原（TPS）等肿瘤标志物的含量，检测的线性范围较广，具有较高的检测灵敏度、特异性和准确度。ELISA技术具有操作简便、技术可靠、试剂方便易得等优点，但ELISA试验亦受诸多因素影响，尤其一些血清中含有的内源性干扰物质如类风湿因子、异嗜性抗体、补体、嗜靶抗原自身抗体、交叉反应物质等可对测定结果产生内源性干扰。此外，试剂盒的质量以及操作过程包括加样、抗原抗体反应、洗涤及显色测定等任何一个环节出现问题均可影响检测结果的准确性。因此在完全按照试剂盒要求的前提下，均一、稳定的操作过程和试验条件是获得最佳试验结果的必要条件。

三、时间分辨荧光免疫分析

（一）检测原理

时间分辨荧光免疫分析技术（time-resolved fluorescence immunoassay，TRFIA）利用镧系元素，如：铕（Eu）、铽（Tb）、钐（Sm）和镝（Dy）的三价稀土离子及其螯合物作为示踪物，标记抗体、抗原、激素、多肽、蛋白质，待反应体系（目前常用的有抗原抗体反应、生物素–亲和素反应）发生后，吸收紫外光，发出特异荧光，待激发光杂散光及本底荧光衰变后，用特定的分析检测仪测定反应产物中的荧光强度。通过与相对应的标准荧光曲线比对，从而判断反应体系中分析物的浓度，达到定量分析的目的。

（二）检测流程

TRFIA的反应模式主要3种方式：固相双位点夹心非竞争法和两种竞争法，两种竞争法包括标记抗原的免疫分析法和标记抗体的免疫分析法。夹心法多用于蛋白质类大分子化合物的测定，竞争法多用于小分子半抗原的检测。不同项目的检测试剂盒可能反应模式不一样，因此检测流程也不一致。不同反应模式的检测流程如下。

1.双抗体夹心法（检测抗原）

一抗包被、封闭→加入检测样品→加入Eu^{3+}标记二抗→加入增强液→检测。

2.竞争法（检测抗体）

实验方法：抗原包被、封闭→加入一抗/检测样品→加入Eu3+标记二抗→加入增强液→检测。

（三）质量控制

建议各医院建立自己的正常值和质控血清。每个板条上至少采用两个浓度的质控血清进行质量控制，以确保每次实验测定结果的可靠性。试验结果如不能同时满足下述两个条件，则此板条的试验结果无效，试验需重新进行：①各质控物的平均值在允许范围内；②重复样本的测定结果相差在10%以内。

由于时间分辨试剂的效期相对较短，而在冷冻条件下，免疫质控血清效期相对较长，一个批号的质控血清往往需要几个批号的试剂才会用完，更换相同厂家不同批号的试剂做6点定标，进行结果回归方法比较。当换算因子为1时，可以延续使用上批号质控图，如果换算因子1±0.04，建议重新采用即刻法连续测定20次以获得新的常规条件下的变异（RCV）数据进行L-J曲线描点。在订购试剂时尽量在3个月内使用同一批号的试剂，做好计划，以免频繁更换批号造成室内质量控制（internal quality control，IQC）失控，使其失去意义。

参加省级以上室间质量评价（external quality assessment，EQA），IQC是确保实验室内测定结果的一致性，而EQA则是将实验室测定情况与室间和客观标准进行回顾性比较的数据，EQA是对IQC一个补充的作用，EQA并不是万能的，反映测定水平存在一定的局限性，我们在检测时必须同等对待EQA样本和患者样本。

（四）应用评价

TRFIA已被用于大部分肿瘤标志物检测，如甲胎蛋白（AFP）、癌胚抗原（CEA）、糖类抗原CA50、PSA等。

TRFIA作为一种超微量免疫检测技术，集合了酶标记技术、放射标记技术和同位素标记技术的优点，具有灵敏度高、分析范围宽、标记结合物稳定、有效使用期长、易自动化、无放射性污染等优点。但它易受环境、试剂和容器中的镧系元素离子的污染，使本底增高；与目前临床上常用的化学发光法相比耗时较长。此外，TRFIA法免疫反应是在特定室温（20~25 ℃）条件下完成，因此实验室必须控制室温，并使试剂样品在使用前达到室温，对工作环境要求高；而且，大部分检测试剂如螯合剂、增强液等需要进口，依赖国外产品；国产分析仪器尚有软件操作烦琐、界面复杂等缺点。这些都极大地限制了TRFIA技术的推广。当前时间分辨荧光免疫技术还有很大的发展空间，相信随着生命科学技术的发展和多学科交融进程的推进，TRFIA分析技术必将得到更深入的研究和开发，会在更多的领域内得到广泛应用。

四、放射免疫分析

体外放射分析（in vitro radioassay）是一类以放射性核素标记的配体为示踪剂，

以结合反应为基础，在试管或反应杯中进行的检测技术的总称，其中放射免疫分析（radioimmunoassay，RIA）和免疫放射分析（immunoradiometric assay，IRMA）是建立较早、应用最广的体外放射分析法。

（一）放射免疫分析

1.检测原理

利用放射性标记抗原（*Ag）与非标记抗原（Ag），同时与限量的抗体（Ab）进行竞争性结合反应，如HCG、β_2-微球蛋白等项目用此方法检测。

在此反应体系中，*Ag及Ab的量是恒定的，当反体系中无Ag时，*Ag与Ab结合，形成*AgAb复合物（B）及游离*Ag（F）；随着Ag量的增多，B的量逐渐减少，F的量逐渐增多，即Ag的量与B呈反比，与F呈正比。测定B或F的量可推算出待测Ag的量。

2.检测流程

（1）加样：按照说明书及标准操作规程进行，保证剂量准确。加样顺序有两种：经典加样法，抗原与抗体全部加完后开始孵育；顺序加样法，标准品（或待测抗原、质控品）、抗体先加入，孵育一定时间后再加入标记抗原。

（2）孵育：检测项目不同，孵育时间及温度不同。

（3）分离：反应平衡后，通过分离技术（如：双抗体法、沉淀法、双抗体法+沉淀法、吸附法及固相分离法等）分离B和F，检测放射性强度。

（4）测定：常用的仪器包括：γ免疫计数器，用于^{125}I作为示踪剂的测量；液体闪烁计数器用于^{3}H、^{14}C等作为示踪剂的测量。

（二）免疫放射分析

1.检测原理

IRMA用放射性核素标记抗体（*Ab），过量的*Ab与待测Ag进行非竞争性的结合反应，形成Ag*Ab复合物和游离的*Ab，除去游离的*Ab，通过测定Ag*Ab的量来计算Ag的量，如AFP、CEA等项目用此方法检测。

IRMA与RIA一样，同样需要制作标准曲线，求出待测抗原的含量。

2.检测流程

目前常用的方法有以下几种。

（1）双抗体夹心法：将固相抗体先与Ag结合，再加入*Ab反应，孵育，形成固体抗体-抗原-标记抗体复合物，除去游离的*Ab，测定固相放射性。

（2）标记第三抗体法：以夹心法中的标记抗体为抗原，产生第三抗体，并将^{125}I标记在第三抗体上，孵育，形成固体抗体-抗原-抗体-标记抗体复合物，除去游离的

*Ab，测定固相放射性强度。

（3）双标记抗体法：利用抗原存在多个抗原决定簇特性，在单克隆制备筛选出3个以上的特异性抗体，其中一个涂饰在固相上，其余分别进行^{125}I标记，测定固相放射性强度。

3.质量控制

（1）室内质量控制：实验室内部质控包括以下内容：①最大结合率（$B_0\%$）；②非特异结合率（NSB%）；③直线回归的参数；④ED_{25}、ED_{50}、ED_{75}；⑤反应误差关系（RER）；⑥质控图。

试剂盒质量控制：又称为试剂盒质量和方法学评价。常用指标如下：①精密度；②准确度；③灵敏度；④特异性；⑤可靠性。

（2）室间质评：利用实验室间的比对来确定实验室能力的活动。

4.应用评价

评价RIA及IRMA的性能需分析系统总的性能。

（1）在RIA反应体系中，灵敏度与标记抗原的化学用量和适合的抗体浓度有关，标记抗原所应用化学用量需尽量少但又能满足控制测量误差要求，当零剂量结合率为33%~50%时，误差最小。RIA在低剂量区存在不确定因素，影响灵敏度，非特异性结合主要影响高剂量区。IRMA在低剂量不会有不确定因素，灵敏度高，非特异性结合主要影响低剂量区，因此IRMA一般选用良好的分离方法，控制非特异性结合，提高灵敏度。顺序加样法灵敏度高，但稳定性和重复性较差。

（2）RIA的特异性主要来自抗体，IRMA特异性相对较高。若类似物只有一个结合位点，则导致测量结果偏低，若具有两个结合位点，则测量结果偏高。

（3）精密度是检测随机误差的重要指标，在RIA体系中，控制在7%~10%，超过此范围提示结果可信度低。加样误差中，RIA的加样误差来自抗原、抗体的加样，而在IRMA中，只有一项抗原加样环节，这也是IRMA精密度优于RIA的重要原因。

（4）IRMA与RIA相比，由于不存在竞争，标记抗体是过量的，IRMA反应更容易达到平衡，但需要至少双抗体，因此只适用于大分子物质检测。

五、免疫传感器

（一）检测原理

免疫传感器利用抗原-抗体特异性识别结合靶标，再通过理化换能器和信号放大装置将生物识别事件转换为光学信号或电信号等用于检测。其分类按抗原抗体有否标记分为标记、非标记免疫传感器。根据抗原抗体组合及作用方式不同，可分为直接型、竞争型、夹心型、结合抑制型免疫传感器等。根据产生信号不同，分为光学、电化学免疫传感器等，光学免疫传感器又可进一步分为荧光、化学发光、比色免疫传感器等类别；电化学免疫传感器还可进一步分为电流、电位、电阻、电导型免疫传感器。

（二）免疫传感器在肿瘤标志物检测中的应用

免疫传感器具备成本较低、高灵敏度、高选择性及可实时动态监测等优势，在各类肿瘤标志物，如蛋白质、DNA、mRNA、酶、代谢物、转录因子等的检测上展现出良好发展应用前景。尤其是近年来，一些新型纳米材料受到广泛研究，比如金属纳米材料（金纳米粒子、银纳米材料等）、碳纳米材料（碳纳米管、石墨烯等）以及聚合物复合材料等，由于其具有特殊物理化学性能，如更好的化学稳定性、更强的导电性、更好的催化性能和负载性能，被整合用于构建各类新型免疫传感器并用于肿瘤标志物的检测，极大提升传感器检测性能，使免疫传感器更加灵敏、响应速度更快。将这类性能良好的新型免疫传感器用于各类肿瘤生物标志物的高灵敏、高特异性检测是近年的研究热点。比如利用多孔铂纳米颗粒的较大表面积和较强导电性与PdPt纳米笼的特异催化性能及高效负载能力构建的免疫传感器实现了对癌胚抗原（CEA）和甲胎蛋白的双分析物的同时灵敏检测。将Pt纳米颗粒修饰的SnS_2纳米板作为基质，N、B共掺杂的Eu-MOF纳米球作为信号放大器的新型夹心型免疫传感器实现了对CEA检测限0.06 pg/mL的检测。将4-氨基苯甲酸（ABA）在金电极表面电聚合形成一层薄膜聚ABA的电化学免疫传感器实现了对Engrailed-2（一种含有同源结构域的转录因子，被认为是诊断前列腺癌的有前景的肿瘤标志物）的高灵敏、高特异性检测。这些均为免疫传感器用于肿瘤标志物检测的代表性前沿研究。

（三）应用评价

目前，新型免疫传感器大部分处于试验阶段，正向高通量、商品化发展，以满足临床大样本检测需求，随着技术的不断成熟，有望成为肿瘤标志物的新型常用检测手段。

六、蛋白质组学及代谢组学

蛋白质组学旨在阐明生物体内蛋白质的表达模式和功能模式，其内容包括蛋白质的结构与功能、翻译后修饰情况、蛋白质表达情况、蛋白质定位以及蛋白质间的相互作用等。运用蛋白质组学技术，研究肿瘤组织与正常组织或肿瘤发展不同阶段组织中蛋白质的表达数量、表达水平和修饰状态等方面的差异，从而发现与肿瘤发生发展相关的生物标志物。

代谢组学（metabolomics）旨在对复杂生物样品中的低分子量代谢物（<1500 Da）

进行系统鉴定并定量。目前，代谢组学能够同时监测生物流体（血液、尿液和脑脊液），细胞和组织中的数千种代谢物。相比于上游的基因组学、转录组学和蛋白质组学研究，代谢组学能够将"组学"从基因扩展到小分子领域，实现了将小分子整合到系统生物学中，并联合其他组学技术实现肿瘤多组学检测。

（一）蛋白质组学和代谢组学临床应用

1.质谱（mass spectrometry，MS）

（1）检测流程：基于MS的蛋白质组数据鉴定分析方法中，较为常用的鉴定策略是自下而上（bottom-up）的鸟枪法策略。bottom-up MS指的是鉴定蛋白时将蛋白预消化成肽段，得到以小肽段为主的样本。基于MS的代谢组数据鉴定分析方法中，根据样本类型、分析物的理化性质、浓度以及目标分析物选择不同的样本预处理方法，得到以小分子代谢物为主的样本。

通过液相色谱等技术分离后，再进行质谱碎裂。质谱的离子源使样本离子化，质量分析器再将离子源产生的样品离子按照质荷比（m/z）分开，精确确定离子的质量。检测器将离子所带的能量转换为电信号，从而形成质谱图谱，最终将质谱图谱与理论数据库或质谱谱库进行匹配确认。

（2）质量控制：临床样本都必须参照标准执行程序进行采集，以最大限度地减少样本采集、处理和储存引起的误差。样本必须有详细的临床信息记录，如年龄、种族、性别以及药物使用情况等。临床应用中应从室内质控、室间质量评价、其他质量保证和质量控制措施三个方面开展质控工作。

2.蛋白质芯片

蛋白质芯片是将各种微量纯化的蛋白质阵列在一种高密度的固相载体上，并与待测样品杂交，以测定相应蛋白质的性质、特征以及蛋白质与生物大分子之间的相互作用的方法。

（1）检测流程：将各种蛋白质有序地固定于滴定板、滤膜和载玻片等各种载体上制成检测用的芯片，用标记了特定荧光的蛋白质与芯片作用，经漂洗将未能与芯片上的蛋白质互补结合的成分洗去，再通过荧光扫描仪或激光共聚焦扫描技术，测定芯片上各点的荧光强度。

（2）质量控制：改进基片材料的表面处理技术与蛋白质固化技术，以减少蛋白质的非特异性结合。提高芯片的点阵速度，以保持芯片表面的稳定性和生物活性。改进蛋白质的标记技术，提高信号检测的灵敏度。改善检测结果的分析方法，提供高分辨率和灵敏度的成像设备与分析软件，实现成像与数据分析一体化。

（二）蛋白质组学及代谢组学应用评价

bottom-up MS得益于质谱检测之前使用液相色谱进行肽段分离，这使得需要的样本量更少，并能够提供更好的肽碎片和更高的灵敏度，但bottom-up MS最主要的缺陷是不能直接提供蛋白质的一些重要生物参数，如不同的拼接形式、不同的修饰和各式各样的蛋白折叠形式，尤其对于低丰度蛋白。最首选的MS技术组合是基质辅助激光解析离子化（matrix-assisted laser desorption/ionization，MALDI）和飞行时间（time-of-flight，TOF）。在这种方法中，蛋白质离子由MALDI产生，然后离子通过电场下的飞行管到达检测器。离子通过飞行管到达探测器的旅行时间与质量/电荷（m/z）比的测量相关。随着MS技术的不断成熟，MS在癌症研究中得到了广泛的应用，例如通过质谱学研究发现了非小细胞肺癌样本中被激活的致癌激酶和新型的融合蛋白，如间变性淋巴瘤激酶（anaplastic lymphoma kinase，ALK）；通过分析癌症基因组图谱计划癌症样本的蛋白质表达谱，可将结肠癌分类为层次相重叠的亚型。质谱灵敏度和速度的提升、检测定量水平的提高、数据分析流程的优化等，将使蛋白质组的深度覆盖更有规律，并向最小输入样本量方向发展，从而提供更多相对单一的具有较高准确性的诊断和预测标志物。

蛋白质芯片具有高通量、灵敏度较高、重复性好、所需样本量少和操作自动化等特点。在临床上应用广泛，如肿瘤患者的辅助诊断、疗效判断、病情检测、预后评估及判断肿瘤进展；肿瘤高危人群的定期筛查；肿瘤分子流行病学调查及肿瘤生物学研究等。

肿瘤的代谢表型发生了改变，其异常代谢所产生的中间产物和终产物均可作为肿瘤发生和发展的标志物。同时，代谢作为蛋白质调控的下游对深入了解癌症形成的生物过程和治疗至关重要。代谢小分子质谱检测的优势在于高通量、高特异性、高灵敏度、同时检测多个物质，目前已应用于肿瘤患者的辅助诊断、预后评估、肿瘤高危人群的定期筛查及肿瘤生物学研究等方向。

嗜铬细胞瘤和副神经节瘤（pheochromocytoma and paraganglioma，PPGL）诊断治疗专家共识（2020年版）推荐诊断PPGL首选血浆游离或尿液儿茶酚胺类代谢物浓度。肾上腺皮质癌（adrenal cortical carcinoma，ACC）是一种非常罕见的高侵袭性的恶性内分泌肿瘤。一般对于疑似ACC的患者需要进行详细的激素检查，包括血清皮质醇、尿游离皮质醇、17-羟孕酮、脱氢表雄酮、睾酮、雌二醇的测定及大小剂量地塞米松抑制试验，还包括多肽类的促肾上腺皮质激素。ACC除了在诊断时需要进行激素检查外，对于激素分泌型且肿瘤已切除的患者，应每3个月进行一次类固醇激素检测，包括皮质醇、硫酸脱氢表雄酮、雄烯二酮、睾酮、雌二醇或醛固酮，持续两年，以监控肿瘤复发。

七、微流控平台

微流控芯片（microfluidic chip），也称为芯片实验室（lab-on-a-chip），其基本工作原理是将生物样本分离与检测过程集中到一块平方厘米的芯片装置上并通过调控方法使待测样本注入其中，同时实现样本的分析过程。微流控芯片的通道设计在尺寸上与细胞大小相当，具有微型化、速度快、便于携带等优势，较适合于现场分析，常用于突发传染性疾病检测、药物残留分析、食品安全检测、肿瘤高发地区的人群普查等，现多处于实验室研究阶段，临床用于肿瘤标志物检测的成熟产品较少。

（一）检测流程及质量控制

以蛋白芯片为例对微流控法检测肿瘤标志物进行介绍。

首先选择载体将各种生物分子以不溶水的状态进行连接、吸附或包埋，行使其功能进行待检，但在其制作过程中应当注意载体表面蛋白分子进行偶联的活性基因与结合的蛋白分子容量一定要大，载体应具有稳定的物理、化学、机械性特性，并且要具有良好的生物兼容性。抗体或抗原固化是非常重要的一步，常用的是玻璃片、聚丙烯酰胺凝胶膜、金膜等固化体。抗原或抗体的标记在此方法中也十分重要，常用的标记酶有辣根过氧化物酶、碱性磷酸酶等，其方法主要有两种：直接法和交联法，荧光物质有异硫氰酸荧光素、丹磺酰氯等。制备完毕后利用波长和时间两种方法分辨，常用的荧光标记物是Cy3及Cy5。同时小牛血清白蛋白（bovine serum albumin，BSA）的缓冲液作为封闭液，期间蛋白芯片上的抗原抗体分子之间的反应也起到至关重要的作用。反应后芯片上的蛋白质就会发出特定的信号，通过采集各反应点的荧光位置、荧光强弱后经软件分析图像可以获得相关信息。完成自动化的设备按照操作说明进行即可。

质量控制严格按照科室规定和标准操作规程进行，值得提醒的是主要设备安装完成后必须执行标准、严格的性能验证，确保设备的性能在可接受范围内，并做好比对和日常CV记录。在操作中按照规定进行，报告要注意与临床不符合案例的复查和临床随访，同时对灰区结果应注意结合科室CV做好沟通和随访。

（二）临床应用评价

肿瘤标志物的微流控芯片技术检测，因其成本低、高通量，最常见用于体检或者早期癌症筛查。当然结果也可以用于肿瘤的辅助诊断、预后判断、评估患者治疗情况和预测肿瘤患者的复发。

将微流控芯片技术应用于肿瘤标志物检测，最突出的优点是使用的样本量及试剂量非常少，并可实现高通量，检测的时间短，因而非常适合癌症的大批量筛查和早期诊断，而且对于整个检测过程可以实现实时监测和动态分析。在微流控芯片上进行化学发光免疫分析，可以促进化学发光免疫分析技术进一步的发展。在微流控芯片上固定多种探针，可实现全自动、多通量和多指标的检测，能大大提高免疫分析的效率。

八、POCT

即时检验（point-of-care testing，POCT）指利用便携式分析仪和试剂在采样现场进行快速检测并得到结果的一种体外诊断方法。

（一）检测原理

免疫层析法和化学发光免疫层析法是POCT用于检测血清肿瘤标志物的主要方法。免疫层析技术根据标记物的不同，又分为胶体金免疫层析技术和荧光免疫层析技术。胶体金免疫层析技术以硝酸纤维膜为固相载体，以胶体金（红色）为标记物，抗原抗体在检测区的特异性反应导致胶体金聚集，通过条带显色的强弱变化定性或半定量分析。荧光免疫层析技术以荧光物质为标志物，通过检测板条上荧光强度，进而定量检测待测物质的浓度。化学发光免疫层析技术是将化学发光和免疫反应相结合的技术，以化学发光剂为标记物，通过便携式化学发光仪检测光子强度，从而定量检测待测物质的浓度。

（二）检测流程

将待测样品（如尿液或血清）滴入样品垫粘贴区的样品孔，随后将稀释液同样滴入样品垫粘贴区的试剂孔。由于毛细管作用，样品将沿着硝酸纤维膜向前移动。当样品移动至喷金垫粘贴区时会特异性结合相应抗原的抗体，随后抗原抗体复合物继续向前移动至检测区，与包被在该区的另一抗体（T线抗体）特异性结合。而作为质控的兔抗会向前继续移动至质控区，与包被在该区的抗兔二抗（C线抗体）特异性结合。最后通过测定偶联在抗原抗体上的胶体金的颜色深浅、荧光微球的荧光强度或者化学发光剂的光子强度定性或定量检测待测物质。

（三）质量控制

所有开展血清肿瘤标志物检测的小型实验室或者移动检测点至少应选择阴、阳性对照以及医学决定水平附近浓度在内的2个质控品，对每个项目进行质控并做好质控记录，同时参加临床检验中心组织开展的室间质评。建议同一医疗机构在同一POCT项目中应使用同一个品牌的仪器和试剂，二级以上的医院需与本单位的临床实验室进行比对，二级以下的医疗机构需定期与二级以上的医院临床实验室进行比对，每年不少于2次，每次至少5个样本，样本浓度应覆盖不同医学决定水平，设备间的检测偏倚应小于10%。

（四）临床应用及评价

1.肿瘤辅助诊断

使用胶体金免疫层析技术或者化学发光POCT产品可以实现对CEA、AFP、CA125、NSE等肿瘤标志物的快速定性或定量检测。肿瘤标志物可辅助区分良、恶性肿瘤和肿瘤类型，如CEA和NSE可辅助判断胃肠道肿瘤是腺癌（CEA阳性、NSE阴性）还是类癌（介于良性肿瘤和恶性肿瘤间的一种病变）（CEA阴性、NSE阳性）；AFP升高提示原发性肝癌或生殖系统肿瘤；且血清肿瘤标志物升高水平与肿瘤大小和分化程度有关。

2.疗效监测与预后评估

动态监测血清肿瘤标志物水平变化是病情监测的重要手段。血清中肿瘤标志物浓度的下降预示着手术、放疗或药物治疗有效，若下降至正常或者治疗前水平的95%即可认为治疗有效；若术后或者化疗后肿瘤标志物水平先下降后逐渐上升则提示复发转移，而一直居高不下者常提示有残留肿瘤或者早期复发。

3.应用评价

胶体金免疫层析法、荧光免疫层析法和化学发光免疫层析法目前都已经有成熟的检测试剂盒，这三种检测方法除了具有快速、操作简单、稳定性好等优点外，标志物与抗体是通过静电引力和疏水作用结合在一起，不会影响抗体的活性，且无须洗涤，简化了操作步骤，减少了许多干扰因素，结果简单明了。在对偏远地区高危人群或肿瘤患者长期随访方面，POCT技术有着广阔的应用前景。但是由于POCT技术固有的局限，无法进行检测前、检测中以及检测后的质量控制，检测结果的可靠性仍有待研究。

九、其他新技术

（一）流式荧光技术

流式荧光技术又称液态芯片、悬浮阵列和多功能点阵，是一种高通量诊断技术平台，具有高灵敏度的同时，还突破性地实现了1—500重的联合检测。

1.检测原理

流式荧光技术采用荧光编码微球和双激光流式分析原理，从而实现多指标联检。不同编号的荧光编码微球上交联了不同指标对应的抗体、抗原或核酸。检测时，标本与代表不同项目的所有编码微球混合孵育，再加入荧光示踪抗体或示踪探针。反应完成后，微球将通过流式技术，在流式检测模块中逐颗进行检测。最后达到一次反应可同时检测数个甚至数百个指标的效果。

2.应用评价

（1）宫颈癌筛查领域：基于流式荧光技术的HPV27全分型检测试剂，能一次区分出17种高危型别和10种低危型别，且数字化的结果不但能便于结果判读，更能满足临床对于宫颈癌筛查的分层管理。同时，流式荧光技术也是世界卫生组织HPV实验室质评标准方法，在国际上也广为认可。

（2）结直肠癌筛查领域：流式荧光技术平台上，粪便潜血实现了血红蛋白和转铁蛋白联合且定量的检测。相比于传统金标法，流式荧光粪便潜血检测在质控管理、定量分析、检测灵敏度等方面更具优势，而且双指标的联合检测，可以增加早期结直肠癌患者的检出率。

（二）胶乳免疫比浊技术

免疫比浊法是利用抗原抗体的特异性结合，在液体中形成免疫复合物干扰光线进而可用仪器检测的原理，将现代光学测量仪器与全自动分析检测系统相结合应用，实现对抗原、抗体等进行定量测定。

1.检测原理

可溶性抗原与相应的抗体特异性结合，两者在比例合适和促聚剂作用下，可快速形成较大的免疫复合物，使反应液的浊度也随之增加，即待测抗原量与反应液的浊度呈正相关；与标准曲线比较，即可计算出待测抗原的含量。该方法的最大优点是稳定性好、精确度高、简便快捷、易于自动化。

当待测物含量过低会导致形成的免疫复合物难以形成浊度，采用胶乳免疫比浊法可以克服上述缺点。它是将抗体附着在大小合适、粒度均一的胶乳颗粒上，当遇到相应的抗原时，使连接抗体的胶乳颗粒发生凝集，两个或两个以上的胶乳颗粒凝聚时导致透射光减少，减少的程度与胶乳颗粒凝聚程度成正比，同时与待测抗原含量成正比。

血清肿瘤标志物在正常人群中含量极低，肿瘤患者体内含量升高。随着胶乳比浊交联工艺技术的进步和原料的更新提升，胶乳比浊法检测的灵敏度得以进一步提高，既可以满足检测正常人群的灵敏度要求，又可以兼顾检测范围。

2.应用评价

免疫比浊法稳定性好、精确度高、简便快捷、易于自动化。但待测物含量过低时会导致形成的免疫复合物难以形成浊度，采用胶乳免疫比浊法可以克服上述缺点。它是将抗体附着在大小合适、粒度均一的胶乳颗粒上，当遇到相应的抗原时，使连接抗体的胶乳颗粒发生凝集，两个或两个以上的胶乳颗粒凝聚时导致透射光减少，减少的程度与胶乳颗粒凝聚程度成正比，同时与待测抗原含量成正比。胶乳免疫比浊法平台可实现联合检测，目前肺癌、卵巢癌、乳腺癌、胃癌、前列腺癌、肝癌、胰腺癌症等指标均可检测；也有一些疾病的诊断需要一些生化项目和肿瘤项目的联合诊断，胶乳免疫比浊法检测肿瘤标志物以生化分析仪为载体，使联合检测更方便，可一次性完成所有项目的检测，可以简化操作、节约时间，有利于临床快速判断。血清肿瘤标志物在正常人群含量极低，肿瘤患者体内含量升高。随着胶乳比浊交联工艺技术的进步和原料的更新提升，胶乳比浊法检测的灵敏度得以进一步提高，既可以满足检测正常人群的灵敏度要求，又可以兼顾检测范围。需要注意的是，胶乳法试剂的检测范围不如发光试剂宽，更容易出现钩状效应。应对易出现钩状效应的试剂设置报警参数，提示检验科对有报警标志的样本进行稀释复测。

（三）小分子免疫夹心法检测技术

小分子物质的分子量通常低于1000 Da，常见的有雌二醇、25-羟基维生素D、醛固酮、甲状腺激素等，小分子物质通常只有单个抗原决定簇，因此也被称为半抗原。由于半抗原仅有反应原性，不具有免疫原性，在体内很难产生免疫应答，因此抗体的制备流程也比大分子抗原要复杂。通过传统技术制备的抗体亲和力常数通常低于10^{10} L/mol，极大限制了免疫学检测的灵敏度。

1.检测原理

小分子免疫夹心法检测技术的实现主要依赖于独特的抗原抗体识别机制和创新型检测原理的发现。此技术是基于抗独特型抗体进行设计，抗独特型抗体是针对抗体（Ab1，抗雌二醇抗体）可变区的抗原决定簇，即抗体的独特位所产生的特异性抗体，结果显示夹心法检测雌二醇具有较好的灵敏度和精密度。1994年，Self等成功开发出基于抗免疫复合物抗体的夹心免疫分析方法，抗免疫复合物抗体是针对抗原与抗体结合后形成的新的抗原表位所产生的特异性抗体，又叫抗异型抗体（anti metatype antibody），该方法显著降低温育时间，可以缩短至1~10分钟，重复性小于5%，总精密度小于8%，灵敏度可以达到30 pg/mL。

2.应用评价

小分子免疫夹心法的技术突破带来了灵敏度和特异性的提升，与LC-MS/MS方法的高度一致，为小分子检测项目的标准化以及临床的广泛应用奠定了坚实的基础。雌激素受体阳性的乳腺癌患者在诊疗过程中定期监测雌二醇浓度，是临床需要解决的问题。化学发光免疫夹心法检测雌二醇在满足灵敏度和准确性的基础上，发挥其高通量和检测便捷的优势，更好地服务乳腺癌患者的治疗管理。前列腺癌具有雄激素依赖性特征，我国转移性前列腺癌占新发病例的54%，而雄激素剥夺治疗是目前主要的治疗手段。治疗期间睾酮下降到更低水平（深度降酮）与更好的疾病预后和转归相关。睾酮管理贯穿前列腺癌诊断、评估、治疗及预后评价多个过程，对不同疾病阶段的患者均具有重要临床意义。现阶段市场主流免疫竞争法试剂的灵敏度还存在一定的局限性，那么免疫夹心法检测血清睾酮是否能更好地用于前列腺癌的临床管理，还需更多的大规模临床证据加以证实。

第四章

血清肿瘤标志物的临床应用

一、肺癌血清标志物

（一）概述

原发性肺癌是我国最常见，也是我国30年来发病率增长最快的恶性肿瘤。肺癌可分为非小细胞肺癌（non-small cell lung cancer，NSCLC）和小细胞肺癌（small cell lung cancer，SCLC）两大类，其中NSCLC占80%~85%，包括腺癌、鳞癌等。肺癌的临床表现具多样性但缺乏特异性，常致诊断延误。低剂量螺旋CT（low-dose spiral CT，LDCT）是目前最有效的肺癌筛查工具，但只能在高危人群中开展，而血清肿瘤标志物的检测有助于对高危人群的筛查。

（二）血清标志物的合理选择

常用肺癌血清肿瘤标志物有细胞角蛋白19片段（CYFRA21-1），癌胚抗原（CEA），鳞状上皮细胞癌抗原（SCC-Ag），神经元特异性烯醇化酶（NSE）和胃泌素释放肽前体（ProGRP）等。

CYFRA21-1是NSCLC首选血清肿瘤标志物，血清中CYFRA21-1水平随肿瘤分期的增加逐渐升高。CEA是一种较为广谱的肿瘤标志物，在肺癌中也可出现异常升高，与患者肿瘤负荷相关。SCC-Ag在NSCLC特别在肺鳞癌中随肿瘤分期的增加逐渐升高。血清NSE和ProGRP均与神经内分泌肿瘤密切相关，在SCLC患者中具有较高特异性。

单一肿瘤标志物检测对肺癌诊断的敏感度和特异性较低，且准确性不能满足临床需求。临床实践中常将以上肿瘤标志物联合检测，以提高其在肺癌中的敏感度和特异性。

（三）血清标志物的临床应用

1.肺癌的辅助诊断与鉴别诊断

血清肿瘤标志物检测，可用于肺癌辅助诊断和鉴别诊断，并有助于肺癌病理类型的初步判断；特别对无法进行病理学诊断的肺癌，联合检测可提高鉴别SCLC和NSCLC的准确率。

SCLC：NSE和ProGRP是辅助诊断SCLC的理想指标，特别是两个标志物同时异常升高几倍，甚至几十倍以上时，结合其他临床检查结果，可有效辅助诊断SCLC。

NSCLC：患者血清CYFRA21-1、CEA和SCC-Ag水平的升高有助于NSCLC的诊断，一般认为CYFRA21-1和SCC-Ag对肺鳞癌有较高特异性。

2.预后评估

CYFRA21-1是NSCLC患者重要预后评估指标，血清CEA水平也是判断预后的因素之一；血清CYFRA21-1和/或CEA持续升高，提示预后不良。血清NSE和ProGRP是SCLC重要预后评估指标；血清NSE和/或ProGRP持续升高，提示预后不良。

目前不推荐SCC-Ag常规应用于肺鳞癌患者的预后判断。

3.疗效监测

CYFRA21-1可用于NSCLC的疗效监测，CYFRA21-1浓度的持续升高提示疾病进展。治疗前肺癌CEA异常升高者，若控瘤治疗有效，其值可下降到参考区间内；治疗后不下降甚至持续升高，提示治疗效果不佳。血清SCC-Ag对肺鳞癌患者的疗效监测有一定价值。

NSE和ProGRP水平可反映SCLC患者的控瘤治疗效果，用于SCLC患者的疗效监测。在化疗后24~72小时内NSE可暂时性升高（肿瘤消散现象）；化疗应答良好的患者血清NSE/ProGRP会在第一个疗程结束后迅速下降；但若持续升高或暂时性下降均提示疗效不佳。

二、乳腺癌血清标志物

（一）概述

乳腺癌是全球最常见的恶性肿瘤，其死亡人数在女性亦居首位。我国乳腺癌发病率和死亡率分别居女性恶性肿瘤的第1和第4位。乳腺癌的早期诊断，尤其当病灶尚不能被触及时，可以明显改善预后。现有血清标志物对乳腺癌早期诊断的敏感性和特异性不足，难以满足临床早期诊断需求。目前影像学钼靶和超声检查仍是乳腺癌筛查和诊断最重要的技术，血清标志物常用于疗效评估和病情监测。

（二）血清标志物的合理选择

目前临床常用的乳腺癌血清标志物主要包括糖类抗原153（CA15-3）、癌胚抗原（CEA）和糖类抗原125（CA125）等。由于上述标志物对诊断乳腺癌的敏感性均较低，故不推荐用作乳腺癌筛查。但对乳腺癌高风险人群，推荐使用CA15-3、CEA和CA125联合检测结合影像学钼靶或超声检查进行初筛，检查结果异常者进一步行CT、病理等明确诊断。研究发现，CEA和CA15-3能早于临床及影像学几个月发现转移或复发，因此，推荐使用CEA和CA15-3监测乳腺癌术后复发和观察疗效。此外，由于CA15-3、CEA和CA125特异性较差，对检测结果异常者，也需排查卵巢、子宫、胃肠、肝脏等其他肿瘤及疾病。

（三）血清标志物的临床应用

1.高危人群筛查

由于敏感性较低，血清CA15-3、CEA和CA125一般不用于无症状人群的乳腺癌筛查；但对乳腺癌高风险人群，推荐使用CA15-3、CEA和CA125等标志物联合检测，并整合影像学钼靶或超声进行初筛，检查结果异常者进一步行CT、病理等明确诊断。

2.辅助诊断

CA15-3、CEA和CA125单个血清标志物检测早期乳腺癌的敏感性为10%~30%，诊断中晚期乳腺癌的敏感性为20%~40%，联合检测可明显提升乳腺癌诊断敏感性。对有乳腺结节、乳头溢液或腋窝淋巴结肿大，且CA15-3结果大于参考值上限3~5倍者，在排除乳腺炎后，高度提示乳腺癌；当CA15-3大于100 U/mL时，提示有转移性病变。对无临床症状，但CEA、CA125和CA15-3检测结果有显著异常者，需结合影像学、病理学等明确诊断，排除恶性肿瘤者。

3.疗效评估

推荐治疗前检测CA15-3、CEA和CA125等确定基线水平，并对治疗前升高的血清标志物进行动态监测。治疗后2~4周，若标志物水平降至参考值范围，提示治疗有效或预后良好；若仅有小幅度下降或不降反升，则提示疗效不佳或病情进展；若水平仍大于参考值上限3倍以上，提示可能存有肿瘤残留或转移。

4.复发监测/预测

对治疗前血清标志物显著升高者，推荐术后2年内，每3个月复查；术后2~5年，每6个月复查，并据检测结果调整未来监测方案；若连续两次随访有一个或多个标志物回升至参考值上限2倍以上并有进行性上升趋势，则提示乳腺癌复发可能。

三、胃癌血清标志物

（一）概述

胃癌是我国高发恶性肿瘤，年新发病例约占世界40%，早期缺乏典型临床表现，发现时常已至中晚期，死亡率高、预后差。血清标志物具有检测方便、创伤较小、能及时反映病情变化等特点，但现有胃癌血清标志物敏感性不足，难以满足临床早期检测需求，总体上对胃癌的早期诊断意义远低于对胃癌预后评估的临床价值，术后患者出现血清CEA、CA19-9等升高，常预示预后不良。近几年，基于甲基化DNA、微小RNA等新型标志物敏感性较高、特异性也较好，具有很好的临床应用前景。但因其临床应用推广时间较短、技术成本高、检测技术要求高，仍需大规模临床真实世界研究和应用验证。因此，胃镜检查仍是目前胃癌筛查和诊断最为重要的技术，血清标志物主要用于疗效评估和病情监测。

（二）血清标志物的合理选择

目前临床常用的胃癌血清标志物有癌胚抗原（CEA）、CA19-9、CA72-4和CA242等，对胃癌辅助诊断、疗效监测、预后判断有较大帮助；此外，反应胃黏膜萎缩的血清标志物，胃蛋白酶原Ⅰ和Ⅱ（pepsinogen Ⅰ、Ⅱ，PG）和胃泌素-17（Gastrin-17，G-17）对胃癌风险人群筛查也有一定价值。由于上述标志物诊断胃癌的敏感性均较低，故不推荐使用其进行体检人群胃癌筛查，对不能耐受或不愿接受胃镜检查的胃癌风险人群，推荐使用PG、G-17、CEA、CA19-9和CA72-4等联合检测进行初筛，检测结果异常者需进一步行胃镜、CT等明确诊断。由于慢性炎症也可引起CEA、CA19-9和CA72-4等指标的升高，检查结果较正常上限升高2倍以上，才提示患有恶性肿瘤的可能性较大。此外，CEA、CA19-9和CA72-4升高的特异性较差，对检测结果异常者，也需排查结直肠、肺、胰腺、胆管等部位其他肿瘤或疾病。在疗效监测方面，推荐对治疗前CEA、CA19-9、CA72-4和CA242等基线水平进行评估，并对治疗前表达水平升高的血清标志物进行动态检测，用于疗效监测和预后判断。

（三）血清标志物的临床应用

1.胃癌高危人群筛查

对不能耐受或不愿接受胃镜检查的胃癌风险人群，推荐使用CEA、CA19-9、CA72-4联合PG和G-17检测进行危险分层，PG Ⅰ浓度≤70 μg/L且PG I/PG Ⅱ≤7.0作为胃癌高危人群标准，血清G-17浓度检测可以诊断胃窦（G-17水平降低）或仅局限于胃体（G-17水平升高）的萎缩性胃炎。检测结果异常者需进一步行胃镜、CT等明确诊断。

2.辅助诊断

CEA、CA19-9和CA72-4检测结果大于正常参考区间上限为异常，初次结果异常但小于正常上限2倍者需定期复查。CEA、CA19-9和CA72-4单个标志物检测Ⅰ-Ⅱ期胃癌的敏感性均在10%左右，诊断中晚期胃癌的敏感性约20%，三个标志物联合检测可将敏感性提升至40%，推荐多个标志物联合检测以提高敏感性。检测结果异常但小于正常上限2倍者，经排除恶性肿瘤后，推荐3个月后复查。新型血清标志物，如以血浆RNF 180/Septin 9为代表的cfDNA甲基化，较传统标志物呈现更高的敏感性和特异性，对临床有较好的参考价值。

3.预后判断

对初诊无转移，尤其是Ⅰ—Ⅱ期胃癌，术前CEA或CA19-9表达升高2~5倍以上提示患者预后较差，推荐给予更加积极的治疗和随访监测。需注意的是，对早发型胃癌患者，尤其是女性，CEA、CA19-9等血清标志物阳性比例很低，因而对该部分患者预后评估价值有限。

4.疗效评估

对经病理确诊的胃癌患者，血清CEA、CA19-9、CA72-4和CA242等有助于疗效监测。对外科术前标志物显著升高者，行胃癌根治术后2~4周，CEA、CA19-9、CA72-4和CA242应降至正常上限以下，若术后仍大于正常上限2倍以上常提示存在残余病灶；对术前CEA、CA19-9和CA242等均阴性者，预后判断主要靠CT、彩超等影像学检查。此外，联合新型检测技术如CTC、cfDNA等，有一定参考价值。对新辅助或晚期姑息性治疗前CEA、CA19-9等标志物显著升高者，若治疗后显著降低，提示预后较好。

5.复发监测

对术前血清CEA、CA19-9、CA72-4和CA242等显著升高者，推荐进行动态检测，有助于监测胃癌复发。推荐术后3年内，每3~6个月1次；术后4~6年，每6~12个月进行1次标志物测定，并据结果调整未来监测方案；若连续两次随访中有一个或多个标志物回升至正常上限2倍以上并有进行性上升趋势，则提示胃癌根治术后复发。需要注意的是，对术前CEA、CA19-9、CA72-4和CA242等均阴性或轻度升高者，动态检测对监测胃癌复发转移的价值有限。

四、结直肠癌血清标志物

（一）概述

结直肠癌是最常见的消化道恶性肿瘤，全球发病率居恶性肿瘤第3位，死亡率居第2位。我国结直肠癌发病率呈逐年上升趋势，据2020年全球癌症统计，我国结直肠癌新发病例高达55.5万。结直肠癌的早期症状不典型，致多数患者确诊时已处于晚期，且疗效欠佳。现有结直肠癌血清标志物的敏感性和特异性不足，难以满足临床早期筛查及诊断需求。因此，结肠镜活检仍是结直肠癌筛查和诊断的首选方法，血清标志物常用于疗效评估与疾病监测。

（二）血清标志物的合理选择

CEA和CA19-9是临床上最常用的结直肠癌相关标志物，但特异性不强，对检测结果异常者，需排除生理性增高及胰腺癌、胃癌、肺癌、乳腺癌、卵巢癌等其他肿瘤。有研究表明，CEA、CA19-9联合CA242、CA125、CA50等常用血清肿瘤标志物联合检测，可提高结直肠癌诊断及预后评估的准确性。此外，新型血清标志物如ctD-NA、cfDNA、miRNA和代谢小分子等，较传统标志物有更高的有更高的每感性和特异性，但目前尚未获得普遍应用。

（三）血清标志物的临床应用

1.高危人群筛查

目前推荐以结肠镜和粪便免疫化学检测为结直肠癌的筛查方式。CEA和CA19-9为结直肠癌的非特异性标志物，不推荐用作筛查和早期诊断的检测指标。

2.辅助诊断

CEA和CA19-9可用于结直肠癌的辅助诊断。CEA对早期结直肠癌的敏感性较低（Ⅰ、Ⅱ期敏感性为21%~44%），随病程进展逐渐升高（Ⅲ、Ⅳ期敏感性为41%~87%）。当其水平持续增高5~10倍时（即CEA≥25~50 ng/mL），对诊断结直肠癌具有参考价值。CA19-9诊断结直肠癌的敏感性为26%~48%，特异性高于CEA，因此对CA19-9阳性结果应重视。甲基化Septin 9 DNA检测可用于结直肠癌的早期诊断，敏感性为74.8%，特异性为97.5%。

3.疗效评估

推荐术前/治疗前检测CEA、CA19-9、CA242、CA125、CA50等以确定基线水平，对治疗前显著升高的血清标志物在治疗后进行动态监测。对初始可切除转移性结肠癌，可依据复发风险评分（clinical risk score，CRS）判断后续治疗方案。术前CEA>200 ng/mL作为CRS的评价参数，可记1分，总分越高，提示术后复发风险越大，围术期化疗越有益。术前标志物显著升高者，行根治术后1~6周，降至正常上限以下，提示手术有效，预后良好；若术后仍大于2倍以上，提示可能存在肿瘤残留或微转移。患者在新辅助治疗或晚期姑息性治疗后，若显著降低则表明治疗有效；仅有较小幅度下降或不下降则提示疗效不佳。

4.复发监测

对术前血清标志物升高者，推荐术后每3~6月复查1次，持续2年，此后每6个月1次，共计5年。CEA常用于结直肠癌术后复发监测，如结果高于正常水平，2周后再检测1次；连续2次以上升高不小于10 ng/mL，尤其当CEA连续不小于15 ng/mL，可选择肠镜和/或影像学检查监测；多次CEA升高不小于35 ng/mL，高度提示肿瘤复发，应结合结肠镜及影像学明确诊断。

五、原发性肝癌血清标志物

（一）概述

原发性肝癌是全球第六大常见高发肿瘤，也是肿瘤相关的第三大死因，仅次于肺癌和结直肠癌。原发性肝癌包括肝细胞癌和肝内胆管癌以及其他罕见类型，其中肝细胞癌占75%~85%。中国人群的肝癌生存率低、死亡率高，为此，原发性肝癌的早期防治非常重要。目前临床的常规检查有影像学，病理学，肿瘤标志物检测等。原发性肝癌血清标志物测定方便快捷，是适用于原发性肝癌筛查和监测的首选指标之一。

（二）血清标志物的合理选择

血清AFP是当前诊断肝癌和疗效监测常用且重要的指标。对于AFP≥400 μg/L超过1个月，或≥200 μg/L持续2个月，在排除妊娠、慢性或活动性肝病、生殖腺胚胎源性肿瘤以及消化道肿瘤后，高度提示肝癌。血清AFP轻度升高者，应结合影像学检查或进行动态观察，并与肝功能变化对比分析，有助于肝癌辅助诊断。异常凝血酶原（DCP）和血清甲胎蛋白异质体（AFP-L3）也可作为肝癌早期诊断标志物，特别是对血清AFP阴性人群。根据我国多中心队列研究数据，以37.5 mAU/mL为界值时，DCP可有效从乙肝病毒慢性感染者中检出肝细胞癌患者。甲胎蛋白异质体AFP-L3为肝癌细胞所特有，随癌变程度增加相应升高，因此常用AFP-L3占AFP的百分比（AFP-L3%）作为原发性肝癌的检测指标，以AFP-L3%≥10%为阳性临界值。

（三）血清标志物的临床应用

1.肝癌筛查

原发性肝癌的血清标志物主要是AFP、DCP和AFP-L3。其中，AFP最为常用，对部分阴性者，则可采用DCP和AFP-L3联合筛查策略。推荐肝脏CT和MRI平扫、多期动态增强成像行肝癌早期筛查。推荐低危人群每年常规筛查1次，中危人群每6个月常规筛查1次，高危人群每3~6个月常规筛查1次，极高危人群每3个月常规筛查1次。

2. 辅助诊断

肝癌血清标志物检测，特别是AFP测定，对诊断肝细胞癌有相对专一性。对AFP ≥400 μg/L超过1个月，或≥200 μg/L持续2个月，在排除妊娠、慢性或活动性肝病、生殖腺胚胎源性肿瘤以及消化道肿瘤后，高度提示肝癌，并加做超声、CT/MRI和活组织检查等明确诊断。对血清AFP阴性人群（<20 μg/mL），可借助DCP、miRNA检测、AFP-L3和类GALAD模型进行早期诊断。

3. 疗效评估

血清AFP测定有助于监测肝癌患者对治疗的反应。肝癌术后血清AFP下降到参考区间内，表示手术有效；若水平不降或仅部分下降，表示手术不彻底或已有转移病灶；如术后AFP-L3%阳性或变化不明显，AFP阳性，提示手术不彻底，可能存在切缘残瘤或肝外转移等。若术后AFP-L3%阴性，AFP阳性，提示手术彻底，余肝上存在肝炎或肝硬化。术后AFP-L3%和AFP均阴性，提示手术成功。

4. 复发监测

原发性肝癌治疗后需定期检测AFP和AFP-L3（AFP临界值20 ng/ml，敏感性66.1%，特异性89.4%），治疗后AFP再次升高，提示疾病复发。

六、胆系肿瘤血清标志物

（一）概述

胆道系统肿瘤主要包括肝内外胆管癌和胆囊癌，发病率远低于胃肠癌，居消化系肿瘤第6位，约占所有消化系肿瘤的3%，其中胆囊癌最常见，约占胆系恶性肿瘤的80%~95%。胆系恶性肿瘤侵袭性强，预后极差，5年存活率不足5%。早期诊断和治疗是改善预后的关键，现有血清标志物虽然不适于常规体检人群的肿瘤筛查，但对胆系肿瘤高危人群的筛查有重要价值。此外，血清标志物联合动态检测还可用于疗效评估和病情监测。

（二）血清肿瘤标志物的合理选择

胆囊癌与胆管癌相似，CEA、CA19-9、CA125、CA72-4等均可以升高，其中CA19-9和CEA较为常用，但上述标志物升高无特异性，其他脏器肿瘤也可升高，因此对检测异常者尚需结合其他影像学和病理学检查，以明确诊断。在某些良性疾病，如胆管梗阻、胆管炎等疾病，CA19-9也可显著升高，其中慢性胆管梗阻患者，CA19-9可升至1000 U/mL。少数健康人群，CA19-9也可轻度升高。但对3%~7%先天性缺乏Lewis抗原A表达的人群，由于细胞不表达CA19-9，即使患有胆系肿瘤，也在正常范围内，因此CA19-9不适用于该类人群的辅助诊断和病情监测。

（三）血清标志物的临床应用

1.肿瘤筛查

对胆系肿瘤高危人群，包括胆囊结石、慢性胆囊炎、胆囊腺瘤性息肉、肝内胆管结石和胆胰管合流异常等患者，推荐CA19-9和CEA检测联合彩超作为高危人群筛查手段。

2.辅助诊断

CA19-9>37 μg/L为异常，诊断肝外胆管癌敏感性为56%、胆囊癌敏感性为29%~59%；CEA>5 μg/L为异常，诊断肝外胆管癌敏感性为9%、胆囊癌敏感性为12%~27%，推荐CA19-9和CEA联检提高敏感性。结果异常，需排除恶性肿瘤，且3个月后复查。

3.预后判断

胆系肿瘤治疗前CEA或CA19-9表达升高提示预后较差，尤其是CEA和CA19-9均异常升高者，需更加积极的治疗和随访。

4.疗效评估

对病理确诊的胆系肿瘤患者，血清CA19-9和CEA有助于监测疗效。对外科术前显著升高者，术后仍大于正常上限2倍以上常提示存在残余病灶；对术前CEA和CA19-9均阴性者，预后判断主要靠CT、彩超等检查。对新辅助或晚期姑息性治疗前CEA、CA19-9等显著升高者，若治疗后显著降低，提示预后较好。

5.复发监测

对术前血清CEA和CA19-9显著升高的胆系肿瘤患者，CEA和CA19-9的动态检测，有助于监测复发。推荐术后3年内每3~6个月，术后5年内每6~12个月进行监测，并根据结果调整未来监测方案；若连续两次随访有单个或两个标志物回升至异常并有进行性上升趋势，则高度提示肿瘤复发。需要注意的是，对术前CEA、CA19-9均阴性或仅轻度升高者，动态检测对监测复发转移的价值有限。

七、鼻咽癌血清标志物

（一）概述

鼻咽癌（nasopharyngeal carcinoma，NPC）是发生于鼻咽腔顶部和侧壁的恶性肿瘤，发病率为耳鼻咽喉恶性肿瘤之首。我国鼻咽癌发病呈南高北低趋势，在华南、西南各省发病率最高。目前鼻咽癌病因尚不确定，较为肯定的致病因素为EB病毒（EBV）感染、化学致癌因素、遗传因素等。近年来，鼻咽癌特异性标志物的开发和应用取得了很大进展，EBV相关标志物逐渐成为目前临床应用最广泛、最成熟的诊断和预后判断标志物。

（二）血清标志物的合理选择

血浆-EBV-DNA-是目前临床应用广泛和成熟的鼻咽癌标志物。EBV是公认的鼻咽癌关键致病因素，通过血浆EBV-DNA定量检测，可有效评估NPC患者的诊治及预后。

血清EBV相关抗体是鼻咽癌快速筛查、早期诊断、疗效评估和预后判断的有效辅助标志物，通常有IgM，IgG和IgA三种，尤其是IgA，为黏膜表面分泌性抗体，常用于鼻咽癌的诊断及风险评估。其中EBNA1-IgA（EBV核抗原IgA）、VCA-IgA（EBV衣壳抗原IgA）、Zta-IgA（EBV Zta蛋白IgA）是应用较为普遍的血清学诊断指标。VCA-IgA-的大量表达提示EBV进入复制状态，对诊断鼻咽癌具有较高敏感性。EBV的核蛋白EBNA1是维持EBV在宿主细胞内潜伏感染的重要蛋白，EBNA1-IgA水平能在很大程度上反映EBV的活动状况。Zta蛋白是调节EBV由潜伏期进入复制状态的关键性蛋白，能将EBV的转录激活子直接激活，让病毒从潜伏期直接进入增殖期，Zta-IgA抗体检测为阳性，提示患鼻咽癌的风险增加。一般推荐EBV相关的三种血清抗体标志物联合检测。临床上动态观察EBV血清标志物的滴度变化，有助于鼻咽癌患者治疗敏感性及疗效评估，并对预后评估有一定潜在价值。

（三）血清标志物的临床应用

1.筛查与辅助诊断

血清VCA-IgA、EBNA1-IgA和Zta-IgA联合检测，可有效提高鼻咽癌检出率，且有助于早发现和早诊断。血清VCA-IgA在EBV感染早期可检测到，是目前大样本鼻咽癌普查研究唯一的筛查指标；但易见假阳性，准确性不够，仅作为鼻咽癌辅助诊断依据。

2.风险预测

血清EBNA1-IgA和Zta-IgA是鼻咽癌风险预测的重要指标；EBNA1-IgA和Zta-IgA阳性结果，提示罹患鼻咽癌的风险增加。

3.疗效评估与预后判断

血清VCA-IgA滴度动态监测，可作为鼻咽癌疗效监测和预后评估的重要指标。

八、甲状腺癌血清标志物

（一）概述

甲状腺癌（thyroid carcinoma，TC）是内分泌系统和头颈部最常见肿瘤。90%的

TC 为来源于甲状腺滤泡细胞的分化型甲状腺癌（differentiated thyroid carcinoma，DTC），包括乳头状癌和滤泡状癌。5%的 TC 为来源于甲状腺 C 细胞的甲状腺髓样癌（medullary thyroid carcinoma，MTC）。

（二）血清标志物的合理选择

目前，TC 尚缺乏公认的肿瘤标志物。主要检测甲状腺球蛋白（thyroglobulin，Tg）、抗甲状腺球蛋白抗体（anti-thyroglobulin antibody，TgAb）、降钙素（calcitonin，CT）和癌胚抗原（carcinoembryonic antigen，CEA）。Tg 是甲状腺滤泡上皮分泌的糖蛋白，炎症等多种因素也可影响 Tg 表达水平，因此不能鉴别甲状腺疾病的良恶性，多用于 DTC 的预后随访。此外，由于血清学 Tg 测定受到体内 TgAb 水平影响，为实现精准评估，在检测血清 Tg 同时应常规检测 TgAb。

CT 由甲状腺 C 细胞合成及分泌，表达程度与 MTC 分化程度和侵袭生长能力有关。行全甲状腺切除的患者，在治疗前和治疗后应定期监测血清 CT 水平，如超过正常范围并持续升高，特别是当 CT≥150 pg/mL 时，应高度怀疑病情进展。除 CT 外，C 细胞也能分泌 CEA。尽管 CEA 特异性不强，仍建议 CT 和 CEA 联检作为 MTC 诊断和随访指标。值得注意的是，血清 CT 阴性的 MTC 患者，不排除与免疫分析法的"脱钩现象"导致假阴性（浓度过高）或极少数 MTC 患者不分泌 CT 和 CEA 等因素。

（三）血清标志物的临床应用

1.肿瘤筛查

对甲状腺癌高风险人群，Tg、TgAb、CT 和 CEA 不推荐作为甲状腺癌（TC）的筛查指标。

2.辅助诊断

不推荐 Tg 和 TgAb 用于 DTC 的鉴别诊断。

对怀疑 MTC 的患者，术前应常规检测血清 CT，CT 升高应同时检测 CEA。当 Ctn 值>20 pg/mL，淋巴结转移风险增加，CT 值>500 pg/mL，远处转移可能性增加。

3.疗效评估

DTC 行甲状腺全切除术后 Tg<1 ng/mL，提示治疗反应良好，复发风险<1%；术后 Tg 处于 5~10 ng/mL，提示治疗后发现并确认局部或远处转移灶的概率增高。术后 Tg>10~30 ng/mL，多提示肿瘤持续存在或复发，发生局部和远处转移。

MTC 术后血清 CT 值<10 pg/mL 患者，3 年和 5 年生存率分别为 94% 和 90%；而术后血清 CT 值>10 pg/mL 患者，3 年和 5 年的生存率则分别降至 78% 和 61%。

4.复发监测

DTC 患者经手术和 ^{131}I 治疗后，随访发现血清 Tg 水平逐渐升高，或疑有肿瘤复发、可行超声引导下穿刺活检和/或穿刺针冲洗液的Tg检测，或^{131}I诊断性全身显像检查。

对MTC术后CT及CEA持续升高，或降至正常后再升高者，应计算CT倍增时间，并至少连续检测四次，随访间隔为3~6个月；术后CT和CEA高于正常水平者，应行影像学检查寻找持续或复发病灶。

九、宫颈癌血清标志物

(一) 概述

宫颈癌是常见的女性生殖系统恶性肿瘤，转移是宫颈癌致死的主要因素。高危型人乳头瘤病毒（human papillomavirus，HPV）持续感染是宫颈癌的主要危险因素，HPV和宫颈细胞学筛查的普遍应用，使宫颈癌和癌前病变得以早期发现和治疗，宫颈癌的发病率和死亡率已有明显下降。目前，WHO和美国癌症协会均推荐HPV-DNA检测作为宫颈癌筛查的首选方法，中国人群的HPV高危型别包括16、18、33、52和58型，HPV-DNA分型检测可有效筛选高风险人群。血清标志物检测有助于宫颈癌的辅助诊断、疗效和预后监测。

(二) 血清标志物的合理选择

目前，宫颈癌尚无特异的血清标志物，常用血清肿瘤标志物主要有鳞状细胞癌抗原（squamous cell carcinoma antigen，SCC-Ag）、糖类抗原125（CA125）、癌胚抗原（CEA）、糖类抗原19-9（CA19-9）和糖类抗原153（CA15-3）等。SCC-Ag多用于宫颈鳞状细胞癌的诊断和复发监测，CA125、CEA和CA19-9在宫颈腺癌中升高的程度高于宫颈鳞癌。宫颈鳞状细胞癌可常规检测SCC-Ag、CEA、CA19-9，宫颈腺癌可常规检测CA125、CEA、CA19-9、CA15-3。NSE在宫颈神经内分泌瘤中常有升高。血清肿瘤标志物联合HPV分型筛查可进一步提高宫颈癌检出率。

(三) 血清标志物的临床应用

1.肿瘤筛查

细胞学检查联合HPV分型是临床常用的HPV筛查方式。高危型HPV初筛阳性并不能作为宫颈癌的诊断依据，对这类患者，建议联合检测SCC-Ag、CA125、CEA等，提高早期宫颈癌检出率。

2.辅助诊断

SCC-Ag、CA125、CEA、CA19-9和CA15-3在宫颈癌患者血清中均有不同程度升高。SCC-Ag对宫颈鳞癌的诊断价值较高，与肿瘤的严重程度存在一定相关性，对早期宫颈癌淋巴结转移具一定预测作用，但目前临床尚未根据治疗前血清SCC-Ag水平制定术后治疗方案。CA125、CEA和CA19-9对宫颈腺癌的诊断灵敏度更高。联合检测SCC-Ag、CA125、CEA、CA19-9和CA15-3等比单独使用具更大临床应用价值。

3.疗效评估

对宫颈鳞癌患者，治疗前血清SCC-Ag水平增高，提示患者对放化疗的敏感性不佳及复发风险；如治疗后血清SCC-Ag水平未恢复至正常，提示疗效不佳、预后不良。术前血清SCC-Ag升高的早期宫颈癌患者，术后联合放疗可一定程度上降低复发率。

4.复发监测

宫颈癌初治后建议最初2年内，每3个月随访1次，第3~5年，每6个月随访1次，此后每年随访1次至终身。SCC-Ag持续升高或进行性升高，对肿瘤复发有提示意义。

上述血清标志物受患者生理周期、良性疾病或检测过程的干扰，也可能出现假阳性，如皮屑和唾液污染或肾衰等疾病导致SCC-Ag升高。因此，宫颈癌血清标志物应用中需连续监测，并结合临床综合考虑。

十、胰腺癌血清标志物

（一）概述

胰腺癌的发病率和死亡率分别居我国恶性肿瘤的第9和第6位，是一种恶性程度极高的消化系统肿瘤。胰腺癌主要分为导管腺癌（包括腺鳞癌、胶样癌、肝样腺癌、髓样癌、印戒细胞癌、未分化癌、伴破骨样细胞的未分化癌等特殊亚型）和腺泡细胞癌，两者约占整个胰腺恶性肿瘤的90%。胰腺癌的危险因素包括家族史、慢性胰腺炎、肥胖、2型糖尿病、吸烟和酗酒等。胰腺癌起病隐匿，症状不典型，早期诊断困难，临床就诊时大部分患者已属于中晚期。超声内镜、影像学、血清标志物和病理检查是胰腺癌筛查和诊断的重要技术手段。血清标志物在疗效评估和病情监测方面也具有一定价值。

（二）血清标志物的合理选择

临床上CA19-9是胰腺癌中最常用、应用价值最高的肿瘤标志物，可用于辅助诊断、疗效监测和复发监测。早期胰腺癌患者血清CA19-9浓度升高不明显，敏感度不高。CA19-9除了在胰腺癌中升高之外，在以下情况下也存在升高可能：其他恶性肿瘤如结直肠癌、胃癌、肺癌、乳腺癌、肝癌、胰腺神经内分泌瘤；良性疾病如胆管梗阻、胆管炎、慢性胰腺炎、肝炎、肝硬化、间质性肺病，尤其梗阻性黄疸患者

CA19-9可以快速升高；长期大量饮用浓茶者也可轻度升高。有5%~10%的患者Lewis抗原呈阴性，不表达CA19-9，此类胰腺癌患者检CA19-9水平正常，需结合其他肿瘤标志物，如CEA、CA125辅助诊断。CA242对胰腺癌和结肠癌提示性较好，在肝、胰腺和胆管等良性疾病中不升高，对于胰腺癌有较好的特异性。当胰腺癌发生在胰头部位时，CA242的水平会更高。

（三）血清标志物的临床应用

1.肿瘤筛查

对胰腺癌高危人群，推荐使用CA19-9作为筛查的主要血清学指标。重复检测常优于单次检测，建议间隔二周左右。

2.辅助诊断

CA19-9用于胰腺癌的辅助诊断，AUC为0.87，灵敏度和特异性均为80%。CEA诊断胰腺癌的AUC为0.7，灵敏度为39%，特异性为81.3%。CA125诊断胰腺癌的灵敏度为40%~60%，特异性为50%~80%。CA242诊断胰腺癌的灵敏度为67.8%，特异性为83%。多个指标联合检测可提高胰腺癌诊断的灵敏度和特异性。

3.预后判断

CA19-9水平在一定程度上反映肿瘤负荷或存在微转移灶可能，是胰腺癌患者的独立预后因素。新辅助治疗后CA19-9水平下降>50%预后好，如能恢复至正常水平，则术后生存获益更显著。CEA、CA125和CA242的浓度升高也与胰腺癌患者的预后密切相关，可作为转移性胰腺癌的预后标志物。CA19-9、CEA、CA242和CA125联检可有效判断胰腺癌转移。

4.疗效评估

对术前显著升高的肿瘤标志物，动态监测治疗后浓度的变化可用于初步评估肿瘤是否完全消除及其残留量。在胆道感染（胆管炎）、炎症或胆道梗阻时CA19-9可能出现假阳性，无法提示肿瘤及病变程度，因此CA19-9术前检测最好在胆道减压完成和胆红素水平恢复正常后进行复检。CA19-9半衰期为4~8天，治疗有效后可表现为逐步降低。术后2~4周复查，外科根治术（Ⅰ期）有效者，升高的CA19-9可降低至正常水平。

5.复发监测

随访包括CA19-9、CEA、CA125、CA242等血清标志物。黄疸可能影响CA19-9水平，CA242不受黄疸影响，与CA19-9联检，有利于鉴别诊断。如术后存在胆道炎症或梗阻，则需要在排除影响因素后检测。在术后第1年，建议每3个月随访1次；第2~3年，每3~6个月随访1次；之后每6个月随访1次，随访时间至少5年。如CA19-9等表现为逐步升高，提示有复发转移可能。

十一、卵巢癌血清标志物

（一）概述

卵巢癌是女性生殖系统中最常见的恶性肿瘤之一，发病率仅次于宫颈癌和子宫内膜癌，病死率仅次于宫颈癌，严重威胁女性生命健康。卵巢癌主要分为上皮性卵巢癌、生殖细胞肿瘤、特异性性索-间质肿瘤以及转移性肿瘤，其中上皮性卵巢癌最常见。卵巢癌的发病原因并不明确，大部分卵巢癌是散发的，遗传性卵巢癌约占所有卵巢癌的15%。目前已发现十余种抑癌基因的胚系突变与遗传性卵巢癌发病相关，其中超过80%的遗传性卵巢癌与BRCA1/2胚系突变有关。

（二）血清标志物的合理选择

血清糖类抗原125（CA125）、人附睾蛋白4（human epididymis protein 4，HE4）是卵巢癌中应用价值最高的肿瘤标志物，可用于辅助诊断、疗效监测和复发监测。在进行卵巢癌筛查或疑似卵巢癌诊断时，推荐绝经后妇女选择CA125（正常值：<35 U/mL），绝经前妇女选择HE4进行检测。CA125升高常见于晚期浆液性癌，手术或化疗后也可用CA125监测疗效；满意减瘤术后，7天内CA125可下降到最初水平的75%以下。HE4是早期卵巢癌的较理想生物标志物。卵巢癌风险算法（risk of ovarian malignancy algorithm，ROMA）指数是将CA125和HE4的血清浓度与患者绝经状态相结合的一个评估模型，其值取决于CA125、HE4的血清浓度、激素和绝经状态。

ROMA计算公式参见第二章所述。

β-HCG升高常见于卵巢非妊娠性绒毛膜癌；CA19-9升高常见于黏液性卵巢癌或某些交界性肿瘤；CEA升高见于胃肠道转移性卵巢癌；抗缪勒氏管激素（anti-mullerian hormone，AMH）可作为颗粒细胞的肿瘤标志物；其他肿瘤标志物如AFP、NSE、LDH等均可在卵巢癌发生发展中出现不同程度升高，联检可提高诊断的灵敏度。

（三）血清标志物的临床应用

1.肿瘤筛查

目前不推荐对一般人群进行卵巢癌常规筛查；对高危人群（如BRCA基因突变携带者，有家族史），推荐用阴道超声检查联合血清CA125监测。

2.辅助诊断

针对不同患者应选择对应的肿瘤标志物检测。CA125常用于绝经后人群和晚期卵巢癌的辅助诊断。HE4可作为早期卵巢癌检测的重要肿瘤标志物，并在一定程度上可作为卵巢癌分型的辅助性指标。此外，术前血浆HE4可作为上皮性卵巢癌患者潜在的预后生物标志物。ROMA指数是一种卵巢恶性肿瘤风险评估方法，对鉴别盆腔肿物的良恶性有帮助。当无法明确卵巢肿瘤性质时，多种肿瘤标志物联合检测并结合RO-MA指数有助于鉴别诊断。

3.疗效评估与复发监测

临床可使用CA125监测手术或化疗疗效，血清CA125水平提示肿瘤的进展或消退。HE4水平变化有助于判断卵巢癌是否发生转移，可用于反映疾病发展趋势，监测治疗效果，高水平的HE4可能预示化疗耐药和腹水形成可能；腹水HE4水平还可评价卵巢癌化疗疗效。

十二、前列腺癌血清标志物

（一）概述

前列腺癌是发生于前列腺的上皮性恶性肿瘤，在欧美地区发病率高，亚洲和我国发病率较低，但随着亚洲地区饮食习惯的西方化以及人口老龄化加剧等原因，亚洲前列腺癌发病率及死亡率呈上升趋势。前列腺癌进展缓慢，早期症状不明显，一旦进入中晚期，前列腺癌快速增长或扩散，预后较差。为此，早筛早诊早治非常重要。前列腺癌血清标志物、直肠指检、MRI、前列腺穿刺活检及组织病理学检查是常用的前列腺癌诊断方法。前列腺癌血清标志物检测方便快捷创伤小，是推荐检验项目。

（二）血清标志物的合理选择

前列腺癌血清标志物主要为前列腺特异性抗原（PSA），包括总PSA（tPSA）和游离PSA（fPSA），以及近来发展起来的PSA同源异构体2（isoform [−2] precursor of PSA，p2PSA）等。由血清PSA推导出的fPSA%（$\frac{fPSA}{tPSA}$（100%）及前列腺健康指数（prostate health index，PHI）（$\frac{p2PSA}{fPSA}$（$\sqrt{tPSA}$）可进一步提高PSA的诊断效能。tPSA大于10 ng/mL，患前列腺癌的风险很大；当tPSA小于10 ng/mL时，fPSA%和PHI可提高前列腺癌的检出，减少不必要的穿刺活检。依据Access Hybritech标准采用化学发光仪测定，tPSA在4~10 ng/mL区间时，称为PSA灰区；此外，尚有WHO标准确定的tPSA灰区。因此，临床实验室需关注PSA测定所采用的检测方法和标准，必要时在检验报告中注明PSA灰区范围，以帮助临床诊断及采取进一步检查。其他指标，如前列腺酸性磷酸酶（prostate acid phosphatase，PAP）也可用于前列腺癌的辅助诊断。值得注意的是，前列腺良性疾病、前列腺按摩或穿刺、直肠指检、射精、导尿、直肠镜或直肠超声检查后，PSA和PAP值可升高。

（三）血清标志物的临床应用

1.肿瘤筛查

对前列腺癌高风险人群，推荐测定血清PSA作为基础前列腺的癌筛查指标。对tPSA>4 ng/mL且复查仍异常者，可用fPSA%、PHI、影像学检查和风险分层进一步诊断。

2.辅助诊断

tPSA>4 ng/mL为异常，初次异常者需复查；tPSA在4~10 ng/mL时，当fPSA%<0.1，患前列腺癌的概率为56%；而当fPSA%>0.25，其概率仅为8%；推荐以fPSA% 0.16作为截断值。对tPSA为2~10 ng/mL的患者，PHI可提高前列腺癌的诊断效能。

3.疗效评估

血清PSA测定有助于监测前列腺癌患者的治疗反应。行根治性前列腺切除术（radical prostatectomy，RP）4~8周后，tPSA应降至0.1 ng/mL以下。

4.复发监测/预后预测

血清PSA可用于监测前列腺癌复发。推荐术后3个月内每月进行PSA测定，并据PSA水平调整监测方案；若连续两次随访tPSA回升至0.2 ng/mL以上并有上升趋势，则提示RP后生化复发。对临床低危型和少部分预后良好的中危型前列腺癌，为避免局部治疗不良反应及影响生活质量，可考虑定期检测血清PSA。

十三、胶质瘤血清标志物

（一）概述

胶质瘤是常见的原发性恶性中枢神经系统肿瘤。由于存在血脑屏障，胶质瘤血清标志物的临床应用一直落后于其他肿瘤。近年来，一些潜在的血液、脑脊液标志物的发现及携带特定突变或存在特定甲基化谱的循环游离DNA（circulating free DNA，cfDNA）为胶质瘤的诊断和临床精准管理带来希望。

（二）血液或脑脊液标志物的合理选择

由于血脑屏障的存在和发病率相对较低，目前尚无普遍使用的胶质瘤血液或脑脊液标志物。潜在的蛋白质标志物包括胰岛素样生长因子结合蛋白-2（insulin like growth factor binding protein 2，IGFBP-2）、胶质纤维酸性蛋白（glial fibrillary acidic protein，GFAP）、几丁质酶3样蛋白1（chitinase-3-like-protein-1，YKL- 40）、基质金属蛋白酶9（matrix metalloprotein9，MMP9）血管内皮生长因子（vascular endothelial growth factor，VEGF）、碱性成纤维细胞生长因子（basic fibrobast growth factor，bF-GF）、白细胞介素-6（interleukin 6，IL-6）、细胞介素-8（interleukin 8，IL-8）、肿瘤坏死因子-α（tumor necrosis factor-α，TNF-α）及干扰素-γ（interferon γ，IFN-γ）等，但绝大多数标志物的诊断或预测价值尚未在足够大的临床队列中完成验证，缺乏足够高的临床证据支持其在临床上的应用。血液或脑脊液中基于cfDNA的标志物包括 IDH1/2、TP53、ATRX、TERT启动区、H3F3A、HIST1H3B、PTEN等基因突变、EGFR扩增、染色体1p和染色体19q杂合性缺失、7号染色体扩增联合10号染色体缺失、MGMT DNA启动子区甲基化等，这些血液或脑脊液中细胞游离DNA的检测可用于胶质瘤的鉴别诊断、疗效评估以及复发监测等。其中脑脊液检测的灵敏度优于血液，但取材难度较大。

（三）血液或脑脊液标志物的临床应用

1.辅助诊断

多个蛋白质标志物的联合分析，如IGFBP-2、GFAP、YKL-40的蛋白表达水平升高可用于胶质瘤的辅助诊断。对影像学提示胶质瘤可能，但生长部位不便行手术或穿刺活检时，可通过检测脑脊液或者血液中细胞游离DNA是否存在IDH1/2、TP53、ATRX、TERT启动区、H3F3A、HIST1H3B等基因突变来对疾病进行辅助诊断。

2.复发及假性进展评估

手术切除后，胶质瘤影像学评估出现进展但无法确定为假性进展或肿瘤复发时，可借助脑脊液或者血液中细胞游离DNA中携带的特定突变存在及水平，以及游离DNA甲基化修饰谱特征变化对胶质瘤的复发进行监测和评估。

3.疗效预测

血液中miRNA-181d表达水平升高或MGMT基因启动子区高甲基化提示患者可能对替莫唑胺（TMZ）治疗敏感。血液或者脑脊液中细胞游离DNA中IDH1/2、TP53、ATRX、TERT启动区、H3F3A、HIST1H3B等基因突变水平的降低或者升高，以及游离DNA甲基化修饰谱的变化，可用来对胶质瘤当前治疗方案的效果进行辅助评估。

4.预后评估

研究提示血液中IGFBP-2和VEGF蛋白水平与患者生存期呈负相关，此外，术前血中性粒细胞与淋巴细胞比率升高也与胶质瘤患者的不良预后相关。

虽然血液或脑脊液标志物的发现为临床检测和管理胶质瘤提供了新的有效工具。但目前脑胶质瘤的血液和脑脊液标志物多停留在探索阶段，尚缺乏充足的高等级证据支持其在临床实践中的大规模应用。

十四、骨肉瘤血清标志物

（一）概述

骨肉瘤是儿童及青少年最常见的骨原发恶性肿瘤，约占原发骨肿瘤的11.7%，属于罕见瘤种，在人群中总体发病率为（2~3）/百万人/年，其五年生存率约为70%。骨肉瘤早期症状易与儿童生长痛相混淆，常致误诊或漏诊而引起肿瘤进展。若骨肉瘤初诊时发生肺转移，其五年生存率降至20%~30%，因此骨肉瘤的早期筛查、早期诊断十分重要。在骨肉瘤发生早期，影像学表现常不典型，难以甄别，但骨肉瘤在此阶段可能已经出现血清酶学指标异常。

（二）血清标志物的合理选择

对骨肉瘤有一定诊断意义的血清标志物主要包括碱性磷酸酶（alkaline phospha-tase，ALP）和乳酸脱氢酶（lactate dehydrogenase，LDH）。40%~80%的骨肉瘤会出现血清ALP增高，然而ALP特异性并不高，其增高还可见于肝系疾病及妊娠状态。同样，LDH在除骨肉瘤外的多种其他肿瘤，包括胰腺癌、肺癌、直肠癌中也会增高。如怀疑骨肉瘤时可检查骨特异碱性磷酸酶（bone specific alkaline phosphatase，BALP），以提高骨肉瘤诊断准确性。近期，有研究表明，hsa_circ_0081001及纤维蛋白原（fibrinogen，FBG）亦可作为骨肉瘤诊断及预后预测的生物标志物。

（三）血清标志物的临床应用

1.肿瘤筛查

对可疑骨肉瘤患者，推荐将ALP和LDH作为基线血清检验筛查项目。检测结果应与临床症状（疼痛、肿胀、功能障碍）及影像学检查（X线、CT、MRI及核素扫描）整合判读。高度怀疑骨肉瘤时，需行病理活组织检查。

2.辅助诊断

目前认为，ALP和/或LDH均无法作为骨肉瘤的直接诊断依据。但对已诊断骨肉瘤患者，化疗前ALP大幅度增高可能提示骨肉瘤系多中心可能。

3.疗效评估

手术切除骨肉瘤之后，2周内血清ALP可降至正常水平。若未能降至正常水平，表明病灶仍有残余或已有转移。

4.复发监测

骨肉瘤患者的随访监测，除常规检查外，推荐进行ALP及LDH监测。第1、2年应每3个月检查一次，第3年每4个月检查一次，第4、5年每6个月检查一次，第5

年后每12个月检查一次。

若ALP术后降至正常后再升高，考虑复发或转移可能；但术后不升高，不能完全排除转移可能。

5.判断预后

治疗前血清ALP水平在预后评估有重要意义，意大利Rizzoli的研究显示血清ALP高于400 U/L的患者术后复发及死亡的概率是ALP正常患者的2倍以上。Ferrary等人报道，血清LDH低于460 U/L的患者较LDH水平高于460 U/L的患者12年的DFS率更高。多个Meta分析的结果也证实了这一结论，即血清LDH数值的升高与DFS的降低和生存率的降低显著相关。

十五、黑色素瘤血清标志物

（一）概述

恶性黑色素瘤是一种起源于神经嵴黑素细胞的高度恶性肿瘤，以侵袭性高、预后差为特点。黑色素瘤在欧美国家发病率较高，我国较欧美低，其中肢端和黏膜黑色素瘤较欧美多见，预后较差。目前临床、形态学和组织病理学方法对黑色素瘤了解更加深入，但黑色素瘤仍是一种非常复杂的疾病。早期诊断可提高生存率，一旦发展到晚期，肿瘤进展快，预后差。随着靶向疗法和免疫治疗的引入，黑色素瘤治疗有了显著改善，强调了确定评估预后生物标志物和预测治疗反应生物标志物的重要性。因此，寻找有效生物标志物，以助黑色素瘤早期诊断、正确分期、预后预测及选择最适当治疗方案至关重要。

（二）血清标志物的合理选择

目前，黑色素瘤尚无理想的诊断标志物，但有与预后相关的血清标志物。

1.蛋白类物质

（1）乳酸脱氢酶（LDH）：LDH是唯一被接受作为黑色素瘤预后参数的血清生物标志物，对M1C期血清水平升高者进行分类。LDH与晚期黑色素瘤的高肿瘤负荷和不良预后相关。

（2）S100B：血清S100B水平是肿瘤负荷的指标，与黑色素瘤的分期、生存和复发有关。

（3）黑色素瘤抑制蛋白（melanoma inhibitory activity，MIA）：与名字提示的相反，高水平MIA与细胞侵袭、外渗和转移增加相关。黑素瘤患者血清MIA升高与病情进展和预后较差相关。

（4）其他相关的蛋白类血清生物标志物还有C反应蛋白（C-reactive protein，

CRP）、酪氨酸激酶等。

2.核酸类物质

血浆游离DNA（cfDNA）：有研究表明，cfDNA与肿瘤体积相关，是肿瘤负担的替代生物标志物，也是转移性黑色素瘤生存的预后标志物。

上述标志物除LDH被写入指南外，其余标志物仍处于探索阶段。目前部分血清标志物尚缺乏标准化的无创检测方法，并且其升高缺乏黑色素瘤特异性。

（三）血清标志物的临床应用

1.辅助临床分期

远处转移的患者临床分期为Ⅳ期，应通过记录转移灶的所有部位和血清LDH水平（在正常范围内或升高）进一步划分亚期。

2.指导治疗

对于LDH水平>2×ULN的患者，PD1抗体联合CTLA4抗体治疗比PD1单抗单药治疗更有效，但目前的证据等级较弱。

3.预后评估

虽然LDH不是检测转移性黑色素瘤的敏感标志物，但专家组认可其预后价值。建议在诊断Ⅳ期疾病时检测血清LDH。LDH升高可能是肿瘤总负荷的替代指标，也是Ⅳ期黑色素瘤患者不良预后的独立预测因子，并已纳入AJCC分期系统；有任何部位的远处转移且LDH升高的患者属于最高风险类别（M1c）。

单次LDH检测可能会由于溶血或其他非黑色素瘤转移因素而造成假阳性，LDH的检测必须重复检测2次或2次以上，并且每次间隔时间大于24小时。

十六、其他肿瘤的血清标志物

目前在肝癌、肺癌、前列腺癌、卵巢癌、胰腺癌等肿瘤患者中血清相关的肿瘤标志物，已在临床肿瘤检验中得到相应的临床应用并有具备良好效能。随着临床研究深入，也不断有新的肿瘤标志物出现，或已有肿瘤标志物的应用有了新发现。同时，仍有一定种类的肿瘤，目前尚无有效的血清标志物。本节主要聚焦发病率较低和/或尚无明确相关标志物的肿瘤类型，汇总了其他7种肿瘤的一些常用的血清标志物（表12-3），可以用作肿瘤的辅助诊断、预后判断和疗效观察。同时，还有一些肿瘤目前尚无相关血清标志物或只有部分相关的血清标志物（表12-4），需要后续临床研究给予重点关注。

表12-3 其他肿瘤常用血清标志物

肿瘤类型	血清标志物	临床应用
食管癌	SCC-Ag	Ⅰ、Ⅱ期患者灵敏度低,晚期患者明显的升高可作为疗效判断和复发转移的参考指标,食管良性疾病中也可有不同程度升高
	CEA	同上
	CA19-9	同上
食管癌	CYFRA21-1	1.通常早于临床症状和影像学检查,对于早期诊断具有一定意义 2.主要用于疗效监测,治疗前明显升高的患者可以作为疗效判断和复发转移的参考指标
	TPA	可用于食管癌辅助诊断
	VEGF	联合其他标志物检测可以提高诊断效率
	IGF-1	联合其他标志物检测可以提高诊断效率
神经内分泌肿瘤	CgA	受病理分型、肿瘤负荷及分泌水平影响,检测敏感性为32%~92%
	CgB	有17%~57%患者可合并CgB水平升高
	NSE	多种神经内分泌来源肿瘤可表达NSE,但分化好的肿瘤NSE升高并不明显
神经母细胞瘤	NSE	是重要标志物,诊断标准之一
	LDH	是非特异性肿瘤标志物,对预后有判断价值
	Ferr	晚期患者常升高,治疗缓解时可下降至正常
肝母细胞瘤	AFP	1.约90%的患者初诊时AFP升高。可用于复发和预后监测 2.如AFP正常或<100 ng/mL,多为小细胞未分化型,提示预后较差
	AFP-L3	敏感性和特异性均优于AFP,可能是预测疾病复发的一个早期指标
肝母细胞瘤	PIVKA-Ⅱ	在AFP阴性患者中的价值更大,可纳入作为肿瘤的监测指标
生殖细胞肿瘤	AFP	分泌型:AFP>10 ng/mL; 非分泌型:AFP≤10 ng/mL
	β-hCG	分泌型:β-HCG>50 mIU/mL; 非分泌型:β-HCG≤50 mIU/mL
妊娠滋养细胞肿瘤	β-hCG	相比正常妊娠,水平异常升高,在停经8~10周后仍持续上升
多发性骨髓瘤	M蛋白	患者异常增多的单克隆性免疫球蛋白,可通过SPE(蛋白电泳)、IFE(免疫固定电泳)检出
	SPE	是基本检查项目,82%的患者可通过电泳检出M蛋白,阳性者在γ区带内可见高而窄的尖峰或密集带
	IFE	是基本检查项目,M蛋白检出率达93%。在区带电泳分离后,再将固定剂和各型免疫球蛋白及轻链抗血清加于凝胶表面的泳道上,抗原抗体发生反应,染色后可对M蛋白进行分型
	sFLC	IFE法M蛋白阴性患者,sFLC有60%检出率,有助于诊断和预后分层
	β₂-MG	可用于评价预后及治疗效果
嗜铬细胞瘤和副神经瘤	MNs	可用于PPGL的定性诊断

表12-4 尚无或只有部分肿瘤相关血清标志物作为参考的肿瘤

肿瘤类型	临床诊断
阴道癌	鳞癌可检测SCC-Ag;非鳞癌可检测CA125、CA19-9、CEA、AFP、NSE;阴道黑色素瘤可检测LDH指导预后
外阴癌	可检测SCC-Ag、CEA、CA19-9,但在Ⅰ、Ⅱ期灵敏度低

肿瘤类型	临床诊断
子宫内膜癌	联合检测 HE4、CA125 和 CA19-9,单一指标诊断性能和效能均不理想。其他指标如 CA15-3、CA72-4 等也有不同程度的价值
胸腺肿瘤	CYFRA21-1 有助于提示肿瘤分期和恶性程度;CA125 升高可能与胸腔积液有关;AFP 和 β-hCG 阴性可排除恶性生殖细胞肿瘤;LDH 明显升高提示淋巴瘤可能
多原发和不明原发肿瘤	根据怀疑肿瘤的部位,选择相应肿瘤标志物
中枢神经系统转移瘤	根据原发肿瘤的部位,选择相应肿瘤标志物
葡萄膜黑色素瘤	主要通过影像学检查和病理检查。HIV、HPV、HBV 和 HCV 等慢性病毒感染是危险因素
结膜黑色素瘤	主要通过影像学检查和病理检查。HIV、HPV、HBV 和 HCV 等慢性病毒感染是危险因素
肛管癌	主要通过影像学检查和病理检查。HIV 感染是高危因素
胃肠间质瘤	主要通过超声内镜、CT、MRI 等检查
儿童及青少年横纹肌肉瘤	主要通过影像学检查和活检
尤文肉瘤	主要通过影像学检查和病理检查。LDH 具有判断预后意义,用于初步评估、随访和监测
软骨肉瘤	主要通过影像学检查和活检。LDH 和 ALP 用于治疗前基线水平检测
骨巨细胞瘤	主要通过影像学检查和病理检查。血清钙、磷水平和甲状旁腺素水平可用于排除甲状旁腺亢进棕色瘤
软组织肉瘤	主要通过影像学检查和活检
白血病	主要通过骨髓细胞形态学、免疫分型和细胞遗传学检查
淋巴瘤	主要通过组织病理、遗传学和分子病理检测
子宫肉瘤	主要通过病理检查
尿路上皮癌	主要通过尿液细胞学检查、内镜检查和影像学检查
肾癌	主要通过尿液细胞学检查、影像学检查
泪腺腺样囊性癌	主要通过影像学检查和病理检查
腹膜肿瘤	主要通过影像学检查和病理检查
视网膜母细胞瘤	主要通过影像学检查和病理检查
头颈肿瘤（除外甲状腺癌）	主要通过内镜检查、影像学检查和病理检查
眼睑皮脂腺癌	主要通过影像学检查和病理检查
口腔颌面黏膜恶性黑色素瘤	主要通过影像学检查和病理检查。检查 LDH 可为后续治疗做准备,LDH 越高预后越差
脑膜瘤	主要通过影像学检查和病理检查
原发中枢神经系统淋巴瘤	主要通过影像学检查和病理检查。LDH 异常升高为独立的预后因素
髓母细胞瘤	主要通过影像学检查和病理检查

*肿瘤标志物缩写:

糖类抗原 19-9（CA19-9）;癌胚抗原（CEA）;糖类抗原 125（CA125）;糖类抗原 242（CA242）;糖类抗原 72-4（CA72-4）;糖类抗原 15-3（CA15-3）;鳞癌相关抗原（SCC-Ag）;角蛋白 19 片段（CYFRA21-1）;组织多肽抗原（TPA）;血管内皮生

长因子（VEGF）；胰岛素样生长因子-1（IGF-1）；嗜铬粒蛋白 A（CgA）；胰抑素（PST）；嗜铬粒蛋白 B（CgB）；神经元特异性烯醇化酶（NSE）；乳酸脱氢酶（LDH）；铁蛋白（Ferr）；甲胎蛋白（AFP）；甲胎蛋白异质体（AFP-L3）；异常凝血酶原（PIVKA-Ⅱ）；β人绒毛膜促性腺激素（β-hCG）；血清蛋白电泳（SPE）；免疫固定电泳（IFE）；游离轻链（sFLC）；β_2微球蛋白（β_2-MG）；碱性磷酸酶（ALP）。

第五章

影响肿瘤标志物检测的常见因素

肿瘤标志物已广泛用于临床，在肿瘤辅助诊断、疗效评估、复发监测及预后判断等方面发挥作用。然而，肿瘤标志物的检测易受诸多因素影响，实际应用中常有许多与临床病情和症状不符的结果出现，受到临床质疑。影响肿瘤标志物检测有以下几种。

一、样本因素对肿瘤标志物检测结果的影响

对肿瘤标志物检测有影响的样本因素包括：溶血、脂血、黄疸、样本种类、样本保存、样本处理及样本污染等。

（一）溶血

红细胞中存在大量 $\alpha\gamma$ 亚基组成的烯醇化酶，针对 γ 亚基的神经元特异性烯醇化酶（NSE）的检测，会受溶血的影响致血清检测值升高。溶血后释放的血红蛋白具有类过氧化物酶活性，故一些利用酶免疫分析的方法（如 ELISA 法）会受到溶血的影响。

（二）黄疸与脂血

不同检测系统的抗干扰能力不同。检测时应仔细参阅说明书，并在报告单上做好备注。

（三）样本种类

大多数肿瘤标志物的检测，血清或血浆均可使用。用抗凝标本时应考虑抗凝剂对待测物的稀释效应。胃泌素释放肽前体（ProGRP）的第 78 位氨基酸易被凝血酶激活而被剪切，故使用跨该位点对应的抗体检测试剂时，应选用抗凝血以抑制凝血酶的活

性。不同的检验系统，对血清、血浆及抗凝剂有相关的要求，应严格遵循说明书。

（四）样本处理

抽血后应及时送检，尽快离心，但应避免样本凝固不全影响检测结果；注意样本反复冻融可致蛋白质肽链断裂而影响结果；复溶样本应充分混匀，以防出现溶质与溶剂分层现象；温度敏感蛋白如CYFRA21-1等长时间剧烈混匀，可使检测值下降，也不适于加热灭活处理。

（五）样本保存

所检测肿瘤标志物不同，对样本的保存要求也不同，如标本不能及时检测，应保存于4℃冰箱中，24小时内有效，当天不能检测的应储于-20℃冰箱内保存；如需长期贮存应-70℃保存。严格按照说明书要求保存。

（六）样本污染

唾液、汗液、皮屑中含有较高浓度的鳞状细胞癌抗原（SCC-Ag），在样本采集、处理和检测过程中，若被污染可导致SCC-Ag检测假性升高。

二、诊疗操作对肿瘤标志物检测结果的影响

有些诊疗操作可影响肿瘤标志物检测结果。可根据各标志物的半衰期择期复检，通常5~6个半衰期后再检测可排除干扰。

（1）直肠指诊、导尿、直肠镜、膀胱镜、前列腺按摩、前列腺穿刺活检等诊疗操作，对PSA和fPSA的结果有影响。正常情况下，PSA仅在前列腺腺泡及前列腺导管上皮细胞中表达，很少进入血液。当机械挤压、炎症或发生癌变时，前列腺组织上皮细胞基底膜通透性发生改变，PSA从前列腺导管穿过上皮-血屏障进入血液，从而导致血清PSA升高。因此，挤压前列腺的诊疗操作，均可致PSA和fPSA值增高。建议：①先抽血后诊疗操作；②2~3周后复检予以鉴别。

（2）抽血不畅、体外循环、ECMO等机械性红细胞损伤，导致溶血可使NSE升高（详见样本因素对肿瘤标志物检测的影响），应注意鉴别，建议5~6天后复检。

（3）乳房触诊引起泌乳素（PRL）升高。乳房触诊可触发下丘脑-垂体-性腺轴反射反应，有些触诊敏感者，泌乳素会明显升高，1周后复检可与垂体瘤鉴别。

三、药物及保健品对肿瘤标志物检测的影响

某些药物和保健品可致肿瘤标志物检测结果异常，应停用后随访，动态监测，加以甄别。

（一）保健品

许多保健品会引起肿瘤标志物异常升高，如长期服用铁皮枫斗、螺旋藻片、金蝉花、灵芝孢子粉、虫草花等会引起CA72-4、CA19-9升高，但存在个体差异，不可一概而论。许多含铁的保健品可使铁蛋白升高。

（二）治疗药物

服用秋水仙碱、非甾体类药物，可引起CA72-4升高，且与药物的剂量和服用时间相关。正常肝脏在维生素K作用下产生凝血酶原，当维生素K缺乏或患肝细胞癌时会产生异常凝血酶原，故维生素K缺乏或使用维生素K拮抗剂（如华法林）时，可产生异常凝血酶原（PIVKA-Ⅱ），引起血液中PIVKA-Ⅱ升高。前列腺癌常使用抗雄激素治疗，可抑制PSA产生，使检测结果偏低。抗肿瘤药如顺铂、丝裂霉素等，可致PSA假性升高。化疗初始，肿瘤标志物可一过性增高，其原因可能是药物作用导致细胞裂解释放出相关肿瘤标志物，导致外周血中浓度的升高。单抗或某些免疫制剂（如DC-CIK、CAR-T）等治疗，由于非特异性免疫反应，患者肿瘤标志物可能会出现假性升高。

四、生理状况对肿瘤标志物检测结果的影响

生理状况对肿瘤标志物检测结果也有一定影响，包括年龄、性别、月经期、妊娠、生活习惯和昼夜节律等。建议各实验室建立不同年龄、不同性别参考区间，并关注不同生理状况与肿瘤标志物的相关性。

（一）年龄

部分肿瘤标志物受年龄影响很大。AFP由卵黄囊和孕期的胎肝产生，新生儿AFP较高，12个月后降至正常，成年后呈低浓度水平，随年龄增加AFP略有升高。PSA、CEA等随年龄增长有所升高。绝经后CA125水平下降，HE4水平上升。婴儿血清CT水平相对较高，出生体重极低的婴儿更高。

（二）性别

女性CA125和CA19-9水平明显高于男性，男性AFP、CEA、NSE、CYFRA21-1和CT水平明显高于女性。

（三）月经期

月经期CA125可生理性增高，主要是由于子宫内膜细胞增殖导致，月经第2、3

天浓度明显高于其他时间点，可较平时增加 2~3 倍。建议避开月经期进行 CA125 检测。

（四）妊娠期

妊娠早期，蜕膜 CA125 通过输卵管反流进入母体隔室，致腹膜淋巴管吸收，血清 CA125 可生理性增高，约 35% 的孕妇 CA125 高出临界值，有的高达 550 U/mL。妊娠期间母体乳腺上皮细胞增殖，粘蛋白分泌增加，使部分孕妇 CA15-3 高于临界值。妊娠期 AFP 随着孕周增加而增加，建议妊娠期检测上述指标时注意鉴别。

（五）生活习惯

吸烟会引起 CEA、CT 水平升高。情绪紧张、剧烈运动会引起儿茶酚胺、皮质醇和泌乳素的增加，应在安静状态下抽血。

（六）昼夜节律

某些激素类肿瘤标志物呈昼夜节律分泌的特点，如生长激素（GH）睡眠时高于清醒时；促肾上腺皮质激素（ACTH）清晨时浓度最高，下午小高峰，午夜浓度最低；PRL 睡醒前达最高峰，随后迅速下降。建议依据时间节点采集血液。

五、良性疾病对肿瘤标志物检测结果的影响

很多良性病变会不同程度导致肿瘤标志物升高，甚至极度升高，在分析结果时要结合病史、临床症状、生理病理情况、不同肿瘤标志物的特点、影像及其他检查综合分析。

（一）炎症

急、慢性炎症常会致肿瘤标志物水平升高，其幅度与炎症严重程度密切相关，如急性胆囊炎、胰腺炎等会致 CA19-9 显著升高；慢性炎症常表现为轻度增高，如慢性胃肠炎、肺炎致 CEA 轻度增高、前列腺炎致 PSA 低水平增高；发热伴剧烈咳嗽者 SCC-Ag 可显著升高。炎症好转，肿瘤标志物则下降；当表现为渐进性升高时，应警惕炎症合并肿瘤可能，建议进一步综合判断。

（二）梗阻性黄疸

当肿瘤、结石等因素导致胆管、胰管梗阻引起胆红素水平增高时，血清 CA19-9 会明显增高，一旦梗阻解除，会呈断崖式下降；CA242 不受黄疸影响，和 CA19-9 联检利于鉴别。梗阻解除后如 CA19-9 仍处较高水平，应警惕合并肿瘤可能。脑梗伴脑

功能受损时，S100会增高。

（三）肝脏疾病

由于大多数肿瘤标志物在肝脏代谢，有些本身就由再生的肝细胞或胆管上皮细胞合成产生，因此罹患肝病时，有多种肿瘤标志物会轻、中度增高，甚至显著增高。一般情况下，CEA、CA125、CA15-3、NSE、ProGRP、CYFRA21-1等在肝脏代谢降解，其升高与肝功能受损程度呈正相关。AFP在肝功能受损的早中期，因肝细胞代偿再生，会有轻、中度增高。当肝细胞再生失代偿时，AFP不升反降，与肝脏肿瘤引起的AFP持续性升高完全相反。肝脏良性疾病肿瘤标志物升高会随肝功能改善逐渐下降。

（四）肾功能异常

大多数肿瘤标志物通过肾脏排泄，肾功能受损时，会不同程度升高，β_2-微球蛋白、CYFRA21-1、ProGRP、SCC-Ag、S100等会明显升高，CEA、CA19-9、CA125、CA15-3、NSE则轻度升高。因肾功能受损导致的升高会因肾功能改善而下降。

（五）心功能衰竭

心功能衰竭时会致CA125增高，主要原因可能是心包间叶组织受到刺激后分泌CA125所致，也可能与心力衰竭病人体内存在神经内分泌系统信号通路活化，信号肽的增加及炎性因子的释放有关。

（六）糖尿病

糖尿病会引起CEA、CA19-9轻度增高，主要原因是长期高血糖影响自由基的形成，氧化应激增加，最终导致胰腺损伤所致。通过降糖药等方式控制血糖，可以使其下降。

（七）结核

结核感染导致多种肿瘤标志物如CEA、CYFRA21-1、NSE、SCC-Ag、CA15-3、CA125、ProGRP轻中度升高，经有效抗结核治疗后会逐渐下降。

（八）皮肤病

皮肤病如牛皮癣、银屑病、天疱疮、湿疹等可致SCC-Ag、CYFRA21-1升高，活动期更甚。

（九）免疫相关性疾病

免疫相关性疾病会致 AFP、CA19-9、CA125、β2-微球蛋白、CYFRA21-1、ProGRP、SCC-Ag、S100等轻中度升高，升高幅度与病情严重程度呈正相关，也可作为免疫相关性疾病疗效的观察指标。

（十）良性肿瘤及浆膜腔积液

子宫肌瘤、卵巢囊肿、子宫内膜异位症等这些缪勒管来源的病变，常会导致CA125水平的轻中度增高。炎性病变引发的心包积液、多浆膜腔积液中，CA125明显升高。

六、检测平台对肿瘤标志物检测结果的影响

肿瘤标志物常用检测方法有化学发光免疫分析、酶联免疫吸附试验、放射免疫分析、时间分辨荧光免疫分析、POCT、质谱等，每种技术各有特色，检测结果也有差异。

（一）不同检测系统

肿瘤标志物检测仪器众多，试剂良莠不齐，除少数项目如 AFP、CEA、PSA、HCG外，其他均没有国际标准品。不同厂家的抗体针对抗原的位点不同（特别是糖类抗原类），缺乏统一的校准品和参考方法，无法标准化，常导致检测结果相差甚远。因此对患者进行连续监测时，应尽量在同一实验室使用相同检测系统，避免因分析系统不同而产生的误差。实验室更换检测系统时必须进行验证和比对，明确不同系统间的差异，并告知临床医生和患者，重新建立肿瘤标志物随访曲线。建议在报告单上注明所使用的仪器、型号，方便医生查对。实验室应了解不同检测平台之间结果的差异状况。

（二）"钩状效应"

对抗原抗体的检测，受抗原抗体的性质、效价、活性、反应比例、环境（如电解质、pH值、温度）及各检测平台的检测线性范围等诸多因素影响。当检测高浓度样本时，常会出现"钩状效应"，检测结果不高反低。建议审核报告时要关注检测结果的历史回顾，了解患者治疗进程和病情状况，疑有"钩状效应"时，应适当稀释后复检。

（三）携带污染

当测定高浓度标本时，携带污染会导致假阳性。特别是紧随在高浓度标本后的

标本，若出现偏高结果，应复查排除携带污染。自动化流水线也有因样本滴漏或洗涤液溅出污染导致结果假性升高，审核时注意回顾历史检测结果或查阅诊疗状况，减少错误报告。

七、免疫因素的干扰对肿瘤标志物检测结果的影响

除以上可能造成肿瘤标志物结果异常的因素外，某些患者体内存在的各种干扰物质，如异嗜性抗体（heterophile antibody，HAb）、类风湿因子（rheumatoid factor，RF）、人抗动物抗体（human anti-animal antibodies，HAAA）、自身抗体和其他蛋白等，可能干扰基于免疫学分析原理的肿瘤标志物检测结果。

（一）异嗜性抗体（HAb）

HAb具有多种属特异性和低亲和力，通常是直接接触到动物、动物血清制品、免疫疗法或接种来源于动物血清及组织的疫苗后产生，3%~15%的正常人体内存在异嗜性抗体。HAb有IgG型和IgM型，可与多种动物免疫球蛋白的Fc段和F（ab′）2区域决定簇结合，可桥连或封闭捕获抗体和检测抗体，使结合到固相的标记抗体升高或降低，引起检测结果假性升高或降低。HAb对双位点及捕获法免疫分析技术影响较大，竞争法中待测抗原与试剂抗体具有较强的亲和力，HAb不会产生明显干扰。

（二）人抗动物（如小鼠、兔、羊等）抗体（HAAA）

HAAA免疫途径较为明确，多发生在有动物免疫球蛋白治疗或接触史者，接触动物2周后可产生高亲和力的特异性多克隆抗体，通常滴度较高，可存在30个月之久。鼠McAb的靶向性药物、成像剂、马抗毒素、抗胸腺细胞Ig、羊抗地高辛Fab、嵌合抗体、胰岛素、输血和接种疫苗等，会对体外的免疫分析产生干扰。大量文献报道HAAA的存在，较为常见的是人抗小鼠抗体，对使用鼠源性单克隆抗体的免疫检测可产生假阳性或假阴性结果。

HAAA和HAb的干扰机制相似，均因桥联捕捉抗体和示踪抗体影响检测结果。当怀疑存在该两种抗体干扰时，可通过梯度稀释、更换检测系统或使用阻断试剂进行确认。梯度稀释可发现60%的内源性抗体干扰。使用PEG沉淀及免疫球蛋白F（ab′）2片段预处理样本，可在一定程度上消除HAb和HAAA的干扰。

患者在接受动物源性抗体治疗期间，给予免疫抑制剂，如：环孢霉素、脱氧精胍菌素和环磷酰胺，可阻止HAAA的产生，减轻动物源性抗体药品的副反应。这些免疫抑制法适用HAAA引起的干扰，对HAb效果甚微。

（三）类风湿因子（RF）

RF是针对自身IgG分子Fc段产生的自身抗体，与HAb具有类似的作用，主要以IgM为主。由于多种动物与人的免疫球蛋白G（IgG）Fc段具有一定同源性，因此以动物源性抗体作为检测试剂时，同样会干扰RF的免疫检测，导致结果的假性降低或升高。为减少RF因子干扰，可用F（ab）2替代完整IgG、通过稀释标本、用变性IgG预先封闭标本中RF、加入还原剂（如2-巯基乙醇）、使用特异的鸡抗体IgY作为标记或固相抗体等方法。一些试剂说明书中会标识出RF对该试剂检测结果造成的干扰。

（四）自身抗体

自身抗体是在免疫失调情况下出现的针对自身组织或细胞所产生的特异性抗体。自身抗体主要干扰其相应自身抗原的检测，如患者抗甲状腺球蛋白抗体（antithyroglobulin antibody，TgAb）阳性可导致甲状腺球蛋白（Tg）结果偏低。建议甲状腺癌患者术前同时检测Tg与TgAb；对于TgAb阳性的分化型甲状腺癌，Tg不能作为术后监测的可靠指标。采用质谱技术监测Tg，准确性更高。

（五）其他蛋白（补体/白蛋白/溶菌酶/纤维蛋白）

固相和捕获抗体在结合过程中可使捕获抗体结构发生变化，使Fc段的补体结合位点被暴露出来，发生补体结合，遮蔽了抗原抗体的特异性结合位点，使检测结果偏低。新鲜样本中的补体对检测干扰最大。可以通过添加阻断剂或用浓度10~40 mmol/L的EDTA处理标本，灭活补体，也可56℃、30分钟加热血清使C1q灭活。实验室人员应予以关注。

参考文献

1. Sun W Q, Wang Y, Liu X Z, et al. The development of dual-label time-resolved fluorescence immunoassay (TRFIA) for screening of ovarian cancer based on simultaneous detection of human epididymis protein-4 and cancer antigen 125. J Immunoassay Immunochem, 2016, 37 (5): 453-462.

2. Emwas A H. The strengths and weaknesses of NMR spectroscopy and mass spectrometry with particular focus on metabolomics research. Methods Mol Biol, 2015, 1277: 161-193.

3. Vos, Derek B S, Rao, et al. The Past, Present, and Future (Liquid Biopsy) of Serum Tumor Markers in Lung Cancer: A Primer for the Radiologist. J Comput Assist Tomogr, 2021, 45 (6): 950-958.

4. Sanjay Rao, Daniel A Smith, Ezgi Guler, et al. Past, Present, and Future of Serum Tumor Markers in Management of Ovarian Cancer: A Guide for the Radiologist. Radiographics, 2021, 41 (6): 1839-1856.

5. Zhihua Li, Weibing Wu, Xianglong Pan, et al. Serum tumor markers level and their predictive values for solid and micropapillary components in lung adenocarcinoma. Cancer Med, 2022, 11 (14): 2855-2864.

6. Bahador Hajimohammadi, Gilda Eslami, Elahe Loni, et al. Relationship between Serum Tumor-Related Markers and Genetically Modified Rice Expressing Cry1Ab Protein in Sprague-Dawley Rats. Nutr Cancer, 2022, 74 (7): 2581-2590.

7. Colin Marshall, Michael Enzerra, Amir Ata Rahnemai-Azar, et al. Serum tumor markers and testicular germ cell tumors: a primer for radiologists. Abdom Radiol (NY), 2019, 44 (3): 1083-1090.

8. B Sandya Rani, M M Suchitra, P V L N Srinivasa Rao, et al. Serum tumor markers in advanced stages of chronic kidney diseases. Saudi J Kidney Dis Transpl, 2019, 30 (4): 898-904.

9. 曹雪涛. 医学免疫学（第七版）. 北京: 人民卫生出版社, 2018.

10. 吕世静, 李会强. 临床免疫学检验（第三版）. 北京: 中国医药科技出版社, 2015.

11. 李金明, 刘辉. 临床免疫学检验技术. 北京: 人民卫生出版社, 2018.

12. 尚红. 中华人民共和国卫生部医政司编. 全国临床检验操作规程（第四版）. 南京: 东南大学出版社, 2015.

13. 王伟佳, 黄福达, 温冬梅. ISO15189医学实验室认可质量手册与程序文件. 北京: 科学出版社, 2021.

14. Soini E, Kojola H. Time-resolved fluorometer for lanthanide chelates: a new generation of nonisotopic immunoassays. Clin Chem, 1983, 29 (1): 65-68.

15. 夏圣. 临床免疫检验学. 北京: 科学出版社, 2019.

16. 樊代明, 邢金良, 王哲. 整合肿瘤学诊断分册. 西安: 世界图书出版社公司, 2021.

17. NCCN Guidelines: Non-Small Cell Lung Cancer (2022 V3).

18. NCCN Guidelines: Small Cell Lung Cancer (2022 V1).

19. 中华人民共和国国家卫生健康委员会. 原发性肺癌诊疗指南. 2022.

20. 赫捷, 李霓, 陈万青. 中国肺癌筛查与早诊早治指南. 中华肿瘤杂志, 2021, 43 (3): 243-268.

21. 中国抗癌协会肿瘤标志专业委员会鼻咽癌标志物专家委员会. 鼻咽癌标志物临床应用专家共识. 中国癌症防治杂志, 2019, 11 (3): 183-193.

22. 肖志强. 《鼻咽癌标志物临床应用专家共识》解读. 中国癌症防治杂志, 2020, 12 (1): 14-20.

23. ESMO Guidelines Committee. Nasopharyngeal carcinoma: ESMO-EURACAN Clinical Practice Guidelines for diagnosis, treatment and follow-up. Ann Oncol, 2021, 32 (4): 452-465.

24. NCCN Guidelines Insights: Cervical Cancer, Version 1.2020

25. 中国抗癌协会妇科肿瘤专业委员会. 卵巢恶性肿瘤诊断与治疗指南（2021年版）. 中国癌症杂志, 2021, 31 (06): 490-500.

26.卵巢癌诊疗指南（2022年版）.

27.常见妇科恶性肿瘤诊治指南（第5版）.2016.

28.NCCN Guidelines：Prostate Cancer Early Detection（2022 V1）.

29.N Mottet P C，RCN van den Bergh EB. EAU-EANM-ESTRO-ESUR-ISUP-SIOG Guidelines on Prostate Cancer.（2022）. European Urology，2022.

30.中华医学会泌尿外科学分会.中国医师协会泌尿外科医师分会.前列腺癌诊断治疗指南.

31.国家卫健委脑胶质瘤诊疗指南（2022版）.

32.中国抗癌协会脑胶质瘤整合诊治指南.2022.

33.Jordan Jones，Hong Nguyen，Katharine Drummond，et al. Circulating Biomarkers for Glioma：A Review. Neurosurgery，2021，88：E221-E230.

34.Bo Pang，Rui-Chao Chai，Yao-Wu Zhang，et al. A comprehensive model including preoperative peripheral blood inflammatory markers for prediction of the prognosis of diffuse spinal cord astrocytoma following surgery. Eur Spine J，2021，30：2857-2866.

35.Jeffrey E Gershenwald，Richard A Scolyer，Kenneth R Hess，et al. Melanoma staging：Evidence-based changes in the American Joint Committee on Cancer eighth edition cancer staging manual：Melanoma Staging：AJCC 8 th Edition. CA：A Cancer Journal for Clinicians，2017，67（6）：472-492.

36.Anna Eisenstein，Estela Chen Gonzalez，Rekha Raghunathan，et al. Emerging Biomarkers in Cutaneous Melanoma. Mol Diagn Ther，2018，22（2）：203-218.

37.Harriet M Kluger，Kathleen Hoyt，Antonella Bacchiocchi，et al. Plasma Markers for Identifying Patients with Metastatic Melanoma. Clinical Cancer Research，2011，17（8）：2417-2425.

38.Tandler N，Mosch B，Pietzsch J. Protein and non-protein biomarkers in melanoma：a critical update. Amino Acids，2012，43（6）：2203-2230.

39.Schmidt J，Bosserhoff A K. Processing of MIA protein during melanoma cell migration. Int J Cancer，2009，125（7）：1587-1594.

40.S Valpione，G Gremel，P Mundra，et al. Plasma total cell-free DNA（cfDNA）is a surrogate biomarker for tumour burden and a prognostic biomarker for survival in metastatic melanoma patients. European Journal of Cancer，2018，88：1-9.

41.NCCN Guidelines：Cutaneous Melanoma（2022.V2）.

42.Michielin O，van Akkooi A C J，Ascierto P A，et al. Cutaneous melanoma：ESMO Clinical Practice Guidelines for diagnosis，treatment and follow-up. Annals of Oncology，2019，30（12）：1884-1901.

43.郭军.黑色素瘤.北京：人民卫生出版社，2014：120.

44.樊代明、李强、刘巍，等.整合肿瘤学头·胸部肿瘤分册.北京：科学出版社，2022.

45.樊代明、葛明华、高明，等.中国肿瘤整合诊治指南·甲状腺癌分册.天津：天津科学技术出版社，2022.

46.王宇、田文、嵇庆海，等.甲状腺髓样癌诊断与治疗中国专家共识（2020）.中国实用外科杂志，2020，40（09）：1012-1020.

47.中国抗癌协会甲状腺癌专业委员会.甲状腺癌血清标志物临床应用专家共识（2017）.中国肿瘤临床，2018，45（01）：7-13.

48.NCCN临床实践指南：甲状腺癌.2019（2022 V2）.

49.Lin Wang，Mengji Zhang，Xufeng Pan，et al. Integrative serum metabolic fingerprints based multi-modal platforms for lung adenocarcinoma early detection and pulmonary nodule classification. Adv Sci，2022，9（34）：e2203786.

50.Li Gu，Yahui Zhu，Xi Lin，et al. The IKKβ-USP30-ACLY Axis Controls Lipogenesis and Tumorigenesis. Hepatology，2021，73（1）：160-174.

51.中华医学会内分泌学分会.嗜铬细胞瘤和副神经节瘤诊断治疗专家共识（2020版）.中华内分泌

代谢杂志，2020，（09）：737-750.

52. Mizdrak M，Tičinović Kurir T，Božić J. The role of biomarkers in adrenocortical carcinoma：A review of current evidence and future perspectives[J]. Biomedicines，2021，9（2）：174.

53. 中国医师协会泌尿外科分会. 肾上腺皮质癌诊治专家共识. 现代泌尿外科杂志. 2021，26（11）：902-908.

筛查技术

- ❖ 肺为娇脏　轻治重防 ❖
- ❖ 以食为天　道需通畅 ❖
- ❖ 镜下寻疾　守胃健康 ❖
- ❖ 常视癌前　肠健有望 ❖
- ❖ 肝癌早筛　保肝无恙 ❖
- ❖ 乳有双官　皆忌瘤伤 ❖

名誉主编

赫　捷

主　编

陈万青　李　霓

副主编（以姓氏拼音为序）

曹　巍　陈宏达　姜　晶　李　江　马建辉　彭　绩　任建松　石菊芳
孙　凤　田金徽　王　飞　吴　宁　邢念增

编　委（以姓氏拼音为序）

柏　愚	毕新刚	毕新宇	步　宏	蔡建强	曹广文	曾　强	陈海泉
陈可欣	陈　坤	陈　磊	陈鸣声	陈起航	陈　煜	崔　宏	崔久嵬
崔　巍	董学思	杜灵彬	段钟平	方文涛	房静远	付　丽	付向宁
高春芳	郗恒骏	顾　晋	郭宏骞	郭佑民	韩苏军	韩优莉	何建军
何建行	何立儒	贺宇彤	胡付兰	胡　坚	胡英斌	胡志斌	黄雷林
黄云超	季加孚	江　宇	姜　晶	金　锋	靳光付	兰　平	李汛勇
黎国威	李德川	李纪宾	李　静	李文庆	李　肖	李修岭	李吉民
李　扬	李兆申	梁智勇	令狐恩强		刘东戈	刘国祥	鲁凤民
刘伦旭	刘　明	刘士远	刘运泳	刘再毅	娄金丽	卢瑗瑗	
吕　宁	马斌林	马　飞	马红霞	那彦群	南月敏	欧阳取长	
潘凯枫	庞　达	秦　朝	曲春枫	邵志敏	沈思鹏	盛剑秋	施　宏
石　洁	石素胜	宋冰冰	宋咏梅	宋张骏	孙　强	孙喜斌	田　捷
田　军	田文静	田艳涛	王华明	王家林	王建东	王　靖	王立东
王懋杰	牛俊奇	王　实	王树森	王锡山	王　翔	王新鸣	王行昌
王　勇	吴　泓	吴明利	吴　齐	吴永忠	王建林	王　武	夏碎发
徐兵河	徐志坚	许永杰	薛丽燕	薛奇勇	伍建帆	杨　莉	杨瑾胜
叶定伟	叶慧义	应建明	吴君民	袁　媛	杨詹思延亮	张钢龄	张心明
张韶凯	张苏展	张永贞	赵景宏	赵　琨	赵　亮	赵绍宏	赵心勇
郑　闪	钟芸诗	周宝森	周　宏	周脉耕	庄贵华	邹德宏	邹开勇

第一章

癌症筛查技术概述

一、背景

癌症是威胁国人健康的重大公共卫生问题，目前位居我国居民死因首位，给社会、家庭和个人都带来了沉重负担。据国家癌症中心统计，2016年我国癌症发病和死亡例数分别约为406万和241万，其中肺癌、胃癌、食管癌、肝癌、结直肠癌、女性乳腺癌列居我国癌症前六位。我国癌症总体预后较差，生存率不足41%，受癌症困扰家庭以千万计。

筛查和早诊早治已被公认为癌症防控最有效途径，通过早期发现，及时治疗能提高治愈率和生存率，降低死亡率。我国癌症早诊早治工作历史悠久，早在20世纪70年代，在食管癌、胃癌、肝癌等高发地区就开展了筛查相关研究和实践。2005年，通过设立中央财政补助地方卫生专项资金方式，开展人群重点癌症的早诊早治，项目覆盖地区和筛查人群逐年增加，取得了良好社会效益。

2016年，国务院印发《"健康中国2030"规划纲要》，把癌症防控作为重点工作之一。2019年，国家卫健委等十部门联合制定了《健康中国行动——癌症防治实施方案（2019—2022年）》，其中癌症早诊早治是八大行动之一。目前常见癌症筛查的指导规范多来自欧美国家的研究。制定适合我国国情和人群特点的常见癌症（肺癌、乳腺癌、结直肠癌、食管癌、胃癌、肝癌和前列腺癌）筛查与早诊早治指南，将极大提高我国常见癌症筛查质量，同时，规范癌症筛查技术，提高癌症筛查效率和效果，是我国癌症防控工作的基础和保障，是落实"健康中国2030"的切实手段。

二、我国常见癌症的流行病学

（一）肺癌

我国是肺癌发病率最高的国家之一，中国肿瘤登记中心数据显示，2016年我国新发肺癌病例82.8万例，其中男性55.0万例，女性27.8万例，占全部恶性肿瘤发病的20.4%。全国肺癌发病率（粗率）为59.9/10万，男性为77.6/10万，女性为41.3/10万。2016年中国肺癌死亡病例65.7万例，男性45.5万例，女性20.2万例，占全部恶性肿瘤死亡的27.2%。全国肺癌死亡率（粗率）为47.5/10万，男性死亡率为64.2/10万，高于女性的30.0/10万。

肺癌是预后最差的恶性肿瘤之一。2012—2015年，中国人群肺癌5年生存率为19.7%；男性低于女性（16.8% vs. 25.1%）；农村低于城市（15.4% vs. 23.8%）；城市女性高于农村女性（30.8% vs. 17.7%）；城市男性高于农村男性（19.3% vs. 14.3%）。虽然肺癌预后较差，但如能早期诊断和早期治疗，仍能显著提高生存率。因此，探索我国肺癌筛查的适宜路径，对进一步提高我国肺癌防治水平和改善肺癌预后意义重大。

（二）乳腺癌

国家癌症中心数据显示，2016年女性乳腺癌位居女性肿瘤发病第1位。新发病例30.6万例，占全部女性肿瘤发病的16.73%，发病率为45.37/10万。不同地域间女性乳腺癌发病率存在差异，城市为31.8/10万，农村为23.8/10万。不同地区间女性乳腺癌发病率也存在差异，分别为华北地区34.0/10万，东北34.1/10万，华东27.7/10万，华中28.0/10万，华南34.8/10万，西南18.6/10万，西北21.6/10万。

2016年中国肿瘤登记地区女性乳腺癌位居女性肿瘤死亡第5位，死亡病例7.17万例，占全部女性肿瘤死亡的8.12%，死亡率为10.62/10万。不同地域间女性乳腺癌死亡率存在差异，城市为7.0/10万，农村为5.4/10万。不同地区间女性乳腺癌死亡率也存在差异，分别为华北地区6.4/10万，东北7.5/10万，华东5.6/10万，华中7.5/10万，华南7.6/10万，西南4.8/10万，西北6.7/10万。

2000—2016年，我国女性乳腺癌发病率和死亡率均呈上升趋势，城市和农村女性乳腺癌年龄别发病率和年龄别死亡率特征相似。女性乳腺癌发病率均自20—24岁组开始快速上升，城市地区至60—64岁组达高峰，农村地区至50—54岁组达高峰，随后快速下降；女性乳腺癌死亡率从25—29岁组开始缓慢上升。

我国女性乳腺癌5年相对生存率在近年呈上升趋势。2003—2015年全国17个肿瘤登记地区数据显示，女性乳腺癌5年合计相对生存率从73.1%（95% CI：71.2%~75.0%）增长至82.0%（95% CI：81.0%~83.0%）；城市和农村2012—2015年女性乳腺癌5年相对生存率分别为84.9%和72.9%。

（三）结直肠癌

2016年中国结直肠癌新发病例40.8万例，粗发病率为29.51/10万，其中男性

33.68/10万，高于女性（25.13/10万）。2016年中国结直肠癌死亡病例19.56万例，粗死亡率为14.14/10万，其中男性死亡率16.17/10万，高于女性（12.01/10万）。2000—2014年我国结直肠发病率和死亡率均呈上升趋势。

2003—2015年全国17个肿瘤登记地区的数据显示，结直肠癌5年合计相对生存率从47.2%（95% CI：46.1~48.3%）升至56.9%（95% CI：56.2~57.5%），但仍与美国等发达国家存在差距。2009—2015年美国结直肠癌5年生存率为64.0%，其中早期患者5年生存率达90.0%。

（四）食管癌

我国食管癌负担严重，发病率和死亡率均呈性别、年龄和地区差异。根据GLOB-OCAN数据估计，2020年我国食管癌新发病例为32.4万例，死亡30.1万例，占全球的53.70%和55.35%。国家癌症中心数据显示，2016年中国食管癌新发病例为25.25万例，死亡19.39万例，分别占全部恶性肿瘤的6.21%和8.03%，食管癌年龄标化发病率和死亡率分别为11.13/10万和8.28/10万，其在40岁前处较低水平，40岁后随年龄增加持续上升，男女发病率均于80~84岁达高峰，男性死亡率在80~84岁达高峰，女性在85岁后达高峰。食管癌发病率和死亡率存在地域差异，2016年，农村食管癌年龄标化发病率（15.0/10万 vs. 8.2/10万）和死亡率（11.0/10万 vs. 6.2/10万）均高于城市。从东、中、西三大经济区域看，食管癌发病率和死亡率也存在较大差异，2015年中国东部地区发病率和死亡率分别为17.2/10万和13.4/10万；中部分别为19.6/10万和14.7/10万；西部分别为16.8/10万和12.9/10万。近年，中国食管癌年龄标化发病率和死亡率均呈下降趋势。

我国食管癌5年相对生存率近年虽有提高，但仍处于较低水平。食管癌预后较差，基于全球60个国家或地区数据显示，食管癌年龄标化5年生存率仅为10.0%~30.0%。我国基于17个肿瘤登记地区数据显示，2003—2015年食管癌5年合计相对生存率从20.9%（95% CI：20.1%~21.6%）增至30.3%（95% CI：29.6%~31.0%）；2012—2015年，男性食管癌5年生存率（27.7%）低于女性（36.7%）；城市食管癌5年生存率（18.1%）低于农村（33.2%），这可能与食管癌筛查项目主要在农村地区开展有关（尤其是2012年以前）。虽然食管癌预后较差，但食管癌早期患者在接受治疗后5年生存率可达95%，因此，探索高效筛查与早诊早治策略对提高食管癌生存率至关重要。

（五）胃癌

据WHO估计，2020年全球胃癌新发病例约108.9万例，占全部恶性肿瘤5.6%，死亡约76.9万例，占恶性肿瘤相关死亡的7.7%。2020年我国胃癌新发病例约47.9万例，占全球胃癌43.9%，死亡约37.4万例，占全球胃癌死亡的48.6%。

国家癌症中心数据显示，2016年我国胃癌新发病例约39.7万例，其中男性27.6万例，女性12.1万例。全国胃癌发病率（粗率）为28.7/10万，男性和女性分别为39.0/10万和17.8/10万。胃癌发病率在40岁前处较低水平，40岁后快速上升，男女发病率均在80岁以上人群中达高峰。农村地区胃癌年龄标化发病率为19.8/10万高于城市（15.5/10万）。从东、中、西三大经济区域看，胃癌发病率也存在较大差异，2015年我国中部胃癌发病率（粗率）最高（33.7/10万），东部次之（29.9/10万），西部略低（23.4/10万）。

2016年我国胃癌死亡病例约28.9万例，其中男性20.0万例，女性8.8万例。全国胃癌死亡率（粗率）为20.9/10万，男性和女性分别为28.3/10万和13.1/10万。胃癌死亡率在40岁前处较低水平，40岁后快速上升，男女死亡率均在80岁以上人群达高峰。农村胃癌年龄标化死亡率（14.3/10万）高于城市（10.6/10万）。从东、中、西三大经济区域看，2015年我国中部胃癌死亡率（粗率）最高（24.2/10万），东部次之（21.2/10万），西部略低（17.6/10万）。

全国17个肿瘤登记地区数据显示，2003—2015年胃癌合计标化5年相对生存率从27.4%（95% CI：26.7%~28.1%）升至35.1%（95% CI：34.5%~35.7%）。2012—2015年男性和女性胃癌标化5年相对生存率分别为35.0%和35.4%，城市和农村分别为36.9%和34.4%，其在近年虽呈上升趋势，但仍显著低于日本（80.1%）和韩国（75.4%）。

（六）肝癌

肝癌居全球恶性肿瘤发病顺位第6位，据GLOBOCAN估算，2020年全球肝癌发病例数为90.6万例，年龄标化发病率9.5/10万。肝癌预后差，居全球常见恶性肿瘤死因第3位，2020年全球肝癌死亡83.0万例，年龄标化死亡率8.7/10万。

2016年我国肝癌发病为38.9万例，占同期全国恶性肿瘤发病9.6%，男性和女性分别为28.9万例和10.0万例。发病粗率和世标率分别为28.12/10万、17.65/10万；男性世标率（26.65/10万）高于女性（8.5/10万）。不同地区世标率差异大，农村（19.3/10万）高于城市（16.3/10万），南部（26.1/10万）高于北部（12.5/10万）。肝癌平均发病年龄有增加，男性由2000年的58.8岁增至2014年的62.4岁，女性由64.0岁增至69.0岁。2000—2011年我国肝癌发病率平均每年下降1.8%。

2016年中国肝癌死亡数为33.6万例，男性死亡25.0万例，高于女性（8.7万例）。全国肝癌死亡粗率为24.3/10万，世标率为15.1/10万；男性（35.3/10万）大于女性（12.9/10万），经世界人口标化后男性（22.9/10万）仍高于女性（73/10万）。农村（16.6/10万）高于城市（13.9/10万），南部（22.3/10万）高于北部（10.51/10万）。

2000—2011年间肝癌标化死亡率平均每年下降2.3%。

2003—2015年，我国肝癌年龄标化5年相对生存率从10.1%增至12.1%，显著低于全国所有肿瘤合计率（40.5%）；2015年肝癌标化5年相对生存率中，男性和女性分别为12.2%和13.1%，城市和农村分别为14.0%和11.2%。

（七）前列腺癌

前列腺癌是我国男性恶性肿瘤负担较重的疾病之一。中国肿瘤登记数据表明，2016年我国前列腺癌新发病例7.8万，占男性全部恶性肿瘤的3.5%；前列腺癌粗发病率为11.1/10万，位居中国男性肿瘤发病第6位；城市年龄标化发病率为8.2/10万，农村为4.4/10万。全国前列腺癌死亡约3.4万，占恶性肿瘤相关死亡2.2%；粗死亡率为4.8/10万，位居中国男性肿瘤死亡第7位；年龄标化死亡率城市为3.1/10万，农村为2.0/10万。

近年来，我国前列腺癌疾病负担持续增加，发病和死亡见明显上升趋势，并呈现地区差异。2000—2014年，全国22个肿瘤登记处连续监测，发现前列腺癌发病率由4.6/10万升至21.6/10万，年平均变化百分比为11.5%，2000—2011年世标死亡率年变化百分比为5.5%。中国前列腺癌发病率和死亡率城市均高于农村。2000—2014年，我国城市前列腺癌中标发病率年均变化百分比为6.5%，农村为12.7%。经济较发达地区如长三角、珠三角地区和内陆中等城市前列腺癌发病和死亡率较高，且上升趋势明显。

我国前列腺癌年龄标化5年生存率从2003—2005年的53.8%升至2012—2015年的66.4%，年均变化百分比为3.8%，而美国等发达国家前列腺癌总体5年生存率接近100%，差距较大。

三、癌症筛查原则

筛查是指通过一定检查方法从无症状或体征的健康人群中发现可疑癌症患者，随后对其进行早期诊断及早期治疗。筛查是早期发现癌症并进行早诊早治的重要手段。癌症筛查和早诊早治是提高癌症治愈率，降低死亡率的有效途径。

筛查的实施需根据具体条件而定，应选择适宜筛查的癌种和筛查方法并制定适宜的筛查计划。筛查计划需考虑如何选择筛查疾病、目标人群、合理的筛查程序（包括筛查起始年龄、筛查间隔等）、筛查和确诊方法以及有效的干预和随访方案。对开展筛查项目需要考虑以下主要原则。

（1）所筛查癌症发病率和死亡率高，是现阶段重大公共卫生问题，严重危害人民健康和生命。

（2）所筛查癌症发生、发展自然史比较清楚，有足够长的临床前期以及可被识别的疾病标识，对癌前病变及早期癌具有有效诊断方法及治疗方法，早期干预能显著提高患者生存率。

（3）具有准确、简单、经济、安全、有效、合乎伦理、顺应性好的筛查方法，同时应选择与经济发展水平和卫生资源状况相匹配的筛查方法。

（4）对在不同阶段筛查出的癌前病变和早期癌具有行之有效干预方案，确保早期治疗效果，达到提高早期病变和早期癌检出率和治愈率的目的。

（5）以人群为基础的筛查是一种政府行为，需行政主管部门强有力支持。应有相应资源保障以人群为基础的筛查、诊断及治疗。

（6）筛查及早诊早治的开展应符合成本-效益原则，人力及资金的投入产生的效益应符合社会经济发展实际情况，应能促进社会发展，体现健康公平。

综上，针对我国常见癌症（肺癌、乳腺癌、结直肠癌、食管癌、胃癌、肝癌和前列腺癌），本指南基于癌症筛查专家共识、国内外癌症筛查指南规范、大型癌症筛查项目经验，结合最新的癌症筛查相关研究进展，提出适合我国国情的癌症筛查推荐意见，从而推进我国癌症筛查的规范化、均质化和优质化。

第二章

肺癌

一、危险因素

（一）吸烟是肺癌的危险因素

吸烟会显著增加肺癌发病风险。Ordóñez-Mena等对1982—2013年开展的以欧洲和美国人群为研究对象的19项队列研究进行Meta分析发现，现在吸烟者肺癌发生风险和死亡风险分别为不吸烟者的13.1倍（HR：13.1，95% CI：9.90~17.3）和11.5倍（HR：11.5，95% CI：8.21~16.1）；曾经吸烟者肺癌发生风险和死亡风险分别为不吸烟者的4.06倍（HR：4.06，95% CI：3.13~5.26）和4.10倍（HR：4.10，95% CI：3.14~5.36）。

吸烟与肺癌的剂量反应关系已被流行病学研究证实。Nordlund等对瑞典15881例男性和25829例女性随访26年，结果显示，吸烟包年数（每日吸烟包数×吸烟年数）小于或等于5、6~15、16~25和大于或等于26的男性患肺癌风险分别为从不吸烟男性的1.63倍（RR：1.63，95% CI：0.61~4.34）、4.39倍（RR：4.39，95% CI：2.52~7.66）、14.18倍（RR：14.18，95% CI：8.27~24.33）和17.92倍（RR：17.92，95% CI：11.14~28.82）；吸烟包年数小于或等于5、6~15、16~25和大于或等于26的女性患肺癌风险分别为从不吸烟女性2.11倍（RR：2.11，95% CI：1.17~3.78）、6.28倍（RR：6.28，95% CI：3.95~9.98）、10.27倍（RR：10.27，95% CI：5.34~19.77）和16.45倍（RR：16.45，95% CI：7.02~38.54）。

（二）二手烟暴露是肺癌危险因素

Sheng等对1996—2015年发表的以中国人群为研究对象的20项随机对照试验进行Meta分析，结果显示，工作场所二手烟暴露者患肺癌风险为无暴露者的1.78倍（OR：1.78，95% CI：1.29~2.44），家庭二手烟暴露者患肺癌风险为无暴露者的1.53

倍（OR：1.53，95% CI：1.01~2.33）。

（三）慢阻肺（chronic obstructive pulmonary disease，COPD）是肺癌危险因素

COPD是由慢性炎症引起的气道病变，可导致肺泡破坏，支气管腔狭窄，终末期不可逆性肺功能障碍。Zhang等对2017年前发表的关于COPD与肺癌关系的14项前瞻性队列研究进行Meta分析，结果显示，有COPD者患肺癌风险为无COPD者的2.06倍（RR：2.06，95% CI：1.50~2.85）。

（四）职业暴露（石棉、氡、铍、铬、镉、镍、硅、煤烟和煤烟尘）是肺癌危险因素

（1）石棉：Ngamwong等对1977—2012年发表的关于石棉和吸烟在肺癌风险中协同作用的10项病例对照研究进行Meta分析，结果表明：接触石棉的不吸烟工人、未接触石棉的吸烟工人、接触石棉的吸烟工人患肺癌风险分别为未接触石棉不吸烟工人的1.70倍（OR：1.70，95% CI：1.31~2.21）、5.65倍（OR：5.65，95% CI：3.38~9.42）和8.70倍（OR：8.70，95% CI：5.78~13.10）。

（2）氡：室内空气中氡的来源主要有建筑物地基（土壤和岩石）、建筑材料、生活用水、天然气和煤的燃烧等。Li等对28个关于氡暴露和肺癌研究进行Meta分析，结果表明每增加100 Bq/m³氡暴露，暴露者患肺癌风险增加11.0%（95% CI：5.0%~17.0%）。

（3）铍：铍是一种碱性稀有金属，广泛用于航天、通讯、电子及核工业等方面。铍和铍化合物已被美国国家毒物学办公室列为已知人类致癌物。

（4）铬：Deng等对1985—2016年发表的六价铬与肺癌关系的44项报告标化死亡比（standardized mortality ratio，SMR）和10项报告标化发病比（standardized incidence ratios，SIR）的队列研究进行Meta分析，结果显示，六价铬可增加28%的肺癌发病风险和31%的肺癌死亡风险（SIR：1.28，95% CI：1.20~1.37；SMR：1.31，95% CI：1.17~1.47）。

（5）镉：Chen等对2000—2015年发表的关于镉暴露与肺癌关系的3项病例对照研究进行Meta分析，结果显示，接触镉者患肺癌风险是未接触者的1.21倍（OR：1.21，95% CI：1.01~1.46）。

（6）镍：镍是天然存在于地壳中的金属元素。国际癌症研究中心（International Agency for Research on Cancer，IARC）于1987年将镍确认为Ⅰ类致癌物。

（7）二氧化硅：Poinen-Rughooputh等对1982—2016年发表的职业接触硅尘与肺癌关系的63项报告SMR和19项报告SIR研究进行Meta分析，结果表明，矽肺患者中

肺癌SIR远高于非矽肺者，分别为2.49（95% CI：1.87~3.33）和1.18（95% CI：0.86~1.62）；矽肺患者中肺癌SMR远高于非矽肺者，分别为2.32（95% CI：1.91~2.81）和1.78（95% CI：1.07~2.96）。

（8）煤烟和煤烟尘：Zhao等对中国人群研究的Meta分析显示，室内煤烟暴露可使肺癌风险增加1.42倍（OR：2.42，95% CI：1.62~3.63），使女性肺癌风险增加1.52倍（OR：2.52，95% CI：1.94~3.28）。

（五）一级亲属（first degree relative，FDR）肺癌家族史是肺癌的危险因素

Cannon-Albright等通过基于人群谱系资源的研究结果显示，FDR患肺癌会增加个体发生肺癌风险，大于等于1个FDR和大于等于3个FDR患肺癌个体风险分别为无FDR患肺癌个体的2.57倍（RR：2.57，95% CI：2.39~2.76）和4.24倍（RR：4.24，95% CI：1.56~9.23）。

二、筛查关键结局指标

（一）肺癌筛查检出的结节分类

按密度可将肺癌筛查检出的结节分为实性结节、部分实性结节和非实性结节（纯磨玻璃密度）。实性结节指病灶完全掩盖肺实质的结节，部分实性结节指病灶遮盖部分肺实质的结节，非实性结节指病灶未遮盖肺实质，支气管和血管可辨认的结节。

（二）肺癌的组织学分型

肺癌的组织学分型包括腺癌、鳞状细胞癌、神经内分泌癌、大细胞癌和腺鳞癌等。根据2015年版WHO肺肿瘤组织学分型标准，肺癌包括腺癌、鳞状细胞癌、神经内分泌癌、大细胞癌和腺鳞癌等。腺癌包括贴壁状腺癌、腺泡样腺癌、乳头状腺癌、微乳头状腺癌、实性腺癌、浸润性黏液腺癌和肠型腺癌等亚型。鳞状细胞癌包括角化型鳞状细胞癌、非角化型鳞状细胞癌和基底细胞样鳞状细胞癌3种浸润癌亚型。神经内分泌癌包括类癌、不典型类癌、小细胞癌和大细胞神经内分泌癌。大细胞癌是未分化型非小细胞癌，缺乏小细胞癌、腺癌及鳞状细胞癌的细胞形态、组织结构和免疫组化等特点。腺鳞癌指含有腺癌及鳞状细胞癌两种成分，每种成分至少占肿瘤的10%。

三、人群风险分层

（一）肺癌高风险人群定义

建议对肺癌高风险人群进行肺癌筛查。肺癌高风险人群应符合以下条件之一。

（1）吸烟：吸烟包年数大于等于30包年，包括曾经吸烟大于等于30包年，但戒烟不足15年。

（2）被动吸烟：与吸烟者共同生活或同室工作大于等于20年。

（3）患有COPD。

（4）有职业暴露史（石棉、氡、铍、铬、镉、镍、硅、煤烟和煤烟尘）至少1年。

（5）有FDR确诊肺癌。

注1：吸烟包年数=每天吸烟的包数（每包20支）×吸烟年数

注2：FDR指父母、子女及兄弟姐妹

（二）对肺癌高风险人群的判定

除现在的分类标准，建议采用以中国人群数据为基础而建立风险预测模型，进行肺癌风险评分，提高肺癌筛查人群范围的准确性。

四、筛查方案

（一）筛查年龄

建议在50~74岁人群中开展肺癌筛查。2011年全国肿瘤登记数据显示，肺癌年龄别发病率逐渐上升，45~49岁男性仅为男性全年龄组平均水平的50%，但在50岁后显著增加，50~54岁、55~59岁、60~64岁、65~69岁、70~74岁分别是45~49岁年龄段的1.9倍、3.7倍、5.7倍、7.7倍和11.0倍。全人群中，50~54岁、55~59岁、60~64岁、65~69岁、70~74岁分别是45~49岁年龄段的1.8倍、3.3倍、5.0倍、6.8倍和9.6倍。考虑到老年人的身体状况、预期寿命及其他合并症的情况，很难对75岁及以上老年人参加肺癌筛查的获益和危害进行权衡。同时，将筛查年龄延后也可能导致更高成本。因此，本指南推荐把74岁作为群体性肺癌筛查上限。对75岁及以上老年人可考虑机会性筛查。

（二）筛查技术和流程

（1）类癌目前在全球发表的肺癌筛查指南或共识中，均推荐采用LDCT作为筛查手段。LDCT能明显增加肺癌（尤其是Ⅰ期肺癌）检出率，同时降低肺癌相关死亡率。NCCN于2020年发布的肺癌筛查指南明确指出，不推荐胸部X线检查用于肺癌筛查。Manser等对2012年前的肺癌筛查研究进行Meta分析（8项随机对照研究和1项对照试验），结果显示，每年进行胸部X光检查和无检查相比，肺癌死亡率并无降低（RR：0.99，95% CI：0.91~1.07），常行胸部X线检查与不经常检查相比，肺癌死亡率相对增加（RR：1.11，95% CI：1.00~1.23）。因此，本指南不推荐采取胸部X线检查进行肺癌筛查。

（2）建议肺癌筛查流程参考图13-1，主要包括知情同意、问卷调查、风险评估、对肺癌高危人群进行LDCT筛查和结果管理。

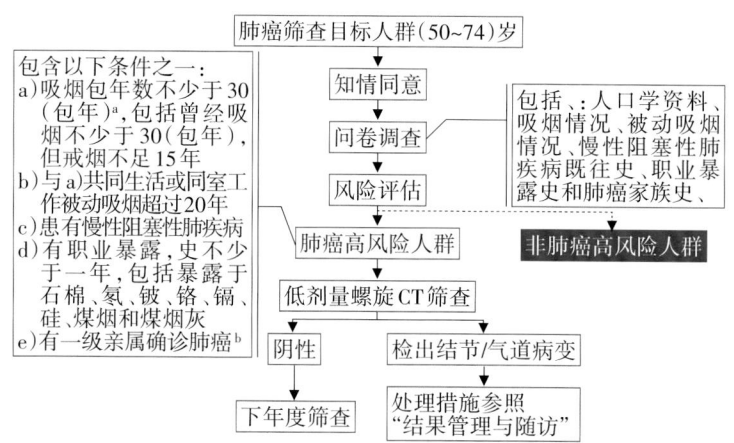

注：ª吸烟包年数=每天吸烟的包数（每包20支）×吸烟年数；ᵇ一级亲属指父母、子女及兄弟姐妹（同父母）

图13-1 肺癌筛查流程

所有参加筛查者在自愿原则下签署知情同意书。内容至少包括：筛查目的、意义、过程、参加筛查可能获得的益处和风险、筛查费用、保密原则和自愿原则、签字及日期。筛查工作由多学科人员共同合作完成，包括流行病学、影像科、呼吸科、胸外科、肿瘤科、检验科和病理科等相关学科医师及工作人员。

（3）LDCT筛查和报告要求：有条件医疗机构建议使用16排及以上多排螺旋CT。操作时，患者仰卧，双手上举，采取吸气末单次屏气扫描；扫描范围应为肺尖至后肋膈角尖端水平（包括全肺和两侧胸壁，女性受检者还需包括全乳腺）；螺旋扫描模式，螺距设定小于等于1，机架旋转时间小于等于0.8 s，建议选用设备的最短扫描时间。建议扫描矩阵设定不低于512×512；无迭代重建技术的建议使用120 kVp、30~50 mAs的扫描参数，有新一代迭代重建技术者建议使用100~120 kVp、小于30 mAs作为扫描参数；建议采用肺算法和标准算法、或仅用标准算法进行重建，建议重建层厚在1.00~1.25 mm之间。若重建层厚小于等于0.625 mm，建议无间隔重建，若重建层厚介于1.00~1.25 mm之间，建议重建间隔不大于层厚80%。扫描时宜开启"dose report（剂量报告）"功能。

建议使用DICOM格式，在工作站或PACS进行阅片，建议使用专业显示器；采用窗宽1500~1600 HU、窗位−650~−600 HU肺窗及窗宽350~380 HU、窗位25~40 HU的纵隔窗分别阅片；建议采用多平面重组（multiple planar reconstruction，MPR）及最大密度投影阅片，横断面和MPR冠状面、矢状面多方位显示肺结节形态学特征。

（4）结节分析与记录要求：在对结节进行分析与记录时，建议使用平均直径，测量结节实性部分最大长径和垂直于最大长径的最长短径（最大短径）之和除以2；建议标注结节所在序列和图层编号，完整报告肺结节部位、密度、大小、形态等，并给出随诊建议（包括具体随诊时间间隔）；建议随诊CT在同一显示方位（横断面或冠状面或矢状面）比较结节变化；建议同时测量结节体积以计算结节倍增时间；建议同时记录其他异常，例如肺气肿、肺纤维化等肺部其他疾病，冠状动脉钙化以及扫描范围内其他异常发现。建议部分实性结节实性成分测量方法可选用平均直径法和体积测量（在容积再现图像重组中，选定CT阈值范围进行实性成分分离，利用容积测定软件测量体积）。

（三）筛查质量控制

1. LDCT扫描

（1）扫描前训练筛查对象屏气。

（2）将所有图像用DICOM格式存入PACS。

2. LDCT筛查结果

（1）每例筛查报告由主治及以上职称的影像科医师出具。

（2）疑似肺癌或"恶性病变"、检出的肺内结节不小于15.0 mm或气道病变须行支气管镜检以及需要进一步行穿刺活检等检查的病例，至少有一名副高或正高职称的影像科医师参与。

（3）需进行有创性诊断（如支气管镜、经皮肺穿刺活检术等）及开胸手术时，由二位以上副高或正高职称的影像科医师对图像进行讨论，并提请多学科专家组对病例进行讨论。

（4）定期由一名副高或正高职称的影像科医师对疑似肺癌或"恶性病变"、检出的肺内结节不小于15.0 mm或气道病变须行支气管镜检的病例进行100%复阅，对其他病例采取1%随机抽检。

五、结果管理与随访

（一）对基线筛查检出的结节进行管理和随访

建议基线筛查结果的管理和随访符合下列规定（参见图13-2）。

（1）无肺内非钙化结节检出（阴性），建议进入下年度筛查。

（2）检出的非实性结节平均直径小于8.0 mm，或者实性结节/部分实性结节的实性成分平均直径小于6.0 mm，建议进入下年度筛查。

（3）检出的实性结节或者部分实性结节的实性成分平均直径大于等于6.0 mm且

小于 15.0 mm，或者非实性结节平均直径大于或等于 8.0 mm 且小于 15.0 mm，建议 3 个月后再复查；对其中的实性结节或者部分实性结节，如影像科医师认为具有明确恶性特征，建议进行多学科会诊，根据会诊意见决定是否行临床干预。3 个月复查时如果结节增大，建议进行多学科会诊，根据会诊意见决定是否行临床干预；如果结节无变化，建议进入下年度筛查。

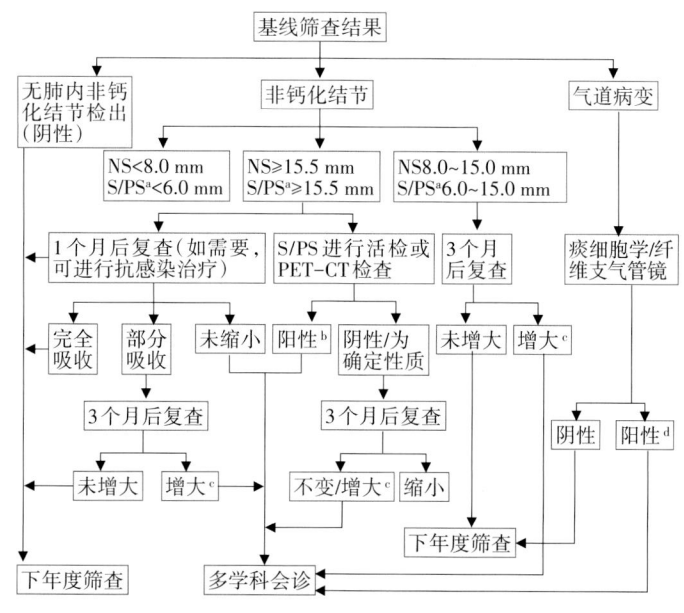

图 13-2　基线筛查结果管理及随访

注 1：非实性结节指纯磨玻璃密度结节
注 2：结节增大指径线增大大于或等于 2.0 mm
注 3：PET-CT 检查阳性指代谢增高，放射性摄取高于肺本底
注 4：痰细胞学阳性指痰液中发现恶性或者可疑恶性肿瘤细胞
注 5：纤维支气管镜检查阳性指支气管镜下见新生物、黏膜异常或取样结果怀疑或提示肿瘤
S：实性结节；PS：部分实性结节；NS：非实性结节（纯磨玻璃密度结节）
[a]实性结节或者部分实性结节的实性成分；[b]阳性指代谢增高（放射性摄取高于肺本底）；[c]结节增大指径线增大大于或等于 2.0 mm；[d]痰细胞学阳性指痰液中发现恶性或者可疑恶性肿瘤细胞，纤维支气管镜检查阳性指支气管镜下见新生物、黏膜异常或取样结果怀疑或提示肿瘤

（4）检出的实性结节、部分实性结节的实性成分或者非实性结节平均直径大于或等于 15.0 mm，建议选择以下 2 种方案：①抗感染治疗后 1 个月或非抗感染治疗 1 个月后再复查。复查时：a）如果结节完全吸收，建议进入下年度筛查；b）如果结节部分吸收，建议 3 个月后再复查：复查时如果结节部分吸收后未再增大，建议进入下年度筛查；如果结节部分吸收后又增大，建议进行多学科会诊，根据会诊意见决定是否行临床干预；c）如果结节未缩小，建议进行多学科会诊，根据会诊意见决定是否行临床干预或 3~6 个月再复查。②实性和部分实性结节进行活检或正电子发射计算机断层扫描（positron emission tomography/computed tomography，PET-CT）检查。如果阳性，建议进行多学科会诊，根据会诊意见决定是否行临床干预；如果阴性或不确定性质，建议 3 个月后再复查：复查时如果结节不变或增大，建议进行多学科会诊，

根据会诊意见决定是否行临床干预；如果结节缩小，建议进入下年度筛查。

（5）可疑气道病变，例如管腔闭塞、管腔狭窄、管壁不规则、管壁增厚；与支气管关系密切的肺门异常软组织影；可疑阻塞性炎症、肺不张及支气管黏液栓等，建议进行痰细胞学或纤维支气管镜检查。如果阳性，建议进行多学科会诊，根据会诊意见决定是否行临床干预；如果阴性，建议进入下年度筛查。

（二）对年度筛查检出的结节进行管理和随访

建议年度筛查结果的管理和随访符合下列规定（参见图13-3）。

（1）无肺内非钙化结节检出（阴性）或结节未增长，建议进入下年度筛查。

（2）原有结节增大或实性成分增多，建议考虑临床干预。

（3）新发现气道病变，建议进行痰细胞学或纤维支气管镜检查。如阳性，建议进行多学科会诊，根据会诊意见决定是否行临床干预；如阴性，建议进入下年度筛查。

（4）发现新的非钙化结节，且结节平均直径大于3.0 mm，建议3个月后复查（如需要，可先进行抗炎治疗）：①结节完全吸收，建议进入下年度筛查；②结节部分吸收，建议6个月后复查。复查时如结节部分吸收后未再增大，建议进入下年度筛查；如结节部分吸收后又增大，建议考虑临床干预；③如结节增大，建议临床干预。

（5）发现新的非钙化结节，且结节平均直径小于等于3.0 mm，建议6个月后复查：结节未增大，建议进入下年度筛查；结节增大，建议考虑临床干预。

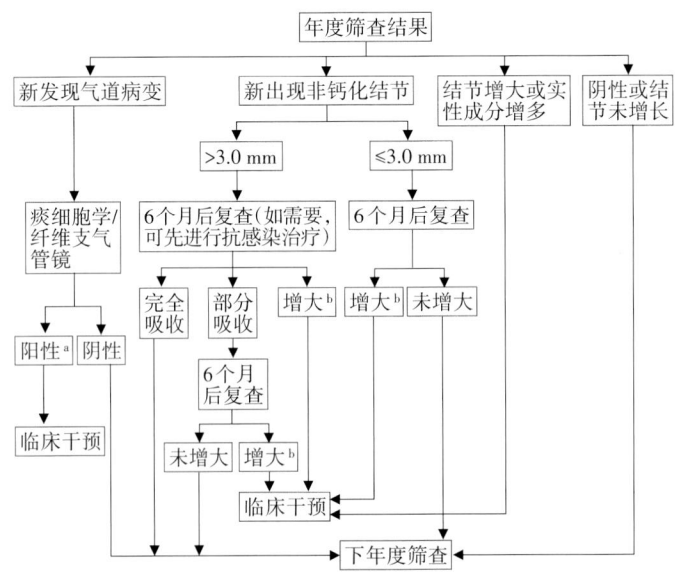

图13-3　年度筛查结果管理及随访

注：a痰细胞学阳性指痰液中发现可疑恶性肿瘤细胞，纤维支气管镜检查阳性指支气管镜下见新生物、黏膜异常或取样结果怀疑或提示肿瘤；b结节增大指径线增大大于或等于2.0 mm

第三章

乳腺癌

一、危险因素和保护因素

乳腺癌病因十分复杂，是遗传因素、生活方式和环境暴露等多因素及其相互作用的结果，见表13-1。固有因素包括性别、年龄、遗传等，可变因素包括生殖、激素使用、生活方式、环境等。乳腺癌是女性特有疾病，随年龄增大风险增加；乳腺癌家族史和携带乳腺癌易感基因遗传突变可增加乳腺癌风险，*BRCA1/2* 是最常见突变形式；生殖因素导致内源性卵巢激素失衡可潜在诱导乳腺致癌过程，包括初潮年龄早、绝经年龄晚、晚育、少胎、流产等，但母乳喂养可预防乳腺癌；摄入外源性激素，如口服避孕药、更年期激素疗法也可破坏激素平衡；此外乳腺高致密度、部分良性乳腺疾病、绝经前瘦、绝经后胖、吸烟、饮酒、不良饮食模式、体力活动少、空气污染、胸部放疗等都与总体乳腺癌发病风险增加有关；而单侧或双侧乳房切除术可显著降低有乳腺癌家族史和携带 *BRCA1/2* 突变女性的发病风险。

表 13-1　乳腺癌的危险因素和保护因素

危险因素	保护因素
女性、老年	早育与多胎
携带 *BRCA1/2* 等遗传突变	母乳喂养
乳腺癌家族史	积极生活方式：健康饮食、适当的体力活动
初潮年龄过早	乳房切除术
绝经年龄过晚	—
晚育与流产	—
外源性激素：口服避孕药、更年期激素疗法	—
高密度的乳腺组织	—
部分良性乳腺疾病	—
肥胖和超重	—
不良生活方式：吸烟、饮酒、不健康饮食	—
空气污染	—
胸部放射治疗	—

二、筛查关键结局指标

乳腺癌筛查关键结局可分为乳腺癌前病变和乳腺癌。

（一）乳腺癌前病变

参考WHO乳腺肿瘤分类标准（2019年版）、中国女性乳腺癌筛查指南等多部国内外指南和专家共识。乳腺癌前病变包括小叶肿瘤（不典型小叶增生）、柱状细胞病变（扁平上皮不典型增生）和导管上皮不典型增生。

（二）乳腺癌

乳腺癌组织学分型推荐采用WHO乳腺肿瘤分类标准（2019年版）。可分为以下类型。

（1）非浸润性癌：导管原位癌、小叶原位癌。

（2）浸润性癌：浸润性癌非特殊型（no special type，NST）、浸润性小叶癌、小管癌、黏液癌等。

乳腺癌解剖学分期包括传统TNM解剖学分期和预后分期。其中TNM解剖学分期包括肿瘤大小和累及范围（皮肤和胸壁受累情况）、淋巴结转移和远处转移情况，分为0期、Ⅰ期、Ⅱ期、Ⅲ期、Ⅳ期。

三、人群风险分层

（一）一般风险人群定义

乳腺癌一般风险女性指除乳腺癌高风险人群外的所有适龄女性。

（二）高风险人群定义

符合下列1、2和3任意条件的女性为乳腺癌高风险人群。

1. 有遗传家族史，即具备以下任意一项者

（1）一级亲属有乳腺癌或卵巢癌史。

（2）二级亲属50岁前，患乳腺癌2人及以上。

（3）二级亲属50岁前，患卵巢癌2人及以上。

（4）至少1位一级亲属携带已知*BRCA1/2*基因致病性遗传突变；或自身携带*BRCA1/2*基因致病性遗传突变。

2. 具备以下任意一项者

（1）月经初潮年龄小于等于12岁。

（2）绝经年龄大于等于55岁。

（3）有乳腺活检史或乳腺良性疾病手术史，或病理证实的乳腺（小叶或导管）不典型增生病史。

（4）使用"雌孕激素联合"的激素替代治疗不少于半年。

（5）45岁后乳腺X线检查示乳腺实质（或乳房密度）类型为不均匀致密型或致密型。

3. 具备以下任意两项者

（1）无哺乳史或哺乳时间小于4个月。

（2）无活产史（含从未生育、流产、死胎）或初次活产年龄大于或等于30岁。

（3）仅使用"雌激素"的激素替代治疗不少于半年。

（4）流产（含自然流产和人工流产）大于或等于2次。

注：一级亲属指母亲、女儿以及姐妹；二级亲属指姑、姨、祖母和外祖母。

四、筛查方案

乳腺癌筛查是通过有效、简便、经济的乳腺检查措施，对无症状女性开展筛查，以期早发现、早诊断及早治疗。最终目的是降低人群乳腺癌死亡率。筛查分为机会性筛查（opportunistic screening）和群体筛查（mass screening）。机会性筛查是指医疗保健机构为因各种情况自来就诊的适龄女性进行乳腺筛查，或女性个体主动或自愿到提供乳腺筛查服务的医疗保健机构进行检查；群体筛查是指社区或单位实体借助医疗保健机构的设备、技术和人员有组织地为适龄女性提供乳腺筛查服务。

（一）筛查年龄

（1）对一般风险人群，推荐从45岁开始进行乳腺癌筛查。

（2）对高风险人群，推荐从40岁开始进行乳腺癌筛查。

根据我国国家癌症中心肿瘤登记数据，2015年，我国女性45岁起乳腺癌发病率呈上升趋势且维持在较高水平，比西方女性乳腺癌高发年龄提前。出现45~55岁特定发病高峰，有学者认为是出生队列效应影响。中国和日本等多数国家出生队列研究中普遍存在月经和生育模式变化，加之其他生活方式和环境因素影响，这一效应使乳腺癌发病风险因素在年龄较轻女性中凸显。

该指南制定过程中综合考虑我国女性乳腺癌发病年龄流行病学特征、相关危险因素和卫生经济学现况，推荐一般风险人群从45岁开始进行乳腺癌常规筛查，高风险人群筛查起始年龄提前至40岁。

（二）乳腺癌筛查频次

（1）对一般风险人群，推荐每1~2年进行1次乳腺癌筛查。

（2）对高风险人群，推荐每年进行1次乳腺癌筛查。

（三）筛查技术和流程

1.单独使用乳腺X线摄影筛查

（1）对一般风险人群，推荐单独使用乳腺X线摄影进行筛查。

（2）对高风险人群，不推荐单独使用乳腺X线摄影进行筛查。

一项纳入6个前瞻性筛查试验的个体病例数据（individual patient data，IPD）Meta分析，对乳腺X线摄影在具有乳腺癌家族史高危人群中的筛查诊断准确性进行了评价。结果显示，在高危人群，乳腺X线摄影筛查灵敏度为55.00%（95% CI：48.00%~62.00%），特异度为94.00%（95% CI：92.70%~95.30%）。

2.单独使用乳腺超声筛查效果

（1）对一般风险人群，推荐单独使用乳腺超声进行筛查。

（2）对高风险人群，不推荐单独使用乳腺超声进行筛查。

3. 乳腺X线摄影联合乳腺超声筛查效果

（1）对致密型乳腺的一般风险人群，推荐使用乳腺X线摄影联合乳腺超声进行筛查。

（2）对高风险人群，推荐使用乳腺X线摄影联合乳腺超声进行筛查。

超声联合乳腺X线摄影无论在致密型乳腺人群还是高危人群中均有较好诊断准确性，综合考虑卫生经济学和筛查实际情况，推荐高风险人群和致密型乳腺人群使用乳腺X线摄影联合乳腺超声进行乳腺癌筛查，一般风险人群在经济能力较好地区可考虑使用乳腺X线摄影联合乳腺超声进行乳腺癌筛查。

4. 单独使用乳腺MR筛查效果

（1）对一般风险人群，不推荐使用乳腺MR筛查为常规筛查。

（2）对 BRCA1/2 基因突变携带者，可考虑使用乳腺MR筛查，但不推荐作为筛查的首选方法。

以活检或随访作为金标准，对MR筛查乳腺癌的诊断准确性进行评价后发现，目前乳腺MR检查敏感度和特异度在所有单独筛查措施中较高，但综合考虑MR检查费用、检查时长和设备普及率等原因，并不将乳腺MR作为乳腺癌人群筛查的首要推荐。对于 BRCA1/2 基因突变携带者，可结合筛查地区经济能力考虑使用乳腺MR进行筛查。

（四）筛查组织

建议乳腺癌筛查的流程参考图13-4。主要包括签署知情同意书、问卷调查、风险评估、根据风险水平选择筛查技术和筛查频率、筛查结果管理及随访。建议所有参加筛查者在自愿原则下签署知情同意书。内容至少包括：筛查目的、意义、过程、参加筛查可能获得的益处和风险、筛查费用、保密原则和自愿原则、签字及日期。

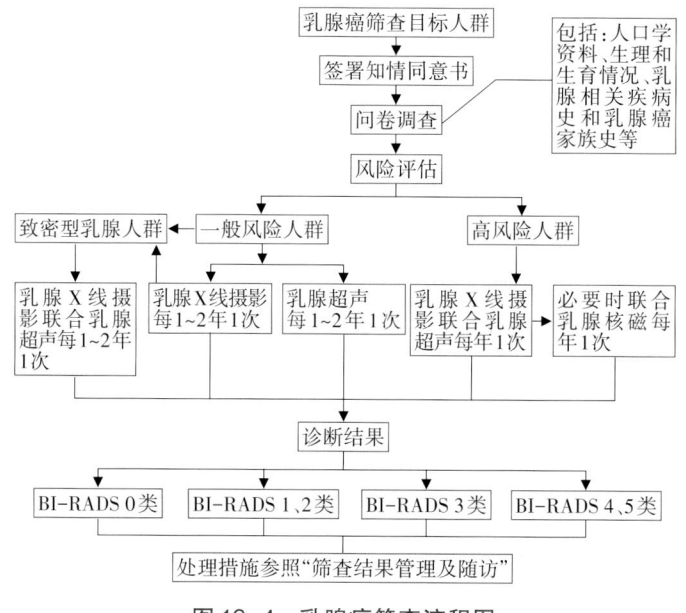

图13-4　乳腺癌筛查流程图

五、筛查结果管理及随访

可参考影像诊断结果进行记录、分析。

1.对 BI-RADS 1类和 BI-RADS 2类

无须特殊处理。

2.对 BI-RADS 3类

乳腺X线摄影评估为3类病灶，建议在此后6个月时对病灶侧乳腺进行乳腺X线摄影复查，第12个月与24个月时对双侧乳腺进行乳腺X线摄影复查。如病灶保持稳定，则可继续随诊；2~3年随访无变化者可降为 BI-RADS 2类，如随诊过程中病灶消失或缩小，可直接评估为 BI-RADS 2类或 BI-RADS 1类。若随诊过程中病灶有可疑发现，应考虑活检。超声评估为 BI-RADS 3类病灶，建议3~6个月时行超声随访复查，2年随访无变化可降为 BI-RADS 2类。

3.对 BI-RADS 4a类

可进一步影像检查，必要时活检。

4.对BI-RADS 4b类

可进一步影像检查，可进行活检。

5.对BI-RADS 4c类和BI-RADS 5类

可进行活检。

6.对单项影像学检查（乳腺X线摄影或超声）评估为BI-RADS 0类

建议加做其他影像学检查进行联合诊断。例如：致密性乳腺女性的乳腺X线摄影检查结果，当发现不确定病灶时，归为BI-RADS 0类时，有必要补充乳腺超声检查。

第四章

结直肠癌

一、危险因素和保护因素

（一）危险因素

1. 结直肠癌家族史

结直肠癌家族史与结直肠癌发病风险增高有关。一级亲属患结直肠癌人群，发病风险是普通人群的 1.76 倍（RR：1.76，95% CI：1.57~1.97），此效应随患病亲属数目增加而增强。

2. 炎症性肠病

炎症性肠病包括溃疡性结肠炎和克罗恩病，与结直肠癌发病风险增高有关。炎症性肠病结直肠癌发病风险是一般人群的 1.7 倍（95% CI：1.2~2.2）。

3. 红肉和加工肉类摄入

红肉和加工肉类摄入与结直肠癌发病风险增高有关。世界癌症研究基金会和美国癌症研究所于 2018 年发布第三版《饮食、营养、身体活动与癌症预防全球报告》（以下简称"2018 年 WCRF/AICR 报告"），指出红肉和加工肉类摄入与结直肠癌发病存在剂量反应关系，其中加工肉类每日摄入量每增加 50 g，红肉每日摄入量每增加 100 g，结直肠癌发病风险分别增加 16%（RR：1.16，95% CI：1.08~1.26）和 12%（RR：1.12，95% CI：1.00~1.25）。

4. 糖尿病

糖尿病患者结直肠癌发病风险增高。糖尿病患者结肠癌和直肠癌发病风险分别是健康人群的 1.38 倍（RR：1.38，95% CI：1.26~1.51）和 1.20 倍（RR：1.20，95% CI：1.09~1.31）。此外，糖尿病前期亦会增加结直肠癌发病风险（RR：1.15，95% CI：1.06~1.23）。

5. 肥胖

肥胖者结直肠癌发病风险增高。2018 年 WCRF/AICR 报告指出体质指数（Body Mass Index，BMI）每增加 5 kg/m²，结直肠癌发病风险增加 5%（RR：1.05，95% CI：1.03~1.07）；腰围每增加 10 cm，结直肠癌发病风险增加 2%（RR：1.02，95% CI：1.01~1.03）。

6. 吸烟

吸烟者结直肠癌发病风险增高。与不吸烟者相比，吸烟者结直肠癌发病风险 RR 为 1.18（95% CI：1.11~1.25）。且该效应呈剂量反应关系，吸烟量每增加 10 支/天，结直肠癌发病风险升高 7.8%（RR：1.08，95% CI：5.7%~10.0%）。

7. 大量饮酒

大量饮酒可能是结直肠癌危险因素。与偶尔饮酒或不饮酒相比，少量饮酒（每天少于 28 g）不会增加结直肠癌风险，大量饮酒（每天大于 36 g）者的结直肠癌发病风险比值比（odds ratio，OR）为 1.25（95% CI：1.11~1.40）。2018 年 WCRF/AICR 报告显示日饮酒量每增加 10 g，结直肠癌发病风险增加 7%（RR：1.07，95% CI：1.05~1.08）。

（二）保护因素

1. 阿司匹林

现有研究支持阿司匹林可降低结直肠癌发病风险。服用阿司匹林可降低 26% 结直肠癌发病风险（HR：0.74，95% CI：0.56~0.97），但在 10 年后才开始显现预防结果，且其预防效果随服用剂量增加而增强。但考虑阿司匹林服用会导致胃肠道出血等并发症风险，对阿司匹林在结直肠癌一级预防中的应用仍需在专业医师指导下进行。

2. 膳食纤维、全谷物、乳制品的摄入

现有研究证据表明膳食纤维、全谷物、乳制品的摄入可降低结直肠癌发病风险。WCRF/AICR 2018 年报告指出，每日膳食纤维摄入量每增加 10 g，结直肠癌发病风险降低 9%（RR：0.91，95% CI：0.88~0.94）；乳制品每日摄入量每增加 400 g，结直肠癌发病风险降低 13%（RR：0.87，95% CI：0.83~0.90）。

3. 合理体育锻炼

合理体育锻炼可降低结直肠癌发病风险。2018 年 WCRF/AICR 报告显示，与总体力活动水平较低组相比，较高组的结直肠癌（RR：0.81，95% CI：0.69~0.95）与结肠癌（RR：0.80，95% CI：0.72~0.88）发病风险降低。

二、筛查关键结局指标

（一）筛查相关结直肠癌病变病理分型和病理分期

参考 WHO 消化系统肿瘤分类（2019 年版），结直肠癌组织学分型包括：①腺癌，非特殊型；②特殊类型，锯齿状腺癌、腺瘤样腺癌、微乳头状腺癌、黏液腺癌、印戒细胞癌、髓样癌、腺鳞癌、未分化癌；非特殊型，癌伴有肉瘤样成分。结直肠癌病理分期分为 0 期、Ⅰ期、Ⅱ期、Ⅲ期和Ⅳ期。

（二）结直肠癌早期癌和癌前病变定义

结直肠早期癌指癌细胞局限于黏膜固有层以内或穿透结直肠黏膜肌层浸润至黏膜下层，但未累及固有肌层。结直肠癌前病变包括腺瘤性息肉、锯齿状息肉及息肉病（腺瘤性息肉病以及非腺瘤性息肉病）。

三、人群风险分层

（一）遗传性结直肠癌高风险人群

遗传性结直肠癌高风险人群包括：①非息肉病性结直肠癌，包括 LS 和家族性结直肠癌 X 型林奇样综合征；②息肉病性结直肠癌综合征，包括 FAP、MUTYH 基因相关息肉病、Peutz-Jeghers 综合征、幼年性息肉综合征（juvenile polyposis syndrome）、锯齿状息肉病综合征（serrated polyposis syndrome）等。

（二）散发性结直肠癌高风险人群

散发性高风险人群定义应综合个体年龄、性别、体质指数等基本信息，结直肠癌家族史、肠息肉等疾病史，以及吸烟、饮酒等多种危险因素综合判定。为提高风险预测效能，可结合粪便潜血试验和其他实验室检查结果，并结合筛查人群实际情况，考虑纳入风险等级较高的其他因素，以最终确定结直肠癌高危人群判定标准。具备以下任一个条件者，通常可被定义为"散发性结直肠癌高风险人群"。

（1）一级亲属具有非遗传性结直肠癌病史。

（2）本人具有肠道腺瘤史。

（3）本人患有 8~10 年长期不愈的炎症性肠病。

（4）粪便潜血试验阳性。

（三）一般风险人群

一般风险人群为不符合上述遗传性和散发性结直肠癌高风险人群中所列标准的人群。

四、筛查方案

（一）筛查年龄

1. 一般人群筛查起止年龄推荐

推荐一般人群40岁起接受结直肠癌风险评估，推荐评估结果为高风险人群在40~75岁起接受结直肠癌筛查。如1个及以上一级亲属罹患结直肠癌，推荐接受结直肠癌筛查起始年龄为40岁或比一级亲属中最年轻患者提前10岁。

2. 遗传性结直肠癌高危人群筛查起止年龄推荐

（1）MLH1/MSH2突变所致的林奇综合征的高危人群接受结肠镜筛查的起始年龄为20~25岁或比家族中最年轻患者发病年龄提前2~5年。

（2）MSH6/PMS2突变引起的林奇综合征的高危人群接受结肠镜筛查的起始年龄为30~35岁或比家族中最年轻患者发病年龄提前2~5年。

（3）家族性结直肠癌X型林奇样综合征的高危人群接受结肠镜筛查的起始年龄比家族中最年轻患者发病年龄前5~10年。

（4）典型FAP家系中的高危人群从10~11岁开始接受结肠镜筛查，每1~2年做1次结肠镜，并且持续终生。

（5）轻型FAP家系高危人群应从18~20岁开始，每2年1次结肠镜，且持续终生。

（6）MUTYH基因相关息肉病高危人群接受结肠镜筛查起始年龄为40岁或比一级亲属患结直肠癌的诊断年龄提前10岁。

（7）遗传性色素沉着消化道息肉病综合征（Peutz-Jeghers综合征）高危人群从18~20岁开始接受结肠镜筛查。

（8）幼年性息肉综合征高危人群从15岁开始接受结肠镜筛查。

（9）锯齿状息肉病综合征高危人群接受结肠镜筛查起始年龄为40岁或比一级亲属患结直肠癌的诊断年龄提前10岁。

（二）筛查技术和流程

1. 筛查技术与间隔

对结直肠癌筛查目标人群，可采用以下方法进行结直肠癌的筛查和早期诊断。

（1）结肠镜：结肠镜是结直肠癌筛查金标准。筛检结果无异常者应每5~10年进行一次高质量结肠镜检查。

（2）免疫法粪便潜血检测（fecal immunochemical test，FIT）：FIT适用于结直肠癌筛查，对结直肠癌诊断灵敏度较高，但对癌前病变灵敏度有限。FIT阳性者应接受结肠镜检查进一步明确诊断，FIT阴性者应每年进行一次检查以最大化发挥筛查效果。

（3）乙状结肠镜：乙状结肠镜对远端结直肠癌的灵敏度、特异度均较高。在有条件地区可开展基于乙状结肠镜的筛查和早期诊断工作。筛检结果无异常者应每3~5年进行一次乙状结肠镜检查。

（4）结肠CT成像：结肠CT成像对结直肠癌和癌前病变具有一定的筛检能力，但在人群筛查中仍有一些局限性，包括需严格肠道准备、检查设备和专业技术人员有限、放射线辐射风险等。因此，结肠CT成像暂不适于大规模人群筛查，仅适于无法完成结肠镜检查受检人群，或作为临床辅助诊断手段。筛检无异常者应每3~5年进行一次结肠CT检查。

（5）多靶点粪便FIT-DNA检测：多靶点粪便FIT-DNA是通过实验室技术检测粪便脱落细胞中DNA突变并联合FIT形成个体综合风险评分。对于综合评分超过预设阈值的受检者定义为高风险人群，需行结肠镜检查。已发表研究证据表明其对结直肠癌和癌前病变具有一定筛检能力。然而多靶点FIT-DNA检测成本较高，且需中心实验室检测，在大规模人群结直肠癌筛查中应用尚不成熟。目前多靶点粪便FIT-DNA检测应用于倾向于非侵入性筛检技术且有检测条件受检者使用，筛检无异常者应每3年进行一次多靶点粪便FIT-DNA检测。

2.筛查流程

基于中国国情、综合考虑临床指南及共识意见、居民依从性和健康体检机构开展的可行性，对筛查目标人群先采用无创检测筛查，如大便隐血试验、粪便多靶点FIT-DNA检测等，阳性者行高质量结肠镜检查。结肠镜是结直肠癌筛查金标准，有条件机构针对高风险个体或遗传性结直肠癌高危人群可直接采用全结肠镜筛查。非目标人群（低风险和中等风险人群），风险相对较低，建议采取多轮无创筛查和定期随访策略，可优化资源配置，提高筛查效率。

结直肠癌筛查流程主要包括知情同意书签署、问卷调查、风险评估、筛查技术选择和结果管理与随访。参加结直肠筛查人员应在自愿原则上签署知情同意书。签署知情同意之前应对拟筛查者进行宣讲，说明筛查相关情况及解答筛查者相关问题。知情同意书应包括肺癌筛查目的、意义、操作过程、费用、可能获得的益处和风险等，并明确保密原则和自愿原则，签署姓名和日期。筛查技术选择建议详见图13-5。

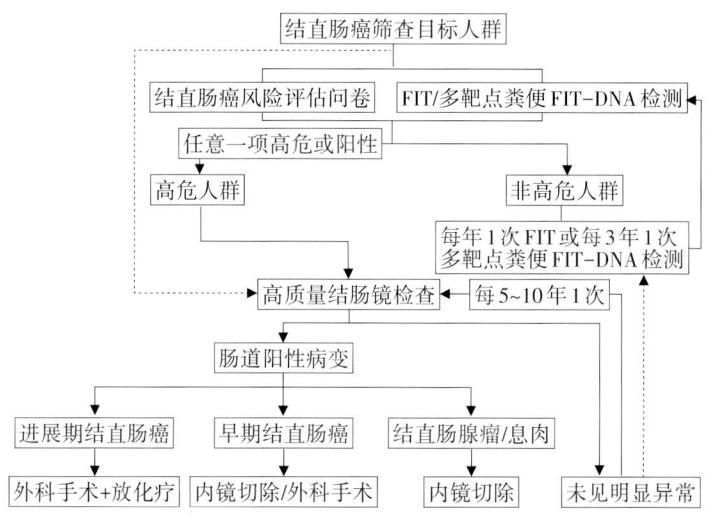

图 13-5　结直肠癌筛查建议流程图

五、筛查结果管理和随访

（一）结直肠癌及癌前病变早期治疗

结肠镜检查发现的所有肠道息肉样病变均应取活检并行病理诊断。筛查发现的所有肠道病变均应予积极治疗或转诊，各类病变处理原则如下。

（1）对直径 5 mm 以下微小病变，使用圈套器切除术；尚可使用活检钳钳除术。

（2）对直径 6~9 mm 小型病变，使用圈套器切除术尤其是冷圈套器切除术；尚可考虑内镜下黏膜切除术（endoscopic mucosal resection，EMR）对难切除病变进行处理。

（3）对直径大于 10 mm 隆起型病变（Ⅰp 型、Ⅰsp 型、Ⅰs 型），根据蒂部特征选用合适圈套器切除术进行处理。

（4）对可一次性完全切除的平坦型（Ⅱa 型、Ⅱb 型、Ⅱc 型）及部分 Ⅰs 型病变，使用 EMR 治疗。原则上 EMR 可一次性整块切除的病变最大直径不超过 20 mm。

（5）对最大径超过 20 mm 难以使用 EMR 行一次性完全切除的病变、抬举征阴性病变以及大于 10 mm EMR 残留或治疗后复发再次行 EMR 治疗困难的病变，使用内镜下黏膜下层剥离术（endoscopic submucosal dissection，ESD）进行处理。当 ESD 确实因技术难度大难以开展时，对最大径超过 20 mm 病变可使用分块 EMR 技术（endoscopic piecemeal mucosal resection，EPMR）。

（二）随访

结直肠癌筛查发现的良性腺瘤和癌前病变均存在复发可能。因此，对筛查发现的腺瘤或癌前病变均需处理，未治疗者，应加强复查和随访。对确诊为腺癌或其他恶性病变者，则进入常规临床随访。

1.结直肠癌

应在治疗后第1年、第2年再次复查结肠镜，如无异常发现，后续结肠镜复查间隔可延长至3年。

2.直径不小于1 cm的腺瘤，绒毛结构不小于25%的腺瘤（即绒毛状腺瘤或混合性腺瘤），伴高级别上皮内瘤变的其他病变

应在治疗后第1年再次复查结肠镜，如无异常发现，后续结肠镜复查间隔可延长至3年。

3.其他腺瘤

应在诊断治疗后第3年再次复查结肠镜，如无异常发现，后续结肠镜复查间隔可延长至5年。

4.其他肠道良性病变

因结直肠癌风险增加并不明显，可视同一般人群处理。结肠镜复查间隔可为10年。

5.炎症性肠病，如溃疡性结肠炎、克隆氏病

明确诊断后每2年复查结肠镜。如筛查中发现高级别上皮内瘤变应在治疗后每年复查结肠镜。

第五章

食管癌

一、危险因素和保护因素

（一）危险因素

1.饮食

多项研究表明，热烫饮食、腌制食品、辛辣饮食、油炸饮食、高盐饮食、霉变饮食、硬质食品、快速进食和不规律饮食均会增加食管癌发病风险。

2.遗传因素

食管癌有家族聚集性，目前，全基因组关联研究已确定了几十个食管癌遗传易感位点。一项基于人群的大型病例对照研究显示，食管癌家族史与食管鳞癌发病风险间密切关联，食管鳞癌发病风险随受影响一级亲属数量的增加而增加，另外，父母双方均患食管癌的个体食管鳞癌发病风险大幅增加。

3.饮酒

饮酒人群食管癌的发病风险增高。世界癌症研究基金会和美国癌症研究所发布的《2018癌症预防和生存报告》显示，酒精每日摄入量每增加10 g，食管鳞癌风险增加25%。研究表明，每周酒精摄入量大于200 g者食管癌发病风险远高于不饮酒者。

4.吸烟

吸烟人群食管癌发病风险增高，研究表明，吸烟者吸烟量越大、吸烟年限越长，食管癌发病风险越高。此外，国内外多项研究表明吸烟对男性影响明显高于女性。

（二）保护因素

研究表明，膳食纤维摄入较高人群食管癌发病风险降低，每日膳食纤维摄入量每增加10 g，Barrett食管和食管癌风险降低31%。此外，多项研究表明，增加钙、蔬菜和水果摄入可使食管癌发病风险降低。

二、筛查关键结局指标

食管癌组织学分型包括鳞状细胞癌（非特殊型）、腺癌（非特殊型）、小细胞癌等。

食管癌病理分期系统定义如下。

1.原发肿瘤（T）

T_x：原发肿瘤不能评价；T_0：无原发肿瘤的证据；T_{is}：高级别上皮内瘤变或异型增生；T_{1a}：肿瘤侵及黏膜固有层和黏膜肌层；T_{1b}：肿瘤侵及黏膜下层；T_2：肿瘤侵及固有肌层；T_3：肿瘤侵及食管纤维膜；T_{4a}：肿瘤侵及胸膜、心包、奇静脉、膈肌或腹膜；T_{4b}：肿瘤侵及其他邻近结构，如主动脉、椎体或气道。

2.区域淋巴结（N）

N_x：区域淋巴结无法评价；N_0：无区域淋巴结转移；N_1：1~2枚区域淋巴结转移；N_2：3~6枚区域淋巴结转移；N_3：大于等于7枚淋巴结转移。

3.远处转移（M）

M0：无远处转移；M1：有远处转移。

参考国内外指南及专家共识，将食管早期癌定义为病灶局限于黏膜层的食管浸润性癌，无论有无区域淋巴结转移；食管癌前病变包括食管鳞状上皮细胞异型增生和Barrett食管异型增生。

三、人群风险分层

（一）食管癌高发区定义

建议以县级行政区为单位界定食管癌高发区，将食管癌年龄标化发病率大于15/10万地区定义为食管癌高发区，年龄标化发病率大于50/10万地区为食管癌极高发区。

（二）食管癌高风险人群定义

年龄大于等于45岁，且符合以下任意一项。

（1）长期居住于食管癌高发区。

（2）一级亲属中有食管癌疾病史：国内外大部分指南和专家共识在定义食管癌高风险人群时均考虑了食管癌家族史。

（3）患有食管癌癌前疾病或癌前病变：食管癌癌前病变包括食管鳞状上皮异型增生和Barrett食管相关异型增生，这两种癌前病变均与食管癌发生密切相关。

（4）有吸烟、饮酒、热烫饮食等生活和饮食习惯：国内专家共识在定义食管癌高风险人群时，常会考虑是否暴露于吸烟、饮酒等食管癌危险因素。

四、筛查方案

（一）筛查年龄

推荐高风险人群食管癌筛查起始年龄为45岁，至75岁或预期寿命小于5年时终止筛查。我国食管癌年龄别发病率和死亡率在45岁前处于较低水平，45岁后迅速上升，发病率于80~84岁达高峰。虽然我国老年人食管癌发病率仍较高，但目前食管癌筛查手段以内镜为主，这种筛查方式本身可能造成创伤，且恶性肿瘤治疗本身也存在一定不良反应。考虑到老年人身体状况和预期寿命，75岁及以上老年人参加食管癌筛查获益和危害难以权衡，且将食管癌筛查终止年龄延后可能导致更高成本。因此，本指南推荐75岁或预期寿命小于5年者终止筛查。

（二）筛查技术和流程

食管癌筛查技术和流程参考图13-6。

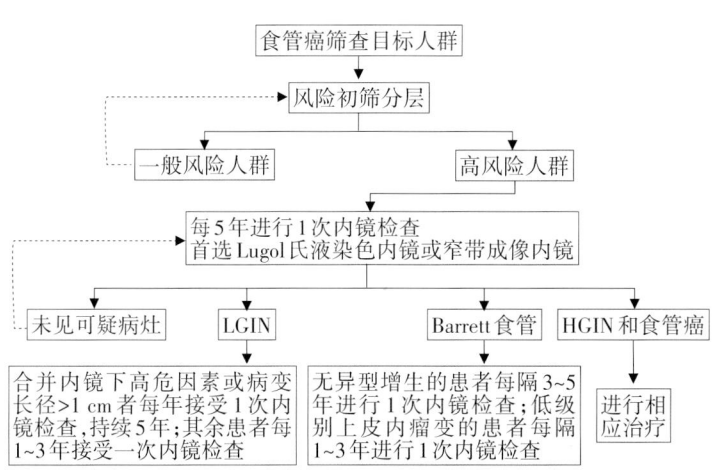

图 13-6　食管癌筛查流程图

1.食管内镜种类的选择

（1）推荐Lugol氏液染色内镜或窄带成像（narrow band imaging，NBI）内镜作为食管癌筛查首选，条件不足者可选普通白光内镜，有条件者可联用放大内镜：Lugol氏液染色内镜及NBI内镜监测食管癌和食管癌前病变的灵敏度和特异度较高，因此是食管癌筛查的首选。

（2）推荐有条件医院尝试用人工智能显微内镜：计算机辅助系统高分辨显微内镜、多光谱散射内镜和新型激光内镜等可能具更高诊断准确性和特异度，但需更多证据支持，且需有条件医院才能开展。

（3）不能耐受常规通道内镜者尝试经鼻内镜：有研究显示，在食管癌筛查中更多患者愿意选择经鼻内镜而非传统内镜，其理由为经鼻内镜更为舒适。经鼻内镜有望替代常规内镜成为一种主流选择，但需更多证据支持。

2.食管内镜检查操作过程

（1）建议食管内镜下对全部食管黏膜进行系统观察，并需充分而合理的检查时间：一般认为内镜检查时间越长，病变检出率越高，系统检查并保证足够时长对食管癌内镜筛查非常重要，日本和韩国多项研究表明，与内镜检查短时间组比较，长时间组内镜医师更有可能检出上消化道癌，但延长内镜检查时长对镇静要求更高且严重降低患者耐受性，因此需充分与合理的检查时间。

（2）内镜检查时间至少持续 7 min，观察食管时间不少于 3 min：参考欧洲胃肠内镜检查指南和亚洲对上消化道肿瘤诊断标准共识，本指南推荐内镜检查时间至少为 7 min，观察食管时间不少于 3 min。

（3）使用黏液祛除剂和祛泡剂提高食管内镜下黏膜可见度，要求患者内镜筛查前禁食 6 h 以上、禁水 2 h 以上。

（4）推荐将食管癌早期诊断率、染色内镜使用率作为食管癌筛查质量控制指标：食管癌诊断时临床分期是食管癌预后最主要决定因素，增加早期食管癌比例是食管癌筛查直接目标。早期食管癌内镜下改变不明显，诊断需要内镜医师仔细观察。因此，推荐将食管癌早期诊断率（单位时间内上消化道内镜检查发现早期食管癌患者数占同期上消化道内镜检查发现食管癌患者总数的比例）和染色内镜使用率（单位时间内，食管癌筛查上消化道内镜中使用 Lugol 氏液染色或光学染色内镜的例数占同期食管癌筛查上消化道内镜总例数的比例）作为食管癌筛查质控指标之一。

（三）开展食管癌筛查医师应具备的能力

食管癌筛查内镜医师应清楚了解食管解剖学特征，具备一般内镜检查能力，开展内镜诊疗工作不少于 5 年，取得主治医师及以上专业技术职务任职资格；每位内镜医师至少有 300 例食管内镜诊疗操作经验；内镜医师满足培训标准，可行食管癌内镜筛查。

对内镜下病变的评估，内镜检查医师需要掌握食管解剖学特征和基本内镜技术，才能对黏膜和病变进行准确观察和判断。因此，在进行内镜诊断培训前，内镜医师必须熟练掌握标准内镜检查技术。经验丰富医师更能准确地对食管癌病变进行诊断和评估，其诊断具有较高灵敏度。内镜筛查早期 Barrett 食管相关肿瘤是一项挑战，研究者开发了一个基于网络的 Barrett 食管相关肿瘤教学培训工具，该教学培训工具制作了Barrett食管相关肿瘤及Barrett食管的内镜检查过程中的高清数字视频，供内镜医师培训学习，该研究显示，培训学习后Barrett食管相关肿瘤的中位检出率增加了30%（$P<0.001$）。且一项研究表明，超过90%接受培训的人员在执行200次上消化道内镜检查后能达95%完成率（即在无物理帮助情况下将内镜通过到十二指肠）。国家卫健委2019年《消化内镜诊疗技术临床应用管理规范》建议，开展内镜诊疗技术的医师需满足：①执业范围为与开展消化内镜诊疗工作相适应的临床专业；②有5年以上临床经验，目前从事消化系统疾病诊疗工作，累计参与完成消化内镜诊疗病例不少于200例；③经消化内镜诊疗技术相关系统培训并考核合格，具有开展消化内镜诊疗技术的能力。

五、筛查结果管理和随访

（一）筛查频次

（1）推荐我国食管癌高风险人群每5年进行1次内镜检查：在我国食管癌高风险地区进行食管癌内镜筛查具有成本效益，但目前仍缺少基于中国人群的大样本多中心筛查间隔研究。根据现有证据，推荐我国食管癌高发地区人群和高风险人群每5年进行1次内镜检查。

（2）推荐低级别上皮内瘤变者每1~3年进行1次内镜检查：2019年我国发布的《上消化道癌人群筛查及早诊早治技术方案》中推荐有低级别上皮内瘤变患者应每3~5年进行1次内镜随访。

（3）推荐低级别上皮内瘤变合并内镜下高危因素或病变长径大于1 cm者每年进行1次内镜检查，持续5年：轻度异型增生者每3年进行1次内镜随访，中度异型增生者每1年进行1次内镜随访。对筛查发现的低级别上皮内瘤变（轻、中度异型增生），病变长径大于1 cm或合并多重食管癌危险因素者每1年进行1次内镜随访，其余患者可每2~3年进行1次内镜随访。

（4）推荐无异型增生的Barrett食管患者每隔3~5年进行1次内镜检查：如对已知患有Barrett食管患者进行系统性监测活检，但未显示异型增生证据，应在3~5年内进行随访监测内镜检查。对已确定的任意长度且无异型增生的Barrett食管确诊患者，1年内进行连续检查2次后，可接受间隔为每3年1次的额外检查。对无异型增生的Barrett食管患者，应每隔3~5年进行1次内镜检查。2021年的一项成本–效益分析显示，非成形性Barrett食管的最佳内镜监测间隔在男性中可能为3年，在女性中为5年。

（5）推荐低级别上皮内瘤变的Barrett食管患者每隔1~3年进行1次内镜检查：非

典型增生的 Barrett 食管在接受药物治疗后 3~6 个月内应接受内镜复查，而无不典型增生的 Barrett 食管应 3~5 年进行 1 次内镜检查。

（二）针对不同筛查结果的治疗和管理

1. 食管癌早期治疗方法

（1）推荐早期食管癌内镜治疗前通过内镜检查评估病变范围、分期以及浸润深度。

（2）对符合内镜下切除的绝对和相对适应证的早期食管癌患者，推荐进行内镜下切除，首选内镜黏膜下剥离术（ESD）；病变长径小于等于 10 mm 时，如能保证整块切除，也可以考虑内镜下黏膜切除术（EMR）治疗。

（3）对采用 EMR 切除早期食管腺癌患者，推荐在 EMR 切除后进行消融治疗，提高治愈率，降低食管狭窄与穿孔发生率。

（4）内镜下射频消融术（radio frequency ablation，RFA）可用于治疗局限于黏膜固有层内的食管鳞癌。因病灶过长、近环周等原因难以整块切除或患者不耐受内镜切除术时可考虑内镜下 RFA。

（5）对病变浸润深度达黏膜下层（大于 200 μm）T1b 期食管癌，有淋巴结或血管侵犯，肿瘤低分化（大于等于 G3）患者，应行食管切除术，拒绝手术或手术不耐受者可行同步放化疗。

2. 食管癌前病变早期治疗方法

（1）病理学显示食管鳞状上皮低级别上皮内瘤变，但内镜下有高级别病变表现或合并病理学升级危险因素者可行内镜下切除，未行切除者应 3~6 个月内复查内镜并重新活检；因病灶过长、近环周等原因难以整块切除或患者不耐受内镜切除术时可应用 RFA。

（2）病理学显示鳞状上皮高级别上皮内瘤变且经内镜或影像学评估无黏膜下浸润和淋巴结转移者，推荐内镜下整块切除；因病灶过长、近环周等原因难以整块切除或患者不耐受内镜切除术时可考虑应用 RFA。

（3）Barrett 食管伴黏膜低级别异型增生（low-grade dysplasia，LGD）患者推荐内镜下射频消融治疗，未行治疗者每 6~12 个月随访 1 次；Barrett 食管伴 HGD，首选内镜下切除后行 RFA。

3. 食管癌和癌前病变的治疗后管理

（1）病灶超过食管周径 3/4 的食管癌和癌前病变行内镜切除术后应积极预防食管狭窄，推荐局部注射类固醇、口服类固醇和球囊扩张。

（2）早期食管鳞癌及癌前病变内镜治疗后第 1 年每 3~6 个月应复查，包括上消化道内镜及其他相应检查，若无明显异常，第2年开始可每年进行1次复查。

（3）在内镜切除或消融治疗Barrett食管伴LGD、HGD或早期腺癌后定期内镜随访。

第六章

胃癌

一、危险因素和保护因素

胃癌的发生是多因素参与、多步骤演变的复杂过程，是遗传和环境等因素相互作用的综合结果。胃癌危险因素研究不仅有利于胃癌一级预防，更为准确区分胃癌高危人群，有针对性进行二级预防提供重要依据。蔬菜、水果的足量摄入是远离胃癌的因素。胃癌危险因素包括：幽门螺杆菌（helicobacter pylori，Hp）感染，长期高盐饮食、烟熏煎炸食品、红肉与加工肉摄入及不良饮食习惯（如长期不吃早餐、饮食不规律、吃饭速度快、暴饮暴食、吃剩饭菜等），吸烟，重度饮酒和一级亲属胃癌家族史。

二、筛查关键结局指标

（一）筛查相关胃部肿瘤病变组织学分型和病理学分期

胃癌组织学分型包括乳头状腺癌、低黏附性癌（包括印戒细胞癌和非印戒细胞癌）、管状腺癌、黏液腺癌等。

胃癌病理学分为0期、Ⅰ期、Ⅱ期、Ⅲ期和Ⅳ期。

（二）胃早期癌和癌前病变定义

胃早期癌指癌组织仅局限于黏膜层及黏膜下层，不论是否有区域性淋巴结转移。

胃癌前病变指已证实与胃癌发生密切相关的病理学变化，即胃黏膜上皮内瘤变，根据病变程度，分为低级别上皮内瘤变（low grade intraepithelial neoplasia，LGIN）和高级别上皮内瘤变（high grade intraepithelial neoplasia，HGIN）。

（三）胃癌前病变检出情况

我国胃癌前病变检出率男性高于女性，且年龄越大癌前病变检出率越高，同时具有明显地区差异，胃癌高发区检出率常高于低发区。

三、人群风险分层

（一）胃癌高发区定义

建议将胃癌年龄标化发病率（age-standardized incidence rate，ASR）大于或等于20/10万的地区定义为胃癌高发区。

世界范围内不同地区胃癌发病率差异较大，以Segi's世界标准人口为标准，按照胃癌的ASR水平，可分为高风险（ASR大于或等于20/10万）、中风险（20/10万大于ASR大于或等于10/10万）和低风险地区（ASR小于10/10万）。我国胃癌高发区分布广泛，以西北和东南沿海较为集中，多地散在典型高发区，地区差异明显，且农村高于城市。数据显示辽东半岛、山东半岛、长江三角洲和太行山脉等地是胃癌高发区，而辽宁、福建、甘肃、山东、江苏等地是胃癌高发的省份。

（二）胃癌高风险人群定义

高风险人群是指患病风险处于较高水平的人群，确定风险人群是疾病预防控制中一项极其重要的措施，有助于恶性肿瘤的早期发现、早期诊断及早期治疗。我国在早期胃癌筛查方面目前缺乏简便、有效诊断方法进行普查；胃镜等方法由于医疗成本、条件限制，无症状及非高风险人群接受度低，尚难大规模开展。因此，针对高风险人群开展胃癌筛查是较为可行的方法。

年龄45岁及以上，且符合下列任一条件者为胃癌高风险人群。

（1）长期居住于胃癌高发区。

（2）Hp感染。

（3）既往患慢性萎缩性胃炎、胃溃疡、胃息肉、术后残胃、肥厚性胃炎、恶性贫血等。

（4）一级亲属有胃癌病史。

（5）存在胃癌其他高危因素（高盐、腌制饮食、吸烟、重度饮酒等）。

四、筛查方案

（一）筛查人群

推荐胃癌高风险人群接受胃癌筛查，不建议胃癌非高风险人群接受胃癌筛查。

不推荐在非高风险人群中进行常规胃镜筛查。高危个体（如林奇综合征、遗传性弥漫性胃癌）应定期胃镜检查，不建议非高风险人群进行胃镜筛查。首先应采用非侵入性诊断方法筛选出胃癌高风险人群，继而进行有目的的内镜下精查是更为可行的胃癌筛查策略。本指南推荐胃癌高风险人群接受胃癌筛查，而不建议胃癌非高风险人群接受胃癌筛查。

（二）胃癌筛查目标人群的推荐起止年龄

高风险人群胃癌筛查起始年龄为45岁，至75岁或预期寿命小于5年时终止筛查。

目前，多数亚洲国家设定40~45岁为胃癌筛查的起始临界年龄。日本的一项研究显示，40~49岁年龄组人群胃癌发病率有所降低，40岁开始筛查成本效益低于50岁开始，因此，日本胃癌筛查指南（2018年）建议将起始年龄推迟至50岁。筛查年龄过宽可能导致较高成本支出，同时由于我国处于人口老龄化阶段，适当延后筛查的起始年龄更为合理。我国现行的"城市癌症早诊早治项目技术方案"中已将胃癌筛查起始年龄由40岁修订为45岁。因此，本指南建议将45岁作为胃癌筛查起始年龄。

在亚洲的胃癌高发国家中，只有韩国和日本开展了全国性胃癌筛查计划，韩国胃癌筛查指南建议40~74岁无症状成人每2年进行1次胃癌筛查，而日本胃癌筛查指南则未确定胃癌筛查终止年龄。我国"城市癌症早诊早治项目"将胃癌筛查终止年龄定为74岁，与韩国胃癌筛查终止年龄一致。考虑到老年人身体状况、预期寿命及胃镜筛查可能造成的创伤，在高龄人群中筛查的利弊难以权衡。因此，本指南推荐75岁或预期寿命小于5年时终止筛查。

（三）胃癌筛查流程

胃癌筛查流程参见图13-7。

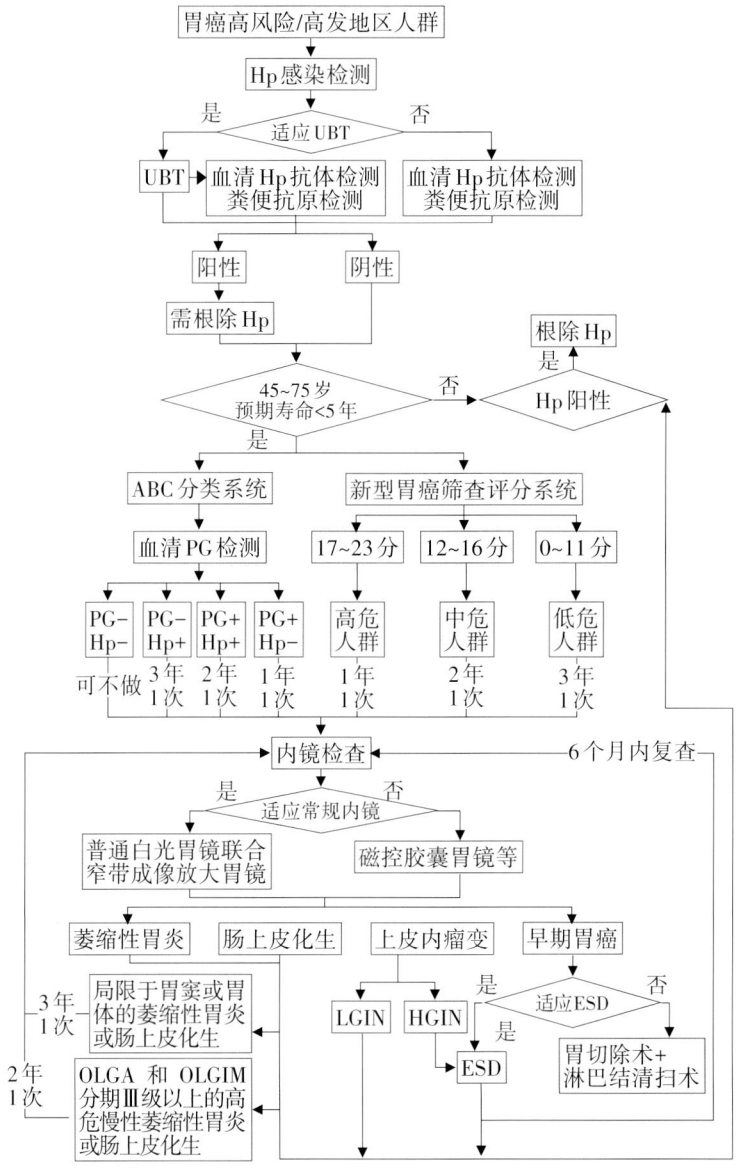

图 13-7　胃癌筛查流程图

(四)生物标志物检测

1.Hp感染检测

推荐在胃癌高发地区人群进行Hp感染检测筛查，首选尿素呼气试验（urea breath test，UBT）行Hp检测，血清Hp抗体检测和粪便抗原检测作为UBT辅助诊断措施，或不能配合UBT者的二线诊断措施。

本指南推荐在胃癌高发地区人群进行Hp感染检测筛查，而在低发地区尚不建议将人群筛查检测Hp作为预防胃癌的策略。

2.Hp感染以外胃癌其他生物标志物筛查

不建议将血清胃蛋白酶原（pepsinogen，PG）、血清胃泌素-17（gastrin-17，G-

17）和血清胃癌相关抗原MG7-Ag检测单独用于胃癌筛查。PG、G-17、MG7-Ag和血清Hp-Ag等联合检测，配合评分系统或许有利于胃癌的精准筛查，但需考虑经济效益问题。血清中约存在人体1%的PG，其血清水平可作为胃黏膜形态和功能状态标志，联合Hp检测可识别出胃癌的高危个体。

2021年西班牙胃肠病协会和2019年英国胃肠病协会发布的指南均不推荐在一般人群中采用血清标志物筛查胃癌，2018年日本发布的指南考虑到生物标志物诊断胃癌的灵敏度和特异度偏低，同样不推荐在一般人群中使用。2017年我国发布的胃癌筛查共识认为联合2种及以上的生物标志物可能提高胃癌的筛查价值，但缺乏高级别证据，应开展相关研究并积累关于胃癌生物标志物检测的高质量研究证据。因此，PG、G-17、MG7-Ag和血清Hp-Ag等联合检测，配合评分系统用于胃癌高危人群筛查，可有效浓缩高危人群、实现适于靶向精查的人群风险分层，或许有利于胃癌精准筛查，但需考虑经济效益问题。

（五）内镜种类的选择

推荐首选普通白光胃镜联合窄带成像放大胃镜进行筛查，尤其是存在以下任一情况时：胃萎缩、胃肠上皮化生、怀疑早期胃癌。

对不能接受常规内镜检查者，可考虑使用磁控胶囊胃镜，如老人、儿童和孕妇等。

建议根据医院设备和医师水平，灵活选择色素内镜、蓝激光成像放大内镜、荧光内镜等新型内镜成像技术。

（六）胃镜检查操作过程

（1）推荐在胃蠕动剧烈而难以观察时考虑使用抗痉挛药。

在内镜检查过程中胃痉挛尤其是胃窦部痉挛，极有可能干扰内镜医师观察。因此，有必要在胃镜检查前使用抗痉挛药。目前抗痉挛药主要包括两类：注射用药（如丁莨菪碱、胰高血糖素）和局部喷雾剂（如薄荷油及其主要成分薄荷醇）。基于目前证据表明薄荷油比丁莨菪碱具有更好的抗痉挛效果，且不良反应更小，建议首选薄荷油作为胃镜检查前使用抗痉挛药物。

（2）推荐使用黏液溶解剂和消泡剂提高胃镜下黏膜可见度。

附着胃黏膜表面的泡沫和黏液会干扰胃镜下观察，尤其会令胃镜医师忽视黏膜微小病变。因此，推荐使用黏液溶解剂和消泡剂提高胃镜下黏膜可见度。具体使用何种药物更为安全与有效，受限于目前原始研究不足，并不能进行对比分析。

（3）推荐胃镜下对胃内部进行系统观察，并需要有充分与合理检查时间。检查过程应至少持续7 min（观察胃部时间大于等于3 min），并保留足够数量的清晰内镜图像。

（七）筛查过程质量控制

1.推荐对内镜医师进行系统化训练以提高诊断能力

胃镜筛查结果是否准确与内镜医师识别可疑病变及进行病理鉴别能力息息相关。因此，对内镜医师培训除需提高其操作技术水平，还应提高其基础知识。基础知识和胃镜操作技术的培训可以提高胃镜医师的诊疗水平。因此，本指南建议对内镜医师进行系统化训练以提高诊断能力。

2.开展胃癌筛查医师应具备的能力

胃癌筛查内镜医师应清楚了解胃的解剖学特征、具备一般内镜检查能力并至少有300例内镜检查经验。内镜医师通过内镜诊断培训后需至少对20例HGIN或早期胃癌病变进行诊断评估以获得胃癌光学诊断能力。内镜医师满足内镜诊断培训标准，并达到20个HGIN或早期胃癌病变诊断大于或等于80%准确率后，可行胃癌内镜诊断。

3.观察时间及图像质量

检查过程应至少持续7 min（观察胃部时间大于或等于3 min），并保留足够数量清晰内镜图像，推荐设定胃癌早期诊断率作为质控指标。

同时，由于早期胃癌内镜检查存在一定漏诊率，本指南推荐将胃癌早期诊断率（单位时间内上消化道内镜检查发现早期胃癌患者数/同期上消化道内镜检查发现胃癌患者总数×100%）作为质控指标。

（八）胃癌筛查与监测间隔

根据A、B、C、D分级。

（1）A级：PG（−）、Hp（−）患者可不行内镜检查。

（2）B级：PG（−）、Hp（+）患者至少每3年行1次内镜检查。

（3）C级：PG（+）、Hp（+）患者至少每2年行1次内镜检查。

（4）D级，PG（+）、Hp（−）患者应每年行1次内镜检查。

根据新型胃癌筛查评分系统分级。

（1）胃癌高危人群（17~23分），建议每年进行1次胃镜检查。

（2）胃癌中危人群（12~16分），建议每2年进行1次胃镜检查。

（3）胃癌低危人群（0~11分），建议每3年进行1次胃镜检查。

五、结果管理和随访

（一）早期胃癌治疗——内镜黏膜下剥离术（ESD）和功能保留胃切除术

对满足ESD绝对和扩大适应证的早期胃癌患者，推荐行ESD治疗；对不满足ESD

绝对和扩大适应证的早期胃癌患者，推荐以胃切除术作为标准治疗方案并优先考虑功能保留胃切除术，同时根据胃切除术范围选择适当的淋巴结清扫术。

ESD由内镜下黏膜切除术（EMR）发展而来，是利用高频电刀切开病灶周围的黏膜，由黏膜下层剥离切除病变的方法，适用于淋巴结转移可能性极低（小于1%）且能一次性完整切除整块肿瘤的早期胃癌。ESD的绝对适应证包括：①大体可见的分化型黏膜内癌（临床分期cT_{1a}），不伴溃疡。②肿瘤长径小于或等于3 cm大体可见的分化型黏膜内癌（临床分期cT_{1a}），伴溃疡。③肿瘤长径小于或等于2 cm的未分化型黏膜内癌（临床分期cT_{1a}），不伴溃疡。ESD的扩大适应证为：①符合绝对适应证的分化型癌，初次ESD或EMR治疗后eCura为C1，局部复发后内镜下判断临床分期为cT_{1a}的病变。②肿瘤长径大于2 cm的大体可见的未分化型黏膜内癌（临床分期cT_{1a}），不伴溃疡。

（二）高级别胃黏膜上皮内瘤变的治疗——ESD

对HGIN的患者，推荐进行内镜切除治疗（首选ESD）。

HGIN是Correa级联反应模式中最接近胃癌的一环，60%~85%的HGIN在4~48个月时间内进展为浸润性胃癌。由于ESD治疗HGIN有较高的安全性和有效性，本指南推荐对HGIN患者进行ESD治疗。

（三）早期胃癌和癌前病变治疗——根除Hp

若早期胃癌或癌前病变（萎缩性胃炎、肠上皮化生、上皮内瘤变）合并Hp感染，推荐根除Hp。根除Hp不仅使健康人群受益，也可降低早期胃癌患者异时性胃癌的发生率。因此，本指南推荐对早期胃癌合并Hp感染患者，经ESD或胃切除手术后进行Hp根除治疗。对胃癌前病变合并Hp感染者，根除Hp也有利于逆转胃部病变进展。因此，推荐对萎缩性胃炎合并Hp感染者根除Hp治疗。

（四）早期胃病变和胃癌术后患者的随访

（1）局限于胃窦或胃体的萎缩性胃炎或肠上皮化生，建议每3年行1次内镜检查。

（2）可操作的与胃癌风险联系的萎缩评估（operative link for gastritis assessment，OLGA）和可操作的与胃癌风险联系的肠上皮化生评估（operative link on gastric intestinal metaplasia assessment，OLGIM）分期Ⅲ级以上高危慢性萎缩性胃炎或肠上皮化生患者，建议每2年行1次内镜检查。

（3）经ESD切除且未接受其他治疗的早期胃癌患者，建议术后6个月内复查内镜，然后根据内镜检查结果制定下一步监测策略。

（4）经ESD切除的上皮内瘤变或常规手术切除的早期胃癌患者，建议术后6个月内复查内镜，然后根据内镜检查结果制定下一步监测策略。

第七章

肝癌

一、危险因素

肝癌危险因素主要包括：①慢性乙型肝炎病毒（hepatitis B virus，HBV）感染：HBV 感染肝细胞后可整合到宿主基因组。HBV 携带者中有 10%~25% 可发生肝细胞癌（hepatocellular carcinoma，HCC）。全球范围慢性 HBV 感染是 HCC 首要病因，尤其在东亚和非洲。②慢性丙型肝炎病毒（hepatitis C virus，HCV）感染：HCV 感染肝细胞后通过细胞死亡-修复引起肝硬化而增加 HCC 风险，HCV 本身不整合于细胞基因组。在我国 HCC 患者中，HCV 感染标志阳性者占比仅为 1.7%~2.5%，HCV 合并 HBV 感染占比为 6.7%。③酒精性肝病与代谢相关脂肪性肝病（metabolic dysfunction-associated fatty liver disease，MAFLD）：单纯酒精性肝硬化进展为 HCC 风险 OR 值为 4.5（95% CI：1.4~14.8），酒精肝伴慢性 HCV 或 HBV 感染等 2 个或以上因素者 OR 值达 53.9（95% CI：7.0~415.7）；吸烟、肥胖和糖尿病等与酒精之间存在交互增强 HCC 风险关系。④致癌物暴露：饮食中黄曲霉毒素 B_1（aflatoxin B_1，AFB_1）暴露是造成撒哈拉以南非洲、东南亚和中国部分农村 HCC 高发重要原因，国际癌症研究署于 1987 年将 AFB_1 列为 I 类致癌物。⑤肝硬化：世界范围内 85%~95%HCC 具肝硬化背景，多种原因导致肝硬化是 HCC 发生的重要环节。我国约 700 万例肝硬化患者，HBV 相关肝硬化占比 77.2%，肝硬化是我国 HCC 的首要病因。

二、筛查关键结局指标

肝癌筛查评价结局指标主要涉及：①肝癌病理分型、分期与分子特征：肝癌病理学类型主要分为 HCC、胆管细胞癌及混合性 HCC 和胆管细胞癌。肝癌临床分期常用系统包括 TNM 分期、中国肝癌分期（China liver cancer staging，CNLC）及巴塞罗那分期。不同病因所致 HCC 具相对独特分子特征，HBV 所致 HCC 分子特征和临床表现与 HCV 及其他相关因素所致 HCC 有所不同。②HCC 癌前病变定义：HCC 癌前病变包括低级别不典型增生结节（low-grade dysplastic nodules，LGDN）、高级别不典型增生结节（high-grade dysplastic nodules，HGDN）和β-catenin高表达肝细胞腺瘤。③肝癌筛查技术准确性：肝癌筛查技术准确性（真实性）评价常用指标也是灵敏度和特异度。④肝癌筛查相关干预不良结局事件：肝癌筛查相关干预不良结局事件包括辐射暴露、不必要活检等生理伤害，心理焦虑等心理伤害及过度诊断。⑤肝癌筛查相关干预的可及性：可及性主要涉及当地有无相关筛查和/或监测政策、现行方案、人群覆盖率、参与率和依从率及其影响因素等。

三、人群风险分层

（一）肝癌高风险人群定义

肝癌高风险人群是指符合以下条件之一者：①各种原因（包括酒精性肝病、MAFLD）所致肝硬化患者；②HBV或/和HCV慢性感染且年龄大于或等于40岁者；一般风险人群是指以上定义为肝癌高风险人群以外的人群。

（二）肝癌高风险人群的风险分层

针对肝癌高风险人群，现有单一风险分层模型无法覆盖全部肝癌发病人群，建议根据不同高危病因，建立有针对性筛查模型，并基于中国人群数据进行进一步各种风险预测模型评估。

四、筛查方案

（一）筛查年龄

我国肝癌高风险人群推荐监测起始年龄为40岁，74岁或预期寿命小于5年时终止；肝硬化患者肝癌监测起止年龄不限。系统文献未检出特别针对普通人群肝癌筛查或肝癌高风险人群监测最佳起止年龄的报道。现有指南仅推荐对肝癌高风险人群进行肝癌监测，未推荐全人群筛查策略。根据文献报道筛查或监测人群平均年龄分析，以概括相关研究纳入对象起止年龄及相关结果：筛查或监测人群平均年龄41.2~74.4岁。指标涉及早期肝癌检出率、肝癌生存率、1-3-5年生存率、中位生存时间。以肝癌死亡率为指标的证据提示，关于肝癌筛查或监测死亡率下降效果证据有限，仅检出2项RCT和4项队列研究，但设计主要针对监测和筛查方案整体效果评价，且高风险人群划定指标定义不一，研究结果不一致，尚不能完全支持肝癌高风险人群最佳监测起止年龄推论。

(二)筛查常用技术

1.肝癌筛查常用技术

腹部超声检查(ultrasonography，US)联合血清甲胎蛋白(α-fetoprotein, AFP)检测仍是最广泛采用的肝癌筛查技术，CT与核磁共振成像(magnetic resonance imaging，MRI)，特别是增强CT与结合钆塞酸二钠的MRI是筛查异常人群进一步诊断的首选技术，维生素K缺乏症或拮抗剂Ⅱ诱导的蛋白质(protein induced by vitamin K absence or antagonist Ⅱ，PIVKA-Ⅱ；又称DCP)等其他血清标志物可作为补充筛查技术，但尚不能完全替代US联合AFP检测。

腹部US和血清AFP技术成熟、价格便宜、设备和人员技术要求低，易于在不同医疗条件地区推广开展，作为常规筛查手段被广泛采用。进一步诊断采用CT和MRI，但价格高，对US和AFP异常者是首选加强方法，特别是增强CT和结合特异性对比剂的增强MRI。除AFP外的其他血清标志物同样具有易操作和低损伤优点，且区分肝癌能力更强，可作为补充筛查技术。

2.肝癌筛查技术有效性

目前针对肝癌筛查准确性较好的技术有US以及US联合AFP检测，US和AFP检测联用对所有阶段及早期HCC的灵敏度分别为97%和63%，其余新型标志物及联合方案有待检验。①单一筛查技术的准确性：腹部US：对所有阶段HCC整体灵敏度为84%，而对早期HCC整体灵敏度仅为47%；AFP检测：对早期肝功正常及无血管侵袭肝癌灵敏度较低，仅为39%~65%，特异度为76%~94%；CT和MRI：CT诊断肝癌灵敏度为60%~75%，特异度为90%；CT和MRI对肿瘤长径小于2 cm者，灵敏度约为48%，肿瘤长径大于或等于2 cm者可达92%。②联合筛查技术的准确性：常规联合筛查技术是腹部US联合AFP检测，对所有阶段HCC检测灵敏度可达97%，对早期HCC灵敏度为63%，均优于单独使用腹部US；但腹部US联合AFP检测特异度低于单独使用腹部US，对早期HCC，单独使用腹部US和US联合AFP检测特异度分别为92%和84%。③肝癌筛查方案对死亡率的影响：有限几项有死亡率指标的报道，几乎均针对肝癌高风险人群进行连续监测，仅有1篇研究报道了严格意义上肝癌人群筛查死亡率效果，从筛查开始随访约5轮共4年后未观察到有统计学意义肝癌死亡率改变。

3.肝癌筛查在我国人群的可获得性

我国人群肝癌筛查可及性整体较低，主要体现在筛查覆盖率；筛查参与率存在项目人群间差异且影响因素证据有限，主观接受度尚可提示潜在客观需求。3项国家级重大公共卫生服务项目提供的组织性筛查在全国2019年35~74岁人群中的覆盖率据估计约0.09%。筛查参与率特指实际参加复筛人数占初筛阳性人数百分比，在部分研究报告中表示为依从率。分析显示，因项目模式不同，整体筛查参与率为37.5%~

62.3%。全国大样本分析提示，城市肝癌高危人群对AFP检测联合US筛查主观接受度为99.3%。

4.肝癌筛查在我国人群中的经济性

我国人群开展肝癌筛查经济学证据仍有限，初步提示AFP或乙型肝炎表面抗原（hepatitis B surface antigen，HBsAg）检测初筛评估高风险人群后再行US可能具有成本效果，但整体经济性待进一步明确。共纳入4项肝癌筛查技术卫生经济学评价研究，均为国内研究。2012年中山市研究采用ELISA法检测HBsAg作初筛，然后对阳性人群进一步检测AFP及US，结果显示，每筛查1例阳性者成本为43825元；每检出1例肝癌成本为80346元。2016年我国台湾地区学者运用马尔可夫模型对肝癌高发区人群分别模拟两阶段筛查，与两阶段筛查比较，大规模US筛查更具成本效果，尤其是初始筛查年龄为50岁，2年1次的方案。

五、结果管理和随访

（一）肝癌常用监测方案

US、US联合AFP检测为目前常用肝癌监测技术，对高风险人群的监测间隔证据较少；其中慢性肝病（包括肝硬化、慢性肝炎等）评价监测间隔有6个月、12个月及以上，其中以6个月多见；CT（特别是增强CT）或MRI监测间隔可适当延长。①监测目标人群：对乙肝、丙肝、慢性肝炎、肝硬化、慢性肝病患者进行肝癌监测有一定效果。其中有3篇RCT研究来自我国，筛查人群均为乙肝人群，均显示筛查组肝癌死亡率、1、3、5年生存率高于非筛查组。②不同监测间隔比较：共8篇文献比较不同监测间隔监测效果，包括2篇RCT研究和6篇队列研究，监测措施均为US；6个月组早期肝癌检出率显著高于12个月组，5年生存率也显著高于12个月组，中位生存时间显著长于12个月组；6个月间隔监测效果优于12个月，提示6个月可能为使用US进行肝癌监测最佳监测间隔。③不同监测措施比较：研究对象分别来自美国、韩国、日本。不同文献比较了不同监测措施，无法进行合并。

（二）肝癌监测方案有效性

采用US或US联合AFP检测，以每6个月或6~12个月为间隔的监测方案，能提高肝癌高风险人群早期肝癌检出率和生存率，可能会降低肝癌死亡率，证据有限待进一步评价。①早期肝癌检出率：RCT研究和队列研究均显示，监测组肝癌患者早期肝癌检出率高于非监测组，纳入研究之间存在较大异质性。②生存率：1年生存率分析结果监测组高于非监测组；3年生存率分析结果监测组高于非监测组，但纳入RCT仅3篇，队列研究间存在较大异质性；5年生存率分析结果监测组肝癌患者高于非监测组，纳入研究间异质性较小。中位生存时间结果未检出。③肝癌死亡率：来自中国人群有关肝癌监测死亡率下降效果的证据有限，仅检出2项RCT研究和3项队列研究，且研究结论不一致。

（三）肝癌高风险人群监测在我国的可获得性

国家级早诊项目明确有针对肝癌高危个体的监测方案推荐，当前肝癌监测依从率整体不高且差异大，可及性证据整体仍有限。参照IARC对癌症监测可及性评价涉及的当地相关政策方案、监测依从率及影响因素、接受度、公平性等系列指标进行证据整合。①监测依从率：指实际按推荐方案接受监测的高危个体人数占应监测人数的百分比，其在纳入6项研究的中位数 [M（Q1，Q3）]为26.9%（23.5%，41.0%），最小值和最大值分别为16.5%和54.2%。②肝癌治疗率，特指实际治疗例数占应治疗例数的百分比。文献研究提示，仅农村癌症早诊早治项目常规分析报道肝癌治疗率，经过筛查监测发现并进一步诊断的肝癌患者治疗率在90%以上。

（四）肝癌高风险人群监测在我国的经济性

我国肝癌高风险人群监测的经济学评价中，以每6个月或每年1次US联合AFP检测方案最常见，该方案与不监测比较可能具有成本效果。5项国内研究涉及慢性乙型肝炎或丙型肝炎感染者监测方案经济学评价。张博恒和杨秉辉从卫生决策者角度进行成本效果分析，结果显示，每半年进行1次US联合AFP监测与不监测相比的增量成本效果比为1775元，具有高成本效果。中国台湾地区的一项研究从当地政府角度进行了成本效果和成本效用分析，结果显示，与不监测比较，对慢性HBV或HCV携带者进行每半年1次生化检测联合US监测方案具有成本效果。两项国内研究涉及肝硬化患者监测方案的经济学评价，我国台湾地区研究也显示，对肝硬化患者每3个月进行1次US监测相较于慢性HBV携带者每年进行1次US监测更具成本效果。

（五）我国肝癌筛查模式及实施机构

我国现行涉及肝癌筛查的国家公共卫生服务项目均为人群组织性筛查，面向特定范围和/或区域的适龄社区居民，由中央财政支持。三大公共卫生服务项目每年有一定筛查任务量（为考核项目完成度的首要指标），包括首次参加项目者及前期筛查异常需监测或随访者，随着项目推进，随访者数量整体逐年增加。

（六）肝癌筛查及监测质量控制

肝癌筛查及监测涉及的超声及实验室检测质控主要包括以下内容：①肝脏US应由有经验、培训合格的主治及以上医师进行操作；②应采用标准切面对全肝进行规范扫查；③血液标本采集后应尽快分离血清或血浆上机检测；不能立刻检测的应置2~8 ℃冰箱冷藏（小于24 h）；不能24 h内检测标本应存于–20 ℃冰箱；需长期贮存的标本应置于–70 ℃冰箱；④实验室应建立质控策略及规则，定期参加省级及以上部门组织的室间质量评价；室内质控至少应包括阴性（低值）和阳性（低值阳性和/或高值阳性）两个水平的质控物；⑤实验检测人员应具有相应专业资质，接受过培训，熟练掌握检测流程。实验检测设备定期校准，由专人做好维护和保养。

第八章

前列腺癌

一、危险因素和保护因素

前列腺癌发生与年龄有关。2016年全国肿瘤登记数据显示，前列腺癌年龄别发病率和死亡率在55岁前处于较低水平，之后呈上升趋势，60岁后快速上升并于85岁及以上年龄组达峰值。前列腺癌家族史和乳腺癌家族史是前列腺癌的危险因素，林奇综合征遗传病家族人群和携带乳腺癌易感基因（breast cancer susceptibility gene，BRCA）突变者发生前列腺癌风险高于普通人群。吸烟和肥胖可能会增加前列腺癌发生风险，但需要更高级别证据阐明之间的关联，目前尚缺乏亚洲人群大型研究数据。既往荟萃分析显示有前列腺炎病史的男性患前列腺癌风险是无前列腺炎病史者的2倍。来自亚洲研究数据表明，与不患良性前列腺增生人群比较，患良性前列腺增生人群发生前列腺癌风险较高。Meta分析显示膳食相关因素如过多摄入牛奶或相关乳制品、钙、锌可能与前列腺癌发病风险有关，而摄入西红柿、绿茶、大豆类食品可能降低前列腺癌发生风险。

二、筛查关键结局指标

前列腺癌病理分型包括腺泡腺癌、导管内癌、导管腺癌、尿路上皮癌、鳞状细胞癌、基底细胞癌和神经内分泌瘤等。目前应用最广泛的前列腺癌的分级方法是Gleason评分系统。该系统把前列腺癌组织分为主要形态分级区和次要形态分级区，每区按5级评分，两个分级区的Gleason分级值相加得到总分即为分化程度。Gleason 1级是由密集排列但相互分离的腺体构成境界清楚的瘤结节；Gleason 2级瘤结节有向周围正常组织微浸润，且腺体排列疏松，异型性大于Gleason 1级；Gleason 3级肿瘤性腺体大小不等，形态不规则，明显地浸润性生长，但每个腺体均独立不融合，有清楚管腔；Gleason 4级肿瘤性腺体相互融合，形成筛孔状，或细胞环形排列中间无腺腔形成；Gleason 5级呈低分化癌表现，不形成明显腺管，排列成实性细胞巢或单排及双排的细胞条索。

2016年前列腺癌新分级分组系统根据Gleason总评分和疾病危险度的不同将前列腺癌分为5个不同的组别。

分级分组1：Gleason评分小于或等于6分，仅由单个分离的、形态完好的腺体组成。

分级分组2：Gleason评分3+4=7分，主要由形态完好的腺体组成，伴有较少的形态发育不良腺体/融合腺体/筛状腺体组成。

分级分组3：Gleason评分4+3=7分，主要由发育不良的腺体/融合腺体/筛状腺体组成，伴少量形态完好的腺体。

分级分组4：Gleason评分4+4=8分，3+5=8分，5+3=8分，仅由发育不良的腺体/融合腺体/筛状腺体组成；或者以形态完好的腺体为主伴少量缺乏腺体分化的成分组成；或者以缺少腺体分化的成分为主伴少量形态完好的腺体组成。

分级分组5：Gleason评分9~10分，缺乏腺体形成结构（或伴坏死），伴或不伴腺体形态发育不良或融合腺体或筛状腺体。

前列腺癌TNM分期和预后分组推荐应用美国癌症联合委员会2017年第8版。详见CACA指南有关章节。

三、人群风险分层

前列腺癌高风险人群定义：预期寿命10年以上且符合下列条件之一的男性，在充分知晓筛查获益和危害后，可结合专科医师建议决定是否进行前列腺癌筛查。

（1）年龄大于或等于60岁。

（2）年龄大于或等于45岁且有前列腺癌家族史。

（3）携带BRCA2基因突变且年龄大于或等于40岁。

而上述高风险人群以外的所有男性定义为一般风险人群。

四、筛查方案

（一）筛查年龄

1.筛查起始时间

建议中国前列腺癌筛查起始年龄为60岁。国内外前列腺癌筛查指南和共识对筛查起始年龄界定尚存差异和争议。多项前列腺癌筛查的随机对照研究集中在50~74岁男性人群中开展。中国目前尚缺乏本土高质量研究证据。GLOBOCAN 2020数据显示，中国男性60岁以下各年龄组（每10岁一个年龄组）前列腺癌发病和死亡率均低于总体发病和死亡水平，60岁以上各年龄组发病和死亡率均呈指数型增加。2000—

2014年，我国肿瘤登记地区前列腺癌发病数据显示，2014年标化平均发病年龄为72岁，各年份60岁以上人群发病构成比均超过90%。1990—2017全球疾病负担数据显示，中国前列腺癌年龄别发病率和死亡率在40~80岁年龄组呈指数型增长，且逐年上升，60岁以上年龄组增长速率远高于相对年轻组。针对有前列腺癌家族史的人群可适当提前至45岁，携带*BRCA2*基因突变人群可适当提前至40岁开始筛查。

2. 筛查停止时间

考虑中国前列腺癌平均发病年龄和分期偏晚的现状，结合我国前列腺癌筛查实践和70岁以上年龄组发病水平高的情况，并综合国际相关指南建议：

（1）推荐前列腺特异性抗原（prostate specific antigen，PSA）检测水平小于1 ng/mL的60岁及以上男性停止筛查。

（2）推荐年龄大于或等于75岁的男性结合个人健康状况选择是否停止筛查。

（3）推荐预期寿命小于10年者停止筛查。

（二）筛查技术和流程

1. 筛查技术

（1）推荐首选PSA检测作为前列腺癌筛查手段，PSA的临界值为4 ng/mL。

（2）不推荐单独使用PET-CT、超声或磁共振MRI进行前列腺癌筛查。

（3）不推荐单独使用直肠指检（digital rectal examination，DRE）进行前列腺癌筛查，推荐DRE在PSA初检阳性时作为辅助检查。

（4）不推荐将前列腺特异性抗原前体（p2PSA）、p2PSA百分比、前列腺健康指数（prostate health index，PHI）作为前列腺癌筛查常规手段。

2. 筛查流程

（1）前列腺癌筛查流程主要包括高风险人群确定、充分知情同意、血清PSA检测和结果管理，参见图13-8。

（2）建议所有参加前列腺癌筛查者自愿签署知情同意书。内容至少包括：筛查目的与意义、筛查可获得的益处及不可避免风险、筛查方式与费用、自愿与保密原则、筛查者或委托人签字和签署日期。

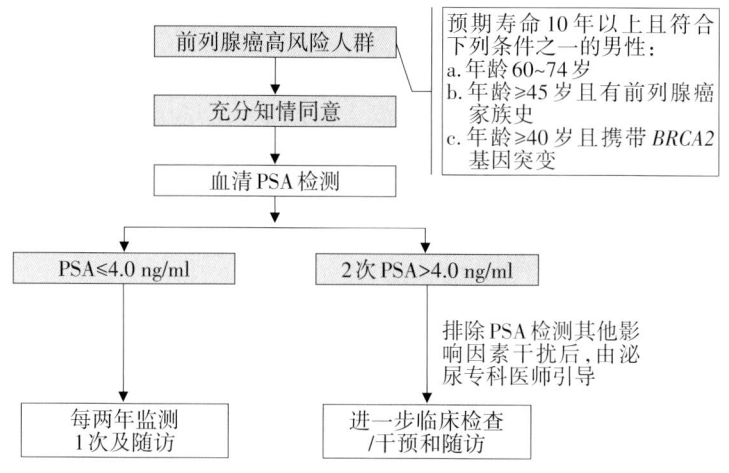

注：BRCA：乳腺癌易感基因；PSA：前列腺特异性抗原

图 13-8　前列腺癌筛查流程

（三）筛查过程质控

（1）负责风险评估人员应在接受前列腺癌筛查相关专业培训后上岗。

（2）前列腺癌筛查需在具有前列腺癌筛查和 PSA 检测能力医疗机构中进行。

（3）在 PSA 检测过程中，建议注意以下因素对检测结果的影响：

1）建议先行 PSA 检测，再进行其他医学检查。特殊情况下，前列腺按摩后至少1周，直肠指诊、膀胱镜检查、导尿等操作后至少48 h 再检测 PSA 水平。

2）如有射精，建议 PSA 检测至少在射精后24 h 进行。

3）如有前列腺炎，建议在炎症消退后数周再检测 PSA。

4）如服用对 PSA 检测结果有影响的药物，建议咨询专科医师。

（4）血液标本。

建议在采集后2~3 h 内分离血清并置于2~8 ℃冰箱冷藏，冷藏时间不超过24 h。不能在24 h 内检测的标本，建议贮存于-20 ℃冰箱内，需长期保存的标本建议置于-70 ℃冰箱。

（5）PSA 连续检测时建议在同一检测系统中进行，以保证测定结果可比性。

（6）建议 PSA 检测报告至少包括以下信息：

检测项目和实验室名称、本实验室 PSA 检测参考区间、标本类型和标本采集时间、PSA 检测仪器和方法。

（四）筛查组织

不建议对前列腺癌开展无选择性大规模组织性筛查。建议针对高风险人群，在充分知晓筛查获益和危害后，与专科医师共同决策是否进行前列腺癌筛查。

目前国际上以人群为基础利用血清 PSA 检测为技术手段的前列腺癌筛查尚存争

议，并伴随筛查假阳性、过度诊断和过度治疗等问题。与欧美等地区相比，我国人群中高侵袭性和晚期前列腺癌占比较高。结合我国前列腺癌流行特征和实际国情，推荐开展有选择性、基于前列腺癌高风险人群的组织性筛查。同时，针对高风险人群建议在充分知晓筛查获益和危害后，与专科医师共同决定是否进行前列腺癌筛查。

（五）筛查结果管理和随访

1. 筛查间隔

推荐已接受筛查且预期寿命10年以上的男性，每2年接受1次血清PSA检测。英国一项中位随访长达10年的随机对照研究表明，与对照组相比，接受单次PSA检测有利于低风险前列腺癌的检出，但未降低前列腺癌死亡率。而与一次性PSA检测相比，连续筛查可提高整体的灵敏度，并利于后续的治疗，但也引起了过度诊断。一项通过模型预测PSA筛查效果的研究表明，利用微观模拟模型进行PSA筛查策略的效果比较显示，与每年1次筛查相比，隔年1次策略过度诊断率较低（分别为2.4%和3.3%），总检测数量降低59%，假阳性减少50%。一项在哥德堡（筛查间隔2年，人数：4202）和鹿特丹（间隔4年，人数：13301）55~65岁男性中采用不同筛查间隔的随机对照研究结果表明，哥德堡组和鹿特丹组10年前列腺癌累计发病率分别为13.1%和8.4%（$P<0.001$），间期癌的累积发病率为0.74%和0.43%（$P=0.51$），侵袭性间期癌的累积发病率为0.12%和0.11%（$P=0.72$），可见筛查间隔2年对比4年有更高前列腺癌检出率，且间期癌检出率无明显差异；进一步研究结果显示，在55~64岁人群中，对比4年1次的筛查间隔，2年1次筛查组显著降低了43%高危前列腺癌（临床分期大于T3a，N1，或M1；PSA大于20 ng/mL；Gleason总评分大于或等于8分）发生风险，但也增加了46%低危前列腺癌（临床分期T1c，PSA小于等于10 ng/mL和Gleason小于或等于6分）诊断风险。目前国内缺乏前列腺癌筛查时间间隔的高质量研究证据，结合中国人群基数大而医疗卫生资源相对紧张现况，考虑前列腺癌筛查在各级医疗卫生机构的可操作性，推荐每2年进行1次血清PSA检测。

2. 筛查结果管理

（1）两次血清PSA大于4 ng/mL，排除影响PSA检测水平其他因素干扰后，推荐由泌尿专科医师引导进行进一步临床检查和干预。

（2）血清PSA小于等于4 ng/mL时，建议定期（每2年）监测1次。

血清总PSA大于4 ng/mL为筛查阳性结果，初次PSA检测水平异常者需要复查。对筛查阳性人群的管理，血清总PSA在4~10 ng/mL时，可结合其他标志物指标，如游离PSA百分比、PSA密度、PHI等，由泌尿专科医师决定是否进行进一步临床检查和干预；也可辅助直肠指诊或其他影像学检查等，如直肠指诊或影像学表现异常，由泌尿专科医师决定进一步临床检查和干预，如前列腺穿刺活检等。当血清总PSA大于 10 ng/mL 时，符合当前诊疗规范中前列腺穿刺活检指征，可由泌尿专科医师行进一步临床干预。当血清总 PSA 小于或等于 4 ng/mL 时，参考本指南推荐筛查频率，定期监测血清 PSA 水平。

3. 筛查随访

规范化开展大型人群队列终点事件长期随访是前列腺癌筛查工作的重要组成部分。随访人员必须接受随访技术的培训，核心内容包括随访时间、内容、方法、质控要求及评价指标等。前列腺癌筛查者的随访推荐由初检医师或已接受随访技术培训的医务人员对筛查的随访、复查结果进行跟踪。

五、总结

本指南聚焦于我国常见癌症筛查，是由多学科背景的专家团队，按照国内外公认的规范和方法制定而成，适用于我国各级医疗机构的医务工作者进行癌症筛查工作。本指南工作组通过问题调研、证据收集与评价、专家共识等过程，最终形成了基于证据、平衡获益与风险、综合考虑筛查者意愿、卫生经济学与专家经验的推荐意见。本指南可用于在我国开展大规模的癌症组织性筛查，提高我国癌症筛查的同质性和优质性，以期降低常见癌症死亡率、提升人群筛查获益，并最终降低常见癌症治疗成本、提升社会经济效益。

参考文献

1. Zheng R，Zhang S，Zeng H，et al. Cancer incidence and mortality in China，2016. Journal of the National Cancer Center，2022，2（1）：1-9.

2. Zeng H，Chen W，Zheng R，et al. Changing cancer survival in China during 2003-15：a pooled analysis of 17 population-based cancer registries. Lancet Glob Health，2018，6（5）：e555-e567.

3. 赫捷，魏文强. 2020中国肿瘤登记年报. 北京：人民卫生出版社，2022.

4. 郑荣寿，孙可欣，张思维，等. 2015年中国恶性肿瘤流行情况分析. 中华肿瘤杂志，2019，41（01）：19-28.

5. 代珍，郑荣寿，邹小农，等. 中国结直肠癌发病趋势分析和预测. 中华预防医学杂志，2012，46（07）：598-603.

6. Allemani C，Matsuda T，Di Carlo V，et al. Global surveillance of trends in cancer survival 2000-14（CONCORD-3）：analysis of individual records for 37 513 025 patients diagnosed with one of 18 cancers from 322 population-based registries in 71 countries. Lancet，2018，391（10125）：1023-1075.

7. Siegel R L，Miller K D，Goding Sauer A，et al. Colorectal cancer statistics，2020. CA Cancer J Clin，2020，70（3）：145-164.

8. Ferlay J E M，Lam F，Colombet M，et al. Global Cancer Observatory：Cancer Today[EB/OL]. [2020-12]

9. 陈茹，郑荣寿，张思维，等. 2015年中国食管癌发病和死亡情况分析. 中华预防医学杂志，2019，53（11）：1094-1097.

10. 孙可欣，郑荣寿，张思维，等. 2015年中国分地区恶性肿瘤发病和死亡分析. 中国肿瘤，2019，28（01）：1-11.

11. 周家琛，郑荣寿，张思维，等. 2000—2015年中国肿瘤登记地区食管癌发病及年龄变化趋势. 中华肿瘤防治杂志，2020，27（18）：1437-1442.

12. Duggan M A，Anderson W F，Altekruse S，et al. The Surveillance，Epidemiology，and End Results（SEER）Program and Pathology：Toward Strengthening the Critical Relationship. Am J Surg Pathol，2016，40（12）：e94-e102.

13. Rice T W，Blackstone E H，Rusch V W. 7th edition of the AJCC Cancer Staging Manual：esophagus and esophagogastric junction. Ann Surg Oncol，2010，17（7）：1721-1724.

14. Sung H，Ferlay J，Siegel R L，et al. Global Cancer Statistics 2020：GLOBOCAN Estimates of Incidence and Mortality Worldwide for 36 Cancers in 185 Countries. CA Cancer J Clin，2021，71（3）：209-249.

15. 王少明，郑荣寿，张思维，等. 2015年中国胃癌流行特征分析. 中华流行病学杂志，2019，40（12）：1517-1521.

16. Ito Y，Miyashiro I，Ishikawa T，et al. Determinant Factors on Differences in Survival for Gastric Cancer Between the United States and Japan Using Nationwide Databases. J Epidemiol，2021，31（4）：241-248.

17. Jung K W，Won Y J，Kong H J，et al. Cancer Statistics in Korea：Incidence，Mortality，Survival，and Prevalence in 2015. Cancer Res Treat，2018，50（2）：303-316.

18. 曾红梅，曹毛毛，郑荣寿，等. 2000—2014年中国肿瘤登记地区肝癌发病年龄变化趋势分析. 中华预防医学杂志，2018，52（6）：573-578.

19. 左婷婷，郑荣寿，曾红梅，等. 中国肝癌发病状况与趋势分析. 中华肿瘤杂志，2015，37（9）：691-696.

20. 郑荣寿，左婷婷，曾红梅，等. 中国肝癌死亡状况与生存分析. 中华肿瘤杂志，2015，37（9）：697-702.

21. 顾秀瑛，郑荣寿，张思维，等. 2000—2014年中国肿瘤登记地区前列腺癌发病趋势及年龄变化分析. 中华预防医学杂志，2018，52（6）：586-592.

22. Chen W，Zheng R，Baade P D，et al. Cancer Statistics in China，2015. Ca-a Cancer Journal for Clinicians，2016，66（2）：115-132.

23. 叶定伟，朱耀. 中国前列腺癌的流行病学概述和启示. 中华外科杂志，2015，53（4）：249-252.

24. National Cancer Institute. The Surveillance，Epidemiology，and End Results（SEER）Program.[EB/OL]. [2022-10-09]

25. Ordonez-Mena J M，Schottker B，Mons U，et al. Quantification of the smoking-associated cancer risk with rate advancement periods：meta-analysis of individual participant data from cohorts of the CHANCES consortium. BMC Med，2016，14：62-67.

26. Nordlund L A，Carstensen J M，Pershagen G. Are male and female smokers at equal risk of smoking-related cancer：evidence from a Swedish prospective study. Scand J Public Health，1999，27（1）：56-62.

27. Sheng L，Tu J W，Tian J H，et al. A meta-analysis of the relationship between environmental tobacco smoke and lung cancer risk of nonsmoker in China. Medicine，2018，97（28）：e11389.

28. Zhang X，Jiang N，Wang L，et al. Chronic obstructive pulmonary disease and risk of lung cancer：a meta-analysis of prospective cohort studies. Oncotarget，2017，8（44）：78044-78056.

29. Ngamwong Y，Tangamornsuksan W，Lohitnavy O，et al. Additive Synergism between Asbestos and Smoking in Lung Cancer Risk：A Systematic Review and Meta-Analysis. PLoS One，2015，10（8）：e0135798.

30. Li C，Wang C，Yu J，et al. Residential Radon and Histological Types of Lung Cancer：A Meta-Analysis of Case-Control Studies. International journal of environmental research and public health，2020，17（4）：1457.

31. Deng Y，Wang M，Tian T，et al. The Effect of Hexavalent Chromium on the Incidence and Mortality of Human Cancers：A Meta-Analysis Based on Published Epidemiological Cohort Studies. Front Oncol，2019，（9）：24.

32. Chen C，Xun P，Nishijo M，et al. Cadmium exposure and risk of lung cancer：a meta-analysis of cohort and case-control studies among general and occupational populations. J Expo Sci Environ Epidemiol，2016，26（5）：437-444.

33. Poinen-Rughooputh S，Rughooputh M S，Guo Y，et al. Occupational exposure to silica dust and risk of lung cancer：an updated meta-analysis of epidemiological studies. BMC Public Health，2016，16（1）：1137.

34. Zhao Y，Wang S，Aunan K，et al. Air pollution and lung cancer risks in China-a meta-analysis. Science of the Total Environment，2006，366（2-3）：500-513.

35. Cannon-Albright L A，Carr S R，Akerley W. Population-Based Relative Risks for Lung Cancer Based on Complete Family History of Lung Cancer. J Thorac Oncol，2019，14（7）：1184-1191.

36. 杨欣，林冬梅. 2015版WHO肺癌组织学分类变化及其临床意义. 中国肺癌杂志，2016，19（06）：332-336.

37. Travis W D，Brambilla E，Burke A P，et al. WHO classification of tumours of the lung，pleura，thymus and heart. 4th ed. Lyon：International Agency for Research on Cancer，2015.

38. Zheng R，Zeng H，Zuo T，et al. Lung cancer incidence and mortality in China，2011. Thorac Cancer，2016，7（1）：94-99.

39. Wood D E，Kazerooni E A，Aberle D，et al. Lung cancer screening，NCCN Guidelines，version 1. [2022-10-09][EB/OL]. https：//www.nccn.org/

40. Manser R，Lethaby A，Irving L B，et al. Screening for lung cancer. Cochrane Database Syst Rev，2013，2013（6）：Cd001991.

41.Siddig A，Tada T D，SN M N，et al. The Unique Biology behind the Early Onset of Breast Cancer. Genes（Basel），2021，12（3）：372.

42.Kashyap D，Pal D，Sharma R，et al. Global Increase in Breast Cancer Incidence：Risk Factors and Preventive Measures. Biomed Res Int，2022，（2022）：9605439.

43.Alaofi R，Nassif M，Al-Hajeili M. Prophylactic mastectomy for the prevention of breast cancer：Review of the literature. Avicenna J Med，2018，8（3）：67-77.

44.WHO Classification of Tumors Editorial Board. WHO classification of tumours of tumors series，Breast tumors. 5th ed. Lyon（France）：International Agency for Research on Cancer，2019.

45.中国抗癌协会，国家肿瘤临床医学研究中心.中国女性乳腺癌筛查指南.中国肿瘤临床，2019，46（9）：430-432.

46.中国抗癌协会.乳腺癌诊治指南与规范（2019年版）.中国癌症杂志，2019，29（08）：609-680.

47.Amin M B，Edge S B，Greene F L，et al. AJCC Cancer Staging Manual 8 edition. New York：Springer Cham，2017.

48.Leung G M，Thach T Q，Lam T H，et al. Trends in breast cancer incidence in Hong Kong between 1973 and 1999：an age-period-cohort analysis. Br J Cancer，2002，87（9）：982-988.

49.Minami Y，Tsubono Y，Nishino Y，et al. The increase of female breast cancer incidence in Japan：emergence of birth cohort effect. Int J Cancer，2004，108（6）：901-906.

50.Phi X A，Houssami N，Hooning M J，et al. Accuracy of screening women at familial risk of breast cancer without a known gene mutation：Individual patient data meta-analysis. Eur J Cancer，2017，（85）：31-38.

51.Monticciolo D L，Newell M S，Moy L，et al. Breast Cancer Screening in Women at Higher-Than-Average Risk：Recommendations From the ACR. J Am Coll Radiol，2018，15（3 Pt A）：408-414.

52.Baglietto L，Jenkins M A，Severi G，et al. Measures of familial aggregation depend on definition of family history：meta-analysis for colorectal cancer. Journal of clinical epidemiology，2006，59（2）：114-124.

53.Butterworth A S，Higgins J P，Pharoah P. Relative and absolute risk of colorectal cancer for individuals with a family history：a meta-analysis. Eur J Cancer，2006，42（2）：216-227.

54.Johnson C M，Wei C，Ensor J E，et al. Meta-analyses of colorectal cancer risk factors. Cancer causes & control：CCC，2013，24（6）：1207-1222.

55.Mehraban Far P，Alshahrani A，Yaghoobi M. Quantitative risk of positive family history in developing colorectal cancer：A meta-analysis. World J Gastroenterol，2019，25（30）：4278-4291.

56.Roos V H，Mangas-Sanjuan C，Rodriguez-Girondo M，et al. Effects of Family History on Relative and Absolute Risks for Colorectal Cancer：A Systematic Review and Meta-Analysis. Clinical gastroenterology and hepatology：the official clinical practice journal of the American Gastroenterological Association，2019，17（13）：2657-2667.

57.Wong M C S，Chan C H，Lin J，et al. Lower Relative Contribution of Positive Family History to Colorectal Cancer Risk with Increasing Age：A Systematic Review and Meta-Analysis of 9.28 Million Individuals. The American journal of gastroenterology，2018，113（12）：1819-1827.

58.Jess T，Rungoe C，Peyrin-Biroulet L. Risk of colorectal cancer in patients with ulcerative colitis：a meta-analysis of population-based cohort studies. Clinical gastroenterology and hepatology：the official clinical practice journal of the American Gastroenterological Association，2012，10（6）：639-645.

59.Lutgens M W，van Oijen M G，van der Heijden G J，et al. Declining risk of colorectal cancer in inflammatory bowel disease：an updated meta-analysis of population-based cohort studies. Inflammatory bowel diseases，2013，19（4）：789-799.

60.Castaño-Milla C，Chaparro M，Gisbert J P. Systematic review with meta-analysis：the declining risk of colorectal cancer in ulcerative colitis. Alimentary pharmacology & therapeutics，2014，39（7）：645-

659.

61. Bopanna S，Ananthakrishnan A N，Kedia S，et al. Risk of colorectal cancer in Asian patients with ulcerative colitis：a systematic review and meta-analysis. The lancet Gastroenterology & hepatology，2017，2（4）：269-276.

62. Olén O，Erichsen R，Sachs M C，et al. Colorectal cancer in Crohn's disease：a Scandinavian population-based cohort study. The lancet Gastroenterology & hepatology，2020，5（5）：475-84.

63. Schwingshackl L，Schwedhelm C，Hoffmann G，et al. Food groups and risk of colorectal cancer. Int J Cancer，2018，142（9）：1748-1758.

64. WCRF/AIRC. Diet，nutrition，physical activity and cancer：a global perspective：a summary of the Third Expert Report. World Cancer Research Fund International，2018.

65. Händel M N，Rohde J F，Jacobsen R，et al. Processed meat intake and incidence of colorectal cancer：a systematic review and meta-analysis of prospective observational studies. European journal of clinical nutrition，2020，74（8）：1132-1148.

66. Yuhara H，Steinmaus C，Cohen S E，et al. Is diabetes mellitus an independent risk factor for colon cancer and rectal cancer?. The American journal of gastroenterology，2011，106（11）：1911-21；quiz 1922.

67. Deng L，Gui Z，Zhao L，et al. Diabetes mellitus and the incidence of colorectal cancer：an updated systematic review and meta-analysis. Digestive diseases and sciences，2012，57（6）：1576-1585.

68. Krämer H U，Schöttker B，Raum E，et al. Type 2 diabetes mellitus and colorectal cancer：meta-analysis on sex-specific differences. Eur J Cancer，2012，48（9）：1269-1282.

69. Luo W，Cao Y，Liao C，et al. Diabetes mellitus and the incidence and mortality of colorectal cancer：a meta-analysis of 24 cohort studies. Colorectal disease：the official journal of the Association of Coloproctology of Great Britain and Ireland，2012，14（11）：1307-1312.

70. De Bruijn K M，Arends L R，Hansen B E，et al. Systematic review and meta-analysis of the association between diabetes mellitus and incidence and mortality in breast and colorectal cancer. The British journal of surgery，2013，100（11）：1421-1429.

71. Wu L，Yu C，Jiang H，et al. Diabetes mellitus and the occurrence of colorectal cancer：an updated meta-analysis of cohort studies. Diabetes technology & therapeutics，2013，15（5）：419-427.

72. Huang Y，Cai X，Qiu M，et al. Prediabetes and the risk of cancer：a meta-analysis. Diabetologia，2014，57（11）：2261-2269.

73. Chen Y，Wu F，Saito E，et al. Association between type 2 diabetes and risk of cancer mortality：a pooled analysis of over 771，000 individuals in the Asia Cohort Consortium. Diabetologia，2017，60（6）：1022-1032.

74. Pan X F，He M，Yu C，et al. Type 2 Diabetes and Risk of Incident Cancer in China：A Prospective Study Among 0.5 Million Chinese Adults. American journal of epidemiology，2018，187（7）：1380-1391.

75. Freisling H，Arnold M，Soerjomataram I，et al. Comparison of general obesity and measures of body fat distribution in older adults in relation to cancer risk：meta-analysis of individual participant data of seven prospective cohorts in Europe. Br J Cancer，2017，116（11）：1486-1497.

76. Kyrgiou M，Kalliala I，Markozannes G，et al. Adiposity and cancer at major anatomical sites：umbrella review of the literature. BMJ（Clinical research ed），2017，（356）：j477.

77. Abar L，Vieira A R，Aune D，et al. Height and body fatness and colorectal cancer risk：an update of the WCRF-AICR systematic review of published prospective studies. European journal of nutrition，2018，57（5）：1701-1720.

78. Fang X，Wei J，He X，et al. Quantitative association between body mass index and the risk of cancer：A global Meta-analysis of prospective cohort studies. Int J Cancer，2018，143（7）：1595-1603.

79.Botteri E，Iodice S，Bagnardi V，et al. Smoking and colorectal cancer：a meta-analysis. Jama，2008，300（23）：2765-2778.

80.Huxley R R，Ansary-Moghaddam A，Clifton P，et al. The impact of dietary and lifestyle risk factors on risk of colorectal cancer：a quantitative overview of the epidemiological evidence. Int J Cancer，2009，125（1）：171-180.

81.Liang P S，Chen T Y，Giovannucci E. Cigarette smoking and colorectal cancer incidence and mortality：systematic review and meta-analysis. Int J Cancer，2009，124（10）：2406-2415.

82.Tsoi K K，Pau C Y，Wu W K，et al. Cigarette smoking and the risk of colorectal cancer：a meta-analysis of prospective cohort studies. Clinical gastroenterology and hepatology：the official clinical practice journal of the American Gastroenterological Association，2009，7（6）：682-688.e1-5.

83.Chen K，Jiang Q，Ma X，et al. Alcohol drinking and colorectal cancer：a population-based prospective cohort study in China. European journal of epidemiology，2005，20（2）：149-154.

84.Choi Y J，Myung S K，Lee J H. Light Alcohol Drinking and Risk of Cancer：A Meta-Analysis of Cohort Studies. Cancer Res Treat，2018，50（2）：474-487.

85.McNabb S，Harrison T A，Albanes D，et al. Meta-analysis of 16 studies of the association of alcohol with colorectal cancer. Int J Cancer，2020，146（3）：861-873.

86.Emilsson L，Holme Ø，Bretthauer M，et al. Systematic review with meta-analysis：the comparative effectiveness of aspirin vs. screening for colorectal cancer prevention. Alimentary pharmacology & therapeutics，2017，45（2）：193-204.

87.Qiao Y，Yang T，Gan Y，et al. Associations between aspirin use and the risk of cancers：a meta-analysis of observational studies. BMC cancer，2018，18（1）：288.

88.Veettil S K，Jinatongthai P，Nathisuwan S，et al. Efficacy and safety of chemopreventive agents on colorectal cancer incidence and mortality：systematic review and network meta-analysis. Clinical epidemiology，2018，（10）：1433-1445.

89.Bosetti C，Santucci C，Gallus S，et al. Aspirin and the risk of colorectal and other digestive tract cancers：an updated meta-analysis through 2019. Annals of oncology：official journal of the European Society for Medical Oncology，2020，31（5）：558-568.

90.Flossmann E，Rothwell P M. Effect of aspirin on long-term risk of colorectal cancer：consistent evidence from randomised and observational studies. Lancet，2007，369（9573）：1603-1613.

91.Vieira A R，Abar L，Chan D S M，et al. Foods and beverages and colorectal cancer risk：a systematic review and meta-analysis of cohort studies，an update of the evidence of the WCRF-AICR Continuous Update Project. Annals of oncology：official journal of the European Society for Medical Oncology，2017，28（8）：1788-1802.

92.Gianfredi V，Salvatori T，Villarini M，et al. Is dietary fibre truly protective against colon cancer? A systematic review and meta-analysis. International journal of food sciences and nutrition，2018，69（8）：904-915.

93.Ma Y，Hu M，Zhou L，et al. Dietary fiber intake and risks of proximal and distal colon cancers：A meta-analysis. Medicine（Baltimore），2018，97（36）：e11678.

94.Gianfredi V，Nucci D，Salvatori T，et al. Rectal Cancer：20% Risk Reduction Thanks to Dietary Fibre Intake. Systematic Review and Meta-Analysis. Nutrients，2019，11（7）：1579.

95.Oh H，Kim H，Lee D H，et al. Different dietary fibre sources and risks of colorectal cancer and adenoma：a dose-response meta-analysis of prospective studies. The British journal of nutrition，2019，122（6）：605-615.

96.Moore S C，Lee I M，Weiderpass E，et al. Association of Leisure-Time Physical Activity With Risk of 26 Types of Cancer in 1.44 Million Adults. JAMA internal medicine，2016，176（6）：816-825.

97.Shaw E，Farris M S，Stone C R，et al. Effects of physical activity on colorectal cancer risk among family history and body mass index subgroups: a systematic review and meta-analysis. BMC cancer, 2018, 18 (1): 71.

98. Hidayat K, Zhou H J, Shi B M. Influence of physical activity at a young age and lifetime physical activity on the risks of 3 obesity-related cancers: systematic review and meta-analysis of observational studies. Nutrition reviews, 2020, 78 (1): 1-18.

99. Nagtegaal I D, Odze R D, Klimstra D, et al. The 2019 WHO classification of tumours of the digestive system. Histopathology, 2020, 76 (2): 182-188.

100. Amin M B, Edge S B, Greene F L, et al. AJCC cancer staging manual eighth edition. New York: Springer, 2017.

101. 中华医学会消化内镜学分会肠道学组. 中国早期大肠癌内镜诊治共识意见. 中华消化内镜杂志, 2008, 25 (12): 617-620.

102. 周平红, 蔡明琰, 姚礼庆. 消化道黏膜病变内镜黏膜下剥离术治疗专家共识. 中华胃肠外科杂志, 2012, 15 (10): 1083-1086.

103. 中华人民共和国国家卫生健康委员会. 中国结直肠癌诊疗规范 (2020版). 中华消化外科杂志, 2020, 19 (6): 563-588.

104. 冉进军, 韩乐飞, 杨晓妍, 等. 食管癌危险饮食因素的Meta分析. 中国慢性病预防与控制, 2014, 22 (6): 644-647.

105. 汪求真, 周晓彬, 滕洪松, 等. 中国人群饮食因素与食管癌Meta分析. 中国肿瘤, 2007, 16 (1): 3-7.

106. Chen T, Cheng H, Chen X, et al. Family history of esophageal cancer increases the risk of esophageal squamous cell carcinoma. Sci Rep, 2015, (5): 16038.

107. World Cancer Research Fund/American Institute for Cancer Research. Diet, Nutrition, Physical Activity and Cancer: a Global Perspective. Continuous Update Project Expert Report 2018. Washington DC: AICR, 2018.

108. Prabhu A, Obi K O, Rubenstein J H. Systematic review with meta-analysis: race-specific effects of alcohol and tobacco on the risk of oesophageal squamous cell carcinoma. Alimentary pharmacology & therapeutics, 2013, 38 (10): 1145-1155.

109. 廖震华, 田俊. 吸烟与食管癌发病关系的Meta分析. 数理医药学杂志, 2009, 22 (06): 675-679.

110. Chen Z M, Peto R, Iona A, et al. Emerging tobacco-related cancer risks in China: A nationwide, prospective study of 0.5 million adults. Cancer, 2015, 121 Suppl 17 (Suppl 17): 3097-3106.

111. Sun L, Zhang Z, Xu J, et al. Dietary fiber intake reduces risk for Barrett's esophagus and esophageal cancer. Crit Rev Food Sci Nutr, 2017, 57 (13): 2749-2757.

112. Liu J, Wang J, Leng Y, et al. Intake of fruit and vegetables and risk of esophageal squamous cell carcinoma: a meta-analysis of observational studies. Int J Cancer, 2013, 133 (2): 473-485.

113. Li B, Jiang G, Zhang G, et al. Intake of vegetables and fruit and risk of esophageal adenocarcinoma: a meta-analysis of observational studies. European journal of nutrition, 2014, 53 (7): 1511-1521.

114. Li Q, Cui L, Tian Y, et al. Protective Effect of Dietary Calcium Intake on Esophageal Cancer Risk: A Meta-Analysis of Observational Studies. Nutrients, 2017, 9 (5): 510.

115. 国家卫生健康委员会. 食管癌诊疗规范 (2018年版). 中华消化病与影像杂志 (电子版), 2019, 9 (4): 158-192.

116. 中国临床肿瘤学会指南工作委员会. 食管癌诊疗指南 (2020年版). 北京: 人民卫生出版社, 2020.

117. 国家消化内镜专业质控中心, 国家消化系疾病临床医学研究中心 (上海), 国家消化道早癌防治中心联盟, 等. 中国早期食管癌及癌前病变筛查专家共识意见. 中华消化内镜杂志, 2019, 36 (11): 793-801.

118. Qumseya B，Sultan S，Bain P，et al. ASGE guideline on screening and surveillance of Barrett′s esophagus. Gastrointest Endosc，2019，90（3）：335-59.e2.

119. Wang G Q，Abnet C C，Shen Q，et al. Histological precursors of oesophageal squamous cell carcinoma：results from a 13 year prospective follow up study in a high risk population. Gut，2005，54（2）：187-192.

120. Wei W Q，Hao C Q，Guan C T，et al. Esophageal Histological Precursor Lesions and Subsequent 8.5-Year Cancer Risk in a Population-Based Prospective Study in China. The American journal of gastroenterology，2020，115（7）：1036-1044.

121. 中华医学会消化内镜学分会，中国抗癌协会肿瘤内镜专业委员会. 中国早期食管癌筛查及内镜诊治专家共识意见. 中国实用内科杂志，2015，35（04）：320-337.

122. Chen W，Zheng R，Zhang S，et al. Esophageal cancer incidence and mortality in China，2010. Thorac Cancer，2014，5（4）：343-348.

123. 国家癌症中心. 2019中国肿瘤登记年报. 北京：人民卫生出版社，2021.

124. Gruner M，Denis A，Masliah C，et al. Narrow-band imaging versus Lugol chromoendoscopy for esophageal squamous cell cancer screening in normal endoscopic practice：Randomized controlled trial. Endoscopy，2021，53（7）：674-682.

125. 林振威，陈冬云，杜荣国，等. 窄带成像内镜在消化道早癌及癌前病变筛查中的诊断价值. 中国当代医药，2021，28（15）：120-122.

126. Protano M A，Xu H，Wang G，et al. Low-Cost High-Resolution Microendoscopy for the Detection of Esophageal Squamous Cell Neoplasia：An International Trial. Gastroenterology，2015，149（2）：321-329.

127. Li B，Cai S L，Tan W M，et al. Comparative study on artificial intelligence systems for detecting early esophageal squamous cell carcinoma between narrow-band and white-light imaging. World J Gastroenterol，2021，27（3）：281-293.

128. McGoran J，Bennett A，Cooper J，et al. Acceptability to patients of screening disposable transnasal endoscopy：qualitative interview analysis. BMJ open，2019，9（12）：e030467.

129. Sami S S，Iyer P G，Pophali P，et al. Acceptability，Accuracy，and Safety of Disposable Transnasal Capsule Endoscopy for Barrett′s Esophagus Screening. Clinical gastroenterology and hepatology：the official clinical practice journal of the American Gastroenterological Association，2019，17（4）：638-646.e1.

130. Kawamura T，Wada H，Sakiyama N，et al. Examination time as a quality indicator of screening upper gastrointestinal endoscopy for asymptomatic examinees. Dig Endosc，2017，29（5）：569-575.

131. Park J M，Huo S M，Lee H H，et al. Longer Observation Time Increases Proportion of Neoplasms Detected by Esophagogastroduodenoscopy. Gastroenterology，2017，153（2）：460-469.e1.

132. Bisschops R，Areia M，Coron E，et al. Performance measures for upper gastrointestinal endoscopy：a European Society of Gastrointestinal Endoscopy（ESGE）Quality Improvement Initiative. Endoscopy，2016，48（9）：843-864.

133. Chiu P W Y，Uedo N，Singh R，et al. An Asian consensus on standards of diagnostic upper endoscopy for neoplasia. Gut，2019，68（2）：186-197.

134. Ishihara R，Takeuchi Y，Chatani R，et al. Prospective evaluation of narrow-band imaging endoscopy for screening of esophageal squamous mucosal high-grade neoplasia in experienced and less experienced endoscopists. Dis Esophagus，2010，23（6）：480-486.

135. Bergman J，de Groof A J，Pech O，et al. An Interactive Web-Based Educational Tool Improves Detection and Delineation of Barrett′s Esophagus-Related Neoplasia. Gastroenterology，2019，156（5）：1299-1308.e3.

136. Ward S T，Hancox A，Mohammed M A，et al. The learning curve to achieve satisfactory completion

rates in upper GI endoscopy: an analysis of a national training database. Gut, 2017, 66 (6): 1022-1033.

137.139.国家卫生健康委员会.消化内镜诊疗技术临床应用管理规范（2019年版）[EB/OL]. [2019-12-12]

138.Dekker E, Houwen B, Puig I, et al. Curriculum for optical diagnosis training in Europe: European Society of Gastrointestinal Endoscopy (ESGE) Position Statement. Endoscopy, 2020, 52 (10): 899-923.

139.Xia R, Li H, Shi J, et al. Cost-effectiveness of risk-stratified endoscopic screening for esophageal cancer in high-risk areas of China: a modeling study. Gastrointest Endosc, 2022, 95 (2): 225-235.e20.

140.中国抗癌协会食管癌专业委员会，中国下咽与食管癌协同诊疗工作组.下咽与食管多原发癌筛查诊治中国专家共识.中华外科杂志，2020, 58 (8): 589-595.

141.Sharma P, Katzka D A, Gupta N, et al. Quality indicators for the management of Barrett's esophagus, dysplasia, and esophageal adenocarcinoma: international consensus recommendations from the American Gastroenterological Association Symposium. Gastroenterology, 2015, 149 (6): 1599-1606.

142.Hirota W K, Zuckerman M J, Adler D G, et al. ASGE guideline: the role of endoscopy in the surveillance of premalignant conditions of the upper GI tract. Gastrointest Endosc, 2006, 63 (4): 570-580.

143.Shaheen N J, Falk G W, Iyer P G, et al. ACG Clinical Guideline: Diagnosis and Management of Barrett's Esophagus. The American journal of gastroenterology, 2016, 111 (1): 30-50.

144.Rubenstein J H, Inadomi J M. Cost-Effectiveness of Screening, Surveillance, and Endoscopic Eradication Therapies for Managing the Burden of Esophageal Adenocarcinoma. Gastrointestinal endoscopy clinics of North America, 2021, 31 (1): 77-90.

145.Park C H, Yang D H, Kim J W, et al. Clinical practice guideline for endoscopic resection of early gastrointestinal cancer. Intest Res, 2021, 19 (2): 127-157.

146.Pimentel-Nunes P, Dinis-Ribeiro M, Ponchon T, et al. Endoscopic submucosal dissection: European Society of Gastrointestinal Endoscopy (ESGE) Guideline. Endoscopy, 2015, 47 (9): 829-854.

147.Saligram S, Chennat J, Hu H, et al. Endotherapy for superficial adenocarcinoma of the esophagus: an American experience. Gastrointest Endosc, 2013, 77 (6): 872-876.

148.Lada M J, Watson T J, Shakoor A, et al. Eliminating a need for esophagectomy: endoscopic treatment of Barrett esophagus with early esophageal neoplasia. Semin Thorac Cardiovasc Surg, 2014, 26 (4): 274-284.

149.Oliphant Z, Snow A, Knight H, et al. Endoscopic resection with or without mucosal ablation of high grade dysplasia and early oesophageal adenocarcinoma--long term follow up from a regional UK centre. Int J Surg, 2014, 12 (11): 1148-1150.

150.Strauss A C, Agoston A T, Dulai P S, et al. Radiofrequency ablation for Barrett's-associated intramucosal carcinoma: a multi-center follow-up study. Surg Endosc, 2014, 28 (12): 3366-3372.

151.Wang W L, Chang I W, Chang C Y, et al. Circumferential balloon-based radiofrequency ablation for ultralong and extensive flat esophageal squamous neoplasia. Gastrointest Endosc, 2014, 80 (6): 1185-1189.

152.张月明，贺舜，吕宁，等.内镜下射频消融术治疗范围广泛的0-Ⅱb型早期食管鳞状细胞癌及癌前病变的临床效果.中华消化内镜杂志，2015, 32 (9): 586-590.

153.Sgourakis G, Gockel I, Lang H. Endoscopic and surgical resection of T1a/T1b esophageal neoplasms: a systematic review. World J Gastroenterol, 2013, 19 (9): 1424-1437.

154.Wu J, Pan Y M, Wang T T, et al. Endotherapy versus surgery for early neoplasia in Barrett's esophagus: a meta-analysis. Gastrointest Endosc, 2014, 79 (2): 233-241 e2.

155.Kitagawa Y，Uno T，Oyama T，et al. Esophageal cancer practice guidelines 2017 edited by the Japan esophageal society：part 2. Esophagus，2019，16（1）：25-43.

156.令狐恩强、冯佳、马晓冰，等.内镜下射频消融术治疗食管和胃低级别上皮内瘤变的临床研究.中华胃肠内镜电子杂志，2015，2（1）：14-17.

157.国家消化内镜专业质控中心，国家消化系疾病临床医学研究中心（上海），国家消化道早癌防治中心联盟，等.中国食管鳞癌癌前状态及癌前病变诊治策略专家共识.中华消化内镜杂志，2020，37（12）：853-867.

158.Weusten B，Bisschops R，Coron E，et al. Endoscopic management of Barrett′s esophagus：European Society of Gastrointestinal Endoscopy（ESGE）Position Statement. Endoscopy，2017，49（2）：191-198.

159.Sharma P，Shaheen N J，Katzka D，et al. AGA Clinical Practice Update on Endoscopic Treatment of Barrett′s Esophagus With Dysplasia and/or Early Cancer：Expert Review. Gastroenterology，2020，158（3）：760-769.

160.Fitzgerald R C，di Pietro M，Ragunath K，et al. British Society of Gastroenterology guidelines on the diagnosis and management of Barrett′s oesophagus. Gut，2014，63（1）：7-42.

161.Fock K M，Talley N，Moayyedi P，et al. Asia-Pacific consensus guidelines on gastric cancer prevention. J Gastroenterol Hepatol，2008，23（3）：351-365.

162.Yang L. Incidence and mortality of gastric cancer in China. World J Gastroenterol，2006，12（1）：17-20.

163.陈万青、孙可欣、郑荣寿，等.2014年中国分地区恶性肿瘤发病和死亡分析.中国肿瘤，2018，27（1）：1-14.

164.赫捷、陈万青.2012中国肿瘤登记年报.北京：军事医学科学出版社，2012.

165.Cubiella J，Pérez Aisa Á，Cuatrecasas M，et al. Gastric cancer screening in low incidence populations：Position statement of AEG，SEED and SEAP. Gastroenterol Hepatol，2021，44（1）：67-86.

166.Santaballa A，Pinto Á，Balanyà R P，et al. SEOM clinical guideline for secondary prevention（2019）. Clin Transl Oncol，2020，22（2）：187-192.

167.国家消化系统疾病临床医学研究中心，中华医学会消化内镜学分会，中华医学会健康管理学分会，等.中国早期胃癌筛查流程专家共识意见（草案）.胃肠病学，2018，23（2）：92-97.

168.Leung W K，Wu M-s，Kakugawa Y，et al. Screening for gastric cancer in Asia：current evidence and practice. Lancet Oncol，2008，9（3）：279-287.

169.Hamashima C. Update version of the Japanese Guidelines for Gastric Cancer Screening. Jpn J Clin Oncol，2018，48（7）：673-683.

170.陈万青、李霓、石菊芳，等.中国城市癌症早诊早治项目进展.中国肿瘤，2019，28（1）：23-25.

171.Park H A，Nam S Y，Lee S K，et al. The Korean guideline for gastric cancer screening. jkma，2015，58（5）：373-384.

172.National cancer control programs in Korea. J Korean Med Sci，2007，22 Suppl（Suppl）：S3-4.

173.Liou J M，Malfertheiner P，Lee Y C，et al. Screening and eradication of for gastric cancer prevention：the Taipei global consensus. Gut，2020，69（12）：2093-2112.

174.Yoshida T，Kato J，Inoue I，et al. Cancer development based on chronic active gastritis and resulting gastric atrophy as assessed by serum levels of pepsinogen and Helicobacter pylori antibody titer. Int J Cancer，2014，134（6）：1445-1457.

175.Banks M，Graham D，Jansen M，et al. British Society of Gastroenterology guidelines on the diagnosis and management of patients at risk of gastric adenocarcinoma. Gut，2019，68（9）：1545-1575.

176.Yao K，Nagahama T，Matsui T，et al. Detection and characterization of early gastric cancer for curative endoscopic submucosal dissection. Dig Endosc，2013，25 Suppl 1：44-54.

177. Yao K. The endoscopic diagnosis of early gastric cancer. Ann Gastroenterol，2013，26（1）：11-22.

178. Hiki N，Kurosaka H，Tatsutomi Y，et al. Peppermint oil reduces gastric spasm during upper endoscopy：a randomized，double-blind，double-dummy controlled trial. Gastrointest Endosc，2003，57（4）：475-482.

179. Yao K，Uedo N，Kamada T，et al. Guidelines for endoscopic diagnosis of early gastric cancer. Dig Endosc，2020，32（5）：663-698.

180. Zhang Q，Chen ZY，Chen Cd，et al. Training in early gastric cancer diagnosis improves the detection rate of early gastric cancer：an observational study in China. Medicine（Baltimore），2015，94（2）：e384.

181. Ajani J A，D'Amico T A，Almhanna K，et al. Gastric Cancer，Version 3.2016，NCCN Clinical Practice Guidelines in Oncology. J Natl Compr Canc Netw，2016，14（10）：1286-1312.

182. 日本胃癌學會. 胃癌治療ガイドライン. 6版 ed. 东京：金原出版株式会社，2021.

183. 中华医学会外科学分会胃肠学组，中国医师协会外科医师分会肿瘤外科学组，中国医师学会外科医师分会上消化道学组，等. 中国胃癌保功能手术外科专家共识（2021版）. 中华胃肠外科杂志，2021，24（5）：377-382.

184. 国家卫生健康委员会. 胃癌诊疗指南（2022年版）[EB/OL]. [2022-4-11]

185. Sung J K. Diagnosis and management of gastric dysplasia. Korean J Intern Med，2016，31（2）：201-209.

186. 国家消化系疾病临床医学研究中心，国家消化道早癌防治中心联盟，中华医学会消化病学分会幽门螺杆菌学组，等. 中国胃黏膜癌前状态及病变的处理策略专家共识（2020）. 中华消化内镜杂志，2020，37（11）：769-780.

187. Pimentel-Nunes P，Libânio D，Marcos-Pinto R，et al. Management of epithelial precancerous conditions and lesions in the stomach（MAPS II）：European Society of Gastrointestinal Endoscopy（ESGE），European Helicobacter and Microbiota Study Group（EHMSG），European Society of Pathology（ESP），and Sociedade Portuguesa de Endoscopia Digestiva（SPED）guideline update 2019. Endoscopy，2019，51（4）：365-388.

188. Villanueva A. Hepatocellular Carcinoma. N Engl J Med，2019，380（15）：1450-1462.

189. Maucort-Boulch D，de Martel C，Franceschi S，et al. Fraction and incidence of liver cancer attributable to hepatitis B and C viruses worldwide. Int J Cancer，2018，142（12）：2471-2477.

190. Wang M，Wang Y，Feng X，et al. Contribution of hepatitis B virus and hepatitis C virus to liver cancer in China north areas：Experience of the Chinese National Cancer Center. International Journal of Infectious Diseases，2017，（65）：15-21.

191. Hassan M M，Hwang L Y，Hatten C J，et al. Risk factors for hepatocellular carcinoma：synergism of alcohol with viral hepatitis and diabetes mellitus. Hepatology（Baltimore，Md），2002，36（5）：1206-1213.

192. Yu M W，Lin C L，Liu C J，et al. Influence of Metabolic Risk Factors on Risk of Hepatocellular Carcinoma and Liver-Related Death in Men With Chronic Hepatitis B：A Large Cohort Study. Gastroenterology，2017，153（4）：1006-1017.e5.

193. Global Burden of Disease Liver Cancer Collaboration，Akinyemiju T，Abera S，et al. The Burden of Primary Liver Cancer and Underlying Etiologies From 1990 to 2015 at the Global，Regional，and National Level：Results From the Global Burden of Disease Study 2015. JAMA Oncol，2017，3（12）：1683-1691.

194. Wang X，Lin S X，Tao J，et al. Study of liver cirrhosis over ten consecutive years in Southern China. World J Gastroenterol，2014，20（37）：13546-13555.

195. WHO Classification of Tumours Editorial Board. Digestive system tumours. Lyon：International Agency for Research on Cancer，2019.

196.中华人民共和国国家卫生健康委员会医政医管局.原发性肝癌诊疗指南（2022年版）.中华肝脏病杂志，2022，30（4）：367-388.

197.朱广志，严律南，彭涛.中国《原发性肝癌诊疗指南（2022年版）》与《BCLC预后预测和治疗推荐策略（2022年版）》的解读.中国普外基础与临床杂志，2022，29（4）：434-439.

198.Reig M，Forner A，Rimola J，et al. BCLC strategy for prognosis prediction and treatment recommendation：The 2022 update. J Hepatol，2022，76（3）：681-693.

199.Atiq O，Tiro J，Yopp A C，et al. An assessment of benefits and harms of hepatocellular carcinoma surveillance in patients with cirrhosis. Hepatology（Baltimore，Md），2017，65（4）：1196-1205.

200.Nelson H D，Cantor A，Humphrey L，et al. Screening for Breast Cancer：A Systematic Review to Update the 2009 U.S. Preventive Services Task Force Recommendation[EB/OL]. [2022-12-13].

201.Rich N E，Parikh N D，Singal A G. Overdiagnosis：An Understudied Issue in Hepatocellular Carcinoma Surveillance. Seminars in Liver Disease，2017，37（4）：296-304.

202.IARC（2019）. Colorectal cancer screening[EB/OL]. [2022-6-16]

203.IARC（2016）. Breast cancer screening[EB/OL]. [2022-06-16]

204.Tsilimigras D I，Bagante F，Sahara K，et al. Prognosis After Resection of Barcelona Clinic Liver Cancer（BCLC）Stage 0，A，and B Hepatocellular Carcinoma：A Comprehensive Assessment of the Current BCLC Classification. Ann Surg Oncol，2019，26（11）：3693-3700.

205.Harris P S，Hansen R M，Gray M E，et al. Hepatocellular carcinoma surveillance：An evidence-based approach. World J Gastroenterol，2019，25（13）：1550-1559.

206.Benson A B，D'Angelica M I，Abbott D E，et al. Hepatobiliary Cancers，Version 2.2021，NCCN Clinical Practice Guidelines in Oncology. J Natl Compr Canc Netw，2021，19（5）：541-565.

207.Singal A，Volk M L，Waljee A，et al. Meta-analysis：surveillance with ultrasound for early-stage hepatocellular carcinoma in patients with cirrhosis. Alimentary pharmacology & therapeutics，2009，30（1）：37-47.

208.Tayob N，Richardson P，White D L，et al. Evaluating screening approaches for hepatocellular carcinoma in a cohort of HCV related cirrhosis patients from the Veteran's Affairs Health Care System. BMC medical research methodology，2018，18（1）：1.

209.Lee Y J，Lee J M，Lee J S，et al. Hepatocellular carcinoma：diagnostic performance of multidetector CT and MR imaging-a systematic review and meta-analysis. Radiology，2015，275（1）：97-109.

210.Tzartzeva K，Obi J，Rich N E，et al. Surveillance Imaging and Alpha Fetoprotein for Early Detection of Hepatocellular Carcinoma in Patients With Cirrhosis：A Meta-analysis. Gastroenterology，2018，154（6）：1706-1718. e1.

211.Ji M，Liu Z，Chang E T，et al. Mass screening for liver cancer：results from a demonstration screening project in Zhongshan City，China. Scientific reports，2018，8（1）：12787.

212.石菊芳，曹梦迪，严鑫鑫，等.肝癌筛查在我国人群中的可及性：一项探索性分析.中华流行病学杂志，2022，43（6）：906-914.

213.雷海科，董佩，周琦，等.我国城市地区人群癌症筛查需求调查分析.中华流行病学杂志，2018，39（3）：289-294.

214.国家癌症中心.城市癌症早诊早治项目卫生经济学评价系列报告之三 中国城市人群中开展癌症筛查的可持续性评估.北京.

215.全文，俞霞，吴标华，等.鼻咽癌和肝癌联合筛查的流行病学及卫生经济学研究.中山大学学报（医学科学版），2014，35（4）：614-618.

216.219.王悠清，王乐，汪祥辉，等.杭州城市居民常见癌症筛查成本分析.中国公共卫生，2020，36（1）：12-15.

217.张苗.六种常见癌症经济负担及筛查成本—效果分析.兰州大学，2014.

218.Kuo M J，Chen H H，Chen C L，et al. Cost-effectiveness analysis of population-based screening of hepatocellular carcinoma: Comparing ultrasonography with two-stage screening. World J Gastroenterol, 2016, 22 (12): 3460-3470.

219.陆健，施裕新，林文尧，等.肝癌高危人群 AFP 和影像学监测诊断小肝癌的研究.实用放射学杂志，2001，17 (6)：405-407.

220.Chen J G, Parkin D M, Chen Q G, et al. Screening for liver cancer: results of a randomised controlled trial in Qidong, China. J Med Screen, 2003, 10 (4): 204-209.

221.Zhang B H, Yang B H, Tang Z Y. Randomized controlled trial of screening for hepatocellular carcinoma. J Cancer Res Clin Oncol, 2004, 130 (7): 417-422.

222.Trinchet J C, Chaffaut C, Bourcier V, et al. Ultrasonographic surveillance of hepatocellular carcinoma in cirrhosis: a randomized trial comparing 3- and 6-month periodicities. Hepatology, 2011, 54 (6): 1987-1997.

223.Wang J H, Chang K C, Kee K M, et al. Hepatocellular carcinoma surveillance at 4-vs. 12-month intervals for patients with chronic viral hepatitis: A randomized study in community. American Journal of Gastroenterology, 2013, 108 (3): 416-424.

224.宋晶晶，卢伟业，赵中伟，等.超声筛查频率与肝细胞癌患者病死率相关性分析.中华医学杂志，2016，96 (45)：3652-3655.

225.Del Poggio P, Olmi S, Ciccarese F, et al. Factors That Affect Efficacy of Ultrasound Surveillance for Early Stage Hepatocellular Carcinoma in Patients With Cirrhosis. Clinical Gastroenterology and Hepatology, 2014, 12 (11): 1927-1933.

226.Khalili K, Menezes R, Kim T K, et al. The effectiveness of ultrasound surveillance for hepatocellular carcinoma in a Canadian centre and determinants of its success. Canadian Journal of Gastroenterology and Hepatology, 2015, 29 (5): 267-273.

227.Santi V, Trevisani F, Gramenzi A, et al. Semiannual surveillance is superior to annual surveillance for the detection of early hepatocellular carcinoma and patient survival. J Hepatol, 2010, 53 (2): 291-297.

228.Trevisani F, De Notariis S, Rapaccini G, et al. Semiannual and annual surveillance of cirrhotic patients for hepatocellular carcinoma: effects on cancer stage and patient survival (Italian experience). Am J Gastroenterol, 2002, 97 (3): 734-744.

229.Wu C Y, Hsu Y C, Ho H J, et al. Association between ultrasonography screening and mortality in patients with hepatocellular carcinoma: a nationwide cohort study. Gut, 2016, 65 (4): 693-701.

230.陈金洋，杨秉辉，周杏元，等.社区肝癌高危人群筛查间隔时间的探索.中国肿瘤，2001，10 (4)：201-202.

231.罗凤，崔英，岳惠芬，等.2011—2013年广西社区肝癌和鼻咽癌联合筛查及追踪分析.中国当代医药，2014，21 (15)：171-174.

232.郑光，张红叶，倪红伟，等.肝癌高危人群二级预防依从性影响因素分析.中国公共卫生，2006，22 (12)：1439-1440.

233.郑莹，朱美英，程月华，等.上海市社区肝癌高危人群早发现干预效果的研究.肿瘤，2007，27 (1)：73-77.

234.Yu X, Ji M, Cheng W, et al. A Retrospective Cohort Study of Nasopharyngeal Carcinoma Screening and Hepatocellular Carcinoma Screening in Zhongshang City. Journal of Cancer, 2019, 10 (8): 1909-1914.

235.国家卫生健康委员会疾病预防控制局，中国癌症基金会，农村癌症早诊早治项目专家委员会.癌症早诊早治项目（农村）工作报告 2019/2020.北京：国家卫生健康委员会疾病预防控制局，中国癌症基金会，2020.

236.张博恒，杨秉辉.原发性肝癌筛查的成本效果分析.中国临床医学，1999，(2)：106-108.

237.邱永莉，王春芳，顾凯，等.2002—2005年上海市社区肝癌高危人群筛检本效果分析.上海预防医学杂志，2006，18（11）：533-535.

238.Lam C. Screening for hepatocellular carcinoma（HCC）：Is it cost-effective?. Hong Kong Practitioner，2000，22（11）：546-551.

239.Shih S T，Crowley S，Sheu J C. Cost-effectiveness analysis of a two-stage screening intervention for hepatocellular carcinoma in Taiwan. J Formos Med Assoc，2010，109（1）：39-55.

240.Chang Y，Lairson D R，Chan W，et al. Cost-effectiveness of screening for hepatocellular carcinoma among subjects at different levels of risk. J Eval Clin Pract，2011，17（2）：261-267.

241.国家癌症中心.中国人群癌症筛查工作指导手册.北京：人民卫生出版社，2021.

242.Langston M E，Horn M，Khan S，et al. A Systematic Review and Meta-analysis of Associations between Clinical Prostatitis and Prostate Cancer：New Estimates Accounting for Detection Bias. Cancer Epidemiol Biomarkers Prev，2019，28（10）：1594-1603.

243.Hung S C，Lai S W，Tsai P Y，et al. Synergistic interaction of benign prostatic hyperplasia and prostatitis on prostate cancer risk. Br J Cancer，2013，108（9）：1778-1783.

244.Kim S H，Kwon W A，Joung J Y. Impact of Benign Prostatic Hyperplasia and/or Prostatitis on the Risk of Prostate Cancer in Korean Patients. World J Mens Health，2021，39（2）：358-365.

245.Aune D，Navarro Rosenblatt D A，Chan D S，et al. Dairy products，calcium，and prostate cancer risk：a systematic review and meta-analysis of cohort studies. Am J Clin Nutr，2015，101（1）：87-117.

246.Lu W，Chen H，Niu Y，et al. Dairy products intake and cancer mortality risk：a meta-analysis of 11 population-based cohort studies. Nutr J，2016，15（1）：91.

247.Rahmati S，Azami M，Delpisheh A，et al. Total Calcium（Dietary and Supplementary）Intake and Prostate Cancer：a Systematic Review and Meta-Analysis. Asian Pac J Cancer Prev，2018，19（6）：1449-1456.

248.Mahmoud A M，Al-Alem U，Dabbous F，et al. Zinc Intake and Risk of Prostate Cancer：Case-Control Study and Meta-Analysis. PLoS One，2016，11（11）：e0165956.

249.Chen P，Zhang W，Wang X，et al. Lycopene and Risk of Prostate Cancer：A Systematic Review and Meta-Analysis. Medicine（Baltimore），2015，94（33）：e1260.

250.Xu X，Li J，Wang X，et al. Tomato consumption and prostate cancer risk：a systematic review and meta-analysis. Sci Rep，2016，（6）：37091.

251.Rowles J L，3rd，Ranard K M，Applegate C C，et al. Processed and raw tomato consumption and risk of prostate cancer：a systematic review and dose-response meta-analysis. Prostate Cancer Prostatic Dis，2018，21（3）：319-336.

252.Guo Y，Zhi F，Chen P，et al. Green tea and the risk of prostate cancer：A systematic review and meta-analysis. Medicine（Baltimore），2017，96（13）：e6426.

253.Applegate C C，Rowles J L，Ranard K M，et al. Soy Consumption and the Risk of Prostate Cancer：An Updated Systematic Review and Meta-Analysis. Nutrients，2018，10（1）：40

254.Humphrey P A，Moch H，Cubilla A L，et al. The 2016 WHO Classification of Tumours of the Urinary System and Male Genital Organs-Part B：Prostate and Bladder Tumours. Eur Urol，2016，70（1）：106-119.

255.Epstein J I，Egevad L，Amin M B，et al. The 2014 International Society of Urological Pathology（ISUP）Consensus Conference on Gleason Grading of Prostatic Carcinoma：Definition of Grading Patterns and Proposal for a New Grading System. Am J Surg Pathol，2016，40（2）：244-252.

256.Buyyounouski M K，Choyke P L，McKenney J K，et al. Prostate cancer - major changes in the American Joint Committee on Cancer eighth edition cancer staging manual. CA Cancer J Clin，2017，67（3）：245-253.

257.孙殿钦，曹毛毛，李贺，等.全球前列腺癌筛查指南质量评价.中华流行病学杂志，2021，42

（2）：227-233.

258. Martin R M，Donovan J L，Turner E L，et al. Effect of a Low-Intensity PSA-Based Screening Intervention on Prostate Cancer Mortality：The CAP Randomized Clinical Trial. Jama，2018，319（9）：883-895.

259. Schröder F H，Hugosson J，Roobol M J，et al. Screening and prostate cancer mortality：results of the European Randomised Study of Screening for Prostate Cancer（ERSPC）at 13 years of follow-up. Lancet，2014，384（9959）：2027-2035.

260. Hugosson J，Carlsson S，Aus G，et al. Mortality results from the Göteborg randomised population-based prostate-cancer screening trial. Lancet Oncol，2010，11（8）：725-732.

261. Liu X，Yu C，Bi Y，et al. Trends and age-period-cohort effect on incidence and mortality of prostate cancer from 1990 to 2017 in China. Public Health，2019，（172）：70-80.

262. Grubb R L，3rd，Pinsky P F，Greenlee R T，et al. Prostate cancer screening in the Prostate，Lung，Colorectal and Ovarian cancer screening trial：update on findings from the initial four rounds of screening in a randomized trial. BJU Int，2008，102（11）：1524-1530.

263. Postma R，Schröder F H，van Leenders G J，et al. Cancer detection and cancer characteristics in the European Randomized Study of Screening for Prostate Cancer（ERSPC）--Section Rotterdam. A comparison of two rounds of screening. Eur Urol，2007，52（1）：89-97.

264. Brawer M K，Beatie J，Wener M H，et al. Screening for prostatic carcinoma with prostate specific antigen：results of the second year. J Urol，1993，150（1）：106-109.

265. Gulati R，Gore J L，Etzioni R. Comparative effectiveness of alternative prostate-specific antigen-based prostate cancer screening strategies：model estimates of potential benefits and harms. Ann Intern Med，2013，158（3）：145-153.

266. Roobol M J，Grenabo A，Schröder F H，et al. Interval cancers in prostate cancer screening：comparing 2- and 4-year screening intervals in the European Randomized Study of Screening for Prostate Cancer，Gothenburg and Rotterdam. J Natl Cancer Inst，2007，99（17）：1296-1303.

267. van Leeuwen P J，Roobol M J，Kranse R，et al. Towards an optimal interval for prostate cancer screening. Eur Urol，2012，61（1）：171-176.

268. 中华人民共和国国家卫生健康委员会.《前列腺癌诊疗规范（2018年版）》[EB/OL]. [2021-12-11]

269. 吴健民，杨振华，马嵘，等. 前列腺特异性抗原检测前列腺癌临床应用 WS/T 460-2015[EB/OL]. [2021-12-11] http：//www.nhc.gov.cn/ewebeditor/uploadfile/2015/07/20150702160024348.pdf

270. 中华预防医学会. 大型人群队列终点事件长期随访技术规范（T/CPMA 002-2019）. 中华流行病学杂志，2019，40（7）：748-752.

癌前病变

- ❖ 癌前管理　谁为主见 ❖
- ❖ 精准识别　胃患无然 ❖
- ❖ 分类施策　肠治久安 ❖
- ❖ 早期预判　肺同一般 ❖
- ❖ 筛查循道　乳此安全 ❖
- ❖ 预防之至　宫守难关 ❖
- ❖ 血癌无惧　髓遇而安 ❖

威立
裴秋宁
邵欣斌
宋晓坤
唐小葵
王建卫
王洋
温郁力
吴世凯
熊宏超
许顺红
杨宇平
余红平
张楚瑶
张兰军
张维静
赵静阳
郑
朱志

吕鹏
商冠宁
宋启斌
谭先杰
谭惠鑫
王
魏丽娟
吴齐兵
邢念坚
徐志坚
杨壹羚
于海鹏
张斌
张俊
张瑞星
赵晶闪
郑
朱延美

路红
缪中荣
商冠宁
宋启斌
谭雯雅
王
魏丽娟
吴齐喜
谢良喜
徐晓武
杨磊
应建明
翟瑞仁
张晶
张瑞祥
赵洪云
赵勇
朱磊

陆舜
孟旭莉
陕
宋刚
谭雯雅
王国庆
王新宇
魏海云
吴齐喜
谢良
徐晓
杨谨
应建
翟瑞
张健
张琴
张宇
赵永亮
朱甲明

卢一鸣
孟凡斌
任国胜
史颖弘
孙立新
王贵英
王小林
魏海英
吴琳榕
谢立平
徐卫国
杨谨荣
尹荣
臧远胜
张健
张琴
张宇
赵永亮
朱甲明

卢倩帅
曲苋苋
史艳艳
孙丹波
王卫东
王忠平
吴剑
肖志坚
徐嵩
杨宏易
臧爱民
张惠灏
张培彤
张燕
赵晓刚
朱海静

龙江
马晋峰
钱坤
石泓哲
孙安龙
王炳智
王勍
王镇
吴建凤
郜彦花
徐泉
闫军
叶哲伟
苑永辉
张辉
张培红
张晓菊
赵群
钟宇新

刘炜
马福海
齐琳琳
师建国
隋龙
田艳涛
王磊
王振宁
吴国举
武爱文
胥林生
薛向芳
姚计芳
袁文臻
张宏艳
张铭
张晓东
赵乾富
支修益

刘正
吕涛
齐立强
沈康
宋勇域
唐建正
王尧
邬麟
吴啸岭
熊建平
薛丽燕
杨云鹏
虞先濬
张春燕
张力
张小田
赵莹
郑
庄翔

编写秘书

胡海涛

第一章

癌前病变概述

一、我国常见癌前病变的诊疗现状

两千多年前,《黄帝内经》中提出"上医治未病,中医治欲病,下医治已病",即医术最高明的医生并不是擅长治病的人,而是能够预防疾病的人。可见,祖国医学历来防重于治。

恶性肿瘤已成为威胁我国居民身体健康的第一大杀手,恶性肿瘤死因占居民全部死因的23.91%。根据国家癌症中心2019年1月发布的最新统计数据显示,2015年我国平均每8秒新增1名癌症患者,每13.5秒有1名癌症患者死亡。近十多年来,恶性肿瘤的发病死亡率均呈持续上升态势,每年因恶性肿瘤所致的医疗花费超过2200亿,防控形势较为严峻。然而,癌症并非不可预防和治愈,肿瘤的发生、发展也不是一蹴而就。恶性肿瘤的发生、进展与转归是一个多因素参与、多阶段演变、多维度外显的复杂过程,它的发展阶段会经历不同的阶段,可能需要几年至几十年的时间。大部分实体肿瘤在早期发现后,可通过手术切除、放化疗等手段进行有效的治疗。而一旦肿瘤发展到晚期发生转移,患者的生存率会显著降低。当前肿瘤临床治疗的主要困境之一,即在疾病初期通常不会有明显的症状或体征促使患者能够及早就医。

近年来,党中央、国务院高度重视癌症防治工作,提出要实施癌症防治行动,推进预防筛查、早诊早治和科研攻关,着力缓解民生的痛点。《"健康中国2030"规划纲要》提出:到2030年,要实现全人群、全生命周期的慢性病健康管理,总体癌症5年生存率提高15%。

目前普遍认为,绝大多数肿瘤是外部因素与内部因素相互作用引起的,肿瘤是一种可防、可控的慢性疾病。肿瘤预防分为三级:一级预防为病因学预防,即对各种致癌因素的预防。二级预防为早发现、早诊断、早治疗,即三早预防。在癌前病变及癌变早期阶段通过早期筛查,早期发现和诊断,从而实现早期治疗。三级预防为临床预防。二级预防最为关键,是提高肿瘤治愈率,降低致死率的最重要环节。

早期筛查就是为了在癌前病变阶段及时介入并阻断病变进展，从而避免发展为进展期肿瘤和患者因肿瘤死亡等恶劣结局的发生。肿瘤筛查发挥预防作用的理论基础在于：①实现"降期"，即通过主动的早期筛查可明显提高患者群体中早期占比；②"降期"获益，即早期发现早期治疗相比于其自然进程和转归能够延长患者生命。然而，需要注意的是，由于肿瘤进展程度与速度存在个体差异，一部分患者的癌前病变在很长时间范围内都不会发展成进展期癌，甚至终生都只停留在癌前病变阶段而不会成为进展期癌，那么这部分个体就较少，甚至完全不能从早诊早治中获益。

世界卫生组织（World Health Organization，WHO）将癌前期病变称为癌的前兆变化，包括癌前病变和癌前疾病。癌前病变概念最早由 Reed 于 1948 年提出，指某些比正常黏膜或其他良性病变更易发生癌变的病理学变化，包括上皮内出现细胞形态分化异常和组织结构异型性的病变。WHO 将发展成恶性肿瘤可能性超过 20% 的病变定义为癌前病变，癌前病变在形态学上出现某些程度非典型增生但本身尚不具备恶性肿瘤特征性改变。很多常见肿瘤具有癌前病变，如：食管癌癌前病变包括食管鳞状上皮细胞异型增生和 Barrett 食管异型增生，胃癌癌前病变包括胃黏膜的低级别上皮内瘤变和高级别上皮内瘤变，宫颈上皮内瘤变是宫颈癌的癌前病变，乳腺上皮内瘤变是乳腺癌的癌前病变，肝脏高级别不典型增生结节为肝癌的癌前病变。低度不典型性增生、高度不典型性增生、上皮内瘤变等病变阶段的肺结节是肺癌的癌前病变，在影像学上呈"磨玻璃样改变"。

癌前病变属于病理学概念，而癌前疾病指发生癌变风险增加的疾病，属于临床概念。部分肿瘤具有典型的从癌前病变发展到癌的多阶段、级联的癌变过程。例如：乳腺癌的癌变过程多为正常乳腺上皮细胞→非典型增生→原位癌→浸润性癌的渐进过程。肠型胃癌（约占胃癌80%）的发生模式为正常胃黏膜→慢性炎症→萎缩性胃炎→肠化生→上皮内瘤变→胃癌。宫颈癌癌变过程多为宫颈鳞状上皮→轻度上皮内瘤样病变→中度上皮内瘤样病变→重度上皮内瘤样病变→早期浸润癌→浸润癌。癌变过程可能长达数十年，且在低级别上皮内瘤变阶段具有逆转为正常组织的可能。这就为癌前病变筛查提供了长时间筛查窗口期，对癌前病变筛查和干预成为肿瘤防控关键措施，实现早诊、早治，防止癌变，从而降低恶性肿瘤的发病率和病死率。

癌前病变的检出主要通过对高危人群的筛查实现，根据肿瘤部位及肿瘤发生、发展的特性，结合我国国情制定相应的筛查策略。我国恶性肿瘤高发病率和高死亡率已造成巨大医疗负担，积极推行肿瘤筛查和早诊早治对肿瘤防控具有重大社会经济效益，国家层面肿瘤筛查和早诊早治项目积极推行及各瘤种筛查诊治专家共识和防控策略纷纷出台，对降低恶性肿瘤发病率和病死率产生积极作用。目前国家层面的肿瘤筛查与早诊早治项目有四项，已覆盖肺癌、肝癌、胃癌、乳腺癌、宫颈癌、结直肠癌、鼻咽癌和食道癌等 8 个高发癌种。多瘤种专家共识或指南，如：《中国胃黏膜癌前状态和癌前病变的处理策略专家共识（2020年）》及《中国整合胃癌癌前病变临床管理指南（2021年）》《中国结直肠癌癌前病变和癌前状态处理策略专家共识（2022年）》《肝细胞癌癌前病变的诊断和治疗多学科专家共识（2020版）》《中国食管鳞癌癌前状态及癌前病变诊治策略专家共识（2020年）》《肺结节诊治中国专家共识（2018版）》《中国子宫颈癌筛查及异常管理相关问题专家共识》《中国乳腺癌筛查与早期诊断指南（2022年）》等对胃癌、结直肠、肝癌、食管癌、肺癌、宫颈癌和乳腺癌的癌前病变及早癌筛查流程和防控策略提出详细建议和指导。虽然癌症筛查早诊早治项目在全国各地广泛开展和推广，但仍存在很多不足。例如：医疗资源和经济水平差异导致筛查覆盖范围不平衡，居民文化水平和筛查认可度差异导致参与率低等，以及缺少对癌前病变治疗和随访管理体系及相应诊治数据报告和分析。因此，目前亟需推动对癌前病变和癌前疾病的整合管理。

二、癌前病变的常见筛查与诊断方法

有效的早期诊断措施和筛查方法有助于在肿瘤发病早期阶段或在癌前病变状态检出早期肿瘤和发现癌前疾病。尽早发现和处理癌前病变有助于降低肿瘤发病率和死亡率，实现预防关口前移和重心下降。敏感、准确、经济的筛查手段和诊断方法至关重要。

（一）实验室检查

血、尿及粪便常规检查发现的异常并非癌前病变特异性指标，如有异常后可通过进一步检查明确疾病状态，排查肿瘤或癌前疾病。粪便潜血试验是目前应用最广泛筛查结直肠癌及癌前病变的方法之一。

肿瘤标志物可用于普查和对某一种肿瘤的检查，但肿瘤标志物只能作为辅助性检查，不能单纯依靠肿瘤标志物做出是或不是患有癌前疾病的诊断。如CA199可在胰腺癌确诊前两年就开始升高，胰腺癌确诊前半年CA199升高的敏感性达60%，可作为胰腺癌预警的标志物。

血清学检查，如血清学筛查胃蛋白酶原（PG）、胃泌素-17（G-17）等作为萎缩性胃炎、肠上皮化生、异型增生、胃癌的初步筛查手段。

（二）影像学检查

可显示肿瘤的成像技术包括X线检查（如胃肠道造影、乳腺钼靶X线等）、计算机断层扫描（computed tomography，CT）、磁共振成像（magnetic resonance imaging，MRI）、超声和放射性同位素扫描等。CT因可进行薄层扫描及多平面重建、可消除软组织重叠并显著改善软组织间的分辨率，所以能显著改善肿瘤的显示和检出。CT最适合观察肺部肿瘤，可早期发现磨玻璃样改变等癌前病变。如结合对比剂的使用，CT对腹部肿瘤和癌前病变也有很好检出效果。MRI利用强磁场与电磁波成像，软组织对比度远好于CT，可以观察人体精细结构。MRI可较早发现人体组织癌灶，对肾癌、前列腺、骨、大脑、肝脏、胰腺的肿瘤检测在多数情况下要优于其他检查手段。PET-CT既能得到人体结构的图像又能观察到细胞代谢异常的区域，灵敏度很高，可发现比较小的早期病变，但价格昂贵，不适合作为筛查手段。

(三) 内镜检查

应用内镜可直接观察空腔器官、腹腔、纵隔等的肿瘤或其他病理改变，并可取细胞或组织行病理检查，能明确诊断肿瘤或癌前病变。临床上常用于检查的内镜有：鼻咽喉镜、支气管镜、胃镜和结肠镜、胶囊内镜；妇科广泛应用的阴道镜、宫腔镜等检查。

胃镜可观察食管、胃、十二指肠球部和降部的黏膜，以确定病变的部位及性质，并取活体组织做检查。普通白光内镜漏诊率高，高清染色内镜和放大内镜能增加癌前状态或癌前病变检出率，使用普通白光内镜进行初筛，对有可疑病变患者使用高清染色内镜进一步检查。结肠镜可观察包括直肠、乙状结肠、降结肠、横结肠、升结肠、盲肠至回肠末端的肠道黏膜，对可疑病变可取活检进行病理检查，是诊断早期结直肠癌和癌前病变的"金标准"，结肠镜检查及病变切除可使结直肠癌发病率和死亡率显著降低。此外，超声内镜可在内镜下直接观察腔内病变同时进行实时超声扫描，了解病变来自管道壁的某个层次及周围邻近脏器情况。可了解消化道黏膜下病变起源、大小及性质判断，与壁外脏器、血管压迫的鉴别，对消化道邻近器官病变也有重要诊断价值（胆管结石、胆管癌、胰腺癌、胰腺炎及胰腺囊肿等）。近年来，胶囊内镜开始用于临床，受检者通过口服内置摄像与信号传输装置的智能胶囊，借助消化道蠕动使之在消化道内运动并拍摄图像，体外的图像记录仪和影像工作站可显示患者整个消化道情况，胶囊内镜突破了原有的小肠检查盲区，且具有无痛苦、安全等优点。

(四) 遗传筛查

分子遗传学检测在某些家族遗传性肿瘤诊断和早期预警方面十分有用，例如BRCA1/2基因与家族遗传性乳腺癌和遗传性卵巢癌密切相关，还会显著增加前列腺癌、胰腺癌、男性乳腺癌、黑色素瘤等的发病风险。Lynch综合征其遗传学基础为DNA错配修复基因种系突变，MLH1、MSH2、MSH6和PMS2是最常见发生突变的4个错配修复基因。Lynch综合征患者有多种组织癌变倾向，如胃、卵巢、胆道、尿道、小肠、大脑和胰腺等，最常见癌变器官为结肠和子宫内膜。对这些家族成员应行规律的防癌筛查。

（五）病理诊断

病理诊断是癌前病变诊断"金标准"。诊断标本常来源于穿刺活检、内镜下活检、内镜下切除以及手术切除标本。除常规组织病理诊断外，免疫组化和分子病理诊断在癌前病变病理诊断中具有重要价值。组织病理主要通过瘤变细胞形态、大小、机构和细胞核等的异型性进行判断，瘤细胞是否突破基底膜对区分早期癌具有重要价值。常规病理切片下难以明确病变性质，需要借助免疫组化行诊断和鉴别诊断。分子病理在癌前病变诊断尚在探索阶段。

三、癌前病变的整合管理策略

尽管现代医学技术已取得一定进展和突破，但恶性肿瘤病因尚未完全阐明，在当前早癌诊断率尚不理想的背景下，尽早发现和处理各类恶性肿瘤癌前病变，有助于改善恶性肿瘤的远期预后，有助于提高人民健康生活水平、减轻国家疾病经济负担、实现预防关口前移和重心下降。当前我国恶性肿瘤发病率仍处高位，与发达国家相比，早诊率较低。因此，亟需制定一套完备、适合我国医疗现状的癌前病变整合管理策略。在癌前病变整合管理过程中，可通过以下几方面实现有效整合。

（一）明确各类肿瘤癌前病变的定义与分类、流行病学特点

本指南根据国家癌症中心最新统计数据，选取中国常见十大实体肿瘤和一个血液系统肿瘤，即肺癌、胃癌、宫颈癌、结直肠癌、乳腺癌、肝癌、食管癌、子宫内膜癌、胰腺癌及前列腺癌和白血病。这些恶性肿瘤的来源和发生机制不同，其癌前病变的定义和分类、流行病学特点有较强异质性。例如，胃癌癌前病变现被认为是胃黏膜上皮异型增生、上皮内瘤变以及不完全性大肠型肠上皮化生等组织病理学改变。慢性萎缩性胃炎、残胃、腺瘤型息肉、经久不愈的慢性胃溃疡等是发生胃癌风险的癌前疾病。作为同样是消化道肿瘤的结直肠癌，其癌前病变一般认为是被证实为与结直肠癌发生密切相关的病理变化，具体包括腺瘤病（息肉病伴异型增生）、广基锯齿状病变、传统锯齿状腺瘤以及炎性肠病相关异型增生等。由此可见，即使同为消化系统恶性肿瘤，其对癌前病变的定义也截然不同。同理，不同种类恶性肿瘤的流行病学特点也各不相同。因此，明确各肿瘤癌前病变的定义，并结合其流行病学特点进行研究，是制定合理癌前病变整合管理策略的重要前提。

（二）根据各类肿瘤危险因素，量身定制对应的预防策略

恶性肿瘤预防的总体概念通常包括人群筛查、早期诊断、健康教育、行为干预、化学预防、康复治疗等众多方面的"三级预防"。在本指南中提及的"根据各类肿瘤

危险因素，量身定制对应的预防策略"指的是狭义的预防概念，也即一级预防，二级预防和三级预防则分别罗列于筛查与诊断方法、随访与治疗原则框架内。

已有较多文献表明，部分恶性肿瘤有着明确致癌因素，针对这些致癌因素采取积极预防措施、控制危险因素是癌前病变整合管理策略的重中之重。此外，随着生活水平提高、生活方式变化，肿瘤危险因素和这些危险因素暴露于公众有了一定的时间特异性和地区特异性。因此，本指南依据各恶性肿瘤癌前病变相关的最新文献，并结合国内高质量循证医学研究，重新归纳整理了各类肿瘤的危险因素。

对病因进行有效预防和控制，仍是当前癌前病变整合管理策略的一大难点，具体表现在三个方面。首先，不确定哪些人群应作为某种特定恶性肿瘤的预防重点人群，在不同性别、地区、年龄中采取何种方式预防措施、采取措施的最佳时间窗等临床问题仍有争议；其次，危险因素和肿瘤发生、发展，其因果关系仍未完全明确；最后，在同样暴露因素前提下，不同人群发病率亦不同，说明可能存在基因层面肿瘤易感性差异。因此，肿瘤危险因素和预防策略制定依然是一个复杂、多学科的重大课题，已有公共卫生课题成果也让我们看到了病因预防的曙光，如我国近年推广的HPV疫苗，其在宫颈癌的病因防治层面已初显成效。

（三）制定合理的筛查、诊断和治疗方法，完善诊疗后随访工作

当前临床实践中，恶性肿瘤整合管理过程较多强调和重视诊断和治疗，具体内容详见后续各论章节。当前临床实践的相对薄弱项目为推广癌前病变筛查工作及完善后续的诊断和处理。

不同于恶性肿瘤的临床确诊，一个可被推广人群筛查的项目，其被筛查的疾病以及所选筛查方法应同时具备以下特点：①该病在普查对象中危害严重；②对早期病变有行之有效的治疗手段；③有对筛查出来的可疑问题进行确诊和治疗的设施；④有可被鉴别的临床前期表现；⑤方法必须有效可靠；⑥方法必须被筛查人群接受；⑦该病自然史必须足够清楚；⑧对筛查出病人与正常人有完整的处理方案；⑨筛查花费即成本效益必须可接受；⑩必须长期考虑和安排，切忌一次性行动。但受当前检测技术、检测试剂、检测设备局限性，并非所有恶性肿瘤的癌前病变均有理想筛查措施，相应研究仍在进行。

肿瘤具局部复发和全身转移特性。即使是癌前病变，定期随访治疗间歇期和治疗结束后的心理状态、用药、饮食、疗后的复查也具有依从性，因此了解肿瘤远期生存、生活质量、复发转移情况，是现代医学中必要的一环。受制各类客观因素，当前部分医疗机构的随访系统和肿瘤随访率仍不够完善。以医院为基础进行肿瘤登记，构建完善的肿瘤患者随访系统尤为重要。规范的随访工作有助于高质量医学研究。明确不同疗法的疗效必须通过随访得到评估。制订完备的癌前病变整合管理策

略，随访是重要一步。

　　综上所述，癌前病变的整合管理策略是一个系统的、多学科的工程，依据恶性肿瘤的不同，策略具有相应特殊性。随着当前医学研究不断进展，各种肿瘤的整合管理策略也将日臻完善。

第二章

肺癌

一、肺癌癌前病变的定义与分类

（一）肺癌癌前病变的定义

根据WHO于2021年5月在《胸部肿瘤分类》中所述，肺癌的癌前病变为高癌变危险性、可发展为恶性肿瘤的前驱阶段病变。不同肺癌组织学亚型对应的癌前病变特征不同：肺腺癌的癌前病变主要包括非典型腺瘤样增生（atypical adenomatous hyperplasia，AAH）及原位腺癌（adenocarcinoma in situ，AIS）；肺鳞状细胞癌的癌前病变包括鳞状上皮不典型增生（squamous dysplasia，SD）及原位癌（carcinoma in situ，CIS）；此外弥漫性特发性肺神经内分泌细胞增生（diffuse idiopathic pulmonary neuroendocrine cell hyperplasia，DIPNECH）被证实是一种少见但与肺类癌相关的浸润前病变。

（二）腺癌相关癌前病变

1. 非典型腺瘤样增生

AAH是最早期的浸润前病变，CT表现通常为密度极淡且均匀的单纯磨玻璃影。病灶通常不大于0.5 cm，常发生于肺实质外周，靠近胸膜。AAH镜下为Ⅱ型肺泡上皮细胞或Clara细胞沿着固有肺泡壁或小气道壁增生，具有轻至中度异型性，细胞形态可呈圆形、立方形或低柱状，在肺泡壁上常呈不连续排列。AAH诊断需要结合高分辨率CT影像、组织结构及细胞特征等多个因素综合判断，X线检查中一般AAH很少显影，另外细胞学标本不能作为AAH诊断依据。

已有报道AAH可发生于19%女性肺癌患者及9.3%男性肺癌患者中，在肺腺癌亚型中发生率更高（约30.2%女性肺癌患者及18.8%男性肺腺癌患者）。另外，有实践研究表明2%~4%的非肿瘤患者可发生AAH。AAH预后佳，病灶切除后无复发生存期可达100%。

2. 原位腺癌

AIS在薄层CT上显示比AAH密度稍高，有时可呈实性结节。病灶通常不大于3 cm。与AAH相似，AIS亦常发生于肺实质外周，靠近胸膜。AIS镜下呈现为肿瘤细胞（显示向Ⅱ型肺泡上皮细胞或Clara细胞分化）沿固有肺泡壁附壁型生长，无肺间质、血管、胸膜的侵犯，无肺泡内肿瘤细胞聚集。肺泡间隔可由于弹力纤维增生及少许淋巴细胞浸润导致增宽伴有硬化。局部区域可见肿瘤细胞增殖活跃，显示为瘤细胞核增大、深染。AIS大部分为非黏液型，少见黏液型。黏液型AIS在CT表现亦为实性结节，镜下肿瘤细胞呈高柱状，胞质内含有丰富黏液，偶见杯状细胞，瘤细胞核位于基底部。AIS预后佳，病灶切除后其无复发生存期可达100%。

3. AAH与AIS的鉴别诊断

AAH与AIS的鉴别主要有以下几点：首先是大小，AAH通常不超过0.5 cm，很少大于0.8 cm；其次是瘤细胞排列方式，AAH瘤细胞不连续排列，AIS瘤细胞在肺泡壁上连续排列；最后是影像学表现，AIS可呈实型或部分实型。其实AAH与AIS是一个连续进程，可在同一病灶内同时存在。

（三）鳞状细胞癌相关癌前病变

鳞状上皮不典型增生（squamous dysplasia，SD）及鳞状上皮原位癌（squamous carcinoma in situ，SCIS）是起源于支气管上皮鳞状细胞的癌前病变，通常无症状，纤维支气管镜及大体检查可见类似黏膜白斑的表浅、扁平病灶，黏膜可见增厚，少数表现为结节或息肉状，在重度吸烟史及阻塞性气道疾病的患者中更为常见。在镜下表现为支气管黏膜上皮鳞状化生基础上，鳞化上皮呈现细胞层次增多、排列紊乱、极向消失、细胞出现异型性、可见核分裂像。根据细胞异型性程度，SD可分为轻度、中度、重度三级：轻度不典型增生仅见基底层细胞增生，不超过上皮全层下1/3，核分裂像无或极少；中度不典型增生中基底层细胞增生更为显著，占上皮全层1/3~2/3，细胞核浆比增大，核垂直排列，下1/3可见核分裂像；重度不典型增生细胞异型性明显，累及上皮上1/3，染色质粗，核仁明显，核分裂像更为常见。当上皮全层均被显著异型性细胞累及，但基底膜仍保持完整时，即为原位癌（SCIS）。SD及SCIS可为单发或多发病灶，常伴杯状细胞增生、不成熟鳞状化生及鳞状化生等改变。

SD及SCIS常见诊断方法包括痰细胞学检查、白光支气管镜、自动荧光支气管镜、窄带成像技术、光学相干断层扫描及径向探头支气管内超声技术。其中痰细胞学检查为常用非侵袭性检查方式。痰涂片细胞学呈中度不典型增生的患者，至少55%在荧光支气管镜检查中可见不典型增生。白光支气管镜约可检出40%的SCIS病例，大部分（约75%）呈浅表或扁平病变，一般大于1 cm，通常白光支气管镜难以检出小于

0.5 cm病变。而自动荧光支气管镜可检出0.05 cm病变，其敏感度较高可达85%，但特异性较低。相比之下窄带成像技术敏感度及特异性均较高。值得注意的是CT及PET均难检出SD及SCIS。

（四）弥漫性特发性肺神经内分泌细胞增生

DIPNECH常见于51~70岁女性，也可发生于任何年龄，进展缓慢。镜下呈肺神经内分泌细胞的弥漫性增生，早期病变局限于支气管或细支气管上皮，可形成小群或者结节样聚集，偶见较大病变突入腔内，但基底膜保持完整。若增生的肺神经内分泌细胞突破基底膜侵袭生长为小的（0.2~0.5 cm）病灶，可称之为微小癌，若病灶大于0.5 cm即诊断为类癌。

DIPNECH通常伴有多年良性病程，进展缓慢；相伴随的类癌预后较好。

二、肺癌癌前病变的流行病学

有研究报道我国北方40~75岁人群肺结节流行情况，26%人群存在可检出的肺结节，其中约15%人群可检出小于0.5cm的肺结节；约9.5%可检出0.5~3 cm的非实性肺结节；约1.7%可检出0.1~3 cm的实性肺结节。肺结节具有与肺癌相似的地理分布，我国流行率较高，西方国家流行率较低。尽管我国目前已有大量针对肺癌的流行病学研究，但受限于肺癌筛查以低剂量胸部CT检出肺结节为主，所以目前对肺癌癌前病变的关注和研究非常有限。

三、肺癌癌前病变的危险因素与预防策略

（一）不良生活方式

吸烟会显著增加肺癌发生风险。大量研究表明，吸烟与肺癌的发生密切相关。开始吸烟年龄越小、每日吸烟量越大、持续时间越长，引起肺癌的风险越大。我国吸烟者肺癌发生概率约为不吸烟者的3倍。

（二）环境因素暴露

二手烟暴露是肺癌的危险因素之一。我国暴露于二手烟的人群与未暴露于二手烟的人群相比肺癌发生风险增加约30%。此外，在某些特殊场所中，工作人员长期暴露于肺癌发生的危险因素，如石棉、氡、铍、铬、镉、镍、二氧化硅等，上述物质均被WHO国际癌症研究署列为Ⅰ类致癌物。室外空气污染中PM2.5的暴露显著提高肺癌发生风险，仅微粒污染便导致我国多达15%的肺癌死亡率。室内空气污染主要来源于家庭燃煤中煤烟和煤烟尘的暴露，其导致我国人群肺癌发生风险增加约1.5倍。

（三）慢性肺部疾病史

慢阻肺病史（chronic obstructive pulmonary disease，COPD）是肺癌发生的危险因素之一。多项研究表明有COPD者与无COPD者相比，肺癌发生风险增加2倍。此外，国际肺癌研究协会综合17项研究提出，肺气肿、肺炎、肺结核和慢性支气管炎分别使肺癌发病的风险提高44%、57%、48%和47%。

（四）遗传因素

肺癌呈现一定程度家族聚集性。一级亲属（first-degree relative，FDR）肺癌家族史导致个体肺癌发生风险显著增加。不小于1个FDR和不小于3个FDR患肺癌与无FDR患肺癌的人群相比肺癌发生风险分别增加约2倍和4倍。同时，遗传因素在肺癌发生发展中具有重要作用。肺癌遗传易感性存在个体差异，不同遗传易感位点对肺癌发生风险的影响不同，因此，肺癌易感性研究为近年肿瘤分子流行病学热点。

（五）预防策略

通过控制肺癌发生危险因素（戒烟、避免室内空气污染、做好职业暴露危险的防护措施、及时规范治疗呼吸系统疾病）、加强体育锻炼、摄入新鲜蔬菜水果以及从病因防控上降低人群水平肺癌发病风险。此外，建议对50~74岁人群及肺癌高风险人群（高风险人群应符合以下条件之一：①吸烟：吸烟年数不小于30年；②被动吸烟：与吸烟者共同生活或同室工作不小于20年；③患有COPD；④有职业暴露史至少1年；⑤有FDR确诊肺癌）进行必要的肺癌筛查。

四、肺癌癌前病变的筛查与诊断方法

肺癌早发现和早诊断的常用方法有胸部薄层CT、痰细胞学、支气管镜检查及生物标志物等。

（一）胸部薄层CT检查

胸部X线片在肺癌早期检出中作用有限。胸部CT检查是目前肺癌早检出和早诊断的最重要且最有效的手段之一。目前，胸部CT多使用64排及以上螺旋CT扫描仪。胸部薄层CT是指胸部图像重建层厚不大于1.25 mm，包括薄层低剂量CT（low-dose computed tomography，LDCT）筛查及高分辨CT（high-resolution computed tomography，HRCT）检查。胸部薄层CT是检出和诊断肺腺癌相关癌前病变（包括AAH和AIS）的重要手段，也可检出少部分弥漫性特发性肺神经内分泌细胞增生（DIPNECH），而肺鳞癌相关癌前病变（包括SD和SCIS）胸部CT及PET-CT均难检出。

肺AAH的胸部薄层CT：肺AAH多表现为纯磨玻璃密度结节（pure ground glass nodule，pGGN），直径通常不超过5 mm，很少大于8 mm，密度浅淡、多均匀，结节多呈类圆形，边界清晰且光整，空泡征少见，分叶征、毛刺征及胸膜牵拉征罕见。肺pGGN定义为薄层CT图像中肺内结节状密度增高影，但其密度又不足以掩盖支气管及血管结构，似磨砂玻璃样而得名。

肺AIS的胸部薄层CT：肺AIS典型表现亦为pGGN，直径较AAH大，通常超过5 mm但不足1 cm，密度较AAH稍高，结节多呈类圆形，边界清晰且光整，部分内可见小空泡，分叶少见，毛刺征及胸膜牵拉征罕见。另外，由于肺泡塌陷或肺泡间隔增厚，少部分AIS可表现为部分实性结节（part-solid nodule，PSN），结节直径仍通常超过5 mm但不足1 cm，其内实性成分直径较小。肺PSN定义为薄层CT图像中同时含有能掩盖支气管及血管结构的实性密度和不能掩盖支气管及血管结构的磨玻璃密度两种成分的肺结节。肺AIS与AAH在CT上有一定重叠，有时二者难以区分。此外，肺AIS及AAH均可多原发，AAH、AIS及早期浸润腺癌可同时存在，表现为双肺内多发、大小不等的磨玻璃密度结节。AIS及AAH临床处理原则为胸部CT随诊观察为主，必要时行外科切除，预后佳，完整手术切除后无复发生存率可达100%。

肺DIPNECH的胸部薄层CT：DIPNECH是类癌的癌前病变，多数文献认为它是继发于气道或间质炎症或纤维化的非特异性反应。DIPNECH本身影像学检查并无特异性，HRCT该病变常伴有肺间质性疾病的影像学表现，如双肺斑片影、磨玻璃密度影、马赛克灌注、闭塞性细支气管炎、支气管壁增厚、支气管扩张、结节影等。DIPNECH与其他肺间质性病变的HRCT表现相似，鉴别诊断存在困难，最终诊断依靠病理学检查。

肺鳞癌相关癌前病变（包括SD和SCIS）为起源于支气管上皮鳞状细胞癌的癌前病变，此类病变胸部CT及PET-CT均难以检出，可借助支气管镜及痰细胞学检查检出和诊断。此外，肺癌癌前病变在PET-CT中无异常摄取增高，故PET-CT检查并不能为肺癌癌前病变提供额外诊断价值。由于肺癌癌前病变病灶较小或密度浅淡，CT引导下肺穿刺活检术也不适用于肺癌癌前病变的诊断。

（二）痰细胞学检查

痰细胞是肺组织损伤的直接表现，作为肺癌的细胞学检查之一，痰液细胞学具有经济、简便、无痛苦等优点，因此，痰液细胞检查是传统早期发现肺癌的一种重要手段。从传统痰涂片法到液基薄层制片技术，痰细胞学检查已取得较大突破。痰液细胞检查具有较高特异性，但敏感性不高，其敏感性受肿瘤分期、分型及送检次数等诸多因素影响。痰液细胞检查对中央型肺癌检出率较高，而对周围型肺癌及早期肺癌的检出率相对较低，对癌前病变的检出和诊断价值很有限。

近些年，多项研究表明痰细胞学检查联合其他检查方法（如胸部低剂量CT筛查、DNA含量分析、Survivin基因检测、免疫细胞化学以及纤维支气管镜检查）可有效提高肺癌的检出率。

（三）支气管镜检查

支气管镜检查不但能发现病变，且能同时获得病变的病理学诊断，在肺癌早期诊断具有一定优势。常用支气管镜检查技术包括白光支气管镜、自发荧光支气管镜、窄带成像技术、超声支气管镜、电磁导航支气管镜及超细支气管镜。

肺鳞癌相关癌前病变（包括SD和SCIS）和DIPNECH的检出和诊断主要依赖于支气管镜检查。多数癌前病变常仅有数个细胞层厚（0.2~1 mm），表面较光整，表面直径仅有几毫米，而白光支气管镜很难发现直径小于5 mm的浅表病变，故白光支气管镜很难发现这类病变。直径大于10 mm的癌前病变可有一些非特异性微小变化，如小结节、发红、黏膜肿胀等。白光支气管镜易于发现位于支气管嵴间的息肉或结节样病变，而支气管嵴间外的轻度肿胀性病变等常表现为黏膜失去光泽或细颗粒样改变而不易在白光支气管镜下发现。自发荧光支气管镜可快速、大面积扫描支气管表面，能发现普通白光支气管镜难以发现的微小病变和侵袭性病变；自发荧光支气管镜可检出0.05 cm的病变，虽然其敏感性显著提高（可达85%），但其特异性相对较低。对痰细胞学检查发现重度不典型增生或癌细胞而影像学检查未见异常患者应行白光支气管镜检查，条件允许应行自发荧光支气管镜检查。

而肺腺癌相关癌前病变（包括AAH和AIS）常见于周围肺野，故支气管镜对这类病变的检出和诊断价值有限，其检出主要依赖于胸部CT检查。

（四）生物标志物筛查

肿瘤标志物检测是常用肺癌辅助检出和诊断方法之一。目前临床经典肿瘤标志物包括癌胚抗原（CEA）、糖类抗原125（CA125）、细胞角蛋白19片段（CYFRA21-1）、鳞状上皮细胞癌相关抗原（SCCA）、神经元特异性烯醇化酶（NSE）和胃泌素释放肽前体（ProGRP）等，在肺癌诊断、疗效监测和预后评估中发挥了重要作用。6种肿瘤标志物（CEA+CA125+CYFRA21-1+SCCA+NSE+ProGRP）联合检测肺癌的灵敏度可达88.5%，特异度可达82%，但其对早期肺癌及癌前病变的作用尚无大宗病例报道。

此外，人体免疫系统能对正在生长的肿瘤产生免疫反应而产生特异性自身抗体，经过系列筛选和组合优化，多种自身抗体谱检测能在肺癌早期筛查中发挥重要作用。2015年，包含7种肺癌自身抗体谱（p53+GAGE7+PGP9.5+CAGE+MAGEA1+GBU4-5+SOX2）的检测试剂盒由我国国家食品药品监督管理局批准上市，成为首个辅助用于肺癌高风险人群筛查的无创性血清检测工具，但在肺癌癌前病变检出中的作用有待验证。

近年，多项研究致力于探讨循环肿瘤细胞（circulating tumor cell，CTC）及外周血微小RNA检测无症状高危人群肺癌筛查价值，但目前这类新技术尚缺乏优于影像学检查的临床证据，仍不适合单独用于肺癌筛查与早诊。

五、肺癌癌前病变的随访与治疗原则

（一）如何对基线筛查检出的肺癌癌前病变（肺结节或可疑气道病变）进行随访和治疗

1）未检出肺内非钙化结节，建议进入下年度筛查。

2）检出纯磨玻璃密度结节平均直径小于8 mm，或实性结节/部分实性结节的实性成分平均直径小于6 mm，建议进入下年度筛查。

3）检出的纯磨玻璃密度结节平均直径不小于8 mm且小于15 mm，或实性结节/部分实性结节的实性成分平均直径不小于6 mm且小于15 mm，建议3个月后再复查；3个月复查时如果结节增大，建议多学科会诊MDT to HIM，决定是否行临床干预；如结节无变化，建议进入下年度筛查。

4）检出的纯磨玻璃密度结节或实性结节/部分实性结节的实性成分平均直径不小于15 mm，建议选择以下两种方案。

①抗炎治疗或观察，1个月后再复查。复查时，如果结节完全吸收，建议进入下年度筛查；如结节部分吸收，建议3个月后再复查，复查时如结节部分吸收后未再增大，建议进入下年度筛查；如结节部分吸收又增大，建议进行多学科会诊，决定是否行临床干预；如果结节未缩小，建议多学科会诊MDT to HIM，决定是否行临床干预或3~6个月后再复查。

②实性结节/部分实性结节行活检或正电子发射计算机断层扫描（PET-CT）检查。如阳性，建议多学科会诊MDT to HIM，决定是否行临床干预；如阴性或性质不定，建议3个月后再复查，复查时如结节不变或增大，建议多学科会诊MDT to HIM，决定是否临床干预；如果结节缩小，建议进入下年度筛查。

5）可疑气道病变，例如管腔闭塞、管腔狭窄、管壁不规则、管壁增厚；与支气管关系密切的肺门异常软组织影；可疑阻塞性炎症、肺不张及支气管黏液栓等，建议行痰细胞学或纤维支气管镜检查。如阳性，建议行多学科会诊MDT to HIM，根据会诊意见决定是否行临床干预；如阴性，建议进入下年度筛查。

①结节增大指径线增大不小于2.0 mm。

②PET-CT检查阳性指代谢增高，放射性摄取高于肺本底。

③痰细胞学阳性指痰液中发现恶性或者可疑恶性肿瘤细胞。

④临床干预指外科手术、射频消融、SBRT。

（二）如何对年度筛查检出的肺癌癌前病变（肺结节或可疑气道病变）进行随访和治疗

1）未检出肺内非钙化结节或结节未增长，建议进入下年度筛查。

2）原有的结节增大或实性成分增多，建议考虑临床干预。

3）新发现气道病变，建议行痰细胞学或纤维支气管镜检查。如果阳性，建议行多学科会诊，决定是否行临床干预；如果阴性，建议进入下年度筛查。

4）发现新的非钙化结节，且结节平均直径大于3 mm，建议3个月后复查（可先进行抗感染治疗）。

①结节完全吸收，建议进入下年度筛查。

②结节部分吸收，建议6个月后复查。复查时如果结节部分吸收后未再增大，建议进入下年度筛查；如结节部分吸收又增大，建议考虑临床干预。

③如结节增大，建议考虑临床干预。

5）发现新的非钙化结节，且结节平均直径不大于3.0 mm，建议6个月后复查：结节未增大，建议进入下年度筛查；结节增大，建议考虑临床干预。

（三）肺癌癌前病变的治疗原则

1. 外科手术治疗

对无手术禁忌证，需临床干预的肺癌癌前病变，手术切除作为首选疗法。亚肺叶切除（肺段切除和楔形切除）适用于不大于2 cm周围型肺癌癌前病变，建议对于不大于2 cm的病变，切缘需大于肿瘤最大直径，以最大程度减少局部复发可能，可同时行纵隔淋巴结取样。与开胸手术相比，微创手术（包括胸腔镜和机器人手术），达到同样疗效的前提下，降低了术后并发症和死亡率，提高了生活质量，是更优选择。

2. 射频消融治疗

无法耐受外科手术，或拒绝行手术治疗患者、多发肺癌癌前病变患者等，经包括胸外科医师的多学科团队进行评估后采取治疗手段。

3. SBRT

无法耐受外科手术，或拒绝行手术治疗患者，或者影像学长期随访（大于2年）过程中进行性增大，出现血管穿行、毛刺等恶性特征，经多学科讨论，患者及家属充分知情同意的情况下采取治疗手段。

第三章

胃癌

一、癌前病变的定义与分类

（一）胃癌癌前病变的定义

肠型胃癌的发生遵循经典的Correa演变模式，即正常胃黏膜上皮细胞在多种因素刺激下逐渐发生萎缩、肠化生和上皮内瘤变等病理改变，最终形成腺癌。目前胃癌的癌前病变主要包括：萎缩性胃炎、胃腺瘤性息肉、肠上皮化生、异型增生、手术后残胃、胃溃疡等。根据国际共识和临床工作需要，本指南针对的胃癌癌前病变包括慢性萎缩性胃炎、肠上皮化生、异型增生和胃腺瘤性息肉。

（二）慢性萎缩性胃炎

慢性萎缩性胃炎（chronic atrophic gastritis，CAG）也称化生性萎缩性胃炎，除有炎症表现外，还有胃腔固有腺体减少，胃黏膜变薄、胃小凹变浅、胃腺中特化细胞减少等表现。胃黏膜萎缩又可分为生理性萎缩和病理性萎缩，病理性萎缩可再分为非化生性萎缩和化生性萎缩，故CAG也可伴有上皮细胞类型改变。化生性（慢性）萎缩性胃炎有两种主要亚型：自身免疫性化生性萎缩性胃炎（autoimmune metaplastic atrophic gastritis，AMAG）和环境性化生性萎缩性胃炎（environmental metaplastic atrophic gastritis，EMAG）。EMAG主要由环境因素引起，常见病因为HP感染和不良饮食及生活习惯等。大多数幽门螺杆菌菌株携带毒力因子，即细胞毒素相关基因A（CagA），其编码的细菌蛋白可参与胃癌的发生，HP阳性者中80%以上伴有活动性胃炎或CAG。不良饮食及生活习惯包括：吸烟、饮酒、高盐饮食、低纤维饮食、水果和蔬菜摄入少、缺乏锻炼等。AMAG好发于胃体部，病因尚不明确，主要表现为正常的泌酸黏膜被萎缩性和化生性黏膜取代，并可同时伴有胃酸和胃蛋白酶生成减少以及内因子缺乏，故AMAG可能导致恶性贫血（pernicious anemia，PA）发生。AMAG和

EMAG的发病机制和临床特征可能不同，但常具相同的组织学特征，且可能重叠发病。萎缩性胃炎的评估常用慢性胃炎分级分期评估系统（operative link for gastritis assessment，OLGA）。无萎缩记0分，轻度萎缩记1分，中度萎缩记2分，重度萎缩记3分。

（三）肠上皮化生

胃黏膜肠上皮化生（Intestinal Metaplasia，IM）是Correa演变的其中一环，是指泌酸区或胃窦部表面上皮、胃小凹上皮和腺上皮被肠上皮所取代。IM常与CAG同时发生，一般最早出现于胃窦和胃体交界处，常见于胃角，并向四周进展。目前对肠上皮化生常用的分类方法是慢性胃炎肠化分级评估系统（operative link on gastric intestinal metaplasia，OLGIM），用以评估胃黏膜肠化生的严重程度。无记0分，轻度记1分，中度记2分，重度记3分。该分期常与OLGA联用评估病情。OLGA和OLGIM分期为Ⅲ期和Ⅳ期者患癌风险显著增加。除此之外，临床上还有两种评估IM的分类方法：①根据受累范围分类：广泛型和局限型；②根据黏蛋白表达分类：Ⅰ型，表达唾液黏蛋白；Ⅱ型，同时表达胃黏蛋白和唾液黏蛋白；Ⅲ型，表达硫黏蛋白，其中Ⅰ型为完全型，Ⅱ、Ⅲ型为不完全型。但应用相对较少。

（四）异型增生

WHO将胃异型增生定义为"有明确的上皮肿瘤性改变，但不伴有间质浸润的证据"。胃黏膜异型增生是直接的癌前病变，旧版指南将CAG和IM归为癌前状态，将异型增生单独归为癌前病变。早年的胃异型增生概念常与胃早期腺癌混淆，"异型增生"和"上皮内瘤变"两术语也一直同时使用，无统一规范。2019年WHO新版分类正式建议统一使用"异型增生"术语，并分为低级别异型增生（low grade dysplasia，LGD）和高级别异型增生（high grade dysplasia，HGD）。2016年的一项基于人群的大样本研究显示，相较于LGD，HGD患者患癌风险可显著升高。异型增生常在CAG或IM的基础之上发病，且与HP感染呈强相关。根据胃上皮异型增生的组织形态学特征，也可将胃黏膜异型增生分为腺瘤性异型增生（Ⅰ型异型增生）和非腺瘤性异型增生（Ⅱ型异型增生）。Ⅰ型异型增生与结肠腺瘤类似，镜下可见杯状细胞和潘氏细胞。而Ⅱ型异型增生则多见胃小凹或幽门型上皮，且可能具备更强的生物学侵袭性。

（五）腺瘤性息肉

胃息肉患者常无明显临床表现，一般在上消化道内镜检查时偶然发现。胃息肉是一组异质性病变，一般可分为腺瘤性息肉（adenomatous polyp）、增生性息肉（hyperplastic polyp）和胃底腺息肉（fundic gland polyp）等。胃底腺息肉和增生性息肉大约占所有胃息肉的90%左右，腺瘤性息肉占6%~10%。腺瘤性息肉也称胃腺瘤，是胃癌癌前病变的一种，通常发生于萎缩的胃黏膜，也可独立发病，我国文献报道腺瘤性息肉恶变概率约为20.8%。此外，腺瘤性息肉还可见于家族性息肉病综合征（FAP）患者，但相对少见。腺瘤性息肉好发于胃窦，少部分见于贲门和胃体。根据病理学特征可分为4类：即肠型、小凹型、幽门腺型和泌酸腺型。其中肠型和小凹型较多见，幽门腺型和泌酸腺型因好发于贲门及胃体部而相对少见。肠型腺瘤是最常见的胃腺瘤，恶变风险也最高，胃腺瘤恶变风险的独立危险因素包括瘤体较大、无蒂生长及表面绒毛状轮廓等，有报道显示直径大于2.0cm的胃腺瘤癌变率高达70.59%。腺瘤性息肉也可同时伴有异型增生，约8.0%胃腺瘤性息肉可见HGD，也可同时伴有胃神经内分泌瘤，但相对异型增生少见。

二、胃癌癌前病变的流行病学

（一）慢性萎缩性胃炎

近年，随着胃镜普及，CAG发病率较高，约占胃镜检查人群的13.8%，在胃癌高发区占28.1%，并随年龄增长发生率随之增高，60岁以上人群几乎可达半数，且有年轻化趋势。2014年中华医学会消化内镜学分会的一项横断面调查纳入包括10个城市、33个中心、共8 892例胃镜检查证实的慢性胃炎患者，结果显示CAG病理诊断率为25.8%，内镜诊断率为17.7%。2016年国内一项研究统计了1989—2014年183 426例经胃镜组织病理学检查的患者CAG检出率为22.43%，男女比例为1∶1.40，平均年龄（59.2±14.1）岁。韩国一项纳入389例个体队列研究发现胃窦和胃体萎缩发病率分别为42.5%和20.1%。

（二）肠上皮化生

在慢性胃炎中，胃黏膜IM十分常见。根据胃镜活检病理检查统计，胃黏膜IM发生率为10%~23.6%，其发生癌变概率为3%~5%。一般IM发展到轻度异型增生需5~10年，发展成重度异型增生需5~10年。上述8 892例胃镜检查证实，慢性胃炎患者显示IM发病率为23.6%，异型增生发病率为7.3%。

（三）异型增生

胃上皮异型增生作为重要癌前病变之一，不同组织学分级的异型增生，进展为胃癌的风险也存在差异。流行病学资料显示，胃上皮异型增生常见于男性（男∶女=2.2∶1），但形态表现男女间无明显差别。胃上皮异型增生多见于50岁及以上的患者，该趋势可能与胃部萎缩性病变好发于中老年人相关。研究显示低级别异型增生

38%~75%消退，19%~50%持续存在，0~23%恶变，高级别60%~85%会发生恶变，中位间隔时间为48个月。

（四）腺瘤性息肉

胃腺瘤性息肉约占所有胃上皮息肉的6%~10%，绝大部分在胃镜检查中偶然发现，发病率为1.2%~5%。胃腺瘤性息肉多发于胃底、胃体。文献报道男女比例为1∶2.4。研究显示，胃窦部腺瘤性息肉癌变风险高，胃底腺瘤性息肉癌变风险低。

三、胃癌癌前病变的危险因素与预防策略

（一）感染因素

1.幽门螺旋杆菌

WHO将幽门螺旋杆菌（Hp）列为人类胃癌第Ⅰ类致癌原。胃癌癌前病变的发生与Hp感染密切相关。CAG发生与Hp感染密切相关，感染Hp后CAG发生风险可增高4倍。即使是在Hp低流行人群（小于10%）中，IM和异型增生的发生也与Hp感染密切相关；在Hp高流行人群（大于60%）中，Hp阳性者中80%以上伴活动性胃炎或CAG。

2.EB病毒

EB病毒与多种恶性肿瘤密切相关，已被WHO认定为Ⅰ类致癌原。在我国，约10%的胃癌与EB病毒（EBV）相关。有研究表明EB病毒在CAG伴IM黏膜中的表达远高于慢性浅表性胃炎及正常胃黏膜组织，而IM又是胃癌发生的关键环节，因此推测，EB病毒可能主要在胃癌形成早期起作用。肠微生物群和某些特定细菌感染与癌前病变有关，部分胃内微生物群与Hp可产生协同作用。

（二）生活方式

1.饮食因素

饮食因素与胃癌癌前病变发生风险相关。大量食用烤制和炭化动物肉，高盐摄入、盐腌食品和熏制食品会促进癌前病变的发生发展，进而形成胃癌。一项Meta分析表明，长期食用咸肉或高盐饮食的人群IM生发生风险显著升高。韩国一项研究发现高盐饮食是40岁以上人群发生胃癌前病变的高危因素。另有研究发现，伴有IM的CAG患者24小时尿钠排泄量显著升高。高钠饮食可显著升高病变向异型增生和胃癌进展的风险，此种相关性在长期Hp感染人群中更为显著。我国研究表明，高盐饮食是IM、异型增生的高危因素，与远端胃异型增生的相关性尤为显著。此外如长期进食比较粗糙、过冷、过热或长期饮酒，则可能会对胃黏膜造成反复损伤，导致上皮

黏膜组织发生病理性改变，从而诱发IM，增加胃癌癌前病变的风险。

2.吸烟

吸烟是胃癌癌前病变的风险因素之一。一项针对美国退伍军人的病例对照研究显示，吸烟是IM发生的独立危险因素。我国西北地区的病例对照研究表明，吸烟是IM的高危因素。国内一项研究也提示吸烟是胃癌前病变发生的独立危险因素。韩国一项研究对无IM患者进行随访，发现吸烟者发生IM的风险显著升高，且吸烟量与IM风险呈正相关，戒烟者IM风险则明显降低。此种剂量相关性在其他研究中也得到了证实。吸烟不仅与胃癌前病变的发生有关，还与病变严重程度相关。长期吸烟者发生重度CAG和IM的风险显著升高。

（三）胆汁反流

胆汁反流是IM发生的危险因素之一，干预胆汁反流可能有益于阻断胃癌前病变的发生、发展。IM患者胃液胆汁酸浓度显著升高，胆汁反流患者IM发生率和腺体萎缩程度也显著升高。临床研究表明，胆汁反流导致IM发生风险显著升高。最近的研究表明，胆汁反流是胃癌及其癌前病变的独立危险因素。另有研究发现，IM患者发生胆汁反流的风险升高。我国一项多中心随机对照研究显示，在CAG、IM、异型增生改善或逆转的同时，胆汁反流也有所改善。由此提示，干预胆汁反流可能有助于胃癌前病变的逆转。

（四）遗传因素

遗传因素在胃癌癌前病变，尤其是胃息肉中起重要作用。有一些肿瘤性息肉的形成与基因突变和遗传因素密切相关，具体机制未明。

（五）环境因素

胃癌癌前病变，尤其是胃息肉产生与环境息息相关。如在环境中水土含硝酸盐较多，微量元素比例失调或化学污染，可直接或间接经饮食途径参与胃息肉发生。其他理化因素如：放射线、苯、多环芳烃等，同样具有增加胃癌癌前病变发生的风险。

（六）种族因素

种族对胃癌癌前病变发生风险的影响各不相同。有研究显示，西班牙裔及中国、韩国、越南和日本裔群体患者IM患病率更高，为12.7%~39.9%。

（七）预防策略

1）通过病因学预防及不良生活方式干预可降低发病率。对各类危险因素和重点人群，开展健康宣讲、改进不良饮食习惯和方式，对胃癌癌前疾病与病变进行干预，根除Hp是降低胃癌癌前病变发生最有效的预防策略。

2）通过有效筛查、早期发现癌前病变进行监测和及时治疗。采用血清PG、Hp检测、Hp-IgG等初筛，继而有目的的内镜下精查。重点筛查罹患癌前疾病与癌前病变的高危人群。

四、胃癌癌前病变的筛查方法

（一）血清学筛查

胃癌癌前病变多无明显症状，血清学筛查灵敏度较高且无创，具有一定价值。常用包括血清胃蛋白酶原（PG）、胃泌素-17（G-17）、幽门螺杆菌-免疫球蛋白G抗体（Hp-IgG）、MG7等。PG分为PGI和PGII两种类型，PGI主要由胃底腺主细胞分泌，PGII由胃和十二指肠细胞分泌。胃黏膜出现萎缩，胃底腺黏膜丢失，主细胞数量减少，PG水平下降。过程中PGI下降更为明显，因此血清PGI与PGII比值PGR降低，故PGR值也有筛查价值。G17主要由胃窦G细胞分泌，受到胃酸反馈调节。胃体黏膜萎缩，G17会反应性升高。MG7是一种与胃癌相关的特异性单抗，多项文献报道MG7抗原（MG7-Ag）表达水平从非萎缩性胃炎、CAG、IM、异型增生至胃癌逐渐升高，显示其在癌前病变的筛查价值。多项指标联合检测可提高诊断灵敏度和特异度。一些新型标志物（如ctDNA）正在研究中。消化系肿瘤标志物对胃癌癌前病变筛查作用有限。

（二）幽门螺旋杆菌检测

HP感染会引起胃黏膜表面慢性炎症，与胃黏膜萎缩和IM的发生发展有关。因此HP检测是胃癌癌前病变筛查中必不可少的检查。尿素呼气试验操作简单，准确度高且无创，是临床上最受推荐的方法。其他包括组织学或血清HP抗体检测，唾液或粪便HP抗原检测等。

（三）影像学检查

胃癌癌前病变在CT、MR和腹部超声等影像学检查上常无明显阳性征象。超声检查与内镜结合，探头直达胃壁是评估病变深度的有效检查方法。

（四）内镜筛查

内镜检查是胃癌癌前病变最重要的筛查方式，能够直观胃壁并活检。和普通白光内镜相比，高清染色内镜能将染料喷洒至需观察的胃黏膜表面，并进行局部放大，强化了病变组织与周围正常组织对比，显著提高了诊断准确性。一项meta分析显示，高清染色内镜诊断胃癌前状态和上皮内瘤变灵敏度、特异度和AUC值分别为0.9、0.82和0.95，明显优于普通白光内镜。因此，高清染色内镜观察下的病理活检是检测胃黏膜癌前状态或癌前病变最有效方法。建议使用普通白光内镜进行初筛，对可疑病变使用高清染色内镜详查。

高清染色内镜分为化学染色内镜和电子染色内镜。电子染色技术包括窄带成像技术（NBI）、内镜电子分光图像处理（FICE）、放大内镜、蓝光成像等。对高危患者，应充分结合高清化学染色、电子染色、放大内镜等技术进行针对性检查。要明确病变性质（胃黏膜萎缩、肠化生、低或高级别上皮内瘤变）和范围，对有明确边界，且表面腺管开口形态和微血管形态存在异常的低级别上皮内瘤变要警惕病变进展可能，建议行诊断性ESD切除。

我们建议年龄45岁及以上，且符合下列任一条件者应定期进行胃镜筛查。

（1）长期居住于胃癌高发区。

（2）Hp感染。

（3）既往患有慢性萎缩性胃炎、胃溃疡、胃息肉、手术后残胃、肥厚性胃炎、恶性贫血等胃癌前疾病。

（4）一级亲属有胃癌病史。

（5）存在胃癌其他高危因素（高盐、腌制饮食、吸烟、重度饮酒等）。

（五）液体活检

液体活检是近年发展起来的新兴无创检测手段，主要检测对象包括循环肿瘤细胞（CTC）、循环肿瘤DNA（ctDNA）、外泌体（exosome）和微小RNA（microRNA，miRNA）等。通过分析这些实体瘤或转移瘤释放到外周循环中的肿瘤成分，为肿瘤早期诊断、评估疗效、检测残余病灶、预测肿瘤复发、指导用药及评估预后等提供参考。有文献报道循环miRNA-196a能区分癌前病变、低级别上皮内瘤变、高级别上皮内瘤变和早期胃癌患者与健康对照组，为液体活检在癌前病变的筛查价值提供了证据支持。考虑到癌前病变存在持续进展风险，建议将液体活检与其他检测手段联用。随着技术进步，非血液来源（唾液、胃液、胃洗液和尿液等）的液体活检应用越来越多，使这一技术更适用于普遍筛查。

（六）胃癌癌前病变的病理检查

1.活检标本的病理检查

（1）组织学诊断

① 炎性病变：a.炎性肉芽组织。b.呈胃溃疡改变。c.慢性萎缩性胃炎（可以写明

程度）。d.慢性非萎缩性炎。e.活动性炎（可以写明程度）。f.肉芽肿性炎。g.是否可见幽门螺杆菌。

② 化生与异位：肠上皮化生、胰腺化生、胰腺异位等。

③ 息肉：a.胃底腺息肉、增生性息肉、Peutz-Jeghers息肉等。b.小凹型腺瘤、肠型腺瘤、幽门腺腺瘤、泌酸腺腺瘤等。

④ 肿瘤性病变：a.伴低级别上皮内瘤变（或伴轻度异型增生、中度异型增生）。b.伴高级别上皮内瘤变（或伴重度异型增生）。c.腺癌，需要写明分化程度（高分化/中分化/低分化）、组织学类型及可能的特殊类型、可能的Lauren分型（肠型/弥漫型/混合型/不确定型）。d.需要注意维也纳分类中的"不确定性异型增生"并非病理的最终诊断，应尽量避免该术语的使用。

（2）辅助诊断

① 免疫组化：a.难以判断是否为肿瘤性病变时，可使用P53、Ki-67免疫组化染色辅助诊断，但需注意免疫组化染色的局限性。b.对于明确为腺癌的病例，可以检测相关特殊亚型的标志（如MLH1、MSH2、PMS2、MSH6、AFP、SALL4等，以及EB-ER原位杂交）及临床治疗相关标志物（如HER2、PD-L1、CD8等）。c.目前而言，对于癌前病变使用免疫组化进行替代分子分型意义尚不明确，使用MUC2、MUC5AC、MUC6、CD10等标记进行黏液表型分型是否有预后意义也存在争议。

② 特殊染色：a.对于肠化生可行AB/PAS染色明确肠化类型（完全型、不完全型）。b.必要时可行银染色确认幽门螺杆菌。

2. ESD标本的病理检查

（1）组织学诊断

① 病变性质：a.低级别上皮内瘤变。b.高级别上皮内瘤变。c.浸润性腺癌，包括分化程度、组织学类型及可能的特殊类型、可能的Lauren分型、浸润层次（是否累及黏膜肌层、是否累及黏膜下层）。

② 对于黏膜切除病变，除了报告背景黏膜有无炎症、化生等病变及病变程度，还应报告出有无溃疡及瘢痕形成。

③ 标本切缘状态：侧切缘及基底切缘有无癌/癌前病变累及，或紧邻切缘时距离切缘的镜下距离。

④ 如果为浸润性癌，需要报告浸润灶的范围、浸润深度的具体距离和sm分级、浸润灶距离基底切缘的距离、有无脉管侵犯等内容。

（2）辅助诊断

除了上述提及的免疫组化标记外，对于明确为腺癌的病例，可以补充CD31和D2-40辅助诊断脉管瘤栓的情况。

五、胃癌癌前病变的随访与治疗原则

（一）幽门螺旋杆菌治疗

根除Hp可显著改善Hp胃炎患者胃黏膜炎症，延缓或阻止胃黏膜萎缩、IM的发生和发展，在部分患者可逆转萎缩，甚至可能逆转IM，降低胃癌发生风险。Hp根除后胃增生性息肉可缩小或消失，根除Hp是胃增生性息肉的优选治疗。Hp阳性的早期胃癌行ESD术后仍有发生异时性胃癌风险，应尽早接受Hp根除治疗。

随着全球范围内Hp对克拉霉素、左氧氟沙星和甲硝唑耐药率的上升，经典三联方案已被淘汰，非铋剂四联方案已过时，铋剂四联已成为最主要的根除方案。铋剂可在较大程度上克服Hp对克拉霉素、左氧氟沙星和甲硝唑的耐药性。我国目前推荐铋剂四联方案作为Hp感染者的初次和再次治疗。除质子泵抑制剂（PPI）和铋剂之外，可用以下抗菌药物组合（排序不分先后）：阿莫西林联合克拉霉素、阿莫西林联合左氧氟沙星、四环素联合甲硝唑、阿莫西林联合甲硝唑、阿莫西林联合四环素。

大剂量二联方案指含双倍剂量PPI和每日不少于3 g（分3次或以上给予）阿莫西林方案，疗程14天。在Hp感染者初次和再次治疗中，铋剂四联和大剂量二联方案均为可选的治疗方案。与四联疗法相比，二联疗法不良反应明显更低，作为一种简单且有较低耐药率的方案，或可用于一线或拯救性治疗。二联方案对抑酸强度的要求也更高。胃酸分泌被抑制越充分，阿莫西林抗菌疗效越高。因此，临床应选用更高抑酸效果的抑酸药物用于该方案。

对治疗失败者的患者，建议使用药物敏感性检测指导下的个体化根除治疗方案。

（二）内镜治疗

内镜下切除包括内镜下黏膜切除术（endoscopic mucosal resection，EMR）和内镜黏膜下剥离术（endoscopic submucosal dissection，ESD），已在我国广泛应用。根据《中国整合胃癌前病变临床管理指南》，高级别异型增生及部分有可见病变的低级别异型增生需进行内镜治疗。高级别异型增生进展为胃癌风险高达60%~85%，中位时间约为4~48个月。而低级别异型增生内镜活检病理与内镜切除术后病理不一致率高达28.5%，25%低级别异型增生内镜切除术后病理升级，16.7%升级为高级别异型增生，6.9%升级为胃癌。低级别异型增生术后病理诊断升级危险因素：①胃镜：病灶不小于10 mm，表面黏膜发红、呈结节样、中央凹陷、表面糜烂或溃疡，位于胃上部1/3；NBI-ME表现病变有明显的边界，表面微结构中的腺管开口形态和（或）微血管形态异常；②病理：病灶内见绒毛管状或绒毛组织，MUC6阳性；③血清学：Hp-CagA阳性，PGⅠ、PGR降低，G-17升高；④其他：年龄大于45岁、有胃癌家族史、胃癌高发区人群、残胃等。对内镜可见病灶的低级别异型增生、高级别异型增生或癌变者，均应治疗和随访；对内镜未见明确病变而随机活检提示异型增生者，尽快行高清内镜或染色内镜再评估，如仍未见病变，可定期内镜监测。

（三）外科手术治疗

对内镜下无法处理的癌前病变（如病变广泛、巨大息肉样病变及内镜下治疗后易出现狭窄等情况）可考虑外科手术，手术优选腹腔镜下胃部分切除、保留功能的胃大部切除。外科手术常用于内镜下治疗后严重并发症的处理。根据《早期胃癌内镜下规范化切除的专家共识意见（2018，北京）》，需外科处理的情况为：内镜切除术中出血分级（endoscopic resection bleeding，ERB）、uncontrolled级（ERB-unc，术中出血内镜下无法控制）及固有肌层损伤分级（muscularis propria injury，MPI）、pb级（固有肌层穿破，内镜下无法处理）。

（四）随访监测原则

1.慢性萎缩性胃炎

一项纳入7 436例胃镜检查者队列研究显示，根据OLGA分期，0期检查者及Ⅰ期、Ⅱ期、Ⅲ期、Ⅳ期CAG患者发生肿瘤的发病率分别为0.03、0.34、1.48、19.1和41.2每千人年。针对Ⅰ期及Ⅱ期CAG患者，癌变风险相对较低，推荐每3年一次胃镜筛查，若年龄大于45岁，或合并胃癌家族史者，建议每1~2年复查胃镜。对Ⅲ期及Ⅳ期患者，肿瘤发生风险显著增加，建议每1~2年定期复查胃镜，合并胃癌家族史者需密切监测。胃镜检查同时，注意Hp感染监测。

2.肠上皮化生

IM严重程度与肿瘤发生具相关性。有研究指出IM胃癌5年累计发病率达5.3%~9.8%。根据OLGIM分期，Ⅲ/Ⅳ期IM癌变风险较高，建议每1~2年定期复查胃镜；Ⅰ/Ⅱ期轻中度IM，可每2~3年定期复查胃镜。复查时注意监测Hp感染情况。合并有胃癌家族史者应密切监测。

3.异型增生

根据国内外多项指南及研究，对内镜下治疗的异型增生，复发或进展为肿瘤者约为10%~20%，风险较大。建议内镜治疗后3~6个月复查胃镜，若无明显病变，按黏膜萎缩或肠化状态定期复查。对低级别异型增生，边界清晰且未经治疗者，每6个月复查高清染色内镜，择期行内镜下治疗；若边界不清，建议每年定期行内镜检查，以明确病变进展程度。

4.腺瘤性息肉

腺瘤性息肉具恶变潜能，一经发现应在内镜下切除。在发现并切除腺瘤性胃息肉后1年，应行胃镜监测，评估原切除部位有无复发，同时检查有无新发或之前遗漏的息肉，并确认Hp感染情况。由于缺乏长期随访评估数据，在长期随访策略上目前尚无统一意见。建议具Ⅲ/Ⅳ期CAG或IM、胃癌家族史、胃癌高发区、家族性腺瘤性息肉病（FAP）等胃癌风险因素的患者，每年定期复查胃镜。

第四章

宫颈癌

宫颈癌是一种病因明确、可防可筛的癌症，但是，宫颈癌在全球的女性恶性肿瘤发生率及相关死亡率均排在第四位。高危型人乳头瘤病毒（HPV）持续感染是宫颈癌及其癌前病变的病因，癌前病变进展为浸润癌需经历长期过程，因此，在应用HPV疫苗实现宫颈癌一级预防基础上，筛查癌前病变并规范治疗是宫颈癌重要的二级预防。

一、宫颈癌癌前病变的定义与分类

宫颈癌癌前病变是指具有癌变潜能的宫颈上皮内病变，长期存在即有可能转变为宫颈癌。宫颈癌癌前病变的定义与分类一直在动态调整，逐渐精准。1967年Richart提出宫颈癌的发生是从轻度非典型增生到宫颈癌的一个连续发展过程，并使用"宫颈上皮内瘤变（cervical intraepithelial neoplasia，CIN）"这一概念，根据细胞异常程度和累及范围将CIN分为CIN 1、CIN 2、CIN 3。到20世纪80年代末，对HPV感染与CIN发生的关系认知更加深入，一类为HPV瞬时活跃复制，被HPV感染的鳞状上皮依然保持自身分化能力，宿主细胞未进入癌变或癌前病变状态；另一类为高危型HPV持续性感染，并整合到宿主细胞，病毒基因过表达，上皮细胞核异型性明显，分裂像增多，随时间推移具有恶性转化的风险，这类HPV感染才是导致癌前病变或宫颈癌的致病因素。2014年WHO对宫颈上皮内病变进行二级分类：即低级别鳞状上皮内病变（low-grade squamous intraepithelial lesions，LSIL）和高级别鳞状上皮内病变（high-grade squamous intraepithelial lesions，HSIL），其中LSIL即CIN1，基底细胞样形态和核分裂活跃局限在上皮的下1/3层，上2/3层细胞有中等或丰富的细胞质，可见挖空细胞，p16蛋白染色阴性或在上皮内散在阳性，因其进展为癌的相关风险低，不属于宫颈癌前病变。

宫颈癌常见病理类型为鳞癌（占70%~85%）和腺癌（占20%~25%），其癌前病变也有所差异。鳞癌的癌前病变为HSIL，包括CIN2、CIN3；宫颈腺癌的癌前病变指宫颈原位腺癌（adenocarcinoma in situ，AIS）。

二、宫颈癌癌前病变的流行病学

宫颈HSIL患病率0.15%，其中25~29岁年轻女性占比最高，达0.81%。我国人群宫颈HSIL常见的HPV亚型为16、18、31、33、52、58，由于我国地域辽阔，不同地区宫颈癌前病变HPV流行情况略有差异。AIS发病中位年龄为30~39岁，多数无症状，少数患者出现异常阴道出血。AIS病变多位于宫颈管内，部分病变呈多中心或跳跃性特征。引起AIS最常见的HPV亚型包括16、18、45，占93%~94%。46%~72%的AIS与鳞状上皮内病变合并存在，最多见的是CIN3。

三、宫颈癌癌前病变的危险因素与预防策略

宫颈癌前病变和宫颈癌通常由高危型HPV感染引起，尤其是HPV16型和18型可致70%以上宫颈癌。除此之外，其他危险因素协同作用可促进HPV持续感染并进展为宫颈癌前病变甚至宫颈癌。

（一）感染因素

HPV是一种无包膜的双链DNA病毒。已发现和鉴定的HPV有200多种型别，其中50多种与生殖道感染有关，根据致癌性强弱分为高危型和低危型。大量研究结果已明确，HPV16、18、31、33、35、39、45、51、52、56、58、59、68亚型为高危型HPV，与宫颈、外阴、阴道、肛门及阴茎癌癌前病变和恶性肿瘤发病相关。低危型HPV包括6、11、40、42、43、44、54等亚型，主要与LSIL和生殖器疣有关。

（二）生活方式

性生活过早、性伴侣过多或配偶性伴侣过多、多孕多产、阴道菌群失调、机体免疫功能低下、感染HIV、曾接受器官移植、患免疫性疾病等，均会致机体更易感染HPV。吸烟、饮酒、长期口服避孕药、营养不良、卫生习惯差及保健意识缺乏等，均会增加HPV易感性。

（三）遗传因素

除HPV感染，宫颈癌还具一定遗传易感性，其患者的姐妹或女儿患病率比常人高2~3倍。

（四）社会因素

受教育程度较低、社会经济水平较低、不愿主动接受筛查等女性，患宫颈癌风

险更高。

（五）预防策略

对宫颈癌前病变的预防，应从病因入手，主要措施如下。

1.一级预防

接种HPV疫苗，减少HPV感染。目前，HPV二价、四价和九价疫苗均已在我国上市。早接种人群相对获益最大，推荐将9~14岁女孩作为首要接种对象，二价及四价疫苗至少可以预防70%~84.5%的宫颈癌，九价疫苗则可以预防约92%的宫颈癌。值得注意的是，HPV疫苗尚未覆盖所有致病高危型，而且某些特殊病理类型宫颈癌为非HPV相关宫颈癌，所以，接种HPV疫苗后仍应坚持宫颈癌筛查。

2.科普教育

加强青少年性卫生咨询与健康教育，重视婚前健康检查与指导等。

3.培养良好生活习惯

均衡膳食，加强身体锻炼，避免熬夜，正确使用避孕套等。

四、宫颈癌癌前病变的筛查与诊断方法

宫颈癌癌前病变一般无自觉临床症状，筛查是唯一及时发现癌前病变的方法。筛查方式包括基于公共卫生项目的社区筛查及妇女主动的机会性筛查。

（一）筛查与诊断常用技术

1.高危型HPV检测

1983年豪森发现HPV与宫颈癌相关，从病因学角度，可通过HPV检测进行宫颈癌筛查，即通过杂交捕获、酶切信号放大法及荧光定量PCR等分子生物学方法进行HPV DNA或E6/E7 mRNA检测。对高危型HPV病毒载量进行半定量分析，即HC2法，为最早获得FDA认证的HPV检测方法，随着研究深入发现不同HPV高危亚型的致癌风险不同，HPV分型检测方法被普遍应用。HPV检测敏感性高，客观性及可重复性强，使CIN2+的检出率提高25%。2014年4月美国FDA批准HPV-DNA检测技术可用于25岁以上女性宫颈癌初筛。

2.细胞学

20世纪40年代传统巴氏涂片（Pap smear）成为最早被采用的宫颈癌细胞学筛查技术，该方法是采集宫颈脱落细胞，涂片染色后在显微镜下观察细胞形态并进行细胞学分类诊断。经历了半个多世纪，细胞学筛查使宫颈癌死亡率下降50%~70%，但传统巴氏涂片灵敏度仅为30%~40%。20世纪90年代液基细胞学检查（TCT）技术改进了取材和制片技术，灵敏度达到53%~81%，特异度高于90%，目前我国已经普遍

采用TCT技术进行细胞学筛查，报告采用国际通行的2014年版更新的细胞学Bethesda报告系统（TBS），包括：未见上皮内病变细胞或恶性细胞（negative for intraepithelial lesion or malignancy，NILM）、非典型鳞状细胞-不能明确意义（atypical squamous cells - undetermined significance，ASC-US）、非典型鳞状细胞不除外高级别鳞状上皮内病变（atypical squamous cells - a high grade squamous intraepithelial lesion cannot be excluded，ASC-H）、低级别鳞状上皮内病变（low-grade squamous intraepithelial lesion，LSIL）、高级别鳞状上皮内病变（high-grade squamous intraepithelial lesion，HSIL）、宫颈鳞状细胞癌（squamous cell carcinoma，SCC）、非典型腺细胞（atypical glandular cells，AGC）、非典型腺细胞倾向于肿瘤（atypical endocervical cells，favor neoplastic，AGC-FN）、子宫颈管原位腺癌（adenocarcinoma in situ，AIS）和腺癌（adenocarcinoma）。TBS报告系统使质量控制规范化、均质化。

3.阴道镜

20世纪20年代Hans Hinselmann首次报道阴道镜的应用。阴道镜常用于HPV/TCT初筛有异常者，当筛查异常或阳性时，建议转诊阴道镜检查。宫颈病变为灶性病变，准确发现取材部位，对后续病理确诊、减少漏诊风险至关重要。阴道镜通过光学或电子技术放大观察，并结合传统醋酸试验和碘试验更精准地发现宫颈、阴道、外阴的可疑病变区域，如有需要指导活检或治疗。

醋酸试验：将5%醋酸溶液涂抹宫颈，醋酸可使宫颈上皮细胞内核蛋白和角蛋白出现可逆性凝固，表现为暂时不透明，阴道镜光源下病变呈现白色变化，通常病变越重，醋酸白越明显。

碘试验：将复方碘溶液涂抹宫颈，正常上皮含丰富糖原，涂碘后可着色，上皮异常时涂碘不着色。

另外，醋酸/碘染色后肉眼观察（VIA/VILI）操作简单易行且价格低廉，在医疗资源不足时曾作为宫颈癌筛查方法，但灵敏度低，漏诊率高，2021年我国不再将该法单独用于宫颈癌初筛，而主要用于辅助阴道镜检查。

4.活检和组织病理学诊断

阴道镜下活检指对宫颈异常区最严重病变取材并送组织病理学检查，是癌前病变的确诊方法，也是"金标准"。对细胞学筛查结果为高级别异常者即使阴道镜下未见明显病变，也要在宫颈四个象限鳞柱交界部（squamo-columnar junction，SCJ）进行随机活检，必要时搔刮宫颈管（妊娠期除外），以提高癌前病变检出率。

5.宫颈癌筛查新技术

21世纪以来，分子生物学技术和生物标记物检测的发展推动了宫颈癌筛查、分流等新技术不断涌现，如p16/ Ki67双免疫细胞化学染色、宫颈癌基因甲基化检测、HPV整合高通量测序及AI辅助宫颈癌筛查等，很大程度上提高了筛查准确性，但尚需在前瞻性大规模人群中验证。

（二）筛查方案与流程

宫颈癌筛查三阶梯是宫颈癌及癌前病变早期筛查与诊断的标准方案，一阶梯是基于高危型 HPV、细胞学等技术的初筛；二阶梯是转诊阴道镜检查；三阶梯是组织病理学确诊。随着对疾病认识及检测技术进步，每个阶梯具体方案有所调整，逐渐优化。

1.基于高危型 HPV 和细胞学的筛查

筛查方案的建立需整合我国公共卫生经济、筛查技术效能和公众接受度等多方面因素。

（1）筛查起始：推荐起始年龄为25岁。

（2）筛查终止：65岁以上女性过去10年筛查结果阴性（每3年1次连续3次细胞学检查无异常或每5年1次连续两次联合筛查结果阴性），且无宫颈上皮内瘤变（CIN）病史，则可以终止筛查。

（3）推荐筛查方案：25~29岁，推荐细胞学筛查（3年1次）；30~64岁，推荐HPV DNA 检测初筛（5年1次）、可选择 HPV 和细胞学联合筛查（5年1次）或细胞学筛查（3年1次）。

2.阴道镜检查

阴道镜检查作为宫颈癌筛查的二阶梯，主要检查目的是在阴道镜下获得准确活检，避免漏诊。同时阴道镜可指导子宫颈癌前病变治疗并可参与治疗后随访。

（1）适应证

①异常或不确定的宫颈癌一阶梯筛查结果。

②症状或体征提示可疑宫颈癌、下生殖道异常出血、反复性交后出血或不明原因阴道排液。

③下生殖道癌前病变治疗后随访。

（2）禁忌证

阴道镜检查没有绝对禁忌证。急性下生殖道感染可能会影响阴道镜检查准确性，建议治疗感染后再行阴道镜检查。无特殊情况不建议在月经期进行。

阴道镜检查报告描述应参照 2011 年国际子宫颈病理与阴道镜联盟（International Federation for Cervical Pathology and Colposcopy，IFCPC）推荐的子宫颈阴道镜检查术语。除描述病变部位、范围和拟诊程度等，识别子宫颈转化区（transformation zone，TZ）是镜下观察的重点，转化区共分为3种类型：1型转化区（TZ1），SCJ 位于子宫颈外口或子宫颈外部，完全可见；2型转化区（TZ2），SCJ 有部分位于子宫颈管内，但通过工具暴露后全部可见；3型转化区（TZ3），SCJ 位于子宫颈管内，仅部分可见或完全不可见。

3.组织病理学诊断

病理是宫颈癌筛查的三阶梯确诊方法。活检标本在4%中性甲醛溶液中固定后送检，经HE染色后显微镜下观察病理形态特征。其中CIN2诊断重复性差，可借助p16、Ki67免疫组化染色辅助诊断。活检后病理与临床特征不一致时，可以知情选择诊断性宫颈锥切术进行病理确诊。

五、宫颈癌癌前病变的治疗原则与随访

经TCT/HPV初筛—阴道镜诊断—组织病理证实的宫颈HSIL以及AIS患者应进行积极干预。治疗方案选择应整合分析患者年龄、生育要求、病变组织病理学类型、阴道镜下转化区类型、患者随访条件以及治疗者经验等多方面因素，治疗应遵循个体化原则。

（一）宫颈HSIL治疗

目前常用治疗方法包括宫颈锥形切除术和宫颈消融治疗。全子宫切除术不应作为宫颈HSIL常规首选治疗方法。

1.宫颈切除性治疗

宫颈切除性治疗主要指宫颈锥切术，在去除病灶同时，可获得较为完整的组织标本，进一步明确组织病理学诊断，及时发现早期或隐匿性宫颈癌，同时，病理要给予切缘状态描述，包括内切缘，即子宫颈管内口处切缘；外切缘，即子宫颈阴道部切缘；基底侧切缘，即子宫颈纤维间质离断面切缘。内切缘及基底切缘阳性者病变残留风险明显高于外切缘阳性者。

（1）适应证

适用于组织病理学诊断HSIL和AIS。由于CIN3和AIS进展为浸润癌的风险较高，首选切除性治疗。

（2）手术方式

①冷刀锥切术（cold knife conization，CKC）。

②宫颈环形电切除术（loop electrosurgical excision procedure，LEEP）或者转化区大环形切除术（large-loop excision of the transformation zone，LLETZ）。

③激光锥切术。

④针状电极锥切术等。

国内以LEEP和CKC两种术式最为普遍。

（3）切除范围

依据阴道镜评估病变分布区域及面积、转化区类型，并结合年龄、生育要求、宫

颈长度等。关于切除深度，1型转化区（TZ1）建议7~10 mm；2型转化区（TZ2）为10~15 mm；3型转化区（TZ3）应达15~25 mm，以减少宫颈管切缘阳性率。由于病变累及腺体的深度通常不超过5 mm，故切除组织厚度建议不超过7 mm。

（4）妊娠影响

宫颈长度一般约为30 mm，锥切范围过大，可能导致宫颈机能不全而增加流产风险。对于年轻有生育要求的患者，锥切时切除过大导致宫颈机能不全的危害远远高于病变残留的危害，因此术前应进行标准详细的阴道镜评估，采用个性化的切除方法，慎重选择对宫颈机能影响较大的冷刀锥切术。产科孕前检查时，利用超声或核磁共振评估宫颈长度，必要时妊娠后可以择期或有流产迹象时行宫颈环扎术。

2. 宫颈消融性治疗

消融性治疗主要包括冷冻、激光、电凝、冷凝治疗等。具有简单易操作，无须麻醉或局麻，治疗成本低，效果较好，并发症较少，尤其对女性生育能力影响较小等优势。消融治疗的弊端是无组织标本可送病理，无法进一步明确病变性质，因此选择宫颈消融术前应组织学诊断排除浸润性病变及AIS，并严格把握适应证。

（1）适应证

①转化区和病灶完全可见。

②宫颈管内无组织学证实的高级别上皮内病变。

③全部病变在可治疗范围内。

（2）禁忌证

①阴道镜检查不充分。

②病灶超过宫颈表面积的75%，向颈管延伸。

③细胞学、阴道镜或组织病理可疑浸润癌。

④腺上皮病变。

⑤既往HSIL治疗史。

⑥妊娠期及急性炎症期。

3. 特殊人群HSIL治疗

1）妊娠期伴HSIL，排除宫颈浸润癌，每隔12周复查细胞学及阴道镜，产后6~8周复查。

2）对年轻有生育能力且有生育要求的CIN2患者，如阴道镜下SCJ及病灶完全可见，并且患者具备随访条件时，可选择随访观察。随访两年，如任一时间出现CIN3或CIN2持续两年，建议手术治疗。

（二）宫颈原位腺癌（AIS）的治疗

宫颈原位腺癌较HSIL有更高风险，治疗更积极。对活检组织病理学拟诊AIS应行宫颈诊断性锥切术，尽可能保持切除标本完整性，并建议行残余宫颈勺搔刮。

一旦经诊断性锥切术后除外浸润癌、确诊为 AIS，后续补充治疗：①如无生育要求，建议行全子宫切除术；若切缘阳性，经评估无法再次进行锥切术诊断时，取得患者知情同意后可行全子宫切除术或改良广泛子宫切除术；②如有生育要求，若切缘阴性，并能严密随访者，可选择锥切后随诊，但应充分告知患者部分病变呈多中心或跳跃可能，即使切除标本边缘无病变，也不能完全排除 AIS 病变持续存在可能性，知情选择；对经多次切除术后仍不能达切缘阴性者，建议筋膜外宫颈切除术或放弃保留生育功能。

（三）随访原则

1.宫颈 HSIL 切除性治疗后的随访管理

1）无论切缘状态如何，首次复查推荐治疗6个月后行基于HPV的检测。检测阴性者，间隔12个月再次行基于HPV的检测。连续3次阴性，间隔3年复查，随访应持续至少25年。超过65岁且已完成25年的随访，只要健康条件允许可继续接受每3年一次的随访。HPV 检测阳性者，需转诊阴道镜检查。

2）年龄大于50岁且内切缘阳性者，优先选择再次宫颈锥切术。

3）随访过程中如组织学证实有 HSIL 病灶残留，但再次锥切术操作困难，可接受全子宫切除术。

2.AIS 宫颈切除性治疗后保留生育功能的随访管理

1）切除性标本切缘阴性者，推荐治疗后间隔6个月细胞学联合HPV检测、阴道镜和颈管取样评估，至少持续3年，然后每年1次，持续至少两年。对连续5年随访结果均为阴性者，可接受每3年1次无限期筛查随访。

2）AIS 切除性标本切缘阳性者，必须再次实施切除性手术以期获得阴性切缘。对重复切除后切缘仍阳性者，建议筋膜外宫颈切除术或放弃保留生育管理。

3）分娩后如仍坚持保留生育的愿望，且随访期间HPV检测等结果持续阴性，可继续监测。如果确诊再次复阳，优先选择子宫切除。

3.AIS子宫切除术后的随访管理

建议术后两年内每6个月随访1次，进行HPV联合细胞学及影像学检查，若结果异常则转诊阴道镜，若结果均为阴性，术后两年后每年1次随访，至少坚持随访20~25年。

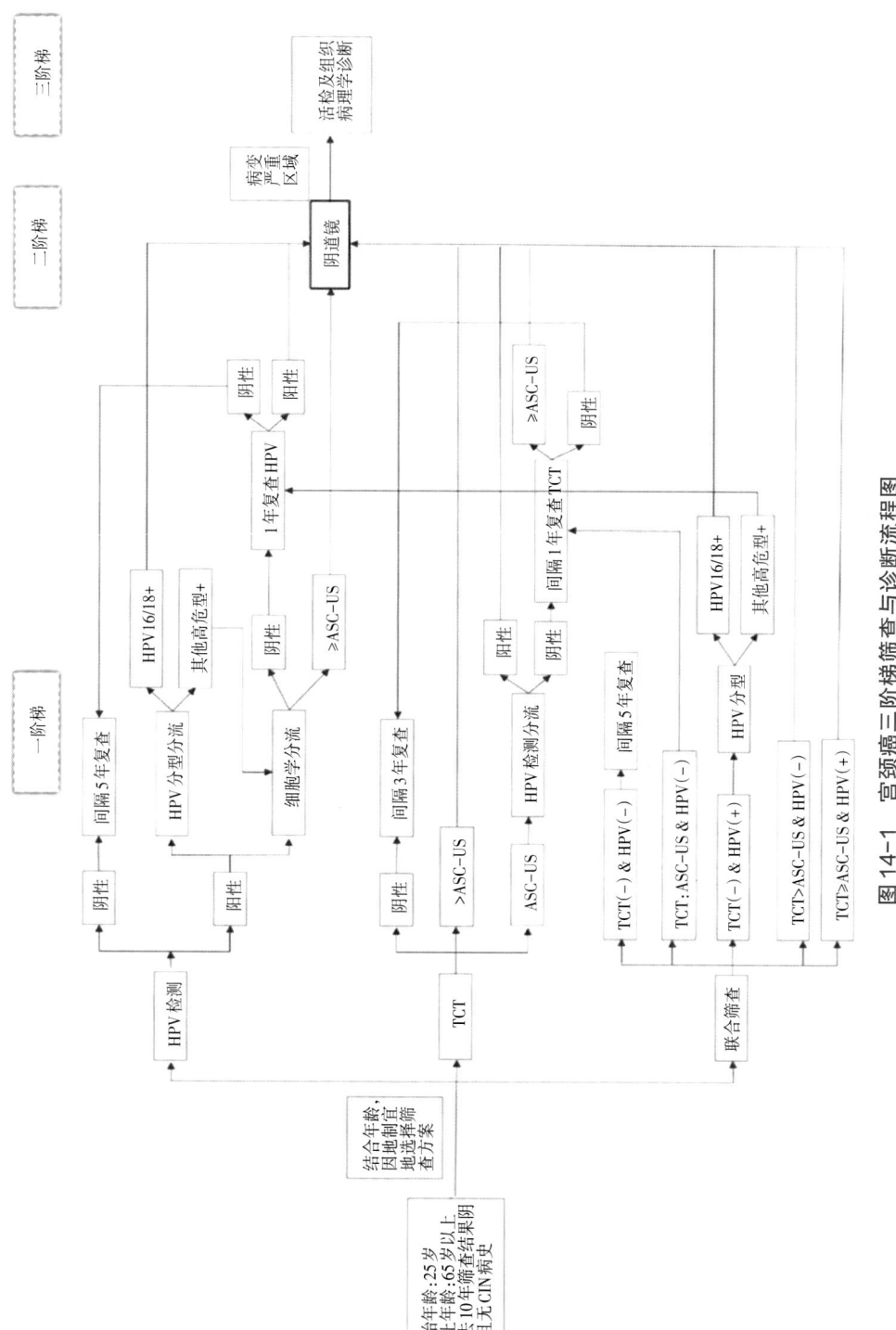

图 14-1 宫颈癌三阶梯筛查与诊断流程图

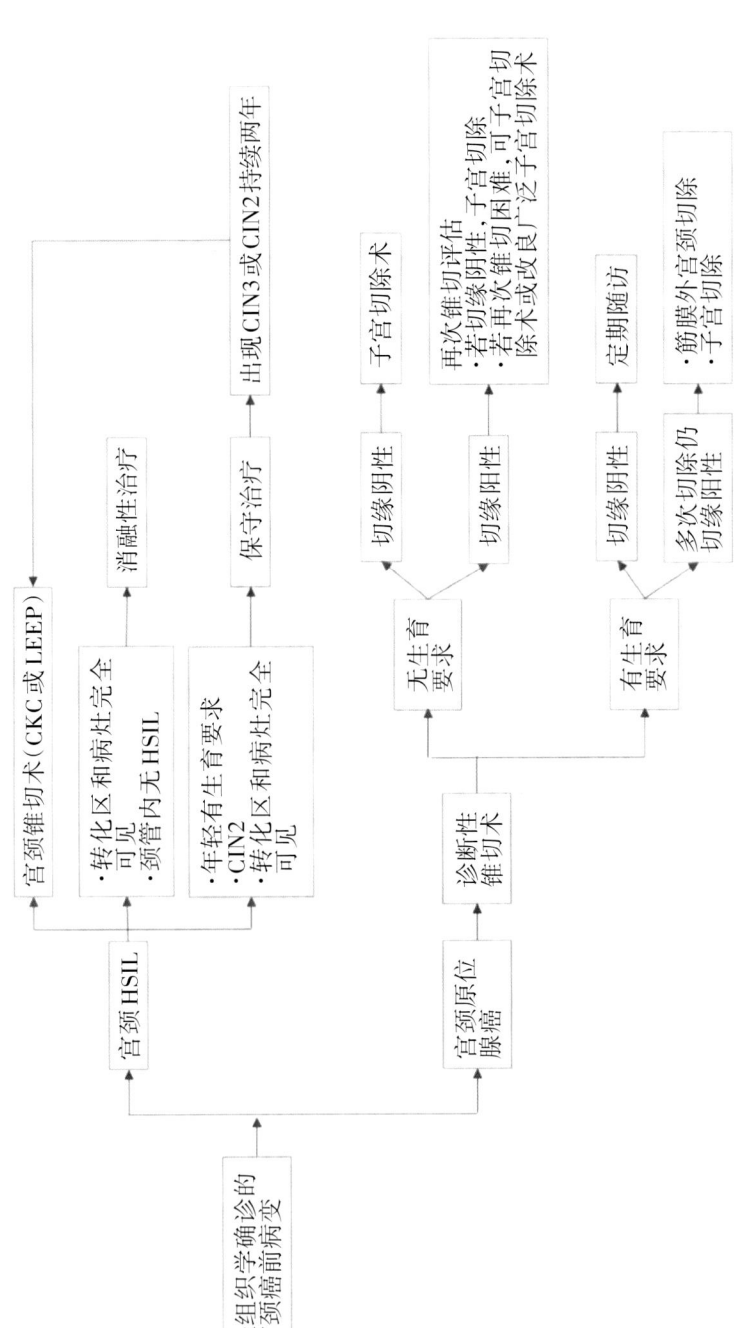

图14-2 宫颈癌前病变治疗流程图

第五章

结直肠癌

一、结直肠癌癌前病变的定义与分类

（一）癌前病变的定义

CRC癌前病变是指被证实与CRC发生密切相关的病理变化，主要包括结直肠腺瘤、炎症性肠病（inflammatory bowel disease，IBD）和遗传综合征，癌前病变的管理对CRC预防及早诊早治至关重要。

（二）结直肠腺瘤

结直肠腺瘤是结直肠癌最常见的癌前病变，大多数结直肠癌由传统腺瘤（包括管状腺瘤、绒毛状腺瘤和管状绒毛状混合腺瘤）经过经典的腺瘤—癌途径发生。

（三）炎症性肠病

IBD是一类慢性非特异性肠道炎症性疾病，溃疡性结肠炎（ulcerative colitis，UC）和克罗恩病（Crohn's disease，CD）是最常见的两种形式。

（四）遗传综合征

遗传综合征是由于可遗传的基因突变导致的一类疾病，通常包括林奇综合征（Lynch syndrome，LS）、家族性腺瘤性息肉病（familial adenomatous polyposis，FAP）、MUTYH相关性息肉病（MUTYH-associated polyposis，MAP）、Peutz-Jeghers综合征（Peutz-Jeghers syndrome，PJS）和幼年性息肉病（juvenile polyp syndrome，JPS）。

二、结直肠癌癌前病变的流行病学

(一) 结直肠腺瘤

几乎所有散发性CRC癌前病变都是结直肠腺瘤，这些典型的无症状癌前病变常在体检或筛查中才能发现。大约25%男性和15%女性在结肠镜检查中会发现一个或多个腺瘤，60岁以上人群有40%会检出结直肠腺瘤，因此，在CRC癌前病变管理中，需重点关注60岁以上人群。腺瘤性息肉向癌转化速率主要取决于大小，其次还包括生长模式和不典型增生等级。

除腺瘤性息肉，10%~15%散发性CRC源自锯齿状息肉，锯齿状息肉包括增生性息肉、无蒂锯齿状腺瘤、传统锯齿状腺瘤和混合性息肉。与传统腺瘤相比，锯齿状腺瘤发展为结直肠癌的可能性较小，高度不典型增生和原位癌发生率明显低于传统腺瘤。

(二) 炎症性肠病

IBD患者发生CRC风险高于正常人群。风险随IBD范围和持续时间而增加。因此，有30年UC病史患者有15%最终会发展为CRC。

(三) 遗传综合征

虽然遗传综合征仅占所有CRC的5%，但这类人群CRC发病率高于正常人群，因此需纳入癌前病变管理。在遗传综合征中，FAP患病率为0.01%，在未进行预防性结肠切除术情况下，FAP罹患CRC终生风险接近100%。推荐对FAP尽早行定期监测，FAP诊断CRC的平均年龄（如果未治疗）为40岁，95%在50岁时患上CRC，此外，发生其他恶性肿瘤的风险更大。

LS占所有CRC病例2%~4%，尽管LS易患多种癌症，但终生患CRC风险最高（约75%），因此对LS需密切监测。与散发性CRC患病人群相比，LS结肠癌和息肉发病年龄更小，且肿瘤发生在近端结肠比例更高。

MAP、PJS和JPS这类遗传综合征占CRC比例小于1%，特征包括不同癌症风险、临床特征和遗传模式。MAP会出现结直肠腺瘤性息肉病，且患癌风险达80%。PJS和JPS患CRC终生风险均为40%。

三、结直肠癌前病变的危险因素与预防策略

(一) 生活与饮食习惯

加工肉类、红肉和酒精饮料摄入增加，吸烟、缺乏运动、肥胖等会增加CRC癌前病

变发生，因此，针对生活方式和饮食习惯的健康管理对减少癌前病变发生有重要意义。

（二）炎症因素

慢性炎症是 IBD 发生 CRC 的关键风险因素。CRC 风险随 IBD 疾病持续时间、炎症严重程度及范围增加。

（三）代谢因素

肥胖与 CRC 风险间的关系尚不明确，可能与肥胖相关胰岛素抵抗和相关的高胰岛素血症有关。

（四）遗传因素

CRC 发生的标志性基因变化是获得性遗传和表观遗传改变，这些遗传改变的积累将正常腺上皮细胞转化为癌前病变直至浸润性结直肠癌。一级亲属患 CRC 人群发生 CRC 风险比无家族史者高 2~3 倍。亲属在年轻时确诊，或有多发亲属确诊，则风险是普通人群的 3~6 倍，这类人群需要重点关注，并尽早纳入癌前病变管理。

四、结直肠癌癌前病变的筛查与诊断方法

由于 CRC 癌前病变常无症状，且发生发展过程高度隐匿。因此，筛查是癌前病变管理的重要组成部分，方式包括以下几种。

（一）结肠镜检查

癌前病变和 CRC 的"金标准"是结肠镜检查，也是最重要的筛查手段，可直接观察病灶并行定位，能获组织样本行病理学评估，在癌前病变诊断和检测中具有重要作用，不足之处是它属于有创检查，且不适合社区大规模筛查。

（二）粪便检测

粪便筛查的测试特点是无创，不需肠道准备，可居家进行。此外，粪便多靶点 DNA 检测是基于 CRC 分子特性的筛查方法，基因突变可通过 DNA 测试分析粪便样本。因此，粪便多靶点 DNA 检测比粪便隐血检测更准确。然而，粪便检测结直肠腺瘤的敏感性不如结肠镜。如检测阳性，则需进行结肠镜检查进一步定性。

（三）钡灌肠

钡灌肠敏感性和特异性不如结肠镜，也不能确定 CRC 侵犯肠壁程度，是仅用于结肠镜检查失败或无法行结肠镜检查时的检查手段。

（四）CT模拟三维结肠成像

作为一种影像学检查方式，在发现较大腺瘤及CRC方面与结肠镜检查相当，而对于直径小于1 cm的病灶，模拟三维结肠成像准确性较低，本指南不推荐模拟三维结肠成像作为结直肠筛查方式。

（五）遗传性综合征的筛查

LS：目前，阿姆斯特丹（Amsterdam）Ⅱ和贝塞斯达（Bethesda）标准是现有基于家族史初步筛查LS的方法，但特异性不高。本指南推荐基于微卫星不稳定性评估和免疫组织化学方法，更加实用，两种方法灵敏度相当。

FAP：当发现至少100个结肠腺瘤时，即可诊断出FAP，结肠外病变（上消化道息肉病、先天性视网膜色素上皮肥大、表皮样囊肿、骨瘤、牙齿异常、硬纤维瘤）可辅助诊断。对单个患者进行诊断通常很困难，且息肉数量因疾病类型而异。

PJS：表现为组织学上独特错构瘤性息肉，胃肠道症状先出现在青少年时期，一般来说，具有以下两个或多个特征时，临床可诊断为PJS：①不少于2个小肠Peutz-Jeghers息肉；②典型的皮肤黏膜色素沉着过度；③家族史。

JPS：主要特征是多发性息肉，最突出部位是结肠，还有胃、十二指肠和小肠。任何小于20岁的年轻人，如至少有3个结肠息肉，整个胃肠道有多个息肉，或任何数量的息肉和明确家族史，都应考虑诊断为JPS。大约15%幼年性息肉病综合征患者会有先天性缺陷。

五、结直肠癌癌前病变的随访与治疗原则

（一）一级预防

健康生活方式，包括保持正常体重、运动（每天不少于半小时）、饮食健康、不吸烟和避免过量饮酒，可一定程度上降低结直肠癌癌前病变风险。

（二）内镜切除

目前只有息肉切除术可为结直肠癌前病变提供最佳治疗，且是预防CRC可靠策略，可将普通人群CRC发病率和疾病死亡率分别降低70%和60%。

（三）遗传综合征

在LS患者中，外科手术仍是治疗LS主要方式，但术式目前仍有争议，实施预防性手术需和患者充分沟通风险和获益。由于与LS相关最常见的结肠外恶性肿瘤是子宫

内膜癌（发病率为40%~60%），其终生风险与CRC估计风险相当甚至更高，因此预防性子宫切除术和双侧输卵管卵巢切除术推荐用于完成生育后的女性患者。在FAP患者中，一旦出现腺瘤性息肉，建议每年进行结肠镜检查。当出现超过20个腺瘤、发现直径大于1 cm的腺瘤或诊断为晚期组织学时，应考虑结肠切除术。对有大量直肠腺瘤的患者，建议行全结直肠切除术和回肠储袋肛门吻合术（ileal pouch anal anastomosis，IPAA）。如果直肠腺瘤很少或不存在，则通过回肠直肠吻合术保留直肠，尤其是直肠壶腹部手术治疗方案。如有任何直肠组织残留，则需每年1次或更频繁进行内镜检查。

在MAP中，建议对发展为结肠癌患者进行结肠次全切除术，但当结肠镜复查发现新病变或息肉变大或表现为高度不典型增生时，推荐行结肠次全切除术。

PJS患者的临床治疗以手术为主，内镜治疗为辅。内镜治疗目标是使部分患者延长手术间隔时间，甚至避免手术。推荐对息肉数量较多患者和由息肉引起的肠梗阻、套叠、出血、恶变等并发症的患者考虑手术治疗，手术原则是尽可能减少创伤，最大程度保留肠管。

针对JPS患者，绝大部分JPS息肉都可通过内镜下息肉切除术控制，当息肉数量过多，不适合内镜治疗情况下，推荐切除全部或部分结肠、胃。

（四）随访监测原则

处于中等风险个体（45岁及以上的成年人），目前推荐选择包括每10年1次的结肠镜检查，每年1次基础粪便检查。

有腺瘤病史高危人群，低风险腺瘤性息肉（管状，两个或更少，小于1 cm），推荐5年内重复结肠镜检查，如正常则每5~10年重复1次。对高危腺瘤性息肉（绒毛状，3~10个息肉，不小于1 cm，高度不典型增生），推荐3年内进行1次结肠镜检查，随后在5年内进行结肠镜检查。腺瘤性息肉超过10个的人群，尤其是年龄在40岁以下且有明确家族病史者，推荐接受遗传筛查。

结直肠癌根治术后患者，每1~3年需要行1次结肠镜检查。对于一级亲属诊断为CRC的人群，建议将筛查岁数提前至40岁，每5年进行1次结肠镜检查。

对IBD患者，结肠镜检查每1~2年重复1次。

对患遗传综合征或具高危遗传倾向人群，结肠镜检查时间推荐在20~25岁，或直系亲属中最年轻CRC病例发生前10年开始，然后每1~2年重复1次。此外，一级亲属应进行遗传筛查。对于FAP患者，结肠镜检查应在10~12岁时开始，并每年重复1次。MAP患者应在30~35岁时进行结肠镜检查，此后每3~5年进行1次。

对PJS患者，应在青少年后期开始进结肠癌内镜筛查，此后每2~3年进行1次，对JPS患者建议从15岁开始筛查，如最初发现息肉，则每年重复结肠镜检，否则每2~3年1次。

第六章

乳腺癌

一、乳腺癌癌前病变的定义与分类

（一）乳腺癌癌前病变的定义

乳腺癌的前驱病变（precursors）主要是指乳腺导管内上皮细胞增生性病变，大部分起源于终末导管—小叶单位（terminal duct lobular unit，TDLU），并局限于导管—小叶系统。其发展为乳腺浸润性癌的风险程度不同。

导管内增生性病变包括普通型导管增生（usual ductal hyperplasia, UDH）、柱状细胞病变（columnar cell lesions, CCLs）、非典型导管增生（atypical ductal hyperplasia, ADH）及导管原位癌（ductal carcinoma in situ, DCIS）。另外，非浸润性小叶性肿瘤，包括非典型小叶增生（atypical lobular hyperplasia, ALH）和小叶原位癌（lobular carcinoma in situ, LCIS），也被认为是乳腺浸润性癌的前驱病变。

（二）普通型导管增生

UDH 是一种在结构、细胞形态和分子水平上具有异质性的良性上皮细胞增生，主要累及 TDLU，也可发生于小叶外导管。增生的细胞常形成次级管腔或边窗，并且常呈裂隙样；围绕窗孔的细胞无极性。

（三）柱状细胞病变和平坦型上皮不典型性

CCLs 是发生于乳腺 TDLU 的克隆性改变，其特征是由不同程度扩张并增大的腺泡形成，其内被覆柱状上皮细胞，常有顶浆分泌。柱状细胞变（columnar cell change, CCC）的上皮细胞通常为 1~2 层，多于 2 层细胞为柱状细胞增生（columnar cell hyperplasia, CCH）。平坦型上皮不典型性（flat epithelial atypia, FEA）呈平坦型生长模式，且以 CCLs 出现低级别（单形性）细胞学不典型性为特征。

（四）导管上皮不典型增生

ADH 是一种导管上皮增生性病变，其细胞学和结构特征与低级别 DCIS 相似，但在 TDLU 受累程度和范围方面不如低级别 DCIS 明显。其细胞形态单一，可形成僵硬的细胞桥、厚度均匀的拱形或顶端宽、基底部窄的微乳头结构。

（五）非典型小叶增生

ALH 是起源于 TDLU 的小的、粘附性差的细胞非浸润性、肿瘤性增生，伴或不伴终末导管的派杰样受累。TDLU 中小于 50% 的腺泡被增生的肿瘤细胞占据。

（六）导管原位癌

DCIS 是局限于乳腺导管系统内、具有粘附性的细胞增生性病变，表现出一系列不同的结构模式及核分级。常见组织学亚型包括粉刺型、实性型、筛状型、乳头型或微乳头型、大汗腺型和 Paget 病。推荐根据 DCIS 的细胞核形态分为低、中、高核级。低核级细胞异型小、形态一致，胞核约为红细胞或正常导管上皮细胞的 1.5~2 倍，低核级 DCIS 的常见组织学亚型为微乳头型和筛状型，坏死不常见；高核级细胞异型大、形态多样，胞核为红细胞或正常导管上皮细胞的 2.5 倍以上，常见组织学亚型为粉刺型、实性型，多伴有粉刺样坏死及微小钙化；介于二者之间的为中核级。

低核级 DCIS 诊断要点：导管上皮不典型增生范围大于 2 mm 或累及两个及两个以上完整导管，即可诊断；对高核级 DCIS 而言，不受范围大小限制。

（七）小叶原位癌

LCIS 起源于 TDLU，属非浸润性、失黏附性细胞增生性病变。诊断要点：TDLU 中大于 50% 的腺泡被增生的肿瘤细胞占据。LCIS 分为经典型（classic LCIS，C-LCIS）、旺炽型（florid LCIS, F-LCIS)和多形性（pleomorphic LCIS，P-LCIS），F-LCIS 和 P-LCIS 属罕见变异亚型；F-LCIS 显示 C-LCIS 的细胞形态特征，但 F-LCIS 受累腺泡明显膨大，间质成分少，表现为扩张腺泡/导管充满一个高倍视野，扩张腺泡/导管直径相当于 40~50 个细胞；P-LCIS 细胞明显增大，核多形性明显，胞核大于 4 倍淋巴细胞，含一个或多个核仁，核分裂多见，P-LCIS 需与高级别导管原位癌鉴别，E-Cadherin、p120 免疫组化染色可协助诊断。

二、乳腺癌癌前病变的流行病学

2017 年中国肿瘤登记地区女性乳腺癌位居女性肿瘤发病谱第 2 位。新发病例数 91 475 例，占全部女性肿瘤发病的 16.06%。发病率为 42.51/10 万，中标发病率为

30.08/10万，世标发病率为28.11/10万，0~74岁累计发病率为3.01%。不同地域之间女性乳腺癌发病率存在差异（城市>农村），新发病例数城市地区53 726例，农村地区37 749例，城市中标发病率为农村的1.35倍。不同地区间女性乳腺癌发病率也存在差异（东部>中部>西部），东部地区新发51 902例，发病率为52.74/10万；中部地区新发21 613例，发病率为38.42/10万；西部地区新发17 960例，发病率为29.67/10万，女性乳腺癌发病率分别位列东、中和西部地区女性恶性肿瘤发病的第1、第1和第2位。

2017年中国肿瘤登记地区女性乳腺癌位居女性肿瘤死亡谱第5位。死亡病例数21 000例，占全部女性肿瘤死亡的7.54%。死亡率为9.76/10万，中标死亡率为6.17/10万，世标死亡率为5.98/10万，0~74岁累计死亡率为0.66%。不同地域之间女性乳腺癌死亡率存在差异（城市>农村），死亡病例数城市地区11 951例，农村地区9 049例，城市中标死亡率为农村的1.21倍。不同地区之间女性乳腺癌死亡率也存在差异（东部>中部>西部），东部地区死亡11 290例，死亡率为11.47/10万；中部地区死亡5 114例，死亡率为9.09/10万；西部地区死亡4 596例，死亡率为7.59/10万，女性乳腺癌死亡率位列东、中和西部地区女性恶性肿瘤死亡的第5位。

2000—2016年，我国女性乳腺癌发病率和死亡率均呈上升趋势，城市和农村女性乳腺癌年龄别发病率和年龄别死亡率特征相似。女性乳腺癌发病率均自20~24岁组开始快速上升，城市地区至60~64岁组达到高峰，而农村地区至50~54岁组达到高峰，随后快速下降；女性乳腺癌死亡率从25~29岁组开始缓慢上升。

2017年全国女性乳腺癌病例中，26.50%的病例报告了明确的亚部位，其中上外象限是最主要的亚部位，占39.34%；其次是上内象限，占18.63%；交搭跨越，占13.24%；下外象限，占8.53%；下内象限，占7.51%；中央部，占6%；乳头和乳晕，占4.11%；腋尾部，占0.67%。

2017年全国女性乳腺癌病例中，77.92%报告了明确的组织学类型，其中导管癌是最主要的病理类型，占78.44%；其次是小叶性癌，占4.16%；佩吉特病，占1.39%；髓样癌，占0.30%。

现有文献无癌前病变相关数据。

三、乳腺癌癌前病变的危险因素与预防策略

许多因素可影响乳腺癌发病风险，其具不同影响程度和可修改性。固有因素包括性别、年龄、遗传等，可改变因素包括生殖、激素使用、生活方式等。

（一）人口统计学因素

1.性别

乳腺癌是女性特有疾病，女性罹患乳腺癌可能性是男性的100倍，主要原因是女性有更高水平雌激素。男性发病率不到1%，但病情常比女性更严重。

2.年龄

衰老不可避免会增加患乳腺癌风险，目前约80%乳腺癌年龄大于80岁，超过40%年龄大于65岁，乳腺癌风险在40岁增加1.5%，50岁增加3%，70岁增加4%以上。

（二）遗传

1.基因突变

在DNA修复基因和抑癌基因中获得基因突变是乳腺癌遗传易感性最常见形式，最终导致细胞周期检查点异常和癌基因积累。根据相对风险，与乳腺癌相关突变可分为高、中、低外显率突变。BRCA1、BRCA2、TP53、PTEN、STK11和CDH1被认为是高外显率突变，占遗传风险20%；其次是中度外显率突变，包括PALB2、BRIP1、ATM、CHEK2和RAD51C，占遗传风险的5%。BRCA1/2是最常见形式，据估计BRCA1突变携带者在70岁前罹患乳腺癌平均累积风险为57%~65%，BRCA2为45%~49%，比一般人群增加20倍。

2.家族史

乳腺癌具家族聚集性，5%~10%患者有乳腺癌家族史。Liu等发现有一级亲属罹患乳腺癌的女性诊断中位年龄较高且病情更严重（54.1，P<0.001）。Reiner等病例对照研究表明有一级亲属在40岁前罹患乳腺癌，那10年内罹患乳腺癌绝对风险达14.1%。这些数据表明乳腺癌家族史应作为预防乳腺癌最重要筛查因素之一。

（三）生殖因素

生殖和乳腺癌的关系与卵巢激素作用有关。卵巢激素从青春期开始分泌，每月呈周期性变化，并受妊娠状态影响，最终更年期减少。因此，初潮、更年期、妊娠、哺乳等特定事件发生和持续时间，以及伴随激素失衡可潜在诱导乳腺致癌过程。

1.初潮年龄

初潮年龄晚一生中雌激素暴露减少。Thakur等病例对照研究表明初潮年龄小的女性患乳腺癌风险增加约两倍。Goldberg等对50 884名女性开展平均9.3年随访，发现初潮年龄与乳腺癌风险呈正相关（HR=1.10，95% CI=1.01–1.20），初潮年龄小于12岁女性的发病风险比大于12岁的女性高30%（95% CI=1.07–1.57）。

2.绝经年龄

绝经年龄超过50岁，乳腺癌发病风险也随之增加。Thakur等病例对照研究结果证实绝经年龄与乳腺癌发病风险间的关系（OR=2.43，95%CI=1.2-4.9）。

3.妊娠

妊娠可预防乳腺癌，且随胎次增加风险降低。Zhang J等对广州招募的3 805名乳腺癌患者进行了病例对照研究，发现第一胎高龄是乳腺癌危险因素（大于30岁 vs. 23~30岁，HR=1.59，95%CI=1.01-2.50）。Katuwal等病例对照研究证实胎次增加有保护作用。此外，Evans等队列研究中发现早期妊娠对携带BRCA1/2突变的女性具有明显保护作用，与在21岁前完成妊娠女性相比，无生育导致50岁前患乳腺癌的可能性高30%。

4.流产

流产对乳腺癌风险的影响尚无明确结论。Yuan X等在中国开展的病例对照研究发现无论是对绝经前（OR=1.34，95%CI=0.98-1.83）还是绝经后妇女（OR=1.26，95%CI=0.88-1.79），流产都是乳腺癌危险因素之一。但近期Tong H等基于14篇文章进行Meta分析，综合风险比表明是否流产和流产数量与乳腺癌风险无显著相关性（RR=1.023，95%CI=0.938-1.117，Z=0.51，P=0.607）。Deng Y等基于25项病例对照研究的Meta分析也得到类似结果。

5.母乳喂养

诸多研究指出哺乳在预防乳腺癌中的作用，WHO建议产后至少母乳喂养6个月。Sangaramoorthy等基于美国和墨西哥人群的研究表明有母乳喂养史者可使乳腺癌总体风险降低17%。相似Zhou Y等的Meta分析发现母乳喂养可降低风险近40%。此外，哺乳持续时间也是重要影响因素。Xie F等开展多中心病例对照研究发现与平均母乳喂养超过两年女性相比，平均母乳喂养小于6个月女性乳腺癌发病风险较高（OR=2.690，95%CI=1.71-4.16，P<0.001）。

（四）外源性激素

1.口服避孕药

口服避孕药（oral contraceptive pill，OCP）在乳腺癌发病中可起一定作用。Yuan X等在中国开展的病例对照研究发现短期使用OCP（1~6个月）的绝经前女性罹患乳腺癌的可能性高于从未使用者（OR=2.06，95%CI=1.39-3.04）。Mørch等对丹麦女性进行平均11年的随访，发现使用OCP者更易罹患乳腺癌（RR=1.19，95%CI=1.13-1.26）。近期Barańska等Meta分析结果表明频繁使用OCP会增加罹患三阴性乳腺癌的风险（OR=1.37，95% CI=1.13-1.67，P=0.002）。

2.更年期激素疗法

绝经症状对更年期女性生活质量的不利影响已得到充分证明，常建议使用更年期激素疗法（menopausal hormone therapy，MHT）来缓解症状和预防骨质疏松症。主要有两种制剂：单纯雌激素和雌—孕激素联合制剂。一项 Meta 分析表明每种MHT 类型均是乳腺癌危险因素（单纯雌激素：RR=1.17，95%CI=1.10-1.26；雌—孕激素联合：RR=1.60，95%CI=1.52-1.69），且发病风险随着治疗时间延长而增加（P<0.0001）。停止使用后发病风险逐渐降低，5年左右可恢复至普通人群。

（五）乳房相关

1.乳腺组织密度增加

乳腺组织密度在一生中都不稳定，包括低密度、高密度、脂肪性乳房等几种类型。Park 等基于韩国国家癌症筛查项目开展的巢式病例对照研究表明高密度乳房女性的发病风险是脂肪性乳房女性的5倍（OR=5.0，95%CI=3.7-6.7），无论绝经状态如何这种影响均可观察到，但对绝经前女性影响更大。Advani 等对65岁及以上接受乳房 X 线筛查检查的美国女性进行长期随访，发现在65~74岁组乳腺癌5年累计发病率随着乳腺组织密度的增加而增加（11.3/1000，95%CI=10.4-12.5/1000），在75岁及以上组中发病风险更大（13.5/1000，95%CI=11.6-15.5/1000）。

2.良性乳腺疾病

良性乳腺疾病（benign breast disease，BBD）是乳腺癌的长期危险因素。BBD 一般分为3类：非增生性、增生性无异型性或伴异型性。Louro 等基于西班牙裔女性进行了回顾性队列研究，发现有 BBD 女性罹患乳腺癌的风险增高（OR=1.87，95%CI=1.57-2.24），风险最高的为增生性伴异型性 BBD，最低的为非增生性 BBD。Figueroa 等的巢式病例对照研究（OR=5.48，95%CI=2.14-14.01）和 Román 等的队列研究（RR=1.77，95%CI=1.61-1.95）均得到相同结论。

（六）肥胖和超重

更年期前卵巢是雌激素主要来源，更年期后卵巢衰老，脂肪组织成为雌激素主要来源。因此目前普遍认为肥胖和超重对乳腺癌发病风险的影响因绝经状态而异，即绝经前为保护因素而绝经后为危险因素。

Schoemaker 等汇集了17项前瞻性个体数据，发现绝经前女性体重增加与乳腺癌发病风险呈负相关（HR/5kg=0.96，95%CI=0.95-0.98）。Oni 等的 MR 分析表明 BMI 可降低绝经前女性乳腺癌发病风险（ORIVW=0.81，95%CI=0.74-0.89，P=9.44×10⁻⁶）。虽然多项研究表明较高 BMI 可降低绝经前女性的乳腺癌发病风险，但在人一生中，BMI 较高者罹患乳腺癌累积风险会增加，且肥胖还可增加其他恶性肿瘤和严重健康问题的风险，因此不建议将增重作为长期降低乳腺癌发病风险的合适方法。

Park IS等基于2 708 938名韩国女性队列研究中发现，绝经后女性随着BMI升高，乳腺癌发病风险升高（HR=1.49，95%CI=1.38-1.61，P<0.0001）。Chen MJ等对台湾女性开展的队列研究也发现相同结论。

（七）生活方式

1.吸烟

普遍认为吸烟是乳腺癌危险因素之一。Gaudet等汇集了14项队列研究，发现吸烟和乳腺癌风险间呈正相关（HR=1.18，95%CI=1.12-1.24），且吸烟时间越长，风险越大（P=2×10^{-7}）。Park等开展的MR分析表明终生吸烟指数是乳腺癌危险因素（OR=1.18，95%CI=1.07-1.30，P=0.11×10^{-2}）。此外，被动吸烟也有不利影响。Gram等在挪威对45 923名不吸烟女性平均随访19.8年后，发现儿童期接触二手烟者罹患乳腺癌风险比从未接触二手烟者高11%（95% CI=1.02-1.22）。

2.饮酒

饮酒有可能是乳腺癌的危险因素，但目前研究结果存在矛盾和受混杂因素干扰。Simapivapan等基于16项研究综合分析发现饮酒会增加乳腺癌复发风险，尤其在绝经后妇女中。而Zhu J等MR分析不支持基因预测的酒精摄入量与乳腺癌风险间存在因果关系。Schumacher等回顾34篇文章后认为诸多研究对酒精摄入量定义不明确，无有力证据证明饮酒会改变携带BRCA1/2突变女性的发病风险。

3.饮食

食物与营养素的种类和数量、卡路里摄入量等因素均可影响乳腺癌发病风险。Krusinska等在波兰开展的病例对照研究发现不健康饮食模式会显著增加乳腺癌发病风险，且随不健康食物消耗频率增加而增加（OR=2.90，95%CI=1.62-5.21，P<0.001）。近期Xiao Y等的Meta分析表明西方饮食模式可增加14%乳腺癌发病风险，但健康饮食模式可降低18%风险。此外，Lope等病例对照研究发现绝经前女性减少卡路里摄入（低于预测值的20%）可降低乳腺癌发病风险（OR=0.36，95%CI=0.21-0.63）。

4.体力活动

多项研究表明体力活动可通过减少内源性激素暴露、改变免疫系统反应或胰岛素样生长因子-1来预防乳腺癌，这取决于体力活动特征，如类型、强度、持续时间和频率。Katuwal等病例对照研究发现与体力劳动者相比，脑力工作者患乳腺癌风险显著增加，适度职业性体力活动可将小叶性乳腺癌风险降低14%。Li A等在8家北京当地医院开展的病例对照研究发现静态的站姿工作是乳腺癌危险因素（OR=1.80，95%CI=1.19-2.73）。

（八）空气污染

近年发现空气污染为乳腺癌潜在危险因素。Hwang J 等在韩国进行全国普查发现空气污染物浓度与乳腺癌发病率呈正相关（OR/100 ppb CO=1.08，95%CI=1.06-1.01；OR/10 ppb NO_2=1.14，95%CI=1.12-1.16；OR/1 ppb SO_2=1.04，95%CI=1.02-1.05；OR/10 $\mu g/m^3$ PM_{10}=1.13，95%CI=1.09-1.17）。Gabet 等的 Meta 分析表明 NO_2 可影响乳腺癌发病风险（OR=1.023，95%CI=1.005-1.041），且对绝经前女性影响高于绝经后女性。Andersen 等基于欧洲人群队列的研究也得到相似的结论。

（九）胸部放射治疗

20 世纪 80 年代以来，认识到霍奇金淋巴瘤（hodgkin lymphoma，HL）的胸部放疗可增加继发性乳腺癌风险。接受 HL 胸部放疗后女性罹患乳腺癌风险增加 5~20 倍，在携带 *BRCA*1/2 突变女性中 40 年累计发病率高达 30%~40%。Veiga 等基于北美医院的巢式病例对照研究发现放疗剂量与乳腺癌发病风险呈正相关（OR/10 Gy=3.9，95%CI=2.5-6.5）。

（十）乳房切除术

降低风险的乳房切除术（risk-reducing mastectomy，RRM）可显著降低有乳腺癌家族史和携带 BRCA1/2 突变女性的发病风险。RRM 可分为双侧（bilateral risk-reducing mastectomy，BRRM）和单侧（contralateral risk-reducing mastectomy，CRRM）。Jakub 等平均随访 56 个月后发现接受 BRRM 组中无乳腺癌病例，接受 CRRM 组中无对侧乳腺癌病例。Grobmyer 等在随访期间也未发现新发乳腺癌病例。而 Alaofi 等的 Meta 分析表示 RRM 可降低 85%~100% 的发病风险。

四、乳腺癌癌前病变的筛查与诊断方法

乳腺癌已成为困扰我国女性癌症患者的首位恶性肿瘤，年增长高于全球水平。病因尚未完全明确。而当前作为乳腺癌发生、发展的重要阶段，提高癌前病变及早期癌检出是当前有效的防控措施，因此乳腺癌癌前病变及早期癌筛查和诊断具重要价值。

（一）临床体格检查

相当一部分乳腺癌前病变都有临床表现，如触及肿块、乳头溢液、皮肤相应改变等。定期、规律自检，有助乳腺病变检出。

（二）影像学检查

影像学检查在乳腺癌癌前病变检出及诊断中具重要作用。目前乳腺影像学检查主要包括乳腺X线摄影、超声、磁共振（MRI）等。乳腺影像学检查在于检出病变、诊断及鉴别，并对早期乳腺癌进行分期，治疗后随诊复查，间接评估肿瘤生物学行为及预后。不同检查方法成像原理不同，对乳腺癌癌前病变及早期癌检出和诊断具不同价值。随着科技进步，针对现有乳腺成像技术的局限性，一些新技术和方法不断出现，如数字乳腺断层合成X摄影（digital breast tomosynthesis，DBT）、自动乳腺超声成像系统（automated breast ultrasound system，ABUS）等，有助提高乳腺癌癌前病变筛查和诊断的准确性。

1.乳腺X线摄影检查

乳腺X线摄影检查是乳腺疾病检查的主要方法之一，也是FDA批准用于乳腺癌筛查的检查方法。目前，欧美国家广泛采用乳腺X线摄影对40岁或45岁以上妇女行乳腺癌筛查，有效降低了乳腺癌死亡率。

乳腺X线病变征象可分为主要征象和伴随征象。其主要征象包括肿块、钙化、结构扭曲、非对称性致密影，伴随征象则包括皮肤回缩、皮肤增厚、乳头回缩、腋下淋巴结肿大、血运增加、水肿等。乳腺X线对大部分乳腺癌癌前病变显示困难，相对检出和诊断具有较高特异性，主要包括导管乳头状瘤和乳腺导管内癌。导管乳头状瘤主要表现为边缘清晰或遮蔽的肿块，部分伴有不定形、点状或粗糙不均质钙化，有时也可见单个扩张导管。乳腺导管内癌在X线上主要表现为钙化，大约70%~80%导管内癌都会出现钙化征象，其余表现为肿块，结构扭曲及一些非对称性致密影。钙化主要呈细线或分支状，此外还包括一些多形性及不定形钙化。

乳腺X线摄影是目前乳腺癌前病变和早期癌的重要影像学检查之一，主要临床应用价值在于对乳腺内的钙化非常敏感（能发现2 mm以下的钙化），能发现那些直到两年后临床才能触及的肿块型病变。但同时在某些方面也存在局限性，包括对发生在致密型乳腺的非钙化型病变易漏诊；对乳腺病变鉴别诊断阳性预测值较低，且具一定射线辐射性。

相较于传统乳腺X线摄影技术，DBT可减少腺体组织重叠，从而提高图像清晰度，可提高非肿块型早期乳腺癌诊断准确性，更适合检出表现为非对称性致密影、结构扭曲等病灶。有研究表明DBT筛查假阳性率低，特异度高，同时不影响乳腺癌检出率。

2.乳腺超声检查

乳腺超声检查是对乳腺疾病筛查与诊断非常有价值的影像学检查方法，与乳腺X线摄影检查有互补作用。乳腺超声病变主要征象有肿块和钙化。伴随征象包括结构扭曲、导管改变、皮肤改变等。于导管乳头状瘤，主要超声表现为导管内或囊内肿块，多为卵圆形，低回声或混合囊实性回声肿块，边缘光整，模糊或局部成角，后方可见回声增强，纤维血管内可见血流信号，在弹性成像上较纤维腺瘤硬度更大。对乳腺导管内癌，超声主要表现为边缘模糊，低回声肿块，伴或不伴钙化，若出现不规则的低回声肿块则提示浸润性病变。低回声乳腺组织会发生轻度结构扭曲，弹性成像会显示组织周围硬度增加。

乳腺超声能很好帮助评估致密型乳腺的可疑病变；对肿块型病变检出及诊断有明显优势，可明确区分肿块囊实性；可实时、动态观察病变二维征象、血流多普勒信号特征及弹性特征；可显示腋窝淋巴结；无射线辐射性，可短期多次反复进行，适用于任何年龄女性，是年轻女性（尤其是妊娠期、哺乳期女性）首选影像学检查方法。同时也存在一定局限性，超声诊断准确性很大程度取决于使用的设备及医生的个人经验，可重复性差；对微小钙化检出敏感性低于乳腺X线摄影检查；对非肿块病变诊断是超声的难点。

除常规超声外，超声新技术超声造影及ABUS逐渐广泛应用。超声造影显示区域增强及均匀增强为导管内乳头状瘤的主要表现，可能诊断出常规超声无法予以诊断的小体积、血流信号及回声无异常的病灶，提高病变检出率。ABUS对乳腺肿块显示画面更细腻、客观，鉴别肿块良、恶性价值较肯定，可显示多中心性恶性病灶、辅助术前分期及定位，克服传统二维超声不可重复及主观性强的缺点，有较好应用前景，尤其对规范超声检查过程、全面扫查和远程会诊具较大优势，对乳腺癌癌前病变和早期癌筛查和诊断具很大价值。

3.乳腺MRI检查

乳腺MRI检查具良好软组织分辨率和无辐射性等特点，与X线摄影和超声相比可获更多、更准确信息，已成为乳腺X线摄影和超声检查重要补充方法。大部分导管乳头状瘤在乳腺MRI显示较好，主要表现为肿块型病变，可分析病变形态、信号强度、内部结构、血流动力学表现、扩散及波谱成像等特征。在T1WI上表现出导管样高信号，抑脂T2WI序列上可见高信号影伴导管内低信号肿块，强化后主要显示圆形、卵圆形、不规则强化肿块，还会出现一些线性或集群样非肿块强化，早期出现快速强化，延迟期血流动力学方式不一，常为廓清型，在延迟时相呈"环形"表现具有诊断特异性。对乳腺导管内癌而言，高分辨率MRI敏感性可达80%~92%，病变内部强化特征可呈簇环形；病变分布呈线样、段样或集群样非肿块强化；强化方式多变，主要包括缓慢流入型或平台型强化。

乳腺MRI作为敏感性和特异性较高的乳腺检查手段，具有多角度、多参数、形态与功能并重等优势，在乳腺癌癌前病变和早期癌诊断有重要价值。但同时由于其检查时间较长；需注射对比剂；对钙化显示不如乳腺X线摄影直观；费用较高等局限性存在，仍需结合乳腺X线摄影以及超声等传统检查手段进行癌前病变及早期癌检出和诊断。

4. 影像学引导下的乳腺病变活检技术

目前，在乳腺疾病定性诊断中，活检病理学诊断仍是"金标准"，包括手术切除活检和微创活检。乳腺病变微创活检适用于所有影像学发现的乳腺病变。对乳腺癌前导管不典型增生病变，细针活检无法达到诊断要求时可行粗针活检，粗针活检对可触及和不可触及病变的敏感性、特异性、阳性预测值、阴性预测值和准确率均高于细针活检，但粗针活检在诊断不典型增生、导管乳头状瘤和乳腺导管内癌时可能不准确，必要时需手术切除确定病变性质。

（三）乳腺癌前病变和早期乳腺癌筛查的建议

目前国内外开展的乳腺筛查项目大部分是借鉴欧美国家筛查模式，以乳腺X线摄影作为基本手段。但我国女性乳腺特点之一为致密型腺体，会减低乳腺X线摄影敏感性与准确性，单纯使用乳腺X线摄影可能并不适合我国女性乳腺癌筛查。已有多项研究对此进行探讨，综合考虑我国卫生经济学和筛查实际情况作如下推荐。

1. 超声联合乳腺X线摄影筛查

推荐高风险人群使用超声联合乳腺X线摄影筛查；一般风险人群在经济能力较好地区可考虑使用超声联合乳腺X线摄影筛查。

2. 单独使用超声或乳腺X线摄影筛查

高风险人群不推荐单独使用乳腺X线摄影筛查；一般风险人群仍推荐使用超声筛查。

3. 单独使用乳腺磁共振筛查

MRI检查的敏感度和特异度在所有单独筛查措施中最高，但综合考虑检查费用、时长和设备普及率等原因，不推荐乳腺MRI用于乳腺癌人群筛查。但对 *BRCA1/2* 突变携带者，可结合筛查地区经济能力考虑使用乳腺磁MRI筛查。

五、乳腺癌癌前病变的随访与治疗原则

（一）乳腺癌癌前病变的治疗

1. 乳腺不典型增生（AH）

不典型增生（AH）包括不典型导管增生（ADH）和不典型小叶增生（ALH）。

（1）不典型导管增生（ADH）

1）行针芯穿刺活检后：通过针芯穿刺活检（CNB）诊断出ADH后，标准处理方法是行乳腺切除活检来排除相关恶性病变。分析较大的组织样本后，10%~20%的病

例诊断可能升级为乳腺导管原位癌（DCIS）或浸润性乳腺癌，具体取决于经皮穿刺活检所用针头规格、针芯穿刺针数、是否取到了目标病灶以及影像学检查是否见到残留微钙化灶或相关肿块型病变。此时应按恶性肿瘤治疗原则进行进一步处理。

2）行手术切除后：经切除活检诊断出 ADH 时，无需进一步手术。手术切缘阳性时一般不需要再次切除。例外情况可能仅包括：ADH 只存在于手术切缘，ADH 近乎达到切缘 DCIS 的诊断标准，或担心未完全切除影像学所见目标病变。

（2）不典型小叶增生（ALH）

在 CNB 意外诊断出 ALH 后，病变升级为 DCIS 或浸润性癌的风险很低（小于3%），而且升级后病变通常是极小的低级别浸润性癌。因此，只要目标病变无切除指征，经 CNB 意外诊断出影像学与病理学表现一致的 ALH 时，就不再需要切除活检。对影像学与病理学表现不一致病变，推荐行局限性乳腺切除活检。经切除活检诊断出 ALH 时，无需进一步手术；手术切缘阳性时不需再次切除。

2.小叶原位癌（LCIS）

（1）手术治疗

空芯针穿刺活检发现 ALH 和非典型性 LCIS 后需行病灶切除活检是目前多数研究结果的共识，主要目的是最大限度降低 DCIS 和浸润性癌共存风险。多形性 LCIS 可能有与 DCIS 相似的生物学行为，临床可考虑病灶完整切除及切缘阴性，但这可能导致全乳切除率高而无临床获益结局。LCIS 与 IDC 或 DCIS 并存并非保乳禁忌证。

（2）非手术治疗

LCIS 病灶切除后，如果无合并其他癌变，可考虑随访观察。此外，放疗是不被推荐的，也无数据支持对多形性 LCIS 进行放疗。

（3）药物预防性治疗

针对 35 岁以上、有发生乳腺癌高风险（包括既往手术证实为乳腺小叶不典型增生、导管不典型增生、LCIS 及 DCIS）的女性，都可考虑以下 4 种药物使用可能。

①他莫昔芬（20 mg/d，口服 5 年）：是绝经前后妇女降低浸润性、ER 阳性乳腺癌风险的选择。结合 ER 检测给予他莫昔芬，目前是预防 ER 阳性乳腺癌的有效选择。对于预判风险较低的患者，他莫昔芬（5 mg/d，口服 3 年）也是可选的。

②雷洛昔芬（60 mg/d，口服 5 年）：是降低浸润性、ER 阳性乳腺癌风险的选择。同样需结合 ER 检测，但仅适用于绝经后妇女。

③依西美坦（25 mg/d，口服 5 年）、阿那曲唑（1 mg/d，口服 5 年）：是绝经后妇女降低浸润性、ER 阳性乳腺癌风险的另一种选择。依西美坦和阿那曲唑均为芳香化酶抑制剂，是一类可降低绝经后妇女雌激素水平的药物，ER 阳性乳腺癌患者术后使用可降低乳腺癌复发风险。

④预防性双乳切除术：LCIS 女性患者曾需接受预防性的双侧乳房切除术。LCIS

患者的风险为中等水平，因此在无其他乳腺癌危险因素（如绝经前乳腺癌的家族史、有关BRCA基因突变等）情况下进行预防性双侧乳房切除术似乎过于激进。虽然LCIS女性发生浸润性乳腺癌风险显著高于普通人群，但多数不会进展为浸润性乳腺癌。进行预防性乳房切除术的决定必须高度个体化，并经伦理委员会批准。

3. 乳腺导管内乳头状瘤

手术切除病变所在的腺叶是乳腺导管内乳头状瘤的主要治疗方法。术前应避免挤压乳房。如已行乳管内镜检查，则应嘱患者不要擦去肿瘤定位标记。术中可用一细导丝徐徐插入溢液导管，沿着导丝方向行溢液导管所在的腺叶切除。对一侧乳腺不同腺叶同时发生乳管内乳头状瘤，应分别行腺叶切除。手术标本应送冷冻切片检查，当肿瘤很小时，冷冻切片困难，常需做石蜡切片肯定诊断。乳腺导管内乳头状瘤有时合并病理性乳头溢液。乳腺外科医生可选择切除单一导管或整个导管系统，具体取决于能否追踪到导致病理性乳头溢液的导管。具体手术技术如下。

（1）单一导管切除

如果可在泪小管探针、注射亚甲蓝或其他方法辅助下识别出溢液导管，可切除单一导管而不损伤其他导管。术中注意标注标本方位，以便最终诊断为乳腺癌时定向切除手术切缘。

（2）乳晕下导管完整切除

也称终末导管完整切除，旨在不仅切除导管内乳头状瘤本身，也同时消除乳头溢液这一症状。进行乳晕下导管完整切除时，沿乳晕外侧部分做乳晕缘切口，切口长度不超过乳晕周长的30%，以便在获得充分入路同时尽量降低乳头坏死风险。联合电凝和钝性分离法朝乳头导管成分方向分离组织。所有切除组织应正确标记方位并送病理分析。

（二）乳腺癌癌前病变的随访

应告知乳腺癌癌前病变的女性患者有关降低乳腺癌风险的策略。可通过1年1次钼靶及1年2次乳腺超声等检查进行持续监测。这类女性尽量避免口服避孕药，避免接受激素替代治疗，还应适当改变生活方式和饮食。

1. 主动监测

所有已知乳腺癌风险增加（如乳腺癌阳性家族史、AH或LCIS）的女性，以及属于有风险人群的女性均应行乳腺癌监测。监测应持续终生，或直到患者查出乳腺癌但无意治疗为止，因为乳腺癌风险增加会无限期持续存在。通常每6个月检查1次高危患者，每年1次钼靶。NCCN指南建议每6~12个月实施1次病史采集和体格检查，每年实施1次钼靶筛查。在我国，乳腺超声检查较钼靶更为普遍。

2.乳腺MRI检查

与其他影像学检查相比，MRI可在高危女性中检出更小癌灶和更多淋巴结阴性恶性肿瘤，尚无证据显示MRI筛查可降低死亡率或提高无病生存率。对乳腺癌风险处于平均水平或中等水平女性（如活检发现AH或LCIS），暂无充分数据支持每年进行1次MRI筛查。美国癌症协会（ACS）、NCCN等指南推荐，乳腺MRI仅用于监测乳腺癌高危女性，即估计乳腺癌终生发病风险大于20%~25%的女性（该风险通过BRCAPRO模型或基于家族史的相似模型得出）。

3. 化学预防

治疗乳腺高危病变时，使用内分泌治疗作为化学预防，旨在预防浸润性乳腺癌；尚无证据显示化学预防可增加高危病变患者生存率。治疗方案包括选择性雌激素受体调节剂和芳香酶抑制剂等。

第七章

肝癌

一、肝癌癌前病变的定义与分类

（一）肝癌癌前病变的定义

肝癌癌前病变是指从畸形构造到发作癌变的阶段。1973年Anthony等从组织学上指出，肝细胞不典型增生（liver cell dysplasia）为肝癌癌前病变。后来认为，肝癌发生和发展有一个过程，即腺瘤样增生（adenomatous hyperplasia，AH）到不典型腺瘤样增生（atypical AH），再到早期肝癌。也有人认为AH是肝癌的癌前病变，并可能已有早期癌灶。最近报道称，肝癌发生常由低度发育异常结节（low-grade dysplastic nodules，LGDNs）到高度发育异常结节（high-grade dysplastic nodules，HGDNs），再到肝癌，高度发育异常结节发生肝癌危险性是低度发育异常结节的4倍，其之间已有明显分子生物学改变。引发肝癌癌前病变的主要危险因素包括病毒性肝炎引发的肝硬化、代谢综合征、酒精性肝病等。

（二）乙型病毒性肝炎肝硬化

我国肝癌发生以乙型肝炎病毒（hepatitis B virus，HBV）感染为主，研究发现HBV感染是慢性乙肝患者发生肝细胞癌（hepatocellular carcinoma，HCC）的关键因素。HBV感染的疾病进展一般经过以下几个阶段：急性HBV感染、慢性HBV感染、慢性乙型肝炎（chronic hepatitis B，CHB）和肝纤维化/肝硬化，最终部分患者发展为HCC，部分出现肝衰竭。HBeAg血清学阳性、高病毒载量和C基因型是HCC发生的独立预测因子。此外，HBV病毒载量与进展为肝硬化的风险相关。据估计，目前我国一般人群HBsAg流行率为5%~6%，慢性HBV感染者约7 000万例，其中CHB患者为2 000万~3 000万例。HBV基因型与HCC发生有关，C基因HBV患者发生肝癌风险要高于其他基因型，这很可能是因为C基因型危险突变发生频率高于其他基因型。C基因型则主要见于慢性肝病患者，其中慢性肝炎占49%，肝硬化占60%，HCC占60%。B基因型主要存在于HBV无症状携带者，肝癌发生率较低。

（三）丙型病毒性肝炎肝硬化

丙型肝炎病毒（hepatitis C virus，HCV）也是HCC发生的另一项关键因素，在西方国家原发性肝癌主要以HCV感染为主。在HCV感染者中，谷丙转氨酶（alanine aminotransferase，ALT）升高和HCV-RNA高滴度人群HCC发生危险性较高。HCV基因型1b可导致HCC发生风险增高，HCV与HBV合并感染对肝癌发生呈相加作用。最近有研究提示HBV、HCV感染也是肝内胆管细胞癌的危险因素，但具体机制尚不明确。

（四）酒精性肝病

酒精性肝病（alcoholic liver diseases，ALD）是长期大量饮酒导致的肝脏疾病，初期常表现为脂肪肝，进而可发展成酒精性肝炎和肝硬化。酒精是否具有直接致癌作用目前尚无证据。一般认为酒精与HCC关系遵循酒精—酒精性肝硬化—HCC的演变过程。在北美，约15%的肝癌与饮酒有关。意大利研究肝癌的归因危险度饮酒、HCV和HBV分别占45%、36%和22%。国内外均有报道认为酒精与HBV、HCV有协同作用增加HCC发生的危险性。

（五）代谢综合征

代谢综合征（metabolic syndrome，MS）是一组在代谢上相互关联的危险因素的组合。MS诱发恶性肿瘤机制十分复杂。肥胖患者，尤其是腹型肥胖情况下，存在多代谢紊乱和胰岛素抵抗，通过高血糖、脂质异常沉积、氧化应激、胰岛素/胰岛素样生长因子信号转导、多种生长因子、炎性因子、性激素水平等多种途径，增加恶性肿瘤发生率，促进肿瘤发生发展。非酒精性脂肪性肝病（nonalcoholic fatty liver disease，NAFLD）是MS肝脏表现。大部分隐匿性肝硬化病人与NAFLD的发生有关。近期研究表明，NAFLD引起的HCC患者表型可能与其他疾病导致HCC患者有所不同。例如，NAFLD和HCC患者常年龄较大，女性为主，代谢合并症较多，且严重肝功能不全发生率较其他病因低。

二、肝癌癌前病变流行病学

（一）乙型病毒性肝炎肝硬化

HBV感染是全球性公共卫生问题。全球约20亿人既往或当前存在HBV感染证据，约 2.57 亿慢性携带者，即乙型肝炎病毒表面抗原（hepatitis B surface antigen，HBsAg）阳性。成人慢性 HBV 感染率在美洲地区为 0.4%~1.6%，在欧洲为 1.2%~2.6%，在东南亚为 1.5%~4.0%，在东地中海为 2.6%~4.3%，在西太平洋为 5.1%~7.6%，在非洲地区为 4.6%~8.5%。据估计，2015 年全球由乙型肝炎导致总死亡人数为 887000 例。据 WHO 统计，2017 年肝炎相关死亡率自 2000 年以来增加了 22%。在各种人口亚群中，亚洲人和太平洋岛裔的 HBV 相关死亡率最高。在 HBV 感染负担很高的中国，HBV 相关肝硬化致死率从 1990 年的 8.8 例/100000 人，降至 2017 年的 3.9 例/100000 人。但 HBV 相关肝癌致死率从 1990 年的 12.88 例/100000 人，增至 2016 年的 16.42 例/100000 人，这表明在中国慢性 HBV 感染者中，进一步改善 HCC 监测及治疗可能有益。

（二）丙型病毒性肝炎肝硬化

WHO 统计，HCV 感染已导致严重疾病负担，呈现全球分布状态，全球有 1.3 亿~2.1 亿人感染了 HCV，约占世界人口 3%，且发展中国家明显高于发达国家。在全球范围内，80%HCV 感染发生在 31 个国家。有 6 个国家（中国、巴基斯坦、尼日利亚、埃及、印度和俄罗斯）感染率占所有感染比例 50% 以上。HCV 感染率从 2012 年到 2017 年呈现缓慢上升趋势。据统计，2015 年约有 175 万新发 HCV 感染者。其中，在欧洲和东地中海地区发病率最高。2015 年，欧洲地区发病率为每 10 万人有 61.8 例，在东地中海地区为每 10 万人 62.5 例。我国 HCV 感染者约 760 万，其中需要治疗的慢性 HCV 感染者为 400 万~500 万。丙型肝炎呈全球性流行，有 10%~20% 长期感染 HCV 者在 20~30 年内会出现并发症，如肝硬化、肝衰和 HCC。未来 20 年内与 HCV 感染相关死亡率（肝衰及 HCC 导致的死亡）将继续增加，对患者健康和生命危害极大，已成为严重社会和公共卫生问题。

（三）酒精性肝病

随着经济水平提高和饮酒人群增多，酒精性肝病已逐渐发展成为人类慢性疾病之一，影响着健康。在西方国家，ALD 是导致肝硬化最主要病因。一项基于美国国家健康与营养调查数据大型研究发现，美国成年人酒精性脂肪性肝病患病率为 4%。在美国，2012 年 ALD 相关死亡率估计为 0.0055% 万人。人均饮酒量较高地区 ALD 患病率高于人均饮酒量较低地区。饮酒率和 ALD 患病率较高地区包括东欧、南欧及英国。近年，我国流行病学调查显示，浙江和辽宁部分城市 ALD 患病率为 4.34%~6.10%，且呈现逐年增高趋势。因此，酒精使用障碍已成为国内外重大公共卫生问题。

（四）代谢综合征

近期流行病学提示，肥胖、糖尿病等可能是实体器官恶性肿瘤（包括HCC）发生的独立危险因素。肥胖是NAFLD一个重要因素，大部分隐匿性肝硬化病人与NAFLD的发生有关。

三、肝癌癌前病变的危险因素与预防策略

（一）病毒性肝炎

在我国，HBV感染是慢性乙型肝炎病毒发生HCC关键因素。HBeAg血清学阳性、高病毒载量和C基因型是HCC发生独立预测因子。此外，HBV病毒载量与肝硬化进展风险相关。2006年全国乙型肝炎流行病学调查表明，1~59岁普通人群HBsAg携带率为7.18%。HBV基因型与肝细胞癌发生有关，B基因型主要存在于HBV无症状携带者，肝癌发生率较低；C基因型则主要见于慢性肝病患者，其中慢性肝炎占49%，肝硬化占60%，肝细胞癌占60%。在西方国家原发性肝癌主要以HCV感染为主。HCV基因型1b可以导致HCC发生风险增高，HCV与HBV合并感染对肝癌发生呈相加作用。

（二）黄曲霉毒素

WHO国际癌症研究所（international agency for research on cancer，IARC）认为黄曲霉毒素B1（aflatoxin B1，AFB1）是人类致癌剂。AFB1是一种污染主食（例如玉米）的真菌毒素，通过膳食摄入该物质可能诱发HCC，特别是在较少检测粮食中黄曲霉毒素的非洲及亚洲部分地区，以及在HBV感染者中。流行病学研究显示，膳食摄入AFB1、TP53突变和HCC发病率间有很强相关性，尤其是在HBV感染患者中。

（三）饮水污染

我国肝癌高发农村地区与饮水污染有密切关系。最近发现，塘水或宅沟水中的水藻毒素，如微囊藻毒素（microcystin）是一种强促癌因素。报道认为AFB1与微囊藻毒素的联合作用为肝癌重要病因之一。

（四）烟酒

在我国北方地区，饮酒是肝癌发生的危险因素之一，而吸烟与HBsAg阴性肝癌有关。在北美，约15%肝癌与饮酒有关，而约12%肝癌发生与吸烟关联。同样，在日本地区烟酒均为肝癌危险因素，且具有协同作用。

（五）代谢综合征

研究表明，肥胖、糖尿病等可能是恶性肿瘤（包括 HCC）发生的独立危险因素。一项研究纳入了 743 例肝内胆管细胞癌患者，发现存在代谢综合征是肝内胆管细胞癌的危险因素。

（六）预防策略

针对肝癌病因和危险因素采取有效措施，可达到预防和降低肝癌发生的目的。

1）肝癌一级预防包括接种疫苗和抗病毒治疗。我国作为 HBV 大国，应继续大力支持乙肝疫苗的普及，做到在儿童或青少年中彻底消除乙肝，杜绝 HBV-HCC 发生。此外，对慢性乙型和丙型肝炎患者进行抗病毒治疗。多项研究表明，治疗慢性 HBV 感染可降低 HCC 风险。一些系统评价提示，采用干扰素或核苷（酸）衍生物治疗后，HCC 相对危险度下降 50%~60%。抗病毒治疗可最大限度抑制病毒复制，减轻肝细胞炎性坏死和纤维化，有效减少肝硬化和肝癌发生。

2）改变不良生活方式。减少烟酒次数和频率；提倡减少食用过量花生及其制品；不吃霉变豆类食品等。

3）及时治疗与肝癌发生有关慢性疾病。避免长期使用对肝有害药物。

4）定期对重点人群进行肝癌早期筛查是预防肝癌的关键。

四、肝癌癌前病变的筛查与诊断方法

（一）血清学筛查

目前单纯从血清学筛查肝癌癌前病变十分困难。临床一般需多种指标结合预测，或作为影像学诊断的辅助检查分析。

AFP 是肝癌诊断最常用肿瘤标志物，但生殖系肿瘤、病毒性肝炎、急性黄疸型肝炎、妊娠期妇女也可能出现血清 AFP 水平升高。因此诊断肝癌及癌前病变敏感度与特异度不高。AFP-L3 为 AFP 海藻糖化变异体，已成为有效 AFP 补充诊断标记物。有研究表明 AFP-L3 诊断肝癌特异性可达 92.9%，其可比影像学提前 9~12 个月发现肝癌。但其发现癌前病变的敏感性及特异性尚无明确报道。

DCP 是凝血酶原前体，肝癌可出现血清 DCP 升高，但不同研究对 DCP 诊断肝癌价值存有疑义。DCP 与 AFP、AFP-L3 等标志物联用，能更敏感诊断早期肝癌。

GPC-3 表达异常可能发生在病毒性肝炎、自身免疫性肝炎、酒精性肝病、失代偿性肝硬化及肝癌中。尤其在肝硬化肝癌中，GP73 显著增高。Tommaso 等指出鉴别异型增生结节（dysplastic nodules，DN）与早期 HCC 最经典方案是 GPC-3、热休克蛋白70（HSP70）和谷氨酰胺合成酶的组合，以上3个标志物中任意两个异常升高可协助诊断高分化HCC，灵敏度达72.9%，3个标志物阴性则主要出现在DN中。

可以想象，单纯血清学对早期肝癌诊断意义有限，其对更隐匿肝癌癌前病变的筛查能力更加局限。要想更有效用血清学对肝癌癌前病变进行筛查，需多种指标联合观察，或研究灵敏度、特异度更高的指标。

（二）超声检查

超声是临床广泛运用的无风险、非侵入性且成本适中的检查方法。

彩色多普勒超声可较精准估计结节大小并显示回声强度及回声均匀性。然而，癌前病变如异型增生结节在彩超中并无明显特异性，可表现为肝脏低回声或高回声结节，与早期HCC难以区分。因此，在超声发现异常结节后常推荐行CT或MR进一步检查。

超声造影可根据血管增强模式不同，区分癌前病变和HCC。造影剂注入后，HCC主要表现为"快进快出"型，而DN则主要表现为"慢进慢出"型。在DN中，低度异型增生结节（low grade dysplastic nodules，LGDN）以"慢进等出"为主，且多表现为等增强。高度异型增生结节（high grade dysplastic nodules，HGDN）表现较为复杂，主要为持续低增强，也可表现为早期动脉相低增强、随后等增强，还可表现为动脉相高增强、门静脉相和/或延迟相轻度低增强。HGDN与早期HCC鉴别较为困难。

（三）CT检查

肝癌癌前病变较少用CT检查。DN在CT平扫主要表现为低密度或等密度结节。其与再生结节、早期肝癌在增强扫描后常与肝实质呈同步强化，难以检出。个案报道肝动脉造影CT（CTHA）和经动脉门静脉造影CT（CTAP）两项技术可以检测到原发性肝癌早期病变。此外，碳-11标记的乙酸盐（^{11}C-acetate）或胆碱（^{11}C-choline）PET显像可提高对高分化肝癌诊断的敏感度，不建议用氟-18-脱氧葡萄糖（^{18}F-FDG）PET/CT诊断肝癌癌前病变。

（四）MRI筛查

MRI较其他影像学检查，对肝癌癌前病变检出有明显优势。综合应用MRI及其常规序列之外的多种技术，如弥散加权成像（DWI），磁敏感加权成像（SWI），是诊断和鉴别诊断DN相对敏感及准确的影像学方法。临床常见DN主要表现为T1W1呈等或高信号；动脉期呈等或稍高信号；门脉期和过渡期呈等信号；T2W1呈等信号；弥散加权成像呈等信号。MRI动态增强扫描及动态检测能增强癌前病变诊断敏感度，也有助 DN 与 HCC 鉴别。目前细胞内外造影剂结合应用也能提高癌前病变检出率，包括钆塞酸二钠（EOB）、超顺磁氧化铁（SPIO）等。

（五）肝穿刺病理检查

病理学是诊断肝癌癌前病变"金标准"。肝增生结节直径小，且有的病灶内不同部位，如边界和中心分化程度迥异，所以使用粗针穿刺活检相比于细针穿刺抽吸肝活检更易发现阳性结果。此外病理活检阴性也不能完全排除临床诊断，需密切随访观察。受肝穿刺病理活检局限性影响，术前病理组织获取较为困难，主要还是来自于术后病理分析。目前病理将肝癌癌前病变分为几个类型。

1.异型增生灶（dysplastic foci，DF）

小于 1 mm 的异型肝细胞病灶，主要由小细胞样改变和铁染色阴性肝细胞团构成。

2.异型增生结节（dysplastic nodules，DN）

与周围肝组织在形状、颜色和质地上有所不同，结节在几毫米至 2 cm 以内，可是单个或多个结节。可细分为 LGDN 和 HGDN。LGDN 以大细胞异型增生为主，排列密度增加小于1.3倍，呈轻度异型性。LGDN 存在汇管区结构，无孤立性小动脉和假腺管，常将肝硬化大再生结节归纳到 LGDN，一般认为 LGDN 具有低度恶变风险。HGDN 以小细胞异型增生为主，有中到重度细胞异型性和结构异型性，排列密度高于周围肝组织1.3~2倍以上，可见少许孤立性动脉，并伴有膨胀性生长。HGDN 具高度癌变风险。

（六）液体活检

近年，液体活检在肝癌早期诊断、辅助诊断及疗效检测的潜力逐渐显现，已被多个研究证实具有高效临床价值。液体活检对象包括循环肿瘤 DNA、循环外泌体及循环肿瘤细胞（circulating tumor cells，CTCs）。目前液体活检已被证实可用于临床早期精准诊断肝癌。但肝癌癌前病变是否可通过液体活检精确检测及临床诊断尚无报道。

五、肝癌癌前病变的随访与治疗原则

（一）乙型病毒性肝硬化的治疗

乙型病毒性肝硬化应尽快接受综合治疗。重视抗 HBV 病毒治疗，必要时抗炎抗纤维化，并积极防治并发症。抗病毒治疗是最大限度长期抑制 HBV 复制，延缓和减少肝功衰、肝硬化失代偿、HCC 和其他并发症。对于代偿期乙型病毒性肝硬化患者，推荐恩替卡韦、富马酸替诺福韦酯（TDF）或富马酸丙酚替诺福韦片（TAF）进行长期抗病毒治疗，或采用聚乙二醇干扰素α（PegIFNα）治疗，但需密切检测不良反应。对失代偿乙型病毒性肝炎肝硬化患者，推荐采用恩替卡韦或TDF长期治疗，禁用IFN治疗，若必要应用TAF治疗。若药物治疗欠佳，可考虑胃镜、血液净化（人工肝），介入治疗，符合指征肝移植前准备。

（二）丙型病毒性肝硬化的治疗

丙型病毒性肝硬化应尽快开展综合治疗，其中抗病毒治疗是关键。肝硬化患者HCV清除可降低肝硬化失代偿发生率，可减少但不能完全避免HCC发生，需长期检测HCC发生情况；Child-pugh评分A和B级肝硬化患者HCV清除可延缓或降低肝移植需求。肝移植患者移植前抗病毒治疗可改善移植前肝功能及预防移植后再感染，移植后抗病毒治疗可提高生存率。若药物治疗欠佳，可考虑胃镜、血液净化（人工肝），介入治疗，符合指征肝移植前准备。

（三）酒精性肝病的治疗

ALD治疗原则是戒酒和营养支持，减轻ALD严重程度；改善已存在继发性营养不良；对症治疗酒精性肝硬化及其并发症。戒酒是治疗ALD最重要和首要措施，戒酒过程中应注意防治戒断综合征。在戒酒基础上，为患者提供高蛋白、低脂饮食，并补充多种维生素，加强营养支持。严重酒精性肝硬化可考虑肝移植，但要求患者肝移植前戒酒3~6个月，并无其他脏器的严重酒精性损害。肝移植对Child-pugh分级为C级和/或MELD≥15的ALD患者存活有益。

（四）代谢综合征的治疗

目前代谢综合征治疗的主要目标是预防心血管疾病及2型糖尿病发生，对已有心血管疾病者则要预防心血管事件。积极且持久的生活方式治疗是达到上述治疗目标的重要措施。原则上应先启动生活方式治疗，如不达标，则应针对各个组分采取相应药物治疗。

（五）随访监测原则

1. 乙型、丙型病毒性肝炎肝硬化

应每6~12个月对患者行实验室检查（肾功能/电解质、肝功能检查、白蛋白、全血细胞计数、凝血酶原时间、甲胎蛋白）和影像学检查（每6个月1次腹部超声检查），以监测晚期肝病体征和症状、疾病进展、是否出现门静脉高压并发症，如腹水、肝性脑病、黄疸和静脉曲张破裂出血。

患有乙型、丙型病毒性肝炎肝硬化患者、都具罹患HCC高风险，应每6个月对其

进行超声监测，联合或不联合甲胎蛋白检查。

2. 酒精性肝病

对于 ALD，可通过定期肝功能检测和医务人员的随访来监测。重要的是要评估任何恶化体征和症状。医务人员应监测对治疗和戒酒的依从性。诸如 Child-Pugh 分级（包括临床和实验室变量的组合）等模型，可用来评估疾病严重程度和设置未来参考基线。

3. 代谢综合征

应每6周监测血脂水平（低密度脂蛋白、高密度脂蛋白和甘油三酯），直到达到目标值。一旦稳定，每6个月检测1次。

应在开始使用他汀类、贝特类、依折麦布或烟酸（尼克酸）前测定血清转氨酶和肌酸激酶水平。每次调整药物剂量时均应再次测定这些值，剂量稳定后每6个月监测1次。

应每3个月检测1次血压、血糖和糖化血红蛋白。每月应测量腰围和体重指数。

第八章

食管癌

一、食管癌癌前病变的定义与分类

癌前病变属于病理学概念范畴，定义为癌变风险较高的各种病理学改变，通常包括但不限于异型增生（dysplasia）。病理学上，食管黏膜异型增生是指黏膜基底层以上上皮细胞形态学及细胞排列方式呈现出不同于正常上皮细胞异型性；遗传学上，异型增生的上皮细胞存在不同于正常上皮细胞的基因克隆性改变；生物学上，异型增生黏膜上皮细胞具有潜在侵袭性风险。WHO肿瘤组织学分类（2019年第5版）已将癌前病变（precursor lesion）概念同其他癌种统一，拟推广上皮内瘤变逐渐替代异型增生等名词。关于名称间的对应关系如下：低级别上皮内瘤变（low-grade intraepithelial neoplasia，LGIN）相当于轻度及中度异型增生；高级别上皮内瘤变（high-grade intraepithelial neoplasia，HGIN）相当于重度异型增生及原位癌。本章节内容陈述统一采用WHO推荐的LGIN及HGIN，但所列举临床证据中相关术语以原位为准。

食管癌的癌前病变通常包括食管鳞状上皮内瘤变及Barrett食管异型增生两类，其中含与我国广大食管鳞癌患者群体密切相关的食管鳞状上皮内瘤变。业已证实食管鳞癌来源于食管鳞状上皮内瘤变，且无论LGIN抑或HGIN均不同程度地增加食管鳞癌风险。以我国食管鳞癌高发区河南省林州地区为例，共计682例被调查对象经13.5年的跟踪随访，结果发现与健康对照相比，内镜筛查过程中发现的食管鳞状上皮轻、中、重度异型增生者最终癌变的累积发生率分别为24%、50%及74%，相对风险比（RR）分别为2.9（95%CI 1.6~5.2）、9.8（95%CI 5.3~18.3）及28.3（95%CI 15.3~52.3）。HGIN癌变风险显著高于LGIN。另一项基于我国食管癌高发区（河南林州、河北磁县及山东肥城）超2万例调查对象经8.5年随访调查发现，经内镜筛查诊断食管上皮细胞重度异型增生/原位癌、中度异型增生及轻度异型增生者，最终发展为食管鳞癌的累积发病率分别为15.5%、4.5%和1.4%；同健康对照相比，RR分别为55.78（95%CI 29.78~104.49）、15.18（95%CI 8.98~25.66）及4.55（95%CI 2.82~7.34）。

二、食管癌癌前病变的流行病学

尽管我国目前已有大量针对食管癌的流行病学研究，但受限于癌前病变流行情况报告依赖大规模健康人群的内镜筛查，目前对食管癌癌前病变流行率的关注和研究非常有限。一项前瞻性随机对照研究我国食管癌高发区40~69岁人群食管癌癌前病变流行情况，3.11%人群存在可检出的轻度异型增生，年龄标化率为2.79%；0.57%的人群存在可检出的中度异型增生，年龄标化率为0.49%；0.41%的人群存在可检出的重度异型增生，年龄标化率为0.33%。

三、食管癌癌前病变危险因素与预防策略

（一）不良饮食习惯

腌制食品、饮食不规律、霉变食品、喜烫食、高盐饮食、进餐速度快等均会增加食管癌的发病风险。其中，基于我国食管癌高发区的研究表明：饮用水源（浅井水）可能也是食管癌及癌前病变发病的危险因素。

（二）遗传因素

食管癌呈现一定程度家族聚集性。基于我国人群前瞻性随机对照研究显示，食管癌家族史与食管鳞癌发病风险存在密切关联。目前有病例对照研究发现食管鳞癌发病风险随着一级亲属（first-degree relative，FDR）食管癌患病数量的增加而增加。父母双方均患食管癌的个体食管癌发生风险显著增加约7倍。同时，遗传因素在食管癌发生和发展中具重要作用。食管癌遗传易感性存在个体差异，不同遗传易感位点对食管癌发生风险的影响不同，目前已确定几十个食管癌的遗传易感位点。

（三）不良生活习惯

吸烟和饮酒史是食管癌发生的危险因素。基于8项来自亚洲人群的研究显示每周酒精摄入量大于200 g者食管癌发生风险是不饮酒者的5.8倍。此外，基于中国人群的相关研究表明，每日吸烟量越大、持续时间越长，引起食管癌风险越大。

（四）预防策略

通过控制食管癌发生风险因素（热烫饮食、腌制饮食、辛辣饮食、油炸饮食、高盐饮食、霉变饮食、硬质饮食、快速进食、不规律饮食、吸烟、饮酒）、适当摄入新鲜蔬菜水果、膳食纤维及膳食钙以期从病因防控上降低人群水平食管癌的发病风险。此外，建议对年龄不小于45岁且符合以下任意一项：①长期居住于食管癌高发

地区（年龄标化发病率大于 15/10 万为高发地区）；②一级亲属中有食管癌疾病史；③患有食管癌前疾病或癌前病变；④有吸烟、饮酒、热烫饮食等生活和饮食习惯的食管癌高风险人群进行必要的上消化道早期筛查。

未来，基于已知食管癌风险因素构建预测模型，通过大规模内镜筛查前的高危人群浓缩提高筛查绩效、降低人群水平食管癌的死亡率，是我国食管癌防控工作的重要方向。

四、食管癌癌前病变的筛查与诊断方法

早期食管癌前病变具有隐匿性，较难发现，目前筛查与早期诊断方法具体如下。

（一）血清肿瘤标志物

目前，多项研究提出食管癌患者血清中发现的肿瘤相关抗原自身抗体（tumor associated autoantibody，TAA），如 p53、NY-ESO-1、HSP70、c-Myc、MMP-7 等可作为早期食管癌诊断的生物标志物。但上述单一抗体或多种自身抗体组合的诊断价值灵敏度大多非常低，达不到筛查或诊断食管癌癌前病变的标准。目前，基于我国食管癌高发区河南省滑县的自然人群食管癌队列研究提出 NY-ESO-1、STIP1、MMP-7 自身抗体联合食管恶性病变风险预测模型具有食管癌癌前病变良好的诊断价值。未来开发扩展和优化血清标志物组合，在食管癌前病变早期筛查和诊断中具有良好前景，但目前不推荐生物标志用于食管癌癌前病变的筛查与诊断。

（二）食管新型细胞收集器检查

传统拉网细胞学检查的灵敏度偏低，且缺乏高级别证据支持。目前，国内多个专家共识均已不推荐将传统机械球囊和充气球囊拉网细胞学作为早期食管癌筛查手段。食管新型细胞收集器是一种新型食管细胞学采样装置，相比传统拉网细胞学采样具有更高成功率。食管新型细胞收集器进行细胞学检查联合生物标志物检测可对 Barrett 食管相关异型增生及早期食管腺癌进行有效初筛，但中国是食管鳞癌高发国，新型细胞收集器在食管鳞状上皮异型增生及早期食管鳞癌的初筛中尽管具有一定应用前景，但仍缺乏适用于我国人群食管癌癌前病变筛查及诊断的充分证据。目前，推荐使用食管新型细胞收集器进行 Barret 食管筛查及内镜前食管癌初筛。

（三）食管内镜检查

1.纤维胃（食管）镜检查

食管癌诊断中常规且必不可少的方法，但常规内镜筛查在食管癌前病变的诊断中漏诊率较高，有研究表明规内镜对上皮内瘤变诊断的准确率不足 60%。

2.食管超声内镜（endoscopic ultrasound，EUS）

临床诊断早期食管癌临床T分期的重要检查手段，可将食管分为黏膜层、黏膜肌层、黏膜下层、肌层和外膜，在准确判断早期食管癌外侵程度方案有优势。

除上述常规内镜检查与超声内镜检查外，对食管癌前病变的诊断还有许多特殊内镜检查优于超声内镜。

3.色素内镜

目前主要用于食管癌高发区大规模人群筛查，通过碘染色法可进一步提高食管癌前病变阳性检出率。此外，来自我国食管癌高发区河南省滑县研究表明内镜下碘不染色病变大小对食管癌前病变诊断及进展预警具有较好的提示意义，可将癌前病变进展预警准确率由70%提高到85%以上。

4.放大内镜（magnifying endoscopy）

放大内镜是在普通内镜前端配置可调焦距的放大系统，将食管黏膜放大几十甚至上百倍，观察组织表面显微结构和黏膜微血管网形态特征的细微变化，尤其是在与电子染色内镜相结合时，对黏膜特征的显示更为清楚，提高食管癌前病变诊断的准确性。此外，窄带光谱成像（narrow band imaging，NBI）技术已广泛应用于临床，结合放大内镜有助于更好地区分病变与正常黏膜及评估病变浸润深度，是识别早期食管病变的重要手段。

因此，推荐Lugol氏液染色内镜或窄NBI内镜作为食管癌前病变筛查和诊断的首选，条件不足者可选择普通白光镜联合碘染色，有条件可联合放大内镜。

五、食管癌癌前病变的随访与治疗原则

（一）食管鳞状上皮细胞异型增生

1）低级别上皮内瘤变患者每1~3年进行1次内镜检查。

2）低级别上皮内瘤变合并内镜下高危因素或病变长径大于1 cm每年接受1次内镜检查，持续5年。

3）低级别上皮内瘤变合并高级别病变表现或合并病理学升级危险因素患者行内镜下切除，未切除者应3~6个月内复查内镜并重新活检；因病灶过长、近环周等原因难以整块切除或患者不耐受内镜切除术时可考虑应用射频消融技术。

4）高级别上皮内瘤变且经内镜或影像学评估无黏膜下浸润和淋巴结转移者，内镜下整块切除；因病灶过长、近环周等原因难以整块切除或患者不耐受内镜切除术时可考虑应用射频消融技术。

（二）Barrett食管异型增生

1）推荐无异型增生的Barrett食管患者每隔3~5年行1次内镜检查。

2）Barrett食管伴黏膜低级别异型增生的患者推荐内镜下射频消融治疗，未行治疗者每6~12个月随访1次。

3）Barrett食管伴高级别异型增生，首选内镜下切除后行射频消融治疗。

第九章

胰腺癌

一、胰腺癌癌前病变的定义与分类

（一）胰腺癌癌前病变的定义

胰腺癌是全球第12位常见恶性肿瘤，也是肿瘤死亡第7大原因，死亡率与其发病率相当，5年生存率不到10%。在过去25年中，胰腺癌全球负担增长1倍，目前已有130多个国家排在肿瘤死亡的前十位。

肿瘤的形成是一个多阶段、高度动态的过程。形态学上，胰腺癌并不是"从头"（de novo）发展的，而是通过胰腺细胞逐步转化，其中最常见的模式就包括胰腺癌癌前病变的形成。胰腺癌发展可概括为三个阶段：①癌前病变的形成至浸润性病变；②浸润性病变至原发癌内转移亚克隆形成；③肿瘤转移播散致病人死亡。有研究预测各个时期的平均持续时间分别约为11.7年、6.8年、2.7年。

目前公认的胰腺癌癌前病变主要包括胰腺上皮内瘤变（pancreatic intraepithelial lesions，PanINs）、导管内乳头状黏液瘤（intraductal papillary mucinous neoplasms，IPMN）和黏液性囊腺瘤（mucinous cystic neoplasms，MCN）等。

（二）胰腺上皮内瘤变

PanINs是小叶内胰腺导管中出现的微小扁平或乳头状病变，黏蛋白分泌不明显，是胰腺癌多步肿瘤进展模型的一部分。PanINs可分为3级，PanIN-1a上皮由高柱状细胞组成，核位于基底，有丰富黏液性胞质。PanIN-1b上皮病变出现了乳头、微乳头或基本为假复层结构；PanIN-2上皮病变大多为乳头状结构，细胞出现核异常改变，包括极性消失、核增大、排列拥挤及假复层等；PanIN-3上皮病变通常为乳头或微乳头状结构，细胞核失去极性，出现营养不良性杯状细胞，偶可见异常核分裂；此类细胞核形态类似于癌，但无基底膜侵袭。

（三）导管内乳头状黏液瘤

IPMN以肿瘤性乳头状增生、黏蛋白分泌和胰腺导管扩张为特征，分为三种类型，主胰管型IPMN（MD-IPMN）、分支胰管型IPMN（BD-IPMN）和混合型IPMN（MT-IPMN）。MD-IPMN常在没有胰管阻塞情况下，主胰管扩张超过5 mm，主要发生在60岁以后，男性较为常见。MD-IPMN和混合型常表现腹痛、体重减轻、黄疸和胰腺炎，BD-IPMN多无症状。MD-IPMN的恶性转化和侵袭性生长较为频繁。IPMN中涉及分支胰管的癌变风险约为24%，如果主胰管受到影响，该值将增加到60%。

（四）黏液性囊腺瘤

MCN的发病率较低，主要出现在50岁左右女性身上，胰腺体尾部常见。MCN在2010年被WHO列为胰腺癌癌前病变，并分为良性、低度恶性和恶性（原位癌）。MCN常是一个平均几厘米长的病灶，不与胰腺导管系统相通，由分泌黏蛋白柱状上皮细胞和致密卵巢样基质组成。超声内镜显示病变为充满黏液薄壁分隔囊肿。囊液含有高浓度癌胚抗原和低淀粉酶值。提示恶性特征包括大小超过4 cm、囊壁和分隔增厚、囊内实性区域、胰管扩张和附壁结节。

二、胰腺癌癌前病变的流行病学

胰腺上皮内瘤变（PanINs）、胰腺导管内乳头状黏液瘤（IPMN）、胰腺黏液性囊腺瘤（MCN）等都有发生恶变概率，因此均属于胰腺癌癌前病变。

由于上述病变基本不会引起患者出现明显症状，仅少数会出现腹部胀痛不适、黄疸、消化不良等症状，所以既往这些疾病较少为人所知。但随影像学技术发展和健康体检日益普及，这些疾病检出率呈逐年上升趋势，但目前各单病种的人群发病率尚无确切数据。

PanINs是显微镜下出现在小叶内胰管的扁平或乳头状病变，是胰腺癌的多步肿瘤进展模型中胰管变化的重要组成部分，根据细胞异形程度分为PanIN-1、PanIN-2和PanIN-3。不同于囊性肿瘤，PanINs不仅无任何症状，且影像学上也无明显异常，但却是最常见的胰腺癌癌前病变。有报道表明，大约82%胰腺导管腺癌起源于PanIN，且有40%左右胰腺导管腺癌标本中合并有PanIN-3。研究表明PanIN不仅在胰腺癌发生过程中扮演重要角色，同时对胰腺癌复发和患者生存时间都有重要影响，尤其相比于其他囊性肿瘤类的癌前病变。

最新流行病学调查显示，胰腺囊性肿瘤（pancreatic cystic neoplasm，PCN）在普通人群中发病率约为2%，且随年龄增长，发病率亦逐渐升高，在70岁以上人群中发病率可高达10%，其中IPMN和MCN在胰腺囊性瘤中最为常见。

IPMN好发于老年人，且以男性居多，根据病变与主胰管关系，可分为主胰管型IPMN、分支胰管型IPMN及混合型IPMN。不同类型间具有明显异质性及恶变潜能，其中分支胰管型IPMN癌变率大约在20%，而主胰管型及混合型IPMN癌变率高达68%。尽管有很多报道IPMN发生恶变比例，但目前尚缺乏源于IPMN胰腺癌所占比例的回顾性研究。

MCN多见于中年女性，好发于胰腺体尾部，约占所有胰腺瘤1%~2%。发生癌变机率相对较小，据不同报道大约在3%~36%。即使发生癌变，早期切除术后5年生存率依然可高达60%。正因如此，MCN恶变形成胰腺癌并进一步导致死亡率较低。因此，目前尚无大规模数据报告MCN对胰腺癌整体发病率及由其导致死亡率的影响。

三、胰腺癌癌前病变的危险因素与预防策略

胰腺癌发病原因和确切机制尚不完全清楚，流行病学调查显示与多种危险因素有关，具体分为个体因素、生活方式、损伤感染、良性疾病、癌前病变等。

（一）个体因素

1.年龄

大部分恶性肿瘤与年龄呈正相关，胰腺癌也不例外。40岁以上，尤其是50岁以上，发病率呈升高趋势，老年患者常预后更差，可能与老年相关疾病有关，如合并症、营养不良、身体和认知功能受损、社会支持有限等。值得注意的是，胰腺癌的发病情况在近年来出现年轻化趋势，提示要重视年轻人群发病机制和防控工作。

2.性别

胰腺癌发病率男性高于女性，男性可能受其他环境和行为危险因素影响较大，进而导致发病率、死亡率较女性高。

3.血型

ABO血型与胰腺癌发生风险存在联系，A、AB或B型人群发生胰腺癌风险比O血高，且O型胰腺癌患者中位生存时间明显长于非O型患者。

4.遗传易感性

5%~10%胰腺癌具致病性胚系基因突变，多发生在DNA损伤修复基因中。常见的遗传易感基因包括 *ATM*、*BRCA2*、*CDKN2A*、*MSH2*、*MSH6*、*PALB2*、*TP53*、*BRCA1*等。

5.遗传综合征

①Peutz-Jeghers综合征：相关基因为 *STK11/LKB1*；胰腺癌患病风险是普通人群的132倍。

②遗传性胰腺炎：相关基因为 *PRSS1*、*SPINK1*、*CFTR*；胰腺癌患病风险是普通

人群的 26~87 倍。

③FAMMM 综合征（familial atypical multiple mole melanoma，家族性恶性黑色素瘤综合征）：相关基因为 *CDKN2A*；胰腺癌患病风险是普通人群的 20~47 倍。

④林奇综合征（Lynch syndrome）：相关基因为 *MLH1*、*MSH2*、*MSH6*、*PMS2*；胰腺癌患病风险是普通人群的 9~11 倍。

⑤遗传性乳腺癌和卵巢癌综合征：相关基因为 *BRCA2*、*BRCA1*、*PLAB2*；胰腺癌患病风险是普通人群的 2.4~6 倍。

⑥家族性腺瘤性息肉病（FAP）：相关基因为 *APC*；胰腺癌患病风险是普通人群的 4.5 倍。

⑦共济失调毛细血管扩张综合征：相关基因为 *ATM*；胰腺癌患病风险是普通人群的 2.7 倍。

6.家族性胰腺癌

家族史是胰腺癌的危险因素，胰腺癌患者在确诊时如已有两个或两个以上一级亲属被诊断为胰腺癌，则认为疾病是家族性的。两个一级亲属被诊断为胰腺癌，胰腺癌患病风险是普通人群 6.4 倍；三个以上，胰腺癌患病风险则高达普通人群 32 倍。

（二）生活方式

1.吸烟

吸烟是生活方式中与胰腺癌发病相关性最强的危险因素，在吸烟强度、持续时间、吸烟累积量和胰腺癌风险之间也被证实存在非线性剂量-反应关系。

2.饮酒

酒精摄入与胰腺癌发病也有适度关联。高酒精摄入量，尤其是酗酒显著增加胰腺癌风险；低到中度酒精摄入和胰腺癌发病风险相关性不大，曾经饮酒胰腺癌患者死亡率较从未饮酒死亡风险高 25%。

3.肥胖

肥胖会增加胰腺癌发病率和死亡率。BMI >30 增加胰腺癌发病风险，BMI 每增加 5 个单位，胰腺癌发病风险增加 10%。胰腺脂肪浸润与胰腺上皮内瘤变发生有关，后者又是胰腺导管腺癌的癌前病变。

（三）损伤感染

1.职业暴露

暴露于化学品和重金属，如杀虫剂、石棉、苯和氯化烃等环境中的从业者罹患胰腺癌的危险性增高。

2.微生物

消化道链球菌数量减少和牙龈卟啉 单胞菌数量增多会提高胰腺癌发病风险。另外，乙型肝炎病毒、丙型肝炎病毒、幽门螺杆菌等感染也是胰腺癌的危险因素。

（四）良性疾病

1.糖尿病和（或）新发空腹血糖升高

长期慢性糖尿病病史增加胰腺癌发病风险，胰腺癌患者平均在诊断前30~36个月会出现新发空腹血糖升高。糖尿病患者患胰腺癌风险是健康人群的3.69倍，并且与糖尿病持续时间具有相关性。

2.慢性胰腺炎

慢性胰腺炎胰腺癌发病风险比正常人群高13倍，其中约5%最终发生胰腺癌。

（五）预防策略

1）积极戒烟，避免二手烟。

2）避免酗酒。

3）注意饮食。

①高糖饮料、饱和脂肪酸饮食与肥胖、糖尿病及胰腺癌发病年轻趋势化有关，尽量避免这类饮食。

②食用红肉（特别是在高温下烹饪）、加工肉类、油炸食品和其他含有亚硝胺的食物可能会增加胰腺癌风险，可能与肉类和亚硝酸盐中的致癌物质或用于保存加工肉类的N-亚硝基化合物有关，尽量减少红肉和加工肉摄入。

③叶酸摄入能降低胰腺癌发病风险，应增加饮食中维生素丰富的新鲜水果摄入。提倡食用十字花科蔬菜，如青菜、白菜、萝卜及西兰花等。控制饮食，均衡摄入营养，避免暴饮暴食和油腻高脂饮食。

④加强锻炼，合理释放压力，提倡户外有氧活动。

⑤生活有规律，少熬夜，规律作息，每天确保证睡眠充足。

⑥胰腺癌发生和肥胖有一定关系，体重一旦超标，要积极减肥，管住嘴、迈开腿，尽可能控制体重在合理范围。

⑦增强对化工行业暴露人员保护，尽量不接触杀虫剂及除草剂，必要时采取防护措施。

⑧积极控制糖尿病、肝炎及根治幽门螺杆菌。

⑨防止良性病恶化，有胰管结石、IPMN、黏液囊腺瘤或其他胰腺良性病应及时就医，定期检查。

⑩注重定期体检。

四、胰腺癌癌前病变的筛查与诊断方法

目前新的胰腺癌早期筛查和诊断方法研究，绝大多数都是在有病理证实的胰腺癌患者中，观察和评价不同诊断方法的敏感度、特异度和准确性，真正意义上的早期诊断应提早到在细胞学和分子生物学的水平预测胰腺癌发生之前，因此明确胰腺癌高危人群的定义并定期随访是提高早期胰腺癌诊断率的关键。胰腺癌目前逐渐成为消化道常见恶性肿瘤之一，但一般人群终身患病风险为 1.3%，因此不建议把无症状人群设为筛查对象，选择胰腺癌高危人群为筛查对象将获得更大收益。国外将有胰腺癌家族史和（或）患有某些遗传综合征（如遗传性胰腺炎、遗传性非息肉病性结直肠癌、Peutz-Jeghers 综合征、家族性乳腺癌、家族性非典型性多发性黑色素瘤等）的个体定义为高危人群进行筛查。我国将胰腺癌高危因素如不良生活方式（吸烟、肥胖、酗酒、三高饮食等）、良性疾病（慢性胰腺炎、糖尿病、消化道良性疾病手术史等）等非遗传因素，以及家族性胰腺癌、遗传性乳腺癌、遗传性胰腺炎、黑色素瘤综合征等遗传因素综合起来制定胰腺癌高危人群筛查量表，以便针对不同患病风险人群制定筛查策略。

目前国内对高危人群的鉴定和筛查尚无公认方案，虽然胰腺癌筛查手段在不断发展，但从卫生经济学角度，现有筛查方式对疾病负担和诊疗成本的降低效果并不明显。目前，胰腺癌筛查手段主要为影像学、肿瘤标志物和基因检测。超声、CT、MRI、MRCP、EUS 等传统影像学技术在不断更迭。超声因其经济、简单、无创等特点，是早年间胰腺癌高危人群筛查的首选影像学手段，随后，CT 逐渐广泛应用于胰腺癌诊断、分期、疗效评价中使用最多的手段。然而，虽然 CT、MRI 等影像学检查具有重要价值，但是因价格昂贵、操作复杂，因此难以在高危人群中进行广泛应用。2020 年我国最新综合诊疗指南推荐高危人群每年进行一次增强 CT、MRI、磁共振胰胆管造影（MRCP）和/或超声内镜（EUS）检查，可以缩短可疑个体筛查时间。然而，该筛查手段成本较高，医保所能报销范围较小，需证据等级高的卫生经济学研究来进行成本-效益分析。另外，由于胰腺癌病理分型不同，不同影像学技术的敏感度和特异度表现出较大差异，难以选择出最合适影像学技术应用于实际筛查中，这也是限制影像学作为胰腺癌主要筛查手段重要因素。荷兰家族聚集性胰腺癌监测的结果表明，EUS 对胰腺实体病灶检查敏感度远优于 MRI/MRCP，但对囊性病变，后者优于前者。

单一肿瘤标志物诊断胰腺癌，尤其是诊断早期胰腺癌的敏感度和特异度均不高。CA19-9 是胰腺癌相关抗原，对晚期胰腺癌诊断具重要价值，但早期胰腺癌血清中 CA19-9 水平不高，且 CA19-9 在某些良性病变或其他恶性肿瘤中也可高表达，因此 CA19-9 必须与其他肿瘤标志物联用。目前，国内一项 Meta 分析表明，CA242 对胰腺

癌诊断敏感度（71.9%）和特异度（86.8%）更高。相关代谢组学研究也提及了一些潜在的胰腺癌早期诊断标志物，使用代谢组学研究发现，在胰腺癌疾病进程中，发生了代谢重编程、对微环境中其他代谢物质进行代谢干扰等生物过程，因此多种代谢产物如M2-丙酮酸激酶、异柠檬酸、肌醇有望成为胰腺癌早期诊断的标志物。目前，针对胰腺癌肿瘤标志物研究较多，如若将多种肿瘤标志物联合检测，可弥补单一指标局限性并互补各指标优缺点。因此，建立胰腺癌早期诊断多种肿瘤标志物预测模型，是提高诊断效能的潜在方法。

目前较为成熟胰腺癌基因检测为针对K-ras基因、p53基因突变。K-ras突变与胰腺癌发生最为密切，且该基因突变主要发生在早期阶段，因此可作为早期诊断重要手段，但其诊断效能不尽如人意。而p53基因突变对高危人群筛选的潜在价值已得到证实，目前主要对其检测方法进行改进，以提高诊断价值。关于微小RNA、ctDNA、外泌体等与胰腺癌诊断的研究为胰腺癌发病机制及早期诊断提供了线索，但其在临床和公共卫生领域的应用价值仍需大样本前瞻性研究验证。

五、胰腺癌癌前病变的随访与治疗原则

尽管大部分癌前病变并不会演变为胰腺癌，然而目前并无大宗数据和明确研究证据证实前述癌前病变的恶变潜能，因此癌前病变的随访及对合并危险因素癌前病变的治疗，成为目前预防胰腺癌最优解决方案。

（一）胰腺癌癌前病变的随访

胰腺癌癌前病变的随访多通过断层影像CT、MR进行复查监测，MRCP对黏液性囊腺瘤，尤其是IPMN等囊内壁结节、乳头样突起有比较良好的随访价值，对癌前病变导致的胰管扩张程度评估也有不可替代的价值。与食道、胃肠等消化器官的癌前病变不同，胰腺癌癌前病变并不能通过内镜下微创方式进行多次随访、活检乃至局部剥除。超声内镜对胰腺癌癌前病变随访有独特地位，其敏感性较高，对癌前病变有较高检出率；然而由于不同地域、医院整体医疗水平有相当大差异，同时内镜超声的诊断受医生个人诊断经验、对胰腺相关疾病的认知程度、患者的配合程度等影响较大，超声内镜在癌前病变随访中的应用受到了限制。胰管镜在临床应用范围较小，且胰管镜操作可能诱发胰腺炎等风险，癌前病变随访并不常规推荐胰管镜。

血液肿瘤指标检查简单易行，可重复性高，经济负担小，可作为癌前病变随访的常规项目。部分医院超声内镜医生会选择对胰腺的囊性病变进行穿刺，囊壁进行病理学检查，囊液进行肿瘤指标检查，CEA明显增高可能提示病变为粘液性肿瘤，然而其诊断价值并未得到验证和公认。囊液分子检查如KRAS，GNAS等检测价值较CEA高，但临床未常规开展。

（二）胰腺癌癌前病变的治疗原则

尽管不同指南对于胰腺前病变治疗建议均不尽相同，但仍有下述被多数指南接受的危险因素如：黄疸、增强的乳头样结节超过 5 mm、主胰管扩张超过 10 mm，对合并这些危险因素的癌前病变，推荐积极进行手术干预；对于合并 CA19-9 增高、乳头样结节小于 5 mm、主胰管扩张 5~9.9 mm、病变最大径大于 4 cm（仍有争议）、病变快速增大（仍有争议）等因素，推荐进行超声内镜穿刺检查，年轻患者及有焦虑特质等因素可考虑手术处理。除外上述危险因素，体检偶发胰腺癌前病变可选择随访，但对随访频次、手段、时间长度仍有争议，部分学者认为随访时间需要 5 年，但也有研究显示随访 10 年后发现癌前病变恶变。

此外，胰腺局灶癌变和原位癌很难通过常规体检查出，因为没有灵敏的肿瘤标志物，CT/MRI 或内镜也很难发现这种早期细微改变。胰腺癌局灶癌变和原位癌的诊断主要是手术切除后的标本中偶然发现，它常在胰腺癌前病变中合并，比如 IPMN 合并局灶癌变，或 PanIN 合并原位癌等。需要由有经验的病理科医生连续切片中仔细判读染色切片做出诊断。在胰腺癌前病变到胰腺癌的发展过程中，由于无灵敏标志物或影像学检查或内镜检查手段准确预判何时发展到局灶癌变或原位癌阶段，所以建议在癌前病变阶段做好定期检查，因为当出现 CA19-9 等肿瘤标志物升高或 CT/MRI 提示恶性时，病理常已发展到胰腺癌阶段。

胰腺局灶癌变和原位癌的治疗以手术为主，对手术后病理合并局灶癌变和原位癌者，术后是否需要辅助化疗，目前并无专门针对局灶癌变和原位癌的辅助化疗的临床试验。但因为局灶癌变和原位癌仍属于胰腺癌范畴，笔者在临床中也碰到 IPMN 合并原位癌的患者在术后半年出现腹腔转移，因此结合 CACA 胰腺癌指南术后辅助化疗的原则，仍建议胰腺局灶癌变和原位癌术后行辅助化疗半年。术后定期复查肿瘤标志物和影像学检查，如增强 CT 或增强 MRI。用于减少术后复发转移的风险。

需要注意的是，癌前病变随访和治疗既要避免低估癌前病变的危害和恶性潜能，也要避免过度治疗，造成医源性胰腺内外分泌功能不全。在随访和治疗决策上，需要结合临床评估、患者意愿、经济代价等家庭社会因素多重考量。

第十章

子宫内膜癌

随着经济的发展和人们生活方式的改变，我国子宫内膜癌（endometrial cancer，EC）的发病率呈上升趋势，2015年，我国新发子宫内膜癌约6.9万，是我国第二常见妇科恶性肿瘤。子宫内膜增生是子宫内膜癌的癌前病变，经过处理，绝大多数是一种可逆的过程。因此，加强对子宫内膜癌前病变诊治，对预防子宫内膜癌有重大意义。

一、子宫内膜癌癌前病变的定义与分类

（一）子宫内膜癌癌前病变的定义

子宫内膜增生症（endometrial hyperplasia，EH）是子宫内膜腺体不规则增殖导致的子宫内膜增生，其特征是子宫内膜腺体数量增多、腺体体积增大、腺体/间质比例增加。

（二）子宫内膜癌癌前病变分类

2014年修订的WHO病理分类，将EH根据细胞是否具有异型性，分为子宫内膜增生不伴非典型性和子宫内膜非典型性增生（endometrial atypical hyperplasia，EAH），多数学者认为，前者属于良性病变，后者属于癌前病变，即子宫内膜上皮内病变（endometrial intraepithelial neoplasm，EIN）。此定义尚存争议，有些学者认为，EH均为癌前病变。

子宫内膜增生不伴非典型性，镜下病理表现为子宫内膜腺体过度增生伴腺体大小和形状不规则，细胞核一致，与增生期内膜相比，腺体/间质比例增加，不伴显著细胞不典型性，缺乏异型性。子宫内膜非典型性增生镜下病理表现为子宫内膜腺体增生出现背靠背、腺腔内乳头状结构等，细胞形态不同于周围残留的正常腺体，表现为细胞增生呈复层改变，核圆形或卵圆形，核染色质呈空泡状，胞质嗜双色或伊

红染色，缺乏明显的浸润形态。

二、子宫内膜癌癌前病变的流行病学

因缺乏常规筛查手段及标志物，子宫内膜取样具有侵袭性，无症状女性极少进行常规子宫内膜活检，目前关于EH在普通女性中的发生率知之甚少。国内一项纳入3198名第一次IVF/ICSI周期不孕妇女的回顾性横断面研究，在IVF/ICSI治疗前进行子宫内膜活检，结果显示，不伴非典型性子宫内膜增生、EAH和EC发生率分别为2.94%、0.093%和0.063%。另有两项回顾性研究显示，绝经后女性EAH和EC发生率分别为3.0%和7.9%，绝经前女性分别为1.4%和1.2%。60岁以上女性发生子宫内膜病变风险最大，为17.7%。

三、子宫内膜癌癌前病变的危险因素与预防策略

（一）子宫内膜癌癌前病变的危险因素

子宫内膜癌前病变的危险因素包括生殖因素、代谢因素、医源性因素、肿瘤和遗传因素等。这些高危因素诱导子宫内膜癌前病变发生的基础是雌激素水平升高，并缺乏孕激素的拮抗作用。

1. 生殖相关因素

（1）排卵障碍

长期处于无排卵状态下的女性较排卵正常女性，EC患病风险升高3倍，患病风险在20~30岁开始显著增加。长期排卵障碍，性激素代谢紊乱，缺乏排卵后黄体形成分泌周期性孕激素的对抗作用，导致子宫内膜过度增生而发生子宫内膜癌前病变，甚至子宫内膜癌。

（2）PCOS

育龄期女性中，多囊卵巢综合征（polycystic ovary syndrome，PCOS）患病率达7%，是该人群中发病率最高的内分泌与代谢疾病。PCOS患者子宫内膜性激素受体表达失调，子宫内膜细胞发生胰岛素抵抗，葡萄糖转运障碍和利用受损，导致长期慢性低度炎症刺激、免疫功能障碍及子宫血管改变等；并存在子宫内膜细胞基因表达异常和细胞形态异常，进而导致子宫内膜癌前病变发生。

（3）未生育或不孕

研究表明，未生育和不孕是子宫内膜癌前病变和EC的独立危险因素，未生育优势比为2.8（95% CI：1.1~7.2），不孕优势比是3.6（95% CI：1.3~9.9）。此外，未生育/不孕与子宫内膜癌前病变其他高危因素，如排卵障碍、肥胖和PCOS等有关。

（4）初潮早或绝经晚

初潮过早和绝经延迟使行经时间延长，在初潮后及绝经前一段时期内，处于无排卵或少排卵状态，雌激素缺少孕激素对抗，导致子宫内膜过度增生。

（5）绝经过渡期

绝经过渡期的特点是月经周期不规则，激素水平（如E2）变化大，黄体期可出现不同程度高E2和低孕酮水平。尽管围绝经期女性卵巢功能下降，但一些激素依赖性疾病在围绝经期的发病率仍在提高。这可能与年龄、体重增加和生活方式改变等因素有关。

2. 医源性因素

长期使用雌激素或雌激素受体调节剂治疗，由于缺乏孕激素对雌激素的拮抗作用，EH发生风险增加。因此，绝经期女性长期使用雌激素替代治疗，应周期性或持续性使用孕激素配伍治疗，以减少雌激素导致的子宫内膜增生。选择性雌激素受体调节剂（SERMs）如他莫昔芬的使用与子宫内膜癌前病变和EC发生有关。

3. 代谢相关性疾病

（1）肥胖

肥胖通过多种机制使循环中雌激素水平相对于孕酮升高。肥胖程度与子宫内膜癌前病变和EC风险成正比，肥胖女性（BMI>30 kg/m²）子宫内膜癌前病变发病率较非肥胖女性增加近4倍，BMI≥40 kg/m²女性增加13倍。

（2）糖尿病

研究表明，糖尿病人群EC患病风险大约为非糖尿病人群2倍，其可能机制是2型糖尿病患者胰岛素抵抗状态和高胰岛素血症刺激子宫内膜细胞过度增殖。

（3）高血压

慢性高血压导致下丘脑-垂体-性腺轴功能紊乱，发生排卵障碍，缺少成熟黄体分泌的孕激素拮抗，导致EH发生率升高。

4. 分泌性激素的肿瘤

卵巢成人型颗粒细胞瘤多发于40~50岁女性，是一种具有内分泌功能的卵巢性索间质肿瘤。该肿瘤分泌过量雌激素，导致子宫内膜增生，进一步发展为EAH和EC。

5. 遗传因素

遗传性非息肉性结直肠癌（hereditary nonpolyposis colorectal cancer，HNPCC），也称Lynch综合征，是与错配修复基因（*MLH1/PMS2/MSH2/MSH6*）和EPCAM突变相关的遗传性肿瘤综合征。携带以上基因致病突变，显著增加直肠癌、胃癌、子宫内膜癌、卵巢癌等患病风险，如携带*MLH1*和*MSH2*致病突变的女性，至80岁患子宫内膜癌的累积风险为21%~57%。

（二）子宫内膜癌癌前病变的预防策略

针对子宫内膜癌前病变高危因素采取相应措施进行干预，可有效降低患病风险。肥胖、糖尿病等代谢综合征可通过饮食管理、运动和减肥等进行干预。研究表明，每月12~14天孕激素治疗能有效降低绝经期女性因雌激素治疗导致的子宫内膜增生风险。对 PCOS 和排卵障碍患者，孕激素治疗亦可降低子宫内膜增生和 EC 风险。此外，二甲双胍可增加子宫内膜对胰岛素的敏感性，可显著减弱高胰岛素对子宫内膜增生的刺激作用。

四、子宫内膜癌癌前病变的筛查与诊断方法

（一）影像学检查

1. 超声

经阴道超声检查为子宫内膜癌前病变的最常用无创性辅助检查方法，无性生活女性则可采用经直肠超声检查。绝经后出现阴道流血妇女，子宫内膜厚度>4 mm 需进一步评估；绝经前妇女应在月经刚干净时进行超声评估（出血周期的第4~6天进行），一般增殖期子宫内膜厚度（双层）为4~8 mm；分泌期为8~14 mm。对服用他莫昔芬的女性，需密切关注子宫内膜厚度变化。超声检查提示子宫内膜过度增厚且回声不均匀或合并异常子宫出血，使用药物治疗效果欠佳，需警惕存在子宫内膜病变风险。异常子宫出血症状持续存在时，即使超声检查未见明显异常，也应行内膜活检。

2. MRI

MRI 是筛查子宫内膜病变的最佳成像方式。常规 MRI 对 EC 与子宫内膜增生及子宫内膜息肉等鉴别缺乏特异性，MR 弥散加权成像（DWI）可作为鉴别子宫内膜病变的有力补充。

（二）子宫内膜活检

子宫内膜活检是诊断子宫内膜病变的"金标准"，目前主要方法有：宫腔细胞刷、诊断性刮宫及宫腔镜下子宫内膜活检等。

1. 宫腔细胞刷

宫腔细胞刷是一次性获取子宫内膜细胞标本的方法，可实现阴道内镜下非接触内膜活检，具有不扩张宫颈、疼痛感小、无须麻醉、操作方便、患者耐受性好等优点。此外，还可采用直径3 mm 负压吸引管伸入宫腔吸取子宫内膜进行病理检查，门诊即可完成，且价格便宜，操作时间短，但存在子宫内膜取样样本不足等缺点。

目前，子宫内膜细胞学诊断报告系统（endometrial cytology beijing system，ECBS）共分5类：①不满意标本；②未见恶性肿瘤细胞；③意义不明确非典型细胞；④可疑恶性肿瘤细胞；⑤恶性肿瘤细胞。细胞病理学检查不能代替组织病理学检查，如细胞病理学检查提示可疑恶性瘤细胞、恶性肿瘤细胞，或意义不明确非典型细胞且存在临床症状（如绝经后阴道流血等），均应行组织病理学检查。

不满意标本：获取满意标本是正确诊断的保障和前提，满意标本一般应具备以下3点：①明确标记。②具有相关临床资料，如患者末次月经、宫内节育器（IUD）、临床症状、是否绝经、绝经年龄及超声检查结果等。③有足够量保存完好腺上皮细胞。生育年龄女性标本涂片中至少包括10堆子宫内膜腺上皮细胞，绝经后萎缩子宫内膜涂片中至少包含5堆子宫内膜腺上皮细胞。出现任何类型不典型细胞都属标本满意。

未见恶性肿瘤细胞：指标本满意，细胞形态或排列结构不具非典型性。常见为增生期、分泌期或萎缩期的子宫内膜细胞，以及各种良性增生性改变和反应性改变。

意义不明确的非典型细胞：细胞异常程度高于未见恶性瘤细胞形态，但异常细胞数量较少或形态结构异常不足以诊断可疑恶性瘤细胞。常见病变为：子宫内膜化生、子宫内膜单纯性或复杂性增生、月经期子宫内膜崩解、应用药物后的反应性改变、IUD所致反应性改变，也包括部分伴非典型子宫内膜增生、高分化子宫内膜样癌等。

可疑恶性肿瘤细胞：细胞学涂片形态特征具备部分恶性肿瘤的细胞学特征，但其异型程度或细胞数量又不足以确切诊断为恶性肿瘤细胞。这一分类常见于EAH、高分化子宫内膜样腺癌、其他类型恶性肿瘤等。

恶性肿瘤细胞：细胞学表现具有明确恶性特征。包括EC、子宫内膜间质肉瘤、输卵管癌、卵巢癌、转移性子宫内膜恶性肿瘤等。

2. 诊断性刮宫

诊断性刮宫通过刮匙进入宫腔刮取子宫内膜组织进行病理学诊断，具有良好诊断价值。但患者较疼痛，且存在出血、感染、宫腔粘连、子宫穿孔等风险。实施诊断性刮宫的指征：①患者无法耐受宫腔细胞刷检或子宫内膜吸取活检（如由于疼痛或焦虑），需要在全身麻醉下接受手术；②高危人群，采用内膜刷检或吸取活检无诊断意义；③内膜刷检或吸取活检为良性病变，但异常阴道出血持续存在；④内膜刷检或吸取活检为子宫内膜增生过长，需排除更重病变；⑤内膜刷检或吸取活检获取组织不够；⑥宫颈狭窄无法完成内膜刷检或吸取活检。

3. 宫腔镜下活检

宫腔镜检查是一种安全、微创、可提供满意宫腔评估的内镜技术，宫腔镜的优势是可在直视下对子宫内膜进行定位活检或可疑病灶切除，是评估子宫内膜病变的有效方法。应与内膜活检同时进行。宫腔镜下子宫内膜形态学评估需考虑子宫内膜增厚情况、血管有无异常表现、腺体是否囊性扩张和腺管开口是否存在结构改变等方面。

五、子宫内膜癌癌前病变的随访与治疗原则

（一）生活方式干预

子宫内膜癌前病变患者常伴肥胖、胰岛素抵抗、糖耐量异常、糖尿病、脂肪肝等代谢性疾病。通过饮食管理、加强体育锻炼、减肥等生活方式干预，将体重控制在健康体重范围（BMI 18.5~24.9 kg/m²），能改善胰岛素抵抗，有效降低子宫内膜病变发生风险。

（二）药物治疗

1%~3% 不伴非典型性子宫内膜增生患者最终发展为 EC。而 EAH 可有高达 42.6% 的癌变风险。子宫内膜癌前病变处理需根据内膜病变轻重、患者年龄及有无生育要求选择不同治疗方案。

对要求保留生育功能的 EAH 患者，应使患者充分知情同意，告知 EAH 存在潜在恶变和进展为 EC 的风险，并同时对患者进行全面评估，排除 EC 和其他可能合并存在的恶性肿瘤（如卵巢癌）。选择药物治疗的目标是彻底清除病变，逆转发生病变的子宫内膜变为正常子宫内膜，并预防 EC 的发生。

左旋炔孕酮宫内缓释系统（levonorgestrel intrauterine system，LNG-IUS）因其作用于子宫局部，全身副作用少，被推荐为子宫内膜增生首选治疗方案。LNG-IUS 含左炔诺孕酮 52 mg/个，放置于宫腔，可维持 5 年，其内膜逆转率可高达 100%。但需根据患者年龄、症状和有无生育要求进行选择。对近期无生育要求、子宫大小不超过孕 8 周者可放置 LNG-IUS。如子宫大小超过孕 8 周，LNG-IUS 脱落概率增加，必要时可加用金属圆环或吉妮环捆绑放置。

孕激素治疗以高效、大剂量、长期应用为宜，至少应用 12 周以上方可评定疗效。孕激素受体（PR）阳性者有效率可达 80%。口服孕激素包括醋酸甲地孕酮（MA）40~80 mg/d，醋酸甲羟孕酮（MPA）8~20 mg/d，炔诺酮 10~15 mg/d，可采用后半周期序贯治疗（从月经来潮第 11~16 天开始用药 12~14 天）或连续治疗 3~6 个周期，目前多主张连续治疗。长期使用增加胰岛素抵抗、糖尿病和血栓的发生风险，并引起体重增加、水钠潴留和药物性肝炎等，多数停药后可恢复。有血栓疾病史、乳腺癌、近期心脏疾病的患者慎用。阴道使用孕激素仅用于因肝功能受损或血栓性疾病高危的患者，可使用黄体酮软胶囊，阴道用药，200~600 mg/d，如有持续阴道出血，不建议使用。

因PCOS并发子宫内膜癌前病变或EC患者中约有30%对孕激素和口服避孕药治疗抵抗，需应用其他药物治疗，如促性腺激素释放激素激动剂（gonadotropin releasing hormone agonist，GnRh-a）。GnRh-a是一类人工合成的促性腺激素，常用药物有戈舍瑞林、曲普瑞林、亮丙瑞林等。GnRh-a造成体内低雌激素状态，抑制子宫内膜异常增生，同时还可缩小宫腔，可增强LNG-IUS的局部治疗作用。其对肝肾功能损伤小，可每个月注射一次，患者依从性好，缺点是价格相对较高。

（三）手术治疗

手术指征为：接受药物治疗者，随访中进展为EAH或EC；药物治疗12个月后仍未获完全缓解；药物规范治疗后复发、不愿再接受药物治疗；治疗后仍有持续异常子宫出血；拒绝随访或药物治疗；有高危因素，年龄较大无生育要求等。

全子宫切除术是子宫内膜增生最常用手术方式，可根据子宫大小、内膜厚度、合并症情况等选择经腹、经腹腔镜（可使用机器人辅助）及经阴道三种手术入路，对绝经前女性，建议同时切除双侧输卵管，绝经后女性建议同时切除双侧附件。由于EAH存在合并子宫内膜癌风险，应避免行子宫次全切除术或子宫粉碎术，以免造成医源性肿瘤播散。

原则上不推荐子宫内膜去除术治疗子宫内膜增生，因子宫内膜去除术可能造成宫腔广泛粘连，使术后残留的子宫内膜岛诊断困难，导致无法及时发现子宫内膜病变进展而延误治疗。如患者无法耐受药物治疗及手术治疗，并有条件接受严密随访，在多学科团队整合评估后，可谨慎选择子宫内膜去除术。术前应向患者交代手术风险及利弊，术后密切随访。

（四）随访

不伴非典型性的子宫内膜增生，治疗过程中一般每6个月复检一次，至少有连续2次间隔6个月的组织学检查结果为阴性后，可考虑终止随访。

对EAH患者，治疗过程中一般每3个月复检一次，至少有连续2次间隔3个月的组织学检查结果为阴性后，可考虑调整方案。如内膜病变未逆转，应考虑增加剂量或更换药物，继续用药3个月后再复查。如内膜活检提示非典型性消失，建议继续孕激素治疗，3个月后复查仍为阴性，则考虑调整方案。治疗9~12个月后，EAH未逆转或有进展者，需重新评估，必要时行手术切除子宫。

有生育需求者，子宫内膜逆转后，应尽快考虑妊娠，在月经后半期使用生理剂量孕激素（如地屈孕酮20~40 mg/d或黄体酮胶囊400~800 mg/d，12~14天）以达到保护子宫内膜作用。必要时辅助生殖助孕，保存生育力。

无生育需求者，需采取长效管理措施，预防EAH复发或进展。可放置LNG-IUS，或定期使用孕激素保护子宫内膜。在使用孕激素治疗子宫内膜增生的同时，应治疗和管理内膜增生的高危因素，如PCOS、肥胖、胰岛素抵抗等，建议子宫内膜活检2次转阴后，仍每年或每6个月（EAH）活检随访一次，或出现阴道不规则出血时及时活检，必要时切除子宫。

子宫切除术后，建议每年定期妇科检查和经阴道彩超检查。对既往无子宫颈病变史，术后无须常规行细胞学检查和高危型人乳头状瘤病毒（HPV）检测。

（五）特殊关注问题

长期随访经合理诊治和管理的子宫内膜增生，长期随访，发现可有低于5%的发展为内膜癌。我国育龄期罹患内膜癌前病变的妇女数量庞大，其中相当一部分具强烈生育愿望或患不孕症。因此，对这部分患者进行详细生育力评估、生育咨询指导、必要时用辅助生殖技术助孕和生育力保存显得尤为必要。妇科肿瘤医师在接诊有生育要求的子宫内膜增生患者时，应与生殖内分泌医生共同讨论治疗方案，邀请患方共同参与，并将讨论结果纳入整体治疗方案的制定中。

女性生育力评估主要包括年龄、卵巢储备功能、输卵管和宫腔状态，尤其以前两者更为重要。年龄是生育能力的决定性因素，≥35岁女性，各种妊娠合并症、并发症发生风险增加，而妊娠率和活产率下降。因此，≥35岁、有生育要求女性，应进行详细生育力评估。月经周期第2~5天通过腔内超声检测窦卵泡计数（AFC）和月经周期任意时间检测血清抗苗勒管激素（AMH）是目前公认最准确卵巢储备功能指标。AFC<5~7个或AMH<1.1 ng/ml提示卵巢储备功能下降，应尽快考虑助孕治疗，必要时采取辅助生殖技术助孕。

生殖内分泌专家应结合患者生育意愿和专科情况提供合理生育咨询指导意见。普遍认为，生育治疗应推迟到内膜癌前病变获得完全缓解后进行，但目前尚缺乏何时启动生育治疗证据，建议个体化处理。应充分考虑婚育史、年龄、配偶精液参数、卵巢储备功能和输卵管通畅性等信息，结合其生殖内分泌、代谢和免疫学状态制定助孕治疗方案。对仅存在排卵功能障碍患者，诱导排卵治疗是一线治疗。对传统促排方案治疗无效或具备相应指征者，可考虑实施体外受精（IVF）。IVF是效率最高助孕治疗方法，可有效缩短备孕时间，对易发生癌变高危患者（Lynch综合征、长期他莫昔芬暴露、慢性无排卵、肥胖、PCOS、代谢综合征和2型糖尿病）在实施根治性治疗（子宫切除）前尽快实施IVF。

对保留子宫患者，治疗前必须充分告知定期随访的必要性和重要性，定期进行子宫内膜取样活检、MRI或腔内超声检查。助孕治疗期间接受内膜取样的间隔尚缺乏证据，常规随访方案为每3个月进行一次取样，取样时机最好在治疗药物撤退后或撤退性出血后进行。

对存在Lynch综合征等遗传性肿瘤综合征的癌前病变患者，应进行遗传咨询，讨论子代风险及是否采取植入前胚胎遗传学检测等方法进行助孕。

对暂未婚配或短期内无生育计划的青春期或育龄期内膜癌前病变患者，是否可考虑生育力保存（如卵巢皮质或卵母细胞冷冻），值得在我国法律与伦理的框架内谨慎探索。

产后42天进行子宫内膜活检排除内膜病变相当重要。完成生育后，有专家建议实施子宫切除术（可保留或不保留卵巢），但此处理方案尚存争议，建议个体化处理；产后长期乃至终身定期随访是必须的。

第十一章

前列腺癌

一、前列腺癌癌前病变的定义与分类

诸多研究报道中，可能成为前列腺癌癌前病变的类型包括高级别前列腺上皮内瘤变（high-grade prostatic intraepithelial neoplasia，HGPIN）、非典型小腺泡性增生疑为癌（atypical small acinar proliferation suspicious for malignancy，ASAP）、前列腺导管内癌（intraductal carcinoma of prostate，IDC-P）、前列腺萎缩和前列腺炎、腺病/非典型腺瘤样增生等。不过，目前较为公认的癌前病变仅为 HGPIN。值得注意的是，部分前列腺穿刺活检诊断的 IDC-P 在手术切除标本中并未发现浸润性前列腺癌成分，而 ASAP 常存在临床处置难题，这两类疾病对疑为前列腺癌患者的管理造成了较大困难。为了更好地做好前列腺癌的全程管理，临床医师需要对上述疾病有正确的认识。本节重点阐述癌前病变 HGPIN 的病理特征，同时也对其他病变如 ASAP、IDC-P、前列腺萎缩、前列腺炎和腺病/非典型腺瘤样增生进行介绍，以帮助了解前列腺活检常见病理诊断与前列腺癌的关系。

（一）高级别前列腺上皮内瘤变

前列腺高级别上皮内瘤变多发生于前列腺外周带，而在中央带和移行带少见。前列腺上皮内瘤变（prostatic intraepithelial neoplasia，PIN）分为低级别和高级别两大类，低级别在病理医师间诊断重复性极差，因此目前不再出现于诊断报告中，仅有 HGPIN 诊断。HGPIN 平均发生率为 9%（4%~16%）。发生率随年龄增长而增加。文献报道，30~40 岁的年轻人即可有 HGPIN 的发生。同时，HGPIN 的诊断存在明显的种族和地区差异，非裔美国人发生率最高，而亚洲人群发生率最低。诊断 HGPIN 患者在后续穿刺活检出现癌的比例约为 20%~30%。但对比穿刺活检为良性的病例，并不增加后续活检为前列腺癌的概率。目前尚缺乏有效的临床参数协助判断 HGPIN 之后是否应该进行重复活检。前些年较为公认的观点是：对于单灶性 HGPIN，不建议重复活检；而对于多灶性HGPIN，需要进行定期复查，内容包括血清或尿液检查、影像学检查等，并对之前诊断HGPIN的区域进行定点的重复多针活检。但最近几年对重复穿刺活检的指征进行了调整，具体见第十一章（五）前列腺癌癌前病变的随访与治疗原则。

（二）非典型小腺泡性增生疑为癌

此名称属于对前列腺活检的描述性病理诊断，常提示为浸润性癌，但其细胞学/结构异型性不足以诊断癌。其含义包括两方面：①一些非癌的病理形态学改变类似于癌；②因组织太少，不足以诊断前列腺癌。在发出ASAP的诊断时，建议请高年资泌尿病理专家会诊复核诊断，以避免过度诊断。其活检的检出率为2%~7%。目前认为，ASAP是前列腺癌独立的预测因素，而非癌前病变。对诊断为ASAP的患者，若血清前列腺特异性抗原（prostate-specific antigen，PSA）升高，可持续监测，必要时进行多参数磁共振成像（multiparametric magnetic resonance imaging，mpMRI）检查或重复活检。在ASAP的诊断上，需重视穿刺组织的长度和穿刺针数对结果的影响。穿刺针数小于8针，活检组织长度小于10 mm的情况常提示采样量不足，对于ASAP的结果解释需要重视。对于ASAP后续活检出现腺癌的情况，80%的腺癌归入预后分级分组1级（Gleason评分为6分），其余的为高预后分级分组的腺癌，包括5%的预后分级分组4~5组（Gleason评分为8~10分）腺癌。

（三）前列腺导管内癌

在扩张的导管和腺泡结构内的肿瘤性上皮性增生，结构和细胞异型性超过HG-PIN，多位于外周带。此类病变通常与高级别和晚期前列腺癌相关，但在罕见病例可能表现为前体病变。IDC-P占常规根治性前列腺切除标本的15.4%~31.1%。在绝大多数病例中，IDC-P与浸润性前列腺癌伴发。IDC-P不伴发浸润性癌极为罕见，在根治性前列腺切除标本中，仅占0.06%~0.26%。在绝大多数情况下，患者的根治性前列腺切除标本可同时发现IDC-P和浸润性前列腺癌，此类浸润癌的特点表现为高分级和大体积；此时建议在报告中注明IDC-P的成分及分级。而在罕见情况下，患者的根治性前列腺切除标本中，经充分取材，仅见IDC-P，此时不需要分级。

（四）其他常见病理类型

前列腺炎和前列腺萎缩：在人前列腺组织中，炎症和腺体萎缩是非常常见的现象。前列腺炎症可以是急性、慢性或肉芽肿性，源于感染、饮食等原因。萎缩则可以是弥漫性（通常因为去势治疗），或呈局灶性。局灶性萎缩有着各种各样的形态，如单纯性萎缩、单纯性萎缩伴有囊肿形成、萎缩后增生等。萎缩的腺泡大小不一，当呈现为小腺泡的形态时，需与前列腺腺癌进一步鉴别，此时行基底细胞标记染色，如CK34βE12和CK5/6和/或P63，以和癌进一步鉴别。萎缩后增生可同时伴发PIN/前列腺癌。同时，萎缩后增生可与HGPIN以及腺癌呈现相同的基因改变，如NKX3.1和P27表达下降等，提示其可能与前列腺癌发生相关，但目前尚无定论，有待进一步研究。

腺病/非典型腺瘤样增生：此类病变多见于移行带，表现为边界清楚的小叶状增生紧密排列的小腺泡，伴有大腺泡的混合。此病变的特点表现为大小相对一致的腺泡，衬覆细胞胞浆透亮，伴有温和的细胞核，可见小核仁或核仁不明显。基底细胞可以不连续；此外，还可见到散在的管腔内结晶体、嗜碱性黏液、罕见核分裂像等改变。通过基底细胞染色可与前列腺癌进一步鉴别。非典型腺瘤样增生可表现与HGPIN、腺癌相似的基因改变，包括位于7q31-35、8p12-21、8p22、8q22.2和18q12.2的等位基因缺失，伴有AMACR表达上调等。但目前对此病变是否为癌前病变仍存有争议，有待进一步研究。

二、前列腺癌癌前病变的流行病学

前列腺癌是男性泌尿、生殖系统中最常见的恶性肿瘤，按WHO2020年GLOBOCAN统计，在世界范围内，其发病率在男性所有恶性肿瘤中位居第2位，仅次于肺癌，其死亡率在男性所有恶性肿瘤中位居第5位。从全球来看，前列腺癌的发病率具有显著的地域差异，美国、北欧和西欧等国家是高发地区，发病率最高可达83.4/10万，而亚洲和北非为低发地区。根据美国癌症学会最新统计学数据，前列腺癌的发病率位于男性恶性肿瘤的首位，死亡率位于男性恶性肿瘤的第2位。2022年美国新发前列腺癌患者预计达268 490人，占男性所有恶性肿瘤的27%，新增死亡例数将达34 500人，仅次于肺癌位于第2位。根据我国2022年公布的全国肿瘤登记中心收集汇总全国肿瘤登记处2016年登记资料，我国2016年新发前列腺癌患者78 300人，世标发病率为6.72/10万，位于男性恶性肿瘤的第6位；新增死亡例数达33 600人，世标死亡率为2.73/10万，位于男性恶性肿瘤的第10位。我国前列腺癌发病率虽较欧美国家低，但随着人口老龄化、饮食和生活习惯改变等因素，前列腺癌发病率在逐年快速上升，且城乡差异明显，城市发病率高于农村。

在临床上，HGPIN和ASAP是两种常见的前列腺穿刺活检病理结果，比较明确的癌前病变是HGPIN。根据国外文献报道，无浸润性癌的前列腺活检标本中，HGPIN的检出率约为5%，最高检出率可达25%，这种差异可能是由于观察者间的一致性差、标本处理过程对组织学影响等原因所致。此外，有研究发现随着患者年龄增加，HGPIN检出率也有所增加。从种族来看，美国非洲裔男性检出率最高，亚裔男性检出率最低。在有浸润性癌的前列腺切除标本中，HGPIN的检出率可达85%以上，主要见于外周带，这也支持其癌前病变的性质。ASAP在前列腺活检中检出率为1%~2%，在后续重复活检时，前列腺癌检出率在21%~51%之间。然而，二者在我国前列腺活检中的检出率以及在随后重复穿刺中检出前列腺癌的风险尚无人群统计数据分析。根据一项单中心2456例前列腺癌患者病例资料回顾性分析，初次活检患者中215例（8.8%）发现HGPIN，98例（4.0%）发现ASAP，18例（0.7%）同时报告ASAP和HGPIN，比例高于国外文献数据。需要注意的是，不同报道中HGPIN、ASAP等检出率差异较大，可能和样本量及样本代表性有关，并非反映整体人群的发病率。

第一例IDC-P于1938年在尸检病例报道，随着免疫组化的广泛应用，20世纪80年代开始对这类病变进行广泛研究。文献中IDC-P的发生率，取决于具体研究情况，对低风险人群来说，其发生率为2%~3%；对于明确有转移性/复发病变的患者，活检中的检出率67%；在根治性前列腺切除标本中的检出率为13%~17%。

三、前列腺癌癌前病变的危险因素与预防策略

（一）前列腺癌癌前病变的危险因素

癌前病变HGPIN在预测进展为前列腺癌方面具有很高的价值。年龄是HGPIN主要的危险因素，HGPIN的发生率和体积随患者年龄的增长而增加。一项对老年男性前列腺的尸检研究报告显示，前列腺癌中HGPIN的患病率随着年龄的增长而增加，并且比癌症发生早了5年以上。种族和地理位置也会影响HGPIN的发生率。例如，在50~60岁年龄组中，非裔美国男性的HGPIN患病率高于白人；相比之下，居住在日本大阪男性的HGPIN发病率明显低于居住在美国的男性，而亚洲人的前列腺癌临床检出率最低。此外，越来越多的证据表明，低睾酮水平可能是HGPIN后再活检诊断前列腺癌的临床危险因素。一项对男性前列腺穿刺活检出HGPIN的前瞻性队列研究证实了两者之间的相关性；同时，低睾酮水平与高级别前列腺癌相关（Gleason评分≥7）。

其他病变ASAP在前列腺穿刺活检中占1%~4.4%，但在重复活检中癌症检出率可达21%~51%，与HGPIN重复活检的癌症检出率相比较高，但并不意味着ASAP是前列腺癌的癌前病变。迄今为止的研究已经证实，IDC-P的存在与侵袭性前列腺癌密切相关，在根治性前列腺切除术和穿刺活检标本中都是一个独立的不良病理因素，并可能影响对当前晚期前列腺癌治疗方案的反应。它还可以独立预测根治性前列腺切除术后的无进展生存期和生化复发，也是接受新辅助激素治疗的患者生化复发的独立预测因子。

（二）前列腺癌癌前病变的预防策略

前列腺癌的预防是减轻这种疾病负担的一个至关重要的方法。HGPIN患者是进

行化学预防合适的高危人群。一项纳入13项随机对照研究的荟萃分析报告包括了3020名HGPIN患者，比较了包括5-α还原酶抑制剂度他雄胺、雄激素受体拮抗剂氟他胺和比卡鲁胺、内质网阻滞剂托瑞米芬，以及天然食品化合物如硒、维生素E、大豆饮食、番茄和绿茶等在内的不同的干预措施，接受化学预防药物治疗的HGPIN患者和未接受化学预防药物治疗的HGPIN患者的前列腺癌发生率分别为25.7%和31.5%。化学预防药物可轻微降低HGPIN患者前列腺癌的总发病率（RR = 0.92），但无统计学意义。天然产物如维生素、矿物质、益生菌、草药显示出潜在的预防作用，具有低毒性。"以食物为基础"的预防方法，如食用绿茶、豆制品、番茄红素、硒都被报道与降低癌症风险有关。但在Meta亚组分析中显示，天然食品化合物里只有绿茶儿茶素对HGPIN患者有显著的临床益处。日本和中国的观察研究表明，在饮食中摄入绿茶可能会降低局限性和晚期前列腺癌的风险。另有针对两项随机、双盲、安慰剂对照的Ⅱ期临床试验进行的Meta分析显示，浓缩绿茶儿茶素制剂对组织学证实为癌前病变（HGPIN）具有显著的保护作用。需要强调的是5-α还原酶抑制剂通过PCPT试验和REDUCE Ⅲ期试验证明对降低前列腺癌发生的风险有显著作用，但增加了心脏相关不良事件和高级别前列腺癌发生的风险。此外，5-α还原酶抑制剂（度他雄胺）用于预防HGPIN男性前列腺癌的一项Ⅲ期随机开放标签3年试验的结果证实，5-α还原酶抑制剂在HGPIN人群中没有化学预防作用。迄今为止，监管机构都未批准任何可用的5-α还原酶抑制剂作为前列腺癌及癌前病变的化学预防。比卡鲁胺具有抑制前列腺癌发展的潜力，可能对HGPIN患者比度他雄胺、托瑞米芬和氟他胺有更好的临床益处，但没有显著性的改变。托瑞米芬在HGPIN患者中的综合疗效也很有限。

四、前列腺癌癌前病变的筛查与诊断方法

根据对动物模型和人类的大量研究，HGPIN是唯一公认的前列腺癌的癌前病变；其他一些组织学病变与前列腺癌的关联不明确，如非典型腺瘤性增生和增生性炎症性萎缩（PIA）等。腺瘤性增生可能是移行带前列腺癌的前兆，但是这种病变通常是低级别的，通常不被认为具有很强的恶性潜能；PIA是由前列腺单纯萎缩和萎缩后增生组成，通常与炎症有关，也相对罕见地与外周带的小腺癌病变同时出现。因为PIA与PIN同时发现非常常见，PIA也可能通过PIN促进前列腺癌的发生。有大量证据表明，IDC-P与根治性前列腺切除术标本中的高级别侵袭性和进展性疾病相关，但目前不认为IDC-P是前列腺癌的癌前病变。

PIN被发现是一种伴随着从前列腺正常上皮到低级别PIN再到高级别PIN再到浸润性癌的连续性的进行性的形态学异常，同时伴有表型和基因型的进行性异常。PIN的特点是其表现介于良性前列腺上皮和癌症之间，表明随着前列腺癌变的进展，细胞分化和调节控制机制受损。迄今为止的研究尚未直接确定PIN是否可以保持稳定、

自发衰退或持续进展，但是PIN可以持续变化是最合理的解释。因为仅有PIN的存在不会显著提高血清PSA浓度，PIN的存在也无法通过超声检测，目前检测PIN的唯一方法是活检病理学检查。但是识别低级别PIN的诊断重复性差，不具备临床实用性。

HGPIN的特征是存在原有导管和腺泡内的非典型分泌管腔细胞，其核特征类似于浸润性腺癌。有大量数据支持HGPIN是前列腺癌的癌前病变。例如，HGPIN细胞具有核仁增大的特征，在形态学上与侵袭性腺癌细胞相似。同时，HGPIN与前列腺癌细胞存在频繁的多灶共生，形态学上HGPIN与侵袭性的"微小癌"之间的表型特征相似，以及HGPIN和癌细胞之间存在一些共同的基因组突变。对前列腺整体包埋制片也表明，在有前列腺癌的组织中，HGPIN的发生率和发生的范围都比在没有前列腺癌的组织中有明显的上升。

在HGPIN病变中发现了大量的分子生物学方面的改变，其中某些改变也在腺癌中有发现。显示HGPIN经常与浸润性癌具有相似的染色体改变，包括HGPIN在染色体8p12-21上的一个等位基因丢失率和模式与腺癌相似（腺癌的发生率为90%，HGPIN中为63%）；8p22上的一个区域也显示出PIN中LOH的出现频率低于癌，这意味着PIN在分子水平上介于正常和癌之间。MYC位于染色体8q24上，该位点在前列腺癌中经常显示拷贝数增加。目前研究发现MYC蛋白水平从正常上皮到低级别PIN，然后到HGPIN病变中有明显的逐步增加趋势；在HGPIN中蛋白水平与侵袭性腺癌相似。DNA的高甲基化在前列腺癌中也很常见，在HGPIN中也经常发现相应基因的选择性高甲基化表现。前列腺癌细胞中的端粒比正常前列腺细胞要异常缩短，在HGPIN中，绝大多数情况下端粒也很短，并且发现有癌旁PIN病变细胞的端粒比远离癌组织的PIN病变细胞的端粒更短的现象。在不同人群的前列腺穿刺活检中，孤立的HGPIN（无癌存在）的患病率在4%至24%之间（平均9%）。HGPIN的发病率与前列腺浸润性癌相似，也随着年龄的增长而显著增加。30~40岁男性HGPIN的患病率为7%~8%，而80~90岁男性的患病率为60%~86%。HGPIN和前列腺浸润性癌的发病率在世界各地之间都表现出很大的差异。在前列腺穿刺活检中，主流观点认为穿刺针数越多，PIN和前列腺癌的发病率越高，但穿刺针数与PIN发病率之间的关系仍存在争议。前列腺活检中诊断出HGPIN的临床意义在于指导之后的再次穿刺活检。近年来，HGPIN与第二次穿刺活检诊断前列腺癌的这种关联性一直在下降，从30%~50%降至约20%。这主要是在前列腺系统穿刺中，穿刺取样的操作被广泛地从6点取样增加到12点或更多点取样，从而减少了初次活检时前列腺癌的漏诊。目前在任何情况下，穿刺诊断HGPIN后不要求立即重复活检，如果没有其他临床适应证，在1年内重复活检即可。目前研究表明，二次活检与首次活检的间隔在1年以内，检出癌症的比例略小于间隔1年以上的癌症检出率。前列腺穿刺活检中存在多灶HGPIN是再次活检检测出前列腺癌的风险因素。即使二次活检也不是前列腺癌，后续仍需要密切监测和随访。

如果患者同时患有前列腺癌和HGPIN，在针对前列腺癌的雄激素剥夺治疗后，PIN的患病率和程度均有显著降低。并且这种降低伴随有腺体的显著萎缩。这表明PIN也是雄激素依赖性病变。3个月的亮丙瑞林和氟他胺的治疗可以使活检中PIN的发生率降低50%。文献表明停止氟他胺的治疗会导致PIN的复发。而Ⅱ型5α-还原酶的阻断对PIN的影响作用很小。

前列腺癌的放射治疗也会降低PIN的患病率和严重程度。放射治疗的长期疗效取决于癌症和癌前病变的根除。目前仍未确定的问题在于，放疗后复发的癌症是来源于未完全根除的肿瘤还是来源于未完全根除的PIN的再次进展。对挽救性前列腺切除标本和放射治疗后前列腺行再次活检的进一步的研究有时是必要的。

五、前列腺癌癌前病变的随访与治疗原则

目前，最新的欧洲泌尿外科学会（EAU）前列腺癌指南（2022年）中前列腺重复穿刺的指征包括：①MRI的PI-RADS>3；②PSA持续升高；③直肠指诊可疑结节；④前次穿刺中发现单独的IDC-P。而2020年版指南指征除了以上指征，还包括：①ASAP；②≥3针的HGPIN；③紧邻HGPIN的不典型腺体。其实，2021年版的EAU指南就取消了以上3个指征。

HGPIN和ASAP患者的随访策略为何会出现较大变化？因为基于最新的研究，穿刺发现HGPIN和ASAP的患者，后续诊断为有临床意义前列腺癌的概率只有6%~8%。近些年，对不同风险前列腺癌关注重点发生了变化，更关注有临床意义前列腺癌。既往研究表明，ASAP患者后续诊断为前列腺癌的风险为43%，HGPIN患者后续诊断为前列腺癌的风险为20%~30%。此较高的癌症比例提醒医生需要密切随诊以上病理患者。ASAP患者后续诊断为前列腺癌的风险是首次穿刺良性病理患者的2倍，但HGPIN后续诊断为前列腺癌的风险并不明显高于良性患者。关键的是，按照新的Epstein病理诊断标准，前列腺癌划分为有临床意义前列腺癌和无临床意义前列腺癌。以上癌前病变患者后续诊断为有临床意义前列腺癌的比例仅为6%~8%，在统计学上并不高于病理良性患者后续诊断为有临床意义前列腺癌的比例。因此，从2021年开始，EAU指南调整了重复穿刺的策略，将ASAP和HGPIN从重复穿刺指征中移除。

其次，首次穿刺针数、是否包含靶向穿刺等也影响后续诊断结果。从病理上看，HGPIN和ASAP病理发展并非一定朝着恶性肿瘤方向；同时，由于前列腺肿瘤多中心发生的特点，穿刺活检并非取到目标组织，后续的穿刺活检与前次穿刺活检的部位存在一定差异，ASAP可能是后续活检为前列腺癌的预测因素而非癌前病变。因此，很难针对HGPIN和ASAP这两种常见病变做出非常明确的随诊策略。EAU指南将二者从重复穿刺指征中移除，并非完全否认二者的临床提示意义。目前，已有研究从血

液、尿液中检测标志物，或者从影像中寻找线索，对出现HGPIN和ASAP患者的后续结局进行预测，取得了一定成果。

总之，HGPIN和ASAP这两种前列腺病理类型在前列腺穿刺病理中具有一定出现比例和特征，HGPIN与前列腺癌或有临床意义前列腺癌具有一定关联，被认为是癌前病变。在临床上，出现此两种病理结果并不是后续进行重复穿刺的指征，患者的随访策略因人而异，需要进一步研究。

第十二章

急性髓系白血病癌前病变

一、急性髓系白血病癌前病变的定义与分类

急性髓系白血病（acute myeloid leukemia，AML）的癌前病变主要包括两大类：①单克隆性髓系细胞疾病，主要发生于老年患者，容易转化为 AML，比如骨髓增生异常综合征（myelodysplastic syndromes，MDS）、意义未明的克隆性血细胞减少症（clonal cytopenia of unknown significance，CCUS）。②多克隆疾病，但具有进展为 AML 的风险，比如先天性骨髓造血衰竭性疾病，主要发生于儿童和青少年，但并不局限于儿童，部分患者于成年发病。比如 Fanconi 贫血、先天性角化不良、Shwachman-Diamond 综合征、Diamond-Blackfan 综合征、先天性中性粒细胞缺乏症、先天性无巨核细胞血小板减少症。

（一）骨髓增生异常综合征（MDS）

MDS 是一组起源于造血干细胞的异质性髓系克隆性疾病，其特点是髓系细胞发育异常，表现为无效造血、难治性血细胞减少，高风险向 AML 转化。WHO 血液和淋巴组织肿瘤分型诊断标准（2016修订版），依据外周血血细胞计数、骨髓细胞发育异常比例、原始细胞比例、环状铁粒幼红细胞比例、Auer 小体将 MDS 分为 5 个亚型，即 MDS 伴单系血细胞发育异常（MDS-SLD）、MDS 伴多系血细胞发育异常（MDS-MLD）、MDS 伴环状铁粒幼红细胞（MDS-RS）、MDS 伴原始细胞增多（MDS-EB）和 MDS，不能分类型（MDS-U）如表 14-1。

表 14-1　WHO（2016）MDS 修订分型

疾病类型	发育异常	血细胞减少	环状铁粒幼红细胞	骨髓和外周血原始细胞	常规核型分析
MDS 伴单系血细胞发育异常（MDS-SLD）	1系	1~2系	<15% 或 <5%[a]	骨髓<5%，外周血<1%，无 Auer 小体	任何核型，但不符合单纯 del(5q)MDS 标准
MDS 伴多系血细胞发育异常（MDS-MLD）	2~3系	1~3系	<15% 或 <5%[a]	骨髓<5%，外周血<1%，无 Auer 小体	任何核型，但不符合单纯 del(5q)MDS 标准

疾病类型	发育异常	血细胞减少	环状铁粒幼红细胞	骨髓和外周血原始细胞	常规核型分析
MDS 伴环状铁粒幼红细胞（MDS-RS）	—	—	—		—
MDS-RS-SLD	1系	1~2系	(15%或(5%	骨髓<5%，外周血<1%，无 Auer 小体	任何核型，但不符合单纯del(5q)MDS标准
MDS-RS-MLD	2~3系	1~3系	(15%或(5%	骨髓<5%，外周血<1%，无 Auer 小体	任何核型，但不符合单纯del(5q)MDS标准
MDS 伴单纯 del(5q)	1~3系	1~2系	任何比例	骨髓<5%，外周血<1%，无 Auer 小体	仅 del(5q)，可以伴 1 个其他异常[-7 或 del(7q)除外]
MDS 伴原始细胞增多（MDS-EB）	—	—	—		—
MDS-EB-1	0~3系	1~3系	任何比例	骨髓 5%~9% 或外周血 2%~4%，无 Auer 小体	任何核型
MDS-EB-2	0~3系	1~3系	任何比例	骨髓 10%~19%，或外周血 5%~19% 或有 Auer 小体	任何核型
MDS，不能分类型（MDS-U）	—	—	—		—
外周血原始细胞1%	1~3系	1~3系	任何比例	骨髓<5%，外周血=1%ᵇ，无 Auer 小体	任何核型
单系血细胞发育异常伴全血细胞减少	1系	3系	任何比例	骨髓<5%，外周血<1%，无 Auer 小体	任何核型
伴有诊断意义核型异常	0系	1~3系	<15%ᶜ	骨髓<5%，外周血<1%，无 Auer 小体	有定义 MDS 的核型异常

MDS：骨髓增生异常综合征；血细胞减少定义为血红蛋白小于 100 g/L，血小板计数小于 100×10⁹/L、中性粒细胞绝对计数小于 1.8×10⁹/L，极少情况下 MDS 可见这些水平以上的轻度贫血或血小板减少，外周血单核细胞必须小于 1×10⁹/L；a. 如果存在 SF3B1 突变；b. 外周血=1% 的原始细胞必须有两次不同时间检查的记录；c. 若环状铁粒幼红细胞（15% 的病例有明显红细发育异常），则归类为 MDS-RS-SLD。

（二）意义未明的克隆性血细胞减少症（CCUS）

持续 4 个月的一系或多系血细胞减少，且排除 MDS 和其他已知可导致血细胞减少的原因则诊断为意义未明的血细胞减少症（idiopathic cytopenia of unknown significance，ICUS）。ICUS 患者如果检出 MDS 相关基因突变，则诊断为 CCUS。

（三）先天性骨髓造血衰竭疾病

先天性骨髓造血衰竭是一组少见的遗传性异质性疾病，多以先天性躯体畸形、骨髓造血衰竭及易患肿瘤为主要特点。患者多于出生或幼年时发病，进行性出现一系或多系血细胞减少，可表现为单纯贫血、粒细胞缺乏、血小板减少或再生障碍性贫血，部分在疾病进展中转化为 MDS 或 AML。常见的先天性骨髓造血衰竭疾病包括Fanconi 贫血（大部分为常染色体隐性遗传）、先天性角化不良（X 连锁、常染色体显性和隐性遗传均有）、Shwachman–Diamond综合征（常染色体隐性遗传）、Diamond-Blackfan综合征（常染色体显性遗传）、先天性中性粒细胞缺乏症（常染色体显性遗传和常染色体隐性遗传均有）、先天性无巨核细胞血小板减少症（常染色体隐性遗传）。

二、急性髓系白血病癌前病变的流行病学

在美国，MDS发病率从40岁（0.2/10万）至85岁（45/10万）呈指数增长。在年轻成人中，部分患者伴有胚系家族性髓系肿瘤相关基因突变（比如*DDX41*、*RUNX1*、*CEBPA*）或因治疗其他肿瘤（乳腺癌、卵巢癌）而接受放化疗，或与自身免疫性疾病相关。0.5~15岁的儿童发病率为0.1/10万。儿童病例可从预先存在的遗传性综合征，如先天性骨髓造血衰竭性疾病演变而来。我国天津地区1986—1988年MDS发病率仅为0.23/10万。随着我国步入老龄化社会，其发病率可能与西方国家相近。

三、急性髓系白血病癌前病变的危险因素与预防策略

MDS发病相关因素有电离辐射、高压电磁场、烷化剂、苯、氯霉素、石油产品、有机溶剂、重金属、杀虫剂、染发剂、烟尘、吸烟、酗酒等。其中放射治疗、烷化剂、苯、氯霉素、乙双吗啉等已被证实能引起继发性或治疗相关MDS，关系较为肯定。因此，对于可能暴露于相关危险因素的从业者，务必要做好劳动保护。

四、急性髓系白血病癌前病变的筛查与诊断方法

（一）筛查方法

年度健康查体应该进行外周血血细胞计数检查。如果血细胞计数提示异常（血红蛋白、白细胞计数和血小板计数一系或多系减少），应定期复查，如果多次复查后仍然提示异常，应该进一步行网织红细胞计数和外周血细胞分类检查。

（二）诊断方法

MDS的诊断依赖于多种实验室检测方法的综合应用（表14-2），其中骨髓穿刺涂片形态学和骨髓组织病理学是MDS诊断的核心，细胞遗传学、分子遗传学和骨髓细胞免疫表型分析是MDS诊断的重要辅助手段，也是评估患者预后的重要指标。

1.细胞形态学检测

MDS患者外周血和骨髓涂片的形态学异常是分型诊断的基础。骨髓细胞发育异常主要包括：红系有核出芽、核间桥、核碎裂、多核、核过分叶，核的幼巨红细胞样改变，环状铁粒幼红细胞，胞质空泡，PAS阳性，红系细胞占骨髓有核细胞的比例

大于60%或小于5%；粒系有巨大分叶核中性粒细胞，胞核棒槌小体（4个以上，非性染色体相关的），异常染色质凝集（大块状，有清亮区分隔），非假Pelger-Huët样核异常的其他核发育异常（指不符合已有发育异常形态学定义但确有异常），核低分叶（假Pelger-Huët异常），胞质颗粒减少/无颗粒，假的Chediak-Higashi颗粒，Auer小体；巨核细胞系有小巨核细胞（细胞面积小于800 μm²），包括淋巴细胞样小巨核细胞，小圆核（1~3个核）小巨核细胞，或有多个小核的大巨核细胞。所有怀疑为MDS的患者均应行骨髓活检，通常在髂后上棘进行，长度不小于1.5 cm。

2.细胞遗传学检测

所有怀疑MDS的患者均应进行染色体核型检测，通常需要分析大于20个骨髓细胞的中期分裂像。对于疑似MDS患者，骨髓干抽、无中期分裂像、分裂像质量差或可分析中期分裂像小于20个时，应进行染色体荧光原位杂交（FISH）检测，通常探针应包括：5q31、CEP7、7q31、CEP8、20q、CEPY和TP53。

3.分子遗传学检测

二代测序技术可以在绝大多数MDS患者中检测出至少一个基因突变。MDS常见的突变基因包括*TET2*、*RUNX1*、*ASXL1*、*DNMT3A*、*EZH2*、*SF3B1*。对于青少年或年轻的MDS患者，基因突变检测有助于先天性骨髓衰竭疾病的诊断与鉴别诊断。

4.流式细胞术

流式细胞术用于分析骨髓细胞的免疫表型，对于MDS的预后分层以及低危MDS与非克隆性血细胞减少症的鉴别诊断有应用价值。对于无典型形态学和细胞遗传学证据，无法确诊MDS的患者，FCM检测结果可作为辅助诊断标准之一。

表14-2　骨髓增生异常综合征的主要诊断技术

检测项目	备注
必需的检测项目	—
骨髓穿刺涂片	检测各系血细胞发育异常、原始细胞比例、环状铁粒幼细胞比例
骨髓活检病理	细胞增生情况,CD34原位免疫组化,纤维化程度,巨核细胞组化染色
染色体核型分析	R显带或G显带染色体核型分析,可发现整个基因组中染色体数目异常或大片段结构异常
推荐的检测项目	—
荧光原位杂交技术	适用于核型分析失败、分裂像差或分析分裂像不足的患者,可用骨髓或外周血检测,仅能覆盖有限的检测位点
骨髓流式细胞术检查	各系血细胞免疫表型
基因突变检测	各类体细胞或胚系来源基因突变,可用骨髓或外周血检测,必要时可采集口腔上皮细胞、指甲或头发毛囊进行胚系突变验证

五、急性髓系白血病癌前病变的治疗原则与随访

（一）MDS的治疗原则

MDS患者自然病程和预后的差异性很大，治疗宜个体化。应根据预后积分系统（例如IPSS-R预后积分系统）（表14-3）评估患者的预后危险度分组，同时结合患者年龄、体能状况、合并疾病、治疗依从性等选择治疗方案。MDS可按预后积分系统分为两组：较低危组（IPSS-R极低危组、低危组和中危组）和较高危组（IPSS-R中危组、高危组和极高危组）。较低危组MDS的治疗目标是改善造血、提高生活质量。较高危组MDS治疗目标是延缓疾病进展、延长生存和治愈。先天性骨髓衰竭性疾病的治疗主要以促造血支持治疗为主，造血干细胞移植是治愈该疾病的唯一方法。

表14-3　MDS修订的国际预后积分系统（IPSS-R）

预后变量	积分						
	0	0.5	1	1.5	2	3	4
细胞遗传学ᵃ	极好	—	好	—	中等	差	极差
骨髓原始细胞（%）	≤2	—	2~5	—	5~10	>10	—
血红蛋白（g/L）	≥100	—	80~100	<80	—	—	—
血小板计数（10⁹/L）	≥100	50~100	<50	—	—	—	—
中性粒细胞绝对计数（10⁹/L）	≥0.8	<0.8	—	—	—	—	—

ᵃ极好：-Y，del（11q）；好：正常核型，del（5q），12p-，del（20q），del（5q）附加另一种异常；中等：del（7q），+8，+19，i（17q），其他1个或2个独立克隆的染色体异常；差：-7，inv（3）/t（3q）/del（3q），-7/del（7q）附加另一种异常，复杂异常（3个）；极差：复杂异常（>3个）。IPSS-R危险度分类：极低危：1.5分；低危：1.5~3分；中危：3~4.5分；高危：4.5~6分；极高危：6分。

1.支持治疗

最主要的目标为提升患者生活质量。包括成分输血、促红细胞生成素（EPO）、粒细胞集落刺激因子（G-CSF）、粒单核细胞集落刺激因子（GM-CSF）和祛铁治疗。

2.免疫调节治疗

常用的免疫调节药物包括沙利度胺、来那度胺。对于伴有del5的较低危患者，如存在输血依赖，推荐应用来那度胺治疗。

3.免疫抑制治疗

环孢素A可考虑用于较低危，骨髓原始细胞小于5%或骨髓增生低下、正常核型或单纯+8、存在输血依赖的患者。

4.去甲基化治疗

去甲基化治疗可应用于较高危组MDS患者，与支持治疗相比，去甲基化药物治疗可降低患者向AML进展的风险，改善生存质量。

5.异基因造血干细胞移植

异基因造血干细胞移植是目前唯一能根治MDS的方法，造血干细胞来源包括同胞全相合供者、非血缘供者和单倍型相合血缘供者。

6.其他

雄激素对部分有贫血表现的MDS患者有促造血作用。常用药物包括达那唑、司坦唑醇、十一酸睾丸酮。

（二）MDS的随访

无论是较低危还是较高危MDS患者，应根据所进行的治疗选择定期（1~6个月）随访复查。主要复查项目包括：外周血细胞计数和分类、血清铁蛋白、叶酸和维生素B_{12}、骨髓细胞形态学检查、骨髓病理学检查、骨髓细胞免疫表型分析、染色体核型检查，条件允许的可行基因突变检查。MDS国际工作组于2000年提出国际统一疗效标准，2006年又进一步修订。MDS的治疗反应包括以下四种类型：改变疾病的自然病程、细胞遗传学反应、血液学改善和改善生存质量。依据上述标准，评估治疗反应和疾病进展。

参考文献

1. 樊代明.中国肿瘤整合诊治指南（CACA）.天津：天津科学技术出版社，2022.

2. 樊代明.整合肿瘤学·临床卷.北京：科学出版社，2021.

3 樊代明.整合肿瘤学·基础卷.西安：世界图书出版西安有限公司，2021.

4. Sung H，Ferlay J，Siegel R L，et al. Global Cancer Statistics 2020：GLOBOCAN Estimates of Incidence and Mortality Worldwide for 36 Cancers in 185 Countries. CA Cancer J Clin，2021，71（3）：209-249.

5. Qiu H，Cao S，Xu R. Cancer incidence，mortality，and burden in China：a time-trend analysis and comparison with the United States and United Kingdom based on the global epidemiological data released in 2020. Cancer Commun（Lond），2021，41（10）：1037-1048.

6. Zeng H，Ran X，An L，et al. Disparities in stage at diagnosis for five common cancers in China：a multicentre，hospital-based，observational study. Lancet Public Health，2021，6（12）：e877-e887.

7. 魏于全，赫捷.肿瘤学.第2版.北京：人民卫生出版社，2015.

8. 陈海珍、陈建国、张兰凤，等.肿瘤随访现状与进展.中华疾病控制杂志，2015，19（05）：517-523.

9. Rongshou Z，Siwei Z，Hongmei Z，et al. Cancer incidence and mortality in China，2016，Journal of the National Cancer Center，2022，2（1）：1-9

10. 滕熠、陈万青.中国癌症筛查与分级诊疗.健康体检与管理，2022；3（3）：243-247.

11. 中国抗癌协会乳腺癌专业委员会，吴炅.中国乳腺癌筛查与早期诊断指南.中国癌症杂志，2022，32（4）：363-372.

12. 胡尚英、赵雪莲、张勇，等.《预防宫颈癌：WHO宫颈癌前病变筛查和治疗指南（第二版）》解读.中华医学杂志，2021，101（34）：2653-2657.

13. WHO Classification of Tumours. Thoracic Tumours. 5th Edition，2021

14. 叶欣、王俊、危志刚，等.热消融治疗肺部亚实性结节专家共识（2021年版）.中国肺癌杂志，2021，5（18）：305-322.

15. 中华医学会放射肿瘤治疗学分会，中国抗癌协会肿瘤放射治疗学专业委员会，中国医师协会放射治疗医师分会.早期非小细胞肺癌立体定向放疗中国专家共识（2019版）.中华肿瘤杂志，2020，42（7）：522-530.

16. 赫捷、李霓、陈万青，等.中国肺癌筛查与早诊早治指南（2021，北京）.中华肿瘤杂志，2021，43（03）：243-268.

17. He Y T，Zhang Y C，Shi G F，et al. Risk factors for pulmonary nodules in north China：A prospective cohort study. Lung Cancer，2018，120：122-129.

18. China Lung Cancer Prevention and Control Alliance，The Chinese Medical Association Respiratory Credit Association Lung Cancer Division，Working Committee on Lung Cancer of the Respiratory Physicians Branch of the Chinese Physicians Association. Chinese expert consensus on screening and management of lung cancer. Int J Respir，2019，39（21）：1604-1615.

19. Riethdorf S，O'Flaherty L，Hille C，et al. Clinical applications of the CellSearch platform in cancer patients. Adv Drug Deliv Rev，2018，125：102-121.

20. 中华医学会消化病学分会幽门螺杆菌学组.第六次全国幽门螺杆菌感染处理共识报告（非根除治疗部分）.中华消化杂志，2022，42（05）：289-303.

21. 国家消化系疾病临床医学研究中心（上海），国家消化道早癌防治中心联盟，中华医学会消化病学分会幽门螺杆菌学组，等.中国胃黏膜癌前状态和癌前病变的处理策略专家共识（2020年）.中华消化杂志，2020，40：11.

22. 赫捷、陈万青、李兆申，等.中国胃癌筛查与早诊早治指南（2022，北京）.中华肿瘤杂志，

2022，44（07）：634-666.

23.中国抗癌协会胃癌专业委员会，徐惠绵，李凯.CACA胃癌整合诊治指南（精简版）.中国肿瘤临床，2022，49（14）：703-710.

24.北京市科委重大项目《早期胃癌治疗规范研究》专家组.早期胃癌内镜下规范化切除的专家共识意见（2018，北京）.中华消化内镜杂志，2019，36（06）：381-392.

25.WHO Classification of Tumours Editorial Board. WHO classification of tumours. Digestive system tumours. 5th ed. Lyon：IARC Press，2019.

26.Japanese Gastric Cancer A：Japanese gastric cancer treatment guidelines 2018（5th edition）. Gastric Cancer，2021，24（1）：1-21.

27.Jessurun J. Helicobacter pylori：an evolutionary perspective. Histopathology，2021，78（1）：39-47.

28.Li D，Zhang J，Yao W Z，et al. The relationship between gastric cancer，its precancerous lesions and bile reflux：A retrospective study. J Dig Dis，2020，21（4）：222-229.

29.Waters K M，Salimian K J，et al. Cell polarity（the 'four lines'）distinguishes gastric dysplasia from epithelial changes in reactive gastropathy. Histopathology，2021，78（3）：453-458.

30.Angerilli V，Pennelli G，Galuppini F，et al. Molecular subtyping of gastroesophageal dysplasia heterogeneity according to TCGA/ACRG classes. Virchows Arch，2022，481（4）：545-552.

31.Setti G，Pezzi M E，Viani M V，et al. Salivary microRNA for diagnosis of cancer and systemic diseases：a systematic review. Int J Mol Sci，2020，21（3）：907.

32.Venerito M，Ford A C，Rokkas T，et al. Review：Prevention and management of gastric cancer. Helicobacter，2020，25 Suppl 1：e12740.

33.Smyth E C，Nilsson M，Grabsch H I，et al. Gastric cancer. Lancet，2020，396（10251）：635-648.

34.Nagtegaal I D，Odze R D，Klimstra D，et al. The 2019 WHO classification of tumours of the digestive system. Histopathology，2020，76（2）：182-188.

35.赵超，毕蕙，赵昀，等.子宫颈高级别上皮内病变管理的中国专家共识.中国妇产科临床杂志，2022；02：220-224.

36.Darragh T M，Colgan T J，Thomas Cox J，et al. The Lower Anogenital Squamous Terminology Standardization project for HPV-associated lesions：background and consensus recommendations from the College of American Pathologists and the American Society for Colposcopy and Cervical Pathology. Int J Gynecol Pathol，2013，32（1）：76-115.

37.Tao X，Zhang H，Wang S，et al. Prevalence and carcinogenic risk of high-risk human papillomavirus subtypes in different cervical cytology：a study of 124，251 cases from the largest academic center in China. J Am Soc Cytopathol，2021，10（4）：391-398.

38.中华预防医学会妇女保健分会.子宫颈癌综合防控指南.北京：人民卫生出版社，2017；46-64.

39.World Health Organization. WHO guideline for screening and treatment of cervical pre-cancer lesions for cervical cancer prevention，second edition. https：//www. who. int/publications/i/item/9789240030824

40.Zhang J，Zhao Y，Dai Y，et al. Effectiveness of High-risk Human Papillomavirus Testing for Cervical Cancer Screening in China：A Multicenter，Open-label，Randomized Clinical Trial. JAMA Oncol，2021，7（2）：263-270.

41.陈飞，尤志学，隋龙，等.阴道镜应用的中国专家共识.中华妇产科杂志，2020，55（7）：443-449.

42.Perkins R B，Guido R S，Castle P E，et al. 2019 ASCCP risk-based management consensus guidelines for abnormal cervical cancer screening tests and cancer precursors. J Low Genit Tract Dis，2020，24（2）：102-131.

43.中国优生科学协会阴道镜和宫颈病理学分会专家委员会.中国子宫颈癌筛查及异常管理相关问题专家共识（一）.中国妇产科临床杂志，2017，18（2）：190-192.

44.赵超，刘军，李明珠，等.子宫颈锥形切除术操作规范.中国妇产科临床杂志，2021，22（2）：

218-219.

45.Teoh D，Musa F，Salani R，et al. Diagnosis and management of adenocarcinoma in situ：A society of gynecologic oncology evidence-based review and recommendations. Obstet Gynecol，2020，135（4）：869-878.

46.Tainio K，Athanasiou A，Tikkinen KAO，et al. Clinical course of untreated cervical intraepithelial neoplasia grade 2 under active surveillance：systematic review and meta-analysis. BMJ，2018，360：k499.

47.中华医学会妇科肿瘤学分会，中国优生科学协会阴道镜和宫颈病理学分会.人乳头瘤病毒疫苗临床应用中国专家共识.现代妇产科进展，2021，30（2）：81-91.

48.张晶，王丹波.子宫颈锥切术后高危型人乳头瘤病毒阳性者规范化管理的专家共识.中国实用妇科与产科杂志，2021，06：650-653.

49.中国抗癌协会，中国抗癌协会大肠癌专业委员会.中国恶性肿瘤整合诊治指南-直肠癌部分.中华结直肠疾病电子杂志，2022，11（2）：89-103.

50.国家消化系统疾病临床医学研究中心（上海），中华医学会消化内镜学分会，中国抗癌协会肿瘤内镜专业委员会，等.中国结直肠癌癌前病变和癌前状态处理策略专家共识.中华消化内镜杂志，2022，39（1）：1-18.

51.Shah S C，Itzkowitz S H. Colorectal Cancer in Inflammatory Bowel Disease：Mechanisms and Management. Gastroenterology，2022，162（3）：715-730.e3.

52.Yu H，Hemminki K. Genetic epidemiology of colorectal cancer and associated cancers. Mutagenesis，2020，35（3）：207-219.

53.Hampel H，Kalady M F，Pearlman R，et al. Hereditary Colorectal Cancer. Hematol Oncol Clin North Am，2022，36（3）：429-447.

54.Nguyen L H，Goel A，Chung D C. Pathways of Colorectal Carcinogenesis. Gastroenterology，2020，158（2）：291-302.

55.Ballester V，Cruz-Correa M. Approach to Familial Predisposition to Colorectal Cancer. Gastroenterol Clin North Am，2022，51（3）：593-607.

56.Stanich P P，Sullivan B，Kim AC，et al. Endoscopic Management and Surgical Considerations for Familial Adenomatous Polyposis. Gastrointest Endosc Clin N Am，2022，32（1）：113-130.

57.Ladabaum U，Church T R，Feng Z，et al. Counting Advanced Precancerous Lesions as True Positives When Determining Colorectal Cancer Screening Test Specificity. J Natl Cancer Inst，2022，114（7）：1040-1043.

58.Knudsen A B，Rutter C M，Peterse E F P，et al. Colorectal Cancer Screening：An Updated Modeling Study for the US Preventive Services Task Force. JAMA，2021，325（19）：1998-2011.

59.Seppälä T T，Latchford A，Negoi I，et al. European guidelines from the EHTG and ESCP for Lynch syndrome：an updated third edition of the Mallorca guidelines based on gene and gender. Br J Surg，2021，108（5）：484-498.

60.Colas C，Bonadona V，Baert-Desurmont S，et al. MUTYH-associated polyposis：Review and update of the French recommendations established in 2012 under the auspices of the National Cancer institute（INCa）. Eur J Med Genet，2020，63（12）：104078.

61.Patel R，McGinty P，Cuthill V，et al. MUTYH-associated polyposis - colorectal phenotype and management. Colorectal Dis，2020，22（10）：1271-1278.

62.Wagner A，Aretz S，Auranen A，et al. The Management of Peutz-Jeghers Syndrome：European Hereditary Tumour Group（EHTG）Guideline. J Clin Med，2021，10（3）：473.

63.中国医师协会放射肿瘤治疗医师分会.乳腺癌放射治疗指南（中国医师协会2020版）.中华放射肿瘤学杂志，2021，30（4）：321-342.

64.Pleasant V. Management of breast complaints and high-risk lesions. Best Pract Res Clin Obstet Gynaecol，2022，83：46-59.

65.Katayama A，Toss M S，Parkin M，et al. Atypia in breast pathology：what pathologists need to know. Pathology，2022，54（1）：20-31.

66.Kulka J，Madaras L，Floris G，et al. Papillary lesions of the breast. Virchows Arch，2022，480（1）：65-84.

67.Zhang X，Liu W，Hai T，et al. Upgrade Rate and Predictive Factors for Breast Benign Intraductal Papilloma Diagnosed at Biopsy：A Meta-Analysis. Ann Surg Oncol，2021，28（13）：8643-8650.

68.Lamb L R，Bahl M. Evidence-Based Pragmatic Approach to the Management of Borderline or High-Risk Breast Lesions. AJR Am J Roentgenol，2022，218（1）：186-187.

69.Schiaffino S，Calabrese M，Melani E F，et al. Upgrade Rate of Percutaneously Diagnosed Pure Atypical Ductal Hyperplasia：Systematic Review and Meta-Analysis of 6458 Lesions. Radiology，2020，294（1）：76-86.

70.Ban K，Tsunoda H，Watanabe T，et al. Characteristics of ultrasonographic images of ductal carcinoma in situ with abnormalities of the ducts. Med Ultrason（2001），2020，47（1）：107-115.

71.van Winkel S L，Rodríguez-Ruiz A，Appelman L，et al. Impact of artificial intelligence support on accuracy and reading time in breast tomosynthesis image interpretation：a multi-reader multi-case study. Eur Radiol，2021，31（11）：8682-8691.

72.Gao Y，Moy L，Heller S L. Digital Breast Tomosynthesis：Update on Technology，Evidence，and Clinical Practice. Radiographics，2021，41（2）：321-337.

73.Greenwood H I，Wilmes L J，Kelil T，et al. Role of Breast MRI in the Evaluation and Detection of DCIS：Opportunities and Challenges. Magn Reson Imaging，2020，52（3）：697-709.

74.Kim J H，Han K，Kim M J，et al. Atypical DuctalHyperplasia on Ultrasonography-Guided Vacuum-Assisted Biopsy of the Breast：Considerations for Further Surgical Excision. Ultrasound Q，2020，36（2）：192-198.

75.Desjonqueres E，Campani C，Marra F，et al. Preoplastic lesions in the liver：Molecular insights and relevance for clinical practice. Liver Int，2022，42（3）：492-506.

76.王贵强，王福生，庄辉，等.慢性乙型肝炎防治指南（2019年版）.中国病毒病杂志，2020，10（01）：1-25.

77.吴明山，刘振球，吴学福，等.HBV不同基因型致癌风险差异的系统综述和Meta分析.中华疾病控制杂志，2021，25（03）：323-328.

78.Li J，Zhou Q，Rong L，et al. Development of cell culture infectious clones for hepatitis C virus genotype 1b and transcription analysis of 1b-infected hepatoma cells. Antiviral Res，2021，193：105-136.

79.Foerster F，Gairing S J，Muller L，et al. NAFLD-driven HCC：Safety and efficacy of current and emerging treatment options. J Hepatol，2022，76（2）：446-457.

80.The global，regional，and national burden of cirrhosis by cause in 195 countries and territories，1990-2017：a systematic analysis for the Global Burden of Disease Study 2017. Lancet Gastroenterol Hepatol，2020，5（3）：245-266.

81.Iannacone M，Guidotti L G. Immunobiology and pathogenesis of hepatitis B virus infection. Nat Rev Immunol，2022，22（1）：19-32.

82.Afifi A M，Elgenidy A，Hashim M，et al. Hepatitis B virus core-related antigen（HBcrAg）as a prognostic marker for the development of hepatocellular carcinoma：A mini systematic review of the literature. Rev Med Virol，2022，e2353.

83.夏锋，李雪松.肝细胞癌癌前病变的诊断和治疗多学科专家共识（2020版）J临床肝胆病杂志，2020，36（03）：514-518.

84.Gongye X，Tian M，Xia P，et al. Multi-omics analysis revealed the role of extracellular vesicles in hepatobiliary & pancreatic tumor. J Control Release，2022，350：11-25.

中国肿瘤整合诊治技术指南

85. 崔凯，宁大为，李胜，等. 肝癌循环肿瘤细胞检测与临床应用现状. 中华肿瘤防治杂志，2022，29（18）：1361-1366.

86. Morson B C，Sobin L H，Grundmann E，et al. Precancerous conditions and epithelial dysplasia in the stomach. J Clin Pathol，1980，33（8）：711-721.

87. Wei W Q，Hao C Q，Guan C T，et al. Esophageal Histological Precursor Lesions and Subsequent 8.5-Year Cancer Risk in a Population-Based Prospective Study in China. Am J Gastroenterol，2020，115（7）：1036-1044.

88. 中国肿瘤整合诊治指南. 食管癌，2022.

89. 赫捷，陈万青，李兆申，等. 中国食管癌筛查与早诊早治指南（2022，北京）. 中华肿瘤杂志，2022，44（06）：491-522.

90. He Z，Ke Y. Precision screening for esophageal squamous cell carcinoma in China. Chin J Cancer Res，2020，32（6）：673-682.

91. Liu M，Zhou R，Guo C，et al. Size of Lugol-unstained lesions as a predictor for risk of progression in premalignant lesions of the esophagus. Gastrointest Endosc，2021，93（5）：1065-1073.e3.

92. Wang G Q，Abnet C C，Shen Q，et al. Histological precursors of oesophageal squamous cell carcinoma：results from a 13 year prospective follow up study in a high risk population，Gut，2005；54（2）：187-192.

93. He Z，Liu Z，Liu M，et al. Efficacy of endoscopic screening for esophageal cancer in China（ESECC）：design and preliminary results of a population-based randomised controlled trial. Gut，2019，68（2）：198-206.

94. He Z，Zhao Y，Guo C，et al. Prevalence and risk factors for esophageal squamous cell cancer and precursor lesions in Anyang，China：a population-based endoscopic survey. Br J Cancer，2010，103（7）：1085-1088.

95. Dawsey S M，Lewin K J，Wang G Q，et al. Squamous esophageal histology and subsequent risk of squamous cell carcinoma of the esophagus. A prospective follow-up study from Linxian，China. Cancer，1994，74（6）：1686-1692.

96. Siegel R L，Miller K D，Fuchs H E，et al. Cancer Statistics，2021. CA Cancer J Clin，2021，71（1）：7-33.

97. Cabasag C J，Ferlay J，Laversanne M，et al. Pancreatic cancer：an increasing global public health concern. Gut，2022，71（8）：1686-1687.

98. Sun D，Cao M，Li H，et al. Cancer burden and trends in China：A review and comparison with Japan and South Korea. Chin J Cancer Res，2020，32（2）：129-139.

99. Yachida S，Jones S，Bozic I，et al. Distant metastasis occurs late during the genetic evolution of pancreatic cancer. Nature，2010，467：1114-1117.

100. Chidambaram S，Kawka M，Gall TM，et al. Can we predict the progression of premalignant pancreatic cystic tumors to ductal adenocarcinoma? Future Oncol，2022，18（23）：2605-2612.

101. 张太平，罗文浩，邱江东，等. 对胰腺囊性肿瘤手术指征的再思考. 中华外科杂志，2022，60（07）：646-650.

102. Early Diagnosis and Treatment Group，The Oncology Committee of Chinese Medical Association. Expert consensus of Oncology Committee of Chinese Medical Association in early diagnosis and treatment of pancreatic cancer. Zhonghua Zhong Liu Za Zhi，2020，42（9）：706-712.

103. Marchegiani G，Andrianello S，Crippa S，et al. Actual malignancy risk of either operated or nonoperated presumed mucinous cystic neoplasms of the pancreas under surveillance. Br J Surg，2021，108：1097-1104.

104. Sagami R，Hayasaka K，Ujihara T，et al. Role of EUS combined with a newly modified scoring system to detect pancreatic high-grade precancerous lesions. Endosc Ultrasound，2022；10.4103/EUS-D-

21-00187.

105. Tian Y，Liu Y，Wang G，et al. Endometrial hyperplasia in infertile women undergoing IVF/ICSI：A retrospective cross-sectional study. J Gynecol Obstet Hum Reprod，2020，49（9）：101780.

106. Clarke M A，Long B J，Sherman M E，et al. Risk assessment of endometrial cancer and endometrial intraepithelial neoplasia in women with abnormal bleeding and implications for clinical management algorithms. Am J Obstet Gynecol，2020，223（4）：549.e541-549.e513.

107. Sanderson P A，Critchley H O，Williams A R，et al. New concepts for an old problem：the diagnosis of endometrial hyperplasia. Hum Reprod Update，2017，23（2）：232-254.

108. Travaglino A，Raffone A，Saccone G，et al. Complexity of glandular architecture should be reconsidered in the classification and management of endometrial hyperplasia. APMIS，2019，127（6）：427-434.

109. Palomba S，Piltonen T T，Giudice L C. Endometrial function in women with polycystic ovary syndrome：a comprehensive review. Hum Reprod Update，2021，27（3）：584-618.

110. 陈锐，杨曦，任玉波，等. 子宫内膜癌筛查和早期诊断专家共识. 中国实用妇科与产科杂志，2017，33（10）：1050-1052.

111. 朱瑜苑，王刚，等. 左炔诺孕酮宫内缓释系统在子宫内膜癌保留生育功能治疗中的应用. 中国实用妇科与产科杂志，2017，3（12）：1296-1299.

112. 中国医疗保健国际交流促进会营养与代谢管理分会，中国营养学会临床营养分会，中华医学会糖尿病学分会，等. 中国超重/肥胖医学营养治疗指南（2021）. 中国医学前沿杂志（电子版），2021，13（11）：1-55.

113. 中国抗癌协会肿瘤营养专业委员会. 子宫内膜癌患者的营养治疗专家共识. 肿瘤代谢与营养电子杂志，2020，7（4）：415-417.

114. 李雷，陈晓军，崔满华，等. 中国子宫内膜增生管理指南. 中华妇产科杂志，2022，57（08）：566-574.

115. 程傲霜，林仲秋. 女性恶性肿瘤患者生育力的保护与保存. 中国实用妇科与产科杂志，2022，38（6）：604-609.

116. 中国妇幼保健协会生育力保存专业委员会. 女性生育力保存临床实践中国专家共识. 中华生殖与避孕杂志，2021，41（5）：383-391.

117. Contreras N A，Sabadell J，Verdaguer P，et al. Fertility-Sparing Approaches in Atypical Endometrial Hyperplasia and Endometrial Cancer Patients：Current Evidence and Future Directions. Int J Mol Sci，2022；23（5）：2531

118. Hutt S，Tailor A，Ellis P，et al. The role of biomarkers in endometrial cancer and hyperplasia：a literature review. Acta Oncol，2019，58（3）：342-352.

119. Kench J G，Amin M B，Berney D M，et al. WHO Classification of Tumours fifth edition：evolving issues in the classification，diagnosis，and prognostication of prostatecancer. Histopathology，2022，81：447-458.

120. Tosoian J J，Alam R，Ball M W，et al. Managing high-grade prostatic intraepithelial neoplasia（HG-PIN）and atypical glands on prostate biopsy. Nature Rev，2018，15：55-66.

121. Leone A，Gershman B，Rotker K，et al. Atypical small acinar proliferation（ASAP）：is a repeat biopsy necessary ASAP? A multi-institutional review. Prostate Cancer and Prostatic Deseases，2016，19：68-71.

122. 杨明根，许振强. 国人前列腺活检中不典型小腺泡增生和高级别前列腺上皮内瘤变的意义. 中华男科学杂志，2021，27（9）：798-802.

123. Humphrey P A. Atypical adenomatous hyperplasia（adenosis）of the prostate. J Urol，2012，188：2371-2372.

124. Wang W，Bergh A，Damber J E. Morphological transition of proliferative inflammatory atrophy to high-

grade intraepithelial neoplasia and cancer in human prostate. Prostate，2009，69：1378-1386.

125.Steiner M S. High grade prostatic intraepithelial neoplasia is a disease. Curr. Urol. Rep. 2001，2；195-198.

126.Soos G，Tsakiris I，Szanto J，et al. The prevalence of prostate carcinoma and its precursor in Hungary：an autopsy study[J]. Eur Urol 2005，48：739-744.

127.Sanchez-Chapado M，Olmedilla G，Cabeza M，et al. Prevalence of prostate cancer and prostatic intraepithelial neoplasia in Caucasian Mediterranean males：an autopsy study. Prostate，2003，54：238-247.

128.Thompson I M，Lucia M S，Redman M W，et al. Finasteride decreases the risk of prostatic intraepithelial neoplasia. J. Urol，2007，178：107-109.

129.Bostwick D G，Cheng L. Precursors of prostate cancer. Histopathology，2012，60（1）：4-27.

130.Khani F，Robinson B D. Precursor Lesions of Urologic Malignancies. Arch Pathol Lab Med，2017，141（12）：1615-1632.

131.Swerdlow S H，Campo E，Harris N L，et al. WHO Classification of tumors of hematopoietic and lymphoid tissues.4th ed. LARC；Lyon，2017.

132.中华医学会血液学分会.骨髓增生异常综合征中国诊断与治疗指南（2019年版）.中华血液学杂志，2019，40（2）：89-97.

133.肖志坚.从dysplasia来理解骨髓增生异常综合征.中华血液学杂志，2018，39（3）：177-178.

134.Tsai F D，Lindsley R C. Clonal hematopoiesis in the inherited bone marrow failure syndromes. Blood，2020，136（14）：1615-1622.

135.Greenberg P L，Tuechler H，Schanz J，et al. Revised international prognostic scoring system for myelodysplastic syndromes. Blood，2012，120（12）：2454-2465.

136.李冰，王静雅，刘晋琴，等.靶向测序检测511例骨髓增生异常综合征患者基因突变.中华血液学杂志，2017，38（12）：1012-1016.

137.肖志坚.我如何治疗骨髓增生异常综合征.中华血液学杂志，2017，38（4）：268-271.

138.Garcia-Manero G，Chien K S，Montalban-Bravo G. Myelodysplastic syndromes：2021 update on diagnosis，risk stratification and management. Am J Hematol，2020，95（11）：1399-1420.

139.Cheson B D，Greenberg P L，Bennett J M，et al. Clinical application and proposal for modification of the International Working Group（IWG）response criteria in myelodysplasia. Blood，2006，108（2）：419-425.

液体活检

- ❖ 知技善用　检中求精 ❖
- ❖ 防微杜渐　不落秋分 ❖
- ❖ 预卜先知　判示处境 ❖
- ❖ 见端猜倪　直抵真影 ❖
- ❖ 以迹寻踪　最知根本 ❖

第一章

概述

一、定义

液体活检，也称液态活检或液相活检，是一个相对于组织活检的概念，是指以体液为检材获得肿瘤生物信息的体外诊断技术。可用于液体活检的体液包括血液、尿液、粪便、脑脊液、唾液、胸腔或腹盆腔积液等。

二、历史沿革

1869 年，Ashworth 在转移性肿瘤患者血液中首次发现并提出了循环肿瘤细胞（circulating tumor cell，CTC）的概念。1996 年，在肿瘤病人血液中检测到循环肿瘤DNA（circulating tumor DNA，ctDNA）的微卫星序列，与原发性肿瘤中的微卫星改变完全匹配。2004 年，一种名为 CellSearch 循环肿瘤细胞检测系统的产品获得美国 FDA批准用于转移性结直肠癌、乳腺癌和前列腺癌的 CTC 检测。2011 年，基于 CTC 检测液体活检（liquid biopsy）的概念被提出，此后将利用 ctDNA 获取肿瘤生物学信息的技术纳入到液体活检的范畴。2014 年，欧盟批准利用 ctDNA 检测 EGFR 突变可用于肺癌靶向治疗（易瑞沙）的伴随诊断。同年，可用于早期大肠癌血液检测的 Septin9 基因甲基化检测试剂盒通过中国国家药品监督管理局审核，获得中国进口医疗器械产品注册证，将液体活检的应用拓展至肿瘤早筛领域。2015 年，液体活检被《麻省理工科技评论》评为年度十大突破技术。此后，液体活检进入快速发展阶段，细胞外囊泡（extracellular vesicles，EVs）和肿瘤教育血小板（tumor-educated platelet，TEP）等的检测也纳入液体活检范畴。2016 年，美国 FDA 批准了基于荧光定量 PCR 技术检测肺癌 ctDNA 突变的试剂盒。2018 年，中国国家药品监督管理局批准血浆 EGFR 基因突变检测用于非小细胞肺癌患者的临床评估。2019 年，一种用于前列腺癌筛查的外泌体液体活检技术进入美国突破性医疗器械审批通道。2020 年，首个基于二代测序（next generation sequencing，NGS）的液体活检产品获得美国 FDA 批准，用于实体瘤综合基因组分析和肺癌的伴随诊断，进一步指导临床治疗决策。2021年，ctDNA液体活检获得纽约州卫生部临床实验室评估项目的许可，可用于实体瘤微小残留病变（minimal residual disease，MRD）的检测，拓展了液体活检的临床应用范围。与此同时，随着液体活检检测对象和临床应用领域的不断扩展，实时荧光定量PCR、数字PCR、高通量测序、微流控芯片等多种检测和分析手段也逐渐进入临床研究或临床应用。

三、液体活检的优缺点

相比于组织活检，液体活检具有独特的优势（表15-1）。但由于体液中来自肿瘤细胞的成分含量少、混合正常细胞组分，对检测技术灵敏度和特异性要求高，质量控制难度大，早期肿瘤患者的检测结果与组织活检结果尚存在不一致。目前组织活检仍是肿瘤分子诊断的金标准，在能获取组织样本的情况下，组织检测仍为首选，液体活检还不能全面取代组织活检，二者相互补充可为临床提供更加综合全面的肿瘤生物学信息。

表 15-1　液体活检与组织检测对比

液体活检	组织活检
侵入性很小或无、风险小	侵入性、有产生并发症风险
可多次重复取样,适用于动态监测	部分无法取样;难以重复取样,不适合定期检测和评估疗效
可一定程度克服肿瘤异质性影响	获取的肿瘤信息受样本异质性影响较大,只能反映取材部位信息
实验室标准化程度低,不同实验室检测结果一致性有待加强	实验室标准化程度较高,结果一致性较好
样本操作要求高,准确度有待提升	样本相对稳定,结果准确度高

检材对象

体液是人体的重要组成部分，在成年男性和女性的比重分别占60%和55%。人体各种组织和器官通过体液不断进行物质和能量交换，维持机体功能正常运转，肿瘤来源的相关物质可进入体液中，为液体活检的开展提供了可能。

一、检材分类

（一）血液

血液是目前在液体活检中应用最广泛的样本类型，不仅取用方便，对身体创伤小，更重要的是作为人体进行物质和能量交换的枢纽，其中汇集了肿瘤细胞生长、代谢及凋亡（死亡）所释放的能够反映肿瘤生物学特征的物质。

液体活检可以采用全血、血浆或血清来完成，具体采集部位和采集方式由待检测目的而决定。采用血浆时，最常用的抗凝剂是EDTA，一般不用肝素抗凝，肝素可能会降低DNA抽提率及PCR效率，而且不能限制导致游离DNA（cell free DNA，cfDNA）降解的核酸内切酶活性。血液采集后应注意低温保存并尽快完成检测对象的制备，用于CTC的全血样品需在室温保存，不可以冷冻保存。

最常用的采血部位是肘静脉，但也有研究发现采集肿瘤部位的回流静脉采血可提高检测敏感性。

（二）尿液

尿液是除血液外可汇集全身代谢产物和各种组织相关物质的样本类型，尿液来源的脱落肿瘤细胞还可作为泌尿系统肿瘤检测对象。尿液收集不仅完全无创，而且收集时已在膀胱中储存过一段时间，成分相对稳定，质控相对容易。吸附干燥真空技术可用于在膜上保存尿液中的大分子成分，做到长期保存，为肿瘤标志物探索和鉴定提供重要的生物样本支持。

（三）脑脊液

脑脊液本身是可以在脑室和脊髓池中不断快速循环流动的，其可以与脑转移瘤和中枢神经系统肿瘤细胞充分接触并携带肿瘤所释放的细胞或者核酸，因而相对于传统活检而言，脑脊液的液体活检更适合进行脑转移瘤和中枢神经系统肿瘤的诊治。脑脊液液体活检不会对脑组织造成损伤，取样可在疾病的多个阶段连续进行，可以进行疾病动态监测并且根据监测结果实时调整治疗方案。

（四）肿瘤局部的渗出液

肿瘤的增殖和侵袭会导致一些体液的病理性渗（漏）出，在肿瘤局部形成过量的体液残留，恶性胸水、腹水均属此类。这类样本一般通过治疗性引流而获得，虽然有一定的创伤性，但同时有助于缓解患者的压迫症状，因此有较好的接受度。由于紧邻肿瘤组织，这类样本中肿瘤来源的细胞或核酸都比血液样本更为富集，因此在进行液体活检时，其优先级要高于血液样本。

（五）唾液

唾液由口腔周围的唾液腺分泌，正常人每日分泌量为 $1.0 \sim 1.5$ L。唾液中的有机物主要为黏蛋白、淀粉酶等，含有游离核酸，可用于检测基因变异。既往研究已经证实采用唾液样本进行液体活检的可行性。

（六）粪便

对于消化系统肿瘤来说，粪便是一种非常有价值的样本，其中含有来自肿瘤的脱落细胞和游离核酸，这为液体活检的开展提供了便利。然而，粪便的成分极复杂，各种食物残渣和代谢产物可能会对相关检测的开展造成不利影响，因此提取和纯化工作尤为重要。

（七）其他体液

除了上述的体液类型之外，痰液、泪液、淋巴液、汗液、痰液以外的黏液、乳汁及精液等也都是常见的体液标本，但是这些标本用于液体活检的报道少见。

二、检测对象

液体活检的检测对象主要有游离核酸、肿瘤细胞、细胞外囊泡、血小板等。

（一）循环肿瘤DNA

人体细胞的凋亡和坏死会释放片段化DNA到体液中，称为cfDNA，其中有来自正常细胞的DNA，也有来自肿瘤细胞的DNA，后者被称为ctDNA。ctDNA在肿瘤领域的应用场景包括：早期筛查与早期诊断、预后判断、检测微小残留病灶、伴随诊断、疗效预测及复发转移监测等，这些应用的证据级别各不相同。

cfDNA长度主要分布在一个核小体，大小约为166 bp，其次分布于300 bp（双核小体）和500 bp（三核小体）区域。一般认为，ctDNA长度可能更小，因此在更小的DNA片段中检测ctDNA可能有助于提高信噪比。

cfDNA的半衰期很短，为30 min~2 h，含量的变化可以实时反映肿瘤负荷。ctDNA清除机制尚不明确，可能与cfDNA一样是通过肾脏清除和肝脏脾脏吸收的结合清除。在尿液中的ctDNA清除时间比血液中的ctDNA更短，提示了清除过程中更进一步地降解。患者肝肾功能状态可能影响ctDNA的清除。

ctDNA携带的遗传（点突变、插入和缺失、重排、融合等）和表观遗传（甲基化等）变异及拷贝数变异信息是液体活检的主要内容，血液细胞和其他体细胞释放的游离DNA可能造成干扰，需要进行有效区分。进行以上检测时，ctDNA在总cfDNA中的含量是影响ctDNA检测的最重要因素之一。因为正常细胞来源cfDNA的干扰，ctDNA检测方法的敏感性和特异性均有较高要求。肿瘤病理类型、整体负荷、体积大小、所处部位及肿瘤细胞死亡的数量等都可能影响ctDNA的含量。例如，中枢神经系统肿瘤检测血浆ctDNA敏感性不足归因于肿瘤位置无法突破完整血脑屏障，采用脑脊液进行检测可能提高灵敏度。基于细胞毒性的化疗时，在短时间窗口内会出现ctDNA的释放峰，此时采集标本可提高检测的敏感性。

检测方法的优化及ctDNA释放和清除机制认识的提高有助于更好在临床使用ctDNA，为患者管理提供更有价值的指导信息。

（二）循环肿瘤RNA

体液中的游离长片段RNA（mRNA、rRNA、tRNA、lncRNA）在实验操作过程中容易降解，因此临床目前应用较多的循环肿瘤RNA主要是microRNA（miRNA）。microRNA是一类小分子非编码RNA（22~25个核苷酸长度），参与调控转录后基因表达。在人类目前已发现超过2500种不同的miRNA。每一种可直接或间接调节多种靶点基因，从而调节关键细胞进程，例如增殖、分化，DNA修复和凋亡，发挥癌基因或抑癌基因的功能。

目前，在多种类型的人类体液中都检测到了循环miRNA，包括血清、血浆、尿液、唾液、眼泪和脑脊液等。体液中miRNA的运输至少有两种方式：一种是在细胞外囊泡（含有 miRNA，mRNA 和蛋白）中进行包装和运输；另一种是 miRNA 与蛋白复合物结合和分泌。研究表明，90% 血浆 miRNA 会采用第二种方式运输。循环 miRNA 可用作肿瘤诊断和预后的生物标志物。

miRNA 在体液中具有高稳定性，对 RNA 酶降解具有耐受性。血清 miRNA 置于煮沸、冻融及极端 pH 水平等苛刻环境下，仍可保持稳定，且能长期储存。这些是 miRNA 作为生物标志物在临床使用中的巨大优势。但 miRNA 标志物的肿瘤特异性较低，是临床转化需要解决的问题。

多数 miRNA（比如 miR-141 和 miR-21）并不特异针对某一种肿瘤类型，因此，以单个 miRNA 作为某种肿瘤诊断或预后的生物标志物可行性不高，多个 miRNA 的组合（miRNA 表达谱）的定量检测可能更有应用潜力。

（三）循环肿瘤细胞

循环肿瘤细胞（circulating tumor cells，CTC）是指从肿瘤病灶（原发灶或转移灶）脱落并进入外周血液循环的肿瘤细胞。肿瘤细胞突破周围屏障入血形成 CTC 是肿瘤进展的重要标志。这个细胞群体具有异质性，彼此间在细胞大小和形态、分子表型、活性程度、转移潜能、增殖潜能等各方面可能都有不同。CTC 可以单个细胞形式存在，也可彼此间聚集成细胞团/簇（CTC cluster）或与血液来源的细胞聚集成微小瘤栓（circulating tumor microemboli，CTM），后两者形成转移瘤的能力是前者的 20~50 倍。目前针对 CTC 的研究和临床应用价值主要集中在上皮来源的恶性肿瘤。

作为恶性肿瘤远处转移的"种子"，CTC 在患者血液中出现与否及其数量多少，一方面代表了原发肿瘤浸润进入血管的能力，另一方面代表了在远端器官形成转移灶的可能性。因此，检测 CTC 的数量可提示肿瘤的恶性程度及转移风险，作为肿瘤预后标志物。此外，CTC 携带有完整的肿瘤遗传和表观遗传信息，可以完成基因组、转录组、蛋白质组等方面的检测，可为晚期肿瘤患者提供动态实时的分子分型和功能分型，更精准地指导患者的个体化治疗，这是其他液体活检对象所不具备的优势。然而，因为肿瘤细胞在转移过程中会发生上皮间质转化（epithelial-mesenchymal transition，EMT）现象，CTC 会不同程度地失去上皮细胞的特点，这为其富集和鉴定造成了一定影响。获得数量和质量都能满足下游分析要求的 CTC 是开展相关检测和研究的先决条件。

除外周血的 CTC 外，其他诸如胸腹水、脑脊液等体液中也会含有大量肿瘤脱落细胞，这些细胞在数量上比 CTC 更多，收集相对方便，也是可行的液体活检材料。

（四）细胞外囊泡

细胞外囊泡（extracellular vesicles，EVs）是由细胞主动释放的纳米级膜囊泡，在细胞通讯、细胞迁移、血管新生和肿瘤细胞生长等过程中发挥重要作用。EVs可进一步细分为微囊泡（microvesicle）和外泌体（exosome）两大类。其中，前者主要以出芽的方式形成，直径在100~1000 nm之间，通过与受体细胞融合或受体的结合实现对受体细胞的调节作用。外泌体主要是通过外吐方式形成，直径在30~150 nm之间，可通过与受体细胞的融合、受体的结合及内吞方式实现对受体细胞的调节作用。目前，在肿瘤领域中被研究最多的是外泌体。

外泌体起源于一部分被称为多囊泡体（multivesicular bodies，MVBs）的多囊泡次级内含体。多囊泡体与细胞膜融合后分泌外泌体，在形成过程中出现特定蛋白和核酸等物质的富集。这些生物活性物质的募集均受到密切的调控，从而导致不同细胞来源外泌体成分之间的差异，成为外泌体的一种"指纹"或"标签"。在外泌体膜的保护作用之下，这些生物活性物质不受细胞外蛋白酶、剪切压力和其他外力的影响，是液体活检的重要材料。

蛋白是其中被研究最充分的外泌体成分之一，目前已经被检测到的有细胞膜蛋白、分子伴侣、细胞骨架成分、生长因子及其受体和代谢酶等。外泌体的蛋白成分包括两类：一类是膜蛋白成分，可作为分离和鉴定外泌体的标志物，也可能影响外泌体与受体细胞的结合；另一类是特异分选或主动转运到外泌体的一组胞内蛋白，可反映供体细胞的生命进程或传递信息到受体细胞。

外泌体的分离和纯化仍是一个技术挑战。由于体外血细胞外泌体的释放，采血程序和采血管类型的选择对EVs的数量有显著影响，采用枸橼酸葡萄糖采血管可减少体外EVs释放。研发能在采血管中保存体外囊泡、抑制蛋白酶和水解酶的活性专用保存液对提高EVs生物标志物研究的重复性和可靠性有重要意义。外泌体的分离和纯化技术相对复杂，后面章节将进一步详述。目前耗时费力难以质控的分离纯化步骤仍然是外泌体液体活检临床应用的主要限制因素。

（五）肿瘤教育血小板

循环血小板在其整个生命周期内一方面与肿瘤细胞相互作用，获取肿瘤相关的生物分子；另一方面还可以不断摄取并富集循环中游离的蛋白质、核酸，以及囊泡、颗粒等。经此，血小板如同被教育一般，其蛋白质组和RNA表达谱发生显著变化，因此被称为"肿瘤教育血小板（tumor educated platelets，TEP）"。同时得益于TEP封闭的膜结构，其获得肿瘤相关的生物学信息得以完整的保存，成为肿瘤来源的生物活性分子浓缩的生物储存库。基于以上这些原因，TEP成为肿瘤液体活检的新型检测对象。

TEP中发生改变的主要是RNA。目前已鉴定出多个RNA家族，包括前体和剪接成熟的mRNAs、microRNA、小核RNA、核仁小RNA等，其中被研究最多的是mRNA。

TEP-mRNA表达谱在多种因素的共同作用下发生动态改变。

TEP用于液体活检对象最大的弊端在于其易活化的特性。样本经采集、离心、洗涤、低温保存等步骤，容易人为地导致体外血小板活化，从而改变其理化特征。另一个特别要注意的是白细胞污染。因此需要针对方法的每一步骤建立完备的标准操作流程及质控体系。

（六）小结

CTC、ctDNA及外泌体是肿瘤液体活检最主要的3个检测对象。三者提供的检测内容不同，在一定程度上有很强的互补性。

ctDNA的优势是在体液中分布广泛且均一，检测技术规范标准化相对较为容易。但是由于ctDNA含量较低，尤其在早期肿瘤患者和术后MRD检测时，存在漏检可能（假阴性）。克隆性造血等原因也可能导致假阳性结果。

CTC的优势是具有完整的细胞形态，胞内物质在细胞膜的包裹之下保存得较为完整。所以CTC的检测内容会更为丰富。但CTC的异质性和稀有性为其检测技术提出了较大的挑战，使其在临床的应用受到了一定的制约。

细胞外囊泡的数量可能更多，且反映的是活细胞的状态，虽其成分检测的方法较为统一，但分离纯化技术亟待标准化。细胞外囊泡的临床应用研究目前还处于较早阶段，临床转化尚需时日。

肿瘤发生发展是一个非常复杂的过程，其中的规律并未被完全了解。不管是组织活检还是以ctDNA、CTC和细胞外囊泡为代表的液体活检，都是深入认识和了解肿瘤的一种途径。如按整合医学理念将这些手段整合起来，则可能为每一位肿瘤患者的整个病程提供全面认识。因此，在组织活检和液体活检之间，液体活检的各种对象之间并非相互排斥，应该根据临床实际情况选择合适的方案，在条件允许情况之下应该尽可能全面检测并整合分析，从而制订更具针对性的治疗方案，帮助患者在生存时间和生存质量中获益。

第三章

检测方法

一、ctDNA

ctDNA可提供肿瘤特异性的遗传学变异及表观遗传学信息，其在肿瘤病人全程管理中的应用价值已得到公认，并被写入多项临床诊疗指南。但由于体液中的ctDNA分子数量稀少、片段化严重，对其进行检测犹如"大海捞针"。尤其在早期肿瘤患者中，ctDNA含量相对更低，显著增加检测难度。

ctDNA检测技术面临的主要挑战是检测技术敏感性的提升及背景噪声信号的抑制。目前适用于ctDNA的检测技术主要分为3类：实时荧光定量PCR技术、数字PCR技术和二代测序技术。这3类技术在ctDNA检测中各具独特的优势和不足。荧光定量PCR技术操作简单，是目前应用最成熟的技术，游离DNA检测用于肿瘤伴随诊断已获得国家药品监督管理局（national medical products administration，NMPA）批准；数字PCR技术，灵敏度高，可绝对定量，特别适合在复杂背景下检测稀有突变，目前也已被广泛认可。但此两种技术仅限于已知的少数基因常见热点突变的检测，无法满足临床上多基因多位点的检测需求。二代测序技术可以一次性对多个肿瘤相关的基因进行平行检测，并且可以发现新的突变，已在临床实践中得到了一定程度的推广，但技术流程和生信分析较为复杂，需要建立统一规范的技术标准。在本章中将分别介绍各自的技术原理、检测流程和质量控制及其在肿瘤液体活检领域的技术应用，各实验室在实际应用时应结合具体情况选择合适的技术方法。

（一）ctDNA分析前处理方法

1. ctDNA提取及质量控制

来自正常细胞的cfDNA在健康人血浆中含量较低（约10 ng/mL），肿瘤患者cfDNA浓度普遍升高，但个体差异较大。ctDNA仅占cfDNA的一小部分，其浓度与肿瘤负荷和分期正相关。大规模研究表明晚期非小细胞肺癌患者ctDNA占比中位值仅在

0.4%左右，早中期肿瘤患者ctDNA占比相应更低，因此ctDNA检测样本前处理包括样本收集、处理、储存、提取和质检的规范操作流程。

（1）血浆样本收集、处理与储存。为保证cfDNA分离提取质量，如使用EDTA抗凝管采集静脉血，须在采血后4 h内离心并分离血浆；如采用含有细胞保护剂的专用cfDNA采血管，可使cfDNA和完整细胞在室温下保持稳定长达7~14 d，以便运输、储存及集中处理。血浆反复冻融可导致其中cfDNA降解；如血浆分离后暂不进行cfDNA提取，须低温保存，长期存储应保存在-80 ℃冰箱，并尽可能减少冻融次数。

（2）cfDNA提取。目前cfDNA商品化提取试剂盒已较成熟，包括硅胶柱法和磁珠法。此外，使用自动化提取工作站可提升样本处理效率和规范性。

（3）cfDNA定量与质检。cfDNA高度碎片化且有特定生物学片段分布特征，片段长度主要分布在20~220 bp之间，峰值约为166 bp。来自肿瘤的ctDNA长度通常短于正常cfDNA，片段大小与肿瘤组织类型相关。提取后应使用荧光计定量检测cfDNA浓度，使用毛细管电泳测量片段长度分布保证抽提质量。

2. cfDNA亚硫酸氢盐处理及质量控制

与DNA序列检测不同，DNA甲基化检测是针对CpG位点中胞嘧啶修饰（CpG是"胞嘧啶—磷酸—鸟嘌呤"的缩写，其中胞嘧啶位于5′端而鸟嘌呤位于3′端；在CpG位点中胞嘧啶可以被甲基化为5-甲基胞嘧啶）来实现的。因此，游离DNA甲基化检测前，常需要额外添加碱基转化步骤。以亚硫酸氢盐（bisulfite）催化处理为例，亚硫酸氢盐处理后，DNA胞嘧啶残基转变为尿嘧啶残基，5-甲基胞嘧啶（5mC）则保持不变，转变后的DNA通过特定探针捕获或特定引物PCR，对目标区域进行靶向检测。目前，基于亚硫酸氢盐转化处理的甲基化检测方法可达单碱基精度，是当前主流手段。

碱基转化效率是cfDNA亚硫酸氢盐处理的关键质控点。cfDNA分子数量稀少、片段化严重，碱基转化过于剧烈或转化时间过长，易导致分子断裂，降低后续检出率；而反应过于温和则会使碱基转化不足，部分非甲基化胞嘧啶不能被转化为尿嘧啶，造成假阳性，增加背景噪声。碱基转化效率可使用NGS测序来检测，通过计算所有C碱基（CpG中的C除外）中未被转化的比例来估算未转化率（转化率=1-未转化率）。转化后cfDNA片段呈单链状态，用普通荧光PCR难以准确评估，建议使用qPCR法或dPCR法定量评估转化后cfDNA单链片段的可扩增性与拷贝数，也可测量不同长度扩增子比例评估片段完整性。

在肿瘤早期患者的cfDNA样本中肿瘤来源ctDNA占比极低，往往低于0.1%，须考虑亚硫酸氢盐未能充分转变为甲基化的胞嘧啶带来的背景噪声影响。目前市售商用亚硫酸氢盐试剂转化效率在99.5%左右，对单一CpG位点，检测噪声背景可达到0.5%，可能高于ctDNA中真实甲基化水平。因此，在检测设计上应同时靶向检测

DNA甲基化标志物的多个CpG位点，避免依赖单一CpG信号分析来检测肿瘤患者cfDNA甲基化水平。同时，亚硫酸盐转化会导致DNA损伤和断裂，导致信号部分丢失，可能会降低ctDNA检出率。

（二）实时荧光定量PCR技术

实时荧光定量PCR技术（real time quantitative PCR，RT-qPCR）已经发展并成为目前国内PCR技术主流。基于RT-qPCR，衍生出了包括扩增阻滞突变系统PCR（amplification refractory mutation system PCR，ARMS-PCR）、抑制探针置换扩增（blocker displacement amplification，BDA）等技术，目前基于ARMS-PCR检测游离DNA突变已获得NMPA批准用于肿瘤伴随诊断。针对特异位点甲基化检测，甲基化特异性PCR（methylation-specific PCR，MS-PCR）技术逐步成熟并应用于临床。

1.实时荧光定量PCR技术的原理

实时荧光定量PCR技术，是指在PCR反应体系中加入荧光基团，利用荧光信号积累实时监测整个PCR进程，最后通过Ct值和标准曲线对未知模板进行定量分析的方法。在肿瘤液态活检的检测中，为了确保检测灵敏度，常用Taqman荧光探针、分子信标（molecular beacon，MB）等作为荧光基团参与PCR反应。TaqMan寡核苷酸探针的5′端和3′端分别标记荧光基团和淬灭基团，在PCR扩增过程中，TaqMan探针被DNA聚合酶降解，荧光基团与淬灭基团分离，荧光信号被检测到。荧光强度可随DNA扩增数量等比增加，实现扩增产物的实时定量监测。MB的结构一般包括环状区、信标茎干区和荧光/淬灭基团3个部分，其中荧光和淬灭基团分别位于信标分子的5′端和3′端。在自由状态时，分子信标呈发夹结构，此时由于两基团相邻，荧光被淬灭；与靶序列结合后，分子信标空间构型发生变化，两基团距离增大，荧光显现。实际临床应用中，荧光定量PCR技术用于ctDNA检测的最低检出限（LoD）通常为100~1000 iu/mL。结合低频突变检测技术如BDA（blocker displacement amplification）等，荧光定量PCR可满足ctDNA检测的LoD要求。

（1）ARMS、BDA和HRM技术原理。ARMS-PCR引物设计为专一性扩增突变型DNA片段，以此用于检测DNA点突变。ARMS-PNA、Super-ARMS和Perfect-ARMS等是以ARMS原理为基础分别在靶向富集、引物设计和聚合酶改良3个方面加以优化的技术，并在临床中广泛应用。PNA又叫肽核酸，是一种比DNA特异性更强的探针，在退火时先和野生型DNA模板结合，能阻断大部分野生型DNA片段的扩增，结合ARMS技术，即为ARMS-PNA技术。两种方法结合可以在10 ng基因组DNA中检测到含量低至1%的突变，已在ctDNA *EGFR* 基因和 *KRAS* 基因突变检测中有广泛应用。Super-ARMS技术是将引物设计为环化引物，并且在3′端引入错配碱基，从而提高突变检测的特异性。Perfect-ARMS不需要设计环化引物，重点在于将传统Taq DNA聚合酶改良为具有高特异性的DNA聚合酶，可以准确识别引物3′端单碱基错配。只需要在引物3′端设计一个识别碱基，即可以实现高度特异性的ARMS检测。

BDA技术是一种基于吉布斯自由能的竞争性PCR技术，利用竞争性blocker探针富集低频突变序列，突变型序列相比于野生型序列富集程度可达1000倍，可用于qP-CR、ddPCR、Sanger测序和NGS等平台上的多重PCR设计。

HRM（high-resolution melting curve）即高分辨率熔解曲线，根据不同核酸分子物理性质的差异，通过实时跟踪、收集升温过程中饱和荧光染料与PCR产物结合的信息，并进行软件分析形成熔解曲线。不同的DNA序列可形成独特的熔解曲线形状，以此区分突变基因。HRM通过对qPCR设备和分析流程的优化，从而提高灵敏度。该技术可检测0.1%~1%的突变，并且可以发现未知突变，但是无法确认具体的突变类型。

（2）qMSP技术原理定量甲基化。特异性PCR（quantitative methylation-specific PCR，qMSP）是一种高灵敏特异位点甲基化检测技术。其基本原理是用亚硫酸氢盐处理DNA，未甲基化的胞嘧啶转化成尿嘧啶，而甲基化的胞嘧啶不变，然后用特异性引物对所测基因的同一核苷酸序列进行扩增。基因甲基化的异常变化与肿瘤发生发展密切相关，通过qMSP高灵敏度分析技术检测肿瘤特异性游离DNA的甲基化水平，是肿瘤早期诊断、病程监测和疗效评估的重要手段。

2. 实时荧光定量PCR技术的流程及质量控制

RT-qPCR技术包括核酸提取、扩增和结果分析等步骤。由于检测技术的高敏感性，在检测流程中，各个环节都需要引入质控对照，以保证检测结果准确性和稳定性。

①核酸提取：所有阴阳性对照等质控品，都需要从核酸提取步骤开始，与待测临床标本等同处理。②扩增：应同时设置外对照和内对照，外对照至少应设有阴性和弱阳性对照，以确定扩增的有效性。内对照可验证每份样品中是否含有核酸，例如人的β-微球蛋白基因等保守序列，用以确定样品采集的有效性。

3. 实时荧光定量PCR技术在肿瘤液体活检领域的应用

（1）检测体细胞突变。基于ctDNA体细胞突变检测是目前应用于肿瘤伴随诊断最广泛的液体活检技术，FDA、NMPA获批的检测试剂陆续上市，并在临床应用中获得肯定。2016年，基于RT-qPCR技术平台的*EGFR* mutation Test被FDA批准用于无法获得组织样本的非小细胞肺癌患者的用药指导。国内NMPA也批准了基于ARMS的ctDNA检测技术，可用于体外定性检测晚期非小细胞肺癌患者*EGFR*基因突变，辅助肺癌患者靶向治疗。

（2）检测甲基化异常。qMSP检测肿瘤特异性游离DNA的甲基化水平有重要的临床应用价值，用于结直肠癌早期诊断的*Septin9*基因甲基化、用于胃癌早期诊断的

*RS19*基因甲基化和用于肺癌早期诊断的*SHOX2*和*RASSF1A*基因甲基化等都已通过NMPA审批在临床应用。

（三）数字PCR技术

1. 数字PCR技术的原理

数字PCR（digital PCR，dPCR）被称为第三代PCR技术，通过对模板的有限稀释和PCR反应体系的分配实现目标核酸分子拷贝数的高灵敏绝对定量分析。相比于传统PCR技术和实时荧光定量PCR技术，具有以下优势：①绝对定量，数字PCR以"阴性"和"阳性"反应单元的数量来进行定量，不依赖标准品和参考曲线，因此定量结果准确、可靠和直观；②高灵敏度，数字PCR是反应单元内的单拷贝核酸分子扩增，理论上可实现单分子级检测；③高分辨率，能检测微小变化；④高稳定性，由于抑制剂也被分割和稀释，因此数字PCR对抑制剂的耐受程度大大增强。

数字PCR的上述独特优势使其非常适合于复杂背景中检测稀有变异，特别是游离DNA的检测。

数字PCR技术近几年飞速发展，国内外相继推出数字PCR商业化平台。在模板分割和稀释方式上，主要有液滴式、芯片式和微孔式3种。还有"无芯片"微滴打印技术，通过界面震荡产生液滴实现了无芯片数字PCR技术路线，可降低耗材成本，提升数字PCR的可及性。具有代表性的国外数字PCR系统包括QX200和QX One数字PCR系统、Naica数字PCR系统、QuantStudio Absolute Q数字PCR系统、QIAcuity系列数字PCR系统及Digital LightCycler数字PCR系统。国内的企业也积极开发国产数字PCR系统，如新羿生物开发的TD系列和D50数字PCR系统，晶准医学的Cellomics-JD100、达微生物的OS系列及迈克生物D600数字PCR系统。

2. 数字PCR技术的流程及质量控制

（1）数字PCR检测流程。提取游离DNA后，数字PCR检测主要包括以下步骤。①样品的分散，数字PCR的主要步骤是反应体系的稀释和分散。在这种情况下，大多数目标检测分子可以随机分散在不同微反应单元，每个反应单元含有"0"或"1"检测目标分子（即阴性或阳性），成功提高检测的灵敏度及实现多靶标的高通量检测。当然，含有两个或多个目标分子的极少异常情况也会被其识别，并通过泊松分布获得准确的检测数目。②扩增，样品需要重复热循环实现PCR扩增，这通常由变性、退火和延伸两个或三个不同的温度阶段组成。数字PCR热循环仪通常采用半导体帕尔贴，对PCR管进行温度控制，从而使管内的微滴完成PCR反应。③检测，根据样品分散方式不同，数字PCR中的定量分析过程主要包括两种方法：一种是基于液滴的荧光信号计数，通过类似于流式细胞仪原理的光电倍增管（PMT）确定具有不同荧光强度的液滴数量；另一种是基于芯片的荧光点图像处理，使用电荷耦合器件

（CCD）或互补金属氧化物半导体（CMOS）。

（2）数字PCR的质量控制。数字PCR的质控要求跟实时荧光定量PCR一致，此外由于技术原理上的特殊性，在数字PCR操作过程中，需要考虑微滴生成的有效反应单元数应有一定数目，比如2万以上。同时，为了满足泊松分布的统计计算，需要选择合适的上样量浓度范围，不宜过饱和。

3. 数字PCR在肿瘤液体活检领域的应用

数字PCR在基因突变、拷贝数变异及甲基化异常检测等方面展示了优越的性能，广泛应用于肺癌、乳腺癌、甲状腺癌、结直肠癌、胰腺癌等肿瘤基于游离DNA的伴随诊断领域。

在基因突变方面，研究表明，数字PCR基于游离DNA检测*EGFR*基因突变敏感性可达0.04%，与组织学检测有很好的吻合性，相比于传统的PCR检测方法，数字PCR可以显著提高血浆中*EGFR*突变的检出率。

在拷贝数变化方面，基于游离DNA进行*HER2*基因拷贝数检测，与组织样本检测阳性和阴性符合率分别为64%和94%，提示该技术可用于游离DNA拷贝数变异检测，可在一定程度上避免组织异质性导致的检测结果偏差。

在基因表观遗传检测方面，我国目前已批准多个甲基化产品在结直肠癌筛查中的应用，包括粪便DNA样本中*SDC2*基因甲基化检测，血浆游离DNA样本中*Septin9*基因甲基化检测等。数字PCR由于技术优势，能够对传统方法检测不到的罕见甲基化等位基因进行精准的检测，进一步提高DNA甲基化检测的灵敏度和特异性。

4. 数字PCR发展方向

数字PCR的发展方向包括：①提高检测通量，可对多个靶标多个标本并行检测；②开发多靶点检测的多重数字PCR检测，可以通过多种荧光染料或标记技术来实现；③提高检测自动化程度，实现一键式检测的自动化检测流程；④提高检测速度，进一步降低检测时间；⑤提高检测动态范围；⑥降低检测成本。

数字PCR仪的技术先进性已经有共识，作为一种全新的思路和手段，临床一直对其抱有很大的期待，是未来临床分子诊断的关键平台。要做到这一点，需要更好地满足临床需求，比如多指标、通量高、自动化、稳定性好、防污染、成本低。同时，我们看到数字PCR作为高端科学仪器和医疗器械，国产技术研发、合作的进步非常快，有望更快地推动数字PCR在临床中深入应用。

（四）二代测序技术

1. 二代测序技术的原理

下一代测序（next generation sequencing，NGS）又称为二代测序，通过将样本中DNA片段两端加上接头DNA生成测序文库分子，同时对包含样本DNA编码信息的上百万甚至数十亿个测序文库分子进行同步测序。基于cfDNA样本的NGS检测流程大致分成3个步骤：文库构建、上机测序、生信分析及报告解读。

目前在肿瘤诊治领域，国内外已发布了多个基于临床肿瘤组织样本的NGS技术检测指南，但血液中来自肿瘤的ctDNA与肿瘤组织中的完整核酸分子存在较大差异，所以ctDNA高通量测序除了满足肿瘤组织高通量测序的基本要求外，更要应对ctDNA检测的特殊挑战。ctDNA检测主要有3个难点：①目标ctDNA分子数量稀少；②短片段分子居多；③正常ctDNA背景噪声影响严重。所以，以ctDNA分子为标志物的NGS测序技术性能，需考量和质控与之对应的3个重要方面。①建库效率：天然核酸分子通过引物延伸扩增或接头连接反应加上测序通用序列转化成可测序文库分子，称为文库构建。天然核酸分子转化成可测序文库分子的效率称为建库效率，或者文库转化率（library conversionrate）。当应用场景中目标ctDNA分子拷贝数为个位数时，常规连接建库方法10%~30%的建库效率将难以稳定检测稀有信号分子，需要更加灵敏的建库技术。②靶向检测效率：游离DNA分子的片段化特征会严重影响靶向引物PCR扩增或靶向探针捕获模板分子的效率，应尽可能用更短的PCR扩增子或优化靶向捕获探针设计，来提高对目标短片段分子的检测效率。③噪声抑制能力：ctDNA检测的噪声来源复杂，通过单分子标签（unique molecular identifiers，UMI）可以减少在文库PCR扩增、测序芯片上簇生成及测序过程中的错误。此外，对游离DNA样本在提取和后续处理过程中由于DNA碱基损伤而产生的噪声信号（约0.1%）应引起重视。特别当应用场景如MRD检测和早期筛查时，目标分子的突变丰度在0.1%，甚至更低时，应对此类噪声进行降噪处理。

2. cfDNA进行二代测序的流程及质量控制

（1）文库构建。cfDNA与组织NGS测序流程有所不同，提取后DNA样本无须打断步骤，可直接用于文库构建。以文库构建方法分类，NGS测序技术可分为靶向测序和非靶向测序两类。非靶向测序无靶向富集步骤，对样本中所有游离DNA片段分子进行NGS测序。靶向测序通过引物靶向扩增或探针特异性捕获富集目标基因区域，对目标区域进行NGS靶向测序，这些目标区域通常称为靶基因panel。靶向建库测序技术主要有以下几种。

①基于多重PCR的靶向测序技术。

基本原理：该技术使用多对特异性引物对cfDNA中不同区域的靶序列同时扩增，同一管中引物对数量可从数对到数千对；特异性扩增后再使用引物扩增或连接方式将接头序列加到扩增后的文库分子中，最终使用通用引物扩增生成待测文库分子。由于PCR扩增中常存在引物之间非特异相互作用，因此，一般需要在每次扩增后使用分选磁珠利于片段大小不同去除非特异性扩增产物。

技术优点：基于多重PCR的靶向测序技术使用先靶向扩增再建库的文库构建策

略，建库相对简单，建库时间较短。

技术局限性：a.靶向检测效率较低。由于多重PCR引物对在设计上考虑因素较多，引物长度较长，导致ctDNA靶向扩增效率低。b.噪声抑制能力较差。多重PCR技术无法去除碱基损伤产生的噪声，同时在特异性引物上添加UMI分子也会引入扩增时非特异性干扰，因此UMI降噪在多重PCR建库技术中较少使用。c.多重PCR中不同引物对的扩增均一性较差。由于PCR指数扩增的偏好性，导致多重PCR建库的均一性几乎是现有方法中最差的一种。较差的文库均一性会提升后续的测序成本。

技术演变与应用场景：基于多重PCR的靶向测序是最早实现临床血浆样本检测的高通量测序技术。2012年，Forshew和Narayan先后发表了使用多重PCR建库技术在illumina Hiseq2000的测序平台针对晚期癌症患者血浆cfDNA样本中多种基因突变的高通量测序结果。2014年，Couraud使用多重PCR技术在ABI的PGM平台上也实现了晚期肺癌患者血浆cfDNA样本的*EGFR*、*KRAS*、*BRAF*、*ERBB2*和*PIK3CA*等5种基因的高通量测序。2017年，TRACERx和PEACE协作组发表了基于多重PCR高通量测序技术应用于肺癌术后MRD监测评估的研究数据。2018年，Cohen等通过缩短多重PCR扩增子的优化扩增方案CancerSEEK率先发表了ctDNA在肿瘤筛查应用上的临床结果。在99%特异性的前提下，该技术在卵巢癌、肝癌、胃癌等8种肿瘤中展现了70%（中位值）的灵敏度。2022年，Wu等利用QASeq技术，从引物设计层面，较好解决了分子标签与引物之间、引物与引物之间二聚体的问题，针对乳腺癌患者的cfDNA进行多重PCR扩增子检测，可同时检出SNV和CNV突变。目前基于多重PCR的高通量测序技术主要应用于扩增基因数较少的应用领域，如TKI抑制剂的伴随诊断，基于肿瘤组织先验策略的MRD检测等。

②基于杂交捕获的靶向测序技术。

基本原理：cfDNA分子先进行末端补齐，在3′端加上单碱基A的黏性末端，此黏性末端用于降低接头之间的相互连接。包含UMI和测序通用序列的双链接头被T4连接酶连接到cfDNA分子的两端，经过磁珠纯化去除未连接接头后，用通用引物对连接后的cfDNA文库分子进行PCR扩增，以产生足够量的DNA用于探针捕获。扩增后的文库分子在变性后与生物素标记的探针分子杂交形成杂交分子，接着使用链霉亲和素偶联磁珠对杂交分子进行捕获富集，未被探针捕获的文库分子将被后续的洗涤缓冲液去除。最终使用通用引物对探针捕获后的文库分子进行无偏好扩增，用于后续NGS测序。

技术优点：与前述多重PCR建库先靶向扩增后建库策略不同，杂交捕获的建库策略是先连接建库，再靶向捕获富集。因此，第一步建库效率对于检测稀有ctDNA分子极为关键。杂交捕获可在一管中同时添加几百到上百万种不同捕获探针，检测靶点的数目弹性比多重PCR有优势，可以同时对融合基因和拷贝数变异进行检测。和多重PCR法相比，探针捕获法对不同靶区域检测的均一性更好。

技术局限性：a.文库转化效率较低，cfDNA建库时需通过一次或两次连接反应，才能形成可被检测的文库分子，连接反应效率是此类技术的最大瓶颈。b.靶向检测效率仍存在一定差异性，捕获常规使用120 nt探针，探针杂交一般需探针与模板至少有约60%连续结合区域，导致对部分较短cfDNA分子的捕获效率显著降低。c.噪声抑制能力存在瓶颈，虽然杂交捕获技术配合双链一致性序列分析（duplex sequencing）可通过在cfDNA两条链分别添加分子标签去除碱基损伤、靶向捕获及测序过程中的背景噪声，但duplex sequencing在极高深度测序时，只有约25%分子可用于双链降噪分析，限制了检测灵敏度。在使用层面，杂交捕获类靶向测序技术在探针数目较少时（比如少于500），测序文库中的on-target效率会有较明显降低，存在较多脱靶的非特异性序列。

技术演变与应用场景：2013年，Murtaza等使用illumina Truseq全外显子探针杂交捕获文库分子的方法首次在6例晚期肿瘤患者中对ctDNA进行了跟踪检测。2014年，斯坦福大学团队发布基于杂交捕获的CAPP-Seq（Cancer Personalized Profiling by deep Sequencing）方法对血浆样本中ctDNA进行高灵敏度检测，奠定了现有杂交捕获技术应用于ctDNA检测的方法基础。2015年，该团队发表了使用背景降噪技术iDES优化CAPP-Seq方法，并用该法检测了13例NSCLC患者139个基因约125 kb区域。该技术可对Ⅱ期到Ⅳ期患者有较高检出灵敏度。2020年，他们继续改进CAPP-Seq技术并结合ctDNA片段特征分析与机器学习，对早中期NSCLC患者进行较大规模样本检测，在96%特异性下，ⅠA、ⅠB、Ⅱ和Ⅲ期的检测灵敏度分别为19%、49%、30%和60%。2022年，斯坦福大学同一团队发表新型基于基因启动子区域染色质开放性筛查癌症技术，此技术采用靶向捕获基因启动子区域cfDNA序列结合深度测序的方法，通过分析靶点区域cfDNA片段长度分布，判断肿瘤细胞基因表达模式，从而区分肿瘤病人和健康人血液，并对肿瘤进行精确溯源。329例临床样本显示血液cfDNA染色质开放性检测方法在肺癌和弥漫大B细胞淋巴瘤的分子分类中有较高的准确率。应用此原理的技术主要包括EPIC-seq、CFOCCUS-seq等。总而言之，基于杂交捕获的靶向测序技术更广泛用于靶点数目较多的临床应用场景，比如泛癌种检测panel，复杂分子标志物如转录特征位点，肿瘤突变负荷，拷贝数变异与融合基因的检测等。

③基于单引物线性扩增的靶向测序技术。

基本原理：2019年，Murtaza团队发布了一种ctDNA单引物线性扩增靶向建库测序（targeted digital sequencing，TARDIS）技术。该技术完全不同于现有多重PCR和杂交捕获技术，为提高对ctDNA短片段的扩增效率，首先用单个引物对目标基因进行线性扩增，将包含目的基因区域的cfDNA片段富集放大。线性扩增产物在使用片段分选磁珠纯化后，将包含UMI和通用序列的接头与线性扩增的纯化产物连接，生成单链文库分子。为去除大量非特异性连接产物，还需巢式PCR的策略，在线性扩增引物的3'端相邻区域再设计一条特异性引物，该引物与接头序列上的通用引物一起，再对目的文库分子进行特异性扩增，经磁珠分选纯化后，获得特异性文库分子。最后使用通用引物对纯化产物进行扩增，获得待测序的文库分子。

技术优点：a.更高的靶向检测效率，使用30 nt左右的单引物扩增ctDNA的靶向检测效率显著优于多重PCR技术；此外，线性扩增的特异性和多重检测的均一度也应优于多重PCR技术；单引物线性扩增同时也改善了多重PCR技术对ctDNA融合基因的检测能力。b.建库效率显著提升，与杂交捕获技术相比，单引物线性扩增技术在建库前就对目标分子数量进行了有效富集，不再受到连接效率制约，大幅提升了ctDNA建库效率及检测灵敏度。

技术局限性：目前的TARDIS技术仍存在不足，噪声抑制能力并未明显改善，特别对碱基损伤导致的背景噪声并未提出更好解决方案。此外自身技术流程优化也有不足：a.引入的巢式PCR步骤要求ctDNA分子至少包含两条引物的长度，这会导致靶向检测效率的降低；b.单链扩增产物连接前的纯化步骤效率相对较低，会影响建库效率，最终影响整体检出效率。

技术应用场景：该技术被用于乳腺癌术后MRD监测，显示了较好的灵敏度。

④基于亚硫酸氢盐转化的甲基化靶向测序技术。

基本原理：为避免亚硫酸氢盐转化对文库分子的损伤，靶向甲基化建库选择直接对亚硫酸氢盐处理后变性的cfDNA单链分子进行连接建库，来完成文库构建。亚硫酸氢盐处理后的单链分子无法在两端同时连接上接头，需先连接一侧接头，然后再连接第二接头，至少两步连接才能完成单链分子的文库构建。而文库后续的靶向捕获流程和前述杂交捕获流程类似。

技术优点：此类先碱基转变，后连接建库，再杂交捕获的甲基化ctDNA检测策略，是目前cfDNA甲基化靶向建库的主流方案。

技术局限性：此类技术与前述杂交捕获技术类似，但是由于亚硫酸氢盐转化后DNA片段化程度更高，加之亚硫酸氢盐转化后DNA为单链，需要进行两次连接建库，所以建库效率与靶向检测效率是此类技术的重要限制瓶颈。

技术演变与应用场景：甲基化建库策略以SWIFT提供的Accel-NGS Methyl-Seq技术方案为代表，GRAIL的CCGA研究使用的就是SWIFT提供的方案，此外国内基准基因的PulmoSeek技术，在cfDNA经过亚硫酸盐转化后，采用了单链接头连接似方案，进一步对单链分子进行了线性扩增，后续对扩增后的线性分子再通过单链连接方式连接第二接头，最终完成文库分子构建。与SWIFT的方案相比，ELSA通过线性扩增提升了第二接头的连接效率，有可能提升了建库效率。使用这种建库策略还包括TELP、SPLAT、SALP技术。不同技术在针对单链分子两次连接的建库技术细节略有不同。

⑤基于酶促转化的甲基化靶向测序技术。

基本原理：基于酶促转化的建库步骤与前述杂交捕获类似，cfDNA分子先通过末端补平后在3′端加上单碱基A的黏性末端。然后包含测序通用序列的双链接头被连接到cfDNA分子的两端直接生成文库分子，随后使用TET2酶处理及APOBEC3A胞苷脱氨酶对文库分子中非甲基化胞嘧啶转化为尿嘧啶。酶法转化温和，可大幅降低碱基转化过程对cfDNA文库分子的损伤。转化后的文库分子通过靶向探针进行杂交捕获进一步富集靶区域的文库分子，最终扩增靶向文库分子后NGS上机测序，获得文库分子靶向区域DNA甲基化信息。

技术优点：此类技术采用了先连接建库，后碱基转变的甲基化建库策略，由于连接建库时DNA是双链分子，所以连接建库步骤相对简单，可一步完成。此步骤比前述亚硫酸盐转化的建库方法更简单、高效，建库效率与亚硫酸氢盐处理相比有一定提高。

技术局限性：杂交捕获技术的固有缺陷，即较低的建库效率与靶向检测效率依然存在；此外酶促转化作为新技术，在使用中更需关注酶促转化中碱基转化效率问题。

（2）上机测序。单样本文库分子通常需要经历文库编码、扩增、定量和混合等步骤后进行上机测序。针对cfDNA样本的文库质控与常规方法相同，上机前需要对测序文库进行定量和片段大小分析，保证文库质量能满足上机要求。

NGS测序仪主要有检测氢离子释放和荧光信号两大技术平台。由于ctDNA占比极低，为保证ctDNA检出效率，通常靶向检测ctDNA测序深度都在10 000×以上，有时为保证足够检测灵敏度（如MRD应用），测序深度甚至在100 000×以上。测序时根据检测样本量和质量要求确定适当的芯片，以保证测序质量和靶区覆盖深度。

（3）生信分析。NGS数据生物信息分析分为两个主要步骤：一是对测序数据进行质控分析及过滤，二是对通过质控的序列与参考序列进行比对，对变异位点或甲基化位点进行鉴定分析并注释。通常生信分析流程中所用各种生物信息分析软件，都要通过适量标准品测序数据进行验证，证明所用软件及参数可达到临床报告要求。

与组织样本相比，ctDNA变异频率可能极低，比如0.01%~0.1%，易受到背景噪声影响。这些噪声来源复杂，除了文库扩增、杂交捕获与测序过程引入的错误，还包括cfDNA在提取和后续处理中引入的碱基损伤，对于甲基化检测而言，还包括亚硫酸盐转化或酶促转化效率不足引入的背景噪声。因此针对ctDNA信号的生信分析通常需要采用降噪技术抑制背景噪声，增强检测信号的对比度，提升ctDNA检出率。

①基于单分子标签降噪技术。基于单分子标签（unique molecular identifier，UMI）降噪技术在ctDNA测序中运用的十分普遍，可用于抑制NGS测序流程中从文库构建到

上机测序过程中产生的假阳性信号。在文库分子构建时，通过使用带有单分子标签的接头连接原始cfDNA分子或使用带有UMI的特异性引物预扩增原始cfDNA分子，生成含有UMI的文库分子，再使用通用引物扩增文库分子。其中通用引物是不含UMI序列的，文库分子会复制成带有相同单分子标签的分子，然后再进行高深度NGS测序。最后通过单分子标签将文库分子测序数据进行聚类分析，因为DNA聚合酶复制产生的错误和测序过程碱基误判在测序数据中呈随机低概率分布，通过统计一致性序列可去除此类随机错误，最后只还原出文库扩增前的原始序列信息，达到去重降噪效果。

②针对碱基损伤的降噪技术。游离核酸保存提取过程引起的DNA碱基化学损伤（如胞嘧啶脱氨，导致C到U的碱基转变）会造成一定的背景噪声，如正常人血浆样本中的T790M变异的背景噪声。此时游离核酸的两条互补链中有一条发生碱基化学损伤，而另一条链完好。普通UMI单分子标签难以去除此类噪声，只有使用链特异性分子标签将cfDNA两条互补链分别添加不同分子标记，后续合并分析一个cfDNA分子中两条互补链的测序结果，才可有效抑制此类错误。此外PhasED-seq技术同时分析单一分子内多个突变位点（phased variants），也能达到降低此类噪声的作用。

③单倍体共甲基化降噪技术。游离核酸甲基化测序的背景噪声与DNA序列检测不同。如果样本中正常DNA中的非甲基化胞嘧啶不能被转化为尿嘧啶，就会成为假阳性信号被识别。目前市售商用亚硫酸氢盐转化试剂效率在99.5%左右，只选用单个CpG位点难以用于早期肿瘤患者ctDNA信号的识别。

研究证明，肿瘤甲基化改变，是发生在基因组调控转录的一个区域，这个区域的CpG岛存在共甲基化特性。在片段化的cfDNA样本中，来自肿瘤的ctDNA片段上的甲基化CpG岛呈串联排列，在亚硫酸盐转化后形成类似单倍体的分子状态，而正常的cfDNA片段中CpG岛含有亚硫酸盐未转化残留的胞嘧啶，由于转化错误率较低（≤0.5%）不会形成串列排列的单倍体的分子状态。因此，通过对cfDNA分子中多个甲基化位点进行生信分析，可区分来自肿瘤的甲基化CpG串联排列的单倍体ctDNA分子与正常含有未转化残留CpG假信号的cfDNA分子，达到降低甲基化检测噪声的效果。

3. 二代测序技术在肿瘤液体活检领域的应用

（1）获取基因变异信息（突变、缺失或拷贝数变异）。用于肿瘤晚期患者系统性治疗的伴随诊断标志物常见有点突变、插入缺失、拷贝数变异、基因融合等。通过检测单个预先确定的突变以达到识别预测性生物标志物，实现指导用药目的。

目前美国FDA批准了两款基于杂交捕获建库技术的NGS产品。2020年8月7日，FDA批准首款NGS-based液体活检伴随诊断产品Guardant360 CDx，通过血浆ctDNA检测进而识别受益于奥希替尼治疗的*EGFR*突变（L858R/19Del/T790M）非小细胞肺癌患者。2020年8月26日，FDA批准第二款基于NGS的液体活检伴随诊断产品FoundationOne Liquid CDx，通过血浆ctDNA检测进而识别受益于厄洛替尼、吉非替尼和奥希替尼治疗的*EGFR*突变（L858R/19Del）非小细胞肺癌患者及识别受益于卢卡帕利治疗的*BRCA1/2*突变前列腺癌患者。国内目前尚无获批基于NGS的液体活检伴随诊断IVD产品。

（2）获取表观遗传变异信息。1999年，卢煜明团队验证了通过血浆中甲基化标志物检测肿瘤来源DNA的可行性。研究表明在癌症模型中，cfDNA与其组织来源的基因组DNA之间的甲基化特征高度一致。近年来大量研究使用不同方法测试了cfDNA甲基化标志物在癌症早期诊断上的应用价值，在这些研究中GRAIL所开展的CCGA（circulating cell-free genome atlas）研究是目前纳入样本量最大的研究之一。研究受试者通过金标准被区分为健康人群和癌症患者，通过确定两类人群ctDNA特征的差异，来建立检测模型和标准。研究对3种不同的ctDNA标志物进行评估，包括了靶向测序检测体细胞突变、全基因组测序检测拷贝数变异，及全基因组亚硫酸氢盐测序检测甲基化标志物。验证结果证明，相比于另两种检测方案，ctDNA甲基化标志物更适合应用于癌症早期诊断。

（3）获取TMB信息。针对免疫治疗的伴随诊断方面，血浆cfDNA全外显子测序或大panel杂交捕获测序可以检测更广泛的变化，包括血液肿瘤突变负荷（blood tumor mutational burden，bTMB）或大范围的突变特征。基于数百个基因靶区的ctDNA校准的bTMB可预测接受PD-1/PD-L1抑制剂治疗的NSCLC患者的OS获益。

（4）进行MRD监测。为了提升MRD检出灵敏度，目前技术上采用提高可检测患者特征变异标志物数量的方式提升样本检测灵敏度。实体瘤MRD检测有两大主流技术路线，分别是tumor-agnostic和tumor-informed路线。前者期望在不借助肿瘤组织信息的情况下，采用较大的固定panel、增加测序深度、优化降噪算法等措施获得较高灵敏度；而tumor-informed路线则是基于肿瘤组织WES的结果，通过个体化定制选择足够数量的变异位点（>10个）来增加MRD敏感性。实际上由于不同肿瘤患者的个体差异，通常基于固定panel的tumor-agnostic技术对不同个体患者覆盖的平均突变位点仅有3个，相比tumor-informed方法较少，易造成漏检。但tumor-informed方法也存在着成本高，检测流程相对复杂，报告周期长等缺点。

4. 二代测序技术在肿瘤液体活检领域的技术展望

2013年，卢煜明团队发表了基于cfDNA全基因组高通量测序的临床样本检测结果，通过全基因组测序技术可检测到血浆样本中来自肿瘤的拷贝数变异和点突变信号。2016年，Snyder和P. Ulz等各自使用cfDNA全基因组检测技术甄别出了肿瘤患者核小体和转录起始区的特征信息，表明cfDNA全基因组检测具有肿瘤溯源能力。2019年，Cristiano等进一步将cfDNA全基因组测序和机器学习结合，建立全基因组cfDNA

片段分析模型用于泛癌种的早期发现和肿瘤溯源。2020年，卢煜明团队再次发表了cfDNA全基因组高通量测序研究，证实cfDNA的断点序列特征（Endmotif）可用于肿瘤ctDNA分子的识别。

由于cfDNA全基因组区域极大，根据检测目的不同，测序深度可有极大差异，从不足1×到大于100×，检测成本也会因此带来极大差异。虽然cfDNA全基因组测序的建库流程简单，但后续生信分析较为复杂，特别是一些cfDNA新特征标志物需要通过机器学习建立数学模型才能对样本的测序数据进行有效分析。cfDNA全基因组测序技术通过检测cfDNA片段特征、转录起始区和断点序列特征等特殊标志物，赋予了cfDNA检测更多临床应用可能性。

二、ctRNA

ctRNA即循环肿瘤RNA，指来源于瘤细胞的循环游离RNA。早在20世纪70年代，就有血液中存在细胞外循环核酸分子的报道。但由于RNA极不稳定，且血浆中含有大量的核酸水解酶，所以当时ctRNA说法一度难以令人相信。直到20世纪80年代末才首次证明ctRNA存在，并通过黑色素瘤、乳腺癌、肺癌、结直肠癌等相关研究证实了肿瘤患者血清中含有与肿瘤相关的RNA，ctRNA概念才逐渐被接受。ctRNA主要包括肿瘤细胞来源的信使RNA（mRNA）及其他非编码RNA（例如miRNA、lncRNA）等。与ctDNA相比，ctRNA稳定性弱，在血浆中的半衰期约为15 s，因此，在外周血等体液中，ctRNA与蛋白质、蛋白质复合物和细胞外囊泡结合，以增强其稳定性，免于被体液中核酸水解酶快速降解。

ctRNA携带有肿瘤病灶的分子特征，包含了肿瘤相关蛋白的转录表达及相关表型的调控信息，为低ctDNA脱落率的患者提供了肿瘤筛查机会。研究证实，肿瘤患者外周血ctRNA具有与肿瘤相关的分子生物学特征，可作为敏感高效的肿瘤分子标志物，有助于肿瘤的早期诊断、鉴别诊断、疗效观察和预后监测。

由于RNA分子本身的不稳定性、ctRNA在液态活检样本中的丰度低，以及正常细胞凋亡产生的游离RNA的"背景噪音"影响，使ctRNA检测灵敏性与临床重复性受到限制。

（一）样本采集

根据肿瘤类型及临床样本的可获得性，肿瘤或非瘤来源的游离RNA从血液、脑脊液、尿液及胸腔积液等体液样本中获取。

血液是ctRNA最常见的样本来源，能够克服组织标本取样的肿瘤异质性，且能够及早发现获得性耐药信息。根据美国国立综合癌症网络（NCCN）指南要求，样本取出后存储于临床常用外周血采集管中（临床普遍使用的K3EDTA采血管）或Streck

Cell-Free RNA BCT 管中。其中，K3EDTA 采血管立即离心分离上清，储存于 -20℃；Streck Cell-Free RNA BCT 管通过添加 RNA 酶抑制成分提高对血浆中游离 RNA 的保护效率，可置于常温储存 7 d。然而血液来源的 ctRNA 对某些解剖位置的肿瘤（如早期 NSCLC 和肉瘤）的检出率较低，且对于中枢神经系统肿瘤不适用。

脑脊液作为中枢系统肿瘤或肿瘤脑转移监测的重要标本来源，能够有效地克服颅外病灶的异质性。根据 NCCN 指南要求，通过腰椎穿刺获得肿瘤患者的脑脊液标本于离心管中，收集后 4 h 内，在 4℃下采用两步离心（1900 g 离心 10 min，16 000 g 离心 10 min）去除其中的细胞组分。

尿液作为完全非侵入即可获得的检测标本，对于泌尿系统肿瘤（前列腺癌、膀胱癌、肾癌）具有潜在的高敏感性，同时也能对非泌尿系统肿瘤（结直肠癌、淋巴瘤、乳腺癌、肝癌）的诊断提供支持。然而经肾的游离 RNA 的含量受到肾小球的滤过功能的限制，且其含量随着时间的变化而变化。此外，目前暂时没有尿液分析标准化的保存和分析方法。

（二）RNA 提取

依据检测目的不同采用商业化试剂盒提取不同类型的游离 RNA，对获得的 ctRNA 样本进行定量（如荧光光度计、Qubit 等）；随后采用电泳方法对 ctRNA 片段分布进行分析（如 agilent bioanalyzer 等），确定提取 ctRNA 的完整性、长度分布及降解情况，为进一步分析提供必要信息。

目前，ctRNA 的检测方法主要有：基于 PCR 的检测技术包括实时荧光定量 PCR、数字 PCR 等，以及二代测序等。

1. 基于 PCR 相关技术的检测方法

实时荧光定量 PCR 技术（qPCR）是目前 ctRNA 检测应用最广的方法，有成本低的优点，但只能对单个或少量已知目标 RNA 进行相对定量，灵敏度较低。数字 PCR 则在上述技术基础上，将反应体系分割成上万个独立的扩增循环，降低了背景信号和抑制物干扰，提高了灵敏度和特异性，同时对低丰度 RNA 进行绝对定量；该技术更适宜 ctRNA 或其他低丰度样本低频突变检测。

2. 基于测序相关技术的检测方法

测序技术作为一类能解析基因图谱全貌，以及同时获得已知或未知突变位点的高通量检测技术，能及时有效反映正常或疾病情况下表达的全基因时空分布。基于 NGS 的 ctRNA 检测大致可分为以下几个步骤：长链 RNA 的片段化；逆转录制备 cDNA 文库；文库富集与扩增；文库测序；数据处理及生物信息学分析。然而二代测序的测序时间较长，不适合单基因的检测，序列读长较短。此外，由于建库中利用了 PCR 富集序列，因此有一些含量较少的序列可能无法被大量扩增，造成一些信息的丢失，且PCR过程中有一定概率会引入错配碱基。

虽然ctRNA检测具有取样方便、创伤小等优点，但将其应用于临床仍面临许多挑战。首先，样品的收集、处理、储存和分析操作的标准化存在较大差异，有待进一步统一；其次，缺少ctRNA水平对于肿瘤诊断的判断标准；再次，特定基因突变位点对于肿瘤的特异性判断存在难点，ctRNA作为肿瘤标志物的敏感度和特异度还需要进一步提高；最后，由于ctRNA含量很低，提取所用试剂也较为昂贵，且样本制备过程复杂，易流失有用样本。由此可见，目前ctRNA检测的临床应用仍处于初步阶段，尚待进一步的发展。

三、CTC

1869年，Ashworth首次提出循环肿瘤细胞（CTC）。1889年，Paget提出著名的"种子土壤学说"。1950年，CTC簇（CTC cluster）或称肿瘤细胞微栓子（circulating tumor microemboli，CTM）被发现。2000年，Vona等首次利用膜过滤分离技术成功将CTC分离。2003年，发现肿瘤细胞在进入外周血循环的过程中会发生上皮-间质转化。目前已发现CTC在细胞大小和形态、分子表型、活性程度、转移潜能、增殖潜能等各方面都具有差异。2021年，国内发布了《循环肿瘤细胞临床应用与实验室检测专家共识》。CTC被认为是发生远处转移的"种子"，是具有异质性的群体，是肿瘤液体活检的主要材料之一，对肿瘤患者的预后判断、疗效预测、疗效评价及复发转移和耐药机制的研究都具有重要意义。

随着CTC研究深入和临床需求扩大，CTC检测已从先前的细胞计数逐渐朝着细胞计数结合分子分型的综合分析发展。CTC的检测主要由两个技术环节构成：CTC富集分离和CTC鉴定。CTC鉴定包括CTC数量的鉴定和CTC分子分型的鉴定。

（一）CTC分析前处理和富集分离方法

1. 样本采集及质量控制

CTC检测需要利用全血样本，一般在肘静脉采集。在健康人血液中CTC的存在也有报道，但是大部分健康人血液中应该检测不到CTC。肿瘤患者血液中CTC数量也不多，相对于血液细胞，属于痕量的存在，但个体差异较大。一般1 mL血液中CTC的数量在几个到几十个，早中期肿瘤患者CTC数量相应更低。CTC检测样本前处理包括样本采集、处理和储存的规范操作流程。

（1）全血样本采集、处理与储存。为保证CTC分离提取质量，一般使用加有细胞保护液的EDTA抗凝采血管，可使CTC在室温下保持稳定长达4 d，以便运输、储存及集中处理。采集好血液后，将采血管迅速颠倒4~5下混匀，放置试管架上静置2~3 min待用。样本不可以冻融，因为冷冻会破坏细胞的完整性。某些富集技术需要进行样本前处理，包括裂解红细胞或密度梯度离心富集有核细胞，但是这些前处理方法有可能导致CTC的丢失。

（2）质量控制。分离富集前应观察样本的质量，应该排除有明显凝血和溶血的血液样本。

2. 常用CTC富集分离技术

CTC与血细胞在物理特性、免疫学特性等方面存在差异，从而构成富集分离CTC的理论基础。CTC富集分离技术是指根据某种或多种CTC独有的特性将其从外周血中的大量血液细胞中富集分离出来。目前CTC富集分离技术主要包括生物特性富集（如阳性富集分离法，阴性富集分离法）与物理特性富集（如细胞大小、密度、介电性与变形性等）两大类。

（1）基于生物特性的CTC富集分离。生物富集分离法主要利用了免疫亲和原理，通过特异性抗体与细胞表面抗原（如EpCAM、CD45等）进行特异性结合来富集分离CTC。根据细胞表面抗原所属的细胞类型，生物富集分离法又可分为阳性富集和阴性富集。

阳性富集主要利用特异性抗体与肿瘤细胞表面抗原特异性结合，上皮细胞黏附分子（epithelial cellular adhesion molecule，EpCAM）、间充质标志物（如N-cadherin，Vimentin）、细胞角蛋白家族（cytokeratins，CKs）、人表皮生长因子受体-2（human epidermal growth factor receptor 2，HER2）、表皮生长因子受体（epidermal growth factor receptor，EGFR）等抗体来正向富集CTC。实际应用中考虑多种标志物的免疫亲和检测同时用于CTC的捕获。采用阳性富集法的有CellSearch、MACS、MagSweeper、TumorFisher、IMS等，其中具代表性的是CellSearch系统——唯一在欧美及中国均获得药监局批准的CTC临床应用系统。该系统由EpCAM抗体标记的磁珠捕获可疑CTC后，通过特异性抗体CK、CD45和DAPI免疫荧光染色鉴定出CTC。但CTC异质性限制了其在临床上的应用。现在，国内外研发了多项改进技术方法，显示出良好的临床应用潜能。

阴性富集则是利用白细胞抗原，如CD45和CD61去除血液中的白细胞、巨噬细胞和血小板实现负向筛选。应用该方法主要包括CytoploRare、Cytelligen、EasySep、RosetteSep等。此方法可高效地从患者血液中进行CTC富集分离。但缺陷是：①并非所有血液细胞都对CD45、CD61等抗原呈阳性；②因血液中大量白细胞的存在，去除白细胞的过程中，稀少的CTC流失风险相对较高。

（2）基于物理特性的CTC富集分离。物理分离法是依据CTC的物理特性，如密度、大小、可变形性及表面电荷等进行富集，不依赖细胞表面抗体的表达。代表性方法有：利用细胞密度差异进行富集的梯度密度离心法，利用细胞大小不同和机械性能差异行富集分离的细胞过滤技术，利用流体力差异在特定条件下对不同细胞进行捕获的微流控惯性聚焦法，以及利用电荷和导电性等特征差异行富集分离的电学特征法等。

膜过滤法是最简单的基于大小的CTC分离技术，该技术通过离心或调压器使血液通过有特定大小和形状小孔的微滤膜达到分离CTC的目的，一般采用具有5~8 μm孔径的过滤膜（如聚碳酸酯膜）过滤截留体积较大的肿瘤细胞，主要包括CanPatrol、CellSieve、FMSA、ScreenCell、ISET、SBM、FAST、CTCBiopsy、CircuCelNA等。因血液中部分CTC的大小与白细胞相近甚至小于白细胞，膜过滤法可能漏掉这些直径较小的CTC，同时滤膜的膜孔容易被血液其他杂质细胞堵塞，导致背景复杂，CTC纯度低。

基于大小和生物电特性的介电泳分离技术，主要包括DEPArray、ApoStream等，该方法特异性高，但是实验耗时较长，检测通量较低，且过程较复杂。基于密度的分离法也是一种较简单CTC分离技术，随着技术发展，由于其分离效率不高，现已很少使用。

（3）生物与物理特性结合的CTC富集分离。生物与物理特性结合的CTC富集分离法将细胞的生物与物理特性结合起来进行CTC富集分离，其中以微流控技术较为常见。

微流控芯片技术基于流体力学原理利用细胞大小、变形性及表面标志物进行CTC富集分离，该技术首先根据细胞大小过滤掉较小的红细胞、血小板等，留下体积较大的白细胞与肿瘤细胞，然后利用芯片内部微单元上修饰的能与肿瘤细胞或白细胞表面抗原结合的特异性抗体将目的细胞捕获吸附在芯片上，实现CTC的富集分离。微流控富集分离技术主要包括CTC-Chip、HB-chip、GEDI chip、NanoVelcro Chip、Isoflux、Parsortix、MCA、ClearCell、Celsee、VTX-1、p-MOFF、CTC-100、CTC-iChip、SDI-Chip、Fluxion等。微流控芯片技术具有操作简便迅速、检测通量高等优势，但是也存在下列不足：①芯片中的通道小，容易造成堵塞；②芯片上的微单元容易造成细胞损伤，可能降低细胞活性。

（4）其他新型CTC富集分离技术。近年，一些新的CTC富集分离技术不断涌现。新的CTC富集分离平台主要从技术路径进行了改良，比如设计优化CTC芯片的空间结构，抑或是增加免疫磁珠偶联的细胞表面蛋白抗体类型。其中，TUMORFISHER技术采用多肽取代了磁珠上的抗体，特殊的纳米表面提升了CTC捕获的灵敏性和稳定性，并且可以用于全血的直接富集，避免红细胞裂解和离心，操作简单快捷，获得中国抗癌协会《基于靶标指导乳腺癌精准治疗标志物临床应用专家共识（2022版）》推荐。CellCollector技术直接在活体外周血中富集分离CTC，该法将偶联EpCAM抗体的留置针放置在外周血管中30 min，通过与大量的血液接触来提高捕获CTC的数量。2021年7月，中国NMPA批准了CytoSorter循环上皮细胞分离仪获得三类医疗器械注册证，CytoSorter CTC 检测基于微流控和生物素亲和素免疫捕获技术，可以进行间质型、上皮间质混合型等 CTC 的分离富集，同时可进行多种特异性抗体的免疫捕获和鉴定分析。

此外，也有少数较新的 CTC 技术另辟蹊径，从 CTC 捕获富集原理上进行了突破，利用同 PET-CT 相似的瘤细胞高效摄取葡萄糖进行糖酵解的技术原理，比如采用肿瘤细胞在糖酵解通路中异常代谢分子来富集分离 CTC，或是通过肿瘤细胞糖代谢异常所形成细胞表面电荷差异来富集分离 CTC（PET-CTC），这些新涌现的富集分离技术为 CTC 技术发展提供了新方向。

（二）CTC 鉴定和检测技术

在血液中富集分离 CTC 后，接下来还需结合有效的方法进行分析鉴定。一方面，由于目前 CTC 捕获技术不能保证百分之百纯度，需要对所捕获的细胞进行鉴定，确定 CTC 细胞数目，减少 CTC 数目判定的假阳性率和假阴性率。另一方面，在肿瘤发生发展中，不仅 CTC 数目动态变化，CTC 所携带的分子标志物也在变化，通过对 CTC 携带的蛋白和核酸等标志物检测，能更好反映肿瘤发生发展的动态变化，是研究肿瘤发生发展机制的有效策略，并能很好地指导临床治疗。CTC 鉴定方法主要包括细胞形态学鉴定、免疫荧光染色、荧光原位杂交、聚合酶链式反应等。随着 CTC 富集和检测分析技术的不断进步，对 CTC 的检测已从计数走向分子分型、单细胞测序和细胞功能分析时代。

1.CTC 数量的鉴定和检测技术

（1）免疫荧光。免疫荧光（immunofluorescence，IF）检测主要基于 EpCAM、Pan-CK、N-cadherin、Cell-Surface Vimentin 等肿瘤细胞上皮型和间质型表面标志物和白细胞共同抗原 CD45 对肿瘤细胞和白细胞进行染色，通过染色信号对细胞进行鉴别，根据荧光参考值进行 CTC 计数是目前鉴定的主流方法，其优点是针对特定的细胞表面抗原表达具有高度识别，但由于缺乏广谱的肿瘤细胞表面抗原标志物，该方法容易存在假阴性问题。免疫荧光检测由美国强生公司率先应用，获美国 FDA 和中国药监局的批准。

（2）流式细胞术。流式细胞术（flow cytometry，FCM）借助流式细胞仪针对单个细胞进行定量分析，实现多个通道同时工作，检测速度较快，保留 CTC 的形态学特征和抗原性，能够快速分析数以万计个细胞的多种参数，提高了 CTC 鉴定结果的准确率。缺陷是样品必须为单细胞悬液，流式细胞技术会破坏细胞团。并且由于 CTC 数量稀少，不易实现流式鉴定。

（3）细胞病理形态。细胞病理形态检查是将细胞样本固定染色，在显微镜下进行细胞形态学检查。CTC 具有非典型的细胞形态，如核质比例加大，细胞核呈多形性，染色深，嗜碱性增加，核仁增多、增大且不规则，分裂象较多见等特征。观察细胞形态可做出细胞类型诊断，观察CTC是单个CTC或CTC团簇形，但细胞病理形态的判断对鉴别人的要求较高。

（4）拉曼检测。拉曼检测也被应用到CTC检测领域，利用特异性靶向磁珠及表面增强拉曼（SERS）探针与CTC孵育，后对样品的SERS光谱进行分析。拉曼检测具有信号稳定、检测限低、灵敏度高的优势。

2. 分析细胞分子信息的CTC鉴定和检测技术

（1）聚合酶链反应。聚合酶链反应（polymerase chain reaction，PCR）的CTC鉴定方法通常是基于CTC特异性表达而白细胞非特异性表达的mRNA标志物，通过RT-qPCR技术进行定量分析来对CTC进行鉴定。该方法具有自动化、灵敏度高、成本低及可定量质控等优点，可实现CTC的标准化定量评估，无须人工经验判读，结果客观准确，但cDNA的非特异性扩增可能增加假阳性结果的风险，同时该方法是间接对CTC进行定量，无法获得具体的CTC数目等信息。

（2）荧光原位杂交。荧光原位杂交（fluorescence in situ hybridization，FISH）是在体外直接观察细胞中特定核酸的技术，其原理是根据碱基互补配对原则，将特定的DNA序列与细胞内的目标序列互补结合，由于探针带有荧光，在合适的激发光照射下，杂交探针与目标DNA能够在荧光显微镜下被清楚地观察到。该技术在临床应用中具有快速、准确的特点，并且操作相对简单。荧光原位杂交采用荧光探针与细胞染色体进行杂交，通过染色体异倍体信息来鉴定细胞。FISH技术可用于CTC的分子分析，包括肿瘤基因重排、基因扩增、染色体变化检测等。但是该方法耗时较长，而且探针会影响染色体的结构，干扰下游基因分析。目前，CTC的FISH检测已用到多种肿瘤，比如乳腺癌CTC的HER2、PTEN扩增检测，肺癌的ALK重排、EGFR扩增检测，前列腺癌AR融合和ARV7检测等。

（3）基因测序法。由于CTC数量少，直接进行二代测序难度大，因此需要将细胞的DNA扩增后，再利用二代测序检查基因序列。CTC测序方法具有代表性的是多重退火和成环循环扩增技术（MALBAC）和多重置换扩增（MDA）和简并寡核苷酸引物PCR（DOP-PCR）。随着测序技术发展，CTC单细胞全基因组测序和高通量单细胞测序应运而生。在单个细胞水平上对基因组、转录组、表观组等遗传信息进行高通量测序分析揭示细胞的异质性。但是，目前单细胞测序的技术仅仅停留在实验室阶段，由于肿瘤细胞的高度异质性，单细胞测序是否有代表性还需要更多的科学研究来证明。

3. 评价细胞功能特征的CTC鉴定和检测技术

肿瘤细胞与正常细胞具有不同的若干特征，包括增殖信号的自我维持、逃避生长抑制、细胞死亡抑制、无限复制潜能、诱导血管生成、激活浸润转移、避免免疫损伤、促进肿瘤炎症、能量代谢异常及基因组不稳定等。这些特征绝大部分为功能性特征，是各种肿瘤普遍具有的，因此有可能用于区分肿瘤细胞与正常细胞。同时，基于功能检测能有效检测到具有较高活性的CTC，为预测肿瘤转移、体外培养CTC提供技术手段。但上述肿瘤细胞的一般性特征中大部分难以在单细胞尺度上进行检测。目前正在开发的基于功能检测CTC的方法包括基于肿瘤细胞糖酵解代谢强度的检测（如己糖激酶-2、细胞表面电荷等）、基于肿瘤细胞免疫逃逸特异性蛋白的检测（如PD-L1、MUC-1等），以及基于端粒酶活性检测等。

（三）CTC检测技术的临床应用要求

CTC作为一种接近无创的检测方法，可动态监测肿瘤病情进展和变化，对肿瘤诊断、治疗和监控有重大价值。目前，CTC富集分离平台较多，但尚未形成统一的检测流程与质控标准。理想的CTC检测技术需考虑以下几个要素：首先，富集分离技术需要较高的CTC捕获效率，为下游鉴定分析提供足够细胞量，同时，需保证被捕获细胞能无损释放，有活性的CTC有利于下游的鉴定分析与肿瘤学研究；其次，富集分离技术要有稳定可靠的检测流程，保证用于临床能实现规范化与标准化；最后，富集分离操作要简便，便于临床检验人员掌握。与此同时，富集分离技术还需要与成熟可靠的下游分析检测方法整合，才能更好地把CTC检测与临床应用关联起来，充分发挥CTC检测在临床肿瘤诊疗中的优势。

临床医生在诊疗中应用CTC检测时，应充分考虑到CTC不同检测平台的特点，并根据检测目的进行适宜的选择。此外，还应根据患者治疗周期、治疗方案、研究目的等实际情况选择相应的采血部位和采血时间点，因为循环系统中不同部位CTC之间存在明显的细胞分布和生物学特征的空间异质性，采血时间、采血时患者体位、采血部位、采血量等都可能影响测定结果。研究发现，从肝癌患者外周静脉、外周动脉、肝静脉、肝下下腔静脉和门静脉采血检测的CTC数量、EMT表型和CTC细胞团各有特点，且其在提示肝癌术后肺转移和肝内复发方面的临床价值也不尽相同。建议治疗或研究的全过程中样本采集条件相对固定，开展更多前瞻性的多中心临床研究，为进一步阐明CTC在肿瘤临床诊疗中的意义，规范CTC结果解读，指导临床治疗和干预。

总的来说，CTC分析技术具有巨大潜力，随着技术的发展进步，具有高灵敏度、高特异性、高度可重复的CTC技术正在逐步进入临床诊疗服务。

四、细胞外囊泡

细胞外囊泡（extracellular vesicles，EVs）是细胞分泌至胞外的一种含脂质双分子层的膜性囊泡，依据其形成机制与直径差异，可分为外泌体、微囊泡与凋亡小体三大亚群。EVs含有脂质、蛋白质、核酸等母细胞来源的生物分子，这些物质在EVs的携带和保护下稳定传递于循环系统，如血液、尿液、羊水、脑脊液和唾液等，可以通过非侵入性的方式获得，是一类具有广阔应用前景的新型生物标志物。近年来，随着EVs所携带生物分子在肿瘤发生、发展过程中作用机制及相关性研究的不断深入，EVs标志物在肿瘤早期诊断和疗效监测中的应用价值已得到业内广泛认可，如人磷脂酰肌醇蛋白聚糖1（GPC1）用于胰腺癌、CD24用于卵巢癌、ERBB2 mRNA用于乳腺癌诊断等。因此，建立高效富集鉴定技术从临床离体标本中分离EVs组分，并构建灵敏、特异的检测技术对EVs常见标志物进行精准检测，可为肿瘤液体活检的临床应用提供强有力的技术支撑。

（一）细胞外囊泡富集鉴定技术

EVs是液体活检的重要研究方向，其中，EVs分离和纯化是该领域的核心问题。EVs在大小和理化性质方面与体液样本中常见的非EVs颗粒接近，后者包括血液中的脂蛋白、蛋白质复合体和乳糜颗粒，以及尿液中的尿Tamm Horsfall蛋白（THP）等，这些混杂颗粒的丰度可能远远高于EVs本身。现在还未发现EVs的特异性标志物，从而难以准确定量EVs纯度。

1.常用富集技术的原理及优缺点

目前常用的EVs富集方法包括差速超速离心法及密度梯度超速离心、免疫分离法、聚合沉淀法、切向流超滤法、尺寸排阻色谱法、微流控芯片分离法和脂质亲和分离法。

作为能够保障EVs纯度公认的"金标准"方法，差速超速离心法可利用低速到高速的离心组合，分步去除完整细胞、死细胞、细胞碎片及大直径囊泡等"大型"杂质，最后通过100 000 g离心，把目标EVs进行沉淀富集，与更小颗粒及可溶性物质实现分离。同时，利用EVs与混杂物的密度差异，可通过预先铺设不同密度分布的介质液，将EVs富集在某一密度区间，从而达到分离目的。上述方法需要超速离心机等大型设备，限制了其临床应用。

对携带特定表面生物标志物的EVs，可用免疫亲和捕获法，常用免疫磁珠等技术捕获富集EVs。该法特异性好，可富集特定的EVs亚群，但会损失不含该标志物的EVs群体。

聚合沉淀法利用聚乙二醇在溶液中可形成网状结构，从而诱导EVs聚集，经低速离心将EVs沉淀分离。在下游应用不考虑化合物污染的前提下，该方法由于操作简便，可满足常规临床机构使用。该方法也可作为样品前处理步骤，结合超速离心法等分离手段进一步提高EVs纯度。但该方法常需过夜处理，操作时间偏长。

作为简便的EVs分离方法，切向流超滤法可用孔径大于EVs粒径的滤膜或离心法去除大颗粒，再以孔径较小的超滤膜截留EVs，从而实现EVs的富集。该法拥有快捷和无须大型仪器设备的特点，一定程度上解决了传统超滤法中滤膜易堵塞、EVs易破碎的问题，有利于临床应用。但该法无法区分EVs和脂蛋白、THP等混杂颗粒，不适于EVs蛋白质靶标的检测，但可很好地兼容核酸检测。

相对上述方法，尺寸排阻层析法在EVs分离纯度和分离条件较为平衡，其利用层析柱填料的孔径效应，使较小颗粒在层析柱中保留时间更长而EVs保留时间较短，无须大型仪器设备可实现EVs分离。常规SEC法常需收集多组分，再将富集EVs组分进行合并，Guo等分析不同填料和分离条件综合因素，提出了二分式尺寸排阻层析法，实现EVs的一步洗脱，从而有利于临床应用。但该法不能有效去除包括脂蛋白等非EVs共分离污染物。

微流控芯片分离法利用纳米材料或芯片捕获微流体中的EVs。如Lee等用超声波分离不同密度和大小颗粒；Chen等利用双耦合谐振振荡可以从尿液中直接提取高纯度的EVs用于后续RNA表达谱分析；Wang等用纤毛微柱（ciliated micropillars）捕获40~100 nm的颗粒；Liu等用黏弹性微流控芯片直接从血液中分离EVs；ExoChip可特异性富集表面表达CD63的EVs。

此外，脂质亲和分离法利用脂质探针可插入EVs脂质双分子层的特性高效捕获和释放EVs。如Pan等利用脂质探针建立了EV-FISHER技术平台，且证实其可从临床微量血浆标本中快速分离高纯度EVs。

2. 常用鉴定技术的原理及优缺点

对分离纯化获取的EVs进行准确鉴定和质控有助于提高下游分析表征的准确性和可信度。EVs的鉴定通常从EVs的形貌、粒径、颗粒浓度及蛋白质等生物分子的表达入手。

显微成像技术被广泛用于EVs的形貌和粒径等生物物理性质的表征鉴定中，其中代表性成像技术主要有透射电子显微镜（transmission electron microscopy，TEM）、扫描电子显微镜（scanning electron microscopy，SEM）及原子力显微镜（atomic force microscopy，AFM）。为更好保持EVs结构和形态完整性，冷冻透射电子显微镜技术（cryogenic transmission electron microscopy，cryo-TEM）更广泛地用于EVs原始形貌的观测中。值得一提的是，在cryo-TEM成像中，EVs通常呈圆形而非TEM和SEM中所观测到的茶托形结构。然而，这些显微成像技术分析速度慢、缺乏统计代表性，难以满足对EVs粒径和颗粒浓度的快速表征。

可调电阻脉冲传感技术（tunable resistive pulse sensing，TRPS）和纳米颗粒追踪分析技术（nanoparticle tracking analysis，NTA）可对EVs粒径分布和浓度在单颗粒水平进行快速测定。相比于TRPS，NTA在小于150 nm粒径范围内能检测到更多EVs颗粒；而对大于150 nm者，检测结果正好相反。然而，TRPS和NTA均难以对粒径在

50~70 nm 以下的 EVs 进行测定，分辨率距离电子显微镜有很大差距，无法实现对 EVs 多种分子组成的同时表征。

在蛋白质表征方面，蛋白质免疫印迹技术（western blotting，WB）是学界普遍利用的金标准。其中，四跨膜蛋白 CD63、CD81、CD9 及 ALIX、TSG101、HSP70 被认为是 EVs 的标志性蛋白，而载脂蛋白 APOA1/2、APOB 和白蛋白则被认为来自于 EVs 共分离的非囊泡组分（co-isolated non-EVs components）。此外，部分研究还进一步利用酶联免疫吸附测定法（enzyme linked immunosorbent assay，ELISA）来定量样品中特定标志蛋白的含量。

近年来，单颗粒干涉反射成像传感技术（single particle interferometric reflectance imaging sensing，SP-IRIS）、纳米流式检测技术（nano-flow cytometry，nFCM）和液滴微流控技术等单颗粒分析技术的革新推动了其在 EVs 表征鉴定中的应用。SP-IRIS 不仅可实现对 EVs 的粒径和浓度的表征分析，其在荧光模式下也可实现对粒径低至 50 nm 的单个 EVs 上多种蛋白的荧光共定位分析。nFCM 则能以每分钟高达上万个颗粒的速率对粒径小至 40 nm 的 EVs 在单颗粒水平对 EVs 粒径、颗粒浓度和生化性状进行多参数表征，不仅粒径表征分辨率和准确性媲美 cryo-TEM，结合荧光标记策略还可对携带特定生物分子的 EVs 亚群浓度进行准确测定。液滴微流控技术可将纳米级 EVs 包裹在微米级液滴中，通过荧光标记策略和信号放大技术点亮液滴，可对携带不同蛋白和核酸标志物的 EVs 亚群进行数字化定量检测，且不受 EVs 粒径分布不均一的影响。

（二）细胞外囊泡标志物检测技术

细胞外囊泡是稳定存在于循环系统中的标志物集合体，主要携带蛋白和核酸标志物。针对不同类型 EVs 标志物应选用不同种类检测技术。针对 EVs 蛋白标志物，临床常用检测方法包括酶联免疫吸附测定、流式细胞术及质谱等技术，可对 EVs 中蛋白类标志物进行定性或定量检测。EVs 核酸标志物包括 RNA（mRNA、microRNA 与其他非编码 RNA 等）和 DNA。临床常用的 EVs 核酸标志物检测技术主要包括 PCR（实时荧光定量 PCR、液滴式数字 PCR），以及芯片技术、二代测序技术等。

1. 常用 EVs 蛋白标志物检测技术的优缺点

（1）酶联免疫吸附试验。ELISA 是一种常用于 EVs 蛋白定性或定量分析的免疫检测方法，具有操作简便、经济实用、易于标准化、特异性强等优势。

此技术通用性强，通过更换靶标的检测抗体，可实现对于不同 EV 蛋白的分析。但 ELISA 方法无法知道囊泡的大小、数量等信息。此技术涉及环节多，需严格控制操作过程和试验条件以获得最佳重复性。由于 EVs 的异质性，所用捕获抗体没有统一标准，使用不同捕获抗体的 ELISA 方法检测相同 EVs 蛋白结果的可比性较差。

（2）流式细胞术。流式细胞术广泛用于分析细胞表面和细胞内分子的表达，鉴定并确定异质细胞群中的不同细胞类型，评估分离亚群的纯度，以及分析细胞大小和容积。这种技术可同时分析单个细胞的多个参数，主要用于测定荧光标记的抗体检测蛋白产生的荧光强度。通过微珠附着EVs是一种较常用的流式检测手段，同时也有高分辨率流式细胞仪被开发专用于细胞外囊泡的检测分析。

流式细胞仪可在单个EV级别检测膜蛋白表达水平、数量和大小，可同时检测单个外囊泡的多个蛋白标志物，实现对EVs快速、高通量、多参数分析。通过采用组织或细胞特异的标志物还可追踪EVs的来源。但其缺陷在于缺乏标准化操作规程，人为操作影响因素多，不适用于EVs裂解蛋白产物的检测。

（3）质谱技术检测。质谱技术对蛋白质的鉴定不受抗体限制，可鉴定未知种类的蛋白质。质谱技术由于灵敏度高、特异性强、分析范围宽等特点已逐渐成为EV蛋白质组学的主要研究手段。基于EVs蛋白质组学分为靶向蛋白质组学质谱技术和非靶向蛋白质组学质谱技术。靶向蛋白质组技术主要用于EVs多个蛋白标志物同时定量检测，其检测通量高于流式检测技术。非靶向蛋白质组技术用于EVs蛋白质系统的全面分析，EVs蛋白的分类和新型蛋白标志物的发现。

质谱分析可提供高通量、定量和EVs比较蛋白质组分析，但存在样品处理复杂、耗时长的缺陷。

2. 常用EVs核酸内容物检测技术的优缺点

（1）实时荧光定量PCR法。目前最常用的EVs RNA检测方法是实时荧光定量PCR法，可用于EVs中包括miRNA，lncRNA，circRNA，chimeric RNA，tsRNA，mRNA，DNA在内的多种类型核酸的检测，是目前EVs科学研究和临床检测中应用最广泛的核酸检测技术。

实时荧光定量PCR在心脑血管、神经、泌尿、消化系统疾病及恶性肿瘤的EVs标志物中应用广泛，国内多个单位也已经应用该技术在血液、尿液、唾液等各种体液中开展了检测相关的临床试验（NCT03108677，NCT03230019，ChiC-TR2000031507）。目前FDA认定的突破性体外诊断产品前列腺癌外泌体液体活检产品ExoDx®Prostate也是利用荧光定量PCR的检测方法。荧光定量PCR也存在待改进的地方，如染料法，当PCR反应中有引物二聚体或者非特异性扩增时，该染料也可以和这些非特异性扩增产物结合，发出荧光，从而干扰对特异性产物的准确定量。在完全按照试剂盒要求的前提下，均一、稳定的操作过程和试验条件是保持结果特异性和重复性的必要条件。

（2）数字PCR。数字PCR是继普通PCR和荧光定量PCR之后的第三代PCR技术，也是一种RNA绝对定量技术。数字PCR的检出限更低，并且对于微小差异的鉴别能力优于荧光定量PCR。

数字PCR在EVs核酸检测中逐步得到应用，尤其一些表达量较低的标志物的检测，如EVs所携带线粒体DNA、融合转录本、基因突变等。但是数字PCR检测在常规检测中的应用不如荧光定量PCR普遍。

（3）芯片技术。基因芯片（gene chip）是将许多特定的寡聚核苷酸或DNA片段（称为探针）固定在芯片的每个预先设置的区域内，将待测样本标记后同芯片进行杂交，利用碱基互补配对原理进行杂交，通过检测杂交信号并进行计算机分析，从而检测对应片段是否存在、存在量的多少。

目前基因芯片在EVs领域的研究主要应用在EVs标志物的开发方面，尚无针对临床应用开发的EVs疾病标志物的检测芯片。相信随着EVs疾病标志物的临床应用推广，基因芯片将有望成为临床应用的主流手段。与传统检测方法相比，基因芯片可以在一张芯片上同时对多个病人进行多种疾病的检测；能及早诊断，待测样品用量小。但基因芯片检测仍存在一些关键问题亟待解决，如：①基因芯片的特异性的提高；②样品制备和标记操作的简化；③增加信号检测的灵敏度；④高度集成化样品制备、基因扩增、核酸标记及检测仪器的研制和开发。

（4）二代测序技术。在EVs研究中，NGS主要用于标志物的筛选，EVs中基因突变的检测等，国内多家单位也已应用NGS直接从体液EVs中成功筛选出标志物并开展了临床试验（NCT03102268，ChiCTR2000031507，NCT03830619）。二代测序技术也存在需改进的地方，比如读长受限，对于结果的解读也需要专业人士进行，目前成本也远远高于常规检测技术。

第四章

临床应用

一、肿瘤早筛与早诊

肿瘤早检包括肿瘤早期筛查和早期诊断。"早筛"和"早诊"的区别，前者更强调遗传风险和环境风险的评估和高危人群的识别，以及高灵敏度检出微小病灶和对阴性人群的准确排除；后者更强调对具有肿瘤风险人群的辅助诊断。从评价指标角度，"早筛"侧重检测方法的灵敏度和阴性预测值（negative predictive value，NPV），即阴性人群中真阴性的比例；"早诊"侧重检测方法的特异性和阳性预测值（positive predictive value，PPV），即阳性人群中真阳性的比例。因此，自然人群肿瘤筛查需根据相关指南进行，CACA指南针对肺癌、食管癌、胃癌、大肠癌、乳腺癌及前列腺癌等肿瘤的筛查提出了对应的指导建议。

组织活检和影像学在肿瘤定位和定性上，作为早筛早诊的金标准有较大优势，并能鉴别肿瘤临床分期，不足之处在于对人体有伤害，特别是侵入性和放射性。同时，肿瘤的异质性也是这两项技术目前不能克服的重要问题。血清学检查（PSA除外）常不单独作为早筛和早诊的技术手段，而作为辅助或补充手段，与影像学检查联合用于肿瘤的早筛和早诊。液体活检具有高灵敏度和特异性特点，可多次取样、动态监测，且对人体微创或无创，随着液体活检技术不断进步，有望弥补传统筛查技术的不足，为肿瘤早筛早诊做出贡献。

目前基于液体活检的单癌种或多癌种早筛相关研究大部分聚焦于外周血肿瘤相关生物标志物的检测，例如CTC、cfDNA、mRNA、miRNA、蛋白质或代谢物等。《肺癌筛查与管理中国专家共识》（2019）推荐CTC作为肺癌筛查的新型标志物。相关研究报道，外周血中检测到CTC且胸部影像学检查阴性的研究对象，在随后的1~4年中，100%发现手术可切除的早期肺癌结节，CTC检测和胸部影像学检查均阴性的研究对象在随访中则未发现任何肺癌结节，该研究结果尚需进一步开展大规模临床验证。一项纳入620例受试者的前瞻性临床研究表明，CTC检测平台检出结直肠癌的敏感性达到86.9%。一部分研究者利用免疫微球技术与CTC多维度检测相结合，以期进一步提高CTC肿瘤早筛早诊的灵敏度和特异性。这些研究提示CTC检测有利于癌症的早期发现和诊断，联合传统的筛查手段有望进一步提高癌症诊断的效能。然而由于CTC本身的稀有性及异质性，利用CTC进行早筛和早诊在技术上尚存在一定的挑战和难度，是否能实现广泛的临床应用还有待更多临床数据支撑和探索。

肿瘤细胞中存在染色体数目异常的现象称为非整倍体。循环异常细胞（circulating genetically abnormal cell，CAC）是外周血中带有肿瘤特异性染色体异常的细胞。相关临床研究结果显示，通过荧光原位杂交技术鉴定外周血中3号（3p22.1/3q29）、10号（10q22.3/CEP10）染色体位点异常的CAC可实现肺结节良恶性判断和肺癌早期诊断。

基于cfDNA的肿瘤早检是目前的主流研究方向，包括循环肿瘤DNA（ctDNA）突变、DNA片段化（fragmentation）、DNA甲基化（methylation）及DNA染色质开放性。针对ctDNA突变的检测所能覆盖的测序位点有限，且无法实现肿瘤组织溯源，因此该方法仅在特定癌种中有较高的应用价值。肺癌、肠癌、肝癌、肾癌是目前液体活检肿瘤早检研究覆盖较多的癌种，针对ctDNA突变的检测方法在这些癌种中的应用价值表现不一，可通过联合其他组学技术来提高敏感性。已有多项临床研究用cfDNA片段组学进行单癌种早检的探索，涉及肺癌、肾癌、肠癌等。cfDNA片段组学的主流检测手段是低深度全基因组测序，其测序深度低、检测成本高、信号强度低等因素，限制了检测的敏感性及在临床的应用。cfDNA甲基化在癌症早检中的应用同样会受限于早期癌症的ctDNA含量，但在早期癌症中，相关的特异性甲基化位点众多，其改变有数量级上的优势，可以降低检测的下限。同时研究显示，DNA甲基化具有较高的组织特异性，相比基因拷贝数变异和突变具有更为准确的组织溯源能力，在多癌症早检中表现出较为理想的性能，成了早检研究目前的热点。目前国内外基于液体活检已经获批的检测，通常是基于PCR检测的单个或多个甲基化位点，用于单癌种的辅助诊断和早筛。

（一）肺癌

SHOX2、*RASSF1A*、*PTGER4*均是肺癌相关基因，研究表明肺癌患者血浆中3种基因启动子区域高度甲基化。基于PCR-荧光探针法的血浆 *SHOX2/RASSF1A/PTGER4* 基因甲基化检测已被NMPA批准用于疑似肺癌患者的辅助诊断。美国一项评估DELFI（DNA evaluation of fragments for early interception）用于肺癌筛查的性能，在特异性为80%的情况下，Ⅰ期肺癌的敏感性在50%~60%之间；当DELFI与低剂量螺旋CT联合用于肺癌筛查，检测敏感性可显著提高。

（二）胃癌

抑癌基因 *RNF180* 和 *Septin9* 启动子区甲基化会导致这两个基因低表达或不表达。在胃癌患者血浆样本中甲基化的 *RNF180* 和 *Septin9* 基因含量特征性增高。基于 PCR 荧光探针法的首款血浆 *RNF180/Septin9* 基因甲基化检测试剂盒于 2020 年被 NMPA 批准用于胃癌家族史者或 40 岁以上胃癌高风险人群检测胃癌的辅助诊断。一项包含 680 例胃癌患者、702 例非胃癌患者的临床试验显示其灵敏度 61.76%，特异性 85.07%。

（三）结直肠癌

液体活检可用于结直肠癌的筛查，已有多项临床试验验证其效能。血浆 *Septin9* 甲基化位点检测已获得 FDA 批准，用于结直肠癌早筛，其敏感性和特异性分别为 63.9% 和 88.4%；但该技术在早期肠癌及癌前病变的敏感性较低，仅为 11.2%。国内有共识推荐血液 *Septin9* 甲基化检测用于依从性差或其他医学原因无法做肠镜患者肠癌的辅助诊断。另一项研究从回顾性队列中筛选出一独立甲基化位点（cg10673833），并在一个结直肠癌高危人群的前瞻性队列中验证其效能，结果显示该方法的灵敏性和特异性分别为 89.7% 和 86.8%，其临床应用价值有待进一步验证。

（四）肝癌

早期肝癌 cfDNA 释放入血信号最强，这使 cfDNA 成为早期肝癌筛查潜在的理想选择，在国外有基于 ctDNA 突变、甲基化、蛋白标志物等联合检测肝癌的试剂盒被批准进入美国突破性医疗器械审批通道。中国人群肝癌筛查包括 HBV BCP 区和 preS 区突变、非编码 RNA miRNA 和 circ RNA 均在单一研究中体现较高准确性，通过联合多种分子标志物进行检测可进一步提高准确性。一项纳入 3793 例乙肝表面抗原阳性患者的前瞻性队列研究显示，与腹部超声和 AFP 常规筛查相比，ctDNA 突变、HBV 整合 AFP 和 DCP 联合检测可提高肝细胞癌（hepatocellular carcinoma，HCC）检出率。一项包含 1204 例肝癌患者、392 例慢性乙肝或肝硬化患者、958 例健康对照的多中心肝癌 5hmC 诊断标志物的临床研究，基于高通量基因组测序，在训练队列中的灵敏度和特异度分别为 89.6% 和 78.9%，验证队列灵敏度和特异度分别为 82.7% 和 76.4%。上述研究的临床应用价值尚在进一步验证之中。

（五）其他肿瘤

液态活检在其他肿瘤早筛中的应用也在逐步进展中。早前，利用实时荧光定量 PCR 检测人宫颈脱落细胞中 *ASTN1*、*DLX1*、*ITGA4*、*RXFP3*、*SOX17*、*ZNF671* 基因甲基化状态获得 NMPA 的批准应用于宫颈癌的辅助诊断。研究发现，基于两个尿液DNA甲基化位点cg21472506和cg11437784的膀胱癌早检模型，其敏感性和特异性分别为90.0%和83.1%，其临床应用价值尚在进一步验证之中。

（六）泛癌种早筛

泛癌种早筛可以一次检测同时筛查多种癌症，避免了单癌种筛查累积假阳性的问题，并可提供准确的组织溯源结果，被认为是下一代癌症早筛技术的突破口。cfDNA甲基化应用于泛癌种早筛具有发生早、信号数量多和可组织溯源等优势，已有相当数量的临床研究结果，且实现了临床转化应用。美国循环游离基因组图谱（CCGA）研究发现，当设定cfDNA甲基化检测癌症信号的特异性为99.5%时，12种预先指定的肿瘤（约占美国每年肿瘤死亡人数的2/3）中Ⅰ~Ⅲ期的检测敏感性为67.6%，组织溯源准确性为88.7%。在后续的前瞻干预性研究中，PPV为38.0%，NPV为98.6%，预测单个或两个器官组织溯源的准确性为97.1%。基于该项技术的临床检测服务已于2021年在美国上市，并于2022年被纳入美国商业保险。一项在2395例中国人群中进行的多癌种早筛病例对照研究检测了国内6种高发癌症（肺癌、食管癌、肝癌、胰腺癌、卵巢癌和结直肠癌），在最终的盲法独立验证队列中体现出较好的特异性和敏感性。

除了ctDNA甲基化检测技术，一些研究者将cfDNA突变情况与传统血清蛋白标志物或影像学检查联合进行多癌种研究。利用CancerSEEK检测，将16个高频基因突变与8个血清蛋白标志物结合，检测8种癌症（卵巢癌、肝癌、胃癌、胰腺癌、食管癌、结直肠癌、肺癌和乳腺癌）的整体特异性超过99%，Ⅰ~Ⅲ期敏感性为70%，组织溯源准确性为63%。在后续前瞻性、干预性研究中（DETECT-A），研究评估了16个高频基因突变与9个血清蛋白标志物联合PET-CT成像检测用于癌症早检的可行性，结果血液检测的特异性为98.9%，PPV为19.4%，但敏感性仅为27.1%，联合影像学检查后，特异性和PPV增加至99.6%和40.6%。基于全基因组测序的cfDNA片段化组学用于癌症早检，仍在临床探索阶段，涉及的癌症种类包括肺癌、肾癌、肠癌等。DELFI研究通过对cfDNA全基因组检测发现了癌症与健康人之间不同的DNA片段化模式，在7种癌症类型（乳腺癌、结直肠癌、肺癌、卵巢癌、胰腺癌、胃癌和胆道癌）中，特异性为98%，检测敏感性在57%~100%不等，组织溯源准确性为75%。

推荐意见：液体活检可以作为常规早筛项目的补充手段用于肿瘤早检。基于cfDNA甲基化的检测已有产品获批用于肺癌、胃癌、结直肠癌和肝癌等肿瘤的早筛。其他相关技术均处于研究阶段，其临床价值尚在进一步验证之中。

二、肿瘤伴随诊断

伴随诊断（companion diagnostics，CDx）是一种体外诊断技术，在用药前对患者进行测试以确定患者对药物的反应（疗效、风险等），从而指导用药方案选择和实施。伴随诊断试剂对采集自肿瘤患者的样本进行检测，结果可为患者使用控肿瘤药物的安全性和有效性提供重要信息，包括：确定最有可能从药物中受益的患者；确定该药物相关严重不良反应风险较大患者；确定已经过充分研究具备安全性和有效性的人群亚组等。伴随诊断在提高靶向药物疗效、治疗安全性及降低医疗成本方面发挥关键作用，是实现肿瘤精准医疗的基石。

基于 ctDNA 检测结果的临床治疗选择逐渐获得注册临床试验与真实世界研究证据支持，基于 ctDNA 的高通量测序技术（ctDNA NGS）被用于肺癌、乳腺癌、前列腺癌、卵巢癌等晚期实体肿瘤的伴随诊断被写入多个肿瘤国内外专家共识或指南建议，但仍需高级别证据支持其用于临床治疗决策的制定。

基于 ctDNA 的高通量测序国外有两款伴随诊断试剂上市，国内尚缺少类似伴随诊断产品获批上市，但国内多部专家共识和指南均推荐肿瘤患者可进行液体活检 NGS 检测。比如，《液体活检在临床肿瘤诊疗应用和医学检验实践中的专家共识》指出，检测患者 ctDNA 已知的部分或全部临床药物治疗靶点或耐药靶点，或发现患者基因未知突变、探索临床价值与相关机制时建议使用 NGS 方法；在组织无法获取时，可考虑采用其他样本比如肿瘤细胞学样本或血浆进行 EGFR T790M 检测；通过 NGS 技术对肿瘤组织或血液进行检测，可一次性确定具有临床意义的基因变异。

（一）基于 ctDNA 液体活检的肺癌靶向治疗伴随诊断

目前，基于实时荧光定量 PCR 技术的 *EGFR* 单基因液体活检伴随诊断试剂有 Cobas EGFR Mutation Test v2 和人类 *EGFR* 突变基因检测试剂盒（多重荧光 PCR 法）等，用于厄洛替尼、吉非替尼和奥希替尼等以 *EGFR* 为靶点的酪氨酸激酶抑制剂的伴随诊断。

基于高通量测序技术的肺癌液体活检试剂获得 FDA 批准有 Guardant360 CDx（55 基因）和 FoundationOne Liquid CDx（324 基因）等，国内有多家生物技术公司在开展相关伴随诊断产品的临床研究，但目前尚无产品获得 NMPA 批准。Guardant360 CDx（55 基因）是首个基于高通量测序技术的 ctDNA 液体活检产品，不仅可以用于识别受益于奥希替尼治疗的 *EGFR* 突变（19Del/L858R/T790M）非小细胞肺癌患者，也可用于索托拉西布（*KRAS G12C*）或德喜曲妥珠单抗（*ERBB2* 激活突变）的伴随诊断。Foundation One Liquid CDx（324 基因）是另一款基于 NGS 技术的 ctDNA 液态活检产品，除被用于厄洛替尼、吉非替尼、奥希替尼等以 *EGFR* 为靶点的酪氨酸激酶抑制剂伴随诊断外，被批准用于阿来替尼（*ALK* 重排）、卡马替尼（*MET14* 号外显子跳跃突变）的伴随诊断。

除上述基因外，肺癌的其他常见驱动基因如 *ROS1*、*RET*、*HER2*、*NTRK* 等，国内外均有基于组织的伴随诊断产品上市，但尚无基于液体活检伴随诊断试剂。其他驱动基因虽已有相应靶向药物上市，但尚缺乏基于液体活检的伴随诊断产品。对不宜开展有创活检的晚期患者，或所获得的组织标本质量不佳，或标本量不足时需要开展基因变异检测时，可采用基于液态活检的 ctDNA NGS 检测技术，但应标明检测技术的局限性。

（二）基于 ctDNA 液体活检的结肠癌靶向治疗伴随诊断

结直肠癌患者应常规进行的分子检测为微卫星不稳定（MSI）/错配修复（MMR）检测及 *KRAS*、*NRAS*、*BRAF* 的突变检测和 *HER2* 扩增检测。以往上述分子检测都是基于肿瘤组织进行的，但在最新的 2022 年 NCCN v1 版结直肠癌诊疗指南中，分子检测的样本类型新增了血液样本，*KRAS/NRAS/BRAF* 的突变状态可以基于血液样本进行 NGS 检测，且晚期结直肠癌患者可根据血液 NGS 检测结果选择相应的治疗方案。这是 NCCN 指南首次推荐结直肠癌的血液检测结果与组织检测结果具有同等效力，可以作为后续治疗的选择依据。血液 *KRAS/NRAS/BRAF NGS* 检测方法检出突变阳性的结直肠癌患者，与肿瘤组织检出 *KRAS/NRAS/BRAF* 突变阳性患者一样，不建议使用西妥昔单抗治疗。

（三）基于 ctDNA 液体活检的乳腺癌靶向治疗伴随诊断

BRCA 突变（包括 *BRCA1*、*BRCA2*）在乳腺癌患者中整体出现概率为 5%~10%，在遗传性乳腺癌患者中则为 20%~25%。目前有多个 PARP 抑制剂（PARP inhibitors，PARPi），如奥拉帕尼、他拉唑帕尼等用于治疗携带 *BRCA* 突变的 HER2 阴性转移性乳腺癌治疗。BRACAnalysis CDx 作为 FDA 批准的 PARPi 的伴随诊断试剂，可通过检测乳腺癌患者血液样本中的 *BRCA* 突变预测 PARPi 治疗效果。除了 PARPi 外，PI3K 抑制剂 Alpelisib 也被 FDA 批准用于治疗存在 PI3K 突变乳腺癌患者。FDA 还批准了 therascreen PIK3CA RGQ PCR Kit 作为其伴随诊断产品，以检测组织和/或外周血 ctDNA（液体活检）中的 *PIK3CA* 突变。

（四）基于 ctDNA 液体活检的卵巢癌靶向治疗伴随诊断

大约 15% 的卵巢上皮癌患者携带 *BRCA* 基因突变，近年来有如奥拉帕尼等多个 PARPi 被批准用于卵巢癌的治疗。在卵巢癌批准的液态活检伴随诊断产品中，BRACAnalysis CDx 被 FDA 批准用于奥拉帕尼和卢卡帕尼的伴随诊断，FoundationOne Liquid CDx 被 FDA 批准作为卢卡帕尼另外一个伴随诊断产品。

（五）基于 ctDNA 液体活检的前列腺癌靶向治疗伴随诊断

前列腺癌是男性中第二常见实体瘤，也是肿瘤死亡第五大原因。目前两款 PARPi 被批准用于转移性去势抵抗前列腺癌（mCRPC）的治疗，分别是卢卡帕尼（适用于 *BRCA* 突变的 mCRPC 患者）和奥拉帕利（适用于 *HRR* 基因突变的 mCRPC 患者）。FoundationOne CDx 作为奥拉帕利治疗 mCRPC 的伴随诊断试剂。目前奥拉帕利在中国尚未获批前列腺癌适应证，但此次 FoundationOne CDx 获批用于 mCRPC 患者接受奥拉帕利的伴随诊断，对于中国 mCRPC 患者的管理也具有重要的参考价值。

（六）基于 ctDNA 液体活检的肿瘤免疫检查点抑制剂伴随诊断

免疫检查点抑制剂（immune checkpoint inhibitors，ICIs）从根本上改变了驱动基因阴性肿瘤患者的治疗前景。基于肿瘤组织检测的 PD-L1 表达水平、肿瘤突变负荷（tumor mutation burden，TMB）、微卫星不稳定（microsatellite instability，MSI）是肺癌及多种实体肿瘤接受 PD-1/PD-L1 免疫检查点抑制剂的主要疗效预测指标，其伴随诊断产品均已上市并成熟应用在临床中。基于 ctDNA 液体活检的 bTMB（blood TMB）和 bMSI（blood MSI）指标是新兴的生物标志物，已显示出对免疫检查点抑制剂疗效的预测价值，以此为基础的伴随诊断产品开发也将为肺癌及多种实体肿瘤患者增加免疫治疗获益机会。此外，血液中的一些生物标志物已被证实可用于预测 ICIs 疗效，如衍生型中性粒细胞/（白细胞-中性粒细胞）比率、循环外泌体 PD-L1（Exosomal PD-L1，exoPD-L1）蛋白表达、PD-L1 mRNA、可溶性 PD-L1（Soluble PD-L1，sPD-L1）等，但不同研究中心的结果不一致。同时也应注意，bTMB 和 bMSI 目前存在样本采集时间、基因覆盖范围、技术平台、测序深度和算法等诸多因素影响，ctDNA 收集、样本处理和自动化处理应使用标准化和临床验证的程序进行，以减少操作者的变异性和假阴性结果。

（七）基于 ctDNA 液体活检的肿瘤特异性建议

对于携带致癌基因的 NSCLC 患者，液体活检不仅可作为组织分析的补充，也可作为诊断时生物标志物评估和监测靶向治疗疗效的首选策略（血浆优先），血浆优先适用于在许多临床环境中识别靶向治疗的耐药机制。ctDNA 检测的临床有效性使经过验证和足够灵敏的 ctDNA 检测可用于晚期肿瘤的基因分型，在肺癌、胃肠道肿瘤、乳腺癌、胆管癌及其他肿瘤的诸多前瞻性临床研究均证明使用液体活检指导治疗与组织活检具有相似价值。证据基础已经足够强大，可以认为临床重要性强的变异在指导治疗方面具有临床效用。

另外，除了 ctDNA，CTC 在肿瘤伴随诊断、治疗和监控等临床应用上也备受关注。例如：利用中国自主研发的TUMORFISHER纳米技术可以从血液中高灵敏度的获得CTC细胞，并可开展CTC上PD-L1的蛋白检测并定义cTPS指标和阈值，不仅可预测消化道癌和乳腺癌PD-1药物疗效，而且可以有效动态监测用药后的疗效。同时有研究表示CTC上的PD-L1蛋白检测在晚期非小细胞肺癌中的阳性率较组织检测更高，首次在临床上证明CTC上PD-L1可用于伴随诊断、疗效评估等方面。CTC下游检测技术的发展会拓展到伴随诊断和肿瘤全流程诊疗过程中，进行免疫治疗用药人群筛选以及疗效评估等指导。通过CTC细胞上的PD-L1、HER2、AR-V7、CLDN18.2等蛋白检测来进行伴随诊断，判断药物是否适用于患者。

推荐意见1：对拟接受靶向治疗且组织或细胞学样本难获得的非小细胞肺癌、结直肠癌、乳腺癌、卵巢癌和前列腺癌等实体瘤患者，可应用基于液体活检结果对患者进行分层管理和指导药物选择。

推荐意见2：对拟接受免疫治疗且组织样本难获得的实体瘤患者，基于液体活检的免疫治疗生物标志物如bTMB、bMSI、sPD-L1、exoPD-L1和PD-L1 mRNA，或CTC PD-L1表达还在研究阶段，仅供临床参考，须结合其他临床指征选择合适治疗方案。

三、肿瘤预后判断

（一）ctDNA在肿瘤预后判断中的应用

采用肿瘤标志物和影像学等传统方法评估分子靶向和免疫检查点抑制剂治疗疗效时无法动态反映肿瘤特征性分子演化，由于ctDNA的半衰期短及非侵入性重复采样可能性，血液ctDNA允许在治疗期间实时监测疾病。大量研究表明，ctDNA动力学与治疗反应相关，并可能比临床/影像学检测更早地识别出反应。在多种不同的肿瘤类型和治疗类型（化疗、靶向治疗和免疫治疗）中，对治疗有反应者在开始治疗的几周内ctDNA水平降低。应注意的是，在开始细胞毒性治疗后几天，ctDNA水平可能会短暂升高，可能反映了短暂的释放增加。除此之外ctDNA甲基化可在肿瘤发生的早期被检测到，而且具有较好的稳定性。通过ctDNA甲基化检测技术可对一些体液，如唾液、尿液、痰液等不同生物样本进行不同类型癌症基因甲基化状态的检测。ctDNA高甲基化在癌症临床预后监测中也具有巨大潜力。

1.肺癌

在EGFR阳性NSCLC的靶向治疗中，EGFR敏感突变早期清除可用于预测EGFR-TKI疗效。一项动态监测ctDNA预测NSCLC临床治疗疗效的真实世界研究发现，基线ctDNA含量越高或变异数量越多，预示OS越短（治疗后ctDNA清除的患者PFS和OS更长），而且ctDNA也是与治疗类型和评估时间点无关的独立预后因素。接受免疫检查点抑制剂治疗的晚期 NSCLC 患者，ctDNA 响应（降低>50%）与影像学评估的疗效吻合，且与 PFS 和 OS 更好相关，其中治疗后 5~9 周早期影像评估为病灶稳定的患者，ctDNA 评估为响应的患者中位 OS 显著延长。受体型蛋白酪氨酸磷酸酶 D（protein tyrosine phosphatase receptortype D，PTPRD）在多种肿瘤中表达失活，在非鳞 NSCLC 中 PTPRD 磷酸酶结构域发生缺失性突变时，二线治疗能更多从阿特珠单抗中获益，并且 PTPRD 是独立的预后因素，且不依赖 TMB 和 PD-L1 表达或（和）*TP53*、*EGFR*、*KRAS* 基因突变状态。在晚期 NSCLC 中，ctDNA 动力学可对影像学稳定的疾病患者进行分层，区分对免疫治疗有反应或无反应的患者。研究发现，肺癌患者 *APC*、*RASSF1A*、*MGMT*、*CDKN2A/p16* 基因甲基化水平与化疗效果和耐药相关，*APC*、*RASSF1A*、*SPF* 基因的甲基化状态可以预测肺癌患者进行铂类药物化疗后的预后情况。

2. 结直肠癌

在转移性结直肠癌中，一项前瞻性试验表明，一线化疗第 2 周期后 ctDNA 下降 10 倍与 PFS 相关；另一项研究表明，1~2 个周期化疗后 ctDNA 浓度的变化预测了治疗反应和 PFS。在胃肠道恶性肿瘤中，化疗 4 周后 ctDNA 降低比癌胚抗原（CEA）更有效地预测部分反应和临床获益，敏感性分别为 60% 和 24%。监测结直肠癌患者的 ctDNA 水平可以比传统的肿瘤标志物或放射诊断更早地显示疾病复发和对治疗的反应，术后可检测到 ctDNA 水平的患者与没有 ctDNA 的患者在无复发生存率方面存在显著差异。采用基于 ctDNA 的液态活检策略检测 *RAS*、*BRAF*、*HER2*、*EGFR*、*TP53*、*PIK3CA*、*APC*、*MET*、*GNAS* 等基因突变，以及评估微卫星不稳定性，对结直肠癌的分子诊断、预后判断和个体化用药指导具有重要意义。通过检测结直肠癌患者术后血浆 ctDNA 中 *APC*、*TP53* 和 *KRAS* 等基因突变情况来判断肿瘤复发，其灵敏度和特异性均可达 100%，*TAC1*、*Septint9* 甲基化的增量动态变化，以及 *BCAT1*、*IKZF1* 甲基化联合检测在预测结直肠癌复发的灵敏度上明显优于 CEA 检测。

3. 乳腺癌

在转移性乳腺癌中，ctDNA 比标准血清标志物（如癌症抗原 15-3，CA15-3）提供了更高的准确性。ctDNA 动力学与化疗、内分泌和靶向联合治疗的无进展生存期（PFS）相关。ctDNA 水平与进展期乳腺癌生存结果密切相关，除了 ctDNA 水平，cfDNA 拷贝数量改变（<2 vs. ≥2）也被发现对 PFS 和 OS 有关。术后 ctDNA 监测同样能够准确区分是否出现远处复发，并且比临床诊断疾病复发平均早数月。发现新辅助化疗前基线 ctDNA 能够预测患者的复发风险，这提示基线 ctDNA 可作为三阴性乳腺癌患者升级或降级（新）辅助治疗策略的有效临床决定因素。ctDNA 可以作为各种药物反应的生物标志物，如帕博昔布、氟维司群、贝伐单抗和曲妥珠单抗，ctDNA 水平及特定基因与治疗效果具有相关性。在化疗 3 个月后出现耐药的三阴性乳腺癌患者中，

PIK3CA、*TP53*、*NOTCH2*、*MLL3* 和 *SETD2* 基因的突变频率显著增加，ctDNA 也被发现比标准成像更早地反映了由于这种耐药性而导致的疾病进展。

4. 前列腺癌

在转移性激素抵抗前列腺癌中，ctDNA 水平降低与 PSA 降低超过 30% 相关。TOPARP-A 研究也发现，接受 PARP 抑制剂治疗的晚期前列腺癌患者 ctDNA 降低与 OS 相关。研究发现所有前列腺患者的治疗进展过程中，均能通过 ctDNA 检测到与原发性耐药相关的突变和拷贝数相关变化，包括 *AR* 扩增、*RB1*、*MET*、*MYC*、*PI3K* 和 *CTNNB1* 突变。NCCN 指南（2022-v1 版）建议评估转移性前列腺癌患者中肿瘤同源重组 DNA 修复基因的改变，并指出当活检无法进行组织学和分子评估时，ctDNA 检测是一种替代选择，以便指导后续的治疗。

5. 泛肿瘤

越来越多的证据表明，跟踪接受转移性癌症免疫检查点抑制剂患者的连续血浆样本中 ctDNA 水平的变化可以评估预后和治疗获益。在对免疫检查点抑制的泛癌分析中，评估了近 1000 名接受免疫检查点阻断治疗的局部晚期/转移性肿瘤患者，治疗时 ctDNA 动力学似乎可预测跨肿瘤类型的免疫治疗的长期获益。通过对连续 ctDNA 的分析可以早期识别具有分子反应的患者，这与 RECIST 反应相关，并改善了最初放射学稳定疾病患者的生存率。监测 ctDNA 水平的临床应用可能是区分 PD-1 和 PD-L1 治疗临床放射学是真进展或伪进展，这在 5%~10% 接受免疫治疗的患者中观察到。但在近期一项黑色素瘤合并脑转移免疫检查点抑制剂治疗研究中发现，血浆 ctDNA 分析并不能很好地监测颅内病灶疗效，这提示血脑屏障对 ctDNA 检测的不利影响。

（二）CTC 在肿瘤预后判断中的应用

CTC 的预后价值已被广泛研究。CellSearch 是唯一经 FDA 批准用于临床 CTC 检测的系统。基于 CellSearch，CTC 是独立的预后因素，其他 CTC 检测系统的研究也获得了类似结果。CellSearch CTC 计数阳性的临界值为 ≥5 个/7.5 mL，通常表明预后较差。研究认为 CTC 计数增加与转移和肿瘤侵袭可能性较高相关。此外，基线 CTC 水平升高与生存率降低有关，CTM 的存在通常预示预后较差，CTC 计数增加或在治疗期间未能清除 CTC 也是预后不良因素。许多研究发现，CTC 的分子表型具有很强预后价值。上皮细胞-间充质转化（EMT）和细胞干性是临床研究 CTC 的主要分子表型。具有间充质表达的 CTC 或干性 CTC 与生存率较差相关。其他分子标志物表达，如 *EGFR*、*KRAS*、*BRAF*、*PIK3CA* 基因突变，*ALK*、*ROS1* 基因重排，HER2、CD47 表达，PD-L1 分型检测也具有预后及用药指导的意义。此外，一些研究发现 CTC 的动态变化可能在肿瘤进展的漫长过程中作为替代的预后生物标志物，连续 CTC 分析可进一步将预后不良患者分层为不同预后亚组。鉴于单细胞水平测序技术的可及性和快速发展，可以预期，在未来CTC的基因组/转录谱可能提供更全面的生物学信息，成为出色的预后标记。外周静脉血是目前最常使用的CTC检测样本类型。由于循环系统中不同部位CTC之间存在明显的细胞分布和生物学特征的空间异质性，其在提示转移和复发方面的临床价值也不尽相同。临床医生应根据患者治疗周期、治疗方案、研究目的等实际情况选择相应的采血部位和采血时间点，但建议治疗或研究的全过程中样本采集条件相对固定，以便于后续结果的解释。

1. 乳腺癌

CTC检测对乳腺癌预后判断及疗效评价具有重要价值。一项针对6825例乳腺癌患者的Meta分析表明，CTC计数对早期乳腺癌（PFS，HR =2.86；OS，HR=2.78）和转移性乳腺癌（PFS，HR=1.78；OS，HR=2.33）均有良好预后价值。转移性乳腺癌患者任何时间检测出CTC≥5个/7.5 mL（Cellsearch平台）均预示不良预后（FDA批准的应用），治疗期间CTC数目的升高提示疾病再次进展。此外，AJCC指南中提出早期乳腺癌患者CTC≥1个/7.5 mL提示预后不良。然而，早期乳腺癌患者CTC检测阳性率较低，相关应用仍有待前瞻性、大规模临床试验验证。内分泌治疗和生物靶向治疗是乳腺癌治疗的重要手段，其选择依据为原发肿瘤组织中ER、PR及HER2的表达状态。研究发现，原发肿瘤细胞与CTC的受体表达状态并非完全一致。对CTC检测HER2阳性的患者进行曲妥珠单抗治疗后，部分患者CTC中HER2表达消失；与未检出CTC或CTC中HER2阴性的患者相比，CTC中HER2阳性的患者PFS更短。另一项研究表明，原发肿瘤中激素受体表达阴性而CTCs表达阳性的患者可能也会从内分泌治疗中获益。因此，分析乳腺癌CTC的分子特征有利于制定精准的个体化治疗方案，从而提高乳腺癌患者的预后。中国临床肿瘤学会（CSCO）推出的《乳腺癌诊疗指南》（2022年版）推荐了CTC在肿瘤预后评估中的应用。

2. 前列腺癌

CTC检测在进展和转移性前列腺癌的临床应用中得到广泛认可，高CTCs计数水平与不良预后、较短生存期密切相关。基于Cellsearch平台研究表明基线CTC≥5个/7.5 mL的mCRPC患者与CTC<5个/7.5 mL的患者相比生存期显著缩短，且化疗后CTC由≥5个/7.5 mL下降至<5个/7.5 mL的患者预计生存期从6.8个月明显延长到21.3个月，反之生存期从26个月缩短到9.3个月。此外，多中心临床研究表明CTC-雄激素受体变异体7（androgen receptor variant 7，ARV7）阳性与mCRPC新型内分泌治疗（阿比特龙/恩杂鲁胺）耐药有关，基线CTC-ARV7阳性与mCRPC新型内分泌治疗后更短的PFS及OS独立相关。前列腺癌NCCN指南（2021-v2版）推荐CTC-ARV7检测用于辅助mCRPC阿比特龙/恩杂鲁胺治疗方案的选择。

3. 结直肠癌

CTC检测可作为选择结直肠癌治疗方案时的重要补充，CTC数量的变化亦可作为评估诊疗效果的重要指标。研究发现，基线CTC≥3个/7.5 mL提示结直肠癌5年生存率较低，治疗效果也较差；如治疗后CTC水平下降（<3个/7.5mL），则预后较好。治疗后CTC明显降低者，无瘤生存期与总生存期都有所延长，提示CTC数量与结直肠癌患者远处转移关系密切，可用于判断术后复发的风险性。CTC对结直肠癌患者发生远处转移的警示比血清肿瘤标志物（CEA）早约1年，肿瘤进展与CTC阳性率成正比。治疗过程中CTC动态变化与结直肠癌患者治疗后6个月的影像学检查结果高度相关，表明CTC可比影像学更早评估疗效。CTC在结直肠癌中分离和富集后，能检测到KRAS和BRAF热点存在，可以用于预后和用药指导；而EpCAM、PD-L1、LGR5等可作为结直肠癌预后的CTC检测标志物。《循环肿瘤细胞检测在结直肠癌中的应用专家共识》《液体活检在临床肿瘤诊疗应用和医学检验实践中的专家共识》等均推荐了CTC在结直肠癌复发早期预警和预后的应用。

4. 肝癌

CTC（包括CTM）检测对肝癌的预后有重要意义，CTM有较高的风险栓塞周围血管，可增加肿瘤细胞向靶器官外渗和增殖的机会。CTC阳性的HCC患者较阴性患者OS和DFS明显缩短，虽然CTC阳性阈值的界定仍有争议，但检测到的CTC越多，患者的预后就越差。CTC/Treg（调节性T细胞，Treg）水平较高的患者术后发生HCC复发的风险显著升高；cfDNA水平与DFS和OS呈负相关，并可能作为HCC复发和肝外转移的一个独立的预后因素。监测肝癌患者治疗前后CTC数量的变化可辅助临床医师评估疗效和调整治疗方案。有研究发现，超过米兰标准的患者CTC数量和阳性率均明显高于在米兰标准内患者，表明CTC检测有助于肝移植病例的筛选和评估。并且CTC的个体图谱可能有不同的临床特征，这可能有助于预测治疗结果，并有可能辅助选择适当的治疗方法。

5. 肺癌

叶酸受体阳性（folate receptor，FR）循环肿瘤细胞（FR+CTC），作为一种非侵袭性手段，用于辅助肺腺癌淋巴结转移风险和预后的早期判断，以选择合适的手术方式。通过与其他临床风险因素（如肿瘤大小、白细胞绝对数、单核细胞绝对数、CA15-3和CEA水平）结合，术前FR+CTC计数可用于预测肺腺癌的淋巴结转移风险进行个性化预测，更精准的选择术中淋巴结清扫方案。一项入组了86例临床分期Ⅰ-Ⅱ期肺癌患者的多中心临床研究通过手术前后FR+CTC检测证实胸部手术中采用先断静脉相比先断动脉可减少肿瘤细胞扩散入血，术中先断动脉是引起术后CTC水平上升的独立风险因素。同时，对于所有临床分期NSCLC来说，基线CTC数量小于5的患者的PFS和OS明显较好。通过Cellsearh法检测NSCLC的CTCs计数的降低与放射性治疗的疗效具有相关性。多个研究提示肺癌预后与CTC阳性率呈负相关性。

（三）外泌体在肿瘤预后判断中的应用

外泌体是细胞外囊泡一个重要的亚群，为直径40~100 nm的膜性囊泡状小体，除了脂质成分外，还含有与细胞信息相关的蛋白质、各类核酸（如mRNA、miRNA、ncRNA、lncRNA等）。其在血液、体液广泛分布，检测外泌体标志物，能够实时动态地反映肿瘤细胞的状态。《外泌体研究、转化和临床应用专家共识》认为，相对于ctDNA和CTC，外泌体具有两方面优势：一是含量丰富，几乎所有体液样本都含有外泌体；二是稳定性较好，得益于磷脂双分子层的保护，外泌体内含物较为稳定。通过外泌体检测，对包括乳腺癌、胃癌、胰腺癌、直结肠癌、前列腺癌、肝癌、肺癌、口腔鳞癌、膀胱癌等肿瘤的预后辅助判断、预测耐药和监测抗癌治疗中发挥一定作用。外泌体目前被视为新兴有潜力的液体活检策略，目前暂时没有公认的"金标准"，且可能有其他来源的亚群干扰，仍需要大量实验进一步验证。

（四）非编码RNA在肿瘤预后判断中的应用

非编码RNA（non-coding RNA，ncRNA）长期以来一直被认为是非功能性的"垃圾"，但在过去的十年中，越来越多的证据发现它们的表达水平在多种癌症中经常出现"失调"，因此有巨大潜力作为新兴的癌症生物标志物。其中microRNAs（miRNAs）为一种表观遗传学调控基因转录的小非编码RNA的亚类，已经成为开发癌症患者液体活检生物标志物的研究最充分的底物之一，而环状RNA（circRNA）被认为与介导化疗靶向耐药相关，长链非编码RNA（lncRNAs）也被证实了其作为肿瘤筛查和预后预测的无创生物标志物的临床价值。高通量测序技术的出现使多种癌症中各种非编码RNA表达谱的全面分子表征成为可能，作为肿瘤预后及耐药评估具有巨大的潜力，但是ncRNA检测目前仍属于的实验室技术，过渡到临床实际应用还有许多关键性问题。

推荐意见1：液体活检适用于无法获取组织学标本的、需要治疗的中晚期肿瘤患者。

推荐意见2：ctDNA可以辅助用于肿瘤的预后早期预警、治疗效果监测、耐药机制研究及用药参考；CTC可以辅助用于临床肿瘤预后评估，在疗效监测及耐药评估、用药指导方面有一定参考作用；但是考虑不同检测技术对结果的影响，建议使用指南或规范推荐的检测技术，结果需要更多的大型Ⅲ期临床研究来验证。

推荐意见3：外泌体、非编码RNA等其他液体活检方法，在临床上评估肿瘤预后及耐药机制上具有巨大的潜力，但是目前仍处于科研探索阶段。

四、肿瘤MRD检测

（一）肿瘤MRD的概念

肿瘤微小残留病灶（minimal residual disease，MRD）的概念源于血液肿瘤，是指经诱导化疗获完全缓解后或是骨髓移植治疗后，体内仍残留有少量肿瘤细胞的状态。这一概念延伸到实体肿瘤，即肿瘤患者进行根治性手术后或药物治疗达到完全缓解后，用影像学或常规实验室方法未能检测到肿瘤病灶的存在，而可以用分子生物学方法在血液等体液中检测到肿瘤细胞或肿瘤特异核酸分子（如游离肿瘤DNA，ctD-NA），从而提示残留病灶的存在，因此在实体瘤中，MRD也称分子残留病灶（molecular residual disease）。MRD被认为是肿瘤转移及复发的高风险预测因素。本节仅论述实体瘤MRD检测策略及临床应用场景，并指出目前MRD临床应用的局限性。

推荐意见：本章节中微小残留病灶（MRD）是指实体肿瘤患者进行根治性手术或综合治疗达到完全缓解后，在体液样本（如血液）中检测到残留的肿瘤细胞或肿瘤特异核酸分子，因此MRD也称分子残留病灶。

（二）实体瘤MRD检测策略

用于MRD检测的液体活检技术对检测灵敏度和特异性要求高，常规基因检测技术的低灵敏度是制约液体活检应用于MRD检测的主要限制因素。目前MRD检测技术主要包括高灵敏PCR技术平台、NGS技术平台及一些新兴检测技术，检测的靶点以基因突变为主，DNA甲基化等其他标志物也具有较好的应用潜力。

1.基于PCR技术平台的肿瘤MRD检测

基于PCR的检测技术利用基因突变序列进行检测设计，分析灵敏度高（变异等位基因频率≥0.01%），但检测位点通量低，所以主要应用于特定已知位点相关的疗效跟踪和耐药监测等有限的临床场景。基于高灵敏PCR技术平台的肿瘤MRD检测技术主要包括Cobas-PCR和数字PCR技术。

现有证据表明Cobas-PCR技术可评估*EGFR*突变阳性肺癌患者靶向治疗后ctDNA中残留的*EGFR*基因突变状态，用以评估药物疗效。研究证据表明在预先通过NGS检测肿瘤组织基因变异的基础上，可以利用dPCR技术检测ctDNA中的MRD状态，指导Ⅱ~Ⅲ期结直肠癌术后复发风险预测。

基于高灵敏度PCR平台的MRD检测应以监测明确的原发灶驱动基因变异位点为主。而对于非驱动基因突变阳性，或者无热点驱动基因变异的肿瘤，不推荐使用PCR技术进行MRD监测。建议高灵敏度PCR技术应用于临床MRD监测之前，开展大样本前瞻性临床研究，以证实其在检测不同实体瘤ctDNA样本中MRD状态的临床敏感性、特异性和预测价值。

2.基于NGS技术平台的肿瘤MRD检测

NGS技术用于检测ctDNA中的MRD，主要分为肿瘤组织先验和肿瘤组织未知两种策略。

（1）肿瘤组织先验分析（tumor-informed assays）。肿瘤组织先验（tumor-informed）策略首先需要对患者的肿瘤组织进行高通量测序（以WES为主），确定每位患者的肿瘤特异突变，并且选择一定数量的高丰度的躯干突变（truncal mutations），定制个性化panel（通常只包括16~50个肿瘤特异突变），最后在患者血浆ctDNA中检测这些突变。肿瘤组织先验策略因检测突变靶点少，大幅降低了由于技术和生物背景（比如克隆性造血）导致的假阳性风险。也因此可以进行极高深度（>100 000×）的测序，提高检测的灵敏度。代表性的产品包括Signatera™ MRD检测产品。国内也有公司在研发个性化panel结合部分常见热点突变进行ctDNA检测，在少量提升检测成本情况下，可以获得更多的肿瘤突变信息。在肺癌等驱动基因突变参与度高，且靶向药选择较多的癌症，此类策略具有更好地指导临床治疗的优势。

肿瘤组织先验策略在结直肠癌、非小细胞肺癌、乳腺癌和膀胱尿路上皮癌的前瞻性、多中心队列研究中显示了对肿瘤术后复发或转移风险预测的临床有效性，并且对结直肠癌和非小细胞肺癌术后辅助治疗疗效也有明确的预测效能。ctDNA检测进入2021-v2版NCCN结肠癌指南，用于辅助临床进行术后辅助治疗决策和复发/转移风险评估。

（2）肿瘤组织未知分析（tumor agnostic assays）。肿瘤组织未知分析又被称为"tumor-naïve assays"，采用固定的突变panel，无须预先获取患者肿瘤组织进行测序，所以可以大幅简化流程、降低成本及缩短患者MRD状态评估周期。在制定患者辅助治疗的决策过程中，辅助治疗的延迟可能会降低治疗疗效，因此快速评估患者MRD状态，从而尽早进行临床决策也十分重要。肿瘤组织未知分析代表性的产品如Guardant Reveal™ MRD检测产品。

Guardant Reveal™采用固定化的panel检测ctDNA甲基化和基因组突变，同时过滤克隆性造血导致的非肿瘤突变。

推荐意见：基于NGS平台的ctDNA-MRD检测，建议选择经过前瞻性临床研究验证的技术辅助结直肠癌和非小细胞肺癌临床实践。建议基于上述技术开展更多前瞻性临床研究（包括干预性研究）以验证其在其他实体瘤中的临床检测效能和临床意义。

3.其他肿瘤MRD检测技术

近年来肿瘤液体活检技术发展迅猛，除上述较为成熟的MRD检测方案外，还有包括甲基化检测、循环肿瘤细胞（circulating tumor cell，CTC）检测等。

（1）肿瘤组织和ctDNA同检策略。该策略同时对肿瘤组织样本进行全外显子测序及对患者血浆ctDNA进行固定panel深度靶向测序，整合两种样本的数据，通过生信算法判断MRD状态。这类技术的固定panel一般采用热点突变，在一定程度上简化了流程。但是由于肿瘤患者个体差异，在一部分患者中可能不存在固定panel中的任何突变。增加固定panel涵盖的热点突变数目则会导致测序成本提升。目前如Safe-SeqS及国内多个MRD检测产品都基于这一策略。多个前瞻性临床研究数据显示，该策略在非小细胞肺癌和结直肠癌术后复发或转移风险预测和辅助治疗分层中具有明确的临床指导效能。

（2）ctDNA甲基化检测。与其他的生物分子标志物相比，DNA甲基化修饰通常在肿瘤早期就开始出现，而且肿瘤组织DNA甲基化在大量基因区域通常保持较好的一致性，并具有组织和癌种间的特异性，可用于不明位置原发性癌症的组织溯源。肿瘤特异性ctDNA甲基化检测在手术或其他根治性治疗后肿瘤MRD检测中有潜在的应用价值。如血浆Septin9基因的甲基化水平检测在辅助结直肠癌和食管癌诊断中有较好的灵敏度和特异性，并已有获批试剂盒用于结直肠癌的辅助诊断。用于评估术后ctDNA甲基化检测在指导辅助化疗中的应用价值的前瞻性临床试验正在进行。通过多重PCR或NGS检测多个ctDNA甲基化位点可以提高MRD检测的灵敏度。

（3）CTC检测。CTC作为一种目前已被广泛研究的液体活检技术，在肿瘤筛查、诊断、复发监控、药效评估等领域已有较多探索。2010年，美国癌症联合委员会AJCC制定的《AJCC肿瘤分期指南》（*AJCC Cancer Staging Manual*）中，已把CTC列入TNM分期系统，作为一个新的远端转移（M分期）标准，列为cM0（i+）分期，出现在M0和M1之间。2017年，NCCN指南（乳腺癌）2017-v3版也正式引入cM0（i+）分期。2018年更新的AJCC第8版乳腺癌分期系统中，除补充cM0（i+）分期外，更进一步明确了CTC检测在乳腺癌预后评估中的价值（晚期患者CTC≥5个/7.5 mL、早期患者CTC≥1个/7.5 mL外周血提示预后不良，证据水平为Ⅱ级）。CTC检测于2018年被写入《循环肿瘤细胞检测在结直肠癌中的应用专家共识》，推荐CTCs检测可辅助预测术后复发风险，结直肠癌术后前2年，每3~6个月复查1次CTCs；3~5年，每6个月复查1次CTCs；5年后，根据情况决定是否需要继续行CTCs检测。但是，一般认为CTC含量远低于ctDNA，CTC检测肿瘤MRD的灵敏度仍值得商榷，其在肿瘤MRD检测中的应用价值也有待更多前瞻性临床研究予以证实。

（4）其他技术。此外，也有一些新兴技术联合传统经典技术进一步提高MRD检测准确性的研究报道，例如基于杂交和标签纠错的ctDNA突变检测、采用离子半导体测序进行高灵敏ctDNA突变检测、利用引力缩聚金纳米颗粒和催化walker DNA的ctDNA检测，以及阻断剂置换扩增（blocker displacement amplification，BDA）Sanger

方法检测ctDNA中低频率变异等等。

（三）肿瘤MRD检测的临床应用场景

1. MRD检测用于指导实体瘤术后复发或转移风险评估

MRD阳性显示根治性手术后隐匿性微转移或微小残留病灶的存在，这是术后复发或转移的潜在原因。在结直肠癌和非小细胞肺癌中，大量国际和国内前瞻性临床研究结果表明术后关键时间点检测（如术后1月内等）ctDNA，有助于提前预警复发或转移风险：ctDNA阳性患者复发或转移风险较阴性患者显著升高。基于ctDNA的MRD评估已被写入了2021年结肠癌NCCN指南（v2）和2020年美国国家癌症研究所（NCI）结直肠工作组白皮书中。《2022年CSCO结直肠癌诊疗指南》首次在非转移性结直肠癌患者的随访中提到ctDNA动态监测有助于提前预警术后复发转移，但目前仍缺乏足够的证据支持ctDNA动态监测常规用于术后随访并指导治疗。中国的LUNGCA研究结果提示ctDNA-MRD阳性的非小细胞肺癌患者术后复发风险较阴性患者显著升高，《非小细胞肺癌分子残留病灶专家共识》推荐可手术早期非小细胞肺癌患者根治性切除术后每3~6个月进行一次MRD检测，MRD阳性提示复发风险高，需进行密切随访管理。

推荐意见：可手术Ⅰ～Ⅲ期结直肠癌和非小细胞肺癌根治性切除术后，ctDNA-MRD阳性提示高复发或转移风险，建议密切随访管理。

CtDNA-MRD检测在乳腺癌和膀胱尿路上皮癌术后复发或转移风险评估中也有少量的前瞻性研究数据，提示MRD阳性患者存在高复发风险。可以预见MRD作为实体瘤术后复发或转移风险预测标志物的广阔应用前景，但也需要更多大规模前瞻性临床研究结果的支撑。

推荐意见：建议基于ctDNA-MRD开展可手术乳腺癌、尿路上皮癌等实体瘤根治术后复发或转移风险预测的前瞻性临床研究，提供更多高等级循证医学依据。

2.MRD检测用于指导术后个体化辅助治疗

MRD另一个重要的临床应用是帮助患者选择最精准的辅助治疗策略。例如：MRD阳性，但是传统临床病理分期为复发低风险的患者，是否需要辅助治疗甚至强化辅助治疗方案；MRD阴性，但是传统临床病理分期为高复发风险的患者，是否可以减少甚至不需要辅助治疗。在节约大量医疗资源、降低非必要辅助治疗的同时，获得非劣，甚至更佳的治疗效果。目前国内外已有前瞻性临床研究证明了MRD在结直肠癌和非小细胞肺癌辅助治疗决策分层中的预测价值。CtDNA-MRD状态对Ⅰ～Ⅲ期结直肠癌术后辅助治疗决策分层具有明确指导价值，辅助治疗能够显著延长MRD阳性患者无复发生存期；针对Ⅱ期结肠癌患者的前瞻性DYNAMIC研究显示：以MRD为指导的Ⅱ期结肠癌治疗方案降低了接受辅助治疗患者的比例约50%，而无复发生存期则没有变差。对于 MRD 阴性的 II ~ III 期患者，根据临床实际情况或许可以考虑对辅助治疗"做减法"，但是此类应用存在一定的风险，需谨慎使用。我国两项基于 ctDNA-MRD 状态指导 I ~ III 期小细胞肺癌术后辅助治疗分层的研究结果证实：MRD 阴性的患者无法从辅助治疗中受益；而根治术后辅助治疗前 MRD 阳性的患者，辅助治疗可以显著改善其无病生存期。

推荐意见：I ~ III 期结直肠癌和非小细胞肺癌患者根治术后，ctDNA-MRD 状态对辅助治疗疗效具有预测价值，MRD 阳性患者可能从辅助治疗中获益。

（四）肿瘤 MRD 活检的思考和展望

CtDNA-MRD 检测是肿瘤精准医学的前沿之一，也可能是继伴随诊断之后临床应用的下一个风口，将 ctDNA-MRD 检测纳入到实体肿瘤诊疗，未来有可能显著改善治疗疗效和患者生存率。因此，我们应进一步积极推进基于中国患者的临床队列，开展前瞻性、干预性研究来验证 MRD 检测的技术指标要求和临床价值。

1.前瞻性、干预性临床研究

MRD 检测的阳性阈值、阳性预测值、阴性预测值和实际的临床需求紧密相关，必须通过前瞻性观察性和干预性研究进行确定。在术后化疗"做加法"的场景下，即对 MRD 阳性的患者，包括常规临床病理低风险患者（现有指南不推荐辅助治疗）进行辅助治疗。这时候阳性阈值的划定优先考虑高阳性预测值。反之，在术后化疗"做减法"的场景下，阳性阈值的划定优先考虑高阴性预测值。目前基于单个时间点（如术后 1 个月内）的检测技术普遍不能达到很高的临床灵敏度，阴性预测值不够高，所以"做减法"的临床应用更需要审慎。

2.灵敏度和特异性

我们需要对 MRD 检测的临床灵敏度和分析灵敏度、临床特异性和分析特异性进行区分。显而易见，临床灵敏度和临床特异性是真正决定临床应用价值的指标。如上所述，需要在临床研究中进行验证。而分析灵敏度，通常使用 LoD 等指标进行展示，则需要谨慎对待。很多产品宣传具有 0.01%，甚至 0.001% 的 LoD，事实上，在有限的游离 DNA 量情况下，比如常见的 3 000~15 000 拷贝数的总游离 DNA，0.01% LoD 已经达到了单个拷贝 DNA 的灵敏度极限。在此类情况下，分析灵敏度可能使用绝对拷贝数来进行表述，更为合适。

3.检测时间点和持续动态监测

MRD 检测有两个重要时间窗口，手术后 1 个月内及辅助治疗结束后。对于第一个时间窗口，检测时间点的前移可以尽早指导确定辅助治疗方案。目前主流技术主要采用术后 1 个月左右的时间点进行检测，客观上延迟了辅助治疗时间。术后 3~7 d 内，可能存在较多的背景 cfDNA 干扰，影响检测的灵敏度和特异性。这些问题仍需进行研究。基于肿瘤组织和ctDNA同检策略的技术、基于DNA甲基化的检测技术在检测时间点的提前方面值得探索。

在持续动态监测方面，肿瘤的克隆进化可能导致不同阶段不同部位的肿瘤细胞存在较明显的基因突变谱的差异。肿瘤组织先验技术根据原发灶的基因变异信息定制的MRD检测panel可能无法实时监测肿瘤克隆进化过程中分子特征的变化，可能会导致灵敏度的降低。

4.其他体液样本

从临床角度来看，基于血液的ctDNA检测在患有腹膜转移或脑转移的癌症患者中也可能因为各自的基于血液的屏障而导致MRD检测的准确性下降。基于其他体液（脑脊液、腹水、胸腔积液等）中使用ctDNA检测的创新策略有待进一步研究。

参考文献

1.樊代明. 中国肿瘤整合诊治指南（CACA）.天津：天津科学技术出版社，2022.

2.樊代明. 整合肿瘤学·临床卷.北京：科学出版社，2021.

3.樊代明. 整合肿瘤学·基础卷.西安：世界图书出版社，2021.

4.邢金良，谢晓冬.肿瘤标志物.北京：人民卫生出版社，2022.

5.Nawroz H，Koch W，Anker P，et al. Microsatellite alterations in serum DNA of head and neck cancer patients. Nat Med，1996，2（9）：1035-1037.

6.刘毅.肿瘤液体活检（第一版）.北京：科学出版社，2022.

7.Sun Y F，Guo W，Xu Y，et al. Circulating tumor cells from different vascular sites exhibit spatial heterogeneity in epithelial and mesenchymal composition and distinct clinical significance in hepatocellular carcinoma. Clin Cancer Res，2018，24（3）：547-559.

8.高友鹤.尿液有可能成为生物标志物的金矿吗? 中国科学：生命科学，2013，43（8）：708-708.

9.Villatoro S，Mayo-de-Las-Casas C，Jordana-Ariza N，et al. Prospective detection of mutations in cerebrospinal fluid，pleural effusion，and ascites of advanced cancer patients to guide treatment decisions. Mol Oncol，2019，13（12）：2633-2645.

10.Pu D，Liang H，Wei F，et al. Evaluation of a novel saliva-based epidermal growth factor receptor mutation detection for lung cancer：A pilot study. Thorac Cancer，2016，7（4）：428-436.

11.Ebner D W，Kisiel J B. Stool-based tests for colorectal cancer screening：performance benchmarks lead to high expected efficacy. Curr Gastroenterol Rep，2020，22（7）：32.

12.Wan J C M，Massie C，Garcia-Corbacho J，et al. Liquid biopsies come of age：towards implementation of circulating tumour DNA. Nat Rev Cancer，2017，17（4）：223-238.

13.Suárez B，Solé C，Márquez M，et al. Circulating microRNAs as cancer biomarkers in liquid biopsies. Adv Exp Med Biol，2022：23-73.

14.刘毅.循环肿瘤细胞：基础研究与临床应用进展（中文翻译版）.北京：科学出版社，2018.

15.NazarenkoI. Extracellular Vesicles：Recent developments in technology and perspectives for cancer liquid biopsy.Recent Results Cancer Res，2020：319-344.

16.Wang X，Huang J，Chen W，et al. The updated role of exosomal proteins in the diagnosis，prognosis，and treatment of cancer. Exp Mol Med，2022，54（9）：1390-1400.

17.Roweth H G，Battinelli E M. Lessons to learn from tumor-educated platelets. Blood，2021，137（23）：3174-3180.

18.Tivey A，Church M，Rothwell D，et al. Circulating tumour DNA – looking beyond the blood. Nature Reviews Clinical Oncology，2022，19（9）：600-612.

19.Navarro E，Serrano-Heras G，Castaño M J，et al. Real-time PCR detection chemistry. Clinica Chimica Acta，2015，439（439）：231-250.

20.Chen Y，Zhao X，Wang L，et al. Super-ARMS：A new method for plasma ESR1 mutation detection. Clin Chim Acta，2021，520（9）：23-28.

21.Wu L R，Chen S X，Wu Y，et al. Multiplexed enrichment of rare DNA variants via sequence-selective and temperature-robust amplification. Nat Biomed Engi，2017，1（1）：714-723.

22.Yu H，Bai L，Tang G，et al. Novel assay for quantitative analysis of DNA methylation at single-bBase resolution. Clin Chem，2019，65（5）：664-673.

23.Shen S Y，Singhania R，Fehringer G，et al. Sensitive tumour detection and classification using plasma cell-free DNA methylomes. Nature，2018，563（7732）：579-583.

24.Wu D，Zhou G，Jin P，et al. Detection of colorectal cancer using a simplified SEPT9 gene methylation assay is a reliable method for opportunistic screening. J Mol Diagn，2016，18（4）：535-545.

25. Dong S，Li W，Wang L，et al. Histone-related genes are hypermethylated in lung cancer and hyper-methylated HIST1H4F could serve as a pan-cancer biomarker. Cancer Res，2019，79（24）：6101-6112.

26. Jin S，Zhu D，Shao F，et al. Efficient detection and post-surgical monitoring of colon cancer with a multi-marker DNA methylation liquid biopsy. ProcNatl Acad Sci U S A，2021，118（5）：e2017421118.

27. Milbury C A，Zhong Q，Lin J，et al. Determining lower limits of detection of digital PCR assays for can-cer-related gene mutations. Biomol Detect Quantif，2014，1（1）：8-22.

28. Sanmamed M F，Fernandez-Landazuri S，Rodriguez C，et al. Quantitative cell-free circulating BRAFV600E mutation analysis by use of droplet digital PCR in the follow-up of patients with melanoma being treated with BRAF inhibitors. Clin Chem，2015，61（1）：297-304.

29. Gevensleben H，Garcia-Murillas I，Graeser M K，et al. Noninvasive detection of HER2 amplification with plasma DNA digital PCR. Clin Can Res，2013，19（12）：3276-3284.

30. Yu M，Heinzerling T J，Grady W M. DNA Methylation analysis using droplet digital PCR // Karlin-Neu-mann G，Bizouarn F. Digital PCR：Methods and Protocols. Springer New York，2018：363-383.

31. 关明，郭玮，刘维薇，等 . 数字PCR的临床应用和挑战 . 国际检验医学杂志，2019，40（14）：1665-1669，1673.

32. Zhu G，Ye X，Dong Z，et al. Highly sensitive droplet digital PCR method for detection of EGFR-acti-vating mutations in plasma cell-free DNA from patients with advanced non-small cell lung cancer. J Mol Diagn，2015，17（3）：265-272.

33. Wang L，Hu X，Guo Q，et al. CLAmp-seq：a novel amplicon-based NGS assay with concatemer error correction for improved detection of actionable mutations in plasma cfDNA from patients with NSCLC. Small Methods，2020，4（4）：1900357.

34. Cohen J D，Li L，Wang Y，et al. Detection and localization of surgically resectable cancers with a multi-analyte blood test. Science，2018，359（6378）：926-930.

35. Newman A M，Bratman S V，To J，et al. An ultrasensitive method for quantitating circulating tumor DNA with broad patient coverage. Nat Med，2014，20（5）：548-554.

36. Newman A M，Lovejoy A F，Klass D M，et al. Integrated digital error suppression for improved detec-tion of circulating tumor DNA. Nat Biotechnol，2016，34（5）：547-555.

37. McDonald B R，Contente-Cuomo T，Sammut S J，et al. Personalized circulating tumor DNA analysis to detect residual disease after neoadjuvant therapy in breast cancer. Sci Transl Med，2019，11（504）：eaax7392.

38. Guo Q，Wang J，Xiao J，et al. Heterogeneous mutation pattern in tumor tissue and circulating tumor DNA warrants parallel NGS panel testing. Mol Cancer，2018，17（1）：131.

39. Shoemaker R，Deng J，Wang W，et al. Allele-specific methylation is prevalent and is contributed by CpG-SNPs in the human genome. Genome Res，2010，20（7）：883-889.

40. Liu M C，Oxnard G R，Klein E A，et al. Sensitive and specific multi-cancer detection and localization using methylation signatures in cell-free DNA. Ann Oncol，2020，31（6）：745-759.

41. Wieczorek A J，Sitaramam V，Machleidt W，et al. Diagnostic and prognostic value of RNA-proteolipid in sera of patients with malignant disorders following therapy：first clinical evaluation of a novel tumor marker. Can Res，1987，47（23）：6407-6412.

42. Tsui N B Y，Ng E K O，Lo Y M D. Stability of endogenous and added RNA in blood specimens，se-rum，and plasma. Clin Chem，2002，48（10）：1647-1653.

43. Arroyo J D，Chevillet J R，Kroh E M，et al. Argonaute2 complexes carry a population of circulating mi-croRNAs independent of vesicles in human plasma. Proc NatAcadSci U S A，2011，108（12）：5003-5008.

44.Sourvinou I S，Markou A，Lianidou E S. Quantification of circulating miRNAs in plasma：effect of pre-analytical and analytical parameters on their isolation and stability. J Mol Diagn，2013，15（6）：827-834.

45.Kolenda T，Guglas K，Baranowski D，et al. cfRNAs as biomarkers in oncology-still experimental or applied tool for personalized medicine already? Rep Pract Oncol Radiother，2020，25（5）：783-792.

46.Fernando M R，Norton S E，Luna K K，et al. Stabilization of cell-free RNA in blood samples using a new collection device. Clin Biochem，2012，45（16-17）：1497-1502.

47.Li X，Mauro M，Williams Z. Comparison of plasma extracellular RNA isolation kits reveals kit-dependent biases. Biotechniques，2015，59（1）：13-17.

48.Lin D，Shen L，Luo M，et al. Circulating tumor cells：biology and clinicalsignificance. Signal Transduct Target Ther，2021，6（1）：404.

49.Genna A，Vanwynsberghe A M，Villard A V，et al. EMT-Associated heterogeneity in circulating tumor cells：sticky friends on the road to metastasis. Cancers，2020，12（6）：1632-1669.

50.Tamminga M，Andree K C，Hiltermann T J N，et al. Detection of circulating tumor cells in the diagnostic leukapheresis product of Non-Small-Cell lung cancer patients comparing CellSearch and ISET. Cancers，2020，12（4）：896-910.

51.Batth I S，Mitra A，Manier S，et al. Circulating tumor markers：harmonizing the Yin and Yang of CTCs and ctDNA for precision medicine. Ann Oncol，2017：468-477.

52.Habli Z，AlChamaa W，Saab R，et al. Circulating tumor cell detection technologies and clinical utility：challenges and opportunities. Cancers，2020，12（7）：1930-1959.

53.Zhong X，Zhang H，Zhu Y，et al. Circulating tumor cells in cancer patients：developments and clinical applications for immunotherapy. Mol Cancer，2020，19（1）：15.

54.中华医学会检验医学分会分子诊断学组.循环肿瘤细胞临床应用与实验室检测专家共识.中华检验医学杂志，2021，44（11）：1008-1020.

55.Situ B，Ye X，Zhao Q，et al. Identification and single-cell analysis of viable circulating tumor cells by a mitochondrion-specific AIE bioprobe. Adv Sci，2020，7（4）：1902760.

56.Zhang P，Zhou X，He M，et al. Ultrasensitive detection of circulating exosomes with a 3D-nanopatterned microfluidic chip. Nat Biom Engin，2019：438-451.

57.Guo J，Wu C，Lin X，et al. Establishment of a simplified dichotomic size-exclusion chromatography for isolating extracellular vesicles toward clinical applications. J Extracell Vesicles，2021，10（11）：e12145.

58.Chen Y，Zhu Q，Cheng L，et al. Exosome detection via the ultrafast-isolation system：EXODUS. Nat Methods，2021：212-218.

59.Thery C，Witwer K，Aikawa E，et al. Minimal information for studies of extracellular vesicles 2018（misev2018）：A position statement of the international society for extracellular vesicles and update of the misev2014 guidelines. J Extracell Vesicles，2018，7（1）：1535750.

60.Liu C，Xu X，Li B，et al. Single-exosome-counting immunoassays for cancer diagnostics. Nano Lett，2018：4226-4232.

61.Esther S P，Myriam O R，Marí M，et al. Extracellular vesicles：current analytical techniques for detection and quantification. Biomolecules，2020，10（6）：824.

62.Mariantonia L，Rossella D R，Davide M，et al. Immunocapture-based ELISA to characterize and quantify exosomes in both cell culture supernatants and body fluids. Methods Enzymol，2020：155-180.

63.Welsh J A，van der P E，Bettin B A，et al. Towards defining reference materials for measuring extracellular vesicle refractive index，epitope abundance，size and concentration. J Extracell Vesicles，2020，29（1）：1816641.

64.Welsh J A，Van Der P E，Arkesteijn G J A，et al. MIFlowCyt-EV：a framework for standardized reporting of extracellular vesicle flow cytometry experiments. J Extracell Vesicles，2020，9（1）：1713526.

65.Kreimer S，Belov A M，Ghiran I，et al. Mass-spectrometry-based molecular characterization of extracellular vesicles：lipidomics and proteomics. J Proteome Res，2015，14（6）：2367-2384.

66.Miyoshi J，Zhu Z，Luo A，et al. A microRNA-based liquid biopsy signature for the early detection of esophageal squamous cell carcinoma：a retrospective，prospective and multicenter study. Mol Cancer，2022：44.

67.Lin Y，Dong H，Deng W，et al. Evaluation of salivary exosomal chimeric GOLM1-NAA35 RNA as a potential biomarker in esophageal carcinoma. Clin Can Res，2019，25（10）：3035-3045.

68.Li K，Lin Y，Luo Y，et al. A signature of saliva-derived exosomal small RNAs as predicting biomarker for esophageal carcinoma：a multicenter prospective study. Mol Cancer，2022，21（1）：21.

69.Zhang J T，Qin H，Man Cheung F K，et al. Plasma extracellular vesicle microRNAs for pulmonary ground-glass nodules. J Extracell Vesicles，2019：1663666.

70.Sanchez-Herrero E，Campos-Silva C，Caceres-Martell Y，et al. ALK-Fusion transcripts Can Be detected in extracellular vesicles（EVs）from nonsmall cell lung cancer cell lines and patient plasma：toward EV-Based noninvasive testing. Clin Chem，2022：668-679.

71.Sun N，Tran B V，Peng Z，et al. Coupling lipid labeling and click chemistry enables isolation of extracellular vesicles for noninvasive detection of oncogenic gene alterations. Adv Sci，2022：e2105853.

72.赫捷，李霓，陈万青，等.中国肺癌筛查与早诊早治指南（2021）.北京：中华肿瘤杂志，2021，43（3）：243-268.

73.国家癌症中心中国结直肠癌筛查与早诊早治指南制定专家组.中国结直肠癌筛查与早诊早治指南（2020）.北京：中华肿瘤杂志，2021，43（1）：16-38.

74.Katz R L，He W G，Khanna A，et al. Genetically abnormal circulating cells in lung cancer patients：An antigen-independent fluorescence in situ hybridization-based case-control study. Clin Cancer Res，2010，16（15）：3976-3987.

75.Ye Q，Ling S，Zheng S，et al. Liquid biopsy in hepatocellular carcinoma：circulating tumor cells and circulating tumor DNA. Mol Cancer，2019：114.

76.Wang Y，Li L，Douville C，et al. Evaluation of liquid from the Papanicolaou test and other liquid biopsies for the detection of endometrial and ovarian cancers. Sci Transl Med，2018.

77.Zhang X，Zhao W，Wei W，et al. Parallel analyses of somatic mutations in plasma circulating tumor DNA（ctDNA）and matched tumor tissues in early-stage breast cancer. Clin Cancer Res，2019：6546.

78.Chabon J J，Hamilton E G，Kurtz D M，et al. Integrating genomic features for non-invasive early lung cancer detection. Nature，2020：245.

79.Nassiri F，Chakravarthy A，Feng S，et al. Detection and discrimination of intracranial tumors using plasma cell-free DNA methylomes. Nat Med，2020：1044.

80.Cristiano，S，Leal A，Phallen J，et al. Genome-wide cell-free DNA fragmentation in patients with cancer. Nature，2019：385.

81.Kilgour E，Rothwell D G，Brady G，et al. Liquid biopsy-based biomarkers of treatment response and resistance. Cancer Cell，2020，37（4）：485-495.

82.Shi Y，Chen G，Wang X，et al；FURLONG investigators. Furmonertinib（AST2818）versus gefitinib as first-line therapy for Chinese patients with locally advanced or metastatic EGFR mutation-positive non-small-cell lung cancer（FURLONG）：a multicentre，double-blind，randomised phase 3 study. Lancet Respir Med，2022，10（11）：1019-1028.

83.Rolfo C，Mack P，Scagliotti G V，et al. Liquid Biopsy for Advanced NSCLC：A consensus statement from the international association for the study of lung cancer. J Thorac Oncol，2021，16（10）：1647-1662.

84. Kim E S, Velcheti V, Mekhail T, et al. Blood-based tumor mutational burden as a biomarker for atezolizumab in non-small cell lung cancer: the phase 2 B-F1RST trial. Nat Med, 2022, 28 (5): 939-945.

85. 中国抗癌协会肿瘤标志专业委员会，步宏，邢金良，等. ctDNA高通量测序临床实践专家共识（2022年版）. 南宁：中国癌症防治杂志，2022，14（3）：240-252.

86. Zhou Q, Geng Q, Wang L, et al. Value of folate receptor-positive circulating tumour cells in the clinical management of indeterminate lung nodules: A non-invasive biomarker for predicting malignancy and tumour invasiveness. EBioMedicine, 2019: 236-243.

87. Wang Z, Zhao X, Gao C, et al. Plasma-based microsatellite instability detection strategy to guide immune checkpoint blockade treatment. J Immunother Cancer, 2020, 8 (2): e001297.

88. Song Y, Hu C, Xie Z, et al. Circulating tumor DNA clearance predicts prognosis across treatment regimen in a large real-world longitudinally monitored advanced non-small cell lung cancer cohort. Transl Lung Cancer Res, 2020, 9 (2): 269-279.

89. National Comprehensive Cancer Network. NCCN Clinical Practice Guidelines in Oncology: Prostate Cancer. Version 2.2022, 2022.

90. Li L, Zhang J, Jiang X, et al. Promising clinical application of ctDNA in evaluating immunotherapy efficacy. Am J Cancer Res, 2018, 8 (10): 1947-1956.

91. Rahbari N N, Aigner M, Thorlund K, et al. Meta-analysis shows that detection of circulating tumor cells indicates poor prognosis in patients with colorectal cancer. Gastroenterology, 2010, 38 (5): 1714-1726.

92. Li Z, Xu K, Xu L, et al. Predictive value of folate receptor-positive circulating tumor cells for the preoperative diagnosis of lymph node metastasis in patients with lung adenocarcinoma. Small Methods, 2021, 5 (6): 2100152.

93. Wei S, Guo C, He J, et al. Effect of vein-first vs artery-first surgical technique on circulating tumor cells and survival in patients with non-small cell lung cancer: a randomized clinical trial and registry-based propensity score matching analysis. JAMA Surg, 2019, 154 (7): e190972-e190972.

94. 张灏，赵立波，叶国栋. 外泌体研究、转化和临床应用专家共识. 北京：转化医学杂志，2018，7（6）：321-325.

95. Yi Z, Ma F, Rong G, et al. The molecular tumor burden index as a response evaluationcriterion in breast cancer. Signal Transduct Target Ther, 2021, 6 (1): 251-258.

96. Yi Z, Ma F, Rong G, et al. Clinical spectrum and prognostic value of TP53 mutations in circulating tumor DNA from breast cancer patients in China. Cancer Commun (Lond), 2020, 40 (6): 260-269.

97. Rong G, Yi Z, Ma F, et al. Mutational characteristics determined using circulatingtumor DNA analysis in triple-negative breast cancer patients with distant metastasis. Cancer Commun (Lond), 2020, 40 (12): 738-742.

98. Tie J, Cohen J D, Wang Y, et al. Circulating tumor DNA analyses as markers of recurrence risk and benefit of adjuvant therapy for stage Ⅲ colon cancer. JAMA Oncol, 2019, 5 (12): 1710-1717.

99. Parikh A R, van Seventer E E, Siravegna G, et al. Minimal residual disease detection using a plasma-only circulating tumor DNA assay in patients with colorectal cancer. Clin Cancer Res, 2021, 27 (20): 5586-5594.

100. Chaudhuri A A, Chabon J J, Lovejoy A F, et al. Early detection of molecular residual disease in localized lung cancer by circulating tumor DNA profiling. Cancer Discov, 2017, 7 (12): 1394-1403.

101. Christensen E, Birkenkamp-Demtröder K, Sethi H, et al. Early detection of metastatic relapse and monitoring of therapeutic effificacy by ultra-deep sequencing of plasma cell-free DNA in patients with urothelial bladder carcinoma. J Clin Oncol, 2019, 37 (18): 1547-1557.

102. Moding E J, Liu Y, Nabet B Y, et al. Circulating tumor DNA dynamics predict benefit from consoli-

dation immunotherapy in locally advanced non-small cell lung cancer. Nat Cancer, 2020, 1 (2):
176-183.

103. Tie J, Cohen J D, Lahouel K, et al. Circulating Tumor DNA Analysis Guiding Adjuvant Therapy in
Stage Ⅱ Colon Cancer. N Engl J Med, 2022, 386 (24): 2261-2272.

104. Mazard T, Cayrefourcq L, Perriard F, et al. Clinical Relevance of Viable Circulating Tumor Cells in
Patients with Metastatic Colorectal Cancer: The COLOSPOT Prospective Study Cancers, 2021, 13
(12): 2966.

105. Sparano J, O'Neill A, Alpaugh K, et al. Association of circulating tumor cells with late recurrence of
estrogen Receptorpositive breast cancer: a secondary analysis of a randomized clinical trial. JAMA On-
col, 2018, 4 (12): 1700-1706.

106. Xia L, Mei J, Kang R, et al. Perioperative ctDNA-Based molecular residual disease detection for
non-small cell lung cancer: aprospective multicenter cohort study (LUNGCA-1). Clin Cancer Res,
2022, 28 (15): 3308-3317.

107. 吴一龙, 陆舜, 程颖, 等. 非小细胞肺癌分子残留病灶专家共识. 广东: 循证医学, 2021, 21
(3): 129-135.

108. Wang S, Li M, Zhang J, et al. Circulating tumor DNA integrating tissue clonality detects minimal re-
sidual disease in resectable non-small-cell lung cancer. J Hematol Oncol, 2022, 15 (1): 137.

109. Zhang J T, Liu S Y, Gao W, et al. Longitudinal undetectable molecular residual disease defines po-
tentially cured population in localized non-small cell lung cancer. Cancer Discov, 2022, 12 (7):
1690-1701.

基因检测

❖ 剑指基因　明宗究本 ❖
❖ 检测技术　月异日新 ❖
❖ 早筛早查　溯源寻根 ❖
❖ 辅助诊断　精更求精 ❖
❖ 靶向免疫　矢指的心 ❖
❖ 预测预后　柳暗花明 ❖

主　编

李红乐　应建明　周彩存　马　杰

副主编（以姓氏拼音为序）

关　明　黄金艳　姜艳芳　李文斌　孟宏学　欧阳能太　　　潘景轩
苏　丹　邢金良　于津浦　周晓燕

编　委（以姓氏拼音为序）

柏乾明	陈　刚	陈实富	陈　钊	成志强	程　伟	崔久嵬	董　兵
董　磊	董周寰	杜日昌	杜则澎	段　勇	凡任芝	方健飞	方向东
付　林	付　莎	傅　俊	巩　丽	郭　蕾	郭琳琅	韩　博	韩昱晨
贺付成	侯英勇	胡沛臻	胡晓彤	黄　杰	黄晓明	纪　元	贾淑芹
贾永峰	姜国忠	柯尊富	孔令非	李来茵	郎秋蕾	李　冬	李　佳
李晶晶	李　俊	李文才	李文生	李新霞	梁　莉	廖健伟	刘传勇
刘恩杰	刘　芳	刘红星	刘继红	刘凯华	刘　楠	刘文兰	刘　野
刘　莺	刘永晶	刘月平	卢仁泉	卢瑗瑗	陆元志	茅　矛	挚伟奇
聂　秀	秦亚溱	饶　秋	任　敏	邵春奎	邵建永	石　超	束永前
宋鸿涛	孙世珺	孙　意	田宜平	王　芳	王慧娟	王　亮	王　琼
王少洪	王　涛	王效静	王子兵	魏冰慧	吴焕文	吴双秀	吴骁伟
郁彦凤	夏学锋	谢亚莉	邢晓明	熊　慧	薛　田	杨　琼	杨文秀
杨鑫鑫	杨　瑜	杨　峥	叶　丰	叶　凯	叶　庆	易慕华	尹卫国
尹文娟	余红平	岳君秋	曾　瑄	张红梅	张　岚	张庆玲	张　蕊
张仕蓉	张文庚	张笑坛	张　岩	张　寅	张志红	张　周	章　琦
赵建宏	赵　屹	赵　征	郑广娟	郑汝佳	钟定荣	周建华	周永春

执笔专家（以姓氏拼音为序）

柏乾明　傅　俊　胡晓彤　廖健伟　刘红星　刘凯华　陆元志　任　敏
魏　冰　薛　田　杨　瑜　尹文娟　张　蕊　张仕蓉　张　周　郑汝佳

审校专家（以姓氏拼音为序）

纪　元　叶　庆　岳君秋　周永春

编写秘书（以姓氏拼音为序）

崔亚琼　李　俊　石　超

第一章

基因检测的历史沿革

一、基因检测技术的历史沿革

基因检测是指利用各种生物材料如组织、细胞、血液、体液等携带的遗传物质，使用分子生物学方法，检测其分子遗传学改变特征，从而把基因变异导致的基因功能异常和疾病表型联系起来，为临床诊疗提供依据。在肿瘤研究领域，基因检测可用于高危筛查、辅助诊断、靶向治疗、耐药检测、分子分型、预后和治疗评估等。

1953年的DNA分子双螺旋结构模型的提出，开启了对于基因序列基本特征的初步研究；1990年人类基因组计划启动，研究人员完成了人类基因组图谱的精确绘制；2002年启动的人类基因组单体型图谱计划，更是极大地推动了人们对基因与疾病相互关系的深层次探索。基因检测技术在过去几十年里的飞跃式变革体现了分子生物学领域一系列高通量检测技术的进步，以极高的准确性揭示了整个基因组的全貌，在肿瘤患者全周期管理中发挥关键作用，成为"精准医学"的重要组成部分。

基因检测常用技术包括分子杂交、聚合酶链式反应技术、生物芯片、基因测序、核酸质谱五大技术，主要经历四个发展阶段。

（1）第一阶段是基于分子杂交技术在遗传病诊断的基因诊断。

20世纪60至80年代是分子杂交技术发展最为快速的阶段，由于当时尚不能对靶基因进行人为扩增，人们只能通过对已知基因序列进行靶基因序列的捕获，而液相、固相杂交基础理论，探针固定包被技术与cDNA的人工合成的出现，为基于分子杂交的诊断方法提供了最初的技术储备。该阶段技术主要包括DNA印迹技术、ASO反向斑点杂交技术、荧光原位杂交技术等，主要应用于遗传病的诊断，即通过对胚胎期婴儿的产前诊断，早期预知一些遗传病的发生、发展和预后。

（2）第二阶段是基于聚合酶链式反应（PCR）技术在疾病诊断领域的基因诊断。

1985年，化学家Kary Mullis发明的PCR技术，给分子诊断领域带来了革命性的进步，推动了传统基因诊断向更为微观的分子诊断发展，特别是以实时定量PCR技术和数字 PCR 技术为代表的新兴技术，操作简便、灵敏度高、特异性强，对材料来源容忍度大，目前广泛应用于感染性疾病、遗传病、肿瘤的临床诊断中。

（3）第三阶段是基于基因芯片的多指标、高通量的基因诊断。

从 1992 年世界上第一张基因芯片问世到现在，芯片技术已经得到长足的发展。芯片按结构可分为基于微阵列（microarray）的杂交芯片与基于微流控（microfluidic）的反应芯片。基因芯片相对于 PCR 技术通量较高，兼具高准确性和高灵敏度特点，弥补了传统的核酸印迹杂交技术在通量上、自动化上的缺陷，主要应用于产前诊断和感染性疾病、遗传病等诊断。

（4）第四阶段是基于高通量测序技术的基因诊断。

由一代 Sanger 测序开始，测序技术已经实现了快速更新迭代。二代测序（next-generation sequencing，NGS）技术在一代测序的基础之上，从一次检测一个基因的已知序列到一次检测几百个基因的热点区域，甚至可以精确描绘全外显子组和全基因组图谱，检测通量更高、序列读长更长、测序成本更低。目前 NGS 作为主流技术被广泛应用于无创产前检测（non-invasive prenatal testing，NIPT）、遗传性肿瘤筛查、肿瘤个体化用药指导以及病原微生物的快速鉴定等领域，已成为基因变异检测的金标准。以单分子测序和纳米孔测序为代表的第三代基因测序在不久的将来也会走入临床，开发更多的应用场景。

此外，核酸质谱技术、Nanostring 技术、空间转录组技术等的发展也扩展了基因诊断技术的临床应用范围。随着数字化进程的发展，未来的基因检测技术必将实现全流程自动化标准化操作，大大提升技术的便捷性和可及性。

二、基因检测与其他诊断技术的比较

肿瘤是一种基因突变累积导致的疾病，具有高度异质性，不同肿瘤或同一肿瘤的不同患者的遗传学变异各不相同，不同患者在疾病进展、治疗敏感性及预后等方面的差别巨大。传统的诊断技术主要靠临床症状和体征、生理生化检验指标及影像学检查，尤其肿瘤早期阶段症状和体征不明显时，诊断标准主观性强，检验结果缺乏灵敏度和特异性，需进行侵入性检查方可明确诊断；对于晚期肿瘤患者，无法通过更灵敏的手段实时评价治疗效果及监测肿瘤复发，无法解释表型异常的根本原因，给临床诊疗带来很多困惑。

随着人类对肿瘤研究的不断深入，抗肿瘤药物的不断发展，对于肿瘤的治疗进入了精准医疗阶段。肿瘤存在高度异质性，对肿瘤的诊断从传统形态学分型转变到分子分型，可实现"同病异治"或"异病同治"。基因检测依据患者个体的遗传学背景改变，针对肿瘤发生发展相关通路关键分子的改变进行检测，从根本上解释了肿瘤的发病机制，精确寻找肿瘤治疗的相关靶点，大大提升了临床诊断灵敏度。例如对于有癌症家族史的高危人群可进行肿瘤易感基因检测评估患癌风险；对于肿瘤患者进行基因检测发现特定驱动基因突变，可以选择针对该突变的靶向药物进行治疗；通过对体液样本中痕量基因突变检测，可以早于临床症状出现前对肿瘤复发实时监测。

基因检测技术适用性广、通量高、扩展性强，是传统诊断技术的重要补充。可以为临床医生提供更多、更精准的诊断和治疗的证据，在肿瘤的精准诊断、预测和预后、治疗指导、复发监控及药物研发等各种场景中扮演重要角色。

未来，随着人们对新技术临床检测应用的增加，更多的新技术会带着更加完美的解决方案源源不断进入这个领域，例如直接对 RNA 或者蛋白进行测序等。基因检测技术的进步、海量数据的存储和生信分析解决方案，必将对我们提出更严峻的挑战，将抽象的数据翻译成有生物学与遗传学内涵的结果同样也是巨大的挑战。在临床诊断方面，通过分析的数据产生的假阳性或者假阴性同样也是需要慎重考虑的问题。

第二章

核酸原位杂交技术

一、概述

原位杂交技术（in situ hybridization，ISH）是根据碱基互补原理，应用带标记的已知核酸探针与组织或细胞内待测核酸进行杂交，并通过显色或荧光信号在光学或荧光显微镜下原位观察并分析组织/细胞中的染色体/基因异常。ISH 具有将分子生物学、组织化学及组织/细胞形态学相结合的特点，是定性、定量和定位研究组织/细胞中染色体、DNA 和 RNA 的重要分子技术。

ISH 始于 20 世纪 60 年代，1969 年美国耶鲁大学的 Gall 和 Pardue 以及英国爱丁堡大学 John 等首先采用非洲爪蟾蜍核糖体核糖核酸（rRNA）探针与其卵母细胞杂交，实现了该基因的定位。同时，Buongiorno-Nardelli 和 Amaldi 等利用同位素标记核酸探针，通过放射自显影对细胞或组织的基因进行定位，标志着原位杂交技术的诞生。

20 世纪 80 年代初，采用放射自显影技术可以在有丝分裂中期染色体上检测到几百个碱基对长的 DNA 序列。随后，非放射性标记的寡核苷酸探针开始使用，并可用于 mRNA 原位检测。1981 年，Bauman 等首次以荧光素标记探针进行杂交检测，并在荧光显微镜下观察获得成功，开创了荧光原位杂交（fluorescence in situ hybridization，FISH）技术。1983 年，Brigat 利用生物素标记的探针，通过生物素与抗生物素结合及过氧化物酶-抗过氧化物酶显色系统，在组织切片上实现了病毒 DNA 在细胞中的定位。

20 世纪 90 年代发展建立了多色荧光原位杂交（multiplex fluorescence in situ hybridization，mFISH）技术，在一次 FISH 实验中可对多个不同基因进行定位，即可同时检测多个基因异常，克服了单色 FISH 的局限性。基于 mFISH 发展起来的新技术还包括染色体描绘（chromosome painting）、光谱染色体核型分析（special karyotyping，SKY）和跨物种彩色显带（cross-species color banding，Rx-FISH）分析等。

2011 年，美国 Advanced Cell Diagnostics 开发成功 RNAscope®技术，通过独特的双Z探针设计和信号放大系统，能有效地兼容 RNA 的部分降解，在降低背景信号同时，达到高特异性和高灵敏度的检测需求，成为新一代RNA原位杂交技术，并用于临床。

ISH技术自创建至今，几十年来在探针标记方式、探针类型、观察方式等多方面不断发展，逐步以非放射性荧光标记探针取代了放射性探针，从单色标记扩展到多色标记，从手动操作逐渐迈向自动化，而且灵敏性、特异性以及准确性均显著提升，从而得以在肿瘤诊治领域广泛应用。ISH技术种类繁多，本章节重点介绍临床常用的显色原位杂交（chromogenic in situ hybridization，CISH）、荧光原位杂交（FISH）和RNA原位杂交（以RNAscope为主）技术。

二、显色原位杂交（CISH）技术

（一）技术原理

CISH是将免疫组织化学显色方法与原位杂交技术相结合的基因检测技术。它采用地高辛或生物素标记核酸探针，利用其与组织细胞中待测核酸按碱基配对原则，进行两者的特异性杂交，再以辣根过氧化物酶（horseradish peroxidase，HRP）或碱性磷酸酶（alkaline phosphatase，AP）反应形成的有色产物来使杂交信号显色，最后在亮视野显微镜下观察组织或细胞中特定DNA和RNA片段的特征。CISH探针类型有单探针或双探针，单探针主要用于检测病毒感染的DNA或RNA序列、单基因扩增；双探针包括待测基因/相应染色体中心粒探针、分离探针和融合探针，分别检测待测基因的拷贝数改变、基因重排和基因融合。

在CISH基础上延伸出了其他原位杂交技术，其中包括银增强原位杂交（silver-enhanced in situ hybridization，SISH）、双色显色原位杂交（dual-color chromogenic in situ hybridization，dc-CISH）和双色银增强原位杂交（dual-color silver-enhanced in situ hybridization，dc-SISH）。SISH实验方法与CISH相似，不同的是杂交信号为黑色银沉淀。

（二）方法及操作流程

CISH检测的样本类型主要为石蜡组织切片，操作程序主要包括通过HE染色选择合适的蜡块（确定肿瘤类型、肿瘤分布、肿瘤百分比或肿瘤含量）、对组织切片进行预处理（脱蜡水化后进行高温处理或胃蛋白酶消化）、加标记的探针进行杂交、杂交后洗涤、加一抗和二抗、进行显色反应（如DAB显色、银染），以及苏木素复染，最后在光镜下观察结果。CISH简要操作流程见图16-1所示。

（三）技术优势及局限性

1.CISH技术优势

（1）可在光镜下全片显示组织形态学特点，于待测细胞核上精确定位杂交信号，观察结果于普通光学显微镜下观察，易于开展。

（2）诊断试剂成本相对较低。

（3）实验操作无须避光（与FISH相比），染色后的切片易于长期保存。

（4）在EB病毒感染后小RNA EBER和HPV感染DNA及其亚型检测中具有敏感性、特异性好的优势。

2. CISH技术局限性

（1）与FISH相比，CISH探针种类较少，且敏感性相对较低，易产生非特异性着色，如在检测乳腺癌HER2基因时，对HER2基因低水平扩增可能难于判断。

（2）在基因重排、基因融合的检测中双色信号判断相对困难，因此临床应用较少。

三、荧光原位杂交（FISH）技术

（一）技术原理

FISH技术的基本原理是采用荧光素标记核酸探针，与组织或细胞中的核酸进行杂交，形成靶DNA/RNA与核酸探针的杂交体，直接在荧光显微镜下观察结果；也可采用生物素、地高辛等标记的寡聚核苷酸探针与核酸进行杂交，再通过免疫荧光系统间接检测，最后均实现对待测核酸的定性、定位和定量分析。FISH临床检测中主要采用荧光素直接标记的探针，探针类型有单色探针、双色或多色探针，单探针主要用于检测单基因扩增，因其缺乏对相应染色体状态的了解，临床应用较少；双探针包括待测基因/相应染色体中心粒探针、分离探针和融合探针，分别检测待测基因或染色体的拷贝数改变（增加或缺失）、基因重排和基因融合；多色探针即用多种（如urovysion四色探针）不同荧光素标记探针，可同时检测多个基因或染色体拷贝数改变。

（二）方法及操作流程

实验流程与CISH类似，但由于FISH所用探针为荧光素标记，操作时应注意避光，杂交在最佳杂交条件下（变性温度范围通常为72~95 ℃，杂交温度范围通常为37~42 ℃，杂交时间通常为16~18 h，快速杂交也可缩短至2 h）进行，洗涤完成后在切片上滴加DAPI（4，6-二咪基-2-联苯基吲哚）复染剂并封片；FISH结果判读需在荧光显微镜下进行，切片需于-20 ℃避光保存。FISH简要操作流程见图16-1所示。

（三）技术优势及局限性

1. FISH技术优势

（1）方法成熟，敏感性高，探针标记后稳定性高，重复性好，普及性较广。

（2）操作简便，实验周期短，结果易于观察分析，信号明亮清晰。

（3）对样本量要求低，且可与组织形态对比分析，观察结果直观有效。

（4）在同一标本上，利用不同颜色荧光基团标记探针可同时检测几种不同基因/染色体异常。

（5）样本来源广泛，石蜡包埋组织、脱落细胞、血液、骨髓、尿沉渣等样本均可进行检测。

2. FISH技术局限性

（1）仪器设备相对要求较高，需配备荧光显微镜，最好能配备荧光扫描系统，以进行信号观察和分析，并长期保存检测结果。

（2）大多情况下需避光操作，结果在荧光显微镜下观察，阅片者需具有专业经验。

（3）荧光显微镜下观察计数细胞核数量有限，存在一定主观性，尤其是位于临界值附近的病例。

（4）由于探针设计的局限性以及基因重排方式的多样性，部分基因重排可能出现假阳性和假阴性。另外，FISH检测融合基因仅检测特定的融合形式，且融合信号判断有时较为困难，融合探针的临床应用相对较少。

四、RNAscope原位杂交技术

（一）技术原理

RNAscope使用双Z型专利探针设计：一个标准探针一般由20对双Z探针组成，靶向长度约为1000个碱基区域。每对双Z探针的底侧需串联且同时与靶序列互补结合，探针顶侧碱基则与初级放大系统（pre-amplifer）互补结合（单个Z探针结合靶序列属不稳定的非特异性杂交，将在清洗步骤中除去，双Z型探针设计可极大降低背景噪音），后者再经二、三级级联放大系统（amplifer、labeled probe），通过 labeled probe上的酶催化底物，进行杂交结果显色。

（二）方法及操作流程

RNAscope可应用于常规石蜡组织、冰冻组织及细胞涂片，以石蜡样本为例主要实验流程包括：组织切片脱蜡水化；过氧化氢常温封闭；98~102 ℃修复液修复，酶消化；加入靶探针杂交；随后进行杂交信号的三级级联放大，最终根据结合物的显色方式不同（如DAB显色或荧光显色），切片经复染后，结果分别于光学显微镜或荧光显微镜下观察。RNAscope简要操作流程见图16-1所示。

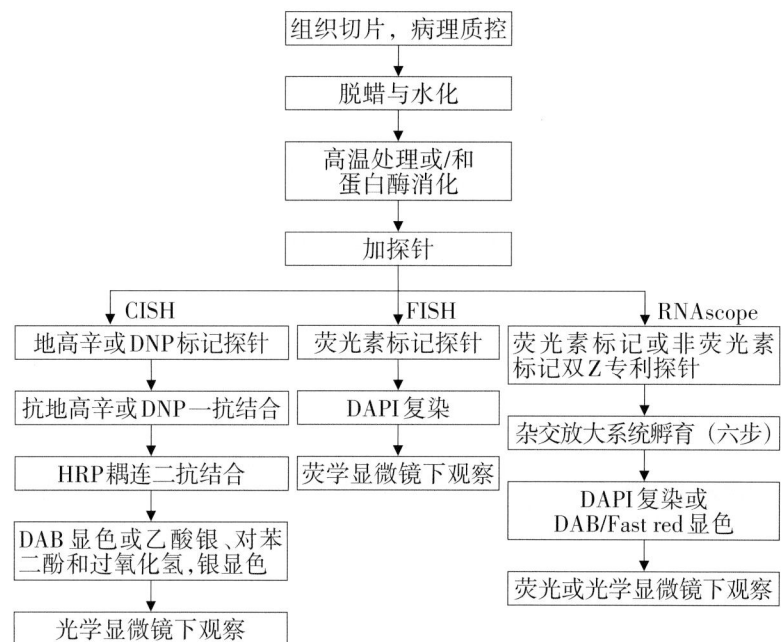

图 16-1　不同原位杂交（CISH、FISH、RNAscope）检测的简要操作流程

注：CISH：chromogenic in situ hybridization（显色原位杂交）；FISH：fluorescence in situ hybridization（荧光原位杂交）；DNP：2，4-Dinitrophenol（2，4-二硝基苯酚）；HRP：horseradish peroxidase（辣根过氧化物酶）；DAB：3，3-Diaminobenzidine（3，3-二氨基联苯胺）；DAPI：4，6-diamidino-2-phenylindole（4，6-二咪基-2-联苯基吲哚）。

（三）技术优势及局限性

1. 技术优势

（1）RNAscope 克服了传统原位杂交信噪比问题，灵敏度高，可检测单拷贝 RNA 分子。

（2）特异性强，双 Z 专利探针设计确保了靶向特异性结合，可抑制非特异性杂交信号扩增。

（3）在原位进行可视化评分，以区分不同靶标的转录本差异，实现单细胞水平定量。

（4）通用性强，几乎适于所有组织类型中的所有基因。

（5）操作流程标准化，检测结果稳定可靠，可手工或于全自动染色机上完成。

2. 技术局限性

（1）由于 RNAscope 属 RNA 原位杂交，故对组织切片内 RNA 的耐受性有一定要求。

（2）消化对检测结果影响较大，对消化程度的掌握要求较高。

五、ISH操作关键步骤和注意事项

（一）病理质控

所有标本均需常规HE染色，由病理医生评估样本中瘤细胞含量，一般要求每张切片肿瘤细胞数≥50个；如低于上述标准，应在报告中加以备注（例如说明该检测结果存在假阴性可能）。用于ISH的切片需使用专用防脱载玻片，以防止组织脱片。

（二）消化酶的浓度和时间

常用的蛋白酶有胃蛋白酶和蛋白酶K，如果是伴随诊断，应严格按照试剂盒说明书进行；若是用于辅助诊断的检测，各实验室需建立不同项目的酶消化条件（如消化酶的浓度和消化时间），方法建立后不宜随意更改。消化酶一般需现用现配，使用时间小于24 h。酶消化不足会造成蛋白去除不彻底而降低组织通透性，影响杂交效率和信号强度；而消化过度则会致细胞形态改变，信号丢失，也将导致结果偏差。

（三）杂交时间

杂交是探针与组织或细胞中变性的核酸进行结合的过程，是原位杂交中很重要的一步，对于目前大多数采用的手工操作，探针加样后加盖玻片时注意不要留有气泡，并建议要在盖玻片四周用橡胶水泥密封，避免因干片导致无杂交信号或杂交率降低；按照大多数探针及试剂盒的实验流程，杂交反应时间一般为14~18 h，杂交时间短可能会导致杂交不完全，时间过长会增加非特异性结合；目前也有快速杂交的探索性研究，并显示出良好的预期结果。FISH实验过程中需注意避光操作。

（四）结果判断

ISH检测和结果判断中应注意质量控制、判读标准和疑难病例的判断：①ISH检测应设置阳性和阴性对照，用于监测分析前和分析中的因素，包括组织处理、实验条件、试剂和探针及实验方案的正确性等。在光学显微镜或荧光显微镜下判读结果时，应先确认阳性和阴性对照呈现预期状态。②检测信号的质量控制，待测标本需可见亮度/强度适宜的信号、低背景、无意外杂质，以及细胞形态完好。③判读标准：需根据信号特征准确计数，包括待测基因及相应着丝粒的信号数量；判读时应根据不同检测指标的判读标准进行严格判读；不同探针类型的阈值确定可参照行业指南/专家共识、探针试剂说明书或实验室自建标准等。④疑难或可疑病例的判断：处于临界值附近的病例、信号不典型或特殊的病例、与临床或其他检测不符合的病例，应由另一位有资质的病理医生进行复核，必要时需用其他方法进行验证，同时须结合临床病史、组织学诊断和其他检测结果综合评估。

（五）其他注意事项

RNAscope是不同于前述CISH和FISH检测、主要针对RNA靶序列的检测技术，其有独特的杂交信号显色和放大系统，强调应按照厂家提供的说明书建立本实验室检测条件，包括针对不同类型样本的消化、加热修复、复染等。结果判读同样可以参照厂家或专家共识或自建判读标准。

六、临床应用

应用FISH或CISH可检测肿瘤中特征性染色体易位（基因重排/融合）、扩增或缺失，在多种肿瘤诊断和鉴别诊断、靶向治疗获益人群的筛选、预后预测中具有重要价值，已广泛应用于肿瘤精准诊治。因FISH检测敏感性高、探针类型多，临床应用中大多采用FISH检测；而CISH在EB病毒感染小RNA EBER和HPV感染及其亚型检测中具有敏感性、特异性好的优势，在临床诊治中普遍开展；RNAscope技术可敏感、特异地检测mRNA表达状态，尤其在检测和定位分泌性蛋白mRNA表达中具有优势，在某些肿瘤的诊断和分型中具有临床应用价值。ISH在不同肿瘤中的应用及代表性分子标志物简述如下。

（一）在肿瘤诊断和鉴别诊断中的应用

1.白血病

慢性粒细胞白血病中BCR-ABL融合基因、急性粒细胞白血病M3型中PML-RA-RA融合基因、M4型中CBFB-MYH11融合基因、和M2b型中AML1-ETO融合基因、儿童B型急性淋巴细胞白血病中TEL-AML1融合基因等具有高频发生率，ISH检测这些基因变异具有诊断和分型的价值。

2.淋巴瘤

Burkitt淋巴瘤中MYC基因相关易位，双打击/三打击淋巴瘤中MYC、BCL2、BCL6基因相关易位，套细胞淋巴瘤中IGH/CCND1基因融合、黏膜相关淋巴组织结外边缘区淋巴瘤中MALT1基因相关易位，伴有IRF4易位的大B细胞淋巴瘤（IRF4基因相关易位），间变性大细胞淋巴瘤（ALK、DUSP22、TP63基因相关易位）常采用ISH进行相应的基因检测，以辅助诊断及分子分型。

3.软组织肿瘤

FISH常用于软组织肿瘤的辅助诊断和分型，例如脂肪源性肿瘤中MDM2基因扩增提示为不典型性脂肪瘤样肿瘤/高分化/去分化脂肪肉瘤的诊断；滑膜肉瘤中SS18基因重排、尤文肉瘤中EWSR1基因重排、结节性筋膜炎中USP6基因重排、黏液性脂肪肉瘤中DDIT3基因重排、腺泡状横纹肌肉瘤中FOXO1A基因重排、腺泡状软组织肉瘤中TFE3基因重排及炎性肌纤维母细胞瘤中ALK基因重排具有辅助诊断价值；另外，FUS、CIC、NR4A3、NCOA2、BCOR基因易位可用于鉴别一些少见的软组织肿瘤类型。

4.脑肿瘤

染色体1p/19q的共缺失是少突胶质细胞瘤的关键变异；BRAF基因易位提示罕见毛细胞型星形细胞瘤；CDKN2A/B纯合性缺失是升级为"星形细胞瘤，IDH突变，WHO 4级"的指标之一，即使组织学形态缺乏坏死及微血管增生；EGFR扩增和+7/-10染色体拷贝数改变是升级为"胶质母细胞瘤，IDH野生型，WHO 4级"的重要指标；CDKN2A/B纯合性缺失也是升级为"WHO 3级脑膜瘤"的重要指标之一。上述染色体或基因拷贝数的改变可用FISH技术进行检测。

5.涎腺肿瘤及乳腺癌少见类型

黏液表皮样癌中MAML2基因重排（主要为CRTC1-MAML2融合）、腺样囊性癌中MYB基因相关重排（主要为MYB-NFIB融合），以及分泌性癌中ETV6基因相关重排（主要为ETV6-NTRK3融合）发生率较高，具有重要的辅助诊断价值。

6.间皮瘤的良恶性鉴别诊断

用FISH检测CDKN2A的杂合性/纯合性缺失，可用于间皮瘤良恶性诊断和鉴别诊断。

7.恶性黑色素瘤

采用四色和三色FISH探针，可分别检测恶性黑色素瘤中常见的基因异常RREB1/CCND1/MYB/CEP6及9p21/CEP9/MYC，对组织形态学不典型的黑色素细胞的增生性病变来说，具有辅助诊断价值。

8.子宫内膜间质肿瘤

低级别子宫内膜间质肉瘤中常见JAZF1等基因相关重排，高级别子宫内膜间质肉瘤中可伴有YWHAE、BCOR等基因相关重排，可用于诊断和鉴别诊断。

9.肾细胞癌

VHL缺失及TFE3/TFEB基因相关易位FISH检测有助于诊断透明细胞性及少见特殊类型肾细胞癌。

10.RNAscope技术的主要应用

（1）肝细胞肝癌/胆管细胞癌：白蛋白（Albumin，ALB）是肝细胞合成分泌的一种蛋白（肝细胞的特有蛋白），在肝细胞肝癌和肝内胆管细胞癌中ALB mRNA的阳性率为97%~100%，在肝内胆管癌中的阳性率为45%~99%，肝样腺癌中阳性率为42%，而其他非肝细胞肝癌和非肝内胆管细胞癌中几乎不表达，依据以上特征可有效帮助判断肝内占位及肝外转移癌细胞是否为肝细胞来源。使用RNAscope法检测ALB mRNA表达，可鉴别诊断原发性肝癌和继发性肝癌（已获FDA注册认证，ASR）。

（2）肺腺癌与肺鳞癌：Napsin A和TTF1在肺腺癌与肺鳞癌以及原发性肺腺癌与转移瘤的鉴别诊断中起关键作用。由于20%~25%原发性肺腺癌内以免疫组化法检测不到Napsin A和TTF-1蛋白表达，采用更敏感的RNAscope检测可帮助检测Napsin A及TTF-1 mRNA表达（已获FDA注册认证，ASR）。

（3）淋巴瘤：部分B细胞淋巴瘤表达低水平κ/λRNA和蛋白。使用RNAscope检测B细胞κ/λ mRNA在国际上已有多篇文章发表且得到业界认可。CXCL13是一种细胞趋化因子，是血管免疫母细胞性T细胞淋巴瘤（AITL）的有效分子标志物。T细胞淋巴瘤肿瘤细胞内出现CXCL13阳性，提示该类肿瘤细胞来源于TFH亚型T细胞，因此，CXCL13检测可帮助从其他类型T细胞淋巴瘤以及良性淋巴组织增生中鉴别AITL淋巴瘤。由于CXCL13属于分泌型细胞趋化因子，一旦合成，这类蛋白趋化因子会释放到细胞外，故很难通过免疫组化定位CXCL13分泌细胞，而RNAscope技术检测CX-CL13 mRNA表达在AITL的鉴别诊断中具有临床应用价值。

（二）在肿瘤精准靶向治疗中的应用

（1）乳腺癌、胃癌、结直肠癌、尿路上皮癌等肿瘤中HER2基因扩增：上述恶性肿瘤中HER2基因扩增是抗HER2单抗治疗的潜在获益者，可用FISH或CISH检测，目前FISH被认为是HER2基因状态检测的金标准。

（2）非小细胞肺癌中ALK、ROS1和RET基因重排及MET基因扩增：非小细胞肺癌中上述基因异常是从相应的靶向药治疗方案中获益的目标人群，这些基因变异均可通过FISH或CISH进行检测。目前，由于肺癌中多基因变异的检测需求日益增多，通常采用NGS或多基因荧光定量PCR方法，FISH法较适于单基因或少数基因变异的检测或用于其他方法的验证。

（3）泛肿瘤中NTRK基因重排的检测：基于NTRK靶向抑制剂对于NTRK融合的晚期实体肿瘤具有很好治疗的效果，FISH是实体肿瘤尤其是婴幼儿纤维肉瘤、乳腺分泌性癌等高频发生肿瘤中NTRK1/2/3基因融合检测的重要手段之一。

（三）在肿瘤预后预测和复发监测中的应用

1.慢性淋巴细胞白血病/小细胞淋巴瘤（CLL/SLL）

含有12号染色体三体和13q、17p、11q缺失的CLL患者，提示其可能复发；存在TP53、ATM、D13S319基因缺失或CEP12三体的患者，其疾病进展较快、治疗效果不佳及临床预后差（生存期短）。在难治性/复发性CLL患者相关临床试验结果表明，伴有17p缺失的患者，可能会获益于Venetoclax（BCL-2抑制剂）治疗。可采用TP53、ATM、D13S319和CEP12的四色组合探针进行上述基因状态的FISH检测。

2.急性粒细胞白血病M3患者

如有 PML-RARA 基因融合，则全反式维甲酸治疗后其预后较好，而伴有 PL2F-RARA 基因融合者，其预后较差且需要选择其他治疗方案。

3.骨髓瘤患者

lq21 扩增、13q14 缺失、TP53 基因缺失及 IgH 易位是骨髓瘤中常见的异常，上述染色体或基因异常是骨髓瘤的预后不良因子，可通过 FISH 进行检测。

4.尿路上皮癌

尿液脱落细胞中 CEP3/7/17 多体或 9p21 缺失者，对尿路上皮癌诊断、术后病情监测复发或卡介苗治疗的疗效预测，具有重要的参考价值。常常采用包含 CEP3、CEP7、CEP17 及 9p21 四个位点的探针（如 Urovysion）进行 FISH 检测。

5.神经母细胞瘤

MYCN 扩增作为神经母细胞瘤患者预后指标，并有助于治疗方案的选择，可用 FISH 检测该肿瘤中是否 MYCN 扩增。

（四）在肿瘤相关病毒感染检测中的应用

1.肿瘤组织中 EB 病毒（Epstein-Barr virus，EBV）感染

CISH 是目前检测组织中是否存在 EB 病毒感染的推荐方法，因其敏感性高所以可检出 EB 病毒编码的小 mRNA（EBER），并且可在全自动免疫组化仪上完成。CISH 检测 EBER 可用于 EB 病毒相关疾病的辅助诊断和鉴别诊断，如鼻咽癌、Burkitt 淋巴瘤、Hodgkin 淋巴瘤及血管免疫母细胞性淋巴瘤等。

2.肿瘤组织中人乳头瘤病毒（human papillomavirus，HPV）感染

CISH 可用于检测 HPV 的 DNA 并确定具体的感染亚型。尽管免疫组化对 p16 检测敏感性较高，但 CISH 检测具有更高的特异性，已有国家药品监督管理局批准的 HPV 原位杂交检测试剂盒用于直接检测 HPV 感染。另外，因 E6/E7 是 HPV 转录活化引发细胞癌变的主要分子机制，所以可采用 RNAscope 技术直接检测宫颈病变及头颈肿瘤中不同亚型及多个亚型混合的 HPV E6/E7 mRNA。HPV 分型，尤其是 HPV16、18 高危亚型，主要应用于评估宫颈上皮内瘤变（CIN）进展风险（感染者具有较高风险）及确定头颈部鳞癌中 HPV 感染，用于评估疾病预后、鉴别转移性鳞癌的起源，以及作为制定治疗策略的重要参考指标之一。

第三章

实时荧光定量PCR 和数字PCR技术

一、PCR技术概述

PCR技术是模仿细胞内DNA半保留复制机制，在体外通过酶促反应合成扩增特定核酸片段的一种方法。反应体系包括DNA模板、引物、dNTPs和适当缓冲液；缓冲液一般包含Mg^{2+}、K^+，有些缓冲液还会加入明胶或血清白蛋白及去污剂，对Taq DNA聚合酶起稳定作用。DNA聚合酶以dNTP为原料，按照碱基互补配对原则，沿着引物持续合成一条与模板DNA序列互补的新链，通过"模板变性—退火—引物延伸"过程循环，完成对初始模板的扩增。

1985年Mullis发明了PCR扩增技术并申请了PCR专利，同年在 Science 上发表了第一篇PCR学术论文，并因此获得1993年诺贝尔化学奖。1989年，Hoffmann-La Roche在PCR扩增中加入荧光DNA结合染料（溴化乙锭），通过凝胶电泳进行分析确定目标物，实现了基因检测的定性分析。

20世纪90年代，Krohn首次报道实时荧光定量PCR（quantitative real-time PCR，qPCR）技术，通过实时检测扩增产物对目的基因进行相对定量。qPCR技术凭借灵敏度高、特异性强、重复性好、操作简便，成为核酸定量检测的主流技术并一直沿用至今，用于各类病原体核酸、肿瘤基因变异的检测。

为了解决qPCR大体积反应体系存在较多背景干扰、无法绝对定量结果的弊端，20世纪末，Vogelstein等提出数字PCR（digital PCR，dPCR）概念，实现对目的基因的绝对定量，也被称为第三代PCR。

同时，在普通PCR的基础上又延伸出了各种技术，如递减PCR（touchdown PCR）、逆转录PCR（reverse transcription PCR）、热启动PCR（hotstart PCR）、反向PCR（inverse PCR）、兼并引物PCR（degenerate primer PCR）、巢式PCR（nested

PCR)、多重 PCR（multiplex PCR）、锚定 PCR（anchored PCR）、复原条件 PCR（re-conditioning PCR）、COLD–PCR（co-amplification at lower denaturation temperature PCR）等。

二、实时荧光定量PCR技术

荧光定量 PCR 技术，也称为 qPCR 技术，通过在反应体系中加入能够指示反应进程的荧光基团，通过荧光信号的强度来监测扩增产物的积累，通过荧光曲线来判断结果，并可以借助 CT 值和标准曲线来定量。qPCR 技术由于灵敏度高、操作简单、污染概率低、可以进行定性定量检测等诸多优势，已成为临床应用最为广泛的主流技术。

（一）qPCR基本原理

普通 PCR 需要一头一尾两条引物，而 qPCR 反应体系中，除了有一对常规引物外，还设计了另一条可以和待扩增模板部分互补的探针引物，当特异性扩增发生时，三条引物同时结合于模板链上，扩增引物延伸时，探针引物会在 PCR 过程中被 DNA 聚合酶的 5′-3′活性作用切断，从而荧光信号得以释放，在反应的每个循环实时收集荧光信号，荧光信号强弱与 PCR 产物数量成正比关系，待反应结束时，由相应的软件自动计算出 DNA 的拷贝数。qPCR 类型根据标记方法不同，又可分为 TaqMan 荧光水解探针法、分子信标杂交探针法和荧光染料嵌合法。

1.TaqMan 荧光探针法原理

Taqman 探针是最为常用的一种水解探针，在探针的 5′端存在一个荧光基团，通常标记为 FAM，探针本身则为一段与目的基因互补的序列，在探针的 3′端有一个荧光猝灭基团，根据荧光共振能量转移原理，当荧光报告基团和荧光猝灭基团激发光谱重叠且距离很近时（7~10 nm），报告基团发射的荧光信号被淬灭基团吸收。PCR 反应开始，探针游离于体系中完整存在，报告荧光基团并不会发出荧光。当退火时，引物和探针结合于模板，在延伸阶段，聚合酶不断合成新链，由于 DNA 聚合酶具有 5′-3′核酸外切酶活性，到达探针位置时，DNA 聚合酶将探针从模板上水解下来，报告荧光基团和猝灭荧光基团分开，释放荧光信号。即每扩增一条 DNA 链，就有一个荧光分子形成，实现了荧光信号的累积与 PCR 产物同步。CT 值表示每个 PCR 反应管内荧光信号到达设定的阈值时所经历的循环数。各模板的 CT 值与该模板的起始拷贝数的对数存在线性关系，起始拷贝数越多，CT 值越小，反之亦然。利用已知起始拷贝数的标准品可作出标准曲线，其中横坐标代表 CT 值，纵坐标代表起始拷贝数的对数。因此，只要获得未知样品的 CT 值，即可从标准曲线上计算出该样品的起始拷贝数，达到定量检测的目的。

基于 TaqMan 荧光探针法并结合扩增阻滞突变系统（amplification refractory mutation system，ARMS）技术发展出ARMS-荧光PCR法，是目前实验室常用的基因突变定性检测方法。其核心技术原理是在荧光PCR反应体系中，根据待检突变基因的特定序列设计特异性引物，通过ARMS引物识别特定突变型基因。在PCR反应体系开始扩增时，只有当特异性ARMS引物的3′末端碱基与待检的突变型基因互补时，才能顺利进行延伸反应，随后Taq DNA聚合酶利用其5′-3′外切酶活性水解荧光探针，发出荧光信号；当模板为野生型序列时，特异性ARMS引物的3′末端碱基无法与模板完全互补，导致延伸受阻，故无法顺利实现引物延伸，进而无法发出荧光信号。通过扩增反应的Ct值、ΔCt值即可判定突变型检测结果。若将多条ARMS引物经精细优化并入同一反应体系中，可实现一孔检测多种突变型，从而大大提高ARMS-荧光PCR在基因突变检测中的效率。

2. SYBR Green荧光染料法原理

在PCR反应体系中，加入过量SYBR荧光染料，SYBR荧光染料可以非特异性地掺入DNA双链，之后发射荧光信号，而未掺入DNA双链中的SYBR染料分子不会发射任何荧光信号，从而保证荧光信号的增加与PCR产物的增加完全同步。SYBR仅与双链DNA进行结合，可以通过溶解曲线，确定PCR反应是否特异，但是SYBR Green无模板特异性，因此会引起假阳性而影响定量的精确性。由于需要溶解曲线法判定结果，故不适合多重qPCR检测。

3. 分子信标法原理

分子信标是一种寡核苷酸探针自身在5′和3′和末端形成一个5~7个碱基的茎环双标"发夹样"结构，茎环两端的核酸序列互补配对，导致荧光基团与淬灭基团紧紧靠近，不会产生荧光。PCR产物生成退火过程中，分子信标中间部分与特定DNA序列配对，荧光基团与淬灭基团分离产生荧光。

（二）qPCR方法及操作流程

1. 样本准备

检测标本优先使用肿瘤组织石蜡标本：主要包括手术、纤维支气管镜下活检、CT引导下肺穿刺、胸腔镜、淋巴结穿刺活检等方法获取的标本。检测前需对肿瘤细胞比例进行评估，满足检测要求后方可进行检测。对于手术标本，优先选取肿瘤细胞比例较高的标本进行基因检测。若肿瘤细胞比例较低，则可通过富集，以保证检测结果的准确可靠。细胞学标本：包括胸腔积液、经皮穿刺活检、支气管内超声引导细针穿刺活检（EBUS FNA）、痰、灌洗液等，需制作成石蜡包埋标本，进行肿瘤细胞比例评估，满足检测要求后可进行检测。对于少数客观上不能获得组织或细胞学标本的晚期肺癌患者，推荐血液检测。晚期肿瘤患者的血液中存在循环游离肿瘤DNA（ctDNA），其血浆中ctDNA有更高的检出率。可用含有游离DNA保护剂及防细胞裂解保护剂的专用常温采血管或用常规EDTA抗凝管（严禁使用肝素抗凝管）采集全血并进一步分离血浆。对于部分晚期发生脑膜转移的NSCLC患者，脑脊液对颅内肿瘤的ctDNA具有富集作用，可通过腰椎穿刺获取脑脊液进行相关基因检测。与肿瘤组织相比，血液和脑脊液中的ctDNA含量很低，其基因检测具有较高的特异度，但灵敏度较差。

2.试剂准备

PCR试剂保存于-20℃，避免反复冻融，使用时需完全融化，试剂混匀、分装等需在超净工作台或生物安全柜进行，以免潜在核酸污染。试剂盒中阳性质控品应转移至样本制备区储存。

3.DNA/RNA的提取

以DNA为检测材料时，可直接对抽提的DNA模板进行qPCR，而当以RNA为检测材料时，需把RNA反转录成cDNA后再进行qPCR检测。

4.样本制备

为避免交叉污染，样本制备应在生物安全柜中操作，核酸提取应采用专用的、经过验证的方法或试剂盒。实验中使用的耗材和水均应无DNase和RNase。每批次设立阳性对照、阴性对照及空白对照。

5.核酸扩增

上机检测前确保反应管盖盖紧并瞬时离心，严密监测PCR扩增仪的各项性能指标。

6.结果判读

根据试剂盒说明书进行结果判定。基于qPCR技术特点，一般通过待检样本中的内参基因Ct值来评价样本质量；通过Ct值、ΔCt值与cut-off的对比来判定。

7.结果判读常见问题

（1）无Ct值出现：无模板或模板量不足，同时考虑杂质的抑制及试剂反复冻融等。

（2）Ct值出现过晚（大于38）：各种反应成分的降解或加样量的不足。

（3）标准曲线线性相关性不佳：加样误差、标准品出现降解等。

（4）阴性对照有信号：模板有基因组的污染。

（5）扩增效率低：反应试剂中部分成分特别是荧光染料或荧光探针降解或反应抑制。

（6）扩增曲线的异常：模板的浓度太高或荧光染料的降解。

（7）读取阈值相关的分析数据时，不能随意改变阈值的设置。只有分析不同样本，或相同样本不同靶基因时，才能调整阈值。

（8）设置阈值线时，要在扩增曲线的指数扩增区域内设置，不能在起始阶段，也不能在荧光背景（基线）区域。

（9）每次改变阈值时，要查看标准曲线的斜率和R的平方有没有改善。没有使用标准曲线时，也可以计算3个复孔（相同条件扩增的样本）的标准差。好的阈值应该要改善Ct值的表现。

（三）qPCR技术优势及局限性

1.qPCR技术优势

qPCR技术适用于对通量要求不高的实验室进行突变检测，特别是体细胞突变，其操作简单，时间快速，灵敏度高，可检测低至1%的突变，实验过程只有一次开盖操作，最大限度防止污染，仪器成本较低。

2.qPCR技术局限性

qPCR技术由于通量较低，单次运行检测突变数量有限，当反应体系中有PCR抑制物时，或存在背景值时，检测结果易受干扰。ARMS-PCR不适用于检测位点附近GC含量过高或过低的SNP的分型。qPCR不能检测未知突变，尤其是对于拷贝数极低的目标分子可能出现假阴性结果。

三、数字PCR技术基本原理

（一）数字PCR技术基本原理

数字PCR（DigitalPCR，dPCR）技术与qPCR一样，使用热稳定的DNA聚合酶扩增靶DNA，实现对单个核酸分子目标序列定量和定性检测，但是dPCR对引物特异性要求更高。数字PCR的关键是稀释模板，通过将一个样本分成几十到几万份，分配到不同的反应单元，每个单元包含0个或1个（至多数个拷贝）目标分子，在每个反应单元中分别对目标分子进行PCR扩增，不同于qPCR的实时收集信号，dPCR在扩增结束后对每个反应单元的荧光信号进行采集，根据荧光信号及泊松分布原理对单个分子实现绝对定量。根据反应单元形成方式不同，dPCR主要可分为微滴式数字PCR和微流控芯片数字PCR等。微滴式数字PCR（droplet-based digital PCR，ddP-CR）是利用油包水微滴生成技术对样品进行微滴化处理，将含有核酸分子的反应体系分成成千上万个纳升级的微滴，其中每个微滴或不含待检核酸靶分子，或者含有一个至数个待检核酸靶分子。微流控芯片数字PCR（microfluidic digital PCR，mdP-CR）是基于微流控技术，对DNA模板进行分液，微流控技术能实现样品纳升级或更小液滴的生成，但液滴需要特殊吸附方式再与PCR反应体系结合。数字PCR采用直接计数的方法进行定量分析，即在PCR扩增结束后有荧光信号的反应单元记为1，无荧光信号记为0，有荧光信号的单元说明至少含有一个拷贝的目标分子。在目标DNA浓度极低的情况下，理论上可以认为有荧光的单元数目就等于DNA分子的拷贝数，但通常情况下，数字PCR的反应单元中可能会包含两个甚至以上的目标分子，因此需要采用泊松概率分布公式来进行计算：根据泊松分布的原理，目标分子的拷贝数可以通过公式$C=-\ln[(N-F)/N]\times M$计算，从而解决了多个目标分子存在于单个液滴中的可能性。

（二）dPCR技术方法及操作流程

1.样本制备

dPCR方法与所有基因组分析一样，必须获得核酸样品。对于基因分型应用，需要从目标组织或样品中纯化基因组DNA（gDNA）样品。为了进行基因表达分析，需要分离目标mRNA并通过逆转录酶将其转化为cDNA。

2.反应单元生成

首先将反应体系分区为数万个纳升反应，每个分区中有1个或0个目标DNA分子。分区的方法可以是将反应体系分为上万个单个微孔，或者以"油包水"形式产生几万个纳升的反应微滴。

3.PCR扩增反应

反应体系生成后，使用常规PCR循环参数扩增微分区中的模板DNA。当DNA聚合酶在循环的延伸/延伸部分从正向引物延伸时，其核酸外切酶活性会使探针降解，从而释放5'荧光团，进而释放出可检测的荧光。如果测定插入染料而不是水解探针，则荧光会随着双链PCR扩增子的积累而增加。

4.数据读取

数字PCR反应体系与qPCR测定相同，但dPCR不能实时读取单个循环扩增荧光信号，而是采用终点检测法在反应结束时收集每个反应单元的荧光信号。PCR循环完成后，任何包含1个模板或目标DNA序列的分区都将发出荧光。缺少目标DNA的任何液滴或孔都不会发出荧光。带有荧光的液滴或孔的总数代表样品中目标分子的总数。从统计学上讲，某些分区有机会具有多于1个的目标DNA，可以通过应用泊松分布函数最终确定样品中目标分子的总数来进行校正。

5.dPCR结果判读常见问题

（1）结果出现非特异性扩增：引物和/或探针特异性不佳、核酸交叉污染。

（2）荧光本底高：荧光粉尘颗粒引入。

（3）结果假阳性：判定阈值不合适。

（三）dPCR技术优势及局限性

1.dPCR技术优势

（1）dPCR检测操作流程相对简单，结果直观，易于读取数据。

（2）dPCR采用终点检测，在进行结果判读时根据有或无两种扩增状态直接计数目标分子数，不依赖 Ct 值的判定，因此 dPCR 的反应不受扩增效率的影响，具有很高的准确度和重现性。

（3）dPCR反应对抑制物的耐受能力高，不易被 PCR 反应抑制剂干扰，具备高灵敏度、高特异性，灵敏度可达 0.1%。

（4）dPCR可以直接计算目标序列的拷贝数，无需标准品和标准曲线，可实现真正意义的绝对定量。

（5）dPCR实验中反应体系的分配标准，可以大大降低与目标序列有竞争性作用的背景序列浓度，特别适合在复杂背景中检测稀有突变和痕量突变，尤其适用于循环肿瘤 DNA 检测。

（6）dPCR平台兼容性强，与 NGS 技术对接，不仅可以对 NGS 的测序结果进行验证，还能实现对测序文库的质量控制。

2.dPCR 技术局限性

数字PCR属于实验室自建检测方法，正式进入临床使用前，应进行全面的试剂性能确认。dPCR实验对模板质量要求较高，模板量过大将导致无法定量，过少则定量准确度降低。数字PCR的灵敏度较高，操作过程极易受到外源污染，当存在非特异性扩增时会产生假阳性。因此做好实验室内部质量控制，建立规范标准的检测操作流程和结果评估分析体，是保证检测结果准确性和可靠性的前提。

四、qPCR 和 dPCR 技术操作注意事项

（一）引物探针设计特异性

dPCR与qPCR检测原理相同，均可利用染料法和 Taqman 探针法检测荧光信号，所以针对 dPCR 引物探针特异性的设计要求基本相同。但 dPCR 引物和探针具有更高的特异性，因此在设计 dPCR 引物探针时需注意：扩增产物长度建议为 60~120 bp；上下游引物退火温度相差<1 ℃；对于 Taqman 探针法，建议使用双淬灭探针，尤其是当 dPCR 检测背景过高，干扰样本检测的准确性。

（二）模板浓度和质量

qPCR与dPCR都是非常敏感的检测技术，少量模板即可完成扩增反应，模板浓度过高，带来的 PCR 抑制物浓度也高，不仅不会提高扩增效率反而会抑制扩增反应。dPCR检测下限明显低于 qPCR，可以准确检测到单拷贝基因，更适合检测拷贝数极低的分子，所以，对于样本初始浓度高的模板必须将其稀释到要求范围内检测。提取的核酸应通过分光光度计/荧光计检测其浓度和纯度，避免使用过度降解的核酸（如

OD260/OD280<1.5）。如进行 RNA 相关实验时应加入 DNA 酶处理以防止 DNA 污染，另外注意防止 RNA 降解，操作尽量在冰盒上进行。

（三）引物探针浓度调整

当 dPCR 检测背景荧光信号过高时，会导致阳性信号与背景信号区分不开。如果是染料法可以考虑降低引物浓度来下调背景荧光信号。如果是 Taqman 探针法则可以考虑降低探针浓度下调背景信号或采用双淬灭探针降低背景信号。

（四）严格防范操作交叉污染

（1）样本处理应在生物安全柜内操作，加样过程中使用带滤芯的枪头，不同样本加样需更换枪头。

（2）操作过程中应防止外源核酸对试剂的污染，应先完成待检样本加样，再行阳性质控品操作，建议尽量使用弱阳性质控品，降低实验室污染风险。

（3）每批次实验均应设置阴性对照、阳性对照和空白对照。阳性对照可使用已知阳性的原始样本（质控从核酸提取到检测的整个过程），也可使用分装保存的阳性核酸样本（质控核酸检测过程，不含核酸提取过程），试剂含有的内参基因用于质控样本质量及加样过程。

（4）使用后的枪头应打入废物缸中，并在实验后及时处置；每次试验完成后应常规进行实验台及器具清洁消毒，以消除表面残留核酸，实验室定期使用核酸淬灭剂清除潜在气溶胶污染。

（5）不论使用何种 PCR 技术平台，核酸扩增产物的拷贝浓度极高，故应对各类分析后的 PCR 产物及时处置，尽可能避免核酸污染。

（五）报告内容规范解读

报告内容除基本信息外，还应包含检测方法、主要设备、检测结果并附相关图表、结果解释、检测局限性、必要的参考文献等。

基因检测报告单应用标准化基因命名和计量单位。定量检测应注明参考区间、检测方法的线性或测定范围；定性检测可直接写基因型（符合 HGVS 规范）、基因突变阳性或阴性、甲基化阳性或阴性等。

基因检测报告应结合肿瘤患者症状/体征、病史、其他实验室检查及治疗反应等情况综合解读。罕见基因突变对临床用药的指导，应结合临床个体化用药研究成果综合评价。

（六）PCR技术在临床应用时推荐考虑下列因素

（1）对患者个体化治疗的基因检测结果的使用应结合其症状/体征、病史、其他实验室检查及治疗反应等情况综合考虑。

（2）阴性结果不能完全排除靶基因突变的存在，样本中肿瘤细胞过少、核酸过度降解或扩增反应体系中靶基因浓度低于检测限亦可造成阴性结果。

（3）肿瘤组织（细胞）可能存在较大异质性，不同部位取样可能会得到不同的检测结果。

（4）不合理的样本采集、转运及处理，以及不当的试验操作和实验环境均有可能导致假阴性或假阳性结果。

（5）明确该检测仅限于规定的样本类型及检测系统（包括适用机型、核酸分离/纯化试剂、检测方法等）。

（6）罕见突变基因检测结果阳性对临床用药的指导，应结合临床个体化用药研究成果综合进行评价。

（7）基因变异检测范围仅包括检测试剂声称的基因突变位点范围，不包括检测试剂盒声明之外的基因突变位点的检测。

五、荧光PCR和数字PCR技术的临床应用

（一）在肿瘤预防筛查中的应用

体细胞基因突变、启动子甲基化等异常状态与肿瘤发生发展密切相关。PCR技术操作简便、灵敏度和准确性高、检测周期短，在高危人群筛查应用中有很大优势。

qPCR适于基因突变、甲基化等变异检测，用单一技术即可同时检测不同基因变异，如：采用qPCR法同时检测粪便中KRAS基因突变及BMP3、NDRG4基因甲基化，联合便隐血检测，筛查对肠镜依从性差的结直肠癌高风险人群；检测人外周血血浆中Septin9基因甲基化，可应用于结直肠癌筛查；检测人外周血SHOX2、RASSF1A、PTGER4基因的甲基化状态，可筛查疑似肺癌患者；检测宫颈脱落细胞ASTN1、DLX1、ITGA4、RXFP3、SOX17、ZNF671基因的甲基化状态，可帮助识别HPV初筛阳性人群是否需行进一步阴道镜检查。

病毒等微生物的检测对于阐释肿瘤的病因、病程、后续治疗及疗效评估是至关重要的。在微生物的检测（病毒、细菌、支原体等）方面，qPCR和dPCR技术利用其快速准确、灵敏度高的特点，对肿瘤样品中的病原微生物展开广泛的研究，如HPV相关癌症包括宫颈癌、外阴癌、肛门癌、阴道癌、阴茎癌、口腔癌和喉癌，最常与癌症相关的HPV毒株包括HPV 16和HPV 18；HBV和HCV感染会增加患肝癌的

风险；EB病毒和淋巴瘤、鼻咽癌和胃癌发生关系密切；HHV-8（也称为卡波西肉瘤疱疹病毒，KSHV）可引起卡波西肉瘤；人类免疫缺陷病毒（HIV）抗逆转录病毒治疗过程中病毒残留的监控；丙型肝炎病毒（HCV）的分子分型等。幽门螺杆菌HP的高危亚型和胃癌有关；结核分枝杆菌TB-DNA检测是临床中诊断肺结核常用方法之一。

（二）在肿瘤辅助诊断和分子分型中的应用

在临床诊疗中，采用qPCR的单基因或多基因联检技术可以提供分子水平的诊断证据，实现包括基因突变、融合、甲基化等多种变异类型检测。

检测SDC2单基因或SFRP2和SDC2双基因的甲基化状态，可用于肠镜检查患者的辅助诊断；检测血浆中RNF180及Septin9基因甲基化，可用于胃癌的辅助诊断；检测白血病相关融合基因如BCR-ABL1融合，可用于辅助白血病诊断与分子分型；应用PCR技术或联合测序技术检测IDH突变、MGMT启动子甲基化、EGFR扩增、EGFRvIII重排、PTEN基因突变、TP53基因突变、KIAAl549-BRAF融合、BRAF Val600Glu突变状态可用于脑胶质瘤的辅助诊断及分子分型；经FNAB仍不能确定良恶性的甲状腺结节，可检测穿刺标本的BRAF突变、RAS突变、RET/PTC重排、PAX8/PPAPγ基因重排等用于甲状腺癌的辅助诊断及分子分型；检测DNA聚合酶（POLE）基因突变状态联合微卫星不稳定（MSI）、TP53基因突变可用于子宫内膜癌的分子分型。

（三）在肿瘤精准靶向治疗中的应用

肿瘤个体化诊疗已经成为业内的共识，基因检测也已在临床实践中得到普及。qPCR对于已知药物靶点的检测，已经从一次单基因单靶点发展到一次检测多个基因的多个靶点，如目前进入实验室的肺癌、肠癌多基因联合检测试剂盒，可以同时检测大于10个基因的几十个热点突变，既可以检测DNA水平的点突变、插入、缺失，也可以检测RNA水平的融合等。

1.非小细胞肺癌（NSCLC）

（1）可手术Ⅰb-Ⅲ期NSCLC分子检测：推荐术后非鳞癌LC常规行EGFR突变检测，指导辅助靶向治疗。

（2）不可手术Ⅲ期及Ⅳ期NSCLC分子检测：①用组织标本常规进行EGFR突变、ALK融合、ROS1融合、RET融合以及MET 14外显子跳跃突变检测。②当无法获取肿瘤标本或标本量少、不能行基因检测时，可用外周血肿瘤DNA（ctDNA）行EGFR突变检测。③EGFR TKIs耐药者，建议再次活检行EGFR T790M检测。不能获取肿瘤组织标本患者，建议行ctDNA EGFR T790M检测。④其他驱动基因包BRAF V600E突变、KRAS突变、ERBB2（HER2）扩增/突变、MET扩增以及NTRK融合等基因变异可在肿瘤组织中行常规驱动基因检测时一并检测。若组织标本不可及，则可利用ctD-NA进行检测（存在争议但推荐）。⑤对首诊/首次基因检测的晚期LC，推荐使用多重PCR进行一次性多基因检测，可提供多种基因变异信息。

2.结直肠癌（CRC）

推荐对临床确诊为复发或转移性结直肠癌患者进行RAS和BRAF基因突变检测。RAS基因突变分析应包括KRAS和NRAS中第2号外显子的第12、13位密码子，第3号外显子的第59、61位密码子，以及第4号外显子的第117和146位密码子。BRAF V600E突变状态的评估应在RAS检测时同步进行。可考虑对所有结直肠癌患者进行MSI检测，用于Lynch综合征筛查、预后分层及指导免疫治疗。MLH1缺失的MMR缺陷型肿瘤应进行BRAF V600E突变分析，以评估发生Lynch综合征的风险（存在BRAF V600E突变强烈提示散发性肿瘤，不存在BRAF V600E突变时无法排除发生Lynch综合征的风险）。

3.恶性黑色素瘤（MM）

推荐所有患者治疗前做基因检测，目前成熟的靶点是BRAF、CKIT和NRAS。口腔黏膜恶黑最常见的基因突变为KIT基因突变（23.1%），其次为NF1（7.1%）、RAS家族（6.2%）及BRAF突变（3.1%）。基因扩增方面，CDK4扩增在口腔黏膜恶黑中最为常见，约有60%拷贝数扩增。

4.胃肠间质瘤（GIST）

推荐首诊患者检测KIT/PDGFRA基因。KIT/PDGFRA基因检测突变的位点至少应包括KIT的第9、11、13和17号外显子以及PDGFRA基因的第12和18号外显子。对于继发耐药的患者，应增加检测KIT基因的14和18外显子。原发KIT基因外显子11突变可表现为多种突变类型。有条件的单位可开展SDHx、BRAF、NF1、KRAS和PIK3CA等基因突变检测，以及ETV-NTRK3、FGFR1-HOOK3和FGFR1-TACC1等融合基因的检测。

5.乳腺癌（BC）

对于HR阳性HER2阴性的绝经后乳腺癌患者，建议检测PI3KCA突变状态进一步指导治疗。PIK3CA基因突变检测可为乳腺癌患者的合理用药提供参考依据。HER2阳性晚期乳腺癌患者建议检测HER2突变状态以协助选择后线治疗药物。HR阳性晚期乳腺癌患者主要以内分泌治疗和靶向治疗为主。对于HR阳性患者，需要关注内分泌治疗耐药相关基因突变，如ESR1、CYP2D6、CyclinD-CDK4/6-INK-Rb通路、PI3K/AKT/mTOR通路等。

6.胆管癌（CCA）

推荐对于晚期不可切除或转移的胆管癌患者进行FGFR2、IDH1/2、NTRK、

BRAF V600E、HER2等的基因检测。对于肝内胆管癌患者推荐做FGFR2和IDH1/2检测，明确患者FGFR2融合/重排、IDH1/2突变等基因异常状态，有利于临床治疗策略的选择。

7.泛癌种

BRAF基因突变存在于20多种肿瘤中，包括常见的肺癌、结直肠癌、黑色素瘤、脑癌、甲状腺癌和妇科癌症等。BRAF V600E是最常见的BRAF类型之一，推荐实体瘤进行BRAF V600E检测。NTRK基因融合在45种实体瘤类型中存在，包括非小细胞肺癌，乳腺癌、结直肠癌、甲状腺癌等。其中，NTRK（包含NTRK1、NTRK2和NTRK3）在成人唾液腺癌、软组织肉瘤、甲状腺癌和儿童纤维肉瘤中的突变频率最高，其中亚洲患者NTRK融合的频率较高。因此推荐对晚期实体瘤患者进行NTRK基因融合检测。

8.液体活检中的应用

液体活检通过取样脑脊液、唾液、胸水、血液、腹水、尿液等对疾病进行诊断，能在一定程度上避免组织异质性对肿瘤分子分型的影响。目前，基于血液的液体活检主要检测血液中游离的循环肿瘤DNA（ctDNA）、循环肿瘤细胞（CTC）和外泌体（Exosome）。

在肿瘤患者治疗过程中，使用患者血液样本通过qPCR或dPCR技术持续动态监测关键生物指标的变化。如EGFR基因T790M突变、MET基因扩增、ALK基因突变是常见肺癌TKI靶向药物耐药机制。

9.化疗药物敏感性预测

化疗药物的毒副作用多与特定基因的多态性状态相关联。通过qPCR检测基因多态性或mRNA表达水平可用于化疗药物疗效预测，如：检测CYP2D6基因多态性可用于预测他莫昔芬疗效；UGT1A1基因多态性检测可识别使用伊立替康后可能发生严重消化道不良反应的患者；DPYD基因多态性与5-FU、卡培他滨、替加氟药物的毒性相关；TPMT基因多态性与MP药物的毒性相关等；检测ERCC1、RRM1基因的表达水平可分别用于预测铂类药物、吉西他滨的疗效。

（四）肿瘤患者预后评估

qPCR技术也可用于患者预后评估，如BRAF基因V600E突变与TERT基因启动子突变C228T、C250T的共存状态与甲状腺癌不良预后密切相关；脑胶质瘤患者中MGMT基因启动子甲基化程度越高，预后越差。复发是许多治疗成功的癌症患者面临的重大威胁，通过影像学或组织活检很难及时发现残留和复发病灶。ctDNA检测可比影像学检查早几周发现残留疾病，与ctDNA阴性组相比，ctDNA阳性患者复发的风险更高，表现出更差的结果（如较短的总生存期和无病生存期）。

第四章

基因测序技术

　　临床上，基因测序技术是指从生物样本中检测出基因序列并识别有临床意义的变异，指导临床精准诊疗的一项核酸检测技术。在肿瘤精准诊疗中发挥越来越重要的作用。基因测序技术自20世纪70年代出现以来，已发展出三代不同技术。第一代测序技术以双脱氧链终止法为代表，在基因组研究早期起了奠基作用；第二代测序技术以高通量并行测序为特征，临床应用最为广泛；第三代测序技术以单分子长读长测序为特征，目前主要用于科研领域。本指南主要介绍临床应用较多的一代测序技术和二代测序技术。

一、一代基因测序技术

　　一代基因测序技术，是指20世纪70年代以来采用的一系列低通量测序方法，其中以桑格（Sanger）等发明的双脱氧链终止法（Sanger法）以及吉尔伯特（Gilbert）等发明的化学链降解法较为多用。特别是前者，作为基因测序的一种经典方法，曾是人类基因组计划采用的主要技术，目前在临床分子检测中仍被广泛应用。

（一）技术原理

　　Sanger测序法原理：体外DNA合成的PCR反应体系包括dATP、dGTP、dCTP、dTTP四种脱氧核糖核酸及四种双脱氧三磷酸核苷酸（ddNTPs）等。引物在DNA聚合酶作用下延伸时，dNTP和双脱氧的ddNTP随机被结合到核酸链上。由于ddNTP缺乏3'-OH基团，后续延伸终止，因此得到一组具有共同起始点，但片段长度相差一个碱基的扩增产物。反应完成后即对所得大小不同的片段终产物进行高分辨率凝胶或毛细管电泳分离，检测荧光信号或同位素放射自显影，最后根据片段3'端的ddNTP依次阅读合成片段的碱基排列顺序而得到整条目标DNA的序列信息。

（二）方法及操作流程

　　目前常用的具有临床注册证的设备主要有ABI公司的两个型号：ABI3500 Dx和

ABI3500xL Dx，基本操作流程如下。

1.样本准备

①外周血白细胞样本，采血量2~3 mL，采用EDTA抗凝管；②肿瘤组织样本：瘤细胞占比≥30%，石蜡切片3张以上（其中一张用于做HE染色），视组织大小增加切片数量。

2.核酸提取与质控

提取DNA，纯度以OD260/280比值评估，要求在1.8~2.0之间。

3.目的片段扩增

设计相应的引物对目的片段进行PCR扩增。

4.扩增产物纯化

去除PCR反应液中残留引物、dNTPs、盐分、非特异性PCR产物等，常用方法有：ExoI/SAP消化、胶回收、柱纯化等。

5.测序PCR

使用掺有ddNTP的反应体系进行PCR扩增，最后得到有末端标记的不同长度片段的混合物。

6.纯化及变性

去除反应残留的ddNTP、酶等杂质，再加入甲酰胺，高温加热变性。

7.毛细管电泳分析

用上述终产物上机，以激光检测各种单链DNA跑过检测点的时间和荧光种类。

8.序列分析解读

配套软件按荧光示踪信号生成峰图文件，再将其转化成序列信息。

（三）结果判读

Sanger测序结果判读主要关注电泳图和QV（Quality Value）值。其序列文件由分析程序通过峰图自动得出，故峰图最能真实反映样本情况。

1.电泳图谱

电泳图谱主要是看峰形是否正常和信噪比等。Sanger测序常见峰图及解读如下。

（1）无变异序列，峰图为单一峰型，A\T\C\G以不同颜色标记。

（2）如同一位点同时检测到C碱基和A碱基信号，表明该位点发生了杂合变异。

（3）碱基缺失导致移码突变。起点往右的序列会发生框移，表现为多个杂合峰。

（4）阳性判定：Sanger测序灵敏度较低，一般在10%左右。在背景峰干净情况下，峰高于同位点另一碱基峰的10%才可信，低于10%的峰则无法判定。如果在峰图上出现较多高背景峰，则会影响结果判断，此时QV值通常也会异常，应结合质控状况综合判断，或建议重做。

2.QV值

QV值用于量化评估该碱基正确性的可信度，由序列分析程序根据该碱基的峰形计算得出。QV值越高，误差率越低，说明读图的准确率越高。QV值为蓝色，表示可信；QV值为黄色，表示不准确，需要人工判读；QV值为红色，表示不可信。

（四）技术优势及局限性

1.Sanger测序的优势

（1）准确性高，测序结果直观可视。

（2）针对小范围特定基因位点检测有价格优势。

（3）操作简便，耗时短，适用于极低通量的快速检测项目。

2.Sanger测序的局限性

（1）测序通量低，一个反应只能得到一条序列，不适合多基因多位点检测。

（2）尽管单个反应价格便宜，但获取大量序列的经济成本较高。

（3）多基因测序时速度相对较慢，耗时较长。

（4）灵敏度不高，对肿瘤组织低丰度变异样品（<30%）可能出现假阴性结果。

二、二代测序技术

二代测序（next-generation sequencing，NGS），又称高通量测序（high-through-put sequencing），是可对几百万条DNA片段进行并行测序的新一代测序技术。现行应用较为广泛的二代测序技术平台有Illumina、华大智造及Thermo Fisher等。

（一）技术原理

Illumina的高通量测序平台，以桥式PCR和可逆末端终止反应为核心技术原理。DNA文库通过流动槽（Flowcell）时，接头与芯片表面的寡核苷酸（oligo）杂交，以结合上的文库为模板进行延伸，随后双链DNA变性，模板链被洗去。互补链弯曲与附近的另一寡核苷酸杂交形成桥式结构，延伸变性后，形成2条固定在流动槽上的单链，如此循环桥式PCR后，形成DNA簇（Cluster），实现模板链的扩增，在随后边合成边测序中，以簇为信号采集的基本单元。在测序阶段，dNTP采用不同的荧光信号标记，并在3'-OH接上一个阻断基团，使聚合反应合成一个碱基后即停止延伸，冲洗掉多余的dNTP和酶，通过捕捉一个簇上的荧光信号鉴别具体的dNTP类型，达到序列识别的目的。随后加入化学试剂将阻断基团和荧光基团切除，进行下一个碱基的合成；重复以上过程。

华大智造平台采用DNBSEQ™测序技术，通过仪器气液系统将DNA纳米球（DNA nanoball，DNB）泵入到规则阵列芯片（Patterned Array）并加以固定，然后泵入测序模板及测序试剂。测序模板与芯片上DNB接头互补杂交，在DNA聚合酶催化下，测序模板与测序试剂中带荧光标记的探针相结合。再由激光器激发荧光基团发光，不同荧光基团所发射的光信号被相机采集，经过处理转换成数字信号，传输到计算机处理，可获取待测样本的碱基序列信息。

Thermo Fisher公司的高通量测序平台基于半导体测序技术。半导体测序是基于一种布满小孔的高密度半导体微孔芯片（一个小孔内即一个测序反应池），该芯片置于一个离子敏感层和离子感受器之上，当DNA聚合酶把核苷酸聚合到延伸中的DNA链上时，释放出的氢离子会改变反应池中的pH值，离子感受器通过检测pH值的变化并将其转化为数字信号，从而读取DNA序列。整套硬件设备无须光学检测和扫描系统，且使用天然核苷酸和聚合酶反应，因此实现快速、准确的测序反应。

（二）方法及操作流程

不同的二代测序平台在实验操作上有所差别，但一般都包括以下步骤。

1.样本要求

①组织样本：瘤细胞占比≥20%，手术组织石蜡切片3张以上，穿刺组织石蜡切片5张以上，其中一张用于HE染色，视组织大小可增加切片数量；②外周血白细胞样本：采血量2~3 mL，采用EDTA抗凝管；③ctDNA样本：包括外周血、脑脊液、胸腹水等体液，推荐使用Streck Cell-Free DNA BCT®血浆游离DNA采血/保存管或其他含有游离DNA保护剂及防细胞裂解保护剂的采血管，采集8~10 mL；若采用EDTA抗凝管采血，需2 h内离心分离血浆。

2.核酸提取

从待测样本中提取基因组DNA、cfDNA等，可采用磁珠法或柱提法。

3.DNA片段化

常用方法有超声打断法、酶切法。将基因组DNA打断成小片段（一般150~300 bp）。有的样本类型如cfDNA由于本身为小片段，可省略此步骤。

4.目标区域富集

将目标区域富集后再测序可显著提升测序效率并降低成本，常用的富集方法有杂交捕获法和扩增子法。杂交捕获法是利用预先设计的探针与DNA杂交从而捕获目的片段，可检测已知或未知区域的SNV、InDel、CNV、SV、Fusion等多种变异类型，应用较为广泛。扩增子法则是设计引物利用PCR将目的片段扩增出来，可检测已知区域的SNV和InDel等变异，操作简便适用于较小基因区域的检测。

5.文库制备

通过末端修饰、接头连接及纯化、扩增等步骤将DNA片段构建成带有测序接头和样本标签的、可适用于上机测序的DNA文库。

6.上机测序

将构建好的DNA文库，定量及按比例混合后，在测序仪上进行测序。

7.数据分析

利用生物信息学技术，将测序得到的大量片段序列，比对回参考基因组，并分析检测样本所携带的基因组信息或各种变异等。

（三）生物信息分析与报告解读

1.数据的生物信息分析流程及质控

高通量测序数据的生物信息学分析流程包括碱基识别、序列比对、变异识别与变异注释。

（1）碱基识别：测序仪测到的原始数据（光学信号或电信号）可以经测序平台的软件处理转换为每个样本的Fastq文件，如Illumina平台下BCL文件，记录的是碱基序列的光学信号，经bcl2fastq软件处理转换为每个样本的Fastq文件。数据分析前需对原始Fastq文件进行质控，包括过滤测序接头、低质量碱基、低质量序列等，将过滤后获得的高质量序列用于下一步分析。该流程主要的质控指标有Q30、GC含量等。

（2）序列比对：利用NGS数据比对软件将过滤后序列与参考基因组序列进行比对，得到SAM格式文件，再转化为BAM文件，对BAM文件排序、去重、优化，获得的高质量比对文件用于下一步变异识别。该流程主要的质控指标有比对率、平均测序深度和平均有效测序深度和插入片段大小（insert size）等。

（3）变异识别：经序列比对后，通过变异识别软件识别出所有与参考基因组不同的位点，包括SNV、InDel、CNV、SV等变异类型。同时软件基于比对结果计算出肿瘤突变负荷（TMB）、微卫星不稳定性（MSI）、同源重组修复缺陷（HRD）等信息。不同变异分析软件联用对变异信息的准确获取更为有效。需注意的是，用于变异识别的开源性生信分析软件常规用于科研分析，在临床检测会存在局限性，建议实验室在开源软件基础上进行优化与测试，这是各实验室检测性能存在差异的关键因素。生信分析软件优化需基于参考品、真实临床样本验证通过后形成性能确认报告。

（4）变异注释：变异识别完成后，利用各种数据库对所有识别出的变异位点进行注释，包括但不限于基本信息数据库、人群频率数据库、肿瘤数据库、遗传数据库及其他数据库。需要注意的是，由于NGS的高灵敏性，在分析低丰度突变时要注意排除由于样本损伤或样本污染导致的假阳性突变，建议在生信分析流程中予以提示。

（5）样本损伤：主要分为FFPE损伤和氧化损伤，前者主要由甲醛等固定液固定、石蜡包埋处理、长时间存储等因素引起，最常见的是胞嘧啶脱氨基，引起 C>T/G>A 的突变；后者多因实验过程异常造成。

（6）样本污染：切片过程、核酸提取过程、文库构建过程和多样本混合上机为最常见的污染环节，实验操作时要特别注意。文库构建环节的污染可通过尽早加入样本标签等方法来避免。对于液体活检 NGS 检测，因变异丰度低，测序深度高，可通过引入分子标签、双端标签技术等策略来优化克服标签跳跃和低丰度背景噪音问题。总之，严格的全流程质量控制体系是检测准确性的最重要保障。

2.基因变异类型

基因变异通常是在核苷酸水平发生的改变，但最终主要通过改变编码的氨基酸序列影响蛋白功能。因此，基因变异可分别在核苷酸水平和氨基酸水平进行注释描述。

在核苷酸水平，变异类型可分为单核苷酸变异（SNV）、短片段插入或者缺失（Indel）、拷贝数变异（CNV）、染色体结构变异（SV）及其他复杂变异等。

（1）SNV：DNA 序列中单个碱基的置换，是肿瘤基因组变异常见类型。根据变异对基因功能影响可再分为同义、错义、无义、启动子、剪接位点等多种变异。

（2）InDel：基因组序列发生小片段插入或缺失，通常在 50 bp 以下，可致氨基酸序列改变。

（3）CNV：基因组某些区域由于发生了重复或缺失，导致该区域内 DNA 拷贝数增加或减少的现象。CNV 是结构变异的一种，在肿瘤较常见。NGS 可通过对该区域的测序深度来估算 CNV。

（4）SV：基因组发生大片段序列的改变或位置的变化，包括 1 kb 以上的长片段序列缺失、插入、重复、染色体倒位（inversion）、染色体内部或之间的序列易位（translocation）等。

氨基酸变异类型主要包括同义突变、错义突变、无义突变、移码突变、剪接位点突变等。

（1）同义突变：DNA 序列的碱基改变不改变所编码的氨基酸，如：BRCA2：c.6513G>C（p.Val2171=），表示 BRCA2 编码区第 6513 位的 G 碱基变成 C 碱基，但其编码的第 2171 位氨基酸缬氨酸未发生改变。

（2）错义突变：编码某种氨基酸的密码子其碱基改变后编码另外一种氨基酸，如：KRAS：c.35G>A（p.Gly12Asp），表示 KRAS 编码区第 35 位的 G 碱基变成 A 碱基，导致其编码的第 12 位氨基酸由甘氨酸变为天冬氨酸。

（3）无义突变：碱基改变导致编码某种氨基酸的密码子变成终止密码子，使蛋白质的翻译提前终止，如：BRCA1：c.5431C>T（p.Gln1811Ter），表示 BRCA1 编码区第 5431 位的 C 碱基变成 T 碱基，导致其编码的第 1811 位氨基酸由谷氨酰胺变为终止密码子。

（4）移码突变：DNA序列发生碱基插入或缺失，且加减的碱基数不是3或3的倍数，进而导致氨基酸编码密码子转录时发生移位，引起氨基酸序列改变，翻译成不正常的蛋白，如：MLH1：c.9del（p.Phe3fs），表示MLH1编码区缺失第9位的碱基，导致所编码的氨基酸序列在第3位氨基酸苯丙氨酸处开始发生移码。

（5）剪接位点突变：主要为DNA外显子和内含子交界的剪接位点，如发生突变，可能造成剪接异常，如：MET：c.3028+1G>A，表示MET编码区第3028+1位（+1表示该外显子下游第一个内含子碱基）的G碱基变成A碱基，可影响剪接，引起MET基因14号外显子跳跃突变。

3.报告解读

（1）报告模板：NGS报告内容需简明清晰、结果明确、信息充分，从而辅助医生进行准确的临床决策；报告中应包括以下内容：受检者的基本信息、样本信息、检测项目、检测结果及解读、检测局限性说明和基因列表等，其中检测结果及解读是报告中最为重要的部分。

（2）常用术语解释。

突变丰度（Allele Fraction，AF）：该突变等位基因（Allele Depth，AD）在所有等位基因（Total Depth，DP）中的占比。

Q30：碱基识别质量值大于30的碱基占所有碱基的比率。碱基识别质量值为30时，表示碱基的正确率为99.9%以上。Q30比例越高，样本数据质量越好。

平均测序深度：指测序得到的总碱基数与待测基因组大小的比值，可理解为基因组中每个碱基被测序到的平均次数。

去重后平均测序深度：指测序得到去除PCR重复序列的总碱基数与待测基因组大小的比值。相较于平均测序深度，去重后更能反映样本真实的平均测序深度。

（3）检测结果：应包括基因变异类型、核苷酸和氨基酸变异结果、变异丰度、变异分级、相关药物信息等；也可根据检测项目和不同癌症类型增加特定指标的检测结果，如MSI、TMB、HRD等。变异分级对于后续的临床决策最为关键，其中体细胞变异和胚系变异，采用不同的分级标准。

体细胞变异分级标准：为了提高体细胞变异分级和解读的标准化和一致性，在2017年，美国AMP、ASCO和CAP联合制定了体细胞突变变异位点解读指南，该指南应用最为广泛，基于变异与药物敏感性关系或变异对特定肿瘤的诊断及预后价值，将体细胞变异临床意义证据分为ABCD四个等级。基于ABCD证据等级将肿瘤体细胞基因变异的临床意义分为Tier Ⅰ—Ⅳ四级：Tier Ⅰ，具有强烈临床意义的变异；Tier Ⅱ，具有潜在临床意义的变异；Tier Ⅲ，临床意义不明确的变异；Tier Ⅳ，良性或可能良性变异。此外，还有纪念斯隆-凯特琳癌症中心（MSKCC）的精准医疗肿瘤数据库（OncoKB）分级标准、ESMO发布的分子靶点临床可操作性量表（ESCAT）等。随着临床的深入应用，各分级标准在逐步完善。各实验室应在充分理解相关指南的基础上，制定适用于本实验室执行的细则和SOP文件。

胚系变异分级标准：不同于体细胞变异分级存在多个分级系统，遗传变异的分级基本都遵循2015年美国ACMG、AMP和CAP发布的基因变异的解读标准及指导原则，将变异分为五级，分别为"5-致病的（pathogenic）""4-可能致病的（likely pathogenic）""3-意义不明确的（variant of uncertain significance）""2-可能良性的（likely benign）"和"1-良性的（benign）"。同时各实验室也应关注和应用ClinGen序列变异解读（SVI）专家组陆续发布的一系列通用建议和细则。需特别指出的是，上述指南提供的是序列变异分级解读的"框架"，生信人员应正确理解每一条解读规则和适用条件并制定本实验室的解读流程和SOP文件。

（4）报告解读思路。

阳性报告解读：需先明确患者基本信息，如肿瘤类型、既往治疗史等，然后根据检出的变异及变异证据等级，综合考量选择临床处理或治疗方案。

"全阴性报告"解读：遇到全阴性报告首先要关注样本及测序数据的质控：

样本质控不合格：可能会影响此次检测的准确性和敏感性，造成假阴性的情况。样本质控需着重关注肿瘤细胞含量、DNA投入量、文库总量、插入片段及有效测序深度等。

样本质控合格：需要考虑到检测Panel的选择，可能是在Panel覆盖范围内无突变；另外检测技术的灵敏度也会影响突变的检出。

如果是血浆样本，ctDNA检出与肿瘤负荷、疾病状态、临床分期、手术、用药情况及采血量等相关。

值得注意的是，由于NGS所获得的基因变异信息较多，其解读需严格结合患者的影像、病理等临床信息。对部分疑难病例，推荐组织多学科整合讨论（MDT to HIM），以制定最优诊疗方案。

（四）技术优势及局限性

1.NGS技术的优势

（1）高通量：NGS的测序通量远高于一代测序。通过对目标检测区域的富集、Index标签的应用可一次实现多基因、多样本的平行检测。

（2）可检测已知突变和未知突变。

（3）支持多种变异类型的识别：得益于丰富的生物信息分析算法，NGS可实现对多种变异类型的分析，包括单核苷酸变异、插入缺失、基因融合、扩增等，亦可实现对一些特殊基因组学生物标志物（如MSI、HRD、TMB、甲基化等）的分析。

（4）灵敏度高，适用范围广：可检测低丰度或超低丰度突变，因而可利用多种样品类型检测，例如外周血cfDNA、胸腹水、脑脊液等。

（5）相对成本低：当需要多基因检测时，单个位点成本比一代测序更低，且消耗标本量更少。

2.NGS技术的局限性

（1）对技术人员和实验场地要求高：NGS技术操作步骤多，高敏感性特点使其易受到操作环节影响，对实验场地及技术人员要求较高，临床应用需建立完整培训和质量体系。但随着自动化技术平台的开发及应用，NGS技术对技术人员的要求和依赖显著降低，增强了实验稳定性。

（2）检测周期相对较长：NGS实验流程包括样本评估、核酸提取、文库制备、上机测序、数据分析解读等，通常耗时5~7天，与其他检测技术比，NGS检测所需时间较长。

（3）对生物信息分析及解读要求高：NGS高通量特点，可快速产生海量数据，但如何从海量数据中精准识别有效信息，需要复杂和经过验证的生信技术。如何将生信分析结果转化成临床可读的有用信息，对解读提出了更高要求，常需具备临床医学、生物信息学、分子生物学等方面综合知识。

三、基因测序技术的临床应用

Sanger测序经近半个世纪发展，操作流程已相当完善，成本也降低了10倍以上，因此，国际上仍是小范围特定位点基因检测的主要手段之一，但其低通量的技术局限性显著。在精准医学时代，Sanger测序可作为实时荧光定量PCR（qPCR）和高通量测序（NGS）的补充检测技术而继续发挥重要作用。近年来，NGS一直被广泛用于肿瘤的多种临床场景，主要包括：肿瘤的预防筛查、鉴别诊断、治疗和复发监测等"防、筛、诊、治、康"各领域。

各实验室在临床检测中应优先选择国家药品监督管理局（NMPA）批准的试剂盒，但由于目前国内已上市的试剂盒检测范围有限，不能完全满足临床需求。根据国务院新颁布的《医疗器械监督管理条例》第五十三条："对国内尚无同品种产品上市的体外诊断试剂，符合条件的医疗机构根据本单位的临床需求，可以自行研制，在执业医师指导下，在本单位内使用。具体管理办法由国务院药品监督管理部门会同国务院卫生主管部门制定。"实验室可通过临床实验室自建项目（laboratory developed test，LDT）形式开展更多满足临床需求的项目，但应严格按照国家药监局颁布的管理办法进行备案。

表 16-1　NMPA 批准的肿瘤组织多基因测序试剂盒

序号	注册证号	试剂盒名称	检测灵敏度（LOD）	生产厂家
1	国械注准 20183400286	人 EGFR/ALK/BRAF/KRAS 基因突变联合检测试剂盒（可逆末端终止测序法）	突变 2%；融合 10%	燃石
2	国械注准 20183400294	人 EGFR、KRAS、BRAF、PIK3CA、ALK、ROS1 基因突变检测试剂盒（半导体测序法）	突变 5%；融合（RNA100 个拷贝）	诺禾致源
3	国械注准 20183400408	EGFR/ALK/ROS1/BRAF/KRAS/HER2 基因突变检测试剂盒（可逆末端终止测序法）	突变及 ROS1 融合 1%；ALK 融合 2.5%	世和
4	国械注准 20183400507	人类 10 基因突变联合检测试剂盒（可逆末端终止测序法）	1%（10000× 测序深度下）	艾德
5	国械注准 20193400099	人类 BRCA1 基因和 BRCA2 基因突变检测试剂盒（可逆末端终止测序法）	25%（胚系检测）	艾德
6	国械注准 20193400621	EGFR/KRAS/ALK 基因突变联合检测试剂盒（联合探针锚定聚合测序法）	1%	华大
7	国械注准 20193401032	人 EGFR/KRAS/ALK 基因突变检测试剂盒（联合探针锚定聚合测序法）	2.5%	吉因加
8	国械注准 20203400072	人类 8 基因突变联合检测试剂盒（半导体测序法）	突变 5%；融合（RNA150 个拷贝）	泛生子
9	国械注准 20203400094	人 EGFR/KRAS/BRAF/HER2/ALK/ROS1 基因突变检测试剂盒（半导体测序法）	突变 5%；融合（RNA100 个拷贝）	飞朔
10	国械注准 20213400151	人 KRAS/NRAS/BRAF/PIK3CA 基因突变联合检测试剂盒（可逆末端终止测序法）	突变 1%	臻悦
11	国械注准 20213400525	EGFR/KRAS/BRAF/PIK3CA/ALK/ROS1 基因突变检测试剂盒（可逆末端终止测序法）	突变 2.5%；融合 7%	元码
12	国械注准 20213400832	人 EGFR/ALK 基因突变联合检测试剂盒（可逆末端终止测序法）	0.50%	海普洛斯
13	国械注准 20223400343	人类 9 基因突变联合检测试剂盒（可逆末端终止测序法）	突变 2%；融合 4%	燃石
14	国械注准 20223400599	人 EGFR/KRAS/BRAF/ALK/ROS1 基因突变检测试剂盒（可逆末端终止测序法）	突变 1%；融合 2%	金圻睿
15	国械注准 20223400638	人 KRAS/BRAF/PIK3CA 基因突变检测试剂盒（可逆末端终止测序法）	突变 2.5%	思路迪
16	国械注准 20223400977	人 EGFR/BRAF/KRAS/ALK/ROS1 基因突变联合检测试剂盒（可逆末端终止测序法）	突变 1%；融合（RNA100 个拷贝）	联川
17	国械注准 20223401107	人 KRAS/BRAF/PIK3CA 基因突变检测试剂盒（可逆末端终止测序法）	突变 2%	真固

注：截至 2022 年 10 月 20 日统计结果。

（一）肿瘤预防和筛查

5%~10% 肿瘤与遗传性基因突变相关，通过对遗传性肿瘤家族高风险人群进行肿瘤易感基因检测，可预估肿瘤发生风险，针对性采取预防措施。如BRCA1/2基因突变会提高乳腺癌、卵巢癌、胰腺癌等的发生风险；RET基因点突变会提高甲状腺髓样癌、嗜铬细胞瘤等多种肿瘤患病风险；错配修复（MMR）基因突变提高结直肠癌和子宫内膜癌风险。肿瘤组织测到BRCA1/2、RET等肿瘤遗传易感基因突变的患者，可对已知突变进行特异性引物设计，通过对外周血白细胞DNA进行一代测序排除遗传性；若携带致病性基因突变，建议对患者家属尤其是一级亲属进行相同位点的一代测序验证。

肿瘤筛查和早诊早治可有效延长肿瘤患者总生存期，减少疾病经济负担。早期肿瘤发现，常规肿瘤筛查方法如影像、内镜、肿瘤标志物、组织活检等存在敏感性低、准确性低，且侵入性强、依从性及可及性低等缺点。液体活检技术因无创、便捷等优点成为肿瘤早筛的主要方法。目前国内已上市的试剂盒主要为qPCR产品，检测单个或几个甲基化位点，准确性有限，且因位点有限仅能进行单癌种判断。NGS因检测范围广在早筛特别是多癌种早筛中有更好应用前景。目前NGS液体活检早筛技术主要采集外周血或发病部位的体液标本进行检测，主要关注基因组变异（ctDNA突变）、表观遗传学（cfDNA甲基化）、片段组学特征（拷贝数变异、核小体印记、cfDNA片段长度、cfDNA末端序列等）、转录组、微生物组等层面。然而，因在早期肿瘤或癌前病变人群中肿瘤信号在血液或体液中释放有限，提高敏感性和特异性是早筛需要攻克的难点。对于多癌种早筛，能够实现肿瘤信号的组织溯源以缩短从检测到临床确诊的进程也是多癌种早筛在临床应用中的关键。多癌种早筛研究主要集中在多组学、甲基化与片段组学等技术路线，已有多项研究成果报道。在多组学方面，2018年Thrive Earlier Detection在*Science*上发表了CancerSEEK的研究结果。研究人员利用血浆ctDNA中的18个基因进行检测，同时分析了8种蛋白，建立ctDNA与蛋白的双重预测模型。该预测模型入组了812例健康人，1005例癌症患者，覆盖8个癌种（肺癌、肝癌、胃癌、结直肠癌、胰腺癌、食管癌、乳腺癌、卵巢癌），其灵敏度为70%，其中Ⅰ期、Ⅱ期、Ⅲ期的灵敏度分别为43%、73%和78%。肿瘤患者器官溯源预测的平均准确性为83%。在甲基化方面，Grail的CCGA系列研究纳入超过15000例受试者，CCGA-3最新数据显示，在4077位受试者中，基于靶向甲基化技术的肿瘤早筛模型可区分多种癌症，检测特异性为99.5%，灵敏度为51.5%，肿瘤信号定位准确率为88.7%，其中Ⅰ—Ⅱ期的敏感性为27.5%。另一项在2395例中国人群中进行的前瞻性、盲法验证研究（THUNDER）中，基于cfDNA甲基化检测的ELAS-seq技术检测肺癌、结直肠癌、肝癌、卵巢癌、胰腺癌和食管癌等6种癌症的特异性为98.9%，敏感性为69.1%，预测单个或两个器官组织组织溯源的准确性为91.7%。基于该技术的试剂盒已于2022年获欧盟批准用于上述6种癌症的早期检测。在片段组学方面，则有DELFI和DECIPHER研究等。DELFI在2019年*Nature*首次报道了cfDNA片段化特征在癌症和健康人之间的区别，通过WGS评估cfDNA片段化特征并构建DELFI早筛模型。DELFI模型在乳腺癌、肠癌、肺癌、卵巢癌、胰腺癌、胃癌、胆管癌七种癌症类型中的检测灵敏度为57%~99%，特异性为98%。值得注意的是，DELFI模型在Ⅰ—Ⅱ期癌症也表现出较高灵敏度；Ⅰ期和Ⅱ期癌症敏感性分别为73%和78%。基于片段组学国内DECIPHER多癌种早筛研究，纳入1214例中国检测人群进行分析，其检测肺腺癌、肝癌、结直肠癌的敏感性为95.5%，特异性95.0%，组织溯源性为93.1%。基于DECIPHER技术的试剂盒已获欧盟CE认证。然而，基于液体活检技术的肿瘤早筛临床应用价值尚需经过大规模前瞻性队列研究证实。

（二）肿瘤的辅助诊断

NGS多基因检测可用于实体瘤如神经系统肿瘤、肺癌、乳腺癌、子宫内膜癌等，以及血液系肿瘤等的辅助诊断或分子分型。例如通过检测POLE、TP53、MSI等分子标志物对子宫内膜癌进行分子分型；通过检测SS18、EWSR1等分子标志物对软组织肿瘤分类的辅助诊断。通过术前细针穿刺细胞基因检测，可辅助诊断甲状腺结节良恶性，进而制定更精准的个性化诊疗方案。在造血淋巴系肿瘤中，根据重现性基因异常对急性白血病进行明确分子分型诊断已被广泛认可，NGS多基因检测能辅助淋巴瘤精准诊断，以及探索淋巴瘤分子分型。对原发灶不明的转移性肿瘤，NGS多基因检测可能对肿瘤来源进行判断。在肿瘤诊断领域，国内尚无获批的NGS检测试剂盒，但由于辅助诊断及分子分型突变基因及种类的多样性，部分实验室可通过LDT形式开展NGS检测。

一代测序因检测特定的DNA序列可用于部分场景的肿瘤辅助诊断，一代测序仪可通过毛细管电泳区分不同目的片段长度，进而判断是否异常。

（1）微卫星不稳定性（MSI）检测：通过检测特定微卫星位点，比较肿瘤组织与正常组织的位点分布差异，用于区分MSI-H的肿瘤患者。

（2）基因重排：通过对特定TCR/IG重排的片段检测，可区分T细胞或B细胞的克隆性，进而辅助诊断淋巴瘤。

（3）多重连接探针扩增技术（MLPA）MLPA大片段分析：如BRCA1/2的NGS检测可能不涵盖大片段缺失，采用MLPA法进行补充检测。

（4）其他基因突变：如MYD88基因L265P突变可用于淋巴浆细胞淋巴瘤；H3F3A基因G34点突变可用于骨巨细胞瘤；c-kit或PDGFRA突变可用于胃肠间质瘤的辅助诊断。

（三）肿瘤治疗参考

基因突变的检测可指导肿瘤靶向治疗。例如，针对非小细胞肺癌患者，EGFR基因18—21号外显子上的已知热点突变可指导1—3代EGFR-TKIs的选择，ALK/ ROS1/ RET基因融合和MET跳读等有对应的靶向治疗方案；针对肠癌患者，KRAS/NRAS/ BRAF基因特定点突变可指导EGFR单抗类药物的使用，HER2扩增可选择抗HER2治疗方案；针对胆管癌患者，IDH/BRAF基因位点突变、FGFR融合、HER2扩增均为靶向治疗的重要靶点。针对胃肠间质瘤患者，c-kit或PDGFRA突变可指导伊马替尼等小分子抑制剂的使用。由于Sanger测序法的敏感性较低，检测位点及变异类型有限，有条件单位不首先推荐用于此类基因变异的常规检测。NGS因一次可以检出多种变异类型且敏感性较高成为肿瘤治疗参考的重要检测方法。对早中期肿瘤患者，NGS可发现敏感突变，指导患者的新辅助或辅助靶向治疗。对晚期肿瘤患者，NGS检测可为多数患者识别潜在治疗靶点、发现罕见靶点并取得临床获益。尤其在肺癌，NGS可平行检测包括EGFR、ALK、ROS1、RET、MET、ERBB2、KRAS、BRAF等治疗靶点，已成为肺癌诊疗过程的常用技术。同源重组修复基因及HRD的检测，可指导PARP抑制剂在多种实体瘤的应用。免疫检查点抑制剂（ICI）的使用，有效延长各种肿瘤患者的生存期，可通过NGS技术检测免疫治疗相关标志物（MSI、TMB、免疫疗效相关正负调节预测因子、免疫疗效超进展预测因子等），从而指导更加精准的免疫治疗。泛实体瘤靶点NTRK1/2/3融合、RET变异等为泛实体瘤患者特别是罕见癌症以及诊断不明的肿瘤提供靶向治疗指导。此外，由于NGS技术应用，对靶向和免疫治疗耐药原因的探寻及后续治疗提供了帮助。在肿瘤治疗领域，国内已有多个获批的NGS小Panel检测试剂盒，可满足部分肺癌、肠癌初治患者的靶向治疗需求。对更多基因的NGS检测需求，大部分实验室需以LDT形式开展。

（四）肿瘤预后评估及复发监测

特定基因变异可用于协助评估肿瘤预后。例如，在胶质瘤中，TERT启动子突变、IDH1/IDH2点突变等众多基因可用于胶质瘤的分型和预后评估；在急性髓系白血病中，TP53、ASXL1、RUNX1、FLT3等多个基因突变以及KMT2A、NUP98、NUP214等多种基因融合都被纳入预后分层；在横纹肌肉瘤中，MYOD1、PIK3CA突变以及多种融合形式都和化疗敏感性及预后相关；在子宫内膜癌中，POLE基因部分已知突变可提示预后较好，高拷贝数组预后最差。在弥漫大B细胞淋巴瘤（DLBCL）中，发生中枢侵犯的DLBCL预后极差，NGS通过脑脊液ctDNA检测评估DLBCL中枢神经系统侵犯和预后风险。NGS在各癌种的预后评估中发挥着重要作用，部分位点可用一代测序进行检测，但需注意技术敏感性低导致的漏检风险。

肿瘤的复发和转移是生存率降低的重要原因，肿瘤患者需要实时监控肿瘤进展。NGS技术可用于跟踪对治疗的反应，并通过检测微小残留病灶（minor residue disease，MRD）标志物以确定预后及复发风险，指导后续治疗方案制定。国内尚无MRD监测的NGS试剂盒获批，对有MRD监测需求的医院需以LDT形式开展。目前，国内已有中国人群前瞻性的研究相继报道，MRD监测可预测早中期肠癌及肺癌的预后及复发风险，MRD在肿瘤治疗的指导价值已有初步探索，但仍需更多的前瞻性临床试验印证。

综上所述，NGS技术可在短时间内对成百上千个基因或整个基因组进行测序和基因变异/突变的检测，已广泛用于肿瘤的预防、筛查、诊断、治疗、康复随访等领域，其较高的技术性能为个性化精准医疗奠定了基础。

第五章

基因芯片技术

一、基因芯片技术概述

基因芯片（gene chip）又称DNA微矩阵芯片（DNA microarray chip），通常所说的基因芯片是指染色体层面的全基因组芯片，全基因组芯片也是目前应用最广的基因芯片，又叫染色体微阵列分析（chromosome microarray analysis，CMA），这一技术被称为"分子核型分析"。能够在全基因组水平进行扫描，可检测染色体不平衡拷贝数变异（copy number variation CNV）。

二、基因芯片技术原理

基因芯片技术的原理是将大量特定的寡核苷酸片段或基因片段作为探针有序且高密度地排列固定于玻璃、硅等支持物上，然后将待测样品用荧光染料标记后与芯片杂交，通过扫描和比较芯片上每一探针上的荧光杂交信号，从而迅速获得所需基因的表达、变异和甲基化特征等信息。由于同时将大量探针固定于支持物上，故可一次性对样品的大量序列进行检测和分析，从而解决了传统核酸印迹杂交（southern blotting 和 northern blotting 等）技术操作复杂、自动化程度低、操作序列数量少、检测效率低等不足。而且，通过设计不同探针序列、使用特定分析方法，可使其具有多种不同应用价值，如基因表达谱测定、突变检测、多态性分析和表观遗传学修饰检测等，进而衍生出基因表达谱芯片、单核苷酸多态性（single nucleotide polymorphism，SNP）芯片、miRNA芯片和DNA甲基化芯片等多种类型。

三、基因芯片技术实验流程

基因芯片技术方法和操作流程主要包括4个环节：芯片方阵构建、样品制备、杂交反应和信号检测和分析。

（一）方阵构建

1.探针的制备

表达谱芯片需从待检测样品、mRNA或总RNA中制备cDNA探针；SNP芯片需从待检样品DNA中通过PCR制备探针或人工合成寡核苷酸探针。

2.片基处理

制备基因芯片主要采用表面化学方法或组合分类化学方法处理片基，然后使DNA片段按顺序排列在芯片上。经特殊处理过的玻璃片、硅片、聚丙烯膜、硅胶晶等都可作为载体材料。

3.点样

基因芯片的点样方法可分为原位合成与微矩阵点样两类。原位合成是制造高密度寡核苷酸的关键技术，包括光引导原位合成、喷墨打印和分子印迹原位合成三种方法；微矩阵点样法是将DNA用针点或喷射方法直接排列到载体上。

（二）样品制备

基因表达谱芯片和miRNA芯片均属于RNA芯片，样本制备需抽提总RNA，质控合格后方可使用。SNP芯片和DNA甲基化芯片均属于DNA芯片，样本制备需提取全基因组DNA。不同样本中的DNA或RNA需经过提取、质控、PCR或RT-PCR扩增、荧光染料标记后才可用于芯片杂交过程。

（三）杂交反应

杂交反应是基因芯片技术中最重要的一步，其复杂程度和具体控制条件由芯片中基因片段的长短和芯片本身的用途而定。杂交反应中涉及因素主要有杂交温度、杂交时间、杂交液成分等。如是基因表达检测，反应时需高盐浓度、低温和长时间。如要检测是否有突变，因涉及单个碱基的错配，故需在短时间内、低盐、高温条件下高特异性杂交。杂交完成后在洗涤工作站按标准操作流程进行芯片洗涤。

（四）信号检测和分析

基因芯片在与荧光标记的目标DNA或RNA杂交后，利用激光共聚焦扫描芯片和电荷耦合器件（charge coupled device，CCD）芯片扫描仪将基因芯片测定结果转变成可供分析处理的图像数据，此过程需专门系统来处理芯片数据，一个完整的基因芯片数据处理系统包括芯片图像分析、数据提取及芯片数据的统计学分析和生物学分析，以及芯片数据库管理和芯片表达基因的检索。

（五）注意事项及常见问题

1. 样本制备

不同类型芯片需选择不同样本制备方法。基因芯片对样本要求高，浓度、纯度和完整性是样本质控的核心。

2. 杂交条件

不同类型的芯片需选择合适的反应条件。基因表达检测需较长的杂交时间，更高的样本浓度和较低温度，有利于增加检测的特异性和灵敏度。突变检测要鉴别单碱基错配，因此需更高的杂交严谨性和更短的杂交时间。

3. 结果判读

DNA浓度过高可造成杂交点模糊，需适当降低DNA探针浓度；核酸样品中掺入的荧光染料过多或过少可造成背景区出现荧光点，需调整杂交前样品的染料掺入量；杂交后清洗不充分可导致高背景或背景不均匀，应更换新鲜配制的清洗溶液并保证足够的冲洗时间和次数；杂交时样品溢出导致盖片周围出现强荧光信号，应确保杂交时湿度适宜，盖玻片的放置到位。

4. 临床应用

基因芯片技术弥补了核型分析分辨率低、荧光原位杂交通量有限、高通量测序分析CNV的成本和技术要求高等不足。在临床应用时，应留意所用技术平台的性能指标，包括分辨率、检测灵敏度、能否分析拷贝数中性的杂合性缺失（cnLOH）等。并在实验检测中应建立完善的质量评估体系，尤其使用石蜡包埋的组织标本检测分析时，应留意所获得的DNA质量对检测结果的可能影响。

四、基因芯片的数据分析

在基因芯片实验中，通过对芯片进行信号检测分析，获得全部或部分基因表达、核酸变异和甲基化水平的数据。这些数据背后隐藏的生物学意义，需要通过生物信息学方法分析和挖掘。基因芯片分析需要首先行数据预处理、数据转换等，然后根据芯片类型不同，结合实验目的进行基因表达、变异分类、差异性等统计学分析。

（一）数据预处理

对基因芯片扫描获得的数值信息需要预处理，以便后续数据分析。一般包括数据清洗、丢失数据填补、清除不完整数据及合并重复数据等工作。数据清洗目的是去除归一化处理后异常的数据，如负值或很小的数据、明显的噪声数据等，通过数据清洗过程可置为缺失或赋予统一数值。

（二）数据转换

数据转换是将数据变换为适合数据挖掘形式，将数据规范化，使之落在一个特定的数据区间中。数据转换包括对数转换和标准化两个过程，对数转换是使得数据在log空间内，数据的标准化是将所有的数据转换到同一个范围内，使得数据的平均值为0，标准差为1，从而便于后续分析。

（三）数据统计分析

数据分析可分为差异分析、相关性分析、聚类分析和分类分析等，数据分析结果可通过可视化软件，利用火山图、热图、聚类图、韦恩图等进行直观性展示。对DNA甲基化芯片，主要探索不同甲基化状态区域。对SNP芯片，主要根据SNP多态性不同，推测基因拷贝数变异（copy number variations，CNV）不同。

（四）数据解读

SNP芯片中经过注释后的变异位点（包括CNV变异）需进行致病性的解读，主要依靠2015版美国医学遗传和基因组学学会（American College of Medical Genetics and Genomics，ACMG）的变异解读指南和临床基因组资源机构（ClinGen）2019年联合发布的共识建议进行致病性评级，根据变异导致疾病发生可能性的高低分为5类：致病性（pathogenic）、可能致病性（likely pathogenic）、意义不明（uncertain significance）、可能良性（likely benign）和良性（benign）。不同分类基因变异的致病可能性分别为：>0.99、0.95~0.99、0.05~0.949、0.001~0.049、<0.001。每个变异的致病性评级需整合该位点的人群频率、特定变异类型、疾病数据库收录、同行评议论文报道和软件计算预测等诸多方面的证据，根据致病性变异和/或良性变异证据的数量和级别进行综合考虑。

（五）常用基因芯片数据集

目前收集、存贮基因表达数据的最有影响的数据库是GEO和ArrayExpress。GEO是由NCBI在2000年开发的一个基因表达和杂交微阵列数据库，可免费获取来自不同生物体的基因表达数据的在线资源。ArrayExpres是基于基因表达数据的微阵列公共知识库，当前包含多种基因表达数据集和与实验相关的原始图像集，存储大量被注释的数据。ArrayExpress数据库由EBI维护，与所有由EBI维护的在线数据库相联接。

五、基因芯片技术的优势及局限性

（一）基因芯片技术的优势

1.检测系统通量高

基因芯片能高通量、平行检测成千上万个基因在某一条件下的变化，能在更全面广泛的基因组水平上揭示不同基因之间内在的相互关系，使研究效率明显提高，并极大降低基因表达检测的平均成本。

2.检测系统层面广

基因芯片能同时揭示在某一条件下相关基因不同层面的变化，包括DNA层面各种类型的变异（碱基置换、小片段插入缺失、大片段重排、基因拷贝数变异、染色体区段的缺失或插入，染色体结构和数量异常）、mRNA及miRNA表达谱变化，和DNA甲基化调控。

3.检测系统微型化

基因芯片检测系统微型化，在能同时研究上万个基因变化前提下，对样品需要量非常小，节约费用和时间，研究效率明显提高。

4.检测系统标准化

基因芯片生产高度标准化，规模化生产在降低成本的同时减少了实验误差，增加了不同批次数据间的可比性，为回顾性数据再利用和数据挖掘奠定了基础。

5.检测系统自动化

基因芯片结合微机械技术，可把生物样品预处理，基因物质提取、扩增，以及杂交后信息检测集成为芯片实验室，制备成微型、无污染、自动化、可用于微量试样检测的高度集成的智能化基因芯片。

（二）基因芯片技术的局限性

1.基因芯片只能检测基因水平的变化

基因芯片主要定位于运用高通量手段在特定实验条件下观察基因组的整体性变化，故基因芯片测定的是属于基因、基因表达的中间产物及其调控因素，不能直接解释主要由功能蛋白参与的多种生理、病理变化的机制。而且，即使是在基因芯片上表现出明显变化的不同基因，它们之间的因果关系如何，单靠基因芯片技术本身也不能单独进行确切判断，需要利用相应实验技术进一步研究。

2.基因芯片技术不能检测细胞原位的变化

基因芯片技术不能区分组织中不同类型细胞或相同类型细胞不同亚克隆之间的差异。基因芯片实验需要对受检组织样本的所有细胞进行物理破坏才能获得其基因表达模式，而大多数人体组织样本是不同细胞类型的混合物。因此，比较两个不同组织活检样本时，基因表达模式的变化受该样本中所有细胞类型的表现和细胞比例的多因素影响，可能导致分析不准确。目前可采用激光捕获显微切割和空间转录组技术有针对性分离特定细胞，但技术成熟度有待提高。

3.基因芯片技术检测范围有限

由于基因芯片的探针是针对已知核酸序列按碱基互补配对原则设计的，只能检测已知碱基序列的基因片段或基因变异形式。对未知核酸序列和变异形式由于无法设计探针也就无法进行检测。在疾病状态下，可能涉及的新基因或已知基因的新变化，仅用基因芯片无法检测这些变化。对有明显疾病表型差异但使用基因芯片未找到致病基因时应考虑选择其他基因检测技术，如高通量测序技术来查找可能致病的新基因或已知基因的新变化。

4.基因芯片检测结果受多种因素影响

基因芯片实验中，待测样本与核酸探针的杂交和洗脱过程可能受到多种因素的影响，如自身因素（序列长度、碱基比例、互补性等）、杂交和洗脱实验条件（探针和靶序列浓度、阳离子浓度、pH值等）及非特异性杂交片段等，从而导致检测结果出现假阳性和假阴性。此外，基因芯片的检测结果还受前期样本采集、运输、储存、处理和后期数据分析的诸多影响。

六、基因芯片技术的临床应用

（一）基因芯片技术在实体瘤中的临床应用

1.基因芯片技术在实体瘤筛查中的应用

宫颈癌是女性最常见恶性肿瘤之一，人乳头瘤病毒（HPV）感染是导致宫颈癌的直接原因。HPV DNA有100余种亚型，其中30多种与宫颈感染和病变有关，根据致病力大小分为高危型和低危型两种。采用基因芯片法检测HPV感染，能快速鉴定HPV分型，适合临床用于HPV感染的普筛和宫颈癌早筛。运用基因芯片技术对肝癌、胃癌、甲状腺癌、胰腺癌和肠癌等肿瘤的miRNA小分子肿瘤标志物进行筛查，通过筛选出的特异miRNA分子，指导肿瘤早筛、疗效监测以及预后判断。

2.基因芯片技术在实体瘤用药指导中的应用

目前，已获批基于基因芯片技术的BRAF、KRAS基因突变检测试剂盒具有操作简单、用时短、价格低廉的优势，在结直肠癌患者的用药指导基因检测中具有一定应用价值。70基因MammaPrint®是首个经过FDA批准，CE认证的证据等级为1A的早期浸润性乳腺癌复发风险的基因芯片检测产品，ASCO指南和NCCN指南推荐其用于判定激素受体阳性早期乳腺癌的远处复发风险，协助确定辅助化疗的预期获益，为乳腺癌患者提供更精准的治疗建议。

3.基因芯片技术在实体瘤中的其他应用

《中国肿瘤整合诊治指南（CACA）——脑胶质瘤》推荐用脑胶质瘤相关染色体拷贝数变异、基因扩增缺失，以及miRNA表达水平变化，来预测预后和对放化疗的敏感性。包括PAM50在内的基因表达谱芯片将乳腺癌分为Luminal A型、Luminal B型、HER2过表达型、基底样细胞型和正常乳腺样型，为乳腺癌分子分型和个体化诊疗提供关键分子依据。

4.基因芯片技术在肿瘤标志物发现及实体瘤药物研发中的应用

多肿瘤标志物蛋白芯片检测系统运用了生物芯片技术，对常见10种肿瘤进行联合检测分析，可提示肿瘤是否发生，以及肿瘤发生部位和种类。该芯片系统适用于临床对肿瘤的快速检测，更适于无症状人群早期肿瘤普查。

（二）基因芯片技术在血液肿瘤的临床应用

血液肿瘤相关的基因变异形式多样，需要整合应用细胞遗传、基因测序和基因扩增等多种检测技术。基因芯片作为较早应用的高通量基因分析技术，具有技术成熟度高、成本较低、易于培训和推广等特点，是血液肿瘤研究、临床分子诊断和分型鉴定技术的重要组成。

1.基因芯片技术在血液肿瘤伴随诊断中的应用

基因芯片技术在血液肿瘤临床伴随诊断中的应用优势主要在于基因表达谱和CNV分析。有多种血液肿瘤分子亚型是基于基因芯片技术发现并进一步确定的，如BCR-ABL1样急性B淋巴细胞白血病（B-ALL）等，详见CACA指南《血液肿瘤》。

2.基因芯片技术在血液肿瘤预后评估中的应用

除诊断分型外，血液肿瘤中还有很多具有预后评估和治疗指导意义的染色体数目变异、染色体区段缺失/扩增、基因组微缺失、CNV等。如-7/del（7q）、+8等对于骨髓增生异常肿瘤的预后评估，9q34扩增、16q12缺失对于部分T细胞淋巴瘤的预后评估，IKZF1、EBF1等多种转录因子基因缺失对B-ALL的预后评估都有重要意义。随着研究进展，具有明确临床意义的基因组微缺失或CNV指标还会持续扩展。

表16-2　常用基因芯片相关数据库及链接

数据库	链接
Catalogue of somatic mutations in cancer (COSMIC)	http://cancer.sanger.ac.uk/cosmic
Cancer genomics consortium cancer gene list	http://www.cancergenomics.org
My cancer genome	http://www.mycancergenome.org/
Personalized cancer therapy, MD Anderson Cancer Center	https://pct.mdanderson.org/
intOGen	https://www.intogen.org/search

数据库	链接
Pediatric Cancer genome project, St Jude's Children's Research Hospital and Washington Univ joint venture	https://www.stjude.cloud/studies/pediatric-cancer-genome-project/
International cancer genome consortium	https://dcc.icgc.org/
CAGdb	http://www.cagdb.org/
ClinVar	http://www.ncbi.nlm.nih.gov/clinvar
Decipher	https://www.deciphergenomics.org/
Human gene mutation database	http://www.hgmd.org
Locus reference genomic	http://www.lrg-sequence.org
Leiden open variation database	http://www.lovd.nl

第六章

核酸质谱技术

一、核酸质谱概述

核酸质谱技术是由基质辅助激光解吸附质谱技术（matrix assisted laser desorption / ionization，MALDI）发展起来的检测技术，在基因检测和病原筛查等方面应用前景较大。

核酸质谱的发展依赖于质谱分析技术的进步，依赖于质谱仪（mass spectrography，MS）的发展。质谱仪能使物质分子电离，并通过适当电场或磁场按空间位置、时间先后或轨道稳定与否实现质荷比分离的仪器。从20世纪初首台质谱仪问世到20世纪70年代，质谱技术发展已较为成熟，但检测范围仅限于热稳定性高的小分子。直到1989年，John BFenn和Koichi Tanaka发明ESI和MALDI两种软电离方法，保证了极性高、热稳定性差的生物大分子在电离中不被降解，将质谱技术检测范围拓展到生物大分子，为核酸质谱技术诞生奠定重要基础。

质谱技术是一种强大检测方法，与其在蛋白质多肽与小分子代谢物方面的应用相比，质谱在基因检测的应用尚待进一步发掘。随着核酸质谱应用标准化和规范化的深入，该技术的应用领域将更为广泛。

二、核酸质谱技术原理

核酸质谱即质谱技术在核酸大分子检测中的应用，其工作原理是将样本电离成不同质荷比的离子，随后在质量分析器中将其区分，再用检测器记录不同质荷比（m/z）离子的信号强度值。因样本组成复杂及鉴定需要，实际分析中常将某质荷比离子在裂解池经高能离子轰击破碎，进行二级质谱分析（MS/MS），再根据不同碎片信息分析样本分子组成。

核酸质谱采用MALDI方式进行样本电离化。MALDI是软电离方式的一种，常用于电离分子量大和热稳定性差的物质。MALDI原理是将样本与基质混合形成晶体，经高能激光加热使基质迅速挥发，并将能量均匀传递给样本分子，使其带电。核酸质谱多用吸光能力强的有机酸作为基质，有效避免高能激光破坏化合物结构。MAL-DI技术灵敏度极高，一般只需pmol-fmol样本。为避免核酸分子断裂，核酸质谱常用PCR和单碱基延伸扩增之后再行质谱检测。

质量分析器是分离不同质荷比离子的核心部件。核酸质谱常用飞行时间（time of flight，TOF）质量分析器，TOF原理是离子在间歇脉冲电场中被赋予动能，相同动能下不同离子m/z与速度平方成反比，即飞行时间越长，离子m/z越大。经MALDI电离的离子常带+1价电荷，导致质荷比较大，从而提高对质量分析器的要求。由于漂移管长度和分辨率限制，早期TOF质量分析器的效果不尽如人意。而离子延迟引出技术（delay extraction，DE）和离子反射技术的发明和应用解决了这一难题。目前常用TripleTOF 6600质谱仪可每秒采集50张质谱图，分辨率不低于40000，保证了质谱仪产出质量。TOF质量分析器在检测离子质荷比和分辨率有优势，核酸质谱分析一般使用MALDI-TOF作检测手段。

三、核酸质谱的操作流程

核酸质谱主要原理是基于基质辅助激光解吸附-电离飞行时间（MALDI-TOF MS）质谱技术。不同核酸分子通过在真空舱内电离后的飞行时间进行确定，然后确定分子量，最后在芯片上完成对核酸样本的SNP、InDel、CNV、基因融合和甲基化分析。

核酸质谱的操作流程包括：样本准备、样本检测和报告解读。

（一）样本准备

核酸质谱可与配套试剂用于对生命体来源（如血液、体液、组织）样本中已知核苷酸的检测，全血、唾液、口腔黏膜脱落细胞、干血斑、活检组织、石蜡包埋组织和血浆游离DNA等各种来源的核酸样本，只需准备总量在1~10 ng微量DNA样本。

（二）样本检测

1.多重PCR扩增
通过多重PCR引物对含待检SNP的目标片段进行扩增。

2.去dNTPs反应
加入虾碱性磷酸酶（SAP）去除反应液中的dNTPs。

3.单碱基延伸
加入特异性单碱基延伸引物，在SNP位点上延伸1个碱基，使含有不同等位基因的PCR产物间只有单个碱基差异。

4.共结晶

单碱基延伸产物转板上机，经树脂脱盐，自动点样在芯片基质上，形成共结晶。

5.解吸附-电离

共结晶在质谱仪的真空管内经强激光激发，核酸分子解吸附为离子。

6.质谱飞行

带正电的单电荷离子在真空管中加速向高度灵敏检测器飞去。电场中离子飞行时间与离子质量成正比，离子质量越小就越快到达检测器。因此可通过飞行时间，把不同质量的离子区分开。

7.数据分析

检测器将信号转化为可视峰图，每一种基因型具有特定质量，软件自动分析对应的碱基类型，得到最后结果。

（三）报告解读

核酸质谱的数据报告解读依托于核酸质谱配套软件，原始数据储存于数据库中，可随时调取进行数据分析。核酸质谱报告常包含检测信息、基因位点检测结果和基因位点解析。

1.检测信息

检测信息主要包含姓名、年龄、性别、病历号、条形码编号（每个项是唯一的项目编号）、项目类型、样本类型及联系方式等。

2.基因位点检测结果

以甲状腺4基因组织检测为例，主要信息包含甲状腺4个基因的信息：基因名称、核苷酸变化、氨基酸变化以及阴/阳性。

3.基因位点解析

基因位点解析主要包括基因位点突变、位点解析、良恶性辅助判断、预后评估以及核酸质谱峰图等。

四、核酸质谱在肿瘤防治中的应用

核酸质谱具有通量高、准确度高和灵活性高、检测周期短及成本低等诸多优势，近年在临床中应用也快速发展，核酸质谱以"多、快、好、省、灵活"优势，决定它特别适合复杂和多靶标疾病的分子诊断，目前主要用于出生遗传缺陷、肿瘤、药物基因组、病原体多联检和耐药检测等。从检测和分析内容看，核酸质谱可进行 ctD-NA 的基因型分析（genotyping）、基因突变检测（mutation detection）、DNA 甲基化（DNA methylation）、基因表达（gene expression）、拷贝数差异（copy number variation，CNV）和单倍体序列差异（haploid sequence variation，HSV）等多项检测与分析。

在肿瘤中的应用主要围绕肿瘤早诊早筛、诊断和分型、用药指导及伴随诊断、复发跟踪和预后判断等。针对肿瘤的防治诊断，已有一系列产品化的应用，在肿瘤早筛中已有相关检测产品应用，如肿瘤易感基因BRCA1、甲状腺癌突变基因BRAF、RET、TP53、TERT等及相关肿瘤遗传性乳腺癌、卵巢癌等。如女性高发21项肿瘤风险基因检测、男性高发18项肿瘤风险基因检测、非小细胞肺癌、结直肠癌伴随诊断、化疗和靶向用药指导、乳腺结节良恶性鉴别、乳腺癌早筛等检测项目。

目前，也有核酸质谱用于液体活检，对肿瘤进行早期检测等。如2020年，广州多家机构研究人员测试了尿液DNA甲基化测定对膀胱癌早期检测和复发监测的应用。测试结果显示，应用核酸质谱对尿液DNA甲基化检测可有效区分膀胱癌患者。这种基于核酸质谱的尿液DNA甲基化检测新方法用于膀胱癌的早期肿瘤、微小病变、残留肿瘤检测和监测是一种快速、高通量、无创的可靠方法，可减轻膀胱镜检查和盲目二次手术的负担。

第七章

其他基因检测新技术

一、三代基因测序技术

（一）三代基因测序技术概述

第三代测序技术根据原理不同主要分为两大技术阵营：第一大阵营是单分子荧光测序，代表性技术为PacBio的SMRT技术，应用了边合成边测序的策略，并以SMRT芯片为测序载体。第二大阵营为纳米孔测序，代表性技术为Oxford Nanopore的新型纳米孔测序（nanopore sequencing）技术，是一种基于电信号而不是光信号的测序技术。

在基因组结构变异、全长mRNA可变剪接体检测及表观甲基化检测等应用领域，给了三代测序广阔的发挥空间。

（二）三代测序技术原理

1.PacBio SMRT测序技术原理

SMRT技术原理是单分子测序，本质上是采用四色荧光标记的dNTP和ZMW孔完成对单个DNA分子测序。每个ZMW孔中，单个DNA分子模板与引物结合，再与DNA聚合酶结合后，被固定到ZMW孔底部。加入四色荧光标记的dNTP，DNA合成开始，连接上的dNTP会由于碱基配对在ZMW底部停留较长时间，激发后发出对应荧光信号被识别，返回荧光信号会形成一个特殊脉冲波。另一方面由于荧光信号连接在dNTP的磷酸基团上，当上一个dNTP合成后，磷酸基团自动脱落，保证检测的连续性，提高检测速度，每秒钟合成10个碱基速度，实现了实时检测。

2.Oxford Nanopore纳米孔测序技术原理

在充满了电解液的纳米级小孔两端加上一定电压（一般为100~120 mV），便很容易地测量通过此纳米孔的电流强度。纳米孔直径（约2.6 nm）只能容纳一个核苷酸通过。在核苷酸通过时，纳米孔被核苷酸阻断，通过电流强度随之变弱。4种核苷酸碱基空间构象不同，在通过纳米孔时，被减弱的电流强度变化程度也不同。检测电流强度变化，即可判断通过纳米孔的核苷酸种类，这就实现了实时测序。

（三）三代测序技术方法和操作流程

1.PacBio SMRT 测序技术

PacBio SMRT 的测序文库是经典的"哑铃型"环状结构，中间是插入片段，两端分别是茎环结构接头。这种"哑铃型"文库是三代文库设计的最大亮点，环状的文库设计完美地契合了 PacBio 三代超长读长（平均读长 10~12 kb）的测序优势。文库构建流程：将基因组 DNA 打断破碎成大片段（通常是 20 kb 左右）；末端修复；接头连接；片段筛选；杂交测序引物；DNA 聚合酶绑定，SMRT cell DNA 文库制备完成。

注意：整个文库构建过程不经过 PCR。

2.Oxford Nanopore 纳米孔测序技术

Nanopore 纳米孔测序的实验流程按照 Oxford Nanopore Technologies（ONT）提供的标准步骤执行。主要步骤为：提取样本基因组 DNA，检测 DNA 纯度、浓度和完整性，保障合格样品进入实验；利用 gTube 将基因组 DNA 打断成平均 8 kb 左右；DNA 损伤修复和末端修复，磁珠纯化；接头连接，磁珠纯化；文库定量与混池；测序接头连接；上机测序。

（四）三代测序技术优势和局限性

1.技术优势

（1）超快测序速度。

（2）超长测序读长。

（3）超高准确度：测序深度达到 30×时，准确度达到 99.999%（Q50）。

（4）均一覆盖度：无 PCR 扩增偏好性和 GC 偏好性。

（5）直接检测碱基修饰：在基因组测序同时直接检测碱基修饰，如可测甲基化的 DNA 序列。

（6）超低样本量：DNA 起始量降低 10 倍。

2.技术局限性

（1）对单碱基，三代测序准确性较差。

（2）三代测序整体成本比较高。

二、单细胞测序技术

（一）单细胞测序技术概述

继"人类基因组计划"后，群体和个体基因组都得到前所未有发展，但在细胞层面，相同基因组的同类型细胞、癌细胞及癌旁细胞的异质性和微环境等问题仍无法回答。因此，需要新的高通量测序技术，准确揭示单细胞表达模式，实现单细胞水平基因表达分析。单细胞测序技术核心是单细胞分离制备、遗传物质提取扩增及高通量测序。高通量单细胞分离技术主要有微孔芯片技术和微流控技术。单细胞测序平台的扩增技术主要有单细胞全基因组扩增和单细胞转录组扩增。单细胞测序技术优势体现在单细胞水平上进行更多样化研究。但单细胞建库门槛较高，其测序读长相对较短，对样品的细胞活性和数量的要求较高，因此基因组拷贝数变异（CNV）、短的插入缺失（InDel，50bp）的检测仍具很大局限性。

（二）单细胞测序技术原理

单细胞测序包含3大核心技术：单细胞分离制备、遗传物质提取扩增及其高通量测序。

1.传统单细胞分离技术

传统单细胞分离主要有：口吸管技术、显微操作法、激光显微切割和流式细胞法。

（1）口吸管技术，在显微镜下选择形态较好细胞，但对操作人员熟练度要求较高。

（2）显微操作法，通过手动/自动化办法实现单细胞获取。

（3）激光显微切割，可将组织内单一细胞或细胞群切割下来进行研究，但易被污染，且对细胞核酸损伤较大。

（4）流式细胞术能对鞘液包裹的单细胞实现散射光和荧光检测，该技术能很好实现大量细胞及复杂样本分选，且精度高、通量大。但该技术影响细胞活性，同时要求细胞数量多。

2.新型高通量单细胞分离技术

目前新型高通量单细胞分离技术主要有微孔芯片技术和微流控技术。

（1）微孔芯片技术将细胞悬液中单细胞分离至微孔中，同时用有条形码的磁珠捕获RNA片段，实现单细胞高通量标记，以便后续PCR定量或测序。

（2）微流控技术通过利用重力离心、流体力学、电场力等来捕获细胞。集细胞的捕获、培养、裂解及后续的检测分析于一体，实现高通量、自动化和集成化。

3.单细胞测序平台的扩增技术

单细胞测序平台的扩增技术主要分为：单细胞全基因组扩增和单细胞转录组扩增。

（1）单细胞全基因组扩增（WGA）是将单个细胞得到的微量基因组 DNA 进行高效扩增，从而获得高覆盖度的单细胞基因。

（2）单细胞转录组扩增将单个细胞内的 mRNA 逆转录成 cDNA 再行扩增，得到单个细胞内所有 mRNA 总表达量，依其反映该细胞总体特征。目前单细胞转录组测序技术主要包括：Smart-seq、CEL-Seq、Quartz-Seq、Drop-seq、InDrop-seq、Smart-seq2 等。

（三）单细胞测序技术方法及操作流程

单细胞测序技术方法包括单细胞转录组测序、单细胞免疫组测序、单细胞 ATAC 测序、细胞 ATAC+mRNA 测序、CITE-seq、单细胞全基因组测序、细胞表观基因组、单细胞蛋白组等。

操作流程以 Drop-seq 为例，利用微流体装置将带有条形码的微珠和细胞一起装入微小液滴，后者沿槽道流动。条形码附着到每个细胞的一些基因上，因此可一次测序所有基因，追踪每个基因的来源细胞。

（四）技术优势及局限性

单细胞测序技术可顺利在单细胞水平上进行更多样化研究。但其测序读长相对较短，因此基因组拷贝数变异（CNV）、短的插入缺失（InDel，50 bp）的检测仍具很大局限性。

单细胞测序技术在转化应用上的难点主要表现为设备依赖和时效性的矛盾。一方面，单细胞捕获和建库流程完全依赖特定设备导致单细胞建库门槛较高。另一方面，单细胞测序对样品的细胞活性和数量都有比较高的要求，需要样品离体时间不能过长，有一定新鲜度，且不能冷冻保藏，因此对样品处理时效性提出了极高挑战。目前常用标准生信分析流程能对单细胞转录组测序数据进行基础分析，但还无法胜任复杂分析工作，这就需要大量高端人才的投入。

三、NanoString技术

NanoString 是新一代基因表达谱和蛋白检测平台，利用分子条形码直接对基因和蛋白表达进行多重计数。NanoString 在一个体系中可进行多种颜色条码探针和特异性序列的杂交反应，NanoString 无须使用酶，也无须逆转录或 PCR 扩增，可以进行多重核酸定量，具有极高灵敏度和精确度。NanoString 最新开发的数字空间分析技术

（DSP），是通过将组织病理学、免疫学与分子技术相整合，获得多个特定目标区域中基因和蛋白原位表达信息，实现对冰冻组织或石蜡组织切片上基因和蛋白信息的原位检测，被称为生物GPS定位平台。

（一）技术概述

NanoString是近年发展的基因表达谱和蛋白检测新平台，是新一代多重核酸定量技术，利用分子条形码直接对基因和蛋白表达进行多重计数。NanoString在一个体系中可进行多种颜色条码探针和特异性序列的杂交反应，最后直接以数字化输出形式读取定量结果，具有极高灵敏度和精确度。

（二）技术原理

NanoString技术是基于核酸分子与探针杂交后，对探针上颜色分子条形码标记直接探测、计数而实现多重定量的检测技术。其核心技术原理包括分子条形码技术和单分子成像数字计数技术。

1.NanoString分子条形码技术

在NanoString杂交反应体系中，针对每一目标mRNA分子设计一对分子探针，每对探针包括一个在5′端载有颜色条形码（color barcode）标记的35~50 bp的报告探针和一个在3′端载有生物素35~50 bp捕获探针。在一个标本中可同时检测约八百个不同条码即约八百种不同的目标mRNA序列。

2.NanoString单分子成像技术

单分子成像指对反应体系中各特异mRNA目标分子进行直接绝对数字计数。样品探针混合物杂交完成后，所有杂交信号以同一方向位于同一成像平面上，进而可由数字成像分析系统对样本板上报告荧光信号进行扫描、处理图片信息及数字计数。图片信息处理中，每一特异颜色条形码标记的探针信号将对应一个特异mRNA序列，从而实现对多种特异mRNA序列的绝对计数。

（三）操作流程

NanoString最新开发的数字空间分析技术（DSP），是通过将组织病理学、免疫学与分子技术相整合获得多个特定目标区域中基因和蛋白原位表达信息，实现对冰冻组织或石蜡组织切片上基因和蛋白信息的原位检测，也被称为生物GPS定位平台。DSP技术允许在切片中选择ROI（region of interest）区域，研究者可预先挑选自己感兴趣区域，再行后续研究。具体流程包括切片准备、区域圈选、UV照射切割、标签收集、表达定量。

（四）NanoString技术优势和局限性

1.技术优势

（1）基于条形码标记探针杂交和数字化检测计数的NanoString有助于对RNA表达及DNA拷贝数进行简便、准确的多重定量。

（2）NanoString无须使用酶，也无须逆转录或PCR扩增等过程，可进一步减少误差产生。该检测自动化程度高，标本来源多样化，标本量要求少。

（3）基于NanoString，可实现组织原位基因/蛋白定量，研究肿瘤分子异质性有技术优势。

2.技术局限性

（1）该技术实验成本高，且探针设计和合成耗时长，标准化程度不高。

（2）已有的基因/蛋白Panel存在物种限制。

（3）检测基因/蛋白信息未能实现全基因组定量。

四、空间转录组技术

空间转录组技术利用高通量测序测序和DNA条形码技术结合，获得转录组和蛋白组学信息同时获得空间信息，可实现更高样品通量和成本效益，甚至在单细胞水平实现，可研究空间水平上不同细胞器蛋白质组学及蛋白质与蛋白质互作网络。

（一）技术概述

单细胞转录组测序（scRNA-seq）提供了一个全新视角来了解不同类型细胞的分子多样性及其不同转录状态。该技术能绘制构成多细胞生物组织器官中的细胞功能清单，在生理、形态和解剖背景及空间结构中绘制细胞图谱，全面原位转录分析，以了解复杂的生物系统如何运作。空间组学技术依据通量分为两类：低通量包括微解剖基因表达技术、原位杂交技术和原位测序技术；高通量为基于空间条形码的技术，包括10×Visium、DSP技术、STOmics等。

（二）技术原理

1.10 × Visium

10×Visium技术流程包括样品制备、染色成像、探针孵育杂交、探针连接、空间位置标记、建库、测序及数据可视化等。原理是将HE染色后的冰冻组织切片覆盖在芯片上并成像，芯片上分布大量点（每个点含有数百万条探针），组织透化后释放出的mRNA被芯片上的捕获探针捕获并标记，再经过RT、cDNA扩增和文库构建后进行高通量测序，最后将数据回归到组织中实现整体组织的全局检测。

2.DSP技术

一种专门针对肿瘤免疫和肿瘤微环境设计的空间多靶标技术，该技术根据肿瘤微环境的各种免疫相关蛋白标记物的数量和空间分布的变化，选择性分析感兴趣区域（region of interest，ROI），在抗体或RNA上偶联DNA Oligo，每个DNA Oligo对应一个靶标，当抗体或RNA与组织上的靶标结合后，DSP利用激光切断DNA Oligo与抗体或RNA间的连接物，从而释放出DNA Oligo进行下一步定量。

3.STOmics时空转录组

基于DNA纳米球技术（DNANano Ball，DNB），可以实现同一样本在组织、细胞、亚细胞、分子"四尺度"同时进行空间转录组分析。该技术通过时空芯片捕获组织中的mRNA，并通过空间条形码（Coordinate ID，CID）还原回空间位置，实现组织原位测序。

4.DBiT-seq技术

基于微流体条码标记的空间多组学测序技术（DBiT-seq技术）的原理是利用微流控芯片技术，对切片组织进行编码，通过在组织中使用确定性条形码进行空间组测序，从而实现在切片组织中共同绘制mRNA和蛋白质定位。

5.Apex-Seq技术

抗坏血酸过氧化物酶（APEX）是一个可在活细胞中基于邻近反应对蛋白质和核酸进行标记的工具酶，可催化生物素苯酚的氧化而产生生物素苯酚自由基，苯酚自由基可以修饰在邻近蛋白的侧链上从而实现蛋白的生物素标记，对纯化标记后的RNA使用链霉亲和素珠进行分离并进行RNA测序，可从活细胞评估单个细胞结构域内的整个转录组。

（三）技术方法及技术操作流程

1.ST技术

（1）样本检测：收集十张冷冻切片于无酶管中进行RNA提取，要求RNA的RIN值大于7。

（2）组织优化：首先要根据透化时间进行组织优化。

（3）文库构建及测序：文库构建所需的空间基因表达芯片包含2个/4个捕获区域。

2.DSP技术

（1）多靶标抗体染色。

（2）根据荧光抗体染色图像挑选感兴趣的区域。

（3）对每个RIO进行UV照射，切割下Oligo。

（4）毛细管吸取仅限于RIO的Oligo。

（5）吸取的 Oligo 转移至 96 孔板中。

（6）步骤（3）—（5）会重复直至所有 ROI 的 Oligo 都收集完毕。

（7）收取完毕后，在 NanoString 生物技术的 nCounter 上进行定量。

3.STOmics 时空转录组

（1）样本处理及质检：对目标组织样本进行冷冻和 OCT 包埋，并进行切片及 RNA 质量评估。

（2）切片及贴片：对 OCT 包埋的样本进行切片，再将切片贴到时空芯片表面。

（3）组织透化：将铺贴到芯片上的组织进行切片固定和渗透。

（4）文库制备及测序：cDNA 合成后构建测序文库。

（5）高通量测序仪完成测序。

4.DBiT-seq 技术

（1）组织切片制备、优化后固定放置在载玻片上。

（2）向组织切片添加 DNA 抗体偶联物的混合物（ADTs）。

（3）将 1 片 PDMS 材质的空间转录芯片覆盖在组织切片上，然后放置于空间转录夹具，整个微流控装置采用负压进样，给切片组织标记条码 A1，A2，…，A50，Am 和 ADTs。

（4）将前一步的 PDMS 空间转录芯片取下，更换新的 1 片 PDMS 材质的空间转录芯片，进样方向与上一步垂直，给切片组织标记条码 B1，B2，…，B50，Bn 和 ADTs。

（5）组织成像后，提取并收集组织中 cDNA，用 NGS 或其他技术进行高通量测序。

5.Apex-Seq 技术

通过基因编码过氧化氢酶 $APEX_2$ 在 H_2O_2 催化 1 分钟后，直接在活细胞对指定区域 RNA 行高精度生物素标记，然后用链亲和素修饰磁珠对标记 RNA 富集后进行高深度测序。

（四）技术优势及局限性

ST 技术优势是可获空间维度的转录本分布信息，局限性是无法做到单细胞的分辨率。

DSP 技术优势是可达单细胞水平，整个操作过程与样本无接触无损伤，同一样本可重复使用。局限性为使用灵活性较低，抗体和探针设计只针对肿瘤免疫学和神经科学应用。

STOmics 时空转录组的优势是亚细胞级的分辨率、厘米级的视野、高灵敏度、最小 bin 空间和高 bin-to-bin 重现性，可迅速提高样本通量，并在短时间内系统分析数百个来自同一组织的连续切片。

DBiT-seq技术优势是不需复杂成像技术，而是利用高通量测序NGS和DNA条形码技术获得转录组和蛋白组学信息同时获得空间信息，可实现更高样品通量和成本效益，适用样本广泛，包括新鲜组织、冰冻组织、FFPE样本。局限性是条形码探针为基础的技术在分辨率、每个bin基因/转录物平均数目及多个bin间捕获率之间未达到平衡。

Apex-Seq技术，优势是可在空间水平上表明不同细胞器蛋白质组学及蛋白质与蛋白质互作网络，局限性是需要重组技术，所以不适于正常组织，可广泛用于哺乳动物细胞中，但对微生物、生物素-苯酚底物的标记效率较低。

五、Olink蛋白质组学技术

Olink蛋白质组学技术利用免疫学反应原理，针对每个待检蛋白设计一对抗体，抗体上偶联有特定的DNA单链，基于邻位延伸分析技术（proximity extension assay，PEA），将蛋白质定量转换为DNA定量，最后利用qPCR或NGS测序进行定量检测。该技术通过不同探针，可同时准确、快速检测上千种蛋白质，具有高特异性、高灵敏性及高通量等优势。

（一）技术概述

为使蛋白组学在临床与制药中发挥潜力，对蛋白质检测平台的重现性、验证性、敏感性、高通量及特异性提出了更高要求。基于邻位延伸分析技术的Olink蛋白质组学技术就能解决这个问题。

（二）技术原理与质控

Olink技术的根本原理是免疫学反应。针对每个待检蛋白设计一对抗体，抗体上偶联有特定的DNA单链，当这对抗体结合目标蛋白后，处于邻位的两条DNA单链可互补结合并经酶延伸形成双链DNA模板，巧妙地将蛋白质定量转换为DNA定量，最后利用qPCR或NGS测序进行定量检测。该技术通过不同探针，可同时准确、快速检测上千种蛋白质。

（三）技术优势与局限性

1.技术优势

（1）高特异性：Olink基于专利PEA方法，其设计的抗体对只有同时特异性结合到目标蛋白上，才能在尾端互补形成双链。

（2）高灵敏性：Olink蛋白质组具超高灵敏度，可至fg级别。

（3）高通量分析：Olink基于高通量测序及成熟qPCR平台，可实现一个样本上千蛋白检测。

（4）易测样本：Olink蛋白质组技术仅需微量样本，除血液样本外，对尿液、唾液、脑脊液等多种样本均适用。

2.技术局限性

PEA只能实现蛋白质的靶向定量，检测通量受制于设计好的蛋白抗体库容量。成本也不菲。

六、肿瘤微生物检测技术

（一）技术概述

不同于高微生物生物量的肠道菌群，肿瘤组织内的微生物生物量相对较低，且肿瘤宿主与细菌DNA比率很高，与之对应的培养方法也未知，加上容易受外部污染，长期以来表征肿瘤微生物群一直是挑战。

最近出现的优化升级版16S测序–5R 16S测序，即对16S rRNA基因上的五个区域（V2、V3、V5、V6、V8）进行多重PCR扩增和测序。与V3V4区扩增策略相比，此法扩增出的区域覆盖约68%的16S全长序列，可大幅提高细菌物种检测的覆盖率和分辨率，尤其适于低生物量的微生物样本检测。

（二）技术原理

为表征肿瘤内微生物组，使用多重16S rDNA测序方案，16S rDNA是原核生物编码核糖体30S小亚基组分的基因，全长1500 bp左右，包括9个可变区（V1—V9）和10个保守区。被认为是目前最适于细菌系统发育和分类鉴定的金标准。

5R 16S测序检测5个可变区（V2、V3、V5、V6和V8），利用PCR反应在待测片段两端加上接头，只需要两轮PCR和纯化就可得到目标文库。用不同颜色的荧光标记四种不同的dNTP，当DNA聚合酶合成互补链时，每添加一种dNTP就会释放出不同的荧光，根据捕捉的荧光信号并经过特定的计算机软件处理，从而获得待测DNA的序列信息。专门增加污染菌过滤流程，去除来自样本采集、DNA提取、PCR扩增等环节中引入的污染菌（阴性对照数据）。基于过滤后的菌群数据，开展组内和组间的菌群多样性分析、差异菌群鉴定。

（三）技术方法及操作流程

1.样本采集及DNA提取

肿瘤微生物的样本根据不同实验分组采集病灶区和癌旁组织等位置，采样方法需与阴性对照一致。从收集样本中分离DNA，尽量减少DNA损失并避免潜在污染物。

2.PCR扩增及文库构建

对5R 16S测序检测的5个可变区设计引物行多重PCR扩增。第一轮PCR：利用带有barcode序列的通用引物扩增目标序列，得到DNA产物；第二轮PCR法：通过二轮PCR将带有二代测序所需接头引物（adapter）引入产物两侧，得到扩增子文库。

3.测序

新一代NGS技术是将基因组DNA直接进行片段化或直接用引物扩增目的片段形成短DNA分子，再将短片段化的DNA连接上通用接头。随后经过扩增、纯化后得到完整测序文库，使用Illumina平台NovaSeq6000测序平台进行测序。

4.数据质控

测序下机的Raw Data进行质控，5R 16S各高变区之间有"gap"不需要拼接；5R 16S测序下机数据需使用"SMRUF+TMB（去污染）"流程获取物种丰度和注释表后进行数据分析。

5.数据分析

微生物组的数据分析可精简成三个操作：两次降维和一次可视化。

第一次降维处理，从原始下机数据转变为特征表，将原始下机序列降维3~4个数量级。

第二次降维处理，将特征表转换为多样性和差异特征，再将序列降维2个数量级。

最后一次处理进行可视化，将降维后的数据以形象化的图表呈现（菌群alpha/beta多样性、差异菌群分析、菌群标志物预测能力评估、菌群基因功能预测）。

（四）技术优势和局限性

1.5R 16S测序技术优势

（1）有利于低微生物量样本中菌群检测。

（2）比传统V3V4测序更准确，在菌种鉴定也更丰富。

（3）能检测一定降解样本中菌群（如FFPE）。

2.5R 16S技术局限性

（1）种水平物种注释率低。

（2）分析功能信息，对应关系等，受限于已有数据库。

（3）需严格设置空白对照。

基因检测实验室建设通用原则

基因检测是精准医疗的基石，是医生为受检者提供疾病遗传咨询、疗效评估、预后预测和复发监测等全流程管理方案的重要抓手，为指导临床治疗决策及个性化药物筛选提供证据支撑。精确诊断是精准治疗的依据，质量控制是精确诊断的保障，规范的基因检测实验室建设和管理是质量控制的关键。本章将重点介绍基因检测实验室质量管理体系建设的通用原则。

一、基因检测实验室质量管理体系建设

基因检测实验室负责人应建立并实施保障基因检测全流程科学高效运行的质量管理体系，并在运行中持续改进。包括建立质量方针；制定质量目标；明确人员的职责、权限和相互关系；建立有效沟通渠道；任命质量负责人及技术负责人，质量负责人负责质量管理体系的有效运行；技术负责人全面负责业务和技术运作；确保开展检验前、检验和检验后工作有充足的资源，保障在遵循国家法律法规的前提下满足客户需求。

（一）体系文件

质量管理体系的运行需要体系文件做支撑。体系文件是将有关的规章制度、标准、规程、程序、记录表格等经过系统的编订、分层、编号、命名而成，以实现质量方针和目标。

体系文件是指导和规范实验室活动的依据，包括内部文件和外部文件。内部文件指实验室内部编制、发布的文件，包括质量手册、程序文件、作业指导书、质量和技术活动计划文件、质量和技术活动记录表格等。外部文件包括法律法规、行业标准、规范等。实验室应以清单罗列所有的体系文件。

质量体系运行过程中必须做到：①实验室所有活动在体系文件指导下实施，保证对检测过程中各个环节以及结果有效控制；②要有明确的标准及适当的方法，同时建立内部及外部质量控制程序以确保检测结果的可靠性和可比性；③确保有合适的人员、场地、仪器、设备、试剂、环境及信息系统支撑实验室运行并对以上环节进行评估和监控；④出现失控事件时能及时识别、处理并做到持续改进。

（二）检测项目申请

基因检测实验室应制定标准规范的检测申请单便于检测的申请。申请者应在申请单上提供患者的基本一般信息、简要病史及辅助检查结果。申请单应明确该项检测所需的样本信息，检测方法、检查周期、非预期结果等。申请者需要根据以上信息对患者做充分的知情同意并签署知情同意书。

（三）外部服务管理

实验室应对提供仪器设备、试剂耗材的供应商和提供技术服务或维修的服务单位的资质、信誉、质量保证及售后服务等各方面能力进行评价和验收，保障实验室正常运行。

（四）咨询和投诉管理

基因检测实验室应提供必要的咨询服务并应及时处理收到的投诉。

对检测前咨询的解答应客观公正并做到知情同意。对检测后结果的解释要科学客观，同时做到隐私保密，适度告知。对于投诉，实验室应认真处理并制定、实施纠正和预防措施，并及时将结果反馈给投诉对象，相关记录应及时存档。

（五）质量管理体系的有效运行及持续改进

为保证质量管理体系有效运行及持续改进，实验室应计划并实施自查和接受外部督查。自查的具体事项包括项目申请、样本及临床适用性的评审；内部及外部人员的意见反馈及实验室的处理及改进措施。外部督查包括医院、监管部门以及卫生和安全检查。

自查及督查核心功能是识别失控事件或相关风险因素。失控事件即对检测结果产生不良影响的任何事件。实验室要及时识别、纠正并预防失控事件的发生，质量负责人对事件的程度分级并分析原因，技术负责人对严重失控事件采取应急措施，提出并实施纠正措施。实验室采取计划、实施、检查、整改的持续改进循环模式保证质量管理体系的有效运行，失控事件处理应及时记录并存档。

二、基因检测实验室建设关键质控环节

（一）人员

实验室人员应有专业相关的教育经历、学科背景及相应的岗位资质，并获得岗位授权。实验室应建立人员档案，并制定培训计划，定期对人员进行再培训和继续教育。对定期培训要有效果评价。

（二）场地、设施、环境

实验室建设应满足通风、清洁、温湿度等要求。PCR及测序实验室分区的一般原则："各区独立、注意风向、因地制宜、方便工作"。NGS实验室应为恒温恒湿，有独立的通风系统，各区域内通风换气＞10次/小时，温度在18~22 ℃，波动<2 ℃，湿度在20%~60%。各区有明确标识及专有仪器设备和清洁用具等，人员和物流单向流动。测序仪宜配备减震垫。

1.实验室分区

一般PCR实验室需要有一个专用走廊及4个实验区域：试剂准备区、标本制备区、扩增区及产物分析区。NGS实验室在此基础上增加打断区、文库制备区、文库扩增区、测序区。FISH分区大致分为前处理区、杂交区、阅片及报告发放几个区域，如空间有限，可将几区合并，并做适当的隔断。

2. 实验室安全管理

实验室安全包括生物、化学试剂、消防及数据信息安全管理。

基因检测实验室应参照二级生物安全实验室要求进行建设，所有的操作必须在生物安全柜内进行。化学试剂有明确的标识，标明生产（配制）时间、启用时间及失效时间、配制人等信息。危化品应双人双锁专仓保管，出入库要有严格审批。实验室应有明确的消防安全标识，具备完善的消防设施。

实验室必须有可以记录和保存实验过程及检测结果数据的电子系统，按要求制定相应数据存储和使用的SOP。受检者信息及所有实验操作、问题处理过程均需及时记录保存以保证检测的准确性和问题的可溯性。实验过程及结果数据均应以适当的格式进行存储，存储时长应符合医疗卫生行业监管法规和数据的使用需要，实验记录及基因检测数据的存储均需≥15年。

对于重要及难以恢复的数据，应当建立数据副本。实验室应根据数据大小、类型、备份难易程度及实验室状况制定合适的数据备份周期。根据最小化权限的原则进行访问权限控制，及时关闭不需要的数据访问权限。数据使用时，对敏感信息予以区分和脱敏处理，使用后应及时解除关联。

实验室应对所有成员进行生物、消防及信息安全培训并考核。如发生安全意外，实验室负责人需及时处理并记录、分析，并在一个月之内向有关部门报告。

（三）仪器设备

建立仪器设备技术档案，制定并严格执行仪器设备的SOP，包括使用、维护保养和定期校准，并有校准合格的数据报告及证书，保证仪器设备处于正常运行状态。

仪器设备在使用前需经过3Q验证，包括IQ（安装确认）、OQ（运行确认）和PQ（性能确认）。简单仪器可以省略验证；一般仪器可以将IQ、OQ和PQ合并进行；精密仪器需严格独立执行3Q验证。

（四）试剂耗材

检测试剂使用应遵循国家《医疗器械监督管理条例》，使用经药械监管部门批准注册上市的试剂，任何批次的检测试剂在使用前应对其检测准确性和结果的可靠性进行确认。对临床诊疗必须而国内尚无同品种产品上市的体外诊断试剂，实验室按照国家LDT相关产品管理办法，进行研发和使用。LDT试剂需经过临床前分析性能确认。

分析性能确认至少包含精密度、准确度、分析敏感性、特异性、可报告范围。用于伴随诊断的检测试剂，还需要对临床有效性进行评价。对每种突变类型或样本类型进行分析性能确认时，所用的样本量需达到统计学意义。

（1）准确性：需同时选择阴性和阳性样本（宜包含弱阳性的样本），定量检测需要选择覆盖测量区间的样本，样本数≥20例，一般可接受为不能超过对照方法平均含量的3个标准差或者15%变异度，定性结果一致性宜大于90%。NGS或PCR检测中如遇到多个基因同时检测时，样本间可互为阴阳性参照。

（2）精确性：建议选择接近检测限的标准品，进行批次内和批次间重复检测。对于定性检测，判断结果的一致性，符合率应大于90%。对于定量检测，一般不能超过已知平均含量的3个标准差或者15%变异度。

（3）分析敏感性：即检测下限（limit of detection，LoD），将已知定值的标准品，用野生型的基因组稀释，设定突变类型的不同突变含量，100%检出的最低突变等位基因频率（mutant allele frequency，MAF）即为LoD，或者采用统计学分析来计算95%的LoD水平。

（4）分析特异性：是指能够检测出特定待测核酸的能力。需要评价同源或相似的可能存在交叉反应的核酸物质，以及干扰物质对检测的影响。

（5）可报告范围：是指当仪器、试剂或检测体系正常运行时的检测结果范围。NGS建议对不同的靶向基因区域质量值进行评价后确认可报告范围。

（6）临床评价：是确定检出的结果对疾病诊断或药物伴随诊断的能力，临床评价更强调实验结果与临床诊断或疗效的一致性。

（五）室内质控及室间质评

实验室应常规开展室内质控工作，包括合理选择阴性质控品、阳性质控品及其浓度，质控频率、质量控制方法和失控判断措施，以及相应的纠正措施及其效果评价，室内质控物尽可能接近患者样品且定期检验质控物。

实验室应定期参加室间质量评价（external quality assessment，EQA）或能力验证（prolificiency testing，PT），如国际上的 EMQN（欧洲）、国家临检中心（NCCL）和病理质控中心（PQCC）等 EQA 或 PT，来评估实验室的检测能力。EQA / PT 结果不合格或者实验室比对结果不符合者，应当分析原因，从而提出有效的纠正措施进行改正，防止同样的问题再次发生，实验室应保存 EQA / PT 相关记录。

（六）基因检测报告发放

基因检测报告发放应符合临床报告规范性，基因检测报告应包括以下几个要素。

（1）患者的一般信息。

（2）样本及检测一般信息。

（3）检测结果小结：一般位于首页，以 NGS 检测为例：包括致病性/疑似致病性胚系变异数量，具有明确临床意义和潜在临床意义变异的数量；TMB 及 MSI 信息等。

（4）检测结果及解析：包括靶向用药指南推荐基因检测结果列表及对本次检测到的基因组变异结果汇总表；临床意义明确及潜在临床意义变异对应的靶向药物解析；基因组变异解析等。

（5）附录：包括质控信息，检测局限性说明，靶向药物治疗推荐重要基因的临床意义，基因检测列表，参考文献等。

相关的指南共识

一、FISH 相关指南或共识

本节仅列出部分，但不限于下列国内外指南或共识。

1.《荧光原位杂交检测技术共识》编写组.荧光原位杂交检测技术共识.中华病理学杂志，2019，48（9）：677-681.

2.2021结直肠癌分子标志物临床检测中国专家共识、中华胃肠外科杂志，2021，24（3）：191-197.

3.《乳腺癌HER2检测指南（2019版）》编写组.乳腺癌HER2检测指南（2019版）.中华病理学杂志，2019，48（3）：169-175.

4.《胃癌HER2检测指南（2016版）》专家组.胃癌HER2检测指南（2016版）.中华病理学杂志，2016，45（8）：528-532.

5.张绪超，陆舜，张力，等.中国间变性淋巴瘤激酶（ALK）阳性非小细胞肺癌诊疗指南.中华病理学杂志，2015，44（10）：696-703.

6.宗贝歌.美国临床肿瘤学会/美国病理学家学会：2013年最新版HER-2检测指南.中华乳腺病杂志（电子版），2013，7（5）：393.

7.步宏，郑杰.美国临床肿瘤学会/美国病理学医师学院乳腺癌HER2检测指南简介.中华病理学杂志，2007，36（7）：496-497.

8.Wolff A C，Hammond M E H，Allison K H，et al. Human epidermal growth factor receptor 2 testing in breast cancer：American Society of Clinical Oncology/College of American Pathologists Clinical Practice Guideline Focused Update. J Clin Oncol，2018，36（20）：2105-2122.

9.Walker R A，Bartlett J M，Dowsett M，et al. HER2 testing in the UK：further update to recommendations. J Clin Pathol，2008，61（7）：818-824.

10.ACMG Section E9 of the American College of Medical Genetics technical standards and guidelines_ Fluorescence in situ hybridization. Genet Med，2011，13（7）：667-675.

二、PCR 相关指南或共识

本节仅列出部分，但不限于下列国内外指南或共识。

1.李金明，等.实时荧光 PCR 技术.第 2 版.北京：科学出版社，2016.

2.李金明，等.临床基因扩增检验技术.北京：人民卫生出版社，2002.

3.尚红，王毓三，申子瑜，等.全国临床检验操作规程（第 4 版）.北京：人民卫生出版社，2015.

三、NGS 相关指南或共识

本节仅列出部分，但不限于下列国内外指南或共识。

1.中华人民共和国国家卫生和计划生育委员会.测序技术的个体化医学检测应用技术指南（试行）.

2.中国抗癌协会（CACA，Chinese Anti-cancer Association）国际医疗与交流分会，中国医师协会肿瘤医师分会.晚期乳腺癌基因检测热点问题中国专家共识（2021版）.中华肿瘤杂志，2022，44（1）：60-67.

3.中国抗癌协会肿瘤靶向治疗专业委员会.结直肠癌分子检测高通量测序中国专家共识.临床肿瘤学杂志，2021，26（3）：253-264.

4.中国抗癌协会肉瘤专业委员会.骨与软组织肿瘤二代测序中国专家共识（2021年版）.中国肿瘤临床，2021，48（20）：1027-1035.

5.中国临床肿瘤学会（CSCO，Chinese Society of Clinical Oncology），非小细胞肺癌专家委员会.二代测序技术在 NSCLC 中的临床应用中国专家共识（2020版）.中国肺癌杂志，23（9）：741-761.

6.中国抗癌协会泌尿男生殖系肿瘤专业委员会，中国临床肿瘤学会（CSCO，Chinese Society of Clinical Oncology）前列腺癌专家委员会.中国前列腺癌患者基因检测专家共识（2020年版）.中国癌症杂志，2020，30（7）：551-560.

7.欧美同学会医师协会肝胆分会，中国研究型医院学会（CRHA，Chinese Research Hospital Association）分子诊断医学专业委员会，中国临床肿瘤学会肝癌专家委员会，中国预防医学学会肝胆胰疾病预防与控制专业委员会，亚太肝病诊疗技术联盟肝癌专业委员会.肝胆肿瘤分子诊断临床应用专家共识.肝癌电子杂志.2020，7（1）：24-31.

8.北京市临床检验中心，北京医学会检验医学分会，首都医科大学临床检验诊断学系，北京市医学检验质量控制和改进中心.高通量测序技术临床规范化应用北京专家共识（第一版肿瘤部分）.中华医学杂志.2020，100（9）：648-659.

9.中国抗癌协会肿瘤标志专业委员会遗传性肿瘤标志物协作组，中国抗癌协会肿瘤病理专业委员会，分子病理协作组.肿瘤突变负荷检测及临床应用中国专家共识（2020年版）.中国癌症防治杂志，2020，12（5）：485-494.

10.中国临床肿瘤学会肿瘤标志物专家委员会，中国肿瘤驱动基因分析联盟.二代测序技术在肿瘤精准医学诊断中的应用专家共识.中华医学杂志，2018，98（26）：2057-2065.

11.GB/T 35537—2017高通量基因测序结果评价要求.中国标准质检出版社，2018.

12.二代测序临床报告解读专家组.二代测序临床报告解读指引.循证医学.2020，20（4）：194-202.

13.《临床分子病理实验室二代基因测序检测专家共识》编写组.临床分子病理实验室二代基因测序检测专家共识.中华病理学杂志，2017，46（3）：145-148.

14.王秋菊，沈亦平，陈少科，等（译）.美国医学遗传学与基因组学学会（AC-MG，American College of Medical Genetics and Genomics）.遗传变异分类标准与指南.中国科学：生命科学，2017，47（6）：668-688.

15.CCMG，Canadian College of Medical Geneticists. Practice guidelines for BRCA1/2 tumour testing in ovarian cancer. J Med Genet，2022，7.

16.Mosele F，Remon J，Mateo J，et al. Recommendations for the use of next-generation sequencing（NGS）for patients with metastatic cancers：a report from the ESMO Precision Medicine Working Group - ScienceDirect. Annals of Oncology，2020.

17.（CSCO，Chinese Society of Clinical Oncology）. Application of next-generation sequencing technology to precision medicine in cancer：joint consensus of the Tumor Biomarker Committee of the Chinese Society of Clinical Oncology. Cancer Biol Med，2019，16（1）：189-204.

18.A Canadian guideline on the use of next-generation sequencing in oncology. Curr Oncol，2019，26（2）：e241-e254.

19.Li MM，Datto M，Duncavage EJ，et al. Standards and Guidelines for the Interpretation and Reporting of Sequence Variants in Cancer. The Journal of Molecular Diagnostics，2017，19（1）：4-23.

20.（JSP，Japanese Society of Pathology）. The Japanese Society of Pathology Practical Guidelines on the handling of pathological tissue samples for cancer genomic medicine. Pathol Int，2021，6.

21.（JSMO，Japanese Society of Medical Oncology），（JSCO，Japan Society of Clinical Oncology）. Clinical practice guidance for next-generation sequencing in cancer diagnosis and treatment（edition 2.1）. Int J Clin Oncol，2021，26（2）：233-283.

参考文献

1. Patrinos G P, Danielson P B, Ansorge W J. Chapter 1 - Molecular Diagnostics: Past, Present, and Future. Molecular Diagnostics (Third Edition). Academic Press, 2017, 1-11.

2. Goodwin S, McPherson J D, McCombie W R. Coming of age: ten years of next-generation sequencing technologies. Nat Rev Genet, 2016, 17 (6): 333-351.

3. Goto Y, Akahori R, Yanagi I, et al. Solid-state nanopores towards single-molecule DNA sequencing. J Hum Genet, 2020, 65 (1): 69-77.

4. Hahn O, Fehlmann T, Zhang H, et al. CoolMPS for robust sequencing of single-nuclear RNAs captured by droplet-based method. Nucleic Acids Res, 2021, 49 (2): e11.

5. Watson J D, Crick F H. Molecular structure of nucleic acids; a structure for deoxyribose nucleic acid. Nature, 1953, 171 (4356): 737-738.

6. Khorana H G, Agarwal K L, Besmer P, et al. Total synthesis of the structural gene for the precursor of a tyrosine suppressor transfer RNA from Escherichia coli. 1. General introduction. J Biol Chem, 1976, 251 (3): 565-570.

7. Saiki R K, Scharf S, Faloona F, et al. Enzymatic amplification of beta-globin genomic sequences and restriction site analysis for diagnosis of sickle cell anemia. Science, 1985, 230 (4732): 1350-1354.

8. Krohn S, Böhm S, Engelmann C, et al. Application of qualitative and quantitative real-time PCR, direct sequencing, and terminal restriction fragment length polymorphism analysis for detection and identification of polymicrobial 16S rRNA genes in ascites. J Clin Microbiol, 2014, 52 (5): 1754-1757.

9. Vogelstein B, Kinzler K W. Digital PCR. Proc Natl Acad Sci U S A, 1999, 96 (16): 9236-9241.

10. Farrar J S, Wittwer C T. Extreme PCR: efficient and specific DNA amplification in 15-60 seconds. Clin Chem, 2015, 61 (1): 145-153.

11. Bolton L, Reiman A, Lucas K, et al. KRAS mutation analysis by PCR: a comparison of two methods. PLoS One, 2015, 10 (1): e0115672.

12. Surekha D, Sailaja K, Rao D N, et al. Association of CYP19 polymorphisms with breast cancer risk: A case-control study. J Nat Sci Biol Med, 2014, 5 (2): 250-254.

13. Castellanos-Rizaldos E, Richardson K, Lin R, et al. Single-tube, highly parallel mutation enrichment in cancer gene panels by use of temperature-tolerant COLD-PCR. Clin Chem, 2015, 61 (1): 267-277.

14. 《医疗机构临床基因扩增检验实验室管理办法》,(卫办医政发〔2010〕194号),2010年12月6日.

15. 陈尚武,余俐. PCR技术在临床诊断学中的应用. 国外医学临床生物化学与检验学分册, 1994, (1): 16-19.

16. 罗元辉,房殿春,鲁荣,等. 应用逆转录聚合酶链反应检测原发性肝癌患者外周血肿瘤细胞. 中华内科杂志, 1998, (3): 24-26.

17. 刘伟,张亚历,周殿元. RIA和RT-PCR检测大肠癌患者CEA和CEAmRNA的比较. 胃肠病学和肝病学杂志, 2000, (2): 100-102.

18. Slade M J, Smith B M, Sinnett H D, et al. Quantitative polymerase chain reaction for the detection of micrometastases in patients with breast cancer. J Clin Oncol, 1999, 17 (3): 870-879.

19. 樊代明. 整合肿瘤学. 基础卷. 西安: 世界图书出版西安有限公司, 2021.

20. 樊代明. 整合肿瘤学. 临床卷. 北京: 科学出版社, 2021.

21. 国家卫生健康委员会医政医管局. 脑胶质瘤诊疗规范 (2018年版). 中华神经外科杂志, 2019, (3): 217-239.

22. Brat D J, Aldape K, Colman H, et al. cIMPACT-NOW update 5: recommended grading criteria and terminologies for IDH-mutant astrocytomas. Acta Neuropathol, 2020, 139 (3): 603-608.

23. Louis D N, Wesseling P, Aldape K, et al. cIMPACT-NOW update 6: new entity and diagnostic principle recommendations of the cIMPACT-Utrecht meeting on future CNS tumor classification and grading. Brain Pathol, 2020, 30 (4): 844-856.

24. Ellison D W, Aldape K D, Capper D, et al. cIMPACT-NOW update 7: advancing the molecular classification of ependymal tumors. Brain Pathol, 2020, 30 (5): 863-866.

25. 杨宝,姜涛. 髓母细胞瘤相关遗传综合征的研究进展. 中华神经外科杂志, 2020, 36 (9): 970-

972.

26. 张新颜，李建康，李伟，等.儿童髓母细胞瘤合并Gorlin-Goltz综合征八例.临床小儿外科杂志，2021，20（5）：409-414.

27. Franceschi E，Hofer S，Brandes A A，et al. EANO-EURACAN clinical practice guideline for diagnosis，treatment，and follow-up of post-pubertal and adult patients with medulloblastoma. Lancet Oncol，2019，20（12）：e715-e728.

28. Zhao C，Miao J，Shen G，et al. Anti-epidermal growth factor receptor（EGFR）monoclonal antibody combined with cisplatin and 5-fluorouracil in patients with metastatic nasopharyngeal carcinoma after radical radiotherapy：a multicentre，open-label，phase II clinical trial. Ann Oncol，2019，30（4）：637-643.

29. Lee A W，Ng W T，Pan J J，et al. International guideline for the delineation of the clinical target volumes（CTV）for nasopharyngeal carcinoma. Radiother Oncol，2018，126（1）：25-36.

30. Afshar A R，Pekmezci M，Bloomer M M，et al. Next-Generation Sequencing of Retinoblastoma Identifies Pathogenic Alterations beyond RB1 Inactivation That Correlate with Aggressive Histopathologic Features. Ophthalmology，2020，127（6）：804-813.

31. 中华医学会眼科学分会眼底病学组，中华医学会儿科学分会眼科学组，中华医学会眼科学分会眼整形眼眶病学组.中国视网膜母细胞瘤诊断和治疗指南（2019年）.中华眼科杂志，2019，55（10）：726-738.

32. Li M，Dal Maso L，Vaccarella S. Global trends in thyroid cancer incidence and the impact of overdiagnosis. Lancet Diabetes Endocrinol，2020，8（6）：468-470.

33. Filetti S，Durante C，Hartl D，et al. Thyroid cancer：ESMO Clinical Practice Guidelines for diagnosis，treatment and follow-up. Ann Oncol，2019，30（12）：1856-1883.

34. Ceolin L，Duval M，Benini A F，et al. Medullary thyroid carcinoma beyond surgery：advances，challenges，and perspectives. Endocr Relat Cancer，2019，26（9）：499-518.

35. Bible K C，Kebebew E，Brierley J，et al. 2021 American Thyroid Association Guidelines for Management of Patients with Anaplastic Thyroid Cancer. Thyroid，2021，31（3）：337-386.

36. WHO Classification of Tumours Editorial Board. Breast Tumours：WHO Classification of Tumours. 5th Edition. International Agency for Research on Cancer（IARC），2019.

37. Wild C P，Weiderpass E，Stewart B W. World Cancer Report：Cancer Research for Cancer Prevention. International Agency for Research on Cancer（IARC），2020.

38. Burstein H J，Lacchetti C，Anderson H，et al. Adjuvant Endocrine Therapy for Women With Hormone Receptor-Positive Breast Cancer：ASCO Clinical Practice Guideline Focused Update. J Clin Oncol，2019，37（5）：423-438.

39. Sparano J A，Gray R J，Ravdin P M，et al. Clinical and Genomic Risk to Guide the Use of Adjuvant Therapy for Breast Cancer. N Engl J Med，2019，380（25）：2395-2405.

40. Jiang Y Z，Ma D，Suo C，et al. Genomic and Transcriptomic Landscape of Triple-Negative Breast Cancers：Subtypes and Treatment Strategies. Cancer Cell，2019，35（3）：428-440，e425.

41. Zhao S，Ma D，Xiao Y，et al. Molecular Subtyping of Triple-Negative Breast Cancers by Immunohistochemistry：Molecular Basis and Clinical Relevance. Oncologist，2020，25（10）：e1481-e1491.

42. Jiang Y Z，Liu Y，Xiao Y，et al. Molecular subtyping and genomic profiling expand precision medicine in refractory metastatic triple-negative breast cancer：the FUTURE trial. Cell Res，2021，31（2）：178-186.

43. 《乳腺癌HER2检测指南（2019版）》编写组.乳腺癌HER2检测指南（2019版）.中华病理学杂志，2019（3）：169-175.

44. 《乳腺癌新辅助治疗的病理诊断专家共识》编写组.乳腺癌新辅助治疗的病理诊断专家共识（2020版）.中华病理学杂志，2020，49（4）：296-304.

45. WHO Classification of Tumours Editorial Board. Thoracic Tumours：WHO Classification of Tumours. 5th Edition. International Agency for Research on Cancer（IARC），2021.

46. Travis W D，Dacic S，Wistuba I，et al. IASLC Multidisciplinary Recommendations for Pathologic Assessment of Lung Cancer Resection Specimens After Neoadjuvant Therapy. J Thorac Oncol，2020，15（5）：709-740.

47. Borghaei H，Gettinger S，Vokes E E，et al. Five-Year Outcomes From the Randomized，Phase III Tri-

als CheckMate 017 and 057：Nivolumab Versus Docetaxel in Previously Treated Non-Small-Cell Lung Cancer. J Clin Oncol，2021，39（7）：723-733.

48. 中国抗癌协会胃癌专业委员会.胃癌诊治难点中国专家共识（2020版）.中国实用外科杂志，2020，40（8）：869-904.

49. 杜奕奇，蔡全才，廖专，等.中国早期胃癌筛查流程专家共识意见（草案，2017年，上海）.中华消化杂志，2018，38（2）：87-92.

50. Mishima S，Kawazoe A，Nakamura Y，et al. Clinicopathological and molecular features of responders to nivolumab for patients with advanced gastric cancer. J Immunother Cancer，2019，7（1）：24.

51. Kim S T，Cristescu R，Bass A J，et al. Comprehensive molecular characterization of clinical responses to PD-1 inhibition in metastatic gastric cancer. Nat Med，2018，24（9）：1449-1458.

52. Yarchoan M，Hopkins A，Jaffee E M. Tumor Mutational Burden and Response Rate to PD-1 Inhibition. N Engl J Med，2017，377（25）：2500-2501.

53. Deguchi Y，Fukagawa T，Morita S，et al. Identification of risk factors for esophagojejunal anastomotic leakage after gastric surgery. World J Surg，2012，36（7）：1617-1622.

54. Fan R，Papatheodoridis G，Sun J，et al. aMAP risk score predicts hepatocellular carcinoma development in patients with chronic hepatitis. J Hepatol，2020，73（6）：1368-1378.

55. Vogel A，Cervantes A，Chau I，et al. Hepatocellular carcinoma：ESMO Clinical Practice Guidelines for diagnosis，treatment and follow-up. Ann Oncol，2018，29（Suppl 4）：iv238-iv255.

56. Omata M，Cheng A L，Kokudo N，et al. Asia-Pacific clinical practice guidelines on the management of hepatocellular carcinoma：a 2017 update. Hepatol Int，2017，11（4）：317-370.

57. Lei Z，Li J，Wu D，et al. Nomogram for Preoperative Estimation of Microvascular Invasion Risk in Hepatitis B Virus-Related Hepatocellular Carcinoma Within the Milan Criteria. JAMA Surg，2016，151（4）：356-363.

58. 李斌，刘辰，姜小清.胆囊癌规范化诊治专家共识（2016）.中华肝胆外科杂志，2016，22（11）：721-728.

59. Sharma A，Sharma K L，Gupta A，et al. Gallbladder cancer epidemiology，pathogenesis and molecular genetics：Recent update. World J Gastroenterol，2017，23（22）：3978-3998.

60. Fakhri B，Lim K H. Molecular landscape and sub-classification of gastrointestinal cancers：a review of literature. J Gastrointest Oncol，2017，8（3）：379-386.

61. Wardell C P，Fujita M，Yamada T，et al. Genomic characterization of biliary tract cancers identifies driver genes and predisposing mutations. J Hepatol，2018，68（5）：959-969.

62. Schmidt M A，Marcano-Bonilla L，Roberts L R. Gallbladder cancer：epidemiology and genetic risk associations. Chin Clin Oncol，2019，8（4）：31.

63. Zhu Y，Zhang H，Chen N，et al. Diagnostic value of various liquid biopsy methods for pancreatic cancer：A systematic review and meta-analysis. Medicine（Baltimore），2020，99（3）：e18581.

64. Shindo K，Yu J，Suenaga M，et al. Deleterious GermLine Mutations in Patients With Apparently Sporadic Pancreatic Adenocarcinoma. J Clin Oncol，2017，35（30）：3382-3390.

65. Llach J，Carballal S，Moreira L. Familial Pancreatic Cancer：Current Perspectives. Cancer Manag Res，2020，12：743-758.

66. Liu X，Zhang Z H，Jiang F. Hepatitis B virus infection increases the risk of pancreatic cancer：a meta-analysis. Scand J Gastroenterol，2021，56（3）：252-258.

67. 国家癌症中心中国结直肠癌筛查与早诊早治指南制定专家组.中国结直肠癌筛查与早诊早治指南（2020，北京）.中华肿瘤杂志，2021，43（1）：16-38.

68. 中国临床肿瘤学会结直肠癌专家委员会，中国抗癌协会大肠癌专业委员会遗传学组，中国医师协会结直肠肿瘤专业委员会遗传专委会.结直肠癌及其他相关实体瘤微卫星不稳定性检测中国专家共识.中华肿瘤杂志，2019，41（10）：734-741.

69. 中国临床肿瘤学会指南工作委员会.中国临床肿瘤学会（CSCO）结直肠癌诊疗指南2020.北京：人民卫生出版社，2020.

70. Innocenti F，Ou F S，Qu X，et al. Mutational Analysis of Patients With Colorectal Cancer in CALGB/SWOG 80405 Identifies New Roles of Microsatellite Instability and Tumor Mutational Burden for Patient Outcome. J Clin Oncol，2019，37（14）：1217-1227.

71. Le D T，Kim T W，Van Cutsem E，et al. Phase II Open-Label Study of Pembrolizumab in Treatment-

Refractory, Microsatellite Instability−High／Mismatch Repair−Deficient Metastatic Colorectal Cancer：KEYNOTE−164. J Clin Oncol, 2020, 38（1）：11−19.

72. Wang F, Zhao Q, Wang Y N, et al. Evaluation of POLE and POLD1 Mutations as Biomarkers for Immunotherapy Outcomes Across Multiple Cancer Types. JAMA Oncol, 2019, 5（10）：1504−1506.

73. 魏丽惠, 赵昀, 沈丹华, 等. 中国子宫颈癌筛查及异常管理相关问题专家共识（一）. 中国妇产科临床杂志, 2017, 18（2）：190−192.

74. Rositch A F, Levinson K, Suneja G, et al. Epidemiology of Cervical Adenocarcinoma and Squamous Cell Carcinoma Among Women Living With Human Immunodeficiency Virus Compared With the General Population in the United States. Clin Infect Dis, 2022, 74（5）：814−820.

75. WHO Classification of Tumours Editorial Board. Female Genital Tumours：WHO Classification of Tumours. 5th Edition. International Agency for Research on Cancer（IARC）, 2020.

76. Olawaiye A B, Baker T P, Washington M K, et al. The new（Version 9）American Joint Committee on Cancer tumor, node, metastasis staging for cervical cancer. CA Cancer J Clin, 2021, 71（4）：287−298.

77. Yuan Y, Cai X, Shen F, et al. HPV post−infection microenvironment and cervical cancer. Cancer Lett, 2021, 497：243−254.

78. Cohen P A, Jhingran A, Oaknin A, et al. Cervical cancer. Lancet, 2019, 393（10167）：169−182.

79. 国家卫生健康委办公厅关于印发宫颈癌筛查工作方案和乳腺癌筛查工作方案的通知《宫颈癌筛查工作方案》. http：//www.nhc.gov.cn/fys/s3581/202201/cad44d88acca4ae49 e12dab9176ae21c.shtmL.

80. Araldi R P, Sant'ana T A, Modolo D G, et al. The human papillomavirus（HPV）−related cancer biology：An overview. Biomed Pharmacother, 2018, 106：1537−1556.

81. Hu Z, Ma D. The precision prevention and therapy of HPV−related cervical cancer：new concepts and clinical implications. Cancer Med, 2018, 7（10）：5217−5236.

82. Tsakogiannis D, Gartzonika C, Levidiotou−Stefanou S, et al. Molecular approaches for HPV genotyping and HPV−DNA physical status. Expert Rev Mol Med, 2017, 19：e1.

83. Jing QB, Tong HX, Tang WJ, et al. Clinical Significance and Potential Regulatory Mechanisms of Serum Response Factor in 1118 Cases of Thyroid Cancer Based on Gene Chip and RNA−Sequencing Data. Med Sci Monit, 2020, 26：e919302.

84. Zhou J, Yu L, Gao X, et al. Plasma microRNA panel to diagnose hepatitis B virus−related hepatocellular carcinoma. J Clin Oncol, 2011, 29（36）：4781−4788.

85. Li M, Guan X, Sun Y, et al. miR−92a family and their target genes in tumorigenesis and metastasis. Exp Cell Res, 2014, 323（1）：1−6.

86. Wang J, Wang Q, Liu H, et al. MicroRNA expression and its implication for the diagnosis and therapeutic strategies of gastric cancer. Cancer Lett, 2010, 297（2）：137−143.

87. Kan T, Sato F, Ito T, et al. The miR−106b−25 polycistron, activated by genomic amplification, functions as an oncogene by suppressing p21 and Bim. Gastroenterology, 2009, 136（5）：1689−1700.

88. Zhang J, Bai R, Li M, et al. Excessive miR−25−3p maturation via N（6）−methyladenosine stimulated by cigarette smoke promotes pancreatic cancer progression. Nat Commun, 2019, 10（1）：1858.

89. 结直肠癌分子生物标志物检测专家共识. 中华病理学杂志, 2018, 47（4）：237−240.

90. Colorectal Cancer Expert Committee of Chinese Society of Clinical O. Consensus of Chinese experts on clinical detection of molecular markers of colorectal cancer. Zhonghua Wei Chang Wai Ke Za Zhi, 2021, 24（3）：191−197.

91. Benson A B, Venook A P, Al−Hawary M M, et al. Colon Cancer, Version 2.2021, NCCN Clinical Practice Guidelines in Oncology. J Natl Compr Canc Netw, 2021, 19（3）：329−359.

92. Messersmith W A. NCCN Guidelines Updates：Management of Metastatic Colorectal Cancer. J Natl Compr Canc Netw, 2019, 17（5）：599−601.

93. 江涛. 中国肿瘤整合诊治指南——脑胶质瘤. 天津：天津科学技术出版社, 2022.

94. Li S, Sun Y, Sun Y. A Comparative Study of Systems Pharmacology and Gene Chip Technology for Predicting Targets of a Traditional Chinese Medicine Formula in Primary Liver Cancer Treatment. Front Pharmacol, 2022, 13：768862.

95. Yu J, Liu J, Ma C B, et al. Signal−On Electrochemical Detection for Drug−Resistant Hepatitis B Vi-

rus Mutants through Three-Way Junction Transduction and Exonuclease III-Assisted Catalyzed Hairpin Assembly. Anal Chem，2022，94（2）：600-605.

96. 关莹.多种肿瘤标志物蛋白芯片检测系统对恶性肿瘤的临床意义.中国医药指南，2021，19：1671-8194.

97. Wlodkowic D，Cooper J M. Tumors on chips：oncology meets microfluidics. Curr Opin Chem Biol，2010，14（5）：556-567.

98. Ran R，Wang H F，Hou F，et al. A Microfluidic Tumor-on-a-Chip for Assessing Multifunctional Liposomes' Tumor Targeting and Anticancer Efficacy. Adv Healthc Mater，2019，8（8）：e1900015.

99. Monteiro M V，Zhang Y S，Gaspar V M，et al. 3D-bioprinted cancer-on-a-chip：level-up organotypic in vitro models. Trends Biotechnol，2022，40（4）：432-447.

100. Kalot R，Mhanna R，Talhouk R. Organ-on-a-chip platforms as novel advancements for studying heterogeneity，metastasis，and drug efficacy in breast cancer. Pharmacol Ther，2022，237：108156.

101. Schuster B，Junkin M，Kashaf S S，et al. Automated microfluidic platform for dynamic and combinatorial drug screening of tumor organoids. Nat Commun，2020，11（1）：5271.

102. Chakrabarty S，Quiros-Solano W F，Kuijten M M P，et al. A Microfluidic Cancer-on-Chip Platform Predicts Drug Response Using Organotypic Tumor Slice Culture. Cancer Res，2022，82（3）：510-520.

103. Nothdurfter D，Ploner C，Coraca-Huber D C，et al. 3D bioprinted，vascularized neuroblastoma tumor environment in fluidic chip devices for precision medicine drug testing. Biofabrication，2022，14（3）.

104. Ao Z，Cai H，Wu Z，et al. Evaluation of cancer immunotherapy using mini-tumor chips. Theranostics，2022，12（8）：3628-3636.

105. Baek S，Yu S E，Deng Y H，et al. Quenching Epigenetic Drug Resistance Using Antihypoxic Microparticles in Glioblastoma Patient-Derived Chips. Adv Healthc Mater，2022，11（8）：e2102226.

106. Kim D，Hwang K S，Seo E U，et al. Vascularized Lung Cancer Model for Evaluating the Promoted Transport of Anticancer Drugs and Immune Cells in an Engineered Tumor Microenvironment. Adv Healthc Mater，2022，11（12）：e2102581.

107. Alaggio R，Amador C，Anagnostopoulos I，et al. The 5th edition of the World Health Organization Classification of Haematolymphoid Tumours：Lymphoid Neoplasms. Leukemia. 2022，36（7）：1720-1748.

108. Khoury J D，Solary E，Abla O，et al. The 5th edition of the World Health Organization Classification of Haematolymphoid Tumours：Myeloid and Histiocytic/Dendritic Neoplasms. Leukemia，2022，36（7）：1703-1719.

109. Arber D A，Orazi A，Hasserjian R P，et al. International Consensus Classification of Myeloid Neoplasms and Acute Leukemias：integrating morphologic，clinical，and genomic data. Blood，2022，140（11）：1200-1228.

110. Campo E，Jaffe E S，Cook J R，et al. The International Consensus Classification of Mature Lymphoid Neoplasms：a report from the Clinical Advisory Committee. Blood，2022，140（11）：1229-1253.

111. Alkan C，Coe B P，Eichler E E. Genome structural variation discovery and genotyping. Nat Rev Genet，2011，12（5）：363-376.

112. Azizipour N，Avazpour R，Rosenzweig DH，et al. Evolution of Biochip Technology：A Review from Lab-on-a-Chip to Organ-on-a-Chip. Micromachines（Basel），2020，11（6）：599.

113. McGuire A L，Gabriel S，Tishkoff S A，et al. The road ahead in genetics and genomics. Nat Rev Genet，2020，21（10）：581-596.

114. Brittain W J，Brandsetter T，Prucker O，et al. The Surface Science of Microarray Generation-A Critical Inventory. ACS Appl Mater Interfaces，2019，30，11（43）：39397-39409.

115. Lévêque N，Renois F，Andréoletti L. The microarray technology：facts and controversies. Clin Microbiol Infect，2013，19（1）：10-14.

116. Yousefi P D，Suderman M，Langdon R，et al. DNA methylation-based predictors of health：applications and statistical considerations. Nat Rev Genet，2022，23（6）：369-383.

117. Metzker M L. Sequencing technologies - the next generation. Nat Rev Genet，2010，11（1）：31-46.

118. McCombie W R，McPherson J D，Mardis E R. Next-Generation Sequencing Technologies. Cold

Spring Harb Perspect Med，2019，9（11）：a036798.

119. Chakravarty D，Gao J，Phillips S M，et al. OncoKB：A Precision Oncology Knowledge Base. JCO Precis Oncol，2017，2017.

120. Leite Rocha D P. Ashton-Prolla，and C. Rosset，Reviewing the occurrence of large genomic rearrangements in patients with inherited cancer predisposing syndromes：importance of a comprehensive molecular diagnosis. Expert Review of Molecular Diagnostics，2022，22（3）：319-346.

121. Fanale D，Pivetti A，Cancelliere D，et al. BRCA1/2 variants of unknown significance in hereditary breast and ovarian cancer（HBOC）syndrome：looking for the hidden meaning. Critical Reviews in Oncology/Hematology，2022，172：103626.

122. Macchini M，Centonze F，Peretti U，et al. Epidemiology and geographic distribution of BRCA1-2 and DNA Damage response genes pathogenic variants in pancreatic ductal adenocarcinoma patients. Cancer Treatment Reviews，2022，104：102357.

123. Edwards P，Monahan K J. Diagnosis and management of Lynch syndrome. Frontline Gastroenterology，2022，13（e1）：e80-e87.

124. Chen M，Zhao H. Next-generation sequencing in liquid biopsy：cancer screening and early detection. Human genomics，2019，13（1）：1-10.

125. Lennon A M，Buchanan A H，Kinde I，et al. Feasibility of blood testing combined with PET-CT to screen for cancer and guide intervention. Science，2020，369（6499）：eabb9601..

126. Xiao Q，Lu W，Kong X，et al. Alterations of circulating bacterial DNA in colorectal cancer and adenoma：A proof-of-concept study. Cancer Lett，2021，499：201-208.

127.Klein E A，Richards D，Cohn A，et al. Clinical validation of a targeted methylation-based multi-cancer early detection test using an independent validation set. Ann Oncol，2021，32（9）：1167-1177.

128. Hackshaw A，Clarke C A，Hartman A R. New genomic technologies for multi-cancer early detection：Rethinking the scope of cancer screening. Cancer Cell，2022，40（2）：109-113.

129. Mathios D，Johansen JS，Cristiano S，et al. Detection and characterization of lung cancer using cell-free DNA fragmentomes. Nat Commun，2021，12（1）：5060.

130. CristianoS，Leal A，Phallen J，et al. Genome-wide cell-free DNA fragmentation in patients with cancer. Nature，2019，570（7761）：385-389.

131. Bao H，Wang Z，MaX，et al. Letter to the Editor：An ultra-sensitive assay using cell-free DNA fragmentomics for multi-cancer early detection. Mol Cancer，2022，21（1）：129.

132. Ma X，Chen Y，Tang W，et al. Multi-dimensional fragmentomic assay for ultrasensitive early detection of colorectal advanced adenoma and adenocarcinoma. J Hematol Oncol，2021，14（1）：175.

133. Zhang X，Wang Z，Tang W，et al. Ultrasensitive and affordable assay for early detection of primary liver cancer using plasma cell-free DNA fragmentomics. Hepatology，2022，76（2）：317-329.

134. Xu L，Xie X，Shi X，et al. Potential application of genomic profiling for the diagnosis and treatment of patients with sarcoma. Oncol Lett，2021，21（5）：353.

135. Fusco M J，Knepper T C，Balliu J，et al. Evaluation of Targeted Next-Generation Sequencing for the Management of Patients Diagnosed with a Cancer of Unknown Primary. Oncologist，2022，27（1）：e9-e17.

136. Cobain E F，Wu Y M，Vats P，et al. Assessment of Clinical Benefit of Integrative Genomic Profiling in Advanced Solid Tumors. JAMA Oncol，2021，7（4）：525-533.

137.Hussen B M，Abdullah S T，Salihi A，et al. The emerging roles of NGS in clinical oncology and personalized medicine. Pathol Res Pract，2022，230：153760.

138. Twomey J D，Zhang B. Cancer Immunotherapy Update：FDA-Approved Checkpoint Inhibitors and Companion Diagnostics. AAPS J，2021，23（2）：39.

139. Dang D K，Park B H. Circulating tumor DNA：current challenges for clinical utility. J Clin Invest，2022，132（12）.

140. Network N C C. NCCN clinical practice guidelines in oncology colon cancer，version 1.https：//www.nccn.org，2022.

141. 吴一龙，等. 非小细胞肺癌分子残留病灶专家共识. 循证医学，21（3）：129-135.

142. Chen G，Peng J，Xiao Q，et al. Postoperative circulating tumor DNA as markers of recurrence risk in stages II to III colorectal cancer. J Hematol Oncol，2021，14（1）：80.

143. Qiu B，Guo W，Zhang F，et al. Dynamic recurrence risk and adjuvant chemotherapy benefit prediction by ctDNA in resected NSCLC. Nat Commun，2021，12（1）：6770.

144. Zhang J T，Liu S Y，Gao W，et al. Longitudinal Undetectable Molecular Residual Disease Defines Potentially Cured Population in Localized Non−Small Cell Lung Cancer. Cancer Discov，2022，12（7）：1690−1701.

145. Xia L，Mei J，Kang R，et al. Perioperative ctDNA−Based Molecular Residual Disease Detection for Non−Small Cell Lung Cancer：A Prospective Multicenter Cohort Study（LUNGCA−1）. Clinical Cancer Research，2022，28（15）：3308−3317.

146. Wang Y，Yang L，Bao H，et al. Utility of ctDNA in predicting response to neoadjuvant chemoradiotherapy and prognosis assessment in locally advanced rectal cancer：A prospective cohort study. PLoS Med，2021，18（8）：e1003741.

147. Yang Y，Zhang T，Wang J，et al. The clinical utility of dynamic ctDNA monitoring in inoperable localized NSCLC patients. Mol Cancer，2022，21（1）：117.

148. 杨芃原、钱小红、盛龙生、等.生物质谱技术与方法.北京：科学出版社，2003.

149. Little D P，Braun A，O'Donnell M J，et al. Mass spectrometry from miniaturized arrays for full comparative DNA analysis. Nat Med，1997，3（12）：1413−1416.

150. Thomas R K，Baker A C，Debiasi R M，et al. High−throughput oncogene mutation profiling in human cancer. Nat Genet，2007，39（3）：347−351.

151. Suttner K，Rosenstiel P，Depner M，et al. TBX21 gene variants increase childhood asthma risk in combination with HLX1 variants. J Allergy Clin Immunol，2009，123（5）：1062−1068，8e1−8.

152. Griffin JH，Downard KM. Mass spectrometry analytical responses to the SARS−CoV2 coronavirus in review. Trends Analyt Chem，2021，142：116328.

153. 中国核酸质谱应用专家共识协作组.中国核酸质谱应用专家共识.中华医学杂志，2018，98（12）：895−900.

154. Chen X，Zhang J，Ruan W，et al. Urine DNA methylation assay enables early detection and recurrence monitoring for bladder cancer. J Clin Invest，2020，130（12）：6278−6289.

155. Qian X Q，Agyekum E A，Zhao L L，et al. A comparison of DP−TOF Mass Spectroscopy（MS）and Next Generation Sequencing（NGS）methods for detecting molecular mutations in thyroid nodules fine needle aspiration biopsies. Front Endocrinol（Lausanne），2022，3：928788.

156. Chapman M A，Lawrence M S，Keats J J，et al. Initial genome sequencing and analysis of multiple myeloma. Nature，2011，471（7339）：467−472.

157. Lohr J G，Stojanov P，Carter S L，et al. Widespread genetic heterogeneity in multiple myeloma：implications for targeted therapy. Cancer Cell，2014，25（1）：91−101.

158. Bjorklund C C，Lu L，Kang J，et al. Rate of CRL4（CRBN）substrate Ikaros and Aiolos degradation underlies differential activity of lenalidomide and pomalidomide in multiple myeloma cells by regulation of c−Myc and IRF4. Blood Cancer J，2015，5（10）：e354.

159. Zhu Y X，Braggio E，Shi C X，et al. Identification of cereblon−binding proteins and relationship with response and survival after IMiDs in multiple myeloma. Blood，2014，124（4）：536−545.

160. Jacot W，Lopez−Crapez E，Mollevi C，et al. BRCA1 Promoter Hypermethylation is Associated with Good Prognosis and Chemosensitivity in Triple−Negative Breast Cancer. Cancers（Basel），2020，12（4）：828.

161. Ardui S，Ameur A，Vermeesch JR，et al. Single molecule real−time（SMRT）sequencing comes of age：applications and utilities for medical diagnostics. Nucleic Acids Res，2018，46（5）：2159−2168.

162. 谭聘，欧铜.第三代测序技术的研究进展与临床应用.生物工程学报，2022，1（9）.

163. Merker J D，Sulovari A，Wang T，et al. Long−read genome sequencing identifies causal structural variation in a Mendelian disease. Genet Med，2018，20（1）：159−163.

164. Shendure J，Balasubramanian S，Church G M，et al. DNA sequencing at 40：past，present and future. Nature，2017.

165. Hangauer M J，Vaughn I W，McManus M T. Pervasive transcription of the human genome produces thousands of previously unidentified long intergenic noncoding RNAs. PLoS Genetic，2013，9：e1003569.

166. Shalek A K，Satija R，Adiconis X，et al. Singlecell transcriptomics reveals bimodality in expression and splicing in immune cells. Nature，2013，498：236-240.

167. Bengtsson M，Stahlberg A，Rorsman P，et al. Gene expression profiling in single cells from the pancreatic islets of Langerhans reveals lognormal distribution of mRNA levels. Genome Res，2005，15：1388-1392.

168. Sasagawa Y，Nikaido I，Hayashi T，et al. Quartz-Seq：a highly reproducible and sensitive single-cell RNA sequencing method，reveals non-genetic gene-expression heterogeneity. Genome Biol，2013，14（4）：R31.

169. Hashimshony T，Wagner F，Sher N，et al. 2012. CEL-Seq：single-cell RNA-Seq by multiplexed linear amplification. Cell Rep，2，666e673.

170. Jaitin D A，Kenigsberg E，Keren-Shaul H，et al. 2014. Massively parallel single-cell RNA-seq for marker-free decomposition of tissues into cell types. Science，343，776e779.

171. Ramskold D，Luo S，Wang Y C，et al. Full-length mRNA-Seq from single-cell levels of RNA and individual circulating tumor cells. Nat Biotechnol，2012，30（8）：777-782.

172. Picelli S，Faridani O R，Björklund A K，et al. Full-length RNA-seq from single cells using Smart-seq2. Nat Protoc，2014，9（1）：171-181.

173. Macosko E Z，Basu A，Satija R，et al. 2015. Highly parallel genomewide expression profiling of individual cells using nanoliter droplets. Cell，161，1202-1214.

174. Klein A M，Mazutis L，Akartuna I，et al. 2015. Droplet Barcoding for Single-Cell Transcriptomics Applied to Embryonic Stem Cells. Cell，161，1187-1201.

175. Eberwine J，Sul J Y，Bartfai T，et al. The promise of single-cell sequencing. Nature Methods. January，2014，11（1）：25-27.

176. Fan X，Yang C，Li W，et al. SMOOTH-seq：single-cell genome sequencing of human cells on a third-generation sequencing platform. Genome Biol，2021，22（1）：195.

177. Morrow M，Donaldson J. Nanostring's nCounter-A True Digital Target Profiling Technology. PDA J Pharm Sci Technol，2011，65（6）：692.

178. Geiss G K，Bumgarner R E，Birditt B，et al. Direct multiplexed measurement of gene expression with color-coded probe pairs. Nat Biotechnol，2008，26（3）：317-325.

179. 胡东，等. NanoString数字基因定量技术在生物医学领域的应用进展. 国际生物医学工程杂志，2013（12）.

180. 欧阳胜荣，等.NanoString nCounter分析系统进行多基因表达计数的评价. 现代生物医学进展，2015（1）.

181. Decalf J，Albert M L，Ziai J，et al. New tools for pathology：a user's review of a highly multiplexed method for in situ analysis of protein and RNA expression in tissue. J Pathol，2019，247（5）：650-661.

182. Tsang H F，Xue V W，Koh S P，et al. NanoString，a novel digital color-coded barcode technology：current and future applications in molecular diagnostics. Expert Rev Mol Diagn，2017，17（1）：95-103.

183. Merritt C R，Ong G T，Church S E，et al. Multiplex digital spatial profiling of proteins and RNA in fixed tissue. Nat Biotechnol，2020，38（5）：586-599.

184. Veldman-Jones M H，Brant R，Rooney C，et al. Evaluating Robustness and Sensitivity of the NanoString Technologies nCounter Platform to Enable Multiplexed Gene Expression Analysis of Clinical Samples. Cancer Res，2015，75（13）：2587-2593.

185. Ståhl P L，Salmén F，Vickovic S，et al. Visualization and analysis of gene expression in tissue sections by spatial transcriptomics. Science，2016，353（6294）：78-82.

186. Cabrita R，Lauss M，Sanna A，et al. Tertiary lymphoid structures improve immunotherapy and survival in melanoma. Nature，2020.

187. Wei X，Fu S，Li H，et al. Single-cell Stereo-seq reveals induced progenitor cells involved in axolotl brain regeneration. Science，2022，377（6610）：eabp9444.

188. Liu Y，Yang M，Deng Y，et al. High-Spatial-Resolution Multi-Omics Sequencing via Deterministic Barcoding in Tissue. Cell，2020，183（6）：1665-1681.

189. Furqan M，Atlas of Subcellular RNA Localization，et al. Atlas of Subcellular RNA Localization Re-

vealed by APEX-Seq. Cell，2019，178（2）：473-490.

190. Fredriksson S，Gullberg M，Jarvius J，et al.Protein detection using proximity-dependent DNA ligation assays. Nature biotechnology，2002，20：473-477.

191. Gullberg M，Gústafsdóttir S M，Schallmeiner E，et al.Cytokine detection by antibody-based proximity ligation. Proceedings of the National Academy of Sciences of the United States of America，2004，101：8420-8424.

192. Fredriksson S，Horecka J，Brustugun O T，et al. Multiplexed proximity ligation assays to profile putative plasma biomarkers relevant to pancreatic and ovarian cancer. Clinical chemistry，2008，54：582-589.

193. Lundberg M，Eriksson A，Tran B，et al. Homogeneous antibody-based proximity extension assays provide sensitive and specific detection of low-abundant proteins in human blood. Nucleic acids research，2011，39：e102.

194. Assarsson E，Lundberg M，Holmquist G，et al. Homogenous 96-plex PEA immunoassay exhibiting high sensitivity，specificity，and excellent scalability. PloS One，2014，9：e95192.

195. Liu B，Chen J，Wei Q，et al. Target-regulated proximity hybridization with three-way DNA junction for in situ enhanced electronic detection of marine biotoxin based on isothermal cycling signal amplification strategy. Biosens Bioelectron，2015，69：241-248.

196. Zhong W，Edfors F，Gummesson A，et al. Next generation plasma proteome profiling to monitor health and disease. Nature Communications，2021，12（1）：2493.

197. Poore G D，Kopylova E，Zhu Q，et al. Microbiome analyses of blood and tissues suggest cancer diagnostic approach. Nature，2020，579，567-574.

198. Nejman D，Livyatan I，Fuks G，et al. The human tumor microbiome is composed of tumor type-specific intracellular bacteria. Science，2020，368，973-980.

199. Jo J H，Kobayashi T，Nagao K. Research Techniques Made Simple：Bacterial 16S Ribosomal RNA Gene Sequencing in Cutaneous Research. J Invest Dermatol，2016，136（3）：e23-e27.

200. Liu Y，Tuddenham S，Sears CL，et al. Methods and applications for microbiome data analysis. Yi Chuan，2019，41（9）：845-862.

201. 中国医师协会检验医师分会分子诊断专家委员会.实验室自建分子诊断项目基本要求专家共识.中华检验医学杂志，2016，39：897-900.

202. 中华医学会病理学分会，中国医师协会病理科医师分会，中国抗癌协会肿瘤病理专业委员会，国家卫生和计划生育维护安徽病理质量控制与评价中心，全国分子病理指导委员会.分子病理诊断实验室建设指南（试行）.中华病理学杂志，2015，44：369-371.

203. 中华医学会检验医学分会.我国医学检验部门自建检测方法发展与管理建议.中华检验医学杂志，2017，40：162-164.

204. Genzen JR，Mohlman JS，Lynch JL，et al. Laboratory-Developed Tests：A Legislative and Regulatory Review. Clin Chem，2017，63：1575-1584.

205. Genzen JR. Regulation of Laboratory-Developed Tests. Am J Clin Pathol，2019，152：122-134.

206. 廖健伟，李斯特，欧阳锋，et al. 肿瘤自动化高通量测序实验室平面及暖通系统设计探讨.诊断病理学杂志，2021.

207. 广东省医学教育协会甲状腺专业委员会，广东省基层医药学会细胞病理与分子诊断专业委员会.甲状腺癌基因检测与临床应用广东专家共识（2020版）.中华普通外科学文献：电子版，2020，14（3）：161-168.

208. Wang S，Meng F，Li M，et al. Multi-Dimensional Cell-free DNA Fragmentomic Assay for Detection of Early-Stage Lung Cancer. Am J Respir Crit Care Med，2022.

209. Cohen J D，Li L，Wang Y，et al. Detection and localization of surgically resectable cancers with a multi-analyte blood test. Science，2018，359（6378）：926-930.

210. Xu H，Zhang Y，Wu H，et al. High Diagnostic Accuracy of Epigenetic Imprinting Biomarkers in Thyroid Nodules. J Clin Oncol，2022：JCO2200232.

211. Chen X，Hu Y，Su W，et al. Diagnostic value of genetic mutation analysis and mutation profiling of cell-free DNA in intraocular fluid for vitreoretinal lymphoma. Haematologica，2022.

212. Wang X，Su W，Gao Y，et al. A pilot study of the use of dynamic cfDNA from aqueous humor and vitreous fluid for the diagnosis and treatment monitoring of vitreoretinal lymphomas. Cancer Communica-

tions，2022.

213.Schmitz R，Wright G W，Huang D W，et al. Genetics and Pathogenesis of Diffuse Large B-Cell Lymphoma. N Engl J Med，2018，378（15）：1396-1407.

214.Mishina T，Oshima-Hasegawa N，Tsukamoto S，et al. Genetic subtype classification using a simplified algorithm and mutational characteristics of diffuse large B-cell lymphoma in a Japanese cohort. Br J Haematol，2021，195（5）：731-742.

215.Wright G W，Huang D W，Phelan J D，et al. A Probabilistic Classification Tool for Genetic Subtypes of Diffuse Large B Cell Lymphoma with Therapeutic Implications. Cancer Cell，2020，37（4）：551-568 e14.

216.Hu S，Li Q，Peng W，et al. VIT-ALK, a Novel Alectinib-Sensitive Fusion Gene in Lung Adenocarcinoma. J Thorac Oncol，2018，13（5）：e72-e74.

217.Fang W，Huang Y，Gan J，et al. Durable Response of Low-Dose Afatinib plus Cetuximab in an Adenocarcinoma Patient with a Novel EGFR Exon 20 Insertion Mutation. J Thorac Oncol，2019，14（10）：e220-e221.

218.中国抗癌协会肿瘤标志专业委员会遗传性肿瘤标志物协作组&中华医学会病理学分会分子病理学组.同源重组修复缺陷临床检测与应用专家共识（2021版）.中国癌症防治杂志，2021，13（4）：329-338.

219.Ye L F，Huang Z Y，Chen X X，et al. Monitoring tumour resistance to the BRAF inhibitor combination regimen in colorectal cancer patients via circulating tumour DNA. Drug Resist Updat，2022，65：100883.

220.Chen X，Wang D，Liu J，et al. Genomic alterations in biliary tract cancer predict prognosis and immunotherapy outcomes. J Immunother Cancer，2021，9（11）.

221.Wang X，Zhou L，Yin J C，et al. Lung Adenocarcinoma Harboring EGFR 19del/C797S/T790M Triple Mutations Responds to Brigatinib and Anti-EGFR Antibody Combination Therapy. J Thorac Oncol，2019，14（5）：e85-e88.

222.中国抗癌协会脑胶质瘤专业委员会.中国抗癌协会脑胶质瘤整合诊治指南（精简版）.中国肿瘤临床，2022，49（19）：1.

223.Network N C C. NCCN Clinical Practice Guidelines in Oncology Soft Tissue Sarcoma Version2. https：//www.nccn.org，2022.

224.Kandoth C，Schultz N，Cherniack A D，et al. Integrated genomic characterization of endometrial carcinoma. Nature，2013，497（7447）：67-73.

225.Wang X，Gao Y，Shan C，et al. Association of circulating tumor DNA from the cerebrospinal fluid with high-risk CNS involvement in patients with diffuse large B-cell lymphoma. Clin Transl Med，2021，11（1）：e236.

超声显像

- ❖ 知甲护甲　超声勇担 ❖
- ❖ 肝声相照　一目了然 ❖
- ❖ 肾瘤不逃　隐胰可见 ❖
- ❖ 卵巢遁迹　宫内脱险 ❖
- ❖ 愿人肠久　超声诊断 ❖

主　编

李安华　魏　玺　吴　薇　经　翔　武金玉　刘　敏

副主编

王晓庆　朱佳琳　梁　轩　戴　莹　张仲一　阚艳敏　王增芳　沈久洋

编　委（以姓氏拼音为序）

常璐晨　程　文　侯文静　姜彬彬　蒋天安　李德毅　李　芳　李　攀
梁　雪　林　僖　周世崇　刘　丹　刘广建　刘　琦　唐丽娜　王延杰
邢　雁　徐　栋　徐辉雄　徐　鑫　于　韬　张　波　张伟民　张煜华

第一章

超声显像概论

一、超声显像概述

（一）超声显像定义

频率高于20000 Hz（赫兹）、超过人耳听阈的机械波叫超声波。研究超声波在医学中的应用，即超声医学，是声学、医学与电子工程技术相结合的一门新兴学科。具有医、理、工整合的特点，涉及内容广泛，在人体疾病筛查、诊断、治疗、康复、监护和随访中都有较高实用价值。

（二）范畴和种类

医用超声在应用中可归纳为检测和治疗两大类，前者包括各种超声诊断、超声显微镜、超声导盲等；后者有超声美容保健、低强度超声治疗、超声节育、超声碎石、超声减肥及高强度超声聚焦疗法（HIFU）等。近年在诊断超声引导下，用高强度聚焦超声进行治疗等诊疗整合一体化的方法逐渐增多，充分发挥了超声检测和治疗的特点和优势。

（三）作用机制

超声医学主要是将超声发射至人体组织，利用其相互作用，达到医学诊断目的。因施用超声剂量（强度+时间）不同，作用机制各异。一是利用组织细胞的反作用，亦称被动作用，即反射、散射及透射等规律，提取其超声信号，加以显示，而成为各种超声诊断法；一是利用超声发射到组织细胞产生的生物效应，又称主动作用，达到保健、治疗的目的。从20世纪80年代以来，超声的剂量、频率及其他物理参数的应用均大为拓宽，为临床应用增加了新领域。

（四）超声显像技术发展时间和空间

随着超声医学工程技术的进步，超声显像方法不断更新。超声探头由原来体外用的长形、圆形、凸形，发展到各种腔内探头、管内探头，尤其是细至数毫米直径的微形导管探头置于内窥镜顶端或直接导入管腔，可以介入腔内和血管内甚至心脏冠状动脉内实施诊断及辅助治疗。超声显像由以往的灰阶显示、彩阶显示发展到彩色显示，提高了对回声的识别能力。在检查时间方面，已由慢速扫查发展到快速扫查，即由静态显示发展到实时动态显示。在检查空间方面，由一维、二维超声诊断法发展到三维即立体、动态显示。目前一维超声已很少应用，而实时三维超声发展很快，超声诊断已从观察人的大体解剖结构发展到可以观察人体组织细微结构，例如超声显微镜在眼科的分辨力已达微米（μm）程度。实时动态、立体结构、彩色显像已成为超声诊断的独特优势。

超声物理参数甚多，在医学领域中的可用性具有巨大潜力。20世纪70年代，已受到临床各科的广泛重视；80年代有更高层次的发展；到90年代，又开拓了新的领域，超声组织定征、彩色多普勒能量成像、二次谐波成像、超声内镜、超声显微镜，以及高强度超声聚焦治疗均已达到实用阶段，并在我国开展起来。进入21世纪，超声必将在整合医学时代中更加发展拓宽，占据更重要地位。

二、超声显像历史沿革

（一）国际发展历史

1.A型超声诊断法

1942年奥地利KT Dussik首先使用A型超声装置，用穿透法探测颅脑。1949年他报道成功获得头部包括脑室的A型超声图像。1946年Firestone开始用A型超声反射法探测疾病。1950年美国J.J.Wild等应用脉冲反射式A型超声诊断仪分析人体组织构造，探测并获得了脑肿瘤反射波。1952年后继续有学者成功用A型超声诊断脑肿瘤、脑出血。使用频率多为1 MHz，可进入颅骨，并见到脑室的搏动性反射波。1956年瑞典L Leksell报道A型超声法成功诊断胆结石、乳腺肿瘤、肾肿瘤等。1958年芬兰的A Oksala首次报道用于眼科视网膜剥离诊断，同年又有人用于妇产科。1959年和架井敏夫等报道诊断子宫肌瘤、早期妊娠。1964年IDonald等用于探测胎儿头颅，同时陆续有诊断肝占位性病变的报道。进入20世纪70年代，除眼科外，A型超声几乎被淘汰。

2.超声显像诊断法

1952年美国DH Howry和Bilss开始研究超声显像法，先用B型超声仪器做肝脏标本显像，其后又开展颈部和四肢的复合扫查。1952年J.J.Wild首次成功获得乳腺超声声像图，称为二维回声显示（two dimensional echoscope）。1956年他又用平面位置显示器的圆周扫查法做直肠内的体腔探查。1958年GBaum等开始眼球的扇形扫查法。同年英国I Donald等用BP型超声仪诊断盆腔肿物和妊娠子宫，从此开启了眼科和妇产科的超声显像。1959年Vidosom制成快速机械扫查B型诊断仪，1961年后，不断有用机械驱动探头扫查法诊断肝、肾、膀胱等脏器的案例。以上均为慢速或准实时的成像法。20世纪60年代中期，机械的或电子的快速实时成像法启动研究。1967年Bom和Somer提出电子扫描法，同时期西德应用双晶片旋转式探头的机械方形扫查，做妇产科实时成像。1971年N Bom报道用20个晶片的电子线阵扫查法，做心脏、胎儿等实时成像。1973年机械扇形扫查和电子相控阵扇形扫查等实时成像法均成功应用于临床。1975年Greenlewf开始用计算机处理超声图像，在英、美又有C型超声诞生。20世纪70年代中期以来，应用灰阶及DSC和DSP技术，使超声仪器体积缩小，图像质量提高，普及加快。至80年代，环阵、凸阵探头产生，以及各种腔内、管内探头等介入超声的应用，实用超声显像法更受到重视，发展最为迅速。90年代初，三维成像及彩色显像技术有了新的进步。1989年由Kretytechnik AG首先发明，并作为商品推出市场，在二维基础上，利用超声反射原理，取得多个声轴与空间位置的图像，加以重建后得到某感兴趣区域的横切面、纵切面、C切面及三维轴向切面的图像，沿着某轴心可以旋转、观察，此法可用于观察胎儿是否有畸形，周围血管与肿瘤有否粘连等。重建的三维成像在乳腺、直肠应用上也非常广泛。近年来实时三维成像法在心脏及胎儿的诊断方面，有突出的优势，已在临床应用。

3.M型超声诊断法

1954年瑞典Edler首先用超声光点扫描法诊断心脏疾病，报道正常二尖瓣曲线形状。1955年报道探测二尖瓣狭窄获得特异性回声图及心包积液等。其后，欧美等地区有多人用M型超声诊断多种心血管疾病，并称此法为超声心脏图（ultrasonic cardiogram）或回声心脏图（echoic cardiogram）。1966年陆续有人将其用于探测人造二尖瓣的活动曲线及功能状态，后又有人试用此法获得二维图像。现在多与B型超声联合应用。

4.多普勒超声诊断法

首先将多普勒效应原理用于超声诊断的是日本的里村茂夫。1957年里村与吉田常雄等多次报道连续式D型超声诊断，认为从超声频移的信号中可判断心脏瓣膜病。1959年Fram Kein制成脉冲多普勒超声。1964年Calagan用多普勒超声探测胎儿和血管。1973年Johnson等首先介绍选通门脉冲多普勒超声诊断室间隔缺损，Golder等用以诊断房间隔缺损。20世纪80年代，彩色多普勒超声兴起，可探查心脏、大血管多种疾病，且取得满意诊断效果。1982年挪威Aaslid首次报道经颅多普勒（TCD）技术的应用，以后 Aaslid 与工程技术人员合作，最先制出彩色三维经颅多普勒超声扫描仪，可做颅内血管多种切面，显示脑血管分布及血流方向和速度。继之多普勒超声血流成像、多普勒超声能量成像问世并向各国推广。

（二）国内发展历史

20世纪50年代初期我国开始应用超声波疗法，50年代末期兴起超声诊断，两者均迅速普及，尤以后者发展更快，种类亦多，引起医学界注目。

超声诊断法从1958年开始，至今已40余年，从一维静态诊断法发展到多种方式。凡国外兴起的方法，我国均有。1958年11月上海市第六人民医院安适等首先用江南造船厂生产的江南Ⅰ型超声波探伤仪探索人体，当年12月用于临床，随即在上海各医院推广，对肝、胃、乳腺、肾脏疾病及葡萄胎等进行诊断，与此同时，成立了上海市超声医学研究组。

二维超声心动图的研究：至1996年各地陆续应用静态、动态及延迟动态三维重建超声诊断，在脏器结构和其空间关系方面较之二维显像又前进了一步。21世纪初，实时三维彩色显像已在我国应用和逐步推广。

超声频移诊断法（多普勒超声诊断法，D型超声诊断法）：1960年，上海市第三人民医院燕山等首先用连续式多普勒超声诊断仪探测心脏。使用仪器为仁济医院共同研制。1962年徐智章等又用D型超声诊断脉管炎、动脉阻塞、动脉瘤。1965年北京军区总医院将其用于探测胎心。其后用于探测胎盘、脐带、动脉、静脉，获得不同的多普勒信号音，用以判断某些疾病。70年代，此法被用于分娩监护，并在许多医院开展。1982年解放军总医院引进美国ATL公司脉冲多普勒诊断仪，李翔首先开展脉冲式多普勒超声诊断法，继而上海等地均开始应用。根据多普勒频谱做血流流向及流速的分析，使心血管病的超声诊断又迈进了一步。1985年北京阜外医院、武汉协和医院引进日本彩色多普勒超声诊断仪。80年代中期以来，许多医院已配备彩色多普勒超声诊断仪。1987年我国研制出脉冲式多普勒超声诊断仪，1988年引进TCD诊断技术，1989年已生产彩色多普勒血流成像系统超声诊断仪，1990年后引进了彩色三维经颅多普勒超声显像仪，TCD技术在我国很快发展起来。1995年北京军区总医院简文豪开展多普勒组织成像法，包括多普勒超声能量图法。

2004年起超声造影技术在中国开始快速普及。2012年国际超声造影指南工作组中第一次出现三位中国人。同期，弹性成像、三维重建、虚拟导航等新技术在中国快速应用，与国外基本同期。国产超声仪器直追日、美著名品牌仪器，搭配的新技术层出不穷。2020年前后，中国人在研发光声成像、透射成像、乳腺三维自动成像等技术方面也有不俗表现。已经有国产仪器进入三期临床研究或使用。

第二章

浅表肿瘤

一、甲状腺肿瘤

（一）适应证

（1）甲状腺肿大或萎缩。

（2）鉴别甲状腺囊性、囊实性或实性结节。

（3）鉴别单发或多发结节。

（4）鉴别良性与恶性结节。

（二）检查方法

（1）仪器：选用9~16 MHz的高频线阵探头，直接进行检查。

（2）体位：一般取仰卧位，肩部垫一枕头，头稍后伸，充分暴露颈前及侧方。检查颈侧方淋巴结时，可采取左侧或右侧卧位。

（3）方法：①双侧叶横切面（峡部水平）测量横径和前后径。②双侧叶矢状切面（纵切面）测量上下径。正常甲状腺可以不测量纵切面。

（三）检查内容

（1）甲状腺肿大或萎缩（正常参考值：长径4.0~5.5 cm，横径 2.0~2.5 cm，前后径1.0~1.5 cm，峡部前后径小于0.4 cm）。

（2）甲状腺内如有结节，应确认结节位于左侧叶、右侧叶还是峡部，单发还是多发。

（3）甲状腺结节是囊性、囊实性或实性结节。

（4）甲状腺结节的回声、形态、边缘，以及是否存在局灶强回声。

（5）颈部淋巴结是否肿大或异常。

（6）如有彩色多普勒超声仪，还应观察甲状腺或其结节内部及周边血流情况。

（四）注意事项

（1）颈部发现异常淋巴结时，应注意是否来自同侧甲状腺病变。

（2）甲状腺峡部上方囊肿，应考虑患甲状舌管囊肿的可能，颈侧方囊肿应考虑来自鳃裂囊肿或淋巴管囊肿的可能。

（五）甲状腺影像报告与数据系统

2009年，智利学者首次提出了甲状腺超声影像报告和数据系统（thyroid imaging reporting and data system，TI-RADS）。近年来多个国家和组织提出各自的TI-RADS，本指南对多个TI-RADS分类标准进行了改进，提出TI-RADS如下：甲状腺恶性结节的6个显著超声特征——实性、极低回声、边缘不规则或甲状腺外侵犯、纵横比≥1、微小钙化和血流信号丰富。依据甲状腺结节符合恶性超声特征的个数进行分类。

TI-RADS分类标准及处理原则：

（1）0类：临床疑似患者超声无异常所见，需要追加其他检查。

（2）1类：正常甲状腺，无需进一步随访。

（3）2类：检查为良性结节，未见明显恶性征象，恶性风险为0，必要时随访。

（4）3类：可能良性结节，具有1项恶性特征，恶性概率≤5%，建议6个月随访或必要时行细针穿刺活检。

（5）4类：可疑恶性，若结节直径≥0.5cm，可行细针穿刺活检；若结节直径<0.5cm，则建议随访。

4a类：符合2项恶性特征，恶性概率为6%~30%；

4b类：满足3~4项恶性特征，恶性概率为31%~80%；

4c类：满足5~6项恶性特征，恶性概率为81%~95%。

（6）5类：考虑恶性，颈部有明确转移性淋巴结的超声特征，恶性概率>95%，建议手术治疗。

（7）6类：经活检证实的恶性病变。建议手术治疗。

（六）超声造影

超声造影是通过向静脉内注射对比剂来显示目标组织的微血管灌注情况，能更真实地反映甲状腺结节的灌注情况，其可分为定性评估和定量评估。定性评估的观察指标包括病灶边缘、形状、增强方向、增强强度、增强均匀性，定量评估中最常用的指标是造影剂到达和消退的时间、达峰时间、峰值强度、曲线下面积。

1.适应证

（1）甲状腺结节良恶性鉴别诊断。

（2）甲状腺结节超声引导下穿刺活检评估。

（3）甲状腺结节消融治疗前后评估。

2.操作流程

（1）超声造影前应充分告知患者造影剂使用注意事项，并签署知情同意书。

（2）仪器：选用9~12 MHz的高频线阵探头进行检查，超声诊断仪需配有超声造影功能模块。

（3）体位：一般取仰卧位，肩部垫一枕头，头稍后伸，充分暴露颈前及侧方。

（4）方法：① 常规超声检查，确定甲状腺目标结节位置。② 肘部建立静脉通道。③ 造影剂制备：SonoVue干粉中注入 5 mL 0.9% 的生理盐水，充分摇匀制成六氟化硫悬浊液。Sonazoid冻干剂采用 2 mL 注射用水稀释，充分摇匀制成悬浊液。④ 注射造影剂：SonoVue每次注射剂量为2.4~4.8 mL；Sonazoid每次注射剂量为0.6~0.8 mL（0.015 mL/kg/次）；经肘浅静脉快速推注造影剂后，推注 5 mL 生理盐水，同时启动计时器。⑤ 全程记录病灶动态增强过程，并储存动态图像；后续应用分析软件对造影动态图像进行处理分析。

3.并发症

（1）局部出血和疼痛。

（2）过敏反应：发生概率较低，主要有胸痛、头晕、低血压、皮疹等。

4.局限性

超声造影在甲状腺的应用主要是判断囊实性结节中实性成分有无血供、引导穿刺、评价消融治疗效果。由于甲状腺乳头状癌多为乏血供，故超声造影对结节的良恶性鉴别诊断价值有限。

（七）超声弹性成像

超声弹性成像的基本原理：对待检组织施加一个内部或外部的动态或静态激励，根据弹性力学、生物力学等物理规律，使受检组织将会产生一个响应，在位移、应变及速度分布上产生一定差异。利用超声成像技术及数字信号、图像处理等方法，能估测组织内部形变情况，从而间接或直接反映组织内部力学属性差异。主要有三种技术：实时超声弹性成像、剪切波弹性成像、声辐射力脉冲弹性成像。弹性成像的评估方法分为定性法、半定量法和定量法。

1.适应证

（1）评估甲状腺结节和周围组织的硬度。

（2）评估射频消融前后组织的硬度。

2.操作流程

（1）仪器：选用高频线阵探头进行检查，超声诊断仪配有弹性成像功能模块。

（2）体位：一般取仰卧位，头稍后伸，充分暴露颈前及侧方。

（3）方法：①常规超声检查，确定甲状腺结节位置。②定性分析方法：操作时感兴趣区（ROI）应包括病灶及2倍于病灶大小的周围正常组织。

3.局限性

由于操作受颈内动脉等血管波动影响较大，且甲状腺体积很小，无法准确框定测量和参考区域，故对结节良恶性鉴别诊断价值不大。

（八）穿刺活检

甲状腺细针穿刺抽吸活检（fine needle aspiration biopsy，FNAB）是术前评估甲状腺结节良恶性敏感度和特异度较高的方法。超声引导下FNAB可进一步提高取材成功率和诊断准确率，且操作简便易行，有助于减少不必要的甲状腺结节手术，并帮助确定恰当手术方案。

1.适应证

依据患者的临床情况和（或）超声检查结果选择需要进行穿刺的甲状腺结节。近年来，国内外多部指南指出：凡直径大于1 cm的甲状腺低回声实性结节，均可考虑FNAB检查。直径小于1 cm的甲状腺结节，如存在下述情况，可考虑在超声引导下行FNAB。

（1）超声提示结节有恶性征象（疑似乳头状癌、髓样癌或未分化癌等）者。

（2）伴甲状腺相关颈部淋巴结超声影像怀疑异常者。

（3）童年期有颈部放射线照射史或辐射污染接触史者。

（4）多发性内分泌肿瘤2/家族性髓样癌-相关RET癌基因变异者。

（5）超声随访显示结节实性区域动态增大、血流信号增多或出现恶性征象者。

（6）具有强烈意愿且获得病理学诊断或基因检测者。

2.禁忌证

（1）患者存在严重出血倾向。

（2）患者存在不稳定型颈动脉斑块，斑块有脱落的风险者。

（3）患者难以有效配合穿刺操作者。

（4）甲状腺结节的超声影像特征高度趋于滤泡性肿瘤。

（5）对最大径小于5 mm的结节，穿刺部位困难或超声显示不清，操作者不能有效完成者。

3.操作流程

（1）术前复习影像学资料，确认活检位置，向患者及家属交代穿刺目的及风险，并签署知情同意书。确认患者血常规、凝血功能、流行病学等检验结果无异常。

（2）取平卧位，颈肩部用枕头垫高。先用高频超声探头扫查，确定穿刺点、穿刺途径。

（3）常规消毒铺巾、消毒探头或给探头套无菌套。

（4）可单人一手持探头，另一手持针操作（徒手穿刺）；也可助手持探头引导，术者持针操作多点取材，徒手穿刺法更适合FNA操作。用消毒过或无菌探头套包裹探头，涂抹无菌耦合剂再次确定穿刺点和穿刺路径，然后注射1%~2%利多卡因局麻。

（5）在实时超声监视引导下，将穿刺针自探头的侧缘刺入，进针方向应保持与探头长轴平行，以便清晰显示针体（穿刺时避开大的血管及重要器官）。确认穿刺针进入病灶，开始取材，取材方法有两种。① 负压法：5 mL注射器保持1~2 mL负压进行反复提插抽吸约10~20次，抽吸时可改变针道方向，尽量对结节多点取材，尤其是对超声可疑部位（如钙化区）重点取材。取样满意后，去除负压再退针，避免退针过程中其他非结节组织吸入针道。② 虹吸法：21~23 G穿刺针在结节内提插或原地旋转针芯后静置数秒，使切割的细胞进入针内。

（6）拔针后，将针头内细胞液进行涂片，置入95%乙醇固定。剩余液体推入液基细胞保存液中，标本瓶注明来源及部位，完整填写重要临床信息后，送细胞病理学。石蜡微包埋切片后可行细胞病理、免疫组化检测或基因检测。

（7）拔针后要充分压迫止血，复查病灶无出血，可结束操作。穿刺处覆盖无菌敷料。

4.并发症

（1）出血。抽吸活检中一旦出现出血，立即停止操作，按出针头压迫止血，多数血肿可自行吸收，不需要特殊处理。

（2）感染。

（3）疼痛。

二、乳腺肿瘤

（一）适应证

（1）乳腺脓肿。

（2）孕妇、哺乳期及年轻妇女乳腺检查。

（3）评价临床可触及但X线摄影阴性的肿块。

（4）评价X线摄影不能明确诊断的病例。

（5）鉴别乳腺肿块的囊性、囊实性或实性。

（6）鉴别诊断乳腺肿块良恶性。

（7）男性有乳腺肿块者。

（二）检查方法

1.仪器调节

常规检查采用彩色多普勒超声仪实时线阵高频探头，探头频率为7.5~10.0 MHz，有条件的可用到10.0~15.0 MHz或更高频率的探头。若肿块位置很表浅，需提高探头频率或使用水囊衬垫；而5 MHz的探头对深部较大的占位、假体充填物等显示较好。扫查深度调至能看到乳腺深部肺表面为宜，同时观察病灶全貌。彩色多普勒扫查需降低彩色速度标志（速度标尺调至5 cm/s以下），灵敏度调节至不产生彩色噪声为宜。彩色多普勒频谱取样容积调至最小，并依据病灶大小形态与检测目的进行优化。

2.检查体位

一般取仰卧位，双手上举至头上，以充分暴露乳腺及腋窝等部位，检查乳腺外侧象限时，可用半侧卧位。

3.常规检查方法

由于乳腺腺体范围较大，每位检查者应按固定程序进行扫查，以免遗漏。有以下两种方法供参考：①按顺时针或逆时针顺序，以乳头为中心向外行辐射状扫查；②按先横切后纵切的顺序，从上到下、从左到右逐一切面扫查。总之，变换扫查位置应与已扫查切面有部分重叠，每一扫查都应达到乳腺边缘脂肪组织为止。

（三）操作流程

1.基本要求

检查时应先对乳腺及周围组织进行全面扫查，然后对发现病灶区域进行重点扫查，特别是触诊或乳腺X线摄影发现有肿块的部位更应仔细扫查。检查内容包括：位置、大小或范围、形态、边缘、内部及后方回声、钙化和周围组织（包括皮肤、胸肌及库柏韧带等结构）的变化等。病灶大小或范围测量应选取最大平面，测量两条相交且互相垂直经线，且在此切面垂直的最大平面测量第三条经线。测量时，游标应放在病灶边缘外侧，当肿物边缘模糊时，应根据最大边缘部分或周边声晕测量。在灰阶超声声像图基础上辅以彩色及能量多普勒超声检查，观察血流分布、走向，并在频谱多普勒上测量各种血流参数。条件具备者，可采用超声三维成像、超声弹性成像和超声造影等辅助完善诊断。同时应检查腋窝淋巴结，必要时检查锁骨上下及颈部淋巴结。

2.图像存储

图像存储内容应包括患者诊疗记录号码（门诊、住院号，超声登记号），患者姓名、年龄、性别，以及设备名称型号和检查条件标识。另外，还应该留存体位标记，包括左/右乳标记、病灶位置（钟点法描述）、距乳头中央距离及显示肿物时探头切面方向标识。对检查未发现异常的患者，应留存双侧乳腺各个象限放射状切面的声像图，以证明对患者做过全面的超声检查。

3.报告书写

为了保证超声报告的准确性与标准化，应对超声报告描述性语言进行统一定义。

（1）回声模式：按照回声强弱定义为无回声、低回声、等回声、高回声、不均匀回声。

（2）正常乳腺组织声像图表现：正常乳腺组织，由浅至深依次为皮肤、浅筋膜及皮下脂肪、乳腺腺体、深筋膜、胸肌、肋骨。

（3）乳腺异常区域声像图表现：扫查中发现的异常区域应从不同切面全面观察，以排除正常组织及结构，如脂肪组织、肋骨等，局灶病变需照以下征象描述。

1）病灶：形状（椭圆形/圆形/不规则形）、方位（平行/非平行）、边缘（完整/不完整）、回声模式（均匀/不均匀）、后方回声特征（不变/增强/衰减/混合特征）。

2）周围组织：a.皮肤及皮下脂肪组织增厚或水肿；b.皮肤凹陷、高低不平；c.病灶周围组织水肿；d.结构扭曲、浅筋膜层、腺体层、深筋膜层及胸肌层改变；e.库柏韧带改变；f.腺体内导管异常性扩张。

3）钙化：分为导管内/肿块内/肿块外钙化。钙化的形态分布可描述为单一、成簇、散在或弥漫等。

4）血管评估：病变区域没有血流信号；病变区域与周围正常组织相比血流信号相似；病变区域较周围正常组织血流信号明显增多。

4.报告组成

乳腺超声报告书写语言应具体简洁，使用不加修饰的标准化术语。

（1）患者信息的记录。

（2）双侧乳腺组织整体声像图的描述。

（3）有意义的异常病灶声像图描述。

1）记录病灶：包括病灶所在侧、位置（钟表盘定位、距乳头距离等）和大小（至少两个径线，病灶较大可测量三个径线）。

2）病灶声像图描述：按照BI-RADS分类标准内容逐一进行描述，包括病灶形状、边缘、内部及后方回声、周围组织回声、钙化、血流信号等。

3）结论：包括乳腺正常或异常、发现病灶的物理性质、对应的诊断分类及相应的处理建议（在分类中默认），可能的话，尽量做出适当的临床诊断。

5.彩色多普勒

用于评估腺体及病灶内血管的检查，诊断意义除阻力指数（resistance index，RI），其他参数均有较多争议，一般恶性肿瘤内RI大于0.70。

6.其他技术

（1）超声弹性成像：超声弹性成像技术在乳腺病变的运用最为成熟广泛。主要有两种类型，即应变弹性成像（strain elastography，SE）和剪切波弹性成像（shearwave elastography，SWE），这两种技术应用不同的方法检测组织硬度，各有优缺点，互为补充。SE评估当外力加压时组织的形变，组织越软，形变越大。通过比较成像区内不同组织的形变程度，可以生成反映组织相对硬度的图像（红蓝绿彩色）。应变的半定量方法是应变率。应变率是感兴趣的组织或肿块的硬度除以参照组织的硬度。对于乳腺超声弹性成像，计算应变率的参照组织是脂肪。

剪切波弹性成像（SWE）是定量技术，即可以获得硬度值。硬度值可显示为剪切波速度（m/s）或杨氏模量（kPa）。SWE有两种类型，一种是在单独一个小的感兴趣区内测量剪切波速度（单点SWE），另一种是在较大的成像区内进行彩色编码成像（2D-SWE）。单点SWE技术在乳腺中应用非常有限，因为在一个恶性肿瘤内部硬度变化非常大，最大硬度区也不能准确判断。因此本指南仅讨论2D-SWE，其基本原理是应用强脉冲激励组织，产生垂直于声束的剪切波。以下是两种方法的临床应用。

1）应变弹性成像（SE）：有三种方法可用来判定良恶性，分别是E/B比值、5分法和应变率。

①E/B比值：乳腺恶性病变在弹性图上比在普通二维声像图上大，而良性病变则相反。病变在弹性图上的长度与在二维声像图上的长度之比，即E/B比值，可用来判定乳腺病变的良恶性，具有较高的敏感性和特异性。有研究应用E/B比值定性乳腺肿物良恶性，结果显示敏感性为99%~100%，特异性为87%~99%。

②5分法：5分法可用来定性乳腺病变。1分代表病变软；2分表示病变同时包含软和硬的成分；3分代表病变硬且在弹性图上比二维声像图小；4分代表病变硬且在弹性图上与二维声像图大小相同；5分代表病变硬且在弹性图上比二维声像图大。1~3分提示良性病变，4~5分提示恶性病变，其诊断敏感性为87%~93%，特异性为86%~90%。

③应变率：将感兴趣区分别放在病变和参照组织内，计算两种组织的硬度比值，即应变率。脂肪的硬度在同一乳腺内和不同个体之间都相当恒定，常用来作为参照组织，这时应变率常被称为病变/脂肪比值。

2）剪切波弹性成像（SWE）：采用病变和（或）周围约3 mm组织的最大硬度值（E_{max}）来判定病变良恶性。病变周围常有高硬度的晕环，可以用来定性病变。文献报道的鉴别良恶性病变推荐的截断值为4.5 m/s（60 kPa）~ 5.2 m/s（80 kPa）。应用2D-SWE鉴别良恶性病变的敏感性为89%~97%，特异性为81%~85%。一项大规模多中心研究显示，以5.2 m/s（80 kPa）作为截断值，与单独应用BI-RADS分类相比，加用SWE提高了病变的定性能力。

3）联合应用SE和SWE：SE对乳腺病变的评估难点通常在良性病变，因为其硬度值与腺体组织相似，所以经常难以显示，E/B比值无法准确计算。SWE评估难点通常在恶性病变，尤其在剪切波未产生或不足以准确评估其硬度时。两种技术联合可以提高准确性，SE和SWE结果一致时，结论的可信性增加，否则需要其他评估方法。

（2）三维成像：乳腺病灶的三维成像最主要的作用是通过对病灶进行三维重建，获得病灶冠状面图像，此切面很难在二维超声上观察到，是对二维超声的补充。冠状面上的"火山口"征、"汇聚征"等是浸润性癌的特征。

（3）超声造影：超声造影在乳腺疾病诊断中受到探头频率、造影剂及病变血管生长等因素影响，目前没有成熟的标准。目前的经验：当病灶造影图像大于二维图像且周边成放射状增强，提示恶性可能性大。

（四）乳腺超声评估分类

我国使用国际通用的美国放射学会第五版BI-RADS分类标准。

BI-RADS 0类：评估不完全，包括两种情况，一种是超声检查乳腺内有明显病灶而其超声特征不足以做出评价，需要乳腺X线及MRI；另一种是临床有阳性体征，如触及肿块、乳头溢液/溢血、乳腺癌术后及放疗后瘢痕需要明确是否复发等，超声检查无阳性发现也需要借助乳腺X线及MRI进一步评估。

BI-RADS 1类：阴性。

BI-RADS 2类：良性病灶。

BI-RADS 3类：可疑良性病灶，建议短期内（3~6个月）复查并辅以其他检查。

BI-RADS 4类：可疑恶性病灶。此类病灶恶性可能性为3%~95%。目前可将其划分为4A、4B、4C类。4A类恶性符合率为3%~10%，此类更倾向于良性病变，不能肯定的纤维腺瘤、有乳头溢液或溢血的导管内病灶及不能明确的乳腺炎症都可归于该类；4B类恶性符合率为11%~50%，提示存在恶性可能；4C类恶性符合率为51%~94%，此类提示恶性可能性较高。一旦评估为4类即建议进行组织病理学活检。

BI-RADS 5类：高度可疑恶性，恶性符合率大于或等于95%，建议经皮穿刺组织活检或手术治疗。

BI-RADS 6类：已活检证实为恶性病灶。

（五）注意事项

（1）检查乳腺时探头应轻放于皮肤上，不宜加压，以免改变肿块形态、位置等，特别是检查肿块内血流时，加压会影响小血管的显示。

（2）检查乳腺腺体组织的同时，应观察前后脂肪层、库柏韧带（乳房悬韧带）等是否有病变，特别是周围脂肪伸入腺体层内，会造成类似肿块的假象，应仔细加以鉴别。

（六）腋窝淋巴结

腋窝淋巴结的异常状况能够提示多种疾病，如淋巴系统的恶性肿瘤、乳腺恶性肿瘤腋窝淋巴结转移或隐匿性乳腺癌。尤其是乳腺癌，其最常见的转移方式是腋窝淋巴结转移，淋巴结状况的评估对乳腺癌临床分期、治疗方式的选择有重要意义。

1.腋窝淋巴结的分组

腋窝淋巴结以胸小肌两侧缘为界限标志分为 3 组。

Ⅰ组（腋下组）：在胸小肌外侧，包括乳腺外侧组、中央组、肩胛下组及该段腋静脉淋巴结，胸大肌与小肌间淋巴结（Rotter 淋巴结）也归于本组，又称胸小肌外侧组。注：胸肌间淋巴结（Rotter 淋巴结），沿胸肩峰动脉胸肌支排列，1~4 枚，平均 2 枚。接纳胸大、小肌及乳腺后面的淋巴回流，输出管进入尖群淋巴结。

Ⅱ组（腋中组）：是指位于胸小肌深面的腋静脉淋巴结，又称胸小肌后组。

Ⅲ组（腋上组）：是指位于胸小肌内侧的淋巴结，即锁骨下淋巴结，又称锁骨下组。

3.扫查方法

检查时先将探头置于锁骨下腋窝前壁，显示胸大肌、胸小肌和腋血管长轴切面（正常腋窝标准切面）。向外移动扫查腋下组淋巴结，然后由外向内显示腋中组和腋上组淋巴结。

三、浅表淋巴结

在影像学检查中，高频超声对浅表淋巴结的诊断敏感性较高，可观察淋巴结的分布、大小、形态、内部回声、血流情况、与毗邻软组织关系等，全面分析淋巴结病变，在淋巴结疾病诊断与鉴别中具有重要价值。

（一）适应证

（1）淋巴结炎性病变。
（2）评估临床可触及的淋巴结。
（3）坏死性淋巴结炎、淋巴结结核与转移性淋巴结、淋巴瘤等良恶性疾病鉴别。
（4）超声引导下淋巴结穿刺活检鉴别病变性质。

（二）禁忌证

一般无禁忌证，具体禁忌取决于检查内容。肥胖受试者会降低超声检查准确性；石膏、辅料等遮挡会限制扫查范围；有开放性伤口要注意防止感染。

（三）检查方法

1.患者准备

患者一般无特殊准备。

2.仪器条件

一般选用高分辨率彩色多普勒超声诊断仪，探头频率为 7.5~12.0 MHz，深度 3.5~5.0 cm；彩色多普勒频率为 5~10 MHz，彩色深度标尺为 0.5~1.0 cm/s，多选择仪器内预设的小器官条件；儿童及体型偏瘦老人可在皮肤与探头之间增加耦合剂的厚度，选用导声垫或使用更高频率的探头（15~20 MHz）。而较深部位的淋巴结和上纵隔淋巴结可使用较低频率的探头（5.0~7.5 MHz）；超声扫查时，可通过调节探头频率、增益、彩色多普勒血流速度标尺、取样框、灵敏度等，尽可能清晰显示淋巴结的内部结构及其血流信号。

3.扫查方法

（1）体位：一般取仰卧位，暴露颈部、腋窝或腹股沟等受检区域。扫查时可沿血管走向行横、纵切面相结合扫查，还可根据各区域软组织解剖特征进行扫查。

（2）检查范围如下。

1）颈部淋巴结

表 17-1 颈部淋巴结分区（Ⅰ—Ⅶ区）

Ⅰ区	颏下和颌下淋巴结,由二腹肌前腹与后腹围绕,上界为下颌骨,下界为舌骨
Ⅱ区	颈内静脉上组淋巴结,颅底至颈动脉分叉处,前界为胸骨舌骨肌侧缘,后界为胸锁乳突肌后缘
Ⅲ区	颈内静脉中组淋巴结,上接Ⅱ区下至肩胛舌骨肌与颈内静脉分叉处,前界为胸锁乳突肌前缘,后界同Ⅱ区
Ⅳ区	颈内静脉下组淋巴结,上接Ⅲ区下至锁骨上,前后界同Ⅲ区
Ⅴ区	颈后三角淋巴结,含淋巴结副神经淋巴结、颈横淋巴结,锁骨上淋巴结也包括在内。前界为胸锁乳突肌后缘,后界为斜方肌前缘,下界为锁骨,为了描述方便,Ⅴ区可进一步分为上、中、下三区,分别以舌骨水平和环状软骨下缘水平为界
Ⅵ区	颈的中央区淋巴结,包括喉前、气管前及气管旁淋巴结,上界为舌骨,下界为胸骨上窝,两侧界为颈动脉鞘内侧缘
Ⅶ区	为位于胸骨上切迹下方的上纵隔淋巴结

扫查颈部淋巴结时，患者取仰卧位，头部后仰充分暴露颈前区；检查一侧淋巴结时，患者头部应在后仰的同时向对侧轻度偏转，充分暴露该侧颈侧区，利于扫查完全。推荐横切面为主并结合纵切面的扫查顺序：首先扫查颏下及颌下淋巴结；随后沿下颌支扫查腮腺淋巴结；而后从腮腺下方开始，沿颈内静脉和颈总动脉走向自上而下横切探查颈内静脉上、中、下组淋巴结，直至颈内静脉和锁骨下静脉的汇合处；向后移动探头，横向扫查锁骨上淋巴结；随后在胸锁乳突肌和斜方肌间自下而上扫查直至乳突，显示颈后三角淋巴结；扫查过程中可以通过横切、纵切及移动、侧动探头进行全面扫查。

诊断经验：对口腔、咽部疾病等，着重扫查颏下、颌下淋巴结（ⅠA、ⅠB区）及颈上深淋巴结（Ⅱ区）；对甲状腺疾病，着重扫查颈中、颈下深淋巴结（Ⅲ区、Ⅵ区）及气管周围淋巴结（Ⅵ区）；可依照淋巴引流区域推测淋巴结病因来源。另外，正常颌下淋巴结及腮腺淋巴结更近似圆形，且血流较其他区域淋巴结丰富；横径大于5mm的淋巴结易显示血流信号，老年人淋巴结内血流信号显示率低，此时可尝试采用能量多普勒显示血管。

表17-2　疾病类型及通常累及的淋巴结群

疾病类型		通常累及的淋巴结群
正常淋巴结		颌下、腮腺、上中下颈部、颈后三角
转移性淋巴结	口咽、喉癌	颌下、中上颈部
	鼻咽癌	上颈部、颈后三角
	甲状腺乳头状癌	颈内静脉淋巴链
	非头颈部来源	锁骨上窝、颈后三角
结核性淋巴结		锁骨上窝、颈后三角
淋巴瘤		颌下、上颈部、颈后三角

2）腋窝淋巴结：腋窝淋巴结分区见本章"乳腺肿瘤（六）"。

3）腹股沟淋巴结

腹股沟淋巴结分区：分两组，一组与腹股沟平行，又称浅群；另一组与股动脉平行，又称深群，引流下肢、下腹壁和会阴的淋巴结。

多采用垂直于股血管的检查手法。

（四）检查内容

1.常规超声

评估淋巴结大小、长径/短径比、内部回声、边缘、淋巴结皮质厚度及皮髓质比例、淋巴门、毗邻软组织回声、淋巴结间有无融合及间接征象等。

（1）大小：在淋巴结最大切面评估淋巴结大小，测量纵径线和横径线。横径的长短较纵径的有价值。

（2）纵横比（L/T）：即同一切面上淋巴结的纵径（L）除以横径（T），是超声鉴别肿大淋巴结的重要指标。

（3）淋巴结皮质（皮髓质比例）：皮质为均匀的低回声。淋巴门可见时，可分为三种类型：狭窄型、向心性增厚型、偏心性增厚型，其中转移性淋巴结多为皮质偏心性增厚型。

（4）边缘：即淋巴结和淋巴结周围软组织之间的界面。

（5）淋巴门：超声显示正常淋巴结门一般表现为回声较高，这种高回声是由淋巴结髓质中许多界面相互反射形成的，位于淋巴结中央或稍靠近淋巴结门一侧，并向淋巴结内凹陷。

（6）淋巴结内部回声：将淋巴结与肌层回声相比较从而定义淋巴结内部回声水平。回声强度可增强、减弱，分布情况可均匀、不均匀。

（7）间接指征：除观察淋巴结自身回声改变外，还应观察淋巴结及其毗邻软组织情况，如有无水肿、淋巴结有无相互融合、邻近血管有无受压、血管壁有无侵及等。

2.彩色多普勒

（1）淋巴结血流形式：淋巴结内血流的分布形式对淋巴结疾病的鉴别诊断有重要价值。淋巴结血流分布可分为四种类型：门型血流、中央型血流、边缘型血流、混合型血流。

（2）血管阻力：目前关于淋巴结血管阻力的研究尚有一些争议，不同疾病、不同部位的血流特征不同，测量时需多次取样，取得参数的平均值、最高值、最低值等进行分析。

3.超声造影

超声造影是评价淋巴结血流灌注模式较为敏感的手段，根据不同造影模式分为离心型、向心型、弥漫型及局灶性增强型。可指导穿刺取得有效活性组织，提高病理诊断准确率。

第三章

肝脏肿瘤

一、检查方法

（一）常用检查方法

目前，肝脏肿瘤常用的超声检查包括常规超声和超声造影（contrast-enhanced ultrasound，CEUS）。①常规超声包括二维灰阶、彩色多普勒和频谱多普勒超声等。二维灰阶超声可示肝内有无肿瘤，彩色多普勒可获肝脏及肿瘤的血供信息，以及肿瘤与周围血管的毗邻关系。②超声造影可增强多普勒信号，也可用特殊成像技术进行实时灰阶增强造影，从而获得正常肝组织与不同类型肝肿瘤血流灌注的增强模式，实现对肝肿瘤的鉴别诊断和定量诊断。

（二）患者准备

肝脏检查一般无须特殊准备，最好空腹，有利于观察肝门区结构。

（三）体位

1. 仰卧位
双手上举放置枕后使肋间隙增宽，主要观察肝左叶和部分右叶。

2. 左侧卧位
主要观察肝右后叶及肝门部结构，能更好显示右后叶膈顶处。

3. 坐位、半坐位和站立位
使肝下移，观察位置较高的肝或左、右肝膈顶部。

（四）仪器

采用实时动态彩色多普勒超声诊断仪，使用凸阵探头，成年人常用频率为 3.5

MHz，肥胖者可用2~3 MHz，儿童或需了解肝表面结构时可用频率更高的探头（4~9 MHz）或线阵探头。根据患者体型及肿瘤位置调节图像、聚焦、增益、时间增益补偿（TGC）。CEUS需超声诊断仪配有超声造影成像功能。

（五）适应证

常规超声是检查肝肿瘤最常用方法，对声像图表现典型的肝肿瘤，常规超声可做出较为可靠的鉴别诊断。对常规超声偶然发现的声像图不典型的肝肿瘤，可行超声造影明确诊断；对增强CT或MR不能确定的肝肿瘤，推荐使用超声造影；对肾功能不全者，超声造影应作为首选增强影像学检查。

二、操作流程

（一）常规超声

1.操作步骤

肝脏检查需采用多角度、多切面、多体位且有顺序进行，避开肋骨及气体遮挡。一般按以下顺序自左向右做连续扫查：左上腹及剑突下纵切扫查、剑突下横切扫查、右肋缘下斜切扫查、右肋间斜切扫查和右季肋部斜断扫查。此外，有时尚需经左肋缘下和左肋间斜切扫查。每一组检查可获经过肝脏及其周围主要脏器的一组具有特征性的断面声像图。检查中，上腹部加压扫查、吸气鼓肚扫查可增加肝脏显示清晰度。

2.标准切面

（1）剑突下经腹主动脉长轴肝左叶纵切面：患者吸气充分显示肝左叶，当声像图显示左肝上方膈肌及下方左肝下角和后方腹主动脉长轴时，则为标准肝左叶上下径和前后径测量切面。

（2）剑突下肝左叶纵切面显示肝圆韧带长轴切面：平卧位，探头竖置于剑突下，显示肝圆韧带长轴切面，门静脉左支矢状部（囊部）向前下走行至肝下缘表面，声像图中同时显示肝尾状叶。

（3）剑突下肝左叶经尾状叶及左内叶纵切面：平卧位，探头竖置于剑突下，可测量尾状叶的上下径及前后径。

（4）剑突下左右肝斜切面：平卧位，探头于剑突下中线偏右，声束指向右后方，与右肋缘平行斜置，显示门静脉右支、右肝管、门脉左支横部、矢状部、左肝管、右肝前叶、左内叶及尾状叶。

（5）剑突下肝脏斜切面显示第二肝门及肝静脉：平卧位，探头置于剑突下中线右侧，声束指向右后上方，显示第二肝门下腔静脉横断面，三支肝静脉汇入下腔静脉的斜断面。

(6) 右肋缘经第一肝门右肝斜切面: 平卧位或左侧卧位, 探头置于右肋缘处, 显示门静脉主干及右支长轴切面, 显示胆囊及下腔静脉的斜断面分别位于门静脉的两侧。

(7) 右肋间经第一肝门右肝斜切面: 平卧位或左侧卧位, 探头置于右侧锁骨中线第7、8肋间, 显示门静脉主干及右支长轴切面, 显示胆囊及下腔静脉的斜断面分别位于门静脉的两侧, 同时显示肝动脉、右肝动脉及胆总管斜切面。

(8) 右肋间右肝及右肾纵切面: 平卧位或左侧卧位, 嘱受检者深吸气使肝脏下移, 探头置于腋中线右肋弓处, 显示出右肝斜面、肝右静脉中段及右肾。

3. 测量参数

(1) 肝左叶上下径: 肝左叶上方膈肌内缘至下方左肝下缘角最大垂直距离, 正常小于或等于9 cm。

(2) 肝左叶前后径: 肝表面至腹主动脉前肝后缘的最大垂直距离, 正常小于或等于6 cm。

(3) 右肋下斜径: 显示肝右静脉长轴并见其汇入下腔静脉及弧度清晰的右膈肌切面, 肝表面至横膈内缘之间最大垂直距离, 正常小于或等于14 cm。

(4) 门静脉内径: 在距第一肝门1~2 cm处测量其管径, 正常径小于1.3 cm。

4. 报告书写规范

肝脏超声检查报告一般分为以下部分: 基本信息、声像图、超声描述 (即超声所见) 和超声提示。

(1) 超声描述: 应包含肝脏显示是否满意、肝脏大小是否正常、被膜是否光滑、实质回声情况、回声分布是否均匀、肝内胆管是否扩张, 必要时描述门静脉内径。描述肝脏是否存在弥漫性及占位性病变。若可见肝脏病变, 应详细描述病变的位置及大小、数目、形态、边界、囊性或实性、血供情况、与周围毗邻关系等。

(2) 超声提示: 肝脏有病变时应明确提示, 包括病变来源、位置、可能性质。可提出下一步协诊方法。肝脏无明显病变时, 可与腹部其他脏器一并给出阴性提示。

(二) 超声造影

1. 操作步骤

市售超声造影剂经外周静脉注射后, 可通过肺循环到达全身各脏器及组织。数分钟后微气泡破坏, 随呼吸排出。与增强CT或MR造影剂不同, 超声造影剂不经肾脏代谢, SonoVue只停留在血池中, 不会进入细胞外间隙, Sonazoid可被Kupffer细胞吞噬, 因此在血池显像后可滞留于肝和脾内达数小时, 此时相称为"血管后期"或"Kupffer期"。经常规超声或CT或MR发现的肝内病灶行CEUS检查, 造影操作流程与浅表器官类似。

（1）采用能同时显示组织和造影信号的双幅模式，造影前先对患者进行屏气训练，注射造影剂后5~25秒嘱患者屏气观察病灶动脉期灌注，其后实时连续观察病灶各时相的增强模式。

（2）获得有效信息后行全肝扫查。

（3）造影剂开始注射后连续录制包括目标病灶最大切面至少60秒动态图，其后可间断存储门脉期、实质期、延迟期病灶及全肝扫查的动态图像，检查时间需达4~6分钟或至肝内造影剂廓清。

（4）对检查结果不明确者或肝内有其他病灶者，可再次注射造影剂。再次注射需待前次造影剂信号消失后进行。

（5）使用造影剂Sonazoid，需在注射造影剂后10分钟行Kupffer时相扫查。

2. 报告书写规范

（1）超声描述：应包含造影剂推注方式、剂量，目标病灶动脉期增强程度、方式、是否均匀，门脉期-延迟期病灶是否廓清及廓清快慢、廓清程度。某些造影剂还包括Kupffer时相的增强表现。全肝扫查有无发现肝内其他病灶。

（2）超声提示：肝脏有病灶时应明确提示病灶来源、位置、可能的性质，可以提出下一步协诊的方法。

三、局限性和副作用

超声检查操作简便、价格低廉，在我国临床广泛应用。超声造影可实时动态观察病变血流灌注变化，灵活方便，可辅助超声介入诊疗，受临床广泛欢迎。但超声和超声造影也因标准化较差，易受仪器设备、操作技术、人员经验、患者条件等多因素影响。这些局限性可能降低图像质量，甚至影响诊断质量。

（一）标准切面问题

超声检查虽然设置了标准切面，但远不如CT、MRI规范化、标准化。采用超声及超声造影进行肝脏扫查，特别是右肝扫查时，常需避开肋骨进行肋下、肋间斜切面扫查，同时采用不同倾斜角度，可获较随意的任意切面。不同年资、不同经验的超声医师采用不同切面与手法，获得图像的切面角度及质量有差异。高质量超声图像应全场增益均匀，目标病灶清晰，能反映病变声像图特征，病灶与周围解剖结构关系明确，并获相互垂直的不同切面，用以准确表述病变位置与特征。这些高质量超声及超声造影图像常与CT、MRI标准切面不同，使临床医师理解、判读图像困难，一定程度上影响了使用超声图像进行沟通、会诊及交流的便捷性。另外，CT、MRI通过数据重建可常规获得冠状面图像，使器官及病变位置描述更立体、清晰，而二维超声及二维超声造影很难获得冠状位图像。

（二）扫查全面性问题

超声检查有一些扫查盲区，如肺气影响肝膈顶部的显示，仪器调节及超声伪像有时会影响肝被膜下较小病灶显示不满意。

超声造影动脉期需实时、不间断观察目标病变增强特点，要求观察切面相对固定，且动脉早期仅短暂数秒，单次注射造影剂常针对单个目标病灶或相邻较近的少数病灶进行观察，不能对其他部位进行全面扫查，影响对脏器动脉期的整体判断。虽然门脉期、延迟期时间较长，可行全肝扫查，但仅可获得门脉期、延迟期病变表现，无法获得全肝动脉期资料，从而导致病变漏诊。一次超声造影不能像增强CT、MRI一样同时评价腹腔多个脏器，使在肿瘤分期诊断中的作用受限。超声造影对病灶与周围组织器官之间的毗邻关系显示有时不如CT或MRI的清晰全面。

（三）超声造影技术依赖、人员依赖问题

超声医师不仅是诊断医师，同时也是仪器操作员。当操作者经验不足，选择不适宜的MI和增益设置，采用不恰当扫查手法、扫查方向，以及患者呼吸配合不佳时，均可导致图像质量不佳，甚至未能观察到目标病灶，导致漏诊、造影失败，从而影响诊断。正确设置仪器条件，可有效避免伪影，获得满意的组织显影。任意切面的成像使检查者之间的可重复性较差。

四、超声诊断

（一）良性肿瘤

1. 血管瘤

针对最常见的肝脏良性肿瘤，其患者大部分无症状，多在体检或因其他疾病就诊时发现，甲胎蛋白阴性。

（1）常规超声表现如下。

1）大小不等高回声、低回声、无回声或混合回声，以高回声血管瘤最常见。

2）多呈类圆形，周边回声增强，边界清楚。

3）内部多呈筛网状结构，后方回声可增强。

4）较大者或靠近肝包膜血管瘤探头加压可见其变形。

5）CDFI：多数血管瘤内部不显示血流信号，部分可见血流信号，少数可见丰富血流信号。

（2）CEUS表现如下。

1）动脉期周边呈结节状或环状高增强，逐渐向心性填充，增强持续至延迟期。

2）小病灶填充较快，大病灶填充速度较缓慢，至延迟期呈整体或部分充填。

3）少数不典型病灶动脉期可呈快速整体高增强，与肝腺瘤或肝癌不易鉴别。

2.肝内局灶性结节增生（FNH）

（1）常规超声表现如下。

1）多为单发，也可呈多个大小不等的病灶，多呈圆形或类圆形。

2）多显示低回声，也可中等回声，包膜不明显，可见条状瘢痕或星状回声。

3）边界清楚，无明显包膜回声，无声晕。

4）CDFI：病灶外部见动脉血流扭曲样进入病灶，中央示星状或放射状血流信号。

5）频谱多普勒超声可探及动脉血流信号，阻力指数较低。

（2）CEUS表现如下。

1）动脉期呈高增强，可表现为由中心向外快速离心性增强，可见轮辐状动脉或偏心血供。

2）达峰值强度时呈边界清晰、规整的整体高增强。

3）门脉期和实质期仍呈高增强或等增强。

4）25％病灶延迟期可显示中央细带状低增强瘢痕。

3.腺瘤

较少见，多发生在中年女性，常与长期口服避孕药有关。甲胎蛋白阴性。

（1）常规超声表现如下。

1）腺瘤多呈圆形或椭圆形，小腺瘤肝脏形态可无明显改变，大腺瘤肝脏可有局限性增大、增厚，有的可向肝表面隆起。

2）肿瘤边界：境界清楚、光滑整齐，大多无明显完整包膜回声。

3）多呈低回声，较大腺瘤内部回声可不均匀。

4）CDFI：病灶周围血流信号较丰富，内部散在点状血流信号。

5）频谱多普勒超声可探及动脉血流信号，RI小于0.6。

（2）CEUS表现如下。

1）动脉期腺瘤多呈整体性高增强。

2）门脉期和实质期多呈等增强。

3）较大腺瘤呈不均匀增强，合并出血坏死者腺瘤内见无增强区。

（二）恶性肿瘤

肝脏恶性肿瘤分为原发性和转移性恶性肿瘤。原发性恶性肿瘤常见有原发性肝细胞癌，其次为胆管细胞癌，少见的有混合性肝细胞及胆管细胞癌、淋巴瘤等。

1. 原发性肝细胞肝癌（HCC）

我国是HCC高发区，多有乙肝、肝硬化病史，AFP可升高。原发性肝癌大体上分为三型，即巨块型、结节型、弥漫型。早期肝癌多为单个结节，多发结节可能是肝癌多中心发生的结果，或由肝内转移所致。

（1）常规超声表现：常有肝硬化背景，表现为肝脏形态失常，肝左叶及尾状叶增大，右叶缩小，被膜不平整，肝实质回声弥漫增粗、不均。

1）肿瘤较小时多呈低回声，边界清晰，周边可见低回声晕，也可呈高回声。随结节增大，内部出现坏死、纤维化而呈不均匀混合回声，典型者呈"结中结"表现。

2）可单发，也可多发，散在分布于肝左右叶。弥漫型者少见，肿瘤数目众多，弥漫散布于整个肝脏，可致肝脏肿大，其大小不一，多数直径在1.0 cm左右，以不均匀低回声多见，与肝硬化较难鉴别，发现门静脉内癌栓有助于诊断。

3）CDFI：较大肿瘤血供丰富，可显示供血动脉及瘤内杂乱血管，频谱呈高速动脉血流。

周围组织继发改变如下。

1）卫星癌结节：常发生在巨块型肝癌附近的肝组织内，多呈圆形，边界清楚，内部以低回声多见，少数呈高回声。

2）门静脉癌栓：受累门静脉内可见低回声或等回声实性成分，门脉管腔可完全或部分堵塞。肝内门静脉广泛受侵时，门静脉可形成广泛的吻合支及门静脉肝动脉短路，使门静脉周围出现"海绵样"变。

其他继发性改变还有肝静脉和下腔静脉癌栓。

（2）超声造影表现如下。

1）典型HCC动脉期表现高增强，较大肿瘤内部可发生坏死呈无增强。

2）典型HCC表现为实质期或延迟期中度廓清（一般大于60秒）。

3）少数不典型HCC延迟期无廓清，仍呈等增强。

4）门静脉内癌栓动脉期呈高增强，较快速廓清，而血栓各时相均呈无增强。

并非所有HCC在延迟期都有廓清，延迟期扫查全肝会致CEUS检出HCC敏感性降低。

2. 原发性胆管细胞癌

发病率仅次于肝细胞肝癌，患者一般无慢性肝病史，CA19-9多升高。

（1）常规超声表现如下。

肝内胆管细胞癌可分肿块型、管周浸润型和管内生长型。一般无肝硬化背景，常合并肝内胆管扩张。

1）肿块型见肝内实性肿块，多数边界不清，呈低回声或等回声，也可呈高回声。

2）管周浸润型见肝内沿胆管走形的实性肿瘤，边界不清，可致胆管狭窄、管壁僵硬、远端胆管扩张。

3）管内生长型见扩张胆管内的息肉样或乳头状实性结节。

4）肝门部常可探及肿大淋巴结。

（2）超声造影表现如下。

1）肿块型增强模式多样，动脉期为周边环状高增强、均匀或不均匀高增强或不均匀低增强。

2）门脉期廓清（小于60秒），延迟期显著低增强。

3）管周浸润型动脉期呈稍高增强或等增强，门脉期可见廓清。

4）管内生长型动脉期多呈均匀稍高增强，门脉期或延迟期廓清。

3. 转移性肝癌

肝脏是多种恶性肿瘤最易发生转移的器官，多有明确肝外恶性肿瘤病史，常不伴有肝硬化。邻近器官如胆囊、胃、胰腺肿瘤可直接浸润播散至肝脏。转移性肝癌常为多发性，以肝表面居多，较少侵犯门静脉形成癌栓。

（1）常规超声表现如下。

1）常多发，大小相近，偶单发。

2）回声多与原发肿瘤相关，消化道来源者多呈高回声，乳腺、肺等来源者多呈低回声。

3）典型表现者，肿瘤中心呈高回声，周边可见低回声晕环，称"牛眼征"。

4）多数血供不丰富，少数肿瘤内可见点状血流信号。

（2）超声造影表现如下。

1）CEUS动脉期病灶常呈周边环状高增强，富血供肿瘤也可呈整体高增强。

2）快速廓清，门脉期和实质早期即开始廓清，呈典型的"黑洞征"，因此实质期或延迟期扫查全肝有利于检出肝内其他转移灶。

第四章

胆囊肿瘤

一、检查方法

（一）病人准备

（1）在超声检查前，须禁食6~8小时，以保证胆囊内有足够胆汁充盈，并减少胃肠内容物和气体干扰。通常在检查前一天晚餐后开始禁食，次日上午空腹检查。除急诊外，胆囊检查都应在禁食情况下进行。

（2）检查前一天停用影响排空胆汁的药，如阿托品、利胆素等。

（3）腹胀严重者，可在检查前1~2天服用消导理气中药或者消胀药物，如口服二甲基硅油片，每天1~2 g，每天3次，对消除肠道气体有明显作用。若横结肠内容物和气体较多，干扰胆囊、胆管观察时，可灌肠排便后再行超声检查。

（4）超声检查前两天，避免行胃肠钡剂和胆道X线造影检查。若病人急需胃肠钡剂和胆道造影检查，应尽量将超声检查安排在X线检查之前进行。当胆囊、胆管和胃肠道内残存钡剂，会干扰胆囊超声显示，并可能引起误诊。

（5）对于小儿或不合作者，可给其服用安眠药，在睡眠状态下检查。较小婴幼儿无须严格禁食。

（二）病人体位

超声检查过程中，应根据病人胆囊和周围脏器解剖特点、目标病变部位不同，随时调整病人体位，以清晰显示胆囊及病变。常用胆囊超声检查体位包括以下几种。

1.仰卧位

超声检查胆囊最常用体位。检查时，嘱病人两手平放或置于头部，暴露上腹部，于肋缘下或肋间进行超声扫查。优点是检查方便易行，显示效果较好。缺点是部分病人胆囊受胃肠气体遮挡，超声无法完整显示胆囊结构。

2.左侧卧位

嘱病人向左侧约45°卧位、右臂上抬,使肝和胆囊向左下移位,胆囊颈部被轻微牵拉,使胆管从门静脉右前转向正前方。此体位适宜肋缘下扫查。借助肝脏和胆囊作为声窗,使胆囊颈部和底部显示更清晰,也便于追踪肝外胆管下段病变。以肝脏作为声窗,多切面观察胆囊病变,这在病灶定位和鉴别伪像上等尤为重要。但部分病人采用此体位,因大量肠气上移,反而不利观察胆囊。

3.右侧卧位

此体位可能给胆道系统探查操作造成不便,但有利于鉴别胆囊内皱襞与病变,以及观察胆管内积气和胆囊内积气移动。胆囊肿大时,胆囊颈部向后移位,利用此体位从右后肋间扫查,有助于观察胆囊颈部。

4.半卧位或立位

适于过度肥胖或胆囊位置较高者。半卧位或立位时胆囊轻度下移,有利于观察胆囊底部及结石移动,也有利于鉴别稠厚胆泥与实性占位。

5.胸膝卧位

嘱病人双膝跪于床上,身体俯向床面,腹壁抬高离开床面,检查医师仍从腹壁进行扫查。肠气过多时,胸膝卧位可使积聚于胆道周围的肠气移开,能更清楚显示胆囊颈部和肝外胆管病变。

检查中选择适宜体位,或几种体位反复联用,有助于提高诊断正确率。观察目标的可移动性时,常需变换不同体位进行扫查。

(三)扫查方法

根据具体情况,采取纵切、斜切、横切或组合切面扫查,常规扫查切面如下。

1.右肋缘下纵断面

探头置于右肋缘下,与肋弓基本呈垂直,嘱病人适当深吸气,向左或右侧动探头,可显示胆囊长轴断面。以此断面为基准,做胆囊的纵断面和横断面扫查,可显示胆囊内部结构及其与周围组织的关系。

2.右肋缘下斜断面

探头置于右肋缘下,并与右肋缘平行或呈一定角度,此断面可显示胆囊、门静脉及肝门部肝外胆管。

3.右肋间隙斜断面

探头置于右侧第6~9肋间扫查,可显示右前叶和右后叶内胆管及肝总管的纵断面,同时可清晰显示胆囊结构,尤其适用于肥胖者。

4.剑突下横断面

探头置于剑突下稍偏右,声束指向膈顶,嘱病人深呼吸,可显示胆囊、门静脉左支构成的"工"字形或肝左管。

（四）测量标准

胆囊大小、形态异常时，需测量胆囊长、宽（左右径）、厚径（前后径）和胆囊壁厚度。

1.具体测量方法

（1）长径：在胆囊长轴最大纵切面测量长径（不包括胆囊壁）；当胆囊明显折叠时，胆囊长径应分段测量，长径为各分段之和。

（2）宽径和厚径：在胆囊长轴切面上旋转探头90°短轴扫查，在胆囊最大横切面测量内径（不包括胆囊壁）。

（3）胆囊壁厚度：经右肋间胆囊体部长轴切面，将声束垂直于胆囊壁，测量胆囊体部前壁厚度。

2.正常参考值

胆囊长径小于或等于8~12 cm（儿童胆囊长径小于7 cm，1岁以下婴儿和新生儿胆囊长径为1.5~3.0 cm）；宽径（左右径）小于或等于4 cm；厚径（前后径）小于或等于3.5 cm；胆囊壁厚度小于或等于3 mm。

二、适应证

（一）胆囊占位性病变的定性诊断

鉴别胆囊良性增生性病变（胆囊息肉样病变、胆囊腺肌增生症等）与恶性肿瘤。

（二）胆囊恶性病变的分期

评估胆囊恶性肿瘤的大小、部位、T分期，有无局部肝脏浸润及肝内转移，有无局部淋巴结转移。

（三）胆囊良性增生性病变的随访

（四）黄疸的鉴别诊断

判断梗阻性或非梗阻性，寻找梗阻性黄疸的部位和病因。

（五）胆囊的超声导向介入性诊断和治疗

穿刺活检、置管引流减黄等。

（六）恶性肿瘤各种治疗后疗效评价及随访

三、局限性与副作用

（一）局限性

作为评估胆囊的首选影像学方法，超声具有低成本、实时、可床旁成像、便携性、无电离辐射、非侵入性和多平面成像等优点，同时也具有自身的局限性。

（1）在病人条件差（如过度肥胖、肠胀气、胆囊小或位于肋骨后方等），胆囊无法清晰或完整显示的情况下，诊断困难。

（2）常规超声检查是胆囊疾病的首选影像学检查方法，但对部分胆囊疾病的良恶性鉴别诊断存在不足，如宽基单发胆囊息肉、早期厚壁型胆囊癌、无后方声影结石及不随体位变动的胆泥沉积等。超声造影检查作为常规超声的有益补充，可提高超声的诊断效能，如区分胆泥与占位性病变，鉴别胆囊息肉样病变的良恶性、评估胆囊癌局部分期等。此外，对超声造影进行定量参数分析及彩色编码成像技术，也有助于胆囊病变的鉴别诊断。

（3）超声检查时，注意可能引起混淆的伪像，避免误诊。如多重回声，旁瓣伪像及部分容积效应等，可能被误认为胆囊内异常回声。要善于识别和避免这些伪像。

（二）副作用

胆囊超声检查一般无明显副作用。

四、操作流程

（1）询问病史：了解病史，询问病人是否进食，是否服用促胆囊收缩物质（如咖啡或尼古丁），询问实验室检查及肿瘤标记物等有无异常。

（2）探头选择：依据病人年龄、体型选择适当探头及频率。常用探头为频率2~5 MHz凸阵式探头，儿童及婴儿可选5 MHz或更高频率。胆囊近探头侧因混响效应可能出现细层状多重回声，有时会干扰胆囊壁和胆囊腔观察，掩盖胆囊壁小病变。适当降低增益、用二次谐波成像或用高频率线阵式探头，可有效抑制这种伪像。

（3）仪器调节：将增益调至低于肝脏条件，使胆汁呈无回声，囊壁或管壁清晰可见。聚焦设置于目标区域。常规超声可用组织谐波，尽量去除伪像。超声造影时采用低机械指数。

（4）检查内容：让患者平静呼吸下从右到左检查，确保胆囊管和胆囊底均被显示。显示胆囊最大长轴后，缓慢侧动探头，观察长轴断面。然后旋转90°，观察从颈部到底部横断面。肝裂内脂肪和结缔组织形成的连续索状高回声带从胆囊颈部延伸到门静脉右支或主干。胆囊显示困难时，可用这一重要声像图标志先找到胆囊颈部。应注意从病人准备到仪器使用调节，以及检查体位、部位、切面选择等每一环节。如诊断困难或图像显示不清，应设法用各种辅助方法获取诊断信息，如特殊体位、饮水和前述检查技巧设法，使胆囊处于最清晰扫查面。

常规超声检查注意观察并记录如下内容：胆囊大小、形态是否正常，胆囊壁厚度、均匀性，胆囊壁是否存在隆起样病变或占位性病变，以及病变范围、大小、边界、内部回声、血供情况，病变与胆囊壁和周围毗邻关系；胆囊腔胆汁回声特征，有无异常回声，异常回声的声学特征及活动度，以及与胆囊壁的关系；是否有区域淋巴结肿大。

超声造影检查先行常规超声检查确定目标病变位置，再调节仪器条件进入超声造影模式。采用团注法，经肘部浅静脉注入 1.0~2.4 mL 造影剂混悬液，随后迅速用 5 mL 生理盐水冲洗套管针。注射造影剂后，不间断观察病灶灌注过程 90~120 秒，造影过程中嘱患者保持平稳呼吸。造影结束后保存动态图像，之后行图像分析。

五、超声诊断

（一）胆囊癌

1.临床表现

胆囊癌是最常见的胆道恶性肿瘤。多数患者有慢性胆囊炎或胆囊结石病史，患者可有右上腹隐痛不适、恶心、厌食油腻食物等消化不良症状，晚期可出现消瘦、腹水等恶病质表现。

2.超声表现

根据胆囊癌大体形态及进展程度，将声像图常分为以下三型。

（1）厚壁型：胆囊壁局限或弥漫性不规则增厚，常以颈部或体部更为显著，少数可为均匀性增厚；浆膜和黏膜层不光滑，回声中断；胆囊腔不均匀性狭窄或扩张，整个胆囊僵硬变形。超声造影表现动脉期呈高增强，胆囊壁正常结构消失，黏膜面不规则。

（2）隆起型：胆囊壁出现单发性乳头状、蕈块状或结节状病灶突入胆囊腔，多数发生于颈部，且大于 10 mm；基底较宽，与胆囊壁分界欠清，胆囊壁连续中断；病灶表面不光滑，多有胆泥沉积形成的点状高回声，内部呈低回声或稍高回声；病变内部有较丰富的血流信号。发生在胆囊颈部时，早期可致胆囊梗阻，使胆囊明显增大。超声造影表现为动脉期该处胆囊壁的增厚或伴异常高增强，静脉期消退较周围胆囊壁快，呈低增强；病变基底部增宽，附着处胆囊壁不连续。

（3）实块型：胆囊区低或中等回声实性肿块，边缘不规则，内部由闭塞胆囊腔及内容物形成不均质点、片状、杂乱高回声组成，常伴强回声结石。癌肿向周围浸润生长，使胆囊与肝的正常界面中断或消失，有时可见肝实质内浸润病灶；肝门部管状结构受压，常伴近端胆管扩张；门静脉或肝静脉内偶见癌栓；肝门部淋巴结肿大。超声造影动脉期呈不规则或树枝样快速高增强，静脉期消退较周围胆囊壁快；病变较大时，内部可见无增强区；胆囊壁正常结构消失或连续性中断。

3. 鉴别诊断

需与胆囊癌鉴别的病变主要归为两类：一类是胆囊壁本身良性病变形成的增厚或隆起性病变，如慢性胆囊炎、腺肌增生症、良性腺瘤、息肉、肉芽肿等；另一类是胆囊腔内病变形成的肿块伪像，如无声影或声影不明显的堆积状泥沙结石、稠厚胆汁或脓团、凝血块等。其与胆囊壁均有分界线，改变体位多可见移动，用超声造影无增强，有助鉴别。实块型胆囊癌需与肝或横结肠病灶鉴别。

（二）胆囊腺肌增生症

1. 临床表现

本病好发于成年女性，好发年龄为30~60岁。通常症状不明显或与慢性胆囊炎、胆囊结石相似，有消化不良、恶心、右上腹疼痛等症状。

2. 超声表现

受累胆囊壁明显增厚，壁内扩张的罗-阿氏窦呈小囊状低回声或无回声区，若有小结石，可伴特征性彗星尾征；胆囊黏膜和浆膜层连续完整，增厚的胆囊壁内无明显血流信号；脂餐显示胆囊收缩亢进。根据病变范围可分三型：①局限型，较多见，常发生于胆囊底部，表现为胆囊底部呈圆锥帽状增厚；②节段型，局部增厚的囊壁向腔内突入形成所谓的"三角征"，胆囊腔变窄，呈"葫芦"状胆囊，甚至完全闭合；③弥漫型，胆囊壁呈弥散性向心性肥厚，内壁凸凹不平，内腔狭窄，有时可见结石回声。

不同类型胆囊腺肌增生症，超声造影声像特征相似，表现为动脉期病变处周边部分（黏膜面及浆膜面）首先增强，向中心灌注，呈等或稍低增强，静脉期退出呈低增强。动脉期病变内部可见斑片状无增强区（罗-阿氏窦），为显著造影特点。

3. 鉴别诊断

超声显示扩张的罗-阿氏窦是本病的诊断要点，不明显时，易与胆囊癌、慢性胆囊炎混淆。但胆囊腺肌增生症脂餐表现为收缩功能亢进，有助鉴别。胆囊癌黏膜层回声中断，内异常血流信号。慢性胆囊炎在增厚胆囊壁内可因感染、坏死形成液性区或脓腔，且形态不规则，大小不等，并有亚急性胆囊炎症状。

（三）胆囊息肉

1.临床表现

多数病人无症状或体征，超声检查偶然发现。少数病人仅有右上腹不适、隐痛、纳差、乏力等，或有类似慢性胆囊炎症状。

2.超声表现

胆囊大小多正常，多数患者无胆囊壁增厚；少数有胆囊壁局限性或弥漫性轻度增厚，内壁粗糙。息肉可见于任何部位，以中下三分之一居多，常为多发性；多呈球状或乳头状高回声团附着于内壁，带蒂或基底较窄，直径小于10 mm，无声影，内部无血流信号；不随体位移动；部分病例同时并存结石。超声造影动脉期呈现点状等增强，息肉附着处胆囊壁结构连续完整，呈厚度均匀的线条样。

3.鉴别诊断

本病发病率较高，常为多发性，直径小于10 mm，附着于胆囊壁，无声影等比较有特征性的声像图改变，诊断一般不困难。主要应与小腺瘤、腺癌鉴别。

（四）胆囊腺瘤

1.临床表现

一般体积较小，多为单发，也可多发。腺瘤本身多数不引起临床症状，伴有慢性胆囊炎、胆结石者，可出现相应的症状。

2.超声表现

胆囊腺瘤好发于颈部或体部，表现为囊壁向腔内隆起的乳头状或类圆形、高回声或等回声结节，基底较宽、偶有蒂，可多发。平均体积较胆固醇息肉大，多数小于15 mm，无声影、无移动性是与结石鉴别的特征。凡大于10 mm结节，要高度警惕恶性可能。超声造影多数动脉期呈分支型血管型均匀高增强，少数为等增强，良性腺瘤附着处胆囊壁连续完整，较周围胆囊壁无明显增厚；如果附着处胆囊壁有增厚或异常增强表现，则提示腺瘤有恶变可能。

3.鉴别诊断

胆囊良性腺瘤应与胆囊结石、黏稠胆汁、息肉和早期胆囊癌鉴别。胆囊结石呈强回声团伴有声影，黏稠胆汁可表现高回声团，均沉积于后壁，有移动性特征等可鉴别。较小腺瘤不易与息肉鉴别，较大腺瘤不易与早期胆囊癌鉴别。

第五章

肾脏肿瘤

一、检查方法

（一）仪器选择

一般用频率为 3~5 MHz 探头，凸阵探头有利于显示肾脏全貌。检查成年人肾，探头频率多为 3.5 MHz；儿童或较瘦成人选用 5~8 MHz，比成人高，婴儿也可用 7.5~12.0 MHz。检查肾血管要用品质性能较好的彩色超声诊断仪，但不适合体脂较厚者。

（二）检查前准备

检查肾及肾周围病变，以及相关数据，一般无须特殊准备。

（三）检查体位

被检查者可以取仰卧位、侧卧位和俯卧位。

（四）标准切面

1.纵切面
肾外形呈"蚕豆"状，肾门位于肾轮廓中部，向内凹陷。

2.横切面
肾门部横断面肾外形似马蹄状，其上方与下方呈卵圆形。

（五）检查技巧

1.经腰侧部检查
取仰卧位或左、右侧卧位，可较完整显示冠状切面肾外形轮廓、肾实质和肾窦回声。旋转探头调整声束方向，由肾中部向上和向下连续滑行扫查，可连续显示横断面图像。

2.经背部检查

取俯卧位或侧卧位。探头置于背部脊肋角下方肾区，可显示肾纵、横断面声像图。

3.经腹部检查

可显示肾纵、横断面声像图，以及肾动脉与肾静脉分别自腹主动脉分出和汇入下腔静脉声像图。

（六）检查内容

1.肾轮廓

光滑完整，有时可见切迹，内侧面稍凹陷部位为肾门，与肾窦相延续，肾外的高回声为肾周脂肪囊或间隙。

2.肾实质

包括皮髓质，皮质回声等同或略低于正常肝脏实质或脾脏实质，髓质回声低于皮质，形如锥体，皮质围绕髓质，髓质之间的皮质部分为肾柱。

3.肾窦

由肾盂肾盏、动静脉、神经及这些结构周围的脂肪结缔组织构成，呈边界不锐利、内部非均质的高回声区域，在内侧中部与肾门相延续。

二、肾脏肿瘤

（一）肾血管平滑肌瘤（错构瘤）

1.临床表现

无明显临床症状，以单侧肾发病为主。

2.超声表现

多位于肾实质内，但常累及肾盏。多呈圆形或椭圆形。常见高回声，边界清，内部结构呈网状，无声衰减。彩色多普勒肾血管平滑肌脂肪瘤内部很少见到血流信号。

3.鉴别诊断

分化较好的肾细胞癌与回声较低肾错构瘤的声像图有相似之处。前者为肿块内回声高低不均匀，瘤周可有声晕，较小包膜下肿瘤也可致肾外形改变。后者虽无包膜回声，边缘不规则，但与周围肾组织有明确界线，且多以向内生长为主，仅在有较大肿瘤时可向肾外膨出，瘤内以高回声为主，分布较均匀，鉴别诊断多无困难。肾脂肪瘤与肾血管平滑肌脂肪瘤均呈高回声，有时单纯从声像图上分辨有困难。肾血管瘤肿瘤大小不一，内部回声较高，与肾错构瘤很难鉴别。

（二）肾血管瘤

1.临床表现

肾血管瘤属先天性肾良性肿瘤，临床较为罕见。

2.超声表现

肾血管瘤体积常较小，呈圆形或椭圆形，多数内部回声较高，多数边界清楚；瘤内常见多个微小无回声区。彩色多普勒示肾血管瘤内多无明显血流信号。

3.鉴别诊断

由于肾血管瘤体积常较小，甚在声像图上很难分辨，因此对有明显阵发性肉眼血尿者，除外其他肾病所致血尿，而又未发现相关肾病变时，不能排除肾血管瘤诊断。同时应注意与肾血管平滑肌脂肪瘤和肾细胞癌等肿瘤鉴别。

（三）肾脂肪瘤

1.临床表现

肾脂肪瘤多无明显临床表现。

2.超声表现

肾脂肪瘤多发生在肾窦内及其周围，极少见于肾被膜下，可呈圆形或椭圆形，也可呈不规则形，内部多呈分布均匀一致的略高回声，彩色多普勒检测内部多无明显血流信号，少数较大肾脂肪瘤内可见星点状或肿瘤近区可有短棒状血流信号。

3.鉴别诊断

单纯性肾脂肪瘤少见，主要见于较肥胖中年女性。当超声显示肾窦周围或其他位置有较高回声结节或团块，其内部回声与其他部位脂肪瘤回声类似时，应考虑肾脂肪瘤可能。超声诊断肾脂肪瘤需与肾血管平滑肌脂肪瘤鉴别，对超声检查发现本病前，需与肾血管平滑肌脂肪瘤区别时，可借助CT明确诊断。

（四）肾细胞癌

1.临床表现

肾细胞癌多为透明细胞癌，是最常见肾恶性肿瘤，早期可无明显症状体征。主要表现为血尿，多为无痛血尿，长在肾周或向外发展的肿瘤，导致出现血尿较晚，不易及时发现。晚期肾癌患者有发热、消瘦等恶病质症状。肾癌可发生在肾实质任何部位，多为单侧肾，也可转移至淋巴结、肺、肝、骨骼、脑、肾上腺及对侧肾等。

2.超声表现

可发生于肾实质任何部位，呈圆形或椭圆形，晚期肾癌向周围浸润，边界常不清晰。

病灶内部回声多变，较小肾癌以低回声或高回声为主，中等大小者多呈低回声，较大者以混合性回声、等回声或低回声为主，声像图表现肾内实质性回声团块。彩色血流肿块内可见血流信号。

3.鉴别诊断

常应与肾错构瘤、肾柱肥大、肾脓肿相鉴别，肾细胞癌可引起肾包膜隆凸不平，呈典型团块状低回声或混合回声，彩色多普勒示团块周边有血管出入或血管绕行，提示肾细胞癌。

（五）肾集合管癌

1.临床表现

肾集合管癌是一种起源于肾髓质集合管上皮细胞的恶性肿瘤，主要位于肾髓质，多数肿瘤与周围组织分界不清，既可浸润性生长，又可膨胀性生长，早期即可发生局部淋巴结和远处脏器转移。主要表现为患侧腰季肋部疼痛不适，镜下和肉眼血尿，发热，有时可触及肿块。若发生远处脏器转移，可引起相应临床症状。

2.超声表现

肾集合管癌以低回声为主，分布不均匀，内部可发生出血、囊性变及钙化，可伴不同程度肾盏或肾盂积水，较大肿瘤可侵犯肾皮质乃至突破肾包膜，侵入肾周围组织和脏器，肾静脉可因受累而有相应声像图表现。彩色多普勒多数肿瘤内部为少血流型，也可见多血管型或抱球型血流信号，但较少见。

3.鉴别诊断

需与肾细胞癌鉴别，肾集合管癌向内生长易侵入肾盏、肾盂，并常见肿瘤浸润肾门周围血管，向前延伸形成肾静脉乃至下腔静脉癌栓的声像图表现。此外，本病有一定家族遗传性。

（六）肾髓质癌

1.临床表现

肾髓质癌是一种罕见的起源于肾盏上皮的高度恶性肿瘤，好发于中青年男性，肿瘤呈不规则实性。病变生长于肾髓质内，呈浸润性生长，多浸润肾盂、皮质及肾被膜。肾髓质癌起病急，进展迅速，预后极差。绝大多数病例确诊时已有转移，或以转移瘤为首发症状。常见症状是肉眼血尿、季肋部或腹部疼痛。常有体重下降和可触及包块。

2.超声表现

肾轮廓明显增大，外形失常，瘤体多较大，以肾髓质为中心向内或向外浸润生长，肿瘤边缘不规则，边界不清，内部回声相对较低，且分布极不均匀。若肿瘤内伴出血、坏死或液化，可见边缘不规则透声较差的无回声区。肿瘤侵犯肾盏和肾盂并造成上尿路梗阻时，可有不同程度肾积水。彩色多普勒超声示肿瘤内部血流信号呈少血流型或多血流型。

3.鉴别诊断

主要应与肾盂癌和肾细胞癌相鉴别。肾髓质癌主要发生在髓质、病程短、生长迅速，侵袭性强，易侵及肾皮质、肾周围脂肪组织及腹膜后软组织，早期便可经血行转移至肝、肺等脏器。因此对声像图示肾肿瘤体积较大，边缘不规则，界线不清楚，不同程度浸润肾盂、肾盏而引起肾积水，并伴周围组织或脏器转移病灶的年轻患者，应考虑有肾髓质癌可能。

（七）原发性肾类癌

1.临床表现

肾类癌是发生于肾脏且分化好的神经内分泌瘤。原发性肾类癌罕见，临床症状以腹部肿块、腰侧部疼痛、血尿等为主要表现。肾类癌为低度恶性肿瘤，病程较长，但也可发生浸润和转移。发生于马蹄肾或畸胎瘤患者的预后较好。

2.超声表现

患肾轮廓增大，肾实质内示圆形或椭圆形团块回声，边缘多不规则，内部多呈低回声，少数患者团块内有出血或钙化的声像图表现。彩色多普勒检查团块周边可见抱球型血流信号，团块内部多呈星点状血流信号。

3.鉴别诊断

原发性肾类癌超声诊断准确性与否，主要取决于对其病理改变和声像图表现的认识程度。肾类癌多见于马蹄肾患者，虽然瘤周可有血管环绕信号，但内部血供稀少。此外，瘤内回声较为均匀，发生出血与钙化比其他肾癌少，有助鉴别。

（八）肾母细胞瘤

1.临床表现

肾母细胞瘤是小儿最常见的腹部恶性肿瘤，大部分为单侧性。肿瘤大小从几厘米到占满腹腔，临床主要表现为腹部肿块。

2.超声表现

肿瘤呈圆形或椭圆形，多数瘤内回声杂乱，呈强弱不等、分布不均的粗点状和斑片状回声，常混有不规则囊性无回声区，彩色血流显示瘤内有丰富血流信号。肿瘤浸润和转移时，团块局部边缘与周围组织分界不清。

3.鉴别诊断

肾母细胞瘤声像图有明显的特征性。临床以腹部肿块为主的小儿，超声示肾轮廓明显增大，其内有圆形或椭圆形实质不均质性团块，边缘较规则，界线较清楚，可提示诊断为肾母细胞瘤。再结合彩色多普勒血流改变，诊断更为可靠。超声明确诊断后，应注意有无肾静脉、下腔静脉瘤栓形成和转移征象。早期需注意与肾其他恶性肿瘤鉴别。此外，尚需与肾上腺或腹膜后肿瘤鉴别。

（九）肾盂癌

1.临床表现

肾盂癌系发生在肾盂或肾盏上皮的一种肿瘤，多数为移行细胞癌。肾盂癌据其形态和恶性程度可分为两大类：肾盂乳头状移行细胞癌和非乳头状细胞癌。早期最重要的临床症状为无痛性肉眼血尿，少数可因肿瘤阻塞肾盂输尿管交界处可引起腰部不适、隐痛及胀痛，晚期病人出现贫血及恶病质。

2.超声表现

肿瘤多呈低回声，肿瘤梗阻引起肾积水时，较易检出。彩色血流特征肿物周边和内部可见少许血流信号。

3.鉴别诊断

肾盂癌需与肾盂腔内血凝块鉴别，后者为扩张的无回声暗区内不规则低回声，与肾盂肿瘤十分相似，但在体位变动时可有移位，而肾盂癌不会。

（十）肾神经母细胞瘤

1.临床表现

肾神经母细胞瘤主要见于小儿，成人少见，恶性程度高，早期便可发生骨骼、肝或淋巴结等转移。早期无特征性临床表现。腹部肿块、腰腹痛或无痛性肉眼血尿为主要症状，同时可伴有发热、消瘦、贫血或因转移而出现相应症状。

2.超声表现

瘤体较大，呈圆形或椭圆形，以低回声为主，可呈混合回声。瘤内较少有出血、坏死形成，但常有钙化。并与肾窦、肾实质或肾周围组织分界不清。彩色多普勒显示团块内血流信号较多。

3.鉴别诊断

尽管肾神经母细胞瘤与肾母细胞瘤同属胚胎性母细胞瘤，肿瘤大小也有共同之处。但本病突出特点为肿瘤浸润性生长，边缘不规则，多呈分叶状，瘤内钙化强回声较常见，与周围组织或脏器分界不清。超声示上述声像图，可考虑诊断，若患儿伴有明显肉眼血尿，便可确诊。

（十一）肾肉瘤

1.临床表现

肾原发肉瘤为罕见肾恶性肿瘤，属高度恶性，以平滑肌肉瘤最常见，临床表现主要为腰部疼痛、腹部肿块及血尿，晚期临床表现与其他肾恶性肿瘤类似。

2.超声表现

多为低回声并混杂较高回声和弱回声；大叶间肉瘤与周围组织分界较为清楚；肾淋巴肉瘤内部回声较弱，若不仔细观察，可被误诊为肾囊肿；透明细胞肉瘤声像图常与肾透明细胞癌内部回声近似，彩色多普勒检测肾肉瘤内呈少血管型血流信号。

3.鉴别诊断

虽然肾肉瘤声像图缺乏特征性，但具有肾恶性肿瘤声像图征象，可据其诊断为肾恶性肿瘤。鉴于在成年人脂肪肉瘤和平滑肌肉瘤更多见，因此，当肾周示类似脂肪结构的较低回声团块并有包膜和浸润肾时，应首先考虑脂肪肉瘤；平滑肌肉瘤边缘不规则，多呈分叶状，内部回声相对较高，而淋巴肉瘤内部回声较弱，类似透声较差无回声区的特征。

三、肾脏肿瘤超声造影

（一）适应证

肾脏局灶性病变的定性诊断；术前了解肿瘤血流灌注特点，以引导穿刺活检；肾脏肿瘤消融治疗的术中引导、术后即刻评估及远期随访；适用于CT或MRI造影剂有禁忌的肾占位性病变患者。

（二）禁忌证

对造影剂其他成分有过敏史患者；近期急性冠脉综合征、急性心衰等心脏疾病；孕妇和哺乳期患者；哮喘疾病等。

（三）检查前准备

询问受检者病史、实验室检查和其他影像检查资料，有无造影剂禁忌证。与患者本人或家属签订知情同意书。受检者建立静脉通道，制备超声造影剂。

（四）操作方法

造影条件设置进入造影检查模式，用二维和造影双幅显示进行观察。经肘前静脉注射造影剂，观察病灶和肾脏组织的增强情况及动态变化过程，根据检查的目的，按照预定方案存储动态图像。

（五）超声造影表现

1.良性表现

错构瘤声学造影多表现为均匀性增强和均匀性消退。

2.恶性表现

对富血供的透明细胞型肾细胞癌超声造影典型表现为"快进慢退高增强"，主要指肾肿瘤与周围肾实质相比，造影剂开始灌注早于肾实质，达峰值时肾肿瘤灌注强度高于周围肾实质，而消退晚期，肾实质已明显消退，但肾肿瘤整体观察增强程度仍高于肾实质；超过半数肾癌病灶可见到周边环状高增强现象。乳头状肾细胞癌、嫌色细胞癌、转移性肾癌的超声造影多呈低增强；肾盂癌超声造影多表现为肾盂内晚于肾皮质的低增强、等增强或高增强肿瘤，可表现为均匀或不均匀增强，均无周边环状高增强征象，但造影后边界清晰，可与肾盂内整个造影过程中无增强的凝血块相鉴别。

（六）注意事项及处理

检查过程中，观察受检者是否有过敏反应等，检查结束，受检者留观半小时。床边应备抗过敏、抗休克及心肺复苏设备和药物及生命监护仪等，以防不测。

四、肾肿瘤的介入诊断

（一）适应证

肾实性占位性病变的明确诊断。

（二）禁忌证

凝血功能障碍、明显出血倾向者；大量腹水、肾周积液者；患者自身一般情况差或神志不清不配合操作者；妊娠及不能耐受穿刺者。

（三）术前准备

凝血功能、肾功能、血常规、尿常规、心电图。询问病史。确定穿刺点及穿刺路径，做好体表标志。与患者及家属沟通，签订知情同意书。

（四）仪器设备

超声成像仪，3.5 MHz探头，专用穿刺探头或普通探头加穿刺引导架。自动活检装置或可调式活检枪；穿刺针；5 mL局麻用注射器；穿刺活检包；病理标本瓶。

（五）操作方法

患者取俯卧位，充分暴露肾脏。常规消毒、铺巾、局部麻醉。

选择超声仪器的泌尿系条件，清晰显示穿刺路径血流情况，局麻处用尖刀破皮，超声引导活检枪配18G活检针自皮肤切口进入皮下，超声实时监测活检针延超声引导线方向进入，直至肿瘤表面。打开自动活检弹射装置的发射保险，叮嘱患者屏气后，启动活检枪后快速退针，打开切割槽，取出组织条，将其放在无菌滤纸片上，放入标本瓶。一般穿刺2~3针。

（六）注意事项

严格执行适应证。活检取材，尽量选取肿块边缘实性组织，避免损伤肾包膜和大血管。

（七）并发症

血尿、出血、气胸等。

（八）预防及处理

术前谨慎选择进针路径，避免损失大的肾血管、集合系统等。术后即刻局部止血，避免发生大范围的肾周血肿、后腹膜血肿。尽量减少穿刺次数。

第六章

胰腺肿瘤

一、正常超声解剖

（一）正常超声解剖概要

胰腺是人体重要消化腺，具外分泌和内分泌功能。外分泌腺产生含有淀粉酶、脂肪酶和胰蛋白酶原等消化酶的胰液经胰管排入十二指肠。内分泌腺如胰岛，散在分布于胰腺内，在体尾部最多，主要分泌胰岛素、胰高血糖素及胃泌素等激素。胰腺表面被覆少量结缔组织，仅在胰腺前、下有腹膜遮盖。

胰腺位于腹膜后，横越上腹正中，位于第1、2腰椎水平位置。体表投影上缘相当于脐上10 cm，下缘相当于脐上约5 cm。分头、颈、体、尾四部分，相互之间无明确分界。胰头低、胰尾高，长轴与水平线夹角在10°~30°范围。

（二）仪器设备

经腹常规检查胰腺，采用彩色多普勒超声诊断仪，依据受检者年龄、体型选择适当探头及频率。成人胰腺检查频率范围为3~5 MHz，肥胖者适用频率为2.5 MHz，婴幼儿适用频率范围为5~10 MHz；凸阵、线阵或者扇形探头均可。内镜超声需专用仪器。

（三）检查前准备

受检者禁食8小时以上，次日晨起空腹状态下做检查。胰腺超声检查应先于当日其他影像学检查，如胃肠镜、钡餐等，如胰腺显示欠佳，必要时可饮脱气水或胃肠造影剂400~600 mL。小儿或不合作者，可用安眠药，在睡眠状态下检查。

（四）检查体位

可采用仰卧位、侧卧、半卧位或坐位、俯卧位。

（五）标准切面

1.长轴切面

显示胰腺呈一横跨脊柱前方的长条形无包膜结构，脾静脉长轴为主要标志。

2.短轴切面

（1）胰头颈部：以下腔静脉长轴为主要标志，胰颈短轴切面以肠系膜上静脉为主要标志。

（2）胰体：腹主动脉长轴为主要标志，胰尾短轴不易显示，常用切面以左肾与脊柱左侧缘为主要标志。

（六）检查方法

胰腺长轴切面一般于上腹部剑突下横切扫查，扫查时将探头向左上倾斜15°~30°，呈左高右低位，从上往下加压缓慢扫查；纵切自右向左扫查补充胰腺短轴切面；左侧腹斜冠状扫查是对胰尾显示困难的补充扫查。

（七）检查内容

包括位置、大小、形态、轮廓、回声、胰管等；对胰腺占位病灶需多切面结合以明确病变大小、位置、回声、血供及与胰管的关系，并评估病变与周围器官、血管的关系。

（八）适应证

1.胰腺占位性病变及囊性病变的定位及定性诊断

鉴别囊性肿瘤（如囊腺瘤、囊腺癌、胰腺导管内乳头状黏液性肿瘤等）与囊性病变（如胰腺假性囊肿等）。鉴别实性占位性病变性质（如胰腺癌、胰腺内分泌肿瘤等）及胰腺占位与周围组织病变的鉴别诊断。

2.胰腺恶性病变分期

评估病灶大小、分布、有无血管包绕，有无周围组织及淋巴结浸润。

3.胰腺超声介入诊疗

评估病灶可否进行穿刺活检及选择穿刺路径。

4.良性病变随访及恶性肿瘤疗效评价及随访

（九）禁忌证和局限性

1.经腹胰腺超声检查无明确禁忌证

2.经食管腔内胰腺超声检查禁忌证和局限性

食管静脉曲张、食管狭窄、炎症、食管癌者；活动性上消化道出血者；有食管手术或纵隔放疗史者；严重心律失常、心力衰竭及心肌梗死急性期者；剧烈胸痛、胸闷、咳嗽不能缓解者；持续高热不退或体质极度虚弱者。

3.胰腺超声造影及介入治疗的禁忌证和局限性（详见后文）

二、胰腺肿瘤

（一）胰腺囊腺瘤

胰腺囊腺瘤多见于中年女性，分为浆液性囊腺瘤及黏液性囊腺瘤。约1/3黏液性囊腺瘤伴有浸润性癌。肿瘤进展缓慢，其恶性病变多为囊腺瘤恶变而来，恶变风险随体积增大而加大。

1.临床表现

多偶然发现，早期无明显症状。病灶显著增大时出现压迫症状，如腹部不适、肝大、胆囊肿大、梗阻性黄疸等。进展为囊腺癌时，可侵犯邻近器官组织。

2.超声表现

可发生于胰腺任何部位，生长缓慢，多为孤立单发，可表现为整体呈不均质低回声的类圆形或分叶状肿物，呈多房性囊性结构，囊壁厚薄不均，黏液性囊腺瘤常有钙化强回声斑和声影，壁及分隔上可有钙化或乳头状突起。微囊型浆液性囊腺瘤内为无数大小不等的无回声小囊（小于2 cm）组成特征性密集蜂窝状结构，伴后方回声增强表现。彩色多普勒可探及囊壁、分隔及中央瘢痕内的血流信号。囊内实性成分增多均为恶变预测因素。彩色多普勒显示实性成分血供更丰富。

3.鉴别诊断

（1）胰腺癌

病变声像图呈实性低回声占位，后方回声衰减明显，常伴胰管扩张，肿块内几乎无血流信号。

（2）胰腺假性囊肿

患者既往多有胰腺炎、外伤或手术史，囊壁无乳头状突起，囊液透声性好；超声造影其内无增强。

（3）胰腺导管内乳头状黏液性肿瘤

多见于老年男性，表现为多房囊性、囊性为主囊实性或实性病变内见小囊腔，胰管明显扩张，病变与扩张胰管相连。

（4）胰岛素瘤

有明确低血糖病史，肿瘤小，圆形实性肿物，内部血流丰富，易鉴别。

（二）胰腺导管内乳头状黏液性肿瘤

胰腺导管内乳头状黏液瘤是胰腺导管上皮异常增生并分泌黏液造成大量黏液潴留、胰液淤滞、主胰管和（或）分支胰管囊性扩张，为交界性肿瘤。好发于中老年男性，转移浸润倾向较低，手术切除率高，预后较好。

1.临床表现

不同程度上腹部不适，部分可出现胰腺炎，甚至糖尿病、脂肪泻等症状。良性肿瘤即可因大量黏液阻塞乳头部或形成胆管窦道而阻塞胆管。

2.超声表现

病灶均与扩张的胰管相连或位于其内，绝大多数胰管表现扩张。病灶多呈囊性为主的囊实性或多房囊性，少部分为等回声或低回声，其内见少许不规则小无回声，病灶突向胰腺实质内，主胰管或侧支胰管囊性扩张，病灶与扩张胰管相通为诊断该病的可靠征象。扩张胰管内可见中等回声或低回声。彩色多普勒在良性病灶中多难探及血流信号，而在恶性病灶中常可探及较丰富血流信号。

3.鉴别诊断

需与胰腺黏液性囊腺性肿瘤及慢性胰腺炎相鉴别。囊性病灶与扩张胰管相通是与其他疾病鉴别的要点。

（三）胰腺实性假乳头状瘤

胰腺实性假乳头状瘤是一种具有恶性倾向的交界性肿瘤，来源尚不明确，发病率较低，多发于中青年女性，多数预后良好，手术切除率高。

1.临床表现

起病隐匿，早期表现多无特异性。瘤体压迫周围邻近器官组织时可出现消化道不适症状，此时可扪及肿块，少有梗阻性黄疸，短期内无明显体重减轻。

2.超声表现

病灶可发生于胰腺任何部位，以胰头、胰尾部居多。大多体积较大，呈膨胀性生长，一般具有完整包膜，形态相对规则，边界较清晰，常伴出血坏死，极少数出现转移或局部侵犯。囊性为主型囊壁厚度多不均匀，其内见纤维分隔。特征性表现为围绕在肿瘤边缘特有的蛋壳状改变，也可表现为肿瘤实质内部斑点样钙化。胰管及胆管扩张极为少见。彩色多普勒示肿块边缘、纤维分隔处或实性部分可探及少量血流信号。

3.鉴别诊断

对中青年女性，无胰腺炎及外伤病史，具上述超声表现，均应考虑本病可能。

（1）与胰腺浆液性囊腺瘤及功能性胰岛细胞瘤较难鉴别，需行穿刺活检。

（2）胰腺癌：胰腺癌形态多不规则，呈浸润性生长，与周围分界不清，较易鉴别。

（3）胰腺假性囊肿：多有胰腺炎或外伤、手术等病史，超声造影有助鉴别。

（四）胰腺导管腺癌

胰腺癌是一种侵袭性强、恶性程度高、早期检出率低、预后差的恶性肿瘤。多见于中老年男性，胰腺导管腺癌为最主要病理分型，确诊时大多已有转移，胰体尾部较胰头癌转移更广泛。

1.临床表现

早期可表现为上腹轻度不适。后期多以持续性中上腹痛或腰背部剧痛、进行性加重的黄疸为重要临床症状。

2.超声表现

（1）胰腺内肿物：以胰头部多见，也可发生于胰腺各个部位，内部回声均匀，无包膜，与正常组织分界不清，后方回声无明显衰减。呈"蟹足样"向周围浸润生长，边界不清，形态不规整，后方伴回声衰减。随瘤体增长，内部可有钙化、液化。彩色多普勒常难示血流信号。

（2）胰腺肿大：多数显示胰腺局限性肿大，膨出。当瘤体较大时，胰腺形态僵直，轮廓不清，与周围器官分界不清。全胰腺癌者胰腺呈弥漫性增大。

（3）胰管扩张：胰头癌和胰体癌，胰管可见不同程度均匀扩张，内壁平滑。

（4）肝外胆管下段梗阻：胰头癌或肿大淋巴结浸润或压迫胆总管，可致梗阻部位以上胆管扩张，包括胆总管、左右肝管及胆囊肿大。超声可见扩张胆总管中断于胰腺的低回声肿物内。

（5）周围血管压迫和浸润：肿瘤附近血管被推移、挤压、变形，或被肿瘤包绕，甚至管腔内出现低回声。

（6）临近脏器的侵犯：常侵犯的器官有十二指肠、胃、脾等。

（7）淋巴结或血行转移：胰腺癌淋巴转移较早，表现为胰周圆形或类圆形的多发低回声淋巴结，常分布于腹膜后、胰腺后方、腹主动脉等。肝转移的发生率最高，其次为腹膜、肺、肾上腺。

3.鉴别诊断

（1）肿块型胰腺炎：病灶内部为低回声，可有钙化，后方回声衰减不明显，胰管可穿过肿块，呈串珠状扩张。

（2）胰腺囊腺癌：实性为主的囊腺癌回声较高，透声好，后方衰减不明显或增强，不伴导管扩张，病灶内血流较丰富。

（3）胰腺神经内分泌肿瘤：二维超声不宜鉴别。超声造影多表现为动脉期的高増强，静脉期的快速退出而呈轻度低增强。

（4）壶腹周围癌：瘤体较小即出现胆道梗阻，临床出现黄疸，超声表现为胆管扩张。肿瘤位于管腔内，可呈等回声或高回声。胰管无明显扩张。

（5）腹膜后肿瘤病灶位置较深，清晰，不伴胰、胆管扩张。位于脾静脉后方，与胰腺分界较清。

（6）胃癌：胃癌可直接浸润胰腺或经淋巴管扩散至胰腺周围的淋巴结，超声难以与胰头癌相鉴别，此时需结合病史及胃肿瘤病史进行诊断。

（7）胰腺转移癌：瘤体多呈多发或单发类圆形，边界多清晰规整，实质内呈低或强回声。鉴别困难时，可建议做超声引导下的细针活检。

（五）胰腺腺泡细胞癌

胰腺腺泡细胞癌是一种临床罕见的恶性肿瘤，来源于腺泡细胞。本病预后较差，易早期转移至局部淋巴结和肝。

1.临床表现

以中老年男性多见。肿瘤呈膨胀性生长为主，早期症状不明显。

2.超声表现

病灶可发生于胰腺各部位，在胰腺导管内罕见。多为单发，一般发现时瘤体较大，以实性成分为主，较大时易出现出血坏死、囊性变，可伴钙化。肿瘤多呈缓慢膨胀性生长，边界多清晰，胰管、胆管扩张少见。虽有包膜，但侵袭性仍很高。彩色血流显示，多数病灶内可探及血流信号，丰富程度不等。

3.鉴别诊断

胰腺腺泡细胞癌需与胰腺导管腺癌、胰腺实性假乳头状瘤及胰腺黏液性囊腺瘤相鉴别。但二维超声鉴别有限，需综合考虑，必要时可行FNA确定诊断。

（六）壶腹周围癌

壶腹周围癌包括壶腹部癌、胆总管末端癌、胰管末端癌和十二指肠乳头癌。

1.临床表现

早期即出现黄疸，手术切除率高，预后相对较好。

2.超声表现

瘤体往往较小，多为低回声肿物，圆形，边界不清，上游扩张的胆总管在低回声肿物处中断；肝内外胆管及胰管呈平滑扩张。可见胰周肿大淋巴结及周围大血管受侵犯。彩色多普勒超声显示多数在肿物内能检出血流信号。

3.鉴别诊断

（1）胰头癌（参见相关章节）。

（2）胆总管下段结石：部分嵌顿于壶腹部不明显声影的结石与肿瘤鉴别较困难，需行EUS或ERCP检查。

（七）胰腺转移肿瘤

胰腺转移肿瘤非常罕见，主要来源于肺、乳腺、肝脏、肾脏及胃。

1.临床表现

绝大多数患者诊断时无症状。当肿瘤相当大时，才会产生具体症状与体征，与原发性胰腺癌相似。

2.超声表现

通常无特征性表现，可表现为单发、多发，或弥漫性胰腺受累。较大病灶内可出现液化坏死和钙化。不伴有主胰管和胆总管扩张。彩色多普勒可显示病灶内血流丰富，部分病灶内仅见少许血流。

3.鉴别诊断

既往多有原发恶性肿瘤病史。肾细胞癌、部分乳腺癌转移病灶血流丰富，常与内分泌肿瘤混淆；肺癌和乳腺癌、胰腺转移瘤通常表现为乏血供，呈多发病灶，常边界清楚。二维超声很难区分转移和原发病变，需行FNA明确诊断。

（八）胰腺神经内分泌肿瘤

胰腺神经内分泌肿瘤源自于胰腺多能神经内分泌干细胞。主要分为功能性和无功能性两大类。多数为功能性，最常见为胰岛素瘤，其次为胃泌素瘤。

1.临床表现

功能性肿瘤因分泌激素细胞来源不同产生不同临床综合征。无功能性肿瘤，早期无明显症状。瘤体增大后逐渐出现为上腹痛、体重减轻、疲劳、梗阻性黄疸、胰腺炎、十二指肠梗阻等症状。

2.超声表现

功能性肿瘤多数为良性，常见于胰体尾，多呈单发，病灶较小，直径约为1~2 cm。肿瘤呈圆形或椭圆形，形态规则，边界清晰，内部多呈均匀低回声或极低回声。彩色多普勒显示其内血流信号丰富。

无功能性肿瘤通常体积较大，呈圆形或分叶状，内部回声不均，可见强回声钙化，当病灶内部合并出血、囊性变，内部则呈无回声区。彩色多普勒可见其内丰富的血流信号。一般瘤体外的胰腺组织及胰、胆管无异常改变。当瘤体形态不规则，且与周边分界不清晰，伴或不伴有肝内有转移灶或胰腺周围有淋巴结转移时，则考虑恶性可能。

3.鉴别诊断

需与胃、左肾、肾上腺和腹膜后肿瘤、胰腺癌相鉴别。饮水后扫查有助于与胃肿瘤相鉴别；追踪脾静脉走行有助于其与左肾、肾上腺和腹膜后肿瘤相鉴别，前者位于脾静脉前方，后者相反。腹膜后肿瘤可使胰腺推挤移位，但胰腺形态完好正常；胰头癌多伴有胆道或胰管扩张、周围脏器或组织受压、浸润以及转移征象，超声造影多表现为低增强。但当其出现恶性征象时，二者鉴别较困难。

（九）胰母细胞瘤

胰母细胞瘤是一种罕见胰腺上皮源性恶性肿瘤，在儿童胰腺恶性肿瘤中最常见。

1.临床表现

胰母细胞瘤大多见于婴幼儿，成人罕见，但其侵袭力更强。临床表现通常非特异。肝脏是最常见远处转移部位，血管浸润不常见。

2.超声表现

可发生在胰腺任何部分，约半数位于胰头部。体积通常较大，边界清晰，以低回声为主，回声不均，内可见出血或坏死等形成的囊性部分，部分瘤体内可见钙化。瘤体可包绕邻近腹膜后大血管，也可在脾静脉内形成瘤栓。少数巨大肿瘤可将胰腺全部破坏。

3.鉴别诊断

当瘤体较大时，应与体积较大的腹膜内或腹膜后肿块相鉴别；当胰母细胞瘤发生于年龄稍长儿童，且瘤体较小时，需与胰腺实性乳头状瘤相鉴别。后者好发于年轻女性，胰体尾部较多见，对周围组织常无明显侵犯，病灶较大时对周边组织造成挤压，仅少数病例出现转移。胰母细胞瘤还需与胰腺癌相鉴别，后者坏死、出血和钙化表现罕见。

（十）胰腺淋巴瘤

胰腺淋巴瘤是一种较罕见的胰腺肿瘤，多为弥漫性大B细胞淋巴瘤。可分为原发性和继发性两类。

1.临床表现

多见于中老年男性，临床表现缺乏特异性，多以腹痛、体重减轻就诊，罕见以急性胰腺炎首发表现。继发性胰腺淋巴瘤在发现前其原发部位淋巴瘤诊断多已明确。

2.超声表现

以胰头多见，多表现为体积较大低回声病灶，无明显胰管受累及胰管扩张，彩色多普勒内部多无血流信号。

3.鉴别诊断

与胰腺癌相比，该病病灶体积较大，无明显胰管扩张表现，但还应结合其他影像学检查综合分析，必要时可行FNA明确诊断。

三、胰腺超声造影

（一）适应证

（1）胰腺局灶性病变的定性诊断。

（2）常规超声显示不清的胰腺病变，其他影像检查发现病变但常规超声未能显示，或临床疑似胰腺肿瘤或相关肿瘤标记物升高，影像检查未能明确诊断的病例，或在 CEUS 引导下组织活检、介入治疗。

（3）不明原因的胰管扩张。

（4）闭合性腹部外伤，疑存在胰腺损伤者。

（5）胰腺移植，全面评估供体血管通畅性和灌注情况。

（6）胰腺癌局部动脉灌注化疗、局部放疗、消融治疗、注药治疗后等评价疗效。

（二）禁忌证

（1）已知对六氟化硫造影剂或对其他成分有过敏史的患者。

（2）近期急性冠脉综合征或临床不稳定性缺血性心脏病患者，或伴有右向左分流的心脏病患者、重度肺动脉高压患者（肺动脉压大于90 mmHg）、未控制的系统高血压患者和成人型呼吸窘迫综合征患者。

（3）孕妇和哺乳期患者。

（4）18岁以下患者。

（三）检查前准备

（1）禁食8小时以上。

（2）建立外周静脉通道。

（3）了解受检者临床资料，判断是否适合造影检查，排除禁忌证，并签署知情同意书。

（四）操作方法

（1）常规超声检查了解整个胰腺情况和病变位置、大小、数目、边界回声特点、血供情况及与胰管、血管、邻近器官的关系。选择能同时显示胰腺组织和病变的超声造影观察最佳切面。

（2）造影条件设置：进入造影检查模式，调节成像条件，用二维和造影双幅显示模式进行观察，超声造影剂常规推荐用量为2.4 mL。造影开始打开计时器并启动存储功能。观察病灶和周围胰腺组织增强情况及其动态变化过程，为时约2分钟。

（五）常见胰腺病灶超声造影表现

1.胰腺浆液性囊性肿瘤

病灶内多发分隔明显强化，内可见多个无增强区的小囊，有些微囊型浆液性囊腺瘤因囊腔小、分隔密集，CEUS呈明显强化，易误诊为实性病变；少数呈大囊样改变，囊壁及分隔呈均匀增强，与黏液性肿瘤较难区分。

2.胰腺黏液性囊性肿瘤

病灶早期常表现为等增强，少数可为高增强，增强晚期多为等增强。可见囊壁及分隔增强，病灶被分隔成大小不等无回声区，囊壁及分隔一般较光滑。发生恶变时，超声造影增强早期常为等增强或高增强，增强晚期多数为低增强，囊壁和分隔不均匀增厚，病灶实性成分增多，增强不均匀，形态不规则，有时与不典型导管腺癌难以鉴别。

3.胰腺实性假乳头状瘤

动脉期早期多见病灶包膜呈环状增强，病灶内部实质部分可见造影剂呈不均匀强化，回声与正常胰腺组织呈等增强或低增强表现，部分可见分隔样强化。静脉期可见病灶实质内造影剂廓清稍早于正常胰腺组织，呈低增强表现。而病灶内囊性部分始终显示为无增强表现。

4.胰腺导管腺癌

动脉期病灶增强早期及晚期均呈不均匀低增强，内部有不规则无增强区，造影开始增强时间晚于胰腺实质，而开始廓清时间早于胰腺实质，呈"晚进快出"表现。病灶内部出现液化坏死时，可出现局部造影剂无灌注表现。

四、胰腺介入诊疗的应用

（一）适应证

超声引导下穿刺活检及经超声内镜穿刺适于超声可见胰腺局灶性病变或弥漫性病变。

（1）胰腺局灶性病变良恶性鉴别、病理分型等。

（2）胰腺弥漫性肿大，需明确病因。

（3）胰腺移植后不明原因的胰腺功能损害和排斥反应。

（4）受到胃肠等影响，经皮引导穿刺困难者可选择经超声内镜穿刺。

（二）禁忌证

（1）一般情况差，不能耐受穿刺，呼吸无法配合者。

（2）有明显出血倾向及凝血功能障碍者。

（3）急性胰腺炎、慢性胰腺炎急性发作期者。

（4）中等量以上腹水、全身状况衰弱或合并其他严重疾病者，精神障碍不合作者。

（5）胰管明显扩张且无法避开者。

（6）怀疑消化道穿孔、消化道梗阻、胃肠道扩张者。

（7）肿瘤内部或周围血管非常丰富，无安全穿刺路径者。

（三）操作前准备

（1）检查血常规、凝血功能，必要时查心电图。

（2）禁食8~12小时或以上。

（3）询问有无抗凝血药使用史和药物过敏史，停用抗凝血药3~5天。

（4）较重的咳喘患者应在症状缓解后再行穿刺。

（5）向患者详细说明穿刺过程，取得患者配合。

（6）术前常规签署知情同意书。

（四）仪器设备

（1）彩超仪配有穿刺探头或穿刺引导架。

（2）无菌活检装置，包括活检枪、穿刺引导针及活检针等。

（3）承载标本的滤纸和标本盒。

（4）无菌穿刺包和探头无菌隔离套。

（五）操作方法

患者仰卧位，二维超声观察病灶的数量、大小、位置、形态、边界、内部回声、肿块内部及周边血流等情况。充分暴露上腹部，常规消毒、铺巾，用探头无菌隔离套包住探头后再次确定进针点与方向，2%利多卡因局部麻醉。常选剑突下为穿刺点，选择穿刺病灶和路径，避开血管、肠管、胆管、胰管等重要器官和组织。超声引导活检枪配18 G活检针自皮肤切口进入皮下，超声实时监测活检针沿超声引导线方向进入，直至肿瘤表面。打开自动活检弹射装置的发射保险，叮嘱患者屏气后，启动活检枪后快速退针，打开切割槽，取出组织条，将其放在无菌滤纸片上，放入标本瓶。一般穿刺2~3针。每次取材后均应对活检针做清洁处理，以防针道种植。穿刺后适当压迫穿刺部位，观察20分钟以上；超声确认穿刺部位无出血后方可离开。若穿刺经过胃，需禁饮食6小时以上且无胃肠道梗阻症状。

（六）注意事项

（1）严格掌握适应证及禁忌证。

（2）穿刺活检取材时，应尽可能选取病灶实性组织，提高穿刺活检阳性率。

（3）对于一些质地较硬的肿块，可选用半自动活检枪。

（七）并发症

包括腹部疼痛、出血、胰瘘、胃肠液漏、腹膜炎、针道转移等。

第七章

子宫肿瘤

一、经腹超声

（一）检查方法

经腹壁扫查是最常用的妇产科超声检查途径，适用于所有要求检查盆腔的妇女，无禁忌证。

1.检查前准备

膀胱适度充盈：①饮水法，检查前一小时，患者饮水或甜饮料 500~700 mL，静候半小时，至膀胱有较明显尿意，下腹部轻微隆起即可；②插尿管法，对急症病人、急慢性肾功能不全、恶病质或年老体弱不能憋尿者，可在常规消毒下插导尿管，注入生理盐水 500 mL 左右。

2.检查仪器

凸阵探头，探头频率为 3.5~5.0 MHz。

3.扫查方式

平行扫查、扇形扫查、旋转扫查。

（二）适应证

（1）子宫和宫颈癌辅助诊断。

（2）子宫和宫颈癌高风险人群定期检查。

（3）子宫和宫颈癌手术或介入治疗的术中监测。

（三）优越性和局限性

扫查范围广泛，扫查切面、角度灵活，能完整显示盆腔及其器官组织全貌，但对盆腔器官显示易受腹壁厚度、膀胱充盈程度及肠道胀气等因素影响，使声像图清晰度波动较大，对盆腔内小病灶因分辨力较差而易致漏诊和误诊。

(四) 操作流程

患者检查前需饮水充盈膀胱，标准为：①对妇科患者及早孕妇女，以子宫纵切面为标准，膀胱无回声区将周围肠管推开，恰能清晰显示包括子宫底在内的子宫长轴完整轮廓为适度；②对中晚期妊娠妇女，以子宫颈纵切面为标准，恰能清晰显示子宫下段部分肌层、子宫颈内口及完整子宫颈轮廓为适度。受检者取仰卧位，探头置于下腹部表面进行扫查，局部皮肤涂上适量耦合剂。扫查应按一定顺序，首先进行二维超声检查，一般先采用纵切面扫查，以子宫矢状面为中心，探头缓慢向两侧滑行，同时轻轻变化扫查角度；然后探头转动90°改为横切面扫查，从上向下或从下向上平行切面连续扫查；扫查过程中根据感兴趣部位情况灵活变动扫查方向，采用斜切面扫查。发现病灶时，还需将探头定在体表某一位置上，改变探头与体表角度及探头方向进行扫查，以得最佳诊断效果。然后在二维超声基础上切换彩色多普勒扫查，以同样顺序扫查。当扫查中有异常占位病变时，先以二维超声观察肿物形态、边缘、内部回声，然后切换彩色多普勒扫查，正常子宫血供主要来自子宫动脉，部分可伴卵巢动脉侧支供血。肿瘤生长所需营养依赖血管运输，当肿瘤超过2 mm即可形成肿瘤微血管网。彩色血管能量成像能清晰显示肿瘤血管征象，为诊断提供重要信息。

二、经阴道超声

(一) 检查方法

1.检查前准备
检查前嘱患者排空膀胱，以免充盈膀胱将子宫推向远场。

2.检查仪器
探头频率5.0~7.5 MHz，也可5.0~9.5 MHz变频探头。

3.扫查方式
倾斜扫查、推拉扫查、旋转扫查。

(二) 适应证

（1）子宫占位性病变诊断。

（2）子宫内膜癌的早期筛查。

（3）恶性肿瘤高危人群定期检查。

（4）其他影像学检查可疑子宫异常。

（三）局限性

（1）无性生活史、处女膜闭锁、阴道畸形女性不宜使用经阴道超声检查。

（2）子宫水平位、活动度大时不易得到清晰的子宫矢状面图像。

（3）阴道探头频率高，穿透力有限，聚集深度在10 cm内，远场显示欠清晰，较大子宫肿块，难以显示全貌，故需与经腹超声结合，才能获得完整诊断信息。

（4）良恶性肿物声像图存在交叉现象，部分病例很难有效鉴别。

（四）副作用

阴道超声要用耦合剂和一次性隔离套，对耦合剂或橡胶过敏的女性就可能出现阴道瘙痒、刺痛等副反应。月经期或体积较大盆腔脓肿行阴超时无菌操作不规范，会加重盆腔感染。

（五）操作流程

（1）使用一次性铺巾置于受检者臀部下方。必要时另加枕头垫高臀部。

（2）取膀胱截石位，探头表面涂少量耦合剂后套入一次性隔离套内。将探头轻缓插入阴道，探头顶端到达阴道穹隆部或宫颈部。

（3）找到子宫，显示宫颈管至宫腔线的子宫纵切面。

（4）探头向左、向右扫查观察子宫两侧壁。

（5）旋转探头做横切面扫查，进一步核实纵切面观察到的情况。

（6）根据感兴趣区的位置调节探头位置和方向。

（7）采集、留存与超声发现病灶相对应的、能代表病灶回声特征、反应病灶与正常脏器关系的图像。

（六）观察内容

（1）子宫体：外形轮廓是否清晰规则，有无变形。

（2）子宫内膜及宫腔内情况：内膜形态、回声特征及厚度，与月经周期及年龄明显不符应做出提示。

（3）了解子宫肌层厚度、回声是否均匀，有无占位。

（4）宫颈：与子宫连接关系以及宫颈肌层和宫颈管的结构有无占位。

（5）阴道内及阴道壁有无占位病变。

（6）病灶：大小、边界、形态、内部回声特征，与周围组织关系及浸润程度，并借助多普勒超声评估病变的血供特点。

（七）超声诊断要点

1.子宫内膜癌

回声不均匀、杂乱，与肌层边界不清，血流较丰富。

2.子宫内膜间质肉瘤

宫腔内实性结节，高或低回声，界限清或不清，瘤内异常丰富血流和极低阻力频谱是特征性表现。

3.子宫肌瘤肉瘤变

病灶与周围肌层分界变模糊，假包膜消失，瘤内漩涡状、花纹状或极不均匀的低回声，可出现絮状不规则液性暗区，血流较丰富。

4.宫颈癌

宫颈增大，内见不均质低回声肿块，无明显边界，宫颈管结构消失，可侵犯宫体、宫旁组织及膀胱等，血流增多、杂乱，常可发现低阻动脉频谱。

三、超声造影

超声造影是利用血液中造影剂气体微泡在声场中的非线性效应和背向散射获得对比增强图像，可以显示病变组织的血流灌注模式及微血管构筑特点，定量评估器官、组织及病灶局部血流灌注情况。

（一）检查方法

1.检查前准备

经腹超声造影，应适度充盈膀胱；经阴超声造影需排空膀胱。

2.检查仪器

配有超声造影条件的彩色多普勒超声诊断仪，腹部探头频率3.5~5.0 MHz，阴道探头频率5.0~9.5 MHz。

3.扫查方式

经腹超声造影和经阴道超声造影。

（二）适应证

（1）获得更多子宫内膜病变超声诊断信息，提高鉴别诊断能力。

（2）子宫恶性肿瘤：提高超声检查敏感性和特异性，帮助了解肿瘤浸润范围、程度及周围脏器侵犯情况。

（3）妊娠相关疾病：如滋养细胞瘤等，通过异常血流监测，提高诊断价值、指导临床治疗和疗效观察。

（4）宫颈上皮内瘤变（CIN）的随访、宫颈癌临床分期及治疗评价。

（三）局限性

（1）根据目前临床研究结果，还不能肯定在多数妇科病变中具有特异性征象，常规超声仍是首选检查方法，超声造影可作为进一步检查手段。

（2）由于安全性未知，超声造影检查不推荐孕妇应用。

（3）超声造影不能脱离二维及彩色多普勒超声检查，不能脱离临床症状体征，综合分析有助提高诊断准确性。

（四）副作用

（1）造影剂注射后短时间内出现面部潮红、头疼、恶心、心慌、一过性咳嗽、打喷嚏等症状。

（2）注射点局部发热、红斑、皮疹、瘙痒等不适。

（3）国外报道的致命性过敏反应率为 0.000 1%。国内报道尚无相关死亡病例。

（五）操作流程

（1）造影前常规超声检查：用经腹及经阴（必要时经直肠）方式联检，了解子宫一般情况。

（2）造影剂经外周静脉注射，推荐剂量经腹检查为 1.2~2.4 mL，经阴道检查为 2.0~4.8 mL，将造影剂混合入 5 mL 生理盐水中制成混悬剂。

（3）造影前先对患者进行二维超声检查，了解子宫及附件区一般情况。将切面固定于目标区域，切换至造影模式，调节成像条件，MI 为 0.04~0.08，聚焦点置于病灶底部，增益以二维灰阶背景回声刚消失、膀胱后壁界面隐约可见为准。

（4）经肘部静脉注射造影剂并开始计时，当造影剂微泡到达目标时，缓慢扇形扫查整个病灶，观察造影剂灌注情况。包括病灶有无增强、增强时间、强度水平、造影剂分布特征及随时间推移变化情况。

（5）连续储存超声造影 120 秒内的图像，如有必要也可存储 3~5 分钟内的图像。

（6）对病变区行时间-强度曲线定量分析，应固定探头与感兴趣区，并全程记录灌注过程。

（7）如不能同时显示病灶及参照组织，应行二次造影，二次造影时间间隔应大于 10 分钟，以确保血液中微泡清除。

（六）观察内容

关于子宫肿块超声造影评价方法及指标，目前尚无统一标准，参照文献报道及多中心研究成果，建议采用定性观察进行分析，鉴别良恶性，可同时行时间–强度曲线定量分析作为补充。

1.时相划分

分为增强早期和增强晚期。增强早期指子宫动脉开始灌注至子宫肌层完全灌注，逐渐增强达峰值的过程；增强晚期指子宫肌层峰值强度开始消退至造影前水平的过程。

2.观察指标

观察并记录病灶增强时间、增强水平和造影剂分布形态特征。开始增强时间为从注入造影剂至观察目标内出现增强的时间，并以子宫肌层为参照，分为早增强、同步增强及迟增强。增强水平以子宫肌层为参照，分为高、等、低及无增强，当病灶增强水平不一致时，以最高增强部分为准，造影剂分布主要分为均匀和不均匀。

3.时间–强度曲线定量分析

记录病灶内造影剂从出现（开始）增强、强度达到高峰、开始消退以及持续增强的整个过程，并分析开始增强时间、达峰时间、峰值强度、半廓清时间、曲线下面积等参数。

（七）超声造影鉴别宫腔良恶性病变的诊断要点

良性病变组以等增强、增强强度表现多样、离心型灌注、非早进早退型灌注及粗大供血血管显示率高为主要特征；恶性病变组以均匀、高增强、整体型灌注、早进早退型灌注及粗大供血血管显示率低为主要特征。

（八）超声造影在介入诊疗中的应用

（1）超声造影引导下进行穿刺活检，能准确确定穿刺取材的部位，保证取材的满意度。减少穿刺次数进而减少术后并发症。

（2）子宫肌瘤、腺肌病局部消融治疗中，超声造影能实时显示病变区微循环状况，在术前、中及后均发挥重要作用。术前清晰显示病变部位、大小及与子宫内膜关系，指导制定消融治疗方案；术中及术后，可准确识别已处无血供状态的变性坏死组织，指导对残留区域再次消融，治疗后随访有助于观察病灶缩小及转归。

四、三维超声

（一）检查方法

1.检查前患者准备

经腹检查需适度充盈膀胱；经阴检查需排空膀胱。

2.检查仪器

配有三维超声成像的彩色多普勒超声诊断仪，经腹扫查3.5~5.0 MHz三维专用探头，角度120°；经阴道扫查7.0~7.5MHz三维专用探头，角度120°。

3.扫查方式

同经腹部、经阴道常规超声检查。

（二）适应证

（1）对子宫内膜癌累及范围可行立体定位，通过体积测量法诊断子宫内膜癌。

（2）对于子宫病变部位内部结构、形态及周围的脏器毗邻提供立体的诊断信息。

（三）局限性

三维超声尚不能替代二维超声，但可为一些复杂声像结构的判断提供大量辅助信息。

（四）副作用

无。

（五）操作流程

在二维超声基础上，三维超声可提供盆腔肿块的解剖形态、表面形态及内部结构等信息，有助于医师更好分析盆腔肿块与周围解剖结构间的关系，判断肿瘤来源及肿瘤是否累及周围组织结构。首先经二维超声扫查子宫全貌后进行三维超声检查。3D-TVS：设置合适的参数，可清晰显示子宫矢状面轮廓、内膜子宫最佳图像，固定探头于感兴趣区域后，将三维成像功能启动，注意对立体取样容积进行调节，确保涵盖整个子宫及感兴趣区域，为避免呼吸时脏器运动或腹壁运动伪像出现，可叮嘱患者检查时屏住呼吸5~10秒，执行键按下后，获得三维扫描容积模块的三维重建数据。通过三维技术建立盆腔血管，从腹部主动脉至子宫动静脉小血管网，到病灶完整血管网，不同角度观察病灶血管分布、来源、血供丰富程度，了解判断盆腔病灶、肿物性质。图像采集完成，可获得重建结构矢状平面、横断面、冠状平面声像图。重建模式以多平面成像模式，中心点为可疑结构区域，通过旋转互相垂直的X轴、Y轴或Z轴，选择最佳观察角度，完成子宫冠状平面三维图像的采集。三维超声多平面显示感兴趣区域图像，旋转X轴、Y轴、Z轴显示子宫内膜、子宫肌壁与病变的关系。

（六）超声诊断

1.宫颈癌

经阴道三维血管能量显像可显示宫颈内部出现不均区域以及实性肿块部位，均显示出肿块的内部及周围处存在网状细小的血流，彩色血流呈现网状、树状以及类似"火球样"改变，血管纷乱排布，并且发出多支向间质浸润。

2.子宫内膜癌

子宫内膜增厚往往是子宫内膜癌的最先表现，通过三维超声测量子宫内膜体积有助于诊断，子宫内膜癌的平均容积为27.2±7.15 mL。

在妇科肿瘤疾病诊断过程中，3D-TVS弥补了二维超声空间显像的缺陷，增加了独特冠状切面图像，为诊断、治疗提供参考依据，将成为妇科超声中一项很有发展前景的检查方法，值得临床推广。

五、超声弹性成像

（一）检查方法

1.检查前准备
检查前排空膀胱。

2.检查仪器
配有超声弹性成像技术的彩色多普勒超声诊断仪，选择经阴道探头，探头频率5.0~9.5 MHz。

3.扫查方式
平行扫查、扇形扫查、旋转扫查以及检查部位加压扫查。

（二）适应证

近年来超声弹性技术在妇科方面的研究报道逐年增多，目前主要集中在临床妇科常见的良性病变（子宫肌瘤、子宫内膜异位症、单纯性卵巢囊肿等）和恶性病变（宫颈癌、子宫内膜癌及卵巢的恶性肿瘤等）弹性指标的分析，以增加对疾病诊断与鉴别的敏感性、特异性等。

（三）局限性

缺点在于针对不同的操作人员，人工施压的操作手法可能会有所差异，尤其对于盆腹腔较深的病变组织成像较为困难。

（四）操作流程

（1）使用一次性铺巾置于被检查者臀部下方，必要时另加用枕头垫高臀部。

（2）取膀胱截石位，探头外面涂少量耦合剂后套入一次性隔离套内。将探头轻缓插入阴道，探头顶端到达阴道穹隆部或宫颈部。

（3）找到病灶位置，开启弹性成像模式，对病变部位及周围组织进行取样，在检查过程中不断加压解压。

（4）检查结束后，保存图像，勾勒出病变区域并与正常组织对比。

采用超声弹性成像技术对病灶进行弹性评估，需要在阴道二维超声基础上给被检查者施加压力，一般有两种施压方法：①外部应力：操作者轻轻将探头向前推送，给宫颈一个轻微应力。②内部应力：保持探头不动，利用患者自身的呼吸、脉搏搏动产生的应力，操作者无额外施加力。根据不同的研究目的选择合适的方法。

检查者根据呈现的组织弹性图像进行评分，针对恶性肿瘤，研究人员提出了弹性成像评分5分法：1分，病灶整体变形，病灶与周围组织均为均匀绿色；2分，病灶大部分变形，内部为蓝绿色混合的马赛克状；3分，病灶周边变形（绿色），中心无变形（蓝色）；4分，病灶整体均无明显变形，全部显示为蓝色；5分，病灶整体及周边均无明显变形，内部及周边均为蓝色。≥3分提示恶性。≤2分提示良性。

宫颈良恶性病变弹性特点存在一定差异，对宫颈病变弹性变化特点研究后发现，超声弹性成像技术对提高宫颈癌诊断率有所帮助。国内外研究表明，超声弹性成像技术对宫颈良恶性病变的鉴别临床诊断价值成效显著，是二维超声与多普勒超声的辅助诊断方法，但在宫颈原位癌、早期浸润癌的诊断能力有限。

六、超声引导下穿刺

（一）检查方法

1.检查前准备

（1）明确患者是否有慢性病史，如糖尿病、高血压等，必要时请相应专科会诊，以控制病情，确保操作顺利进行。若患者服用抗凝药物，需提前停药一周。

（2）血常规、凝血四项、感染四项（乙肝、丙肝、艾滋病、梅毒）。

（3）向患者及家属解释穿刺活检的必要性、基本流程和安全性及存在的风险，以及取材不满意会导致诊断不明确的可能，签署知情同意书。

2.检查仪器

腹部探头，频率3.5~5.0 MHz；阴道探头，频率5.0~9.5 MHz。

（二）适应证

宫颈活检阴性的宫颈管内包块。

（三）局限性

穿刺活检取材的成功率可达98%以上，获得病理诊断的概率可达95%以上，但仍有少数病例可能无法明确诊断。

（四）副作用

（1）引起穿刺部位出血，必要时需进行局部按压。

（2）穿刺活检可能导致肿瘤的针道种植转移。

（五）操作流程

（1）局部碘附消毒、铺无菌巾。

（2）超声探头消毒或无菌塑料膜隔离，安装穿刺引导架。

（3）选择包块血供丰富的区域作为靶目标进行穿刺。

（4）用自动活检枪、18 G活检针在超声实时引导下沿引导线穿刺，取组织2~3条。

（5）组织条置于滤纸片上，甲醛溶液固定后送病理科检查。

（6）采集3张以上的图像，包括显示肿物大小测量值的二维图、显示血流的彩色多普勒图、穿刺针及针道图、术后复查图像。

第八章

附件肿瘤

一、经腹超声

（一）检查方法

经腹壁扫查是最常用的妇产科超声检查途径，适用于所有要求检查盆腔的妇女，无禁忌证。

1.检查前患者准备

患者需饮水充盈膀胱。

2.检查仪器

凸阵探头，探头频率为3.5~5.0 MHz。

3.扫查方式

平行扫查、扇形扫查、旋转扫查。

（二）适应证

（1）原发性、转移性卵巢癌和输卵管癌辅助诊断。

（2）卵巢癌高风险人群定期检查。

（3）卵巢癌手术或介入治疗的术中监测。

（三）优越性和局限性

同第七章子宫肿瘤。

（四）操作流程

患者检查前需饮水适度充盈膀胱。患者平卧位，充分暴露下腹部，涂抹耦合剂后行纵向、横向和斜向多种角度扫查。纵向扫查时，自腹正中线首先确定纵向的子宫，再向左右两侧移动探头。横向扫查则自耻骨联合上平行移动探头。扫查附件时，首先要确定卵巢的位置，可将卵巢作为附件结构的主要位置参考。无盆腔手术史的女性，卵巢通常位于髂内血管前方，子宫体侧面，髂内血管通常作为辨别卵巢的标志。移动探头连续扫查，注意观察其大小、形态与子宫位置关系。在最大长轴面上要测量卵巢长径，而后将探头旋转90°，在最大横切面上测量横径。正常输卵管通常难以辨认，只有输卵管病变扩张时才能观察到。若输卵管异常，应观察活动度，有无僵硬感，与周围组织有无粘连。对于附件区包块应首先判断其部位，存在于卵巢、输卵管还是腹膜；其次观察其大小、形状、边界和回声情况，明确是实性还是囊性、单房还是多房，内部分隔情况，是否有突起，包块实性部分回声。在二维超声基础上切换彩色多普勒评估包块血供情况。应用Adler分级法将肿块血流分为Ⅰ级、Ⅱ级、Ⅲ级和Ⅳ级，卵巢周边及内部未见血流信号为Ⅰ级；卵巢周边可见短条状和点状血管，卵巢内部无血管分布为Ⅱ级；卵巢内部可见稀疏血管，走行平直，分支比较简单为Ⅲ级；卵巢内部可见血管网或血管树，走行扭曲而且不规则分支比较复杂为Ⅳ级。

二、经阴道超声

（一）检查方法

1.检查前患者准备
患者需排空膀胱。
2.检查仪器
探头频率5.0~7.5 MHz，也可5.0~9.5 MHz变频探头。
3.扫查方式
倾斜扫查、推拉扫查、旋转扫查。

（二）适应证

（1）经腹超声检查不能达到满意的效果者。
（2）对于下腹部有尚未愈合的伤口者或者膀胱有病变不能适度充盈者。

（三）局限性

（1）无性生活史、处女膜闭锁、阴道畸形女性不宜使用经阴道超声检查。
（2）阴道探头频率高，穿透力有限，聚集深度在10 cm内，远场显示欠清晰，对较大附件肿块，难显示全貌，需与经腹超声结合，才能获得完整诊断信息。

（四）副作用

同第七章子宫肿瘤。

（五）操作流程

（1）使用一次性铺巾置于被检查者臀部下方，必要时另加用枕头垫高臀部。

（2）患者取膀胱截石位，探头外表面涂以少量耦合剂后套入一次性隔离套内。将探头轻缓插入阴道，探头顶端到达阴道穹隆部或宫颈部。

（3）找到子宫后，探头向左、向右扫查观察双侧附件区。

（4）旋转探头做横切面或斜切面扫查，进一步核实纵切面观察到的情况。

（5）根据感兴趣区的位置调节探头位置和方向。

（6）采集、留存与超声发现病灶相对应、能代表病灶回声特征、反应病灶与正常脏器关系的图像。

（六）观察内容

（1）卵巢：大小、形态、内部回声等。

（2）卵巢周边有无异常回声，与卵巢之间的关系。

（3）病灶：大小、边界、形态、内部回声特征、与周围组织的关系，同时对腹部脏器、腹腔及盆腔进行扫查，确定有无淋巴结及其他脏器转移灶，并应用彩色多普勒血流图及彩色多普勒能量图模式观察病灶内部及周边血流情况。

（七）超声诊断要点

1.卵巢上皮性肿瘤

卵巢上皮性恶性肿瘤分浆液性和黏液性，主要表现为囊实性回声。浆液性囊腺癌为内有分隔的多房囊实性混合回声，形态不规则，实性部分回声不均匀；囊壁和分隔厚薄不均，其上可有乳头状或者不规则的实性回声突起；CDFI：可见囊壁、分隔以及实性部分存在低阻血流，RI小于0.5。黏液性囊腺癌较浆液性囊腺癌体积大，多房，实性成分内部可有坏死液化，分隔杂乱且厚薄不均匀，内有乳头样突起，囊腔内可见密集或者稀疏的点状回声，血供丰富，低阻频谱，RI小于0.4。卵巢上皮性肿瘤盆腔内多见腹水。

2.卵巢性索间质肿瘤

（1）颗粒细胞瘤：囊性、实性或囊实性；小肿瘤以实性为主，大肿瘤可因出血、坏死、囊性变呈囊性或囊实性，内有分隔可呈多房或蜂窝状无回声，CDFI：肿瘤血流丰富。

（2）卵泡膜细胞瘤：圆形或类圆形中低回声实性肿物，边界清楚，可有出血、坏死或者囊性变。瘤内细胞成分较多时，以低回声为主；纤维成分较多时，后方伴回声衰减。少数患者有腹水。CDFI：一般肿瘤内血流不丰富，偶见血流丰富者。

（3）卵巢纤维瘤：低回声肿物，回声水平较子宫肌瘤回声低，圆形或者类圆形，边界清楚，后方伴有回声衰减。CDFI：肿瘤内可见规则走行的条状血流。

3.其他卵巢实性恶性肿瘤

多来源于生殖细胞，如畸胎瘤、无性细胞瘤和内胚窦瘤。表现为回声杂乱的实性回声，性状不规则，边界不清楚，内可因出血坏死呈现无回声区。CDFI：肿瘤内血流信号丰富。多伴有腹水。

4.卵巢转移瘤

卵巢转移癌常存在于双侧卵巢，囊性或者囊实性包块，实性成分回声不均匀，内可夹杂圆形或者不规则的无回声区，边界清楚。CDFI：肿瘤内血流信号丰富。盆腔内多见腹水。

三、超声造影

（一）检查方法

1.检查前准备

经腹超声造影，应适度充盈膀胱；经阴超声造影需排空膀胱。

2.检查仪器

配有超声造影条件的彩色多普勒超声诊断仪，腹部探头频率3.5~5.0 MHz，阴道探头频率5.0~9.5 MHz。

3.扫查方式

经腹超声造影和经阴道超声造影。

（二）适应证

盆腔肿物良恶性判断，明确肿物与子宫和输卵管的关系、血供情况以及物理性质，从而提高诊断价值、指导临床治疗和指导临床疗效观察。

（三）局限性

同第七章子宫肿瘤。

（四）副作用

同第七章子宫肿瘤。

（五）操作流程

附件肿块超声造影可采用定性分析和时间-强度曲线定量分析相结合的观察方法进行分析。当附件肿物足够大时，经腹扫查能清楚显示，可选用经腹超声造影；若肿物较小，或位于子宫后方位置较深，或需观察肿物内乳头状结节等结构时，建议采用经阴道超声造影。

具体操作流程与观察内容与第七章子宫肿瘤同。

（六）超声造影诊断要点

1.卵巢良性肿瘤

开始增强时间与宫体接近或晚于宫体，肿瘤为囊性或囊实性者，囊壁呈环状、半环状均匀性增强，呈持续性增强，囊内无造影剂灌注；若有分隔，分隔与囊壁同步或缓慢地增强，分隔完整，强度或高或低，厚薄均匀。囊壁有乳头状凸起或小结节时，呈现与囊壁及分隔基本同步、强度接近的增强模式。肿瘤为实性者，瘤体内造影剂呈中低强度的均匀性增强，多呈周围向中央的向心性增强，消退则早于子宫肌层，并见包膜呈环状、半环状增强，消退后呈持续低增强。瘤体内一般不出现异常的粗大血管。部分瘤体内部可见无造影剂灌注区。

2.卵巢恶性肿瘤

（1）开始增强时间早于子宫体肌壁。

（2）增强早期囊壁、分隔及实性成分呈快速高增强，峰值强度高。

（3）瘤体呈快速高增强，内可见粗大血管进入，数量多，形态扭曲不规则，走向紊乱，造影剂多以粗大血管为中心向周围灌注扩散，呈不均匀增强。

（4）完全消退较晚，呈持续性增强。

3.卵巢转移癌

超声造影表现多样，但基本具备卵巢恶性肿瘤的增强特征。来源于胃肠道的卵转移癌常有如下表现：注入造影剂后肿瘤内部较大的供血动脉首先增强，而后向周边分支扩散，肿瘤灌注血管呈"树枝状"。伴盆壁转移时，癌肿浸润部位和增厚腹膜呈现恶性肿瘤的同样灌注特点。

四、三维超声

（一）检查方法

检查前准备、检查仪器、扫查方式同第七章子宫肿瘤。

（二）适应证

附件肿块的表面形态结构和空间位置关系。

（三）局限性

同第七章子宫肿瘤。

（四）副作用

无。

（五）操作流程

患者排空膀胱后，取膀胱截石位，探头置于阴道后穹隆，二维常规扫查附件肿块，根据感兴趣区域空间范围，调节断面角度、扫查深度和扫查角度，以确定三维容积箱位置和大小。启动3D成像，将彩色增益调整至最大灵敏度，脉冲重复频率为1000 Hz，以减少噪声。将观察部位与周围结构的灰阶度调至最佳，叮嘱患者暂时屏气以避免腹壁运动伪像，连续平稳、均匀、缓慢扫查时间约10秒。完成扫查和建立三维数据库后，可立即行容积成像操作，也可把数据储存入仪器内，过后再调出分析。在扫查中采用多普勒方式，可行血管内彩色血流三维重建。表面成像时，滤过功能可抑制周围低回声结构，以突出表面结构特征。电影回放功能可从不同角度动态地观察图像，利用电子刀功能去除与感兴趣结构表面无关的立体回声结构，以及不规则周边，使图像从任何角度上看都更为清晰。

在三维成像上，卵巢肿瘤实质区域回声不均匀，后方有声衰，但程度不一，大部分卵巢癌可见坏死液化后囊腔。部分病例可见实质结构内的细小囊性腔隙以及囊壁间隔带杂乱增厚。轮廓清楚，边界不规则但大多较清楚，可见菜花状或蕈样，大部分包膜呈不规则增厚，部分包膜显示不清，肿瘤与周围组织关系较二维更清晰。应用三维能量多普勒血管成像卵巢肿瘤内血管，可分为3级：Ⅰ级无血管；Ⅱ级为少许血管；Ⅲ级为丰富的不规则血管网。结果显示位于肿瘤周边、血管规则分支少的多为良性，血管分级以Ⅰ、Ⅱ级为主；位于肿瘤中心，分支紊乱的多为恶性，血管分级以Ⅱ、Ⅲ级为主。

五、超声弹性成像

（一）检查方法

1.检查前准备

患者需排空膀胱。

2.检查仪器

配有超声弹性成像技术的彩色多普勒超声诊断仪，选择经阴道探头，探头频率5.0~9.5 MHz。

3.扫查方法

倾斜扫查、推拉扫查、旋转扫查以及检查部位加压扫查。

（二）适应证

近年来超声弹性技术在妇科方面的研究报道逐年增多，目前主要集中在卵巢的恶性肿瘤等弹性指标的分析，以增加对疾病诊断与鉴别的敏感性、特异性等。

（三）局限性

缺点在于评价附件区包块良恶性方面，由于附件包块位置较深，施加力度和方向均不易控制，导致图像获取不够稳定，单一使用弹性成像评价特异性较差。目前研究样本量相对较小，尤其缺少多中心大样本对照研究，病变弹性评分及应变比值尚无标准化临床参考范围。

（四）操作流程

具体操作流程和评分标准同第七章子宫肿瘤。

六、超声引导下穿刺

（一）检查方法

同第七章子宫肿瘤。

（二）适应证

（1）无法耐受手术或需术前化疗的附件肿瘤。

（2）盆腔炎表现、抗炎治疗效果不佳的附件包块。

（3）妇科检查呈冰冻骨盆、边界不清的附件包块。

（4）附件肿瘤术后又出现性质不明的盆腔包块。

（三）局限性

有出血倾向或凝血功能不全者，不建议超声介入。超声引导下的穿刺诊断是有创操作，无固定且安全穿刺路径。超声对病变显示不清，对操作影响大。若存在大量腹水，需先处理腹水。少数病例穿刺后仍无法明确病因。

（四）副作用

同第七章子宫肿瘤。

（五）操作流程

同第七章子宫肿瘤。

第九章

直肠肿瘤

一、检查适应证

（1）直肠及肛管占位性病变，包括肿瘤样病变及炎症性病变，如腺癌、鳞癌、腺瘤、息肉、痔疮等占位性病变，或炎症性肠病、肛瘘或肛周脓肿。

（2）肠腔狭窄处可通过腔内探头，病灶远端超声探头扫查范围可探及。凸阵探头一般可达距肛缘15 cm以下，线阵探头因受声波反射方向受限，一般扫查范围在距肛缘10 cm以下。

（3）可耐受肠道清洁灌肠或者经直肠腔内超声检查患者。

二、检查流程

（一）准备工作

1.环境要求

安静独立空间——保护患者隐私，有助缓解病人紧张情绪。

2.设备及用品准备

如采用超声探头换能器适配水囊，需准备相关水囊、注射器、生理盐水；如采用温热耦合剂或专用胃肠造影剂，需准备热耦合剂或调配好温度的胃肠造影剂，温度以接近人体温度为宜，减少肠道刺激。同时需准备灌肠器、探头保护套、手套以及清洁垫巾。

3.患者准备

（1）肠道准备：为避免食物碎屑及残渣干扰，患者通常空腹6小时后行清洁灌肠，或口服轻泻药，直至肠道排空。

（2）衣物准备：患者可更换肠道检查专用检查裤子，或者用干净被单遮盖患者隐私部位，充分尊重患者，方便检查。

（3）体位准备：患者采取左侧卧位，臀部下方铺有清洁垫巾，下肢髋及膝关节屈曲，或右髋及右膝屈曲而左下肢微曲。

（二）操作步骤

（1）检查者首先佩戴手套，对患者行肛门指检，了解肛门有无狭窄及病变深度、方位、质地、大小、活动度等，并可松弛肛门，减少腔内探头入肛难度。

（2）直肠指诊后，如选择灌注法排除气体干扰，需使用一次性灌肠器将50~100 mL温热耦合剂注入直肠腔内或通过肛门持续滴注胃肠造影剂，待气体排出后，腔内探头外包探头套并涂抹润滑剂，行经直肠检查。如选择注射水囊法则需将超声探头水囊安装固定并做好准备措施，将探头放入病灶处，缓慢用生理盐水注射，直至水囊鼓起，图像清晰。

（3）探头通过肛门时需轻柔，避免疼痛不适，并缓慢进入直肠，注意肠道弯曲角度以及病灶所在肠壁方向，直到通过病灶（如使用线阵或360°）或到达病变下方（如使用凸阵探头），经人工手动扫查注意肿瘤的形态（隆起、狭窄、浸润）和大小、肿瘤延伸到纵向肠壁层次、穿透深度、周围盆腔器官有无浸润、距肛门距离及对肛管层次的侵犯、直肠周围淋巴结存在和大小、数量及特征。同时注意有无直肠脓肿和瘘管等并发症。如配有双平面等超声探头，可采用双平面切换，从横断面及纵切面观察病灶。如配有三维经直肠超声探头，可通过内置三维自动机动系统，可将病变定位在最大直径位置后，在感兴趣区域开始进行三维体积数据采集。注意采集图像保持探头稳定，不要移动。

（三）诊查要点

（1）病变下缘距肛缘距离（mm）、方位[以前列腺的尿道或阴道腔作为截石位的中点（12点），采用钟点法记录方位]。病变占据肠周径、病变大小、浸润肠壁深度及层次、与直肠系膜筋膜边缘距离（mm）。彩超可显示病变血流情况。

（2）直肠系膜内淋巴结大小及数目，血流。

（3）肿瘤与周边脏器关系：如膀胱、前列腺、精囊腺、子宫、阴道等；下段直肠肿瘤观察有无侵犯肛管内外括约及肛提肌，上段直肠肿瘤观察有无侵犯腹膜反折。

三、局限性

（1）肠腔重度狭窄，探头无法进入；或者病变位置过高超过超声探头扫查范围。

（2）如果是单平面探头，无法多切面扫查，对于肠周结构显示欠佳，重复性低，操作者依赖性高。多切面探头及三维超声增加检查切面，可提供更多信息。对于直肠周围结构显示，如果位置超过超声探头扫查范围，无法清晰显示。

（3）易受肠道准备条件或肠道气体干扰。

四、副作用

（1）少数患者会在检查后出现肠道不适或少量出血的情况，原因在于直肠肿物血供丰富，超声探头检查后容易造成轻微黏膜损伤。

（2）少数患者肛门有痔疮、炎症、肛裂，或放疗后肛周损伤，在检查过程中会有疼痛感。

五、肿瘤分期

直肠腔内超声是直肠癌分期重要的检查方法，高分辨率经直肠超声可清晰显示肠壁五层结构及肠壁周围结构，尤其对早期直肠癌（T2期前）分期有明显优势。

对直肠解剖学五层结构，直肠腔内超声能清楚显示五层超声分层及周围组织，表现为交替的高回声和低回声：①黏膜层与肠道气体反射界面（高回声）；②黏膜与黏膜肌层（低回声）；③黏膜下层（高回声）；④固有肌层（低回声）；⑤浆膜层/肠周脂肪（高回声）。

直肠腔内超声分期主要针对TNM分期中的TN分期，在T前或N前附上前缀"u"表明该分期是超声分期。低回声的肿瘤与超声分层的关系描述如下。

（一）uT分期

1.uT0：未发现原发肿瘤。

2.uTis：原位癌，肿瘤局限黏膜与黏膜肌层。

3.uT1：肿瘤侵犯黏膜下层。

4.uT2：肿瘤侵犯固有肌层，但局限在肠壁内。

5.uT3：肿瘤侵犯肠周脂肪组织或浆膜下层，但未侵犯邻近器官。

a：浸润深度小于1mm。

b：浸润深度1~5mm。

c：浸润深度6~15mm。

d：浸润深度大于15mm。

6.uT4a：肿瘤侵犯穿透浆膜层。

uT4b：肿瘤侵犯邻近器官。

（二）uN分期

1.uN0：未见转移性淋巴结。

2.uN1：区域转移性淋巴结1~3个。

a：1个淋巴结。

b：2~3个淋巴结。

c：癌结节。

3. N2：区域转移性淋巴结大于等于4个。

a：4~6个淋巴结。

b：大于等于7个淋巴结。

六、穿刺活检用于直肠肿物诊断

对疑似直肠癌或腺瘤进行活检以明确病理是必要的检查手段。术前直肠肿瘤的病理明确诊断，特别是随着免疫治疗成为目前治疗热点情况下，术前获取足够病理标本是术前临床分期和治疗决策的关键。另外，对直肠癌术后复发肿瘤的检出，也意义重大。

（一）穿刺活检探头选择

（1）单平面端扫式凸阵探头：匹配相应探头穿刺引导架。

（2）双平面一凸阵一线阵探头或双凸阵探头：凸阵平面扫查病灶横断面，频率通常在3.5~9.5 MHz间，扇形扫查角度通常在200°~220°间，线阵平面扫查病灶纵切面，频率通常在3.5~9.5 MHz间，长度6~6.5 cm。线阵探头频率更高，分辨率更高，穿透性低于凸阵探头。上述探头均匹配相应探头穿刺引导架。

（二）穿刺活检适应证

（1）直肠及肛管占位性病变，需要明确病理。

（2）直肠癌术后，吻合口或肠周、盆底怀疑复发或种植，需要明确病理。

（3）直肠肠周淋巴结、可探及的髂血管旁淋巴结，需要明确有无转移。

（4）肠腔狭窄处可通过腔内探头，病灶远端超声探头扫查范围可探及。

（5）可耐受肠道清洁灌肠或者经直肠腔内超声检查患者。

（三）穿刺活检禁忌证

（1）血友病及凝血功能障碍疾病病史者，如近期服用抗凝药物（如阿司匹林、华法令、利伐沙班等）。

（2）肝硬化、脾亢或其他原因导致血小板计数小于$50×10^9$/L，凝血酶原活动度（PTA小于60%）。

（3）全身恶液质、营养状况差无法耐受穿刺者；或穿刺部位肠腔重度狭窄，超声探头无法进入者；或者病变位置过高超过超声探头扫查范围者；或穿刺部位局部溃破、接受放射治疗后经久不愈、严重糖尿病患者。

（4）严重局部或全身感染浓度血症等情况。

（四）穿刺活检技术要点

1.准备工作

（1）环境要求：安静独立空间——保护患者隐私，有助于缓解病人紧张情绪。

（2）设备及用品准备：穿刺包、穿刺引导架（消毒）、无菌长棉签、无菌探头保护套、无菌耦合剂以及清洁垫巾、医用碘附、病理标签以及病理标本瓶、18 G（25 cm）自动或半自动穿刺枪或穿刺针。

（3）患者准备：①穿刺前检查明确穿刺可行性，患者血常规、出凝血及传染病无异常。充分告知患者穿刺过程、风险及注意事项，患者本人签署知情同意书。②肠道准备：为避免食物碎屑及残渣干扰，患者通常空腹6小时后行清洁灌肠，或者口服轻泻药，直至肠道排空。③衣物准备：患者可更换肠道检查专用检查裤子，或者用干净被单遮盖患者隐私部位，充分尊重患者，方便检查。④体位准备：患者采取左侧卧位，臀部下方铺有清洁垫巾，下肢髋及膝关节屈曲，或右髋及右膝屈曲而左下肢微曲。

2.操作步骤

（1）打开穿刺包，用长棉签蘸取医用碘附，消毒肛周及肛管直肠2~3次，铺巾。

（2）戴无菌手套，探头涂无菌耦合剂，用无菌探头保护套保护探头，安装穿刺引导架后，在探头端涂抹无菌耦合剂并套上第二层无菌探头保护套。

（3）探头通过肛门缓慢进入肛管直肠，可清楚显示病灶，经人工手动扫查肿瘤，评估穿刺安全性，选择最佳穿刺点。调出穿刺引导线。如果配备有双平面等超声探头，可采用双平面切换，选择双平面穿刺显示。

（4）选择18 G（25 cm）穿刺活检枪或活检针，经过穿刺引导架到达病灶位置，发射，采集图像，取出穿刺活检枪或活检针，标本留存。再次消毒，重复上述操作，2~4次，取材多少根据取材量质量与安全性评估选择。

（5）标本封存，病理标签姓名、住院号或门诊号、年龄、穿刺部位核对。

（6）长棉签压迫止血10~30分钟，止血后无异常，可自行离开或返回病房。叮嘱静卧休息，减少剧烈活动；饮食以半流质或细软饭为主；可口服左氧氟沙星、甲硝唑或头孢类抗生素抗炎3天，注意观察血便情况，如有异常及时就医。

（五）活检局限性

（1）肠腔重度狭窄，超声探头无法进入；或病变位置过高超过探头扫查范围。

（2）易受肠道准备条件或肠道气体干扰。

（六）副作用

（1）少数患者会在穿刺后出现少量出血。

（2）少数患者肛门痔疮、肛裂或放疗后肛周损伤，在检查过程中会有疼痛感。

（3）少数患者穿刺后会出现感染、炎症反应。

总之，经直肠超声检查及穿刺活检经历了几十年发展，技术革新以及操作应用均取得了广泛进步。对于直肠肿瘤诊断具有显著优势，可有效提高分期准确性。经直肠引导穿刺活检可获取病理标本，明确病理类型。作为一项有效、便捷、低廉的直肠肿瘤诊断的重要技术手段，需更加规范化地推广及应用。

参考文献

1.周永昌.超声医学（第6版）.北京：人民军医出版社，2011.

2.张晟.颈部常见肿瘤超声诊断图谱（第1版）.天津：天津科技翻译出版有限公司，2021.

3.侯婉青.超声评价甲状腺结节的临床价值.现代医用影像学，2021，30（10）：1914-1917.

4.陈新华，张晓滨，洪永强.超声新技术在甲状腺超声诊断教学中的探讨.中国继续医学教育，2022，14（07）：184-188.

5.Grani G，Sponziello M，Pecce V，et al. Contemporary Thyroid Nodule Evaluation and Management. J Clin Endocrinol Metab. 2020，105（9）：2869-2883.

6.刘如玉，张波.超声在甲状腺结节和甲状腺癌全程管理中的作用.中国医学科学院学报，2017，39（03）：445-450.

7.赫捷，李进，程颖，等.中国临床肿瘤学会（CSCO）分化型甲状腺癌诊疗指南（2021年版）.肿瘤预防与治疗，2021，34（12）：1164-1201.

8.甲状腺及相关颈部淋巴结超声若干临床常见问题专家共识（2018年版）.中国超声医学杂志，2019，35（03）：193-204.

9.何小亭，祝立洲，潘洋.高频超声预测甲状腺癌合并颈部淋巴结转移的临床价值.分子影像学杂志，2022，45（05）：667-672.

10.高明，葛明华，嵇庆海，等.甲状腺微小乳头状癌诊断与治疗中国专家共识（2016年版）.中国肿瘤临床，2016，43（10）：405-411.

11.Horvath E，Majlis S，Rossi R，et al. An ultrasonogram reporting system for thyroid nodules stratifying cancer risk for clinical management. The Journal of Clinical Endocrinology & Metabolism，2009，94（5）：1748-1751.

12.朱佳琳，赵静，魏玺，等.改良甲状腺影像报告及数据系统在甲状腺髓样癌诊断中的价值.中华肿瘤杂志，2017，39（8）：618-623.

13.Zhu J L，Li X，Wei X，et al. The application value of modified thyroid imaging report and data system in diagnosing medullary thyroid carcinoma. Cancer Med，2019，8（7）：3389-3400.

14.孙渭玲，严碧歌，马磊.超声弹性成像技术及其应用.现代生物医学进展，2007，（09）：1411-1413.

15.黄先.高频超声、超声弹性成像在甲状腺良恶性结节中的诊断价值分析.现代医学与健康研究电子杂志，2022，6（18）：94-97.

16.金壮，于馨，高越，等.超声造影在甲状腺癌中应用研究.临床军医杂志，2021，49（11）：1209-1212.

17.邓佳琳，王小平.超声引导下微波消融治疗甲状腺良性结节的临床效果及安全性评估.现代肿瘤医学，2022，30（21）：3882-3886.

18.徐栋.甲状腺超声诊断与微创介入治疗的现状与展望.中华医学超声杂志（电子版），2020，17（01）：1-5.

19.魏玺，王晓庆，王猛，等.细针穿刺活检结合分子检测在甲状腺结节鉴别诊断中的研究进展.中国肿瘤临床，2018，45（01）：33-36.

20.Oeffinger K C，Fontham E T，Etzioni R，et al. Breast Cancer Screening for Women at Average Risk：2015 Guideline Update From the American Cancer Society JAMA，2015，314（15）：1599-1614.

21.中国抗癌协会乳腺癌专业委员会.中国抗癌协会乳腺癌诊治指南与规范（2021年版）.中国癌症杂志，2021，31（10）：954-1040.

22.Geisel J，Raghu M，Hooley R. The Role of Ultrasound in Breast Cancer Screening：The Case for and Against Ultrasound. Semin Ultrasound CT MR，2018，39（1）：25-34.

23.黄育北，佟仲生，陈可欣，等.《中国女性乳腺癌筛查指南》解读（精简版）.中国肿瘤临床，

2019，46（09）：432-440.

24.Daly M B，Pal T，Berry M P，et al. Genetic/Familial High-Risk Assessment：Breast，Ovarian，and Pancreatic，Version 2.2021，NCCN Clinical Practice Guidelines in Oncology. J Natl Compr Canc Netw，2021，19（1）：77-102.

25.Sciaraffa T，Guido B，Khan S A，et al. Breast cancer risk assessment and management programs：A practical guide. Breast J，2020，26（8）：1556-1564.

26.张晟，魏玺，忻晓洁，等.颈部常见肿瘤超声诊断图谱.天津：天津科技翻译出版公司，2021.

27.锺村正，孙心平.超声解剖及扫查技巧图解.北京：北京科学技术出版社，2019.

28.唐杰，姜玉新.超声医学.北京：人民卫生出版社，2009：657-674.

29.钟红，罗葆明，吴中耀.临床浅表器官超声诊断学.广州：广东科技出版社，2004：13-28.

30.周永昌，郭万学.超声医学（第5版）.北京：科学技术文献出版社，2006：170-177.

31.韩峰，邹如海，林僖，等.常规超声和超声造影在浅表淋巴结良恶性鉴别诊断中的价值.中华超声影像学杂志，2010，19（3）：234-237.

32.史国红，王学梅，欧国成，等.颈部淋巴结超声弹性成像与常规超声检查的对照研究.中国超声医学杂志，2010，26（8）：730-733.

33.姜玉新，张运.超声医学.北京：人民卫生出版社，2015年.

34.陈敏华，严昆，戴莹，肝超声造影应用指南（中国）（2012年修改版）.中华超声影像学杂志，2013，22（8）：696-722.

35.Christoph F，Dietrich，et. al. Guidelines and Good Clinical Practice Recommendations for Contrast Enhanced Ultrasound（CEUS）in the Liver – Update 2020. Ultraschall Med，2020，41（5）：562-585.

36.王金锐，曹海根.实用腹部超声诊断学.北京：人民卫生出版社.

37.郭万学.超生医学（第6版）.北京：人民军医出版社，2015.

38.曹海根，王金锐.实用腹部超声诊断学.北京：人民卫生出版社，2009.

39.周永昌，郭万学.超声医学（第3版）.北京：科学技术文献出版社，1998.

40.Carol M，Rumack，et al. Diagnostic ultrasound—4th. Mosby Inc，an affiliate of Elsevier Inc，2011.

41.龚渭冰.超声诊断学（第3版）.北京：科学出版社，2016.

42.张仲一，吴薇，严昆，等.超声造影诊断胆囊实性病变：与常规超声、增强CT/MRI对比.中国介入影像与治疗学，2014，11（5）：302-305.

43.唐鹤文，张仲一，丛悦，等.超声造影达到时间参数成像鉴别诊断胆囊病变.中国医学影像技术，2020，36（6）：863-867.

44.费翔，罗渝昆.胆囊超声造影指南解读与图像分析.中华医学超声杂志（电子版），2018，15（1）：5-9.

45.中国医师协会超声医师分会.中国超声造影临床应用指南.北京：人民卫生出版社，2017：4.

46.Wu C H，Luo Y，et al. Algorithmic approaches to the diagnosis of gallbladder intraluminal lesions on ultrasonography. J Chin Med Assoc，2018，81（4）：297-304.

47.Badea R，Zaro R，et al. Ultrasound in the examination of the gallbladder – a holistic approach：grey scale，Doppler，CEUS，elastography，and 3D. Med Ultrason，2014，16（4）：345-355.

48.中国医师协会超声医师分会.中国腹部超声检查指南.北京：人民卫生出版社，2022.

49.王元元，朱嘉宁，李秋洋.常规超声及超声造影诊断小肾肿瘤的价值.中国超声医学杂志，2022，38（07）：803-806.

50.忻晓洁，张晟，穆洁.超声造影在鉴别小肾癌与脂肪缺乏型肾错构瘤中的应用价值.中华泌尿外科杂志，2016，37（06）：436-439.

51.王丽，魏雪晴，张晟.超声造影与微血管成像对肾脏肿瘤良恶性鉴别诊断的价值.中华肿瘤杂志，2022，44（08）：877-881.

52.夏祯，金利芳，杜联芳.CEUS定量分析在肾脏肿瘤诊断中的应用.中国医学影像技术，2018，34（04）：629-632.

53. 郑丽丽，任新平，林艳艳.常规超声结合超声造影对肾透明细胞癌与肾血管平滑肌脂肪瘤的鉴别诊断价值.第二军医大学学报，2021，42（06）：609-616.

54. 周青，陈琴.超声造影对肾脏实性肿瘤的定性诊断价值.中国医学影像学杂志，2018，26（08）：602-605+611.

55. 黄备建，李翠仙，王文平.超声造影检出微小肾细胞癌的策略探讨.中华超声影像学杂志，2020，29（07）：608-612.

56. 李秋洋，李楠，唐杰.超声造影在泌尿系统肿瘤诊断中的应用.中华肾病研究电子杂志，2018，7（05）：220-223.

57. 陈远哲，常雪峰，管波.混合现实技术联合实时超声在腹腔镜下肾部分切除术治疗完全内生型肾肿瘤的临床应用.现代泌尿外科杂志，2022，27（08）：670-673+678.

58. 黄建文，胡晓勇，傅强.超声监测下腹腔镜肾部分切除术治疗完全内生性肾肿瘤的疗效分析.临床泌尿外科，2022，37（04）：252-256.

59. 秦保龙，王少刚，郭小林.术中超声在完全内生型肾肿瘤腹腔镜肾部分切除术中的临床应用.临床泌尿外科杂志，2020，35（08）：658-660.

60. Bimal Bhindi, et al. Predicting Renal Function Outcomes After Partial and Radical Nephrectomy.European Urology, 2019, 75（5）：766-772.

61. Julia B, Finkelstein, et al. Accuracy of Ultrasound in Identifying Renal Scarring as Compared to DMSA Scan. Urology, 2020, 138（prepublish）：134-137.

62. Rossano Girometti, Tiziano Stocca, Michele Bertolotto.Impact of contrast-enhanced ultrasound in patients with renal function impairment.World Journal of Radiology, 2017, 9（01）：10-16.

63. 刘学明，蒋天安，杨斌.腹部超声诊断学图解.北京：人民军医出版社，2011.

64. 严昆.超声造影在腹部应用现状及问题.中华医学超声杂志（电子版），2010，7（12）：2008-2015.

65. 徐明.超声造影在胰腺囊实性病变鉴别诊断中的应用价值.中华超声影像学杂志，2014，23（10）：6.

66. 杨楠楠，刘佳宁.不同途径超声检查在不同类型子宫肌瘤诊断中的应用.中国超声医学杂志，2022，38（9）：1048-1050.

67. 吴青青.妇产科超声新进展.中国医学影像技术，2021，37（3）：321-323.

68. 周毓青.妇科疾病超声诊断策略.中华医学超声杂志（电子版），2016，13（5）：324-330.

69. 朱燕，刘政，梁会泽，等.超声造影评估宫颈癌化疗疗效的价值.中国超声医学杂志，2017，33（3）：256-259.

70. 刘春，卢漫，李婷婷，等.经阴道实时剪切波弹性成像对宫颈疾病的诊断价值.中国超声医学杂志，2019，35（1）：46-48.

71. 吴言，雨山，李子安，等.Logistic回归评价经阴道常规超声联合三维能量多普勒超声对卵巢肿瘤的鉴别诊断价值.中华超声影像学杂志，2018，27（3）：237-242.

72. 许爱玲，聂芳，高峻，等.超声造影和国际卵巢肿瘤分析组织（IOTA）简单评价法鉴别诊断附件区肿瘤良恶性的价值比较.中华超声影像学杂志，2018，27（11）：986-990.

73. 程广文.超声医学在卵巢肿瘤诊断和化疗效果评估中应用的研究进展.复旦学报：医学版，2021，48（4）：545-550.

74. 孙丽娟，吴青青，张铁娟，等.三维超声成像术前评价卵巢肿物的临床价值.中华医学超声杂志（电子版），2017，14（2）：105-110.

75. 刘春，李媛，朱熠，等.探讨多模态超声诊断卵巢GI-RADS 4类肿块的价值.中国超声医学杂志，2022，38（4）：414-417.

76. 刘伟伟，张路平，闫晓静，等.腔内超声及超声弹性成像鉴别诊断子宫肌瘤与子宫腺肌瘤.中国超声医学杂志，2017，33（11）：1010-1012.

77. 中国医师协会超声医师分会.中国妇科超声检查指南.北京：人民卫生出版社，2017.

78.中国医师协会超声医师分会.中国介入超声临床应用指南.北京：人民卫生出版社，2017.

79.孔秋英，谢红宁.妇产科影像诊断与介入治疗学.北京人民卫生出版社，2001：525.

80.谢红宁.妇产科超声诊断学.北京：人民卫生出版社，2005.

81.聂芳，谢红宁.妇产超声造影图鉴.北京：人民卫生出版社，2022.

82.Sidhu P S，Cantisani V，Dietrich C F，et al. The EFSUMB Guidelines and Recommendations for the Clinical Practice of Contrast-Enhanced Ultrasound（CEUS）in Non-Hepatic Applications：update 2017（long version）. Ultraschall Med，2018，39（2）：e2-e44.

83.R. L. Siegel，K. D. Miller，H. E.，et al. Cancer Statistics. CA Cancer J Clin，2021，71（1）:7-33.

84.W. Cao，H. D. Chen，Y. W.，et al. Changing profiles of cancer burden worldwide and in China：a secondary analysis of the global cancer statistics 2020. Chin Med J（Engl），2021，134（7）：783-791.

85.U. Hildebrandt，G. Feifel. Preoperative staging of rectal cancer by intrarectal ultrasound. Dis Colon Rectum，1985，28（1）：42-46.

86.Wild J J，Reid J M. Diagnostic use of ultrasound. Br J Phys Med，1956，11：248-264.

87.Alzin H H，Kohlberger E，Schwaiger R，et al. echographie endorectale dans la chirurgie du rectum. Ann Radiol，1983，26：334-336.

88.Dragsted J，Gammelgaard J. Endoluminal ultrasonic scanning in the evaluation of rectal cancer：a preliminary report of 13 cases. Gastrointest Radiol，1983，8：367-369.

89.Beynon J，Foy D M，Temple L N，et al. The endosonic appearances of normal colon and rectum. Dis Colon Rectum，1986，28：810-813.

90.王平治.应用经直肠超声检查及内窥镜淋巴闪烁照相术作直肠癌手术前分期.国外医学（消化系疾病分册），1985（04）：244-245.

91.金国翔，喻德洪.直肠内超声在直肠癌分期中的价值（文献综述）.国外医学.外科学，1987（05）：271-272.

92.Nuernberg D，Saftoiu A，Barreiros AP，et al. EFSUMB Recommendations for Gastrointestinal Ultrasound Part 3：Endorectal，Endoanal and Perineal Ultrasound. ULTRASOUND INT OPEN，2019，5（1）：e34-e51.

93.Liu M，Yin S，Li Q，et al. Evaluation of the Extent of Mesorectal Invasion and Mesorectal Fascia Involvement in Patients with T3 Rectal Cancer With 2-D and 3-D Transrectal Ultrasound：A Pilot Comparison Study With Magnetic Resonance Imaging Findings. Ultrasound Med Biol，2020，46（11）：3008-3016.

94.M. J. Kim. Transrectal ultrasonography of anorectal diseases：advantages and disadvantages. ltrasonography，2015，34（1）：19-31.

95.G. A. Santoro. Preoperative staging of rectal cancer：role of 3D endorectal ultrasonography. Acta Chir Iugosl，2012，59（2）：57-61.

96.陈立达，王伟，谢晓燕，等.经直肠超声在直肠癌治疗决策中的应用价值及进展.中华普通外科学文献（电子版），2017，11（05）：352-356.

97.Liu M，Lu Z H，Wang Q X，et al. Diagnostic value，safety，and histopathologic discrepancy risk factors for endoscopic forceps biopsy and transrectal ultrasound-guided core needle biopsy in rectum lesions. Ann Transl Med，2019，7（21）：607.

98.Benson A B，Venook A P，Al-Hawary M M，et al.NCCN Guidelines Insights：Rectal Cancer. J Natl Compr Canc Netw，2020，18（7）：806-815.

X 线 检 查

❖ 胸腹摄片　安全低廉 ❖

❖ 乳影诊断　快而简单 ❖

❖ 骨癌显像　一目了然 ❖

❖ 乳疾不辨　新招解难 ❖

❖ 我之所向　活检定乱 ❖

主　编

顾雅佳　叶兆祥　赵心明　郭小芳　尤　超

副主编（以姓氏拼音为序）

姜婷婷　李瑞敏　刘　莉　刘佩芳　王丽君　肖　勤　闫卫鹏

编　委（以姓氏拼音为序）

艾双全	陈世林	陈学军	陈　阳	董江宁	段　青	冯　峰	顾雅佳
郭小芳	胡　硕	季仲友	姜婷婷	李安华	李瑞敏	李文武	梁秀芬
林光武	刘　莉	刘佩芳	刘玉林	罗德红	罗娅红	彭卫军	任　克
邵国良	宋　彬	苏丹柯	孙应实	陶　钧	童　彤	王丽君	王思敏
魏　玺	文　智	吴　薇	武金玉	夏黎明	肖　勤	肖仁哲	谢传森
徐辉雄	徐仁根	闫卫鹏	杨　健	杨国仁	杨晓棠	杨正汉	叶兆祥
尤　超	于　韬	于小平	张　强	张朝亚	张惠茅	张建华	张久权
张修石	赵继红	赵心明	周林峰				

第一章

概述

德国物理学家伦琴（Wilhelm Conrad Rontgen）在1895年做阴极射线研究时，发现了一种看不见的新射线，由于不明这种新射线的性质，而称其为X线，科学界又称之为伦琴线。X线最早于1896年2月7日用于体内异物的诊断，以后逐步用于人体其他各部位的检查。

20世纪70年代，日本的高野正雄等根据X线特性开始研制计算机放射摄影（computed radiography，CR）系统，于1981年6月在国际放射学大会正式推出。1983年，市场上推出第一台临床使用CR设备。20世纪90年代出现数字化平板探测技术，该技术采用X线图像数字读出技术，真正实现了X线检测自动化。数字化X线摄影（digital radiography，DR）系统经过30多年发展，积累了大量的数字X线影像经验，技术上已经很成熟，是目前医院放射科实现X线摄影的重要解决方案。

一、X线基本成像原理

（一）X线的产生

X线是真空管内高速行进的电子流轰击钨靶或钼靶等金属靶面时产生的一种高能量、肉眼看不见，能穿透不同物质，使荧光物质发光的射线。X线发生装置主要包括X线管、变压器和操作台。X线管是高真空二极管，阴极端内装着灯丝，阳极由呈斜面的靶面和附属散热装置组成。变压器向X线管灯丝提供电源。操作台主要由电压表、电流表、时计及其调节旋钮组成，用于调节电压、电流和曝光时间。

X线的发生过程是向X线管灯丝供电、加热，在阴极附近产生自由电子。当向X线管两极提供高压电时，阴极与阳极间的电势差陡增，电子自阴极向阳极高速行进，轰击阳极靶面而发生能量转换，其中1%以下的能量转换为X线，99%以上转换为热能。X线主要由X线管窗口发射，热能由散热装置散发。

（二）X线的特性

X线属于电磁波，波长范围为0.0006~50 nm。在电磁波波谱中，介于γ射线与紫外线之间，比可见光的波长短。用于X线成像的波长为0.031~0.008 nm（相当于40~150 kV·h）。X线具有以下几方面与X线医学成像及其他应用相关的特性。

1. 穿透力与吸收作用

X线具有强穿透力，能穿透可见光不能穿透的物体，在穿透过程中有一定程度吸收，即衰减。X线的穿透力与X线管电压密切相关，电压愈高，产生X线波长愈短，穿透力也愈强；反之穿透力越弱。另外，X线穿透物体的衰减程度与物体的密度和厚度相关。密度高、厚度大的物体对X线吸收越多。X线的穿透力是X线成像的基础。

2. 荧光效应

X线激发荧光物质，如硫化锌镉、钨酸钙等，可使波长短的X线转换成波长更长的可见荧光，这种转换叫作荧光效应。荧光效应是透视检查的基础。

3. 感光效应

涂有溴化银的胶片，经X线照射后感光而产生潜影，经显影、定影处理，感光的溴化银中银离子（Ag^+）被还原成金属银（Ag），在胶片上呈黑色。而未感光的溴化银在定影及冲洗过程中被洗掉，因而显出胶片片基的透明本色。显影定影后的X线胶片根据金属银沉积的多少产生了黑至白的影像。因此，感光效应是传统X线摄片的基础。

4. 电离效应与生物效应

X线通过任何物质都可产生电离效应。空气的电离程度与空气所吸收X线的量成正比，因而通过测量空气电离程度可测量X线的量。X线通过人体时，也产生电离效应，可引起生物学方面的改变，即生物效应。电离效应是放射治疗学和放射防护学的基础，因此，在进行X线检查时需要注意防护。

（三）X线成像基本原理

X线使人体组织在荧屏上或胶片上形成影像，一方面是基于X线的穿透力、荧光效应和感光效应；另一方面是基于人体组织之间有密度和厚度的差别。当X线透过人体不同组织结构时，被吸收的程度不同，到达荧屏或胶片上的X线剂量也存在差异。这样，在荧屏或X线片上就形成了明暗或黑白对比不同的影像。

1. X线成像的基本条件

X线影像的形成，基于以下三个基本条件：首先，X线具有一定的穿透力，能穿透人体的组织结构；第二，被穿透的组织结构存在密度和厚度的差异，导致X线在穿透过程中被吸收的量不同，从而使衰减后的X线的量有差别；第三，有差别的衰减后

X线是不可见的，由于X线具有荧光效应和感光效应，经过显像过程，就能在荧光板或胶片上获得具有黑白对比、层次差异的X线影像。

2. 不同组织结构的特点

人体组织结构由不同元素组成，依各种组织单位体积内各元素量总和的大小而有不同密度。这样不同组织器官天然形成了不同的X线衰减差别，这也是人体X线成像的基础。

3. 不同密度组织与X线成像的关系

人体组织结构在X线影像上的密度根据X线吸收程度可归纳为三类：高密度物质，如骨组织、钙化灶等；中密度物质，如软骨、肌肉、神经、实质器官、结缔组织及体液等；低密度物质，如脂肪组织及存在于呼吸道、胃肠道、鼻窦和乳突内的气体等。当厚度差别不大时，不同组织间密度的差别在X线影像中构成了亮度差别，可被我们识别。强度均匀的X线穿透厚度相等、密度不同的组织结构时，由于吸收程度不同，在X线胶片上（或荧屏上）显出具有不同层次灰度（黑白）差异的X线影像。如胸部肋骨密度高，对X线吸收多，照片上呈高亮度；肺组织主要为气体，密度低，X线吸收少，照片上呈低亮度。

4. 不同厚度组织与X线成像的关系

即使是同一种密度的组织结构，如果厚度有差别，吸收X线的量也会有差别。较厚的部分吸收X线总量增多，透过的X线量少，较薄的部分则相反，于是在X线片或荧屏上也显示出灰度的差别。所以，X线影像中密度的差别不仅取决于组织器官密度的差别，也与组织器官厚度有密切的关系。较厚组织亮度增加，较薄组织则亮度减低。在分析X线影像时要同时考虑到密度和厚度的影响。

二、X线设备种类

（一）传统X线摄影（屏-片系统，screen-film system）

传统X线摄影技术是放射影像诊断中应用最早、最广泛的成像方式。它以胶片为图像采集、显示、存储和传递的载体，以X线入射方向上人体组织的X线吸收差异呈现为不同密度的影像。

1. 传统X线摄影的显像原理

作为接受媒介，胶片的结构包括：表层为保护膜，其深面依次有含溴化银分子的乳剂层和具有一定厚度及硬度的片基。影像分辨率由胶片的溴化银分子颗粒大小、涂布密度和均匀度决定。涂有溴化银的胶片，经X线照射后，感光而产生潜影，经显影、定影处理，感光的溴化银中的银离子（Ag^+）被还原成金属银（Ag），并沉积于胶片的胶膜内。依金属银沉积的多少，产生黑至白的影像。

2. 传统X线摄影的缺点

X线摄影时，仅有1%~2%透过人体的X线光子使胶片感光。X线量子利用率低，要使胶片达到足够的曝光量就必须使用大剂量曝光。为了弥补感光效率低的缺点，增感屏的应用必不可少，增感屏在大大提高胶片感光效率的同时降低了图像的清晰度。

传统X线摄影方法被使用了近100年，存在受检者受到过多的X线辐射、X线显像转换效率低、曝光宽容度低的缺点。因胶片受其曝光宽容度限制不能涵盖人体结构的全部信息量，在使用中对曝光技术条件的优化选择较为复杂，这对传统放射医技人员的技能要求较高。与现代数字X线技术相比，胶片存档的难度大，人力、物力投入多。据统计，X线摄影过程中有20%的时间浪费在了存取档上。传统X线成像过程复杂，主要包括拍摄、显影、定影、记录、存储等步骤，常操作不成功而再次重复操作，不但效率低，而且存在各种风险。

（二）计算机放射摄影系统（CR）

CR属于数字化成像方法，以影像板（imaging plate，IP）（简称"IP板"）为影像载体来替代传统的X线胶片，因此属于模拟数字图像，并非真正的数字化，是传统光学X线成像到完全数字化成像的过渡阶段。CR的临床应用，使传统X线摄影转变为数字化X线摄影得以实现。

1. CR成像原理

CR系统主要依靠IP板来传递摄影信息。将IP板放在一个特制的暗盒内，在摄影过程中，穿过人体的X线信号遇到IP板时，与板上的荧光物质发生反应，称为一次激励，X线潜影便会被存储在二维平面上。通过IP板将信息传输至图像读取机，图像读取机利用点状光束对IP板进行全面扫描，存储在IP板上的X线信号便会发光。读取机的光导管再把发光信号收集起来，并导入光电倍增管内，转化为相应的电信号，最后将电信号传输至图像处理工作站进行相关数字处理。当X线剂量不足或过多的时候，图像质量较差，可通过图像处理工作站自身调节感光度来避免这一问题。在完成图像读取后，将IP板放在专门的强光灯下照射，以消除IP板上面的所有潜影，方便下次使用。CR数字摄影系统拥有较强的图像后处理功能，能根据诊疗需要，改变相关影像特征。当前，CR系统中的闪射体基本都采用针状结构的荧光物质，不仅有效地解决了荧光散射问题，还进一步提高了灵敏度。

2. CR优点

（1）X线剂量比传统X线摄影系统有较大的降低。

（2）IP板替代胶片可重复使用。

（3）可与原有的X线设备匹配使用，放射技师不需要特殊训练。

（4）采用多种图像处理技术，如谐调处理、空间频率处理、时间减影、能量减影、动态范围控制等图像处理方式获取质量更佳的图像。

（5）具有多种后处理功能，如测量、局部放大、对比度转换、影像边缘增强、多幅显示及数字减影等技术方式。

（6）显示的诊断信息易被医生阅读、理解，且质量更易满足诊断要求。

（7）可数字化存储与传输，进入网络系统，节省胶片，无需暗室和储片库。

（8）实现数据库管理，有利于查询和比较，实现资料共享。

3. CR缺点

（1）时间分辨率差，不能满足动态器官的影像显示。

（2）空间分辨率相对较低，在细微结构的显示上，与常规X线检查的屏-片组合相比，CR系统的空间分辨率有时显得不足。

（3）曝光剂量偏高。临床应用表明，与常规屏-片系统相比，除了对信噪比要求不严格的摄影部位外，要获得等同的影像质量，CR影像所需的曝光剂量要高出30%以上。

（三）数字化X线摄影（DR）

DR指采用平板探测器直接把X线影像信息转化为数字信号的技术，是真正意义上的数字化X线摄影系统，也是当前的主流设备，有利于提高医疗诊断质量，促进医院现代化管理水平的提高。

1. DR成像原理

DR成像的关键是光电转化在平板探测器内直接完成，电信号输出到处理计算机即形成数字图像，其成像原理依平板探测器的感光材料和结构而略有区别。目前，最具代表性的平板探测器有两种，一种是非晶硅（a: Se± CsI）类型，采用非直接转换方式。当X线光子通过非晶硅平板探测器时，将与CsI发生反应形成荧光。这些荧光光子将被光电二极管转换成相应的电信号。另一种是非晶硒（a: Se）类型，采用直接转换方式。非晶硒平板探测器的原理是当X线穿过该探测器时，X线光子将与非晶硒产生作用，生成正负电子对，从而形成相应的电信号。该过程中并无太多的信息转换，信息丢失不多，因而获取的图像非常清晰。

2. DR的优点

（1）图像质量高。DR可将X线直接转换成电信号，使X线的失锐度大为下降，动态范围大，图像层次丰富。

（2）时间分辨力高，成像速度快。在曝光后几秒即可显示图像，从而改善和优化了工作流程。

（3）曝光宽容度大，摄影成功率接近100%。容许一定范围内的曝光误差，并可在后处理中调节、修正成像。

（4）全数字化。图像的数字化便于在计算机中存储、传输和调阅，节省存储空间及胶片和冲片液的支出，数字化方式能直接与图片存档及通信系统（picture archiving and communication system，PACS）相连接，实现远程会诊。

3. DR的缺点

DR系统比较固定，只能专机专用，兼容性差，平板探测器对环境要求高，大面积的薄膜晶体管在工业生产中存在较大难度，仍未满足心血管等动态的、快速连续的造影检查。

（四）数字化乳腺X线摄影（digital mammography，DM）

1. 基本原理

乳腺X线摄影在成像原理上与普通X线摄影相同。专用的乳腺X线摄影设备使得乳腺的X线曝光均匀，并用滤线栅减少散射线，在达到改善图像质量的同时降低了辐射剂量。

乳腺X线摄影以前通常使用钼靶X线机，利用低千伏管电压产生低能量的软X线，激发特征辐射，从而增大脂肪与肌肉之间的对比度，扩大乳腺组织内部的X线吸收差异。

目前广泛使用的是DM，球管的靶面也从单纯的钼靶发展到多种靶面，如铑靶、钨靶等。X线球管发出的光子击中数字探测器，探测器将吸收的光子能量信号转换为电信号，再经过信号图像处理系统转化为数字信号并以大家熟悉的图像形式呈现。数字图像具有更宽的动态范围（1000∶1），对比度更高。

2. 发展简史

1913年，德国外科医生Salomon对乳腺术后组织块进行X线照射，首先认识到放射学可以发现乳腺内的占位病变。1930年，美国医生Stafford Warren获得乳腺X线片，并于术前成功地对病变的良恶性做出了诊断。1948年，Gershon-Cohen展示了乳腺X线成像对触诊阴性乳腺癌的显示。1950年，Leborgne首次提出了乳腺癌与微钙化的关系。1960年，Egan规范了乳腺X线摄影技术，使之真正开始应用于临床，并在20世纪80年代成为主要推广的乳腺癌筛查手段。

最初，采用屏-片组合乳腺摄影成像，图像的获取、处理和显示都是通过胶片完成的。X线球管发出穿过乳房的X射线束，使得胶片曝光产生潜影。胶片经过化学处理，感光的部分显影形成乳腺X线片。20世纪80年代，医学成像系统逐步迈入数字化时代。乳腺X线摄影需要出色的对比度、灵敏度、高空间分辨率和宽动态范围，同时需要严格控制辐射剂量，使得乳腺X线摄影成为最后"数字化"的设备。20世纪90年代，乳腺X线摄影真正进入以数字探测器为成像系统的全视野数字乳腺X线摄影时代。

DM极大地简化了临床流程，有利于PACS系统的使用，而不再需要胶片库和胶片管理。然而，DM仍无法解决乳房正常纤维腺体组织对病变叠加产生的掩蔽效应。由此，近十年推出的新技术对比增强乳腺X线摄影（contrast-enhanced mammography，CEM）、数字乳腺断层合成摄影（digital breast tomosynthesis，DBT），通过增加病灶与正常乳腺实质对比度或者去除对病灶的掩蔽效应等手段，证实在筛检微小浸润性癌方面有很大价值。

总之，乳腺X线摄影技术一直在稳步发展，从普通胶片到数字化乳腺摄影，到新技术的推出，这些都是渐进式的改进。在当下"人工智能"（artificial intelligence，AI）进展飞速的时代，计算机辅助检测和诊断有希望进一步提高乳腺癌早期检测效能。

3. 设备种类

DM机器是目前临床工作中最常见的乳腺X线成像设备，与过去胶片摄影不同，数字乳腺X线摄影机以数字化平板作为探测器接受X线信号，将光信号转换为电流数据，再通过数据处理以图像形式展示。数字化图像便于存储、检索和传输。

DBT将目标乳房放置于压迫板和支撑板之间，拍摄时球管以被压迫的乳房为中心，沿着特定的弧线在一定角度内旋转，每旋转规定角度，乳腺机低剂量曝光一次，从而X线穿透乳房转换成电信号，被直线运动的平板探测器接收进而产生影像。当X线管完成旋转时，数字探测器就会获得一系列不同投射角度下的低剂量数据，计算机通过最大相似度及期望值最大化算法进行重组，获得与探测器平面平行的乳腺任意深度层面的一系列薄层图像（通常重建层厚为1 mm）。重建后的第一张断层图像从靠近探测器的位置开始，依次排列顺序为：CC位从下往上，MLO位从外下往内上。DBT可以有效地减少周围组织重叠的影响，提高影像的清晰度，有利于正常组织和病变的区分，增加乳腺癌灶的检出率，降低召回率。

DM基本原理与碘对比剂相结合，进一步发展了CEM技术。在注射碘对比剂后分别以低、高能量摄片，获得低能图及高能图。低能图类似常规DM图像，高能图用于后处理生成减影图像，减影图能显示富血供病灶，反映血供情况，提高诊断效能。

（五）乳腺X线摄影新技术

1. 数字乳腺断层合成摄影（digital breast tomosynthesis，DBT）

DBT在2011年获得FDA批准，并在2014年获批在中国用于临床。与传统的乳腺X线摄影相比，DBT能显著提高乳腺癌的诊断效能，但对不同纤维腺体的构成人群，DBT检查获益（与DM相比）亦不尽相同，脂肪型和极度致密纤维腺体的人群在DBT检查中获益较小。针对含钙化病灶的判断DBT与常规X线能力相当。另外，断层图像目前还不能单独应用，必须综合二维图像才能作为筛查和诊断的手段，此为美国放射学会（American College of Radiology，ACR）规定的使用模式。尽管数字化乳腺"X线摄影（2D）+DBT"联合模式的辐射剂量处于FDA的安全辐射剂量范围内，但是尽量减少辐射剂量仍是人们的关注点。基于此，2014年FDA批准了合成二维乳腺X线成像（Synthetic Mammography，SM）的临床应用。SM是将DBT所获取的一系列断层图像合成为模拟的二维图像，此技术的应用可减少辐射暴露，在接近数字乳腺X线摄影拍摄的辐射剂量情况下，获得断层和模拟2D两套图像，解决了ACR应用规定的模式要求。研究表明，SM的诊断效能与DM相当甚至略优。

目前有多家厂商可提供DBT系统，各家系统的参数各不相同，包括X射线球管运动、扫描角度、滤光片材料、探测器材料、像素大小、像素分块及重建算法。目前DBT系统扫描角度范围为15°~50°，一般来说，大角度扫描可以提供更好的深度分辨率，而小角度扫描可以提高平面内分辨率，但是更宽的角度扫描需要更长的扫描时间，使检查相对容易受到运动的影响，相对辐射剂量也较大。大部分系统的扫描角度都是固定的，但也有一些系统自身含两种扫描角度，可根据筛查和诊断的不同需求在两个扫描角度中选择。

2. 对比增强乳腺X线摄影（contrastenhanced mammography，CEM）

CEM技术的原理是基于碘对比剂存在"K缘效应"，即在略高于和略低于33.2 keV的两种曝光条件下，碘对X线吸收的变化较大，而乳腺正常组织包括纤维腺体、脂肪等对X线吸收的变化较小，因此，双能曝光后获得的高、低能图像进行减影后，可获得突显碘对比增强的区域。低能图被证实与DM相似，唯一的区别是此时已有碘对比剂存在于乳房中，但由于曝光能量位于碘的K缘以下，因此低能图则几乎不显示碘成分。高能图可捕获对比剂摄取区域，但不作为影像医师解读的依据，仅用来后处理生成减影图。一个体位上获得的低能和后处理减影图被用作诊断用图。CEM的概念最早于1985年提出，早期有时间减影、双能量减影两种技术，目前使用的都是基于双能量减影的技术，并在2011年被FDA批准应用于临床，国内亦于2015年批准此项技术并进行了一系列相关临床研究。CEM因包括有类似DM图像和反映病灶血供的减影图像，目前主要被应用于乳腺癌诊断、术前分期、新辅助治疗疗效评估、筛查等方面。CEM有高低能量的2次曝光，总的辐射剂量虽然在安全范围内，但比常规乳腺X线摄影的剂量大，大致是常规剂量的1.2~1.7倍。

临床乳腺X线检查设备的不断发展、进步，以期一种更有效、更便捷经济的检查手段来提高乳腺癌的早期诊断、降低乳腺癌死亡率并改善患者的生活质量。

第二章

胸部X线检查

胸部X线检查可以无创观察胸廓、纵隔及肺部病灶的大体形态特点、位置大小、毗邻关系等。由于胸部X线透视检查缺乏客观记录，且辐射剂量远大于胸部X线摄片，目前临床应用较少，本章不再赘述。目前胸部X线检查主要包括胸部X线片、心脏大血管X线片、肋骨X线片及经外周静脉穿刺中心静脉置管（peripherally inserted central catheter，PICC）胸部X线定位等。另外，胸部X线体层摄片是在胸部常规X线片的基础上进行特殊体层摄片，随着胸部CT检查技术的普及，胸部X线体层摄片在临床中应用越来越少。

一、检查技术要求

（一）胸部体表参考

1. 胸骨角
相当于第4/5胸椎水平，两侧与第2肋骨软骨部分连接，可作为计数肋骨的标志。

2. 剑突
相当于第9胸椎水平，也可作为心下缘膈肌和肝上面的前分界线。

3. 锁骨下窝
位于锁骨外1/3处下方，窝内可触及喙尖。

4. 乳头
男性乳头平第4肋骨或相当第7/8胸椎水平；女性乳头个体差异较大，不宜做体表定位点。

5. 肩胛骨下角
平第7/8胸椎水平。

（二）摄片体位选择

1. 立位

人体直立姿势。

2. 仰卧位

背部向下的卧位姿势。

3. 俯卧位

腹部向下的卧位姿势。

4. 左/右侧卧位

人体左侧/右侧向下的卧位姿势。

5. 左/右前斜位（LAO/RAO）

人体左/右侧面向前靠近IP板倾斜的体位姿势。

6. 左/右后斜位（LPO/RPO）

人体左/右侧背向后靠近IP板倾斜的体位姿势。

（三）摄片方向选择

1. 矢状方向

前后向（A→P）、后前向（P→A）。

2. 侧方向

左右向（L→R）、右左向（R→L）。

3. 斜方向

背腹第1斜方向（D→VRAO），背腹第2斜方向（D→VLAO）；腹背第1斜方向（V→D：LPO），腹背第2斜方向（V→D：RPO）。

（四）检查前准备

在X线检查前开机预热，拟定并调整摄片条件。在进行摄片前认真核对检查申请单的患者信息及检查部位，核准登记系统的患者信息、检查部位准确无误，根据检查部位选择适宜尺寸的IP板（或胶片）。清除患者胸部可造成影像伪影的衣服和饰物。必要时对患者进行吸气、屏气训练。在进行心脏大血管右前斜位X线摄片前调制适量的医用硫酸钡剂。

（五）摄片技术要求

尽量取立位进行投照，此体位的特点是能正确反映胸部脏器的确切形态，并且能观察产生气液面的病理改变。后前向投照心脏放大率小，肺野相对被遮盖少；且后肋间隙显示增宽，肺野展现宽广；同时肩胛骨易投影于肺野之外。摄片过程中取腹式深吸气后屏气摄片。X线中心线取第6胸椎高度，采用180 cm的摄片距离。多选用多叶复合式的准直器，光野与照射野要保持一致性。根据管电压数值选择适当比值的滤线栅。尽量选用高千伏摄影，可以显示被肋骨重叠的血管纹理及病变，还可穿透纵隔，使气管、主支气管及心脏后的病变可显示。一般要求投照电压为120~125 kV。

二、胸部X线常规摄片

（一）适应证

（1）肺部及支气管病变。

（2）纵隔和横膈病变。

（3）胸膜和胸壁病变。

（4）肋骨骨折及骨质改变。

（5）对肺尖病变、胸部叶间胸膜积液及右中叶肺不张可采用前弓位摄片方法进行检查。

（二）操作方法及程序

1. 后前立位摄片

患者站立于摄片架前，取后前位，两足分开，站稳；人体正中矢状面与IP板长轴中线重合，下颌略仰，IP板上缘超出两肩；双肘屈曲，手背置于臀部，肘部尽量向前贴紧摄片架；使用滤线器；摄片距离为150~180 cm；中心线呈水平方向，经第6胸椎垂直射入IP板；深吸气后，屏气曝光。

2. 侧位立位摄片

患者侧立于摄片架前，被检一侧靠近IP板；双上肢上举，两足分开，以稳定身体；胸部腋中线对准IP板长轴中线；IP板上缘应超出肩部，下缘包括前后肋膈角；使用滤线器；摄片距离为150~180 cm；中心线经腋中线第6胸椎水平高度，垂直射入IP板；深吸气后，屏气曝光。

3. 前弓位立位摄片

患者面向X线球管，站立于摄片架前；上胸后仰，使后背上部紧贴摄片架面板，腹部向前挺出，胸部冠状面与IP板约呈45°。人体胸部正中矢状面与IP板长轴中线重合。手背放于臀部，肘部弯曲并尽量向前；两足分开，站稳。IP板上缘超出肩部上方约7 cm。使用滤线器。摄片距离为150~180 cm。中心线通过胸骨角与剑突连线的中点，垂直射入IP板。深吸气后，屏气曝光。

(三) 注意事项

(1) 开始检查前检查立位摄片架是否牢固、可靠,防止患者摔伤,去除胸部一切可能产生伪影的衣服、物品。

(2) 采用高电压摄片,滤线栅比值不小于10:1。

(3) 对患者进行呼吸屏气的训练。

(4) 前弓位摄片时患者身体后倾角度不够,中心线可向头侧倾斜一定角度,经胸骨角与剑突连线的中点射入IP板。

(5) 重症患者及婴幼儿可采取半卧位或仰卧正位摄片。

(四) 胸部X线诊断要点

1. 阅片原则

胸部X线片的阅片应描述胸廓对称与否,双肺野纹理透亮度以及纵隔(肺门、心影)的形状,大小及位置情况;最后是膈肌和肋膈角。忽略对以上任何一项的观察描述都不应该。

2. 异常胸部X线征象

(1) 肺实变:表现为片状淡薄高密度影,边缘模糊;部分斑片影中可见支气管气象,称为空气支气管征,应强调实变影的密度和体积,同时注意有无胸腔积液和淋巴结肿大,并尽可能动态观察病灶的变化。

(2) 阻塞性肺气肿:表现为两肺透亮度增加;肺纹理变细、稀疏;胸廓呈桶状,肋间隙增宽,膈肌低平。

(3) 阻塞性肺不张:①一侧肺不张:患侧肺野密度均匀增高,肋间隙变窄。膈肌升高,纵隔向患侧移位。②肺叶不张:肺叶密度均匀增高,体积缩小,叶间裂向心性移位,邻近代偿性过度充气。③肺段不张:三角形致密影,基底向外,尖端指向肺门,肺段缩小。④小叶不张:表现为小斑片状高密度影,与炎症不易区分。

(4) 肺空洞:表现为肺内空洞影,周围有密度高的实变区,内有液平(急性肺脓肿)、壁结节(癌性空洞),或可见空洞内壁不规则。

(5) 气胸:表现为患侧肺野无肺纹理的透亮区及被压缩的肺边缘。由于胸腔内气体的多少不同,肺被压缩的程度也不同。一般来说,肺内中外带占肺的量分别为60%、30%、10%。当胸腔内同时有气液平面时,即表现为液气胸。若合并有外伤史,还应注意有无肋骨骨折和肺出血、肺挫裂伤。

(6) 肺肿块:表现为肺内类圆形高密度影。良性病变边缘锐利、光滑。恶性病变边缘不锐利,可见分叶状、短毛刺、胸膜凹陷征象。

三、心脏大血管X线摄片

（一）适应证

（1）心脏及大血管先天、后天性疾病。

（2）瓣膜病、高血压病。

（3）肺心病。

（4）原发或继发心肌病。

（5）真性或假性主动脉瘤、主动脉夹层。

（二）操作方法及程序

1. 后前正位摄片

患者背向X线球管，站立于摄片架前，两足分开，身体站稳；人体正中矢状面与IP板长轴中线重合，下颌略仰，IP板上缘超出两肩；双肘屈曲，手背置于臀部，肘部尽量向前紧贴摄片架；使用滤线器；摄片距离为200 cm；中心线水平方向，经第7胸椎垂直射入IP板；平静呼吸状态下屏气曝光。

2. 侧位摄片

患者侧立于摄片架前，被检一侧靠近IP板；双上肢上举，环抱头部；两足分开，使身体站稳；胸部腋中线与IP板长轴中线重合；IP板上缘应超出肩部；使用滤线器；摄片距离为200 cm；中心线呈水平方向，通过腋中线第7胸椎水平高度垂直射入IP板；平静呼吸状态下，屏气曝光。

3. 右前斜位（第1斜位）摄片

患者站立于摄片架前，胸壁右前方靠近摄片板；左手高举抱头，右肘弯曲内旋，右手背置于臀部；人体冠状面与IP板呈45°~55°角；IP板上缘超出锁骨5~6 cm，左前及右后胸壁包括在IP板内；使用滤线器；摄片距离为150~180 cm；中心线呈水平方向，经左侧腋后线第7胸椎水平高度垂直射入IP板；吞服医用硫酸钡剂，并在平静呼吸状态下屏气曝光。

4. 左前斜位（第2斜位）摄片

患者立于摄片架前，胸壁左前方靠近摄片架面板；人体冠状面与摄片架面板呈65°~75°角；右手高举抱头，左肘弯曲内旋，左手背置于臀部；IP板上缘达肩部上方，右前、左后胸壁包括在IP板内；使用滤线器；摄片距离为150~180 cm；中心线呈水平方向，通过右侧腋后线第7胸椎水平高度垂直射入IP板；平静呼吸状态下，屏气曝光。

（三）注意事项

（1）使用高电压摄片，滤线栅比值不小于 10：1。

（2）摄片前，训练患者呼吸屏气。

（3）去除胸部一切可能产生伪影的衣服、物品。

（4）心脏大血管摄片体位顺序应为：左前斜位、右前斜位、侧位、正位。

（四）心脏和大血管 X 线诊断要点

1. 心脏大血管 X 线正常表现

纵隔右心缘上段为上腔静脉，下段为右心房右缘；左心缘上段为主动脉结（即主动脉弓投影），中段由肺动脉主干构成；下段为左心室缘；正常的心胸比值不超过 0.5。心胸比率在 0.51~0.55 为轻度增大；0.56~0.60 为中度增大；大于 0.6 则为重度增大。

2. 心脏大血管 X 线异常征象

（1）普大型心：又称为球形心，见于全心衰、心肌炎、心包积液。胸片特点：各房室均增大。

（2）梨形心：也称二尖瓣型心，见于二尖瓣瓣膜病变、房间隔缺损、肺动脉瓣狭窄、肺动脉高压与肺源性心脏病等。胸片特点：主动脉结小，肺动脉段突出，房室增大。

（3）主动脉型心：又称为靴型心，见于高血压病、主动脉瓣瓣膜病变、法洛氏四联症。胸片特点：主动脉结增大，心腰凹陷，心尖下移、隆突并向左增大。

（4）纵隔影增宽：见于主动脉夹层、胸主动脉瘤。胸片特点：纵隔影增宽，主动脉壁钙化。胸主动脉瘤可伴有主动脉根部与升主动脉影增大，主动脉弓迂曲延长。主动脉夹层时有主动脉结突出，心影增大，左侧胸腔积液表现。

四、肋骨 X 线摄片

（一）适应证

肋骨骨折、肿瘤、畸形等。

（二）操作方法及程序

1. 膈上肋骨正位摄片

患者站立于摄片架前，取后前位，两足分开，身体站稳；人体正中矢状面与 IP 板长轴中线重合。下颌略仰，IP 板上缘超出两肩；双肘屈曲，手背置于臀部，肘部尽量向前，紧贴摄片架；使用滤线器；摄片距离为180 cm；中心线呈水平方向，通过第6胸椎垂直射入IP板；深吸气后，屏气曝光。

2.膈下肋骨正位摄片

患者仰卧于摄片台上，人体正中矢状面垂直床面；双上肢置于身体两侧，略外展。IP板下缘包括季肋下缘3 cm，两侧包括胸腹壁外缘。中心线垂直或向头侧倾斜10°~15°角，射入IP板中心。使用滤线器。摄片距离为100 cm。深呼气后，再屏气曝光。

（三）注意事项

（1）膈上肋骨正位摄片时不宜采用高千伏摄片。

（2）膈下肋骨正位摄片时，中心线向头侧倾斜的目的是将膈肌投影向上推移，使靠近膈下的肋骨充分暴露。

（3）根据临床要求，膈下肋骨摄片可以摄取局部肋骨影像，体位及中心线由待检部位决定。

（四）肋骨X线诊断要点

1.骨髓瘤
好发于肋骨等富含红骨髓的骨组织，表现为溶骨性骨质破坏影。

2.骨转移瘤
好发于肋骨、脊柱等中轴骨，在X线诊断中应加照肋骨斜位摄影。

五、中心静脉导管X线定位

（一）适应证

中心静脉血管通路（central venous access，CVA）导管尖端需要根据术中X线透视或术后胸部X线片进行定位（证据等级：Ⅰ类；推荐强度：A级）。成人中心静脉通路植入及管理指南要求中心静脉导管使用之前要完善X线检查，确认导管尖端位置。

（二）操作方法及程序

后前位胸部摄片：①患者站立于摄片架前，取后前位，两足分开，站稳。②人体正中矢状面与IP板长轴中线重合，下颌略仰、IP板上缘超出两肩。③双肘屈曲，手背置于臀部，肘部尽量向前贴紧摄片架。④使用滤线器。⑤摄片距离为150~180 cm。⑥中心线呈水平方向，经第6胸椎垂直射入IP板。⑦深吸气后，屏气曝光。⑧

由摄片技师认真填写检查申请单的相关技术参数，并签名。

（三）注意事项

（1）采用高电压摄片，滤线栅比值不小于10∶1。

（2）对患者进行呼吸屏气的训练。

（3）去除胸部一切可能产生伪影的衣服、物品。

（四）中心静脉导管X线诊断要点

PICC导管末端是否准确到达上腔静脉内是PICC置管成功关键的环节。X线片可以根据导管的走行和形态判断导管是否打折、迂曲或断裂等征象。根据《中国乳腺癌中心静脉血管通路临床实践指南（2022版）》的推荐，中心静脉导管的尖端位置建议在上腔静脉下1/3部分或上腔静脉和右心房交界处（证据等级：Ⅰ类；推荐强度：A级）。参照胸片的骨性标志水平位于：①右侧第三前肋间（脊椎右旁）；②脊椎右旁第6胸椎水平上下处。

第三章

腹部X线检查

一、简述

　　腹腔内脏器的密度都属于软组织密度，缺乏自然对比。腹部平片有5种密度需要区分：黑色代表气体、白色代表骨骼、钙化等，灰色代表软组织，暗灰色代表脂肪，强亮白色代表金属异物、植入物等。腹部X线对肿瘤的诊断评估能力较弱，不如CT与MRI，但在急腹症（肠梗阻、胃肠道穿孔）的诊断上具有优势。

二、检查方法

（一）适应证与禁忌证

1. 适应证

（1）患者急性腹痛。

（2）肿瘤患者外科术后的复查。

（3）肿瘤导致的胃肠道空腔脏器穿孔。

（4）肿瘤压迫、术后粘连等因素导致的胃肠道梗阻。

（5）肿瘤压迫导致的胃肠道反射性肠淤积。

（6）肿瘤患者误食异物的定位。

2. 禁忌证

主要是相对禁忌证：孕妇（含备孕期女性）等不适宜人群。

（二）摄片体位

　　腹部X线片包括直立前后位、直立侧位、仰卧水平前后位、仰卧水平侧位等。直立前后位可显示膈下游离气体（胃肠道穿孔或者外科术后的残留气体），肠腔内的液气平面（肠梗阻），肝内或腹腔脓肿的气液平面（脓肿）。直立侧位对腹腔内肿块和腹膜后肿块的定位有一定的帮助。仰卧前后位可清晰地显示出扩张肠曲的分布、扩张的程度和肠壁间的距离。仰卧水平前后位适用于检查病情危重，不能站立又需了解有无腹腔游离气体或肠腔内液平面以及腹腔内有无积液的患者，肿瘤切除术后患者。仰卧水平侧位适用于危重不宜多翻动的患者，显示少量气腹及肠管气液平面、确定肿块位置等。

1. 直立前后位

①装有活动滤线器。②患者站立，背部紧贴探测器面板，双上肢自然下垂于身体两侧。③人体中心线与探测器中线重合。④摄片使用 14 in×17 in，范围上含膈肌，下含耻骨联合上缘，左右含双侧壁的腹脂线、皮下脂肪层、腹膜外脂肪层等。⑤源-像距离 100 cm。⑥深呼气后屏气摄片。

2. 直立侧位

①装有活动滤线器。②患者站立，侧位紧贴探测器面板，呈90°直角，双上肢举过头顶。③人体侧位中心线与探测器中线重合。④摄片范围上含膈肌，下含耻骨联合上缘，左右含腹壁及背部。⑤源-像距离 100 cm。⑥深呼气后屏气摄片。

3. 仰卧前后位

①装有固定滤线器的片盒，减少散射线。②患者仰卧在检查床或病床上，背部紧贴探测器片盒，双上肢自然放于身体两侧。③人体中心线与片盒中线重合。④摄片范围上含膈肌，下含耻骨联合上缘，左右含双侧壁、腹脂线、皮下脂肪层、腹膜外脂肪层等。⑤源-像距离 100 cm。⑥深呼气后屏气摄片。

4. 仰卧水平侧位

①装有固定滤线器的片盒，减少散射线。②患者侧卧在检查床或病床上，双手抱头，侧位紧贴探测器片盒。③人体侧位中心线与片盒中线重合。④摄片范围上含膈肌，下含耻骨联合上缘，左右含腹壁及背部。⑤源-像距离 100 cm。⑥深呼气后屏气摄片。

(三) 摄片要点

(1) 腹部全部包括在摄片范围内，不能遗漏双侧横膈。

(2) 摄片参数要根据患者体型进行适度修正。

a. 正常体型：75 kV，40 mAs（立位）；80~85 kV，50 mAs（侧位）。

b. 偏瘦体型：65~70 kV，35 mAs（立位）；70~75 kV，40~45 mAs（侧位）。

c. 肥胖体型：80~90 kV，40 mAs（立位）；85~90 kV，50~55 mAs（侧位）。

(3) 床旁腹部X线摄片原则：若患者无法按照严格规范体位进行摄片，则可以倾斜中心线，使体位尽可能规范。

(4) 怀疑胃肠道穿孔需行立位片，卧位片显示不清。如患者确实无法立位摄片，则可行坐位或半卧位。

（5）胃肠道梗阻可行立位片或卧位片，明确液气平面位置、数目及肠管扩张情况。

（6）避免肠蠕动影响，减少图像失真，缩短曝光时间，使用高千伏电位。

（7）双侧横膈、骨盆、腹膜外脂肪线要显示清楚。

三、诊断要点

（1）复查摄片，需与患者既往腹部X线片对比。观察双侧横膈下有无游离气体、肠管积气量、有无液气平面等表现。

（2）双侧横膈下需重点观察，如存在游离气体，诊断穿孔时需要与外科术后积气相鉴别。复查观察游离气体量的变化。

（3）观察肠道气体的量和分布，左上象限见胃内气泡是正常的。

（4）钙化可见于正常组织内，也可见于肿瘤病灶内。在骨盆区域的钙化包括膀胱肿瘤钙化、子宫肌瘤钙化，以及较少见的卵巢畸胎瘤内的钙化，其内可能含有牙齿和毛发等钙化。

（5）结肠（升结肠、横结肠、降结肠）明显扩张并有液气平面，需要考虑低位梗阻，直肠或乙状结肠处梗阻（肿瘤性占位、乙状结肠扭转、术后狭窄等）可能性大。

（6）小肠区域内肠管明显扩张并有气液平面，需要鉴别空肠还是回肠，两者黏膜不一样，可行胃肠道造影进行明确诊断。

（7）左侧胃内气泡影有时需要和左侧横膈下游离气体相鉴别，改变体位（侧位、斜位）可协助诊断。

（8）如腹部X线内发现引流管（胆道/腹腔/胃肠道）、双J管、支架等医源性异物影像，需要结合临床病史，进行诊断。

第四章

食道、胃肠道X线造影检查

消化道包括食管、胃、小肠及大肠，均是由软组织构成的自然腔道，缺乏自然对比，故普通X线检查效果不佳。造影检查能够显示消化道病变的形态及功能改变，同时也可反映消化道外某些病变的范围与性质，临床应用广泛。常用于诊断各种消化道疾患，如先天畸形、炎症、肿瘤等。

消化道造影分为普通硫酸钡造影、双重气钡造影及气钡灌肠造影三种。其中对比剂可分为阴性对比剂和阳性对比剂两种。阴性对比剂是指原子序数低、密度小的物质。应用于临床的有二氧化碳、氧气、空气。高密度（阳性）对比剂是指原子序数高、密度大的物质。常用的有钡剂和碘剂。临床上把食管、胃及十二指肠造影称为上消化道钡餐（以屈氏韧带为界），食管、胃至升结肠的钡餐造影称为全消化道钡餐。

一、食道X线造影检查

（一）适应证与禁忌证

1. 适应证

临床怀疑食道肿瘤而常规检查未发现者；常规检查怀疑食道肿瘤而不能确诊者；明确食道肿瘤的大小、范围、形态；怀疑食道穿孔者。

2. 禁忌证

上消化道大出血；腐蚀性食管炎的急性期；怀疑食管破裂、食管-气管瘘，可用水溶性造影剂进行检查；患者体质虚弱，难以耐受检查者。

（二）检查方法

1. 检查前准备

如无禁忌证患者，检查前5分钟肌注盐酸消旋山莨菪碱（654-2）等低张药物；观察食管动力及功能性改变者不用。

2. 对比剂

根据检查目的和要求选择不同浓度的钡剂，怀疑吞咽困难者或者食道穿孔、破裂者应使用碘对比剂。

3. 操作方法

（1）服钡：大口吞钡，每次30~50 mL，钡量150~250 mL。

（2）摄片体位：右前斜位、左前斜位及前后位，包括黏膜相及充盈相，必要时采用连续动态摄影显示微小病灶。

（三）食管癌X线诊断要点

1. 早期食管癌X线表现

（1）平坦型：切线位可见管壁边缘欠规则，扩张性略差或钡剂涂布不连续；黏膜粗糙呈细颗粒状或大颗粒网状提示癌性糜烂。病灶附近黏膜粗细不均扭曲或聚拢、中断。

（2）隆起型：病变呈不规则扁平隆起状，分叶或花边状边缘，表面呈颗粒状或结节状充盈缺损，可有溃疡形成。

（3）凹陷型：切线位示管壁边缘轻微不规则，正位像可为单个或数个不规则浅钡斑，其外围见多数小颗粒状隆起或黏膜皱襞集中现象。

2. 中晚期食管癌X线表现

（1）髓质型：范围较长的不规则充盈缺损，伴有表面大小不等的龛影，管腔变窄，病灶上下缘与正常食管分界欠清晰，呈移行性，病变处的软组织致密影形成。

（2）蕈伞型：管腔内偏心性的菜花状或蘑菇状充盈缺损，边缘锐利，有小溃疡形成为其特征。与正常食管分界清晰，近端食管轻或中度扩张。

（3）溃疡型：较大不规则的长形龛影，其长径与食管的纵轴一致，龛影位于食管轮廓内，管腔有轻或中度狭窄。

（4）硬化型：管腔呈环状狭窄，范围较局限，3~5 cm，边界较光整，与正常区域分界清楚，钡餐通过受阻，其上方食管扩张。

中晚期食管癌各型病变均可发展为混合型，食管癌术后可并发食管纵隔瘘、食管胸膜瘘及食管气管瘘，应尽可能行碘水造影检查以明确诊断。

二、胃X线造影检查

(一)适应证与禁忌证

1.适应证

胃钡剂造影检查发现可疑病变而难以定性者，临床怀疑有肿瘤而钡剂检查又无阳性发现者，胃镜检查发现早期肿瘤病变者。

2.禁忌证

胃肠道穿孔，急性胃肠道出血，一般于出血停止后两周，大便隐血实验阴性后方可进行。肠梗阻，对于轻度单纯性小肠梗阻和高位梗阻，为明确原因可酌情进行。患者体质衰弱，难以接受检查者，一般不宜检查。低张药物使用禁忌者。

(二)胃双重对比造影检查方法

胃双重对比造影是目前广泛采用的胃肠道造影检查方法。口服大量钡剂后，胃腔内充以大量的气体形成对比分明的影像。由于胃腔扩张，黏膜皱襞平整，可显示胃壁的细微结构，对早期胃癌、糜烂性胃炎、细小溃疡等有特殊的诊断价值。

1.检查前准备

禁食6~12小时。空腹胃潴留液较多时应先行胃管减压抽出。检查前5分钟无禁忌证者肌内注射654-2，剂量10~20 mg。

2.对比剂

气、钡双重对比剂。

3.操作方法

使用专制产气粉快速吞服，口服第一口钡剂，观察食管下段及贲门进入胃内是否自然，贲门口扩张和收缩功能是否正常；再次口服大量钡剂，让患者取卧位不断翻转4~5次，使钡剂充分且均匀涂抹于胃壁上，以摄取各种体位的照片。

4.常规摄片

一般包括三种基本体位的照片：①俯卧位片，主要显示胃体部、窦部前壁黏膜相。②仰卧位和仰卧左、右斜位片，可显示胃体中下部、角部、窦部和幽门前区的双重对比相，该位置一般需要再服100~150 mL钡剂，重复再翻转后摄片，随后让患者再俯卧位摄充盈相；立位或者半立位时，采用右前斜位；侧位摄片有利于显示胃体上部、贲门部的双重对比相。摄取贲门区照片时，再口服钡剂一口，在钡剂通过贲门的瞬间摄片。③立位或者半立位片，用适当加压法摄取胃体下部和胃窦部的黏膜相，对显示凹陷型病变很有用。在检查中动作要快而且轻柔，避免钡剂进入十二指肠与胃影重叠，影响图像质量，对每个患者应因病而异，尽量减少摄片量，以达到诊断目的为原则。

（三）胃癌X线诊断要点

1. 早期胃癌X线诊断

早期胃癌多见于底部与胃体部，尤以小弯侧最多，其他部位较少。临床症状轻微，多与胃炎类似，亦可无任何自觉症状。胃双重对比造影可显示黏膜面的微细结构而对早期胃癌的诊断具有重要价值。

（1）隆起型（Ⅰ型）：肿瘤呈类圆形突向胃腔，高度不超过5 mm，境界锐利、基底宽、表面粗糙。双对比剂法及加压法显示为大小不等、不规则的充盈缺损，境界锐利清楚。

（2）浅表型（Ⅱ型）：肿瘤表浅、平坦，沿黏膜及黏膜下层生长，形状不规则，多数病变边界清楚，少数病变边界不清楚，其中的三个亚型隆起与凹陷均不超过5 mm。在良好的双对比剂及加压的影像，显示出胃小区与胃小沟破坏呈不规则颗粒状杂乱影，有轻微的凹陷与僵直，多数病灶界限清楚。

（3）凹陷型（Ⅲ型）：肿瘤形成明显凹陷，深度超过5 mm，形状不规则。双对比剂法及加压法，形态不整、边界明显的龛影，其周边的黏膜皱襞可出现截断杆状或融合等，较难与溃疡的龛影区别。

值得注意的是，早期胃癌的诊断需要密切结合内镜与活检结果方能明确。

2. 进展期胃癌X线诊断

（1）胃癌X线造影的主要征象：①充盈缺损：形状不规则，多见于Ⅰ型胃癌。②胃腔狭窄：主要由浸润型癌引起，也可见于蕈伞型癌。③龛影形成：多见于溃疡型癌，龛影形状不规则，多呈半月形，外缘平直，内缘不整齐而有多个尖角；龛影位于胃轮廓内；龛影周围绕以宽窄不等的透明带，即环堤，轮廓不规则而锐利，常见结节状或指压迹状充盈缺损；以上表现称为"半月综合征"。④黏膜皱襞破坏、消失、中断：黏膜下肿瘤浸润常使皱襞异常粗大、僵直或团状和结节状，形态固定不变。⑤肿瘤区胃壁僵硬、蠕动消失。

（2）不同部位胃癌的X线造影表现：因其部位不同，除具有上述胃癌的共同表现外，尚有各自的一些特点。①贲门胃底癌：胃底贲门区软组织肿块，呈结节状、分叶状或半球形充盈缺损，食管下段管腔变窄，边缘多不规则可呈虫蚀样，黏膜破坏不连续，透视下可见因肿块阻挡而形成的钡剂分流或转向、喷射现象。胃壁僵硬而致胃腔不能扩张，黏膜粗糙或中断。②胃体癌：胃体区充盈缺损，呈圆形、类圆形或分叶状，边界清楚，表面欠光整，胃壁僵硬，黏膜破坏不连续。③胃窦癌：胃体区不规则狭窄，多呈漏斗状，严重者呈长条形或线形，狭窄近端与正常胃交界处分明，可出现"肩胛征"或"袖口征"。可见不规则腔内龛影，黏膜破坏，胃壁僵硬，蠕动消失，钡剂排空受阻。④全胃癌：整个胃腔狭窄，胃壁增厚，僵硬如皮革，可伴不规则腔内龛影，与正常黏膜界限消失，蠕动消失，充气不张。

三、小肠X线造影检查

（一）适应证

小肠包括十二指肠、空肠和回肠。十二指肠属上消化道检查范围，小肠检查主要指空肠和回肠。小肠疾病比较少见，病种不多。胃肠道出血怀疑来自小肠者，不明原因的腹痛、腹胀、腹泻及怀疑有小肠炎症和肿瘤者，须进行小肠X线检查。常规行腹部透视，观察有无胆结石、肾结石、钙化影，了解肠内积气和积液情况，有无气腹。

（二）口服小肠造影检查方法

1. 一次服钡法

将混悬液200~300 mL一次服下，先常规检查胃、十二指肠，后每隔15分钟检查1次小肠，1小时后每隔30分钟检查一次，直至钡头达盲肠为止（如服钡后6、8、12、24小时各检查一次，同时观察大肠，又称全胃肠道造影）。

2. 多次服钡法

将200~300 mL混悬液，分3~4次服下，每次间隔15~30分钟。在最后一次服完后，检查胃和十二指肠，同时可以观察全部小肠，一次检查即可完毕。缺点是不能观察小肠的运动功能。

3. 加大服钡量法

将400~500 mL混悬液，一次全服下。这样可促使胃幽门不断开放，小肠充盈连线，通过加快吞服，缩短检查时间，对疑有小肠狭窄和肠粘连的患者效果较好。

4. 加服促排药法

服混悬液检查完胃和十二指肠后，再服胃肠促排药，增强胃肠的蠕动。如服胃复安25 mg（5片），或让患者取右侧卧位，加服200 mL冰生理盐水或糖水，可加快钡剂通过速度达到缩短检查时间的目的。缺点是影响功能的观察，有时可引起小肠痉挛。检查中应注意小肠的动力和排空时间，疑有病变，随时点片。最后拍摄全腹片。

（三）小肠X线造影诊断要点

小肠造影应用于小肠肿瘤诊断的价值有限，主要反映小肠肠腔内影像学表现，通常为肠道黏膜中断、破坏，管腔狭窄、僵硬或者梗阻以及不规则充盈缺损。

四、结肠 X 线造影检查

（一）适应证与禁忌证

1. 适应证

怀疑有结肠息肉或肿瘤者，慢性溃疡性结肠炎或肉芽肿性结肠炎者，鉴别肠管局限性狭窄的性质，结肠高度过敏或肛门失禁的患者。

2. 禁忌证

结肠穿孔或坏死，急性溃疡性结肠炎。

（二）结肠低张双重对比造影检查方法

结肠低张双重对比造影是应用低张药后向结肠内灌入钡剂并注入足量的气体，使肠腔充气扩张形成双重对比的方法。本法可以明显提高结肠内细微病变的显示率，目前应用广泛。

1. 检查前准备

检查前 3 日内进无渣、无纤维、无脂肪食物。检查前 1 日下午 2、4、6、10 点钟各饮温开水 500 mL。检查前晚 8 时服 50% 硫酸镁 80 mL，若患者多次腹泻可不再做清洁灌肠，若腹泻不多，则应清洁灌肠。检查当日晨空腹。结肠双重造影成败与肠道清洁关系很大，清肠方法可不同，但均应以肠道清洁为原则。检查前 5 分钟无禁忌证者肌内注射 654-2，剂量 10~20 mg。

2. 对比剂

双重对比造影用硫酸钡混悬液，浓度 60%~120%，用量取决于结肠的长短，成人一般 100~250 mL。

3. 操作步骤

患者取俯卧头低位或左侧卧位，经肛门插入带有气囊的双腔导管，在透视下向结肠内注入钡剂。随时根据结肠的解剖位置调整体位，便于钡剂流入。待钡剂到达横结肠中段时，即停止注钡。换上注气囊，经导管向肠腔内注气，驱使钡剂向前推进至结肠肝曲、升结肠而达盲肠。若钡剂未达盲肠，可嘱患者深呼吸或用手按压腹部，促使钡剂充盈全部结肠。注气量一般为 800~1000 mL，以使结肠均匀扩张（降结肠扩张达 6 cm 左右为适度）。随即让患者翻转体位 4~5 次，使钡剂均匀涂布于肠壁上，形成双重对比。

4. 摄片位置

在透视下观察双重对比造影效果，采取分段摄片。一般在俯卧头低位倾斜 20°~30°，显示直肠、部分乙状结肠、盲肠、升结肠、降结肠的下段比较清楚；仰卧位显示横结肠和部分乙状结肠清楚；仰卧足侧向下倾斜60°~90°显示升、降结肠上段有利；右前斜位可将结肠肝曲展开；左前斜位易将结肠脾曲展开。可根据临床要求和病变的具体情况分别摄片。

（三）结肠癌X线诊断要点

1. 增生型

腔内出现不规则的充盈缺损，轮廓不整，病变只发生于肠壁的一侧，表面黏膜皱襞破坏中断或消失，局部肠壁僵硬平直、结肠袋消失，肿瘤较大时可使钡剂通过困难，病变区可触及肿块。

2. 浸润型

病变区肠管狭窄，常累及一小段肠管，狭窄可偏于一侧或形成向心性狭窄，其轮廓可光滑整齐，也可呈不规则状，肠壁僵硬，黏膜破坏消失，病变区界限清晰，本型常可引起梗阻，甚至钡剂止于肿瘤的下界而完全不能通过，病变区亦可触及肿块。

3. 溃疡型

肠腔内较大的龛影，形状多不规则，边界多不整齐，具有一些尖角，龛影周围有不同程度的充盈缺损与狭窄，肠壁僵硬，结肠袋消失。

第五章

骨 X 线检查

骨肿瘤占全身肿瘤的1%~2%，但病种多样且复杂，因此早发现、早诊断对提高患者生存期有重要意义。随着CT、MRI的广泛应用，常规X线检查的作用越来越被忽视。实际上，发现骨肿瘤最有效的方法依然是X线检查。X线片不仅可以呈现出骨的形成、骨的破坏，还能鉴别骨膜及骨周围组织的多种病理变化。骨组织密度高，与周围软组织有良好的自然对比度，而且X线检查价格低廉，成像速度快，照射剂量小，空间分辨率高，对骨相关疾病的诊断有得天独厚的优势。

X线片可以反映骨骼的密度与结构情况，能够显示骨肿瘤的形态，有无骨质破坏、骨膜反应以及与周围组织的关系等，对于骨皮质破坏灶较易检出，但对骨髓早期的异常改变诊断价值非常有限，只有当病灶部位脱钙量达30%~50%、骨小梁破坏程度>50%，且病灶直径>1.5 cm时，X线检查才出现阳性结果，故X线检查检出骨转移瘤的敏感性较低。除此之外，对于解剖结构复杂，或者不规则骨及小关节的显示，X线片不如CT及MRI。

一、骨X线诊断常见适应证及禁忌证

（一）适应证

（1）常规体检。

（2）了解病变的位置、大小、形态以及和邻近组织的关系。

（3）判断骨龄，了解骨骼的生长发育情况。

（4）指导骨折和脱位的整复、牵引固定及其他治疗措施。

（5）用于疾病的鉴别诊断。

（6）术中定位。

（二）禁忌证

主要是相对禁忌证：孕妇（含备孕期女性）等不适宜人群。

二、检查前准备

骨X线检查患者一般不需要特殊准备。

三、骨常规X线检查方法

（一）透视

一般用于观察肋骨的外伤及四肢骨折复位和异物定位等。

（二）摄片

骨的X线摄片一般不受呼吸运动影响，因此不需屏气曝光。长骨摄片至少包括一个邻近关节，并使正侧位显示在同一水平面，进行骨病摄片时，适当加大照射野，尽量包括病变所累及的范围。尽量缩小照射野，照射面积不应超过探测器面积，在不影响获得诊断信息的前提下，一般采用高电压、低电流、厚过滤，可减少X线辐射剂量，进行骨盆和腰椎摄片时，应做好肠道清洁。依摄片部位和检查目的摆好相应体位，尽量减少受检者的痛苦。中心线对准摄片部位的中心。做好X线防护，特别是性腺的辐射防护，根据摄片部位的位置、体厚、生理和病理情况以及机器条件，选择焦点、电压、电流、时间和距离等摄影条件，最后根据临床要求，利用数字摄影后处理软件，对所摄图像进行处理，突出显示某些解剖结构。

四、骨基本病变的X线诊断要点

（一）骨质疏松

指单位体积内正常钙化的骨组织减少，但单位重量骨内钙盐含量正常，X线表现为骨的透亮性增强、骨密度降低、骨皮质变薄。

（二）骨质软化

指单位体积骨组织内矿物质含量减少，单位重量骨内钙盐含量亦减少，X线表现与骨质疏松有许多相似之处，如骨密度降低、骨小梁模糊、骨皮质变薄。此外，骨压缩变形、假性骨折线（亦称"Looser带"）的出现是其特征表现。

（三）骨质增生

亦称骨质硬化，指单位体积内骨盐增多，X线表现为骨的密度增高、骨皮质变厚、骨小梁增粗、髓腔变窄甚至消失。

（四）骨质破坏

原有骨组织被炎症、肿瘤、肉芽组织取代而消失，称为骨质破坏。X线表现为骨小梁中断、消失，出现局限性密度减低区。良性骨肿瘤或肿瘤样病变边界清楚，恶性骨肿瘤或急性骨髓炎则表现为斑片状或溶骨性骨质破坏，呈弥漫浸润性，边缘模糊，界限不清。

（五）骨质坏死

骨的一部分失去血供而发生的病理性改变。骨坏死发生1~2个月后，X线检查才有阳性表现，初期可见骨密度相对增高，中期死骨区表现骨质疏松及囊状破坏，晚期发生骨质破坏。

（六）骨膜反应

骨膜受刺激后骨膜增生，形成骨膜新生骨，称为骨膜反应，X线表现多种多样，可见单层、多层、葱皮样、日光放射样骨膜反应。

（七）骨或软骨内钙化和骨化

X线表现为局限性颗粒状、斑片状或无结构的致密影。

五、常见骨肿瘤好发部位骨X线检查要点

（一）尺桡骨

好发病变：骨软骨瘤、动脉瘤样骨囊肿、骨巨细胞瘤等。

1. 前后位

（1）位置：患者面对摄影台正坐，前臂伸直，手掌向上，背面紧靠探测器，前臂长轴须与探测器长轴平行。探测器上缘包括肘关节，下缘包括腕关节。

（2）中心线：对准前臂中点，与探测器垂直。

（3）显示部位：显示尺骨和桡骨的前后位影像。

（4）摄片参数：50~55 kV；5~10 mAs；源-像距离：100 cm。

2. 侧位

（1）位置：患者在摄影台边侧坐，肘部弯曲。前臂摆成侧位，尺侧紧靠探测器，桡侧向上。肩关节放低，尽量与腕和肘关节相平。探测器上缘包括肘关节，下缘包括腕关节。

（2）中心线：对准前臂中点，与探测器垂直。

（3）显示部位：显示尺桡骨侧位影像。尺桡骨下 1/3 互相重叠，桡骨头与尺骨喙突也有重叠现象。

（4）摄片参数：50~55 kV；5~10 mAs；源-像距离：100 cm。

（二）肱骨

好发病变：软骨肉瘤、骨囊肿、骨软骨瘤、骨巨细胞瘤等。

1. 前后位

（1）位置：患者仰卧摄影台上，手臂伸直，手掌向上。对侧肩部用沙袋垫高，使被检一侧上臂紧靠探测器。探测器上缘包括肩关节，下缘包括肘关节。如病变局限于一端，可包括邻近一侧的关节。探测器长轴须与肱骨平行，前臂处放一沙袋固定。

（2）中心线：对准肱骨中点，垂直射入探测器中心。

（3）显示部位：显示肱骨前后位影像。

（4）摄片参数：50~55 kV；5~10 mAs；源-像距离：100 cm。

2. 侧位

（1）位置：患者仰卧摄影台上，对侧肩部用沙袋垫高，被检一侧上臂紧靠探测器。手臂与躯干分开，肘关节弯曲，前臂内转，使肱骨内外上髁相互重叠，成侧位姿势。探测器上缘包括肩关节，下缘包括肘关节。如病变局限于一端，可包括邻近一侧的关节，探测器长轴须与肱骨平行。

（2）中心线：对准肱骨中点，垂直射入探测器中心。

（3）显示部位：显示肱骨侧位影像。

（4）摄片参数：50~55 kV；5~10 mAs；源-像距离：100 cm。

（三）胫腓骨

好发病变：骨样骨瘤、骨软骨瘤、非骨化性纤维瘤、软骨母细胞瘤、骨肉瘤、骨巨细胞瘤等。

1. 前后位

（1）位置：患者仰卧或坐于摄影台上，下肢伸直，摆成前后位。探测器上缘包括膝关节，下缘包括踝关节。如病变局限于一端者，可包括邻近一侧关节，使小腿长轴与探测器中线平行。

（2）中心线：对准小腿中点，垂直射入探测器中心。

（3）显示部位：显示胫骨、腓骨和邻近关节的前后位影像。

（4）摄片参数：50~55 kV；5~10 mAs；源-像距离：100 cm。

2. 侧位

（1）位置：患者仰卧于摄影台上，被检一侧靠近台面，对侧髋和膝部向前上方弯曲。被检一侧下肢伸直，小腿外缘紧靠探测器。探测器上缘包括膝关节，下缘包括踝关节。如病变局限于一端，可仅包括邻近一侧关节。小腿长轴与探测器长轴中线平行，足跟稍垫高。

（2）中心线：对准小腿中点，垂直射入探测器中心。

（3）显示部位：此位置显示胫骨、腓骨和邻近关节的侧位影像。

（4）摄片参数：50~55 kV；5~10 mAs；源-像距离：100 cm。

（四）股骨

好发病变：骨样骨瘤、内生性软骨瘤、骨巨细胞瘤、软骨母细胞瘤、骨肉瘤、软骨肉瘤、尤文肉瘤、骨纤维瘤、骨囊肿、动脉瘤样骨囊肿等。

1. 前后位

（1）位置：受检者仰卧于摄影台上，下肢伸直足稍内旋，使两足趾内旋接触；股骨长轴与探测器中线一致；照射野和探测器上缘包括髋关节，下缘包括膝关节。

（2）中心线：中心线对准股骨中点，垂直射入探测器中心。

（3）显示部位：显示股骨、髋关节或膝关节的前后位影像。

（4）摄片参数：55~60 kV；10~15 mAs；源-像距离：100 cm。

2. 侧位

（1）位置：受检者侧卧于摄影台上，被检一侧贴近台面；被检一侧下肢伸直，膝关节稍弯曲，探测器置于股骨外侧缘的下方，股骨长轴与探测器长轴一致；照射野和探测器上缘包括髋关节，下缘包括膝关节。

（2）中心线：中心线对准股骨中点，垂直射入探测器中心。

（3）显示部位：显示股骨下 2/3 和膝关节侧位影像。

（4）摄片参数：55~60 kV；10~15 mAs；源-像距离：100 cm。

（五）骨盆

好发病变：软骨肉瘤、尤文肉瘤等（一般仅拍摄前后位）。

（1）位置：患者仰卧于摄影台上，身体正中面对台面中线。两下肢伸直，或将膝关节稍弯曲。双足轻度内旋（10°~15°），两足趾并拢，两侧髂前上棘至台面的距离相等。两侧髂前上棘连线中点下方3 cm处放于探测器中心，探测器上缘包括髂骨嵴，下缘包括耻骨联合。

（2）中心线：中心线对准两髂前上棘连线中点下方3 cm处，垂直射入探测器中心。

（3）显示部位：显示全部骨盆腔、髂骨、耻骨、坐骨、髋关节和股骨上端的前后位影像。

（4）摄片参数：75~80 kV；40~50 mAs；源-像距离：100 cm。

（六）手

好发病变：内生软骨瘤、骨巨细胞瘤、骨肉瘤等。

1. 手掌后前位

（1）位置：患者侧坐于摄影台一端，屈肘约90°，掌心向下，五指分开贴于摄影台面。

（2）中心线：中心线对准第3掌骨头，垂直射入探测器中心。

（3）显示部位：手掌全部。

（4）摄影参数：45~50 kV；5~10 mAs；源-像距离：100 cm。

2. 手掌下斜位

（1）位置：患者侧坐于摄影台一端，屈肘约90°，掌心向下，五指分开稍弯曲，手指内旋，掌心与暗盒约成45°，指尖碰触摄影台。

（2）中心线：中心线对准第5掌骨头，垂直射入探测器中心。

（3）显示部位：手掌全部。

（4）摄影参数：45~50 kV；5~10 mAs；源-像距离：100 cm。

（七）足

好发病变：内生软骨瘤、骨巨细胞瘤等。

1. 足前后正位

（1）位置：患者仰卧或坐于摄影台，受检一侧膝关节弯曲，足底贴于摄影台，第3跖骨基底部放于探测器中心，探测器与足部长轴一致。

（2）中心线：中心线对准第3跖骨基底部，垂直或向足跟侧倾斜15°，射入探测器中心。

（3）显示部位：上缘包括足趾，下缘包括足跟。

（4）摄影参数：45~50 kV；5~10 mAs；源-像距离：100 cm。

2. 足内斜位

（1）位置：患者仰卧或坐于摄影台，受检一侧膝关节弯曲，足底贴于摄影台，

第3跖骨基底部放于探测器中心，将躯干和受检一侧下肢向内倾斜，足底与摄影台面成30°~50°。

（2）中心线：中心线对准第3跖骨基底部，垂直射入探测器中心。

（3）显示部位：前缘包括足趾，后缘包括足跟。

（4）摄影参数：45~50 kV；5~10 mAs；源-像距离：100 cm。

（八）颈椎

好发病变：骨样骨瘤、骨软骨瘤、血管瘤、多发性骨髓瘤等。

1. 颈椎前后位

（1）位置：患者站立于摄影架前，颈背部靠近探测器，人体正中矢状面垂直探测器，头稍后仰，使上颌门齿咬合面至乳突尖的连线垂直于探测器。

（2）中心线：中心线对准甲状软骨下方，向头侧倾斜10°~15°，射入探测器。

（3）显示部位：包括所有颈椎的上下缘。

（4）摄影参数：50~55 kV；15~20 mAs；源-像距离：100 cm。

2. 颈椎侧位

（1）位置：患者侧立于摄影架前，双肩尽量下垂，外耳孔与肩峰连线位于暗盒中心，头部后仰，下颌前伸，头颈部正中矢状面平行于摄影架面板，上颌门齿咬合面与乳突尖端连线和水平面平行。

（2）中心线：中心线经甲状软骨平面颈部的中心，水平方向垂直射入探测器中心。

（3）显示部位：上缘包括外耳孔，下缘包括肩峰，1—7颈椎显示于照片正中。

（4）摄影参数：70~75 kV；20~30 mAs；源-像距离：100 cm。

（九）胸椎

好发病变：骨样骨瘤、骨软骨瘤、血管瘤、多发性骨髓瘤等。

1. 胸椎正位

（1）位置：患者仰卧于摄影床上，头稍后仰，双臂放于身体两侧，身体正中矢状面垂直于床面并与探测器中心线重合，下肢屈髋屈膝使两足平踏床面。

（2）中心线：中心线对准胸骨角与剑突连线中点射入。

（3）显示部位：上缘包括第7颈椎，下缘包括第1腰椎。

（4）摄影参数：70~75 kV；30~40 mAs；源-像距离：100 cm。

2. 胸椎侧位

（1）位置：患者侧卧于摄影床上，脊柱长轴与床面长轴平行，两臂上举屈曲，头枕于近床面手臂上，双侧髋部和膝部屈曲以支撑身体，身体正中冠状面垂直于床面，脊柱置于探测器中心。

（2）中心线：中心线对准第6或第7胸椎垂直射入。

（3）显示部位：上缘包括第7颈椎，下缘包括第1腰椎。

（4）摄影参数：70~75 kV；40~50 mAs；源-像距离：100 cm。

（十）腰椎

好发病变：骨样骨瘤、骨软骨瘤、血管瘤、多发性骨髓瘤等。

1. 腰椎前后位

（1）位置：患者仰卧于摄影台上，人体正中矢状面垂直台面，并与台面中线重合，双上肢放于身体两侧或上举抱头，双侧髋部和膝部屈曲。

（2）中心线：中心线对准脐上3 cm处，垂直第三腰椎射入探测器。

（3）显示部位：上缘包括第12胸椎，下缘包括第1骶椎。

（4）摄影参数：70~75 kV；30~40 mAs；源-像距离：100 cm。

2. 腰椎侧位

（1）位置：患者侧卧于摄影台上，双臂自然上举抱头，双下肢屈曲，膝部上移，腰部用棉垫垫平，使腰椎序列平行于台面，并置于台面中线。

（2）中心线：中心线对准第3腰椎与探测器垂直。

（3）显示部位：上缘包括第11胸椎，下缘包括上部骶椎。

（4）摄影参数：75~80 kV；45~50 mAs；源-像距离：100 cm。

（十一）肩关节

肩部疼痛、创伤、骨折、关节炎、肩袖损伤等。

1. 前后位

（1）位置：患者仰卧于摄影台上，被检一侧肩胛骨喙突置于台面正中线上。被检者上肢向下伸直，掌心向上。对侧躯干稍垫高，使被检者肩部紧贴台面。照射野和探测器上缘超出肩部，外缘包括肩部软组织。

（2）中心线：对准喙突垂直射入探测器中心。

（3）显示部位：照片包括肩关节诸骨，其关节位于照片正中或稍偏外显示。肩关节盂前后重合，呈切线位显示，不与肱骨头重叠，关节间隙显示清晰明了。肱骨小结位于肱骨头外1/3处显示。肱骨头、肩峰及锁骨纹理显示清楚，周围软组织层次可辨。

（4）摄片参数：50~55 kV；5~10 mAs；源-像距离：100 cm。

2. 穿胸侧位

（1）位置：受检者立于摄影架前，被检一侧上臂外缘紧贴摄影架面板。受检者上肢及肩部尽量下垂，掌心下垂，对侧上肢高举抱头。被检一侧肱骨外科颈对准暗盒中心。照射野和探测器上缘超过肩部，下缘包括肱骨上中段。

（2）中心线：中心线水平方向通过对侧腋下，经被检一侧上臂的上1/3处，垂直射入探测器中心。

（3）显示部位：为肱骨近端侧位像，投影于胸骨与胸椎之间，有肺纹理与肋骨影像与其重叠。图像包括肩部和肱骨中上端，显示被检一侧肩关节骨质、关节面及周围软组织，肱骨长轴平行于检测器长轴。

（4）摄片参数：50~55 kV；5~10 mAs；源-像距离：100 cm。

（十二）肘关节

肘痛、肿胀、松弛感、骨折、脱位、关节炎等。

1. 前后位

（1）位置：受检者面向摄影台一端就座，前臂伸直，掌心向上，尺骨鹰嘴突置于探测器中心。照射野和探测器上缘包括肱骨下段，下缘包括尺桡骨上段。

（2）中心线：对准肘关节（肘横纹中点）垂直射入探测器中心。

（3）显示部位：图像包括肱骨远端及尺桡骨近端，其关节间隙显示在图像正中。肘关节面呈切线位显示，明确锐利。鹰嘴窝位于肱骨内外髁正中稍偏尺侧。肘关节诸骨纹理和周围软组织清晰可见。

（4）摄片参数：50~55 kV；5~10 mAs；源-像距离：100 cm。

2. 侧位

（1）位置：受检者面向摄影台一端侧坐，屈肘成90°~120°角，肘关节内侧紧贴摄影台面。手掌心面对受检者，拇指在上，尺侧朝下，成侧位姿势。肩部下移，尽量接近肘部高度。照射野和探测器上缘包括肱骨下段，下缘包括尺桡骨上段。

（2）中心线：对准肘关节间隙，垂直射入探测器中心。

（3）显示部位：肱骨远端与尺桡骨近端呈90°~120°角。尺骨与肱骨的间隙显示明确、锐利。肱骨外踝重叠，呈圆形投影。肘关节诸骨纹理清晰，周围软组织层次分明。

（4）摄片参数：50~55 kV；5~10 mAs；源-像距离：100 cm。

（十三）膝关节

膝痛、肿胀、松弛感、骨折、脱位、关节炎、半月板损伤等。

1. 前后位

（1）位置：受检者仰卧或坐于摄影台上，下肢伸直，髌骨下缘对探测器中心。小腿长轴与探测器长轴一致。照射野和探测器上缘包括股骨下段，下缘包括胫腓骨上段。

（2）中心线：对准髌骨下缘，垂直射入探测器中心。

（3）显示部位：图像包括股骨内外髁及腓骨小头，其关节面位于图像正中。腓骨小头与胫骨仅有少量重叠。膝关节诸骨纹理清晰可见，周围软组织层次可见。膝关节完整显示于图像正中，与图像长轴平行排列。

（4）摄片参数：55~60 kV；10~15 mAs；源-像距离：100 cm。

2. 侧位

（1）位置：受检者侧卧于摄影台上，被检一侧膝部外侧靠近台面。被检一侧膝关节屈曲成120°~135°角。髌骨下缘置于探测器中心，髌骨面与暗盒垂直。照射野和探测器上缘包括股骨下段，下缘包括胫腓骨上段。

（2）中心线：对准胫骨上端，垂直射入探测器中心。

（3）显示部位：膝关节间隙位于照片正中，股骨内外髁重叠良好。髌骨呈侧位显示，其与髌骨间隙分离明确，关节面边界锐利，无双边。股骨与胫骨平台重叠极小。膝关节诸骨纹理清晰可见，周围软组织可以辨认。

（4）摄片参数：55~60 kV；10~15 mAs；源-像距离：100 cm。

六、骨肿瘤常见X线诊断要点

良性骨肿瘤的X线表现一般为膨胀性生长，界限清晰，骨皮质变薄，通常无骨膜反应；恶性骨肿瘤的X线表现一般为浸润性生长，界限不清，骨质破坏区形态不规则，骨膜反应明显，可有瘤骨形成。

实性或单层骨膜反应为非侵袭性表现，提示病灶生长缓慢，骨膜可分隔病变。多层或“洋葱皮”样骨膜反应提示中度侵袭性病变，提示病灶时而生长，时而停止，或骨膜试图分隔病灶但未能分隔成功。单层或多层骨膜反应中断提示侵袭性病灶已破坏骨膜。刺状、毛发矗立状或日光照射状骨膜反应高度提示恶性侵袭性病变。Codman三角多与骨肉瘤有关，但是也可为其他良恶性病变。

肿瘤可呈溶骨性、硬化性或混合性密度，比如，单纯性骨囊肿和骨巨细胞瘤为溶骨性，骨岛为硬化性，造釉细胞瘤多为混合性。有时，骨质结构破坏会在溶骨性病灶内形成死骨。有时，骨小梁的类型可为诊断病变的重要线索。如动脉瘤样骨囊肿和促结缔组织增生性纤维瘤可为“蜂房样”表现，而Paget病可有粗大的骨小梁。血管瘤在长骨内可呈日光放射状或轮辐状表现，而在椎体内则呈“灯芯绒样”的垂直、粗大的骨小梁外观。逗点样、羊毛样、点状、弓形或环形的钙化多表示病变来源于软骨，常为内生软骨瘤、软骨肉瘤或软骨母细胞瘤。成骨性肿瘤可有绒毛样、无定型或云絮样表现。

原发骨肿瘤多为单发性，而其他病变可多发，多发硬化性病灶可为转移瘤或骨斑点症，有软组织浸润的骨肿瘤常为恶性肿瘤，肿瘤通过破坏骨皮质蔓延至邻近软组织，平片上可见邻近脂肪层受推移。

第六章

乳腺X线检查

一、数字化乳腺X线摄影（digital mammography，DM）

（一）DM检查

1. 适应证

（1）无症状者筛查。

（2）筛查发现可疑病灶的召回。

（3）临床发现异常的评估，如触诊发现乳腺肿块、乳头溢液、乳头凹陷、局部皮肤改变等。

（4）可能良性病灶的随访。

（5）乳腺癌保乳治疗后的随访。

（6）DM引导下活检。

2. 检查方法

（1）投照前准备：拍摄前，耐心与患者沟通，详细说明检查目的、过程、可能造成的不适和其他潜在风险，取得患者配合。

（2）常规投照体位：正确摆位是获得高质量乳腺X线片的前提和基础。乳腺X线摄影常规体位为双侧头尾位（craniocaudal，CC）和内外斜位（mediolateral oblique，MLO）。CC位摄影要求乳腺位于图像中央，乳头位于切线位，图像深部可显示部分胸大肌。高质量MLO位摄影可显示绝大部分乳腺组织，乳头位于切线位，图像深部需显示部分胸大肌，胸大肌下缘达乳头水平；图像下缘可显示部分上腹壁，但需与乳腺下部分开。

（3）补充投照体位：如果常规投照体位乳腺实质显示欠佳或未包全，可根据具体情况选择补充投照体位：内侧头尾位（medial craniocaudal，MCC）、外侧头尾位（lateral craniocaudal，LCC）、外内侧位（lateromedial，LM）、内外侧位（mediolateral，

ML）及乳沟位（cleavage view，CV）等。

此外，也可以采用局部加压摄影、放大摄影和局部加压放大摄影技术，对常规体位已显示出的异常病变进一步成像，使病灶显示更清晰，以便做出准确评估。

（二）DM诊断要点

1. 乳腺纤维腺体构成

（1）脂肪型（a型）：病灶检出敏感性高。

（2）纤维腺体散在分布型（b型）：乳腺内可见少量的致密纤维腺体。

（3）不均匀致密型（c型）：乳腺内含中等量的致密纤维腺体，乳腺常表现为局部以致密纤维腺体为主，局部以脂肪密度为主，影像报告中需要指出致密组织的具体部位。在该型乳腺中，较小的非钙化病灶可能被遮蔽。

（4）致密型（d型）：病灶检出敏感性最低。

2. 主要征象

（1）肿块：肿块有三维立体占位效应，边缘向外膨出，中央密度大于外周，且在相互垂直或近似垂直的两个投照体位上均可以看到。如果仅在一个投照体位上看到，则应该归为不对称。乳腺X线上显示的肿块与临床触诊情况可能出现不一致的情况。部分在临床上可以扪及的肿块，由于乳腺腺体遮蔽等原因，在乳腺X线片上不能显示；部分肿块边缘浸润或者水肿时，临床扪及肿块范围大于乳腺X线显示肿块范围；还有一些在乳腺X线上显示的肿块在临床中无法触及（可能因为肿块较小、质软或并非真的肿块而是由腺体重叠所致）。

乳腺X线摄影上，肿块需要从形状、边缘、密度和大小四个方面进行分析描述。其中，肿块边缘对判断肿块性质尤为重要。

1）形状

①圆形：肿块呈圆形、球形或环形；②卵圆形：椭圆形或边缘呈2或3个分叶的肿块；③不规则形：不符合圆形和卵圆形的肿块。

2）边缘

①清楚：至少75%轮廓与周围腺体分界清晰、锐利；②遮蔽：至少25%轮廓与周围腺体重叠；③小分叶：肿块边缘呈波浪状；④模糊：部分或全部肿块边缘与周围组织分界不清；⑤星芒状或毛刺：肿块向周围发出放射状线影。

3）密度

肿块密度是相对于同等体积腺体密度而言的。多数肿块呈高或等密度，少数肿块为低密度或含脂肪密度。

4）大小

肿块大小对乳腺良、恶性的鉴别并无意义，但在影像报告中需提示临床以利于对乳腺原发肿瘤（T）分期。

（2）钙化：对钙化的描述需从钙化类型和钙化分布两方面进行。其中，钙化类型又可以分为典型良性钙化和可疑钙化两大类。

1）典型良性钙化

典型良性钙化可不描述，但当这些钙化可能会引起临床医生误解时，需要描述。

①皮肤钙化：粗大、典型者呈中心透亮改变，切线位时位于皮肤内。

②血管钙化：管状、轨道状钙化，与血管相连续。

③粗糙或爆米花样钙化：直径>2~3 mm，多出现在退变的纤维腺瘤内。

④大杆状钙化：呈不连续棒杆状，偶可呈分支状，少部分表现为中心透亮，直径通常≥0.5 mm。与扩张导管有关，常为双侧、沿导管分布，多见于分泌性病变，常见于60岁以上的妇女。

⑤圆形钙化：直径≥0.5 mm 称为圆形钙化，直径<0.5 mm 时称为点状钙化。孤立集群点状钙化没有前片比较时，建议随访；为新发、数量增多、线样或段样分布、临近乳腺癌时，需要活检。

⑥环形钙化：呈圆形或卵圆形，边缘光整，中心透亮。球形表面的钙质沉积所致，钙化厚度<1.0 mm，常见于脂肪坏死或囊肿，钙化厚度>1.0 mm，可见于油脂性囊肿或单纯性囊肿。

⑦营养不良性钙化：常见于放疗后、外伤后及手术后的乳腺，钙化形态不规则，呈中空状改变，直径通常>1 mm。

⑧钙乳钙化：为囊肿内钙质沉积所致，常呈集群分布。钙乳最重要的特征是钙化形态随体位改变而变化：在CC位表现为圆形、模糊钙化，在90°侧位上表现为半月形、新月形、曲线形或线形。

⑨缝线钙化：由钙质沉积在缝线材料上所致，典型者为线形或管形，常同时显示绳结。

2）可疑形态钙化

①不定形钙化：小而模糊的钙化。双侧、弥漫分布多为良性表现，段样、线样及集群分布时需活检。不定形钙化恶性的阳性预测值（positive predictive value，PPV）约为20%；当呈线样或段样分布时，PPV大于50%。

②粗糙不均质钙化：明显、不规则钙化，大小介于0.5~1.0 mm 之间，比营养不良性钙化小，多有融合趋势。可能为恶性表现，也可能出现在纤维腺瘤、外伤后及纤维化的乳腺内。双侧、多发集群的粗糙不均质钙化，有可能是良性的。单处集群分布粗糙不均质钙化恶性的PPV约为15%。

③细小多形性钙化：大小、形态不一，直径<0.5 mm，比不定形钙化密度高，且缺乏细线样形态。其恶性的PPV约为29%，段样分布时恶性的PPV约为60%。

④细线样或细线分支状钙化：表现为细小、线样、不规则钙化，直径<0.5 mm，常不连续，有时也可见分支状，其恶性的PPV约为70%。

3）钙化分布

①弥漫分布：钙化随意分散在整个乳腺中。双侧、散在分布的点样钙化和不定形钙化多为良性。

②区域分布：钙化分布于较大范围内（最大径>2 cm），累及一个象限大部分区域甚至超过1个象限，与导管走行不一致。这种钙化分布的性质需结合钙化类型综合考虑。

③集群分布：下限为至少有5枚钙化占据在1个较小的空间内（<1 cm），上限为大量钙化分布在≤2 cm空间内。良性、可疑钙化都可以有这样的表现。

④线样分布：钙化排列成线形，可见分支，提示钙化来源于1个导管，多为可疑钙化；当钙化形态为血管钙化或大杆状钙化时则为良性。

⑤段样分布：常提示病变来源于1个导管及其分支，也可能发生在1叶或1个段叶上的多灶性癌中。如果钙化的形态不是典型良性钙化（常见于大杆样钙化），则段样分布的钙化恶性的可能性增加。

（3）结构扭曲：结构扭曲是指正常腺体结构扭曲但无明确的肿块，包括从一点发出的放射状影和腺体边缘的局灶性收缩、扭曲和僵直。结构扭曲可单独出现，也可以是不对称或钙化的伴随征象。如果结构扭曲处没有手术和外伤史，则考虑可能是恶性病变或放射状瘢痕，应提示活检。

（4）不对称：不对称为单侧乳腺局部纤维腺体致密影，边缘凹陷，内部可见散在脂肪密度。

1）不对称

双侧同一体位比较时乳腺内出现的形态或密度的不对称。表现为仅在一个投照位置上可见的纤维腺体组织密度影，多数由正常组织结构重叠所致。

2）大团状不对称

为两个CC和MLO均显示异常，表现为较大范围的不对称，至少达1个象限，不伴有其他征象（肿块、结构扭曲或钙化），多为正常变异。但当与临床触及的异常相吻合时，则可能有意义；如果临床不可触及，建议常规随访。

3）局灶性不对称

乳腺局部密度比对侧乳腺相应部位更加致密，范围小于一个象限。2个投照位置均可显示且表现相仿，边缘常呈内凹样，常伴有散在脂肪密度。筛查发现的孤立性局灶性不对称，后续诊断性乳腺X线摄影或超声没有发现其他伴随征象，建议短期随访。2~3年随访表现相仿的局灶性不对称，恶性可能性基本为0。

4）进展性不对称

指与前片相比，新发、增大或更致密的局灶性不对称。约15%的进展性不对称被证实是恶性的，其恶性的PPV约为13%。进展性不对称，除非有特征性的良性改变（超声提示囊肿），均需要提示活检。

（5）乳腺内淋巴结：乳腺内淋巴结典型表现为肾形，具有含脂肪的淋巴门结构，常小于1 cm。可见于乳腺任何部位，腋尾区最常见，常与静脉伴行。

（6）皮肤改变：皮肤病变投照在乳腺组织内，尤其是两个投照体位都有显示的时候，应该在报告中提及。摄片技术员投照时在相应皮肤病变处放一个不透X线的标志，对明确诊断有帮助。

（7）单根/孤立扩张导管：管状或分支样结构可能代表扩张或增粗的导管。不伴有临床症状的情况下一般为良性改变。但如果伴有其他可疑的临床症状（如乳头滴血性液体），其恶性的PPV约为10%（常见于不含钙化的导管原位癌）。

3. 伴随征象

可作为肿块、不对称和钙化的伴随征象，也可单独存在。

（1）皮肤凹陷：皮肤异常受牵拉内陷。

（2）乳头凹陷：乳头异常受牵拉内陷。

（3）皮肤增厚：皮肤厚度>2 mm，可为局限性或弥漫性增厚。

（4）小梁增粗：乳腺纤维间隔增厚。

（5）腋窝淋巴结肿大：需在报告中提示，新发、增大、形态更圆的肿大淋巴结需特别注意，建议进一步评估。

（6）结构扭曲：作为其他征象的伴随征象。

（7）钙化：作为其他征象的伴随征象，可位于主要征象内部或周围。

4. 病灶定位

（1）侧：左乳或者右乳。

（2）象限和钟面：象限（外上、外下、内上、内下）+钟面，或乳晕后区、中央区、腋尾区。

（3）深度：前带、中带、后带。

（4）距离乳头距离：测量病灶前缘与乳头的距离。

5. 指南推荐

结合日常工作实际，应该对每个病灶评估并给予建议。

（1）进一步评估：需要召回（recall）以补充其他影像学检查，或与前片比较。推荐的其他影像学检查方法包括局部加压摄影、放大摄影、特殊投照体位、DBT、CEM、超声或者MR检查。

（2）常规随访：阴性，无异常发现或肯定的良性改变，恶性的可能性为0%。

（3）短期随访：这一类病变有很高的良性可能性，恶性可能性<2%。

（4）临床干预：用于绝大部分需要介入性诊断的影像学发现。

二、数字乳腺断层合成摄影（digital breast tomosynthesis，DBT）

（一）DBT检查

1.适应证

同常规乳腺X线检查，目前国外已将DBT纳入乳腺筛查的检查方法。

2.相关检查术语

（1）DBT图像：数字乳腺断层合成摄影图像，或简称断层图像、Tomo图像。因为DBT重建图像不是真正意义上的三维图像，所以不宜使用3D来描述。

（2）2D图像：DBT合成2D图像（synthetic mammography，SM）；DM图像，或简称传统2D图像。

3.检查模式

因为目前单纯的DBT图像尚不能用作诊断，需综合DBT和2D图像来完成诊断，所以需要注明本次诊断用的检查模式是"DM+DBT"还是"SM+DBT"图像。一般情况下推荐双乳同时行CC位和MLO位检查，以方便对应比较和判断。

4.检查方法

投照前准备工作和常规投照体位：均同DM检查。摄片完成后，重建后的断层图像第一张从靠近探测器的位置开始，断层图像排列顺序为：CC位从下往上，MLO位从外下往内上。对于肿块病变，DBT图像清晰显示病灶位置和边缘特征时，可不需要补充投照体位（例如局部加压或放大摄影等）。对于单纯钙化病变，DBT和常规2D图像无法明确时，可疑钙化灶仍需行DM局部点压放大摄影。

（二）DBT诊断要点

1.乳腺纤维腺体构成

以2D图像（DM或SM）所见为准（具体判断要点参见DM相关章节）。

2.主要征象

DBT上的征象描述同DM相关描述，但是由于DBT去除了遮蔽在病灶周围的正常腺体结构，所以DM和DBT所显示的征象有时会不甚一致，一般情况下非钙化的病灶以DBT所见为准。以下为DBT解读各个征象时的注意点。

（1）不对称：在DBT上确定是腺体组织重叠，不需要再召回和进一步检查；如果不确定是否为真性病变，则需进一步检查。

（2）肿块：DBT断层图像可消除正常纤维腺体与病灶之间重叠，肿块边缘遮蔽描述在DBT上不完全适用；DBT上边缘显示清晰的单发肿块不一定就都是良性的，需要进一步评估；但如果是两侧多发边缘清晰的肿块或者随访2年以上稳定的肿块，则可以基本确定是良性的。

（3）钙化：一般钙化病变在2D图像上显示更有优势，另外需要注意SM图像上的类钙化伪影。SM图像上钙化可能会较DM图像显示增强，并可能存在误认为微钙化的伪影，这是由于DBT合成2D图像（SM）在重建中使用的反投影算法保留高衰减体素所致。DBT图像上钙化会较DM图像不那么清晰，因为当X线球管在弧形路径中移动时，体素会随垂直于管的移动略微移动，导致微钙化模糊。当有不确定钙化时，应使用DM点压放大图像以获得进一步的诊断成像，进而进行全面评估。

（4）结构扭曲：检出率更高，但单纯DBT上显示的结构扭曲良性者居多，并不具有特异性，需结合对比增强乳腺X线检查或乳腺磁共振检查帮助明确性质。

（5）导管扩张：与肿块相似，导管扩张在DBT上显示更为清晰，但清晰度的提高不应成为召回患者进行额外评估的指标。对比先前检查证明其稳定性，可排除进一步评估的必要；对于新出现的、单发导管扩张则需要进一步检查。

3.病变位置描述

DBT上发现可疑病变，病灶位置描述同DM（如哪一侧乳房、象限/钟面、前中后深度、距乳头距离），但需要写明病灶在DBT上的具体层面，如：左乳外上象限1点钟位置后带距乳头5 cm处见不对称（CC位43/55，MLO位14/50）。

病灶在CC位与MLO位上图像层面对应的合理性：探测板对应的是DBT的0层。下方的病灶在CC位上多在比较下的层面，相反，上方的病灶在CC位上多在较上层面。外侧病灶在MLO较下层面，内侧病灶在MLO较上层面。另外，有些设备会在重建断层图像上方额外加上5层，对一些较小的乳房，病灶显示的层数相对会更靠近探测板，而对大乳房影响不大。乳腺前后厚薄不均匀，前方的病灶往往较真实位置更靠近探测板。

三、对比增强乳腺X线摄影（contrast-enhanced mammography，CEM）

（一）CEM检查

1.适应证

目前FDA批准的CEM应用指征包括如下。

（1）乳腺癌诊断。

（2）乳腺癌术前分期。

（3）保乳术后评估。

（4）新辅助治疗疗效评估。

（5）CEM引导下活检。

需特别注意，因为这个技术会使用碘对比剂，因此使用原则应与增强CT对比剂原则及标准一致。在CEM检查前，临床需根据患者实际情况评估发生对比剂不良反应的风险。

2. 检查方法

（1）检查设施及人员：除了需具备CEM检查设备和对应的后处理工作站外，尚需配备高压注射器、急救药物及设备、碘对比剂及注射用耗材等。机房人员配备上需要技师、护士和医生各一名，各司其职，并在摄片后及时阅片并决策是否需要补充其他投照体位和投照技术辅助诊断，以及处理患者在检查过程中出现的不良反应。

（2）投照前准备：应询问患者相关临床病史（同乳腺MRI检查技术规范），重点关注可疑患侧乳房发病情况、症状、体征、是否有乳腺手术及治疗史。并且，应当询问是否有碘对比剂使用禁忌证，并告知相关不良反应，患者需签署含碘对比剂使用知情同意书。其余同常规X线检查。

（3）常规投照体位：CEM常规投照体位同DM检查，包括双侧乳房CC位及MLO位。

目前没有指南规定CEM的摄片顺序的"金标准"，一般建议双侧乳房的同一投照体位交替进行，这样可以保证每侧乳房至少有一个投照体位的图像能显示最大的对比度。如果一侧乳房有需要重点关注的可疑病变（例如新诊断的乳腺癌），也可先进行该侧的CC位及MLO位投照。推荐顺序为：可疑患侧CC位、非可疑患侧CC位、可疑患侧MLO、非可疑患侧MLO位。

（4）检查流程：摄片前，测量患者体重，计算碘对比剂用量（1.5 mL/kg，最多不超过120 mL总量），并开放合适的静脉通路。安装高压注射器并排气后，先注射10 mL生理盐水预冲管，确保高压注射器与血管管路通畅和安全。再以3 mL/s的流率注入非离子型碘对比剂，最后追加团注10 mL生理盐水冲管。注射对比剂后，应适度按摩双侧乳房以促进对比剂均匀分布。

从开始注射对比剂计时，2分钟时开始曝光进行摄片。从首次曝光开始，要求5分钟内完成所有常规投照体位摄片，并由医师及时阅览图像质量及病变显示情况，如需重拍或加拍其他图像，则均需在8分钟内完成，以防止对比剂流出。

检查完成后，嘱患者适量多饮水以利于对比剂排出，并在观察区休息30分钟，确认无不良反应后方可离开。技师应在每位患者检查完后及时清洁压迫板，防止因对比剂飞溅或压迫板不洁而在下一位患者检查时产生伪影。

每个投照体位曝光时，设备会连续进行高能量和低能量曝光，并将获得的高能（high energy，HE）图和低能（low energy，LE）图自动进行减影后得到对应的重建（recombined，RC）图，并将LE图和RC图上传至工作站用于诊断。

3. 对比剂不良反应

CEM碘对比剂不良反应主要包括对比剂过敏反应和对比剂后急性肾损伤（post contrast acute kidney injury，PC-AKI）。

碘对比剂引起轻度过敏反应的概率约为1%，以皮肤症状为主，如瘙痒、荨麻疹，也可出现恶心、呕吐、头痛和面色潮红、血管炎等。多为自限性，通过安抚患者情绪、适量饮水及休息多可缓解。严重过敏反应的概率为0.02%~0.04%，可发生呼吸心搏骤停、血管性水肿及意识丧失等，需严密观察、快速识别，并及时予以急救处理。一项针对CEM的Meta分析表明，碘对比剂过敏反应的总发生率为0.82%，其中87%为轻微反应，但仍有个案出现严重过敏反应。

PC-AKI定义为使用碘对比剂后48~72小时内出现血清肌酐值较基线水平升高≥0.3 mg/dL（26.5 μmol/L）或超出基线水平1.5倍以上。我国AKI的总发生率约为11.6%，其中PC-AKI占所有病例的11%。推荐对有肾脏病史（包括透析、肾移植、肾癌或肾脏手术）或其他危险因素（包括年龄大于60岁，有心衰、高血压、糖尿病、使用二甲双胍史，高尿酸血症史）的患者进行血清肌酐测定以评估肾功能，当估算的肾小球滤过率（estimated glomerular filtration rate，eGFR）>45 mL/（min·1.73 m²）和eGFR在30~45 mL/（min·1.73 m²）且无危险因素时，可直接进行检查；当eFGR在30~45 mL/（min·1.73 m²）且合并危险因素时，需要考虑临床获益的情况下判断是否进行检查；当eFGR<30 mL/（min·1.73 m²）时，推荐使用其他检查方法。文献表明，对没有肾脏病史或其他高危因素的门诊患者，使用对比剂对急性肾脏损伤的风险可以忽略不计。

综上，准确把握合适的碘对比剂受试者、规范使用碘对比剂、配备经过专业培训的相关急救人员均有助于预防或减少严重不良反应的发生概率。

（二）CEM诊断要点

CEM用于诊断的图像包括LE图和RC图，因此CEM中的异常发现共有三种表现形式：①仅在LE图可见；②仅在RC图可见；③LE图中的异常发现在RC图有相关强化。解读CEM图像时，应该在报告中明确指出病变在LE图和RC图的表现形式，以及两幅图中的异常发现是否具有相关性。如果在LE和RC图像上有不关联的异常发现，也应该明确说明。

多项研究已表明，在诊断时可将LE图视作DM图，因此LE图征象术语与DM相同。由于RC图和乳腺MRI一样可以反映病变的血供特点，因此RC图的征象术语与MRI相似，但进行了适当调整。

1. 乳腺基本情况

不论CEM有无异常发现，所有患者均应描述乳腺基本情况。

（1）乳腺纤维腺体构成：在LE图评估。分为a、b、c、d四型（同DM描述）。

（2）背景实质强化（background parenchymal enhancement，BPE）：在RC图评估。反映乳腺纤维腺体组织的正常强化，是一种生理状态。典型的BPE在双乳多呈对称分布，随注入对比剂时间的推移，BPE的程度和范围会逐渐增强、增大。综合考虑BPE的强化范围和强化水平后，BPE的描述包括程度（轻微、轻度、中度、重度）和对称性（对称、不对称）两部分。评估BPE范围的参照应为整个纤维腺体组织，而非整个乳房的面积。应重视BPE对CEM检出敏感性的影响。

对称的BPE是指在两个乳房之间，BPE的强化水平和分布范围相似，反之则为不对称的BPE。不对称的BPE可因已知的医源性因素导致（如放疗），也可以代表异常的病理过程（如弥漫性炎症或恶性肿瘤），应在报告中予以评估。

2. CEM主要征象

（1）仅在LE图可见的异常发现：基本征象同DM相关描述。

（2）仅在RC图可见的异常发现：包括肿块强化、非肿块强化、强化不对称三种表现形式和病变的强化程度。

1）肿块强化（mass enhancement）

在RC图中，在两个投照体位均能见到的具有外凸轮廓的三维占位性强化病变。肿块强化的描述包括强化形状（圆形、卵圆形、不规则）、强化边缘（光整、不光整）、内部强化特点（均匀强化、不均匀强化、环形强化、低密度分隔）三个方面。CEM中，强化形态对良恶性鉴别的提示作用较小，不规则强化是偏恶性的征象，但许多恶性病变也可表现为圆形或卵圆形强化。强化边缘不光整和不均匀强化是偏恶性的征象。环形强化可有多种表现形式，如环形规则/不规则、薄环/厚环状强化、环形强化伴/不伴附壁结节。一般来说，不规则的厚环状强化是偏恶性的征象。但是，仅凭任何单一征象都不能得出良、恶性的结论，每种征象都需结合其他征象或其他图像进行综合判读。

2）非肿块强化（non-mass enhancement，NME）

不属于肿块强化，也不属于强化不对称的强化灶称为非肿块强化，一般占位效应不明显。非肿块强化的描述包括强化分布（局灶强化、线样强化、段样强化、区域强化、多区域强化或弥漫强化）、内部强化特点（均匀强化、不均匀强化、成簇强化）两个方面。然而，由于CEM的分辨率较MRI低，NME的内部强化特点可能无法像MRI一样明确分类，可以分类时应在报告中指出。双侧对称、弥漫分布的非肿块强化是偏良性的征象。沿着导管走行的线样强化，并且出现分支，则为偏恶性的征象，段样强化也是偏恶性的征象。内部强化特点中的成簇强化为偏恶性的征象。

3）强化不对称（enhancing asymmetry）

仅在一个投照体位的RC图中可见的强化灶（即使具有肿块的形状），或LE图的不对称病变出现相应强化时，均称作强化不对称。使用内部强化特点（均匀强化、不均匀强化）描述强化不对称。不均匀强化是偏恶性的征象。

4）病变强化程度（lesion enhancing degree）

以上三类强化病变均应描述此征象，是对病变强化程度的主观定性描述，分为负强化、无强化、轻度强化、中度强化、明显强化。总体来说，恶性病变呈明显强化的比例较良性病变更高，但也有良性病变可呈中度或明显强化，特别是在一些体积较大的良性肿瘤中。

（3）LE图的异常发现在RC图有相关强化：当LE图发现的主要征象（包括肿块、不对称、结构扭曲、微钙化）在RC图有相关强化时，应首先使用常规乳腺X线摄影术语描述LE图的形态学发现，然后再描述RC图对应的强化特点。除了RC图的常规征象外，还应描述病变强化范围，包括如下内容。

①LE图病变在RC图中部分强化；

②LE图病变在RC图中完全强化；

③RC图病变的强化范围超过LE图；

④LE图病变在RC图中不强化，但周围组织强化：多见于炎症或脂肪坏死中。

3. 伴随征象

多数伴随征象在LE图发现，但有些征象需要结合RC图才能做出诊断。伴随征象可和其他异常征象一同出现，也可单独出现。发现伴随征象的意义在于当与其他异常征象同时出现时，可提高乳腺癌的诊断权重。

（1）乳头回缩：乳头向内牵拉，需要与乳头内陷区别。新发、单侧的乳头回缩提示恶性的可能性增加。

（2）乳头侵犯：病变延伸至乳头且可见乳头强化。

（3）皮肤回缩：皮肤异常向内牵拉。

（4）皮肤增厚：即厚度超过2~3 mm。不伴有强化的皮肤增厚可能是治疗后改变（例如手术、放疗等）；双侧弥漫性的皮肤增厚，可能是系统性病变的局部改变，但也有可能是继发于恶性肿瘤导致的淋巴管堵塞。

（5）皮肤侵犯：可由肿瘤直接侵犯或炎性乳腺癌导致，皮肤可见强化。

（6）乳腺小梁增粗：为乳腺纤维分隔增厚所致。

（7）腋窝淋巴结肿大：进行性增大的、脂肪门消失的腋窝淋巴结需要注意，特别需要关注比前片更大或形态更圆的淋巴结。

第七章

乳腺X线引导下的病灶活检

一、概述

影像学（包括乳腺X线、超声和MRI）引导下的乳腺病灶病理学活检（简称活检）方法主要有三种：导丝定位活检（hook-wire guided biopsy），空芯针穿刺活检（core needle biopsy，CNB）及真空辅助活检（vacuum-assisted biopsy，VAB）。

（一）导丝定位活检（hook-wire guided biopsy）

在影像引导下，将导丝定位于乳腺病灶中，引导开放手术切除活检。此方法便捷快速，准确性最高，且费用较低。但由于手术创面大，存在术后瘢痕，存在造成恶性肿瘤失去新辅助治疗的可能性，或者造成对乳腺良性病变的过度治疗，在欧美发达国家已逐步被CNB及VAB代替。

（二）空芯针穿刺活检（core needle biopsy，CNB）

在影像引导下，使用空芯针弹射式活检枪（推荐规格14 G）对乳腺病灶进行穿刺取材。此方法便捷快速，准确性高，费用较低，且损伤较小，术后无瘢痕。CNB的主要缺点是一次获得的组织样本量少，需多次穿刺取得足够的样本，存在恶性肿瘤随穿刺针道种植转移的风险。目前CNB多用于超声引导下1 cm以上乳腺病灶的活检，获取病灶的病理诊断及免疫组化等信息，指导临床制订后续治疗计划。

（三）真空辅助活检（vacuum-assisted biopsy，VAB）

在影像引导下，使用真空辅助旋切针（推荐规格8~11 G）对乳腺病灶进行穿刺取材。VAB装置要求针槽呈真空状态才可以做到负压吸引，将周围病灶吸入刀槽从而完成病灶切除，这就要求针槽只有完全穿过皮肤层进入乳腺组织内部，才能实现负压环境，而且旋切针与X线平板探测器需保留一定的安全距离。因此，VAB不适宜对乳房压迫厚度小于20 mm、过于表浅病灶或者过深病灶的活检。VAB单次穿刺即可迅速采集到更多组织样本，准确率高，创伤小，美容效果好，患者可以耐受局麻下进行门诊手术操作，在临床上应用日趋广泛，为乳腺X线摄影及MRI引导下微创活检的首选方法。但由于VAB价格昂贵，目前在国内尚未普及。

二、乳腺X线引导下的乳腺病灶活检方法

乳腺X线引导的病灶活检，可采用DM或DBT引导病灶二维定位、立体定位或者三维立体定位。对有条件的单位应积极提倡在手术前进行VAB；如不具备条件且病灶未被扪及的情况下，可考虑导丝定位手术活检。在进行活检前，医生核对和确认影像学资料，确定活检方式，设计进针路径。对有条件的单位提倡乳腺取样区域放置标记夹，以标记活检部位，便于后续治疗和随访。

（一）DM

DM引导下的乳腺病灶活检多用于微钙化病变，一般不用于结构扭曲及肿块性病变的活检。DM引导下对乳腺微钙化灶的定位方法有两种，分别是二维定位及三维立体定位。二维定位仅能实施导丝定位活检，无法实施VAB。一般采取坐立位进行定位，医生通过拍摄患侧CC位片或90°侧位片，利用带刻度的压迫板压迫乳腺，确定病灶的X和Y轴位置，然后变换体位调整病灶深度（Z轴）后，置入定位针释放钩丝，完成定位后尽快进行手术切除活检。目前，DM引导下的二维定位正逐步被立体定位及三维立体定位活检所取代。

DM引导下的立体定位（stereotactic）是在二维定位上发展起来的定位技术，不仅可实施导丝定位活检，还可以实施真空辅助活检。该方法可采取坐立位或俯卧位进行定位，通过拍摄患者在0°、+15°和−15°图像，医生手动标记靶病灶在+15°和−15°图像上位置，计算机则自动计算出病灶的空间位置（X、Y、Z三维坐标），发送至控制面板，通过操作控制面板，系统自动将活检装置精确引导至病灶位置，医生执行病灶导丝定位或者真空辅助活检。此定位方法虽然称为立体定位，但拍摄的并非3D图像，只是三个角度的2D图像，医生在三张2D图像上对同一病灶进行标记确认后，计算机软件根据视差原理，自动计算坐标并反馈用于引导医生进行介入操作，无须变换体位即可确定病灶深度。目前，DM引导下立体定位活检在国内应用较为广泛。

（二）DBT

DBT引导下乳腺病灶活检不仅用于微钙化的活检，还可用于仅DBT可见的结构

扭曲及小肿块活检。DBT利用断层合成技术，获得类3D图像。因此，DBT引导下病灶定位为三维立体定位，该方法可采取坐立位或俯卧位进行定位，可实施导丝定位活检或VAB。医生只需在病灶显示最清楚的一张断层图像上对病灶进行标记，计算机自动计算出乳腺中病灶的空间位置（X、Y、Z三维坐标），然后进行介入操作。部分微钙化在DBT上显示不如DM清楚，无法进行DBT引导活检，只能通过DM引导下对病灶进行活检。随着DBT的临床应用越来越广泛，目前国内少数单位已开展DBT引导下三维立体定位，使得仅DBT可见病灶的乳腺X线引导定位活检成为可能。

三、乳腺X线引导下病灶活检的适应证与禁忌证

（一）适应证

（1）乳腺未扪及肿块，而乳腺X线摄影发现可疑微小钙化病灶。

（2）乳腺未扪及肿块，而乳腺X线摄影发现可疑征象病灶（如肿块、结构扭曲等），并且超声下无法准确定位。

（3）部分3类病灶，如果其他影像学检查提示相应部位有可疑病灶，也可考虑活检。

（二）禁忌证

禁忌证为有重度全身性疾病及严重出血性疾病。

四、乳腺X线引导下的导丝定位活检

（一）术前准备

（1）签署知情同意书。

（2）核对和确认影像学资料，设计进针路径。

（3）检查影像定位设备，确保精度和准度。

（4）术前进行血常规检查和凝血功能实验室检查。

（二）术中注意事项

（1）DM引导下的二维导丝定位，选择进针体位的一般原则如下。

①若钙化位置较浅，在乳腺前1/3的钙化灶，一般选择CC位置进针，90°侧位确定导丝深度。

②若钙化位置较深，在乳腺后2/3的钙化灶，尤其是在乳中后1/3的钙化灶，推荐90°侧位进针，注意要根据CC位的钙化位置，确定内侧或者外侧进针。进针深度

约为腺体压迫厚度的2/3，进针后确定进针点在钙化灶位置后，再拍摄CC位调整导丝深度。

（2）DM或DBT引导下进行立体定位时，由于注射麻醉药之后，腺体厚度稍厚，考虑到定位针回弹因素，建议医生可根据具体情况多进针5~15 mm，需注意进针后安全距离不能小于3 mm。

（3）手术操作在影像引导下放置定位钢丝至病灶中央部位；如有必要，可考虑在病灶周围放置多根钢丝，以利于精确定位。

（4）摄片或录像记录影像定位下病灶和穿刺针的位置，留档。

（5）定位导丝插入点尽量位于外科医师标记的手术切口范围内。

（6）术中切除以定位钢丝顶端为中心至少半径2 cm范围内的乳腺组织（2 cm并非绝对，具体切除活检范围应该根据病灶大小、临床医师判断的恶性风险决定）。标本离体时，亦可考虑使用金属标记物标记标本切缘的4个方向再进行摄片，以利于在X线片上评估钙化灶在标本上的确切位置并确定补充切除的方向。

（7）微小钙化灶的活检标本应当立即摄片，待手术者确认取到病灶后，并将标本影像片和标本一起送病理学检查。对于所有临床不可触及的微小病灶，避免术中快速冷冻切片病理学检查，应采取常规石蜡切片；对于可完整切除的病灶，对标记切缘也要进行病理学检查。

五、乳腺 X 线引导下的真空辅助活检

（一）术前准备

（1）签署知情同意书。

（2）核对和确认影像资料，设计进针路径。

（3）检查影像引导设备和微创活检设备（真空辅助乳腺定向活检系统等），确保精度和准度。

（4）术前血液检验指标：进行血常规检查和凝血功能实验室检查。

（二）术中注意事项

（1）DM或DBT引导下立体定位标定靶点后，需在定位点用2%利多卡因注射液进行局部麻醉。但注射麻醉液之后，乳腺厚度增加，使得原来计算的Z轴深度偏小，因此，这时可以选择重新摄片选定靶点，重新计算病灶Z轴深度后，再激发旋切针。

（2）选择切口，采用就近原则，同时还需考量活检后的美观性。

（3）摄片或录像记录影像定位下病灶和穿刺针的位置，留档。

（4）取材足量，保证病理学诊断。有条件的中心，应该在活检部位放置金属

标记。

（5）活检结束后压迫手术部位5~15分钟。

（三）术后乳房和标本的处理

（1）术后应加压包扎至少24小时。若出现瘀血斑或血肿，则可延长包扎1~2天，一般2~4周后瘀血斑或血肿可消退。

（2）微小钙化灶的活检标本应当立即行乳腺X线摄片以确认是否取到病灶。

（3）将含有钙化的标本条与不含钙化的标本条分装于不同的容器内，用4%甲醛溶液固定，送检。如一侧乳房有多个肿物活检，应标记手术切除顺序，标本分别标号并分装在不同的容器内，用4%的甲醛溶液固定，送检。

六、解读结果

对病变乳腺X线摄影和活检结果进行评估，以确保两者一致，任何结论不一致的病例都需要病理科、影像科、肿瘤科和外科医生共同讨论，以达成共识。处理方案应个体化，需考虑患者的总体风险以及临床表现（临床检查结果、患者因素）、乳腺X线表现、活检方式的准确度等因素，对于不确定的病变可能需要取更多样本。

（1）活检结果为恶性与乳腺X线摄影结果一致，按照乳腺癌诊疗指南进一步评估治疗。

（2）活检结果为良性与乳腺X线摄影结果一致，推荐在活检后大约12个月时复查乳腺X线摄影。

（3）活检结果为高危病变如小叶原位癌、不典型增生等，需要结合影像学和临床情况评估，推荐乳腺X线摄影引导下再次导丝定位手术开放活检。

参考文献

1. 郭启勇.实用放射学.北京：人民卫生出版社，2020.

2. 邓朝晖，刘亚军，方铁，等.医用数字化X射线设备原理构造和维修.北京：中国医药科技出版社，2010.

3. 王克枢，肖杰.数字化X线摄影技术原理及应用分析.医疗装备，2015，28（1）：23-24.

4. 沈茜刚，顾雅佳，郑晓静，等.乳腺X线摄影辐射剂量、乳腺密度及体成分三者间的相关性研究.中国癌症杂志，2018，28（10）：755-761.

5. 张云燕，顾雅佳，彭卫军，等.数字乳腺断层合成X线成像结合合成二维图像对乳腺疾病的诊断价值.中华放射学杂志，2016，50（11）：833-837.

6. 尤超，顾雅佳，彭卫军，等.采用数字乳腺断层结合合成二维图像对乳腺病变的鉴别诊断价值.中华放射学杂志，2017，51（11）：828-833.

7. 姜婷婷，汤伟，尤超，等.双模式数字乳腺体层合成成像对乳腺疾病的诊断价值.中国癌症杂志，2021，31（10）：912-919.

8. 王思敏，顾雅佳.对比增强乳腺X线摄影的应用、挑战与前景.中华放射学杂志，2021，55（12）：1241-1245.

9. 姜婷婷，张盛箭，李瑞敏，等.对比增强能谱X线摄影对乳腺疾病的诊断价值.中华放射学杂志，2017，51（4）：273-278.

10. Joe B N，Sickles E A. The evolution of breast imaging：past to present. Radiology，2014，273（2 Suppl）：S23-S44.

11. Lee A Y，Ray K M. Surrogate Clinical End Points for Breast Cancer Screening Using Digital Breast Tomosynthesis. Radiology，2022，303（2）：267-268.

12. Heindel W，Weigel S，Gerß J，et al. Digital breast tomosynthesis plus synthesised mammography versus digital screening mammography for the detection of invasive breast cancer（TOSYMA）：a multicentre，open-label，randomised，controlled，superiority trial. Lancet Oncol，2022，23（5）：601-611.

13. Ghaderi K F，Phillips J，Perry H，et al. Contrastenhanced mammography：current applications and future directions . Radiographics，2019，39（7）：19071920.

14. Tang S，Xiang C，Yang Q. The diagnostic performance of CESM and CEMRI in evaluating the pathological response to neoadjuvant therapy in breast cancer：a systematic review and metaanalysis. Br J Radiol，2020，93（1112）：20200301.

15. 燕树林.临床技术操作规范·影像技术分册.北京：人民军医出版社，2004.

16. 尹玉梁.胸部体层摄影层面的选择技术.放射学实践，2003，18（2）：136.

17. 于春水，郑传胜，王振常.医学影像诊断学.北京：人民卫生出版社，2022.

18. 马力，刘运江，刘荫华.中国乳腺癌中心静脉血管通路临床实践指南（2022版）.中国实用外科杂志，2022，42（2）：151-158.

19. Bishop L，Dougherty L，Bodenham A，et al. Guidelines on the insertion and management of central venous access devices in adults. Int J Lab Hematol，2007，29（4）：261-278.

20. Glauser F，Breault S，Rigamonti F，et al. Tip malposition of peripherally inserted central catheters：a prospective randomized controlled trial to compare bedside insertion to fluoroscopic guided placement. Eur Radiol，2017，27（7）：2843-2849.

21. 余建明，曾勇明.医学影像检查技术学.北京：人民卫生出版社，2016.

22. Jang J S，Yang H J，Koo H J，et al. Image quality assessment with dose reduction using high kVp and additional filtration for abdominal digital radiography. Phys Med，2018，50：46-51.

23. Kawashima H，Ichikawa K，Nagasou D，et al. X-ray dose reduction using additional copper filtration for abdominal digital radiography：Evaluation using signal difference-to-noise ratio. Phys Med，2017，

34：65-71.

24. 陈飞，王悠清.1990—2019年中国食管癌疾病负担及其变化趋势分析.中国肿瘤，2021，30（6）：401-407.

25. 王道才，李春卫，刘凯，等.早期结肠癌低张气钡双对比造影检查与纤维结肠镜对比分析.医学影像学杂志，2011，21（12）：1831-1833.

26. 北京医学会放射技术分会，中华医学会影像技术分会.数字X线摄影成像技术和影像质量综合评价专家共识.中华放射学杂志，2022，56（7）：734-744.

27. 刘广月.数字X线摄影检查技术专家共识.中华放射学杂志，2016，50（7）：483-494.

28. 余建明.实用医学影像技术学.北京：人民卫生出版社，2015.

29. Völk M，Strotzer M，Gmeinwieser J，et al. Flat-panel X-ray detector using amorphous silicon technology. Reduced radiation dose for the detection of foreign bodies. Invest Radiol，1997，32（7）：373-377.

30. Rybak L D，Rosenthal D I. Radiological imaging for the diagnosis of bone metastases. Q J Nucl Med，2001，45（1）：53-64.

31. Miller T T. Bone tumors and tumorlike conditions：analysis with conventional radiography. Radiology，2008，246（3）：662-674.

32. D'Orsi C J，Bassett L W，Appleton C M et al. ACR BI-RADS® Mammography 2013. Reston V A：American College of Radiology，2013.

33. Liberman L，Menell J H. Breast imaging reporting and data system（BI-RADS）. Radiol Clin North Am，2002，40（3）：409-430.

34. Destounis S V，Friedewald S M，Newell M S，et al. Digital breast tomosynthesis（DBT）（A supplement to ACR BI-RADS? Mammography 2013）. Reston V A：American College of Radiology，2019.

35. Phillips J，Sung J S，Lewin J M，et al. Contrast enhanced mammography（CEM）（A supplement to ACR BI-RADS® Mammography 2013）. Reston V A：American College of Radiology，2022.

36. 中国抗癌协会乳腺癌专业委员会.中国抗癌协会乳腺癌诊治指南与规范（2021年版）.中国癌症杂志，2021，31（10）：954-1040.

37. Joe B N，Esserman L J.乳腺活检.Up to date，2021.

38. 王红彬，邓建红，柳杰，等.乳腺X线三维立体定位真空辅助活检技术要点探析.肿瘤影像学，2020，29（3）：209-213.

39. 周瑞，吴高松，侯晋轩，等.乳腺X线三维立体定位真空辅助乳腺活检在乳腺X线可疑钙化诊断中的价值.中国微创外科杂志，2022，22（9）：700-704.

40. Horvat J V，Keating D M，Rodrigues-Duarte H，et al. Calcifications at Digital Breast Tomosynthesis：Imaging Features and Biopsy Techniques. Radiographics，2019，39（2）：307-318.

41. Choudhery S，Anderson T，Valencia E. Digital breast tomosynthesis（DBT）-guided biopsy of calcifications：pearls and pitfalls. Clin Imaging，2021，72：83-90.

CT 检查

❖ 影技赋能　动查秋毫 ❖

❖ 肺腑之颜　精筛知早 ❖

❖ 肝胰有疾　形影相照 ❖

❖ 胃肠无形　整合思考 ❖

❖ 肾之要慎　尤涉泌尿 ❖

第一章

肿瘤CT诊断概述

一、CT技术发展沿革

1971年10月1日，在英国温布尔登的阿特金森·莫利医院（Atkinson Morley Hospital），人类历史上首位脑肿瘤患者接受了CT扫描。1972年4月在英国放射学研究院年会上亨斯菲尔德（Godfrey Hounsfield）宣读了CT的第一篇论文，宣告了CT机诞生。同年10月，在北美放射学会（RSNA）上，他们向全世界宣布了这个在放射学史上具有划时代意义的发明。1974年，美国George Town医学中心的工程师莱德雷（Robert Ledley）设计出了全身CT扫描机。至此，CT开创了可以用于全身扫描的时代。1979年，亨斯菲尔德和考迈克由于开发CT技术，共获诺贝尔生理学或医学奖。在其后近20年时间里，随着硬件设备的快速发展，越来越多的CT设备推向市场。CT设备也由首代球管与探测器平移加旋转，发展到第4代探测器环形排列、球管360°旋转扫描，使扫描速度与图像质量均得到了提高。虽然当时CT设备在快速发展，但也进入了一个通过已有技术无法再产生重大改进的阶段。

1987年末，滑环技术出现，CT机架旋转部分电力通过滑环进行传输，为螺旋CT的诞生奠定了坚实基础。1989年，随着滑环技术应用，一种不同于断层扫描模式的新的CT扫描模式——螺旋扫描模式（helical scan mode）诞生了。1990年，首篇螺旋CT临床研究成果发表，开启了容积扫描的革命，同时也带来了动态CT增强大范围临床应用。这次质的飞跃，也是CT发展史上一个重要的里程碑。

1998年，即螺旋CT诞生后的第10年，多层螺旋CT问世。多层螺旋CT被认为是CT技术发展的第2次革命。现代螺旋CT在第3代基础上利用滑环技术使球管和探测器可做连续旋转并增加了检查床移动速度。在这个阶段，出现第5代CT——电子束CT。电子束CT具有很高的时间分辨率，在解决心脏成像上曾一度被认为是很好的解决方案，但由于密度分辨率和空间分辨率不及螺旋CT，且螺旋CT转速越来越快，优势更加明显，因此电子束CT逐渐被淘汰。

随着技术不断进步，CT发展进入了一个探测器迅速变宽的时期，平均每18个月，探测器排数就增加一倍。但这种趋势在2007年终止了。因为空间限制，探测器越多，每个探测器就越小，会导致每个探测器扇角越小，所有探测器扇角的重叠区域才是有效成像区域，有效成像区域过小并不具有太大临床应用价值。此时，1977年的一个"多源CT"专利进入视野。多源CT系统由间隔排列多个球管和多个探测器组成，有助于提高时间分辨率，使心脏CT成像不再需要控制心率。双球管和双探测器的设计，使另一CT成像领域——双能量成像成为临床新选择。

未来CT的技术发展可能聚焦在光子计数探测器CT及相位对比CT技术。光子计数探测器可直接将X光衰减转换为电信号，以获得更清晰的图像，光子计数探测器将实现多能量成像。此外，光子计数探测器还将大幅度提高空间分辨率，获得更高清图像。另外，细分市场可能也是CT发展的一个方向，如专门用于乳腺检查的乳腺CT，专门用于宠物检查的小孔径CT等。人工智能与CT整合，在扫描时辐射剂量控制、扫描序列智能化等方面可为CT检查提供更精准、更智能化、更安全的检查方案。

二、CT成像基本原理

CT机主要由3个部分组成：扫描部分、计算机处理部分、显示及存储部分。X射线发射源、探测器、扫描支架组成了扫描部分。CT机计算机处理部分负责处理由扫描部分得到的数字信号，然后进行数据运算，生成CT图像并在存储部分保存。

CT机对扫描对象某一特定部分某一厚度层面进行扫描处理，穿过该物体的X射线被探测器接收，由光电转换器转换为电信号，通过采集器将模拟电信号采样转化，再用计算机处理得到数字信号。

三、CT成像的特点

（1）CT密度分辨率高，可直接显示X线检查无法显示的器官和病变。

（2）CT检查方便、迅速安全，患者静止状态下即可顺利完成检查，易接受，且随诊方便，尤其对急诊患者能较快做出诊断，对争取时间抢救病人起重要作用。此外，CT还可对急症在短期内重复检查，有利于观察病变演变。

（3）CT克服了传统X线平片影像重叠、相邻器官组织密度差异不大而不能形成对比图像、软组织构成器官不能显影或显影不佳等不足。与核医学及超声图像相比，CT图像清晰，解剖关系明确，病变显示良好，因此，病变检查率和诊断准确率高。

（4）CT可获得各种正常与病变组织的X线吸收系数，以行定量分析，即不仅显示不同密度器官、组织或病变的影像，还能直接得到各自对X线吸收的数值，即吸收系数。

（5）CT可行图像处理，由于图像来自吸收系数转换，可将图像密度或灰度进行调节以适合观察某种组织或病变，而X线平片各部影像密度是不能调节的。

（6）CT可行增强扫描，使图像更为清晰，并对某些病变进行鉴别诊断，能提高病变诊断准确率及显示率。

四、常用CT检查方法

（一）定位像扫描

定位像扫描是CT检查开始时进行的扫描，类似于被检部位X线平片，用于对患者横断扫描范围进行规划和定位。它不同于CT横断扫描方式，X线球管定位在机架0°、90°、180°或270°中任意位置，曝光后检查床连续移动设定距离，便完成定位扫描，可见与扫描层面相对应的定位线。除定位外，定位像可提供其他重要信息，如可反映部分病变大体解剖位置，提供病变与邻近结构立体解剖关系。

（二）CT平扫

CT平扫相对于CT增强而言，是指不使用任何静注碘对比剂，检查时只需进行普通CT扫描。CT平扫首先是初步发现疾病，如发现问题，可能需进一步行CT增强或其他方式的CT检查。

（三）CT增强

CT增强是在CT检查时静注碘对比剂后进行CT检查，常规从肘静脉等外周静脉注入碘对比剂，再根据相应扫描时序或期相进行CT扫描，通过增加对比度使病变和正常组织形成密度差，使病变组织显影更加清晰。部分肿瘤在平扫时发现，但很难界定良恶性，是富血供还是乏血供，此时需用增强手段明确诊断。

（四）CT血管造影

CT血管造影（CT angiography，CTA）是一种非创伤性血管成像技术。血管造影最初是一种介入检查方法，CT检查时碘对比剂在静脉内被快速注入血管内，在预定时间内启动扫描，由于血管内碘对比剂对X线吸收作用，使血管CT值明显高于周围组织，形成血管影像。经过计算机对图像处理，可通过三维方式更好显示血管系统。CTA是将CT增强技术与薄层、大范围、快速扫描技术相整合，通过合理后处理，清晰显示全身各部位血管细节，具无创和操作简便的特点，对血管变异、血管疾病以及显示病变和血管关系有重要医学价值。

（五）CT灌注成像

CT灌注成像（CT perfusion imaging，CTP）指在静注对比剂同时对选定层面连续多次扫描，以获该层面内每一像素的时间——密度曲线（time-density curve，TDC），TDC反映的是对比剂在该器官中浓度的变化，间接反映了组织器官灌注量变化。CT灌注是一种功能性成像方法，是在同层动态CT图像处理技术上发展起来的。根据核医学计算器官血流量原理，20世纪90年代初，Miles等提出了CT灌注成像概念，即在团注对比剂后行同层动态扫描，由层面内每一像素的增强率计算其灌注值，并以灰阶显示形成组织灌注的定量图像，具有较高的时间和空间分辨率。此后相关研究便逐渐开展并用于临床。

常规CT主要反映形态学变化和密度差异，CT灌注成像可在反映形态学变化的同时反映组织生理功能改变。其原理是利用碘对比剂到达靶器官的时间——密度曲线（TDC）来观察靶器官的血流动力学变化。

CT灌注成像有非去卷积法和去卷积法，原理是基于碘对比剂具放射性同位素弥散特点，通过从静脉团注碘对比剂，在同一区域行重复快速CT扫描，建立动脉、组织、静脉的TDC，并通过不同数学模型计算出灌注参数及彩色函数图，从而对组织灌注量及通透性做出评价。因此，CT灌注成像能更有效地量化反映局部组织血流灌注量改变，对明确病灶血液供应具重要意义。

非去卷积法应用Fick原理，即组织器官中对比剂蓄积速度等于动脉流入速度减去静脉流出速度，又分为瞬间法和斜率法。由于非去卷积法假定对比剂注射速率是瞬间的，与实际情况不相符合，要想获得血流量和平均通过时间的定量结果，运算法必须考虑对比剂的实际注射速率。去卷积法是在上述2种非去卷积法概念基础上，由Cenic于1999年提出。去卷积法利用推动剩余函数计算碘对比剂静脉流出，对灌注流入动脉和流出静脉综合考虑，计算血流量（blood flow，BF）、血容量（blood volume，BV）、对比剂平均通过时间（mean transit time，MTT）时不需对潜在脉管系统进行假设，与实际血流动力学相近，计算出的灌注参数和函数图更能反映病变内部实际情况。

（六）CT靶扫描

CT靶扫描是对指定部位进行高分辨率、小FOV、超薄层扫描的一种CT检查，主要用于肺部的CT检查。普通肺部CT是常规扫描，一般扫描层厚1~2 mm，FOV为40 cm，视野较大，对细节显示不够清楚，特别是对肺部小结节。CT靶扫描采用扫描层厚0.5~1.0 mm、FOV为20~30 cm，重建分辨率1024×1024对病变局部进行扫描，视野更清楚，精度更高，能连续对小结节进行多层重叠显示。

（七）能量CT

能量CT即在两个或更多能量下获取物质衰减信息，不同组织能量依赖性不同，可基于光子吸收差异对不同组织进行鉴别和分类。目前的临床实践，主要通过在2种不同能量水平上实现，多称为双能量CT。由于不同厂商产品特色及能量扫描实现形式不尽相同，有双能量CT、能谱CT、光谱CT等多种命名及术语。

能量CT根据人体组织对不同能量X线吸收不同而形成影像，故能得到比常规CT检查更多信息，包括能谱曲线、单能量影像、物质分析、有效原子序数等。能量CT成像的实现需有采集、能量解析及后处理3部分组成的影像链。

目前能量CT成像包括单源序列扫描双能量CT、单源瞬时管电压切换双能量CT、单源双光束能量CT、双源双能量CT、双层探测器光谱CT、光子计数CT等。

（1）单源序列扫描双能量CT：分别使用高管电压和低管电压对相同层面进行快速连续扫描，获得2套独立的高低能级的图像。由于序列扫描需要球管旋转2圈，2次扫描的间隔时间较长，会造成呼吸和心脏运动的配准失误，以及组织注射对比剂前后两次扫描间对比增强的变化。

（2）单源瞬时管电压切换双能量CT：可在机架旋转期间实现同一X射线球管电压在80 kVp和140 kVp间的快速切换（<0.5 ms），并由同一个探测器接收高低能级2套信息。

（3）单源双光束能量CT：采用分离滤波技术，将120 kVp的射线束预先分离成高、低2种能级的光子束（67.5 keV和85.3 keV）。高、低2种能级的光子被对应位置探测器沿Z轴方向（纵向）分别接收。

（4）双源双能量CT：采用2个相隔几乎垂直角度（90°和95°）的X射线球管和2个相应探测器，在同一个解剖层面同时发射不同管电压的X射线，在相对较小空间配准误差下，分别由对应不同探测器同时采集上述高低能量数据。

（5）双层探测器光谱CT：基本结构和传统CT相似，只使用X射线球管，但探测器由空间上对等的上、下两层构成，上层采集低能光子信息，同时允许高能光子穿透并在下层被吸收，2种光子能量信息分别通过侧置光电二极管传输出两套数据集用于能量分析。通过高、低能数据相加，在每次扫描中获得常规CT图像数据。

（6）光子计数CT：基于半导体的光子计数探测器（碲化镉、碲化镉锌、硅、砷化镓）直接将X射线转化成电信号，通过设定能量阈值，该阈值能量以上的X射线光子以相同权重计数，从而产生检测器信号。

（八）CT低辐射剂量扫描

CT低辐射剂量与常规CT检查相比患者所受辐射剂量更低，通过优化扫描参数来降低辐射剂量，通过不同重建算法提高图像质量来实现这一目标。当前CT低剂量扫描已广泛用到肺癌筛查等检查中。降低辐射剂量方法有很多，主要有降低X线球管的管电压、减小管电流、缩短扫描时间、加大扫描螺距等方法。对低辐射剂量的CT图像，直接带来的影响就是硬化伪影和图像噪声。虽然目前设备更新及图像重建算法的发展已使患者在检查中接受的辐射剂量大幅降低，但过低剂量图像还是会影响到影像诊断。

第二章

脑肿瘤

脑肿瘤是中枢神经系统的常见疾病，包括脑原发性肿瘤及转移性肿瘤。影像检查是脑肿瘤主要诊断方法，特别是CT和MRI。但相比而言，MRI对软组织分辨率高，多参数成像在脑肿瘤诊断中价值优势明显，特别对原发性肿瘤。但对有钙化的肿瘤如少突胶质细胞瘤，CT具有一定优势。对转移瘤，CT、MRI增强均可帮助诊断，但CT成像快速，对不配合或坚持度差者具明显优势。随着新技术使用，CT灌注检查及CT能谱检查也为脑肿瘤诊断提供更多成像参数，例如血流灌注成像及成分分析，更有利于肿瘤轮廓和范围显示、分期及肿瘤鉴别诊断。

一、检查方法和操作流程

（一）颅脑CT平扫

1.适应证

颅脑疾病（包括颅内肿瘤、颅脑外伤、脑血管疾病等）的初筛，作为颅脑常规检查，成像快速；适于昏迷、躁动及坚持度较差者；具幽闭恐惧症而无法行MRI检查者；有中枢神经临床症状者。

2.检查前准备

（1）去掉扫描区体表所有金属物（如义齿、项链、耳环等）。

（2）外伤患者如有出血需临床对症处理后再做检查。

（3）嘱患者扫描中体位保持不动且不能做开口运动。儿童或不能配合者需药物镇静。

3.检查方法

（1）选择具一定倾斜角度头架，同时在头托内放置头垫。

（2）标准头部前后位摆放患者头部，在头两侧加固泡沫塞对头部进行固定。

（3）将头的中心位置放在扫描中心位置。不仅可防止患者在检查中头部运动还可避免X射线对眼球直射，尽量抬高头顶可使听眦上线垂直台面，以听眦上线为扫描基线可有效避开眼晶体等敏感器官，可大大降低白内障风险。小儿CT检查，可在不影响影像诊断质量前提下采用低剂量扫描，即降低扫描kVp或mAs。小于10岁患儿，管电压用80~100 kVp，扫描基线用听眉线，以减少X射线的辐射损伤。

4.扫描参数

常使用轴扫，按扫描基线进行逐层采集，射线束准直宽度据探测器宽度设置，准直器宽度通常为2~8 cm，对256层以上宽体探测器CT，可设置成16 cm。扫描底部含小脑，顶部含大脑顶叶。对躁动或昏迷急诊患者，为增加扫描速度，减少因非主动移动带来的伪影，可使用螺旋扫描模式，相比轴扫模式会有一定程度对比度分辨力下降。具体参数见表19-1。

表19-1　颅脑CT扫描参数表

项目	内容
检查体位	仰卧,头部放置于头架内
扫描范围	颅底至颅顶
扫描方式	轴扫或者螺旋扫描
管电压(kVp)	100~120
管电流(mA)	自动管电流调制技术(参考剂量水平CTDI$_{vol}$<49 mGy,儿童适当降低剂量)
扫描方向	由足侧到头
层厚(mm)	5
层距(mm)	5
卷积核	颅脑及骨
窗宽/窗位(HU)	脑组织窗 [85 /35],骨窗[1200~1400 / 300~400]

(二)颅脑CT增强

颅脑CT增强检查技术是通过静注含碘对比剂的方式，提高血管及组织间衰减值对比度，提高血管及血运丰富组织与其他组织间的对比度进行成像。可配合CTA、CT灌注及CT能谱技术一同使用，增加脑肿瘤参数信息。

1.适应证

满足颅脑CT平扫适应证；CT平扫发现颅内占位病变等异常；无碘对比剂增强检查的禁忌证。

2.对比剂注射方案

对颅内肿瘤、炎症、血管性疾病及脑损伤慢性期病变，采用增强扫描。常规对比剂用量为50~80 mL，推注20~30 mL盐水。高压注射器团注给药，速率为1.5~2.5 mL/s。观察血管病变（如动脉瘤、动静脉畸形等），注射速率可达2.5~3.0 mL/s。小儿可采用手工推注；患者体弱或BMI<18 kg/m²，对比剂用量酌减，可按1.5 mL/kg行对比剂总量设置；对长期化疗或心功能差患者，可适当降低对比剂注射速度。血脑屏障使碘对比

剂到达颅脑血管和脑组织时间相差较大。可根据病变性质设置颅脑增强延迟扫描时间，如转移瘤、脑膜瘤等可延迟扫描时间至5~8分钟。

3.扫描参数

据患者具体情况设置扫描参数。BMI<25 kg/m^2 使用100 kVp，BMI>25 kg/m^2 使用120 kVp。FOV包全皮肤。常规平扫横断面采用非螺旋逐层扫描。扫描层厚、层距为5~8 mm，范围包括全脑。临床怀疑颅顶病变或肿瘤占位病变需定位，采用较薄层厚扫描。

（三）颅脑CTA

1.适应证

同CT增强检查适应证；脑肿瘤合并脑血管病或用于术前评估及术后评估；用于评价脑肿瘤供血血管；评价脑肿瘤对血管压迫或侵犯情况；脑血管畸形等。

2.对比剂注射方案

颅脑CTA对比剂注射方案见表19-2。对比剂用量0.3~0.4 gI/kg，总量50~70 mL，跟注生理盐水50ml。脑血管疾病主要分为出血性和缺血性脑血管病两大类，主要病因有动脉瘤、动静脉畸形、动脉狭窄及闭塞、静脉血栓等。由于脑部血管丰富，对比剂从动脉经毛细血管网到静脉时间较短为5~6 s，所以快速扫描及适当延迟时间曝光是保证头部CTA能获纯动脉期且强化充分并无静脉污染，曝光时间最好在3 s内，实时监测对比剂（bolus tracking）的方法。合理确定延迟时间是头部血管成像成败的重要因素。延迟时间过短，则动脉强化不足；延迟时间过长，则静脉污染严重，影响动脉显示。

表19-2　颅脑CTA对比剂注射方案

项目	内容
对比剂用量（gI/kg）	0.3~0.4
盐水总量（mL）	50
注射方式	对比剂（3.0~5.0 mL/s，60~80 mL）＋生理盐水（4.0 mL/s，30 mL）
延迟扫描时间	自动触发扫描方式,阈值设为100 HU,监测层面选择主动脉弓或者舌骨根部层面,ROI定在升主动脉或颈动脉

ROI设置在升主动脉，远离上腔静脉，避免上腔静脉放射状伪影干扰CT值，对比剂注射后延迟10 s开始监测，阈值设置为100 HU。

3.扫描参数

依据患者的具体情况设置扫描参数（见表19-3）。为获得更好三维后处理效果，重建层厚0.7~1.0 mm，重建间隔0.7 mm。

表 19-3　颅脑 CTA 成像扫描参数表

项目	内容
检查体位	仰卧，头部置于头架和扫描中心
扫描范围	颅底至颅顶
管电压（kVp）	100~120
管电流（mA）	自动管电流调制技术（参考剂量水平 $CTDI_{vol}$<49 mGy，儿童适当降低剂量）
曝光时间（s）	≤3
扫描方向	由足侧到头
层厚（mm）	0.75~1.0
层距（mm）	0.75~1.0
卷积核	软组织

颅内肿瘤、颅内感染、颅脑先天畸形及发育异常、脑变性病变、脱髓鞘病变一般只需行颅脑平扫及增强检查，需了解病变增强情况、大小、边缘强化程度，脑室、脑沟及邻近组织是否有压迫移位。对需要行开颅手术的肿瘤患者需行 CTA 检查，了解肿瘤供血动脉及引流静脉等，这在后处理时需尽可能显示供血动脉。

脑血管性病变病理机制复杂，除常规平扫及增强检查，还需另行 CTA 检查，了解血管形态改变，病变血管位置、大小，与周围血管关系，为手术提供路径及方式。

（四）颅脑 CT 灌注

脑 CT 灌注成像根据扫描层面内每一像素时间——密度曲线计算出 BF、BV、MTT、对比剂峰值时间（time to peak，TTP）等参数，以此来评价组织器官灌注状态。普通 CT、MR、超声等主要反映解剖形态变化，而 CT 灌注技术反映生理功能改变，因此是一种功能影像。

1. 适应证

脑肿瘤术前评估，脑肿瘤术后评估，脑肿瘤放化疗疗效评价，缺血性脑卒中。结合 CTA 后处理评价方法，也可增加对脑血管结构异常的评价。

2. 检查前准备

检查前准备同 "CT 增强"，使用摇篮床（Jog）扫描方式扫描，CT 检查床需往复运动进行扫描，建议使用头托与绑带配合固定头部，可减少灌注各期产生图像移位，减少 X 射线对晶状体损伤，对临床需多次 CTP 检查者可大大降低白内障风险。

3. 对比剂注射方案

推荐注射方案如表 19-4。推注 20 mL 生理盐水，检查静脉通道通畅后注射对比剂，同时按下触发扫描键，对比剂推注完成后加推注 40 mL 生理盐水，冲刷残留静脉通道对比剂，同时推动对比剂循环，扫描将在设定延迟时间 5 s 后开始。

表 19-4　颅脑CT灌注推荐注射方案

项目	内容
对比剂用量	（350 mgI/mL）50 mL
流速（mL/s）	5
对比剂注射时间（s）	≤8
触发扫描时间（s）	5

4.扫描参数

设置如表 19-5 所示，曝光间隔（1.5 s）与曝光扫描时间（0.5 s）之和要为0.5的倍数，便于计算时间。

表 19-5　颅脑CT灌注扫描参数

项目	内容
扫描范围	颅底至顶叶脑实质
扫描模式	电影或者摇篮床模式
曝光间隔	1.5 s
管电压（kVp）	80~100
有效管电流（mAs）	150
旋转时间（s）	0.5
扫描延迟（s）	5
FOV（mm）	200
重建层厚（mm）	1.00~1.25
重建间隔（mm）	1.00~1.25
窗宽/窗位（HU）	[150 / 50]

5.后处理图像

将所有扫描期相图像用灌注后处理软件处理，得到伪彩图，可更清楚显示病变脑组织影像。CT灌注成像可清晰显示血肿周围异常脑血流动力学变化，且较精确检测相关数据，判断为缺血性脑出血还是为其他原因脑出血，可作为临床观察一条重要指标，对治疗方案选择、疗效及预后评估有重要参考意义。

（五）颅脑能量CT

能量CT是一种利用高低能量扫描方案同时获取数据并将基于CT密度值的图像转化为物质特异性或能谱成像的新技术。能量CT大多采用80 kVp和140 kVp采集数据，并通过物质分离重建技术等后处理获得混合能量图像（平均加权图像）、低能量图像（40 keV图像）、高能量图像（140~200 keV图像）、碘基图像、水基图像和虚拟平扫图像等。主要定量参数是在成像区域选取感兴趣区（ROI）由后处理软件自动生成，目前常用参数有碘基物质浓度、水基物质浓度、有效原子序数和能谱曲线斜率。虽然能量CT用于脑肿瘤诊治相对较晚，但最近几年发展较快，在一定程度上提高头颈部肿瘤诊断和临床分期诊断的准确率。

1.适应证

该技术适应证有脑肿瘤术前评估、脑肿瘤术后评估、脑肿瘤放化疗疗效评价、缺血性脑卒中。结合CTA后处理评价法，也可增加对脑血管结构异常评价。从最初诊断和分期到治疗计划，治疗反应的评估和随访。

2.检查前准备

检查前准备及对比剂使用方案同"CT增强"。能量CT也可进行平扫，对脑肿瘤CT检查，常需进行平扫期和静脉期的能谱扫描。

3.扫描方案

扫描参数设置见表19-6，因使用设备不同，扫描方式相差很大。

4.后处理图像

图像用能谱图像后处理软件进行处理。

表19-6　颅脑能谱CT扫描参数表

项目	内容
检查体位	仰卧,头部放置于头架内
扫描范围	颅底至颅顶
扫描方式	能谱扫描
管电压(kVp)	视使用设备
管电流(mA)	自动管电流调制技术(参考剂量水平CTDI$_{vol}$<49 mGy,儿童适当降低剂量)
扫描方向	由足侧到头
层厚(mm)	5
层距(mm)	5
卷积核	颅脑

二、诊断要点

脑肿瘤CT诊断要点：①定位及定性诊断；②治疗前肿瘤分期评估；③鉴别诊断。

（一）脑肿瘤的定位及定性诊断

脑肿瘤包括原发性脑肿瘤和脑转移瘤。原发脑肿瘤最佳治疗手段是手术彻底切除，然因正常脑组织的不可切除性及恶性肿瘤向颅内广泛浸润生长特点，手术大范围彻底切除极为困难。因此，减少脑组织损伤、保护脑中枢功能、最大限度消除肿瘤是CT诊断检查为临床手术提供支持的主要目标。

脑肿瘤诊断包括确定肿瘤有无、定位、定性、定量诊断。肿瘤有无可通过大小和密度判断，一般直径大于1.0 cm肿瘤，可在CT平扫表现为低密度或高密度。肿瘤定位：根据肿瘤同脑室、脑池及相邻颅骨结构的关系，多可判断肿瘤位置。肿瘤与上述结构无接触或接触面小于肿瘤的最大直径多为脑内肿瘤，脑外肿瘤以广基与内板或大脑镰及天幕相连或有内板骨质改变，肿瘤边界清晰、锐利。

脑室内、外肿瘤的判断：脑室内肿瘤表现为局部脑室扩大，并见残留部分脑室围绕肿瘤而脑室无移位，肿瘤悬垂于脑室腔内，且与脑室壁间夹角为锐角或肿瘤形状与脑室外形一致。脑实质肿瘤表现为脑室局部受压、移位、变形；肿瘤中心位于脑室系统外；较为广泛脑水肿。肿瘤定量可通过 CT 横断层显示肿瘤前后径和宽径，冠状位或矢状位重建估计肿瘤高径，并需确定肿瘤数目。

脑肿瘤的定性诊断需对脑肿瘤分类进行细致了解。2021 年 6 月，第 5 版 WHO 中枢神经系统肿瘤分类（WHO CNS5），是继 2016 年 WHO 中枢神经系统肿瘤更新首次将分子数据与组织学整合对中枢神经系统肿瘤进行第二次分类更新。WHO CNS5 的变化将肿瘤分为更多生物学和分子定义的病理类型，具更好的疾病自然史特征，并引入新的肿瘤类型和亚型，尤在儿童人群中。最重要的是，这些更新分类将能更好地了解特定 CNS 肿瘤患者的预后和最佳治疗，它还将有利于更多同质化患者群体参与临床试验，促进对新疗法的评估。

WHO CNS5 采取新方法来区分胶质瘤、胶质神经元肿瘤、神经元肿瘤，并分成以下 6 类：①成人弥漫性胶质瘤（成人原发性脑肿瘤中最常见的神经源性肿瘤，例如，胶质母细胞瘤，IDH 野生型）；②儿童弥漫性低级别胶质瘤（预后较好）；③儿童弥漫性高级别胶质瘤（常具有侵袭性）；④局限性星形细胞胶质瘤（与第①、②、③组的"弥漫性"不同，"局限性"指的是肿瘤更坚实的生长模式）；⑤胶质神经源性和神经源性肿瘤（一组不同的肿瘤，以神经元分化为特征）；⑥室管膜瘤（现在根据位置，组织和分子特征进行分类）。脉络丛肿瘤具明显上皮特征，不同于胶质瘤、胶质神经元肿瘤和神经元肿瘤。脑膜瘤在 WHO CNS5 中认为是单一类型，其 15 个亚型反映了广泛形态学谱。现在强调定义不典型或间变性（即 II 级和 III 级）脑膜瘤标准应适用于任何潜在亚型。

（二）脑膜瘤

脑膜瘤是发生在颅内的肿瘤，多为良性，少数可能恶变。脑膜瘤可引起局部脑组织受压，造成头痛、恶心呕吐、偏瘫、视力下降等。

2007 年，WHO 根据脑膜瘤复发倾向和侵袭性分为 3 级 15 种病理亚型。 I 级为良性脑膜瘤（benign meningioma，BM），包括脑膜上皮型、纤维型、血管瘤型、砂粒体型、过渡型、微囊型、淋巴细胞丰富型、分泌型及化生型； II 级性质介于良恶性间，包括非典型性、透明细胞型及脊索样型； III 级为恶性脑膜瘤（malignant meningioma，MM），包括间变型、横纹肌样型及乳头样型。

研究显示 CT 能谱成像在病灶分级研究测量中低能量水平（40~70 keV）对应单能量 CT 值及能谱衰减曲线斜率对脑膜瘤分级诊断有显著价值；WHO I 级脑膜瘤能谱衰

减曲线斜率均小于WHO Ⅱ级脑膜瘤的曲线斜率,具有统计学意义。在分型诊断中测量病灶在低能量水平(40~60 keV)对应的单能量CT值对WHO Ⅰ级脑膜瘤分型中有鉴别诊断意义。

脑膜瘤的CT表现如下。

(1)平扫多数呈均匀高密度,少数为等密度,偶见低密度。肿瘤内可见低密度坏死区,15%~20%出现钙化,常为斑点状或整个瘤体均匀钙化。肿瘤边界清楚,宽基底与骨板或硬膜相连,与硬膜呈钝角。瘤旁水肿或多或少。

(2)周围脑组织受压,脑白质塌陷。局部骨质弥漫性或局限性增生硬化,亦可见骨质侵蚀破坏。脑膜瘤位于静脉窦旁,可侵犯静脉窦,出现静脉窦栓塞。

(3)增强扫描90%明显均匀强化,少数轻度或环状强化。静脉窦受侵增强扫描可见静脉窦内充盈缺损。

(4)颅底脑膜瘤可呈扁平状,表现为片状匍匐样生长。

(5)浸润性脑膜瘤CT表现与胶质瘤类似,但宽基底与脑膜相连提示脑外病变。

(三)胶质瘤

胶质瘤包括星形细胞瘤、少突胶质细胞瘤、室管膜瘤、多形胶质母细胞瘤等。胶质瘤为最常见脑瘤,占全部脑瘤的40%~45%。

星形细胞瘤对成年人多发生在大脑半球,儿童多见于小脑半球。多浸润性生长,无包膜,与正常组织界限不清。发生囊性变者常见于小脑。

胶质瘤的CT表现如下。

(1)浸润性生长的星形细胞瘤,CT平扫表现为低密度区,边缘多不规整,与周围水肿不易区分,CT值多为20 HU左右,占位效应和病变范围大小有关。肿瘤分化较好,增强扫描一般无强化。

(2)囊性星形细胞瘤,CT平扫为囊性低密度,边界清楚,实性部分或壁结节密度与脑实质类似,瘤旁水肿常见,占位征象较明显。增强扫描实性部分中度强化。

(四)脑转移瘤

脑转移瘤一般多发,少数单发。常见于大脑中动脉分布区,多位于灰白质交界处。可见脑膜或颅骨转移,可形成癌性脑膜炎。

脑转移瘤的CT表现如下。

(1)转移瘤平扫可呈等、低或高密度,多发转移瘤大小不等,多位于皮层或皮层下。

(2)瘤周水肿明显,常累及白质,较少累及灰质,一般在皮层下表现为指状水肿。

(3)增强扫描病变可轻到中度环形或结节状强化。

（4）较大转移瘤易坏死及出血，个别可见钙化。

（5）来源于肺、乳腺、肾及结肠癌转移多为低密度。来源于淋巴瘤及黑色素瘤转移常为等密度。

（6）转移瘤出血常见于肾癌、乳腺癌、黑色素瘤及绒毛膜上皮癌。转移瘤钙化常见于骨、软骨肉瘤。单发巨大转移瘤CT表现与胶质母细胞瘤相似，但转移瘤位置一般表浅。

三、鉴别诊断

脑肿瘤鉴别诊断可通过直接征象和间接征象区分。

直接征象：①病灶密度，因肿瘤种类、细胞分化程度等而不同。脑膜瘤常为略高密度或等密度。胶质瘤多为低密度、混杂密度或囊性肿块。颅咽管瘤因含胆固醇，常呈低密度。②肿瘤病灶深浅位置可反映组织起源，有助于判断肿瘤性质。脑膜瘤位置表浅；胶质瘤常位于深处；转移瘤多位于皮质和皮质下区。③病灶大小、数目、形状及边缘可反映肿瘤生长方式。转移瘤常为较小、多发、类圆形；脑膜瘤，常为较大、单发、类圆形；垂体瘤一般大小不定、单发、多不规则；脑膜瘤、垂体瘤、听神经瘤常位于脑外，有完整包膜；而恶性胶质瘤常位于脑内，呈浸润性生长，故边界不清。④肿瘤坏死、囊变，生长迅速的肿瘤如胶质瘤和转移瘤，中心常因缺血而坏死、囊变。出血，肿瘤内血管形成不良，可因肿瘤牵拉、挤压而破裂出血，发生率为3%~4%，出血见于转移瘤、胶质瘤及垂体瘤。⑤肿瘤钙化常见于颅咽管瘤、少突胶质细胞瘤、脑膜瘤、脉络丛乳头状瘤及松果体区肿瘤。

脑肿瘤间接征象：①周围水肿多发生在髓质，很少累及皮质。见于低密度区，围绕病灶周围，范围不同，CT值为15~25 HU。水肿程度并不取决于肿瘤大小，小转移瘤可发生严重水肿，大脑膜瘤水肿也可有轻度或无脑水肿。②肿瘤及继发脑水肿具占位作用。表现为相邻脑室或脑池、脑沟的狭窄、变形和移位，重者可表现为中线结构明显移位。③骨质改变：临近颅骨肿瘤，特别是脑外肿瘤可产生骨质改变。脑膜瘤可发生骨增生和骨破坏；垂体瘤发生蝶鞍扩大、破坏；听神经瘤则出现内耳道扩大等。④肿瘤破坏、侵蚀或膨入相邻结构，出现软组织肿块。垂体瘤压迫鞍底，膨入蝶窦内则于窦内出现与瘤体相连的软组织影；脑膜瘤会破坏颅壁、侵入头皮，可出现向颅外膨出的软组织肿块；脊索瘤可于鼻腔内见肿块影。

能谱CT为CT诊断提供更多参数，特别是用"三明治"探测器无须单独选择能谱扫描，常规扫描都可以获得能谱图像。有研究示定量能谱CT成像在鉴别鞍区脑膜瘤和垂体腺瘤中具广阔诊断潜力。鞍区脑膜瘤碘图的碘含量和平均CT值与垂体腺瘤患者差异显著，且静脉期碘图和平均CT值的整合在所有阶段中具最高敏感性（90.9%）和特异性（100%）。

第三章

肺肿瘤

肺癌是我国发病率、死亡率均居首位的恶性肿瘤，原发于支气管上皮、腺上皮或肺泡上皮，为肺内最常见恶性肿瘤。组织学分为鳞状细胞癌（以下简称"鳞癌"）、腺癌、腺鳞癌、小细胞癌、大细胞癌等。根据发生部位，分为中央型、周围型和弥漫型。中央型指发生于肺段或肺段以上支气管的肺癌，主要为鳞癌、小细胞癌、大细胞癌、类癌等。周围型指发生于肺段以下支气管的肺癌，主要为腺癌，也见于鳞癌、小细胞癌、类癌等。弥漫型指在肺内弥漫性分布的肺癌，以黏液腺癌多见。胸部CT检查是肺癌诊断、分期及疗效评估的重要手段，推荐采用肺靶扫描和增强扫描。

一、适应证

（1）纵隔：肿瘤、淋巴结肿大、血管病变等。

（2）肺：肿瘤、急慢性炎症、间质性和弥漫性病变、职业病诊断和鉴别诊断。

（3）胸膜和胸壁：胸膜和胸壁病变、气胸、胸腔积液、外伤等。

（4）心包和心脏：心脏肿瘤、心包积液、心包肥厚等。

（5）大血管病变：包括主动脉瘤、夹层动脉瘤、肺动脉栓塞、血管畸形等。

（6）气管与支气管病变：支气管肿瘤及异物、先天性发育异常等。

（7）胸部手术后疗效评价。

二、检查方法和操作流程

（一）肺部CT平扫

CT平扫是最常见的胸部疾病检查方法，同时对食道和贲门肿瘤检出有一定作用，如排除食道良恶性肿瘤，食道异物等。扫描时间应尽量短，以减少呼吸及心血管搏动影响。

1.检查前准备

除去扫描部位所有可去除的金属物品及可能影响X线穿透力的物品。根据CT扫描时间对患者进行屏气训练，屏气幅度为最大吸气幅度的70%。

2.检查方法

（1）患者仰卧位置于CT检查床正中，使侧面纵轴线中心与CT激光侧位中线重合。定位像扫描范围自锁骨上5 cm至足侧30~35 cm。

（2）辐射防护：使用铅三角巾在盆腔防护性腺，铅围脖距扫描范围外防护甲状腺。

3.扫描参数

肺部CT平扫的扫描参数见表19-7。

表19-7 肺部CT平扫扫描参数

项目	内容
扫描体位	仰卧位(困难者可俯卧位或侧卧位)
扫描范围	肺尖至肺底包括全肺
扫描方式	螺旋扫描
管电压(kVp)	100~120
管电流(mA)	自动管电流调制技术(参考剂量水平$CTDI_{vol}$<15 mGy,儿童适当降低剂量)
螺距	≈1.0,屏气困难者可增大螺距
旋转时间(s)	0.5~0.6
FOV(mm)	350~400
扫描层厚(mm)	1~2
扫描间距(mm)	1~2
卷积核	纵隔及肺,层厚5 mm
窗宽/窗位(HU)	纵隔窗[300~400 / 30~40] 肺窗[1200~1500 / -600~ -800]

（二）肺部CT增强

肺部CT增强可更好显示肺内病变、心脏和周围大血管病变，有利于对病变定性分析、提高肿瘤分期准确性以及判定肿瘤手术切除的可能性。在其他肺部CT检查如CTA、CT灌注及能量CT中也会使用增强技术，以获更多肿瘤参数信息。

1.检查前准备

检查前2~4小时禁食或少餐，可饮用少量纯净水。其他准备同肺部平扫。

2.检查方法

（1）对比剂注射：静注非离子型碘对比剂，0.35 gI/kg，流率2.5~3.0 mL/s。

（2）增强方法：肺部常用增强扫描为静脉期扫描。临床需观察肿瘤与血管关系可行动脉期扫描。动脉期采用对比剂跟踪法，监控位置为降主动脉支气管分叉层面，阈值设定为100。静脉期扫描在注射对比剂后50~60 s扫描。检查时需防护性腺及甲状腺。

3.扫描参数

肺部CT增强扫描参数如表19-8，其余同"肺部CT平扫"扫描参数。

表19-8 肺部CT增强扫描参数

项目	内容
对比剂用量(gI/kg)	0.35
注射流率(mL/s)	2.5~3.0
扫描期相	动脉期:监控降主动脉支气管分叉,阈值100 静脉期:注射对比剂后50~60 s
卷积核	纵隔,层厚5 mm
窗宽/窗位(HU)	纵隔窗[300~400 / 30~40]

(三)肺部CT靶扫描

肺小结节、肺弥漫性、间质性病变、支气管扩张及微小病灶,可用靶扫描模式提高图像分辨率。

1.检查前准备

检查前准备同"肺部CT平扫"。

2.检查方法

采用小FOV、1024×1024高分辨率薄层图像重建,扫描靶点置病灶中心,范围局限病灶,余同"肺部CT平扫"。CT增强靶扫描对比剂使用方案同CT增强。

3.扫描参数

肺部CT靶扫描的扫描参数见表19-9。

表19-9 肺部CT靶扫描参数

项目	内容
扫描体位	仰卧位(困难者可俯卧位或侧卧位)
扫描范围	病灶局部
扫描方式	螺旋扫描
管电压(kVp)	100~120
管电流(mA)	自动管电流调制技术(参考剂量水平$CTDI_{vol}$ <15 mGy,儿童适当降低剂量)
螺距	0.7~1.0
旋转时间(s)	0.5~0.6
FOV(mm)	240~300
扫描层厚(mm)	0.5~1.0
扫描间距(mm)	0.5~1.0
卷积核	纵隔及肺,层厚5 mm
窗宽/窗位(HU)	纵隔窗[300~400 / 30~40] 肺窗[1200~1500 / −600~−800]

（四）肺部CT低剂量扫描

由于CT检查对肺小结节检出及细节显示有优势，使CT成为早期发现肺癌的主要方法。但常规CT辐射剂量较高（6~9 mSv），不适于群体性连续筛查。低辐射剂量螺旋CT在保证图像质量前提下，使辐射剂量大幅降低（<1.5 mSv），因此是目前最有效的早期肺癌筛查方法。CT影像质量和显示小病灶的敏感性取决于辐射剂量。在低剂量CT扫描中，降低辐射剂量因素包括降低X线管球管电压、减小管电流、缩短曝光时间和增加螺距等。降低管电压可减少光子能量，但X线穿透力将减少，影响CT值测量准确性，使软组织及脂肪等较低密度组织CT值减低。其他方法有可能增加图像噪声，使图像质量下降。为弥补图像质量下降，常用迭代重建算法来降低噪声。迭代重建算法使用时迭代次数要适中，以免图像出现失真。有效辐射剂量ED应控制在0.61~1.5 mSv。

1.检查前准备

检查前准备同"肺部CT平扫"。

2.检查方法

检查方法同"肺部CT平扫"。

3.扫描参数

常用低剂量CT方式主要有，降低X线球管管电压、减小管电流、减少扫描时间及加大螺距等。对体型较小患者可用降低管电压方法，亦可采用较小固定mAs方法降低辐射剂量。辐射剂量控制在0.61~1.5 mSv。图像重建方式FBP，适度迭代算法可减少硬化伪影和图像噪声。扫描参数见表19-10。

表 19-10　肺部CT低剂量扫描参数

项目	内容
扫描体位	仰卧位
扫描范围	肺尖至肺底包括全肺
扫描方式	螺旋扫描
管电压(kVp)	100~120
有效管电流(mAs)	30~50
螺距	≈1.0,屏气困难者可增大螺距
旋转时间(s)	0.5~0.6
FOV(mm)	350~400
扫描层厚(mm)	1~2
扫描间距(mm)	1~2
卷积核	纵隔及肺,层厚5mm
窗宽/窗位(HU)	纵隔窗[300~400 / 30~40] 肺窗[1200~1500 / −600~−800]

4.肺癌筛查

低剂量 CT 扫描共有 3 种结节类型：实性结节、部分实性结节和纯磨玻璃结节。依据不同直径和类型有相应的处理建议，按照指南进行，是目前最稳妥和可靠的方案。①结节大小是最重要的参考因素，6 mm 以下的单发性肺结节风险很低，无须处理。②纯磨玻璃结节的风险是最低的，即使结节直径在 6 mm 以上，也可以仅定期复查，先不做处理。③PET/CT 通常推荐用于 8 mm 以上的肺结节，由于部分容积效应，PET/CT 不能显示微小结节的真实代谢情况，从而影响其诊断效能。④6 mm 以下的肺结节可不用随访复查，无须过于担心病情，建议采取合理的方式保守治疗，比如戒烟、减少二手烟吸入、减少厨房油烟吸入、每日运动锻炼和健康饮食。如需复查，建议行低剂量 CT 检查。⑤通常实性结节随访 2 年无变化，判断良性。纯磨玻璃结节和部分实性结节，多需随访 5 年以上或更长时间，如果无变化，判断良性。⑥特殊情况下，必要时需及早处理，比如 5 mm 的肺结节具有典型的影像学恶性征象的患者。

（五）肺部能量 CT

传统 CT 主要依据形态学（如病灶毛刺征、分叶征、胸膜凹陷征、支气管截断征及血管集束征等）及增强后肿物强化程度进行鉴别。能谱 CT 相较于传统 CT，可行多参数成像，利用各种分析平台对病变进行分析，可在功能学上对病变进行定量定性诊断。对肺部良恶性病灶，中心病灶含有成分不同，因此通过物质分离技术，对病灶组织钙（水）浓度、脂（水）浓度等成分进行分析，能对肺部良恶性病灶进行鉴别。临床常见肺癌病理类型有腺癌、鳞癌、小细胞肺癌等，早期明确肺癌类型，对制订针对性治疗方案、提供临床疗效尤其重要，传统 CT 仅靠形态学很难进行定量分析。不同肺癌病理类型发生、发展过程中，有明显差异，每种物质都有代表其组织成分的特征性能谱曲线，通过能谱 CT 检查的能谱曲线技术，以不同 keV 水平下的 CT 值连线呈现。对肺门和纵隔增大淋巴结鉴别是否为反应性增生或癌性转移，能谱 CT 不但可测量淋巴结大小，还可在低 keV 能谱图上定量测定碘浓度值进行鉴别，从而精准判断肺癌的 TNM 分期。对肺动脉栓塞，单能量成像有助发现肺动脉细小分支内的栓子，提高肺亚段栓塞诊断率及评估栓塞去血流灌注状态。

1.检查前准备

检查前准备同"肺部 CT 增强"。

2.检查方法

肺部能量 CT 常需进行肺部平扫和静脉期的能谱扫描，也可单独进行平扫。

3.扫描参数

因使用设备不同，扫描方式相差很大，扫描参数见表 19-11。

表 19-11　肺部能量CT扫描参数

项目	内容
扫描体位	仰卧位(困难者可俯卧位或侧卧位)
扫描范围	肺尖至肺底包括全肺
扫描方式	能谱扫描
管电压(kVp)	视使用设备
管电流(mA)	自动管电流调制技术(参考剂量水平CTDI$_{vol}$<15 mGy,儿童适当降低剂量)
螺距	≈1.0,屏气困难者可增大螺距
旋转时间(s)	0.5~0.6
FOV(mm)	350~400
扫描层厚(mm)	1~2
扫描间距(mm)	1~2
卷积核	纵隔及肺,层厚5 mm
窗宽/窗位(HU)	纵隔窗[300~400 / 30~40] 肺窗[1200~1500 / −600~ −800]

(六) 肺CTA

胸部CTA主要有心血管系统、肺动脉、肺静脉、支气管动脉和胸廓内动脉等。

1.检查前准备

检查前准备同"肺部CT增强"。

2.检查方法

（1）对比剂注射：静注非离子型碘对比剂0.35~0.4 gI/kg，流率4.5~5.0 mL/s，跟注0.9%生理盐水30 mL。

（2）增强方法：对粗大动脉可用阈值智能跟踪技术，阈值设为150。对小动脉可用经验法或试注射法（小剂量团注试验法）。经验法是目测靶血管密度变化行人工启动扫描。试注射法是使用相同注射参数以小剂量（10~20 mL）对比剂注射，测量靶血管时间密度曲线，得到最佳动脉期峰值时间，以此设定增强扫描延迟时间。

能量CT扫描方式也可进行CTA检查，低能量的单能量图像可更好显示血管，提升血管密度。

3.扫描参数

根据患者体型可选择管电压80~100 kVp，既可降低辐射剂量，又可提高靶血管密度值。扫描参数见表19-12。

表 19-12　肺CTA扫描参数

项目	内容
扫描体位	仰卧位(困难者可俯卧位或侧卧位)
扫描范围	根据检查需要
扫描方式	螺旋扫描
管电压(kVp)	80~120

项目	内容
管电流(mA)	自动管电流调制技术(参考剂量水平$CTDI_{vol}$<15 mGy,儿童适当降低剂量)
螺距	0.7~1.0
旋转时间(s)	0.4~0.5
FOV(mm)	350~400
扫描层厚(mm)	1~2
扫描间距(mm)	1~2
卷积核	纵隔,层厚5 mm
窗宽/窗位(HU)	纵隔窗[300~400 / 30~40]

(七)肺CT灌注

CTP基于对比剂团注后连续动态扫描。该技术可获反映肿瘤血管生成的灌注指标,如BF、BV、MTT、强化峰值(peak enhancement,PE)、TTP及渗透表面积乘积(permeability surface area product,PS)等参数。

容积灌注CT(volume perfusion computed tomography,VPCT)是一个较新的灌注检查技术,与传统CTP比较,具有更大扫描覆盖范围,应用迭代重建技术提高图像质量,可获同样灌注指标。

1.检查前准备

扫描前屏气训练,若不能屏气40 s,嘱采用平静呼吸方式,呼吸幅度小,动作轻,以减少运动伪影。其他准备同"CT增强"检查前准备。

2.检查方法

(1)对比剂注射:静注非离子型碘对比剂,使用量(350 mgI/mL)50 mL,流率5.0 mL/s,相同流率跟注0.9%生理盐水30 mL。

(2)检查方法:常规先行平扫CT定位。若采用CTP固定扫描方式,选定肿瘤病灶最大层面为扫描中心层面,固定此层面连续扫描。VPCT方式采用穿梭式摇篮床扫描方案,可做全脏器灌注。对比剂注射6~8 s后启动扫描。连续采集数据40~50 s,扫描期数20~25。所有扫描数据导入后处理工作站行灌注指标分析。

3.扫描参数

灌注扫描辐射剂量大,可用80 kVp扫描,周期2.0 s,连续扫描40~60 s。扫描参数见表19-13。

表19-13　肺部CT灌注扫描参数

项目	内容
扫描体位	仰卧位
扫描范围	单探测器宽度或全肺
扫描方式	螺旋扫描+摇篮床
管电压(kVp)	80~100

项目	内容
有效管电流（mAs）	120~150
螺距	1.0~1.5
旋转时间（s）	0.4~0.5
FOV（mm）	350~400
扫描期数（pass）	20~25
扫描层厚（mm）	1~2
扫描间距（mm）	1~2
卷积核	纵隔，层厚5 mm
窗宽/窗位（HU）	纵隔窗[300~400 / 30~40]

三、注意事项

（1）体位正中，检查符合按照诊断要求，图像上无由于设备故障造成的伪影。

（2）图像采集和重建参数符合影像诊断需求，预置窗宽和窗位符合要求，增强检查相符合临床诊断要求。

（3）图像显示应包括全部肺组织、纵隔结构及胸壁结构，图像噪声应控制在可接受范围。

（4）CTA扫描主动脉CT值应大于或等于320 HU。

（5）增强检查及碘对比剂使用要遵照说明书及相关要求执行。

（6）上腔静脉综合征患者增强检查应视病情考虑从下肢静脉注射碘对比剂。

（7）辐射剂量应符合 GBZ 130 − 2020 规定的 $CTDI_{vol}$ <15 mGy。

四、危急值

出现以下危急征象，要启动危急值管理方案：急性肺栓塞，冠心病急性发作，主动脉夹层或胸腹主动脉瘤，严重外伤，大量气胸，对比剂中度以上不良事件。

五、诊断要点

（一）肺癌的CT诊断

1.中央型肺癌

（1）直接征象：表现为支气管壁不规则增厚、支气管腔内外结节或肺门区肿块，可同时合并支气管管腔狭窄或截断。病变呈软组织密度影，较大者可合并坏死，钙化少见，边缘不规则，部分可侵犯肺门区血管或邻近纵隔结构。增强扫描病变呈中等或显著强化。CT支气管多平面重组及容积再现图像可从多个角度观察病变，准确判断肿瘤侵犯范围及支气管狭窄程度、范围、狭窄远端情况。

（2）间接征象：主要为阻塞性肺气肿、阻塞性肺炎及阻塞性肺不张等。阻塞性肺气肿常在早期出现，表现为受累支气管远端肺野过度透亮区。阻塞性肺炎发生率较高，表现为远端肺叶、肺段实变或沿支气管走行分布的斑片状影。阻塞性肺不张表现为病变远端肺组织体积缩小，呈实性软组织密度影，可见叶间胸膜及纵隔向不张肺组织侧移位。增强扫描有助于区分肺门肿块与周围肺不张，肺门肿块强化程度常低于周围肺不张，部分不张肺组织内可见无强化的柱状支气管黏液栓。

2.周围型肺癌

根据病灶密度，周围型肺癌可分为纯磨玻璃密度、混合性磨玻璃密度及实性密度。磨玻璃密度病变主要见于早期肺腺癌及前驱病变，实性病变可见于各种组织类型肺癌。

磨玻璃密度病变形态规则或不规则，可多发，边界清晰，其内常见增粗血管影、空泡征及细支气管像，邻近胸膜者常伴胸膜凹陷征。判断磨玻璃病变有无浸润性对临床处理策略至关重要，病灶大小、密度、伴发征象及病变内的实性成分与肿瘤侵袭性密切相关。纯磨玻璃密度病变，如最大径小于或等于1.0 cm、CT值小于或等于-600 HU多为浸润前病变，形态不规则、空泡征、支气管扩张、分叶征、毛刺征或胸膜凹陷征等多提示为浸润性病变。混合性磨玻璃病变多提示浸润性病变，其内实性成分越多，肿瘤侵袭性生长可能性就越大，预后也就越差。

实性周围型肺癌主要表现为肺内孤立性结节或肿块（直径小于或等于3 cm者称为结节，大于3 cm者称为肿块），大小不一，形态多不规则，密度均匀或不均，钙化少见，边缘毛糙，常伴空泡征、分叶征、毛刺征、支气管截断征、血管集束征及胸膜凹陷征等。周围型肺癌也可表现为不规则空洞，鳞癌最为常见。一般为厚壁空洞，洞壁厚薄不均，内壁凹凸不平或不规则，可见壁结节，合并感染时可伴气液平面。少部分肺癌表现为囊腔型，约占肺癌的3.7%，可见于多种组织学类型肺癌，以腺癌为主。囊腔形态不规则、囊壁厚薄不均、腔内分隔、血管穿行、合并壁结节及磨玻璃成分等有助于囊腔型肺癌的诊断。少数肺癌也可形态规则、边缘光整，与肺内良性肿瘤不易鉴别。增强扫描实性肺癌呈不同程度强化，大多肺癌CT值增加15 HU以上。肺癌常伴不同程度坏死，增强表现为肿瘤不均匀强化，内部可见形态不规则的低密度区。

3.弥漫型肺癌

弥漫型肺癌表现为两肺多发或弥漫斑片状或大片状影，可按肺叶及肺段分布，呈磨玻璃密度影或实变影。肺实变影内常见空气支气管征，含气的支气管形态不规则、走形僵硬及细小分支消失截断。部分肺实变影内可见膨胀空泡或蜂窝，内可见纤细分隔，该征象对本病诊断具有重要意义。增强扫描如病灶内含较多黏液成分常表现无强化或轻度强化。在实变肺组织内可见血管强化影，称为血管造影征。

（二）肺癌的TNM分期和CT评估

采用美国癌症联合会和国际抗癌联盟（AJCC/UICC）2017年发布的第8版癌症分期指南，肺癌TNM分期详见表19-14，表19-15，表19-16。该分期系统适于非小细胞肺癌、小细胞肺癌和支气管肺类癌，但不适于肺肉瘤和肺部其他罕见肿瘤。

（1）T分期：肿瘤最大径和是否侵犯主支气管、脏层胸膜、胸壁、纵隔、膈肌等结构是T分期重要依据。肿瘤最大径应在肺窗条件下进行测量，并比较轴位、冠状位及矢状位等各方位最大径，最终得出肿瘤最大径。伴胸膜凹陷征的肺癌诊断脏层胸膜受侵时，需结合胸膜凹陷征形态和原发肿瘤距离脏层胸膜距离。胸膜凹陷征呈三角形和喇叭形、原发瘤与胸膜距离小于或等于5 mm，提示脏层胸膜受侵可能大。胸膜凹陷征呈索条形、原发瘤与胸膜距离大于5 mm，胸膜受侵可能小。肿瘤跨越叶间胸膜提示脏层胸膜受侵。胸壁受侵时胸膜外脂肪间隙消失，肿瘤侵犯胸壁并局部肋骨骨质破坏。膈神经受侵表现为同侧膈肌升高、麻痹。喉返神经受侵表现为声音嘶哑、声带麻痹。心包受累表现为心包增厚、强化，可合并心包积液。膈肌受侵表现为原发瘤与膈肌相贴，重者可突向膈下生长，三维重建图像有助膈肌受侵诊断。

（2）N分期：区域淋巴结转移是肺癌重要伴发征象，常见淋巴结转移规律为原发瘤转移至肺内、肺门、纵隔及锁骨上区淋巴结，也有部分可出现"跳跃式转移"。第八版肺癌TNM分期系统采用2009年国际肺癌研究协会（IASLC）提出的肺癌区域淋巴结图谱，范围从肺内、肺门、纵隔到锁骨上及下颈部，总共包含14站淋巴结，详见表19-17。淋巴结转移判断主要依据大小、形态、密度及强化方式等。良性淋巴结短径多小于1 cm，形态扁平，中心可见脂肪密度，边缘平直或内收，可伴钙化或呈稍高密度（CT值大于50 HU），增强扫描强化方式常与原发肿瘤不同。转移淋巴结短径多大于或等于1 cm，圆形或类圆形，呈稍低密度（CT值小于50 HU），密度均匀或不均，边缘膨隆，增强扫描与原发肿瘤相仿，呈中等或显著强化，部分呈环形或不均匀强化，内部可见坏死。

（3）M分期：肺癌可转移至全身任何器官，常见部位有胸膜、脑、肾上腺、骨骼、肺、肝脏等。肺腺癌易发生胸膜转移，早期可仅表现胸腔积液或叶间胸膜多发粟粒样微小结节，极易漏诊，高分辨率CT有助于显示胸膜结节，后期可表现为胸膜结节样或线样增厚、强化，多合并不同程度胸腔积液。出现脑转移时，常多发，位于皮质下区，大小不一，呈结节样或环形强化，瘤周常合并明显水肿。肾上腺转移表现为肾上腺区软组织结节或肿块，单侧或双侧受累，形态不规则，边缘清晰或模糊，增强扫描多不均匀强化。

多灶病变的肺癌分期如下。①第二原发肿瘤：两个及以上同时或异时原发性肿瘤应分别进行分期，即每一个原发肿瘤均应有一个独立的肿瘤分期。②肺内不同部位病灶具相同病理学类型（肺内转移）：肿瘤结节与原发瘤位于同一肺叶为T3，肿瘤结节位于同侧肺不同肺叶为T4，肿瘤结节位于对侧肺为M1a。③多灶性肺腺癌：T分期应选最高T分期，其中肿瘤大小由病变内实性成分最大径决定，N和M分期适于所有部位病灶。④弥漫型肺癌：肿瘤累及一个区域，肿瘤T分期由肿瘤大小决定；同时累及多个区域，病变局限于一个肺叶为T3，病变累及同侧肺不同肺叶为T4，累及对侧肺为M1a。

表 19-14　肺癌 T 分期

T分类	T标准
TX	原发肿瘤无法评估,或通过痰细胞学或支气管灌洗发现癌细胞,但影像学和支气管镜检查无法发现
T0	无原发肿瘤的证据
Tis	原位癌: 原位鳞状细胞癌(SCIS); 原位腺癌(AIS),纯的鳞屑样生长模式的腺癌,最大径≤3 cm
T1	肿瘤最大径≤3 cm,被肺或脏层胸膜包绕,支气管镜检查未侵及叶以上支气管(即不在主支气管内)
T1mi	微浸润腺癌:腺癌(最大径≤3 cm),以鳞屑样生长为主及浸润成分最大径≤5 mm
T1a	肿瘤最大径≤1 cm。不常见的表浅扩散型肿瘤:无论其体积大小,侵犯限于支气管壁,虽可能侵犯主支气管,仍为T1a
T1b	1 cm<最大径≤2 cm
T1c	2 cm<最大径≤3 cm
T2	3 cm<最大径≤5 cm 或有任何以下特征: 累及主支气管,但未累及隆突; 侵及脏层胸膜(PL1或PL2); 扩展到肺门的肺不张或阻塞性肺炎,累及部分肺或全肺。 具有这些特征的T2肿瘤若≤4 cm或大小无法确定,分类为T2a;若4 cm<最大径≤5 cm,分类为T2b
T2a	3 cm<最大径≤4 cm
T2b	4 cm<最大径≤5 cm
T3	5 cm<最大径≤7 cm 或直接侵及任何以下部位:壁层胸膜(PL3)、胸壁(包括肺上沟瘤)、膈神经、心包或同一肺叶出现癌结节
T4	肿瘤最大径>7 cm 或任何大小的肿瘤侵及以下部位:膈肌、纵隔、心脏、大血管、气管、隆突、喉返神经、食管、椎体或同侧肺不同肺叶出现癌结节

表 19-15　肺癌 N 分期

N分类	N标准
NX	区域淋巴结无法评估
N0	无区域淋巴结转移
N1	同侧支气管周围和/或同侧肺门淋巴结和肺内淋巴结转移,包括通过直接侵犯累及
N2	同侧纵隔和/或隆突下淋巴结转移
N3	对侧纵隔、对侧肺门、同侧或对侧斜角肌或锁骨上淋巴结转移

表 19-16　肺癌 M 分期

M分类	M标准
M0	无远处转移
M1	有远处转移
M1a	对侧肺叶出现癌结节;肿瘤伴胸膜、心包结节或恶性胸腔、心包积液(多数胸腔、心包积液是肿瘤性的,但在少数患者中,胸腔、心包积液的多次病理学检查均为阴性,且液体是非血性、非渗出性的,如果综合临床判断其与肿瘤不相关,该积液不作为分期指标)
M1b	单一胸外转移灶,位于单一器官(包括单个非区域淋巴结转移)
M1c	多个胸外转移灶,位于一个或多个器官

表 19-17　2009年国际肺癌研究协会（IASLC）淋巴结图谱

淋巴结站	解剖界限
1站(下颈、锁骨上和胸骨切迹淋巴结)	上界:环状软骨下缘 下界:两侧为锁骨,中间为胸骨柄上缘 1R 和 1L 以气管中线为界,右侧区域为1R,左侧区域为1L
2站(上气管旁淋巴结)	2R: 　上界:右肺尖和胸膜腔顶,中间为胸骨柄上缘 　下界:无名静脉尾缘与气管的交叉 2L: 　上界:左肺尖和胸膜腔顶,中间为胸骨柄上缘 　下界:主动脉弓上缘 　2R 和 2L 以气管左侧缘为界
3站(血管前和气管后淋巴结)	3A:血管前 　上界:胸膜腔顶部 　下界:隆突 　前缘:胸骨后方 　后缘:右侧为上腔静脉前缘,左侧为左颈动脉 3P:气管后 　上界:胸膜腔顶部 　下界:隆突
4站(下气管旁淋巴结)	4R:包括右侧气管旁和延伸至气管左侧缘的气管前淋巴结 　上界:无名静脉尾缘与气管的交叉 　下界:奇静脉下缘 4L:包括气管左侧缘左侧、动脉韧带内侧淋巴结 　上界:主动脉弓上缘 　下界:左肺动脉上缘 　4R 和 4L 以气管左侧缘为界
5站(主动脉下/主肺动脉窗淋巴结)	动脉韧带外侧的主动脉下淋巴结 　上界:主动脉弓下缘 　下界:左肺动脉上缘
6站(主动脉旁淋巴结)	升主动脉和主动脉弓前外侧的淋巴结 　上界:主动脉弓上缘的切线 　下界:主动脉弓下缘
7站(隆突下淋巴结)	上界:隆突 下界:右侧为中间段支气管下缘,左侧为左肺下叶支气管上缘
8站(食管旁淋巴结)	食管邻近淋巴结和中线右侧或左侧淋巴结,不包括隆突下淋巴结 　上界:右侧为中间段支气管下缘,左侧为左肺下叶支气管上缘 　下界:膈肌
9站(肺韧带淋巴结)	肺韧带内的淋巴结 　上界:下肺静脉 　下界:膈肌

CT 检查

第三章　肺肿瘤

1451

淋巴结站	解剖界限
10站(肺门淋巴结)	紧邻主支气管和肺门血管(包括肺静脉近端和肺动脉)的淋巴结 上界:右侧为奇静脉下缘,左侧为肺动脉上缘 下界:双侧叶间区域
11站(叶间淋巴结)	叶间支气管起始处之间 11s:右肺上叶支气管和中间段支气管之间 11i:右肺中叶支气管和下叶支气管之间
12站(叶淋巴结)	毗邻叶支气管
13站(段淋巴结)	毗邻段支气管
14站(亚段淋巴结)	毗邻亚段支气管

六、鉴别诊断

(一)中央型肺癌

中央型肺癌需与支气管内膜结核、气道内良性肿瘤鉴别。肺癌支气管狭窄较局限,支气管结核狭窄范围可较长,结核所致肺不张无肺门肿块,肺癌常见肺门区肿块。肺癌表现支气管壁增厚,可合并支气管腔内外结节或肿块,气道内良性肿瘤如错构瘤常不合并支气管增厚,仅表现支气管腔内结节,部分可见钙化及脂肪。

(二)周围型肺癌

磨玻璃密度肺癌主要需与炎症鉴别,炎症边缘模糊,在抗感染治疗或随诊3~6月后常消失。实性周围型肺癌,需与肺结核球、良性肿瘤和炎性结节鉴别。肺癌特点有分叶征、毛刺征、血管集束征或胸膜凹陷征等。结核球好发上叶尖后段及下叶背段,常有钙化及卫星灶。良性肿瘤多形态规则,边缘光滑、锐利,有或无分叶,内部可有脂肪或钙化。慢性炎性结节边缘清楚,可有肺部炎症病史。增强扫描有助病灶鉴别,增强扫描后肺癌CT值常增加15 HU以上,强化多不均匀,结核球和错构瘤CT值增加多在15 HU以下。病灶倍增时间对鉴别诊断有重要价值,实性肺癌多在36个月内,如随访2~3年未增大,多提示良性病变。

(三)弥漫型肺癌

弥漫型肺癌主要需与肺炎鉴别。病变持续存在,抗炎治疗无效,及病变内出现空气支气管征、膨胀空泡或蜂窝多提示肺癌。

第四章

肝脏肿瘤

原发性肝癌主要病理类型包括肝细胞癌（hepatocellular carcinoma，HCC）和肝内胆管细胞癌（intrahepatic cholangiocarcinoma，ICC），HCC占85%~90%，本章节中原发性肝癌特指HCC。

在我国，肝癌高危人群主要包括：有乙型肝炎病毒（hepatitis B virus，HBV）和/或丙型肝炎病毒（hepatitis C virus，HCV）感染、过度饮酒、非酒精性脂肪性肝炎、长期食用被黄曲霉毒素污染的食物、各种其他原因引起的肝硬化，以及有肝癌家族史等人群，尤其是年龄大于40岁的男性风险更大。高危人群的早期筛查方法包括肝脏超声检查和血清甲胎蛋白（AFP）监测。

一、适应证

肝脏肿瘤，肝癌、转移瘤、海绵状血管瘤等；肝脏囊性占位病变，肝囊肿、多囊肝、包虫病等；肝脏炎性占位病变，肝脓肿、肝结核等；肝外伤；其他病变，肝硬化，肝脂肪变性，色素沉着症及肝先天异常等。

二、检查方法和操作流程

（一）肝脏CT平扫

肝脏CT平扫是肝脏肿瘤常用检查方法，可观察肝实质和病变密度、位置形态。但CT平扫对肝脏病变定性并不理想，需进一步CT增强检查。

1.检查前准备

1周内禁行消化道钡餐检查。检查前4小时内禁食，不禁水。检查时除去扫描部位所有可去除的金属物品及可能影响X线穿透力的物品。

2.检查方法

检查前30分钟口服纯净水500~800 mL，检查时即刻再口服200~300 mL。需口服对比剂者，将碘对比剂按照 1.2%~2% 浓度稀释后于检查前 30 分钟口服 500~800 mL，检查时再口服 200~300 mL。

检查时患者仰卧位平躺，双手上举伸直。驼背或不宜仰卧者可采用俯卧位或侧卧位。进行屏气训练，屏气幅度为最大吸气幅度的 70%。

常规先行定位扫描，扫描范围：自乳头连线至髂嵴连线。根据定位像设定扫描方案。检查时需对患者性腺、甲状腺进行辐射防护。

3. 扫描参数

扫描参数见表 19-18。

表 19-18　肝脏 CT 平扫扫描参数

项目	内容
扫描体位	仰卧位（困难者可俯卧位或侧卧位）
扫描范围	膈顶至肝或脾下缘
扫描方式	螺旋扫描
管电压（kVp）	100~120
有效管电流（mAs）	200~300，或自动管电流调制技术（参考剂量水平 $CTDI_{vol}$ <20 mGy，儿童适当降低剂量）
螺距	≈1.0，屏气困难者可增大螺距
旋转时间（s）	0.6~0.8
FOV（mm）	350~400
扫描层厚（mm）	1~2
扫描间距（mm）	1~2
卷积核	软组织，层厚 5 mm
窗宽/窗位（HU）	软组织窗[300~400 / 30~40]

（二）肝脏 CT 增强

肝脏 CT 增强扫描可发现平扫不能发现的病灶，动态观察病变供血情况，显示血管及其周围结构。肝脏血供丰富，具肝动脉及门静脉双重供血，多期增强扫描方法由肝脏血流动力学、门静脉血流动力学及病灶供血特点确定。动脉期，肝实质强化不明显，可观察肝动脉供血的富血供病变。动脉晚期可发现一过性强化病变，同时得到门静脉血管影像信息。静脉期（肝实质期）肝实质强化达峰值。延迟期观察病灶延迟强化特征。

1. 检查前准备

1 周内禁行消化道钡餐检查。检查前 4 小时内禁食，不禁水。检查时除去扫描部位所有可去除的金属物品及可能影响 X 线穿透力的物品。检查前 30 分钟口服纯净水500~800 mL，检查时即刻再口服 200~300 mL。需口服对比剂者，将碘对比剂按照1.2%~2% 浓度稀释后服用。

2. 检查方法

（1）对比剂注射：静注非离子型碘对比剂，用量 0.5 gI/kg，流率 2.5~3.5 mL/s。

（2）增强方法：肝脏 CT 增强常用三期增强扫描。动脉期延时 25~30 s，或用对比剂跟踪法，监控位置为腹主动脉腹腔干开口层面，阈值设定 100。门静脉期延时 50~60 s 扫描，延迟期 120~180 s 扫描。对乏血供肝瘤也可用动脉晚期，延时 40~45 s 扫描；肝实质期，延时 70~80 s 扫描；延迟期，延时 120~180 s 扫描。

3. 扫描参数

扫描参数同"肝脏 CT 平扫"。

（三）肝脏能量CT

能量 CT 可提供低能量段 VMIs、碘图及原子序数图等多参数图像，提高病灶检出，优化术前分期，反映病灶灌注改变情况，为肿瘤疗效评价提供量化指标，因此对肝脏病变具独特优势。

能量 CT 可采用平扫方式或增强方式，动脉期低能量段 VMIs 图像重建后可做 CTA 数据进行后处理。

1. 检查前准备

检查前准备同"肝脏 CT 平扫"或"肝脏 CT 增强"。

2. 检查方法

能量 CT 可单独进行平扫，通常需要进行平扫和静脉期的能谱扫描。平扫能量 CT 检查方法同"肝脏 CT 平扫"，增强能量 CT 检查方法同"肝脏 CT 增强"。

3. 扫描参数

因使用设备不同，扫描方式相差很大。扫描参数见表 19-19。

表 19-19　肝脏能量CT扫描参数

项目	内容
扫描体位	仰卧位
扫描范围	膈顶至肝下缘或脾下缘
扫描方式	能谱扫描
管电压（kVp）	视使用设备
管电流（mA）	自动管电流调制技术（参考剂量水平 $CTDI_{vol}$ <20 mGy，儿童适当降低剂量）
螺距	≈1.0，屏气困难者可增大螺距
旋转时间（s）	0.5~0.6
FOV（mm）	350~400
扫描层厚（mm）	1~2
扫描间距（mm）	1~2
卷积核	软组织，层厚 5 mm
窗宽/窗位（HU）	软组织窗[300~400 / 30~40]

（四）肝脏CTA

肝脏CTA具空间分辨率和时间分辨率高特点，结合后处理技术能很好显示肝动脉、肝静脉及门静脉血管影像，对肝脏病变诊断具重要价值。能量CT动脉期低能量的单能量图像也可作为CTA检查。

1.检查前准备

检查前准备同"肝脏CT增强"。

2.检查方法

（1）对比剂注射：静注非离子型碘对比剂0.5 gI/kg，流率3.5~4.0 mL/s，跟注0.9%生理盐水30 mL。

（2）增强方法：采用对比剂跟踪法，监控位置为腹主动脉腹腔干开口层面，阈值设定为150 HU。

3.扫描参数

扫描参数见表19-20。

表19-20　肝脏CTA扫描参数

项目	内容
扫描体位	仰卧位
扫描范围	全肝脏
扫描方式	螺旋扫描
管电压（kVp）	100~120
管电流（mA）	自动管电流调制技术（参考剂量水平CTDI$_{vol}$<20 mGy，儿童适当降低剂量）
螺距	0.7~1.0
旋转时间（s）	0.5~0.6
FOV（mm）	350~400
扫描层厚（mm）	1~2
扫描间距（mm）	1~2
卷积核	软组织，层厚5 mm
窗宽窗位	软组织窗：窗宽300~400,窗位30~40

（五）肝脏CT灌注

肝脏CT灌注是一种功能性成像方法。不同病变或不同程度病变其血流动力学表现不尽相同，通过灌注CT成像分析可早期发现肝脏病变功能的改变，并进行鉴别诊断。肝脏常用灌注参数有：肝动脉灌注量（HAP）、门静脉灌注量（PVP）、肝总灌注量（TLP）、肝动脉灌注指数（HPI）、分布容积（DV）、平均通过时间（MTT）、肝血流量（BF）、血容量（BV）、血管表面通透性（PS）和肝动脉灌注分数（HAF）等。

1.检查前准备

由于CT灌注成像扫描时间长，检查前对进行屏气训练，屏气幅度为最大吸气幅度70%。可采用胸式平静呼吸，以减少运动伪影。其他同"肝脏CT增强"。

2.检查方法

（1）对比剂注射：静注非离子型碘对比剂，使用量（350 mgI/mL）50 mL，流率5.0 mL/s，相同流率跟注0.9%生理盐水30 mL。

（2）检查方法：常规先行CT平扫定位。若采用CTP固定扫描方式，选定肿瘤病灶最大层面为扫描中心层面，固定此层面连续扫描。VPCT方式采用穿梭式摇篮床扫描方案，可做全脏器灌注。对比剂注射10~15 s后启动扫描。连续采集数据40~50 s，扫描期数20~25。所有扫描数据导入后处理工作站进行灌注指标分析。

3.扫描参数

灌注扫描辐射剂量较大，可采用80~100 kVp扫描，扫描周期2.0 s，连续扫描时间40~60 s。 扫描参数见表19-21。

表 19-21　肝脏 CT 灌注成像扫描参数

项目	内容
扫描体位	仰卧位
扫描范围	单探测器宽度或全肝脏
扫描方式	螺旋扫描＋摇篮床
管电压(kVp)	80~100
有效管电流(mAs)	120~150，$CTDI_{vol}$ <20 mGy
螺距	1.0~1.5
旋转时间(s)	0.4~0.5
FOV(mm)	350~400
扫描期数(pass)	20~25
扫描层厚(mm)	1~2
扫描间距(mm)	1~2
卷积核	软组织，层厚5 mm
窗宽/窗位(HU)	软组织窗[300~400 / 30~40]

三、注意事项

（1）体位正中，检查符合按诊断要求，图像上无由于设备故障造成伪影。

（2）图像采集和重建参数符合影像诊断需求，预置窗宽和窗位符合要求，增强检查期相符合临床诊断要求。

（3）肝实质静脉期CT值与平扫相比大于50 HU。

（4）CTA扫描腹主动脉CT值应大于或等于320 HU。

（5）碘对比剂的使用要遵照说明书及相关要求执行。

（6）辐射剂量应符合《中华人民共和国国家职业卫生标准》GBZ 130－2020规定

的 $CTDI_{vol}<20\ mGy$。

四、危急值

当出现以下危急征象时，要启动危急值管理方案：急腹症（急性胃肠道穿孔、肠梗阻、肠套叠、肠扭转、脏器出血）；严重外伤。

五、诊断要点

在各种影像学诊断技术中，CT多期增强扫描诊断HCC临床应用最广泛，最易被接受和认可。根据肝癌临床断标准，针对HCC高危人群，有典型"快进快出"CT增强表现，无须病理证实，即可临床确诊。

（一）HCC的CT扫描方法选择及扫描要求

CT多期增强扫描是诊断原发肝癌最主要影像学检查技术，对CT表现不典型病例，超声、MR等多种影像学技术联合应用，可为肝癌精准的术前诊断、术中定位、术后评估起重要作用。规范化CT扫描需平扫、动脉期、门脉期及延迟期多期增强扫描，其中动脉期对扫描技术要求比较严格，需使用各种CT技术精准捕捉到动脉晚期。

（二）HCC的CT表现

HCC在CT平扫中多表现为低密度，由于HCC本身分化和成分差异，以及肝脏背景异常（如脂肪肝），部分病灶也可表现为等密度或高密度。病灶越小，CT平扫检出率越低，小于1 cm的HCC病灶，CT平扫常难发现。随着肿瘤体积增大，组织内可发生坏死、出血、钙化或脂肪变性，CT图像表现为密度不均。CT增强扫描典型表现为"快进快出"，绝大多数病灶在动脉晚期可见明显强化，此时肝实质基本无强化或仅有轻度强化，病灶与周围肝实质对比明显；门脉期及延迟期，肝实质强化程度迅速提高，病灶强化程度与肝实质相比下降，呈现对比剂"廓清"特点，大多数HCC病灶表现为相对低密度，其表现具特征性。此外，门脉期及延迟期常显示完整或不完整强化包膜。较大HCC病灶发生坏死、出血或脂肪变性后，表现为强化不均。

体积较大HCC病灶及弥漫型HCC常可伴肝静脉和下腔静脉受侵、动静脉瘘，增强扫描可见血管变窄，轮廓不规则，或局部压迹，血管被肿瘤包绕；动静脉瘘表现为动脉期门静脉早期显影及局部肝实质区域性异常灌注。HCC亦常伴门脉癌栓，血管腔内可见充盈缺损，癌栓可有强化，在门脉期显示最佳。

（三）HCC分期和CT评估

肝癌分期对预后评估、合理治疗方案选择至关重要。影响肝癌病人预后因素很多，包括肿瘤因素、病人一般情况及肝功能情况，据此国外有多种分期方案，如：BCLC、TNM、JSH、APASL等分期。结合中国国情及实践积累，依据病人一般情况、肝癌情况及肝功情况，我国建立中国肝癌的分期方案（china liver cancer staging，CNLC），包括：CNLC Ⅰa期、Ⅰb期、Ⅱa期、Ⅱb期、Ⅲa期、Ⅲb期、Ⅳ期，具体分期方案描述如下。

（1）CNLC Ⅰa期：体力活动状态（performance status，PS）评分0~2分，肝功能Child-Pugh A/B级，单个肿瘤、直径小于或等于5 cm，无血管侵犯和肝外转移。

（2）CNLC Ⅰb期：PS 0~2分，肝功能Child-Pugh A/B级，单个肿瘤、直径>5cm，或2~3个肿瘤、最大直径小于或等于3 cm，无血管侵犯和肝外转移。

（3）CNLC Ⅱa期：PS 0~2分，肝功能Child-Pugh A/B级，2~3个肿瘤、最大直径大于3 cm，无血管侵犯和肝外转移。

（4）CNLC Ⅱb期：PS 0~2分，肝功能Child-Pugh A/B级，肿瘤数目大于或等于4个、肿瘤直径不论，无血管侵犯和肝外转移。

（5）CNLC Ⅲa期：PS 0~2分，肝功能Child-Pugh A/B级，肿瘤情况不论、有血管侵犯而无肝外转移。

（6）CNLC Ⅲb期：PS 0~2分，肝功能Child-Pugh A/B级，肿瘤情况不论、血管侵犯不论、有肝外转移。

（7）CNLC Ⅳ期：PS 3~4分，或肝功能Child-Pugh C级，肿瘤情况不论、血管侵犯不论、肝外转移不论。

肝癌TNM分期是由AJCC和UICC联合制定，至2017年已更新至第8版，适用于肝细胞癌，纤维板层肝细胞癌（不包括肝内胆管细胞癌，混合肝细胞-肝内胆管细胞癌，肉瘤），内容如下。

（1）T 原发肿瘤。

Tx：原发肿瘤无法评估。

T0：无原发肿瘤的证据。

T1：

T1a：孤立的肿瘤最大径小于或等于2 cm，有或无血管侵犯。

T1b：孤立的肿瘤最大径大于2 cm无血管侵犯。

T2：孤立的肿瘤最大径大于2 cm，有血管侵犯；或者多发的肿瘤，无一最大径大于5 cm。

T3：多发的肿瘤，至少有一个最大径大于5 cm。

T4：任意大小的单发或多发肿瘤，累及门静脉的主要分支或者肝静脉；肿瘤直接侵及除胆囊外的邻近器官，或穿透腹膜。

（2）N 区域淋巴结。

Nx：区域淋巴结不能评价。

N0：无区域淋巴结转移。

N1：区域淋巴结转移。

（3）M 远处转移。

M0：无远处转移。

M1：有远处转移。

（四）HCC治疗后CT评估

HCC治疗后评估包括术后监测复发、各种介入治疗后及内科治疗后疗效评估及监测。相比于MRI，CT对肝外其他部位有无发生远处转移有重要价值。对肝内病灶，可重点观察介入治疗碘油沉积情况，消融前后可对比观察消融范围是否足够，内科治疗如靶向治疗、靶向联合免疫治疗对肝癌疗效评估主要采用m—RECIST评估标准，重点观察治疗前后肿瘤内部存活肿瘤情况。

六、鉴别诊断

肝细胞癌的鉴别诊断包括肝腺瘤、肝脏局灶性结节性增生、血管平滑肌脂肪瘤、肝转移瘤等，在无肝HCC高危因素情况下，CT多期动态增强典型的"快进快出"表现可见于肝腺瘤、血管平滑肌脂肪瘤以及部分转移瘤等，因此，肝癌发生的高危因素是诊断的前提条件，肿瘤标记物AFP的升高对诊断亦有重要价值。

第五章

胰腺肿瘤

近年，胰腺癌发病率在国内外均呈明显上升趋势。胰腺癌恶性程度极高，生存率极低，发病率与死亡率接近。胰腺癌起病隐匿，早期症状不典型，就诊时一大部分患者处于中晚期，胰头癌多以梗阻性黄疸，胰腺体尾部肿瘤多以腹部不适或腹痛就诊。约2/3胰腺导管腺癌位于胰头部位，其余位于胰腺体尾部。CT具较好空间和时间分辨率，是目前胰腺癌诊断、分期及疗效评估的首选检查手段，推荐采用平扫及三期增强扫描，并要求有薄层图像（1~2 mm），增强扫描能较好显示胰腺肿物部位、大小、形态、内部结构及与周围结构的关系，能评估有无肝脏转移及淋巴结转移，CT后处理技术包括多平面重组（multiplanar reconstruction，MPR）、最大密度投影（maximum intensity projection，MIP）、容积再现技术（volume rendering，VR）等可准确评估肿瘤与血管及其周围器官的关系。

一、适应证

急慢性胰腺炎、胰腺占位病变、胰腺外伤、胰腺囊肿等。

二、检查方法和操作流程

（一）CT平扫

胰腺CT平扫虽可清晰显示胰腺大小、形态、密度和结构，根据密度提示胰腺病变可能性，但对鉴别诊断的临床意义有限。由于胰腺癌常伴肝转移，所以扫描范围要包括全肝。

1.检查前准备

1周内禁行消化道钡餐检查。检查前4小时内禁食，不禁水。检查时除去扫描部位所有可去除的金属物品及可能影响X线穿透力的物品。

2.检查方法

检查前30分钟口服纯净水500~800 mL，检查时即刻再口服200~300 mL。

患者仰卧平躺，双手上举伸直。驼背或不宜仰卧者可采用俯卧位或侧卧位。进行屏气训练，屏气幅度为最大吸气幅度70%。

常规先行定位扫描，扫描范围：自乳头连线至髂嵴连线。根据定位像设定扫描方案。检查时需对性腺、甲状腺进行辐射防护。

3.扫描参数

表19-22 胰腺CT平扫扫描参数

项目	内容
扫描体位	仰卧位（困难者可俯卧位或侧卧位）
扫描范围	膈顶至肝或脾下缘
扫描方式	螺旋扫描
管电压（kVp）	100~120
有效管电流（mAs）	200~300,或自动管电流调制技术（参考剂量水平 $CTDI_{vol}$ <20 mGy,儿童适当降低剂量）
螺距	≈1.0,屏气困难者可增大螺距
旋转时间（s）	0.6~0.8
FOV（mm）	350~400
扫描层厚（mm）	1~2
扫描间距（mm）	1~2
卷积核	软组织，层厚5 mm
窗宽/窗位（HU）	软组织窗[300~400 / 30~40]

（二）CT增强

胰腺CT增强可动态显示胰腺及胰腺病变供血情况，增加胰腺实质与病变区域密度差，区分囊性或实性病变，有利病变早期发现、早期诊断。

1.检查前准备

检查前准备同"CT平扫"。

2.检查方法

（1）对比剂注射：静注非离子型碘对比剂，用量0.5~0.6 gI/kg，流率2.5~3.0 mL/s。

（2）检查方法：增强检查前20~30分钟，肌肉注射山莨菪碱10 mg，以减少胃肠蠕动带来的伪影。胰腺增强CT采用双期、三期扫描。CT增强扫描时相可采用三期增强扫描，动脉期：注射对比剂后25~30 s扫描，或采用对比剂跟踪法，监控位置为腹主动脉腹腔干开口层面，阈值设定100 HU，达到该阈值后扫描即为动脉期。胰腺实质期：注射对比剂后40~45 s扫描，此时胰腺实质强化达峰值。可依据情况加扫肝脏期，肝实质强化达到峰值时间约为60 s，且60~80 s基本处于平台期，因此肝脏期扫描延时70~80 s。延迟期：注射对比剂后120~150 s扫描。

图像后处理可沿着胰管走行采用曲面重建（curved plannar reconstruction，CPR）法观察胰管，采用阴性法CT胰胆管造影（N−CTCP）用最小密度投影更好显示胆道梗阻。

3.扫描参数

扫描参数同"CT平扫"。

（三）能量CT

通过动脉期或胰腺期的低keV单能量图像重建对胰腺小病灶发现有重要意义。能量CT基物质分析（碘−水）、能谱曲线分析、碘密度图及原子序数分析等对胰腺肿瘤鉴别诊断也有很好辅助作用。

能量CT可采用平扫方式或增强方式，动脉期低能量段VMIs图像重建后可做CTA数据进行后处理。

1.检查前准备

检查前准备同"CT平扫"或"CT增强"。

2.检查方法

能量CT可单独进行平扫，常需进行平扫和静脉期能谱扫描。平扫能量CT检查方法同"CT平扫"，增强能量CT检查方法同"CT增强"。

3.扫描参数

因使用设备不同，扫描方式相差很大。

表 19-23　胰腺能量CT扫描参数

项目	内容
扫描体位	仰卧位
扫描范围	膈顶至肝下缘或脾下缘
扫描方式	能谱扫描
管电压(kVp)	视使用设备
管电流(mA)	自动管电流调制技术（参考剂量水平$CTDI_{vol}$ < 20 mGy，儿童适当降低剂量）
螺距	≈1.0,屏气困难者可增大螺距
旋转时间(s)	0.5~0.6
FOV(mm)	350~400
扫描层厚(mm)	1~2
扫描间距(mm)	1~2
卷积核	软组织,层厚5 mm
窗宽/窗位(HU)	软组织窗[300~400 / 30~40]

（四）CTA靶扫描

可清晰显示胰腺病灶边缘、胰腺病灶与周围血管关系、评价血管受侵程度及胰周淋巴结情况。通过血管VR图像后处理，可清楚显示胰腺周围主要动脉分支（腹腔干、肠系膜上动脉、脾动脉、肝总动脉及其分支以及胃左动脉等）。

1.检查前准备

检查前准备同"CT增强"。

2.检查方法

（1）对比剂注射：静注非离子型碘对比剂，用量0.5~0.6 gI/kg，流率3.0~3.5 mL/s，跟注0.9%生理盐水30 mL。

（2）检查方法：采用对比剂智能跟踪法，监控位置为腹主动脉腹腔干开口层面，阈值设定150 HU。能量CT扫描方式也可以进行CTA靶扫描检查，低能量单能量图像可更好显示血管，提升血管密度。

3.扫描参数

采用小FOV、1024×1024高分辨率薄层图像重建，扫描靶点置病灶中心，范围包括整个胰腺。

表19-24　胰腺CTA靶扫描参数

项目	内容
扫描体位	仰卧位（困难者可俯卧位或侧卧位）
扫描范围	病灶局部
扫描方式	螺旋扫描
管电压（kVp）	100~120
管电流（mA）	自动管电流调制技术（参考剂量水平CTDI$_{vol}$ <20 mGy）
螺距	0.7~1.0
旋转时间（s）	0.5~0.6
FOV（mm）	240~300
扫描层厚（mm）	0.5~1.0
扫描间距（mm）	0.5~1.0
卷积核	软组织，层厚5 mm
窗宽/窗位（HU）	软组织窗[300~400 / 30~40]

4.重建模式

重建模式有包括VR、CPR、MPR、MIP等，包括腹腔干、肝总动脉、肝固有动脉、胃十二指肠动脉、胰十二指肠上前、上后动脉、胰十二指肠下前、下后动脉、肠系膜上动脉、脾动脉等。多平面重建多角度地显示肿瘤与血管关系，垂直于肿瘤与血管接触面行薄层多平面重建可较好地显示肿瘤与血管的侵犯关系。

（五）CT灌注

胰腺血流丰富，很多病变均可伴不同程度血供改变，CT灌注成像能定量反映胰腺血流状态。对比剂注射后10~15 s扫描，数据采集45~50 s，扫描周期1s。

1.检查前准备

由于CT灌注成像扫描时间长，检查前进行屏气训练，屏气幅度为最大吸气幅度70%。可采用胸式平静呼吸，减少运动伪影。其他同"CT增强"。

2.检查方法

（1）对比剂注射：静注非离子型碘对比剂，使用量（350 mgI/mL）50 mL，流率5.0 mL/s，相同流率跟注0.9%生理盐水30 mL。

（2）检查方法：常规先行CT平扫定位。采用CTP固定扫描方式，选定病灶最大层面为扫描中心层面，固定此层面连续扫描。VPCT方式采用穿梭式摇篮床扫描方案，可做全脏器灌注。对比剂注射10~15 s后开始启动扫描。连续采集数据40~50 s，扫描期数20~25。所有扫描数据导入后处理工作站进行灌注指标分析。

3.扫描参数

辐射剂量较大，可用80~100 kVp扫描，周期2.0 s，连续扫描时间40~60 s。

表19-25　胰腺CT灌注成像扫描参数

项目	内容
扫描体位	仰卧位
扫描范围	单探测器宽度或全脏器
扫描方式	螺旋扫描＋摇篮床
管电压(kVp)	80~100
有效管电流(mAs)	120~150，$CTDI_{vol}$ <20 mGy
螺距	1.0~1.5
旋转时间(s)	0.4~0.5
FOV(mm)	350~400
扫描期数(pass)	20~25
扫描层厚(mm)	1~2
扫描间距(mm)	1~2
卷积核	软组织，层厚5 mm
窗宽/窗位(HU)	软组织窗[300~400 / 30~40]

三、注意事项

（1）体位正中，检查符合按诊断要求，图像上无由于设备故障造成的伪影。

（2）图像采集和重建参数符合影像诊断需求，预置窗宽和窗位符合要求，增强检查期相符合临床诊断要求。

（3）肝实质静脉期CT值与平扫相比大于50 HU。

（4）CTA扫描腹主动脉CT值应大于或等于320 HU。

（5）碘对比剂的使用要遵照说明书及相关要求执行。

（6）辐射剂量应符合 GBZ 130 — 2020 规定的 $CTDI_{vol}$ <20 mGy。

四、危急值

当出现以下危急征象时，要启动危急值管理方案：急腹症（急性胃肠道穿孔、肠梗阻、肠套叠、肠扭转、脏器出血）；严重外伤。

五、诊断要点

胰腺癌CT诊断：①定位及定性诊断；②治疗前分期评估，术前评估重点在T分期，即局部手术可切除性评估；③治疗后疗效评估及术后并发症评估。

（一）胰腺癌的定位及定性诊断

参照美国癌症联合会和国际抗癌联盟（AJCC/UICC）2017年发布第8版胰腺癌TNM分期指南，胰腺分胰头（包含钩突）、胰颈、胰体及胰尾部，肠系膜上静脉右缘以右部分为胰腺头部，其中伸入肠系膜上动静脉后方部分为钩突，肠系膜上静脉前方部分为胰颈，肠系膜上静脉左缘与腹主动脉左缘之间为胰腺体部，腹主动脉左缘与脾门间为胰腺尾部。病变定位将决定患者可采取术式，因此定位诊断是影像诊断首要任务。

平扫及三期CT增强可对大部分胰腺癌做出初步诊断，CT表现包括如下几个。

（1）平扫呈等或稍低密度。

（2）增强扫描动脉期、胰腺实质期及延迟期多呈低强化，可有渐进性强化，病变边缘模糊，肿瘤较大时可侵犯周围结构。

（3）继发性征象：①病变位于胰头时，常累及胆总管下段导致肝内外胆管扩张、胆囊增大，侵犯胰管导致远端胰管扩张；②病变累及胰管，远端胰腺既可表现为胰腺炎表现，包括胰腺肿胀、周围脂肪间隙渗出性改变、假性囊肿形成，也可表现为胰腺导管扩张、胰腺组织萎缩性改变。需指出的是，继发性征象对定性诊断有辅助价值，但并非必不可少，如病变未累及胰管、胆总管下段，亦可无相应继发性征象。

（二）胰腺癌治疗前分期的CT评估

依据2017年第八版AJCC/UICC分期指南及中华人民共和国国家卫生健康委员会2018年胰腺癌诊疗规范，CT增强可对胰腺癌行初步TNM分期，有助指导临床选择合适治疗方式。

1.T分期

胰腺癌T分期如表19-26，主要依据肿瘤大小及肿瘤对腹腔干、肠系膜上动脉、肝总动脉侵犯情况而确定，CT对胰腺原位癌诊断较为困难，而当胰腺癌原发病灶最大径小于或等于1 cm时，即肿瘤T分期处于T1a、T1b时，常定性困难，需结合其他影像学方法如增强MRI、超声内镜等及肿瘤标记物综合考虑；当肿瘤T分期处于T1c以上时，CT三期增强定性相对容易，需重点评估肿瘤与周围血管关系，以确定肿瘤分期及可切除性。可切除术性胰腺癌为肿瘤与肝总动脉、腹腔干或肠系膜上动脉之间存在脂肪间隙；肿瘤与肠系膜上静脉、门静脉之间存在脂肪间隙。交界可切除性胰腺癌为肿瘤与肝总动脉、腹腔干或肠系膜上动脉接触面小于180°；肿瘤包绕一小段肝总动脉，能够手术重建；胰腺颈体部肿瘤侵犯腹腔干，而胃十二指肠动脉未侵犯；肿瘤包绕肠系膜上静脉或门静脉，伴有肠系膜上静脉或门静脉变形；肿瘤侵犯肠系膜上静脉或门静脉导致其一小段管壁闭塞，闭塞远端及近端静脉能够手术重建。不可切除胰腺癌为肿瘤与肝总动脉、腹腔干或肠系膜上动脉接触面大于180°；远处转移；非区域淋巴结转移；肿瘤侵犯肠系膜上静脉或门静脉导致其管腔闭塞，其闭塞远端及近端无法行手术重建。尽管胰腺癌分期与器官侵犯无关，但影像学仍需评估肿瘤与周围器官如十二指肠、胃、脾脏、左侧肾上腺、结肠以及腹膜等关系。

2.N分期

胰腺癌N分期由区域淋巴结转移个数决定（见表19-27），CT以及其他常规影像学方法诊断淋巴结转移准确性仍比较低，主要依据淋巴结大小、形态、密度及强化方式等，转移淋巴结短径多大于1 cm，但小于1 cm亦可为转移淋巴结，淋巴结内部出现坏死时，诊断为转移的准确性相对高。胰腺头部及钩突癌区域淋巴结范围为胆总管、肝总动脉、门静脉肠系膜上静脉及胰十二指肠动脉弓周围淋巴结；胰腺体尾部癌区域淋巴结范围为肝总动脉、腹腔干、脾动脉及脾门周围淋巴结。肾周围、肠系膜上动脉左旁位于空肠系膜内、腹主动脉旁淋巴结均为远处转移。

3.M分期

胰腺癌远处转移主要是肝，其次为肺、骨和肾上腺，胸腹盆CT增强是术前评估胰腺癌远处转移的首选手段。

表19-26 胰腺癌T分期

T分期	标准
pT0	无原发肿瘤证据
pTis	原位癌,包括胰腺高级别胰腺上皮内肿瘤、导管内乳头状黏液性肿瘤伴高级别上皮内瘤变、导管内乳头状肿瘤伴高级别上皮内瘤变以及黏液性囊性肿瘤伴高级别上皮内瘤变
pT1	肿瘤最大径小于或等于2 cm
pT1a	肿瘤最大径小于或等于0.5 cm
pT1b	肿瘤最大径≤小于或等于1 cm,大于0.5 cm
pT1c	肿瘤最大径1~2 cm
pT2	肿瘤最大径大于2 cm,小于或等于4 cm
pT3	肿瘤最大径大于4 cm
pT4	任何大小肿瘤,累及腹腔干、肠系膜上动脉或肝总动脉

表 19-27　胰腺癌 N 分期

N 分期	标准
pNx	无法评估
pN0	无区域淋巴结转移
pN1	1~3 个区域淋巴结转移
pN2	大于或等于 4 个区域淋巴结转移

（三）治疗后疗效评估及其术后并发症评估

不可切除胰腺癌患者治疗后疗效评估常采用 CT 增强进行；交界可切除胰腺癌治疗后，增强扫描评估其可切除性。扫描范围需包括胸、腹、盆腔，评价标准常采用 RECIST 1.1 标准。对可切除胰腺癌患者，CT 可评估术后的常见并发症如术后出血、感染、胰瘘、胆瘘等。

六、鉴别诊断

胰头癌需与胆总管下段癌及壶腹癌鉴别，结合增强 CT MPR 各个角度观察，如病变主要位于胆总管下段，胆总管下段强化明显，围绕胆总管下段周围胰腺组织病变并不明显时，同时表现为胆道系统扩张而胰管不扩张，需考虑有胆总管下段癌可能；如果病变主要位于十二指肠壶腹区，首先考虑壶腹癌。胰腺癌需与胰腺其他肿瘤鉴别，如神经内分泌肿瘤、实性假乳头状肿瘤以及肿块型胰腺炎等。神经内分泌肿瘤常表现为边界清楚的肿块，动脉强化明显，实性假乳头状肿瘤年轻女性好发，边界清楚，轻度强化剂延迟强化，出血、钙化常见。

第六章

食管肿瘤

食管癌是我国高发恶性肿瘤，发病率和病死率分居第6位和第4位。常见组织学类型有鳞癌和腺癌，我国90%以上为鳞癌，男性多于女性，中老年人多见。早期食管癌指病灶仅侵及黏膜或黏膜下层，未达肌层。中晚期食管癌指肿瘤侵犯食管肌层或外膜面，或有远处转移。食管癌肉眼分型为：早期食管癌分为隆起型、表浅型、凹陷（溃疡）型，中晚期食管癌分为髓质型、蕈伞型、溃疡型、缩窄型和腔内型。胸部CT检查是食管癌诊断、分期及疗效评估的重要手段，推荐采用增强扫描。CT既可显示原发肿瘤位置、大小、形态、外轮廓等，还可显示肿瘤与周围组织、脏器关系，以及淋巴结转移、远处转移等情况。

一、适应证

食管肿瘤、食管异物、食管静脉曲张、食管裂孔疝、食管穿孔、食管气管瘘等。

二、检查方法和操作流程

（一）CT平扫

食管CT平扫能发现食道厚度变化，发现食管肿瘤部位、形态大小、病变范围、邻近结构侵犯情况及有无淋巴结转移。对食管周围侵犯，需CT增强检查。

1.检查前准备

除去扫描部位所有可去除金属物品及可能影响X线穿透力的物品。检查前4~6小时空腹。根据CT扫描时间进行屏气训练，屏气幅度为最大吸气幅度70%。

2.检查方法

（1）食道充盈：根据患者实际病情，可以选择对比剂充盈或不充盈。采用以下方法充盈食管：对比剂充盈，将碘对比剂按1.5%~2.0%浓度稀释，患者仰卧检查床上，吸管服用100~200 mL，立即扫描；水充盈，患者仰卧检查床上，吸管服用纯净水 100~200 mL，立即扫描；气充盈，扫描前患者吞咽产气粉 6 g，可辅助 10~20 mL 纯净水咽下，立即扫描。

（2）定位像扫描：扫描范围自锁骨上 5 cm 至中腹部。

（3）辐射防护：铅三角巾盆腔性腺防护。

3.扫描参数

表 19-28　食管 CT 平扫扫描参数

项目	内容
扫描体位	仰卧位(困难者可俯卧位或侧卧位)
扫描范围	胸腔入口至中腹部(上段食管病变要包括颈部)
扫描方式	螺旋扫描
管电压(kVp)	100~120
管电流(mA)	自动管电流调制技术(参考剂量水平 $CTDI_{vol}$ <15 mGy，儿童适当降低剂量)
螺距	≈1.0,屏气困难者可增大螺距
旋转时间(s)	0.5~0.6
FOV(mm)	350~400
扫描层厚(mm)	1~2
扫描间距(mm)	1~2
卷积核	纵隔及肺,层厚 5 mm
窗宽/窗位(HU)	纵隔窗[300~400 / 30~40] 肺窗[1200~1500 / −600~ −800]

（二）CT增强

食管增强 CT 不仅能显示肿物直接征象，还能显示食管与邻近组织关系，发现气管、支气管、心包及主动脉有无受侵，显示有无淋巴结转移。

1.检查前准备

同"CT平扫"一致。

2.检查方法

（1）食管充盈。水充盈：患者仰卧检查床上，吸管服用纯净水 100~200 mL，立即扫描。气充盈：扫描前患者吞咽产气粉 6 g，可辅助 5~10 mL 纯净水咽下，立即扫描。食管胸下段及胃食管交界区癌，需要充盈胃腔，以确定肿瘤的下界，具体充盈方法可参考第七章胃肿瘤。

（2）对比剂注射：检查前 20~30 分钟，肌肉注射山莨菪碱 10 mg，静注非离子型碘对比剂，用量 0.35 gI/kg，流率 2.5~3.5 mL/s。

（3）增强方法：常用动脉期扫描，注射对比剂后 30 s 扫描，静脉期扫描，注射对比剂后 50~60 s 扫描。

3.扫描参数

食管增强扫描参数同"CT平扫"扫描参数。

（三）能量 CT

可通过能谱曲线、碘基图、标准化碘含量、能谱曲线斜率等在定性和定量方面为食管癌进行多参数分析提供量化信息。对提高早期食管癌诊断准确率，鉴别食管癌与其他良性病变，精确反映病灶范围，评价食管癌分化程度及淋巴结转移，评估疗效及预后。能量 CT 可用平扫方式或增强方式。

1.检查前准备

检查前准备同"CT平扫"或"CT增强"。

2.检查方法

检查方法同"CT平扫"或"CT增强"。

3.扫描参数

因使用设备不同，扫描方式相差很大。

表 19-29　能量 CT 扫描参数

项目	内容
扫描体位	仰卧位(困难者可俯卧位或侧卧位)
扫描范围	胸腔入口至中腹部(上段食管病变要包括颈部)
扫描方式	能谱扫描
管电压(kVp)	视使用设备
管电流(mA)	自动管电流调制技术(参考剂量水平 $CTDI_{vol}$ <15 mGy，儿童适当降低剂量)
螺距	≈1.0,屏气困难者可增大螺距
旋转时间(s)	0.5~0.6
FOV(mm)	350~400
扫描层厚(mm)	1~2
扫描间距(mm)	1~2
卷积核	纵隔,层厚 5 mm
窗宽/窗位(HU)	纵隔窗[300~400 / 30~40]

三、注意事项

（1）体位正中，检查符合按诊断要求，图像上无由于设备故障造成伪影。

（2）图像采集和重建参数符合影像诊断需求，预置窗宽和窗位符合要求，增强检查期相符合临床诊断要求。

（3）图像噪声应控制在可接受范围内。

（4）碘对比剂的使用要遵照说明书及相关要求执行。

（5）辐射剂量应符合 GBZ 130－2020 规定的 $CTDI_{vol}$ <15 mGy。

四、危急值

出现以下危急征象，要启动危急值管理方案：急性肺栓塞、冠心病急性发作、主动脉夹层或胸腹主动脉瘤、严重外伤、大量气胸、对比剂中度以上不良事件。

五、诊断要点

（一）食管癌的分段

食管癌分段标准参照AJCC/UICC 2017年第8版食管及食管胃结合部TNM分期指南，具体情况如表19-30所示，食管癌位置由原发灶中心界定。食管胃结合部是指食管柱状上皮和鳞状上皮交界处，如肿瘤中心位于贲门近端2 cm以内（Siewert Ⅰ/Ⅱ型），按食管癌分期；中心位于贲门近端2 cm以外者，即使侵犯食管胃结合部，也按胃癌分期。

表19-30　AJCC/UICC指南第8版中的食管癌分段标准

分段	标准	距门齿距离
颈段	下咽下缘至胸骨柄上缘	15~20 cm
胸上段	自胸骨柄上缘至奇静脉弓下缘水平	20~25 cm
胸中段	自奇静脉弓下缘至下肺静脉下缘水平	25~30 cm
胸下段	下肺静脉下缘至胃上界,包括食管胃结合部	30~40 cm

食管癌位置由原发灶中心界定。

（二）食管癌的CT诊断

早期食管癌CT可无异常发现或仅表现为黏膜面轻微增厚、显著强化，病灶以动脉期图像显示最佳。中晚期食管癌主要表现为食管壁局限性或环周性不规则增厚，为肿瘤浸润食管壁所致。腔内型食管癌向食管腔内生长，表现为食管腔内软组织密度结节或肿块。平扫肿瘤呈软组织密度影，密度均匀或不均，钙化罕见。增强扫描呈中等强化，局部可伴无强化坏死区。肿瘤未侵及食管纤维膜时，食管外轮廓光整。肿瘤侵犯纤维膜时，食管外轮廓既可表现为光整，也可表现为毛糙、模糊或不规则。肿瘤侵犯食管周围脂肪间隙及邻近结构时表现为周围脂肪间隙密度增高，肿瘤与邻近器官脂肪间隙消失，周围结构如奇静脉、气管、主动脉等受侵。食管外轮廓及瘤周外侵表现均以静脉期图像显示最佳。此外，中晚期食管癌可合并不同程度管腔狭窄，重者可伴肿瘤近端管腔扩张、内容物潴留。CT多平面重建有助观察食管癌与邻近结构关系，为肿瘤外侵判定提供更多信息。

（三）食管癌 TNM 分期和 CT 评估

食管癌 TNM 分期见表 19-31，表 19-32，表 19-33。依据国内外食管癌诊疗指南，CT 检查是食管癌分期诊断的必做项目。

（1）T 分期：食管癌 T 分期由肿瘤对食管壁浸润深度和瘤周脏器侵犯情况决定。CT 增强扫描在 T 分期中诊断优势为食管癌可切除性评估，即 T4b 期食管癌的诊断。由于 CT 无法显示食管壁分层，对可切除食管癌（T1—4a 期）T 分期评估主要依据食管壁厚度，分期准确性低于超声内镜。食管癌 T 分期的 CT 评估目前尚无公认的标准，本指南推荐标准如下：T1 期，食管壁厚度小于 5 mm 或腔内结节的基底部强化的血管未完全中断，无外侵；T2 期，食管壁厚度 5~10 mm 或腔内结节的基底部强化的血管中断，无外侵；T3 期，食管壁厚度大于 10 mm，边缘模糊，侵犯邻接纤维脂肪组织，无周围组织结构侵犯；T4 期，食管壁增厚伴侵犯周围组织器官。奇静脉受侵表现为肿瘤包绕奇静脉，静脉期奇静脉显影不良、中断。肿瘤与心包、胸膜、膈肌等之间的正常脂肪间隙消失，界限不清，提示心包、胸膜、膈肌等受侵可能。气管受侵标准为食管气管间脂肪间隙消失，气管、支气管变形、移位，肿瘤突向气管腔内。主动脉受侵的判断：肿瘤与主动脉接触弧度大于 90° 为受侵，45°~90° 为可疑受侵或不能确定，小于 45° 时为主动脉无受侵。此外，椎旁三角间隙消失多提示主动脉受侵，椎旁三角间隙指食管、胸主动脉及脊柱间的三角形脂肪间隙。椎体受侵表现为肿瘤侵犯椎体并骨质破坏。气管、主动脉及椎体有无受侵是 CT 诊断重点，决定患者是否有手术机会。

（2）N 分期：食管癌 N 分期由区域淋巴结转移个数决定。区域淋巴结是指自食管上括约肌至腹腔动脉干水平食管周围组织内的淋巴结，即食管引流区淋巴结。包括颈段食管旁 Ⅵ 和 Ⅶ 区淋巴结、下颈部气管旁淋巴结（1 组）、纵隔内部分淋巴结（2、4、7、8、9、15 组）及腹腔淋巴结（16~20 组），但不包括锁骨上淋巴结，详见表 19-34。CT 诊断淋巴结转移主要依据淋巴结大小、形态、密度、位置及强化方式等。转移淋巴结短径多大于 1 cm，锁骨上区及双侧气管食管沟区、病变区食管旁淋巴结短径大于 0.5 cm，类圆形或不规则形，呈等或稍低密度，边缘光滑或模糊，增强扫描强化方式与原发肿瘤类似，淋巴结内部合并坏死时呈环形强化。锁骨上、气管食管沟区及腹腔贲门旁淋巴结转移在 CT 诊断中漏诊率较高，临床诊断中应提高警惕。

（3）M 分期：食管癌的远处转移指非区域淋巴结发生转移或其他组织、脏器发生转移，其中以锁骨上区淋巴结转移、肝和肺转移多见。

表 19-31　食管癌 T 分期

T 分期	标准
TX	原发肿瘤无法评估
T0	无原发肿瘤证据
Tis	原位癌/重度不典型增生
T1	侵犯黏膜固有层、黏膜肌层或黏膜下层
T1a	侵犯黏膜固有层、黏膜肌层
T1b	侵犯黏膜下层
T2	侵犯食管肌层
T3	侵犯食管纤维膜
T4	侵犯食管周围结构
T4a	侵犯胸膜、心包、奇静脉、膈肌或腹膜
T4b	侵犯气管、主动脉或椎体

表 19-32　食管癌 N 分期

N 分期	标准
NX	区域淋巴结转移无法评估
N0	无区域淋巴结转移
N1	1~2 枚区域淋巴结转移
N2	3~6 枚区域淋巴结转移
N3	大于或等于 7 枚区域淋巴结转移

表 19-33　食管癌 M 分期

M 分期	标准
M0	无远处转移
M1	有远处转移

表 19-34　食管癌区域淋巴结解剖界限

淋巴结站	解剖界限
颈段食管旁淋巴结	颈部Ⅵ和Ⅶ区食管旁的淋巴结
1 站（下颈部气管旁淋巴结）	位于锁骨上气管旁间隙和肺尖之间，右侧为 1R，左侧为 1L
2 站（上气管旁淋巴结）	2R：位于肺尖和头臂动脉尾缘与气管交叉处之间
	2L：位于肺尖和主动脉弓顶之间
4 站（下气管旁淋巴结）	4R：位于头臂动脉尾缘与气管交叉处与奇静脉头端之间
	4L：位于主动脉弓顶与隆突之间
7 站（隆突下淋巴结）	位于气管隆嵴下方
8 站（食管旁淋巴结）	8U：胸上段食管旁，自肺尖至气管分叉处
	8M：胸中段食管旁，自气管分叉处至下肺静脉下缘
	8Lo：胸下段食管旁，自下肺静脉根部至食管胃交界区
9 站（下肺韧带淋巴结）	下肺韧带内的淋巴结，右侧为 9R，左侧为 9L
15 站（膈肌淋巴结）	位于膈顶之上并且靠近膈脚或位于膈脚后方
16 站（贲门旁淋巴结）	紧邻胃食管结合部
17 站（胃左淋巴结）	位于胃左动脉走行区
18 站（肝总淋巴结）	紧邻肝总动脉近端

淋巴结站	解剖界限
19站(脾淋巴结)	紧邻脾动脉近端
20站(腹腔淋巴结)	位于腹腔动脉干根部

(四) 食管穿孔风险的CT评估及食管瘘的CT表现

初诊食管癌患者有无穿孔风险影响下一步治疗决策。薄层静脉期CT图像有助于判断食管癌穿孔风险。CT提示穿孔高风险征象包括裂隙样深溃疡、肿瘤坏死显著直达食管壁外层、肿瘤侵入气管腔内、食管周围环形强化淋巴结与食管紧密相贴等。食管癌穿孔可形成食管—纵隔瘘、食管—气管/支气管瘘，CT表现为食管壁局部不连续，口服水溶性阳性对比剂后，对比剂可进入纵隔或气道。也有部分患者食管瘘道显示隐蔽，CT仅表现为邻近纵隔、胸膜及肺部局灶性炎症。

六、鉴别诊断

食管癌主要与食管良性肿瘤进行鉴别，其中主要为平滑肌瘤。平滑肌瘤为黏膜下壁内肿瘤，大多数起源于管壁平滑肌，包膜完整，向食管腔内外膨胀性生长。CT表现肿瘤多呈圆形或椭圆形，单发，大小不一，食管中下段多见，边缘光滑、锐利，密度均匀，增强扫描轻度强化，强化均匀。

第七章

胃肿瘤

胃癌是我国最常见恶性肿瘤之一。2020年，我国胃癌发病率居恶性肿瘤第3位，死亡率居第3位。老年人多见，男性发病率约为女性2倍。早期胃癌指局限于胃黏膜或黏膜下层的侵袭性肿瘤，不论是否有淋巴结转移。进展期胃癌指肿瘤组织侵达胃固有肌层或更深者，不论是否淋巴结转移。早期胃癌大体分型分为：Ⅰ（隆起型）、Ⅱ（浅表型）、Ⅲ（凹陷型）3型，其中浅表型又分成Ⅱa（浅表隆起型）、Ⅱb（浅表平坦型）、Ⅱc（浅表凹陷型）3个亚型。此外，若有2种或2种以上类型同时存在则为混合型早期胃癌。进展期胃癌分为4型：1型（结节隆起型）、2型（局限溃疡型）、3型（浸润溃疡型）、4型（弥漫浸润型，革囊胃）。CT可直观显示胃癌浸润深度、范围、形态及强化特征，判断周围脏器侵犯，检出淋巴结和远处转移，评估药物治疗或放疗后肿瘤疗效。腹部CT是国内外胃癌诊疗指南或规范推荐的胃癌诊断、分期、疗效评价及随访观察的首选影像检查。

一、适应证

胃腔内、壁内和腔外病变的诊断与鉴别诊断；恶性肿瘤的术前分期和评估；恶性肿瘤治疗疗效评估；胃肠道梗阻等。

二、检查方法和操作流程

（一）CT平扫

胃是空腔脏器，形态与充盈程度相关。因此检查前胃肠道准备要充分。口服碘对比剂稀释液对患者胃壁及胃黏膜显示会造成影响，使用阴性对比剂是比较理想的充盈方法。CT能充分显示肿瘤在胃腔内外生长以及侵犯周围器官情况。采用适当体位（如俯卧位）可更好显示胃底、胃体及胃窦结构。口服产气粉CT扫描能清晰显示胃壁及腔内、外病变，直观反映胃癌大体形态及肿瘤范围，在胃癌定位、定性和定量诊断中有重要价值。

1.检查前准备

1周内禁行消化道钡餐检查。检查前4~6小时内禁食，不禁水。检查时除去扫描部位所有可去除金属物品及可能影响X线穿透力的物品。根据检查需要，可采用以下方法充盈胃部：

（1）口服纯净水：检查前15~20分钟口服纯净水500~1000 mL，检查时再口服200~300 mL。

（2）口服产气粉：检查时患者仰卧于检查床上，口含产气粉5 g，嘱患者尽可能干吞咽，若不配合可10~20 mL纯净水辅助咽下，立即开始检查。

呼吸训练：根据CT设备的扫描时间进行屏气训练，屏气幅度为最大吸气幅度70%。

检查前20~30分钟，肌肉注射山莨菪碱10 mg，以减少胃肠道蠕动，胃壁充分扩张，更好地显示病灶。

2.检查方法

（1）患者仰卧位置于CT检查床正中，患者侧面纵轴线中心与CT激光侧位中线重合。定位像扫描范围自锁骨上5 cm至足侧30~35 cm。

（2）辐射防护：铅围脖根据扫描范围防护甲状腺。

3.扫描参数

表19-35　胃CT平扫扫描参数

项目	内容
扫描体位	仰卧位(困难者可俯卧位或侧卧位)
扫描范围	膈顶至耻骨联合
扫描方式	螺旋扫描
管电压(kVp)	100~120
管电流(mA)	200~300 mAs或自动管电流调制技术(参考剂量水平$CTDI_{vol}$<20 mGy,儿童适当降低剂量)
螺距	≈1.0,屏气困难者可增大螺距
旋转时间(s)	0.5~0.6
FOV(mm)	350~400
扫描层厚(mm)	1~2
扫描间距(mm)	1~2
卷积核	软组织,轴位、冠状位、矢状位重建,层厚5 mm
窗宽/窗位(HU)	软组织窗[300~400 / 30~40]

（二）CT增强

CT增强能显示肿瘤位置、大小和形态，肿瘤内部结构与周围组织关系，同时对胃壁增厚状况、肿瘤浸润程度及分期有很好诊断准确度。

1.检查前准备

1周内禁行消化道钡餐检查。检查前4~6小时内禁食，不禁水。检查时除去扫描部位所有可去除金属物品及可能影响X线穿透力的物品。可用以下方法充盈胃部。

（1）口服纯净水：检查前15~20分钟口服纯净水500~1000 mL，检查时再口服200~300 mL。

（2）口服产气粉：患者仰卧于检查床上，口含产气粉5 g，嘱患者尽可能干吞咽，若不配合可10~20 mL纯净水辅助咽下，立即开始检查。

2.检查方法

（1）对比剂注射：检查前20~30分钟，肌注山莨菪碱10 mg。静注非离子型碘对比剂，用量0.5 gI/kg，流率2.5~3.0 mL/s。

（2）增强方法：胃增强CT常用动脉期和静脉期扫描。动脉期延时25~30 s或采用对比剂智能跟踪技术，监控位置为腹主动脉腹腔干开口层面，阈值设定为100 HU。静脉期延时50~60 s扫描。

3.扫描参数

扫描参数同"CT平扫"。

（三）能量CT

能量CT成像能进一步提高软组织分辨率，量化组织含碘浓度，对空腔脏器疾病诊断是新方法。低能量的单能量图像及碘密度图对胃癌检出率显著提高，且提高T分期准确性。能量CT可用平扫方式或增强方式，动脉期低能量段图像重建后可做CTA数据进行后处理。

1.检查前准备

检查前准备同"CT平扫"或"CT增强"。

2.检查方法

能量CT可单独进行平扫，常需进行平扫和静脉期的能谱扫描。平扫能量CT检查方法同"CT平扫"，增强能量CT检查方法同"CT增强"。

3.扫描参数

扫描方式上，由于使用的CT设备不同，扫描方式相差很大。

表19-36　胃能量CT扫描参数

项目	内容
扫描体位	仰卧位
扫描范围	膈顶至耻骨联合
扫描方式	能谱扫描
管电压（kVp）	视使用设备
管电流（mA）	自动管电流调制技术（参考剂量水平 $CTDI_{vol}$ <20 mGy，儿童适当降低剂量）

项目	内容
螺距	≈1.0,屏气困难者可增大螺距
旋转时间(s)	0.5~0.6
FOV(mm)	350~400
扫描层厚(mm)	1~2
扫描间距(mm)	1~2
卷积核	软组织,轴位、冠状位、矢状位重建,层厚5 mm
窗宽/窗位(HU)	软组织窗[300~400 / 30~40]

(四) CTA

门静脉CTA可清晰显示食管胃底静脉曲张及主要侧支血管走形和分布及胃和食管周围静脉曲张。胃周CTA评价对提高腹腔镜胃切除安全性提供保障。

1.检查前准备

检查前准备同"CT增强"。

2.检查方法

(1) 对比剂注射:检查前20~30分钟,肌注山莨菪碱10 mg,静注非离子型碘对比剂0.5 gI/kg,流率3.5~4.0 mL/s,跟注0.9%生理盐水30 mL。

(2) 增强方法:采用对比剂跟踪方法,监控位置为腹主动脉腹腔干开口层面,阈值设定为150 HU。

能量CT扫描方式也可进行CTA检查,低能量的单能量图像可更好显示血管,提升血管密度。

3.扫描参数

根据患者体型可选择管电压80~100 kVp,既可降低辐射剂量,又可提高靶血管密度值。

表19-37 胃CTA扫描参数

项目	内容
扫描体位	仰卧位(困难者可俯卧位或侧卧位)
扫描范围	膈顶至髂嵴连线
扫描方式	螺旋扫描
管电压(kVp)	80~120
管电流(mA)	自动管电流调制技术(参考剂量水平CTDI$_{vol}$ <20 mGy,儿童适当降低剂量)
螺距	0.7~1.0
旋转时间(s)	0.4~0.5
FOV(mm)	350~400
扫描层厚(mm)	1~2
扫描间距(mm)	1~2

项目	内容
卷积核	软组织，层厚5 mm
窗宽/窗位（HU）	软组织窗[300~400 / 30~40]

4.CTA重建模式

重建模式包括VR、CPR、MPR、MIP等。重建图像清晰显示胃周动脉及其起源动脉，包括腹腔干、肝总动脉、脾动脉、胃十二指肠动脉、胃网膜右动脉、胃右动脉、胃网膜左动脉、胃左动脉、胃短动脉等。

（五）仿真内窥镜

CT仿真内窥镜（CT virtual endoscopy，CTVE）成像技术具有无创、快速、准确、易耐受等特点，临床用于胃肠道病变CT检查。CTVE通过连续扫描获得容积数据，通过后处理软件获得空腔脏器内表面三维图像，类似于纤维内镜所见。能准确定位及显示胃、肠道狭窄、黏膜皱襞异常、胃溃疡等。

1.检查前准备

1周内禁行消化道钡餐检查。检查前4~6小时内禁食，禁水。检查时除去扫描部位所有可去除金属物品及可能影响X线穿透力的物品。

2.检查方法

检查前20~30分钟，肌注山莨菪碱10 mg以减少胃张力，使胃处于低张状态。扫描采用CT平扫方法，患者在检查床上仰卧位平躺后，将产气粉6~9 g倒入口中直接咽下。吞咽有困难时可通过吸管吸取微量纯净水送服，立即开始屏气扫描，以使胃充分扩张。检查后所有影像数据导入后处理工作站，在工作站行全方位仿真内镜图像重建。

3.扫描参数

扫描参数同"CT平扫"。

三、注意事项

（1）体位正中，检查符合按诊断要求，图像上无由于设备故障造成伪影。

（2）图像采集和重建参数符合影像诊断需求，预置窗宽和窗位符合要求，增强检查期相符合临床诊断要求。

（3）图像显示应包括全部肺组织、纵隔结构及胸壁结构，图像噪声应控制在可接受范围内。

（4）肝实质静脉期CT值与平扫相比大于50 HU。

（5）CTA扫描腹主动脉CT值应大于或等于320 HU。

（6）碘对比剂的使用要遵照说明书及相关要求执行。

（7）辐射剂量应符合 GBZ 130－2020 规定的 $CTDI_{vol} < 20$ mGy。

四、危急值

出现以下危急征象，要启动危急值管理方案：急腹症（急性胃肠道穿孔、肠梗阻、肠套叠、肠扭转、脏器出血），严重外伤。

五、诊断要点

（一）胃癌的CT诊断

早期胃癌CT可无异常发现或仅黏膜面高强化，未累及胃壁全层。随着肿瘤对胃壁浸润深度增加，胃壁呈不规则增厚、僵硬，黏膜面凹凸不平或结节状，部分可合并龛影形成，浆膜面光滑或毛糙、不规则，增强扫描肿瘤显著强化，未侵及或侵及胃壁全层。结节隆起型胃癌可向胃腔内生长，表现为腔内软组织密度结节或肿块。革囊胃可表现弥漫性胃壁僵硬、增厚。肿瘤侵犯周围脂肪间隙及邻近结构时表现为周围脂肪间隙密度增高，肿瘤与邻近器官脂肪间隙消失，周围结构如肝脏、脾等受侵。胃窦癌常合并胃腔狭窄，重者可出现幽门梗阻、胃内容物潴留等。

（二）胃癌的TNM分期和CT评估

胃癌的TNM分期见表19-38，表19-39，表19-40。肿瘤中心位于食管胃交界部2 cm以外肿瘤应按胃癌TNM分期进行分期（即使累及食管胃交界部）。胃癌治疗前分期推荐首选CT增强检查，范围应包含胸腹盆腔。

（1）T分期：CT对胃癌T分期的准确率为60%~85%。研究发现CT多平面重组图像有助于提高T分期准确率，因此，国内外胃癌诊疗指南建议胃癌影像分期需要结合多平面图像，至少应有横断面、冠状面和矢状面3个平面的图像，需要时可补充垂直肿瘤长轴的斜面重建或沿肿瘤长轴走行的曲面重建图像。胃癌T分期的CT诊断标准如下：T1期，内层高强化癌肿与外层稍高强化肌层间可见连续完整的低强化条带（辅助征象：高强化癌肿不超过胃壁总厚度的50%）；T2期，中层低强化条带中断消失，外层残余部分稍高强化肌层（辅助征象：高强化癌肿超过胃壁总厚度的50%）；T3期，高强化癌肿侵犯胃壁全层，浆膜面光滑或少许短细索条影（辅助征象：浆膜模糊或短细索条范围小于1/3全部病变面积）；T4a期，浆膜面不规则或结节样形态，周围脂肪间隙密集毛刺或条带状浸润；T4b期，肿瘤侵出浆膜层，与邻近脏器组织间脂肪间隙消失，指状嵌插或直接浸润邻近脏器组织（如肝脏、脾、胰腺、肾上腺等）为确切侵犯征象。

（2）N分期：胃癌N分期由区域淋巴结转移的个数决定。胃癌区域淋巴结包括胃大弯、胃小弯、贲门左和贲门右、幽门上和幽门下淋巴结及胃左动脉、腹腔干、肝总动脉、肝十二指肠韧带、脾动脉走行区淋巴结及脾门区淋巴结。其余部位淋巴结为非区域淋巴结，包括胰腺后、胰周、胰十二指肠动脉、肠系膜动脉、结肠中动脉、腹主动脉走行区域及腹膜后淋巴结。

（3）M分期：胃癌非区域淋巴结转移应视为远处转移。此外，远处转移常见的有腹膜转移、卵巢转移、肝转移、肺转移等。腹膜转移方面，CT检出少量腹水、网膜污迹征、腹膜微小结节及索条时，提示临床可能存在隐匿性腹膜转移风险。

表 19-38　胃癌T分期

T分期	标准
TX	原发肿瘤无法评估
T0	无原发肿瘤证据
Tis	原位癌:未侵及固有层的上皮内肿瘤、重度不典型增生
T1	侵及固有层、黏膜肌层或黏膜下层
T1a	侵及固有层或黏膜肌层
T1b	侵及黏膜下层
T2	侵及肌层
T3	侵及浆膜下层
T4	穿透浆膜层(脏腹膜)或侵及邻近结构
T4a	穿透浆膜层
T4b	侵及邻近结构

表 19-39　胃癌N分期

N分期	标准
NX	区域淋巴结转移无法确定
N0	无区域淋巴结转移
N1	1~2个区域淋巴结转移
N2	3~6个区域淋巴结转移
N3	大于或等于7个区域淋巴结转移

表 19-40　胃癌M分期

M分期	标准
M0	无远处转移
M1	有远处转移

六、鉴别诊断

胃癌需与胃部其他良、恶性肿瘤进行鉴别，如胃平滑肌瘤、淋巴瘤、间质瘤等。胃平滑肌瘤多见于贲门部，呈等密度，密度均匀，多向腔内突出形成软组织结节或肿块，边缘光整，增强扫描缓慢均匀强化。胃淋巴瘤多见于胃窦、胃体部，胃壁不规则增厚，密度相对均匀，坏死少见，强化程度低于胃癌。胃间质瘤多见于胃体部，可向腔内、腔外或同时腔内外突出生长，密度均匀或不均，可合并溃疡及窦道形成，增强扫描呈中等或显著强化。

结直肠肿瘤

结直肠癌是我国常见恶性肿瘤之一，其发病率和死亡率均呈上升趋势。结直肠癌常发生于50岁以上者，发病高峰年龄为60~70岁，男性高于女性。结直肠癌是指原发于结直肠黏膜上皮的恶性肿瘤，组织学分类包括腺癌、腺鳞癌和未分化癌等，其中以腺癌多见。病理大体分型分为溃疡型、肿块型和浸润型，其中以溃疡型多见。按照肿瘤发生位置，结肠癌可分为左半和右半结肠癌，直肠癌可分为上段、中段和下段直肠癌。结直肠癌70%~80%发生于直肠和乙状结肠，以直肠最为好发。

一、适应证

肠梗阻、肠缺血、胃肠道出血；炎性肠炎、阑尾炎；结直肠癌。

二、检查方法和操作流程

（一）CT平扫

结直肠CT平扫可发现结直肠占位性病变，以及由占位导致的肠梗阻等继发性改变。但对分期和肝脏转移评估，还需CT增强进一步检查。

1.检查前准备

1周内禁行消化道钡餐检查。检查前1天采取3 L PEG分次剂量方案肠道清洁。检查当天禁食水。肠道充盈：检查前2小时内分次口服纯净水1000~1500 mL，检查时再次口服200~300 mL。检查时除去扫描部位所有可去除的金属物品及可能影响X线穿透力的物品。对患者进行屏气训练，屏气幅度为最大吸气幅度的70%。

2.检查方法

患者仰卧位平躺，双手上举伸直。驼背或不宜仰卧位者可采用俯卧位或侧卧位。先行定位扫描：范围自乳头连线至髂棘连线。据定位像确定扫描范围。

3.扫描参数

表 19-41　结直肠 CT 平扫扫描参数

项目	内容
扫描体位	仰卧位(困难者可俯卧位或侧卧位)
扫描范围	膈顶至耻骨联合
扫描方式	螺旋扫描
管电压(kVp)	100~120
有效管电流(mAs)	200~300,或自动管电流调制技术(参考剂量水平 $CTDI_{vol}$ <20 mGy,儿童适当降低剂量)
螺距	≈1.0,屏气困难者可增大螺距
旋转时间(s)	0.6~0.8
FOV(mm)	350~400
扫描层厚(mm)	1~2
扫描间距(mm)	1~2
卷积核	软组织,层厚5 mm
窗宽/窗位(HU)	软组织窗[300~400 / 30~40]

(二)CT 增强

结直肠 CT 增强可发现肿物及与周围组织关系,有无肿大淋巴结,明确诊断和分期,还可进一步明确肿瘤远处转移情况。提高结直肠癌肝转移检出率。

1.检查前准备

1 周内禁行消化道钡餐检查。检查前 1 天采取 3 L PEG 分次剂量方案肠道清洁。检查当天禁食水。肠道充盈:检查前 2 小时内分次口服纯净水 1000~1500 mL,检查时再次口服 200~300 mL。检查时除去扫描部位所有可去除的金属物品及可能影响 X 线穿透力的物品。对患者进行屏气训练,屏气幅度为最大吸气幅度的70%。

2.检查方法

(1)对比剂注射:静注非离子型碘对比剂,用量 0.5 gI/kg,流率 2.5~3.5 mL/s,追注 0.9%生理盐水 30 mL。

(2)检查方法:检查前 20~30 分钟,肌注山莨菪碱 10 mg。结直肠 CT 增强采用双期或三期增强扫描。双期增强:动脉晚期延时 35~40 s,门静脉期延时 65~70 s。三期增强:动脉期延时 25~30 s 或采用对比剂跟踪方法,监控位置为腹主动脉腹腔干开口层面,阈值设定为 100 HU,门静脉期延时 65~70 s,延迟期延时 120~150 s。

3.扫描参数

扫描参数同 "CT平扫"。

(三)能量CT

能量 CT 成像能提高软组织分辨率,量化组织含碘浓度,对空腔脏器疾病诊断是新方法。低能量的单能量图像及碘密度图对于结直肠癌的检出率显著提高，并且提高T分期准确性。能量CT可用平扫方式或增强方式，动脉期低能量图像重建后可做CTA数据进行后处理。

1.检查前准备

检查前准备同"CT平扫"或"CT增强"。

2.检查方法

通常结直肠能量CT需要进行增强能谱扫描，检查方法同"CT增强"。

3.扫描参数

因使用设备不同，扫描方式相差很大。扫描参数见表19-42。

表19-42　结直肠能量CT扫描参数

项目	内容
扫描体位	仰卧位
扫描范围	膈顶至耻骨联合
扫描方式	能谱扫描
管电压(kVp)	视使用设备
管电流(mA)	自动管电流调制技术(参考剂量水平 $CTDI_{vol}$ <20 mGy)
螺距	≈1.0，屏气困难者可增大螺距
旋转时间(s)	0.5~0.6
FOV(mm)	350~400
扫描层厚(mm)	1~2
扫描间距(mm)	1~2
卷积核	软组织,轴位、矢状位、冠状位重建,层厚5 mm
窗宽/窗位(HU)	软组织窗[300~400 / 30~40]

(四) 仿真内窥镜

结直肠CTVE在结直肠疾病诊断中可全面观察结直肠肿瘤、息肉、炎症等病变的形态特征，不仅可显示结直肠病变部位、形态、大小，可明确结直肠癌肠壁受侵范围、周边组织关系及远处转移情况。CTVE与传统的纤维结肠镜、钡灌肠相比，其优势：①适用范围广，尤其适于高龄体弱、心肺功能不全、脑血管病变后遗症行动不便者，以及急性肠梗阻或其他原因不能耐受传统检查者；②提供肿瘤大小、浸润范围、周边组织关系及远处转移情况；③无创伤。

1.检查前准备

检查前2天无渣饮食，检查前1天清洁肠道，检查当天空腹。

2.检查方法

扫描前20~30分钟，肌注山莨菪碱10 mg，以充分扩张肠管，减少肠蠕动造成的干扰。患者仰卧，经肛门注入适量气体（1000~2000 mL，根据肠道充盈和患者耐受程度而定），通过CT定位像观察肠腔内充气是否满意。若充气不满意，可追加气体。气体多选用空气或CO_2，CO_2可减少肠痉挛的发生率。扫描时采用仰卧位与俯卧位相结合进行。

增强检查时，检查方法同"CT增强"。

扫描后，影像数据由后处理工作站进行虚拟内窥镜处理。

3.扫描参数

扫描参数同"CT平扫"。

三、诊断要点

（一）结直肠癌的CT诊断

早期结直肠癌CT诊断困难、容易漏诊。中晚期结直肠癌主要表现为肠壁局限性或环周性不规则增厚、僵硬，肿块沿肠壁浸润性生长或向腔内、外突出生长，平扫呈等密度或混杂密度，黏液腺癌可合并钙化，肿块较大时常合并坏死，黏膜面毛糙、不规则，部分可伴溃疡形成。浆膜面或外膜面依据肿瘤侵犯程度表现为光滑或毛糙、不规则。肿瘤仍局限于肠壁时，浆膜面或外膜面显示光滑锐利。肿瘤已穿透浆膜面者，浆膜面显示模糊不清或伴有浆膜外条索影。周围脏器受侵时，肿瘤与邻近脏器间脂肪间隙消失。肿瘤侵及肠壁大部分或环周时，容易合并肠腔不规则形狭窄，重者可致不完全性肠梗阻。输尿管受侵犯可见肿瘤与输尿管粘连，受累部位上方的输尿管、肾盂扩张积水。CT增强扫描对癌肿显示更清楚，对肠壁外浸润、邻近结构侵犯和转移评价更具价值。肿瘤合并坏死常表现为不均匀显著强化。此外，CT检查还可清晰显示癌肿继发的肠套叠、肠穿孔、窦道和腹腔脓肿等。

（二）结直肠癌的TNM分期和CT评估

结直肠癌TNM分期见表19-43，表19-44，表19-45。

（1）T分期：由于结直肠壁各层密度差异较小，常规CT扫描无法区分肠管壁各层结构，因而无法区分Tis—T2期肿瘤。Tis—T2期肿瘤在CT图像上显示为外缘光滑的病变。T3期肿瘤浆膜层毛糙，可见尖角样改变。T4期肿瘤可见肿瘤周围的脂肪浸润，可见索条样或结节样改变，或累及邻近脏器。T4可分为T4a和T4b。侵犯浆膜面（脏腹膜）的肿瘤称为T4a。穿孔的肿瘤，其肿瘤细胞通过炎症与浆膜表面连续，也被认为是T4a。在无腹膜覆盖的结肠和直肠区域，如升降结肠后侧和直肠中下部，T4a则不适用。直接侵犯邻近器官或结构的肿瘤被认为是T4b。

（2）N分期：结直肠癌的区域淋巴结位于：①沿着供应结肠和直肠的主要血管走行；②沿着边缘动脉血管弓；③靠近结肠，即沿着结肠系膜边缘。结直肠每节段的区域淋巴结见表19-46。需要注意的是，转移到肿瘤引流区以外的非区域淋巴结，应视为远处转移。

（3）M分期：结直肠癌远处转移包括肝脏、肺、腹膜、卵巢、骨、脑等，其中以肝最多见。肝转移主要为门静脉血行转移，常多发，部分可见钙化。结直肠癌卵巢转移发生率较高，双侧卵巢受累多见。

表19-43　结直肠癌T分期

T分期	标准
TX	原发肿瘤无法评估
T0	无原发肿瘤证据
Tis	原位癌：侵及固有层，未穿透黏膜肌层
T1	侵及黏膜下层
T2	侵及固有肌层
T3	侵及浆膜下层或侵犯无腹膜覆盖的结肠旁或直肠旁组织
T4	穿透脏腹膜和/或直接侵犯其他器官或组织结构
T4a	穿透脏腹膜
T4b	直接侵犯其他器官或组织结构

表19-44　结直肠癌N分期

N分期	标准
NX	区域淋巴结转移无法确定
N0	无区域淋巴结转移
N1	1~3个区域淋巴结转移，或无区域淋巴结转移、但存在任意数目的肿瘤结节
N1a	1个区域淋巴结转移
N1b	2~3个区域淋巴结转移
N1c	无区域淋巴结转移，但浆膜下、肠系膜内，或无腹膜覆盖的结肠/直肠周围组织内有肿瘤结节
N2	大于或等于4个区域淋巴结转移
N2a	4~6个区域淋巴结转移
N2b	大于或等于7个区域淋巴结转移

表19-45　结直肠癌M分期

M分期	标准
M0	无远处转移
M1	有远处转移
M1a	转移局限于单个远离部位或器官，无腹膜转移
M1b	转移分布于2个及以上的远离部位或器官，无腹膜转移
M1c	腹膜转移伴或不伴有其他器官转移

表19-46　结直肠各节段的区域淋巴结

肠段	区域淋巴结
盲肠	回结肠、右结肠淋巴结
升结肠	回结肠、右结肠、中结肠淋巴结
肝曲	右结肠、中结肠淋巴结
横结肠	右结肠、中结肠、左结肠、肠系膜下淋巴结

肠段	区域淋巴结
脾曲	中结肠、左结肠、肠系膜下淋巴结
降结肠	左结肠、肠系膜下淋巴结
乙状结肠	乙状结肠、左结肠、直肠上(痔)、肠系膜下、直肠乙状结肠淋巴结
直肠	直肠上/中/下(痔)、肠系膜下、髂内、直肠系膜(直肠周)、骶外侧、骶骨前、骶骨岬淋巴结

四、鉴别诊断

结直肠癌主要与肠结核、Crohn病、淋巴瘤及间质瘤等进行鉴别。增殖型的回盲部结核常回肠末端与盲肠同时受累,可有回盲部上提短缩、结肠袋消失的表现。Crohn病好发于回肠及右半结肠,病变呈节段性、跳跃性生长,易发生窦道及肠梗阻。肠道淋巴瘤一般密度较为均匀,轻中度强化,可表现为肠腔动脉瘤样扩张,少有管腔缩窄等梗阻表现。间质瘤表现为腔内边界光滑的圆形、类圆形软组织密度肿块,腔内面可见坏死、浅表溃疡,肿块内可见片状不规则低密度坏死区,肿块内坏死区与胃肠道腔相通时,可见对比剂充盈。

第九章

肾脏肿瘤

肾细胞癌（下称肾癌）是肾脏最常见的原发性恶性肿瘤，占肾脏恶性肿瘤的90%左右。肾癌起源于近端肾小管，最常见病理类型为透明细胞癌，约占肾癌85%以上，其次为乳头状肾癌和肾嫌色细胞癌，其他亚型少见。肾癌多为单发，也可多中心起源，少数为双肾同时发生。小肾癌一般是指长径小于3 cm的肾癌，恶性程度相对较低，生长慢，远处转移少。血尿是肾癌最常见临床症状，为肿瘤侵犯肾盂或输尿管所致，早期肾癌常无症状。腹部CT是肾癌和肾盂癌诊断和分期的常用影像学手段，对小于1 cm肾癌显示率超过50%。CT可较准确地判断肾癌外侵、淋巴结转移和远处转移，分期准确性在72%~90%之间。

一、适应证

肾脏良恶性肿瘤的诊断和鉴别诊断、肾先天畸形、肾脏外伤、肾脓肿和肾周脓肿、肾梗死、肾囊性病变、肾结石、肾盂积水、慢性感染（肾结核、黄色肉芽肿性肾盂肾炎、慢性肾炎等）、肾血管病变（肾动脉瘤、肾动静脉瘘、肾血管狭窄和闭塞等）。

二、检查方法和操作流程

（一）CT平扫

肾脏CT平扫可显示肾肿瘤形态、位置、大小、范围，外伤后肾脏损伤及有无肾脏出血，肾脏炎症、脓肿及结石。

1.检查前准备

1周内禁行消化道钡餐检查。检查前4小时内禁食，不禁水。检查前30分钟口服纯净水500~800 mL，检查时再口服200~300 mL。需口服对比剂者，将碘对比剂按照1.2%~2%浓度稀释后，于检查前30分钟口服500~800 mL，检查时再口服200~300 mL。

检查时除去扫描部位所有可去除的金属物品及可能影响X线穿透力的物品,并进行呼吸训练。

2.检查方法

检查时患者仰卧位平躺,双手上举伸直。驼背或不宜仰卧位者可采用俯卧位或侧卧位。对患者进行屏气训练,屏气幅度为最大吸气幅度的70%。常规先行定位扫描,扫描范围为自乳头连线至髂嵴连线。根据定位像设定扫描方案。检查时需对患者进行相应辐射防护。

3.扫描参数

表19-47 肾脏CT平扫扫描参数

项目	内容
扫描体位	仰卧位
扫描范围	肾上极至肾下极
扫描方式	螺旋扫描
管电压(kVp)	100~120
有效管电流(mAs)	200~300,或自动管电流调制技术(参考剂量水平 $CTDI_{vol}$ < 20 mGy,儿童适当降低剂量)
螺距	≈1.0,屏气困难者可增大螺距
旋转时间(s)	0.6~0.8
FOV(mm)	350~400
扫描层厚(mm)	1~2
扫描间距(mm)	1~2
卷积核	软组织,层厚5 mm
窗宽/窗位(HU)	软组织窗[300~400/ 30~40]

(二) CT增强

肾脏CT增强能显示肾实质强化与肾盂输尿管充盈情况,肿瘤位置、大小和范围、浸润程度、有无淋巴结转移和脏器转移,肿瘤分期,肿瘤与周围血管关系及肾血管病变。

1.检查前准备

1周内禁行消化道钡餐检查。检查前4小时内禁食,不禁水。检查前30分钟口服纯净水500~800 mL,检查时再口服200~300 mL。检查时除去扫描部位所有可去除的金属物品及可能影响X线穿透力的物品,并对患者进行呼吸训练。

2.检查方法

(1)对比剂注射:静注非离子型碘对比剂,用量0.5 gI/kg,流率2.5~3.5 mL/s。

(2)增强方法:肾脏增强CT常用到三期增强扫描。皮质期延时25~30 s,或采用对比剂智能跟踪技术,跟踪位置为腹主动脉肾动脉开口处,阈值100。髓质期延时90~110 s,分泌期延时3~5分钟。

3.扫描参数

扫描参数同"CT平扫"。

（三）CTA

肾脏CTA可显示肾动脉疾病，如肾动脉硬化、肾动脉狭窄、肾动脉瘤、肾动脉夹层等，以及副肾动脉；肾静脉疾病，如肾静脉瘤栓、肾静脉曲张等；肾脏梗死与坏死；肾包膜下及肾周血肿；肾动静脉瘘、输尿管静脉曲张、肾血管瘤等。

1.检查前准备

检查前准备同"CT增强"。

2.检查方法

（1）对比剂注射：静注非离子型碘对比剂0.5 gI/kg，流率3.0~3.5 mL/s，跟注0.9%生理盐水30 mL。

（2）增强方法：采用对比剂跟踪法，监控位置为腹主动脉肾动脉开口层面，阈值设定为150。

3.扫描参数

表19-48　肾脏CTA扫描参数

项目	内容
扫描体位	仰卧位
扫描范围	全肾脏
扫描方式	螺旋扫描
管电压（kVp）	100~120
管电流（mA）	自动管电流调制技术（参考剂量水平$CTDI_{vol}$<20 mGy，儿童适当降低剂量）
螺距	0.7~1.0
旋转时间（s）	0.5~0.6
FOV（mm）	350~400
扫描层厚（mm）	1~2
扫描间距（mm）	1~2
卷积核	软组织，层厚5 mm
窗宽/窗位（HU）	软组织窗[300~400 / 30~40]

（四）能量CT

肾脏能量CT可提供单能量、碘密度图及有效原子序数图等多参数图像，可为疾病诊断提供更多有价值信息。低能级单能量图像能增加异常强化病变与背景组织对比度，有利于小病灶检出，以及提高肿瘤周边血管显示度及肿瘤—血管对比度，优化肿瘤术前分期的评估。不同组织由于本身密度、增强后组织内对比剂含量的不同，其能谱曲线表现也不同，可作为诊断和鉴别诊断的基础。碘密度图能够反映局部组织轻微的异常强化，从而有利于常规CT增强图像上等密度病灶的检出。推荐使用低能级单能量图像（40 keV）及碘密度图，提高小的富血供肿瘤、小的隐匿的相对乏血供肿瘤及小转移瘤的检出率及定位准确性，从而提高术前评估准确性。能量CT可用平扫方式或增强方式，动脉期低能量段VMIs图像重建后可做CTA数据进行后处理。

1.检查前准备

检查前准备同"CT平扫"或"CT增强"。

2.检查方法

肾脏能量CT常用增强方法，检查方法同"CT增强"。

3.扫描参数

因使用设备不同，扫描方式相差很大。扫描参数见表19-49。

表 19-49　肾脏能量CT扫描参数

项目	内容
扫描体位	仰卧位
扫描范围	全肾脏
扫描方式	能谱扫描
管电压(kVp)	视使用设备
管电流(mA)	自动管电流调制技术（参考剂量水平CTDI$_{vol}$ <20 mGy）
螺距	≈1.0,屏气困难者可增大螺距
旋转时间(s)	0.5~0.6
FOV(mm)	350~400
扫描层厚(mm)	1~2
扫描间距(mm)	1~2
卷积核	软组织,层厚5 mm
窗宽/窗位(HU)	软组织窗[300~400 / 30~40]

（五）CT尿路成像

CT尿路成像（CT urography，CTU）是经静注对比剂后，对比剂经肾脏排泄，使肾盂、肾盏、输尿管及膀胱充盈，再行CT扫描。后期使用后处理软件进行三维重建，从而得出类似静脉肾盂造影的图像，从任意角度全方位观察病变与邻近组织间的关系。相比静脉肾盂造影优势在于可呈现三维图像。对泌尿系统先天畸形、泌尿系统肿瘤、泌尿系统结核、炎性病变、术后输尿管损伤程度的评估、盆腔病灶累及输尿管和膀胱情况的评估，CTU都有很大临床意义。

1.检查前准备

1周内禁行消化道钡餐检查。检查前4小时内禁食，不禁水。检查前1小时口服纯净水800~1000 mL，检查时再口服200~300 mL。检查时除去扫描部位所有可去除的金属物品及可能影响X线穿透力的物品，并对患者进行呼吸训练。

2.检查方法

（1）对比剂注射方案：检查前20~30分钟，肌注山莨菪碱10 mg，以减少胃肠和输尿管蠕动伪影。静脉注射非离子型碘对比剂，用量0.5 gI/kg，注射流率2.5~3.5 mL/s。

（2）增强方法：采用三期增强扫描。皮质期延时25~30 s，或采用对比剂智能跟踪技术，跟踪位置为腹主动脉肾动脉开口处，阈值100。髓质期延时90~110 s，延迟期延时20~40分钟或更长。后处理工作站进行MPR、CPR、MIP和VR重建。

3.扫描参数

表19-50　CTU扫描参数

项目	内容
扫描体位	仰卧位（困难者可俯卧位或侧卧位）
扫描范围	肾上极至耻骨联合
扫描方式	螺旋扫描
管电压（kVp）	100~120
有效管电流（mAs）	200~300，或自动管电流调制技术（参考剂量水平CTDI$_{vol}$ <20 mGy）
螺距	≈1.0，屏气困难者可增大螺距
旋转时间（s）	0.6~0.8
FOV（mm）	350~400
扫描层厚（mm）	1~2
扫描间距（mm）	1~2
卷积核	软组织，层厚5 mm
窗宽/窗位（HU）	软组织窗[300~400 / 30~40]

三、诊断要点

（一）肾癌的CT诊断

透明细胞癌常位于肾皮质，乳头状癌可位于肾皮质及肾髓质，嫌色细胞癌中心常位于肾髓质。CT平扫常表现为肾实质内单发病灶，呈稍低密度或等密度，少数为略高密度，肾脏稍高密度病变更常见于乏脂性血管平滑肌脂肪瘤。小肾癌常密度均匀，较大病灶内部密度常不均匀，可伴有囊变或边缘不清的低密度坏死区，部分可见钙化。常造成肾脏轮廓局部外突，肿瘤边缘清或不清。进展期肾癌易累及肾窦脂肪和肾盂，并向外侵及肾周脂肪致肾周脂肪密度增高、肾周间隙有结节或肿块、肾周筋膜增厚。肾癌易侵及肾静脉或肾静脉分支，并可进一步侵及下腔静脉，表现为上述血管增粗、内见低密度充盈缺损。进展期肾癌可侵及同侧肾上腺。增强扫描肾癌的强化方式和程度与病理亚型有关。透明细胞癌皮质期实性成分常显著不均匀强化，强化程度等于或略高于正常肾皮质，瘤内见迂曲杂乱的血管影可与良性肿瘤鉴别，实质期强化程度迅速减低呈低密度。乳头状肾癌为乏血供肿瘤，易坏死囊变，增强扫描轻度均匀强化或边缘强化，实质期密度有增高趋势。嫌色细胞癌体积通常较大，皮质期轻到中度强化，密度低于肾皮质，高于肾髓质，而肾实质期及排泄期肿瘤密度减低。

（二）肾癌的TNM分期和CT评估

肾癌TNM分期见表19-51，表19-52，表19-53。

（1）T分期：T1和T2期肾癌CT显示位于肾包膜内，边缘光整，如位于肾包膜下，也可局限性向外膨出。T3：肾周间隙内散在软组织密度结节和肿块、但是未超过肾周筋膜是T3a的可靠征象，但敏感性不足50%。肾周脂肪间隙模糊不清见于大多数T3期肾癌，但相当一部分的T1和T2期肾癌由于水肿、血管充血或纤维化也可出现肾周脂肪密度增高。肾癌侵及肾窦脂肪在CT上缺乏特异性征象，常被低估，大于5~8 cm的肾癌，尤其是肿瘤与肾窦脂肪界面不规则者应考虑到侵及肾窦脂肪的可能。肿瘤侵及肾盂肾盏的可靠征象为其内的充盈缺损。肾癌侵及肾静脉和下腔静脉表现为静脉内的充盈缺损，可靠性较高。肾静脉分支内的瘤栓较肾静脉主干和下腔静脉内的瘤栓更难发现。通常较难鉴别静脉内的血栓和瘤栓，如果见到栓子的强化提示为瘤栓可能，能谱CT在鉴别血栓和瘤栓方面具有较大价值。T4：当肿瘤侵透肾周筋膜时，伴或不伴邻近脏器受累为T4期的可靠征象。连续性侵犯同侧肾上腺为T4，但当肾癌转移至同侧肾上腺时，应分为M1而不是T4。

（2）N分期：区域淋巴结为肾门、腹主动脉和下腔静脉旁淋巴结。单、双侧不影响N分期。一般以1 cm作为肾癌淋巴结转移的标准，但肾癌反应性增生的淋巴结大于1 cm者并不少见。淋巴结出现坏死是转移的可靠征象。另外，转移淋巴结的强化方式与原发灶的强化方式类似可提示诊断。

（3）M分期：肾癌远处转移在术后1~2年发生，远处转移常见于肺、纵隔及肺门淋巴结、骨骼和肝脏，转移灶常为富血供。但肾癌常发生迟发性转移，在肾癌术后10年甚至20年以后仍可见转移。CT是发现肾癌肺转移的最敏感的影像学方法，多为结节状，因肾癌肺转移容易出血致其边缘模糊或伴有磨玻璃影。肾癌也是最容易转移至肺门及纵隔淋巴结的胸外肿瘤之一。胰腺是肾癌迟发性血行转移的常见部位，有时甚至是唯一的转移脏器，多为富血供，有时容易误诊为胰腺神经内分泌肿瘤。

表 19-51　肾癌 T 分期

T分期	标准
TX	原发肿瘤无法评估
T0	无原发肿瘤证据
T1	肿瘤局限于肾脏,最大径小于或等于7 cm
T1a	最大径小于或等于4 cm
T1b	最大径大于4 cm,但小于或等于7 cm

T分期	标准
T2	肿瘤局限于肾脏,最大径大于7 cm
T2a	最大径大于7 cm,但小于或等于10 cm
T2b	最大径大于10 cm
T3	侵及大静脉或除同侧肾上腺外的肾周组织,但未超过肾周筋膜
T3a	侵及肾静脉或肾静脉分支,或肿瘤侵入肾盂肾盏系统,或侵犯肾周脂肪、肾窦脂肪,但是未超过肾周筋膜
T3b	侵及膈肌下的下腔静脉
T3c	侵及膈肌上的下腔静脉或侵及下腔静脉壁
T4	侵及肾周筋膜,包括侵及邻近肿瘤的同侧肾上腺

表 19-52　肾癌N分期

N分期	标准
NX	区域淋巴结转移无法确定
N0	无区域淋巴结转移
N1	有区域淋巴结转移

表 19-53　肾癌M分期

M分期	标准
M0	无远处转移
M1	有远处转移

四、鉴别诊断

容易误诊为肾癌的良性肿瘤为血管平滑肌脂肪瘤,可伴或不伴结节性硬化,其中内有显著脂肪成分者与肾癌不难鉴别。典型的乏脂性血管平滑肌脂肪瘤平扫常为密度均匀的略高密度灶,而肾癌以等低密度多见并常见更低密度的坏死区,以血管成分为主的血管平滑肌脂肪瘤显著强化且强化持续时间明显长于肾癌。黄色肉芽肿性肾盂肾炎80%可见肾盂和肾盏钙化,肾实质被多发囊性灶取代,增强扫描囊性病变边缘强化可与肾癌鉴别。肾盂癌与肾癌较难鉴别,前者起源于肾盂,以肾盂为中心向周围侵犯肾实质,可见肾积水,增强扫描常呈乏血供,肾癌侵犯肾静脉和下腔静脉远较肾盂癌常见。

第十章

输尿管肿瘤

输尿管肿瘤较少见，其病理类型90%为尿路上皮癌，其他上皮肿瘤如鳞癌、腺癌等均少见。输尿管癌多见于成年人，40岁以下罕见，男性发病率是女性的2~3倍。尿路上皮癌可单发或多发，90%以上为肾盂癌蔓延或种植所致，也可由膀胱癌向上逆行所致。输尿管癌主要症状为肉眼或镜下血尿，占70%~90%。由于输尿管壁较薄，外侵常见，容易发生淋巴结和血行转移，预后较差。CT对输尿管肿瘤的诊断和分期价值较大，可清晰显示输尿管癌的外侵、淋巴结转移及远处转移。

一、适应证

输尿管CT检查可很好显示输尿管肿瘤位置、形态、大小、范围，输尿管梗阻及输尿管结石。

二、检查方法和操作流程

输尿管CT检查通常是和肾脏及膀胱联合进行扫描。检查方法及操作流程与肾脏CT检查相同。

三、诊断要点

（一）输尿管癌的CT诊断

输尿管癌以下段较为常见，CT平扫常表现为输尿管走行区软组织密度影。病灶较小时常呈圆形，外膜面光整。较大病灶常表现为边缘不清的软组织密度影，并与周围结构分界不清，密度不均，内可见液化坏死区。近端输尿管和肾盂常见扩张积液。增强扫描病变轻中度强化，排泄期可见病变局部管腔狭窄，管壁不均匀增厚，腔内见充盈缺损。CT扫描可显示肿瘤对周围脏器的侵犯、周围淋巴结转移及远处转移。

（二）输尿管癌的TNM分期和CT评估

输尿管癌TNM分期见表19-54，表19-55，表19-56。

因为CT无法确定肿瘤浸润深度，故难以确定Ta—T2期肿瘤，T2期及以下肿瘤常表现为外膜面清晰的圆形肿物。因CT可有效显示肿瘤对输尿管周围的浸润，所以对T3和T4期肿瘤有较高的准确性。T3期输尿管癌常表现为病变形态不规则，周围脂肪间隙模糊或伴有条索状影。T4期肿瘤表现为肿瘤包埋腹主动脉、下腔静脉等大血管，累及范围大于90°，二者之间脂肪间隙消失，或侵及相邻的脏器如腰大肌等。区域淋巴结为肾门、腹主动脉和下腔静脉周围淋巴结，还包括输尿管周围淋巴结和盆腔淋巴结，单、双侧不影响N分期。

表 19-54　输尿管癌 T 分期

T分期	标准
TX	原发肿瘤无法评估
T0	无原发肿瘤证据
Ta	非侵袭性乳头状瘤
Tis	原位癌
T1	侵及上皮下结缔组织
T2	侵及肌层
T3	侵犯超过肌层达输尿管周围脂肪组织
T4	侵及邻近器官或经肾侵及肾周脂肪组织

表 19-55　输尿管癌 N 分期

N分期	标准
NX	区域淋巴结转移无法确定
N0	无区域淋巴结转移
N1	单个淋巴结转移,最大径小于或等于2 cm
N2	单个淋巴结转移,最大径大于2 cm;或多个淋巴结转移

表 19-56　输尿管癌 M 分期

M分期	标准
M0	无远处转移
M1	有远处转移

四、鉴别诊断

输尿管癌主要与输尿管结石和血凝块、输尿管结核、输尿管转移等疾病进行鉴别。阴性结石和血凝块CT值均显著高于肿瘤，结石CT值常在180 HU以上，外膜面相对光整，增强无强化是鉴别的关键。输尿管结核表现为输尿管壁长段增厚，无结节或肿块影，同时可伴有相应的肾脏及膀胱改变，与肿瘤不难鉴别。输尿管转移较少见，胃癌、肾癌、乳腺癌、肺癌等均可以转移至输尿管，影像与原发输尿管肿瘤不易鉴别。其他一些肿瘤如乳腺癌、胃癌可转移至腹膜后，导致腹膜后纤维组织增生并累及输尿管导致输尿管积水，称为恶性腹膜后纤维化，应该结合病史和肿瘤标志物进行鉴别。

第十一章

膀胱肿瘤

膀胱肿瘤分为上皮性肿瘤和非上皮性肿瘤，前者为主，约占膀胱肿瘤的95%，其中大多数为恶性，即膀胱癌。膀胱癌多为尿路上皮癌，过去也被称为移行细胞癌，少数为鳞癌、腺癌、小细胞癌等。非上皮性肿瘤少见，包括嗜铬细胞瘤、平滑肌瘤和淋巴瘤等。

一、适应证

膀胱和输尿管肿瘤、膀胱肿瘤与前列腺肿瘤或增生的鉴别诊断、膀胱异常（畸形、输尿管异位开口、囊肿等）、膀胱结石、治疗后的随访等。

二、检查方法和操作流程

（一）CT平扫

膀胱CT平扫可以清楚显示膀胱壁厚度，能够显示膀胱肿瘤、肿瘤范围、周围组织器官侵犯情况、盆腔淋巴结转移等，需要CT增强进一步明确诊断。常与肾脏CT和输尿管CT联合检查。

1.检查前准备

1周内禁行消化道钡餐检查。检查前4~6小时内空腹。检查前60分钟口服纯净水800~1000 mL，或检查前2小时口服1%~2%碘对比剂800~1000 mL，以充盈小肠和结肠，待膀胱胀满感觉时进行检查。检查时除去扫描部位所有可去除的金属物品及可能影响X线穿透力的物品，并对患者进行呼吸训练。

2.检查方法

检查时患者仰卧位平躺，双手上举伸直。驼背或不宜仰卧位者可采用俯卧位或侧卧位。对患者进行屏气训练，屏气幅度为最大吸气幅度的70%。常规先行定位扫描，扫描范围为自髂嵴连线至耻骨联合下10 cm。根据定位像设定扫描方案。检查时需要对患者进行相应的辐射防护。

3.扫描参数

表 19-57　膀胱 CT 平扫扫描参数

项目	内容
扫描体位	仰卧位(困难者可俯卧位或侧卧位)
扫描范围	髂翼下缘至耻骨联合下缘
扫描方式	螺旋扫描
管电压(kVp)	100~120
有效管电流(mAs)	200~300,或自动管电流调制技术(参考剂量水平 CTDI$_{vol}$ <20 mGy)
螺距(pitch)	≈1.0,屏气困难者可增大螺距
旋转时间:(s)	0.6~0.8
FOV(mm)	350~400
扫描层厚(mm)	1~2
扫描间距(mm)	1~2
卷积核	软组织,层厚5 mm
窗宽/窗位(HU)	软组织窗[300~400 / 30~40]

（二）CT增强

膀胱CT增强可清楚显示膀胱壁厚度，能够发现膀胱肿瘤并显示肿瘤范围、膀胱壁浸润情况、周围组织器官侵犯情况、盆腔淋巴结转移情况，可用于膀胱癌分期以及疗效评估等。常与肾脏和输尿管CT增强联合检查。

1.检查前准备

1周内禁行消化道钡餐检查。检查前4~6小时内禁食，不禁水。检查前60分钟口服纯净水 800~1000 mL，待膀胱胀满感觉时进行检查。

2.检查方法

（1）对比剂注射：静注非离子型碘对比剂，用量0.5 gI/kg，流率2.5~3.5 mL/s。

（2）增强方法：膀胱增强CT常用到三期增强扫描。动脉期延时30~35 s，静脉期延时60~75 s，延迟期30~60分钟行仰卧位、俯卧位（或侧卧位）扫描。

3.扫描参数

扫描参数同"CT平扫"。

（三）CT尿路成像

检查方法与肾脏CTU相同。

三、注意事项

（1）体位正中，检查符合按诊断要求，图像上无因设备故障造成伪影。

（2）图像采集和重建参数符合影像诊断需求，预置窗宽和窗位符合要求，增强检查期相符合临床诊断要求。

（3）清晰分辨小肠、乙状结肠、直肠、膀胱等组织与血管。

（4）碘对比剂的使用要遵照说明书及相关要求执行。

（5）辐射剂量应符合 GBZ 130−2020 规定的 $CTDI_{vol} < 20$ mGy。

四、危急值

当出现以下危急征象时，要启动危急值管理方案：急腹症（急性胃肠道穿孔、肠梗阻、肠套叠、肠扭转、脏器出血）；严重外伤。

五、诊断要点

（一）膀胱癌的CT表现

膀胱癌主要表现为自膀胱壁突入膀胱腔内的软组织密度结节或肿块，好发于膀胱三角区和两侧壁，大小不等，表面常凹凸不平，可有溃疡，肿瘤与膀胱壁相连的基底部多较宽，少数者呈蒂状相连，密度不一，部分可伴有点状或结节状钙化。部分膀胱癌可仅表现为膀胱壁局部不规则形增厚，内壁毛糙。增强扫描肿瘤多均匀强化，坏死少见，延迟扫描膀胱腔内充盈对比剂，肿瘤可清晰显示。

（二）膀胱癌的TNM分期和CT评估

膀胱癌TNM分期见表19-58，表19-59，表19-60。因为CT无法确定肿瘤浸润深度，故难以确定 Ta−T2 期肿瘤，T2 期及以下肿瘤常表现为膀胱腔内软组织密度结节，膀胱外壁光滑。CT可以显示肿瘤对膀胱周围的浸润，因此对T3和T4期膀胱癌有较高的准确性。T3期肿瘤常表现为膀胱外壁毛糙、不规则，周围脂肪间隙模糊或伴有条索状影。T4期肿瘤表现为肿瘤与邻近脏器之间脂肪间隙消失，肿瘤侵及相邻的脏器如前列腺、精囊等。区域淋巴结为真正的盆腔淋巴结，即髂总动脉分叉以下的盆腔淋巴结，N分期由区域淋巴结转移的数目和位置决定。远处转移最常见于腹膜后淋巴结、肺、骨骼和肝脏等。

表 19-58　膀胱癌 T 分期

T分期	标准
TX	原发肿瘤无法评估
T0	无原发肿瘤证据
Ta	非侵袭性乳头状瘤
Tis	尿路上皮原位癌："扁平瘤"
T1	侵犯固有层（上皮下结缔组织）

T分期	标准
T2	侵犯肌层
T2a	侵犯浅肌层(深度<1/2)
T2b	侵犯深肌层(深度>1/2)
T3	侵犯膀胱周围软组织
T3a	镜下侵犯
T3b	肉眼侵犯(膀胱外肿块)
T4	侵犯膀胱外,累及以下任一部位:前列腺、精囊、尿道、阴道、骨盆壁、腹壁
T4a	侵犯膀胱外,累及前列腺、尿道、阴道
T4b	侵犯膀胱外,累及骨盆壁、腹壁

表19-59　膀胱癌N分期

N分期	标准
NX	区域淋巴结转移无法确定
N0	无区域淋巴结转移
N1	真骨盆内单个区域淋巴结转移(膀胱周围、闭孔、髂内外、骶淋巴结)
N2	真骨盆内多个区域淋巴结转移(膀胱周围、闭孔、髂内外、骶淋巴结)
N3	转移至髂总淋巴结

表19-60　膀胱癌M分期

M分期	标准
M0	无远处转移
M1	有远处转移
M1a	超出髂总淋巴结群的淋巴结转移
M1b	无淋巴结远处转移

六、鉴别诊断

　　膀胱癌主要需与其他类型膀胱肿瘤进行鉴别，由于膀胱癌与其他类型膀胱肿瘤有相似的影像学表现，鉴别多较困难，最终需要膀胱镜活检明确诊断。此外，还需要与膀胱内阴性结石、血块等进行鉴别，阴性结石和血块均可造成膀胱内充盈缺损，但变换体位二者多有位置移动，增强扫描均无强化。

对比剂不良反应

　　CT增强检查是肿瘤诊断、分期、治疗评估及随访必不可少的检查手段，其对恶性肿瘤患者规范诊疗至关重要。CT增强检查需向人体注入对比剂，常用碘对比剂，可提高图像对比度，有利肿瘤组织显示。恶性肿瘤患者可能存在身体素质状况不佳及潜在其他靶器官或组织受损，其在接受CT增强检查时很易出现因肿瘤本身、肿瘤相关并发症和药物所导致的不良反应。因此有必要进行全流程的安全管理和个性化处置。

一、碘对比剂分类及使用

　　碘对比剂的分类：离子型和非离子型；单聚体和双聚体；高渗、次高渗（低渗）和等渗。碘对比剂的发展经历了从离子型到非离子型、从高渗到次高渗直至等渗的过程。目前临床常用的碘对比剂以等渗和次高渗对比剂为主。报道显示非离子型对比剂的安全性明显高于离子型对比剂，因此国内外指南均推荐非离子型次高渗或等渗碘对比剂。

　　使用剂量应遵循产品说明书中规定的剂量。在满足成像/诊断的前提下，建议使用最低剂量的碘对比剂。碘对比剂的最大使用剂量可参考Cigarroa计算公式：［5 mL×体重（kg）/血清肌酐（mg/dL）］（总量不超过300 mL）。存放条件必须符合产品说明书要求，使用前建议加温至37 ℃，并放置在恒温箱中。建议在使用碘对比剂前6~12小时至使用后24小时内，对患者给予水化。使用碘对比剂前，应向患者或其监护人告知对比剂使用的适应证、禁忌证、可能发生的不良反应和注意事项，并签署"含碘对比剂使用知情同意书"。注射对比剂后，患者应在医疗环境内留观30分钟。

二、碘对比剂适应证和禁忌证

　　临床应严格掌握药品说明书中的适应证，避免不必要检查。各类碘对比剂产品说明书也均有详细记载禁忌证，具体禁忌证以使用的碘对比剂产品说明书为准。

（一）绝对禁忌证

甲状腺功能亢进未行治疗者。

（二）过敏样不良反应的高危因素

（1）既往使用碘对比剂发生过敏再次使用相同碘对比剂的患者（5倍风险）。

（2）有哮喘病史的患者。

（3）其他过敏史者（2~3倍）。

（三）肾损伤的高危因素

肾损伤的高危因素包括非肿瘤相关危险因素和肿瘤相关危险因素。非肿瘤相关危险因素：年龄大于65岁；慢性肾脏病；糖尿病；可能的肾损害药物（非甾体抗炎药、肾素血管紧张素转化酶抑制剂等）；其他并发症（肝硬化、心力衰竭等）。肿瘤相关危险因素：中性粒细胞减少及相关脓毒血症；肾癌肾脏切除术后；血液系统肿瘤；尿路梗阻；造血干细胞移植术后；血栓性微血管病；肿瘤溶解综合征高钙血症；副蛋白相关肾小球疾病；化疗药物毒性。

（四）外渗的高危因素

外渗的高危人群包括婴幼儿、老年人、不能进行有效沟通配合者、化疗后被穿刺血管情况不佳者。

既往发生过碘对比剂不良反应及有药物或食物过敏史的患者，使用对比剂时出现过敏反应的概率高于正常人。患有慢性肾脏疾病的患者对比剂肾病的发生率显著高于没有基础疾病的患者。因此，检查前对患者进行全面评估是减少不良反应发生的关键步骤。恶性肿瘤患者CT增强扫描中碘对比剂的风险主要包括：过敏样不良反应、碘对比剂导致的肾损伤、对比剂外渗等。

三、过敏样不良反应

报道显示碘对比剂不良反应发生率为0.32%~0.73%，重度不良反应发生率为0.01%~0.04%。对比剂所致过敏样不良反应虽发生率低且难预测，但需严密防范。原则上不推荐进行碘对比剂过敏试验，除非产品说明书注明特别要求。因为碘对比剂过敏试验没有预测过敏样不良反应发生的价值；其次，其本身也可导致严重不良反应发生。

按照患者发病的严重程度，可分为轻度、中度和重度。各级不良反应的症状如下。

（1）轻度：包括喷嚏、咳嗽、流泪、鼻炎、结膜充血、结膜炎、面部充血、一过性胸闷、恶心与呕吐、荨麻疹、瘙痒等。轻度反应也可以为重度反应的前兆。

（2）中度：包括反复严重呕吐、严重荨麻疹、眩晕、轻度喉头水肿、轻度支气管痉挛、轻度和暂时性血压下降、血管迷走神经反应等。给予正确处理症状一般很快消失。

（3）重度：包括喉头水肿、意识不清、循环衰竭、血压下降、脉搏细速、呼吸困难等，严重者出现心脏骤停及意识丧失甚至死亡等。一旦出现对比剂不良反应需立即停止注射对比剂。

各级不良反应的处理原则如下。

（1）轻度：一般情况无需药物治疗，嘱患者多饮水，监测患者生命体征，严密观察30分钟，如有必要需延长时间。

（2）中度：积极对症药物治疗，严密监测患者生命体征，建立静脉通道，给予高流量面罩吸氧，直到反应完全消退。

（3）重度：可危及患者生命，须严密观察，快速识别和处理，若患者无应答及动脉搏动，即按照心肺复苏流程进行抢救。

按照患者发病的时间，可分为急性不良反应、迟发性不良反应和晚迟发性不良反应，具体如下。

（1）急性不良反应：对比剂注射后1小时内出现的不良反应。一般发生于注射后30分钟内，多数发生在注射时和注射后5~10分钟以内。急性不良反应可以是过敏样、超敏反应或化学毒性反应，可表现为不同程度的不良反应，如瘙痒、荨麻疹、面部充血、低血压、喉头水肿等。

（2）迟发性不良反应：对比剂注射后1小时至1周内出现的不良反应。主要表现为与药疹类似的皮肤反应，如斑丘疹、红斑、肿胀和瘙痒等，大多数皮肤反应为轻度至中度，而且为自限性。

（3）极迟发性不良反应：对比剂注射1周后出现的不良反应，可表现为甲状腺功能亢进。

急性不良反应的具体治疗方案如下。

（1）荨麻疹：散发的、一过性荨麻疹建议采用支持性治疗；散发的、持续时间长的荨麻疹应遵医嘱给予肌内或静脉注射H1受体拮抗剂；严重荨麻疹应遵医嘱给予1∶1000肾上腺素，成人0.1~0.3 mL（0.1~0.3 mg）肌内注射，6~12岁儿童注射1/2成人剂量，6岁以下儿童注射1/4成人剂量。必要时重复给药。

（2）支气管痉挛：面罩吸氧6~10 L/min，定量吸入β2受体激动剂气雾剂（深吸2~3次）。血压正常时肌内注射1∶1000的肾上腺素0.1~0.3 mL（0.1~0.3 mg），有冠状动脉疾病或老年患者使用较小的剂量，患儿用量0.01 mg/kg，总量不超过0.3 mg。血压降低时肌内注射1∶1000的肾上腺素：成人剂量0.5 mL（0.5 mg），6~12岁儿童

0.3 mL（0.3 mg），6岁以下儿童0.15 mL（0.15 mg）。

（3）喉头水肿：给予面罩吸氧6~10 L/min；肌内注射1∶1000肾上腺素，成人剂量为0.5 mL（0.5 mg），必要时重复给药，6~12岁儿童0.3 mL（0.3 mg），6岁以下儿童0.15 mL（0.15 mg）。

（4）低血压。①单纯性低血压：抬高双下肢，面罩吸氧6~10 L/min；快速静脉输注0.9%NaCl溶液或林格乳酸盐补液，无效时肌内注射1∶1000肾上腺素，成人剂量为0.5 mL（0.5 mg），6~12岁儿童0.3 mL（0.3 mg），6岁以下儿童0.15 mL（0.15 mg），必要时重复给药。②迷走神经反应（低血压和心动过缓）：抬高双下肢，面罩吸氧6~10 L/min；快速静脉输注0.9%NaCl溶液或林格乳酸盐补液；静脉注射阿托品0.6~1.0 mg，必要时于3~5分钟后重复用药，成人总剂量可达3 mg（0.04 mg/kg），儿童剂量0.02 mg/kg（每次最大剂量0.6 mg），必要时重复给药，总量不超过2 mg。

四、碘对比剂导致的肾损伤

目前，国内外指南均采用对比剂后的急性肾损伤〔（post-contrast acute kidney injury，PC-AKI）或（contrast-associated acute kidney injury，CA-AKI）〕取代了原先的对比剂肾病（contrast induced nephropathy，CIN），用于描述血管内注射碘对比剂后48小时内发生的肾功能突然恶化，而无论对比剂是否是肾功能恶化的原因。PC-AKI占所有急性肾损伤病例的11%，因为恶性肿瘤患者需要多次接受CT增强检查，所以在该类人群中PC-AKI的发生率在8%~20%。PC-AKI诊断标准参照改善全球肾脏病预后组织（kidney disease：improving global outcomes，KDIGO）指南中对急性肾损伤的定义，具体如下：静脉内使用碘对比剂48小时内血肌酐上升大于或等于0.3 mg/dL（大于或等于26.5 μmol/L），或7天内升至大于或等于1.5倍基线值，或连续6小时尿量小于0.5 mL·kg^{-1}·h^{-1}，按照严重程度分为3级，详见表19-61。对于合并高危因素的恶性肿瘤患者推荐CT增强前常规检测肾功能，推荐首选等渗对比剂，并尽量减少碘对比剂的使用剂量。对比剂给药后48小时应检测eGFR，如果给药后48小时诊断为PC-AKI，则对患者进行至少30天的临床监测，并定期测定eGFR。

表19-61 KDIGO的急性肾损伤定义及分级

分级	血肌酐	尿量
1级	基线水平的1.5~1.9倍；或上升大于或等于0.3 mg/dL（大于或等于26.5 μmol/L）	连续6~12小时尿量小于0.5 mL·kg^{-1}·h^{-1}
2级	基线水平的2.0~2.9倍	连续12小时以上尿量小于0.5 mL·kg^{-1}·h^{-1}
3级	基线水平的3倍以上；或大于或等于4.0 mg/dL（大于或等于353.6 μmol/L）；或开始肾脏替代治疗；或小于18岁，eGFR小于35 mL·min^{-1}·1.73 m^{-2}	连续24小时以上尿量小于0.3 mL·kg^{-1}·h^{-1}；或连续12小时以上无尿

KDIGO为改善全球肾脏病预后组织；eGFR为估算肾小球滤过率。

五、对比剂外渗

文献静脉高压输注对比剂外渗事件发生率为 0.1%~1.2%，手动输注或者高压输注都可能发生外渗。由于头皮针针头为金属制品，针芯短硬且不能随血管弯曲，容易导致血管刺破而发生对比剂血管外渗等不良事件，因此推荐选用留置针或耐高压注射型双腔 PICC 针。对比剂外渗的处理如下。

（1）轻度外渗：无须特殊处理，嘱患者注意观察，若外渗加重，应及时告知医护人员；对个别疼痛明显者，局部给予普通冷湿敷。

（2）中、重度外渗：抬高患肢，促进血液回流；早期使用 50% 硫酸镁保湿冷敷，24 小时后改硫酸镁保湿热敷；或者用黏多糖软膏等外敷；或者用 0.05% 地塞米松局部湿敷。对比剂外渗严重者，在外用药物基础上口服地塞米松 5 mg/次，3 次/天，连用 3 天；必要时，咨询临床医师用药。

参考文献

1.中华医学会影像技术分会.CT检查技术专家共识.中华放射学杂志，2016，50（2）：916-928.

2.中华医学会放射学分会.能量CT临床应用中国专家共识.中华放射学杂志，2022，56（5）：476-487.

3.双层探测器光谱CT临床应用协作组.双层探测器光谱CT临床应用中国专家共识.中华放射学杂志，2020，54（7）：635-643.

4.李真林.临床实用型CT发展趋势.中国医疗设备，2020，35（6）：178-179.

5.黄辉，黎丽，张俊安.CT的工作原理及新应用研究进展.医疗装备，2022，35（12）：190-192.

6.傅文悦.能谱CT临床应用进展.功能与分子医学影学，2018，7（1）：1404-1408.

7.鲜军舫.合理应用及开发双能量CT在头颈部肿瘤诊治中的价值.中国癌症防治杂志，2015，7（3）：147-149.

8.岳松虹.CT能谱联合MR波谱技术在脑膜瘤分级分型中的应用研究.兰州大学，2015.

9.李夜明.胶质瘤患者基因分型与灌注CT相关参数及预后的相关性研究.西南医科大学，2022.

10.移动CT脑灌注成像技术操作2019专家共识.中华脑科疾病与康复杂志（电子版），2019，9（6）：324-329.

11.林燕红，肖丽霞，吴晓涛.CT血管造影（CTA）联合CT灌注成像（CTP）在急性脑梗死诊治中的应用.影像技术，2022，34（2）：20-24.

12.丁明鹏.CT灌注成像在脑部肿瘤患者诊断中的效果.中国实用医药，2022，17（11）：95-97.

13.刘国芬，李志钊，郭炜，等.SOMATOMForce双源CT颅脑灌注联合sdLDL-C、MOTS-c在急性脑梗死中的诊断价值.中国现代医学杂志，2022，32（19）：91-96.

14.Louis David N，et al. The 2021 WHO Classification of Tumors of the Central Nervous System：a summary. Neuro-oncology，2021，23（8）：1231-1251.

15.Lian-Ming Wu，Yu-Lai Li，Yu-Hua Yin，et al. Usefulness of dual-energy computed tomography imaging in the differential diagnosis of sellar meningiomas and pituitary adenomas：preliminary report. PLoS One，2014，9（3）：e90658.

16.Reza Forghani. Advanced dual-energy CT for head and neck cancer imaging. Expert Rev Anticancer Ther，2015，15（12）：1489-1501.

17.周纯武，赵心明.肿瘤影像诊断图谱.北京：人民卫生出版社，2018：330-353.

18.邢古生，王爽，欧阳汉，等.CT与MRI增强扫描诊断肝细胞癌的对比分析.中国医学影像技术，2010，26（1）：1-4.

19.中华人民共和国国家卫生健康委员会医政医管局.原发性肝癌诊疗规范（2019年版）.临床肝胆病杂志，2020，36（2）：277-292.

20.Ayuso C，Rimola J，Vilana R，et al. Diagnosis and staging of hepatocellular carcinoma（HCC）：current guidelines. Eur J Radiol，2018，101：72-81.

21.郑星星，冯峰.能谱CT在食管癌诊断和疗效评价中的研究进展.医学综述，2019（03）：571-575.

22.刘大鹏.水送服产气粉螺旋CT诊断食管癌.实用放射学杂志，2022，8（18）：681-682.

23.贾喆，刘丽君，姬小莹，等.口服产气粉64层CT扫描对胃癌的诊断应用价值，2012.

24.中华医学会放射学分会质量管理与安全管理学组.CT辐射剂量诊断参考水平专家共识.中华放射学杂志，2017，11（51）：817-822.

25.Detterbeck F C，Franklin W A，Nicholson A G，et al. IASLC Staging and Prognostic Factors Committee；Advisory Boards；Multiple Pulmonary Sites Workgroup. The IASLC Lung Cancer Staging Project：Background Data and Proposed Criteria to Distinguish Separate Primary Lung Cancers from Metastatic Foci in Patients with Two Lung Tumors in the Forthcoming Eighth Edition of the TNM Classification for Lung Cancer. J Thorac Oncol，2016，11（5）：651-665.

26.Detterbeck F C，Marom E M，Arenberg D A，et al. IASLC Staging and Prognostic Factors Committee；Advisory Boards；Multiple Pulmonary Sites Workgroup. The IASLC Lung Cancer Staging Project：Background Data and Proposals for the Application of TNM Staging Rules to Lung Cancer Presenting as Multiple Nodules with Ground Glass or Lepidic Features or a Pneumonic Type of Involvement in the Forthcoming Eighth Edition of the TNM Classification. J Thorac Oncol，2016，11（5）：666-680.

27.Detterbeck F C，Bolejack V，Arenberg D A，et al. IASLC Staging and Prognostic Factors Committee；Advisory Boards；Multiple Pulmonary Sites Workgroup；Participating Institutions. The IASLC Lung Cancer Staging Project：Background Data and Proposals for the Classification of Lung Cancer with Separate Tumor Nodules in the Forthcoming Eighth Edition of the TNM Classification for Lung Cancer.J Thorac Oncol，2016，11（5）：681-692.

28.中国医师协会放射肿瘤治疗医师分会，中华医学会放射肿瘤治疗学分会，中国抗癌协会肿瘤放射治疗专业委员会.中国食管癌放射治疗指南（2021年版）.国际肿瘤学杂志，2022，49（1）：12-25.

29.Rice T W，Ishwaran H，Ferguson M K，et al. Cancer of the Esophagus and Esophagogastric Junction：An Eighth Edition Staging Primer. J Thorac Oncol，2017，12（1）：36-42.

30.中国非手术治疗食管癌临床分期专家小组.非手术治疗食管癌的临床分期标准（草案）.中华放射肿瘤学杂志，2010，19（03）：179-180.

31.胡档，傅剑华，戎铁华，等.超声内镜和CT对食管癌术前分期的诊断价值.中华胃肠外科杂志，2008，11：150-153.

32.顾雅佳，王玖华，相加庆，等.CT观察胸段食管癌气管食管沟淋巴结转移的临床意义探讨.中华放射学杂志，2002（02）：43-45.

33.中华医学会肿瘤学分会，中华医学会杂志社.中华医学会胃癌临床诊疗指南（2021版）.中华医学杂志，2022，102（16）：1169-1189.

34.中国抗癌协会胃癌专业委员会影像协作组，中华放射学会腹部学组.胃癌影像学检查与诊断规范化流程专家共识（2022版）.中华胃肠外科杂志，2022，25（10）：859-868.

35.中华人民共和国国家卫生健康委员会.中国结直肠癌诊疗规范（2020年版）.中华外科杂志，2020，58（08）：561-585.

36.萨莎，李晶，李晓东，等.基于CT图像及临床资料的随机森林模型对结直肠癌术前T分期的诊断价值.中华放射学杂志，2017，51（12）：933-938.

37.何小红，纪久雨.MRI及CT对不同亚型肾细胞癌的特征分析.国际泌尿系统杂志，2021，41（04）：685-690.

38.Ng C S，Wood C G，Silverman P M，et al. Renal cell carcinoma：diagnosis，staging，and surveillance. Am J Roentgenol，2008，191（4）：1220-1232.

39.Hötker A M，Karlo C A，Zheng J，et al. Clear cell Renal cell carcinoma：associations between CT features and patient survival. Am J Roentgenol，2016，206（5）：1023-1030.

40.Vig S V L，Zan E，Kang S K. Imaging for metastatic renal cell carcinoma. Urol Clin North Am，2020，47（3）：281-291.

41.丁陆，姚家美，王明亮，等.胰腺转移性肾透明细胞癌九例的CT及MRI影像学特征.中华胰腺病杂志，2019，19（5）：364-366.

42.中华医学会泌尿外科学分会中国肾癌联盟，中国肾癌伴下腔静脉癌栓诊疗协作组.肾癌伴静脉癌栓诊治专家共识.中华泌尿外科杂志，2018，39（12）：881-884.

43.Rowe S P，Chu L C，Meyer A R，et al. The application of cinematic rendering to CT evaluation of upper tract urothelial tumors：principles and practice. Abdom Radiol，2019，44（12）：3886-3892.

44.Raman S P，Fishman E K. Upper and lower tract urothelial imaging using computed tomography urography. Radiol Clin North Am，2017，55（2）：225-241.

45.Hartman R，Kawashima A. Lower tract neoplasm：Update of imaging evaluation. Eur J Radiol，2017，97：119-130.

46.Ali Devrim Karaosmanoglu，Mehmet Ruhi Onur，Musturay Karcaaltincaba，et al. Secondary tumors of the urinary system：an imaging conundrum. Korean J Radiol，2018，19（4）：742-751.

47.中国抗癌协会肿瘤影像专业委员会.恶性肿瘤患者CT增强扫描对比剂安全管理专家共识（2022）.中华放射学杂志，2022，56（09）：941-949.

48.中华医学会心血管病学分会介入心脏病学组，中华医学会心血管病学分会大血管病学组，中华心血管病杂志编辑委员会.经动脉血管介入诊疗中含碘对比剂相关不良反应防治的中国专家共识（2021）.中华心血管病杂志，2021，49（10）：972-985.

49.中华医学会放射学分会质量控制与安全管理专业委员会.肾病患者静脉注射碘对比剂应用专家共识.中华放射学杂志，2021，55（06）：580-590.

50.李雪，郑淑梅，屈梅香.影像科碘对比剂输注安全专家共识.介入放射学杂志，2018，27（08）：707-712.

51.中华医学会放射学分会对比剂安全使用工作组.碘对比剂使用指南（第2版）.中华医学杂志，

2014，94（43）：3363-3369.

52.Faucon A L，Bobrie G，Clément O. Nephrotoxicity of iodinated contrast media：from pathophysiology to prevention strategies. Eur J Radiol，2019，116：231-241.

53.Ng C S，Kalva S P，Gunnarsson C，et al. Risk of renal events following intravenous iodinated contrast material administration among inpatients admitted with cancer a retrospective hospital claims analysis. Cancer Imaging，2018，18（1）：30.

54.Cigarroa R G，Lange R A，Williams R H，et al. Dosing of contrast material to prevent contrast nephropathy in patients with renal disease. Am J Med，1989，86：649-652.

MR 检查

- ❖ 质子之守　解惑问道 ❖
- ❖ 洞察中枢　便知大脑 ❖
- ❖ 乳疾难辨　有我则了 ❖
- ❖ 去伪存真　肝影相照 ❖
- ❖ 非同寻肠　保肛为要 ❖
- ❖ 肢来肢往　骨虑可消 ❖

主　编

孙应实　洪　楠　顾雅佳　刘玉林　刘　颖　张红梅

副主编

孙文阁　孙　楠　张晓燕　曲金荣　陈　雷　于　韬　童　彤　邱建星
程晓光　郎　宁

秘　书

管　真　孙瑞佳

编　委（以姓氏拼音为序）

白　旭	曹务腾	常瑞萍	陈长春	陈　浩	陈　雷	陈麦林	陈世林
陈　迢	陈学军	程晓光	褚福宁	丁　婕	董江宁	董　越	段　青
冯　峰	高　歌	龚静山	管　真	贺瑶瑶	洪　楠	胡　硕	胡晓欣
胡玉川	郎　宁	李焕焕	李　倩	李清扬	李　玮	李文武	李晓君
李晓婷	李　媛	梁秀芬	林光武	刘佩芳	刘　伟	刘晓航	刘　颖
刘玉林	刘泽群	卢巧媛	罗德红	罗娅红	满江红	孟晓春	彭卫军
慕维维	邱建星	曲金荣	任　克	邵国良	史燕杰	史　卓	宋　彬
苏丹柯	苏永彬	孙　佳	孙　楠	孙瑞佳	孙文阁	孙应实	童　彤
王　玮	王　铮	魏　玺	文　智	吴佳奇	武金玉	吴静云	吴　薇
夏黎明	肖　勤	谢传森	解添淞	徐辉雄	徐仁根	杨国仁	杨　凯
杨　健	杨晓棠	杨正汉	叶　枫	于小平	于　韬	袁子龙	张宏凯
张红梅	张　换	张惠茅	张建华	张建新	张久权	张　强	张　薇
张晓燕	张修石	张宇威	赵继红	赵可可	赵　强	赵心明	朱海滨
朱海涛							

第一章

肿瘤MR诊断概述

一、MR技术发展沿革

磁共振成像（magnetic resonance imaging，MRI）的物理学基础是核磁共振（nuclear magnetic resonance，NMR）现象，为消除因"核（nuclear）"一词引发的辐射担心，学界将核磁共振成像改称为磁共振成像。

1946年，美国斯坦福大学的费利克斯·布洛赫（Felix Bloch）和哈佛大学的爱德华·米尔斯·珀塞尔（Edward Mills Purcell）同时发现了著名的核磁共振现象，两位科学家也因此荣获1952年诺贝尔物理学奖。最初MR主要广泛用在化学和物理学领域，直到20世纪70年代早期，才被用到医学领域。1967年，Jasper Jackson首先在动物身上获得活体组织磁共振信号，使MR有可能用于人体检测。1971年，美国纽约州立大学的雷蒙德·达马迪安（Raymond Damadian）提出，利用核磁共振波谱仪测得组织弛豫时间，可用于区分恶性肿瘤和正常组织。1973年，纽约州立大学石溪分校的物理学家保罗·劳特伯（Paul C.Lauterbur）利用梯度磁场解决了磁共振信号空间定位问题，并首次获得水模的二维MR影像，奠定了MR在医学领域的应用基础。2003年，保罗·劳特伯和英国诺丁汉大学教授彼得·曼斯菲尔德（Peter Mansfield）共同荣获诺贝尔生理学或医学奖，以表彰他们在MR研究方面的重大发现。1974年，理查德·恩斯特（Richard Ernst）提出傅立叶转换方法替代投影重建技术，进一步推动了MR发展，他也因此于1991年，获得了诺贝尔化学奖。1977年彼得·曼斯菲尔德提出平面回波成像（echo planar imaging，EPI），至今依然是最快MR信号采集方式。1980年12月3日，科学家保罗·劳特伯和同事在荷兰中心实验室得到了第一幅人类头部MR图像，一年后又成功采集到第一幅二维傅立叶变换后图像。1980年，FONAR生产了世界上首台商业化全身MR设备，并于1984年获美国FDA认证。1982年，国际磁共振学会正式成立，加快了这种新技术在医学诊断和科研单位的应用步伐。随后，国内外各大医疗设备厂家纷纷致力于研制、推出自己的MR商用产品，MR目前已成为重要的医疗诊断设备之一。

近年，随着计算机技术进一步提高，MR 设备迅猛发展，追求高分辨、高信噪比、高敏感性的磁共振检测。2001 年，GE 公司推出的 Signa TwinSpeed 双梯度系统 MR 设备既满足了特殊检查序列对高梯度场强及高梯度切换率的需求，又减少大部位扫描时对患者周围神经的刺激症状。2017 年，全球首台可用于临床的 7.0 T 磁共振 MAGNETOM Terra 正式取得 CE 认证。以往研究显示 7T 可提供数倍于传统磁共振信噪比和空间分辨率，在临床应用上具有极大潜力。2017 年 12 月，10.5 T MR 设备首次被用于人体试验。2021 年，上海联影公司生产的全球首台 5.0 T 人体全身 MR 系统完成首次人体扫描，经国家药品监督管理局审查，于 2022 年获批创新产品注册申请。在发展超高场 MR 设备同时，超极化 MRI 设备因其高信噪比、高敏感性特点成为国内外研究新热点。

二、MRI 设备种类

医用磁共振设备种类：MRI 设备由主磁体系统、梯度系统、射频系统、图像处理、计算机系统及相关附属设备构成。主磁体作为磁共振设备重要组成部分，可分为永磁体、常导型磁体、超导型磁体。永磁体由磁性物质构成，安装、维护费用低，但其热稳定性及磁场稳定性均较差，多为低场设备，一般应用于磁共振介入治疗。常导型磁体用恒定的电流励磁，要求电流源高度稳定，耗电量大，产热多，目前临床应用极少。超导型磁体中，超导电流一旦形成，即可持续维持，具备高稳定性、高磁场均匀性特点，能够产生强磁场。目前超导型磁共振临床应用广泛。根据主磁场强度大小，可分为低场（0.1~0.5 T）、中场（0.5~1 T）、高场（1.5~3.0 T）、超高场（3 T 以上）MR 设备，主磁场强度决定 MR 系统的性能。目前临床已基本不用小于 0.1 T 超低磁场 MRI 系统，1.5 T MR 设备成像技术最为成熟，是磁共振市场主流产品，同时 3.0 T MRI 设备所占份额在逐步增加。7 T 以上 MR 系统主要还用于科学研究。

MR 系统可分为临床应用型和基础研究型，前者又分为全身扫描多功能型机和局部扫描专用型机，多功能型机应用广泛，专用型机有头部专用机、四肢关节专用机、乳腺专业机及前列腺专用机等。按成像设备用途，又分为诊断专用机、手术专用机等。

三、磁共振成像基本原理

MR 是生物组织中自旋原子核（氢原子）在磁场及射频场共同作用下，产生磁共振信号，通过处理形成图像的技术。任何物质都由分子组成，分子由原子组成，原子又由原子核和绕核运动的电子组成。原子核不是固定不变的，而是不停地类似地球一样围绕一个轴以一定频率做自旋运动，称为"自旋"（spin）。原子核带正电荷，随之旋转的电荷则产生电流，根据法拉第（Faraday）电磁原理可知，通电环形线圈周围都有磁场存在，因此原子核自身具有磁性，在其周围产生微小磁场，并有磁矩。原子核磁矩是矢量，具有方向和大小，用 μ 表示。目前生物组织磁共振成像主要是 1H 成像。角动量是磁性强度的反应，角动量大，磁性就强。一个原子核的角动量约为 $1.41×10^{-26}$ T（tesla）。

在无磁场情况下，自旋中磁矩的方向是杂乱无章的。当人体处于强大外加磁场（B_0）中时，体内原子核将发生显著磁性改变。角动量方向将受到外加磁场（也称静磁场）影响，趋向于与外加主磁场平行的方向。把这群质子自旋角动量产生的净值称为磁矩，它的方向与外加磁场方向一致。在磁矩作用下，原子核自身旋转同时又以 B_0 为轴做类似陀螺的旋转运动，此称进动。B_0 越强大，进动频率越高，B_0 方向上的磁矩值就越大，因此产生磁共振信号会越强。与 B_0 强度相对应的进动频率称为拉莫尔（larmor）频率。

当在 B_0 作用下以某一恒定频率进动的磁矩，受到另一个磁场（B_1，射频磁场）重复作用时，若 B_1 频率与磁矩进动拉莫尔频率一致，且方向与 B_0 垂直，进动的磁矩将吸收能量，产生共振，B_1 强度越大，进动角度改变越快，但频率不会改变，此为磁共振物理现象。从外加 B_1 消失开始，共振质子从高能量状态恢复至发生共振前的磁矩状态为止，整个变化过程称为弛豫。纵向弛豫是一个从零状态恢复到最大值的过程，人为地把纵向磁矩恢复到原来值的63%时所需要时间定为 T_1 时间，也叫 T_1 值。横向弛豫是一个从最大值恢复至零状态的过程。将横向磁矩减少至最大值时的37%时所需要时间定为 T_2 时间，也叫 T_2 值。横向弛豫与纵向弛豫是同时发生的。

组织受射频脉冲激励后产生横向磁化矢量 Mxy 能被位于被检体周围的接收线圈接收到并产生随时间变化的感应电流，此即为 MR 信号。在此过程中，质子吸收的能量将通过与激发射频脉冲频率相同的电磁波来释放，这个释放的电磁波也叫回波。由于感应电流是原子核自由进动而产生的，并随时间延长而衰减，所以称为自由感应衰减（free induction decay，FID）。

磁共振通过梯度磁场与射频场的结合可将人体组织器官分成许多具有一定层厚的断面。通过电脑控制启动梯度磁场横轴位（Gz）、矢状位（Gx）和冠状位（Gy）某一轴上的梯度场即可。采集第一层面图像时，采用与第一层梯度强度所对应的射频频率进行激发，射频停止后将出现具有特定频率的回波信号，被计算机确定为第一层面质子的信号进行成像；如此重复，直到最后一层。然后在 y 轴的上下方向上施加第二个梯度磁场（相位编码梯度磁场），将上下空间位置的体素用不同相位状态来分辨。当激发梯度磁场 y 轴相应平面的射频激发停止后，立即在这一排像素所在方向上再施加另一梯度磁场，称为频率编码梯度磁场。使这一排上处于不同位置的质子在弛豫过程中出现频率不同，计算机可识别此频率的差异而确定不同质子的位置。

在计算机中按相位和频率两种坐标组成了另一种虚拟的空间位置排列矩阵，这个位置不是实际的空间位置，只是计算机根据相位和频率不同而给予的暂时识别定位，这就是"K空间"。然后运用傅立叶转换技术将以上的K空间信息逐行、逐点地解析和填补到真正空间位置上，形成很多幅反映信号强弱的MR图像。

在MR过程中反复施加的射频脉冲、快速切换的梯度磁场、信号采集在时间顺序上的排列组合称作脉冲序列。不同序列选择以及不同参数选择可以获得不同权重和不同特点的图像。MR脉冲序列分类方法有多种，按采集信号类型分：①自由感应衰减序列（free induction decay，FID）；②自旋回波类序列（spin echo，SE），包括自旋回波类序列、快速自旋回波类序列及某些反转恢复脉冲序列。优点：序列结构比较简单，信号变化容易解释；图像具有良好信噪比、组织对比良好；对磁场不均匀敏感性低，磁化率伪影很轻微。缺点：90°脉冲能量较大，纵向弛豫需要的时间较长，需采用较长TR；体部MR时容易产生伪影；难以进行动态增强扫描。③梯度回波类序列（gradient recalled echo，GRE），最常用的快速成像序列之一，利用梯度场反向切换产生回波。结构特点：短TR和小的翻转角；成像速度快，对大关节、半月板、脊柱、椎间盘及陈旧性出血显示较好；对磁场不均匀性敏感。④杂合序列。同时有自旋回波和梯度回波的序列。

四、磁共振成像特点及局限性

（一）MR的特点

（1）多方位、多序列、多参数、多对比成像，可提供丰富诊断信息。

（2）不使用对比剂即可获得血管成像。

（3）能检测人体功能及代谢信息并可进行定量成。

（4）无电离辐射，一定条件下可进行介入MR治疗。

（5）无骨伪影的干扰，后颅凹病变等清晰可见。

（二）MR的局限性

（1）成像速度慢，检查时间长。

（2）常规序列对钙化灶和骨皮质病变不够敏感。

（3）图像易受多种伪影因素影响。

（4）禁忌证比较多。

五、MR 适应证和禁忌证

（一）适应证

1.中枢神经系统疾病

中枢神经系统疾病是 MR 的最佳适应证。适用于脑先天性疾病、脑血管病、脑外伤、脑代谢性疾病、脑肿瘤及感染性等多种病变。多种序列对神经系统病变具较高敏感性。比如 DWI 对超急性期脑梗死的检测，SWI 序列对微出血的显示，MRA 和 MRV 序列能很好地诊断颅内动静脉病变等，而结合亮血技术和黑血技术能很好地观察头颈部血管壁血栓等病变，MRS 则是唯一无创反映组织代谢的技术，适用于病灶性质的确定。

2.颅颈部疾病

由于 MR 不产生骨伪影干扰，所以对后颅凹及颅颈交界区病变显示更为清楚，为眼眶、颌面部、耳鼻咽喉、颈部淋巴、甲状腺及一些血管病变等的诊断提供可靠信息。对视神经病变、眼眶占位、甲状腺相关性眼病等，MR 是重要检查方式。此外，听神经病变检查、内耳水成像等具有重要应用，鼻窦、鼻咽部、颈部及颌下腺等相关病变，MR 也作为首选检查方式。

3.胸部疾病

由于纵隔内血管的流空效应及脂肪的高信号衬托，形成磁共振图像良好对比，诊断纵隔占位性病变优于 CT。同时，适用于肺动静脉（包括注射对比剂和不注射对比剂）、胸膜和胸壁等的检查。但肺内低质子密度、呼吸运动伪影等影响，其对肺内小结节等诊断不如 CT。

MR 具有极好的软组织分辨力，非常适用于乳腺的影像学检查。专用乳腺线圈、快速序列和造影剂的应用，对乳腺良恶性肿瘤的诊断和鉴别诊断、乳腺癌分期、治疗后随访及预后评估等都有很大价值。

4.心脏、大血管疾病

利用自旋回波的黑血效应及梯度回波的亮血效应特点，MR 可清楚显示心脏各房室腔、胸主动脉、肺动脉、瓣膜、心肌和心包的正常解剖和病变。3D CE-MRA 对显示复杂心脏大血管解剖及定量测量心脏体积和重量有较高临床价值。MR 心脏电影可动态显示心肌收缩和舒张运动，包括心脏瓣膜运动、血流动力学和心肌收缩等，可全面准确评估心脏功能，如收缩末期及舒张末期容积、射血分数和每搏输出量等。MR 血流定量技术可测定血流速度、方向和血流量。心肌灌注和延迟强化成像能反映心肌局部组织血液灌注，可用于评价心肌缺血状态。

5.肝、胆、脾、肾、腹膜后疾病

MR具有极好软组织对比和三维成像能力，可清晰显示器官解剖、确定病变起源及其与周围组织关系，对腹部脏器疾病发现更敏感、更准确，可做出比较明确的定位、定性及定量诊断。对良、恶性病变的鉴别诊断优于CT。由于MR多序列多参数成像特点，其对肝脏占位性病变、血管瘤、囊肿、肝硬化、病毒性肝炎、肾脏及腹膜后和脾脏病变等具极高诊断价值。

6.胰腺、胆管病变及输尿管病变

结合肝脏扫描序列，采用薄层扫描及磁共振胰胆管成像（magnetic resonance cholangiopancreatography，MRCP）序列对胆管、胆囊、胰腺等疾病诊断有一定帮助，MRI能清晰显示胆管扩张、结石，能区分正常胰腺、胰腺炎、胰岛细胞瘤和胰腺肿瘤等。肾脏周围脂肪能与肾脏形成对比，结合脂肪抑制技术，MR对泌尿疾病诊断有重要价值。磁共振尿路成像（magnetic resonance urography，MRU）对输尿管梗阻与狭窄、肾积水等诊断有很大帮助，与静脉肾盂造影、逆行肾盂造影两者具互补作用。MRU对泌尿系结石诊断价值不及CT。

7.盆腔病变

MRI能清楚地显示盆腔解剖结构。对盆腔肿瘤、炎症、转移瘤、淋巴结等病变，能提供丰富影像学资料，是最佳影像学诊断手段。此外，对男性生殖系统，采用小视野扫描，MR能清楚显示前列腺、阴茎、阴囊、精囊、睾丸及附睾等病变；同时能明确病变性质、范围，尤其有助恶性肿瘤分期。对女性患者，能清楚显示子宫及附件病变，尤其在显示先天性子宫发育异常、评估子宫恶性肿瘤及附件肿物定性诊断方面更有价值。

8.四肢、关节病变

MR作为关节损伤的主要影像学检查方法，可清楚显示韧带、肌腱、半月板、关节软骨、关节囊及关节液等正常结构与病变，能比其他影像学方法更早发现骨及关节软骨变性与坏死。同时有利诊断及鉴别诊断肌肉骨骼系统的炎症、结核、无菌坏死、退变及良恶性肿瘤。

9.脊柱及外周神经病变

MR具有极高组织分辨力，同时多参数任意断面成像，且不产生骨伪影，是脊柱脊髓及外周神经病变最佳检查方式。脊柱退行性病变、椎间盘突出、椎体骨折、脊髓损伤、脊柱脊髓肿瘤性病变等，都是MR适应证。TIM线圈结合影像拼接技术，使全脊柱磁共振成像成为可能，为脊柱侧凸等病变提供影像学资料。磁共振脊髓成像（magnetic resonance myelography，MRM）序列无创脊髓造影，有效显示神经根等。磁共振神经成像（magnetic resonance neurography，MRN）技术则为神经成像提供基础，施加脂肪抑制技术，3D SPACE和3D DESS等序列可有效诊断臂丛神经、腰骶丛神经和坐骨神经等病变。

（二）禁忌证

MR 是利用磁场与特定原子核的磁共振作用所产生的信号成像，MR 系统强磁场和射频场有可能使心脏起搏器失灵，也易使各种金属性体内植入物移位，在激励电磁波作用下，体内金属还会发热而造成伤害。因而 MR 检查有绝对和相对禁忌证。

1.绝对禁忌证

（1）植入电子耳蜗、磁性金属药泵、神经刺激器等电子装置者。

（2）妊娠 3 个月内受孕初期者。

（3）眼眶内磁性金属异物。

（4）心脏植入非 MR 兼容性电子设备：起搏器、植入式心律转复除颤器 ICD 等。

2.相对禁忌证

（1）颅内动脉瘤夹：强铁磁性材料禁止 MR 检查；非铁磁性或弱铁磁性材料可行 1.5 T 的 MR 检查。

（2）换有人工金属心脏瓣膜患者：几乎所有都是 MR 安全的，但由于不同厂家产品差异性，需与厂家确认。

（3）骨科植入物：早年国产不锈钢固定物可能有移位风险。需要告知患者并取得知情同意。

（4）外科和介入所用器材非铁磁性器材、钛合金放射粒子壳植入后行 MR 是安全的。

（5）危重及高热病人。

（6）幽闭恐惧症病人及不合作的小儿应给予适当镇静剂。

第二章

脑肿瘤

一、MR检查方法与操作流程

（一）技术特点

脑肿瘤，也称颅内占位性病变。一般分为原发和继发两大类。①原发性颅内肿瘤可发生于脑组织、脑膜、颅神经、垂体、血管残余胚胎组织等。②继发性肿瘤指身体其他部位的恶性肿瘤转移或侵入颅内形成的转移瘤。MR具有较高的软组织对比度，3.0 T多通道线圈提供充足信噪比及空间分辨率，除常规扫描序列外，MR还可以进行多种序列的脑肿瘤功能成像，因此脑肿瘤MR成像不但能够清晰显示肿瘤位置、大小、形态、水肿、占位效应及强化特点，还能进一步获取肿瘤组织的灌注、代谢等信息。

（二）注意事项

按MR检查禁忌证做相关检查前准备，尤其要去掉义齿、发卡及颅脑附近相关饰物方可进行检查，以避免产生不必要的金属伪影，影响诊断。小儿、不合作患者及幽闭恐惧症者应给予镇静剂，入睡后方可检查，以避免扫描过程中出现运动伪影（可使用螺旋桨成像技术扫描，降低轻微运动所导致的运动伪影）。急危重病人应由临床医师陪同，抢救器械和药品必须齐备在扫描室外就近。

可根据实际情况，在满足临床诊断的前提下，使用快速扫描序列扫描。

（三）适应证

经临床确诊或怀疑脑肿瘤者，需进行影像学鉴别、评估，制定治疗方案。脑肿瘤患者治疗后，需进行疗效评估。脑肿瘤患者术后怀疑局部复发。

二、基础序列技术参数及质控要求

（一）基础序列关键技术参数

表 20-1　基础序列关键技术参数

	名称	方位	TR(ms)	TE(ms)	TI(ms)	层厚(mm)	矩阵	FOV(cm)
1	FSE T_2WI	Ax	3000~5000	90~110		5	≥352×256	24
2	SE T_1WI	Ax	400~600	Min full		5	≥352×224	24
3	T_1 FLAIR	Ax	1800~2500	20	750	5	≥352×256	24
4	T_2 FLAIR	Ax	6000~10000	120	2250	5	≥352×256	24
5	DWI	Ax	5000	Min	b=0,1000 s/mm²	5	≥128×128	24
6	FSE T_2WI	Sag	3000~5000	90~110		5	≥352×256	24
7	FSE T_1WI+C	Ax	400~600	Min full		5	≥352×224	24
8	FSE T_1WI+C	SAG	400~600	Min full		5	≥352×224	24
9	FSE T_1WI+C	Cor	400~600	Min full		5	≥352×224	24
10	3D CUBE T_1	Ax	500	15		1.2	≥352×352	24

备注：2D FSE T_2WI：最基本的扫描序列之一，脑脊液呈高信号，可联合螺旋桨扫描技术。2D SE T_1WI 现多被 T_1 FALIR 取代，SE T_1WI 现用常用于新生儿脑组织的研究。脑脊液呈低信号。T_1 FALIR 图像灰、白质对比度较常规 SE 序列高。T_2 FLAIR 较 T_2WI 更容易显示多发性硬化、脑白质脱髓鞘等病变。为减小变形，DWI 横断面扫描的相位编码方向为前后方向。3D 薄层 T_1 扫描可基于可变翻转角的 3D FSE（GE CUBE、西门子 SPACE、飞利浦 VISTA 等）或者 3D GRE（GE BRAVO、西门子 MPRAGE、飞利浦 3D T_1–TFE 等）等序列成像。

（二）基础序列质控要求

1.Ax/SAG T_2 FSE

（1）扫描范围：以三平面做定位参考像，扫描线在冠状面定位平行于两侧颞叶底部，以保证颅脑结构在图像上左右对称；在矢状面定位像上扫描线应平行于前颅凹底，与前、后联合的连线平行。扫描范围从后颅窝底到颅顶，扫描 20~24 层。为了组织的信号对比分析，同一方位的不同序列之间其扫描层面要保持一致。矢状位定位以轴位、冠状位做参考像，在轴位定位像上与大脑纵裂平行，在冠状位定位像上与大脑纵裂及脑干平行。扫描范围左右包全颅脑。

（2）对比度：有效 TE 为 90~110 ms，相位回聚脉冲角度大于或等于130°。

（3）清晰度：FOV24 cm，层面内矩阵≥352×256，层厚5 mm。

（4）伪影控制：可使用螺旋桨成像技术降低运动伪影。

2.Ax T_1 FLAIR

（1）扫描范围：复制 Ax T_2 FSE 扫描范围。

（2）对比度：TI 为 750 ms 左右。建议使用2次采集增加灰白质对比度。

（3）清晰度：FOV24 cm，层面内矩阵≥352×256，层厚5 mm。

（4）伪影控制：可使用螺旋桨成像技术降低运动伪影。

3.Ax T$_2$ FLAIR

（1）扫描范围：复制Ax T$_2$ FSE扫描范围。

（2）对比度：TI为2000~2250 ms。必须使用大于或等于2的采集模式确保彻底抑制自由水，TR时间约为4×TI。

（3）清晰度：FOV24 cm，层面内矩阵≥352×256，层厚5 mm。

（4）伪影控制：可使用螺旋桨成像技术降低运动伪影。

4.Ax DWI

（1）扫描范围：复制Ax T$_2$ FSE扫描范围。

（2）b值选择：选择0，1000或者50，1000均可，想得到更为精确ADC图像，也可以选用多个b值。

（3）信噪比：为保证充足的信号强度，扫描视野设定24 cm，层厚5 mm，激励次数设置为2。

（4）伪影控制：图像无变形，无伪影。确认频率编码方向为R/L。

5.Ax T$_1$ FLAIR +C

（1）扫描范围：复制Ax T$_2$ FSE扫描范围。

（2）伪影控制：添加饱和带，可有效减轻血管搏动伪影。

6.SAG T$_1$ FLAIR FSE+C

（1）扫描范围：复制SAG T$_2$ FSE扫描范围。

（2）伪影控制：添加饱和带，可有效减轻血管搏动伪影。

7.COR T$_1$ FLAIR FSE+C

（1）扫描范围：在轴位定位像上，扫描线与大脑纵裂垂直，在矢状位定位像上与脑干平行。扫描范围包全颅脑。

（2）伪影控制：添加饱和带，可有效减轻血管搏动伪影。

8.3D薄层T$_1$扫描序列

（1）扫描范围：同Ax T$_2$ FSE扫描范围。

（2）伪影控制：采用各向同性的薄层3D序列，扫描完成后可做任意方位重建，并且可有效改善其血管搏动伪影对图像造成的影响。

三、提升序列技术参数及质控要求

（一）提升序列关键技术参数

表 20-2　提升序列关键技术参数

	名称	方位	FOV(cm)	TE(ms)	层厚/间隔(mm)	矩阵	激发次数/脂肪抑制	频率方向	带宽kHz/像素带宽Hz/pixel
1	颅脑增强（PWI）灌注成像	Ax	24	Min	5/1	96×128	1	R/L	250/1500~2500
2	颅脑非增强灌注成像（3D ASL）	Ax	24	Min	4/0	128×128	3	—	62.5/2068
3	MRS（单体素或者多体素，2D或者3D）	Ax	24	35/144/288	2	单体素1×1 多体素18×18	单体素8/水抑制 多体素1/水抑制	A/P	—
4	磁敏感加权成像SWIp	Ax	24	7.2	2	383×320	1	A/P	41.67/255
5	IVIM	OAX	24	Min	5/1	128×128	0,1000	R/L	250/1500~2500
	IVIM b值设定/NEX	0/1,20/1,50/1,70/1,100/1,200/1,400/2,800/2,1000/4,1200/4,1500/6							

备注：MRS成像时，TE值为144，波谱曲线中乳酸的峰指向下方；当TE值为288时，乳酸的峰指向上方。通过选择不同的TE值，可以鉴别是否含有乳酸成分。Freq及Phase的值可以增大（18）或减小（12）。增大可以减小体素的体积，但会增加扫描时间；减小可以增大体素的体积，缩短扫描时间。

磁敏感加权成像序列有GE SWAN、西门子SWI、飞利浦SWIp等，表中参数以飞利浦SWIp为例。

（二）提升序列质控要求

1.PWI灌注成像

（1）时间分辨率：灌注对时间分辨率要求较高，每期时间应控制在2 s以内，即TR<2000，时间越短，分析结果越准确。

（2）一共扫描40期动态，总时间大于1 min，团注造影剂通过大脑大约需要10 s，通常1 min后在体内达到平衡。

（3）对比剂使用标准剂量0.1 mmol/kg，跟随20 mL盐水，注射速度大于或等于4 mL/s。开始扫描后5 s注射对比剂。

（4）后处理获得相对脑血流量CBF、相对脑血容量CBV、平均通过时间MTT、达峰时间TTP等参数信息。

（5）诊断意义：注射外源性对比剂，通过检测带有对比剂的血液首次流经受检组织时引起组织的信号强度随时间的变化来反映肿瘤组织的血流动力学信息。

2.3D ASL

（1）扫描范围：垂直轴位扫描，下缘枕大孔下缘，上缘包括上矢状窦。扫描ASL患者对患者摆位要求高，必须正位，不能偏移，图像上轴位及冠状位左右对称。

（2）推荐使用自旋回波序列及pCASL技术采集，PLD时间为1800~2500 ms（可根据需要进行选择：血流速度快，PLD选择小，速度慢，PLD选择大，通常正常成年人选择1800~2000 ms）。

（3）诊断意义：可重复、简单、快速、无创地获取脑肿瘤组织灌注信息。

3.MRS

（1）扫描范围：常规先做普通扫描，然后根据扫描所得到的图像进行空间精确定位波谱检查。

（2）感兴趣区大小的选择：原则上感兴趣区太小，扫描时间长，所得信号相对低；反之，感兴趣区过大，则易受所测组织之外脂肪、骨骼及液体的污染，谱线变形。目前，1H谱感兴趣区最小可达1 mm。

（3）匀场：波谱的信号比和分辨率部分取决于谱线线宽，谱线线宽受原子核自然线宽及磁场均匀度的影响，内磁场均匀度越高，线宽越小，基线越平整光滑。

（4）诊断意义如下。

1）N-乙酰基天门冬氨酸（NAA），正常脑组织第一大峰，位于2.02~2.05 ppm，仅存在于神经元内，而不会出现于胶质细胞，是神经元密度和生存的标志。

2）肌酸（Creatine），正常脑组织的第二大峰，位于3.03 ppm附近；峰值一般较稳定，常作为其他代谢物信号强度的参照物。

3）胆碱（Choline），位于3.2 ppm附近，评价脑肿瘤的重要共振峰之一，快速细胞分裂导致细胞膜转换和细胞增殖加快，胆碱峰增高。

4）乳酸（Lac），位于1.32 ppm，由两个共振峰组成，TE=144，乳酸双峰向下；TE=288，乳酸双峰向上；正常情况下，细胞代谢以有氧代谢为主，检测不到Lac峰，此峰出现说明细胞内有氧呼吸被抑制，糖酵解加强。

5）脂质（Lip），位于1.3 ppm、0.9 ppm、1.5 ppm和6.0 ppm，频率与Lac相似，可遮蔽Lac峰；此峰多见于坏死脑肿瘤。

6）肌醇（mI），位于3.56 ppm，是激素敏感性神经受体的代谢物，mI含量的升高与病灶内的胶质增生有关。

4.SWI

（1）扫描范围：采用横轴位扫描，复制Ax T$_2$扫描范围，矢状面可调整角度避开颅底结构。

（2）图像参数特点：为了显示非常微小的静脉网，必须使用高分辨率薄层扫描。长 TE 时间以增加 $T_2 \times$ 对比度，层数与扫描时间相关。

5.IVIM

（1）扫描范围：复制 AX DWI 扫描范围，将层数减少到覆盖肿瘤局部。

（2）诊断意义：功能成像方法，兼顾 DWI 评价肿瘤活性的优势，尤其是放化疗后疗效评价，以及有无活性残留；还能评价血管灌注。

四、各序列观察要点及诊断要点

（一）Ax、SAG T_2 FSE

（1）观察要点：图像无明显各种运动伪影。图像内组织结构清晰显示，肿瘤与邻近正常脑组织对比明显。

（2）诊断意义：观察肿瘤位置。

（二）Ax T_1 FSE/ T_1 FLAIR

（1）观察要点：图像无明显各种运动伪影。图像内组织结构清晰显示，肿瘤与邻近正常脑组织对比明显。

（2）诊断意义：观察肿瘤位置，T_1 FLAIR 序列能提供更高的图像对比度。

（三）Ax T_2 FLAIR

（1）观察要点：图像无明显各种运动伪影。图像内组织结构清晰显示，肿瘤与邻近正常脑组织对比明显。

（2）诊断意义：抑制在常规 SE 或 FSE T_2WI 像上表现为高信号的脑脊液，以防邻近脑室及蛛网膜下腔内的病灶被高信号的脑脊液所掩盖。更有利于肿瘤组织的显示。

（四）Ax DWI

（1）观察要点：图像无变形，高 b 值图像有足够信噪比。

（2）诊断意义：有助于肿瘤的诊断及鉴别诊断。

（五）Ax、SAG、Cor T_1 FSE+C

（1）观察要点：图像无明显各种运动伪影。图像内组织结构清晰显示，肿瘤与邻近正常脑组织对比明显。

（2）诊断意义：注射对比剂后，会增加肿瘤组织与正常脑组织间的对比，提升小病灶的检出率。

（六）Ax T$_1$ 3D+C

（1）观察要点：图像无明显各种运动伪影。图像内组织结构清晰显示，肿瘤与邻近正常脑组织对比明显。

（2）诊断意义：3D薄层扫描能够提升小病灶的检出率。

（七）Ax IVIM

（1）观察要点：图像无变形，无伪影，信噪比足够。

（2）诊断意义：功能成像方法，兼顾DWI评价肿瘤活性的优势，尤其是新辅助治疗后疗效评价，以及有无活性残留；评价肿瘤毛细血管灌注。

第三章

脊髓肿瘤

一、MR 检查方法与操作流程

(一)技术特点

明确脊髓肿瘤的临床类型对患者治疗十分重要。术前诊断与鉴别诊断，决定相应治疗方案与效果。目前，临床上 MR 平扫和增强是椎管内肿瘤诊断最有价值的检查手段，基本可以分辨出肿瘤位于髓内髓外，清楚分辨出骨性和软组织之界面、压迫性或侵袭性骨破坏、神经及椎旁结构受累程度。MR T_2 加权像及 T_1WI 增强像最具诊断价值，可对肿瘤外部特征和内部性状有很好表征。

(二)注意事项

颈椎 MR 受吞咽和呼吸运动影响，颈部采集会产生伪影。对颈前、后应加局部饱和。

胸椎 MR 常规在靠近胸椎前加局部饱和，消除主动脉及心搏伪影。对脑脊液搏动伪影严重者应用搏动同步采集技术。在横断面扫描时，采用层面选择方向流动去相位序列，能明显改善脑脊液流动伪影。对脊髓血管畸形，由于血管极细小，无法进行常规 MRA，可用长回波时间（TE>200 ms）高分辨（512×512）TSE T_2WI 序列，使畸形血管呈流空表现，即"黑血"影像。也可用流动去相位序列，产生"黑血"效应。

腰椎脊髓受脑脊液搏动影响很小，一般不产生脑脊液搏动伪影。但需饱和腹主动脉及腹部高信号组织，以消除呼吸运动、肠蠕动及腹主动脉搏动伪影。

(三)适应证

（1）经临床确诊或怀疑脊髓瘤，需影像学鉴别、评估，制定治疗方案。

（2）脊髓瘤患者治疗后，需疗效评估。

（3）脊髓瘤患者术后怀疑局部复发。

二、基础序列技术参数及质控要求

（一）基础序列关键技术参数

表 20-3　颈椎常规扫描参数

	名称	方位	TR (ms)	TE (ms)	层厚 (mm)	层间距 (mm)	矩阵	NEX	ETL
1	FR-FSE T$_2$WI	SAG	2600	85	3	1	320×256	2	20
2	FR-FSE T$_2$WI	COR	2600	85	3	1	320×224	2	20
3	FR-FSE T$_2$WI 脂肪抑制	SAG	2600	85	3	1	320×224	2	20
4	SE-T$_1$WI	SAG	400	20	3	1	256×192	2	
5	FR-FSE T$_2$WI	Ax	3000	85	4	1	320×224	2	10
	FSPGR T$_1$WI脂肪抑制（增强）	SAG/COR/Ax	150	2.1	3	30	FA90°	4	1

表 20-4　胸椎常规扫描参数

	名称	方位	TR (ms)	TE (ms)	层厚 (mm)	层间距 (mm)	矩阵	FOV (cm)	NEX
1	FR-FSE T$_2$WI	SAG	3000	85	3	1	384×256	34	3
2	FR-FSE T$_2$WI	COR	3000	85	3	1	384×256	34	3
2	FR-FSE T$_2$WI脂肪抑制	SAG	3000	85	3	1	384×256	34	3
3	SE-T$_1$WI	SAG	500	18	3	1	512×224	34	2
4	FR-FSE T$_2$WI	Ax	3000	85	5	1	256×256	20	3
5	FSPGR T$_1$WI脂肪抑制（增强）	SAG/COR/Ax	150	2.1	3	30	FA90°	4	1

表 20-5　腰椎常规扫描参数

	名称	方位	TR (ms)	TE (ms)	NEX	FOV (cm)	回波链	层厚 (mm)	层间距 (mm)
1	FR-FSE T$_2$WI	SAG	3000	102	3	30	16	4	1
2	FR-FSE T$_2$WI	COR	3000	102	3	30	16	4	1
2	FR-FSE T$_2$WI脂肪抑制	SAG	3000	102	3	30	16	4	1
3	SE-T$_1$WI	SAG	400	24	2	30		4	1
4	FR-FSE T$_2$WI	Ax	2800	90	3	18	16	5	1
5	FSPGR T$_1$WI脂肪抑制（增强）	SAG/COR/Ax	150	2.1	3	30	FA90°	4	1

（二）基础序列质控要求

1.SAG T$_2$ FSE

（1）扫描范围：颈椎采用三平面定位，冠状上定位中心在颈4水平，相位编码方向为上下向（选择"无相位卷褶"技术），以减少脑脊液流动及吞咽带来的伪影，增加前后方向空间分辨率。

（2）胸椎采用三平面定位，冠状位上定位中心在胸6、7之间，相位编码方向为上下向，以减少脑脊液流动伪影，以及来自腹腔脏器的呼吸运动伪影及大血管搏动伪影的影响，增加前后方向空间分辨率。

（3）腰椎用冠状位、横断位及矢状位三平面定位，中心在腰3水平。相位编码方向为上下，以减少脑脊液流动伪影，以及来自腹腔脏器的呼吸运动伪影及大血管搏动伪影的影响。增加前后方向空间分辨率。

2.COR T$_2$ FRFSE

（1）扫描范围：颈椎扫描寰枢椎畸形及观察脊神经根及臂丛神经时应加扫冠状位。颈延髓及颅颈联合部畸形除常规扫描外，还需做斜冠状位 T$_1$WI，注意包括颅底及寰枢椎。

（2）腰椎采用三平面定位，矢状及横断位上定位线平行于脊柱长轴。相位编码方向为头足。

（3）胸椎采用三平面定位。有椎管占位、脊柱侧弯等病变时加扫冠状位，当病变位于椎管一侧或观察对称性时应加扫冠状位，增强扫描应加扫冠状位 T$_1$WI。

3.SAG T$_1$

扫描范围：复制SAG T$_2$ FSE扫描范围。

4.Ax T$_2$

（1）扫描范围：腰椎采用三平面定位，冠状位及矢状位定位线应平行于椎间盘。相位编码方向为左右向，以避免腹腔脏器的呼吸运动伪影及大血管搏动伪影重叠于腰椎上。

（2）颈椎采用三平面定位，冠状、矢状位上定位线应平行于椎间盘，相位编码方向为左右向，以减少吞咽及颈部血管搏动的影响。

（3）胸椎采用三平面定位，在矢状及冠状位，定位线应平行于椎间盘，相位编码方向为左右，以避免腹腔脏器的呼吸运动伪影及大血管搏动伪影重叠于胸椎及胸髓上。

5.FSPGR T$_1$WI增强

扫描范围同矢、冠、轴平扫定位。序列均采用脂肪抑制技术。

三、提升序列技术参数及质控要求

（一）提升序列关键技术参数

表20-6　提升序列关键技术参数

	名称	方位	TR (ms)	TE (ms)	层厚 (mm)	矩阵	b-value (s/mm)	FOV (cm)
1	3D STIR FSE 臂丛神经	Obl	4000	200~300	1.6~1.8	288×256	—	24~32

（二）提升序列质控要求

3D STIR FSE臂丛神经

（1）臂丛神经损伤病变扫描范围上下包括颈4椎体上缘至胸2椎体下缘水平，前后包括椎体前缘和椎管后缘。对臂丛神经节前神经根观察，采用轴位扫描较为理想，对节后神经部分采用冠状位扫描为佳。采用脊柱相控阵线圈加表面线圈。

（2）扫描序列3D T₂WI采用STIR脂肪抑制斜冠状扫描可较好显示臂丛神经全程，增强后能够更好地抑制背景信号。

（3）3D STIR FSE冠状位成像伪影主要由血管搏动造成，可设置相位编码方向为头足方向，40%以上的过采样，采集次数大于2，可相应减少该伪影。

（4）诊断意义：采用MIP、MPR、容积重建等后处理技术清晰显示臂丛神经位置、走形及占位性病变。

四、各序列观察要点及诊断要点

（一）SAG T₂ FSE

（1）观察要点：颈椎影像无明显吞咽运动伪影、血管搏动及脑脊液流动伪影。胸椎影像心血管搏动伪影、脑脊液流动伪影不影响诊断。腰椎影像无明显腹部呼吸运动伪影、血管搏动及脑脊液流动伪影等。图像内组织结构清晰显示，肿瘤与邻近组织对比明显。

（2）诊断意义：观察肿瘤位置、形态、信号变化，用于诊断及鉴别诊断。

（二）SAG T₁ FSE

（1）观察要点：颈椎影像无明显吞咽运动伪影、血管搏动及脑脊液流动伪影。胸椎影像心血管搏动伪影、脑脊液流动伪影不影响诊断。腰椎影像无明显腹部呼吸运动伪影、血管搏动及脑脊液流动伪影等。图像内组织结构清晰显示，肿瘤与邻近组织对比明显。

（2）诊断意义：观察肿瘤位置、形态、信号变化，用于诊断及鉴别诊断。

（三）SAG T_2 脂肪抑制

（1）观察要点：脂肪抑制均匀。颈部解剖结构复杂，化学饱和法脂肪抑制效果欠佳，建议使用STIR序列。胸椎脂肪抑制成像STIR序列信噪比较低，需要多次采集次数来改善，扫描时间相对较长，但脂肪抑制更加均匀，对高信号病变更加敏感。腰椎局部磁场较均匀，可使用化学压脂方法，但需要添加局部匀场。

（2）诊断意义：压缩性骨折病人应加扫T_2脂肪抑制，以助鉴别病理性和外伤性压缩性骨折。明确病变部位、椎体有无转移及水肿情况。

（四）Ax T_2

（1）观察要点：颈椎影像无明显吞咽运动伪影、血管搏动及脑脊液流动伪影。胸椎影像心血管搏动伪影、脑脊液流动伪影不影响诊断。腰椎影像无明显腹部呼吸运动伪影、血管搏动及脑脊液流动伪影等。图像内组织结构清晰显示，肿瘤与邻近组织对比明显。

（2）诊断意义：观察肿瘤位置、形态、信号变化，用于诊断及鉴别诊断。

（五）COR T_2

（1）观察要点：颈椎影像无明显吞咽运动伪影、血管搏动及脑脊液流动伪影。胸椎影像心血管搏动伪影、脑脊液流动伪影不影响诊断。腰椎影像无明显腹部呼吸运动伪影、血管搏动及脑脊液流动伪影等。图像内组织结构清晰显示，肿瘤与邻近组织对比明显。

（2）诊断意义：观察椎管占位性病变，了解脊柱侧弯程度及马尾神经和神经根。

（六）FSPGR T_1WI脂肪抑制增强

（1）观察要点：颈椎影像无明显吞咽运动伪影、血管搏动及脑脊液流动伪影。胸椎影像心血管搏动伪影、脑脊液流动伪影不影响诊断。腰椎影像无明显腹部呼吸运动伪影、血管搏动及脑脊液流动伪影等。图像内组织结构清晰显示，肿瘤与邻近组织对比明显。

（2）诊断意义：观察肿瘤位置、形态、信号变化，诊断有无椎体骨转移。

第四章

头颈肿瘤

一、眼部MR检查技术

（一）MR检查方法与操作流程

1.技术特点

眼眶解剖主要包括眼球、6组眼肌、球后神经及眶内的脂肪组织，鉴于眼部结构较小，眼部MR检查要求有较高的空间分辨率，层厚一般要求≤2 mm，FOV≤18~20 cm，矩阵256×256以上。因眼球是一个易动器官，因此务必叮嘱患者在机器扫描声响时保证眼球不动；眼眶是一组对称结构，扫描以轴位为主，结合冠状位及矢状位，矢状位采用平行于视神经的斜矢状位；眼眶内的脂肪能够提供较好的天然组织对比，在其衬托下能够很好地观察球外眶内病变及结构；由于眼眶结构在头颅的前表面，其压脂难度较大，压脂时可采用水脂分离技术如Flex、Dixon、m-Dixon等。

2.注意事项

摆位时，肩部向上尽量靠近线圈，头部两侧用海绵垫固定，可保持下颌微微内收，叮嘱患者机器声响时保持头部不动、眼球固定，为严格控制眼球运动，可嘱患者盯住固定标识点2 min以上。

3.适应证

眼眶肿瘤，包括眼球、视神经与眶内的各类肿瘤，疗前定性诊断、疗后评价疗效、监测复发。

（二）基础序列技术参数及质控要求

1.基础序列关键技术参数

表20-7 基础序列关键技术参数

	名称	方位	FOV(cm)	TE(ms)	层厚/间隔(mm)	矩阵	激发次数/脂肪抑制	频率方向	带宽kHz/像素带宽Hz/pixel
1	定位扫描	三平面	32	按照默认参数扫描					
2	T_1 FSE	Ax	18~20	10	2/0.2	288×256	2	A/P	41.7/326
3	T_2 FSE	Ax	18~20	91	2/0.2	288×256	2/水脂分离	A/P	83/652
4	T_2 FSE	Cor	18~20	91	2/0.2	288×256	2/水脂分离	S/I	83/652
5	T_2 FSE	Sag	18~20	91	2/0.2	288×256	2/水脂分离	S/I	83/652
6	DWI	Ax	22~26	84	4/0.4	128×128	50,1000	R/L	250/3906
7	T_1+C FSPGR	Ax	18~20	2	2/0.2	288×256	2/FS	A/P	41.7/326
8	T_1+C FSE	Sag	18~20	10	2/0.2	288×256	2/FS	S/I	41.7/326
9	T_1+C FSE	Cor	18~20	12	2/0.2	288×256	2/FS	S/I	41.7/326

2.基础序列质控要求

（1）Ax/Sag/Cor T_2 FSE

1）扫描范围及体位：轴位成像范围包括眼眶上下缘，矢状位采用平行于视神经的斜矢状位。

2）层厚及分辨率：眼眶本身较小，因此层厚建议小于或等于2 mm，层面分辨率小于1 mm×1 mm。

3）压脂：建议压脂和不压脂均有，如果设备允许，可采用FLEX/DIXON/M-DIXON技术。

（2）Ax T_1 FS FSE

1）扫描范围：与轴位T_2WI相仿

2）层厚及分辨率：眼眶本身较小，因此层厚建议小于或等于2 mm，层面分辨率小于1 mm×1 mm。

（3）Ax DWI

1）扫描范围：复制Ax T_1/T_2 FSE扫描范围。

2）b值选择：选择50，1000均可。

3）层厚：为了考虑信噪比，层厚不宜太小，选4 mm。

（4）Ax T_1+C FS FSPGR

1）为了增加T1WI对比，可选择对比较好的FSPGR序列

2）层厚及分辨率：眼眶本身较小，因此层厚建议小于或等于2 mm，层面分辨率小于1 mm×1 mm。

（5）COR/SAG T_1+C FS FSE

范围、层厚及分辨率与平扫T_2WI范围一致。

（三）提升序列技术参数及质控要求

1.提升序列关键技术参数

表20-8　提升序列关键技术参数

	名称	方位	FOV (cm)	TE (ms)	层厚/间隔(mm)	矩阵	b值/激发次数	频率方向	带宽kHz /像素带宽 Hz/pixel
1	DCE T_1+C 3D	Ax	26	Min	3/−1.5	240×240	1	A/P	125/1041

2.提升序列质控要求

Ax DCE T_1+C

为了获得血流动力学信息，可以采用多期增强扫描，扫描时相可根据需求进行选择。

（四）各序列观察要点及诊断要点

1.Ax T_1WI、Ax/SAG/COR T_2WI

（1）观察要点：图像清晰、分辨率高、无伪影。

（2）诊断意义：T_1WI病变内部有无出血及与眶壁的关系，T_2WI主要了解病变的T_2WI信号特点，与周围组织的关系，综合T_1WI及T_2WI的信息对诊断提供帮助。

2.Ax DWI

（1）观察要点：图像无变形，无伪影，高b值图像有足够信噪比。

（2）诊断意义：为定性及治疗后疗效评估提供信息。

3.Ax T_1+C FS FSPGR/SAG/COR T1+C FS FSE

（1）观察要点：图像无明显各种运动伪影。图像内结构显示清晰，脂肪抑脂均匀。

（2）诊断意义：多角度肿瘤情况，有助于肿瘤分期与疗效评价。

4.DCE T_1+C

（1）观察要点：图像无变形，无伪影，信噪比足够。

（2）诊断意义：得到定量参数及半定量参数，判定病变范围及疗效评估。

二、鼻咽部MR检查技术

（一）MR检查方法与操作流程

1. 技术特点

鼻咽部位于鼻腔后方，下通口咽，经颅底骨质与颅内结构相隔，同时经颅底的多个间隙、孔道与颅内相通，对应孔道内可有各组颅神经走行。鼻咽部恶性肿瘤以鼻咽癌最常见，鼻咽癌可直接侵犯周围毗邻结构，亦可经孔道蔓延至颅内，因此鼻咽部MR扫描的关键不在于定性，而在于确定其病变范围。此外，鼻咽癌易发生淋巴结转移，因此，需对颈部淋巴结进行充分评估。鼻咽部MR序列的设计要兼顾病变局部T分期及N分期，同时亦需考虑总体扫描时间，在达到能够完成肿瘤评估的基础上更加精简序列才是关键。

2.注意事项

摆位时，肩部向上尽量靠近线圈，头部两侧用海绵垫固定，可保持下颌微微内收。

3.适应证

鼻咽部肿瘤尤其是鼻咽癌的疗前分期、疗后疗效评价。

（二）基础序列技术参数及质控要求

1.基础序列关键技术参数

表20-9 基础序列关键技术参数

	名称	方位	FOV(cm)	TE(ms)	层厚/间隔(mm)	矩阵	激发次数/脂肪抑制	频率方向	带宽 kHz/像素 带宽 Hz/pixel
1	定位扫描	三平面	32	按照默认参数扫描					
2	T_1 FSE	Ax	26	10	4/0.4	288×256	2	A/P	41.7/326
3	T_2 FSE	Ax	26	90	4/0.4	288×256	2/脂肪抑制	A/P	41.7/326
4	T_1 FSE	Sag	26	10	4/0.4	288×256	2	S/I	41.7/326
5	T_2 FSE	Cor	26	90	4/0.4	288×256	2/脂肪抑制	S/I	41.7/326
6	DWI	Ax	26	84	4/0.4	128×128	50,1000	R/L	250/3906
7	T_1+C FSPGR	Ax	26	2	4/0.4	288×256	2/FS	A/P	41.7/326
8	T_1+C FSE	Sag	26	10	4/0.4	288×256	2/FS	S/I	41.7/326
9	T_1+C FSE	Cor	26	12	4/0.4	288×256	2/FS	S/I	41.7/326

2.基础序列质控要求

（1）Ax T_1/T_2 FS FSE

1）扫描范围：鼻咽部以横断面为主，上界要求包全两侧海绵窦，下界达锁骨水平。

2）伪影控制：下颈部的压脂是扫描的关键，如果鼻咽颈部一次完成扫描，可使用水脂分离技术。

（2）COR T_2 FS FSE

1）扫描范围：扫描范围自后鼻孔包全斜坡即可，以包全病变为原则。

2）伪影控制：脂肪抑制序列需要添加局部匀场，为了下颈部压脂均匀，可选用水脂分离技术。

（3）Sag T_1 FSE

扫描范围：包全鼻咽病变即可。

（4）Ax DWI

1）扫描范围：复制 Ax T_1/T_2 FSE扫描范围。

2）信噪比：为保证充足的信号强度，扫描视野设定26 cm，层厚4 mm。

3）伪影控制：鼻咽颈部连续扫描不能保证下颈部图像质量，尤其是压脂，可选择分段扫描。

（5）Ax T_1+C FS FSPGR

复制 Ax T_1/T_2 FSE扫描范围。

（6）COR T_1+C FS FSE

完全复制平扫的 COR T_2 FS FSE信息。

（7）SAG T_1+C FS FSE

复制 SAG T_1 FSE扫描范围即可。

（三）提升序列技术参数及质控要求

1.提升序列关键技术参数

表20-10 提升序列关键技术参数

	名称	方位	FOV (cm)	TE (ms)	层厚/间隔(mm)	矩阵	b值/激发次数	频率方向	带宽kHz /像素带宽 Hz/pixel
1	DCE T_1+C 3D	Ax	26	Min	3/-1.5	240×240	1	A/P	125/1041
2	3D FS FSPGR	Sag	26	Min	1	260×260	1	S/I	50/385

2.提升序列质控要求

（1）DCE T_1+C

为了获得血流动力学信息，可以采用多期增强扫描，扫描时相可根据需求进行选择。

（2）Ax 3D FS FSPGR

1）扫描范围：包全肿瘤及颅底结构。

2）诊断意义：可以MPR重建细致观察肿瘤对颅底孔道的侵犯情况。

（四）各序列观察要点及诊断要点

1.Ax T_1/T_2 FS FSE

（1）观察要点：图像无明显各种运动伪影。鼻咽及周边结构对比明显。

（2）诊断意义：主要用于鼻咽部肿瘤的T、N分期诊断。

2.SAG T_1 FSE

（1）观察要点：图像无明显各种运动伪影。图像内组织结构清晰显示，肿块与正常组织对比明显。

（2）诊断意义：重点观察肿瘤与斜坡侵犯关系。

3.COR T$_2$ FS FSE

（1）观察要点：图像无明显各种运动伪影。图像内组织结构清晰显示，肿块与正常组织对比明显。

（2）诊断意义：重点观察肿瘤向海绵窦侵犯情况。

4.Ax DWI

（1）观察要点：图像无变形，无伪影，高b值图像有足够信噪比。

（2）诊断意义：评价肿瘤活性，尤其是放化疗后疗效评价，以及有无活性残留。

5.Ax T$_1$+C FS FSPGR、SAG/COR T$_1$+C FS FSE

（1）观察要点：图像无明显各种运动伪影。图像内结构显示清晰，脂肪抑脂均匀。

（2）诊断意义：评价T、N分期及治疗后疗效评估。

6.DCE T$_1$+C

（1）观察要点：图像无变形，无伪影，信噪比足够。

（2）诊断意义：得到定量参数及半定量参数，判定病变范围及疗效评估。

7.3D FS FSPGR+C

（1）观察要点：图像无变形，无伪影，信噪比足够。

（2）诊断意义：观察孔道侵犯情况

三、副鼻窦、口腔、口咽、下咽、喉部MR检查技术

（一）MR检查方法与操作流程

1.技术特点

副鼻窦、口腔、口咽、下咽及喉部病变解剖结构相对复杂，对软组织分辨力要求相对高，MR相比于CT能够提供更多的软组织分辨力信息，所涉及的下颈部区域扫描因为颈胸交界区磁场不均匀，无法很好地保证压脂均匀，建议采用水脂分离技术压脂。

2.注意事项

（1）嘱受检者在检查过程中勿做吞咽动作，以免产生运动伪影。

（2）矢状面、冠状面扫描定位时应尽量避开主动脉弓，减少胸腔覆盖范围，从而减轻主动脉搏动和呼吸运动伪影。

（3）由于颈胸交界解剖变化大，压脂困难，首选水脂分离技术压脂。

3.适应证

副鼻窦、口腔、口咽、下咽及喉部恶性肿瘤疗前分期及疗后疗效评估。

（二）基础序列技术参数及质控要求

1.基础序列关键技术参数

表 20-11　基础序列关键技术参数

	名称	方位	FOV(cm)	TE(ms)	层厚/间隔(mm)	矩阵	激发次数/脂肪抑制	频率方向	带宽 kHz/像素带宽 Hz/pixel
1	定位扫描	三平面	32	按照默认参数扫描					
2	T_1 FSE	Ax	26	10	4/0.4	288×256	2	A/P	41.7/326
3	T_1 FSE	Sag	26	10	4/0.4	288×256	2	S/I	41.7/326
4	T_2 FSE	Ax	26	90	4/0.4	288×256	2/脂肪抑制	A/P	41.7/326
5	DWI	Ax	26	84	4/0.4	128×128	50,1000	R/L	250/3906
6	T_1+C FSPGR	Ax	26	2	4/0.4	288×256	2/FS	A/P	41.7/326
7	T_1+C FSE	Sag	26	10	4/0.4	288×256	2/FS	S/I	41.7/326
8	T_1+C FSE	Cor	26	12	4/0.4	288×256	2/FS	S/I	41.7/326

2.基础序列质控要求

（1）Ax T_1/T_2 FS FSE

1）扫描范围：副鼻窦、口腔、口咽、下咽及喉部上界首先要包全对应病变部位，下界一般到锁骨上，以能评估淋巴结情况。

2）伪影控制：下颈部的压脂是扫描的关键，如果鼻咽颈部一次完成扫描，可使用水脂分离技术。

（2）Sag T_1 FSE

扫描范围：包全对应病变即可。

（3）Ax DWI

1）扫描范围：复制 Ax T_1/T_2 FSE 扫描范围。

2）信噪比：为保证充足的信号强度，扫描视野设定 26 cm，层厚 4 mm。

3）伪影控制：连续大范围扫描不能保证下颈部图像质量，尤其是压脂，可选择分段扫描。

（4）Ax T_1+C FS FSPGR、COR T_1+C FS FSE、SAG T_1+C FS FSE

1）扫描范围：复制对应平扫序列范围或者包全病变为原则。

2）伪影控制：吞咽动作伪影需要控制好，尤其是下咽、喉部病变，严格嘱患者控制吞咽动作，同时不能无限制增加扫描时间。

（三）提升序列技术参数及质控要求

1.提升序列关键技术参数

表 20-12　提升序列关键技术参数

	名称	方位	FOV(cm)	TE(ms)	层厚/间隔(mm)	矩阵	b值/激发次数	频率方向	带宽kHz
1	DCE T$_1$+C 3D	Ax	26	Min	3/-1.5	240×240	1	A/P	125/1041

2.提升序列质控要求

Ax DCE T$_1$+C

为了获得血流动力学信息，可以采用多期增强扫描，扫描时相可根据需求进行选择。

（四）各序列观察要点及诊断要点

1.Ax T$_1$/T$_2$、SAGT$_1$WI

（1）观察要点：图像无明显各种运动伪影。咽喉及周边结构对比明显。

（2）诊断意义：主要用于肿瘤TN分期诊断。

2.Ax DWI

（1）观察要点：图像无变形，无伪影，高b值图像有足够信噪比。

（2）诊断意义：评价肿瘤活性，尤其是放化疗后疗效评价，以及有无活性残留。

3.Ax T$_1$+C FS FSPGR、SAG/COR T$_1$+C FS FSE

（1）观察要点：图像无明显各种运动伪影。图像内结构显示清晰，脂肪抑脂均匀。

（2）诊断意义：多角度肿瘤情况，有助于肿瘤分期与疗效评价。

4.DCE T$_1$+C

（1）观察要点：图像无变形，无伪影，信噪比足够。

（2）诊断意义：得到定量参数及半定量参数，判定病变范围及疗效评估。

四、内耳检查技术

（一）MR检查方法与操作流程

1.技术特点

相比要高分辨CT，MR主要用于评估内听道，听觉中枢传导通路和周边血管及组织结构的情况，fMR主要用于神经功能的研究。应用高分辨力MR扫描和三维重建内耳迷路，可显示内耳形态和信号异常，提高内耳病变诊断。

2.注意事项

体位设计时，肩部尽量靠近线圈，头顶部左右居中，头部不能旋转，用海绵垫固定头部，确保患者头颅中心与线圈中心一致。

3D-FIESTA序列可使用薄层高分辨力扫描，要求NEX为偶数。

内耳水成像3D重 T_2WI 序列的原始图像经MIP、MPR重建，显示内耳的立体解剖形态。原始图像的MIP重建非常重要，通常要进行靶MIP，将内耳无需的背景剪除、多角度旋转，最大程度、最佳状态地显示内耳半规管及膜迷路的立体结构。

3.适应证

内耳、乳突、颞部各种肿瘤。

（二）基础序列技术参数及质控要求

1.基础序列关键技术参数

表20-13 基础序列关键技术参数

	名称	方位	FOV(cm)	TE(ms)	层厚/间隔(mm)	矩阵	激发次数/脂肪抑制	频率方向	带宽kHz/像素带宽Hz/pixel
1	定位扫描	三平面	32	按照默认参数扫描					
2	T_1 FSE	Ax	26	10	2/0.2	288×256	2	A/P	41.7/326
3	T_2 FSE	Ax	26	90	2/0.2	288×256	2/FS	A/P	41.7/326
4	T_2 FSE	Cor	26	91	2/0.2	288×256	2/FS	S/I	41.7/326
5	3D–FIESTA C	Ax	25.6	2	1/0	320×320	2	A/P	62.5/390
6	DWI	Ax	26	84	4/0.4	128×128	0,1000	R/L	250/3906
7	3D FS FSPGR +C	Ax	26	Min	1	260×260	1	A/P	50/385
8	T_1+C FSE	Cor	26	12	4/0.4	288×256	2/FS	S/I	41.7/326

2.基础序列质控要求

（1）Ax T_1/T_2 FS FSE

1）扫描范围：在冠状面及矢状面上定位，矢状位上扫描定位线平行于前后联合连线，在冠状位上调整定位线角度，使两侧对称扫描，扫描范围包括蝶窦和双侧乳突结构，需包括整个病变范围。

2）清晰度：层面内体素约1 mm×1 mm，层厚2 mm，间隔0.2 mm。

（2）COR T_2 FS FSE

1）扫描范围：在矢状位和横轴位上定位。横轴位上扫描基线与两侧内听道连线平行，调整角度双侧对称扫描，矢状位上定位线与脑干平行，扫描范围包括蝶窦和左右乳突结构，需包括整个病变范围。

2）清晰度：层面内体素约1 mm×1 mm，层厚2 mm，间隔0.2 mm。

（3）3D-FIESTA 内耳水成像（内耳膜迷路造影）

1）扫描范围：扫描方向为从下至上，一般包括两侧耳部所有结构；在矢状面上调整视野，横断面上调整角度。相位编码采用前后方向。

2）对比度：有效 TE 为 2 ms 左右，相位回聚脉冲角度大于或等于130°。

3）清晰度：层面内体素小于0.8 mm×0.8 mm，层厚0.8 mm，间隔0 mm。

4）信噪比：充足的信号强度是图像质量的关键，必须保证信噪比，激发次数最小为2次。

5）伪影控制：添加上下饱和带以减轻血管搏动伪影。

（4）Ax DWI

1）扫描范围：复制 Ax T_1/T_2 FSE 扫描范围。

2）b 值选择：选择50，1000。

3）信噪比：为保证充足的信号强度，扫描视野设定26 cm，层厚4 mm。

4）图像观察要点：图像无明显各种运动伪影。图像内组织结构清晰显示，肿块与邻近正常组织对比清晰。

（5）3D FS FSPGR +C

1）扫描范围：复制 Ax T_1/T_2 FSE 扫描范围。

2）分辨率：各向同性薄层，以便各个方向重建，并要求压脂。

（三）各序列观察要点及诊断要点

1.Ax T_1/T_2 FS FSE、COR T_2 FS FSE

（1）观察要点：图像无明显各种运动伪影。耳部及周边结构对比明显，内部结构显示对称清晰。

（2）诊断意义：主要用于内耳部肿瘤的侵犯情况，亦可观察内耳周围结构是否受侵。

2.3D-FIESTA 内耳水成像（内耳膜迷路造影）

（1）观察要点：多角度显示半规管及膜迷路的立体结构。

（2）诊断意义：评价肿瘤是否侵及正常组织，以及内耳周围受侵范围。

3.Ax DWI

（1）观察要点：图像无变形，无伪影，高b值图像有足够信噪比。

（2）诊断意义：评价肿瘤活性，尤其是放化疗后疗效评价，以及有无活性残留。

4.3D FS FSPGR +C

（1）观察要点：图像无明显各种运动伪影。图像内结构显示清晰，脂肪抑脂均匀。

（2）诊断意义：评价病变范围及治疗前后疗效比较。

五、颈部MRA技术

颈部MRA技术，根据采集目标血管的不同，可分为颈部动脉成像和颈部静脉成像。根据成像原理的不同主要分为：①时间飞跃法MRA（TOF-MRA）；②相位对比法MRA（PC-MRA）；③对比剂增强血管成像（3D-CE-MRA）。

（一）颈部动脉3D-TOF-MRA

1.适应证

①动脉瘤；②动静脉畸形；③动脉狭窄或闭塞；④动脉斑块等。

2.射频线圈

采用头颈部联合线圈或颈部表面线圈。

3.受检者体位及成像中心

仰卧位、头先进，定位中心位于下颌下缘或颈部中点。

4.扫描技术

（1）颈部3D-TOF-MRA常规采用横断位，由于颈部血管大致与横断面垂直，快速采集流入增强效应最强，所以以TOF法采用横断位扫描。扫描范围一般从垂体至主动脉弓处，层块间需有足够层面的重叠图，相位编码采用左右方向。

（2）增强扫描：一般不进行增强扫描。

（3）推荐颈部血管3D-TOF-MRA参数见表20-14。

表20-14　颈部MRA参数

脉冲序列	TR (ms)	FA	TE (ms)	矩阵	FOV (cm)	层厚/间隔(mm)	NEX
3D-TOF-MRA	20~40	15°~25°	2~4	384×192	24~28	1.0~2.0/0	1~2
3D-PC-MRA	20~40	15°~25°	3~10	384×192	24~28	1.0~2.0/0	1~2
3D-CE-MRA	4~5	30°	1~2	384×224	24~32	1.0~2.0/0	0.75

5.图像要求与显示

（1）颈部3D-TOF-MRA可显示正常颈动脉及其分叉、椎动脉、基底动脉，亦可显示Willis环。

（2）三维动脉MIP血管影像清晰。

6.注意事项

（1）在扫描层面上方设置预饱和带以消除静脉信号。

（2）3D-TOF常采用流动补偿技术及脂肪抑制技术。

（3）图像需经过三维后处理，将原始图像做MIP处理产生三维血管图像，实现任意方向旋转、任意角度显示，使病灶显示更加清楚。

（二）颈部血管 3D-PC-MRA

1.适应证

①颈部静脉栓塞；②颈部血管先天变异；③颈部肿瘤性病变累及血管系统等。

2.射频线圈

采用头颈部联合线圈或颈部表面线圈。

3.受检者体位及成像中心

仰卧位、头先进，定位中心位于下颌下缘或颈部中点。

4.扫描技术

（1）常规扫描：因颈部前后径较小，所需扫描层数较少，血流与层面平行，颈部 3D-PC-MRA 通常采用冠状面扫描。3D-PC 扫描前先采用 2D-PC 取矢状面扫描，所获图像作为颈部 3D-PC-MRA 冠状位成像的定位参考像。扫描范围包括整个颈部大血管；相位编码采用左右方向。

（2）增强扫描：一般不进行增强扫描。

（3）推荐颈部血管 3D-PC-MRA 参数见表 20-14。

5.图像显示

颈部 3D-PC-MRA 可显示正常颈部动静脉及其分支、椎动脉等，三维 MIP 血管重建影像清晰。

6.注意事项

（1）成像关键在于选择流速编码值，流速编码值的设置应比目标血管最大流速高出 20%。

（2）颈部动脉成像时，应在扫描层面上方设置预饱和带以消除静脉信号；颈部静脉成像时，应在扫描层面下方设置预饱和带以消除动脉信号。

（3）采用流动补偿技术、脂肪抑制技术。

（4）图像分为速度图像、流动图像。速度图像信号强度与流速呈正相关；流动图像也称相位图像，信号与流速、方向有关。

（5）需将原始图像做 MIP 处理产生三维血管图像。

（三）3D-CE-MRA（对比增强 MRA）

1.适应证

①动脉瘤；②动静脉畸形；③动脉狭窄或闭塞；④颈部肿瘤性病变累及血管系统等。

2.射频线圈

采用头颈部联合线圈或颈部表面线圈。

3.受检者体位及成像中心

仰卧位、头先进，定位中心位于下颌下缘或颈部中点。

4.扫描技术

（1）扫描定位：颈部3D-CE-MRA扫描通常采用冠状面成像，定位的方法和颈部3D-PC-MRA定位方法相同，以矢状位2D-PC图像作为定位像，于冠状面定位像上调整上下位置，扫描野下缘要包括主动脉弓，保证冠状位成像范围覆盖颈部大血管。

（2）增强扫描：使用双筒高压注射器，采用钆对比剂，剂量0.1~0.2 mmol/kg，静脉注射速度大于3.0 mL/s，注射完毕后以同样流速注入等量的生理盐水。增强血管序列包括蒙片和增强。

（3）推荐颈部血管3D-CE-MRA参数见表8。

5.注意事项

（1）为了避免动脉图像受到静脉显影的污染，CE-MRA扫描时间的控制是成功的关键。

（2）通常采用透视触发的方式，即在注射对比剂的同时以冠状位的方式连续采集类似于透视的图像，实时观察注射对比剂后血管的信号增强变化，在对比剂到达颈部动脉时即刻启动3D-CE-MRA序列。

（3）原始图像可做MIP重建并可多视角旋转观察。CE-MRA可分别重建动脉期及静脉期图像。

【小结】 在颈部MRA中，显示慢流血管（静脉血管）宜采用2D-TOF或2D-PC技术；显示快流血管（动脉血管）宜采用3D-TOF或3D-PC技术，3D-TOF图像的信噪比高，缺点是扫描时间长，背景抑制效果不如2D-TOF。3D-PC的优点是可进行血流定量分析，平行于扫描层面的血管显示较好，背景组织信号抑制较好，信噪比高。缺点是成像时间比TOF-MRA长。3D-CE-MRA序列的优点是一次增强扫描可显示动脉及静脉，显示血管较TOF法、PC法更可靠；缺点是需使用对比剂，不能提供血流动力学分析。

第五章

食管肿瘤

一、MR 检查方法与操作流程

(一) 技术特点

食管所处解剖位置与搏动的心脏大血管毗邻，食管蠕动及病人自主吞咽动作也会产生运动伪影，肺及主支气管邻近区还会产生磁敏感伪影。食管管壁较薄、管腔较小，采集到的图像质量较差，影响分期诊断，使 MR 软组织分辨率高的优势得不到发挥和拓展。反之，食管作为胃肠器官，位置较固定，在外周脂肪组织衬托下，其外膜比较清晰，又是其优势。随着计算机技术及 MR 新序列不断发展，食管 MR 检查在减少伪影、增加分辨率、提高图像质量等方面有很大提高，能更好显示食管管壁各层解剖并判断肿瘤存否外侵，为临床提供更多分期信息。

目前，临床使用的超声内镜（endoscopic ultrasound，EUS）对局部进展食管癌评价有一定局限性，CT 常用于可切除性评价。食管 MR 可用于明确肿瘤位置及 T 分期、肿瘤长度和厚度等与预后相关的重要因素，这些因素决定了食管癌患者的临床治疗策略。

为显示局部细微结构，必须保证扫描图像具足够分辨率，轴位扫描体素最好能小于或等于 1.0 mm×1.0 mm×1.0 mm。体素计算公式为扫描视野/频率编码×扫描视野/相位编码×层厚。为显示食管管壁层次，Ax BLADE T_2WI 和增强后 Ax T_1WI 1mm 均采用高分辨率，扫描时间长，平稳呼吸频率要求较高，身体须保持静止。

(二) 注意事项

1.检查前准备及呼吸训练

受检者检查前 2 d 内不能行内镜活检，避免小病灶活检后难以定位或活检后食管水肿影响诊断；检查前 6 h 禁饮禁食；检查前 20 min 肌注 10 mg 盐酸消旋山莨菪碱注射液，以最大限度减少食管蠕动。

食管MR检查中一些快速扫描序列需受检者屏气扫描，因此所有受检者扫描前行呼吸运动训练，嘱咐患者在呼气末屏气，并尽量保持在呼吸周期同一水平上。非屏气序列扫描，嘱患者均匀平稳呼吸，保持身体静止。

2.受检者体位

食管MR检查一般采取头先进，仰卧位，双臂置于身体两侧。为便于观察患者屏气情况及在进行呼吸触发采集时，需在腹部呼吸幅度较大处，尽量贴近体表放置呼吸门控，并用缚带固定。呼吸门控置于腹部线圈下方，以获最佳信号。

3.线圈选择与放置

MR图像质量与使用线圈显著相关，尽可能用通道数多的相控阵线圈，建议不低于16通道。相控阵线圈放置基本与食管保持一致，一般病变部位置于线圈中心（食管下段病变患者应加头颈联合线圈以覆盖上纵隔），将受检部位移至磁场中心位置。

4.扫描序列

首先进行扩散加权序列扫描，若为西门子厂家机器，则可在行轴位扩散加权成像后，重建矢状位和冠状位扩散加权图像。其他公司机器（GE，Philips），则先行轴位扩散扫描，后行矢状位扩散扫描，利于病变筛出和明确定位。在重建的矢、冠状位（GE，Philips：矢状位）扩散加权图像上定位，依次扫描冠、矢状位，屏气轴位 T_2-FSE图像、轴位 T_2 FSE抑脂图像、轴位短TE的 T_1WI图像，随后完成轴位增强图像、矢状位和冠状位增强图像，再行增强后颈胸段轴位 T_1WI扫描。

（三）适应证

（1）患者经临床确诊食管癌，需进行影像学评估分期，制定治疗方案。
（2）食管癌患者放化疗后，需进行疗效评估。
（3）食管癌患者术后怀疑局部复发。

二、基础序列技术参数及质控要求

（一）基础序列关键技术参数

表20-15　基础序列关键技术参数

	名称	方位	呼吸控制	FOV(cm)	TE(ms)	层厚/间隔(mm)	矩阵	激发次数/脂肪抑制	频率方向	带宽kHz/像素带宽Hz/pixel
1	定位扫描	三平面	自由	40	按照默认参数扫描					
2	SE-EPI	Ax	自由	34	55	5/0.5	128×96	2/抑脂	A/P	156/2442

	名称	方位	呼吸控制	FOV(cm)	TE(ms)	层厚/间隔(mm)	矩阵	激发次数/脂肪抑制	频率方向	带宽kHz/像素带宽 Hz/pixel
3	SE-EPI	SAG	自由	40	59	4/0.4	168×100	2/抑脂	A/P	125/1488
4	T$_2$ FSE	COR	屏气	28	84	3/0	320×210	1	S/I	41/260
5	T$_2$ FSE	SAG	屏气	28	84	3/0	320×210	1	S/I	41/260
6	T$_2$ FSE	Ax	屏气	38	86	5/0.5	320×272	1	A/P	80/504
7	T$_2$ FSE	Ax	门控	36	90~100	5/0.5	384×224	2/抑脂	A/P	120/620
8	T$_1$ 3D	Ax	屏气	36	0.9	3/-1.5	384×307	1	R/L	120/660
9	T$_1$+C 3D Dyn	Ax	屏气	36	Min	3/-1.5	288×224	1/DIXON	R/L	160/1120
10	T$_1$+C 3D	Ax	屏气	36	Min	1/0	384×320	1/DIXON	A/P	94/460
11	T$_1$+C 3D	COR	屏气	30-	Min	2.5/0	288×192	1/DIXON	S/I	70/510
12	T$_1$+C 3D	SAG	屏气	30-	Min	2.5/0	288×192	1/DIXON	S/I	70/510
13	T$_1$+C 3D	Ax	屏气	40	0.98	1/0	384×326	1	A/P	120/650

注：第2、3序列根据机型选做。

（二）基础序列质控要求

1.Ax+SAG 扩散加权成像（diffusion-weighted imaging，DWI）

（1）扫描范围：Ax DWI，在冠状面及矢状面定位图像上设置定位线，左右、前后居中；SAG DWI（选做），在冠状面及轴面定位图像上设置定位线，左右、前后居中。胸中上段病变扫描视野上缘包括胸廓入口，下缘包括膈肌；胸下段病变扫描视野上缘包括主动脉弓，下缘包括贲门腹段。

（2）b值选择：低b值为50 s/mm^2，高b值为600 s/mm^2。

（3）信噪比：为保证充足信号强度，AX DWI扫描视野设定34 cm，层厚5 mm，间隔0.5 mm；SAG DWI扫描视野设定40 cm，层厚4 mm，间隔0.4 mm。

（4）伪影控制：Ax DWI可施加前后胸壁脂肪层饱和带，减少化学位移伪影；SAG DWI前后相位FOV用0.6，减少图像变形，卷折部分施加饱和带；施加局部匀场增加磁场均匀性。

2.COR+SAG T$_2$ FSE

（1）扫描范围：冠状面T$_2$WI，在矢状面DWI（可重建）定位，以病变为中心，扫描层面平行于病变长轴（中上段、下段病变扫描定位角度会有不同），包全食管病变。在轴位定位图像上平行于人体左右长轴。矢状面T$_2$WI，在冠状面T$_2$WI定位，以病变为中心，扫描层面平行于病变长轴，包全食管病变。在轴位定位图像上垂直于人体左右长轴。

（2）对比度：有效TE为84 ms左右，相位回聚脉冲角度大于或等于120°。

（3）清晰度：层面内体素小于 0.9 mm×1.3 mm，层厚 3 mm，间隔 0 mm，带宽 260 Hz/pixel。

（4）伪影控制：屏气扫描以消除呼吸运动伪影，相位编码方向为上下，使搏动运动伪影位于上下方向，增加过采样到 60% 以消除卷褶伪影。

3.Ax T_2 FSE 不抑脂

（1）扫描范围：在 SAG T_2WI 及 COR T_2WI 图像定位，左右、前后居中，垂直于人体长轴，中上段病变扫描视野上缘包括胸廓入口，下缘包括膈肌；下段病变扫描视野上缘包括主动脉弓，下缘包括贲门腹段（颈段食管癌扫描范围的上界为喉部，下界为左心室膨出部）。

（2）对比度：有效 TE 为 86 ms 左右，相位回聚脉冲角度大于或等于 120°。

（3）清晰度：层面内体素小于 1.2 mm×1.2 mm，层厚 5 mm，间隔 0.5 mm，带宽 504 Hz/pixel。

（4）伪影控制：屏气扫描消除呼吸运动伪影，也可沿前胸壁脂肪层施加饱和带。

4.Ax T_2 FSE 脂肪抑制

（1）扫描范围：复制 Ax T_2 FSE 不抑脂序列扫描范围。

（2）对比度：有效 TE 为 83 ms 左右，相位回聚脉冲角度大于或等于 120°。

（3）清晰度：层面内体素小于 1 mm×1.7 mm，层厚 5 mm，间隔 0.5 mm，带宽 620 Hz/pixel。

（4）信噪比：为保证充足的信号强度，激发次数不少于 2 次。

（5）伪影控制：施加局部匀场，颈段食管癌应于患者颈部两侧放置沙袋，以减少磁敏感伪影，嘱平稳呼吸，以减少呼吸运动伪影。

5.Ax T_1 3D GRE

（1）扫描范围：复制 Ax T_2 FSE 不抑脂序列扫描范围。

（2）对比度：有效 TE 为 0.9 ms 左右，不大于 1 ms，相位回聚脉冲角度大于或等于 10°，过低图像对比度接近质子。

（3）清晰度：层面内体素小于 0.9 mm×1.2 mm，层厚 3 mm，间隔 1.5 mm，带宽 120/660 Hz/pixel。

（4）伪影控制：嘱患者不做吞咽动作，屏气扫描以消除呼吸等运动伪影。

6.Ax T_1+C 3D GRE dyn（如西门子 VIBE /Twist VIBE、GE LAVA/DISCO 或飞利浦 THRIVE/4D THRIVE 等）

（1）扫描范围：复制 Ax T_2 FSE 脂肪抑制序列扫描范围，分时相屏气扫描。

（2）扫描方法：共扫描 7 个时相，每个时相约 10 s，扫描蒙片后，以最小 3 mL/s 速度注射对比剂，注药后 12 s 开始屏气连扫两个时相，后依次在 45 s、90 s、120 s、150 s 分别扫描一个时相。

7.Ax T$_1$+C 延迟期高分辨脂肪抑制 3D GRE

（1）扫描范围：在 SAG T$_2$ 及 COR T$_2$ 图像定位，打扫层面垂直于肿瘤长轴，以病变为中心包全病变，病变上下缘过长时，尽量包含病变横径最大面。

（2）清晰度：层面内体素等于或小于 0.9 mm×1.1 mm，层厚 1 mm，带宽 460 Hz/pixel。

（3）信噪比：为保证充足信号强度，扫描视野设定 36 cm，减少相位方向 FOV 为 0.85，缩短扫描时间。

（4）伪影控制：施加局部匀场，减少磁敏感伪影，中上段病变可施加前胸壁饱和带，饱和脖颈前方区域以增加磁场均匀性。

8.COR+SAG T$_1$+C 延迟期脂肪抑制 3D GRE

（1）扫描范围：分别复制 COR+SAG T$_2$ FSE 序列扫描范围，屏气扫描。

（2）伪影控制：中下段病变 SAG 扫描时，可在食管前方的心脏及大血管区域施加饱和带，以减少搏动运动伪影影响。

9.Ax T$_1$ 高分辨 3D GRE

（1）扫描范围：在 SAG T$_2$ 及 COR T$_2$ 图像定位，正轴位扫描，包括颈下段至上纵隔区域，上缘约第 6 颈椎下缘，下缘约第 2 胸椎下缘。

（2）对比度：有效 TE 为 0.98 ms 左右，不大于 1 ms，相位回聚脉冲角度大于或等于 10°。

（3）清晰度：层面内体素不大于 1 mm×1 mm，层厚 1 mm，带宽 650 Hz/pixel。

（4）信噪比：为保证充足的信号强度，扫描视野设定 40 cm，层厚 1 mm。

（5）伪影控制：嘱患者不做吞咽动作，屏气扫描以消除呼吸等运动伪影。

三、提升序列技术参数及质控要求

（一）提升序列关键技术参数

表 20-16　提升序列关键技术参数

	名称	序列	方位	呼吸控制	FOV(cm)	TE(ms)	层厚/间隔(mm)	矩阵	激发次数/脂肪抑制	频率方向	带宽 kHz /像素带宽 Hz/pixel
1	T$_2$ TSE	螺旋桨	Ax	触发	28	110	3/0.3	256×256	1/无	A//P	90/710
2	T$_1$+C 3D	STAR IBE	Ax	自由	38	Min	3/−1.5	288×288	2/抑脂	A//P	70/490
3	T$_1$+C 3D	STAR IBE	Ax	屏气	32	Min	1	320×320	1/抑脂	A//P	78/490
4	T$_1$+C 3D	VIBE	SAG	屏气	40	Min	1	352×310	1	S/I	90/510

中国肿瘤整合诊治技术指南

（二）提升序列质控要求

1.Ax T₂ BLADE FSE

（1）扫描范围：在 SAG T₂ 及 COR T₂ 图像定位，分别垂直于肿瘤长轴，以病变为中心包全病变，病变上下缘过长，尽量包含病变横径最大面（病变较小，在平扫矢状面及冠状面未见明确病变，可将此序列置于增强后，参考增强序列定位）。

（2）对比度：有效 TE 为 110 ms 左右，相位回聚脉冲角度大于或等于 120°。

（3）清晰度：层面内体素小于 1.1 mm×1.1 mm，层厚 3 mm，间隔 0.3 mm，带宽 710 Hz/pixel。

（4）信噪比：为保证充足信号强度，扫描视野设定 28 cm，层厚 3 mm。oversampling（GE）设定为 1.4 或 coverage（Siemence）设定 133%，增加中心填充区域，不用并行采集，以减少噪声，训练患者平稳呼吸，FOV 中心位置放置于食管病变中心。

（5）伪影控制：嘱患者平稳呼吸，保持身体静止。

2.Ax T₁+C K 空间放射状填充 3D 容积内插序列（西门子公司的 StarVIBE）

（1）扫描时间：每个时相小于 8 s，40 个时相，扫描时间 5 分 46 秒。

（2）扫描范围：复制 Ax T₂ FSE 序列扫描范围。

（3）埋针位置：统一埋针位置，例如右手背或右肘，如有病例不能保持相同位置，停止扫描 DCE 序列，改扫基本序列。

（4）对比剂：保证扫描使用同种对比剂，不得更改。注射速度 3 mL/s，注射剂量根据体重计算。20 mL 盐水同样注射速度冲管。

（5）扫描方法：先扫描 26 s 再开始注射对比剂。

（6）伪影控制：施加局部匀场，增加磁场均匀性，减少磁敏感伪影。

3.Ax T₁+C 延迟期高分辨 K 空间放射状填充 3D 容积内插序列（西门子公司的 StarVIBE 优先推荐，GE 公司的 DISCO 作为备选）

（1）扫描范围：复制 Ax T₂ 螺旋桨 FSE 序列扫描范围。

（2）分辨率：此序列为各向同性扫描，分辨率小于或等于 1 mm×1 mm×1 mm。

（3）扫描时间：一个时相，扫描时间 4 分 15 秒。

（4）扫描方法：扫描开始同时注射对比剂。

（5）对比剂：同样对比剂，注射速度 0.3 mL/s，注射剂量 5 mL，20 mL 盐水同样速度冲管（以保持食管黏膜层高信号显示）。

（6）伪影控制：施加局部匀场，在脖颈前区域沿前胸壁脂肪走形，减少磁敏感伪影。

4.SAG T₁ oblique 3D GRE

（1）扫描范围：在 Ax T₁+c 和 COR T₁+C 图像上定位，以左主气管与食管交界处为

1552

中心，分别在轴位和冠状位图像垂直于左主气管走形长轴，尽量包全食管病变段。颈段和下段食管病变可不做此序列。

（2）对比度：有效 TE 为 0.96 ms 左右，相位回聚脉冲角度大于或等于 10°。

（3）清晰度：层面内体素小于 1.2 mm×1.2 mm×1 mm，层厚 1 mm，带宽 510 Hz/pixel。

（4）信噪比：为保证充足的信号强度，扫描视野设定 40 cm，层厚 1 mm。

（5）伪影控制：屏气扫描消除呼吸运动伪影，翻转相位编码方向为上下，使搏动伪影位于上下方向。使用相位过采样 60%。

四、各序列观察要点和诊断价值

（一）Ax+SAG 扩散加权成像（Diffusion-Weighted Imaging，DWI）

（1）观察要点：轴位扫描后采用矢状重建，扫描时无须屏气。

（2）诊断意义：矢状位有利于明确病变位置，确定病变段扫描范围，采用 EPI 序列，有利食管病变检出，可助病变定位。观察较小、早期病变或多病变时与增强后 T_1WI 结合，特别对 T_1a 和 T_1b 病变鉴别诊断及疗效评价非常重要。

（二）COR+SAG T_2 FSE

（1）观察要点：通常用作矢状位和冠状位扫描，可对食管与周围血管或气管侵犯层次进行补充判断，需受检者屏气，呼气末进行扫描。根据扫描时间长短及患者能够耐受屏气时间，常需分为 2~3 次屏气扫描方能完成。

（2）诊断意义：扫描范围大，可辅助观察淋巴结、肝脏、骨、肺的情况。

（三）Ax T_2 FSE 不抑脂

（1）观察要点：多采用屏气以消除呼吸运动伪影进行轴位扫描。

（2）诊断意义：主要观察胸腔内淋巴结。

（四）Ax T_2 FSE 脂肪抑制

（1）观察要点：多采用呼吸触发技术进行轴位扫描。抑脂技术可以将病变（稍高信号）显示更清晰，并可以评价食管以外的胸部情况。

（2）诊断意义：可辅助观察淋巴结、肝脏、骨、肺的情况。

（五）Ax T_1 短 TE 3D GRE

（1）观察要点：T_1WI 对食管分层及病变显示不佳，故用于鉴别诊断和对比增强。

（2）诊断意义：3 mm扫描全胸段观察肺的情况，能显示肺实质信号的同时可较好显示食管解剖结构。此扫描序列去除了肺部磁敏感伪影，且食管与其周围脂肪间隙对比明显，对病变识别较好。

（六）Ax T_1+C 3D GRE dyn（如西门子 VIBE/Twist VIBE、GE LAVA 或飞利浦 THRIVE等）

（1）观察要点：传统MR通过屏气抑制呼吸运动及减轻伪影，采用对比剂增强后，提高病变与正常黏膜、肌层的对比，从而明显提高食管癌术前T分期诊断符合率。该序列屏气下采集图像，扫描时间相对较短。缺点是磁敏感伪影和搏动伪影较明显，图像信噪较低。

（2）诊断意义：明确食管病变位置及数目、病变与黏膜层、肌层关系更佳，也可评价与肌层以外的关系。

（七）Ax T_1+C 延迟期高分辨脂肪抑制 3D GRE

（1）观察要点：常规增强扫描后进行，高分辨扫描对图像细节信息进行补充，能更清晰显示病变与黏膜层、肌层对比，还能更好地显示病变与血管关系，缺点是食管上段或临近大气管病变，易出现磁敏感伪影。

（2）诊断意义：特别是对病变与黏膜层或黏膜下层、肌层关系更佳，也可评价病变与血管关系。

（八）COR+SAG T_1+C 延迟期脂肪抑制 3D GRE

（1）观察要点：轴位增强扫描后进行，以对轴位图像信息进行补充，进行屏气冠状位及矢状位扫描。屏气矢状位增强抑脂扫描，施加饱和带放置于胸前壁，尽量贴近食管病变区域，以减少心脏搏动引起的运动伪影。

（2）诊断意义：扫描范围大，可观察病变与气管、淋巴结、肝脏、骨、肺情况。

（九）Ax T_1高分辨短 TE 3D GRE

（1）观察要点：观察锁骨上、气食沟淋巴结。

（2）诊断意义：扫描范围小，层厚薄，弥补全胸扫描时对颈下段至上纵隔区域显示不全情况，重点评价锁骨上区和气管食管沟淋巴结情况。

（十）Ax T_2 BLADE FSE

（1）观察要点：与常规FSE相比，螺旋桨FSE对食管伪影去除有很大改善，用于横断面扫描效果更好；膈肌导航自由呼吸扫描，无须屏气，对无法配合屏气及儿童有益处。

（2）诊断意义：螺旋桨FSE T$_2$WI采用非抑脂技术有利于观察食管黏膜、肌层及邻接纤维脂肪组织和周围情况，食管管壁在内侧无信号气体和外侧高信号脂肪衬托下显示清晰，观察病变与肌层及肌层以外的关系。

（十一）Ax T$_1$+C K空间放射状填充3D容积内插序列（西门子StarVIBE）

（1）观察要点：传统MR技术通过屏气抑制呼吸运动及减轻伪影，而StarVIBE对呼吸运动不敏感，整体上减少了运动对图像质量的影响，更适于呼吸运动、心脏搏动、食管蠕动等多因素所致伪影，并具较高空间分辨力，能更清晰区别正常管状壁层次与病变界限；尤其用对比剂增强后，提高了病变与正常黏膜、肌层对比，从而明显提高食管癌术前T分期诊断符合率。在自由呼吸下采集图像，能较好去除磁敏感和呼吸运动伪影，图像信噪比较高，缺点是扫描时间相对较长。

（2）诊断意义：明确食管病变位置及数目，病变与黏膜层、肌层的关系更佳，也可评价与肌层以外的关系。

（十二）Ax T$_1$+C 延迟期高分辨K空间放射状填充3D容积内插序列（西门子StarVIBE优先推荐、GE DISCO作为备选）

（1）观察要点：常规增强扫描后进行，高分辨扫描对图像细节信息进行补充，高分辨StarVIBE在自由呼吸状态下扫描，能更清晰显示病变与黏膜层、肌层对比，还能更好地显示病变与血管关系，缺点是扫描时间相对较长。

（2）诊断意义：特别是用于明确病变与黏膜层或黏膜下层、肌层的关系更佳，也可评价病变与血管关系。

（十三）SAG T$_1$ oblique 短 TE 3D GRE

（1）观察要点：轴位增强扫描后进行，病变与气管或左主支气管关系密切时，对局部进行切线位定位。

（2）诊断意义：主要是看病变与气管、左主支气管关系。

第六章

胃肿瘤

一、MR 检查方法与操作流程

（一）技术特点

胃癌治疗前 TNM 分期是肿瘤综合治疗基础。肿瘤治疗计划设计、随访、疗效评估都需影像学检查辅助。MR 在胃癌影像检查中属 II 类推荐。文献报道其对肿瘤 TNM 分期敏感性、特异性与 CT 接近，且有上升趋势。主要因为 MR 是多对比度、多参数成像，同时兼具多种功能性成像技术，例如扩散加权成像（DWI）、体素内不相关运动成像（IVIM）、动态对比增强（DCE），功能性成像得到定量及半定量参数，对评价肿瘤分期，特别是淋巴结转移具重要作用。

（二）注意事项

胃属空腔脏器，腔内存在气体，具生理性不规则运动，同时受呼吸运动影响。因此胃 MR 扫描具一定难度，患者准备及呼吸训练是 MR 扫描成功的关键。

胃 MR 扫描须用解痉药（山莨菪碱或东莨菪碱），解痉药禁忌者无法进行 MR 扫描。胃镜及活检与胃 MR 检查间隔一周以上。扫描当日应禁食 8 h 以上，检查前 10 min 注射解痉药 20 mg，饮水 500~1000 mL。随后需进行多次呼吸训练，能平稳呼气末屏气开始 MR 扫描。

（三）适应证

（1）确诊胃癌治疗前 TNM 分期。

（2）胃癌围术期评估。

（3）胃癌疗效评估。

（4）胃癌 CT 对比剂过敏，无法行 CT 扫描评估病变。

（5）胃癌肾功能异常无法进行CT及MR增强扫描。

（四）优势与不足

（1）优秀的组织对比度，多参数形态学成像联合功能性成像，对胃病变行形态学评估同时，亦可行组织病理学评估。

（2）胃癌MR扫描需患者拥有较好配合度。并不是所有患者都可行胃MR扫描。

二、基础序列技术参数及质控要求

（一）基础序列关键技术参数

表20-17　基础序列关键技术参数

	名称	方位	呼吸控制	TE（ms）	层厚/间隔（mm）	矩阵	激发次数/脂肪抑制	频率编码	带宽kHz/像素带宽Hz/pixel
1	T_2 FSE	COR	屏气	90	6/1	288×256	1	S/I	62/430
2	DWI	Ax	门控	Min	5/1	100×128	50,1000	R/L	160~250/2400
3	Liver T_2 FSE	Ax	门控	90	5/1	320×320	2/FS	R/L	62/388
4	T_2 FSE	Ax	屏气	90	5/1	336×336	1	R/L	62/400
5	T_2 FSE	SAG	屏气	90	5/1	336×336	1	S/I	62/400
6	T_2 FSE	Obl	屏气	90	4/0.4	336×336	1	S/I	62/350
7	T_1+C 3D pre	Ax	屏气	Min	5/−2.5	224×192	1/FS	R/L	155/800
8	T_1+C 3D post	Ax	屏气	Min	5/−2.5	224×192	1/FS	R/L	155/800
9	T_1+C 3D	COR	屏气	Min	3/−1.5	272×256	1/FS	S/I	155/800
10	T_1+C 3D	Ax	屏气	Min	5/−2.5	224×160	1/FS	R/L	155/800
11	T_1+C 3D	SAG	屏气	Min	5/−2.5	224×192	1/FS	S/I	155/800

（二）基础序列质控要求

1.COR T_2 屏气扫描

（1）扫描范围：扫描序列单次激发快速自旋回波序列。轴位图定位，前后包括全肝，扫描上缘包含左心室，下达髂脊。体型大者用over sampling包全左右结构。

（2）对比度：有效TE为100 ms左右。

（3）清晰度：层面内体素1.3 mm²，层厚5 mm，间隔1 mm。带宽≥450 Hz/pixel或62 kHz。

（4）伪影控制：避免屏气不佳出现呼吸运动伪影及并行采集伪影。

2.Ax DWI 门控扫描

（1）扫描范围：复制轴位T_2WI扫描范围。

（2）b值设定：50，1000。

（3）清晰度：层面内体素小于2.6 mm²，内插为1.4 mm²，层厚5 mm，间隔1 mm。带宽≥2400 Hz/pixel或250 kHz。

（4）伪影控制：患者平稳呼吸。

3.LIVER Ax T₂WI脂肪抑制门控扫描

（1）扫描范围：扫描序列快速自旋回波序列。包全肝脏。

（2）对比度：有效TE为85 ms左右，相位回聚脉冲翻转角110°。

（3）清晰度：层面内体素小于1.1 mm²，层厚5 mm，间隔1 mm。带宽≥388 Hz/pixel或62 kHz。

（4）伪影控制：嘱平稳呼吸，避免呼吸运动伪影。

4.Ax T₂WI屏气扫描

（1）扫描范围：扫描序列快速自旋回波序列，扫描范围复制前面Ax T₂范围。

（2）对比度：有效TE为110 ms左右，相位回聚脉冲翻转角130°。

（3）清晰度：层面内体素小于1.0 mm²，层厚5 mm，间隔1 mm。带宽≥400 Hz/pixel或62 kHz。

（4）伪影控制：患者应能呼气末屏气15 s左右。

5.SAG T₂WI屏气扫描

（1）扫描范围：扫描序列快速自旋回波序列，扫描范围左右包全胃部。

（2）对比度：有效TE为110 ms左右，相位回聚脉冲翻转角130°。

（3）清晰度：层面内体素小于1.0 mm²，层厚5 mm，间隔1 mm。带宽≥400 Hz/pixel或62 kHz。

（4）伪影控制：患者应能呼气末屏气15 s左右。

6.Oblique T₂WI屏气扫描

（1）扫描范围：扫描序列快速自旋回波序列，至少在两个扫描方向上定位，扫描层面垂直肿瘤生长长轴。如肿瘤生长方向多变，分2次扫描，每次尽可能保证扫描层面垂直肿瘤生长长轴。

（2）对比度：有效TE为110 ms左右，相位回聚脉冲翻转角130°。

（3）清晰度：层面内体素小于1.0 mm²，层厚4 mm，间隔0.4 mm。带宽≥350 Hz/pixel或62 kHz。

（4）伪影控制：患者应能呼气末屏气15 s左右。

7.Ax T₁WI 3D pre屏气扫描

（1）扫描范围：扫描序列三维梯度回波（GE LAVA-flex，西门子 VIBE-dixon，联影 quick3d WFI，飞利浦 THRIVE），扫描范围复制前面Ax T₂WI扫描范围。

（2）对比度：激发脉冲翻转角10°~15°，确保所有T₁WI 3D使用相同翻转角。

（3）清晰度：层面内体素小于2 mm²，层厚5 mm，层间重叠2.5 mm。带宽≥800

Hz/pixel 或 166 kHz。

（4）伪影控制：患者应能呼气末屏气20 s左右。如有困难，连续做2次深呼吸以提高血氧浓度再屏气。

（5）Ax T₁WI post 屏气扫描。

8.Ax T₁WI 3D post 屏气扫描

（1）扫描范围、对比度、清晰度、伪影控制与 Ax T₁WI pre 保持一致。

（2）扫描方法：动态增强扫描，4个时相，分2次扫描完成。对比剂注射剂量为0.1 mmol/kg，注射速度为2 mL/s，实时监控成像，监控点定位肺动脉主干。

（3）伪影控制：患者应能呼气末屏气20 s左右。如有困难，患者可自行用手捂住口鼻，保证屏气扫描成功。

9.SAG/COR T₁WI 3D 屏气扫描

（1）扫描范围：复制矢状位或者冠状位 T₂WI 扫描范围。

（2）对比度：激发脉冲翻转角10°~15°，确保所有 T₁WI 3D 使用相同翻转角。

（3）清晰度：层面内体素小于1.2 mm²，层厚3 mm，层间重叠1.5 mm。带宽≥800 Hz/pixel 或者166 kHz。

（4）伪影控制：患者应能呼气末屏气20 s左右。如有困难，连续做2次深呼吸以提高血氧浓度再屏气。

10.Ax T₁WI 3D 屏气扫描

扫描信息同 Ax T₁WI 3D pre。

三、提升序列技术参数及质控要求

（一）提升序列关键技术参数

表20-18　提升序列关键技术参数

	名称	方位	呼吸控制	TE(ms)	层厚/间隔(mm)	矩阵	激发次数/脂肪抑制	频率编码	带宽kHz/像素带宽Hz/pixel
1	IVIM	COR	屏气	90	6/1	288×256	1	S/I	62/430
	b值：0,20,50,70,100,200,400,800,1000,1200,1500								
2	DCE	Ax	自由	100	5/1	320×320	2	R/L	62/388

（二）提升序列质控要求

1.Ax IVIM 门控扫描

（1）扫描范围：DW-EPI序列扫描。复制轴位 T₂WI 扫描范围。

（2）清晰度：层面内体素小于2 mm²，层厚5 mm，间隔1 mm。带宽≥2400 Hz/pixel或者250 kHz。

（3）伪影控制：患者平稳呼吸。

2.Ax DCE呼吸门控扫描

（1）扫描范围：胃受呼吸运动影响，同时自身蠕动即使使用解痉剂也不能完全抑制，因此胃几乎不能DCE成像，目前只有西门子公司GRASP能做胃的DCE成像。扫描范围复制Ax T_2WI 屏气扫描范围。

（2）扫描时间：每个时相<8 s，40个时相，扫描时间5分30秒。

（3）埋针位置：统一埋针位置，例如右手背或者右肘，如有病例不能保持相同位置，则停止扫描DCE序列，改扫基本序列。

（4）对比剂：保证扫描使用同种对比剂，不得更改。注射速度3 mL/s，注射剂量0.1 mmol/kg。20 mL盐水同样注射速度冲管。

（5）扫描方法：先扫描30 s再开始注射对比剂。

（6）伪影控制：施加局部匀场，增加磁场均匀性，减少磁敏感伪影。

四、各序列观察要点和诊断价值

（一）COR/SAG/Ax T_2WI 屏气扫描

1.观察要点

图像无伪影，胃壁结构清晰。多个方向观察肿瘤生长，固有肌层完整性，与邻近组织脂肪间隙是否消失，是否侵犯临近组织，观察胃区淋巴结。

2.诊断意义

用于胃癌TNM分期，特别是N分期，观察固有肌层完整性，是否侵犯临近组织，助力T分期诊断。

（二）Ax DWI/IVIM呼吸门控扫描

1.观察要点

图像无明显呼吸运动伪影，无伪影，结构显示清晰。重点观察高b值图像有无异常高信号。低b值图像对胃壁显示较好，可观察浆膜层完整性及与邻近组织关系。

2.诊断意义

DWI与IVIM均属功能性成像。形态学特点与功能定量及半定量数据结合对发现病变、诊断和鉴别诊断、分期及疗效评估均有重要意义。

（三）LIVER T$_2$WI 脂肪抑制门控扫描

1.观察要点

脂肪抑制均匀，无明显呼吸运动伪影，肝内结构清晰。重点观察肝内有无异常信号。

2.诊断意义

胃癌易发生肝转移，对已明确诊断胃癌 MRI 扫描均行 LIVER T$_2$WI 脂肪抑制门控扫描除外肝转移。

（四）Ax T$_1$WI 3D PRE/POST

1.观察要点

图像无伪影，脂肪抑制均匀。

2.诊断意义

评价肿块强化与黏膜、肌层、浆膜、临近组织的关系。增强早期不同的强化表现来区分纤维化和残余肿瘤成分，从而有助于评价疗效。

（五）Ax T$_1$WI 3D delay/SAG T$_1$WI 3D

1.观察要点

图像脂肪抑制均匀，无伪影，结构显示清晰。

2.诊断意义

胃壁分层更清晰，多角度观察病变，有助肿瘤分期与疗效评估。

（六）Ax DCE 自由呼吸

1.观察要点

图像脂肪抑制均匀，结构清晰，无伪影。

2.诊断意义

功能性成像，经后处理得药代动力学参数，对疗效评估价值重大。

第七章

直肠肿瘤

一、MR检查方法与操作流程

（一）技术特点

直肠癌TNM分期及疗效评估要求影像学图像清晰显示肠壁各层结构，肿瘤与正常肠壁、肿瘤与邻近组织关系。MR具有较高软组织对比度，3.0 T多通道线圈提供充足信噪比及空间分辨率，高清MR直肠成像可清晰显示局部细节。

MR直肠成像中脂肪具重要作用，是天然组织对比剂，在其映衬下，淋巴结、直肠壁、直肠系膜筋膜、腹膜、临近组织关系清晰显示。因此，直肠MR扫描T_2WI均采用非脂肪抑制方式扫描。

为显示局部细微结构，必须保证扫描图像具足够分辨率，斜轴位扫描体素应小于或等于0.625 mm×0.625 mm×3 mm。体素计算公式为扫描视野/频率编码×扫描视野/相位编码×层厚。为显示肠壁层次，所有扫描均采用高分辨率，扫描时间长，扫描时噪声大，身体必须保持静止。这是MR扫描不足之处。

（二）注意事项

MR直肠扫描应避开直肠镜或腔内超声检查。肠内操作会使肠道处于激惹状态，当天行MR扫描图像运动伪影明显，无诊断价值。黏膜水肿可能影响诊断。

MR直肠扫描无须特殊肠道准备。扫描前患者排尿，如可能亦排便、排气。膀胱过度充盈及直肠充盈都可能产生运动伪影，或DWI图像出现磁敏感伪影。

MR直肠扫描最好注射解痉药，需提前10 min注射山莨菪碱或东莨菪碱20 mg。告知患者扫描时不要有提肛动作，保持身体静止，否则各种运动伪影使直肠细节显示不清。如因禁忌证无法注射解痉药，需调整扫描协议或使用螺旋桨成像技术扫描，如图像质量仍无法满足诊断，则停止扫描。

（三）适应证

（1）临床确诊直肠癌，需进行影像学评估，制定治疗方案。

（2）直肠癌患者治疗后，需进行疗效评估。

（3）直肠癌患者术后怀疑局部复发。

二、基础序列技术参数及质控要求

（一）基础序列关键技术参数

表 20-19　基础序列关键技术参数

	名称	方位	FOV (cm)	TE (ms)	层厚/间隔 (mm)	矩阵	激发次数/脂肪抑制	频率方向	带宽 kHz /像素带宽 Hz/pixel
1	定位扫描	三平面	40	按照默认参数扫描					
2	校准扫描（GE 专有）	Ax	48						
3	T_2 FSE	SAG	26	110	4/0.4	352×288	2	A/P	62/350
4	T_2 FSE	COR	26	110	4/0.4	352×288	2	R/L	62/350
5	T_2 FSE	Ax	16~20	110	3/0.3	256×256 内插	4	A/P	41/320
6	T_2 FSE	Obl Ax	16	110	3/0.3	256×256 内插	4	A/P	31/280
7	DWI	Ax	34	Min	4/0.4	128×128	0,1000	R/L	250/2500~3900
8	T_1 3D	Ax BH	34	Min	3/−1.5	288×256	1/Dixon	R/L	150/600~1100
9	T_1+C 3D Dyn	Ax	34	Min	3/−1.5	320×320	1	R/L	150/600~1100
10	T_1+C 3D	SAG BH	30−	Min	3/1.5	272×272	1/Dixon	S/I	150/600~1100

（二）基础序列质控要求

1.SAG/COR T_2 FSE

（1）扫描范围：扫描视野上缘腰 4~5 椎间隙，下达臀部最下缘，调整其前后左右位置，使人体结构位于扫描视野中心。矢状位正中心扫描 20~24 层，冠状位后缘尾骨，前缘包全直肠，矢冠状位扫描均不打角度。

（2）对比度：有效 TE 为 110 ms 左右，相位回聚脉冲角度≥130°。

（3）清晰度：层面内体素小于 0.8 mm×0.8 mm，层厚 4 mm，间隔 0.4 mm。ETL 小于 24，带宽≥388 Hz/pixel 或者 62 kHz。

（4）伪影控制：如有可能使用腹带勒紧患者盆部，显著减弱呼吸运动伪影，翻转编码方向，使相位编码位于上下方向，使用 2 个以上激发次数。

2.Ax T_2 FSE

（1）扫描范围：扫描视野上缘腰 5—骶 1 椎间隙，下缘肛直肠环，调整其前后左右位置，使人体结构位于扫描视野中心。

（2）对比度：有效TE为110 ms左右，相位回聚脉冲角度≥130°。

（3）清晰度：层面内体素小于0.78 mm×0.78 mm，层厚3 mm，间隔0.3 mm。ETL小于18，带宽320 Hz/pixel或者41 kHz。

（4）信噪比：充足的信号强度是图像质量的关键，因本序列为高分辨率扫描，必须使用多次激发保证信噪比，激发次数最小为4次。

（5）伪影控制：翻转相位编码方向使呼吸运动伪影位于左右方向。

3.Oblique T$_2$ FSE

（1）扫描范围：在SAG T$_2$ FSE找到肿块，扫描层面垂直肿瘤长轴，包全病变即可。

（2）对比度：有效TE为110 ms左右，相位回聚脉冲角度≥130°。

（3）清晰度：层面内体素小于0.625 mm×0.625 mm，层厚3 mm，间隔0.3 mm。ETL小于18，带宽280 Hz/pixel或者31 kHz。

（4）信噪比：信号强度是图像质量关键，因本序列为高分辨率扫描，必须使用多次激发保证信噪比，激发次数最小为4次。

（5）伪影控制：翻转相位编码方向使呼吸运动伪影位于左右方向。

4.Ax DWI

（1）扫描范围：复制Ax T$_2$ FSE扫描范围。

（2）b值选择：选择0，1000或者50，1000均可，如果对ADC图像质量要求较高，建议选择50，1000。如希望自由水彻底变暗，高b值选择1200。

（3）信噪比：为保证充足的信号强度，扫描视野设定34 cm，层厚4 mm。

（4）图像观察要点：图像无明显运动伪影。组织结构清晰，肿块与邻近正常肠道对比清晰。

5.Ax T$_1$ 3D DIXON BH

扫描范围：复制Ax T$_2$ FSE扫描范围，屏气扫描。

6.OAx T$_1$+C 3D DIXON dyn

（1）准备两套动态图像，保持同样TE、扫描时间，一套斜轴位，另一套斜冠位。

（2）扫描范围：复制Oblique T$_2$ FSE扫描范围。据其方向选择斜轴位或斜冠位动态增强序列。

（3）扫描方法：共扫描7个时相，每个时相30 s，扫描蒙片后暂停，以2 mL/s速度注射对比剂，注药后15 s，连续扫描6个时相。

7.Ax T$_1$+C 3D DIXON BH

复制平扫Ax T$_1$ 3D DIXON BH信息，屏气扫描。

8.SAG T$_1$+C 3D BH

复制SAG T$_2$ FSE扫描范围即可，屏气扫描。

三、提升序列技术参数及质控要求

（一）提升序列关键技术参数

表 20-20　提升序列关键技术参数

	名称	方位	FOV(cm)	TE(ms)	层厚/间隔(mm)	矩阵	b值/激发次数	频率方向	带宽kHz/像素带宽Hz/pixel
1	3D T$_2$ FSE	COR	38	110	1.0/-0.5	416×416	2	S/I	62/300
2	IVIM	Ax	34	Min	4/1	128×128	4	R/L	250/2500~3900
	IVIM b值设定/NEX		0/1，20/1，50/1，70/1，100/1，200/1，400/2，800/2，1000/4，1200/4，1500/6						
3	小视野DWI	Obl	20	Min	4/0.4	160×90	50/1,800/10	默认	250/2500~3900
4	DCE T$_1$+C 3D	Obl BH	34	Min	3/-1.5	240×240	1	A/P	31/242

（二）提升序列质控要求

1.COR T$_2$ FSE 3D

（1）分辨率：此序列为各向同性扫描，扫描分辨率≤0.9 mm×0.9 mm×1.0 mm，如因体型需调整FOV，扫描矩阵必须同时调整，保证分辨率一致。

（2）对比度有效TE为110 ms，ETL为140。

（3）伪影控制：①激发次数2，必须使用2次以上激发，消除自由感应衰减（FID）伪影；②选择性射频脉冲激发，减少层面方向卷褶伪影。

（4）诊断意义：精细扫描观察肿瘤与肛直肠环的关系；肿瘤与盆底肌、腹膜反折等结构关系；任意角度重建观察肿瘤整体；有助于显示肠系膜下血管周围淋巴结。

2.Ax IVIM

（1）基本质控同Ax DWI。

（2）扫描范围：复制Ax T$_2$扫描范围，将层数减少到覆盖肿瘤局部。

（3）诊断意义：功能成像法，兼顾DWI评价肿瘤活性优势，尤其是新辅助治疗后疗效及血管灌注评价。

3.Oblique DWI（小视野）

（1）扫描范围：复制Oblique T$_2$或者OSAG T$_2$定位信息。

（2）扫描视野20~24 cm，层厚4/0.4 mm，0.5 phase FOV。

（3）诊断意义：任意角度小视野高分辨率DWI成像，肿瘤活性残余及疗效评价。

4.Oblique DCE

（1）扫描时间：每个时相小于6 s，48时相，扫描时间5分30秒。

（2）扫描范围：扫描方向复制Oblique T$_2$。如果病变位置高，水平走向，此时

Oblique T₂为冠状位，增加DCE序列扫描视野，覆盖人体左右范围。

（3）埋针位置：统一埋针位置，例如右手背，或者右肘，如有病例不能保持相同位置，停止扫描DCE序列，改扫基本序列。

（4）对比剂：保证扫描使用同样对比剂，不得更改。注射速度3~5 mL/s，注射剂量根据体重计算，20 mL盐水同样注射速度冲管。

（5）扫描方法：扫描开始倒计时，至5：00注射对比剂。

四、各序列观察要点及诊断要点

（一）SAG T₂ FSE

1.观察要点

图像无明显各种运动伪影。图像内组织结构清晰显示，肿块与邻近正常肠壁对比明显，腹膜折返显示清晰。

2.诊断意义

观察肿瘤位置，清晰显示腹膜反折、肛门直肠环结构，为COR T₂、Oblique T₂扫描定位。

（二）COR T₂ FSE

1.观察要点

图像无明显各种运动伪影。图像内组织结构清晰显示，肿块与邻近正常肠壁对比明显，盆底肌清晰显示。

2.诊断意义

对下段直肠癌诊断意义大，评价肿瘤是否侵犯盆底肌及肛直肠环，辅助临床术式选择；可显示肠系膜下血管旁淋巴结。

（三）Ax T₂ FSE

1.观察要点

图像无明显各种运动伪影。图像内结构显示清晰，淋巴结包膜及内部结构对比明显，直肠内病变与直肠壁对比明显，腹膜折返显示清晰。

2.诊断意义

可用于直肠癌的N分期诊断；亦可观察腹膜反折、直肠系膜筋膜以及髂外血管旁、腹股沟区等非区域淋巴结。

（四）Oblique T$_2$ FSE

1.观察要点

图像无明显各种运动伪影。图像内结构显示清晰，直肠内病变与直肠壁对比明显，直肠壁层次清晰。

2.诊断意义

主要用于直肠癌的T分期诊断，评价肿瘤与直肠系膜筋膜关系。

（五）Ax DWI

1.观察要点

图像无变形，无伪影，高b值图像有足够信噪比。

2.诊断意义

评价肿瘤活性，尤其新辅助治疗后疗效评价，以及有无活性残留。

（六）Ax T$_1$ 3D

1.观察要点

图像无运动伪影，结构清晰，脂肪抑脂均匀，无水脂计算错误。

2.诊断意义

鉴别含蛋白或者出血的病理改变；观察盆腔骨性结构。

（七）Ax T$_1$+C dyn

1.观察要点

图像无运动伪影，结构清晰，脂肪抑脂均匀，无水脂计算错误。

2.诊断意义

评价早期肿块的结节状强化与黏膜与肠壁的关系。增强早期不同的强化表现来区分纤维化和残余肿瘤成分，从而有助于评价疗效。

（八）Ax/SAG T$_1$+C 3D dixon

1.观察要点

图像无运动伪影，结构清晰，脂肪抑脂均匀，无水脂计算错误。

2.诊断意义

多角度评价肿块、黏膜、肠壁、纤维化强化，有助肿瘤分期与疗效评价。

（九）COR T₂ 3D FSE

1.观察要点

图像无运动伪影，结构清晰。

2.诊断意义

任意角度重建观察肿瘤及其与周围结构关系。

（十）Ax IVIM

1.观察要点

图像无变形，无伪影，信噪比足够。

2.诊断意义

功能成像法，兼顾DWI评价肿瘤活性优势，尤其是新辅助治疗后疗效评价，以及有无活性残留；评价肿瘤毛细血管灌注。

（十一）Oblique DWI小视野

1.观察要点

图像无变形，无伪影，信噪比足够。

2.诊断意义

小视野、高分辨率DWI成像，精细显示肿瘤内部活性。

（十二）Oblique DCE

1.观察要点

图像无变形，无伪影，信噪比足够。

2.诊断意义

得到定量参数及半定量参数，判定病变范围及疗效评估。

第八章

肝胆肿瘤

一、MR检查方法与操作流程

（一）技术特点

肝脏多模态MR具无辐射、组织分辨率高、可多方位多序列参数成像的优势，且具形态结合功能（包括扩散加权成像DWI等）综合成像能力，成为肝癌临床检出、诊断、分期和疗效评价的优选影像技术。多模态MR检出和诊断直径≤2.0 cm肝癌能力优于动态增强CT。同时，用肝细胞特异性对比剂钆塞酸二钠（Gd-EOB-DTPA）可提高直径≤1.0 cm肝癌检出率以及对肝癌诊断与鉴别诊断的准确性。MR对胆系疾病检出也有很高的敏感性，MRCP能很好显示胆系结构，多方位成像能更直观显示梗阻部位及累及范围。

由于高端MR设备普及性和MR扫描复杂性，肝脏MR暂不能完全替代彩超、CT在肝胆肿瘤的检测。

（二）注意事项

肝胆MR检查要求患者禁食禁水4~6 h，以避免肠内容物伪影对图像质量产生影响。

检查前呼吸训练。尽可能训练受检者采用呼气末屏气，呼气末屏气位点相对稳定，吸气末位点容易变化，难以保证每次屏气都在呼吸周期相近位点。

摆位要求双手上举，根据患者情况（如肩周炎、老年人）调整最适体位，避免无法坚持导致运动伪影；同时要求将线圈中心对准剑突下缘，并将线圈中点置于主磁体中心，以免局部磁场不均匀，并改善磁敏感伪影及压脂不均。

（三）适应证

（1）患者经彩超及CT检查后病变性质无法确定的患者。

（2）肝脏肿瘤病变手术、介入或消融治疗后疗效评价。

（3）肝脏肿瘤患者术后怀疑局部复发。

二、基础序列技术参数及质控要求

（一）基础序列关键技术参数

表20-21　基础序列关键技术参数

	名称	方位	FOV(mm)	TR/TE(ms)	层厚/间隔(mm)	矩阵	激发次数/脂肪抑制	频率方向	备注
1	定位扫描	三平面	450×450	按照默认参数扫描					
2	T₂ SSFSE	COR BH	360×360	1400/85	5/1	256×256	1	FH	—
3	T₂ FSE	Ax RT	380×380	2000/76	6.5/1.3	320×320	1/FS	AP	肠道清洁不完全者可联合BLADE技术抑制伪影
4	T₁同反相位	Ax BH	380×308	170/1.23/2.46	6.5/1.3	256×256	1	RL	先采集反相位
5	DWI	Ax RT	440×328	5200/49	6.5/1.3	134×134	FS	RL	采用呼吸门控，并尽可能缩短TE时间
6	T₂ SSFSE	2D MRCP	300×300	4500/735	50~70	384×269	FS		多角度厚层块MRCP时，各层块之间应保持一定的时间间隔
7	T₁+C 3D Dyn	Ax BH	380×308	3.31/1.3	3/0.3	320×240×160	1/FS	RL	动脉晚期及静脉期分别在注药后20 s及55 s采集
8	T₁+C 3D	COR BH	450×336	4.28/1.35/2.58	2/0.2	320×216×160	1/DIXON	FH	延迟2 min后采集
9	T₁+C 3D Delay	Ax BH	380×308	3.31/1.3	3/0.3	320×240×160	1/FS	RL	延迟3 min后采集
10	肝特异性对比剂增强	Ax BH	380×308	3.31/1.3	3/0.3	320×240×160	1/FS	RL	重聚翻转角设置为20°~25°
11	&	COR BH	450×336	4.28/1.35/2.58	2/0.2	320×216×160	1/DIXON	FH	

（二）基础序列质控要求

1.COR T₂ SSFSE

（1）扫描范围：冠状位扫描视野要包含整肝前后缘，并调整其前后左右位置，使肝位于扫描视野中心。针对胆囊必要时增加沿管道走行斜冠或斜矢状位成像。

（2）对比度：TE 设置为 70~90 ms。通过改变 TE 可辅助判定病灶内部成分。

（3）伪影控制：采用长的回波链（ETL 为 200~256）该序列并无明显的呼吸运动伪影，采用相对稳定的呼气末屏气可以避免遗漏病灶。

2.Ax T_2 FSE FS RT

（1）扫描范围：横段位视野上缘包膈顶，下缘包含肝底，调整其前后左右位置，使肝脏位于扫描视野中心。

（2）对比度：TE 设置为 70~90 ms。

（3）信噪比：FSE 用较短回波链（ETL 为 30~40），比 SSFSE 能提供更充足信号强度。

（4）伪影控制：用频率压脂法减轻腹壁脂肪运动伪影；用呼吸门控或膈肌导航可充分抑制运动伪影；胃肠排空不彻底可用刀锋技术 BLADE 减轻肠运动伪影。

3.T_1同反相位

（1）扫描范围：复制 Ax T_2 FSE扫描范围。

（2）对比度：TR 设置为 100~250 ms，TE 为 1.23/2.46，相位回聚脉冲为 50°~90°。

（3）伪影控制：屏气欠佳者可用呼吸触发快速梯度回波序列成像；对体型偏大者，加速因子可适当降低或通过增加 FOV 来减轻并行采集伪影。

4.Ax DWI RT

（1）扫描范围：复制 Ax T_2 FSE扫描范围。

（2）b值选择：选择50，1000。如希望自由水彻底变暗，可增加 b 值为 1200。

（3）信噪比：高 b 值激发次数为 6。

（4）伪影控制：用呼吸触发技术并尽可能缩短 TE 时间减轻呼吸运动伪影及磁敏感伪影；对体型偏大者，加速因子可适当降低以减轻并行采集伪影。

5.MRCP 2D

（1）扫描方向：以胆总管为中心作径向定位。

（2）对比度：TE 为 400~800 ms，TR 为 6000~8000 ms。使用频率压脂法抑制脂肪。

（3）信噪比：多角度厚层块 MRCP 时，各层块间保持一定时间间隔，以避免饱和效应对图像信噪比影响。

（4）伪影控制：对腹水患者，可选择性放置饱和带抑制腹水信号，进而提高 MRCP图像质量。

6.Ax T_1+C 3D Dyn

（1）扫描范围：复制 Ax T_2 FSE扫描范围，屏气扫描。

（2）扫描方法：共扫描 3 个时相，每个时相 16 s，扫描蒙片后暂停，以 2~3 mL/s 速度注射对比剂，注药后 20 s 开始采集动脉晚期，55 s 后采集静脉期。

（3）伪影控制：对体型偏大者，加速因子可适当降低或通过增加FOV来减轻并行采集伪影。

7.COR T$_1$+C 3D

（1）扫描范围：复制COR T$_2$ SSFSE扫描范围，屏气扫描。

（2）时相控制：注药后2 min开始采集。

（3）伪影控制：对体型偏大者，加速因子可适当降低或者通过增加FOV来减轻并行采集伪影。

8.Ax T$_1$+C 3D Delay

（1）扫描范围：完全复制OAx T$_1$+C 3D Dyn序列。

（2）时相控制：注药后3 min开始采集。

（3）伪影控制：对体型偏大者，加速因子可适当降低或者通过增加FOV来减轻并采伪影。

9.肝胆特异性对比剂增强（以Gd-EOB-DTPA为例）

（1）扫描范围：复制T$_2$ FSE及COR T$_2$ SSFSE扫描范围，屏气扫描。

（2）扫描方法：动态增强及延迟期同常规对比剂增强，增加肝胆期扫描，在对比剂注射15~20 min后开始扫描。

（3）对比度：增加重聚翻转角至20°~25°。

（4）伪影控制：对体型偏大者，肝胆特异期增强加速因子可适当降低或通过增加FOV来减轻并采伪影；用多动脉期增强技术，可避免由造影剂注射导致的一过性严重呼吸运动伪影，尽可能保证能采集到质量优良动脉晚期图像。

三、提升序列技术参数及质控要求

（一）提升序列关键技术参数

表20-22　提升序列关键技术参数

	名称	方位	FOV (mm)	TR/TE (ms)	层厚/间隔 (mm)	矩阵	b值/激发次数	频率方向	备注
1	Resolve DWI	Ax RT	440×328	5200/49	6.5/1.3	440×328	50/2；1000/6	RL	Segment>5
2	rFOV DWI	Ax RT	200×120	3800/68	3/0.3	100×100	50/2；1000/6	RL	—
3	SPACE	3D MRCP RT	380×380	2400/352	1/0	384×276×257	—	—	呼吸均匀者用，采用FS压脂
		3D MRCP BH	320×320	1600/448	1.3/0	320×288×160	—	—	呼吸不均匀者用，采用FS压脂

	名称	方位	FOV (mm)	TR/TE (ms)	层厚/间隔 (mm)	矩阵	b值/激发次数	频率方向	备注
4	T₁+C 3D 多动脉期	Ax BH	380×308	3.31/1.3	3/0.3	216×216×144	—	RL	2.66 s/phase,采集6个phase,共16 s;在对比剂注射后15 s开始扫描,K空间中心覆盖23~33 s时间段

(二)提升序列质控要求

1.Resolve DWI RT

（1）扫描范围：复制 Ax T₂ FSE 扫描范围。

（2）信噪比：K空间频率编码方向分段次数大于5。

（3）诊断意义：利于肝脏小病变显示以及精准肿瘤定量。

2.rFOV DWI RT

（1）扫描范围：覆盖胆囊病变局部。

（2）扫描视野：200 mm×120 mm，层厚3/0.3 mm。

（3）诊断意义：小视野高分辨率DWI成像，辅助胆囊病变性质判断及精准分期。

3.3D MRCP RT/BH

（1）扫描范围：如需观察肝管结构，扫描模块应与左右肝管走行相一致；如需观察胆总管及胰管结构，扫描模块应与主胰管走行相一致。

（2）对比度：TE为400~800 ms，TR为6000~8000 ms。使用频率压脂法抑制脂肪。

（3）信噪比：层厚为1~1.3 mm，层间距为0。

（4）诊断意义：多角度观察梗阻位置，可做MPR，薄层MIP重建观察局部情况。

4.T₁+C 3D 多动脉期

（1）扫描范围：复制 Ax T₂ FSE 扫描范围，屏气扫描。

（2）扫描期相：每个时相2.66 s，6时相，扫描时间16 s。

（3）扫描方法：对比剂注射15 s后开始扫描，多用K空间中心采集技术，整个扫描K空间中心采集时间覆盖23~33 s时间段多次采集。

四、各序列观察要点及诊断要点

(一)平扫

1.观察要点

图像无明显各种运动伪影。

2.诊断意义

观察肝整体形态、质地、信号改变，显示肿瘤位置、大小及边缘情况；通过病灶T_1、T_2信号改变进行基本定性诊断；显示肿瘤内部出血、坏死、囊变、血流信号，同时显示胆管及脉管受侵或腔内栓子。

（二）动态增强

1.观察要点

图像无明显呼吸运动伪影及并行采集伪影。图像内结构清晰，脂肪抑脂均匀，无水脂计算错误。要求能采集合格动脉晚期图像，评价标准为：肝动脉显著强化，门静脉主干及肝内分支明确强化，肝静脉无强化。

2.诊断意义

注药前蒙片作为强化对照，常规动态增强可用于发现病变，了解病变范围，病灶血供特点评价及脉管侵犯评价、肿瘤周围包膜等。冠状位增强可各向同性重建并多角度评价病变位置、范围及脉管侵犯等，有助肿瘤分期。针对性采用动脉期内多期增强可确保获得完整动脉期图像，显示肿瘤早期强化特点。

（三）肝细胞特异性对比剂增强

1.观察要点

图像无明显呼吸运动伪影及并行采集伪影。图像内结构显示清晰，脂肪抑脂均匀，无水脂计算错误，正常肝实质强化明显，胆总管显影。

2.诊断意义

根据病灶是否存在对比剂摄取评价肝脏病变内的肝细胞摄取和排泄功能，便于肝细胞源性良性、恶性肿瘤鉴别，及其与非肝细胞源性病变鉴别，利于肝内微小病变及转移灶发现，可用于评价肿瘤恶性程度和肝功评价。

第九章

胰腺肿瘤

一、MR检查方法与操作流程

（一）技术特点

胰腺良恶性肿瘤种类繁多，具有早期检出困难、手术难度大、风险高等特点，影像学在胰腺癌诊断、分期和疗效监测中具重要价值。增强CT是胰腺癌诊断和术前分期的首选影像方法。但在等密度胰腺癌的检出、淋巴结转移评估、新辅助治疗后再分期、可疑肝脏转移灶评估等方面，常规CT有局限性。MR因其较高软组织分辨率和多序列成像特点，可有效弥补CT不足。

胰腺MR扫描序列大致包括T_1WI轴位同反相位梯度回波、脂肪抑制T_2WI快速自旋回波、T_1WI多期对比增强，自旋回波MRCP水成像和弥散加权成像等。扫描设备，3.0 T MR能提供比1.5 T MR更高的信噪比和空间分辨率，近年研究显示，3.0 T MR胰胆管成像质量优于1.5 T设备。MR的不足是采集时间长，需患者呼吸配合，不适于带金属植入物、幽闭恐惧等禁忌证者。

（二）注意事项

禁食水4 h，检查前，排除MR禁忌证，训练患者规律呼吸和屏气。

（三）适应证

（1）胰腺癌的诊断与鉴别。

（2）胰腺癌的术前分期、指导制定治疗方案。

（3）胰腺癌治疗后疗效评估。

（4）胰腺癌患者可疑肝转移灶的诊断与鉴别。

二、基础序列技术参数及质控要求

（一）基础序列关键技术参数

表 20-23　1.5 T MR 胰腺成像的扫描参数

	方位	FOV	Matrix	层厚/层间距	TR/TE	Voxel size
定位相	三平面	—	—	—	—	—
T$_2$WI-SSFES	Cor	380~400 mm	256×100%	4/0.4	1150/80	1.6×1.8
T$_2$WI-FSE	Ax	380~400 mm	320×100%	4/0.4	1150/80	1.3×1.4
2D SPGR I/O	Ax	380~400 mm	320×78.1%	4/0.4	150/2.3, 4.6	1.8×2.0
T$_1$ 3D SPGR	Ax	380~400 mm	320×78.1%	3.0/-2	3.8/1.87	1.8×2.0
T$_1$ 3D SPGR	Cor	380~400 mm	320×78.1%	3.0/-2	3.8/1.87	1.8×2.0
DWI	Ax	380~400 mm	192×81.3%	4/0.4	3000/65	3×3

表 20-24　3.0 T MR 常规胰腺成像的扫描参数

	方位	FOV	Matrix	层厚/层间距	TR/TE	Voxel size
定位相	三平面	—	—	—	—	—
T$_2$WI-SSFSE	Cor	380~400 mm	256×100%	4/0.4	1100/80	1.5×1.6
T$_2$WI-FSE	Ax	380~400 mm	320×100%	4/0.4	1100/80	1.5×1.5
2D SPGR I/O	Ax	380~400 mm	320×78.1%	4/0.4	130/1.15, 2.3	1.5×1.6
T$_1$ 3D SPGR	Ax	380~400 mm	320×78.1%	3.0/-2	3.1/1.45	1.5×1.6
T$_1$ 3D SPGR	Cor	380~400 mm	320×78.1%	3.0/-2	3.1/1.45	1.5×1.6
DWI	Ax	380~400 mm	192×81.3%	4/0.4	3000/65	3×3

（二）基础序列质控要求

1.定位像

定位中心位于剑突；三平面定位首选 T$_2$ SSFSE 序列，对病灶更敏感。为避免卷褶伪影，患者双前臂应交叉抱头。

2.冠状位 T$_2$WI-SSFSE

扫描范围覆盖肝脏至肾下极。该序列利用单次激发采集，采集速度短、成像迅速，能有效避免呼吸运动伪影。冠状位 T$_2$WI 成像范围大，可纵览腹部，作为横断位图像的补充。

3.横断位 T$_2$WI-FSE

TR 为 3000~4000 ms，TE 为 80~100 ms。FOV 应超过解剖 25%，使用部分相位编码 FOV 缩短扫描时间；可通过添加上下饱和带改善血管搏动或运动伪影。胰周富含脂肪，会降低图像对比度、影响病灶观察，因此胰腺 T$_2$WI 扫描应用脂肪抑制。脂肪抑制法可用化学位移或反转恢复法。化学位移法利用脂肪和水分子进动频率的差异进行脂肪抑制。通过在层面选择脉冲前事先施加90°饱和脉冲和扰相梯度脉冲，抑制脂肪中的氢质子被激发。该法对主磁场场强具依赖性，在低场设备可能会导致脂肪抑制不充分。反转恢复法是利用水和脂肪中氢质子T_1时间差异对脂肪进行选择性抑制，不同场强下脂肪T_1值不同，通常在1.5 T设备下反转时间应大于150 ms。

4.T_1WI 2D SPGR I/O

本序列常用呼吸末屏气采集；TR选择最短TR，TE约2.3/4.6 ms（1.5 T）、1.15/2.3 ms（3.0 T），层厚4 mm。采集时预设两个TE，一次扫描得到同相位、反相位两组图像，观察同反相位图像信号衰减有助于脂肪变性病灶诊断。也可用Dixon技术将同反相位图像进行重建，得到水相和脂肪相图像。

5.2D SE DWI

扫描范围覆盖肝至肾下极，可复制为T_2WI定位线。DWI成像采用平面回波技术采集信号，TR为3000~6000 ms，层厚4 mm；DWI成像对呼吸运动不敏感，可在自由呼吸下扫描。低b值可选0至50，高b值可选择1000至1200。该技术受磁敏感伪影影响较大，若有金属等因素，可导致图像质量降低。

6.T_1WI增强

扫描范围覆盖肝至肾下极。Gd-DTPA使用剂量为0.2~0.3 mL/kg，注射流速2 mL/s。屏气扫描，先扫描蒙片，完成蒙片扫描后暂停，注药后15 s、25 s、60 s分别扫描动脉早期、动脉晚期和门脉期图像。

三、提升序列技术参数及质控要求

（一）提升序列关键技术参数

表20-25 提升序列关键技术参数

	序列	平面	TR(ms)	TE(ms)	FOV	Matrix	层厚	呼吸
2D MRCP	HASTE	Cor	6000	400	300×300	288×288	5	屏气
3D MRCP	FSE	Cor	3333	387	300×300	288×288	1	呼吸门控

（二）提升序列质控要求

1.2D MRCP

在横断位T_2图像上定位，采用厚层模块扫描，TE值为400~600 ms，TR值为6000~8000 ms，层厚50 mm。定位以胆总管下段为中心，采用放射状的定位方式，扫描范围涵盖胆囊、肝内外胆管、胰管。可顺时针或逆时针扫描，分多次屏气扫描完成。

2.3D MRCP

在横断位T_2图像上定位，定位平行于胰管，扫描范围涵盖胆囊、肝内外胆管、胰管。可根据需要观察的结构，合理调整定位角度。呼吸触发3D MRCP采用自选回波薄层扫描的方式，图像信噪比高。但该方式扫描时间长、受运动影响大，要求患者扫描时呼吸均匀。添加饱和带可有效改善运动伪影。

四、各序列观察要点和诊断要点

（一）Cor T_2-SSFSE

1.观察要点

图像无明显运动伪影，图像内组织结构清晰显示。

2.诊断意义

纵览腹部，全面观察病变和周围结构，有利定位和扫描方案制定。

（二）Ax T_2-FSE

1.观察要点

图像无明显运动伪影，组织结构清晰显示，脂肪抑制效果良好。

2.诊断意义

在脂肪抑制T_2WI肿瘤呈稍高信号，胰腺组织呈灰黑色，可清晰显示肿瘤病变。T_2WI对肝转移灶和良性病变鉴别也具重要价值。

（三）Ax T_1WI 2D SPGR I/O

1.观察要点

图像无明显运动伪影，组织结构清晰显示，无水脂计算错误。

2.诊断意义

T_1WI是发现胰腺病变的重要序列，胰腺组织因富含蛋白酶和糖原，在T_1WI呈高信号，瘤性病变在T_1WI多呈低信号，二者信号对比利于病变检出。通过同反相位信号衰减和勾边效应观察可判断病变内脂肪变性和脂肪组织。

（四）Ax T_1WI增强

1.观察要点

图像无明显运动伪影，组织结构清晰显示，脂肪抑制效果良好。

2.诊断意义

典型胰腺癌为乏血供肿瘤，增强呈轻度强化；正常胰腺由胰十二指肠动脉和脾动脉分支供血，动脉期显著强化，二者强化差异使病变清晰显示。动脉早期对胰周动脉显示效果最佳。动脉晚期图像中正常胰腺和胰腺癌信号对比最为显著，有利小病灶显示，可用于观察病变与胰腺、胰周的关系。门脉期用于观察门静脉及其分支侵犯情况，对肝转移灶检出也具重要价值。

（五）Ax DWI

1.观察要点

图像无变形、无伪影，图像信噪比足够。

2.诊断意义

DWI成像用于评价水分子扩散运动的速率。胰腺恶性肿瘤及其转移灶水分子扩散受限，在高b值DWI上呈高信号，ADC值减低。该序列对肝内转移灶的诊断、疗效评估上具重要价值，也有研究显示DWI成像在胰腺癌新辅助治疗后纤维化和残余肿瘤评价上具有优势。

（六）MRCP

1.观察要点

图像无伪影，脂肪和腹腔脏器信号抑制良好，胰胆管显示清晰。

2.诊断意义

MRCP可清晰显示胰管与胆管结构的走形和管腔扩张情况，用于判断胰腺肿瘤与胰管的关系、胆道梗阻的程度和部位等。

第十章

子宫肿瘤

一、MR 检查方法与操作流程

（一）技术特点

MR 检查软组织分辨率较高，其多方位、多序列、多参数成像方式可清晰显示子宫解剖结构，精准评估宫颈癌和子宫内膜癌的侵犯范围、与盆腔内脏器毗邻关系及区域淋巴结转移等情况，且盆腔 MR 检查受呼吸运动和肠蠕动影响小，不必担心辐射损伤，因此是子宫肿瘤最佳影像学检查方法。

（二）注意事项

（1）检查前需确认无宫内节育器，如需取环，建议取环 2~3 d 后行 MR 检查，并于检查前取出阴道内填塞物。

（2）检查前禁食 4~6 h；无禁忌证者用肠蠕动抑制剂（20 mg 丁茛菪碱或 1 mg 胰高血糖素）减少肠运动伪影。

（3）检查前 1 h 排空膀胱；建议检查前一天口服缓泻药清洁肠道，避免肠内容过多引起 DWI 图像磁敏感伪影。

（4）不需要根据月经周期安排 MR 检查时间。

（5）宫颈癌 MR 检查时是否使用阴道内凝胶尚存争议。

（6）MR 扫描硬件设备推荐 1.5 T 或 3 T 场强，采用体部多通道相控阵线圈。

（7）正常子宫内膜厚度随月经周期和年龄而变化，通常内膜厚度在增殖期为 9~10 mm，分泌期为 5~6 mm，月经期为 8~10 mm，绝经期多小于 5 mm。

（三）适应证

（1）子宫恶性肿瘤（宫颈癌、子宫内膜癌）的分期。

（2）辅助筛选拟行保留生育能力术式的患者。

（3）评价肿瘤放化疗效果及术后随访。

（4）评估已知或可疑的局部复发。

二、基础序列技术参数及质控要求

（一）基础序列关键技术参数

表 20-26　基础序列关键技术参数

	名称	方位	读出FOVmm	层厚/间隔mm	采集矩阵	TE	FA	NEX/(b值)	PE方向	带宽Hz/Px	抑脂/快速采集
1	定位像	三平面	默认参数								
2	校准扫描	Ax	—								
3	单次激发FSE-T$_2$WI	COR	450	5/1	256×256	106	133	1	R>L	698	无/PE 并行部分傅立叶
4	FSE-T$_2$WI	SAG	320	4/0	272×320	106	160	2	H>F	200	无/PE 并行
5	DWI	SAG	320	4/0	84×128	Min	—	1,5/50,1000	H>F	1954	SPAIR/PE 并行
6	FSE-T$_1$WI	Ax	380	5/1	269×384	12	160	2	R>L	167	无/PE 并行
7	FSE-T$_2$WI	Ax	380	5/1	326×384	90	122	2	R>L	289	SPAIR/PE 并行
8	DWI	Ax	380	5/1	128×128	Min	—	1,5/50,1000	R>L	1954	SPAIR/PE 并行
9	FSE-T$_2$WI	ObAxObCOR	200	3/0	320×320	103	160	3	R>L	200	无/PE 并行
10	3D-T$_1$ C+1+8期	SAG	346	1.5/0.5	195×320	Min	9	1	A>P	1040	DIXON/3D 并行
11	3D-T$_1$ C+	ObCOR	450	3/0.6	234×320	Min	9	1	R>L	740	DIXON/3D 并行部分傅立叶
12	3D-T$_1$ C+	ObAx	380	3/0.6	195×320	Min	9	1	A>P	1040	DIXON/3D 并行

x 序列 4~5、序列 7~8 应保持连续以获得最佳解剖位置对应，序列 12 在注射对比剂后 4 分 30 秒扫描。

x PE=相位编码，NEX=重复激励次数，FA=翻转角，TE=回波时间，FOV=扫描野，C+=对比增强检查。

x A=前，P=后，L=左，R=右，H=头，F=足，AX=横轴位，SAG=矢状位，COR=冠状位，Ob=斜位。

（二）基础序列质控要求

1. 冠状位快速 T$_2$WI 序列或稳态自由进动序列

（1）扫描范围：该序列建议作为定位像后首个扫描序列，采取大范围冠状位扫描+应用快速采集技术策略辅助技师了解受检者盆内全景，定位主要病变，并进一步辅助后续定位和扫描范围决策。扫描中心线平行于受检者冠状面；扫描野至少包全盆腔结构，上缘至少达髂前上棘水平、下缘至少达耻骨联合下缘水平，当磁体条件允许时，扫描野上缘达髂动脉分叉-肾门水平间以包括腹主动脉旁淋巴结引流区、下缘达股骨上段水平以包全双侧腹股沟淋巴结引流区；扫描野左右缘达受检者边缘；扫描野前缘至少腹直肌鞘前缘、后缘至少达骶骨后缘。

（2）清晰度：大范围扫描层面内像素不宜过小以避免延长扫描时间，建议不小于 1.0 mm×1.0 mm；允许使用图像插值技术扩大图像重建矩阵，改善空间分辨力。

（3）对比度：脉冲序列选择提供 T_2 对比或 T_1/T_2 对比者均可。T_2WI 建议有效 TE 100~110 ms，相位重聚脉冲翻转角不低于 120°；稳态自由进动序列建议使用最小化 TR 和 TE，并在 40°~60° 范围内选择最大可用的翻转角，接收带宽不宜过高。T_2WI 序列不建议使用脂肪抑制技术，真实稳态进动序列建议使用脂肪抑制技术（如频率选择法）衬托高信号结构的轮廓。

（4）快速采集技术应用：T_2WI 推荐采用单次激发、部分 K 空间填充技术（HASTE/SSFSE 等）；稳态自由进动序列在优化参数后单层扫描时间非常短，但易受磁化率伪影影响；故 3.0 T 设备建议优先选择 HASTE/SSFSE T_2WI，1.5 T 设备建议选用稳态自由进动序列。

（5）伪影控制：为减轻呼吸运动伪影，采用单次或多次屏气分段扫描；若仍存在模糊效应，建议应用并行采集技术，但并行采集因子不宜过高。稳态自由序列易出现线圈边缘区磁化率伪影，应避免其覆盖盆腔范围内结构。

2.矢状位快速自旋回波 T_2WI

（1）扫描范围：扫描中心线位于受检者正中矢状线；通过冠状位图像保证扫描野左右缘至少包全子宫和双侧附件，扫描野至少包全盆腔结构，即上缘至少达髂前上棘水平、下缘至少达耻骨联合下缘水平，扫描野前缘至少超过前盆壁、后缘至少超过臀后方。

（2）清晰度：层面内像素建议不大于 1.0 mm×1.0 mm，层厚不超过 6 mm，推荐 4 mm，层间隔不超过 1 mm，推荐 0 mm（无间隔）。

（3）对比度：有效 TE 为 100~110 ms，相位重聚脉冲翻转角不低于 120°，回波链不长于 25；为了改善老年子宫肌层信号，TR 不宜过短，建议大于 2500 ms；为了利用脂肪清晰衬托子宫、宫旁间隙、盆底腹膜折返等结构，不用脂肪抑制技术。

（4）信噪比：建议重复激发次数为 2。

（5）伪影控制：为减轻腹壁运动伪影，建议设定相位编码方向为头足，同时前盆壁应用腹带/PAT 垫加压抑制腹式呼吸运动；此外头足方向推荐增加相位过采样，避免卷褶伪影。NEX 不宜过高避免盆腔内结构生理性运动造成的模糊。建议修改 K 空间填充方式为放射状填充以解决控制不佳的腹壁运动和肠道蠕动导致的运动伪影。

3.横轴位脂肪抑制快速自旋回波 T_2WI

（1）扫描范围：采用大范围扫描策略覆盖 FIGO 分期涉及的淋巴结引流区。扫描平面垂直于人体长轴；扫描野上缘至少达髂动脉分叉水平，下缘至少达耻骨联合下缘水平并包全双侧腹股沟淋巴结引流区，当磁体条件允许时，扫描野上缘建议达肾门水平以完整覆盖腹主动脉周围淋巴结引流区；扫描野前后缘、左右缘建议包全盆壁软组织，特别是术后及放化疗后随访。

（2）清晰度：层面内像素建议 1.0 mm×1.0 mm 左右，层厚不超过 6 mm，推荐 5 mm，层间隔不超过 1 mm，推荐 1 mm。

（3）对比度：有效 TE 为 90~110 ms，相位重聚脉冲翻转角不低于 120°，回波链不长于 15；建议使用频率选择法脂肪抑制技术（如 SPAIR）更好衬托淋巴结、附件、膀胱及肠管壁等结构。

（4）信噪比：建议重复激发次数为 2。

（5）伪影控制：受检者条件允许，双手上举或抱于胸前避免图像左右方向产生卷褶伪影。建议设置相位编码方向为左右，同时前盆壁使用腹带加压抑制腹式呼吸运动，以减轻腹壁运动伪影；当物理措施有效时，保持前后相位编码方向、减少相位编码方向 FOV 并使用欠采样技术有助于缩短扫描时间，亦有助于减轻运动伪影；建议修改 K 空间填充方式为放射状填充以解决控制不佳的腹壁和肠道运动所致的伪影。受检者与线圈之间间隙过大，或为贴合受检者体表轮廓而过度扭曲线圈均有可能加剧 B1 场不均匀，导致脂肪抑制不匀，建议使用 PAT 垫填充线圈与受检者间的间隙。当已知存在大量盆腔积液时，建议使用 1.5 T 系统或使用具有较高电导率的填充垫减轻介电伪影。

4. 横轴位快速自旋回波 T_1WI

（1）扫描范围：同横轴位脂肪抑制快速自旋回波 T_2WI；若需缩短检查时间，扫描野上缘也不应低于髂前上棘水平，骨性盆壁应当被完整包括，这对放化疗后随访非常重要。

（2）对比度：TR 不超过 500 ms，TE 不超过 20 ms，回波链不超过 6。该序列对脂肪抑制不作要求，但有条件时可补充使用 DIXON 的梯度回波三维 T_1WI 序列。

（3）清晰度：层面内像素建议 1.0 mm×1.0 mm 左右，层厚不超过 6 mm，层间隔不超过 1 mm，与横轴位 T_2WI 保持一致。

（4）信噪比：建议重复激发次数为 2。

（5）伪影控制：同横轴位脂肪抑制快速自旋回波 T_2WI。此外，T_1WI 易在读出梯度（频率编码）方向产生 FID 伪影，建议适度延长 TE、增加 NEX 等方式解决。

5. 矢状位 DWI

（1）扫描范围：同矢状位快速自旋回波 T_2WI。当相位编码方向为头足时，允许适度缩小相位编码方向（即人体长轴方向）的 FOV 范围以加速扫描、减少伪影，但扫描野必须包全子宫和盆腔中范围较大者（当多发较大的子宫肌瘤时，子宫体积可以异常增大）。

（2）对比度：建议使用单次激发SE-EPI序列提供扩散加权对比，TE、TR均设置为系统推荐的最小值。扩散梯度无法有效降低具有极高质子密度的脂肪信号，故盆腔DWI必须使用脂肪抑制技术提升高信号病灶对比；3.0 T机型建议选用频率选择法而非STIR作为DWI的脂肪抑制技术以获得更满意的信噪比。

（3）b值选择及后处理：建议设置不少于2个b值，不允许仅扫描高b值图像。低b值建议0~50 s/mm²，50 s/mm²有助于改善ADC图质量、提高小病变检出；高b值建议800~1000 s/mm²；对于小子宫内膜病变或行诊断性刮宫后的受检者，建议加扫1个1200~1500 s/mm²的b值进一步减低正常子宫内膜信号；1.5 T设备建议常规设置3个b值，即额外添加400~600 s/mm²的b值。DWI扫描完成后必须重建ADC图，建议常规应用单指数模型，建议技师完成扩散加权扫描后检查原始图像，若整体变形或错位明显，可对高b值图像应用非刚性配准算法改善ADC值准确性；eADC图并非必需。

（4）信噪比：低b值可重复激发次数1~2，高b值建议6~8，1200 s/mm²以上b值不低于10。建议使用至少3个扩散梯度方向。此外，EPI因子不建议超过84。

（5）清晰度：层面内像素建议不超过2.0 mm×2.0 mm，层厚不超过6 mm，层间隔不超过1 mm，与矢状位T₂WI保持一致。使用图像插值技术扩大图像重建矩阵，改善空间分辨力；建议插值后平面内像素大小为矢状位T₂WI图像的整数倍。

（6）伪影控制：建议相位编码方向位头足，其余对运动的控制同矢状位T₂WI。肠道准备、合理的膀胱充盈水平等人为减少磁敏感界面的措施，有助于减轻磁敏感伪影，对于无法避开子宫的变形，允许放弃EPI换用快速自旋回波采集信号；适度增加TE或接收带宽有助于减轻化学位移伪影；建议适度使用欠采样、并行采集等缩小采集矩阵，加快采集速度，达到降低EPI因子及相关伪影的目的。正常情况下不允许出现明显Nyquist（Ghost）伪影，应通过周/日QA扫描对其常规监测，必要时进行硬件调试。对于无法控制的伪影，建议尽可能使其避开子宫、特别是病变局部解剖区域。

6.横轴位DWI

（1）扫描范围：同横轴位快速自旋回波T₂WI，充分覆盖子宫肿瘤淋巴结引流区。

（2）对比度：同矢状位DWI。

（3）清晰度：层面内像素建议不超过2.0 mm×2.0 mm，层厚不超过6 mm，层间隔不超过1 mm，与横断位T₂WI保持一致。使用图像插值技术扩大图像重建矩阵，改善空间分辨力；建议插值后平面内像素大小为横断位T₂WI图像的整数倍。

（4）信噪比：同矢状位DWI。

（5）伪影控制：对运动的控制同横断位T₂WI；对于盆壁运动过于明显且控制不佳的受检者，在设备允许的情况下，建议采用呼吸触发导航的连续脂肪抑制技术，触发界面为前盆壁与线圈/空气的界面或膈肌（需要增加额外的体线圈），有助于减轻抑脂层面因运动而错位导致的伪影。其余伪影控制策略同矢状位DWI。

7.小视野快速自旋回波T₂WI

（1）适用临床情境和扫描方式：①初诊治疗前分期、不可手术接受同步放化疗等系统性治疗者，必须扫描1个斜轴位/双斜位，建议加扫斜冠状位；②子宫术后缺如且无已知局部复发病灶者，可免去该序列；③子宫次全切除术后、保留生育功能宫颈癌根治术或宫颈锥形切除术后者，应对宫颈残端或术区扫描1个斜轴位；④子宫术后缺如且存在阴道残端、阴道等复发者，必须对复发位置进行至少1个斜轴位/双斜轴位扫描；⑤后装放疗后怀疑存在阴道/子宫-周围结构（直肠/尿道）瘘者，建议根据放疗射野对相应区域给予适当范围的扫描。

（2）方位定义：①斜轴位：与普通横轴位方向相比，仅在标准矢状位T₂WI上对扫描野旋转一定角度，使之偏向头/足侧，从而垂直于矢状位所示宫颈/宫体最大平面之长轴；②双斜位：在子宫偏向一侧、子宫因固有病变失去正常形态、宫腔病变局限于一侧宫角等情况下，与斜轴位相比，在标准冠状位上对扫描野进行二次旋转，使之偏向左/右一侧，从而垂直于三维空间中子宫真正的长轴；③斜冠状位：平行于经宫颈/宫腔长轴的最大截面。

（3）扫描范围：宫颈病变较大者扫描野包全病变，下方必须包括一段阴道以评价阴道（特别是穹窿）受累情况，病变上方无额外要求；较小者扫描野包全宫颈。宫腔病变要求包全宫腔，靠近宫颈病变要求附带部分宫颈以评价宫颈间质浸润。扫描野左右、前后必须包括宫旁结构和间隙、子宫浆膜面或宫颈后方盆底腹膜折返。

（4）对比度：有效TE为90~110 ms，相位重聚脉冲翻转角不低于120°，回波链不长于25，允许采用磁化矢量快速恢复技术（FRFSE/TSE-Restore/TSE-DRIVE）配合短回波链缩短TR、加速采集，但注意TR不应过短影响自由水信号。不建议使用脂肪抑制技术。

（5）清晰度：该序列对清晰度要求很高，层面内像素大小必须小于1.0 mm×1.0 mm，建议0.75 mm×0.75 mm左右；频率编码方向FOV建议200~260 mm，频率编码方向采集矩阵建议256~320，不建议使用相位编码方向欠采样技术加速采集；层厚不超过4 mm，建议3 mm，层间隔不超过0.5 mm，建议0 mm。

（6）信噪比：建议重复激发次数为2~4。

（7）伪影控制：建议相位编码方向为左右，并在该方向增加过采样，避免卷褶伪影的同时提升信噪比，同时在频率编码方向FOV外增加饱和带，覆盖腹壁和背部脂肪。当因肠管或膀胱运动导致图像模糊时，可以考虑适当降低重复激发次数或缩短回波链，当无法解决时，建议修改K空间填充方式为放射状填充。

8.多期对比增强三维梯度回波T₁WI

（1）扫描方位：①初诊治疗前分期、不可手术接受同步放化疗等系统性治疗者，必须先多期扫描标准矢状位，再扫描标准冠状位和标准横轴位，有条件者建议额外扫描斜冠状位和（双）斜轴位；②子宫术后缺如且无已知局部复发病灶者，建议多期扫描标准横断位，再扫描标准冠状位和标准矢状位；③其他情况者，无有效证据支持特定扫描方位，请根据病变或感兴趣区部位选择多期扫描范围。

（2）扫描范围：当子宫体积过大时，在包全病变的基础上，标准矢状位增强扫描野左右缘可设定为双侧髋臼内侧缘以保证时间分辨率；（双）斜轴位增强应扫描复制（双）斜轴位T₂WI扫描野的中心点和层面方向，扫描野腹侧缘和背侧缘应包全该方向的前、后盆壁结构，平面内FOV大小可与标准横轴位大小保持一致；其余同相应方位的平扫序列。

（3）时相和时间分辨率：建议时间分辨率不超过20 s/期。初诊治疗前分期、放化疗后评效、已知复发者，建议使用不屏气连续9期对比增强方案，用完全相同的序列和定位扫描1期打药前蒙片后注射对比剂，随后连续扫描8期完成多期增强扫描（增强总时间约3 min），再完成其他扫描方位；建议于注射对比剂后4~5 min补充扫描额外的延迟期。对因设备硬件限制时间分辨率时，允许使用6期对比增强方案，允许屏气扫描。不建议3期扫描。

（4）对比剂：Gd对比剂，按公斤体重估算用量，建议至少2 mL/s流速，注射后20~30 mL生理盐水相同流速冲管。建议随访中的重复增强MR检查使用相同的对比剂。

（5）对比度：TE、TR使用系统最小值，翻转角9°~15°。建议使用脂肪抑制技术降低脂肪高信号背景，当DIXON技术可用时建议优先选择，但亦允许频率选择法。

（6）清晰度：三维采集重建层厚建议2~4 mm，层间隔不超过1 mm，建议0 mm。

（7）信噪比及快速采集技术应用：建议重复激发次数为1。建议使用相位编码或层面选择梯度方向的欠采样技术、部分K空间技术，联合K空间域并行采集技术提高扫描时间分辨率，但任意方向的加速因子均不建议超过3，总加速因子不建议超过4。

（8）伪影控制：有关运动的控制同前述平扫序列。建议矢状位增强添加FOV头足侧各添加饱和带，有助于抑制血管搏动伪影。在相位编码、层面选择方向均应设置过采样以避免卷褶伪影。此外，三维序列伪影控制重点是并行采集伪影：①使用单独校准扫描的机型应注意校准扫描的屏气形式、方向、扫描野中心点位置与增强扫描序列保持一致，校准扫描FOV范围应当大于实际扫描野、但仍在体线圈物理覆盖的范围内，从而减轻因校准扫描带来的伪影；②在时间分辨率固定时，建议选择尽可能小并行采集加速因子、适度扩大FOV以改善图像中心的低信噪比区域；③建议摆位时使线圈更为贴合受检者轮廓，以改善对线圈敏感性的估计并降低几何因子，有条件者建议使用轻量化柔性线圈。

三、提升序列技术参数及质控要求

（一）提升序列关键技术参数

表 20-27　提升序列关键技术参数

	名称	方位	读出 FOV mm	层厚/ 间隔 mm	采集矩阵	TE/FA	NEX/ (b值)	PE 方向	带宽 Hz/Px	抑脂/ 快速采集
1	3D-T₂WI	COR	256	iso1/0	243×256	110/120	1.5	H>F	630	否/3D 并行
2	小视野 DWI IVIM- DKI	ObAx	200	3/0	56×100	Min/-	1,2,2,2,2,2, 6,6,10,10,10/ 0,20,40,60, 120,200,400, 800,1200,1600, 2000	R>L	1612	SPAIR/否
3	DCE C+ （5s/期）	SAG	240	2.5/0.5	118×224	Min/9	1	A>P	590	SPAIR/3D 并行 半傅立叶

x PE=相位编码，NEX=重复激励次数，FA=翻转角，TE=回波时间，FOV=扫描野，C+=对比增强检查。
x A=前，P=后，L=左，R=右，H=头，F=足，Ax=横轴位，SAG=矢状位，COR=冠状位，Ob=斜位。

（二）提升序列质控要求

1.三维高分辨率 T₂WI

（1）提升目的：斜轴位小视野 T_2WI 层面内分辨率为亚毫米级，但层面方向分辨率无法避免的低于层面内数倍，拉伸的体素几何形状和部分容积效应减弱了层面内高分辨率的意义，从而减弱病变评价效能，在子宫肌层存在先天畸形、肌瘤挤压宫腔、病变位置处于解剖界面边缘等特殊情况下的诊断效能更低。因此需要提供真实、各向同性、可任意方位 MPR、空间/组织分辨力均较高的高清结构像，用于提升诊断效能。

（2）扫描范围：采用冠状位扫描减少层面编码步级，扫描平面平行于子宫/宫颈长轴，扫描野中心点位于宫腔/宫颈管中央；扫描范围建议以病变为中心，包全需要评价的局部结构；FOV 不宜过小导致信噪比减低，建议 256 mm。

（3）清晰度：各向同性扫描，体素不低于 1.0 mm×1.0 mm×1.0 mm；患者体型需要调整 FOV，扫描矩阵必须同时调整，保证体素大小不变。允许图像后处理开启适度图像平滑或迭代重建功能，减低图像噪声。不建议图像插值重建。

（4）对比度及快速采集：有效 TE 为 110 ms 左右，回波链不低于 72，回波间隔选择系统最小值。强烈不推荐使用脂肪抑制技术。允许使用并行采集技术加速扫描，但建议各方向的总加速因子不超过 4，并改变层块内 K 空间并行填充方式，过高可能导致图像解剖细节的丢失和图像中心 SNR 急剧下降。

（5）信噪比：建议重复激发次数不低于1.5。

（6）伪影控制：三维序列对运动相对敏感，建议患者若计划行该序列扫描则均应禁食4~6 h并使用肠蠕动抑制剂，减弱小肠运动导致的模糊效应。三维序列重点在于控制卷褶伪影，建议相位、层面编码方向设置过采样，腹/背侧部皮下脂肪区、扫描野上下缘设置4条饱和带。此外，建议结合实际情况平衡NEX、并行采集加速因子、相位/层面编码方向欠采样三者之间的关系（实际为速度与信噪比之间的关系），获得SNR满意、结构清晰的图像。

2. 小视野DWI（含IVIM-DKI）

（1）提升目的：通过缩小视野改善常规扩散加权像的空间分辨力，配合小视野T_2WI精准评估病变对周围结构的侵犯，或改善微小局部复发或转移的检出。此外，应用多b值图像和双指数、拉伸指数、非高斯扩散等高级模型，在无需对比剂的情况下反应基线和治疗后病变组织及周围子宫组织的灌注和微观结构。

（2）扫描范围：同小视野（双）斜轴位快速自旋回波T_2WI。此外，小视野DWI通常涉及相位编码方向激发范围的缩小，从而形成长方形而非矩形的扫描野，当使用此类技术时，建议保证频率编码方向扫描野范围和扫描中心与小视野T_2WI一致，建议相位编码方向FOV范围为频率编码方向的75%~50%。

（3）对比度：常规EPI读出序列在小视野更易积累相位误差，导致变形和磁敏感伪影，也易出现卷褶，推荐使用各厂商专用的小视野DWI解决方案（FOCUS/ZOOMit/ZOOM等）。TE、TR使用系统推荐的最小值。建议使用脂肪抑制技术。

（4）b值选择：常规小视野DWI同正常视野DWI。IVIM建议低b值（0~200 s/mm²）区域设置较为密集的采样点，建议至少8个，而高b值仅需2~3个即可较为稳定的拟合模型；DKI的b值数量不可少于3个且必须包括0 s/mm²，建议最高b值在2000~2500 s/mm²并等距设置不少于6个b值，允许增加低b值区域采样点。

（5）信噪比：低b值建议重复激发次数1~2，高b值建议6~8，1200 s/mm²以上b值不低于10。体部DKI扩散梯度方向至少4个。EPI读出，EPI因子不建议超过84。

（6）清晰度：建议平面内像素大小与作为定位参考的小视野快速自旋回波T_2WI保持一致，或后者存在整数倍的对应关系，但必须小于常规DWI否则失去小视野、高分辨的意义。层厚不超过4 mm，建议3 mm，层间隔不超过0.5 mm，建议0 mm。允许使用图像插值技术扩大图像重建矩阵，改善空间分辨力；允许使用迭代重建或图像平滑等后处理技术降低图像噪声。

（7）伪影控制：同常规DWI。尽管小视野专用DWI解决方案均针对卷褶做出技术改进，但仍建议补充一定的（10%左右）相位方向过采样保证扫描成功率。此外，为进一步避免磁敏感伪影和变形，建议将相位方向（通常是缩小FOV的方向）与肠道-膀胱方向保持一致，减少其在FOV的占比，从而降低伪影发生。

3.动态增强三维梯度回波 T_1WI

（1）提升目的：以较多期动态增强更高时间分辨率测量子宫及病变血流动力学特征，计算其衍生灌注参数，或提供额外信息用于不典型病变、治疗后改变的鉴别。

（2）扫描范围：建议宫体及宫腔病变的 DCE-MRI 检查均于矢状位完成，宫颈病变可选于矢状位或横断位完成。因设备性能各异，为了保证时间分辨率，允许只扫描感兴趣病变范围，此时建议扫描野包括正常宫颈/宫体结构以供对比；条件允许时，建议先复制标准矢状位/标准横断位扫描中心和层面方向，按照与层厚+层间隔成比例的步长移动中心点至宫腔/宫颈管中央（保留与平扫序列的层面对应关系），最后将扫描野缩小至任意方向均包全子宫。

（3）时相和时间分辨率：建议使用双筒高压团注对比剂，先扫描 4~6 期蒙片，注射 Gd 对比剂后连续扫描，建议时间分辨率 5~7 s/期，不超过 10 s/期；扫描周期建议不少于 30 期，至少持续 270 s。

（4）清晰度：建议平面内像素大小与作为定位参考的标准矢状位/标准横断位保持一致。重建层厚建议 2~4 mm，层间隔不超过 1 mm，建议 0 mm。

（5）对比度及快速采集：TE、TR 使用系统最小值，翻转角 9°~15°。建议使用脂肪抑制技术，由于 DIXON 至少为双回波导致 TR 较长，故建议优先选择频率选择法抑制脂肪信号。若需要计算 DCE-MRI 衍生的灌注参数图，必须在 DCE 前额外扫描 T_1mapping 序列用于估计组织 T_1 弛豫时间；不建议使用常数 T_1 值法，建议使用可变翻转角法测量，即采用与 DCE-MRI 完全相同的定位和清晰度参数（微小差异即可能导致后续定量灌注分析失败）采集 3°~5°、10°~15°两个翻转角图像后，根据计算公式重建 T1 弛豫值参数图。

（6）信噪比及快速采集技术：建议重复激发次数为 1。建议使用相位编码或层面选择梯度方向的欠采样技术、部分 K 空间技术，联合 K 空间域并行采集技术提高扫描时间分辨率。相比结构像，该序列对精细解剖结构刻画的要求低，当总并行采集因子较高时，允许适当提升重复激发次数至 2~3 以提高信噪比。

（7）伪影控制：因该序列系自由呼吸采集、FOV 较小且 K 空间采样率低，故图像允许存在伪影和轻度变形，但不允许影响病变或感兴趣区。为避免卷褶伪影，同时不过多影响时间分辨率，建议在头足、前后（腹侧/背侧）方向均添加饱和带，同时在相位编码和层面编码梯度方向使用小范围的过采样。为了减少磁敏感界面导致的变形，建议拟行 DCE-MRI 的受检者净肠并应用肠道蠕动抑制剂。若需在 DCE 前行 T_1mapping 扫描，可在其之前扫描 B_1mapping 序列来校正射频场不均匀性对 T_1 弛豫值估计的影响。

四、各序列观察要点和诊断意义

（一）冠状位快速T₂WI序列或稳态自由进动序列

1.观察要点

图像无明显运动伪影，若肠道存在蠕动或磁敏感伪影则不应影响子宫；组织结构清晰，对比良好；髂血管分叉及臀下级、骨盆两侧壁、耻骨联合及骶骨等解剖标定点显示清晰。

2.诊断意义

观察子宫、双侧附件、膀胱的形态、位置和解剖关系。定位子宫病变位置，评价病变对两侧宫旁组织、阴道侧壁、骨性盆壁的局部侵犯等分期要素。除外骨盆转移等远处转移要素。辅助后续各序列扫描的定位和范围决策。

（二）矢状位快速自旋回波T₂WI

1.观察要点

图像无明显运动伪影。确认膀胱充盈状态，子宫各层信号对比满意，子宫周围高信号的脂肪间隙能够有效分隔子宫与周围器官的轮廓，盆底腹膜折返显示清晰，阴道全程完整显示。

2.诊断意义

观察子宫形态、肌层信号、结合带连续性和厚度、子宫内膜（宫颈管黏膜）厚度、宫腔宽度及信号等固有结构对比及生理性改变。定位、测量子宫病变，评价病变对子宫肌层（宫颈间质）的浸润，评价病变对阴道、邻近间隙及器官的局部侵犯等分期要素。除外椎体骨转移等远处转移要素。评价术后患者阴道残端有无复发征象。评价放疗后病变退缩及坏死、子宫肌层和间质及邻近盆底软组织纤维化水平，评价是否存在瘘、穿孔等放疗相关不良反应。

（三）横轴位脂肪抑制快速自旋回波T₂WI

1.观察要点

图像无明显运动伪影，脂肪抑制均匀。确认子宫及双侧附件显示清晰，子宫各层信号对比满意，确认覆盖第一站（双侧髂总及髂内外区、闭孔区、宫旁区）、第二站（腹主动脉旁、腹股沟区）淋巴结所在的解剖范围。

2.诊断意义

观察子宫、双附件的形态、位置、固有结构对比及生理性改变，观察输尿管走行和管腔形态。定位子宫病变，评价病变对邻近宫旁组织、间隙及器官的局部侵犯等分期要素。利用脂肪抑制后的衬托，配合DWI检出、评价各引流区淋巴结形态、数量、大小及信号均匀度等N分期要素。评价骨盆髓腔信号除外骨转移等远处转移要素。检出盆腔内的其他病变。评价术后患者阴道残端有无复发征象。评价放疗后病变退缩及坏死、盆壁及盆腔组织间隙水肿或积液，评价是否存在瘘、穿孔等放疗相关不良反应。

（四）横轴位快速自旋回波T₁WI

1.观察要点

图像无明显运动伪影。确认双侧髂前上棘、双侧坐骨结节、耻骨联合及双侧股骨头等骨性解剖标定点是否显示清晰。

2.诊断意义

检出并配合其他序列鉴别子宫或盆腔内的短 T_1 信号病变（脂肪、出血、大分子、黑色素等）。检出肌肉病变。观察盆腔骨性结构，评价骨皮质低信号带是否连续，除外骨转移等远处转移要素。评价术后患者阴道残端有无血肿。评价放疗后纤维化相关的脂肪信号异常，评价是否存在放疗后骨髓脂肪取代、机能不全骨折、骨坏死等不良反应。

（五）常规视野及小视野DWI

1.观察要点

与参考序列定位和扫描野一致且无明显解剖结构错位。图像无明显卷褶伪影、运动伪影、并行采集伪影、磁敏感伪影、Nyquist伪影等，若有伪影至少不影响病变检出与观察。相比结构像，DWI图像结构变形不明显。高b值图像信噪比满意，T₂透射现象不明显。高低b值图像之间无明显解剖结构错位。ADC图噪声阈值选取合适，自由水、肌肉、病变、脂肪ADC值在正常范围内。

2.诊断意义

定位子宫病变，用高或超高b值图像鉴别正常子宫内膜和内膜癌灶。评价（残余）肿瘤活性，配合小视野T₂WI评价病变对子宫肌层（宫颈间质）浸润，评价宫旁、阴道、膀胱或直肠黏膜等结构局部侵犯分期要素。配合抑脂T₂WI检出、评价各引流淋巴结形态、数量、大小及ADC值等N分期要素。检出盆腔其他小病灶、骨转移等远处转移要素。鉴别术后阴道残端积液或局部复发，检出盆内、盆壁转移性病变。评价放化疗后病变是否原位残余肿瘤活性成分。

（六）小视野快速自旋回波T₂WI

1.观察要点

图像无明显卷褶伪影、运动伪影，宫体或宫颈各层对比满意。扫描方位合理，病变清楚、覆盖完整，包括正常子宫，瘤周宫旁结构。

2.诊断意义

观察子宫肌层信号，观察结合带及宫颈纤维基质环连续性。定位、测量子宫病变，配合小视野DWI评价病变肌层浸润深度、宫颈间质浸润及子宫浆膜面侵犯，评价病变对邻近宫旁组织、间隙、器官以及盆壁局部侵犯等分期要素。鉴别术后阴道残端积液或局部复发。评价放化疗后病变信号演变及是否存在瘘、穿孔等放疗相关不良反应。

（七）多期对比增强三维梯度回波T₁WI

1.观察要点

图像无明显卷褶伪影、运动伪影，脂肪抑制均匀，DIXON无计算错误。确认覆盖第一站、第二站淋巴结解剖范围，确认时间分辨率、强化时间、解剖结构的增强表现符合诊断要求。

2.诊断意义

评价病变血流动力学特点，鉴别其他非瘤性病变或良性病变；评价病变肌层浸润、宫颈间质浸润，早期（30~60 s）评价浅肌层浸润对比最佳，平衡期（120~180 s）评价深肌层浸润对比最佳，延迟期（4~5 min）评价宫颈间质浸润对比最佳；评价病变对邻近宫旁组织、间隙、器官以及盆壁的局部侵犯等分期要素，受累处通常与病变同期强化。配合抑脂T₂WI和DWI鉴别淋巴结炎性反应性增生和转移。鉴别术后患者阴道残端肉芽肿形成或局部复发。鉴别放化疗后局部纤维化与原位残余肿瘤活性成分。

（八）三维高分辨率T₂WI

1.观察要点

图像无明显卷褶伪影、运动伪影，组织结构清晰，对比良好；确认图像中心并行采集低信噪比区域不影响病变观察。

2.诊断意义

复杂子宫解剖条件下，任意角度重建观察肿瘤及其与周围结构的关系；辅助评价小视野T₂WI、DWI联合诊断信心不强的局部浸润和宫旁侵犯。

（九）IVIM-DKI

1.观察要点

与参考序列定位和扫描野一致且无明显的解剖结构错位。图像无明显卷褶伪影、运动伪影、并行采集伪影、磁敏感伪影、Nyquist伪影等，若存在伪影至少不影响病变的检出与观察。相比结构像，DWI图像结构变形不明显。各b值设置合理、图像信噪比满意。高低b值图像之间无明显的解剖结构错位。高级扩散模型选择及参数设置合理，参数图信噪比满意。

2.诊断意义

多b值DWI估算ADC评价病变活性更为准确；IVIM可在不引入对比剂的情况下，利用高阶模型从扩散信号中剥离病变毛细血管灌注成分，辅助判定病变血流灌注；DKI有助于刻画病变微观结构的异质性。

（十）动态增强三维梯度回波T_1WI

1.观察要点

图像无明显卷褶伪影、运动伪影，脂肪抑制均匀。确认经配准后的DCE增强图像中病变感兴趣区无明显位移。确认T_1mapping（若有）与后续DCE部分FOV、扫描野等参数完全一致，T_1弛豫值参数图信噪比满意、典型组织估计值在合理范围内。确认时间分辨率、强化时间符合要求。

2.诊断意义

利用TIC曲线以较高的时间分辨率描述子宫正常结构和病灶的血流动力学特征，评价小病灶与结合带、宫颈纤维基质环界面的精准浸润关系；利用其衍生的定量、半定量参数图有助于评价肿瘤灌注与乏氧，辅助鉴别复发、治疗后纤维化与肿瘤残留活性成分。

第十一章

卵巢肿瘤

一、MR检查方法与操作流程

（一）技术特点

磁共振成像软组织分辨率高，为多方位、多参数成像，成像范围大（大FOV）能够覆盖整个盆腔，清晰显示卵巢的解剖结构，可以对卵巢肿瘤进行精准定位、定性诊断。全面显示肿瘤的上下左右关系，以及肿瘤与子宫、膀胱、直肠、盆壁血管结构的关系，评估盆腔和腹股沟情况，评估骨盆骨和肌肉情况，在卵巢肿瘤的诊断方面得到了广泛应用。且MR有专门的脉冲序列可以描区分囊性、实性或脂肪等组织，常规和化学位移MR成像可对皮样囊肿、带蒂平滑肌瘤、卵巢纤维瘤、大多数子宫内膜瘤和输卵管积水进行特异性诊断。钆增强磁共振成像可识别卵巢肿瘤中的乳头状结节和间隔，并可区分血管化肿瘤组织中的实性成分和坏死。磁共振通过功能成像了解组织成分的功能状态，DWI可以反映肿瘤组织里水分子扩散情况，一般来说，恶性肿瘤水分子运动受限，在DWI上表现为高信号。而良性肿瘤水分子在细胞之间很容易运动，在DWI上呈低信号。动态增强成像可以观察测量肿瘤的血流动力学和血管通透性变化。磁共振波谱成像（MRS），可以对在体对生理或病变组织的代谢产物进行定量分析。人体里有些代谢产物能够被特异性地探测到，比如胆碱、肌酸、水、NAA等，即MRS能了解肿瘤内分子成分的含量多少。DKI模型是扩散峰度成像，是基于水分子扩散呈非高斯分布，通过量化水分子扩散偏离高斯分布的程度来反应组织微结构的复杂性。

（二）注意事项

（1）充分的检查前沟通：详细询问病史、临床症状以及育龄女性的月经周期情况，幽闭患者做好心理疏导工作；年幼或老年患者，安排家属陪同并做好解释工作。

月经期应尽量避免检查。

（2）检查前需确认无宫内节育器，如需取环，建议取环2~3 d后进行MRI检查。

（3）检查前禁食4~6 h；无禁忌证情况下推荐使用肠蠕动抑制剂（20 mg丁茛菪碱或1 mg胰高血糖素）以减少肠道运动伪影。

（4）检查前1 h排空膀胱，膀胱内过多的尿液会导致膀胱过度充盈而蠕动增强，此外大量尿液会产生一些流动伪影及介电效应。建议检查前一天口服缓泻药清洁肠道，避免肠内容过多引起的DWI图像上磁敏感伪影。

（5）MR扫描硬件设备推荐1.5 T或3 T场强，采用体部多通道相控阵线圈。

（6）正常卵巢大小和卵泡结构随月经周期和年龄的变化而变化，育龄女性卵巢大小约3 cm；通常在绝经后卵巢可以萎缩，绝经期多小于5 mm。

（三）适应证

（1）卵巢肿瘤良恶性的诊断和鉴别诊断。

（2）与盆腔其他脏器起源的肿瘤鉴别（如子宫肿瘤、肠道肿瘤和间质来源肿瘤）。

（3）卵巢癌影像学分期。

（4）评价肿瘤化疗效果及术后随访。

（5）评估已知或可疑的局部复发和转移。

二、基础序列技术参数及质控要求

（一）基础序列关键技术参数

表20-28　基础序列关键技术参数

	名称	方位	FOV (mm)	TE (ms)	层厚/间隔 (mm)	采集矩阵	NEX	激发次数/脂肪抑制抑脂/快速采集	PE方向	总带宽 kHz /pixel
1	定位像	三平面	默认参数							
2	校准扫描	Ax	默认参数							
3	单次激发 FSE-T$_2$WI	COR	450	106	5/1	256×256	1	无/PE并行部分傅立叶	R>L	698
4	FSE-T$_2$WI	SAG	320	106	4/0	272×320	2	无/PE并行	H>F	200
5	DWI	SAG	320	Min	4/0	84×128	2	SPAIR/PE并行	H>F	1954
6	FSE-T$_1$WI	Ax	380	12	5/1	269×384	2	无/PE并行	R>L	167
7	FSE-T$_2$WI	Ax	380	90	5/1	326×384	2	SPAIR/PE并行	R>L	289
8	DWI	Ax	380	Min	5/1	128×128	2	SPAIR/PE并行	R>L	1954
9	3D-T$_1$C+	ObAx	380	Min	3/0.6	195×320	1	DIXON/3D并行	A>P	1040
10	3D-T$_1$C+	SAG	346	Min	3/0.6	195×320	1	DIXON/3D并行	A>P	1040

	名称	方位	FOV (mm)	TE (ms)	层厚/ 间隔 (mm)	采集 矩阵	NEX	激发次数/脂肪 抑制抑脂/快速 采集	PE 方向	总带宽 kHz /pixel
11	3D-T_1 C+	ObCOR	450	Min	3/0.6	234×320	1	DIXON / 3D 并行 部分傅立叶	R>L	740

* 序列4~5、序列7~8应保持连续以获得最佳解剖位置对应，序列11在注射对比剂后4分30秒扫描。

* PE=相位编码，NEX=重复激励次数，FA=翻转角，TE=回波时间，FOV=扫描野，C+=对比增强检查。

* A=前，P=后，L=左，R=右，H=头，F=足，Ax=横轴位，SAG=矢状位，COR=冠状位，Ob=斜位。

（二）基础序列质控要求

1.冠状位快速 T_2WI 序列或稳态自由进动序列

（1）扫描范围：该序列建议作为定位像后首个扫描序列，采取大范围冠状位扫描+应用快速采集技术策略辅助技师了解受检者盆内全景，定位主要病变，并进一步辅助后续定位和扫描范围决策。扫描中心线平行于受检者冠状面；扫描野上下范围应至少包全盆腔结构，即上缘至少达髂前上棘水平、下缘至少达耻骨联合下缘水平，当磁体条件允许时，扫描野上缘达髂动脉分叉-肾门水平之间以包括腹主动脉旁淋巴结引流区、下缘达股骨上段水平以包全双侧腹股沟淋巴结引流区；扫描野左右缘达受检者边缘；扫描野前缘至少达腹直肌鞘前缘，后缘至少达骶骨后缘。

（2）清晰度：大范围扫描层面内像素不宜过小以避免延长扫描时间，建议不小于1.0 mm×1.0 mm；允许使用图像插值技术扩大图像重建矩阵，改善空间分辨力。

（3）对比度：脉冲序列选择提供 T_2 对比或 T_1/T_2 对比者均可。T_2WI建议有效 TE 为100~110 ms，相位重聚脉冲翻转角不低于120°；稳态自由进动序列建议使用最小化 TR 和 TE，并在40°~60°范围内选择最大可用的翻转角，接收带宽不宜过高。T_2WI序列不建议使用脂肪抑制技术，真实稳态进动序列建议使用脂肪抑制技术（如频率选择法）衬托高信号结构的轮廓。

（4）快速采集技术应用：T_2WI 推荐采用单次激发、部分 K 空间填充技术（HASTE/SSFSE 等）；稳态自由进动序列在优化参数后单层扫描时间非常短，但易受磁化率伪影影响；故3.0 T设备建议优先选择 HASTE/SSFSE T_2WI，1.5 T设备建议选用稳态自由进动序列。

（5）伪影控制：为减轻呼吸运动伪影，采用单次或多次屏气分段扫描；若仍存在模糊效应，建议应用并行采集技术，但并行采集因子不宜过高。稳态自由序列易出现线圈边缘区磁化率伪影，应避免其覆盖盆腔范围内结构。

2.矢状位快速自旋回波 T_2WI

（1）扫描范围：扫描中心线位于受检者正中矢状线；通过冠状位图像保证扫描

野左右缘至少包全子宫和双侧附件，扫描野上下范围应至少包全盆腔结构，即上缘至少达髂前上棘水平、下缘至少达耻骨联合下缘水平，扫描野前缘至少超过前盆壁、后缘至少超过臀后方。

（2）清晰度：层面内像素建议不大于 1.0 mm×1.0 mm，层厚不超过 6 mm，推荐 4 mm，层间隔不超过 1 mm，推荐 0 mm（无间隔）。

（3）对比度：有效 TE 为 100~110 ms，相位重聚脉冲翻转角不低于 120°，回波链不长于 25；TR 建议大于 2500 ms；为了利用脂肪清晰衬托子宫、膀胱、直肠、肠周间隙和盆底腹膜折返等结构，强烈不推荐使用脂肪抑制技术。

（4）信噪比：建议重复激发次数为 2。

（5）伪影控制：为减轻腹壁运动伪影，建议设定相位编码方向为头足，同时前盆壁应用腹带/PAT 垫加压抑制腹式呼吸运动；此外头足方向推荐增加相位过采样，避免卷褶伪影。NEX 不宜过高避免盆腔内结构生理性运动造成的模糊。建议修改 K 空间填充方式为放射状填充以解决控制不佳的腹壁运动和肠道蠕动导致的运动伪影。

3.横轴位脂肪抑制快速自旋回波 T$_2$WI

（1）扫描范围：采用大范围扫描策略覆盖 FIGO 分期涉及的淋巴结引流区。扫描平面垂直于人体长轴；扫描野上缘至少达髂动脉分叉水平，下缘至少达耻骨联合下缘水平并包全双侧腹股沟淋巴结引流区；扫描野前后缘、左右缘建议包全盆壁软组织，特别是术后及化疗后随访。

（2）清晰度：层面内像素建议 1.0 mm×1.0 mm 左右，层厚不超过 6 mm，推荐 5 mm，层间隔不超过 1 mm，推荐 1 mm。

（3）对比度：有效 TE 为 90~110 ms，相位重聚脉冲翻转角不低于 120°，回波链不长于 15；建议使用频率选择法脂肪抑制技术（如 SPAIR）更好衬托淋巴结、附件、膀胱及肠管壁等结构。

（4）信噪比：建议重复激发次数为 2。

（5）伪影控制：建议受检者条件允许时，双手上举或抱于胸前避免图像左右方向产生卷褶伪影。建议设置相位编码方向为左右，同时前盆壁使用腹带加压抑制腹式呼吸运动，以减轻腹壁运动伪影；当物理措施有效时，保持前后相位编码方向、减少相位编码方向 FOV 并使用欠采样技术有助于缩短扫描时间，亦有助于减轻运动伪影；建议修改 K 空间填充方式为放射状填充以解决控制不佳的腹壁和肠道运动所致的伪影。受检者与线圈之间间隙过大，或为贴合受检者体表轮廓而过度扭曲线圈均有可能加剧 B$_1$ 场不均匀，导致脂肪抑制不匀，建议使用 PAT 垫填充线圈与受检者间的间隙。当已知存在大量盆腔积液时，建议使用 1.5 T 系统或使用具有较高电导率的填充垫减轻介电伪影。

4.横轴位快速自旋回波 T_1WI

（1）扫描范围：同横轴位脂肪抑制快速自旋回波 T_2WI；若需缩短检查时间，扫描野上缘也不应低于髂前上棘水平，骨性盆壁应当被完整包括，这对于治疗后随访非常重要。

（2）对比度：TR 不超过 500 ms，TE 不超过 15 ms，回波链不超过 3。该序列对脂肪抑制技术不做要求，但推荐有条件时可以补充使用 DIXON 技术的梯度回波三维 T_1WI 序列。

（3）清晰度：层面内像素建议 1.0 mm×1.0 mm 左右，层厚不超过 6 mm，层间隔不超过 1 mm，与横轴位 T_2WI 保持一致。

（4）信噪比：建议重复激发次数为 2。

（5）伪影控制：同横轴位脂肪抑制快速自旋回波 T_2WI。此外，T_1WI 易在读出梯度（频率编码）方向产生 FID 伪影，建议通过尝试适度延长 TE、增加 NEX 等方式解决。

5.横轴位 DWI

（1）扫描范围：同横轴位快速自旋回波 T_2WI，应充分覆盖卵巢肿瘤的淋巴结引流区。

（2）对比度：建议使用单次激发 SE-EPI 序列提供扩散加权对比，TE、TR 均设置为系统推荐的最小值。扩散梯度无法有效降低具有极高质子密度的脂肪信号，故盆腔 DWI 必须使用脂肪抑制技术提升高信号病灶对比；3.0 T 机型建议选用频率选择法而非 STIR 作为 DWI 的脂肪抑制技术以获得更满意的信噪比。

（3）清晰度：层面内像素大小建议不超过 2.0 mm×2.0 mm，层厚不超过 6 mm，层间隔不超过 1 mm，与横断位 T_2WI 保持一致。允许使用图像插值技术扩大图像重建矩阵，改善空间分辨力；建议插值后的平面内像素大小为横断位 T_2WI 图像的整数倍。

（4）信噪比：低 b 值建议重复激发次数 1~2，高 b 值建议 6~8，1200 s/mm² 以上的 b 值建议不低于 10。建议使用至少 3 个扩散梯度方向。此外，EPI 因子不建议超过 84。

（5）伪影控制：对运动的控制同横断位 T_2WI；对于盆壁运动过于明显且控制不佳的受检者，在设备允许的情况下，建议采用呼吸触发导航的连续脂肪抑制技术，触发界面为前盆壁与线圈/空气的界面或膈肌（需要增加额外的体线圈），有助于减轻抑脂层面因运动而错位导致的伪影。

6.多期对比增强三维梯度回波 T_1WI

（1）扫描方位：建议先扫描标准横断位，再扫描标准矢状位和冠状位。

（2）扫描范围：当肿瘤体积过大时，横轴位尽量包全病变，上界达髂棘上缘，下界达耻骨联合下缘；FOV 大小可同相应方位的平扫序列。

（3）对比剂：Gd 对比剂，注射剂量 0.1 mmol/kg，注射速度最少 2 mL/s 流速，20~

30 mL生理盐水相同流速冲管。建议随访中的重复增强MR检查使用相同的对比剂。

（4）对比度：TE、TR使用系统最小值，翻转角9°~15°。使用脂肪抑制技术降低脂肪高信号背景，优先选择DIXON技术，但亦允许频率选择法。

（5）清晰度：三维采集扫描层厚建议2~4 mm。

（6）信噪比及快速采集技术应用：建议重复激发次数为1。建议使用相位编码或层面选择梯度方向的欠采样技术、部分K空间技术，联合K空间域并行采集技术提高扫描时间分辨率，但任意方向的加速因子均不建议超过3，总加速因子不建议超过4。

（7）伪影控制：有关运动的控制同前述平扫序列。建议矢状位增强添加FOV头足侧各添加饱和带，有助于抑制血管搏动伪影。在相位编码、层面选择方向均应设置过采样以避免卷褶伪影。此外，三维序列伪影控制重点是并行采集伪影：①使用单独校准扫描的机型应注意校准扫描的屏气形式、方向、扫描野中心点位置与增强扫描序列保持一致，校准扫描FOV范围应当大于实际扫描野、但仍在体线圈物理覆盖的范围内，从而减轻因校准扫描带来的伪影；②在时间分辨率固定时，建议选择尽可能小并行采集加速因子、适度扩大FOV以改善图像中心的低信噪比区域；③建议摆位时使线圈更为贴合受检者轮廓，以改善对线圈敏感性的估计并降低几何因子，有条件者建议使用轻量化柔性线圈。

三、提升序列技术参数及质控要求

IVIM-DWI

1.扫描范围
同横轴位快速自旋回波 T_2WI，应充分覆盖卵巢肿瘤的淋巴结引流区。

2.技术参数
GEdiscovery 750设备推荐扫描序列：轴面单次激发平面回波成像序列，取11个b值，依次为0、30、50、100、150、200、400、600、800、1000、1500 s/mm^2（b=0、600 s/mm^{2}时，激励次数为2；b=30~400 s/mm^{2}时，激励次数为1；b=800、1000、1500 s/mm^{2}时，激励次数为3、4、5），并行采集因子2，FOV340×340 mm。

3.对比度
建议使用单次激发SE-EPI序列提供扩散加权对比，TE、TR均设置为系统推荐的最小值。扩散梯度无法有效降低具有极高质子密度的脂肪信号，故盆腔DWI必须使用脂肪抑制技术提升高信号病灶对比；3.0 T机型建议选用频率选择法而非STIR作为DWI的脂肪抑制技术以获得更满意的信噪比。

4.清晰度
层面内像素大小建议不超过2.0 mm×2.0 mm，层厚不超过6 mm，层间隔不超过

1 mm，与横断位 T_2WI 保持一致。允许使用图像插值技术扩大图像重建矩阵，改善空间分辨力；建议插值后的平面内像素大小为横断位 T_2WI 图像的整数倍。

5.信噪比

低 b 值建议重复激发次数 1~2，高 b 值建议 4~6，1200 s/mm² 以上的 b 值建议不低于 10。建议使用至少 3 个扩散梯度方向。此外，EPI 因子不建议超过 84。

6.观察要点

与参考序列定位和扫描野一致且无明显的解剖结构错位。图像无明显卷褶伪影、运动伪影、并行采集伪影、磁敏感伪影、Nyquist 伪影等，若存在伪影至少不影响病变的检出与观察。相比结构像，DWI 图像结构变形不明显。各 b 值设置合理、图像信噪比满意。高低 b 值图像之间无明显的解剖结构错位。高级扩散模型选择及参数设置合理，参数图信噪比满意。

7.诊断意义

IVIM-DWI 是将数个乃至数十个 b 值不同的 DWI 序列整合成一个整体，利用不同运动状态下水分子在不同 b 值时信号衰减程度各异的原理，依据相关数学理论，衍生出单指数、双指数和拉伸指数三种模型。这三种模型共有 6 个参数，分别是反映扩散信息的 ADC-Stand、ADC-Slow、DDC，反映灌注信息的 ADC-Fast、f 值以及反映组织异质性的 α 值等。通过使用 IVIM 模型进行双极性曲线拟合分析，可以剔除微循环或灌注效应，反映出真正的组织扩散多 b 值 DWI 估算 ADC 评价病变活性更为准确。

四、各序列观察要点和诊断意义

（一）冠状位快速 T_2WI 序列或稳态自由进动序列

1.观察要点

图像无明显运动伪影，若肠道存在蠕动或磁敏感伪影则不应影响子宫和附件结构；组织结构清晰，对比良好；髂血管分叉及臀下级、骨盆两侧壁、耻骨联合及骶骨等解剖标定点显示清晰。

2.诊断意义

观察子宫、双侧附件、膀胱的形态、位置和解剖关系。定位盆腔肿物是否为卵巢病变，评价病变囊实性成分和间隔所占比例，是否存在乳头状突起，T_2WI 高信号为囊性成分，等稍低信号为实性成分，注意液液分层和 T_2WI 极低信号提示出血存在。明确恶性肿瘤对子宫、膀胱、肠道和盆壁血管结构和骨性盆壁的局部侵犯。明确盆壁淋巴结情况和是否存在骨盆转移。辅助后续各序列扫描的定位和范围决策。

（二）矢状位快速自旋回波 T$_2$WI

1.观察要点

图像无明显运动伪影。确认膀胱充盈状态，子宫、阴道及周围脂肪结构是否清晰，附件区肿物与子宫、膀胱、肠道的关系，尤其注意前腹壁下腹膜和盆底腹膜返折是否存在腹膜转移。

2.诊断意义

观察卵巢肿物信号特征（同冠状位 T$_2$WI），肿瘤与子宫、膀胱、肠道的关系，腹膜转移的位置和范围。除外椎体骨转移等远处转移要素。评价术后患者阴道残端有无复发征象。

（三）横轴位脂肪抑制快速自旋回波 T$_2$WI

1.观察要点

图像无明显运动伪影，脂肪抑制均匀。确认子宫及双侧附件显示清晰，确认覆盖第一站（双侧髂总及髂内外区、闭孔区、宫旁区）、第二站（腹主动脉旁、腹股沟区）淋巴结所在的解剖范围。

2.诊断意义

观察子宫、双附件的形态、位置、固有结构对比及生理性改变，观察输尿管走行和管腔形态。定位卵巢病变，评价卵巢肿块大小、形态、单侧或双侧以及肿块是否具有恶性特征，观察卵巢肿物信号特征（同冠状位 T$_2$WI），注意病灶内分隔>3 mm 或乳头状结节>4 cm，提示恶性征象。另外还要注意是否有并发症，如肠梗阻、肾积水或静脉阻塞/血栓形成、盆腔或上腹部的腹水及腹水量。配合 DWI 检出、评价各引流区淋巴结形态、数量、大小及信号均匀度，明确淋巴结状态。需注意短轴直径>1 cm 的淋巴结部位，或成簇分布的较小圆形淋巴结以及心膈角处短径>5 mm 的淋巴结。评价骨盆髓腔信号除外骨转移等远处转移要素。检出盆腔内的其他病变。评价术后患者阴道残端有无复发征象。

（四）横轴位快速自旋回波 T$_1$WI

1.观察要点

图像无明显运动伪影。确认双侧髂前上棘、双侧坐骨结节、耻骨联合及双侧股骨头等骨性解剖标定点是否显示清晰。显示正常解剖结构，检出病变内出血、脂肪等特异性成分，有助于明确诊断；如是否有子宫内膜增厚、膀胱、肠道侵犯或盆腔侧壁侵犯等。

2.诊断意义

检出并配合其他序列鉴别子宫或盆腔内的短T_1信号病变（脂肪、出血、大分子、黑色素等）。检出肌肉病变。观察盆腔骨性结构，评价骨皮质低信号带是否连续，除外骨转移等远处转移要素。评价术后患者阴道残端有无血肿。

（五）常规视野DWI

1.观察要点

与参考序列定位和扫描野一致且无明显的解剖结构错位。图像无明显卷褶伪影、运动伪影、并行采集伪影、磁敏感伪影、Nyquist伪影等，若存在伪影至少不影响病变的检出与观察。相比结构像，DWI图像结构变形不明显。高b值图像信噪比满意，T_2透射现象不明显。高低b值图像之间无明显的解剖结构错位。ADC图噪声阈值选取合适，自由水、肌肉、病变、脂肪ADC值在正常范围内。DWI序列b值一般选用800~1000 s/mm^2。

2.诊断意义

定位卵巢病变，鉴别卵巢良恶性肿瘤（ADC值<1.7×10^{-3} mm^2/s提示恶性可能），评价（残余或术后复发）肿瘤活性。评估对阴道、膀胱或直肠黏膜等结构的局部侵犯。配合抑脂T_2WI检出、评价各引流区淋巴结形态、数量、大小，参考ADC值等明确淋巴结转移状态。DWI对于评估卵巢癌腹膜播散也有很大价值，可以评估盆腔外其他腹膜/浆膜植入物的位置和大小、小肠系膜受累等。同时检出骨转移等远处转移。

（六）动态对比增强梯度回波T_1WI

1.观察要点

图像无明显卷褶伪影、运动伪影，脂肪抑制均匀，DIXON无计算错误。确认时间分辨率、强化时间、解剖结构的增强表现符合诊断要求。

2.诊断意义

评价病变的血流动力学特点，鉴别其他非肿瘤性病变或良性病变；通过对DCE-MRI图像分析可以得到在每个时间点的信号强度，获得时间－信号曲线（TIC）。TIC类型分为3种类型：卵巢病变的实性成分呈轻度缓慢渐进性强化，此类曲线被命名为"缓慢上升型（Ⅰ型）"；实性成分呈早期中等强化并持续强化，此类曲线被命名为"平台型（Ⅱ型）"；当实性成分早期明显强化并迅速下降，此类曲线被命名为"流出型（Ⅲ型）"。一般认为一般渐进上升型曲线无强化峰值，病灶组织多提示良性可能；平台型曲线提示肿瘤组织为交界性可能；流出型曲线以恶性病变为主。还可以通过测量获得定量参数值（Ktrans、Kep和Ve），一般认为Ktrans值越高，肿瘤代谢越快，恶性程度越高。

第十二章

乳腺肿瘤

一、MR检查方法与操作流程

（一）技术特点

乳腺MR无电离辐射且具良好软组织分辨力，在过去20年中越来越多用于乳腺癌检测，已成为乳腺癌检查主要方法之一。

由于乳腺脂肪丰富，为避免高信号脂肪组织对病变显的干扰，在乳腺MR行脂肪抑制非常必要。脂肪抑制技术有主动抑制和被动抑制。被动抑制即数字剪影技术，易受运动伪影影响而掩盖小病灶，故较少应用。目前临床多应用的是频率选择主动脂肪抑制技术，抑脂效果关键在于匀场过程中脂肪峰是否充分饱和。对自动匀场效果不佳，通常扫描前对双侧乳腺分别用手动匀场，调整中心频率，以达脂肪抑制最佳效果。

高质量图像是乳腺MR检查成功关键，空间分辨率越高，越能清晰显示病灶边缘、形状和内部结构，可提高诊断准确性。对乳腺增强扫描，在满足较高空间分辨率同时，对时间分辨率也有要求。建议扫描层厚≤3 mm，层面内分辨率应<1.5 mm，单次扫描时间<2 min。

乳腺动态增强扫描对乳腺病变诊断及评估具重要意义，与DWI及T_2WI整合对乳腺诊断敏感性及特异性均在90%以上。单纯乳腺MR平扫对乳腺癌诊断价值不大，因此不予推荐。

（二）注意事项

1.检查前准备

（1）临床病史：基本临床信息包括症状、体征、家族史、高危因素、乳腺活检或手术史、是否已取得组织学诊断及MR检查目的等。注明是否绝经及月经周期、有无激素替代治疗或抗激素治疗史、有无胸部放疗史。询问患者有无前片以及其他相关检查（包括乳腺X线摄影和乳腺超声检查）。

（2）最佳检查时间：考虑到绝经前女性月经周期对乳腺背景强化的影响，MR尽量安排在月经周期的第二周即月经开始后第7~14天进行，但对已确诊乳腺癌者可不做此要求。

（3）进入MR机房前再次确认有无MR检查禁忌证，确认患者身份。

2.MR扫描要求

（1）磁场和线圈：推荐采用高场1.5 T及以上的MR扫描仪，采用专用乳腺线圈。如果行MR引导的介入，则推荐采用开放式专用线圈，有利于在侧方操作。

（2）扫描体位：俯卧位，双乳自然悬垂于乳腺线圈中央。摆位时需保证全部乳腺组织位于线圈内，皮肤与乳腺无褶皱，双侧乳腺对称，胸骨中线位于线圈中线上。

（三）适应证及禁忌证

1.适应证

（1）诊断与术前评估：乳腺X线或超声探查困难或难以定性的病变；评估病理性乳头溢液；确定乳腺病变大小；评价乳腺癌侵犯范围；排查多发病灶；腋窝淋巴结转移寻找原发灶者。

（2）治疗评价与随访：乳腺癌术后随访；新辅助化疗疗效的评估；保乳术后复发的监测；假体植入术后评价；乳房成形术后评价；良性病变的随访。

（3）乳腺癌高危人群筛查。

（4）MR引导下穿刺定位或活检。

2.禁忌证

（1）体内有起搏器、外科金属夹子等铁磁性物质及其他不得接近强磁场者。

（2）幽闭恐惧症者。

（3）具有对任何钆螯合物过敏史者。

（4）严重肝肾功能不全、危重、昏迷及其他不适宜较长时间检查者。

（5）妊娠期妇女慎用。

（四）优势与不足

1.优势

（1）无辐射损害。

（2）软组织分辨率高。

（3）多种序列和方位成像。

（4）动态增强扫描可获得血流动力学特征。

（5）功能成像可获得组织水分子运动和代谢物质的信息。

2.不足

（1）检查时间长，一次乳腺MR检查大约需要20 min。

（2）与乳腺X线检查相比，乳腺MR对有些表现为钙化的可疑病灶不能显示。

（3）与X线、超声相比，乳腺MR检查的费用相对较高。

二、基础序列技术参数及质控要求

（一）基础序列关键技术参数

表20-29 基础序列关键技术参数

	名称	方位	FOV (cm)	TE (ms)	层厚/间隔 (mm)	矩阵	激发次数/脂肪抑制	频率方向	带宽 kHz
1	定位扫描	三平面	40	按照默认参数扫描					
2	T_1非抑脂	横轴面	33~36	10	4/0.4	320×256	2	A/P	62.5
3	T_2抑脂	横轴面	33~36	68	4/0.4	288×224	2/水脂分离技术	A/P	62.5
4	DWI	横轴面	33~36	Min	4/0.4	140×70	50,800	R/L	250
5	T_1+C 抑脂	横轴面	33~36	Min	<3/−1.5	320×320	1/水脂分离技术	A/P	100
6	T_1+C 抑脂	矢状面	20~26	Min	<3/−1.5	256×192	1/水脂分离技术	A/P	62.5

（二）基础序列质控要求

1.横轴面T₁非抑脂序列

（1）扫描范围：在矢状位图像上定位，范围自锁骨上区至乳腺下缘。冠状位定位像调整角度使扫描层面平行于双侧乳腺中点连线。横断位（平面内定位）将双乳置于图像正中，需含两侧腋窝内。FOV中心位于乳腺前后径中心而非胸腔中心。

（2）对比度：有效TE为10 ms左右，相位回聚脉冲角度为110°左右。

（3）清晰度：层面内体素小于0.8 mm×1.0 mm，层厚4 mm，间隔0.4 mm。ETL小于4，带宽≥62 kHz。

（4）伪影控制：乳腺横轴面扫描频率编码设为前后方向，相位编码设为左右方向，使乳腺避开胸壁呼吸运动伪影及纵隔心血管搏动伪影；当FOV小于受检部位大小时，需使用相位过采样消除卷褶伪影。

2.横轴面T₂抑脂序列

（1）扫描范围：复制横轴面T₁非抑脂序列的扫描范围。

（2）对比度：有效TE为68 ms左右，相位回聚脉冲角度≥130°。

（3）清晰度：层面内体素小于0.9 mm×1.2 mm，层厚4 mm，间隔0.4 mm。ETL小于18，带宽≥62 kHz。

（4）伪影控制：频率编码设定为前后方向，使用相位过采样。

3.横轴面DWI

（1）扫描范围：复制横轴面T_1非抑脂序列的扫描范围。

（2）b值选择：b值越高对水分子扩散越敏感，但图像信噪比越低，较小b值得到的图像信噪比较高，但对水分子扩散运动检测不敏感。在3.0 T MR设备上b值多选择800~1000 s/mm^2，1.5 T设备上多选择600~800 s/mm^2。

（3）信噪比：为保证充足的信号强度，扫描视野设定33 cm，层厚4 mm。

（4）伪影控制：频率编码设定为左右方向；可在乳腺后方添加饱和带抑制呼吸运动伪影及心血管搏动伪影；DWI受磁场不均匀影响较大，可用双侧局部匀场，分别覆盖两侧乳腺，中心点相对FOV中心偏乳头侧，这是影响DWI图像质量的关键。

4.横轴面T_1抑脂增强序列

（1）扫描范围：同横轴面T_1非抑脂序列的扫描范围。

（2）扫描方法：共扫描6个时相，每个时相60 s左右，扫描蒙片后暂停，以2 mL/s速度顺序注射对比剂（注射剂量0.1 mmol/kg），及15~20 mL生理盐水，注药后30 s，连续扫描5个时相。

（3）分辨率：扫描层厚应≤3 mm，层面内分辨率<1.5 mm，单次扫描时间<2 min。

5.矢状面T_1抑脂增强序列

（1）扫描范围：在横断面图像上定位，扫描基线垂直于胸壁，扫描范围包括乳腺及双侧腋窝。冠状位定位像调整角度使扫描层面垂直于双乳中点连线。矢状位（平面内定位）将双乳置于图像正中。

（2）伪影控制：频率编码设定为前后方向，使乳腺避开呼吸运动伪影及心血管搏动伪影；当FOV小于受检部位大小时，用相位过采样消除卷褶伪影；由于属偏中心化学饱和法脂肪抑制，因此需要添加与乳房大小差不多的局部匀场。

三、提升序列技术参数及质控要求

（一）提升序列关键技术参数

表20-30　提升序列关键技术参数

	名称	方位	FOV (cm)	TE (ms)	层厚/间隔(mm)	矩阵	b值/激发次数	频率方向	带宽 kHz
1	T_2抑脂	矢状面	20	68	4/1	256×192	2	A/P	62.5
2	IVIM	横轴面	33	Min	4/1	140×70	—	R/L	250
	IVIM b值设定/激发次数	0/1,10/1,20/1,50/1,100/1,150/1,200/1,400/2,800/2,1000/4,1500/4,2000/8							
3	DKI	横轴面	33	Min	4/1	140×70	—	R/L	250
	DKI b值设定/激发次数	0/1,800/2,1400/4,2000/6							
4	DCE T_1+C 3D	横轴面	34	Min	3/0	240×240	1	A/P	31
5	乳腺波谱	任意平面	32	155	20	—	32	—	—

（二）提升序列质控要求

1.矢状面T₂抑脂序列

（1）扫描范围：在横断面T₂抑脂像上定位单乳矢状面，平行于乳腺长轴，或垂直于胸壁。

（2）对比度有效TE为68 ms左右，相位回聚脉冲角度≥130°。

（3）伪影控制：①由于属偏中心化学饱和法脂肪抑制，因此需要添加与乳房大小差不多的局部匀场；②频率编码位于前后方向，并添加相位过采样。

2.横轴面IVIM

（1）基本质控同横轴面DWI。

（2）扫描范围：复制横轴面T₁非抑脂序列的扫描范围。

3.横轴面DKI

（1）基本质控同横轴面DWI。

（2）扫描范围：复制横轴面T₁非抑脂序列的扫描范围。

4.横轴面DCE

（1）扫描时间：每个时相<6 s，48个时相，扫描时间5分30秒。

（2）扫描范围：同横轴面T₁非抑脂序列的扫描范围。

（3）埋针位置：统一埋针位置，例如右手背或右肘，如有病例不能保持相同位置，停止扫描DCE序列，改扫基本序列。

（4）对比剂：注射剂量0.1 mmol/kg，使用同样对比剂，相同注射速度，不得更改。注射速度3~5 mL/s，20 mL盐水同样注射速度冲管。

（5）扫描方法：扫描开始10 s时注射对比剂。

5.乳腺波谱

（1）适应人群：初诊者适应，治疗后波谱数据不稳定。MRS应在乳腺穿刺前进行。

（2）扫描范围：在横断面窗口和矢状面窗口分别调入增强图像，并显示病灶最大面积层面。在横断面图像以病灶为中心放置波谱ROI，矢状面图像上调整上下和前后位置。波谱ROI体积不宜过小，一般要求大于1.5 cm边长。

（3）干扰控制：放大图像，仔细在波谱ROI的四周放置饱和带，与ROI六个角呈切线位，最大面积覆盖可能造成干扰的组织，包括皮肤、胸壁或心脏。TE时间固定155 ms，否则会影响脂肪峰的形态。

（4）信噪比：为保证充足的信号强度，激发次数为32。

四、各序列观察要点及诊断要点

(一) 横轴面T₁非抑脂序列

1.观察要点

①乳房内脂肪成分占比与分布；②T_1WI高信号病灶；③淋巴门结构；④胸肌筋膜完整性。

2.诊断意义

①脂肪组织提供天然对比，且该序列信噪比高，有助于乳腺纤维腺体组织构成准确分类；②鉴别病灶内蛋白/出血/脂肪成分；③帮助判断腋窝淋巴结性质、鉴别乳房内淋巴结；④判断胸肌是否受累。

(二) 横轴面T₂抑脂序列

1.观察要点

①乳房内纤维腺体成分占比与分布；②T_2WI高信号病灶；③观察内乳区淋巴结；④假体信号与内部征象。

2.诊断意义

①描述乳腺纤维腺体组织构成分类；②鉴别病灶囊实性、鉴别不同程度高信号病变的性质、观察导管扩张程度、观察水肿程度及范围；③易辨识异常的内乳区淋巴结；④评估假体材质以及完整性。

(三) 横轴面DWI序列

1.观察要点

①图像无变形，信噪比足够；②b值的选择；③是否存在T_2穿透效应；④治疗前后的变化。

2.诊断意义

①图像变形严重影响肿瘤范围的评估；②b值与信噪比成反比，一般来说高b值下（800~1500 s/mm²）病灶与周围组织的对比较好；③T_2穿透效应有助于良恶性病变的鉴别；④乳腺癌治疗后ADC值变化发生早于形态学改变，前后ADC值变化程度能够反映不同疗效。

(四) 横轴面T₁抑脂增强序列

1.观察要点

①增强前蒙片和减影；②MIP图；③强化病灶形态范围。

2.诊断意义

①鉴别病灶是否真正强化，蒙片高信号的病灶在增强图像上呈高信号，减影后无强化；②观察乳房与病灶血供的整体情况；③肿瘤 T 分期。

（五）矢状面 T₁ 抑脂增强序列

1.观察要点

①病灶范围；②腋窝淋巴结；③胸壁。

2.诊断意义

①多角度评价病灶，有助于肿瘤分期及病灶定位；②评估横断位扫描野外较高层面的淋巴结；③评估胸壁肋间肌是否受累。

（六）矢状面 T₂ 抑脂序列

1.观察要点

病灶范围。

2.诊断意义

多角度评估病灶，有助于肿瘤分期及病灶定位。

（七）横轴面 IVIM 序列

1.观察要点

图像无变形。

2.诊断意义

多 b 值下经过双指数拟合，定量分析肿瘤内水分子扩散运动（D 值）与毛细血管微循环灌注（f 值），提供更多的量化指标帮助诊断。

（八）横轴面 DKI 序列

1.观察要点

图像无变形。

2.诊断意义

多方向、多参数的量化反映水分子更为真实的扩散运动。峰度参数代表真实水分子扩散位移偏离高斯分布的程度，体现组织结构的复杂程度；扩散系数代表单位时间内水分子的扩散位移距离，反映水分子的整体扩散水平。

（九）横轴面DCE序列

1.观察要点

①时间-信号强度曲线；②定量DCE；③患者心血管功能。

2.诊断意义

①根据不同曲线类型（流入型、平台型、廓清型）、早期强化率、达峰时间等参数反映病灶的血流动力学特征；②时间-信号强度变化特点结合药代动力学模型得出血流参数（Ktrans、Ve、kep等），定量评价肿瘤血流灌注和血管分布情况；③高血压以及心输出量对Ktrans有一定影响。

（十）乳腺波谱

1.观察要点

无图像伪影，信噪比足够。

2.诊断意义

定量分析乳腺病变各种代谢物浓度，常用1H MRS分析胆碱在特定频率范围处的峰值，结合常规序列有助于鉴别肿瘤性质与评估疗效。

第十三章

肾脏肿瘤

一、MR检查方法与操作流程

（一）技术特点

MR具有较高的软组织分辨力和不同组织的多种信号特征，对于肾脏肿瘤病变的检出、定性、肾细胞癌的分型、分期以及肾囊性肿物的Bosniak分类提供了重要的诊断信息。部分肾脏肿瘤，如肾透明细胞癌胞、肾血管平滑肌脂肪瘤等可以出现脂肪成分，因此肾脏肿瘤MR扫描T_1WI序列需要采用Dixon技术进行成像。肾脏肿瘤的强化特征对肾脏肿瘤的鉴别及肾细胞癌的分型具有重要的临床意义，为显示肾脏肿瘤的强化特征，如果患者情况允许，均建议行MR动态增强扫描。肾恶性肿瘤TNM分期及疗效评估均要求影像学图像清晰显示肿瘤的大小、肾周脂肪、肾静脉、下腔静脉及局部淋巴结受累的情况，要求肿瘤与正常肾组织对比明显，肿瘤与邻近组织关系清晰显示。MR具有较高的软组织对比度，3.0 T多通道线圈提供充足信噪比及空间分辨率，MR扫描图像需要保证足够分辨率，以显示局部细微结构。

MR检查禁忌证相对较多（如体内有金属植入物、幽闭恐惧症等）；检查时间较长、噪声大；扫描时需要患者进行呼吸及屏气配合；且对于钙化和结石的观察不如其他影像学检查。

（二）注意事项

（1）增强检查需禁食4~6 h。检查前行血肌酐检查，若eGFR<30 mL/min/1.73 m^2，尽量避免行MR增强。

（2）检查前叮嘱患者保持身体静止，避免运动伪影。

（3）检查前对患者进行呼吸及屏气训练；使用呼吸触发带时，应放置于腹壁呼吸运动明显处。

（4）检查前避免大量饮水，胃肠道内液体过多易造成匀场失败，且胃肠道处于充盈状态时蠕动增多，运动伪影增加。

（三）适应证

（1）体检发现肾脏占位性病变，需要进一步影像学检查进行定性。

（2）临床疑诊肾恶性肿瘤（肾细胞癌，尿路上皮癌等），需影像学检查进行术前病理组织学分型、分期，制定下一步诊疗方案。

（3）经临床确诊肾恶性肿瘤，需影像学评估分期，制定治疗方案。

（4）肾恶性肿瘤患者治疗后，需疗效评估。

（5）肾恶性肿瘤患者术后怀疑局部复发。

（6）肾脏囊性肿物的检出、Bosniak 分型及随访。

二、基础序列技术参数及质控要求

（一）基础序列关键技术参数

表 20-31　基础序列关键技术参数

	名称	方位	呼吸控制	FOV (cm)	TE (ms)	层厚/间隔 (mm)	矩阵	激励次数/脂肪抑制	频率方向	带宽 kHz/像素带宽 Hz/pixel
1	定位扫描	三平面	自由	40	按照默认参数扫描					
2	T$_2$WI	冠状位	屏气	40	85	4 / 0.4	320×224	1	H/F	919 Hz/pixel
3	T$_2$WI	轴位	门控	38	120	4 / 0.4	320×235	1 / SPAIR	R/L	600 Hz/pixel
4	DWI	轴位	门控	38	Min	4 / 0.4	134×100	50,1000	R/L	2332 Hz/pixel
5	T$_1$WI 3D	轴位	屏气	38	Min	3 / −1.5	320×195	1 / Dixon	A/P	1040 Hz/pixel
6	T$_1$WI Dyn	轴位	屏气	38	Min	3 / −1.5	320×195	1 / Dixon	A/P	450 Hz/pixel
7	T$_1$WI 3D	轴位	屏气	38	Min	3 / −1.5	352×215	1 / Dixon	A/P	440 Hz/pixel
8	T$_1$WI 3D	冠状位	屏气	40	Min	3 / −1.5	320×195	1 / Dixon	H/F	740 Hz/pixel

（二）基础序列质控要求

1.冠状位 T$_2$WI HASTE BH

（1）扫描范围：扫描野上至右心房水平，下至髂嵴水平，前缘包括下腔静脉，后缘包括肾脏后缘；如病变累及范围较大需增加扫描范围。调整扫描野位置，使人体结构位于扫描野中心。

（2）对比度：无须施加脂肪抑制技术，有效 TE 大于或等于 80 ms，相位回聚脉冲角度大于或等于 130°。

（3）伪影控制：使用并行采集技术可以缩短回波间隔，减轻长回波链造成的模糊效应。设置相位编码方向为左右，如手臂置于身体两侧，需施加相位方向过采样以避免出现卷褶伪影。呼吸运动伪影较重或不同层面肾脏位置差异较大时，需对患者进行屏气训练。

2. 轴位 T$_2$WI TSE Trigger 脂肪抑制

（1）扫描范围：包括整个肾脏，如病变累及范围较大需增加扫描范围；调整扫描野位置，使人体结构位于扫描野中心。

（2）对比度：为清晰显示肾脏皮髓质，有效 TE 大于 120 ms，相位回聚脉冲角度大于或等于 130°。建议使用 SPAIR 进行脂肪抑制。

（3）伪影控制：使用呼吸触发技术进行数据采集，扫描时要求患者呼吸均匀平稳。使用呼吸触发带时需观察呼吸曲线是否清晰准确、使用膈肌导航时需将导航条中心放置于右侧膈肌最高点。根据患者呼吸情况合理设置扫描参数，使采集窗位于呼气末平台期。

3. 轴位 DWI Trigger

（1）扫描范围：同轴位 T$_2$WI TSE Trigger 脂肪抑制。

（2）b 值选择：低 b 值选择 0 或者 50 均可；高 b 值大于等于 1000。如果对 ADC 图像质量要求较高，建议选择 50，1000 s/mm^2；如希望自由水抑制更彻底，高 b 值可以选择 1200 s/mm^2。

（3）ADC 图：使用 2 个及以上 b 值计算得到 ADC 图，以消除 T$_2$ 穿透效应，同时测量病变的 ADC 值对良恶性组织进行鉴别。

（4）信噪比：DWI 可以反映水分子扩散的情况，对于病变的检出和定性至关重要，随着 b 值的升高信噪比降低，建议激励次数大于等于 6，以保证足够的信噪比。

（5）伪影控制：使用呼吸触发技术进行数据采集，扫描时要求患者呼吸均匀平稳。使用呼吸触发带时需观察呼吸曲线是否清晰准确、使用膈肌导航时需将导航条中心放置于右侧膈肌最高点。根据患者呼吸情况合理设置扫描参数，使数据采集窗位于呼气末平台期。

4. 轴位 T$_1$WI 3D BH

（1）扫描范围：包括整个肾脏及病变累及区域；调整扫描野位置，使人体结构位于扫描野中心。

（2）对比度：建议使用 Dixon 序列，一次采集即可得到正相位图像、反相位图像和脂肪抑制图像。

（3）分辨率：层面内像素小于或等于 1.2 mm×1.2 mm，层厚 3~4 mm。

（4）伪影控制：屏气扫描，设置相位编码方向为前后，使主动脉搏动伪影位于前后方向。如呼吸运动伪影较重，可对患者进行屏气训练；确实无法配合屏气的患者可尝试将相位编码方向修改为左右，使用增加激励次数的方法减小呼吸运动伪影的影响。

5.轴位 T_1WI 3D 动态增强

（1）扫描范围：同轴位 T_1WI 3D BH。

（2）对比度：施加脂肪抑制；建议使用 Dixon 技术，避免因胃肠道气体造成局部脂肪抑制失败。

（3）分辨率：层面内像素小于等于1.2 mm×1.2 mm，层厚3~4 mm。

（4）对比剂：根据患者体重按0.1 mmol/kg计算，注射速率为3~4 mL/s。

（5）扫描期相：推荐使用对比剂智能追踪技术进行触发扫描，避免因个体差异造成扫描期相不准确。皮质期通常在对比剂注射后30~40 s采集；髓质期通常在对比剂注射后90~120 s采集；排泄期通常在对比剂注射后240 s之后采集。

（6）伪影控制：屏气扫描，可以视情况增加头足方向饱和带，以减弱血管搏动伪影的干扰。

6.轴位 T_1WI 3D Delay

（1）扫描范围：同轴位 T_1WI 3D 动态增强。

（2）对比度：施加脂肪抑制；建议使用 Dixon 技术，避免因胃肠道气体造成局部脂肪抑制失败。

（3）分辨率：层面内像素小于或等于1.2 mm×1.2 mm，层厚3~4 mm。

（4）扫描期相：延迟期通常在对比剂注射后5~7 min进行采集。

（5）伪影控制：屏气扫描，设置相位编码方向为前后，使主动脉搏动伪影位于前后方向。如呼吸运动伪影较重，可对患者进行屏气训练；确实无法配合屏气的患者可尝试将相位编码方向修改为左右，同时增加头足方向饱和带，使用增加激励次数的方法减小呼吸运动伪影的影响。

7.冠状位 T_1WI 3D Delay

（1）扫描范围：扫描野上至右心房水平，下至髂嵴水平，前缘包括下腔静脉，后缘包括肾脏后缘；如病变累及范围较大需增加扫描范围。调整扫描野位置，使人体结构位于扫描野中心。

（2）对比度：施加脂肪抑制；建议使用 Dixon 技术，避免因胃肠道气体造成局部脂肪抑制失败。

（3）分辨率：层面内像素小于或等于1.3 mm×1.3 mm，层厚3 mm。

（4）扫描期相：延迟期通常在对比剂注射后5~7 min进行采集。

（5）伪影控制：屏气扫描，设置相位编码方向为左右，增加头足方向饱和带，减弱血管搏动干扰。如呼吸运动伪影较重，可对患者进行屏气训练；确实无法配合屏气的患者可尝试使用增加激励次数的方法减小呼吸运动伪影的影响。

三、提升序列技术参数及质控要求

（一）泌尿系水成像序列（MRU）

1.技术特点

通过重 T_2 加权图像突出显示泌尿集合系统内液体（即尿液），同时抑制周围软组织信号，在不使用对比剂和逆行插管的情况下显示尿路情况。MRU 对尿路梗阻性病变的梗阻部位、程度的判断具有很高的敏感性和特异性，特别是对于肾功能差静脉尿路不能显影者，具有较高的临床应用价值。

2.扫描范围

冠状位采集，包括肾盂、输尿管、膀胱。

3.对比度

3D MRU 有效 TE 大于或等于 600 ms，TR1800~2400 ms；2D MRU 有效 TE 大于或等于 600 ms，TR4500~6000 ms。

4.分辨率

3D MRU 层面内扫描体素小于或等于 1.0 mm×1.0 mm，扫描层厚建议小于或等于 2.0 mm，重建层厚建议等于 1 mm，2D MRU 层面内像素小于或等于 1.0 mm×1.0 mm，层厚40~60 mm。

5.伪影控制

检查前叮嘱患者适当充盈膀胱，同时需避免胃肠道内液体过多影响观察；胃肠道内液体过多也会造成蠕动增多，增加运动伪影。

（二）对比增强磁共振血管成像（CE-MRA）

1.技术特点

K 空间中心优先填充结合对比剂透视触发技术，可以在肾动脉内对比剂达到峰值时准确地进行数据采集；使用图像剪影技术，去除血管周围组织对血管的干扰。

2.扫描范围

冠状位采集，前缘包括主动脉，后缘包括肾脏，调整扫描野位置，使人体结构位于扫描野中心。

3.伪影控制

扫描时机的掌握是 CE-MRA 成败的关键，启动过早或过晚都会影响 CE-MRA 的质量，甚至导致检查失败，因此必须使用对比剂智能追踪技术以保证触发时机的准确。

（三）非增强磁共振血管成像（non-CE-MRA）

1.技术特点

使用平衡式稳态自由进动序列进行成像，属于亮血技术的一种。因其无须使用对比剂，对肾功能不全的患者具有较大的潜在应用价值。

2.对比度

组织的信号强度取决于该组织的T_2/T_1比值，通过极短的TR和TE减小流动对血液信号的影响。

3.扫描范围

轴位采集，包括双侧肾动脉主干、二级分支、三级分支。

4.伪影控制

non-CE-MRA显示对于轻度狭窄显示较好，而中、重度狭窄则因复杂血流引起体素内失相位，导致图像质量变差、狭窄程度被夸大。

（四）小视野DWI（Focus、ZOOMit、iZOOM、MicroView）

1.技术特点

传统DWI激发脉冲和聚相脉冲方向相同，而小视野DWI使用两个方向分别进行激发和聚相，图像变形更小、图像质量更佳。同时因其特有的采集方式，在矢状位和冠状位采集时也能获得无变形、解剖结构清晰的DWI图像。

2.扫描范围及伪影质控要求

与常规DWI要求一致。

（五）体素内不相干运动（IVIM）

1.技术特点

IVIM可以将水分子扩散和微循环灌注两方面信息加以区分，从而能更准确地描述组织微观结构及功能的变化，同时还能在无需对比剂的情况下表达组织的微循环灌注情况。低b值时ADC值主要反映微循环灌注信息，高b值时ADC值则反映微观水分子运动信息。

2.b值选择

目前针对肾脏IVIM的相关研究并未对b值选择达成一致，需根据不同设备的性能进行匹配。笔者建议b值组合如下：0（1），10（1），30（1），50（1），80（1），100（1），200（1），400（2），600（2），800（2），1000（4）。

3.扫描范围及伪影质控要求

与常规DWI要求一致。

（六）动脉自旋标记（ASL）

技术特点

利用自由扩散的水分子作为内源性示踪剂，不必依赖于外源性对比剂。在成像层面上游对血流进行反转处理，被标记的血流进入成像平面时进行图像采集，通过对标记图像和对照图像进行信号减影，获得肾脏的组织灌注信息。

四、各序列观察要点及诊断要点

（一）冠状位 T$_2$WI HASTE BH

1.观察要点

图像无明显各种运动伪影。图像内组织结构清晰显示。肿瘤与正常肾组织对比明显，假包膜显示清晰。肿瘤内部结构显示清晰，肿瘤周围结构侵犯的显示。静脉内瘤栓的显示，包括瘤栓的位置、大小、长度等，区域及部分非区域淋巴结大小及内部结构的显示。

2.诊断意义

评估肿瘤位置、范围，为肾细胞癌T分期提供部分影像依据；评估区域及部分非区域淋巴结；评估静脉内瘤栓。为轴位序列扫描定位。

（二）轴位 T$_2$WI TSE Trigger 脂肪抑制

1.观察要点

图像无明显各种运动伪影。图像内组织结构清晰显示，肿瘤与正常肾组织对比明显，肿瘤假包膜的显示；肿瘤内部结构显示清晰，包括实性肿瘤的囊变、坏死、脂肪、钙化等，囊性肿物的囊壁、分隔、囊/实性成分等；肿瘤周围结构侵犯的显示，包括肾周脂肪、肾周筋膜、肾窦结构及邻近脏器。静脉内瘤栓的显示，包括瘤栓的位置、大小、长度等。区域淋巴结大小及内部结构的显示。

2.诊断意义

可用于肾脏肿瘤的定性、肾细胞癌的分型及分期，肾脏囊性肿物的分型。

（三）轴位 DWI Trigger

1.观察要点

图像无变形，无伪影，高b值图像有足够信噪比。

2.诊断意义

鉴别肾脏肿瘤性质。治疗后肾脏肿瘤的残余或复发评价，尤其是新辅助治疗后疗效评价，以及有无活性残留。可疑骨转移病变的检出。

（四）轴位 T$_1$WI 3D BH

1.观察要点

图像无明显各种运动伪影。图像内结构显示清晰，脂肪抑制均匀，无水脂计算错误。

2.诊断意义

鉴别肾肿物内蛋白成分、出血、坏死囊变、脂肪的病理改变；鉴别肾脏肿物的囊性成分；观察骨性结构。肾 AML 脂肪与间质成分比例评估，有助于选择手术或非手术治疗方案。

（五）轴位 T$_1$WI 3D 动态增强

1.观察要点

图像无明显各种运动伪影。图像内结构显示清晰，脂肪抑制均匀无水脂计算错误。观察是否存在副肾动脉及其数目，并描述肾动脉及副肾动脉与肾静脉的位置关系。观察肿瘤是否有肾外动脉供血。观察有无静脉内瘤栓形成及其范围。

2.诊断意义

显示肾脏肿瘤的强化特点，鉴别肾脏肿瘤良恶性及肾细胞癌的病理组织类型。肾细胞癌治疗后，增强早期不同的强化表现鉴别纤维化和残余肿瘤成分，从而有助于评价疗效。显示肾血管，术前评价肾动脉的变异情况及肾动、静脉的位置关系，辅助手术方案制定。静脉内瘤栓的检出，评估瘤栓位置及范围。肾 AML 血管及出血风险评估。

（六）轴位/冠状位 T$_1$WI 3D Delay

1.观察要点

图像无明显各种运动伪影。图像内结构显示清晰，脂肪抑制均匀无水脂计算错误。

2.诊断意义

根据肾脏肿瘤的延迟强化特点，鉴别肾脏肿瘤良恶性及肾细胞癌的病理组织类型。多角度评价肾细胞癌的范围、与周围解剖结构关系，辅助术前分期。多角度评价肿瘤残余、复发或转移情况，辅助疗效评价。多角度评估静脉内瘤栓的位置、范围、长度，辅助治疗方案制定或疗效评价。

第十四章

输尿管肿瘤

一、MR检查方法与操作流程

（一）技术特点

输尿管肿瘤常会伴随输尿管扩张与积水，MR尿路成像技术（magnetic resonance urography，MRU）利用MR水成像原理，对尿路中的尿液成分进行成像以显示梗阻部位。因水具有长T_2弛豫时间的特点，用超重长T_2加权参数，加上脂肪抑制技术使背景组织信号（短T_2弛豫时间）抑制，积水的泌尿系统高信号与周围形成强对比从而达到显像效果。MRU相比静脉肾盂造影、CTU等技术具有无辐射损害、无需对比剂、安全性高等特点；同时可多方位成像能直观显示梗阻部位；与常规T_1、T_2及增强序列联合可获得病变部位的大量信息。

（二）注意事项

输尿管MR检查要求受检者禁食禁水4~6 h，以避免肠内容物伪影对图像质量产生影响；扫描前不要排尿。

检查前须进行呼吸训练。尽可能训练受检者采用呼气末屏气，主要因呼气末屏气的膈肌位置相对比较稳定，而吸气末膈肌位置容易发生变化，难以保证每次屏气膈肌都在呼吸周期的相同位置。

摆位时尽量要求双手上举，根据患者情况（如肩周炎、老年人）调整最适体位，以避免受检者无法坚持导致运动伪影；同时要求将线圈中心对准脐下3 cm位置，并将线圈的中点置于主磁体的中心，以避免局部磁场不均匀，并改善磁敏感伪影及压脂不均。

（三）适应证

1.输尿管肿瘤

2.输尿管梗阻

二、基础序列技术参数及质控要求

（一）基础序列关键技术参数

表 20-32　基础序列关键技术参数

	名称	方位	呼吸控制	FOV (cm)	TE (ms)	层厚/间隔 (mm)	矩阵	激发次数/脂肪抑制	频率方向	备注I
1	定位扫描	三平面	自由	450×450	按照默认参数扫描					
2	T₂ SSFSE	COR	BH	360×360	1400/85	5/1	256×256	1	FH	—
3	SPACE	COR	RT	380×380	2400/352	1/0	384×276×257	2/SPAIR	FH	—
4	T₂ FSE	Ax	RT	380×380	2000/76	3/0	320×320	1/SPAIR	AP	—
5	T₁+C 3D Dyn	Ax	BH	380×380	3.31/1.3	3/0	240×240×160	1/SPAIR	RL	动脉及静脉期分别在注药后 20 s 及 55 s 开始采集
6	T₁+C 3D	COR	BH	450×336	4.28/1.35, 2.58	2/0	288×288×160	1/DIXON	FH	延迟 2 min 后开始采集

（二）基础序列质控要求

1.COR T₂ SSFSE

（1）扫描范围：冠状位 FOV 要求调整其前后左右位置，使 FOV 能覆盖肾脏、肾盂前后范围，下缘要包含膀胱。

（2）对比度：TE 设置为 70~90 ms。

（3）伪影控制：采用长的回波链（ETL 为 200~256）该序列并无明显的呼吸运动伪影，采用相对稳定的呼气末屏气可以避免遗漏病灶。

2.3D MRU

（1）扫描范围：冠状位 FOV 要求调整其前后左右位置，使 FOV 能覆盖肾脏、肾盂前后范围，下缘要包含膀胱。

（2）对比度：TE 为 400~800 ms，TR 为 6000~8000 ms。使用频率选择绝热反转脂肪抑制技术 SPAIR 抑制脂肪。

（3）信噪比：层厚为 1 mm，层间距为 0。

（4）伪影控制：在 FOV 上下添加饱和带抑制血管搏动伪影，并将频率编码方向设置为上下方向；对有腹水患者，可选择性放置饱和带抑制腹水信号，提高 MRU 图像质量。

3.Ax T_2 FSE FS

（1）扫描范围：横轴位以梗阻部位为中心上下行薄层扫描。

（2）对比度：TE 设置为 70~90 ms。

（3）信噪比：FSE 采用回波链（ETL 为 15~20）较短，比 SSFSE 提供更充足的信号强度。

（4）伪影控制：用 SPAIR 技术可均匀抑制脂肪；采用呼吸门控或者膈肌导航联合刀锋技术 BLADE 技术可有效抑制运动伪影。

4.Ax T_1+C 3D Dyn

（1）扫描范围：复制 Ax T_2 FSE FS 扫描范围，屏气扫描。

（2）扫描方法：共扫描 3 个时相，每个时相 16 s，扫描蒙片后暂停，以 2~3 mL/s 速度注射对比剂，注药后 20 s 开始采集动脉期，55 s 后采集静脉期。

（3）伪影控制：体型偏大者，加速因子可适当降低或通过增加 FOV 来减轻并行采集伪影。

5.COR T_1+C 3D

（1）扫描范围：复制 COR T_2 SSFSE 扫描范围，屏气扫描。

（2）时相控制：注药后 2 min 开始采集。

（3）伪影控制：体型偏大者，加速因子可适当降低或通过增加 FOV 来减轻并行采集伪影。

三、提升序列技术参数及质控要求

（一）提升序列关键技术参数

表 20-33　提升序列关键技术参数

	名称	方位	呼吸控制	FOV (cm)	TE (ms)	层厚/间隔 (mm)	矩阵	激发次数/脂肪抑制	频率方向	备注
1	rFOV DWI	Ax	RT	200×120	3800/68	3/0.3	100×100	SPAIR	RL	—
2	SPACE	COR	BH	320×320	1600/448	1.3/0	320×288×160	1/SPAIR	FH	呼吸不均匀者用，单次屏气可实现 3D MRU 成像

（二）提升序列质控要求

1.rFOV DWI

（1）扫描范围：覆盖输尿管病变局部。

（2）b值选择：选择50，1000 s/mm²。如希望自由水彻底变暗，可增加b值为1200 s/mm²。

（3）信噪比：高b值激发次数为6。

（4）扫描视野：200 mm×120 mm，层厚3/0.3 mm。

（5）诊断意义：小视野高分辨率DWI成像，辅助输尿管病变性质判断及精准分期。

2.3D MRU BH

（1）扫描范围：扫描视野要求调整其前后左右位置，使视野能覆盖肾脏、肾盂前后范围，下缘要包含膀胱扫描视野。

（2）诊断意义：3D MRU RT针对呼吸不均匀者重建输尿管边缘易出现模糊伪影，3D MRU BH可实现单次屏气完成数据采集，提供更加优质的图像；同时多角度观察梗阻部位，并可进行MPR，薄层MIP重建观察局部梗阻及全尿路多发病变。

四、各序列观察要点及诊断要点

（一）平扫T₁WI、T₂WI

（1）观察要点：图像无明显各种运动伪影。

（2）诊断意义：观察肿瘤的位置、大小及边缘情况，并且有助于观察肾周、腹膜后及输尿管周围情况。

（二）MRU

（1）观察要点：重建图像能清晰输尿管走行，边界清晰无明显运动伪影，且能清晰显示梗阻部位。

（2）诊断意义：多角度观察梗阻位置，并可进行MPR，薄层MIP重建观察局部情况，直观了解尿路狭窄及梗阻情况，有助于了解肾盂及膀胱内病变情况。

（三）增强

（1）观察要点：图像无明显呼吸运动伪影及并行采集伪影。图像内结构显示清晰，脂肪抑脂均匀，无水脂计算错误。

（2）诊断意义：动态增强可用于发现输尿管自身病变及输尿管周围病变，通过病变强化特点进行良恶性病变鉴别，了解输尿管管壁周围受累范围、受累长度、周围侵犯情况等，同时显示肾盂及膀胱内病变强化情况。

（四）DWI

（1）观察要点：图像无变形，无伪影，信噪比足够。

（2）诊断意义：小视野高分辨率 DWI 成像，辅助输尿管病变性质判断及精准分期。

第十五章

膀胱肿瘤

一、MR检查方法与操作流程

（一）技术特点

磁共振成像具有较高的软组织分辨力，能够敏感检出膀胱肿瘤，观察其形态特征，并清晰显示膀胱肿瘤对于膀胱肌层的浸润及与周围脏器的关系，为临床分期及治疗方案的选择提供重要的影像学依据。同时磁共振成像还具有非侵入性、无电离辐射等特点，已成为特殊人群（妊娠期、长期随访患者等）的首选检查。

但磁共振检查禁忌证相对较多（如体内有金属植入物、幽闭恐惧症等）。检查时间较长、噪声大，同时要求扫描时患者身体必须保持静止，对患者耐受性有一定的要求。对于结石及钙化的观察不如超声和CT也是磁共振成像的劣势。

（二）注意事项

（1）检查前一天服缓泻剂、进食少渣饮食，避免肠道内容物影响检查。

（2）增强检查需禁食4~6 h。检查前行血肌酐检查，若eGFR<30 mL/min/1.73 m²，尽量避免行MR增强。

（3）适度充盈膀胱对成像效果至关重要；充盈不足膀胱壁增厚显示不均匀，易导致误诊；过度充盈会增加运动伪影，导致图像模糊不清。可让患者检查前1~2 h排尿，检查前30 min饮水500~1000 mL。如定位图像显示膀胱充盈不足，应让患者再饮水500~1000 mL，等待30 min后再行检查；如定位图像显示膀胱过度充盈，应让患者排掉部分尿液后再行检查。

（4）检查前叮嘱患者保持身体静止，避免运动伪影。

（5）膀胱生理性蠕动可能会造成图像伪影，影响膀胱观察。但多数情况下无须注射解痉药。确须注射时，须对患者进行充分评估，避免不良反应的发生。

（6）膀胱活检、经尿道膀胱肿瘤电切手术（TURBT）及其他膀胱内治疗，可能引起膀胱壁水肿和炎性改变，因此MR检查建议安排在膀胱活检或膀胱内治疗之前或治疗后至少2周后。

（三）适应证

血尿原因排查；膀胱肿瘤的定位、定性、鉴别、术前分期、治疗后监测随访等。

二、基础序列技术参数及质控要求

（一）基础序列关键技术参数

表 20-34　基础序列关键技术参数

	名称	方位	呼吸控制	FOV (cm)	TE (ms)	层厚/间隔 (mm)	矩阵	激励次数/脂肪抑制	频率方向	带宽kHz/像素带宽Hz/pixel
1	定位扫描	三平面	自由	40	按照默认参数扫描					
2	T$_2$W TSE	矢状位	自由	24	100	4 / 0.4	384×270	2	A/P	220 Hz/pixel
3	T$_2$W TSE	轴位	自由	24	100	4 / 0.4	384×270	2	A/P	220 Hz/pixel
4	T$_2$W TSE	冠状位	自由	32	100	4 / 0.4	384×270	2 / SPAIR	H/F	220 Hz/pixel
6	DWI	轴位	自由	30	Min	4 / 0.4	134×124	b0/50, b1000	R/L	2550 Hz/pixel
7	T$_1$W TSE	轴位	自由	24	Min	4 / 0.4	384×270	2	A/P	200 Hz/pixel
8	T$_1$W 3D	轴位	屏气	32	Min	2 / −1	256×214	1 / SPAIR	R/L	700 Hz/pixel
9	T$_1$W 动态增强	轴位	自由	32	Min	2 / −1	256×214	1 / SPAIR	R/L	700 Hz/pixel
10	T$_1$W 3D 延迟	矢状位	屏气	32	Min	2 / −1	256×214	1 / Dixon	H/F	700 Hz/pixel
11	T$_1$W 3D 延迟	冠状位	屏气	32	Min	2 / −1	256×214	1 / Dixon	H/F	700 Hz/pixel
12	T$_1$W 3D 延迟	轴位	屏气	32	Min	2 / −1	256×214	1 / Dixon	R/L	700 Hz/pixel

（二）基础序列质控要求

1. 矢状位 T$_2$W TSE

（1）扫描范围：扫描野上缘至第5腰椎上缘，下缘包括盆底软组织，两侧包括膀胱侧壁，调整扫描野位置使膀胱位于扫描野中心。

（2）对比度：有效TE为100~130 ms，TR为4500~5500 ms，相位回聚脉冲角度大于或等于130°。

（3）信噪比：建议使用多次激励保证图像信噪比，激励次数应大于或等于2。

（4）分辨率：层面内像素小于或等于 0.8 mm×0.6 mm，层厚 4 mm，间隔 0.4 mm。为避免模糊效应，回波链长度不宜过大（ETL<20）。

（5）伪影控制：设置相位编码方向为 H/F，使腹壁呼吸运动伪影位于头足方向，在膀胱底上方的小肠处施加饱和带，减少小肠蠕动伪影对于膀胱底壁显示的影响。

2.轴位 T_2W TSE

（1）扫描范围：调整扫描层数，上缘包括膀胱底，下缘包括尿道内口，调整扫描野位置使膀胱位于扫描野中心。

（2）对比度：有效 TE 为 100~130 ms，TR 4500~5500 ms，相位回聚脉冲角度大于或等于 130°。

（3）信噪比：建议使用多次激励保证图像信噪比，激励次数应大于或等于 2。

（4）分辨率：层面内像素小于或等于 0.8 mm×0.6 mm，层厚 4 mm，间隔 0.4 mm。为避免模糊效应，回波链长度不宜过大（ETL<20）。

（5）伪影控制：设置相位编码方向为 R/L，使腹壁呼吸运动伪影位于左右方向。

3.冠状位 T_2W TSE 脂肪抑制

（1）扫描范围：扫描野上缘包括第 5 腰椎上缘，下缘至盆底软组织，前缘包括膀胱前壁，后缘至直肠前壁，调整扫描野位置，使膀胱位于扫描野中心。

（2）对比度：施加脂肪抑制技术；有效 TE 为 80~100 ms，TR 为 4500~5500 ms，相位回聚脉冲角度大于或等于 130°。

（3）分辨率：层面内像素小于或等于 0.8 mm×0.8 mm，层厚 4 mm，间隔 0.4 mm。为避免模糊效应，回波链长度不宜过大（ETL<20）。

（4）信噪比：建议使用多次激励保证图像信噪比，激励次数应大于或等于 2。

（5）伪影控制：设置相位编码方向为 R/L，双手臂置于胸前或者举过头顶，手臂于身体两侧会增大局部磁场不均匀使脂肪抑制变差；在频率方向上使用流动补偿技术抑制血管搏动伪影，多次激发亦可显著降低血管搏动伪影。

4.轴位 DWI

（1）扫描范围：同轴位 T_2W TSE 扫描范围。

（2）分辨率：层面内像素小于或等于 2.3 mm×2.3 mm，层厚 4 mm，间隔 0.4 mm。b 值选择：低 b 值选择 0 或者 50 均可，高 b 值建议选择 800~1000。

（3）ADC 图：使用 2 个及以上 b 值自动重建 ADC 图，以消除 T_2 穿透效应。

信噪比：足够的信噪比对于病变的检出至关重要，但随着 b 值的升高信噪比降低，b 值为 800~1000 时建议激励次数大于或等于 8；如使用更高 b 值应适当增加激励次数以保证足够的信噪比。

（4）伪影控制：图像无明显伪影及变形，如因直肠内的空气和粪便导致图像变形，可暂停检查待患者排空直肠后再行检查。

5. 轴位 T_1W TSE

（1）扫描范围：同轴位 T_2W TSE 的扫描范围。

（2）对比度：有效 TE 选择最小，调整其他参数，使其小于或等于 12 ms，TR 时间小于 600 ms，最佳状态为 400~500 ms 之间。为保证 T_1 权重，回波链长度应小于或等于 3。

（3）分辨率：层面内像素小于或等于 0.8 mm×0.6 mm，层厚 4 mm，间隔 0.4 mm。

（4）信噪比：建议使用多次激励保证图像信噪比，激励次数应大于或等于 2。

（5）伪影控制：设置相位编码方向为左右，使呼吸运动伪影位于左右方向；如血管搏动伪影较明显，可在头足方向施加饱和带减少血管搏动伪影的影响。

6. 轴位 T_1W 3D

（1）扫描范围：同轴位 T_2W TSE 的扫描范围。

（2）对比度：翻转角 13°~15°。施加脂肪抑制，建议使用 Dixon 技术，以避免因直肠内气体造成脂肪抑制不均匀。

（3）分辨率：层面内像素小于或等于 1.4 mm×1.4 mm，层厚小于或等于 2 mm。

7. 轴位 T_1W 3D 动态增强

（1）扫描范围：同轴位 T_1W 3D 的扫描范围。

（2）对比度：翻转角 13°~15°。施加脂肪抑制，建议使用 Dixon 技术，以避免因直肠内气体造成脂肪抑制不均匀。

（3）分辨率：层面内像素小于或等于 1.4 mm×1.4 mm，层厚小于或等于 2 mm。时间分辨率小于或等于 30 s，扫描蒙片后暂停，注射对比剂后连续扫描 4~6 个时相。

（4）对比剂：根据患者体重按 0.1 mmol/kg 计算，注射速率为 1.5~2.0 mL/s。

伪影控制：设置相位编码方向为左右，使呼吸运动伪影位于左右方向；如血管搏动伪影较明显，可在头足方向施加饱和带减少血管搏动伪影的影响。

8. 矢状位 T_1W 3D 延迟

（1）扫描范围：同矢状位 T_2W TSE 的扫描范围。

（2）对比度及分辨率同轴位 T_1W 3D 动态增强。

（3）伪影控制：屏气扫描以减少呼吸运动伪影；可在头足方向施加饱和带减少血管搏动伪影的影响。

9. 冠状位 T_1W 3D 延迟

（1）扫描范围：同冠状位 T_2W TSE 脂肪抑制的扫描范围。

（2）对比度、分辨率及伪影控制同矢状位 T_1W 3D BH 脂肪抑制。

10. 轴位 T_1W 3D 延迟

（1）扫描范围：同轴位 T_2W TSE 的扫描范围。

（2）对比度、分辨率及伪影控制同矢状位 T_1W 3D BH 脂肪抑制。

三、提升序列技术参数及质控要求

（一）提升序列技术参数

表20-35　提升序列技术参数

	名称	方位	呼吸控制	FOV(cm)	TE(ms)	层厚/间隔(mm)	矩阵	激励次数/脂肪抑制	频率方向	带宽kHz/像素带宽Hz/pixel
1	T$_2$W TSE	轴位	自由	25	100~130	1/−0.5	256×256	2	A/P	450 Hz/pixel
2	小视野DWI	矢状位/冠状位	自由	24×12	Min	4/0.4	128×128	b0/50,b1000	A/P	2000 Hz/pixel

（二）提升序列质控要求

1.轴位/矢状位 T$_2$W 3D

（1）扫描方向：可以根据膀胱形态或充盈程度选择轴位或矢状位进行采集。

（2）分辨率：各向同性扫描，建议采集体素小于或等于1.0 mm×1.0 mm×1.0 mm。

（3）对比度：为了保证T$_2$对比，有效TE建议100~130 ms，TR建议大于或等于2000 ms，同时为了减少模糊效应回波链长度建议小于或等于100。

（4）伪影控制：激励次数大于或等于2，以消除自由感应衰减伪影；使用选择性射频激励脉冲，减少层面方向卷褶伪影。轴位扫描时设置相位编码方向为左右；矢状位扫描时设置相位编码方向为头足，同时在膀胱底上方的小肠处施加饱和带，减少小肠蠕动伪影的影响。

2.小视野DWI

（1）伪影质控要求与常规DWI要求一致。

（2）传统DWI激发脉冲和聚相脉冲方向相同，而小视野DWI使用两个方向分别进行激发和聚相，图像变形更小，图像质量更佳。同时因其特有的采集方式，在矢状位和冠状位采集时也能获得无变形、解剖结构清晰的DWI图像。

四、各序列观察要点及诊断要点

（一）矢状位 T$_2$W TSE

1.观察要点

观察膀胱充盈情况；检出膀胱肿瘤，观察膀胱肿瘤数量、位置、大小及形态；肿瘤是否伴有蒂或增厚的内层（黏膜+黏膜下层）；观察膀胱低信号肌层连续性，是否存在膀胱肌层侵犯；观察是否存在膀胱外脂肪及临近脏器侵犯。

2.诊断意义

提供清晰解剖信息；补充轴位 T_2WI 更好地显示膀胱底及下壁肿瘤及肌层侵犯情况；有利于显示膀胱肿瘤与后方脏器的关系；显示膀胱肿瘤与膀胱颈、尿道内口的关系。

（二）轴位 T_2W TSE

1.观察要点

观察膀胱充盈情况；检出膀胱肿瘤，观察膀胱肿瘤数量、位置、大小及形态；肿瘤是否伴有蒂或增厚的内层；观察膀胱低信号肌层连续性，是否存在膀胱肌层侵犯；观察是否存在膀胱外脂肪及临近脏器侵犯；双侧输尿管开口是否受累；观察盆腔淋巴结是否存在转移；观察盆腔骨性结构是否存在转移。

2.诊断意义

提供清晰解剖信息，膀胱影像与数据系统（vesical imaging reporting and data system，VI-RADS）中最先评价的序列，判断膀胱肿瘤 T 分期（浸润深度）及 N 分期。

（三）冠状位 T_2W TSE 脂肪抑制

1.观察要点

检出膀胱肿瘤，观察膀胱肿瘤数量、位置、大小及形态；观察肿瘤是否伴有蒂或增厚的内层；观察膀胱低信号肌层连续性，是否存在膀胱肌层侵犯；观察是否存在膀胱外脂肪及临近脏器侵犯；观察膀胱壁水肿；观察盆腔淋巴结是否存在转移；观察盆腔骨性结构是否存在转移。

2.诊断意义

补充矢状位及轴位显示膀胱肿瘤的解剖信息；更好地显示膀胱左右侧壁及周围情况；更好地显示膀胱肿瘤与双侧输尿管膀胱开口及膀胱颈、尿道内口的关系，是否合并上尿路积水；压脂 T_2WI 更好地显示膀胱壁水肿；显示双侧髂血管旁淋巴结情况。

（四）轴位 DWI

1.观察要点

检出膀胱肿瘤，观察肿瘤是否伴有蒂或增厚的内层；观察膀胱中等信号肌层连续性，是否存在膀胱肌层侵犯；膀胱外脂肪及临近脏器侵犯；观察盆腔淋巴结是否存在转移；观察盆腔骨性结构是否存在转移；测量病灶 ADC 值可用于定量分析。

2.诊断意义

膀胱肿瘤分期及 VI-RADS 中最重要的序列，肿瘤与正常膀胱对比明显，敏感检出多发膀胱肿瘤，评价肿瘤是否侵犯肌层、膀胱外脂肪或周围脏器；鉴别肿瘤与炎症及治疗后改变；检出肿瘤治疗后残留或复发；ADC值可用于预测新辅助治疗疗效。

（五）轴位 T_1W TSE

1.观察要点

观察膀胱内是否存在出血及凝血块；观察是否存在膀胱外脂肪侵犯；盆部淋巴结及骨性结构观察。

2.诊断意义

鉴别膀胱腔内凝血块和膀胱肿瘤；评价盆腔淋巴结及骨转移。

（六）轴位 T_1W 3D

1.观察要点

观察膀胱内是否存在出血及凝血块；盆部淋巴结及骨性结构观察。

2.诊断意义

平扫序列，对于 T_1W 高信号病灶可通过与增强后 T_1W 图像剪影判断其强化情况；鉴别膀胱腔内凝血块和膀胱肿瘤；评价盆腔淋巴结及骨转移。

（七）轴位 T_1W+C 动态增强

1.观察要点

膀胱肿瘤（早期强化）数量、位置、大小及形态，肿瘤是否伴有蒂或增厚的内层（早期强化）；膀胱低信号肌层连续性（早期不强化），是否存在肌层侵犯（肌层内出现早期强化）；膀胱外脂肪及临近脏器肿瘤侵犯；肿瘤与盆腔血管关系；观察盆腔淋巴结是否存在转移；观察盆腔骨性结构是否存在转移；评价肿瘤灌注情况。

2.诊断意义

VI-RADS中最后评价的序列，补充DWI序列进行膀胱肌层浸润的判断，尤其是当DWI图像质量欠佳时。膀胱肿瘤及膀胱内层早期强化，膀胱肌层早期不强化，增强早期可用于判断膀胱肿瘤是否存在肌层侵犯；反映肿瘤血供及灌注特点，可进行灌注半定量分析，评价疗效。

（八）轴位、矢状位、冠状位 T_1W 3D 延迟

1.观察要点

多方位观察膀胱肿瘤与周围结构关系；观察异常强化的盆腔淋巴结；观察异常强化的骨病灶；膀胱病灶治疗后纤维化（延迟强化）。

2.诊断意义

观察膀胱肿瘤与周围结构的关系，检出异常强化的盆腔淋巴结转移或骨转移。

（九）轴位/矢状位 T_2W 3D TSE

1.观察要点

观察要点同 2D T_2W 序列，提供清晰解剖信息；通过 MPR 重建显示膀胱肿瘤与膀胱壁交界面的垂直切线层面，观察膀胱肿瘤浸润深度。

2.诊断意义

各向同性等体素扫描可任意角度重建观察肿瘤及其与周围结构关系，重建膀胱肿瘤与膀胱壁交界面的垂体切线位，更清晰观察肿瘤浸润深度，进行准确 T 分期。

（十）小视野 DWI

1.观察要点

可进行矢状位或冠状位扫描，补充轴位 DWI，观察膀胱底及下壁肿瘤与膀胱肌层的关系，肌层信号是否连续，是否存在肌层侵犯，是否存在膀胱周围侵犯。

2.诊断意义

小视野、高分辨率 DWI 成像，降低图像变形，更清晰显示肿瘤边界，进行准确分期。

第十六章

前列腺肿瘤

一、MR检查方法与操作流程

（一）技术特点

磁共振成像具较高的软组织分辨力和不同组织的多种信号特征，使之成为目前最好的前列腺癌局部分期的影像检查技术，对前列腺癌的诊断、分期及随访有着重要作用。前列腺影像报告和数据系统（PI-RADS）作为前列腺MR技术规范、诊断标准的重要指南，也在日常临床工作中得到广泛应用。

但磁共振检查禁忌证相对较多（如体内有金属植入物、幽闭恐惧症等）。为清晰显示前列腺的细微结构，所用序列大多采用高分辨率、薄层扫描，检查时间较长、噪声大，同时要求扫描时患者身体必须保持静止，对患者耐受性有一定的要求。

（二）注意事项

（1）检查前一天服缓泻剂、进食少渣饮食，避免直肠内容物影响检查。

（2）增强检查需禁食4~6 h。检查前行血清肌酐检查，若eGFR<30 mL/min/1.73 m^2，尽量避免行MR增强。

（3）膀胱过度充盈可能产生蠕动增加运动伪影，建议检查前排空膀胱。

（4）检查前叮嘱患者不要有提肛动作，保持身体静止，避免运动伪影。

（5）肠道生理性蠕动可能会造成图像伪影，影响前列腺观察。但考虑到可能发生的药物不良反应，多数情况下无须注射解痉药。确需注射时，须对患者进行充分评估，避免不良反应的发生，并做好相应救治措施的准备。

（6）前列腺穿刺活检会造成局部出血和炎症，因此活检后应间隔至少6周时间再行MR检查。

（三）适应证

前列腺病变检出与定性；前列腺癌分期；前列腺癌治疗后复查、疗效评价；前列腺癌长期随访。

二、基础序列技术参数及质控要求

（一）基础序列关键技术参数

表 20-36　基础序列关键技术参数

	名称	方位	呼吸控制	FOV(cm)	TE(ms)	层厚/间隔(mm)	矩阵	激励次数/脂肪抑制	频率方向	带宽 kHz/像素带宽 Hz/pixel
1	定位扫描	三平面	自由	40	按照默认参数扫描					
2	T₁W 3D	矢状位	屏气	36	Min	3 / −1.5	320×195	1 / Dixon	H/F	600 Hz/pixel
3	T₁W 3D	轴位	屏气	36	Min	3.6 / −1.8	320×195	1 / Dixon	R/L	600 Hz/pixel
4	DWI	轴位	自由	36	Min	7 / 1.5	144×78	50,1000	R/L	2314 Hz/pixel
5	T₂W TSE	轴位	自由	20	105	3 / 0	320×240内插	3	A/P	200 Hz/pixel
6	T₁W TSE	轴位	自由	20	Min	3 / 0	320×240内插	2	A/P	170 Hz/pixel
7	DWI	轴位	自由	20	Min	4 / 0	90×90	50,1400	R/L	1736 Hz/pixel
8	T₂W TSE	冠状位	自由	30	120	4 / 0	384×307	2 / SPAIR	A/P	200 Hz/pixel
9	T₁W Dyn	轴位	自由	38	Min	3 / −1.5	320×182	1 / Dixon	R/L	1040 Hz/pixel

（二）基础序列质控要求

1. 矢状位 T₁W 3D BH（屏气）

（1）扫描范围：扫描野上缘包括第1腰椎上缘，下缘至盆底水平，前后包括人体解剖结构；调整扫描层数至包括两侧的骶髂关节。

（2）对比度：脂肪抑制推荐使用 Dixon 技术，可以同时得到同反相位图像和脂肪抑制图像。

（3）伪影控制：屏气扫描可以显著减弱呼吸运动伪影；如血管搏动伪影较重可添加头足方向饱和带。

2. 轴位 T₁W 3D BH（屏气）

（1）扫描范围：调整扫描层数，上缘至腹主动脉分叉水平，下缘至盆底水平；调整扫描野位置，使人体结构位于扫描野中心。

（2）对比度：脂肪抑制推荐使用 Dixon 技术，可以同时得到同反相位图像和脂肪抑制图像。

（3）伪影控制：屏气扫描可以显著减弱呼吸运动伪影；如血管搏动伪影较重可

添加头足方向饱和带。

3.轴位 DWI（大 FOV）

（1）扫描范围：同轴位 T_1W 3D 扫描范围。

（2）b 值选择：低 b 值选择 0 或者 50 均可；高 b 值选择 800 或者 1000 均可。如果对 ADC 图像质量要求较高，建议选择 50，800；如希望自由水抑制更彻底，高 b 值可以选择 1200。

（3）ADC 图：使用 2 个及以上 b 值计算得到 ADC 图，以消除 T_2 穿透效应，同时测量病变的 ADC 值对良恶性组织进行鉴别。

（4）伪影控制：图像无明显伪影及变形，如因直肠内的空气和粪便导致图像变形，可暂停检查待患者排空直肠后再行检查。

4.轴位 T_2W TSE

（1）扫描范围：包括全精囊腺及前列腺；调整扫描野位置，使前列腺位于扫描野中心。

（2）对比度：有效 TE 为 100~130 ms，相位回聚脉冲角度大于或等于 130°。

（3）分辨率：层面内像素小于或等于 0.7 mm×0.4 mm，层厚 3 mm，间隔 0 mm。为避免模糊效应，回波链长度不宜过大（ETL<20）。

（4）信噪比：充足的信号强度是图像质量的关键，因本序列为高分辨率扫描，必须使用多次激发保证信噪比，激励次数应大于或等于 4。

（5）伪影控制：设置相位编码方向为左右，使呼吸运动伪影位于左右方向。如因直肠内气体和粪便造成蠕动增多，可暂停检查，待患者排空直肠后再行检查。

5.轴位 T_1W TSE

（1）扫描范围：复制轴位 T_2W TSE 扫描范围。

（2）对比度：有效 TE 小于或等于 12 ms，相位回聚脉冲角度大于或等于 150°。为保证 T_1 权重，回波链长度应小于或等于 4。

（3）分辨率：层面内像素小于或等于 0.8 mm×0.6 mm，层厚 3 mm，间隔 0 mm。

（4）信噪比：充足的信号强度是图像质量的关键，因本序列为高分辨率扫描，必须使用多次激发保证信噪比，激励次数应大于或等于 3。

（5）伪影控制：设置相位编码方向为左右，使呼吸运动伪影位于左右方向。如因直肠内气体和粪便造成蠕动增多，可暂停检查待患者排空直肠后再行检查。

6.轴位 DWI（小 FOV）

（1）扫描范围：同轴位 T_2W TSE 扫描范围。

（2）分辨率：层面内像素小于或等于 2.5 mm×2.5 mm，层厚小于等于 4 mm，间隔 0 mm。

b 值选择：低 b 值选择 0 或者 50 均可；高 b 值应大于或等于 1400，b 值 1400 时病变组织与正常前列腺的对比较好，更有利于病变的检出。高 b 值图像可以是直接扫描得到的图像，也可以通过稍低 b 值图像经过拟合计算得到，目前临床工作中多使用直接扫描高 b 值的方法。

（3）ADC 图：使用 2 个及以上 b 值计算得到 ADC 图，以消除 T_2 穿透效应，同时测量病变的 ADC 值对良恶性组织进行鉴别。

（4）信噪比：高 b 值 DWI 是前列腺 MR 检查的关键序列，足够的信噪比对病变的检出至关重要，但随着 b 值的升高信噪比降低，建议激励次数大于或等于 10，以保证足够的信噪比。

（5）伪影控制：图像无明显伪影及变形，如因直肠内的空气和粪便导致图像变形，可暂停检查，待患者排空直肠后再行检查。

7.冠状位 T_2W TSE 脂肪抑制

（1）扫描范围：扫描野上缘至第 4 腰椎上缘，下缘至盆底水平，前后包括全前列腺及精囊腺，调整扫描野位置，使人体结构位于扫描野中心。

（2）对比度：有效 TE 为 100~130 ms，相位回聚脉冲角度大于或等于 130°。施加脂肪抑制可以在观察前列腺的同时显示盆腔淋巴结情况。

（3）分辨率：层面内像素小于或等于 0.9 mm×0.8 mm，层厚小于或等于 4 mm，间隔 0 mm。

伪影控制：如出现脂肪抑制不均匀的情况，可以更换为 Dixon 技术或 STIR 序列，推荐使用 Dixon 序技术、一次扫描可以同时获得同反相位图像与脂肪抑制图像。

8.轴位 T_1W 3D 动态增强

（1）扫描范围：同轴位 DWI 扫描范围。

（2）对比度：翻转角建议 9°~12°。

（3）分辨率：层面内像素应小于或等于 2 mm×1.2 mm，层厚小于或等于 3 mm。时间分辨率小于或等于 15 s，总扫描时间大于或等于 2 min。

（4）对比剂：根据患者体重按 0.1 mmol/kg 计算，注射速率为 2~3 mL/s。扫描蒙片后暂停，注射对比剂后连续扫描至少 8 个时相。

三、提升序列技术参数及质控要求

（一）轴位 T_2W 3D

（1）分辨率：各向同性扫描，建议采集体素小于或等于 0.9 mm×0.9 mm×0.9 mm。

（2）对比度：有效 TE 为 100~130 ms，TR 为 1800~2500 ms，为了减少模糊效应回波链长度建议小于或等于 100。

（3）伪影控制：激励次数大于或等于 2，以消除自由感应衰减伪影；使用选择性射频激励脉冲，减少层面方向卷褶伪影。设置相位编码方向为左右，使呼吸运动伪影位于左右方向。

（二）磁共振波谱（MRS）

（1）技术特点：MRS能够无创性检测前列腺组织的生化代谢改变及进行化合物定量分析，可提供早期诊断和鉴别诊断的信息，同时提供前列腺癌的恶性程度及侵袭性的相关信息。

（2）扫描范围：包括整个前列腺组织，并调整扫描野周围预设的饱和带，使其在不影响前列腺组织的情况下尽可能多地饱和周围组织。

（3）伪影控制：前列腺MRS采用化学位移成像方法，对磁场均匀性要求较高，如患者直肠内气体和粪便较多，可能会影响测量数值的准确性。MRS对信噪比有一定要求，信噪比较低时无法在谱线上准确分辨枸橼酸盐、胆碱及肌酸，同样会造成数据测量不准确。前列腺穿刺活检后，穿刺局部出血会造成含铁血黄色沉积，影响MRS数值的准确性，如需进行MRS扫描建议安排在穿刺活检前或穿刺活检至少2个月后。放射治疗粒子也会影响MRS的准确性，因此粒子植入后不建议行MRS扫描。

（三）小视野DWI（Focus、ZOOMit、iZOOM、MicroView）

（1）扫描范围及伪影质控要求与常规DWI要求一致。

（2）传统DWI激发脉冲和聚相脉冲方向相同，而小视野DWI使用两个方向分别进行激发和聚相，图像变形更小、图像质量更佳。同时因其特有的采集方式，在矢状位和冠状位采集时也能获得无变形、解剖结构清晰的DWI图像。

（四）体素内不相干运动（IVIM）

（1）扫描范围及伪影质控要求与常规DWI要求一致。

（2）b值选择：目前针对前列腺IVIM的相关研究并未对b值选择达成一致，需根据不同设备的性能进行匹配。笔者建议b值组合如下：0（1），50（1），100（1），150（1），200（1），400（2），800（3），1000（4），1500（6），2000（8）。

四、各序列观察要点及诊断意义

（一）矢状位 T_1W 3D BH

1.观察要点
图像无明显伪影。腰骶椎骨质结构清晰。

2.诊断意义

观察腰骶椎骨转移。

（二）轴位 T_1W 3D BH

1.观察要点

图像无明显伪影。图像内组织结构清晰显示。

2.诊断意义

观察骨盆骨转移灶、盆腔及双侧腹股沟淋巴结转移。

（三）轴位DWI（大FOV）

1.观察要点

图像无变形，无伪影，高b值图像有足够信噪比。

2.诊断意义

观察骨转移灶。

（四）轴位 T_2W TSE

1.观察要点

图像无明显伪影。图像内组织结构清晰显示。前列腺各区及包膜显示清晰，前列腺病灶与包膜关系显示清晰。

2.诊断意义

前列腺癌灶的检出、前列腺癌灶的分期（包括是否累及前列腺包膜、神经血管束、精囊腺、膀胱、直肠、尿道外括约肌、盆壁等）、盆腔及腹股沟淋巴结的转移、盆腔骨转移灶。

（五）轴位 T_1W TSE

1.观察要点

图像无明显伪影。图像内组织结构清晰显示。

2.诊断意义

鉴别含蛋白或者出血的病理改变。

（六）轴位DWI（小FOV）

1.观察要点

图像无变形，无伪影，高b值图像有足够信噪比。

2.诊断意义

前列腺癌灶的检出、疗效评估、局部复发评价、盆腔骨转移灶。

（七）冠状 T_2W TSE 脂肪抑制

1.观察要点

图像无明显伪影。图像内组织结构清晰显示。

2.诊断意义

前列腺癌灶与周围结构的关系、腹膜后及盆腔淋巴结转移、腰骶椎及盆腔骨质转移。

（八）轴位 T_1W 3D 动态增强

1.观察要点

图像无明显伪影。图像内组织结构清晰显示。脂肪抑制均匀无水脂计算错误。

2.诊断意义

前列腺病灶的强化曲线特点，尤其是出现早期强化来进行前列腺癌灶的识别。

（九）轴位 T_2W 3D

1.观察要点

图像无明显伪影。图像内组织结构清晰显示。

2.诊断意义

前列腺癌灶与包膜的关系、前列腺癌灶对周围组织结构的侵犯（精囊、神经血管束、膀胱、直肠、尿道外括约肌、盆壁）。

（十）MRS

1.观察要点

图像无变形、无伪影。

2.诊断意义

前列腺病灶性质的判定。

（十一）小视野 DWI（Focus、ZOOMit、iZOOM、MicroView）

1.观察要点

图像无变形、无伪影、信噪比足够。

2.诊断意义

小视野高分辨率 DWI 成像，精细显示肿瘤内部活性。包括前列腺癌灶的检出、疗效评估、局部复发评价。

（十二）体素内不相干运动（IVIM）

1.观察要点

图像无变形、无伪影、信噪比足够。

2.诊断意义

功能成像方法，兼顾DWI评价肿瘤活性的优势，同时可评价肿瘤毛细血管灌注。

第十七章

四肢骨肿瘤

一、MR检查方法与操作流程

（一）技术特点

四肢骨与软组织肿瘤MR扫描要求影像学图像能够清晰显示扫描部位的解剖结构，肿瘤与正常组织对比明显，且能清晰显示肿瘤与邻近组织关系。MRI具有较高的软组织对比度，1.5 T、3.0 T多通道线圈均能提供较充足的信噪比及空间分辨率。

在骨与软组织肿瘤MR成像中，髓腔、骨外软组织间富含脂肪，在脂肪映衬下，肿瘤的定位、肿瘤内部成分、肿瘤边缘、与神经、血管的关系均能清晰显示。扫描方案须含T_1WI、T_2WI非脂肪抑制序列，特别包含长轴的T_1WI非脂肪抑制序列。

脂肪抑制序列在发现病灶、显示瘤周水肿等方面具有优势。在四肢骨与软组织肿瘤MR扫描中，常用的脂肪抑制方式有：SPAIR、STIR、DIXON。正确选择脂肪抑制方式对于四肢骨肿瘤MRI脂肪抑制效果至关重要。对于摆位等中心（扫描部位位于线圈中心与磁体中心）、小FOV、组织磁化率相对均匀的情况，推荐使用SPAIR进行脂肪抑制，可在较短扫描时间内得到高信噪比且脂肪抑制效果均匀的图像。但是在骨肿瘤患者MR扫描中，经常会遇到摆位偏中心、大FOV、体内有金属植入物或磁化率差异较大的情况，此时推荐使用STIR或DIXON。STIR对于B_0和B_1场的均匀性均不敏感，可在低场MRI扫描机上使用。在磁场不均匀情况下，脂肪抑制效果均匀，缺点是信噪比较差。此外，由于STIR是非选择性脂肪抑制，可造成与脂肪组织T_1值相近组织的信号同时被抑制，因此一般建议冠状位或矢状位扫描使用STIR进行脂肪抑制时，在横轴位扫描时使用其他的脂肪抑制技术。DIXON脂肪抑制方式同样对B_0和B_1场的均匀性均不敏感，可在进行偏中心、大FOV或有金属植入物扫描时使用，相比STIR技术，其图像信噪比得到提升，缺点是扫描时间长，对运动敏感而易出现运动伪影，在信噪差、偏中心结构、局部有金属异物、双下肢扫描的时候易出现水、脂像计算错误的情况。

为显示肿瘤范围与邻近组织结构的关系，必须保证扫描图像具有足够分辨率，轴位扫描体素应小于或等于0.6 mm×0.6 mm×4 mm。体素计算公式为扫描视野/频率编码×扫描视野/相位编码×层厚。

扫描时间长、不能够清晰显示骨改变或骨内高密度成分均是MR扫描的不足之处。

解剖部位不同，扫描体位、线圈选择、序列参数等均有不同。上肢至少应分为肩关节区、肱骨、肘关节区、前臂区、腕关节区、掌骨区、手指等；下肢至少应分为骨盆区、髋关节区、股骨、膝关节区、胫腓骨、踝关节区、中足区、足趾等。限于篇幅，在此仅提供肩关节、肘关节、腕关节、髋关节、膝关节、踝关节等6大关节区域的扫描技术要求供参考（已包括了绝大多数四肢骨肿瘤的发生部位）。对发生于长骨骨干的肿瘤，在其扫描设计中，至少应包含邻近一侧的关节。

（二）适应证

（1）疾病诊断、穿刺活检定位、确定肿瘤范围以制定治疗方案。
（2）恶性骨肿瘤患者化疗后，需要疗效评估。
（3）具有恶变潜能的良性骨肿瘤随访。
（4）骨肿瘤患者术后怀疑复发。

二、各序列观察要点及诊断要点

（一）SAG/COR T_2 TSE SPAIR/STIR/DIXON

1.观察要点
图像无明显运动伪影，图像内组织结构清晰显示。

2.诊断意义
发现微小病灶；显示肿瘤整体范围，显示瘤周水肿；观察肿瘤边缘情况：是否存在边缘硬化，是否存在"尾征"等；观察骨膜反应类型；观察病灶与血管、神经的关系；为横轴位各序列扫描调整定位提供参考。

（二）SAG/COR T_1 FSE

1.观察要点
图像无明显运动伪影。图像内组织结构清晰显示。

2.诊断意义
明确肿瘤范围，测量肿瘤与骺板、关节软骨等结构的距离，可为手术切除范围、术式选择提供参考。观察肿瘤对骨质的破坏方式。并可用以鉴别肿瘤病灶与红骨髓、肿瘤病灶与脓肿等。

（三）TRA T$_2$ SPAIR

1.观察要点

图像无明显运动伪影、血管搏动伪影。图像内结构显示清晰。

2.诊断意义

结合 T$_1$ TSE、T$_2$ TSE 图像，判断病灶内是否含有脂肪成分；结合 T$_2$ TSE 图像，有助于判断病灶内部是否存在实性成分、含铁血黄素沉积等。显示瘤周水肿范围。观察病灶与重要血管的关系，观察周围淋巴结肿大情况。

（四）TRA T$_2$ FSE

1.观察要点

图像无明显运动伪影。图像内结构显示清晰。

2.诊断意义

判断病灶内部成分；观察病灶边缘硬化情况；评价病灶与神经的关系。

（五）TRA T$_1$ FSE

1.观察要点

图像无明显运动伪影。图像内结构显示清晰。

2.诊断意义

评估病灶范围；判断病灶内部是否存在脂肪、出血等；评价病灶与神经的关系。

（六）TRA T$_1$+C 3D VIBE DYN

1.观察要点

图像无变形，信噪比足够，脂肪抑制均匀，无水脂计算错误。

2.诊断意义

判断病变内部是否存在实性成分，对于肿瘤鉴别诊断、术后复发均有重要意义；得到定量参数及半定量参数，对于肿瘤鉴别诊断、疗效评估有一定价值。

（七）SAG/COR T$_1$+C DIXON

1.观察要点

图像无变形，信噪比足够，脂肪抑制均匀，无水脂计算错误。

2.诊断意义

评估肿瘤范围；判断病变内部是否存在实性成分，对于肿瘤鉴别诊断、穿刺活检、术后复发均有重要意义。

（八）TRA DWI

1.观察要点

图像无变形，无伪影，高 b 值图像有足够信噪比。

2.诊断意义

诊断小圆细胞肿瘤、病理性骨折有一定价值；评价新辅助化疗效果。

（九）SAG/COR T_2 FL2d（GRE）

1.观察要点

图像无明显伪影。

2.诊断意义

辅助诊断腱鞘滑膜巨细胞瘤，及判断肿瘤累及范围。

（十）T_2 SEMAC（西门子，去金属伪影序列）

1.观察要点

图像无明显运动伪影。

2.诊断意义

在术后成像中，可以较准确显示病变，有助于判断病灶是否复发。

三、肩关节周围肿瘤

（一）注意事项

1.摆位

身体与床板方向一致，使检查侧与线圈中心、磁体中心一致，尽量做到等中心摆位。用软垫垫高手臂以达肩关节水平，放松体位，鼓励均匀腹式呼吸。

2.线圈

根据肿瘤位置、大小选择肩关节专用线圈、柔性线圈 U 型包裹或腹部线圈覆盖。

3.序列选择

选择适合的脂肪抑制序列，选用原则见上述；T_2 脂肪抑制序列不可替代 T_2 FSE 序列；当怀疑为腱鞘滑膜巨细胞瘤时，建议增加扫描梯度回波序列。

（二）基础序列技术参数及质控要求

1.基础序列关键技术参数

表20-37　基础序列关键技术参数

	名称	方位	FOV (mm)	TE (ms)	层厚/间隔(mm)	矩阵	激发次数	脂肪抑制	相位方向	回波链	像素带宽 Hz/pixel
1	Localizer	TRA	按照默认参数扫描								
2	Localizer	3PL	—								
3	T_2 TSE STIR	SAG/COR	240×240	84	4/0.8	320×240	2	STIR	HF	14	31/178
4	T_1 TSE	SAG/COR	240×240	Min	4/0.8	32×240	2	/	HF	3	31/221
5	T_2 TSE SPAIR	TRA	170×170	78	4/0.4	256×192	4	SPAIR	AP	10	31/287
6	T_2 TSE	TRA	170×170	92	4/0.4	256×192	2	/	AP	19	40/313
7	T_1 TSE	TRA	170×170	Min	4/0.4	256×230	2	/	AP	3	21/170
8	T_1 VIBE 3D Dyn+C	TRA	240×240	2.46, 3.69	1.6	320×224	1	DIXON	AP	/	62/390
9	T_1 TSE DIXON	SAG/COR	240×240	Min	4/0.4	320×240	1	DIXON	HF	3	78/488

2.基础序列质控要求

（1）Localizer 3PL

扫描方向：基于localizer TRA确定肩关节最大层面，在此层面进行三平面定位：SAG：垂直肩关节后背软组织。COR：平行肩关节后背软组织。

（2）SAG/COR T_2 TSE STIR

1）扫描方向：依据肿瘤位置选择适宜的长轴扫描，一般对肱骨近端、骨性关节盂肿瘤采用COR位扫描，对肩胛骨体肿瘤则采用SAG位扫描。SAG：基于localizer 3PL，在TRA位上垂直肩关节后背软组织；在COR位上平行于肱骨。COR：基于localizer 3PL，在TRA位上平行肩关节后背软组织；在SAG位上平行于肱骨或肩胛骨长轴。

2）扫描范围：FOV覆盖全部肿瘤范围并带全肩关节/肩胛骨。

3）对比度：有效TE为79~80 ms，相位回聚脉冲角度为150°。

4）清晰度：层面内体素为0.8 mm×0.8 mm×（4~6）mm，间隔10%；中等回波链10~20，带宽为178 Hz/pixel。完全覆盖肿瘤需要增大FOV，但要注意保持原体素不变。

5）信噪比：可以通过增加激励次数、过采样等参数增加信噪比。

6）伪影控制：相位编码方向于HF方向，增加HF方向相位过采样，防止卷褶伪影。在扫描侧的胸腔内添加饱和带以减少呼吸伪影。

（3）SAG/COR T_1 TSE

1）扫描方向：复制SAG/COR T_2 TSE STIR扫描方向。

2）扫描范围：复制SAG/COR T_2 TSE STIR扫描范围。

3）对比度：有效 TE 设置为最小，相位回聚脉冲角度为 150°。

4）清晰度：层面内体素小于 0.6 mm×0.6 mm×（4~6）mm，间隔 10%。回波链小于 3，带宽 221 Hz/pixel。

5）伪影控制：增加 HF 方向相位过采样，防止卷褶伪影。可去除饱和带以缩短扫描时间。

（4）TRA T$_2$ TSE SPAIR

1）扫描方向：基于 SAG T$_2$ TSE STIR 图像，垂直于肱骨或肩胛骨长轴；或基于 COR T$_2$ TSE SPAIR 图像，垂直于盂肱关节。

2）扫描范围：覆盖全部肿瘤范围。

3）对比度：有效 TE 为 70~80 ms，相位回聚脉冲角度为 150°。

4）清晰度：层面内体素小于 0.7 mm×0.7 mm×（4~6）mm，间隔 10%~30%。中等回波链 10~20，带宽 287 Hz/pixel。

5）信噪比：厚层扫描致信号溢出时，可通过减少激励次数、降低过采样、增大扫描矩阵、增大带宽等降低信噪比。

6）伪影控制：相位编码方向为 AP、在扫描侧的胸腔内添加饱和带以减少呼吸伪影与血管搏动伪影。

（5）TRA T$_2$ TSE

1）扫描方向：复制 TRA T$_2$ TSE SPAIR 扫描方向。

2）扫描范围：复制 TRA T$_2$ TSE SPAIR 扫描范围。

3）对比度：有效 TE 为 80~100 ms，相位回聚脉冲角度为 150°。

4）清晰度：层面内体素小于 0.7 mm×0.7 mm×（4~6）mm，间隔 10%~30%。中等回波链 12~20，带宽 313 Hz/pixel。

5）信噪比：当厚层扫描导致信号溢出时，可通过减少激励次数、降低过采样、增大扫描矩阵、增大带宽等降低信噪比。

6）伪影控制：相位编码方向为 AP，在扫描侧的胸腔内添加饱和带以减少呼吸伪影。

（6）TRA T$_1$ TSE

1）扫描方向：复制 TRA T$_2$ TSE SPAIR 扫描方向。

2）扫描范围：复制 TRA T$_2$ TSE SPAIR 扫描范围。

3）对比度：有效 TE 为最小 TE，相位回聚脉冲角度为 150°。

4）清晰度：层面内体素小于 0.7 mm×0.7 mm×（4~6）mm，间隔 10%~30%。回波链小于 3，带宽 170 Hz/pixel。

（7）TRA T$_1$ VIBE 3D Dyn+C

1）扫描方向：复制平扫 TRA 扫描方向。

2）扫描范围：复制平扫 TRA 扫描范围，覆盖肿瘤及瘤周水肿范围。

3）扫描方法：共扫描10个时相，每个时相时间分辨率为18~24 s，蒙片扫描完成后暂停，注射对比剂，注射剂量为0.1 mmol/kg，注射速度为2 mL/s，20mL盐水以同样注射速度冲管，注药后0 s开始，连续扫描9个时相。

4）对比度：激发角度为12°，TR与TE均使用系统给定最小值。

5）清晰度：层面内体素0.4 mm×0.4 mm×1.6 mm，无间隔。带宽390 Hz/pixel。

（8）SAG/COR T_1 TSE DIXON+C

1）扫描方向：复制SAG/COR T_2 TSE STIR扫描方向。

2）扫描范围：复制SAG/COR T_2 TSE STIR扫描范围。

3）扫描方法：动态扫描完成后直接进行扫描。

4）对比度：TR值400~600 ms，TE值MIN，相位回聚脉冲角度为150°。

5）清晰度：层面内体素0.8 mm×0.8 mm×4mm，间隔10%~30%。

（三）提升序列技术参数及质控要求

1.提升序列关键技术参数

表20-38　提升序列关键技术参数

	名称	方位	FOV (mm)	TE (ms)	层厚/间隔 (mm)	矩阵	激发次数	脂肪抑制	相位方向	回波链	像素带宽 Hz/pixel
1	T_2 TSE DIXON	SAG/COR	160×160	79	3/0.3	320×224	1	DIXON	HF	9	31/191
2	T_2 TSE BLADE STIR	TRA	160×160	69	4/0.4	256×230	1	STIR	AP	15	37/287
3	DWI	TRA	300×260	Min	4/1	164×164	50,800 (b值)		AP	104	2560/1800

2.提升序列质控要求

（1）SAG/COR T_2 TSE DIXON

1）扫描方向：复制SAG/COR T_2 TSE STIR扫描方向。

2）扫描范围：复制SAG/COR T_2 TSE STIR扫描范围。

3）对比度：TR为2500 ms，有效TE设置为70~80 ms，相位回聚脉冲角度为150°。

4）清晰度：层面内体素小于0.5 mm×0.5 mm×（3~4）mm，间隔10%；中等回波链小于20，带宽191 Hz/pixel。

5）伪影控制：同SAG/COR T_2 TSE STIR。

（2）TRA T_2 TSE BLADE STIR

1）扫描方向：复制TRA T_2 TSE SPAIR扫描方向。

2）扫描范围：复制TRA T_2 TSE SPAIR扫描范围。

3）对比度：有效TE为69 ms，相位回聚脉冲角度110°。

4）清晰度：层面内体素小于0.625 mm×0.625 mm×4 mm，间隔10%。回波链小于20，带宽287 Hz/pixel。

5）伪影控制：BLADE技术可有效减轻运动伪影，但由于相位编码方向是旋转的，需要增加过采样以避免卷褶伪影。同时需要注意BLADE技术的运动伪影为放射状，应予以鉴别。

（3）TRA DWI

1）扫描范围：复制TRA T$_2$ FSE扫描范围。

2）b值选择：选择0，50，800。

3）信噪比：为保证充足的信号强度，FOV设定380~300 mm，层厚4 mm。

四、肘关节周围肿瘤

（一）注意事项

1.体位

俯卧超人位，被检侧手臂上举，尽量靠近磁体中心并放置于线圈中心，使用软垫抬高前臂与肘关节在同一水平，尽量掌心朝上或朝内侧并用沙袋固定，肩部用三角垫支撑，保证患者体位舒适，另侧手臂置于体侧。如患臂不能上举，则采用仰卧位，身体与床板方向一致，使检查侧尽量靠近磁体中心并放置于线圈中心，检查侧的前臂放置于U型垫内，上臂与躯干用沙袋隔开以避免呼吸传导，掌心朝上或朝向身体并用沙袋固定，上臂保持放松状态。病变较小用油性标记物做体表定位。

2.线圈

俯卧位时，可采用膝关节线圈，柔性线圈；仰卧位时，可采用柔性线圈U型包裹、肩关节专用线圈，如病变范围较大，使用躯体线圈。

3.序列选择

选择适合的脂肪抑制序列，选用原则见上述；T$_2$脂肪抑制序列不可替代T$_2$ FSE序列；当怀疑为腱鞘滑膜巨细胞瘤时，建议增加扫描梯度回波序列。

（二）基础序列技术参数及质控要求

1.基础序列关键技术参数

表20-39　基础序列关键技术参数

	名称	方位	FOV (mm)	TE(ms)	层厚/间隔(mm)	矩阵	激发次数	脂肪抑制	相位方向	回波链	总带宽/像素带宽 Hz/pixel
1	Localizer	TRA	按照默认参数扫描								

	名称	方位	FOV (mm)	TE(ms)	层厚/间隔 (mm)	矩阵	激发次数	脂肪抑制	相位方向	回波链	总带宽/像素带宽 Hz/pixel
2	Localizer	3PL	—								
3	T_2 TSE SPAIR	SAG/COR	120×120	80	3/0.3	320×240	2	SPAIR	HF	10	45/279
4	T_1 TSE	SAG/COR	120×120	Min	3/0.3	320×240	2	—	HF	3	43/271
5	T_2 TSE STIR	TRA	120×120	78	3/0.3	256×230	4	STIR	AP	15	37/287
6	T_2 TSE	TRA	120×120	82	3/0.3	256×230	3	—	AP	12	26/206
7	T_1 TSE	TRA	120×120	Min	3/0.3	256×230	2	—	AP	3	22/170
8	T_1 VIBE 3D Dyn+C	TRA	150×150	2.46, 3.69	1.6	320×224	1	DIXON 内插	AP	—	64/400
9	T_1 TSE DIXON	SAG/COR	140×140	Min	3/0.3	256×230	1	DIXON	HF	3	62488

2.基础序列质控要求

（1）Localizer 3PL

扫描方向：基于localizer TRA图像确定肱骨内外上髁层面，并进行三平面定位：SAG：垂直于肱骨远端内外上髁连线。COR：平行于肱骨远端内外上髁连线。

（2）SAG/COR T_2 TSE SPAIR

1）扫描方向：依据肿瘤位置选择适宜的长轴扫描，一般选择SAG位，若肿瘤偏于一侧且膨胀性生长，选择COR位。SAG：基于localizer 3PL，在TRA位上垂直于肱骨远端内外上髁连线；在COR位上平行于肱骨长轴。COR：基于localizer 3PL，在TRA位上平行于肱骨远端内外上髁连线；在SAG位上平行于肱骨长轴。

2）扫描范围：FOV覆盖全部肿瘤范围并包含肘关节。

3）对比度：有效TE为70~80 ms，相位回聚脉冲角度为150°。

4）清晰度：层面内体素为0.5 mm×0.5 mm×（3~4）mm，间隔10%~30%；中等回波链10~20，带宽279 Hz/pixel。

5）信噪比：俯卧位时，采用SPAIR脂肪抑制，图像信噪比高且扫描时间短。仰卧位偏中心时，采用DIXON/STIR方式进行脂肪抑制，效果均匀，可以通过增加激励次数、过采样等参数增加信噪比。

6）伪影控制：俯卧超人位时，相位编码方向为AP或者RL，可选择矩形FOV，缩短扫描时间。在FOV的HF方向施加空间饱和脉冲，减轻血管搏动伪影。仰卧位时，相位编码方向为FH，增加HF方向相位过采样，防止卷褶伪影。手臂与胸腹壁之间用沙袋隔开，可有效防止呼吸运动传导，避免呼吸伪影。

（3）SAG/COR T_1 TSE

1）扫描方向：复制SAG/COR T_2 TSE SPAIR扫描方向。

2）扫描范围：复制SAG/COR T$_2$ TSE SPAIR扫描范围。

3）对比度：有效TE设置为最小，相位回聚脉冲角度为150°。

4）清晰度：层面内体素小于0.5 mm×0.5 mm×（3~4）mm，间隔10%~30%。回波链小于3，带宽271 Hz/pixel。

（4）TRA T$_2$ TSE SPAIR/STIR（俯卧位时，采用SPAIR脂肪抑制；仰卧–偏中心时，采用DIXON/STIR脂肪抑制）

1）扫描方向：基于localizer 3PL在COR、SAG方向上垂直于肱骨长轴。

2）扫描范围：覆盖全部肿瘤范围。

3）对比度：有效TE为70~80 ms，相位回聚脉冲角度为150°。

4）清晰度：层面内体素小于0.5 mm×0.5 mm×（3~4）mm，间隔10%~20%。中等回波链10~20，带宽287 Hz/pixel。

5）伪影控制：俯卧及仰卧位相位编码方向均为AP，仰卧位在胸腹壁区添加空间预饱和脉冲以减少呼吸伪影，增加HF饱和带以减轻血管搏动伪影。

（5）TRA T$_2$ TSE

1）扫描方向：复制TRA T$_2$ TSE STIR/SPAIR扫描方向。

2）扫描范围：复制TRA T$_2$ TSE STIR/SPAIR扫描范围。

3）对比度：有效TE为80~100 ms，相位回聚脉冲角度150°。

4）清晰度：层面内体素小于0.5 mm×0.5 mm×（3~4）mm，间隔10%~30%。中等回波链10~20，带宽206 Hz/pixel。

（6）TRA T$_1$ TSE

1）扫描方向：复制TRA T$_2$ TSE STIR/SPAIR扫描方向。

2）扫描范围：复制TRA T$_2$ TSE STIR/SPAIR扫描范围。

3）对比度：有效TE为最小TE，相位回聚脉冲角度为150°。

4）清晰度：层面内体素小于0.5 mm×0.5 mm×（3~4）mm，间隔10%~30%。回波链小于3，带宽170 Hz/pixel。

（7）TRA T$_1$ VIBE 3D Dyn+C

1）扫描方向：复制平扫TRA扫描方向。

2）扫描范围：复制平扫TRA扫描范围，覆盖肿瘤及瘤周水肿范围。

3）扫描方法：共扫描10个时相，每个时相时间分辨率为18~24 s，蒙片扫描完成后暂停，注射对比剂，注射剂量0.1 mmol/kg，注射速度2 mL/s，20 mL盐水以同样注射速度冲管，注药后0 s开始，连续扫描9个时相。

4）对比度：激发角度为12度，TR、TE选择系统默认最小值。

5）清晰度：层面内体素0.3 mm×0.3 mm×1.6 mm，无间隔。带宽400 Hz/pixel。

（8）SAG/COR T$_1$ TSE DIXON+C

1）扫描方向：复制SAG/COR T₂ TSE SPAIR扫描方向。

2）扫描范围：复制SAG/COR T₂ TSE SPAIR扫描范围。

3）扫描方法：动态扫描完成后直接进行扫描。

4）对比度：TR值400~600 ms，TE值MIN，相位回聚脉冲角度为150°。

5）清晰度：层面内体素0.5 mm×0.5 mm×3 mm，层间隔10%。

（三）提升序列技术参数及质控要求

1.提升序列关键技术参数

表20-40 提升序列关键技术参数

	名称	方位	FOV (mm)	TE (ms)	层厚/间隔 (mm)	矩阵	b值	相位方向	回波链	像素带宽 Hz/pixel
1	DWI	TRA	300×260	Min	4/1	164×164	50,800	AP	104	250/1800

2.提升序列质控要求

TRA DWI

（1）扫描范围：复制TRA T₂ FSE扫描范围。

（2）b值选择：选择0，50，800。

（3）信噪比：为保证充足的信号强度，FOV设定380~300 mm，层厚4 mm。

五、腕关节周围肿瘤

（一）注意事项

1.体位

俯卧超人位，被检侧手臂上举尽量靠近磁体中心，掌心朝下放置于线圈中心做到等中心摆位，被检侧肘关节略弯曲并使用软垫垫高，肩关节下方用三角垫支撑来放松肌肉，保证患者体位舒适，对侧手臂可置于体侧。若患者体型偏瘦，可选用仰卧位，向对侧移动使检查侧尽量靠近磁体中心，掌心朝下放置于线圈中心，用软垫抬高前臂和腕关节同一水平，用沙袋隔开前臂与身体以避免呼吸传导。肿瘤较小时，可用油性标记物做体表定位。

2.线圈

卧位时，可选用腕关节线圈，踝关节线圈、柔性线圈。仰卧位时，可选用腕关节专用线圈、柔性线圈U型包裹。

3.序列选择

选择适合的脂肪抑制序列，选用原则见上述；T₂脂肪抑制序列不可替代T₂ FSE序列；当怀疑为腱鞘滑膜巨细胞瘤时，建议增加扫描梯度回波序列。

（二）基础序列技术参数及质控要求

1.基础序列关键技术参数

表 20-41 基础序列关键技术参数

	名称	方位	FOV (mm)	TE (ms)	层厚/间隔 (mm)	矩阵	激发次数	脂肪抑制	相位方向	回波链	像素带宽 Hz/pixel
1	Localizer	TRA	按照默认参数扫描								
2	Localizer	3PL	—								
3	T$_2$ TSE SPAIR	SAG/COR	120×120	78	3/0.3	320×272	2	SPAIR	AP/RL	10	48/300
4	T$_1$ TSE	SAG/COR	120×120	Min	3/0.3	320×320	2	—	RL	3	26/186
5	T$_2$ TSE SPAIR	TRA	100×100	76	3/0.6	256×192	4	SPAIR	AP	9	26/200
6	T$_2$ TSE	TRA	100×100	87	3/0.6	256×192	4	—	AP	12	26/200
7	T$_1$ TSE	TRA	100×100	Min	3/0.6	256×179	4	—	AP	3	21/166
8	T$_1$ VIBE 3D Dyn+C	TRA	140×140	2.46,	1.6/0	256×141	1	DIXON	AP	—	51/400
9	T$_1$ TSE DIXON	SAG/COR	120×120	Min	3/0.3	320×256	1	DIXON	HF	3	78/488

2.基础序列质控要求

（1）Localizer 3PL

扫描方向：于 localizer TRA 图像确定下尺桡关节最大层面，进行三平面定位：SAG：垂直下尺桡关节连线。COR：平行下尺桡关节连线。

（2）SAG/COR T$_2$ TSE SPAIR

1）扫描方向：依据肿瘤位置、生长方式选择适宜的长轴扫描，一般情况下，推荐采用 COR 位。SAG：基于 localizer 3PL，在 TRA 位上平行于尺桡远侧关节；在 COR 位上平行于尺桡骨长轴。COR：基于 localizer 3PL，在 TRA 位上垂直于尺桡远侧关节；在 SAG 位上平行于尺桡骨长轴。

2）扫描范围：FOV 覆盖全部肿瘤范围并包含腕关节。

3）对比度：有效 TE 为 70~80 ms，相位回聚脉冲角度为 150°。

4）清晰度：层面内体素为 0.5 mm×0.5 mm×（3~4）mm，间隔 10%；中等回波链 8~15，带宽 300 Hz/pixel。

5）信噪比：俯卧位–等中心扫描时，采用 SPAIR 脂肪抑制，图像信噪比高且扫描时间短。仰卧位–偏中心时，采用 DIXON/STIR 方式进行脂肪抑制，效果均匀，可以通过增加激励次数、相位过采样等参数增加信噪比。

6）伪影控制：在腕关节周围使用棉垫或小米袋排空线圈腔隙的空气，可以避免局部磁场不均匀所导致的脂肪抑制效果不佳。俯卧超人位时，相位编码方向为 AP

（矢状面扫描）或者RL（冠状面扫描），可选择矩形FOV，缩短扫描时间。在FOV的HF方向施加空间饱和脉冲，减轻血管搏动伪影。仰卧位时，相位编码方向为FH，增加HF方向相位过采样，防止卷褶伪影。前臂与胸腹壁之间用沙袋隔开，可有效防止呼吸运动传导，避免呼吸伪影。

（3）SAG/COR T_1 TSE

1）扫描方向：复制SAG/COR T_2 TSE SPAIR扫描方向。

2）扫描范围：复制SAG/COR T_2 TSE SPAIR扫描范围。

3）对比度：有效TE设置为最小，相位回聚脉冲角度为150°。

4）清晰度：层面内体素小于0.4 mm×0.4 mm×3 mm，间隔10%。回波链小于3，带宽186 Hz/pixel。

5）伪影控制：同SAG/COR T_2 TSE SPAIR。

（4）TRA T_2 TSE SPAIR/STIR（俯卧位时，采用SPAIR脂肪抑制；仰卧位-偏中心时，采用STIR脂肪抑制）

1）扫描方向：基于localizer 3PL在COR方向上平行于下尺桡关节最大层面的连线、在SAG方向上垂直于尺桡骨长轴。FOV方向平行于下尺桡关节最大层面的连线。

2）扫描范围：覆盖全部肿瘤范围。

3）对比度：有效TE为80~100 ms，相位回聚脉冲角度为150°。

4）清晰度：层面内体素小于0.4 mm×0.4 mm×（3~4）mm，间隔10%~20%。中等回波链8~15，带宽200 Hz/pixel。

5）信噪比：俯卧超人位-等中心扫描时，使用SPAIR脂肪抑制方式图像信噪比优于其他脂肪抑制方式。仰卧位-偏中心扫描时，采用DIXON/STIR方式进行脂肪抑制，效果均匀，可通过增加激励次数和相位过采集提高图像信噪比。厚层扫描信号发生溢出时，可减少激励次数、增大带宽、增大扫描矩阵，从而降低信噪比。

6）伪影控制：相位编码方向躲避血管搏动伪影对肿瘤的影响。俯卧位时，相位编码为RL。仰卧位时，相位编码为AP，于HF方向施加空间饱和脉冲以减轻血管搏动伪影，并且要用沙袋隔开前臂与胸腹壁以避免胸腹壁的呼吸运动传导。

（5）TRA T_2 TSE

1）扫描方向：复制TRA T_2 TSE SPAIR扫描方向。

2）扫描范围：复制TRA T_2 TSE SPAIR扫描范围。

3）对比度：有效TE为80~100 ms，相位回聚脉冲角度为150°。

4）清晰度：层面内体素小于0.4 mm×0.4 mm×（3~4）mm，间隔10%~20%。中等回波链8~15，带宽200 Hz/pixel。

（6）TRA T_1 TSE

1）扫描方向：复制TRA T_2 TSE SPAIR扫描方向。

2）扫描范围：复制 TRA T$_2$ TSE SPAIR 扫描范围。

3）对比度：有效 TE 为最小 TE，相位回聚脉冲角度为 150°。

4）清晰度：层面内体素小于 0.4 mm×0.4 mm×（3~4）mm，间隔 10%~20%。回波链小于 3，带宽 166 Hz/pixel。

（7）TRA T$_1$ VIBE 3D Dyn+C

1）扫描方向：复制平扫 TRA 扫描方向。

2）扫描范围：复制平扫 TRA 扫描范围，覆盖肿瘤及瘤周水肿范围。

3）扫描方法：共扫描 10 个时相，每个时相时间分辨率为 22 s，蒙片扫描完成后暂停，注射对比剂，注射剂量为 0.1 mmol/kg，注射速度为 2 mL/s，20 mL 盐水以同样注射速度冲管，注药后 0 s 开始，连续扫描 9 个时相。

4）对比度：激发角度为 12°，TR、TE 选择系统默认最小值。

5）清晰度：层面内体素 0.4 mm×0.4 mm×1.6mm，无间隔。带宽 440 Hz/pixel。

（8）SAG/COR T$_1$ TSE DIXON+C

1）扫描方向：复制 SAG/COR T$_2$ TSE SPAIR 扫描方向。

2）扫描范围：复制 SAG/COR T$_2$ TSE SPAIR 扫描范围。

3）扫描方法：动态扫描完成后直接进行扫描。

4）对比度：TR 值 400~600 ms，TE 值 Min，相位回聚脉冲角度为 150°。

5）清晰度：层面内体素 0.4 mm×0.4 mm×3 mm，层间隔 10%。

3.提升序列技术参数及质控要求

（1）提升序列关键技术参数

表 20-42　提升序列关键技术参数

	名称	方位	FOV (mm)	TE (ms)	层厚/间隔 (mm)	矩阵	激发次数	脂肪抑制	相位方向	回波链	像素带宽 Hz/pixel
1	T$_2$ TSE DIXON	SAG/COR	140×140	80	3/0.3	320×320	2	—	RL	8	42/264
2	DWI	TRA	300×260	Min	4/1	164×164	50,800 (b值)		AP	104	250/1800

2.提升序列质控要求

（1）SAG/COR T$_2$ TSE DIXON

1）骨肿瘤术后患者体内有金属植入物时，可以选择 DIXON 脂肪抑制方式，能够减少金属伪影对病变的影响，较 STIR 脂肪抑制技术信噪比有所提升。

2）扫描方向：同上述 "SAG/COR T$_2$ TSE SPAIR"。

3）扫描范围：同上述 "SAG/COR T$_2$ TSE SPAIR"。

4）对比度：TE 为 70~80 ms，TR 为 2500 ms，相位回聚脉冲角度为 129°。

5）清晰度：层面内体素为 0.5 mm×0.5 mm×（3~4）mm，间隔 10%；中等回波链

8~15，带宽264 Hz/pixel。

6）信噪比：DIXON脂肪抑制的信噪比优于STIR。

7）伪影控制：同上述"SAG/COR T$_2$ TSE STIR"。DIXON能明显减轻磁敏感伪影。

（2）TRA DWI

1）扫描范围：复制TRA T$_2$ FSE扫描范围。

2）b值选择：选择0、50、800。

3）信噪比：为保证充足的信号强度，FOV设定280~300 mm，层厚4 mm。

六、髋关节（单侧）周围肿瘤

（一）注意事项

1.准备

检查前应排空膀胱或避免膀胱过度充盈。

2.体位

被检查区位于磁体中心，定位线位于大粗隆水平，或目标区域位于线圈中心。患者双手置于胸前并物理隔开，避免交叉。鼓励患者尽量采用胸式呼吸，同时可以施加压迫带以减少呼吸伪影。使患者双下肢保持舒适，并在患者双足两侧用沙袋进行固定，避免自主运动伪影。

3.线圈

腹部body线圈或Large柔性线圈U型包裹单髋。

4.序列选择

选择适合的脂肪抑制序列，选用原则见上述；T$_2$脂肪抑制序列不可替代T$_2$ FSE序列；当怀疑为腱鞘滑膜巨细胞瘤时，建议增加扫描梯度回波序列。

（二）基础序列技术参数及质控要求

1.基础序列关键技术参数

表20-43　基础序列关键技术参数

	名称	方位	FOV (mm)	TE (ms)	层厚/间隔 (mm)	矩阵	激发次数	脂肪抑制	相位方向	回波链	总带宽 kHz/像素带宽 Hz/pixel
1	Localizer	3PL	按照默认参数扫描								
2	T$_2$ TSE STIR	COR	400×400	79	5/1.5	384×326	2	STIR	RL	14	55/289
3	T$_1$ TSE	COR	400×400	Min	5/1.5	320×224	2	—	RL	2	38/240

	名称	方位	FOV (mm)	TE (ms)	层厚/间隔 (mm)	矩阵	激发次数	脂肪抑制	相位方向	回波链	总带宽kHz/像素带宽 Hz/pixel
4	T$_2$ TSE SPAIR	TRA	260×260	80	4/1	320×240	2	SPAIR	AP	14	28/178
5	T$_2$ TSE	TRA	260×260	79	4/1	320×240	2	—	AP	19	32/199
6	T$_1$ TSE	TRA	260×260	Min	4/1	320×240	2	—	AP	3	35/221
7	T$_1$ VIBE 3D Dyn+C	TRA	240×240	2.46, 3.69	1.6/0	320×224	1	DIXON	AP	—	62/390
8	T$_1$ TSE DIXON	COR	240×240	Min	4/1	320×240	1	DIXON	HF	3	78/488

2.基础序列质控要求

（1）COR T$_2$ TSE STIR

1）扫描方向：通常采用COR位。基于localizer 3PL，在TRA位上平行于双侧股骨头圆点连线；在SAG位上平行于股骨长轴。

2）扫描范围：以肿瘤为中心FOV 360~400 mm，需覆盖肿瘤全部范围。

3）对比度：有效TE为70~80 ms，相位回聚脉冲角150°。

4）清晰度：层面内体素为1 mm×1 mm×（5~6）mm，间隔10%~30%；中等回波链10~20，带宽289 Hz/pixel。

5）信噪比：大FOV扫描时，采用DIXON/STIR脂肪抑制方式，脂肪抑制效果均匀，可增加激励次数、过采样等参数弥补信噪比。常规采用5~6 mm厚层扫描可提升信噪比。

6）伪影控制：相位编码为RL向时，双手置于身体两侧，需要增加相位方向过采集来避免手臂卷褶伪影，而将双手物理隔开并放置胸前，则可减少相位过采样以节省扫描时间。于FOV的HF向，添加空间预饱和脉冲或者在频率编码方向使用流动补偿技术以减轻血管流动伪影。若肠道或膀胱蠕动伪影累及病变时，可尝试改变相位编码方向，但要同时注意避免卷褶伪影，使用相位过采样或者去相位卷褶技术。特殊情况下，需要进行SAG位扫描时，相位编码设置为HF，增加相位方向过采集以避免卷褶伪影，于腹部脂肪区域施加饱和脉冲以避免呼吸伪影。单髋COR或SAG位扫描，可采用矩形FOV，可节省扫描时间。

（2）COR T$_1$ TSE

1）扫描方向：复制COR T$_2$ TSE STIR扫描方向。

2）扫描范围：复制COR T$_2$ TSE STIR扫描范围。

3）对比度：有效TE设置为最小，相位回聚脉冲角度150°。

4）清晰度：层面内体素小于1 mm×1 mm×（5~6）mm，间隔10%~30%。回波链小于3，带宽240 Hz/pixel。

（3）TRA T$_2$ TSE SPAIR

1）扫描方向：基于 COR T$_2$ TSE STIR，在 COR 位图像上平行于双侧股骨头圆点连线或垂直股骨长轴，在 SAG 位上垂直于股骨长轴。

2）扫描范围：覆盖全部肿瘤范围。

3）对比度：有效 TE 为 70~80 ms，相位回聚脉冲角度为 150°。

4）清晰度：层面内体素小于 0.6 mm×0.6 mm×（4~6）mm，间隔 10%~30%。中等回波链 10~20，带宽 178 Hz/pixel。

5）信噪比：目标区域靠近磁体中心，或 TRA 扫描范围靠近线圈中心时，可采用 SPAIR 脂肪抑制方式，图像信噪比优于其他脂肪抑制方式。目标区域偏中心或肿瘤长轴范围很大时，推荐使用 DIXON/STIR 脂肪抑制方式，脂肪抑制效果比较均匀。厚层扫描发生信号溢出时，可减少激励次数、增大扫描矩阵、增大带宽等参数降低信噪比。相位编码为 AP 方向时，可采用矩形 FOV 扫描，可节省扫描时间。

6）伪影控制：相位编码设置为 AP，将空间预饱和脉冲放置于 FOV 的 H F 方向以减轻血管流动伪影。若肠道或膀胱蠕动造成的伪影影响病变时，可尝试改变相位编码方向，需增加相位过采集以避免卷褶伪影。

（4）TRA T$_2$ TSE

1）扫描方向：复制 TRA T$_2$ TSE SPAIR 扫描方向。

2）扫描范围：复制 TRA T$_2$ TSE SPAIR 扫描范围。

3）对比度：有效 TE 为 80~100 ms，相位回聚脉冲角度 150°。

4）清晰度：层面内体素小于 0.6 mm×0.6 mm×（4~6）mm，间隔 10%~30%。中等回波链 10~20，带宽 199 Hz/pixel。

（5）TRA T$_1$ TSE

1）扫描方向：复制 TRA T$_2$ TSE SPAIR 扫描方向。

2）扫描范围：复制 TRA T$_2$ TSE SPAIR 扫描范围。

3）对比度：有效 TE 为最小 TE，相位回聚脉冲角度 150°。

4）清晰度：层面内体素小于 0.6 mm×0.6 mm×（4~6）mm，间隔 10%~30%。回波链小于3，带宽 221 Hz/pixel。

（6）TRA T$_1$ VIBE 3D Dyn+C

1）扫描方向：复制平扫 TRA 扫描方向。

2）扫描范围：复制平扫 TRA 扫描范围，覆盖肿瘤及瘤周水肿范围。

3）扫描方法：共扫描 10 个时相，每个时相时间分辨率为 18~24 s，蒙片扫描完成后暂停，注射对比剂，注射剂量 0.1 mmol/kg，注射速度 2 mL/s，20 mL 盐水以同样注射速度冲管，注药后 0 s 开始，连续扫描 9 个时相。

4）对比度：激发角度为12°，TR、TE 使用系统默认最小值。

5）清晰度：层面内内插体素0.4 mm×0.4 mm×1.6 mm，无间隔。带宽390 Hz/pixel。

（7）COR T_1 TSE DIXON+C

1）扫描方向：复制 COR T_2 TSE STIR 扫描方向。

2）扫描范围：复制 COR T_2 TSE STIR 扫描范围。

3）扫描方法：动态扫描完成后直接进行扫描。

4）对比度：TR 值400~600 ms，TE 值为最小，相位回聚脉冲角度为150°。

5）清晰度：层面内体素0.8 mm×0.8 mm×4 mm，层间隔10%。

（三）提升序列技术参数及质控要求

1.提升序列关键技术参数

表20-44 提升序列关键技术参数

	名称	方位	FOV (mm)	TE (ms)	层厚/间隔 (mm)	矩阵	b值	相位方向	回波链	像素带宽 Hz/pixel
1	T_2 FL2d	COR	400×240	9	4/0.4	256×230	—	RL	—	170
2	DWI	TRA	380×280	60	6/1	164×164	50,800	AP	124	2200

2.提升序列质控要求

（1）COR T_2 FL2d（GRE）

1）扫描方向：复制 COR T_2 TSE STIR 扫描方向。

2）扫描范围：复制 COR T_2 TSE STIR 扫描范围。

3）对比度：激发角度为20°，TR 为600 ms，TE 为9 ms。

4）清晰度：层面内体素0.5 mm×0.5 mm×5 mm，间隔10%~30%。带宽170 Hz/pixel。

5）伪影控制：RL 方向施加相位方向过采集，避免产生卷褶伪影。

（2）TRA DWI

1）扫描范围：复制 TRA T_2 FSE 扫描范围。

2）b值选择：选择0，50，800。

3）信噪比：为保证充足的信号强度，FOV 设定380 mm，层厚6~8 mm。

七、膝关节周围肿瘤

（一）注意事项

1.摆位

身体与床板方向一致，使检查侧与线圈中心、磁体中心保持一致做到等中心扫描。两腿之间用沙袋隔开，避免另一侧腿的卷褶伪影。腿部应处于中立位、放松舒适体位，尽量避免产生运动伪影。

2.线圈

根据肿瘤大小、位置可选择膝关节专用线圈、Large柔性线圈包裹。

3.序列选择

选择适合的脂肪抑制序列，选用原则见上述；当怀疑为腱鞘滑膜巨细胞瘤时，建议增加扫描梯度回波序列；T_2脂肪抑制序列不可替代T_2FSE序列。

（二）基础序列技术参数及质控要求

1.基础序列关键技术参数

表20-45　基础序列关键技术参数

	名称	方位	FOV (mm)	TE (ms)	层厚/间隔 (mm)	矩阵	激发次数	脂肪抑制	相位方向	回波链	总带宽kHz/像素带宽Hz/pixel
1	Localizer	TRA	按照默认参数扫描								
2	Localizer	3PL	—								
3	T_2 TSE SPAIR	SAG/COR	160×160	78	3/0.3	320×224	1	SPAIR	HF	10	32/200
4	T_1 TSE	SAG/COR	160×160	Min	3/0.3	320×224	1	—	HF	3	30/186
5	T_2 TSE SPAIR	TRA	160×160	76	4/0.8	320×224	1	SPAIR	AP	10	48/300
6	T_2 TSE	TRA	160×160	87	4/0.8	320×224	1	—	AP	—	48/300
7	T_1 TSE	TRA	160×160	Min	4/0.8	320×224	1	—	AP	3	27/166
8	T_1 VIBE 3D Dyn+C	TRA	170×170	2.46/3.69	1.6/0	256×166	1	DIXON	AP	—	51/400
9	T_1 TSE DIXON	SAG	160×160	11	3/0.3	320×256	1	DIXON	HF	3	78/488

2.基础序列质控要求

（1）Localizer_3PL

扫描方向：基于localizer_TRA确定股骨髁最大层面，据此进行三平面定位：SAG垂直于股骨内外髁后缘的连线，COR平行于股骨内外髁后缘的连线。

（2）SAG/COR T_2 TSE SPAIR

1）扫描方向：依据肿瘤位置、破坏模式选择适宜的长轴扫描，如骨巨细胞瘤采用COR，但一般适宜采用SAG以充分显示肿瘤与血管神经的关系。SAG：基于localizer 3PL在TRA位上确定股骨内外髁最大层面，垂直于股骨内外髁后缘的连线；在COR位上平行于股骨长轴。COR：基于localizer 3PL在TRA位上确定股骨内外髁最大层面，平行于股骨内外髁后缘的连线；在SAG位上平行于股骨长轴。

2）扫描范围：FOV覆盖全部肿瘤范围同时包全膝关节。

3）对比度：有效TE为70~80 ms，相位回聚脉冲角度为150°。

4）清晰度：层面内体素为 0.5 mm×0.5 mm×（3~4）mm，间隔10%；中等回波链10~20，带宽 200 Hz/pixel。完全覆盖肿瘤需增大 FOV 时，但要注意保持原体素不变。

5）伪影控制：在膝关节前侧填充棉垫或小米袋以排空线圈腔隙的空气，从而减少局部磁场不均匀所致的脂肪抑制不均匀。相位编码于 HF 向，并在 HF 向施加空间预饱和脉冲，可减轻 HF 向的血管搏动伪影。增加 HF 向相位过采样，防止卷褶伪影。

（3）SAG/COR T_1 TSE

1）扫描方向：复制 SAG/COR T_2 TSE SPAIR 扫描方向。

2）扫描范围：复制 SAG/COR T_2 TSE SPAIR 扫描范围。

3）对比度：有效 TE 设置为最小，相位回聚脉冲角度为 150°。

4）清晰度：层面内体素小于 0.5 mm×0.5 mm×（3~4）mm，间隔10%。回波链小于3，带宽 186 Hz/pixel。

5）伪影控制：相位编码方向于 HF 方向，减少腘动脉搏动伪影；同时增加相位过采样，防止卷褶伪影。

（4）TRA T_2 TSE SPAIR

1）扫描方向：基于 localizer 3PL，在 COR 位上平行于股骨髁后表面连线，在 SAG 位上垂直于股骨长轴。

2）扫描范围：覆盖全部肿瘤范围。

3）对比度：有效 TE 为 70~80 ms，相位回聚脉冲角度为 150°。

4）清晰度：层面内体素小于 0.5 mm×0.5 mm×（3~6）mm，间隔10%~30%。中等回波链10~20，带宽 300 Hz/pixel。

5）信噪比：膝关节摆位可做到等中心，SPAIR 脂肪抑制效果均匀，较其他脂肪抑制方式图像信噪比好。当厚层扫描导致信噪比溢出时，可减少激励次数缩、增大带宽、增大扫描矩阵降低信噪比。

6）伪影控制：相位编码方向尽量躲避血管搏动伪影对肿瘤的影响。相位编码为 RL 时要增加相位过采样及饱和带，防止对侧腿的卷褶伪影。相位编码方为 AP 时可减少相位过采样来减少检查时间，但要增加 HF 方向饱和带以减轻血管搏动伪影。

（5）TRA T_2 TSE

1）扫描方向：复制 TRA T_2 TSE SPAIR 扫描方向。

2）扫描范围：复制 TRA T_2 TSE SPAIR 扫描范围。

3）对比度：有效 TE 为 80~100 ms，相位回聚脉冲角度 150°。

4）清晰度：层面内体素小于 0.5 mm×0.5 mm×（3~6）mm，间隔10%~30%。中等回波链10~20，带宽 300 Hz/pixel。

（6）TRA T_1 TSE

1）扫描方向：复制 TRA T_2 TSE SPAIR 扫描方向。

2）扫描范围：复制 TRA T$_2$ TSE SPAIR 扫描范围。

3）对比度：有效 TE 为最小，相位回聚脉冲角度为150°。

4）清晰度：层面内体素小于0.5 mm×0.5 mm×（3~6）mm，间隔10%~30%。回波链小于3，带宽166 Hz/pixel。

（7）TRA T$_1$ VIBE 3D Dyn+C

1）扫描方向：复制 TRA T$_2$ TSE SPAIR 扫描方向。

2）扫描范围：复制平扫 TRA 扫描中心，覆盖肿瘤及水肿范围。

3）扫描方法：扫描方法：共扫描10个时相，每个时相时间分辨率为18~24 s，蒙片扫描完成后暂停，注射对比剂，注射剂量0.1 mmol/kg，注射速度2 mL/s，20 mL 盐水同样注射速度冲管，注药后0 s，连续扫描9个时相。

4）对比度：激发角度为12°，TR、TE 选择系统默认最小值。

5）清晰度：层面内插内体素0.3 mm×0.3 mm×1.6 mm，无间隔。带宽400 Hz/pixel。

（8）SAG/COR T$_1$ TSE DIXON+C

1）扫描方向：复制 SAG/COR T$_2$ TSE SPAIR 扫描方向。

2）扫描范围：复制 SAG/COR T$_2$ TSE SPAIR 扫描范围。

3）扫描方法：动态扫描完成后直接进行扫描。

4）对比度：TR 值400~600 ms，TE 值为最小，相位回聚脉冲角度为150°。

5）清晰度：层面内体素0.5 mm×0.5 mm×3 mm，间隔10%。

（三）提升序列技术参数及质控要求

1.提升序列关键技术参数

表20-46　提升序列关键技术参数

	名称	方位	FOV (mm)	TE (ms)	层厚/间隔 (mm)	矩阵	激发次数	脂肪抑制	相位方向	回波链	总带宽 kHz/像素 带宽 Hz/pixe
1	T$_2$ FL2d	SAG	160×160	9	4/0.4	256×230	1	—	HF	/	22/170
2	T$_2$ TSE STIR	COR/SAG	160×160	78	3/0.3	256×192	4	STIR	HF	10	37/287
3	T$_2$ TSE DIXON	COR/SAG	160×160	79	3/0.3	320×224	1	DIXON	HF	9	31/191
4	SEMAC	SAG	160×160	37	4/0	256×192	1	STIR	HF	17	114/888
5	DWI	TRA	300×260	Min	4/1	164×164	50,800 (b值)	—	AR	104	2501800

2.提升序列质控要求

（1）SAG/COR T$_2$ FL2d（GRE）

1）扫描方向：复制 SAG/COR T$_2$ TSE SPAIR 扫描方向。

2）扫描范围：复制 SAG/COR T$_2$ TSE SPAIR 扫描范围。

3）对比度：激发角度为20°，TR为600 ms，TE为9 ms。

4）清晰度：层面内体素0.7 mm×0.7 mm×4 mm，间隔10%。带宽170 Hz/pixel。

（2）SAG/COR T_2 TSE STIR

1）扫描方向：复制SAG/COR T_2 TSE SPAIR扫描方向。

2）扫描范围：复制SAG/COR T_2 TSE SPAIR扫描范围。

3）对比度：有效TE为70~80 ms，相位回聚脉冲角度150°。

4）清晰度：层面内体素为0.7 mm×0.7 mm×（3~4）mm，间隔10%；中等回波链10~20，带宽287 Hz/pixel。

5）伪影控制：同SAG/COR T_2 TSE SPAIR。

（3）SAG/COR T_2 TSE DIXON

1）扫描方向：复制SAG/COR T_2 TSE SPAIR扫描方向。

2）扫描范围：复制SAG/COR T_2 TSE SPAIR扫描范围。

3）对比度：TR为2500 ms，有效TE为70~80 ms，相位回聚脉冲角度129°。

4）清晰度：层面内体素小于0.6 mm×0.6 mm×（3~4）mm，间隔10%；中等回波链10~20，带宽191 Hz/pixel。

5）伪影控制：同SAG/COR T_2 TSE SPAIR。

（4）SAG/COR T_2 SEMAC（西门子，去金属伪影序列）

1）扫描方向：复制SAG/COR T_2 TSE SPAIR扫描方向。

2）扫描范围：复制SAG/COR T_2 TSE SPAIR扫描范围。

3）对比度：TR为5000 ms，TE为37 ms，相位回聚脉冲角度为120°。

4）清晰度：层面内体素小于0.6 mm×0.6 mm×4 mm，间隔10%。回波链小于17，带宽888 Hz/pixel。

（5）TRA DWI

1）扫描范围：复制TRA T_2 FSE扫描范围。

2）b值选择：选择0，50，800。

3）信噪比：为保证充足的信号强度，FOV设定280~300 mm，层厚4 mm。

八、踝关节周围肿瘤

（一）注意事项

1.体位

身体与床板方向一致，使检查侧尽量靠近磁体中心并放置于线圈中心，尽量达到等中心扫描。踝关节呈中立位，足背屈至足背垂直胫骨长轴，用小棉垫或小米袋填充踝关节两侧与线圈间的空隙，从而减少局部磁场不均匀导致的脂肪抑制不均匀并帮助固定。膝关节微屈曲，腘窝下放沙袋，使踝关节处于放松舒适体位。

2.线圈

根据肿瘤具体位置、大小可选择肩、踝关节专用线圈、柔性线圈包裹。

3.序列选择

选择适合的脂肪抑制序列，选用原则见上述；T_2脂肪抑制序列不可替代T_2FSE序列；当怀疑为腱鞘滑膜巨细胞瘤时，建议增加扫描梯度回波序列。

（二）基础序列技术参数及质控要求

1.基础序列关键技术参数

表20-47　基础序列关键技术参数

	名称	方位	FOV (mm)	TE (ms)	层厚/间隔 (mm)	矩阵	激发次数	脂肪抑制	相位方向	回波链	总带宽kHz/像素带宽Hz/pixel
1	Localizer	TRA	按照默认参数扫描								
2	Localizer	3PL	—								
3	T_2 TSE SPAIR	SAG/COR	140×140	79	3/0.3	320×288	1	SPAIR	HF	10	30/188
4	T_1 TSE	SAG/COR	140×140	Min	3/0.3	320×240	1	—	HF	3	25/159
5	T_2 TSE SPAIR	TRA	140×140	78	3.5/0.4	320×320	1	SPAIR	RL	10	43/269
6	T_2 TSE	TRA	140×140	91	3.5/0.4	320×224	1	—	RL	10	48/300
7	T_1 TSE	TRA	140×140	Min	3.5/0.4	320×224	1	—	RL	3	27/166
8	T_1 VIBE 3D Dyn+C	TRA	150×150	2.46, 3.69	1.6/0	256×180 内插	1	DIXON	AP	/	51/400
9	T_1 TSE DIXON	SAG/COR	140×140	Min	3/0.3	320×237	1	DIXON	HF	3	56/347

2.基础序列质控要求

（1）Localizer 3PL

扫描方向：基于localizer TRA图像确定内外踝最大层面，据此进行三平面定位：SAG的定位线垂直于内外踝的连线，COR的定位线平行于内外踝的连线。

（2）SAG/COR T_2 TSE SPAIR

1）扫描方向：依据肿瘤位置、破坏模式选择适宜的长轴扫描，一般情况下，推荐采用COR以充分显示肿瘤与关节软骨、邻近骨的关系。COR：基于localizer 3PL，在TRA位上确定内外踝最大层面，平行于内外踝的连线；在SAG位上平行于胫腓骨长轴。SAG：基于localizer 3PL，在TRA位上确定内外踝最大层面，定位线垂直于内外踝的连线；在COR位上垂直胫距关节面。

2）扫描范围：FOV覆盖全部肿瘤范围同时包全踝关节。

3）对比度：有效TE为70~80 ms，相位回聚脉冲角度150°。

4）清晰度：层面内体素为 0.5 mm×0.5 mm×（3~4）mm，间隔 10%；中等回波链 10~20，带宽 188 Hz/pixel。为完全覆盖肿瘤，需要增大 FOV 时，仍要注意保持原体素不变。

5）信噪比：多数情况下，该区域肿瘤的扫描 FOV 较小，且可做到等中心摆位扫描，使用 SPAIR 脂肪抑制方式的图像信噪比优于其他脂肪抑制方式。

6）伪影控制：使用棉垫或小米袋固定踝关节并排空线圈腔隙的空气，可避免运动伪影与改善脂肪抑制效果。在 FOV 的 HF 方向施加空间预饱和脉冲，可减轻血管搏动伪影。增加 HF 方向相位过采样，防止卷褶伪影。

（3）SAG/COR T_1 TSE

1）扫描方向：复制 SAG/COR T_2 TSE SPAIR 扫描方向。

2）扫描范围：复制 SAG/COR T_2 TSE SPAIR 扫描范围。

3）对比度：有效 TE 设置为最小，相位回聚脉冲角度为 150°。

4）清晰度：层面内体素小于 0.5 mm×0.5 mm×3 mm，间隔 10%。回波链小于 3，带宽 159 Hz/pixel。

（4）TRA T_2 TSE SPAIR

1）扫描方向：在 COR 位上平行于胫距关节面，在 SAG 位上垂直于胫骨长轴。

2）扫描范围：覆盖全部肿瘤范围。

3）对比度：有效 TE 为 70~80 ms，相位回聚脉冲角度 150°。

4）清晰度：层面内体素小于 0.5 mm×0.5 mm×（3~5）mm，间隔 10%~20%。中等回波链 10~20，带宽 269 Hz/pixel。

5）信噪比：可做到等中心摆位，使用 SPAIR 脂肪抑制方式图像信噪比优于其他脂肪抑制方式。当厚层扫描信号溢出时，可通过减少激励次数、增大带宽、增大扫描矩阵等参数降低信噪比。

6）伪影控制：相位编码方向为 LR，增加相位过采样，防止对侧腿的卷褶伪影。

（5）TRA T_2 TSE

1）扫描方向：复制 TRA T_2 TSE SPAIR 扫描方向。

2）扫描范围：复制 TRA T_2 TSE SPAIR 扫描范围。

3）对比度：有效 TE 为 80~100 ms，相位回聚脉冲角度 150°。

4）清晰度：层面内体素小于 0.6 mm×0.6 mm×（3~5）mm，间隔 10%~20%。中等回波链 10~20，带宽 300 Hz/pixel。

（6）TRA T_1 TSE

1）扫描方向：复制 TRA T_2 TSE SPAIR 扫描方向。

2）扫描范围：复制 TRA T_2 TSE SPAIR 扫描范围。

3）对比度：有效 TE 为最小，相位回聚脉冲角度为 150°。

4）清晰度：层面内体素小于0.6 mm×0.6 mm×（3~5）mm，间隔10%~20%。回波链小于3，带宽166 Hz/pixel。

（7）TRA T_1 VIBE_Dixon 3D Dyn+C

1）扫描方向：复制平扫TRA扫描方向。

2）扫描范围：复制平扫TRA扫描范围，覆盖肿瘤及瘤周水肿范围。

3）扫描方法：共扫描10个时相，每个时相时间分辨率为18~24 s，蒙片扫描完成后暂停，注射对比剂，注射剂量0.1 mmol/kg，注射速度2 mL/s，20 mL盐水以同样注射速度冲管，注药后0 s开始，连续扫描9个时相。

4）对比度：激发角度为12°，TR、TE选择系统默认最小值。

5）清晰度：层面内内插体素0.3 mm×0.3 mm×1.6 mm，无间隔。带宽400 Hz/pixel。

（8）SAG/COR T_1 TSE DIXON+C

1）扫描方向：复制SAG/COR T_2 TSE SPAIR扫描方向。

2）扫描范围：复制SAG/COR T_2 TSE SPAIR扫描范围。

3）扫描方法：动态扫描完成后直接进行扫描。

4）对比度：相位回聚脉冲角度为150°，TR为400~600 ms，TE为最小。

5）清晰度：层面内体素0.4 mm×0.4 mm×3 mm，层间隔10%。

（三）提升序列技术参数及质控要求

1.提升序列关键技术参数

表20-48　提升序列关键技术参数

	名称	方位	FOV (mm)	TE (ms)	层厚/间隔 (mm)	矩阵	激发次数	脂肪抑制	相位方向	回波链	总带宽 kHz/像素 带宽 Hz/pixel
1	T_2 FL2d	SAG	160×160	9	4/0.4	256×230	1	—	AP	—	22/170
2	T_2 TSE STIR	SAG/COR	140×140	73	3/0.3	256×256	2	STIR	HF	10	24/191
3	T_2 TSE DIXON	SAG/COR	160×160	79	3/0.3	320×224	1	DIXON	HF	10	31/191
4	SEMAC	SAG/COR	180×180	37	4/0	256×205	1	STIR	RL/AP	17	114/888
5	DWI	TRA	300×260	Min	4/1	164×164	50,800 (B值)	—	AR	104	250/1800

2.提升序列质控要求

（1）SAG/COR T_2 FL2d（GRE）

1）扫描方向：复制SAG/COR T_2 TSE SPAIR扫描方向。

2）扫描范围：复制SAG/COR T_2 TSE SPAIR扫描范围。

3）对比度：激发角度为20°，TR为600 ms，TE为9 ms。

4）清晰度：层面内体素 0.7 mm×0.7 mm×4 mm，间隔 10%。带宽 170 Hz/pixel。

（2）SAG/COR T$_2$ TSE STIR

1）扫描方向：复制 SAG/COR T$_2$ TSE SPAIR 扫描方向。

2）扫描范围：复制 SAG/COR T$_2$ TSE SPAIR 扫描范围。

3）对比度：有效 TE 为 70~80 ms，相位回聚脉冲角度 150°。

4）清晰度：层面内体素为 0.6 mm×0.6 mm×（3~4）mm，间隔 10%；中等回波链 10~20，带宽 191 Hz/pixel。

5）伪影控制：同 SAG/COR T$_2$ TSE SPAIR。

（3）SAG/COR T$_2$ TSE DIXON

1）扫描方向：复制 SAG/COR T$_2$ TSE SPAIR 扫描方向。

2）扫描范围：复制 SAG/COR T$_2$ TSE SPAIR 扫描范围。

3）对比度：TR 值为 2500 ms，TE 值为 70~80 ms，相位回聚脉冲角度 129°。

4）清晰度：层面内体素小于 0.6 mm×0.6 mm×（3~4）mm，间隔 10%；中等回波链 12~20，带宽 191 Hz/pixel。

5）信噪比：优于 STIR 脂肪抑制方式。

6）伪影控制：同 SAG/COR T$_2$ TSE SPAIR。DIXON 能明显减轻磁敏感伪影。

（4）SAG/COR T$_2$ SEMAC（西门子，去金属伪影序列）

1）扫描方向：复制 SAG/COR T$_2$ TSE SPAIR 扫描方向。

2）扫描范围：复制 SAG/COR T$_2$ TSE SPAIR 扫描范围。

3）对比度：相位回聚脉冲角度为 120°，TR 为 5000 ms，TE 为 37 ms。

4）清晰度：层面内体素小于 0.6 mm×0.6 mm×4 mm，间隔 10%。回波链小于 17，带宽 888 Hz/pixel。

5）伪影控制：可改善人工关节金属磁化率伪影对于病变的影响。但是扫描时间过长，容易出现运动伪影。

（5）TRA DWI

1）扫描范围：复制 TRA T$_2$ FSE 扫描范围。

2）b 值选择：选择 0，50，800。

3）信噪比：为保证充足的信号强度，FOV 设定 280~300 mm，层厚 4 mm。

第十八章

脊柱骨肿瘤

一、MR检查方法与操作流程

（一）技术特点

脊柱骨肿瘤的诊断及疗效评估要求影像学清晰显示椎体、附件及周围软组织结构，清晰显示肿瘤与邻近组织的关系。MR具有较高的软组织对比度，3.0 T多通道线圈能够提供充足信噪比及空间分辨率，因此MR可以清晰显示脊柱局部细节。常规脊柱（如颈椎、胸椎、腰椎、骶尾椎）MR平扫和增强扫描能够发现多数原发性、转移性肿瘤以及其他非肿瘤性病变，但对于某些疾病有时需要附加提升序列来辅助诊断及评价。与常规脊柱扫描着重显示椎间盘有所不同，脊柱骨肿瘤的MR需着重对病变部位进行扫描，这对检查技师的技术要求有所提高。

脊柱扫描一般采用相控阵线圈。常规采用矢状位、横轴位进行扫描，但在发现椎体、椎间孔等病变时，通常增加冠状位扫描。如需增强，对比剂注射量采用2 mL/10 kg或0.1 mmol/kg，病变按常规增强扫描即可，分别行脂肪抑制Ax、SAG、COR T_1WI扫描，但在增强扫描前须至少有一个方位的T_1WI脂肪抑制平扫图像。

（二）注意事项

由于MR的特殊性，在检查前要做好安全工作，即每位患者都要询问有无禁忌证，需除掉随身携带的所有金属或磁性物件以及其他可能会影响图像质量的物品，如粘贴的膏药等，以免产生伪影或造成危险。

扫描时需要患者保持静止，需要提高患者的舒适性，增加脊柱的稳定性，如在进行颈椎扫描时为防止头部运动，可用海绵垫固定。在进行胸椎或腰椎扫描时，可用膝关节支撑垫，以保持体位不变，以减少图像运动伪影，提高诊断价值。胸椎扫描前需要扫描包含颈椎的大视野FOV定位相，以方便诊断医师进行病变椎体定位。

（三）适应证

其他脊柱影像学检查发现可疑病变，需要MR进一步评价，为临床治疗提供影像学资料。

患者治疗后，需疗效评估。

二、基础序列技术参数及质控要求

（一）基础序列关键技术参数

表20-49 颈椎MR基础序列关键技术参数

颈椎	名称	方位	FOV (cm)	TR (ms)	TE (ms)	层厚/间隔 (mm)	矩阵	激发次数/脂肪抑制	频率方向
1	3-PL LOC	三平面			按照默认参数扫描				
2	T_2 FSE	SAG	28×28	2900	120	3.0/0.6	352×256	2	HF
3	T_1 FSE	SAG	28×28	600	10	3.0/0.6	320×256	1	HF
4	T_2 IDEAL	SAG	28×28	3000	85	3.0/0.6	320×256	2/IDEAL	HF
5	T_2 MEGRE	Ax	19×14	400	3	4.0/0.4	260×224	2	AP
6	T_2 FSE	COR	28×28	2900	120	4.0/0.4	320×224	2	HF
7	T_1 FS+C	Ax	19×14	610	10	4.0/0.4	288×224	1/FS	AP
8	T_1 FS+C	SAG	28×28	470	10	3.0/0.6	320×224	1/FS	HF
9	T_1 FS+C	COR	28×28	470	10	3.0/0.6	320×224	1/FS	HF

表20-50 胸椎MR基础序列关键技术参数

胸椎	名称	方位	FOV (cm)	TR (ms)	TE (ms)	层厚/间隔 (mm)	矩阵	激发次数/脂肪抑制	频率方向
1	3-PL LOC	三平面	按照默认参数扫描						
2	T_2 FSE	SAG	36×36	2800	120	3.0/0.3	352×256	2	HF
3	T_1 FSE	SAG	36×36	470	10	3.0/0.3	320×192	1	HF
4	T_2 IDEAL	SAG	36×36	3000	85	3.0/0.3	320×256	2/ IDEAL	HF
5	T_2 FSE	Ax	20×20	2500	100	4.0/0.4	288×256	2	AP
6	T_2 FSE	COR	36×36	2400	100	4.0/0.4	320×224	2	HF
7	T_1 IDEAL +C	Ax	19×14	700	10	4.0/0.8	288×224	1	AP
8	T_1 IDEAL +C	SAG	28×28	700	10	4.0/0.4	320×224	1	HF
9	T_1 IDEAL +C	COR	28×28	480	10	4.0/0.4	320×224	1	HF

表 20-51　腰椎MR基础序列关键技术参数

腰椎	名称	方位	FOV (cm)	TR (ms)	TE (ms)	层厚/间隔 (mm)	矩阵	激发次数/脂肪抑制	频率方向
1	3-PL LOC	三平面	—	—	按照默认参数扫描				
2	T₂ FSE	SAG	30×30	2800	120	4.0/0.4	384×320	2	HF
3	T₁ FSE	SAG	30×30	650	10	4.0/0.4	320×320	1	HF
4	T₂ FSE FS	SAG	30×30	3000	85	4.0/0.4	320×224	2/FS	HF
5	T₂ FSE	Ax	20×16	2700	100	4.0/0.4	288×288	2	AP
6	T₂ FSE	COR	30×30	2800	100	4.0/0.4	320×288	2	HF
7	T₁ FS+C	Ax	20×16	700	10	4.0/0.4	320×288	1/FS	AP
8	T₁ FS+C	SAG	30×30	570	10	4.0/0.4	320×288	1/FS	HF
9	T₁ FS+C	COR	30×30	460	10	4.0/0.4	320×288	1/FS	HF

表 20-52　腰骶椎MR基础序列关键技术参数

骶尾椎	名称	方位	FOV (cm)	TR (ms)	TE (ms)	层厚/间隔 (mm)	矩阵	激发次数/脂肪抑制	频率方向
1	3-PL LOC	三平面	—	—	按照默认参数扫描				
2	T₂ FSE	SAG	30×30	2700	120	4.0/0.4	448×320	2	HF
3	T₁ FSE	SAG	30×30	650	10	4.0/0.4	320×320	1	HF
4	T₂ FSE FS	SAG	30×30	3000	85	4.0/0.4	320×224	2/FS	HF
5	T₂ FSE	Ax	20×16	2800	100	4.0/0.4	288×288	2	AP
6	T₂ FSE	COR	30×30	2600	100	4.0/0.4	320×288	2	HF
7	T₁ FS+C	Ax	20×16	700	10	4.0/0.4	320×288	1/FS	AP
8	T₁ FS+C	SAG	30×30	570	10	4.0/0.4	320×288	1/FS	HF
9	T₁ FS+C	COR	30×30	460	10	4.0/0.4	320×288	1/FS	HF

注：COR T₂ FSE 为平行于骶髂关节的斜冠状位，为非常规扫描序列。

（二）基础序列质控要求

由于颈椎、胸椎、腰椎、骶尾椎的检查序列及技术要点类似，因此，对基础序列的质控要求基本一致，下文中仅对上述脊柱检查不同之处进行额外阐述。

1.SAG T₂WI、T₁WI、脂肪抑制 T₂WI

（1）扫描范围：颈椎：上缘包括小脑，下缘包括第2胸椎；胸椎：扫描视野上缘包括第7颈椎，下缘包括第1腰椎；腰椎：扫描视野上缘包括第11胸椎，下缘包括骶椎；骶尾椎：扫描视野上缘包括第5腰椎，下缘包括臀部下缘皮肤全部尾椎。在横轴位及冠状位上定位，在冠状位上调整角度，使定位线平行于椎管正中矢状线，在横轴位上调整层面，范围根据病变范围合理调整。

（2）伪影控制：可使用饱和带，放置于视野前部，特别是胸椎扫描时，可减轻血管搏动伪影。可适当增加相位过采样防止卷褶。另外，可通过憋气和腹带等压迫固定腹部，可在某些程度上抑制呼吸所导致的运动伪影。定位线尽量不要交叉，避免产生伪影。相位编码为上下方向，可消除脑脊液搏动的影响。

2.Ax T_2 FSE

（1）扫描范围：在矢状面T_2WI定位，在冠状面调整左右中心。定位以病变为中心，在病灶累及区域连续定位，覆盖病灶范围。

（2）伪影控制：相位编码为前后方向，余同上。

3.COR T_2 FSE

（1）扫描范围：于横轴位及矢状位定位，矢状位调整角度，使定位线平行于病变的长轴。在横轴位上调整层面，包括整个病变范围，冠状位上调整FOV中心置于病变中心。

（2）伪影控制：相位编码为上下方向，余同上。

4.SAG、Ax、COR FS-T_1+C

（1）扫描范围：分别复制对应平扫扫描范围。

（2）扫描层厚、层间隔及层数与平扫相当。增强扫描前的平扫参数与增强参数保持一致。

三、提升序列技术参数及质控要求

（一）提升序列关键技术参数

表20-53　提升序列关键技术参数

	名称	方位	FOV (cm)	TR (ms)	TE (ms)	层厚/间隔 (mm)	矩阵	b值/激发次数	频率方向
1	DWI	Ax	24×24	2500	65	4/0.4	128×64	0/1,800/10	默认
2	IVIM	Ax	24×24	3000	65	4/0.4	128×64	—	AP
	IVIM b值设定/NEX		0/2，20/2，50/2，100/1，150/1，200/1，400/2，800/4，1200/6，1500/8						
3	DCE T_1+C LAVA FLEX	Ax	28×14	3.9	1.7	2.0/0	256×160	1	AP

（二）提升序列质控要求

1.Ax DWI（小视野）、Ax IVIM

（1）扫描范围：定位以病变为中心，在病灶累及区域连续定位，覆盖病灶范围。

（2）扫描视野：20~24 cm，层厚4/0.4 mm。

2.Ax DCE T_1+C LAVA FLEX

（1）扫描时间：每个时相<6 s，48时相，扫描时间5分30秒。

（2）扫描范围：定位以病变为中心，在病灶累及区域连续定位，覆盖病灶范围。

四、各序列观察要点及诊断要点

（一）SAG/Ax/COR T$_2$WI、SAG T$_1$WI

1.观察要点

图像无明显各种运动伪影。图像内组织结构显示清晰，病变与邻近结构对比明显。

2.诊断意义

观察病变位置、形态及内部信号特点，评价骨髓侵犯范围或周围肿块范围。可利用冠状位进行双侧对比以评价椎体、附件、椎间孔侵犯范围。

（二）SAG脂肪抑制T$_2$WI

1.观察要点

图像无明显各种运动伪影。图像内组织结构显示清晰，脂肪抑制均匀。

2.诊断意义

观察病变位置、形态及内部信号特点，评价骨髓侵犯范围及周围肿块范围，特别是可以更好地评价周围水肿范围。

（三）Ax/SAG/ COR T$_1$ FS+C

1.观察要点

图像无明显各种运动伪影。图像内组织结构显示清晰，病变与邻近结构对比明显。

2.诊断意义

结合并对比脂肪抑制平扫及增强图像可以观察病变位置、形态、强化方式，并评价侵犯范围，如椎管内或椎旁软组织受累及神经根受累情况等，进行肿瘤分期。

（四）Ax DWI

1.观察要点

图像无变形，无伪影，高b值图像有足够信噪比。

2.诊断意义

小视野、高分辨率DWI成像，精细显示肿瘤内部活性，定量参数ADC值可提示肿瘤良恶性，但是不同骨肿瘤的ADC值范围有重叠，扩散受限不等于恶性肿瘤。定性和定量评估可对某些类型肿瘤进行诊断、分期及疗效评价。

（五）Ax IVIM DWI

1.观察要点

图像无变形，无伪影，信噪比足够。

2.诊断意义

功能成像方法，兼顾DWI评价肿瘤活性的优势，通过使用多种模型得到定量参数及半定量参数，进行病变鉴别诊断或疗效评价，还可评价血管灌注。

（六）Ax DCE T_1+C LAVA FLEX

1.观察要点

图像无变形，无伪影，信噪比足够。

2.诊断意义

通过使用特定模型（如Tofts模型）来量化组织通透性，得到定量参数及半定量参数，进行病变鉴别诊断及疗效评估。

参考文献

1.冯晓源.磁共振技术发展十年回顾.上海医学工程，2006，27（2）：119-123.

2.Nowogrodzki A.The world's strongest MRI machines are pushing human imaging to new limits.Nature，2018，563（7729）：24-26.

3.Turner D A.Nuclear magnetic resonance in oncology.Semin Nucl Med，1985，15（2）：210-223.

4.杨文晖.磁共振成像发展与超高场磁共振成像技术.物理，2019，48（4）：227-236.

5.俎栋林，高家红.核磁共振成像-物理原理和方法.北京：北京大学出版社，2014.

6.Feinberg D A，Hale J D，Watts J C，et al.Halving MR imaging time by conjugation：demonstration at 3.5 kG.Radiology，1986，161：527-531.

7.Walker-Samuel S，Ramasawmy R，Torrealdea F，et al.In vivo imaging of glucose uptake and metabolism in tumors，Nat Med，2013，19：1067-1072.

8.Attenberger U I，Pilz L R，Morelli J N，et al.Multi-parametric MRI of rectal cancer -Do quantitative functional MR measurements correlate with radiologic and pathologic tumor stages?.Eur J Radiol，2014，83：1036-1043.

9.Stingl，Alexander，I.Paul Lauterbur and the Invention of MRI.Isis An International Review Devoted to the History of Science & Its Cultural Influences，2016.

10.Lauterbur P C.Image formation by induced local interactions.Examples employing nuclear magnetie resonance，1973，242（5394）：190-191.

11.Gallagher T A，Nemeth A J，Hacein-Bey L. An introduction to the Fourier transform：relationship to MRI.Ajr American Journal of Reentgenology，2008，190（5）：1396-1405.

12.Dwyer A J，Knop RH，Houtt DI.Frequeney shift artifacts in MR imaging.J Comput Assiat Tomogr，1985，9（1）：16-18.

13.Soila K P，Viamonte M Jr，Starewiez P M.Chemical shift misregistration effect in magnetie resonance imaging.Radiology，1984，153（3）：819-820.

14.Edelstein W A，Hutehison J M，Johnson G，et al.Spin warp NMR imaging and applieations to human whole- body imaging.Physies in Medicine & Biology，1980，25（4）：751-756.

15.杨正汉，冯逢、王霄英.磁共振成像技术指南：检查规范、临床策略及新技术应用.北京：人民军医出版社，2010.

16.黄继英，梁星原.磁共振成像原理.陕西：陕西科学技术出版社，1998.

17.张英魁，黎丽，李金锋.实用磁共振成像原理与技术解读.北京：北京大学医学出版社，2021.

18.付海鸿，余建明，李真林.医学影像设备成像原理与临床应用.北京：人民卫生出版社，2022.

19.Meyer C H，Macovski A.Continuous fluoroscopic MRI using spiral k-space scanning：US，US5485086 A[P].

20.Mcgibney G，Smith M R，Nichols S T，et al.Quantitative evaluation of several partial Fourier reconstruction algorithms used in MRI.Magnetic Resonance in Medicine，2010，30（1）：51-59.

21.首都医科大学眼部肿瘤临床诊疗与研究中心，中华医学会放射学分会头颈学组.眼眶肿瘤和肿瘤样病变3.0 T MR检查与诊断专家共识.中华放射学杂志，2021，55（10）：1008-1023.

22.中华放射学杂志编委会骨学组，第3届全国头颈部影像学术会议学术委员会.头颈部CT、MR扫描规范指南（试用稿）.中华放射学杂志，2005，39（3）：230-233.

23.Zhu Y，Fu L，Jing W，et al.The value of magnetic resonance imaging in esophageal carcinoma：Tool or toy? Asia Pac J Clin Oncol，2019，15（3）：101-107.

24.Qu J，Wang Z，Qin J，et al.MRI features in differentiating mucosal high-grade neoplasia from early invasive squamous cell cancer of the esophagus.Eur Radiol，2020，30（6）：3455-3461.

25.Qu J，Zhang H，Wang Z，et al.Comparison between free-breathing radial VIBE on 3-T MRI and endoscopic ultrasound for preoperative T staging of resectable oesophageal cancer，with histopathological correlation.Eur Radiol，2018，28（2）：780–787.

26. 王程浩，韩泳涛.2020年中国临床肿瘤学会《食管癌诊疗指南》解读.肿瘤预防与治疗，2020，33（04）：285–290.

27. Guo J，Wang Z，Qin J，et al.A prospective analysis of the diagnostic accuracy of 3?T MRI，CT and endoscopic ultrasound for preoperative T staging of potentially resectable esophageal cancer.Cancer Imaging，2020，20（1）：64–74.

28. Pellat A，Dohan A，Soyer P，et al.The Role of Magnetic Resonance Imaging in the Management of Esophageal Cancer.Cancers（Basel），2022，14（5）.

29. Riddell A M，Richardson C，Scurr E，et al.The development and optimization of high spatial resolution MRI for imaging the oesophagus using an external surface coil.Br J Radiol，2006，79（947）：873–879.

30. Finkenzeller T，Zorger N，Kuhnel T，et al.Novel application of T1–weighted BLADE sequences with fat suppression compared to TSE in contrast–enhanced T1–weighted imaging of the neck：cutting–edge images？J Magn Reson Imaging，2013，37（3）：660–668.

31. Qu J，Shen C，Qin J，et al.The MR radiomic signature can predict preoperative lymph node metastasis in patients with esophageal cancer.Eur Radiol，2019，29（2）：906–914.

32. Zhang F，Qu J，Zhang H，et al.Preoperative T Staging of Potentially Resectable Esophageal Cancer：A Comparison between Free–Breathing Radial VIBE and Breath–Hold Cartesian VIBE，with Histopathological Correlation.Transl Oncol，2017，10（3）：324–331.

33. Wang Z，Guo J，Qin J，et al.Accuracy of 3–T MRI for Preoperative T Staging of Esophageal Cancer After Neoadjuvant Chemotherapy，With Histopathologic Correlation.AJR Am J Roentgenol，2019，212（4）：788–795.

34. Takeuchi M，Matsuzaki K，Kubo H，et al.Diffusion–weighted magnetic resonance imaging of urinary epithelial cancer with upper urinary tract obstruction：preliminary results.Acta Radiol，2008，49（10）：1195–1199.

35. Yoshida S，Masuda H，Ishii C，et al.Usefulness of diffusion–weighted MRI in diagnosis of upper urinary tract cancer.AJR Am J Roentgenol，2011，196（1）：110–1166.

36. Abreu–Gomez J，Udare A，Shanbhogue K P，et al.Update on MR urography（MRU）：technique and clinical applications.Abdom Radiol，2019，44（12）：3800–3810.

37. Wang W，Yang J，Liu J，et al.Three–dimensional static–fluid MR urography with gradient– and spin–echo（GRASE）at 3.0T：comparison of image quality and diagnostic performance with respiratory–triggered fast spin–echo（FSE）.Abdom Radiol，2022，47（5）：1828–1839.

38. Maheshwari E，Nougaret S，Stein E B，et al.Update on MRI in Evaluation and Treatment of Endometrial Cancer.RadioGraphics，2022.

39. Hernando D，Zhang Y，Pirasteh A.Quantitative diffusion MRI of the abdomen and pelvis.Med Phys，2022，49（4）：2774–2293.

40. Manganaro L，Lakhman Y，Bharwani N，et al.Staging，recurrence and follow–up of uterine cervical cancer using MRI：Updated Guidelines of the European Society of Urogenital Radiology after revised FIGO staging 2018.European Radiology，2021，31（10）：7802–7816.

41. Salib M Y，Russell J H B，Stewart V R，et al.2018 FIGO Staging Classification for Cervical Cancer：Added Benefits of Imaging.Radiographics，2020，40（6）：1807–1822.

42. Expert Panel on G.Y.N.and O.B.Imaging，Reinhold C，et al.ACR Appropriateness Criteria（R）Pretreatment Evaluation and Follow–Up of Endometrial Cancer.J Am Coll Radiol，2020，17（11S）：S472–S486.

43. Lee S I，Atri M.2018 FIGO Staging System for Uterine Cervical Cancer：Enter Cross–sectional Imaging.

Radiology，2019，292（1）：15-24.

44.Nougaret S，Horta M，Sala E，et al.Endometrial Cancer MRI staging：Updated Guidelines of the European Society of Urogenital Radiology.European Radiology，2018，29（2）：792-805.

45.Rauch G M，Kaur H，Choi H，et al.Optimization of MR Imaging for Pretreatment Evaluation of Patients with Endometrial and Cervical Cancer.RadioGraphics，2014，34（4）：1082-1098.

46.李真林，倪红艳.中华医学影像技术学：MR成像技术卷.第1版.北京：人民卫生出版社，2017.

47.Chabrol A，Rousset P，Charlot M，et al.Lesions of the ovary with T1-hypersignal.Clin Radiol，2014，69（10）：e404-e413.

48.Vargas H A，Barrett T，Sala E.MRI of ovarian masses.J Magn Reson Imaging，2013，37（2）：265-281.

49.Rockall A G.Diffusion weighted MRI in ovarian cancer.Curr Opin Oncol，2014，26（5）：529-535.

50.Kasper S M，Dueholm M，Marinovskij E，et al.Imaging diagnostics in ovarian cancer：magnetic resonance imaging and a scoring system guiding choice of primary treatment.Eur J Obstet Gynecol Reprod Biol，2017，210：83-89.

51.Garcia Prado J，González Hernando C，Varillas Delgado D，et al.Diffusion weighted magnetic resonance imaging in peritoneal carcinomatosis from suspected ovarian cancer：diagnostic performance in correlation with surgical findings.Eur J Radiol，2019，121：108696p.

52.Engbersen M P，Van Driel W，Lambregts D，et al.The role of CT，PET-CT，and MRI in ovarian cancer.Br J Radiol，2021，94（1125）：20210117.

53.Timmerman D，Planchamp F，Bourne T，et al.ESGO/ISUOG/IOTA/ESGE consensus statement on preoperative diagnosis of ovarian tumors.Int J Gynecol Cancer，2021，31（7）：961-982.

54.Sadowski E A，Thomassin-Naggara I，Rockall A，et al.O-RADS MRI Risk Stratification System：Guide for Assessing Adnexal Lesions from the ACR O-RADS Committee.Radiology，2022，303（1）：35-47.

55.Hottat N A，Badr D A，Van Pachterbeke C，et al.Added Value of Quantitative Analysis of Diffusion-Weighted Imaging in Ovarian-Adnexal Reporting and Data System Magnetic Resonance Imaging.J Magn Reson Imaging，2022，56（1）：158-170.

56.Assouline V，Dabi Y，Jalaguier-Coudray A，et al.EURAD study group.How to improve O-RADS MRI score for rating adnexal masses with cystic component?Eur Radiol，2022，32（9）：5943-5953.

57.强金伟.磁共振功能成像在卵巢肿瘤中的临床应用研究.肿瘤影像学，2016，（1）：5.

58.American College of Radiology（ACR）.Breast Imaging Reporting and Data System（BI-RADS）.5th ed.Reston，VA：American College of Radiology，2013.

59.何翠菊.乳腺磁共振检查及诊断规范专家共识.肿瘤影像学，2017，26（04）：241-249.

60.Mann R M，Cho N，Moy L.Breast MRI：State of the Art.Radiology，2019，292（3）：520-536.

61.崔晓琳，周纯武，李静，等.乳腺MRI技术操作规范探讨.磁共振成像，2014，5（04）：309-312.

62.DeMartini W B，Rahbar H.Breast magnetic resonance imaging technique at 1.5 T and 3 T：requirements for quality imaging and American College of Radiology accreditation.Magn Reson Imaging Clin N Am，2013，21（3）：475-482.

63.Iima M，Honda M，Sigmund E E，et al.Diffusion MRI of the breast：Current status and future directions.J Magn Reson Imaging，2020，52（1）：70-90.

64.Bolan P J.Magnetic resonance spectroscopy of the breast：current status.Magn Reson Imaging Clin N Am，2013，21（3）：625-639.

65.Partridge S C，McDonald E S.Diffusion weighted magnetic resonance imaging of the breast：protocol optimization，interpretation，and clinical applications.Magn Reson Imaging Clin N Am，2013，21（3）：601-624.

中国肿瘤整合诊治技术指南

66. Khalifa F，Soliman A，El-Baz A，et al.Models and methods for analyzing DCE-MRI：a review.Med Phys，2014，41（12）：124301.

67. Chitalia R D，Rowland J，McDonald E S，et al.Imaging Phenotypes of Breast Cancer Heterogeneity in Preoperative Breast Dynamic Contrast Enhanced Magnetic Resonance Imaging（DCE-MRI）Scans Predict 10-Year Recurrence.Clin Cancer Res，2020，26（4）：862-869.

68. Mumin N A，Hamid M T R，Hamid S A，et al.MRI Breast：Current Imaging Trends，Clinical Applications，and Future Research Directions.Curr Med Imaging，2022.

69. Pistel M，Laun F B，Bickelhaupt S，et al.Differentiating Benign and Malignant Breast Lesions in Diffusion Kurtosis MRI：Does the Averaging Procedure Matter? J Magn Reson Imaging，2022，56（5）：1343-1352.

70. Yang Z L，Li Y，Zhan C A，et al.Evaluation of suspicious breast lesions with diffusion kurtosis MR imaging and connection with prognostic factors.Eur J Radiol，2021，145：110014.

71. Bilal Ahmadani M A，Bhatty S，Abideen Z U，et al.Imaging in Breast Cancer：Use of Magnetic Resonance Spectroscopy.Cureus，2020，12（8）：e9734.

72. Rouvière O，Cornelis F，Brunelle S，et al.Imaging protocols for renal multiparametric MRI and MR urography：results of a consensus conference from the French Society of Genitourinary Imaging.Eur Radiol，2020，30（4）：2103-2114.

73. 徐俏宇，孙宏亮，徐妍妍，等.磁共振小视野弥散加权成像技术在影像诊断中的研究进展.磁共振成像，2017，8（07）：556-560.

74. 苏文婷，徐敬慈，饶敏，等.非对比增强与对比增强MRA在肾动脉成像的对照研究.中国医学计算机成像杂志，2020，26（01）：45-50.

75. 李璐、王海屹、潘晶晶，等.体素内不相干运动扩散加权成像在肾脏良恶性肿瘤鉴别诊断中的初步应用.中华医学杂志，2015，95（15）：1153-1157.

76. Liu C，Liang C，Liu Z，et al.Intravoxel incoherent motion（IVIM）in evaluation of breast lesions：comparison with conventional DWI.Eur J Radiol，2013，82（12）：e782-e789.

77. 王逸敏，刘爱连，刘静红.磁共振动脉自旋标记技术在肾脏的应用进展.中国医学影像技术，2016，32（08）：1298-1301.

78. 杨正汉，冯逢，王霄英.磁共振成像技术指南.北京：人民军医出版社，2007.

79. Panebianco V，Narumi Y，Altun E，et al.Multiparametric Magnetic Resonance Imaging for Bladder Cancer：Development of VI-RADS（Vesical Imaging-Reporting And Data System）.Eur Urol，2018，74（3）：294-306.

80. Juri H，Narumi Y，Panebianco V，et al.Staging of bladder cancer with multiparametric MRI.British Journal of Radiology，2020，93（1112）：20200116.

81. Caglic I，Panebianco V，Vargas H A，et al.MRI of Bladder Cancer：Local and Nodal Staging.J Magn Reson Imaging，2020，52（3）：649-667.

82. van der Pol C B，Chung A，Lim C，et al.Update on multiparametric MRI of urinary bladder cancer.J Magn Reson Imaging，2018，48（4）：882-896.

83. Lim K K，Noe G，Hornsey E，et al.Clinical applications of 3D T2-weighted MRI in pelvic imaging.Abdom Imaging，2014，39（5）：1052-1062.

84. Meng X，Hu H，Wang Y，et al.Application of bi-planar reduced field-of-view DWI（rFOV DWI）in the assessment of muscle-invasiveness of bladder cancer.Eur J Radiol，2021，136：109486.

85. Turkbey B，Rosenkrantz A B，Haider M A，et al.Prostate Imaging Reporting and Data System Version 2.1：2019 Update of Prostate Imaging Reporting and Data System Version 2.Eur Urol，2019，76（3）：340-351.

86. 王慧慧、李玮、王蕊，等.基于第2版前列腺影像报告和数据系统的前列腺多参数MRI技术要求.肿瘤影像学，2016，25（02）：106-110.

87.Liu Y，Wang X，Cui Y，et al.Comparative Study of Monoexponential，Intravoxel Incoherent Motion，Kurtosis，and IVIM-Kurtosis Models for the Diagnosis and Aggressiveness Assessment of Prostate Cancer.Front Oncol，2020，10：1763.

88.Caglic I，Povalej Brzan P，Warren A Y，et al.Defining the incremental value of 3D T2-weighted imaging in the assessment of prostate cancer extracapsular extension.Eur Radiol，2019，29（10）：5488-5497.

89.叶锦棠，蔡文超，王岳，等.体素内不相干运动扩散加权成像对前列腺癌的诊断价值.放射学实践，2014，29（05）：474-476.

90.Expert Panel on Urologic Imaging，Coakley F V，Oto A，et al. ACR Appropriateness Criteria? Prostate Cancer—Pretreatment Detection，Surveillance，and Staging.J Am Coll Radiol，2017，14（5S）：S245-S257.

91.Panebianco V，Villeirs G，Weinreb J C，et al.Prostate Magnetic Resonance Imaging for Local Recurrence Reporting（PI-RR）：International Consensus-based Guidelines on Multiparametric Magnetic Resonance Imaging for Prostate Cancer Recurrence after Radiation Therapy and Radical Prostatectomy. Eur Urol Oncol，2021，4（6）：868-876.

92.Jin T，Deng Z P，Liu W F，et al.Magnetic resonance imaging for the assessment of long bone tumors. Chin Med J（Engl），2017，130（21）：2547-2550.

93.Grande F D，Santini F，Herzka D A，et al.Fat-suppression techniques for 3-T MR imaging of the musculoskeletal system.Radiographics，2014，34（1）：217-233.

94.Expert Panel on Musculoskeletal Imaging.ACR Appropriateness Criteria? Primary bone tumors.J Am Coll Radiol，2020，17（5S）：S226-S238.

95.Carrino J A，Khurana B，Ready J E，et al.Magnetic resonance imaging-guided percutaneous biopsy of musculoskeletal lesions.J Bone Joint Surg Am，2007，89（10）：2179-2187.

96.Gemescu I N，Thierfelder K M，Rehnitz C，et al.Imaging features of bone tumors：conventional radiographs and MR imaging correlation.Magn Reson Imaging Clin N Am，2019，27（4）：753-767.

97.Thévenin-Lemoine C，Destombes L，Vial J，et al.Planning for bone excision in Ewing sarcoma：post-chemotherapy MRI more accurate than pre-chemotherapy MRI assessment.J Bone Joint Surg Am，2018，100（1）：13-20.

98.Costelloe C M，Kumar R，Yasko A W，et al.Imaging characteristics of locally recurrent tumors of bone. AJR Am J Roentgenol，2007，188（3）：855-863.

99.Chang C Y，Garner H W，Ahlawat S，et al.Society of Skeletal Radiology-white paper Guidelines for the diagnostic management of incidental solitary bone lesions on CT and MRI in adults：bone reporting and data system（Bone-RADS）.Skeletal Radiol，2022，51（9）：1743-1764.

100.Finkelstein D，Foremny G，Singer A，et al.Differential diagnosis of T2 hypointense masses in musculoskeletal MRI.Skeletal Radiol，2021，50（10）：1981-1994.

101.Verstraete K L，Woude H J V，Hogendoorn P C，et al.Dynamic contrast-enhanced MR imaging of musculoskeletal tumors：basic principles and clinical applications.J Magn Reson Imaging，1996，6（2）：311-321.

102.Degnan A J，Chung C Y，Shah A J. Quantitative diffusion-weighted magnetic resonance imaging assessment of chemotherapy treatment response of pediatric osteosarcoma and Ewing sarcoma malignant bone tumors.Clin Imaging，2018，47：9-13.

103.中华医学会影像技术分会，中华医学会放射学分会.MRI检查技术专家共识.中华放射学杂志，2016，50（10）：724-739.

104.Tsukamoto S，Mavrogenis A F，Langevelde K van，et al.Imaging of Spinal Bone Tumors：Principles and Practice.Curr Med Imaging，2022，18（2）：142-161.

105.Zhang E，Li Y，Xing X，et al.Intravoxel incoherent motion to differentiate spinal metastasis：A pilot study.Front Oncol，2022，12：1012440.

106.Lang N，Yuan H，Yu H J，et al.Diagnosis of Spinal Lesions Using Heuristic and Pharmacokinetic Parameters Measured by Dynamic Contrast-Enhanced MRI.Acad Radiol，2017，24（7）：867-875.

107.Morales K A，Arevalo-Perez J，Peck K K，et al.Differentiating Atypical Hemangiomas and Metastatic Vertebral Lesions：The Role of T1-Weighted Dynamic Contrast-Enhanced MRI.AJNR Am J Neuroradiol，2018，39（5）：968-973.

108.Chokshi F H，Law M，Gibbs W N.Conventional and Advanced Imaging of Spine Oncologic Disease，Nonoperative Post-treatment Effects，and Unique Spinal Conditions.Neurosurgery，2018，82（1）：1-23.

109.Guan Y，Peck K K，Lyo J，et al.T1-weighted Dynamic Contrast-enhanced MRI to Differentiate Nonneoplastic and Malignant Vertebral Body Lesions in the Spine.Radiology，2020，297（2）：382-389.

110.Chen Y，Zhang E，Wang Q，et al.Use of dynamic contrast-enhanced MRI for the early assessment of outcome of CyberKnife stereotactic radiosurgery for patients with spinal metastases.Clin Radiol，2021，76（11）：864.e1-864.e6.

111.Pozzi G，Albano D，Messina C，et al.Solid bone tumors of the spine：Diagnostic performance of apparent diffusion coefficient measured using diffusion-weighted MRI using histology as a reference standard.J Magn Reson Imaging，2018，47（4）：1034-1042.

112.Gibbs W N，Nael K，Doshi A H，et al.Spine Oncology：Imaging and Intervention.Radiol Clin North Am，2019，57（2）：377-395.

113.Albano D，Messina C，Gitto S，et al.Differential Diagnosis of Spine Tumors：My Favorite Mistake.Semin Musculoskelet Radiol，2019，23（1）：26-35.

PET 显 像

❖ 功能整合 神器显灵 ❖

❖ 关注流程 影像逼真 ❖

❖ 分期求快 水到渠成 ❖

❖ 分型求准 立竿见影 ❖

❖ 循靶追瘤 诊疗皆成 ❖

第一章

肿瘤PET显像概述

PET中文全称是"正电子发射体层显像术"（positron emission tomography，PET）。它是基于示踪原理通过正电子显像药的体内代谢分布来显示活体内组织细胞的功能代谢变化的一类影像技术，显像药和显像仪是PET显像必需的两个部分，缺一不可。由于反映组织代谢的显像药物处于不断的发展中，因此PET技术永无止境。PET包括PET/CT、PET/MR及临床专用型PET等。

一、PET技术的发展史

（一）正电子的发现

1934年，物理学家Carl Anderson在研究宇宙射线时，拍摄到与电子轨迹相同但方向相反的粒子轨迹，第一次证实"反物质"的存在。Anderson将这一粒子命名为"positron"，意为带正电的电子，由此推进正电子核素探测技术和正电子核素标记技术的发展。

（二）PET技术的演变

1950年初，在美国波士顿麻省总医院物理研究实验室Gordon Brownell设想通过检测正电子湮灭时放出的γ射线来提高核医学图像的质量，在该院神经外科的支持下，在6个月时间内设计并搭建了一台由两块方向相向排列的碘化钠探测器组成的简易正电子扫描仪，初步尝试对病人脑部肿瘤的定位，并将该成果发表于1951年《新英格兰医学》期刊上。1953年Brownell博士和Aronow博士展示了第一台临床正电子发射显像设备。

与此同时，正电子显像药物也在不断发展中，并对PET技术的进步起到关键性推动作用。1954年Sols等人首次报道了2位羟基缺失会阻碍己糖激酶反应。后来Louis Sokoloff和Martin Reivich利用合成的^{14}C标记的脱氧葡萄糖来观察动物体内葡萄糖的代谢情况，于1975年在《科学》杂志上发表该研究结果。

Alfred Wolf 等人首先提出用 ^{18}F 来标记葡萄糖的想法。Alfred Wolf 等人利用 ^{20}Ne（p，α）^{18}F 核反应得到[^{18}F]F$_2$，通过对乙酰基保护的己烯糖进行氟化反应得到 FDG。1986年 Kurt Hamacher 等人发明了 FDG 亲核取代反应合成法，经多次优化，最终成为当今工业界生产 FDG 的标准工艺，为后续 FDG 商业化奠定基础。

早期临床研究主要在费城的宾夕法尼亚大学医学中心进行，宾夕法尼亚大学的 Michael Phelps 等人对 ^{18}F-FDG 早期临床研究做出了杰出贡献。20世纪70到80年代，人们发现 FDG 在脑研究领域以外的心脏代谢和肿瘤代谢领域中也很具潜力。1976年第一台商业化 PET 扫描仪面市（ECAT），随着对 ^{18}F-FDG 临床研究的深入，^{18}F-FDG 在肿瘤领域的价值日益凸显。1987年 Paul 首次将 ^{18}F-FDG PET 应用于淋巴瘤，1997年 FDA 批准 ^{18}F-FDG 的临床应用，1998年美国医保机构（HCFA）同意将 ^{18}F-FDG PET 适应证纳入医保，首次将淋巴瘤的 ^{18}F-FDG PET 检查项目纳入医疗保险支付范围。

基于提高扫描速度、改善图像分辨力和改进 PET 正电子衰减校正的需要，Townsend 等人用 X 射线衰减校正技术替代了基于同位素棒源的射线衰减校正方法，并于1998年首次研制成功 PET/CT，该样机安装于匹兹堡大学。

PET/MR 的发明则经历较长时间。PET 与 MRI 一体机的概念于1996年提出。但由于传统 PET 探测器中光电倍增管与 MRI 磁场相互影响，射线衰减校正的技术遭遇到挑战，导致 PET/MR 落后于 PET/CT。目前多采用 MRI 的不同序列进行射线衰减校正，一定程度上解决了 MRI 射线衰减校正的难题，于2010年推出 PET/MR 并用于临床，弥补 PET/CT 临床应用中的一些不足。

随着正电子显像药物的发展，显像药种类越来越多，临床应用更加广泛。正电子显像药物以 ^{18}F 标记药为主，其次是 ^{11}C 标记药。近年来，金属离子络合标记药物也在快速发展，如 ^{68}Ga、^{89}Zr、^{64}Cu 标记药等。目前临床应用最多是代谢型显像剂，其中 ^{18}F-FDG 是最重要的葡萄糖代谢显像剂，此外还有氨基酸代谢显像剂、脂肪酸代谢显像剂、核苷酸代谢显像剂、磷脂代谢显像剂和乏氧代谢显像剂等。靶点类显像剂包括肿瘤受体显像剂、中枢神经系统受体显像剂等。

二、PET/CT 在肿瘤诊治中的价值

PET/CT 是将 CT 整合于 PET 系统之中，在清晰显示病灶形态基础上分析研究病变组织的代谢功能变化。PET/CT 在肿瘤疾病上具有独特的优势，其在肿瘤的临床诊治和研究方面可以发挥如下作用：①肿瘤良、恶性的鉴别，肿瘤的分期；②肿瘤生物学特性的预测，如肿瘤分级、增殖状态、受体的表达程度等；③协助确定肿瘤治疗方案，早期监测疗效，检测肿瘤耐药性；④肿瘤复发、转移的早期诊断，肿瘤坏死

与存活癌性组织的鉴别；⑤肿瘤的基础研究，包括基因突变、DNA合成、受体分布、抗原表达等研究；⑥肿瘤诊治的新药、新技术的研究开发过程中的定量监测等；⑦肿瘤调强放疗确定生物靶区等。

三、PET/MR在肿瘤诊治中的价值

PET/MR主要将MRI的高软组织分辨率、多参数成像及功能性成像和PET的分子信息进行结合，从分子水平及形态学等方面提供肿瘤的生物学信息。PET/MR可适用于各类型的肿瘤，与PET/CT相比在肿瘤临床应用方面总体价值相当。

除上述PET/CT的优势外，PET/MR的独特优势还在于以下几个方面：①空间上的精确一致，PET/MR真正实现PET和MRI图像的等中心采集；采集时间上高度接近，这些都大大降低图像配准误差；实时MR图像可为PET图像提升运动校正的精度（特别是心脏、肺、膀胱等部位），更准确定位代谢增高的部位，真正实现代谢和生理功能上的同步；②软组织分辨率高，更清晰显示肿瘤局部浸润，更高效检出骨、脑及肝脏恶性病变，提高TNM分期的准确性；③电离辐射剂量更低，与常规PET/CT相比，PET/MR检查辐射剂量可降低75%，对儿童、青少年、孕妇和需进行多次检查者更为适用。

总之，PET/CT和PET/MR成像技术在一定意义上克服了现有分子生物技术脱离活体内环境、体内调控和不同组织间相互作用的局限性，实现分子生物学和分子医学的活体化，成为联系分子生物学和临床医学的桥梁，在肿瘤疾病的诊治中占据着极其重要的位置。

第二章

PET显像原理

一、PET显像原理

核医学影像成像的基本过程是利用放射性测量仪探测积聚在体内特定组织器官的放射性药物发出的射线并进行数据化处理，利用这些数据进行计算、重建，获得放射性药物在该组织器官分布的图像。一个由计算机处理、可以产生断层图像的测量仪，即为发射型计算机断层显像仪，其中专用于正电子放射性药物探测的成像设备即为正电子发射计算机断层显像仪（positron emission computed tomography，PET）。

放射性药物需要在活体状态下被特定的组织、细胞和亚细胞水平上的特定分子主动摄取、结合，从而在分子水平上反映特定的疾病，用影像学的方法定性和定量特定的生物学特性与过程。用于产生核医学影像的放射性药物即为显像剂，大多是放射性核素标记的生命代谢必需的小分子物质，也可以是针对分子靶点的可视化分子探针，对比形态结构影像的造影剂（绝大多数属于对比剂，难以反映生化代谢的变化），化学用量少，体内应用更为安全。

除去设备成像的物理学原理，PET检查的原理即是每一种显像剂特定的生物特性的显像原理。不同的显像剂可用于同一肿瘤，反映肿瘤不同的生物学信息；同一种显像剂又可用于不同的肿瘤，反映出肿瘤的生物学共性。

大多数恶性肿瘤的生物学特征是葡萄糖代谢活跃，因此葡萄糖代谢显像是恶性肿瘤PET检查最普遍适用的方法，氟[^{18}F]脱氧葡萄糖（F-18 fluoro-D-deoxyglucose，^{18}F-FDG）即是肿瘤PET检查最普遍适用的显像剂。近年，已获准入的PET显像剂还有专门针对神经内分泌受体的镓[^{68}Ga]生长抑素类似物（^{68}Ga-DOTA-TATE，TATE）、反映雌激素受体活性的氟[^{18}F]氟代雌二醇（简称FES）和能特异性结合前列腺特异性膜抗原的镓[^{68}Ga]前列腺特异性膜抗原配体（简称PSMA）。肿瘤的增殖、乏氧、不同氨基酸代谢、不同受体活性、不同抗原含量、成纤维细胞活化蛋白等特性，都需要不同的显像剂来反映。

（一）葡萄糖代谢显像

恶性肿瘤的代谢特点之一是肿瘤细胞在有氧条件下发生的糖酵解。^{18}F-FDG 类似于葡萄糖，可经同一途径被细胞摄取、磷酸化，但因不再进一步代谢而滞留在细胞内（即代谢捕获），从而可以用于肿瘤显像。利用这一显像原理，^{18}F-FDG 还可用于脑心血管疾病和炎症检查。

^{18}F-FDG 注入体内后，经肾脏排泄，主要分布在脑皮质、肾脏、输尿管、膀胱等部位。在恶性肿瘤检查中可用于：①辅助临床分期；②预后分析；③辅助制定放疗靶区；④疗效评估；⑤诊断残留、复发；⑥复发患者再分期；⑦寻找肿瘤原发灶；⑧多原发恶性肿瘤转移灶来源分析；⑨病灶定性；⑩指导穿刺部位；⑪高危人群恶性肿瘤筛查。

（二）生长抑素受体显像

神经内分泌肿瘤（neuroendocrine neoplasm，NEN）细胞表面的生长抑素受体（somatostatin receptor，SSTR）过度表达，放射性核素标记的生长抑素类似物（somatostatin analogue，SSA）能与该受体特异性结合而使这类肿瘤显像。SSTR 有 1-5 种亚型，约 80% 的 NEN 细胞表面主要表达 $SSTR_2$，镓[^{68}Ga]生长抑素类似物（DOTA-TATE、DOTA-TOC、DOTA-NOC）均与 $SSTR_2$ 及 $SSTR_5$ 有较高的亲和能力，其中 DOTA-NOC 还与 $SSTR_3$ 有较高的亲和力。NEN 又可分为高分化的神经内分泌瘤（neuroendocrine tumor，NET）与低分化的神经内分泌癌（neuroendorine carcinoma，NEC）。高分化的神经内分泌瘤生物学行为惰性、葡萄糖代谢活性低但生长抑素受体高表达，^{18}F-FDG PET 显像多为阴性、镓[^{68}Ga]-生长抑素 PET 显像则为阳性；低分化的神经内分泌癌侵袭性高、葡萄糖代谢活性强而生长抑素受体低表达，PET 显像结果相反。因此核医学生长抑素受体与 ^{18}F-PDG 联合显像能定性神经内分泌肿瘤，判断其分化程度，寻找神经内分泌肿瘤原发灶，对生长抑素受体高表达者的辅助分期、制定个体化治疗方案、筛选生长抑素受体靶向治疗适应证患者有重要作用，并能够评估其疗效。

（三）前列腺特异性膜抗原显像

前列腺特异性膜抗原（prostate specific membrane antigen，PSMA）是一种 II 型跨膜糖蛋白，几乎表达于所有的前列腺腺癌。因其具有叶酸水解酶和神经羧肽酶活性，因此可以促进前列腺癌增殖、浸润，抑制凋亡。针对 PSMA 的各种小分子抑制剂或靶向 PSMA 的各种配体被放射性核素标记后可用于前列腺癌显像，其中用于 PET 检查的有镓[^{68}Ga]-PSMA 配体、^{18}F-ACBC 等。注入体内后在唾液腺、肝、肾、脾等部位的正常分布较多，在膀胱分布较少，对前列腺癌原发灶显示干扰小。PSMA靶向分子影像已成为前列腺癌诊断、分期、疗效观察、再分期、辅助精准治疗和随访等的最重要的工具，它能早期定位生化复发的病灶以决定进一步的个体化治疗方案。

（四）雌激素受体显像

16α-[^{18}F]氟-17β-雌二醇（16alpha-fluoro-18 17beta-estradiol，^{18}F-FES）（简称FES）作为雌激素的类似物，主要与雌激素受体（ER）中的α亚型结合，与α亚型的亲和力是β亚型的6.3倍。雌激素依赖型（ER阳性）乳腺癌组织中，ERα/ERβ的比值显著高于周围正常乳腺组织，表现为FES摄取、结合增多。作为类固醇激素，FES注入体内后，会迅速被肝脏摄取和代谢，其代谢产物多以葡萄糖醛酸结合的形式快速经肾脏排除，另随胆汁进入肠道，部分经肝肠循环再吸收。FES比活度过低或过高、血液性激素结合球蛋白（sex hormone binding globulin，SHBG）水平较高或正在服用ER拮抗剂三苯氧胺者易出现假阴性，后者需停药5-6周。FES PET检查主要用于全身、无创、动态诊断乳腺癌病灶ER表达状况，筛选乳腺癌内分泌治疗适应证患者，监测内分泌治疗期间各瘤灶的ER变化，评价内分泌药物对受体作用的差异，发现原发与转移灶ER表达的异质性，定制个体化内分泌治疗方案并预测其疗效。还可用于检出葡萄糖代谢不高但ER高表达的隐匿性乳腺癌或低度恶性的乳腺癌病灶，对同时伴有ER阳性乳腺癌的多原发恶性肿瘤患者的肿块定性、转移灶来源判断和决定合适的治疗方案有较大的临床价值。

核医学影像反映功能、生化、分子浓度的变化，每种放射性药物又有一定的生理性分布。因此，对其判读应结合病史和诊疗过程进行综合分析。如在FDG显像解读中，应避免将治疗中代谢降低的恶性病灶判断为良性，将治疗后炎症反应导致的代谢增高或不降判断为无效。

二、PET图像分析方法

PET显像反映的是病变组织的生物学特征，因此，无论病灶摄不摄取显像剂或者摄取多少，都具有临床意义，因此PET显像不存在假阴性和假阳性的问题，这一点和结构形态影像是不同的。但有时为了描述方便，在肿瘤良恶性诊断方面，文中部分章节仍有病灶探测阴性、阳性的提法，需要注意其内在的含义，它与CT、MRI结构影像不存在任何相关性。

PET显像检查对上述分子生物学特性的定性和定量方法用单纯肉眼判断，勾画不同感兴趣区进行靶/本底（T/NT）比值和时间-放射性计数曲线（TAC）等进行分析。通过感兴趣区获得的重要观察指标有：

标准摄取比值（SUV）：是PET常用的半定量分析指标，反映肿瘤摄取放射性的程度。SUV=感兴趣区平均活度（Bq）/注射剂量（Bq）/体重（kg）。其中，SUV_{max} 指在感兴趣区中最大的 SUV，反映肿瘤组织中最高代谢程度，SUV_{mean} 代表整个肿瘤平均代谢值，常用于不均质肿块的代谢测量。由于 SUV_{mean} 受肿瘤体积及主观因素影响较大，临床上仍主要应用 SUV_{max}。

肿瘤代谢体积（MTV）：是高代谢病变的体积，反映异常代谢的肿瘤细胞数量。MTV 常用测量方法为视觉分析法（肉眼法）和基于不同 SUV_{max} 阈值的半自动勾画法（分割方法）。后者阈值有 $SUV_{max}=2.5$、$40\%SUV_{max}$、$50\%SUV_{max}$ 及 $60\%SUV_{max}$ 等。

糖酵解总量（TLG）：为 ROI 内病灶 MTV 与 SUVmean 的乘积，代表了肿瘤负荷及肿瘤细胞葡萄糖利用率，是一个既能反映肿瘤代谢活性又能反映肿瘤代谢体积的综合参数。

此外，滞留指数（RI）反映病灶放射性摄取的变化，对判断良恶性等有作用。RI=（延迟相计数比值—早期相计数比值）×100% /早期相计数比值。

体内放射性药物发出的射线被 PET 探测成像前，受所在脏器组织的厚薄、密度的高低影响而有不同程度的衰减，为准确定量，PET/CT 和 PET/MR 可分别利用 CT、MR 影像进行衰减校正，并实现准确定位、多模态分子影像诊断。

由于 PET 和 CT 非同步采集，因吞咽、呼吸、肠蠕动等可能引起融合误差（即放射性浓聚与实际的病变部位不一致），在定性、定位与图像展示上需要进行人为调整，其结果在精准定位和影像组学研究上仍有待提高。第三代的 PET/MR 实现了两者同步采集，融合误差情况较少发生或误差程度较轻，但在不同序列 MRI 独立补充采集中仍需排除可能存在的融合-诊断偏差。

病灶附近有金属或致密医疗植入物会导致 PET 影像过度衰减校正从而影响定性、定量，有时需要利用非衰减校正的影像进行诊断。

常规 PET/CT、PET/MR 全身采集时分别使用低剂量 X 线和快速序列，其解剖影像不能替代诊断 CT 和 MR 多序列精准检查，PET/MR 尤其需要局部多序列补充检查。

PET/CT 在检查通量、检查体验，以及对肺部、骨骼、钙化灶分析上优于 PET/MR；而 PET/MR 能通过多参数、多方位成像更好地显示病变细节，还能进行功能与分子成像，在部分恶性肿瘤的 T 分期与鉴别诊断方面，PET/MR 优于 PET/CT，尤其是颅脑和肝脏肿瘤。CT 使用单一参数、进行密度分辨成像，对软组织分辨差；MRI 对软组织分辨很好，在多参数成像下，对脑、头颈部、心脏、腹盆部等软组织为主部位的小病变分析优于 PET/CT。

对乳腺这类电离辐射高度敏感的小器官，可用专用的乳腺 PET 紧贴乳腺表面，其灵敏度高，能准确发现多中心或多灶性病灶；且低辐射，适合用于多次成像疗效分析，也适合乳腺癌新型分子影像探针的临床研发。

第三章

肿瘤PET显像检查流程

一、显像前准备

（一）病史采集

详细询问了解患者的病史，明确PET显像检查的目的。如进行病变定性则需要了解患者临床症状及体征、病史时间、相关化验及影像学检查结果、是否做过治疗等；若已诊断为恶性肿瘤患者，需要了解确诊时间、肿瘤部位、病理类型、肿瘤药物或手术的治疗情况及此次检查的目的。

了解患者家族史、有无糖尿病史、二甲双胍使用情况、近期感染史、近期是否使用升白药物、外出旅居史，必要时了解患者职业。对于育龄期女性患者需了解有无妊娠、是否处于哺乳期等情况。

（二）^{18}F-FDG PET 显像患者准备

检查前告知患者检查前的准备及注意事项。

检查前测身高、体重。至少禁食4~6 h，含葡萄糖的静脉输液及静脉营养需暂停4~6 h。

检查当天空腹测血糖，原则上应低于11.1 mmol/L，可根据患者具体情况进行调整。需要用胰岛素的患者根据胰岛素的类型及给药途径而定。

检查前排空膀胱，减轻尿液对盆腔病灶检出的影响。怀疑膀胱病变，应嘱患者大量喝水、多次排尿，并于上机检查前充盈膀胱，行局部延迟显像。

检查前嘱患者取下身上可移除的金属物品。

气温降低时，嘱患者增加衣物，注意保暖。

（三）非 ¹⁸F-FDG PET 显像患者准备

应用非 ¹⁸F-FDG 显像剂检查，一般无特殊准备和要求。

二、显像药物注射与扫描

（一）¹⁸F-FDG 药物注射

注射 ¹⁸F-FDG 前患者应充分休息。

给药途径一般为静脉注射，给药剂量为 2.96~7.77 MBq/kg，儿童酌情减量。注射剂量可根据显像仪器的不同而进行适当调整。

注射显像剂后应安静休息，尽量避免肌肉紧张，减少运动，不与他人交谈，身体保持放松状态。

（二）非 ¹⁸F-FDG 显像药物注射

非 ¹⁸F-FDG 显像药物一般为静脉注射，对血糖、禁食等无特殊要求，注射显像剂后无特殊禁忌。

（三）扫描

显像时间：¹⁸F-FDG PET 显像检查通常为注射显像剂后 65±10 min，脑显像时间可适当提前。根据病情需要，必要时加做局部延迟显像，在早期显像后 1.5-2 h 进行。

注射非 ¹⁸F-FDG 正电子显像剂，根据显像剂的体内生物分布及核素半衰期不同，显像时间也有所不同，如 ¹¹C 标记的分子探针，于注射后 10 min 进行显像，⁶⁸Ga-FAPI 注射后 20 min 可进行显像。

显像体位：常规取仰卧位，扫描头部时患者双手置于身体两侧；扫描体部时尽量双手上举过头顶，抱头。

扫描范围：一般为从头顶至股骨上段，或从颅底至股骨上段。根据病情需要，必要时加做四肢显像。也可以根据病情需要，从头顶至足底扫描全身图像。

扫描采集信息：在 PET/CT 扫描中，CT 扫描用于解剖定位、衰减校正和 CT 诊断。若用于 CT 诊断应根据不同扫描部位设置标准诊断 CT 的 mAs；若不以 CT 诊断为主，只需解剖定位和衰减校正，如复查疗效，儿童患者可采用较低 mAs，一般在 80 mAs 以下，减少患者辐射。PET 采用三维模式采集，每个床位采集时间、矩阵依仪器不同而有差别。一般用有序子集最大期望值算法（OSEM）进行重建，并应用数据对 PET 图像进行衰减校正。PET/MR 扫描中，MRI 扫描应标明扫描的部位、范围及具体扫描序列的名称、主要参数（如层面、层厚、矩阵、FOV、扫描时间、TE/TR 等），PET

采集信息同PET/CT。检查中若增强扫描使用对比剂，应描述对比剂名称、注射剂量、注射速率、给药方式和延迟时间，如为动态增强应标明期相。

三、PET图像分析与报告书写

（一）¹⁸F-FDG图像分析

正常图像：¹⁸F-FDG是葡萄糖类似物，进入机体后其生理性摄取、代谢及排泄途径与葡萄糖类似。正常人在禁食状态下，脑部以葡萄糖为主要能量来源，故脑灰质和灰质核团葡萄糖代谢程度较高，脑白质葡萄糖代谢程度则相对较低；口咽部及唾液腺可出现较对称性葡萄糖高代谢；双肺葡萄糖代谢较低且较均匀；心脏葡萄糖代谢程度个体差异较大，可表现为不显影、淡而不均匀显影或左心室显影较明显；肝脏、脾脏可呈现较均匀性葡萄糖高代谢，正常情况下脾脏显影程度低于肝脏；胃壁可呈现较均匀性葡萄糖高代谢；腹盆腔部分肠道可呈现不同葡萄糖代谢程度的显影；作为¹⁸F-FDG主要的排泄系统，双肾、输尿管及膀胱内可见明显的放射性显影；肌肉葡萄糖代谢程度较低（注：肌紧张或者患者活动后，显影会明显）；育龄期女性子宫及卵巢可出现生理性葡萄糖代谢程度增加；全身其他部位轮廓及层次较清晰。

异常图像：在PET图像上出现异常葡萄糖高代谢及代谢减低区即为异常图像。PET图像上高代谢灶即¹⁸F-FDG代谢程度在视觉上明显高于正常组织；低代谢灶即¹⁸F-FDG代谢程度在视觉上明显低于正常组织；有时病灶的¹⁸F-FDG代谢程度与正常组织相当。故影像诊断时需进行综合分析。

半定量分析：最常用的半定量参数是标准化摄取值（standardized uptake value，SUV），含义是病灶对放射性药物的摄取与全身平均摄取值之比。SUV的高低不能反映病变的良恶性，使用SUV辅助诊断病变良恶性时，需要结合病变的位置、数量、形态、大小、内部放射性分布特点及CT或MRI影像特征，同时结合患者的临床病史资料及实验室检查结果进行综合分析。

$$SUV = \frac{单位体积病变组织显像\ 剂活度(Bq/ml)}{显像剂注射剂量(Bq)/体重(kg)}$$

在分析图像时应注意一些生理性摄取的影响，如：声音、光刺激及思考会导致眼肌、大脑相应功能区皮质较高的生理性摄取；注射显像剂后说话，可出现喉部肌肉生理性摄取较高的情况；精神紧张、寒冷会导致棕色脂肪的生理性摄取；肌肉紧张或检查前进行剧烈运动或肌肉按摩会导致肌肉生理性摄取；女性患者月经期或排卵期会出现子宫、卵巢的生理性摄取。小儿胸腺、老年人主动脉壁、男性患者睾丸可显影。血糖水平较高时，心肌多显影较浓。

注意常见的容易误判为恶性肿瘤的病变：感染性疾病、非特异性炎性疾病、术后改变、放射性肺炎、化疗后骨髓增生、白细胞刺激因子促进骨髓造血以及部分良性肿瘤（如：垂体腺瘤、甲状腺腺瘤、腮腺混合瘤、肾上腺腺瘤等。）

注意常见容易漏诊或误判良性病变的结果：肿瘤体积较小（小于2倍PET分辨率）、肿瘤坏死、特殊类型肿瘤（如：肺原位癌、高分化肝细胞肝癌、胃印戒细胞癌、肾透明细胞癌、富含黏液成分肿瘤、低级别胶质瘤、高分化神经内分泌肿瘤等。）

（二）¹⁸F-FDG PET 报告书写

1.报告格式

检查基本信息：医院名称、患者姓名、性别、年龄、开单科室、住院号（门诊号）、床号、临床诊断、显像剂、检查号以及检查日期。注射剂量、注射时间、显像时间、血糖水平建议在患者质控记录单中记录。

根据需要可描述简要病史：患者现病史、查体结果、既往就诊记录、既往影像学检查资料、实验室检查。对于已确诊病人需提供确诊时间、手术记录及病理结果（手术或活检病理）、治疗经过（对于放化疗病人需提供放化疗疗程、结束时间、近期是否应用升白药）。

检查目的：简明扼要概括此次检查目的，如病变定性、肿瘤分期、疗效评价等。

2.检查方法

检查项目名称、显像剂名称、给药途径、注射部位、扫描范围、辅助干预措施（镇静剂、胰岛素、二甲双胍、利尿剂使用情况和水化情况）、对比剂使用情况。延迟显像应记录显像时间。

3.检查所见

¹⁸F-FDG显像：在禁食状态下，静脉注射¹⁸F-FDG后行全身/脑PET/CT、PET/MR显像，写明显像质量的评价。

按以下部位依次进行描述：脑部、颈部、胸部、腹部、盆部、骨骼四肢。

每部位病灶按由主到次的顺序描述，对病变描述应包括：CT描述应包括病灶位置、大小、形态、密度、边界、与周围组织关系以及继发的影像学改变；MRI描述应包括位置、分布、边缘、形态、内部结构、大小、信号、与周围器官的关系、功能关系，病灶中有无液化、坏死、出血等，与周围组织的关系、对周围组织或脏器的影响。完整的MRI描述应包括T1WI、T2WI、DWI及其他特殊序列。如进行增强检查，要描述病灶的强化程度及表现，动态增强应描述各个时期的CT值或信号变化，对动态增强的时间-信号曲线（乳腺癌、前列腺癌）也应进行描述。PET描述包括：葡萄糖摄取程度、形态，测量病灶SUVmax。还应包括PET与CT或MRI的对应关系。对于¹⁸F-FDG摄取不高但CT或MRI有异常表现的部位应进行描述。

另外淋巴瘤患者的报告应在检查所见部分末尾标明纵隔血池、肝血池SUV_{max}。

4.检查意见

应清晰简要、层次分明，给出客观、准确的结论。要求：①检查意见应按临床诊疗意义进行排序，首要回答临床医师最关注的问题，包括病变位置、累及范围，对于需要明确诊断的病变应给出良恶性倾向。如诊断明确，应根据报告医师的经验给出可能诊断；如有鉴别诊断应按可能性大小给出主要及次要诊断。如根据现有的临床及影像学资料难以给出诊断意见，应给临床指明进一步检查的建议或最佳活检部位。对于已经病理诊断明确患者，报告应给出病种相应的影像学分期。②再次检查疗效评价的患者，报告应尽可能给出与上次检查（体现具体日期）对比数据，包括病灶数目、大小、代谢程度的变化情况，尽可能给出疗效评估意见（CR、PR、SD、PD）。

5.附图要求

报告中所有异常所见均应附图，并加以必要的标识和文字说明，所用图像均应清晰展示病灶。特定病变需给连续断面图像，并给出三轴定位图像（横断面、冠状面、矢状面），显示病变全貌。CT图像应给予合适的窗宽、窗位，使病变清晰展示，必要时给出病变放大的细节图，小病变应进行标注。MRI图像应标注序列。对于再次检查的患者，应给出主要病变与上次检查对比的彩图，以便进行直观对比。附图要与检查报告描述的主要病灶一致。

6.报告的签发

报告书写医师应具备相应的职业资质，完成报告后应仔细检查报告中的图文。一般应由副高及以上职称医师审核签字后才可发出。

（三）非^{18}F-FDG正电子药物PET图像分析与报告书写

1.^{68}Ga-DOTA-TATE PET肿瘤显像

大多数神经内分泌肿瘤细胞表面表达生长抑素受体（somatostatin receptor，SSTR），放射性核素标记的生长抑素类似物可与肿瘤细胞表面的生长抑素受体结合，从而进行肿瘤显像。近年来，正电子核素^{68}Ga标记的生长抑素类似物（^{68}Ga-DOTA-TATE）应用逐渐增多，可对神经内分泌肿瘤显像。

PET图像分析：生长抑素受体在体内许多神经内分泌细胞及其他细胞中具有表达，并且^{68}Ga-DOTA-TATE主要通过肾脏排泄。正常人体内垂体、脾脏、肝脏、肾上腺和泌尿系统显著摄取^{68}Ga-DOTA-TATE，而甲状腺、唾液腺和腮腺则呈轻微至中度均匀摄取。前列腺和乳腺可表现为轻度弥漫性摄取。部分患者胰头部位会有局灶性轻度生理性摄取。在生理性摄取部位以外如出现较高或者高于本底的放射性摄取则诊断为异常，摄取程度高则提示SSTR高度表达。

2. ^{68}Ga/^{18}F-PSMA PET肿瘤显像

前列腺特异性膜抗原（prostate specific membrane antigen，PSMA）是前列腺上皮细胞表达的跨膜蛋白，在正常前列腺组织中低表达，在大多数前列腺癌或转移灶中高表达。^{68}Ga-PSMA 配体可与 PSMA 特异性结合，从而进行显像，对前列腺癌的诊断、分期、复发转移灶检测、疗效评价意义重大。在前列腺癌筛查中，如在常规 MRI 基础上引入 ^{68}Ga-PSMA PET/CT 检查，可以提高有临床意义的前列腺癌的检出率。

泪腺、唾液腺、肝脏、脾脏、部分肠道会有生理性摄取，肾脏浓聚较高。根据配体类型和结构不同，显像剂在正常前列腺组织的浓聚程度也不同。^{68}Ga-PSMA 配体主要通过泌尿系统排泄，少量通过肝胆系统排泄。另有部分前列腺癌或转移灶无 PS-MA 表达，故对显像剂摄取程度不高；部分新生血管丰富的肿瘤，如肝细胞肝癌、肾癌、肺癌、甲状腺癌等肿瘤也会出现显像剂摄取增加的现象。

3. 非FDG报告书写

非 FDG 检查报告中对生理性摄取和非生理性摄取的异常摄取部位进行描述，检查结论中对该部位特定的分子生物学异常表现进行阐述，如受体表达情况，氨基酸代谢情况等。其余报告书写要求同 ^{18}F-FDG PET 报告书写。

第四章

肿瘤PET显像检查适应证

病理诊断明确情况下和无病理诊断患者PET的应用是有差异的，病理诊断明确者主要是用于病人的临床分期等；对于病人的良恶性诊断，基于特异性显像剂的PET对于特定肿瘤的定性有重要价值。对于肿瘤负荷低、病灶小病变，由于病灶摄取显像剂少，区分病变良恶性有时十分困难。

一、胶质瘤

脑胶质瘤是起源于神经上皮组织的一类恶性肿瘤。葡萄糖是脑组织代谢的常规能源，脑组织的^{18}F-FDG本底高，对于低级别胶质瘤，病灶摄取相对较少，肉眼分辨难度大，容易漏诊；氨基酸类显像剂，如^{11}碳甲基蛋氨酸（^{11}C-MET）、^{18}氟乙基酪氨酸（^{18}F-FET）和^{18}氟多巴（^{18}F-DOPA）等具有肿瘤组织摄取高、正常脑组织摄取低等优点，克服了^{18}F-FDG显像方面存在的不足，成为胶质瘤PET显像方面的首选。

（一）适应证

（1）胶质瘤和非肿瘤性疾病的鉴别。

（2）传统意义低级别和高级别胶质瘤的鉴别。

（3）肿瘤边界确定。

（4）活检手术最佳位置确定。

（5）胶质瘤病人预后评估。

（6）胶质瘤治疗中和治疗后的疗效评估。

（7）胶质瘤复发和治疗相关改变（如假性进展、放射性坏死等）的鉴别。

（8）胶质瘤恶性转化的识别。

鉴于脑胶质瘤细胞类型多、异质性强，摄取显像剂的能力各不相同，临床应用目的也不一致，选择何种显像剂是一项重要环节。其次 MRI 是评估胶质瘤最常用的手段，PET/ MR 显像比 PET/CT 有明显优势，在胶质瘤诊疗方面发挥重要作用。

（二）PET 脑胶质瘤中应用局限性及对策

部分胶质瘤细胞可能对某一种显像剂的摄取较低，在提示肿瘤异质性的同时也对临床诊断提出了挑战。基于胶质瘤病理的生理特点，联合应用氨基酸显像剂和针对胶质瘤微环境的显像剂对该问题解决有一定帮助。

二、鼻咽癌

鼻咽癌是来源于鳞状上皮的恶性肿瘤，病灶内瘤细胞排列密集，^{18}F-FDG 摄取相对多，呈 ^{18}F-FDG 高代谢，是鼻咽癌的主要 PET 显像剂。

（一）适应证

（1）鼻咽癌治疗前分期（尤其对于高转移风险的患者，建议在治疗前进行常规 PET/CT 检查）。

（2）鼻咽癌治疗后评估疗效，肿瘤坏死与残留的鉴别。

（3）对于鼻咽癌治疗后 EBV-DNA 持续或进行性升高患者，寻找转移灶。

（4）复发性鼻咽癌再分期。

目前临床多采用 UICC/AJCCTNM 分期系统（第 8 版）评估原发灶的范围及淋巴结转移、远处转移情况。在鼻咽癌 T 分期方面，PET/CT 不推荐作为原发灶侵犯范围评估的首选检查手段。PET/MR 可达到与 PET/CT 同等或更高的诊断敏感性，且能通过单次检查实现一步到位的分期策略。但 PET/MR 对鼻咽癌评估的研究较少，PET/MR 是否能替代 PET/CT 作为治疗前评估的检查手段目前仍处于探索阶段。

在鼻咽癌 N 分期方面，^{18}F-FDG PET/CT 较 MRI 具有更高的敏感性和特异性，尤其对于小淋巴结转移的检出具有更高的准确率。

远处转移的早期发现无疑对于准确分期及治疗策略的制订具有重要的意义。对于高转移风险（如 N0-1 且 EBV DNA>4000 拷贝/ml 或 N2-3 和 T3-4）的患者，建议在治疗前进行常规 PET/CT 检查。对于确诊鼻咽癌的极低转移风险（N0-1 且 EBV DNA<4000 拷贝/ml）患者，如常规影像检查手段疑似远处转移，建议行 PET/CT 检查进一步明确诊断。

超过 90% 的鼻咽癌复发或转移发生于根治性治疗结束后 5 年内，PET/CT 在鼻咽原发灶复发/残留与放疗后纤维化的鉴别诊断中优于 MRI；对于鼻咽原发灶复发/残留诊断困难的病例，推荐应用 PET/MR 检查。对于治疗后 EBV-DNA 持续或进行性升高的患者，建议行 PET/CT 检查寻找隐匿转移灶。

（二）^{18}F-FDG PET/CT鼻咽癌中应用局限性及对策

受分辨率限制，PET/CT对鼻咽癌部分颅底骨侵犯显示欠清，且脑组织^{18}F-FDG高本底影响是否侵犯脑组织的判断，^{18}F-FDG PET/MR有突出优势。另外，靶向成纤维细胞活化蛋白（FAP）分子探针，如^{68}Ga-FAPI，在鼻咽癌的原发灶及转移灶的诊断方面表现出较高的探测效率，在颅底骨侵犯及脑侵犯方面，^{68}Ga-FAPI显像明显更具有优势。

三、肺癌

肺癌又称支气管肺癌，主要是来源于支气管上皮的恶性肿瘤，病理上分为NSCLC和SCLC两大类，其基本呈^{18}F-FDG高代谢，^{18}F-FDG PET/CT显像在肺癌诊疗全程管理中具有重要的价值，包括诊断、初始分期、治疗后再分期、疗效检测和评估预后等方面。

（一）适应证

（1）肺癌治疗前初始分期。

（2）NSCLC诱导治疗后再分期。

（3）8 mm以上实性结节和部分实性结节良恶性鉴别。

（4）肺癌治愈性放疗靶区的勾画。

（5）检测肺癌治疗后残余或复发病灶，特别是临床怀疑复发但常规影像学检查方法呈阴性患者。

（6）评估肺癌治疗反应和预后。

目前临床多采用UICC/AJCCTNM分期系统（第8版）评估原发灶的范围及转移情况。^{18}F-FDG PET/CT被公认为是肺癌最佳的分期手段。

肺癌最常见的病理类型是腺癌、鳞癌和小细胞肺癌，绝大多数表现为^{18}F-FDG高摄取，但一些黏液腺癌、类癌或者直径8 mm以下的早期磨玻璃结节样肺癌也可以表现为无明显^{18}F-FDG摄取。而活动期结核、肉芽肿、炎症或真菌感染灶也可以表现为中高度^{18}F-FDG摄取。因此，在诊断时需结合PET的代谢特点和CT的形态学特征进行综合判断。8 mm以上的实性结节和部分实性结节被推荐使用^{18}F-FDG PET/CT鉴别良恶性，SUV≥2.5不被推荐作为良恶性结节的鉴别点，SUV_{max}低于纵隔血池判断为良性结节已被证明准确性较高。对于纯磨玻璃结节，PET/CT通常无异常放射性摄取，因此不推荐利用PET/CT鉴别良恶性，其诊断主要依靠HRCT。因此，提倡在PET/CT扫描完成后立即进行单独肺屏气薄层CT，以弥补PET/CT常规扫描在磨玻璃结节检测上存在的缺陷。

在肺癌T分期方面，PET/CT在T2以上分期上明显优于CT，例如，鉴别肿瘤和肺不张以及确定肿瘤局部侵犯，PET/MR在胸壁侵犯的判断上优于PET/CT。在N分期方面，PET/CT比CT具有更高的敏感性和特异性，尤其对于小淋巴结转移的检出具有更高的准确率。CACA肺癌指南指出由于纵隔淋巴结转移既是手术/放疗的"分水岭"，也是局部进展到远处转移的中间状态，因此，严格的影像学分期是必要的。所有计划进行根治性手术切除的Ⅲ期NSCLC患者，在开始治疗前均应进行PET/CT检查用于初始分期评估。¹⁸F-FDG PET/CT在淋巴结评估中具有较高的阴性预测价值，尤其在区分有无N2或N3期淋巴结转移上，从而影响患者的治疗方式。在M分期上，¹⁸F-FDG PET/CT可以敏感高效的检出肾上腺、骨、胸膜和肝脏等绝大多数远处转移病灶。在骨转移的检测上比SPECT/CT具有更高的诊断效能；在胸腔积液的情况下，PET/CT扫描阴性可以减少胸腔穿刺或胸腔镜活检的次数。但在脑转移的检测上有明显缺陷，对肝脏微小转移灶的检测也略逊色于MRI或PET/MR。

放射治疗是肺癌的重要治疗手段之一。精确的靶区勾画能够在保护正常组织相对安全的情况下，尽可能提高肿瘤区域的放射剂量，以此增强治疗效果。¹⁸F-FDG PET/CT在肺癌的放疗规划中起着重要作用。它可以清晰地显示肿瘤的边界，并具有减少观察者间和观察者内差异的优势。而且可以根据病灶摄取¹⁸F-FDG的程度，给予不同的放疗剂量。国际放射治疗肿瘤组织（radiation therapy oncology group，RTOG）推荐采用PET/CT作为肺癌适形及强调靶区放疗GTV勾画的标准方式。CACA指南推荐利用PET/CT对肺癌进行靶区勾画，特别是对于存在明显肺不张或有CT静脉增强造影禁忌的患者。

肺癌手术或放疗后，正常的解剖结构会被改变，或放疗后形成纤维化、坏死、瘢痕组织和放射性肺炎等使常规影像学方法在鉴别复发上受到限制。¹⁸F-FDG PET/CT利用肿瘤组织葡萄糖代谢旺盛，坏死纤维组织葡萄糖代谢低的特点，能有效鉴别复发，进行再分期。新辅助化疗后精确的再分期对于决定后续治疗方案的选择和预后具有非常重要的作用。PET/CT对NSCLC新辅助化疗后纵隔淋巴结再分期的诊断具有很强的指导作用，其敏感性、特异性和准确性均高于CT。CACA指南推荐¹⁸F-FDG PET/CT作为NSCLC诱导治疗后再分期的初始评估。有研究表明新辅助治疗后N2淋巴结的中位SUVmax明显低于无反应的患者，因此，建议对新辅助治疗后PET/CT阴性的患者，不应该强制性的进行纵隔镜检查。

目前临床疗效评估普遍使用的是基于常规影像的评估标准，而基于PET的反应评估可以在肿瘤大小改变之前检测到代谢的改变。PET/CT对肺癌早期或中期治疗反应评估的敏感性更高，特别是在检测完全缓解和进展方面。

在预后评估方面，¹⁸F-FDG PET/CT是预测NSCLC患者复发和放疗后总生存率的最有力的独立指标。临床可根据SUVmax的高低对同一TNM分期患者进行预后危险度分层，从而制定出更合适的个体化治疗方案。若术前预测预后较差，则术后可考虑行辅助治疗手段预防复发。

总之，由于PET/CT能在治疗早期（1~2周期）判断疗效，从而及早改变治疗方案，这对于减轻患者的经济负担、避免不必要的毒副作用、改善预后都是大有裨益的，尤其对靶向和免疫治疗的评估意义巨大。

（二）^{18}F-FDG PET/CT在肺癌应用中局限性及对策

（1）PET假阳性问题：虽然PET诊断的准确性很好，高达93.5%，但仍存在6.5%的假阳性率。假阳性原因主要包括肉芽肿过程，感染性或者炎症性病因，其中包括细菌、变异分枝杆菌和真菌等。在我国最常见是结核性病变，这通常需要由经验丰富的诊断医生根据异常分布（模式识别）或CT形态学特点进行鉴别；也可以通过动态随访鉴别。对于那些难以确定的结节，还可以通过加做其他非^{18}F-FDG PET/CT显像，例如^{18}F-FLT或者^{68}Ga-FAPI等提高诊断的准确性。

（2）PET假阴性问题：亚厘米实性结节、磨玻璃结节等非侵袭性腺癌、细胞数量相对较少的黏液腺癌和类癌等常表现为无明显^{18}F-FDG摄取。需要通过薄层屏气CT仔细观察结节的CT形态学特点来判断，如果判断其恶性肿瘤可能性较低，则可以对患者进行一系列CT随访；如果怀疑为类癌，可进一步用^{68}Ga-DOTA TATE PET/CT进行诊断；如果判断其恶性肿瘤可能性较高，应考虑进行组织学取样或切除。脑组织高^{18}F-FDG本底影响脑内转移灶的检出，可以进行脑部增强MRI或进行PET/MR检查，也可以采用^{68}Ga-FAPI显像来提高分期的准确性。

四、食管癌

食管癌是发生在食管上皮组织的恶性肿瘤，病理类型主要包括鳞状细胞癌和腺癌，均对^{18}F-FDG呈高摄取状态，^{18}F-FDG是食管癌的主要PET显像剂。食管癌预后较差，主要是因为早期症状不明显，导致多数食管癌患者确诊时已处于中晚期。PET/CT在食管癌治疗前分期，评价治疗效果及评估预后中起重要作用。

（一）适应证

（1）食管癌治疗前分期（PET/MR在食管癌原发灶的T分期上更有优势）。

（2）辅助精确勾画食管癌放疗靶区。

（3）评估食管癌放化疗疗效。

（4）食管癌复发灶检测，特别是鉴别活性肿瘤组织与瘢痕组织。

^{18}F-FDG PET/CT对原发性食管癌有较高的敏感性，但空间分辨率较低，在T1、T2期食管癌原发灶浸润程度的诊断中准确率较低，^{18}F-FDG PET/MR在食管癌术前T

分期上准确率较高。PET/CT对食管癌淋巴结转移及远处转移病灶的诊断价值显著高于其他影像学检查，但需注意位于原发病灶旁的淋巴结，容易受到邻近高[18]F-FDG摄取的原发病灶的容积效应的干扰。

放射治疗是目前食管癌的重要治疗方式之一。PET/CT在食管癌靶区勾画上精确度很高。对部分局部晚期的食管癌患者，术前放化疗（新辅助放化疗）是一项重要的治疗手段。研究表明在接受术前放化疗的食管癌患者中有25%的人会达到病理完全缓解，显著延长了存活时间。因此，准确地鉴别出这些新辅助治疗有效者在临床上十分重要。不少研究尝试应用[18]F-FDG PET/CT来评估食管癌新辅助放化疗疗效，但结果各异。因为在各个研究中对病理缓解的定义存在差异，进行PET/CT检查的时间不同，且被选择用于评估的参数阈值也各不相同，这都需要进一步的研究来使之明确及规范。

传统的形态学影像检查手段等对于鉴别治疗后局部水肿、炎症及纤维化引起的食管壁增厚和癌肿复发较困难，虽然治疗后的局部炎症反应及创伤修复对[18]F-FDG的摄取同样会造成PET诊断的假阳性，但PET/CT对[18]F-FDG摄取的精确定位在一定程度上可以提高临床医生对食管癌复发诊断的准确性；并且复发病灶通过时间的推移将会逐渐增大并保持代谢活跃，而其余原因造成的食管壁增厚将会保持不变或逐渐变薄且代谢减低，因此通过PET/CT动态观察也有利于提高诊断的准确性。

（二）[18]F-FDG PET/CT在食管癌应用中的局限性及对策

PET/CT作为分子影像诊断技术，在食管癌的诊断、分期、放疗靶区勾画、复发灶检测及预后判断上有明显的优势。但[18]F-FDG为非肿瘤特异性显像剂，炎症组织对[18]F-FDG的高摄取使得[18]F-FDG PET/CT诊断存在一定的假阳性率，近年来研究发现[68]GA-FAPI显像对食管癌转移性淋巴结诊断的灵敏度和准确率更高，但仍需进一步的临床研究证实。

五、乳腺癌

乳腺癌主要是乳腺导管上皮细胞发生病理性改变而导致的癌症，以浸润性导管癌和小叶癌较为多见。[18]F-FDG是乳腺癌PET显像的主要显像剂，绝大多数乳腺癌表现为高摄取。

（一）适应证

（1）乳腺癌治疗前分期（对多灶性乳腺癌的T分期以及进展期乳腺癌的N分期更有优势）。

（2）局部晚期或晚期乳腺癌患者疗效评价。

（3）复发性乳腺癌的诊断，特别是临床怀疑复发但常规影像检查呈阴性的患者。

目前，临床多根据中国临床肿瘤学会CSCO诊疗指南（2020）及中国肿瘤整合诊治指南（2022）对乳腺癌进行分期。^{18}F-FDG PET/CT显像在评估原发灶是否为多灶以及侵犯范围具有一定的优势。腋窝淋巴结的评估是临床重点，因为其转移与否直接决定术前是否行新辅助治疗。^{18}F-FDG PET/CT显像与病理学结果高度相关，是评价进展期乳腺癌腋窝淋巴结转移的最准确的影像手段。^{18}F-FDG PET/CT显像对胸小肌内侧及内乳淋巴结的转移具有较大的诊断价值，尤其对于内乳区淋巴结转移高危的患者（胸小肌内侧淋巴结转移阳性）。乳腺癌常见的远处转移有肺、肝、骨转移等，^{18}F-FDG PET/CT显像更易检出远处隐匿转移灶，评估更加准确，可有效指导临床进行个性化治疗。因此，在常规分期检查结果难以判断或者存在疑问时，特别是在局部晚期或转移性患者中，^{18}F-FDG PET/CT显像可有效地提高诊断效能。

随着保乳手术在临床的不断推广，多灶性乳腺癌逐渐受到重视。目前MRI仍是评估多灶性乳腺癌的主要方法，但鉴于PET/CT显像检测多灶性癌的灵敏度远高于钼靶加超声检查的优势，对于部分患者（尤其有幽闭恐惧症者），PET/CT显像可作为一种有效的检查手段，辅助医生判断乳腺癌的生物学行为，为手术方式的选择提供了可靠依据。

乳腺癌术后复发的早期诊断是临床难点，直接影响患者的预后。PET/CT显像根据术区局限放射性浓聚，能从手术和放疗后的乳腺组织改变中识别出复发结节，对肿瘤血清学指标升高而无明显症状的乳腺癌患者复发的诊断具有明显优势。

乳腺原发灶恶性程度是影响预后的重要因素之一，^{18}F-FDG PET/CT显像肿瘤局部摄取高，往往提示该病灶侵袭性强，对辅助化疗不敏感，预后较差。治疗有效的患者，在治疗早期即可表现为局部病变摄取明显降低。因此，^{18}F-FDG PET/CT显像对疗效评价具有极其重要的意义。

（二）^{18}F-FDG PET/CT在乳腺癌应用中的局限性及对策

乳腺癌并非所有病理类型均表现为^{18}F-FDG高代谢，如小叶型或低度恶性的乳腺癌可不摄取^{18}F-FDG，从而导致假阴性。雌激素受体（ER）表达在乳腺癌的诊断、治疗决策制定和疗效预测等多个环节中有重要的意义。^{18}F-FES PET/CT显像可作为有效补充，检出^{18}F-FDG漏诊的一些ER高表达的小病灶或低度恶性的病灶，并有助于炎症等引起的^{18}F-FDG的假阳性鉴别诊断。

不同患者乳腺癌细胞ER表达水平具有较大差异，亦有部分患者原发灶和转移灶的ER表达不一致。因此，^{18}F-FES显像可客观获得ER分布和密度等信息，提高乳腺癌的诊断水平，为患者"个体化治疗"提供可靠依据。

新辅助化疗已逐渐成为进展期乳腺癌患者的标准治疗手段之一，^{18}F-FES显像可在早期精确地对患者进行治疗前筛选并预测疗效。对某些初治ER阳性，治疗后因基因改变而产生ER动态变化者，¹⁸F-FES显像可及时提示临床医生调整治疗决策，以避免无效治疗带来的副反应。

由于脑实质呈高放射性本底，易漏诊小或者代谢低的脑转移灶及脑膜转移灶，因此检出率低于增强MRI。

六、胃癌

胃癌起源于胃黏膜腺上皮细胞的恶性肿瘤。病理组织类型主要为：乳头状或管状腺癌、低分化腺癌、黏液腺癌、印戒细胞癌、腺鳞癌、鳞状细胞癌、类癌及未分化癌。多数胃癌尤其是印戒细胞癌等¹⁸F-FDG摄取不明显，早期胃癌¹⁸F-FDG PET诊断的阳性率不高。而进展期胃癌¹⁸F-FDG摄取与肿瘤组织的组织学分型、肿瘤大小以及分期有关。

（一）适应证

（1）胃癌原发灶探测可作为胃镜检查的重要补充。

（2）胃癌术前分期，尤其是腹膜及其他远处转移灶的探测。

（3）探测胃癌复发转移灶，进行胃癌再分期。

（4）胃癌治疗后疗效评价。

（5）辅助判断胃癌患者预后。

胃癌发病率较高，预后较差。¹⁸F-FDG PET/CT在胃癌辅助分期方面优于常规影像检查方法。在N分期方面可提高诊断特异性。在胃癌远处转移即M分期方面可发现常规检查难以检出的隐匿转移灶，如腹膜转移、远处器官转移等，并能全面评估胃癌骨转移情况。

¹⁸F-FDG PET/MR在胃癌临床分期上具有重要作用。与PET/CT相比，使用T₂WI的PET/MR能更好地揭示局部胃部病变的细节，提高胃癌T分期的准确性。

¹⁸F-FDG PET可通过观察胃癌病变及全身病变的¹⁸F-FDG代谢情况评估预后。一般而言，病灶SUV_max越高，患者生存期越短。与HER2阴性胃癌相比，HER2阳性胃癌具有更高的SUV_max。此外，基于¹⁸F-FDG PET/CT的代谢参数MTV、TLG等也为胃癌根治性切除后的患者提供了预后信息。

¹⁸F-FDG PET检查可用于胃癌治疗后随访监测，特别是对术后肿瘤标志物水平持续升高而常规检查阴性或其他临床疑有复发或转移的患者更有意义。

（二）¹⁸F-FDG PET在胃癌中应用的局限性及对策

¹⁸F-FDG PET显像对于早期胃癌探测效率不高，受影响因素较多，如不同病理类

型的胃癌对^{18}F-FDG的摄取存在差异，印戒细胞癌、黏液腺癌FDG摄取相对较低，胃壁炎性病变^{18}F-FDG高摄取对小病灶分辨造成的干扰等。^{18}F-FDG PET在胃癌中的优势主要是在胃癌的术前分期、复发转移的探测、疗效评价等方面。对于可疑胃恶性病变的患者，检查前一定做好充分准备，应用阳性或阴性对比剂使胃适度充盈，便于对胃壁形态及其葡萄糖代谢情况进行清晰观察。必要时可采取延迟显像，有助于提高诊断的准确性。

^{68}Ga-FAPI显像在胃原发肿瘤和转移瘤中的摄取明显高于^{18}F-FDG，可以更好地评估胃癌原发病灶及腹膜、腹部淋巴结、骨骼中的转移性病变。此外，^{68}Ga/^{18}F-HER2 PET可无创性提供胃癌HER2表达信息，提高分期的准确性，并可监测转移灶和抗HER2治疗反应。

七、结直肠癌

结直肠癌起源于结直肠的腺上皮细胞。病理类型主要为：腺癌、黏液腺癌、腺鳞癌、未分化癌以及神经内分泌瘤等。结直肠癌绝大多数为^{18}F-FDG高摄取，在^{18}F-FDG PET显像时病灶表现为放射性浓聚。^{18}F-FDG是结直肠癌的主要PET显像剂。结直肠癌好发于50岁以上的人群中，容易发生局部侵犯、淋巴结和肝脏、腹膜转移等远处转移，^{18}F-FDG PET显像在结直肠癌临床诊疗方面有重要的价值。

（一）适应证

（1）结直肠癌原发灶评估和分期。

（2）结直肠癌复发转移的监测。

（3）结直肠癌治疗疗效评价和治疗决策调整前全身评估。

（4）结直肠癌预后评估。

（5）结直肠癌放疗靶区勾画。

^{18}F-FDG PET对于内镜无法通过的完全梗阻性结肠癌的诊断有显著优势，对近端浸润性结肠癌或重复癌的诊断具有重要价值，同时也是手术一次性切除结肠癌原发灶与近端浸润灶或重复癌的依据。^{18}F-FDG PET显像与CEA、CA199等肿瘤标志物联合，可以提高结直肠癌的检出率。血清CEA水平升高，^{18}F-FDG PET检查可偶然发现结直肠癌高代谢病灶患者。

^{18}F-FDG PET推荐用于可能存在能同步手术的转移灶病例，同时也能评估CT或MR检查中不能定性的病灶，尤其是对造影剂严重过敏或肾功能衰竭的患者更适用。^{18}F-FDG PET对于淋巴结转移的诊断准确率高于传统影像学手段，对术前区域淋巴结的良恶性评估有指导意义。^{18}F-FDG PET对结直肠癌患者的肝脏和肝外远处转移的诊断优势显著，可用于可切除的异时性转移（如肝转移）的术前评估。对于中

晚期的结直肠癌，推荐应用[18]F-FDG PET评估有无远处转移，有助于发现更多隐匿转移灶，精准定位临床分期。

^{18}F-FDG PET检查可用于结直肠癌的术后随访监测，特别是对术后CEA水平持续升高而常规检查阴性或其他临床疑有复发或转移的患者更有意义。[18]F-FDG PET/CT在鉴别术后瘢痕、放射性纤维化（尤其是在骶前区域）和早期复发方面具有较高的特异性和准确性，还可以用于检测和定位治疗后的肝内肿瘤复发，与传统影像学检查相比具有明显优势。

^{18}F-FDG PET还可用生物靶区精准勾画。研究表明，[18]F-FDG PET具有更高的相似性指数，与单独使用CT相比，不同放疗医师间的GTV差异是显著降低，勾画靶区更精确，提高了放疗的精准性。

（二）[18]F-FDG PET在结直肠癌应用中的局限性及对策

^{18}F-FDG PET检查中，吻合口及手术区的炎症反应、肠道尤其是直肠生理性摄取容易造成假阳性，患者应慎重选择在术后短期内行PET检查。对于合并糖尿病服用二甲双胍治疗的患者，肠道条形放射性摄取增高可能掩盖肠癌病灶的摄取，导致漏诊，建议进行PET显像前停用二甲双胍48小时。此外，膀胱及输尿管内的尿液也表现为放射性浓聚，会在一定程度上干扰邻近部位结肠癌病灶的观察，可通过注射呋塞米进行利尿，或嘱患者大量饮水多次排尿然后再进行检查，以减少尿液对诊断的影响。部分黏液腺癌、肝内微小转移灶及腹膜的微小粟粒样转移灶在[18]F-FDG PET检查中有可能出现假阴性，应用[68]Ga/^{18}F-FAPI PET显像，可以在一定程度上提高诊断准确率。

八、肝癌

原发性肝癌是指起源于肝细胞和肝内胆管细胞的恶性肿瘤。病理类型主要分为肝细胞肝癌、肝内胆管癌和混合性肝癌。其中肝内胆管癌及中、低分化肝细胞肝癌[18]F-FDG多呈高摄取，而高分化肝癌多数不摄取[18]F-FDG。

高分化肝癌[11]C-乙酸盐（[11]C-acetate）或[11]C/[18]F-胆碱（[11]C/^{18}F-choline）显像阳性率高，可以作为[18]F-FDG的补充，而中、低分化肝癌[11]C-乙酸盐或[11]C/[18]F胆碱显像常为阴性。

（一）适应证

（1）肝癌分期和再分期。

（2）肝癌治疗效果的评估，尤其对于抑制肿瘤活性的靶向药物的疗效评估。

（3）帮助筛选肝移植获益患者。

（4）指导放射治疗生物靶区的勾画、确定穿刺活检部位。

（5）协助评价肿瘤的恶性程度和预测预后。

肝癌在我国是高发病率、高死亡率的恶性肿瘤，^{18}F-FDG PET/CT 对肝癌的诊断敏感性有限，但可以作为其他影像学检查的辅助和补充。PET/MR 显像可提高肝癌诊断的灵敏度。

^{18}F-FDG PET 在肝癌分期、再分期方面具有优势。^{18}F-FDG PET 可以发现无明显形态学变化的病灶，帮助了解肿瘤局部侵犯范围、鉴别门静脉癌栓与血栓，准确显示解剖结构发生变化后或者解剖结构复杂部位的肿瘤残留灶或复发转移灶，以指导制定最佳治疗方案。

^{18}F-FDG 反映肿瘤的糖代谢活性，病灶对 ^{18}F-FDG 摄取程度可以反映肝细胞癌的分化程度，并对预后有提示作用。通过此种方法，能够有效筛选出通过肝移植获益的患者，提高移植患者的生存率，预测预后，并能够通过"一站式"全身显像及早发现肝移植术后肿瘤复发和转移情况，推荐为临床常用肝移植候选标准的补充。此外，该方法还可以指导放疗生物靶区的勾画和穿刺活检的部位。

^{18}F-FDG PET 可以对肝癌多种治疗方法（包括化疗、放疗、介入治疗以及生物治疗等）治疗效果进行评估。尤其对于 TKI 类靶向药的疗效评价更加敏感，可以有效避免治疗后病灶内出血、坏死、囊变等对常规影像学评估疗效的干扰，准确判断治疗后有无残余病灶及其活性。

（二）^{18}F-FDG PET/CT 在肝癌应用中的局限性及对策

^{18}F-FDG PET/CT 用于肝癌诊断分期时，肝脓肿、局灶性结节性增生等良性病变会产生假阳性，小病灶（直径<1 cm）、高分化肝细胞肝癌、硬化性胆管癌等会产生假阴性。可以通过联合多期增强影像，或通过延迟显像、非 ^{18}F-FDG 示踪剂显像、复合增强CT的PET/CT显像、PET/CT动态显像、PET/MR多序列显像等多种显像方法帮助鉴别。PET/MR 检查和双示踪剂联合显像是核医学提高肝细胞肝癌诊断灵敏度的重要手段。肝癌局部介入灭活治疗（如TACE、射频消融等）后1~2周内，病变周围正常组织会存在不同程度的炎性反应，对判断肿瘤残留与否有一定干扰。因此，应注意疗效评价时机的合理选择。

^{11}C-乙酸盐（^{11}C-acetate）或 ^{11}C/^{18}F-胆碱（^{11}C/^{18}F-choline）显像阳性率高，可以作为 ^{18}F-FDG 的补充，两者联合应用不仅可以提高肝癌诊断敏感性，减少漏诊，而且可以对病灶的分化程度进行生物学分型，预测预后，但是对肝外转移灶的探测无明显改善。双示踪剂联合显像受肝硬化改变影响小，进行肝移植术前评价优于增强CT。其他新型正电子显像剂（如 ^{68}Ga-PSMA、^{68}Ga-FAPI 等），也在肝癌诊断、分期、疗效评估及辅助治疗决策方面价值已有报道，但还需大样本研究证实。

九、宫颈癌

宫颈癌是起源于上皮细胞的恶性肿瘤，常见病理类型是鳞癌，绝大多数为 ^{18}F-FDG 高摄取，在 ^{18}F-FDG PET 显像时病灶表现为 ^{18}F-FDG 高摄取，^{18}F-FDG 是宫颈癌的主要 PET 显像剂。宫颈癌是妇科常见恶性肿瘤之一。^{18}F-FDG PET/CT 显像在宫颈癌诊疗中具有重要的临床应用价值。

（一）适应证

（1）宫颈癌治疗前分期（PET/MR 对局部晚期原发灶的 T 分期更有优势）。

（2）IIb-IVb 期的宫颈癌患者治疗后评价疗效。

（3）复发性宫颈癌的诊断及治疗方法的选择，特别是鳞状细胞癌抗原（SCCA）升高临床怀疑复发但常规影像检查阴性的患者以及拟对复发部位进行临床治愈目标治疗的患者。

目前临床多采用国际妇产科联盟 FIGO（2018）来分期评估原发灶的范围及淋巴结转移、远处转移情况。FIGO 分期对原发灶的侵犯范围有详细的界定，而 ^{18}F-FDG PET/MR 在评估原发灶的侵犯范围方面更具优势。腹主动脉旁淋巴结的评估是临床重点，因为其转移与否直接决定了进行放射治疗时的放射野范围。研究表明，^{18}F-FDG PET/CT 是评价局部晚期宫颈癌腹膜后淋巴结转移的最准确的影像手段。与腹膜后淋巴结清扫的病理分期相比，术前 ^{18}F-FDG PET/CT 评价腹膜后淋巴结的假阴性率为 6%~15%；对于腹主动脉旁淋巴结转移高危的患者（盆腔淋巴结转移阳性），^{18}F-FDG PET/CT 评价腹膜后淋巴结转移的准确性会进一步提高。因此，局部晚期宫颈癌的 ^{18}F-FDG PET/CT 显像，可以有效协助评估放射治疗照射野的范围。宫颈癌常见的远处转移有锁骨上淋巴结转移及肺、肝、骨转移等，^{18}F-FDG PET/CT 的扫描范围使远处转移的评估更加准确，可以更好地进行个性化指导临床治疗。

FIGO 分期为 IIb-IVb 期的宫颈癌患者治疗后，特别是治疗期间因为症状或者实验室检查提示疗效不佳的患者，^{18}F-FDG PET/CT 可以评价治疗效果，筛选疗效不佳的患者，及时更换治疗方法及药物。

复发性宫颈癌的早期诊断是临床难点。有些宫颈癌治疗后的反应与复发症状类似，如下肢水肿伴疼痛，广泛盆、骶部或大腿疼痛、排尿困难等；另外，部分患者 SCCA 升高，但常规影像学检查方法表现为阴性。^{18}F-FDG PET/CT 能鉴别是治疗后的反应还是复发，检出常规影像检查未能发现的病灶或正常大小的淋巴结转移灶。研究表明，宫颈癌治疗后 SCCA 升高的患者，诊断宫颈癌复发准确率可达 96.8%。复发性宫颈癌的治疗方法选择有多个影响因素，如复发病灶的范围、初始治疗方式、患者的身体状态等。^{18}F-FDG PET/CT 对复发性宫颈癌病灶的正确评估，有助于临床医师制定个性化的治疗方案。

（二）¹⁸F-FDG PET/CT宫颈癌应用中的局限性及对策

¹⁸F-FDG PET/CT评估淋巴结转移的准确性还有待提高，腹主动脉旁淋巴结转移的诊断存在假阴性，特别是小于1 cm的转移淋巴结。PET/CT设备探测性能的进步，如长轴向视野PET/CT，将有助于提高腹主动脉淋巴结定性诊断的准确性。

非¹⁸F-FDG分子探针¹⁸F或⁶⁸Ga-FAPI PET显像在宫颈癌T分期或转移灶及卵巢生理性摄取鉴别诊断中发挥重要作用。

十、卵巢癌

卵巢癌是指起源于卵巢上皮细胞的恶性肿瘤，占卵巢恶性肿瘤的85%~90%，不同于卵巢性索间质肿瘤、卵巢恶性生殖细胞肿瘤。卵巢癌细胞呈¹⁸F-FDG高摄取，因此¹⁸F-FDG是卵巢癌主要PET显像剂，近年来研究发现，FAPI对卵巢癌腹膜转移有着重要价值。

（一）适应证

（1）卵巢癌的分期和诊断。

（2）监测卵巢癌治疗后肿瘤标志物升高是否为复发转移，尤其是有无腹膜转移，为肿瘤减灭术提供依据。

（3）卵巢癌治疗疗效评价。

（4）卵巢癌预后评估。

卵巢癌在临床主要采用以手术为主的综合性治疗方案，其中，腹膜种植转移与否、转移范围和淋巴结转移状况是影响治疗方案选择的关键。¹⁸F-FDG PET显像在发现隐匿卵巢癌腹膜转移灶等方面有更高的灵敏度和分辨力，在卵巢癌诊断和分期方面优于常规影像检查方法。

¹⁸F-FDG PET在卵巢癌复发及转移灶监测方面具有重要临床应用价值，尤其是在卵巢癌初始治疗后临床怀疑复发转移者，以及血清中CA125、HE4等升高或持续升高者，¹⁸F-FDG PET常可检出常规影像检查未能显示的隐匿性病灶，如术区瘢痕组织内的病灶、肠道表面转移灶、腹膜转移灶、密度改变不明显的肝内小转移灶等，此外还可检出正常大小的淋巴结转移灶。

¹⁸F-FDG PET可用于术前新辅助治疗或治疗前后等多种治疗方案的疗效评价，通过观察病变的葡萄糖代谢情况评估预后。一般而言，病灶SUV_{max}、MTV、TLG等代谢参数值越高，患者生存期越短。

（二）¹⁸F-FDG PET 卵巢癌应用中的局限性及对策

卵巢生理性摄取、炎性病变、活动性结核等也可摄取 ¹⁸F-FDG，进而造成卵巢癌 ¹⁸F-FDG PET 检查出现假阳性结果，干扰卵巢癌病灶的诊断。对育龄期妇女卵巢排卵和黄体发育生理性摄取 ¹⁸F-FDG 情况，可进一步询问患者月经周期进行鉴别；对于可疑良性病变者，可采取延迟显像的方式进行鉴别。一般而言，恶性肿瘤病灶延迟显像 SUV 值升高，而良性病变延迟显像 SUV 值大多不升高。卵巢癌病理类型多样，部分恶性程度低的卵巢癌及其腹膜转移摄取 ¹⁸F-FDG 水平低，可出现假阴性结果，⁶⁸Ga-FAPI 显像对卵巢癌的腹膜转移有更高的探测能力，准确性更高，可以弥补 ¹⁸F-FDG 存在的这一不足。

十一、前列腺癌

前列腺癌 95% 以上是前列腺腺泡腺癌，起源于前列腺腺泡上皮细胞，其他病理类型多属于移行上皮细胞起源的恶性肿瘤，正常前列腺组织、良性病变、恶性肿瘤均可有不同程度的 FDG 摄取。前列腺癌相对分化好，FDG 摄取不高。如今，⁶⁸Ga/¹⁸F-PSMA 前列腺特异性膜抗原（prostate specific membrane antigen，PSMA）已取代 FDG，成为前列腺癌主要的 PET 显像剂。

⁶⁸Ga/¹⁸F 标记前列腺特异性膜抗原配体主要有 ⁶⁸Ga/¹⁸F-PSMA-11、⁶⁸Ga/¹⁸F-PSMA-617、⁶⁸Ga/¹⁸F-PSMA-1007 等，它们生物学特性、排泄途径略有不同。另一个 PSMA 显像剂 ¹⁸F 标记的 DCFPyL 在国外应用较多。

（一）适应证

（1）前列腺癌的诊断与分期、指导活检。

（2）前列腺癌生化复发、转移的诊断。

（3）前列腺癌治疗后疗效评价。

（4）前列腺癌预后评估。

（5）辅助前列腺癌放疗靶区计划制定。

前列腺癌是全球男性中最常见的恶性肿瘤之一，近年来我国男性前列腺癌的发病率呈持续增长趋势。前列腺癌病理类型 95% 以上是前列腺腺泡癌，其次是内膜样癌、黏液癌、小细胞癌、鳞癌、肉瘤、印戒细胞癌和神经内分泌肿瘤。⁶⁸Ga/¹⁸F-PSMA 是前列腺腺泡癌的主要显像剂。

⁶⁸Ga/¹⁸F-PSMA PET 示踪剂对前列腺癌原发灶及转移灶检出率均较 ¹⁸F-FDG 高。就前列腺癌 T 分期而言，PET/MR 显像优于 PET/CT。

前列腺癌患者中约有 27% 存在最大径<5 mm 的转移淋巴结。传统影像学方法无

法判断最大径<5 mm的淋巴结性质。PSMA PET显像对前列腺癌淋巴结分期的特异性和准确性分别为99.1%和91.0%。前列腺癌以成骨转移为主，在骨转移诊断方面，PSMA PET/CT显像对骨转移灶的检出率可高达98%，对其他转移灶也有较高的检出率。

前列腺癌易复发，CT对早期复发灶的检出率低于5%，而PSMA PET/CT在较低血清前列腺特异性抗原（PSA）水平时即有较高的病灶检出率。PSMA PET/CT显像对前列腺癌生化复发的检出率为89.5%，远远超出传统影像学方法。同时，检出率与患者PSA水平密切相关，PSA <0.5 ng/ml时检出率为57.9%，PSA >2.0 ng/ml时检出率为96.8%。

对于转移性去势抵抗性前列腺癌（mCRPC）患者，抗雄激素治疗后PSMA PET/CT表现具有较强的异质性。虽然有研究表明PSMA PET/CT显像可提前预测阿比特龙或恩杂鲁胺等新一代抗雄治疗药物对mCRPC患者的疗效评价，但在内分泌治疗后四周PSMA PET/CT图像有可能出现"耀斑现象"。因此早期疗效评估解释仍需谨慎。

^{68}Ga或^{18}F标记的PSMA PET/CT的SUV_{max}是预测前列腺癌危险度分层的参考指标，也是治疗过程中早期血清PSA反应的独立预测因子。病灶SUV_{max}越高，肿瘤侵袭性越强、Gleason评分越高、越容易复发。此外，前列腺癌患者根治性切除术后应复查PSMA PET/CT，若发现阳性病灶，则高度提示患者无进展生存期缩短。

（二）PSMA PET前列腺癌应用中的局限性及对策

约10%的前列腺癌患者肿瘤原发灶或转移灶PSMA呈现低表达或无表达，PET/CT显像呈假阴性；而一些良性肿瘤（如神经鞘瘤）、骨折、神经节等也可摄取PSMA显像剂，造成假阳性结果。常用的^{68}Ga标记PSMA类显像剂主要经泌尿系统排泄，显像剂在膀胱中浓聚会在一定程度上干扰前列腺的观察。而^{18}F-PSMA-1007通过肝胆代谢，显像剂生理聚集对前列腺的观察影响较小。

十二、淋巴瘤

淋巴瘤是起源于淋巴细胞克隆性增殖性疾病，是一类异质性强的肿瘤。绝大多数类型的淋巴瘤（例如霍奇金淋巴瘤、弥漫大B细胞淋巴瘤、伯基特淋巴瘤、NK/T细胞淋巴瘤、外周T细胞淋巴瘤等）属于高^{18}F-FDG亲和性的肿瘤，^{18}F-FDG PET显像时病灶表现为异常的放射性浓聚，病灶显像阳性率高达98%~100%。对于^{18}F-FDG高亲和性的不同淋巴瘤亚型，PET/CT是目前肿瘤分期、疗效评价及预后预测的最佳手段。

（一）适应证

（1）淋巴瘤治疗前分期。

（2）淋巴瘤治疗中期疗效评价，预测患者的预后。

（3）淋巴瘤治疗结束时疗效评价，坏死与残留的鉴别。

（4）复发性淋巴瘤的再分期。

（5）监测淋巴瘤细胞转化。

在分期方面，Lugano 分期标准是淋巴瘤最常用的分期标准。^{18}F-FDG PET 在淋巴结及淋巴结外器官侵犯的诊断方面均优于常规影像学。在骨髓浸润诊断方面，对于 ^{18}F-FDG 高亲和性的淋巴瘤，PET/CT 较骨髓穿刺活检能发现更多病灶并更好地判断骨髓浸润的范围。如 ^{18}F-FDG PET/CT 诊断骨髓浸润，可不必骨髓穿刺活检，仅 ^{18}F-FDG PET/CT 骨髓阴性但血液学检查异常才考虑进行骨髓活检。^{18}F-FDG PET/CT 较常规影像学检查能改变10%~40%患者的分期和10%患者的治疗方案，从而影响患者的预后。

对于比较明确的 ^{18}F-FDG 高亲和性淋巴瘤或治疗前 PET/CT 表现为 ^{18}F-FDG 高亲和性的淋巴瘤患者，^{18}F-FDG PET/CT 显像能通过治疗前后病灶代谢变化判断疗效，从而为下一步治疗方案的选择提供依据。淋巴瘤 PET/CT 疗效评估病灶多采用 Deauville5 分法进行评分（表21-1），依据 Lugano 评估标准进行疗效评价（表21-2）。

在治疗中期，霍奇金淋巴瘤推荐化疗2个周期后行 ^{18}F-FDG PET/CT 显像，非霍奇金淋巴瘤推荐化疗3~4周期后行 ^{18}F-FDG PET/CT 检查，治疗中期达到完全缓解是患者预后好的重要标志。如治疗中期 PET/CT 显像不能提示达到完全缓解，则适合进入临床试验。但在更改治疗方案前，建议进一步明确病理。

在完成一线治疗方案后，^{18}F-FDG PET/CT 显像达到完全缓解的患者具有较好的无进展生存和总生存。对于该类患者，如未出现新的怀疑与淋巴瘤相关的症状，不推荐采用 ^{18}F-FDG PET/CT 显像对患者进行常规随访。通过进行 ^{18}F-FDG PET/CT 显像 Deauville5 法评分为4分的患者，部分与病灶内炎性细胞摄取 ^{18}F-FDG 有关，一般预后良好；Deauville5 法评分为5分的患者，一般预后不良，在更换治疗方案前推荐再次明确病理。

为降低治疗所致炎性反应对疗效评价的影响，中期 PET/CT 扫描推荐在下周期化疗前1~2天进行为宜；治疗完成后 ^{18}F-FDG 显像推荐在化疗后6~8周或放疗后8~12周进行。^{18}F-FDG 显像在监测淋巴瘤细胞转化方面的价值有很好的临床应用价值，惰性淋巴瘤基线扫描常为 ^{18}F-FDG 低代谢，随访中如出现局部或整体病灶异常高代谢，则提示淋巴瘤有大细胞转化的趋势。

表 21-1 Deauville视觉5分评分法

评分	PET/CT扫描结果评判标准
1	病灶FDG摄取程度不超过背景放射性分布
2	病灶FDG摄取程度≤纵隔血池
3	纵隔血池<病灶FDG摄取程度≤肝血池
4	病灶FDG摄取程度超过肝血池,SUVmax≤2倍肝血池
5	病灶FDG摄取程度显著增高,SUVmax>2倍肝血池或出现新发病灶
X	新发病灶有FDG摄取,但与淋巴瘤无关

表 21-2 Lugano疗效评估标准

	病灶区域	PET/CT评效	CT评效
CR	淋巴结及结外累及病灶	5PS评分1、2、3分,伴有或不伴有残余病灶(无残余病灶为CR,有残余病灶为CMR)(注:韦氏淋巴环、结外高代谢摄取器官如脾脏或G-CSF刺激后骨髓增生改变,此时评价CR应与本地水平比较)	靶病灶(淋巴结)长径(Ldi)≤1.5 cm
			无结外病灶
	不可测病灶	不适用	消失
	器官增大	不适用	回退至正常
	新发病灶	无	无
	骨髓	无骨髓病灶累及证据	形态学正常,若不确定需进行骨髓穿刺,IHC呈阴性
PR	淋巴结及结外累及病灶	5PS评分4~5分,摄取较基线减低,残余病灶可为任意大小(但小于基线病灶)	最多6个靶病灶PPD(Ldi×垂直于Ldi的短径)总和,SPD缩小≥50%
		中期评估,上述情况提示治疗有效	当病灶缩小至无法测量:5 mm×5 mm
		终末期评估,上述情况提示病变尚有残留	当病灶消失:0 mm×0 mm
	不可测病灶	不适用	消失/正常,残余病灶/病灶未增大
	器官增大	不适用	脾脏长径缩小>原长径增大值的50%;常默认脾脏长径正常大小13 cm,若原为15 mm,判PR需长径<14 cm
	新发病灶	无	无
	骨髓	残余摄取高于正常骨髓组织但较基线减低;如果骨髓持续存在结节性局部异常FDG代谢改变,需进行MRI或活检进一步诊断	不适用
SD	淋巴结及结外病灶)	无代谢反应,中期/终末期病灶5PS评分4~5分,代谢较基线相比无明显改变	最多6个靶病灶SPD增加/缩性<50%,无PD证据
	不可测病灶	不适用	未达PD
SD	器官增大	不适用	未达PD
	新发病灶	无	无
	骨髓	同基线	不适用

	病灶区域	PET/CT评效	CT评效
PD	单独的靶病灶（淋巴结/结节性肿块、结外病灶）	5PS评分4～5分伴摄取较基线增加，和/或中期或终末期评效时出现新发摄取增高	至少1个病灶进展即可诊断，淋巴结/结外病灶需同时符合下述要求： ①Ldi＞1.5 cm ②PPD增加≥50%（较最小状态） ③Ldi或Sdi较最小状态增加：0.5 cm（≤2 cm病灶）或1.0 cm（＞2 cm病灶）
			①脾脏长径增长＞原长径增大值的50%，常默认脾脏正常大小13 cm，若原为15 cm，判PD需长径＞16 cm ②若基线无脾大，长径需在基线基础上至少增加2 cm ③新出现或复发的脾大
PD	不可测病灶	无	
	新发病灶	出现淋巴瘤相关新发高代谢灶（排除感染、炎症等），若未明确性质需行活检或中期评估	
	骨髓	新出现或复发性高代谢摄取灶	新发或复发的骨髓受累

十三、神经内分泌肿瘤

神经内分泌肿瘤（neuroendocrine neoplasm，NEN）是一组以神经内分泌分化为主要特征的异质性肿瘤，具有不同形态学表现和生物学行为，以胃肠胰神经内分泌肿瘤（GEP-NEN）最常见。其中高分化者被称为神经内分泌瘤（NET），低分化者被称为神经内分泌癌（NEC）。多数NEN细胞表面有生长抑素受体（somatostatin receptor，SSTR）高表达，因此可采用放射性核素（如^{68}Ga、^{18}F、^{64}Cu等）标记的生长抑素类似物（somatostatin analogues，SSA）进行生长抑素受体显像（somatostatin receptor imaging，SRI）。G1和G2级NET摄取^{68}Ga-SSA较高，G2～G3级NET和NEC摄取^{18}F-FDG较高。

（一）适应证

（1）寻找和定位肿瘤原发灶。

（2）寻找肿瘤转移灶，指导分期，评价预后。

（3）监测肿瘤复发，再分期。

（4）评价能否进行SSA治疗或进行PRRT治疗，并评估疗效。

（5）对于不适合活检或活检后仍不能确定病理诊断的肿瘤，建议辅助诊断与鉴别诊断。

与CT、MRI等常规影像学方法不同，核医学分子影像可以在细胞和分子层面对疾病进行无创、实时、可视化及特异性的诊断，因此在NEN临床诊疗中发挥着越来越重要的作用。SRI可以针对NEN细胞表面SSTR进行靶向显像，帮助诊断NEN并判断NEN SSTRs的表达情况。临床常用的SRI显像剂为SSTR激动剂——[68]Ga-SSA，包括：[68]Ga-DOTATATE（最常用）、[68]Ga-DOTATOC、[68]Ga-DOTANOC等。

对于G1和G2级NEN，由于其细胞表面SSTR表达量高，[68]Ga-SSA对其原发灶和转移灶的诊断准确度和特异度均可达95%以上，[68]Ga-SSA显像是G1和G2级NEN定性诊断、病理学分级、分期、再分期必要的检查手段，而且可以帮助评价能否进行SSA治疗或PRRT治疗，并评估肿瘤对于进行SSA治疗或PRRT治疗的反应性。对G3级NEN，由于其细胞表面SSTR表达量少，[68]Ga-SSA对其诊断灵敏度下降，准确度仅为40%~60%。[18]F-FDG对G3级NEN及NEC具有较高诊断灵敏度，临床常将[68]Ga-SSA与[18]F-FDG联合应用，以提高疾病诊断灵敏度，进行准确分期，并帮助评估肿瘤分化程度、预测患者预后，弥补常规影像学检查的不足和病理活检的局限性。

其他显像剂包括：①SSTR拮抗剂：与SSTR激动剂相比，SSTR拮抗剂在肝脏、脾脏、胃肠道和肺等正常组织中的摄取较低，而在肿瘤组织中摄取较高，滞留时间较长，肿瘤与背景比值较高，有利于病灶的检出。目前成功开发并应用于临床的SSTR拮抗剂包括[68]Ga - NODAGA-JR11、[68]Ga-DOTA - JR11、[68]Ga - NODAGA - LM3、[68]Ga-DOTA-LM3等。②[18]F-DOPA：靶向儿茶酚胺代谢，嗜铬细胞瘤、副神经节瘤、胰岛素瘤等显像灵敏度高，对多种遗传性NEN的病变检出率较高。③[68]Ga-DOTA -exendin-4：是[68]Ga标记的胰高血糖素样肽-1（glucagon-like peptide-1，GLP-1）类似物，对胰岛素瘤的诊断灵敏度可高达97%。

（二）PET检查临床应用的局限性及对策

受设备空间分辨率的限制，部分较小（<1 cm）的NEN原发灶及转移灶[68]Ga-SSA及[18]F-FDG PET/CT检出率有限。其次，SSTR有5种亚型（SSTR1~5），目前的SRI显像剂多针对2型和/或5型受体，对其他亚型亲和力不足。另外，[68]Ga-SSA及[18]F-FDG PET/CT联合显像需要投入较多的费用和时间，且会增加患者的受照剂量。联合多期增强CT或MRI，发挥一体化PET/MR显像辐射低、软组织分辨率高和多参数功能成像的优势，以及开发应用新型分子探针进行PET检查等方法可能有助于解决这些问题。

十四、恶性黑色素瘤

黑色素瘤（melanoma）是起源于黑色素细胞的一种恶性肿瘤，多发生于皮肤，也可见于黏膜（内脏黏膜）、眼葡萄膜及软脑膜等部位，约占全部肿瘤的3%。我国人群好发于肢端皮肤（足底、足趾、手指末端和甲下）和黏膜（鼻腔、口腔及上、下消化道）。恶性黑色素瘤细胞增殖活跃，呈[18]F-FDG高代谢。[18]F-FDG是恶性黑色素瘤的首选显像剂。

（一）适应证

（1）恶性黑色素瘤治疗前分期。

（2）恶性黑色素瘤治疗后评估疗效。

（3）复发性恶性黑色素瘤再分期。

恶性黑色素瘤临床分期主要参照两种系统：①遵循 AJCC 恶性黑色素瘤分期系统：基于原发瘤的厚度和肿瘤是否侵犯淋巴结；②基于肿瘤浸润的深度（Ⅰ期、Ⅱ期）、淋巴管内或区域淋巴结转移（Ⅲ期）和远处转移（Ⅳ期）分期：恶性黑色素瘤大多数容易发生转移，血源性转移和淋巴结转移较常见，常见转移部位如区域淋巴结、肺、肝、骨、皮肤和脑，PET/CT 是转移评估的首选检查手段，但 PET/MR 显像的 T1WI 高信号也对诊断有重要帮助。

免疫治疗是恶性黑色素瘤治疗的重要突破，^{18}F-FDG PET 显像在形态变化不明显时代谢多有改变，因此 PET 显像对黑色素的疗效判定有重要价值。

（二）^{18}F-FDG PET/CT 黑色素瘤应用中的局限性及对策

黑色素瘤根据细胞胞质内黑色素的量分为：色素型、无色素型，会影响形态结构影像的诊断，但对 ^{18}F-FDG PET/CT 无特别干扰。但部分原发于皮肤的黑色素瘤由于病灶呈薄层状、体积小，PET 分辨时有困难。

免疫治疗首先是恢复激活机体免疫系统，可见非引流区域的淋巴结肿大，FDG 高代谢，通过询问病史，发现患者症状改善，或全身总高代谢区的减少可以鉴别。也可以通过 T 细胞显像进行区分。

参考文献

1. Sweet W H. "The Use of Nuclear Disintegration in The Diagnosis and Treatment of Brain Tumor", New England Journal of Medicine, 1951, 245：875-878.

2. Wrenn Jr, F R, M L Good, et al. "The Use of Positron Emitting Radioisotopes For Localization of Brain Tumors", Science, 1951, 113：525-527.

3. Delso G, Ziegler S. PET/MRI System Design .Eur J Nucl Med Mol Imaging, 2009, 36（Suppl 1）：S86-S89.

4. Herzog H, Pietrzyk U, Shah N J, et al. The Current State, Challenges and Perspectives of MR-PET. Neuroimage, 2010, 49（3）：2072-2082.

5. Delso G, Fürst S, Jakoby B, et al. Performance measurements of The Siemens MMR Integrated Whole Body PET/MR Scanner. J Nucl Med, 2011, 52（12）：1914—1922.

6. Umutlu L, Beyer T, Grueneisen J S, et al. Whole-Body [18F]-FDG-PET/MRI for Oncology：A Consensus Recommendation. Nuklearmedizin, 2019 Mar, 58（2）：68-76.

7. Currie G M, Kamvosoulis P, Bushong S. PET/MRI, Part 2：Technologic Principles. J Nucl Med Technol, 2021 Sep, 49（3）：217-225.

8. Herrmann, Ken, Czernin, et al. F-18-FDG PET/CT and PET/MRI Perform Equally Well in Cancer：Evidence from Studies on More Than 2,300 Patients. Journal of Nuclear Medicine.2016, 57（3）：420-430.

9. States L J, Reid J R. Whole-Body PET/MRI Applications in Pediatric Oncology. AJR Am J Roentgenol, 2020 Sep, 215（3）：713-725.

10. Sols A, Crane R K. Substrate Specificity of Brain Hexokinase. J Biol Chem, 1954, 210（2）：581-595.

11. Kennedy C, Des Rosiers M, Jehle J, et al. Mapping of Functional Neural Pathways by Autoradiographic Survey ofLocal Metabolic Rate with （14C）Deoxyglucose. Science, 1975, 187（4179）：850-853.

12. Reivich M, Kuhl D, Wolf A, et al. Measurement of Local Cerebral Glucose Metabolism in Man with 18F-2-fluoro-2-deoxy-d-glucose. Acta Neurol Scand Suppl, 1977, 64：190-191.

13. Som P, Atkins H L, Bandoypadhyay D, et al. A fluorinated glucose analog, 2-fluoro-2-deoxy-Dglucose（F-18）：Nontoxic Tracer for Rapid Tumor Detection. J Nucl Med, 1980, 21（7）：670-675.

14. Hamacher K, Coenen H H, Stocklin G. Efficient Stereospecific Synthesis of No-Carrier-Added 2-[18F]-Fluoro-2-Deoxy-D-Glucose Using Aminopolyether Supported Nucleophilic Substitution. J Nucl Med, 1986, 27（2）：235-238.

15. 陈利星，邹思娟，朱小华.放射性核素标记前列腺特异性膜抗原小分子抑制剂靶向前列腺癌的显像与治疗.中华核医学与分子影像杂志, 2018, 38（01）：53-58.

16. Raylman Raymond R, Van Kampen Will, Stolin Alexander V, et al. A dedicated breast-PET/CT Scanner：Evaluation of Basic Performance Characteristics. Med Phys, 2018, 45：1603-1613.

17. Li Y M, Wang Q, Wang X M, et al. Expert Consensus on Clinical Application of FDG PET/CT in Infection and Inflammation. Ann Nucl Med, 2020, 34（5）：369-376.

18. Werner R A, Derlin T, Lapa C, et al. 18F-Labeled, PSMA-Targeted Radiotracers：Leveraging the Advantages of Radiofluorination for Prostate Cancer Molecular Imaging. Theranostics, 2020, 10（1）：1-16.

19. Law I, Albert N L, Arbizu J, et al. Joint EANM/EANO/RANO Practice Guidelines/SNMMI Procedure standards for Imaging of Gliomas Using PET with Radiolabelled Amino Acids and FDG：Version 1.0. Eur J Nucl Med Mol Imaging, 2019, 46（3）：540-557.

20. Paprottka K J, Kleiner S, Preibisch C, et al. Fully Automated Analysis Combining [F]-FET-PET and

Multiparametric MRI Including DSC Perfusion and APTw Imaging：A Promising Tool for objective Evaluation of Glioma Progression. Eur J Nucl Med Mol Imaging，2021，48（13）：4445-4455.

21. Ettinger D S，Wood D E，Aisner D L，et al. NCCN Guidelines Insights：Non-Small Cell lung Cancer，Version 2，2021，J Natl Compr Canc Netw 2021.

22. L Wang，G Tang，K Hu，et al. Comparison of 68Ga-FAPI and 18F-FDG PET/CT in the E—valuation of Advanced Lung Cancer. Radiology，2022，303（1）：191-199.

23. McKay，Michael J，Taubman，et al. Molecular Imaging Using PET/CT for Radiation Therapy Planning for Adult Cancers：Current Status and Expanding Applications. INT J RADIAT ONCOL，2018，102（4）：783-791.

24. Seol，Ki Ho，Lee，et al. PET/CT planning During Chemoradiotherapy for Esophageal Cancer. Radiat Oncol J，2014，32（1）：31-42.

25. Chen H J，Pang Y Z，Wu J X，et al. Comparison of [68Ga]GaDOTA-FAPI-04 and [18F]FDG PET/CT for The Diagnosis of Primary and Metastatic Lesions in Patients with Various Types of Cancer. Eur J Nucl Med Mol Imaging，2020，47（8）：1820-1832.

26. 中国临床肿瘤学会指南工作委员会.中国临床肿瘤学会（CSCO）乳腺癌诊疗指南2020.北京：人民卫生出版社，2020.

27. Tőkés T，Kajáry K，Szentmártoni G，et al. Predictive and Prognostic Value of FDG-PET/CT Imaging and Different Response Evaluation Criteria After Primary Systemic Therapy of Breast Cancer. Breast Cancer，2017，24（1）：137-146.

28. Yang Z，Sun Y，Xu X，et al. The Assessment of Estrogen Receptor Status and Its Intratumoral Heterogeneity in Patients With Breast Cancer by Using 18F-Fluoroestradiol PET/CT. Clin Nucl Med，2017，42（6）：421-427.

29. Antunes I F，et al.Synthesis and Evaluation of the Estrogen Receptor beta-Selective Radioligand 2-18F-Fluoro-6-（6-Hydroxynaphthalen-2-yl）Pyridin-3-ol：Comparison with 16alpha-18F-Fluoro-17beta-Estradiol. J Nucl Med，2017，58（4）：554-559.

30. Fu L，Huang S，Wu H，et al. Superiority of [68Ga]Ga-FAPI-04/ [18F]FAPI-42 PET/CT to [18F]FDG PET/CT in Delineating the Primary Tumor and Peritoneal Metastasis in Initial gastric cancer. Eur Radiol，2022，32（9）：6281-6290.

31. 刘玉奇，章斌，邓胜明，等. 18F-FDG PET/CT对结直肠癌术后患者临床再分期，治疗策略及预后评估的价值.中华核医学与分子影像杂志，2017，37（10）：5.

32. Unterrainer M，Eze C，Ilhan H，et al. Recent advances of PET imaging in clinical radiation oncology. Radiation Oncology，2020，15（1）：88.

33. 中华人民共和国国家卫生健康委员会医政医管局.原发性肝癌诊疗指南（2022年版）.中华肝脏病杂志，2022，30（4）：367-388.中国抗癌协会肝癌专业委员会.中国肿瘤整合诊治指南（CACA）-肝癌部分.肿瘤综合治疗电子杂志，2022，8（3）：31-63.

34. NCCN Clinical Practice Guidelines in Oncology- Hepatobiliary Cancers（2022 Version 2）.https：//www.nccn.org/professionals/physician_gls/pdf/hepatobiliary.pdf .

35. Filiz Celebi，Kourosh Yaghouti，Emetullah Cindil，et al. The Role of 18F-FDG PET/MRI in the Assessment of Primary Intrahepatic Neoplasms. Acad Radiol，2021 Feb，28（2）：189-198.

36. Woo S，Atun R，Ward Z J，et al. Diagnostic performance of conventional and advanced imaging modalities for assessing newly diagnosed cervical cancer：systematic review and meta-analysis. EUR RADIOL，2020，30（10）：5560-5577.

37. 国家癌症中心，国家肿瘤质控中心卵巢癌质控专家委员会.中国卵巢癌规范诊疗质量控制指标（2022版）.中华肿瘤杂志，2022，44（7）：609-614.

38. Delgado Bolton R C，Aide N，Colletti P M，et al. EANM guideline on the role of 2-[18F] FDG PET/CT in diagnosis，staging，prognostic value，therapy assessment and restaging of ovarian cancer，en-

dorsed by the American College of Nuclear Medicine（ACNM），the Society of Nuclear Medicine and Molecular Imaging（SNMMI）and the International Atomic Energy Agency（IAEA）. EUR J NUCL MED MOL I，2021，48（10）：3286-3302.

39.Roach P J，Francis R，Emmett L，et al. The Impact of Ga-68-PSMA PET/CT on Management Intent in Prostate Cancer：Results of an Australian Prospective Multicenter Study. J Nucl Med，2018，59（1）：82-88.

40.Sterzing F，Kratochwil C，Fiedler H，et al. Ga-68-PSMA-11 PET/CT：a new technique with high potential for the radiotherapeutic management of prostate cancer patients. Eur J Nucl Med Mol Imaging，2016，43（1）：34-41.

41.METTLER J，MÜLLER H，VOLTIN C A，et al. Metabolic tumour volume for response prediction in advanced-stage Hodgkin lymphoma. J Nucl Med，2018 Jun 7，pii：jnumed.118.210047.

42.MEIGNAN M，COTTEREAU A S，VERSARI A，et al. Baseline metabolic tumor volume predicts outcome in high-tumor-burden follicular lymphoma：A pooled analysis of three multicenter studies. J Clin Oncol，2016，34（30）：3618-3626.

43.NCCN CLINICAL PRACTICE GUIDELINES IN ONCOLOGY. B-Cell Lymphomas，Version 1，2020.

44.WIERDA W G，BYRD J C，ABRAMSON J S，et al. Chronic Lymphocytic Leukemia/Small Lymphocytic Lymphoma，Version 4.2020，NCCN Clinical Practice Guidelines in Oncology. J Natl Compr Canc Netw，2020，18（2）：185-217.

45.NCCN Clinical Practice Guidelines in Oncology-Neuroendocrine and Adrenal Tumors（2022 Version 1）.https：//www.nccn.org/professionals/physician_gls/pdf/neuroendocrine.pdf.

46.中国抗癌协会神经内分泌肿瘤专业委员会.中国抗癌协会神经内分泌肿瘤诊治指南（2022年版）.中国癌症杂志，2022，32（6）：545-580.

47.中华医学会消化病学分会胃肠激素与神经内分泌肿瘤学组.胃肠胰神经内分泌肿瘤诊治专家共识（2020年版）.中华消化杂志，2021，41（2）：76-87.

48.Bakare A N，Agrawal A，Saklani A，et al. Diagnostic performance of 18F-fluorodeoxyglucose positron emission tomography/computed tomography in anorectal melanoma. World Journal of Nuclear Medicine.

49.Tumor Response Evaluation in Patients with Malignant Melanoma Undergoing Immune Checkpoint Inhibitor Therapy and Prognosis Prediction Using 18F-FDG PET/CT：Multicenter Study for Comparison of EORTC，PERCIST，and ImPERCIST. Japanese Journal of Radiology，2021：1-11.

50.樊代明.整合肿瘤学.基础卷.诊断分册.西安：世界图书出版社，2021.

病理诊断

❖ 病理技巧　幸有四君 ❖
❖ 肺癌难分　细胞要明 ❖
❖ 乳癌分子　要决三阴 ❖
❖ 胃癌辨识　组化是金 ❖
❖ 肠癌分类　可问基因 ❖

第一章

肿瘤病理诊断总论

病理诊断是肿瘤精准诊治基础，诊断结果直接影响患者治疗方案选择，是肿瘤诊断"金标准"。肿瘤病理研究肿瘤病因、形态、细胞和分子变异，是基础研究和临床诊治的桥梁，为肿瘤早筛、诊治和分子分型等提供临床证据。肿瘤精准诊治理念的发展促使病理诊断方法更微观、更精准、更智慧，也促进病理诊断新技术的不断涌现和蓬勃发展。

一、历史沿革

传统病理诊断技术主要包括组织病理和细胞病理。前者包括标本前处理、标本取材、HE 染色和免疫组化，后者包括标本前处理、制片、巴氏染色和免疫组化。HE 染色用于组织和细胞形态观察，免疫组化可用于鉴别诊断或指导治疗。近年来，分子病理诊断理念和技术不断革新。分子病理是在核酸和蛋白水平进行诊断，应用分子生物学、免疫学、细胞生物学等技术，检测细胞、组织或体液的分子改变，使肿瘤病理诊断和分型更加微观，并可指导肿瘤疗效评估和预后预测等。分子病理诊断新技术包括：原位杂交，主要是荧光原位杂交（fluorescence in situ hybridization，FISH）、实时定量聚合酶链式反应（quantitative real-time polymerase chain reaction，qPCR）、第二代测序（next-generation sequencing，NGS）和数字 PCR（digital PCR，dPCR）等。

二、技术原理

（一）组织病理技术

组织病理技术是病理诊断的基础，也是病理研究最基础的方法学。标本通过固定，规范化取材，系列组织处理，如脱水、透明、浸蜡、石蜡包埋、切片、HE 染色，在显微镜下分辨组织细胞的形态，进行诊断与分期，为临床治疗、医学研究提供重要依据。

1.标本前处理

组织标本离体后的前处理环节显著影响组织形态、抗原和核酸保存。组织标本离体时根据不同组织类型，规范进行病理解剖，充分暴露病变部位后，立即放入10%中性缓冲福尔马林液中充分固定（通常16~48小时），以获最佳组织形态。

2.标本取材

规范化取材是规范化诊断的基础，由病理医师按取材规范进行，选取病变代表性区域、病变与周边组织关系、切缘、淋巴结、周围组织等。骨组织需脱钙处理再行取材。

3.HE染色

HE染色也称苏木素–伊红染色，在病理形态学诊断、医学实验及教学中有重要价值。常用于石蜡切片和冰冻切片，苏木素是植物提取染料，经氧化和媒染，对细胞核有亲和力，可使细胞核呈现蓝色。伊红是化学合成的酸性染料，可与细胞质、红细胞、肌肉组织、结缔组织等结合呈现不同程度红色或粉红色，与蓝色细胞核形成鲜明对比。

（二）特殊染色技术

特殊染色是一项常用技术，可观察HE染色无法显示的组织或细胞物质，在肝脏、肾脏、感染性疾病等诊断中是不可缺少的辅助染色之一。组织细胞中的某些物质多可通过直接与染料结合被染色，对肿瘤的性质来源、鉴别诊断和临床分期具有重要作用。

（三）免疫组化技术

免疫组化又称免疫细胞化学，利用生物组织中的抗原可与特异性抗体相互结合原理，通过化学反应使标记的显色剂，如荧光素、酶、金属离子、同位素等物质显色，对各种抗原物质（如蛋白质、多肽、酶以及受体等）进行定性、半定量检测。免疫组化技术按标记物种类可分为免疫荧光法、免疫酶法、免疫金法等。

免疫酶细胞化学技术是临床鉴别诊断与科研最常用技术，先以酶标抗体与组织或细胞作用，再加入酶底物，生成有色不溶性产物或具一定电子密度的颗粒，通过光镜或电镜，对细胞或组织内的相应抗原进行定位或定性研究。

临床上免疫组化应用分为：①指导临床用药或伴随诊断；②用于肿瘤诊断、预后判断；③在形态学诊断基础上，提供诊断/判断蛋白表达的阴阳性或强度，辅助判断组织来源、分化程度、组织学类型等。

（四）细胞病理技术

1.液基制片技术

微孔膜滤过技术。通过高精度程控过滤技术对液基样本过滤，有选择留取有价值的细胞成分制片，关键程序包括细胞分散、随机取样、过滤、转移等。

离心分层沉淀技术。技术核心在于比重液，在标本中加入比重液后梯度离心去除血液、黏液及大部分炎细胞，再次离心集中细胞，通过自然沉降制片。

2.巴氏染色

适用于对脱落细胞的组织细胞染色。细胞核是由酸性物质组成，与碱性染料亲和力较强，细胞浆则相反。巴氏染色液利用这一特性对细胞行多色染色，染色后能清晰地显示细胞结构，胞质透亮鲜丽，各种颗粒分明，细胞核染色质非常清楚，从而较易发现异常细胞，对早期发现和诊断肿瘤具有重要意义。

3.细胞蜡块

针对胸腹水、尿液等脱落细胞标本，通过病理技术处理，制作成细胞学蜡块。将细胞成分保存于蜡块中，再通过切片、染色后进行显微镜下诊断。提高传统细胞病理学诊断的敏感性和特异性，并适用于免疫组化和分子病理检测。

（五）分子病理技术

分子病理诊断技术在临床上主要用于指导肿瘤鉴别诊断、靶向治疗、免疫治疗、疗效动态监测和预后评估，为肿瘤精准诊治提供全流程支持与管理方案。

1. FISH

利用荧光标记的特异核酸探针与细胞内相应靶DNA或RNA分子杂交，在荧光镜或共聚焦激光扫描仪下观察荧光信号，来确定与特异探针杂交后被染基因的状态或分布，分析基因易位、扩增或缺失。

2. qPCR

qPCR是在PCR扩增中，通过染料或探针释放荧光信号，实时监控每一PCR循环的荧光变化，最后生成扩增曲线。如用染料法，还可生成熔解曲线，分析产物特异性。qPCR操作简单，重复性好，常用于肿瘤驱动基因突变检测，在此基础上的逆转录实时定量PCR（reverse transcription qPCR，RT-PCR）可用于融合基因检测。多重荧光PCR结合毛细管电泳也被用于微卫星不稳定性（microsatellite instability，MSI）检测。

3. Sanger测序

Sanger法是将待测单链DNA模板与合成的寡核苷酸引物退火后，在DNA聚合酶存在下，引物延伸，如遇相应ddNTP（N代表A、T、C、G的任一种）结合，延伸反应即立即终止，电泳后经放射自显影即可从相应ddNTP推测模板DNA序列。较早用于肿瘤靶向治疗基因突变检测，目前因敏感性较低、操作步骤复杂，应用较少。

4. NGS

二代测序属于高通量测序，能同时对上百万甚至数十亿个DNA分子测序，包含两种：①边连接边测序（sequencing by ligation，SBL）：带有荧光基团的探针与DNA片段杂交且与临近寡核糖核酸连接从而得以成像，通过荧光基团发射波长来判断碱基或者其互补碱基序列；②边合成边测序（sequencing by synthesis，SBS）：荧光基团在DNA链的延伸中被插入其中，带荧光的特定碱基与模板碱基互补时释放荧光，被荧光采集器采集。二代测序技术分三个环节：文库构建、测序和数据分析。

临床上，NGS主要用于驱动基因和遗传性肿瘤胚系突变检测，可一次性得到多种基因变异类型和丰度（variant allele frequency，VAF），包括点突变（single nucleotide variation，SNV）、插入缺失（indels）、融合（fusion）、扩增（amplification）等。已被用于泛癌肿标志物检测，包括肿瘤突变负荷（tumor mutational burden，TMB）、微小残留灶（minimal residual disease，MRD）、同源重组修复缺陷（homologous recombination deficiency，HRD）、MSI等。

5. dPCR

dPCR是近年迅速发展的一种核酸定量分析技术，通过将一个样本分成几十到几万份，分配到不同反应单元中，目标分子PCR扩增后，各个反应单元荧光信号行统计学分析。dPCR敏感性较高，可用于肿瘤患者血液基因检测。

第二章

胶质瘤

一、病理技术应用

胶质瘤标本包括活检和手术标本。术中冷冻诊断主要明确是否取到肿瘤、肿瘤基本类型和良恶性质评估。活检和手术标本进一步明确肿瘤类型、WHO分级和重要分子改变。

（一）送检标本处理及标本取材

参照总论。

（二）组织病理学诊断

（1）参照2021年第五版WHO中枢神经系统肿瘤分类标准。

（2）活检标本尽可能评估组织学类型及分级。

（3）术后标本进一步明确组织学类型。需行分子检测时，可先发组织学初步报告，内容包括组织形态诊断及分级，备注待分子检测结果和整合诊断。

（4）术中冷冻诊断应尽量明确送检组织是否为胶质肿瘤及评估组织学分级。

（三）免疫组织化学

（1）成人型弥漫性胶质瘤免疫组化推荐使用GFAP、OLIG2、IDH1（R132H）、ATRX、p53和Ki67基础套餐，根据年龄、病变部位、组织形态增减。

（2）成人型弥漫性胶质瘤，IDH1（R132H）免疫组化阴性，年龄小于55岁，仍需行分子检测明确有无IDH1（R132）位点其他类型突变及IDH2突变。

（3）儿童型弥漫性胶质瘤免疫组化推荐使用GFAP、OLIG2、IDH1（R132H）、ATRX、p53、CD34、BRAF（VE1）、H3K27M、H3G34R/V和Ki67基础套餐，根据年龄、病变部位、组织形态增减。

（4）H3K27me3表达缺失见于多种肿瘤，如弥漫中线胶质瘤（H3 K27变异型）、后颅窝室管膜瘤（PFA型）、部分脑膜瘤及少突胶质细胞瘤。对于弥漫中线胶质瘤（H3K27变异型）的诊断，建议联用H3K27me3与H3K27M。

（5）ATRX表达缺失表现为肿瘤细胞阴性，血管内皮细胞为阳性内对照。需注意ATRX缺失通常与1p/19q共缺失互斥。

（6）p53阳性推荐临界值为大于10%瘤细胞呈一致性强阳性。

（7）Ki67增殖指数可辅助胶质瘤分级。WHO 2级的Ki67指数一般小于5%；WHO 3级的Ki67指数5%～10%；WHO 4级的Ki67指数大于10%；但不能仅靠Ki67增殖指数来判断胶质瘤级别。

（四）分子病理检测

胶质瘤需结合组织学与分子改变进行整合诊断。若未行分子检测或进行了分子检测但无明确结果，应使用NOS（非特指）的诊断术语；对已做分子检测，但结合组织学、免疫组化及分子检测仍不能做出明确整合诊断者，可用NEC（未分类）标识。

胶质瘤常用分子检测指标及意义如下。

（1）IDH突变：IDH1（R132H）最常见，R132G/C/S/L和IDH2（R172K/S/M）等少见。IDH突变提示预后较好。

（2）1p/19q共缺失：是诊断少突胶质细胞瘤的主要指标之一。如为1p或者19q单独缺失，或者是1p/19q的非整臂缺失，不应诊断少突胶质细胞瘤，可用NEC命名。

（3）TERT启动子突变：常见228和250位点突变，见于少突胶质细胞瘤（IDH突变和1p/19q共缺失型）及胶质母细胞瘤（IDH野生型）。IDH野生型胶质母细胞瘤中出现TERT启动子突变提示预后较差。

（4）MGMT启动子甲基化：甲基化的患者对替莫唑胺治疗相对较敏感。

（5）ATRX突变：常见于星形细胞瘤（IDH突变型），也见于弥漫中线胶质瘤（H3K27变异型）、弥漫性半球胶质瘤（H3G34突变型）和具有毛样特征的高级别星形细胞瘤等。

（6）BRAF基因改变：包括BRAF V600E突变和BRAF-KIAA1549基因融合。BRAF V600E突变见于节细胞胶质瘤、多形性黄色星形细胞瘤、青年人多形性低级别神经上皮肿瘤、毛细胞星形细胞瘤及部分儿童弥漫性低级别胶质瘤等。BRAF-KI-AA1549基因融合常见于毛细胞星形细胞瘤及弥漫性软脑膜胶质神经元肿瘤。

（7）EGFR扩增、TERT启动子突变、7号染色体获得/10号染色体缺失均为诊断胶质母细胞瘤（IDH野生型）的分子指标；EGFR扩增也可见于儿童弥漫性高级别胶质瘤（H3和IDH野生型）。

（8）CDKN2A/2B纯合缺失：是星形细胞瘤（IDH突变型）WHO 4级和少突胶质

细胞瘤（IDH突变和1p/19q共缺失）WHO 3级的诊断指标之一。

（9）H3 K27M是诊断弥漫中线胶质瘤（H3K27变异型）的指标之一；H3 G34R/V突变是诊断弥漫半球胶质瘤（H3G34突变型）的指标。

二、病理技术局限性

许多类型胶质瘤的组织病理形态和分子改变之间缺乏明确关联。胶质瘤分子检测涉及多种技术方法和检测平台，各有优缺点。部分胶质瘤有特征性的DNA甲基化谱，但其检测方法尚未广泛开展，使用受限。

三、整合诊断技术和展望

胶质瘤整合诊断有助于精准分型和治疗决策。各类NGS技术（包括甲基化测序）在未来将得到更广泛的应用。液体活检如CSF-cfDNA检测等也有重要应用潜力。

第三章

鼻咽癌

一、病理技术应用

鼻咽癌（nasopharyngeal carcinoma，NPC）病理诊断及分型适用于以下三种情况：①鼻咽活检；②颈部淋巴结或远处转移灶活检；③鼻咽手术切除标本。

（一）标本取材及处理

（1）活检部位推荐：患者鼻咽和颈部都有肿物时，首选鼻咽活检；只有多次活检病理阴性或鼻咽镜未见原发灶时才考虑颈部淋巴结或远处转移灶活检。

（2）手术切除标本需送病理科并全部包埋制片以进一步明确病理诊断。

（3）组织标本处理参照总论。

（二）组织病理学诊断

（1）参照2017年版WHO头颈部肿瘤分类标准。病理类型分为：非角化性鳞癌（或称非角化性癌）、角化性鳞癌、基底样鳞癌。非角化性癌又分为分化型非角化性癌和未分化型非角化性癌。

（2）显微镜下活检组织H&E形态典型可直接诊断为NPC并分型。

（3）当病变组织形态不典型时，推荐应用免疫组化检测上皮标记pan-Cytokeratin（p-CK，克隆号CK AE1/AE3）和原位杂交检测EB病毒编码小RNA（EBERs）辅助诊断。

（4）鼻咽发生的腺癌和涎腺型癌不属于NPC范畴。

（三）分子靶点检测

局部晚期或复发/转移的NPC活检标本常规免疫组化检测EGFR表达，但目前EGFR检测为非伴随诊断，仅对临床靶向治疗有一定参考意义。类似情况，NPC的PD-L1检测为非伴随诊断，其检测标记有待进一步临床试验加以证实。

二、病理技术局限性

鼻咽有时需多次活检才能取到病变明确诊断。NPC靶向治疗和免疫治疗的相关基因检测应用还在研究开发阶段。新检测技术如NGS及CTC或cfDNA检测等对判断NPC发生发展及转归有潜在临床意义，有待开发临床应用。

三、整合诊断技术和展望

病理学诊断是NPC确诊的依据。对肿瘤浸润淋巴细胞和PD-1/PD-L1表达的评估具有NPC免疫治疗和预测预后的参考价值。分子标记物如DNA甲基化、转录组图谱及CTC或cfDNA等显示潜在临床应用价值。如何整合病理和其他临床特点对NPC进一步分类诊治是将来面临新的挑战。

第四章

甲状腺癌

一、技术应用

甲状腺癌标本类型包括细针抽吸细胞学、粗针穿刺活检组织、术中快速冰冻及手术切除标本。对于形态学不典型的病例需结合免疫组化染色、分子检测等辅助明确诊断。

（一）送检标本处理及标本取材

参照总论。

（二）细胞病理学诊断

（1）参照2018年第二版甲状腺细针穿刺细胞学Bethesda诊断系统。

（2）参照2023年甲状腺细针穿刺细胞病理学诊断中国专家共识（2023版）。

（三）组织病理学诊断

（1）参照2022年第五版WHO内分泌及神经内分泌肿瘤分类标准。

（2）粗针活检标本尽可能评估组织学类型及分级。

（3）粗针穿刺活检无法诊断甲状腺滤泡癌、嗜酸细胞癌、浸润性包裹性滤泡亚型甲状腺乳头状癌。

（4）术后标本进一步明确组织学类型。需行分子检测时，可先发组织学初步报告，内容包括组织形态诊断及分级，备注待分子检测结果和整合诊断。

（5）术中冰冻诊断应尽量明确送检组织是否为甲状腺肿瘤、病变性质及评估组织学分级。

（四）免疫组织化学及特殊染色应用

（1）PAX8、TTF-1、TG有助于鉴别甲状腺滤泡上皮起源的肿瘤。神经内分泌标记物、降钙素（calcitonin）、癌胚抗原有助于鉴别甲状腺髓样癌。

（2）S100、GATA-3、GCDFP-15、mammaglobin 检测有助于诊断甲状腺分泌性癌。

（3）NTRK 有助于鉴别 NTRK 基因异常相关性甲状腺肿瘤。

（4）Ki67 及 PHH3 染色有助于高级别甲状腺滤泡源性癌、甲状腺髓样癌组织学分级和分类。

（5）BRAF V600E（VE1）免疫组化检测可替代 BRAF V600E 的分子检测。

（6）PD-L1 检测有助于辅助患者免疫治疗的评估。

（7）刚果红染色可用于辅助诊断甲状腺髓样癌。

（五）分子病理检测

分子检测有助于甲状腺肿瘤辅助明确诊断、复发风险分层、指导靶向治疗。分子检测结果需要结合个体的临床、影像学以及细胞学特点进行解读。

甲状腺肿瘤常用分子检测指标及意义如下。

（1）对于甲状腺滤泡起源的癌，主要分子异常包括早期驱动事件：RAS、BRAF 突变、RET、NTRK、ALK 基因融合，肿瘤进展期分子异常 TERT 启动子、Tp53 基因突变等。

（2）BRAF V600E 突变在高细胞型甲状腺乳头状癌中最常见（约占 90%）。

（3）柱状细胞型甲状腺乳头状癌与 BRAF V600E 突变有关，而 BRAF 融合、RAS 突变、TERT 启动子突变、CDKN2A 缺失和 Tp53 突变较为少见。

（4）大多数鞋钉型甲状腺乳头状癌存在 BRAF V600E 突变，通常与 Tp53、TERT 启动子和 PIK3CA 突变相关。

（5）具有包膜或界限清晰的滤泡结构的甲状腺肿瘤 RAS 样突变高发而 BRAF V600E 突变少见。

（6）若在形态学良性或低风险甲状腺肿瘤中检测到 BRAF V600E 或其他高危突变，如 Tp53、PIK3CA 或 TERT 启动子突变，则应仔细检查整个肿瘤以排除恶性可能。

（7）青少年低分化甲状腺癌（PDTC）患者 DICER1 突变与预后差相关。

（8）遗传性和散发性甲状腺癌患者最常见分子异常为 RET 基因突变，突变位点与临床预后相关，以 M918T 突变最常见。RET 基因为临床治疗重要特定药物靶点。

（9）ETV6-NTRK3 分子检测有助于明确诊断甲状腺分泌性癌。

（10）甲状腺乳头状癌可发生多种癌症相关基因融合，其中 RET、NTRK、BRAF 和 ALK 均为临床治疗重要特定药物靶点。

（11）嗜酸细胞肿瘤有特征性线粒体基因组（mtDNA）或 GRIM19（NDUFA13）基因改变，三分之一以上有拷贝数异常，在电子传递链复合体 I 亚单位基因中都存在同质或高度异质性（大于70%）线粒体DNA突变。

（12）嗜酸细胞癌还存在复发性突变，包括RAS突变（突变率低于滤泡癌）、EIF1AX、TERT、Tp53、NF1、CDKN1A等。1.9q和11q的丢失与癌症特异性死亡率有关。

（13）过量染色体1q扩增以及mRNA处理器MED12和RBM10的突变，编码RNA聚合酶Ⅱ驱动转录和mRNA剪接功能的调节蛋白，这些基因突变见于PDTC和PTC亚型。

（14）表观遗传学异常与DTC远处转移的风险增加有关。miR-146a/b、miR-221和miR-222的等miRNA过表达与PTC不良预后有关。

二、病理技术局限性

基于规范化诊断流程实施是保证准确甲状腺癌病理的前提，但诊断前环节、甲状腺癌形态的多样性、复杂性以及人为经验或培训等因素影响，会影响甲状腺癌病理的精准诊断。如对于有包膜的滤泡型肿瘤取材不全面，或对乳头状癌细胞核的特征把握不准确，将会影响对肿瘤的精准分型。分子病理检测技术方法和平台的多样性更会影响甲状腺癌相关分子检测的结果，如NGS、qPCR、IHC等各检测平台均存在假阳性率和假阴性率，需要通过检测策略优化，以最大程度提高驱动基因检测准确性并缩短检测时间、降低成本等。

三、整合诊断技术和展望

甲状腺肿瘤整合诊断有助于精准分型、预后判定、复发分层评估和治疗决策。现代医学需要在现有基础上探索完善的细胞、组织病理评估方法，并与RNA转录组测序、空间转录组测序、蛋白组学、数字病理技术进行整合，以满足临床诊治需求。

第五章

肺癌

一、病理技术应用

肺癌组织学类型繁多，主要分为非小细胞癌（NSCLC）与小细胞癌（SCLC）两大病理组织类型。肺癌病理诊断原则应根据最新WHO肺癌分类标准。病理诊断内容应满足临床诊断及分期要求，并根据临床治疗指南，进行相应的靶向分子和PD-L1检测等。

（一）标本处理及取材要点

1.标本固定

肺癌手术切除标本包括灌注固定和切开固定两种方式，新辅助治疗后切除标本推荐使用切开固定方式。

2.标本描述

手术切除标本描述肿物与切缘距离、肿物大小、切面性质、肿物与胸膜的关系、周围肺实质的情况。

3.标本取材

活检样本全部取材，晚期肺癌患者穿刺活检组织推荐每个穿刺条单独包埋以满足后续分子检测需求。手术标本取材包括肿物、肿物与胸膜、肿物与周围肺实质以及切缘等，对于小于或等于3 cm肿物全部取材；新辅助治疗后肺标本取材要求更为细致。

（二）组织病理学诊断

肺癌组织学分类主要有腺癌、鳞状细胞癌、小细胞癌等，对于活检样本及手术切除样本，肺癌病理诊断原则和术语各有具体要求。原位腺癌、微浸润性腺癌、腺鳞癌、肉瘤样癌和大细胞癌等的病理诊断术语不能在小活检标本、术中冰冻标本中直接诊断。

（1）小活检标本形态典型时可直接诊断肺腺癌或鳞状细胞癌，勿需免疫组化染色；若分化差或形态不典型，则需行免疫组化染色辅助分类，减少使用"非小细胞肺癌、非特殊类型"的诊断术语。

（2）小活检标本诊断小细胞癌，对于具有特征性形态和免疫表型的病例可直接诊断，而与大细胞神经内分泌癌鉴别有一定难度。

（3）手术切除标本诊断浸润性非黏液性腺癌，可列出肿瘤内各种亚型成分比例（附壁型、腺泡型、乳头型、实体型、微乳头型），并按比例最高的亚型分类。应重视高级别成分（微乳头型、实体型及复杂腺体），并根据WHO分级标准给出浸润性非黏液性腺癌的分级（G1-3级）。

（4）术中冰冻诊断对于早期肺癌结节诊断需结合影像学及镜下特征等综合考虑；对于腺癌高级别成分、肿瘤沿气腔播散（STAS）和淋巴管/血管浸润等高危病理指标应给予提示或说明，以辅助指导临床术中选择适当术式。

（5）新辅助治疗手术切除标本病理评估需明确原发灶残存肿瘤百分比及淋巴结是否有肿瘤残留，以判断是否达到主要病理缓解（MPR）或完全病理缓解（pCR）。

（三）免疫组织化学应用

（1）肺腺癌免疫组化指标包括TTF-1、NapsinA，肺鳞状细胞癌标记物包括p40和CK5/6。

（2）对于形态不典型的小活检标本推荐使用较少标志物用于鉴别诊断（如仅使用TTF-1和p40鉴别鳞癌和腺癌），特别是晚期患者尽可能保留足够组织用于靶向分子检测。

（3）神经内分泌标记物的使用仅限于组织学提示有神经内分泌肿瘤形态特征的肺癌，包括Syn、CgA和CD56以及INSM1。Ki67指标在活检样本中对区分类癌和小细胞癌有鉴别诊断意义。

（4）对于晚期非小细胞肺癌小活检标本在鉴别诊断同时进行ALK融合蛋白和PD-L1免疫组化检测。

（四）特殊染色应用

（1）消化PAS或黏液卡红染色：用于判断细胞内黏液分泌，有助于腺癌的诊断。

（2）弹力纤维染色：用于判断脏层胸膜侵犯程度。

（五）分子病理检测

NSCLC最常见驱动基因变异为EGFR、KRAS、ALK和罕见驱动基因变异，包括

ROS1、RET、MET、HER2、BRAF、NTRK1-3和NRG1/2等。PD-L1作为免疫治疗疗效预测的有效标志物，非小细胞肺癌PD-L1检测与分子检测同等重要。

（1）术后ⅠB-ⅢA期非鳞NSCLC进行EGFR突变检测，指导辅助靶向治疗。

（2）不可手术的ⅢB期及Ⅳ期腺癌或含有腺癌成分的NSCLC患者，应在病理诊断同时进行靶向基因检测和/或PD-L1免疫组化检测。依据临床靶向用药指南，必检基因有EGFR、BRAF V600E和MET14外显子跳跃突变等突变基因，以及ALK、ROS1、RET、NTRK融合基因，拓展基因包括KRAS、HER2突变基因、MET扩增、NRG1/2融合、TMB等。

（3）突变基因检测可采用qPCR或NGS；融合基因检测可采用RT-PCR、FISH或NGS的方法，ALK融合基因检测还包括Ventana免疫组化；对于肿瘤标本无法获取或量少不能进行基因检测时，可通过外周血ctDNA进行EGFR突变检测；推荐对EGFR TKIs耐药患者进行EGFR T790M检测，且组织检测为"金标准"，组织不可取时，血液检测可作为有效补充。

（4）建议对不吸烟、经小标本活检诊断的鳞癌患者行EGFR突变、ALK和ROS1融合基因等检测。

二、病理技术的局限性

基于规范化诊断流程实施是保证肺癌病理诊断准确的前提，但诊断前环节、肺癌病理改变的不典型性或复杂性以及人为经验或培训等因素影响，会导致肺癌病理诊断不能精准到位。对于如何恰当选用免疫组化指标，准确解读各指标以进一步辅助亚型分类，常会影响诊断结果一致性。

分子病理检测技术方法和平台多样性更会影响肺癌相关分子检测结果，各检测平台均存在假阳性率和假阴性率，需通过检测策略优化，以最大程度提高基因检测准确性并缩短检测时间、降低成本。

三、整合诊断技术和展望

随着肺癌病理临床诊断与转化或基础研究的深入以及精准诊治理念的不断提升，临床诊治需求已不仅是组织病理诊断和分子靶向检测。近年新辅助免疫治疗广泛应用、罕见变异靶点药物的不断研发和免疫治疗新型生物标志物的涌现，都要求病理诊断在现有基础上进行整合与技术更新，以满足临床整合诊治需求。

数字病理技术应用为病理技术整合提供另一个平台，其中肺癌AI智能病理与大数据病理，包括肺癌病理结构化报告以及整合分子病理信息等，将助推传统病理为肺癌整合诊治提供全方位病理支持和依据。

第六章

乳腺癌

一、病理技术应用

乳腺癌包括原位癌、浸润性癌（非特殊类型）、浸润性小叶癌等组织学类型。活检组织标本病理诊断主要明确有无原位癌及浸润性癌，拟行新辅助治疗的活检标本和手术切除标本需明确浸润癌组织学类型、级别及肿瘤标志物（ER、PR、*HER2* 及 Ki67）在内的病理学指标。

（一）标本处理及取材要点

标本固定、取材参考总论部分及相关共识推荐《肿瘤病理诊断规范（乳腺癌）》。

（二）组织病理学诊断

乳腺浸润性癌病理报告应包括与患者治疗和预后相关的所有内容，如肿瘤大小、组织学类型、组织学分级、有无并存的导管原位癌、有无脉管侵犯、切缘、淋巴结和 ER、PR、*HER2*、Ki67 检测情况等。常规诊断要点参见 WHO《乳腺肿瘤分类（2019版）》《乳腺癌 TNM 分期（AJCC）》《乳腺癌新辅助治疗的病理诊断专家共识（2020版）》《中国乳腺导管原位癌病理诊断共识（2022版）》。

（三）免疫组化应用

参照《免疫组织化学在乳腺病理中的应用共识（2022版）》。

乳腺原位癌和浸润癌的区别在于癌细胞是否突破肌上皮和基底膜浸润间质。最常用鉴别诊断标记物是肌上皮细胞标记，如 p63、肌性分化标志、SMMHC、calponin 或 SMA。小叶癌与导管癌的鉴别诊断常用免疫组化标记物包括 E-cadherin、p120 和 β-catenin。极性翻转高细胞癌可采用特异性抗体 IDH2 R172S 或 IDH1/2（R132/172）

进行免疫组化检测；分泌性癌常表现为S100和高分子量角蛋白弥漫阳性，可用pan-TRK抗体免疫组化检测进行初筛；80%经典型腺样囊性癌具有免疫组化MYB染色阳性；免疫组化MUC1/EMA表达于微乳头结构的腔缘面有助于浸润性微乳头状癌与癌巢收缩形成的假性腔隙相鉴别。乳腺原发癌与转移癌的鉴别诊断：常用提示乳腺来源的标记物包括ER、GCDFP-15、mammaglobin、GATA-3、SOX10、FOXC1、TRPS1等。

乳腺癌预后及疗效预测标记：雌激素受体（estrogen receptor，ER）和孕激素受体（progesterone receptor，PR）、人表皮生长因子受体2（HER2）及Ki67，所有的浸润性乳腺癌均应进行上述标记免疫组化检测。导管原位癌应进行ER和PR检测。建议按照2015版《乳腺癌雌、孕激素受体免疫组织化学检测指南》《乳腺癌HER2检测指南（2019版）》进行规范化检测和报告。Ki67计数以任何强度的浸润癌细胞核着色计为阳性，以阳性细胞百分比作为Ki67增殖指数。程序性细胞死亡配体1（PD-L1）免疫组化检测主要适用于晚期、复发性和转移性三阴性乳腺癌。

（四）特殊染色应用

PAS染色可用于浸润性癌（非特殊类型）的特殊生长模式诊断（富于糖原透明细胞癌，富于脂质的癌等）、腺样囊性癌、分泌性癌等的辅助性诊断。网状纤维染色有助于明确腺管周围基底膜的存在与否。

（五）分子病理诊断

（1）乳腺癌分子分型是评估患者预后和指导个体化治疗的重要依据。临床中常用的分子分型替代方法，使用ER、PR、HER2和Ki67四个免疫组化标记物将浸润性乳腺癌分为腔面A型（luminal A）、腔面B型（luminal B）、HER2阳性型（HER2-enriched）和三阴性四个亚型。

（2）基于多基因表达谱检测的复发风险评估：包括21基因（Oncotype Dx）、70基因（MammaPrint）、28基因（RecurIndex）、12基因（EndoPredict）和乳腺癌指数（breast cancer index，BCI）等，通过检测乳腺肿瘤组织基因mRNA表达水平为预后评估及疗效预测提供信息。

（3）乳腺癌易感基因（breast cancer susceptibility gene，BRCA1/2）包括BRCA1和BRCA2，5%~10%乳腺癌患者具有明确遗传基因突变，其中BRCA1/2占15%。BRCA1/2基因突变可导致HRD，其可能与铂类或聚二磷酸腺苷核糖聚合酶（poly ADP-ribose polymerase，PARP）抑制剂等疗效密切相关。目前一般采用NGS技术检测。Sanger测序用于验证BRCA1/2基因点突变和小片段插入/缺失；多重连接依赖性探针扩增（multiplex ligation-dependent probe amplification assay，MLPA）常用于BRCA1/2基因大片段重排的检测。

（4）特殊类型乳腺癌的分子病理诊断：分泌性癌常具有 ETV6 :: NTRK3 融合基因；腺样囊性癌具有 MYB :: NFIB 融合基因、MYBL1 基因重排或 MYB 基因扩增；黏液表皮样癌常伴有 CRTC1 :: MAML2 融合基因，乳腺腺肌上皮性肿瘤常存在 HRAS Q61R/K 热点突变；伴极性翻转的高细胞癌常存在 *IDH2 R*172 热点突变，上述基因改变可使用肿瘤组织标本通过 FISH、qPCR 或 NGS 进行检测。

二、病理技术局限性

乳腺癌诊治相关标志物检测所依托的检测平台和技术方法多样，如 IHC、FISH、qPCR 及 NGS 各具优势及局限性。乳腺癌肿瘤标记物表达存在时间和空间异质性，表现为不同方法平台间、原发灶与转移灶、穿刺标本与手术切除标本检测结果可能存在不一致。

三、整合诊断技术和展望

随着乳腺癌临床和基础研究深入以及精准整合诊治理念的不断提升，要求病理诊断在现有基础上进行整合与技术更新，满足临床诊治需求。*ESR*1 突变、*PIK3CA* 基因突变和 *HER2* 突变可用肿瘤组织标本及血浆 ctDNA，采用 qPCR 或 NGS 检测突变状态，为准确诊疗提供预测标志物。

第七章

食管癌

一、病理技术应用

食管癌常见标本类型包括内镜活检标本、EMR/ESD 和根治切除术标本。

（一）送检标本处理及标本取材

参照总论。

（二）组织病理学诊断

食管癌组织学分类依据2019版《世界卫生组织消化系统肿瘤分类》。病理诊断的主要内容包括以下几点。

（1）主体肿瘤：组织学类型、亚型及分级、浸润深度、切缘、淋巴管/血管浸润、神经侵犯、壁内转移。

（2）癌旁：上皮内瘤变/异型增生及程度、Barrett 食管，有无食管炎、胃炎及类型。

（3）淋巴结转移：转移淋巴结数/淋巴结总数。

（4）病理退缩反应：适用于新辅助治疗的病例。

（三）免疫组化应用

免疫组化应用分为两方面，一方面用于诊断和鉴别诊断，一方面用于指导治疗。

（1）诊断和鉴别诊断相关指标：根据鉴别目标选取标记物，食管鳞状细胞癌典型的免疫表型为CK5&6+/p40+/p63+，食管小细胞癌典型的免疫表型为Syn+/CgA+/CK5&6-/p40-/p63-。如怀疑有淋巴管/血管浸润，尤其对内镜下切除标本，建议做免疫组化指标CD31、D2-40明确。

（2）治疗相关指标：PD-L1检测：对拟采用PD-1抑制剂治疗的食管鳞状细胞癌

患者，推荐癌组织中评估 PD-L1 表达 CPS 评分。PD-L1 22C3 pharmDx 免疫组化检测试剂盒已获 NMPA 批准，用于识别可接受帕博利珠单抗治疗的肿瘤组织中 PD-L1 CPS 大于或等于 10，且既往经一线全身治疗失败的局部晚期或转移性食管鳞状细胞癌患者。

二、病理技术局限性

规范化取材、制片和诊断流程是保证准确病理诊断的前提，尤其是内镜下切除标本高危因素评价关系到患者需否接受补充手术或放化疗，但取材、制片及人为经验或培训等因素影响，会致病理诊断不能精准到位。新辅助治疗的病理评价目前存在取材不规范和评价标准不统一等问题。PD-L1 检测存在伴随诊断试剂和平台可及性和判读不规范等问题。目前食管癌缺乏有效的靶向治疗及相关分子病理检测手段。

三、整合诊断技术与展望

随着分子病理检测技术的发展，未来病理诊断技术基于病理形态，整合液体活检、NGS 检测，应用于食管癌诊疗的全程化管理。

第八章

肝癌

原发性肝癌包括肝细胞癌（hepatocellular carcinoma，HCC）、肝内胆管癌（intra-hepatic cholangiocarinoma，ICC）及混合型肝细胞-胆管癌（combined hepatocellular-cholangiocarcinoma，cHCC-CCA）等三种类型，以HCC最常见、ICC次之、cHCC-CCA少见。近年，我国相继制定了HCC和ICC病理诊断指南。

一、肝细胞癌病理诊断

（一）病理技术应用

1.大体标本取材

（1）于肿瘤最大剖面，分别在12点、3点、6点和9点位置，于癌与癌旁肝组织交界处按1∶1比例取材。

（2）在肿瘤中央区取材1块。

（3）对距瘤边缘小于或等于1 cm（近癌旁）和大于1 cm（远癌旁）区肝组织各取材1块。

（4）对体积较大结节和多结节可增加取材，对小于或等于3 cm小肝癌可全部取材。

2.组织病理学诊断

（1）常见类型有细梁型、粗梁型、假腺管型、团片型、硬化型及纤维板层型，少见类型有脂肪性肝炎型及富淋巴细胞型等。

（2）组织学分级可采用WHO三级分级法或Edmondson-Steiner四级分级法。

（3）根据中国MVI病理分级方案进行分级（M0、M1、M2）。若癌旁肝组织过少，不适用七点基线取材和MVI分级，应在报告中说明。

（4）对癌旁肝组织炎症和纤维化程度应进行相应病理分级。

（5）对肝细胞不典型增生、异型增生灶或异型增生结节应说明。

（6）对手术切除HCC进行pTNM分期。

（7）对新辅助/转化治疗后坏死程度，按照"完全病理缓解"和"明显病理缓解"分类诊断。

（8）不建议使用"肝细胞（性）肝癌"的诊断名称。

3.免疫组织化学

（1）判断肝细胞来源，但不能区别良恶性的标志物：Arginase-1、Hep Par-1、CD10、pCEA、BSEP等。

（2）判断良恶性的标志物：Glypican-3、CD34、GS、HSP70等。

（3）双表型肝细胞癌在形态上为典型HCC，可同时表达肝细胞和胆管细胞标志物，侵袭性强，需通过免疫组化检查做出诊断。

（4）HBsAg：可作为高度异型增生结节和高分化HCC的辅助诊断指标。

4.分子病理检测

复发性和多结节性HCC存在单克隆和多克隆两种起源模式，有条件时可做肿瘤克隆起源检测。

（二）病理技术局限性

目前HCC尚无明确的药物分子靶点，对此需加大靶点筛选和研究力度。

（三）整合诊断技术和展望

MVI是HCC术后复发和转移的重要风险因素，也是术后抗复发治疗的重要参考依据。因此，需要对MVI的空间分布及起源模式做更深入的研究。

二、肝内胆管癌病理诊断

（一）病理技术应用

1.大体标本取材

推荐七点基线取材法。对管周浸润型ICC需加强对受侵胆管壁与周围肝实质交界处及胆管切缘取材。

2.组织病理学诊断

（1）大胆管型ICC：来自肝内大胆管（区胆管-段胆管）衬覆上皮或胆管周腺体，癌细胞立方形或柱状，含黏液性胞质，排列成不规则腺管状，纤维间质丰富，常有脉管和神经侵犯及淋巴结转移，预后较差。

（2）小胆管型ICC：来自肝内小胆管（隔胆管-小叶间胆管），癌细胞立方形或低柱状，排列成密集小腺管状，缺乏黏液分泌，预后较好。

（3）细胆管癌：来自肝内终末胆管（细胆管-赫令管），癌细胞小立方形，在透明变性的胶原纤维间质内呈松散的成角小导管、条索状或分支状排列，预后较好。

（4）伴胆管板畸形型特点的ICC：肿瘤腺腔囊状扩张，衬覆单层扁平、小立方形或低柱状上皮，向腔内呈息肉样突起，预后较好。

（5）HCC样ICC：癌细胞呈多角形，胞质嗜酸性，呈梁索状或巢团状排列，类似HCC，表达胆管细胞标志物，不表达肝细胞标志物。

（6）混合型ICC：含上述多种ICC组织成分，应描述每种亚型占比情况。

（7）组织学分级为高、中、低分化。

（8）对癌旁肝组织炎症和纤维化程度进行分级。

（9）对手术切除ICC进行pTNM分期。

（10）不推荐使用"（肝内）胆管细胞癌"的诊断名称。

3.免疫组织化学

（1）大胆管型ICC：S100P和MUC5AC等。

（2）小胆管型ICC：CRP和N-cadherin等。

4.特殊染色

黏液染色：大胆管型ICC阳性，小胆管型ICC阴性。

5.分子病理检测

（1）IDH1/2基因突变和FGFR2基因融合/重排：小胆管型ICC常见。

（2）*HER2*基因扩增、BRAF V600E基因突变、NTRK基因融合、RET基因融合、微卫星高度不稳定性、高TMB等，大胆管型ICC常见。

（二）病理技术局限性

目前已知的ICC药物分子靶点变异频率较低，难以满足临床需求，需进一步寻找ICC高频药物分子靶点。

（三）整合诊断技术和展望

研究ICC组织亚型与分子靶点之间的相关性，对提高ICC精准化诊断和个体化整合治疗水平具有实际意义。

第九章

胃癌

一、病理技术应用

胃癌的常规病理检查标本主要包括内镜下活检或切除标本、外科切除标本以及体液标本等。术中快速冷冻病理检查主要用于外科切缘评估（尤其是当内镜下诊断为低黏附性癌时）。形态学病理诊断及相关风险因素评估是对患者进行内镜下切除、外科切除和/或围手术期综合治疗的直接依据，而通过免疫组化（IHC）、原位杂交（ISH）和基因检测等技术对组织或体液样本进行的相关标志物检测，会有助于患者的整合诊疗。

（一）送检标本处理及取材

1.标本固定

参照总论；内镜下黏膜下剥除（ESD）标本需适当延展后固定。

2.标本描述

描述和取材均按照《肿瘤病理规范化诊断标准第4部分：胃癌病理诊断标准》规定要求进行。

3.标本取材

内镜下活检或切除标本应全部取材，内镜下切除标本切割时要注意暴露切缘，切割组织条需按规定顺序和方向放置、包埋。内镜医师希望重点观察的部位，宜用手绘图标识或与病理医生共同取材。外科标本肿块较大者应在不同位点取材；新辅助治疗后切除标本内肿块不明显者需将可疑瘤床全部取材。应取材所有可触及的淋巴结，原则上应检出16枚或以上；建议手术医师分组送检淋巴结。腹水或腹腔冲洗液样本可离心涂片和/或制作细胞蜡块。

（二）组织病理学诊断

（1）参照2019版《WHO消化系统肿瘤分类》和《AJCC病理分期第八版》进行

诊断和分期。

（2）活检标本需明确病变性质、类型和分级。

（3）ESD和外科标本病理报告应至少包含：大体分型、组织类型（混合性癌要列出各成分占比）、Lauren分型、分级、病变大小、浸润深度、脉管和神经侵犯及切缘情况；外科标本需报告淋巴结转移及癌结节数目以及远处转移（如切取）情况；周围有无上皮内瘤变等。ESD病例必要时可做复原图。

（4）新辅助治疗后手术标本应行肿瘤退缩分级（TRG）。

（5）建议采用胃癌结构化病理报告系统。

（三）免疫组织化学

（1）早期胃癌应酌情行Ki67、p53、CD31、D2-40、DES等染色和黏液染色。

（2）特殊类型胃癌如神经内分泌癌（Syn，CgA，Ki67等）、肝样腺癌（AFP、GCP3和SALL4等）等需检测相应标志物以辅助诊断。

（3）所有进展期胃腺癌应行 *HER2* 检测。

（4）所有新诊断的胃癌应行错配修复（mismatch repair，MMR）蛋白检测。

（5）PD-L1伴随诊断检测需注意选用适宜平台和相应抗体克隆号，待测组织内活肿瘤细胞数量需大于100个/张切片，评估采用CPS评分法。

（6）可用panTRK染色筛查NTRK融合阳性胃癌，或复核NGS结果。

（四）分子病理检测

（1）MSI检测位点和评估方法同结直肠癌。

（2）对于 *HER2* IHC 2+的病例，应行FISH/DISH检测明确 *HER2* 基因状态。

（3）进展期胃癌宜行EBER检测。

（4）对标准治疗失败的胃癌患者，可酌情采用基于DNA或RNA的NGS、qPCR或FISH方法检测NTRK融合。

（5）根据临床诊疗需求，可基于组织、外周血或腹水等对胃癌患者进行NGS检测，内容包括TMB、MSI、NTRK和 *HER2* 等；疑为家族性或遗传性胃癌者可检测CDH1等基因是否发生胚系突变。

二、病理技术局限性

胃癌病理诊断的根本仍为组织学诊断，而胃癌标志物检测需要实验室建立标准检测流程并做好质量控制，如标本未能及时剖开充分固定会导致 *HER2* 或MMR等出现假阴性结果；对于FGFR2、Claudin18.2等尚缺乏统一判读标准。目前，液体活检和NGS技术的临床应用还无标准检测方案，检测人员要面对复杂的检测体系以及海量信息解读的挑战。另外，胃癌免疫微环境评分体系尚不健全，难以系统指导免疫治疗。

三、整合诊断技术和展望

随着 NGS、液体活检、类器官（PDO）或快速人源肿瘤异种移植（PDX）活组织培养模型等技术的临床应用越来越广，对胃癌发病机制、分子分型及分子靶向或免疫治疗相关靶点等的研究不断深入，未来期望能对胃癌细胞克隆及微环境中的各种相关因素进行整合分析，并通过 MDT 和/或分子肿瘤专家委员会（MTB）的整体整合医学模式（HIM），来综合实施胃癌的个体化整合诊疗。

第十章

胰腺癌

一、病理技术应用

胰腺癌术前可选择细针穿刺吸取细胞学或活检确定有无肿瘤及肿瘤类型，对形态学不典型者需结合免疫组化染色；手术标本需明确病理类型、病变范围、切缘等。

（一）送检标本处理及标本取材

根据肿瘤发生部位，常用手术方式包括胰十二指肠切除术（Whipple术）、远端胰腺切除术及全胰切除术等。核对及固定参照总论。规范处理及取材。病理报告内容参照2019年第五版WHO消化系统肿瘤分类标准。

胰腺细针穿刺活检细胞学诊断报告，建议采用美国细胞病理协会（Papanicolaou Society of Cytopathology）发布的2014版胰胆管细胞学指南中的诊断分类标准，包括样本不满意、未见瘤细胞（阴性）、非典型细胞（核异质细胞）、肿瘤（良性，或其他）、找到可疑恶性肿瘤细胞、找到恶性肿瘤细胞等六类；基本涵盖胰腺主要病变。

术中冰冻：通常送检胰腺切缘及胆管切缘，全部取材，评估是否有肿瘤残余。

（二）胰腺癌的组织病理学诊断

1. 导管腺癌

胰腺导管腺癌有多个病理变异亚型，包括腺鳞癌和鳞癌、胶样癌、肝样腺癌、髓样癌、浸润性微乳头状癌、印戒细胞癌、未分化癌、伴破骨细胞样巨细胞的未分化癌等。各变异亚型具有不同于经典导管腺癌的预后和基因改变，故需在病理报告中明确报告。诊断腺鳞癌时，腺癌和鳞癌成分均需超过30%。胶样癌时，细胞外黏液要超过80%，多同时伴有肠型IPMN，预后较好。髓样癌境界清楚、推挤性生长、合体样细胞伴间质较多淋巴细胞聚集。浸润性微乳头状癌要求微乳头结构不低于50%，常伴较多中性粒细胞浸润，具更高侵袭性。诊断胰腺未分化癌时，瘤细胞无明显分化趋向，腺样结构很少；且瘤细胞密集，间质成分少。

2.胰腺腺泡细胞癌

腺泡细胞癌多呈腺泡或实性片状、梁状等结构，细胞多有嗜酸性颗粒状胞浆，PAS和PASD阳性，大部分病例细胞核内见明显核仁。部分病例形态学与神经内分泌肿瘤有重叠，且可灶性表达神经内分泌标记物，需注意鉴别。

3.胰腺混合性肿瘤

胰腺混合性肿瘤极为罕见，导管、腺泡、神经内分泌分化等任意两个或三个分化方向混在一起，每种肿瘤大于30%方可诊断；混合性腺泡-神经内分泌癌最为常见。

4.胰母细胞瘤

胰母细胞瘤是极为少见的恶性上皮性肿瘤，以向腺泡方向分化为主，可见小灶导管和神经内分泌分化，鳞状小体为其特殊形态特征。多发生在10岁以下儿童中，偶见成人型胰母细胞瘤。

5.胰腺神经内分泌肿瘤

包括神经内分泌瘤（NETs，G1、G2、G3）和神经内分泌癌（包含小细胞癌与大细胞神经内分泌癌）。神经内分泌瘤分级标准依靠核分裂数和Ki67指数。小细胞癌与大细胞神经内分泌癌的主要鉴别在于细胞核结构和/或胞浆的丰富程度，免疫组化不能鉴别两者。

6.新辅助治疗手术标本

病理评估需明确原发灶和淋巴结转移灶残存肿瘤百分比，以判断是否达到主要病理缓解（MPR）或完全病理缓解（PCR）。

（三）免疫组化应用

导管分化，主要表现为腺管或乳头结构，伴有黏液分泌，可表达MUC1、MUC5AC、MUC6、CEA等，最常见为胰腺导管腺癌；部分可不伴黏液分泌，如未分化癌，免疫组化显示panCK和vimentin阳性。胶样癌免疫组化不同于经典导管腺癌，MUC2和CDX2阳性。髓样癌多有微卫星不稳定，免疫治疗效果好，预后好于经典型导管腺癌。腺泡分化肿瘤，主要表现瘤细胞产生胰腺外分泌酶，免疫组化表达胰蛋白酶、脂肪酶及BCL10；最常见为腺泡细胞癌。胰母细胞瘤则可不同程度向三个方向分化，免疫组化显示胰母细胞瘤大部分有AFP阳性，β-catenin细胞核局灶阳性，有些病例，核阳性仅局限于鳞状小体，且为EMA阳性。

（四）特殊染色应用

弹力纤维染色，有助于识别脉管内瘤栓；PAS染色，可帮助识别腺泡细胞癌。

（五）分子病理学诊断

胰腺导管腺癌最常见基因改变包括癌基因 KRAS 突变及抑癌基因 p53、SMAD4（DPC4）及 CDKN2A 的失活；此外，约 15% 有 BRCA2 等 DNA 修复基因突变，具临床意义。目前尚无有效针对胰腺癌的靶向治疗药物，针对 KRAS 的药物等尚在临床试验中。胰腺癌仅约 1% 有微卫星不稳定，故免疫治疗机会有限。

二、病理技术的局限性

胰腺活检因取材有限，故可能漏掉病变，出现假阴性结果，且有伴发胰瘘的危险。在影像学引导下的细针穿刺吸取细胞学虽微创，但无论是术中还是经皮或内镜下穿刺也可能因吸取细胞少，而达不到确诊目的；且肿瘤细胞量少不足以做分子检测。胰腺有些肿瘤形态学有重叠，如腺泡细胞癌和神经内分泌肿瘤，有时容易混淆。分化好的 NET G3 和 NEC 有时尚难鉴别。

三、整合诊断技术和展望

胰腺肿瘤手术切除标本复杂，涉及器官较多，标本取材是正确诊断的基础，尤其要找到腹膜后切缘，并明确报告，为术后患者下一步治疗方案选择提供规范化病理诊断基础。另外，如发现明确的癌前病变及伴发病变，要在病理报告中体现出来，以期能合理解释临床症状及影像学表现。目前胰腺导管腺癌尚无具有价值的分子靶向药物标记物。

第十一章

胆囊癌及肝外胆管癌

一、病理技术应用

胆囊及肝外胆管上皮性肿瘤组织学分型参照2019版WHO消化系统肿瘤分类。送检标本类型包括术前胆道刷片细胞标本、胆道活检组织标本、术中冰冻活检组织标本和术后切除组织标本等。术前和术中活检标本应尽量明确病变性质，术后切除标本应充分取材。最终病理报告以恶性肿瘤整合诊疗思路为基础，针对不同标本类型将组织病理学与分子病理学紧密整合。鼓励针对现有临床靶向药物或免疫治疗药物的应用，积极开展相关分子病理检测。

（一）送检标本类型、标本描述及取材要点

1.胆道细胞学标本和胆道活检组织标本

胆道细胞刷检，内镜超声引导的细针穿刺和口腔内胆道镜技术等，获取样本直接涂片或制作液基涂片后，使用巴氏或HE染色后诊断。目的：明确病变性质。要点：及时固定或涂片，避免细胞退变。

2.冰冻送检标本

包括破碎胆囊、完整胆囊、胆囊附带部分肝、肝门胆管附带部分肝、远端肝外胆管及胰十二指肠切除标本（详见胰腺癌病理诊断章节），还可送检胆管切缘、网膜或肝脏结节、淋巴结等。目的：明确病变性质及切缘有无肿瘤。要点：最重病变与切缘取材，必要时多个切缘分别判断。

3.常规送检标本（标本固定见总论）

同冰冻送检标本类型。目的：完善最终病理报告内容。要点：按照规范充分取材。

4.组织学充分取材要点

（1）胆囊病变取材：首先通过观察和轻触预判病变位置，对胆囊肝床面和胆囊

颈切缘进行涂墨，尽量在病变对侧沿胆囊长轴打开胆囊并暴露病变。取材内容需注意病变区与浆膜面或肝面交界。胆囊病变切缘取材：完整胆囊取胆囊颈切缘，不完整胆囊取最远端或临床告知最远端切缘。

（2）肝外胆管病变取材：首先据临床标识，明确胆管近肝和远肝切缘，并沿胆管长轴打开胆管暴露病变。取材内容同胆囊病变取材内容。肝外胆管病变切缘取材：明确标本胆管近肝缘或胆管远肝缘，根据病变区与切缘距离可选择环切或纵切。

（3）淋巴结取材：胆囊颈周边取可扪及淋巴结，及临床分组送检淋巴结。

（二）细胞及组织病理学诊断

1.胆管细胞学诊断

胆道细胞学标本包括：①诺丁汉分类的C1-C5分类系统；②胰胆管细胞学巴氏细胞病理协会报告系统的六层分级系统。

2.手术标本组织学分型

参照2019版WHO消化系统肿瘤分类中胆囊及肝外胆管肿瘤章节。

3.浸润性癌组织学分级

主要针对非特殊型/普通型腺癌，G1、G2、G3级或GX（不能评估）。

4.病理学分期及高危因素评估

T分期，胆囊癌应明确区分浸润浆膜层或肝脏面，肝外胆管癌尽可能描述浸润深度具体数值（小于5 mm；大于或等于5且小于或等于12 mm；大于12 mm）及侵犯相邻解剖结构。N分期指淋巴结转移情况。高危因素包括：神经脉管侵犯及切缘情况。

5.其他

（1）对混合性肿瘤，需从形态学及免疫组化标记两方面加以证实，并报告每种类型成分占比。

（2）周围黏膜癌前病变的标注。

（三）免疫组化应用

（1）为提高报告时效，推荐使用标志物套餐进行诊断及鉴别诊断，特别是排除转移性腺癌。

（2）胆囊及肝外胆管恶性上皮肿瘤中腺癌常见，如遇混合性肿瘤成分，p40是鳞癌较特异标志物；具神经内分泌形态特征需加做神经内分泌标志物（SYN、CD56、CgA、NSE）等。

（3）依据2022版中国肿瘤整合诊治指南（CACA）胆囊癌部分，对晚期胆囊癌患者，按临床需要加做HER2靶向治疗相关免疫组化指标。

（4）需免疫治疗病例可拓展采用免疫组化MMR的4个蛋白、PD-L1检测。

（四）特殊染色应用

（1）消化 PAS 及黏液卡红染色：用于判断细胞内黏液，鉴别瘤细胞是否分泌黏液。

（2）弹力纤维染色：用于判断静脉壁是否被侵犯及静脉内是否存在癌栓。

（五）分子病理诊断

（1）靶向治疗 HER2 检测理论依据：国外研究报道约 16% 胆囊癌具有 ERBB2 基因扩增；我国多中心研究通过对 57 对胆囊癌组织/正常样本全外显子组和超深靶向测序发现 HER 信号通路是胆囊癌最显著突变通路。可用免疫组化及 FISH 检测。

（2）免疫治疗 MSI-H 检测理论依据：胆囊癌在 PD-L1 表达、MSI-H 和 TMB-H 方面的潜在免疫治疗疗效预测生物标志物阳性比率高于肝外胆管癌。可拓展采用 MSI-PCR 检测。

二、病理技术局限性

随着对胆囊癌及肝外胆管癌临床研究的深入及靶点药物的推动，分子病理检测已在病理科开展。在有限样本前提下，怎样高效高质低成本筛出有效治疗靶点是值得思考的问题。对不同临床分期及组织学亚型选用合适检测方式尤为重要。

三、整合诊断技术和展望

胆囊癌及肝外胆管癌在临床及基础研究推动下，肿瘤个体化整合治疗使临床医生对患者的治疗选择有了更精准的依据，而其精准化信息正是来自于组织病理诊断及分子病理检测的合理整合。

随着各类肿瘤指南更新，胆囊癌及肝外胆管癌常见基因改变及相关治疗方案，涉及不同分子病理检测方法并合理应用不同检测平台。在病理报告中尽量提供完善靶向治疗（HER2）或拓展免疫治疗（PD-L1、MMR）的预测标志物的检测及判读，以及可针对热点基因相关临床研究采用 ARMS 方法检测 KRAS、BRAF 及 PIK3CA 等基因。用于二线治疗二级推荐检测基因如 IDH1、FGFR2 及 NTRK1-3 等可按需推进。综合正确做出（或解读）分子病理报告，为患者后续治疗提供依据。

第十二章

胃肠道间质瘤

一、病理技术应用

胃肠间质瘤标本包括活检标本和手术标本。活检标本明确诊断，并进行基因突变检测。手术标本明确诊断、危险度评估/预后分组和基因突变类型。

（一）送检标本处理及取材

参照总论。

（二）组织病理学诊断

（1）参照2020年第5版WHO软组织肿瘤分类，危险度评估参照NIH2008中国专家共识改良版，预后分组参照WHO软组织肿瘤分类。

（2）活检标本明确诊断，并进行基因突变检测。

（3）手术标本明确组织学亚型，计数核分裂象，病理报告包括危险度评估/预后分组和基因突变类型。

（三）免疫组化标记

（1）所有病例进行CD117和DOG1标记，需加用阳性对照。

（2）如肿瘤发生于胃，特别是发生于儿童和青年女性患者的上皮样型或混合型，加用SDHB标记。SDHB阴性者，加做SDHA标记。

（四）分子病理检测

（1）常规采用一代测序检测KIT/PDGFRA基因突变检测，包括KIT基因9、11、13、17号外显子和PDGFRA基因12、14和18号外显子。继发突变肿瘤加做KIT基因14号和18号外显子检测。

（2）采用二代测序检测野生型胃肠间质瘤分子改变，包括SDH亚单位（A/B/C/D）、

BRAF、NF1、KRAS 和 PIK3CA 等基因突变检测，FGFR1、NTRK3、BRAF 和 ALK 等基因重排检测。

二、病理技术局限性

一代测序尚未广泛开展。缺乏针对胃肠间质瘤基因改变的二代测序检测。

三、整合诊断技术和展望

胃肠间质瘤整合诊断有助于精准诊断和靶向治疗。一代测序在未来将得到更广泛的应用。针对胃肠间质瘤的二代测序将有助于同时解决经典型和野生型胃肠间质瘤的分子检测，并在将来取代一代测序检测。

第十三章

神经内分泌肿瘤

一、病理技术应用

神经内分泌肿瘤（neuroendocrine neoplasm，NEN）遍及全身各系统，呈现神经内分泌细胞分化，但生物学特征多变。通过免疫组化染色和分子遗传学检测等技术运用，明确其分类和分级，研究其分子生物学特点。

（一）送检标本处理及取材要点

参照总论。

（二）组织病理学诊断

1. 规范术语与分类

WHO的IARC专家组达成共识，将各系统NEN统一规范命名并分类。依其组织起源分为上皮性和神经性NEN（即副神经节瘤），上皮性NEN包括高分化神经内分泌瘤（NET）和低分化神经内分泌癌（NEC）。同时遵循各脏器起源差异，采用兼称或保留少部分原有命名和分类。另外混合性腺–神经内分泌癌MANEC更名为混合性神经内分泌–非神经内分泌肿瘤MiNEN。

2.NEN病理诊断原则

具备明确神经内分泌分化的组织学特点和免疫组织化学或超微结构特征，且异质性较大。遗传综合征相关NEN，需要结合临床特征、分子检测与遗传学咨询明确。

3.组织学分型与分级。

各系统NEC均分为小细胞和大细胞型（区别在于细胞核特征和或胞浆丰富程度）。NET参照细胞分化、增殖（核分裂相与Ki67指数）和/或坏死等进行分级。核分裂象和Ki67指数不匹配时，采用分级较高者。

4.核分裂象与Ki67计数

选定2 mm²计数核分裂象，Ki67优选MIB-1克隆号，均选择热点区，给予精确数值。活检组织过少时首选Ki67，并备注核分裂数目。

5.高级别NET与NEC鉴别

基于结构模式和细胞形态、坏死、核分裂和Ki67等可鉴别，疑难者可利用免疫标记和驱动基因的差异来辅助。NET-G3常伴有低级别成分或由低级别逐渐转化而来，而NEC则不然。

6.术中冰冻与细胞学诊断

NEN尤其NEC不主张直接冰冻切片诊断，不建议分级，但可判断肿瘤范围、转移和切缘。细胞学标本中，典型NET和小细胞NEC可做确定诊断，不建议分级；大细胞NEC通常仅做提示而非确定诊断。

（三）免疫组织化学应用

1.常用项目

上皮标记物角蛋白CK（主要是AE1/AE3和Cam5.2）；神经内分泌标记物CgA和Syn二者联合最佳；CD56、NSE和PGP9.5等特异性差；INSM1具有较高诊断价值。

其他脏器相关标记，如乳腺的ER、PR、*HER2*、腺垂体转录因子、激素和生物活性胺类，以及SSTR2等。

2.鉴别项目

NET与NEC鉴别：NEC常伴Tp53弥漫表达，CXCR高表达，Rb1缺失表达；NET则高表达SSTR2、SSTR5、和Clusterin。部分胰腺NET伴有DAXX或ATRX蛋白表达缺失。甲状旁腺癌常伴Parafbromin表达缺失。

NEN起源部位鉴别：无特异性标记，通常使用一组抗体推测来源和分化方向，尤其是消化道与肺NET，常联合CDX2、Islet、PAX6、OTP、ATRX、CLU、和SATB2等。对NEC更缺乏器官特异性标志物。

（四）分子病理诊断

NEN分子遗传学改变复杂多样，且各部位间差异多于共性。MEN1基因和mTOR信号通路改变，常在多个系统NET中可见。DAXX或ATRX的体系突变在胰腺NET中具有诊断和预后价值。甲状旁腺癌常伴CDC73（编码Parafbromin）失活突变。原发与转移灶之间基因表达谱并无显著差异。

NEC分子特征迥异于NET。各脏器NEC既有共性的Tp53和RB1失活突变（免疫组化可替代），又有差异，包括PI3K/MAPK通路、MYC基因改变、错配修复异常等；此类多位点多形式变异者，NGS更有优势。依据NGS测序基因表达谱，可将SCLC和大细胞 NEC 分为不同分子亚型；胰腺 NEC 分为腺泡型和导管型。

分子检测是遗传性综合征相关 NEN 诊断的必要手段，包括 MEN1、RET、CD-KN1B、VHL、NF1、和 TSC1&2 等基因，变异形式多样，以 NGS 检测最佳。

二、技术局限性

NEN 诊断技术中依然存在诸多问题。不同部位 NET 分级标准的界定，临界值划分，免疫标记物选择与定量分析等问题都尚需改进。散发性 NEN 相关基因变异的低频与多样性，限制了 PCR 和 FISH 检测的应用。遗传综合征相关 NEN 的驱动基因明确，但特异的治疗靶点和预测模型选择性低，高通量 NGS 的成本效益和结果可靠性也尚需优化。分子检测需经组织病理学定位下优选和结果反馈评估才能更具有医学意义。

三、整合诊断技术和展望

表观遗传学检测、液态活检、AI 等各类新技术涌现，不断融合到当前技术中来，前提是要规范、高效和实用，取长补短优化使用，以便于 NEN 的诊断与治疗更精准、更可靠。

第十四章

结直肠癌

一、病理技术应用

临床-病理-分子研究的成果应用于肠癌临床病理诊断，既贴近临床需求又结合研究前沿，相关病理技术正规范应用于日常诊断。

（一）标本处理及取材要点

总要求参照总论。

（1）标本固定：ESD/EMR标本需展开钉板固定，手术标本沿肿瘤对面剖开、充分展开后钉板固定。

（2）标本描述：ESD/EMR标本病灶如为息肉状，需明确息肉的切缘、有无蒂以及蒂部直径。根治手术标本还需测量肿瘤距放射状（环周）切缘距离。对低位直肠癌根治术标本需进行系膜完整性评价。

（3）标本取材：未经新辅助治疗的根治术标本应至少检出12枚淋巴结。新辅助治疗后手术标本，如肿瘤较小或肉眼无明显肿瘤，将原肿瘤所在范围全部取材。

（二）组织病理学诊断

（1）参照2019年WHO消化系统肿瘤分类标准。

（2）肠癌病理诊断主要包括：肿瘤大小、部位、组织学类型、分化、浸润深度、神经脉管侵犯、切缘情况、取材淋巴结数量、阳性淋巴结数量、治疗反应、肿瘤出芽和pTNM分期。肠镜或经肛局部切除标本，对无蒂病变应测量黏膜下浸润深度。有蒂病变以两侧肿瘤和非瘤交界点间连线为基线，基线以上为头浸润，基线以下为蒂浸润。黏膜下浸润大于或等于1 000 μm或有蒂浸润时，临床需考虑扩大手术切除。

（3）环切缘是指无腹膜覆盖的肠管外周切缘，环切缘阳性指肿瘤距切缘小于或等于1 mm，是局部复发和预后不良的重要因素。

（4）新辅助治疗后需进行肿瘤退缩分级（TRG）和临床疗效评价。临床疗效评价依据治疗后ypTNM，分为3级：病理完全缓解、部分缓解和无缓解。

（5）癌结节指病灶淋巴引流区肠周脂肪组织中独立的大体或镜下癌细胞结节，与原发灶不连续，且周围无淋巴结、神经或脉管结构。癌结节不影响T分期，无阳性淋巴结时癌结节计作N1c，有阳性淋巴结时癌结节不计入N，另外计数癌结节个数。

（6）肿瘤出芽指肿瘤浸润前沿出现单个或小于或等于4个瘤细胞的小簇瘤组织。高级别出芽是pT1结直肠癌淋巴结转移的独立预测因子、Ⅱ期肠癌高危因素和TMN分期之外预后相关临床病理因素。

（三）免疫组化和特殊染色

（1）诊断相关指标：当腺癌要判别结直肠来源时，推荐CK7、CK20、CDX2及SATB2检测，肠源性腺癌常为CK7-、CK20+、CDX2+、SATB2+。

（2）治疗相关指标：所有新诊断结直肠癌都应检测MMR。MMR是林奇综合征筛查的重要标志物；MMR表达缺失（deficient mismatch repair，dMMR）提示Ⅱ期肠癌预后良好，但不能从氟尿嘧啶类治疗中获益；dMMR肿瘤对免疫治疗（如PD-1抑制剂）较敏感。结直肠癌 HER2 蛋白检测方法同乳腺癌和胃癌，目前尚无达到伴随诊断级别的判读标准。0.2%~1%的结直肠癌携带NTRK基因融合，检测方法同其他癌种，可用免疫组化进行初筛。

（四）分子病理诊断

（1）MSI检测适用于所有分期的结直肠癌。MSI-H与dMMR具高度一致性，两者符合率在90%以上，免疫组化检测MMR作为常规筛查手段。有条件的可选择MSI检测，PCR毛细电泳法为检测MSI的"金标准"，也可选择经验证的NGS法评估MSI状态。

（2）KRAS、NRAS和BRAF V600E突变检测，可对预后进行分层和指导治疗。BRAF V600E突变也是MLH1蛋白缺失结直肠癌筛查林奇综合征的排除性分子标志物。

（3）HER2 扩增检测类似乳腺癌和胃癌，可采用FISH，目前尚无达到伴随诊断级别的判读标准。

（4）NTRK 融合检测可用NGS法，主要用于RAS/BRAF野生型dMMR/MSI-H患者。

二、病理技术局限性

Ⅱ—Ⅲ期肠癌的病理高危因素直接影响治疗选择，相关病理评价标准需要统一。分子检测涉及多种方法，结果一致性、敏感度、有证试剂可获得性、分子报告解读等，是当前临床关注的焦点。MMR与MSI检测结果有一定比例的客观不一致，临床上要相互补充，避免漏检。ARMS法主要针对 KRAS、NRAS、BRAF 常见突变位点。NGS MSI、NTRK融合检测等尚缺国家批准的检测试剂。

三、整合诊断技术与展望

数字病理和人工智能发展迅速，在现有流程上的技术整合和革新，可望推动病理诊断技术和规范迅速发展。结合多色标记和空间组学技术建立肿瘤及微环境的整合评价体系，可为临床提供包含免疫治疗后的、更全面的治疗后病理评估。由基因组、转录组和蛋白组各类标记物整合构建的分子分型体系将有望进入临床应用，助力肠癌分类分层治疗。

第十五章

肾细胞癌

一、病理技术应用

肾细胞肿瘤（以肾癌为主）分为透明细胞肾肿瘤、乳头状肾肿瘤、嗜酸细胞和嫌色细胞肿瘤、集合管肿瘤、其他肾肿瘤以及分子定义的肾癌。每种类别又包含一种或多种组织学类型。活检标本主要明确是否为肾癌及主要类别，手术标本进一步细化组织学类型。

（一）标本处理及取材要点

参考总论部分及相关共识推荐。需注意肾癌侵犯肾周和肾窦脂肪为 pT3 期，直接浸润肾上腺为 pT4 期。若怀疑以上部位侵犯，需重点取材。

（二）组织病理学诊断

（1）病理诊断根据最新版 WHO 肾肿瘤分类。注意乳头状肾细胞癌不再区分 1 型和 2 型。肉瘤样分化和横纹肌样分化提示预后不良，常与可识别的肾癌形态混合存在，需报告其占比及可识别的癌组织类型。

（2）转移性肾透明细胞癌和非透明细胞癌的治疗药物选择不同，活检标本若不能明确具体类型，应尽量区分透明细胞肾细胞癌和非透明细胞肾细胞癌。

（3）WHO/ISUP 分级系统在透明细胞肾细胞癌和乳头状肾细胞癌中的价值已明确。其他大部分类型亦可使用（虽然价值尚未完全肯定），但目前认为嫌色细胞肾细胞癌和 TFE3 重排的肾细胞癌不适用。

（三）免疫组织化学

（1）PAX8 是肾脏上皮性肿瘤最有用的标记物之一。PAX2 敏感性较低。近端小管标记包括 CD10、RCC 等，远端小管标记包括 CD117 和 Ksp-cadherin 等。

（2）各型肾细胞癌的鉴别诊断，推荐标记物组合：CAⅨ、CK7、CK20、CD117、CD10、GATA3、AMACR、TFE3、TFEB、SDHB、FH、2SC、SMARCB1、HMB45、Melan-A、Cathepsin-K等。

（3）CCRCC常表达CAⅨ（全膜阳性），不表达CK7；PRCC和ChRCC常表达CK7；透明细胞乳头状肾细胞肿瘤同时表达CAⅨ（杯状阳性）和CK7；伴极向倒转的乳头状肾肿瘤表达GATA3；低级别嗜酸细胞肿瘤表达CK7，不表达CD117；嗜酸性实性囊性肾细胞癌不同程度表达CK20；TFE3/TFEB重排肾细胞癌表达TFE3/TFEB和黑色素标记；ALK重排肾癌表达ALK；FH缺陷型肾细胞癌表达2SC，FH表达缺失；SDH缺陷型肾细胞癌SDHB表达缺失；SMARCB1（INI1）缺陷肾髓质癌SMARCB1（INI1）表达缺失。

（4）判读肿瘤细胞FH、SDHB、SMARCB1表达缺失，应注意血管内皮细胞内对照阳性。

（5）部分免疫组化标记物如TFE3、TFEB、SDHB、FH、ALK、SMARCB1等可作为分子改变的替代标记物。

（四）分子病理检测

（1）透明细胞肾细胞癌：最常见，多有染色体3p21-3p25丢失（涉及肿瘤抑制基因VHL、PBRM1、BAP1和SETD2）。FISH检测3p丢失有价值。

（2）乳头状肾细胞癌：常有7号、17号染色体获得。遗传性乳头状肾细胞癌综合征以MET基因（7q31）胚系突变为特征。

（3）伴极向倒转的乳头状肾肿瘤：常见KRAS突变。

（4）低级别嗜酸细胞肿瘤、嗜酸性空泡性肿瘤和嗜酸性实性囊性肾细胞癌：常伴TSC1、TSC2、MTOR通路基因突变。

（5）集合管癌：常见NF2、SETD2基因突变；CDKN2A丢失。

（6）黏液小管梭形细胞癌：VSTM2A过表达可能有价值。

（7）TFE3重排肾细胞癌：TFE3重排；有多个融合伴侣。

（8）TFEB改变的肾细胞癌：TFEB重排或TFEB基因扩增。

（9）ELOC突变肾细胞癌（旧称TCEB1突变肾细胞癌）：ELOC（TCEB1）突变。

（10）SDH缺陷型肾细胞癌：SDHB、SDHA、SDHC、SDHD突变。免疫组化示SDHB表达缺失，NGS检测确诊。

（11）FH缺陷型肾细胞癌：主要为FH基因（1q43）胚系突变；部分为体细胞突变。免疫组化示FH表达缺失，2SC高表达。NGS检测确诊。

（12）ALK基因重排肾细胞癌：ALK重排。ALK免疫组化阳性；FISH或NGS检测。

（13）SMARCB1缺陷肾髓质癌：SMARCB1（22q11.23）基因转位/缺失。免疫组化示INI1表达缺失。NGS检测确诊。

二、技术局限性

TFE3/TFEB分离探针FISH可对大多数TFE3/TFEB重排的肾细胞癌明确诊断，但对发生于同一染色体内的基因易位，红绿信号距离小或几乎不分开，易判读为假阴性，推荐RNA-seq/NGS检测。FH缺陷型肾细胞癌的分子改变多样，部分为FH大片段缺失，常规NGS易漏掉这一改变。

三、整合诊断技术和展望

肾癌分类的逐渐细化和以分子改变定义的肾细胞癌类型增加，要求综合组织病理形态、免疫组化、分子检测等才能进行精准病理分型。FISH、突变检测和NGS技术将逐渐成为必备诊断手段。

第十六章

尿路上皮癌

一、病理技术应用

尿路上皮癌标本包括内镜活检、经尿道膀胱肿瘤切除（transurethral resection of bladder tumor，TURBT）、部分膀胱或脐尿管切除、根治性切除以及内镜黏膜下切除标本等。内镜活检和TURBT标本尿路上皮癌诊断主要明确有无肿瘤，以及肿瘤类型；根治切除和部分切除标本建议按规范的格式化报告进行全面评估。

（一）标本处理及取材要点

标本固定、取材参考总论部分及相关共识推荐。

（二）组织病理诊断

病理诊断应依据第五版WHO《泌尿和男性生殖器官肿瘤分类》。对于内镜活检、TURBT、部分及根治性膀胱切除标本，病理诊断原则和术语各有要求。

（1）应根据不同标本类型尽可能区分浸润性尿路上皮癌和非浸润性乳头状尿路上皮癌及原位癌。

（2）非浸润性乳头状尿路上皮癌和浸润性尿路上皮癌均应进行组织学分级。以低级别成分为主的非浸润性乳头状尿路上皮癌中，若高级别成分大于或等于5%，应报告为高级别癌；若小于5%，建议报告为"非浸润性低级别乳头状癌伴有小于5%的高级别成分"。

（3）浸润性尿路上皮癌应注意评估有无特殊组织学类型、有无固有肌层浸润；TURBT标本中，应注意是否存在固有肌层，以及固有肌层是否有浸润；需注意鉴别黏膜肌层与固有肌层。

（4）膀胱全层内均可见到脂肪组织，活检和TURBT标本中存在脂肪浸润并不意味着肿瘤浸润至外膜。

（5）膀胱固有肌层外纤维脂肪组织中存在肉眼可见的肿瘤结节时归为pT3b，仅镜下侵犯脂肪组织归为pT3a。

（三）免疫组织化学应用

（1）用于判断尿路上皮分化的抗体包括GATA3、p63、CK7、CK20、CK5/6、HM-WCK，以及 Uroplakin Ⅲ、S100P、Thrombomodulin 等。GATA3 是学界推荐的一线标记，阳性率67%~90%；p63的阳性率可达50%~58%，和GATA3等联合应用有助于诊断。CK7的阳性率87%~100%，CK20的阳性率25%~67%，CK7和CK20共表达的有24%~62%，但有6%~14%的尿路上皮癌CK7和CK20均阴性。Uroplakin Ⅲ特异性高（近100%），但敏感性低，并随着肿瘤级别的增加表达降低。

（2）膀胱癌的分子分型正在逐步发展，不同分子分型对应不同的预后及治疗方式。根据免疫组化可以将尿路上皮癌大致分为管腔亚型和基底亚型，前者表达CK20、uroplakins、FGFR3、FOXA1、GATA3等尿路上皮分化标记，后者表达CK5/6、CK14、CD44等鳞状/干细胞分化标记。

（3）*HER2*蛋白表达状态可协助筛选抗*HER2*-偶联类药物的潜在获益人群，术后病理诊断肌层浸润性尿路上皮癌者，推荐行*HER2*免疫组化检测。

（4）病理诊断为浸润性尿路上皮癌者，推荐兔抗PD-L1（克隆号：SP263）IHC检测，宜在相应的自动化免疫组织化学染色仪上进行。

（5）上尿路上皮癌建议加做MMR蛋白检测。

（四）尿液脱落细胞学与荧光原位杂交（FISH）

尿液脱落细胞学检查是膀胱癌诊断和术后随访的重要方法之一，采用巴黎系统（the paris system，TPS）进行报告。

膀胱癌中常见3号、7号、17号染色体的拷贝数增多及CDKN2A基因缺失。推荐使用3号、7号、17号染色体着丝粒探针（chromosome specific probe，CSP）以及CDKN2A特异性探针组合进行FISH检测。

（五）分子病理诊断

60%~80%的尿路上皮癌中存在TERT基因启动子突变，突变位点较恒定，与肿瘤分级和分期无明显关联，但不见于良性和反应性尿路上皮病变，可作为尿路上皮癌的可靠辅助指标，但TERT基因启动子突变阴性不能排除尿路上皮癌。

FGFR3基因改变主要见于低级别乳头状非浸润性尿路上皮癌，及少数肌层浸润性尿路上皮癌。FGFR3突变的尿路上皮癌患者可以从FGFR抑制剂治疗获益；推荐对铂类治疗后进展的晚期患者，或有其他适应证的患者，选择性进行FGFR3基因检测。

二、技术局限性

尚缺乏用于诊断尿路上皮癌的敏感而特异的免疫组化标记。尿液脱落细胞学敏感性与肿瘤分级呈正相关，高级别肿瘤阳性率达84%；低级别肿瘤的敏感性仅为16%。多次送检可提高检测敏感性。

三、整合诊断技术和展望

尿路上皮癌的诊断需要整合临床信息、实验室检查、影像学及病理检查结果，评估肿瘤分级、分期，逐步辅以分子分型，优化患者管理、治疗决策和预后评估。

第十七章

前列腺癌

一、病理技术应用

前列腺癌标本类型包括粗针穿刺活检标本、经尿道前列腺切除标本（TURP）和根治性切除标本。不同类型的标本处理、病理诊断原则及报告方式参照国内外广泛使用的共识/指南。

穿刺活检和TURP标本的病理诊断主要明确有无肿瘤及肿瘤类型，并进行分级/分组。根治切除标本按规范的格式化报告对肿瘤进行全面评估并分期。

（一）标本处理及取材要点

参考总论部分及相关共识推荐。穿刺活检标本全部取材，分别包埋，每个包埋盒尽可能只放1条组织。12 g以内TURP标本全部取材；超过12 g者取材量应至少达到12 g（6~8个蜡块）。根治性切除标本外表面涂墨/染料，尖部及膀胱颈切缘进行矢状切面全部取材，并分别标记。其余前列腺由尖部至基底作连续切面检查和取材。

（二）组织病理诊断

（1）病理诊断根据最新版WHO前列腺肿瘤分类。

（2）经典型腺泡腺癌（简称腺癌）最常见，特殊组织学亚型包括萎缩型、假增生型、微囊型、泡沫腺型、黏液（胶样）型、印戒样型、多形性巨细胞型、肉瘤样、PIN样癌。少见组织学类型有导管内癌（IDCP）、导管腺癌（DA）、尿路上皮癌、腺鳞癌、鳞状细胞癌、腺样囊性癌（基底细胞癌）和神经内分泌肿瘤。

（3）前列腺腺泡腺癌均应参照最新版WHO分类及共识/指南进行Gleason分级/评分和WHO/ISUP分级分组。IDCP是否纳入分级尚有争议。

（4）WHO/ISUP分级分组：第1组（Gleason评分：小于或等于6）；第2组（Gleason评分：3+4=7）；第3组（Gleason评分：4+3=7）；第4组（Gleason评分：8）；第5

组（Gleason评分：9或10）。

（5）分级分组2或3组（Gleason评分：3+4=7或4+3=7），应报告Gleason4级成分的比例。

（6）Gleason评分为7或8且存在Gleason 4级成分时，需报告是否存在筛状型Gleason 4级的癌及比例。

（7）IDCP形态特征是明显恶性的腺癌细胞在导管内生长，导管基底细胞至少部分保存；通常提示预后差。

（8）对已行内分泌治疗的病例，评估治疗反应。有明显治疗反应者，不进行Gleason评分和分级分组。

（9）基于mpMRI靶向穿刺，应对每个MRI靶标病灶进行病理诊断。

（三）免疫组织化学

（1）前列腺癌常用免疫组化标志物包括PSA、PSMA、PSAP、AR、NKX3.1。这些标志物不用于区分前列腺的良恶性病变。部分前列腺癌具有TMPRSS2-ERG基因融合，高表达ERG。

（2）联合应用AMACR及基底细胞标志物高分子量角蛋白（HMWCK/34βE12）和p63免疫组化三色套染，有助于诊断前列腺癌。

（3）组织学提示有神经内分泌肿瘤形态特征时，可使用神经内分泌标记物进一步评估。

（4）Ki67和PTEN有助于预后评估。

（四）分子病理检测

（1）分子病理检测可协助前列腺癌患者风险分层、药物靶点筛选和治疗决策，以及分析与遗传综合征改变相关的分子变化。

（2）具有前列腺癌或其他恶性肿瘤家族史的个体、高风险/极高风险、进展期或转移性前列腺癌患者等，推荐检测BRCA1、BRCA2、ATM等同源重组修复（HRR）相关基因及MMR基因等。

（3）转移性去势抵抗性前列腺癌（mCRPC）患者，推荐行HRR胚系及体系突变检测，并进行MMR或MSI检测。

（4）CRPC患者在恩杂鲁胺或阿比特龙治疗前可考虑进行ARv7检测。

二、技术局限性

需进一步研究有助于精准治疗决策的分子标志物。穿刺活检样本的分子检测路径需进一步优化。分子检测的效益和有效性需大样本研究证实。

三、整合诊断技术和展望

前列腺癌的多组学研究对于识别新的关键基因或通路异常、寻找前列腺癌预后标记物、筛选新的治疗靶点具有重大临床意义。精准分子检测和生物医学大数据结合，将有助于识别国人前列腺癌独特的分子分型并为精准化治疗提供参考。

第十八章

子宫颈癌

一、病理技术应用

宫颈标本包括脱落细胞、活检、LEEP/锥切和宫颈癌根治切除等，脱落细胞主要用于对宫颈癌的初步筛查；活检组织可明确有无肿瘤性病变及病变类型，用于指导进一步治疗方案的制定；LEEP/锥切标本需要明确宫颈病变性质、范围及切缘情况；根治切除标本可明确肿瘤病理类型并全面评估肿瘤病理分期。

（一）送检标本处理及标本取材

脱落细胞标本常规用于制作涂片，亦可视情况制作细胞蜡块。活检标本全部取材并按部位编号。LEEP及锥切标本取材需重点关注鳞-柱状上皮交界部位和宫颈内、外口及基底切缘情况。各类宫颈癌切除标本取材应包括双侧宫旁及阴道壁断端切缘、肿瘤及肿瘤与邻近组织，若肿瘤位于宫颈外口，至少1块应包含阴道穹隆部，如无肉眼可识别的病变，参照锥切标本取材方法，且每块组织均应包含宫颈移行区；前、后壁内膜及肌壁各取材1块；标本中淋巴结全部取材，大于0.5 cm者剖开取材。具体要求可参照总论及相关规范执行。

（二）组织病理学诊断

（1）依据2020年第五版WHO宫颈癌及癌前病变组织学分类和分级，并参考pT-NM分期和FIGO2018宫颈癌分期，对多灶性浸润癌的组织分期以最高分期者为准。

（2）活检标本病理诊断：明确有无病变，病变的组织学分类、分级及伴发病变。

（3）锥切标本病理诊断：主要病变的具体部位、组织学分类、分级；如存在肿瘤浸润，则需报告浸润深度，有无脉管浸润；注明切缘情况；有无伴发病变。

（4）宫颈癌根治切除标本病理诊断：肿瘤部位、大小、组织学类型、分级、间质浸润和切缘情况，有无脉管浸润、淋巴结有无侵犯、其他组织或脏器侵犯情况。

对于伴发病变，要明确报告病变名称或类型。对术前无放化疗、临床手术规范且送检标本完整的病例，应进行pTNM分期。

（5）对于早期浸润癌（ⅠA期）应以"mm"为单位注明间质深度，浸润深度从原发灶起源的上皮或腺体基底膜向下测量，对于IB期及以上的浸润癌应评估肿瘤浸润深度占宫颈壁厚度的三分比。

（6）关于淋巴结侵犯的报告：需注明具体取材部位、淋巴结总数以及转移数目；并建议注明淋巴结转移癌灶最大直径及是否存在淋巴结外侵犯。注明具有宏转移（大于2 mm）、微转移（大于0.2 mm但小于2 mm）或孤立的肿瘤细胞（不超过0.2 mm）的淋巴结数目。

（7）对于HPV相关性腺癌进行Silva分类。

（三）免疫组织化学及组织化学

（1）宫颈鳞状细胞癌推荐使用p63、p40、CK5/6、CK8/18、p16及Ki67，需与复层产粘液型癌鉴别。

（2）普通型腺癌、肠型、印戒细胞型粘液腺癌推荐CK7、CK20、CDX-2、ER、PR、CEA、p16及Ki67，需与转移性腺癌鉴别。

（3）胃型腺癌推荐CK7、CK20、MUC6、HIK1083、p53、CEA、p16及Ki67。

（4）子宫内膜样腺癌推荐CK7、ER、PR、p16、p53、Vimentin及Ki67，需与子宫内膜来源腺癌鉴别。

（5）透明细胞癌推荐使用CK7、ER、PR、p16、p53、NapsinA、HNF-1ß、p504S及Ki67，需与其他类型腺癌及微腺体增生等良性病变鉴别。

（6）中肾管腺癌推荐使用GATA-3、PAX-8、CD10、Calretinin、ER、PR、CEA、p16、Vimentin及Ki67。

（7）阿辛蓝-过碘酸雪夫氏（AB/PAS）染色有助于区别胃型粘液腺癌腺体与正常宫颈腺体（胃型粘液腺癌腺体呈红色，正常宫颈腺体呈紫色）。AB染色在宫颈复层产黏液细胞内呈阳性（蓝色），黏液表皮样癌中黏液成分PAS染色阳性（红色）。

（四）分子病理诊断

（1）根据需要进行人乳头状瘤病毒（HPV）PCR检测、HPV DNA原位杂交、HPV mRNA原位杂交检测，高危HPV原位杂交法（DNA或mRNA）可以准确定位感染细胞，PCR法可以用来证实是否存在HPV感染。

（2）宫颈胃型黏液腺癌分子特点为常见STK11基因突变，部分病例与Peutz-Jeghers综合征有关。

（3）对复发、进展或转移性宫颈癌症患者建议进行MMR/MSI或PD-L1和（或）

NTRK 基因融合检测。对 PD-L1 的免疫组化检测，染色评分采用联合阳性分数评分体系（CPS），阳性阈值为大于或等于 1。对于 N-TRK 基因融合检测建议首先用 pan-TRK 免疫组化染色进行筛查，若 pan-TRK 阳性，进一步行 NTRK 基因 FISH 检测或 NGS 检测，指导靶向治疗。

二、病理技术局限性

最新研究提示非 HPV 相关的宫颈腺癌的预后比 HPV 相关的宫颈腺癌更差。目前 HPV 检测有多种方法，p16 免疫组化染色虽然操作简便、比较可靠，但免疫组化 p16 阳性和 HPV 感染之间并非绝对对应关系，应掌握其使用范围及判读标准。

三、整合诊断技术和展望

目前，针对复发和转移性宫颈癌的免疫治疗和分子靶向治疗取得了巨大的进展，多种根据分子靶点量身定制的治疗药物正在开发中，这些药物包括靶向 VEGF、EGFR、*HER2*、PI3K/AKT/mTOR、DNA 损伤修复、组织因子和其他靶点的药物。

第十九章

卵巢癌

一、病理技术应用

卵巢癌标本包括完整切除标本或腔镜下分块切除标本，少数情况下有超声引导下芯针穿刺标本。术中冷冻诊断主要明确肿瘤基本类型、评估其良恶性质。常规病理诊断要明确其组织学类型，提供相应的免疫组化和分子病理检测结果，包括临床化疗、靶向治疗、免疫治疗等所需的重要分子指标。

（一）送检标本处理及取材

（1）标本固定和预处理 参照总论。

（2）标本取材：①术中快速冷冻标本：重点取肿瘤实性区、结节和乳头密集区、囊壁增厚或粗糙区；②卵巢肿瘤常规取材：依据肿瘤大小、性状，至少取1块/1 cm；③输卵管应采用全面取材法（sectioning and extensively examining the fimbriated end，SEE-FIM）；④子宫体若无明显伴发肿瘤，则在前、后壁分别取一块；若有伴发肿瘤，则参照子宫肿瘤标本相应的取材原则；⑤子宫颈若无伴发肿瘤，则在宫颈外口鳞柱移行区取2~4块；若有伴发肿瘤，则参照宫颈肿瘤标本相应的取材原则进行；⑥大网膜重点取可疑的种植转移灶；⑦不同部位的淋巴结分别取材；⑧芯针穿刺组织标本全部取材。

（二）组织病理学诊断

依据第五版WHO女性生殖系统肿瘤组织学分类，卵巢癌分为高级别浆液性癌、低级别浆液性癌、子宫内膜样癌、透明细胞癌、黏液性癌、恶性Brenner瘤、中肾样腺癌、未分化癌、去分化癌、癌肉瘤、混合性癌等。

（1）术中冷冻病理诊断尽可能明确卵巢肿瘤部位、组织学类型。

（2）术后常规进一步明确肿瘤组织学分类、分级、肿瘤大小、侵犯范围、脉管浸润、淋巴结转移、免疫组化及其他辅助检查结果等。对于完整切除的送检标本，可报告FIGO分期或pTNM分期。

（3）晚期卵巢癌新辅助化疗后手术标本，根据网膜组织中存活癌细胞的多少和相关纤维炎性改变的程度进行化疗反应评分（chemotherapy response score，CRS）。

（三）免疫组织化学应用及特殊染色应用

主要用于判断卵巢癌组织学分型、鉴别肿瘤来源、提供靶向治疗伴随诊断等。

（1）鉴别高级别浆液性癌与低分化子宫内膜样癌推荐使用ER、PR、p53、WT-1、p16、错配修复等基础套餐，根据组织形态增减（下同）。

（2）鉴别卵巢癌与间皮瘤推荐ER、PR、p53、PAX8、Claudin4、MOC31、Ber-EP4、CK5/6、calretinin、D2-40等基础套餐。

（3）鉴别透明细胞癌与卵黄囊瘤推荐CK7、PAX8、Napsin A、p504S、AFP、Glypican-3、SALL4等。

（4）鉴别卵巢癌与性索-间质肿瘤推荐CK7、EMA、PAX8、α-inhibin、cal-retinin、SF-1、FOXL2等。

（5）鉴别原发或转移性黏液腺癌需结合相关病史，并借助ER、PR、CK7、CK20、PAX8、SMAD4、SATB2、p16及HPV RNA原位杂交等。

（6）根据临床靶向治疗或免疫治疗的需求，检测错配修复蛋白（MLH1、PMS2、MSH2、MSH6）、*HER2*或PD-L1等表达情况。

（7）常用特殊染色（组织化学染色）包括：网织纤维染色、AB-PAS染色等。

（四）分子病理检测应用

主要用于卵巢癌分子分型、靶向治疗、相关遗传综合症的诊断及鉴别等。

（1）推荐对非黏液性卵巢癌患者的瘤组织和/或静脉血标本行BRCA1/2基因检测和HRD检测，以辅助预测PARP抑制剂和免疫治疗效果，并筛检遗传性乳腺癌-卵巢癌综合征。

（2）推荐对卵巢的子宫内膜样癌、透明细胞癌或黏液性癌患者，特别是年轻患者，进行MSI/MMR检测，以排除林奇综合征。同时，推荐卵巢子宫内膜样癌参照宫体发生的内膜癌完善分子分型。

（3）其他遗传性卵巢癌综合征行相应的基因检测，包括Tp53、STK11等。

（4）可选择检测包括BRAF、NTRK等基因异常、TMB以及经NMPA批准的临床所需的个体化检测。

二、病理技术局限性

受卵巢癌组织形态学改变的复杂性以及人为经验或培训不足等因素的影响，少数情况下会导致卵巢癌病理诊断和检测技术不能精准到位，特别是卵巢肿瘤术中冰冻诊断准确度只能达到60%~90%，需要结合临床各因素综合判定。

三、整合诊断技术和展望

随着对卵巢癌临床病理和基础研究的深入以及精准诊治理念的不断提升，临床诊治需求已不单单局限于对肿瘤组织学类型的诊断，还需要适当的分子分型诊断。免疫治疗的广泛应用和新型生物标志物的不断涌现，都要求病理诊断在现有基础上进行整合与技术更新，满足临床诊治需求。近年来，PARP抑制剂在卵巢癌治疗方面的成功，极大地鼓舞了科学家和临床医生去进一步探索更多的潜在治疗策略，随着基因检测技术的发展和治疗方法的推陈出新，将会为卵巢癌的治疗带来更多希望的曙光。

第二十章

子宫内膜癌

一、病理技术应用

组织病理学检查是确诊子宫内膜癌的"金标准",形态学不典型病例需结合免疫组化或分子检测。病理诊断原则、术语以及组织学类型应参照最新版WHO子宫内膜癌分类标准。推荐对所有确诊的子宫内膜癌患者进行分子分型检测,以明确预后、筛查Lynch综合征,并预测治疗疗效。

(一)送检标本处理及标本取材

1. 标本固定

组织标本固定液与固定时间参考总论。送检完整子宫标本沿子宫颈和子宫体侧壁方向将子宫做前后对半剖开或做Y型纵向切开固定。

2. 标本描述

手术切除标本包括肿物部位、大小、切面性质(颜色、质地、有无坏死、边界),肿物与肌层关系,肿物与宫颈内口距离,切缘情况;附件切除标本描述输卵管及卵巢表面及切面性状,有无肿瘤;淋巴结清扫标本应记录各组淋巴结的数量、大小、切面情况。

3. 标本取材

子宫内膜刮除及宫腔镜下切除标本应全部取材。全子宫手术切除标本取材包括肿物、肿物浸润最深处肌层、肿物与周围内膜、肿物下缘最接近宫颈内口区、宫颈管、宫颈外口及切缘。肿物小于或等于3 cm推荐全部取材,大于3 cm推荐每隔1 cm平行切开观察,选择性取材(通常不少于4块)。输卵管和卵巢按相应规范检查和取材。标本中所有淋巴结需取材,大于2 mm淋巴结沿长轴每隔2 mm平行切开选择性取材(肉眼见转移灶)或全部取材(肉眼未见明显转移灶)。

（二）组织病理学诊断

子宫内膜癌病理报告应包括肿瘤部位、大小、组织学类型和分级、浸润深度、侵犯范围、淋巴血管浸润（LVSI）、淋巴结转移、切缘情况、免疫组化及分子检测结果等。对规范化送检全子宫标本，按国际妇产科联盟（FIGO）分期。

（1）子宫内膜癌组织学类型参照第五版WHO女性生殖系统分类标准。

（2）子宫内膜样癌采用FIGO分级，1级和2级内膜样癌属于低级别癌，3级内膜样癌属于高级别癌。

（3）子宫浆液性癌、透明细胞癌、未分化癌/去分化癌、混合性癌、癌肉瘤、神经内分泌癌不推荐FIGO分级，均为高级别癌，子宫内膜中肾样癌具有高度侵袭性，容易复发和肺转移。

（4）浸润深度：以癌灶周围正常内膜与肌层交界处至浸润最深处距离作为浸润深度，与肌层厚度进行比较。以"无肌层浸润""浸润深度小于1/2肌层""浸润深度大于或等于1/2肌层"描述浸润深度。子宫内膜癌累及腺肌病时，若缺乏腺肌病周围肌层浸润，为FIGO ⅠA期；若出现周围肌层浸润，则以腺肌病病灶到浸润最深处的距离作为浸润深度进行FIGO分期。

（5）宫颈管表面上皮或/和黏液腺体受累不改变子宫内膜癌FIGO分期，宫颈间质浸润属于FIGO Ⅱ期，病理报告中需注明浸润间质深度。

（6）需说明是否存在LVSI，受累范围以及部位。

（7）淋巴结转移：要报告淋巴结转移数量、部位、转移灶大小和是否存在被膜外侵犯。按照TNM分期，淋巴结转移包括宏转移（转移灶最大径大于2.0 mm）、微转移（转移灶最大径大于0.2 mm，但小于或等于2.0 mm）、孤立肿瘤细胞（转移灶最大径小于或等于0.2 mm）[pN0（i+）]。

（8）根治性子宫切除标本，病理报告应包括阴道壁及宫旁组织切缘情况。宫旁淋巴结转移和LVSI不属于宫旁浸润。

（三）免疫组织化学

错配修复蛋白检测常用抗体包括MLH1、MSH2、MSH6和PMS2。PTEN、ER/PR、p53、p16、HNF-1β、Napsin A、GATA3、TTF1、CD10、SMARCA4，SMARCB1、WT1等标记物也常被用于子宫内膜癌的鉴别诊断及分子分型。HER2和PD-L1检测可用于相关靶向治疗药物的筛选。

（四）分子病理检测

2013年，癌症基因组图谱（The Cancer Genome Atlas，TCGA）整合多基因组学研

究结果，依据多组学特征和预后关系将其分为4种分子亚型，即POLE（超突变）、MSI（高突变）、高拷贝数（浆液样）和低拷贝数（子宫内膜样）。第五版WHO女性生殖系统分类中将4种分子亚型命名为：①POLE超突变型，约占12%，预后好；②dMMR型，约占40%，中等预后；③NSMP型（no specific molecular profile），约占30%，中等预后；④p53突变型，约占18%，预后差。临床可通过错配修复蛋白和p53蛋白的免疫组化及POLE基因检测进行分型。《子宫内膜癌分子检测中国专家共识（2021版）》指出所有新诊断的子宫内膜癌患者均推荐检测MMR/MSI状态，筛查Lynch综合征。在Ⅲ—Ⅳ期或复发子宫内膜浆液性癌患者，推荐采用免疫组化或FISH法检测 HER2 蛋白水平或基因扩增状态。对转移性或复发性子宫内膜癌，考虑NTRK融合基因检测。有条件可检测TMB。

二、病理技术局限性

免疫组化检测有其局限性：组织处理、抗体质量、染色技术与流程、染色结果分析、判读分析等都可影响结果。子宫内膜癌分子病理检测平台较多，但PCR、Sanger测序、NGS、FISH等各检测平台均存在一定假阳性率和假阴性率。通过检测策略优化，可最大程度提高检测准确性并缩短检测时间、降低成本。PCR方法检测MSI状态主要问题是DNA质量不佳时导致检测失败，或肿瘤纯度低于30%而致假阴性。POLE突变主要集中于核酸外切酶结构域（EDM）区域（96%），如采用Sanger测序法可能会遗漏少量EDM区域以外基因改变。NGS技术对设备、技术和生信分析能力有更高要求。国内关于分子分型检测和临床应用还处于起步阶段，检测方法有待规范。

三、整合诊断技术和展望

既往子宫内膜癌的临床风险评估和术后治疗主要基于临床病理特征，包括年龄、组织学亚型、肿瘤分级以及有无脉管侵犯等。随着分子病理技术发展，综合子宫内膜癌分子分型与临床病理特征成为子宫内膜癌精准诊治基础。诊断技术将不断更新、完善和整合，在更准确评估子宫内膜癌患者临床风险及选择更恰当辅助治疗方案中起更为重要作用。

第二十一章

淋巴瘤

一、病理技术应用

（一）组织标本处理及取材要点

1.标本类型

样本的类型有淋巴结活检样本、空芯针穿刺活检样本、细胞学样本、体液细胞学样本，以及新鲜或冰冻样本等。

2.标本处理及取材要点

（1）淋巴结活检样本：应选择有代表性的淋巴结进行活检。如有多处淋巴结肿大，应优先选择颈部及腋下淋巴结活检。对于直径不足1 cm的淋巴结，建议沿长轴切开；大于1 cm的淋巴结，垂直于长轴切开，每隔2~3 mm切开。固定液的选择和固定时间参考总论。

（2）结外器官切除样本：参照相应器官、组织样本的处理原则进行处理。

（3）淋巴结或结外器官、组织空芯针穿刺活检样本：不推荐使用空芯针穿刺活检样本作为淋巴组织增生性疾病的诊断、分型的首选方法。难以行手术切除活检的病例应结合辅助检查结果进行整合分析与判断。

（二）组织病理学诊断

（1）组织病理学诊断应应结合形态学、免疫表型、临床表现、分子遗传学改变进行综合分析，具体参照2022年第五版WHO淋巴造血系统肿瘤分类标准。

（2）淋巴结活检标本要根据淋巴结的结构、瘤细胞大小、形态和分布方式，以及背景中血管和炎症细胞等特点，结合免疫表型明确组织学类型。需行分子检测时，可先发组织学初步报告，内容包括组织形态描述及初步诊断，备注待分子检测结果和整合诊断。

（3）不宜采用术中冰冻切片进行淋巴瘤的病理诊断与分型。若冰冻切片考虑为淋巴组织增生性疾病，应通知临床并建议再取适量组织用于常规病理诊断。

（三）免疫组织化学

在形态学分析基础上，采用免疫组织化学染色技术，有所针对地选择必要的抗体组合来证实诊断或帮助鉴别。

（1）霍奇金淋巴瘤免疫组化抗体组合：CD21、CD20、CD3、Ki67、CD30、CD15、LCA、MUM1、PAX5、BOB1、OCT2、ALK、EBER。

（2）侵袭性B细胞淋巴瘤免疫组化抗体组合：CD21、CD20、CD3、Ki67、CD30、TdT、CD79a、PAX5、CD10、BCL6、MUM-1、CD5、cyclin D1、BCL2、c-Myc、p53、EBER、PD-L1。

（3）惰性B细胞淋巴瘤免疫组化抗体组合：CD21、CD20、CD79a、CD3、Ki67、CD43、CD5、CD23、Cyclin D1、CD10、BCL6、LEF1、BCL2、SOX11、Kappa、Lambda、CD38、CD138、EBER。

（4）常见T细胞淋巴瘤免疫组化抗体组合：CD21、CD20、CD3、CD2、CD4、CD5、CD7、CD8、TdT、Ki67、CD56、CD10、CXCL13、BCL6、ICOS、PD-1、GrB、Pf、TIA-1、CD30、ALK、EMA、EBER。

（四）其他辅助检查

（1）抗原受体基因重排检测：大多数B细胞淋巴瘤检测到Ig受体基因单克隆性重排，T细胞淋巴瘤检测到TCR受体基因单克隆性重排，而大于90%的反应性增生表现为受体基因多克隆重排。因而，在形态和免疫组化难以得出肯定结论的情况下，Ig/TCR基因重排检测能够有效地鉴别反应性增生与恶性淋巴瘤。

（2）荧光原位杂交检测：FISH技术能特异敏感地检测出与淋巴瘤相关的基因及其转录体，准确地定位淋巴瘤相关基因和拷贝数，指导病理诊断，判读预后和疗效。例如高侵袭性B细胞淋巴瘤要检测C-MYC、BCL2、BCL6、IRF-4、11Q等。

（3）流式细胞术免疫表型检测：FCM是对单个细胞及微粒进行检测的技术，用于外周血、骨髓、淋巴结穿刺组织等的检测。具有检测快速的优点，可以区别良性增生与淋巴瘤，辅助淋巴瘤分类。

二、病理技术局限性

在形态分析基础上，正确判断何种细胞成分表达何种抗原，需熟悉各种抗体的反应谱系和适用范围，避免片面或错误解读阳性结果。分子病理检测技术方法和平台的多样性会影响淋巴瘤相关分子检测的结果，如NGS、qPCR、FISH、IHC等各检测平台均存在假阳性率和假阴性率，需要通过检测策略优化，结合形态学，免疫表型，分子遗传学改变（必要时）和临床表现进行综合分析与判断。

三、整合诊断技术和展望

高通量测序等技术能够较全面地揭示淋巴瘤的分子分型，未来能为淋巴瘤预后判断和疗效评估提供更为精确地预测标志物；而数字病理技术应用和发展为病理技术整合提供了又一个平台。在传统病理基础上整合人工智能与大数据病理等技术将为淋巴瘤精准诊治提供全方位支持。

第二十二章

软组织肿瘤

一、病理技术应用

软组织肿瘤标本包括活检和手术标本。活检标本尽可能做出明确诊断。手术标本需要明确肿瘤类型、组织学分级和重要分子改变。

(一)送检标本处理及标本取材

参考总论。

(二)组织病理学诊断

(1)参照2020年第5版WHO软组织肿瘤分类。

(2)活检标本尽可能做出明确诊断。

(3)手术标本明确组织学类型和组织学分级。需行辅助检测时,可先发组织学初步报告,备注待免疫组化和分子检测结果整合诊断。

(三)免疫组化检测

根据软组织肿瘤形态等特点,兼顾相应需要鉴别的非软组织肿瘤(癌或黑色素瘤等),采用CK、EMA、a-SMA、desmin、S-100蛋白和CD34等6个一线标记,根据初步阳性标记结果,酌情加做相关标记,以协助明确诊断。

(四)分子病理检测

(1)采用荧光原位杂交检测基因重排、融合基因、基因扩增或缺失。

(2)采用一代测序检测部分软组织肿瘤的基因突变,如检测胃肠间质瘤 KIT/PDGFRA 基因突变、纤维瘤病 β-catenin 基因突变、梭形细胞/硬化性横纹肌肉瘤 MYOD1基因突变等。

(3)采用逆转录聚合酶链反应检测已知融合基因,可与荧光原位杂交或二代测序配伍明确融合基因的伴侣基因及具体融合位点。

（4）对采用免疫组化及常规分子检测手段仍不能做出明确整合诊断者可进行二代测序（RNA-seq联合DNA-seq）检测，帮助判断是否有分子遗传学改变，协助病理诊断。

二、病理技术局限性

软组织肿瘤分子检测涉及多种技术方法和平台，各有适用范围，但因软组织肿瘤发病率低，分子检测尚未广泛开展。

三、整合诊断技术和展望

软组织肿瘤整合诊断有助于精准诊断和治疗决策。高通量测序技术在软组织肿瘤的整合诊断中正在发挥越来越重要的作用，DNA甲基化聚类分析技术也将对软组织肿瘤整合诊断具有应用前景。

第二十三章

骨肿瘤

一、病理技术应用

穿刺/切开活检是骨肿瘤最常用的活检方法，可初步判定肿瘤性质和类型；大体手术标本需明确具体病理诊断，以提示临床选择治疗方案。骨恶性肿瘤术后应行基因检测以寻找治疗靶点或免疫治疗机会。骨肉瘤等高恶性肿瘤需对新辅助化疗后手术标本行坏死率评估。

（一）送检标本处理及标本取材

1.标本固定

参考总论。对截肢标本等较大标本，固定液至少要达标本3倍体积以上。脱钙使用EDTA液。如需分子检测，建议先选择质软新鲜组织。

2.标本描述

穿刺小标本描述条数及大小，切开活检标本测量总体积并描述性状。局部大切、瘤段截除标本需描述术式，解剖和肿瘤位置，标本体积及与周围组织关系，剖开前、后肿瘤性状，是否多发，卫星结节，皮质受累，骨膜反应及软组织包块等。截肢标本骨与周围软组织分离前，需测量肢体三维及描述相关信息。分离后参照瘤段截除部分描述要求。

3.标本取材

穿刺标本全部取材并将质软质硬组织分开。大块切除、瘤段截除、截肢标本取材时需复习术前影像，决定取材切面，拍照留存。应沿肿瘤长径截取最大面全面取材，对不规则骨可做斜向切面。取材应包括肿瘤和瘤周组织。计算坏死率的骨肿瘤标本按照地图样网格化取材。

（二）组织病理学诊断

骨肿瘤病理学诊断依靠临床-影像-病理三结合原则并依据2020年第五版WHO骨

肿瘤分类标准，适当进行免疫组化和分子辅助检测。

（1）骨肿瘤原则上不提倡术中冷冻诊断。确需冷冻切片时，不作为确诊依据。

（2）活检小标本有局限性，当形态典型时，可直接诊断。形态不典型时，可辅助免疫组化和分子检测。

（3）术后标本进一步明确组织学诊断及分级，辅以免疫组化和分子检测。

（4）骨肉瘤等恶性肿瘤新辅助化疗后切除标本应行病理组织学评估（Huvos标准）。

（三）免疫组织化学

免疫组化在骨肿瘤病理诊断中应用广泛，可检测特异性抗原协助判断肿瘤来源；检测肿瘤特异性基因改变；预测肿瘤预后；检测特异靶点，协助整合治疗。

（四）分子病理检测

部分骨肿瘤含有特定基因改变：骨巨细胞瘤多数伴有 H3F3A 突变；软骨母细胞瘤多数伴有 H3F3B 突变；部分软骨类肿瘤出现 IDH1/IDH2 突变；间叶性软骨肉瘤多伴 HEY1 :: NCOA2 融合；骨样骨瘤和骨母细胞瘤多有 FOS/FOSB 重排；近90%骨旁骨肉瘤和低级别中心型骨肉瘤会出现 MDM2 和 CDK4 扩增；70% 动脉瘤样骨囊肿出现 USP6 重排等。骨的尤因肉瘤分子病理学参考第七章。

二、病理技术局限性

骨肿瘤病理诊断局限性体现在：骨肿瘤罕见，多数病理医师缺乏经验；临床–影像–病理三结合原则不能很好执行；骨肿瘤标本制片复杂；不同类型骨肿瘤病理形态交叠；免疫组化和分子检测的局限性以及各种检测流程/平台的标准化都是影响骨肿瘤病理正确诊断的因素。

三、整合诊断技术和展望

随着对精准诊治骨肿瘤需求的提升，NGS技术的应用将整合基因组学、蛋白组学、表观遗传学等学科为病理诊断带来更多便利与契机，也将在指导骨肿瘤临床综合治疗方面发挥重要作用。

第二十四章

黑色素瘤

一、病理技术应用

黑色素瘤是一类起源于黑色素细胞的高度恶性肿瘤，发生于皮肤、黏膜、眼葡萄膜、软脑膜等部位。我国以皮肤黑色素瘤最为常见，其次为黏膜黑色素瘤。活检标本主要是明确病理诊断及组织学类型，手术切除标本的病理诊断需按规范化病理报告的要求进行。晚期患者应进行与治疗相关的靶分子检测。

（一）组织标本处理及取材要点

临床医师应提供组织标本类型及病灶特点等临床信息，并做好切缘标记。标本预处理时建议用不同的颜料涂抹切缘以定位标本方向。取材时应描述肿瘤的大小、形状、颜色、边界、溃疡、有无卫星灶，选取病变最厚处、浸润最深处及溃疡处取材。

（二）组织病理学诊断

（1）第4版WHO皮肤肿瘤分类中，综合病因、发病部位、分子途径及组织学特征将黑色素瘤分为9个亚型。与日光照射相关的有：低度慢性日光损伤相关型/表浅播散型、高度慢性日光损伤相关型/恶性雀斑型和促结缔组织增生型黑色素瘤；发生在避光部位与日光照射不相关的有：恶性Spitz肿瘤/Spitz黑色素瘤、肢端型、黏膜型、起源于先天性色素痣的黑色素瘤、起源于蓝痣的黑色素瘤和眼色素膜黑色素瘤。除了病理诊断和组织学亚型，皮肤黑色素瘤病理诊断还应包含以下信息：Breslow厚度、溃疡形成、Clark分级、核分裂活性、生长期、切缘情况、肿瘤浸润淋巴细胞、脉管侵犯、神经侵犯、肿瘤消退、微卫星/卫星转移灶及前哨淋巴结与区域淋巴结转移情况。

（2）黏膜黑色素瘤的T分期尚无统一的标准，主要是依据肿瘤浸润深度及侵犯周围组织的情况；病理报告包括病理诊断、组织学类型、肿瘤浸润深度及周围侵犯情况。

（3）葡萄膜黑色素瘤病理报告包括病理诊断、组织学类型、肿瘤大小、肿瘤位置（虹膜、睫状体、脉络膜）及周围侵犯情况。

（三）脱色素技术应用

对于一些富含黑色素的肿瘤，如细胞性蓝痣、起源于蓝痣的黑色素瘤等，色素太多无法观察细胞形态，建议脱色素后再做HE染色，便于观察细胞形态及计数核分裂。

（四）免疫组织化学应用

联合使用SOX10、S-100、Melan A、HMB45、PNL2和Tyrosinase等抗体证实是否为黑色素细胞起源，其中SOX10和S-100敏感度较高，Melan A、HMB45、PNL2和Tyrosinase特异性较高，建议同时选用2~3个以上抗体。PRAME在黑色素瘤中弥漫核表达，p16在部分黑色素瘤中表达缺失，HMB45在痣中呈层状染色模式，这三者有助于判断良恶性。深部穿通性痣可弥漫表达HMB45、LEF1和β-Catenin，蓝痣可弥漫表达HMB45，部分Spitz肿瘤存在ALK、NTRK等基因融合，可选用相应抗体筛查蛋白表达。联合使用SOX10、Melan A、HMB45和PNL2一组抗体可协助判断前哨淋巴结是否有转移。

（五）分子病理检测

多位点FISH检测作为皮肤黑色素细胞肿瘤良恶性鉴别的一种辅助手段，具有较好的灵敏度和特异度；主要检测CCND1、RREB1、MYB、MYC和CDKN2A等位点的拷贝数改变情况。黑色素瘤中具有明确治疗和预后意义的分子靶点包括BRAF、C-KIT和NRAS。BRAF突变的黑色素瘤患者预后较差，对BRAF和MEK抑制剂的双靶点治疗有显著疗效；NRAS突变的黑色素瘤患者预后较差，部分患者对MEK抑制剂有效；C-KIT突变的黑色素瘤患者对伊马替尼靶向治疗有效。检测方法主要包括Sanger测序、qPCR和NGS。其中BRAF V600E突变还可采用免疫组化方法检测。眼色素膜黑色素瘤的发生与Gα11/Q通路（GNAQ和GNA11）突变有关，BAP1、SF3B1和EIF1AX的突变检测可提示预后，3、8q、6p和1p染色体等位点拷贝数变异的检测对预后也有一定提示意义。

二、病理技术的局限性

甲下黑色素瘤常因标本过小、方向不清楚和取材组织破碎等影响病理诊断的准确性。部分黑色素瘤，如促结缔组织增生性黑色素瘤缺乏黑色素细胞标记物的表达，会造成诊断困难。p16、PRAME在鉴别良恶性黑色素细胞肿瘤中起辅助作用，还需结合病史、HE形态及分子检测等综合判断。FISH检测对皮肤外良恶性黑色素细胞肿瘤鉴别是否有帮助尚不明确；少数良性皮肤黑色素细胞肿瘤，如Spitz痣可存在染色体多倍体改变，导致假阳性结果。对于形态学不典型的病例需结合临床特点、免疫组化染色和FISH检测综合诊断，必要时行NGS等分子检测协助诊断。

三、整合诊断技术和展望

目前黑色素瘤病理诊断的规范性仍有待提升，规范的活检、标本的处理和固定及标本取材是规范化病理诊断的前提。组织学形态的仔细观察、免疫组化技术的运用及紧密结合临床有助于大部分良恶性黑素细胞肿瘤的诊断，分子病理检测有助于黑色素瘤疑难病例的病理诊断和治疗靶点的筛查。随着分子病理技术的发展，我们期待开发更多辅助诊断技术，有利于对黑色素瘤更精准的病理诊断，以辅助临床对患者进行更精准的治疗。

参考文献

1. 卞修武，张培培，平轶芳，等.下一代诊断病理学.中华病理学杂志，2022，51（01）：3-6.

2. 袁培，郭嫦媛，李媛，等.晚期肺腺癌活检标本 PD-L1 免疫组织化学多平台检测一致性研究.中华病理学杂志，2018，47（11）：5.

3. 国家卫生健康委员会医政医管局，中国抗癌协会脑胶质瘤专业委员会，中国医师协会脑胶质瘤专业委员会.脑胶质瘤诊疗指南（2022版）.中华神经外科杂志，2022，38（08）：757-777.

4. 刘志艳，刘书侠，王馨培，等.第五版 WHO 甲状腺滤泡源性肿瘤分类解读.中华病理学杂志，2022，51.

5. 中国抗癌协会肺癌专业委员会，中华医学会肿瘤学分会肺癌学组，中国胸部肿瘤研究协作组.Ⅰ～ⅢB 期非小细胞肺癌完全切除术后辅助治疗指南（2021版）.中华医学杂志，2021，101（16）：1132-1143.

6. 国家肿瘤质控中心肺癌质控专家委员会.非小细胞肺癌新辅助治疗疗效病理评估专家共识.中华病理学杂志，2021，50（9）：1003-1007.

7. 中华医学会病理学分会国家病理质控中心，中华医学会肿瘤学分会肺癌学组，中国抗癌协会肺癌专业委员会，等.非小细胞肺癌分子病理检测临床实践指南（2021版）.中华病理学杂志，2021，50（4）：323-332.

8. 《肿瘤病理诊断规范》项目组.肿瘤病理诊断规范（乳腺癌）.中华病理学杂志，2016，45（8）：525-528.

9. 《乳腺癌新辅助治疗的病理诊断专家共识（2020版）》编写组.乳腺癌新辅助治疗的病理诊断专家共识（2020版）.中华病理学杂志，2020，49（4）：296-304.

10. 《中国乳腺导管原位癌病理诊断共识（2022版）》编写组.中国乳腺导管原位癌病理诊断共识（2022版）.中华病理学杂志，2022，51（9）：812-818.

11. 《免疫组织化学在乳腺病理中的应用共识（2022版）》编写组.免疫组织化学在乳腺病理中的应用共识（2022版）.中华病理学杂志，2022，51（9）：803-811.

12. 《乳腺癌雌、孕激素受体免疫组织化学检测指南》编写组.乳腺癌雌、孕激素受体免疫组织化学检测指南.中华病理学杂志，2015，44（4）：237-239.

13. 《乳腺癌 HER2 检测指南（2019版）》编写组.乳腺癌 HER2 检测指南（2019版）.中华病理学杂志，2019，48（3）：169-175.

14. 中国抗癌协会肝癌专业委员会，中华医学会肝病学分会肝癌学组，中国抗癌协会病理专业委员会，等.原发性肝癌规范化病理诊断指南（2015年版）.中华肝胆外科杂志，2015，21（3）：145-151.

15. 《肝内胆管癌病理诊断专家共识》编写专家委员会.肝内胆管癌病理诊断专家共识（2022版）.中华病理学杂志，2022，51（09）：819-827.

16. 中华人民共和国国家卫生健康委员会医政医管局.原发性肝癌诊疗指南（2022年版）.中华肝脏病杂志，2022，30（04）：367-388.

17. 丛文铭.肝胆肿瘤外科病理学.北京：人民卫生出版社，2015；276-320.

18. 丛文铭，吴孟超.努力提高我国肝癌微血管侵犯的精细化诊断和个体化治疗水平.中华肝胆外科杂志，2019，25（10）：721-724.

19. 施杰毅，高强，周俭，等.AJCC 肝内胆管癌 TNM 分期的解读与验证第8版.外科理论与实践，2018，23（3）：221-226.

20. 中国抗癌协会肿瘤病理专业委员会.肿瘤病理规范化诊断标准第4部分：胃癌病理诊断标准.

21. 国家癌症中心，国家肿瘤质控中心胃癌质控专家委员会.中国胃癌规范诊疗质量控制指标（2022版）.中华肿瘤杂志，2022，44（10）：997-1002.

22. 中华医学会肿瘤学分会，中华医学会杂志社.中华医学会胃癌临床诊疗指南（2021版）.中华医学杂志，2022，102（16）：1169-1189.

23. 国家卫生健康委员会.胃癌诊疗规范（2018年版）.中华消化病与影像杂志，2019，9（3）：118-144.

24. 《胰腺上皮性肿瘤规范化标本取材及病理诊断共识》编写组.胰腺上皮性肿瘤规范化标本取材及病理诊断共识.中华病理学杂志，2022，51（11）：1104-1109.

25. 中华医学会病理学分会消化疾病学组，2020年中国胃肠胰神经内分泌肿瘤病理诊断共识专家组.中国胃肠胰神经内分泌肿瘤病理诊断共识（2020版）.中华病理学杂志，2021，50（1）：14-20.

26. 中国临床肿瘤学会指南工作委员会. 中国临床肿瘤学会（CSCO）胆道恶性肿瘤诊疗指南2022版. 北京：人民卫生出版社，2022.

27. 中国临床肿瘤学会指南工作委员会. 中国临床肿瘤学会（CSCO）胃肠间质瘤诊疗指南2021版. 北京：人民卫生出版社，2021.

28. 《胃肠间质瘤病理诊断临床实践指南（2022版）》编写专家委员会. 胃肠间质瘤病理诊断临床实践指南（2022版）. 中华病理学杂志，2022.

29. 中国抗癌协会神经内分泌肿瘤专业委员会. 中国抗癌协会神经内分泌肿瘤诊治指南（2022年版）. 中国抗癌杂志，2022，32（6）：545-580.

30. 结直肠癌分子生物标志物检测专家共识编写组. 结直肠癌分子生物标志物检测专家共识. 中华病理学杂志，2018，47：237-240.

31. 中华医学会病理学分会泌尿与男性生殖系统疾病病理专家组. 肾细胞癌规范化取材和病理诊断共识. 中华病理学杂志，2019，48（11）：833-839.

32. 中华医学会病理学分会泌尿与男性生殖系统疾病病理专家组. 膀胱癌标本规范化处理和病理诊断共识. 中华病理学杂志，2020，49（4）：305-310.

33. 贺慧颖，饶秋，赵明，等. 泌尿及男性生殖系统肿瘤病理诊断免疫组化标志物选择专家共识. 临床与实验病理学杂志，2018，（3）：237-243.

34. 中国抗癌协会肿瘤病理专业委员会，中国临床肿瘤学会尿路上皮癌专家委员会. 中国尿路上皮癌人表皮生长因子受体2检测临床病理专家共识. 中华肿瘤杂志，2021，43（10）.

35. 中华医学会病理学分会泌尿与男性生殖系统疾病病理专家组. 膀胱浸润性尿路上皮癌PD-L1（SP263）免疫组织化学检测病理专家共识. 中华病理学杂志，2020，49（11）：1102-1107.

36. 中国抗癌协会泌尿男生殖系肿瘤专业委员会，中国临床肿瘤学会前列腺癌专家委员会. 中国前列腺癌患者基因检测专家共识（2020年版）. 中国癌症杂志2020，30：551-560.

37. 《肿瘤病理诊断规范》项目组. 肿瘤病理诊断规范（卵巢癌及交界性上皮性肿瘤）. 中华病理学杂志，2018，47（5）：324-327.

38. 中华医学会病理学分会女性生殖系统疾病学组，中国优生科学协会阴道镜与宫颈病理学会病理学组. 宫颈癌及癌前病变病理诊断规范. 中华病理学杂志，2019，48（4）：265-269.

39. 中华医学会病理学分会女性生殖疾病学组. 子宫内膜癌病理诊断规范. 中华病理学杂志，2002，49（03）：214-219.

40. Ajani J A，D'Amico T A，Bentrem D J，et al. Gastric Cancer，Version 2.2022，NCCN Clinical Practice Guidelines in Oncology. J Natl Compr Canc Netw. 2022，20（2）：167-192.

41. AJCC Cancer Staging Manual. 8th ed. New York：Springer，2016.

42. Amin M B，Epstein J I，Ulbright T M，et al.Best practices recommendations in the application of immunohistochemistry in urologic pathology：report from the international society of urological pathology consensus conference. Am J Surg Pathol，2014，38（8）：1017-1022.

43. Amin M B，Edge S B，Greene F L，et al. AJCC Cancer Staging Manual. 8th Edition. New York：Springer，2017.

44. Asa SL B Z，De Krijger R，et al. WHO classification of tumours series，Endocrine and Neuroendocrine tumours. 5th ed.Lyon：International Agency for Research on Cancer，2022.

45. Baumhoer D，Amary F，Flanagan A M，et al. An update of molecular pathology of bone tumors. Lessons learned from investigating samples by next generation sequencing. Genes Chromosomes Cancer，2019，58（2）：88-99.

46. Bellizzi A M. Pathologic Considerations in Gastroenteropancreatic Neuroendocrine Tumors. Surg Oncol Clin N Am，2020，29（2）：185-208.

47. Benson A B，Venook A P，Al-Hawary M M，et al. Colon Cancer，Version 1.2022，NCCN Clinical Practice Guidelines in Oncology，2022.

48. Bluth M J，Bluth M H. Molecular pathology techniques：Advances in 2018.Clin Lab Med，2018，38（2）：215-236.

49. Bümming P，Andersson J，Meis-Kindblom J M，et al.Neoadjuvant，adjuvant and palliative treatment of gastrointestinal stromal tumours（GIST）with imatinib：a centre-based study of 17 patients. Br J Cancer，2003，89（3）：460-464.

50. Buza N. Immunohistochemistry in gynecologic carcinomas：Practical update with diagnostic and clinical considerations based on the 2020 WHO classification of tumors. Semin Diagn Pathol，2022，39（1）：

58-77.

51. Cancer Genome Atlas Research Network, Linehan W M, Spellman P T, et al. Comprehensive Molecular Characterization of Papillary Renal-Cell Carcinoma. N Engl J Med, 2016, 374 (2): 135-145.

52. Cancer Genome Atlas Research Network. Comprehensive molecular characterization of clear cell renal cell carcinoma. Nature, 2013, 499 (7456): 43-49.

53. Casali P G, Bielack S, Abecassis N, et al. Bone sarcomas: ESMO-PaedCan-EURACAN Clinical Practice Guidelines for diagnosis, treatment and follow-up. Ann Oncol, 2018: 79-95.

54. Chen Y P, Chan A T C, Le Q T, et al. Nasopharyngeal carcinoma. Lancet, 2019, 394: 64-80.

55. Cong W M, Dong H, Tan L, et al. Surgicopathological classification of hepatic space-occupying lesions: a single-center experience with literature review. World J Gastroenterol, 2011, 17 (19): 2372-2378.

56. Cong W M, Wu M C. New insights into molecular diagnostic pathology of primary liver cancer: Advances and challenges. Cancer Lett, 2015, 368 (1): 14-19.

57. De Smet F, Antoranz Martinez A, et al. Next-Generation Pathology by Multiplexed Immunohistochemistry. Trends in biochemical sciences, 2021, 46 (1): 80-82.

58. Elder D E, Massi D, Scolyer R A, et al. WHO Classification of Skin Tumours. 4th ed. IARC Press, 2018.

59. Epstein J I, Amin M B, Fine S W, et al. The 2019 Genitourinary Pathology Society (GUPS) white paper on contemporary grading of prostate cancer. Arch Pathol Lab Med, 2021, 145 (4): 461-493.

60. Ersoy E, Cao Q J, Otis C N. HER2 Protein Overexpression and Gene Amplification in Tubo-Ovarian High-grade Serous Carcinomas. Int J Gynecol Pathol, 2022, 41 (4): 313-319.

61. Gao Q, Zeng Q, Wang Z, et al. Circulating cell-free DNA for cancer early detection. Innovation (Camb), 2022, 3 (4): 100-259.

62. Garbe C, Amaral T, Peris K, et al. European consensus-based interdisciplinary guideline for melanoma. Part 1: Diagnostics: Update 2022. Eur J Cancer, 2022, 170: 236-255.

63. Gershenwald J E, Scolyer R A, Hess K R, et al. Melanoma of the Skin. AJCC Cancer Staging Manual. 8th ed. New York: Springer, 2017: 563-585.

64. Ghossein R, Barletta J A, Bullock M, et al. Data set for reporting carcinoma of the thyroid: recommendations from the International Collaboration on Cancer Reporting. Hum Pathol, 2021: 62-72.

65. Gong B, Li D, Kusko R, et al. Cross-oncopanel study reveals high sensitivity and accuracy with overall analytical performance depending on genomic regions. Genome Biol, 2021, 22 (1): 109. .

66. Hodgson D, Lai Z, Dearden S, et al. Analysis of mutation status and homologous recombination deficiency in tumors of patients with germline BRCA1 or BRCA2 mutations and metastatic breast cancer: OlympiAD. Ann Oncol, 2021, 32 (12): 1582-1589.

67. Hornick J L, Webster F, Dei Tos A P, et al. Dataset for reporting of gastrointestinal stromal tumours: recommendations from the International Collaboration on Cancer Reporting (ICCR). Histopathology, 2022.

68. Huang Y H, Zhang C Z, Huang Q S, et al. Clinicopathologic features, tumor immune microenvironment and genomic landscape of Epstein-Barr virus-associated intrahepatic cholangiocarcinoma. J Hepatol, 2021, 74 (4): 838-849.

69. Javle M, Bekaii-Saab T, Jain A, et al. Biliary cancer: Utility of next-generation sequencing for clinical management. Cancer, 2016, 122 (24): 3838-3847.

70. Jiang G, Zhang W, Wang T, et al. Characteristics of genomic alterations in Chinese cholangiocarcinoma patients. Japanese journal of clinical oncology, 2020, 50 (10): 1117-1125.

71. Ke K, Wang H, Fu S, et al. Epstein-barr virus-encoded rnas as a survival predictor in nasopharyngeal carcinoma. Chinese medical journal, 2014, 127: 294-299.

72. Lai Y, Wu Y, Liu R, et al. Four-color fluorescence in-situ hybridization is useful to assist to distinguish early stage acral and cutaneous melanomas from dysplastic junctional or compound nevus. Diagn Pathol, 2020, 15 (1): 51.

73. Leskela S, Romero I, Cristobal E, et al. Mismatch Repair Deficiency in Ovarian Carcinoma: Frequency, Causes, and Consequences. Am J Surg Pathol, 2020, 44 (5): 649-656.

74. Lewis J S, Jr, Adelstein D J, Agaimy A, et al. Data set for the reporting of carcinomas of the nasophar-

ynx and oropharynx: Explanations and recommendations of the guidelines from the international collaboration on cancer reportingArchives of pathology & laboratory medicine, 2019, 143: 447-451.

75. Li M, Zhang Z, Li X, et al. Whole-exome and targeted gene sequencing of gallbladder carcinoma identifies recurrent mutations in the ErbB pathway. Nature genetics, 2014, 46 (8): 872-876.

76. Li W, Cui Y, Yin F, et al. BRAF mutation in Chinese biliary tract cancer patients. American Society of Clinical Oncology, 2020.

77. Lin J, Dong K, Bai Y, et al. Precision oncology for gallbladder cancer: insights from genetic alterations and clinical practice. Annals of translational medicine, 2019, 7 (18): 467.

78. Liu Z, Bychkov A, Jung C K, et al: Interobserver and intraobserver variation in the morphological evaluation of noninvasive follicular thyroid neoplasm with papillary-like nuclear features in Asian practice. Pathol Int, 2019, 69: 201-210.

79. Louis D N, Perry A, Wesseling P, et al. The 2021 WHO Classification of Tumors of the Central Nervous System: a summary. Neuro-oncology, 2021, 23 (8): 1231-1251.

80. Lugli A, Kirsch R, Ajioka Y, et al. Recommendations for reporting tumor budding in colorectal cancer based on the International Tumor Budding Consensus Conference (ITBCC) 2016. Mod Pathol, 2017, 30 (9): 1299-1311.

81. Ma B B Y, Lim W T, Goh B C, et al. Antitumor activity of nivolumab in recurrent and metastatic nasopharyngeal carcinoma: An international, multicenter study of the mayo clinic phase 2 consortium (nci-9742). J Clin Oncol, 2018, 36: 1412-1418.

82. Martha Bishop Pitman, Lester James Layfield. The Papanicolaou Society of Cytopathology System for Reporting Pancreaticobiliary Cytology. New York: Springer.Switzerland, 2015.

83. Mete O, Wenig B M. Update from the 5th Edition of the World Health Organization Classification of Head and Neck Tumors: Overview of the 2022 WHO Classification of Head and Neck Neuroendocrine Neoplasms. Head Neck Pathol, 2022, 16 (1): 123-142.

84. Miller A M, Szalontay L, Bouvier N, et al. Next-generation Sequencing of Cerebrospinal Fluid for Clinical Molecular Diagnostics in Pediatric. Adolescent and Young Adult (AYA) Brain Tumor Patients. Neuro Oncol, 2022, 24 (10): 1763-1772.

85. Miquelestorena-Standley E, Jourdan M L, Collin C, et al. Effect of decalcification protocols on immunohistochemistry and molecular analyses of bone samples. Mod Pathol, 2020, 33 (8): 1505-1517.

86. Nagtegaal I D, Odze R D, Klimstra D, et al. WHO classification of tumor: digestive system tumors. 5th ed. International Agency for Research on Cancer, 2019.

87. Nakanuma Y, Klimstra D, Komuta M, et al. Intrahepatic cholangiocarcinoma. In. WHO classification of tumours. Digestive system tumours. 5th ed. IARC Press, 2019, 254-259.

88. Nielsen T O, Leung S C Y, Rimm D L, et al. Assessment of Ki67 in Breast Cancer: Updated Recommendations From the International Ki67 in Breast Cancer Working Group. J Natl Cancer Inst, 2021, 113 (7): 808-819.

89. Pan J, Tang T, Xu L, et al. Prognostic significance of expression of cyclooxygenase-2, vascular endothelial growth factor, and epidermal growth factor receptor in nasopharyngeal carcinoma. Head & neck, 2013, 35: 1238-1247.

90. Papadimitrakopoulou V A, Han J Y, Ahn M J, et al. Epidermal growth factor receptor mutation analysis in tissue and plasma from the AURA3 trial: Osimertinib versus platinum-pemetrexed for T790M mutation-positive advanced non-small cell lung cancer. Cancer, 2020, 126 (2): 373-380.

91. Pekmezci M, Phillips J J, Dirilenoglu F, et al. Loss of H3K27 trimethylation by immunohistochemistry is frequent in oligodendroglioma, IDH mutant and 1p/19q.

92. codeleted, but is neither a sensitive nor a specifc marker. Acta Neuropat ho.logica, 2020, 139 (3): 597-600.

93. Pimentel-Nunes P, Libânio D, Bastiaansen B A J, et al. Endoscopic submucosal dissection for superficial gastrointestinal lesions: European Society of Gastrointestinal Endoscopy (ESGE) Guideline - Update 2022. Endoscopy, 2022, 54 (6): 591-622.

94. Rindi G, Klimstra D S, Abedi-Ardekani B, et al. A common classification framework for neuroendocrine neoplasms: an International Agency for Research on Cancer (IARC) and World Health Organization (WHO) expert consensus proposal. Mod Pathol, 2018, 31 (12): 1770-1786.

95. Rindi G，Mete O，Uccella S，et al. Overview of the 2022 WHO Classification of Neuroendocrine Neoplasms. Endocr Pathol，2022，33（1）：115-154.

96. Saleem A，Narala S and Raghavan S S. Immunohistochemistry in melanocytic lesions：Updates with a practical review for pathologists. Semin Diagn Pathol，2022，39（4）：239-247.

97. Sartore-Bianchi A，Trusolino L，Martino C，et al. Dual-targeted therapy with trastuzumab and lapatinib in treatment-refractory，KRAS codon 12/13 wild-type，HER2-positive metastatic colorectal cancer（HERACLES）：a proof-of-concept，multicentre，open-label，phase 2 trial. Lancet oncology，2016，17：738-746.

98. Sheng X，Ji Y，Ren G P，et al. A standardized pathological proposal for evaluating microvascular invasion of hepatocellular carcinoma：a multicenter study by LCPGC. Hepatol Int，2020，14（6）：1034-1047.

99. Tan A C，Tan D S W. Targeted Therapies for Lung Cancer Patients with Oncogenic Driver Molecular Alterations. J Clin Oncol，2022，40（6）：611-625.

100. Tang L L，Chen Y P，Chen C B，et al. The chinese society of clinical oncology（csco）clinical guidelines for the diagnosis and treatment of nasopharyngeal carcinoma. Cancer communications，2021，41：1195-1227.

101. The Paris System for reporting urinary cytology. Cham（Switzerland）：Springer International Publishing，2016.

102. Thompson L D R，Poller D N，Kakudo K，et al. An International Interobserver Variability Reporting of the Nuclear Scoring Criteria to Diagnose Noninvasive Follicular Thyroid Neoplasm with Papillary-Like Nuclear Features：a Validation.Study. Endocr Pathol，2018，29：242-249.

103. Torbenson M S，Ng I O L，Roncalli M，et al.Hepatocellular carcinoma. In. WHO classification of tumours. Digestive system tumours. 5th ed. IARC Press，2019：229-239.

104. Ueki A，Sugano K，Misu K，et al. Germline Whole-Gene Deletion of FH Diagnosed from Tumor Profiling. Int J Mol Sci，2021，22（15）：7962.

105. van Leenders G，van der Kwast T H，Grignon D J，et al. The2019 International Society of Urological Pathology（ISUP）consensus conference on grading of prostatic carcinoma. Am J Surg Pathol，2020，44（8）：87-99.

106. Wang X，Qi M，Zhang J，et al. Differential response to neoadjuvant hormonal therapy in prostate cancer：predictive morphological parameters and molecular markers. Prostate，2019，79（7）：709-719.

107. Wang Z，Duan J，Cai S，et al. Assessment of Blood Tumor Mutational Burden as a Potential Biomarker for Immunotherapy in Patients With Non-Small Cell Lung Cancer With Use of a Next-Generation Sequencing Cancer Gene Panel. JAMA Onc ology，2019，5（5）：696-702.

108. Wardelmann E，Haas R L，Bovée J V，et al. Evaluation of response after neoadjuvant treatment in soft tissue sarcomas；the European Organization for Research and Treatment of Cancer-Soft Tissue and Bone Sarcoma Group（EORTC-STBSG）recommendations for pathological examination and reporting. Eur J Cancer，2016，53：84-95.

109. Weinberg B A，Xiu J，Lindberg M R，et al. Molecular profiling of biliary cancers reveals distinct molecular alterations and potential therapeutic targets. Journal of gastrointestinal oncology，2019，10（4）：652-662.

110. Wenbin Li，Yunfeng Lyu，Shaoming Wang，et al. Experts from the Molecular Pathology Collaboration Group of Tumor Pathology Committee of Chinese Anti-Cancer Association. Trends in Molecular Testing of Lung Cancer in Mainland People's Republic of China Over the Decade 2010 to 2019. JTO clinical and research reports，2021，2（4）：100-163.

111. WHO Classification of Tumours Editorial Board. Urinary and male genital tumours.5th ed. IARC Press，2022.

112. WHO Classification of Tumours Editorial Board. WHO Classification of Tumours 5th edition-Digestive system tumours. IARC Press，2019.

113. WHO classification of tumours editorial board. WHO classification of tumours of digestive system. IARC Press，2019.

114. WHO Classification of Tumours Editorial Board. WHO Classification of Tumours of Soft Tissue and

Bone. 5th ed. IARC Press，2020.

115. WHO Classification of Tumours Editorial Board. WHO classification of tumours. Bresat Tumours. 5th ed. IARC Press，2021.

116. WHO Classification of Tumours Editorial Board. WHO classification of tumours. Central Nervous System Tumours. 5th ed. IARC Press，2021.

117. WHO Classification of Tumours Editorial Board. WHO classification of tumours. Soft tissue and bone tumours. 5th ed. IARC Press，2020.

118. WHO Classification of Tumours Editorial Board. WHO classification of tumours. Thoracic Tumours. 5th ed. IARC Press，2021.

119. WHO Classification of Tumours Editorial Board. WHO classification of tumours. Urinary and Male Genital Tumours. 5th ed. IARC Press，2022.

120. WHO classification of tumours editorial board. WHO classification of tumours：digestive system tumours. 5th ed. IARC Press，2019.

121. WHO Classification of Tumours Editorial Board. WHO Classification Tumours Female Genital Tract Tumours. 5th ed. IARC Press，2020.

122. WHO classification of tumours. Soft tissue and Bone tumours. 5th ed. IARC Press.

123. Williams A T，Ganesan R. Role of the pathologist in assessing response to treatment of ovarian and endometrial cancers. Histopathology，2020，76（1）：93-101.

124. Xu C，Si L，Wang W，et al. Expert consensus on the diagnosis and treatment of NTRK gene fusion solid tumors in China. Thorac Cancer，2022，13（21）：3084-3097.

125. Xue L，Guo C，Zhang K，et al. Comprehensive molecular profiling of extrahepatic cholangiocarcinoma in Chinese population and potential targets for clinical practice. Hepatobiliary surgery and nutrition，2019，8（6）：615-622.

126. Yang X，Lian B，Li Y，et al. Genomic characterization and translational immunotherapy of microsatellite instability-high（MSI-H）in cholangiocarcinoma. American Society of Clinical Oncology，2022.

127. Yasushi Yatabe，Alain C.Borczuk，Sanja Dacic，et al. Atlas of Diagnostic Immunohistochemistry. International Association for the Study of the Lung Cancer. IASLC，2020.

血液肿瘤病理

❖ 血瘤诊断　形态为本　❖

❖ 流式巧用　良恶可分　❖

❖ 染色体上　知底知根　❖

❖ 分子跟进　相辅相成　❖

主　编

肖志坚　邱录贵　王建祥　纪春岩　李建勇

副主编（以姓氏拼音为序）

陈苏宁　李承文　李小秋　秦亚溱　孙　琦　王慧君　翁香琴　吴雨洁
姚　瑶

编　委（以姓氏拼音为序）

安　刚	白　洁	白　鸥	常春康	常英军	陈洁平	陈树英	陈　朴
陈苏宁	陈　彤	陈协群	陈志妹	董玉君	杜　鹃	杜　欣	段浩清
方美云	付　蓉	高广勋	高素君	高子芬	贡铁军	韩　聪	韩　薇
黄丙庆	黄　亮	纪春岩	贾玉娇	贾治林	江　明	景红梅	赖永榕
赖悦云	李承文	李　剑	李建勇	李莉娟	李　楠	李文倩	李小秋
李　昕	李扬秋	李增军	刘红星	刘　澎	卢朝辉	马道新	马　娇
梅　恒	潘金兰	彭宏凌	彭贤贵	钱文斌	秦亚溱	仇海荣	邱　林
邱录贵	宋　鸽	宋燕燕	苏丽萍	孙　琦	孙自敏	唐古生	佟红艳
王慧君	王建祥	王莉莉	王少元	王　彤	王晓静	王　欣	王　一
王　迎	王　昭	王　哲	魏　辉	魏玉萍	翁香琴	吴雨洁	吴　勇
缐　霖	向　兵	肖继刚	肖　敏	肖志坚	徐　兵	徐　卫	许议丹
杨　威	杨再林	姚　瑶	叶静静	易树华	余　莉	喻新建	翟琼莉
张翠娟	赵晓甦	周可树	周泽平	主鸿鹄	朱明清		

执笔人（以姓氏拼音为序）

陈树英	段浩清	韩　聪	黄丙庆	贾玉娇	李承文	李　楠	马　娇
邱　林	宋　鸽	宋燕燕	孙　琦	王慧君	王晓静	缐　霖	肖继刚
肖志坚	许议丹	姚　瑶	叶静静				

编写秘书

宋　鸽　叶静静

第一章

形态学技术

一、细胞形态学

（一）历史沿革

应用光镜辨认染色后的骨髓和外周血涂片的细胞形态，是血液病诊断的基础和前提。这种对涂片染色并辨认血细胞形态的方法已有一百多年历史。早在 1879 年，Ehrlich 就发明了血细胞染色法，1891 年 Romanowsky 对上述细胞染液加以改进，并将血液细胞分成不同系列。随着染液改进，现在最常用的是瑞特染液及瑞特-吉姆萨染液，它可对骨髓及外周血中原始及向下分化的各阶段细胞进行明确区分。虽然骨髓及外周血涂片染色法较为古老，但具有便捷、直观，且经济、易推广的优势，迄今为止仍是血液病诊断分型、疗效评估及随访的基石，它能发现血液中是否存在细胞数量及形态异常，为血液疾病诊断提供基础的重要信息和初步诊疗方向。

（二）技术原理

目前最常用染色法为瑞特染色及瑞特-吉姆萨染色。瑞特染料中有美蓝和伊红两种成分，前者为碱性，后者为酸性，它们与细胞内各种物质具不同亲和力，使其显现不同色调。蛋白质是由若干氨基酸组成，每个氨基酸分子有一个酸性羧基（-COOH）和一个碱性氨基（-NH2），故具两性物质特性。当其反应生成新化合物时，仍保留氨基酸两性特性。血细胞胞核由脱氧核糖核酸和强碱性组蛋白、精蛋白等胞核蛋白组成，这种强碱性物质与瑞特染液中酸性染料伊红亲和力较强，被染成红色；胞核蛋白中还有少量弱酸性蛋白，与染液中碱性染料美蓝起作用被染成蓝色，但含量极少，蓝色反应极弱，故核染色呈紫红色。较幼稚的细胞胞质与核仁含酸性物质，它们与染液中的碱性染料美蓝亲和力较强，被染成蓝色。当细胞含酸、碱性物质各一半时，它们既与酸性物质反应也与碱性物质反应，细胞被染成红蓝色或灰红色，此即所谓多嗜性；当胞质中酸性物质消耗殆尽时，胞质只与染液中伊红起作用，被染成粉红色，此即所谓正色性。

（三）操作流程

1.骨髓及外周血涂片的制备

（1）骨髓涂片制备：将未抗凝的骨髓液滴于一张干净载玻片上，另取一张载玻片蘸取适量骨髓液，以约30°角均匀涂于其他载玻片上。

（2）外周血涂片制备：可选取静脉血或末梢血（包括耳血和指尖血）。使用干净载玻片蘸取少量外周血，呈约30°角均匀涂于其他载玻片上。

2.染色

（1）滴染液：将涂片标本水平放置于染片架上，用滴管将0.5~1 mL染液滴于涂片上，随后用吸耳球将染液驱散，使其均匀布满整张涂片，以防漏掉涂膜部分。2~3 min后加入缓冲液，并使缓冲液与染液混匀。染液与缓冲液体积比约为1:2。

（2）染色时间：根据染液配比不同，染色时间常为10~30 min。可据涂片厚薄、有核细胞多少、室内温度高低等调整染色时长。若涂片有核细胞较少，染色时间可较短；反之，应适当延长。

（3）冲洗：用自来水冲洗涂片上染液，轻轻摇动玻片，使染液沉渣飘起冲走。切勿先倾去染液再用水冲，会使涂片上许多染料沉渣沉淀于血膜上。冲洗不可过久，水冲力亦不能过大，以防脱色或薄膜脱落。冲洗后将标本竖在晾片架上，空气中自然干燥，或用洁净滤纸将水吸干后，即可镜下观察。

3.镜检

（1）低倍镜（×100倍）：判断取材、涂片、染色是否满意。骨髓涂片评估骨髓小粒及油滴分级，判断骨髓增生程度，估算骨髓小粒造血细胞面积，计数全片巨核细胞数目，寻找瘤细胞团及噬血现象等。

观察顺序一般由下到上、由尾到头。低倍镜观察结束时，在血膜体、尾交界处选择一处有核细胞分布均匀且细胞数量最能反映骨髓增生程度的部位，切换至油镜下观察。

血涂片观察白细胞数目、成熟红细胞的分布方式和形状等。

（2）高倍镜（×1000倍）：骨髓涂片分类计数200个有核细胞。观察单个血细胞形态，观察有无特殊细胞或寄生虫等，计算粒系/红系比值，计数各系及各阶段细胞百分比，分析巨核细胞分化阶段。如存在发育异常，粒系和红系需各计数100个细胞并计算发育异常细胞占该系细胞的比例，巨核细胞则需计数大于或等于30个来判断发育异常比例。

血涂片分类计数100个白细胞，有核红细胞单独计数，不包括在100个白细胞中。观察白细胞形态，成熟红细胞大小、形状等，血小板多少及分布情况。

4.标本保存

阅片后按标本编号有序归档，保存时间大于或等于10年。保存地点要求干燥、通风。

5.质量控制与注意事项

（1）取材：①质量控制：抽取的骨髓液中含有骨髓小粒和脂肪组织，且无外周血稀释。②注意事项：注意骨髓穿刺的禁忌证与并发症；抽取的骨髓液最先用于制作骨髓涂片，以免骨髓液抽取过多时血液混入；骨髓干抽时应注意区分是技术因素还是疾病所致。

（2）涂片：①质量控制：骨髓膜或血膜的长短、厚薄应适宜，制作良好的涂片，可分为清晰的"头、体、尾"三个部分。②注意事项：要用新载玻片涂片，涂片前保持玻片清洁；推片的玻片边缘光滑，避免骨髓膜及血膜出现毛刺状；推片时动作迅速，避免骨髓液凝固；涂片完全干燥后再运送至实验室检测。

（3）染色：①质量控制：整张涂片染色均匀，着色匀称，鲜艳，结构清晰，无沉渣颗粒。酸碱适中，无偏红或偏蓝现象。细胞形态清晰易于分辨及分类，包括胞质颗粒、胞核结构以及胞质与胞核着色的对比度等。②注意事项：染色涂片冲洗后，应在空气中自然干燥或风干，不可用火烤干；未干透的血膜不能染色，否则染色时血膜容易脱落；染液量需充足，勿使染液蒸发干燥，以防染料附着于涂片上；涂片染色过深或过浅时，应用相应方法重新处理；新鲜涂片应立即染色；未染色涂片保存时间不宜过长，若超过1周，即使使用甲醇固定，其细胞着色也不佳，且形态多发生改变；未染色标本不可接触水，水可使标本溶血而使细胞无法判定，亦不可接触福尔马林固定液，会造成细胞不着色现象。

（四）适应证

骨髓细胞形态学检查能了解骨髓造血功能状态、血细胞构成比例及形态异常，是辅助疾病诊断（尤其是血液系统疾病）、疗效观察及病情判断的基础且重要检测手段之一。该项检查适应证主要包括以下情况。

（1）不明原因的外周血细胞计数或分类异常

（2）不明原因的肝、脾、淋巴结肿大

（3）查明感染的原因

（4）不明原因骨痛、骨质破坏、肾功能异常等

（5）查明恶性肿瘤有无骨髓转移

（6）对血液系统疾病进行鉴别诊断

（7）血液系统疾病治疗后疗效观察

需要注意的是，凝血因子严重缺乏的出血性疾病、穿刺部位有炎症或畸形、晚期妊娠妇女等应慎重做骨髓穿刺检查。

二、细胞化学

(一) 历史沿革

细胞化学建立在细胞学、组织学及生物化学基础上，可对细胞中不同组分行特殊染色，并对各类血细胞中酶类等特殊物质行半定量检测分析。经典细胞化学是随1830年比利时植物学家Francois-Vincent发表《在生理学重视用显微镜观察生化物质》一文问世的；1868年首次报道过氧化物酶；1880-1935年随着显微镜和细胞学染色技术发展，各种染料如亚甲蓝、亚甲绿、甲苯胺蓝、天青蓝等相继被发现，细胞化学逐渐用于病理学，从显微镜下证实了核酸、蛋白质、酶、多糖、脂类等物质存在，奠定了细胞化学基础。到20世纪50年代，哺乳动物和人白细胞中的过氧化物酶、碱性磷酸酶、酯酶等染色技术不断完善，1976年血液学国际标准化委员会（ICSH）成立了染色和染色法专家小组，1985年ICSH从酶反应实验条件、结果以及操作人员安全性等出发，推荐了髓过氧化物酶染色、氯乙酸AS-D萘酚酯酶染色、醋酸萘酚酯酶染色，酸性磷酸酶染色等细胞化学染色方法用于血液病的诊断及鉴别诊断。随着实验室和实验方法不断发展，利用光镜半定量检测分析血细胞中各种物质逐步成熟，形成了更完善服务于临床的检测系统，且具简单、快速、经济、直观等优点，部分检测项目对血液病的诊断仍具有重要价值，也是血液病理诊断的基本方法之一。

(二) 技术原理

细胞化学染色以细胞形态学为基础，运用系列化学反应原理，经底物、酶等化学反应，对细胞内各种化学物质及其变化进行定位、定性及半定量分析。

1.铁染色（Fe）技术原理
普鲁士蓝染色法。

$$4Fe^{3+} + 3K_4\left[Fe(CN)_6\right] \xrightarrow{\text{盐酸}} Fe_4\left[Fe(CN)_6\right]_3 + 12K^+$$

2.中性粒细胞碱性磷酸酶染色（NAP）技术原理
偶氮偶联法。

$$\alpha-\text{磷酸萘酚钠} + H_2O \xrightarrow{\text{pH9.6,碱性磷酸酶}} \alpha-\text{萘酚} + \text{重氮盐} \rightarrow \text{不溶性有色沉淀}$$

3.过碘酸希夫染色（PAS）技术原理
过碘酸-希夫反应。

$$\text{多糖类的乙二醇基} \xrightarrow{\text{过碘酸}} \text{双醛基} + \text{无色品红}$$

→ 紫红色化合物

4.髓过氧化物酶染色（MPO）技术原理

二盐酸联苯胺法。

$$H_2O_2 \xrightarrow{\text{细胞中POX}} O_2\uparrow + 二盐酸联苯胺 \rightarrow 金黄色颗粒$$

5.氯乙酸AS-D萘酚酯酶染色（CE）技术原理

偶氮偶联法。

$$氯乙酸AS-D萘酚 \xrightarrow{\text{氯乙酸AS-D萘酚酯酶,}H_2O} AS-D萘酚 + 重氮盐 \rightarrow 不溶性有色沉淀$$

6.醋酸萘酚酯酶染色（NAE）技术原理

偶氮偶联法。

$$醋酸萘酚 \xrightarrow{\text{醋酸萘酚酯酶,}H_2O} 萘酚 + 重氮盐 \rightarrow 不溶性有色沉淀$$

7.醋酸萘酚酯酶+氟化钠抑制试验（NAE+NaF）技术原理

偶氮偶联法。

$$醋酸萘酚 \xrightarrow{\text{醋酸萘酚酯酶,}H_2O} 萘酚 + 重氮盐 \xrightarrow{\text{NaF}} 不溶性有色沉淀被抑制/不被抑制$$

8.苏丹黑B染色（SBB）技术原理

苏丹黑B染色法。苏丹黑色素溶解于脂类使其着色。

9.α-丁酸萘酚酯酶染色（NBE）技术原理

偶氮偶联法。

$$\alpha-丁酸萘酚 \xrightarrow{\alpha-\text{丁酸萘酚酯酶}} \alpha-萘酚 + 重氮盐 \rightarrow 不溶性有色沉淀$$

10.酸性磷酸酶染色（ACP）技术原理

偶氮偶联法。

$$磷酸萘酚AS-BI \xrightarrow{\text{酸性磷酸酶}} 萘酚AS-BI + 重氮盐 \xrightarrow{L^{(+)}酒石酸}$$

不溶性有色沉淀被抑制/不被抑制

11.抗酒石酸酸性磷酸酶染色（TRAP）技术原理

偶氮偶联法。

$$磷酸萘酚AS-BI \xrightarrow{\text{酸性磷酸酶}} 萘酚AS-BI + 重氮盐 \xrightarrow{L^{(+)}酒石酸}$$

不溶性有色沉淀被抑制/不被抑制

12.骨髓涂片免疫组化CD41染色技术原理

碱性磷酸酶标记的链霉卵白素-生物素法。

细胞CD_{41}抗原 → 生物素标记的CD_{41}一抗 → 碱性磷酸酶标记的链霉卵白素二抗

→ 底物显色 → 细胞核复染显色

（三）操作流程

1.铁染色（Fe）操作流程

Fe染色操作流程见图23-1。

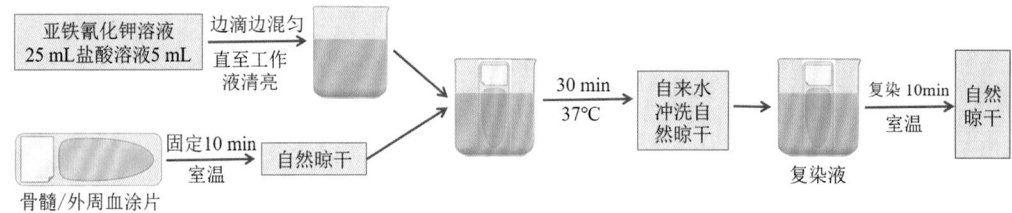

图 23-1 Fe染色标准操作流程图

2.中性粒细胞碱性磷酸酶染色（NAP）操作流程

NAP染色操作流程见图23-2。

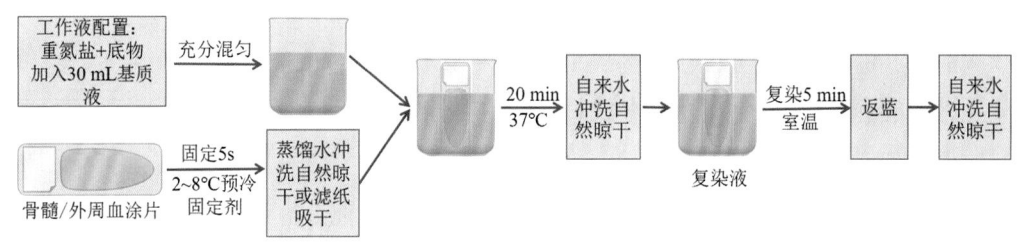

图 23-2 NAP染色标准操作流程图

3.过碘酸希夫染色（PAS）操作流程

PAS染色操作流程见图23-3。

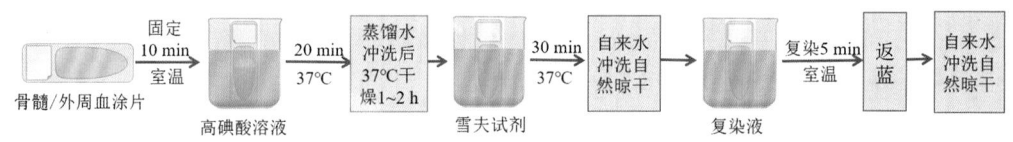

图 23-3 PAS染色标准操作流程图

4.髓过氧化物酶染色（MPO）操作流程

MPO染色操作流程见图23-4。

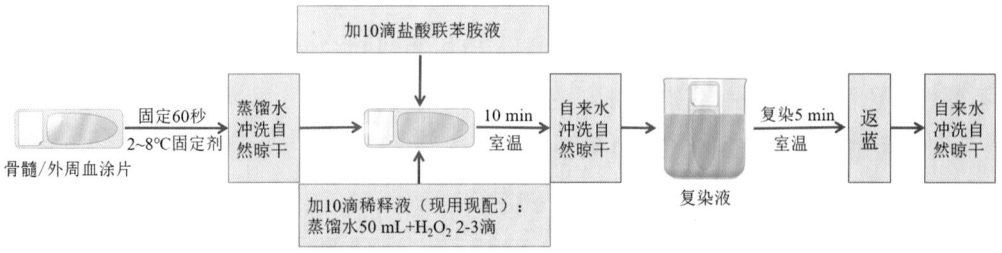

图 23-4 MPO染色标准操作流程图

5.氯乙酸AS-D萘酚酯酶染色（CE）操作流程

CE染色操作流程见图23-5。

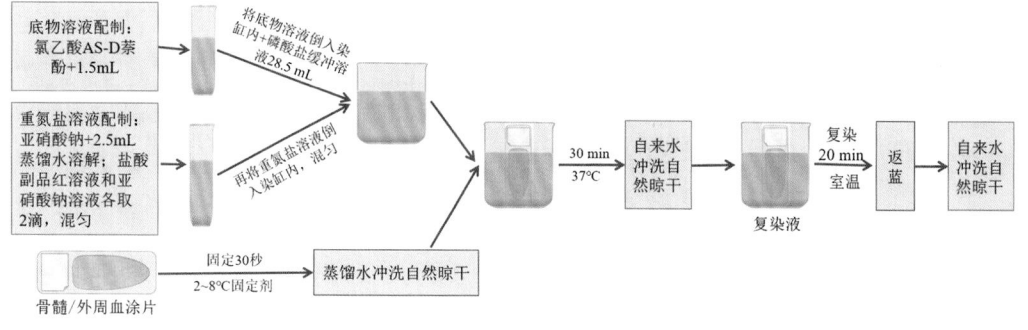

图 23-5　CE 染色标准操作流程图

6. 醋酸萘酚酯酶染色（NAE）操作流程

NAE 染色操作流程见图 23-6。

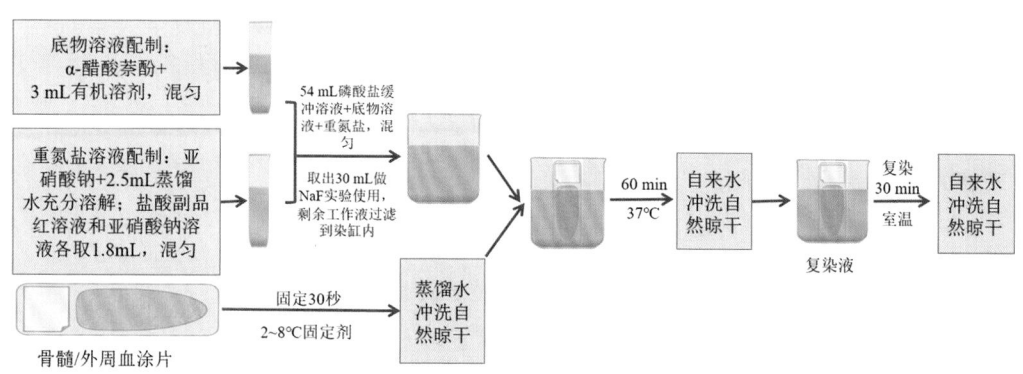

图 23-6　NAE 染色标准操作流程图

7. 醋酸萘酚酯酶+氟化钠抑制试验（NAE+NaF）操作流程

NAE+NaF 染色操作流程见图 23-7。

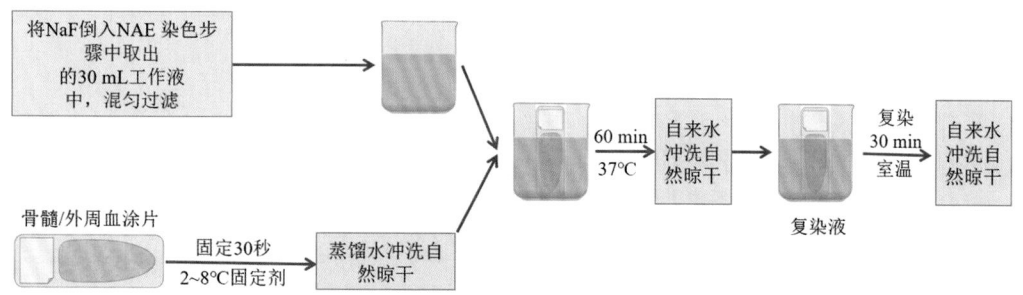

图 23-7　NAE+NaF 抑制试验标准操作流程图

8. 苏丹黑 B 染色（SBB）操作流程

SBB 染色操作流程见图 23-8。

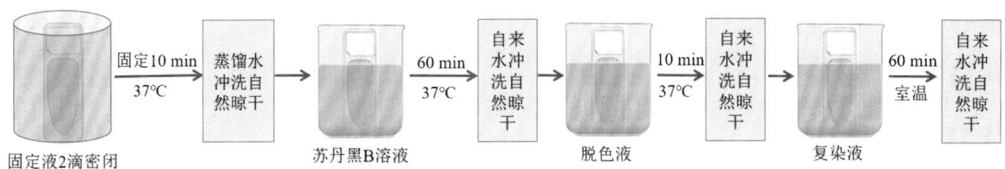

图 23-8 SBB 染色标准操作流程图

9.α-丁酸萘酚酯酶染色（NBE）操作流程

NBE 染色操作流程见图 23-9。

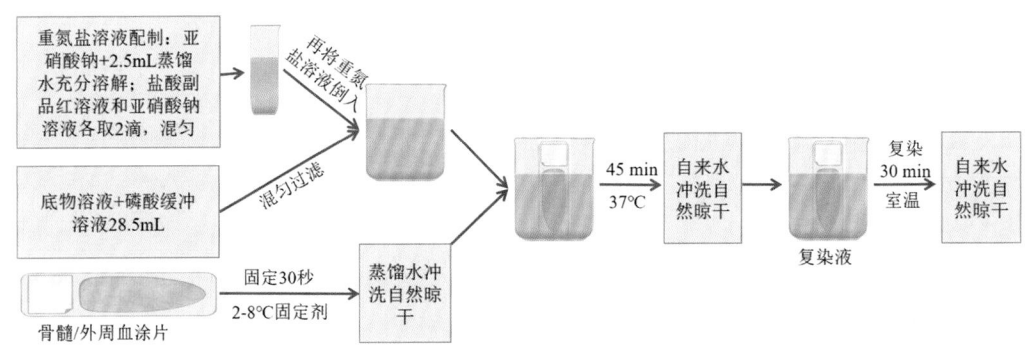

图 23-9 NBE 染色标准操作流程图

10.酸性磷酸酶染色（ACP）操作流程

ACP 染色操作流程见图 23-10。

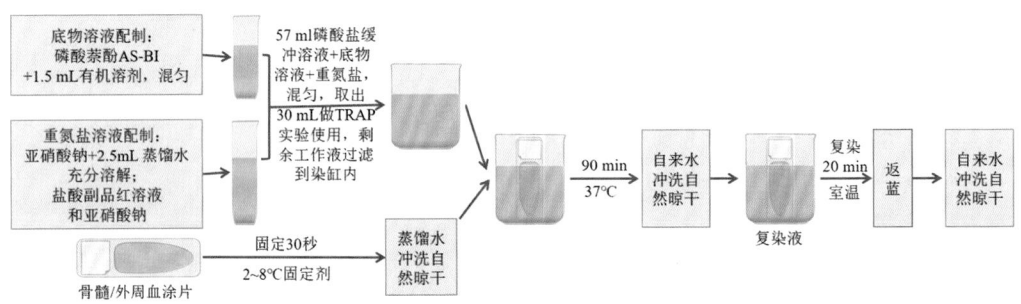

图 23-10 ACP 染色标准操作流程图

11.抗酒石酸酸性磷酸酶染色（TRAP）操作流程

TRAP 染色操作流程见图 23-11。

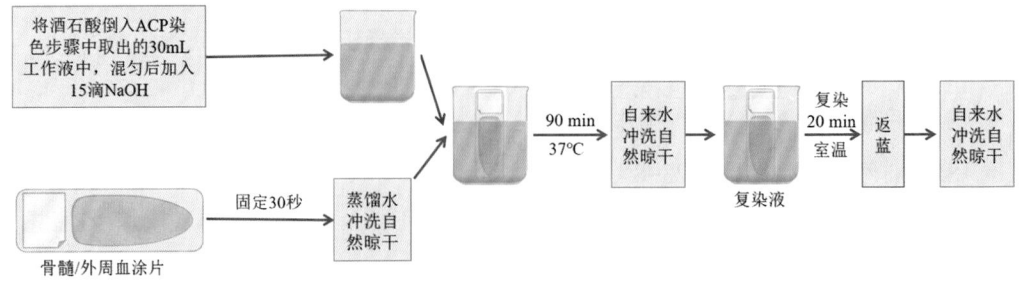

图 23-11 TRAP 染色标准操作流程图

12.骨髓涂片免疫组化CD41染色操作流程

CD41染色操作流程见图23-12。

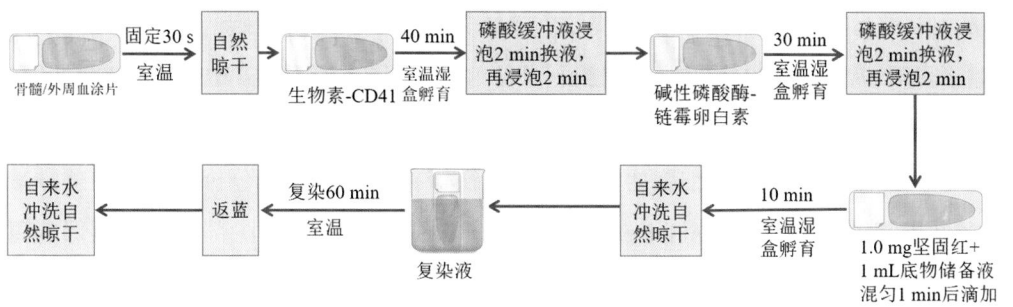

图23-12　CD41染色标准操作流程图

(四)质量控制

对细胞化学染色的质量控制,应先保证操作人员、设施环境、试验方法、仪器设备检定和校准、样品及试剂管理验收等达到质量管理要求,实验过程中也应进行质控。

1.室内质控

(1)对每一定性试验、每一分析批次均应包括一个阴性和一个阳性质控品,对于需分析阳性指数的试验,应包括阴性和具有阳性指数分级的质控品。

(2)对适合样品保存项目,可用留样再测方法进行质量控制。也可用同一份样品进行人员比对、不同方法及不同仪器间比对。

(3)定期进行人员检测能力室内质控。对定性实验结果,可将参加质控人员的结果与实际结果进行比较,如两者相同则结果可接受;如不同,则由实验室负责人判定是否失控以及分析失控原因。

2.室间质评

(1)每年参加能力验证或室间质评,结论报告应能达到"满意"。若不能覆盖所开展检测项目,可采用实验室间比对方式进行质控,应与同级或更高级别实验室进行,定性结论报告应达完全一致,需分析指数的试验项目,结论报告应达到平均指数的±10%范围内。

(2)若出现不满意或超出范围情况,应采取适当纠正/预防措施,分析失控原因并纠正后,重新参加或组织室间质评活动,直至达到要求。

(五)适应证

1.铁染色

(1)报告结果解读:①细胞外铁:反应骨髓中以含铁血黄素形式存在的贮存铁,常按骨髓小粒含铁程度分为(-)~(++++)五个等级,参考区间为(+)~(++)。

②细胞内铁：为幼红细胞合成血红蛋白时的利用形式，常计数100个有核红细胞计算胞质内含铁颗粒的幼红细胞的百分比，参考区间为27%~94%。③环形铁粒幼红细胞（ring sideroblast，RS细胞）：由于线粒体中铁异常沉积在幼红细胞的细胞核周围形成了一个环，常计数200个有核红细胞，计算RS细胞所占百分比。RS细胞判断标准：大于或等于5个颗粒，定位于核周区域或绕核大于或等于1/3。

（2）适应证：①可将细胞内外铁与血清铁等检测结果综合分析。细胞内外铁减低多见于缺铁性贫血（iron deficiency anemia，IDA）、钩虫病及少部分血小板低的患者（可能与患者近期持续失血有关）；再生障碍性贫血（aplastic anemia，AA）、巨幼细胞贫血（megaloblastic anemia，MA）、珠蛋白生成障碍性贫血、白血病、感染、多次输血等可导致铁负荷增高。细菌感染、结核、急性风湿热、慢性类风湿性关节炎或转移癌可导致血清铁降低但组织铁增加。自身免疫性溶血性贫血（autoimmune hemolytic anemia，AIHA）、慢性髓细胞性白血病（chronic myelogenous leukemia，CML）铁染色基本正常。②RS细胞占幼红细胞的百分比大于或等于15%，或具有SF3B1突变且RS细胞大于或等于5%是诊断骨髓增生异常综合征伴环形铁粒幼红细胞（myelodysplastic syndrome with ring sideroblasts，MDS-RS）的重要指标。

2.中性粒细胞碱性磷酸酶染色

（1）报告结果解读：①NAP阳性率：计数100个成熟中性粒细胞，其中阳性细胞的个数即为阳性率。参考区间：66.28±27.25%。②NAP阳性指数：按照NAP阳性颗粒占胞质面积的多少将其阳性程度分为（+）~（++++）四个等级；计数100个成熟中性粒细胞，（+）细胞数×1+（++）细胞数×2+（+++）细胞数×3+（++++）细胞数×4的总和。参考区间：103.28±69.93%。

（2）适应证：碱性磷酸酶是一种非特异性磷酸单酯酶，中性粒细胞碱性磷酸酶是指在成熟中性粒细胞中存在的胞内水解酶，有20%分布在中性粒细胞胞膜中，80%分布在分泌囊泡腔侧，NAP活性在很大程度上可反映粒细胞成熟度及功能，用于血液病和感染性疾病临床诊断。

NAP活性明显升高，多见于严重细菌感染、类白血病反应、AA、急性淋巴细胞白血病（acute lymphoblastic leukemia，ALL）、慢性淋巴细胞白血病（chronic lymphocytic leukemia，CLL）、真性红细胞增多症（polycythemia vera，PV）、多发性骨髓瘤（multiple myeloma，MM）等疾病。或处于应激状态、妊娠3个月以上，NAP活性会明显升高。NAP活性明显降低，多见于病毒感染、CML、阵发性睡眠性血红蛋白尿（paroxysmal nocturnal hemoglobinuria，PNH）等疾病。

3.其他细胞化学染色的综合应用

伴随临床检验技术的不断进步及化学检验试剂种类不断丰富，现阶段已有多种方法可用于血细胞化学染色检验，且检验结果准确性明显提高。MPO染色、CE染色、

PAS染色，NAE染色以及NaF抑制实验等多种细胞化学染色的联用可辅助急性白血病分型。

（1）MPO主要位于粒细胞核膜、内质网、高尔基体和颗粒中，是粒系细胞的标志物。从原粒细胞开始出现阳性并随细胞成熟逐渐变强，单核系中也含有此酶，但活性明显低于粒系，因此，基于阳性反应物特点不同，MPO可用于粒系和单核系细胞的鉴别。淋系细胞MPO为阴性，MPO可用于ALL和急性髓系白血病（acute myeloid leukaemia，AML）的鉴别，但少数AML的MPO可为阴性，所以对急性白血病分型时必须结合其他细胞化学染色项目综合分析。

（2）SBB染色的应用通常与MPO一致，灵敏度较强，但特异性不强。

（3）CE常被作为粒细胞和肥大细胞的标志酶，在少数分化好的早幼粒细胞至成熟中性粒细胞阶段呈阳性反应，原粒细胞多为阴性反应，CE对原粒细胞的敏感性不如MPO强。原、幼单核细胞部分可见弱阳性、少部分可见强阳性反应。CE对原、幼单核细胞阳性明显高于原粒细胞，所以CE被作为粒细胞标志酶值得商榷。

（4）PAS染色，正常人幼红细胞PAS为阴性，幼红细胞在疾病状态时可呈弱阳性（MA、AIHA、ITP、CLL）或强阳性（AML、MDS、IDA、重型地中海贫血）。PAS阳性反应物在粒系呈细小颗粒均匀紫红色；单核系呈细颗粒弥散状、中粗颗粒常位于胞浆边缘；淋系呈细颗粒、中粗颗粒散在分布，部分原、幼淋巴细胞呈珠状、块状反应。根据PAS染色阳性反应物特点不同，结合其他细胞化学染色结果可辅助诊断急性白血病的类型。

（5）NAE染色常与NaF抑制实验联合用于单核细胞鉴别。由于NAE在粒系和单核系都存在，但粒系常对NaF不抑制，而单核系对NaF抑制，因此可据此用于粒系和单核系的鉴别。但此酶特异性不强，单独凭其来鉴别单核细胞白血病具有一定局限性，需综合其他细胞化学染色。NBE染色临床应用与NAE染色一致，但敏感性低，特异性高。

（6）ACP染色常与TRAP染色联合用于毛细胞白血病诊断。几乎大部分细胞可被L$^{(+)}$酒石酸抑制，呈阴性；而毛细胞白血病细胞不被抑制，呈阳性。

4.骨髓涂片免疫组化CD41染色

（1）报告结果解读：全片计数巨核细胞并进行分类，巨核细胞的细胞化学分类标准：正常巨核细胞（胞体大于40 μm），双核巨核细胞（胞体大于40 μm），多核巨核细胞（胞体大于40 μm），大单元核小巨核细胞（胞体25~40 μm），单元核小巨核细胞（胞体12~25 μm），双元核小巨核细胞（胞体12~40 μm），多元核小巨核细胞（胞体12~40 μm），淋巴样小巨核细胞（胞体小于12 μm）。

（2）适应证：CD41染色主要联合其他细胞化学染色来诊断急性巨核细胞白血病，需计数100个有核细胞，评估原巨核细胞所占比例；另外，识别发育异常巨核细胞和微小巨核细胞对MDS诊断具有重要意义。

三、组织形态学

（一）历史沿革

18世纪中期，Morgagni通过700多例尸体解剖创立了器官病理学，由此奠定了医学及病理学发展基础；之后，法国Bichat教授应用物理、化学方法，对病变组织进行处理、分析，开创了组织病理学；到19世纪中叶，Rudolf借助显微镜对病变组织进行进一步观察，创立了对现代病理学具有深远意义的细胞病理学。1903年，Pianese等首先报道了在股骨进行骨髓活检穿刺技术，是最早建立的骨髓活检方法，但该部位取材操作极为不便，对患者损伤也较大，随后又有报道在胫骨上1/3处取骨髓活检，此部位虽然取材方便，但不能反映正常造血基本情况，随后发现在髂后或髂前上棘进行骨髓活检，标本更易获取且能反映患者造血情况，故髂后和髂前上棘逐渐代替其他部位成为骨髓活检的常规取材部位。我国是从20世纪50年代开始才将骨髓活检病理逐步建立并用于临床。经传统福尔马林固定、石蜡包埋、苏木精-伊红（HE）染色后的骨髓活检切片，由于前期高温浸蜡等原因可使细胞发生一定程度收缩，导致细胞胞质颗粒和胞核染色质等细微结构显示不清，进而无法理想地观察各系、各阶段细胞间的形态差异，使骨髓活检在血液病诊断中受到一定限制。1971年Burkhardt等率先报道骨髓活检塑料包埋技术，塑料包埋切片细胞收缩小，胞质、胞核细微结构显示清晰，更利于病理形态学诊断，在当时曾对骨髓活检形态学评估和临床应用起到一定促进作用，但骨髓活检塑料包埋切片免疫组化染色质量不稳定，因此，随着免疫组化技术的发展及其在临床的广泛应用，塑料包埋技术逐渐退出历史舞台，目前，传统石蜡包埋切片、HE染色仍是骨髓活检病理诊断的标准方法。

虽然传统形态学观察仍是病理诊断和研究的主要方法，但仅局限于显微镜下的形态观察已无法适应现代医学发展需求，从20世纪60年代开始，免疫学、细胞生物学、分子生物学及遗传学等现代技术飞速发展并逐渐广泛应用于病理诊断。20世纪70年代，以免疫酶标为标志的免疫组化技术问世，因其具有特异、敏感和操作简便等特点，很快风靡全世界生物医学领域，使病理学诊断和研究取得了突飞猛进的发展，至今仍是疾病病理诊断、提示预后的重要检测技术。原位杂交技术（in situ hybridization，ISH）是一门由分子生物学、组织化学及细胞学相结合而产生的新兴技术，1969年Gall等首次使用爪蟾核糖体基因探针与其卵母细胞杂交，对基因行定位检测，同时Buongiorno—Nardelli和Amaldi等（1970年）也先后相继利用同位素标记核酸探针进行了细胞或组织基因定位，从而创建了原位杂交技术；此后，随着分子生物学技术迅猛发展，特别是20世纪70年代末到80年代初，分子克隆、质粒和噬菌体DNA构建成功，为原位杂交技术发展奠定了深厚技术基础。上述病理诊断技术发展和应用，使得疾病的发生、发展和转化规律可从蛋白质、mRNA和DNA等不同维度来揭示，对疾病认识也从蛋白水平深入到分子水平。

（二）技术原理

1.苏木精-伊红染色（HE染色）

HE染色属化学染色法。其中苏木精为碱性染料，易与细胞核内染色质和透明软骨基质等嗜碱性物质结合显紫色，再经分化和返蓝处理显蓝色；伊红为酸性染料，易与细胞质内蛋白质和某些细胞外基质等嗜酸性物质结合显红色。HE染色是病理学最基本、最常规染色方法，用于观察细胞形态及组织结构。

2.组织化学染色

组织化学染色是应用某些可与组织或细胞内化学成分特异性结合的显色剂，通过物理吸附、渗透或化学结合的机理，进而显示组织和细胞中某些特定物质的染色方法，用于疾病辅助诊断。

3.免疫组织化学染色

免疫组织化学染色简称免疫组化（immunohistochemistry，IHC），是利用抗原-抗体特异性结合原理，用已知抗体结合组织中特定抗原，并以酶催化底物显色方式，对待检细胞或结构进行定位、定性及半定量，用于确定细胞系列及分化阶段、瘤细胞免疫分型、提示预后等。

4.原位杂交

原位杂交技术（in situ hybridization，ISH）是用标记的已知核酸碱基序列作为探针，与组织细胞内待测核酸片段杂交，通过识别和显色探针，检测和定位待测DNA或mRNA。其本质是分子生物学技术与免疫组化染色技术的整合，是一项简单且灵敏的技术。血液病理诊断中ISH技术最常用于检测EBER、Kappa和Lambda轻链等。

（三）操作流程

1.标本采集

血液病理标本类型有骨髓活检、骨髓液凝块（clot）、淋巴结活检、结外器官或组织切除活检、淋巴结或结外器官/组织钳夹或空心针穿刺活检、淋巴结或结外器官/组织穿刺细胞学标本、体液细胞学标本及新鲜或冷冻标本等。病理检查申请单应标注送检标本类型（如淋巴结、骨髓活检、骨髓液等）、标本件数、取材部位（如右侧颈部、左侧腋窝、髂后上棘等）及是否为传染性标本等信息，以供病理医生了解及参考。

（1）骨髓活检：活检部位可选髂后上棘或髂前上棘，首选髂后上棘，参照骨髓活检穿刺术标准操作规程进行取材。胸骨不宜做骨髓活检。骨髓活检理想的长度应大于或等于1.5 cm，至少包括10个骨小梁间区；合格的长度应大于或等于1.0 cm，至少包括5~6个骨小梁间区。

（2）骨髓印片：将取出的新鲜骨髓活检组织上附着的血轻轻擦去，用清洁玻片轻触活检标本或将标本在切片上轻轻滚动。注意手法稳固，避免组织挤压、破碎或失落标本。

（3）骨髓液凝块：穿刺部位可选髂后上棘、髂前上棘或胸骨，首选髂后上棘，参照骨髓穿刺术标准操作规程进行取材，抽取1 mL左右的骨髓液。获得的骨髓液自然凝固后，弃上清，将骨髓液凝块切成2~3 mm厚的薄片进行固定、包埋切片等处理。

（4）淋巴结活检：应选择最具代表性的肿大淋巴结行完整切除或部分切除活检（短径大于1.5 cm）。有多处淋巴结肿大者，宜优先选择颈部、腋下淋巴结等（非腹股沟部位）切检。

（5）结外器官/组织切除标本：宜参照相应器官、组织标本的处理原则进行处理。

（6）淋巴结或结外器官、软组织空心针穿刺活检标本：不推荐空心针穿刺样本作为淋巴增殖性疾病诊断、分型的首选方法。当穿刺标本怀疑淋巴组织肿瘤时，应建议再行病变组织完整切除或部分切取活检进一步明确诊断。对难以获得切除活检标本者，也可选择空心针穿刺或内镜等方法获得小块组织标本用于病理检查，多数也可满足诊断需求，但建议尽量结合其他多种辅助检查结果综合分析、判断。

（7）穿刺细胞学标本：具有明显体腔积液或非实体淋巴瘤患者，细胞学检查也可提示甚至确诊淋巴增殖性疾病，但常建议结合其他辅助检查结果，如流式细胞学、免疫组化等，对于富含细胞的体液标本宜制备细胞块进行诊断。

（8）手术中冷冻检查标本：不应采用手术中冷冻切片进行淋巴组织肿瘤的病理诊断与分型。若术中冷冻切片病理检查考虑为淋巴增殖性疾病，应告知临床医师，并建议临床再取适量组织用于常规病理检查与诊断。

2.标本制备

（1）取材：①骨髓：骨髓活检标本为小组织，应全部取材并记录组织条数、大小、颜色、质地等。若组织过小，为防止组织漏出包埋盒，需用滤纸包裹后放入。②淋巴结：基本操作流程：a.大体描述；b.沿其长轴最大面剖开（直径小于1 cm淋巴结）或垂直长轴均匀切成2~3 mm薄片（较大淋巴结）；c.制备印片（可选）；d.取最大切面1~2片浸入10%中性福尔马林液固定。必要时，可全部取材并固定包埋。组织足够时，根据诊断需要切取适量新鲜组织送流式细胞学、细胞遗传学及分子生物学等检测或留存。若为粗针穿刺组织，在测量大小及大体描述后，应全部取材。如需送其他辅助诊断检查（如流式细胞学、细胞遗传学、分子生物学等），建议再取适量组织另送。③脾脏：基本操作流程：a.大体描述；b.沿其长轴剖开，均匀切成2~3 mm薄片；c.制备印片（可选）；d.在脾脏上、下、左、右各极和中央分别取材，若有肉眼可见组织改变，也要单独取材；e.10%中性福尔马林固定。据诊断需求切取适量新鲜组织送流式细胞学、细胞遗传学和分子生物学等检测。

（2）固定：骨髓活检组织使用15%酒精福尔马林固定液固定，其对细胞核固定优于中性缓冲福尔马林固定液；非骨髓活检标本建议使用10%中性缓冲福尔马林固定液。所有活检标本均应在离体后30 min内固定；若有其他检测需求，应将标本完整送至病理科，由病理医生大体诊断后再取材送检；固定液体积应为组织体积10倍以上，固定时间6~48 h。15%酒精福尔马林固定液配制方法：以100 mL为例，15 mL 40%甲醛溶液与85 mL 95%乙醇溶液混匀。

（3）脱钙：常用脱钙液包括无机酸脱钙液、有机酸脱钙液、混合酸脱钙液及螯合剂脱钙液等。其中螯合剂脱钙液（多为EDTA）对组织抗原保存最佳，但由于脱钙时间长，需数天甚至数周，不适用于临床病理诊断。综合脱钙性能、脱钙时间及脱钙液对其他检测项目影响程度，推荐使用盐酸甲酸混合脱钙液（配制方法：以100 mL为例，8 mL浓盐酸溶液、12 mL甲酸溶液和80 mL去离子水混匀）。各实验室也可根据试验需求及自身经验等配置适合本实验室的脱钙液，建立相应脱钙程序。

脱钙时间0.5~3 h，以镊子轻夹或弯曲骨髓标本，组织无明显硬度且略有弹性及韧性，即为脱钙完全。应对单个组织判断脱钙终点，避免过度脱钙影响免疫组化及分子病理检测。脱钙后标本缓慢流水冲洗30 min以上，以保证组织无酸溶液残留。

（4）脱水：各实验室应据组织类型、组织大小不同设置不同脱水程序，避免脱水不足或脱水过度。

（5）包埋：建议使用石蜡包埋。尽管骨髓活检组织可用塑料包埋，但经包埋后组织细胞易丢失抗原活性，影响免疫组化结果，骨髓活检应将石蜡包埋作为标准方法。

（6）切片：推荐常规进行薄切片，厚度为3 μm。另外，根据不同染色项目，按相应要求进行不同厚度的连续切片。

（7）烤片：烤片温度为60℃（烤片机）或65℃（烤箱），烤片时间0.5~1 h（HE及组织化学染色切片）或1.5~2 h（免疫组化及原位杂交染色切片）。

3.HE染色

（1）试剂：苏木精染液、分化液、返蓝液、伊红染液。

（2）操作流程：见图23-13。

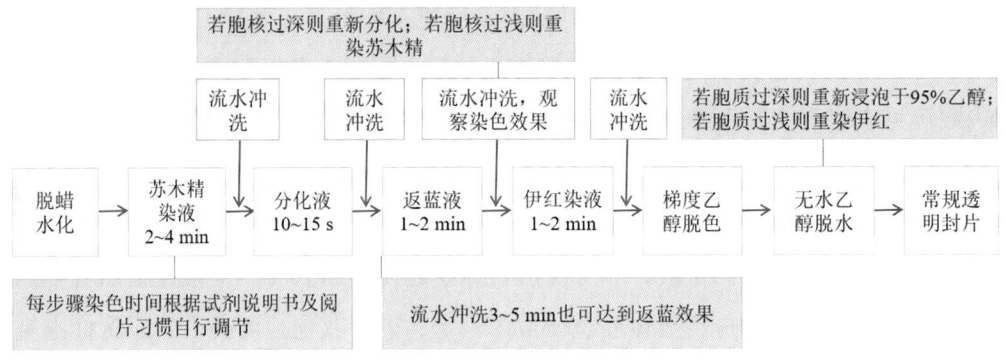

图23-13　HE染色操作流程

（3）结果判读：胞核蓝色，结构清晰，胞质呈不同程度红色。红蓝对比鲜明，背景干净无杂质。

4.组织化学染色

（1）过碘酸-希夫染色（periodic acid schiff stain，PAS染色）

1）技术原理：过碘酸是一种强氧化剂，可将糖类及有关物质中的羟基氧化成醛基，无色品红与醛基结合形成紫红色品红化合物，可显示糖原及其他多糖物质。

2）试剂：1%过碘酸溶液、希夫液、苏木精染液、返蓝液。

3）操作流程：见图23-14。

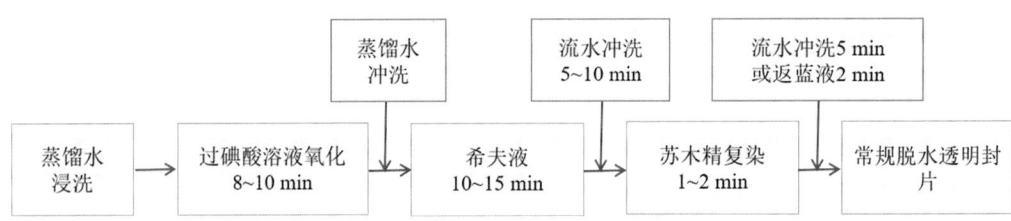

图23-14　PAS染色操作流程

4）结果判读：细胞内糖原、中性黏多糖及其他PAS反应阳性物质呈紫红色，胞核呈蓝色。在正常骨髓中，髓系细胞及巨核细胞胞浆阳性，红系细胞及淋巴细胞胞浆阴性。此外，脂质贮积病时，吞噬脂质的组织细胞阳性；某些转移癌细胞胞浆阳性。

（2）网状纤维染色

1）技术原理：采用Gomori银氨法。网状纤维是一种结缔组织纤维，交错排列形成网状，主要由胶原蛋白构成，其可吸附氨银液中银氨化合物，经甲醛还原形成黑色的金属银沉淀沉积于组织内及其表面，滴加氯化金后可将网状纤维清晰地呈现出来。

2）试剂：0.5%酸性高锰酸钾溶液、2%草酸溶液、2.5%硫酸铁铵溶液、氨银液、20%甲醛溶液、0.2%氯化金溶液。

氨银液配制方法：将10%硝酸银溶液和10%氢氧化钾溶液以4:1比例混合，出现灰黑色海藻样沉淀后，弃上清，将沉淀物用去离子水洗至仅残留少许漂浮沉渣，加去离子水至初始体积；滴加氨水并持续搅拌，直至沉淀基本溶解；滴加10%硝酸银溶液并搅拌，直至液体呈泥汤样但无沉淀；再次滴加浓氨水直至溶液清亮。去离子水稀释4~6倍后4℃避光保存备用。

3）操作流程：见图23-15。

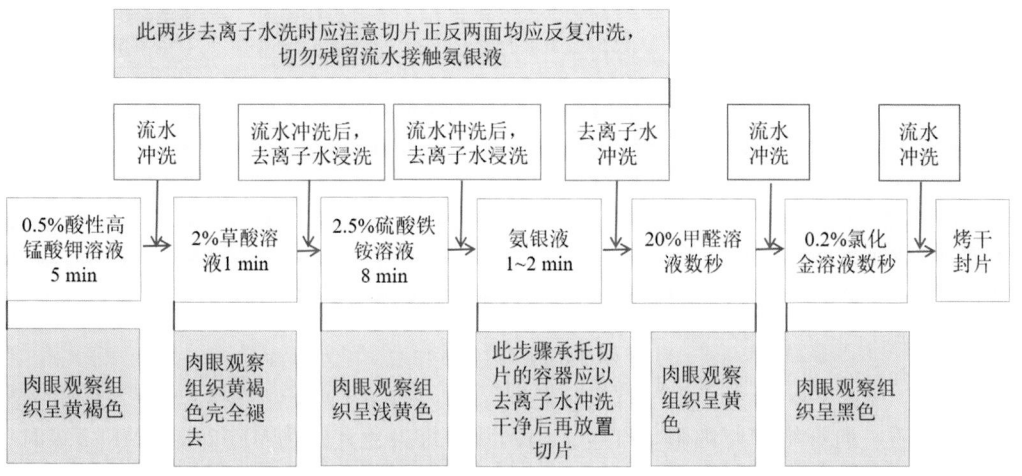

图23-15　网状纤维染色操作流程

4）结果判读：网状纤维呈黑色，状如发丝，细胞膜呈黑色，骨小梁呈砖红色，背景干净无杂质。在正常骨髓中可见少量疏松的网状纤维，主要分布于血管及骨小梁周围，此区域可以作为内对照来评估网状纤维染色效果是否合格，但在评估患者骨髓网状纤维染色结果时，应避开这两个区域，选择造血组织所在的区域进行评估。

根据网状纤维增生程度分为0~3级（表23-1）。若网状纤维分布不均匀，最高级别区域面积大于或等于30%时，以最高级别进行定级，如果最高级别区域面积不足30%，则分级就低不就高。

表23-1　网状纤维染色分级标准

分级	分级标准
MF-0级	散在的线状网状纤维,无交叉,见于正常骨髓
MF-1级	网状纤维形成疏松的网格结构,有许多交叉,以血管周围更明显
MF-2级	网状纤维弥漫增生且密集分布,出现广泛交叉,偶见局灶粗纤维束,多伴随胶原增生和/或局灶骨硬化
MF-3级	网状纤维弥漫且致密增生,有广泛交叉和粗大胶原纤维束,通常伴有骨硬化

（3）胶原纤维染色

1）技术原理：采用Masson三色法。利用组织疏密程度不同导致渗透性差异，选择分子大小不同阴离子染料与之结合。胶原纤维结构疏松、渗透性高，可被大分子染料如苯胺蓝或亮绿染成蓝色或绿色；肌纤维结构致密、渗透性低，可被小分子染料酸性品红和丽春红染成红色；铁苏木素将胞核染成蓝褐色。三种颜色对比鲜明。

2）试剂：铁苏木素、丽春红酸性品红液、2%苯胺蓝溶液或亮绿溶液、1%磷钼酸水溶液、1%冰醋酸溶液。

3）操作流程：见图23-16。

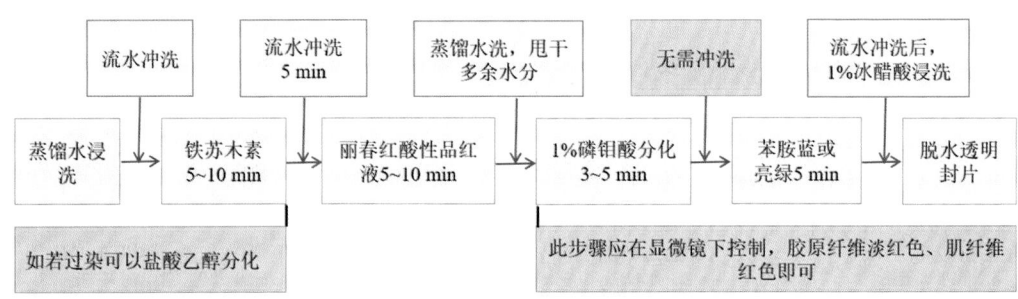

图23-16 胶原纤维染色操作流程

4）结果判读：细胞核呈蓝褐色，胶原纤维、软骨呈蓝色（苯胺蓝）或绿色（亮绿），胞质、肌纤维和红细胞呈红色。当网状纤维染色评级为MF-2级或MF-3级时，建议再行胶原纤维染色，评估骨髓中胶原纤维的增生情况并分级（表23-2）。

表23-2 胶原纤维分级标准

分级	分级标准
0级	仅血管周围存在少量胶原纤维
1级	局灶骨小梁旁或中心区域出现胶原纤维且未连接成网
2级	骨小梁旁或中心区域出现局灶连接成网的胶原纤维或骨小梁旁广泛的胶原纤维增生
3级	骨髓中大于或等于30%的造血组织中出现弥漫且广泛连接成网的胶原纤维

（4）铁染色

1）技术原理：采用亚铁氰化钾法。利用稀盐酸将三价铁从蛋白质中分离出来，与亚铁氰化钾发生普鲁士蓝反应，生成蓝色的亚铁氰化铁沉淀，定位于含铁部位。

2）试剂：4%亚铁氰化钾、4%盐酸、1%核固红。

3）操作流程：见图23-17。

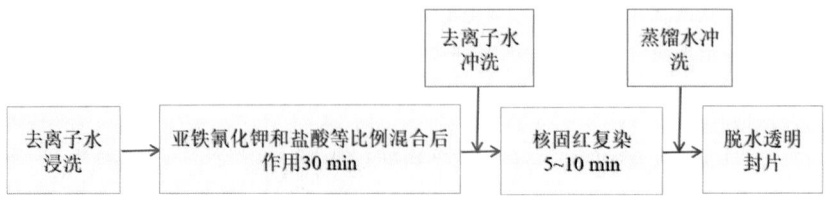

图23-17 铁染色操作流程

4）结果判读：含铁血黄素呈蓝色，细胞核呈红色。骨髓活检铁染色结果可分为5级，见表23-3。

表23-3　骨髓活检铁染色分级标准

级别	标准
–	阴性。无蓝色物质
+	偶见巨噬细胞胞质内蓝色(细颗粒)物质
++	巨噬细胞胞质内及骨髓间质中散在蓝色粗颗粒物
+++	巨噬细胞胞质内及骨髓间质中可见蓝色粗颗粒,偶见中等块状物
++++	巨噬细胞胞质内及骨髓间质中较多大小不等蓝色块状物

（5）刚果红染色

1）技术原理：刚果红是一种分子为长线状偶氮染料，对淀粉样物质有选择性亲和力，形成的红色复合物平行地附着在淀粉样物质的纤维上，在偏光显微镜下呈特征性苹果绿色双折光性。

2）试剂：甲醇刚果红染液；碱性乙醇分化液；苏木精染液。

3）操作流程：见图23-18。

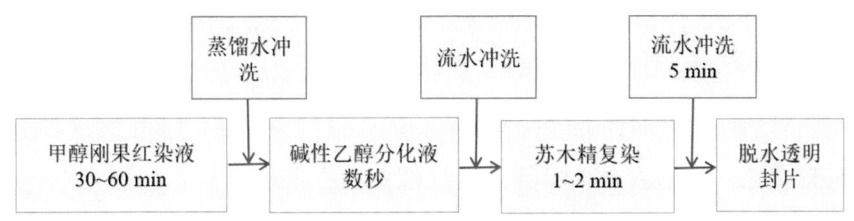

图23-18　刚果红染色操作流程

4）结果判读：明视野显微镜下，淀粉样物质、胶原蛋白等纤维物质呈粉橙色，细胞核呈蓝色；在偏光显微镜下，淀粉样物质呈苹果绿色。

（6）甲苯胺蓝染色

1）技术原理：甲苯胺蓝是一种人工合成的碱性染料，可与嗜碱性物质结合呈蓝色。肥大细胞胞质中含有大量由肝磷脂和组胺组成的异染性颗粒，甲苯胺蓝着色后呈紫红色。

2）试剂：0.5%甲苯胺蓝溶液、0.5%冰乙酸。

3）操作流程：见图23-19。

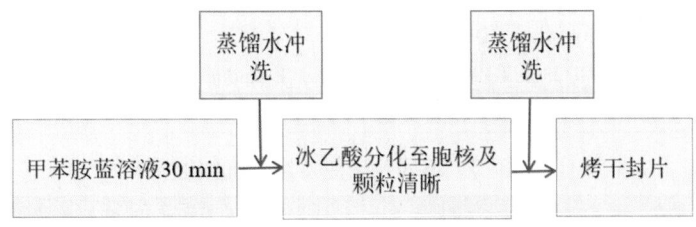

图23-19　甲苯胺蓝染色操作流程

4）结果判读：肥大细胞胞质颗粒呈紫红色，细胞核呈蓝色。

5.免疫组化染色

（1）试剂：①第一抗体试剂：首选单克隆抗体。②第二抗体聚合物：应与一抗试剂匹配。③3%过氧化氢溶液④修复液：pH6.0柠檬酸钠，pH8.0 EDTA，pH9.0 EDTA等。⑤显色液：多为DAB显色液。⑥清洗缓冲液：磷酸盐缓冲液（PBS缓冲液）。⑦其他：苏木精染液，返蓝液，二甲苯，乙醇。

（2）操作流程：见图23-20。

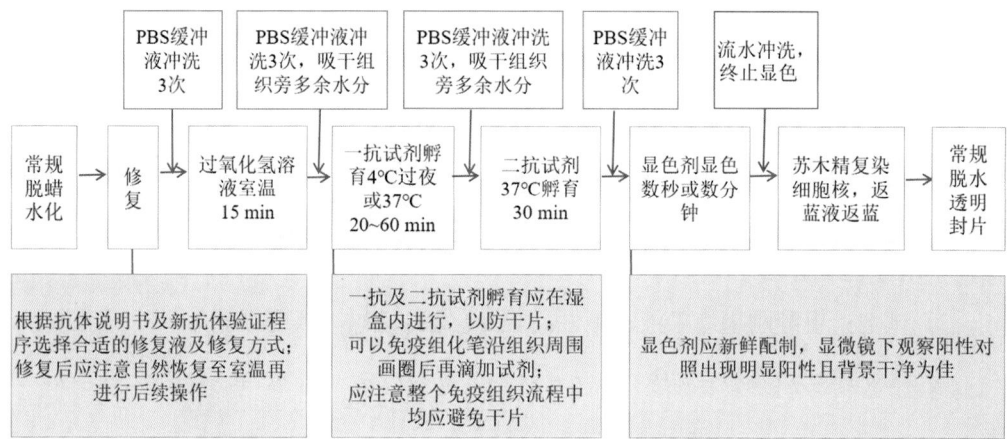

图23-20 免疫组化染色操作流程

（3）结果判读：根据标记的一抗不同，阳性信号为表达于细胞膜、细胞质和/或细胞核的棕黄色（显色液为DAB等）或红色（显色液为快红等）等。各系列、各阶段正常细胞常用免疫组化标记见表23-4。不同疾病免疫组化抗体组合见表23-5。

表23-4 各系别、各阶段正常细胞常用免疫组化标记

细胞	相关抗体
白细胞共同抗原	CD45
前体/幼稚细胞	CD34、CD38、CD117、TDT、CD99、CD1a
B细胞	CD19、CD20、CD22、CD79a、PAX5、IgM、IgD、Kappa、Lambda、BOB1、OCT2
浆细胞	CD19、CD38、CD138、MUM1、VS38c、Kappa、Lambda
T细胞	CD2、CD3、CD4、CD8、CD5、CD7、CD57、CD43、TCRβF1、TIA1、GranzymeB、Perforin
NK细胞	CD3ε、CD2、CD7、CD56、TIA1、GranzymeB、Perforin
髓系细胞	—
粒系细胞	MPO、CD13、CD15、CD33
单核/组织细胞	lysozyme、CD4、CD14、CD11c、CD13、CD33、CD68、CD163
肥大细胞	CD117、tryptase、CD68
红系细胞	CD71、CD235a(GPA)、CD235c(GPC)、E-cadherin、hemoglobin A
巨核细胞	CD42b、CD61、CD31、Factor Ⅷ

表23-5 不同疾病免疫组化抗体组合

疾病	推荐抗体组合（括号内为可选项目）	
	骨髓活检	髓外组织
良性血液系统疾病	CD34、CD117、MPO、lysozyme、CD42b/CD61、CD20、CD3；（E-cadherin、GPA）	—

疾病	推荐抗体组合（括号内为可选项目）	
	骨髓活检	髓外组织
急性白血病	CD34、CD117、TDT、MPO、lysozyme、CD42b/CD61、CD19、CD3；（CD10、CD99、CD1a、E-cadherin）	CD34、CD117、TDT、MPO、lysozyme、CD19、CD3、Ki67；（CD10、CD99、CD1a、CD68、CD42b/CD61、E-cadherin、GPA）
骨髓增生异常综合征、骨髓增殖性肿瘤及骨髓增生异常/骨髓增殖性肿瘤	CD34、CD117、MPO、lysozyme、CD42b/CD61、E-cadherin、CD20、CD3	CD34、CD117、MPO、lysozyme、CD20、CD3、Ki67；（CD42b/CD61、E-cadherin、GPA）
肥大细胞增生症	CD117、tryptase、MPO、CD2、CD25、CD30；（CD68）	CD117、tryptase、MPO、CD2、CD25、CD30、Ki67；（CD68）
小B细胞淋巴瘤	—	—
慢性淋巴细胞白血病/小淋巴细胞淋巴瘤	CD20、PAX5、CD3、CD5、CD10、CD23、cyclin D1；（LEF1、CD38、ZAP70）	CD20、PAX5、CD3、CD5、CD10、CD23、cyclin D1、CD21、Ki67；（LEF1、CD43、CD38、ZAP70）
套细胞淋巴瘤	CD20、PAX5、CD3、CD5、CD10、CD23、cyclin D1；（SOX11）	CD20、PAX5、CD3、CD5、CD10、CD23、cyclin D1、CD21、Ki67；（SOX11、CD43）
滤泡性淋巴瘤	CD20、PAX5、CD3、CD5、CD10、CD23、cyclin D1、BCL6、BCL2；（LMO2）	CD20、PAX5、CD3、CD5、CD21、CD23、CD10、BCL6、BCL2、Ki67；（LMO2、CD43、cyclin D1）
边缘区淋巴瘤	CD20、PAX5、CD3、CD5、CD10、CD23、cyclin D1；（CD138、Kappa、Lambda）	CD20、PAX5、CD3、CD5、CD10、CD23、cyclin D1、CD21、Ki67；（MNDA、BCL6、CD43、CD138、Kappa、Lambda）
淋巴浆细胞淋巴瘤	CD20、PAX5、CD3、CD5、CD10、CD23、cyclin D1、CD138、Kappa、Lambda；（CD117）	CD20、PAX5、CD3、CD5、CD10、CD23、cyclin D1、CD21、Ki67、CD138、Kappa、Lambda；（BCL6、CD43、CD117）
毛细胞白血病	CD3、CD20、CD103、CD25、CD11c、CD123、AnnexinA1、CD10、CD5；（cyclin D1）	CD3、CD20、CD103、CD25、CD11c、CD123、AnnexinA1、Ki67、CD5、CD10；（cyclin D1）
侵袭性B细胞淋巴瘤	CD20、PAX5、CD3、CD5、CD10、BCL6、MUM1、MYC、BCL2；（CD30、P53）	CD20、PAX5、CD3、CD5、CD21、Ki67、CD10、BCL6、MUM1、BCL2、MYC、（CD30、CD23、P53、CD138、EBER[a]）
浆细胞肿瘤	CD38、CD138、CD56、Kappa、Lambda；（CD19、BCMA、cyclin D1、CD117、CD20、CD3）	CD38、CD138、Kappa、Lambda、Ki67；（CD56、CD19、cyclin D1、CD117、CD20、CD3）
T/NK细胞淋巴瘤	CD20、CD3/CD3ε、CD5、CD4、CD8、CD56、CD30；（CD2、CD7、CD57、TIA1、GranzymeB、Perforin、ALK）	CD20、CD3/CD3ε、CD5、CD56、Ki67、CD21、CD4、CD8、CD30、EBER[a]；（CD23、CD2、CD7、CD10、CXCL13、BCL6、PD1、ICOS、TIA1、GranzymeB、Perforin、ALK）
霍奇金淋巴瘤	CD30、CD15、CD20、CD45、PAX5、Ki67、EBER[a]；（Fascin、OCT2、BOB1、CD19、CD22、CD79a、CD3、MUM1、EMA）	
滤泡树突状细胞肉瘤	CD21、CD23、CD35、CD68（PGM-1）、Ki67；（S100、CD1a、Langerin、CD45、EBER）	

疾病	推荐抗体组合（括号内为可选项目）	
	骨髓活检	髓外组织
Langerhans 细胞组织细胞增生症	S100、CD1a、Langerin、Ki67；[CD45、CD68（PGM-1）、CD21]	

EBER^a为 EBV 原位杂交。

EBER^{a}为 EBV 原位杂交。

6.原位杂交

（1）试剂：探针、第二抗体聚合物、蛋白酶、显色液、清洗缓冲液、苏木精染液、返蓝液、二甲苯、乙醇、特殊软胶。

（2）操作流程：见图23-21。

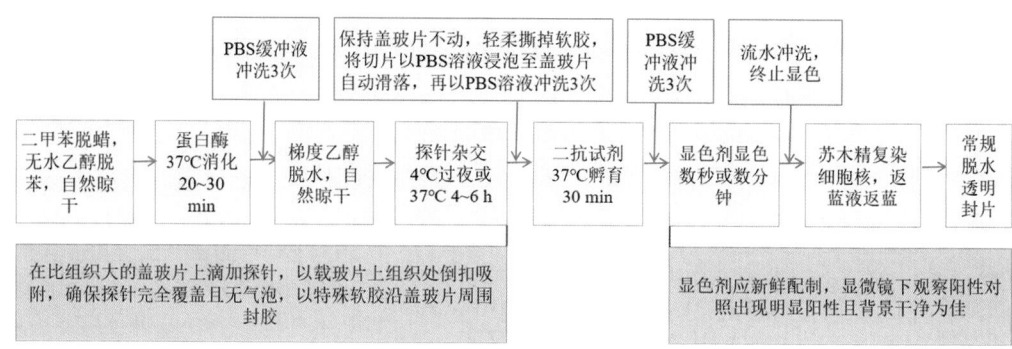

图23-21　原位杂交操作流程

（3）结果判读：在正常表达部位出现相应显色信号，可视为阳性。如DAB显色阳性信号为棕黄色；EBER原位杂交为细胞核阳性，Kappa和Lambda原位杂交为胞浆阳性。

7.质量控制

（1）性能验证：①开展新方法、使用新仪器及新试剂（抗体克隆号或供应商变更应视为新试剂）时应进行性能验证，合格后方可用于临床诊断。应选取至少10例阴性和10例阳性组织（包括弱阳性和阳性标本）进行验证，如为具有预测意义抗体（如CD20、CD30等）及探针应验证至少20例阳性组织（至少包括10例弱阳性组织）及20例阴性组织。②主要试剂、仪器、操作流程、人员及实验环境变化，如固定液、实验用水、组织处理仪改变或实验室搬迁后，应重新进行性能验证。每种染色项目应至少验证2例阳性组织及2例阴性组织。③如标本需经过脱钙处理，应验证脱钙程序对染色结果的影响，特别是具有预测意义的生物标志物。如无法确定脱钙程序对免疫组化等其他检测结果有无影响，则应在诊断报告中注明免责声明。④应每年或每半年对方法学的敏感性及特异性进行一次性能验证。

（2）室内质控：①对照设置：每批免疫组化染色切片均应设置阳性组织对照和阴性组织对照，阳性组织对照推荐选择弱阳性标本；非生物素法免疫组化可使用阴性试剂对照（即空白对照）代替阴性组织对照；阳性对照和阴性对照也可使用组织内对照的方法。每次染色结束后均应先评估阴、阳性对照及空白对照染色结果是否合格，若对照切片染色不合格则同批次其他免疫组化染色结果不可靠，应寻找失控原因并重新染色。EBER 原位杂交、组织化学染色（如 PAS、网状纤维、刚果红等染色）等检测项目也应设置阴、阳性对照，方法同免疫组化。②新批次试剂性能验证：新批次试剂在使用前，应行新、旧批次间试剂性能比对。同时用新批次试剂和旧批次试剂分别对 1 例阳性组织（推荐使用弱阳性对照）和 1 例阴性组织进行染色，并比对染色结果是否一致，染色结果一致方可将新批次试剂用于临床诊断。③仪器及方法学比对：如果实验室同时使用两种及以上的仪器或方法对同一项目进行检测，则应至少每半年对不同仪器和不同方法之间进行一次比对，以确保染色结果的一致性。④人员比对：如果实验室由多个不同的技术人员进行相同的染色或检测，应对不同操作人员至少每半年进行一次比对，每次至少 5 份样本，以确保染色结果的一致性。

（3）室间质评：定期参加行业认可的外部质量评价计划或能力验证（proficiency testing，PT）活动，如国家病理质控中心、中国医疗器械行业协会病理专业委员会等。若上述机构提供的 PT 项目不能满足科室需要或不能覆盖所开展的检测项目，则应进行替代性评估（至少每半年一次），可通过与其他使用相同检测方法的同级别或更高级别实验室（如获得 ISO15189 认可或 CAP 认证的实验室）进行室间比对的方式，确定检测结果的准确性。室间质评结果应由实验室主任或指定人员及时评估，如结果不符合或不满意，应采取适当的纠正/预防措施。

（四）适应证

1.骨髓活检适应证

骨髓活检与骨髓涂片均属于骨髓形态学，骨髓涂片易于观察细胞形态和比例，而骨髓活检更善于观察骨髓组织结构、细胞定位等，二者观察内容各有侧重、互为补充。具体适应证见表 23-6，两者比较见表 23-7。

表 23-6 骨髓活检的适应证

骨髓穿刺干抽或稀释,常见原因包括: 纤维化(如霍奇金淋巴瘤、毛细胞白血病、转移癌、骨髓纤维化等) 极度活跃骨髓(肿瘤细胞填塞式生长,例如急性白血病和淋巴瘤) 增生不良(如再生障碍性贫血)、针头穿破血管
疾病诊断 不明原因的发热 不明原因的血细胞减少或细胞增多 造血系统肿瘤的诊断 诊断肥大细胞增生症、淀粉样变性、脂质贮积病 脾大或其他器官肿大
疗效监测 化疗后或移植后的随访和骨髓评估

发现局灶病变 转移癌、淋巴瘤、肉芽肿等	
恶性肿瘤的分期 淋巴瘤、转移癌	
评估HIV及其他机会性感染	

表23-7 骨髓活检与骨髓涂片的比较

项目	骨髓涂片	骨髓活检
观察内容侧重	细胞形态(粒系、红系、单核细胞) 细胞计数(尤其是原始细胞计数)	增生程度 组织结构与细胞分布 巨核细胞分布、数量、形态 非造血细胞(淋巴细胞、浆细胞等) 局灶性病变 纤维化等间质成分 骨结构
可行辅助检查	细胞化学染色 遗传学分析	免疫组化 组织化学染色(如网状纤维染色)
疾病诊断优势	急性白血病、骨髓增生异常综合征、骨髓增生异常/骨髓增殖性肿瘤、 巨幼细胞性贫血、缺铁性贫血等	再生障碍性贫血、淋巴瘤、骨髓增殖性肿瘤、转移瘤、骨髓纤维化等

2.免疫组化的临床应用

（1）免疫组化的临床应用：①判断良恶性：对于B细胞或浆细胞病变，可通过检测免疫球蛋白轻链Kappa和lambda有无限制性表达以区分良恶性。②确定细胞的系列和阶段：通过特定抗体标记细胞内相应的抗原成分，对细胞系列和分化程度进行判断。③疾病诊断、分型及鉴别诊断：通过一系列抗体组合的检测用于明确诊断疾病类型。④评估疗效及预后：对于治疗后标本进行相应的免疫组化标记来辅助判断肿瘤是否残留及复发。⑤提示分子遗传学改变：某些免疫标记异常表达或表达缺失，如P53、cyclin D1、ALK等，可间接提示基因水平可能存在异常。⑥指导治疗：目前许多新药以肿瘤细胞表面抗原为治疗靶点（如CD20、CD30、CD38、CD19、CD22等），可以通过免疫组化对相应的肿瘤标志物进行检测，为临床靶向或免疫治疗提供参考依据。

（2）免疫组化与流式细胞学检测方法比较（表23-8）：免疫组化与流式细胞学检测方法作为常用的两种免疫表型检测方法，各有优缺点。

表23-8 免疫组化与流式细胞学检测方法的比较

	免疫组化	流式细胞学
标本类型	固定组织	新鲜组织
抗体种类	较少	较多
区分胞膜与胞质阳性	不能	可以
核抗体的检测	良好	较差,需要破膜处理
单个细胞进行多参数检测	不可以,最多两种(双染)	可以

	免疫组化	流式细胞学
结合形态学	可以	不可以
可检测的细胞类型	各种细胞均可检测	胞体较大的肿瘤细胞、浆细胞等在前期处理时容易被破坏，导致检出率低
对未知细胞的检测	容易，结合形态进行鉴别	困难
定量	粗略	准确
回顾性分析	可以，无需重新取材	不可以，需重新取材
微小残留检测	不能	能
血液肿瘤诊断优势	淋巴瘤、骨髓瘤、部分急性白血病等	急性白血病、部分淋巴瘤、MDS、骨髓瘤等
检测周期	12~24 h	3~6 h

3.特殊染色的临床应用

（1）PAS染色的临床应用：①评估粒系/红系比例：在骨髓中，髓系细胞因其胞质含大量消化酶，PAS染色呈阳性反应，而正常红系各阶段细胞胞质内均不含多糖成分，PAS呈阴性，因此，可利用PAS染色区分粒系、红系细胞，易于观察粒、红系细胞的分布模式及粗略评估粒/红比例。②突出显示巨核细胞：巨核细胞因胞浆内的α颗粒中含有大量糖化修饰的蛋白，被PAS染成紫红色，易于对巨核细胞的数量、分布及形态学特点进行评估。③突出显示异常细胞：在转移性腺癌、真菌感染及脂质贮积病时，癌细胞、真菌及吞噬脂质的组织细胞可被PAS染色呈紫红色。

（2）纤维组织染色的临床应用：①疾病诊断与鉴别诊断：纤维组织增生程度是多种血液系统疾病诊断和鉴别诊断的重要依据。如骨髓增殖性肿瘤的诊断、分型与分期，再生障碍性贫血与低增生性骨髓增生异常综合征的形态鉴别等。另外，增生纤维组织的分布模式对于识别异常细胞及鉴别异常细胞的性质也有一定帮助。局灶性网状纤维增生时，提示该处可能存在异常细胞或成分，如肉芽肿、肿瘤细胞灶等；血液系统肿瘤中，纤维组织多在肿瘤细胞内部穿插分布，而在转移癌中，纤维组织多围绕癌巢生长，癌巢内部罕见增生。②提示疾病进展及预后意义：纤维组织增生程度可以提示疾病的进展与转归。如原发性骨髓纤维化，随着纤维组织增生程度越重、分级越高，患者的临床症状越重、分期越晚、预后越差；骨髓增生异常综合征及多发性骨髓瘤等疾病，纤维组织明显增生也多提示预后不良。

（3）铁染色的临床应用：铁染色是评价人体内铁储存最可靠的方法，用于评估巨噬细胞中铁的含量以及幼稚红细胞发育过程中铁的储存状态。骨髓涂片和骨髓活检均可进行铁染色并用于评估骨髓铁储存，但因骨髓活检标本在前期处理和染色过程会使铁溶解或螯合进而导致铁丢失，因此，更推荐使用骨髓涂片、骨髓印片或骨髓液凝块标本进行铁染色。

骨髓活检中是否具有含铁血黄素以及铁染色是否阳性对于某些血液系统疾病的

诊断和鉴别诊断具有一定的参考意义。通常，再生障碍性贫血患者的骨髓活检中具有较多的含铁血黄素沉积，铁染色阳性；淋巴浆细胞淋巴瘤的骨髓活检中，在肿瘤细胞区域也易见含铁血黄素，是一种特征性的反应性成分，对该疾病的诊断能够起到重要的提示作用；免疫性血小板减少性紫癜患者的骨髓活检铁染色通常为阴性。

（4）刚果红染色的临床应用：刚果红染色是诊断淀粉样变性的"金标准"，且方法简单，特异性强，被广泛应用于临床。淀粉样变性多发生于浆细胞疾病和B细胞淋巴瘤，也可发生于类风湿性关节炎、家族性地中海热综合征及遗传性转甲状腺素蛋白淀粉样变性等疾病中。

（5）甲苯胺蓝染色的临床应用：甲苯胺蓝染色可将肥大细胞及嗜碱性粒细胞的胞浆染成紫红色，在骨髓活检中特异性强，有助于在骨髓活检中识别并评估肥大细胞或嗜碱性粒细胞的数量、分布及形态等，对相关疾病的诊断具有重要的辅助价值。

4.原位杂交的临床应用

（1）Kappa、Lambda原位杂交的临床应用：用于判断B细胞及浆细胞克隆性，辅助判断淋巴组织反应性增生与肿瘤性病变。

（2）EBER原位杂交的临床应用：EBER原位杂交可敏感地在组织原位显示EB病毒感染，同时还可与细胞系列标志物联合进行双重染色，显示病毒阳性细胞的类型，是目前活检组织内原位检测EBV的"金标准"。临床应用包括：①疾病诊断：EBV感染与多种良、恶性淋巴造血系统疾病的发生密切相关，如传染性单核细胞增多症、EBV阳性T/NK淋巴细胞增殖性疾病、EBV阳性大B细胞淋巴瘤、结外NK/T细胞淋巴瘤、浆母细胞淋巴瘤及移植后淋巴组织增殖性疾病等，诊断上述疾病时必须检测EBER。②鉴别诊断：对于具有相似形态、免疫表型等疾病特征的不同疾病，EBER阳性与否具有一定的鉴别价值。如发生于肠道的结外NK/T细胞淋巴瘤与NK细胞肠病，前者EBER阳性，后者为阴性；对于浆母细胞淋巴瘤与间变型浆细胞瘤的鉴别也有一定意义，前者常常EBER阳性，而间变型浆细胞瘤多为阴性。

第二章

流式细胞技术

一、历史沿革

（一）单克隆抗体技术

1890年Behring和Kitasato在暴露于白喉毒素和破伤风毒素的动物血液中发现一种可中和毒素的物质，并将其命名为抗体。20世纪60年代，人们认识到多发性骨髓瘤是一种浆细胞来源的肿瘤，在人体内可不受控制的无限增殖。1975年，Kohle与Milstein将适于组织培养的小鼠骨髓瘤细胞与免疫小鼠的脾细胞融合，获得新的杂交细胞株，这种细胞株可以分泌抗体与免疫原起反应，这种通过杂交瘤细胞无性繁殖获得大量单克隆抗体的方法即为单抗技术。

单抗技术的建立是20世纪70年代医学和生物学领域的一次革命，它对生命科学及医学领域均产生了深远影响，大大提高了多种疾病的诊断精确性，促进了靶向治疗的革命性变革，显著改善了患者生存状况。例如全球首个用于治疗器官移植后同种异体排斥反应的治疗性鼠源单抗-抗CD3抗体；第一个被批准用于肿瘤（B细胞非霍奇金淋巴瘤）治疗的抗CD20人-鼠嵌合性单抗等。

（二）免疫荧光技术

1941年，Coons等首先用异硫氰酸荧光素（fluorescein isothiocyanate，FITC）标记抗体，检测小鼠组织切片中的肺炎球菌荚膜多糖抗原。这种通过荧光物质标记抗体进行抗原定位的技术称为荧光抗体技术。1957年Holborow及Friou等通过建立免疫荧光抗体技术（fluorescence antibody technique，FAT）检测抗核抗体，从此该技术被广泛用于临床检测。1958年Riggs等合成性能优良的FITC。同年，Marshall等使用直接标记法优化荧光标记抗体技术，从而使免疫荧光技术得以推广。

20世纪70年代以来，随着放射免疫测定技术和酶免疫测定技术等的建立，使得免疫荧光技术不断发展，后续还建立了临床常用的荧光免疫测定技术（fluorescence immunoassay，FIA）及以荧光标记抗体检测快速流动状态中的或生物颗粒的流式细胞技术（flow cytometry，FCM）。

（三）流式细胞术

1964年，电气工程师Mack与喷墨打印机技术发明人Richard成功制造了一种细胞分选仪，并于1965年发表了具有重大影响的开创性论文。1969年Dilla和Mack及其同事们发明了第一台荧光检测细胞仪。1972年世界第一台激光式流式细胞仪EPICS Ⅱ诞生。1973年Becton Dickinson（BD）公司与美国斯坦福大学合作，研制并生产了世界第一台商用流式细胞仪FACS Ⅰ。经过近70年发展，流式细胞仪开始向数字化、自动化、多参数方向发展。

21世纪出现了新型的下一代流式细胞技术，主要包含质谱细胞术（mass cytometry）和光谱细胞术（spectral cytometry）。质谱流式是用金属同位素代替传统荧光标记的高通量流式细胞技术，它结合了飞行时间质谱和流式细胞技术的优势，具有背景信号低、可选金属标签种类多、无需计算补偿等优势，可轻松实现单管检测几十甚至上百种抗原，能更加深入地进行细胞表型、信号通路和功能研究，发现传统流式难以挖掘的信息。光谱流式细胞技术通过收集细胞在多激光激发下产生的连续光谱，获取细胞全光谱信息，并通过光谱解析（Unmixing）算法拆分样本中各荧光组分的信号强弱，可同时检测的荧光素种类大大增加，而且荧光素之间的干扰明显低于传统流式方法，从而更容易实现超多色流式分析与分选，大幅提升流式多色检测上限。

二、技术原理

流式细胞术是利用流式细胞仪对单细胞或其他生物粒子膜表面以及内部成分进行定量分析和分选的检测手段，是集单抗技术、细胞化学技术、光学和电子计算机科学等多学科为一体的高技术产物。每秒可以高速采集上万个细胞的信息，并能从一个细胞中同时测得多个参数，同传统荧光镜检相比，具有速度快、精度高、准确性好等优点。

（一）仪器检测原理

分析型流式细胞仪包含三个主要系统：液流、光学和电子系统。

1.液流系统

其基本原理是将待测细胞染色后制成单细胞悬液，用一定压力将待测样本压入流动室，鞘液在高压下喷出并绕着样本高速流动，待测细胞在鞘液包被下单行排列，依次通过检测区域。

2.光学系统

常以激光作为激发光源，经过聚焦的光束垂直照射在样本流上，被荧光染色的细胞在激光束照射下产生散射光和激发荧光。荧光信号接收方向与激光束垂直，经过一系列双色性反射镜和带通滤光片的分离，形成多个不同波长的荧光信号，这些荧光信号强度代表了所测细胞膜表面抗原表达强度或其核内物质的浓度。

3.电子系统

将光电倍增管接收到的荧光信号转换为电信号，再通过模拟或数字转换器，将连续电信号转换为可被计算机识别的数字信号。随后经计算机处理，形成相应直方图、散点图或三维结构图像进行分析。标准FCM数据采用列表模式（list mode），记录每个细胞的所有参数信息。

（二）多参数流式技术原理

目前临床广泛应用的传统流式细胞仪多数配备3个或以上激光发射器，每个光源可同时激发2~5种荧光染料，可产生10种左右荧光信号，由此实现同时检测一个细胞上约10种抗原，这种多参数流式技术在节约样本和抗体成本的前提下，大大提高了检测灵敏度和准确性。同时下一代流式的细胞技术也在临床逐步应用，流式技术的检测效率和灵敏度将会进一步提升。

三、操作流程

（一）标本采集与运输

1.样本类型

用于流式细胞学诊断的样本具有多样性，包括骨髓、外周血及细针穿刺等细胞学样本，来源于淋巴结、结外器官或组织的新鲜组织学样本，以及脑脊液、胸腹水等体液样本。

2.抗凝剂选择

抗凝剂选择：骨髓标本优先采用肝素抗凝，外周血标本可采用肝素、EDTA或ACD抗凝。标本稳定性与抗凝剂种类和肿瘤细胞类型有关，ACD抗凝的标本可稳定保存72 h、肝素抗凝标本48~72 h、EDTA抗凝标本12~48 h，但超过24 h的EDTA标本就已经不够理想。非液态标本要在标本中加入足量的等渗液体（如生理盐水或组织培养液）中运送，防止标本脱水。

3.储存及运输

短时间内标本储存（<24 h），只需保存在室温条件下（18~25℃）。需较长时间保存的标本，最好在2~8℃条件下冷藏。

无特殊情况应在4h之内处理标本。高增殖潜能肿瘤或刚放化疗的患者标本更应尽快处理。不可替代的标本即使超过了48h也不能拒收，应在报告中予以说明。

标本运输：建议采用不易破碎的容器，周围放置具有吸湿功能的材料，如纸巾等，以防容器破碎后标本外溢。组织学样本离体后需尽快送检，运输中需保持湿度，长途运输建议使用RPMI1640培养液低温保存。

（二）标本制备

尽量减少标本操作步骤，推荐使用全血（髓）溶血的方法，需要同时检测胞膜和胞内抗体时，先标记胞膜，后标记胞内。

处理组织学样本时，为防止肿瘤局灶性分布引起漏诊，可多点分割，每份厚度2~3 mm，将相邻组织分别送于病理和流式实验室。收到样本应立即处理，手动研磨或用匀浆机将组织分散成单细胞悬液，过滤后进行抗体标记。组织学样本如红细胞较多，需加入少量肝素抗凝剂，但不可用甲醛或其他固定剂固定。氯化铵溶血法适用于骨髓和外周血，而组织学标本尽可能使用甲酸溶血法。

1.染色

染色前需计数待测标本细胞数量，将目的细胞调整在每管（0.2~2）×10⁶范围内，如有必要需进行样本活力评估，尤其是怀疑高增殖的肿瘤、组织标本、放疗或化疗中的患者标本及采集后超过48 h的标本。染色时反应体系的体积应控制在100~200 μl。

（1）细胞膜/细胞内染色：操作流程见图23-22。

（2）稀有细胞（Rare events）样本染色：因稀有细胞比例极低，根据检测灵敏度需求进行计算，如果所需标本体积大于100~200 μl，需先富集细胞，再进行染色。富集细胞流程中需要注意离心管和溶血素两个要点，通常选用15~50 mL尖底离心管（依据细胞计数及检测灵敏度计算所得样本体积×10），注意选用不含固定剂的溶血素（样本与溶血素体积比1∶9）。

（3）免疫球蛋白标记：在胞膜/胞浆免疫球蛋白抗体标记前，需将样本制成单细胞悬液洗涤3次，再进入前述染色操作流程。

（4）体液（脑脊液、浆膜腔液）样本标记：①离心浓缩细胞后按照细胞膜或胞浆抗原染色步骤进行；②血性样本需要裂解红细胞，否则无需溶血；③较浑浊的浆膜腔液样本，建议先洗涤1~2遍，再按照常规步骤进行标记。

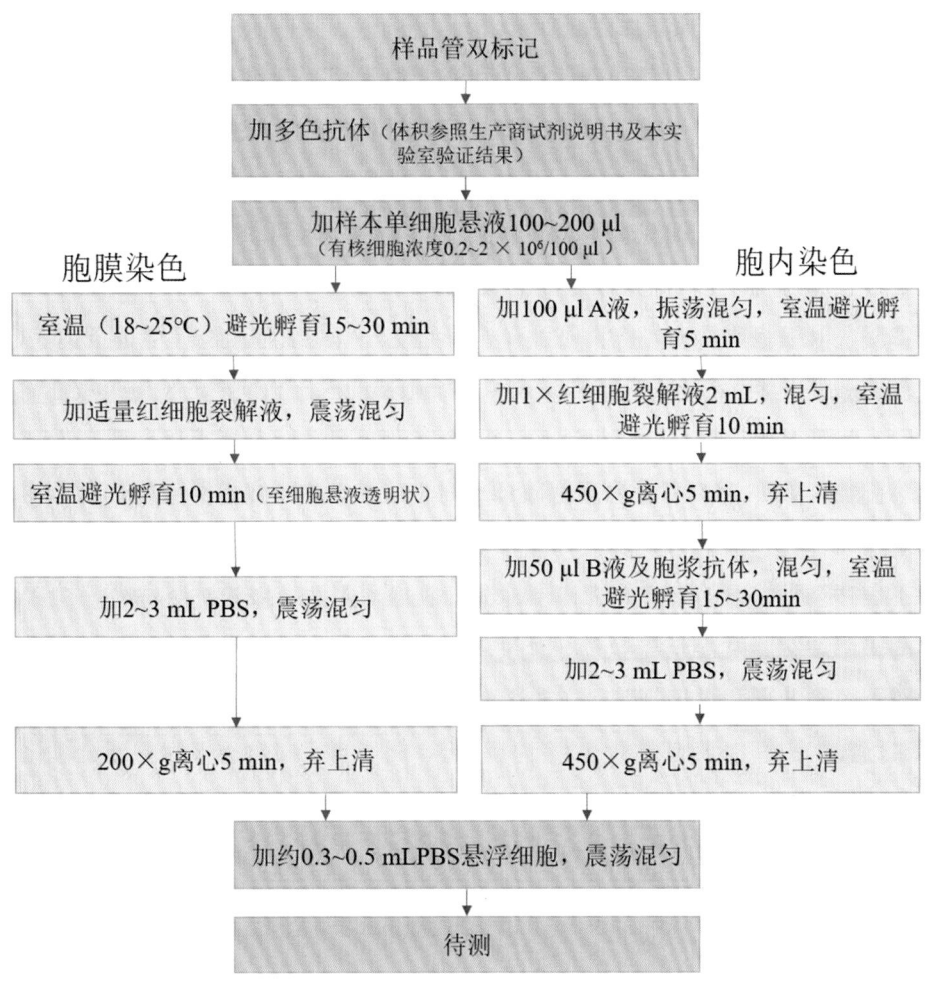

图 23-22　细胞膜/细胞内染色操作流程

（三）上机检测

1.仪器校准

每日开机后应对流式细胞仪进行校准，通过后方可进行临床样本检测。

2.质控品检测

不同流式细胞仪厂家均提供相应的质控品进行室内质控，根据说明书要求标记相应抗体，与临床样品在相同仪器条件下进行检测，分析不同荧光抗体的阳性比例，并与厂家提供的参考范围作比对，得出质控结论，不符合时应及时寻找原因并纠正。对于检测免疫分型和微小残留病的实验室建议同时分析抗原的平均荧光强度。新的质控品在开启后需要进行验证，验证合格后方可使用，质控品的制备及检测由本实验室负责样本制备及检测的人员完成。CD34+细胞计数的质控血需要涵盖高、低两个检测水平。

3.样本检测

（1）制备好的标本，需在8 h内上机检测，不能及时检测的标本需加入多聚甲醛固定，固定后的标本可放置保存至24 h以上。

（2）仪器操作规程：①开启计算机和流式细胞仪，预热；②仪器校准和质控品通过后，方可对临床样本进行检测；③打开分析软件并运行仪器，选取该项目相对应的检测Panel，包含预存的电压、阈值、荧光补偿等条件，获取细胞。

检测过程中应关注FL/Time参数，保证稳定的液流和可供分析的细胞，同时还要关注是否有过大或过小的特殊细胞溢到阈值以外，必要时需调整散射光电压。

（3）获取细胞数目：与检测项目有关，免疫分型或细胞亚群等项目至少获取10^4数量级的细胞，稀有细胞的获取数量视目的细胞群的占比和预期的检测灵敏性而定。

（4）实验对照设置：①阳性对照：是检查已知阳性标本能否用所测条件与方法确定为阳性，如T-ALL患者检测胞质CD3时，成熟T淋巴细胞群胞质CD3作为阳性对照来判断；在PNH克隆检测时以正常人的细胞为阳性对照。②阴性对照：是指用已知不表达某种抗原的细胞作为样本检测，应出现阴性结果的对照试验。在PNH克隆检测中阴性对照设置非常重要，因为PNH患者可能存在三种细胞类型，阴性对照设置对于鉴别Ⅱ型和Ⅲ型细胞至关重要。③自身对照：在白血病及淋巴瘤免疫表型检测时，标本中其他细胞群可作为自身对照。例如测定白血病细胞的髓过氧化物酶（MPO）时，此标本中成熟中性粒细胞应呈阳性（阳性对照），成熟淋巴细胞为阴性（阴性对照），由此来判断白血病细胞MPO的结果。此种自身对照可能比外加阴性对照或阳性对照更可靠，尤其是在细胞内抗原分析时更是如此。

（四）结果分析

1.设门（Gating）

设门是对流式数据进行图形化分析的一种方法，即选择流式细胞分布图中某一特定细胞群体并对其各个参数进行分析。包括应用散射光（FSC/SSC）设门、散射光和荧光的组合设门等，临床检测常用的设门方案如下。

（1）FL/Time门：用于检查液流和荧光信号的稳定性。

（2）FSC-A/FSC-H门：用于去除粘连体。

（3）FSC/SSC门：用于去除细胞碎片。

（4）CD45/SSC等设门：视具体项目需求而定。国际通用的CD45/SSC设门法，用于分析目的细胞群的各抗原表达情况，适用于白血病/淋巴瘤和MDS免疫分型等。可测量残留病（measurable residual disease，MRD）检测的第一步设门是为了尽可能圈出待检测系别的所有细胞。故根据目的细胞群选择设门抗体，如多发性骨髓瘤诊断多采用CD38/CD138设门，B淋巴母细胞白血病MRD常采用CD19/SSC设门，免疫治疗后则需调整设门方案，改为cCD79a/SSC、CD22/SSC、CD24/CD66c等设门。值得注意的是，MRD检测通常需要通过后续的多重设门才能最终找出肿瘤细胞群。

2.补偿调节

最初的补偿调节只能在流式细胞仪上进行，目前补偿调节已经实现脱机，可以在检测完的数据上用分析软件完成。

对多参数流式，实验室需建立补偿矩阵对荧光素进行两两组合计算，减去荧光溢漏值，补偿调节不得当，极易造成假阳性或假阴性结果。除了用细胞进行补偿调节外，目前已有多种商业化补偿微球可用于多色补偿的调节。荧光补偿调节的方式可以分为手动和自动两种方式，八色及以上方案建议采用软件自动补偿调节方式。利用补偿微球和对应的软件，机器可以自动计算出一个补偿矩阵应用于真实的细胞检测环境，大大简化补偿调节的流程。但由于实际细胞的荧光强度与微球可能存在差异，后续可能还需要进行补偿的微调。荧光补偿的大小与激光功率、荧光信号获取的PMT、电压以及滤光片的种类有关，因此机器更新设置或配件时务必再次调整补偿。光谱和质谱流式可以忽略补偿调节过程。

3.抗原表达百分比和荧光强度

在"设门"确定分析区域后，计算机可根据所选区域的数据进行定性和定量分析，以分析区域内细胞数目（Events）占门内细胞的百分比（%Gated）和占检测细胞总数的百分比（%Total）、平均荧光强度算数平均值（Mean）和几何均数（Geo Mean）、细胞荧光变异系数（CV）、荧光强度中值（Median）和峰值道数（Peak Ch）等统计参量，其中，百分比和荧光强度是流式报告中最常用指标。

4.结果判读

每个双变量散点图一般限定四个区域（象限）：细胞未结合任何抗体（双阴性）、仅结合一种抗体（单阳性）和结合两种抗体（双阳性）区域。实际工作中，对数据阴阳性的判读依赖于与同一检测标本中阳性和阴性染色细胞进行比较，因此设定外部对照或内部对照是必要的。

5.数据管理

所有质控数据应在当月月末汇总整理后上报实验室负责人签字并存档保存，存档包括当月所有项目原始质控数据及失控情况汇总表（包括失控原因，采取的纠正措施）。实验数据包括直方图、散点图等及报告至少保存10年。

（五）质量控制

1.室内质控

（1）样本：①外观评估：需要目测标本外包装是否完整，样本是否有溶血、凝块，标本量是否充足，标本应具备唯一标识。处理之前标本可于室温下放置。不合格标本需填写不合格标本记录，对无活性细胞标本须拒收，标本退回原科室。标本不合格但仍有活性细胞的标本，需与临床沟通，如临床认为该标本不可替代，不得拒收，在报告结果中说明。②细胞活性判断：对需要的样本进行样本活力评估，尤其是怀疑高增殖的肿瘤、组织标本、放疗或化疗中的患者标本，采集后超过48 h的标本。

（2）试剂：①试剂选择：尽可能使用体外诊断（in vitro diagnosis，IVD）试剂，尤其是具有独立诊断或疗效评估价值的标记，如CD20、CD38等。首选国际推荐的克隆。②性能确认：在没有相应IVD试剂可选用，或经实验室验证分析物特异性试剂（analyte specific reagent，ASR）性能优于IVD试剂时，可考虑使用ASR试剂。实验室需对其性能进行确认。

试剂性能确认包含：对无保质期试剂据其稳定性、使用频率、储存条件和变质风险制定一个有效期、超出实验室制定有效期的试剂如需继续使用，需每三个月做一次验证。ASR试剂在首次应用时要对其特异性和灵敏度进行确认。如有可获得的阳性细胞质控品可行精密度验证。确认过的试剂在后续使用中，不同批号和批次仍需验证，验证参数包括阳性率和荧光强度。自配试剂容器上要标注配置时间及有效日期，PBS需注意调整pH值。

（3）仪器：流式细胞实验室需定期校准仪器设备包括温湿度计、加样器、离心机、纯水仪、细胞计数仪和流式细胞仪等。

用于试剂储存的冰箱需实时进行温度监控。

流式细胞仪的校准包括：①前向散射和侧向角散射的灵敏度和分辨率；②荧光灵敏度和分辨率；③荧光补偿；④荧光线性；⑤不同仪器间的结果比较。前3项校准一般可通过仪器配置的校准软件检测标准荧光微球自动进行校准，校准通过，表明仪器状况良好；如校准不通过，则应查找原因，排除影响因素或故障，重新进行校准，通过后方可用于临床检测。

在同一实验室中有多台流式细胞仪检测同一项目时，每半年应进行一次仪器交叉样本试验，应用具有代表性临床样本，通过标准方法制备，在不同仪器分析免疫表型，结果应在预先确定的可接受范围内。

流式细胞仪需每年至少一次性能验证，验证参数包括检出限、分辨率、线性、检测准确性和重复性、携带污染率等。

（4）人员：人员培训包括规范化操作、仪器使用和维护、生物安全培训等，需进行考核及评价，做好相应记录，保证所有员工均圆满完成了所有适用于其指定工作的仪器和方法培训。使用新方法或新仪器进行患者检验及报告结果之前，需对每位人员进行培训，并对其检验能力进行评估。

新员工上岗第1年，每半年进行1次能力评估，合格后每年评估1次。全部工作人员要求在1年内至少参加1次人员比对。

参与白血病/淋巴瘤免疫分型报告分析的人员需定期参加同行能力比较的教育

项目。

2.室间质评

无论是参加卫健委临检中心或本地区室间质评项目还是参加CAP提供的能力验证，都要求由平时进行该项目操作的人员，严格按照与临床样本相同的操作规程进行标本制备、上机检测和数据分析，并及时网络上报。要及时查看PT结果，如出现不合格项目，应从样本状态、样本制备方法、仪器状态、获取数据条件、数据分析偏差等方面分析不合格原因，及时纠正；对未定级项目，应分析实验室是否在截止日期后递交测试结果、是否未递交结果、是否有填表错误。对因缺乏共识的测试难题而未定级的PT项目，应结合CAP提供的总结报告中其他实验室结果进行自我评估。此外，实验室应尽量安排全员参与室间质评项目。

实验室内未参加室间质评的项目，应每年进行两次实验室室间比对或替代评估，比对实验室需选择已获认可的实验室或使用相同检测方法的实验室。

四、适应证

(一) 细胞计数

流式细胞术中与细胞计数相关的检测项目主要包括淋巴细胞亚群、CD34+细胞计数、PNH克隆检测、血小板膜表面糖蛋白分析等。这几种检测都是分析目的细胞群抗原表达的百分比，对某些特定亚群做绝对或相对计数。以上都属于流式细胞术中的半定量检测，除淋巴细胞亚群外，其余相关要点如下。

1.CD34+细胞计数

推荐PE标记的CD34单抗，CD45-FITC为设门抗体，7-氨基放线菌素-D（7-AAD）-PerCP5.5为细胞活性判定抗体。含7-AAD的抗体组合：CD45-FITC /CD34-PE/7-AAD-PerCP5.5；不含7-AAD的抗体组合：CD45-FITC /CD34-PE。

推荐采用国际通用的ISHAGE设门方案。

注意：应使用PE标记的抗class II或class III的CD34单抗，且不建议使用与FITC偶联的抗class II的CD34单抗。双平台时，CD34+细胞计数与血常规中白细胞计数需同一标本。

2.PNH克隆检测

检测灵敏度：目前临床常规检测灵敏度为1%。由于外周血中可获得的成熟红细胞、粒细胞及单核细胞的难易程度不同，PNH克隆高敏检测的灵敏度目前分别暂定为0.01%、0.1%及0.5%。

PNH标本抗凝剂推荐用EDTA，也可用肝素钠和ACD，标本类型建议用外周血，不建议用骨髓。

检测的目的细胞是GPI锚蛋白阴性的细胞群，所以仪器设置需要遵循以下几个重要原则：①必须使全部阴性细胞群体都显示在图中，不要有压坐标轴的细胞群；②尽量不要使用双指数散点图；③对红细胞，FSC和SSC要选对数坐标，PMT调节需要双阴性和单阳性管。

报告格式：需包含如下信息：①是否检测到PNH克隆；②如有PNH克隆，分别描述红细胞、粒细胞及单核细胞克隆大小，避免用阴阳性描述结果；③本次检测灵敏度。

3.血小板膜表面糖蛋白分析

FCM检测血小板膜表面糖蛋白主要用于血小板无力症（Glanzmann综合征，GT）、巨大血小板（Bernard-Soulier综合征，BS）、血小板型von Willbrand病（vWD）诊断，常用抗体组合包含CD41/CD61（GPⅡb-Ⅲa）、CD42b/CD42a（GPⅠb/Ⅸ）等。

血小板由于体积小，流式细胞仪获取条件中FSC应当设置为LOG而非线性，此外还有特殊注意事项如下：

（1）建议采用EDTA抗凝外周血样本。

（2）血小板易发生体外活化，取血时建议不使用压脉带并弃去最开始的2 mL送检。

（3）应当在室温条件下（15~25℃）储存和运输，忌温度过高、过低和震荡，在30 min内处理标本，且应尽量减少离心次数，操作尽量轻柔，洗涤采用含EDTA的PBS缓冲液。

（4）血小板的膜抗原表达分析缺乏内对照，应当设立阳性和阴性对照。

（二）免疫分型

免疫分型在血液系统肿瘤诊疗中具有重要诊断、判断预后和指导治疗价值，主要用于急性白血病、非霍奇金淋巴瘤（NHL）和浆细胞肿瘤诊断及分型，近年在骨髓增生异常综合征（MDS）和骨髓增殖性肿瘤（myeloproliferative neoplasms，MPN）诊断中，也作为形态和遗传学的重要补充，在WHO和国内相关指南中被推荐。

1.抗体选择

不同疾病的免疫分型推荐的抗体不同，其中TDT推荐HT-6克隆，Kappa/Lambda轻链推荐使用兔抗人多抗，CD117、CD33、CD10等建议使用PE/APC/PE-Cy7等较强荧光素通道，CD15、CD16、CD38、CD4、CD8等抗体可以使用较弱荧光素通道。用于免疫分型的抗体多属一类试剂管理范畴，实验室需对每个抗体灵敏度、特异性进行验证，对抗体浓度进行滴定，由于免疫分型为多色染色方法，同时还要对混合试剂的稳定性、准确性进行验证。

2.报告格式及解读

报告中除一般个人信息外，还应详细描述瘤细胞比例、散射光特征、系别、成熟度及不同抗原表达特征，避免仅对结果进行简单描述。如未检测到异常细胞，可直接报告各类细胞所占比例。

对具有典型流式表型 NHL 病例，流式可出具明确诊断报告。当表型不典型或流式结果与形态、临床不符时，结果判读要密切结合临床；如免疫表型和形态学不特异，应参考临床特征。NHL FCM 检测阴性并不能排除骨髓有淋巴瘤浸润；如 FCM 检测到单克隆淋巴细胞但缺乏临床或病理学证据，也需在报告中注明，必要时考虑再次活检，并建议随访。

3.注意事项

（1）检测 B 细胞 sIg 或轻链，染色前需洗涤 2~3 遍，环境温度过低需先孵育样本。

（2）轻链检测时如用一种单抗检测结果为阴性时，需更换克隆号复测，或用多克隆抗体标记以明确为真阴性。

（3）MDS 免疫分型建议使用新鲜骨髓样本，除标本自身凋亡细胞较多外，存储时间过长对分化抗原表达评估会有影响。

（三）可测量的残留病（MRD）检测

1.抗体组合

急性白血病 MRD 检测抗体推荐见表 23-9。CLL 和 MM 的 MRD 检测抗体推荐见表 23-10。

表 23-9　急性白血病 MRD 检测抗体推荐

AML	必选抗体	CD45 CD34 CD117 CD13 CD33 CD7 CD11b CD15 CD19 CD56 HLA-DR
	推荐抗体	CD123 NG2（anti-7.1）CD2 CD10
	单核细胞推荐抗体	CD64 CD11b CD14 CD4 CD34 HLA-DR CD33 CD45
B-ALL	必选抗体	CD45 CD19 CD34 CD38 CD10 CD20 CD81
	推荐抗体	nTdT（nTdT-6）CD22 CD13 CD33 CD66C CD65 CD15 NG2（anti-7.1）CD123 CD73 CD304 CD86 CD58 CD200
T-ALL	必选抗体	CD45 cCD3 mCD3 CD99 CD7 CD5
	推荐抗体	nTdT（nTdT-6）CD4 CD8 CD10 CD34 CD1a CD13 CD33 CD117 CD11b 等

表 23-10　CLL 及 MM 的 MRD 检测抗体推荐

	CLL	MM
首选抗体	CD19 CD20 CD5 CD79b CD43 CD81	CD138 CD38 CD45 CD56 CD19 CD27 CD28 CD117 cyκ/λ CD81
备选抗体	CD45 ROR1 CD22	CD200 CD28 CD20

2.注意事项

骨髓样本建议使用细胞涂片后的第一管抽吸液进行 MRD 评估，并按需求抽取尽量少骨髓液，以避免血液混入；建议获取 500 000 至 1 000 000 个白细胞（不包括 CD45 阴性细胞及碎片）。

免疫治疗后的 MRD 检测需注意正确使用设门抗体，多发性骨髓瘤应用 CD38 单抗治疗后 MRD 检测，建议使用多表位 CD38 抗体或 VS38；此外部分 B-ALL 患者 CD19 CAR-T 治疗后会有阴性复发，MLL 阳性 B-ALL 患者还可能出现治疗后的系别转换，需要在 MRD 检测中注意正确使用设门抗体或增加髓系抗体组合。

第三章

细胞遗传学技术

一、历史沿革

细胞遗传学研究染色体形态、结构、病理、功能和行为。染色体一词是1888年Waldeyer首先提出，意指可染色的小体。1914年德国学者Theodor提出了染色体畸变是导致肿瘤的基本原因的假说，但因技术限制无法得到验证。此后，1938年Albert发现采用秋水仙素可阻留中期分裂相；1952年徐道觉偶然发现细胞的低渗处理方式可以使染色体扩散，这些技术为正确测定人类染色体数目创造了条件。直至1956年，蒋有兴和Albert通过人胚肺的成纤维细胞培养，最终确定了人类染色体是46条。这一重要发现被公认为细胞遗传学发展史上的第一个里程碑。1960年美国费城，Peter和David在慢性粒细胞白血病患者的外周血标本中发现了费城染色体即Ph染色体，这是第一个被发现的与人类肿瘤相关的标记染色体，首次明确肿瘤与染色体变异直接相关，被公认为细胞遗传学发展史上的第二个里程碑。

1962年蒋有兴和彭汪嘉康等首创骨髓细胞直接法，使血液肿瘤染色体研究更简单易行。但由于技术本身限制，还无法对染色体进行准确识别，极大妨碍了对肿瘤染色体异常及其规律性的认识。这段时期被称为非显带时期（1958—1970年）。直到1970年Torbjörn发明了Q显带技术使染色体的精准识别成为可能。因此1970年后被称为显带时期。1971年Marina发明了G显带，Bernard发明了R显带。两种显带方法一直沿用至今，是临床染色体核型分析的主要核心技术。通过显带技术可使染色体上出现明暗相间的带纹，单套24条染色体带纹数可达320条。根据不同带型特征，可准确识别每一对染色体及其片段。1976年Jorge发明了甲氨蝶呤（methotrexate，MTX）细胞同步化培养法制备高分辨染色体技术，使带纹总数增至400条、800条，甚至1 000条以上，从而大大提高了分辨率，使识别微小结构重排和精确定位染色体重排断裂位点的能力得到提升。随着显带技术不断发展，大量与肿瘤相关重现性染色体异常被逐步发现。

1990年以后荧光原位杂交（fluorescence in situ hybridization，FISH）技术和分子细胞遗传学得到蓬勃发展。FISH作为分子细胞遗传学的代表技术，可在单细胞水平上分析间期或中期细胞，具有快速、灵敏、可靠、简便和安全等优点，极大地拓展了染色体分析的范围，而且显著地提高了异常识别能力，因而成为常规细胞遗传学的重要补充。此后，在FISH技术基础上又衍生出多色FISH技术、比较基因组杂交以及与微阵列技术结合的基因芯片检测技术，都大大提高了细胞遗传学检测的灵敏度和精确性。

每一次技术进步都促进人们对疾病认知更加精准。细胞遗传学检测技术应用于初诊时诊断分型、鉴别诊断和预后评估。此外初诊发现的遗传学异常可作为后续治疗监测的靶点进行疗效评估，部分特征性细胞遗传学异常可作为靶向治疗的重要依据，以指导临床诊疗。同时，通过细胞遗传学检测还可发现新的致病基因，探讨发病机制。因此，血液肿瘤的初诊和后期规律性定期复查都建议做细胞遗传学检查。

二、技术原理

（一）染色体核型分析

通过培养法处理的骨髓标本，采用秋水仙素阻留中期分裂相，并利用低渗液处理细胞，固定液固定后制片。利用显带技术将染色体标本用荧光染料处理，或通过碱、胰蛋白酶或其他盐溶液处理后再用吉姆萨染色，使染色体呈现明暗相间或深浅相间的带纹。根据不同染色体特征条带识别染色体异常，为初诊血液肿瘤患者的诊断分型、鉴别诊断及个体化治疗提供遗传学依据。

（二）荧光原位杂交（FISH）

利用已知核酸序列作为探针，以荧光素直接标记或先以非放射性物质标记后与靶DNA进行杂交，再通过免疫细胞化学过程连接荧光素标记物，在荧光镜下观察杂交信号，从而对标本中待测核酸进行定性、定位和定量分析。FISH技术可作为染色体核型分析有益补充，当染色体核型分析失败时，可作为补充试验。染色体核型和FISH技术作为细胞遗传学两大重要检测手段，从不同敏感度、不同维度揭示血液肿瘤细胞遗传学特性，在实际应用中需注意配合使用。

三、操作流程

细胞遗传学试验流程见图23-23。

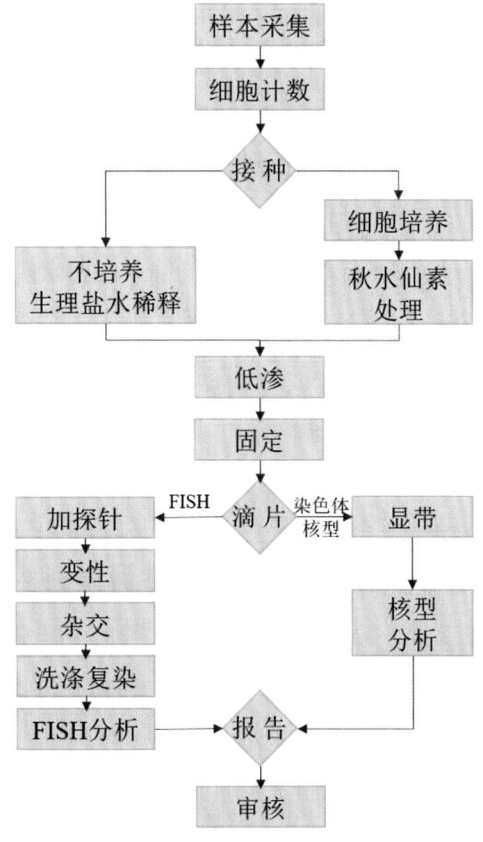

图23-23 细胞遗传学试验流程图

（一）标本取材及运输

1.采集时机

初诊患者应在使用细胞毒性药物前留取标本。细胞毒性药物（包括激素）可影响血液病患者中期分裂相的数量或质量，甚至导致核型分析失败。对治疗中的患者，如情况允许，可在临床医师指导下，血药浓度降低后（一般停药1周后）留取标本为最佳。

2.样本采集

血液肿瘤细胞遗传学检测常宜采用骨髓为标本来源，采集量可结合外周血白细胞计数而定，一般取2~5 mL。对骨髓增生活跃程度高者，可适当减少采集量。如考虑后期可能补充试验（如FISH）可适当增加采集量。此外，为保证活细胞比率应尽可能选取采集的第1或第2管样本进行细胞遗传学检测。采集时应避免骨髓稀释、凝固、溶血等情况。

除骨髓样本外，出现如下情况者可采用其他样本检测。

（1）当骨髓采集困难时，如外周血白细胞计数大于$10×10^9$/L，且原始和幼稚细胞所占比率大于10%，也可采用外周血作为检测标本。

（2）拟诊断为慢性淋巴细胞白血病（CLL）的患者，可采用外周血作为标本来源。

（3）体质性染色体异常检测和拟诊范可尼贫血时，可用外周血作为标本来源。

（4）拟诊淋巴瘤（未侵犯骨髓）患者，可将新鲜淋巴结活检样本处理成单细胞悬液后作为标本来源。

（5）结合临床需要，脑脊液及离心浓缩后的胸水、腹水也可作为样本来源。

FISH检测标本来源更为广泛，除骨髓和外周血外，还可采用新鲜骨髓涂片或外周血涂片。而需回顾性分析时，还可用组织石蜡包埋切片或染色后的骨髓涂片作为标本来源。组织石蜡切片应采用防脱载玻片，切片厚度3~4 μm为宜，且样本组织不可经强酸脱钙处理。

3.储存与运输

染色体核型分析需保证样本细胞活性，骨髓、静脉血等样本采集后应立即送检或2~8℃保存24 h内送检处理。抗凝剂用肝素钠，不宜用肝素锂或EDTA等其他抗凝剂，推荐采用含肝素抗凝的RPMI1640培养基（含20%胎牛血清及抗生素）。组织石蜡切片、骨髓或外周血涂片可常温保存送检。

（二）标本制备

1.细胞培养及处理

（1）骨髓细胞培养法：抽取骨髓标本计数有核细胞，按终浓度（1~2）×10⁶/ml无菌接种于RPMI1640培养基内（高白细胞样本需预先稀释），37℃培养24 h或48 h。

（2）成熟淋巴细胞增殖性肿瘤样本培养：B淋巴细胞增殖性肿瘤中CLL患者样本（骨髓或外周血）推荐采用双体系培养，1份进行常规24 h短期培养，1份在常规培养基中增加未甲基化寡聚脱氧核苷酸（CpG-ODN）联合IL-2诱导刺激B淋巴细胞增殖，培养72 h。其他成熟B淋巴细胞增殖性肿瘤同样推荐采用此法培养。T淋巴细胞增殖性肿瘤推荐加入植物血凝素（PHA）诱导刺激并培养72 h。淋巴结活检标本应于无菌条件下剪碎研磨、过滤成单个细胞后采用相应方法培养。

（3）体质性异常检测：抽取0.5 mL外周血置外周血培基（含PHA）中，培养72 h。

（4）浆膜腔积液需离心、弃上清，调整细胞终浓度（1~2）×10⁶/ml无菌接种培养。

（5）FISH检测样本可用以上方法培养细胞，也可提取有核细胞直接检测。多发性骨髓瘤患者样本，推荐进行CD138磁珠分选富集浆细胞，或用胞质轻链免疫标记法或结合细胞形态学识别并标记浆细胞再进行FISH检测。

中国肿瘤整合诊治技术指南

2.细胞收获

细胞收获前加秋水仙胺作用 1 h（可根据分裂相质量做调整）。离心去上清，0.075 mol/L KCL 低渗液 37℃孵育 30 min（低渗时间视低渗效果调整）。新鲜配制的固定液（甲醇：冰乙酸=3：1）进行预固定及多次固定，收获的细胞悬液于 2~8℃冰箱保存。样本量较大的实验室推荐使用自动收获仪，可规范操作流程。

3.制片

将收获的细胞悬液用新鲜固定液重悬，调成适合的浓度，气干法或火焰法滴片，样本量较大的实验室推荐使用自动滴片仪进行滴片。

4.染色体核型分析显带

染色体核型分析需进行显带处理。G 显带，将制备好的玻片高温烤片后，37℃胰蛋白酶溶液（pH 7.0）消化 1~2 min。R 显带，玻片置于 Earle's 液（pH 6.5~6.8）中 87.5℃放置 60~120 min，进行热变性。10%吉姆萨染液染色，冲洗晾干备检。各实验室结合显带效果及环境条件调整胰酶消化或热变性时间以达到最佳效果。

5.FISH 变性杂交及复染

滴加探针并加盖盖玻片，用封口胶封边，将玻片放入杂交仪，选择相应程序进行变性杂交。杂交温度、时间按探针说明书提供的最佳参数设置。程序结束后，将玻片从杂交仪取出，轻轻揭去封口胶，推下盖玻片，放入 0.3% NP40/0.4×SSC 溶液中 73℃洗涤 2 min；0.1% NP40/2×SSC 溶液中室温洗涤 1 min，晾干。加入复染剂（DAPI 或 DAPI II），盖好盖玻片，-20℃避光保存。

（三）结果分析

1.染色体核型分析

核型分析是以分裂中期染色体为研究对象，通过染色体上特定条带识别每条染色体及染色体片段，并对全部染色体进行计数、配对、排序，以便发现染色体数目和结构异常，这些异常可以任何形式组合发生。血液肿瘤染色体核型分析的目的在于发现有意义的克隆性染色体异常。

（1）图像采集：实验室可采用染色体扫描仪自动扫描并采集图像，在分析软件上随机选取可分析的图像进行处理分析，或通过软件工具对染色体图像进行分割、智能化分离等处理后再行分析；也可用人工采集的方法采集并分析分裂相，人工采集应先用低倍镜自左至右，自上至下逐个视野寻找可分析的中期分裂相，然后在油镜下对其进行人工分析。

（2）细胞选择：核型分析在选择细胞时要遵循随机原则，不能仅选择染色体形态好的中期细胞进行分析，凡分散良好，长度适中，带型可识别者均应列为分析的对象。因为形态好的中期细胞常来源于正常造血组织，白血病细胞的中期分裂相往往质量较差。

（3）分析细胞数量：应分析足够中期细胞，以最大限度地检测异常细胞并确定所发现的异常克隆性。核型要求至少分析20个分裂相，分析细胞不足而又未发现异常的不能给出未见克隆性异常结论。当中期分裂相质量不佳，分析核型数量低于20个时，需重新滴片显带，以获取更多分裂相。低于5个分裂相和未见可分析分裂相的视为核型分析失败。

（4）分析原则：分析时要先计数染色体数目，看有无数目异常。分析结构异常时染色体带型是识别异常的主要依据，染色体大小仅能作为参考，应充分发挥想象力，考虑异常的各种可能性。对于检测到的每个异常，分析具有最佳染色体形态的核型，以提供最准确断裂点，对已知异常，断裂点要写已证实的固定区带。由于染色体异常有时来源于不同克隆，分析人员不能仅局限于已发现异常，还要注意有无伴有其他异常的旁系克隆或无关克隆存在，以免造成漏检。血液病患者的染色体分析中，常会遇到一些比率为100%、意义不明的不常见异常，包括倒位、易位、标记染色体等，需加做外周血核型分析以排除该类异常为体质性异常的可能性，进一步确定其与疾病的相关性。对初诊患者应充分了解临床信息，结合细胞形态、流式及分子遗传等多实验室检查结果对疾病可能常见的染色体异常进行重点排查，但不可过分拘泥于这些信息，以免被误导。随诊患者注意有无细胞遗传学缓解，有无克隆演变。异基因造血干细胞移植的患者，在分析过程中，要注意供体和受体细胞是否存在嵌合体，可通过性染色体或染色体多态性来确定。每个受体细胞是否存在移植前出诊发现的异常，新获得的异常应区分克隆性和非克隆性改变，并尽可能确定新异常意义。当细胞由于形态不佳而无法分析带型时，对超二倍体或亚二倍体儿童ALL和超二倍体恶性浆细胞疾病尝试计数染色体的数目很重要，对急性早幼粒细胞白血病等增殖不佳的疾病应尝试识别与疾病相关可能的特异性染色体结构异常。染色体核型分析虽可反映全基因组水平的染色体异常，但只能发现较大的结构变异或大的片段缺失和扩增，其分辨率大于5 MB。对一些微小结构异常如隐匿易位受限于显带精度，肉眼无法分辨，通常需FISH技术或其他分子遗传学技术予以补充。

（5）染色体核型报告：应包含（但不限于）以下信息，①实验室名称。②患者信息（姓名、性别、年龄、住院号或门诊病历号、标本编号、临床诊断等）。③标本信息（标本来源、质量、显带方法、采集/接收日期）。④按最新人类细胞遗传学国际命名体制（international system for human cytogenomic nomenclature，ISCN）进行的核型描述和染色体图像。⑤核型结果的解释及建议，应明确提示克隆种类、数量、衍生关系、可能累及的基因及临床意义等，并对该患者下一步检测提出明确的建议。⑥操作者、审核者姓名及报告日期等。

2.荧光原位杂交

（1）建立阈值：FISH参考阈值并非生物参考区间，是用统计学对某探针检测正常人群特定类型样本中出现异常信号模式细胞真实上限的估计。推荐用20份已知正常样本，每样本计数200个有核细胞建立相应探针数据库，以异常信号模式细胞数"$\bar{x} + 3s$"或反贝塔函数计算阈值。每种探针均应建立基于不同样本类型、不同计数细胞总数，不同异常信号类型甚至不同计数主体（人工或自动扫描设备）的一组参考阈值。一个探针阈值体系的建立应基于统一的判读标准，且由通过统一培训的工作人员建立的，只适合特定的人群，甚至特定的环境、设备。每一个阈值的应用条件都应具有唯一性。每个实验室都应建立自己的专有阈值数据库，不同实验室间不应通用。

（2）结果判读：通过荧光显微镜在合适的滤镜下观察间期（或中期）细胞的荧光信号。观察前应先对玻片进行评估，包括但不限于杂交效率、信号强度和背景等，以判断是否杂交成功，如出现任何一种达不到标准，应重新进行杂交。一般首先采用DAPI滤镜观察10×物镜下细胞，找到细胞层，再转至40×物镜，同时更换不同滤镜浏览全部杂交区进行杂交情况评估，杂交效率不应低于75%。然后选择样本分布稀疏的区域，避免选择细胞密集、重叠或核边界模糊无法辨认的视野。转至100×油镜，由检验员随机选取不同杂交区域分别顺序扫描观察一定数量中期分裂相和/或间期细胞核中的杂交信号。为减少计数的人为误差，建议每例标本至少由两名有资质的检验人员分不同区域计数100个细胞，特别是出现结果不确定或临近阈值时应扩大计数范围，增加计数细胞数量。分析计数时应遵循随机原则，切忌有目的性人为筛选。杂交不均匀的区域、细胞核轮廓不清或重叠的细胞不宜进行分析。对中期分裂相中的杂交信号定位，应结合染色体显带结果综合分析。应随时采集信号清晰、强度适中、背景干净的相应结果图像并保存，且每个细胞图像应包含不同单色滤镜图像和全部图层叠加后组合图像。正常结果至少保存两张细胞图像，异常结果每种异常信号模式均需要保存至少两张。如采集图像中包含正常细胞和异常细胞，则不需再保存正常细胞图像。荧光原位杂交技术不能对全基因组进行评估，其检测探针的选择需临床疑诊方向或染色体核型分析结果指导。对一些隐匿的插入易位，受商业化探针标记片段设计的影响，还需多类型探针（分离探针结合融合探针）联合检测。

（3）FISH检测报告：应包含（但不限于）①实验室名称。②患者基本信息（同核型报告）。③标本信息，如标本来源、类型、质量状态、采集或接收日期和时间等。其中标本质量应详细描述，尤其是存在可能影响判读结果因素的让步接收样本。包括但不限于样本凝固、溶血、稀释、石蜡组织切片厚度等。针对非受控来源样本（如外单位送检）应在检测报告中提醒临床结果存在局限性。④按照最新ISCN命名规范进行FISH分析结果描述。⑤结果图（如适用）应包括阴性对照图和最具代表性的阳性结果图。⑥结果解释及建议，应详细、清晰解释结果，包括探针名称、标记颜色设计以及经典阴性和阳性信号模式等，并明确指出分析细胞类型（中期分裂相、间期细胞、分选细胞等）、计数总数、异常细胞和正常细胞的百分比，以及诊断和预后意义。对非检测目的其他异常信号也应予以解释。此外，还应对患者下一步检测提出明确的建议。⑦报告日期、操作者、审核者姓名及免责声明等。

（四）标本贮存

剩余的细胞悬液需封口膜封口后-20℃保存。染色完成的玻片可常温保存，FISH检测玻片需-20℃保存。数字图像需双机异地备份保存，保存时间由各个实验室根据实验室情况自行制定。

（五）质量控制

细胞遗传学试验的质控需融入每一个试验流程细节，结果判读也是依靠分析人员主观判断得出的，因此需要建立一整套完善的室内质控体系，严格把控每一个操作环节，包括仪器、试剂、环境、人员等。如对染色体制备影响较大的环境温湿度、培养及水浴温度、溶液 pH 值等参数的质量控制就尤为重要。显带染色环节每次操作前需做预实验，选取最佳条件进行样本显带染色。FISH检测探针应用前均需做方法学验证和试剂验证，包括但不限于灵敏度、特异性、阈值等。不同批次的同一探针应用前也应做平行比对验证。重新配液或更换新试剂，均需重新做预实验，选取最佳条件。为保证试验重复性，样本量较大的实验室推荐使用自动化设备。人员的能力验证是保证报告质量的关键。实验室应定期进行人员比对和技术考核。实验室应定期统计培养失败、次优分析和杂交失败所占比率，以及错误报告和超时报告例数等，以了解是否存在不良趋势，分析原因，及早采取应对措施。此外，实验室应定期参与国内外室间质量评价。不能参与的项目，也应制定与具备资质的高级别或同级别实验室进行比对的替代评估方案。

四、适应证

血液肿瘤的诊断是综合病理诊断，很多伴重现性遗传学异常的亚型都需参考染色体核型分析以及 FISH 的结果。初诊患者均应进行细胞遗传学检测，尤其是染色体核型分析，样本包括骨髓、外周血、无菌采集的活体组织及其他体液。如条件允许还可结合疑诊方向增加条件培养（如CLL患者需增加CPG刺激剂）以针对性促进肿瘤细胞的异常检出。

FISH检测应结合诊断和染色体核型结果有选择性地进行相关基因靶点探针的补充试验，尤其是在定位染色体异常累及基因和确证寡克隆、隐匿易位以及阐明复杂易位方面更加体现FISH方法学优势。例如，慢性髓性白血病（CML）初诊PCR结果存疑时可通过染色体核型和FISH检测进行确认。在急性淋巴细胞性白血病（ALL）中，细胞遗传学常作为危险分层和治疗决策的重要参考依据，可用FISH检测*BCR::ABL1*、*ETV6::RUNX1*以及*KMT2A*基因重排和超二倍体（检测4、10、17号染色体着丝粒探针）等。在急性髓系白血病（AML）中，可根据骨髓的形态和免疫表型，采用FISH检测*RUNX1::RUNX1T1*、*PML::RARA*、*CBFB::MYH11*和*KMT2A*基因重排等。当怀疑为急性早幼粒细胞白血病时，可采用快速FISH检测，2~4 h得到结果，以便及时使用全反式维甲酸治疗。

针对常规核型检测失败或样本无法进行染色体核型分析的患者，也可采用FISH检测相关的主要遗传学异常作为替代指标。对瘤细胞未累及骨髓或外周血的患者，如有原发病灶（如淋巴结），可通过组织穿刺或石蜡切片、印片，进行相关探针的FISH检测。此外，特殊病种如多发性骨髓瘤，FISH检测前应进行浆细胞的富集，以增加检测结果的精准性。常规情况下，临床更习惯采用多重PCR筛查，而不是FISH分析。然而当遇到由于断裂位点的异质性以及伙伴基因众多超出PCR预设检测范围、染色体拷贝数异常或大片段缺失、重复以及染色体易位不形成融合基因，需要在DNA水平检测等情况，FISH方法则明显优于PCR。例如，淋巴瘤和多发性骨髓瘤关于涉及免疫球蛋白重链*IGH*基因重排的检测。当MDS患者染色体核型分析失败时推荐采用FISH检测预后相关的遗传学异常等。此外，FISH方法还被推荐用于多种疾病的预后分析。如针对慢性淋巴细胞性白血病/小淋巴细胞性淋巴瘤（CLL/SLL），推荐FISH检测13q缺失、12号三体以及*ATM*和*P53*基因缺失。针对浆细胞骨髓瘤推荐FISH检测13q14或13单体缺失，14号染色体易位，特别是t（4；14）易位，5、9和15号染色体的三体，以及*P53*基因的缺失和1q扩增等。

染色体核型和FISH技术还可作为监测缓解状态和跨性别移植状态评估的有用工具。治疗过程中应结合治疗情况定期进行染色体核型及初诊检测阳性靶点探针的FISH检测。对复发患者均应重新进行染色体核型及FISH检测，以确定是否出现新的遗传学异常，监测疾病进展和克隆演化。受限于分析灵敏度，两种方法只适合治疗初期和复发时肿瘤细胞负荷较大时的监测，不适合MRD监测。当没有其他有效的MRD监测指标时，也可采用FISH方法，只是敏感度不及流式细胞术和PCR技术。

第四章

分子生物学技术

一、PCR技术

（一）历史沿革

聚合酶链式反应（PCR）技术肇始于20世纪70年代早期，诺贝尔奖获得者Har实验室最早于1971年首次提出核酸体外扩增设想，由于DNA聚合酶热稳定性以及人工合成寡核苷酸引物的技术限制，但他未付诸实践。1985年，Kary首次报道大肠杆菌DNA聚合酶I Klenow片段体外扩增单拷贝基因。1988年，Randall发现一种耐热的DNA聚合酶可大大提高PCR效率，并将其命名为TaqDNA聚合酶（Taq DNA polymerase）。该酶的发现使PCR技术得到广泛应用，奠定了PCR在遗传学与分子生物学领域的基石作用。

在此基础上，PCR衍生出许多新方法，如逆转录PCR（reverse transcription PCR，RT-PCR）、多重PCR（multiplex PCR）、巢式PCR（nested PCR）、等位基因特异性PCR（allele-specific PCR，AS-PCR）、实时定量PCR（real-time quantitative PCR，RQ-PCR）、数字PCR（digital PCR，dPCR）等。其中，RQ-PCR自1993年首次报道以来，由于其方法学的灵敏性以及灵活性，其应用呈指数级增长。dPCR技术是近年兴起的一种核酸定量检测新方法，但dPCR并不是一个新颖概念。早在1992年，几乎是在RQ-PCR技术诞生的同时，Alec及其团队首次提出利用有限稀释法结合PCR，然后运用泊松分布统计学方法对初始样本中的核酸分子进行绝对定量，并运用该方法成功对急性淋巴细胞白血病中IgH基因重排进行了定量检测。经过近30年发展，dPCR技术逐渐成为RQ-PCR技术的潜在替代方法。

（二）技术原理

1.PCR技术原理

PCR是一种级联反复循环的DNA合成过程，基本原理是在体外模拟DNA复制过程，即以DNA为模板，加入与待扩增片段两侧序列互补的一对特异的寡核苷酸链作为引物（primer），在耐热DNA聚合酶催化下，分别合成两条新的DNA链，通过不断的循环过程最终可获数十亿至数百亿目的基因的DNA片段拷贝。

2.实时定量PCR技术原理

RQ-PCR主要原理是通过荧光染料或荧光标记的特异性探针在PCR扩增过程中对产物进行标记跟踪，实时监控反应过程积累的荧光信号，通过分析荧光信号强度与扩增循环数的关系对待测样本初始样本量进行定量分析。RQ-PCR实现了从定性或半定量到定量的飞跃，且不需在反应结束时继续分析产物，达到实时监测反应荧光信号进行定量的目的。RQ-PCR检测灵敏度高、重复性好、适用定量范围宽、通量相对较高，已应用于生命科学研究以及临床医学检测的各个领域。根据qPCR荧光信号的发光原理可将其分为两大类：一类为探针法，如TaqMan水解探针、分子信标探针和LightCycle探针等，反应体系主要使用与扩增产物特异性结合的荧光标记探针；另一类为染料法，如SYBR Green，是一种结合到DNA双螺旋小沟中的DNA结合染料，可用于扩增产物的检测。

3.数字PCR技术原理

目前dPCR主要有两种形式：微滴式和芯片式，但基本原理均是通过将待分析反应体系均分到大量反应单元如芯片的微反应器或微液滴中进行PCR，并根据泊松分布和阳性比例计算初始样本的核酸分子数量，达到绝对定量目的。

微滴数字PCR（droplet digital PCR，ddPCR）主要是利用微流控装置（微滴发生器）将两种互不相溶的液体——即连续相（油）和分散相（水），在两相表面张力和剪切力作用下形成油包水的微液滴。ddPCR一次可生成数万乃至百万个纳升甚至皮升级别的单个油包水微滴，作为ddPCR的样品分散载体。然后将液滴收集在PCR反应管中进行扩增，PCR反应结束后检测每个微滴的荧光信号。微阵列芯片式数字PCR主要通过压力控制阀将样本分散和封闭至特殊设计的芯片板的高通量的微池或微量通道中，样品分配和混合以及后续的PCR扩增反应都在芯片上进行，扩增后荧光结果也可在芯片上直接判读。目前数字PCR仪的微滴数或微反应腔室可达到20 000~100 000个微滴/反应体系。

RQ-PCR和dPCR技术都可以对待测样本进行绝对定量分析，有很多相似和不同之处。不同于RQ-PCR对每个循环进行实时荧光测定的方法，dPCR技术是在扩增结束后对每个反应单元的荧光信号进行采集，最后根据泊松分布原理及阳性微滴的个数与比例得出靶分子的起始拷贝数或浓度。因此能够有效区分浓度差异微小的样品，具有更好的准确度和精密度。此外，dPCR技术还有两个技术优势：①在样品分散阶段，由于对原样品的大幅度稀释，PCR抑制剂浓度也显著降低，这样PCR扩增反应对抑制剂的耐受性要比RQ-PCR更高。②无需标准品进行绝对定量分析。

尽管dPCR具有诸多优点，但RQ-PCR技术具有检测靶标的动态范围广；荧光通道多，多重分析能力强；通量相对高且比dPCR的技术平台更为简便、快速和自动化；成本相对低等多种优势，因此RQ-PCR仍然是当前临床诊断的最佳选择。

（三）操作流程

PCR操作流程见图23-24。

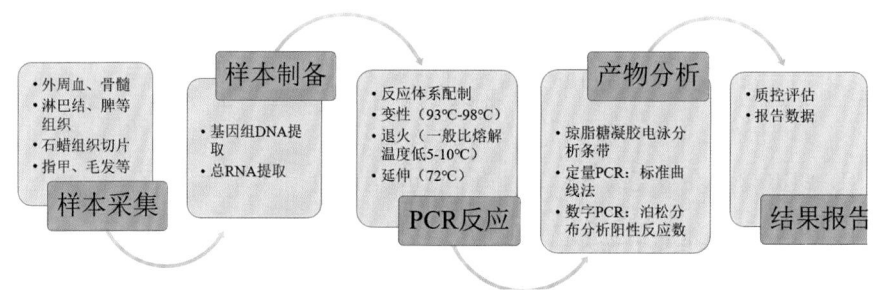

图 23-24　PCR操作流程图

（四）适应证

血液病中常见的分子指标包括基因突变、融合基因、异常基因表达、拷贝数变异以及基因多态性等，临床实践中可应用PCR、RQ-PCR以及dPCR等技术对这些分子指标进行检测，达到对疾病的诊断分型、疗效判定、预后评估、可测量的残留病（measurable residual disease，MRD）监测、指导靶向治疗以及移植物植入效率鉴定的目的。

1.诊断分型

融合基因是急性白血病主要的分子生物学异常，在白血病诊断分型中扮演重要角色。自2001年以来，WHO已将数十种融合基因作为造血和淋巴组织肿瘤疾病分类的基本分子特征。通过Nested PCR、RQ-PCR或dPCR技术均可检测白血病患者外周血或骨髓中的融合基因，达到诊断分型的目的。2016年修订版WHO分类继续专注于有意义的重现性遗传学异常和融合基因类型来定义特定亚型的血液肿瘤，不同亚型的白血病中常见的融合基因如下。

（1）急性早幼粒细胞白血病伴 *PML::RARA*，本亚型也可出现以下融合基因 *PLZF::RARA*、*NUMA::RARA*、*STAT5b::RARA*、*BCOR::RARA*、*TBLR1::RARA* 和 *FIP1L1::RARA* 等。

（2）急性髓系白血病伴t（8；21）（q22；q22.1）；*RUNX1::RUNX1T1*。

（3）急性髓系白血病伴 inv（16）（p13.1q22）或 t（16；16）（p13.1；q22）；

$CBF\beta::MYH11$。

（4）急性髓系白血病伴t（6；9）（p23；q34.1）；$DEK::NUP214$。

（5）急性髓系白血病伴t（1；22）（p13.3；q13.3）；$RBM15::MKL1$。

（6）急性髓系白血病伴t（9；11）（p21.3；q23.3）；$MLLT3::KMT2A$。

（7）急性巨核细胞白血病伴t（1；22）（p13；q13）；$RBM15::MKL1$。

（8）急性髓系白血病伴$BCR::ABL1$（临时分类）：$BCR::ABL1$。

（9）慢性髓细胞性白血病：$BCR::ABL1$。

（10）急性淋巴细胞白血病伴t（9；22）（q34；q11）；$BCR::ABL1$。

（11）BCR-ABL1样急性淋巴细胞白血病：CRLF2重排、$JAK2$或$EPOR$重排、$ETV6::JAK2$、$ETV6::ABL1$、$ETV6 - NTRK3$、$TCF3::ZNF384$、$NUP214::ABL1$等。

（12）急性淋巴细胞白血病伴t（12；21）（p13；q22）；$ETV6::RUNX1$。

（13）急性淋巴细胞白血病伴t（1；19）（q23；p13）；$TCF3::PBX1$。

（14）髓系/淋系肿瘤伴嗜酸性粒细胞增多和$PDGFRA$、$PDGFRB$或$FGFR1$重排或$PCM1-JAK2$重排：$FIP1L1::PDGFRA$或具有$PDGFRA$重排的变异融合基因，$ETV6::PDGFRB$融合基因或$PDGFRB$重排。

另外，血液系统疾病中往往存在基因异常表达现象，其中临床应用最为广泛的有$MECOM$（也称为$EVI1$）、$WT1$等基因，利用RQ-PCR技术检测这些基因的异常表达有助于辅助诊断恶性血液病。

除此之外，免疫球蛋白（immunoglobulin，Ig）和T细胞受体（T cell receptor，TCR）基因重排技术被广泛用于辅助诊断淋巴瘤和多发性骨髓瘤，能够有助于识别淋巴细胞的克隆性改变。

2.疗效判定

血液肿瘤在诱导缓解、巩固化疗及维持治疗期间均存在重要判定治疗效果的时间节点，对具有明确分子标记物的血液肿瘤，分子水平缓解深度越深，疗效越好，预后越好。比如CML在用酪氨酸激酶抑制剂（tyrosine kinase inhibitor，TKI）治疗后3个月，$BCR::ABL$国际标准值（BCR-ABL international scale，BCR-ABL^{IS}）≤10%，被定义为最佳早期分子学反应（early molecular response，EMR）。对无国际标准值的融合基因，可通过转录本下降log值来判断肿瘤负荷变化。《急性髓系白血病微小残留病监测与临床解读中国专家共识（2021年版）》指出，对伴t（8；21）的AML，巩固治疗2个疗程后$RUNX1::RUNX1T1$转录本下降大于3-log表明疗效较好。大量临床研究结果显示，2个疗程的巩固治疗后$CBF\beta::MYH11/ABL$水平大于0.1%的AML患者复发风险明显升高。对于泛白血病分子标记物$WT1$转录本来说，治疗后$WT1$ mRNA居高不下表明治疗效果不佳。

3.预后评估

（1）AML：AML患者的遗传学异常对预后分层同样具有重要价值，与其他因素结合分析，可帮助筛选高危组患者、抢先治疗或尽早为造血干细胞移植做准备，为患者争取更多的生存机会。2022年欧洲白血病网（ELN）对于融合基因异常的AML进行了明确的预后分层：*PML::RARA*、*RUNX1::RUNX1T1*、*CBFβ::MYH11*预后良好；*MLLT3::KMT2A*预后中等；*DEK::NUP214*、*BCR::ABL1*和*KAT6A::CREBBP*等融合基因、*MECOM*重排、*KMT2A*重排等预后不良。

（2）ALL：根据2022年NCCN指南，伴有*ETV6::RUNX1*的B-ALL预后良好，但容易晚期复发。伴有*IGH::IL3*融合基因的ALL预后中等，伴有*BCR::ABL1*的B-ALL预后不良。*BCR::ABL1*样淋巴细胞白血病（ph-like ALL）累及*CRLF2*重排、*ABL1*、*ABL2*、*JAK2*、*EPOR*等多种融合基因，总体来说，该类疾病预后不良。累及*MECOM*重排、*TCF3::HLF*等B-ALL预后不良。

4.MRD监测

在血液肿瘤的治疗关键节点用低于传统形态学检测多个数量级的方法学可检测到微量恶性肿瘤细胞，对具有明确分子标记物的血液肿瘤进行MRD监测，可判定治疗效果或监测疾病复发状况。CML中国诊断与治疗指南（2020年版）指出CML患者需规范化监测*BCR::ABL1*ᴵˢ。目前，*BCR::ABL1*ᴵˢ监测的金标准仍然是RQ-PCR的方法，它可监测CML患者的分子反应里程碑及*BCR::ABL1*ᴵˢ的多个水平的分子学反应（表23-11）。另外，RQ-PCR监测将CML患者分层为"最佳应答者"、"警告病例"和"失败患者"。"最佳应答者"能够继续相同TKI治疗方案；"警告病例"考虑可能的TKI变更，"失败患者"第3、6或12个月没有达到分子里程碑需要立即改变治疗方案。与RQ-PCR相比，dPCR在低肿瘤负荷（小于10^{-4}阳性）时表现出更好的精密度，且可绝对定量，但目前国际上尚未对dPCR的监测方法的标准化达成共识。

表23-11　治疗中CML患者BCR::ABL1ᴵˢ的分子反应里程碑

	最佳	警告	失败
基线	NA	高危ACA,高危ELTS得分	NA
3个月	≤10%	大于10%	大于10%(如果在1~3个月内确认)
6个月	≤1%	大于1%~10%	大于10%
12个月	≤0.1%	大于0.1%~1%	大于1%
任何时间	≤0.1%	大于0.1~1%,MMR丢失(≤0.1%丢失)	大于1%,耐药突变,高危ACA

NA：不适用；ACA：Ph⁺细胞的额外的染色体异常；ELTS：长期生存得分。

对无国际/国内标准值的融合基因，可通过转录本下降log值来判断肿瘤负荷变化。如AML治疗后持续存在伴有融合基因*RUNX1::RUNX1T1*、*CBFβ::MYH11*以及*PML::RARA*是预测AML复发的可靠分子标记物。对伴t（8；21）的AML，巩固治疗2

个疗程后*RUNX1::RUNX1T1*转录本下降大于3-log是预后良好的标志，复发率明显低于下降小于或等于3-log的患者；APL患者治疗结束后，*PML::RARA*从MRD阴性（低于检测灵敏度）转为阳性，预警APL血液学复发。

5.指导靶向治疗

血液病已进入分子靶向治疗时代，其中，最经典的就是TKI。CML一旦确诊即可服用TKI，绝大多数患者从中获益。不同患者分子缓解深度不同，对疗效不佳或有复发倾向者，要检测*ABL1*基因的突变情况，对耐药患者及时更换不同TKI。另一重要的疾病为APL，一旦检出*PML::RARA*融合基因，患者可在维甲酸或三氧化二砷的诱导缓解治疗过程中获益；伴*PLZF::RARA*融合基因的APL患者可能对组蛋白去乙酰化酶抑制剂有反应，对ATRA或三氧化二砷耐药。*FIP1L1::PDGFRA*相关的嗜酸性粒细胞症的髓系/淋系肿瘤对TKI有反应；*ETV6::PDGFRB*融合基因或其他*PDGFRB*重排相关的髓系/淋系肿瘤也对TKI有反应；而*FGFR1*重排相关的MPN或急性白血病预后不良，对TKI无反应。

二、一代测序技术

（一）历史沿革

一代测序技术又称为Sanger法测序或双脱氧末端终止法测序，是一种用于测定DNA核苷酸序列的链终止方法。该法由两届诺奖得主Laureate和其同事开发，并于1977年利用Sanger测序发表第一个完整的生物体基因组序列。1987年，美国的Leroy以及Michael建立了自动化Sanger测序流程，将荧光染料标记双脱氧核糖核酸（dideoxyribonucleotide triphosphate，ddNTP）代替放射性分子标记引入测序，且通过计算机直接分析毛细管电泳的数据，准确率高，沿用至今，仍是DNA测序技术的金标准。

（二）技术原理

1.Sanger测序技术原理

Sanger测序的核心原理是ddNTP缺乏将DNA连接在一起的磷酸二酯键所需的3-羟基基团（OH），因此结合导致链终止。通过在正常的PCR扩增体系中加入一定比例的ddNTP，可生成不同长度由特定ddNTP终止的片段。然后用毛细管电泳鉴定每个片段的终止碱基，并根据片段长度读取序列。

2.片段分析技术原理

基于毛细管电泳的一代测序仪同时也是一台片段分析仪，基本原理是用毛细管电泳分离荧光标记PCR扩增后的DNA片段，不同长度DNA片段可通过电泳分离，相同长度片段可通过不同荧光标记来区分，并通过分子量标准得到各DNA片段的大小，达到基因分型以及相对定量的目的。片段分析是一种功能强大的技术，具有简单、直接的工作流程，应用广泛，如突变检测、基因分型、短串联重复序列（short tandem repeat，STR）识别和基因表达谱分析。

（三）操作流程

一代测序操作流程见图23-25。

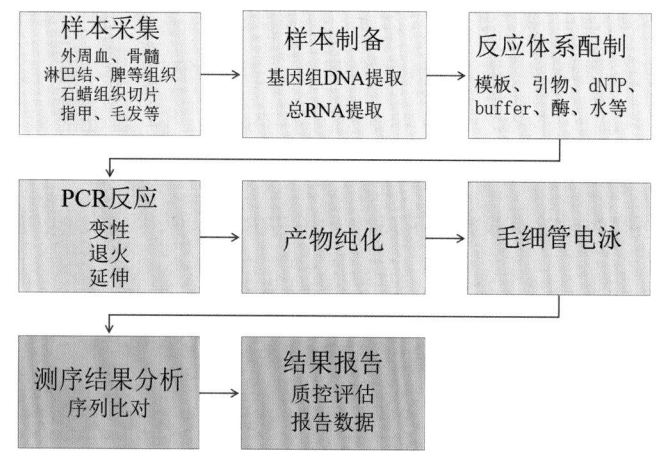

图23-25　一代测序操作流程图

（四）适应证

一代测序技术可用于血液肿瘤的指导靶向治疗、移植物植入鉴定、HLA基因分型检测等。由于其检测敏感性低、检测通量小，其在血液肿瘤的诊断分型、疗效判定、预后评估和MRD监测等方面的临床应用几乎被NGS所取代，目前，一代测序技术在该方面的应用可作为NGS技术的补充，主要用于某些特定基因的验证，如FLT3、CEBPA等。

1.指导靶向治疗

对于耐药的CML患者需要定期进行*BCR::ABL1*激酶突变检测明确ABL1基因是否出现耐药相关突变，并及时使用新一代TKI药物。吉瑞替尼作为第二代FLT3抑制剂，对FLT3-ITD和FLT3酪氨酸激酶结构域（FLT3-TKD）2种不同的突变具有抑制作用。主要用于治疗携带FLT3突变的复发或难治性（耐药）的AML成人患者。另外，在Ph-like ALL患者中，*ABL1*、*ABL2*、*CSF1R*和*PDGFRB*融合基因的存在可能对达沙替尼敏感、*EPOR*和*JAK2*重排可能对柔红霉素敏感、*ETV6::NTRK3*融合基因可能对克唑替尼敏感。

2.移植物植入鉴定

动态监测异基因造血干细胞移植（allo-HSCT）后不同免疫细胞亚群的嵌合状态，有利于预判移植物植入、减少疾病复发和移植物排斥、降低移植物抗宿主病（graft versus host disease，GVHD）发生风险。利用PCR技术结合毛细管电泳进行短串联重复序列（short tandem repeat，STR）分析移植物的嵌合率可用于鉴定移植物植入是否成功。

3.HLA基因分型检测

异基因造血干细胞移植成败的关键之一是供患者之间HLA配型匹配程度，匹配程度越差，发生GVHD概率越大，疾病越严重。以一代测序为基础的分型方法（SBT）是目前国际公认的HLA分型的金标准，分型结果为高分辨。临床上HLA配型主要检测HLA-A、HLA-B、HLA-C、DRB1、DQB1、DPB1等位点。

三、二代测序技术

（一）历史沿革

2005年Rothberg创立了454 Life Science公司，率先推出基于焦磷酸测序原理的Genome Sequencer 20高通量测序（high-throughput sequencing，HTS）系统，在测序史上具有里程碑意义，将测序推进到规模化进程，是高通量测序先行者。紧接着，2006年Illumina公司推出Solexa高通量测序系统，2007年Life Technologies公司推出SOLID高通量测序系统。上述3种高通量测序系统出现标志着新一代测序技术的诞生。

此外，高通量测序技术还包括2010年Life Technologies公司收购Ion Torrent后推出的Ion PGM/Ion Proton测序系统，以及华大基因收购美国Complete Genomics（CG）公司后于2014年推出的基于CG平台的BGISEQ-1000/500测序系统。通常将2005年出现的高通量测序技术称为第二代测序技术。高通量测序是对传统Sanger测序的革命性变革，解决了一代测序一次只能测定一条序列的限制，一次运行即可同时得到几十万到几百万条核酸分子的序列，因此也被称为新一代测序或第二代测序（next generation sequencing，NGS）。第二代测序技术的核心思想是边合成边测序或边连接边测序，即通过捕捉新合成的末端标记来确定DNA的序列。其最显著的特点是高通量和自动化。不同于第一代测序技术对模板进行体外克隆后进行单独反应，第二代测序技术将模板DNA打断成小片段并通过桥式PCR或乳液PCR对文库进行扩增，同时对几十万到几百万条DNA模板进行测序，所以高通量测序又称为大规模平行测序（massively parallel sequencing，MPS）。

（二）技术原理

二代测序平台有454、SOLiD、Ion Torrent、Solexa及BGI，不同的测序平台其测序原理不同。

1.454测序原理

将焦磷酸测序技术与乳液PCR及光纤芯片技术相结合，发展成大规模平行焦磷酸测序技术，实现测序过程的高通量。

2.SOLiD测序原理

使用比454平台更小的1 μm微珠进行乳液PCR扩增，以4种荧光标记寡核苷酸的连接反应实现测序，亦称为连接酶测序或两碱基测序。

3.Ion Torrent测序原理

基于离子半导体测序原理，仍然采用边合成边测序的理念，测序文库制备同454测序和SOLiD测序一样采用乳液PCR方法。

4.Solexa测序原理

基于单分子簇的边合成边测序技术，以桥式PCR扩增和可逆末端终止化学反应为原理的大规模平行测序。

5.BGI测序原理

采用非连续、非连锁组合探针-锚定分子链接（cPALTM）技术读取碱基序列。

（三）操作流程

1.样本采集与接收

对于不同临床检测项目，所需送检样本的类型和数量也不相同。通常白血病送检的样本类型是骨髓和外周血、淋巴肿瘤则是新鲜淋巴组织或者石蜡组织切片，而遗传性疾病可使用外周血、口腔拭子、毛发（带毛囊）等正常组织进行检测。

接收样本时，应注意样本是否使用正确的采集管，样本是否存在溶血、凝血、脂血以及破损的情况，并确认样本量是否足够。一般建议单个检测项目送检的样本量不低于1 mL，可根据患者白细胞数酌情减少或增加样本量。若同时检测多个检测项目，可合并送检样本。此外，一些特殊检测，比如进行疾病的MRD监测时，需要送检足量样本以保证检测灵敏度。对于大多数白血病患者来说，建议送检骨髓，若外周血中肿瘤负荷较高，可使用外周血替代骨髓；淋巴肿瘤送检组织样本，需注意选取肿瘤所在位置的组织，若不存在侵犯骨髓情况，则不建议送检骨髓；此外，石蜡包埋组织切片使用福尔马林固定的时间不宜过长（最好不要超过48 h），否则会造成后续提取的核酸质量下降，且在蜡片制作过程中一定要防止样本交叉污染。RNA检测项目建议样本采集后放置在PAXgene全血/骨髓RNA采集管中长途送检，以保证后续提取的RNA质量良好。

2.靶向基因测序（TGS）及全外显子组测序（WES）流程

TGS与WES整体原理相同，它们针对基因组中的特定区域定制探针并通过杂交捕获实现对目标DNA的富集，最终进行高通量测序。二者的主要区别在于WES会对基因组中全部外显子区域进行富集，而TGS只富集特定的目标基因。此外，二者的应用场景也有差异，WES是主要用来识别和研究与疾病相关的编码区及调控区域相关遗传突变的技术手段，而TGS的检测范围较为灵活可根据实际需求进行定制或调整。TGS及WES的主要操作流程如下。

（1）DNA提取：对原始样本进行质量评估（是否凝血、溶血、样本量等），再对样本进行编号排序，将样本按照标号加入样本槽使用全自动核酸提取仪进行提取。

（2）核酸质检：使用nanodrop仪器对DNA进行纯度检测，使用qubit仪器对DNA进行浓度检测，必要时使用片段分析仪进行片段分析。

（3）文库制备：对DNA进行定量定体积稀释及酶切打断，再对DNA片段进行末端修复、A尾添加、接头连接及连接产物纯化筛选，最后对文库进行扩增、纯化及质检。

（4）混库及杂交捕获：根据需求对多个文库进行混合，并使用蒸发仪浓缩至特定体积，将探针与文库进行PCR杂交，再对杂交后文库纯化、扩增，最后对扩增产物进行纯化、质检。

（5）上机测序：将构建好的文库按照固定浓度进行稀释，并对稀释后的文库进行变性，最后将样本转移至上机载体进行测序。

（6）生信分析：根据index信息拆分出各个样本的原始下机数据（raw data），以fastq格式存储，基于原始数据，依次完成数据质控（QC）、比对（alignment）、变异检测（SNP/InDel calling，copy number variation）等。

3.全转录组测序（WTS）流程

WTS又称RNA-seq，就是把mRNA、小RNA和非编码RNA（ncRNA）等全部RNA使用高通量测序技术进行测序分析的技术。对肿瘤样本进行总RNA的提取，去除核糖体RNA（rRNA）后，进行文库构建及测序。WTS主要操作流程如下。

（1）RNA提取：从保存于PAXgene Blood RNA Tube中的全血或者骨髓中提取总RNA并质检。

（2）RNA纯化：去除核糖体RNA（rRNA）并使RNA片段化。

（3）文库制备：合成双链cDNA（先后合成cDNA第一链与第二链），而后进行末端修复及dA-tailing-UMI接头连接，再用磁珠纯化连接产物，并进行PCR扩增及纯化。

（4）混库：同上。

（5）上机测序：同上。

（6）生信分析：同上。

4.BCR/TCR重排MRD测序

MRD测序对治疗前肿瘤样本中的BCR/TCR基因进行多重PCR扩增和测序分析，

确定肿瘤克隆，然后在治疗后样本中检测肿瘤克隆负荷水平，准确评估MRD水平。BCR/TCR重排MRD测序主要操作流程如下。

（1）DNA提取：提取DNA并使用Qubit™ dsDNA BR Assay Kit对DNA样品进行浓度检测，使用2%琼脂糖凝胶电泳对DNA样品进行完整性检测，要求DNA完整无降解。

（2）目标区域多重PCR：据DNA总量及检测灵敏度要求，确定建库DNA起始量。使用多重PCR引物体系对DNA进行目标区域PCR扩增（此步需添加阳性与阴性对照）。

（3）样本Index PCR：对上步中的纯化后的PCR产物进行第二轮PCR引入测序接头序列和文库标签Index。

（4）文库QC：使用Qubit™ dsDNA HS Assay Kit对文库进行浓度检测，使用1.5%琼脂糖凝胶对文库进行电泳检测，阳性参照可见明显的250~500bp左右目标条带，阴性应无条带产生或只有200bp以下的引物二聚体。

（5）上机测序：同上。

（6）生信分析：同上。

5.质量控制

二代测序的检测步骤多、操作复杂以及周期较长，质量控制极为关键，以下要点必须严格遵守。

（1）实验操作过程需要严格按照SOP进行，实验过程需要双人复核，关键步骤必须进行拍照摄像。

（2）实验操作过程必须在生物安全柜中进行或尽量用自动工作站完成，注意核对每一步的样本管编号，避免混用和产生交叉污染。

（3）整个实验过程中避免多管同时开盖操作，进行开盖操作实验时，尽量缩短开盖与空气接触的时间。

（4）实验过程中如发生手套污染或疑似污染，操作人员应立即更换新的手套。

（5）测序文库必须满足定性和定量的要求，如出现失控情况，需要根据实际情况，是核酸提取过程中被污染，或是核酸提取质量差，或是文库构建过程中操作不当等情况，选择重新提取或重新建库等。

（四）适应证

1.血液肿瘤的应用

NGS技术包括TGS、WES、WGS和WTS，这些技术均可临床应用于血液肿瘤的诊断分型、预后分层、治疗方案选择和MRD监测。由于WGS成本较高，目前临床应用主要限于TGS（血液肿瘤相关基因突变）、WES（血液遗传病相关基因突变）和

WTS（血液肿瘤相关基因融合及基因表达）。

（1）诊断分型：某些血液肿瘤的诊断，离不开TGS的突变谱检测，如对骨髓增殖性疾病（MPN）TGS检测，可以诊断真性红细胞增多症（PV）、原发血小板增多症（ET）和原发性骨髓纤维化（PMF）。AML和MDS的分型离不开TGS检测，如AML的NPM1亚型、bZIP-CEBPA亚型、TP53亚型等，MDS的SF3B1亚型、TP53等亚型。通过WTS检测罕见和新发现的融合基因，可以诊断罕见和新发现的AML、ALL、MPN等。常见血液肿瘤突变基因panel及结构异常见表23-12。某些非血液肿瘤的诊断和排除，也需要TGS检测，如意义不明的克隆造血（CHIP）、意义不明的克隆性血细胞减少（CCUS）、再生障碍性贫血（AA）、阵发性睡眠性血红蛋白尿（PNH）等。

表23-12 常见血液肿瘤突变基因和结构异常

疾病种类	突变基因	结构变异
MDS 和 MDS/MPN	*ASXL1*，*BCOR*，*BCORL1*，*CBL*，*CEBPA*，*CSF3R*，*DDX41*，*DNMT3A*，*ETV6*，*ETNK1*，*EZH2*，*FLT3-ITD*，*FLT3-TKD*，*GATA2*，*GNB1*，*IDH1*，*IDH2*，*JAK2*，*KIT*，*KRAS*，*KMT2A-PTD*，*NF1*，*NPM1*，*NRAS*，*PHF6*，*PPM1D*，*PRPF8*，*PTPN11*，*RAD21*，*RUNX1*，*SAMD9*，*SAMD9L*，*SETBP1*，*SF3B1*，*SRSF2*，*STAG2*，*TET2*，*TP53*，*U2AF1*，*UBA1*，*WT1*，*ZRSR2*	
MPN 和肥大细胞增多症	*ASXL1*，*CALR*，*CBL*，*CSF3R*，*DNMT3A*，*EZH2*，*IDH1*，*IDH2*，*JAK2*，*KIT*，*KRAS*，*MPL*，*NRAS*，*PTPN11*，*RUNX1*，*SETBP1*，*SF3B1*，*SH2B3*，*SRSF2*，*TET2*，*U2AF1*，*ZRSR2*	*BCR::ABL1*
嗜酸细胞增多症	*ASXL1*，*CBL*，*DNMT3A*，*EZH2*，*KRAS*，*NRAS*，*NRAS*，*RUNX1*，*SF3B1*，*SRSF2*，*STAT5B*，*TET2*，*U2AF1*	*BCR::ABL1*，*FGFR1::R*，*FLT3::R*，*JAK2::R*，*PDGFRA::R*，*PDGFRB::R*
AML	*ASXL1*，*BCOR*，*CEBPA*，*DDX41*，*EZH2*，*FLT3-ITD*，*FLT3-TKD*，*IDH1*，*IDH2*，*NPM1*，*RUNX1*，*SF3B1*，*SRSF2*，*STAG2*，*TP53*，*U2AF1*，*ZRSR2*（必要的） *ANKRD26*，*BCORL1*，*BRAF*，*CBL*，*CSF3R*，*DNMT3A*，*ETV6*，*GATA2*，*JAK2*，*KIT*，*KRAS*，*NRAS*，*NF1*，*PHF6*，*PPM1D*，*PTPN11*，*RAD21*，*SETBP1*，*TET2*，*WT1*（推荐的）	*BCR::ABL1*，*CBFB::MYH11*，*DEK::NUP214 MECOM::R*，*KMT2A::R*，*NUP98::R*，*RUNX1::RUNX1T1*，*PML::RARA*
B-ALL	*CREBBP*，*CRLF2*，*FLT3*，*IDH1*，*IDH2*，*IKZF1*，*IL7R*，*JAK1*，*JAK2*，*JAK3*，*KMT2D*，*KRAS*，*NF1*，*NRAS*，*PAX5*，*PTPN11*，*SETD2*，*SH2B3*，*TP53*	*ABL1::R*，*ABL2::R*，*CRLF2::R*，*CSF1R::R*，*DUX4::R*，*EPOR::R*，*ETV6::R*，*JAK2::R*，*KMT2A::R*，*MEF2D::R*，*NUTM1::R*，*PAX5::R*，*PDGFRA::R*，*PDGFRB::R*，*TCF3::R*，*ZNF384::R*
T-ALL	*DNMT3A*，*ETV6*，*EZH2*，*FBXW7*，*FLT3*，*IDH1*，*IDH2*，*IL7R*，*JAK1*，*JAK3*，*KRAS*，*MSH2*，*NOTCH1*，*NRAS*，*PHF6*，*PTEN*，*U2AF1*，*WT1*	*BCL11B::R*，*LMO2::R*，*MYB::R*，*NUP::ABL1*，*NUP214::R*，*STIL::R*，*TAL::R*，*TLX1::R*，*TLX3::R*

疾病种类	突变基因	结构变异
淋巴瘤	*ASXL1*、*ATM*、*BCL2*、*BCOR*、*BIRC3*、*BRAF*、*B2M*、*CARD11*、*CCND3*、*CCR4*、*CDKN2A*、*CDKN2B*、*CD28*、*CD79A*、*CD79B*、*CREBBP*、*CXCR4*、*DNMT3A*、*EP300*、*EZH2*、*FYN*、*GNAI2*、*JAK1*、*JAK2*、*JAK3*、*ID3*、*IDH2*、*IL4R*、*IRF4*、*IRF8*、*ITPKB*、*KLF2*、*KMT2D*、*MAP2K1*、*MEF2B*、*MYC*、*MYD88*、*NFKBIE*、*NOTCH1*、*NOTCH2*、*NSD2*、*PIK3CD*、*PIM1*、*PLCG1* *PTPRD*、*RHOA*、*SETD2*、*SF3B1*、*SOCS1*、*STAT3*、*STAT5B*、*STAT6*、*TCF3*、*TNFAIP3*、*TNFRSF14*、*TET2*、*UBR5*、*XPO1*	*ALK::R*、*BCL2::R*、*BCL6::R*、*BCL10::R*、*CCND1::R*、*CCND2::R*、*CCND3::R*、*CD274::R*、*CD28::R*、*CIITA::R*、*ERBB4::RFOXP1::R*、*FRK::R*、*FYN::TRAF3IP2*、*IGH::R*、*IRF4::R*、*ITK::SYK*、*ITK::FER*、*JAK2::R*、*MALT1::R*、*ROS1::R*、*TP63::R*、*TYK2::R*、*VAV1::R*
多发性骨髓瘤（推荐 D138＋磁珠分选）	*ARID1A*、*ARID2*、*ATM*、*BCL7A*、*BIRC3*、*BRAF*、*BRCA1*、*BRCA2*、*CARD11*、*CSF3R*、*CXCR4*、*CYLD*、*DIS3*、*DNMT3A*、*EGFR*、*EP300*、*FAM46C*、*FAT4*、*FGFR3*、*H1-4*、*HRAS*、*HUWE1*、*IDH1*、*IDH2*、*IKZF3*、*IRF4*、*KDM6A*、*KMT2B*、*KMT2D*、*KRAS*、*MAX*、*MYC*、*MYD88*、*NRAS*、*PIK3CA*、*PRDM1*、*PRKD2*、*PSMB5*、*PTPN11*、*RB1*、*SETD2*、*SETDB1*、*SF3B1*、*SOCS1*、*SP140*、*SPEN*、*STAT3*、*TENT5C*、*TET2*、*TNFAIP3*、*TP53*、*TRAF3*、*UBE2A*、*UBR5*、*WHSC1*、*XBP1*	*CCND1::IGH*、*IGH::MAF*、*NSD2::IGH*、*MYC::R*

（2）预后分层：髓系血液肿瘤的危险度分层，离不开 TGS 检测。根据 2022 年 ELN 对于 AML 的预后分层，*NPM1* 突变不伴 *FLT3-ITD*、*CEBPA* bZIP 结构域的框内突变为预后良好组；*NPM1* 突变伴 *FLT3-ITD*、野生型 *NPM1* 伴 *FLT3-ITD*（不存在其他不良预后的遗传学异常）为预后中等组；伴 *ASXL1*、*BCOR*、*EZH2*、*RUNX1*、*SF3B1*、*SRSF2*、*STAG2*、*U2AF1* 和/或 *ZRSR2* 基因突变、*TP53* 基因突变（VAF 大于或等于 10%）为预后不良组。

MDS 的分子遗传学预后模型 IPSS-M 整合了 32 种 MDS 相关基因突变，与 R-IPSS 预后分类模型相比，IPSS-M 显著优化了 MDS 的预后分层。

目前 MPN 中的 PV、ET 和 PMF 预后模型中均整合了 MPN 相关突变基因。在 MPN 中，最为常见的三个基因突变为 *JAK2*、*CALR* 和 *MPL*，不同的基因突变组合在不同亚型 MPN 中具有不同预后意义，具体如下。

1）PMF 预后良好或生存率高：*CALR* 突变与 *JAK2* 突变和 *JAK2*、*MPL* 与 *CALR* 基因均未突变的"三阴" *PMF* 相比，总生存期更高；与 *JAK2* 突变相比，血栓形成风险更低；*CALR* 突变不伴 *ASXL1* 突变患者生存期中位数 10.4 年。

2）PMF 预后中等：*JAK2* V617F 突变或 *MPL* W515L/K 突变与 *CALR* 突变相比，预后中等且血栓形成风险更高；*CALR* 与 *ASXL1* 基因均突变或 *CALR* 与 *ASXL1* 均未突变 PMF 患者生存期中位数 5.8 年。

3）PMF 预后不良或生存率降低："三阴"患者与 *JAK2* 突变和/或 *CALR* 突变 PMF 患者相比，无白血病生存率更低，与 *CALR* 突变 PMF 患者相比，总生存率（OS）降低；*ASXL1* 或 *IDH1/2* 突变与造血干细胞移植后较低 OS、无白血病生存率以及无进展生存率（progression-free survival，PFS）独立相关；*CALR* 未突变伴 *ASXL1* 突变患者生存期中位数 2.3 年；*EZH2*、*RAS* 或 *SRSF2* 基因突变与 OS 降低相关；*U2AF1*、*DNMT3A* 或 *CBL* 基因突变与接受异基因造血干细胞移植的骨髓纤维化患者 OS 降低相关；*U2AF1* Q157 突变与 *U2AF1* S34 突变或 *U2AF1* 未突变 PMF 患者相比，OS 较低；*TP53* 突变与白血病转化相关。

4）PV 预后良好或生存率高：*CALR* 突变与 *JAK2* 突变 ET 相比，*CALR* 突变患者血栓形成风险更低。

5）PV 预后中等：与 *JAK2* V617F 突变 PV 相比，*JAK2* EXON12 突变 PV 患者在诊断时年龄更小，平均血红蛋白/红细胞压积增加，平均白细胞和血小板计数降低。但是，这两种 *JAK2* 突变在血栓形成率、骨髓纤维化或白血病转化以及死亡均相似。

6）PV 预后不良或生存率降低：*TP53* 突变与无白血病生存率降低相关；*ASXL1*、*SH2B3*、*IDH1/2*、*U2AF1*、*SRSF2*、*SF3B1*、*EZH2*、*TP53*、*RUNX1* 基因中存在一种及以上不良突变则与 OS 降低相关，且与年龄和核型无关；*U2AF1* 或 *SF3B1* 基因突变影响无骨髓纤维化患者生存；*EZH2* 和 *RUNX1* 基因突变影响无白血病生存率。

（3）治疗方案选择：髓系血液肿瘤的预后分层不同，治疗方案的选择完全不同。如低危 AML，首选化疗，并根据治疗后预后评估可不选择造血干细胞移植（HSCT）；但中高危 AML 患者，诱导治疗缓解后，首选 HSCT。低危 MDS 患者，以缓解症状，提高生活质量和延缓向高危 MDS 转化为主，采用的治疗方法以支持治疗、免疫调节、去甲基化药物治疗为主；而高危 MDS 则以消除恶性肿瘤细胞，延缓其向 AML 转化为主，只能采用化疗、靶向治疗、HSCT 等。此外，髓系血液肿瘤的靶向治疗，离不开 TGS 检测。如 AML 的 FLT3 抑制剂、IDH 抑制剂、MPN 的 JAK2 抑制剂等。

（4）MRD 监测：血液肿瘤中 *NPM1*、*DNMT3A*、*IDH1/2* 等基因突变，可以采用 RQ-PCR 和 dPCR 方法等替代方法进行 MRD 监测。由于复发时某些突变频繁丢失或获得，不建议使用 *FLT3-ITD*、*FLT3-TKD*、*NRAS*、*KRAS*、*IDH1*、*IDH2*、*MLL-PTD* 和 *EVI1* 的表达水平作为 MRD 的单一标志物。

2018 年美国食品和药品监督管理局（FDA）批准一款 ClonoSEQ 检测试剂盒，该试剂盒通过 NGS 技术，检测 BCR/TCR 重排，用于急性淋巴细胞白血病（ALL）和多发性骨髓瘤（MM）的 MRD 检测，其优点是应用范围广、几乎所有患者均可检测、特异性好、敏感性高，可达到 10^{-6}，可采用外周血检测；缺点是检测时间长、费用偏高、需要初诊患者对照检测。

2021 年 ELN 推荐采用去错-TGS 配合 FCM 检测 AML 患者 MRD，检测下限为 10^{-3}。其优点是准确性高，可同时检测多种突变基因的动态变化，缺点也是检测时间长，费用偏高。此外，TGS 也可检测其他髓系血液肿瘤，如 MDS、MPN 的克隆演变，依此辅助判定患者的疾病进展、恶性转化过程。

2.胚系家族易感突变筛查

致病胚系家族易感突变导致的血液肿瘤约占0.42%。其中髓系肿瘤占大多数，少数可发生在淋系和浆细胞肿瘤。约30%胚系家族易感突变导致的血液肿瘤患者有肿瘤或遗传病家族史，但并非所有的胚系易感突变都致病。胚系易感突变是否具有致病性，需要根据美国医学遗传学和基因组学学会（ACMG）以及分子病理学协会（AMP）发布的种系遗传变异解释指南，由美国国立卫生研究院（NIH）资助的临床基因组资源（ClinGen）联盟进行进一步序列变异致病性评价。WHO发布的2017年第4版修订版造血淋巴系统肿瘤分类中，胚系易感相关髓系肿瘤亚型分三大类，第一类是由 *CEBPA* 和 *DDX41* 胚系异常引起的无血小板异常和脏器功能失调的髓系肿瘤；第二类是由 *RUNX1*、*ANKRD26* 和 *ETV6* 胚系异常引起的伴血小板异常的髓系肿瘤；第三类是 *GATA2* 胚系异常或伴有其他脏器功能障碍（骨髓衰竭综合征、端粒生物学障碍、努南综合征及唐氏综合征等）的髓系肿瘤。临床工作中，对于疑似下列血液肿瘤的患者建议接受胚系易感突变基因筛查：①有两种或两种以上肿瘤患者。②TGS检测出胚系易感突变基因且VAF大于30%。③两代以内至少有一种肿瘤或遗传病家族史。筛查标本首选毛囊或指甲，不建议选择唾液或口腔咽拭子。筛查时间在治疗前和移植前。筛查对象除了患者本人，还应包括可能提供骨髓的供者亲属，其目的是要避免输给移植患者带有胚系易感突变基因的供体。

第五章

血液病理综合诊断

从19世纪开始至今，病理学尤其血液病理学经过了漫长发展历程，同时也取得了巨大进步。不仅通过染色对组织切片和体液标本进行形态观察，还对血液、骨髓和淋巴结等病变认识更加清晰，奠定了形态学作为血液病理诊断基石的重要地位，而且在过去的几十年里，随着免疫组化、流式细胞术、遗传学及分子生物学等现代技术的蓬勃发展，人们对血液疾病的认识更加深入，也为血液病理诊断在传统形态学基础上增加了新的诊断维度，使血液病理的诊断方法及诊断模式发生巨大转变，由最初单纯的"形态学诊断"，逐步发展为基于形态学（morphology）、免疫学（immunology）、细胞遗传学（cytogenetics）和分子生物学（molecular biology）的"MICM"多学科整合诊断模式（MDT to HIM），为临床提供更精确的诊断分型、治疗指导和预后评估等信息，血液疾病也随之进入精准诊疗时代。

从方法学角度，形态学仍然是血液疾病诊断最经典、最基本的方法，也是首选方法。一方面，独特的形态学特征对于某些疾病的诊断具有决定性的提示意义，因此，通过对器官组织结构和细胞形态的观察，可行初步形态学诊断；另一方面，基于形态学观察，为下一步检测提供方向，其他辅助检查（如免疫表型分析、分子遗传学检测等）也必须在形态分析基础上才能合理选择、使用和解读。形态学包括细胞形态学（外周血和骨髓涂片）和组织形态学（骨髓活检、淋巴结活检等），两者在骨髓形态诊断中的作用各有所侧重。骨髓涂片主要用于评估各系列、各阶段细胞的比例和单个细胞形态细节，尤其是粒系、红系和单核系细胞的识别、区分及观察有无形态发育异常等；而骨髓活检则更侧重于骨髓增生程度、造血细胞的组织形态（分布及形态等），尤其是巨核细胞的分布和形态、非造血细胞、间质成分、骨小梁变化等内容的观察。二者互相补充、相辅相成，缺一不可，联合使用可提高疾病诊断率，减少误诊和漏诊。

免疫表型检测用于确认细胞的系列和阶段、判断肿瘤的免疫表型，进而进行疾病的诊断和分型，是大部分血液病诊断的关键客观指标，也是应用最广泛的辅助检测方法，包括免疫组化与流式两种方法。流式细胞术具有敏感性高、特异性强、检测周期短、抗体种类丰富、适用标本类型多样、可定性和定量、克隆性检测及微小残留病监测等诸多优势，在血液病诊断中发挥无可比拟的作用，尤其在急性白血病、某些类型淋巴瘤（如小B细胞类淋巴瘤、T/NK细胞淋巴瘤等）。但该法同时存在一定局限性，最大弱点在于无法与组织形态学相结合分析，除此之外，对标本要求高（必须新鲜标本）等特点也致应用局限性；免疫组化最大特点是可在组织原位进行标记，将免疫表型与形态学相结合分析做出明确诊断。因此，在血液病诊断中，两种方法可相互补充。

随着血液病学发展，遗传学和分子生物学检测在血液病诊断中的地位日益提升，该领域技术不仅用于疾病诊断分型、危险度分层、预后评估和MRD监测，也为靶向治疗及病理生理机制研究提供重要依据，使血液病理进入精准诊疗时代。常用方法包括染色体核型（R带、G带）分析、荧光原位杂交（FISH）、比较基因组杂交、PCR、多重PCR、数字PCR、基因测序（一代测序、NGS等）和基因芯片等。

另需特别强调的是，独特的临床特征对于某些血液疾病而言，也是重要的确诊和分型依据，因此，临床医生有义务也有责任为病理医师提供必要且详尽的临床信息，如患者年龄、性别、症状体征、病变部位、临床病史、治疗史、相关病原学、影像学及其他实验室检查结果等，而病理医生也必须将必要的临床信息融入整合诊断中，必要时可行临床—病理多学科讨论。

从疾病的角度，各种方法学在不同疾病诊断中的重要性不尽相同。如急性白血病，精确诊断与分型除了基本形态学和免疫表型评估外，遗传学和分子生物学检测尤为重要，也是必要检测项目；对淋巴瘤的诊断，目前仍是以形态学和免疫表型检测为最主要方法，几乎所有淋巴瘤均需进行病理组织学检查和免疫表型检测方能确诊，只有部分特殊或疑难病例的诊断和鉴别诊断需辅以如PCR、FISH等其他必要的分子或遗传学检测；骨髓增殖性肿瘤的诊断主要依赖于形态学、遗传学和/或分子生物学检测，免疫表型检测通常没有必要，除非发生急性白血病转化；骨髓增生异常综合征这组疾病的特点决定了其诊断时应在形态学和遗传学检查为主的基础上，尽可能多地结合细胞化学、分子生物学、临床病史等多方面信息以明确诊断。简言之，血液病理诊断方法和检测项目众多，诊断时并非项目越多越好，而应根据疾病类型和特点不同，有针对性、动态地选择必要且有效的辅助检查。

总之，不同的血液病在形态学、免疫表型、遗传学及分子生物学等方面具有各自独有的特征，而不同学科、不同方法学在诊断中又具有各自的优缺点，因此，没有任何一个"金标准"可定义所有疾病，诊断时既要恰当选择相应检测方法，也要对包括临床信息在内的各项检测结果进行全面评估和信息整合，尤其在检测结果完全不一致或临床与病理不符时，能合理解释和解读，进而按国际规范给出最终综合诊断。如为特殊/疑难病例，可在诊断结果中进行讨论和小结，并附上必要参考文献，便于临床理解。因此，一份合格血液病理综合诊断报告内容应包含以下要素：①基本信息：包括患者年龄、性别、取材部位、临床疑诊、送检科室、取材时间等。②标本大体情况：如大小、长短、切面质地等。③镜下形态学描述：应详尽，重点突出疾病特点。④必要的辅助检查结果：包括特殊染色、免疫组化、流式免疫分型、遗传学及分子生物学等检查结果。⑤诊断结果：应将临床信息及病理相关检查结果进行整合，按照国际标准/规范出具最终综合诊断结果，可包括必要的讨论、参考资料及相关的建议。⑥医师签名及报告时间。最终呈现"一个患者、一个诊断、一份报告"。

参考文献

1. Levan A. Chemically induced chromosome reactions in Allium cepa and vicia faba. Cold Spring Harb Symp Quant Biol，1951，16：233-243.

2. Hsu T C. Mammalian chromosomes in vitro Ⅰ：The karyotype of man. J Hered，1952，43：167-172.

3. Tjio J H，Levan A. The chromosome number of man. Hereditas，1956，42：1-6.

4. Nowell P C，Hungerford D A. A minute chromosome in human chronic granulocytic leukemia. Science，1960，32：1497-1501.

5. Caspersson T，Zech L，Johansson C，et al. Identification of human chromosomes by DNA-binding fluorescent agents. Chromosoma，1970，30（2）：215-227.

6. Seabright M. A rapid banding technique for human chromsomes. Lancet，1971，2（7731）：971-972.

7. Dutrillaux B，Lejeune J. Surune nouvelle technique d'analyse du caryotype humain. C R Acad Hebd Seances Acad Sci D，1971，272（20）：2638-2640.

8. Yunis J J. High resolution of human chromosome. Science，1976，191（4233）：1268-1270.

9. Mullis K B. The unusual origin of the polymerase chain reaction. Sci Am，1990，262（4）：56-61，64-65.

10. Wang J，Wiess L，Chang K，et al. Diagnostic utility of bilateral bone marrow examination：Significance of morphologic and ancillary technique study in malignancy. Cancer，2002，94（5）：1522-1531.

11. 中华医学会.临床技术操作规范.病理学分册.北京：人民军医出版社，2004.

12. 陈辉树、杜心垆.我国血液病理学研究50年的回顾.中华病理学杂志，2005，34（9）：553-555.

13. Clinical and Laboratory Standards Institute. Clinical flow cytometric analysis of neoplastic hematolymphoid cells：approved guidelines-second edition. USA，CLSI document H43-A2，2007.

14. Lee S H，Erber W N，Porwit A，et al. ICSH guidelines for the standardization of bone marrow specimens and reports. Int J Lab Hematol，2008，30（5）：349-364.

15. 王哲、王瑞安.外科病理取材图解指南（第二版）.西安：第四军医大学出版社，2009.

16. Williams P M. The beginnings of real-time PCR. Clin Chem，2009，55（4）：833-834.

17. Erber W N. Diagnostic techniques of hematological malignancies. New York. UK：Cambridge University Press，2010.

18. 陈辉树.骨髓病理学.北京：人民军医出版社，2010.

19. 中华医学会血液学分会实验诊断血液学学组.血细胞形态学分析中国专家共识（2013年版）.中华血液学杂志，2013，34（6）：558-560.

20. 中华医学会血液学分会实验诊断血液学学组.血液病细胞-分子遗传学检测中国专家共识（2013年版）.中华血液学杂志，2013，34（8）：733-736.

21. Min S，Matthew J C，Patricia A，et al. Improved detection rate of cytogenetic abnormalities in chronic lymphocytic leukemia and other mature B-Cell neoplasms with use of CpG-Oligonucleotide DSP30 and interleukin 2 stimulation. Am J Clin Pathol，2013，139（5）：662-669.

22. Morley A A. Digital PCR：A brief history. Biomol Detect Quantif，2014，1（1）：1-2.

23. Roberts K G，Li Y，Payne-Turner D，et al. Targetable kinase-activating lesions in Ph-like acute lymphoblastic leukemia. N Engl J Med，2014，371（11）：1005-1015.

24. Jensen E. Technical review：In situ hybridization. Anat Rec（Hoboken）.2014，297（8）：1349-1353.

25. Kenneth K，Marshall L，Josef P，et al. Williams Hematology 9th ed. New York：McGraw-Hill Professional Press，2015.

26. 中国免疫学会血液免疫分会临床流式细胞术学组.CD34阳性细胞绝对计数的流式细胞术测定指

南.中华血液学杂志，2015，36（7）：539-546.

27. Kaunitz J D. The discovery of PCR：ProCuRement of divine power. Dig Dis Sci. 2015，60（8）：2230-2231.

28. Daniel A Arber，Attilio Orazi，Robert Hasserjian，et al. The 2016 revision to the World Health Organization classification of myeloid neoplasms and acute leukemia. Blood. 2016，127（20）：2391-2405.

29. Swerdlow S H，Campo E，Pileri S A，et al. The 2016 revision of the World Health Organization classification of lymphoid neoplasms. Blood. 2016，127（20）：2375-2390.

30. 刘恩彬，蔺亚妮，王慧君，等.血液肿瘤的综合诊断.中华血液学杂志，2016，37（1）：83-86.

31. 中国抗癌协会血液肿瘤专业委员会.流式细胞学在非霍奇金淋巴瘤诊断中的应用专家共识.中华病理学杂志，2017，46（4）：217-222.

32. 肖志坚，王建祥.嗜酸粒细胞增多症诊断与治疗中国专家共识（2017年版）.中华血液学杂志，2017，38（7）：561-565.

33. 中国免疫学会血液免疫分会临床流式细胞术学组.多参数流式细胞术检测急性白血病及浆细胞肿瘤微小残留病中国专家共识（2017年版）.中华血液学杂志，2017，38（12）：1001-1011.

34. Swerdlow S H，Campo E，Harris N L，et al. WHO Classification of tumours of haematopoietic and lymphoid tissues. revised 4th ed. Lyon，France：IARC Press，2017.

35. Jaffe E S，Arber D A，Campo E，et al. Hematopathology.Second Edition.Philadelphia，USA：ELSEVIER Press，2017.

36. Flores-Montero J，Sanoja-Flores L，Paiva B，et al. Next generation flow for highly sensitive and standardized detection of minimal residual disease in multiple myeloma. Leukemia，2017，31（10）：2094-2103.

37. 李金明.高通量测序技术.北京：科学出版社，2018.

38. Andrea I，Iuri M D，Robert S，et al. ICCS/ESCCA consensus guidelines to detect GPI-deficient cells in Paroxysmal Nocturnal Hemoglobinuria（PNH）and related disorders Part 3-Data Analysis，reporting and case studies. Cytometry Part B：Clinical Cytometry，2018，94（1）：49-66.

39. ClonoSEQ cleared for residual cancer testing. Cancer Discov，2018，8（12）.

40. 淋巴瘤病理诊断规范项目组.淋巴组织肿瘤病理诊断规范.中华病理学杂志，2019，48（5）：346-349.

41. 董晓燕，李玉龙，姜丽，等.髓过氧化物酶表达与急性髓系白血病基因突变和预后的相关性研究.中华血液学杂志，2019，40（1）：40-45.

42. 中国免疫学会血液免疫分会临床流式细胞术学组.白血病/淋巴瘤免疫分型检测质量控制指南.检验医学，2019，34（4）：285-299.

43. 中国抗癌协会血液肿瘤专业委员会，中华医学会血液学分会白血病淋巴瘤学组.多发性骨髓瘤遗传学检测专家共识.中华医学遗传学杂志，2019，36（2）：99-102.

44. Haas B J，Dobin A，Li B，et al. Accuracy assessment of fusion transcript detection via read-mapping and de novo fusion transcript assembly-based methods. Genome Biol. 2019，20（1）：213-228.

45. Kennedy A L，Shimamura A. Genetic predisposition to MDS：clinical features and clonal evolution. Blood. 2019，133（10）：1071-1085.

46. Calvo K R，Braylan R C. Advances in diagnostic hematopathology. Semin Hematol. 2019，56（1）：1.

47. 中华医学会血液学分会.慢性髓性白血病中国诊断与治疗指南（2020年版）.中华血液学杂志，2020，41（5）：353-364.

48. 王建祥，肖志坚，邱录贵，等.血液系统疾病诊疗规范（第二版）.北京：中国协和医科大学出版社，2020.

49. 王建祥，肖志坚，沈志祥，等.邓家栋临床血液学（第二版）.上海：上海科学技术出版社，2020.

50. Michael W D，Neil P S，Jessica K A，et al. Chronic myeloid leukemia，version 2.2021，NCCN clini-

cal practice Guidelines in oncology. J Natl Compr Canc Netw. 2020，18（10）：1385-1415.

51. Hochhaus A，Baccarani M，Silver R T，et al. European LeukemiaNet 2020 recommendations for treating chronic myeloid leukemia. Leukemia，2020，34（4）：966-984.

52. 中国免疫学会血液免疫分会临床流式细胞术学组.阵发性睡眠性血红蛋白尿症流式细胞术检测中国专家共识（2021年版）.中华血液学杂志，2021，42（4）：281-287.

53. 中国抗癌协会血液肿瘤专业委员会，中华医学会血液学分会白血病淋巴瘤学组.中国成人急性淋巴细胞白血病诊断与治疗指南（2021年版）.中华血液学杂志，2021，42（9）：705-716.

54. 中华医学会血液学分会实验诊断学组.急性髓系白血病微小残留病检测与临床解读中国专家共识（2021年版）.中华血液学杂志，2021，42（11）：889-897.

55. Gina Z，Marcello V. Affiliations expand Cytomorphology of normal，reactive，dysmorphic，and dysplastic mega-karyocytes in bone marrow aspirates. Int J Lab Hematol. 2021，43，Suppl.1：23-28.

56. Pollyea D A，Bixby D，Perl A，et al. NCCN guidelines insights：acute myeloid leukemia，version 2.2021. J Natl Compr Canc Netw，2021，19（1）：16-27.

57. Michael Heuser，Sylvie D Freeman，Gert J Ossenkoppele，et al. 2021 Update on MRD in acute myeloid leukemia：a consensus document from the European LeukemiaNet MRD Working Party. Blood，2021，138（26）：2753-2767.

58. 郑湧智，郑浩，陈再生，等.二代测序技术检测儿童急性淋巴细胞白血病的基因突变谱及其预后意义.中华血液学杂志，2022，43（1）：19-25.

59. 中国临床肿瘤学会指南工作委员会.淋巴瘤诊疗指南（2022）.北京：人民卫生出版社，2022.

60. Baccini V，Baseggio L，Brouzes C，et al. Perls′ Stain guidelines from the French-Speaking Cellular Hematology Group（GFHC）. Diagnostics（Basel），2022，12（7）：1698-1707.

61. Pizzi M，Binotto G，et al. Of drills and bones：giovanni ghedini and the origin of bone marrow biopsy. Br J Haematol，2022，198（6）：943-952.

62. Greenberg P L，Stone R M，Al-KaliA，et al. NCCN guidelines® insights：myelodysplastic syndromes，version 3.2022. J Natl Compr Canc Netw，2022，20（2）：106-117.

63. Saygin C，Cannova J，Muffly L，et al. Measurable residual disease in acute lymphoblastic leukemia：methods and clinical context in adult patients. Haematologica，2022，107（12）：2783-2793.

64. Duncavage E J，Bagg A，Hasserjian R P，et al. Genomic profiling for clinical decision making in myeloid neoplasms and acute leukemia. Blood，2022，140（21）：2228-2247.

65. De Leval L，Alizadeh A A，Bergsagel P L，et al. Genomic profiling for clinical decision making in lymphoid neoplasms. Blood，2022，140（21）：2193-2227.

66. Döhner H，Wei A H，Appelbaum F R，et al. Diagnosis and management of AML in adults：2022 recommendations from an international expert panel on behalf of the ELN. Blood，2022，140（12）：1345-1377.

67. Arber D A，Orazi A，Hasserjian R P，et al. International consensus classification of myeloid neoplasms and acute leukemias：integrating morphologic，clinical，and genomic data. Blood，2022，140（11）：1200-1228.

ICG 导航技术

❖ 吲哚菁绿　导航始主 ❖

❖ 点亮口瘤　示踪有补 ❖

❖ 胃癌定位　光览识途 ❖

❖ 肠瘤吻漏　借光相助 ❖

❖ 肝荧互照　刀至病除 ❖

第一章

吲哚菁绿引导口腔癌手术

　　口腔癌严重威胁着人类健康，根据 Global Cancer Statistics 2020 年数据显示，全球新发口腔癌病例约 37.77 万人，死亡 17.78 万人。国内最新统计数据显示，口腔癌每年新发人数达到 3.2 万人，死亡人数达 1.6 万人。口腔黏膜鳞状细胞癌（oral squamous cell carcinoma，OSCC）占口腔癌瘤中的 80%~90%。目前，手术仍是治疗 OSCC 的主要方法，但近 30 年来 OSCC 的 5 年生存率并无显著提高，约为 60%。局部及区域复发是治疗失败的主要原因。因此，如何提高 OSCC 外科治疗精准性越发受到关注。

　　吲哚菁绿（indocyanine green，ICG）是带负电两亲性三羰花青碘化物染料，分子量为 751.4 Da，在 750~810 nm 近红外光激发下，能够发出 840 nm 左右近红外荧光，被近红外成像系统捕获后产生荧光影像。目前，ICG 已被 FDA 和 CFDA 批准可用于临床的小分子药物。近年，ICG 近红外成像技术逐渐应用于外科领域，也研发出一系列用于临床辅助诊断的近红外成像设备，从而大大推动了该技术临床应用。在 OSCC 诊疗过程中，ICG 近红外成像技术在肿瘤成像、术中肿瘤切缘评估、术中颈部淋巴结示踪等方面逐步应用，取得了良好临床效果。

一、历史沿革

（一）ICG 近红外成像技术在肿瘤成像中的应用

　　ICG 近红外成像技术在肿瘤中的临床应用主要集中在两个方面：①肿瘤原发灶显像，旨在实现术中实时并精确勾勒肿瘤边界，辅助术者在安全切缘内完整切除并确保瘤床内无癌残留，从而降低肿瘤局部复发率。②区域淋巴结显像，旨在术中准确显示区域淋巴系统引流途径，定位前哨淋巴结（sentinel lymph node，SLN），识别转移淋巴结，特别是隐匿性或微转移淋巴结，从而控制肿瘤区域性复发。经过数十年发展，ICG 近红外成像技术已在乳腺癌、肝癌、食道癌、胃癌、结直肠癌、皮肤癌及肺癌等多种肿瘤中实现了临床应用。

（二）近红外荧光分子成像系统的研发

近红外成像技术发展离不开成像系统研发。早期成像设备可追溯到20世纪70年代在眼科中的应用。随着近红外成像技术在医学各领域广泛应用，满足不同要求的近红外荧光成像系统也相继成功研发。

近红外成像系统能够捕获、识别和分析荧光信号。系统常包括摄像机、光源和激发模块，用于光感知光学装置，具有分析软件的计算机，以及支持整个系统的机械结构。理想的近红外荧光成像系统设备应包括：①能够激发荧光造影剂，并在宏观尺度上检测荧光团信号发射。②配备各种光源和示踪剂，以发射和识别各种光谱，以实现不同手术目的。③便携，可调节且易于消毒。④数字化光信号的解释和呈现。

现阶段，已有多种类型近红外成像系统成功用于外科手术。Photodynamic Eye（PDE™）系统（hamamatsu photonics，hamamatsu，Japan）是一款具高度灵敏性的手持式近红外成像系统，可发出环形近红外光，帮助临床医生实时观察从荧光造影剂发出的荧光2D图像，目前已成功用于乳腺癌手术、肝胆显像、淋巴管手术、乳房再造、脑血管手术、冠脉手术等。FluoSTIC™是另一种小型手持式近红外成像系统，适用于头颈部手术。PINPOINT为一款内窥镜式近红外成像系统（novadaq，mississauga，ontario，canada），主要用于肝胆外科微创手术，它可通过单一腔镜提供实时高清白光和按需高清荧光成像，使微创手术过程组织灌注和解剖结构可视化。FLARE系统通过添加感控操作系统和更紧凑的光学部件以及全新解译软件，使得设备体积更小，同步获取的正常图像和近红外荧光图像更为清晰，使术者（操作手术的医生称为"术者"）能在术中便于观察病变和淋巴结引流动态过程，实现乳腺癌前哨淋巴结动态定位。REAL-IGS近红外成像系统大幅提高了设备对ICG荧光信号的捕捉能力，能更加清晰地区分肿瘤和正常组织，及准确显示肿瘤真实边界，已用在口腔鳞癌术中切缘评估和前哨淋巴结检测。

（三）ICG近红外成像技术用于肿瘤原发病灶的成像

2000年开始，ICG近红外成像技术被用于肿瘤成像，最初并未引起大家关注。直到2011年，Polom等人对ICG近红外成像技术在外科肿瘤学中的应用现状和未来发展趋势进行了全面介绍。此后，ICG近红外成像技术被迅速用在不同部位的恶性肿瘤原发灶术中成像及切缘评估，旨在减少肿瘤局部复发。

（四）ICG近红外成像技术用于区域淋巴结成像

1977年Cabanas首先提出前哨淋巴结（sentinel lymph node，SLN）概念。SLN是原发肿瘤发生淋巴结转移必经的第一站淋巴结，被认为是阻止瘤细胞从淋巴道扩散的屏障，应在术中行SLN活检术明确病理诊断以确定是否需行更广泛淋巴清扫。在20世纪90年代，乳腺癌SLN活检术成为乳腺外科领域里程碑式进展。这一技术应用使腋窝淋巴结阴性乳腺癌患者避免腋窝淋巴清扫。同样在皮肤黑色素瘤等某些恶性肿瘤中，SLN活检已成为标准治疗程序。

不同解剖部位的肿瘤，其SLN也不尽相同。如何在术中准确定位SLN成为SLN活检术的关键因素。染料引导定位和放射性核标记技术是目前在临床上常用术中定位SLN的方法。染料引导定位，多使用色素染色法，如亚甲蓝、活性炭、碘油、纳米炭混悬液等为示踪剂，标示癌瘤及淋巴结，但其敏感性不强，特异性差。核素示踪技术准确性较高，但需特殊试剂和设备，术前准备较复杂，仪器及示踪剂价格昂贵，核放射性原料需要特殊管理，操作过程中可能对患者及医务人员造成放射性损害。其他技术，如多模态技术、纳米技术，则在发现早期癌灶及转移淋巴结方面有更为优越的显示效果，但仍无法解决实时监测和生物毒性问题。ICG作为近红外示踪剂，与蓝色染料相比无手术区域染色，相对于核素染料无放射性，被证实可在乳腺癌、皮肤癌、肺癌、结直肠癌、食道癌、胃癌、泌尿、生殖系统癌症等术中定位SLN，因此迅速被用于多种类型肿瘤的治疗中。

（五）ICG近红外成像技术应用于头颈部肿瘤

ICG近红外成像技术应用于头颈鳞癌，尤其是口腔鳞癌的临床研究匮乏。2013年，Yokoyama等首次将ICG近红外成像技术用于9名头颈部肿瘤患者（其中2名患口腔鳞癌），证实ICG经静注后可在头颈鳞癌组织中富集，可显示荧光肿瘤边界，显像率100%，并通过主观评价，提出给药后30 min至1 h可观察到肿瘤与正常组织之间荧光图像最大对比度。2016年，Digonnet等人对5名原发性头颈鳞状细胞癌患者行ICG近红外成像辅助下的原发病灶切除术，其中1名患者显示荧光残余，经病理学证明为肿瘤残余，进一步证实ICG近红外成像技术可在术中检测外科切缘的安全性。同年，Schmidt等人研究得到ICG近红外成像技术检测头颈癌病灶的敏感性为90.5%，特异性为90.9%，准确性为89.1%。在有限研究中，ICG在口腔鳞癌成像质量的评估亦是基于主观观察，缺乏半定量和定量分析，且尚无对ICG在口腔鳞癌和正常组织中的代谢差异研究。在ICG近红外成像技术应用于口腔鳞癌原发病灶切除后切缘安全性评估方面，只有5例患者纳入，其临床研究结果缺乏较大样本量支持。因此，对于ICG近红外成像技术在口腔鳞癌原发病灶中的应用，尚有较多空白需要研究。

对头颈癌前病变的早期诊断，ICG近红外成像技术也具一定临床价值。早期肿瘤患者与慢性炎症区分困难，因此临床需依赖于活组织检查明确诊断。2016年，Schmidt等人探讨ICG近红外成像技术鉴别头颈病变良恶性可行性。55例头颈部病变，其中良性病变为ICG阴性，重度异常增生及鳞癌为ICG阳性，敏感性、特异性和准确性分别为90.5%、90.9%和89.1%。同年在Baik等建立的小鼠模型中，给小鼠注射ICG与BLZ-100的共轭物，发现BLZ-100摄取随异常增生严重程度而增加，表现出敏感和特异性摄取。可见，通过定量分析ICG或其他荧光分子在不同病变中的荧光强度或许是实现无创诊断癌前病变的方法。

二、基本原理

目前，多数学者认为ICG在恶性肿瘤中的富集原理为增强的渗透性和滞留效应（enhanced permeability and retention effect，EPR）。其原理为正常组织中的微血管内皮间隙致密、结构完整，大分子和脂质颗粒不易透过血管壁，而实体瘤组织中血管丰富、血管壁间隙较宽、结构完整性差、淋巴回流缺失，因此某些尺寸分子或颗粒更趋向于聚集在瘤组织。即ICG经静注与血浆蛋白迅速结合，形成直径约为7 nm的纳米粒子，随血液循环到达肿瘤区域并渗透到肿瘤间质。由于肿瘤与正常组织的毛细血管通透性有差异，使ICG在肿瘤内形成非特异性富集。近红外荧光成像设备通过激发并探查两者ICG荧光强度的差异，实现对肿瘤组织ICG荧光成像。

ICG在术中可通过瘤周注射方式定位恶性肿瘤的前哨淋巴结。其原理为ICG被注射至正常组织内，与组织间隙内的蛋白结合进而表现为大分子行为，不易自由扩散，从而经淋巴管回流进入淋巴结组织富集，最终实现前哨淋巴结定位。

三、适应证和禁忌证

ICG成像技术用于OSCC诊疗，包括原发肿瘤和颈部淋巴结，需根据不同肿瘤临床分期及外科治疗方案，选择相应ICG荧光成像技术指导临床实践，其适应证如下。

（1）原发肿瘤较大（cT3期及以上）患者，或原发肿瘤为cT2-3，临床评估cN1-3患者，推荐采用静注ICG成像技术术中定位肿瘤原发灶和评估安全切缘。

（2）原发肿瘤较小（cT1-2期），临床评估CN0患者，采用颈部小范围翻瓣显露颌下和颈上部区域后，在原发灶周围行ICG注射，观察颈部前哨淋巴结成像，并对摘除显像淋巴结行病理活检，判断是否行颈淋巴清扫术。

禁忌证：对碘或ICG过敏患者不得使用。

四、技术应用方法及流程

（一）ICG的保存及配制

ICG干粉剂应低温避光保存（2~10 ℃）。由于ICG会产生聚集猝灭现象，建议配制ICG时使用灭菌注射用水，不推荐使用电解质溶液。由于ICG水溶液具不稳定性，建议使用前配制，保存时间不超过4 h。

（二）ICG的给药方式

根据目的和观察部位不同，选择不同ICG给药时间和方式。①观察OSCC原发灶：推荐ICG使用剂量为0.75 mg/kg，使用灭菌注射用水配制成30 mL ICG注射液，由微量泵经肘静脉注射30 min（60 mL/h），注射时间为原发灶切除前6~12 h，注射结束后观察30 min是否有不良反应。②定位观察颈部引流区域前哨淋巴结：选择原发灶周围正常组织内分5点（0点、3点、6点、9点及基底），注射ICG原液1~2 mL，ICG注射剂量应小于2 mg/kg，注射时间为颈淋巴清扫术颈部皮瓣翻瓣后，原发灶切除前。③修复重建外科观察术后皮瓣血运状况：需采用外周静脉注射法，注射ICG原液3~5 mL，可反复应用，但每次间隔需30 min以上，ICG注射剂量应小于2 mg/kg，注射时间为定位穿支血管前或在显微血管吻合术后。在OSCC辅助诊疗及观察皮瓣血运时ICG推荐给药时间与方式见表24-1。

表24-1 ICG的给药时间与方式

目的	给药途径	时间	剂量	给药方式
肿瘤原发灶定位及安全切缘评估	静脉给药	术前6~12 h	0.75 mg/kg	泵入或滴注
颈部前哨淋巴结示踪	瘤周给药	颈部皮瓣翻开后	0.2~0.5 mL/点	推注
皮瓣血运监测	静脉给药	血管吻合后	3~5 mL	推注

（三）ICG给药注意事项

使用ICG（主要通过静脉给药）后不良反应发生率约为0.05%，显示其具有较高生物安全性。ICG在使用过程前必须充分溶解，否则可能发生恶心、发烧、休克等反应，可用注射器反复抽吸、推注，使其完全溶解后，水平观察玻璃壁确证无残存不溶药剂。由于ICG粉剂含微量碘，用药前必须询问患者碘过敏史，有碘过敏史及过敏体质者禁用ICG。同时，用药期间及用药后30 min注意观察患者是否有胸闷、气急、口唇麻木、球结膜充血等症状。

（四）术中辅助评估OSCC原发灶切除范围

推荐ICG临床使用剂量为0.75 mg/kg，最佳ICG给药时间为术前6~12 h，此时可以获得肿瘤组织和正常组织最佳信背比（1.5~2倍）。推荐应用适应证为原发性OSCC。观察时间为完成颈淋巴清扫术后，原发病灶切除前。观察时应调整室内应用场景，最大程度降低外部光源干扰。采用荧光成像设备对OSCC病灶边界实时观察，比较临床（肉眼）界定的安全切除范围和荧光标记显影范围的匹配性，并标定肿瘤方向，如在原发病灶前缘缝合定位，以便辨认离体肿瘤的方位。

（五）术中辅助评估OSCC切缘状态

ICG荧光成像技术辅助评估口腔鳞癌外科切缘的方式，包括以下几种。

（1）离体大块肿瘤标本观察：荧光成像设备沿标本周缘，包括基底部探测荧光成像情况，如果探及荧光，则在荧光强度最高处（最红）区域为中心点，沿肿瘤长轴（由黏膜侧向基底部）剖开切除的肿瘤大块标本；若未发现明显荧光成像，则由术者判定肿瘤中心部位并沿其长轴剖开肿瘤大块标本，再次用该设备探测标本剖面情况，观察评估荧光成像的边界与周围切缘组织的距离（大于1 cm）。

（2）瘤床观察：肿瘤标本切除后，彻底止血，生理盐水冲洗创口以减少血液对成像影响，再用ICG荧光成像设备对创缘（瘤床）进行探测，辅助判断是否有肿瘤残留；如发现荧光阳性，则对荧光显示部位行扩大切除，切除组织行快速病理检查，评估切缘状态（癌残留或阴性），并再对该部位进行荧光检测，直至荧光为阴性。瘤床阴性最终也应行术中冷冻病理检查，并以病理结果为准。

（3）取材的切缘组织观察：将术中从瘤床或离体肿瘤标本上获取的切缘组织（标记取材部位），进行ICG荧光检测，根据荧光成像情况辅助评估切缘组织状况，并行术中冷冻病理检查并以病理结果为准。

（六）ICG荧光成像技术示踪口腔鳞状细胞癌前哨淋巴结操作流程

ICG荧光成像技术示踪观察口腔鳞状细胞癌前哨淋巴结适于临床评估为cN0患者。临床操作时，由于ICG穿透深度仅有8~10 mm，无法经颈部皮肤直接定位前哨淋巴结。因此，操作流程为：首先，在示踪前哨淋巴结前，需行颈部皮瓣翻瓣术，翻瓣范围上至下颌骨下缘，下至肩胛舌骨肌平面，前至对侧颏舌骨和颈中线，后至胸锁乳突肌后缘；完成后，建议ICG瘤周注射4个象限黏膜下或瘤周4点及基底局部注射，禁忌注入瘤体；最后行ICG前哨淋巴结示踪。本指南推荐前哨淋巴结观察时间为ICG瘤周注射后10~15 min，不超过30 min。

五、局限性与影响因素

ICG产生的激发荧光强度较弱，穿透深度有限（小于5 mm），常常要在切除大块肿瘤标本后才能对其深部创面和外科切缘进行观察；ICG瘤体局部注射的示踪观察颈部前哨淋巴结时常常会干扰OSCC原发灶的评判，故目前主要用于OSCC原发灶较小，估计能达到彻底切除的患者。另外，ICG进入肿瘤的EPR效应属于非特异性滞留，也存在一定比例假阳性。应当强调，ICG荧光成像技术属于辅助诊断手段，无论其荧光检测阳性或阴性，仍需做相应的冷冻病理检查，并以病理结果为准。除此之外，ICG

近红外成像技术与以下因素密切相关。

（一）ICG 与蛋白结合的效率

ICG 通过静注进入血液后可在短时间（1~2 s）内与球蛋白的 α_1 脂蛋白结合。ICG 尽量避免短时间、大剂量推注进入静脉，使 ICG 与球蛋白的结合效率下降，并最终影响肿瘤组织的荧光显影效果。

（二）局部炎症

炎症组织也可产生 EPR 效应而发生荧光假阳性。由于 OSCC 位于口腔内，肿瘤可伴有继发炎症或感染，故 ICG 荧光成像存在假阳性可能。尽管文献报道 ICG 在肿瘤组织的荧光强度高于炎症组织的荧光强度，但是这种差别从视觉上通常难以区分。本共识建议：针对炎症组织导致 ICG 假阳性，术中需通过病理快速确认是假阳性还是肿瘤残留。

（三）外界环境光线的影响

自然光、无影灯等均会干扰 ICG 的荧光强度。因此，在术中行 OSCC 原发病灶成像时，需关闭无影灯，尽量减少外部光线干扰。

（四）创面出血的影响

由于手术创面渗出血液对设备激发光和 ICG 发出的荧光信号有遮挡，因此会干扰荧光成像效果。因此，在 OSCC 术中对原发灶切除后的创面及离体肿瘤成像时，需用生理盐水冲洗擦干后，再行 ICG 荧光成像。

（五）肝脏功能

肝脏是 ICG 的主要代谢器官，肝脏功能的差异将会影响 ICG 给药剂量和时间。

六、不良反应及处理

ICG 在 1957 年即进入临床试验，作为成像介质已经在临床使用大于 50 年。报道的不良反应发生率小于 0.01%，目前暂无死亡病例报道。ICG 可引起过敏休克样症状，不完全溶解时可能发生恶心、发热、头痛、血管炎、荨麻疹等反应，严重者可发生休克，应给予对症治疗。不良反应可能源于溶液中含有的少量碘化物。ICG 使用过程中应严格遵守药品使用说明书。

第二章

吲哚菁绿引导腔镜胃癌根治术

一、历史沿革

自1994年日本Kitano等首次报道腹腔镜远端胃癌根治术以来，经20余年发展，腔镜胃癌根治术在临床上得到广泛应用。近年，随着腔镜器械进步和技术发展，腹腔镜胃癌手术亦逐渐迈向精准治疗时代。因此，热衷腔镜领域的胃肠外科医师仍在不断探索如何在腔镜下进行精确又简便的肿瘤定位与淋巴结导航的方式，如何实现系统、充分地进行淋巴结清扫，以及如何保证吻合口安全血运。

早在21世纪初，Hiratsuka等人就首次报告开放术中通过肉眼判断淋巴结是否被ICG染色来识别前哨淋巴结。随着荧光显影设备出现，部分中心陆续开展了相关研究，但受限于肉眼辨别主观性及需要额外显像设备，胃癌开放术中ICG荧光成像技术并未普及。2010年后，随着ICG荧光成像技术在腔镜和机器人设备上成功运用，学界发现ICG荧光成像相较于其他染料（如99 m锝标记锡胶体、异硫蓝染料等）具有更好的组织穿透性和信号稳定性。因此，基于微创设备所特有的高清摄像显示系统和清晰化放大效果，ICG荧光成像引导前哨淋巴结定位活检和淋巴结清扫示踪具有体内成像和实时成像特点，使术者能在更近距离、更接近生理条件下观察胃周淋巴结，并精确定位淋巴结，实时引导手术操作，具有一定优势，使ICG荧光成像引导微创胃癌根治术成为一个新的探索方向。另外，ICG在重建器官以及胃肠吻合口血运评估方面报道也日渐增多。ICG近红外光成像技术在腔镜胃癌根治术中具有重要研究价值、良好应用前景和广阔发展空间，在国内外引起广泛关注和研究。然而，目前临床实践中关于ICG近红外光成像技术在腔镜胃癌根治术中的应用仍处于探索阶段，尚无统一标准。

二、基本原理

吲哚菁绿（indocyanine green，ICG）是一种近红外荧光染料，可被波长范围在750~810 nm外来光激发，发射波长840 nm左右近红外光，其增强荧光组织穿透深度范围在0.5 cm和1 cm之间。ICG具有在近红外光谱范围发光的固有特性，不易对血液主要成分（血红蛋白和水）可能产生的自发荧光发生干扰效应。因此，ICG分子荧光影像系统将荧光激发和荧光接收显影整合在一起，通过近红外激发光源、高灵敏近红外荧光摄像机及计算机图像处理整合实现ICG的荧光成像。目前，ICG近红外光荧光影像系统主要有暗光荧光系统和亮光荧光系统。

ICG相对无毒副反应，已获美国（FDA）和欧盟食品药品监督管理局（CE）批准，在世界范围内被广泛使用。其在血液中的半衰期约为4 min，可通过肝脏代谢排泄至胆管，无肾毒性。本指南推荐每天最大耐受剂量为2 mg/kg，每次荧光剂量建议为1.25~5.00 mg。其发射近红外光为光学反应，无辐射。经静脉给药的ICG与血浆蛋白（白蛋白）结合后被限制在血管内并随血液循环到达器官组织的毛细血管，通过观察器官组织荧光程度便可判断其血液灌注情况。经局部注射的ICG一部分与组织中白蛋白结合并留存，通过观察局部组织荧光程度可对肿瘤进行定位；另一部分被淋巴系统吸收并与淋巴系统中的白蛋白结合，随淋巴系统引流至淋巴结最终回流至血液系统，由于淋巴系统转运缓慢，ICG可在淋巴系统内存在较长时间。因此，可以实现淋巴引流导航。

三、适应证和禁忌证

由于ICG引导下腔镜胃癌根治术是在成熟、规范的腔镜胃癌术基础上进行，因此其适应证及其他禁忌证与传统腔镜胃癌根治术相当。但鉴于目前临床经验有限，本指南推荐根据不同手术方案及显影目的，选择合适患者进行ICG荧光成像：对早期胃癌患者，特别是行全腔镜胃癌根治术者，建议用ICG成像进行术中快速肿瘤定位；早期胃癌行前哨淋巴结活检患者，推荐通过ICG荧光成像行前哨淋巴结活检；对须行规范淋巴结清扫，特别是进展期患者，或拟行保留功能胃癌根治术（如保留幽门胃癌根治术），建议通过ICG荧光成像行淋巴结引流范围显影并可用于鉴别不同组织；术中静注ICG适于术中评估胃壁、肠壁、吻合口血供及食管下端、十二指肠残端、器官如脾脏、肝脏血供。本指南推荐常规用荧光模式进行淋巴结清扫，遇到出血等情况，可转换成普通白光模式清扫，以减少荧光干扰。因ICG含有微量碘，因此不推荐对碘过敏者行ICG荧光成像。

四、应用方法及流程

（一）配置方法

ICG 多环结构中的硫酸基决定了灭菌注射用水为ICG首选溶剂，且ICG水溶液稳定性有限。盐溶液由于促ICG分子的聚集，不可用于ICG的配制。本指南建议使用灭菌注射用水充分溶解ICG，避免不良反应的发生。可用注射器反复抽吸、推注，使其完全溶解后，水平观察玻璃壁证实无残留不溶药剂，方可使用。临用前调配注射液，如必须保存，应尽量选择阴凉处或避光保存，并不得超过4 h。

（二）注射方式

ICG 的注射时间、部位及剂量根据不同使用目的而变化。本指南推荐术者在临床上可根据预定目的，选择ICG注射部位：一种选择肿瘤周围部位以检测从肿瘤排出的淋巴结；另一种沿胃大弯及胃小弯注射以染色胃周淋巴结。前者可用于胃癌定位及前哨淋巴结定位；后者可通过ICG增强的近红外荧光成像来指导术者行D2淋巴结清扫。对浆膜下层注射点，不同胃切除范围推荐注射点不同。对全胃切除术，浆膜下层6个注射点分别为沿胃小弯胃右动脉第一分支处，胃角，胃左动脉第一、二胃壁动脉分支间，沿胃大弯胃网膜右动脉第一胃支、胃网膜左动脉第一胃支、胃底体交界大弯侧；对远端胃切除术，浆膜下层6个注射点分别为沿胃小弯胃右动脉第一分支处，胃角，胃左动脉第一、二胃壁动脉分支间，沿胃大弯胃网膜右动脉第一胃支、胃网膜左动脉第一胃支、胃大弯两个注射点的中点；对近端胃切除术，浆膜下层6个注射点分别为沿胃小弯胃右动脉第一分支处，胃角，胃左动脉第一、二胃壁动脉分支间，沿胃大弯胃网膜右动脉末端胃支、胃网膜左动脉第一胃支、胃底体交界大弯侧。具体ICG推荐使用标准详见表24-2。

表24-2 ICG推荐使用标准

目标显影	ICG注射时间	注射部位	注射浓度	注射剂量
肿瘤定位	术前1天（胃镜下）	肿瘤周围4个点，黏膜下层注射	1.25~2.5 mg/mL	每个点0.5 mL,共2 mL
淋巴结引流范围	术前1天（胃镜下）	肿瘤周围4个点，黏膜下层注射	1.25~2.5 mg/mL	每个点0.5 mL,共2 mL
	术中（胃镜下）	肿瘤周围4个点或胃小弯、大弯各3个点，黏膜下层注射	1.25~2.5 mg/mL	每个点0.5 mL,共2~3 mL
	术中	胃小弯和大弯各3个点，浆膜下层注射	0.25~0.5 mg/mL	每个点1 mL,共4~6 mL
前哨淋巴结	术中（胃镜下）	肿瘤周围4个点黏膜下层注射	1.25~2.5 mg/mL	每个点0.5~1 mL,共2~6 mL
吻合口	术中	静脉注射	2.5 mg/mL	每次3 mL,可间隔重复注射

（三）不良反应

ICG 早在 1957 年即进入临床试验，该成像介质已在临床使用超过 50 年，报道不良反应发生率小于 0.01%，ICG 可引起休克过敏样症状，不完全溶解时可能发生恶心、发热、休克等反应。标准诊断程序使用剂量在 0.1~0.5 mg/kg 之间，超过 0.5 mg/kg，过敏反应的发生率即刻增加。因此，使用过程中应严格遵守药品使用说明书。

五、临床应用

（一）ICG 协助术中肿瘤和手术切缘的定位

综合文献报道，本指南推荐选择术前 1 天在肿瘤环周行黏膜下注射，除模拟肿瘤的淋巴引流外，还具标记肿瘤位置以保证足够手术切缘的作用。在全腔镜手术中，特别未累及浆膜的胃癌患者，ICG 术中标记肿瘤和定位手术切缘作用更明显。腔镜荧光模式下肿瘤多数处于 ICG 荧光范围中心，文献报道术前 1 天注射 ICG 后，荧光边缘位于肿瘤边界 2.5 cm 左右，因此本指南建议沿荧光最边缘 2 cm 外行胃切除，必要时结合术中冰冻快速病理诊断以符合胃癌根治性切除的要求。

（二）ICG 对胃癌淋巴结的精准示踪

1. 在早期胃癌中的应用

早期胃癌的淋巴结转移率较低（0%~10.6%），随着外科器械进步和外科理念更新，内镜治疗、内镜治疗失败后补救手术及腔镜机器人为代表的微创根治术成为微创外科时代早期胃癌治疗主旋律。有研究显示 ICG 在早期胃癌中检测前哨淋巴结灵敏度为 98.9%，特异度为 76.0%，假阳性率为 25.4%，甚至在小样本前瞻性研究中，判断前哨淋巴结转移假阴性率可低至 0%，显示较好应用前景。同时，通过 ICG 引导前哨淋巴结清扫所获长期肿瘤学疗效亦得到高质量研究证实。一项回顾性研究共入组 290 例 ESD 术后需追加胃癌根治术的患者，其中 98 例行 ICG 荧光淋巴结显像引导的淋巴结清扫，192 例行传统胃癌根治术。术后病理结果显示，ICG 荧光组 98 例患者共清扫 917 组淋巴结，包含 5671 枚淋巴结；917 组淋巴结中，708 组（77.2%）有荧光显像；在 9 例存在淋巴结转移患者中，转移淋巴结中均可检测到荧光，而无荧光显像淋巴结中均证实不存在癌细胞转移。从淋巴结层面而言，尽管荧光对癌细胞转移淋巴结识别的特异度较低（23.0%），但灵敏度及阴性预测值均达 100%。Tae-Han Kim 等人发现，在 43 例腔镜早期胃癌根治术中，ICG 的应用能增加淋巴结检出率，特别是幽门下区淋巴结，检出率提高 6.7%。而 Kwon 等通过针对早期胃癌患者机器人 ICG 示踪的前瞻性单臂研究证实与历史对照组相比，ICG 示踪可提高早期胃癌患者淋巴结检出数而实现完整淋巴结清扫。综上，本指南认为ICG可用于早期胃癌前哨淋巴结检出及内镜治疗失败后补救手术，且有助于提高早期胃癌患者淋巴结检出数。

2.在进展期胃癌中的应用

既往研究表明，在规定清扫范围内，清扫淋巴结数目越多，越有利于改善胃癌患者远期生存。因而，对进展期胃癌，术中彻底有效清扫胃周淋巴结，提高淋巴结清扫数目及阳性淋巴结检出数目，对患者准确分期、后续治疗方案选择及预后改善具重要意义。胃的解剖层面多，血供丰富，导致腔镜术难度相对较大，淋巴结清扫较困难，尤其是在高BMI患者中，腔镜胃癌淋巴结清扫术难度大。而ICG荧光成像引导胃癌根治术具体内成像和实时成像的特点，使术者能在更近距离、更接近生理条件下观察胃周淋巴结，并精确定位淋巴结，实时引导手术操作，具有一定优势。前瞻性研究FUGES-012纳入包括进展期胃癌在内的258例cT1-4a患者（ICG组：129例，非ICG组：129例）。结果显示ICG组平均总淋巴结清扫数显著多于非ICG组（50.5枚 vs. 42.0枚，$P<0.01$），且两组患者术后恢复过程及术后30天内并发症发生率相似。根据胃切除方式分层分析显示，无论行远端胃大部切除亦或全胃切除术，ICG组平均总淋巴结清扫数均显著多于非ICG组的平均总淋巴结清扫数（远端胃切除：49.2枚 vs. 39.8枚，全胃切除：52.1枚 vs. 43.1枚；P值均小于0.001）。D2淋巴结清扫范围内，ICG组患者胃旁（1—6组）淋巴结和非胃旁（7—12组）淋巴结清扫术亦都显著多于非ICG组患者（P值均小于0.05）。在总体患者中，ICG组的淋巴结不符合率显著低于非ICG组的淋巴结不符合率（31.8% vs. 57.4%；$P<0.001$），分层分析显示行全胃切除术ICG组淋巴结不符合率显著低于非ICG组（41.4% vs. 67.4%），而行远端胃大部切除术者，ICG组亦可降低淋巴结不符合率（ICG组 vs. 非ICG组：23.9% vs. 37.2%）。对ICG组中淋巴结荧光显影情况分析显示，无论行远端胃切除术还是全胃切除术，从有显影淋巴结中检出的平均淋巴结数明显多于无显影淋巴结组（远端胃切除：5.27 vs. 2.16，全胃切除：4.89 vs. 2.04；均$P<0.001$）。该研究显示相较于常规裸眼下淋巴结清扫，ICG的使用可在不增加腔镜根治性胃切除术时间和术后并发症情况下，指导外科医生有效清扫更多淋巴结，并有效减少淋巴结不符合率。Patti等人认为，由于ICG使用简单有效，建议常规用于胃癌手术中。对采用浆膜下注射还是黏膜下注射方式，前瞻性研究FUGES-019纳入包括进展期胃癌在内的259例患者（黏膜下注射组：130例，浆膜下注射组：129例）。浆膜下注射组术中浆膜下注射ICG 20 min后淋巴结即可良好显影，黏膜下注射组和浆膜下注射组的平均总淋巴结清数分别为49.8枚和49.2枚，两组无统计学差异。对胃切除方式分层分析显示，无论行远侧胃大部切除术亦或全胃切除术黏膜下注射组，平均总淋巴结清扫均与浆膜下注射组相当（均$P>0.05$）。两组患者术后恢复过程及术后30天内并发症发生率相似。黏膜下注射组的ICG显影相关费用显著高于浆膜下注射组的ICG显影相关费用。黏膜下注射组患者总体治疗满意度评分（SATGEN）低于浆膜下注射组患者（70.5 vs. 76.1，*P*=0.048）。黏膜下注射组和浆膜下注射组的外科医生手术操作评分分别为36.4和36.6，两组无明显差异。该RCT研究首次证实浆膜下注射ICG在腔镜胃癌淋巴结清扫示踪导航及术者手术负担方面与黏膜下注射ICG相似，但浆膜下注射ICG展示出更有操作便利性和更低患者经济精神负担。另一项纳入514名患者（ICG组385例，非ICG组129例）的研究显示，对于cT1-2分期的患者，D1+（8a，9）和D2（11p，12a）显影站淋巴结转移的诊断灵敏度皆为100%，非显影站淋巴结阴性预测值皆为100%，而对cT3-4a分期患者，其总体显影站淋巴结转移灵敏度均超过80%，此外，ICG荧光成像技术可显著增加cT3-4a分期患者平均淋巴结清扫总数，降低淋巴结不符合率。基于以上发现，此研究推荐新的淋巴结清扫策略：①对cT1-2患者进行D1加ICG示踪引导的个体化淋巴结清扫。②对cT3-4a患者则进行ICG示踪引导的系统性D2淋巴结清扫，如No.14v或No.10出现ICG显影，亦建议清扫该显影站淋巴结。本指南认为上述淋巴结清扫策略能为当前临床实践提供一定参考，但仍需多中心、前瞻性随机对照试验证实。近期一项多中心回顾性研究显示，对接受新辅助治疗的局部进展期胃癌患者，ICG示踪可增加腔镜下胃癌根治术淋巴结清扫的数量（40.8 vs. 31.8，*P*<0.001），尤其是能显著提高胰腺上缘淋巴结肿大患者淋巴结清扫数，降低淋巴结不符率，减少术中出血。同时，ICG使用并不会影响患者术后并发症和术后恢复。因此，对接受新辅助治疗局部进展期胃癌患者，本指南亦推荐可用吲哚菁绿示踪来进行腔镜下胃癌根治术。综合相关文献，本指南认为ICG可帮助外科医生对胃癌特别是进展期患者行淋巴结清扫时，能在规定清扫范围内获取更多淋巴结数目。

（三）ICG评估吻合口血运及脏器血运

充足组织灌注是胃肠道吻合成功的主要因素之一。既往文献报道荧光引导下灌注控制的效能，证实了常规应用这项技术对降低吻合口瘘风险具有极大价值。本指南认为实时ICG近红外荧光成像可有效评估切缘血供及胃癌术后胃肠道吻合处血液灌注，并推荐使用以下评分系统（表24-3）来评估灌注情况（大于或等于3分可以更有效避免因血供障碍而导致的消化道瘘的发生）。本指南建议在吻合前评估残端血运，满意后行相应吻合，而后可再次通过ICG评估吻合口血运。ICG将很快从血管扩散至目标切缘或吻合口区域，并且在数分钟内荧光成像都能够保持稳定。残余的荧光将会在10~15 min内逐渐减少。如果需要，此时可再次注射ICG。需要注意，ICG最终也会扩散到低灌注的区域，故本指南推荐在静脉注射后10~30 s至4~5 min观察目标区域。

表24-3　吻合口灌注情况评估的评分系统

分数	1	2	3	4	5
临床评估（利用标准白光内镜）	黯淡、无光泽的切缘或吻合口	花斑样切缘或吻合口	粉红色的切缘或吻合口，无动脉搏动或切缘出血	粉红色的切缘或吻合口，相应系膜动脉搏动及切缘出血，但其活力还需临床观察	粉红色的切缘或吻合口伴系膜动脉搏动及切缘出血
荧光成像	无显像	斑块状荧光	均匀的强荧光成像	相对于其他区域稍强的荧光成像	相对于其他区域独立的荧光成像

因ICG将很快随血液循环到达目标脏器，通过荧光成像能简单明了判断脏器血运情况，故本指南推荐在静注ICG后观察目标脏器。如腔镜胃癌根治术中常遇到副肝左动脉或代替肝左动脉，此时是否能离断该血管需判断血供是否影响肝脏血运而决定。另一些脏器或组织主要血管（如脾动脉主干、脾上极血管、近端胃切除肌瓣血管）损伤，也需一种检测手段在术中对脏器血供进行评估，以帮助术中决策。

（四）ICG协助分辨不同组织

在腹腔镜白光视野下，部分组织肉眼无法辨别，特别是部分进展期胃癌患者淋巴、脂肪以及胰腺组织等可能辨别不清，建议此时利用不同组织摄取ICG能力不同特点，在术中利用ICG近红外荧光成像技术分辨不同的组织。

（五）ICG评估术中淋巴漏

腔镜胃癌根治术中可观察胰腺上缘等部位有无绿色积液，可能为术中淋巴漏引起。对有绿色积液患者，除处理淋巴漏部位外，建议术后术区冲洗2 000 mL以上无菌蒸馏水，重新判断有无绿色积液，以减少医源性肿瘤转移的可能。

（六）肝脏和腹膜癌灶微转移的检测

未来，ICG应用还可扩展到在胃癌和食管胃交界处癌症[Siewert Ⅱ/Ⅲ型EGJ（食管胃交界处）肿瘤]的分期腔镜检查过程中，帮助检测肝脏微转移[虽然这些转移常不能用常规影像技术（如CT）检测出来，但微转移的检测在确定治疗算法的策略方面发挥着重要作用]。ICG引导下的肝转移检测在胃癌或EGJ癌病例中尚未得到充分研究，但在其他实体瘤中显示有很大希望会有结果，鼓励进一步研究。Van der Vorst等人研究了ICG-FI在结直肠肝转移瘤肝切除术中的应用。不仅发现ICG在转移病灶中夹带的共同模式，即在肿瘤周围形成了一个荧光圈，还在12.5%（95% CI 5.0~26.6）的患者发现了额外的、原本不存在的肝转移。所述额外病灶在使用任何常规成像方式[即术前CT扫描、术中超声（IOUS）、术中外科医生眼睛观察和术中触诊]时都未发现。Peloso等人的研究也得到类似结果，他们应用ICG-FI和IOUS的整合检测肝转移，而不是单用IOUS和CT。三种成像方法间的差异在检测直径小于或等于3 mm病灶时最为明显。发现联用IOUS+ICG-FI最为成功，检测出29个病灶，单用IOUS只检测出15个病灶（*P*=0.032 8），单用术前CT检测出9个病灶（*P*<0.000 1）。结论是同时使用IOUS和ICG-FI可提高术中探查准确性，极大提高完全根除肿瘤的概率。

ICG-FI的另一个用途是在术中检测腹膜癌转移灶。Baiocchi等人最近进行了一项系统回顾，评估了ICG-FI在腹部恶性肿瘤手术治疗过程中检测腹膜癌变的可能作用。尽管少数研究报告了ICG-FI成功用于支持已知腹膜癌肿患者的细胞减灭术的完整性，以及有限研究描述了检测以前未知的腹膜播散，但ICG-FI在腔镜下的应用尚未得到广泛研究，其在胃癌或EGJ癌病例中的适用性有待确认。即使目前只有有限知识，但一个迹象表明，ICG-FI可能在未来对诊断胃癌或EGJ癌的腹膜转移做出宝贵贡献。随着更有针对性方法的应用，及排除预测准确性较低的亚组，以及获得更多前瞻性和系统性临床数据，目前平均灵敏度（88.2%）和特异性（77.8%）可能会有显著提高。

六、ICG引导下腹腔镜胃癌根治手术的局限性及处理

（一）现有局限性

虽然随着技术进步及经验不断积累，ICG在腔镜胃癌根治术中应用逐渐增多，但ICG荧光成像引导淋巴结清扫在运用上仍有一些局限。例如，由于缺乏长期生存资料，ICG示踪淋巴结清扫在微创胃癌根治术中，特别是在进展期，胃癌根治术的应用是否能改善患者远期预后仍需多中心、长期随访研究评估。此外，对拟行D1+或D2淋巴结清扫患者出现清扫范围外的淋巴结显影时（如No.13、14v或16a淋巴结），术者将面临是否需要一并切除显影淋巴结的艰难抉择。FUGES-012研究对ICG组患者术中出现No.14v淋巴结显影者，术者亦将其清扫并送检。结果发现，在No.14v显影患者中该组淋巴结转移发生率高达33.3%，显著高于既往研究，提示后期研究可能可以通过ICG显影指导有争议的No.14v淋巴结清扫。而对No.13和No.16a等非局部淋巴结，FUGES-012研究参考当前临床指南，即使术中淋巴结显影，术中亦未进行相应区域清扫，ICG淋巴结清扫示踪对站外淋巴结清扫作用仍需进一步探讨。其次，ICG荧光显影淋巴结只能说明该淋巴结接受来自肿瘤周围组织的淋巴回流，但不一定是转移淋巴结，其准确率为62.2%~97.2%；同时，ICG显影存在假阴性，即患者ICG荧光上无淋巴结显影，但术后病理学检查提示存在转移淋巴结情况，发生率为46.4%~60.0%，该假阴性结果可能是由于癌细胞阻塞淋巴管或淋巴结的大规模癌侵袭，导致常规所用的ICG示踪剂不能有效积累到转移性淋巴结中。此外，内镜医师在注射ICG时存在学习曲线，若注射器穿透胃壁导致示踪剂外溢，会影响术中观察判断。

（二）质控建议

本指南认为充分质控可有效减低其局限性。因此，本指南认为良好ICG荧光成像需满足以下条件：①ICG呈现图像清晰，定位准确。②浆膜层无渗漏。③D2范围外淋巴结无显影。要做到良好的质控，本指南建议成立一个固定MDT团队，包括固定的消化内镜医师、固定的手术团队、固定的软件及硬件设施管理团队，熟悉掌握ICG注射技巧及术中注射技巧，根据不同使用目的合理选择ICG注射时间、注射途径及注射剂量。

第三章

吲哚菁绿引导腔镜结直肠癌根治术

一、历史沿革

结直肠癌（colorectal cancer，CRC）是全球第四大常见恶性肿瘤和第二大癌症，每年有超过55万人死于结直肠癌。在大多数结直肠癌患者中，手术仍是治疗基石。随着外科技术进步和器械平台发展，腔镜和机器人手术比例愈发新高。为定位肿瘤，当前已引入多种术中导航方法。然而，早期结直肠癌定位在微创外科领域仍具挑战性。这些挑战激发了对术中可视化技术的兴趣，例如近红外（NIR）荧光成像。

吲哚菁绿（indocyanine green，ICG）是一种三碳菁碘染料分子，是两亲性的，相对无毒。自20世纪50年代中期以来一直为医所用，是唯一获得美国FDA批准临床应用的安全荧光剂，具快速肝脏清除作用，可用于静注或组织定向注射。静注ICG能迅速与血浆蛋白结合，如白蛋白、球蛋白和脂蛋白，大约95%~98% ICG仍留在血流中。ICG最初用于定量测量肝脏和心脏功能，其重点是测量血液中ICG水平，但在20世纪70年代，随着对ICG荧光特性深入研究，这种化合物使用扩展到了眼科。到21世纪初，数字成像分辨率进步，提供了一种令人满意的替代胶片摄影方法。自那以后，ICG血管造影术被用于分析组织灌注和特定的肿瘤辅助治疗，目前正在进行更多研究，以探索该化合物的其他用途。

在结直肠癌手术中，借助近红外（NIR）成像系统，ICG可应用于多种功能，如荧光肿瘤定位、荧光淋巴结标测（FLNM）和术中血管造影引导手术。自2006年Nagata首次将ICG用于结直肠外科以来，这一技术在结直肠癌辅助诊断及治疗方面展现出重要研究价值和良好应用前景。ICG可用于定位早期结直肠癌具体位置，因为这些部位不易通过浆膜表面区分出来，特别是在内窥镜下黏膜切除术或黏膜下剥离后。当ICG通过肿瘤周围黏膜下或浆膜下注射时，在近红外成像系统下可观察到淋巴通路。术中ICG血管造影可在肠道离断前找到合适灌注节段，通过实时观察吻合口的灌流情况，可预防与缺血相关的吻合口并发症。

二、基本原理

（一）ICG近红外光成像原理

近红外荧光（near-infrared fluorescence，NIRF）成像技术（700~1 000 nm波长）可实现手术视野解剖结构的增强可视化，其光线散射率低且软组织穿透性可达2~5 mm。由于人体组织在近红外光谱无自发荧光，被人体特定组织选择性摄取的外源性荧光分子即可实现NIRF显像。同时，由于其信噪比较高，NIRF的检测阈值相对较低，荧光显像设备首先发射短波长光（激发）激发荧光剂，荧光分子由高能态跃迁时释放长波长光（散射光）。该散射光被荧光显像设备的长波长荧光过滤器捕捉并显像。

荧光光源发出白光和波长805 nm的近红外激发光，照射到观察组织时，观察组织与ICG的结合物发出835 nm的近红外反射光，该反射光可被特殊摄像系统实时捕捉，即可在摄像屏幕上呈现荧光视频图像。近红外光实时视频图像可显示3种荧光模式，即绿色荧光模式（亮光背景下可进行手术操作）、黑白荧光模式（多用于血液灌注评估）和彩色荧光模式（多用于淋巴结示踪）。

（二）ICG的代谢机制

吲哚菁绿是一种安全、无不良反应荧光染料，主要由肝细胞中的有机阴离子转运体和钠离子-牛磺胆酸共转运蛋白摄取，在人体半衰期150~180 s。ICG进入人体后由肝实质细胞从血浆中摄取后以整分子形式排泄至胆管，其排泄主要通过毛细胆管上表达的多耐药相关蛋白，且排泄不参与肝肠循环，最终随粪便排出体外。吲哚菁绿水溶性良好，常沿血流弥散分布。静注吲哚菁绿后，血管快速显像，肠道等动脉供血丰富脏器能在60 s内显示荧光。肝脏注射30 min后，吲哚菁绿被肝细胞特异性摄取和代谢，代谢过程持续24~48 h。输尿管内注射吲哚菁绿后，荧光可在输尿管内保持数小时。

三、适应证和禁忌证

理论上，ICG近红外光成像技术用于腔镜结直肠癌术的适应证与传统腹腔镜结直肠癌术基本一致。推荐根据不同手术方案及ICG显像目的选择合适病例。推荐利用ICG近红外光成像技术进行术中吻合口血运评估、淋巴结示踪、术中肿瘤定位、淋巴管漏评估以及输尿管等组织器官辨认等。

因ICG含有微量碘，ICG近红外光成像技术用于腔镜结直肠癌术的禁忌证为碘过敏病史者，其典型过敏反应的人群发生率约为1/4 000 051。其他禁忌证则可参照传统腔镜结直肠癌术的禁忌证。

四、技术应用方法及流程

根据不同手术方案及ICG显像目的，ICG注射途径、剂量、注射深度、注射时间均不相同。鉴于目前有限临床经验，本指南做如下推荐。

（一）配置方法

取注射用ICG（25 mg/安瓿）1支以其自带10 mL灭菌注射用水溶解配制2.5 mg/mL的1/10标准浓度；再取1 mL（2.5 mg）上述1/10标准浓度的ICG溶液以生理盐水稀释至100 mL（或取2.5 mL标准浓度溶液稀释至250 mL），配制1/1 000的工作浓度溶液。根据不同术式取用相应的剂量，然后根据显影效果酌情加量调整。

（二）注射方式

1.吻合口血运评估

吻合口血运评估建议经静脉给药。具体要点为：①将25 mg的ICG与10 mL灭菌注射用水稀释成2.5 g/L的ICG溶液。②用药剂量为0.1~0.3 mg/kg；若反复给药，每天剂量上限为5 mg/kg。③注射时间为肠管离断前和吻合后分别给药，若ICG血管灌注60 s内显像良好，则可判断肠管血运良好；若无血管灌注或灌注时间大于60 s，则可判断吻合口肠管血运不良。

2.淋巴结示踪

因肠管淋巴管网主要位于黏膜下层，静注或术中浆膜下注射准确性较差，故建议术前黏膜下注射，可获得较高敏感度和特异度。具体要点为：①肠管淋巴结示踪时ICG溶液配置方法尚无统一标准，可根据不同术式斟酌调整。②ICG与灭菌注射用水稀释成浓度为1.25、2.5或5.0 g/L的ICG溶液均可。③用药时间建议在术前12~24 h时，于肠镜下肿瘤周围选取3~4个注射位点，每个注射位点可注射0.1~0.3 mL ICG溶液，显影时间可维持大于48 h。④对接受新辅助放化疗的结直肠癌患者，ICG显影效果较差，用药剂量可根据实际情况进行调整，目前尚无统一标准。

3.术中肿瘤定位

术中肿瘤定位分别针对原发肿瘤和结直肠肿瘤的肝转移病灶。具体要点为：①对原发结直肠肿瘤的定位，建议术前12~24 h经结肠镜进行黏膜下注射，注射浓度、剂量以及注射位点则需结合具体情况而定，一般认为，ICG溶液浓度小于或等于0.625 g/L，每个注射位点可注射ICG溶液约0.1 mL。②对结直肠癌肝转移病灶的定位，建议术前24 h静注2.5 g/L ICG溶液约0.5 mg/kg。

表24-4 ICG推荐使用标准

目标显影	ICG注射方法	配置方法	用药剂量	注射位点
吻合口血运评估	静脉给药	25 mg的ICG与10 mL灭菌注射用水稀释成2.5 g/L的ICG溶液	0.1~0.3 mg/kg	肠切除前和吻合后分别给药
淋巴结示踪	术前12~24 h经肠镜黏膜下注射	ICG与灭菌注射用水稀释1.25、2.5或5.0 g/L的ICG溶液均可	每个注射位点可注射0.1~0.3 mL	肿瘤周围选取3~4个注射位点
术中肿瘤定位	原发肿瘤：术前12~24 h经结肠镜进行黏膜下注射	注射浓度、剂量需结合具体情况	ICG溶液浓度小于或等于0.625 g/L,每个注射位点可注射ICG溶液约0.1 mL	注射位点则需结合具体情况而定
	肝转移：术前24 h静注	25 mg的ICG与10 mL灭菌注射用水稀释成2.5 g/L的ICG溶液	2.5 g/L 0.5 mg/kg	注射位点则需结合具体情况而定

（三）不良反应

ICG的不良反应较少见，偶有咽喉疼痛及面色潮红、罕见过敏性休克、低血压、心动过速、呼吸困难及荨麻疹等。ICG制剂不完全溶解时，可能发生恶心、呕吐、发热、打嗝等反应。从注射开始到使用结束的过程中要进行密切注视观察，并做好应急处理工作。

五、临床应用

（一）吻合口血运评估

1.ICG近红外光成像技术评估吻合口血运的方法

结直肠癌根治术中，可应用ICG近红外光成像技术，在肠吻合完成前后分别进行肠管血运评估。近端肠壁离断前，术者可通过临床判断在白光或可见光下选择切除线，无损伤地在肠壁上标记出"预切除线"。需注意，切勿使用单极或双极电设备烧灼标记，以免破坏肠壁局部血供，而影响最终评估的准确性。确定肠切除部位后，第1次静注ICG，用近红外摄像系统观察血管灌注。若ICG血管灌注在60 s内显像良好，则可判断为肠管血运良好。ICG中位显影时间为35（29~44）s，持续时间约为3 min。记录肠管灌注组织和非灌注组织的界限，并与最初标记的肠管"预切除线"进行比较，沿缺血线离断肠壁。如评估肠管"预切除线"处的血运灌注不足，则需考虑改变肠管近端"预切除线"至血运灌注良好部位。肠吻合完成后，再次静注ICG，用荧光系统评价吻合完成后灌注情况，并观察肠壁的血运及外观，以决定是否改变手术策略，重新进行肠吻合。

荧光模式下观察远近端肠段荧光的完整度和荧光强度，使Sherwinter等报告的血供评估系统，评分大于或等于3分（荧光均匀分布于肠管预断或吻合口处）为血供良好，2分（肠管预断或吻合口处荧光不均匀分布）为血供不良，1分（肠管预断或吻合口处未观察到荧光）为无血供。通过吻合口ICG近红外光成像的强度评分可评估血运情况，如评分大于或等于3分，则代表吻合口局部的血运良好，可有效避免因血供障碍而导致吻合口漏（anastomositic leakage）的发生。另外，吻合口ICG近红外光成像的强度还与ICG溶液注射的剂量相关，关于注射的剂量问题目前还没有统一的标准。Kudszus等人采用0.2~0.5 mg/kg 静注ICG来判断吻合口的情况，"预切除线"改变率为13.9%，而低剂量（小于0.1 mg/kg）ICG对手术计划改变率影响较小。

2.相关研究进展

近年，ICG-FI技术已成为最具前景方法之一，可在术中精确评估肠道灌注，从而有效降低吻合口漏发生率。Kudszus等人将1998—2003年未使用荧光显像技术结直肠手术患者作为对照组，2003—2008年使用荧光显像技术辅助手术患者作为试验组，共有402例患者入组，试验组中ICG荧光显像提示，血流灌注差患者进行近端肠管游离重新吻合，最终对照组和试验组中出现吻合口漏比例分别约为7.5%（15/201）和3.5%（7/201），提示术中荧光显像技术可显著降低吻合口漏发生率。此后陆续有文献报道荧光显像技术在结直肠吻合手术中应用，均显示出良好应用前景。亦有文献报道，应用荧光显像技术定量分析吻合口血供情况，如日本Kawada K等人通过5例吻合口漏患者数据进行分析，认为吻合口血供荧光强度最大值应大于52.0（灵敏度100%，特异度92.5%）；若荧光强度最大值小于52.0，则吻合口漏发生率明显升高。由于样本量较小，尚需扩大样本量进行验证。Jafari等人报道了ICG近红外光成像技术在达芬奇机器人辅助手术中应用，19%患者近端"预切除线"改变，吻合口漏发生率降低至6%（对照组为18%）。一项多中心前瞻性研究（PILLAR-II）报道了139例腹腔镜左半结肠切除或直肠前切除术病例，ICG近红外光成像技术改变了8%的手术方案，吻合口漏发生率仅为1.4%。备受瞩目的PILLAR III研究纳入了25个中心的347例患者，结果显示，虽然运用ICG近红外光成像技术可成功观察到95.4%患者吻合口灌注情况，但与标准对照组相比，ICG并不能降低吻合口漏发生率。

ICG可定性和定量地判断吻合口血供情况，目前研究均显示，ICG荧光显像技术可降低吻合口漏发生率，但这些研究多为单中心非随机对照研究，像PILLAR-III试验这样应用ICG判断吻合口血供多中心大样本随机对照研究较少，且荧光显像判断血运情况多是主观判断，定量分析研究较少，缺少统一定量数值。因此，有必要进行多中心、大样本、前瞻性研究，通过定性观察及定量分析，降低吻合口漏发生率，改善患者预后。

（二）ICG对结直肠癌淋巴结精准示踪

1. ICG近红外光成像示踪淋巴结使用方法

结直肠癌根治术ICG近红外光成像示踪淋巴结多在术前肠镜下将ICG多点注射到肿瘤邻近部位黏膜下层（具体可参照前文ICG使用方法）。有研究结果发现，多点注射低剂量ICG（0.5~1 mg）可能达到更好淋巴结示踪效果。此外，也可选择术中在癌周浆膜下注射，经trocar（套管针）直接注射或经辅助切口注射。

2. 前哨淋巴结检出

淋巴结转移状态是肿瘤预后重要影响因素，前哨淋巴结是肿瘤向外转移第一站，是否转移决定了术式选择。前哨淋巴结活检在消化道肿瘤，如胃癌、结直肠癌中的研究尚处在起步阶段，现阶段尚不推荐其作为手术方式及淋巴结清扫范围决策依据。Nagata等人报道，运用ICG近红外光成像技术对结直肠癌前哨淋巴结检出率可达97.7%，远优于蓝染料法，其对淋巴结转移诊断敏感度为55.0%，但假阴性率亦高达46.%，假阴性集中在T3期患者，而对T1—T2期结直肠癌患者，ICG近红外光成像技术对前哨淋巴结检测准确率较高。

对采用新辅助治疗后考虑临床完全缓解的直肠癌患者，能否采用局部切除加前哨淋巴结活检方式判断，是否继续行根治性手术，还有待研究。2018年，Liberale等人系统回顾了2006—2017年10项研究，共218例患者应用ICG荧光显像进行前哨淋巴结示踪，各项研究中注射ICG浓度、计量、部位、间隔观察时间等均无统一标准，其总体灵敏度为71.0%，特异度84.6%，准确率仅为75.7%。Kawahara等人将直肠癌侧方区域前哨淋巴结定位于髂内血管与盆丛神经间，发现40例前哨淋巴结阴性患者均无侧方淋巴结转移。ICG近红外光成像技术在直肠癌侧方前哨淋巴结检测中显示初步优势，但尚缺乏其与影像学方法筛选侧方淋巴结清扫适应人群的对比研究，故实用价值需要探讨。目前，结直肠癌患者前哨淋巴结检测总体准确率仅为75.7%，且有2%~10%患者存在跨越淋巴结分组"跳跃转移"，这些因素均限制了针对早期肠癌缩小手术及免器官切除治疗的开展。随着早期结直肠癌发病率增加及内镜切除更广泛应用，对前哨淋巴结深入研究将为早期肠癌节段切除及免器官切除治疗提供依据。

3. 淋巴结清扫

采用ICG示踪结直肠癌淋巴引流，对淋巴结检出率为65.5%~100%，可指导淋巴结清扫范围，获取更多阳性淋巴结。Nishigori等人发现采用ICG示踪改变了23.5%（4/21）患者淋巴结清扫范围，且直径大于5 mm阳性淋巴结均能被ICG示踪。Kawahara H等人的研究显示，脾区结肠癌淋巴回流可能并不通过左结肠动脉或中结肠动脉左支，而是直接回流至肠系膜下动脉周围，所有阳性淋巴结均在ICG示踪淋巴引流范围以内。

（三）ICG用于肿瘤可视化定位

1.协助早期肿瘤定位

ICG注射时间、位点、剂量、浓度各不相同。研究结果表明，ICG荧光标记可见度会在局部注射7天后迅速下降。黏膜下层注射ICG不会引起任何组织炎症，因而推荐术前1天结肠镜下行黏膜下层精准注射ICG溶液。注射过程中应注意3点：①注射液配置。肠壁较胃壁薄，存在易透壁、易弥漫特点，ICG注射浓度须结合术野要求而定，推荐浓度为0.625 g/L或更低。②注射位点选择。结直肠癌具有独特形态学及肿瘤学特点，结直肠管腔相对狭窄，部分隆起型病变如腺瘤性息肉癌变，可在早期出现不全或完全性梗阻，而平坦型病变可在早期出现环半周甚至环周改变。对未梗阻病例，于肿瘤口侧顶点、肛侧顶点及其连线中点垂线分4点注射，进行定位，对其中较小病灶，推荐接近肠腔横轴线上2点适当拉开距离，避免注射点集中在腹膜后位显像不良，定位失败；对梗阻病例，由于内镜无法通过，可在肿瘤肛侧顶点横轴线上均匀分2点进行黏膜下层注射，定位肿瘤下缘。③注射方式选择。须精准注射ICG溶液，由于肠壁较薄，故对操作者要求较高，推荐序贯注射法，即先注射1 mL蒸馏水形成黏膜下层水囊，再于水囊中注入0.1 mL配置好的ICG注射液。

2.结直肠癌肝转移灶定位

ICG荧光显像技术也可用于结直肠癌转移灶识别与切除。手术完全切除肝转移灶是结直肠癌肝转移的有效治疗方式，但大多数患者在根治性肝切除后出现肝内复发，一个可能原因是目前影像学方法无法检测微小转移灶，以致在术前诊断和术中探查时忽略了一些已存在的微小转移灶。肝转移灶周围正常肝脏组织受肿瘤压迫，胆道排泄受阻，导致ICG排泄延迟。有研究显示，静注ICG后较小转移灶表现为部分或完全显影，而在较大病灶则表现为环绕肝脏转移灶环形荧光。综合文献报道，运用ICG近红外光成像技术发现结节的最小直径可达1 mm，适于肝脏浅部病灶检测，但由于荧光穿透深度小于或等于8 mm，故对深部病灶建议联合术中超声检查。Liberale等系统回顾了2006—2019年共10项研究、218例肝转移患者资料，发现ICG检测肝转移灶灵敏度在69%~100%之间，荧光显像最大深度为距肝脏表面10 mm，除术前CT和术中超声发现病变外，ICG荧光显像可检测到最小1 mm额外病灶，因此，ICG荧光显像被研究者认为是上述检测肝转移灶必要补充手段。

3.结直肠癌腹膜转移灶定位

结直肠癌局限腹膜转移患者术后复发重要原因之一是由于无法准确识别微小病灶，不能做到完全切除。ICG近红外光成像技术作为一种微小病灶有效检测方法，可提高非黏液性腺癌患者腹膜转移灶检出率。目前，对ICG近红外光成像评估腹膜转移灶文献数据较少，一项单中心研究结果显示，通过ICG近红外光成像技术评估10例结直肠癌腹壁转移患者88个靶病灶，其敏感度为72.4%，特异度仅为60%。

（四）分辨输尿管

腹腔镜结直肠癌手术中，常需辨认并保护输尿管，在某些复杂手术中，比如肥胖、二次手术、输尿管手术史等，直接显露并辨认输尿管比较困难。经导管逆行将ICG注入输尿管内可实现术中实时荧光定位，降低腹腔镜手术中缺乏触觉反馈造成输尿管损伤的风险，Siddighi S等人在超过10例妇科手术使用ICG，术中双侧输尿管均可显影，且患者无明显不良反应。其在结直肠手术中能否预防输尿管损伤尚需进一步研究。在腹腔镜结直肠癌手术中，ICG显像辅助输尿管定位相关研究尚未广泛开展，目前缺乏高质量临床证据支持。

六、局限性及处理

（一）现有局限性

尽管荧光显像技术在消化外科领域有诸多应用价值，但其在临床实践中也存在局限性。荧光剂给药剂量和时间点、设备参数设置、背景光线条件和近红外光谱等均可影响荧光显像效果。对黑白荧光视图主观解读受组织背景荧光干扰，可能导致对肠管血运误判。常依赖术者对该技术使用临床经验以及其对肠管血运"正常"的主观标准判断。克服该局限性方式包括应用图像分析软件进行荧光定量评估。肠吻合前利用荧光定量评估方法客观评价肠管血运有助于术中精准决策。

（二）质量控制建议

1.吻合口血运评估

腔镜结直肠癌根治术中吻合前后运用ICG近红外光成像技术可较客观准确地评估吻合口血运，降低吻合口漏发生率。在有条件中心，建议对吻合口血运存疑患者使用ICG近红外光成像技术对吻合肠段进行血运评估。虽然ICG近红外光成像技术评估吻合口血运安全性和可靠性已得到初步证实，但其评判标准及操作规范尚需要多中心、大样本高级别医学证据支持。

2.淋巴结示踪

采用ICG近红外光成像技术进行淋巴结示踪，可较好地显示结直肠癌淋巴回流范围；同时，仅建议在T1—T2期结直肠癌患者中使用ICG近红外光成像示踪前哨淋巴结，其具体注射剂量以及注射方法仍需多中心、大样本高级别循证医学证据支持。

3.肿瘤可视化定位

对早期结直肠癌患者行腹腔镜手术时，联合ICG近红外光成像技术对病灶进行准确定位安全有效，但注射后最佳手术时间、最佳剂量等尚需研究。

4.结直肠癌肝转移灶定位

结直肠癌肝转移患者手术中，推荐采用ICG近红外光成像技术对可疑转移灶进行定位和切除，但对深部转移灶不推荐单独采用ICG近红外光成像技术进行定位，建议联合术中超声定位或术前影像学定位。具体方法：可根据ICG 15 min滞留率（ICG R15），调整术前给药时间，以期获得较好术中肝脏肿瘤荧光显影效果。对ICG R15小于或等于7%的患者，术前给药时间大于48 h，常可获得较好显影；对ICG R15大于7%的患者，术前给药时间小于6天，术中荧光显影多不满意；而术前给药时间大于或等于6天时，可获得相对较好显影。

5.结直肠癌腹膜转移灶定位

非黏液腺癌患者行腹膜转移灶切除时，可考虑联合ICG近红外光成像技术，对腹膜转移灶进行定位和切除，但其敏感度和特异度不高。具体方法：术中静脉给予ICG 0.25 mg/kg。

6.分辨输尿管

对合并腹膜后解剖层次异常、腹腔感染等增加输尿管损伤风险患者，ICG近红外光成像技术辅助输尿管定位方法可作为临床试验项目在有条件医学中心开展。具体方法：将输尿管导管尖端插入输尿管内，通过导管术中注射25 mg ICG溶液。

第四章

吲哚菁绿引导肝脏肿瘤根治术

一、历史沿革

吲哚菁绿（indocyanine green，ICG）荧光成像技术近年在普通外科领域广泛应用，并为肝癌外科治疗提供了新武器。2008 年 Aoki 等人首次报道 ICG 荧光成像技术用于肝切除术，实现解剖性肝段切除。近年以 ICG 近红外荧光成像技术为基础的荧光腔镜的出现，进一步推动了腔镜技术在肝脏肿瘤切除中的应用。得益于新型荧光成像系统在临床上广泛开发和腔镜技术进步，ICG 荧光成像技术以可视化角度助力精准肝脏外科快速发展。ICG 导航下腔镜肝切除术相比传统肝切除术在追求"精准肝切除"上具有显著优势。然而，目前临床实践中关于 ICG 近红外光成像技术在肝肿瘤诊断和手术应用仍处于探索阶段，尚无统一标准。

二、ICG 在肝脏肿瘤中成像的机制和原理

ICG 是一种近红外荧光染料，可被波长范围在 750~810 nm 的外来光所激发，发射波长 840 nm 左右近红外光，当荧光透过生物组织时，血红蛋白吸收了所有小于 700 nm 波长的光，水又吸收超过 900 nm 的红外光。因此，ICG 在近红外光激发后，通过近红外荧光摄像机扫描术野及计算机图像处理，将荧光信号（一般是绿色荧光）呈现给术者。ICG 摄取主要由肝细胞中有机阴离子转运体 1B3（organic anion transporting polypeptide 1B3，OATP1B3）和钠离子-牛磺胆酸共转运蛋白（Na⁺-taurocholate co-transporting polypeptide，NTCP）完成，其排泄主要通过毛细胆管上表达多耐药相关蛋白 2（multidrug resistance-associated protein 2，MRP2）载体系统进行，且排泄后不参与肠肝循环，故在正常肝组织中，ICG 可迅速被肝细胞摄取，并在激发光的照射下显示荧光。随着 ICG 经胆道系统排泄，荧光也逐渐消退。当存在肝脏肿瘤或

肝硬化结节时，病变肝组织内肝细胞胆道排泄功能受损，ICG 靶向滞留在病变组织中，出现延迟消退现象。ICG 15 min 血液滞留率（ICG-retention15，ICG-R15）、ICG 清除率（ICG-plasma disappearance rate，ICGPDR）及清除率的 K 值（ICG-K）与肝容积相结合可准确评估肝脏储备功能，以此确定肝切除范围，预测术后肝功能不全发生风险。

三、ICG 肝脏肿瘤的诊断及手术导航适应证和禁忌证

（一）适应证

目前 ICG 分子荧光影像技术已相对成熟，除对 ICG 过敏或对碘过敏者，对具有开放手术及腔镜手术指征患者均适用。因此，对有手术指征行肝切除术患者均可使用 ICG 荧光影像用于侦测及导航手术切除。其他适应证如腹腔探查及腹腔转移瘤侦测也可使用辅助探查。对尚未有条件开展腔镜手术的单位，腹腔内广泛粘连或其他原因腔镜下无法完成手术者，可行开放手术，使用手持式荧光侦测设备进行肿瘤侦测、导航手术。ICG 指导肝脏肿瘤的诊断及手术导航应用广泛，本指南推荐根据不同显影目的进行 ICG 荧光成像。

（1）在原发性肝癌分化程度初步鉴别中使用 ICG，根据肝脏肿瘤荧光信号特点，结合术中快速病理学检查，可初步判定原发性肝癌分化程度。

（2）ICG 可在围术期对患者肝脏储备功能进行评估，并预测术后肝衰风险。ICG 通过联合白蛋白衍生白蛋白-吲哚菁绿评分（ALICE 评分）可进一步预测手术风险，指导术式选择。

（3）在原发性肝癌或结直肠癌及胰腺神经内分泌恶性肿瘤肝转移患者手术中，使用 ICG 可提高原发性肝癌和转移癌根治性切除率。术中使用 ICG 分子荧光影像技术对肝脏进行全面侦测，仔细辨认高强度荧光信号，结合术中超声及术中快速病理学检查，对可疑癌灶进行切除。此外，可用 ICG 分子荧光影像技术进行原发性肝癌肝外转移瘤识别及定位。

（4）联合术中超声门静脉穿刺肝段染色导航肝切除术中，使用 ICG 通过正显示法或负显示法，使目标肝区或肝段产生荧光信号，协助解剖性肝切除术的施行。

（5）肿瘤边界界定中使用 ICG 分子荧光影像技术，可在术中划定肿瘤边界与肝切除范围，肝切除后进行残留肿瘤病灶的检测。

（6）ICG 用于肝切除术后胆漏检测。由于胆汁中含有可结合 ICG 的蛋白质，经胆囊管注射 ICG 并临时阻断胆总管后，使用 ICG 分子荧光影像技术检测，可进行胆漏识别。

（7）在活体肝移植中，使用 ICG 分子荧光影像技术进行胆道成像，指导胆道的离

断及重建；在各种不同类型肝移植术后，可评估移植肝肝细胞功能。

（二）禁忌证

由于ICG中含有微量碘，故不推荐对碘剂过敏者行ICG荧光成像技术。另外患有各种基础疾病、无法耐受手术的患者（如肾功能不全、严重心肺功能不全、血液系统疾病及恶病质等），亦不建议使用。

四、ICG引导下在肝脏肿瘤外科导航中技术应用方法及流程

（一）配置方法

ICG多环结构中硫酸基决定了灭菌注射用水ICG为首选溶剂，且ICG水溶液稳定性有限。盐溶液由于促ICG分子的聚集，不可用于ICG的配制。本指南建议使用灭菌注射用水充分溶解ICG，避免不良反应发生。可用注射器反复抽吸、推注，使其完全溶解，水平观察玻璃壁确证无残留不溶药剂，方可使用。临用前调配注射液，如必须保存，应尽量选择阴凉处、避光保存，并不得超过4 h。

（二）注射方式

ICG的注射时间、注射途径及注射剂量根据不同的使用目的而变化。根据中国2019年版《吲哚菁绿荧光染色在腹腔镜肝切除术中应用的专家共识》建议如下：①肿瘤的识别与定位、明确肿瘤边界、检测残余肝脏：静脉注射ICG 0.05~0.5 mg/kg。a.术前2~4天。b.明显肝硬化：5~10天。②肝分段。a.负显示：术中静脉注射ICG 1.0 mL（2.5 mg/mL）。b.正显示：术中经目标肝段门静脉注射ICG 5 mL（0.025~0.05 mg/mL）。③划定肝预切线。a.非解剖性肝切除，术中静脉注射ICG 0.05~0.5 mg/kg。b.解剖性肝切除，术中经静脉注射ICG 0.05~0.5 mg/kg或经目标肝段门静脉注射ICG 0.1~0.2 mL（2.5 mg/mL）。④胆管成像。术中经静脉或经目标肝段门静脉注射ICG 1 mL（2.5 mg/mL）。⑤活体肝移植。a.切除供肝：术中经静脉注射ICG 1 mL（2.5 mg/mL）或经目标肝段门静脉注射ICG 0.1~0.2 mL（2.5 mg/mL）。b.胆道重建：术中经胆囊管注射ICG 2 mL（2.5 mg/mL）。c.血管重建：术中经静脉注射ICG 1.5 mL（2.5 mg/mL）。⑥检查胆漏。术中经胆管注射ICG 5~10 mL（0.025~0.25 mg/mL）。梅成杰等人认为，肝叶反染经外周静脉注射的ICG（1.25 ~2.5 mg），或正染经支配门静脉注射（0.125~0.25 mg），多可达到满意实施荧光引导手术的目的。

（三）侦测近红外光术中操作方法

ICG分子荧光影像系统主要包括近红外激发光源、高灵敏近红外荧光摄像机及计

算机图像处理系统。术中操作方法如下：①充分游离肝脏后，关闭术区无影灯，打开近红外激发光源，使用近红外荧光摄像机在适当距离（按机型的要求）扫描肝脏及其他腹腔脏器。②根据荧光信号的分布情况，对肝脏肿瘤进行实时定位并标定肝预切线。③拟行解剖性肝切除时，使用正显示法或负显示法指导肝分段。④肝切除后，对残余肝脏及离体标本进行ICG分子荧光探测。⑤将标本进行常规病理学检查。

（四）肝癌的分子荧光类型

1. 原发性肝癌ICG分子荧光类型

根据ICG在原发性肝癌病灶的不同代谢机制，可呈现为3种荧光影像特征，分别为全荧光型、部分荧光型、环形荧光型。高、中分化一般可表现为全荧光型或部分荧光型；而低分化肝癌由于肿瘤的异质性，不摄取ICG，常表现为环形荧光型。建议对原发性肝癌进行解剖性切除的患者，常规使用ICG分子荧光技术，以获得肿瘤分子荧光边界。

2. 转移性肝癌ICG分子荧光类型

临床上以结直肠癌肝转移较为常见。在原发癌灶能够或已经行根治性切除、剩余肝脏有足够代偿功能的前提下，对肝内转移癌可进行根治性切除。然而，CT、MRI及术中超声检查容易遗漏直径较小的癌灶，使完整切除肝转移癌成为难点。由于肝转移癌组织本身不具备肝细胞功能，故ICG分子荧光检测时通常表现为环绕肿瘤组织的环形荧光，经荧光示踪发现的结节直径最小可达1.5 mm。

（五）不良反应

ICG早在1957年即进入了临床试验，1959年通过了美国。该成像介质已经在临床使用超过50年，报道的不良反应发生率小于0.01%，使用过程中应严格遵守药物说明书。建议：①ICG应使用灭菌注射用水充分溶解，避免不良反应的发生。②ICG的注射时间、注射途径及注射剂量根据不同的使用目的而变化。

五、临床应用

（一）原发性肝癌分化程度初步鉴别

由于低分化肝癌组织摄取ICG的能力低下，导致病灶本身可提供的荧光信号较弱，但由于癌周正常肝组织受肿瘤压迫，使ICG的排泄延迟，因而此类肿瘤通常表现为环绕癌组织的环形荧光。高分化肝癌组织对ICG仍有一定的摄取能力，但其胆道排泄功能异常，因而可较长时间显示荧光，表现为全荧光型信号。中分化肝癌组织中的部分细胞丧失摄取功能，通常表现为部分荧光型信号。建议：术中根据肝脏肿瘤的荧光信号特点，结合术中快速病理学检查，可初步判定原发性肝癌分化程度。

（二）吲哚菁绿在肝切除术前阶段肝脏储备评估临床应用

根据目前白蛋白-吲哚菁绿（ALICE）评分最新评估标准为：ALICE 1级患者PHLF风险很低，建议行解剖性肝切除术；2a级患者肝功能受损，肝切除范围应限于4个Couinaud段；2b级患者术后并发症发生率及病死率较高，切除范围最好局限于3个Couinaud段；3级患者预后较差，应慎重行手术治疗，建议行射频消融术或肝移植手术等。最近，Russolillo等人利用ALICE分级对400例肝癌患者进行临床分析，验证了ALICE分级能良好地提供手术切除范围，效果优于Child-Turcotte-Pugh（CTP）评分。ICG可以作为评估肝脏储备功能的补充方法。

（三）ICG在肝段染色中的应用

腹腔镜肝切除术已广泛应用于肝脏肿瘤患者，但腹腔镜解剖性肝切除术要实现Makuuchi教授提倡的解剖性肝切除术4个标准并在监视器上直观确定肝段的分界有较大困难，而腹腔镜吲哚菁绿肝段染色可以弥补该不足。卢鹏等学者总结了以下经验：①由于肝段解剖特异性较大，术前需进行三维重建，进行以门静脉为基础的流域分析，明确荷瘤肝段的门静脉供应数量及来源，得到目标肝段的形态、范围，规划染色方案。②确定正染或者反染方案，单一肝段或者肝叶染色选取正染方案，联合肝段或者肝叶染色选择反染方案。③肝右前区肝段对应的门静脉靠近腹侧，且一般较粗壮，穿刺成功率较高，推荐正染方案。肝左叶内部各肝段对应的门静脉均来源于相对表浅的左侧肝蒂，解剖难度相对小，推荐反染方案。肝右后区肝段相应的门静脉靠近背侧，如需穿刺正染则需将右后区肝脏充分游离后旋转至原右前区的位置，另外也可以考虑从路氏沟入路解剖右后肝蒂，寻找目标肝蒂阻断后反染。④行半肝切除术时推荐鞘外解剖反染，若行鞘内解剖反染，染料经过肝门板或者胆管动脉循环的交通支进入拟切除的半肝，染料容易沾染到半肝。如果只能选择鞘内解剖反染法，尽量减少外周荧光染料的注射剂量（0.012 5~0.025 mg）。⑤如正染穿刺成功后由于染料渗漏，通常数分钟内会出现其余肝段的浸染，此时可调整为炫彩模式，尚可分辨目标肝段在肝表面的界限，但需迅速标记，以防止时间延长导致界限不清晰。⑥对于正染吲哚菁绿注射量，建议尽量少量，通常吲哚菁绿（25 mg）稀释1 000倍后，注射3~5 mL可染色1个肝段，且不易造成其余肝脏组织的浸染。

（四）ICG分子荧光成像导航解剖性肝切除术的应用

1.ICG分子荧光肝脏左右半肝界限的确定

对进行解剖性左半肝或右半肝切除术患者，可采用正染法或负染法确定肝切除的预切除线。ICG荧光成像表明左右半肝的实际界线并非规律的直线，而是呈现为多种形态，可大致分为驼峰状、不规则状以及少数的大致直线，术者根据ICG荧光染色显示的左右半肝预切除线行肝切除手术更符合个体化精准手术的原则。

2.肝脏肿瘤边界的确定

因为ICG在肝脏中对于非正常肝组织，如肿瘤组织的滞留，可用荧光腹腔镜对肝癌的边界进行荧光界定。同拟行解剖性肝切除术时，可在术中通过正染法或负染法结合三维可视化技术确定肿瘤边界，定位肿瘤与大血管关系，划出预切除的肝区或肝段范围，并进行精准肝切除。

3.肝脏微小癌灶及断面残留癌灶的检测

ICG荧光成像技术在肝癌切除术中识别微小癌灶的价值，不仅可以术中实时检测肝癌病灶，还能够检测到术前CT、MRI未曾发现的微小病灶，从而降低肿瘤残余风险。建议对行解剖性肝切除术患者，可采用正染法或负染法术中检测全肝或剩余肝断面组织。

4.三维可视化联合ICG分子荧光肝段的确定

三维可视化联合ICG分子荧光影像技术及术中超声判断目标门静脉分支走行，精准穿刺门静脉染色肝段，建议对行解剖性肝切除术患者，如果具备术中超声和肝段门静脉穿刺技术，可实施目标门静脉穿刺注射 ICG 溶液，确定预切除肝段。

（五）数字智能联合ICG分子荧光导航肝癌根治术

1.缩小右半肝切除术

缩小右半肝切除术（limited right hemihepatectomy，LRH）是随着三维可视化的问世和临床需求而产生，指肿瘤位于右肝区，当需要行右半肝切除时，剩余肝体积不能有效保证足够肝储备功能，此时可以选择缩小右半肝切除术。按照2021年版《数字智能联合吲哚菁绿分子荧光导航肝切除术中国专家共识》建议对4种类型分别如下处理：Ⅰ型，肿瘤位于右后区，并侵犯肝右静脉，行右后区联合 S5 和 S8 亚段切除术；Ⅱ型，肿瘤大部分位于右后区，并累及 S5 和/或 S8，行右后区联合 S5 和/或 S8 亚段切除术；Ⅲ型，肿瘤主要位于右前区肝蒂和右后区肝蒂分叉处，更贴近右后区肝蒂，但是右前区肝蒂的距离能满足肿瘤根治性切除要求，可行右后区联合 S5 背侧段和/或 S8 背侧段切除；Ⅳ型，肿瘤主要位于右前区并累及部分 S7，并且具有粗大右后下肝静脉引流 S6，可行 S5、S7 及 S8 切除。基于此，2021年版《数字智能联合吲哚菁绿分子荧光导航肝切除术中国专家共识》给予了如下建议。

1）Ⅰ型缩小右半肝切除术

建议对Ⅰ型缩小右半肝切除术患者术前三维可视化评估血管，进行手术规划，术中采用多模实时融合与交互导航确定目标血管和缩小右半肝切除。建议对Ⅱ型缩小右半肝切除术患者，术前三维可视化评估血管，进行手术规划，术中采用多模实时融合与交互导航确定目标血管和Ⅱ型缩小右半肝切除。建议对Ⅲ型缩小右半肝切除术患者，术前三维可视化评估血管，进行手术规划，术中用多模实时融合与交互导航确定目标血管和Ⅲ型缩小右半肝切除。建议对Ⅳ型缩小右半肝切除术时，选择右半肝区域血流控制，沿规划缩小右半肝切除线，自足侧向头侧、自浅入深分离肝实质，确认关键血管，分别结扎离断门静脉右前支、门静脉S7分支（有时多个分支）；于肝内距根部约1.5 cm处用GIA或者组织夹结扎并离断肝右静脉。注意保护肝右后下静脉，避免损伤，完成Ⅳ型缩小右半肝切除术。

2）Ⅰ型中央型肝癌切除术

术者行数字智能联合ICG分子荧光导航Ⅰ型中央型肝癌切除术时，建议根据术前三维可视化分析及术前规划，明确肿瘤与血管关系，配合术中超声；行数字智能联合ICG分子荧光导航Ⅱ型中央型肝癌切除术时，建议对根据术前三维可视化分析及术前规划，明确肿瘤与矢状部门静脉、S4肝静脉、肝中静脉和肝左静脉关系，如能获得根治性切除，多模实时融合导航S4或S4a或S4b肝切除术；否则，行ICG分子荧光导航三维腹腔镜解剖性左半肝切除术；行数字智能联合ICG分子荧光导航Ⅲ型中央型肝癌切除术时建议根据术前三维可视化分析及术前规划，明确肿瘤与门静脉、肝右静脉、肝中静脉和肝左静脉关系；多模实时融合导航门静脉右前支、肝右动脉前支、S4门静脉、肝右静脉发向S5和S8分支并结扎离断，实现解剖性Ⅲ型中央型肝癌肝切除术；行数字智能联合ICG分子荧光导航解剖性Ⅳ型中央型肝癌切除术时，关键是显露肝右静脉和肝左静脉并妥善保护。如果剩余肝脏功能体积足够，实施ICG分子荧光多模实时融合导航行解剖性右三区肝切除术或左三区肝切除术。行数字智能联合ICG分子荧光导航Ⅴ型中央型肝癌手术时，由于Ⅴ型中央型肝癌的肿瘤位置位于肝S4、S5和S8的表面或边缘，肿瘤没有贴近或者未直接侵犯门静脉或肝静脉的主干，因此，Ⅴ型中央型肝癌的手术治疗方式为保留切缘阴性的肝切除术，包括解剖性肝段切除或局部切除。

3）解剖性肝段肝切除术

数字智能联合ICG分子荧光导航解剖性肝段肝切除术，对解剖性肝段切除患者，术前进行个体化肝脏分段，术中采用"正染法"荧光显影或"负染法"荧光显影，导航解剖性肝段切除。

4）肝切除术中胆管侦测

ICG可以帮助术者精确定位肝外胆管的位置，节省寻找分离胆管的时间，使手术变得安全、快捷。特别对于二次肝切除的患者，因为胆道术后导致肝门部粘连导致解剖结构不清楚，盲目解剖有可能导致医源性副损伤，通过ICG实时荧光胆道造影以及十二指肠显影，可清晰地分辨肝门部粘连的胆管、十二指肠组织，精准识别定位，减少不必要的损伤。需要注意的是，对于一些肥胖患者，经常出现较厚的脂肪组织包绕肝门区域管道的情况，这时 ICG 荧光同样很难观测到其间的胆道走行。

5）胆漏检测

随着 ICG 荧光影像在肝胆外科手术的普及应用，运用 ICG 进行肝断面微小胆管胆漏的有效性得以证实。ICG 对肝切除术后胆漏的侦测主要基于其通过胆道系统排泄的生物学特性。在完整切除肿瘤病灶后，对肝断面进行彻底止血，如有活动性出血可进行缝合处理；再使用 ICG 侦测有无荧光点，是否存在未处理胆管断端有胆汁渗出，并予以处理。

6）微小肝癌

ICG 分子荧光影像可发挥对微小肝癌特异性荧光显影的优势，作为肝脏肿瘤消融导航的新策略，对浅表瘤灶在 ICG 定位下实时监测消融处理，对深部瘤灶可结合术中超声定位进行消融处理，达到完全消融肝内病灶。

7）复发性肝癌切除术

ICG 分子荧光影像在复发性肝癌切除术中的应用是提高复发性肝癌患者长期生存率的有效手段。肝内的转移灶及卫星灶有一部分仅凭借术前 CT 及 MRI 无法发现，ICG 荧光影像能够减少微小转移灶的漏检率，从而达到根治性切除。ICG 引导腹腔镜处理复发性肝癌患者组织粘连，可明显缩短手术时间、减少术中出血、降低医源性胆管及正常组织结构损伤。

8）胆管解剖图像

ICG 分子荧光影像技术可获得清晰的胆管解剖图像，在肝移植中，ICG 荧光引导解剖性供肝切除和胆管成像，评估重建后血管灌注及移植肝的肝功能恢复情况，通过对供肝移植前后进行荧光成像，判断供肝灌注及微循环情况，以及侦测肝外胆管荧光影像，评估移植肝肝细胞分泌胆汁功能。

六、局限性及处理

就目前而言，ICG 分子荧光影像技术仍有局限性。一是对深部结节低灵敏度，由于近红外光透过人体组织能力有限，即使运用光声联合成像在一定程度上增加了探测深度，但仍然未达理想效果，目前只有在肝切除过程中对肝断面进行 ICG 分子荧光动态检测，同时结合术中超声及术中快速病理学检查，才可部分弥补 ICG 深度受限问题；二是肝脏结节高假阳性，特别是有肝硬化背景患者，肝脏肿瘤组织与其余肝组织荧光对比度下降，检测敏感度将进一步降低，但假阳性病灶的检出率及其特征仍需要通过更多的病例研究来进一步明确。

参考文献

1. Sung H，Ferlay J，Siegel R L，et al. Global Cancer Statistics 2020：GLOBOCAN Estimates of Incidence and Mortality Worldwide for 36 Cancers in 185 Countries. CA Cancer J Clin，2021，71（3）：209-249.

2. Xia C，Dong X，Li H，et al. Cancer statistics in China and United States，2022：profiles，trends，and determinants. Chinese medical journal，2022，135（5）：584-590.

3. Coppola N，Mignogna M，Rivieccio I，et al. Current Knowledge，Attitudes，and Practice among Health Care Providers in OSCC Awareness：Systematic Review and Meta-Analysis. International journal of environmental research and public health，2021，18（9）：4506-4543.

4. G CZI T，Simonka Z，Lantos J，et al. Near-infrared fluorescence guided surgery：State of the evidence from a health technology assessment perspective. Frontiers in surgery，2022，9：919739.

5. Pan J，Deng H，Hu S，et al. Real-time surveillance of surgical margins via ICG-based near-infrared fluorescence imaging in patients with OSCC. World journal of surgical oncology，2020，18（1）：96.

6. Harano N，Sakamoto M，Fukushima S，et al. Clinical Study of Sentinel Lymph Node Detection Using Photodynamic Eye for Abdominal Radical Trachelectomy. Current oncology（Toronto，Ont），2021，28（6）：4709-4720.

7. Funai K，Kawase A，Shimizu K，et al. Fluorescence navigation with indocyanine green for identification of intersegmental planes using a photodynamic eye camera. Journal of thoracic disease，2020，12（9）：4817-4824.

8. Gioux S，Coutard J，Berger M，et al. FluoSTIC：miniaturized fluorescence image-guided surgery system. Journal of biomedical optics，2012，17（10）：106014.

9. Nohara K，Takemura N，Ito K，et al. Bowel perfusion demonstrated using indocyanine green fluorescence imaging in two cases of strangulated ileus. Clinical journal of gastroenterology，2022，15（5）：886-889.

10. Jafari M，Pigazzi A，Mclemore E，et al. Perfusion Assessment in Left-Sided/Low Anterior Resection（PILLAR III）：A Randomized，Controlled，Parallel，Multicenter Study Assessing Perfusion Outcomes With PINPOINT Near-Infrared Fluorescence Imaging in Low Anterior Resection. Diseases of the colon and rectum，2021，64（8）：995-1002.

11. Nishino H，Hollandsworth H，Amirfakhri S，et al. A Novel Color-Coded Liver Metastasis Mouse Model to Distinguish Tumor and Adjacent Liver Segment. The Journal of surgical research，2021，264：327-333.

12. Zhang Q，Xia C，Hu S，et al. Application of near infrared fluorescence imaging in detection of residual cancer in oral squamous cell carcinoma. Zhonghua zhong liu za zhi [Chinese journal of oncology]，2022，44（5）：450-454.

13. Xia C，Zhou Q，Zhang Q，et al. Comparative study on the diagnostic value of intravenous/peritumoral injection of indocyanine green for metastatic lymph node location in patients with head and neck squamous cell carcinoma（HNSCC）. Annals of translational medicine，2021，9（6）：507.

14. Wu Z，Dong Y，Wang Y，et al. Clinical application of indocyanine green fluorescence navigation technology to determine the safe margin of advanced oral squamous cell carcinoma. Gland surgery，2022，11（2）：352-357.

15. Chen Y，Xiao Q，Zou W，et al. Sentinel lymph node biopsy in oral cavity cancer using indocyanine green：A systematic review and meta-analysis. Clinics（Sao Paulo，Brazil），2021，76：e2573.

16. Muallem M，Sayasneh A，Armbrust R，et al. Sentinel Lymph Node Staging with Indocyanine Green for Patients with Cervical Cancer：The Safety and Feasibility of Open Approach Using SPY-PHI Tech-

nique. Journal of clinical medicine，2021，10（21）：4849.

17. Zolper E，Bekeny J，Fan K，et al. ICG Lymphography in a 4-week Postmortem Cadaver：Implications for a Supermicrosurgery Training Model. Plastic and reconstructive surgery Global open，2021，9（3）：e3468.

18. Shao J，Alimi Y，Conroy D，et al. Outcomes using indocyanine green angiography with perforator-sparing component separation technique for abdominal wall reconstruction. Surgical endoscopy，2020，34（5）：2227-2236.

19. Polom K，Murawa D，Rho Y，et al. Current trends and emerging future of indocyanine green usage in surgery and oncology：a literature review. Cancer，2011，117（21）：4812-4822.

20. Wang J，Li S，Wang K，et al. A c-MET-Targeted Topical Fluorescent Probe cMBP-ICG Improves Oral Squamous Cell Carcinoma Detection in Humans. Annals of surgical oncology 2022.

21. Chen X，Zhang Z，Zhang F，et al. Analysis of safety and efficacy of laparoscopic radical gastrectomy combined with or without indocyanine green tracer fluorescence technique in treatment of gastric cancer：a retrospective cohort study. Journal of gastrointestinal oncology，2022，13（4）：1616-1625.

22. Matsuura N，Igai H，Ohsawa F，et al. Novel thoracoscopic segmentectomy combining preoperative three-dimensional image simulation and intravenous administration of indocyanine green. Interactive cardiovascular and thoracic surgery，2022，35（2）：64.

23. Brookes M，Chan C，Nicoli F，et al. Intraoperative Near-Infrared Fluorescence Guided Surgery Using Indocyanine Green（ICG）for the Resection of Sarcomas May Reduce the Positive Margin Rate：An Extended Case Series. Cancers，2021，13（24）：6284.

24. Kan X，Zhang F，Zhou G，et al. Interventional real-time optical imaging guidance for complete tumor ablation. Proceedings of the National Academy of Sciences of the United States of America，2021，118（41）：e211 3028118.

25. Su Rez Ajuria M，Gallas Torreira M，Garc A Garc A A，et al. Efficacy of different sentinel lymph node biopsy protocols in oral squamous cell carcinoma：Systematic review and meta-analysis. Head & neck，2022，44（7）：1702-1714.

26. Shannon A，Sharon C，Straker R，et al. Sentinel Lymph Node Biopsy in Patients with T1a Cutaneous Malignant Melanoma：A Multi-Center Cohort Study. Journal of the American Academy of Dermatology，2022，S0190-9622：02783-02789.

27. Liu L，Lin Y，Li G，et al. A novel nomogram for decision-making assistance on exemption of axillary lymph node dissection in T1-2 breast cancer with only one sentinel lymph node metastasis. Frontiers in oncology，2022，12：924298.

28. Mahieu R，Donders D，Dankbaar J，et al. CT Lymphography Using Lipiodol for Sentinel Lymph Node Biopsy in Early-Stage Oral Cancer. Journal of clinical medicine，2022，11（17）：5129.

29. Matsuo K，Klar M，Khetan V，et al. Association between sentinel lymph node biopsy and micrometastasis in endometrial cancer. European journal of obstetrics，gynecology，and reproductive biology，2022，275：91-96.

30. Costantino A，Canali L，Festa B，et al. Sentinel lymph node biopsy in high-risk cutaneous squamous cell carcinoma of the head and neck：Systematic review and meta-analysis. Head & neck，2022，44（10）：2288-2300.

31. Matanes E，Eisenberg N，Mitric C，et al. Surgical and oncological outcomes of sentinel lymph node sampling in elderly patients with intermediate to high-risk endometrial carcinoma. International journal of gynecological cancer：official journal of the International Gynecological Cancer Society，2022，32（7）：875-881.

32. Singh N，Agrawal S. Use of methylene blue dye for sentinel lymph node mapping in early-stage gynecological cancers - An option for low resource settings. Journal of cancer research and therapeutics，2022，

18（4）：1088-1092.

33. Baeten I，Hoogendam J，Braat A，et al. Fluorescent Indocyanine Green versus Technetium-99m and Blue Dye for Bilateral SENTinel Lymph Node Detection in Stage I-IIA Cervical Cancer（FluoreSENT）：protocol for a non-inferiority study. BMJ open，2022，12（9）：e061829.

34. Song B，Zhang B，An A，et al. Nanocarbon Tracer and Areola Injection Site Are Superior in the Sentinel Lymph Node Biopsy Procedure for Breast Cancer. Computational and mathematical methods in medicine，2022，4066179.

35. Chavda J，Mishra A，Silodia A，et al. Validation sentinel lymph node biopsy study in cN0 axilla using low-cost dual dye technique：potential solution for resource poor settings [J]. Breast cancer research and treatment，2022，193（1）：105-110.

36. Yuan Q，Hou J，Zhou R，et al. Factors associated with identification of lymph node detected by axillary reverse mapping for breast cancer. Zhonghua yi xue za zhi，2021，101（38）：3141-3145.

37. Rundle S，Korompelis P，Ralte A，et al. A comparison of ICG-NIR with blue dye and technetium for the detection of sentinel lymph nodes in vulvar cancer. European journal of surgical oncology：the journal of the European Society of Surgical Oncology and the British Association of Surgical Oncology，2022，S0748-7983：00685-0.

38. Hua B，Li Y，Yang X，et al. Short-term and long-term outcomes of indocyanine green for sentinel lymph node biopsy in early-stage breast cancer. World journal of surgical oncology，2022，20（1）：253.

39. Burg L，Verheijen S，Bekkers R，et al. The added value of SLN mapping with indocyanine green in low- and intermediate-risk endometrial cancer management：a systematic review and meta-analysis. Journal of gynecologic oncology，2022，33（5）：e66.

40. Ruzzenente A，Conci S，Isa G，et al. The LIver SEntinel LYmph-node（LISELY）study：A prospective intraoperative real time evaluation of liver lymphatic drainage and sentinel lymph-node using near-infrared（NIR）imaging with Indocyanine Green（ICG）. European journal of surgical oncology：the journal of the European Society of Surgical Oncology and the British Association of Surgical Oncology，2022，S0748-7983：00540-6.

41. Kang B，Lee J，Lee J，et al. Comparative Study Between Radioisotope Uptake and Fluorescence Intensity of Indocyanine Green for Sentinel Lymph Node Biopsy in Breast Cancer. Journal of breast cancer，2022，25（3）：244-252.

42. Du J，Xu G，Yang Z，et al. Pericancerous lymph node imaging with indocyanine green-guided near-infrared fluorescence in radical esophagectomy：Protocol for a single-center，prospective，randomized controlled clinical trial. Thoracic cancer，2022，13（15）：2283-2287.

43. Chiyoda T，Yoshihara K，Kagabu M，et al. Sentinel node navigation surgery in cervical cancer：a systematic review and metaanalysis. International journal of clinical oncology，2022，27（8）：1247-1255.

44. L Hrs O，Bollino M，Ekdahl L，et al. Similar distribution of pelvic sentinel lymph nodes and nodal metastases in cervical and endometrial cancer. A prospective study based on lymphatic anatomy. Gynecologic oncology，2022，165（3）：466-471.

45. Raffone A，Raimondo D，Travaglino A，et al. Sentinel Lymph Node Biopsy in Surgical Staging for High-Risk Groups of Endometrial Carcinoma Patients. International journal of environmental research and public health，2022，19（6）：3716.

46. Yokoyama J，Fujimaki M，Ohba S，et al. A feasibility study of NIR fluorescent image-guided surgery in head and neck cancer based on the assessment of optimum surgical time as revealed through dynamic imaging. OncoTargets and therapy，2013，6：325-330.

47. Digonnet A，Van Kerckhove S，Moreau M，et al. Near infrared fluorescent imaging after intravenous

中国肿瘤整合诊治技术指南

injection of indocyanine green during neck dissection in patients with head and neck cancer：A feasibility study. Head & neck，2016，e1833-7.

48. Bredell M. Sentinel lymph node mapping by indocyanin green fluorescence imaging in oropharyngeal cancer - preliminary experience. Head & neck oncology，2010，2：31.

49. Van Der Vorst J，Schaafsma B，Verbeek F，et al. Near-infrared fluorescence sentinel lymph node mapping of the oral cavity in head and neck cancer patients. Oral oncology，2013，49（1）：15-19.

50. Ahmed M，Purushotham A，Douek M. Novel techniques for sentinel lymph node biopsy in breast cancer: a systematic review. The Lancet Oncology，2014，15（8）：e351-62.

51. Christensen A，Juhl K，Charabi B，et al. Feasibility of Real-Time Near-Infrared Fluorescence Tracer Imaging in Sentinel Node Biopsy for Oral Cavity Cancer Patients. Annals of surgical oncology，2016，23（2）：565-572.

52. Schmidt F，Dittberner A，Koscielny S，et al. Feasibility of real-time near-infrared indocyanine green fluorescence endoscopy for the evaluation of mucosal head and neck lesions. Head and Neck-journal for The Sciences and Specialties of The Head and Neck，2017，39（2）：234-240.

53. Baik F，Hansen S，Knoblaugh S，et al. Fluorescence Identification of Head and Neck Squamous Cell Carcinoma and High-Risk Oral Dysplasia With BLZ-100，a Chlorotoxin-Indocyanine Green Conjugate. JAMA otolaryngology-- head & neck surgery，2016，142（4）：330-338.

54. Xie D，Wang Y，Wang Z，et al. Kinetics analysis of indocyanine green based on a novel mouse model to distinguish between tumor and inflammation. Analytical Methods，2019，11（44）：5704-5710.

55. Hu Y，Huang C，Sun Y，et al. Morbidity and Mortality of Laparoscopic Versus Open D2 Distal Gastrectomy for Advanced Gastric Cancer：A Randomized Controlled Trial. J Clin Oncol，2016，34（12）：1350-1357.

56. Yu J，Huang C，Sun Y，et al. Effect of Laparoscopic vs Open Distal Gastrectomy on 3-Year Disease-Free Survival in Patients With Locally Advanced Gastric Cancer：The CLASS-01 Randomized Clinical Trial. JAMA，2019，321（20）：1983-1992.

57. 中华医学会肿瘤学分会，中华医学会杂志社. 中华医学会胃癌临床诊疗指南（2021年版）. 中华医学杂志，2022，102（16）：1169-1189.

58. Wang F H，Zhang X T，Li Y F，et al. The Chinese Society of Clinical Oncology（CSCO）：Clinical guidelines for the diagnosis and treatment of gastric cancer，2021. Cancer Commun（Lond），2021，41（8）：747-795.

59. Jung M K，Cho M，Roh C K，et al. Assessment of diagnostic value of fluorescent lymphography-guided lymphadenectomy for gastric cancer. Gastric Cancer，2021，24（2）：515-525.

60. 黄昌明，钟情，陈起跃. 吲哚菁绿示踪淋巴结清扫在胃癌根治术中应用及研究进展. 中国实用外科杂志，2021，41（03）：332-336.

61. Park S H，Lee H J，Park J H，et al. Clinical Significance of Intra-operative Gastroscopy for Tumor Localization in Totally Laparoscopic Partial Gastrectomy. J Gastrointest Surg，2021，25（5）：1134-1146.

62. 刘茂兴，邢加迪，徐凯，等. 吲哚菁绿荧光成像在全腹腔镜远端胃癌根治术中的应用. 中国肿瘤临床，2020，47（05）：231-235.

63. Kim Y W，Min J S，Yoon H M，et al. Laparoscopic Sentinel Node Navigation Surgery for Stomach Preservation in Patients With Early Gastric Cancer：A Randomized Clinical Trial. J Clin Oncol，2022，40（21）：2342-2351.

64. Huang C M，Lin J X，Zheng C H，et al. Prognostic impact of dissected lymph node count on patients with node-negative gastric cancer. World J Gastroenterol，2009，15（31）：3926-3930.

65. Chen Q Y，Xie J W，Zhong Q，et al. Safety and Efficacy of Indocyanine Green Tracer-Guided Lymph Node Dissection During Laparoscopic Radical Gastrectomy in Patients With Gastric Cancer：A Random-

ized Clinical Trial. JAMA Surg, 2020, 155 (4): 300–311.

66. Patti M G, Herbella F A. Indocyanine Green Tracer-Guided Lymph Node Retrieval During Radical Dissection in Gastric Cancer Surgery. JAMA Surg, 2020, 155 (4): 312.

67. Zhong Q, Chen Q Y, Huang X B, et al. Clinical implications of Indocyanine Green Fluorescence Imaging-Guided laparoscopic lymphadenectomy for patients with gastric cancer: A cohort study from two randomized, controlled trials using individual patient data. Int J Surg, 2021, 94: 106–120.

68. Huang Z N, Su Y, Qiu W W, et al. Assessment of indocyanine green tracer-guided lymphadenectomy in laparoscopic gastrectomy after neoadjuvant chemotherapy for locally advanced gastric cancer: results from a multicenter analysis based on propensity matching. Gastric Cancer, 2021, 24 (6): 1355–1364.

69. Lee J H, Son T, Chung Y E, et al. Real-time identification of aberrant left hepatic arterial territories using near-infrared fluorescence with indocyanine green during gastrectomy for gastric cancer. Surg Endosc, 2021, 35 (5): 2389–2397.

70. Chen Q Y, Zheng C H, Li P, et al. Safety and prognostic impact of prophylactic laparoscopic superior mesenteric vein (No. 14v) lymph node dissection for lower-third gastric cancer: a propensity score-matched case-control study. Surg Endosc, 2018, 32 (3): 1495–1505.

71. 邓鸣，胡桂，李小荣，等. 吲哚菁绿-近红外显像技术在腹腔镜结直肠癌手术中的应用价值. 中国普通外科杂志，2022，31 (09): 1220–1228.

72. 张雁凯，鲍予颐，叶颖江. 吲哚菁绿荧光显像技术在胃肠手术中的应用. 中华普通外科杂志，2020，35 (03): 267–269.

73. Lee D W, Sohn D K, Han K S, et al. Promising Novel Technique for Tumor Localization in Laparoscopic Colorectal Surgery Using Indocyanine Green-Coated Endoscopic Clips. Dis Colon Rectum, 2021, 64 (1): e9–13.

74. 李勇，李心翔，王权，等. 吲哚菁绿近红外光成像在腹腔镜结直肠癌手术中应用中国专家共识 (2021年版). 中国实用外科杂志，2021，41 (10): 1098–1103+1110.

75. 吕泽坚，梁伟俊，吴德庆，等. 经辅助切口注射吲哚菁绿在荧光成像腹腔镜右半结肠癌根治术中应用的安全性和可行性分析. 中华胃肠外科杂志，2020，23 (08): 791–794.

76. 张映丹，何攀，杨忠明，等. 吲哚菁绿荧光成像引导腹腔镜肝脏肿瘤切除术安全性和有效性的荟萃分析. 中华肝胆外科杂志，2022，28 (04): 299–304.

77. 曹键，鲍予颐，姜可伟，等. 吲哚菁绿荧光显像技术在腹腔镜直肠癌前切除手术中的应用价值. 中华普通外科杂志，2020，35 (10): 764–767.

78. 梁伟俊，吴德庆，吕泽坚，等. 吲哚菁绿荧光直肠镜在直肠癌手术中的应用. 中华胃肠外科杂志，2020，23 (11): 1104–1105.

79. Yeung TM. Fluorescence imaging in colorectal surgery. Surg Endosc, 2021, 35 (9): 4956–4963.

80. He K, Hong X, Chi C, et al. Efficacy of Near-Infrared Fluorescence-Guided Hepatectomy for the Detection of Colorectal Liver Metastases: A Randomized Controlled Trial. J Am Coll Surg, 2022, 234 (2): 130–137.

81. 陈振荣，陈志鸿，石宁，等. 腹腔镜肝肿瘤手术中吲哚菁绿荧光成像质量影响因素探讨. 中华肝胆外科杂志，2021，27 (08): 626–630.

82. 蔡天翼，刘风林. 荧光腹腔镜在胃癌淋巴结清扫中的应用价值及难点剖析. 中华胃肠外科杂志，2022，25 (04): 295–299.

83. Chan D K H, Lee S K F, Ang J J. Indocyanine green fluorescence angiography decreases the risk of colorectal anastomotic leakage: Systematic review and meta-analysis. Surgery, 2020, 168 (6): 1128–1137.

84. Liu Y Z, Shah S K, Sanders C M, et al. Utility and usability of laser speckle contrast imaging (LSCI) for displaying real-time tissue perfusion/blood flow in robot-assisted surgery (RAS): comparison to in-

docyanine green（ICG）and use in laparoscopic surgery.Surg Endosc，2022，15：1-9.

85. 王骥，吴瑞，刘晓，等.吲哚菁绿联合亚甲蓝双示踪法在国内乳腺癌前哨淋巴结活检中应用价值的Meta分析.中国普通外科杂志，2020，29（05）：532-542.

86. 王宇，脱红芳，彭彦辉.吲哚菁绿在肝切除围手术期的临床应用.肝胆胰外科杂志，2020，32（05）：313-316.

87. 张树庚，刘连新.吲哚菁绿在肝胆外科领域的应用现状及展望.腹部外科，2020，33（03）：171-173.

88. 黎旺红，唐津天，刘晨，等.荧光腹腔镜在肝脏手术中应用价值的Meta分析.医学研究杂志，2021，50（07）：83-8+99.

89. 梅成杰，张中林，袁玉峰.吲哚菁绿荧光成像技术在肝胆外科的应用进展.腹部外科，2020，33（03）：235-240.

90. 赵英杰，曹李，董光龙，等.吲哚菁绿荧光显像在结直肠癌肝转移手术中的应用.腹腔镜外科杂志，2020，25（07）：524-528.

91. 董杉杉，王琨，李悦玮.吲哚菁绿荧光实时成像技术在腹腔镜肝切除术中应用效果的Meta分析.腹腔镜外科杂志，2022，27（03）：183-188+93.

92. 刘学谦，蒋东，陈江明，等.吲哚菁绿荧光显影技术在胆道外科应用研究进展.中国实用外科杂志，2022，42（09）：1054-1057+61.

93. 李宏宇，魏林，朱志军，等.吲哚菁绿荧光引导腹腔镜解剖性肝段获取术在小儿活体肝移植中的应用价值.中华消化外科杂志，2021，20（01）：118-124.

94. 方驰华，曾思略，杨剑.吲哚菁绿分子荧光影像在原发性肝癌的应用进展.腹部外科，2020，33（03）：167-170.

95. 方驰华，梁洪玻，迟崇巍，等.吲哚菁绿介导的近红外光技术在微小肝脏肿瘤识别、切缘界定和精准手术导航的应用.中华外科杂志，2016，54（06）：444-450.

96. 卢鹏，王宏光.吲哚菁绿荧光引导腹腔镜解剖性肝段切除术.中华消化外科杂志，2020，（02）：40-44+139.

97. 熊俊，李民，唐勇，等.腹腔镜下吲哚菁绿荧光显像联合术中超声引导肝血管瘤微波消融的初步探索.腹部外科，2020，33（03）：200-203.

98. 谢国伟，李嘉鑫，吴泓.吲哚氰绿荧光显像导航技术在复发性肝癌腹腔镜再次肝切除中的应用.中华肝脏外科手术学电子杂志，2020，9（02）：153-157.

99. 成剑，张成武，刘杰，等.3D打印模型联合吲哚菁绿荧光导航行腹腔镜下精准肝切除术.肝胆胰外科杂志，2020，32（05）：277-279+85.

内 镜 诊 疗

- ❖ 上下追踪　早瘤显相 ❖
- ❖ 引表入里　深魔难藏 ❖
- ❖ 循孔逆施　诊治得彰 ❖
- ❖ 除瘤护体　超级微创 ❖
- ❖ 智掘隧道　镜显风光 ❖

第一章

肿瘤内镜诊疗概述

内镜技术自20世纪中期开始迅速发展，目前已成为肿瘤诊断及治疗不可缺少的重要手段之一。常用技术包括胃镜、肠镜、支气管镜、超声内镜（endoscopic ultrasonography，EUS）、经内镜逆行胰胆管造影术（endoscopic retrograde cholanggiopancreatography，ERCP）以及泌尿系内镜与妇瘤内镜等。本节以胃肠镜发展作为概述。

胃肠镜是消化道内镜最传统的检查和治疗技术，经过多年迅速发展以及操作医师技术水平的不断提高，胃肠镜不仅简单用于消化道肿瘤的检查及活检诊断，其应用领域已扩展至早期消化道肿瘤内镜治疗、晚期姑息治疗等多个方面。其中早期肿瘤治疗已发展出多种治疗方式，如内镜黏膜切除术（endoscopic mucosal resection，EMR）和内镜下黏膜剥离术（endoscopic submucosal dissection，ESD）及内镜下射频消融术（radio frequency ablation，RFA），而对消化道黏膜下肿瘤近年发展了内镜经黏膜下隧道肿瘤切除术（submucosal tunneling endoscopic resection，StER）、内镜黏膜下挖除术（endoscopic submuco salexcavation，ESE）及内镜下全层切除术（endoscopic full-thicknessresection，EFR），这些技术的出现使胃肠镜已成消化道肿瘤治疗一项不可缺少的重要手段。

我国对消化道肿瘤目前仍以中晚期整合治疗为主，多数患者确诊时已为晚期，因此晚期肿瘤的姑息减症治疗仍是肿瘤治疗一个重要内容。消化道内镜在肿瘤姑息减症治疗中也起重要作用。如内镜下营养管植入、胃造瘘提供梗阻患者营养，消化道支架植入解除梗阻，胆道支架解除梗黄等，在减症同时也为进一步的整合治疗创造了条件，是中晚期消化道肿瘤治疗的重要补充。

超声内镜（EUS）是对内镜检查及治疗范围的进一步拓展，通过消化道或呼吸道这些超声检查窗口，使比邻周围器官获得更清晰检查图像，对某些深部器官检查病变要明显优于体外超声，是近年来发展最快的内镜技术。EUS对消化道肿瘤如食管癌、胃癌及大肠癌的T分期要优于CT等影像学检查，EUS对胰腺癌可切除性的判断也具一定临床意义。超声内镜引导下细针穿刺活检术（endoscopic ultrasonographyfine needle aspiration，EUS-FNA）可取得纵隔淋巴结，胰腺及胆管组织，盆腔直肠周围器官组织，直接进行病理诊断，使其诊断概率大为提高。近年介入超声内镜术亦发展迅速，已能实现诸如引流、吻合等多种临床应用，进一步推动了内镜术的进步。

经内镜逆行胰胆管造影术（endoscopic retrograde cholanggiopancreatography，ER-CP），是临床处理胆胰疾病重要手段。随着ERCP技术及器械发展，已能在透视监视下甚至内镜直视下取到胆管及胰管内组织或细胞进行病理诊断，以明确是否有肿瘤性疾病存在。ERCP下胆管内超声小探头检查可明确病变范围，而新近发展细径内镜系统可借助导丝引导直接伸入胰胆管内进行检查。此外，ERCP术更注重用于治疗而非简单诊断性检查，如胆管支架解除梗阻性黄疸、胰胆管内肿瘤的射频消融治疗等。

关于内镜在其他系统肿瘤诊疗中的应用将在后面各章中详述。

一、内镜发展沿革

医用内镜发展经历了漫长时期，主要分为三个阶段。

（一）硬性内镜

1806年德国人 Philipp Bozzini 发明了硬性医用内镜，当时叫光导器（Lichtleiter），用于检查膀胱和尿道，打开了医用内镜应用和发展之门。首次将"Lichtleiter"用于人体是法国外科医生 Desormeaux，他被许多人誉为"内镜之父"。但早期硬性医用内镜插入人体困难，给患者带来很大痛苦，且视野亮度低、成像不清晰、观察盲点多、诊断效果差等问题，极大限制了其发展和应用。随着设备不断改进，现代硬性内镜已技术成熟、图像清晰，可行手术和摄像，特殊情况下是临床诊疗的唯一可靠工具，如膀胱镜、宫腔镜、关节镜等。

（二）纤维内镜

1932年 Schindler 和柏林器械制造师 Georg Wolf 制成一种半可曲胃镜，开创了软性医用内镜的先河。1954年英国人 Hopkins 等发明了光导纤维技术，推动了医用内镜的革新与发展。1957年5月 Hirschowitz 展出首台纤维光学胃十二指肠镜，以光导纤维作为导光、传像元件，采用外部强冷光源照明，可进行摄影（像），同时在先端部加上可弯曲元件，操作者可控制其弯曲方向，便于插入人体，成为真正的软性医疗器械产品。

（三）电子内镜

1983年美国 Welch Allyn 公司推出世界上首台电子内镜，并应用于临床，实现了内镜发展史上的历史性突破。电子内镜通过CCD（charge coupled device，电荷耦合元件）导像，不存在因光导纤维折断而致黑点增多、视野变暗情况，因此更加实用。电子内镜通过显示器显像，适合教学和观摩，通过与计算机连接，在图像记录、保存及检索等有明显优势。

内镜检查术在我国自1954年开展以来，已有近70年历史。1970年初，北京协和医院在国内首先引进纤维内镜，之后内镜技术在我国得到蓬勃发展。随着现代电子技术、材料科学和其他相关学科发展，用于内镜的材料、技术日益先进，内镜操作更加灵活安全，几乎达到无腔不进、无孔不入境地。近来，随着人工智能引入，内镜诊断更加精准、自信。除诊断外，还可在内镜下进行冷切除、电切除、胆胰管取石、胆胰管引流、内镜下止血、激光治疗、氩离子凝固术、光动力治疗、支架置入术等多种微创治疗，在一定程度上替代了许多创伤较大的传统外科手术，显示光明发展前景。

二、内镜的技术原理及进展结果

（一）基本构成

一整套电子内镜系统的构成除电子内镜外，还包括图像处理装置、冷光源、监视器及台车等周边设备。电子内镜主要分为三个部分：插入部、操作部和导光插头部。

（1）插入部：包括前端部、插入管和弯曲管，主要功能是进入患者体内，用于观察图像，前端可提供治疗通道。插入管进入人体后，弯曲管能实现角度弯曲功能，前端部包括获取图像功能最重要的元器件CCD、具有冲洗镜面及体内送气功能的喷嘴、提供光亮照明导光束、提供治疗通道出口的钳子管道口等。

（2）操作部：包括角度控制旋钮和卡锁、可预先设定功能的遥控按钮、吸引阀按钮、送水/送气按钮、提供治疗附件通道口活检口等。

（3）导光插头部：包括电气接头、光导接口、送水/送气接头及各种电缆线和管道等，主要功能是传达电器信号，将光、水、空气通道分别与主机和光源连接。

（二）工作原理

电子内镜，就是在内镜的前端设置固体摄像器件，应用电视监视器来观察图像的装置。电子内镜的核心部件是电荷耦合器件（CCD），具有图像光电转换、信号电荷存储、信息转移与读出等功能，决定电子内镜图像质量。具体工作步骤分四个环节：①电子内镜利用冷光源发出的光经过光导纤维传递，物镜将检查部位成像给CCD，CCD将光信号转换成电信号；②执行信号电荷存储，在光积分过程中将所有像元产生的光电荷存储至光敏二极管中；③通过电缆传输将光电荷转移至图像处理装置，图像处理装置将这些电信号贮存和处理；④在监视器上形成视频信号，显示出受检部位高清晰、色彩逼真的图像。

（三）技术进展

近年，电子内镜逐渐发展为高清电子内镜，分别与光学放大技术、超声技术、共焦显微镜技术等整合，发展出放大内镜、细胞内镜、超声内镜和共聚焦内镜等。从目前看，电子内镜的发展趋势主要有两方面：①高清分辨率。图像质量直接影响电子内镜应用，高分辨率仍是内镜研究重点，医学诊断和治疗仍需更高分辨率的内镜；②智能化。内镜系统集成人工智能辅助诊断系统可实时分析内镜图像以检测病变，实现自然腔道内病变计算机辅助诊疗，可以提高检出率。

三、内镜在肿瘤诊疗中的应用

中国在内镜新器械、新技术应用上基本与世界同步，但必须清醒看到，目前国内内镜诊疗尤其是肿瘤内镜规范化诊断和治疗水平与国际先进水平还有一定差距。无论是内镜专科医师的正规化培训，还是内镜诊治适应证、禁忌证、操作技术的掌握、术后处理及并发症预防、内镜消毒与管理和维护等都存在一些问题。欧美各国内镜学术组织相继在内镜培训、诊疗及内镜设备消毒、维护等方面制定了系统完善的标准和制度。针对肿瘤内镜规范化中存在的问题，应当切实规范肿瘤内镜医师的培训，逐渐建立、完善、实行内镜培训体系。强调肿瘤内镜操作规范，严格掌握内镜诊疗的适应证和禁忌证，培养规范化操作，建立统一标准。规范内镜诊断标准，临床内镜医生应不断学习国内外内镜诊疗理论和指南，对目前内镜下诊断标准的学习、理解，并在工作中探索存在的问题，逐步修正。只有重视内镜规范化诊治，才能不断提高我国内镜诊疗技术和质量，更好地为广大患者服务。

第二章

呼吸系肿瘤内镜诊疗技术

一、肺癌内镜诊疗术

(一) 适应证

(1) 疑诊气管、支气管、肺脏肿瘤或肿瘤性病变需确定病理分型，或对肿瘤治疗后分子病理学诊断和评价。

(2) 不明原因咯血持续1周以上，临床难以解释、病情进展或疗效欠佳的咳嗽患者，怀疑气管支气管肿瘤。

(3) 原因不明突发喘鸣、喘息，尤其是固定部位闻及鼾音或哮鸣音，需排除肿瘤引起的大气道恶性狭窄或梗阻。

(4) 原因不明纵隔淋巴结肿大、纵隔肿物，需获取病理学标本，进行诊断。

(二) 禁忌证

(1) 急性心肌梗死后4周内不建议行支气管镜检术。

(2) 活动性大咯血行支气管镜检查术风险较高，做好建立人工气道及急救准备。

(3) 血小板计数<20×10⁹/L时、妊娠期间不推荐行支气管镜检术。

(4) 恶性心律失常、不稳定心绞痛、严重心肺功能不全、高血压危象、严重肺动脉高压、颅内高压、急性脑血管事件、主动脉夹层、主动脉瘤、严重精神疾病及全身极度衰竭等，并发症风险高，必须行支气管镜检术应做好抢救准备。

(三) 检查方法与操作流程

(1) 患者的告知及知情同意。

(2) 术前准备：术前4小时禁食，术前2小时禁水；全身麻醉应在支气管镜检术前8小时禁食，术前2小时禁水。拟行活检提前5~7天停用氯吡格雷，提前3~5天停用替格瑞洛，小剂量阿司匹林可继续使用。提前5天停用华法林。若术后无明显活动性出血，可在支气管镜检术后12~24小时恢复使用，即操作当天夜里或第2天晨起恢复使用。

（3）如无禁忌证，常规给予镇静剂。短效苯二氮䓬类镇静剂咪达唑仑为操作中清醒镇静的首选药物。局部麻醉首选利多卡因，且鼻部麻醉推荐使用2%利多卡因凝胶。咽喉部麻醉时，使用1%利多卡因喷雾，支气管镜通过声带前应局部给药。行气道麻醉时，首选利多卡因，推荐最大剂量不超过6~7 mg/kg。

（4）依次进镜观察声门、主气管、主支气管及段支气管及其分支。

（四）检查注意事项

（1）镜下所见新生物活检时，5块活检标本可满足病理免疫组化染色及基因检测需要，保证诊断率。病变部位活检尽量避开血管，夹取代表性组织。

（2）镜下所见支气管黏膜呈浸润性病变或高度怀疑肿瘤时，联合进行活检、刷检和冲洗，且应在其他操作后冲洗，以提高阳性率。

（3）经支气管镜刷检一般在直视下于活检后或活检前直接进行。将细胞刷经钳孔插入至病变部位，稍加压力，旋转刷擦数次，将细胞刷退出，将刷出物立刻涂片3~4张，分别送检细胞学及细菌学检查，送细胞学检查涂片应置于95%酒精中固定。为避免采取的下呼吸道标本被上呼吸道细菌污染，保护性标本刷经纤维支气管镜采集标本，大幅度减少污染机会。刷检力度：无阻力，说明细胞刷未刷到肺组织，很可能是无效刷检；阻力太大，不要强行刷检。刷检频率：每次刷检10~20个来回；次数2~5次，根据标本决定。

（五）并发症处理

（1）低氧为支气管镜检术常见并发症，推荐术中通过鼻、口或人工气道吸氧。当脉搏氧饱和度明显下降（即SpO_2绝对值下降>4%，或$SpO_2<90\%$）并持续超过1分钟时，应提高吸氧浓度，必要时停止操作，以减少低氧相关损伤发生。

（2）支气管镜检术中，应监测镜下出血情况，如出现中重度以上出血，需以支气管镜阻塞活检的叶段支气管，局部使用肾上腺素或冰盐水止血，或放置支气管阻塞球囊或导管、外科介入，使用全身抗凝剂，危重病人需进重症监护室，并给予相应处理。

（3）支气管镜检术后气胸总体发生率约为0.1%。若出现相关症状，临床怀疑气胸时则应尽快拍摄胸片以确定或排除诊断。

（4）支气管镜检术所致菌血症发生率约为6%。术后部分患者可因肺泡巨噬细胞释放某些炎性介质出现一过性发热，发生率为5%~10%，常不需特殊处理，但应与术后感染鉴别。

二、气管镜下外周肺结节活检术

由于常规支气管镜操作对肺外周结节或病变（peripheral pulmonary lesions，PPL）诊断率低，常需借助影像学引导下行支气管镜活检术。

（一）适应证

（1）用于PPL的活检。

（2）用于标记PPL的位置，包括染色标记、放置基准标记。

（3）用于探索性研究，将相关治疗工具或手段递送至肺部恶性结节，这类治疗包括冷冻疗法、近距离治疗、射频消融术和微波消融术等。

（二）禁忌证

（1）一般禁忌证基本与标准支气管镜术相同，包括凝血功能障碍、血流动力学不稳定。此外，该类技术仅建议在有专业技术的医疗中心使用。

（2）特定禁忌证：装有心脏起搏器和除颤器为电磁导航支气管镜相对禁忌证。

（三）检查方法及操作流程

1.仿真支气管镜导航（virtual navigational bronchoscopy，VNB）

利用导航系统引导设备（如超细支气管镜）沿气道到达目标病灶。包括如下操作流程：

（1）计划阶段：首先，采集CT扫描图像并传输至计算机工作站，利用特定软件规划到达目标病灶的路径，该步骤常在计划活检操作当日或数日前完成。

（2）引导阶段：利用获得的气道路径虚拟图像，并与支气管镜的实时图像同步插入，直达目标病灶。这有利于支气管镜经气道逐支推进至目标病灶。

（3）活检阶段：根据所选病灶活检取样，取样方法可以是经内镜工作通道放置标准毛刷和活检钳进行取样，有时还会借助透视引导。也以通过引导鞘经支气管镜工作通道放置支气管内超声探头，显示目标结节并确认其位置，随后移出超声探头并留置引导鞘，使用取样装置刷检或活检取样，有时还会借助透视。

2.电磁导航支气管镜检术（electromagnetic navigation bronchoscopy，ENB）

该技术整合了电磁场及仿真图像进行导航。

（1）计划阶段：用薄层CT数据生成到达PPL路径，操作者根据软件建议路径进行选择，也可在计划阶段调整或改变路径。

（2）引导和活检阶段：操作前将电磁定位板置于患者胸部下方，以便在操作过程中实时追踪引导导管。将引导导管和鞘一起通过支气管镜工作通道插入，并据计算机提供的方向和距离引导一起实时推进，直达目标病灶。然后使用刷检或活检方式进行取样操作。ENB系统成本高，其应用要求丰富操作经验和培训。

3.径向探头支气管内超声（radial probe endobronchial ultrasound，RP-EBUS）

通过气管镜工作管道插入20 MHz或30 MHz微型超声探头，进而360°显像肺实质，探头体积较小有利于向远端延伸进入亚肺段支气管。

（1）本身并非导航工具，常用作确认是否到达病灶的辅助成像工具，活检过程与ENB等技术类似。

（2）通过其他导航技术到达目标病灶后，置入RP-EBUS，超声实时显像证实导航准确性，移出径向探头，送入活检装置，以获取组织或刷检。

4.X线引导下支气管镜操作

包括透视引导下支气管镜和CT引导下支气管镜。通过X线提供的实时影像直接引导支气管镜或器械到达目标病灶，同时还能确认活检钳开合程度，以及毛刷和活检钳是否位于病灶内，然后进行取样操作。

5.超细支气管镜（ultrathin bronchoscope，UTB）

UTB是更小型纤维支气管镜，直径为2.8~3.5 mm，可进入更小二级或三级支气管。常联合其他影像引导手段以达周围肺病灶进行活检。由于工作通道小，仅能容纳更小活检器械，常很少单独使用UTB技术。

（四）技术注意事项

对邻近胸壁的PPL或深部病灶，若无需穿过叶间裂且病灶周围无肺气肿，首选CT引导下活检，其诊断率高于其他技术。若具备专业技能，气管镜下外周肺结节活检术可替代CT引导下活检，尤其对有气胸高风险患者。实施过程涉及多量步骤和操作，费时较长，常超出中度镇静下能耐受的常规操作持续时间，因此多会选择在深度镇静或全麻下进行。

（五）并发症处理

患者常能良好耐受气管镜下外周肺结节活检术，并发症发生率为0~8%。并发症范围及发生率与操作相关（如，气胸和出血）和/或与镇静相关（如，低血压）。气胸常需放置胸管引流。出血可局部药灌洗、球囊压迫、介入治疗等手段。

三、气管镜下细针穿刺技术

经气管镜下细针穿刺术（transbronchial needle aspiration，TBNA）是指用针穿过支气管壁获取细胞样本，用于对紧邻支气管树的肺和/或肺门/纵隔病变进行组织取样。支气管镜可引导术者至靶病灶如肺部肿块或淋巴结，随后将针通过支气管镜工作通道，穿过支气管壁，并抽吸组织标本，用于细胞学、组织学或细菌学分析。TB-NA穿刺针还可用于对支气管内病变取样，文献常称支气管内针吸活检（endobronchial needle aspiration，EBNA）。

（一）适应证

（1）肺癌患者淋巴结分期。

（2）不明原因肺门和（或）纵隔淋巴结肿大的诊断或治疗过程中再诊断、再分期。

（3）支气管内或周围及邻近气道肺实质占位、纵隔占位的诊断。

（二）禁忌证

（1）TBNA的禁忌证同支气管镜检查禁忌证。

（2）难以纠正的出血倾向。

（3）严重低氧血症，检查期间不能维持充分氧合的难治性缺氧。

（4）血流动力学不稳定及严重心肺功能障碍，如严重高血压、低血压、新近发生的心肌梗死或近期心肌缺血、心衰控制欠佳等。

（5）严重上腔静脉阻塞综合征、不稳定型或重度阻塞性气道疾病、多发肺大疱。

（6）未获知情同意或患者无法配合。

（三）操作流程

1.术前准备

详细询问患者病史，测量生命体征，排除禁忌证。根据CT和（或）PET-CT等影像学资料明确靶病灶部位。

2.麻醉与体位

局麻（可联用镇静药）或全麻（喉罩或气管插管）均可，平卧位。

3.手术步骤

（1）插入内镜。常经口进镜，按口腔弧线将内镜推入咽穹隆，观察到声门，直视下将内镜插入气管，注意避免损伤声带。

（2）确定穿刺位置。内镜插入气管后，将探头放置在目标病灶区域，适度膨胀水囊，选择穿刺位置。

（3）穿刺。将穿刺针置入内镜并固定妥当。推出鞘管至拟行穿刺点，固定鞘管。释放穿刺针调节器，推进针前端，使其刺入目标病灶。尽量保持镜身伸直，且将针以垂直方式经软骨间隙穿透气道壁。根据所用针类型，退出针芯，采取或不采取负压，进行10~20次抽插收集标本，过程中注意观察是否抽吸出大量血液、脓液。操作结束时将穿刺针完全退回鞘管。可重复上述步骤数次直至获得满意标本。

（4）制备标本。对取得样本恰当处理至关重要。用针芯推出样本，根据细胞学或组织学要求处理。通常细胞学可用注射器吹送至玻片上涂片及液基细胞学检查，组织学需经中性甲醛溶液固定后送检。最后应用生理盐水及气体清洗穿刺针针道，可将冲洗液一并送细胞学检查。条件允许可行快速现场细胞学检查：操作过程中，简单处理后即可当场观察细胞形态，实时指导穿刺操作。针吸获得的组织标本可行辅助检测，取到细胞学样本，也可通过细胞块制备等进行进一步免疫组化、荧光原位杂交及其他分子辅助检测。

（四）注意事项及并发症

如采取正确操作流程，TBNA后并发症率很低。

（1）操作相关：出血及感染。穿刺中穿刺点渗血常为自限性，出血常来源于气管支气管壁中扩张血管，不是穿刺到了纵隔中大血管。通过穿刺镜头端的球囊压迫及局部喷洒止血药均可有效止血。实性病变穿刺后的感染发生率很低，常不建议预防性用抗生素。

（2）镇静相关：低血压及低氧血症，可对症处理。

（3）损坏支气管镜工作通道：最常见不良事件。穿刺过程中应确保：①将针通过工作通道期间，保持针斜面末端在鞘管内。②穿刺时鞘管在视野中可见。③回撤针时，保持针的斜面末端在鞘管内，否则容易损伤内镜及污染标本。

四、气管镜下支架植入技术

气道支架或称气管支气管假体，是一种可置入气道的带中空管腔的管状装置，常由支气管镜置入，可用于治疗多种大气道疾病。

（一）适应证

（1）气管、支气管内良恶性肿瘤或外压性病变引起的气管、支气管狭窄。

（2）良性或恶性气管食管瘘或支气管食管瘘封堵。

（二）禁忌证

（1）气管出血。

（2）心肺功能严重损害者。

（3）气管、支气管存在严重感染的患者。

（4）大气道狭窄合并多发小气道狭窄、阻塞，严重气胸、纵隔皮下气肿。

（5）肿瘤累及声门引起声门及声门下狭窄、支架规格与病灶情况不符。

（三）技术操作及流程

1.术前检查

（1）实验室检查：血常规、凝血功能、血生化、血气分析、传染病相关检查、心电图、肺功及超声心动图检查。

（2）影像学检查：胸部CT平扫及气道三维重建，必要时颈部CT，建议行增强及病灶处薄层扫描。

2.术前准备

（1）签知情同意书及病情告知：告知患方支架置入过程、术中及术后风险及并发症、预后及随访。并告知其他可选择治疗方案，取得患方同意。

（2）麻醉选择：单纯性病变局麻或基础麻醉下用可弯曲支气管镜引导操作。对气管及支气管处有较大肿瘤，堵塞管腔，或放置分叉支架，建议全麻。

3.支架置入方法

（1）恶性气道狭窄可直接放置支架，也可先用激光、电烧灼、冷冻等清除瘤组织，扩宽气道后再放置。

（2）良性气道狭窄可直接放置支架，也可经球囊或电针切割后再放支架。

（3）放置方法有几种：①支气管镜直视下置入；②X线透视引导下置入；③硬质支气管镜联合可弯曲支气管镜引导下置入。操作关键点：①分叉形覆膜支架最好在硬质支气管镜下或X线透视引导下放置；②支架完全膨胀常在24~48小时，如放置时支架膨胀不全可用球囊扩张；③支架释放后可用活检钳抓住回收线调整支架位置。

（四）操作注意事项

1.支架类型和规格选择

根据颈胸部CT、支气管镜等检查，了解病变性质、长度、气道内径等，选择支架种类和规格。

（1）支架类型：根据病变性质选择支架类型，恶性气道狭窄，预计生存期较长者首选覆膜支架，生存期较短者也可放置裸支架。良性气道狭窄慎用金属裸支架，各种气道瘘封堵均需覆膜支架。紧急情况下可短期放置裸支架，病情平稳后尽快取出或更换覆膜支架。

（2）支架形状：确定病变适合置入支架时，评估病变距离、长度、形状和直径，及与近端和远端通畅气道的距离。同时采用支气管镜及回顾胸部CT的轴向、冠状面和矢状面视图评估。评估完成后，可选最佳气道支架并计划置入。常备多种型号支架，以便为每位患者选择最合适支架。也可定制气道支架，部分患者可能要放置多个支架。选择支架（类型和大小）时要考虑以下因素：需要治疗的病变类型、大小和位置，以及将来可能需要使用的时长，患者意愿，费用和术者是否具备相关知识与技能。常多在中央气道（气管、主干支气管和中间段支气管）放置支架，但亦逐渐出现在较小气道中置入支架趋势。

2.支架置入术后注意事项

（1）支架置入24~48小时复查胸片或胸部CT，了解支架扩张及有无移位、气胸等。

（2）支架置入48~72小时复查支气管镜，观察支架扩张、有无移位并清理支架内分泌物。

（3）生理盐水雾化吸入湿化气道，必要时予抗感染、止血、化痰药物。

（五）技术并发症

并发症包括：窒息；出血；咽痛或声嘶；分泌物潴留；支架上方、下方或穿过支架的肉芽肿或肿瘤浸润；支架移位；支架相关感染；偶见气道穿孔、支架断裂、金属疲劳，及与周围血管和非血管结构间形成瘘道。支架取出术可出现并发症，包括黏膜撕裂和支架断裂。

五、超声内镜引导支气管针吸活检技术

支气管内超声（endobronchial ultrasound，EBUS）是一种结合气管镜及超声内镜优势，进入气道内并扫查邻近气道病变（肺实质病变、胸内淋巴结、纵隔占位等）的技术；经支气管针吸活检（TBNA）则指用针穿过支气管壁获取靶病灶样本。EBUS-TBNA同单纯TBNA相比，EBUS引导下可获取靶病灶更多实时信息，从而指导穿刺。

超声支气管镜在影像学资料指导下抵近目标病灶，如肺部肿块或淋巴结，获取超声下图像，并可观察声学特征及血流情况，在此基础上选择合适穿刺靶区，将导管和针通过支气管镜工作通道，穿过支气管壁，并抽吸组织标本，用于细胞学、组织学或细菌学分析。EBUS-TBNA能采集大多数肺癌分期关键淋巴结站（即2R、2L、4R、4L、7、10R、10L、11R和11L）。

（一）适应证

（1）肺癌患者淋巴结分期。

（2）不明原因肺门和（或）纵隔淋巴结肿大的诊断或治疗过程中再诊断、再分期。

（3）支气管内或周围及临近气道的肺实质占位、纵隔占位的诊断。

（二）禁忌证

EBUS-TBNA 的禁忌证同支气管镜检查的禁忌证。

（1）难以纠正的出血倾向。

（2）严重低氧血症，检查期间不能维持充分氧合的难治性缺氧。

（3）血流动力学不稳定及严重心肺功能障碍，如严重高血压、低血压、新近发生的心肌梗死或近期心肌缺血、心衰控制欠佳等。

（4）严重的上腔静脉阻塞综合征、不稳定型或重度阻塞性气道疾病、多发性肺大疱。

（5）未获得知情同意或患者无法配合。

（三）检查方法及操作流程

1.术前准备

详细询问病史，测量生命体征，排除禁忌证。根据CT和（或）PET-CT等影像学资料明确靶病灶部位。

2.麻醉体位

局麻（可联用镇静药）或全麻（喉罩或气管插管）均可，平卧位。

3.操作步骤

（1）插入内镜。常经口进镜，按口腔弧线将内镜推入咽穹隆，观察到声门，直视下将内镜插入气管，注意避免损伤声带。

（2）确定穿刺位置。内镜插入气管后，将探头放置在目标病灶区域，适度膨胀水囊，获取病灶图像，确定穿刺位置。过程中可应用多普勒模式或超声造影，明确靶病灶与周围血管及靶病灶内部血流位置关系，尽量避开较大血管选择穿刺路径，并可结合弹性成像选择穿刺区域。

（3）穿刺。将穿刺针置入内镜并固定妥当。推出鞘管至拟行穿刺点，在EBUS图像中确认穿刺路径后固定鞘管。释放穿刺针调节器，推进针前端，使其刺入目标病灶。通常尽量保持镜身伸直，并且将针以垂直的方式经软骨间隙穿透气道壁；在穿刺中可实时观察EBUS图像。根据所用针的类型，退出针芯，接或者不接负压，进行10~20次抽插收集标本，过程中注意观察是否抽吸出大量血液、脓液。操作结束时将穿刺针完全退回鞘管。可重复上述步骤数次直至获得满意标本。

（4）制备标本。对取得样本进行恰当处理是至关重要的一步。用针芯推出样本，根据细胞学或组织学要求进一步处理。通常细胞学可用注射器吹送至玻片上涂片及液基细胞学检查，组织学需经中性甲醛溶液固定后送检。最后应用生理盐水及气体清洗穿刺针针道，可将冲洗液一并送细胞学检查。在条件允许下可行快速现场细胞学检查：在操作过程中，简单处理后即可当场观察细胞形态，实时指导穿刺操作。通常针吸获得的组织学标本可行辅助检测，取到细胞学样本，也可通过细胞块制备等方式进行进一步免疫组化、荧光原位杂交及其他分子水平辅助检测。

（四）操作注意事项

（1）超声图像特征可指导穿刺：根据文献报道，超声下呈类圆形、边缘清晰、均匀回声，淋巴结门结构消失、存在中心坏死区的淋巴结恶性可能较大。而在穿刺中，避开丰富血流区及明显坏死区可提高诊断效能，降低并发症。值得注意的是，超声特征对于淋巴结性质有一定预测作用，但无法替代穿刺取样。

（2）穿刺过程中可用切割针、快进针、扇形穿刺及负压吸引等手法改良，以增加获取"组织条"机会。但在高血流病灶中，过高负压会致血污染，影响诊断。

（五）并发症

如采取正确操作流程，EBUS-TBNA并发症率很低，TBNA是最安全支气管镜下取样方法之一。

1.操作相关

出血及感染。穿刺中穿刺点的渗血往往有自限性，出血通常来源于气管支气管壁中扩张的血管，而不是穿刺到了纵隔中的大血管。通过穿刺镜头端的球囊压迫及局部喷洒止血药物均可有效止血。对实性病变穿刺后的感染发生率很低，常不建议预防性应用抗生素。

2.镇静相关

低血压及低氧血症，可对症处理。

3.损坏支气管镜工作通道

最常见的不良事件。穿刺过程中应确保：

（1）将针通过工作通道期间，应保持针的斜面末端在鞘管内。

（2）穿刺时，鞘管在视野中可见。

（3）回撤针时，保持针斜面末端在鞘管内，否则易损伤内镜及污染标本。

六、支气管内超声结合引导鞘技术

径向探头支气管内超声（radial probe endobronchial ultrasound，RP-EBUS）：通过气管镜工作管道插入20 MHz或30 MHz微型超声探头，进而360°显像肺实质，探头体积小有利向远端延伸进入亚肺段支气管。通过结合引导鞘（guided sheath）技术保持定位，并置入活检套装行取样等操作。

（一）适应证

（1）用于PPL的活检。

（2）用于标记PPL的位置，包括染色标记、放置基准标记。

（3）用于探索性研究，将相关治疗工具或手段递送至肺部恶性结节，治疗包括冷冻疗法、近距离治疗、射频消融术和微波消融术等。

（二）禁忌证

（1）一般禁忌证基本与标准支气管镜相同，包括凝血功能障碍、血流动力学不稳定。此外，该类技术仅建议在有专业技术的医疗中心使用。

（2）特定禁忌证：装有心脏起搏器和除颤器是电磁导航支气管镜的相对禁忌证。

（三）操作方法及流程

该技术本身并非导航工具，常用作确认是否到达病灶的辅助成像工具。可结合导航方式包括但不限于仿真支气管镜导航（VBN）、电磁导航支气管镜（ENB）及CT或X线下实时引导等。基本操作步骤相似。

（1）计划阶段：首先，采集CT扫描图像并传输至计算机工作站，利用特定软件规划到达目标病灶的路径，该步骤通常在计划的活检操作当日或数日前完成。

（2）引导阶段：利用获得的气道路径虚拟图像，或电磁导航路径图像，或X线实时显示指引等方式，结合支气管镜实时图像同步插入，直达目标病灶区域。

（3）活检阶段：用引导鞘经放置支气管内超声探头，显示目标结节并确认位置，移出超声探头并留置引导鞘，用取样装置刷检或活检取样，有时可借助透视。

（四）技术注意事项

对邻近胸壁的PPL或深部病灶，若无需穿过叶间裂且病灶周围无肺气肿，首选CT引导下活检，因其诊断率高于其他技术。若具备专业技能，气管镜下外周肺结节活检技术可替代CT引导下活检，尤其是对于有气胸高风险的患者。此类技术实施过程涉及多量步骤和操作，费时较长，往往超出了中度镇静下能耐受的常规操作持续时间，因此多会选择在深度镇静或全身麻醉下进行。

（五）技术并发症的处理

患者常能良好耐受气管镜下外周肺结节活检术，并发症发生率为0~8%。并发症范围及发生率与操作相关（如，气胸和出血）和/或与镇静相关（如，低血压）。气胸常需放置胸管引流。出血可用局部药物灌洗、球囊压迫、介入治疗等手段。

七、肺癌硬支镜诊疗术

（一）适应证

（1）中央型肺癌累及大气道。

（2）中央气道狭窄或阻塞。

（3）气道大出血。

（二）禁忌证

（1）不稳定的血流动力学。

（2）严重的凝血功能异常。

（3）致死性心律失常及近期新发心梗。

（4）难以纠正的低氧血症。

（5）颈椎关节活动过度或受限。

（6）颌骨和面部创伤或任何限制上下颌骨活动的疾病。

（7）喉部狭窄或闭塞影响镜体通过。

（三）操作方法及流程

1.麻醉

硬镜操作需全麻，因需气道操作，一般用静脉麻醉。患者平卧位，头后仰，肩背垫高，便于硬镜插入。在麻醉诱导药及肌松药起效后插入硬镜。

2.硬镜的插入

（1）直接插入法：将硬镜目镜插入硬镜鞘管内，前端略短于硬镜，术者优势手持镜鞘近端，对侧手拇指和食指分别放于下颌和上下齿间，以保护牙齿。镜鞘远端斜面向下插入口腔，沿舌背前行，暴露会厌，见声门后旋转镜鞘90°缓慢推过声门；进入气管，将镜鞘回旋90°使斜面保持原位以旋转方式推进到远端气道。

（2）直接喉镜协助插入法：术者优势手用喉镜压板抬高舌根，暴露会厌及声门，对侧手持硬镜，使镜鞘远端斜面通过会厌，置于声门处；移出喉镜，将镜体旋转90°并缓慢推过声门，进入气管，将镜鞘回旋90°使斜面保持原位。

（3）可弯曲支气管镜引导下插入法：术者将镜鞘直接套在可弯曲支气管镜上，使其插入部略短于硬镜插入部，用可弯曲支气管镜视频监视器观察操作。优势手握紧镜鞘操作部，用手虎口托住可弯曲支气管镜，其他操作同直接插入法。

3.通气

硬镜通过侧孔提供氧气，常用通气方式：控制性机械、辅助性机械和手动辅助通气。首选通气方式是连接高频喷射通气机或双频叠加喷射通气，可在不停呼吸机情况下进行各种气道内操作，在保证氧合前提下减少二氧化碳蓄积。若不具备高频喷射通气机，可用辅助性机械通气或手动辅助通气。

4.硬镜的治疗

（1）中央气道狭窄或阻塞：在硬镜建立治疗和通气通路的条件下，可采用热消融（激光、微波、高频电刀、APC）、冷冻、扩张、支架置入等治疗手段治疗中央气道狭窄。直接铲切：利用镜鞘前端的斜面，可直接铲除管内或管壁上的肿瘤组织。需结合其他止血操作；电圈套法：对有蒂或基底较宽的隆起型病变，可用电圈套器将其套扎；冷冻切除法：冷冻治疗可高效冻切肿瘤；APC：可快速凝切肿瘤和止血；支架置入：在硬镜的操作通道中可直视下置入支架，治疗气道狭窄。

（2）气道大出血：气道内大出血首先可能影响通气，硬镜可在保证通气的前提下应用较大直径的操作钳或吸引管清除血块，也可联合球囊压迫、可完全支气管镜、电凝止血、APC止血等技术止血。

（四）技术注意事项

（1）术前充分评估患者病情，完善系统检查，评估患者张口、咽喉及颈部活动度。

（2）需熟练掌握硬质支气管镜的临床、麻醉、ICU医师和专业护士等团队配合。

（3）术后需严密监护30分钟以上，直至患者自主呼吸完全回复，无呼吸困难，血氧饱和度达95%以上，方可返回病房。

（4）对硬镜插入困难或操作时间长的患者，拔出硬镜前可预防应用甲强龙40 mg静注，防止会厌、声带水肿。

（五）并发症处理

（1）低氧血症：低氧血症可发生于硬镜插管前、介入操作过程中及拔管后。插管前发生应及时扣上面罩，手动辅助通气，待充分氧和后再进行操作；介入操作中发生应及时停止操作，密闭通气孔道，必要时调整通气机参数，待血氧回升后再操作；拔管后发生低氧血症多因自主呼吸未完全恢复相关，应在拔管前及时停用全麻药及肌松药。

（2）心律失常：低氧血症可能诱发心律失常甚至心肌缺血，术中应保证充分的氧供，一般低氧血症纠正后，心律失常会很快好转，必要时应用抗心律失常药。

（3）口腔损伤：硬镜插管中或手术时间长可能造成口唇压伤、牙齿脱落、牙龈、喉及声带的擦伤，注意操作轻柔，术中注意保护。

（4）气道损伤：气道扩张或肿瘤组织切除中可能伤及气道壁，严重者造成穿孔，引起气胸及纵隔气肿等，如内镜下无法修复，需胸外科联合治疗。

（5）气道痉挛：术中出现喉、支气管痉挛等，可予激素及支气管解痉剂治疗。

（6）空气栓塞：常于激光、APC、冷冻等治疗中出现，操作会造成局部气道压力升高，较罕见但潜在危险极高，术中严密监测血流动力学及呼吸情况，警惕发生。

八、肺癌内镜下消融术

肿瘤消融技术包括：氩等离子体凝固（argon plasma coagulation，APC）；激光（laser）；微波（microwave）；冷冻治疗（cryoablation）等。

（一）适应证

不适宜手术治疗的肺癌。

（二）禁忌证

（1）全身情况差，不能耐受操作者。

（2）合并严重的心、肺疾患，操作可能加重病情或造成死亡者。

（3）出血倾向未能纠正者。

（4）气道病变阻塞严重，且阻塞远端肺功能丧失者。

（三）操作流程

局麻/全麻下操作均可，配合软镜使用。操作时应注意给氧浓度；操作前确保操作仪器正常启动。支气管镜到达病变部位后，经活检孔插入消融设备，根据不同消融方法选择不同消融参数，对肿瘤进行消融治疗。

（四）并发症

（1）气管壁穿孔或大量出血，或造成张力性气胸。严重者穿透肺动脉、无名动脉或主动脉，引起心脏压塞或立即死亡。国外报告其死亡率为2.5%~0.35%。

（2）缺氧。大量出血或大量分泌物及烟雾刺激气管痉挛会致通气障碍，缺氧，重者引起意识丧失或心血管副作用，如心律不齐、休克、心梗甚至心脏骤停。

（3）纵隔炎或气管食管瘘。

（4）气管塌陷，当两个以上软骨环被肿瘤或慢性炎症破坏，治疗后可致气管塌陷。

（5）阻塞性炎症，术后局部组织水肿造成管腔阻塞而发生阻塞性继发感染，一般经抗生素治疗可恢复。

九、球囊扩张技术

经支气管镜（高压）球囊扩张术主要用于中心气道狭窄治疗。

（一）适应证

球囊扩张术对病因无治疗作用，主要用于良性瘢痕性病变所致主气道狭窄，对恶性疾病所致气道狭窄仅作为辅助治疗手段。

（1）气管支气管狭窄，主要是支气管结核或肿瘤治愈以后瘢痕收缩所致支气管狭窄。

（2）医源性气道狭窄：气管切开后、长期气管插管后、放疗后、肺部手术后吻合口狭窄（如肺移植、袖状切除和气管切除后）。

（3）炎性疾病累及气道，如结节病、Wegner肉芽肿病。

（4）外伤后气道狭窄。

（5）先天性气道狭窄。

（6）恶性气道狭窄：外压性或合并外压性气道狭窄、辅助扩张气道，利于气道支架伸展、协助置入治疗性气道导管。

（二）禁忌证

（1）狭窄远端丧失肺功能，气管虽然是通了，但肺功能不可能有任何好转。

（2）严重的出凝血功能障碍。

（3）严重心肺功能不全，患者不能耐受，失去治疗机会；但如因主气管狭窄引起心肺功能不全时，应积极治疗争取早日解决病因，达到治疗的目的。

（4）外科袖状吻合术后，气管的张力已经不一致，在进行扩张治疗时易造成吻合口的撕裂伤，扩张治疗需慎重。

（5）气管软化不是球囊扩张治疗适应证，支气管软骨被破坏导致气管壁的支撑作用消失，球囊扩张治疗时管腔可扩开，但球囊一放松管腔又会马上回缩。

（三）操作步骤和注意事项

（1）麻醉：主气管病变、狭窄严重扩张时间长的患者选择全麻；病变位于主支气管但对侧肺功能差，局麻下恐不能完成扩张操作，建议进行全麻。

（2）根据估计的狭窄段长度和直径选择好合适型号的球囊导管后，通过支气管镜工作通道或在透视引导下经导丝（导丝此时已不再在支气管镜内）将球囊导管置入气道内。一些球囊在近端和远端有不透射线标记，操作者可以根据狭窄处的情况，将球囊放置到正确的位置。

（3）如果使用导丝来操作，则之后应重新插入支气管镜（最好通过与导丝不同的路径置入，例如经鼻孔置入），以便在膨胀时直接观察球囊。

（4）使用注射器和压力计，注水使球囊膨胀到压力介于45~131 psi（3~9 atm）。因为球囊直径与膨胀压力成正比，所以产生的压力是基于具体所用球囊的特性。应渐进性地膨胀球囊（用数分钟操作），注意不要过度膨胀，也应注意避免引起气道狭窄段破裂或过度扩张，这可能导致黏膜撕裂和复发性狭窄。初始膨胀时间通常较短（30秒到2分钟）。操作全程采用压力监测仪指导和监测球囊压力（及相应球囊直径）。目前的球囊大多都会根据压力计测量的某一压力扩张到特定直径。根据患者的耐受情况和操作对氧合的影响，可保持球囊膨胀最长2分钟，然后减压回缩。与扩张支气管病变相比，患者可能对扩张气管病变（会发生中央气道完全闭塞）时的长时间球囊膨胀的耐受性更差；除此之外，气管和支气管狭窄的球囊扩张技术并无真正区别。

（5）球囊减压回缩后，应立即在支气管镜直视下评估球囊膨胀的疗效。在球囊膨胀过程中，气道狭窄处压迫球囊所致的典型凹陷（"腰部"）消失，但在球囊减压回缩后，气道直径应明显改善。如果效果不理想，例如未能扩张到目标气道直径或无法改善气道通畅性，可以使用原球囊或者换用更长或更粗的球囊重复进行扩张治疗。球囊膨胀的时间通常可以随着渐进式膨胀而增加（2~3分钟）。

（6）一旦球囊扩张治疗成功，可取出球囊（及导丝）和支气管镜，等待患者苏醒。纤维支气管镜下球囊扩张术通常是日间操作，但部分患者可能需要监测一整晚（例如有并发症或重度狭窄的患者）。

（四）注意事项

对气管上段狭窄的扩张，注意保护声带；操作中逐渐增压，以免造成气管壁撕裂伤；球囊须完全进入气道，避免损伤支气管镜；勿多于支气管狭窄的扩张，注意勿插入过深，以免损伤远端正常气道。

（五）并发症

1.管壁出血

出血是最常见并发症。但一般出血不多，无需处理；出血多时可予凝血酶或肾上腺素稀释后（1∶10000）局部用，明确出血点可予APC局部电凝治疗。

2.支气管破裂

治疗后患者出现纵隔或颈部皮下气肿，是扩张时气管破裂引起。一般休息后大部分可自愈。要注意让患者尽量减少咳嗽并给予预防感染治疗。

3.狭窄再复发

要区别是因结核感染未能控制引起的复发，还是因患者是瘢痕体质造成瘢痕的增生、挛缩引起的再狭窄。第一种情况积极抗结核治疗。第二种情况需要反复扩张、冷冻，部分患者可采用放射治疗，抑制瘢痕的增生，即使经过上述治疗仍有部分狭窄不能控制，需要采取其他治疗手段。

十、局部药物注射

（一）适应证

不适宜手术治疗的肺癌。

（二）禁忌证

（1）全身情况差，不能耐受操作者。

（2）合并严重的心、肺疾患，操作可能加重病情或造成死亡者。

（3）出血倾向未能纠正者。

（4）对气管及隆突部位肿瘤，肿瘤阻塞管腔超过3/4为治疗禁忌。

（三）操作流程

采用气管镜专用注射针治疗。常规行气管镜检查，直视下将注射针刺入瘤体内，分别于瘤体中央及周边多点注射，一般4~6点，刺入深度为3~4 mm，并喷洒化疗药于瘤体表面。每周治疗1次，4次为一疗程。治疗后当日及第2~4日应用20%甘露醇125~150 mL，地塞米松5 mg静滴，每日1次。疗程结束后1周复查气管镜；从治疗开始每周复查血常规及肝肾功能至疗程结束后1周。对左右主支气管均有病变者，治疗应分别进行，并选择较重一侧先治疗。

（四）注射用药物及用量

1.化疗药

（1）多柔比星：10 mg，用生理盐水溶解为2~3 mL，同时混合0.5~1 mg肾上腺素。

（2）博来霉素15 mg，用生理盐水溶解为1~2 mL。

（3）米托蒽醌以2 mg/mL浓度，局部注射1~2 mL。

（4）丝裂霉素10 mg，用生理盐水溶解为1~2 mL。

（5）顺铂10~20 mg，用生理盐水溶解为2~4 mL，同时混合0.5~1 mg肾上腺素。

（6）卡铂300 mg，用5%葡萄糖2 mL溶解。

（7）氟尿嘧啶，5-FU浓度为250 mg/10 mL，每次注射2~3 mL。

（8）甲氨蝶呤浓度为5 mg/mL，每次注射1~3 mL。

2.分子靶向药

（1）今又生，$1×10^9$/支，1.5 mL，每次注射1~2支（据病变大小）。可与化疗药同时注射。

（2）恩度（重组人血管内皮抑制素），15 mg/3 mL，每次注射15~30 mg。

（3）安柯瑞（重组人5型腺病毒），$5×10^{11}$ vp/0.5 mL/支，每次1支。可与化疗药同时注射。

3.生物制剂

（1）白介素2（IL-2）。

（2）重组人肿瘤坏死因子α（TNFα）。

4.有机溶剂

无水乙醇。

（五）并发症

气管镜下药物注射操作简单，安全性高，并发症相对较少，最主要风险是局部出血、感染、气胸、咳嗽，骨髓抑制、消化道症状等全身不良反应轻微。此外就是注射针上所输注的药物在治疗过程中溢出，对周围正常黏膜、肺组织损伤。因此在治疗过程中操作需轻柔，避免因操作刺激气管黏膜，导致患者剧烈咳嗽，引起药物的外漏。局部注射丝裂霉素、无水乙醇后，患者术后可能出现剧烈咳嗽，对症给予止咳药物治疗即可。治疗中出血量一般较少，次日可自然缓解。出血过多时，可用肾上腺素或止血药，必要时可予氩气刀烧灼。如瘤内注射后，肿瘤组织大块肿胀坏死堵塞气道，则可能继发肺不张或肺部感染，严重时可继发肺脓肿。此时需尽快经气管镜清除坏死组织，并局部灌洗结合抗感染治疗，可很快好转。近年有报道对复发性肺癌气管镜下瘤内注射基因药物后出现心脏压塞、金黄色葡萄球菌感染的化脓性、心包炎的并发症，此种并发症虽然很少见，需要我们警惕，考虑可能是注射针穿透管壁，将气管内分泌物带入心包内所致。

十一、纵隔肿瘤经气管镜细针穿刺技术

（一）适应证

（1）肺癌患者淋巴结分期。

（2）不明原因肺门和（或）纵隔淋巴结肿大的诊断或治疗过程中再诊断、再分期。

（3）支气管内或周围及临近气道的肺实质占位、纵隔占位的诊断。

（二）禁忌证

（1）难以纠正的出血倾向。

（2）严重低氧血症，检查期间不能维持充分氧合的难治性缺氧。

（3）血流动力学不稳定及严重心肺功能障碍，如严重高血压、低血压、新近发生的心梗或近期心肌缺血、心衰控制欠佳等。

（4）严重上腔静脉阻塞综合征、不稳定型或重度阻塞性气道疾病、多发肺大疱。

（5）未获得知情同意或患者无法配合。

（三）操作流程

1.术前准备

详细询问患者病史，测量生命体征，排除禁忌证。根据CT和（或）PET-CT等影像学资料明确靶病灶部位。

2.麻醉与体位

局麻（可联用镇静药）或全麻（喉罩或气管插管）均可，平卧位。

3.手术步骤

（1）插入内镜。通常经口进镜，按口腔弧线将内镜推入咽穹隆，观察到声门后，直视下将内镜插入气管，注意避免损伤声带。

（2）确定穿刺位置。内镜插入气管后，将探头放在目标病灶区域，适度膨胀水囊，选择穿刺位置。

（3）穿刺。将穿刺针置入内镜并固定妥当。推出鞘管至拟行穿刺点，固定鞘管。释放穿刺针调节器，推进针前端，使其刺入目标病灶。通常尽量保持镜身伸直，并且将针以垂直的方式经软骨间隙穿透气道壁。根据所用针的类型，退出针芯，采取或者不采取负压，进行10~20次抽插收集标本，过程中注意观察是否抽吸出大量血液、脓液。操作结束时将穿刺针完全退回鞘管。可重复上述步骤数次直至获得满意标本。

（4）制备标本。对取得的样本进行恰当处理是至关重要的一步。用针芯推出样本，根据细胞学或组织学要求进一步处理。通常细胞学可用注射器吹送至玻片上涂片及液基细胞学检查，组织学需经中性甲醛溶液固定后送检。最后应用生理盐水及气体清洗穿刺针针道，可将冲洗液一并送细胞学检查。在条件允许下可行快速现场细胞学检查：在操作过程中，简单处理后即可当场观察细胞形态，实时指导穿刺操作。通常针吸获得的组织学标本可行辅助检测，取到细胞学样本，也可通过细胞块制备等方式进行进一步免疫组化、荧光原位杂交及其他分子水平辅助检测。

（四）并发症

如果采取正确的操作流程，TBNA之后并发症率很低。

（1）操作相关：出血及感染。穿刺中穿刺点的渗血往往有自限性，出血通常源于气管支气管壁中扩张的血管，而不是穿刺到了纵隔中的大血管。通过穿刺镜头端的球囊压迫及局部喷洒止血药物均可有效止血。对实性病变穿刺后的感染发生率很低，通常不建议预防性应用抗生素。

（2）镇静相关：低血压及低氧血症，可对症处理。

（3）损坏支气管镜工作通道：最常见并发症。穿刺过程中应确保：①将针通过工作通道期间，保持针的斜面末端在鞘管内；②穿刺时，鞘管在视野中可见；③回撤针时，保持针斜面末端在鞘管内，否则易伤内镜及污染标本。

十二、纵隔超声内镜诊疗技术

详见本章第五节超声内镜引导支气管针吸活检术。

十三、纵隔肿瘤硬支镜术

详见本章第七节肺癌硬支镜诊疗术。

十四、内科胸腔镜诊疗技术

胸腔镜检查通过胸壁送入内镜，以直接观察胸膜。内科胸腔镜最常用于胸腔积液引流、胸膜活检和胸膜固定术。虽然该检查所用仪器和部分用途与电视胸腔镜手术（video-assisted thoracoscopic surgery，VATS）相似，但其诊断和治疗作用通常更有限，并由呼吸内科医生实施，故称"内科"胸腔镜。

详见CACA指南《腔镜技术》。

（一）适应证

（1）病因不明渗出性胸腔积液的诊断评估。

（2）疑似恶性胸膜疾病，如转移性肺癌、间皮瘤等。

（3）疑似良性胸膜疾病，如结核等。

（4）化学性胸膜固定术治疗复发性胸腔积液。

（二）禁忌证

（1）一般禁忌证与支气管镜相似（如，凝血障碍、严重心肺功能损害）。

（2）特有禁忌证包括：由于融合或复杂胸膜腔（如，广泛胸膜粘连）而无法进入胸膜腔、高碳酸血症/急性呼吸窘迫或血流动力学不稳定，不能仰卧或侧卧位，不能耐受气胸状态，病态肥胖，以及偶尔无法控制的咳嗽等。

（三）操作方法及流程

（1）仅由经适当培训的人员进行，常为呼吸介入医生或胸外科医生。大多数检查在局麻和程序镇静下进行。

（2）选择入口点：侧卧位，患侧朝上。通常使用超声选择入口点，超声引导下选择进入胸膜腔的入口点可避免粘连，进而提升成功率，并可降低穿刺失败率和气胸发生率。

（3）肋间分离和肺萎陷：对其进行充分镇静，监测生命体征，消毒铺巾以及在入口点进行局部麻醉，在与肋骨平行的肋骨上缘处做一个10 mm切口，用止血钳通过皮下组织到肋间肌进行简单分离，然后将钝头穿刺针和套管一同置入胸膜腔，注意避免肺损伤。

（4）胸膜腔探查：有序地操作内科胸腔镜以完成胸膜腔视诊，套管固定在皮肤表面，以避免挤压软组织、肋骨和神经。缓慢移动胸腔镜，从肺尖到膈膜，并向内侧移动至肺门，检查整个胸膜表面。

（5）结束操作：一旦完成胸膜腔检查或给予治疗后，取出胸腔镜和穿刺套件，随后插入胸管进行肺部再膨胀和积液引流。

（四）技术注意事项

（1）检查胸膜时，首选第4或第5肋间隙的腋中线进入胸膜腔。

（2）好发于较低区域或膈膜的病变（如转移瘤或间皮瘤），通过较低位置的肋间隙进入胸膜腔可能更容易观察。

（3）全麻下对胸膜腔注入空气时，必须小心避免出现医源性张力性气胸。

（五）并发症处理

（1）镇静或麻醉相关并发症，给予对症处理。

（2）操作相关并发症，大多轻微，发生率介于2%~6%。包括持续性气漏（发生脏胸膜/肺破裂或进行活检时，更易发生）；皮下气肿（通常在放置胸管后消失）；发热常见（特别是在滑石粉胸膜固定术后，通常在48小时内退热）、出血不常见（罕见情况下出血需重新探查）。

（3）罕见并发症：空气栓塞是严重并发症，一些外科医生在VATS中使用二氧化碳；复张性肺水肿，与大量胸水被引流有关；操作孔肿瘤播散有可能发生。

第三章

鼻咽喉肿瘤内镜诊疗技术指南

一、鼻咽癌的内镜诊断

对怀疑鼻咽恶性肿瘤患者，鼻咽镜是必要的检查手段，因鼻咽部位深在，只有借助间接鼻咽镜或内镜才能明确诊断。目前临床常用的鼻咽内镜有软管鼻咽镜和硬管鼻内镜。软管鼻咽镜包括纤维鼻咽镜和电子鼻咽镜。

在鼻咽癌诊断方面，纤维（电子）鼻咽镜是目前应用最广泛的鼻咽内镜。纤维（电子）鼻咽镜镜体细软，镜端可随意改变角度和方向，视野清楚，照明好，可达鼻咽部各个部位，无观察盲区；还可随时抽吸鼻咽部分泌物；图像清晰，同时可留存图片，摄像留取视频，进行定期观察，随诊，动态比较；结合窄带成像技术等新技术，能及早发现鼻咽黏膜细微病变，有利于早期癌发现；不受患者咽反射影响。但若通过鼻咽镜专有活检钳所取组织常较小，而且取材表浅，病理诊断困难，尤其鼻咽癌黏膜下行活检更难。

（一）适应证

（1）EB病毒血清学检测（VCA-IgA，EA-IgA，EBNA1-IGG）阳性。

（2）高危人群的筛查。

（3）有涕血、耳鸣、听力下降、头痛等症状。

（4）颈部转移癌，原发灶不明。

（5）临床或CT、MRI诊断为鼻咽癌，但经间接鼻咽镜活检为阴性。

（6）鼻咽癌患者外照射，腔内后装治疗及手术前后的观察。

（7）鼻咽癌患者治疗后定期随诊检查。

（8）鼻咽良性病变的检查及处理。

（二）禁忌证

除后鼻孔闭锁、鼻中隔严重偏曲，或鼻甲明显肥厚致鼻道明显狭窄，内镜无法通过，软式鼻咽镜检一般无严格禁忌证，有以下情况者暂缓鼻咽活检：

（1）高血压患者血压控制不良。

（2）出凝血功能障碍，有明显出现倾向的患者。

（3）妇女月经期间。

（4）长期服用抗凝药物，需停用药物1周或改用肝素治疗。

（三）操作方法及流程

（1）受检者不需禁食，无需特殊用药，高血压或明显出血倾向应控制后再活检。

（2）术者检查前应详细了解病史，检查结果包括血常规、出血凝血结果，传染病的检查以及鼻咽CT或MRI检查结果。

（3）术前用1%~2%的麻黄素收缩鼻甲，1%地卡因或利多卡因向双侧鼻腔喷雾2~3次，每次间隔2~3分钟。

（4）体位：一般采用仰卧位，有特殊要求者可取坐位。

（5）操作流程：检查者一般位于受检者的头后部或对面。从一侧鼻腔经下鼻道或中鼻道轻轻插入镜身，边进镜边观察。适时调整螺旋和镜身，详细观察鼻咽各个壁形态，了解其结构、黏膜色泽、有无新生物等。一侧鼻咽腔检查结束后从另一侧鼻腔进镜依顺序观察。正常的鼻咽结构分为顶壁、顶后壁及双侧壁，鼻咽侧壁有咽鼓管咽口，患者做吞咽动作时可见管口活动，其后方明显隆起的结构为咽鼓管圆枕，圆枕的后上方为咽隐窝，是鼻咽癌好发部位，需仔细观察。双侧咽隐窝之间为顶后壁，中央稍下方有一凹窝为咽囊，腺样体位于上方，即鼻咽的顶壁，儿童时期腺样体可见肥大，成人的腺样体常常萎缩。

（6）观察要点：熟悉镜下鼻腔及鼻咽腔的正常结构与形态，依次观察后鼻孔、咽鼓管咽口、咽鼓管圆枕、咽隐窝、鼻咽顶后壁等。仔细观察鼻咽各壁形态，表面黏膜情况，并进行双侧对比。准确区分正常结构与病变。观察病变的大小、形态、累及范围、边界、表面情况等。

（四）术后处理

纤维（电子）鼻咽镜检查安全，并发症少，活检后有短暂小量出血，予1%麻黄素滴鼻或麻黄素塞子行前鼻孔填塞。嘱受检者不要用力吸涕静坐30分钟，检查无活动出血方可离开。当天避免进热食。酌情使用1%麻黄素滴鼻或止血药、抗生素。出现持续活动性渗血，可行纤维（电子）鼻咽镜下止血治疗。

（五）鼻咽部的活检

目前鼻咽活检有以下几种方法：

1.经鼻咽镜通道-专用活检钳活检术

优点：此法病变暴露良好，能准确定位活检及多点活检。出血少，不受鼻腔狭窄、鼻中隔偏曲和鼻甲肥厚的影响。缺点：专用钳口径小，咬取的组织较表浅，易挤压变形，影响活检阳性率，鼻咽癌黏膜下型活检更难，需助手配合。

2.鼻咽镜-直式鼻腔活检钳经鼻活检术

此法是经鼻腔镜直式鼻腔活检钳，在直视下咬取大块组织送检。优点：在内镜直视下活检，取材准确，可取大块组织，有助提高一次确诊率；普通金属活检钳清洗消毒方便；可用于无通道纤维鼻咽喉镜中。缺点：因咬取组织较大，出血更多，故需术后充分止血，对于鼻腔狭窄、鼻中隔偏曲和鼻甲肥厚的患者，直式鼻腔活检钳无法和鼻咽镜一同进镜而无法进行。

3.鼻内镜

鼻内镜属于硬镜内窥镜，更多用于耳鼻喉微创外科手术中，因鼻咽腔位于鼻腔后方，故鼻内镜鼻咽部诊断应用非常广泛。鼻内镜有0°、30°、70°、90°和120°，长为200 mm或100 mm，管径有4.0 mm和2.7 mm两种，适合成人、儿童鼻腔和鼻窦不同部位检查。

（1）适应证及禁忌证

适应证与禁忌证与纤维（电子）鼻咽镜基本相同。鼻内镜同时可应用于鼻腔、鼻窦等部位疾病诊断。

（2）鼻内镜检查法

检查前应用1%~2%麻黄素收缩比较，用利多卡因局部喷雾型表面麻醉3次，每次间隔2~3 min，应特别注意下鼻道的麻醉，检查前充分收缩鼻甲和麻醉可以减少患者的不适感和鼻腔出血的情况。患者取平卧位，鼻内镜经前鼻孔插入鼻前庭稍等片刻以加温，待镜面清晰后沿下鼻道边观察边进入，越过中、下鼻甲后段进入鼻咽。观察同侧鼻咽结构，包括咽鼓管开口、圆枕及顶后壁，然后将镜面转向对侧，观察对侧的咽隐窝和咽鼓管开口，稍退可见鼻中隔后端，转动镜面可见下鼻甲后端，然后将镜退出，以下鼻甲上表面为依托进镜观察中鼻甲的黏膜情况及前中组鼻窦开口，再沿中鼻甲下缘进镜至中鼻甲后端，将镜面外转35°~40°，观察蝶筛隐窝、蝶窦开口和后组鼻窦的开口，以发现癌前病变和微小病灶。

4.鼻内镜下的鼻咽活检

发现可疑病变，鼻内镜直视下从同侧或对侧鼻腔伸入鼻咽活检钳，通过转动活检钳可从镜中观察到钳头及所钳取的病变部位进行取材。对鼻咽部局限性隆起，可疑黏膜下病变患者，则先咬除黏膜再将钳头伸至黏膜下作深层咬取。

鼻内镜的优点：鼻内镜检查视野宽阔无死角、清晰度高、光亮度强、镜像逼真等方面优于纤维（电子）鼻咽镜，能早期发现鼻咽部黏膜细微病变。操作准确，效果好，损伤小，简便易行，可单人操作，无需护士配合。鼻内镜的配套器械能够到达鼻咽部的各个部位，故可以准确地活检，同时可在一处反复活检以取得深层组织，所以对于黏膜下型的鼻咽癌组织活检较纤维（电子）鼻咽喉镜有明显优势。

鼻内镜的缺点：对于鼻咽部有结痂或分泌物的患者，尤其是在鼻咽癌放疗后，不能利用本身器械清除痂皮或分泌物。鼻咽部活检不如纤维（电子）鼻咽镜直接方便。

二、鼻咽癌的内镜治疗

初治的鼻咽癌标准的治疗方法是放疗和化疗，内镜下治疗主要针对局部复发鼻咽癌，是局部治疗的一种方法。目前纤维（电子）鼻咽镜用于内镜下治疗以消融治疗为主，有微波消融治疗、光动力学治疗、冷冻治疗和等离子消融等。经纤维（电子）鼻咽镜的消融治疗目前处理小范围的探索研究阶段，还需大样本前瞻性临床试验证实。以下介绍光动力学治疗。

（一）光动力学治疗（PDT）

光动力学治疗是利用光敏剂如血卟啉衍生物（HPD）进入人体后，选择性地富集在肿瘤细胞内，特定波长的激光照射使组织吸收的光敏剂受到激发，氧分子通过能量传递，产生自由基和单态氧等活性氧，产生细胞毒性作用，从而导致肿瘤细胞受损乃至死亡的治疗方法。

（二）光动力学治疗适应证

鼻咽癌放疗后局部病灶残留或复发，并经病理学检查证实。肿瘤病灶局限于鼻咽腔内，肿瘤浸润深度<1 cm，鼻咽部 CT/MRI 检查提示无咽旁间隙侵犯。无颈部淋巴结转移或远处转移。

（三）光动力学治疗的禁忌证

对光敏剂过敏的患者为光动力学治疗的禁忌证。

（四）光动力学治疗的操作流程

静脉注射：将血卟啉注射液按 5 mg/kg 体重计算加入 250 mL 生理盐水，静脉避光输注（约 60 min）。注射前需予血卟啉原液在前臂内侧皮肤做划痕试验。

肿瘤组织的照射：注射药物48 h后，血卟啉注射液选择性的富集于肿瘤组织中，选择球状或柱状光纤，采用630 nm激光照射，给予适当的功率，激发光敏剂发生光化学反应，破坏肿瘤细胞，分左右两侧鼻腔入路，每侧依次进行照射。

清理坏死组织：72~96 h后，内镜清除坏死组织并观察病灶情况，必要时进行第2次激光照射，术后严格避光护理。

（五）光动力学治疗的优点

创伤少，能最大程度的保护正常黏膜和器官的功能。避免了手术造成的创伤和痛苦。适用范围广，对不同细胞类型的癌细胞都有效。靶向性准，光动力学治疗对肿瘤细胞具有选择性和组织特异性，对周围正常组织损伤少。可重复治疗，癌细胞对光敏药物无耐药性，可反复治疗多次。

（六）光动力学治疗的注意事项

（1）临床上应用的光敏剂是血卟啉衍生物（HPD），部分患者会有过敏反应，故注射前需予血卟啉原液在前臂内侧皮肤做划痕试验，阳性反应者不能用药，阴性反应者可以静脉注射。

（2）光敏剂会在光照下被激活，故光敏剂保存时需注意避光，患者在注射后注意应避免阳光直接照射1个月左右。

（3）照射时注意清除肿瘤表面的坏死物，避免坏死物的遮挡以降低疗效。

（七）光动力学治疗的并发症

局部复发的鼻咽癌的光动力学治疗总体比较安全，部分患者治疗后出现鼻塞、鼻分泌物增多、头痛的症状，对症处理症状可缓解。少数患者出现皮肤色素沉着、皮肤光敏反应，停药后可逐渐缓解。

从1990年起光动力学治疗就应用于局部复发的鼻咽癌中，并取得了较好的效果，尤其是对于深度小于5 mm的浅表病变疗效很好，部分病人能达到长期生存。但是光动力学治疗作为一种局部治疗方法，作用范围有限，对于浸润深度较广的病变未能达到完全消除的效果，有研究显示浸润较深的复发性鼻咽癌复发率达到50%。目前缺乏生活质量数据和生存数据证明PDT治疗的优势，同时光敏剂需要避光数周，给患者带来不便，故目前研究者致力于开发选择性更好的光敏剂，以达到更好的效果。

三、下咽部肿瘤内镜诊疗

（一）下咽癌的内镜诊断

1.早期下咽癌的内镜诊断

下咽癌病变初期，都表现为浅表型，患者无明显临床不适，因缺乏特异性症状，容易被误诊为慢性咽炎或咽异感症。普通白光内镜检查大多数提示局灶黏膜正常或充血等咽炎表现。近年，早期下咽癌检出率虽不断提高，但总体仍偏低，一项来自日本的统计数据显示，下咽原位癌检出率仅为6.3%左右。而窄带成像技术（narrow band imaging，NBI）内镜可利用特殊光学效应，在浅表病变检出上具明显优势，可清晰显示病变表面微血管形态及病变边界，较白光内镜能明显提高对重度不典型增生和原位癌检出率，从而有利于下咽癌早期发现和治疗。

近年倪晓光提出以IPCL形态变化为基础，将咽喉部病变NBI微血管表现分为Ⅰ~Ⅴ型：Ⅰ型，IPCL形态几乎不可见，斜行血管和树枝状血管走行清晰可见，但管径较细；Ⅱ型，IPCL形态几乎不可见，斜行血管和树枝状血管走行清晰，但管径粗大、充血明显；Ⅲ型，IPCL形态不可见，黏膜呈白色，白斑薄时斜行血管和树枝状血管走行隐约可见，白斑厚时各级微血管不可见；Ⅳ型，IPCL形态可见，排列基本规则、较稀疏，末梢分叉或轻度扩张，呈小棕色斑点状，斜行血管和树枝状血管走行不可见；Ⅴa型，IPCL管径增粗，密度增加，表现为形状不规则的实心或空心较粗大的棕色斑点；Ⅴb型，IPCL形态破坏、扩张、延长、扭曲，形态上由不规则的点状延长为形状扭曲的线条形，表现似呈蛇形、蚯蚓、蝌蚪形或树枝形；Ⅴc型，IPCL结构消失，出现新的肿瘤血管，肿瘤表面见较多坏死组织及假膜，其间可见形状各异（点状、扭曲的线条状等），IPCL结构消失，出现新的肿瘤血管，肿瘤表面见较多坏死组织及假膜，其间可见形状各异（点状、扭曲的线条状等），杂乱无规则、疏密不匀的异常血管。

Ⅰ型主要见于正常黏膜、囊肿、息肉、肉芽及瘢痕的黏膜；Ⅱ型主要见于炎症及血管扩张明显时；Ⅲ型主要见于白斑，病理多为上皮增生、角化等；Ⅳ型病理为鳞状上皮轻—中度不典型增生；Ⅴa型病理多为重度不典型增生和原位癌；Ⅴb、Ⅴc型病理主要为浸润癌。

2.中晚期下咽癌的内镜下诊断

中晚期下咽癌内镜下的大体分型分为菜花型、溃疡型和浸润型3种类型。内镜下描述肿物位于哪一区（梨状窝、下咽后壁、左右侧壁及环后区），有否侵犯杓会厌皱襞、室带、会厌、食管入口等结构。

（二）下咽癌的内镜治疗

1.早期下咽癌的内镜治疗

下咽是咽、喉及食管之间的接口，与吞咽、呼吸及发声等功能密切相关，对早期下咽癌的治疗，原则上应充分保留咽喉部功能、提高患者生活质量为前提。根治性放疗及部分喉切除术在早期下咽癌治疗上具良好疗效，但存在唾液腺分泌功能障碍、声带功能丧失、吞咽功能受损、吸入性肺炎、咽瘘和食管入口狭窄等并发症，将严重影响患者生活质量。经口 CO_2 激光手术可用于早期下咽癌治疗，在切除瘤体同时可保全咽喉部功能，并可取得与传统开放术相当的疗效，但主要适用于基底部较窄、未发现明显深层浸润病变，对基底部较广泛、难以完全暴露的病变，治疗上存在一定局限性。近年，ESD 被用于早期下咽癌的治疗，其可实现对病变的一次性完整剥离，同时保留咽喉部功能，且基本不受病变位置影响，具创伤小、并发症少和恢复快等优势，极大改善了患者生活质量。

（1）早期下咽癌内镜治疗适应证与禁忌证

早期下咽癌内镜治疗的适应证：IPCL 为Ⅳ型、Ⅴa 型的浅表癌。禁忌证：IPCL 为Ⅴb 型、Ⅴc 型的浸润。

下咽部低级别上皮内瘤变、高级别上皮内瘤变和原位癌，基本不存在淋巴结转移的风险，可通过 ESD 切除治疗；而当病变侵犯至上皮下时，发生淋巴结转移的概率大大增加，对于此类患者，术前需通过 B 超及 CT 等检查，明确排除颈部及胸部淋巴结转移后，方可考虑行 ESD 治疗。另外，因下咽部位操作空间狭小，且 ESD 治疗需要在气管插管麻醉下进行，受到气管套管等影响，无法完整暴露整个下咽，如果 ESD 切除范围过大，操作时难以充分显露病变，容易造成术后残留。下咽 ESD 切除的病变范围不应超出两个亚区，对于全周型或同时累及双侧梨状窝的病变，不建议通过 ESD 切除治疗。

（2）ESD 治疗操作过程

a.在气管插管麻醉下进行，左侧卧位。

b.染色：0.75% 碘液染色，显示病变范围。

c.标记：根据染色范围，在距病变边缘外侧 2.0~3.0 mm 处行环周标记。

d.黏膜下注射：沿标记外侧分点注射透明质酸钠、美兰及肾上腺素混合液，使病变明显抬举。

e.黏膜切开及剥离：沿标记点外侧约 2.0 mm 行环周切开，深至黏膜下层，并沿固有肌层完整剥离病变。

（3）术后处理

术后禁食 24~48 h，以防误吸；预防性使用二代头孢类抗生素治疗 3 d；术后予以地塞米松磷酸钠注射液5 mg静推，连用1~3 d，预防喉头水肿；给予补液及营养支持治疗。加强生命体征监测，特别观察有无呼吸困难等情况。

（4）并发症

a.急性喉头水肿，为严重的并发症，可引起呼吸困难，与ESD治疗过程中咽喉部黏膜损伤有关，严重时需要行临时性气管切开，如何预防是关键，可从以下几方面着手处理：①碘液喷洒浓度要适中，以减轻对咽喉部黏膜的刺激；②黏膜下注射时避免过度；③切割时减少电凝使用，减轻创面的烧灼伤；④术后常规应用二代头孢类抗生素，以减轻炎症反应；⑤拔除气管插管前常规予以地塞米松磷酸钠注射液5 mg静推处理，视情况连用1~3 d。

b.迟发性出血，为ESD术后常见并发症，急诊内镜下予以热活检钳电凝止血。下咽位置相对浅表，创面出血易发现，但因紧邻气道入口，一旦发生出血，要积极处理，以免血液或血凝块误吸入气道，引起窒息。

c.术后穿孔，一旦发生咽部穿孔，易致皮下及纵隔气肿，严重时可压迫气道造成呼吸困难。ESD术中需确保形成充分的水垫、保持良好的操作视野，精细化分离可预防穿孔的发生。

d.食管狭窄，对于累及食管入口的病变，术后存在狭窄的风险。

（5）预后及随访

术后3、6和12个月复查，然后每年1次胃镜检查，明确创面有无残留及复发；同时每年复查1次头颈部B超及胸部增强CT，明确有无淋巴结转移等情况发生。

与经口的CO_2激光手术相比，在同样保留了喉的功能前提下，ESD治疗不受病变部位的限制，同时ESD治疗能够获取标本，对病变进行全面确切的病理评估。在治疗效果上，ESD对于早期下咽癌的治疗也是非常良好的。Muto在2011年报道的一项研究中随访了104例患者，共计148处咽部病变，疾病相关的5年生存率为96%。

由于下咽不存在黏膜肌层，食管和下咽区域的病理特征是不同的，下咽癌更易出现淋巴结的转移。Taniguchi等报道指出ESD治疗早期下咽癌术后病理评估，病变的厚度大于1000 μm与淋巴结的转移密切相关。当术后病理提示病变的厚度大于1000 μm、有脉管浸润时，建议加做放疗或外科治疗。

2.下咽癌的光动力治疗

（1）适应证

a.下咽癌的癌前病变，如：下咽低级别上皮内瘤变

b.下咽高级上皮内瘤变以及病变厚度小于1000 μm的浅表癌。

c.手术或放化疗后局部复发，或经内镜下微创治疗后局部复发表浅肿瘤。

（2）禁忌证

a.对光敏剂过敏患者。

b.有血卟啉病或伴其他因光照加重的疾病，如系统性红斑狼疮、皮肌炎。

c.孕妇及哺乳期妇女。

（3）操作流程

a.医生的要求

实施PDT的医生必须经过光动力治疗专业培训，熟悉光学剂量参数设计和计算，熟练掌握内镜操作技术。

b.常规术前检查与准备

①内镜检查：1周以内的内镜检查，必要时行放大内镜及染色检查，明确肿瘤的部位、大小、形态及肿瘤浸润深度等。

②影像学检查：CT或MRI检查：有助于了解肿瘤分期和治疗靶病灶的侵犯范围、深度、毗邻脏器的关系和淋巴结转移情况等。

③实验室检查：血常规、肝肾功能、电解质、凝血功能等。

④功能检查：心电图、肺功能检查等。

c.光动力设备调试

在每次注射光敏剂前，务必进行常规检查（外观检查，运行检查），并对激光硬件设备、光纤和配套附件等进行检查。

d.光敏剂滴注

喜泊分（血卟啉注射液，0℃以下保存）用药前将冰冻药品置室温避光融化，取原液在患者前臂做皮肤划痕试验，观察10 min，皮试如无红肿硬结等过敏现象，则按照2~5 mg/kg的剂量加入250 mL生理盐水中，在1 h内用避光输液器滴注完毕。Photofrin（冻干粉剂，低温避光保存）按照2 mg/kg的剂量加入5%葡萄糖溶液中，按2.5 mg/mL比例浓度配制溶液，并在1 h内用避光输液器滴注完毕，滴注过程中严密观察患者的生命体征。滴注结束后48~72 h，予630半导体激光照射。

e.患者准备

治疗前需禁食水4~6 h。治疗前30 min，皮下注射阿托品以减少分泌物，必要时可以给予镇静及镇痛药物。

f.操作步骤

患者行电子喉镜检查，取仰卧位，咽部予利多卡因麻醉，将病变置于视野中央，由活检孔插入柱状光纤，照射时尽量使光纤贴近病变位置，根据病变的范围采用不同的柱状光纤（弥散端长度2.5~4.0 cm），照射范围需超过病灶边缘0.5 cm，使其充分覆盖病灶。功率密度为100~250 mW/cm^2，能量密度为120~300 J/cm^2，照射时间为900~1200 s，可根据肿瘤范围适当补充照射剂量。

（4）并发症及处理

a.光过敏反应

光过敏反应发生率：5%~28%。临床表现主要为皮肤过度晒伤样改变，如充血、红肿、辣痛，少数出现皮疹，多为红斑、丘疹，伴瘙痒或灼痛，重者可能有脱皮、水疱，后期可能出现色素沉着。进行避光教育是整个治疗中不可或缺的部分，告知患者使用保护性服装及注意事项十分重要。一旦发生光过敏反应，应立即避开阳光，冷水湿敷发热红肿的部位，避免阳光直射2周；对于出现皮疹者，可口服抗过敏药，局部涂抹含激素类的药膏。对明显肿胀、出现水疱者，为严重的光毒性反应，需静脉使用激素类药物、口服抗过敏药，避免接触阳光。

b.咽喉部疼痛

咽喉部疼痛为下咽癌PDT常见并发症，70%~90%患者术后出现咽喉部疼痛。疼痛原因早期是治疗区域组织反应性充血水肿，后期可能是肿瘤组织坏死脱落合并感染所致。对面积较大病灶，PDT后常规给予皮质醇激素以减轻水肿反应。

c.发热

常为低热，与肿瘤组织坏死引起的全身炎症反应有关，一般无需特殊处理，必要时给予对症处理，如物理降温、口服解热镇痛药等。

d.呼吸困难

呼吸困难为PDT最严重并发症之一，为光照时弥散到喉腔引起喉头水肿所致，术后要密切观察呼吸情况，必要时予地塞米松静注、气管切开等处理。

e.出血

在PDT后，伴随肿瘤的变性坏死过程而并发的血性渗出为正常现象，因肿瘤侵犯大血管，PDT可能会导致大血管破裂，需谨慎。一旦出血，需密切监测生命体征；采取侧卧位，保持呼吸道通畅；建立有效的静脉输液通道；使用止血药物如注射用血凝酶等；可采取内镜止血或介入止血治疗等，必要时手术。

第四章

消化系肿瘤内镜诊疗术

一、胃镜诊疗术

胃镜可用于上消化道疾病的诊疗、术前准备、适应证、禁忌证、操作流程、并发症及注意事项相类似。

（一）适应证

（1）基于健康体检、上消化道早癌筛查目的，主动接受胃镜检查的患者。

（2）呕血、黑便，不明原因上腹痛、呕吐，吞咽困难，胸骨后疼痛及烧灼感等怀疑有上消化道病变者。

（3）消化道肿瘤报警症状，如不明原因体重减轻、纳差、贫血，及其他系统疾病累及上消化道者。

（4）内镜下各种治疗，如内镜下止血、取异物、扩张及支架置入、内镜黏膜下层剥离术（ESD）、内镜下黏膜切除术（EMR）等，目前快速发展的经自然腔道内镜手术，如 EUS 引导下胰腺假性囊肿引流术、内镜下经胃胆囊切除术、内镜下经胃阑尾切除术等。

（5）需定期随访的病变如巴雷特食管、萎缩性胃炎、胃癌前病变、胃恶性肿瘤术后等。

（二）禁忌证

绝对禁忌证：

拒绝检查者。

相对禁忌证：

（1）严重呼吸、循环系统疾病，需安静休息者。

（2）咽、上消化道狭窄和梗阻者。

（3）肠梗阻，疑为十二指肠以下的病变。

（4）消化道穿孔可疑者，但确定穿孔位置或治疗时应尽量少注气检查治疗。

（5）内镜检查危险性超过收效时，应慎重考虑。

（三）并发症

消化内镜是侵入性诊疗手段，存在引起并发症的可能性。可能并发症包括：

（1）咽部损伤、喉头痉挛、腮腺肿胀。

（2）过度咽吐，发生食管贲门黏膜撕裂、窒息、误吸、吸入性肺炎等。

（3）消化道出血、穿孔。

（4）下颌关节脱位。

（5）麻醉、镇静后可能出现遗忘，如为无痛胃镜麻醉，有麻醉意外可能。

（6）诱发原有疾病发作或原有疾病加重。

（7）不可预知的心搏呼吸骤停及其他不可预料的情况。

（四）胃镜诊疗前准备

1.禁食

检查前1天晚21时前，可进食易消化食物，21时后禁食。检查当时不能停服的药物宜推迟到术后或检查前服用并多饮水。

2.去泡剂

目的是消除黏膜表面的气泡及黏液。

（1）口服20~30 mL去甲基硅油。

（2）为详细观察黏膜表面形态变化可使用20000 U链霉蛋白酶＋1 g碳酸氢钠，倒入50~80 mL水中，术前10 min饮用。

3.咽部麻醉

用4%利多卡因糊5~10 mL仰头含5 min，麻醉时间不足，术前再追加口喷利多卡因。

4.术前给药

（1）为抑制胃食管蠕动和唾液分泌，给予抗胆碱能药物，如阿托品或山莨菪碱肌注或静注。

（2）冠脉缺血、青光眼、前列腺肥大者应使用高血糖素。

5.使用镇静药

有条件单位可在麻醉师配合下用静脉镇静或麻醉，可提高受检者接受度。

（五）操作方法及注意事项

1.内镜功能检查

（1）各钮活动度是否到位。

（2）送气、送水是否通畅。

（3）吸、抽功能是否良好。

（4）监视器显示效果是否良好。

2.观察顺序

（1）为及时记录胃镜检查结果，保证检查质量避免漏诊，推荐胃镜检查时进行标准摄影：共摄取 51 张。首先在咽部摄影 1 张。进入食管后从距门齿 25 cm 开始每 5 cm 摄影 1 张，在贲门部摄影 1 张，可让患者深吸气，使贲门部暴露更加充分。在胃内从胃体上部向下部摄影，由于胃体的上部、中部小弯侧不易观察，按后壁、大弯、前壁的顺序进行摄影，在胃体下部、胃体下部-胃角部，按后壁、大弯、前壁、小弯的顺序顺时针旋转摄影，然后摄影胃角上小弯、大弯及小弯，胃窦部在大弯摄影后，摄影后壁、前壁，然后摄影幽门部。十二指肠如果没有异常，在球部和乳头部各摄影 1 张即可。

（2）退镜摄影胃角内小弯、后壁、前壁，之后打满上螺旋，J 形翻转从胃体下部至中部、上部，按序摄影，此时以小弯为中心，按小弯、前壁、后壁顺序，然后顺时针旋转，从大弯侧左翻转，呈 U 形摄影胃底，然后螺旋不动，逆时针方向回旋 180°，摄影胃体上部后壁。最后摄影贲门部小弯。解除口形翻转，退镜，开始进镜时向下摄影胃体观察不充分的胃体中部大弯摄影 1 次，然后在贲门及食管距门齿 40 cm、35 cm、30 cm、25 cm、20 cm、15 cm 处及咽部分别用电子染色模式摄影，检查结束。

（3）残胃应确认术式。

（4）残胃时胃腔变小，反转观察时可能有困难。

3.活检方法

（1）充分接近活检目标，尽量与黏膜垂直夹取。

（2）出血会使病变再次活检不准确，首活检要选择最易出现阳性的部位，同时让血能流向病灶外低处。

（3）有出血倾向者如长期服用阿司匹林、华法林等，应停药 5~7 d 再检查。

（4）切勿在血管静脉瘤或粗大静脉处活检。

（5）取标本后立即放入固定容器内，容器上标记姓名、性别、年龄、日期、部位等，并填写病理检查申请单，申请单内容除容器上记录内容外还应包括住院号、胃镜检查号、内镜诊断和申请医师等内容。病理诊断与内镜诊断不一致时应与病理医师联系会诊。

4.色素内镜检查要点

喷洒色素可提高肉眼对病灶的诊断水平。

（1）喷洒色素前应将黏膜表面充分清洗，可用喷洒管或经活检管直接喷洒。喷力要适中，水柱力量过大会使病灶黏膜出血或发红。

（2）靛胭脂法：0.1%靛胭脂见黏膜表面细微变化，用生理盐水适当稀释2~3倍。

（3）卢戈液（1.4%~3.0%）：利用食管鳞状上皮含糖原颗粒与碘形成化学呈色反应原理，诊断早期食管癌及不典型增生。正常食管鳞状上皮呈棕色，早癌及增生呈淡染、浅黄或不染。不良反应有胸骨后烧灼感、嗳气、甲状腺功能受影响等，检查后应充分抽吸存留胃内的碘液，对碘过敏者禁用。

5.特殊人群检查注意事项

高龄者

（1）吸吐反射迟钝，易导致误吸危险。

（2）耳聋者理解能力不足，术中不配合，易动。

（3）应注意高龄者易伴基础疾病，特别是心肺功能障碍。

（4）注意抗胆碱药不良反应，特别是70岁以上者。

（5）无痛苦麻醉者苏醒时间较长。

儿童

（1）6岁以上儿童使用成人镇静药即可行同样检查。

（2）内镜治疗时，或小于6岁的儿童进行内镜检查时，要全身麻醉。

（3）小儿消化道脆弱，管腔细小，在检查时应间断送气，尽量减少送气量；同时要小心操作，最好使用细径内镜。

二、食管癌内镜诊疗术

上消化道内镜检查结合组织病理学仍是食管鳞癌诊断的金标准。对难以发现的病变则要依靠色素内镜及电子染色内镜发现，然后靶向活检，通过组织病理学予以诊断。食管鳞癌的诊断还应对恶性程度、浸润深度及有无淋巴结转移作出诊断。恶性程度可根据病理组织学类型进行判断，浸润深度则需结合色素放大内镜、超声内镜等检查甚至诊断性内镜下切除予以诊断，并据此评估淋巴结转移情况以指导临床治疗方案选择。

（一）食管癌的内镜诊断

1.早期食管癌常规内镜诊断

早期食管鳞癌患者临床上多无任何症状及体征，诊断依赖于有经验医生规范化食管内镜检查、早期食管鳞癌及癌前病变的筛查，对可疑病变行活检，以组织病理

（1）食管黏膜病灶有以下几种状态

a.红区，即边界清楚的红色灶区，底部平坦。

b.糜烂灶，多为边界清楚、稍凹陷的红色糜烂状病灶。

c.斑块，多为类白色、边界清楚、稍隆起的斑块状病灶。

d.结节，直径在1 cm以内，隆起的表面黏膜粗糙或糜烂状的结节病灶。

e.黏膜粗糙，指局部黏膜粗糙不规则、无明确边界的状态。

f.局部黏膜上皮增厚的病灶，常遮盖其下的血管纹理，显示黏膜血管网紊乱、缺失或截断等特点。内镜医师应提高对上述形态特征的认识，在检查时注意观察黏膜的细微变化，对可疑病灶多点活检是提高早癌检出率的关键。然而，多数早期食管癌在普通内镜下表现不典型，可能会被漏诊，病灶范围亦不清晰，因而检查中结合色素或电子染色的方法进行观察有助于提高病变检出率。

（2）早期食管癌及癌前病变的内镜下分型

依照2002年巴黎分型标准和2005年巴黎分型标准更新版，表浅型食管癌及癌前病变（Type0）分为隆起型病变（0-Ⅰ）、平坦型病变（0-Ⅱ）和凹陷型病变（0-Ⅲ）。0-Ⅰ型又分为有蒂型（0-Ⅰp）和无蒂型（0-Ⅰs）。0-Ⅱ型根据病灶轻微隆起、平坦、轻微凹陷分为0-Ⅱa、0-Ⅱb和0-Ⅱc三个亚型。0-Ⅰ型与0-Ⅱa型病变的界限为隆起高度达到1.0 mm（与张开活检钳单个钳片的厚度1.2 mm比较），0-Ⅲ型与0-Ⅱc型界限为凹陷深度达0.5 mm（与活检钳单个钳厚度的一半0.6 mm比较）。同时具有轻微隆起和轻微凹陷的病灶根据隆起/凹陷比例分为0-Ⅱc+Ⅱa和0-Ⅱa+Ⅱc型；凹陷和轻微凹陷结合的病灶则根据凹陷/轻微凹陷比例分为0-Ⅲ+Ⅱc和0-Ⅱc+Ⅲ型。

（3）病变层次分类

病变仅局限于上皮内（epithelium，EP），未突破基底膜者，为M1（原位癌/重度不典型增生；Tis）；早期食管癌分为黏膜内癌和黏膜下癌：黏膜内癌分为M2和M3；M2指病变突破基底膜，浸润黏膜固有层（lamina propria mucosa，LPM）；M3指病变浸润黏膜肌层（muscularis mucosa，MM）。黏膜下癌根据其浸润深度可分为SM1、SM2、SM3，SM1指病变浸润黏膜下层上1/3；SM2指病变浸润黏膜下层中1/3；SM3指病变浸润黏膜下层下1/3。对于内镜下切除的食管鳞癌标本，以200 μm作为区分黏膜下浅层和深层浸润的临界值，二者淋巴结转移风险有明显区别。

（4）病变内镜下形态与病变层次的关系

通常，黏膜内癌表现为0-Ⅱb型、0-Ⅱa型及0-Ⅱc型，病灶表面光滑或呈规则的小颗粒状；而黏膜下癌通常为0-Ⅰ型及0-Ⅲ型，病灶表面呈不规则粗颗粒状或凹凸不平小结节状。应用上述标准，可初步预测病变浸润深度。我国学者将早期食管癌病理形态分为隐伏型（充血型）、糜烂型、斑块型和乳头型，隐伏型多为原位癌；糜烂型大部分为原位癌，部分为早期浸润癌，癌细胞分化较差；斑块型最多见，大部分为早期浸润癌，癌细胞分化较好；乳头型主要为早期浸润癌，癌细胞分化一般较好。

活组织病理检查内镜下发现可疑病变应行活检，活检的块数根据病变的范围和大小确定。提倡应用色素内镜、新型内镜技术进行指示性活检。黏膜活检取材要求标本应足够大，深度尽可能达到黏膜肌层。

2.色素内镜

将各种染料散布或喷洒在食管黏膜表面后，使病灶与正常黏膜在颜色上形成鲜明对比，更清晰地显示病灶范围，并指导指示性活检，以提高早期食管癌诊出率。色素内镜常用染料有碘液、甲苯胺蓝等，可单一染色，也可联合使用。

（1）碘染色：应用浓度1.4%~3.0%卢戈氏碘液进行食管喷洒染色，利用食管鳞状上皮含糖原颗粒与碘形成化学呈色反应原理，诊断早期食管癌及不典型增生。正常鳞状上皮细胞内富含糖原，遇碘可变成深棕色，而早癌及异型增生组织内糖原含量减少甚至消失，呈现不同程度的淡染或不染区。不染区的黄色程度从淡黄到深黄，取决于病灶的异型程度。根据病变着色深浅、范围大小及边缘形态，结合指示性活检，可提高高危人群早期鳞癌及异型增生检出率。不良反应有胸骨后烧灼感、嗳气、甲状腺功能受影响等，检查后应充分抽吸存留胃内的碘液，对碘过敏、甲亢患者不能使用该法。

（2）甲苯胺蓝染色：甲苯胺蓝为碱性染料，可与组织细胞酸性物质相结合使之呈蓝色。因癌细胞增殖活跃，富含核酸物质，易被甲苯胺蓝染色，而正常细胞核内遗传物质相对较少，遇甲苯胺蓝着色不明显。与碘染色相比，甲苯胺蓝染色对操作技术要求更高，耗时长，假阳性率较高，因此在国内并不常用。

（3）联合染色：单一染色对早期食管癌及癌前病变检出效率受到染色原理、染色剂浓度等影响，联合染色法可使各染色方法取长补短。研究报道碘液-甲苯胺蓝染色法和碘液-亚甲蓝染色法对早期食管鳞癌及癌前病变检出的准确率高于单独碘染色，且对病变浸润程度评估也有一定价值。

3.电子染色内镜

通过特殊光学处理实现对食管黏膜的电子染色，比白光内镜更能清楚显示黏膜表面结构、微血管的形态及病变范围，又可弥补色素内镜的染色剂不良反应及染色耗时长等不足。电子染色内镜和普通白光内镜之间可实现反复切换对比观察，操作更为简便。

窄带成像技术（narrow band imaging，NBI）已广泛应用于临床，其对早期食管癌的诊断价值已得到公认。研究发现NBI在食管鳞癌筛查方面较普通白光内镜有明显优势，另有研究报道其对食管鳞癌诊断的准确度和特异度优于碘染色，尚需更多研究进一步证实。利用NBI结合放大内镜观察食管上皮乳头内毛细血管袢（intrapapillary capillary loops，IPCL）和黏膜微细结构有助于更好地区分病变与正常黏膜及评估病变浸润深度，已成为早期食管癌内镜检查的重要手段。

智能电子分光技术（flexible spectral imaging color enhancement，FICE）将白光分解成不同波段，可进行多达50种光谱组合，从而获得不同黏膜病变的最佳图像，可清晰显示IPCL，可作为碘染色的重要补充。智能电子染色内镜技术（I-Scan）增强了不同性质黏膜间颜色的对比，在表面增强、对比度、色调处理方面有了很大提升。

4.放大内镜

放大内镜（magnifying endoscopy）是在普通内镜的前端配置了一个可调焦距的放大系统，可将食管黏膜放大几十甚至上百倍，有利于观察组织表面显微结构和黏膜微血管网形态特征的细微变化，尤其在与电子染色内镜相结合时，其对黏膜特征显示更为清楚，不仅可鉴别黏膜病变的良恶性，进一步提高早期食管癌检出的准确度，还可清晰显示病变的边界和范围，指导治疗方式的选择。

推荐对于早期食管鳞癌及癌前病变的放大内镜下观察采用早期食管鳞癌放大内镜日本食管学会分型（japanese esophageal society classification，JES分型），结合病变区域背景着色情况进行病变的诊断，并以此初步判定病变的范围及浸润深度。早期食管鳞癌放大内镜下JES分型：该分型将食管黏膜浅表血管分为A型和B型。A型为轻度异常或没有异常的血管，B型为异常的血管（包括扩张、迂曲、口径改变及形态不均）。B型又可分为3个亚型，即B1型、B2型和B3型，分别提示肿瘤浸润至M1或M2，M3或SM1，SM2。另外根据AVA大小又可分为3种亚型，与肿瘤的浸润深度有关：AVA直径≤0.5 mm者为小AVA（AVA-small），0.5~3 mm者为中AVA（AVA-middle），≥3 mm者为大AVA（AVA-large）。JES分型方法诊断的准确率可达90%。

5.中晚期食管癌常规内镜诊断

中晚期食管癌的内镜下所见比较明确且容易辨认，主要表现为结节状或菜花样肿物，食管黏膜充血水肿、糜烂或苍白发僵，触之易出血，还可见溃疡，部分有不同程度的管腔狭窄。

进展期食管癌大体分型：

（1）髓质型：病变以食管壁增厚为特点，边缘坡状隆起。

（2）蕈伞型：肿瘤边缘隆起，唇状/蘑菇样外翻，表面可伴有浅溃疡。

（3）溃疡型：病变中央有明显溃疡，通常伴有边缘隆起。

（4）缩窄型：以管腔明显狭窄为特点，患者的吞咽困难症状明显。

（5）腔内型：病变呈现蘑菇样或息肉样，伴有/无带蒂。

（二）食管癌的内镜下治疗

1.早期食管癌的内镜治疗

（1）ESD

a.ESD定义

ESD是对不同部位、大小、浸润深度的病变，在进行黏膜下注射后使用特殊电刀逐渐分离黏膜层与固有肌层之间的组织，将病变黏膜及黏膜下层完整剥离的方法。

b.ESD操作步骤

①病灶周围标记。

②黏膜下注射，使病灶充分抬举。

③部分或环周切开黏膜。

④黏膜下剥离，使黏膜与固有肌层完全分离开，一次完整切除病灶。

⑤创面处理：包括创面血管处理与病灶边缘检查。经典ESD技术改进后的隧道式黏膜剥离技术（标记-注射-远端开口-近端切开-建立隧道-两边切开），也可用于累及范围较大的食管黏膜病变。

c.ESD疗效

ESD治疗食管鳞癌可达到93%~100%的整块切除率，完全切除率达88%以上。而国内ESD整块切除率为80%~100%，完全切除率为74%~100%，平均操作时间为40~95分钟。

（2）EMR

a.EMR定义

EMR指内镜下将黏膜病灶整块或分块切除，用于胃肠道表浅肿瘤诊断和治疗。

b.EMR方法

随着内镜器械的创新和内镜技术的进步，EMR技术不断发展。在传统的黏膜下注射抬举-切除的基础上逐渐演变出透明帽法（EMR with a cap，EMRC）、套扎法（EMR with ligation，EMRL）、分片黏膜切除术（endoscopy piecemeal mucosal resection，EPMR）等技术。各种EMR技术基本原理相同，多是先通过黏膜下注射将黏膜下层与固有肌层分离，然后利用不同方法切除局部隆起的黏膜病灶。EMRC是利用内镜前端安置的透明帽对病变进行吸引，再行圈套切除，对操作技术要求不高，并发症少，但可切除的病变大小受透明帽的限制。EMRL是先对病变进行套扎，阻断血流并形成亚蒂后切除，视野清晰，出血较少。EPMR用于传统EMR不能一次完整切除的较大病灶，将病灶分几部分切除，适用于>2 cm巨大平坦病变，但分片切除组织标本体外拼接困难，难以评估根治效果，易致病变局部残留或复发。

c.EMR疗效

国外文献报道，EMR可根除57.9%~78.3%的T1a期食管癌和癌前病变，整块切除率可达46%~78.6%，5年生存率可达95%。国内报道，EMR治疗早期食管癌及其癌前病变，整块切除率为44.1%~84.5%，完全切除率为44.8%~100%。

（3）MBM

MBM是在食管曲张静脉套扎器的基础上改良而来的多块黏膜切除技术，主要包括标记、圈套切除、处理创面等步骤。与EMR相比，MBM不需要行黏膜下注射，可显著缩短操作时间。同时，在保证相同治疗效果的前提下MBM较EMR具有操作简单、成本低、治疗时间短、安全高效的优点，便于在基层推广，应注意规范化操作，避免病变残留。

（4）RFA

利用电磁波生物物理中的热效应发挥治疗作用，使肿瘤组织脱水、干燥和凝固坏死，从而达到治疗目的。因其有效治疗深度仅限于1000 μm范围，因此术后食管穿孔或狭窄风险较低，可用于治疗不耐受外科切除或拒绝手术的多原发、单病灶范围较大（累及全周管腔）的食管癌前病变或早期食管癌。初步研究结果显示，RFA可用于Ⅱb型病变，且治疗前活检证实为食管鳞状上皮细胞中度异型增生和（或）重度异型增生及局限于M2层的中-高分化鳞癌。符合条件早期食管鳞癌及其癌前病变的RFA术后12个月完全缓解率可达97%。环周型消融系统多应用于多发、延伸较长或环周病变的治疗，治疗过程包括记录消融位置、测量食管内径、置入消融导管进行消融等步骤，依据病变及第一次消融情况，可在清除已消融病变黏膜后行第二次消融，局灶型消融系统则多应用于局灶性病变及术后残余灶的处理，无需经过测量步骤。

2.内镜下切除的适应证和禁忌证

早期食管癌和癌前病变内镜下切除的绝对适应证：病变层次局限在上皮层或黏膜固有层的食管癌（M1、M2）；食管黏膜重度异型增生。内镜下切除的相对适应证：病变浸润黏膜肌层或黏膜下浅层（M3、SM1），未发现淋巴结转移的临床证据。范围大于3/4环周、切除后狭窄风险大的病变可视为内镜下切除的相对适应证，但应向患者充分告知术后狭窄等风险。

内镜下切除的禁忌证：明确发生淋巴结转移的病变；若术前判断病变浸润至黏膜下深层及以上，原则上应行外科手术治疗；若患者拒绝或不适合外科手术，可考虑内镜下切除治疗。内镜下切除的相对禁忌证：非抬举征阳性；伴发凝血功能障碍及服用抗凝剂的患者，在凝血功能纠正前不宜手术；有食管静脉曲张者；一般情况差、无法耐受内镜手术者。

3.内镜治疗常见并发症及处理

内镜下切除属于微创治疗，但是受内镜医师经验水平、设备器械精密度、食管黏膜疾病及患者全身合并症等诸多因素影响，可能术后并发食管黏膜出血、穿孔、狭窄、感染等风险。

（1）出血：包括术中出血指术中需要止血治疗（如电凝或止血夹止血）的局部创面出血；术后迟发性出血指操作术后30天内出现呕血、黑便等征象，血红蛋白下降20 g/L以上。EMR出血风险与食管黏膜病变范围呈正相关，病灶直径超过2 cm者术中及术后出血风险显著升高，混合电流切除者易发生术中出血，凝固电流切除者易发生延迟性出血。ESD出血可能与病变部位、大小及类型、剥离层次、病变的粘连程度、血管分布、操作者的熟练程度等相关。

出血治疗原则及处理方法：术中出血多见，应根据情况选择最佳的止血方法。对于少量渗血，内镜喷洒肾上腺素0.9%氯化钠注射液即可有效，而大量的渗血则可酌情选用内镜黏膜下注射肾上腺素0.9%氯化钠注射液，或采用热活检钳钳夹止血以及APC止血，也可用止血夹夹闭出血部位进行止血。术后出血相对少见，若患者血流动力学稳定，经保守治疗一般可恢复；而支持治疗后仍存在血流动力学不稳定，则需急诊内镜下电凝、止血夹确切有效止血，极少需要外科手术。术中出血多因操作中损坏黏膜下血管所导致，因此，操作中采取必要的预防措施是极为重要的，包括黏膜下注射液中加入肾上腺素0.9%氯化钠注射液以收缩血管，术中应用热活检钳对可疑血管进行钳夹电凝处理等。病变切除后仔细处理创面，对可见血管进行预凝，有助于预防术后出血。术后应用止血药和抗酸剂也可达到预防出血的效果。

（2）穿孔：ESD术中穿孔风险较EMR更高，通常可在术中发现。若患者ESD术后突发前胸及颈面部皮下气肿，胸部平片或CT发现纵隔气体或查体见穿孔征象等，应考虑术后穿孔。ESD穿孔与操作者经验、病变部位及大小、病变处有无溃疡形成等相关。操作过程中使用CO_2气体及预防性夹闭肌层破损处可降低穿孔发生率，而创面处肌层暴露则会增加穿孔风险。消化道内积聚大量气体，容易使小的肌层裂伤形成穿孔，因此，操作过程中应及时抽吸消化道内的气体。严格掌握内镜切除适应证、充分的黏膜下注射及选用合适的器械也有利于预防穿孔发生。

穿孔治疗原则及处理方法：术中及时发现穿孔，后续操作应减少注气注水，切除结束后行内镜下夹闭，术后予禁食、胃肠减压、静脉使用广谱抗生素及支持治疗等保守治疗多可恢复，有利于降低外科手术率。内镜夹闭失败或穿孔较大内镜无法夹闭时，可能需要外科手术，以防病情进展。穿孔并发气胸时，应及时进行负压引流。隐形穿孔保守治疗多可痊愈。

（3）食管狭窄：内镜下食管黏膜切除术后需要内镜下治疗的食管管腔狭窄，常伴有不同程度的吞咽困难，多见于术后1个月左右。食管黏膜病变范围、浸润深度、切除创面的环周比例与纵向长度是术后食管狭窄的常见危险因素。大于3/4环周的食管黏膜病变经内镜切除治疗的术后狭窄发生率可达88%~100%。

狭窄治疗原则及处理方法：内镜下食管扩张术是最常规的治疗方法，多数狭窄经数次内镜下扩张可缓解，存在高危因素的病例术后行预防性食管扩张可降低狭窄发生率。支架置入可作为难治性病例的选择，但存在疼痛、肉芽组织长入支架、食管溃疡形成及部分支架不能取出等问题。近来有研究报道预防性覆膜支架置入可安全有效降低近环周食管ESD患者术后狭窄发生率。生物可降解支架因支架降解支撑力下降及移位等问题导致长期疗效不理想。口服或黏膜下注射糖皮质激素是预防狭窄的重要措施，通过口服或黏膜下注射激素可以降低狭窄的程度和减少扩张的次数。口服及局部注射糖皮质激素可有效预防术后狭窄发生，降低扩张需求，但最佳方案尚未达成共识。目前多采用如下方案：糖皮质激素局部注射方法如下，在ESD术后创面残留的黏膜下层注射曲安奈德（稀释至5 mg/mL），注射通常在溃疡边缘开始、由远及近、线性注射，每个位点注射0.5~1 mL，共注射20~40个位点，总量控制在100 mg。也有文献报道，通过术后多次注射糖皮质激素预防狭窄，即在ESD术后残留的黏膜下层注射倍他米松，共注射8~10个位点，总量控制在4~8 mg，每周1~2次直至创面完全上皮化。局部注射糖皮质激素切勿碰到肌层，否则存在发生迟发性穿孔的可能。口服糖皮质激素预防狭窄可分为长期（高剂量）和短期（低剂量）两种。长期（高剂量）口服泼尼松龙，术后第3天开始，计量依次递减，30 mg/d×2周，25 mg/d×2周，20 mg/d×1周，15 mg/d×1周，10 mg/d×1周，5 mg/d×1周，共计8周1120 mg。短期（低剂量）口服泼尼松龙，术后第2天开始，计量依次递减，30 mg/d×1周，20 mg/d×1周，10 mg/d×1周，共计3周420 mg。细胞补片等再生医学技术尚处研究阶段。

4.内镜治疗后随访

内镜切除后随访要求3个月、6个月和12个月各复查1次内镜，若无复发，此后每年复查1次内镜。随访时应结合染色和（或）放大内镜检查，发现阳性或可疑病灶行选择性活检及病理诊断。另外，肿瘤标志物和相关影像学检查亦不可忽视。同时应警惕异时多原发食管鳞癌和第二原发癌（如头颈部鳞癌、胃癌等）。复发的预防和处理：病变切除后应仔细检查创面，必要时使用染色或NBI进行观察，发现病变残留时应及时行再次内镜下处理，有利于降低复发率。局部残留和复发的病变多可通过内镜下治疗清除，内镜下治疗失败者可追加手术或放化疗。

5.食管癌内镜下支架植入

进行性吞咽困难是中晚期食管癌患者最常见临床症状，严重影响患者生活质量。食管支架置入术能迅速解除患者梗阻症状，重建肠内营养通道，操作简单，创伤小，具有很高的临床应用价值。

（1）适应证

a.无法手术切除的严重恶性梗阻和食管气管瘘被认为是食管支架置入术的最佳适应证。

b.食管癌患者新辅助治疗期间行食管支架置入术可有效改善患者的营养状态，可作为根治术前的过渡治疗。

c.随着技术的进步及支架的改良，吻合口瘘、食管良性狭窄、难治性食管静脉曲张、无法切除的肺癌或纵隔肿瘤压迫食管亦可考虑行食管支架置入术。

（2）禁忌证

a.严重的感染、凝血功能障碍、心肺合并症等无法耐受手术。

b.食管支架置入的目的是缓解患者梗阻症状，恢复正常饮食，因此，对于进食无明显受限的患者，不建议早期行支架置入术。

c.颈段食管癌因支架置入后有较高的移位率及难以忍受的异物感，被认为是相对禁忌证。

（三）食管癌超声内镜诊断

1.早期食管癌的超声内镜诊断

EUS对食管病变有着良好显示率，它在显示食管壁层次结构同时，可清晰显示异常食管壁结构并分析其和正常食管壁关系，在食管病变中优势明显。准确的术前评估是选择合理治疗方式和评估预后的先决条件。判断肿瘤范围主要借助色素内镜和电子染色内镜，对病变层次评估则主要依靠超声内镜、食管上皮乳头内毛细血管襻（intrapapillary capillary loops，IPCL）分型、病变内镜下形态等信息，但目前缺乏统一的标准，诊断结果易受操作者经验水平的影响，准确评估仍依靠切除标本的病理诊断。

（1）食管早癌的EUS可以分为线阵式超声内镜、环扫超声内镜和超声微探头。超声内镜前端的水囊注水后膨胀，使其与目标对象接触进行扫查。此外由于能选择5~20 MHz的广泛频率，所以不仅用于食管癌的浸润深度诊断，也可用于腹部、纵隔和颈部的淋巴结转移诊断。超声微探头通过通用内镜钳道使用，频率限定在12 MHz、20 MHz，主要用于食管表浅癌浸润深度诊断。

通过EUS看到的食管壁的层次结构。

（2）早期食管癌在EUS下典型表现为局限于黏膜层且不超过黏膜下层低回声病灶。EUS亦可清晰显示大部分纵隔淋巴结、腹腔淋巴结。因此，EUS在食管癌T、N分期中扮演重要角色，主要用于确定肿瘤浸润深度以及有无淋巴结转移。当用20 MHz超声微探头观察，食管壁常被分为9层。在浅表癌浸润深度诊断中，主要用3/9层的高回声层（对应黏膜肌层）和4/9层的低回声层（对应黏膜下层）以及5/9层的高回声层（基本对应黏膜下深层），基于这些进行诊断。

a.EP/LPM癌：肿瘤回声止于2/9层，3/9层未见变化者。

b.MM/SM1癌：由肿瘤回声可见3/9层不规则和中断，但未见4/9层有明显变化者。

c.SM2/SM3癌：肿瘤回声从3/9层断裂，达到4/9层者。

（3）EUS在早期食管癌评估中的可靠性和争议。EUS评估早期食管癌的可靠性与病变类型、位置、术者经验、超声探头频率以及其他影像学辅助检查有关，病例异质性亦可造成EUS评估差异。采用高频率小探头时，EUS的敏感性、特异性、阳性似然比、阴性似然比以及诊断比值比更高。病变位于食管近段和中段时，EUS分期的准确性为87.1%，而位于食管远端时则为47.6%，反映了EUS在临床应用中的局限性。

2.中晚期食管癌超声内镜的分期诊断

食管癌是我国最为常见的恶性肿瘤之一，其发病率及病死率均较高，严重威胁着人类的健康与生命。手术治疗仍是早期食管癌的首选治疗方法，但我国大多数患者在初诊时已处于中晚期，往往失去了根治性手术的机会；化疗作为一种全身性治疗手段，可应用于中晚期食管癌患者，但由于其作用有限、不能明显缓解患者进食梗阻症状，且化疗毒副作用较大，部分患者不能耐受；因此，放射治疗俨然成为食管癌治疗中不可或缺的重要措施之一。如何对食管癌TNM分期及治疗效果做出客观、科学的评价，是有关学者长期以来的研究热点之一。超声内镜检查不仅可以直观地显示食管黏膜病变，管腔有无狭窄及穿孔，还可以检测出癌灶浸润深度、层次及周围淋巴结转移情况，在判断食管癌的分期及治疗前后的疗效评比中具有独特的优势。超声内镜可清楚显示病变浸润深度及其与邻近脏器的关系，但对浸润深度的诊断易受病变大小及部位的影响。超声内镜诊断淋巴结转移的敏感度高于CT，但由于超声波穿透力有限，所以难以用于远处转移的评估。

TNM分期在食管癌预后的评估中占据着重要地位。浸润深度和淋巴结转移是影响食管癌预后的两大主要因素，因此食管癌准确的分期对于评估预后、制定科学治疗方案、提高临床疗效具有重要意义。目前食管癌TNM分期的检测方法包括：

（1）食管X线钡餐检查，该方法简便经济，患者易耐受，且能粗略估计病灶的长度及食管管腔狭窄程度、管壁蠕动功能等，但对肿瘤组织在食管内侵犯情况、周围脏器、淋巴结及远处转移情况不能明确。

（2）CT检查能较准确地判断癌肿的浸润深度及对周围脏器的侵犯情况，但不能直接观察食管黏膜病变情况及有无穿孔、出血等并发症，且CT扫描很难发现食管癌早期病变。

（3）EUS通过显示食管壁的层次结构判断食管原发肿瘤的浸润深度，对食管癌T

分期的准确性可达 79%~92%。EUS检查，不仅能通过内镜直接观察食管黏膜病变形态，同时还可利用超声探头扫描，依据回声特点判断食管癌浸润层次及外周淋巴结转移。

T分期　T是指肿瘤原发灶的情况，随着肿瘤体积的增加和邻近组织受累范围的增加，依次用T1~T4表示。食管癌病变在EUS检测中，常常表现为不均匀回声，病变处管壁结构缺损或中断，且边缘不规则。EUS特有的超声探头扫描，能准确地判别肿瘤浸润深度、层次，有助于T分期。

EUS下食管癌T分期可概括为Tx期：原发肿瘤无法评价；T0期：无原发肿瘤证据；Tis期：原位癌；T1期：肿瘤侵及黏膜层或部分黏膜下层；T2期：肿瘤侵及固有肌层；T3期：肿瘤侵及浆膜层，累及食管全层；T4期：肿瘤侵及食管壁全层并突破食管外膜，侵犯主动脉，管壁外周可见肿大淋巴结。

N分期　N是指区域淋巴结受累及情况。淋巴结转移也是影响食管癌预后的重要因素之一，EUS检查具有近距离、高分辨等优势，在诊断食管癌N分期中具有重要临床价值。EUS对食管癌的N分期判断按照美国超声内镜协会标准：N1：直径≥10 mm或短径/长径≥0.5 mm；形态呈圆形、类圆形，边界清楚；内部回声均质为低回声或与原发肿瘤相同的回声。EUS对于颈段、胸段、腹段食管癌的食管周旁淋巴结转移的诊断符合率分别为85%、94.4%、60%。EUS检测对中晚期食管癌患者淋巴结转移（N分期）诊断的准确率可达69.0%~88.9%。

M分期是指远处转移情况。出现腹腔淋巴结转移的所有患者均为T3、T4期浸润，EUS诊断M1a期的敏感性为98%，特异性达83%。但由于超声的穿透力有限，EUS对于食管癌的其他远处转移，如肝脏、骨、胸腔内转移的诊断价值亦有限，尚不能和CT、PET-CT、腹部B超、骨ECT等影像学检查手段相媲美。

EUS具有消化道内镜和超声的双重功能和优势，目前已广泛应用于食管癌诊治的多个环节。通过EUS对食管癌的准确TNM分期，亦或EUS联合其他影像学检测手段，可以为临床治疗食管癌的方案选择提供依据；通过对比分析治疗前后的癌灶及癌周淋巴结退缩情况，可以科学、合理地评价放化疗等治疗效果。

3. 超声内镜引导穿刺在食管癌分期中的作用

食管癌患者的生存期很大程度上取决于淋巴结是否受累。在接受手术的患者中，较少淋巴结切除的患者，术后存活率更差。这种生存差异可能是由分期误差引起，因为识别阳性淋巴结的概率与淋巴结切除的充分性直接相关。EUS在识别恶性淋巴结、协助选择治疗方案和预测预后方面具有重要作用。恶性淋巴结的特征：直径大于5~10 mm，圆形，边界锐利，低回声。以上四个特征的存在对转移性淋巴结诊断的敏感性为89%，特异性为92%。改良的转移性淋巴结诊断标准，增加了三个EUS特征：腹腔淋巴结，≥5个淋巴结以及肿瘤分期T3~T4。在细胞学评估中，EUS FNA也证实了恶性病变。对于可疑淋巴结行 FNA 时，穿刺应避开原发肿瘤和大血管，因为这可能导致假阳性、出血和潜在的肿瘤播散风险。此外，只有当 FNA 会影响治疗决定时，才应进行 FNA。由于转移性淋巴结可能超出 EUS 观察范围、狭窄段肿瘤内镜无法通过或累及远端淋巴结而无局部淋巴结转移，因此仅用 EUS 不能很好地进行 N 分期。联合 EUS、CT 和 FDG PET/CT 的检查常用以降低肿瘤过低分期的风险。EUS 和 CT 均可用于腹部淋巴结检查，EUS 主要探查有无腹腔淋巴结转移，CT 可用于检查有无其他腹部淋巴结转移。与 CT 和 PET-CT 相比，EUS 诊断淋巴结转移的敏感性具有显著优势，但特异性相对不足。由于超声波穿透力有限，EUS 对食管癌远处转移的检测作用有限，此时应选 CT、MR 或 PET-CT 等影像学检查。但 EUS 能测及肝左叶不足 1 cm 的微小转移灶以及腹腔干淋巴结，并可进行穿刺活检，因此在食管癌远处转移的评价中亦具有独特作用。行 EUS 检查时同步行 EUS-FNA 被越来越多的医师所青睐，其优势在于行常规 EUS 的同时可获取可疑病灶的组织病理学标本，以明确肿大淋巴结是否为肿瘤侵犯。判断 N 分期时，EUS-FNA 结果优于普通 EUS 检查，在已行 EUS-FNA 的基础上再行 PET-CT 并不能进一步提高 N 分期的准确性。

三、胃癌内镜诊疗术

（一）胃癌的内镜筛查

我国胃癌内镜筛查目标人群的定义为年龄≥40岁，且符合下列任一条者推荐行上消化道内镜检查：

（1）胃癌高发地区人群。

（2）幽门螺杆菌感染者。

（3）既往患有慢性萎缩性胃炎、胃溃疡、胃息肉、手术后残胃、肥厚性胃炎、恶性贫血等胃癌前疾病。

（4）胃癌患者一级亲属。

（5）存在胃癌其他风险因素（高盐、腌制饮食、吸烟、重度饮酒等）。

（二）早期胃癌的内镜诊断

1.普通白光内镜

普通白光内镜检查是早期胃癌内镜诊断技术的基础，对于早期胃癌或疑似癌变区域首先进行白光内镜观察，记录病变区域自然状态情况，而后再进行其他内镜检查技术。

早期胃癌白光内镜下分型推荐 2005 年巴黎分型标准3：浅表性胃癌（Type 0）分为隆起型病变（0-Ⅰ）、平坦型病变（0-Ⅱ）和凹陷型病变（0-Ⅲ）。0-Ⅰ型又分为有蒂型（0-Ⅰp）和无蒂型（0-Ⅰs）。0-Ⅱ型根据病灶轻微隆起、平坦、轻微凹陷分为 0-Ⅱa、0-Ⅱb 和 0-Ⅱc 3 个亚型。

0-Ⅰ型与 0-Ⅱa 型的界限为隆起高度达到 2.5 mm（活检钳闭合厚度），0-Ⅲ型与 0-Ⅱc 型的界限为凹陷深度达到 1.2 mm（活检钳张开单个钳厚度）。同时具有轻微隆起及轻微凹陷的病灶根据隆起/凹陷比例分为 0-Ⅱc+Ⅱa 及 0-Ⅱa+Ⅱc 型。凹陷及轻微凹陷结合的病灶则根据凹陷/轻微凹陷比例分为 0-Ⅲ+Ⅱc 和 0-Ⅱc+Ⅲ型。

2.图像增强内镜（image-enhanced endoscopy，IEE）

（1）色素内镜

靛胭脂法

a.概述

靛胭脂（indigo carmine）是对比性染色剂，不被消化道黏膜吸收，可迅速被水冲洗，可反复多次使用。

b.作用机制

靛胭脂喷洒于胃黏膜表面后，不与黏膜结合，仅留存于隐窝使其着色，可清晰显示胃黏膜表面微结构的凹凸状态，与周围正常黏膜的色泽形成鲜明对比，有利于病灶的检出。

c.适应证及禁忌证

可用于胃内糜烂、隆起性病变、良恶性溃疡的鉴别诊断。靛胭脂对人体较为安全，无明显禁忌证。

d.术前准备

术前现配靛胭脂溶液 100 mL，浓度 0.2%~0.5% 皆可。

e.操作步骤

发现可疑病灶后，通过冲洗、吸引保持病灶区域表面黏膜清洁，无明显黏液，通过活检孔道伸入喷洒导管对病灶表面直接喷洒靛胭脂溶液 20~30 mL，待燃料均匀分布后，认真观察病灶的范围和表面形态，对可疑区域进行活检，以明确病理诊断。

冰醋酸法

a.作用机制

醋酸可以使上皮细胞蛋白质的三级结构发生可逆性改变。喷洒于黏膜表面可溶解黏液，清洁黏膜表面，使黏膜表面暂时变白，即"醋酸白色化"效应，从而增加了病变组织和正常组织的对比度。

b.适应证及禁忌证

可用于胃内糜烂、隆起性病变的鉴别诊断。冰醋酸对人体较为安全，无明显禁忌证。

c.术前准备

可以用食用白醋代替，用生理盐水或者蒸馏水稀释成2%~4%即可。

e.操作方法

醋酸轮廓法：喷洒冰醋酸数秒后，黏膜产生白色化，进行放大观察会看到立体的图像，用于诊断胃癌的黏膜构造。

醋酸动态化学法：喷洒醋酸后癌变部位白色化和周边非癌黏膜相比消失更早。

醋酸+靛胭脂三明治法：在喷洒醋酸后追加喷洒靛胭脂，非癌黏膜会附着靛胭脂，癌变部位不会附着靛胭脂。

醋酸喷洒后窄带光观察法：喷洒醋酸后使用窄带光观察，癌的部位呈茶色，非癌的部分呈绿色。

（2）光电子染色内镜。光电子染色内镜通过滤光器转换内镜光源的光学特性，或在使用激光或红外等与白光特性不同光源的基础上，运用血管或结构强调等特殊图像处理技术观察病变。常见的光电子染色技术包括窄带成像技术（NBI）、蓝激光系统（BLI）/联动成像技术（LCI）、I-scan光学增强技术（OE）、光电复合染色成像技术（VIST）、智能多光谱技术（CBI）等。应用电子染色内镜观察早期胃癌病变边界和表面微血管、微结构更加清晰，但仅仅依靠普通、不具备放大功能的电子胃镜是不够的，需要联合放大内镜一起使用。

3.放大内镜

（1）技术原理。放大内镜的结构和原理与普通内镜区别不大，主要在于其在物镜和内镜前端的电荷耦合元件之间，加装了不同倍数的放大镜头，同时像素更密集，分辨率可达到0.1 mm的视觉效果。通常采用的放大内镜是焦点调节式的放大电子内镜，采用变焦方法，摄像镜头一部分可以移动，既能保证常规内镜的观察模式，也能进行放大观察。放大内镜通常可达到70~130倍的光学放大效果，可区分10~71 μm的微小变化。单纯放大内镜观察效果并不理想，必须结合光电子染色技术才能使得病变显示得更清晰。

（2）适应证与禁忌证

适应证

a.消化道黏膜病变良、恶性质的鉴别。

b.消化道癌前病变的内镜监测和随访。

c.内镜治疗前病变范围和浸润深度的判定。

d.幽门螺杆菌感染、慢性萎缩性胃炎、胃食管反流病等黏膜疾病的辅助诊断。

禁忌证

同胃镜检查。

（3）检查流程

检查前准备

a.向患者及家属充分告知操作目的及可能出现的并发症和意外，取得患者的理解与配合，并签署知情同意书。

b.用西甲硅油、链霉蛋白酶等清除胃黏膜表面的泡沫及黏液。

c.必要时可加用山莨菪碱、东莨菪碱等解痉剂减少胃蠕动。

d.放大胃镜头端常安装软质硅胶黑帽，黑帽末端与镜头距离一般2 mm，以保持高倍放大观察时的成像质量，减少蠕动干扰。

（4）检查过程

a.先以常规内镜模式进行全面规范化全胃观察，发现可疑病变后，对拟观察区域黏膜清洁冲洗，再进行放大观察。放大观察应结合染色（色素染色或光电子染色）以增强显示效果。

b.将内镜头端尽量靠近拟观察黏膜表面，通过内镜操作部的变焦旋钮调节至最适合焦距，以便清楚显示黏膜表面结构。

c.缓慢的移动镜头和调节焦距，按照口侧到肛侧、先边缘后中央的顺序观察，获得病变黏膜表面的多角度形态，操作应轻柔，尽量避免镜头或先端帽损伤黏膜面，以免引起出血影响观察。

（5）早期胃癌放大内镜诊断流程。早期胃癌的放大内镜表现多样，无法进行包罗一切的分类，推荐使用基于VS分类系统的放大内镜早期胃癌简易诊断流程。

（三）早期胃癌内镜治疗

内镜下切除术适用于淋巴结转移可能性极低的早期胃癌，包括内镜下黏膜切除术（EMR）、内镜黏膜下剥离术（ESD）、内镜黏膜下隧道剥离术（ESTD）。

1.术前准备

（1）患者准备

a.详细了解患者病史，相关实验室检查，消化道内镜、超声内镜、腹部CT及病理学检查结果，术前应评估呼吸循环功能，了解有无高血压、肺动脉高压、心肌缺血等病史或症状。

b.术前停用非甾体类抗炎药、抗血小板药物、抗凝剂等药物1周。

c.术前签署手术同意书、自费医疗器械、药物知情同意书。

（2）医疗准备

a.早期胃癌的内镜下切除应在患者麻醉状态下进行，需要专业的麻醉医师全程监测患者的血压、血氧饱和度、心电图及并发症等重要体征和症状。

b.手术人员应能熟练掌握消化内镜的操作技巧，具备常规内镜下治疗的技能和经验，熟悉胃早癌内镜下切除的基本原理、步骤和各种并发症的处理方法和不同附件的性能，熟练使用各类附件。有条件者在正式开展前应在实验动物上进行操作练习。

（3）器械与附件

a.常规设备

大孔道、带附送水功能的治疗型内镜、内镜用先端帽、CO_2送气装置、注水泵、内镜用电外科系统等。

b.术中所需的附件

一次性高频电刀、电凝钳、圈套器、金属夹及尼龙绳等。ESD操作可供选择的电刀种类繁多，可根据术者的经验和习惯选用。

c.黏膜下注射液

理想的黏膜下注射材料，应具有"安全、方便、稳定和长时间维持"等特点，现临床上常用的有生理盐水、甘油果糖溶液、透明质酸溶液等。此外，在黏膜下注射液中常加入少量肾上腺素及美兰或靛胭脂等染色剂，有助于辨别剥离范围和深度，减少术中出血。

2.早期胃癌内镜下切除适应证

（1）绝对适应证

a.胃黏膜高级别上皮内瘤变（HGIN）。

b.无合并溃疡的分化型黏膜内癌（UL0 cT1a）。

c.病灶大小≤3 cm、有溃疡的分化型黏膜内癌（UL1 cT1a）。

d.病灶长径≤2 cm、无溃疡的未分化型黏膜内癌（UL0 cT1a）。

（2）相对适应证

对不符合上述适应证，但手术风险较大，可将内镜切除作为相对适应证，应注意肿瘤残留及淋巴结转移风险。

3.早期胃癌内镜治疗禁忌证

（1）明确淋巴结转移的早期胃癌。

（2）癌灶侵犯固有肌层。

（3）不可耐受内镜下切除。

4.内镜下黏膜切除术（EMR）

EMR是最早应用于早期胃癌的内镜下治疗方法，该技术是在息肉电切术和黏膜注射术的基础上发展起来的一种治疗方法，适用于长径≤2 cm，无合并溃疡的分化型黏膜内癌（UL0 cT1a）。

（1）手术步骤

EMR方法可归为两大类：

a.非吸引法：黏膜下注射-圈套切除法、黏膜下注射-预切-切除法等。

b.吸引法：透明帽法和套扎器法。

各种EMR法的操作步骤基本相同：

a.明确病变边界，必要时标记。

b.黏膜下注射：病变周围分多点 行黏膜下注射，使病变充分抬举。一般按照先远侧 后近侧的顺序，对于较小病变可在病变中央直接进 针注射。

c.病变切除：可采用圈套器、套扎器或透明帽及专用圈套器等，完全切除病变黏膜。

d.创面处理：根据切除后创面情况，必要时使用电凝钳、氩气刀（argon plasma coagulation，APC）或金属夹等处理创面。

（2）局限性

EMR整块切除率及不完全切除率低，目前尚缺乏足够的EMR治疗早期胃癌的前瞻性研究，不推荐使用EMR作为治疗早期胃癌的标准治疗方式。

5.内镜黏膜下剥离术（ESD）

ESD是在EMR基础上发展起来的切除技术，现已成为内镜下治疗早期胃癌的首选治疗方式。术者根据病变的不同部位、大小、浸润深度，选择性使用各种类型的内镜下电切刀，逐渐分离黏膜层与固有肌层之间的黏膜下组织，最后将病变黏膜及黏膜下层完整剥离的切除方法。

（1）手术步骤

①环周标记：通过染色或放大内镜等，明确病变边界，距离病变边界3~5 mm处，使用电刀或APC等进行电凝标记，每个标记点间隔约2 mm。

②黏膜下注射：按先远侧后近侧的顺序，于病变周围分多点行黏膜下注射，使黏膜层与固有肌层分离，病变充分抬举。

③环周黏膜预切开：病变充分抬举后，使用电刀沿标记点外约3~5 mm处环周预切开病变黏膜。切开过程中一旦出现出血，冲洗以明确出血点，使用电刀或电凝钳止血。

④黏膜下剥离：使用电刀于病变下方行黏膜下剥离，直至一次性完整剥离病灶。过程中，及时进行黏膜下注射以保证黏膜下抬举充分，同时电刀或电凝钳及 时处理暴露的血管。此外，在剥离过程中，必要时可采用钛夹联合丝线等牵引技巧，可有助于改善黏膜下剥离视野，降低ESD操作难度，提高手术效率。

⑤创面处理：使用电凝钳或APC等对创面，尤其是切缘周围暴露血管进行充分电凝处理，必要时可喷洒生物蛋白胶、黏膜保护剂等保护创面。

6.内镜黏膜下隧道剥离术（ESTD）

ESTD是消化内镜隧道技术（digestive endoscopic tunnel technique，DETT）的分支之一，是通过建立黏膜下隧道，完整切除胃早癌的新方法，主要适用于切除病变横径≥3 cm的大面积早期胃癌，贲门部、胃体小弯侧和胃窦大弯侧是比较合适的操作部位。

（1）手术步骤

a.环周标记。

b.黏膜下注射。

c.黏膜切开：按照先肛侧后口侧的顺序，使用电刀沿着标记切开肛侧及口侧黏膜，约1.5~2.0 cm。

d.隧道建立：从口侧开口处行黏膜下剥离，边注射、边剥离，建立一条自口侧开口至肛侧开口的黏膜下隧道。

e.病变切除：电刀沿边界同步切开两侧黏膜，直至病变完整切除。

f.创面处理。

（2）注意事项

a.建立隧道过程中注意观察两侧标记点，并保证隧道建立方向同病变形态及走形一致，避免黏膜过多剥离。

b.隧道内剥离时应注意方向，避免损伤黏膜层。

c.胃内大范围早癌病变采用传统ESD技术通常可顺利切除，隧道技术因研究样本量有限，尚未发现其较传统ESD技术有明显优势。

7.内镜切除术围术期处理

（1）术前准备

术前评估患者全身状况，排除麻醉及内镜治疗禁忌证。取得患者及家属知情同意后，签署术前知情同意书。

（2）术后处理

根据术中情况、术后创面大小及部位，可选择术后第1~3天禁食；密切观察生命体征，无异常后可逐渐过渡饮食，直至恢复正常饮食。

（3）术后用药

溃疡治疗：内镜下切除早期胃癌后溃疡，首选质子泵抑制剂（proton pump inhibitor，PPI）进行治疗，目前国内大多推荐持续应用标准剂量PPI 4~8周。抗生素使用：不推荐常规预防性使用抗生素。如患者术中合并消化道穿孔或大量出血者，可以考虑酌情使用抗生素。

8.内镜切除术并发症的处理

（1）出血

术中出血利用内镜副注水功能清洗出血点，确定出血点的位置后直接用电刀或电止血钳电凝止血。术后迟发性出血可用止血夹或电止血钳止血。

（2）穿孔

术中穿孔绝大多数病例可通过金属夹完全封闭。确认存在气腹的情况下，应立即进行腹腔穿刺以放出气。穿刺针留置到穿孔部分完全封闭、确认气体完全放出为止。当穿孔较大时，常难以进行内镜治疗而需要紧急手术。

（3）狭窄

胃腔狭窄或变形发生率较低，主要见于贲门、幽门或胃窦部面积较大的ESD术后，常见于术后黏膜缺损程度≥3/4周的患者。内镜下球囊扩张是一种有效的治疗方式。

9. 术后标本规范化处理

（1）展平标本

将新鲜标本展平，黏膜面向上，固定在平板（泡沫聚苯乙烯、橡胶板或软木板）上，用标本针固定以充分延展标本，获得与内镜观察一致的肿瘤大小，在标本周围标记该标本在体内的相对位置，例如口侧、肛侧、前壁、后壁等。

（2）固定

将钉好的标本尽量于30 min内完全浸没于10%中性缓冲福尔马林液中，固定时间24~72小时，固定温度为正常室温。

（3）标本拍照及送检

应在改刀前后分别拍照，便于后期进行病理还原，送检病理时应提供信息齐全的申请单。

（4）全面取材与制片染色

首先确定距标本切缘最近的病灶边缘，以此处边缘的切线为基准，垂直于切线方向进行切割，从距病灶最近的切缘的旁侧1 mm开始下刀。食管胃交界部标本宜沿口侧-肛侧的方向取材，以更好的显示肿瘤与食管胃交界的关系。每间隔2~3 mm平行切割组织，将所有组织取材检查。将取材后的组织依次编号，进行脱水，包埋时应注意180°翻转标本的黏膜面，然后制片进行HE染色。如有条件，建议仔细分析病理切片，结合内镜评估图像进行病理还原。如有条件，可结合病变术前内镜下的评估图像，进行完整的病理还原。

10. 术后标本病理评估

规范的组织病理报告应详细包括：肿瘤大体特征、组织学类型、未分化型癌的分布、浸润深度、病变内有无溃疡、有无脉管的浸润和切缘的评估等。

（1）大体观察

依据Paris分型对内镜下病变进行描述和分型，在大体标本拍照时观察和记录标本的大小、形状、颜色和质地。

（2）组织学分型

按早期胃黏膜上皮肿瘤性病变的WHO分型和维也纳分型中组织学类型。标本的病理诊断可分为：无上皮内瘤变、不确定的上皮内瘤变、低级别上皮内瘤变（LGIN）、高级别瘤变（HGIN，包括：高级别腺瘤/异性增生、原位癌、可疑浸润癌、黏膜内癌）和黏膜下浸润癌。胃癌包括：管状腺癌、黏液腺癌、腺鳞癌、鳞癌、印戒细胞癌、未分化癌等。其中管状腺癌还可进一步分为高分化、中分化、低分化腺癌。对于水平较高的大型医疗中心，可同时根据日本胃癌分类（第3版）进行分类报告。当肿瘤病灶内存在多种组织病理类型时，应记录每种组织病理类型，按病灶内相对表面积由大到小依次记录（如tub1>pap>por）。在日本胃癌分类中，高分化或中分化管状腺癌、乳头状腺癌被归类为分化型癌，而低分化腺癌、印戒细胞癌、黏液腺癌分类为未分化型癌。

（3）标本切缘状态

组织标本的电灼性改变是EMR/ESD标本切缘的标志。切缘干净是指在切除组织的各个水平或垂直电灼缘均未见到肿瘤细胞。切缘阴性，但癌灶距切缘较近，应记录癌灶与切缘最近的距离：水平切缘阳性，应记录阳性切缘的块数；垂直切缘阳性，应记录肿瘤细胞所在的部位（固有层或黏膜下层），必要时可做免疫组织化学染色帮助判断切缘是否有癌灶残留。如果切除边缘有肿瘤组织，阳性HM和VM分别记录为pHM1和pVM1。如无肿瘤组织，则分别记录为pHM0和pVM0。如果不能评估切除边缘肿瘤组织暴露情况，则分别记录为pHMX和pVMX。

（4）肿瘤侵犯深度

肿瘤侵犯深度的判断是以垂直切缘阴性为前提的，黏膜下层的浸润深度还是判断病变是否完整切除的重要指标之一，侵犯黏膜下层越深则淋巴结转移的可能性越高。胃以500 μm为界，不超过为SM1，超过为SM2。黏膜下层浸润深度的测量方法，根据肿瘤组织内黏膜肌层的破坏程度不同而不同。若肿瘤组织内尚可见残存的黏膜肌层，则以残存的黏膜肌层下缘为基准，测量至肿瘤浸润前锋的距离。若肿瘤组织内没有任何黏膜肌层，则以肿瘤最表面为基准，测量至肿瘤浸润前锋的距离。

（5）脉管有无侵犯

ESD标本有无淋巴管、血管（静脉）的侵犯是评判是否需要外科治疗的重要因素之一。肿瘤侵犯越深，越应注意有无侵犯脉管的状况。推荐使用抗淋巴管内皮抗体（D2-40）标记淋巴管、CD31、CD34标记血管，以协助诊断。淋巴浸润阳性记录为Ly1，阴性记录为Ly0，静脉浸润阳性记录为V1，阴性记录为V0。

（6）病变内有无溃疡或溃疡瘢痕

在病变内发现溃疡或溃疡瘢痕，病变被划分为pUL1，而当无溃疡和溃疡瘢痕时被划分为pUL0。

11.预后评估及随访

内镜下切除可治愈性的评估基于淋巴结转移的局部因素和危险因素，本指南推荐参考日本胃肠内镜学会制定的早期胃癌EMR/ESD指南（第二版，2021年）eCura评价系统。详见CACA指南《癌前病变》。

（四）胃癌的内镜下姑息性治疗

1.支架植入

自膨式金属支架（self-expandable metal stents，SEMS）是目前最主要的解除胃恶性梗阻的内镜治疗手段，患者缓解梗阻症状后可恢复自主进食，生活质量优于管饲及造瘘治疗。

（1）适应证

a.无法手术的晚期贲门癌、近端胃癌术后吻合口复发伴明显进食梗阻的患者。

b.晚期胃窦癌累犯幽门或十二指肠，远端胃癌术后吻合口复发或胃癌淋巴结压迫等，致胃流出道恶性梗阻者。

（2）禁忌证

a.患者一般情况差，不能耐受胃镜下诊疗。

b.明确诊断有腹腔广泛转移、多发性狭窄梗阻，估计1~2根支架无法缓解。

（3）术前准备

常规检查血常规、凝血功能、肝肾功能、电解质及心电图。术前完善胸腹部增强CT及泛影葡胺造影评估狭窄程度，术前禁食24 h或胃管引流。术前0.5 h肌肉注射地西泮5 mg镇静。

（4）支架类型

分为覆膜支架（covered SEMS）与非覆膜支架（uncovered SEMS），非覆膜支架壁呈金属网状，常因肿瘤内生长或周围黏膜增生导致支架阻塞，覆膜支架可延长支架置入后的有效时间。然而，覆膜支架减少了肿瘤组织或黏膜组织嵌入，增加了发生支架移位的风险。

（5）手术步骤

胃流出道梗阻安置支架置入方法有经内镜钳道和非钳道2种方式（贲门癌或近端胃癌所致梗阻的支架安置同食道支架）。

a.经内镜钳道：首选方式。使用大孔道内镜进至肿瘤梗阻部位，经活检孔插入黄斑马导丝，使其通过狭窄段并进一步进入空肠，感受导丝进入有无阻力感，在无阻力情况下沿导丝将选择好的金属支架及置入器通过内镜活检孔道置入并通过狭窄段。确认支架位置准确后缓慢释放支架，并随时根据支架释放器上的指引标示调整释放器，使支架置于合适的位置。

b.非钳道方式：内镜进镜至胃腔，观察狭窄部位，如超细胃镜可以通过病变，评估病变长度，直视下置入导丝通过狭窄段，退镜留置导丝。再次进入胃镜，直视下循导丝置入支架输送系统，确认支架释放位置，释放支架，退出输送系统及导丝。因幽门十二指肠梗阻离门齿距离较长，易使支架推送器在胃底及大弯侧盘曲，通过胃时阻力大，故需使用硬质导丝，且可能需重复操作才能成功。

（6）并发症及处理

支架植入术后的相关并发症有：出血、穿孔、支架堵塞、移位和支架展开不全、断裂等。

a.出血：出血分为早期出血和晚期出血。早期出血一般由操作原因引起，晚期出血可由肿瘤坏死或支架刺激引起。出现大出血时可尝试内镜下治疗，如内镜无法处理应及时转外科治疗。晚期胃癌所致出血通常预后极差。

b.穿孔：由于幽门、十二指肠角度较大，消化道管壁经化疗后失去弹性、植入支架时过于暴力等可能导致局部狭窄撕裂或穿孔。可植入覆膜金属支架封堵穿孔部位。

c.支架堵塞和再狭窄：早期主要原因是食物堵塞支架，支架植入术后早期应嘱咐患者以软食为主，忌食黏稠或过硬食物。一旦发生梗阻应及时就诊，内镜下予以疏通。后期主要是肿瘤生长或肉芽组织增生所致，一旦发生可再次植入覆膜支架或狭窄部位球囊扩张。

d.支架移位：幽门十二指肠安置支架首选不覆膜金属支架以避免移位。一旦发生移位应尽早内镜下调整。

2.内镜下营养管植入

鼻胃肠管（nasoenteric feeding tube，NET）技术已普遍应用于临床，置管方法也在不断改进。目前常见的方法包括盲插法、X线下引导、内镜下引导法。相比较于盲插和X线引导等方法，内镜直视法定位更准确、幽门通过效率更高，且避免射线损伤。

（1）适应证及禁忌证

a.适应证

食管胃结合部癌贲门梗阻、胃恶性肿瘤出口梗阻、恶性肿瘤不全梗阻、胃轻瘫、上消化道金属支架术后、气管食管瘘及重症监护等这些严重上消化道疾病的患者。

b.禁忌证

食管静脉曲张、出血、肠梗阻、肠道吸收障碍和急腹症。

（2）术前准备

治疗型胃镜或经鼻超细胃镜，营养管直径3.5-16 F不等、导丝等。

（3）操作步骤

主要有内镜推送法、异物钳置管法、导丝置管法和经胃镜活检孔置管法等。其中以内镜推送法、异物钳置管法最为常用，在内镜直视下利用镜身推送或异物钳夹住营养管，逐渐将营养管植入Treitz韧带以下。若为胃癌所致幽门不全梗阻、十二指肠梗阻或胃切除术后吻合口不全梗阻的患者，多采用导丝置管法和经胃镜活检孔置管法。经胃镜活检孔置管最快、最容易，幽门后置管成功率高，但导管直径比较细，制约了部分肠内营养制剂的选择。经鼻超细胃镜下置管无需进行导管的口鼻交换，经鼻胃镜通过狭窄段后放置导丝，经导丝引导植入NET成功率较高。

（4）并发症及处理

NET主要的并发症包括堵管、管子移位或错位、鼻黏膜损伤、反流性食管炎和反流引起的吸入性肺炎等。安置营养管时尽量将管深入空肠远端。对需要长期肠内营养者建议行胃空肠造瘘。

（五）胃癌超声内镜检查术

超声内镜在胃腔内扫查时，主要应用水囊法、浸泡法以及二者的结合，都可用于线阵和环扫超声内镜。环扫超声内镜下的视野较线阵大，因而操作更简单且高效。水囊法适合于黏膜下病变的快速筛选及胃壁周围结构的扫查。注水法更适合胃壁层次结构的扫查及对特异性病变更仔细、准确地评估。水囊法检查时，要将EUS前端进至胃窦近幽门口，然后往球囊内注水，并持续吸引，排除胃腔内气体。当抽尽胃腔内空气后，尽量保持球囊位于胃腔的中央，然后缓慢退镜。注水法，需要将胃内气体抽尽，然后向胃腔内持续注入200~400 mL液体，为获得清晰胃壁图像，需要注意以下两点：①探头必须垂直于胃壁或特殊的病变；②EUS的前端要位于超声换能器可接收到声能的区域内。使用注水法检查时，为获得清晰的超声图像，需要抑制胃蠕动，并缓慢持续地向胃腔注水以避免产生微气泡（缓慢注水而不是喷射性注水）。

显示标准的EUS图像非常重要。在胃部检查时，将镜身旋转至9~12点钟方向可以很容易地观察到肝影像。从这个方位稍稍退镜，可以在6点钟方向观察到胰腺，在12和4点钟方向可以观察到脾和左肾。检查过程中，检查者应同时观察胃壁和胃周围结构情况。如果发现病变或不正常结构，需要对其详细检查，以便获得更清晰的图像。

胃的一个完整的超声内镜的检查，应具有5个标准的部位：

（1）部位1：此时内镜顶端位于胃窦并接近幽门，镜身紧贴大弯而镜面直视小弯，此时超声能显示完整的胃窦壁图像。

（2）部位2：回撤超声内镜并反转镜身直到能显示胃体。

（3）部位3：内镜再回撤至胃窦胃体交界处。

（4）部位4：内镜回撤至胃体中部，此时超声能显示胃体四壁，并能显示前方的肝左叶及右叶以及后方的胰腺体尾。

（5）部位5：是观察胃底的最佳位置，内镜的顶端位于胃的贲门，此时食管壁显示，充满水时，胃底在其一侧，显示得很清楚，胃底的标志是腹主动脉和脾静脉，脾脏位于后方，肝左叶位于前方。

为了更容易扫查某些特殊部位，可以让患者变换体位。右侧卧位可使胃窦显示良好，仰卧位时研究前壁更有利，而俯卧位时对后壁以及胰腺的检查有用。由于在超声内镜上光学部分与超声换头在不同的、平行的平面上，因此除非能在内镜下见到，否则单用超声寻找胃内小病灶有时是很困难的。行超声内镜检查应注意三个技术问题：

（1）盲区：胃窦部、胃角以及小弯近贲门部均难以被水浸泡，故显示困难，即使变换体位有时帮助也不大，这些部位就是相对的盲区。有些内镜能明确显示小的或表浅的病灶，超声内镜却难以显示。

（2）焦距：常用的75 MHz和12 MHz超声的焦距分别为10 mm和15 mm。体外研究发现胃壁层次显示最好时探头至少距黏膜30 mm，而这个理想的距离有时很难达到，特别是在上述相对盲区检查时。因此提示我们，在显示病灶时，探头应尽量与病灶保持一定距离。

（3）探头频率：目前用7.5 MHz和12 MHz的超声检查胃内病变似乎是比较满意的，但加大频率选择范围可提高诊断的价值。一般来说，频率低，穿透力强，适合显示大病灶及病灶周围的情况；而高频探头对表浅的小的病灶显示比较满意。

1.适应证

超声内镜基本上是无创性的，因此可以说所有的胃疾病均能行超声内镜检查。但是有一些胃疾病，通过常规内镜就能解决诊断问题，而超声内镜检查也不能再提供进一步的诊断信息，所以无须进行。另一方面，超声内镜价格昂贵、容易损坏，这就决定了其检查适应证仍只能主要局限在以下情况：

（1）诊断明确的胃癌，进行侵犯深度及周围淋巴结转移情况的判断，进行术前TNM分期或者可切除性判断。术前和（或）化疗后复发的诊断以及疗效评估。

（2）可疑胃溃疡的良恶性鉴别。

（3）良性溃疡的分期。

（4）对胃内隆起性病变进行诊断和鉴别诊断。

（5）胃淋巴瘤的诊断和化疗疗效观察。

（6）对其他检查发现胃壁僵硬者，进行病因诊断。

2.禁忌证与并发症

包括咽喉部损伤，食管或梨状窝穿孔，贲门黏膜撕裂，消化道大出血，心脑血管意外以及误吸造成肺部感染等。

3.正常胃声像图

胃壁在组织学上可分为四层：黏膜层（m）、黏膜下层（sm）、固有肌层（pm）和浆膜层（s）。正常呈玫瑰红或橘红色，胃黏膜的表面为一单层柱状上皮，并排列形成胃腺，其下有一薄层平滑肌，称为黏膜肌层，其主要功能是帮助胃腺排泌，而胃腺的表面又黏附着一层黏液，黏膜下层内含疏松结缔组织、血管、淋巴管、神经等；固有肌层由内斜、中环及外纵三层平滑肌组成；浆膜层由疏松结缔组织以及表面被覆的脏腹膜组成，在浆膜层与固有肌层之间常还有一脂肪层，称为浆膜下层。

在腔内超声下，当超声的频率为5~20 MHz时，胃壁可显示出高回声–低回声–高回声–低回声–高回声5个胃壁层次，分别与组织学的对应关系如下：

（1）第一层：高回声代表黏膜界面回声及部分黏膜。

（2）第二层：低回声代表其余的黏膜层。

（3）第三层：高回声代表黏膜下层。

（4）第四层：低回声代表固有肌层。

（5）第五层：高回声代表浆膜层及浆膜下层。

消化道各段的组织结构稍有不同：食管表面黏液较少，而胃表面则较多，因此后者第一层高回声较明显；食管外膜下几乎没有脂肪组织，而胃浆膜下常有较多的脂肪组织。在胃壁各层中，以第三层高回声带最为清晰。一般来说，胃底和胃体部胃壁比胃窦部薄，幽门及贲门部固有肌层最为明显。随着腔内超声的频率提高，分辨力提高，因此胃壁显示层次增加，最多可达9~11层，但大多数情况下仍分为5层。

4.胃癌的超声内镜诊断

（1）早期胃癌的超声内镜诊断

2018年全球新增胃癌病例数超过100万例，死亡人数约78.3万人，使其成为全球第五大最常诊断的癌症和第三大癌症死亡原因。同时，胃癌也是我国常见的恶性肿瘤之一，在恶性肿瘤中发病率和死亡率均居第2位。大部分早期胃癌（early gastric cancer，EGC）患者可在内镜下得以根治，5年生存率可达90%以上，而进展期胃癌随着分期进展5年生存率逐渐下降。因此，胃癌的早期诊断和治疗具有重要意义。内镜技术的发展及超声内镜的应用，为胃癌的早期诊断及术前浸润深度的判断提供了技术支持。多数研究表明小探头EUS、环扫型EUS对于病变浸润深度具有更高的准确性，因此多数研究使用该2种EUS进行早期胃癌浸润深度的评估。

在EUS上，正常胃壁可表现为5个回声层，第一层高回声和第二层低回声的组合为黏膜层，第三层高回声为黏膜下层，第四层低回声为固有肌层，第五层高回声为浆膜层。EUS中肿瘤性病变通常表现为正常胃壁结构消失、完整性中断、低回声区域扩展等。

（2）超声内镜下早期胃癌图像表现

早期胃癌是指肿瘤细胞局限于黏膜层和黏膜下层，不论病灶大小及有无淋巴结转移。根据早期胃癌的浸润深度，可将其分为黏膜内癌（mcarcinoma，MC）和黏膜下癌（smcarcinoma，SMC）。黏膜内癌可再分为M1（病灶仅在上皮内，未突破基底层）、M2（突破基底膜，浸润黏膜）和M3（浸润黏膜肌层）。黏膜下癌又可分为SM1（浸润黏膜下层上1/3）、SM2（浸润黏膜下层中1/3）及SM3（浸润黏膜下层下1/3）。在超声内镜（endoscopic ultrasonography，EUS）下早期胃癌病变图像主要表现为局部低回声不规则病灶，一层或多层结构不规则、模糊、增厚、中断或消失。当胃壁第1、2层结构受累，第3层完整时，提示早期胃癌T1a期，即黏膜内癌；胃壁第1-3层不规则受累，第4层清晰完整时，提示早期胃癌T1b期，即黏膜下癌。国内外报道显示EUS判断早期胃癌浸润深度的准确性具有一定差异，但总体准确率在61.67%~89.86%。影响EUS诊断EGC浸润深度准确率的因素较多，包括病变位于胃体上1/3、凹陷型或溃疡型病变、未分化肿瘤、0~Ⅰ型病变、肿瘤>3 cm、超声探头频率及分辨率、操作医师经验等。EUS融合了内镜和超声的双重诊断功能，能清晰识别胃壁的层次结构，区分出黏膜层和黏膜下层，是目前胃癌局部分期最精确的方法。然而EUS对于M层或M/SM1层浸润的EGC判断时易出现分期不足，而SM层浸润的EGC易出现过度分期。超声内镜判断早期胃癌浸润深度有较高的准确性，有助于作出适当的治疗决策。与常规内镜相比，EUS对于早期胃癌浸润深度的评估具有较高的准确性、敏感性及特异性。但超声内镜主观性较强，影响因素较多，在判断病变深度时需综合考虑，且联合应用白光内镜及预测模型、放大内镜及窄带成像技术等有助于早期胃癌浸润深度的判断。

a.EUS观察胃壁呈高低高低高的5层构造。

b.UL（－）早期胃癌中，第3层上缘没有观察到变化的诊断为M-SM1癌，第3层有明显破坏的诊断为SM2癌。

c.UL（＋）早期胃癌中，第3层的前端收缩得越来越细，呈现和UL-Ⅱ~Ⅳ期溃疡、溃疡瘢痕类似的EUS图像。

d.注意UL（＋）早期胃癌是否伴有胃壁增厚，胃腔内侧有增厚的诊断为M-SM1癌，胃内外两侧都有轻度增厚的诊断为SM2癌。

e.对于UL（－）早期胃癌，EUS诊断效率很高。但要注意的是，对UL（＋）病灶的诊断效率比UL（－）病灶要低。

（3）术前准备，检查前用药和检查技巧

胃的EUS检查中，提高检查精度的重点是如何清除胃液。

我们在检查前和普通内镜一样，给予链蛋白酶处理（口服链蛋白酶2万单位+碳酸氢钠1 g+消泡剂1 mL+水50 mL）。由于EUS检查时间长达15~20分钟，特别是由于专用超声内镜直径较粗，所以最好在镇静下进行检查。其次，重要的是将胃内充分洗净。用无气水 100~200 mL 洗净胃腔且吸出后，重新在胃内灌入无水。

要根据病灶的大小、部位、形状来决定使用专用超声内镜还是超声微探头。

原则上，不伴有溃疡性改变、较小的、高度低的或凹陷较浅的病灶，使用超声微探头；伴有溃疡性改变的病灶、范围较大的病灶、隆起高度较高或伴有深凹陷的病灶等，选择专用超声内镜。

无气水充满法显然是一般常用的方法，但对于胃体部大弯侧等黏膜皱襞间病变的诊断，病灶硬度的判断，或无气水很难充满的部位，要随时并用气囊压迫法。在部位上，贲门部大弯、幽门前部、近端胃窦部小弯的病灶检查较为困难，此时可以选择使用专用超声内镜的气囊压迫法或超声微探头。

（4）EUS 对早期胃癌浸润深度的诊断效能

对于 UL（－）病灶的诊断效能，在 M-SM1 癌中达到 80%~100%，SM2 癌达到 74%~85%，但在 I 型等隆起高度较高的病灶中，常常难以诊断 SM 浸润。对于 UI（＋）病灶的诊断效能，M~SM1 癌为 62%~86%，SM2 癌为 65%~75%，相比 UL（－）病灶要低。其中对于伴有开放性溃疡病灶的诊断很困难。此外还需注意将淋巴滤泡、黏膜下囊肿等和癌浸润进行鉴别。

（5）中晚期胃癌的超声内镜诊断

EUS 对于 T 分期的准确性和敏感性均高于多排螺旋 CT，是确定早期胃癌浸润深度的重要方式，但在评估有无淋巴结转移及远处转移方面不如多排螺旋 CT。应联合使用 EUS 及多排螺旋 CT 检查对早期胃癌术前进行 TNM 分期评估，从而制定个体化治疗方案。EUS 联合多层螺旋 CT 可以提高胃癌患者术前 TNM 分期的准确性。内镜超声被认为是胃肠道肿瘤局部分期的最精确方法，常用以区分黏膜层和黏膜下层病灶。内镜超声能发现最大径 5 mm 以上的淋巴结。淋巴结回声类型、边界及大小作为主要的判断标准，认为转移性淋巴结多为圆形、类圆形低回声结构，其回声常与肿瘤组织相似或更低，边界清晰，内部回声均匀，最大径>1 cm。关于血管与淋巴结的鉴别，可通过移动镜身从不同角度观察，也可通过彩色多普勒功能加以判别。另外，术前内镜超声还可用于预测内镜下切除的安全性（包括操作时间和出血风险）。

a.胃癌浸润深度（T）

胃癌在超声内镜下的典型表现为不均匀低回声或混杂回声肿块影侵犯正常胃壁结构。超声内镜显示肿块影侵犯的最深层即为肿瘤浸润深度（T 分期），而肿块影是否侵犯胃壁 5 层结构中的第 4 层（固有肌层）为鉴别早期胃癌和进展期胃癌的标准。超声内镜区分早期与进展期胃癌的准确率可达 85% 以上。操作者技巧和经验对结果有直接影响。肿瘤内部机化溃疡瘢痕形成可能导致分期偏高，而未能观察到肿瘤局限深部浸润将使得分期偏低。

b.区域性淋巴结转移（N）

正常淋巴结直径常小3 mm，在超声影像上不易被发现。超声内镜对良恶性淋巴结的判别特征为：转移性淋巴结常为圆形、类圆形低回声结构，边界清晰，短轴半径≥10 mm，回声强度常与肿瘤组织相似或更低，可均匀或不均匀；而非特异性炎性肿大的淋巴结常呈高回声改变，边界模糊，内部回声均匀。但应用上达标准判断良恶性的准确度常不尽如人意。超声内镜引导下细针穿刺活检（EUS-FNA）有助于提高诊断的正确率。

c.胃癌远处转移（M）

超声内镜可发现胃癌转移至肝脏左叶、胰腺、肠系膜根部淋巴结、纵隔等处的病灶。胃癌肝转移灶表现为单个或多发、均匀、致密的强回声光团，周围伴有低回声晕环，形成"靶环征""牛眼征"，超声内镜下微量腹水表现为胃周小片状液性暗区，通常可于贲门附近探查肝脏左叶结构时探及超声内镜对微量腹水的显示率明显高于腹部B超及CT检查。EUS-FNA也有助于微量腹水的定性诊断。

5.超声内镜介导的胃肠吻合术

超声内镜引导下胃空肠吻合术（EUS-guided gastrojejunostomy，EUS-CJ）是一种新兴的内镜下胃肠吻合技术，它通过使用辅助器械确定胃腔与空肠距离最近的部位为穿刺点，然后在EUS引导下穿刺目标肠管并植入双腔并置金属支架（lumen-apposing metal stens，LAMS）建立胃肠吻合通路。

（1）适应证

a.各种原因导致的不适合外科手术的胃流出道梗阻患者。

b.各种原因导致的不宜行内镜下肠道金属支架植入的胃流出道梗阻患者。

c.各种原因导致的内镜下肠道金属支架植入失败的胃流出道梗阻患者。

d.拒绝外科手术的胃流出道梗阻患者。

（2）禁忌证

a.存在超声内镜检查及有其他内镜检查禁忌的患者。

b.存在麻醉禁忌的患者。

c.有凝血功能障碍的患者。

d.已知或怀疑消化道穿孔的患者。

e.有腹腔感染的患者。

f.有大量腹腔积液的患者。

g.胃腔内拟穿刺部位有静脉曲张及溃疡的患者。

h.恶性瘤侵犯胃体或十二指肠水平段及空肠近段的患者。

（3）术前准备

器械准备

a.超声内镜：各种型号的线性阵列超声内镜，提供至少3.7 mm活检管道，允许常用的附件通过。

b.穿刺针：一般选用19G穿刺针，允许0.025 in/0.035 in的导丝通过。

c.导丝：理想的导丝应具有高选择性、足够的硬度和最小的扭曲等特点。

d.双气囊小肠管：可于两气囊之间的肠腔内注入生理盐水排出肠腔内空气，使目标肠腔扩张，适于定位穿刺。

e.囊肿切开刀：6 F或10 Fr囊肿切开刀，辅助建立窦道。

f.吻合器械：LAMS支架。

（4）患者准备

a.术前应向患者及家属详细告知此项操作的目的、方法、安全性及可能的风险及并发症，并签署知情同意书。

b.术前禁食、禁水6 h以上，对梗阻症状明显患者术前尽量行内镜检查以明确食物潴留情况，必要时留置胃管负压引流，以确保胃腔内无食物残留。

c.术前应采用气管插管静脉麻醉。

d.术中患者取仰卧位，以利于X线观察。

（5）操作方法

a.经鼻胃镜下将双气囊小肠管置入空肠上段。

b.在双气囊内分别注入少量稀释的对比剂，使双气囊轻度扩张，在X线监视下调整双气囊位置，使双气囊位于距离胃壁最近的肠段。

c.在双气囊内继续注入稀释的对比剂，使双气囊充分扩张并锁定目标肠腔，然后经注水孔道在双气囊之间的肠腔内注入生理盐水。

d.将超声内镜进入胃腔，在X线监视下紧贴胃壁扫查目标肠腔，判断目标肠腔充盈程度及穿刺距离，选择最佳穿刺位点，必要时在目标肠腔内补充注入生理盐水。

e.在X线监视及超声内镜引导下以19 G穿刺针穿刺目标肠腔，置入导丝并在肠腔内盘绕2~3圈，以防导丝滑脱。

f.在X线监视及内镜直视下循导丝以囊肿切开刀建立胃肠壁窦道。

g.在X线监视下循导丝置入LAMS支架，先释放支架远侧端，当看到肠腔内蕈伞打开后随即牵拉支架输送器，使肠壁贴近胃壁后再缓慢释放支架近端。X线显示双蕈伞完全打开、支架位置准确，且内镜下经支架见小肠黏膜后提示支架释放成功。

（6）注意事项

a.双气囊小肠管是辅助定位的重要手段，为确保小肠管进入空肠的深度，可将小肠管置入肠腔穿刺前单独前行，待小肠管进入一定深度后再行EUS-GJ。

b.术中及术后难免有少量胃肠液渗漏，术后可保留双气囊小肠管并接负压引流。以减少术区渗漏，术后根据患者情况择期拔除小肠管。

（7）术后处理

a.术后应密切观察患者有无腹痛、发热、呕血、黑便等症状，监测各项生命体征，可予以抑酸感染治疗，必要予以生长抑素减少肠液分泌。

b.术后应复查血常规、CT，以评估术区炎症情况。

c.术后应内镜检查支架在位、扩张及通畅情况。

（8）并发症

EUS-GJ的并发症主要包括腹膜炎、支架移位、支架堵塞、出血等，总体的并发症发生率在10%左右，以支架移位最为常见。术中支架进入腹腔是严重的并发症，往往需要外科处理，但也可尝试NOTES技术进行补救。对于术后并发腹膜炎或延迟出血，主要以内科治疗为主，必要时外科手术。术后也可出现支架堵塞的情况，大多可在内镜下进行疏通处理。

（9）临床评价

EUS-GJ的操作方法较多，有直接法、器械辅助法。双球装封堵是较为成熟的一种器械辅助方法。EUS-GJ总体技术成功率约为92%，临床有效率约为85%。EUS-GJ与外科胃肠吻合术具有相当的技术成功率和疗效，但创伤更小、患者恢复更快。与十二指肠金属支架术相比，EUS-GJ在症状复发率和再干预率上具有明显优势。EUS-GJ是一项具有较高安全性与成功率的微创介入治疗，随着超声内镜器械及技术的发展，EUS-GJ操作会更加规范与简化，将成为临床胃流出道恶性梗阻非外科手术的有效替代手段。

四、结肠内镜诊疗术

（一）适应证

（1）原因不明腹部不适、腹泻、腹痛、便血、黑便、大便潜血阳性、大便习惯改变、腹部包块、消瘦、贫血，疑有结肠、直肠、末段回肠病变者。

（2）长期便秘、长服口服泻剂治疗、排便困难者。

（3）CT或其他检查发现有肠腔狭窄、溃疡、息肉、癌肿、憩室等病变，需取活检明确病变性质者。

（4）转移性腺癌，寻找原发病灶者。

（5）溃疡性结肠炎、克罗恩等病的诊断与随访。

（6）结直肠癌及结直肠息肉术后复查等。

（7）需要进行止血、息肉摘除等治疗。

（8）结直肠癌高危人群普查。

（9）健康管理人群的结直肠检查。

（二）禁忌证

（1）肛门、直肠严重狭窄、肛周脓肿、肛裂。

（2）急性重度结肠炎，重度放射性肠炎。

（3）腹腔内广泛粘连者。

（4）癌症晚期伴有腹腔内广泛转移者。

（5）急性弥漫性腹膜炎。

（6）严重腹水、妊娠妇女。

（7）严重心肺功能衰竭、严重高血压、脑血管病病变、精神异常及昏迷患者。

（三）检查前准备

（1）患者告知、宣教及签署知情同意书。

（2）饮食限制：术前采用低渣饮食/低纤维饮食，饮食限制一般不超过 24 h，亦可采用术前 1 天清流质饮食。

（3）常用肠道清洁剂：①聚乙二醇（polyethylene glycol，PEG）电解质散；②硫酸镁；③磷酸钠；④匹可硫酸钠；⑤甘露醇；⑥中草药制剂。

（4）祛泡剂使用：肠道准备过程中常规应用祛泡剂；西甲硅油、二甲硅油。

（5）特殊患者肠道准备：①有肠道准备不充分危险因素者；②肠道准备不充分的评估及补救措施；③患或疑似炎性肠者；④活动性下消化道出血者；⑤高龄患者、儿童及青少年、妊娠期患者。

（四）检查方法及注意事项

1.镜检方法

（1）国内多采用单人操作法。

（2）患者体位：嘱病人穿上带孔洞的检查裤。取左侧卧位，双腿弯曲。

（3）术者先做直肠指检，了解有无肿瘤、狭窄、痔疮、肛裂等。

（4）遵照循腔进镜原则，适量注气，钩拉法取直镜身，避免结袢，变换体位。

（5）助手防袢：助手以适当的手法按压腹部，减少结袢。

（6）退镜、拍照。

2.镜检质控

合格的肠道准备比例应≥90%；盲肠插镜率≥95%；退镜时间≥6 min；腺瘤检出率（adenoma detection rate，ADR）；阳性结肠镜平均腺瘤数（adenomas per positive index colonoscopy，APPC）。

3.注意事项

及时图像记录；监护、用药的记录；严格操作规程。

4.内镜术后的处置

饮食要点、药物的使用、日常活动的恢复等，告知与内镜操作相关的潜在的迟发性并发症。

五、结直肠癌内镜诊疗术

（一）结直肠腺瘤内镜诊断

结肠镜检可直接观察结直肠腔内壁，是发现结直肠腺瘤最灵敏、最有效手段，但仍有一定漏诊率。我国结肠镜检质量存在很大差异，结肠镜检对腺瘤检出率受多方面因素影响，主要包括肠道清洁程度、术者操作技术及病变识别能力、退镜时间等因素。为提高结直肠腺瘤检出率，避免漏诊，首先，应保证合格肠道准备质量比例≥90%。其次，盲肠插镜率应≥95%。平均退镜时间（除外活检和息肉切除时间）至少6 min。腺瘤检出率（ADR）是目前最重要结肠镜质控指标，腺瘤检出率每增加1%，结肠间期癌发生率下降3%，致命性间期癌风险降低5%。根据我国国情，建议平均风险人群腺瘤检出率目标值应≥15%，其中男性≥20%，女性≥10%。应不断提高个人腺瘤检出率，从而最大程度减少结直肠腺瘤漏诊和间期癌发生。此外，国内外多项临床试验和观察证明人工智能辅助识别技术有助提高结直肠腺瘤检出率，尤其适用于基层单位及操作经验不足者。

（二）早期结直肠癌内镜诊断

早期结直肠癌指浸润深度局限于黏膜及黏膜下层任意大小的结直肠上皮性肿瘤，无论有无淋巴结转移，内镜下活检及组织病理学检查是诊断早期结直肠癌金标准。早期结直肠癌内镜分型采用巴黎分型，可分为0-Ⅰ型（隆起型）、0-Ⅱ型（平坦型）和0-Ⅲ型（凹陷型）。0-Ⅰ型根据病变形态，在内镜下可分为0-Ⅰp型（带蒂型）、0-Ⅰsp型（亚蒂型）和0-Ⅰs型（无蒂型）；0-Ⅱ型可进一步细分为0-Ⅱa（浅表隆起型）、0-Ⅱb（完全平坦型）和0-Ⅱc（浅表凹陷型）3个亚型，采用巴黎分型可初步评估早期CRC及癌前病变浸润深度及内镜下可切除性。

近年染色内镜技术迅速发展，为内镜下实时判断结肠病变病理性质提供了重要参考。染色内镜包括化学染色内镜和电子染色内镜（NBI、FICE、I-SCAN、LCI和BLI等图像增强技术）。应用图像增强技术可对黏膜表面毛细血管及腺管开口等细微结构进行观察，对判断病变病理性质和浸润深度有重要价值。因此，建议结合电子染色内镜和放大内镜对发现可疑早期结直肠癌病变做进一步观察。

放大内镜与结直肠黏膜分型对表面微细结构腺管开口进行分型即Pit pattern分型，也称工藤分型，通过观察Pit pattern分型与病理组织学对比，证实其有明显相关性，是在活体内进行病变性质诊断较好方法，还可大体判断肿瘤浸润深度。

电子染色内镜结合放大内镜的JNET分型，根据病变的血管结构和表面结构分为4型。1型：血管不可见，表面结构为黑色或白色的点，提示增生性息肉及无蒂锯齿状息肉；2A型：血管结构规则，表面结构规则，提示低级别上皮内瘤变（LGIN）；2B型：血管结构不规则，表面结构不规则或是模糊不清，提示高级别上皮内瘤变（HGIN）及黏膜下浅层浸润癌（SM-s癌）；3型：泛血管区域或粗大血管中断，表面结构无定形，提示黏膜下深层浸润癌（SM-d癌）。放大内镜下的JNET分型在鉴别结直肠病变肿瘤性与非肿瘤性方面具有较可靠的诊断价值。

（三）早期结直肠癌的内镜下治疗

常用内镜切除技术主要包括常规内镜下息肉切除术，包括：冷切除(CSP)和热切除（HSP），内镜下黏膜切除术（EMR），内镜黏膜下剥离术（ESD）等。内镜下切除方式可根据病变大小、形态和性质选择适当切除方式。对早期结直肠癌，ESD的整块切除率和完全切除率更高，因此建议早期结直肠癌的内镜下切除应首选ESD。详见食管癌胃癌内镜治疗章节。因CSP对小息肉具有同HSP相近的完整切除率和更低的不良事件发生率，普遍认为CSP是对10mm以下的良性无蒂息肉的治疗首选，但值得注意的是，在CSP的切除深度方面，由于切割深度较浅，CSP并不适合在高级别上皮内瘤变和黏膜下浸润性癌中进行应用，因此在行CSP前有必要通过放大内镜明确病变性质之后，对良性病灶采取冷圈套器切除，难以切除的病变可调整为热圈套器切除。该种方式在确保治疗安全有效的同时，可进一步提高诊疗效率。但无论采用以上哪种方式，术前病变的放大内镜诊断与术后切缘评估均必不可少。

对完整切除病变，术后必须进行规范病理评估，若同时满足以下5个条件，可认为达到根治性切除：

（1）垂直切缘阴性。

（2）病理为中分化或高分化腺癌。

（3）黏膜下浸润深度<1000 μm。

（4）无淋巴血管侵犯。

（5）肿瘤出芽1级（低级别）。

早期结直肠癌内镜治愈性切除后仍建议在第6、12个月分别接受结肠镜复查及影像学等相关检查，随访时应注意避免漏诊病变。若以上5个条件中只要有1条不满足，则需综合考虑转移风险及患者具体情况（年龄、基础疾病、身体条件、个人意愿及外科术后的生活质量等）后确认是否追加外科手术。

六、胶囊内镜技术

胶囊内镜是21世纪消化内镜里程碑式的革新，使小肠不再是内镜检查的"盲区"，应用最早的胶囊内镜类型为小肠胶囊内镜，目前已成为小肠疾病的一线检查手段，在小肠疾病的诊断、疗效评估、病变部位的判断等方面发挥了重要作用。

（一）适应证

（1）疑似小肠道出血。

（2）不明原因缺铁性贫血。

（3）疑似克罗恩病及克罗恩病的病情监测。

（4）疑似小肠肿瘤。

（5）遗传性息肉病综合征的检查和监测。

（6）乳糜泻的辅助诊断。

（7）药物相关性小肠黏膜损害的内镜评估和监测等。

此外，磁控胶囊胃镜近十年在我国发展迅速，与传统胃镜检出胃部疾病的一致率较高，且人群耐受性更好，可作为上消化道检查一种新手段，有望在上消化道肿瘤筛查中发挥重要作用。磁控胶囊胃镜检查主要适应证包括：

（1）不愿接受或不能耐受传统胃镜或存在传统胃镜检查高风险。

（2）健康管理人群的胃部检查。

（3）胃部肿瘤的初步筛查。

（4）胃溃疡、胃息肉、胃底静脉曲张、糜烂性或萎缩性胃炎等病变的检查和随访。

（5）药物相关性胃肠黏膜损伤的评估和监测等。

（二）绝对禁忌证

无手术条件或拒绝接受任何腹部手术，包括内镜手术（一旦胶囊滞留将无法通过手术取出）。

（三）相对禁忌证

（1）已知或怀疑胃肠道梗阻、狭窄及瘘管。

（2）吞咽障碍者。

（3）妊娠期。

（4）磁控胶囊胃镜在以上禁忌证基础上还包括MRI的禁忌证，如体内有心脏起搏器、电子耳蜗、药物灌注泵、神经刺激器等电子装置或磁性金属物，但除外MRI

兼容型产品。

（四）胶囊内镜检查并发症

主要为胶囊滞留、误吸入气道等。胶囊内镜检查后，应明确胶囊是否排出体外，腹部X线检查是确定胶囊内镜是否滞留体内的主要方法，如需取出滞留小肠的胶囊，可考虑使用器械辅助式小肠镜及外科手术。

（五）胶囊内镜的检查前准备

检查前，建议进行充分肠道准备，包括低渣饮食/低纤维饮食等适当饮食限制、肠道清肠剂和祛泡剂使用，可采用2 L聚乙二醇方案并常规应用祛泡剂进行肠道准备，避免肠道内容物及气泡对检查的影响。磁控胶囊胃镜检查前的胃部准备要求胃腔充分充盈，且无多余黏液和气泡，建议常规使用清水和消泡剂进行胃部准备，同时加用蛋白酶类制剂。此外，检查前应签署知情同意书，告知患者可能存在的风险，包括检查不完全或失败，以及胶囊滞留等风险。

（六）操作方法及注意事项

小肠胶囊内镜检查过程中建议使用实时监测设备观察胶囊在体内的位置和状态，尤其是胃排空延迟和既往有胶囊胃内滞留史的患者，必要时恰当的干预方式，如药物干预或使用传统胃镜将胶囊置入十二指肠。建议吞服胶囊2 h后可饮清水，4 h后可进食少许清淡固体食物。

磁控胶囊胃镜检查过程中，建议结合多种体位改变提高胃黏膜的完整观察率，如左侧卧位、仰卧位、右侧卧位、胸膝位、坐立位；检查中按照近端胃→胃体→远端胃的顺序完成两次以上的胃部标志性解剖部位（胃底、贲门、胃体前壁、胃体后壁、胃体大弯、胃体小弯、胃角、胃窦、幽门）的检查，对发现的病灶需进行远景、近景及多角度的重点观察。

为了预防胶囊内镜检查并发症的发生，在胶囊内镜检查前，必须充分完善患者的病史采集，如既往基础疾病史、腹部手术史和梗阻症状等，对已知或怀疑小肠狭窄的患者，必要时先行影像学检查以降低胶囊内镜滞留的风险。小肠胶囊内镜检查后，应明确胶囊是否排出体外，如胶囊内镜检查2周后未见排出，建议行腹部X线检查以确认胶囊是否仍在体内。

七、胶囊内镜在小肠肿瘤诊断中的应用

小肠肿瘤是相对少见的消化道肿瘤，小肠恶性肿瘤的发病率为（0.3~2.0）/10万，其病因尚不明确，发病的高危因素包括：

（1）生活习惯，如高脂肪、高蛋白、低纤维素饮食，长期大量吸烟饮酒。

（2）体质量指数（BMI）增高可以促进小肠恶性肿瘤的发生与发展。

（3）职业因素：如码头工人、电焊工人、洗衣工人及家庭妇女等。此外，小肠恶性肿瘤常见的癌前病变主要有家族性腺瘤性息肉病、Peutz-Jeghers综合征、遗传性非息肉性结直肠癌、克罗恩病、乳糜泻、消化性溃疡和囊性纤维化等。

小肠肿瘤早期无特征性临床表现，且病理类型复杂（包括间质瘤、神经内分泌肿瘤、淋巴瘤和腺癌等），致使其早期诊断难度较大，大多数小肠肿瘤是在探查潜在小肠出血等疾病的病因时被发现。多项研究显示，小肠胶囊内镜对潜在小肠出血和小肠肿瘤合并潜在小肠出血患者的诊断效能与双气囊小肠镜一致，因胶囊内镜具有无痛无创、非侵入的优势，建议选择作为潜在小肠出血患者和小肠肿瘤高危人群常规筛查小肠肿瘤的手段，但存在胶囊内镜滞留的风险和无法获取病理组织的不足。在胶囊内镜检查中明显倾向诊断为小肠肿瘤，建议行CT等影像学检查，进一步明确诊断及是否存在转移，即使没有明确的组织学检查，也有手术治疗指征。当胶囊内镜检查中出现性质不明确的小肠病变时，需要进一步进行器械辅助式小肠镜检查或影像学检查等手段明确诊断。

遗传性息肉病综合征是小肠恶性肿瘤的癌前病变，家族性腺瘤性息肉病（familial adenomatous polyposis，FAP）和Peutz-Jeghers综合征（Peutz-Jeghers syndrome，PJS）是遗传性息肉病综合征中较为常见的类型，癌变风险较高。FAP病变容易恶变为结肠癌，因此FAP患者应根据疾病进展情况每隔1~3年进行肠镜监测。然而，超过75%的FAP和PJS患者会有小肠息肉，同样有癌变风险。对于需要进行小肠检查与监测的遗传性息肉病综合征患者，在排除肠道梗阻等禁忌证的情况下，胶囊内镜可以作为小肠息肉初筛方法或监测手段，可以用于评估小肠息肉的分布情况，但不具备组织活检功能。多项研究显示，胶囊内镜与器械辅助式小肠镜对观察小肠息肉的诊断效能相近。

（一）磁控胶囊胃镜在胃癌筛查中的应用

我国是胃癌高发国家，世界卫生组织（WHO）数据显示，2020年我国胃癌新发病例47.9万例，死亡病例37.4万例，分别占全球胃癌新发和死亡病例的44.0%和48.6%，胃癌防治一直是我国恶性肿瘤防控面临的重大挑战。近年来，我国胃癌5年相对生存率有所升高，但总体依然较低，胃癌患者的生存时间与其临床诊断发现的早晚密切相关，开展胃癌筛查可显著提高胃癌早期病变检出率，改善患者预后，大幅提高患者生存率。虽然电子胃镜检查凭借能够直接取得病理活检而成为检测胃癌的金标准，但电子胃镜检查需要消耗大量的内镜医师资源，且为侵入性检查，依从性相对较低，即使对于日本等发达国家而言，也尚未采用内镜进行大规模的胃癌筛查。

目前，磁控胶囊胃镜在我国应用日益广泛，其检查具有安全、舒适、便捷、诊断准确度高的优点。一项纳入9项原始研究262例胃癌患者的Meta分析显示，磁控胶囊内镜精确度是普通白光内镜的97.18%，患者的可接受度远高于传统电子胃镜（96.70% vs.1.10%）；另外一项国内大样本的研究报道，针对无症状体检人群磁控胶囊胃镜的胃癌检出率达0.22%，而对50岁以上人群检出率可达0.74%，且接受度较高。磁控胶囊胃镜为我国胃癌的筛查提供了一种无痛苦、无交叉感染、接受度高的新方法，有助于发现胃癌前病变或状态，可应用于无症状（体格检查）人群胃癌等胃部疾病筛查，但磁控胶囊胃镜也存在检查费用较贵和无法组织活检等不足，在我国多部指南推荐中是一种可供选择的胃癌筛查手段。

（二）胶囊内镜的局限性

胶囊内镜作为新一代消化内镜检查方法，在具有无创舒适等优势的同时，也存在以下局限：解剖定位不准确、遗漏病灶、阅片工作量巨大、无法对组织进行内镜活检、无法进行内镜下治疗、完成全结直肠检查较为困难、检查费用较传统胃肠镜高等。

随着人工智能和光电控制等技术的快速发展，胶囊胃镜将不断向智能化、集成化、精准化与普及化发展，其对消化道的观察完整度与诊断效能将进一步提升，人工智能阅片与自动巡航、远程医疗、检查场景进一步突破，如在家庭中即可便捷完成胃部内窥镜影像智能自检，同时其检查成本将不断降低，为消化道肿瘤的早诊防控提供新的解决方案。

八、十二指肠肿瘤内镜诊疗技术

详见本指南前述食管、胃及结直肠肿瘤的内镜诊疗技术。

九、胰胆系肿瘤内镜诊疗术

（一）十二指肠镜与ERCP技术

十二指肠镜传统上主要应用于逆行胰胆管造影技术（ERCP），在缓解胰胆系肿瘤引起的梗阻性黄疸等方面，ERCP已经作为临床重要治疗手段，其疗效、安全性得到广泛认可，同时ERCP技术在恶性胆管狭窄诊断价值近年亦受到越来越多重视，此外十二指肠镜下乳头部早期肿瘤切除也逐渐成为目前临床首选的十二指肠乳头腺瘤治疗方式。

（二）胰胆系肿瘤超声内镜诊疗术

超声内镜（EUS）目前是发现胰胆系统肿瘤最敏感的成像方法，超声内镜引导下细针穿刺活检（EUS-FNA）可将获取的病变组织送检细胞学、病理学以及分子生物学相关检测，为胰胆系统占位性病变定性诊断及后续治疗提供重要依据。近年发展的超声内镜引导下穿刺引流技术（EUS-BD），整合超声内镜与ERCP技术操作于一起，为胰胆系肿瘤临床治疗提供了新方法。

（三）壶腹部肿瘤的内镜下诊疗

壶腹部周围指Vater壶腹周围2 cm以内的区域，其结构包括胰腺头部、钩突部、胰管末端、壶腹部、十二指肠乳头及胆总管末端。内镜应用于壶腹部周围的治疗主要包括几个方面，一是十二指肠乳头早期肿瘤的内镜下切除，其次是壶腹周围肿瘤的超声内镜下诊断以及ERCP下支架植入缓解胆道梗阻。

1.十二指肠乳头部早期肿瘤内镜切除术

（1）绝对适应证

a.腺瘤<4 cm，<1/3周径。

b.内镜下呈良性表现（苍白叶状，柔软、边缘分明），无溃疡，边界清晰。

c.有活动性，无相关恶性特征（基底牢固，硬结、溃疡，质脆和自发性出血）。

d.病理提示腺瘤，非浸润性癌变。

e.胰胆管内浸润<1 cm。

（2）扩大适应证

a.十二指肠乳头部原位癌（未浸润肌层、未浸润胆管或胰管）可纳入EP治疗指征。

b.直径<2 cm的T1a期（肿瘤局限于黏膜层）十二指肠乳头腺瘤在没有血、淋巴管浸润及淋巴结转移情况下可行EP治疗。

c.浸润导管的T1a期乳头肿瘤是否可作为EP的扩大适应证，此仍需进一步探讨。

（3）禁忌证

a.乳头活检明确提示浸润性癌变患者。

b.胰胆管内浸润>2 cm，伴有明显的胰管扩张者。

c.影像学检查显示有转移征象的患者。

2.操作方法及流程

（1）器械设备

a.电子十二指肠镜。

b.内镜主机系统。

c.注射针。

d.圈套器。

e.内镜下应用止血夹。

f.塑料胰胆管支架。

g.导丝及相关胰胆管插管器械。

（2）术前准备

a.切除前均行实验室相关检查，包括血常规、血型、生化、凝血功能、感染筛查和心电图检查，影像学检查包括腹部增强CT等，术前行超声内镜检查判断病变无明显病变浸润胰管和胆管，病变局限于十二指肠黏膜层和黏膜下层，除外术前已存在的周围淋巴结转移，可行内镜下切除者，方进行十二指肠乳头部肿瘤切除。

b.术前常规口服利多卡因胶浆、去泡剂、去黏液剂，清醒镇静下进行十二指肠乳头部肿瘤切除操作，术前10分钟，予以杜冷丁50 mg，地西泮5 mg入壶，有条件者可在麻醉监护下应用深度镇静类药物，如丙泊芬等，必要时可给予654-2入壶抑制消化道蠕动，以利于切除操作进行。

c.内镜下切除步骤：①患者取左侧卧位，清醒镇静起效后，经口插入十二指肠镜至十二指肠乳头部，观察肿瘤大小、质地及活动性，尤其注意肿瘤基底情况，必要时应用活检钳拨动肿瘤基底查看；②切除遵循原则：尽量完整切除病变，直径≤2.0 cm的腺瘤可进行一次性整块切除，无需进行黏膜下注射；肿瘤较大者术前需详细设计切除计划，对于直径>2.0 cm的病灶可将生理盐水或其他溶液应用25 G注射针黏膜下注入1∶500000肾上腺素+靛胭脂溶液，使病变的黏膜下层抬高与固有肌层分离，亦可于肿瘤边缘外设计预切开，以利于圈套器圈套整块病变。若病变较大无法整块切除时可考虑分块切除，必要时可联合行热消融术来破坏残留的腺瘤组织；③切除电刀参数设置，切除强力电凝28 W配合ENDOCUT 80 W，止血柔和电凝80 W；④应用热活检钳处理创面，观察10分钟后创面无渗血和活动性出血后退镜，对于评估出血风险较大者，可于术后6小时后再次进镜观察创面，对于可疑出血部位进行电活检钳止血处理；⑤使用导丝超选胆管和/或胰管；预防植入性的胰管和/或胆管支架；然后用金属夹封闭创面；⑥内镜下十二指肠乳头部肿瘤切除患者必要时可留置胃管和空肠营养管，密切观察腹部体征和胃管引流情况；⑦术后严格卧床、经口禁食水3天，术后第2天起予以空肠营养管注入肠内营养500 mL/天，同时予以止血、抑酸、生长抑素等对症治疗；⑧切除完成后需将标本进行最后展平固定处理，有条件者最好标识胆管开口及胰管开口方位，送病理科检测。

3.注意事项

（1）十二指肠乳头部早期肿瘤的内镜下切除前常规的多学科会诊对于患者适应证的选择，提高治疗效果有着较好的益处，建议常规开展。

（2）目前多数内镜专家更推荐EP术中十二指肠乳头整块切除，可完整地切除病变，从而对标本及切缘进行精确的组织病理学评估，但需要注意一点即术前活检病理结果与切除术后病理并不完全吻合，存在术前低估的可能性。

（3）切除过程中圈套器较大方向多由病变口侧向肛侧圈套，为方便圈套器的固定可先用电刀在距肿瘤边缘约0.5 cm处做个小切口，然后将圈套器的尖端置入切口中并固定，随后缓慢释放以圆形完全套住腺瘤后收紧圈套器，再电凝切除整块病灶，提高肿瘤整体切除率并降低出血率。

（4）切除术后应仔细观察手术切除创面，有可疑病变残留者，建议行创面局部可疑残留部位活检，以准确判断病灶切除完整性。

（5）十二指肠乳头切除术后创面封闭对于预防术后出血及穿孔有着较好的作用，建议尽量完成创面封闭过程，这个过程涉及胰胆管插管以及止血夹的应用，技术要求比较高，操作难度较大，建议在ERCP经验技术丰富的中心进行。

（6）胰胆管支架植入要求，创面封闭前必须行胰胆管插管与支架植入，建议优先选择胰管插管，以重点预防胰腺炎的发生，最好行胰胆管支架同时植入后再行创面封闭。胆管支架植入后有可能会引起术后肠液胆道反流造成感染，因此胆管支架植入并非必需，胆管支架植入后需术后患者早期下地活动，避免长时间平卧位以预防肠液反流。

（7）乳头部腺瘤的完整切除通常定义为在术后3~6个月的随访中内镜下所见及病理活检均未见异常，对于腺瘤完整切除的患者，建议术后3个月、6个月均进行内镜随访，若无复发，1年以后每年随访1次，时间至少2年。有复发患者原则上如果进展至腺癌级别则需行外科手术治疗，腺瘤复发可考虑联合射频消融治疗等技术进行病灶的进一步处理。

4.十二指肠乳头部早期肿瘤的内镜下切除技术并发症的处理

十二指肠乳头早期肿瘤切除术后相关并发症的总体发病率约为21.8%（8%~58%），出血率（11.6%~25%），胰腺炎（5%~25%），穿孔（0~8%）。

（1）出血

多数出血情况可通过止血夹、热凝固或注射肾上腺素及纤维蛋白胶等保守治疗和内镜下止血来控制，内镜下止血失败的患者可进一步考虑血管造影栓塞术。

（2）胰腺炎

十二指肠乳头早期肿瘤切除术后胰腺炎以轻症居多，给予对症处理多能好转。术后需常规置入胰管支架，能够通畅引流从而预防急性胰腺炎的发生，但亦需注意术后预防性置入支架有发生堵塞的可能，从而引起一系列炎症反应，因此治疗后胰管支架不宜长期留置，建议1~3个月后创面恢复即可拔除胰管支架，同时术后常规应用内科保守对症治疗是必不可少的。

（3）穿孔

通常采用的治疗方法有禁食、抑酸、抗感染、营养支持、胃肠减压及空肠营养管植入等联合治疗。穿孔的治疗在于早期发现，早期进行胃肠减压。穿孔后在禁食禁水的基础上，早期进行腹腔穿刺对于控制腹腔感染有至关重要的作用。其次判断创面是否愈合，尽快开始肠内营养，有利于患者的术后恢复。

（四）胰胆管恶性狭窄的ERCP诊疗

经内镜逆行胰胆管造影术（ERCP），是临床处理胰胆系统肿瘤性疾病的重要手段。随着ERCP技术及器械的发展，操作医生已能够在透视的监视下甚至是内镜直视下取到胆管及胰管内的组织或细胞进行病理诊断，以明确是否有肿瘤性的疾病存在。ERCP下胆管内的超声小探头检查可以明确病变的范围，而新近发展细径内镜系统可以借助导丝引导直接伸入胰胆管内进行检查。此外，ERCP技术更注重应用于治疗而非简单的诊断性检查，如胆管支架的应用解除梗阻性黄疸，胰胆管内肿瘤的射频消融治疗等。

1.胰胆管恶性肿瘤的ERCP诊断

（1）ERCP下的胰胆管内活检及刷检诊断

a.适应证

1）胆胰管良恶性狭窄的诊断与鉴别诊断。

2）各种胆胰管恶性肿瘤导致的梗阻性黄疸减黄治疗。

3）胰胆管恶性肿瘤姑息性治疗，如射频消融等。

b.禁忌证

1）患者检查不配合或没有能力签署知情同意者。

2）患者存在严重并发症，血流动力学不稳定，心肺功能不全导致镇静药物应用有危险者。

3）消化道管腔结构变异、术后重建或消化道梗阻，内镜无法达到十二指肠乳头部位者。

4）凝血功能障碍或长期服用抗血小板药者，应当纠正凝血功能，并停用抗血小板药物7天后再行ERCP操作。

2.操作方法及步骤

（1）术前准备

器械准备：①放射线成像设备，X线机或胃肠造影机，配备有透视，曝光以及图像存储功能；②内镜设备：十二指肠镜配备有图像存储系统；③内镜下应用电外科工作系统；④各种乳头切开刀、插管用导管、导丝、细胞学刷检、鼻胆引流管及各种支架。

术前用药：①患者术前6小时禁食、禁水；②开静脉通路；③术前15分钟给予止痛剂（杜冷丁50 mg），术前5分钟给予镇静剂（安定100 mg），解痉剂（山莨菪碱10 mg）。

（2）操作过程及要点

a. 十二指肠镜操作

十二指肠镜是侧视内镜，视角不同于常规的前视内镜以及斜视内镜。操作者需有较丰富的胃镜操作经验，方能熟练操作十二指肠镜。循腔时镜过十二指肠球部后拉直镜身，镜下寻找十二指肠乳头。找到十二指肠乳头后，透视下观察十二指肠镜位置，呈典型倒"7"字形。

首先观察十二指肠乳头部是否有糜烂、肿物、不正常溢液如黏液栓等肿瘤病变表现。再次观察乳头及胆管走行，行十二指肠乳头插管。

依据乳头的不同类型及胆管开口的位置，采用不同的方法进行胆管插管，主要有导丝辅助直接插管，双导丝辅助插管、预切开后插管等。

导丝与导管插管至胆管成功后，回抽胆汁，观察胆汁性状并留存胆汁送检细胞学。造影检查胆胰管狭窄部位，必要时行胰胆管内超声小探头检查（Intraductal Ultra-sonography，IDUS），以及胆管子镜检查。

b. 胰胆管造影观察

造影剂亦选用非离子型造影剂，必要时造影剂可进行1∶2稀释，降低造影剂浓度可以在一定程度上避免掩盖胆管内病变，同时也能降低造影剂引起的肝内损伤，怀疑恶性胰胆狭窄者行造影剂造影前尽量抽取出10 mL左右胆汁进行造影剂-胆汁交换，以降低感染的风险。对于较高位的胆道梗阻，如肝门部胆管癌引起的狭窄，必要时可采用二氧化碳气体造影观察，以避免造影剂进入小的胆管分支引流不畅而造成感染。

恶性胆管狭窄，影像学多表现为边缘不规整的充盈缺损，或较长的胆管狭窄段，伴有肝内胆管扩张，低位胆道梗阻有时会伴有胰管与胆管同时扩张的双管征。需要注意的是仅靠造影观察只能提供狭窄的部位而不能依此做出定性诊断，在充分造影观察的基础上行细胞学刷检及活检，以及超声内镜引导下穿刺获得最终的病理及细胞学诊断才是最终确诊的金标准。

c. 胰胆管活检及刷检

刷检是最常用的获取胆胰管组织方法，经由导丝引导可以将细胞学刷检通过狭窄部位，于远端胆胰管扩张部位伸出细胞学刷头，在保持刷头外露的情况下于胆胰管狭窄部位反复刷检，刷检物同时送常规涂片及液基细胞学，刷检出的组织碎屑可选择送检病理。

胆道活检钳进出胆胰管有一定的困难，但应用可过导丝活检钳及配合小的乳头切开可达到80%以上的技术成功率。活检钳经导丝引导进入胆胰管后可于狭窄近端张开活检钳，维持张开状态下推送活检钳至狭窄部位到无法推动为止，再行咬检。亦可先通过狭窄部位后张开活检钳，后撤至狭窄部位后再行咬检。

随着技术的发展，尤其胆管子镜的发展，我们亦可在胆管子镜进入胆胰管内在直视下时行活检，理论上能够更好地提高诊断的敏感性。

d.胆胰管活检及刷检后的处理

根据患者病情选择合适解除梗黄的处理方式，如鼻胆引流管、金属支架等。若术中导丝插管进胰管，则可尽量考虑放置塑料胰管支架。

（3）活检及刷检注意事项

a.准确判断胰胆管狭窄部位是提高胆胰管活检及刷检诊断敏感性及准确性的前提，在实施活检及刷检之前需仔细观察影像学改变，应用现有的有效技术如管腔内超声小探头，胆胰管子镜进行观察均是准确判断狭窄部位的有效方法。

b.胰胆系统肿瘤的组织细胞学确诊强调规范联合，应用单一简单易行的刷检技术很多情况下无法达到满意的临床效果。因此强调多种技术联合应用，应用胆胰管内细胞学刷检+活检，术中抽取胆汁送检细胞学以及操作后的规范化标本处理流程，包括常规涂片、液基细胞学、分离组织碎屑、引流胆汁送检细胞学等，条件允许可以应用免疫组化鉴别诊断以及荧光原位杂交等技术提高诊断敏感性。

3.ERCP下胰胆管活检及刷检并发症及处理

相关的并发症主要是ERCP操作过程相关并发症，包括：

（1）胰腺炎（3.5%~9.7%）

ERCP术后胰腺炎（post-ERCP pancreatitis，PEP）是指在ERCP术后发生血清淀粉酶、脂肪酶高于正常上限3倍以及发生腹痛等一系列临床症状。PEP是ERCP操作最常见的并发症，详细识别胰腺炎发生的高危因素是预防胰腺炎的有效方法，如SOD、女性、既往急性胰腺炎病史、年轻患者、肝外胆管无扩张者、血清胆红素水平正常者。由经验丰富的医师进行操作，缩短操作时间，减少插管操作，减少乳头切开，减少胰管插管次数，减少造影剂用量均有可能降低胰腺炎的发生。多数轻症胰腺炎多能自行好转，腹痛强烈提示发生PEP，建议应尽快完善相关检查确诊，推荐ERCP术后2~6小时监测胰酶变化，监测降钙素原变化。抗菌药物的使用可以降低胰腺脓肿等胰腺感染相关并发症，可缩短住院时间，降低病死率。对于轻症胰腺炎患者，一般不需要预防性使用抗菌药物，而对于合并胆道感染的患者，建议使用抗菌药物。蛋白酶抑制剂可能会降低PEP发生率，目前临床上普遍应用，NSAIDs对PEP有预防作用。建议在ERCP前或后立即经肛门给予吲哚美辛50 mg或双氯芬酸100 mg。对于PEP高风险的患者建议行胰管支架置入术。推荐使用5-Fr胰管支架，若支架发生移位，需要内镜下拔除。对于重症胰腺炎患者，胰腺局部的蛋白酶抑制剂和抗菌药物动脉灌注可以降低感染并发症发生率和病死率。尤其是对于 48 小时内开始治疗的患者更有意义。急性胰腺炎发生后，应当及时给予扩容灌注治疗，预防脱水及休克，维持尿量在 0.5 mL/（kg·h）。随后应当严密监测血流动力学及尿量，从而降低并发症发生率及病死率。

（2）出血（0.3%~2%）

出血是内镜下括约肌切开术最常见也是 ERCP 最严重的并发症之一。早期出血是在操作过程中及操作结束时出血，迟发型出血是指操作后数小时甚至数周发生的出血。凝血功能障碍、ERCP 术前 3 天内抗凝治疗会增加出血风险。操作中尽量减少对乳头的切开及扩张操作能够有效降低出血风险，尤其是对于肿瘤性病变侵及的乳头部位应尽量避免相关黏膜创伤性的操作。使用混合电切模式较单纯电切模式可降低出血风险。ERCP 操作中发现的出血可使用电凝止血、氩离子凝固术、局部球囊压迫或金属夹夹闭，最常见的内镜下处理措施包括环乳头周围的肾上腺素黏膜下注射，对于胆总管中部及远端的出血或难治性乳头括约肌切开术后出血，可采用全覆膜自膨式金属支架，内镜下难以控制的出血可采用血管介入止血治疗或外科手术治疗。

（3）穿孔（0.08%~0.6%）

ERCP 术中穿孔常见于以下几种情况：①由内镜镜身引起的管腔穿孔，一般会引起腹膜内穿孔；②括约肌切开超过了胆管或胰管壁内部分，引起腹膜后瘘；③导丝胆管外穿刺或支架移位。应用过导丝活检钳极少因为胆管活检操作而导致穿孔。穿孔一旦发生应迅速处理，否则将会引起脓毒症和多器官衰竭。引起穿孔的高危因素包括：可疑 SOD、女性、老龄患者、局部解剖结构改变（例如内脏转位或毕Ⅱ式胃大部切除术）、困难插管、造影剂黏膜内注射、操作时间过长、括约肌切开及乳头预切开、胆道狭窄的扩张、内镜下大球囊扩张、操作医师经验不足等。口服造影剂后的腹部 CT 检查对于诊断 ERCP 相关穿孔具有较高敏感性和特异性。新发腹腔游离气体高度提示存在穿孔，但气体的多少只与操作中的充气有关，并不能说明穿孔面积的大小，也与患者的预后无关。建议患者恢复饮食前应行口服造影剂检查，评估是否闭合。在 ERCP 操作中使用二氧化碳作为气源可减少气胸或气腹的发生。对于迟发型穿孔（ERCP 术后 6 小时以上）且无明显腹部体征及炎症反应的患者，可予内科保守治疗。对于十二指肠壁穿孔，可直接行内镜下闭合，可使用金属夹、内镜下缝合器械，困难时可使用金属夹联合尼龙套圈。壶腹周围部穿孔时应立即行内镜下闭合，可使用全覆膜自膨式金属支架封闭穿孔部位。在插管送入导丝的过程中应时刻监测导丝位置，并在 X 线引导下送入导丝。对于金属及塑料支架移位发生穿孔的患者，无明显腹膜炎征象时可行内镜下支架移除及金属夹封闭术，若出现腹膜炎及腹膜后积液者，应及时行外科手术。

（4）感染（0.5%~3%）

正确的ERCP操作能够减少术后急性胆管炎的发生，如术后常规留置鼻胆引流管等。对于肝门部梗阻的患者，若术中双侧肝内胆管显影，则需行双侧肝内胆管引流，否则可能会引起术后胆管炎。对于高位胆道梗阻的患者，采用CO_2造影是安全有效的。肿瘤累及胆囊管开口的患者术后发生急性胆囊炎的风险升高，因此对于此类患者应小心应用全覆膜自膨式金属支架。

（五）胰胆系恶性肿瘤的胆道子镜检查

1.胆道子镜检查适应证

（1）胆管良恶性狭窄的诊断与鉴别诊断。

（2）胆胰管肿瘤的侵及范围的识别判断。

2.胆道子镜检查禁忌证

（1）胆道子镜检查是在ERCP基础上开展的，ERCP相关禁忌证。

（2）胆管下段至末端由于壁外肿瘤压迫狭窄而无法进入胆道子镜者。

（3）肿瘤浸润而造成乳头部受累变形不适于胆道子镜插入者。

3.胆道子镜操作方法及操作流程

（1）ERCP操作成功后（详见胰胆管恶性狭窄的ERCP诊疗部分），导丝留置于胆胰管内。

（2）评估十二指肠乳头开口大小，必要时可行十二指肠乳头小切开，或用扩张球囊扩张壶腹部括约肌，扩张至直径约6 mm即可。

（3）将子镜从十二指肠镜工作孔道经导丝引导插入胆管至狭窄上约2 cm行胆汁交换，应用生理盐水反复灌洗胆道直至胆道子镜下视野清晰。

（4）获得清晰视野后，详细观察狭窄及病变位置、形态、大小、肿瘤长度、表面血管情况等，并且直视下探查肿瘤侵犯的上界（是否侵犯汇合部、左肝管和/或右肝管、胆囊管等）。

（5）必要时可考虑行胆管子镜活检钳行直视下病变活检，观察活检部位无明显出血后，退出胆道子镜。

（6）在胆道子镜检查过程中推荐全程联合X线观察胰胆管病变位置，以详细记录病灶与肝门，胆囊管开口以及壶腹部之间的距离，以此来判断病变的整体形态及长度。

（7）放置胆道支架或鼻胆引流管于肝总管后退镜，鼻胆引流管由鼻腔引出。

4.胆道子镜操作注意事项

（1）胆道子镜操作由于涉及同时控制子镜与母镜的运动，因此对于控镜能力和ERCP经验要求相对较高，因此应当由ERCP经验丰富的医师进行操作。

（2）由于胆道子镜直视下活检钳较小，取得组织相对也较小，在可能的情况下取检的次数可以适当增加，但文献报道胆道子镜直视下活检诊断胰胆管恶性狭窄的敏感性与ERCP下X线指示下活检敏感性相当，因此与其他取检方法，如细胞学刷检联合进行取检是提高诊断敏感性有效手段。

5.胆道子镜相关并发症及处理

胆道子镜直接相关并发症并不多见，多与ERCP操作相同（详见ERCP相关并发症章节）。

（六）胰胆系恶性肿瘤的内镜下支架植入治疗

1.支架植入适应证

（1）梗阻性黄疸术前减黄治疗。

（2）缓解无法行手术治疗的胰胆系统恶性肿瘤造成的梗阻性黄疸。

2.支架植入禁忌证

（1）无明确病理及细胞学定性诊断者尽量避免行裸金属支架植入。

（2）有消化道梗阻患者尽量避免放置过乳头的胆管支架。

3.支架植入操作方法及操作流程

（1）患者支架植入前如有机会可先尝试ERCP下鼻胆引流管引流（ENBD），观察引流后黄疸下降情况，在ENBD过程中同时可行胰胆管活检及细胞学刷检以明确诊断，必要时补充超声内镜引导下胰胆管壁外病变穿刺活检以明确诊断，获取病理及细胞学确诊依据，是选择何种支架植入的先决条件。

（2）支架植入前建议对患者的病情进行详细评估，多学科会诊（MDT）后决定患者最终选择何种支架治疗方式，MDT机制对于支架植入后患者能否获得最好的治疗效果起着重要的作用。

（3）支架的分类

a.胆管支架常规分为两类，塑料支架与金属胆管支架，金属胆管支架又分为裸金属支架，半覆膜金属支架以及全覆膜金属支架。

b.塑料支架易于塑形，长短可调节，成本低，易取出，但管腔直径小，常规应用为7 Fr、8.5 Fr以及10 Fr，理论上维持通畅时间较短。

c.金属支架管腔大，引流相对较充分，维持通畅时间较长，裸金属支架与半覆膜金属支架取出较为困难，全覆膜金属支架可以方便取出，但成本较高，同时也易于移位。

d.胰管支架常见塑料支架一种，管径大小有所不同。

（4）支架植入操作流程

a.ERCP操作成功后（详见胰胆管恶性狭窄的ERCP诊疗部分），留置导丝于胆管及/或胰管内。

b.应用造影，IDUS以及经口胆道镜观察狭窄部位，狭窄长度，狭窄上缘与肝门部关系以及狭窄下缘与乳头括约肌间的距离，最终确定植入支架的长度以及个数。

c.沿导丝经活检管道植入支架越过胆管狭窄部位，先端置于胆管内，尾端视狭窄部位下界距离乳头括约肌开口上缘位置，确定尾端留置部位。如果狭窄部位下界距离乳头括约肌开口上缘>2 cm，建议支架尾端留置于胆管内；如狭窄部位下界距离乳头括约肌开口上缘<2 cm，建议支架尾端跨过乳头开口留置于胆管外。

d.高位胆道梗阻依据患者梗阻情况可考虑放置单根支架，双根支架或三根支架，取决于导丝超选进入胆管的情况，置入多根支架往往能够获得较好的引流效果。

e.沿胰管留置导丝经活检管道植入塑料胰管支架，植入过程中当胰管支架推出活检管道越过胰管狭窄，继续推进支架至尾端出现金属标记时，在X线监视下撤导丝先端至金属标记部位，镜头与乳头间距离拉开一定的空间，最后推支架尾部出活检管道，撤导丝后完成胰管支架植入操作，这样可以最大程度降低将胰管支架尾端推进乳头的风险。

4.支架植入操作注意事项

（1）支架植入前如病理及细胞学未明确证实为恶性，则尽量避免放置不可回收的裸金属支架。

（2）编织性金属支架具有较大的回缩性，释放支架时术者需要小心慢速释放，通过回收与推进释放器谨慎调整支架释放后回缩长度的影响，以达到最佳的植入位置。

（3）肝门部胆管支架植入过程中可应用二氧化碳气造影显示狭窄部位，且可降低肝内感染风险。

（4）支架植入过程中注重乳头功能保护，如避免大的乳头切开，在能够不影响乳头括约肌功能情况下尽量选择胆管内支架植入等，能够更好防肠液反流，达到较长的支架通畅时间。

5.支架植入并发症处理

（1）支架堵塞

支架堵塞是较为常见的并发症，是支架失效的主要原因，多与肠液反流感染，引起菌群移位至支架内膜以及经支架反流进胆管食管残渣堵塞等原因引起，病人状况允许的情况下，可取出的支架（塑料支架/全覆膜金属支架）宜选择更换新支架，更换过程中可选择鼻胆管引流，以控制胆管内感染；不可取出支架（裸金属支架/半覆膜金属支架）可行胆管支架腔内取石球囊清理，清理后放置鼻胆引流管引流观察感染与黄疸控制效果，夹闭引流管后再观察引流效果，有效果者可选择拔除引流管，无引流管者可考虑再次行塑料支架植入或再次金属支架植入。

（2）支架移位

支架移位多发生在塑料胆管支架及全覆膜金属胆管支架，胆管外移位多可随粪便排出体外，极少数可造成十二指肠壁穿孔，可视情况进行修补及外科手术等处理，内移位至胆管内则可采用取石球囊或异物钳胆管内拖拽支架，如果可以更换则更换新支架，无法取出者可考虑外科介入或重新支架植入。

（七）胰胆系肿瘤超声内镜诊疗术

1.胰胆系肿瘤的超声内镜诊断

EUS由于其可在胆胰附近的消化道管腔内实时扫查，可更准确可靠地显示胆胰及其周围病变，因此目前已成为胆胰疾病尤其是胆胰肿瘤性疾病常用且主要的影像学诊断方法之一，而超声内镜引导下细针穿刺活检术（EUS-FNA/B）是确诊的主要方式。常见的胆胰系统肿瘤的超声内镜下表现为：

（1）胰腺癌

日本超声医学会制定了胰腺癌的超声诊断标准，现摘录如下：

确诊标准：

a.胰腺实质内有明显的境界清晰的异常回声区。

b.胰腺异常回声区伴有下列所见：①胰尾部胰管扩张，直径>3 mm；②胰头部胆管狭窄和（或）闭塞；③胰腺有局限性肿大。

疑似诊断：

a.胰腺有异常回声区。

b.胰腺有局限性肿大。

c.需要进一步详查：胰管扩张，胆管扩张或胆囊肿大。

同时，增强超声造影技术（CH-EUS）显示胰腺癌病灶主要表现为灌注缺乏；弹性成像为异质性改变，蓝色为主，并略微绿色和红色线状区域。EUS诊断的另一优势在于对发现的可疑淋巴结及肝脏转移病灶，可以同时行穿刺活检，明确诊断。

（2）胰腺内分泌瘤

大多数情况下，胰腺内分泌肿瘤的EUS影像特征为：圆形或类圆形相对于胰腺实质呈均匀弱低回声区域，常伴有光滑的连续或不连续高回声边缘。Giovannini等研究发现，87.5%的内分泌肿瘤CH-EUS表现为造影明显增强，提示病灶组织为富血供组织，与胰腺癌的表现不同。相关研究表明多数胰腺内分泌肿瘤病灶在弹性成像显示质地偏硬，病灶整体为蓝色，内部可以有少部分为绿色。

（3）胰腺囊腺瘤

胰腺囊腺瘤按病理可分为良性、交界性及恶性病变。依照其组织学分类，主要分为：

a.浆液性囊性肿瘤（serous cystic neoplasm，SCN）：肿瘤呈圆形、边界清晰、边缘平滑，整体回声稍高，内部为大量直径数毫米的无回声小囊，呈密集多房结构，中心可有强回声伴声影，提示钙化。肿瘤后方回声衰减不明显，或稍增强。

b.黏液性囊性肿瘤（mucinous cystic neoplasm，MCN）：肿瘤呈类圆形或分叶状，边界欠清，整体回声稍低，肿瘤内有单个或多个分房的囊肿，每个房的直径相对较大。囊壁薄厚不等，囊内壁欠均匀，壁上可有点状钙化，有时可见突起的乳头样结构。常有后壁增强效应。肿瘤恶变时，边界模糊，内部回声杂乱，囊内乳头样增生明显，向邻近器官浸润生长，周围淋巴结肿大。在部分黏液性囊腺瘤中，可见胰管轻度扩张及胰管交通。

（4）胰管内乳头状黏液瘤（intraductal papillary mucinousneoplasms，IPMNs）

IPMN是一类大体可见的胰腺外分泌部黏液性肿瘤，发生于主胰管或主要分支胰管的胰管上皮。按大体解剖部位分为主胰管型（MD-IPMN）、分支胰管型（BD-IPMN）和混合型（Mix-IPMN）。

a.MD-IPMN：EUS表现为局限性或弥漫性主胰管扩张，可伴有胰管内结节，胰腺实质多有萎缩。

b.BD-IPMN：EUS可见多个囊性低回声区相互交通，呈葡萄串征象，可伴有主胰管轻度扩张。与主胰管相通是其一个重要征象。

c.Mix-IPMN：可兼有二者的表现。

（5）胆囊良性肿瘤

胆囊良性肿瘤可分为假性肿瘤及真性肿瘤两大类。在假性肿瘤中有息肉、增生性、异位组织及其他，其中以胆固醇性息肉最多见；在真性肿瘤中以来自上皮细胞的腺瘤为主。

a.炎性息肉：EUS声像显示一般呈类圆形或乳头状实性低回声，无蒂，无声影，不随体位改变而发生移动；病变大小在3~5 mm之间，很少超过10 mm；常伴有胆囊壁的毛糙、增厚等慢性胆囊炎的改变。

b.胆固醇性息肉：EUS扫描可见胆囊腔内自囊壁向腔内隆起的乳头状、圆球形或桑葚状强回声或等回声，后方无声影；好发于胆囊体部、颈部，常为多发性，大小在10 mm以下，以2~3 mm多见；其CEH-EUS的特点为造影剂注射后14秒后开始增强且为不均匀增强。

c.胆囊腺瘤：EUS下胆囊腔内可见自囊壁向内隆起的圆形或乳头状高回声或中等回声肿块，起源于黏膜层，内部回声均匀；肿块表面包膜不光滑，可呈"桑葚"状或分叶状，基底宽大，也可见蒂，但局部胆囊壁结构多无异常；肿块后方无声影，不随体位移动；CEH-EUS特点是在造影剂注射20秒后开始增强，表现为均匀增强。

（6）胆囊癌

胆囊癌中EUS显示一个乳头状不规则高回声或低回声的团块，侵入囊壁并破坏其三层结构，通常存在不均匀的回声区，可以随肿瘤的进展状况浸润或通过胆囊壁进入毗邻的肝脏。根据病变的回声特点及邻近胆囊壁的层次结构可分为以下四型：Ⅰ型表面为有蒂型，表面呈结节状，胆囊壁外高回声完整；Ⅱ型表现为广基型隆起或胆囊壁增厚，表面不规则，但胆囊外层高回声层尚完整；Ⅲ型表现为广基型隆起或胆囊壁增厚，表面不规则，同时胆囊外层高回声层亦不规则；Ⅳ型表现为广基型隆起或胆囊壁增厚同时伴有表面不规则与胆囊外层高回声层破坏。

（7）胆管癌

胆管癌的EUS声像图大多表现为沿胆管壁向腔内突出的低回声不均匀软组织影，少数可呈不均匀高回声。可向管壁及其周围浸润，表现为胆管壁增厚、层次不清或消失，往往伴有狭窄前的胆管扩张表现。EUS可准确判断病变累及管壁的层次、深度及侵犯邻近结构的情况以行T分期；还可探查周围有无肿大淋巴结已行N分期。

2.超声内镜引导下细针穿刺活检技术

超声内镜引导下细针穿刺抽吸/活检术（EUS-FNA/B）目前已成为消化道及其邻近器官病变诊治的重要手段。EUS-FNA/B不仅可以获取细胞或组织以确定病变的病理性质，还可以鉴别淋巴结和其他器官的转移病灶，对病变进行准确分期，从而影响治疗方案的选择，目前已被广泛用于临床疾病尤其是胰腺疾病的诊断。

（1）胰胆系肿瘤EUS-FNA/B适应证

a.对于性质不明的胰腺实性占位性病变，不可切除病变行放化疗前，或潜在可切除病变行新辅助放化疗前。

b.对于经CT、MRI或EUS等检查不能确定性质的胰腺囊性病变，当EUS-FNA/B可能改变治疗策略时，推荐行EUS-FNA/B。

c.对于消化道毗邻组织中性质不明占位性病变或淋巴结肿大，当EUS-FNA/B可能影响治疗策略时，或对消化道管壁增厚性病变当反复内镜下活检阴性时。

（2）胰胆系肿瘤EUS-FNA/B禁忌证

因严重心肺脑疾患不能耐受操作、严重精神疾患不能配合、口咽部及食管急性损伤内镜穿孔风险极大或有严重出血倾向的患者，避免行EUS-FNA/B。在行EUS-FNA/B前亦应仔细评估患者的出血风险，一般要求血小板计数不低于$50×10^9$/L，凝血酶原时间国际标准化比值（INR）小于1.5方能行EUS-FNA/B。除此之外，对于穿刺结果不影响治疗决策的患者以及拒绝签署知情同意书的患者，亦应避免行EUS-FNA/B。

（3）胰胆系肿瘤EUS-FNA/B并发症

EUS-FNA/B是一种相对安全的检查，其并发症发生率较低。近期发表的一项Meta分析纳入了51篇研究共5330例行EUS-FNB的患者,结果显示EUS-FNB总并发症发生率为0.59%。EUS-FNA/B常见的并发症包括出血、感染、消化道穿孔和急性胰腺炎等,根据不同的研究报道,各自的发生率分别为0.13%~1.3%、0.4%~1.0%、0.03%~0.15%、0.19%~2.35%。其他一些较罕见的并发症包括:胆囊或胆管穿刺造成的胆瘘,胰腺穿刺引起的气腹或胰瘘,针道种植转移,死亡等。

(4)胰胆系肿瘤EUS-FNA/B操作流程

a.术前准备

①术前常规检测血常规、凝血功能、心电图检查,女性患者应了解月经史情况。

②术前综合权衡出血和发生血栓事件的风险明确是否停用抗血小板或抗凝药物。对于口服噻吩并吡啶类抗血小板药物(如氯吡格雷、普拉格雷和替格瑞洛等)的患者,推荐在EUS-FNA/B前停药5~7 d;对于口服阿司匹林的患者,由于在国内临床实践中观察到可能增加出血风险,推荐术前停药7~10 d;对于服用抗凝药物的患者,推荐在EUS-FNA/B前停用相关药物,对于有高血栓形成风险的患者建议采用桥接治疗。

③术前禁食4~6小时。

④仔细了解包括穿刺部位的多种影像资料,以明确被穿刺部位及其毗邻脏器的情况。

⑤EUS-FNA/B通常采用静脉注射丙泊酚的非气管插管麻醉方式。在实际操作中,建议根据患者情况、操作者经验及麻醉条件综合评估后采用密切监护下镇静或其他麻醉方式。

b.穿刺步骤

①按常规EUS操作法全面扫查,找到病灶并仔细扫查,清楚显示病灶及病灶周围血管等情况。

②测量病灶大小,计算最大可穿刺深度及最小应穿刺深度。

③开启超声多普勒及彩色血流图,了解病灶血流分布、病变与胃肠壁间有无血管横跨、病变周围组织结构血流分布情况。

④声学造影指导下的EUS-FNA有利于识别病变内的坏死区域并在穿刺时避开此区域,同时可以辨别当病变较小时与周围胰腺实质分界不清的情况,有研究显示可以提高穿刺的样本获得率和总的诊断率。弹性成像对EUS-FNA亦有一定的指导作用。

⑤选择合适的穿刺针:目前临床使用的EUS-FNA/B针主要为19G、22G和25G 3种型号,此外还有新型20G FNB穿刺针。不同粗细的穿刺针对胰腺实性病变或淋巴结穿刺的诊断准确率无统计学差异。目前在临床应用最广泛的是22G穿刺针,其灵活性和超声下可视性均较好,可以获得足量的细胞学或组织学样本,同时不增加操作并发症风险。与22G和25G穿刺针相比,19G穿刺针在组织获取方面有一定优势,但标本血污染率高,而且19G穿刺针较硬,灵活度较差,对于胰头部及钩突病变需要经

十二指肠穿刺时操作困难，技术失败率更高。对于胰腺钩突部病变，25G穿刺针的诊断准确率最高，而对于胰腺体尾部病变，3种针型之间无统计学差异。

⑥针推出外套管约1 cm，以便超声显示针轨迹的图像。

⑦针芯向外抽出几毫米，以利穿刺进针。

⑧将靶病灶调整至视野中央或稍靠镜头的前方，穿刺针与胃肠壁呈锐角进入较好。

⑨用直接接触法显示病灶。计算好穿刺针伸出的距离并固定，快速或缓慢将穿刺针刺入病灶。

⑩负压选择：目前临床上行EUS-FNA/B时常用的负压吸引方式包括标准负压（10 mL或20 mL负压）、高负压（50 mL负压）、微负压（在病灶内重复抽提穿刺针动作的同时缓慢移出针芯）和湿抽法（穿刺针内充满生理盐水后接10~20 mL负压）等。也有不使用负压的方法。在穿刺过程中使用负压抽吸可能增加样本获得率，但同时可能增加穿刺标本血污染，影响细胞学诊断。而对胰腺实性病变或淋巴结进行穿刺时使用不同的负压吸引方式在样本获取率上无统计学差异。

⑪穿刺：将穿刺针来回在靶组织内做提插运动10~20次以获得满意的组织，关闭负压，针退回到外鞘内，将针从活检孔拔出。如果无法提供ROSE，通常情况下，推荐对胰腺实性占位性病变行FNA至少穿刺3~4针，行FNB穿刺2~3针。

⑫标本处理及送检：针筒变正压接穿刺针，对准玻片推出组织和组织液，从穿刺针中推出标本可以使用针芯、注入空气或生理盐水冲洗。将组织条放入福尔马林中固定，玻片上组织液涂片，送细胞学及病理学检查。与传统细胞学涂片相比，EUS-FNA/B标本可以优先选择液基薄层细胞学检测。故而EUS-FNA/B标本建议联合送检传统细胞学涂片、液基薄层细胞学检测、DNA倍体检测、组织学检测以及其他个体化治疗所需检测。目前随着精准医学概念的提出，个体化治疗可以进行单细胞测序及肿瘤相关突变基因等检测，可以根据临床诊疗需求选择性开展。

（5）胰胆系肿瘤EUS-FNA/B的注意事项

a.扇形穿刺：由于肿瘤异质性、肿瘤中央部位坏死以及间质纤维化引起肿瘤细胞灶性分布等原因，常常使得在同一部位穿刺不易获得足够的样本，在穿刺过程中每次进针时稍微调整穿刺角度，使穿刺路径在病变内形成扇形，可以扩大穿刺范围，实现多层面立体穿刺以获取不同区域的组织样本，有助于提高穿刺阳性率。

b.对于胰胆实性病变或淋巴结的常规EUS引导下穿刺，FNA穿刺针与FNB穿刺针同等推荐，但是FNB穿刺针获取足够的诊断样本所需的穿刺针数显著少于FNA穿刺针。

c.ROSE：ROSE的临床应用一直以来都存在争议，至今仍然难以形成定论。理论上来说有ROSE的帮助，操作过程中可及时发现细胞取材量不足或缺乏代表性，这样术者可以重复进行穿刺以提高阳性率。目前研究显示EUS-FNA/B过程中采用ROSE是否能减少穿刺针数和提高总样本获取率目前证据不一，因此在EUS穿刺时平等推荐采用或不采用ROSE。对于缺乏经验的操作者或总体样本充足度<90%的内镜中心，建议有条件可采用ROSE。

d.对于可疑远处转移和（或）淋巴结转移，当穿刺结果可能改变治疗策略时，推荐按可疑远处转移灶—淋巴结—原发灶的顺序依次进行穿刺，可疑原发灶的穿刺应放在最后进行，以避免肿瘤细胞污染引起后续穿刺的假阳性。

e.对于胰腺实性占位引起梗阻性黄疸而不能直接外科手术的病例，建议常规EUS-FNA/B明确诊断后再行ERCP。如在EUS-FNA/B前置入胆管支架，因支架自身及其引起的局部炎症所导致的声学混杂信号和伪影可能影响EUS对病变分期的判断；对于可切除的病变，EUS-FNA/B明确病理后可以直接手术切除从而避免不必要的支架置入；对于性质未明的病变，行EUS-FNA/B后病理的良恶性可能影响支架类型的选择，若穿刺前置入金属支架可能出现金属支架后续无法取出或置入塑料支架后需要再次ERCP更换为金属支架的情况，增加了患者费用和并发症风险。因此，除非患者伴发急性化脓梗阻性胆管炎或其他原因亟须ERCP解除梗阻，否则应常规先行EUS-FNA/B明确诊断后再行ERCP。

f.对于胆总管占位引起梗阻性黄疸而不能直接外科手术的病例，建议常规首选ERCP并行细胞刷检或活检。EUS-FNA/B可以作为ERCP刷检或活检结果为阴性时的补充诊断措施。联合使用ERCP刷检或活检与EUS-FNA/B可以提高诊断效率。

g.对于可疑恶性占位性病变，通常在第1次穿刺结果不能明确诊断时建议考虑第2次穿刺，在第2次穿刺结果仍不能明确时，建议经多学科团队讨论决定后续方案或转至上级医院进一步诊治。

h.由于EUS-FNA/B引起感染的风险较低，因此不推荐EUS-FNA/B常规预防性使用抗生素。

3.胰管内超声小探头检查技术

胰管内超声（intraductal ultrasonography of pancreas，IDUS）是经常规内镜活检钳将高频微超声探头置入胰管内进行实时超声扫描的一种新技术。诊断胰腺疾病的方法。微超声探头的分辨率高，可发现管壁上皮内癌等浅表病变。对于胰腺疾病的早发现、早诊断、早治疗有重要意义。

（1）IDUS适应证

a.体表B超或其他影像检查发现胰腺有异常征象，需进一步明确诊断者。

b.临床有胰腺疾病症状或体征者。

c.血液或体液化验与胰腺相关的指标异常，如CA19-9升高者。

d.胰腺占位性病变的鉴别诊断。

e.胰腺癌患者需进一步做进展度判断者。

f.胰腺炎性疾患（急性胰腺炎和慢性胰腺炎）的病因诊断和性质诊断。

（2）IDUS的禁忌证

IDUS禁忌证同超声胃镜的禁忌证。同时对于急性胰腺炎和复发性胰腺炎淀粉酶明显升高者，应避免行IDUS。

（3）IDUS检查方法

a.按ERCP检查方法做术前准备，并经静脉注入镇静剂。

b.将十二指肠镜插至十二指肠乳头部，先行胰管造影，然后将活检钳道插入微型超声探头，胰管插管多选择垂直于十二指肠壁，或按时钟定位法在1~2点钟方向插管。

c.微型超声探头经十二指肠乳头插入胰管时，应轻轻调节抬钳器，慢慢向胰管内插入，以免用力过度损坏超声探头。

d.在X线透视下，将微型超声探头缓缓插至胰尾部。

注意：如有主胰管严重狭窄，则微型超声探头应避免强行插入，以免损伤胰管；对于主胰管或与主胰管相通的病灶，如胰腺假性囊肿和胰管内乳头状瘤等检查时，应尽量减少探头在胰管内滞留的时间。

（4）IDUS的超声内镜图像

a.胰腺实质：正常胰实质的IDUS图像呈细网状。不同频率的IDUS对胰腺的显像范围及程度不同。

b.主胰管：胰管主要由黏膜及结缔组织构成，不同频率的IDUS对胰管层次的显示率不同。Furukawa等报道30 MHz IDUS的正常主胰管超声图像82.1%为三层结构，由内向外其分层依次为：强回声-低回声-强回声，其组织学组成为黏膜、结缔组织和实质细胞，17.9%呈一高回声层。

c.胆总管及血管：IDUS探头的频率通常≥20 MHz，因此其扫查范围浅，对胰腺的毗邻结构显示欠清晰。探头位于胰腺头部胰管内可显示胆总管胰段；探头位于胰腺钩突部可显示肠系膜上静脉；探头位于胰腺体部和尾部可显示脾静脉。

（5）IDUS在胰腺肿瘤性病变中的应用

a.胰腺癌：Furukawa等报道胰腺癌在30 MHz IDUS的超声影像中可分为两种类型，Ⅰ型：多见，低回声病灶外伴强回声区，正常胰实质网状像消失，多为分化良好的管状腺癌；Ⅱ型：较少，胰管内病灶是高回声，胰实质正常网状像存在，多为管内乳头状腺癌。Nakaura等将胰管内乳头状癌的20 MHz IDUS超声像分为两类：①胰管壁增厚，壁内结节状回声；②混合性团块影，胰管壁中断。IDUS诊断胰腺癌的敏感性为100%，特异性为82%，准确率为89%。

b.胰腺腺瘤：IDUS像为胰管内相对高回声团块，胰管周围为网状像，此类声像与胰管内乳头状腺癌相似，难以鉴别。Nakamura等用20 MHz IDUS和7.5 MHz IDUS显示胰腺腺瘤为两种形式，Ⅰ：管壁增厚但壁内无结节状回声；Ⅱ：胰管壁增厚<3 mm，壁内有结节状回声。

c.胰岛细胞瘤：IDUS像为主胰管周围散在的局限性微小高回声团块。

d.导管内乳头状黏液性肿瘤（intraductal papillary mucinous neoplasms，IPMN）：MD-IPMN：病灶呈颗粒状高回声局限于主胰管的表面，多数病例胰实质呈正常的网状结构，少数病例胰实质网状结构被弥漫性低回声及点状高回声取代；BD-IPMN：胰实质的正常网状结构消失，代之以不规则无回声区，肿瘤的囊壁上有高回声结节。Hara等报道IDUS以发现乳头样突起超过4 mm为恶性病灶的准确率为78%。Kobayashi等的研究发现对于BD-IPMN的主胰管侵犯IDUS的敏感性、特异性、正确率分别为92%、91%与92%。

（6）IDUS对胰腺肿瘤浸润范围的诊断

IDUS诊断胰腺肿瘤浸润的范围在一定程度上取决于IDUS探头直径和频率，频率越高则超声波穿透组织的深度越小。IDUS能对胰腺恶性肿瘤的胰十二指肠部淋巴结转移做出判断。Itoh等报道其诊断准确率为66.7%，特异性为91.3%。Cushing等认为对侵犯范围较大的肿瘤，可采用7.5 MHz、10 MHz和15 MHz的IDUS，如要进行肿瘤分期诊断则最好选用10 MHz以上的IDUS。

4.胰胆系肿瘤的超声内镜介入治疗

超声内镜引导下胆道引流术（endoscopic ultrasound-guided biliary drainage，EUS-BD）是近年来发展起来的新型EUS治疗技术。它是指在EUS引导下，在十二指肠球部或贲门周围识别扩张的胆总管或左侧肝内胆管，通过胆管穿刺、穿刺道扩张和胆道支架植入等系列步骤来实现胆道的内引流。EUS-BD最常见的适应证是ERCP治疗失败的、不可切除的胆道恶性狭窄。

ERCP是各类原发、转移或复发恶性肿瘤导致的胆管狭窄的最常用治疗方法，但其失败率可达5%~10%，多与ERCP插管失败、胃肠道改建或十二指肠乳头无法到达有关。EUS-BD和PTBD是ERCP失败后的挽救性治疗方法。与PTBD相比，EUS-BD有诸多优点，具体包括：①可在ERCP失败后即刻进行，住院时间较短；②大多数EUS-BD（特别是EUS-CDS）的操作较为简单，临床成功率可达95%以上，并发症可控；③EUS-BD的引流方式为内引流，患者生活质量较高；④EUS-CDS即便在肝内胆管不扩张的情况下也可进行操作。

EUS-BD操作医师一般需要同时掌握治疗性EUS和ERCP技术。有经验内镜医师EUS-BD的技术成功率可达95%以上，临床成功率可达90%以上，并发症为15%~20%，严重并发症少见。EUS-BD的培训方法、标准操作流程、相关器械以及高质量随机对照研究等方面还需探索。

（1）适应证

a.常规ERCP插管失败。

b.十二指肠狭窄或者十二指肠镜金属支架植入术后，常规ERCP无法完成。

c.胃肠改建术后，内镜无法到达十二指肠乳头或胆肠吻合口部位，或者插管失败者。

（2）禁忌证

a.大量腹水。

b.血凝明显异常。

c.穿刺道血管占据或肿瘤浸润。

d.血流动力学不稳定。

e.其他：相对禁忌证还包括胆管扩张不明显、总胆红素升高不明显（如TBIL≤34.2 mmol/L）等，左肝叶萎缩不宜经胃行EUS-BD。

（3）操作方法及流程

EUS-BD技术分类：

EUS-BD常见技术包括EUS胆管十二指肠吻合术（EUS-CDS）、EUS肝胃吻合术（EUS-HGS）、EUS会师术（EUS-RV）和EUS顺行经胃支架植入术（EUS-AGS）。

选择何种EUS-BD手术方式需要根据患者的个体情况进行判断，影响因素包括适应证、梗阻部位、目标胆道直径、上消化道的解剖状态、腹水情况、操作者的经验等。具体选择如下：①EUS-CDS一般用于远端胆管狭窄或肝内胆管无扩张的情况，不宜用于肝门部胆管狭窄者。对于合并十二指肠球部和降段狭窄的远端恶性胆管狭窄者，可选择EUS-CDS作为一线治疗；与ERCP相比，EUS-CDS的术后胰腺炎发生率更低、肿瘤内生长和支架堵塞的并发症较少。②EUS-HGS一般多用于肝门部胆管狭窄、胃肠术后改变等情况。③EUS-RV和EUS-AGS常用于ERCP插管失败的情况。EUS-RV和EUS-AGS需要超选导丝通过狭窄段、穿出乳头进入十二指肠肠腔，约20%的患者导丝超选可能存在困难。

（4）术前准备

a.多学科会诊：对于部分病例（如合并十二指肠降段狭窄的胆管恶性狭窄、肝门部胆管恶性狭窄），在有条件的情况下，应通过整合医学（HIM）讨论或多学科讨论（MDT）确定患者的最优胆道引流途径。

b.知情同意：EUS-BD术前应充分告知患者的获益、风险及可选的各种治疗方案，获得患者或家属的知情同意。

c.术前检查：同常规ERCP术前检查。实验室检查包括血常规、肝肾功、血凝、肿瘤标志物等，影像学检查包括腹部增强CT或MRI+MRCP等。

d.麻醉方案：根据情况选择丙泊酚镇静或全身麻醉，需评估相关的麻醉风险。

e.技术准备：需由有丰富EUS介入治疗经验的内镜医师实施，同时熟悉ERCP操作为佳。

（5）器械准备

a.设备：EUS扇扫穿刺镜、C形臂X线机。

b.穿刺针：首选19 G穿刺针，当目标肝内胆管直径在2 mm以下或位置欠佳时，也可酌情选用22 G穿刺针。

c.导丝：首选0.025英寸可旋转导丝，其他还可选0.025英寸或0.035英寸直头导丝。当使用22 G穿刺针时，需要配套使用0.018英寸导丝。

d.扩张设备：6 Fr囊肿切开刀，其他可选6 Fr或7 Fr尖端扩张探条、尖端造影导管、直径4 mm柱状扩张球囊或针状刀等。

e.支架：覆膜金属支架（EUS-HGS一般选择长度为8 cm或10 cm的SEMS，而EUS-CDS一般选择的长度为6 cm）、双猪尾或一体式塑料支架等。如有腔壁贴合型金属支架（LAMS），最好选用胆道专用LAMS支架，如带有热植入器的6×8 mm或8×8 mm的LAMS支架。

f.其他：可旋转乳头切开刀，6 Fr或7 Fr的Soehendra支架取出器，其他还有一些尚待上市的器械，如一体式的带热植入器覆膜金属支架、部分覆膜金属支架、改良的塑料支架等。

（6）操作过程及要点

a.EUS-CDS

①患者俯卧位。

②将超声内镜送到十二指肠球部，如合并十二指肠降段狭窄，宜先在X线引导下行十二指肠支架植入。

③选择尽量靠近十二指肠的扩张胆道作为穿刺点，X线监视穿刺方向，确保面向肝门部。

④19 G穿刺扩张胆管，回抽胆汁确认，注射造影剂显影胆管，后植入0.025英寸的弯头或直头导丝。

⑤6Fr囊肿刀扩张穿刺道，也可选用尖端造影管、扩张探条、针状刀等进行扩张，后保留导丝。

⑥循导丝植入6 cm覆膜金属支架，支架位于肝门分叉处以下，十二指肠长度约2 cm，可选择植入双猪尾塑料支架预防移位。

⑦此外，如能获得热植入器LAMS胆道支架，也可在找到合适的胆道穿刺部位时，进行一步法操作，热植入器直接穿刺扩张胆管内部，后逐步释放LAMS的胆管端（远端）和十二指肠端（近端）。

b.EUS-HGS

①患者取左侧俯卧位。

②超声内镜送入食管腔内，确定齿状线位置，后续穿刺操作尽量在齿状线以下进行。

③选择S3段或S2段扩张的左侧肝内胆管为目标胆管。

④拔出19 G穿刺针针芯，针道预充生理盐水。

⑤在EUS引导下避开血管，穿刺针穿刺进入左侧肝内胆管，回抽见胆汁后，注入造影剂进行胆道显影。

⑥送入0.025英寸可旋转导丝，旋进操作将导丝送入胆管主干或胆总管，保留导丝。

⑦循导丝送入6 Fr囊肿切开刀，抵达穿刺点后，电切进入左侧肝内胆管，保留导丝。

⑧循导丝植入8 cm覆膜金属支架，其中胃腔一侧的长度2~3 cm，可进一步在金属支架两端植入7~10 cm的双猪尾塑料支架以预防金属支架移位；也可选择植入8.5 Fr的一体式塑料支架，塑料支架植入前最好使用同等内径扩张探条进行穿刺道的扩张。

c.EUS-RV 和 EUS-AGS

①患者麻醉、体位、胆道穿刺、导丝植入类似于EUS-HGS，部分情况下行EUS-RV时可在十二指肠球部或球降交界部穿刺胆管下段。

②0.025英寸可旋转弯头导丝或直头导丝超选通过狭窄段及十二指肠乳头，在超选困难时可联合使用6 Fr囊肿刀或可旋转乳头切开刀。

③导丝在十二指肠降段或水平段内盘圈。

④行EUS-RV时，保留导丝，交换十二指肠镜，沿导丝方向尝试切开刀带另一导丝插管，或者圈套器或异物钳抓取导丝至活检孔道之外后，循导丝送入切开刀进入胆道，后完成支架植入操作。行EUS-AGS时，通过扩展穿刺道后，造影显示狭窄段以上以及十二指肠，选择合适的覆膜或非覆膜金属支架植入。

（7）EUS-BD技术注意事项

a.左侧肝内胆管穿刺部位的选择：可选择S3段或S2段肝内胆管作为穿刺目标。要尽量确保穿刺点位于胃食管结合部以下。S3段释放支架的视野较好，食物对支架的影响较小，胆汁反流对食管的影响也较小，宜用于EUS-HGS；而S2段的穿刺路径较直，导丝操作相对更容易，EUS-RV时可选，S2段穿刺有发生纵隔感染或气胸的风险。

b.穿刺点距离胆管的部位不宜过近，穿刺道在肝实质内的长度小于2.5 cm时，胆瘘的风险增加；穿刺距离也不宜过远，穿刺胆道部位靠近肝门部时，覆膜金属支架易堵塞分支胆管胆管炎。

c.导丝的选择与操控：反复进退导丝可能出现19 G穿刺针针尖划伤导丝外膜的情况，导致后续操作困难。为减少或避免此类情况，应多选用0.025英寸导丝或圆头穿刺针；导丝操作宜多进少退，减少外膜的损伤可能；如超选困难，可在更换囊肿切开刀或其他穿刺道扩张器械后再进行超选操作。

d.覆膜金属支架移位的预防：覆膜金属支架移位可导致严重的胆汁性腹膜炎，可通过末端钛夹固定、双猪尾支架植入以减少移位风险。胆道LAMS支架、新型部分覆膜支架、带侧翼的防移位设计金属支架可能有助于减少移位。

（8）EUS-BD技术并发症处理

总体并发症为15%~20%，大多为轻型，可经保守治疗控制。缺少经验的操作者可能并发症更高。常见并发症包括出血、胆瘘或支架移位、胆管炎、气胸，其他还有腹膜炎、腹痛等，各种并发症的发生率为2%~5%不等。EUS-BD的远期并发症还包括支架堵塞、支架移位等。

常见并发症的简要处理措施如下：

a.出血：术中应在EUS引导下避开血管进行操作，少量出血可通过穿刺道扩张器械局部压迫，覆膜金属支架亦有压迫止血的作用。术后注意生命体征监测，观察大便、引流液和血常规等情况，尽早通过影像学或内镜检查明确出血部位，根据出血部位、原因和严重程度选择个体化方案。大多数情况可保守，严重情况下可能需要内镜、介入治疗甚至手术。

b.胆瘘：多与导丝脱落或支架移位有关。如尚未扩张穿刺道，多可保守治疗，行EUS-HGS时肝实质压迫可减少胆瘘的发生；如已显著扩张穿刺道（如8.5 Fr探条、4 mm柱状球囊等），则需积极处理，具体包括更换高年资医师再次尝试EUS-BD或及时行PTBD补救等。早期发现的移位支架可尝试支架更换或覆膜支架桥接。其他还包括积极的经皮或手术引流。

c.胆管炎：积极明确胆管梗阻的部位，可通过敏感抗生素的应用、调整覆膜支架的位置、PTCD外引流等方式进行处理。

第五章

泌尿系肿瘤内镜诊疗术

一、膀胱镜适应证

（1）血尿：明确血尿原因及出血部位。

（2）明确膀胱、尿道内病变的性质及范围。

（3）泌尿系肿瘤如膀胱癌、上尿路尿路上皮癌的监测和定期复查等。

（4）辅助检查：如膀胱肿瘤活检、逆行尿路造影、留置输尿管支架管等。

（5）膀胱内治疗（膀胱异物或DJ管取出、膀胱肿瘤电切等）。

（6）其他因素如外伤、膀胱畸形（如膀胱憩室合并膀胱肿瘤）、血精等检查。

二、膀胱镜禁忌证

（1）尿道狭窄、重度前列腺增生。

（2）先天性尿道畸形。

（3）急性尿道炎、膀胱炎。

（4）急性前列腺炎、附睾炎。

（5）严重膀胱、尿道损伤。

（6）女性经期、妊娠期。

（7）膀胱挛缩容量小于50 mL者。

（8）全身出血倾向患者。

（9）身体条件差，不能耐受检查者。

三、膀胱镜检查方法

（一）病人准备

让患者认识检查的必要性，消除思想上的恐惧心理，检查前应排空膀胱。

（二）器械准备

取出消毒好的硬/软膀胱镜，检查物镜和目镜是否清晰。如使用硬镜需将闭孔器插入外鞘，观察镜插入操作把件中备用。准备活检钳、输尿管导管等器械备用。

（三）病人准备

取截石位，消毒铺单。

（四）麻醉

（1）男性患者可向尿道内注入尿道表面麻醉剂，女性患者一般无需注入尿道表面麻醉剂。

（2）对于无法耐受者充分评估后可考虑行全身麻醉下膀胱镜检查。

（五）操作流程

（1）放镜鞘：男性患者需提起阴茎以解除前尿道弯曲，放到球尿道后即可轻轻向下压平镜体，使镜体自身滑入膀胱。切忌使用暴力。女性患者一般采用带有闭孔器的外鞘直接进入，但需防止滑入阴道，并且女性患者膀胱基底部多被子宫抬起，操作时应注意力度及技巧，防止损伤。

（2）取出闭孔器，待尿液排空后置入观察镜，并向膀胱内注水，避免向膀胱内注入过多空气。如膀胱内浑浊应冲洗膀胱。

（3）检查操作：检查时要求必须看全膀胱，避免遗漏。一般先检查膀胱三角区，双侧输尿管口一般位于4点与8点处，在输尿管间脊的两端，观察有无喷血，三角区有无肿物，记录大小、形状、是否有蒂等。顺时针方向检查一圈，再逆时针方向检查一圈，记录观察所见。针对患者病情进行相关操作，如取组织病理活检、留置输尿管支架管等。

（4）检查完毕后取出观察镜，置入闭孔器并撤出镜鞘。

（5）记录检查所见，生成图文报告。

四、膀胱镜的临床作用

（一）膀胱肿瘤的诊断

膀胱镜检查和活检是诊断膀胱肿瘤最可靠的方法，也是术后复发监测的主要手段之一。其中原位癌主要依靠膀胱镜检查，常规影像学方法很难诊断。膀胱镜检查包括普通硬性膀胱镜及软性膀胱镜检查。如有条件，建议使用软性膀胱镜检查，与硬性膀胱镜相比，该方法具有损伤小、视野无盲区、相对舒适等优点。

膀胱镜检查可以明确膀胱肿瘤的数目、大小、形态（乳头状或广基）、部位、生长方式及周围膀胱黏膜的异常情况，可以对肿瘤和可疑病变进行活检以明确病理类型。

当尿脱落细胞学检查阳性或膀胱黏膜异常时，建议对肿物及周围黏膜活检，以明确诊断和了解肿瘤范围。尿细胞学阳性而膀胱黏膜正常，或者怀疑存在原位癌时，应考虑行随机活检。

原位癌、多发肿瘤或肿瘤位于膀胱三角区或膀胱颈部时，建议行前列腺部尿道活检明确病理。尿细胞阳性或前列腺部尿道黏膜异常时，此部位行活检。

对于怀疑膀胱微小肿瘤或者原位癌，普通膀胱镜检查无法确诊时，可以考虑进行荧光膀胱镜或者窄带成像膀胱镜：

（1）荧光膀胱镜：荧光膀胱镜检查是通过向膀胱内灌注光敏剂，如：5-氨基酮戊酸（5‑aminolevulinic acid，ALA）、氨基酮戊酸己酯（hexyl aminolevulinate，HAL）、吡柔比星等，能发现普通膀胱镜难以发现的小肿瘤或原位癌，检出率可提高14%~25%。怀疑有膀胱原位癌或尿细胞学检查阳性而普通膀胱镜检查黏膜正常时，建议选择荧光膀胱镜检查。

（2）窄带成像（narrow band imaging，NBI）膀胱镜：与传统白光模式内镜相比，NBI显示膀胱黏膜表面微细结构和黏膜下血管更清晰，有助于早期发现与诊断微小病灶，提高膀胱原位癌的检出率，降低术后复发率。NBI膀胱镜对膀胱原位癌诊断的敏感度、特异度和准确率均优于普通膀胱镜。只能通过NBI膀胱镜发现而普通膀胱镜未发现的肿瘤占17.1%，42%尿细胞学阳性而普通膀胱镜检阴性患者通过NBI膀胱镜检查发现膀胱肿瘤。

（二）血尿的诊断

1.对血尿患者的诊断价值

血尿是常见的泌尿外科疾病症状之一，可分为肉眼血尿及镜下血尿。每1000 mL尿中含有1 mL以上血液时可呈肉眼血尿；镜下血尿定义为：离心尿液每高倍视野（×400）中红细胞计数≥3个。

当患者出现肉眼血尿或有症状的镜下血尿时，排除尿道感染、创伤、妇科和内科疾病引起的血尿后，建议患者进行膀胱镜检查。当患者表现为无症状的镜下血尿时，若患者年龄男性大于40岁、女性大于50岁或有以下危险因素（吸烟史、盆腔放疗史、上尿路尿路上皮癌病史、职业接触苯或芳香胺化学品史、环磷酰胺化疗病史）时，推荐患者进行膀胱镜检查。

膀胱镜检查可以帮助了解血尿发生的原因，明确血尿的来源，对于血尿患者是否因泌尿系肿瘤导致有特殊的诊断价值。

2.对上尿路血尿的诊断价值

当进行膀胱镜检查时发现输尿管口喷血，则可证实血尿来源于该侧上尿路。此时可进行膀胱镜下逆行上尿路插管，引流并留取肾盂尿液进行尿常规、细胞学的检验检查以确定病因及进行病理诊断，同时可行逆行肾盂造影术以显示肾盂、输尿管的形态及病变部位。通过肾盂尿细胞学、逆行肾盂造影等检查可早期发现上尿路肿瘤。

（三）治疗后（手术/放化疗）的随访

1.非肌层浸润性膀胱癌

推荐所有非肌层浸润性膀胱癌患者术后常规进行膀胱镜检查。对非肌层浸润性膀胱癌患者来说，TURBT术后3个月的第一次膀胱镜检查结果是评价肿瘤复发和进展的重要预后指标。

非肌层浸润性膀胱癌患者应在术后前2年每3~6个月行一次膀胱镜检查，此后每6~12个月行一次膀胱镜检，第5年开始每年1次。

随访中如果膀胱镜检提示可疑肿物或者尿细胞学阳性，需进行膀胱镜活检，一旦出现肿瘤复发，治疗后的随访方案按上述方案重新开始。

2.肌层浸润性膀胱癌

对于行保留膀胱治疗（膀胱部分切除/同步放化疗）的肌层浸润性膀胱癌患者，推荐患者术后2年内每3月行一次膀胱镜检查，3~5年内每6月一次膀胱镜检查，5~10年内每一年一次膀胱镜检查，10年后根据临床需要进行严密随诊。

随访过程中对于新发或者肿瘤相关症状或体征恶化的患者，进行治疗后的随访方案按上述方案重新开始。

3.上尿路尿路上皮癌

由于上尿路尿路上皮癌有多中心复发的倾向，随诊应注意术后有发生膀胱肿瘤的可能，因此应在术后进行膀胱镜检查以评估膀胱情况。

行根治性肾输尿管切除术的低危患者，建议术后3个月、9个月行膀胱镜检查；以后每年1次，持续5年；高危患者术后每隔3个月行膀胱镜检查，持续2年；此后每隔6个月检查，持续5年；然后每年1次至终生。

行保留肾脏手术的低危患者在随诊中无需行膀胱镜检查；高危患者在术后3个月和6个月进行膀胱镜检查，第二年每6个月检查一次，然后每年检查1次至术后5年。

4.膀胱镜下的微创治疗

膀胱肿瘤是泌尿系统常见的肿瘤，95%以上是尿路上皮肿瘤，腺癌、鳞癌及肉瘤少见。临床上最常见的症状是间歇发作的无痛性肉眼血尿，有时会出现严重的下尿路刺激症状。经尿道膀胱肿瘤切除术是非肌层浸润性膀胱癌常用的治疗手段，可以选择电刀、等离子、激光等能量设备进行经尿道切除手术。

由于激光气化效果好，凝固层薄，能对组织精准切割，无闭孔反射，出血和膀胱穿孔并发症发生率低，近年来在临床上得到了广泛应用。

（1）适应证

a.非肌层浸润性膀胱癌（Ta和T1期）。

b.肌层浸润性膀胱癌患者保留膀胱综合治疗的外科治疗手段。

c.影像学或膀胱镜检查发现膀胱肿瘤，通过诊断性电切明确病理诊断和分期、分级。

d.晚期膀胱癌的保守或姑息性治疗。

（2）禁忌证

a.尿道狭窄，电切镜难以放入。

b.膀胱挛缩，无法充盈。

c.凝血功能明显异常，经规范治疗后无法纠正。

d.脊柱或骨盆畸形不能平卧。

e.严重的心脑血管/内科疾病。

f.经尿道膀胱肿瘤电切术。

（3）经尿道膀胱肿瘤电切术

a.操作方法

①全身麻醉或硬脊膜外麻醉。

②患者截石位，消毒铺巾。

③放入电切镜，观察膀胱颈口、三角区、双侧输尿管口，确认肿瘤的部位、数目、大小和基底情况，充分估计电切的效果。

④膀胱循环灌注，保持视野清晰。

⑤伸入电切镜从肿瘤表面开始切除，直至肿瘤基底下的肌层。

⑥电凝出血点，对肿瘤基底周围的异常黏膜下血管可同时电凝。

⑦对可疑的黏膜做再次活检，冰冻切片或者病理检查明确诊断，若为肿瘤，需要二次电切。

⑧冲洗器冲洗出已切除的肿瘤碎片和膀胱组织，送病理检查。

⑨复查膀胱和手术区，止血彻底后，退镜。

⑩保留导尿管。

b.注意事项

①辨清输尿管口位置，对输尿管口周围的肿瘤采用单纯电切，尽量避免电凝，防止造成输尿管口狭窄。

②位于膀胱侧壁的肿瘤，可改用高频电凝或闭孔神经局部封闭，减少闭孔神经

反射。

③当电切的深部出现脂肪组织时，表明出现膀胱穿孔，应立即停止这一区域的操作，尽快结束手术，将膀胱以导尿管引流，并保持通畅，以防尿外渗。

④术后保留导尿管，一般3~7天，根据电切的范围和深度以及患者的身体情况控制时间。

⑤术后7天内开始规则的膀胱内灌注化疗。

c.并发症的处理

①出血：术中肿瘤基底部的出血应立即电凝止血，术后出血通过导尿管引流及膀胱冲洗多可缓解，少数患者需要再次手术止血或清除膀胱内血凝块。

②膀胱穿孔：电切过深、膀胱过度充盈及闭孔反射是穿孔的主要原因，电切时膀胱灌入液体不能太多，以免膀胱过度膨胀，使膀胱壁变得太薄而容易穿孔；电切侧壁肿瘤时需警惕闭孔反射发生，切除侧壁肿瘤前，可适当加深麻醉予以肌松剂甚至闭孔神经阻滞，可请助手固定同侧下肢，电切时尽量采取间歇式触发电切模式，均可降低由于闭孔反射导致的膀胱穿孔发生。一旦切除组织底部见到脂肪组织时，提示已经穿孔，应立即停止这一区域的电切。

③电切综合征：手术时间过长或膀胱穿孔时，由于冲洗液大量吸收，可导致大量冲洗液吸收，容量负荷过重导致电切综合征发生。对于基础心肺功能或肾功能不全的患者，可能引发急性心功能衰竭等严重并发症，并导致死亡。对于此类患者，术中应谨慎操作，避免膀胱穿孔并发症发生，并尽量缩短手术时间。手术时间过长时，可考虑使用利尿剂。

（4）经尿道膀胱肿瘤激光切除术

a.操作方法

①麻醉和消毒方法同前。

②根据具体使用的激光调整激光输出功率及频率。

③放入电切镜，同法观察膀胱，确认肿瘤部位、大小和数目，伸入激光光纤，在距离肿瘤基底部1 cm处标记剜除范围。

④沿着标记的位置将黏膜切开，同时进行钝性分离，将肿瘤及其下部分肌层进行完整地剜除，进行整块切除。

⑤检查患者膀胱内是否残留肿瘤组织，并烧灼肿瘤周围创面的黏膜，减少复发。

⑥手术完毕后，通过镜鞘将肿瘤组织冲出，如果是较大的整块肿瘤，可先用激光将其切成块状，随后通过镜鞘取出。

⑦术后留置导尿管，必要时接生理盐水行膀胱冲洗。

b.临床常用膀胱肿瘤切除激光介绍

①钬激光：钬激光（holmium laser）波长为2140 nm，穿透深度达0.4 mm，属于

脉冲式柱状激光。其原理是能够将足够能量压缩于柔软纤细的光纤内，使其通过狭小的管腔，过激发后产生爆破能量将肿瘤组织与正常组织分离开来，被广泛用于狭小腔道手术当中。钬激光具有爆破分离能力，对周围组织热损伤小，肿瘤组织可获得更精确的病理分期，但工作时激光能量产生的微气泡，可能会影响术区视野。

②铥激光：铥激光（thulium laser）波长在 1.75~2.22 μm 之间，穿透深度为 0.3~0.4 mm。铥激光切割效率高，能够提供完整的病理标本组织，但铥激光切割肿瘤时，切面会产生一层结痂，可能影响手术视野。

③绿激光（green-light laser）：其波长为 532 nm，具有止血效果好的优势，术中视野更加清晰，适用于口服抗凝药物的心脑血管疾病患者。

其他还有钕激光和半导体激光也在临床应用。激光剜除术应用于膀胱肿瘤具有安全性高、术中及术后并发症少、出血风险低、病理诊断准确性更高等优势，值得进一步推广应用。

第六章

妇科肿瘤内镜诊疗
技术指南

在妇科恶性肿瘤的诊疗活动中，内镜技术可协助医生直观地观察病变、准确进行活检获得病理学诊断、评价治疗效果、结合治疗工具进行相应治疗的目的。常用的内镜主要包括阴道镜和宫腔镜。

一、阴道镜

阴道镜的应用已有百年历史，它是一种介于肉眼和低倍显微镜之间的内镜，检查时通过充分照明及局部放大对下生殖道和肛周区域上皮组织和血管进行观察，可以识别肉眼不可见的组织改变，引导检查医师对可疑病变进行准确的定位活检。阴道镜检查一般无需麻醉，于门诊即可完成，患者痛苦小，并发症发生率低。

（一）阴道镜适应证与禁忌证

1.适应证

（1）子宫颈癌筛查结果异常。

（2）临床可疑为宫颈或阴道病变：如下生殖道异常出血、异常阴道排液、宫颈外观异常等，不论细胞学结果如何。

（3）下生殖道病变治疗后随访。

2.禁忌证

阴道镜检查无绝对禁忌证。患有急性生殖道感染时应在纠正炎症后再行检查。可在月经周期的任何时间进行阴道镜检查，但无特殊情况不建议在月经期进行。

3.注意事项

阴道镜检查前24小时内避免阴道冲洗、用药及性交，不做妇科检查及宫颈细胞学采集，以免损伤上皮影响观察。绝经后妇女阴道萎缩严重者，在无禁忌证前提下可提前应用阴道内雌激素制剂改善检查的容受度。

（二）阴道镜诊疗技术操作流程

（1）询问病史和既往辅助检查资料，签署阴道镜检查知情同意书。

（2）受检者取膀胱截石位，首先检查外阴、肛周区域，必要时3%~5%醋酸染色后观察是否存在醋白反应和表面血管改变。然后置入大小合适的窥器。

（3）观察阴道、子宫颈全貌。

（4）用生理盐水棉签或棉球湿润子宫颈及阴道上皮，清除黏液或其他分泌物。观察宫颈表面是否有白斑、赘生物、出血等异常表现。

（5）醋酸试验：将浸有3%~5%醋酸溶液的棉球完全覆盖于子宫颈阴道部、穹隆及阴道，湿敷60秒后取出棉球，拭去多余的醋酸溶液。放大不同倍数观察子宫颈及阴道上皮的变化，判断宫颈上皮转化区类型。Ⅱ、Ⅲ型转化区可借助子宫颈管扩张器或其他器具观察转化区上界。检查阴道时，缓慢旋转窥器，使阴道前后及侧壁完全可见。检查过程中如有需要，可于4分钟后重复使用醋酸溶液。

（6）必要时可辅以复方碘试验。

（7）作出阴道镜诊断。

（8）阴道镜指引下对子宫颈（或阴道）异常区域最严重的病变部位进行活检。推荐进行阴道镜下多点活检，Wentzensen等的研究发现，2~3处活检检出宫颈高度病变的灵敏度可达85.6%~95.6%，明显高于单一活检的60.6%。2019年ASCCP指南强调，基于风险分层的阴道镜实践策略，对于中、高风险者，即使阴道镜检查结果正常，仍需进行活检，以确保CIN 2+不会丢失。对于宫颈细胞学为非典型腺细胞、阴道镜下无法看到深入颈管内的病变边界或转化区未能完全看到的患者，应行子宫颈管搔刮术（妊娠期除外）。不同部位的取材应分别标记，并放入4%中性甲醛溶液中固定后送病理检查。

（9）止血，轻柔取下窥器。

（10）记录阴道镜所见。向受检者交代注意事项、预约复诊时间及指导离院后的护理。

（三）阴道镜检查主要观察内容

（1）宫颈上皮鳞柱交界，判断转化区范围及类型。

（2）寻找醋白上皮，观察醋白上皮的厚度、边界、位置、与转化区的关系、消退速度以及是否合并血管改变。病变越重，醋白反应越明显、面积大、轮廓硬直、边界清晰、出现越早、持续时间也越长。

（3）血管结构改变，即是否可见点状血管、异型血管或镶嵌样构型。观察血管走行、形态、与醋白上皮的关系。可用绿色滤镜协助观察。病变程度越重，醋白上皮表面的点状血管、镶嵌和腺体开口白环越粗大显著。

（四）阴道镜在妇科肿瘤中的应用价值

阴道镜检查是发现子宫颈癌筛查异常结果后初始评估的重要步骤，是明确诊断和指导治疗的重要工具，成为子宫颈癌筛查及早诊早治中的重要环节，在妇科临床上已不可或缺。同时，阴道镜检查在下生殖道病变的治疗和随访中都具有不可替代的重要作用，尤其对于治疗后细胞学结果异常或临床表现异常的患者，阴道镜是早期发现病变复发的主要检查手段。

参考文献

1.Zhang L，Xie T，Li Y，et al. Diagnostic value and safety of medical thoracoscopy under local anesthesia for unexplained diffuse interstitial lung disease：A retrospective study. Chronic respiratory disease，2022，19：14799731221133389.

2.van Wanrooij RLJ，Bronswijk M，Kunda R，et al. Therapeutic endoscopic ultrasound：European Society of Gastrointestinal Endoscopy（ESGE）Technical Review. Endoscopy，2022，54（3）：310-332.

3.van der Merwe SW，van Wanrooij RLJ，Bronswijk M，et al. Therapeutic endoscopic ultrasound：European Society of Gastrointestinal Endoscopy（ESGE）Guideline. Endoscopy，2022，54（2）：185-205.

4.Tyberg A，Napoleon B，Robles-Medranda C，et al. Hepaticogastrostomy versus choledochoduodenostomy：An international multicenter study on their long-term patency. Endoscopic ultrasound，2022，11（1）：38-43.

5.Repici A，Spadaccini M，Antonelli G，et al. Artificial intelligence and colonoscopy experience：lessons from two randomised trials. Gut，2022，71（4）：757-765.

6.Pimentel-Nunes P，Libanio D，Bastiaansen BAJ，et al. Endoscopic submucosal dissection for superficial gastrointestinal lesions：European Society of Gastrointestinal Endoscopy（ESGE）Guideline - Update 2022. Endoscopy，2022，54（6）：591-622.

7.Matsubara S，Nakagawa K，Suda K，et al. Practical Tips for Safe and Successful Endoscopic Ultrasound-Guided Hepaticogastrostomy：A State-of-the-Art Technical Review. Journal of clinical medicine，2022，11（6）.

8.Lordick F，Carneiro F，Cascinu S，et al. Gastric cancer：ESMO Clinical Practice Guideline for diagnosis，treatment and follow-up. Annals of oncology：official journal of the European Society for Medical Oncology，2022，33（10）：1005-1020.

9.Hashimoto M，Yuki M，Kitajima K，et al. Incidence and Risk Factors of Chest Wall Metastasis at Biopsy Sites in Patients with Malignant Pleural Mesothelioma. Cancers，2022，14（18）：4356.

10.Forbes N，Coelho-Prabhu N，Al-Haddad MA，et al. Adverse events associated with EUS and EUS-guided procedures. 2022，95（1）：16-26. e2.

11.Flor de Lima M，Castro B，Rodríguez-Carrasco M，et al. Best additional management after non-curative endoscopic resection of esophageal squamous cell carcinoma：a systematic review and meta-analysis. Scandinavian journal of gastroenterology，2022，57（5）：525-533.

12.Dietrich CF，Braden B，Burmeister S，et al. How to perform EUS-guided biliary drainage. Endoscopic ultrasound，2022.

13.Amoyel M，Belle A，Dhooge M，et al. Endoscopic management of non-ampullary duodenal adenomas. Endoscopy international open，2022，10（1）：e96-e108.

14.中华医学会消化内镜学分会小肠镜和胶囊镜学组，国家消化系统疾病临床医学研究中心（上海）.中国小肠镜诊治 Peutz-Jeghers 综合征的专家共识意见（2022年）.中华消化内镜杂志，2022，39（7）：505-515.

15.中国抗癌协会胃癌专业委员会.CACA 胃癌整合诊治指南（精简版）.中国肿瘤临床，2022，49（14）：703-710.

16.王洪武，金发光.硬质支气管镜临床应用专家共识.中华肺部疾病杂志（电子版），2022，15（1）：6-10.

17.马文壮，葛楠，吕扬，等.超声内镜引导下胆道引流术的研究现状及应用进展.中国医科大学学报，2022，51（8）：738-743.

18.刘毅，鲍红柳，王玫，等.电子喉镜窄带成像技术模式在早期喉癌诊断中的应用及其与病理结果一致性的研究.中国内镜杂志，2022，28（7）：6.

19. 刘晓黎，杨秀芝，杨如玺. 支气管镜下冷冻治疗联合全身化疗对肺癌患者临床疗效及临床症状与生存质量的影响. 实用癌症杂志，2022，37（1）：96-98.

20. 赫捷，陈万青，李兆申，等. 中国胃癌筛查与早诊早治指南（2022，北京）. 中华肿瘤杂志，2022，44（7）：634-666.

21. 国家消化系统疾病临床医学研究中心（上海），中华医学会消化内镜学分会，中国抗癌协会肿瘤内镜专业委员会，等. 中国结直肠癌癌前病变和癌前状态处理策略专家共识. 中华消化内镜杂志，2022，39（1）：1-18.

22. Zhi X, Chen J, Xie F, et al. Diagnostic value of endobronchial ultrasound image features: A specialized review. Endoscopic ultrasound, 2021, 10（1）：3-18.

23. Venkatachalapathy SV, James MW, Huggett MT, et al. Utility of palliative EUS-guided biliary drainage using lumen-apposing metal stents: a prospective multicenter feasibility study（with video）. Gastrointestinal endoscopy, 2021, 94（2）：321-328.

24. Vanbiervliet G, Strijker M, Arvanitakis M, et al. Endoscopic management of ampullary tumors: European Society of Gastrointestinal Endoscopy（ESGE）Guideline. Endoscopy, 2021, 53（4）：429-448.

25. Vanbiervliet G, Moss A, Arvanitakis M, et al. Endoscopic management of superficial nonampullary duodenal tumors: European Society of Gastrointestinal Endoscopy（ESGE）Guideline. Endoscopy, 2021, 53（5）：522-534.

26. Sundaram S, Dhir V. EUS-guided biliary drainage for malignant hilar biliary obstruction: A concise review. Endoscopic ultrasound, 2021, 10（3）：154-160.

27. Pawa R, Pleasant T, Tom C, et al. Endoscopic ultrasound-guided biliary drainage: Are we there yet? World journal of gastrointestinal endoscopy, 2021, 13（8）：302-318.

28. Park CH, Yang DH, Kim JW, et al. Clinical practice guideline for endoscopic resection of early gastrointestinal cancer. Intestinal research, 2021, 19（2）：127-157.

29. Ono H, Yao K, Fujishiro M, et al. Guidelines for endoscopic submucosal dissection and endoscopic mucosal resection for early gastric cancer（second edition）. Digestive endoscopy: official journal of the Japan Gastroenterological Endoscopy Society, 2021, 33（1）：4-20.

30. Miyamoto Y, Nonaka S, Oda I, et al. Safety and usefulness of endoscopic submucosal dissection for early esophageal cancers in elderly patients aged 80 years or older. Esophagus: official journal of the Japan Esophageal Society, 2021, 18（1）：81-89.

31. Lyu Y, Li T, Cheng Y, et al. Endoscopic ultrasound-guided vs ERCP-guided biliary drainage for malignant biliary obstruction: A up-to-date meta-analysis and systematic review. Digestive and liver disease: official journal of the Italian Society of Gastroenterology and the Italian Association for the Study of the Liver, 2021, 53（10）：1247-1253.

32. Li Z, Dou L, Liu Y, et al. The value of endoscopic resection for non-ampullary duodenal lesions: A single-center experience. Saudi journal of gastroenterology: official journal of the Saudi Gastroenterology Association, 2021, 27（5）：302-308.

33. Karagyozov PI, Tishkov I, Boeva I, et al. Endoscopic ultrasound-guided biliary drainage-current status and future perspectives. World journal of gastrointestinal endoscopy, 2021, 13（12）：607-618.

34. Fritzsche JA, Fockens P, Barthet M, et al. Expert consensus on endoscopic papillectomy using a Delphi process. Gastrointestinal endoscopy, 2021, 94（4）：760-773.e18.

35. Chetcuti Zammit S, Sidhu R. Capsule endoscopy - Recent developments and future directions. Expert review of gastroenterology & hepatology, 2021, 15（2）：127-137.

36. Chantarojanasiri T, Ratanachu-Ek T, Pausawasdi N. What You Need to Know Before Performing Endoscopic Ultrasound-guided Hepaticogastrostomy. Clinical endoscopy, 2021, 54（3）：301-308.

37. Cazacu IM, Semaan A, Stephens B, et al. Diagnostic value of digital droplet polymerase chain reaction

and digital multiplexed detection of single-nucleotide variants in pancreatic cytology specimens collected by EUS-guided FNA. Gastrointestinal endoscopy，2021，93（5）：1142-1151.e2.

38. Avasarala SK，Lentz RJ，Maldonado F. Medical Thoracoscopy. Clinics in chest medicine，2021，42（4）：751-766.

39. Association JGC. Japanese gastric cancer treatment guidelines 2018（5th edition）. Gastric cancer：official journal of the International Gastric Cancer Association and the Japanese Gastric Cancer Association，2021，24（1）：1-21.

40. 张同真、肖年军、宁守斌. 气囊辅助小肠镜分期治疗波伊茨-耶格综合征小肠息肉165例的安全性和有效性随访研究. 中华消化杂志，2021，41（2）：107-111.

41. 王洪武、金发光、张楠. 气道内金属支架临床应用中国专家共识. 中华肺部疾病杂志（电子版），2021，14（1）：5-10.

42. 宋晓伟、张田、闫海燕. 支气管镜下局部化疗对中央型肺癌患者的治疗效果及不良反应. 癌症进展，2021，19（3）：256-259，301.

43. 国家消化系统疾病临床医学研究中心、国家消化内镜质控中心、中华医学会消化内镜学分会胶囊内镜协作组，等. 中国磁控胶囊胃镜临床应用指南（2021，上海）. 中华消化内镜杂志，2021，38（12）：949-963.

44. 国家消化系统疾病临床医学研究中心、国家消化内镜质控中心、中华医学会消化内镜学分会胶囊内镜协作组，等. 中国小肠胶囊内镜临床应用指南（2021，上海）. 中华消化内镜杂志，2021，38（8）：589-614.

45. 公宇. 早期下咽病变内镜黏膜下剥离术临床价值分析及早期胃黏膜病变ESD术后迟发性出血风险因素研究：中国医学科学院，清华大学医学部，北京协和医学院；2021.

46. 陈明远. 鼻咽癌微创外科学. 广州：广东科技出版社，2021.

47. Zhou W，Gao L，Wang SM，et al. Comparison of smear cytology and liquid-based cytology in EUS-guided FNA of pancreatic lesions：experience from a large tertiary center. Gastrointestinal endoscopy，2020，91（4）：932-942.

48. Yao K，Uedo N，Kamada T，et al. Guidelines for endoscopic diagnosis of early gastric cancer. Digestive endoscopy：official journal of the Japan Gastroenterological Endoscopy Society，2020，32（5）：663-698.

49. Yamamoto Y，Ogura T，Nishioka N，et al. Risk factors for adverse events associated with bile leak during EUS-guided hepaticogastrostomy. Endoscopic ultrasound，2020，9（2）：110-115.

50. VanderLaan PA. Collection and Handling of Thoracic Small Biopsy and Cytology Specimens for Ancillary Studies Guideline from the College of American Pathologists（CAP）：implications for the cytology community. Journal of the American Society of Cytopathology，2020，9（4）：286-290.

51. Spadaccini M，Fugazza A，Frazzoni L，et al. Endoscopic papillectomy for neoplastic ampullary lesions：A systematic review with pooled analysis. United European gastroenterology journal，2020，8（1）：44-51.

52. Sainz Zuñiga PV，Vakil E，Molina S，et al. Sensitivity of Radial Endobronchial Ultrasound-Guided Bronchoscopy for Lung Cancer in Patients With Peripheral Pulmonary Lesions：An Updated Meta-analysis. Chest，2020，157（4）：994-1011.

53. Pérez-Cuadrado Martínez E，Pérez-Cuadrado Robles E. Advanced therapy by device-assisted enteroscopy. Revista espanola de enfermedades digestivas：organo oficial de la Sociedad Espanola de Patologia Digestiva，2020，112（4）：273-277.

54. Na HK，Kim D，Ahn JY，et al. Clinical Outcomes following Endoscopic Treatment for Sporadic Non-ampullary Duodenal Adenoma. Digestive Diseases，2020，38（5）：364-372.

55. Moura D，Mccarty TR，Jirapinyo P，et al. Endoscopic Ultrasound Fine-Needle Aspiration versus Fine-Needle Biopsy for Lymph Node Diagnosis：A Large Multicenter Comparative Analysis. 2020，（5）：

600-610.

56.McGuire AL，Myers R，Grant K，et al. The Diagnostic Accuracy and Sensitivity for Malignancy of Radial-Endobronchial Ultrasound and Electromagnetic Navigation Bronchoscopy for Sampling of Peripheral Pulmonary Lesions：Systematic Review and Meta-analysis. Journal of bronchology & interventional pulmonology，2020，27（2）：106-121.

57.Liu YZ，Lv XH，Deng K，et al. Efficacy and safety of endoscopic submucosal tunnel dissection vs endoscopic submucosal dissection for early superficial upper gastrointestinal precancerous lesions and tumors：A meta-analysis. Journal of digestive diseases，2020，21（9）：480-489.

58.Lisotti A，Frazzoni L，Fuccio L，et al. Repeat EUS-FNA of pancreatic masses after nondiagnostic or inconclusive results：systematic review and meta-analysis. Gastrointestinal endoscopy，2020，91（6）：1234-1241.e4.

59.Li S，Yan W，Chen M，et al. Virtual bronchoscopic navigation without fluoroscopy guidance for peripheral pulmonary lesions in inexperienced pulmonologist. Chinese journal of cancer research = Chung-kuo yen cheng yen chiu，2020，32（4）：530-539.

60.Li DF，Wang JY，Yang MF，et al. Factors associated with diagnostic accuracy，technical success and adverse events of endoscopic ultrasound-guided fine-needle biopsy：A systematic review and meta-analysis. Journal of Gastroenterology and Hepatology，2020，35（8）：1264-1276.

61.Larghi A，Lawlor RT，Crinò SF，et al. Endoscopic ultrasound guided fine needle biopsy samples to drive personalized medicine：A proof of concept study. Pancreatology：official journal of the International Association of Pancreatology（IAP），2020，20（4）：778-780.

62.Khoo S，Do NDT，Kongkam P. Efficacy and safety of EUS biliary drainage in malignant distal and hilar biliary obstruction：A comprehensive review of literature and algorithm. Endoscopic ultrasound，2020，9（6）：369-379.

63.Jin Z，Wei Y，Lin H，et al. Endoscopic ultrasound-guided versus endoscopic retrograde cholangiopancreatography-guided biliary drainage for primary treatment of distal malignant biliary obstruction：A systematic review and meta-analysis. Digestive endoscopy：official journal of the Japan Gastroenterological Endoscopy Society，2020，32（1）：16-26.

64.Jin F，Li Q，Bai C，et al. Chinese Expert Recommendation for Diagnosis and Treatment of Massive Hemoptysis. Respiration；international review of thoracic diseases，2020，99（1）：83-92.

65.Jiang S，Xie F，Mao X，et al. The value of navigation bronchoscopy in the diagnosis of peripheral pulmonary lesions：A meta-analysis. Thoracic cancer，2020，11（5）：1191-1201.

66.Davidson K，Shojaee S. Managing Massive Hemoptysis. Chest，2020，157（1）：77-88.

67.Chun JW，Lee K，Lee SH，et al. Comparison of liquid-based cytology with conventional smear cytology for EUS-guided FNA of solid pancreatic masses：a prospective randomized noninferiority study. Gastrointestinal endoscopy，2020，91（4）：837-846.e1.

68.Cho E，Park CH，Kim TH，et al. A prospective，randomized，multicenter clinical trial comparing 25-gauge and 20-gauge biopsy needles for endoscopic ultrasound-guided sampling of solid pancreatic lesions. Surgical endoscopy，2020，34（3）：1310-1317.

69.中华人民共和国国家卫生健康委员会.中国结直肠癌诊疗规范（2020年版）.中华外科杂志，2020，58（8）：561-585.

70.中国抗癌协会肿瘤光动力治疗专业委员会.食管癌光动力治疗临床应用专家共识.食管疾病，2020，2（1）：1-7.

71.史鹏帅.早期声门型喉癌患者手术、放疗和光动力治疗的对照分析.中国误诊学杂志，2020，15（02）：56-58.

72.阮荣蔚，俞江平，陶亚利，等.内镜黏膜下剥离术治疗早期下咽癌及癌前病变的可行性研究.中国内镜杂志，2020，26（7）：76-82.

73.吕凌燕，黄萌萌，王玉芝，等.CO₂激光内镜下切除早期不同类型喉癌的临床效果和并发症分析.岭南现代临床外科，2020，20（04）：522-526.

74.练键勤，凌威，赵以谦.高清染色内镜（i-scan）技术在鼻咽癌早期诊断中的价值分析.当代医学，2020，26（12）：163-164.

75.杜奕奇，李兆申.我国消化道早癌筛查的挑战和展望.第二军医大学学报，2020，41（1）：1-5.

76.Youssef SJ，Orbelo DM，Sakata KK，et al. Dysphonia Due to Vocal Cord Injury After Rigid Bronchoscopy：A Case Study With 1-Year Bronchoscopic Follow-up. Journal of bronchology & interventional pulmonology，2019，26（4）：e52-e5.

77.van der Wiel SE，Poley JW，Koch AD，et al. Endoscopic resection of advanced ampullary adenomas：a single-center 14-year retrospective cohort study. Surgical endoscopy，2019，33（4）：1180-1188.

78.Tempero MA，Malafa MP，Chiorean EG，et al. Pancreatic Adenocarcinoma，Version 1.2019. Journal of the National Comprehensive Cancer Network，2019，17（3）：203-210.

79.Suzuki H，Takizawa K，Hirasawa T，et al. Short-term outcomes of multicenter prospective cohort study of gastric endoscopic resection：'Real-world evidence' in Japan. Digestive endoscopy：official journal of the Japan Gastroenterological Endoscopy Society，2019，31（1）：30-39.

80.Oki M，Saka H，Asano F，et al. Use of an Ultrathin vs Thin Bronchoscope for Peripheral Pulmonary Lesions：A Randomized Trial. Chest，2019，156（5）：954-964.

81.Liang W，Hu P，Guo W，et al. Appropriate treatment sessions of flexible bronchoscopic balloon dilation for patients with nonmalignant central airway stenosis. Therapeutic advances in respiratory disease，2019，13：1753466619831966.

82.Li C，Jing B，Ke L，et al. 基于内镜图像深度学习的鼻咽恶性肿瘤检测模型的建立与验证.癌症，2019，38（7）：317-328.

83.Kitagawa Y，Uno T，Oyama T，et al. Esophageal cancer practice guidelines 2017 edited by the Japan Esophageal Society：part 1. Esophagus：official journal of the Japan Esophageal Society，2019，16（1）：1-24.

84.Kitagawa Y，Uno T，Oyama T，et al. Esophageal cancer practice guidelines 2017 edited by the Japan esophageal society：part 2. Esophagus：official journal of the Japan Esophageal Society，2019，16（1）：25-43.

85.Kato M，Yahagi N，Ponchon T. Duodenum and Small Bowel：Mucosal Neoplasias. Atlas of Early Neoplasias of the Gastrointestinal Tract：Springer；2019. 223-239.

86.Jin F，Li Q，Li S，et al. Interventional Bronchoscopy for the Treatment of Malignant Central Airway Stenosis：An Expert Recommendation for China. Respiration：international review of thoracic diseases，2019，97（5）：484-494.

87.Isayama H，Nakai Y，Itoi T，et al. Clinical practice guidelines for safe performance of endoscopic ultrasound/ultrasonography-guided biliary drainage：2018. Journal of hepato-biliary-pancreatic sciences，2019，26（7）：249-269.

88.Hassan C，East J，Radaelli F，et al. Bowel preparation for colonoscopy：European Society of Gastrointestinal Endoscopy（ESGE）Guideline - Update 2019. Endoscopy，2019，51（8）：775-794.

89.Fujiwara T，Nakajima T，Inage T，et al. The combination of endobronchial elastography and sonographic findings during endobronchial ultrasound-guided transbronchial needle aspiration for predicting nodal metastasis. Thoracic cancer，2019，10（10）：2000-2005.

90.Fujie S，Ishiwatari H，Sasaki K，et al. Comparison of the Diagnostic Yield of the Standard 22-Gauge Needle and the New 20-Gauge Forward-Bevel Core Biopsy Needle for Endoscopic Ultrasound-Guided Tissue Acquisition from Pancreatic Lesions. Gut and liver，2019，13（3）：349-355.

91.Folch EE，Pritchett MA，Nead MA，et al. Electromagnetic Navigation Bronchoscopy for Peripheral Pulmonary Lesions：One-Year Results of the Prospective，Multicenter NAVIGATE Study. Journal of thoracic oncology：official publication of the International Association for the Study of Lung Cancer，2019，14（3）：445-458.

92.Facciorusso A，Wani S，Triantafyllou K，et al. Comparative accuracy of needle sizes and designs for EUS tissue sampling of solid pancreatic masses：a network meta-analysis. Gastrointestinal endoscopy，2019，90（6）：893-903.e7.

93.Draganov PV，Wang AY，Othman MO，et al. AGA Institute Clinical Practice Update：Endoscopic Submucosal Dissection in the United States. Clinical gastroenterology and hepatology：the official clinical practice journal of the American Gastroenterological Association，2019，17（1）：16-25.e1.

94.中华医学会呼吸病学分会介入呼吸病学学组.成人诊断性可弯曲支气管镜检查术应用指南（2019年版）.中华结核和呼吸杂志，2019，42（8）：573-590.

95.中国医师协会内镜医师分会消化内镜专业委员会，中国抗癌协会肿瘤内镜学专业委员会.中国消化内镜诊疗相关肠道准备指南（2019，上海）.中华消化内镜杂志，2019，36（7）：457-469.

96.张宝根，倪晓光.窄带成像内镜在头颈部肿瘤诊断中的应用.癌症进展，2019，17（2）：125-127，161.

97.苏丹.超声支气管镜引导下经支气管针吸活检术的护理及并发症的预防.现代消化及介入诊疗，2019，（A01）：1.

98.刘晓黎，杨如玺.成人诊断性可弯曲支气管镜检查术应用指南（2019年版）.中华结核和呼吸杂志，2019，（08）：573-590.

99.李继东，蒋泽娟，陈伟，等.电子支气管镜下氩气刀联合冷冻疗法治疗晚期肺癌的临床疗效及对患者癌性疼痛和免疫功能的影响.现代生物医学进展，2019，19（21）：4188-4191.

100.国家消化系统疾病临床医学研究中心，国家消化道早癌防治中心联盟，中华医学会消化内镜学分会，等.中国早期结直肠癌筛查流程专家共识意见（2019，上海）.中华消化内镜杂志，2019，36（10）：709-719.

101.国家消化内镜专业质控中心，国家消化系疾病临床医学研究中心，国家消化道早癌防治中心联盟，等.中国早期食管癌及癌前病变筛查专家共识意见（2019年，新乡）.中华消化内镜杂志，2019，36（11）：793-801.

102.国家消化内镜质控中心，国家麻醉质控中心.中国消化内镜诊疗镇静/麻醉操作技术规范.临床麻醉学杂志，2019，35（1）：81-84.

103.国家卫生健康委员会.食管癌诊疗规范（2018年版）.中华消化病与影像杂志（电子版），2019，9（4）：158-192.

104.冯剑，周涵，董伟达.喉癌内镜诊断技术研究进展.山东大学耳鼻喉眼学报，2019，33（03）：129-133.

105.北京市科委重大项目《早期胃癌治疗规范研究》专家组.早期胃癌内镜下规范化切除的专家共识意见（2018，北京）.中华消化内镜杂志，2019，36（6）：381-392.

化 学 治 疗

- ❖ 化疗药众 百家争鸣 ❖
- ❖ 单多巧用 个体适症 ❖
- ❖ 消肿化瘤 依规而行 ❖
- ❖ 肺疾精治 长存久宁 ❖
- ❖ 安全为要 评扶护生 ❖

主　编

冯继锋　石远凯　徐瑞华　姜文奇

副主编（以姓氏拼音为序）

巴　一　程　颖　韩宝惠　胡夕春　黄　诚　刘宝瑞　彭　伟　秦　燕
沈　波　史艳侠　王华庆　王佳蕾　邢镨元　袁　瑛　袁响林　张　俊
张　力　张清媛

编　委（以姓氏拼音为序）

卞伟钢	仓顺东	陈公琰	陈　凯	陈美婷	陈小兵	陈馨蕊	陈　誉
储天晴	褚　倩	邓　婷	杜瀛瀛	付　瑛	甘　露	郭桂芳	郭　卉
韩高华	韩正祥	郝吉庆	胡　洁	胡志皇	黄鼎智	黄佳圆	黄韵红
姜　军	蒋晓华	金　波	蓝春燕	李　菲	李　曼	李　婷	李子明
廖旺军	林　根	林　莹	刘德林	刘海生	刘　军	刘　锐	刘天舒
刘晓健	刘宇飞	柳　江	罗志国	吕　铮	茆　勇	潘半舟	潘宏铭
齐　霄	邱鸣寒	邱文生	任胜祥	沙欢欢	盛莉莉	宋　腾	汤翠菊
汤大北	唐　勇	王纯斌	王德强	王风华	王孟昭	王楠娅	王　锐
王哲海	魏晓为	闻淑娟	王邬麟	吴风雷	吴剑秋	吴平平	王　夏
谢丛华	谢祖成	徐小红	许潇月	薛　东	杨润祥	杨树军	杨　鑫
杨　阳	姚俊涛	于　雁	袁　渊	张东生	张红梅	张　剑	张俊萍
张良玉	张先稳	张小田	张　琰	赵鸿鹰	赵　可	赵　琼	郑晓彬
周国仁	周　辉	朱晓东					

第一章

控瘤药治疗概述

肿瘤是全球范围内的重大公共卫生问题，极大危害人类生命健康，控癌药（也称"控瘤药"）规范化使用是医药领域和社会关注的热点，也是医疗质量控制的难点。随着恶性肿瘤发病率和死亡率的持续攀升，控瘤新药的不断上市，恶性肿瘤规范用药日益受到临床及全社会的广泛关注。

控瘤药在抑制或杀伤瘤细胞同时，一定程度上损害机体正常细胞，产生一系列不良反应，对人体其他系统及器官造成不利影响。控瘤药物种类及使用方案繁多、临床应用广泛，必须对用药进行监控审核，对不合理用药现象进行警示，以防潜在用药失误，促进控瘤药物规范化使用。

一、控瘤药的历史

控瘤药物在国内外古籍中虽早有记载，但较系统医学研究始于20世纪40年代。最初发现氮芥能治疗恶性淋巴瘤，增加了用药物治疗肿瘤的信心，后续逐步展开了控瘤药的试验模型、筛选方法和寻找新药研究。20世纪50年代从合成化合物、天然植物、动物、微生物产物等进行大量筛选，找到了有控瘤活性的物质达数百种，60年代累积了丰富资料，研发出数十种有效的控瘤药物，在7~8种恶性肿瘤取得良好疗效；并逐渐形成了癌细胞动力学、控瘤药物药理学、肿瘤化疗学等新分支学科。以后控瘤药物不断发展，在肿瘤治疗中发挥重要作用。

新中国诞生前，我国控瘤药物研究仍处空白。新中国成立后百废待兴，人才奇缺，直到1955年，控瘤药问题才开始引起注意。1956年制订的"12年科学研究远景规划"，控瘤药物研究被正式纳入国家科研规划之中。

20世纪50年代后，控瘤药物研究迅速升温。包括积极进行控瘤中草药的调查，广泛收集单方、验方、复方及传统的中草药，群众性的控瘤药物筛选蓬勃发展。1966—1976年，对喜树、斑蝥、三尖杉、秋水仙及三棱莪术的研究，是我国控瘤药早期研究阶段，为后来奠定了基础。70年代后期，从国外引进新的肿瘤实验模型、研究方法和新思路，把国外成熟经验和产品迅速移植到国内，仿制了多种控瘤药，以满足临床使用需求。

70年代后，控瘤药物研究在我国全面发展，药化、药理等基础研究、临床应用评价、化学治疗、综合治疗和生产技术革新及推广等都取得令人瞩目的成就。进入21世纪，新学科、新药品、新理论不断出现，国外生产的控瘤药在国内绝大部分都能生产，与国外的合作大量增加，我国的成就引起国际广泛关注。

随着高通量筛选、基因工程新技术、药物基因组学等新学科迅速发展，新知识、新药品不断涌现，我国正面临着控瘤药研究思路和创新药物的新挑战和新机遇。

二、控瘤药使用的规范化管理

控瘤药临床应用需实行规范化管理，根据控瘤药的作用机制、有效性、安全性、可及性和经济性等因素，分为限制使用级和普通使用级。限制使用级控瘤药具下述特点之一。

（1）药物不良反应作用大，需纳入毒性药品管理，适应证严格，禁忌证多，使用不当会对人体造成严重损害，须由具丰富临床经验的医务人员使用。

（2）上市时间短、用药经验少的新型控瘤药。

（3）价格昂贵、经济负担沉重的控瘤药。普通使用级控瘤药是指除限制使用级外的其他控瘤药。

三、控瘤药规范化使用步骤

（一）规范控瘤药的分级管理

（1）按药理作用一般将控瘤药分为化学治疗、分子靶向治疗、免疫治疗、内分泌治疗、抗体偶联类药物（antibody-drug conjugates，ADC）、中药等6大类，以便分别实施分级管理。

（2）明确控瘤药信息，包括药品价格、月（年）使用费用、医保属性、不良反应、国内上市时间、入院时间、用量等。

（3）已开展分级管理的单位，在既往分级管理基础上根据分级管理路线指导建议对新入院药品进行考量，并对控瘤药分级目录定期进行动态调整。

（二）评估控瘤药物的不良反应

依据控瘤药不良反应（adverse drug reaction，ADR）发生率和严重程度、对ADR的管理能力是否具有权威指南等综合考量进行分级，具体如下。

（1）药物说明书或随机对照临床试验中严重ADR（3~4级）的发生率大于30%的

新型控瘤药列入限制使用级。

（2）药物说明书因 ADR 设置警示的新型控瘤药品应列入限制使用级。

（3）药物说明书或文献报道存在严重但罕见 ADR 的药物，要充分考虑临床对 ADR 的早期识别能力和处理能力。

（4）对上市较早或说明书信息不完善的药物，应充分参考临床实践中药物 ADR 发生情况及临床对药物熟悉程度进行分级。

（5）可按药理学分类评估药物 ADR 的严重程度；对免疫治疗药物应充分考虑临床用药经验以及对免疫相关 ADR 的识别和处理能力；建议将内分泌治疗药物列入普通使用级，但对单位内使用较少的药物应列入限制使用级。

（三）评估控瘤药的使用经验

建议评估收治肿瘤患者的专科特色、相关肿瘤学科发展水平、跟踪全球特别是我国肿瘤治疗学术前沿的能力、临床证据级别和诊疗习惯、病理、影像及药学等相关学科的服务能力，多维度进行考量。

（1）限制使用级控瘤药应注意控瘤药在国内首次上市时间和入院时间。

（2）肿瘤专科医院及有肿瘤治疗特色的综合医院，相关药品上市时间和入院时间要求可相对较短（分别为 1 年或 2~3 年）。

（3）根据本单位内控瘤药的使用量和用药频率、ADR 发生和处理能力判断临床用药经验。

（4）对有条件上市的药品，在未完成相关研究前应列入限制使用级管理。

（5）根据临床需求对部分学科或专业药物的使用做适当调整和补充规定，如不涉及肿瘤治疗的科室或专业。

（6）本单位开展 III 期临床试验的控瘤药，可累积考虑临床用药经验。

（四）评估控瘤药的经济负担

各单位应结合所在地区经济水平和医保覆盖等情况衡量肿瘤药物治疗的费用、对患者生存期延长和生存质量提高，以及患者治疗对家庭和社会的影响，综合评估控瘤药的经济负担。

（1）依据肿瘤治疗特点计算药品使用周期治疗费用及长期用药的月治疗费用，比较不同药物对普通患者的直接治疗费用，也可将治疗方案按周期折算比较。

（2）衡量药品费用同时，应参考药品医保属性以及药物对疗效的提升，包括对患者生存期延长和生存质量提高等数据。

（3）可参考权威期刊已发表的药物经济学研究或药物卫生评估相关文献。

（五）形成控瘤药分级管理目录

在控瘤药分级过程中，结合肿瘤诊治实践落实国家相关医疗质控和药事管理的政策和要求。

（1）控瘤药规范化使用应能符合优先使用国家基本药物的原则。

（2）控瘤药规范化使用应能促进临床合理用药，尤其对泛靶点药物、超说明书使用频繁的药物。

（3）单位根据药品使用情况，结合药品供应目录更新定期对药品分级目录进行调整。

（六）控瘤药规范化使用的实施

（1）对经培训合格副高及以上职称的医师可授予限制使用级药物处方权限。

（2）对高年资主治医师（主治工作大于等于5年），可根据临床诊疗工作需要决定是否在一定范围内授权开具限制使用级控瘤药。

（3）肿瘤专科医院和综合医院肿瘤科可根据临床实践具体情况，分别制定各自处方权限管理方法。

（4）综合医院对非肿瘤科开具的肿瘤药物治疗尤其是开具首次治疗方案可以制定更严格管理权限。

（5）诊断明确的肿瘤患者首次控瘤药物治疗方案，应由副高及以上职称医师开具。

（6）病情稳定患者延续使用限制级控瘤药可由主治及以上医师开具或由科室授权医师开具。

（7）重新确立治疗方案（不包括药物剂量调整），由副高及以上医师开具限制使用级控瘤药。

四、控瘤药规范化使用的管理要点

肿瘤治疗复杂，临床研究进展快，肿瘤患者收治于不同科室，相关诊疗质控难度大。控瘤药规范化使用的主要手段为分级管理，目的为保障肿瘤患者在经验丰富的治疗团队管理下，获得最佳个体化治疗。

（一）分级管理

分级管理不是限制控瘤药的使用，而是保障具有相关诊疗能力和用药经验的医师可规范化使用控瘤药。各单位应提高控瘤药可及性，及时将临床治疗所需的控瘤药纳入药品供应目录，保障患者治疗需要。

（二）处方管理

严格做好处方审核管理。在实际控瘤药临床应用期间，需做好处方审核管理工作。首先，控瘤药物使用的所有医药人员，要对控瘤药使用安全规范相关知识进行全面掌握，严格按照规范要求执行。在为患者用药前，要再次对医师所开处方药进行检查，对用药准确性和合理性进行审核，确定用药问题后落实。医师与护理人员要定时查房，掌握临床用药规范性与合理性，对临床用药疗效及不良反应明确。综合分析临床用药实践信息，积极搜集掌握相关医疗用药信息，不断优化用药机制和方案，对用药不合理问题要重点强调和管控，为控瘤药临床应用水平提升奠定基础。

（三）用药机制

建立合理用药检查机制。控瘤药临床应用合理性需有效管控，医院需建立严格用药检查机制，运用信息技术建立用药检查监控系统，设定用药标准。医师开方出现不合理现象可及时提示和制止。

（四）落实规范

落实肿瘤规范化诊疗各项要求，加强合理肿瘤及相关学科建设，推进多学科整合诊疗 MDT to HIM 模式，严格掌握药品适应证，确保临床合理用药。加强不良反应，尤其是新发和严重不良反应的监测上报。关注控瘤药联用或与其他药物及其他疗法联用时的相互作用风险。

（五）药学管理

加强药学服务和肿瘤专科临床药师培养，促进药学人员专业能力提升。临床药师需积极深入到临床用药一线，多与医师、护理人员和患者沟通交流，掌握更多的控瘤药使用效果信息。并对临床用药疗效、患者病例等整合分析，进一步优化改善临床用药方案，提升用药合理性。加强控瘤药处方审核和点评，对肿瘤患者进行全医嘱审核。开展重点患者用药监测及院外长期用药患者的监测和随访。

（六）注意事项

控瘤药规范化使用注意事项如下。

（1）控瘤药使用适应证不适宜（无恶性肿瘤诊断或有用药禁忌证）。

（2）控瘤治疗遴选的药品不适宜（不符合指南、共识和临床路径推荐）。

（3）控瘤药给药途径不适宜。

（4）控瘤药用法用量不适宜（包括未记录体表面积病历）。

（5）控瘤药用药疗程不适宜。

（6）联合用药不适宜。

（7）无指征更换化疗方案。

（8）药物注射时间（滴速等）过长或过短，用药次序错误。

（9）药物注射过程中未实行减少药品不良反应发生措施（如避光、冲管、实施心电监护等）。

（10）出院带药未向患者交待药品用法用量。

第二章

控瘤药作用机制与分类

一、常用化疗药

化疗，即化学治疗，是利用化学合成药控灭瘤细胞生长的一种疗法。

目前对化疗药物分类方法主要有三种。

第一种，根据药物来源、化学结构及作用机制分为：烷化剂类、抗代谢类、抗生素类、微管蛋白抑制剂类、拓扑异构酶抑制剂类、激素类及其他。

第二种，根据化疗药物作用的分子靶点分为：影响核酸生物合成的药物；破坏DNA结构和功能的药物；嵌入DNA干扰转录RNA的药物；干扰蛋白质合成的药物和其他（如激素等）。

第三种，根据化疗药物对细胞增殖周期及其各时相的作用不同分为：细胞周期非特异性药物、细胞周期特异性药物。前者对肿瘤增殖各期和G0期的细胞均具杀伤作用。此类药物对恶性肿瘤细胞的作用常较强，其控杀作用呈剂量依赖性，在机体能耐受的药物毒性限度内，作用强度随剂量增加而成倍增强。后者仅对增殖周期中某些时相有控瘤活性，对G0期细胞无影响，并可根据其对各时相的作用特异性再分为G1期特异性、G2期特异性、S期特异性、M期特异性药物。此类药物对瘤细胞作用常较弱，其控杀伤作用呈时间依赖性，需一定时间能发挥作用，达到一定剂量后即使剂量再增加其控瘤作用不再增强。

（一）影响核酸生物合成的药物

（1）5-氟尿嘧啶（5-FU）：为嘧啶类抗代谢药；其控瘤原理与其体内转化的两种活性物质密切相关。通过抑制脱氧胸苷酸合成酶，影响DNA合成；也能通过掺入RNA中干扰蛋白质合成。适应证：结肠癌、直肠癌、胃癌、胰腺癌、乳腺癌、头颈部癌、肾癌、前列腺癌、卵巢癌、食管癌、皮肤基底细胞癌和鳞癌、原发性肝癌等。

（2）卡培他滨：为新型氟尿嘧啶控瘤药，是氟尿嘧啶的前体药物。适应证：晚期乳腺癌和结直肠癌。也用于胃癌等其他晚期胃肠道癌。

（3）硫鸟嘌呤：干扰嘌呤合成代谢，阻碍核酸合成。适应证：急性淋巴性白血病。

（4）甲氨蝶呤：抑制二氢叶酸还原酶，使四氢叶酸生成障碍，最终抑制DNA合成。适应证：骨肉瘤、急性白血病、CNS白血病（作为鞘内注射）、非霍奇金淋巴瘤、伯基特淋巴瘤、蕈样肉芽肿、绒毛膜上皮癌、恶性葡萄胎、小细胞肺癌、乳腺癌、头颈部癌、消化道癌。

（5）阿糖胞苷：是一种核苷类化合物，通过抑制DNA多聚酶，阻止DNA合成。其在体内转化为三磷酸阿糖胞苷才能发挥控瘤作用。适应证：急性髓性白血病、急性淋巴细胞白血病、慢性髓性白血病、非霍奇金淋巴瘤。

（6）羟基脲：通过抑制核苷酸还原酶，阻止DNA合成。并可将瘤细胞阻滞在G1期达到同步化，与放疗联合可起增敏作用。适应证：慢性粒细胞白血病、真性红细胞增多症、多发性骨髓瘤等。联合用药治疗恶性黑色素瘤、肾癌、头颈部鳞癌、胃癌、肠癌、乳腺癌、膀胱癌、恶性淋巴瘤、原发性肝癌、卵巢癌、急性白血病等。作为放射增敏药物治疗脑瘤等头颈部鳞癌。

（二）破坏DNA结构和功能的药物

（1）烷化剂：该类药物共性是具活泼烷化基团，能与DNA或蛋白质某些基团起烷化作用，形成交叉联结或引起脱嘌呤作用，使DNA链断裂；还可使核碱配对错码，造成DNA结构和功能损害。

环磷酰胺：在体内转变为磷酰胺氮芥，与DNA形成交叉联结，抑制瘤细胞生长增殖，是一种广谱的控瘤药。适应证：恶性淋巴瘤、急慢性淋巴细胞白血病、乳腺癌、多发性骨髓瘤、小细胞肺癌、骨软组织肿瘤、神经母细胞瘤、子宫颈癌等。代谢产物丙烯醛由尿排出刺激膀胱可致化学性膀胱炎如血尿和蛋白尿。

噻替派：乙撑亚胺类烷化剂，与DNA碱基结合，使DNA变性，抑制瘤细胞分裂。适应证：乳腺癌、卵巢癌、淋巴瘤等。

白消安：甲烷磺酸酯类烷化剂，在体内解离后起烷化作用。适应证：慢性粒细胞白血病疗效显著。

卡莫司汀：亚硝脲类烷化剂，在体内能与DNA起烷化作用，阻止DNA修复。脂溶性高，易透过血脑屏障。适应证：脑胶质瘤、霍奇金淋巴瘤、小细胞肺癌、脑转移瘤、中枢神经细胞白血病。

（2）抗生素类：是一类从微生物培养液中提取，通过直接破坏DNA或嵌入DNA而干扰转录的控瘤药。

丝裂霉素：与DNA双链交叉联结，抑制DNA复制，或使部分DNA断裂。适应证：宫颈癌、胃癌、肺癌、淋巴瘤、肛管鳞癌等。

博来霉素：抑制胸腺嘧啶核苷嵌入DNA，并与DNA结合，使DNA断裂，阻止DNA复制合成。适应证：鳞状上皮癌、恶性淋巴瘤和睾丸癌。

（3）铂类：顺铂与卡铂，顺铂可与DNA上鸟嘌呤、腺嘌呤、胞嘧啶形成交叉联结破坏DNA结构和功能，干扰DNA复制。适应证：抗瘤谱广，多种实体瘤的一线用药，对睾丸肿瘤、卵巢癌、膀胱癌、乳腺癌、肺癌、鼻咽癌、食管癌、头颈部肿瘤等实体瘤有效。卡铂的控瘤作用与顺铂相似，但肾毒性、胃肠道毒性显著低于顺铂。

（4）鬼臼毒素类药物：鬼臼毒素破坏纺锤丝形成，抑制有丝分裂。属细胞周期特异性药物。

依托泊苷：干扰DNA拓扑异构酶Ⅱ，使DNA断裂。适应证：小细胞肺癌、睾丸癌、霍奇金淋巴瘤、非霍奇金淋巴瘤、急性髓性白血病、绒毛膜上皮癌、恶性葡萄胎。

（5）喜树碱及衍生物：以DNA拓扑异构酶Ⅰ为作用靶点抑制DNA合成而发挥控瘤作用。属细胞周期特异性药物。

伊立替康：抑制DNA拓扑异构酶Ⅰ，干扰断裂DNA单链重新修复，阻止DNA复制。适应证：晚期结直肠癌、肺癌、卵巢癌、宫颈癌。

拓扑替康：喜树碱的半合成衍生物之一，作用于DNA拓扑异构酶Ⅰ，与DNA断裂单链、拓扑异构酶Ⅰ形成稳定复合物，干扰DNA修复，阻止DNA合成。适应证：复发小细胞肺癌、复发卵巢癌。

（三）干扰转录RNA的药物

（1）放线菌素D：嵌入DNA碱基对鸟嘌呤和胞嘧啶间，阻碍RNA多聚酶功能，阻止RNA合成。适应证：抗瘤谱较窄，对恶性葡萄胎、绒毛膜上皮癌、淋巴瘤、肾母细胞瘤、横纹肌肉瘤及神经母细胞瘤疗效较好。

（2）柔红霉素：第一代蒽环类控瘤抗生素。与DNA碱基对结合，阻止转录过程，抑制DNA复制和RNA合成。适应证：急性淋巴性白血病、急性粒细胞白血病、淋巴瘤、骨肉瘤。

（3）多柔比星（阿霉素）：作用机制同柔红霉素。适应证：急性白血病、恶性淋巴瘤、乳腺癌、肺癌（包括小细胞肺癌和非小细胞肺癌）、卵巢癌、软组织肉瘤、成骨肉瘤、横纹肌肉瘤、尤因肉瘤、肾母细胞瘤、神经母细胞瘤、膀胱癌、甲状腺癌、前列腺癌。

（四）干扰蛋白质合成的药

（1）长春碱类：主要有长春新碱和长春地辛。作用于细胞有丝分裂期的微管蛋白，抑制微管蛋白聚合，干扰纺锤丝微管蛋白合成，使细胞有丝分裂停止于中期。长春新碱适应证：急性淋巴细胞白血病、恶性淋巴瘤、横纹肌肉瘤、尤文肉瘤、神经母细胞瘤、肾母细胞瘤多发性骨髓瘤。长春地辛适应证：晚期非小细胞肺癌、恶性淋巴瘤、乳腺癌、头颈部癌、食管癌、卵巢癌和恶性黑色素瘤。

（2）紫杉醇：促进微管蛋白聚合并抑制其分解，影响纺锤体功能而抑制瘤细胞有丝分裂，属于细胞周期特异性药物。适应证：卵巢癌、乳腺癌、非小细胞肺癌、食道癌、胃癌、膀胱癌、精原细胞瘤等。

（3）L-门冬酰胺酶：门冬酰胺酶是大肠杆菌的酶制剂，能水解血浆中的门冬酰胺为门冬氨酸和氨，使瘤细胞缺乏门冬酰胺，从而抑制蛋白质合成，干扰DNA、RNA合成。作用于细胞增殖周期G1期，是细胞周期特异性药物。适应证：急、慢性淋巴细胞白血病、淋巴瘤。

（五）激素类药物

通过特异性与激素受体结合发挥作用。激素受体均为胞浆蛋白和核蛋白，它们与激素结合具高度亲和力和特异性，内源性或外源性类固醇激素穿透细胞膜进入细胞后，与特异性受体结合，形成激素受体复合物，并被活化进入细胞核内，活化激素受体复合物与染色质特殊受体结合，与核内各种成分发生作用，经过一系列酶反应，引起DNA复制与细胞分裂，从而影响细胞生理功能（具体详见CACA指南《内分泌保护》）。

（六）新型化疗药：ADC药物

ADC药物是由靶向特异性抗原单抗与小分子细胞毒性药物通过连接子链接而成，兼具传统小分子化疗强大杀伤效应及抗体药物的肿瘤靶向性。ADC由三个主要部分组成：负责选择性识别癌细胞表面抗原的抗体，负责杀死癌细胞的药物有效载荷，以及连接抗体和有效载荷的连接子。ADC对抗原识别导致ADC经内吞进入细胞内，通过溶酶体降解后，有效载荷以生物活性形式释放并发挥作用，导致癌细胞死亡。

目前已有10余款ADC药物获批用于血液肿瘤和实体瘤。其中，FDA已批准5个ADC用于6种适应证的实体瘤治疗，分别为：

trastuzumab emtansine（T-DM1）和trastuzumab deruxtecan（T-DXd）用于HER-2阳性乳腺癌；

trastuzumab deruxtecan用于HER-2阳性胃癌；

trastuzumab emtansine（T-DM1）扩展至HER-2+早期乳腺癌；

sacituzumab govitecan用于三阴性乳腺癌；

sacituzumab govitecan和enfortumab vedotin用于尿路上皮癌；

tisotumab vedotin 用于宫颈癌。

二、内分泌治疗药

肿瘤内分泌治疗又称肿瘤激素治疗，是指通过调节和改变机体内分泌环境及激素水平治疗肿瘤的方法。对激素依赖性肿瘤，如乳腺癌、前列腺癌等，有时内分泌治疗疗效甚至超过化疗，在肿瘤整个治疗中起不可或缺作用。肿瘤内分泌治疗机制主要包括两个重要环节：降低激素水平和阻断激素与受体的结合。

（一）降低激素水平

（1）促黄体生成素释放激素类似物（luteinizing hormone releasing hormone analogue，LHRHA）和促黄体生成素释放激素（luteinizing hormone releasing hormone，LHRH）拮抗剂可与促性腺激素释放激素（gonadotropin releasing hormone，GnRH）竞争性结合垂体GnRH受体，减少垂体黄体生成素（luteinizinghormone，LH）和卵泡刺激素（follicle-stim ulating hormone，FSH）的分泌，从而降低雌激素、孕激素和雄激素水平，这种方法也称药物去势。LHRHA是乳腺癌和前列腺癌内分泌治疗中最常用的一类去势药物，具可逆、不良反应小的优点。

（2）雌激素：前列腺癌内分泌治疗的常用药物，可通过负反馈抑制GnRH分泌，减少雄激素产生，达到治疗肿瘤目的。

（3）雄激素：可通过负反馈抑制GnRH分泌，减少雌激素产生，对乳腺癌有一定治疗作用，由于其不良反应较大，目前在乳腺癌治疗中应用越来越少。

（4）甲状腺素：甲状腺癌治疗，补充甲状腺素不仅可维持体内甲状腺素水平，且可通过甲状腺素负反馈抑制下丘脑-垂体-甲状腺轴，降低促甲状腺激素（thyroid stimulating hormone，TSH）水平，抑制TSH引起的甲状腺组织的生长，从而治疗甲状腺癌。

（5）芳香化酶抑制剂（aromatase inhibitors，AI）能抑制芳香化酶活性，阻止雄激素向雌激素转化，降低雌激素水平，用于治疗乳腺癌。按化学结构可分为非甾体类氨鲁米特、来曲唑、阿那曲唑等及甾体类依西美坦等，主要用于晚期乳腺癌姑息治疗和乳腺癌根治术后辅助治疗。根据AI合成时间分为：第一代AI、第二代AI和第三代AI。第三代AI具有高效、低毒，使用方便等特点，是绝经后乳腺癌内分泌治疗主要药物。

（二）阻断激素与受体结合

（1）选择性雌激素受体调节剂（selective estrogen receptor modulator，SERM）：通过与雌激素竞争性结合雌激素受体（estrogen receptor，ER），阻断雌激素相关基因表达，使癌细胞维持在G1期，减慢细胞分裂和生长，SERM主要用于乳腺癌治疗，是目前应用最广泛的乳腺癌内分泌治疗药物。

（2）雄激素受体拮抗剂：与内源性雄激素竞争性结合，抑制雄激素进入细胞核，阻断雄激素对前列腺癌的刺激作用。单用此药可加速LH和FSH生成，使血浆中睾酮和雌二醇水平增加，故常与GnRH类似物联合应用，成为前列腺癌治疗基本药物。

三、靶向治疗药

肿瘤分子靶向治疗是以瘤细胞标志性分子为靶点，研制有效阻断剂，干预细胞发生癌变环节，如通过抑制瘤细胞增殖、干扰细胞周期、诱导瘤细胞分化、抑制瘤细胞转移、诱导瘤细胞凋亡及抑制瘤血管生成等途径达到治疗肿瘤目的（详见CACA指南《靶向治疗》）。

分子靶向药物的主要作用靶点有以下几个。

（1）与信号转导相关的酶抑制剂，如针对Bcr-Abl融合蛋白和c-Kit激酶抑制剂伊马替尼、达沙替尼；EGFR酪氨酸激酶抑制剂吉非替尼、厄洛替尼、奥希替尼；HER-2酪氨酸激酶抑制剂拉帕替尼；间变性淋巴瘤激酶（ALK）抑制剂克唑替尼、阿来替尼、塞瑞替尼、洛拉替尼；对c-kit、VECFR、PDGFR等双靶点或多靶点起作用的药物舒尼替尼、索拉非尼；mTOR抑制剂依维莫司等。

（2）抗新生血管生成药物，如抗血管内皮生长因子（vascular endothelial growth factorvecil）抗体贝伐单抗、VEGF受体（vascular endothelial groeth factor receptor，VEGFR）酪氨酸激酶抑制剂阿帕替尼和血管内皮抑素（endostalin）恩度等。

（3）作用于细胞表面抗原或受体的单抗，如针对B淋巴细胞表面CD20抗原的利妥昔单抗、上皮瘤细胞表面HER-2抗原的曲妥珠单抗和表皮生长因子受体（epithelial growth factor receptor，EGFR）的西妥昔单抗等。

（4）泛素-蛋白酶体抑制剂，如硼替佐米。

（5）作用于细胞周期药物，如周期依赖性激酶（cycling Kinase，CDK）抑制剂和有丝分裂中aurora激酶抑制剂等。

（6）其他，如蛋白激酶C抑制剂、组蛋白去乙酰化酶（histone deacetylase，HDAC）抑制剂等。

四、免疫治疗药物

控瘤免疫治疗主要通过激发和增强机体免疫功能，达到控灭瘤细胞目的。目前已经应用于临床免疫治疗包括免疫检查点抑制剂、过继性细胞治疗、肿瘤疫苗等。免疫检查点抑制剂主要包括CTLA4单抗（伊匹木单抗）和PD-1/PD-L1单抗（目前已有10余种在国内获批上市）。过继性细胞治疗目前主要包括肿瘤浸润性淋巴细胞（tumour-infiltrating lymphocytes，TILs）、嵌合型抗原修饰的 T 细胞（chimeric antigen receptor T cells，CAR-T）和 T 细胞受体修饰（TCR-modified T cells，TCR-T）。肿瘤疫苗是利用TAAs、肿瘤多肽或瘤细胞裂解产物等诱导机体产生肿瘤特异性免疫应答，保护机体免受肿瘤细胞侵袭，实现对肿瘤的预防和治疗。（详见CACA指南《免疫治疗》）

第三章

控瘤药的适应证

一、药物基本原则

(一)充分评估肿瘤情况和患者身体状况

通过病理和细胞学明确肿瘤病理类型及对治疗有提示意义的指标,通过病史、体检、影像学检查等明确疾病范围、发展趋向;并对患者一般状况、基础疾病及严重程度、重要脏器功能进行评估,预测患者对治疗耐受性。

(二)医患沟通

向患者方充分交代预后、不同治疗方案可能疗效、不良反应、风险,对毒副反应较大的化疗,价格昂贵的疗法、应用时间不长而远期毒性尚待进一步认识的新药,更应着重说明,了解患者方心理状况、经济承受能力及治疗意愿。

(三)明确治疗目的,制定治疗计划

权衡利弊,明确治疗目的是根治性还是姑息性,制定整合治疗方案。

(四)基于循证医学的规范化治疗

控瘤药的使用应根据临床诊疗指南、规范或专家共识进行规范化治疗,确保适应证选择、治疗时机把握、疗程安排、化疗药物及其剂量等有充分循证医学证据,同时结合每位患者具体情况,寻找最切合该患者病情的相关依据,从而选择最适合该患者的治疗方案,对目前尚无标准治疗或标准治疗疗效仍不满意的患者,应鼓励参与临床试验。

（五）毒副作用的监测

熟悉治疗方案不良反应及其处理。化疗期间，每周查血常规2~3次，每周期至少查肝肾功能1次，必要时增加检查次数。心脏等其他检查按需进行。

（六）用药剂量的调整或停药

化疗过程中根据化疗副反应调整用药剂量。治疗中出现3度以上非血液学毒性、4度血液学毒性、化疗所致心肌损伤、中毒性肝炎、中毒性肾炎、化学性肺炎或肺纤维化、感染性发热或者穿孔、出血、栓塞、休克等严重并发症，需停药，采取相应治疗措施。部分药物达到累积限制剂量后不能继续应用。

（七）疗效评价及方案更改

2~3周期化疗后做疗效评价，CR或PR者至少在4周后行疗效确认，治疗失败时需用新化疗方案，对晚期姑息性治疗，只要未进展就可维持原方案，但对可治愈性疾病，如一定周期后未达CR，则需更改化疗方案。身体状况不能耐受进一步治疗患者应中止或暂缓治疗。辅助治疗和部分姑息治疗，达到规范疗程后即可停止治疗。

二、药物的合理使用

（一）细胞增殖动力学

联合化疗方案中一般包括两类以上作用机制不同的药物，且常用周期非特异性药物和周期特异性药物配合，方案尽可能选择毒性不重复的药物，以提高正常组织耐受性。药物数目一般主张2~4个；化疗药物序贯应用比较合理。

（二）肿瘤负荷与肿瘤细胞的异质性

恶性肿瘤遗传上不稳定，从而导致明显异质性，在控瘤药使用前祛除巨块，不但能减少肿瘤负荷，也会降低耐药细胞比例。

（三）耐药

耐药是多种机制的综合作用结果。控瘤药治疗失败的原因是某些癌细胞具有原发耐药，或在治疗过程中获得性耐药，或者控瘤药不能在肿瘤所在部位达到控制肿瘤的有效浓度。

（四）细胞凋亡和分化诱导

细胞死亡可分为坏死和凋亡，很多控瘤药具有诱导瘤细胞凋亡的作用，治疗目标是合理安排作用机制不同的药物提高疗效。

（五）剂量强度

很多化疗药物治疗敏感肿瘤的剂量-效应曲线为线性，剂量越高疗效越好。在自体造血干细胞移植术支持下，剂量强度可提高到常规标准剂量的5~8倍以上，疗效显著提高，同时保证患者治疗期间安全。

（六）给药途径

影响药物局部有效浓度的因素很多。其中重要因素是肿瘤体积，大块肿瘤常有部分区域血供不佳，因此通过血液达到这些部位的药物浓度也低，这一问题可通过将药物直接注射到肿瘤所在部位解决，目前对区域性给药能否达到根治有待进一步研究。临床上，血-脑屏障和血-睾屏障使大分子和生物制剂不能穿透脑实质和脑膜，但肿瘤可侵犯血-脑屏障进入脑实质或脑脊髓膜腔。

（七）注意给药方法、间隔时间和合理用药

用药时，需注意给药持续时间、间隔时间和不同药物的先后顺序。细胞周期非特异性药物常一次性静注，在短时间内一次性给予本周期内全部剂量，细胞周期特异性药物则通过缓慢静滴，肌注或口服来延长药物作用时间。给药时间间隔可能影响疗效和毒性，细胞毒性药物对正常细胞也会产生毒性，且需要一定时间恢复，在毒性恢复前不宜再给予同种药物或具有相同毒性的其他药物。出于细胞周期和药物动力学考虑，一些化疗方案规定了给药顺序，联合化疗中常用策略之一是先用细胞周期非特异性药物，再使用细胞周期特异性药物。

（八）给药个体化

肿瘤内科治疗的成功与一些宿主因素明显相关，其中包括营养状态、活动能力、重要器官综合功能等。化疗剂量需综合考虑患者的肿瘤负荷、体力状况、骨髓和心肝肾等主要脏器功能等因素。

三、烷化剂

烷化剂是较为广谱的控瘤药，对处增殖期及非增殖期的瘤细胞均具有控制作用，且效应与剂量成线性相关，故成为肿瘤超大剂量化疗的主要药物。

（一）氮芥类

1. 氮芥

适用于恶性淋巴瘤，尤其是霍奇金淋巴瘤，腔内用药对控制癌性胸腔、心包腔及腹腔积液疗效较好；外用治疗皮肤T细胞淋巴瘤（蕈样霉菌病）。

2. 苯丁酸氮芥

适用于霍奇金淋巴瘤、数种非霍奇金淋巴瘤、慢性淋巴细胞白血病、瓦尔登斯特伦巨球蛋白血症、晚期卵巢腺癌、晚期乳腺癌。

3. 苯达莫司汀

适于在利妥昔单抗或含利妥昔单抗方案治疗过程中或治疗后病情进展的惰性B细胞非霍奇金淋巴瘤（NHL）。

4. 环磷酰胺

联合化疗或单剂治疗用于下列疾病。

白血病：急性或慢性淋巴细胞性和髓系白血病。

恶性淋巴瘤：霍奇金淋巴瘤、非霍奇金淋巴瘤、浆细胞瘤。

转移性和非转移性恶性实体瘤：卵巢癌、乳腺癌、小细胞肺癌、成神经细胞瘤、Ewings肉瘤。

器官移植时的免疫抑制治疗。

对儿童横纹肌肉瘤及骨肉瘤有一定疗效。

5. 异环磷酰胺

适用于睾丸癌、卵巢癌、乳腺癌、肉瘤、恶性淋巴瘤和肺癌等。

6. 美法仑

美法仑片，适于多发性骨髓瘤及晚期卵巢腺癌。美法仑单独或与其他药物联用，对部分晚期乳腺癌有显著疗效。美法仑亦曾作为外科治疗乳腺癌辅助药。

注射用盐酸美法仑，适于多发性骨髓瘤进行自体干细胞移植前高剂量治疗，或不适于美法仑口服制剂多发性骨髓瘤患者的姑息治疗。

（二）亚硝基脲类

1. 卡莫司汀

用于脑瘤（恶性胶质细胞瘤、脑干胶质瘤、成神经管细胞瘤、星形胶质细胞瘤、室管膜瘤）、脑转移瘤和脑膜白血病；对恶性淋巴瘤、多发性骨髓瘤，与其他药物联用对恶性黑色素瘤有效。

2. 洛莫司汀

用于脑部原发肿瘤（如成胶质细胞瘤）及继发性肿瘤；治疗实体瘤，如联合用药治疗胃癌、直肠癌及支气管肺癌、恶性淋巴瘤等。

3. 福莫司汀

用于治疗原发性恶性脑肿瘤和播散性恶性黑色素瘤（包括脑内部位）。

4. 尼莫司汀

用于脑肿瘤、消化道癌（胃癌、肝癌、结肠癌、直肠癌）、肺癌、恶性淋巴瘤、慢性白血病等。

5. 司莫司汀

常用于脑原发肿瘤及转移瘤。与其他药物合用可治疗恶性淋巴瘤，胃癌，大肠癌，黑色素瘤。

（三）烷基磺酸酯类

白消安（1，4-丁二醇二甲磺酸酯）

用于慢性粒细胞白血病的慢性期，对缺乏费城染色体Ph1病人效果不佳；也可用于治疗原发性血小板增多症，真性红细胞增多症等慢性骨髓增殖性疾病；联合环磷酰胺作为慢性髓性白血病同种异体的造血祖细胞移植前的预处理方案。

（四）乙烯亚胺类

塞替派

主要用于乳腺癌、卵巢癌、癌性体腔积液的腔内注射以及膀胱癌的局部灌注等，也可用于胃肠道肿瘤等。

（五）氮甲基类

1. 达卡巴嗪

用于治疗黑色素瘤，也用于软组织瘤和恶性淋巴瘤等。

2. 替莫唑胺

用于：新诊断的多形性胶质母细胞瘤，开始先与放疗联合治疗，随后作为辅助治疗。常规治疗后复发或进展的多形性胶质母细胞瘤或间变性星形细胞瘤。

3. 丙卡巴肼

用于：成人霍奇金淋巴瘤的联合化疗。

（六）铂类

1. 顺铂

适用于多种实体瘤的治疗，可单药应用或与其他化疗药物联合应用。包括小细胞肺癌与非小细胞肺癌、胃癌、食管癌、睾丸癌、卵巢癌、宫颈癌、子宫内膜癌、膀胱癌、前列腺癌、乳腺癌、头颈部鳞癌、非精原细胞性生殖细胞癌、恶性黑色素瘤、骨肉瘤、神经母细胞瘤、肾上腺皮质癌和恶性淋巴瘤等的治疗。此外，可作为放疗增敏剂，在适当情况下与放疗联用。

2. 卡铂

用于卵巢癌、小细胞肺癌、非小细胞肺癌、头颈部鳞癌、食管癌、精原细胞瘤、膀胱癌、间皮瘤等。

3. 奥沙利铂

与5-氟尿嘧啶和亚叶酸（甲酰四氢叶酸）联用于以下治疗。

转移性结直肠癌的治疗。

原发肿瘤完全切除后的Ⅲ期（Duke'sC期）结肠癌的辅助治疗。

不适合手术切除或局部治疗的局部晚期和转移的肝细胞癌（HCC）的治疗。

与卡培他滨联合（XELOX）用于Ⅱ或Ⅲ期胃腺癌根治切除术后辅助化疗。

4. 奈达铂

主要用于头颈部癌、小细胞肺癌、非小细胞肺癌、食管癌、膀胱癌、精巢（睾丸）肿瘤、卵巢癌、宫颈癌。

5. 洛铂

主要用于治疗乳腺癌、小细胞肺癌及慢性粒细胞性白血病。

四、抗代谢类药物

抗代谢类药物指能与体内代谢物发生特异性结合，从而影响或拮抗代谢功能的药物，通常化学结构与体内的核酸或蛋白质代谢物相似。

（一）二氢叶酸还原酶抑制剂

1. 甲氨喋呤

甲氨蝶呤具有广谱控瘤活性，可单独使用或与其他化疗药物联合使用。

单独使用：乳腺癌、妊娠性绒毛膜癌、恶性葡萄胎或葡萄胎。

联合使用：急性白血病（特别是急性淋巴细胞性白血病）、burkitts淋巴瘤、晚期淋巴肉瘤（Ⅲ和Ⅳ期，据Peter分期法）和晚期蕈样霉菌病。

鞘内注射：治疗脑膜转移癌（只能使用等渗制剂）。

大剂量治疗：大剂量甲氨蝶呤单独应用或与其他化疗药物联用治疗下列肿瘤：成骨肉瘤、急性白血病、支气管肺癌或头颈部表皮癌。大剂量甲氨蝶呤必须用亚叶酸进行解救。亚叶酸是四氢叶酸酯衍生物，可与甲氨蝶呤竞争进入细胞内。这种"亚叶酸解救"可在大剂量甲氨蝶呤应用时保护正常组织细胞免受损害。

2. 培美曲塞

非小细胞肺癌：联合信迪利单抗和铂类用于表皮生长因子受体（EGFR）基因突变阴性和间变性淋巴瘤激酶（ALK）阴性、不可切除的局部晚期或转移性非鳞状非小细胞肺癌（NSCLC）一线治疗。

联合帕博利珠单抗和铂类用于EGFR基因突变阴性和ALK阴性的转移性非鳞状NSCLC一线治疗。

与顺铂联合，适用于局部晚期或转移性非鳞状非小细胞肺癌患者一线化疗。

单药适用于经4个周期以铂类为基础的一线化疗后未出现进展的局部晚期或转移性非鳞状非小细胞肺癌患者的维持治疗；既往接受一线化疗后出现进展的局部晚期或转移性非鳞状非小细胞肺癌患者的治疗。

不推荐在以组织学为鳞状细胞癌为主的患者中使用培美曲塞。

恶性胸膜间皮瘤：联合顺铂用于治疗无法手术的恶性胸膜间皮瘤。

3. 普拉曲沙

本品用于治疗复发性或难治性外周T细胞淋巴瘤（PTCL）成人患者。

该适应证基于单臂临床试验的客观缓解率结果的附条件批准。尚未明确接受本品治疗后无进展生存期或总生存期方面的临床获益。

（二）嘌呤核苷合成酶抑制剂

1. 巯基嘌呤

适用于绒毛膜上皮癌，恶性葡萄胎，急性淋巴细胞白血病及急性非淋巴细胞白血病，慢性粒细胞白血病的急变期。

2. 硫鸟嘌呤

急性淋巴细胞白血病及急性非淋巴白血病的诱导缓解期及继续治疗期；慢性粒细胞白血病的慢性期及急变期。

（三）胸腺核苷合成酶抑制剂

1. 氟尿嘧啶

氟尿嘧啶控瘤谱广，主要用于治疗消化道肿瘤，或较大剂量氟尿嘧啶治疗绒毛膜上皮癌。亦常用于治疗乳腺癌、卵巢癌、肺癌、宫颈癌、膀胱癌及皮肤癌等。

2. 替吉奥

不能切除的局部晚期或转移性胃癌。

3. 卡培他滨

结肠癌辅助化疗：适于dukes'C期、原发瘤根治术后、适于接受氟嘧啶类药物单独治疗的结肠癌患者的单药辅助治疗。

结直肠癌：卡培他滨单药或与奥沙利铂联合（xelox）适于转移性结直肠癌一线治疗。

乳腺癌联合化疗：卡培他滨可与多西他赛联合用于治疗含蒽环类药物方案化疗失败的转移性乳腺癌。

乳腺癌单药化疗：卡培他滨亦可单独用于治疗对紫杉醇及含蒽环类药物化疗方案均耐药或对紫杉醇耐药和不能再使用蒽环类药物治疗。

胃癌：卡培他滨适于不能手术晚期或转移性胃癌一线治疗。胃癌辅助治疗：卡培他滨与奥沙利铂联合（xelox）用于Ⅱ和Ⅲ期胃腺癌根治切除后辅助化疗。

（四）DNA多聚酶抑制剂

1. 阿糖胞苷

适用于成人和儿童急性非淋巴细胞性白血病的诱导缓解和维持治疗。对其他类型白血病也有治疗作用，如：急性淋巴细胞性白血病和慢性髓细胞性白血病（急变期）。可单独或与其他控瘤药联用；联用疗效更好。如无维持治疗，阿糖胞苷诱导的缓解很短暂。

阿糖胞苷曾试验性用于其他不同肿瘤治疗。一般而言，仅对少数实体瘤有效。含阿糖胞苷联合治疗方案对儿童非霍奇金淋巴瘤有效。

2. 吉西他滨

用于治疗：局部晚期或已转移的非小细胞肺癌。局部晚期或已转移的胰腺癌。

与紫杉醇联合，用于治疗经辅助/新辅助化疗后复发，不能切除的、局部复发或转移性乳腺癌。除非临床上有禁忌，否则既往化疗中应使用过蒽环类抗生素。

3. 氟达拉滨

用于B细胞性慢性淋巴细胞白血病（CLL）治疗，患者接受过至少一个标准的含烷化剂方案治疗，且在治疗期间或治疗后病情无改善或持续进展。

（五）核苷酸还原酶抑制剂

羟基脲

对慢性粒细胞白血病（CML）有效，并可用于对白消安耐药的CML。

对黑色素瘤、肾癌、头颈部癌有一定疗效，与放疗联合对头颈部及宫颈鳞癌有效。

五、控瘤抗生素

控瘤抗生素是由微生物产生的具控瘤活性的化学物质，作用机理不尽相同，大部分是抑制DNA、RNA和蛋白质合成。

（一）蒽环类

1. 多柔比星

用于急性白血病（淋巴细胞性和粒细胞性）、恶性淋巴瘤、乳腺癌、肺癌（小细胞和非小细胞肺癌）、卵巢癌、骨及软组织肉瘤、肾母细胞瘤、神经母细胞瘤、膀胱癌、甲状腺癌、前列腺癌、头颈部鳞癌、睾丸癌、胃癌、肝癌等。

2. 表柔比星

用于治疗恶性淋巴瘤、乳腺癌、肺癌、软组织肉瘤、食道癌、胃癌、肝癌、胰腺癌、黑色素瘤、结肠直肠癌、卵巢癌、多发性骨髓瘤、白血病。

膀胱内给药有助于浅表性膀胱癌、原位癌的治疗和预防其经尿道切除术后的复发。

3. 盐酸多柔比星脂质体

用于低CD4（小于200 CD4淋巴细胞/mm³）及有广泛皮肤黏膜内脏疾病的与艾滋病相关的卡波氏肉瘤（AIDS-KS）病人。

可用作一线全身化疗药物，或用作治疗病情有进展的AIDS-KS病人的二线化疗药，也可用于不能耐受下述两种以上药物联合化疗的病人：长春新碱、博莱霉素和多柔比星（或其他蒽环类抗生素）。

4. 柔红霉素

用于急性粒细胞白血病和急性淋巴细胞白血病，以及慢性急变者。对实体瘤疗效不如阿霉素。

5. 阿柔比星

用于急性白血病、恶性淋巴瘤。对于其他实体肿瘤的疗效不及多柔比星。

6. 伊达比星

主要用于成人急性非淋巴细胞性白血病（ANLL）一线治疗；复发和难治患者诱导缓解治疗；作为二线治疗药物用于成人和儿童急性淋巴细胞性白血病。

7. 米托蒽醌

主要用于恶性淋巴瘤、乳腺癌和急性白血病。对肺癌、黑色素瘤、软组织肉瘤、多发性骨髓瘤、肝癌、大肠癌、肾癌、前列腺癌、子宫内膜癌、睾丸肿瘤、卵巢癌和头颈部癌也有一定疗效。

（二）博来霉素类

1. 博来霉素

适用于头颈部、食管、皮肤、宫颈、阴道、外阴、阴茎的鳞癌，霍奇金病及恶性淋巴瘤，睾丸癌及癌性胸腔积液等。

2. 平阳霉素

主治唇癌、舌癌、齿龈癌、鼻咽癌等头颈部鳞癌。亦可用于治疗皮肤癌、乳腺癌、宫颈癌、食管癌、阴茎癌、外阴癌、恶性淋巴癌和坏死性肉芽肿等。对肝癌有一定的疗效。

3. 博安霉素

头颈部恶性肿瘤。

（三）放线菌素-D

对霍奇金病（hd）及神经母细胞瘤疗效突出，尤其是控制发热。

无转移绒癌初治单用本药，治愈率达90%~100%，与单用MTX效果相似。

对睾丸癌亦有效，一般均与其他药物联合应用。

与放疗联合治疗儿童肾母细胞瘤（Wilms瘤）可提高生存率，对尤文肉瘤和横纹肌肉瘤亦有效。

（四）丝裂霉素

适用于胃癌、肺癌、乳腺癌，也适用于肝癌、胰腺癌、结直肠癌、食管癌、卵巢癌及癌性腔内积液等。

六、控瘤植物药

控瘤植物药指从植物中提取的具有控瘤活性的药物。

（一）紫杉烷类

1. 紫杉醇

进展期卵巢癌一线和后继治疗。

淋巴结阳性的乳腺癌患者在含阿霉素标准方案联合化疗后的辅助治疗。

转移性乳腺癌联合化疗失败或者辅助化疗6个月内复发的乳腺癌患者。

非小细胞肺癌患者的一线治疗。艾滋病（AIDS）相关性卡波氏肉瘤（Kaposi's sarcoma）的二线治疗。

2. 多西他赛

乳腺癌：适于局部晚期或转移性乳腺癌治疗；多西他赛联合曲妥珠单抗，用于HER-2基因过表达的转移性乳腺癌的治疗，此类患者先期未接受过转移性肿瘤的化疗。多西他赛联合阿霉素及环磷酰胺用于淋巴结阳性乳腺癌术后辅助化疗。

非小细胞肺癌：适于局部晚期或转移性非小细胞肺癌治疗，即使是以顺铂为主化疗失败后。

前列腺癌：联合强的松或强的松龙用于治疗激素难治性转移性前列腺癌。

胃癌：联合顺铂和5-氟尿嘧啶（TCF方案）用于治疗既往未接受过化疗的晚期胃腺癌，包括胃食管结合部腺癌。

3. 紫杉醇脂质体

用于卵巢癌一线化疗及其后转移癌治疗、作为一线化疗可与顺铂联用。

也可用于曾用含阿霉素标准化疗乳腺癌患者的后续治疗或复发患者的治疗。

可与顺铂联用于不能手术或放疗的非小细胞肺癌的一线化疗。

4. 紫杉醇（白蛋白结合型）

适于治疗联合化疗失败转移性乳腺癌或辅助化疗后6个月内复发的乳腺癌。除非有临床禁忌证，既往化疗中应包括一种蒽环类抗癌药。

5. 紫杉醇聚合物胶束

联合铂类适于EGFR基因突变阴性和ALK阴性、不可切除的局部晚期或转移性NSCLC的一线治疗。

（二）长春碱类

1. 长春新碱

用于治疗急性白血病、霍奇金病、恶性淋巴瘤，也用于乳腺癌、支气管肺癌、软组织肉瘤、神经母细胞瘤等。

2. 长春地辛

对NSCLC、SCLC、恶性淋巴瘤、乳腺癌、食管癌及恶性黑色素瘤等有效。

3. 长春瑞滨

适于不可切除局部晚期或转移性NSCLC，和转移性乳腺癌单药或联合化疗。

（三）喜树碱类

1. 羟喜树碱

用于原发性肝癌、胃癌、膀胱癌、直肠癌、头颈部上皮癌、白血病等。

2. 托泊替康

对一线化疗失败的，采用"盐酸托泊替康+顺铂"二线治疗，但不能耐受静脉给药的广泛期NSCLC，可试用与顺铂联合治疗。

尚缺乏数据支持托泊替康可替代广泛期小细胞肺癌的一线治疗标准方案。

3. 伊立替康

本品适于晚期大肠癌治疗：与5-氟尿嘧啶和亚叶酸联合治疗既往未接受化疗的晚期大肠癌；作为单一用药，治疗经含5-氟尿嘧啶化疗方案治疗失败者。

（四）鬼臼毒素类

1. 依托泊苷

主要用于治疗小细胞肺癌，恶性淋巴瘤，恶性生殖细胞瘤，白血病，对神经母细胞瘤，横纹肌肉瘤，卵巢癌，非小细胞肺癌，胃癌和食管癌等有一定疗效。

2. 替尼泊苷

用于恶性淋巴瘤、中枢神经系统肿瘤和膀胱癌。

（五）高三尖杉酯碱

适用于各型急性非淋巴细胞白血病，对骨髓增生异常综合征（MDS）、慢性粒细胞性白血病及真性红细胞增多症等亦有一定疗效。

七、抗血管生成药

（详见CACA指南《靶向治疗》）

八、激素类控瘤药

（一）雌激素受体调节剂

1. 他莫昔芬

激素受体阳性乳腺癌的辅助治疗。激素受体阳性转移性乳腺癌的治疗。

2. 托瑞米芬

适用于绝经后激素受体阳性或不详的转移性乳腺癌的治疗。

（二）雌激素受体下调剂

氟维司群

抗雌激素治疗中或治疗后进展复发的绝经后雌激素受体阳性的局部晚期或转移性乳腺癌。与阿贝西利联合治疗用于激素受体阳性、HER-2阴性的局部晚期或转移性乳腺癌，用于既往曾接受内分泌治疗后出现进展的患者。

（三）芳香化酶抑制剂

包括非甾体类的来曲唑（letrozole）、阿那曲唑（anastrozole）和甾体类依西美坦（exemestane）。

用于绝经后激素受体阳性早期乳腺癌辅助治疗。绝经后激素受体阳性转移性乳腺癌治疗。

（四）抗雄激素药物

1. 雄激素受体拮抗剂

（1）氟他胺（flutamide）：适于未经治疗，或对激素控制疗法无效或失效的晚期前列腺癌，可单独使用（睾丸切除或不切除）或与促黄体生成激素释放激素激动剂联用。

作为治疗局限性 B2-C2（T2b-T4）型前列腺癌的一部分，也可缩小肿瘤体积和加强对肿瘤的控制及延长无病生存期。

（2）比卡鲁胺（bicalutamide）：与促黄体生成素释放激素类似物或睾丸切除术联用于晚期前列腺癌。

用于治疗不适或不愿接受外科去势术或其他内科治疗的局部晚期、无远处转移前列腺癌。

（3）恩扎卢胺（enzalutamide）：适于高危转移风险非转移性去势抵抗性前列腺癌成年患者；雄激素剥夺治疗失败后无或有轻微症状且未接受化疗的转移性去势抵抗性前列腺癌成年患者。

（4）阿帕他胺（apalutamide）：转移性内分泌治疗敏感性前列腺癌成年患者。

有高危转移风险的非转移性去势抵抗性前列腺癌成年患者。

（5）达罗他胺（darolutamide）：适用于有高危转移风险的非转移性去势抵抗性前列腺癌成年患者。

2. 雄激素合成酶抑制剂

阿比特龙（abiraterone）：与泼尼松合用治疗去势抵抗性转移性前列腺癌。

新诊断的高危转移性内分泌治疗敏感性前列腺癌，包括未接受过内分泌治疗或接受内分泌治疗最长不超过 3 个月。

（五）孕激素类似物

代表药物为甲地孕酮和甲羟孕酮。

晚期乳腺癌和晚期子宫内膜癌，对肾癌、前列腺癌和卵巢癌也有一定疗效。

（六）黄体生成素释放激素（RH-LH）类似物

代表药物为戈舍瑞林和亮丙瑞林。

雌激素受体阳性绝经前乳腺癌去势治疗。前列腺癌患者的去势治疗。

九、ADC 类药物

ADC 类药物，由单抗和小分子药物偶联而形成。（详见 CACA 指南《靶向治疗》）

（一）恩美曲妥珠单抗（adotrastuzumab emtansine）

恩美曲妥珠单抗是一种靶向HER-2的ADC药物。

早期乳腺癌：适于接受了紫杉烷类联合曲妥珠单抗为基础的新辅助治疗后仍残存侵袭性病灶的HER-2阳性早期乳腺癌辅助治疗。

晚期乳腺癌：适于接受紫杉烷类和曲妥珠单抗治疗的HER-2阳性、不可切除局部晚期或转移性乳腺癌。患者应具备以下任一情形：①既往接受过针对局部晚期或转移性乳腺癌的治疗；②在辅助治疗期间或完成辅助治疗后6个月内出现疾病复发。

（二）维迪西妥单抗（disitamab vedotin）

维迪西妥单抗是一种我国自主研发的靶向HER-2的ADC药物。

适于至少接受过2种系统化疗的HER-2过表达局部晚期或转移性胃癌（包括胃食管结合部腺癌），HER-2过表达定义为HER-2免疫组化检查结果为2+或3+。

该适应证是基于一项HER-2过表达局部晚期或转移性胃癌（包括胃食管结合部腺癌）Ⅱ期单臂临床试验结果给予的附条件批准。该适应证完全批准将取决于正在开展的确症性随机对照临床试验能否症实本品在该人群的临床获益。

（三）维布妥昔单抗（brentuximab vedotin）

维布妥昔单抗是一种靶向CD30的ADC药物，适用于治疗以下CD30阳性淋巴瘤成人患者：①复发或难治性系统性间变性大细胞淋巴瘤（sALCL）。②复发或难治性经典型霍奇金淋巴瘤（cHL）。③既往接受过系统性治疗的原发性皮肤间变性大细胞淋巴瘤（pcALCL）或蕈样真菌病（MF）。

（四）奥加伊妥珠单抗（inotuzumab ozogamicin）

奥加伊妥珠单抗是一种靶向CD22的ADC联物。奥加伊妥珠单抗适于复发性或难治性前体B细胞急性淋巴细胞性白血病（ALL）成年患者。

十、其他

（一）细胞分化诱导剂

1. 维甲酸
适用于治疗急性早幼粒细胞白血病（APL），并可作为维持治疗药物。

2. 亚砷酸
适用于急性早幼粒细胞性白血病、原发性肝癌晚期。

（二）蛋白质合成抑制剂

1. L-门冬酰胺酶

适用于治疗急性淋巴细胞性白血病、急性粒细胞性白血病、急性单核细胞性白血病、慢性淋巴细胞性白血病、霍奇金病及非霍奇金病淋巴瘤、黑色素瘤等。

2. 培门冬酶

用于儿童急性淋巴细胞白血病患者一线治疗。

与左旋门冬酰胺酶一样，本品一般用于联合化疗，推荐与长春新碱，泼尼松和柔红霉素联用。目前尚无单药使用临床研究信息。

（三）生物反应调节剂

（详见CACA指南《免疫治疗》）

1. 卡介苗

用于治疗膀胱原位癌和预防复发，用于预防处于Ta或T1期的膀胱乳头状瘤经尿道切除术后的复发。不用于超过T1期的乳头状瘤。

2. 干扰素

包括人干扰素 $\alpha_1 b$、人干扰素 $\alpha_2 a$、人干扰素 $\alpha_2 b$。

干扰素适用于以下肿瘤的治疗。①淋巴或造血系统肿瘤：毛状细胞白血病；多发性骨髓瘤；低中度恶性非何杰金氏淋巴瘤；皮肤T细胞淋巴瘤；慢性髓性白血病；与骨髓增生性疾病相关的血小板增多；转移性类癌瘤（胰腺内分泌肿瘤）。②实体肿瘤：无机会性感染史病人的与艾滋病相关的卡波济氏肉瘤；复发性或转移性肾细胞癌；转移性恶性黑色素瘤。

3. 白细胞介素2

为免疫调节剂，用于肿瘤生物治疗，尤其适于肾癌、恶性黑色素瘤及癌性胸腹水的治疗，也适于其他恶性肿瘤和免疫功能低下病人的综合治疗。

（四）基因治疗药物

溶瘤病毒

（1）重组人5型腺病毒（H101）：为删除E1B-55 kD和E3区基因片段（78.3~85.8 mu）的重组人5型腺病毒颗粒。对常规放疗或放疗加化疗治疗无效，并以5-FU、顺铂化疗方案进行姑息治疗的晚期鼻咽癌患者可试用本品与前述化疗方案联用。

（2）重组人p53腺病毒：由5型腺病毒载体与人p53基因重组的肿瘤基因治疗制品。与放疗、化疗、热疗等常规肿瘤治疗方法联合使用，临床用于头颈部肿瘤及因p53基因突变或p53基因功能缺失引发的实体瘤和免疫功能低下的治疗。

（五）阿基仑赛注射液

阿基仑赛注射液是一种靶向CD19的基因修饰的自体T细胞免疫疗法。

用于治疗既往接受二线或以上系统性治疗后复发或难治性大B细胞淋巴瘤成人患者，包括弥漫性大B细胞淋巴瘤（DLBCL）非特指型（NOS）、原发纵隔大B细胞淋巴瘤（PMBCL）、高级别B细胞淋巴瘤和滤泡性淋巴瘤转化的DLBCL。

（六）艾立布林

艾立布林为抗微管药物，提取自日本神奈川县油壶之地的冈田软海绵素B。

适用于治既往接受过至少两种化疗方案的局部晚期或转移性乳腺癌患者。既往化疗方案应包含一种蒽环类和一种紫杉烷类药物。

（七）沙利度胺

（超说明书用药）用于多发性骨髓瘤、非小细胞肺癌的治疗。

（八）来那度胺

与地塞米松合用，治疗曾接受过至少一种疗法的多发性骨髓瘤的成年患者。

与利妥昔单抗合用，治疗既往接受过治疗的滤泡性淋巴瘤（1-3a级）成年患者。

（九）泊马度胺

与地塞米松联用，适用于既往接受过至少两种治疗（包括来那度胺和一种蛋白酶体抑制剂），且在最后一次治疗期间或治疗结束后60天内发生疾病进展的成年多发性骨髓瘤患者。

第四章

肿瘤急症与辅助治疗

一、肿瘤急症

在恶性肿瘤的发生发展及治疗过程中，常出现基础疾病或治疗引起的医疗急症。肿瘤急症可能是肿瘤初始临床表现，也可能在控瘤治疗各阶段出现。随着肿瘤患者数量逐年上升，几乎所有级别的医疗保健机构都会遇到肿瘤急症。因此，让更多医生了解肿瘤急症，规范肿瘤急症诊治流程十分重要。

（一）发热性粒细胞减少

发热性粒细胞减少（febrile neutropenia，FN）是指严重中性粒细胞绝对值（absolute neutrophil count，ANC）降低，即ANC绝对计数小于$0.5×10^9$/L，或小于$1.0×10^9$/L但预计48 h内下降至ANC小于$0.5×10^9$/L，且合并发热，即单次口温大于等于38.3℃或大于等于38.0℃持续超过1小时。FN发生主要与细胞毒性类药物相关，与药物种类、给药剂量、多药联合及患者自身耐受情况相关。肿瘤支持疗法多国协会（multinational association for supportive care in cancer，MASCC）和稳定性发热性中性粒细胞减少症的临床指数（clinical index of stable febrile neutropenia，CISNE）模型可用于评估FN风险。

1. 预防

接受有FN风险治疗方案、既往治疗周期中未预防性使用粒细胞集落刺激因子（granulocyte colony stimulating factor，G-CSF）前提下出现FN的患者，预防性使用长效或短效G-CSF，可减轻治疗相关粒细胞下降程度和缩短粒细胞减少持续时间，降低FN发生风险。预防性抗感染治疗仅用于高FN发生风险者，推荐使用针对铜绿假单胞菌和其他革兰阴性（G⁻）杆菌的抗生素，如氟喹诺酮类。不推荐预防性使用抗革兰阳性菌（G⁺）及抗真菌药物。

2. 治疗

①对于高风险 FN 患者：尽快完善初步评估并住院治疗，立即经验性静脉抗生素治疗，待血培养结果回报后调整抗生素使用。推荐广谱抗铜绿假单胞菌高级别 β-内酰胺类药物单药治疗，如碳青霉烯类、四代头孢。疑似中心静脉导管相关感染、皮肤或软组织相关相关、严重黏膜炎、肺炎、血流动力学不稳定、败血症、已知耐甲氧西林金黄色葡萄球菌、耐万古霉素肠球菌或耐青霉素链球菌定植和血培养格兰氏阳性者可使用针对 G^+ 的药物，如利奈唑胺。对接受广谱抗生素治疗 72-96 小时后仍有发热者，可用经验性抗真菌药物，如卡泊芬净、脂质体两性霉素 B。对伴复杂临床表现或单药治疗无效患者，可用多药联合，扩大抗菌谱。②对于低风险 FN 患者：可门诊经验性口服抗生素。首选氟喹诺酮类药物单药或联合 β-内酰胺类药物。③G-CSF 使用存在争议，但应用 G-CSF 可加快 FN 的恢复，缩短住院时间和减少抗生素使用。

（二）上腔静脉综合征

上腔静脉综合征（superior vena cava syndrome，SVCS）是由上腔静脉被压迫或阻塞引起的肿瘤急症。约 70% SVCS 是肿瘤侵犯或压迫引起，常见于肺癌、淋巴瘤、转移性纵隔肿瘤。常见体征是头面部、颈部、手臂水肿及颈胸部和上臂静脉曲张。常见临床症状是呼吸困难、咳嗽、声音嘶哑、喘鸣、头晕、头痛，有少部分患者表现为胸痛、咯血、眩晕甚至晕厥。快速闭塞的 SVC 导致静脉压突然升高，可能会出现危及生命的脑、咽、喉水肿症状。

1. 诊断

常据临床症状和影像学（首选增强 CT）诊断，上腔静脉造影是确定 SVC 阻塞及血栓形成程度的金标准。根据 SVCS 分级选择下一步治疗。

2. 治疗

①吸氧、抬高床头以降低头部和颈部静水压力；②血管内支架推荐用于出现危及生命的症状（如脑或喉水肿或体位性晕厥）时；③放疗；④手术治疗：旁路移植术和 SVC 重建，仅适于具严重症状且不能接受血管内支架的广泛静脉血栓形成或闭塞者；⑤对药物治疗敏感型肿瘤，控瘤治疗可快速明显缓解；⑥SVCS 伴血栓形成者，建议在血运重建前使用置管溶栓术或血栓吸引术清除血栓，以缩短病变同时防止肺栓塞发生；⑦抗凝治疗常用于存在上腔静脉血栓或其他静脉血栓栓塞并发症患者，以及支架植入术后患者。

（三）恶性脊髓压迫综合征

恶性脊髓压迫综合征（malignant spinal cord compression syndrome，MSCC）是由于脊髓受压出现的一系列神经系统症状和体征，常因原发性或继发性椎管内肿瘤或硬膜外肿瘤压迫导致。最常见于乳腺癌、肺癌、前列腺癌和淋巴瘤。根据病变位置可表现为进行性加重的背痛、感觉异常、四肢沉重、笨拙乏力或截瘫，膀胱和肠道功能障碍。急性者可表现为突发感觉和/或运动障碍、尿潴留、便秘等。其他症状还包括共济失调、生理反射消失、病理反射阳性和步态异常等。

1.诊断

MRI是MSCC首选诊断方法。MRI禁忌者，可选CT脊髓造影检查。结合患者症状体征可明确诊断。如诊断存疑可行经皮脊柱穿刺活检进一步明确病理。

2.治疗

所有疑似MSCC者均应立即开始治疗，以保护神经系统功能。①药物治疗：糖皮质激素为最常用药物，可迅速减轻脊髓压迫引起的神经水肿和增加脊髓抗缺氧能力。根据疼痛级别选择非甾体抗炎药或阿片类药物止痛治疗。②放疗：无脊柱不稳定情况者首选放疗，在缓解疼痛同时抑制肿瘤生长和减轻神经损伤。③手术治疗：10%~15%的患者可行手术治疗以减轻脊髓压迫，是快速进展MSCC及病理性骨折高风险患者的首选治疗。④药物治疗：试用于控瘤药物治疗敏感的肿瘤类型。

（四）肿瘤溶解综合征

肿瘤溶解综合征（tumor lysis syndrome，TLS）是短期内肿瘤细胞大量死亡、细胞内容物被释放至循环中，引起一系列以高尿酸血症、高钾血症、高磷血症、低钙血症和急性肾衰为主要表现的代谢紊乱综合征。TLS主要诱因为治疗引发的短期内大量肿瘤细胞凋亡，部分血液肿瘤也可自发出现TLS。TLS常出现于细胞增殖速度快、负荷大、分级高且对治疗敏感的血液肿瘤或实体瘤中（如急性白血病、高级别淋巴瘤、小细胞肺癌）。高龄、肾功能不全或联用可升高血尿酸的药物可增加TLS发生风险。

1.诊断

TLS可能出现临床症状（临床TLS），如尿量减少，尿毒症及体循环容量过高相关症状，也可能无临床症状仅表现为实验室检查结果异常（实验室TLS），如尿酸、磷、钾和乳酸脱氢酶水平升高，以及血钙浓度降低。临床最常用诊断标准为Cairo-bishop标准。

2.预防

①治疗前24~48小时使用降尿酸药物，如别嘌醇、非布司他等；②治疗前积极静脉补液；③使用碳酸氢钠碱化尿液的预防方式仍存在争议。

3.治疗

①心电监护，每4~6小时监测肾功能、电解质直至恢复正常，必要时将患者转移到重症监护病房。②充分水化：使用生理盐水静脉补液水化，补液量为3000 mL/m²/d，推荐尿量为80~100 mL/m²/h，酌情使用利尿剂。③碱化尿液：使用碳酸氢钠碱化尿

液，使尿 pH 值维持在 7.0~7.5。④降尿酸：使用别嘌醇、非布司他等药物。⑤纠正电解质紊乱：a.高钾血症，使用葡萄糖和胰岛素，改用袢利尿剂和补充葡萄糖酸钙，必要时行血液透析治疗；b.高磷血症，积极补液同时口服磷酸盐结合剂，如氢氧化铝凝胶，抑制肠道吸收磷；c.低钙血症，为高磷血症并发症，一般无须补钙。⑥血液或腹膜透析：少尿或无尿、容量超负荷、难治性高钾血症、高磷血症引起的症状性低钙血症和磷酸钙产物大于 70 mg^2/dL 患者需透析治疗无尿。

（五）代谢性急症

1. 恶性高钙血症

恶性高钙血症（hypercalcemia of malignancy，HCM）是肿瘤引起的血清钙水平高于 2.75 mmol/L。常见于乳腺癌、肺癌、非霍奇金淋巴瘤和多发性骨髓瘤。肿瘤分泌甲状旁腺激素相关蛋白的增加、破骨细胞活化因子的释放和肿瘤产生 1，25（OH）$_2$D、肿瘤分泌甲状旁腺激素或原发性甲状旁腺功能亢进是导致 HCM 主要原因。临床表现包括主要为恶心、呕吐、厌食、腹痛、便秘、多尿、低血压、骨痛、乏力和精神障碍。严重者可能发生肾衰、心衰或昏迷。

治疗：①无症状或症状轻微的慢性、中度及以下高钙患者（血清 Ca^{2+} 浓度小于 3.5 mmol/L）不需立即治疗。但急性中度及以上或有症状的高钙血症（血清 Ca^{2+} 浓度大于 3.0 mmol/L）需及时处理；②重度或有症状高钙血症常伴脱水症状，需静脉输注大量生理盐水，尿量维持在 100~150 mL/h；③静脉输注双磷酸盐类药物；④降钙素皮下注射，可通过抑制破骨细胞、增加钙排出，降低血钙水平，配合补液，短期用于重度或有症状高钙血症的患者；⑤地舒单抗通过靶向 RANK 配体抑制破骨细胞的活性和功能，用于治疗双磷酸盐难治性高钙血症和肾功能衰竭患者；⑥糖皮质激素可抑制 1，25（OH）$_2$D 过量产生，可治疗 1，25（OH）$_2$D 异位生成导致的 HCM；⑦血液、腹膜透析仅用于重度高钙血症；⑧有效的控瘤治疗后 HCM 可得到控制。

2. 低钠血症

低钠血症（hyponatremia）是指血钠低于 135 mmol/L，是肿瘤患者最常见代谢紊乱。肿瘤导致血容量不足、肾功能异常、抗利尿激素异常分泌综合征（SIAD）等是常见原因。低钠血症临床症状包括头痛、恶心、呕吐、嗜睡、癫痫、昏迷发作等。多数肿瘤患者低钠血症为低渗性低钠血症（血浆渗透压小于 275 mOsm/kg），轻到中度多见，无须住院治疗。急性低钠血症（持续时间小于 48 h）或严重低钠血症及时就医，急性低钠血症更易发生脑水肿，但纠正低钠血症不宜过快，避免对脑再次损伤。

治疗：①立即开始诊断评估；②终止引起低钠血症所有治疗；③严重低钠血症（慢性或急性）第 1 小时静脉输注 3% 高渗盐水直到血钠浓度增加 4~6 mmol /L。如症状改善则停止输注高渗盐水，改用 0.9% 盐水输注并给予对病因治疗，第 1 个 24 h 血钠升高小于10~12 mmol/L，前48小时升高小于18 mmol/L，随后每24 h血钠升高小于8 mmol/L，直到血钠达到130 mmol/L；④密切监测血清钠变化。如低钠血症被过快纠正应立即停止补钠，监测尿量及液体平衡输注不含电解质液体，必要时用去氨加压素或托伐普坦。

（六）其他

除上述急症外恶性肿瘤还可引起低血糖、肾上腺功能不全、高黏滞综合征、白细胞增多症、恶性心包积液与心脏压塞、急性气道阻塞或出血等均可危及患者生命。此外，控瘤治疗期间由药物（如细胞毒性化疗药物、新型靶向药物和免疫治疗药物）引起的严重不良事件有时会危及生命，也需警惕并妥善处理。

二、辅助治疗药物

（一）镇痛药

肿瘤疼痛的药物治疗应遵循WHO"三阶梯镇痛原则"。

1. 用于轻度癌痛的镇痛药

非甾体类抗炎药和对乙酰氨基酚是轻度癌痛治疗的基本药物，也可与阿片类药联合治疗中、重度癌痛。常用非甾体类抗炎药物包括：布洛芬、双氯芬酸、吲哚美辛、塞来昔布等。非甾体类抗炎药剂量达到一定水平后，再增加剂量并不能增加镇痛效果，反而增加毒性反应（天花板效应）。常见不良反应：消化性溃疡、消化道出血、血小板功能障碍、肾功损伤、肝功损伤和心脏毒性等。

2. 用于中度癌痛的镇痛药

首选弱阿片类药物，可单独或联合非阿片类镇痛药或辅助药。常用弱阿片类药物包括：可待因、曲马多、氨酚羟考酮等。其剂量亦存在"天花板效应"，且易出现耐药，耐药后需更换强阿片类药物。常见不良反应：头晕、恶心、呕吐、便秘等。

3. 用于重度癌痛的镇痛药

强阿片类药物为重度癌痛首选药物，以剂量滴定方式个体化用药。常用短效药物包括：吗啡即稀制剂和羟考酮即稀制剂。长效药物包括：吗啡缓释片、羟考酮缓释片、芬太尼透皮贴剂等。长期使用阿片类药物时建议口服给药，有明确指征时可采用透皮吸收途径给药，也可临时皮下注射，必要时可自控镇痛给药。常见不良反应：便秘、恶心、呕吐、头晕、嗜睡、尿潴留、呼吸抑制等。

（二）骨保护剂

临床上常用的骨保护剂包括双磷酸盐类药物和地舒单抗。双磷酸盐类药物主要通过抑制破骨细胞介导骨重吸收发挥作用。包括第一代药物如依替膦酸钠、氯膦酸二钠、替鲁膦酸钠；第二代如帕米膦酸钠、阿仑膦酸钠；第三代如唑来膦酸钠、利塞膦酸钠、伊班膦酸钠。双磷酸盐类药物使用适应证：① 骨转移所致高钙血症；② 骨转移所致骨痛；③ ECT 异常，X 线（或 CT 或 MRI）证实的骨转移；④ ECT 异常，X 线正常，但 CT 或 MRI 显示骨破坏；⑤ 影像学诊断为骨破坏，即使无骨痛症状。建议每月使用一次，连用 1~2 年后可每 3 个月一次。常见不良反应：流感样症状、肾毒性、低钙血症、颌骨坏死等。

地舒单抗是一种全人源化 IgG2 单抗，通过抑制破骨细胞形成和活化，从而抑制骨吸收。推荐剂量：120 mg 每 4 周皮下注射。常见不良反应：胃肠道反应、乏力、低钙血症、低磷血症、颌骨坏死等。

（三）恶心呕吐相关药物

目前临床常用镇吐药物主要包括：① 多巴胺受体拮抗剂，如甲氧氯普胺；② 5-羟色胺-3（5-HT3）受体拮抗剂，如第一代托烷司琼、昂丹司琼、格拉司琼、阿扎司琼、雷莫司琼、多拉司琼等及第二代帕洛诺司琼；③ 神经激肽 1（NK-1）受体拮抗剂，如阿瑞匹坦、福沙匹坦等；④ 糖皮质激素，如地塞米松、泼尼松、甲泼尼龙等；⑤ 非典型抗精神病药物，如奥氮平；⑥ 苯二氮䓬类，如劳拉西泮、阿普唑仑等；⑦ 吩噻嗪类药物，如氯丙嗪、苯海拉明等。对于高致吐性化疗方案，推荐使用三药联合的止吐方案，如 5-HT3 受体拮抗剂+地塞米松+NK-1 受体拮抗剂等。对于中致吐性控瘤药物，推荐使用二联或三联，首选 5-HT3 受体拮抗剂联合地塞米松，在此基础上，部分预计镇吐效果欠佳的患者可加用奥氮平或 NK-1 受体拮抗剂。对低致吐性控瘤药物，推荐使用单一镇吐药物，如地塞米松、甲氧氯普胺等。对轻微致吐性控瘤药物，常不推荐预防性使用镇吐药物，如化疗后出现恶心、呕吐，首选地塞米松或甲氧氯普胺方案。镇吐药物常见不良反应：便秘、头痛、腹胀腹痛、锥体外系症状等。

（四）改善肝功能的药物

对轻中度肝细胞损伤型和混合型药物性肝损伤（DILI），炎症程度较轻者推荐水飞蓟素；较重者可用甘草酸制剂如甘草酸二胺，甘草酸单胺半胱氨酸复合制剂。胆汁淤积型 DILI 可选用熊去氧胆酸；对 ALT 明显升高急性肝细胞损伤型和混合型 DILI，异甘草酸镁已获批为适应证。N-乙酰半胱氨酸推荐用于治疗早期急性肝衰，但其在中重度 DILI 中疗效有待研究。糖皮质激素，宜用于超敏或自身免疫征象明显且停用肝损伤药物后生化指标改善不明显甚或继续恶化者，但由于其对 DILI 疗效尚缺乏随机对照研究，使用时应充分权衡利弊，严格掌握适应证。其他可供选择药物还有精氨酸谷氨酸、双环醇等。

(五) 改善肾功能的药物

目前尚无足够证据支持药物性肾损伤的护肾药物选择。国内部分单中心试验提示前列地尔注射液、尿毒清颗粒、百令胶囊、肾衰宁胶囊、金水宝胶囊等具改善肾功能效果，可酌情考虑。

(六) 改善心脏功能的药物

右雷佐生可预防蒽环类药造成的心脏毒性和左心功能降低，免疫检查点抑制剂治疗相关严重心脏不良反应可选择糖皮质激素、抗人胸腺免疫球蛋白、英夫利西单抗等尽早治疗。中药制剂例如心脉隆注射液、丹参注射液、参芪扶正注射液、苦参注射液、稳心颗粒、贞芪扶正颗粒等亦有一定改善心功能作用，但仍需确证。

(七) 增敏剂及解毒药

亚叶酸钙为四氢叶酸类似物，进入体后会转变成有活性的亚甲基四氢叶酸和N10-甲烯四氢叶酸。常用于高剂量甲氨蝶呤治疗后的解救治疗。也常与5-氟尿嘧啶联用增强其控瘤作用。

美司钠进入体内后代谢成为美司钠二硫化物，可与尿液中环磷酰胺、异环磷酰胺的4-羟基代谢产物、丙烯醛发生反应从而起保护作用，因此临床上美司钠可用于预防环磷酰胺、异环磷酰胺的泌尿道毒性。

(八) 其他

（1）化疗相关血小板减少：重组人白细胞介素-11，重组人血小板生长因子，艾曲波帕、罗普司亭、咖啡酸片等。

（2）化疗相关贫血：促红细胞生成素等。

（3）化疗相关周围神经病变：度洛西汀、普瑞巴林等。

第五章

胸部肿瘤控瘤药的规范化使用

一、肺癌

（一）小细胞肺癌

小细胞肺癌（small cell lung cancer，SCLC）约占所有肺癌15%~20%，生物学表现为增殖快、易转移、易复发等特点，因此，控瘤药物治疗，尤其是以依托泊苷、铂类为代表的化疗药物，对SCLC的整合治疗至关重要。

1. 局限期小细胞肺癌

同步放化疗是局限期SCLC主要治疗手段。早期患者（T1-2，N0）可选择根治术手术治疗。无论采取根治性放疗还是根治性手术切除者，4~6周期依托泊苷+顺铂/卡铂方案均是目前首选化疗方案。根治性放疗应尽早加入，在第一或第二周期化疗时即开始同步放疗。

对PS评分3~4分的患者，应鉴别其原因，若是SCLC所致体能下降，则可谨慎选择化疗，否则不应马上化疗。高龄不是SCLC化疗禁忌，应综合患者体力状态、器官功能等因素，做出个体化化疗方案选择。

依托泊苷是一种细胞周期特异性控瘤药物，作用于DNA拓扑异构酶Ⅱ，形成药物-酶-DNA稳定的可逆性复合物，阻碍DNA修复。依托泊苷有静脉和口服两种制剂，常见不良反应为血液和消化道毒性。静脉滴注过快（小于30分钟）可有低血压、喉痉挛等过敏反应。使用时需注意：口服宜饭前服用，部分患者可能发生过敏反应。本品有骨髓抑制作用，用药期间应定期检查血象。肝功障碍者慎用。

2. 广泛期小细胞肺癌

以化疗为基础的多学科整合治疗是广泛期SCLC的主要治疗手段。近年，免疫检查点抑制剂联合化疗在广泛期SCLC治疗中取得一定突破，已逐渐取代以往单纯化疗成为新的标准一线治疗方案。

依托泊苷联合铂类是标准的一线化疗方案，常为4~6周期。多项临床研究显示，在广泛期SCLC治疗中，卡铂与顺铂疗效接近，但胃肠道反应、肾毒性较轻，应用较方便，因此其地位与顺铂基本一致。此外，来自日本的早期研究显示伊立替康联合铂类可改善广泛期SCLC PFS，但后续研究未能证实该优效性，仅作为一线化疗选择之一。当前一线治疗临床试验中，免疫检查点抑制剂联合化疗方案绝大多数均选择经典依托泊苷+顺铂/卡铂方案，而"伊立替康+铂类"方案与免疫治疗联合应用尚缺乏足够数据。

一线化疗后出现疾病进展患者，可根据化疗间隔时间分为耐药复发（小于等于6个月）和敏感复发（大于6个月）。对敏感复发，二线治疗可重复原化疗方案，而耐药复发，二线可选择拓扑替康、伊立替康、紫杉醇、多西他赛等。

拓扑替康（topotecan）是喜树碱人工半合成衍生物，为拓扑异构酶I抑制剂，进入体内后与拓扑异构酶I形成复合物导致DNA不能正常复制，引起DNA双链损伤。由于哺乳类动物细胞不能有效修复这种双DNA损伤，故可抑制细胞增殖。拓扑替康常见不良反应有骨髓抑制、胃肠道反应、乏力等。

伊立替康（irinotecan）为半合成水溶性喜树碱类衍生物，在大多数组织中被羧酸酯酶代谢为SN-38，而后者作用于纯化拓扑异构酶I的活性比伊立替康更强，可诱导单链DNA损伤，从而阻断DNA复制叉，由此产生细胞毒性。主要剂量限制性毒性为延迟性腹泻和中性粒细胞减少，使用时需注意延迟性腹泻、骨髓抑制、乙酰胆碱综合征、胃肠道反应等副作用。

（二）非小细胞肺癌

非小细胞肺癌（NSCLC）药物治疗包括化疗、分子靶向治疗、抗血管生成治疗、免疫治疗等。自从含铂双药化疗奠定NSCLC药物治疗基础以来，虽然不断有新药涌现，但化疗作为基石与免疫治疗、抗血管生成治疗、分子靶向治疗联用等，在NSCLC的药物治疗中发挥重要作用。在姑息性治疗、围术期治疗、局限晚期同步放化疗等阶段，化疗为基础的新治疗手段已展现出很好应用前景。

1. 术后辅助化疗

NSCLC根治术后，若病理为ⅡA-ⅢB期，无化疗禁忌证，优先考虑采用含铂双药方案辅助化疗4周期。若病理为IB期，且合并多个高危因素（如神经脉管侵犯、低分化、脏层胸膜累及、楔形切除、淋巴结状态未知等），可在充分沟通和评估患者获益基础上，酌情辅助化疗。现有证据显示，辅助化疗后，根据患者基因突变状态及PD-L1表达情况使用相应靶向治疗或免疫治疗，可能改善无病生存时间（disease free survival，DFS）。

2. 根治性放化疗

不可手术的Ⅱ-Ⅲ期肺癌若适合根治性放化疗，仍有治愈机会。可选化疗方案包括：紫杉醇、长春瑞滨、培美曲塞（非鳞癌）等联合顺铂或卡铂，通常化疗4个周期。对PD-L1表达阳性者，辅助化疗后PD-L1单抗免疫巩固治疗一年可进一步改善患者生存。

3. 姑息性化疗

对驱动基因突变或PD-L1强阳性的晚期NSCLC患者，在靶向治疗、免疫治疗耐药后，仍以全身化疗为基础，可联合抗血管生成治疗药物和/或免疫治疗。EGFR突变NSCLC患者的一线治疗，TKI联合化疗可改善患者PFS和ORR，但对OS延长并不确切。

若无禁忌，绝大部分晚期NSCLC的一线化疗方案常选含铂双药化疗，4~6周期无进展的非鳞癌患者，可选培美曲塞维持治疗；二线化疗可选方案相对有限，多西他赛单药是目前最常用的二线化疗方案。

4. 新型化疗药物

ADC类药物是将单克隆抗体药物的高特异性和小分子细胞毒药物的高活性相结合，用以提高肿瘤药物的靶向性、减少毒副作用。目前已有针对肺癌HER-2、HER-3、c-MET、TROP-2等分子ADC药物在NSCLC中进行临床研究，并在部分国家获批用于特定肺癌人群治疗，给肺癌化疗药物优化应用带来了前景。

二、乳腺癌

乳腺癌治疗药物的规范化使用体现在依据指南和循证医学证据制定方案，制定化疗药物治疗方案前应充分询问病史，了解患者既往史，完善体检，获得原发和/或转移灶的病理学诊断，明确乳腺癌分子分型。药物治疗前充分评估患者重要脏器功能状态，排除存在恶液质的患者，一般检查项目包括血常规、肝肾功能电解质、心电图。对将接受具心脏毒性的药物，如蒽环类化疗药物、曲妥珠单抗或帕妥珠单抗治疗等，应完善心脏超声。对晚期乳腺癌患者，应在基线完成存在病灶部位的影像学评估，如胸部CT、腹部MR、盆腔MR等，必要时可用PET/CT或ECT。其他检查应据患者情况、预计生存期和制定的化疗方案等决定。对育龄期妇女，应在治疗前确认妊娠试验结果阴性并嘱其避孕，告知使用化疗会导致卵巢功能受损，甚至不孕不育。治疗前应签署控瘤治疗知情同意书，告知化疗可能存在的不良反应。对年龄大于70岁者接受化疗时应充分评估获益和风险。

在药物治疗过程中，需要根据患者体表面积和药物标准剂量计算，患者有特殊情况需调整剂量，一般不低于标准剂量85%，每个疗程化疗的剂量需根据上一疗程化疗不良反应进行调整，每次可下调20%~25%，最多可下调2次。对晚期乳腺癌，每2~3个疗程需评估疗效决定是否继续或更换原治疗方案。

（一）化学治疗：单药或联合

1. 早期乳腺癌

早期乳腺癌的化学治疗的目的是降低肿瘤复发转移风险，提高总生存率。制定早期乳腺癌术后辅助化疗方案需根据患者的分子分型和复发风险，对低危患者可借助多基因检测工具，如Oncotype dx、Mammaprint等，协助指导术后辅助治疗决策。特别是对需进行易感性咨询和风险评估、并期望针对RBCA1/2致病或可疑致病突变携带者进行PARP1抑制剂治疗的患者，推荐进行含有BRCA1/2等在内的遗传易感基因检测。早期乳腺癌的术后辅助化疗方案多为化疗联合方案，或序贯方案，其中最常用的是蒽环类与紫杉类药物的序贯方案，如AC或EC（每2周方案或每3周方案）序贯紫杉醇（每周方案、每2周方案或每3周方案），AC或EC序贯多西他赛（每3周方案）；不含有蒽环类的联合化疗方案，如TC方案（多西他赛联合环磷酰胺），PC方案（紫杉醇联合卡铂方案，多西他赛联合卡铂方案）；早期乳腺癌的单药化疗主要是指强化治疗，如根据Creat-x研究在三阴性乳腺癌新辅助治疗未达到pCR的患者可考虑行卡培他滨强化治疗8疗程，或根据Sysucc001研究在术后辅助化疗结束后行一年卡培他滨治疗，根据Olympia研究在HER-2阴性乳腺癌并携带BRCA1/2致病或可疑致病突变患者中使用奥拉帕利一年。

2. 晚期乳腺癌

晚期乳腺癌是不可治愈的疾病，治疗目的与早期乳腺癌不同，晚期乳腺癌是缓解症状、提高生活质量和延长生存。首次出现复发转移的患者应进行穿刺活检再次明确病理诊断和分子分型。晚期乳腺癌化学治疗包括单药序贯化疗或联合化疗，联合化疗一般采取两药联合，不推荐三种药的联合。与单药序贯化疗相比，联合化疗具更长PFS和更高ORR，因此对需迅速缩小肿瘤符合的患者，可选择联合化疗。但联合化疗不良反应大，总生存并未提示有获益。蒽环类化疗药物治疗失败者首先紫杉类化疗药物，如紫杉醇、多西紫杉醇、白蛋白结合型紫杉醇，既往紫杉类和蒽环类药物治疗失败者目前尚无标准化疗方案，其他可供选择的化疗药物有抗代谢类药物如卡培他滨、吉西他滨，抗微管类药物如长春瑞滨、艾立布林、优替德隆，铂类药物如顺铂、卡铂，抗体药物偶联物如戈沙托珠单抗、德喜曲妥珠单抗，若存在BRCA1/2致病或可疑致病突变，可选择奥拉帕利，若PD-L1阳性的三阴性乳腺癌可选择免疫治疗。联合化疗一般为6~8个疗程，之后可进入维持治疗阶段或停药观察随访阶段。维持治疗可选择原方案中化疗药物或更换为口服化疗药物，如卡培他滨、长春瑞滨，若为激素受体阳性，可选择内分泌和/或靶向治疗维持。

（二）内分泌药物

1. 早期乳腺癌的内分泌治疗

对 ER 和/或 PR 阳性患者术后应予内分泌治疗，一般在术后辅助化疗结束后使用。辅助内分泌治疗可选择有三苯氧胺、三苯氧胺联合卵巢功能抑制和芳香化酶抑制剂联合卵巢功能抑制，治疗时长为 5~10 年。具体选择需参考患者临床复发风险因素，也可采取 STEPP 评分评估。对高危患者建议选择芳香化酶抑制剂联合卵巢功能抑制。根据 MonarchE 研究，对 ER 和（或）PR 阳性的高危患者，可在标准内分泌治疗基础上加用阿贝西利 2 年强化治疗。在三苯氧胺治疗期间，应定期随访妇科 B 超，关注子宫内膜厚度，接受芳香化酶抑制剂和卵巢抑制治疗患者需定期随访骨密度，对存在骨质疏松者建议使用双磷酸盐或地舒单抗，对骨量减少者，建议使用含维生素 D 的钙片，并考虑开始使用双磷酸盐或地舒单抗。

2. 晚期乳腺癌的内分泌治疗

对晚期激素受体阳性的乳腺癌应首选内分泌治疗，除外已证实存在内分泌耐药或内脏危象的情况。若受体状态不明，但临床病程符合激素受体阳性的乳腺癌，也可尝试内分泌治疗。内分泌药物有非甾体类芳香化酶抑制剂如阿那曲唑、来曲唑，甾体类芳香化酶抑制剂如依西美坦，ER 调节剂如三苯氧胺，ER 下调剂如氟维司群，孕酮类药物、雄激素和雌激素类药物临床上使用较少。靶向内分泌治疗药物有 CDK4/6 制剂如阿贝西利、帕博西利、达尔西利等，mTOR 抑制剂如依维莫司，HDAC 抑制剂如西达本胺，PI3K 抑制剂如阿培利斯。绝经前患者在 OFS 基础上可参照绝经后乳腺癌治疗。HR 阳性/HER-阴性晚期标准一线内分泌治疗是 CDK 和/或靶向治疗。对激素受体阳性、HER-2 阳性患者，有研究显示内分泌联合靶向治疗不差于化疗联合靶向治疗，因此内分泌联合靶向治疗在部分患者也是可选方案。

（三）乳腺癌的相关技术

1. 最大耐受剂量

化疗药物与其他靶向药物或免疫药物不同，具最大耐受剂量（maximum tolerated Dose，MTD）和剂量限制性毒性（dose-limiting toxicity，DLT），因此在化疗药物的整个研发过程中，剂量探索十分重要。DLT 定义是指基于系统性控瘤治疗（多指常规细胞毒性化疗药物）在第一个周期出现的依据美国 CTCAE 评估的严重不良事件，通常包括如 4 级中性粒细胞减少持续 5 天以上，大于等于 3 级中性粒细胞减少伴发热（单次体温大于 38.3℃或大于等于 38℃持续 1 小时以上），4 级血小板减少或 3 级血小板减少伴临床显著出血，大于等于 4 级贫血，任何大于等于 3 级非血液学毒性，除外 3~4 级恶心/呕吐和/或腹泻和/或电解质紊乱，经最佳支持治疗后 72 小时内恢复至小于等于2级者。不同化疗药物研究在定义DLT上略有差异。MTD的定义为出现下列毒性反应剂量组的低一级剂量：1例受试者出现与治疗相关的危及生命、永久致残或死亡等严重不良反应；3例受试者中2例出现DLT；先入组的3例受试者中1例出现DLT，且该剂量组增加的3例受试者中1例再出现DLT。探索MTD的目的在于化疗药物在有效的情况下不能严重影响患者生活质量，否则剂量降低或暂停给药会降低实际血药浓度。早期乳腺癌化疗应该强调剂量强度，晚期乳腺癌化疗重点应该放到安全性、生活质量和患者报告临床结局。

2. 化疗药物的其他联合方式

除化疗外，越来越多非化疗药物治疗进入临床，化疗与靶向、免疫等不同药物联合的治疗模式逐渐丰富。对HER-2阳性乳腺癌，化疗联合抗HER-2靶向药物是目前的标准治疗。对三阴性乳腺癌，若CPS大于等于10，可在一线化疗（白蛋白结合型紫杉醇、紫杉醇或GC）基础上加入帕博利珠单抗。化疗联合贝伐单抗可显著延长PFS，但并未延长OS，可在需要快速控制病情患者中谨慎使用。化疗与放疗同步进行时，还有增加放疗敏感性作用。

三、纵隔肿瘤治疗药物的规范使用

（一）胸腺肿瘤

对完全切除的Ⅰ期胸腺瘤不推荐辅助治疗。对未完全切除的胸腺瘤，建议术后放疗。对转移性疾病，推荐系统性全身治疗。早期胸腺瘤可能不需辅助治疗，对不可切除或转移性胸腺瘤，建议化疗联合或不联合放疗。因缺乏随机对照研究数据，目前胸腺瘤及胸腺癌标准化疗方案尚不确定。

既往研究显示，含蒽环类药物及多药联合方案相较含依托泊苷方案可改善胸腺瘤患者的肿瘤缓解率。胸腺瘤初始化疗方案首选方案是"顺铂+多柔比星+环磷酰胺（CAP）"，非蒽环类方案可能对无法耐受更强烈治疗方案患者有用。其他推荐方案包括CAP+强的松、阿霉素+顺铂+长春新碱+环磷酰胺（ADOC）、顺铂+依托泊苷（PE）、依托泊苷+异环磷酰胺+顺铂、卡铂+紫杉醇。

胸腺瘤的二线系统性全身治疗包括培美曲塞、依维莫司、紫杉醇、奥曲肽（对奥曲肽扫描阳性或有类癌综合征症状的患者）±泼尼松、吉西他滨±卡培他滨、5-氟尿嘧啶、依托泊苷和异环磷酰胺。由于免疫相关不良事件及较低有效率，不建议胸腺瘤患者使用帕博利珠单抗等免疫检查点抑制剂。

胸腺癌对化疗反应不佳。卡铂+紫杉醇可作为首选的一线治疗药物。CAP和ADOC方案对胸腺癌也有效，但毒性大于"卡铂+紫杉醇"。胸腺癌二线系统性全身治疗的数据很少，包括舒尼替尼（推荐用于c-kit突变患者）、培美曲塞、依维莫司、紫杉醇、吉西他滨±卡培他滨、5-FU、依托泊苷、异环磷酰胺、乐伐替尼和帕博利珠单抗。"奥曲肽±强的松"作为二线方案治疗胸腺癌患者无效。

1. 一线联合化疗方案

（1）胸腺瘤首选（胸腺癌的其他推荐方案）。

CAP：顺铂50 mg/m²，d1；多柔比星50 mg/m²，d1；环磷酰胺500 mg/m²，d1；每3周为一个疗程。

（2）胸腺癌首选（胸腺瘤的其他推荐方案）。

卡铂+紫杉醇：卡铂AUC=6；紫杉醇200 mg/m²；每3周为一个疗程。

（3）胸腺瘤和胸腺癌的其他推荐方案。

CAP+泼尼松：顺铂30 mg/m²，d1—3；多柔比星，20 mg/m²/天，d1—3；环磷酰胺500 mg/m²，d1；泼尼松100 mg/天，d1—5；每3周为一个疗程。

ADOC：顺铂50 mg/m²，d1；多柔比星40 mg/m²，d1；长春新碱0.6 mg/m²，d3；环磷酰胺700 mg/m²，d4；每3周为一个疗程。

PE：顺铂60 mg/m²，d1；依托泊苷120 mg/m²/天，d1—3；每3周为一个疗程。

依托泊苷+异环磷酰胺+顺铂：依托泊苷75 mg/m²，d1—4；异环磷酰胺1.2 g/m²，d1—4；顺铂20 mg/m²，d1—4；每3周为一个疗程。

2. 二线治疗方案

（1）胸腺瘤：依托泊苷、依维莫司、5-FU和亚叶酸钙、吉西他滨±卡培他滨、异环磷酰胺、奥曲肽（包括长效）±泼尼松、紫杉醇、培美曲塞。

（2）胸腺癌：依维莫司、5-FU和亚叶酸钙、吉西他滨±卡培他滨、乐伐替尼、紫杉醇、帕博利珠单抗、培美曲塞、舒尼替尼、依托泊苷、异环磷酰胺。

（二）间质肿瘤

纵隔间质肿瘤主要为生殖细胞瘤，可分为纵隔精原细胞瘤（SGCTM）、纵隔非精原细胞瘤（NSGCTM）。对确诊的SGCTM，首选化疗。对确诊的NSGCTM，首选化疗，并在此基础上切除残余肿瘤组织。

1. 生殖细胞瘤初始化疗方案

（1）首选方案。

BEP：依托泊苷100 mg/m²，d1—5；顺铂20 mg/m²，d1—5；博来霉素，30单位，d1、d8、d15或d2、d9、d16；每21天重复一次。

EP（仅适用于风险较低的患者、病理Ⅱ期的患者以及一线化疗后手术时有活性生殖细胞瘤的患者）：依托泊苷100 mg/m²，d1—5；顺铂20 mg/m²；每21天重复一次。

（2）其他推荐方案.

VIP（仅适用于中或高风险患者或一线化疗后手术时有活性生殖细胞瘤的患者）：

依托泊苷 75 mg/m²，d1—5；异环磷酰胺 1200 mg/m²，d1—5，联用尿路保护剂美司钠；顺铂 20 mg/m²，d1—5；每 21 天重复一次。

2.转移性生殖细胞瘤二线化疗方案

（1）常规剂量化疗方案首选方案.

TIP：紫杉醇 250 mg/m²，d1；异环磷酰胺 1500 mg/m²，d2—5，联用尿路保护剂美司钠；顺铂 25 mg/m²，d2—5；每 21 天重复一次。

VeIP：长春碱 0.11 mg/kg，d1—2；异环磷酰胺 1500 mg/m²，d1—5，联用尿路保护剂美司钠；顺铂 20 mg/m²，d1—5；每 21 天重复一次。

（2）大剂量化疗方案首选方案。

卡铂+依托泊苷：卡铂 700 mg/m²；依托泊苷 750 mg/m²；在外周血干细胞输注前 5、4 和 3 天给药，共 2 个周期。

紫杉醇+异环磷酰胺+卡铂+依托泊苷：紫杉醇 200 mg/m² 持续 24 小时，d1；异环磷酰胺 2000 mg/m² 持续 4 小时，d2—5，联用尿路保护剂美司钠；每 14 天重复，2 个周期。然后续贯至卡铂 AUC=7-8，d1—3，持续 60 分钟；依托泊苷 400 mg/m²，d1—3；在外周血干细胞支持下，以 14 天至 21 天的时间间隔进行给药，持续 3 个周期。

3.转移性生殖细胞瘤三线化疗方案

（1）既往未接受过大剂量化疗。

首选方案为大剂量化疗方案（同前转移性生殖细胞瘤二线化疗方案中的"大剂量化疗方案"）。

（2）其他推荐方案（既往接受过大剂量化疗患者的首选方案）。

吉西他滨+紫杉醇+奥沙利铂：吉西他滨 800 mg/m²，持续 30 分钟，d1、d8；紫杉醇 80 mg/m²，持续 60 分钟，d1、d8；奥沙利铂 130 mg/m²，持续 2 小时，d1；21 天为一个周期，共 8 个周期。

吉西他滨+奥沙利铂：吉西他滨 1000~1250 mg/m²，持续 30 分钟，d1、d8；奥沙利铂 130 mg/m²，持续 2 小时，d1；21 天为一个周期，直至疾病进展或毒性不耐受。

吉西他滨+紫杉醇：吉西他滨 1000 mg/m²，持续 30 分钟，d1、d8、d15；紫杉醇 100 mg/m²，持续 60 分钟，d1、d8、d15，d28 天为一个周期，共 6 个周期。

依托泊苷（口服）：d1—21 天每天口服依托泊苷 50~100 mg，28 天为一个周期，直至疾病进展或毒性不耐受。

（三）神经源性肿瘤

神经源性肿瘤是后纵隔最常见肿瘤，多位于胸椎两侧椎旁沟内。成人最常见是神经纤维瘤和神经鞘瘤，儿童最常见是神经母细胞瘤。恶性纵隔神经源性肿瘤几乎不可能完全切除，手术前常采用放疗联合化疗来减小肿瘤大小，或在术后针对切缘行辅助治疗。药物治疗对神经纤维瘤及神经鞘瘤效果不佳，但化疗在神经母细胞瘤中具重要地位。

1. 神经母细胞瘤的化疗方案

（1）低、中危组治疗：未行肿瘤切除的患者，术前化疗2~3疗程，可行手术切除，术后根据残留病灶情况酌情给予2~3疗程化疗。已经于病初行肿瘤完全切除患者，低危组给予2~4疗程化疗，中危组给予4~6疗程化疗。具体药物见以下（每21天重复一次）：

1）CBVP方案：卡铂200 mg/m²（年龄小于等于12月，6.6 mg/kg），d1—3；依托泊苷150 mg/m²（年龄小于等于12月，5 mg/kg），d1—3。

2）CADO方案：长春新碱1.5 mg/m²（年龄小于等于12月，0.5 mg/kg），d1、15；阿霉素25 mg/m²（年龄小于等于12月，1 mg/kg），d1—2；环磷酰胺750 mg/m²（小于等于12月，30 mg/kg），d1—2；美司钠300 mg/m²，CTX后0、4、8小时，d1—2。

（2）高危组化疗方案：CAV和CVP方案，每21天1疗程，化疗顺序：CAV-CAV-CVP-CAV-CVP-CAV-CVP。病初未行手术切除患者，可于化疗3~4疗程后，肿瘤标记物下降，骨髓转阴，转移灶局限的情况下，行手术切除瘤灶；有条件医院可酌情应用含拓扑替康的化疗方案。总疗程8~10个。具体药物见下。

1）CAV方案：长春新碱1.5 mg/m²（最多2 mg/天），d1；阿霉素25 mg/m²，d1—2；环磷酰胺1.5 g/m²，d1—2；美司钠400 mg/m²，CTX后0、3、6、9小时，d1—2。

2）CVP方案：顺铂50 mg/m²，d1—4；依托泊苷200 mg/m²，d1—3。

3）自体外周血造血干细胞移植（有条件儿童或肿瘤专科医院可以选择）。

4）13-顺式维甲酸维持治疗：剂量160 mg/m²（年龄小于等于12 kg，5.33 mg/kg），每天2次口服，连续服用14天，停14天，28天为一个周期，共6~9个疗程，最好与食物同时服用。

最近，抗双唾液酸神经节苷脂抗原GD2的达妥昔单抗β也被批准用于以下两类神经母细胞瘤患者：经过规范治疗（须包含诱导化疗、清髓性治疗和造血干细胞移植）后，达到非常好的部分缓解的高危患者；及经过适当治疗措施后达到非常好的部分缓解或完全缓解的复发/难治患者。

消化系肿瘤控瘤药的规范化使用

一、胃癌

我国是胃癌（gastric cancer，GC）的高发国家，三分之一胃癌患者在初诊时已为晚期，异质性高、进展快、易转移、易复发，整体预后较差。

（一）可手术切除胃癌的围术期治疗

对接受D2根治术且未接受术前治疗术后病理分期Ⅱ及Ⅲ期进展期患者，推荐行术后辅助治疗，常用方案有：多西他赛联合S-1序贯S-1方案、奥沙利铂联合氟尿嘧啶类药物。Ⅰ期合并高危因素（小于40岁、组织学高级别或低分化、神经束侵犯、血管淋巴管浸润）可行研究性辅助治疗。对局部复发风险高的根治术患者（安全切缘小于2 cm、脉管癌栓、神经束周围侵犯、N3、转移淋巴比例大于25%）或手术未达R0切除者（非远处转移因素），可行术后放化疗。对cT2/3N+M0或cT4NxM0局部进展期胃癌患者，建议术前行新辅助治疗，基于我国RESOLVE研究，推荐SOX*3→手术→SOX*5-S-1*3的治疗模式；此外，新辅助治疗方案还有：FLOT、DOS、XE-LOX、FOLFOX、SP方案。HER-2阳性胃癌围术期治疗目前也尚在研究中（化疗联合单抗或双抗模式），暂无标准治疗策略。研究表明MSI-H患者围术期化疗不能改善生存，可推荐参与围术期免疫治疗临床研究。

（二）不可手术切除局部进展期胃癌的转化治疗

对肿瘤尚局限、一般情况良好患者，经放疗科评估后，可行同步放化疗（化疗方案可为以铂类、氟尿嘧啶类、紫杉醇为基础的单药或双药联合放疗）。对局部肿瘤或淋巴结侵犯范围过于广泛患者，可行化疗序贯同步放化疗。

（三）晚期转移性胃癌的姑息治疗

1. 一线治疗

出于耐受性及临床治疗应用现状，我国晚期胃癌一线治疗更多推荐氟尿嘧啶类联合铂类药物为基础的方案，铂类优先推荐奥沙利铂，对年老或体弱患者可优先推荐减量的两药方案（原剂量的60%）。对体力状况好且肿瘤负荷较大患者，亦可推荐紫杉醇联合铂类及氟尿嘧啶的三药方案 mDCF/POF。随着免疫治疗深入研究，对 HER-2 阴性患者，基于 CheckMate-649、ATTRACTION-4 等研究结果，推荐 PD-1 抑制剂联合两药化疗方案；基于 KEYNOTE-811，推荐 PD-1 抑制剂联合曲妥珠单抗联合两药化疗方案。而对存在化疗禁忌症或拒绝化疗的 PD-L1 CPS 大于等于1患者，可考虑帕博丽珠单抗单药。

2. 二线治疗

对一线铂类和/或氟尿嘧啶类药物失败患者，目前二线推荐以紫杉醇类或伊立替康为基础的方案，一般二线化疗采取单药，而对体力状况较好患者，权衡风险及获益后，可考虑两药联合。RAINBOW 研究显示，雷莫芦单抗联合紫杉醇可延长 OS，且具较好安全性，故推荐用于二线治疗。针对 HER-2 阳性胃癌，对一线未用过曲妥珠单抗患者，二线推荐紫杉醇联合曲妥珠单抗，对一线曲妥珠单抗失败患者，曲妥珠单抗跨线治疗尚缺乏高级别依据，暂不推荐，针对 HER-2 ADC 药物（DS8201、RC48）被证明可使这类人群获益，推荐作为二线治疗或参加相关临床研究。dMMR/MSI-H 患者为接受免疫治疗公认的获益人群，一线常规治疗失败后，二线可考虑免疫治疗。

3. 三线治疗

研究表明，阿帕替尼、Tas102、免疫治疗用于三线治疗均可获益。另外，基于 C008 研究出色结果，推荐 RC48 作为 HER-2 IHC（2+、3+）患者三线治疗。

二、食管癌

食管癌（esophageal cancer，EC）在中国属高发癌种，鳞癌和腺癌主要组织学亚型，大多数患者在确诊时已属局部晚期或远处转移，因此全身药物治疗占重要地位。

（一）术前新辅助化疗

对局部晚期食管癌，建议术前行新辅助治疗，术前同步放化疗证据充分，可作为常规推荐。对边缘可切除食管癌或交界部癌，建议行新辅助治疗后再行肿瘤评估，可行新辅助化疗或新辅助同步放化疗。对食管鳞癌，一项 Ⅲ 期临床试验（NEOCRTEC5010研究）证实，新辅助放化疗联合手术对比单独手术，提高了 PFS 和

OS，而两组围术期死亡率及并发无明显差异。对食管腺癌，CROSS研究证实术前放化疗可有效提高R0切除率，延长PFS及OS。常用新辅助化疗用药方案以铂类或氟尿嘧啶类药物联合化疗方案。

（二）术后辅助化疗

食管和食管胃交界部腺癌推荐术后辅助化疗。根据CheckMate577研究，可推荐局部进展期食管或食管胃交界部癌经新辅助同步放化疗联合R0切除后有肿瘤残留患者，辅助纳武利尤单抗治疗1年。对术前未行新辅助治疗者，根据JCOG9204研究对淋巴结阳性患者进行顺铂加氟尿嘧啶联合化疗。常用术后治疗方案有：纳武利尤单抗、卡培他滨+奥沙利铂（仅对食管胃交界部腺癌）、紫杉醇+顺铂（仅对食管鳞癌）。

（三）晚期不可切除或转移性食管癌的系统化疗

1. 一线化疗

单药方面，5-FU、铂类、紫杉醇、长春碱类药物有效率15%-40%。顺铂联合5-FU为标准治疗方案，但仍缺乏大型Ⅲ期随机对照研究。目前尚无临床研究证实三药联合方案的有效性。整合目前国际国内指南，推荐使用两药联合化疗方案，对PS评分良好、可配合定期行不良反应评估的患者，可行三药联合化疗方案。对HER-2过表达转移性腺癌，可用曲妥珠单抗联合化疗治疗。免疫检查点抑制剂联合化疗已经成为晚期食管癌一线治疗标准。对晚期食管癌和食管胃交界部癌（包括鳞癌），可在顺铂+5-FU化疗方案上联合帕博利珠单抗；对晚期食管胃交界部腺癌，可在奥沙利铂+5-FU基础上联合纳武利尤单抗；对晚期食管鳞癌，可在紫杉醇+顺铂化疗基础上联合卡瑞利珠单抗。常用一线治疗药物有氟尿嘧啶类（5-FU、卡培他滨）、顺铂、卡铂、奈达铂、奥沙利铂、紫杉醇、白蛋白结合型紫杉醇、紫杉醇脂质体、多西他赛、伊利替康、曲妥珠单抗、帕博利珠单抗、卡瑞利珠单抗、纳武利尤单抗、阿帕替尼。

2. 二线及以上治疗

晚期食管胃交界部腺癌患者二线治疗包括紫杉醇单药、伊立替康单药等。晚期食管鳞癌二线无标准化疗方案，可参考腺癌。免疫检查点抑制剂也已成为二线治疗的重要选择，一线化疗失败的晚期食管鳞癌，可选择卡瑞利珠单抗作为二线治疗；一线化疗失败的PD-L1 CPS大于10食管鳞癌患者，可选择帕博利珠单抗单药治疗；三线及以后的治疗可选择纳武利尤单抗。常用药物包括：5-FU、替吉奥、紫杉类、伊利替康、帕博利珠单抗、卡瑞利珠单抗、纳武利尤单抗、安罗替尼、阿帕替尼。

三、结直肠癌

（一）结肠癌的辅助治疗

Ⅱ期患者根治术后根据 T3 或 T4、dMMR 或 pMMR，以及有无临床高危因素进一步细分为低危、普危和高危Ⅱ期。临床高危因素是指：T4、组织学分化差（高级别，不包括 MSI-H 者）、脉管浸润、神经浸润、术前肠梗阻或肿瘤部位穿孔、切缘阳性或情况不明、切缘安全距离不足、送检淋巴结不足 12 枚。低危Ⅱ期指 dMMR、T3N0M0、无论是否有临床高危因素者，术后建议随访；普危Ⅱ期指 pMMR、T3N0M0、无临床高危因素者，术后建议卡培他滨单药辅助治疗；高危Ⅱ期指 pMMR、T3N0M0、有临床高危因素者，以及所有 T4N0M0 者，术后建议 CAPEOX 或 FOLFOX 联合辅助化疗。辅助化疗一般在术后 3~4 周开始，不应迟于术后 8 周，通常总疗程 6 个月。但是对于所有高危Ⅱ期者及低危Ⅲ期（T1-3N1）者，可考虑 3 个月 CAPEOX 辅助化疗。不推荐在辅助化疗中使用伊立替康、替吉奥、TAS-102、靶向药或免疫检查点抑制剂。

（二）不可切除结肠癌的药物治疗

部分 T4b，M0 的患者即使采用联合脏器切除也无法达到根治的目的，可参考转化治疗的患者进行内科药物治疗，通常根据 RAS、BRAF 基因状态选择合适的靶向药物与化疗联合。

（三）结直肠癌肝转移的围手术期

治疗前应评估结直肠癌肝转移患者的肝转移灶是否可达到 NED 状态。

在原发灶无梗阻、出血、穿孔等情况下，对于肝转移灶评估可切除患者，若其 CRS 为 3~5 分，则建议行新辅助治疗。新辅助治疗疗程一般为 2~3 个月，通常选择两药联合化疗（如 FOLFOX、FOLFIRI、CAPEOX），常规情况不联合靶向药物。对于肝转移灶评估不可切除者，但是有望通过强烈的内科治疗在缩小后争取局部手术或其他治疗机会者，建议接受两药或三药化疗联合靶向药物（根据 RAS、BRAF 基因状态选择），每 2 个月评估并 MDT，一旦获得手术机会即为转化成功。肝转移灶性 R0 切除达到 NED 的患者，应在术后接受"辅助"化疗，首选术前证实有效的方案，手术前后化疗总时长不超过 6 个月。如肝转移灶始终无法达到 NED 的患者，应参照晚期姑息治疗原则进行后续治疗。

(四)结肠癌的晚期治疗

1. 一线治疗及维持治疗

根据患者年龄、体力状况与脏器功能选择5-FU/LV单药,或联合奥沙利铂或伊立替康,甚或三药联用以提高疗效。根据RAS、BRAF基因状态,选择联用靶向药物。抗EGFR抗体(西妥昔单抗)适用于RAS、BRAF野生型的左侧结肠癌和直肠癌的晚期一线治疗。贝伐珠单抗联合化疗适用于RAS、BRAF野生型的右半结肠癌的晚期一线治疗和所有RAS或BRAF突变型患者。MSI-H/dMMR患者优先推荐PD-1单抗治疗。

一线诱导化疗6~8个周期后未进展,可进入维持治疗阶段。基于奥沙利铂的剂量累积性神经毒性,建议一线使用以奥沙利铂为基础方案的患者在维持治疗阶段中改用氟尿嘧啶类治疗,并联用诱导治疗中的靶向药物。维持治疗期间出现进展者可考虑导入原诱导化疗方案。

2. 结肠癌的二线治疗

含奥沙利铂和含伊立替康的方案可互作为一、二线用药,氟尿嘧啶类不耐受患者可替换为雷替曲塞。RAS、BRAF均为野生型,一线未接受靶向治疗的患者,推荐化疗联合抗EGFR抗体治疗。若一线使用抗EGFR抗体进展,则不推荐该靶向药跨线使用。若一线治疗使用贝伐珠单抗进展,二线可继续跨线使用。BRAF V600E突变的患者,二线及以上治疗可选择"西妥昔单抗+维莫非尼+伊立替康",或"达拉非尼+西妥昔单抗±曲美替尼"。

3. 结肠癌的三线及后线治疗

一线诱导化疗期间无进展的患者可考虑在二线治疗失败后重新导入初始诱导化疗方案。此外,瑞戈非尼、呋喹替尼、TAS-102可作为现有标准治疗失败后的三线用药。曲妥珠单抗联合帕妥珠单抗或拉帕替尼可作为HER-2扩增患者的三线治疗。NTRK融合基因者可考虑NTRK抑制剂。

(五)直肠癌治疗药物的规范化使用

推荐cT3~4或N+中低位直肠癌患者接受术前新辅助放化疗,化疗常规采用卡培他滨或5-FU/LV。不推荐同时应用靶向药物。不适合放疗者,应在MDT讨论后决定直接行手术或新辅助化疗后评估手术机会。对于保肛困难,但保肛意愿强烈者,可在术前给予高强度治疗或考虑增加间隔期联合化疗。

高位直肠癌,以及中低位直肠癌的辅助治疗和晚期治疗均参考结肠癌。

四、肝癌

（参考CACA指南《靶向治疗》）

五、胰腺癌

（一）胰腺癌药物治疗

药物治疗可延长胰腺癌患者生存，提高生活质量，提高部分患者手术切除率。胰腺癌化疗前均应获得病理学证据，对多次活检阴性而有典型影像学表现，经MDT后HIM讨论临床诊断明确者也可化疗。化疗策略主要包括：术后辅助化疗；新辅助化疗；局部晚期或合并远处转移患者的姑息性化疗等。

（二）可切除胰腺癌的药物治疗原则

（1）根治术后患者若无禁忌证，均推荐辅助化疗。

（2）辅助化疗方案以吉西他滨或氟尿嘧啶类药物（5-FU、卡培他滨或替吉奥）为基础的治疗。体能状态良好患者，建议联合化疗（吉西他滨+卡培他滨、mFOLFIRINOX等）；体能状态较差者，建议给予单药化疗（吉西他滨或氟尿嘧啶类等），并予以最佳支持治疗。

（3）辅助化疗持续时间为6个月。尽可能在术后8周内开始；体能状态差者，可延至12周。

（4）可切除胰腺癌新辅助治疗尚缺乏高级别临床研究证据。对体能状态好、合并危险因素的可切除胰腺癌（如血清CA19-9水平高、较大胰腺原发肿瘤、广泛淋巴结转移、严重消瘦和极度疼痛等），可考虑开展术前新辅助化疗。新辅助治疗尚无标准化方案，推荐联合化疗（mFOLFIRINOX或吉西他滨联合白蛋白紫杉醇（AG）等，2~4个周期后评估疗效，化疗后4~8周行根治手术，术后无复发或转移证据者，建议继续辅助化疗，方案参考前期新辅助化疗效果或临床研究结论制定化疗方案。对于经新辅助化疗后进展无法根治性切除，或体能状态较差不能耐受手术治疗者，则行晚期姑息化疗和最佳支持治疗。

（三）临界可切除胰腺癌的药物治疗

（1）新辅助治疗有助提高临界可切除胰腺癌的R0切除率，改善患者生存，建议对所有体能良好的临界可切除胰腺癌行新辅助化疗。

（2）临界可切除胰腺癌患者的新辅助化疗方案，尚无标准化方案，建议开展相关临床研究。目前推荐联合化疗（mFOLFIRINOX或AG等）。

（3）新辅助化疗的疗程、与手术的间隔时间、术后诊治策略见前述。

（四）不可切除局部晚期或转移性胰腺癌的药物治疗

（1）常用化疗药物包括：吉西他滨、白蛋白结合型紫杉醇、5-FU/LV、顺铂、奥沙利铂、伊立替康、替吉奥、卡培他滨。靶向药物主要包括尼妥珠单抗、厄洛替尼和BRAC、KRAS G12C、NTRK等抑制剂。免疫治疗PD-1抗体。

（2）一线化疗方案：AG、mFOLFIRINOX/SOXIRIL联合方案，吉西他滨或5-FU/替吉奥单药方案；ECOG PS评分0-1推荐三药联合；携带胚系BRCA1/2或PALB2基因突变，首选含顺铂（GP）或奥沙利铂的方案；RAS野生型，吉西他滨联合尼妥珠单；EGFR基因突变，考虑厄洛替尼联合吉西他。

（3）维持治疗：携带胚系BRAC1/2基因突变，经含铂方案一线化疗无进展，采用PARP抑制剂（奥拉帕尼）维持治疗；对体系BRAC1/2基因突变或其他同源重组修复通路异常，可参考胚系突变同等处理；其他联合化疗有效的可应用方案中的某个药物或原联合方案维持治疗。

（4）二线治疗：一线非重叠药物的治疗或进行临床研究，也可选择纳米脂质体伊立替康+5-FU/LV；对于有特殊基因变异的晚期胰腺癌（如NTRK基因融合、ALK基因重排、HER-2扩增、KRAS基因野生型、微卫星高度不稳定）等，选择对应的靶向治疗或免疫检查点抑制剂治疗。

（5）对体能状态或器官功能较差无法耐受控肿瘤药物者，建议最佳支持治疗。

（6）对一、二线化疗失败者是否继续开展化疗存争议，建议临床研究。

六、小肠肿瘤

参考本章第三部分：结直肠癌。

第七章

妇科肿瘤控瘤药的规范化使用

一、宫颈癌

（一）辅助治疗

手术和放疗是宫颈癌根治性治疗手段。早期宫颈癌（FIGO ⅠA—IB2和ⅡA1期）接受根治性手术者，若术后病理证实有淋巴结阳性、切缘阳性及宫旁浸润等高危因素，应行同步放化疗。初始诊断为局部晚期患者（ⅠB3、ⅡA2期及ⅡB—ⅣA期），首选同步放化疗。同步放化疗首选顺铂为放疗增敏药物。

（二）晚期（ⅣB期）或复发后治疗

初诊ⅣB期或疾病复发无法通过手术或放疗等局部手段治疗患者，以全身系统治疗为主。一线方案首选"紫杉醇+顺铂/卡铂+/-贝伐珠单抗"。JCOG0505研究显示，未使用过顺铂患者，紫杉醇+顺铂疗效明显优于紫杉醇+卡铂。GOG240研究表明，在含铂化疗方案基础上加入贝伐珠单抗，患者中位生存时间（OS）从13.3个月延长至16.8个月。KEYNOTE-826研究显示，PD-L1阳性（CPS大于等于1）患者一线使用"紫杉醇+顺铂/卡铂+/-贝伐珠单抗"联合帕博利珠单抗，可明显改善OS（24个月OS率53%）。二线治疗疗效有限，可选择抗PD-1单抗或单药化疗。PD-L1阳性患者二线治疗首选抗PD-1单抗，此类药物单药客观有效率在15%左右，中位OS约10~12个月。EMPOWERCervical-1研究中，西米普利单抗对比化疗在PD-L1阳性和阴性人群均延长了患者OS。2022年6月，PD-1/CTLA-4抑制剂卡度尼利单抗获我国NMPA批准用于复发/转移性宫颈癌二线治疗，该药单药有效率为33%，中位OS为17.5个月。

二、子宫内膜癌

（一）辅助化疗

子宫内膜癌治疗以手术为主，大部分患者需接受辅助放疗。FIGO I～II期患者，部分伴有高危因素者（包括深肌层浸润、脉管癌栓、G3），或FIGO III～IVA期，或特殊病理亚型者（如浆液性癌、透明细胞癌、未分化/去分化癌、癌肉瘤）需联合辅助化疗，首选"卡铂+紫杉醇"。

（二）复发/转移患者的系统治疗

复发且无法手术/放疗患者，或广泛转移者，一线化疗方案首选卡铂+紫杉醇。GOG209研究显示，"卡铂+紫杉醇"对比"顺铂+多柔比星+紫杉醇"，两者PFS（中位13 vs. 14个月）及OS（中位37 vs. 41个月）相当，但"卡铂+紫杉醇"毒性较小，耐受性更好。一线可选择其他化疗方案包括顺铂+多柔比星+/-紫杉醇、卡铂+多西他赛、卡铂+紫杉醇+贝伐珠单抗、紫杉醇+异环磷酰胺等。HER-2阳性的浆液性腺癌，建议在"紫杉醇+卡铂"基础上联合曲妥珠单抗。

二线治疗方面，对MSI-H/dMMR或TMB-H患者，首选免疫检查点抑制剂单药治疗，例如帕博利珠单抗、多塔利单抗、纳武利尤单抗等。非MSI-H非dMMR患者，首选帕博利珠单抗+仑伐替尼。KEYNOTE-775研究表明，与化疗相比，帕博利珠单抗+仑伐替尼的中位PFS为7.2个月（HR：0.56）；中位OS为18.3个月（HR：0.62）。不管dMMR还是pMMR亚组人群，帕博利珠单抗联合仑伐替尼治疗均可使患者受益。

三、卵巢癌

（一）辅助化疗及晚期一线化疗

手术是卵巢癌初始治疗最重要手段。大部分FIGO I期及所有II～IV期患者，术后均应接受含铂化疗。

FIGO I期，病理亚型为高级别浆液性腺癌、G2/3子宫内膜样腺癌、透明细胞癌和癌肉瘤（其余少见病理亚型因篇幅所限本文暂不讨论）需进行术后辅助化疗，首选紫杉醇+卡铂静脉化疗，3周方案，3~6个疗程。

FIGO II～IV期一线化疗首选"紫杉醇+卡铂"静脉化疗，3周方案，6个疗程。GOG-218及ICON-7均显示，紫杉醇+卡铂联合贝伐珠单抗并后续使用贝伐珠单抗维持治疗，能改善晚期患者的PFS。在GOG-218研究中，贝伐珠单抗15 mg/kg维持至22周期，中位PFS延长至14.1个月（对比化疗中位PFS 10.3个月）。

（二）维持治疗

初治晚期卵巢癌患者完成手术及一线含铂化疗后达到CR或PR，建议进行维持治疗。一线维持治疗方案主要根据BRCA1/2和同源重组缺陷（HRD）状态及化疗期间是否使用贝伐珠单抗进行分层选择。

如存在BRCA1/2胚系/体系突变，建议首选聚ADP核糖聚合酶（PARP）抑制剂，包括奥拉帕利或者尼拉帕利进行维持治疗，如在化疗过程中联合使用贝伐珠单抗，首选奥拉帕利+贝伐珠单抗维持治疗。维持治疗时间为2年（奥拉帕拉）或3年（尼拉帕利）或至疾病进展。

BRCA1/2野生型、HRD阳性，化疗中未用过贝伐珠单抗，可选用尼拉帕利维持治疗；如化疗中联合使用贝伐珠单抗，建议选择"奥拉帕利+贝伐珠单抗"。

HRD阴性患者，如在化疗中联合使用贝伐珠单抗，建议选择贝伐珠单抗继续完成维持治疗。否则，可选用尼拉帕利维持治疗。

需要指出，目前PARP抑制剂维持治疗的证据主要来源高级别浆液性腺癌和高级别子宫内膜样腺癌。另外，国内尚无HRD检测产品正式获批临床使用，相关临床研究正在进行。

（三）复发后的化疗

根据复发时间，将复发性患者分为铂敏感复发（复发时间距离末次含铂治疗大于等于6个月）和铂耐药复发（复发时间距离末次含铂治疗小于6个月）。对铂敏感复发，建议再次选择含铂联合化疗方案，"紫杉醇/脂质体阿霉素/吉西他滨+卡铂"为常用方案。OCEANS研究证实，"吉西他滨+卡铂"基础上加贝伐珠单抗，比单纯含铂化疗能显著延长铂敏感复发患者的PFS（中位PFS：12.4 vs. 8.4个月）。对铂耐药卵巢癌，一般选择不含铂类的单药化疗，紫杉醇周疗/脂质体阿霉素/吉西他滨/拓扑替康单药化疗为常用方案。AURELIA研究证实，贝伐珠单抗联合紫杉醇周疗/脂质体阿霉素/拓扑替康化疗对比单药化疗，能明显改善铂耐药患者的PFS（中位PFS：6.7 vs. 3.4个月）。

泌尿生殖系肿瘤控瘤药的规范化使用

一、肾肿瘤

（一）辅助及新辅助治疗

肾细胞癌（renal cell carcinomas，RCC）起源于肾皮质内，占肾脏原发肿瘤的80%~85%。肾盂尿路上皮癌大约占肾肿瘤8%，其他肾实质上皮性肿瘤（嗜酸细胞腺瘤、集合管肿瘤和肾肉瘤）则罕见。肾盂、输尿管尿路上皮癌的化疗参考膀胱尿路上皮癌部分，本篇主要讨论RCC。RCC新辅助治疗证据主要来源于一些回顾性研究及前瞻性研究，使用靶向治疗或免疫治疗可降低肿瘤分期，暂时还缺乏随机对照研究证实新辅助治疗对预后的改善作用。

对符合疾病复发中高危或高危病理学标准，特别预计5年复发风险较高RCC，基于KEYNOTE-564临床研究结果，建议予1年帕博利珠单抗辅助治疗。

（二）晚期治疗

晚期RCC治疗推荐基于预后风险评估，有多种预后预测模型，常用包括MSKCC和IMDC标准。

肾透明细胞癌为主的晚期一线治疗包括多靶点TKI单独或联合免疫治疗，大多数疾病负担较大者应立即开始全身性治疗，存在低危疾病且疾病负担较轻无症状患者可接受主动监测，以确定疾病进展速度。

对疾病负荷低的低危患者，可选用舒尼替尼或培唑帕尼抗血管生成药单药治疗，或帕博利珠单抗或纳武利尤单抗单药免疫治疗。肿瘤负荷较重、有症状和/或疾病进展较快的低危患者，一般首选含免疫疗法联合方案，包括帕博利珠单抗+阿昔替尼、纳武利尤单抗+卡博替尼，或仑伐替尼+帕博利珠单抗。对未接受过治疗的中危或高危患者，推荐基于检查点抑制剂免疫治疗的方案，包括仑伐替尼+帕博利珠单抗、纳武利尤单抗+卡博替尼治疗。

二、膀胱癌和输尿管癌

（一）辅助及新辅助治疗

尿路上皮（移行细胞）癌是膀胱癌主要组织学类型，占所有膀胱癌90%，对起源于肾盂或输尿管尿路上皮癌，全身治疗方法基于目前膀胱尿路上皮癌患者的临床试验结果。在系统治疗前，肾盂癌、输尿管癌及膀胱尿路上皮癌的患者需先评估顺铂耐受性。

早期患者以局部治疗为主，对非肌层浸润性膀胱癌者，可采用局部治疗联合膀胱内治疗，根据肿瘤分级、是否浸润固有层、肿瘤大小和肿瘤是否为复发性和多灶性，可将进展风险分为低危、中危或高危，高危标准为满足以下所有：原位癌、高级别或T1期病变，此外，满足以下所有特征的低级别Ta期肿瘤也为高危病变：多灶性、复发性、大病灶（大于3 cm）。低危则为原发瘤为孤立低级别Ta期病变，直径小于3 cm，无原位癌。所有不符合低危和高危标准肿瘤为中危组。高危（Ta、Tis和T1）患者首选膀胱内治疗为卡介苗（BCG）免疫治疗，中危患者建议在TURBT局部治疗后给予膀胱内治疗，包括BCG或膀胱内化疗。低危患者建议在TURBT后给予单次膀胱内化疗。膀胱内化疗常用药物包括丝裂霉素、吉西他滨和表柔比星。

对cT2以上早期肌层浸润膀胱癌可考虑新辅助治疗提高疗效、改善生存，主要方案是以顺铂为基础的联合化疗方案，包括吉西他滨联合顺铂（GC）、甲氨蝶呤、长春碱、多柔比星联合顺铂（MVAC）以及剂量密集的MVAC（ddMVAC）、顺铂联合甲氨蝶呤、长春碱（CMV）方案。GETUG/AFU V05 VESPER研究对比了6个周期的剂量密集型MVAC方案或4个周期的GC方案在早期肌层浸润膀胱癌的疗效，在新辅助治疗组，剂量密集型MVAC方案相比GC方案改善了3年PFS率（66% vs. 56%），病理学完全缓解率（pCR）无统计学差异。

新辅助免疫治疗、免疫联合化疗是目前热点，取得了一定初步疗效，但是仍需长期随访证据支持。

辅助治疗一般推荐用于术后病理分期为pT3、pT4或者淋巴结阳性、未接受新辅助化疗者，需充分考虑术后恢复情况，在术后6~8周开始，推荐用3~4个周期GC方案、MVAC或ddMVAC方案。辅助免疫治疗目前仍在探索阶段。

（二）晚期治疗

晚期一线治疗根据患者体能状态、肾功能分为三种情况：耐受顺铂为基础的化疗、不耐受顺铂但可以耐受卡铂的化疗、不耐受任何铂类化疗。

能耐受顺铂者一线治疗为含顺铂联合化疗，包括GC方案和MVAC方案，这两个方案的ORR相近（49% vs. 46%），中位PFS均为7个月，OS相近（14 vs. 15个月），GC方案3、4级不良反应更少。能耐受卡铂者一线标准治疗推荐吉西他滨联合卡铂方案，ORR为41%，中位PFS和OS分别为6个月、9个月。对不耐受任何铂类患者，预后常较差，治疗手段有限，数据较少。

免疫治疗在一线铂类不耐的治疗模式有多种探索。基于两项单臂临床研究结果，帕博利珠单抗和阿替利珠单抗获批一线治疗顺铂不耐受PD-L1阳性尿路上皮癌。对PD-L1阳性定义，使用帕博利珠单抗为CPS大于等于10（22C3），使用阿替利珠单抗为IC大于等于5%（SP142）。基于JAVELIN Bladder 100临床研究，一线铂类化疗后avelumab单抗维持治疗是目前标准治疗。

晚期二线化疗方案多来源于Ⅱ期单臂临床研究，单药化疗选择包括长春氟宁、培美曲塞、紫杉醇、白蛋白结合型紫杉醇、多西他赛、吉西他滨、异环磷酰胺和奥沙利铂。在较大型研究中，这些药物单药治疗有效率一般为10%~25%。基于KEY-NOTE -045临床研究结果，对接受含铂化疗期间或之后出现病情进展患者，相比于后线化疗，帕博利珠单抗可延长OS，且毒性更少、生存质量更佳。

多种抗体偶联药物在尿路上皮癌晚期治疗中有一定疗效。恩诺单抗（enfortumab vedotin，EV）是靶向细胞黏附分子nectin-4抗体，偶联化疗药物为微管抑制剂—甲基澳瑞他汀E（MMAE）。对曾接受含铂化疗和PD-1或PD-L1抑制剂免疫治疗患者，基于EV-301临床研究结果，相比于研究者选择的化疗组，恩诺单抗可延长OS。戈沙妥珠单抗（sacituzumab govitecan，SG）是由靶向Trop-2抗体与SN-38结合而成的抗体偶联药物，基于TROPHY-U-01结果，美国FDA已批准SG用于晚期尿路上皮癌后线治疗。抗HER-2的抗体偶联药物维迪西妥单抗也被批准治疗HER-2过表达（免疫组化2+、3+）晚期尿路上皮癌中。

对存在FGFR 3或2突变患者，可用FGFR抑制剂厄达替尼治疗，厄达替尼是首个获批用于膀胱癌的靶向治疗药物。对接受含铂类化疗和免疫治疗发生进展后，三线治疗可予厄达替尼。

三、前列腺癌

局限期前列腺癌根据临床、病理特征分为极低危、低危、中危、高危和极高危的复发风险分层，根据不同风险分层、患者生存预期选择初始治疗。对前列腺癌根治术后复发的治疗，则基于生化复发、局部复发、全身转移情况选择治疗。本篇主要讨论转移性激素敏感性前列腺癌（metastatic hormone sensitive prostate cancer，mHSPC）以及转移性去势抵抗性前列腺癌（metastatic castration-resistant prostate cancer，mCRPC）的化疗。

根据CHAARTED研究将mHSPC分为高瘤负荷和低瘤负荷，高瘤负荷转移性疾病定义为内脏转移和/或大于等于4处骨转移（包括至少1处椎体和骨盆外的转移），不含以上因素则为低瘤负荷。对低瘤负荷的mHSPC，推荐雄激素剥夺治疗（androgen deprivation therapy，ADT）为基础的联合治疗，选择包括ADT+阿比特龙+泼尼松、ADT+恩杂鲁胺、ADT+阿帕他胺、ADT+比卡鲁胺等；对高瘤负荷的mHSPC，推荐ADT+阿比特龙+泼尼松、ADT+恩杂鲁胺、ADT+阿帕他胺、ADT+多西他赛+泼尼松。

然而，仍有不少患者最终会在接受ADT过程中发生进展。若晚期前列腺癌在接受ADT时有疾病进展证据，如血清前列腺特异性抗原（prostate-specific antigen，PSA）水平升高、新发转移或现有转移进展，且血清睾酮达去势水平（小于50 ng/dL），则认为是CRPC。另外，还需关注nmCRPC，应根据PSA倍增时间选择阿帕他胺、达罗他胺等治疗。

转移性CRPC的临床试验显示，紫杉烷类是唯一能显著延长OS的细胞毒化疗药物。基于Ⅲ期试验TAX 327，相比于"米托蒽醌+泼尼松"，多西他赛联合泼尼松治疗显著延长了OS，已成为CRPC患者需行化疗时的标准初始治疗。多西他赛治疗进展后，建议使用卡巴他赛治疗。

对紫杉烷和雄激素信号通路抑制剂无效患者，若伴有MSI-H或dMMR，可考虑使用帕博利珠单抗，目前已获得FDA批准。对携带HRR相关基因（包括BRCA1、BRCA2、CHEK2、ATM、PALB2、FANCA、RAD51B等）种系突变或体细胞突变患者，可考虑使用PARP抑制剂，目前获批的包括奥拉帕利、鲁卡帕尼。核素治疗包括177Lu-PSMA、镭-223对肿瘤症状控制也有一定疗效。自体激活细胞疗法Sipuleucel-T在mCRPC中也有生存获益，是第一个被美国FDA批准上市的治疗性肿瘤疫苗，但目前暂未在我国上市。

四、阴茎癌

阴茎癌主要病理类型为阴茎鳞状细胞癌，以局部治疗为主。全身治疗主要针对局部晚期疾病（不可切除的原发肿瘤和/或显著淋巴结肿大）以及晚期转移性疾病。局部晚期或不可切除病灶的新辅助化疗标准方案是TIP方案（紫杉醇+异环磷酰胺+顺铂），3~4周一次，共治疗4个周期，近期在ESMO大会上报告了一项Ⅱ期临床研究，使用TIP方案联合特瑞普利单抗、尼妥珠单抗治疗阴茎癌，取得61.1%的病理完全缓解率。关于辅助治疗对阴茎癌的作用，目前证据较少。对晚期患者，其中部分患者可能还适合接受含铂类姑息化疗，总体缓解率可达30%~38%，有效方案包括TC（紫杉醇联合卡铂）、TIP、PF（紫杉醇联合氟尿嘧啶）等，抗表皮生长因子受体（EG-FR）单抗包括西妥昔单抗、帕尼单抗单独使用或联合化疗也有一定疗效，免疫治疗对晚期阴茎癌作用尚不明确。

第九章

内分泌系统肿瘤控瘤药的规范化使用

一、甲状腺癌

甲状腺癌据肿瘤起源和组织学类型不同，可分为甲状腺乳头状癌（PTC）、甲状腺滤泡状癌（FTC）、甲状腺髓样癌（MTC）、甲状腺低分化癌（PDTC）及甲状腺未分化癌（ATC）。分化型甲状腺癌又包括PTC和FTC，最常见为PTC，约占甲状腺癌90%。分化型甲状腺癌普遍认为对化疗相对不敏感。化疗仅作为姑息治疗、无法参加临床研究及其他手段无效后的尝试治疗。

DTC、MTC通常无症状、稳定或缓慢进展，推荐定期随访，不建议常规化疗。若无包括临床研究在内的其他治疗选择，转移性ATC可考虑化疗。多柔比星（doxorubicin，阿霉素）是FDA批准用于ATC和转移性DTC唯一细胞毒性化学药物，剂量为20 mg/m^{2}单周方案或60~75 mg/m^{2}每3周方案。单药紫杉醇也被证实可使部分ATC获益，推荐剂量为60~90 mg/m^{2}单周方案。其余可选择的化疗药物：紫杉烷和/或蒽环类，紫杉烷联合或不联合铂类（顺铂、卡铂、奈达铂）。对持续性或复发性MTC，激酶抑制剂治疗失败后、无包括临床研究在内的其他治疗选择，可尝试化疗。已有研究显示以达卡巴嗪为基础的联合化疗方案，ORR达15%~42%，但样本量小，需验证。

甲状腺癌治疗临床多以手术、碘131、TSH抑制治疗等为主，近年靶向治疗亦有进展。对碘难治型分化型甲状腺癌，例如仑伐替尼、索凡替尼、安罗替尼、阿帕替尼等靶向治疗均可适当延长PFS。对进展性持续复发或转移MTC，可选择凡他尼布、卡博替尼、安罗替尼等靶向。ATC靶向药物少见，可据基因监测选择相应靶标治疗药物。FDA目前尚未批准ATC的免疫治疗药物，只有PD-L1高表达晚期ATC，在无相应靶向药物情况下，可尝试选择免疫检查点抑制剂。

二、肾上腺肿瘤

肾上腺肿瘤病因及发病机制尚未完全明确，可能与遗传、内分泌环境等多因素有关。手术切除常是肾上腺肿瘤根治性治疗重要方式，对嗜铬细胞瘤和肾上腺皮质腺瘤等，可根据肿瘤大小，合理选择开放性或腹腔镜下切除术，死亡率及并发症发生率低。

部分肿瘤切除术后患者肾上腺皮质功能出现减退，可长期口服激素治疗。此外，有些药物还能减少肿瘤相关激素产生，如螺内酯可降低醛固酮作用；酮康唑可减少肾上腺类固醇激素产生，起始剂量0.8~1.2 g/天，待皮质醇恢复正常后逐渐酌情减量；米非司酮能降低皮质醇作用，缓解临床症状；他莫昔芬，托瑞米芬和氟维司群可阻断雌激素作用。氨鲁米特可用于皮质醇增多症治疗，抑制肾上腺素和甲状腺素合成，阻断雄激素生物合成，从而起到药物肾上腺切除作用。主要用于较大肾上腺瘤治疗，常用剂量为0.75~1.0 g/天，分3~4次口服。

肾上腺恶性肿瘤术后化疗效果差，可据病理及分期不同决定是否需要合并术后治疗。米托坦主要作用于肾上腺皮质束状带和网状带线粒体，诱导其变性坏死。抑制皮质醇合成，破坏瘤细胞，是目前肾上腺肿瘤中最常用、反应效率最高的药物。它药物作用慢，至少维持8周以上，起始剂量每日500 mg，若无不良反应，1日4次，此后可每3日增加500 mg，常用剂量为6~10 g/天，最大剂量为12 g/天，注意观察恶心、呕吐、嗜睡、视力模糊及流涎等副作用，视严重程度而减药或停药。为防止肾上腺皮质功能减退需合用强的松（泼尼松）。常能与米托坦联用的其他化疗药物包括：顺铂、多柔比星、依托泊苷、阿霉素、紫杉醇、环磷酰胺、链脲菌素、5-氟尿嘧啶和长春新碱等等。FIRM-ACT研究表明，米托坦联合依托泊苷、顺铂、多柔比星可作为转移性肾上腺皮质癌的一线选择。另有研究证实，对上述方案治疗失败患者，吉西他滨联合卡培他滨可作为二线化疗，也可获得生存获益。部分药物目前尚处在国际Ⅲ期临床研究中，由于相关临床研究尤其是化疗药物临床试验样本量小，且肿瘤发现多晚期，进展速度快，生存期短，故联合化疗疗效尚不能肯定。亦有研究显示，米托坦有效率仅30%左右，联合化疗效果亦十分有限。一旦肾上腺瘤成为晚期，化疗、放疗和其他靶向药物联合治疗疗效并不理想，因此早期筛查、早期诊治对肾上腺瘤尤为重要。

三、胰腺神经内分泌肿瘤

胰腺神经内分泌瘤（pNET）不同类型生物学特性有所不同，因此治疗方法多样，包括手术切除、介入治疗、动脉栓塞化疗、靶向治疗、放射性核素治疗以及药物治疗相结合的整合治疗模式，手术是目前唯一可能根治的疗法。药物治疗主要包括生长抑素类、分子靶向治疗和化学治疗等。

生长抑素类药物可用于进展缓慢胰腺神经内分泌瘤G1和G2，以及生长抑素受体阳性的pNET G3治疗，副作用小，虽然客观有效率有限，但疾病控制率可达50%~60%。分子靶向治疗主要为酪氨酸激酶抑制剂，已有临床研究表明，舒尼替尼和依维莫司对晚期和转移性胰腺神经内分泌瘤具有较好的疗效及耐受性，二药均可显著延长胰腺神经内分泌瘤的无肿瘤进展生存期。

起源于任何原发部位的神经内分泌瘤（NEN）G3和处于进展期的pNET，肿瘤负荷大、临床症状明显、肿瘤在短期（6~12个月）快速进展者可选择全身系统化疗，有机会实现转化者也可选择新辅助化疗。对晚期高分化G1/G2 pNETs，尤其肝转移无法切除者，可选择链脲霉素联合5-氟尿嘧啶（STZ／5-FU）为基础的治疗，链脲霉素联合多柔比星可作为替代选择，客观缓解率可达35%~40%，需关注的是，多柔比星具有心脏累积毒性，累积剂量应小于500 mg/m²。回顾性研究显示以替莫唑胺为基础的化疗在高级别胃肠胰神经内分泌癌（GI-NEC）或Ki-61小于55%的pNET G3患者中具获益优势。替莫唑胺单药或联合卡培他滨在pNET患者中的客观缓解率可达40%~70%，且毒性较低，也可成为STZ/5-FU替代治疗方案之一，替莫唑胺联合贝伐珠单抗等抗血管生成治疗有待更多前瞻性临床研究验证。此外，奥沙利铂或伊立替康为基础化疗联合5-FU或卡培他滨等亦是可选择的化疗方案，可作为pNET二线治疗选择。低分化pNETs可选择依托泊苷联合铂类，在NEC G3中，顺铂+依托泊苷是标准的一线治疗，有肝转移高级别NEC G3，无论原发肿瘤部位起源，都建议早期予顺铂+依托泊苷苷联合化疗。有数据表明在NEC中铂类可使用卡铂代替顺铂，客观缓解率达40%~67%，但中位PFS仅4~6个月。低分化NEC目前无推荐的二线疗法，NEC G3中无证据显示拓扑替康能够获益。

第十章
恶性淋巴瘤控瘤药的规范化使用

一、非霍奇金淋巴瘤

非霍奇金淋巴瘤（NHL）治疗中，B细胞来源的NHL除高度恶性外大多对放化疗敏感，治愈率高，缓解期长；T细胞来源的NHL除低度恶性外，虽对放化疗敏感，但长期控制欠佳，总生存率较低。NHL为全身性疾病，治疗和预后依据不同，恶性程度有差异。多数患者以联合化疗为主，其强度受患者病理、分期、一般情况等多因素影响。

低度恶性淋巴瘤以滤泡性小裂细胞型为主，包括小淋巴细胞淋巴瘤和滤泡性淋巴瘤。Ⅰ、Ⅱ期患者化放疗疗效好，Ⅲ期和Ⅳ期以化疗为主，通过强烈化疗可使相当部分病人得以治愈，关键是适当配合放疗，尤其是有较大肿块的病人。Ⅳ期尤其伴骨髓侵犯患者，目前无根治措施。低度恶性的NHL在一定时间内可转化为恶性程度较高的类型，如大细胞或免疫母细胞型，应在病情进展时给予适当化疗。可选用化疗方案为COP、COPP，必要时可用CHOP，有效率为60%~90%。加用局部照射后相当多病人可长期生存甚至治愈。干扰素α和白细胞介素-2对低度恶性NHL有效，研究显示干扰素通过免疫调节，促进分化和细胞毒作用，可首选或在化疗失败时选用。此外，针对CD20利妥昔单抗也是重要靶向治疗药物之一。C-MOPP方案对滤泡性混合细胞型病人疾病控制率为72%，中位缓解期为7年左右。M-BACOD对晚期滤泡性小裂细胞型疗效也较好，5年生存率达40%。其他如口服依托泊苷（鬼臼乙叉甙、VP-16）50 mg/m^2，1次/天，连用21天有效率达67%，中数缓解期为8个月。若出现化疗耐药，Similar等应用口服蒽环类药物伊达比星（4-去甲氧基柔红霉素）治疗低度恶性淋巴瘤。

中度恶性淋巴瘤可占NHL60%，弥漫性大细胞淋巴瘤是典型代表。影响预后因素包括肿块大小、结外器官受累情况、B症状及LDH增长等。中度恶性NHL化疗完全缓解率在50%~80%，对弥漫性组织细胞型，CHOP、COMA或COmLA方案疗效较好。其他如ProMACE-MOPP、CVP-ABP、m-BACOD、COP-BLAM、MACOP-B及Pro-MAC/CytaBOM等疗效也都比较肯定。常用方案还包括C-MOPP、BACOP及COMLA（或ACOMLA）也都有很好疗效。随着研究不断进行，HOAP-bleo（阿糖胞苷、长春新碱、多柔比星（阿霉素）、泼尼松及博来霉素）被发现主要用于CHOP治疗后不能达CR的病人，在CHOP和HOAP-bleo以后也可换IMVP16（异环磷酰胺、甲氨蝶呤、依托泊苷（鬼臼乙叉甙））以进一步巩固及消除。化疗药物剂量强度与远期生存有关。此外，自体骨髓及造血干细胞移植对中度恶性淋巴瘤治疗有一定适应证。干扰素及外科手术等治疗方案而对Ⅰ期患者根治性放疗也占重要地位。Ⅱ期、Ⅲ期患者放疗可作为化疗后的巩固治疗，或化疗失败后解救治疗，干扰素及手术等也是治疗选择之一。

高度恶性淋巴瘤的治疗以化疗为主。研究对比了Pro MACE-MOPP和ProMACE-CytaBOM治疗晚期弥漫性进展型NHL的结果，认为Pro MACE-CytaBOM的近期和远期结果均优于前者。淋巴母细胞型多是T细胞淋巴瘤，有纵隔大肿块和CNS受侵，或早或晚将合并急性淋巴细胞白血病，应按急性淋巴细胞白血病治疗，即强烈化疗诱导缓解，并给予较大肿块以局部照射；以后在2~3年内多次巩固化疗，以争取及维持完全缓解，并最好给予预防性颅照射或脊髓腔内甲氨蝶呤治疗，或采用LSA2-L2方案。由于高度恶性NHL很多伴有中枢神经受侵，故应注意给予预防性鞘内注射或全颅加全脊髓照射。自体骨髓移植及造血干细胞输注在有条件时也可开展，在一定程度上提高了远期治愈率。Burkitt淋巴瘤属于B细胞淋巴瘤。无论早、晚期最好治疗是化疗。治疗方案首选COM和COMP方案。如有腹部肿块应予局部照射。弥漫小无裂淋巴瘤（非Burkitt）也属高度恶性，与Burkitt在病理上殊难鉴别。皮肤T细胞淋巴瘤的治疗Ⅰ~Ⅱ期电子束照射及局部氮芥涂抹（氮芥10 mg溶于50 mL水中涂于患处，1次/天，1年后改为隔天1次），近来亦有一定进展。Winkler和Bunn曾统计各种单药和联合化疗方案对这类肿瘤的疗效。但各种不同类型间差异很大。对Ⅲ~Ⅳ期病变则给电子束照射及CAPO化疗。若病情发展则给COPP化疗。Ⅲ~Ⅳ期病人治疗是局部氮芥加COPP化疗共6周期。我国创制的控瘤药嘧啶苯芥（合520，嘧啶苯芥）对皮肤T细胞淋巴瘤也有相当好疗效，局部及全身给药可使半数以上病人达到完全缓解。甘磷酰芥（M-25）对此病也有效。

二、霍奇金淋巴瘤

经典型霍奇金淋巴瘤（HL）根据分期、有无不良预后因素等分为预后良好组和预后不良组，治疗原则以放化疗联合为主。对于早期预后良好患者，标准方案为ABVD（多柔比星25 mg/m²、博来霉素10 mg/m²、长春花碱6 mg/m²、达卡巴嗪375 mg/m²）双周方案。临床治疗中往往因长春花碱缺乏，常用长春新碱代替，但长春新碱应注意避免与维布妥昔单抗联合使用，容易加重周围神经病变损伤。基于中期PET/CT疗效评价（iPET），Deauville评分3分以下为阴性，以上为阳性。对于早期预后良好和iPET（-）患者，标准方案为总共2~4周期的ABVD后进行放疗；iPET（+）患者，2周期ABVD后，进行增强剂量BEACOPP方案（博来霉素10 mg/m² d8+依托泊苷200 mg/m² d$_{1~3}$+多柔比星35 mg/m² d1+环磷酰胺1250 mg/m² d1+长春新碱1.4 mg/m² d8+丙卡巴肼100 mg/m² d$_{1~7}$+泼尼松40 mg/m² d$_{1~14}$）后进行放疗，治疗过程中应当酌情给予G-CSF支持治疗。对于早期预后不良患者，标准方案为4个周期的ABVD联合放疗，同样根据PET/CT中期疗效评价结果决定后续治疗周期数。

Ⅲ/Ⅳ期HL患者的标准治疗为联合化疗。伴有纵隔淋巴结肿大/大肿块或结外疾病的ⅡB期患者通常也作为晚期疾病进行管理。ABVD或eBEACOPP这两个方案的选择，取决个体多因素风险评估和毒性疗效平衡比。eBEACOPP比ABVD毒性高，不适用于60岁以上患者。小于等于60岁的晚期HL成年患者初始治疗可为ABVD或eBEACOPP，并在2个周期后进行iPET；若接受ABVD两周期后iPET（-），则剩余的4个治疗周期中省略博来霉素，治疗后可考虑放疗；若iPET（+）且无进展，则再4个周期eBEACOPP治疗结束后考虑放疗。对于接受eBEACOPP治疗的患者，若iPET（-）应再接受2个周期eBEACOPP治疗，或4个周期ABVD治疗，无需放疗巩固；若iPET（+），应完成总共6个周期的eBEACOPP治疗；eBEACOPP治疗中甲基苄肼可替代达卡巴嗪。

对于复发/难治性经典型霍奇金淋巴瘤的治疗二线首选挽救方案化疗+大剂量化疗联合自体造血干细胞移植。对于不符合移植条件的可考虑免疫治疗和二线挽救化疗。肿瘤原发耐药或一线治疗后12个月内复发或复发时伴有结外病灶等不良因素的患者，行造血干细胞移植治疗后可进行维布妥昔单抗单药维持治疗。此外还可以根据CD20表达情况，选择性联合利妥昔单抗治疗。

三、原发性中枢神经系统淋巴瘤

原发性中枢神经系统淋巴瘤（PCNSL）是少见类型非霍奇金淋巴瘤，绝大多数病理类型为弥漫大B细胞淋巴瘤。对身体状况好，能耐受全身治疗的初治患者，诱导缓解期首选含大剂量甲氨蝶呤（MTX）的全身化疗±靶向治疗，甲氨蝶呤注射时间应控制在4~6小时，推荐剂量为5.0~8.0 g/m²，对存在脊柱病变或脑脊液阳性患者，可在全身治疗基础上合并鞘内注射局部治疗，鞘内注射药物包括：甲氨蝶呤、阿糖胞苷、地塞米松。对于前期疗效好病情控制稳定的患者，巩固治疗阶段首选含塞替派预处理方案和自体造血干细胞移植。除低剂量全脑放疗外，还可以选用大剂量阿糖胞苷联合依托泊苷，具体剂量为：大剂量阿糖胞苷2.0 g/m² q12h d$_{1~4}$，依托泊苷40 mg/kg

连续输注96 h，序贯自体造血干细胞移植治疗。维持治疗阶段可选择低剂量来那度胺或替莫唑胺治疗。对于身体状况差无法耐受全身化疗的初治患者，诱导期可选择甲氨蝶呤联合替莫唑胺化疗，维持治疗可选择来那度胺 5~10 mg d_{1-14} 或替莫唑胺 150 mg/m² d_{1-5} 治疗。

对于复发难治的原发中枢神经系统淋巴瘤，复发时再次化疗仍可能有效，可根据患者肿瘤复发时间、患者身体状况等因素再次使用大剂量甲氨蝶呤化疗或更换化疗方案，目前尚无最佳方案推荐。其余全身化疗如 CHOP、DHAP（地塞米松、高剂量阿糖胞苷、顺铂）及羟基脲、丙卡巴肼（甲基苄肼）、洛莫司汀（CCNU）和泼尼松等均可考虑。如果挽救化疗无效，且既往未行放疗者可行放疗。

目前本病涉及的高质量研究数量相对少，3.5 mg/m² 及以上的大剂量甲氨蝶呤可以有效通过血脑屏障，是治疗 PCNSL 最为有效的药物，但肾功能不全应谨慎使用或酌情减量，易出现 MTX 排泄影响。以大剂量 MTX 为基础的联合化疗方案是目前 PCNSL 的标准一线选择，可以联合的药物包括利妥昔单抗、阿糖胞苷、丙卡巴肼、替莫唑胺、长春新碱等。大部分原发中枢神经系统淋巴瘤对化疗非常敏感，应当能够积极争取获得长期生存。

第十一章

头颈肿瘤控瘤药的规范化使用

一、鼻咽、口腔及口咽肿瘤

鼻咽癌因为侵袭转移方式和生物学行为不同，且鼻腔、鼻窦及相邻结构复杂，因此难有简单统一的治疗模式。除高分化或低度恶性的早期病变彻底切除者外，早期鼻咽癌的治疗以放疗为主。Ⅱ期患者可考虑顺铂联合放疗，但对于年龄大于70岁、PS大于2、伴有听力障碍、肾功能不全（肌酐清除率小于50 mL/min）或具有大于1级的神经病变患者不适宜使用顺铂。局晚期鼻咽癌应考虑同期放化疗的选择，顺铂为常见用药。单次方案（100 mg/m²，q3w，连续3次），分次方案（25 mg/m²，d$_{1-4}$，q3w，连续3次）或每周方案（40 mg/m²，qw）。有研究显示，单周方案虽然疗效与三周方案大致相仿，但骨髓抑制和听力损伤风险更高。对于不适宜使用顺铂的患者，可考虑奈达铂（100 mg/m²，q3w，连续3次）、卡铂（100 mg/m²，qw，连续6次）和奥沙利铂（70 mg/m²，qw，连续6次）。不适宜接受化疗的患者，可考虑放疗联合西妥昔单抗或尼妥珠单抗。晚期病变可考虑同步放化疗，未分化瘤、肉瘤推荐术后联合放化疗。已有研究证实，诱导化疗GP方案（吉西他滨1000 mg/m²，d1、d8；顺铂80 mg/m²，d1 q3w）或改良的TPF方案（多西他赛60 mg/m²，d1；顺铂60 mg/m²，d1；5-FU 600 mg/m²，d$_{1-5}$，q3w）的应用能够在调强放疗联合顺铂的同期放化疗基础上改善总生存。

早期口腔癌和口咽癌治疗方式类似，往往以手术为主要根治模式。对于不适宜手术的患者，可以采用局部放疗。局晚期口咽癌目前缺乏更多的手术和同期放化疗的前瞻性研究证据。具体方式建议MDT后对疗效、功能维持及并发症做出全面评价后决定。有研究显示，淋巴结包膜外侵和/或镜下手术切缘不足1mm，术后放化疗较单纯放疗有生存获益。对于不适宜手术的局晚口腔癌和口咽癌患者，放疗联合顺铂

（100 mg/m²，q3w，连续3周期）是最常见的标准治疗模式。对于不适宜使用顺铂的患者或高龄患者，也可以给予单纯放疗。口咽癌还可考虑放疗联合西妥昔单抗（初次400 mg/m²，之后250 mg/m²，q2w，连续8周期）。对于负荷过大无法切除的患者，如口咽癌分期T4或N2c-N3的患者，可以先以TPF（多西他赛75 mg/m²，d1；顺铂75 mg/m²，d1；5-FU 750 mg/m²，d₁₋₅，q3w，连续3-4周期）方案行诱导化疗，再联合放疗行序贯治疗，降低远处转移风险。

二、喉癌

早期喉癌以手术或单纯放疗为主的治疗模式，二者总体疗效接近。具体治疗方案选择建议MDT针对肿瘤大小、位置、术后功能维持等做出全面评价后决定。局晚期喉癌单纯化疗不能作为根治性治疗方式，多为诱导化疗、辅助化疗或同步放化疗配合手术和放疗使用。研究显示，淋巴结包膜外侵和/或镜下手术切缘距离病灶不足1mm，术后同期放化疗较单纯放疗更有生存获益。放疗联合顺铂是常见的治疗模式，对于不适宜使用顺铂的患者，可以采用放疗联合西妥昔单抗。诱导化疗方案多采用以铂类为主的TP或TPF，具体的用药剂量与口腔及口咽癌基本相同。

三、下咽肿瘤

早期下咽癌推荐采用手术或单纯放疗的治疗模式，回顾性分析提示二者总体疗效相似。70%的下咽癌就诊时已是局晚期，治疗方式选择应当依据MDT综合评估后决定。具有高危因素的建议术后放疗，切缘阳性或不足、淋巴结包膜外侵犯的建议同期放化疗。原发灶T3或T4患者，若术后能保留喉功能者，应首选手术；对术后不能保留喉功能而有保喉意愿的患者，应当考虑放疗联合顺铂（100 mg/m²，q3w，连续3周期）的同步放化疗，不适宜使用顺铂的患者可考虑联合西妥昔单抗（初次400 mg/m²，之后250 mg/m²，q2w，连续8周期）靶向治疗。诱导化疗为保留喉功能的治疗手段之一，常用的诱导化疗方案为TPF（多西他赛75 mg/m²，d1；顺铂75 mg/m²，d1；5-FU 750 mg/m²，d₁₋₅，q3w，连续3~4周期）或类似方案。肿瘤负荷过大无法切除，分期T4或N2c-N3的患者，也可以考虑诱导化疗联合手术或放疗。对于复发转移性下咽癌，除挽救性手术和再程放疗是常见的根治手段，姑息性化疗是绝大多数转移性下咽癌的常见治疗方式，一般为TPF方案或顺铂联合5-FU治疗。

第十二章

软组织肉瘤和骨肉瘤控瘤药的规范化使用

一、软组织肉瘤（soft tissue sarcoma，STS）

STS采取以手术为主的治疗模式，根据肿瘤病理、分期和基因状态，个体化选择放疗、化疗、靶向和免疫治疗。

（一）化疗

化疗是STS最重要的内科治疗手段，分为围术期化疗和姑息性化疗。不同病理类型STS对化疗敏感性差异显著，根据化疗敏感性分为高度敏感、中高度敏感、中度敏感、不敏感、极不敏感五类。

1. 围手术期化疗

包括术前化疗和术后辅助化疗。CACA软组织肉瘤诊疗指南（2022版）根据化疗敏感性，将STS分为以下三类进行围手术期化疗推荐。

（1）非多形性横纹肌肉瘤包括胚胎型、腺泡状、梭形细胞/硬化性横纹肌肉瘤。其中胚胎型横纹肌肉瘤和腺泡状横纹肌肉瘤多见于儿童，对化疗高度敏感。能完整手术切除者推荐手术，不能手术者推荐活检明确诊断后，予术前化疗，术后无论分期如何均需行术后辅助化疗。化疗方案需根据病理类型、是否存在FOXO1融合基因、年龄、TNM分期和IRS分组、是否中枢受累进行危险度分级来选择。胚胎型横纹肌肉瘤和FOXO1融合基因阴性的腺泡状横纹肌肉瘤预后良好，PAX3-FKHR或PAX7-FKHR融合基因阳性的腺泡状横纹肌肉瘤预后较差。梭形细胞/硬化性横纹肌肉瘤十分罕见，化疗敏感性和预后均比胚胎型/腺泡状横纹肌肉瘤差，目前尚无标准化疗方案推荐。小样本研究显示可选择VAC（长春新碱+更生霉素+环磷酰胺）方案化疗。

（2）未分化小圆细胞肉瘤包括尤因肉瘤、伴有EWSR1-non-ETS融合的圆细胞肉瘤、CIC重排肉瘤、伴有BCOR遗传学改变的肉瘤。尤因肉瘤对化疗高度敏感，其余三种均属于罕见类型，预后比尤因肉瘤差，相关临床研究较少，化疗方案参考尤因肉瘤。未分化小圆细胞肉瘤术后均推荐辅助化疗，其中VDC/IE（长春新碱+多柔比星+环磷酰胺/异环磷酰胺+依托泊苷）交替方案推荐围手术期总疗程49周，VAIA（长春新碱+更生霉素+异环磷酰胺+多柔比星）或EVAIA（依托泊苷+长春新碱+更生霉素+异环磷酰胺+多柔比星）方案推荐围手术期总疗程14周。

（3）非特指型STS：指除化疗高度敏感、极不敏感或需要特殊处理的肉瘤（如胃肠道间质瘤、侵袭性纤维瘤病等）以外肉瘤的统称。预计手术可完全切除者首选手术治疗，手术困难的可先进行术前化疗。化疗方案可选择A（多柔比星）、AI（多柔比星+异环磷酰胺）、MAID（美司钠+异环磷酰胺+达卡巴嗪）或EI（表柔比星+异环磷酰胺），其中联合化疗方案更有助于手术降期。术后化疗能延长无病生存期，但对改善总生存期仍有争议。对于化疗敏感的Ⅲ期和伴有高危因素（肿瘤位置深、累及周围血管、包膜不完整或突破间室、FNCLC分级为G3、局部复发二次切除术）的Ⅱ期患者推荐术后化疗。术后方案可选择A（多柔比星）、EI（依托泊苷+异环磷酰胺）或AI（多柔比星+异环磷酰胺）。

2. 姑息性化疗

对于不能切除的局部晚期或复发转移的STS，积极化疗有助于缩小肿瘤，减轻症状，延长生存期，提高生活质量。STS病理类型复杂，化疗敏感性各异，应综合患者体能状况、既往化疗疗效及毒副反应耐受情况，选择姑息性化疗方案。

（1）非多形性横纹肌肉瘤：高危患者选择VAC/VI/VDC/IE（长春新碱+更生霉素+环磷酰胺/长春新碱+伊立替康/长春新碱+多柔比星+环磷酰胺/异环磷酰胺+依托泊苷）交替方案，中枢受侵者可采用VAI/VACa/VDE/VDI（长春新碱+更生霉素+异环磷酰胺/长春新碱+更生霉素+卡铂/长春新碱+多柔比星+依托泊苷/长春新碱+多柔比星+异环磷酰胺）交替方案，若化疗疗效好但仍存在病灶残留可积极选择手术或放疗等局部治疗。二线化疗方案可选择环磷酰胺+托泊替康、长春瑞滨、环磷酰胺+长春瑞滨、吉西他滨+多西紫杉醇、多柔比星+异环磷酰胺、卡铂+依托泊苷。

（2）未分化小圆细胞肉瘤：尤因肉瘤采用多药联合化疗可以提高客观缓解率，但不能延长总生存期。对于疗效较好且潜在可切除的患者推荐VCD（长春新碱+环磷酰胺+多柔比星）、VCD/IE（长春新碱+环磷酰胺+多柔比星/异环磷酰胺+依托泊苷）交替、VAIA（长春新碱+更生霉素+异环磷酰胺+多柔比星）多药联合方案。二线化疗方案可选择异环磷酰胺+依托泊苷+卡铂、环磷酰胺+托泊替康、伊立替康+替莫唑胺、吉西他滨+多西紫杉醇。

（3）非特异性STS：以蒽环类药物为基础的方案是非特异性STS一线治疗的基石。在多柔比星基础上联合异环磷酰胺，虽然能将客观缓解率和无进展生存期提高

60%以上，但增加了毒副反应，也并未改善总生存期。二线化疗无公认方案，可参照病理类型进行选择：如滑膜肉瘤选择大剂量异环磷酰胺；脂肪肉瘤选择曲贝替定或艾立布林；平滑肌肉瘤选择吉西他滨+达卡巴嗪、吉西他滨+多西紫杉醇或者曲贝替定；血管肉瘤选择紫杉醇；未分化多形性肉瘤选择吉西他滨+多西紫杉醇等。

（二）靶向治疗

STS患者中有30%~61%具有潜在靶点基因的改变。根据基因突变的类型，可选择的靶向药物分为两大类：一类是靶向驱动基因突变，如具有CDK4扩增的高分化/去分化脂肪肉瘤可使用哌柏西利，具有COL1A/PDGFB融合基因的隆突性皮肤纤维肉瘤可使用伊马替尼，具有PME-ALK、TPM4-ALK、RANBP2-ALK、CARS-ALK或ATIC-ALK融合基因的炎性肌纤维母细胞瘤可使用克唑替尼和塞瑞替尼；另一类是靶向肿瘤发生进程中的相关信号通路，包括肿瘤血管新生信号通路、细胞周期信号通路、肿瘤持续增殖信号通路等，其中抗血管生成的代表性药物包括安罗替尼、培唑帕尼、瑞戈非尼等（具体见相应章节）。

（三）免疫治疗

在部分特定亚型的STS中，免疫检查点抑制剂单药或联合小分子抗血管TKI治疗可能有效，但在STS中的整体疗效并不理想，仍需进一步探索。

二、骨肉瘤（osteosarcoma，OS）

（一）局限性OS和初治转移性OS

以手术为主，联合新辅助和术后辅助化疗是局限性OS的主要治疗模式。①低级别OS（髓内型和表面型）首选广泛切除手术，骨膜OS推荐"新辅助化疗+广泛切除手术"。术后病理若提示高级别OS成分，推荐术后辅助化疗；若仍为低级别OS，不推荐术后辅助化疗。②高级别OS（髓内型和表面型）首选新辅助化疗，化疗后需再次评估。对于可切除者，予广泛切除手术。若手术切缘阳性，对于化疗反应好者（肿瘤组织坏死率大于90%），推荐继续术前方案化疗，同时考虑再次手术切除±放疗；对于化疗反应差者（肿瘤组织坏死率小于等于90%），考虑更改化疗方案，同时考虑再次手术切除±放疗。若手术切缘阴性，对于化疗反应好者，推荐继续术前方案化疗；对于化疗反应差者，考虑更改化疗方案。对于不可切除或不能完全切除者，推荐化疗或放疗。③对于初诊的转移性OS（包括肺、内脏或骨转移），推荐新辅助化疗+原发灶和转移灶的广泛切除手术+辅助化疗。不可切除的转移灶，予化疗±放疗，并对原发病灶再次评估。

新辅助、辅助化疗以及转移性OS一线治疗的推荐方案均为顺铂+多柔比星、大剂量甲氨蝶呤+顺铂+多柔比星、多柔比星+顺铂+异环磷酰胺+大剂量甲氨蝶呤，可采用联合给药或序贯给药。

（二）复发和难治性OS

大约30%的局限性OS和80%的转移性OS患者会出现复发。对于复发和难治性OS，推荐以药物治疗为主，辅以手术治疗的治疗模式。在药物控制有效的基础上，若可行手术切除，建议切除转移灶，无法手术者可考虑局部姑息放疗。近十年来，虽然围手术期化疗已在一定程度上改善了OS的预后，但对于复发和难治性OS患者，二线化疗药物进展极为有限，5年生存率仅为20%。目前可选择的方案包括依托泊苷+环磷酰胺或异环磷酰胺，吉西他滨+多西紫杉醇。

抗血管靶向药物包括瑞戈非尼、索拉菲尼、阿帕替尼、安罗替尼、仑伐替尼等在OS的二线治疗中已经获得一定疗效。靶向联合化疗是目前的热点研究方向。回顾性研究显示阿帕替尼联合化疗可以缩小原发灶及肺转移灶体积。一项仑伐替尼联合异环磷酰胺+依托泊苷，序贯仑伐替尼用于复发OS二线治疗的 I / II 期临床研究显示，35例患者中4个月的PFS达51%，显示出良好的控瘤疗效。此外，免疫检查点抑制剂在OS治疗中尚未获得确切疗效，针对OS免疫逃逸机制的相关研究正在开展中。

第十三章

皮肤癌控瘤药的
规范化使用

一、恶性黑色素瘤（malignant melanoma，MM）

MM采取以手术为主，联合术后辅助化疗、靶向治疗、免疫治疗、放疗的综合治疗模式。由于MM属于高度免疫原性的肿瘤，并且有相当比例的MM患者具有BRAF、C-KIT等驱动基因突变，传统化疗在MM综合治疗中的地位逐渐下降。本篇章只讨论传统化疗，免疫治疗及靶向治疗详见相应章节。

（一）皮肤MM

对于ⅡB~Ⅲ期的高危皮肤MM患者，推荐大剂量干扰素α-2b辅助治疗。多项临床研究证实干扰素α-2b能延长无复发生存期，但不能改善总生存。长期随访数据显示，仅对于存在溃疡的ⅡB~Ⅲ期患者，大剂量干扰素α-2b能延长无复发生存期，降低远处转移风险。EORTC18991研究显示长效干扰素辅助治疗能延长Ⅲ期MM患者的无复发生存期，但不能延长远处无转移生存期和总生存期；亚组分析显示，显微镜下有淋巴结转移的患者和原发肿瘤有溃疡的患者无复发生存期、远处无转移生存期和总生存期获益最显著。FDA已于2011年批准了长效干扰素用于高危Ⅲ期MM的术后辅助治疗。但因国内尚无类似成熟临床数据，故该指南不做推荐。

晚期皮肤MM患者可采用的化疗药物主要包括达卡巴嗪、替莫唑胺、紫杉醇、白蛋白结合型紫杉醇、顺铂/卡铂、福莫司汀。一项国内随机临床研究显示，恩度+达卡巴嗪较达卡巴嗪单药延长了晚期MM一线治疗的无进展生存期（4.5个月 vs. 1.5个月，HR：0.578，P=0.013）。另一项替莫唑胺对比达卡巴嗪用于晚期MM一线治疗的Ⅲ期研究显示，替莫唑胺的无进展生存期超过达卡巴嗪（1.74个月 vs. 1.38个月，P=0.002），总生存期基本相当（7.7个月 vs. 6.4个月，P=0.2）。替莫唑胺可透过血脑屏障，对有脑转移的患者可选择替莫唑胺。多个Ⅱ期研究显示紫杉醇±卡铂在晚期MM中具有一定疗效。一项Ⅲ期研究证实：白蛋白结合型紫杉醇较达卡巴嗪延长了初治晚期MM的无进展生存期（4.8个月 vs. 2.5个月，HR：0.792，P=0.044），但无总生存期获益（12.8个月 vs. 10.7个月，P=0.09）。一项福莫司汀对比达卡巴嗪的Ⅲ期研究显示，福莫司汀组有效率显著优于达卡巴嗪组（15.2% vs. 6.8%，p=0.043）。

（二）肢端MM

针对肢端MM的术后辅助研究较少，目前仍推荐大剂量干扰素α-2b辅助治疗。国内一项针对肢端MM的Ⅱ期研究显示，对于ⅢB-ⅢC或大于等于3个淋巴结转移的肢端MM患者，大剂量干扰素α-2b辅助治疗1年可能获益更多；对于ⅡB-ⅢA期或耐受欠佳的患者，也可选择大剂量干扰素α-2b 4周方案。晚期肢端MM的化疗药物与皮肤MM一致。

（三）黏膜MM

黏膜MM术后辅助治疗优先推荐化疗，大剂量干扰素α-2b可作为备选。一项黏膜MM术后辅助治疗的Ⅱ期随机对照研究显示：替莫唑胺+顺铂较大剂量干扰素α-2b相比，无复发生存期（20.8个月 vs. 9.4个月，P<0.01）和总生存期（48.7个月 vs. 40.4个月，P<0.01）均显著延长。另一项Ⅲ期临床研究也得出了类似的结论：替莫唑胺+顺铂组较大剂量干扰素α-2b组的无复发生存期显著延长（15.53个月 vs. 9.47个月），复发风险降低44%（P<0.001）。

由于黏膜MM易侵犯血管，对于抗血管生成药物的敏感性较高。一项国内的回顾性研究显示，"达卡巴嗪+顺铂+恩度"一线治疗的无进展生存期为4个月，"紫杉醇+卡铂+贝伐珠单抗"二线治疗的无进展生存期为2个月。因此，晚期黏膜MM推荐选择"化疗+抗血管生成药物"的治疗模式，常用的方案包括达卡巴嗪+顺铂+恩度、替莫唑胺+顺铂+恩度、紫杉醇+卡铂±贝伐珠单抗、白蛋白结合型紫杉醇+卡铂±贝伐珠单抗。

（四）眼部葡萄膜MM

部分研究证实术后予大剂量干扰素α-2b可延长眼部葡萄膜MM的无复发生存期。对于经转移风险评估为高风险的患者，可考虑入组临床研究。对于晚期眼部葡萄膜MM推荐采用化疗+抗血管生成药物，常用方案与黏膜MM晚期治疗方案一致。

二、皮肤基底细胞癌（basal cell carcinoma，BCC）

BCC对化疗药物不敏感，可选择的治疗方式包括手术、电干燥和刮除术、局部外用药物、皮损内药物注射、冷冻疗法、光动力疗法、激光治疗、放疗和靶向治疗。手术联合非手术治疗可提高肿瘤清除率，满足美容需求。

局部外用药物可选择咪喹莫特乳膏、氟尿嘧啶乳膏；前者用于浅表型BCC，后者仅用于非高危区的浅表型BCC。皮损内药物注射仅用于无法手术的患者，尤其是存在高复发风险因素时。可选择的药物包括氟尿嘧啶、干扰素、白细胞介素-2、博来霉素，但目前仍缺乏确切长期疗效证据。

三、皮肤鳞状细胞癌（cutaneous squamous cell carcinoma，cSCC）

（一）局灶性cSCC

对于无临床区域淋巴结转移的局灶性cSCC，最有效的治疗方式为手术治疗，但仍需依据风险评估等级，兼顾治疗可行性、功能与美观需求、患者意愿等综合考虑。非手术治疗方式包括局部药物、冷冻疗法和电干燥刮除术、光动力疗法、放疗。原位cSCC可选用局部药物治疗，包括咪喹莫特乳膏、氟尿嘧啶乳膏。侵袭性cSCC慎用局部药物治疗。

（二）无法手术或放疗的局部晚期和转移性cSCC

目前针对局部晚期和转移性cSCC患者的治疗包括化疗、免疫和靶向治疗。其中化疗相关的临床研究较少，尚无统一的化疗方案。可选择的化疗药物包括铂类（顺铂或卡铂）、氟尿嘧啶、博来霉素、甲氨蝶呤、阿霉素、紫杉醇、卡培他滨、吉西他滨和异环磷酰胺。

第十四章

中枢神经系统肿瘤控瘤药的规范化使用

中枢神经系统（central nervous system，CNS）常见的恶性肿瘤包括脑胶质瘤、颅内和脊椎室管膜瘤、原发性中枢性淋巴瘤、原发性脊髓肿瘤。而成人髓母细胞瘤是一种罕见的成人CNS恶性肿瘤。

CNS常见恶性肿瘤中，间变性室管膜瘤通常在肿瘤复发或出现全脑全脊髓播散的情况下选择化疗，常用药物包括：铂类药物、依托泊苷、洛莫司汀、卡莫司汀以及TMZ等。原发性中枢性淋巴瘤治疗药物规范参阅淋巴瘤指南。而成人髓母细胞瘤因其罕见性，辅助化疗的最佳使用对于成人患者尚不清楚。在复发情况下，可考虑依托泊苷、替莫唑胺等。

本章节重点围绕胶质瘤治疗药物的规范化使用。化疗可提高胶质瘤患者生存期。对于高级别胶质瘤，由于其生长及复发迅速，积极有效的个体化化疗更有价值。其他药物治疗手段还包括分子靶向治疗、免疫治疗等，目前均尚在临床研究阶段。

一、CNS肿瘤药物治疗原则

（1）肿瘤切除程度影响化疗效果。推荐化疗应在最大范围安全切除肿瘤的基础上进行。

（2）术后辅助化疗：尽早、足量。

（3）选择作用机制不同及毒性不重叠的药物进行联合化疗，减少耐药的发生率。

（4）根据组织病理和分子病理结果，选择合适的化疗方案。

（5）某些抗瘤药物和抗癫痫药物会产生相互影响，同时使用时应酌情选择或调整化疗药物。

二、辅助治疗药物的规范化使用

（一）低级别胶质瘤（WHO1—2级）

目前对于低级别胶质瘤的化疗还存在一定争议，主要包括：化疗时机、化疗方案的选择、化疗与放疗次序的安排等。根据目前证据，对于有高危因素的低级别胶质瘤患者，应积极考虑包括化疗在内的辅助治疗。伴有1p/19q联合缺失的患者，可优先考虑化疗，而推迟放疗的时间。如有BRAFV 600E激活突变可考虑相应靶向药。

高风险低级别胶质瘤的推荐化疗方案：①PCV方案：甲基苄肼（PCB）60 mg/m²/d，d8—21+洛莫司汀（CCNU）110 mg/m²/d，d1+长春新碱（VCR）1.4 mg/m²/d，d8、d29，每8周一次。②TMZ单药化疗。③TMZ同步放化疗。

（二）高级别胶质瘤（WHO3级）

目前尚无标准方案，推荐在分子病理指导下选择治疗方案。对具1p/19q联合缺失的WHO3级少突胶质细胞瘤，推荐放疗联合辅助PCV方案化疗，放疗联合同步或者辅助TMZ化疗；对于无1p/19q联合缺失者，推荐放疗联合同步和辅助TMZ化疗。对IDH突变型的WHO3级星形细胞瘤，推荐放疗联合辅助TMZ化疗。对KPS小于60的WHO3级胶质瘤，若存在MGMT启动子区甲基化，则考虑TMZ化疗。

（三）胶质母细胞瘤（WHO4级）

推荐常规放疗加同步和辅助"TMZ化疗±电场治疗"，对于KPS大于或等于60且年龄小于或等于70岁的患者，若存在MGMT启动子区甲基化，还可考虑常规放疗加同步和辅助替莫唑胺联合洛莫司汀化疗；对于KPS大于或等于60但年龄大于70岁的患者，或者KPS小于60且存在MGMT启动子区甲基化，也可考虑单独采用TMZ化疗。

经典化疗方案①Stupp方案：在放疗期间口服TMZ 75 mg/m²/d，6周；间隔4周，进入辅助化疗阶段，口服TMZ 150~200 mg/m²/d，d1-5，每4周一次，共6个周期。②PCV方案：甲基苄肼（PCB）60 mg/m²/d，d8—21+洛莫司汀（CCNU）110 mg/m²/d，d1+长春新碱（VCR）1.4 mg/m²/d，d8、d29，每8周一次。

可用于胶质瘤治疗的化疗药物还有卡莫司汀、伊立替康、依托泊苷、顺铂、卡铂和环磷酰胺等。

三、复发治疗药物的规范化使用

目前尚无针对标准治疗后复发脑胶质瘤标准化疗方案。如为高级别复发脑胶质瘤，建议接受适当可行的临床试验；如无合适临床试验，可采用以下方案。

（一）低级别脑胶质瘤复发后可选方案

①放疗加辅助 PC 化疗；②放疗加辅助 TMZ 化疗；③放疗联合同步和辅助 TMZ 化疗；④既往没有 TMZ 治疗史的患者还可以使用 TMZ；⑤洛莫司汀或卡莫司汀单药化疗；⑥PCV 联合方案；⑦以卡铂或者顺铂为基础的化疗方案；⑧如有 BRAF V600E 激活突变或 NTRK 融合者可推荐相应的靶向药物。

（二）高级别脑胶质瘤复发后可选方案

①TMZ；②洛莫司汀或卡莫司汀；③PCV 联合方案；④抗血管生成药物±化疗（卡莫司汀/洛莫司汀、TMZ）；若以上化疗方案失败或不耐受，还可考虑①依托泊苷；②以卡铂或顺铂为基础的化疗方案；③如有 BRAFV 600E 激活突变或 NTRK 融合者可推荐相应靶向药。另外，若为胶质母细胞瘤复发，除上述①—④化疗方案可选择，还可考虑瑞戈非尼靶向治疗。

第十五章

控瘤药物不良反应及处理

随着控瘤药的不断发展，肿瘤整体治疗水平大幅提高，患者生存期和生活质量明显改善，但控瘤药不良反应也日益突显。化疗药物在杀伤肿瘤细胞同时对正常组织也有一定损害；靶向药物由于靶器官外正常信号受阻以及潜在的脱靶效应，存在特有不良反应；肿瘤免疫治疗涉及器官多、隐匿性强、致死率高。因此，需要尽早识别控瘤药物不良反应，给予及时恰当地处理。

控瘤药物不良反应分级可根据美国国家癌症研究所（NCI）发布的常见不良反应术语评定标准（CTCAE）5.0版本进行，总体处置原则如下。1级：症状轻微，不需停药，密切观察，酌情干预；2—3级：积极处理，必要时减量或停药；4级：威胁生命，需紧急处置。但需注意，对于各个系统的不良反应仍必须进行精准、个体化、多学科的整合治疗。

一、消化系统不良反应及处理

化疗相关恶心呕吐（CINV）可导致代谢紊乱、电解质失衡、营养不良。腹泻及便秘也需要积极、合理地预防和处理。控瘤药物亦可以引起肝脏毒性。特别应注意化疗所致的潜在的病毒性肝炎爆发。（详见CACA指南《胃肠保护》）

二、循环系统不良反应及处理

循环系统不良反应包括对心脏的直接影响及与肿瘤治疗相关的血流动力学改变或血栓事件。使用控瘤药物前应充分评估毒性风险，调整用药方案和用药剂量，推荐心脏病医师尽早参与临床管理。（详见CACA指南《心血管保护》）

三、呼吸系统不良反应及处理

某些化疗药物如博来霉素、白消安、亚硝脲类、丝裂霉素等长期使用会引起肺纤维化。免疫相关肺炎发生率逐年上升，酌情应用类固醇皮质激素可减轻肺毒性。

四、泌尿系统不良反应及处理

化疗药物可直接损伤肾脏，导致尿素氮、肌酐升高、甚至急性肾衰竭。肿瘤溶解综合征等因素也可以造成肾损伤。泌尿道刺激反应主要由化疗药物的代谢产物刺激膀胱，导致膀胱黏膜损伤，引起出血性膀胱炎。（详见CACA指南《肾脏保护》）

五、血液系统不良反应及处理

中性粒细胞减少症及发热性中性粒细胞减少症（FN）是控瘤治疗常见不良反应，可直接影响治疗的连续性，降低生活质量，严重时可危及生命。积极预防和及时处理非常重要。血红蛋白下降及血小板减少也需要足够重视，恰当纠正处理。（详见CACA指南《血液保护》）

六、皮肤及附属物不良反应及处理

脱发、皮疹及手足综合征等皮肤及附属物不良反应详见CACA指南器官保护及整合护理相关章节。

控瘤药物的不良反应复杂多样。肿瘤专科医生对控瘤药物的不良反应需要充分认知，提高警惕，积极预防，密切监测，早期发现，及时处理，通过多学科整合诊治协作，达到减毒增效的目的。

参考文献

1.Halfdanarson T R，Hogan W J，Madsen B E. Emergencies in Hematology and Oncology. Mayo Clin Proc，2017，92（4）：609-641.

2.史艳侠，邢镨元，张俊，等.肿瘤化疗导致的中性粒细胞减少诊治专家共识（2019年版）.中国肿瘤临床，2019，46（17）：876-882.

3.Klastersky J，Paesmans M，Rubenstein E B，et al. The Multinational Association for Supportive Care in Cancer risk index：A multinational scoring system for identifying low-risk febrile neutropenic cancer patients. J Clin Oncol，2000，18（16）：3038-3051.

4.Carmona-Bayonas A，Jimenez-Fonseca P，Virizuela Echaburu J，et al. Prediction of serious complications in patients with seemingly stable febrile neutropenia：validation of the Clinical Index of Stable Febrile Neutropenia in a prospective cohort of patients from the FINITE study. J Clin Oncol，2015，33（5）：465-471.

5.石远凯，许建萍，吴昌平，等.聚乙二醇化重组人粒细胞刺激因子预防化疗后中性粒细胞减少症的多中心上市后临床研究.中国肿瘤临床，2017，44（14）：679-684.

6.Ba Y，Shi Y，Jiang W，et al. Current management of chemotherapy-induced neutropenia in adults：key points and new challenges：Committee of Neoplastic Supportive-Care（CONS），China Anti-Cancer Association Committee of Clinical Chemotherapy，China Anti-Cancer Association. Cancer Biol Med，2020，17（4）：896-909.

7.Azizi A H，Shafi I，Shah N，et al. Superior Vena Cava Syndrome. JACC Cardiovasc Interv，2020，13（24）：2896-2910.

8.Gould Rothberg B E，Quest T E，Yeung S J，et al. Oncologic emergencies and urgencies：A comprehensive review. CA Cancer J Clin，2022.

9.李馨蕊，李骋，杨慧勤.肿瘤患者脊髓压迫症的处理.中国临床医生杂志，2022，50（01）：26-29.

10.Klemencic S，Perkins J. Diagnosis and Management of Oncologic Emergencies. West J Emerg Med，2019，20（2）：316-322.

11.Jones G L，Will A，Jackson G H，et al. Guidelines for the management of tumour lysis syndrome in adults and children with haematological malignancies on behalf of the British Committee for Standards in Haematology. Br J Haematol，2015，169（5）：661-671.

12.Cairo M S，Bishop M. Tumour lysis syndrome：new therapeutic strategies and classification. Br J Haematol，2004，127（1）：3-11.

13.Durani U，Hogan W J. Emergencies in haematology：tumour lysis syndrome. Br J Haematol，2020，188（4）：494-500.

14.Barbar T，Jaffer Sathick I. Tumor Lysis Syndrome. Adv Chronic Kidney Dis，2021，28（5）：438-446 e1.

15.Gupta A，Moore J A. Tumor Lysis Syndrome. JAMA Oncol，2018，4（6）：895.

16.Chakhtoura M，El-Hajj Fuleihan G. Treatment of Hypercalcemia of Malignancy. Endocrinol Metab Clin North Am，2021，50（4）：781-792.

17.Hu M I. Hypercalcemia of Malignancy. Endocrinol Metab Clin North Am，2021，50（4）：721-728.

18.Workeneh B T，Jhaveri K D，Rondon-Berrios H. Hyponatremia in the cancer patient. Kidney Int，2020，98（4）：870-882.

19.张劭夫.2014欧洲低钠血症诊疗临床实践指南解读.中国呼吸与危重监护杂志，2015，14（01）：103-106.

20.NCCN Clinical Practice Guidelines in Oncology. Adult Cancer Pain，Version 2.2022-June 27，2022.

21.癌症疼痛诊疗规范（2018年版）.临床肿瘤学杂志，2018，10：937-944.

22.崔诗允.镇痛药物不良反应专家共识.肿瘤代谢与营养电子杂志，2021，02：139-143.

23.郭卫.乳腺癌骨转移临床诊疗专家共识.中国肿瘤临床，2022，13：660-669.

24.Clézardin P，Coleman R，Puppo M，et al. Bone metastasis：mechanisms，therapies，and biomarkers. Physiol Rev. 2021 1；101（3）：797-855.

25.NCCN Clinical Practice Guidelines in Oncology. Antiemesis. Version 2.2022-March 23，2022.

26.张玉.化疗所致恶心呕吐的药物防治指南.中国医院药学杂志，2022，05：457-473.

27.Hesketh P J，Kris M G，Basch E，et al. Antiemetics：ASCO Guideline Update. J Clin Oncol，2020，38（24）：2782-2797.

28.Devarbhavi H，Aithal G，Treeprasertsuk S，et al. Drug-induced liver injury：Asia Pacific Association of Study of Liver consensus guidelines. Hepatol Int，2021，15（2）：258-282.

29.Chalasani N P，Maddur H，Russo M W，et al. ACG Clinical Guideline：Diagnosis and Management of Idiosyncratic Drug-Induced Liver Injury. Am J Gastroenterol，2021，116（5）：878-898.

30.药物性肝损伤基层诊疗指南（2019年）.中华全科医师杂志，2020，10：868-875.

31.林洪生、李萍萍、薛冬，等.肿瘤姑息治疗中成药使用专家共识（2013版）.中国中西医结合杂志，2016，03：269-279.

32.占婧、于群、乔延恒，等.近10年中成药治疗慢性肾脏病的研究进展.山东中医杂志，2020，07：743-748.

33.唐瑭、陈德森、彭吉霞.前列地尔联合百令胶囊治疗急性肾损伤435例临床研究.世界中医药，2014，06：754-755.

34.CSCO.蒽环类药物心脏毒性防治指南（2022）.

35.Lyon A R，López-Fernández T，Couch L S，et al. 2022 ESC Guidelines on cardio-oncology developed in collaboration with the European Hematology Association（EHA），the European Society for Therapeutic Radiology and Oncology（ESTRO）and the International Cardio-Oncology Society（IC-OS）Eur Heart J，2022 ehac244.

36.大剂量甲氨蝶呤亚叶酸钙解救疗法治疗恶性肿瘤专家共识.中国肿瘤临床，2019，15：761-767.

37.徐瑞华、万德森.临床肿瘤学（第五版）.北京：科学出版社，2021.

38.石远凯、孙燕.临床肿瘤内科手册（第六版）.北京：人民卫生出版社，2015.

39.CSCO.肿瘤治疗所致血小板减少症（CTIT）诊疗指南（2022版）.

40.CSCO.肿瘤相关性贫血(CRA)临床实践指南，2022.

41.中国抗癌协会肿瘤支持治疗专业委员会，中国抗癌协会肿瘤临床化疗专业委员会.化疗诱导的周围神经病变诊治中国专家共识（2022版）.中华肿瘤杂志，2022，44（9）：928-934.

42.Cheng Y，Han L，Wu L，et al. Effect of First-Line Serplulimab vs Placebo Added to Chemotherapy on Survival in Patients With Extensive-Stage Small Cell Lung Cancer：The ASTRUM-005 Randomized Clinical Trial. JAMA，2022，328（12）：1223-1232.

43.Horn L，Mansfield A S，Szczesna A，et al. First-Line Atezolizumab plus Chemotherapy in Extensive-Stage Small-Cell Lung Cancer. N Engl J Med，2018，379（23）：2220-2229.

44.Paz-Ares L，Dvorkin M，Chen Y，et al. Durvalumab plus platinum-etoposide versus platinum-etoposide in first-line treatment of extensive-stage small-cell lung cancer（CASPIAN）：a randomised，controlled，open-label，phase 3 trial. Lancet，2019，394（10212）：1929-1939.

45.Rossi A，Di Maio M，Chiodini P，et al. Carboplatin- or cisplatin-based chemotherapy in first-line treatment of small-cell lung cancer：the COCIS meta-analysis of individual patient data. J Clin Oncol，2012，30（14）：1692-1698.

46.Jiang S，Huang L，Zhen H，et al. Carboplatin versus cisplatin in combination with etoposide in the first-line treatment of small cell lung cancer：a pooled analysis. BMC Cancer，2021，21（1）：1308.

47.Antonia S J，Villegas A，Daniel D，et al. Durvalumab after Chemoradiotherapy in Stage Ⅲ Non-

Small-Cell Lung Cancer. N Engl J Med，2017，377（20）：1919-1929.

48. Li B T，Smit E F，Goto Y，et al. Trastuzumab Deruxtecan in HER2-Mutant Non-Small-Cell Lung Cancer. N Engl J Med，2022，386（3）：241-251.

49. 中国抗癌协会乳腺癌专业委员会. 中国抗癌协会乳腺癌诊治指南与规范（2021年版）. 中国癌症杂志，2021，31（8）：.

50. Sparano J A，Gray R J，Ravdin P M，et al. Clinical and Genomic Risk to Guide the Use of Adjuvant Therapy for Breast Cancer. The New England journal of medicine. 2019；380（25）：2395-2405.

51. Wang X，Wang S S，Huang H，et al. Effect of Capecitabine Maintenance Therapy Using Lower Dosage and Higher Frequency vs Observation on Disease-Free Survival Among Patients With Early-Stage Triple-Negative Breast Cancer Who Had Received Standard Treatment：The SYSUCC-001 Randomized Clinical Trial. Jama，2021，325（1）：50-58.

52. Tutt ANJ，Garber J E，Kaufman B，et al. Adjuvant Olaparib for Patients with BRCA1- or BRCA2-Mutated Breast Cancer. The New England journal of medicine，2021，384（25）：2394-2405.

53. 徐兵河、江泽飞、胡夕春、等. 中国晚期乳腺癌临床诊疗专家共识2016. 中华医学杂志，2016，96（22）：1719-1727.

54. NCCN Clinical Practice Guidelines in Oncology（NCCN Guidelines）Breast Cancer. National Comprehensive Cancer Network. Version 4.2022；

55. Johnston S R D，Harbeck N，Hegg R，et al. Abemaciclib Combined With Endocrine Therapy for the Adjuvant Treatment of HR+，HER2-，Node-Positive，High-Risk，Early Breast Cancer（monarchE）Journal of clinical oncology：official journal of the American Society of Clinical Oncology，2020，38（34）：3987-3998.

56. 中国抗癌协会乳腺癌专业委员会. 中国早期乳腺癌卵巢功能抑制临床应用专家共识（2021年版）. 中国癌症杂志，2022，32（2）：177-190.

57. 中国抗癌协会乳腺癌专业委员会，长江学术带乳腺联盟. 早期乳腺癌女性患者的骨健康管理中国专家共识（2022年版）. 中国癌症杂志，2022，32（3）：274-286.

58. Hua X，Bi X W，Zhao J L，et al. Trastuzumab Plus Endocrine Therapy or Chemotherapy as First-line Treatment for Patients with Hormone Receptor-Positive and HER2-Positive Metastatic Breast Cancer（SYSUCC-002）Clinical cancer research：an official journal of the American Association for Cancer Research，2022，28（4）：637-645. doi：10.1158/1078-0432.Ccr-21-3435

59. Cortes J，Cescon D W，Rugo H S，et al. Pembrolizumab plus chemotherapy versus placebo plus chemotherapy for previously untreated locally recurrent inoperable or metastatic triple-negative breast cancer（KEYNOTE-355）：a randomised，placebo-controlled，double-blind，phase 3 clinical trial. Lancet（London，England），2020，396（10265）：1817-1828.

60. 樊代明. 整合肿瘤学·临床卷. 北京：科学出版社，2021.

61. 张伟、王政. 中国抗癌协会脑胶质瘤整合诊治指南（精简版）. 中国肿瘤临床，2022，（16）：811-818.

62. 国家卫生健康委员会医政医管局，中国抗癌协会脑胶质瘤专业委员会，中国医师协会脑胶质瘤专业委员会. 脑胶质瘤诊疗指南（2022版）. 中华神经外科杂志，2022，（08）：757-777.

63. 国家癌症中心，国家肿瘤质控中心黑色素瘤质控专家委员会. 中国黑色素瘤规范诊疗质量控制指标（2022版）. 中华肿瘤杂志，2022，（09）：908-912.

64. 中华医学会病理学分会，中华医学会病理学分会皮肤病理学组. 黑色素瘤病理诊断临床实践指南（2021版）. 中华病理学杂志，2021，（06）：572-582.

65. 迟志宏、李思明、盛锡楠、等. 大剂量干扰素治疗是黑素瘤术后辅助治疗的首选方案（附450例观察）. 中国肿瘤生物治疗杂志，2011，（02）：196-200.

66. 中国医药教育协会眼科专业委员会，中华医学会眼科学分会眼整形眼眶病学组，中国抗癌协会眼肿瘤专业委员会. 中国葡萄膜黑色素瘤诊疗专家共识（2021年）. 中华眼科杂志，2021，（12）：

886-897.

67.Zhou L，Yang Y，Si L，et al. Phase Ⅱ study of apatinib combined with temozolomide in patients with advanced melanoma after failure of immunotherapy. Melanoma research，2022，32（3）：142-149.

68.Yan X，Sheng X，Chi Z，et al. Randomized Phase Ⅱ Study of Bevacizumab in Combination With Carboplatin Plus Paclitaxel in Patients With Previously Untreated Advanced Mucosal Melanoma. Journal of clinical oncology：official journal of the American Society of Clinical Oncology，2021，39（8）：881-889.

69.Qi P，Sun Y，Liu X，et al. Clinicopathological，molecular and prognostic characteristics of cancer of unknown primary in China：An analysis of 1420 cases. Cancer medicine，2022.

70.Ye Q，Wang Q，Qi P，et al. Development and Clinical Validation of a 90-Gene Expression Assay for Identifying Tumor Tissue Origin. J Mol Diagn，2020，22（9）：1139-1150.

71.Sun W，Wu W，Wang Q，et al. Clinical validation of a 90-gene expression test for tumor tissue of origin diagnosis：a large-scale multicenter study of 1417 patients. Journal of translational medicine，2022，20（1）：114.

72.Versteeg K S，Looijaard S，Slee-Valentijn MS，et al. Predicting outcome in older patients with cancer：Comprehensive geriatric assessment and clinical judgment. Journal of geriatric oncology，2021，12（1）：49-56.

73.吴克瑾，陈青，刘荫华.中国妊娠期与哺乳期乳腺癌临床实践指南（2022版）.中国实用外科杂志，2022，（02）：146-150.

74.王玉东，生秀杰，张师前，等.妊娠期卵巢肿瘤诊治专家共识（2020）.中国实用妇科与产科杂志，2020，（05）：432-440.

75.魏丽惠，赵昀，谢幸，等.妊娠合并子宫颈癌管理的专家共识.中国妇产科临床杂志，2018，（02）：190-192.

76.中国抗癌协会肿瘤临床化疗专业委员会，中国抗癌协会肿瘤支持治疗专业委员会.肿瘤药物治疗相关恶心呕吐防治中国专家共识（2019年版）.中国医学前沿杂志（电子版），2019，11（11）：16-26.

77.中国医学会肝病学分会药物性肝病学组.药物性肝损伤诊治指南.临床肝胆病杂志，2015，31：1752-1760.

78.中华医学会心血管病学分会，中华心血管病杂志编辑委员会.中国心力衰竭诊断和治疗指南2014.中华心血管病杂志，2014（2）：98-122.

79.中国药师协会.冠心病合理用药指南（第2版）.中国医学前沿杂志（电子版），2018，10（06）：1-130.

80.中国临床肿瘤协会肿瘤与血栓专家共识委员会.肿瘤相关静脉血栓栓塞症预防与治疗指南（2019版）.中国肿瘤临床，2019，46（13）：653-660.

81.Xu B，Zhang Q，Zhang P，et al. Dalpiciclib or placebo plus fulvestrant in hormone receptor-positive and HER2-negative advanced breast cancer：a randomized，phase 3 trial. Nat Med，2021，27（11）：1904-1909.

82.Lee Charlotte，et al. Arrhythmias and device therapies in patients with cancer therapy-induced cardiomyopathy. Heart Rhythm，2021，18（7）：1223-1229.

83.Shannon Vickie R. Pneumonitis associated with immune checkpoint inhibitors among patients with non-small cell lung cancer. Current opinion in pulmonary medicine，2020，26（4）：326-340.

84.中华医学会呼吸病学分会肺癌学组.免疫检查点抑制剂相关肺炎诊治专家共识.中华结核和呼吸杂志，2019（11）：820-825.

85.紫杉类药物相关周围神经病变规范化管理专家共识专家委员会.紫杉类药物相关周围神经病变规范化管理专家共识.中华肿瘤杂志，2020，42（03）：170-179.

86.杜晔，付鲁玉，郭一丹，等.接受免疫检查点抑制剂治疗肿瘤患者发生急性肾损伤的临床特征.

中华肾脏病杂志，2022，38（09）：802-810.

87.中国抗癌协会肿瘤临床化疗专业委员会，中国抗癌协会肿瘤支持治疗专业委员会.中国肿瘤化疗相关贫血诊治专家共识（2019年版）.中国肿瘤临床，2019，46（17）：869-875.

88.中国临床肿瘤学会指南工作委员会.肿瘤放化疗相关中性粒细胞减少症规范化管理指南.中华肿瘤杂志，2017，39（11）：868-878.

89.中国抗癌协会肿瘤临床化疗专业委员会，中国抗癌协会肿瘤支持治疗专业委员会.肿瘤化疗导致的中性粒细胞减少诊治专家共识（2019年版）.中国肿瘤临床，2019，46（17）：876-882.

90.中国抗癌协会肿瘤临床化疗专业委员会，中国抗癌协会肿瘤支持治疗专业委员会.中国肿瘤化疗相关性血小板减少专家诊疗共识（2019年版）.中国肿瘤临床，2019，46（18）：923-929.

91.中华医学会肿瘤分会乳腺肿瘤学组，中国乳腺癌靶向治疗药物安全性管理共识专家组.中国乳腺癌靶向治疗药物安全性管理专家共识.中国癌症杂志，2019，29：993-1006.

92.樊代明.整合肿瘤学·基础卷：全三册.西安：世界图书出版西安有限公司，2021.

93.陈静，等.静脉用抗肿瘤药物临床应用的药学管理.肿瘤药学，2020，10（03）：364-372.

94.胡夕春，蔡阳，杨新苗，等.肿瘤化疗用药方法的研究进展.世界临床药物，2005，26（11）：646.

95.国家食品药品监督管理局药品注册司，国家食品药品监督管理局政策法规司.最新药品注册法规及指导原则.北京：北京医药科技出版社，2010：547-552.

96.中华人民共和国国家卫生健康委员会.抗肿瘤药物临床应用管理办法.2021.

97.江映珠，林焕冰.已上市药品稳定性研究的问题探讨.今日药学，2011，21（07）：460-461.

98.陈颖，唐俊.PIVAS药品配置后的稳定性及滴注时间.海峡药学，2018，30（01）：285-289.

99.车啸天，周洁.静脉用药配置中心抗肿瘤药物静脉配置全过程质控管理措施及价值研究.中国肿瘤临床与康复，2022，29（07）：823-826.

靶向治疗

- ❖ 靶向治疗　温故知新 ❖
- ❖ 合理施治　精准分型 ❖
- ❖ 瞄靶动机　弹发在准 ❖
- ❖ 控瘤达效　不损好人 ❖
- ❖ 贵药巧用　力求全胜 ❖

主　编

徐瑞华　李　凯　佟仲生　张清媛　韩宝惠　潘宏铭

副主编（以姓氏拼音为序）

方维佳　何义富　胡晓桦　林榕波　江一舟　曲秀娟　邵志敏　王　晶
王凤华　曾　珊　张会来　朱　军

编　委（以姓氏拼音为序）

白　威	卜　庆	步　宏	陈小兵	戴广海	董　坚	杜彩文	方　勇
葛丽萍	顾康生	顾艳宏	郭天舒	韩　莹	韩卫东	郝春芳	胡夕春
黄艾弥	黄鼎智	江泽飞	李　桑	李恩孝	李佳艺	李梦洁	李宇红
廖旺军	林小燕	刘　静	刘继彦	刘璐璐	刘天舒	刘西禹	龙庭凤
罗素霞	玛依努尔.艾力	欧阳艳红		潘　莹	祁玉娟	邱　红
邱　萌	邱文生	沈丽达	盛立军	束永前	双跃荣	宋　拯	苏丽玉
孙　涛	孙旭琪	谭　军	唐　勇	王　峰	王华庆	王静萱	王晰程
王亚兰	魏小丽	吴春娃	谢聪颖	徐海鹏	殷先利	殷咏梅	应杰儿
喻经纬	袁　瑛	袁响林	张　飞	张翠翠	张小田	张绪超	张艳桥
张玉松	赵　达	赵　勤	赵　坤	赵海军	朱晓东	朱秀之	卓长华

执笔人

卜　庆	葛丽萍	郭天舒	韩　莹	郝春芳	黄艾弥	李佳艺	李梦洁
李　桑	刘璐璐	刘西禹	潘　莹	孙旭琪	宋　拯	苏丽玉	谭　军
王静萱	吴春娃	徐海鹏	喻经纬	赵海军	赵　坤	张翠翠	张　飞
朱秀之	卓长华

秘　书

郝春芳　黄艾弥　潘　莹　王　晶　王静萱

第一章

概述

分子靶向治疗是指利用瘤细胞和正常细胞分子生物学上的差异，针对可能导致细胞癌变环节，以细胞受体、关键基因和调控分子为靶点，设计相应治疗药物，选择针对性阻断、干预与肿瘤发生密切相关的信号传导通路，从而特异性抑制肿瘤生长和转移。随着基因组学和分子生物技术进步，对肿瘤发病机制从细胞、分子和基因水平认识的逐步深入，肿瘤驱动基因被陆续发现，推动了肿瘤治疗迈向靶向治疗的模式。

纵观分子靶向药物发展历程，分子靶向治疗无疑是肿瘤治疗领域一个重要里程碑，也是 21 世纪控瘤药物研发的重要方向。从中世纪黑胆汁到生物学基础研究进入分子时代，随着 DNA 双螺旋结构破解，人类对生命的认知被拓宽，许多疾病研究进入了基因层面，越来越多与疾病相关的突变基因被识别。1913 年 Paul Erlich 首次提出靶向治疗概念，称其为"魔术子弹"，该概念最初用于描述某些化学物质能完全针对目标，而对非目标组织器官不起作用。1960 年美国费城研究者发现部分慢性髓性白血病患者存在费城染色体异常；1987 年学界首次确定了表皮生长因子受体对非小细胞肺癌生长和扩散的重要作用。随着分子生物学技术发展，肿瘤分子靶向药物应运而生。1997 年 11 月 26 日，美国药 FDA 批准抗 CD20 单抗——利妥昔单抗上市，用于治疗对其他治疗无效的 B 细胞非霍奇金淋巴瘤，开启了肿瘤靶向药物治疗时代。1998 年 9 月 25 日，靶向 HER-2 的曲妥珠单抗上市，由此揭开乳腺癌靶向治疗的序幕。2001 年，靶向抑制 Bcr-Abl 酪氨酸激酶的甲磺酸伊马替尼获批上市，用于费城染色体阳性的慢性粒细胞白血病（CML）治疗，使 CML 这种致命疾病成为一种温和可控的慢性病，实现了人类抗癌史上一次质的飞跃。2003 年，第一代 EGFR-TKI 吉非替尼被 FDA 批准可用于晚期 NSCLC 治疗，为肺癌靶向治疗带来第一缕阳光。2004 年 FDA 批准了首个针对血管内皮生长因子（vascular endothelial growth factor，VEGF）单抗贝伐珠单抗联合化疗方案用于治疗晚期结直肠癌，开启抗血管生成治疗肿瘤时代。相对传统化疗药物，靶向药物靶点明确，针对瘤细胞发挥作用，减少对正常细胞的杀伤，明显降低了全身毒副作用。分子靶向治疗已通过大量临床研究取得丰富医学证据，在临床实践中取得显著疗效，成为控瘤治疗重要策略和许多肿瘤标准治疗的选择。

国内外分子靶向药物研发层出不穷，成熟靶点更新迭代。2003年人类基因组计划完成。2006年美国NCI和国家人类基因组研究所发起癌症基因组图谱（TCGA）计划，旨在获得一个全面、多维、针对多种癌症基因组的图谱，2012年进一步提出泛癌症计划，试图从分子特征对肿瘤进行研究。TCGA在分子水平上重新定义了肿瘤，并描绘了常见肿瘤发生的突变，促进了DNA测序技术和基因组分析技术创新，也为肿瘤药物开发提供了更多支持。近十年来，肿瘤分子靶向治疗新药研发进入快速发展期，美国FDA已批准上市的分子靶向药物达百余种，适应证涵盖大部分肿瘤类型。目前肿瘤靶向药物研发主要途径涉及促进肿瘤生长或存活的特异性细胞受体和信号转导、细胞周期调节、新生血管形成等，主要围绕认知比较充分的靶点，如EGFR、HER-2、VEGF/VEFGR、Braf、ALK、c-met、BCR-ABL等。除聚焦瘤细胞的基因突变，学界也将研发方向扩展至肿瘤生存环境和相关免疫系统的关键调节分子，除PD-1/PD-L1外，TIGIT、CD47、LAG3等诸多免疫抑制靶点已进入新药研发行列。

21世纪开始，包括靶向药物在内的中国控瘤新药临床试验进入一个全新时代。2011年埃克替尼的上市标志着中国肿瘤药物研发从仿制走向原创。随后中国自主研发上市的靶向药物包括阿帕替尼、安罗替尼、吡咯替尼、呋喹替尼等获批适应证，覆盖多瘤种的治疗。随着国际生物类似药开发热潮，我国制药企业也加入到生物类似药的研发行列中，利妥昔单抗生物类似药和贝伐珠单抗生物类似药等在中国已上市。目前我国靶向药物研发后劲强大，靶向药占比逐年增高，但6%的靶点囊括了超40%的新药，提示国内靶向药物研发面临着严重同质化问题，未来更应该着力于原创新药研发，尤其新靶点与新作用机制的药物研发，开展更多全球多中心临床试验。

靶向治疗实施，精准检测先行。分子诊断检测技术的进步基于分子标志物指导的精准靶向治疗发展。以二代测序（next generation sequencing，NGS）技术为代表的高通量测序技术是测序技术发展的一个里程碑，目前正广泛用于临床实践，通过分析患者肿瘤组织基因异常情况，包括常见基因扩增、染色体异位/基因融合、基因突变、基因重排、甲基化、微卫星不稳定（MSI）等，为肿瘤分子诊断、临床治疗提供更多有价值信息，有助于临床制定个体化治疗方案，监测疗效及判断预后等。随着细胞分离技术和基因测序技术发展，液体活检在肿瘤精准医疗的价值日益凸显，通过检测患者血液、尿液等体液标本中的肿瘤相关产物，例如血液中游离的循环肿瘤细胞（CTC）、循环肿瘤DNA（ctDNA）和外泌体等，用以发现及追踪肿瘤分子水平的变化，在协助预后判断、探寻新潜在治疗靶点、动态监测治疗疗效和探究靶向药物耐药机制等方面具有广阔临床应用前景。

靶向药物临床研究和新药研发在新认知和新技术推动下不断深入和创新，助推并引领靶向治疗进步：①开启"泛癌种药物"开发新模式。将具有同种基因或分子变异的不同肿瘤组织类型的患者全部纳入试验，以探索对试验靶向药物敏感的肿瘤组织学类型，亦被形象地称为"篮子试验"。以靶点为中心的临床试验在一定程度上可预测药物疗效，提高临床试验成功率；②单靶点认知层面不断深入，带动了多靶点联合、免疫调节和放化疗的创新整合；③随着抗体药物工程技术快速发展，新兴抗体药物如抗体偶联药物（Antibody-Drug Conjugate，ADC）、双特异性抗体Fc融合蛋白等已走过概念验证阶段，部分药物陆续获批上市，成为国内外当前药物研发热点；④二代测序、影像组学和数字病理等技术的发展促成建设了包含临床信息在内的生物大数据库，基于大数据特征和临床疗效的归纳总结，更易筛选出靶向获益人群。例如研究者构建三阴性乳腺癌的生物大数据库，通过多组学分析挖掘潜在靶点，构建分型模型，实施以分型为指导的伞型临床试验，明显提高了临床疗效；⑤3D培养、高通量药敏筛选等新技术的发展促成患者来源的个体化肿瘤模型的构建，通过类器官平台、人源性组织异种移植平台等有望成为药物功能性筛选、指导靶向治疗药物精准选择的重要方法。

第二章

靶向药物

控瘤靶向治疗药物通过调控肿瘤分子病理过程中的特定靶点，选择性干预瘤细胞增殖、浸润及转移。根据药物结构分类，临床常见的靶向药物主要分为小分子靶向药物、单抗类药物、双特异性抗体、抗体偶联药物、免疫靶向药物等。

一、小分子靶向药物

小分子药物多为信号转导通路抑制剂，能特异性阻断肿瘤增殖、浸润过程中必需的信号通路。小分子药物靶点覆盖包括激酶、表观遗传修饰蛋白、DNA损伤修复酶、蛋白酶体等。

表27-1　主要作用于细胞膜的药物

靶点	类型	代表药物	主要特点	作用机制
EGFR	第一代	吉非替尼、厄洛替尼、埃克替尼	可逆性结合EGFR-TK结构域，针对Exon19 Del、L858R突变	抑制信号转导，抑制肿瘤细胞增殖、迁移
	第二代	达可替尼、阿法替尼	不可逆性结合EGFR-TK结构域，针对Exon19 Del、L858R突变，对ERBB家族其他成员产生抑制作用	
EGFR	第三代	奥希替尼、阿美替尼、伏美替尼	针对Exon19 Del、L858R突变及耐药靶点EGFR 20外显子T790M突变，易透过血脑屏障	抑制信号转导，抑制肿瘤细胞增殖、迁移
ALK	第一代	克唑替尼	ATP竞争性抑制剂，针对ALK阳性、ROS1阳性，靶点包括ALK、ROS1及MET	
	第二代	塞瑞替尼、阿来替尼、布格替尼、恩沙替尼	克唑替尼耐药后有效，易透过血脑屏障	
	第三代	洛拉替尼	采用大环酰胺结构，针对一、二代耐药靶点G1202R/G1202del突变有效，易透过血脑屏障	
ROS1	—	克唑替尼	靶点包括Met/ALK/ROS1	
		塞瑞塞尼、洛拉替尼	靶点包括ALK/ROS1	
		恩曲替尼、Repotrectinib	靶点包括ALK、TrkA/B/C和ROS1-TKI	

靶点	类型	代表药物	主要特点	作用机制
MET	—	赛沃替尼、Capmatinib	针对 MET 14 外显子跳跃突变有效,抑制 MET 扩增	抑制信号转导,抑制肿瘤细胞增殖、迁移
HER-2	—	拉帕替尼等	靶点包括 HER1(EGFR)、HER2	
		奈拉替尼、吡咯替尼	靶点包括 HER1(EGFR)、HER2、HER4	
RET	—	普拉替尼等	针对 RET 突变、RET 融合阳性	
NTRK	—	拉罗替尼等	NTRK 基因融合的高选择性抑制剂	
FGFR	—	佩米替尼等	针对 FGFR 亚型 1/2/3 的强效选择性口服抑制剂	
FLT3	—	吉瑞替尼	针对 FLT3-ITD 内部串联重复和 FLT3-TKD D835Y 突变具有抑制作用,对受体酪氨酸激酶 AXL 具有抑制作用	—

表 27-2　主要作用于细胞质的药物

靶点	代表药物	主要特点	主要作用机制
PI3K	Alpelisib	抑制 PIK3CA p110α 亚基活性,诱导乳腺癌细胞雌激素受体的转录增加	抑制信号转导,抑制肿瘤细胞增殖、迁移
mTOR	依维莫司	抑制 mTOR 活性,抑制下游 S6K1 和 4E-BP1 的活性,也能直接作用于血管内皮细胞的 mTOR/抑制 HIF 依赖的各种促进血管生成的因子合成	抑制信号转导,抑制肿瘤细胞增殖、迁移
BRAF	达拉非尼	ATP 竞争性抑制剂,针对 BRAF V600E 突变,抑制 MEK、ERK 磷酸化	
	维莫非尼	针对 BRAF V600E 突变,可抑制野生型 BRAF、CRAF、ARAF、SRMS、ACK1、MAP4K5、FGR 激酶活性	
MEK	曲美替尼	针对 BRAF V600E 突变,MEK1 和 MEK2 激酶活性的可逆性抑制剂	
KRAS	Sotorasib	针对 KRAS G12C 突变,不可逆转地将 KRAS 锁定在非活性 GDP 结合状态	
KIT/ABL	伊马替尼	ATP 竞争性抑制剂,抑制 BCR-ABL、KIT 和 PDGFR 激酶活性	阻断酪氨酸激酶的磷酸化,抑制肿瘤细胞的增殖,诱导细胞凋亡
KIT/ABL	阿伐替尼	抑制 KIT 和 PDGFRα 蛋白活性,尤其对 PDGFRα 外显子 18 突变(包括 D842V 突变)和 KIT 基因 D816V 突变高度敏感	阻断酪氨酸激酶的磷酸化,抑制肿瘤细胞的增殖,诱导细胞凋亡
	尼洛替尼	结合并稳定 ABL 蛋白激酶位点的非活性构象,对酪氨酸激酶抑制作用较伊马替尼强 20~50 倍,可抑制对伊马替尼耐药的 BCR-ABL 突变型激酶活性,同时能抑制 KIT 和 PDGFR 激酶活性	
BTK	伊布替尼、泽布替尼	不可逆 BTK 抑制剂,与半胱氨酸残基 Cys481 形成共价键,抑制 BTK 活性	诱导细胞凋亡,抑制肿瘤细胞增殖、迁移
CYP17	阿比特龙	抑制雄激素合成通路中关键酶 CYP17 的活性	阻断 CYP17 介导的雄激素生成,抑制前列腺癌细胞的生长
BCL-2	维奈克拉	选择性与抗凋亡蛋白 BCL-2 结合	促进内源性凋亡途径杀伤肿瘤细胞

靶点	代表药物	主要特点	主要作用机制
蛋白酶体抑制剂	硼替佐米、伊沙佐米	通过抑制26S蛋白酶体的20S催化亚基，抑制蛋白质降解	引起蛋白质过载，诱导内质网应激，导致肿瘤细胞凋亡
IDH1	艾伏尼布	靶向IDH1突变，抑制异常代谢物2-羟基戊二酸(2-HG)水平	诱导肿瘤细胞正常分化

表27-3 主要作用于细胞核的药物

靶点	代表药物	主要特点	主要作用机制
CDK4/6	哌柏西利	选择性抑制细胞周期蛋白依赖性激酶4和6(CDK4/6)，恢复细胞周期控制	阻断细胞周期从G1期向S1期转变，阻断DNA合成，抑制肿瘤细胞增殖
	阿贝西利		
	达尔西利		
	瑞柏西利		
PARP	奥拉帕利	可形成PARP-DNA复合体，抑制PARP活性	抑制肿瘤细胞DNA损伤修复，促进BRCA突变肿瘤细胞凋亡
组蛋白去乙酰化	西达本胺	表观遗传调控药物，选择性抑制第I类HDAC中的1、2、3亚型和第Ⅱb类10亚型	提高组蛋白乙酰化水平，引起染色质重塑，改变多条信号通路基因表达，抑制肿瘤细胞周期、诱导肿瘤细胞凋亡；调节机体细胞免疫活性，增强NK和CTL介导的肿瘤杀伤作用
组蛋白甲基化	Tazemetostat	抑制EZH2，从而抑制组蛋白H3赖氨酸27的甲基化，恢复抑癌基因的表达	调节细胞周期调控和终末分化基因转录，抑制肿瘤细胞增殖
XPO1	塞利尼索	在Cys528处形成共价、缓慢可逆的结合物，抑制含有亮氨酸序列的抑癌蛋白核输出	上调细胞核内肿瘤抑制蛋白水平，发挥抗肿瘤活性；抑制肿瘤蛋白mRNA的翻译，下调细胞质内致癌蛋白的水平；促进糖皮质激素受体表达，增强其转录活性，抑制肿瘤的发生与发展

表27-4 主要的多靶点抑制剂

药物	主要作用靶点	主要作用机制
瑞戈非尼	RET，VEGFR1/2/3，KIT，PDGFR，RAF	抑制多个血管生成相关激酶和肿瘤生长相关激酶活性；抑制相关受体下游信号通路激活，阻断肿瘤细胞增殖、迁移
舒尼替尼	PDGFR，VEGFR1/2/3，RET，KIT，FLT3	
索拉非尼	RAF，KIT，FLT3，VEGFR2/3，PDGFRβ	
培唑帕尼	VEGFR1/2/3，PDGFR，FGFR1/3，KIT	
仑伐替尼	VEGFR1/2/3，FGFR1/2/3/4，PDGFRα，RET，KIT	
阿帕替尼	VEGFR2，KIT，SRC	
阿昔替尼	VEGFR1/2/3，KIT，PDGFR	抑制多个血管生成相关激酶和肿瘤生长相关激酶活性；抑制相关受体下游信号通路激活，阻断肿瘤细胞增殖、迁移
安罗替尼	VEGFR1/2/3，KIT，PDGFRβ	
Vandetanib	VEGFR2/3，EGFR，RET	

二、单抗类药物

单抗作用机制包括与表面受体结合阻断正常受体的功能，直接杀伤肿瘤细胞，或抗体Fc段通过募集免疫效应细胞或补体发挥抗体或补体依赖的细胞毒作用。近20年来单抗经历了快速发展，从嵌合抗体逐步发展为全人抗体，成为控瘤治疗的重要手段。单抗具有高特异性、均一性及易于大量生产等优点。

（一）作用于细胞膜表面

非修饰抗体主要包括：①抗配体与受体结合类单抗：靶向CD20抗体（利妥昔单抗）、靶向EGFR抗体（西妥昔单抗、帕尼单抗）、靶向Claudin18.2单抗（Zolbetuximab）等；②配体非依赖抗受体二聚化单抗：靶向HER-2抗体（曲妥珠单抗、帕妥珠单抗）等。

主要作用机制：①通过与细胞表面受体结合，改变空间构象，阻断信号传导；②抗体依赖性细胞吞噬作用（ADCP）；③抗体依赖性细胞毒性作用（ADCC）；④补体依赖细胞毒性作用（CDC）；⑤抗体介导的抗原呈递：形成的免疫复合物，增强树突状细胞的交叉呈递效应，将肿瘤抗原呈递T细胞，从而引起肿瘤特异性适应性免疫反应。

表27-5　用于靶向治疗的单抗类药物

主要单抗	IgG类型	靶抗原	主要作用机制
利妥昔单抗	人鼠嵌合	CD20	ADCP,ADCC,CDC
西妥昔单抗	人鼠嵌合	EGFR	信号阻断,ADCP,CDC
帕尼单抗	全人源	EGFR	信号阻断,ADCP,CDC
达雷妥尤单抗	全人源	CD38	ADCP,ADCC,CDC,中和作用
曲妥珠单抗	人源化	HER-2	信号阻断,ADCC,下调受体表达
帕妥珠单抗	人源化	HER-2	信号阻断,ADCP,CDC
Zolbetuximab	人鼠嵌合	Claudin18.2	ADCC,CDC,肿瘤微环境调控
地舒单抗	全人源	RANKL	抑制破骨细胞的生成与功能

（二）作用于肿瘤细胞微环境

主要为血管生成抑制剂，包括VEGF配体、受体抑制剂及内源性泛靶点血管生成抑制剂。其作用机制包括肿瘤血管退化，抑制血管新生和再生血管生长，降低血管通透性。

表27-6　作为血管生成抑制剂的单抗

类型	药物	IgG类型	靶抗原
非修饰单抗	贝伐珠单抗	人源化	VEGF-A
非修饰单抗	雷莫西尤单抗	人源化	VEGFR2
融合蛋白	阿柏西普	人源化	VEGF-A,VEGF-B,PLGF
改良蛋白	重组人血管内皮抑制素	人源化	内源性泛靶点

三、双特异性抗体

双特异性抗体（Bispecific antibody，BsAb）：是能特异性结合两个抗原或抗原表位的人工抗体，同时阻断或激活其介导的生物学功能，或使表达两种抗原的细胞相互接近，从而增强两者间的相互作用，并以不同的作用机制介导多种特定的生物学效应。

按照结构分类，BsAb 可分为 IgG 样分子和非 IgG 样分子两大类。IgG 样 BsAb 有 Fc 部分，具 Fc 介导的效应功能，包括抗体依赖性细胞介导的细胞毒性作用、补体依赖性细胞毒性作用和抗体依赖细胞介导的细胞吞噬作用。非 IgG 样 BsAb 缺乏 Fc 部分，仅通过抗原结合力发挥治疗作用，具低免疫原性、易于生产、分子小的特点。由于其相对分子质量较小可渗透肿瘤组织，因此具有更强的治疗效果。

作用机制：①靶向多种肿瘤抗原或肿瘤细胞上不同抗原表位以增加肿瘤选择性；②桥联受体以阻断或激活协同信号通路；③桥联 T 细胞或其他免疫细胞（如 NK 细胞）特异性清除瘤细胞，即效应 T 细胞重定向作用。

表 27-7　用于靶向治疗的双抗

		双抗	靶抗原	作用机制
同家族	同类抗原	KN026	HER-2（ECD2 和 ECD4）	信号阻断，ADCC，CDC，ADCP，下调受体表达
		ZW25	HER-2（ECD2 和 ECD4）	
		Zenocutuzumab	HER-2/HER-3	信号阻断，ADCC
	不同类抗原	贝林妥欧单抗	CD3/CD19	效应 T 细胞重定向
		Glofitamab	CD3/CD20	
不同家族		Amivantamab	EGFR/MET	信号阻断，ADCC，ADCP

四、抗体偶联药物

抗体偶联药物（ADC）：由靶向特异性抗原的单抗与小分子细胞毒性药物通过连接子链接而成，抗体部分通过与肿瘤细胞表面的靶向抗原结合，精准地将细胞毒化疗药物有限荷载递送至肿瘤部位，实现特异性杀伤效果。ADC 药物由三个部分组成：选择性识别癌细胞表面抗原的抗体，细胞毒性药物有效载荷，以及连接抗体和有效载荷的连接子。它结合了高特异性靶向能力和强效杀伤作用优势，实现了对癌细胞精准高效杀灭，已成为控瘤药物研发的热点之一。

主要作用机制：①抗体偶联药物经血液运输到达并识别瘤细胞的表面抗原，其抗体部分与抗原结合后被内吞进瘤细胞内并进一步在溶酶体中被剪切，释放有杀伤作用的化合物类药物，作用于 DNA 或细胞微管蛋白等；②内吞化学类药物的细胞死亡裂解后，毒素分子会释放至附近其他瘤细胞进一步发挥杀伤作用，即旁观者效应。

表 27-8　已上市的抗体偶联药物

代表性药物	IgG 类型	靶抗原	连接子	载药	主要特点
Gemtuzumab	人源化	CD33	PH 敏感性的腙键	钙霉素	采用化学偶联技术，因其不稳定导致载药在血浆中提前释放，引发严重毒性
奥加伊妥珠单抗	人源化	CD22	PH 敏感性的腙键	二炔类抗生素	

代表性药物	IgG类型	靶抗原	连接子	载药	主要特点
维布妥昔单抗	人鼠嵌合	CD30	可裂解缬氨酸-瓜氨酸	微管蛋白活性抑制剂MMAE	载药率不稳定、治疗窗狭窄、有效性较低
恩美曲妥珠单抗	人源化	HER-2	不可裂解硫醚	美登素类衍生物DM1	
Polatuzumab	人源化	CD79b	可裂解缬氨酸-瓜氨酸	MMAE	采用小分子-单抗定点偶联技术,稳定性和药代动力学改善;同时利用可切割连接子发挥旁观者效应,提升抗肿瘤作用,降低毒性
Enfortumab	人源化	Nectin-4	可裂解缬氨酸-瓜氨酸	MMAE	
Trastuzumab deruxtecan	人源化	HER-2	可裂解亲水性四肽	DNA拓扑异构酶I抑制剂	
维迪西妥单抗	人源化	HER-2	可裂解二肽	MMAE	
戈沙妥珠单抗	人源化	Trop-2	PH敏感可裂解CL2A	DNA拓扑异构酶I抑制剂	

五、抗体-细胞因子融合蛋白

细胞因子如IL-2、IFN-γ、TNF-α，CXCL3等由免疫细胞或非免疫细胞产生的小蛋白，在增强生物药物疗效同时，可引起严格负调节机制，具有剂量依赖性副作用、不利的药代动力学、药物耐受性差和高毒性等劣势。细胞因子与抗体或抗体片段融合可能会产生更具针对性肿瘤相关抗原，不仅能提高细胞因子功效、药代动力学和局部浓度，且可降低全身毒性。例如：NHS-IL-2-LT2（EMD 521873），可改善IL-2药代动力学、体内稳定性和体内功效，还提供与靶蛋白特异性结合能力，以促进靶蛋白有效定位。

六、免疫靶向药物

虽然在细胞分子水平上，针对已明确致癌位点应用相应靶向药物可对瘤细胞进行准确杀伤，但瘤细胞具一定适应能力，会主动逃避免疫系统的监视和攻击。通过抑制免疫细胞功能的关键靶点，可重新激活体内控瘤免疫系统应答。目前临床常用免疫靶向药物及疗法包括：PD-1/PD-L1单抗、CTLA-4单抗等，具体详见"免疫治疗"章节。

第三章

靶向药物靶点分类及其作用机制

一、EGFR

（一）EGFR结构

表皮生长因子受体（epidermal growth factor receptor，EGFR）是原癌基因c-erbB1的表达产物，是表皮生长因子受体HER家族成员之一，为重要跨膜受体，位于7号染色体短臂，包含了大约28个外显子，包括N端的细胞外配体结合域、一段跨膜亲脂区域和C端的包括酪氨酸激酶结构域的细胞内区域。EGFR能够与多种配体（比如EGF和TGF-α）结合，诱导其发生二聚化、激活细胞内酪氨酸激酶，调节下游通路。

（二）靶点通路的信号传导

持续活化的EGFR通路向瘤细胞内传递生长、增殖和抗凋亡信号，下游信号通路包括：①调节增殖分化和死亡的RAS/RAF/MEK通路；②调节细胞的增殖、分化、凋亡及迁移的PI3K/AKT信号通路；③调节细胞分化和凋亡的PLCγ/PKC通路；④实现信号由胞外到胞内转导的STAT信号通路。

EGFR基因突变是非小细胞肺癌（NSCLC）最常见的驱动突变，在亚洲患者中突变率高达60%。在NSCLC中，EGFR酪氨酸激酶区域突变主要发生在18—21外显子，其中19号外显子缺失（19del）和21号外显子L858R点突变属于常见敏感突变，占全部突变的90%；G719X，S768I及L861Q因突变率较低，属稀有敏感突变；20号外显子的20-ins及T790M属耐药突变。

（三）相关药物及临床适应证

EGFR 的酪氨酸激酶抑制剂（tyrosine kinase inhibitors，TKI）通过抑制胞内酪氨酸激酶磷酸化阻碍下游信号传递。小分子抑制剂通过与 ATP 竞争性结合目标，阻断酪氨酸激酶与 ATP 结合，从而抑制下游通路传导和瘤细胞生物活性。EGFR 基因突变是预测 EGFR-TKIs 疗效的重要靶标，针对此种突变已有多种靶向药物上市，且不同突变状态对应不同靶向药物。

EGFR-TKIs 包括吉非替尼、厄洛替尼、埃克替尼、达可替尼、阿法替尼、奥希替尼、阿美替尼、伏美替尼，均适于 EGFR 基因敏感突变的局部晚期或转移性 NSCLC 的一线治疗。此外埃克替尼还可用于 Ⅱ—Ⅲ A 期 EGFR 敏感突变 NSCLC 术后辅助治疗。阿法替尼可用于含铂化疗期间或化疗后疾病进展的局部晚期或转移性鳞状细胞组织学类型的 NSCLC。奥希替尼可用于术后 Ⅰ B—Ⅲ A 期 EGFR 敏感突变 NSCLC 的辅助治疗。三代 TKI 还可用于一、二代 TKI 治疗进展，并经检测存在 T790M 突变的晚期或转移性 NSCLC 治疗。

二、人表皮生长因子受体 2（HER2）

（一）靶点通路的信号传导

HER（Human Epidermal Growth Factor Receptor）家族包括 4 个基因，编码 4 个同源 HER 受体（HER1、HER2、HER3 和 HER4）。受体包括配体结构域、亲脂性跨膜片段和胞内酪氨酸激酶结构域。通常配体与 HER1、HER3 或 HER4 受体结合后通过同源/异源二聚化诱导酪氨酸激酶结构域激活，导致下游信号通路的激活、影响肿瘤细胞增殖、分化、迁移和凋亡。HER2 迄今未发现已知配体，但 HER2 是其他 HER 家族成员的首选二聚体伙伴，HER2-HER3 异源二聚体是最活跃的信号复合物。受体过表达或突变也可诱导二聚化。

（二）相关药物及临床适应证

1. 曲妥珠单抗（Trastuzumab）

与 HER2 结合后可抑制 HER2-HER3 异源二聚化、阻止 HER2 胞外结构域的蛋白水解切割并产生具有催化活性的 HER2 末端片段，与免疫效应细胞的 Fc 段结合，诱导对 HER2 阳性肿瘤细胞的抗体依赖性细胞毒作用（ADCC）。其用于 HER2 阳性乳腺癌和 HER2 阳性转移性胃食管结合部/胃腺癌。

2. 帕妥珠单抗（Pertuzumab）

与表位亚结构域 2 结合，这不同于曲妥珠单抗与表位亚结构域 4 结合。其与曲妥珠单抗联合多西紫杉醇用于治疗HER2阳性晚期乳腺癌。

3.拉帕替尼（Lapatinib）

口服可逆HER1/HER2双受体酪氨酸激酶抑制剂（TKI）。联合卡培他滨用于之前接受过蒽环类药物、紫杉类药物和曲妥珠单抗在内治疗的HER2阳性晚期乳腺癌；联合来曲唑用于激素受体（HR）阳性的转移性乳腺癌绝经后女性。

4.来那替尼/吡咯替尼（Neratinib/Pyrotinib）

均为口服不可逆泛HER受体小分子TKI，与HER1、HER2和HER4胞内激酶区的ATP结合位点结合。来那替尼用于早期HER2阳性乳腺癌的延长辅助治疗。吡咯替尼联合卡培他滨用于HER2阳性、既往接受过蒽环类药物和紫杉类药物治疗、未接受或接受过曲妥珠单抗治疗复发的或转移性乳腺癌。

5.恩美曲妥珠单抗（ado-trastuzumab emtansine，TDM-1）

为曲妥珠单抗-DM1偶联物，与HER2结合后内吞进入细胞发挥抗肿瘤作用。目前单药治疗用于先前接受曲妥珠单抗和紫杉类治疗的HER2阳性转移性乳腺癌以及接受了紫杉烷类联合曲妥珠单抗为基础的新辅助治疗后仍残存侵袭性病灶的HER2阳性早期乳腺癌。

6.维迪西妥单抗（Disitamab vedotin，RC48）

为Hertuzumab（新型人源化IgG1抗HER2单抗）-单甲基奥瑞他汀E（MMAE，微管蛋白抑制剂）偶联物。用于至少接受过2种全身化疗的HER2 IHC 2+或3+晚期胃食管结合部/胃腺癌以及既往在转移阶段接受过至少1种抗HER2治疗方案或在接受新辅助或辅助疗法期间以及之后6个月内出现疾病复发的不可切除或转移性HER2阳性乳腺癌。

7.Trastuzumab deruxtecan（T-DXd，DS-8201a）

为曲妥珠单抗-deruxtecan偶联物。用于既往针对转移性疾病接受过2种或2种以上含抗HER2治疗方案的不可切除或转移性HER2阳性乳腺癌及接受过含曲妥珠单抗治疗的晚期HER2阳性胃食管结合部/胃腺癌。

三、VEGF-VEGFR

（一）VEGF-VEGFR通路及结构

血管内皮生长因子（vascular endothelial growth factors，VEGF）属促血管生成因子家族，其家族的蛋白成员包括：VEGF-A、VEGF-B、VEGF-C、VEGF-D、VEGF-E和PLGF（planta growth factor，胎盘生长因子）。其中VEGF-A在调节血管生成中起较为重要的作用。

血管内皮生长因子受体（VEGFR）由三个部分组成，包括细胞外VEGF结合区、受体跨膜区和细胞内信号传导结构域。VEGFR分为VEGFR1、VEGFR2和VEGFR3三型，不同受体分布于不同组织细胞。VEGFR1和VEGFR2主要在血管内皮细胞中表达，同时也在巨噬细胞和瘤细胞中过表达，促进血管生成；VEGFR3主要在淋巴内皮细胞中表达，促进淋巴管的生成。

（二）VEGF-VEGFR通路的信号传导

VEGFR与其配体结合后，诱导受体二聚化，导致胞内区受体酪氨酸激酶被激活，对多种底物蛋白/酶进行磷酸化修饰以传递生长信号，从而导致血管内皮细胞生长、增殖和成熟，新生血管生成。可被VEGFR激活的信号传导途径包括PLCγ-PKC途径、Ras-MAPK途径、PI3K-PKB途径等。

（三）相关药物及临床适应证

临床上VEGF-VEGFR通路靶向药物包括：直接靶向VEGF和VEGFR蛋白的大分子单抗药物；小分子多靶点酪氨酸激酶抑制剂。

1.大分子单抗

贝伐珠单抗（Bevacizumab）是重组人源化IgG单抗，通过与VEGF特异性结合，阻断VEGF和其受体的结合，从而减少新生血管生成，诱导现有血管的退化，从而抑制肿瘤生长。适于转移性结直肠癌；晚期、转移性或复发性非鳞状细胞NSCLC；成人复发性胶质母细胞瘤；既往未接受过全身系统性治疗的不可切除肝癌；初次手术切除后Ⅲ期或Ⅳ期上皮性卵巢癌、输卵管癌或原发性腹膜癌以及持续性、复发性或转移性宫颈癌。

雷莫西尤单抗是靶向VEGFR-2的重组人源化IgG1单抗，以高亲和力结合到细胞外结构域的末端，诱导空间重叠和受体构象的改变，阻止配体与VEGFR-2结合，从而抑制下游信号传导。被FDA批准用于晚期胃食管结合部或胃腺癌的二线治疗以及既往接受过索拉非尼治疗且AFP≥400 ng/mL的晚期肝癌。

阿柏西普是一种可溶性血管生长因子受体融合蛋白，通过与VEGF-A、VEGF-B和PLGF结合，抑制其与VEGFR的结合，从而抑制VEGFR介导的下游信号传导激活，减少新生血管生成，发挥抗肿瘤作用。FDA批准阿柏西普联合5-氟尿嘧啶、亚叶酸钙和伊立替康方案（FOLFIRI）用于治疗对奥沙利铂为基础的化疗方案耐药或进展的晚期结直肠癌。

2.小分子多靶点酪氨酸激酶抑制剂

小分子多靶点酪氨酸激酶抑制剂可通过细胞膜阻断癌细胞生长和分裂的信号通路，也可通过靶向VEGFR、PDGFR、FGFR等受体，同时发挥抗肿瘤和抗血管生成的双重作用。目前多个小分子多靶点酪氨酸激酶抑制剂已上市并获批晚期肿瘤适应证。

表27-9 小分子多靶点酪氨酸激酶抑制剂

药物	作用靶点	适应证
阿帕替尼	作用于VEGFR-2、c-kit、Ret和c-Src	适于既往至少接受过2种系统化疗后进展或复发的晚期胃腺癌或胃-食管结合部腺癌;本品单药用于既往接受过至少一线系统性治疗后失败或不可耐受的晚期肝细胞癌
索拉非尼	作用于VEGFR-1/2/3,PDG-FR-β、c-kit、FLT-3、Ret	适于不能手术的晚期肾细胞癌;无法手术或远处转移的肝细胞癌;局部复发或转移的进展性的放射性碘难治性分化型甲状腺癌
仑伐替尼	对VEGFR2/VE-GFR3(Flt-4)的抑制作用较强,对VEGFR1/Flt-1、FGFR1和PD-GFRα/β抑制作用较弱	适于既往未接受过全身系统治疗的不可切除的肝细胞癌;进展性、局部晚期或转移性放射性碘难治性分化型甲状腺癌;与依维莫司联合用于治疗至少接受过1种VEGF靶向药治疗进展的晚期肾细胞癌
舒尼替尼	作用于VEGFR-1/2/3、PDG-FR-α/β、FLT-3、CSF-1R、kit和Ret	适于不能手术的晚期肾细胞癌
帕唑帕尼	作用于VEGFR1/2/3、PDG-FRα/β、FGFR1/3、c-Kit、c-Fms	适于晚期肾细胞癌一线治疗和曾接受细胞因子治疗的晚期肾细胞癌;既往接受过化疗的晚期软组织肉瘤;铂类耐药或难治的上皮性卵巢癌
卡博替尼	作用于VEGFR-2、Met、FLT3、c-Kit、Ret	适于曾接受抗血管生成治疗的晚期肾癌;治疗进展的、不能切除的局部晚期或转移的髓性甲状腺癌;经索拉非尼治疗后进展的晚期肝细胞癌二线治疗;发生骨转移的晚期前列腺癌
瑞戈非尼	作用于VEGFR-1/2/3、PDG-FR-β、Kit、RET、FGFR和Raf-1	适于既往接受过以氟尿嘧啶、奥沙利铂和伊立替康为基础的化疗,以及既往接受过或不适合抗VEGF治疗、抗EGFR治疗的转移性结直肠癌;既往接受过甲磺酸伊马替尼及苹果酸舒尼替尼治疗的局部晚期无法手术切除或转移性的胃肠道间质瘤;既往索拉非尼治疗后的肝细胞癌
呋喹替尼	作用于VEGFR-1/2/3	适于既往接受过氟尿嘧啶类、奥沙利铂和伊立替康为基础的化疗,及既往接受过或不适合接受抗VEGF或抗EGFR治疗的转移性结直肠癌
阿昔替尼	作用于VEGFR-1/2/3	适用于既往接受过一种酪氨酸激酶抑制剂或细胞因子治疗失败的进展期肾细胞癌(RCC)
索凡替尼	作用于VEGFR-1/2/3、FG-FR1、CSF-1R	适用于无法手术切除的局部晚期或转移性、进展期非功能性、分化良好(G1、G2)的非胰腺来源的神经内分泌瘤

四、FGFR

(一)FGFR结构

成纤维细胞生长因子受体(fibroblast growth factor receptor,FGFR)是高度保守、广泛分布的跨膜酪氨酸激酶受体,包括FGFR1、FGFR2、FGFR3、FGFR4这4种受体亚型,各亚型均具有与配体结合的胞外区、跨膜区和受体磷酸化的胞内区结构特点,是负责细胞增殖和分化的酪氨酸激酶信号通路的一部分。成纤维细胞生长因子(FGF)与FGFR结合时,受体二聚化,从而引起受体激酶结构域的细胞内磷酸化、细胞内信号传导和基因转录的级联反应。

（二）靶点通路的信号传导

由FGFR激活的信号转导通路包括RAS-RAF-MAPK、PI3K-AKT、信号转导子和转录激活子（STAT）和PLCγ途径，参与调控多种生物学过程，如新血管生成、细胞增殖和迁移、调节器官发育、伤口愈合等生理过程。

FGF/FGFR通路异常调控由多种因素介导，包括：基因改变（扩增、突变和染色体易位）；自分泌和旁分泌信号；血管生成及上皮间质转化，进而促进细胞增殖、上皮间质转化和血管生成，促进肿瘤的侵袭和转移等，其中主要的3种调控途径为：①FGFR基因扩增导致的蛋白过表达；②激活性突变通常会导致配体亲和力提高或受体二聚化增加及活化（配体不存在情况下）或激酶结构域组成性激活；③由染色体易位导致的基因融合。

当FGFR发生突变或过表达时引起FGFR信号通路过度激活。其中，RAS-RAF-MAPK过度激活可刺激细胞增殖与分化；PI3K-AKT过度激活会使细胞凋亡受抑制；STAT与促进肿瘤侵袭和转移，增强肿瘤免疫逃逸能力密切相关；PLCγ信号通路是肿瘤细胞转移调控的重要途径。肿瘤患者FGFR基因变异总体频率为7.1%，FGFR基因变异常在乳腺癌、肺癌、肝癌、胃癌、子宫癌及膀胱癌等实体瘤中存在，且不同癌种的FGFR突变类型及频率差异较大。

（三）相关药物及临床适应证

1.大分子单抗

Bemarituzumab是靶向FGFR 2b的人源化同源异构体选择性单克隆抗体，通过与FGFR 2b结合，阻断其介导的生长因子的信号传导，而且可以通过ADCC杀伤癌细胞。被FDA授予突破性疗法认定，与化疗联合用于FGFR2b过表达、HER2阴性局部晚期或转移性胃和胃食管交界处腺癌患者的一线治疗。

2.FGFR小分子抑制剂

FGFR小分子抑制剂均靶向激酶结构域中的ATP结合位点，大致分为2类：非选择性FGFR抑制剂和选择性FGFR抑制剂。

佩米替尼：针对FGFR亚型1/2/3的强效选择性口服抑制剂，适用于既往接受过治疗的携带FGFR2融合或重排的晚期或转移性胆管癌患者；FDA批准适用于携带FGFR1基因重组的复发或难治性髓系或淋巴系肿瘤患者。

厄达替尼：作用靶点包括FGFR1-4、RET、CSF1R、PDGFRα/β、FLT4、KIT和VEGFR2。FDA批准本品适用于治疗携带有FGFR3或FGFR2突变的铂类化疗后疾病进展的局部晚期或转移性膀胱癌成人患者，包括新辅助或辅助铂化疗12个月内的患者。

英菲格拉替尼：为ATP竞争性FGFR1-3酪氨酸激酶抑制剂，FDA和NMPA批准本品适用于治疗曾经接受过治疗的FGFR2融合及重排突变的局部晚期或转移性胆管癌患者。

Futibatinib：为选择性FGFR1-4抑制剂，被FDA批准用于治疗FGFR2基因融合或其他重排的既往治疗过的局部晚期或转移性肝内胆管细胞癌患者。

五、EGFR、VEGFR、FGFR通路间的相互作用与临床意义

EGFR、VEGFR和FGFR同属RTKs家族，具有共同下游信号传导。以PI3K-AKT-mTOR和RAS-RAF-ERK通路为代表，二者与血管生成、细胞增殖、生长、转移和黏附相关，在肿瘤形成中发挥相互独立又互为补充的作用。

在EGFR敏感突变的晚期肺癌中，EGFR通路异常活化，VEGF在整个癌生长周期中也持续增加表达。与EGFR野生型NSCLC相比，EGFR突变型NSCLC更具"VEGF依赖性"，且与缺氧诱导因子1α（HIF-1α）的缺氧非依赖性上调有关。在EGFR突变NSCLC中，EGFR信号传导的激活可驱动HIF-1α上调、导致VEGF基因表达；VEGF升高进一步促进EGFR-TKI耐药性出现，形成正反馈。临床前研究提示EGFR-TKI获得性耐药与肿瘤VEGF水平升高相关。因此，对EGFR突变型晚期肺癌患者，VEGF抑制剂联合EGFR抑制剂是合理的治疗策略。日本开展的前瞻性随机对照II期临床研究（JO25567研究）证实贝伐珠单抗联合厄洛替尼相较于厄洛替尼单药可延长患者的PFS。针对中国人群的前瞻性随机对照III期临床研究（ARTEMIS-CTONG1509研究）进一步证实贝伐珠单抗联合厄洛替尼方案相较于厄洛替尼单药可降低疾病进展风险和改善患者总生存趋势。

FGFR抑制剂目前主要集中用于胆管癌和尿路上皮癌。研究者利用一系列患者来源的肝内胆管癌（ICC）细胞系和患者来源的异种移植模型，发现通过EGFR通路信号反馈是FGFR2+ICC对FGFR激酶抑制适应性耐药的主要媒介；联合EGFR抑制剂则可显著增强FGFR抑制效果，并可克服MEK/ERK和mTOR信号反弹激活，诱导瘤细胞的凋亡。提示FGFR和EGFR联合抑制可作为一项有潜力治疗策略，以提高患者初始应答率，并扩大获得性FGFR抑制剂耐药患者的临床受益。

六、RAS/RAF/MEK/ERK信号通路

（一）靶点通路的信号传导

RAS/RAF/MEK/ERK即有丝分裂原活化蛋白激酶（mitogen-activated proteinkinase，MAPK）通路，是有丝分裂中最主要的细胞周期调控和EGFR信号转导的经典通路。其中GTP与RAS的结合促进RAF向细胞膜募集并使其二聚化和磷酸化、活化的RAF

磷酸化MEK，MEK再使苏氨酸和酪氨酸磷酸化，继而高度选择性地激活ERK，活化的ERK进入细胞核引起一系列反应，最终促进合成代谢，导致细胞生长增殖和分泌因子。

RAS基因家族由KRAS、HRAS、NRAS组成。KRAS是最常见的突变亚型，约占突变的85%。在NSCLC中KRAS的突变率约为32%，最常见的突变位点是G12（85%）、G13（8%）和Q61（5%），其中G12以G12C突变（46%）最多。

RAF蛋白包含CRAF、BRAF和ARAF等亚型，BRAF是肿瘤驱动基因突变的主要靶点；BRAFV600突变约占所有BRAF突变的50%，其中最常见的类型为V600E突变。

（二）相关药物及临床适应证

1.KRAS G12C突变

Sotorasib（AMG510）可特异性且不可逆地将KRAS锁定在非活性GDP结合状态而令其失活。基于CodeBreak100 II期试验数据，2021年FDA批准其治疗KRAS G12C突变的NSCLC。

Adagrasib（MRTX849）也是KRAS G12C抑制剂，能不可逆和选择性地结合KRAS G12C蛋白，将其锁定在其非活性状态。基于KRYSTAL-1 II期试验数据，2021年FDA批准将其用于治疗携带KRASG12C突变的经治NSCLC。

2.BRAF突变

达拉非尼（Dabrafenib）是选择性BRAF酪氨酸激酶活性抑制剂，曲美替尼（Trametinib）是可逆、高选择性的MEK1和MEK2激酶活性的变构抑制剂。达拉非尼联合曲美替尼被批准治疗：BRAF V600E或V600K突变不可切除的或转移黑色素瘤患者；BRAF V600E突变转移性NSCLC。

维莫非尼为ATP竞争性及可逆性BRAF抑制剂，适用于治疗RAF V600突变阳性的不可切除或转移性黑色素瘤。

七、间变性淋巴瘤激酶

（一）靶点通路的信号传导

间变性淋巴瘤激酶（anaplastic lymphoma kinase，ALK）基因突变通常指ALK基因与棘皮动物微管相关蛋白样-4（EML4）基因融合。在ALK基因重排情况下，该融合基因编码产生嵌合蛋白；含有EML4的氨基端和ALK的羧基端融合后，该羧基端所包括ALK的整个胞内酪氨酸激酶结构域通过自身磷酸化活化下游RAS/MAPK、PI3K/AKT和JAK/STAT3等通路，引起细胞恶性转化和异常增殖。

（二）相关药物及临床适应证

ALK TKI类药物显著延长ALK融合基因阳性晚期NSCLC患者的生存。目前中国NMPA批准用于ALK阳性的晚期NSCLC治疗的药物包括一代的克唑替尼、二代的塞瑞替尼、阿来替尼、布格替尼、恩沙替尼以及三代的洛拉替尼。

表27-10 相关药物及临床适应证

	药物	作用靶点	适应证
一代	克唑替尼（crizotinib）	对ALK、c-MET及ROS1融合蛋白产生抑制作用	适用于ALK阳性晚期NSCLC以及ROS1阳性晚期NSCLC的一线治疗
二代	塞瑞替尼（ceritinib）	对表达EML4-ALK、NPM-ALK融合蛋白的细胞有抑制作用	适用于ALK阳性晚期NSCLC克唑替尼耐药后的二线治疗及ALK阳性晚期NSCLC的一线治疗
一	阿来替尼（alectinib）	具有高CNS通透性、高度选择性的ALK-TKIs	适用于ALK阳性晚期NSCLC克唑替尼耐药后的二线治疗及ALK阳性晚期NSCLC的一线治疗
一	布格替尼（brigatinib）	ALK、EGFR的可逆双重抑制剂	适用于ALK阳性晚期NSCLC的一线及后线治疗
一	恩沙替尼	抑制ALK融合蛋白	适用于ALK阳性晚期NSCLC的二线治疗及一线治疗
三代	洛拉替尼（lorlatinib）	新型、可逆且具有高CNS通透性的强效小分子ALK和ROS1抑制剂	治疗接受克唑替尼和至少一种其他ALK抑制剂治疗之后疾病发生恶化的ALK阳性转移性NSCLC患者

八、间质表皮转化因子（MET）基因变异

（一）靶点通路的信号传导

间质表皮转化因子（Mesenchymal epithelial transition，MET）基因编码c-MET蛋白，为受体酪氨酸激酶家族成员。c-MET与其配体肝细胞生长因子（HGF）结合后激活下游分子STAT3、GRB2和SHC等，活化下游PI3K/AKT/mTOR通路及MAPK通路，促进细胞增殖、迁移和存活。c-MET信号通路异常激活主要包括MET外显子14跳跃突变、MET扩增、HGF/MET蛋白过表达与MET融合等，其中MET扩增是EGFR-TKI最主要的旁路激活耐药机制。

（二）相关药物及临床适应证

赛沃替尼：可选择性抑制MET激酶磷酸化，在我国被批准用于含铂化疗失败和具MET外显子14跳跃突变的局部晚期或转移性NSCLC。

特泊替尼：针对c-MET激酶的单靶点口服抑制剂，日本和美国均已获批治疗携带MET外显子14跳跃突变的转移性NSCLC，2022年NCCN指南推荐其用于治疗MET扩增的晚期NSCLC患者。

卡马替尼：可抑制由肝细胞生长因子结合或由MET扩增触发的MET磷酸化，以及MET介导的下游信号蛋白的磷酸化以及MET依赖性癌细胞的增殖和存活。FDA批准其用于治疗携带MET外显子14跳跃突变的成人转移性NSCLC患者，2022年NCCN NSCLC指南推荐其可用于治疗MET扩增的晚期NSCLC。

克唑替尼：于2013年在中国获批用于治疗ALK阳性晚期NSCLC，并于2016年获批用于治疗ROS1阳性晚期NSCLC。研究表明其对c-MET也有一定的抑制作用，但治疗MET基因通路异常的适应证却并未获批。基于PROFILE 1001研究结果，NCCN指南推荐克唑替尼用于治疗MET扩增的晚期NSCLC，在必要时可用于MET外显子14跳突的晚期NSCLC。

九、C-ros肉瘤致癌因子-受体酪氨酸激酶（ROS1）融合基因

（一）靶点通路的信号传导

ROS1（Ros proto-oncogene 1, receptor tyrosine kinase）属受体酪氨酸激酶中胰岛素受体家族，其基因编码功能和配体未知的酪氨酸激酶受体与多种恶性肿瘤的发生发展相关。ROS1基因融合首先在人胶质母细胞瘤细胞系中被鉴定，随后在很多肿瘤中被检出，包括炎性肌纤维母细胞瘤、胃癌、结直肠癌及NSCLC等。已鉴定出至少55个ROS1融合伴侣，且在不同癌种中差异较大。位于6号染色体上的ROS1基因可发生染色体内或染色体间重排，导致酪氨酸激酶结构域融合，ROS1融合激酶可组成性激活、触发驱动细胞增殖信号通路，导致癌症发生。

（二）相关药物及临床适应证

恩曲替尼：针对ROS1、NTRK和ALK致癌重排3个靶点的小分子酪氨酸激酶抑制剂，体外研究显示其对ROS1的抑制活性为克唑替尼的40倍，且是弱P-gp底物，能够跨过血脑屏障并保留在CNS内。用于治疗ROS1阳性的NSCLC。

克唑替尼：对ALK、c-MET及ROS1融合蛋白产生抑制作用，被推荐用于ROS1阳性NSCLC的一线治疗。

洛拉替尼：可逆、强效小分子ALK和ROS1抑制剂，被NCCN指南推荐用于克唑替尼治疗进展后的NSCLC患者。

十、转染重排（RET）变异基因

（一）靶点通路的信号传导

RET（Rearranged during transfection）原癌基因是钙黏蛋白超家族的成员，编码一

种单通道的跨膜酪氨酸激酶，在肾脏、中枢和外周神经系统、甲状腺等的正常发育和成熟过程中发挥作用。发生变异后会导致RET通路不再依赖配体与受体结合形成二聚化这一先行过程而直接进行胞内段的自磷酸化、过度激活下游的肿瘤相关信号通路（如PI3K-AKT，RAS-MAPK，JAK-STAT），从而使细胞生长、增殖不可控制。

RET基因变异主要为融合和突变2种方式。融合最常见于NSCLC（1%~2%）和甲状腺癌，此外，在结直肠癌、乳腺癌、胰腺癌等癌症中也观察到RET融合变异。40%~50%散发性和90%家族遗传性甲状腺髓样癌患者会发生RET基因突变。

（二）相关药物及临床适应证

塞普替尼（Selpercatinib）：强效、特异性RET抑制剂，抑制野生型RET和多种突变的RET亚型以及VEGFR1和VEGFR3，被批准用于RET融合阳性的局部晚期或转移性NSCLC和RET变异晚期甲状腺癌的治疗，以及未接受过卡博替尼/凡德他尼治疗的RET突变晚期甲状腺髓样癌。基于LIBRETTO-001研究结果，美国FDA在2022年9月批准其治疗晚期RET融合阳性实体瘤。

普拉替尼（Pralsetinib，BLU-667）：针对野生型RET和致癌RET融合（CCDC6-RET）以及突变（RET V804L、RET V804M和RET M918T）的激酶抑制剂，中国NPMA批准其用于治疗既往接受过含铂化疗的RET融合阳性局部晚期或转移性NSCLC和RET变异晚期或转移性甲状腺癌。

十一、PI3K/Akt/mTOR信号通路

（一）靶点通路的信号传导

磷脂酰肌醇3-激酶（PI3K）/Akt/哺乳动物雷帕霉素靶蛋白（mTOR）信号通路是表皮生长因子受体（EGFR）下游细胞内最重要信号通路之一，调控细胞增殖、黏附、迁移、侵袭、代谢和存活等细胞生物学功能。

PI3K是一个脂质激酶家族，分为：IA亚类（PI3Kα、β和δ），由活性酪氨酸激酶受体激活；IB亚类（PI3Kγ），由与G蛋白偶联受体激活。生长因子受体酪氨酸激酶激活使底物4，5-二磷酸磷脂酰肌醇（PIP2）产生第二信使，即3，4，5-三磷酸磷脂酰肌醇（PIP3）。PIP3与信号蛋白pleckstrin同源结构域结合，改变Akt构型并由蛋白丝氨酸/苏氨酸激酶-3′-磷酸肌醇依赖性激酶1（PDK1）激活Akt。mTOR是Akt的下游成员，mTOR活性负调节因子包括抑制PI3K-Akt通路信号传导的磷酸酶和张力蛋白同源物（PTEN）以及结节性硬化症TSC1（错构瘤蛋白）和TSC2（马铃薯球蛋白）。mTOR活性由两种不同的复合物实现：mTORC1和mTORC2。mTORC1复合物对雷帕霉素极为敏感，而mTORC2复合物则对其不太敏感。

（二）相关药物及临床适应证

1. PI3K 抑制剂

（1）阿培利司（Alpelisib）：特异性抑制 $PI3K\alpha$。与氟维司群联合用于 HR 阳性、HER2 阴性、PIK3CA 突变的晚期患者或转移性乳腺癌绝经后的女性。

（2）艾德拉尼（Idelalisib）：特异性抑制 $PI3K\delta$。联合利妥昔单抗用于治疗因其他合并症而认为利妥昔单抗单药治疗合适的复发性慢性淋巴细胞白血病（CLL）；至少接受过两种全身治疗的复发性滤泡性 B 细胞非霍奇金淋巴瘤（NHL）；至少接受过两种全身治疗的复发性小淋巴细胞淋巴瘤（SLL）。

（3）库潘尼西（Copanlisib）：PI3K 的抑制剂，主要抑制 $PI3K-\alpha$ 和 $PI3K-\delta$ 同种型。用于治疗既往至少接受过两种全身治疗的 FL。

（4）杜韦利西布（Duvelisib）：PI3K 的抑制剂，主要抑制 $PI3K-\delta$ 和 $PI3K-\gamma$ 同种型。用于治疗既往至少接受过两种全身治疗的复发或难治性 CLL 或 SLL。

2. mTOR 抑制剂

（1）西罗莫司（Sirolimus）：mTOR1 抑制剂。淋巴管平滑肌瘤病的平滑肌样细胞中具有结节性硬化症（TSC）基因失活突变可激活 mTOR 信号通路，导致细胞增殖和淋巴管生成生长因子的释放。其用于淋巴管平滑肌瘤病患者。

（2）依维莫司（Everolimus）：西罗莫司衍生物，mTOR1 抑制剂。用于治疗舒尼替尼或索拉非尼治疗失败的晚期肾细胞癌；与 TSC 相关的室管膜下巨细胞星形细胞瘤（SEGA），需要治疗干预但不适合进行根治性手术切除的患者；联合依西美坦用于治疗来曲唑或阿那曲唑治疗失败后的激素受体阳性、表皮生长因子受体-2 阴性、绝经后晚期女性乳腺癌患者。

（3）坦罗莫司（Temsirolimus）：mTOR 抑制剂，与细胞内蛋白（FKBP-12）结合形成药物-蛋白复合物，抑制 mTOR 活性，控制细胞增殖。用于晚期肾细胞癌患者。

十二、分化抗原簇（cluster of differentiation，CD）

1982 年起，人们开始应用以单克隆抗体鉴定为主的方法将来自不同实验室的单克隆抗体所识别的同一分化抗原归为同一分化抗原簇。在许多情况下，抗体及其识别的相应抗原都用一个 CD 编号，它们广泛参与细胞的分化、发育、成熟、迁移和激活。

通路相关药物及适应证

1.CD20 抗原

CD20 是一种在前 B 和成熟 B 淋巴细胞表面表达的抗原，参与细胞周期调节、细胞凋亡和钙信号传导。

（1）利妥昔单抗（Rituximab）：抗CD20抗原的人鼠嵌合型单抗。用于治疗NHL、CLL、类风湿性关节炎和肉芽肿性多血管炎和显微镜下多血管炎。

（2）替伊莫单抗（Ibritumomab）：由放射性同位素钇90和CD20单抗组成。用于治疗复发或难治性、低级别或滤泡B细胞非霍奇金淋巴瘤；一线化疗获得部分或完全缓解但未完成治疗的初治滤泡淋巴瘤。

（3）托西莫单抗（Tositumomab）：由放射性碘131和CD20单抗组成。用于治疗复发或难治的CD20阳性NHL。

（4）奥法木单抗（Ofatumumab）：抗CD20的细胞溶解全人源化单抗。用于治疗成人复发型多发性硬化，包括临床孤立综合征、复发缓解型多发性硬化和活动性继发进展型多发性硬化。

（5）奥妥珠单抗（Obinutuzumab）：抗CD20的细胞溶解单人源化单抗（95%人源化结构）。与苯丁酸氮芥联合用于初治慢性淋巴细胞白血病；与苯达莫司汀联合随后单药维持，用于治疗利妥昔单抗或含利妥昔单抗方案治疗无缓解或治疗期间/治疗后疾病进展的滤泡性淋巴瘤（FL）；联合化疗用于初治Ⅱ期巨块型、Ⅲ期或Ⅳ期FL，然后在达到至少部分缓解的患者中进行单药维持。

2.CD38抗原

CD38是Ⅱ型跨膜糖蛋白，参与细胞黏附与跨膜信号传导。在正常的淋巴细胞、髓系细胞及非造血组织细胞中表达水平较低，但在多发性骨髓瘤细胞中高度表达。

（1）达雷妥尤（Daratumumab）：抗CD38单克隆抗体。用于以下多发性骨髓瘤：与来那度胺和地塞米松联合用于不适合自体干细胞移植的新诊断患者和至少接受过一种既往治疗的复发或难治性多发性骨髓瘤患者；与硼替佐米、美法仑和泼尼松联合用于不适合自体干细胞移植的新诊断患者；与硼替佐米、沙利度胺和地塞米松联合用于符合自体干细胞移植的新诊断患者；与硼替佐米和地塞米松联合用于接受过至少一种既往治疗的患者；与卡非佐米和地塞米松联合用于接受过1~3种既往治疗的复发或难治性多发性骨髓瘤患者；联合泊马度胺和地塞米松用于接受过至少两种既往治疗（包括来那度胺和蛋白酶体抑制剂）患者；作为单药治疗，用于至少接受过三种治疗患者，包括蛋白酶体抑制剂和免疫调节剂，或者对蛋白酶体抑制剂和免疫调节剂双重耐药患者。

（2）伊莎妥昔单抗（Isatuximab）：抗CD38单克隆抗体。与泊马度胺和地塞米松联合用于治疗至少接受过两种既往治疗（包括来那度胺和蛋白酶体抑制剂）的多发性骨髓瘤。

3.CD52抗原

CD52是细胞表面糖蛋白，表达于T和B淋巴细胞以及自然杀伤细胞、单核细胞和巨噬细胞。在恶性淋巴细胞中高表达，在造血干细胞中不表达。

阿仑单抗（Alemtuzumab）：抗CD52单克隆抗体。用于难治/复发CLL或治疗复发型MS患者。

4.CD22抗原靶点药物

CD22是B细胞受体中抑制性辅助受体，特异性地表达于成熟B细胞和90%B淋巴瘤细胞表面。

奥加伊妥珠单抗（Inotuzumab-ozogamicin）由抗CD22单克隆抗体和细胞毒卡奇霉素通过4-（4-乙酰苯氧基）丁酸（乙酰丁酸）接头偶联而成。用于治疗复发性或难治性前体B细胞急性淋巴细胞白血病（ALL）。

5. CD30抗原靶点药物

CD30属于肿瘤坏死因子受体超家族的跨膜糖蛋白受体，通过NF-κB、MAPK等途径参与细胞内的信号转导，具有多种抗凋亡和促进细胞存活效应。

维布妥昔单抗（Brentuximab vedotin）是抗CD30单克隆抗体和微管破坏剂MMAE通过一种蛋白酶敏感性接头偶联而成。用于复发或进展高风险经典型霍奇金淋巴瘤（cHL）患者接受自体造血干细胞移植后的巩固治疗；联合化疗治疗初始Ⅲ期或Ⅳ期cHL；联合化疗治疗初治系统性间变性大细胞淋巴瘤或其他表达CD30的外周T细胞淋巴瘤（PTCL）。

6. CD33抗原靶点药物

CD33在与配体结合后激活，介导抑制信号，调节细胞内钙动员、细胞黏附、白血病细胞凋亡、髓系细胞成熟和细胞因子的产生。在非造血组织中的表达有限，但在急性髓系白血病（AML）细胞中高表达。

吉妥单抗（Gemtuzumab ozogamicin）由人源化抗CD33单克隆抗体与卡奇霉素通过一种含腙键和二硫键化合物的接头偶联而成。用于治疗新诊断的CD33阳性AML；成人和2岁及以上儿童的复发或难治性CD33阳性AML。

7. CD79b抗原靶点药物

CD79由两条不同的肽链组成，分别称为CD79a和CD79b，可与B细胞受体结合为复合体，并传递级联信号。

维博妥珠单抗（Polatuzumab vedotin）：抗CD79b单克隆抗体和MMAE偶联而成。与苯达莫司汀和利妥昔单抗联合用于既往治疗后复发或难治性弥漫性大B细胞淋巴瘤患者。

8. CD19和CD3靶点双抗

贝林妥欧单抗（Blinatumomab）：选择性连接CD19和CD3后利用患者自身的细胞毒性T淋巴细胞攻击CD19阳性B淋巴细胞。用于第一次或第二次完全缓解但微小残留病灶大于或等于0.1%的CD19阳性前体B细胞ALL；复发/难治性CD19阳性前体B

细胞 ALL。

9.CD20 和 CD3 靶点双抗

Mosunetuzumab：靶向 B 细胞表面的 CD20 和 T 细胞表面的 CD3 的双特异性抗体。可激活并重定向患者现存 T 细胞，通过将细胞毒性蛋白释放到 B 细胞中来参与和消除目标 B 细胞。用于治疗既往接受过至少两种全身治疗的 FL。

十三、其他少见靶点

（一）神经营养因子受体酪氨酸激酶（NTRK）

1.靶点通路

NTRK 家族包含 NTRK1、NTRK2 和 NTRK3，分别负责编码原肌球蛋白受体激酶（TRK）家族蛋白 TRKA、TRKB 和 TRKC。NTRK 基因融合是 NTRK1、NTRK2 和 NTRK3 与另一个无关的基因融合，融合蛋白将处于持续活跃状态，引发永久性的信号级联反应，驱动 TRK 融合肿瘤的扩散和生长。

2.通路相关药物及适应证

TRK 抑制剂主要分为两大类：广谱抑制剂和特异性抑制剂。

（1）恩曲替尼（Entrectinib）：是针对 NTRK、ROS1 或 ALK 基因融合的广谱激酶抑制剂。用于治疗 ROS1 阳性转移性 NSCLC；具有 NTRK 基因融合，但没有已知获得性耐药突变，或转移或手术切除可能导致严重并发症，或治疗后疾病进展不好或没有令人满意替代疗法的 12 岁及以上实体瘤患者。

（2）拉罗替尼（Larotrectinib）：是针对 NTRK 基因融合的高选择性抑制剂。用于克唑替尼和至少另一种 ALK 抑制剂治疗进展或阿来替尼/色瑞替尼作为一线 ALK 抑制剂治疗进展的 ALK 阳性转移性 NSCLC。

（二）乳腺癌易感基因（BRCA）

包括 *BRCA1* 和 *BRCA2*，其编码产物参与 DNA 损伤同源重组（HR）修复。*BRCA1/2* 基因突变分为胚系突变和体细胞突变。

1.靶点通路

聚 ADP 核糖聚合酶（PARP）是一组 ADP 核糖基转移酶，通过 PARP 保守 N 端 DNA 损伤检测和结合域可以快速识别 DNA 损伤，并切割 NAD+ 并将产生的 PAR 移到自身或其他靶蛋白上，这个过程会自动激活 PARP 和其他 DNA 修复酶以响应 DNA 损伤。

DNA 双链断裂通过 HR 和非同源末端连接两种主要途径进行修复。HR 修复需要首先启动 DNA 末端切除，然后通过 BRCA2 和 RAD51 形成 RAD51 核蛋白丝，开始检索同源序列，完成无错修复。NHEJ通路则是对断裂DNA末端直接连接，简单但容易出错。PARP基因被抑制后，患者体内BRCA基因突变使得同源重组修复无法正常进行，最终会使得细胞凋亡。上述两种修复机制缺陷同时存在导致的细胞死亡，被称为合成致死通路。

2.相关药物及适应证

（1）PARP1和PARP2选择性强效抑制剂

奥拉帕利（Olaparib）：用于携带有害或疑似有害的胚系或体细胞BRCA（gBRCAm或sBRCAm）突变的晚期上皮性卵巢癌、输卵管癌或原发性腹膜癌成年患者在一线含铂化疗达到完全或部分缓解后的维持治疗；联合贝伐珠单抗用于同源重组修复缺陷（有害或疑似有害的BRCA突变和/或基因组不稳定）的晚期上皮性卵巢癌、输卵管癌或原发性腹膜癌成年患者在一线含铂联合贝伐珠单抗治疗达到完全或部分缓解后的维持治疗；用于复发性上皮性卵巢癌、输卵管癌或原发性腹膜癌成年患者在含铂化疗完全或部分缓解后的维持治疗；用于携带有害或疑似有害gBRCAm、HER2阴性高危早期乳腺癌且接受过新辅助或辅助化疗成年患者的辅助治疗；用于在新辅助、辅助化疗或转移性乳腺癌化疗后携带有害或疑似有害gBRCAm、HER2阴性转移性乳腺癌成年患者的治疗；用于至少16周一线含铂化疗疾病未进展的转移性胰腺癌且携带有害或疑似有害gBRCAm成年患者的维持治疗；用于既往使用过恩杂鲁胺或阿比特龙治疗后进展且有害或疑似有害胚系或体细胞同源重组修复基因突变的转移性去势抵抗性前列腺癌成年患者。用于铂类化疗完全或部分缓解的复发性上皮性卵巢癌、输卵管癌或原发性腹膜癌的维持治疗；用于既往接受过三线或后线化疗且携带有害或疑似有害gBRCAm晚期卵巢癌的患者；用于既往治疗失败且携带有害或疑似有害gBRCAm晚期乳腺癌的患者；携带遗传性BRCA基因突变的胰腺癌患者的一线含铂化疗的维持治疗。

他拉唑帕利（Talazoparib）：用于治疗有害或疑似有害gBRCAm和HER2阴性局部晚期或转移性乳腺癌的患者。

尼拉帕利（Niraparib）：用于铂类化疗完全或部分缓解的复发性上皮性卵巢癌、输卵管癌或原发性腹膜癌的维持治疗。

帕米帕利（Pamiparib）：用于既往接受过两线或多线化疗的gBRCAm相关复发性晚期卵巢癌、输卵管癌或原发性腹膜癌的患者。

（2）PARP-1、PARP-2和PARP-3选择性强效抑制剂

卢卡帕利（Rucaparib）：用于铂类化疗完全或部分缓解的复发性上皮性卵巢癌、输卵管癌或原发性腹膜癌的维持治疗；用于有害gBRCAm和/或sBRCAm相关的上皮性卵巢癌、输卵管癌或原发性腹膜癌且既往接受过两线或多线化疗的患者；用于有害gBRCAm和/或sBRCAm相关的转移性去势抵抗前列腺癌（mCRPC）且接受过针对

雄激素受体治疗和紫杉类化疗的患者。

（3）PARP1选择性强效抑制剂

氟唑帕利（Fluzoparib）：用于既往接受过二线及以上化疗，伴有gBRCAm的铂敏感复发性卵巢癌、输卵管癌或原发性腹膜癌的患者。

（三）BCR-ABL1融合基因

1.靶点通路

BCR-ABL1融合基因由BCR基因和c-ABL基因融合而成，其编码的BCR-ABL1蛋白可引起细胞增殖、黏附和存活特性的改变，是慢性粒细胞白血病（CML）的主要病因。BCR-ABL1激酶的核心是c-ABL，其具有N端帽区、C端细胞骨架蛋白和DNA结合区以及两者之间的调节性的SH3-SH2-TK结构域。N端帽区含有一个C14肉豆蔻酰基。在正常生理条件下，肉豆蔻酰基与C端的"肉豆蔻酸结合"口袋结合，相当于"分子套索"，可将SH2和SH3结构域夹在激酶结构域上，抑制了c-ABL激酶活性。然而，在BCR-ABL1融合蛋白中，c-ABL的N端帽区的肉豆蔻酰基被BCR结构域取代，导致肉豆蔻酰介导的自动调节功能丧失。在酪氨酸蛋白激酶的ATP结合袋背面有一个Thr315残基，可影响酪氨酸蛋白激酶对ATP的选择性。BCR-ABL TKI可有效地锁定酪氨酸激酶构象，抑制c-ABL蛋白磷酸化，阻止c-ABL信号传递。

BCR-ABL1抑制剂经典耐药机制分为依赖BCR-ABL1和不依赖BCR-ABL1两类。依赖BCR-ABL1耐药机制主要是在BCR-ABL1激酶结构域中出现点突变，其次是基因扩增或过度表达。CML获得性突变的15%~20%是BCR-ABL1 T315I（残基Thr315变为异亮氨酸）。这阻止了激酶与TKI结合，但仍允许与ATP结合，从而保持激酶活性。第二代BCR-ABL1抑制剂，包括达沙替尼、尼罗替尼和波舒替尼，解决了BCR-ABL1多数点突变耐药问题，但未解决BCR-ABL1 T315I突变问题。第三代BCR-ABL1抑制剂如波纳替尼有效解决了BCR-ABL1 T315I突变问题，但严重的毒性限制了其临床应用。第四代BCR-ABL1抑制剂阿西米尼通过与ABL1的肉豆蔻酰口袋结合，能够下调c-ABL激酶结构域的所有自然突变和已知临床突变，包括最常见的BCR-ABL1 T315I突变问题。

2.通路相关药物及适应证

（1）伊马替尼（Imatinib）：抑制血小板衍生生长因子、干细胞因子和c-Kit。用于治疗新诊断的慢性期费城染色体阳性（Ph+）CML；干扰素-α治疗失败后处于急变期、加速期、慢性期的Ph+ CML成年患者；初诊或干细胞移植后复发或对干扰素-α治疗耐药的慢性期Ph+ CML儿童患者；复发性或难治性费城染色体阳性急性淋巴细胞白血病（Ph+ ALL）的成年患者；与PDGFR基因重排相关的骨髓增生异常/骨髓增生性疾病（MDS/MPD）的成年患者；没有c-Kit（CD117）D816V突变或c-Kit突变状态未知的侵袭性系统性肥大细胞增多症（ASM）成年患者；具有 FIP1L1-PDGFRα 融合激酶的嗜酸性粒细胞增多综合征（HES）和/或慢性嗜酸性粒细胞白血病（CEL）成年患者以及 FIP1L1-DGFRα 融合激酶阴性或未知的 HES 和/或 CEL 患者；不可切除、复发和/或转移性隆起性皮肤纤维肉瘤（DFSP）患者；Kit 阳性、不可切除和/或转移性恶性胃肠道间质瘤患者。

（2）达沙替尼（Dasatinib）：抑制 Src 家族（SRC、LCK、YES、FYN）、c-Kit、EPHA2 和 PDGFRβ。用于新诊断为慢性期 Ph+ CML 患者；对包括伊马替尼在内的既往治疗耐药或不耐受的慢性期、加速期或髓系或淋巴系急变期 Ph+ CML 患者；对先前治疗耐药或不耐受的 Ph+ ALL 患者。

（3）尼罗替尼（Nilotinib）：抑制 c-Kit 和 PDGF。用于初次诊断的慢性期 Ph+ CML 的患者；对既往治疗包括伊马替尼治疗耐药或不耐受的慢性期和加速期 Ph+ CML 患者。

（4）波舒替尼（Bosutinib）：抑制 Src、Lyn 和 Hck。用于对既往治疗耐药或不耐受的慢性期、加速期或急变期 Ph+ CML 患者。

（5）氟马替尼（Flumatinib）：抑制 PDGFR 和 c-Kit。用于慢性期 Ph+ CML 患者。

（6）阿西米尼（Asciminib）：通过与 ABL1 的肉豆蔻酰口袋结合，抑制 BCR-ABL1 的活性，对包括 BCR-ABL1 T315I 突变在内的多种突变有活性。用于既往接受过两种或多种 TKI 治疗的慢性期 Ph+ CML 的患者；具有 T315I 突变慢性期 Ph+ CML 的患者。

（四）表观遗传调控剂

表观遗传是在 DNA 顺序没有发生改变的情况下，染色体变化所导致的稳定遗传表型。表观遗传修饰是依赖于染色质结构的重建，导致开放或封闭构型，从而使调控分化、增殖和凋亡等细胞过程的基因沉默或过表达。DNA 甲基化、组蛋白修饰等均为其主要遗传现象。

1.DNA 甲基化

（1）靶点通路

DNA 甲基化是在 DNA 甲基转移酶（DNMT）作用下，使得 CpG 二核苷酸中胞嘧啶环的 5 位碳上结合一个甲基，变成了 5-甲基胞嘧啶的过程。人体中 90% 以上的 CpG 位点都会被甲基化，CpG 二核苷酸低甲基化可导致基因组不稳定；另一方面，CpG 岛超甲基化，特别是在肿瘤抑制基因的启动子区域，可导致转录异常沉默，导致许多癌症存在 DNMT 失调。

（2）相关药物及适应证

阿扎胞苷主要转化为阿扎胞苷三磷酸，掺入 RNA，还有 10%~20% 阿扎胞苷通过核糖核苷酸还原酶转化为5-氮杂-2-脱氧胞苷三磷酸，掺入 DNA。其用于以下 FAB（French-American-British）MDS 亚型患者：伴有中性粒细胞减少或血小板减少或需要输血的难治性贫血或环状铁粒幼细胞难治性贫血、难治性贫血伴原始细胞过多、转化中原始细胞过多的难治性贫血和慢性粒单核细胞白血病；新诊断为幼年型粒单核细胞白血病的1个月及以上的儿童患者。

地西他滨三磷酸是一种脱氧核糖核苷酸，仅掺入 DNA 中，会导致 DNA 和 DNMT-1 之间形成加合物。在高剂量下，DNA 无法恢复，会导致细胞死亡。用于经治、未经治、原发性和继发性骨髓增生异常综合症。

2.组蛋白乙酰化

（1）靶点通路

真核基因组 DNA 在细胞核中以染色质的结构方式存在。染色质是以 DNA 包裹在组蛋白八聚体周围形成的核小体为基本单位的高度有序结构。组蛋白八聚体由4个核心组蛋白二聚体（两个 H2A-H2B 二聚体和两个 H3-H4 二聚体）构成。乙酰化是一种常见的组蛋白修饰形式，组蛋白尾部赖氨酸残基乙酰化可以中和赖氨酸所带的正电荷，降低其与带负电荷的 DNA 链的亲和力，导致局部 DNA 与组蛋白八聚体解开缠绕。组蛋白去乙酰化是一个相反的过程，通过去乙酰化酶（HDAC）去除组蛋白尾部赖氨酸残基上的乙酰基，恢复赖氨酸残基的正电荷，其与 DNA 分子的电性相反，增加了 DNA 与组蛋白之间的亲和力，使松弛的核小体结构变得紧密或处于封闭状态，限制了 DNA 的可及性，影响 DNA 转录并导致肿瘤抑制基因沉默。在癌细胞中，HDAC 的过表达可导致去乙酰化作用的增强。

（2）HDAC 抑制剂及适应证

伏立诺他（Vorinostat）：用于二线全身治疗中或治疗后出现进行性、持续性或复发性皮肤 T 细胞淋巴瘤（CTCL）患者的皮肤表现。

罗米地辛（Romidepsin）：用于至少接受过一种全身治疗的 CTCL 患者。

贝利司他（Belinostat）：用于复发或难治性 PTCL 患者。

西达本胺（Chidamide）：用于至少接受过一种全身化疗的复发或难治性 PTCL 患者；联合芳香化酶抑制剂用于激素受体阳性、人表皮生长因子受体-2阴性、绝经后、经内分泌治疗复发或进展的局部晚期或转移性乳腺癌患者。

帕比司他（Panobinostat）：用于至少接受过2种治疗方案（包括硼替佐米和免疫调节剂）的多发性骨髓瘤患者。

3.组蛋白的甲基化

（1）靶点通路

甲基化是组蛋白另外一种常见的修饰方式。组蛋白尾部的赖氨酸和精氨酸残基可以被甲基化。果蝇 zeste 同源物增强子2（EZH2）是多梳抑制复合物2（PRC2）的甲基转移酶亚基，通过经典的SN2机制可将甲基从S-腺苷-L-甲硫氨酸（SAM）转移到赖氨酸残基，催化组蛋白H3上赖氨酸27（H3K27）的多重甲基化（单甲基化、二甲基化和三甲基化）。三甲基化（H3K27me3）可导致抑癌基因表达沉默。EZH2在许多其他癌症中过表达，并与肿瘤增殖、侵袭转移和较差的预后有着密切的关系。

（2）甲基转移酶抑制剂及适应证

Tazemetostat：含有2-吡啶酮核结构，吡啶酮可以部分占据EZH2的SAM结合位点，竞争性抑制EZH2甲基转移酶活性。其用于16岁及以上患者，不适合完全切除的转移性或局部晚期上皮样肉瘤患者；EZH2阳性且既往至少接受过2种全身治疗的复发性或难治性FL患者；无令人满意替代治疗的复发性或难治性FL患者。

4.异柠檬酸脱氢酶（IDH）

（1）靶点通路

IDH家族作为三羧酸循环的限速酶，在催化异柠檬酸氧化脱羧生成α-酮戊二酸（α-KG）方面发挥着重要作用。IDH家族包括三种同工酶，即IDH1、IDH2和IDH3。

人体细胞在正常酶催化下会产生低浓度的D-2-羟基戊二酸（D-2HG）和L-2-羟基戊二酸（L-2HG）。D-2HG和L-2HG可以通过2-羟基戊二酸脱氢酶（L-2HGDH和D-2HGDH）及时转化为α-KG（三羧酸循环中的正常代谢产物），从而不断积累。但当IDH1/2突变时，它可以促使α-KG向D-2HG的转化，导致D-2HG在突变的肿瘤细胞中过度积累。D-2HG是一种癌性代谢产物，结构类似于α-KG，可抑制α-KG-依赖性双加氧酶，包括组蛋白和DNA去甲基化酶，进而抑制组蛋白和DNA去甲基化以及其他细胞分化过程，导致组蛋白和DNA超甲基化以及细胞分化受阻（包括造血细胞分化）。

（2）IDH抑制剂及适应证

恩西地平（Enasidenib）：IDH2选择性抑制剂。用于治疗IDH2突变的复发或难治性AML患者。

伊沃替尼（Ivosidenib）：IDH1选择性抑制剂。用于治疗IDH2突变的AML患者；年龄≥75岁或患有合并症，不能使用强化诱导化疗的新诊断AML的患者；复发或难治性AML；经治局部晚期或转移性胆管癌的患者。

（五）细胞周期抑制剂

1.靶点通路及其功能

细胞周期蛋白依赖性激酶（CDK）4/6抑制剂是CDK4（INK4）-视网膜母细胞瘤（Rb）通路上通过调节G1-S检查点来控制细胞周期进程的关键调节因子。CDK4和CDK6都可与三种细胞周期蛋白D（D1、D2和D3）结合。有丝分裂信号通路激活后，细胞周期蛋白D与CDK4或CDK6结合。活性细胞周期蛋白D-CDK4/6复合物磷酸化

Rb，从而促进转录抑制性Rb-E2F复合物的解离。释放的E2F转录因子可以自由激活进入S期和DNA复制所需的基因。

2.CDK4/6抑制剂及适应证

哌柏西利（Palbociclib）：用于HR阳性、HER2阴性的晚期或转移性乳腺癌患者，可联合芳香化酶抑制剂作为绝经后女性或男性的初始内分泌治疗，也可联合氟维司群用于内分泌治疗进展的乳腺癌患者。

阿贝西利（Abemaciclib）：与内分泌治疗（他莫昔芬或芳香酶抑制剂）联合用于HR阳性、HER2阴性、淋巴结阳性、高危和Ki-67评分≥20%的早期乳腺癌的辅助治疗；与芳香化酶抑制剂联合用于HR阳性、HER2阴性晚期或转移性乳腺癌的绝经后女性和男性初始内分泌治疗；与氟维司群联合用于HR阳性、HER2阴性，内分泌治疗进展的晚期或转移性乳腺癌患者；内分泌治疗以及针对转移性疾病化疗进展的HR阳性、HER2阴性晚期或转移性乳腺癌单药治疗。

瑞博西利（Ribociclib）：联合芳香化酶抑制剂作为初始内分泌治疗，用于HR阳性、HER2阴性晚期或转移性乳腺癌绝经后女性。

达尔西利（Dalpiciclib）：联合氟维司群用于内分泌治疗进展的HR阳性、HER2阴性复发或转移性乳腺癌患者。

曲拉西利（Trilaciclib）：可以诱导骨髓造血干/祖细胞（HSPCs）及淋巴细胞暂时停滞在细胞周期的G1期，保护骨髓细胞免受化疗药物的损伤。

十四、各类主要靶向药物的特点、应用提示与优化

（一）单靶点药物

特点为作用集中、通常效力较强；直接抑制肿瘤的药物可单用（如EGFR-TKI），但抑制生存微血管内皮细胞VEGFR的药物只能联合其他药物。值得警惕的是，由于其靶点单一，抑制主通路后却可能诱发旁路信号传导活化而耐药。Iwamoto等研究指出抗血管生成药物可使瘤细胞缺氧从而启动脂肪酸氧化代谢重编程，并增加刺激癌细胞增殖的游离脂肪酸摄取；EGFR-TKI获得性耐药机制之一也为旁路激活，包括RAS-PI3K通路、RAS-MAKP通路以及MET/HER2扩增。因此，其常与可抑制其他信号传导通路的药物联合应用。

1.小分子单靶点药物

EGFR-TKI为典型代表。已上市有三代的TKI药物，均可与ATP分子竞争结合蛋白激酶位点而抑制剂酶活性。

（1）单药治疗模式：一代EGFR-TKI（埃克替尼、吉非替尼、厄洛替尼）仅针对经典的EGFR19外显子缺失和21外显子L858R突变；二代EGFR-TKI（阿法替尼、达

克替尼）则对 EGFR "中度敏感" 突变（G719X/S768I/861Q）有效，其中阿法替尼还被用于 18-21 外显子少见位点突变（Leu861Gln、Gly719Ser、Gly719Ala、Gly719Cys、Ser768lle）治疗；三代 EGFR-TKI 阿美替尼、奥希替尼、伏美替尼等在一代药物靶点基础上增加了针对 T790M 错义突变的抑制。

（2）联合治疗模式：EGFR-TKI 可与化疗、抗血管生成治疗及其他靶向药物联合应用。FASTACT-2、JMIT、NEJ009 等研究均显示联合化疗带来获益。JO25567、NEJ026 等研究则显示联合贝伐珠单抗较厄洛替尼单药显著延长 PFS。

2.大分子单抗药物

新生肿瘤血管的灌注异常和通透性增高会导致组织缺氧、乳酸增多，进而抑制局部免疫效应和 T 细胞功能。抗血管生成药物可通过诱导血管正常化降低免疫抑制、增加效应免疫细胞浸润，发挥协同控肿瘤作用。贝伐珠单抗是靶向 VEGF 的单克隆 IgG1 抗体，可阻断 VEGF 和其受体结合，联合标准化疗用于治疗无出血倾向晚期非鳞型 NSCLC。IMPower 150 研究的亚组分析提示，贝伐珠单抗联合免疫治疗有望成为 EGFR TKI 耐药肿瘤的拯救治疗方案，其 ABCP 方案也被国外指南推荐为一线 EGFR-TKI 耐药后的拯救方案。

（二）多靶点药物

其特点为覆盖多条信号传导通路，甚至兼顾肿瘤与其微环境双领域，故可抑制多条通路，避免旁路信号传导活化，帮助克服单靶点药物耐药。可以单药或联用，但其多种靶点的毒副作用也更多。

1.小分子药物

以安罗替尼为代表，能有效抑制 VEGFR、PDGFR、FGFR 和 c-Kit 激酶，具有 "双领域" 抗血管生成和控瘤生长的作用，用于晚期非小细胞肺癌及广泛期小细胞肺癌的三线及以上单药治疗。此外与其他控瘤药物可能协同增效。安罗替尼联合 PD-L1 单抗对比二线治疗驱动基因阴性晚期 NSCLC 的临床研究结果显示：相较于 PD-L1 单抗，联合治疗降低了 57% 的疾病进展或死亡风险。

2.大分子多靶点抗体

Amivantamab 是针对 EGFR 和 MET 的双特异性单抗，能阻断 EGFR 和 MET 介导的信号传导，还可引导免疫细胞靶向 EGFR 和 MET 突变肿瘤。FDA 已批准其用于治疗在含铂化疗失败后和 EGFR 基因外显子 20 插入突变阳性的晚期 NSCLC。

（三）泛靶点药物

药物特点为能广泛覆盖信号传导通路，但效力较 "分散" 偏弱，只能与其他药物联用。相较于单靶点药物，不易诱发耐药且毒副作用相对轻微，可用于长时间维持治疗。典型药物为重组人血管内皮抑素（恩度），可作用 VEGF/VEGFR、FGF/FG-FR、PDGF/PDGFR，还可影响 HIF-1α、基质金属蛋白酶（Matrix metalloproteinases，MMPs）、整合素 αvβ3 等。在中国被推荐用于联合 NP 化疗方案一线治疗晚期 NSCLC。

（四）各类药物协同中的"有利平衡"

有别于非选择性杀伤的细胞毒治疗，靶向药物多是通过某一条或某几条信号通路抑制肿瘤细胞核酸合成，从而延缓细胞分裂增殖，再致最终凋亡。这就注定了相当多的此类药物可能将阻断细胞增殖周期中从 G1 到 S 期间的 check point（"关卡"点），而使细胞"堆积"于 G1 期中。它们可能数量众多，却因主导信号通路被长期抑制而不能增殖，但正是这些"惰性"状态瘤细胞却仍在消耗营养、占据空间，或许阻止了肿瘤中潜在活性干细胞样细胞快速增殖，使瘤体长期稳定。应该认识到这是一种十分有利的平衡，要努力维持住这些细胞的惰性乃至"休眠"状态。

第四章

靠向治疗药物的应用

靠向治疗药物作为控瘤治疗的重要组成之一，应用涉及临床多个学科，遵循用药原则可规范其临床应用，提高肿瘤治疗的合理用药水平，降低不良反应发生率，保障医疗质量和医疗安全以及合理利用卫生资源。

一、靠向治疗的用药原则

（一）病理组织学确诊后方可使用

只有经组织或细胞学病理确诊或特殊分子病理诊断成立的恶性肿瘤，才有指征使用控瘤药物。但对于某些难以获取病理诊断的肿瘤，如胰腺癌、妊娠滋养细胞肿瘤等，可结合病史、临床表现、实验室检查和影像学检查等方面，由 MDT to HIM 讨论后慎重做出临床初步诊断，具体可参照CACA指南或规范执行。

（二）靠点检测后方可使用

绝大多数靠向药物的使用需要在"靠"的指导下进行，因此，"靠"的检测准确性就成为靠向治疗的前提条件。目前，"靠"的检测主要包括蛋白表达和基因突变、融合和扩增等检测。根据是否需要做靠点检测，可将常用小分子靠向药物和大分子单抗类药物分为需要检测和无需检测靠点两大类。对靠点作用明确的药物，须遵循"靠点检测后方可使用"的原则。检测所用仪器设备、诊断试剂和检测方法应经过国家药品监督管理部门批准。

（三）严格遵循适应证及规范化用药

药品说明书是控瘤药物临床应用的法定依据，药物适应证经过了国家药品监督管理部门批准。临床应用须遵循药品说明书，不得随意超适应证使用。然而，目前上市的控瘤药物尚不能完全满足肿瘤患者的用药需求，药品说明书也常滞后于临床实践，一些具有高级别医学证据的用法未能及时在药品说明书中得到明确规定，医疗机构和医务人员可及时向药品生产厂商反馈，建议主动向国家药品监督管理部门申报，及时更新相应药品说明书，以保证其科学性、权威性，从而有效指导临床用药。此外，在尚无更好治疗手段等特殊情况下，医疗机构应制定相应管理制度、技术规范，对药品说明书中未明确但具有循证医学证据的药品进行严格管理。

（四）体现患者治疗价值

现代临床肿瘤学高度重视癌症患者的治疗价值。价值核心思想是在相同治疗成本的前提下，使患者获得更长生存时间和更好生活质量。在控瘤药物临床应用中，应充分考虑药物的成本-效果比，优先选择具药物经济学评价优势的药物。

（五）特殊情况下的药物合理使用

特殊情况下应酌情灵活用药，控瘤药物的使用权应当仅限于三级医院授权的具有高级专业技术职称的医师并向所在医疗机构备案，组织MDT讨论。同时，应充分遵循患者知情同意原则，并应做好用药监测和跟踪观察。控瘤药物应遵循各级循证医学证据依次是：国家或地区药品说明书中已注明的用法、国际权威学协会或组织发布的诊疗规范、临床诊疗指南。

（六）重视药物相关性不良反应

控瘤药物的相关毒副作用发生率较高，不良反应报告尤为重要。医疗机构应当建立药品不良反应、药品损害等事件监测报告制度，并按照国家有关规定向相关部门报告，且将控瘤药物不良反应报告纳入医疗质量考核体系，定期分析和报告控瘤药物不良反应的动态和趋势。临床医师和临床药师应当密切随访患者的用药相关毒性，并及时上报不良反应，尤其是严重的和新发现的不良反应。靶向药物常见不良反应有：皮肤毒性、胃肠道毒性、心血管毒性、水肿和水钠潴留、口腔黏膜炎等；少见不良反应有：神经系统毒性、泌尿系统毒性、血栓栓塞（动静脉血管栓塞）、消化系统毒性（胃肠道穿孔、肝毒性）、呼吸系统毒性（间质性肺炎）。

二、靶向药物的疗效评价

目前，实体瘤疗效评价临床最常用的为RECIST1.1标准。与传统化疗药物直接杀伤瘤细胞不同，靶向药物主要通过干扰相关信号通路而抑制肿瘤生长。因此，仅根据肿瘤形态学变化有并不能准确评估靶向药物疗效。随着影像检查手段的进步，整合多种检查手段及多项肿瘤生物学行为的评估标准更能精准地评估靶向药疗效。RECIST标准详见本指南相关章节。

RECIST1.1标准要求治疗过程中每4~6周进行全身系统性的影像学评估。鉴于晚期肿瘤患者多需长期使用靶向药，过于频繁的影像学检查会潜在降低患者治疗依从性及造成不必要医疗资源浪费等。因此，在实际诊疗中，可在合理范围内对影像学复查的时间间隔及部位予以调整，以掌握患者肿瘤情况变化为标准。

三、靶向药物的毒性评价

由于靶点特异性有限、患者个体化差异等因素，靶向药物仍存在可引发人体多个系统不良反应的潜在毒性。对这些毒副反应制定统一的评价标准，这样有助于更规范管理治疗过程中出现的不良事件，提高患者治疗依从性。美国国立卫生研究院（NCI）发布的不良事件通用术语标准（CTCAE）对临床用药中常见不良事件进行了定义和分级。根据不良事件严重程度的不同分为以下5级。

1级：轻度；无症状或轻微症状；仅需临床观察，无需干预。

2级：中度；需较小、局部或非侵入性治疗干预；与年龄相当工具性日常生活活动受限。

3级：严重或具有临床意义但不会立即危及生命的不良事件；需要住院或延长住院时间；致残；自理性日常生活活动受限。

4级：危及生命的不良事件；需紧急治疗。

5级：发生不良事件相关的死亡。

现对临床常见因靶向药毒副反应引发的不良事件分级标准进行概括介绍。

（一）皮肤及皮下组织

表27-11　皮肤及皮下组织不良事件分级

不良事件	1级	2级	3级	4级	5级
脱发	<50%	≥50%	–	–	–
各类皮疹、红斑	累及<10%体表面积，伴或不伴症状	累及10%~30%体表面积，伴或不伴症状	累及>30%体表面积，伴中重度症状	危及生命，需紧急治疗	死亡
瘙痒	轻度或局部	广泛分布且间歇发作，搔抓引起皮肤改变	广泛分布且持续发作，影响活动/睡眠	–	–
手足综合征	无痛性轻度皮肤改变	痛性皮肤改变，影响活动但能自理	痛性重度皮肤改变，影响生活自理	–	–

（二）血液系统

表27-12　血液系统不良事件分级

不良事件	1级	2级	3级	4级	5级
贫血(Hb g/L)	LLN[a]~100	100~80	<80;需输血	危及生命，需紧急治疗	死亡

不良事件	1级	2级	3级	4级	5级
血小板计数降低(×10⁹/L)	LLN~75	75~50	50~25	<25	–
白细胞计数降低(×10⁹/L)	LLN~3.0	3.0~2.0	2.0~1.0	<1.0	–
中性粒细胞计数降低(×10⁹/L)	LLN~1.5	1.5~1.0	1.0~0.5	<0.5	–
发热性中性粒细胞减少	–	–	ANC^b<1.0×10⁹/L伴单次体温>38.3℃或体温≥38.3℃超过1h	危及生命，需紧急治疗	死亡

（三）消化系统

表27-13 血液系统不良事件分级

不良事件	1级	2级	3级	4级	5级
口腔黏膜炎	无症状或轻症,不需要治疗	中度疼痛或溃疡,不影响经口进食,需调整饮食	重度疼痛,影响经口进食	危及生命,需紧急治疗	死亡
ALT/AST增高	>ULN^c~3*ULN(基线值正常);1.5~3*基线值(基线值异常)	>3~5*ULN(基线值正常);>3~5*基线值(基线值异常)	>5~20*ULN(基线值正常);>5~20*基线值(基线值异常)	>20*ULN(基线值正常);>20*基线值(基线值异常)	–
血胆红素增高	>ULN~.5*ULN(基线值正常);>1~1.5*基线值(基线值异常)	>1.5~3*ULN(基线值正常);>1.5~3*基线值(基线值异常)	>3~10*ULN(基线值正常);>3~10*基线值(基线值异常)	>10*ULN(基线值正常);>10*基线值(基线值异常)	–
	与基线相比,每日增加<4次大便;造瘘口排出物轻度增加	与基线相比,每日增加4~6次大便;造瘘口排出物中度增加;借助于工具的日常生活活动受限	与基线相比,每日增加≥7次大便;造瘘口排出物重度增加;需住院治疗;自理性日常生活活动受限	危及生命,需紧急治疗	死亡

（四）循环系统

表27-14 循环系统不良事件分级

不良事件	1级	2级	3级	4级	5级
高血压(mmHg)	120~139/80~90	140~159/90~99	≥160/100	危及生命(如恶性高血压、高血压危象等),需紧急治疗	死亡
心电图QTc间期延长	平均QTc 450~480ms	平均QTc 481~500ms	平均QTc ≥501ms;比基线期>60ms	尖端扭转型室速;阵发性室性心动过速;严重心律不齐体征或症状	–
心肌梗死	–	无症状;心肌酶学最低程度异常,无局部缺血性ECG改变证据	严重症状;心肌酶学改变;血流动力学稳定;与出现心肌梗死诊断相一致的ECG改变	危及生命;血液动力学失衡	死亡

不良事件	1级	2级	3级	4级	5级
射血分数降低	–	静息射血分数（EF）40%~50%;低于基线值10%~19%	静息射血分数（EF）20%~39%;低于基线值>20%	静息射血分数（EF）<20%	–
窦性/阵发性房性/室上性/室性心动过速	无症状,不需要治疗	有症状,无紧急治疗干预指征	有症状,需紧急治疗	危及生命(如血流动力学不稳定);需紧急治疗	死亡
心力衰竭	无症状,实验室或心脏影像学检查异常	中度活动或劳累时出现症状	休息状态或最低程度活动或劳累时出现症状;住院;新发症状	危及生命,需紧急治疗(如连续静脉输液或机械辅助血液循环)	死亡
血栓栓塞时间	无须治疗(如浅表性血栓形成)	需要临床治疗	需紧急治疗(如肺栓塞或心腔内栓塞)	危及生命(如伴有血流动力学或神经性障碍等)	死亡
动脉血栓栓塞症	–	–	需要紧急治疗	危及生命;血流动力学或神经性障碍;器官损害;四肢末端缺失	死亡

（五）呼吸系统

表27-15　呼吸系统不良事件分级

不良事件	1级	2级	3级	4级	5级
肺炎	无症状;仅为临床或诊断所见;无须治疗	有症状;需治疗;影响借助于工具的日常生活活动	重度症状;需要吸氧;影响自理性日常生活	危及生命的呼吸障碍;需要紧急治疗(如气管切开或插管)	死亡

（六）泌尿系统

表27-16　泌尿系统不良事件分级

不良事件	1级	2级	3级	4级	5级
蛋白尿	蛋白尿+;24 h尿蛋白<1 g	蛋白尿++~+++;24 h尿蛋白1.0~3.5 g	蛋白尿++++;24 h尿蛋白≥3.5 g	–	–

（七）其他

表27-17　其他不良事件分级

不良事件	1级	2级	3级	4级	5级
过敏反应	–	–	有症状的支气管痉挛伴或不伴荨麻疹;需要肠外治疗;变态反应相关的水肿或血管性水肿;低血压	危及生命,需紧急治疗	死亡

第五章

靶向药物常见不良反应及其处理

靶向抗肿瘤药物虽然具有一定的选择性，但进入人体后仍可对正常的细胞、组织和器官产生一定的损伤，从而引起机体一系列不良反应。如果这些不良反应不及时处理，会影响患者的生活质量，导致靶向药物的停用，进而影响患者临床疗效，严重的甚至威胁患者的生命健康。因此，临床需要对靶向药物的不良反应在预防、评估、治疗、监测等方面进行细致管理，推动医生、患者及家属协同配合，尽可能减少或推迟靶向药物的不良反应的发生。

一、靶向药物治疗前患者的评估

治疗前应详细评估患者的年龄、性别、生活状态、营养状况，了解发病史、既往史，如过敏性疾病、肿瘤家族史等。全身及辅助检查，包括CT、MRI等必要的实验室检查。

二、靶向药物使用前的注意事项

注意了解掌握靶向药物的适应证及禁忌证，与其他药物联合使用的配伍禁忌，注意治疗期间不允许使用的药物或食物，尽量避免接种活疫苗等。

经过靶向药物用药前对患者的评估及对靶向药物适应证及禁忌证的认识，对使用过程中及治疗后可能出现的不良反应有一定了解和预判，为顺利完成靶向药物治疗奠定基础。

三、靶向药物常见的不良反应

（一）皮肤毒性

皮肤毒性是靶向药物治疗最常见的不良反应之一。皮肤毒性不仅影响患者的生理健康，也会影响心理健康。治疗前需要对患者进行宣教，充分告知患者靶向药物可能导致的皮肤反应。加强预防和支持性措施，鼓励患者保持健康的饮食习惯、穿着宽松衣物、避免阳光照射、使用防晒霜、皮肤保湿、保持生活规律等。

皮肤毒性主要分为两大类：一类为皮肤炎症反应，主要包括痤疮样皮疹、手足皮肤反应、指甲改变、毛发异常及黏膜反应等；另一类为皮肤表皮增殖，主要包括角化病、脂溢性皮炎、寻常疣、日光性角化病、角化棘皮瘤以及皮肤鳞状细胞癌等。皮肤毒性处理根据 NCI CTCAE v5.0 皮肤毒性评价标准进行准确分级并指导治疗和评价疗效。1 级皮肤毒性一般只需观察或局部处理，如局部外用抗生素、类固醇激素等。2~3 级皮肤毒性除局部处理外，必要时需全身给药，如口服或静脉抗生素和糖皮质激素等，并根据具体情况减量、暂停或永久停用相应靶向药物。

（二）消化系统不良反应

靶向治疗会引起多种消化系统不良反应，主要包括口腔黏膜炎、腹泻、肝脏毒性、厌食纳差、恶心呕吐、出血、穿孔、便秘等。程度轻重不等，严重者甚至可威胁生命。

1.口腔黏膜炎

多见于 mTOR 信号通路、表皮生长因子受体以及抗血管生成抑制剂。对于使用过相关靶向药物或有口腔溃疡史患者，需要注意保持口腔清洁卫生。口腔黏膜炎症状轻微时，可使用复合维生素 B、康复新液；如溃疡影响进食，建议进食前使用 2% 利多卡因漱口；饭后即刻漱口、清洁口腔。严重口腔黏膜炎可使用生理盐水溶液加入庆大霉素、地塞米松及利多卡因注射液各 1 支，混匀后一日三次，饭前漱口；重组人表皮生长因子或成纤维细胞生长因子外用液喷于患处；如有感染，应予以局部抗菌药物治疗；剧痛时可喷局部黏膜保护剂、口腔溃疡防护剂等。

2.腹泻

腹泻是靶向药物常见不良反应之一。引起腹泻的因素可能与胰腺外分泌功能障碍和胃肠道功能发生改变相关。相关门诊或者医生需加强宣教，注意饮食及手卫生、注意休息、平衡膳食、提高机体免疫力等。1 级腹泻：继续服用靶向药物，给予调整饮食，如清淡、低纤维、易消化为主，加用口服止泻药物。2~3 级腹泻：停用靶向药物，进行常规治疗如止泻、静脉补液、调节肠道菌群等，必要时抗感染治疗。

3.肝脏毒性

靶向药物引起的肝脏毒性常发生在用药后 1 周~6 个月期间，停药或减量后的 1~6 周内肝酶可逐渐恢复到正常水平。靶向药物治疗前应评估肝功能，对肝酶偏高者慎用靶向药物，肝功能衰竭者禁用靶向治疗。治疗期间密切观察患者有无乏力、食欲不振、恶心、肝区胀痛、黄疸等症状。同时告诫患者饮食清淡、注意休息、密切监测肝功能，避免使用其他潜在增加肝脏毒性的药物。

对轻度肝功能异常患者，继续服用靶向药物，但应密切监测肝功能；如转氨酶明显升高，则需减量或停药并注意监测转氨酶，待氨基转移酶恢复（ALT、AST均低于100 U/L）后可继续治疗。如果总胆红素高于正常值3倍和/或氨基转移酶高于正常值5倍，则应中断或停止使用靶向药物，同时积极进行保肝治疗，如多烯磷脂酰胆碱、葡萄糖醛酸内酯、水溶性维生素等。

（三）呼吸系统不良反应

主要包括间质性肺炎、咳嗽以及呼吸困难等，虽然发生率较低，但一旦发生往往是致命性的，尤其是间质性肺炎，其分级注意参考NCI CTCAE v5.0。

1.间质性肺炎

评估发生间质性肺炎的高危因素至关重要，包括高龄、PS评分>2分、既往接受过放疗、吸烟病史和既往肺疾病。已有肺间质纤维化的患者，应谨慎使用靶向药物，避免与胸部放疗、免疫检查点抑制剂同时使用。

靶向药物引起的间质性肺炎需要严格重视，当发生间质性肺炎后，多数情形建议永久停用靶向药。对于1~2级的间质性肺炎，在充分评估临床获益与潜在风险，间质性肺炎治愈后，可考虑靶向药物再挑战，但必须密切观察与随访。

（四）血液系统不良反应

靶向药物引起的血液系统不良反应相对较少，主要包括中性粒细胞减少、血小板减少、血栓栓塞和贫血等。

1.中性粒细胞减少

中性粒细胞减少较传统化疗轻，且多数为轻度，亦有部分患者出现3至4级中性粒细胞减少，需要积极处理。密切监视血常规及时支持治疗非常必要，同时，注意一级与二级预防。对中性粒细胞减少的处理主要包括以下方面。

（1）病因治疗：当出现3级或4级中性粒细胞减少时，应暂停靶向治疗；待恢复至1.5×10^9/L以上再考虑继续原靶向治疗；如反复出现3级或4级中性粒细胞减少或持续超过2周不能恢复者，应下调靶向药物剂量。

（2）预防感染：强调重在预防，包括与外界的适当隔离，注意饮食、居住环境及个人卫生，防止交叉感染等；药物预防如预防性使用广谱抗生素，需根据具体情况决定。

（3）抗感染治疗：建议根据患者的危险因素和病原微生物谱尽快制定经验性抗感染治疗方案，并根据患者的治疗反应、病原学及药敏实验检测结果及时调整抗感染治疗方案，同时加强退热、维持水电解质平衡以及营养支持等对症治疗。

（4）粒细胞集落刺激因子治疗：出现脓毒症、年龄>65岁、中性粒细胞<$1.0×10^9$/L、中性粒细胞减少持续时间预计超过10天、感染性肺炎或临床有记载的其他感染，如侵袭性真菌感染等需要注意使用粒细胞集落刺激因子治疗。

（5）其他：若患者出现感染，且携带导尿管、中心静脉置管或肾造瘘管等，根据具体病情评估是否需要拔除相关管道。

2.血小板减少

血小板减少常见于使用PARP抑制剂和抗血管生成抑制剂等药物的患者。特别注意对他们加强相关宣教。治疗前对血小板减少的发生风险进行充分评估，治疗期间密切监测血常规及止凝血功能，合理选择合并用药。对血小板减少的处理主要包括以下几点。

（1）病因治疗：当出现3级或4级血小板减少时，应暂停靶向治疗，待血小板恢复至$75×10^9$/L以上再考虑继续原靶向治疗；如反复出现3级或4级血小板减少，应下调靶向药物剂量。

（2）一般治疗，若血小板低于$50×10^9$/L，应减少活动，避免外伤；若血小板低于$20×10^9$/L，需安静卧床，并积极预防及治疗便秘；维持收缩压在140 mmHg以下，以防颅内出血；避免使用容易引起出血的药物如非甾体类抗炎药等；避免肌注等创伤性操作。

（3）药物治疗：包括白介素-11、重组人血小板生成素、血小板生成素受体激动剂等，如合并严重出血，可使用止血药和糖皮质激素。

（4）血小板输注：当血小板低于$20×10^9$/L或血小板>$20×10^9$/L，伴有严重威胁生命的出血，可考虑输注血小板。

3.血栓栓塞

（1）所有患者须进行血栓栓塞发生风险评估，对于高风险患者，可采用机械性预防，如弹力袜、静脉加压装置等。如使用华法林或其他抗凝（阿司匹林等）药物性预防时，要注意此类药物在减少相关血栓事件时，会增加出血风险。年龄大于65岁老年患者使用抗血管生成靶向治疗时，应鼓励病人多下床活动，定时对下肢进行局部按摩，并密切监测患者有无血栓栓塞相关症状。对血栓栓塞处理包括：病因治疗、及时停药和调整靶向药物剂量。

（2）静脉血栓栓塞：对无抗凝治疗禁忌的患者，应立即开始抗凝治疗，如低分子量肝素、普通肝素、华法林等。

（3）肺栓塞：对无抗凝治疗相对禁忌的患者，应立即启动抗凝治疗，必要时考虑溶栓治疗和/或肺部取栓术，同时考虑使用下腔静脉滤器，治疗过程中需动态评估出血风险。

（五）循环系统不良反应

靶向药物引起的循环系统不良反应主要包括高血压和心脏毒性。多见于高龄、儿童、合并有高血压病史和心脏病史以及既往心脏区域接受过放射治疗的患者。

1.高血压

高血压最常见于抗血管生成类靶向药物。治疗期间需要密切监测血压。鼓励患者保持健康生活方式和饮食习惯，避免肥胖、禁止吸烟、控制饮食、适当体育锻炼、调节情绪等。对高血压的处理包括以下几点。

（1）1级高血压：一般不用暂停靶向药物，定期监测血压和改善生活方式。

（2）2级高血压：暂停服用靶向药物，并使用两种或多种降压药物联合治疗。并根据患者血压控制情况，决定是否恢复靶向药物的使用或调整剂量。

（3）3级及以上高血压：需紧急降压、利尿等对症治疗并迅速停用靶向药物。如果经积极降压治疗血压仍未控制（>4周），则永久停用靶向治疗。

2.心脏毒性

靶向药物引起的心脏毒性主要包括Q-T间期延长、心肌缺血/心肌梗死、左心室功能障碍/左心室射血分数下降、心力衰竭等。治疗前对患者的心脏功能及相关不良反应的发生风险系统评估。加强治疗期间心脏功能监测，如心电图、超声心动图等。鼓励患者保持健康的生活方式和饮食习惯，控制体重、戒烟限酒、合理膳食、增加运动、保持心理平衡等。对心脏毒性的处理包括以下几种。

（1）1度心脏毒性：一般不用暂停靶向药物，治疗时监测心电图、左心室射血分数及心肌损伤标志物，必要时给予营养心肌药物如辅酶Q10等。

（2）2度心脏毒性：暂停服用靶向药物，并经营养心肌等对症治疗后，评估合格后方可重新用药。

（3）3度心脏毒性：紧急进行抗心律失常、利尿、调节电解质紊乱等对症治疗，并永久停用靶向药物。

（六）泌尿系统不良反应

靶向药物较少引起泌尿系统毒性，引起肾脏毒性药物包括抗血管生成抑制剂、mTOR抑制剂等，其不良反应分级参照NCI CTCAE v5.0。表现形式包括蛋白尿、肾功能不全、范可尼综合征、肾病综合征等。同时，要注意增强风险评估，基线评估患者有无高血压、糖尿病、肾疾病病史及电解质、肝肾功能等。有高危因素的患者慎用能引起肾功能损害的靶向药物。

不良反应一般按分级处理的原则，若表现为蛋白尿，需动态监测肌酐、肾功能、血压。1级蛋白尿通常可逆，3~4级蛋白尿，一般为不可逆的损害。必要时考虑肾内科会诊，并结合肾病理活检明确病变性质。若表现为肾功能不全，CTC1~2级的肌酐升高，可密切随访，CTC3~4级的肌酐升高，则必须对靶向药物减量或者停药，并维持水、电解质平衡，改善肾功能和防止各种并发症。

（七）神经系统不良反应

神经不良反应需要结合病史及必要的影像学检查进行诊断和鉴别诊断，特别是肿瘤本身转移到神经系统及副肿瘤综合征引起的症状。靶向药物引起的不良反应不常见，一旦发生后果严重，其不良反应分级参照NCI CTCAE v5.0。靶向药物的神经不良反应包括多灶性脑白质病变、进展性和可逆性后脑白质病变综合征、脑血管事件等，另外还有周围神经病变、感觉异常、头晕、肌肉疼痛等。目前尚无针对性的方法进行预防，最好熟知使用的靶向药物特殊的神经毒性，譬如抗血管生成药物可引起可逆性后脑白质病综合征，利妥昔单抗可引起进行性多灶性白质脑病。

患者一旦出现可逆性后脑白质病综合征、进行性多灶性白质脑病，无论分级如何，需立即停药，并根据不同的状况进行降血压或抗病毒治疗。比较常见的周围神经毒性，1级无症状无须特殊处理，继续服药；1级有症状或2级毒性需要减量；3至4级均需停药。抗血管生成抑制剂导致的脑血管意外，一旦出现，需立即停用并进行紧急对症处理。

（八）内分泌系统不良反应

少数靶向药物可引起内分泌及代谢异常，严重时可引起糖尿病酮症酸中毒，脂质代谢异常、电解质异常。还可能引起甲状腺功能减低、性腺功能减低、甲状腺功能亢进等。以上不良反应可参照NCI CTCAE v5.0进行分级。目前尚无特殊的预防策略，熟知每种靶向药物发生不良反应的特点，在使用中密切随访观察监测十分必要。

发生糖代谢异常时，一般情况下不需要停药，如果发生严重的高血糖时才需要停用，并使用胰岛素解救治疗；发生甲状腺功能减低时，若为1至2级，不改变靶向药使用，但在TSH≥20 mU/L或T3、T4、FT3、FT4低于正常值时，应给予左甲状腺素替代治疗。3至4级时，继续替代治疗的同时，延迟靶向给药，至恢复至小于3级，并调整靶向药物下一个剂量水平，若2周后仍未恢复，考虑永久停药。

（九）其他毒副作用

1.靶向药物与妊娠

靶向治疗药物对于妊娠的影响的研究报道比较少，尚无相关临床研究，但怀孕期间应避免使用。只有在靶向药物对母体的潜在获益远大于对胎儿的潜在危险时才可使用。

第六章

常见肿瘤靶向治疗

一、肺癌

肺癌是常见的恶性肿瘤之一，主要的基因突变有 EGFR、ALK 融合、ROS-1、C-MET（14 外显子跳跃突变）、RET 融合、BRAF V600E 突变、KRAS 突变、ERBB2（HER-2）扩增或突变等，针对这些基因突变已经有大量靶向药物上市。使用这些药物之前，要常规进行基因检测来选择相应药物。肺癌术后，Ⅱ—Ⅲ期患者需要进行 EGFR 检测，Ⅲ期不可切及与Ⅳ期非鳞癌患者则需检测上述几种突变。标本量少或无法获取而不能做基因检测时，可予外周血游离/肿瘤 DNA（cf/ctDNA）进行 EGFR 检测；不吸烟、经小标本诊断的鳞癌或混合腺癌患者建议检测 EGFR 突变、ALK 融合、ROS-1 融合等。第一、二代 EGFR-TKI 耐药后，建议再次活检予 EGFR T790M 突变检测。

（一）EGFR-TKI 药物

EGFR 最常见突变位点是 19 外显子缺失（19del）及 21 外显子 L858R 点突变（21L858R），均为 EGFR-TKI 敏感性突变。18 外显子 G719X、20 外显子 S768I 和 21 外显子 L861Q 突变率较低，被称为非常规突变。这些突变位点适合使用第二代靶向药物。20 外显子的 T790M 突变与第一、二代 EGFR-TKI 获得性耐药有关，20 外显子插入突变使用 EGFR-TKI 效果欠佳。还有许多类型突变的临床意义尚不明确。目前国内上市的 EGFR-TKI 一代药物有吉非替尼、厄洛替尼、埃克替尼。二代药物有阿法替尼、达克替尼。三代药物有奥希替尼、阿美替尼、伏美替尼。

1.EGFR 突变患者一线治疗

吉非替尼、厄洛替尼、埃克替尼、阿法替尼、达克替尼、阿法替尼、达克替尼、奥希替尼、阿美替尼、伏美替尼均可用于 EGFR 敏感突变的局部晚期或转移性非小细胞肺癌一线治疗。相对于一代药物，二代药物的 PFS 会更长，11~14 个月，但皮疹、腹泻、甲沟炎等不良反应较一代药物发生率高。二代药物未能解决一代 EGFR-TKI 的耐药问题。三代药物奥希替尼、阿美替尼、伏美替尼对脑转移瘤疗效优于一、二代药物，皮疹和腹泻等不良反应低于一、二代药物。如在初治时即发现脑转移，一线推荐使用三代药物。

（1）一线可考虑：吉非替尼/厄洛替尼+化疗；厄洛替尼+贝伐珠单抗。

阿法替尼还被 FDA 批准用于 18—21 外显子少见位点突变（Leu861Gln，Gly719Ser，Gly719Ala，Gly719Cys，Ser768Ile）的治疗。

（2）一线已开始化疗的过程中发现 EGFR 驱动基因阳性者，推荐在完成常规化疗（包括维持治疗）后换用 EGFR-TKI，或中断化疗后开始靶向治疗。

2.一线治疗后耐药

一、二代 EGFR 靶向药物耐药的主要原因是 EGFR 基因二次突变，约50%患者产生了 T790M 突变。三代药物耐药的主要原因有 C797S 突变、MET 扩增等。每一线 TKI 药物耐药后，推荐再次活检明确耐药机制。

（1）一线治疗寡进展，可继续原 TKI+局部治疗，或进行重新活检。

（2）一代/二代 EGFR-TKI 广泛进展，T790M+，推荐奥希替尼、阿美替尼、伏美替尼治疗。

（3）一代/二代 EGFR-TKI 广泛进展，T790M-，推荐含铂双药化疗或含铂双药化疗+贝伐珠单抗（非鳞癌），或信迪利单抗+贝伐单抗+培美曲塞+铂类，或特瑞普利单抗+培美曲塞+铂类，或阿替利珠单抗+贝伐单抗+紫杉醇+铂类化疗。不推荐耐药患者接受 TKI 联合化疗。

（4）T790M-/三代 TKI 失败，再次进展，参照无驱动基因晚期 NSCLC 治疗，或给予安罗替尼。

（5）阿法替尼还可用于含铂化疗期间或化疗后疾病进展的局部晚期或转移性鳞状组织学类型的非小细胞肺癌（NSCLC）。

用 EGFR-TKI 过程中注意间质性肺炎发生，奥希替尼注意 Q-T 时间延长。

3.术后辅助治疗

EGFR 突变阳性的 Ⅱ—ⅢB 期 NSCLC 患者在完全肿瘤切除术后推荐 EGFR-TKI（奥希替尼，埃克替尼或吉非替尼）辅助治疗。需要注意，Ⅲ期 NSCLC 有较高的脑转移风险，而奥希替尼辅助治疗能降低脑转移或死亡风险，对Ⅲ期患者优先推荐奥希替尼辅助治疗。

（二）ALK 抑制剂

相比于 EGFR 经典突变，ALK 融合在晚期 NSCLC 中发生率相对较低，占3%~5%，在腺癌中，ALK 融合基因阳性率为8.4%~10.7%。主要治疗药物有一代药物克唑替尼，二代药物阿来替尼、塞瑞替尼、布格替尼、恩沙替尼，三代药物洛拉替尼等。

1. 一线治疗

（1）第一代 ALK 抑制剂克唑替尼和第二代药物阿来替尼、塞瑞替尼可用于 ALK 阳性的局部晚期和转移非小细胞肺癌的一线治疗。

（2）一线治疗亦可考虑：二代药物塞瑞替尼、恩沙替尼、布格替尼、洛拉替尼（存在争议但推荐）。初诊发现脑转移者，推荐用二代或三代。

2. 二线治疗

（1）一线治疗后寡进展，推荐再次进行活检明确耐药机制选择二代/三代TKI治疗；也可继续原TKI治疗+局部治疗。

（2）一线治疗后广泛进展，推荐再次进行活检明确耐药机制，选择二代/三代TKI治疗；也可考虑二代药物互换。

（3）第三代药物洛拉替尼可用于克唑替尼一线治疗或者至少一种其他 ALK 抑制剂治疗后疾病进展的二、三线治疗，或者二代药物作为一线治疗后疾病进展患者的二线治疗；若 ALK 抑制剂耐药后 G1202R 突变者，推荐洛拉替尼治疗。

（4）再次进展，参照无驱动基因晚期 NSCLC 治疗，选用含铂双药化疗±贝伐珠单抗，或予以安罗替尼治疗。

（三）ROS1 融合

ROS1 融合在肺癌临床检出率为 1%~2%，多见于非吸烟及轻度吸烟的年轻患者，病理类型包括肺腺癌、肺鳞癌及肺大细胞神经内分泌癌。ROS1 融合基因与其他肺癌基因突变如 EGFR、KRAS 和 ALK 重排等极少重合。

1. 一线治疗

（1）一线治疗推荐克唑替尼。克唑替尼是目前我国唯一获批的 ROS1-TKI。

（2）一线治疗可考虑：塞瑞替尼、恩曲替尼（后者在我国尚未上市）。

2. 后线治疗

（1）一线治疗后寡进展，推荐再活检明确耐药机制；也可考虑原TKI治疗+局部治疗。

（2）一线治疗后寡进展及广泛进展，均可考虑含铂双药化疗+局部治疗或含铂双药化疗+贝伐珠单抗（非鳞癌）±局部治疗（寡进展）。

（3）洛拉替尼可用于先前仅接受克唑替尼治疗者。对出现脑转移初治或经治患者，洛拉替尼有一定的血脑屏障穿透力，推荐作为二线在克唑替尼耐药后用。

（4）二线再次进展，可参照无驱动基因晚期 NSCLC 的治疗。

（四）NTRK 抑制剂

约 0.2% 的 NSCLC 患者存在 NTRK 融合。

1.一线治疗

（1）参照无驱动基因晚期肺癌一线治疗。

（2）可考虑拉罗替尼和恩曲替尼，但这两种药在国内均未上市。

2.后线治疗

一线使用靶向药物，进展后参照无驱动基因晚期 LC 治疗。一线未使用靶向药物，可考虑靶向治疗。

（五）RET 抑制剂

1%~2% 的 NSCLC 患者发生 RET 基因融合。

1.一线治疗

考虑普拉替尼或塞尔帕替尼，若靶向药物可及困难时，可参照无驱动基因晚期 NSCLC 的一线治疗。

2.后线治疗

一线使用靶向药物，进展后参照无驱动基因晚期 NSCLC 治疗；若一线未使用靶向药物，后线建议使用普拉替尼或塞尔帕替尼。

（六）MET14 外显子跳突

1.一线治疗

赛沃替尼、克唑替尼，亦可考虑卡马替尼、特泊替尼，但国内尚未上市。埃万妥单抗是一种针对 EGFR 和 MET 的人源化双特异性抗体，治疗 MET 外显子 14 跳跃突变有较好的疗效，但在国内尚未上市。若药物不可及，可参照无驱动基因晚期 NSCLC 的一线治疗。

2.后线治疗

一线使用靶向药物，进展后参照无驱动基因晚期 NSCLC 治疗。一线未使用靶向药物，建议使用赛沃替尼。其他可考虑使用克唑替尼、卡马替尼、特泊替尼、埃万妥单抗。

（七）BRAF V600E 突变

肺腺癌中 BRAF V600E 突变的发生率为 2%~4%。

1.一线治疗

达拉菲尼联合曲美替尼，若药物不可及，可参照无驱动基因晚期 NSCLC 一线治疗。

2.后线治疗

一线使用靶向药物，进展后参照无驱动基因晚期肺癌治疗。一线未使用靶向药物，可考虑达拉菲尼联合曲美替尼。

（八）KRAS突变

中国NSCLC患者中KRAS突变率为11.4%~12.1%，其中G12C是最常见的亚型（29.6%），其次是G12D（18.1%）和G12V（17.5%）。

1.一线治疗
参照无驱动基因晚期肺癌一线治疗。

2.后线治疗
G12C突变可考虑索托拉西布（Sotorasib），阿达格拉西布（Adagrasib），但国内尚未上市。药物不可及时，可参照无驱动基因晚期NSCLC后线治疗。

（九）抗血管靶向药物

国内已上市用于肺癌的抗血管生成药物包括贝伐珠单抗，重组人血管内皮抑制素、安罗替尼。

1.贝伐珠单抗
贝伐珠单抗联合含铂双药化疗、贝伐珠单抗联合免疫治疗可用于驱动基因阴性的晚期非鳞、非小细胞癌一线治疗；贝伐珠单抗（单药或联合）用于驱动基因阴性的晚期非鳞、非小细胞癌一线维持治疗；贝伐珠单抗联合EGFR TKI用于EGFR突变阳性患者一线治疗；TKI耐药后，T790M阴性者可使用贝伐珠单抗联合免疫检查点抑制剂及化疗。

2.重组人血管内皮抑制素
重组人血管内皮抑制素可用于驱动基因突变阴性、PS 0—1分的晚期NSCLC患者（包括鳞NSCLC和非鳞NSCLC），一线可联合长春瑞滨和顺铂治疗2~4个周期。

3.安罗替尼
安罗替尼可用于既往至少接受过2种系统化疗后出现进展或复发的、驱动基因突变阴性，以及EGFR基因敏感突变的复发性晚期NSCLC的三线治疗。安罗替尼亦可用于小细胞肺癌的三线及后线治疗。

二、乳腺癌

（一）抗HER2靶向治疗

靶向治疗是HER2阳性乳腺癌治疗的基础，根据乳腺癌不同治疗阶段，可分为新辅助治疗、辅助治疗及复发转移后治疗，靶向治疗方案有所差异。

1.新辅助治疗

HER2阳性早期乳腺癌的治疗模式逐渐改变。新辅助治疗可实现更优手术方式选择及药物敏感性评价。CACA指南推荐2 cm以上HER2阳性早期乳腺癌即可优选新辅助治疗。

治疗方案可分为曲妥珠单抗（H）联合化疗、曲妥珠单抗+帕妥珠单抗（HP）联合化疗。优选HP双靶向联合化疗，提高病理完全缓解率（pCR）。2022年6月2日，NMPA批准吡咯替尼与曲妥珠单抗和多西他赛联合，用于HER2阳性早期或局部晚期乳腺癌患者的新辅助治疗。

曲妥珠单抗（H）+化疗：AC-TH方案（蒽环类+环磷酰胺4周期，序贯H+紫杉类化疗），或TPH方案（紫杉醇/多西紫杉醇+卡铂+H）。

HP联合化疗：THP（多西紫杉醇+HP）；TCbHP（HP+紫杉醇+卡铂）；AC-THP（蒽环类+环磷酰胺4周期，序贯HP+紫杉醇/多西紫杉醇）。

HPyT：吡咯替尼+曲妥珠单抗+多西他赛。

新辅助化疗方案有效时须完成标准治疗周期再行手术治疗。术后pCR患者可继续HP双靶向治疗或改为H单靶治疗至1年。non-pCR患者选择恩美曲妥珠单抗（T-DM1）强化治疗至1年，或选择序贯奈拉替尼强化治疗1年。

若新辅助治疗疗效欠佳，是优先手术还是换靶向治疗方案，目前无确切定论，相关研究正在开展，建议根据患者是否满足手术条件进行个体化选择。

2.辅助治疗

辅助治疗指乳腺癌术后治疗，此处特指未行新辅助治疗患者。2008年曲妥珠单抗的辅助治疗适应证在中国获批。AC-TH方案或TCbH方案，其中曲妥珠单抗治疗至1年，已成为HER2阳性早期乳腺癌患者标准辅助治疗。

帕妥珠单抗+曲妥珠单抗（HP）1年辅助治疗，复发风险显著降低，淋巴结阳性患者显著获益。HP双靶辅助治疗1年获批淋巴结阳性的HER2阳性早期乳腺癌术后辅助治疗适应证，并被优选推荐。

在淋巴结阳性、激素受体（HR）阳性早期乳腺癌患者，完成曲妥珠单抗1年靶向治疗后还可选择序贯奈拉替尼强化治疗1年，同样取得确切生存优势。

HER2阳性小肿瘤（小于2 cm）且无淋巴结转移HER2阳性早期乳腺癌，可选择曲妥珠单抗单靶向治疗联合紫杉醇单药化疗。对T1cN0乳腺癌可选择降阶治疗方案。但T1a、T1b且N0早期乳腺癌，辅助治疗研究证据不足，靶向治疗推荐缺乏共识，可参考其他危险因素考虑是否行靶向治疗。

3.复发转移乳腺癌治疗

转移性乳腺癌治疗前建议对转移病灶进行穿刺活检，行病理再检测及免疫组化再分型。乳腺癌异质性等多种因素会出现分型的改变。明确诊断 HER2 阳性晚期乳腺癌，治疗方案应以靶向治疗为基础，可选择方案依据患者不同情况具多样性。方案选择可依据分层分线治疗原则，评估不同靶向药物敏感性。

曲妥珠单抗不敏感者指转移性乳腺癌经曲妥珠单抗治疗 3 个月内出现疾病进展或早期乳腺癌（新）辅助曲妥珠单抗治疗过程中出现复发转移或曲妥珠单抗治疗后 12 个月内出现复发转移。曲妥珠单抗敏感人群指初治 IV 期乳腺癌或接受过（新）辅助治疗但未包含曲妥珠单抗复发性乳腺癌，或早期乳腺癌（新）辅助曲妥珠单抗治疗但结束后 12 个月以上出现复发转移，可再用曲妥珠单抗。

HP 双靶联合紫杉类化疗方案（THP）是晚期 HER2 阳性乳腺癌一线优选治疗方案，PFS 及 OS 获得显著延长。

曲妥珠单抗不敏感人群，二线治疗推荐方案包括吡咯替尼联合卡培他滨、T-DM1。2020 年 7 月，吡咯替尼联合卡培他滨获得 NMPA 完全批准适应证：适用于治疗 HER2 阳性、既往未接受或接受过曲妥珠单抗复发或转移性乳腺癌患者，使用本品前应接受过蒽环类或紫杉类化疗。T-DM1 于 2021 年获批中国晚期二线适应证：赫赛莱单药适用于接受了紫杉烷类联合曲妥珠单抗治疗的 HER2 阳性，不可切除局部晚期或转移性乳腺癌患者。新型抗体偶联药物（ADC）T-Dxd，在 HER2 阳性晚期乳腺癌二线治疗中疗效显著超越 T-DM1，但 2022 年尚未在中国获批适应证。

此外，曲妥珠单抗生物类似药汉曲优先于 2020 年通过 NMPA 审评审批，获批原研曲妥珠单抗所有适应证；2020 年 6 月，伊尼妥单抗获 NMPA 批准用于已接受过 1 个或多个化疗方案的 HER2 阳性的转移性乳腺癌患者的治疗。

靶向治疗过程中须定期监测心功能（左室射血分数 LVEF）及其他不良反应。

（二）CDK4/6 抑制剂

2016 年起，第三代高选择性 CDK4/6 抑制剂联合内分泌治疗在 HR 阳性、HER2 阴性进展期乳腺癌（ABC）的循证证据不断更新，改写 HR 阳性乳腺癌治疗格局。

1.晚期乳腺癌

CDK4/6 抑制剂联合芳香化酶抑制剂（AI）一线治疗的系列研究均使无进展生存（PFS）较单药 AI 治疗提高了近 1 倍，且不同 CDK4/6 抑制剂有相似的风险比获益，部分研究已报告了总生存（OS）获益。对 HR+/HER2-晚期乳腺癌，排除内脏危象，CDK4/6 抑制剂联合 AI 成为一线治疗优选方案。阿贝西利、哌柏西利、达尔西利、瑞博西利等 CDK4/6 抑制剂先后报告了中国人群研究结果，在一线治疗中取得一致性获益。目前，阿贝西利、哌柏西利联合 AI 在中国获批作为 HR 阳性、HER2 阴性的绝经后晚期或转移性乳腺癌患者的初始内分泌治疗。

AI 治疗进展后的内分泌治疗方案中，CDK4/6 抑制剂联合氟维司群的二线治疗较单药氟维司群内分泌治疗显著延长 PFS 及 OS，成为无内脏危象的 HR+/HER2-晚期乳腺癌二线治疗的优选方案。阿贝西利、达尔西利已获批中国适应证。在临床应用中，不同 CDK4/6 抑制剂的药物不良反应、药品可及性、用药方式等存在差异，需结合患者情况做个体化选择。

绝经前 HR+/HER2-晚期乳腺癌，在卵巢功能抑制（OFS）基础上，可选择绝经后晚期乳腺癌联合治疗方案。

阿贝西利 150 mg bid po 持续用药。

哌柏西利 125 mg qd po 服药 3 周休 1 周。

达尔西利 150 mg qd po 服药 3 周休 1 周。

瑞博西利 600 mg qd po 服药 3 周休 1 周。

2. 辅助强化

HR 阳性 HER2 阴性早期乳腺癌，伴随高复发风险患者，在常规辅助内分泌治疗基础上，联合 CDK4/6 抑制剂（阿贝西利）辅助强化治疗 2 年。高危风险乳腺癌界定标准为：≥4 枚阳性腋窝淋巴结，或 1~3 枚阳性腋窝淋巴结，且至少符合以下情况之一：组织学分级 3 级；肿瘤大小≥5 cm 或 Ki-67≥20%。阿贝西利获批联合内分泌治疗（他莫昔芬或芳香化酶抑制剂）用于 HR 阳性、HER2 阴性、淋巴结阳性、高复发风险且 Ki-67≥20% 早期乳腺癌成人患者的辅助治疗。

（三）mTOR 抑制剂

mTOR 抑制剂依维莫司 2012 年获 FDA 批准用于 AI 治疗失败的绝经后 HR+/HER2-晚期乳腺癌患者。2022 年 2 月 10 日获国家食品药品监督管理总局（CFDA）批准，在中国新增乳腺癌适应证，与依西美坦联合用于治疗来曲唑或阿那曲唑治疗失败后 HR+/HER2-晚期乳腺癌的绝经后患者。

（四）HDAC 抑制剂

西达本胺是全球首个获准上市的口服亚型选择性组蛋白去乙酰化酶抑制剂（HDACi），也是第一个取得乳腺癌适应证的 HDACi，是我国的原创新药。该适应证于 2019 年 11 月 29 日获批，具体为：联合芳香化酶抑制剂用于激素受体阳性、人表皮生长因子受体-2 阴性、绝经后、经内分泌治疗复发或进展的局部晚期或转移性乳腺癌患者。西达本胺联合依西美坦与单用依西美坦相比，可显著延长患者的无进展生存期，在有内脏转移的患者中差异更明显。不良反应大部分患者可以耐受。

三、淋巴及血液系统肿瘤

淋巴及血液系统肿瘤具有高度异质性，病理类型繁多，各型之间的生物学行为、对治疗反应及预后差异较大。近年来，在精准分型指导下，针对细胞表面抗原、免疫检查点、分子信号传导途径和表观遗传突变的靶向药物相继问世，这些新药及与传统化疗间的合理整合，将会使淋巴及血液系统恶性肿瘤的治疗越来越规范化和精准化。

（一）靶向细胞表面抗原

1.单抗

（1）抗CD20单抗

1）利妥昔单抗（Rituximab）是第一个用于肿瘤治疗的单抗，使B细胞非霍奇金淋巴瘤进入免疫化疗时代，极大改善了疗效。利妥昔单抗治疗CD20阳性非霍奇金淋巴瘤，包括弥漫大B细胞淋巴瘤（DLBCL）、滤泡性淋巴瘤（FL）、套细胞淋巴瘤（MCL）、慢性淋巴细胞白血病/小B淋巴细胞淋巴瘤（CLL/SLL）和边缘区淋巴瘤等类型的整个疗程，包括一线治疗、挽救治疗、维持治疗及移植前诱导治疗。

［弥漫大B细胞淋巴瘤］

目前，利妥昔单抗联合CHOP（环磷酰胺、阿霉素、长春新碱、泼尼松）方案（R-CHOP）是最常用一线标准治疗方案。此外，R-miniCHOP、R-CDOP、R-CEOP、R-GCVP用于年龄超过80岁、体质弱或者有基础心脏疾病的患者。R-DA-EPOCH、R-HyperCVAD、R-CODOX-M/R-IVAC等剂量强度较大的方案用于伴有MYC、BCL-2和/或BCL-6基因重排的高级别B细胞淋巴瘤，原发纵隔大B细胞淋巴瘤（PMBL）等特殊类型。复发难治性患者的治疗仍然采用以利妥昔单抗与CHOP无交叉耐药的二线方案的联合治疗，包括R-ICE、R-DHAP、R-GDP、R-ESHAP、R-GEMOX、R^2方案等。

［滤泡淋巴瘤］

放疗基础上加用利妥昔单抗单药或联合化疗可改善Ⅰ—Ⅱ期FL的无失败生存（FFS）和PFS。Ⅲ—Ⅳ期有治疗指征患者，利妥昔单抗联合化疗（R-CVP、R-CHOP、BR）是常用的标准治疗方案，利妥昔单抗与来那度胺（R^2）的无化疗方案也是可选择治疗方案。利妥昔单抗单药，或联合烷化剂（如苯丁酸氮芥、环磷酰胺）用于老年和体质弱患者。

对高肿瘤负荷或FLIPI高危者，一线治疗后获缓解，用利妥昔单抗维持治疗（每8~12周一次，持续2年）能改善PFS，提高生活质量，但不能延长OS。初治用利妥昔单药治疗（每周一次，连续4次）患者，每8周进行一次巩固治疗，可延长无事件生存期（EFS）。对BR（苯达莫司汀+利妥昔单抗）方案一线治疗后取得CMR或者MRD阴性的患者，目前FOLL12研究证据同样支持2年的利妥昔单抗维持治疗能够给患者带来更佳的PFS。

对于复发难治性FL患者，根据患者缓解时间以及一线治疗方案，可选择利妥昔单抗联合与一线方案无交叉耐药的化疗方案、来那度胺以及治疗DLBCL包括利妥昔单抗在内的二线方案。一线治疗后获2年以上长期缓解且无转化的复发患者，包含利妥昔单抗原免疫化疗方案也可重新使用，但不建议再次应用BR方案。

［慢性淋巴细胞白血病/小淋巴细胞淋巴瘤］

有治疗指征的初治CLL/SLL患者，推荐利妥昔单抗单药或与其他药物联合应用。无del（17p）/TP53基因突变：伴严重并发症且体弱者可应用苯丁酸氮芥+利妥昔单抗，维奈克拉+利妥昔单抗，甲强龙冲击+利妥昔单抗或利妥昔单抗单药；≥65岁或伴严重并发症可用BR，甲强龙冲击+利妥昔单抗或利妥昔单抗单药；<65岁或不伴并发症可选用FCR（氟达拉滨、环磷酰胺、利妥昔单抗）（尤其是伴IgHV突变的患者）、FR（氟达拉滨、利妥昔单抗）、BR或维奈克拉联合利妥昔单抗治疗。有del（17p）/TP53基因突变：可选择维奈克拉+利妥昔单抗，甲强龙冲击+利妥昔单抗治疗。复发难治患者，利妥昔单抗联合维奈克拉、来那度胺、苯达莫司汀、苯丁酸氮芥，或甲强龙冲击治疗可用于二线及后续治疗。

［套细胞淋巴瘤］

MCL的一线治疗，需要根据患者是否可以接受移植进行分层，适合移植的患者推荐以利妥昔单抗联合大剂量阿糖胞苷方案，如R-DHA（利妥昔单抗+地塞米松+阿糖胞苷）+铂类（卡铂或顺铂或奥沙利铂），R-CHOP/R-DHAP交替，R-大剂量CHOP/R-大剂量阿糖胞苷、R-HyperCVAD等方案作为诱导治疗，达到CR或PR后进行自体干细胞移植，能进一步提高有效率及生存期。对不能接受移植治疗或体弱的患者，BR、R-CHOP、VA-CAP（硼替佐米、利妥昔单抗、环磷酰胺、阿霉素、强的松）、R-BAC500（利妥昔单抗、阿糖胞苷、苯达莫司汀）为常用方案。利妥昔单药可作为诱导治疗后或自体造血干细胞移植后维持治疗。复发难治患者，多应用伊布替尼、维奈托克、来那度胺联合利妥昔单抗方案治疗或者CAR-T细胞治疗。

值得注意的是应用利妥昔单抗也会出现耐药，是指含利妥昔单抗方案治疗过程中未缓解，或在治疗后6个月内出现复发或进展。

2）奥妥珠单抗（Obinutuzumab）是一种糖基化新型Ⅱ型人源化抗CD20单抗，与利妥昔单抗相比，具有更强ADCC、ADCP和细胞毒性作用，而CDC作用较弱。目前主要用于FL和CLL/SLL治疗。

对初治Ⅲ—Ⅳ期FL患者，采用奥妥珠单抗联合化疗（CVP，CHOP，苯达莫司汀）相对于利妥昔单抗联合化疗能够延长患者PFS，3~5级不良事件略增多。奥妥珠单抗联合来那度胺也是一线可选方案。一线治疗后获得缓解者，采用奥妥珠单抗维持治疗（每8周一次，共12次）可延长PFS。对利妥昔单抗耐药者，可选择奥妥珠单抗为基础的免疫化疗如GB方案，及与来那度胺联合的方案。

对一线治疗有指征的CLL/SLL患者，无del（17p）/TP53基因突变且伴严重并发症及体弱者可用奥妥珠单抗联合维奈托克，伊布替尼，苯丁酸氮芥或奥妥珠单抗单药；≥65岁或伴严重并发症可用奥妥珠单抗联合维奈托克，苯达莫司汀，伊布替尼，苯丁酸氮芥或奥妥珠单抗单药；<65岁或不伴并发症的患者可用奥妥珠单抗联合苯达莫司汀或维奈托克方案治疗；有del（17p）/TP53基因突变者可选择维奈托克+奥妥珠单抗方案或奥妥珠单药治疗。

（2）抗CD38单抗：达雷妥尤单抗（Daratumumab）有广谱控瘤活性，靶向结合多发性骨髓瘤细胞表面高表达的跨膜胞外酶CD38分子，通过多种机制诱导肿瘤细胞快速死亡。目前单药或与来那度胺和地塞米松联合或与硼替佐米和地塞米松联合用于治疗既往至少接受过一线治疗的MM成年患者。

2.双特异性抗体

（1）贝林妥欧单抗（Blinatumomab）是全球首款上市的CD19/CD3双特异性抗体，能与B细胞表面表达的CD19和T细胞表面表达的CD3结合，从而激活内源性T细胞，使其定向溶解CD19+细胞，实现瘤细胞杀伤。目前用于治疗成人复发或难治性前体B细胞急性淋巴细胞白血病，以及儿童复发或难治性CD19阳性前体B细胞急性淋巴细胞白血病。

（2）Mosunetuzumab是CD20/CD3双特异性抗体，通过同时结合恶性B细胞表面CD20和T细胞表面CD3，双重靶向激活和重新定向内源性T细胞，向B细胞内释放毒性蛋白消除恶性B细胞。目前已在欧盟上市，用于治疗接受过至少两次全身治疗的复发难治性FL，获得缓解患者的中位反应持续时间（mDOR）为22.8个月，ORR为80%。最常见不良事件是细胞因子释放综合征（CRS），通常为低级别。

（3）Glofitamab是一种新的"2∶1"结构形式的CD20xCD3 T细胞结合双特异性抗体，具有2个结合CD20的Fab区和1个结合CD3的Fab区。单药治疗复发难治性DLBCL患者CRR为39.4%，ORR为51.6%。主要不良反应为CRS、中性粒细胞减少、发热、贫血和血小板减少。大多数CRS为低级别。

3.抗体-药物偶联物（ADC）

（1）CD22抗体-药物偶联物：奥加伊妥珠单抗（Ogaiituzumab）是一种靶向CD22的抗体-药物偶联物（ADC），用于复发或难治性前体B细胞急性淋巴细胞性白血病（ALL）成年患者。

（2）CD30抗体-药物偶联物：维布妥昔单抗（Brentuximab vedotin，BV）是一种抗体偶联药物，由抗CD30单抗和一种抗微管药物甲基澳瑞他汀E（MMAE）偶联而成，通过选择性与CD30阳性细胞结合、细胞内化及释放MMAE诱导细胞凋亡。

对CD30阳性初治外周T细胞淋巴瘤（PTCL）患者，推荐BV+CHP（环磷酰胺、多柔比星、泼尼松）方案，但不同病理亚型临床获益有明显差异，约60%的系统性间变性大细胞淋巴瘤（sALCL）患者可获持续缓解，而血管免疫母细胞T细胞淋巴瘤（AITL）和外周T细胞淋巴瘤非特指型（PTCL-NOS）患者预后无明显改善。BV单药是CD30阳性复发难治性PTCL或既往经治的CD30阳性的原发性皮肤间变性大T细胞淋巴瘤（pcALCL）或蕈样霉菌病（MF）患者挽救治疗方案。sALCL患者的CR率高达66%，提示BV单药可能成为sALCL治愈性治疗选择。

BV单药也是复发难治性经典霍奇金淋巴瘤（cHL）二线及以上治疗的安全有效选择，对既往BV治疗后出现CR或PR患者再使用仍然有效。BV单药、联合化疗或免疫检查点抑制剂可考虑作为复发难治性cHL挽救治疗，使其有机会接受ASCT。BV单药维持也用于复发或进展高风险cHL患者接受ASCT后巩固治疗。对初治Ⅲ—Ⅳ期cHL患者可考虑BV+AVD方案，相对于经典的ABVD方案能够在PFS和OS方面获益。

BV目前尚未获批CD30阳性B细胞淋巴瘤的治疗，对不适合移植、二线及以上治疗的CD30阳性DLBCL患者可考虑应用BV；对PMBL患者可选择BV联合PD-1单抗。

BV联合化疗最常见不良反应是感染和中性粒细胞减少症，因此建议所有联合化疗患者行粒细胞集落刺激因子（G-CSF）一级预防。导致BV停药最常见的不良反应是周围神经病变，是BV累积暴露典型效应，大部分患者中可逆。

（3）CD79b抗体-药物偶联物：Polatuzumab vedotin是一款抗CD79b抗体偶联药物。CD79b在大多数B细胞中特异性表达，Pola能与CD79b蛋白特异性结合释放化疗药物破坏B细胞。

Pola-R-CHP可作为未治疗DLBCL患者一线方案，CR为77%，与R-CHOP相比，疾病进展或死亡风险降低27%。Pola-BR被批准用于不符合自体干细胞移植的复发难治性DLBCL患者，对多线复发DLBCL患者，依然可获得PET-CT评估CR。骨髓中大部分细胞和神经细胞上都无CD79b表达，Pola特异性CD79b靶向作用可规避MMAE毒副反应，使安全性得到保证。Pola通常与化疗联合，因此建议预防性使用G-CSF。另外Pola联合方案也可考虑用于其他B细胞NHL（FL、MCL）的治疗。

（二）靶向信号转导通路

1.布鲁顿酪氨酸激酶抑制剂

（1）伊布替尼为第一代BTK抑制剂，与BTK的481位半胱氨酸位点共价结合并使其失活。目前用于CLL/SLL、复发难治性MCL以及华氏巨球蛋白血症患者的治疗。值得注意的是，伊布替尼会出现脱靶效应，从而导致出血、感染、房颤、皮疹、腹泻、高血压等不良反应，且发生率较高。

CLL/SLL：初治患者有治疗指征时，无论del（17p）/TP53基因突变状态如何，伊布替尼均为首选。此外，无论del（17p）/TP53基因突变患者也可用伊布替尼+奥妥珠单抗治疗，也可作为一线治疗缓解后维持治疗及复发难治后的二线治疗。

MCL：伊布替尼单药或联合利妥昔单抗（IR）为复发难治性MCL首选方案，伊布替尼联合利妥昔单抗、来那度胺（R²）也可作为复发难治性套细胞淋巴瘤治疗选择。

华氏巨球蛋白血症：伊布替尼单药或者IR方案可作为一线治疗。

（2）泽布替尼是国产口服BTK抑制剂，与伊布替尼相同，在BTK活性Cys481位点形成不可逆共价键，靶点选择性更强且脱靶效应减低。对于CLL/SLL，无论del（17p）/TP53基因突变状态如何，泽布替尼均可作为一线及复发难治首选治疗。对于MCL，泽布替尼可作为复发难治后首选治疗。对于华氏巨球蛋白血症，泽布替尼可作为一线治疗。

（3）奥布替尼是国产不可逆共价结合的BTK抑制剂，较第一代BTK抑制剂结构更优化，激酶选择性更佳，降低了脱靶效应。目前主要作为CLL/SLL一线及复发难治患者的治疗和复发难治MCL首选治疗。

2.PI3K抑制剂

磷脂酰肌醇-3-激酶（PI3K）包括p110α、p110β、p110γ和p110δ四种催化亚基，PI3Kδ优先在白细胞上表达，参与淋巴细胞免疫功能调控，被认为是血液系统恶性肿瘤的理想靶点。FDA已批准4款PI3K抑制剂用于治疗复发难治性NHL，包括Idelalisib、Copanlisib、Duvelisib和Umbralisib。

（1）Idelalisib是一种PI3Kδ抑制剂，联合利妥昔单抗治疗复发难治性CCL，作为单药治疗复发难治性FL和SLL，在惰性NHL（包括FL、SLL和MZL）整体ORR为57%。Idelalisib联合治疗（奥妥珠单抗、苯达莫司汀或来那度胺）可提高治疗反应率和持续缓解时间。但由于存在肠炎、肺炎及可能致命的肝脏问题，美国已撤销FL和SLL的2个适应证。

（2）度维利塞（Duvelisib）是一款PI3Kδ/γ双重抑制剂，获批治疗复发难治性CLL/SLL、FL患者，度维利塞单药或者联合罗米地辛可考虑作为复发难治性PTCL挽救治疗。PI3Kδ抑制剂普遍存在免疫介导毒性，因DUO研究中有13名患者（14%）死于不良反应，FDA反对批准CLL/SLL的适应证。目前进行的TEMPO研究正探索度维利塞间歇性给药模式，既可保持持续的控瘤免疫又可降低药物毒性。

3.蛋白酶体抑制剂

（1）硼替佐米（Bortezomib）是一种具有选择性、可逆性的蛋白酶体抑制剂。以VR-CAP方案（硼替佐米、利妥昔单抗、环磷酰胺、多柔比星、泼尼松）作为一线方案治疗不适合自体干细胞移植的MCL患者。硼替佐米为基础的三联疗法可作为初治MM患者一线治疗，如硼替佐米、来那度胺、地塞米松（RVd）、硼替佐米、阿霉素、地塞米松（PAD）、硼替佐米、沙利度胺、地塞米松（BTD），其中RVd为首选方案。

（2）卡非佐米（Carfilzomib）属于第2代蛋白酶体抑制剂，可选择性、不可逆性共价结合20S蛋白酶体的糜蛋白酶样活性位点，对蛋白酶体的抑制率比硼替佐米更强。卡非佐米、来那度胺联合地塞米松（KRd）为初治适合干细胞移植MM患者的首选方案，以及不适合干细胞移植者的可选方案。

（3）伊沙佐米（Ixazomib）是第一种能克服硼替佐米耐药和副作用的口服蛋白酶体抑制剂。伊沙佐米、来那度胺、地塞米松（IRd）可作为初治MM患者的一线治疗方案。

4.酪氨酸激酶抑制剂（Tyrosine kinase inhibitor，TKI）

（1）伊马替尼：一种2-苯胺嘧啶衍生物，能特异性阻断ATP在ABL激酶上的结合位点，使酪氨酸残基不能磷酸化，从而抑制BCR-ABL阳性细胞的增殖。目前用于治疗费城染色体阳性的慢性髓系白血病（Ph+CML）慢性期、加速期或急变期；联合化疗治疗新诊断费城染色体阳性的急性淋巴细胞白血病（Ph+ALL）儿童患者；用于治疗复发或难治性Ph+ALL成人患者。

（2）达沙替尼：抑制如BCR-ABL、Src激酶家族、c-kit和PDGFR等多种酪氨酸激酶，还可透过血脑屏障，用于治疗对伊马替尼耐药或不耐受的Ph+CML慢性期、加速期和急变期（急粒变和急淋变）成年患者；初治Ph+CML慢性期成人患者；对既往治疗耐药或不耐受的Ph+ALL患者；1岁及以上Ph+的CML慢性期儿童患者；联合化疗治疗1岁以上初治Ph+ALL儿科患者。

（3）尼罗替尼：与伊马替尼相比，尼罗替尼对BCR-ABL亲和力更高，对BCR-ABL激酶活性的抑制作用为伊马替尼的20~30倍，但不能透过血脑屏障。用于既往治疗（包括伊马替尼）耐药或不耐受的Ph+CML慢性期或加速期成年患者、初治Ph+ML慢性期成人患者、2岁以上儿童慢性髓系白血病。

（4）普纳替尼：第三代TKI，适用于难治性CML患者，尤其是T315I突变患者。尽管第一代、二代TKI改善了CML及Ph+ALL患者的临床结局，但一些BCR-ABL突变患者仍出现耐药现象，尤其是T315I突变。普纳替尼能克服BCR-ABL突变患者耐药，在加速期CML、急变期CML和Ph+急淋患者中，普纳替尼的主要血液学反应率分别为55%、31%和41%。

（5）奥雷巴替尼抑制BCR-ABL酪氨酸激酶及下游蛋白STAT5和Crkl的磷酸化，诱导BCR-ABL阳性、BCR-ABL T315I突变型细胞株的细胞周期阻滞和凋亡，适用于伴有T315I突变的慢性髓细胞白血病慢性期或加速期的成年患者。

（三）表观遗传学

1.去甲基化药物

去甲基化药物（HMA）主要包括阿扎胞苷（Azacitidine，AZA）和地西他滨（Decitabine，DAC）。5-AZA被批准用于治疗骨髓增生异常综合征（MDS）、急性髓系白血病（AML）和慢性髓细胞白血病。DAC适用于已经治疗、未经治疗、原发性和继发性MDS。

目前5-AZA和DAC并未获批淋巴瘤相关适应证，但对伴TET2、IDH1/2和DN-MT3A等表观遗传性突变的髓系肿瘤效果良好。对初治PTCL，尤其是PTCL-TFH患者（CR率88.2%），可考虑5-AZA联合CHOP的方案。5-AZA联合HDAC抑制剂（罗米地辛或西达本胺）的双表观方案在复发难治性PTCL-TFH患者中也取得了显著疗效。

DAC联合PD-1单抗（卡瑞利珠单抗）可以考虑作为复发难治性-cHL挽救治疗，尤其对于PD-1单抗治疗失败的患者，联合治疗可再次获得缓解。

2.EZH2抑制剂

他泽司他（Tazemetostat）是首个获批的组蛋白甲基转移酶（EZH2）抑制剂，适用于不可切除的转移性或局部晚期上皮样肉瘤（ES）和EZH2突变阳性复发或难治性FL患者。对于EZH2突变型和野生型FL患者，ORR为69%和35%，CR率为13%和4%，最常见的3级以上的不良事件为血小板减少。目前，他泽司他正被开发用于多种类型淋巴瘤（DLBCL、FL）的治疗。

3.HDAC抑制剂

HDAC抑制剂分为特异HDAC亚型选择性抑制剂，如西达本胺、罗米地辛；非选择性泛HDAC抑制剂，如贝利司他和伏立诺他，前三种批准用于复发难治性PTCL，后一种批准用于皮肤T细胞淋巴瘤（CTCL）。

（1）西达本胺：对于低危复发难治PTCL患者推荐西达本胺单药，中、高危患者推荐西达本胺联合治疗方案（PD-1单抗、来那度胺、ICE等）。对未经治的PTCL患者，尤其是AITL亚型，西达本胺联合方案（CHOP或PET）显示出较好疗效，对不能耐受化疗的老年患者，也可考虑西达本胺单药。

（2）罗米地辛：单药或联合治疗（普拉曲沙、度维利塞或5-AZA）在复发难治性PTCL中均有疗效，单药中位DOR长达28个月。罗米地辛用于既往接受过≥1线治疗的CTCL患者，ORR达34%，中位DOR达到15个月，皮肤瘙痒是最常见的不良反应，但92%的患者未经治疗就得到缓解。

（四）其他

1.核输出蛋白抑制剂

塞利尼索（Selinexor）是全球首款且唯一一款口服型核输出蛋白1（XPO1）抑制剂。塞利尼索抑制XPO1导致抑癌蛋白在细胞核内积聚，使得c-myc、cyclin D1等癌蛋白减少，导致细胞周期阻滞和癌细胞凋亡。塞利尼索与地塞米松（Sd方案）联用治疗复发难治性MM患者，ORR达到29.3%，OS达13.2个月。塞利尼索获批治疗复发难治性 DLBCL 患者，ORR 为 28%，CR 为 12%，其中 CR 患者的 mDOR 长达 23 个月。

2.IDH1 抑制剂

艾伏尼布（Ivosidenib）是一种靶向异柠檬酸脱氢酶-1（IDH1）突变的口服小分子抑制剂，降低 IDH1 突变肿瘤模型中 2-羟基戊二酸（2-HG）水平，解除因 IDH1 突变引起的成髓细胞分化阻断。在携带易感 IDH1 突变的成人复发难治性 AML 中国患者中，艾伏尼布的 CR 和伴部分血液学恢复的完全缓解率（CRh）为 36.7%，12 个月的 CR+CRh 的持续缓解率为 90.9%，获批用于治疗 IDH1 突变的成人复发难治性 AML 患者。

四、食管鳞癌

晚期食管鳞癌治疗以化疗及化疗联合免疫治疗为主，目前尚无分子靶向药物获批晚期食管鳞癌适应证。针对 EGFR 相关临床研究进展缓慢，目前以失败告终。针对抗血管生成药物，已有研究探索了安罗替尼或阿帕替尼二线用于食管鳞癌，但是单药疗效仅有 5%~10%，生存时间提高有限。

五、胃癌

胃癌靶向用药目前进入临床实践的仅有抗 HER-2 药物和抗血管生成药物，尚缺乏其他有效分子靶向药物。晚期胃癌患者用药需检测 Her-2 状态，对 Her-2 阳性患者可选用曲妥珠单抗联合化疗；无相关分子标志物者可行二线化疗，或联合抗血管生成药物。

（一）抗HER2靶向治疗

1.曲妥珠单抗

（1）一线治疗：曲妥珠单抗联合化疗可用于不可切除局部进展期、晚期及复发转移的 HER-2 阳性胃癌的一线治疗。其中优先推荐曲妥珠单抗联合氟尿嘧啶/卡培他滨+奥沙利铂/顺铂；次级推荐曲妥珠单抗+奥沙利铂/顺铂+替吉奥或曲妥珠单抗联用除蒽环类以外的一线化疗方案；还可选用曲妥珠单抗联合帕博利珠单抗+氟尿嘧啶/卡培他滨+奥沙利铂/顺铂。

（2）二线治疗：一线未使用过曲妥珠单抗的晚期 HER-2 阳性患者，二线治疗可用曲妥珠单抗联合化疗，一线铂类治疗失败者可用曲妥珠单抗联合紫杉醇。

2.抗体偶联药物

维迪西妥单抗用于晚期不可切除或合并远处转移且 HER-2 阳性（免疫组化 2+或 3+）的患者三线及后线治疗。维迪西妥单抗和 DS-8201 针对曲妥珠单抗治疗失败的晚期 HER2 阳性胃癌患者显示良好的肿瘤缓解率和生存获益。

（二）抗血管靶向药物

1.雷莫芦单抗

单药可用于不可切除局部进展期、晚期及复发转移胃癌患者的二线治疗，优先推荐雷莫芦单抗与紫杉醇联用。

2.阿帕替尼

用于晚期不可切除或合并远处转移且无相关分子标志物的胃或食管胃结合部腺癌的三线及以后治疗。

（三）其他靶向药物

恩曲替尼、拉罗替尼用于NTRK基因融合阳性晚期患者二线及以上治疗。

六、结直肠癌

（一）抗血管靶向药物

1.贝伐珠单抗

（1）一线治疗

1）对于适合强烈治疗RAS及BRAF野生型的潜在可切除转移性结直肠癌患者：若原发于右侧结肠，可优先推荐贝伐珠单抗联合化疗（FOLFIRI或FOLFOX或CAPE-OX），或FOLFOXIRI±贝伐珠单抗；若原发于左侧结直肠，该方案作为次级推荐。而对于RAS或BRAF突变型，无论原发部位，该方案都作为优先推荐。

2）对于适合强烈治疗的MSS或MSI-L/pMMR型的RAS及BRAF野生型的姑息组患者：若原发于右侧结肠，可优先推荐贝伐珠单抗联合化疗（FOLFIRI或FOLFOX或CAPEOX），或FOLFOXIRI±贝伐珠单抗；若原发于左侧结直肠，该方案作为次级推荐。而对于RAS或BRAF突变型，无论原发部位，该方案都作为优先推荐。对于此类不适合强烈治疗的患者，可行氟尿嘧啶单药±贝伐珠单抗或者减量的两药化疗±贝伐珠单抗。

（2）二线及后线治疗：贝伐珠单抗联合化疗用于MSS或MSI-L/pMMR型，无论RAS和BRAF状态的初始不可切除转移性结肠癌患者的二线及以上治疗。

2.雷莫芦单抗

FOLFIRI或伊立替康±雷莫芦单抗可用于一线治疗疾病进展且未使用过伊立替康的患者。

3.瑞戈非尼和呋喹替尼

可用于既往接受过以奥沙利铂和/或伊立替康治疗，或抗VEGF和抗EGFR靶向药物治疗失败后转移性结肠癌的姑息三线治疗。以中国为主的亚洲临床研究CONCUR证明瑞戈非尼生存期延长较西方人群更有优势。

（二）抗EGFR靶向药物

1.西妥昔单抗

（1）一线治疗

1）对于适合强烈治疗RAS及BRAF野生型的潜在可切除转移性结直肠癌患者：若原发于左侧结直肠，可优先推荐西妥昔单抗+（FOLFOX或FOLFIRI）；若原发于右侧结肠，该作为次级推荐。

2）对于适合强烈治疗的MSS或MSI-L/pMMR型的RAS及BRAF野生型的姑息组患者，若原发于左侧结直肠，可优先推荐（FOLFOX或FOLFIRI）±西妥昔单抗；若原发于右侧结肠且对于贝伐珠单抗有禁忌者，西妥昔单抗联合化疗作为次级推荐。对于此类不适合强烈治疗且原发于左半结直肠癌的患者，可行西妥昔单药或者减量的两药化疗联合西妥昔单抗治疗。

（2）二线及后线治疗：西妥昔单抗联合化疗也可用于已接受一线化疗MSS或MSI-L/pMMR型且RAS和BRAF为野生型初始不可切除转移性结肠癌的姑息二线及以上治疗。

近年有较多回顾性研究数据表明对于RAS基因野生型的患者，抗EGFR单抗（西妥昔单抗）的疗效与肿瘤部位存在明显的相关性，暂未观察到抗VEGF单抗（贝伐珠单抗）的疗效与部位存在明显关联。比较化疗联合贝伐珠单抗或西妥昔单抗的头对头随机对照研究的回顾性亚组分析数据显示：在左侧结直肠癌，西妥昔单抗在ORR和总生存上均优于贝伐珠单抗；而在右侧结肠癌，西妥昔单抗虽然在客观有效率上可能存在一定优势，但在总生存上不如贝伐珠单抗。

（三）抗HER2靶向治疗

中国尚缺少HER2扩增结直肠癌相关抗HER2靶向治疗数据，指南推荐曲妥珠单抗+联合帕妥珠单抗或拉帕替尼用于HER2扩增晚期结直肠癌三线治疗。

（四）BRAF抑制剂

在BRAF V600E突变阳性肿瘤的二线治疗中，有3期证据表明靶向治疗的疗效优于FOLFIRI。目前指南推荐如下。

1）维莫非尼+西妥昔单抗+化疗可用于RAS野生型、BRAF V600E突变的转移性结肠癌患者的姑息二线以及二线以后治疗。

2）达拉非尼（Dabrafenib）+西妥昔单抗±曲美替尼可用于RAS野生型、BRAF

V600E突变转移性结肠癌患者的二线及二线以后治疗。

七、肝癌

目前临床上常用的治疗肝细胞癌的靶向药物主要是肿瘤血管生成抑制剂，包括抗VEGF/VEGFR单抗及抗VEGFR小分子多靶点抑制剂。多项免疫检查点抑制剂联合抗血管生成药物一线治疗晚期肝癌的临床研究正在开展之中。

（一）抗血管靶向药物

1.贝伐珠单抗

对于肝功能Child-Pugh A级或较好B级（≤7分）晚期肝癌患者，贝伐珠单抗联合阿替利珠单抗可作为一线治疗推荐，联合治疗的中位生存时间和PFS较索拉非尼明显延长，联合治疗的中位生存时间达到19.2个月，疾病进展风险降低41%；贝伐珠单抗生物类似物（达攸同）联合信迪利单抗也可作为该类患者的一线治疗推荐。

2.雷莫西尤单抗

推荐用于甲胎蛋白（AFP）≥400 ng/mL和肝功能Child-Pugh A级或较好B级（≤7分）晚期肝癌二线治疗。

3.索拉非尼

对于肝功能Child-Pugh A级或较好的B级（≤7分）晚期肝癌患者，索拉非尼或者索拉非尼联合奥沙利铂为主的化疗可作为一线治疗的推荐；对于既往未使用过索拉非尼联合奥沙利铂为主的化疗方案的患者，可考虑将此系统化疗方案作为二线治疗。

4.仑伐替尼

单药或者联合帕博利珠单抗/纳武利尤单抗可作为肝功能Child-Pugh A级或较好的B级（≤7分）晚期肝癌一线治疗推荐。仑伐替尼相比索拉非尼在mOS（15.0个月vs10.2个月）和mPFS（9.2个月vs3.6个月）上均获优势；仑伐替尼联合帕博利珠单抗取得更优的疗效，ORR达46.3%，mPFS为9.7个月，mOS高达20.4个月。仑伐替尼也可作为肝功能Child-Pugh A级晚期肝细胞癌患者二线治疗。

5.多纳非尼

可作为肝功能Child-Pugh A级或较好的B级（≤7分）晚期肝癌一线治疗推荐，与索拉非尼相比，多纳非尼能够显著延长晚期肝细胞癌的OS，且具有更好的安全性和耐受性。

6.阿帕替尼

对于肝功能Child-Pugh A级或较好的B级（≤7分）晚期肝癌，阿帕替尼联合卡瑞利珠单抗可作为一线治疗，对于既往使用过奥沙利铂为主的方案者，阿帕替尼单药或联合卡瑞利珠单抗也可作为二线治疗推荐。

7. 瑞戈非尼

可作为肝功能 Child-Pugh A 级或较好的 B 级（≤7 分）晚期肝癌的二线治疗，mOS均大于 10 个月。

（二）其他靶向药物

拉罗替尼和恩曲替尼适用于 NTRK 基因融合阳性肝细胞癌患者。

八、胆道癌

胆管癌常见突变类型包括 FGFR、IDH1、IDH2、BRAF、HER-2 等。目前已获批适应证的靶向治疗药物有：NTRK 抑制剂、IDH1 靶向药物、FGFR2 靶向药物等。

（一）NTRK 抑制剂

拉罗替尼、恩曲替尼可作为 NTRK 基因融合阳性并可耐受强烈化疗的晚期胆道癌患者一线治疗，也可考虑用于 NTRK 基因融合阳性胆道癌患者后续治疗选择。

（二）FGFR2 抑制剂

佩米替尼片、英菲格拉替尼可作为 PS≤1 且 FGFR2 融合或重排晚期胆道癌二线治疗。

（三）IDH1 突变抑制剂

艾伏尼布可考虑作为 IDH1 突变晚期胆道癌二线治疗。

九、胰腺癌

胰腺癌目前临床上已经获批的靶向治疗药物有：表皮生长因子受体抑制剂、针对 BRCA1/2 突变的 PARP 抑制剂以及 NTRK 基因融合靶向抑制剂等。

（一）抗 EGFR 靶向药物

1）吉西他滨联合厄洛替尼用于不可手术切除晚期或者转移性胰腺癌一线治疗。

2）吉西他滨联合尼妥珠单抗可作为 KRAS 野生型的转移性胰腺癌一线治疗。

（二）PARP 抑制剂

在 BRCA1/2 胚系突变转移性胰腺癌中，对治疗≥16 周含铂类方案后仍无疾病进展，考虑奥拉帕利维持治疗；POLO 研究结果显示将奥拉帕利用于一线铂类化疗无进展后的维持治疗，PFS 从 3.8 个月延长至 7.4 个月。

（三）NTRK 抑制剂

NTRK 融合基因占胰腺癌人群的 0.34% 左右，拉罗替尼、恩曲替尼可作为 NTKR 基因融合阳性全身状况差的转移性胰腺癌的一线治疗或者局部晚期/远处转移性胰腺癌的后续治疗方案。

十、头颈肿瘤

抗 EGFR 靶向治疗

1.非鼻咽癌

（1）术后辅助治疗：西妥昔单抗联合多西他赛可用于术后顺铂不耐受，且有阳性切缘和/或界外扩散的头颈肿瘤（非鼻咽癌）全身治疗。

（2）局部晚期头颈部肿瘤治疗（非鼻咽癌）

1）放疗联合西妥昔单抗可作为局部晚期口腔癌。但对于 HPV 阳性口腔癌，放疗联合顺铂显著优于放疗联合西妥昔单抗。

2）放疗联合西妥昔单抗可治疗局部晚期喉癌和下咽癌患者（T1-2N1-3/T3 任何 N、原发灶分期 T4 且无法手术）。

3）使用诱导化疗后肿瘤达到 CR 或 PR 的喉癌和下咽癌患者，推荐后续行单纯放疗或同期联合西妥昔单抗治疗，否则接受全喉切除术。

（3）复发/转移性头颈部鳞癌（非鼻咽癌）

1）西妥昔单抗联合化疗（顺铂/卡铂+5-FU，顺铂+多西他赛或顺铂/卡铂+紫杉醇）可作为远处转移性患者一线治疗。TPEx 方案（顺铂联合多西他赛的基础上联合西妥昔单抗）与 EXTREME 方案（铂类联合 5-FU 的化疗基础上联合西妥昔单抗）疗效类似，但毒性小且耐受性更好。对于无法耐受联合化疗的远处转移性患者，可选择西妥昔单抗联合顺铂或西妥昔单抗联合紫杉醇作为一线治疗。

2）西妥昔单抗同样适用于一线没有使用过该药或 PS 评分不佳的远处转移患者的二线或挽救治疗。

3）西妥昔单抗每周一次+同步放疗可用于诱导治疗后的全身治疗。

2.鼻咽癌

放疗联合西妥昔单抗/尼妥珠单抗可作为局部晚期鼻咽癌的治疗，西妥昔单抗联合卡铂可用于复发性、无法切除或转移性鼻咽癌。

十一、肾癌

肾细胞癌简称肾癌，目前靶向药物主要用于透明细胞型肾癌。转移性透明细胞型肾癌根据MSKCC或IMDC预后模型分为低危、中危、高危，相应人群具有不同的生物学特点，需要分层治疗，低危更适合靶向治疗，而中高危治疗难度大，可能需要联合免疫治疗。

（一）抗血管靶向药物

目前国内临床获批治疗肾癌的靶向药物主要是靶向血管生成多靶点TKI，如舒尼替尼、培唑帕尼、索拉非尼以及阿昔替尼。国外已批准用于晚期肾癌TKI还有卡博替尼、仑伐替尼、安罗替尼和伏罗尼布。

1.透明细胞型晚期肾癌患者的一线治疗

（1）舒尼替尼可作为Ⅲ期透明细胞型并具高复发风险肾癌患者的术后辅助治疗，主要基于S-TRAC试验中证实的DFS获益。

（2）对转移性或不可切除性透明细胞型肾癌低危患者，舒尼替尼、培唑帕尼、索拉非尼、阿昔替尼、阿昔替尼联合帕博利珠单抗、仑伐替尼联合帕博利珠单抗、阿昔替尼联合阿维鲁单抗、卡博替尼联合纳武利尤单抗均可作为一线治疗。其中，舒尼替尼、培唑帕尼、索拉非尼用于晚期肾癌ORR为30%~32%，PFS为9.1~11.1个月，而帕博利珠单抗联合阿昔替尼疗效更佳，mPFS达到15.1个月，ORR达到59.3%。

（3）对转移性或不可切除性透明细胞型肾癌中危和高危患者，舒尼替尼、培唑帕尼、索拉非尼、阿昔替尼联合帕博利珠单抗、仑伐替尼联合帕博利珠单抗、卡博替尼联合纳武利尤单抗、阿昔替尼联合阿维鲁单抗、安罗替尼、卡博替尼可作为一线治疗药物。

2.透明细胞型晚期肾癌二线治疗

（1）对TKI治疗失败的转移或不可切除透明细胞型肾癌，阿昔替尼、仑伐替尼联合依维莫司、舒尼替尼、培唑帕尼、索拉非尼、卡博替尼、阿昔替尼联合帕博利珠单抗、阿昔替尼联合阿维鲁单抗、伏罗尼布联合依维莫司、仑伐替尼联合帕博利珠单抗可作为二线治疗。阿昔替尼用于晚期一线治疗失败后的肾癌患者，mPFS达6.7个月，mOS为20.1个月。仑伐替尼联合依维莫司治疗抗VEGF治疗进展后转移性肾癌患者，mPFS达14.6个月，mOS为25.5个月。

（2）对于免疫联合治疗失败的转移性或不可切除肾癌患者，优先推荐临床研究，卡博替尼、舒尼替尼、培唑帕尼、仑伐替尼联合依维莫司、仑伐替尼联合帕博利珠单抗、索拉非尼、伏罗尼布联合依维莫司可作为二线治疗药物。

对于既往接受过免疫治疗的晚期肾癌常规治疗失败后的患者，仑伐替尼联合帕博利珠单抗治疗ORR达到55.8%，mPFS为12.2个月。

3.透明细胞型晚期肾癌后线治疗

（1）对既往一、二线均为TKI治疗失败转移性或不可切除性透明细胞型肾癌，优先推荐临床研究，阿昔替尼联合帕博利珠单抗、仑伐替尼联合帕博利珠单抗、卡博替尼是后线治疗推荐。

（2）对既往接受靶向治疗与免疫治疗失败转移性或不可切除性晚期透明细胞型肾癌，推荐临床研究，依维莫司可作为治疗推荐。

4.非透明细胞型晚期肾癌患者的全身治疗

（1）对乳头状肾细胞癌、嫌色细胞癌、未分类肾细胞癌等非透明细胞癌，推荐临床研究，舒尼替尼、卡博替尼、仑伐替尼联合依维莫司、培唑帕尼、阿昔替尼、索拉非尼、卡博替尼联合纳武利尤单抗、阿昔替尼/仑伐替尼联合帕博利珠单抗、依维莫司/厄洛替尼联合贝伐珠单抗联合可作为治疗选择。

（2）对集合管癌、髓样癌，推荐临床研究，索拉非尼+吉西他滨+顺铂、阿昔替尼联合帕博利珠单抗、舒尼替尼、培唑帕尼、索拉非尼、阿昔替尼、卡博替尼是推荐治疗药物。

（二）mTOR抑制剂

1.透明细胞型晚期肾癌二线及以上治疗

依维莫司可作为TKI治疗失败或免疫联合治疗失败转移性或不可切除性透明细胞型肾癌二线治疗。依维莫司用于治疗先前接受靶向药物治疗失败的转移性肾癌，mPFS达4.9个月，mOS为14.8个月。依维莫司也可作为既往一、二线均为TKI治疗失败或既往接受靶向治疗与免疫治疗失败的转移性或不可切除性透明细胞型肾癌患者后线治疗药物。

2.非透明细胞型晚期肾癌全身治疗

依维莫司单药或联合贝伐珠单抗可治疗乳头状肾细胞癌、嫌色细胞癌、未分类肾细胞癌等非透明细胞癌。

十二、尿路上皮癌和前列腺癌

（一）抗HER2靶向治疗

维迪西妥单抗联合特瑞普利单抗可作为晚期/转移性尿路上皮癌一线治疗方案，ORR为71.8%，mPFS为9.2个月。维迪西妥单抗也可作为既往化疗失败的HER2阳性转移性尿路上皮癌二线及以上治疗药物。

（二）FGFR抑制剂

厄达替尼可作为既往化疗失败或者既往免疫治疗失败的且携带易感性FGFR3或FGFR2基因变异的转移性尿路上皮癌二线及以上治疗药物。

（三）ADC 药物

Enfortumab Vedotin 是一种靶向肿瘤细胞表面分子 Nectin-4 的 ADC 药物，可作为既往化疗失败、既往免疫治疗失败（包括术后辅助免疫治疗失败以及铂类不能耐受人群）的转移性尿路上皮癌二线及以上的治疗药物。

Sacituzumab Govitecan-Hziy 一种靶向 Trop-2 ADC 药物，可作为既往化疗及免疫治疗失败的移性尿路上皮癌三线治疗药物。目前在国内尚未获得治疗晚期尿路上皮癌的适应证。

（四）PARP 抑制剂

1.一线治疗

奥拉帕利联合阿比特龙用于携带同源重组修复基因突变（HRRm）且既往未经新型内分泌治疗和化疗的转移性去势抵抗性前列腺癌（mCRPC）患者。

2.二线治疗

对于携带 HRRm 的 mCRPC 患者，奥拉帕利可用于先前接受靶向雄激素受体的治疗中出现疾病进展且未经化疗的，或者既往经多西他赛化疗失败且未经新型内分泌治疗的患者的二线治疗。

3.后线治疗

奥拉帕利可用于携带 HRRm 且既往新型内分泌治疗和多西他赛化疗失败 mCRPC 患者。

十三、卵巢癌

（一）抗血管靶向药物

1.一线治疗

（1）对于Ⅱ—Ⅳ期卵巢上皮癌患者，紫杉醇+卡铂化疗期间联合贝伐珠单抗用于术后辅助治疗；对于一线化疗中联合贝伐单抗，化疗结束后 CR/PR 的患者：若无 *BRCA1/2* 突变，可用贝伐珠单抗单药作维持治疗；若有 *BRCA1/2* 突变，可选用贝伐珠单抗联合奥拉帕利作维持治疗。

（2）贝伐珠单抗+5-FU+甲酰四氢叶酸+奥沙利铂、贝伐珠单抗+奥沙利铂+卡培他滨可用于Ⅱ—Ⅳ期黏液性癌的一线治疗。

2.二线及后线治疗

（1）铂敏感复发卵巢癌：铂敏感复发是指肿瘤复发时间与既往末次化疗时间间隔大于 6 个月。贝伐珠单抗+紫杉醇/吉西他滨/多柔比星脂质体+卡铂可用于铂敏感复发卵巢上皮癌患者的治疗；化疗后评价为CR/PR的且无*BRCA1/2*突变的患者，贝伐珠单抗可用于后续维持治疗。尼拉帕利+贝伐珠单抗也可用于无*BRCA1/2*突变的铂敏感复发卵巢上皮癌的治疗。对于铂敏感复发卵巢黏液性癌，可选用卡培他滨+奥沙利铂±贝伐珠单抗方案或者5-Fu+甲酰四氢叶酸+奥沙利铂±贝伐珠单抗方案，并推荐贝伐珠单抗用于后续维持治疗。

（2）铂耐药复发卵巢癌：铂耐药复发是指肿瘤复发时间与既往末次化疗时间间隔小于6个月或肿瘤在初始治疗或复发治疗过程中进展。治疗可选用多柔比星脂质体/紫杉醇周疗/依泊替康±贝伐珠单抗、贝伐珠单抗±环磷酰胺等方案。

（3）特殊类型卵巢癌：贝伐珠单抗可用于经评估无法达到满意减瘤术的复发性恶性性索间质肿瘤的治疗。

（4）阿帕替尼+多柔比星脂质体用于铂耐药复发卵巢上皮癌的治疗。

（二）PARP抑制剂

1.奥拉帕利

（1）一线治疗：奥拉帕利±贝伐珠单抗用于携带有害胚系或体细胞BRCA突变Ⅲ—Ⅳ期卵巢上皮癌患者在一线含铂化疗达到CR或PR后的维持治疗，显著提高了患者3年生存率。

（2）二线及后线治疗：对于携带有害胚系或体系BRCA突变的患者，奥拉帕利单药用于复发性卵巢上皮癌的维持治疗，以及经过三线或更多线化疗的晚期卵巢癌成人患者的复发治疗。

2.尼拉帕利

（1）一线治疗：尼拉帕利单药用于Ⅲ—Ⅳ期卵巢癌一线含铂化疗结束CR或PR的一线维持治疗。PRIMA研究和PRIME研究结果提示，一线化疗获得CR/PR后尼拉帕尼维持治疗对于HRD阳性BRCA无突变者和HRD阴性者都有不同程度的获益。

（2）二线及后线治疗

1）铂敏感复发卵巢上皮癌的治疗：尼拉帕利＋贝伐珠单抗可用于无*BRCA1/2*突变的铂敏感复发卵巢上皮癌的治疗。尼拉帕利单药也可用于铂敏感复发卵巢上皮癌经化疗CR或PR后的维持治疗，对HRD阳性/BRCA无突变者和HRD阴性者均有不同程度PFS获益。

2）铂耐药复发卵巢上皮癌的治疗：尼拉帕利单药可用于铂耐药卵巢上皮癌复发后的治疗。

3.氟唑帕利

可用于铂敏感复发卵巢上皮癌化疗有效后的维持治疗；还可用于BRCA基因突变的铂敏感复发卵巢上皮癌的四线及以上治疗。

4.帕米帕利

用于携带 BRCA 基因突变的铂敏感复发卵巢上皮癌的四线及以上治疗。

（三）其他靶向治疗

索拉菲尼+拓扑替康、帕唑帕尼用于铂耐药复发性卵巢上皮癌备选方案，拉罗替尼或恩曲替尼用于 NTRK 基因融合阳性复发性卵巢上皮癌，曲美替尼或比美替尼（Binimetinib）用于复发性低级别浆液癌。达拉菲尼+曲美替尼用于 BRAF V600E 阳性复发性卵巢上皮癌。

十四、宫颈癌

（一）抗血管靶向药物

1.一线治疗

贝伐珠单抗联合化疗用于复发或转移性宫颈鳞癌、腺癌、腺鳞癌。帕博利珠单抗+顺铂/卡铂+紫杉醇±贝伐珠单抗用于 PD-L1 阳性复发或转移性宫颈鳞癌、腺癌、腺鳞癌。

2.二线及后线治疗

在一线化疗后疾病进展及不适合联合化疗者，也可选择贝伐珠单抗单药作为二线或后线治疗。

（二）NTRK 抑制剂

拉罗替尼、恩曲替尼用于 NTRK 基因融合复发或转移性宫颈鳞癌、腺癌、腺鳞癌二线或后续治疗。

十五、软组织肉瘤

软组织肉瘤（STS）治疗通常采用以手术为主的整合治疗模式，近年来一些靶向治疗药物对特定组织学类型的晚期STS显示较好前景。

（一）酪氨酸激酶抑制剂

1.克唑替尼、塞瑞替尼

可作为晚期或不可切除 ALK 融合炎性肌纤维母细胞瘤一线治疗。

2.伊马替尼

可作为晚期或不可切除隆突性皮肤纤维肉瘤一线治疗。

（二）抗血管靶向药物

1.培唑帕尼

可作为晚期或不可切除腺泡状软组织肉瘤一线治疗；也可作为除脂肪肉瘤以外晚期不可切除软组织肉瘤患者或者晚期不可切除恶性孤立性纤维瘤二线治疗。

2.安罗替尼

可作为晚期或不可切除腺泡状软组织肉瘤一线治疗，也可作为晚期或不可切除的软组织肉瘤二线治疗。

3.瑞戈非尼

可作为除脂肪肉瘤以外不可切除或晚期软组织肉瘤二线治疗。

4.索拉非尼

可作为晚期或不可切除血管肉瘤患者和晚期或不可切除恶性孤立性纤维瘤二线治疗。

5.舒尼替尼

可作为晚期或不可切除腺泡状软组织肉瘤一线治疗。

6.贝伐珠单抗联合化疗

可作为晚期或不可切除血管肉瘤二线治疗。贝伐珠单抗联合替莫唑胺可作为晚期或不可切除恶性孤立性纤维瘤二线治疗。

（三）CDK4/6抑制剂

哌柏西利可作为晚期或不可切除腹膜后高分化/去分化脂肪肉瘤一线治疗。

（四）mTOR抑制剂

依维莫司可作为晚期或不可切除恶性血管周上皮样细胞瘤一线治疗。

十六、胃肠间质瘤

胃肠间质瘤（gastrointestinal stromal tumor，GIST）是胃肠道最常见间叶源性肿瘤，多数继发于原癌基因受体酪氨酸激酶（KIT）和血小板衍化生长因子受体A（PDGFRA）突变。大量临床研究支持小分子酪氨酸激酶抑制剂伊马替尼在术后辅助治疗及转移复发治疗中的一线地位，其他酪氨酸激酶抑制剂如舒尼替尼、达沙替尼、瑞戈非尼、瑞派替尼等也取得了一定的研究进展。

酪氨酸激酶抑制剂

1.伊马替尼

可作为特殊部位、需联合脏器切除以及难以R0切除的GIST术前新辅助治疗及原发 GIST 患者的术后辅助治疗。伊马替尼还可作为转移性 GIST 一线治疗，其中 KIT 外显子 9 号突变 GIST 推荐高剂量治疗。对于伊马替尼标准剂量治疗失败的转移性 GIST 患者，伊马替尼增加剂量可作为二线治疗。对于伊马替尼与舒尼替尼治疗失败的转移性 GIST 患者，伊马替尼可作为三线治疗。

2.阿伐替尼

可作为 PDGFRA 外显子 18 突变（包括 PDGFRA D842V 突变）的转移性 GIST 一线治疗。

3.舒尼替尼

可作为伊马替尼标准剂量治疗失败的转移性 GIST 二线治疗。

4.达沙替尼

可作为转移性 GIST 基因分型不明患者一线治疗，也可作为伊马替尼标准剂量治疗失败的转移性 GIST 患者二线治疗。

5.瑞戈非尼

可作为伊马替尼与舒尼替尼治疗失败的转移性 GIST 三线治疗。

6.瑞派替尼

可抑制 KIT 和 PDGFRA 激酶，包括野生型、原发性和继发性突变，用于转移性 GIST 四线治疗。

参考文献

1.Pan-cancer analysis of whole genomes. ICGC/TCGA Pan-Cancer Analysis of Whole Genomes Consortium. Nature，2020，578（7793）：82-93.

2.Philippe L Bedard，David M Hyman，Matthew S Davids，et al. Small molecules，big impact 20 years of targeted therapy in oncology. Lancet，2020，395（10229）：1078-1088.

3.Johann S Bergholz，Qiwei Wang，Sheheryar Kabraji，et al. Integrating immunotherapy and targeted therapy in cancer Treatment：Mechanistic Insights and Clinical Implications. Clin Cancer Res，2020，26（21）：5557-5566.

4.石远凯，孙燕.中国抗肿瘤新药临床试验60年发展历程和主要成果（1960—2020）.中华肿瘤杂志，2021，43（6）：696-706.

5.Biswas D，Ganeshalingam J，Wan J. The future of liquid biopsy. Lancet Oncol，2020，21（12）：e550.

6.Fu Z，Li S，Han S，et al. Antibody drug conjugate：the "biological missile" for targeted cancer therapy. Signal Transduct Target Ther，2022，7（1）：93.

7.Jiang Y Z，Ma D，Suo C，et al. Genomic and Transcriptomic Landscape of Triple-Negative Breast Cancers：Subtypes and Treatment Strategies. Cancer Cell，2019，35（3）：428-440.e5.

8.Jiang Y Z，Liu Y，Xiao Y，et al. Molecular subtyping and genomic profiling expand precision medicine in refractory metastatic triple-negative breast cancer：the FUTURE trial. Cell Res，2021，31（2）：178-186.

9.王树滨，高静，朱宇，等.类器官药物敏感性检测指导肿瘤精准治疗临床应用专家共识（2022年版）.中国癌症防治杂志，2022，14（3）：234-239.

10.Zhong L，Li Y，Xiong L，et al. Small molecules in targeted cancer therapy：advances，challenges，and future perspectives. Signal transduction and targeted therapy，2021，6（1）：201.

11.Jin S，Sun Y，Liang X，et al. Emerging new therapeutic antibody derivatives for cancer treatment. Signal transduction and targeted therapy，2022，7（1）：39.

12.Tsao L C，Force J，Hartman Z C. Mechanisms of Therapeutic Antitumor Monoclonal Antibodies. Cancer research，2021，81（18）：4641-4651.

13.Zhang J，Ji D，Cai L，et al. First-in-human HER2-targeted Bispecific Antibody KN026 for the Treatment of Patients with HER2-positive Metastatic Breast Cancer：Results from a Phase I Study. Clinical cancer research，2022，28（4）：618-628.

14. Sahin U，Türeci Ö，Manikhas G，et al. FAST：a randomised phase II study of zolbetuximab（IMAB362）plus EOX versus EOX alone for first-line treatment of advanced CLDN18.2-positive gastric and gastro-oesophageal adenocarcinoma. Annals of oncology，2021，32（5）：609-619.

15.Nicolas J，Alain B，Charles D，et al. Antibody-Drug Conjugates：The Last Decade. Pharmaceuticals，2020，13（9）：245.

16.Fu Z，Li S，Han S，et al. Antibody drug conjugate：the "biological missile" for targeted cancer therapy. Signal transduction and targeted therapy，2022，7（1）：93.

17.Nilsson M B，Robichaux J，Herynk M H，et al. Altered Regulation of HIF-1α in Naive- and Drug-Resistant EGFR-Mutant NSCLC：Implications for a Vascular Endothelial Growth Factor-Dependent Phenotype. Journal of thoracic oncology：official publication of the International Association for the Study of Lung Cancer，2021，16（3）：439-451.

18.Zhou Q，Xu C R，Cheng Y，et al. Bevacizumab plus erlotinib in Chinese patients with untreated，EGFR-mutated，advanced NSCLC（ARTEMIS-CTONG1509）：A multicenter phase 3 study. Cancer cell，2021，39（9）：1279-1291.

19.Wu Q，Zhen Y，Shi L，et al. EGFR Inhibition Potentiates FGFR Inhibitor Therapy and Overcomes Resistance in FGFR2 Fusion-Positive Cholangiocarcinoma. Cancer discovery，2022，12（5）：1378-1395.

20.Degirmenci U，Wang M，Hu J. Targeting Aberrant RAS/RAF/MEK/ERK Signaling for Cancer Therapy. Cells，2020，9（1）.

21.Braicu C，Buse M，Busuioc C，et al. A Comprehensive Review on MAPK：A Promising Therapeutic Target in Cancer. Cancers，2019，11（10）.

22.Cook J H，Melloni G E M，Gulhan D C，et al. The origins and genetic interactions of KRAS mutations are allele- and tissue-specific. Nature communications，2021，12（1）：1808.

23.Skoulidis F，Li B T，Dy G K，et al. Sotorasib for Lung Cancers with KRAS p.G12C Mutation. The New England journal of medicine，2021，384（25）：2371-2381.

24.Jänne P A，Riely G J，Gadgeel S M，et al. Adagrasib in Non-Small-Cell Lung Cancer Harboring a KRAS（G12C）Mutation. The New England journal of medicine，2022，387（2）：120-131.

25.Planchard D，Besse B，Groen H J M，et al. Phase 2 Study of Dabrafenib Plus Trametinib in Patients With BRAF V600E-Mutant Metastatic NSCLC：Updated 5-Year Survival Rates and Genomic Analysis. Journal of thoracic oncology：official publication of the International Association for the Study of Lung Cancer，2022，17（1）：103-115.

26.Camidge D R，Kim H R，Ahn M J，et al. Brigatinib Versus Crizotinib in Advanced ALK Inhibitor-Naive ALK-Positive Non-Small Cell Lung Cancer：Second Interim Analysis of the Phase III ALTA-1L Trial. Journal of clinical oncology：official journal of the American Society of Clinical Oncology，2020，38（31）：3592-3603.

27.Horn L，Wang Z，Wu G，et al. Ensartinib vs Crizotinib for Patients With Anaplastic Lymphoma Kinase-Positive Non-Small Cell Lung Cancer：A Randomized Clinical Trial. JAMA oncology，2021，7（11）：1617-1625.

28.Solomon B J，Bauer T M，Ignatius Ou S H，et al. Post Hoc Analysis of Lorlatinib Intracranial Efficacy and Safety in Patients With ALK-Positive Advanced Non-Small-Cell Lung Cancer From the Phase III CROWN Study. Journal of clinical oncology：official journal of the American Society of Clinical Oncology，2022，40（31）：3593-3602.

29.Recondo G，Che J，Jänne P A，et al. Targeting MET Dysregulation in Cancer. Cancer discovery，2020，10（7）：922-934.

30.Lu S，Fang J，Li X，et al. Once-daily savolitinib in Chinese patients with pulmonary sarcomatoid carcinomas and other non-small-cell lung cancers harbouring MET exon 14 skipping alterations：a multicentre，single-arm，open-label，phase 2 study. The Lancet Respiratory medicine，2021，9（10）：1154-1164.

31.Paik P K，Felip E，Veillon R，et al. Tepotinib in Non-Small-Cell Lung Cancer with MET Exon 14 Skipping Mutations. The New England journal of medicine，2020，383（10）：931-943.

32.Thomas M，Garassino M，Felip E，et al. OA03. 05 Tepotinib in Patients with MET Exon 14（METex14）Skipping NSCLC：Primary Analysis of the Confirmatory VISION Cohort C，2022，17（9）：S9-S10.

33.Wolf J，Seto T，Han JY，et al. Capmatinib in MET Exon 14-Mutated or MET-Amplified Non-Small-Cell Lung Cancer. The New England journal of medicine，2020，383（10）：944-957.

34.Camidge D R，Otterson G A，Clark J W，et al. Crizotinib in Patients With MET-Amplified NSCLC. Journal of thoracic oncology：official publication of the International Association for the Study of Lung Cancer，2021，16（6）：1017-1029.

35.Drilon A，Clark J W，Weiss J，et al. Antitumor activity of crizotinib in lung cancers harboring a MET exon 14 alteration. Nature medicine，2020，26（1）：47-51.

36.Michels S Y F，Franklin J，Massuti B，et al. Crizotinib in ROS1-rearranged lung cancer（EU-

CROSS）：Updated overall survival，2022，40（16）：9078.

37.Zheng J，Cao H，Li Y，et al. Effectiveness and prognostic factors of first-line crizotinib treatment in patients with ROS1-rearranged non-small cell lung cancer：A multicenter retrospective study. Lung cancer（Amsterdam，Netherlands），2020，147：130-136.

38.Fischer H，Ullah M，de la Cruz C C，et al. Entrectinib，a TRK/ROS1 inhibitor with anti-CNS tumor activity：differentiation from other inhibitors in its class due to weak interaction with P-glycoprotein. Neuro-oncology，2020，22（6）：819-829.

39.Drilon A，Siena S，Dziadziuszko R，et al. Entrectinib in ROS1 fusion-positive non-small-cell lung cancer：integrated analysis of three phase 1-2 trials. The Lancet Oncology，2020，21（2）：261-270.

40.Drilon A，Chiu C H，Fan Y，et al. Long-Term Efficacy and Safety of Entrectinib in ROS1 Fusion-Positive NSCLC. JTO clinical and research reports，2022，3（6）：100332.

41.Tan A C，Tan D S W. Targeted Therapies for Lung Cancer Patients With Oncogenic Driver Molecular Alterations. Journal of clinical oncology：official journal of the American Society of Clinical Oncology，2022，40（6）：611-625.

42.Li W，Guo L，Liu Y，et al. Potential Unreliability of Uncommon ALK，ROS1，and RET Genomic Breakpoints in Predicting the Efficacy of Targeted Therapy in NSCLC. Journal of thoracic oncology：official publication of the International Association for the Study of Lung Cancer，2021，16（3）：404-418.

43.Shi M，Wang W，Zhang J，et al. Identification of RET fusions in a Chinese multicancer retrospective analysis by next-generation sequencing. Cancer science，2022，113（1）：308-318.

44.Kohno T，Tabata J，Nakaoku T. REToma：a cancer subtype with a shared driver oncogene. Carcinogenesis，2020，41（2）：123-129.

45.Subbiah V，Wolf J，Konda B，et al. Tumour-agnostic efficacy and safety of selpercatinib in patients with RET fusion-positive solid tumours other than lung or thyroid tumours（LIBRETTO-001）：a phase 1/2，open-label，basket trial. The Lancet Oncology，2022，23（10）：1261-1273.

46.Zhou Q，Wu Y，Chang J，editors. Efficacy and safety of pralsetinib in Chinese patients with advanced RET fusion+ non-small cell lung cancer. World Conference on Lung Cancer，2021.

47.Oh D Y，Bang Y J. HER2-targeted therapies - a role beyond breast cancer. Nature reviews Clinical oncology，2020，17（1）：33-48.

48.陈怡萌，徐兵河. HER-2 阳性乳腺癌酪氨酸激酶抑制剂治疗进展临床肿瘤学杂志，2021，26（3）：265-271.

49.李博乐，冯红蕾，魏枫，等. 肿瘤抗体药物偶联物的研发进展和挑战. 中国肿瘤临床，2022，49（16）：850-857.

50.Shi F，Liu Y，Zhou X，et al. Disitamab vedotin：a novel antibody-drug conjugates for cancer therapy. Drug delivery，2022，29（1）：1335-1344.

51.Zhao Y，Qian Y，Sun Z，et al. Role of PI3K in the Progression and Regression of Atherosclerosis. Frontiers in pharmacology，2021，12：632378.

52.Álvarez-Garcia V，Tawil Y，Wise H M，et al. Mechanisms of PTEN loss in cancer：It's all about diversity. Seminars in cancer biology，2019，59：66-79.

53.Zou Z，Tao T，Li H，et al. mTOR signaling pathway and mTOR inhibitors in cancer：progress and challenges. Cell & bioscience，2020，10：31.

54.Szlasa W，Czarny J，Sauer N，et al. Targeting CD38 in Neoplasms and Non-Cancer Diseases. Cancers，2022，14（17）.

55.Li Z，Richards S，Surks H K，et al. Clinical pharmacology of alemtuzumab，an anti-CD52 immunomodulator，in multiple sclerosis. Clinical and experimental immunology，2018，194（3）：295-314.

56.Kang C. Mosunetuzumab：First Approval. Drugs，2022，82（11）：1229-1234.

57. Horwitz S，O'Connor O A，Pro B，et al. The ECHELON-2 Trial：5-year results of a randomized，phase Ⅲ study of brentuximab vedotin with chemotherapy for CD30-positive peripheral T-cell lymphoma. Annals of oncology：official journal of the European Society for Medical Oncology，2022，33（3）：288-298.

58. 齐长松，董坤，袁家佳，等. NTRK基因融合的检测及TRK抑制剂研究进展. 肿瘤综合治疗电子杂志，2022，8（2）：113-121.

59. Liu F，Wei Y，Zhang H，et al. NTRK Fusion in Non-Small Cell Lung Cancer：Diagnosis，Therapy，and TRK Inhibitor Resistance. Frontiers in oncology，2022，12：864666.

60. Demetri G D，Antonescu C R，Bjerkehagen B，et al. Diagnosis and management of tropomyosin receptor kinase（TRK）fusion sarcomas：expert recommendations from the World Sarcoma Network. Annals of oncology：official journal of the European Society for Medical Oncology，2020，31（11）：1506-1517.

61. McNevin C S，Cadoo K，Baird A M，et al. PARP Inhibitors in Advanced Prostate Cancer in Tumors with DNA Damage Signatures. Cancers，2022，14（19）.

62. Teng M，Luskin M R，Cowan-Jacob S W，et al. The Dawn of Allosteric BCR-ABL1 Drugs：From a Phenotypic Screening Hit to an Approved Drug. Journal of medicinal chemistry，2022，65（11）：7581-7594.

63. Xu X L，Cao Y J，Zhang W，et al. Research Status，Synthesis and Clinical Application of Recently Marketed and Clinical BCR-ABL Inhibitors. Current medicinal chemistry，2022，29（17）：3050-3078.

64. Giri A K，Aittokallio T. DNMT Inhibitors Increase Methylation in the Cancer Genome. Frontiers in pharmacology，2019，10：385.

65. Ramaiah M J，Tangutur A D，Manyam R R. Epigenetic modulation and understanding of HDAC inhibitors in cancer therapy. Life sciences，2021，277：119504.

66. Duan R，Du W，Guo W. EZH2：a novel target for cancer treatment. Journal of hematology & oncology，2020，13（1）：104.

67. Tian W，Zhang W，Wang Y，et al. Recent advances of IDH1 mutant inhibitor in cancer therapy. Frontiers in pharmacology，2022，13：982424.

68. Cadoux-Hudson T，Schofield CJ，McCullagh JSO. Isocitrate dehydrogenase gene variants in cancer and their clinical significance. Biochemical Society transactions，2021，49（6）：2561-2572.

69. 张军，赵崇如，刘万立，等. 细胞周期蛋白依赖性激酶4/6抑制剂在乳腺癌治疗中的新策略. 中华乳腺病杂志（电子版），2022，16（2）：110-115.

70. 葛凡，孙建，黄璐. 小分子周期蛋白依赖性激酶4/6抑制剂药物及其专利研究. 中国医药工业杂志，2022，53（4）：464-473.

71. Goel S，Bergholz J S，Zhao J J. Targeting CDK4 and CDK6 in cancer. Nature reviews Cancer，2022，22（6）：356-372.

72. Lu S，Dong X，Jian H，et al. AENEAS：A Randomized Phase Ⅲ Trial of Aumolertinib Versus Gefitinib as First-Line Therapy for Locally Advanced or MetastaticNon-Small-Cell Lung Cancer With EGFR Exon 19 Deletion or L858R Mutations，2022，40（27）：3162-3171.

73. Shi Y，Chen G，Wang X，et al. Furmonertinib（AST2818）versus gefitinib as first-line therapy for Chinese patients with locally advanced or metastatic EGFR mutation-positive non-small-cell lung cancer（FURLONG）：a multicentre，double-blind，randomised phase 3 study. The Lancet Respiratory medicine，2022，10（11）：1019-1028.

74. Miyauchi E，Morita S，Nakamura A，et al. Updated Analysis of NEJ009：Gefitinib-Alone Versus Gefitinib Plus Chemotherapy for Non-Small-Cell Lung Cancer With Mutated EGFR. Journal of clinical oncology：official journal of the American Society of Clinical Oncology，2022，40（31）：3587-3592.

75.Kawashima Y，Fukuhara T，Saito H，et al. Bevacizumab plus erlotinib versus erlotinib alone in Japanese patients with advanced，metastatic，EGFR-mutant non-small-cell lung cancer（NEJ026）：overall survival analysis of an open-label，randomised，multicentre，phase 3 trial. The Lancet Respiratory medicine，2022，10（1）：72-82.

76.Han B，Li K，Wang Q，et al. LBA4 The efficacy and safety of TQ-B2450 alone/with anlotinib in previously treated advanced non-small cell lung cancer（NSCLC）：A multicenter，randomized，double-blind，placebo-controlled clinical trial，2021，32：S1429.

77.Park K，Haura E B，Leighl N B，et al. Amivantamab in EGFR Exon 20 Insertion-Mutated Non-Small-Cell Lung Cancer Progressing on Platinum Chemotherapy：Initial Results From the CHRYSALIS Phase I Study. Journal of clinical oncology：official journal of the American Society of Clinical Oncology，2021，39（30）：3391-3402.

78.Common Terminology Criteria for Adverse Events（CTCAE）Version 5. Published：November 27. US Department of Health and Human Services，National Institutes of Health，National Cancer Institute.

79.王晨，张守民.抗肿瘤靶向药物相关皮肤不良反应临床表现及治疗最新进展.实用皮肤病学杂志，2021（5）：292-296.

80.杜若飞，陈长英，周会月，等.癌症病人靶向治疗致皮肤不良反应的研究进展.护理研究，2021（9）：1610-1615.

81.Deutsch A，Leboeuf N R，Lacouture M E，et al.Dermatologic Adverse Events of Systemic Anticancer Therapies：Cytotoxic Chemotherapy，Targeted Therapy，and Immunotherapy. American Society of Clinical Oncology educational book American Society of Clinical Oncology Annual Meeting，2020，40：485-500

82.Spagnolo P，Bonniaud P，Rossi G，et al.Drug-induced interstitial lung disease. The European respiratory journal，2022，60（4）.

83.Pelaia C，Crimi C，Vatrella A，et al.Molecular Targets for Biological Therapies of Severe Asthma. Frontiers in immunology，2020，11：603312.

84.Mandlik D S，Mandlik S K. New perspectives in bronchial asthma：pathological，immunological alterations，biological targets，and pharmacotherapy. Immunopharmacol Immunotoxicol，2020，42（6）：521-544.

85.沈悦忠，王珏，林胜友.恶性肿瘤靶向药物治疗后口腔黏膜炎中西医研究进展.新中医，2021（19）：164-168.

86.俞仪萱，李嘉，张旭，等.中医药治疗抗肿瘤分子靶向药物相关腹泻的Meta分析.浙江中医药大学学报，2022（7）：805-815.

87.李欣，唐小葵.肺癌靶向治疗致自身免疫性疾病相关间质性肺疾病进展两例并文献复习.临床肺科杂志，2022（3）：476-479.

88.古力尼尔尔·麦麦提吐尔孙，付真彦.肺癌靶向治疗药物EGFR-TKIs与其心脏毒性的研究进展.心血管病学进展，2022（2）：128-132.

89.张可欣，方凤奇.乳腺癌靶向治疗的心脏保护——基于《2021CSCO肿瘤治疗相关心血管毒性防治指南》解读.中国临床新医学，2022（6）：496-500.

90.宁晓，李健明，罗璧如.超声心动图及心电图对乳腺癌患者靶向治疗后心脏损伤的评估.现代电生理学杂志，2022（1）：44-46.

91.Barish R，Gates E，Barac A：Trastuzumab-Induced Cardiomyopathy. Cardiology clinics，2019，37（4）：407-418.

92.Choksey A，Timm K N. Cancer Therapy-Induced Cardiotoxicity-A Metabolic Perspective on Pathogenesis，Diagnosis and Therapy. International journal of molecular sciences，2021，23（1）.

93.Estrada CC，Maldonado A，Mallipattu SK. Therapeutic Inhibition of VEGF Signaling and Associated Nephrotoxicities. Journal of the American Society of Nephrology：JASN，2019，30（2）：187-200.

94. Owonikoko T K, Harvey R D, Carthon B, et al. A Phase I Study of Safety, Pharmacokinetics, and Pharmacodynamics of Concurrent Everolimus and Buparlisib Treatment in Advanced Solid Tumors. Clinical cancer research: an official journal of the American Association for Cancer Research, 2020, 26 (11): 2497-2505.

95. Koutsavlis I. Progressive multifocal leukoencephalopathy in multiple myeloma. A literature review and lessons to learn. Annals of hematology, 2021, 100 (1): 1-10.

96. Pirola J P, Baenas D F, Haye Salinas M J, et al. Posterior reversible leukoencephalopathy syndrome: Case series and review of the literature. Reumatologia clinica, 2020, 16 (2 Pt 2): 169-173.

97. Peng L, Zhu L, Sun Y, et al. Targeting ALK Rearrangements in NSCLC: Current State of the Art. Frontiers in oncology, 2022, 12: 863461.

98. Baba K, Goto Y. Lorlatinib as a treatment for ALK-positive lung cancer. Future oncology (London, England), 2022, 18 (24): 2745-2766.

99. Han B, Li K, Wang Q, et al. Effect of Anlotinib as a Third-Line or Further Treatment on Overall Survival of Patients With Advanced Non-Small Cell Lung Cancer: The ALTER 0303 Phase 3 Randomized Clinical Trial. JAMA oncology 2018, 4 (11): 1569-1575.

100. 樊代明. 中国肿瘤整合诊治指南. 天津: 天津科学技术出版社, 2022.

101. 林桐榆, 于世英, 焦顺昌. 恶性肿瘤靶向治疗. 北京: 人民卫生出版社, 2016.

102. Roy S H, Masahiro T, Thomas J, et al. Osimertinib as adjuvant therapy in patients with stage ⅠB~Ⅲ A EGFR mutation positive NSCLC after complete tumor resection: ADAURA. J Clin Oncol, 2020, 38 (8): LBA5.

103. Wu YL, Tsuboi M, He J, et al. Osimertinib in Resected <i>EGFR</i>-Mutated Non-Small-Cell Lung Cancer. N Engl J Med, 2020, 383 (18): 1711-1723

104. Shi Y, Hu X, Zhang S, et al. Efficacy, safety, and genetic analysis of furmonertinib (AST2818) in patients with EGFR T790M mutated non-small-cell lung cancer: a phase 2b, multicentre, single-arm, open-label study. Lancet Respir Med, 2021, 9 (8): 829-839.

105. Yang Y, Zhou J, Zhou J, et al. Efficacy, safety, and biomarker analysis of ensartinib in crizotinib-resistant, ALK-positive non-small-cell lung cancer: a multicentre, phase 2 trial. Lancet Respir Med, 2020, 8 (1): 45-53.

106. Dagogo-Jack I. Durable Response to Dabrafenib Combined With Trametinib in a Patient With NSCLC Harboring a BRAF G469A Mutation. Thorac Oncol, 2020, 15 (10): e174-e176.

107. Drilon A, Jenkins C, Iyer S, et al. ROS1-dependent cancers - biology, diagnostics and therapeutics. Nat Rev Clin Oncol, 2021, 18 (1), 35-55.

108. Shao Z, Pang D, Yang H, et al. Efficacy, Safety, and Tolerability of Pertuzumab, Trastuzumab, and Docetaxel for Patients With Early or Locally Advanced ERBB2-Positive Breast Cancer in Asia: The PEONY Phase 3 Randomized Clinical Trial. JAMA Oncol, 2020, 6 (3): e193692.

109. Chan A, Moy B, Mansi J, et al. Final Efficacy Results of Neratinib in HER2-positive Hormone Receptor-positive Early-stage Breast Cancer From the Phase III ExteNET Trial. Clin Breast Cancer, 2021, 21 (1): 80-91.e7.

110. Piccart M, Procter M, Fumagalli D, et al. APHINITY Steering Committee and Investigators. Adjuvant Pertuzumab and Trastuzumab in Early HER2-Positive Breast Cancer in the APHINITY Trial: 6 Years' Follow-Up. J Clin Oncol, 2021, 39 (13): 1448-1457.

111. Swain S M, Miles D, Kim SB, et al. CLEOPATRA study group. Pertuzumab, trastuzumab, and docetaxel for HER2-positive metastatic breast cancer (CLEOPATRA): end-of-study results from a double-blind, randomised, placebo-controlled, phase 3 study. Lancet Oncol, 2020, 21 (4): 519-530.

112. Yan M, Bian L, Hu X, et al. Pyrotinib plus capecitabine for human epidermal growth factor receptor

2-positive metastatic breast cancer after trastuzumab and taxanes （PHENIX）: a randomized, double-blind, placebo-controlled phase 3 study. Transl Breast Cancer Res, 2020, 1: 13-13.

113.Xu B, Yan M, Ma F, et al. Pyrotinib plus capecitabine versus lapatinib plus capecitabine for the treatment of HER2-positive metastatic breast cancer （PHOEBE）: a multicentre, open-label, randomised, controlled, phase 3 trial. Lancet Oncol, 2021, 22 （3）: 351-360.

114.Johnston S R D, Harbeck N, Hegg R, et al. Abemaciclib combined with endocrine therapy for the adjuvant treatment of HR1, HER2-, node-positive, high-risk, early breast cancer （monarchE）. J Clin Oncol, 2020, 38 （34）: 3987-3998.

115.Zhang Q Y, Sun T, Yin Y M, et al. MONARCH plus: abemaciclib plus endocrine therapy in women with HR+/HER2- advanced breast cancer: the multinational randomized phase III study. Ther Adv Med Oncol, 2020, 12: 1758835920963925.

116.Xu B, Zhang Q, Zhang P, et al. Dalpiciclib or placebo plus fulvestrant in hormone receptor-positive and HER2-negative advanced breast cancer: a randomized, phase 3 trial. Nat Med, 2021, 27 （11）: 1904-1909.

117.Budde L E, Sehn L H, Matasar M J, et al. Mosunetuzumab monotherapy is an effective and well-tolerated treatment option for patients with relapsed/refractory （R/R） follicular lymphoma （FL） who have received ≥2 prior lines of therapy: pivotal results from a Phase I/Ⅱ study. Blood, 2021, 138: 127.

118.Tilly H, Morschhauser F, Sehn L H, et al. Polatuzumab Vedotin in Previously Untreated Diffuse Large B-Cell Lymphoma. N Engl J Med, 2022, 386 （4）: 351-363.

119.Sehn L H, Herrera A F, Flowers C R, et al. Polatuzumab Vedotin in Relapsed or Refractory Diffuse Large B-Cell Lymphoma. J Clin Oncol, 2020, 38 （2）: 155-165.

120.Diefenbach C, Kahl B S, McMillan A, et al. Polatuzumab vedotin plus obinutuzumab and lenalidomide in patients with relapsed or refractory follicular lymphoma: a cohort of a multicentre, single-arm, phase 1b/2 study. Lancet Haematol, 2021, 8 （12）: e891-e901.

121.Ruan J, Moskowitz A J, Mehta-Shah N, et al. High Rates of Remission with the Initial Treatment of Oral Azacitidine Plus CHOP for Peripheral T-Cell Lymphoma （PTCL）: Clinical Outcomes and Biomarker Analysis of a Multi-Center Phase Ⅱ Study. Blood, 2021, 138 （Supplement 1）: 138-138.

122.Falchi L, Ma H, Klein S, et al. Combined oral 5-azacytidine and romidepsin are highly effective in patients with PTCL: a multicenter phase 2 study Blood, 2021, 137 （16）: 2161-2170.

123.Gounder M, Schöffski P, Jones R L, et al. Tazemetostat in advanced epithelioid sarcoma with loss of INI1/SMARCB1: an international, open-label, phase 2 basket study. Lancet Oncol, 2020, 21 （11）: 1423-1432.

124.Buscail L, Bournet B, Cordelier P. Role of oncogenic KRAS in the diagnosis, prognosis and treatment of pancreatic cancer. Nat Rev Gastroenterol. Hepatol, 2020, 17 （3）: 153-168.

125.Finn R, Qin S, Ikeda M, et al. IMbrave150: Updated overall survival （OS） data from a global, randomized, open-label phase Ⅲ study of atezolizumab （atezo） + bevacizumab （bev） versus sorafenib （sor） in patients （pts） with unresectable hepatocellular carcinoma （HCC） [abstract]. Clin Oncol, 2021, 39: Abstract 267.

126.Motzer R, Alekseev B, Rha S Y, et al. Lenvatinib plus Pembrolizumab or Everolimus for Advanced Renal Cell Carcinoma. N Engl J Med, 2021, 384 （14）: 1289-1300.

127.Lee C H, Shah A Y, Rasco D, et al. Lenvatinib plus pembrolizumab in patients with either treatment-naive or previously treated metastatic renal cell carcinoma （Study 111/KEYNOTE-146）: a phase 1b/2 study. Lancet Oncol, 2021, 22 （7）: 946-958.

免疫细胞治疗

❖ 自体尖兵　控瘤力强 ❖

❖ 侦杀敌垒　迎难而上 ❖

❖ 深入虎穴　擒贼缚王 ❖

❖ 精准打击　威振八方 ❖

❖ 益人亦损　保人安康 ❖

第一章

细胞治疗技术概述

一、细胞治疗技术历史

（一）早期非靶向性免疫细胞疗法演化历史

最早用于治疗肿瘤的免疫细胞疗法是淋巴因子激活的杀伤细胞疗法（lympho-kine-activated killer cell，LAK），由 Steven A. Rosenberg 等于 20 世纪 80 年代提出，即在体外使用细胞因子 IL-2 对外周血淋巴细胞进行诱导扩增，产生对肿瘤具有杀伤能力的细胞。LAK 细胞治疗会使用大剂量 IL-2，故致不良反应，由于疗效欠佳且不良反应严重，LAK 疗法目前已被淘汰。

肿瘤浸润淋巴细胞疗法（tumor infiltrating lymphocyte，TIL）与 LAK 疗法几乎同一时期诞生，1986 年 Steven A. Rosenberg 从小鼠肿瘤中分离出浸润淋巴细胞，在体外扩增后输入荷瘤小鼠，发现小鼠肿瘤生长被明显抑制。使用的 TIL 是从肿瘤组织中分离的淋巴细胞，成分不单一，主要是 T 细胞。由于 TIL 浸润到肿瘤组织内部，多数已具备识别肿瘤抗原并杀伤瘤细胞的能力，将其在体外扩增后回输患者就可产生更强控瘤效果。相对 LAK 疗法，TIL 的有效性和安全性更强。

继 LAK 和 TIL 后，1991 年 Schmidt-Wolf GH 报道细胞因子诱导的杀伤细胞（cyto-kine-induced killer cell，CIK cell）具有较强增殖能力和控瘤能力。CIK 细胞是由外周血单个核细胞经多种细胞因子（CD3Ab、IL-2、IFN-γ 等）刺激产生的一类异质性细胞，主要细胞群体同时表达 CD3 和 CD56，兼具 T 细胞和 NK 细胞特点，具有强大控瘤特性。在体外实验中，CIK 细胞能对多种类型瘤细胞发挥广谱控瘤能力。

（二）基因工程介导的强靶向性细胞疗法演化历史

1.CAR-T疗法的历史

嵌合抗原受体（chimeric antigen receptor，CAR）修饰的 T 细胞疗法（CAR-T 疗

法），是典型基因工程介导的免疫细胞疗法。CAR是一种人工构建的细胞表面受体，由能够识别肿瘤抗原的胞外单链抗体可变区和胞内信号传导区域组成。T细胞过表达CAR分子后，能识别瘤细胞表面肿瘤抗原并被激活，从而特异性杀伤瘤细胞。

嵌合受体的概念最初在1987年由Kuwana首次报道，当时的嵌合受体由TCR恒定区及抗体可变区组合而成。1989年，Zelig Eshhar和Giden Gross将这类嵌合受体导入T细胞，成功实现T细胞依靠嵌合受体来识别抗原。1991年，Arthur Weiss首次在嵌合受体中加入CD3ζ结构域，让嵌合受体得以激活T细胞信号传导。1993年，Zelig Eshhar构建过表达单链可变区（single-chain fragment variable，ScFv）和CD3ζ结构域的第一代CAR-T细胞。随后在2000年，第一代CAR-T细胞进行了首次临床试验。2019年，Arthur Weiss与Zelig Eshhar等因嵌合型抗原受体的发明，荣获美国癌症研究所William Coley奖。

第一代CAR-T细胞疗法的临床疗效不尽如人意，主要原因是一代CAR-T细胞在患者体内的增殖能力有限。为增强CAR-T细胞的体内增殖能力和控瘤功能，在CAR胞内段增加了额外共刺激结构域。1998年，Finney HM在嵌合受体胞内近膜端加入CD28信号域，发现能够增强CAR-T细胞在被固相抗原刺激下产生IL2细胞因子的能力。2003年，Michel Sadelain证明将CD28共刺激结构域添加到第一代CAR胞内段后能显著提升CAR-T细胞的持久性和控瘤能力。2004年，Dario Campana构建了含41BB结构域的靶向CD19的CAR-T细胞，并证明其比一代CAR-T细胞更强大的肿瘤杀伤能力。此后，这种胞外由靶向肿瘤抗原的ScFv组成，胞内含一个共刺激信号结构域（CD28或41BB）和CD3ζ结构域的CAR被称为第二代CAR。2010年起，第二代CAR-T细胞逐渐开展临床试验，胞内含CD28或41BB结构域的靶向CD19的CAR-T细胞均取得了较好临床疗效，展现出前所未有的临床应用价值。

在二代CAR-T细胞基础上，学界依然在优化和改进CAR-T细胞以追求更强治疗效果。2009年，Carl H. June构建出第三代CAR-T细胞，其胞内部分包含两个共刺激信号结构域（CD28和41BB），进一步增强激活信号。三代CAR-T细胞能分泌更高水平细胞因子且增殖能力更强，但CAR-T细胞因过度活化而分泌大量细胞因子带来更大安全风险。为让CAR-T细胞更好地在肿瘤微环境中发挥功能，第四代CAR-T细胞在二代基础上，把CAR-T细胞作为递送载体，赋予CAR-T细胞额外分泌细胞因子（如IL15、IL12、IL18等）能力。

CAR-T疗法在血液肿瘤临床治疗上取得成功案例激励着学界努力摸索新的免疫细胞疗法。近几年，自然杀伤细胞（natural killer cell，NK）成为下一个被基因工程改造的对象。NK细胞是一种天然免疫细胞，具有与T细胞完全不同的靶细胞识别方式，能泛特异性识别并杀死瘤细胞。外周血中大约90% NK细胞为CD16$^+$CD56^{dim}亚群，表面表达杀伤细胞免疫球蛋白样受体（killer-cell immunoglobulin-like receptor，

KIR）和CD57，这群细胞通过产生穿孔素、颗粒酶和抗体依赖细胞介导的细胞毒性作用（antibody dependent cellular cytotoxicity，ADCC）发挥细胞毒作用；而占约10%的CD16⁻CD56^bright亚群通过分泌细胞因子发挥免疫调节功能，其大部分聚集在二级淋巴组织，如扁桃体和淋巴结中。NK细胞对肿瘤、病毒、寄生菌和机体老化变异细胞都具极强杀伤和清除能力，在清除瘤细胞方面，NK细胞通过内识别方式直接识别恶变瘤细胞并被激活，对肿瘤有很好杀伤作用。在NK细胞上通过基因工程表达CAR之后，能增强NK细胞杀伤靶向性，达到治疗肿瘤的效果。为避免免疫排斥反应，CAR-T疗法使用的T细胞常来源于患者本身。由于NK细胞不表达TCR，不会导致TCR介导的排斥反应，因此，CAR-NK疗法优势在于同种异体的CAR-NK细胞不会引起移植物抗宿主病（graft versus host disease，GVHD），且几乎不会引发严重不良反应，其安全性更高。

2.TCR-T疗法的历史

T细胞受体（T cell receptor，TCR）修饰的T细胞疗法（TCR-T疗法）的发明与TIL疗法一脉相承。TIL疗法问世之后，其确实展现出治疗肿瘤的有效性，但很难广泛用于临床。这是因为TIL疗法中使用的肿瘤浸润T细胞取材较难，在手术取下的瘤组织中难以获得足量TIL进行治疗。TCR-T疗法是从TIL中鉴定出能特异性识别肿瘤抗原的TCR序列，并将其导入患者外周血来源的T细胞，回输患者体内后能够发挥特异性识别和杀伤瘤细胞作用，这就解决了传统TIL疗法中难以获得有效数量的细胞的难题。2006年，TCR-T细胞进行首次临床试验，Richard A Morgan给患者外周血来源T细胞转入了能特异识别MART-1的TCR序列，经体外扩增后回输患者，最终观察到两位患者达到客观缓解。与CAR-T疗法相比，TCR-T疗法在实体瘤治疗中优势更大，目前针对黑色素瘤、多发性骨髓瘤、食管癌、结直肠癌的临床试验正在进行，发展潜力不可小觑。

二、细胞治疗技术原理

（一）T细胞免疫

T细胞介导的细胞免疫是免疫系统的重要组成部分，不仅能清除病变感染细胞达到免疫监视作用，同时在抵御外来病原入侵中扮演重要角色。T淋巴细胞来源于骨髓中的造血干细胞，在胸腺中进一步发育，最终成为具有免疫功能的T细胞。根据不同表面标志物，T细胞可被分为不同亚群，不同群体T细胞发挥不同免疫功能。CD4⁺T细胞能识别MHC Ⅱ类分子呈递的抗原，被激活后能分泌细胞因子调控其他免疫细胞进行免疫应答。CD8⁺T细胞在被MHC Ⅰ类分子呈递的抗原激活后，能分泌和释放颗粒酶B和穿孔素，从而杀伤被病原体感染的细胞及突变细胞。

TCR是T细胞识别靶细胞过程中必不可少的关键分子，由α链和β链组成的异二聚体，每一条链又可被分为可变区（V区）和恒定区（C区）。为能应对各种各样外源抗原，TCR分子抗原结合位点也具非常丰富的多样性，α链和β链经V（D）J重组后形成容量极大的TCR序列库。在遇到靶细胞时，TCR会与抗原肽和MHC分子形成三元复合物，TCR能直接与MHC分子和抗原肽结合。与抗原结合后，TCR向下游传递信号还需依赖TCR相关分子，最重要的是CD3。CD3由6条跨膜蛋白组成，与TCR组成一个复合体，在TCR与配体结合后，CD3的胞内部分向下游传递信号。除TCR与pMHC分子结合产生第一信号外，T细胞完全激活还需依赖第二信号。第二信号是共刺激信号，来源于TCR周围共刺激受体（如CD28、ICOS、41BB等），这些受体识别抗原呈递细胞表面表达的相应配体，增强T细胞激活。

在控瘤免疫反应中，T细胞发挥重要作用。首先，CD8$^+$细胞毒性T细胞能杀伤瘤细胞，有效控制肿瘤生长。CD4$^+$辅助性T细胞能释放多种细胞因子如IL2、IFNγ和TNF等，一方面增强细胞毒性T细胞效应能力和增殖潜能，另一方面还作用于瘤细胞，促使其上调MHC Ⅰ类分子，帮助细胞毒性T细胞识别瘤细胞。在肿瘤患者体内，免疫系统免疫监视能力不足以清除瘤细胞。瘤细胞改变自身抗原从而逃逸免疫细胞攻击，分泌抑制性细胞因子导致杀伤性免疫细胞难以发挥正常功能。临床上T细胞免疫疗法的目的就是扩充和增强T细胞控瘤能力，通过基因工程改造增强T细胞特异性识别和杀伤瘤细胞的功能，通过体外扩增T细胞来扩充数量。

（二）肿瘤浸润淋巴细胞疗法（TIL）

1.TIL疗法的原理

TIL过继治疗是一种高度个体化的肿瘤免疫疗法。通过活检或手术从肿瘤部位分离并筛选获取淋巴细胞，在体外用白细胞介素-2（IL2）刺激并大量扩增，然后回输到患者体内。自从Rosenberg成功地将TIL疗法用于转移性黑色素瘤患者，显示出令人印象深刻的临床效果后，一系列临床试验相继开展。该疗法大致分四个步骤：①患者进行手术活检，获得足够肿瘤组织后从中提取和分离TIL细胞；②对分离出的TIL细胞加入IL2在体外对其进行扩增培养，得到一定细胞数量后用患者自身瘤细胞与其共培养，筛选出对瘤细胞有反应的TIL细胞；③将筛选得到的肿瘤特异性TIL细胞进一步扩增培养；④回输患者体内。

2.TIL疗法优势和局限性

多年的临床研究表明，TIL疗法在治疗实体瘤的优势更大。实体瘤瘤细胞异质性强，单一肿瘤抗原靶点不能覆盖所有瘤细胞，所以靶向单一肿瘤抗原的细胞疗法（如CAR-T）治疗实体瘤效果不佳。而TIL疗法中使用的细胞是对肿瘤具有反应性的一群异质性细胞，这些细胞靶向的抗原各不相同，能识别患者肿瘤组织中一系列肿瘤抗原，所以 TIL 疗法在面对异质性较强的实体瘤时能更高效杀伤肿瘤。

但 TIL 疗法在临床应用中也有一些局限性。首先，临床上一些患者的肿瘤组织无法分离出足够数量的 TIL 细胞以供体外筛选和扩增培养；其次，部分 TIL 细胞输入体内后会发生功能耗竭导致疗效变差；此外，TIL 疗法的制备工艺较复杂且成本较高，在体外对 TIL 细胞进行筛选和扩增的过程耗时较长。

（三）CAR-T 细胞免疫疗法

1.CAR-T 疗法的原理

CAR-T 疗法是目前临床恶性肿瘤治疗中探索最多的免疫细胞疗法，其原理是在 T 细胞上组装一个能特异识别肿瘤抗原并且激活 T 细胞的 CAR 分子。CAR 分子结构由 3 部分组成：胞外区是一个单链抗体可变区（ScFv），能特异识别肿瘤抗原；跨膜区常用 CD8 或 CD28 分子穿膜区作为胞内与胞外连接桥梁；胞内区结构根据 CAR-T 技术的更新迭代略有不同，目前临床使用最多的二代 CAR 的胞内区包含一个共刺激结构域（CD28 或 41BB）和 CD3ζ 结构域。

CAR-T 细胞制备流程如下：①采集患者外周血单个核细胞并富集其中 T 淋巴细胞；②T 细胞激活与 CAR 分子转导；③CAR-T 细胞扩增培养，加入细胞因子（IL2、IL7、IL15 等）促进 CAR-T 细胞增殖；④CAR-T 细胞质控检测；⑤CAR-T 细胞回输。

2.CAR-T 疗法优势和局限性

作为临床上发展最快的免疫细胞疗法，CAR-T 疗法的优势显而易见。首先，CAR-T 细胞不会受靶细胞上 MHC 分子限制，而是靠 ScFv 直接结合肿瘤抗原，亲和力和特异性强；其次，CAR-T 细胞在体内扩增能力强，且能分化出记忆表型的 T 细胞，能长期发挥作用；最后，CAR-T 细胞的制备过程快速、简单且成本较低，易进行生产。

CAR-T 疗法在实体瘤疗效不佳暴露出一些该疗法局限性：①难以治疗异质性较强肿瘤；②CAR-T 细胞很难浸润到实体瘤内部；③CAR-T 细胞在体内耗竭失去控瘤功能；④CAR-T 疗法会带来细胞因子风暴、神经毒性等毒副作用和不良反应。

（四）CAR-NK 细胞免疫疗法

1.CAR-NK 疗法原理

NK 细胞是从骨髓中分化和发育而来的淋巴细胞，表面表达 CD56 分子，具天然肿瘤杀伤能力（属固有免疫细胞）。NK 细胞表面表达 KIR，是 NK 细胞识别肿瘤细胞的关键受体。在 KIR 家族蛋白中既有抑制性受体也有激活性受体，当 NK 细胞遇到正常细胞时，正常细胞表面 MHC Ⅰ类分子结合抑制性 KIR，阻止 NK 细胞激活。肿瘤细胞为躲避 T 细胞攻击会下调表面 MHC Ⅰ类分子，此时，NK 细胞会因此被激活而杀伤肿瘤细胞。

CAR-NK疗法是给NK细胞装上CAR分子提高NK细胞靶向性，使其更快精准杀伤瘤细胞。目前开展的临床前实验显示，CAR-NK细胞在多种肿瘤中展现较好疗效。

2.CAR-NK疗法优势和局限性

CAR-NK疗法最大优势是临床安全性，CAR-NK细胞几乎不会引起细胞因子风暴或神经毒性等毒副作用。其次，同种异体CAR-NK细胞不会引起GVHD，因此CAR-NK细胞来源比其他细胞疗法更多样化。

与其他细胞过继免疫治疗相似，CAR-NK疗法也面临在体内受肿瘤微环境影响导致功能障碍的困境。另外，NK细胞在患者体内存活差，不能分化为记忆细胞，因此需输入大量CAR-NK或多次回输产生疗效。所以，如何大量、高效、低成本制备CAR-NK细胞是现在面临的一个挑战。

（五）TCR-T细胞免疫疗法

1.TCR-T疗法原理

TCR-T疗法是通过基因工程技术将已知能识别肿瘤抗原的TCR序列安装到T细胞表面，使改造后TCR-T细胞能有效识别并杀伤瘤细胞。与CAR-T疗法不同的是，TCR-T细胞仍依靠TCR去识别肿瘤抗原，因此仍需MHC分子对肿瘤抗原进行呈递。

TCR-T细胞疗法基本步骤如下：①筛选和鉴定出能特异靶向某肿瘤抗原的TCR序列；②从患者外周血中富集T细胞；③将特定TCR基因序列导入T细胞中；④大量扩增培养TCR-T细胞；⑤回输患者体内进行治疗。

2.TCR-T疗法优势和局限性

CAR-T疗法可有效识别肿瘤表面抗原，但表面抗原只占肿瘤特异抗原的10%左右，大部分肿瘤抗原尤其是一些关键肿瘤驱动基因突变均在肿瘤细胞内部。TCR-T疗法依赖MHC呈递肿瘤抗原，而MHC分子会将本不暴露在外的细胞内部抗原也呈递出来，这使TCR-T疗法的靶点不局限于胞外抗原，而是将胞内抗原也纳入靶向范围。而且由于TCR信号相比于CAR分子更加温和，导致TCR-T细胞在实体瘤中的持久性和浸润能力更强，因此TCR-T疗法在实体瘤治疗中优势更大。

目前，TCR-T疗法的局限性主要在于：①缺乏有效肿瘤靶点及肿瘤抗原特异性TCR序列；②TCR-T细胞耗竭和功能障碍导致疗效下降；③TCR-T细胞攻击正常组织引发毒副作用；④MHC分子限制性需要配型。

三、细胞治疗技术前沿方向

以CAR-T为代表的免疫细胞疗法在血液肿瘤临床治疗已取得良好疗效，但对实体瘤治疗仍进展较慢。限制因素主要有：①缺乏特异性肿瘤抗原或有效肿瘤特异性

TCR序列，难以克服肿瘤细胞异质性问题；②回输的免疫细胞难以浸润到肿瘤内部；③回输的免疫细胞发生功能耗竭且体内持续性弱；④细胞免疫疗法带来的毒副作用。针对这些问题，目前有许多研究对免疫细胞疗法进行了优化和改进，以提高其控瘤能力和安全性。

（一）克服肿瘤异质性

1.探索新的肿瘤抗原靶点

由于肿瘤组织异质性较强，目前许多实体瘤靶点不能覆盖全部瘤细胞，瘤细胞还会不断修饰和改变自身表面抗原，最终导致肿瘤免疫逃逸。需要筛选特异性更强的靶点为CAR-T、TCR-T等疗法提供基础。对TCR-T疗法，除需特异性强的肿瘤抗原外，还需筛选和鉴定出更多、更有效的肿瘤抗原特异性TCR序列。随着高通量测序技术应用，可加快分析和鉴定TCR序列速度，使TCR-T技术快速发展。

2.构建能识别多个靶点的CAR-T细胞

为克服肿瘤异质性或肿瘤细胞抗原丢失问题，现在许多CAR-T细胞设计为能识别多个抗原靶点，只要瘤细胞表达其中一种抗原就能激活CAR-T细胞，这种设计的CAR-T细胞被称为"OR-gate CAR-T"。"OR-gate CAR-T"构建方法并不单一，可将两种CAR基因序列同时转入T细胞（dual-CAR），也可将靶向两种肿瘤抗原ScFv串联在同一个CAR分子上（tandem-CAR）。最近，还有CAR-T疗法与双特异性T细胞接合剂（BiTE）联用，让CAR-T细胞额外分泌BiTE，使该疗法能同时靶向两种肿瘤抗原。

（二）增强免疫细胞浸润能力

CAR-T细胞难以浸润到实体瘤内部是导致疗效不佳的原因之一。已有研究表明，通过在CAR-T细胞表面过表达趋化因子受体，能够提高CAR-T细胞定向迁移能力。如：过表达趋化因子受体CXCR1或CXCR2能增强CAR-T细胞迁移并显著提高控瘤疗效。还有研究证明，让CAR-T细胞分泌IL7和趋化因子CCL19也能提高肿瘤组织中免疫细胞的浸润。

（三）避免免疫细胞耗竭，增强体内作用

1.促进CAR-T细胞分泌细胞因子

CAR-T细胞在输入体内后易发生耗竭并失去功能，其中外部因素是肿瘤微环境会抑制免疫细胞发挥功能，为了克服免疫抑制性肿瘤微环境，新型CAR-T细胞在表达CAR的同时会分泌细胞因子（IL12、IL18）等，进一步增强CAR-T细胞功能，同时也能招募体内其他免疫细胞增强控瘤效果。此外，也有通过在CAR-T细胞中过表

达c-Jun转录因子来促进细胞因子IL-2和IFNγ表达，进而减轻CAR-T细胞耗竭。

2.优化CAR分子结构

肿瘤微环境并不是导致CAR-T细胞耗竭与体内持续性不足的唯一原因，CAR-T细胞内部因素也会造成影响，因此对CAR分子结构的优化和改造也能进一步提高CAR-T功能。有报道通过对CAR胞内泛素化位点进行突变抑制了细胞表面CAR分子降解，显著提高了CAR-T细胞体内持续性。也有报道将CAR ScFv部分与TCR信号传导区域组合成为STAR受体，由此构建出STAR-T细胞兼具CAR-T细胞的高效杀伤和TCR-T细胞的体内持续性。2021年，Nathan Singh等报道通过缩短CAR分子ScFv中重链与轻链间的序列，增强了CD22 CAR-T细胞的基底信号，从而获得更强控瘤能力。

3.利用基因编辑技术增强CAR-T细胞功能

随着基因编辑技术发展，其在CAR-T领域应用带来了许多益处。使用基因编辑技术敲除CAR-T细胞表面的抑制性受体或其他介导CAR-T细胞耗竭的基因能有效增强CAR-T细胞功能。如敲除TCR、MHC相关通路基因来构建通用性CAR-T；敲除或定点敲入替换CAR-T细胞表面的PD1或LAG3抑制性分子后能增强CAR-T细胞疗效。2022年，国内有团队进行靶向CD19的PD1定点整合CAR-T细胞临床试验，结果显示非霍奇金淋巴瘤患者的完全缓解率达到87.5%。这也体现基因编辑技术在CAR-T上的第二项应用，能将CAR基因序列定点整合到基因组中，从而改善CAR表达模式，避免传统过表达方式带来的随机整合风险。2017年，Justin Eyquem等把CAR基因序列定点整合到TCR恒定α链（TRAC）位点，能改善过强的基底信号，减少CAR-T细胞耗竭。

(四)降低毒副作用

1.开关型CAR-T/TCR-T细胞

为减轻免疫细胞疗法的毒副作用，部分疗法加入"开关"设计，能精准控制细胞激活，避免过度活化。最常见方式是在CAR-T或TCR-T细胞中引入自杀基因，在必要时诱导细胞凋亡。2017年Iulia Diaconu等构建了基于caspase-9（iC9）可诱导安全开关CAR-T细胞。2021年，Max Jan等基于靶向蛋白降解技术构建依靠小分子来那度胺控制CAR-T细胞"ON or OFF"状态CAR-T模型。除了依赖小分子化学药物调控的开关外，还有通过物理方式进行调控的例子，如光热控制开关、超声波控制开关等。

2.门控型CAR-T细胞

"AND-gate"门控开关被用于降低CAR-T细胞毒副作用，这种CAR-T细胞只有在肿瘤表面同时表达两种特定抗原时才能被完全激活，原理是在T细胞上表达两种

CAR，胞外部分识别两种抗原，胞内则仅分别带有CD3ζ或共刺激结构域的其中一种，因此只有两个CAR同时被激活才能完全激活CAR-T细胞。另一种"AND-gate CAR-T"是依靠synNotch受体达成，使CAR-T细胞在遇到一种抗原后再上调针对另一种抗原的CAR分子转录。利用synNotch受体还可构建抗原密度门控CAR-T细胞，从而实现对高抗原密度的靶细胞进行精准杀伤避免误伤正常细胞。

第二章

CAR-T细胞治疗技术

一、CAR-T细胞制备流程和质控

CAR-T细胞制剂的制备包括质粒制备、病毒制备、样本采集、接收、处理、细胞刺激、转导/转染、扩增、收获、质量检测、冻存和运输等全过程，遵循《药品生产质量管理规范》（good manufacturing practice of medical products，GMP）是CAR-T细胞制剂制备的基本要求。制备机构的设施、设备和人员也应符合相关规定和要求。此外，制备机构应建立健全CAR-T细胞制剂制备的质量管理体系，结合CAR-T细胞制剂制备的特殊工艺，对各个操作环节严格要求并实施，最终产品应符合质量标准。

（一）质粒、非病毒载体和病毒载体制备

1.质粒

序列应信息明确，并经过鉴定和确认。质粒菌种应采取种子库系统，并按照《中国药典》（2020年版）相关要求完成菌种库的检定。菌种建库过程应符合药品GMP规范，同时应有明确来源和批次信息，并有详细记录。质粒质控应包括纯度、无菌试验、内毒素试验、酶切鉴定、基因测序、物质残余量的测定等。

2.非病毒载体

应有明确来源、结构和遗传特性，制备过程应符合药品GMP标准，不得含有支原体、细菌及病毒等其他任何外源因子，内毒素应控制在限定范围内。

3.病毒载体

包装细胞系应采取种子库系统，建立主细胞库和工作细胞库，并按照《中国药典》（2020年版）相关要求完成细胞库的检定。细胞建库过程应符合药品GMP规范，有明确来源和批次信息，并有详细记录。病毒包装所用细胞系的细胞培养液成分明确并具有溯源性，使用人或动物源性成分，如血清、胰蛋白酶或其他生物学活性物质，应具有这些成分的来源、批号、质量控制、检测结果和质量保证相关信息，应不得含有任何病毒

等外源因素。用于转导/转染病毒应经过质量检测包括：鉴别实验、复制型病毒（RCR/RCL）检测、无菌实验、内毒素检测、支原体检测、添加成分残留量测定、病毒滴度测定、病毒效力实验等。

（二）细胞采集和分离

用于CAR-T细胞治疗的T细胞常包括自体和同种异体细胞。须提供细胞组织来源及细胞类别的确证资料，包括年龄、性别、传染病检测结果及配型资料等。

1.细胞采集

应具备相应资质，应使用全自动血细胞分离机，按单核细胞分离程序，采集外周单个核细胞富集血，在技术上无法实现采集外周血单个核细胞富集血情况下，可考虑静脉血采集方案。

2.采集管路

应使用一次性消耗品，血细胞分离机应定期清洁和检测。

3.传染性病毒检测阳性患者的T细胞采集

应在感染性样本制备区进行细胞分离、培养、收集，完成制备过程。操作完毕应彻底清场，并应验证确认无该次操作残留物感染风险后，方可进行后续供者的样品制备。

（三）CAR-T细胞的制备

既往较多采用整体B级洁净环境+生物安全柜提供的局部A级洁净环境，俗称"B+A"配置。目前应逐步过渡到"整体C级洁净环境+细胞生产隔离器"（"C+A"），或"整体C级洁净环境+全封闭自动化系统"。

1.T细胞分离与激活

样本送达时应附细胞制备申请单，内容包括但不限于患者姓名、筛选号、患者临床诊断、实验室检测结果、配型检测结果、治疗方案、知情同意书等。在分离PBMC后，可进一步根据需求通过T细胞分选试剂盒或流式分选仪将PBMC中T细胞进行分离纯化。之后采用T细胞活化相关抗体或抗体包被的磁珠或纳米微珠（CD3和CD28抗体或磁珠）使T细胞活化。活化T细胞所采用的包被抗体或磁珠抗体应符合相关质量要求。

2.通过非病毒载体或病毒载体在T细胞上表达特异性CAR受体

细胞转导/转染主要包括非病毒转染和病毒转导两种方式，应确认基因导入系统并对其进行验证，建立关键步骤控制点。将携带CAR基因的载体转导/转染入经抗体激活的T细胞中后，可通过增加离心、重复转导或添加转导增强剂等手段提高转导阳性率。

3.CAR-T细胞扩增

将表达CAR受体的T细胞转入容量合适的培养容器中进一步培养，通常可实现数十倍至数百倍的数量扩增。细胞扩增过程中每更换一次培养体系应准确计数，根据质量要求对细胞浓度及培养时间进行调整。

4.CAR-T细胞收获

CAR-T细胞扩增至目标数量后，需经过数次离心清洗或自动化流程浓缩洗涤以去除培养基、残余病毒载体、磁珠、细胞碎片等工艺相关或制品相关杂质，根据回输细胞制剂要求进行收获。CAR-T制剂收获分为新鲜剂型和冻存剂型，冻存宜采用全封闭冻存袋方式，在气相液氮储存环境下储存。

（四）CAR-T细胞质控

制备机构应在CAR-T细胞制剂制备过程中开展质量检测，制剂检验应由制备机构负责人指定有资质人员进行。制备机构可委托有资质第三方开展相关质量检测。检测结果应由质量负责人或质量授权人签字审核。

CAR-T细胞制剂的质量要求：

（1）应进行无菌实验和支原体检测；

（2）应进行内毒素检测；

（3）应对细胞存活率和回输数量进行检测；

（4）应对终产品中CAR-T细胞转导/转染率、免疫表型进行检测；

（5）应检测CAR-T细胞制剂对特异性肿瘤细胞的杀伤作用；

（6）病毒转导/转染后的细胞应进行RCR/RCL检测；

（7）应进行CAR-T细胞的基因拷贝数检查（copy number variations，CNV）；

（8）对培养后不经冻存，直接回输的CAR-T制剂，应加强培养全过程质控，设置合理取样点，并采用合理快速检测方法进行质控；

（9）如细胞培养基内添加成分可能会对细胞制剂质量或安全性产生影响，应对培养基及其他添加成分残余量进行检测，如细胞因子等；

（10）使用磁珠抗体刺激T细胞的，应检测制剂中的残余磁珠量。

（五）CAR-T细胞冻存、复苏和运输

制备机构应建立CAR-T细胞的冻存和复苏操作规程，在规定温度范围内储存细胞。应对冻存工艺（包括冻存液和冻存容器等）和复苏工艺进行验证，验证项目宜包括生物学效力、细胞纯度、细胞特性、活细胞数及比率、功能细胞数和安全性相关的内容等。应建立CAR-T细胞制剂运输的标准操作规程，运输方式等应经过验证。

二、CAR-T细胞在血液瘤中的应用

(一)治疗现状

急性白血病和多发性骨髓瘤 (multiple myeloma, MM) 是常见血液系统恶性肿瘤, CAR-T免疫疗法在复发难治性急性白血病和MM中显示较好疗效。尽管国内尚无针对复发难治性急性淋巴细胞白血病 (acute lymphoblastic leukemia, ALL)、急性髓系白血病 (acute myeloid leukemia, AML) 和MM的CAR-T细胞产品获批上市, 但很多临床试验正在进行中。

ALL是原始和幼稚淋巴细胞恶性增殖导致的血液恶性肿瘤, 是儿童发病率最高的恶性肿瘤。难治、复发ALL 5年生存率为10%, 其中T-ALL相比B-ALL预后更差。靶向CD19 CAR-T细胞在复发难治B细胞-ALL临床试验中取得显著疗效, 是CAR-T细胞疗法走向临床的重要标志事件。在美国FDA批准上市的两款治疗复发难治B-ALL的CD19 CAR-T细胞治疗中, 83% (52/63) 接受CAR-T细胞回输的青少年和儿童, 以及64.8% (35/54) 成年在第28 d评估达完全缓解。中位无病生存时间分别为8.3个月及12.6个月。为进一步提升CAR-T治疗的长期疗效及安全性, 国内开展了以双靶点CAR-T细胞治疗及桥接异基因造血干细胞移植等多项临床研究。同时针对预后更差、有效治疗手段匮乏的T-ALL, 也推进了多项以自体、供者来源和通用型CAR-T细胞原研性临床试验, 目前针对ALL治疗靶点主要有B-ALL的CD19和CD22以及针对T-ALL的CD7、CD5等。

AML是一类起源于髓系造血干/祖细胞的血液系统恶性肿瘤, 年发病率 (2~4) /10万, 美国年死亡率为2.2/10万, 我国缺乏相关统计数据, 估计高于西方发达国家。AML治疗主要以化疗为主, 但总体治疗效果欠佳, 5年无病生存率 (disease-free survival, DFS) 仅30%~40%。在AML, CAR-T细胞疗法因对正常骨髓细胞有影响, 存在on-target/off-tumor毒性, 尚无突破性进展。CD33是AML免疫治疗最早选择的靶点, 在体外和临床前试验证实CD33 CAR-T细胞具有较好疗效。目前对复发难治AML治疗的主要有CD33、CD123、CD44v6、CD70、CLL1、FLT3、FRβ、NKG2D、IL-10R及PR1/HLA-A2等单靶点或双靶点CAR-T细胞临床试验。

MM是一种克隆浆细胞异常增殖恶性肿瘤, 在很多国家的血液系统排第2位, 目前尚无治愈手段。2016年Ali等首次报道抗B细胞成熟抗原 (B cell maturation antigen, BCMA) CAR-T细胞用于复发难治性多发骨髓瘤 (relapse/refractory multiple myeloma, RRMM) 患者, 初步证实有效性和安全性。随后国内外开展了大量抗BCMA CAR-T细胞治疗RRMM临床研究, 总有效率达73%~100%。CRS发生率为30%~80%, 其中80%以上为1~2级。基于可靠的有效性和安全性研究结果, FDA先后批准两款以BC-

MA为靶点的CAR-T细胞用于治疗RRMM，其中Cilta-cel成为国内首个靶向BCMA的上市生物制品。除单靶点CAR-T细胞外，两个抗原靶点联合的CAR-T细胞临床试验有BCMA/CD19、BCMA/CD38、BCMA/CD138、BCMA/GPRC5D等；除抗BCMA CAR-T外，CS1、GPRC5D、CD38、CD138等许多其他靶点的CAR-T也已进入临床试验。

（二）技术优化

1.工程化改造

CAR-T细胞疗法的首次缓解率虽然较高，但复发率高，无病生存时间短。以靶点阳性复发及靶点阴性复发为主，由于CAR-T续存时间不足，使用共刺激域41BB的CAR-T细胞比使用CD28的CAR-T细胞控瘤效应更好。将带有鼠源序列的胞外域全部替换为人源化序列可减少CAR-T细胞被患者体内免疫系统排异，有效延长续存。为进一步提高CAR-T细胞疗效，双靶点CAR-T细胞可通过减少靶点丢失引起的阴性复发从而提高疗效。

2.制备

CAR-T细胞制备期间的干预同样会影响CAR-T细胞疗效，有研究采用明显短于常规的细胞体外培养时间，以低于常规细胞剂量进行CAR-T回输，达到与常规培养时间和常规回输剂量一样的效果。此外，有研究显示在回输前加入地西他滨短时间培养可显著延长CAR-T回输后细胞续存提升疗效。

3.细胞来源

目前上市的CAR-T细胞疗法均为自体CAR-T细胞，其个体化定制的特点导致近十分之一患者因采集失败或T细胞质检不合格导致无法接受CAR-T细胞治疗。对移植后患者，供者来源的T细胞作为制备细胞来源是有效的替代手段。此外，对T-ALL，目前已有基因编辑通用T细胞及自然选择T细胞为原料的CD7 CAR-T细胞疗法进入临床试验。

（三）适用指征

1.一般要求

接受CAR-T治疗患者，一般要求：①KPS大于等于50%或ECOG小于等于2。②具有良好心、肺、肝功能，左心室射血分数（LVEF）大于等于50%；ALT、AST小于正常3倍、胆红素小于2.0 mg/dL；室内空气患者血氧饱和度大于等于92%。③无活动性感染。④预计生存期大于12周。⑤免疫组化或流式细胞术检测瘤细胞相应靶点阳性。⑥患者在签署知情同意书前2周内未接受任何化疗、放疗、免疫调节制剂（如免疫抑制药物/皮质类固醇）等控瘤治疗。

同时应排除：怀孕或哺乳期妇女，或半年内有妊娠计划妇女；传染性疾病（如活动性乙型病毒性肝炎、丙型病毒性肝炎或活动性结核等）；生命体征不正常，以及不能配合检查者；有精神或心理疾病不能配合治疗及疗效评估者；对CAR-T细胞产品中任何一种成分有过敏史者；合并心、肺、脑等重要脏器明显功能障碍患者。

2.B-ALL

适用首次化疗两疗程不缓解或缓解后复发的难治、复发B-ALL，具体定义参照《中国肿瘤整合诊治指南（CACA）——血液肿瘤》，CD19及CD22 CAR-T细胞治疗相比传统治疗具更高首次治疗缓解率。由于CAR-T细胞有较好穿过血-脑屏障及血-睾屏障能力，对有睾丸及CNS侵犯的B-ALL，CAR-T细胞疗法也可适用。目前国内多个中心都已开展获IND批件的临床试验或探索性临床研究，具体入组和排除标准见各临床试验注册信息。

3.T-ALL

目前主要用于首次化疗两疗程不缓解或缓解后复发的难治、复发T-ALL，具体定义参照《中国肿瘤整合诊治指南（CACA）——血液肿瘤》，现在主要进行CD5、CD7的自体或通用型CAR-T细胞探索性临床研究，具体入组和排除标准见各临床试验注册信息。

4.AML

目前主要用于首次化疗两疗程不缓解或缓解后复发的难治、复发AML，具体定义参照《中国肿瘤整合诊治指南（CACA）——血液肿瘤》，现在主要进行CD33、CD123、CLL1、CD7、CD70等靶点的自体或通用型CAR-T细胞探索性临床研究，具体入组和排除标准见各临床试验注册信息。

5.MM

目前开展的临床试验包括初诊高危一线、二线或复发难治性MM，其中包括伴髓外病变及浆细胞白血病患者，但临床试验有治疗前移趋势，尤其高危患者，未来极有可能提前至一线，具体入组和排除标准见各临床试验注册信息。

6.CAR-T细胞治疗应用指征的特殊情况

对无更好治疗选择患者，KPS/ECOG评分、肾功能异常、病毒性肝炎等均不是绝对禁忌，但对并发心肌淀粉样变性或房颤，即使EF值正常，预处理期间或输注CAR-T细胞后并发心血管事件风险增加，需更多关注，体内有外源植入物（如动/静脉导管、各类假体、静脉滤网等）者，需警惕诱发局部和全身感染。

（四）操作流程

1.淋巴细胞采集

一般要求患者血小板大于$50×10^9$/L，供者血红蛋白大于60 g/L（若因疾病进展导致贫血或血小板减少，评估患者获益与风险，血红蛋白和血小板基线水平不是淋巴细胞采集的绝对限制因素），采集单个核细胞总数应大于 10^9 个，淋巴细胞采集量一般为 $(60\sim600)\times10^6$/kg 以确保充足 T 细胞原料。

患者前期接受的治疗药物可能影响 CAR-T 细胞活性，不同治疗或药物在采集 T 细胞前需有一定洗脱期。抗 T 细胞单克隆抗体、供者淋巴细胞输注及中枢放疗洗脱时间为 8 周，联合化疗、来那度胺、硼替佐米等洗脱时间为 2 周，长春新碱、阿糖胞苷、蒽环类等化疗药物洗脱时间为 1 周，糖皮质激素洗脱时间为 72 h。对高危或需应用来那度胺治疗，可考虑提前采集淋巴细胞以备用，对既往接受过含苯达莫司汀或氟达拉滨治疗患者，自体 CAR-T 制备失败的可能性增大。

2. 预处理

CAR-T 细胞回输前预处理可减少瘤负荷并为 CAR-T 细胞扩增提供有益环境。常用的预处理方案为环磷酰胺联合氟达拉滨。推荐采用氟达拉滨[$(25\sim30)$ mg/m²×3 d]联合环磷酰胺[$(250\sim500)$ mg/m²×3~5 d]预处理方案。并发心功能不全和肾功能不全，需酌情调整剂量，并在预处理期间监测心功能、出入量等。

3. CAR-T 细胞输注

一般预处理后 48 h 输注 CAR-T 细胞，最长不宜超过 7 d，提前建立静脉通路，输注前后持续用生理盐水维持静脉输注通路，CD19 CAR-T 的输注剂量相对成熟，常规输注剂量为 1×10^6/kg 个 CAR 表达阳性 T 细胞（或者根据细胞产品工程化改造及制备特点决定），推荐输注总剂量应大于 2.5×10^7 个 CAR 表达阳性 T 细胞。通常情况下，CAR-T 细胞输注剂量与疗效和毒副作用相关，且不同 CAR-T 产品输注剂量差异很大，建议输注剂量依据不同 CAR-T 产品的推荐剂量。在细胞输注前，可选择使用对乙酰氨基酚和苯海拉明或其他 H1-抗组胺药进行预处理，以避免发生超敏反应（建议提前 0.5~1 h 使用抗过敏药）。不同预防用药组合的方式及剂量包括：苯海拉明 20 mg 静注与西咪替丁 0.4 g 静滴；对乙酰氨基酚 500 mg 口服与异丙嗪 25 mg 肌注；或对乙酰氨基酚 1000 mg 口服与苯海拉明 40 mg 肌注。CAR-T 细胞输注开始前进行生命体征监测，不推荐 CAR-T 细胞输注前给予糖皮质激素预防过敏反应。对既往有中枢神经系统疾病或并发症患者建议待疾病控制后再行 CAR-T 细胞输注（原发病中枢受累除外），同时可口服左乙拉西坦（750 mg，q12h）等药物预防癫痫的发生。

4. 不良反应监测

可参考本章第五部分 CAR-T 细胞治疗不良反应及处理。

5. 疗效评估

推荐 CAR-T 细胞输注后第 28 d 或血象恢复后，完成骨髓细胞学检测进行疗效评估。伴髓外病变者，建议在 CAR-T 治疗 28 d 同时评估髓外病变，MRI、CT 或 X 线片均可作为评估手段，3 个月后可考虑 PET-CT 评估。推荐在半年内每个月进行疗效评估。

（1）ALL

a.疗效标准

完全缓解（complete remission，CR）：①外周血无原始细胞，无髓外白血病；②骨髓三系造血恢复，原始细胞小于5%；③中性粒细胞绝对值大于$1.0×10^9$/L；④血小板计数大于$100×10^9$/L；⑤4周内无复发。

CR伴血细胞不完全恢复（CRi）：血小板计数小于等于$100×10^9$/L和/或ANC小于等于$1.0×10^9$/L。其他应满足CR标准。总反应率（objective response rate，ORR）=CR+CRi。

难治性疾病：诱导治疗结束（常指4周方案或Hyper-CVAD方案）未获CR/CRi。

疾病进展（progressive disease，PD）：外周血或骨髓原始细胞绝对数增加25%，或出现髓外疾病。

疾病复发：获CR者外周血或骨髓再现原始细胞（比例大于等于5%），或出现髓外疾病。

b.中枢神经系统白血病（central nervous system leukemia，CNSL）的治疗反应

CNS缓解：CNS-2或CNS-3取得CNS-1状态。

CNS复发：发生CNS-3状态或出现CNSL临床症状（如面神经麻痹、脑/眼受累，或下丘脑综合征表现）。

c.纵隔疾病的治疗反应

纵隔疾病的疗效判断依靠胸部CT和/或PET-CT。

CR：CT检查纵隔肿块完全消失；或PET阴性。

PR：肿大的纵隔最大垂直直径的乘积（SPD）缩小50%以上。

PD：SPD增加25%以上。

NR：不满足PR或PD。

复发：取得CR的患者又出现纵隔肿大。

（2）AML

a.形态学无白血病状态（morphologic leukemia-free state，MLFS）：在具有骨髓小粒的穿刺样本中，计数至少200个有核细胞后，原始细胞小于5%，外周血中未见原始细胞，无Auer小体，无髓外白血病持续存在，但外周血细胞计数未恢复，未满足CR或CRi的阈值。

b.形态学完全缓解（CR）：患者应达形态学无白血病状态，脱离输血，无髓外白血病表现。中性粒细胞绝对计数大于$1.0×10^9$/L，血小板大于$100×10^9$/L。

c.残留病阴性完全缓解（MRD-CR）：分子生物学和流式细胞仪检测残留病结果转阴性。

d.部分缓解（partial remission，PR）血细胞计数符合CR标准，骨髓原始细胞

5%~25%（同时应较治疗前下降50%以上）。若仍可见Auer小体，即使原始细胞小于5%也应定为PR。

e.形态学完全缓解而血细胞计数未完全恢复（CRi）符合CR临床和骨髓标准，但仍有中性粒细胞减少（小于$1.0×10^9/L$）或血小板减少（小于$100×10^9/L$）。

f.复发：①CR患者外周血又现白血病细胞，骨髓中原始细胞大于等于5%。髓外出现形态学可证实的白血病细胞亦为复发。②分子和/或遗传学复发：已达细胞遗传学或分子学水平完全缓解的患者又现细胞遗传学或分子学异常。

g.PD：骨髓原始细胞相较于基线增加50%以上（在基线时原始细胞小于30%情况下，至少需增加15%）；或在至少3个月内骨髓原始细胞百分比持续大于70%；或外周血原始细胞（WBC×原始细胞百分比）增加50%至大于$25×10^9/L$或出现新的髓外病变。

（3）MM

a.严格意义的CR（sCR）：满足CR标准基础上要求FLC比率正常以及经免疫组化或2-4色的流式细胞术检测证实骨髓中无克隆性浆细胞；以上指标均需连续两次评估。

b.CR：血清和尿免疫固定电泳阴性，软组织浆细胞瘤消失，骨髓中浆细胞小于5%；对仅依靠血清游离轻链（FLC）水平作为可测量病变的患者，除满足以上CR的标准外，还要求FLC的比率恢复正常（0.26~1.65）；以上指标均需连续两次评估。

c.非常好的部分缓解（very good partial response，VGPR）：蛋白电泳检测不到M蛋白，但血清和尿免疫固定电泳阳性；或血清M蛋白降低大于等于90%且尿M蛋白小于100 mg/24 h；在仅依靠血清FLC水平作为可测量病变的患者，除满足以上VGPR的标准外，还要求受累和未受累FLC之间的差值缩小大于90%；以上指标均需连续两次评估。

d.PR：血清M蛋白减少大于等于50%，24 h尿M蛋白减少大于等于90%或降至小于200 mg/24 h；若血清和尿中M蛋白无法检测，则要求受累与非受累FLC之间的差值缩小大于等于50%；若血清和尿中M蛋白以及血清FLC都不可测定，并且基线骨髓浆细胞比例大于30%时，则要求骨髓内浆细胞数目减少大于等于50%；除上述标准外，若基线存在软组织浆细胞瘤，则要求浆细胞瘤缩小大于等于50%；以上指标均需连续两次评估。如做影像学检查，则应无新的骨质病变或原有骨质病变进展的证据。

e.微小缓解（minimal response，MR）：血清M蛋白减少25%~49%，24 h尿M蛋白减少50%~89%；若基线存在软组织浆细胞瘤，则要求浆细胞瘤缩小25%~49%；溶骨性病变数量和大小没有增加（可允许压缩性骨折的发生）。

f.疾病稳定：不符合CR、VGPR、PR及PD标准。如做影像学检查，则应无新的骨质病变或原有骨质病变进展的证据。

g.进展：诊断至少应符合以下1项（以下数据均为与获得的最低数值相比）：血清M蛋白升高大于等于25%（升高绝对值须大于等于5 g/L），若基线血清M蛋白大于等于50 g/L，M蛋白增加大于等于10 g/L即可；尿M蛋白升高大于等于25%（升高绝对值须大于等于200 mg/24 h）；若血清和尿M蛋白无法检出，则要求血清受累与非受累FLC之间的差值增加大于等于25%（增加绝对值须大于100 mg/L）；若血清和尿中M蛋白以及血清FLC都不可测定，则要求骨髓浆细胞比例升高大于等于25%（增加绝对值大于等于10%）；出现新的软组织浆细胞瘤病变：原有1个以上的可测量病变SPD从最低点增加大于等于50%；或原有的大于等于1 cm病变的长轴增加大于等于50%；循环浆细胞增加大于等于50%（在仅有循环中浆细胞作为可测量病变时应用，绝对值要求至少200个细胞/μL）。

h.临床复发：符合以下1项或多项：出现新的骨病变或者软组织浆细胞瘤（骨质疏松性骨折除外）；明确的已有的浆细胞瘤或骨病变增加（可测量病变SPD增加50%且绝对值大于等于1 cm）；高钙血症（大于2.75 mmol/L）；Hb下降大于等于20 g/L（与治疗和非MM因素无关）；从MM治疗开始，血肌酐上升大于等于2 mg/dL，并且与MM相关。

i.CR后复发（只有终点研究是无病生存期时才使用）：符合以下之一：免疫固定电泳证实血或尿M蛋白再次出现；骨髓浆细胞比例大于等于5%；出现以上PD的标准之一。

（五）复发或进展后挽救性治疗

复发是目前接受CAR-T细胞治疗的血液肿瘤患者治疗失败的主要原因，对于ALL、AML目前证据等级最强的预防复发的手段为直接桥接异基因造血干细胞移植，相比其他疗法，异基因造血干细胞移植能带来更长的生存获益。同样，通过不同靶点（例如CD19、CD22）CAR-T细胞序贯输注或者双靶点CAR-T（例如CD19/CD22、CD33/CD123、CD33/CLL1、CD38/BCMA、CD19/BCMA等）也可进一步减少复发率。CAR-T治疗后复发的治疗，二次CAR-T细胞治疗也值得临床尝试，但需要基于以下原则：靶抗原阳性复发应选择不同种属（人源化或全人源CAR-T）或双靶点联合，也可选择其他可检测到的靶点；靶抗原表达降低或丢失应选择其他可检测到的靶点；靶抗原阴性复发应选择其他可检测到的靶点；CAR-T细胞在体内持续时间短或扩增差应评估患者T细胞功能后再选择靶点。也可选择参加其他临床试验。

三、CAR-T细胞在淋巴瘤中的应用

2017年10月，全球首款CAR-T产品获批上市，用于治疗复发/难治性大B细胞淋巴瘤。其后新的CAR-T产品不断问世，使CAR-T在复发难治性淋巴瘤治疗中的作用

得到进一步证实。目前国内有两种CAR-T产品阿基仑赛（axi-cel）注射液和瑞基奥仑赛（relma-cel）注射液分别于2021年6月和9月获批上市，获批适应证为既往接受二线或以上系统治疗后复发或难治性大B细胞淋巴瘤的成人患者。2022年10月瑞基奥仑赛又获批复发/难治性滤泡性淋巴瘤的适应证，用于治疗至少接受过二线治疗后失败的滤泡淋巴瘤患者。另外，已有国内外研究证实了CAR-T在其他淋巴瘤亚型中的初步疗效，如套细胞淋巴瘤、边缘区淋巴瘤、慢性淋巴细胞性白血病、T细胞淋巴瘤和霍奇金淋巴瘤等。

（一）弥漫性大B细胞淋巴瘤

1.CAR-T细胞治疗R/R DLBCL的疗效

目前国内获批上市的两款产品分别为阿基仑赛（axi-cel）和瑞基奥仑赛（relma-cel），均为靶向CD19的CAR-T产品。基于两个产品在注册研究ZUMA-1和RELI-ANCE中纳入的人群不同，其获批的适应证存在一些差异。阿基仑赛的适应证包括弥漫性大B细胞淋巴瘤非特指型（diffuse large B-cell lymphoma，DLBCL）、滤泡性淋巴瘤（follicular lymphoma，FL）转化的大B细胞淋巴瘤（large B-cell lymphoma，LB-CL）、原发性纵隔大B细胞淋巴瘤（primary mediastinal large B-cell lymphoma，PMB-CL）和高级别B细胞淋巴瘤（high grade B cell lymphoma，HGBL）伴myc和bcl-2和（或）bcl-6重排（双打击/三打击淋巴瘤）。瑞基奥仑赛除外上述适应证外，还增加了3B级滤泡性淋巴瘤（FL，3B）。

ZUMA-1研究显示阿基仑赛（axi-cel）治疗复发/难治性LBCL患者的最佳ORR和CR率分别可达82%和58%。2021年12月美国血液学年会（ASH）上公布了阿基仑赛5年生存数据。结果显示阿基仑赛使难治性LBCL患者获得持久的缓解和长期生存，5年总生存（overall survival，OS）率可高达42.6%，其中92%不需额外控瘤治疗，意味着这部分患者有望获得临床"治愈"；而类似患者在SCHOLAR-1研究中显示既往挽救治疗的中位生存时间仅约6.3个月，分层Cox比例风险模型显示ZUMA-1较SCHOLAR-1可降低死亡风险73%（风险比HR=0.27，$P<0.0001$）。瑞基奥仑赛（rel-ma-cel）针对中国人群的RELIANCE研究也获相似结果，其最佳ORR和CR率分别为77.6%和53.5%；2年无进展生存（progress free survive，PFS）、OS率和反应（缓解）持续时间（duration of response，DOR）分别为38.8%、69.3%和40.3个月。

对于标准一线免疫化疗治疗原发耐药或一线免疫化疗后12个月内复发的大B细胞淋巴瘤成人患者相关的CAR-T研究也取得令人鼓舞的结果。基于Ⅲ期、开放性、多中心、随机对照研究ZUMA-7和TRANSFORM的结果，axi-cel（阿基仑赛）和liso-cel在经过一线标准治疗（含CD20单克隆抗体及蒽环类药物）后原发耐药或12个月内复发的LBCL患者中显示出疗效显著优于既往的标准治疗（standard of care，SOC）

（二线挽救化疗和ASCT巩固治疗）。ZUMA-7试验显示接受axi-cel治疗ORR和完全缓解CR率分别为83%和65%；而SOC患者分别为50%和32%；接受阿基仑赛治疗的患者中位无事件生存（event free survival，EFS）为8.3个月，而SOC仅为2.0个月（HR=0.40；95%CI，0.31-0.51；P<0.001）；两组患者2年的EFS率分别为41%和16%，2年OS率分别为61%和52%。TRANSFORM试验显示类似的结果。Liso-cel组治疗的ORR（86% vs.48%）和CR率（66% vs.39%，P<0.0001）均高于SOC；Liso-cel组6个月时EFS率为63%，SOC组为33%；Liso-cel组获得CR患者的中位DOR长于SOC组（未达到vs.14.5个月）与SOC组（2.3个月）相比，Liso-cel组的中位EFS显著改善（10.1个月，HR=0.35；P<0.0001）。此外，在几乎所有预先设定的亚组分析中，Liso-cel均显示相对于SOC治疗使患者临床获益。TRANSFORM是对ZUMA7研究的补充；TRANSFORM研究表明，即使对那些接受或需要桥接化疗的患者，CAR-T细胞治疗也优于SOC，而此类患者是ZUMA7研究所排除的。阿基仑赛的该适应证已获得美国食品和药品监督管理局（FDA）和欧洲药品管理局（EMA）批准和美国国家综合癌症网络（NCCN）指南（2022.Version 2）推荐；其适应证在中国上市申请已纳入优先审评。

国内尚有较多注册临床试验或伦理批准的研究者发起临床研究，针对靶点包括CD19、CD20、CD22或双靶点、三靶点等。

国内多个中心探索性研究显示自体造血干细胞移植（autologous hematopoietic stem cell transplantation，AHSCT）联合CAR-T治疗提高了多线复发或难治性大B细胞淋巴瘤疗效。但仍需进一步探索，以确定其最佳适应证以及其与单独CAR-T治疗比较的获益状况。

对接受挽救治疗后达到PR患者，后续应给予ASCT还是CAR-T细胞治疗，目前仍存争议。来自国际血液和骨髓移植研究中心（CIBMTR）注册数据库的队列比较分析显示，ASCT组的2年PFS率为52%，CAR-T组为42%（P=0.1）；两队列间非复发死亡率无差异，ASCT组和CAR-T组100 d NRM累积发生率分别为4%和2%（P=0.3）；ASCT组患者1年复发/进展累积发生率（34% vs.45%；P=0.03）和2年复发/进展累积发生率（40% vs.52%；P=0.05）均低于CAR-T组患者；由此，与CAR-T组患者相比，ASCT组患者2年OS率更高（47% vs.69%；P=0.004）。亚组分析对既往治疗小于等于2线患者，两组1年PFS率、复发/进展的累积发生率及OS率均无显著差异。因而目前这两种具有不同作用机制的根治性疗法可作为DLBCL的共存选择方案。未来需要对化疗敏感、挽救治疗后达PR者行前瞻性、随机试验，进一步比较ASCT与CAR-T细胞治疗的结局。

高危大B细胞淋巴瘤一线CAR-T治疗的探索。ZUMA-12是一项前瞻性、Ⅱ期、多中心、单臂研究，对于双打击或三打击和IPI评分大于等于3分的高危大B细胞淋巴瘤，使用抗CD20单抗和含蒽环类药物的方案2个周期免疫化疗后、根据Lugano标准评估仍然PET阳性（Deauville评分4或5）的患者，给予axi-cel（阿基仑赛）作为一线治疗的一部分，评估治疗疗效和安全性。首次分析结果显示。37例回输大于等于6个月者ORR和CR率分别高达89%和78%；中位随访15.9个月，73%保持持续缓解，DOR、EFS和PFS均未达到；所有患者均检测到CAR-T细胞体内稳定扩增，中位达峰时间为回输后8 d。ZUMA-12研究的首次分析结果表明，作为一线治疗的一部分，axi-cel（阿基仑赛）可安全、高效地用于成人高危LBCL、经过一线标准方案2个疗程免疫化疗后PET评估阳性的患者。但仍需在这些患者中进一步探索，以确定CAR-T治疗作为一线治疗与标准免疫化疗相比较的获益状况。

2.CAR-T细胞治疗R/R DLBCL的副作用

主要毒性为CRS和神经系统事件。阿基仑赛的毒性更明显，但通过预防性使用激素可降低严重CRS和ICANS的发生率，同时预防性使用激素不影响CAR-T疗效。

3.R/R DLBCL治疗的临床实践建议

目前国内CAR-T治疗的适应证为经过二线及以上系统治疗的成人大B细胞淋巴瘤患者。对标准一线免疫化疗治疗原发耐药或一线免疫化疗后12个月内复发的大B细胞淋巴瘤成人患者可尝试使用CAR-T治疗，其适应证在中国的上市申请已纳入优先审评。高危大B细胞淋巴瘤一线CAR-T治疗结果表明，axi-cel（阿基仑赛）可安全、高效地用于成人高危LBCL、经过一线标准方案2个疗程免疫化疗后PET评估阳性的患者。但仍需在这些患者中进一步探索。

对接受挽救治疗后达PR者，后续应给予ASCT还是CAR-T细胞治疗，目前仍存争议。因而目前这两种具有不同作用机制的根治性疗法可作为DLBCL共存选择方案。未来需要对化疗敏感、挽救治疗后达PR者进行前瞻性、随机试验，进一步比较ASCT与CAR-T细胞治疗的结局。

（二）FL和边缘区淋巴瘤

FL、边缘区淋巴瘤（marginal zone lymphomas，MZL）（包括脾脏、淋巴结和黏膜相关淋巴组织亚型）是最常见的惰性淋巴瘤（indolent non-Hodgkin's lymphoma，iNHL）。多数FL和MZL患者在确诊时为晚期，无法通过标准一线治疗达到治愈。对多线治疗后复发/难治性（R/R）FL和MZL患者，CAR-T治疗显示卓越疗效。瑞基奥仑赛注射液于2022年10月份在中国正式获批R/R FL，用于治疗接受过二线治疗后失败的FL患者。

1.CAR-T细胞治疗R/R FL和R/R MZL的疗效

2009年美国一项研究共43例患者接受二代CAR-T治疗，其中7例为iNHL，中位年龄57岁，既往治疗中位数为3。6例可评估iNHL的ORR和CRR分别为100%（6/6）和67%（4/6）。截至2015年12月，中位随访24.9个月，5例患者仍处持续缓解中，中位 DOR 达 23.9 个月。2017 年美国宾夕法尼亚大学报道了抗 CD19 单链可变区片段（scFv）与 4-1BB 共刺激分子片段以及 CD3 zeta 链融合而成的 CAR 构建体（一种不同的抗 CD19 CAR）治疗 FL 的研究结果。14 例受试者中，10 例（71%）在第 6 个月达到 CR。重要的是，至研究发表时，所有在 6 个月获得 CR 的患者都在持续缓解中（中位随访时间为 28.6 个月）。Jacobson 等 2022 年在 Lancet Oncol 上报告 ZUMA-5 最新结果，CD19CAR-T 细胞治疗 124 例 FL 和 24 例 MZL，中位随访 17.5 个月，在符合初步分析条件的 104 例患者中（84 例 FL，20 例 MZL），ORR 为 92%，CRR 为 74%。Ying Z.T. 等 2022 年 9 月在 Am J Hematol 上报告了瑞基奥仑赛注射液治疗中国 R/R FL 的 RELI-ANCE 研究最新结果，至 2021 年 12 月 17 日，共 28 例患者接受采集，并全部接受了瑞基奥仑赛注射液的治疗，其中治疗大于等于 3 线患者占比超过 60%，POD24（首次治疗后 24 个月内进展）患者超过 50%。瑞基奥仑赛注射液对于中国 R/RFL 具有极高的缓解率：ORR 达到 100%，CRR 为 92.5%。1 个月时 ORR 和 CRR 分别为 100% 和 66.7%；3 个月的 ORR100%（95% CI 87.2%~100%）和 CRR 为 85.2%（95% CI 66.3%~95.8%）。中位随访 11.7 个月（5.4~24.7 个月），中位 DOR、PFS 和 OS 均未达到。基于以上结果瑞基奥仑赛注射液 2022 年 10 月份正式获批治疗 R/R FL。

2.CAR-T 细胞治疗 R/R FL 和 R/R MZL 的副作用

ZUMA-5 最常见的大于等于 3 级 AE 是感染和骨髓抑制。10 例（7%）患者出现大于等于 3 级 CRS，大于等于 3 级 ICANS 发生率为 19%。RELIANCE 研究的最常见大于等于 3 级 AE 是中性粒细胞减少症、白细胞减少症、淋巴细胞减少症和血小板减少症。与 ZUMA-5 研究相比，RELIANCE 研究具有优异的安全性：无 1 例患者出现大于等于 3 级的 CRS；ICANS 发生率仅为 3.6%。任何级别 CRS 发生率：42.9%（12/28）；大于等于 3 级 CRS 发生率为 0。任何级别 ICANS 发生率：17.9%（5/28）；大于等于 3 级发生率只有 3.6%（1/28）。

3.R/R FL 和 R/R MZL 治疗的临床实践建议

在过去几十年随着对疾病认识的不断深入，尤其是近年 PI3K 抑制剂、BTK 抑制剂、EZH2 抑制剂等小分子靶向药的出现使 FL 和 MZL 患者长期生存获得大幅提高。但约 20% 患者在首次治疗后 24 个月内出现疾病进展，即所谓的 POD24，这部分患者的预后很差，5 年 OS 仅为 50%。同时，一部分患者随治疗周期数增加和治疗时间延长，会转化为侵袭性淋巴瘤。一旦出现转化，病情进展很快，预后不佳。多线化疗方案失败的 R/R 患者可考虑进行自体或异基因造血干细胞移植。CAR-T 治疗在 R/R FL 和 MZL 患者在显示卓越疗效的同时也有非常好的耐受性，可明显改善这类患者的预后和生存。目前瑞基奥仑赛注射液已正式获批治疗 R/R FL。

（三）套细胞淋巴瘤

复发/难治（R/R）套细胞淋巴瘤（mantle-cell lymphoma，MCL）预后不佳，基于ZUMA-2的临床试验结果，吉利德（Gilead）旗下T细胞治疗公司Kite的Tecartus（Brexucabtagene autoleucel，前称KTE-X19）作为自体抗CD19嵌合抗原受体（CAR）T细胞治疗，被FDA批准用于既往接受过二线及以上治疗的，成人R/R MCL患者的治疗。

1.CAR-T细胞治疗R/R MCL的疗效

抗CD19 CAR-T细胞治疗针对使用BTK抑制剂治疗后疾病进展的R/R MCL患者，在ZUMA-2临床试验中，评估了其在R/R MCL患者中的疗效。接受治疗的68例患者基线特征，81%包括大于等于3种既往治疗药物，所有患者均接受过布鲁顿酪氨酸激酶（BTK）抑制剂。治疗后随访7个月客观反应率（ORR）为93%、CR为67%、12个月PFS为61%。亚组分析显示，与无TP53突变等高危特征的患者相比，其ORR和6个月PFS相似。另外一项针对R/R MCL的抗CD19 CAR-T细胞（Lisocabtagene mara-leucel）临床试验，32例患者基线特征，69%大于等于3种既往治疗方法、88%接受过BTK抑制剂、22%具有TP53突变。其ORR为84%、CR为66%、中位随访时间6个月中位PFS未达到。国内几家中心报道了例数较少的R/R MCL患者抗CD19 CAR-T细胞治疗，均获得CR的良好结果。

2.CAR-T细胞治疗R/R MCL的副作用

上述两个临床试验中，分别观察到91%和59%的患者发生了任何级别的CRS；63%和34%的患者发生了任何级别的神经毒性，其中31%和13%患者发生了大于等于3级的神经毒性；26%和34%的患者出现大于等于3级血细胞减少。针对副作用的治疗，59%和19%的患者接受托珠单抗、22%和19%患者接受糖皮质激素治疗。

3.R/R MCL治疗的临床实践建议

基于自体（auto-）及异基因（allo-）造血细胞移植（HCT）、抗CD19 CAR-T细胞治疗在MCL治疗中的确切位置，美国移植和细胞治疗学会、国际血液和骨髓移植研究中心和欧洲血液和骨髓移植学会给出了建议：Auto-HCT是符合移植条件患者首选标准治疗；而至少对一种BTK抑制剂治疗失败或不耐受的R/R MCL患者，优先选择CAR-T细胞治疗；CAR-T细胞治疗失败或不可行，则建议进行allo-HCT。

（四）慢性淋巴细胞性白血病

慢性淋巴细胞白血病（chronic lymphocyte leukemia，CLL）是一种淋巴细胞克隆性增殖疾病。近年新型靶向药物不断涌现，以BTK抑制剂为基础的无化疗方案正逐渐取代传统免疫化疗在CLL的治疗地位，改变了CLL治疗格局，但CLL仍是一种无法治愈的疾病。

1.CAR-T细胞治疗R/R CLL的疗效

治疗CLL的潜在CAR靶点较多，包括CD19、CD20、CD23、ROR1、轻链、Fc受体1、CD37和Siglec-62等。其中研究最多的为CD19靶点，其他靶点的CAR-T大多数还在临床前或探索性的早期临床研究阶段。另一方面，针对CD19的CAR-T治疗整体样本量都偏小（n=1~25），而且，在临床研究中呈现疗效也不一，ORR在0~100%，完全缓解率（CRR）在0~60%。平均完全缓解率为32%，整体低于在ALL或LBL中的疗效。近年，CD19 CAR-T治疗伊布替尼耐药或不耐受难治复发CLL患者的数项临床研究数据显示相对较高的ORR和CRR。在TRANSCEND CLL 004 Ⅰ期临床研究中有23例难治复发成人CLL患者接受了Liso-cel治疗，既往中位治疗线数为4（所有患者使用过伊布替尼；65%患者使用过维奈托克），83%患者具有高危特征，包括突变的TP53和del（17p）。CAR-T治疗后74%患者发生细胞因子释放综合征（9%为3级），39%患者发生CNS毒性（22%为3/4级）。在22例疗效可评估的患者中，ORR为82%，CRR为45%。在20例MRD可评估患者中，分别有75%和65%患者在血液和骨髓中检测不到MRD。有趣的是，CLL患者一旦在CAR-T治疗后获得缓解，往往缓解持续时间非常长，有获得临床治愈可能，全球最早接受CTL019的2例CLL患者已获得10年以上长期生存。

T细胞内在功能缺陷是CLL的突出特征，可能是免疫抑制微环境和CLL瘤细胞抑制T细胞突触形成所致，这也是CLL患者CAR-T细胞制备成功率偏低和疗效不佳的主要原因。最新研究表明，CAR-T治疗CLL疗效与肿瘤负荷或疾病特征T细胞表达无关，而与T细胞功能相关。T细胞耗竭、激活、糖酵解和凋亡相关基因增高等预示CAR-T疗效较差；CAR-T细胞产品中的CD45RO$^-$CD27$^+$CD8$^+$ T细胞和CD27$^+$PD1$^-$CD8$^+$ T细胞亚群则提示CAR-T治疗有效。因此治疗前检测此类T细胞生物标志物则有助于预测CAR-T疗效。

2.CAR-T细胞治疗R/R CLL的副作用

CAR-T治疗后74%的患者发生细胞因子释放综合征（9%为3级），39%的患者发生CNS毒性（22%为3/4级）。

3.R/R CLL治疗的临床实践建议

由于整体低于在ALL或LBL中的疗效，因此目前可尝试采取以下策略提高疗效。伊布替尼及其他药物的联合治疗：伊布替尼的联合治疗可促进CAR-T细胞增殖和代谢相关的通路表达增加，以及与炎症相关的通路表达减少，从而提高CAR-T疗效并降低CRS严重程度。多项临床研究数据表明，CD19 CAR-T联合伊布替尼治疗CLL的ORR达83%~95%，CRR达21%~47%，外周血uMRD达89%，并降低3-4级CRS的发生率。另外，在细胞单采前服用伊布替尼可降低T细胞耗竭相关分子的表达，改善T

细胞功能和促进T细胞的体外扩增，有助于提高CAR-T细胞制备成功率和CAR-T疗效。因此，建议患者可在单采前服用伊布替尼，服用时间至少2周，最好能达数月；在CAR-T治疗后持续服用3~6个月以上。其他潜在的与CAR-T细胞具有协同作用的药物还有免疫调节药物来那度胺等，来那度胺可部分扭转CLL瘤细胞所致免疫突触形成减弱和募集关键调节蛋白至突触的缺陷。

目前只有很小一部分晚期慢性淋巴细胞白血病患者会对CAR-T疗法产生临床应答，可尝试采取联合治疗策略进一步提高疗效。对allo-HSCT后复发CLL患者可考虑使用供者来源的CAR-T细胞，既可克服患者自身来源的CAR-T细胞功能缺陷，还可达到类似供者淋巴细胞输注的控瘤效果，而且在小样本的临床观察中并未发现严重GVHD的发生。脐带血来源的异体CAR-NK细胞近年来在临床研究中也展示对CLL有不错疗效，且安全性良好。为克服CAR-T治疗后发生肿瘤抗原逃逸问题，可尝试使用CD19/CD20双靶点CART细胞治疗。但是，这些治疗策略目前在CLL临床数据有限，有效性还有待更大样本证实。

（五）霍奇金淋巴瘤

霍奇金淋巴瘤（Hodgkin's lymphoma，HL）在接受一线方案治疗后，10%~15%局限期患者和30%~40%晚期患者会面临复发。即便在PD1/PDL1单抗和抗CD30偶联抗体维布妥昔（BV）时代，仍然存在未被满足临床需求，亟待寻求新疗法。寻求靶向cHL相关抗原的CAR-T细胞治疗有望成为PD1/PDL1单抗和BV时代后的重要治疗选择。

1.抗CD30 CAR-T细胞治疗R/R HL的疗效

现有可及的抗CD30 CAR-T细胞治疗数据多为研究者发起的探索阶段的临床试验数据，其中包括较多来自中国的临床研究。另外，在国际指南上，尚无任何靶点的CAR-T细胞治疗作为R/R HL患者的治疗推荐。此外，由于现有可及的临床研究数据中，尚无针对结节性淋巴细胞为主型霍奇金淋巴瘤（nodular lymphocyte predominant hodgkin lymphoma，NLPHL）CAR-T细胞临床研究。截至目前，在Clinical Trial注册的在研靶向CD30 CAR-T细胞临床试验共23项，其中来自中国注册9项。早在1998年发表的第一代靶向CD30的CAR-T研究，是可追溯较早抗CD30 CAR-T细胞研究，证明抗CD30 CAR-T细胞治疗的可行性。

目前靶向CD30 CAR-T的临床研究，总体获得的ORR将近30%~40%，且深度缓解较低。FB（氟达拉滨+苯达莫司汀）清淋预处理方案有助于提高靶向CD30 CAR-T细胞治疗的早期应答，可达59%的CR率和72%ORR。可尝试通过以下策略提高疗效：①PD1单抗联合CAR-T细胞治疗有助于提高疗效。CAR-T细胞在体内激活之后，约30%细胞将会上调PD1分子，诱导CAR-T细胞耗竭，而通过PD1敲除或联合可有效促进CAR-T再激活和二次扩增。一项多中心靶向CD30 CAR-T细胞治疗r/r cHL临床研究证明联合PD1抗体可获更好疗效，达80%的CR和100%的ORR。PD1抗体使用时机可根据患者病情决定，一般推荐CAR-T细胞回输后半个月内应用。②CAR-T细胞联合自体造血干细胞移植。CAR-T细胞和造血干细胞移植（HSCT）治疗具有一定协同效应，对体能较好者，可考虑自体造血干细胞移植同步联合CAR-T细胞治疗，有团队报道寻求自体HSCT联合CD30 CAR-T策略治疗CD30阳性淋巴瘤获得较好安全性和近期疗效。对体能较弱者，建议采用先行CAR-T序贯HSCT的策略，推荐抗CD30 CAR-T后获得PR以及以上应答的R/R cHL患者，在3个月内完成自体移植联合治疗。另一项研究中，部分患者在CAR-T细胞治疗后接受了序贯HSCT和二次CAR-T的三明治疗法，维持了较好长期疗效，总体达到70%的5年OS和45%的5年PFS。此外，还有一些积极措施逐渐被尝试。共表达CCR4 CAR-T策略，有效促进CAR-T细胞游走和归巢，增强杀瘤效应。而通过联合CSF-1受体抑制剂可有效解除MDSC抑制，期待未来可进入临床进行验证。国内团队探索的第三代靶向CD30 CAR-T，有助提高疗效。此外，由于20%~40% cHL为EBV驱动，选择EBV-CTL作为工作细胞制备CAR-T，可获得CAR-T和EBV-CTL叠加的杀伤效应。此外，针对EBV阳性R/R cHL，靶向EBV编码抗原的CAR-T细胞治疗也是未来的发展方向。

2.CAR-T细胞治疗R/R HL的副作用

靶向CD30 CAR-T细胞治疗具有较好安全性，大于等于3级CRS基本在0~5%，大于等于3级免疫效应细胞相关神经毒性综合征（ICANS）在0~2%。即便联合PD1单抗治疗，也未增加不良事件，大于等于3级CRS8.3%，且无任何级别的ICANS发生。虽然造血干细胞以及活化T/B细胞也表达CD30分子，有潜在脱靶可能。但由于干细胞CD30抗原表达较弱，且干细胞具有独特的高表达SP6/P19分子，可抵抗穿孔素颗粒酶的攻击和抗凋亡作用，靶向CD30 CAR-T细胞并不会造成干细胞损害以及T/B细胞分化。其他脱靶效应等不良事件尚未见相关文献报道。

3.R/R HL治疗的临床实践

免疫检查点抑制剂、维布妥昔单抗、造血干细胞移植和常规化疗药物仍是临床治疗R/R HL常见选择。目前靶向CD30 CAR-T临床研究结果虽不令人满意，但随着研究深入及联合治疗探索，相信将来CAR-T在R/R HL仍有用武之地。

（六）T细胞淋巴瘤

T细胞淋巴瘤（T-cell Lymphoma，TCL）是一组异质性很强的NHL。与西方国家相比，亚洲人群TCL更常见，包括外周T细胞淋巴瘤-非特指型（peripheral T-cell lymphoma, not otherwise specified，PTCL-NOS）、血管免疫母细胞性T细胞淋巴瘤（angio-immunoblastic T-cell lymphoma，AITL）和NK/T细胞淋巴瘤（NK/T cell lymphoma，NKTCL），5年OS率约为30%。一线治疗失败后的PTCL患者预后更差，生存期较短。

1.CAR-T细胞治疗R/R TCL的疗效及安全性

（1）CD7 CAR-T研究

国内有研究开展CD7靶点的CAR-T细胞临床试验（NCT04004637），利用串联CD7纳米体VHH6与内质网/高尔基体保留基序肽结合，开发了CD7阻断策略。临床试验阶段纳入了8例R/RCD7阳性T-ALL/LBL患者，接受自体CD7 CAR-T细胞输注3个月后CRR为87.5%（7/8），1例淋巴瘤患者维持CR状态超过12个月。大多数患者（87.5%）只有1级或2级CRS，未观察到T细胞发育不良及神经毒性。另一项I期临床试验（NCT04689659）用同种异体健康供者来源的抗CD7 CAR-T细胞治疗20例R/R T-ALL患者，结果显示90%（$n=18$）达到CR，其中7例患者进行了干细胞移植。中位随访为6.3个月（4.0~9.2个月），截至随访时间有15名患者仍处于CR状态。此外，也有研究开发了健康供体衍生的靶向CD7的CAR-T细胞（RD13-01），首次在R/R CD7阳性血液系统恶性肿瘤的患者中进行了使用RD13-01的I期临床试验。该研究对11名患者进行安全性和有效性评估，未观察到明显不良反应，CR率为63.6%。另有报道开展的自然选择靶向CD7 CAR-T（NS7CAR-T）细胞，10例CR患者接受了巩固性桥接移植。移植后中位随访时间为210 d，7/10例CR患者在移植后保持MRD阴性，展示出了NS7CAR-T的良好潜力。有关CD7的双靶点研究也在逐步开展，双靶向CAR-T的临床前数据结果表明敲除CD5和CD7可防止CD5/CD7双特异性CAR-T细胞自相残杀，并且串联双靶向CAR在杀伤活性和防止肿瘤逃逸方面比并联双靶向CAR更有效，研究结果为有效的T细胞肿瘤治疗提供了新思路。

（2）CD30 CAR-T研究

Ramos CA等报道了应用表达编码CD28共刺激内域的CD30特异性CAR-T疗法治疗9例患者，均没有发生病毒特异性免疫受损，没有观察到其他相关毒性。在抗CD30 CAR-T联合PD-1抑制剂治疗R/R CD30阳性淋巴瘤的临床研究中，使用氟达拉滨和环磷酰胺进行淋巴细胞清除后，患者接受CAR-T细胞联合PD-1抑制剂治疗。12例患者ORR为91.7%（11/12），6例患者达到CR（50%）。Wu Y等证实了CAR-T细胞治疗CD30阳性外周T细胞淋巴瘤（PTCL）的有效性。体内实验数据显示，9C11-2 CAR-T细胞能有效抑制Karpas 299细胞移植NCG小鼠肿瘤生长，新的CD30 CAR-T细胞可能是一种有前景的癌症治疗方法。有个案报道发现同种异体移植后多次复发的肠病相关T细胞淋巴瘤患者在CD30 CAR-T细胞治疗后获得了长期缓解。在CAR-T细胞治疗6周后，所有侵犯部位完全消退，24个月后仍持续缓解。

（3）CD5 CAR-T研究

Feng J等人在一项I期临床试验中，应用修饰后的CD5-IL15/IL15sushi CAR-T细胞对伴有中枢神经系统浸润的难治性T-LBL患者的安全性和有效性进行了测试，发现CAR-T细胞能够在几周内迅速清除中枢淋巴瘤细胞，使患者获得缓解，进一步研究结果仍有待观察。Dai Z报道了一种新型的靶向CD5全人类重链可变（FHVH）结构域，用于开发一种双表位CAR，称为FHVH3/VH1，包含FHVH1和FHVH3，经验证可以结合不同的CD5抗原表位。Wada M报道了用CD5 CAR转导的T细胞在体外特异性和有效地裂解恶性T细胞系和原发肿瘤的能力，还显著改善了T-ALL异种移植模型的体内控制和生存，研究数据支持CD5 CAR-T细胞在临床环境下治疗T细胞恶性肿瘤的潜在应用。

（4）EBV相关CAR-T研究

一项临床试验纳入26例接受过异基因造血干细胞移植的EBV相关NK/T细胞淋巴瘤或B细胞淋巴瘤患者，22例患者接受LAMP-1和LAMP-2的CAR-T细胞，4例患者接受LAMP-2的CAR-T细胞。没有观察到与CAR-T细胞输注相关的不良事件。共6例患者出现GVHD，3名患者有急性表现，其中2例有皮肤GVHD病史，2年的PFS率和OS率分别为46%和68%。结果表明，LMP引导的T细胞治疗作为异体造血干细胞移植后的辅助治疗可能是有益的。此外，针对CD3、CD4、CD37、TRBC1等单靶点及多靶点的临床研究也正在进行中，其有效性和安全性有待大量临床试验数据验证。

2.R/R TCL治疗的临床实践

总体而言，复发难治性T细胞淋巴瘤的治疗仍以化疗、靶向治疗及造血干细胞移植为主。CAR-T细胞临床试验仍处于初步阶段。随着对免疫机制的深入了解和基因编辑技术的发展成熟，将寻找更加特异性的靶点，改进CAR-T细胞制备平台，设计出更高效、更安全的CAR-T细胞，相信CAR-T细胞免疫治疗未来会有更多的突破和发展。

四、CAR-T细胞在实体瘤中的应用

根据从ClinicalTrials.gov获取的数据，截至2022年4月，在实体瘤领域有超过700项在研的以CAR-T为代表的细胞疗法临床研究。肿瘤相关抗原（tumor-associated antigen，TAA）、HER2和间皮素（mesothelin，MSLN）仍是实体瘤细胞治疗领域最常见靶点。而一些新兴靶点相对于2021年显示出大幅增长，包括CLDN18（+400%）、CD276（+160%）和KRAS（+125%）。

（一）Claudin18.2 CAR-T

1.Claudin18.2的研究背景

Claudin（CLDN）蛋白，是一类跨膜紧密细胞连接蛋白。主要构象包含剪接变异

体1-CLDN18.1（NM_016369.4）和剪接变异体2-CLDN18.2（NM_001002026）。由于具有较强胞间黏附特性，产生了防止和控制溶质的细胞旁转运，并限制膜脂和蛋白质侧向扩散以维持细胞极性一级屏障。

CLDN18.1在正常肺上皮中呈选择性表达，CLDN18.2仅在胃上皮细胞中表达。有意思的是，CLDN18.2在胃组织表达局限在已分化胃上皮短寿细胞中，但在胃干细胞区中不存在。已有研究表明CLDN18.2在胃癌、胰腺癌等肿瘤中呈高表达。其在胃癌转移灶的表达与在原发灶的表达一致。基于其在肿瘤中的表达特点，CLDN18.2可能是治疗胃癌、胰腺癌等实体瘤的潜在靶点。

2.CLDN18.2 CAR-T临床研究

目前，有20余项靶向CLDN18.2的细胞治疗产品处于临床前或早期临床研究阶段，上海科济药业研发的人源化靶向CLDN18.2的二代自体CAR-T细胞（CT041）已进入关键Ⅱ期临床研究阶段。目前在临床阶段探索的适应证主要以晚期消化系统肿瘤为主，如胃癌及胰腺癌。有临床数据披露的靶向CLDN18.2 CAR-T产品主要是CT041，也是全球首个进入确证性Ⅱ期临床试验的靶向CLDN18.2细胞治疗产品。

在一项由研究者发起的Ⅰ期临床研究中期报告中，37例患者接受1~3剂CT041输注，28例为胃癌/食管胃结合部腺癌、5例为胰腺癌、4例为其他消化系肿瘤，剂量为2.5×10^8、3.75×10^8和5.0×10^8个细胞。结果显示，CT041整体耐受性良好且安全风险可控，最常见3级及以上不良事件（adverse event，AE）为血液系统毒性，且均在2周内恢复，35例受试者（94.6%）发生1-2级的CRS，未发生3级及以上CRS，未发生免疫效应细胞相关毒性综合征（immune effector cell-associated neurotoxicity syndrome，ICANS），无治疗相关死亡。ORR和疾病控制率（disease control rate，DCR）分别为48.6%（95%可信区间：31.9-65.6），疾病控制率为73.0%（95%可信区间：55.9-86.2），中位无进展期（median progression-free survival，mPFS）为3.7月，6个月生存率为80.1%。其中，28例胃癌/食管胃结合部腺癌患者的ORR达到57.1%（95%可信区间：37.2-75.5），DCR为75%，mPFS为4.2月，6个月生存率为81.2%。在18例至少二线治疗失败的胃癌/食管胃结合部腺癌患者的ORR和DCR分别为61.1%和83.3%，mPFS为5.6月。

CT041在中国开展的Ib期注册临床试验结果显示，14例至少二线失败的晚期胃癌/食管胃结合部腺癌患者，接受了1~3次2.5×10^8~5.0×10^8剂量的CAR阳性细胞输注，最常见3级及以上的AE为血液系统毒性，除1例4级CRS，其余CRS均为1-2级，所有CRS均完全恢复。未发生ICANS和胃黏膜损伤，未发生治疗相关死亡事件。ORR为57.1%（95%可信区间：28.9-82.3），DCR为78.6%，mPFS达5.6月。同期在美国开展的Ib临床试验纳入14例患者，包括5名至少二线失败的晚期胃癌/食管胃结合部腺癌及9例至少一线失败的胰腺癌患者，接受2.5×10^8~6.0×10^8剂量，整体耐受性良好，未发生3级及以上CRS，未发生ICANS或治疗相关死亡。

（二）Mesothelin CAR-T

1.Mesothelin的研究背景

间皮素是由MSLN基因编码的一种细胞表面糖蛋白；MSLN基因编码一种前蛋白，经蛋白水解后产生巨核细胞增强因子（megakaryocyte-potentiating factor，MPF）和间皮素。间皮素是一种含糖磷脂酰肌醇（GPI）的细胞表面糖蛋白，通过GPI锚定在细胞膜表面。MSLN通过其GPI直接激活或与其受体CA125/MUC16相互作用，激活核因子κB（NF-κB）、磷脂酰肌醇3-激酶（PI3K）和丝裂原活化蛋白激酶（MAPK）信号途径，通过促进瘤细胞增殖、局部浸润和转移以及抗凋亡，实现肿瘤恶性转化和侵袭性。MSLN高表达于多种实体肿瘤，包括卵巢癌（60%~90%）、胰腺癌（70%~80%）、间皮瘤（70%）、子宫内膜癌（50%~70%）、肺腺癌（55%）、胃腺癌（39%~49%）、结直肠癌（41%）、胆管癌（22%）等，仅在乳腺、肾、甲状腺、软组织和前列腺等少数正常组织中呈低表达（小于10%），在气管、卵巢、扁桃体和输卵管的上皮细胞呈低表达，部分表达于胸膜、心包和腹膜的细胞。

2.MSLN CAR-T临床研究

以MSLN为靶点的实体瘤的CAR-T细胞治疗，目前约有20项进入临床研究阶段，主要集中在Ⅰ/Ⅱ期，尚无进展到Ⅲ期的研究以及上市的药物。临床研究适应证以间皮瘤、胰腺癌、卵巢癌居多，其他还有胆管癌、肺癌和乳腺癌等。临床研究中药物使用模式为单药探索或联合免疫检查点信号调节，给药方式为静注或局部注射（胸膜腔注射，腹腔注射等），部分进行清淋预处理，也有部分研究探索非清淋预处理。总体而言，以MSLN为靶点的实体瘤CAR-T细胞治疗，经临床验证安全性良好，也有一定疗效，但有待提升。对当前已有研究数据公布MSLN CAR-T疗法汇总如下：

ATARA BIO联合美国斯隆-凯特琳癌症中心（MSKCC）开发了iCasp9M28z⁺ T细胞，并开展了Ⅰ期临床研究（NCT02414269）。2021年Cancer Discovery报道，25例恶性胸膜间皮瘤（malignant pleural mesothelioma，MPM）、1例转移性肺癌和1例乳腺癌受试者入组研究，细胞治疗剂量范围为3×10^5~6×10^7/kg，未观察到剂量限制性毒性和5级以上不良事件，15/27（56%）发生了4级不良事件，包括6例淋巴计数减少、11例中性粒细胞计数减少和9例白细胞计数减少；3级不良事件包括便秘、呼吸困难、血液学异常和电解质异常。39%患者外周血中检测到CAR-T细胞时间超过100 d。其中18例MPM患者安全接受了帕博利珠单抗。这些患者自CAR-T细胞输注起，中位总生存期为23.9个月（1年总生存率为83%），8例患者病情稳定时间超过6个月，2例PET扫描显示完全代谢性缓解。

国内团队开发的αPD-1-meso CAR-T为可分泌PD-1纳米抗体的细胞产品，并开展了Ⅰ期临床研究。2020 ASCO会议报道，10例实体瘤受试者接受不少于2次输注，剂量分别为$5×10^6$/kg，$5×10^7$/kg，$1×10^8$/kg。最常见不良反应为轻度疲劳和发热，观察到1-2级的CRS，未发生细胞治疗神经毒性，1例腹痛。就疗效而言，2例受试者PR，4例受试者疾病稳定（stable disease，SD），其余4例受试者疾病PD，mPFS为97 d。2022年Gynecologic Cancer报道，7例组织学检测MSLN+细胞比例大于70%的妇瘤（卵巢癌）患者，接受$1×10^6$~$1.5×10^7$/kg的αPD-1-mesoCAR-T输注，常见不良事件为发热、疲劳、恶心和瘙痒，未观察到3级及以上AE；DCR为100%，其中2例病灶缩小患者，PFS分别为4.1 m和5.3 m。2022年ASCO会议壁报交流中报道一项研究，入组9例恶性腹膜间皮瘤患者，不少于一次静脉回输剂量范围为$1×10^6$-$1.5×10^7$/kg的αPD-1-mesoCAR-T细胞，6例可评价受试者中（组织学检测MSLN阳性率大于等于50%，3例PD-1阳性），2例（33.3%）发生CRS（1级和3级各1例），4例出现发热，2例出现3级肺部感染；ORR为33.3%（1例CR，1例PR），5例SD持续超过3个月，仅1例在细胞输注后发生PD。

Maxcyte Inc.基于mRNA非病毒快速生产平台开发了MCY-M11 CAR-T疗法，并开展了Ⅰ期临床研究。2020 ASCO会议报道，11例卵巢癌和恶性腹膜间皮瘤患者，无化疗预处理情况下，每周接受1次腹腔注射，共输注3次。研究分3个剂量组，分别为$1×10^7$/剂，$5×10^7$/剂，$1×10^8$/剂，均未发生神经毒性，未观察到DLT，仅1例（剂量水平3）发生2级心包炎、发热和一过性中性粒细胞减少症，可能与CRS有关；$5×10^7$剂量组中有3例为SD，$1×10^8$剂量组中有1例为SD。

另有团队通过敲除PD-1基因和TCR基因，建立了MPTK-CAR-T细胞疗法，并开展了Ⅰ期临床研究。2021年CMI杂志报道：17例组织学检测MSLN表达阳性率大于等于10%的实体瘤患者未清淋预处理情况下，接受1次或多次回输，剂量为（0.1~9）$×10^6$/kg CAR-T细胞。15例可评估患者中，未发现DLT，2例受试者出现新发小于3级胸膜、心包或腹膜积液，伴随后续输注，未发生进一步恶化；4例在细胞输注后积液增加并进行导管引流；15例患者中，7例在输注后3~4周达到SD，但在8~12周随访中，7例受试者只有2例保持SD。7例SD受试者mPFS为7.1周，中位总生存期（median overall survival，mOS）为4.9个月。其他8例PD受试者mOS为3.0个月。患者外周血中MPTK-CAR-T细胞在输注后第7-14 d达峰值，1个月后检测不到该细胞，研究者认为TCR敲除影响了CAR-T细胞的增殖和体内持久性。

美国宾州大学的Carl June团队采用mRNA瞬时表达技术建立靶点为MSLN的CAR-T meso细胞（鼠源SS1 scFv），并开展Ⅰ期研究，评估自体CAR-T meso细胞在6例化疗难治性转移性胰腺导管癌患者体内的安全性和有效性，2018年Gastroenterology报道此项研究结果。患者每周静脉给予细胞3次，持续3周。未发生CRS或神经毒性和DLT，最多3级以上不良反应为腹痛、胃炎、味觉障碍。2例患者根据RECIST 1.1

判定为SD，PFS分别为3.8个月和5.4个月；3例患者为代谢学SD，其中1例组织确诊MSLN膜表达阳性患者MAV下降达69.2%，且1个月时与基线相比，肝脏病灶的FDG摄入发生明显降低。由于以上研究疗效有限，且SS1 CAR在外周血中14 d达峰，28 d后基本消失，推测为宿主免疫系统的排斥作用。后续该团队建立了全人源的M5 anti-mesothelin CAR-T，开展1项I期临床试验。研究共入组15例难治性恶性间皮瘤、肺癌和卵巢癌患者，剂量组为（1~3）×10⁷/m²（CTX预处理组和未预处理组），（1~3）×10⁸/m²（CTX预处理组和未预处理组），或（1~3）×10⁷/m² 3周内回输3次（CTX预处理）。低剂量队列均耐受性良好，未发生DLT；而（1~3）×10⁸/m²队列2例患者（恶性上皮性间皮瘤1例和复发性浆液性卵巢癌1例）输注后短时间内均出现了发热、呼吸窘迫并入住ICU，其中间皮瘤患者死亡。研究发现，尽管肺细胞正常情况下不表达MSLN，在活动性炎症和纤维化部位却会出现MSLN的异常表达。研究者认为，目前观察到的毒性反应的原因尚未确定，但推测高剂量下高活性的M5 CAR-T细胞攻击了低表达mesothelin的肺上皮细胞，导致了中靶脱瘤杀伤。随后研究者调整了剂量，在5例复发性浆液性卵巢癌和1例肺腺癌患者中开展了临床试验，静脉输注（1~3）×10⁷/m² M5 CAR-T细胞（CTX预处理），21 d再次输注（无CTX预处理），42 d（无CTX预处理）进行第三次输注。在此队列中未发生严重不良事件，但综合分析其中14例患者数据，未发现PR或CR。

（三）GUCY2C CAR-T

1.GUCY2C的研究背景

鸟苷酸环化酶C（guanylyl cyclase C，GCC/GUCY2C）属于受体鸟苷酸环化酶家族中一员，是鸟苷酸、尿鸟苷酸和大肠杆菌肠毒素的受体，在胃肠道液体和离子稳态中起关键作用。大约80%结直肠癌组织中GCC表达阳性，在其他胃肠道恶性肿瘤中，59%食管癌、68%胃癌和64%胰腺癌表达GCC。GCC在正常组织表达仅限于肠道内腔上皮细胞顶端，不在其他组织器官中表达。近来研究发现，GCC在原发性结直肠癌细胞呈稳定表达，而在转移性结直肠癌细胞中异常高表达，被认为是转移性结直肠癌特异性标志分子之一。

从功能上看，早期研究表明，GCC为抑癌基因，GCC敲除细胞具更强增殖能力，通过调控Akt信号通路激活而实现。最新研究表明，肠癌中常过度激活Wnt信号通路会下调GCC的配体GUCA2A的表达抑制GCC功能。

2.GUCY2C CAR-T临床研究

以GUCY2C为靶点的实体瘤的CAR-T细胞治疗，目前约有10项进入临床研究阶段，主要集中在I/II期，尚无进展到III期的研究及上市药物。临床研究适应证以结直肠癌为主。

2022年6月ASCO年会上报道了GCC19 CAR-T最新数据。该研究入组晚期结直肠癌受试者21例，其中$1×10^6$/kg剂量组13例，$2×10^6$/kg剂量组8例。根据实体瘤疗效评价标准（RECIST 1.1），两个剂量组总体ORR为28.6%（6/21），$1×10^6$/kg剂量组ORR为15.4%（2/13），$2×10^6$/kg剂量组ORR为50%（4/8）且3个月内DCR为100%（8/8）。受试者最常见不良反应是细胞因子释放综合征（共20例，其中90.4%为1级、4.8%为3级）和腹泻（共20例，其中28.6%为1级、23.8%为2级、42.9%为3级）。另2例（9.52%）出现神经毒性，其中1例为3级，1例为4级，使用皮质类固醇治疗后得到缓解。说明GCC19 CAR-T在复发或难治性转移性结直肠癌中显示有意义的剂量依赖的临床有效性和可接受的安全性。

（四）EpCAM CAR-T

1.EpCAM的研究背景

上皮细胞黏附分子（epithelial cell adhesion molecular，EpCAM）是一种糖基化Ⅰ型跨膜糖蛋白，参与调节癌细胞黏附、增殖、迁移、干性和上皮-间质转化（EMT）。完整EpCAM及其蛋白水解片段分别与Wnt、Ras/Raf通路及细胞内信号传导成分相互作用，导致肿瘤发生。EpCAM在多种上皮细胞来源的肿瘤中高表达，包括结肠、胃、胰腺、肺、卵巢、乳腺等。在97.7%结肠癌，90.7%胃癌和87.2%前列腺癌及63.9%肺癌中见到高水平EpCAM表达。在肝细胞癌、肾透明细胞癌、尿路上皮癌和鳞状细胞癌中阴性。EpCAM在乳腺癌表达取决于组织学亚型，浸润性小叶癌常呈无或弱表达。除在多种肿瘤组织中高度表达外，EpCAM还在多种正常组织中表达，包括肠道、胆管、甲状腺等。一方面，EpCAM在正常组织的表达水平弱于肿瘤组织，存在一定治疗窗口；另一方面，EpCAM在正常组织表达仅限于上皮细胞基底侧，免疫细胞不可接触。在肿瘤组织中，EpCAM表达从基底层改变为在细胞膜表面均匀表达，使其能在细胞或抗体疗法中作为靶点。

2.EpCAM CAR-T临床研究

目前，有多个靶向EpCAM的细胞治疗产品在临床前或早期临床研究阶段，但尚无产品进入关键临床阶段或申请上市。目前在临床阶段主要探索的适应证以晚期消化系统肿瘤为主，如胃癌及结直肠癌。

有临床数据披露的靶向EpCAM细胞治疗产品主要为IMC001，为靶向EpCAM的CAR-T细胞。在EMSO 2022年会口头报告中，披露了IMC001在晚期结直肠癌和晚期胃癌Ⅰ期研究中，入组8例（包括4例结直肠癌，4例胃癌）可疗效评估受试者，中低剂量组6例（75%）治疗后的28 d达SD；1例胃癌低剂量最佳疗效达PR，DCR为75%。该例PR患者生存时间达11个月并持续缓解中，该患者细胞输注后第8周腹水消失，盆腔积液显著减少，癌胚抗原（CEA）及CA125恢复至正常水平；在第32周达

PR，目前已恢复正常工作和生活。安全性方面，8例接受CAR-T细胞治疗的晚期结直肠癌和胃癌患者中，无DLT发生，4例出现CRS（其中1例CRS为3级，其余均为1-2级），未见神经毒性事件，其他常见不良反应主要为血细胞计数下降，考虑与清淋预处理有关。初步展示EpCAM靶点CAR-T在消化系统肿瘤出色的疗效和安全性。

（五）GPC3 CAR-T

1.GPC3的研究背景

磷脂酰肌醇蛋白聚糖3（glypican 3，GPC3）在调控细胞生长和分化方面起重要作用，与肝癌发生、发展密切相关。在正常组织中，GPC3在23%肝硬化以及37%的低度和高级别异型增生结节中表达，而在64%肝细胞癌患者中表达。此外，睾丸生殖细胞瘤（55%），肺鳞癌（54%），脂肪肉瘤（52%），宫颈上皮内瘤变（CIN）Ⅲ（41%），黑色素瘤（29%）和神经鞘瘤（26%）也有一定程度表达。此外，GPC3表达在卵巢癌（17.9%）也较明显，尤其是透明细胞癌。GPC3在儿童实体胚胎瘤也呈高表达，包括大多数肝母细胞瘤、威尔姆斯肿瘤（Wilms' tumors）、横纹肌样瘤、部分生殖细胞瘤及少数横纹肌肉瘤。

2.GPC3 CAR-T临床研究

目前，已有多个靶向GPC3细胞治疗产品在临床前或早期临床研究阶段，但尚无产品进行关键临床阶段或申请上市。在临床阶段探索的适应证主要以肝细胞癌为主，其他包括脂肪肉瘤、肺癌、梅克尔（Merkel）细胞癌、横纹肌肉瘤、肾母细胞癌、胆管癌、卵黄囊瘤等。有临床数据披露靶向GPC3的CAR-T包括CT011和Ori-iC101。CT011已披露的数据显示：13例GPC3阳性晚期肝癌患者，半年、1年、3年的生存率分别为：50.3%、42.0%和10.5%，9例可行疗效评价患者中，2例为PR，2例SD，5例PD。其中2例患者生存时间分别达20个月和44.2个月，初步显示可能临床获益。安全性方面，13例接受CAR-T细胞治疗的难治复发肝癌患者，除1例出现5级CRS外，其余均耐受良好，8例出现1/2级炎症反应，未见3/4级神经毒性事件，初步证明GPC3靶点在细胞疗法上具可接受安全性。

Ori-C101探索的适应证也为肝细胞癌，入组10例可疗效评价受试者中，有6例最佳疗效达PR，ORR为60%。安全性上，未见DLT，无神经毒性报道，受试者均发生CRS（2例为3级，其余均为1-2级），其他常见不良反应主要为血细胞计数下降，考虑与清淋化疗有关。这展现Ori-C101治疗在肝癌令人兴奋的临床获益。

（六）ROR1 CAR-T

1.ROR1的研究背景

受体酪氨酸激酶样孤儿素受体1（receptor tyrosine kinase-like orphan receptor 1，

ROR1）是 ROR 受体家族一员，包含两个密切相关的 I 型跨膜蛋白 ROR1 和 ROR2。ROR 家族属 Wnt 信号通路，并与 MuSK（肌肉特异性激酶）和 Trk（原肌球蛋白）家族受体密切相关。ROR1 可通过介导非经典 Wnt 信号通路（non-canonical Wnt pathways）的信号传递，在多种生理过程发挥重要作用，其中包括调节细胞分裂、增殖、迁移和细胞趋化，尤其是 Wnt5a。作为 Wnt5a 的受体，ROR1 参与激活瘤细胞 NF-κB 通路。ROR1 在人正常组织中低表达或不表达，但在多种恶性肿瘤或组织中高表达，如 MCL、慢性淋巴细胞白血病（CLL）、乳腺癌、卵巢癌、黑色素瘤、肺腺癌等。

2.CAR-T 临床研究

目前，有多个靶向 ROR1 细胞治疗产品在临床前或早期临床研究阶段，但尚无产品进入关键临床阶段或申请上市。一项正在 Fred Hutchinson 肿瘤研究中心（NCT02706392）开展临床研究，评估了抗 ROR1 的 CAR-T 细胞在 ROR1 阳性、晚期 NSCLC 和三阴性乳腺癌的安全性，在 30 例入组患者中，至少 6 例未见剂量限制性毒性；而 Oncternal Therapeutics 开发的 CAR-T 疗法 ONCT-808 在今年即将申报 IND；另外，JUNO Therapeutics 和 BMS 联合研发的一款自体 ROR1 CAR-T 细胞疗法 JCAR024，目前处临床 I 期，用于治疗 ROR1 阳性血液肿瘤和实体瘤，包含非小细胞肺癌、三阴性乳腺癌、CLL、MCL 和 ALL。

五、CAR-T 细胞治疗不良反应及处理

（一）基线检查与风险评估

患者接受 CAR-T 细胞治疗前必须接受系统的基线评估。评估内容主要包括病史、体格检查、影像学检查及实验室检查等多方面，评估的主要目的是对患者接受 CAR-T 治疗毒副反应进行危险度分级，对"高危因素"患者建议采取多学科 MDT 讨论评估治疗风险及获益后再行最终决定是否接受 CAR-T 细胞治疗。

1.病史采集

病史采集包括肿瘤相关病史和基础疾病病史。血液系统恶性肿瘤患者病史采集应涵盖：①初诊时病理分型、分期，既往治疗经过等；②现阶段病情：末次治疗方案及时间、肿瘤负荷（大小、分布、受累器官）、最新病理活检、免疫组化结果等；③与血液系统恶性肿瘤相关的既往病史，包括感染性疾病（如肝炎、EBV 病毒感染）；推荐 ECOG 评分系统对患者一般状态进行评估。推荐对淋巴瘤受累器官功能进行评估：根据症状、体征、实验室、影像学内窥镜检查结果，评估受累脏器功能（如压迫、梗阻、溃疡出血等）。

2.实验室检查

（1）建议完善以下实验室检查：血常规、尿常规；粪便常规+潜血；血生化；凝

血功能；病毒学检测：乙肝5项、丙肝、梅毒、HIV；细胞因子：CRP及IL-6。

（2）条件允许时可考虑完善以下实验室检查：病毒学检测：EBV、CMV、人类疱疹病毒；细胞因子检测：IL-1、IL-2、IL-15、TNF-α、IFN-γ、IFN-α、铁蛋白等；血气分析。

3.影像学检查

（1）建议完善以下实验室检查：超声心动图；全身浅表淋巴结超声；胸部（增强）CT；腹部增强CT或增强核磁检查；PET-CT；头颅增强核磁检查。

（2）建议完善以下检查：心电图；肺功能检查；肿瘤病理活检及免疫组化检测；骨髓穿刺检查（细胞形态学、流式、骨髓病理学、染色体核型分析）；脑脊液检查（中枢受累患者）；胃肠镜检查（消化道受累患者）。

（3）CAR-T细胞治疗整体风险评估：综合患者病史及检查结果，对拟行CAR-T细胞治疗的患者进行整体风险评估，主要目的是对后续治疗中可能发生的严重毒副反应进行危险度分层，筛选出"高危患者"。如存在以下"高危因素"之一即可评价为"高危患者"：①ECOG评分大于等于3；②年龄大于等于70岁；③肿瘤负荷大：A多发病灶，所有大于等于1.5 cm的可测量病灶最大径之和大于等于100 cm；B巨块病灶，单个病灶直径大于等于7 cm；④特殊部位病灶：A病灶位于咽部、气管旁且存在压迫症状；B病灶临近胃肠、胆道等重要空腔脏器，存在压迫或侵犯周边脏器风险；C浆膜腔受累或存在中-大量浆膜腔积液；⑤慢性乙型肝炎病毒感染：HBsAg（+）、HBV-DNA（+）且未行抗病毒治疗；⑥重要脏器受累（如肺、胰腺、骨髓等）；⑦存在肿瘤相关性发热。

（二）细胞因子释放综合征

细胞因子释放综合征（cytokine release syndrome，CRS）是指因细胞因子大量释放引起的以发热、皮疹、头痛、呼吸急促、心动过速、低血压、缺氧为表现的临床综合征。CRS是CAR-T细胞治疗相关毒副反应中最为重要、最为核心的一种，细化CRS分期、分型，有利于临床医师对CRS进行更为有效的管控。现有数据显示CRS在接受CAR-T细胞治疗的淋巴瘤患者中发生率为30%~95%，其中严重CRS（大于等于G3）发生率为5%~30%。

1.CRS分期与分型

（1）CRS的分期：根据出现的时间，CRS可分为急性CRS、迟发型急性CRS和慢性CRS 3类，其中急性CRS是指发生在CAR-T细胞回输后3周以内的CRS。急性CRS又可细分为CAR-T细胞局部扩增期、CAR-T细胞溢出期和CAR-T细胞再分布期；迟发型急性CRS是指发生在CAR-T细胞回输后3~6周的CRS；慢性CRS指发生在CAR-T细胞回输后6周以后的CRS。

（2）CRS的分型：根据发生部位和影响范围CRS可分为：局部CRS和系统性CRS。局部CRS是指CRS引发的炎症反应仅影响病灶局部及周边组织，可表现为病灶增大、局部"红肿热痛"、病灶周围可伴有浆膜腔积液，甚至出血、穿孔等；系统性CRS的概念与局部CRS相对，指CRS引起的炎症反应影响全身多组织脏器。

2.CRS的分级标准

表28-1　CAR-T细胞治疗相关CRS分级标准

症状体征	1级	2级	3级	4级
发热	体温≥38℃	体温≥38℃	体温≥38℃	体温≥38℃
		同时合并		
低血压	无	有，不需要升压药物治疗	存在，一种升压药物可以维持血压	存在，需要多种升压药物维持血压
		合并/或		
低氧血症	无	有，需要低氧流量鼻导管吸氧治疗*	有，需要高氧流量的鼻导管*，或面罩吸氧，或非回吸面罩，或文丘里面罩#吸氧治疗	有，正压通气辅助呼吸（无创机械通气，或气管插管机械通气）
		合并/或		
病灶及周围组织器官炎症表现	无	病灶增大，且无压迫症状，不影响瘤周器官功能	病灶增大，且存在压迫或瘤周组织出现浆膜腔积液等，瘤周器官功能可代偿。	病灶增大，伴压迫症状或瘤周组织水肿、出血、穿孔，或大量浆膜腔积液等。瘤周器官功能失代偿。

*低氧流量定义为氧流量小于等于6 L/min；高氧流量定义为氧流量大于6 L/min
#文丘里面罩：是根据文丘里原理制成，即氧气经狭窄的孔道进入面罩时在喷射气流的周围产生负压，携带一定量的空气从开放的边缘流入面罩，面罩边缝的大小改变空气与氧的比率。

3.CRS的处理

急性CRS阶段是CAR-T细胞回输后严重免疫相关损伤发生率最高的时间段，也是处置的关键时期。根据CAR-T细胞回输后增殖、分布的变化，可进一步将急性CRS分为4期即：局部扩增期（回输后1-5 d）；细胞溢出期（回输后5-10 d）；再分布期（回输后10-15 d）；恢复期（回输后15-21 d）。

（1）急性CRS期间一般处理

a.密切关注患者生命体征、皮肤黏膜、胸部、腹部、神经系统等全身重要脏器相关新发症状体征；

b.密切关注病灶大小、质地、局部温度、是否伴随压痛；如肿瘤累及重要脏器，应关注受累脏器体征变化；

c.给予心电监护，监测心率、呼吸、血压、血氧饱和度等指标直至CRS降至1级；"高危患者"的心电监护推荐从细胞回输开始，直至回输后3周或高危因素解除；

d.3-4级CRS患者考虑转入重症监护病房治疗。

（2）急性CRS期间的实验室检查和特殊检查

a.建议持续动态监测以下实验室检查指标：血常规；血生化；凝血功能检测；动

脉血气分析；降钙素原、CRP、IL-6、CAR 基因定量检测、

　　b.条件允许时可考虑持续动态检测以下实验室检查指标：血清内毒素、G/GM-试验、IL-1、IL-2、IL-15、TNF-α、IFN-α、IFN-γ、CAR-T细胞流式检测。

　　c.实验室检查监测频次：常规患者回输后前2周每3 d 1次，两周以后每7 d 1次；3个月后每3个月1次；高危患者根据临床病情变化随时监测；

　　d.特殊检查：急性CRS期间特殊检查主要目的为评价肿瘤病灶改变及受累脏器的功能，基于上述目的，检测项目及频次可由临床医生决定。

　　（3）急性CRS的临床处置策略

　　急性CRS的临床处置主要根据CRS的严重程度（分级）采取不同强度的监护模式和治疗策略（表28-2），其中托珠单抗单次治疗最大剂量为800 mg，可在6 h后重复给药。给予充分临床处置后如24 h内CRS分级无改善或加重，应升级至下一级处置；高危病例12 h内CRS分级无改善或加重，即可考虑升级至下一级处置；高危病例如无β受体阻滞剂治疗禁忌，推荐CAR-T细胞回输后即给予β受体阻滞剂（酒石酸美托洛尔片12.5~25 mg，PO，bid）。

表28-2　CAR-T细胞治疗相关CRS的常规分级处置策略

CRS 分级	监护水平	细胞因子拮抗剂	糖皮质激素	血浆置换
1级	生命体征监测≥3次/日	对症支持处理(退热、补液、平衡内环境等)；可考虑预防性使用IL-6受体拮抗剂(如托珠单抗8 mg/kg 静滴)(推荐应用)	不推荐	不推荐
2级	心电监护仪持续生命体征监测	对症处理(退热、补液、平衡内环境、维持血压等)；选择使用1种细胞因子拮抗剂,推荐可选择的抗体种类包括： ●IL-6受体拮抗剂(如托珠单抗8 mg/kg 静滴) ●TNF-α抗体(如注射用英夫利西单抗3~5 mg/kg 静滴 即刻) ●TNF-α受体样抗体(如注射用依那西普25~50 mg 皮下注射 即刻)	1种细胞因子拮抗剂治疗后症状无改善或加重,推荐： ●地塞米松10 mg静滴 q6h;	不推荐
3级	心电监护仪持续生命体征监测；考虑进入重症监护病房(ICU)监护治疗	对症处理(退热、补液、平衡内环境等)；2~3种细胞因子拮抗剂联合治疗,推荐可选择的拮抗剂种类包括： ●IL-6受体拮抗剂(如托珠单抗8 mg/kg 静滴) ●TNF-α抗体(如注射用英夫利西单抗3~5 mg/kg 静滴 即刻) ●TNF-α受体样抗体(如注射用依那西普25~50 mg 皮下注射 即刻)	2~3种细胞因子拮抗剂治疗症状无改善或加重,推荐： ●地塞米松10~20 mg静滴 q6h;	如细胞因子联合治疗无效,或激素治疗禁忌,输血科专科评价后实施血浆置换治疗

CRS 分级	监护 水平	细胞因子拮抗剂	糖皮质 激素	血浆 置换
4级	心电监护仪持续生命体征监测；推荐入重症监护病房（ICU）监护治疗	对症处理（退热、补液、平衡内环境等）；3种细胞因子拮抗剂联合治疗，推荐可选择的抗体种类包括： ●IL-6受体拮抗剂（如托珠单抗8 mg/kg 静滴） ●TNF-α抗体（如注射用英夫利西单抗 3~5 mg/kg 静滴 即刻） ●TNF-α受体样抗体（如注射用依那西普 25~50 mg 皮下注射 即刻）	推荐： ● 地 塞 米 松 20 mg 静滴 q6h； ● 或甲泼尼龙琥珀酸钠 静滴 1 g/d	输血科专科评价后实施血浆置换治疗

（4）急性CRS的对症支持治疗

急性CRS期间需要重点关注的对症支持治疗主要包括发热、低血压、低氧血症、电解质紊乱4种。

a.发热：主要推荐物理降温配合非甾体药物退热治疗。

b.低血压（收缩压小于90 mmHg）：快速补充500~1000 mL的0.9%生理盐水；若血压不恢复，给予胶体补液，如羟乙基淀粉注射液500 mL静滴，或白蛋白注射液（0.25~0.4 g/kg）静滴；若血压仍不恢复，可给予1种血管活性药物；如无改善则可联用多种血管活性药物。血管活性药物包括：多巴胺（剂量范围2~20 μg/min/kg）；去甲肾上腺素（起始剂量：2 μg/min）；肾上腺素（起始剂量：2 μg/min）

c.低氧血症：低流量鼻导管吸氧（氧流量小于等于6 L/min）；如低氧血症未纠正，予以高氧流量（氧流量大于6 L/min）鼻导管或面罩吸氧，如低氧血症仍未纠正，呼吸科会诊评估是否予机械辅助通气。

（5）受累器官局部CRS的处置

a.肺实质受累：如发生2-3级以上局部CRS，建议使用IL-6受体拮抗剂（如托珠单抗8 mg/kg 静滴）；3级以上局部CRS的处理见表28-2。

b.腹腔内巨块型病灶：建议治疗全程按骨髓移植模式进行感控管理（保护性隔离、食物消毒），予调节肠道菌群治疗；细胞回输d3、d5给予预防性TNF-α抗体治疗；2-3级局部CRS时，优先选择以阻断TNF-α通路抗体为主的综合治疗。

c.浆膜腔受累致中-大量积液：CAR-T细胞回输前穿刺引流浆膜腔积液并留置浆膜腔引流管直至CRS纠正；CAR-T细胞回输前3~5 d，浆膜腔局部注射托珠单抗80 mg；

d.心脏受累：心内科专科评估可能的不良事件；建议采用非CAR-T细胞治疗首先清除心脏病灶后，再考虑CAR-T细胞治疗；

e.皮肤、肌肉、结缔组织受累：CAR-T细胞治疗前，减少或清除皮肤、软组织病灶；加强皮肤局部感染预防；CAR-T细胞回输后早期进行经验性抗感染治疗；

f.中枢神经系统受累：神经内科专科评估；对疗效不明确，高风险病例，慎重选择CAR-T细胞治疗；

g.颈部病灶压迫致吞咽障碍：禁食、留置胃管鼻饲，避免误吸；桥接治疗或强化预处理，尽可能于回输前解除压迫症状；

h.颈部病灶压迫致呼吸困难：禁食、留置胃管鼻饲，避免误吸；桥接治疗或强化预处理，尽可能回输前解除压迫症状；制定急诊气管插管预案、常规床旁配备气管切开包。

4.迟发型急性CRS

（1）迟发型急性CRS的临床表现

迟发型急性CRS，临床表现以系统性CRS为主，是急性CRS的延迟和滞后，发生在CAR-T细胞回输后的3~6周。迟发型急性CRS的临床表现：发热；外周血三系下降，多以血小板降低为主；部分患者伴有转氨酶异常升高；出凝血指标异常；外周血检测CART细胞拷贝数升高；多数患者未达完全缓解，仍有肿瘤残留。迟发型急性CRS应该与预处理所致的血液学毒性、消化系统不良事件以及感染相鉴别。

（2）迟发型急性CRS的处置参照急性CRS处置。

5.慢性CRS的临床管理

（1）慢性CRS是指回输CAR-T细胞后大于等于6周后出现的炎性相关或CAR-T细胞回输相关的不良事件。临床表现有：多表现为缓慢起病或持续性存在；间断低热（38℃以下）；乏力，纳差；外周血三系下降，多以血小板降低为主；外周血中明确存在CAR拷贝数增加或CAR-T细胞流式计数比例再次升高；肿瘤残留，少数患者胸部CT显示肺部间质性炎症样特征，或者支气管扩张样特征。慢性CRS应该与CAR-T细胞后感染以及血液学毒性相鉴别。

（2）慢性CRS的处置：对症支持治疗，TNF-α/TNF-αR抑制剂，如依那西普（25~50 mg），或英夫利西单抗3~5 mg/kg，利于改善肺部症状；监测血常规，必要时给予成分血输注支持治疗。

（三）免疫效应细胞相关神经毒性综合征

ICANS（immune effector cell-associated neurotoxicity syndrome，ICANS）是指CAR-T细胞回输后因T细胞或内源性免疫效应细胞激活导致的一系列中枢神经系统的病理过程和脑功能障碍。ICANS的病理机制至今不明，目前认为细胞因子过度释放、高肿瘤负荷、血脑屏障功能异常、CAR-T细胞的结构以及脑血管组织CD19表达等可能是ICANS发生的危险因素。接受CAR-T细胞治疗的淋巴瘤患者ICANS发生率为20%~60%，多数发生在回输后的8周内，中位持续时间为4~6 d，主要临床表现包括头痛、谵妄、认知障碍、肌震颤、共济失调、语言障碍、神经麻痹、感觉障碍、嗜睡、癫痫发作等，如处理不及时可能引发继发脑水肿，死亡率较高。

1.ICANS的鉴别诊断

多数接受CAR-T细胞治疗的复发难治淋巴瘤患者可能存在血小板减少及凝血功能异常，故ICANS须与凝血功能不良引发脑出血相鉴别。此外，CAR-T细胞回输后引发凝血功能异常同样存在血栓风险，故ICANS也应与脑梗死鉴别。临床中可通过既往病史、头颅核磁共振检查进行鉴别。

基础疾病引发的癫痫发作与ICANS引发的癫痫发作临床表现类似，需进行鉴别。鉴别要点：癫痫患者既往多有脑血管病史及癫痫发作史。ICANS引发的癫痫治疗应以ICANS治疗为主，兼顾癫痫的处理，控制癫痫大发作，可给予激素治疗。

2.ICANS的分级与临床处置

ICANS的分级：建议使用基于CARTOX-10神经系统评分体系结合临床表现对ICANS的严重程度进行分级（表28-3），并根据分级进行相应的临床处置（表28-4）。

表28-3　ICANS的分级标准

症状及体征	1级	2级	3级	4级
CARTOX-10神经系统评分	7-9	3-6	0-2	病情危重，或无法配合评分测试
脑脊液压力	NA	NA	视乳头水肿1-2期，或脑脊液压力<20 mmHg	视乳头水肿1-2期，或脑脊液压力≥20 mmHg，存在脑水肿表现
癫痫及无力	NA	NA	局灶性癫痫发作，或存在EEG上可见的无抽搐性癫痫且对苯二氮平类药物治疗有效	广泛性癫痫，或存在抽搐性或非抽出性癫痫躁狂状态，或出现新发的肢体无力表现

表28-4　ICANS的分级临床处置

ICANS临床处置推荐	
1级	●支持治疗;预防误吸;静脉输液水化 ●禁食,暂停口服药物及液体,评估吞咽状况 ●如果吞咽障碍,将所有口服药物和/或营养转换为静脉注射 ●避免服用导致中枢神经系统抑郁的药物 ●针对有烦躁症状患者,可在密切监护下使用低剂量劳拉西泮(每8 h静脉注射0.25~0.5 mg)或氟哌啶醇(每6 h静脉注射0.5 mg) ●完善神经科会诊 ●眼底镜检查:评估乳头状水肿 ●增强或平扫头颅核磁共振成像检查;诊断性脑脊液穿刺,脑脊液测压;核磁共振成像;如存在局灶性周围神经功能障碍可行脊髓核磁共振检查;如头颅MRI检查受限,以脑部CT检查替代; ●条件允许,建议每天30 min脑电图(EEG)检查,直至症状消失;如EEG未检测到癫痫发作,则口服左乙拉西坦750 mg,每12 h 1次 ●如果脑电图提示非惊厥性癫痫持续状态,须专科会诊治疗或按[86]推荐处理 ●如同时合并CRS,可考虑使用托珠单抗8 mg/kg静脉输注或司妥昔单抗11 mg/kg静脉注射
2级	●继续1级ICANS所述的支持治疗和神经系统评估 ●如同时合并CRS,强化CRS处理(见前) ●如抗-IL-6治疗无效,或未并发CRS,推荐地塞米松10 mg每6 h静脉注射,或甲基强的松龙1 mg/kg每12 h静脉注射 ●同时合并>2级CRS,考虑将患者转移到重症监护病房(ICU)

	ICANS临床处置推荐
3级	●继续1级ICANS所述的支持治疗和神经系统评估 ●建议转重症监护病房(ICU) ●如未给予抗-IL-6治疗,并发CRS,推荐抗-IL-6治疗(方法与2级处置一致) ●抗IL-6治疗无效,应考虑糖皮质激素治疗。ICANS未合并CRS,推荐使用皮质类固醇直到ICANS达到1级后逐渐减量 ●脑脊液压力<20 mmHg同时乳头状水肿为1或2期,应根据[86]推荐给予处理 ●如果患者持续分级≥3 ICANS,考虑每隔2~3 d重复一次神经影像学检查(CT或MRI)
4级	●继续1级ICANS所述的支持治疗和神经系统评估; ●ICU监护;考虑机械通气以保护气道; ●抗-IL-6治疗和重复神经系统影像学检查,与3级ICANS处置相同; ●高剂量皮质类固醇治疗直至症状改善至1级ICANS,然后减量,比如:甲基强的松龙静脉滴注1 g/d,连续3 d,然后快速减量如250 mg每12 h持续2 d,125 mg每12 h 2 d,每12 h 60 mg,持续2d; ●如出现惊厥性癫痫持续状态,推荐神经内科专科处理或按照[86]推荐处置; ●如存在≥3期乳头状水肿合并脑脊液压力≥20 mmHg或脑水肿,应神经内科专科处理或按[86]推荐处置

所有药物均为成人剂量推荐。托珠单抗最大累计使用剂量为800 mg。

(四)噬血细胞性淋巴组织细胞增生症/巨噬细胞活化综合征

HLH/MAS（hemophagocytic lymphohistiocytosis/macrophage activation syndrome, HLH/MAS）是一种包括了多种严重免疫功能异常的临床症候群，核心病理改变为巨噬细胞和淋巴细胞极度活化及炎性细胞因子大量释放，活化的淋巴细胞浸润组织并介导失控的免疫损伤，最终引发多器官功能障碍。多见于CRS恢复期或伴发于CRS过程中。

1.HLH/MAS的临床表现及鉴别

HLH/MAS通常继发于严重的CRS，故其首先具备系统性CRS的临床表现。此外，HLH/MAS还存在以下特征性的临床表现：肝脾肿大；骨髓涂片可见噬血细胞及噬血现象伴外周血三系或两系减少；甘油三酯及血清铁蛋白异常增高；多种炎性细胞因子异常增高；sCD25升高等。HLH/MAS可引发患者长期处于重度粒细胞缺乏状态，极易引发继发感染导致死亡。HLH/MAS早期临床表现不易与CRS鉴别，易被忽视，但如出现以下现象则需高度警惕HLH-MAS：外周血中CAR-T细胞持续高水平存在超过2周，或下降后再次升高并伴有再次出现的发热；血象三系下降、伴或不伴肝脾肿大；铁蛋白持续升高。

2.HLH/MAS的处置建议

HLH/MAS临床处理目前尚缺乏公认规范有效的方法。基于现有临床证据，对于CAR-T细胞治疗后出现HLH/MAS的患者，建议可考虑以下处置方案：

（1）CAR-T细胞回输后续密切监测患者生命体征及血常规变化；

（2）动态监测血清铁蛋白、甘油三酯；

（3）CAR-T细胞回输后出现难以解释的发热和血细胞减少时，须高度警惕HLH/MAS；

（4）HLH/MAS一旦确诊，建议应用小剂量依托泊苷（50~100 mg/周）治疗；

（5）可考虑使用JAK-2抑制剂（如芦可替尼治疗5 mg，PO，qd-bid）、CTLA-4激动性药物（如阿巴西普）、CD52抗体（如阿仑单抗）等靶向治疗抑制免疫损伤；

（6）如无禁忌，应尽早进行血浆置换；

（7）尝试使用如γ-干扰素抗体等药物控制炎症。

（五）CAR-T细胞治疗相关其他毒副反应

1.骨髓抑制

在CAR-T细胞治疗后3个月内，易出现骨髓抑制症状，大于3个月的长期骨髓抑制的机制尚不清楚，可能是多因素所致。其中3级及以上骨髓抑制的发生率约为：中性粒细胞减少（大于等于70%），贫血（大于等于50%），血小板减少（大于等于30%）。临床症状可表现为：疲劳、呼吸短促、注意力不集中、头晕、手脚冰凉、频繁感染、发烧和出血。

2.感染

CAR-T细胞治疗后感染是最常见的不良反应之一，多数感染发生在CAR-T细胞治疗后1个月内，发生率可高达40%，且主要为细菌感染。CAR-T细胞输注后期因为B细胞缺乏以及CRS及ICANS治疗期间糖皮质激素的使用，同样会出现感染。预防和控制感染也因此成为贯穿CAR-T治疗全程的重要措施之一。

治疗期间的感染防控：合并发生粒细胞缺乏症时（中性粒细胞绝对数小于500 cells/mm³），建议给予粒细胞集落刺激因子5 μg/（kg·d）升白，同时予左氧氟沙星750 mg/d，氟康唑400 mg/d预防感染；单纯疱疹/带状疱疹病毒学血清学检测阳性者，建议持续服用抗病毒药物（如阿昔洛韦800 mg，2/d），直到CAR-T细胞回输后3个月；复方新诺明800 mg，2/d（每周2次），从粒缺恢复至CAR-T细胞回输后3个月。腹腔大负荷病灶预防性处理措施：盐酸小檗碱0.9 g口服3/日；地衣芽孢杆菌胶囊0.25 g口服3/日；生理盐水/甘油灌肠剂250 mL或甘油灌肠剂110 mL灌肠1/晚；苯扎氯铵250 mL坐浴1/晚。

3.B细胞缺乏症/低丙种球蛋白血症

接受CAR-T细胞治疗的患者均会具有不同程度的B细胞缺乏及体液免疫功能不全表现，为避免由此导致的感染风险，预防性静脉注射人免疫球蛋白已成为CAR-T细胞治疗后患者的常规辅助治疗手段。其使用原则如下：

（1）B细胞缺乏症/低丙种球蛋白血症的定义/范围：B细胞绝对值小于61 cells/μL；IgG小于等于400 Mg/dL。

（2）处理策略：

a.一般患者：于CAR-T细胞回输后予以人免疫球蛋白（5 g×3 d 静滴1次/月），直至B细胞恢复至正常范围或CAR-T细胞输注满6个月。

b.高危人群：高危人群是指IgG小于等于400 Mg/dL；严重感染、持续感染或反复感染者。对于高危人群需予以人免疫球蛋白（5 g×3 d 静滴1次/月），直至高危因素解除。同时需定期监测血清IgG，IgM，IgA及外周血中CD19$^+$或CD20$^+$ B细胞数量等。

4.肿瘤溶解综合征（tumor lysis syndrome，TLS）

TLS是一种由于肿瘤细胞大量破坏，细胞内容物及代谢产物释放入血而引起的代谢综合征，通常表现为高血钾、酸血症、高尿酸血症、高磷血症、低钙血症及肾功能衰竭。

（1）诊断标准：血清钾大于6 mmol/L；血清钙降低25%；血肌酐大于221 μmol/L；尿酸、尿素氮升高25%；可能伴有心律失常。

（2）预防和治疗：

a.预防：针对大负荷肿瘤（病灶SPD大于等于100 cm^{2}或病灶最大径大于等于7 cm）或肿瘤增殖活性高（Ki67大于等于85%）的患者，建议预处理前24 h开始水化及碱化治疗，为预防高尿酸血症，需口服别嘌醇片，保持尿液pH值7.0~7.5，建议保证尿量大于3000 mL/d，必要时使用利尿剂。

b.治疗：对于确诊TLS者，应予以积极支持治疗、持续水化和心电监护，同时需监测血电解质、肌酐和尿酸，并予以相应处理。

5.过敏反应

CAR-T细胞输注相关性过敏反应发生率较低，经常需要同其他不良反应的伴随症状鉴别。皮疹为过敏反应常见症状，多发生于细胞输注后2周内，压之褪色，3~5 d后可自行消退。其鉴别诊断需结合多项指标综合评判。高敏体质患者为过敏反应的高危人群。

（1）致敏因素：CAR-T细胞体外培养试剂；CAR-T细胞制备前病毒载体纯度及工艺；回输前患者体内炎性背景未清除导致的T细胞激活。

（2）处理原则：CAR-T治疗入组时排除高敏体质患者；对CAR-T细胞制备流程、工艺及试剂进行严格把关；CAR-T回输前予以充分、彻底的抗感染治疗以消除体内炎性背景；回输前预防性使用抗过敏药物，如苯海拉明、异丙嗪等。

6.CAR-T治疗相关性凝血功能障碍（chimeric antigen receptor T cell therapy-associated coagulopathy，CARAC）

在CAR-T细胞输注后的4周内会有超过一半的患者出现血小板减少或凝血指标的异常，其中14%~50%的患者进一步发展为弥散性血管内凝血（DIC）。随着弥散性血管内凝血所导致的体内血小板和凝血因子的消耗，患者的出血风险也会增加。

CAR-T治疗相关的凝血功能障碍与细胞因子的释放有关，以出血和/或血栓形成特征，并伴有血小板（PLT）水平下降和凝血功能障碍。

（1）诊断原则：CAR-T治疗相关的凝血功能障碍与CRS密切相关，因此，在基于实验室检查指标[血小板计数、凝血酶原时间（PT）、部分凝血活酶时间（PTT）和D-二聚体]的前提下，诊断还应考虑治疗前后IL-6和其他细胞因子水平的水平变化。

（2）临床处置：监测血小板计数、凝血酶原时间（PT）、部分凝血活酶时间（PTT）和D-二聚体。可采用ISTH评分系统确定是否存在DIC，具体处置原则可参考ASCO指南。

7.二次肿瘤

二次肿瘤是指同一患者同时或先后发生2个或2个以上的各自独立的原发肿瘤。恶性血液系统肿瘤患者出现二次肿瘤可分为两种，一种是二次肿瘤与原发肿瘤非同一来源；另一种是原发肿瘤在治疗中发生谱系转化，新出现的肿瘤与原发肿瘤来源于同一克隆。据文献报道，CAR-T细胞治疗一年后，罹患二次肿瘤发生率约为15%，其中MDS发生率约为5%。建议CAR-T细胞治疗后规律定期复查PET-CT及血常规、乳酸脱氢酶、肿瘤标志物等以及早发现第二肿瘤的发生，及时干预以延长患者生存。

第三章

TCR-T细胞治疗技术

一、TCR-T细胞的制备流程和质控

（一）制备用物料

TCR-T细胞生产用材料指用于制备该细胞的物质或材料，常包括单采血细胞、基因修饰用载体物质、培养基、细胞因子、抗体偶联磁珠、各种添加成分、冻存液、辅料、耗材和包装材料等。物料质控要点包括：

1.质量管理体系

应建立良好、规范的生产用材料的质量管理体系，包括使用风险评估、供应商审计和入厂检验等工作程序。

2.物料检验

应通过检验特性、纯度、细菌内毒素、无菌性、外源因子和生物活性，来证明其质量。

3.培养基

应当尽可能避免在T细胞培养过程中使用人源或动物源性血清，不得使用同种异体人血清或血浆。如必须使用动物血清，应当确保其无特定动物源性病毒污染。若培养基中含有人的血液成分，如白蛋白、转铁蛋白和各种细胞因子等，应明确其来源、批号、质量检定合格报告，并尽量采用国家已批准的可临床应用的产品。

4.辅料

应符合药品辅料相关的要求，宜优选经批准可用于人体的辅料，否则需要开展全面的研究与评估。

5.包装材料

采用的包装材料应通过包材相容性研究确定其使用的安全性和适用性。

（二）外源TCR导入T细胞的载体制备

外源TCR导入方法常可分为病毒载体和非病毒递送系统（如转座子系统、CRIS-PR/Cas9基因编辑技术），但病毒载体仍是目前自体细胞治疗技术导入外源基因的主流选择，其中慢病毒载体应用最为广泛。慢病毒是一类改造自人免疫缺陷病毒（human immunodeficiency virus，HIV）的病毒载体，可利用逆转录酶将外源基因整合到基因组中实现稳定表达，同时进行相应病毒基因组改造避免在生产和临床应用过程中产生复制型病毒。慢病毒载体制备，分为质粒制备和慢病毒包装纯化两个阶段。

1.能识别肿瘤抗原TCR基因的获得

常从目标肿瘤抗原特异性T细胞克隆或单个T细胞中克隆特异性TCR的alpha链和beta链序列。进一步将TCR alpha链和beta链编码序列使用2A肽序列（"自我剪切"肽）串联后克隆至慢病毒载体。为避免与内源性TCR发生错配，递送至T细胞中的TCR基因必须在恒定区序列中引入Cys突变以形成额外的二硫键（Cys突变型TCR）或将恒定区置换为鼠源TCR恒定区（人鼠嵌合型TCR）。

2.TCR基因的质控要点

（1）亲和力及控瘤活性：并通过细胞学水平实验和动物实验，评价其控瘤细胞的能力是否满足TCR-T细胞开发的要求。如所获TCR亲和力低则需亲和力优化，增强其对目标抗原亲和力和控瘤活性。

（2）抗原特异性：需确保用于开发的TCR序列有高度抗原特异性，不具对人体正常组织抗原脱靶反应活性，以避免临床应用产生严重不良反应。

3.质粒的制备

目前慢病毒包装主要使用第三代四质粒系统，使用携带外源TCR基因的主质粒和表达病毒载体结构蛋白（gag/pol）、非结构蛋白（rev）和包膜蛋白VSV-G辅质粒。质粒制备环节需大量制备携带TCR基因质粒和慢病毒包装所需质粒，大规模制备过程常包括大肠杆菌发酵、菌体收获、碱裂解、澄清、浓缩、柱层析、浓缩换液和除菌过滤等步骤，最终获得纯化质粒。

4.质粒的质控要点

（1）一般性要求：应在GMP条件下进行，需建立按药典相应要求进行管理和检测的菌种库。

（2）纯化质粒质控：应建立质控项目和标准，所需质控项目常包括鉴别检查（确认质粒结构及序列）、纯度检测（要求超螺旋纯度大于90%）、杂质控制（包括宿主菌蛋白残留、宿主菌DNA残留等），及无菌和内毒素检测。

5.慢病毒载体制备

分为上游病毒包装和下游病毒纯化两阶段。前者是将携带外源TCR基因的主质粒和包装辅质粒，用转染试剂共转染至293T或293FT等病毒包装细胞。根据包装细胞生长特性，病毒包装工艺可分为贴壁工艺和悬浮工艺，其中悬浮培养比贴壁培养，具易于工艺放大、病毒包装滴度高的优势。

后者为从病毒包装细胞分泌到包装细胞上清的慢病毒颗粒，需下游纯化操作以获更高滴度和纯度。病毒纯化过程一般包括上清澄清过滤、核酸酶消化、超滤浓缩、层析纯化、浓缩换液和除菌过滤。需注意的是，纯化过程需充分优化以防止病毒受到损伤而降低转导活性。同时病毒保护液也需充分配方优化，同时应开展稳定性研究保证病毒载体稳定性。

6.慢病毒的质控

（1）一般性要求：慢病毒载体的制备应在GMP条件下进行；需建立生产用细胞库系统，并按其相应要求管理和检测。

（2）原材料管理：细胞、培养基和血清及质粒等关键原材料，必须来自批准的供应商，并经严格测试程序。尽量避免使用动物源生产用原材料，尽量使用人源化材料，并需广泛检测以降低将病毒、支原体等外源因子引入生产过程风险。

（3）纯化慢病毒的质控：应按原料药要求管理，建立质控项目和标准。所需质控项目常包括：鉴别实验（RT-PCR法检测、序列测定）、病毒物理滴度（p24含量）、病毒转导滴度、纯度、宿主细胞DNA、宿主细胞蛋白、残余核酸酶、可复制型慢病毒（replication competent lentivirus，RCL）、细菌内毒素、无菌检查等。

（三）TCR-T细胞的生产制备和质控

1.单采血PBMC/T细胞分离与T细胞激活

可参照CAR-T细胞制备流程和质控要点部分。

2.携带TCR基因的慢病毒转导

将纯化携带TCR基因的慢病毒载体加入经抗体激活的T细胞后，慢病毒可侵染T细胞，并将病毒基因组（携带TCR基因）整合至细胞基因组中，使T细胞可持续表达外源TCR。为了外源TCR元件在最终细胞有足够表达水平（常用TCR阳性率表征），病毒载体在转导T细胞时需以合适感染复数（MOI）转导，也可通过增加离心环节、重复转导或添加转导增强剂等手段提高转导阳性率。

3.T细胞扩增

将慢病毒转导后的TCR-T细胞投入容量合适培养容器进一步培养，常可实现数十倍至数百倍数量扩增。由于TCR-T细胞聚焦的实体瘤治疗需要更多回输细胞数，以充分实现TCR-T细胞的肿瘤浸润和有效杀伤，常需扩增培养至$10^9\sim10^{10}$个TCR-T细胞。

目前主流细胞制备流程均依赖密闭培养系统。细胞培养袋是成本最低密闭培系统，但在细胞生产过程中需进行数次更大体积培养袋更换和更高频次培养基补充。此外，还有透气型培养瓶、摇摆式培养系统、中空纤维生物反应器。同时，有的制备流程还引入全自动封闭式细胞扩增系统，可实现从细胞分离、激活转导、扩增和收获一站式完成。

4.TCR-T细胞收获和制剂

TCR-T细胞扩增至目标数量后，需经过由手动操作或自动化流程浓缩洗涤以去除培养基、残余病毒载体、细胞碎片等工艺相关或制品相关杂质，然后添加辅料制备配方制剂，所选用制剂冻存液需支持TCR-T细胞在高冻存密度（1×10^8个活细胞/mL甚至更高）下维持较高细胞存活率。TCR-T细胞完成制剂后无菌灌装至超低温细胞冻存袋中，进一步通过程序降温仪器将细胞制品缓慢降温至-140℃后，转入气相液氮冻存系统保存。

5.TCR-T制备过程的质控要点

（1）环境要求可参考CAR-T细胞的制备流程和质量控制部分。

（2）过程控制：在TCR-T细胞生产过程中应行过程控制和过程检验。过程控制是对制备流程过程监控，包括制备流程参数监测和过程控制指标达成等。应明确过程控制中关键生产步骤、制订敏感参数限定范围，以避免工艺发生偏移。过程检验是对制备过程中细胞进行质控，在关键步骤或中间产品层面上对制品关键质量属性进行相应检验。并与细胞放行检验结合与互补，以达对整体制备流程和制品质控，保证生产过程可重复性和最终制品批间的一致性。

（四）TCR-T细胞放行检验

在TCR-T细胞放行前，必须提供足够检验，以确保细胞的鉴别、纯度、安全性和效力等符合要求。细胞制品的质量标准包括所采用的检测项目、检测方法及其可接受范围，质量标准制订应以临床前研究批次、临床研究批次和验证批次中检测获得的数据，以及其他相关数据（如稳定性研究、文献报道和经验等）确定。放行检验用方法应经研究与验证，对建立新方法应进行全面的验证，对药典中收录方法应行适用性验证。TCR-T细胞制品常包括以下检验项目：

1.细胞鉴别

鉴别实验用以确定制品是否正确，并将其与工厂制造的其他产品区分开来。应采用适用的、特异性强的检测方法，常用方法包括HLA分析或STR分析及特定TCR序列PCR分析等，另外流式细胞术行免疫表型分析也属细胞鉴别内容。

2.纯度和杂质

细胞表面TCR表达是TCR-T细胞是否具有功能活性的关键特征，TCR阳性T细胞比例是重要活性指标，常要求TCR-T阳性率不低于10%，还应检测最终制品生产过程中使用的残留蛋白质及培养和纯化过程中使用的试剂，例如细胞因子、生长因子、抗体和磁珠等；还应检测最终制品的细胞碎片和其他免疫表型的非目的细胞。对一般工艺相关杂质，如经充分验证证明制备流程可对其有效、稳定地清除，可结合制备流程进行控制。

3.效力实验

效力实验用来检测TCR-T细胞制品是否具有目标瘤细胞的免疫活性和杀伤活性，与制品疗效密切相关。TCR-T细胞效力实验以抗原特异性T细胞功能测定进行，一般包括采用体外细胞毒实验方法检测TCR-T细胞对带有靶抗原瘤细胞的杀伤能力，及在与靶抗原瘤细胞共培养时检测TCR-T细胞受特异性刺激产生IFN-γ分泌的能力。

4.细胞活率和细胞数

细胞活率和细胞数与制品剂量和疗效相关。细胞活率放行标准常要求90%以上。根据细胞活率和细胞数及TCR阳性T细胞比例可计算终产品的功能细胞数。

5.可复制型病毒

虽然慢病毒载体被设计为复制缺陷型，但在细胞制品生产期间或输入患者体内后仍有可能发生重组，导致产生新型可复制型慢病毒。应在相应病毒载体、细胞制品和输注后患者中用合适的生物学和/或分子检测方法监测RCR/L。对TCR-T等体外转导细胞制品批放行检测，由于需及时快速放行，常用qPCR法替代基于培养的方法。

6.载体拷贝数（vector copy number，VCN）

由于慢病毒基因组在TCR-T细胞中的整合具潜在致瘤性，为确保采用整合性病毒载体用于细胞治疗安全性，应确定每个TCR-T阳性细胞平均慢病毒基因拷贝数（VCN），法规要求最终细胞中整合病毒载体平均拷贝数不得超过5拷贝/阳性细胞。

7.无菌、支原体和内毒素检查

依据《中国药典》（2020年版）无菌、支原体和细菌内毒素检查法对TCR细胞进行放行检查。建议在高风险生产阶段对产品行支原体检查，例如在用于收获培养物富集后细胞洗涤前这个阶段。同时，由于TCR-T细胞常需在生产后短时间内及时输注给病人，《中国药典》（2020年版）无菌和支原体检查方法不能满足时限需求，因此需用快速替代方法行无菌和支原体放行检测，在快速方法得到充分验证前需两种方法平行进行。产品放行可仅根据快速检测结果决定，但需同时跟踪药典方法检测情况和监测病人情况。

8.理化性质

根据药典中对注射液一般质量要求，常还需检测pH值、外观、摩尔渗透压、明显可见异物等指标。

免疫细胞治疗　第三章　TCR-T细胞治疗技术

2241

二、TCR-T细胞在实体瘤中的应用

TCR基因修饰的T细胞治疗在实体瘤中显示独特优势，具肿瘤趋化性和靶向性，1995年，Michael Nishimura首次鉴定出识别MART-1抗原的TCR，Steven Rosenberg于2006年首次在使用靶向MART-1抗原的TCR-T细胞治疗转移性黑色素瘤患者见到肿瘤消退，证明TCR-T细胞治疗的临床可行性，开启了TCR-T细胞的研究与应用新时代。目前尚无相关产品获批上市。现有全球200多项关于TCR-T细胞临床试验主要针对实体瘤，最常见的有恶性黑色素瘤、肉瘤、消化道恶性肿瘤、肺癌等。

TCR-T细胞治疗流程主要包括病人选择、淋巴细胞采集术获取患者外周血淋巴细胞、GMP车间制备TCR-T细胞及质控，达放行标准，确定能接受TCR-T细胞治疗后，患者常接受以"氟达拉滨"和"环磷酰胺"为联合方案或其他化疗药物的预处理，用药结束后48 h患者无回输TCR-T细胞禁忌即可进行细胞静脉输注，输注后进入严密观察期，直至病情平稳后进入院外观察随访。治疗中需密切关注患者回输TCR-T细胞后的不良反应，确保安全获益。

（一）病人和靶点的选择

1.患者治疗前评估

临床研究中常选择18岁以上成年人，最大年龄一般不超过80岁。然而，老年患者与年轻患者接受TCR-T细胞治疗的安全性和疗效尚无相关数据积累。一般选择明确诊断为恶性肿瘤且经二线方案治疗失败或不可耐受的患者。ECOG评分：考虑TCR-T细胞治疗潜在副作用，常选择ECOG评分为0~1分患者。

需排除的合并症主要包括传染病、活动性感染、有症状浆膜腔积液、神经系统侵犯、自身免疫性疾病和长期应用大量糖皮质激素控制合并病等。

2.靶点的选择

目前TCR-T细胞治疗靶点主要针对肿瘤癌睾抗原家族如NY-ESO-1、MAGE-A3、MAGE-A4，还有肿瘤过表达抗原如CEA和肿瘤特异性抗原如HPV和HBV抗原等。这些靶点在不同癌种组织中具不同阳性率，可根据既往报道筛查阳性率较高和疗效较好的靶点，应用免疫组化检测近期肿瘤组织蜡块或重新活检肿瘤组织中靶抗原表达情况。针对靶抗原既往已鉴定出HLA限制性特异性TCR序列，可通过外周血流式细胞术或PCR技术明确患者HLA分型，由于HLA-A*02：01在人群中占比较高（30%），目前大部分已鉴定出的为HLA-A*02：01限制性TCR序列，而开发针对新抗原的TCR-T细胞也在进行中，选择HLA和靶点同时匹配的患者制备个体化TCR-T细胞。

（二）TCR-T细胞临床治疗流程

1.淋巴细胞分离

患者完善相关检验，符合入组和排除标准后将行淋巴细胞分离术，但需要注意药物洗脱期，一般化疗药物结束2周，系统性激素停用不少于3d，且3d内禁止使用粒细胞集落刺激因子，以减少药物对采集淋巴细胞数目和功能的影响。通常情况下，单采淋巴细胞总数为（2~5）×10⁹，单采参数根据试验不同要求、患者白细胞和淋巴细胞绝对值计数适当调整：每个循环血量600 mL，每个循环采集细胞悬液6~8 mL，10~15个循环，总循环血量6000~9000 mL，共收集细胞悬液一般80~100 mL。

2.化疗预处理

常用预处理方案为连用3~4 d氟达拉滨注射液[25~40 mg/（m² · d）]和连用2~3 d环磷酰胺注射液[300~500 mg/（m² · d）]，剂量可据患者骨髓耐受程度及外周血血象进行适当调整。

3.TCR-T细胞输注

TCR-T细胞回输前需再次评估患者临床状态、体温、心率、血压、氧合情况、有无活动性感染和严重器官功能不全等。尤其不明原因发热是回输禁忌，合并发热患者回输后发生CRS和神经系统症状可能性增加。此外，回输前一般不使用糖皮质激素，以防影响T细胞增殖和功能，常会在TCR-T细胞输注前给予解热镇痛药和抗组胺类药物，以降低回输过程的输液反应。回输过程中严密监测患者生命体征，同时备托珠单抗注射液必要时处理相关副作用使用。IL-2作为体内刺激T细胞增殖关键细胞因子，在TCR-T细胞输注后24 h内可予应用，国外推荐剂量为50万~72万 IU/kg，8小时/次，连续15次，但以患者具体耐受情况可调整用药剂量和频度；目前国内尚无同类型IL-2，因此国内推荐剂量200 IU/次（8小时/次，依据受试者自身耐受性，用药间隔可延长至24 h）。

（三）目前TCR-T细胞临床研究

1.黑色素瘤

以MART-1为靶点，治疗黑色素瘤ORR为30%（疗效持续时间大于3个月，NCT00509288），治疗转移性黑色素瘤50%患者为SD，但OS大于7年（NCT00910650）；以Gp100为靶点，治疗ORR率为18.8%（16例受试者1例CR，2例PR，NCT00509496）。以MAGE-A3为治疗靶点，2例患者因心脏毒性死亡（NCT01273181）。以NY-ESO-1为靶点，38位受试者5例为CR，17例为PR，ORR率达58%，无明显不良反应（NCT100670748）。

2.滑膜肉瘤

以 NY-ESO-1 为靶点，随访 13~72 周的 ORR 达 35.7%（42 例受试者 1 例 CR，14 例 PR，24 例 SD，NCT01343043）；另一项以 NY-ESO-1 为靶点 ORR 率达 61%（NCT00670748）。MAGE-A4 为靶点：33 例受试者，ORR 达 39%，11 例为 PR，2 例为 CR，15 例为 SD（NCT04044768）。

3.肝细胞癌

HBV 为靶点，8 例受试者，1 例为 PR，3 例为 SD，2 例为 PD，中位生存期为 33.1 个月（NCT03899415）。

4.胃肠道肿瘤，胰腺癌

在 NCT01174121 研究中，以 KRAS-G12D 为靶点，纳入 1 例，肿瘤完全消退时间持续 35 个月；在 NCT03935893 中，1 例完全消退，1 例复发，均未见不良反应。转移性结直肠癌：以 CEA 为靶点，3 例患者 1 例 PR（NCT00923806）。

5.HPV 相关肿瘤

在 NCT02280811 研究中，12 例受试者，ORR 为 16.7%，4 例为 SD。在 NCT02858310 研究中，ORR 为 50%，SD 为 4/12。

6.急性白血病和 MDS

以 WT1 为靶点，共 8 例，肿瘤消退率达 50%，观察至 58 d，无明显不良反应（NCT02550535）。另一项也以 WT1 为靶点，经 TCR-T 治疗后行 HCT，RFS 为 100%，对照组只接受 HCT，RFS 为 54%（NCT01640301）。

7.多发性骨髓瘤

在 NCT01352286 研究中，以 NY-ESO-1 为靶点，20 例受试者，nCR 或 CR 为 14 例，VGPR2 例，PR 为 2 例，SD1 例，PD1 例，访视时间大于 2 年。

8.多种类型实体瘤研究

在 NCT02111850 研究中，以 MAGE-A3 为靶点，纳入宫颈癌、肾癌、尿路上皮癌、黑色素瘤和乳腺癌患者共计 17 例，ORR 为 23.5%，访视时间为 2~4 年。在 NCT03132922 研究中，以 MAGE-A4 为靶点，纳入膀胱癌、黑色素瘤、头颈癌、卵巢癌、非小细胞肺癌、食管癌和胃癌患者共 28 例，ORR 为 25%，11 例 SD，访视时间长达 15 年，其中 2 例因继发再障贫血和 CVA 死亡。

（四）实验室指标评价

除影像学评估外，关于 TCR-T 细胞治疗后，实验室指标监测对不良事件预测和疗效评价具重要意义，如在滑膜肉瘤患者接受 TCR-T 细胞治疗中，TCR-T 细胞数量和有效记忆亚群细胞比例在有反应患者中明显升高，细胞因子如 IL-15、IFN-γ 和 IL-6 在回输后第 3 d 和第 4 d 升高，与疗效呈正相关。在胰腺癌，除细胞数量外，IFN-γ、

CCL4、GM-CSF和TNF在治疗有效患者外周血中明显升高。在HPV相关肿瘤，患者接受TCR-T细胞治疗后，细胞因子IFN-γ、TNF-α、IL-2和VEGFA在有反应患者中明显升高。因此，患者接受TCR-T细胞治疗后，需严密监测细胞亚群、细胞因子等变化。

（五）TCR-T细胞治疗不良反应

不良事件是指TCR-T细胞治疗整个过程包括单采、预处理、回输等出现的不良事件。临床试验中，应对受试者生命体征、体检、临床表现、实验室检查等变化情况进行评估，任何已有病情或疾病加重都被视为不良事件。

既往研究见TCR-T细胞不良反应发生率较低，TCR-T细胞治疗的毒副反应较CAR-T更小。一项靶向HPV16 E6的TCR-T细胞治疗HPV相关上皮癌Ⅰ期临床研究发现，12例患者接受治疗，全部未见剂量限制毒性。有研究报道靶向NY-ESO-1 TCR-T细胞在黑色素瘤及滑膜肉瘤中的毒副作用主要由预处理引起一过性中性粒细胞减少及血小板减少。然而，目前抗原受体T细胞治疗对实体瘤治疗发展很大程度上仍因毒副作用受限。一项针对MAGE-A3抗原TCR-T细胞治疗出现了严重免疫相关神经毒性，轻者精神状态改变，重者死亡。目前，常见TCR-T细胞治疗不良事件包括血液毒性、皮肤毒性、胃肠道毒性等。

1.单采不良反应

单采并发症发生率为9.8%~15.0%，其中大多数轻微，如感觉异常（口周麻痹）、疼痛、恶心、呕吐和头痛等。单采单个核细胞悬液产物一般为80~100 mL，最常见不良反应为电解质紊乱，如低血钙、低血钾等，可予葡萄糖酸钙口服或缓慢静脉推注改善症状。单采过程中及产物中会损耗血小板和加重贫血，对血小板水平较低和贫血患者建议输注血小板或悬浮红细胞后进行淋巴细胞分离术；此外，采集过程中注意观察患者一般状态，一旦出现低血容量综合征，立即暂停分离，给予对症扩容处理后根据患者缓解情况决定是否继续采集。

2.预处理相关副作用

主要包括：骨髓抑制，主要表现为白细胞低下、血小板下降和贫血等，发生严重程度和持续时间与既往化疗强度、次数和骨髓储备能力相关；消化道反应及肝功异常，主要表现为转氨酶升高或恶心、呕吐、伴腹部不适、腹泻、便秘等。

（1）预防感染：建议在无菌层流设施中接受TCR-T细胞治疗；注意口腔、消化道、生殖道清洁；避免剧烈运动；若体表面积较大，环磷酰胺注射液剂量较高时注意水化、碱化、利尿和美司那注射液解救。

（2）临床处理：血红蛋白小于60 g/L应及时输注红细胞。对血红蛋白大于等于60 g/L而体能状况较弱、耐受性较差患者据情必要时及时输血。血小板计数小于10×

10^9/L或有出血症状可输注辐照血小板。凝血功能异常时应及时输注凝血酶原复合物、新鲜冰冻血浆、纤维蛋白原或冷沉淀改善凝血功能。考虑髓系集落刺激因子可能与CRS发生有关，TCR-T细胞回输两周内或CRS症状缓解前慎用髓系集落刺激因子，避免应用粒细胞-巨噬细胞集落刺激因子。对因粒细胞缺乏伴发热患者应用经验性抗生素治疗，根据病原微生物及药敏结果调整抗生素方案。肝功异常，预防性或治疗性保肝药物使用可降低级别。

3.细胞因子释放综合征

TCR-T细胞治疗后可能出现CRS致发热、低血压、低氧血症、心动过速、肝功损害、肾功损害、心功损害、凝血功能障碍等一系列临床症状。分级与处理可参考CAR-T细胞治疗不良反应及处理相关内容。

4.免疫效应细胞相关神经毒性综合征（ICANS）

TCR-T细胞治疗过程中，可出现头痛、谵妄、精神状态改变等神经系统表现。TCR-T发生ICANS的分级与处理可参考CAR-T细胞治疗不良反应及处理相关内容。

5.器官毒性

（1）皮肤毒性

皮肤毒性可能与靶点选择有关，例如，多见于靶向恶性黑色素瘤抗原TCR-T细胞治疗中。TCR-T回输后部分病人可出现皮肤毒性包括皮疹、瘙痒、白癜风等，另外也可能出现一些罕见皮肤不良反应，比如恶化型牛皮癣、剥脱性皮炎、大疱性多形性红斑等。

轻中度皮肤不良反应，可不作特殊处理，可继续用药观察皮肤不良反应变化情况，或先外用糖皮质激素药膏；如继续加重则需口服糖皮质激素，联合抗组胺药物口服，4周内逐渐减量至停药。严重皮肤不良反应，需暂停TCR-T细胞治疗，同时需予甲泼尼龙1~2mg/（kg·d）治疗；请皮肤科急会诊，考虑活检和住院治疗。

（2）心脏毒性

在骨髓瘤和黑色素瘤的一项针对MAGE-A3抗原的TCR-T临床研究中，发生严重心源性休克，但尸检结果，心脏解剖组织未见MAGE-A3表达，表明TCR-T细胞可能具有严重且不易预测的脱靶和器官特异性毒性。临床常见包括心肌炎、心包炎、心律失常、心室功能受损、传导异常等。发生心脏毒性应立即请心内科会诊，完善心电图、心脏生物标志物如肌酸激酶、肌钙蛋白、炎症指标、ESR、CRP，超声心动图，心脏MR，并评估可能引起心脏毒性其他原因。治疗处理包括停用TCR-T细胞治疗，激素处理。具体详见本指南《心血管保护》。

（3）胃肠道毒性（腹泻、结肠炎）

靶向CEA的TCR-T细胞治疗可使转移性结直肠癌消退，但可诱发严重短暂性结肠炎。包括：水样腹泻、痉挛、里急后重、腹痛、血便和黏液便、发热、夜间排便。

结肠炎按不同分级处理，轻度考虑停用TCR-T细胞治疗，口服洛哌丁胺用药2~3 d；中度以上考虑予泼尼松/甲强龙1~2 mg/（kg·d），2~3 d如无反应，继续使用，2周内可加用免疫抑制剂如英夫利昔单抗。详见本指南《胃肠保护》。

（4）肺毒性

TCR-T细胞肺毒性发生较少。临床处理主要包括排除感染，影像学检查，必要时行纤维支气管镜检查，支气管肺泡灌洗，若仍不能完全排除感染，可考虑经验性广谱抗生素。泼尼松/甲强龙1~2 mg/（kg·d），若用激素48~72 h无改善，考虑加用静脉注射英夫利昔单抗5 mg/kg，在14 d后可重复给药；或静注免疫球蛋白；或加用吗替麦考酚酯1~1.5 g，bid，后逐渐减量。参考本指南《肺脏保护》。

（5）肝毒性

TCR-T细胞可能会出现肝毒性，主要表现为ALT/AST升高，需要首先排除病毒性病因、疾病、其他药物引起的转氨酶升高，完善腹部增强CT/MRI，并限制/停用肝毒性药物（如对乙酰氨基酚等）。临床处理：包括停用TCR-T细胞回输，动态评估肝功能，中度及以上考虑泼尼松治疗，若激素不能明显改善肝毒性反应，则加用吗替麦考酚酯。详见本指南《肝脏保护》。

第四章

TIL细胞治疗技术

一、TIL细胞的制备流程和质控

（一）TIL细胞制备的条件与设施

TIL细胞需在GMP生产条件的洁净室中制备，整体洁净室还应包括样本接收区、样本储存区、质控区和检测区等，请参考CAR-T细胞的相应部分。

1.试剂及耗材要求

TIL细胞制备过程中涉及试剂包括：淋巴细胞分离液、CD3单抗、无血清培养基、IL-2、抗生素、细胞冻存液等。制备所需耗材包括无菌细胞培养瓶、细胞培养袋、离心管、移液管等。制备过程中使用试剂及耗材应符合相应质量标准，明确记录其来源信息、批号、质量检测报告。

2.TIL细胞制备流程

主要包括：快速扩增前阶段（pre-rapid expansion protocol，pre-REP），快速扩增阶段（rapid expansion protocol，REP），TIL细胞质控及放行，TIL细胞回输等，全程一般需4~8周。

3.快速扩增前阶段

包括仅用IL-2从肿瘤片段中建立、培养（小规模）和冷冻保存TIL。手术或活检过程中获得肿瘤标本置于无血清培养液中（含庆大霉素和两性霉素B），室温下运输，至实验室后立即开始TIL培养或将其放置在4℃冰箱中，准备好培养条件（24 h内）开始培养。

4.快速扩增阶段

冻存TILs解冻并恢复1~3 d后用于REP。理想情况下，解冻至少$6×10^7$细胞用于REP。滋养细胞采集和照射。滋养细胞是通过汇集来自至少3个到6个不同异基因健康供体外周血来源的单个核细胞制备。人工抗原提呈细胞也可用来替代滋养细胞。

TIL细胞培养14 d左右，根据所需细胞数进行收获及回输。经检测并经第三方验证达到放行标准，便可用于患者输注。

（二）TIL细胞质控

细胞输注给病人前，须证明产品无菌性。TIL细胞制备过程共需进行3次安全性检测。第一次是在快速扩增前阶段培养的第一周，即第4 d至第7 d间，抽取适量样本行细菌真菌检测。第二次是在扩大培养TIL之前，即冻存或直接进行REP之前，需对细胞进行一系列标准质控检测，包括细菌真菌检测、内毒素检测、支原体检测等检测项目。第三次是在回输制备当天对细胞进行质控检测，其中回输前细菌真菌检测必须在最后一次操作后细胞采集回输前进行。其他检测标准参照前述CAR-T细胞的制备流程和质控。

（三）TIL细胞放行

根据cGMP标准规定，需对制备过程中每一步骤进行质控并提供详细、规范TIL细胞终产品的放行规则，包括细胞活力、纯度、安全性和效力检测报告。我国多家中心目前对TIL细胞放行规则无统一标准，参考CAR-T细胞放行规则。

（四）TIL细胞的回输及运输

TIL细胞回输当天，检测细胞活率，安全性，记录输入细胞量和回输日期。根据临床试验方案，有些TIL细胞制备完成后需低温储存。将细胞洗涤并浓缩后，将其等分至适当剂量后加入冷冻保护剂保存。细胞冻存常用含异丙醇的冻存盒行梯度缓慢降温或可控制冷冻速率的冷冻器。冷冻后再将细胞转移至液氮相中保存。液氮罐由专人负责，并对患者信息及其TIL细胞的信息做完善登记。运输时，需仔细核对细胞标签内容，填写回输发放记录。低温储存的TIL细胞制剂需在液氮相中运输；未经冻存的TIL细胞制剂置于装有冰袋的医疗转运箱（箱内温度为2~8℃）中运输。运输人员应严格填写交接记录表，并在运输过程中严禁剧烈振荡及安检辐照。

二、TIL细胞在实体瘤中的应用

最早的TIL疗法临床试验是在1988年，Steven A. Rosenberg用TIL疗法对20例转移性黑色素瘤患者进行治疗，最终60%患者达到客观缓解。2011年，继之对转移性黑色素瘤的一项临床研究显示，在接受自体TIL回输和IL-2联合治疗后，93名患者有20名肿瘤完全缓解，而且其中19例在治疗后3年依然保持肿瘤完全消退状态。除黑色素瘤外，后续多项临床试验结果逐渐证实，TIL疗法在结直肠癌、非小细胞肺癌（NSCLC）、转移性乳腺癌和转移性胆管癌中均展现出强大疗效。2019年，Iovance开发的TIL产品LN-145治疗27例晚期宫颈癌，获44%客观反应率和89%疾病控制率。同年6月，FDA授予LN-145治疗宫颈癌为突破性疗法的称号，这是细胞疗法治疗实体瘤的巨大突破。

目前，TIL治疗肿瘤类型主要是恶性黑色素瘤，其次是非小细胞肺癌、卵巢癌和头颈癌。转移性黑色素瘤和晚期宫颈癌显示较好临床疗效，非小细胞肺癌、结直肠癌和乳腺癌中也显示初步疗效。使用低剂量（low dose，LD）或中剂量IL-2，ORR可超过30%，但大多数临床试验仍采用高剂量（high dose，HD）IL-2。HD IL-2可维持TIL生长和活性，但可引起全身毒性，临床需要密切监测和护理。HD IL-2还可促进抑制TIL控瘤反应调节性T细胞的产生，从而限制TIL在临床广泛应用。此外，TIL在体内不持久和肿瘤微环境中严重的免疫抑制也是影响TIL疗效原因。

（一）TIL治疗恶性黑色素瘤

自从Rosenberg等成功将TIL疗法应用于转移性恶性黑色素瘤患者后，一系列临床试验相继开展。Dafni等报道，1988年至2016年接受TIL与IL-2联合治疗的晚期皮肤黑色素瘤患者ORR为41%，CR为12%。此外，接受HD IL-2方案患者ORR和CRR分别为43%和14%，而LD IL-2组的ORR和CRR分别为35%和7%。该分析不包括葡萄膜黑色素瘤患者。但2017年首次报道TIL疗法用于罕见和难治性葡萄膜黑色素瘤患者，接受TIL和HD IL-2患者CR和PR分别为4.5%和31.8%。2021年，对免疫检查点抑制剂（immune checkpoint inhibitors，ICI）治疗后进展的晚期黑色素瘤患者进行TIL治疗的Ⅱ期临床试验表明，患者平均过继性回输TIL细胞数量为2.73×10^{10}，疾病控制率为80%，ORR为36%，CR为3%，PR为33%。目前，TIL治疗主要作为二线治疗，恶性黑色素瘤仍是大多数临床试验的主要肿瘤类型。

1.TIL治疗恶性黑色素瘤预处理方案

TIL输注前行淋巴细胞清除是TIL治疗重要环节。淋巴细胞预处理方案能抑制$CD4^+ CD25^+$调节性T细胞（regulatory T cell，Treg）活性；清除宿主淋巴细胞后可减少与转移T细胞竞争稳态细胞因子；淋巴细胞清除可为输液产品提供"物理空间"。常用预处理方案有环磷酰胺+氟达拉滨，氟达拉滨+放疗或环磷酰胺+氟达拉滨+放疗。

2.IL-2在TIL中的作用

单剂量IL-2分别于1992年和1998年获美国FDA批准，用于治疗转移性黑色素瘤和转移性肾细胞癌。对采用一线、二线治疗方法失败的转移性黑色素瘤患者，IL-2与TIL联合治疗，可改善TIL生长和活性，从而提高临床反应率。

一项Ⅰ期试验评估15例转移性黑色素瘤患者不同IL-2剂量（0~720000 IU／kg）对TIL控瘤作用。给予淋巴细胞清除及TIL回输时，LD IL-2（72000 IU/kg，i.v.，每8 h一次；共15次剂量）或HD IL-2（720000 IU/kg，i.v.，每8 h一次；12次剂量）组患者瘤体减小，未接受IL-2治疗者未见这种疗效。Herlev等在转移性黑色素瘤患者进行淋巴细胞清除和TIL输注后皮下 LD IL-2注射治疗（2 MIU，共14 d），整体有效率为33%（2/6）。另一项Ⅰ/Ⅱ期研究，对25例转移性黑色素瘤进行标准淋巴细胞清除化疗和TIL输注，然后以递减方式连续5 d输注IL-2（6、12和24 h以18 MIU/m²；24 h后以4.5 MIU/m²的速度持续3 d），ORR为42%。研究表明，降低IL-2剂量可能不会对临床结果产生负面影响。但到目前为止，IL-2输注次数与临床反应间尚无明确的相关性。因此，在以后的临床治疗中应重新考虑HD IL-2联合TIL输注的作用。

（二）TIL治疗其他实体瘤

目前，TIL治疗的肿瘤类型主要是恶性黑色素瘤，其次是NSCLC、卵巢癌和头颈癌。转移性黑色素瘤和晚期宫颈癌中显示出较好临床疗效，NSCLC、结直肠癌和乳腺癌中也显示初步疗效。由于肿瘤抗原突变的异质性，TIL细胞对实体瘤产生应答有所不同。与恶性黑色素瘤的TIL相比，其他肿瘤TIL的反应性较弱且功能较低。目前，美国NIH正在针对患有各种转移性疾病（消化道肿瘤，乳腺癌，尿路上皮癌，卵巢癌和子宫内膜癌）患者进行"篮子"式临床Ⅱ期研究，为TIL临床治疗提供有效依据（NCT01174121）。

（三）TIL与其他疗法的联合应用

1.TIL与ICI联合

TIL联合ICI的疗法在最近一些试验中显示初步疗效。免疫检查点受体（如CTLA-4和PD-1/PD-L1）表达于T细胞表面，是免疫系统自我保护机制。肿瘤患者中，效应T细胞上CTLA-4和PD-1分子被上调，并分别与抗原呈递细胞或瘤细胞的B7-1/B7-2和PD-L1结合，从而导致T细胞功能受抑。此外，T细胞长期接触肿瘤抗原后，$CD8^+$ T细胞会出现凋亡或进入异常分化状态，抑制性受体会高表达，使$CD8^+$ T细胞对特异性肿瘤抗原几乎无反应，此时可用检查点抑制剂改善$CD8^+$ T细胞活性。因此，为增加TIL肿瘤反应性，可在TIL初始培养阶段及在TIL输注后联合ICI治疗。

2.TIL与BRAF抑制剂联合

BRAF基因在细胞生长和分化中起重要作用。大部分肿瘤患者会发生BRAF突变，激活的BRAF突变（主要是V600E）可诱导免疫逃逸，使机体免疫"迟钝"，并获得逃避T细胞免疫反应的能力。BRAF抑制剂威罗非尼可降低相关免疫抑制信号，减少免疫抑制细胞，增强黑色素瘤抗原表达，促进淋巴细胞浸润和特异性T细胞增殖。威罗非尼治疗BRAF（V600E）突变黑色素瘤的ORR高达50%，改善无进展生存率和总生存率，但BRAF抑制剂的临床作用持续时间短。最近在一项临床试验显示，接受TIL、HD IL-2和威罗非尼联合治疗11名转移性黑色素瘤有7名出现有效应答，其中2

3.TIL与其他疗法的联合

树突状细胞（dendritic cell，DC）是人体抗原递呈能力最强的细胞，DC治疗通过采用病人自体单核细胞在体外培养诱导生成DC，然后负载相应肿瘤抗原，制成负载肿瘤抗原的DC，再将这些DC注入体内刺激体内的肿瘤杀伤性淋巴细胞增殖，发挥长期肿瘤监视作用和肿瘤杀伤作用，达到控灭肿瘤的目的。DC疫苗可和TIL治疗联合，激活和增加TIL数量，目前DC与TIL联合治疗的临床试验正在进行。溶瘤病毒通过使TIL分泌细胞因子，从而提高TIL的控瘤作用，TIL疗法与溶瘤病毒联合治疗也正在探索。一项TIL疗法联合腺病毒治疗转移性黑色素瘤临床试验表明，13例患者有5例达到客观缓解，其中3例完全缓解。

三、TIL细胞治疗的相关毒性

尽管一部分晚期肿瘤患者可从TIL疗法中受益，但治疗相关毒性是该治疗方式广泛应用的主要障碍。通常情况下，与TIL给药相关的毒性不太常见，主要是一些短暂症状，例如呼吸困难、发烧、寒战、心动过速或高血压，一般通过基本支持治疗可控制。但也会出现一些长期不良反应或严重毒性反应。

（一）自身免疫毒性

自身免疫毒性是注入TIL细胞直接靶向肿瘤抗原，但某些肿瘤抗原并非特异性的，在正常组织中也有表达，当T细胞识别正常组织中抗原时，就会发生宿主免疫反应，发生移植物抗宿主病。黑色素瘤患者过继性T细胞治疗后，T细胞靶向肿瘤抗原同时，还靶向正常皮肤细胞和葡萄膜细胞，一小部分患者后期会出现由自身免疫性黑色素细胞破坏引起的毒性迹象，例如白癜风或葡萄膜炎。

（二）细胞因子释放综合征

分级与处理可参考CAR-T细胞治疗不良反应及处理相关内容。

（三）淋巴清除方案相关毒性

非清髓性化疗是TIL治疗的重要组成部分，TIL过继性治疗前进行淋巴细胞清除，会增加TIL持久性和临床反应，但它与严重毒性有关。非清髓性化疗可使淋巴细胞减少，会诱发3-4级贫血、中性粒细胞和血小板减少症，患者会有高感染易感性和发热性中性粒细胞减少风险。血小板减少和贫血可通过持续输血来控制，而发热性中性粒细胞减少则需要静注抗生素，并予粒细胞集落刺激因子支持治疗。

（四）HD IL-2相关毒性

HD IL-2应用是TIL治疗内在组成部分，黑色素瘤患者中TIL在HD IL-2中功能最强。但HD IL-2的毒性很严重，通常多个器官都会受累。毛细血管渗漏综合征、肺水肿和肾衰是常见毒性反应，大多数病例及时停止治疗、静脉输液支持治疗或静注皮质类固醇可控制症状，但一部分患者可能需要转到重症监护室进行治疗。HD IL-2还可延长预处理治疗血液学毒性。中等剂量IL-2在大多数患者中也可见相关毒性，但毒性在IL-2停止2~3 d可控制。LD IL-2耐受性更好，一项试点研究中发现，仅观察到2种LD IL-2治疗的1-2级毒性，但仍可见临床应答。说明临床治疗过程中，HD IL-2并非临床疗效的必要条件。

CIK细胞治疗技术

一、CIK细胞的制备流程和质控

（一）CIK细胞的制备流程

1.CIK细胞制备的实验室要求

全部操作必须在符合国家标准的GMP实验室内且洁净度达到百级的无菌工作单元内进行。必须严格执行无菌操作标准，出现任何污染必须终止操作。患者患有传染性疾病，如乙型、丙型病毒性肝炎等，其血液标本及全部操作过程必须单独处理，不得与无传染性疾病的血液标本在同一单元内处理。所弃用的血制品、废液以及实验材料均须严格按照废弃血制品处理的标准方法进行处理。操作人员皮肤切勿触及废弃物，否则必须按有关规定及时清洁或寻求医生帮助。

2.自体外周血单个核细胞（PBMC）采集和分离

可参照CAR-T细胞制备流程和质控要点部分。

3.CIK细胞培养

PBMC用无血清培养液重悬置于75 cm² 培养瓶中，加入细胞因子IFN-γ、IL-1和CD3抗体等置于饱和湿度、37℃、5.0% CO_2 培养箱培养。培养24 h后，加入细胞因子IL-2，培养7~10 d过程中，依据细胞密度用含IL-2的无血清培养基扩充培养体系至适宜体积，同时细胞抽样送检。11~14 d培养袋置于饱和湿度、37℃、5.0% CO_2 的培养箱继续培养，观察细胞生长情况并摇匀细胞。养至所需数量后洗涤细胞浓缩收集并注入到0.9%注射用生理盐水袋中，摇匀。制备好的细胞悬液留样2 mL于细胞冻存管，标上标签，注明病人姓名、性别、年龄、住院号、细胞数、无菌结果，4℃存放3个月备查。

（二）CIK细胞制备的质控

1.安全性检测

（1）细菌和真菌检测

CIK细胞制备过程包括采集、运输、分离、培养、冻存、复苏环节需留样（保存液、清洗液、培养上清、冻存液等）需检测细菌和真菌，检测结果应为阴性。

（2）支原体检测

CIK细胞制备过程包括采集、运输、分离、培养、冻存、复苏环节进行留样（保存液、清洗液、培养基上清、冻存液等）检测支原体，检测结果应为阴性。

（3）细胞内外源致病因子检测

用ELISA或核酸检测法，对CIK细胞样本采集、运输、分离、培养、冻存、复苏生产制备环节留样（保存液、清洗液、培养上清、冻存液、细胞等）检测。HIV抗体、HBsAg、HCV抗体、TP抗体、CMV-IgM、HTLV抗体、HPV抗体、HHV抗体、EBV抗体应为阴性；HCV、HBV、HIV病毒核酸应为阴性。

（4）内毒素检测

CIK细胞制备过程包括采集、运输、分离、培养、冻存、复苏环节留样（保存液、清洗液、培养基上清、冻存液等）检测。各样本内毒素应小于等于0.5 EU/mL。

2.有效性检测

（1）细胞计数

采用白细胞计数法，初采细胞单个核细胞应不低于5×10^8/50 mL富集血。CIK细胞回输剂量应大于0.5×10^{10}。

（2）细胞活率

用锥虫蓝染色检测，单个核细胞成活率应不低于90%，回输CIK细胞活率应不低于90%。

（3）表型分析

用流式细胞仪检测CIK细胞表型（CD3$^+$、CD3$^+$CD4$^+$、CD3$^+$CD8$^+$、CD3$^+$CD56$^+$、CD3$^-$CD16$^+$CD56$^+$及CD4$^+$CD25$^+$）的比例情况；CIK细胞中CD3$^+$细胞应不低于70%，CD8$^+$细胞应不低于40%，CD3$^+$CD56$^+$细胞应不低于10%。

（4）分泌细胞因子检测

用ELISA检测CIK细胞分泌细胞因子（IFN-γ、TNF-α）及细胞毒产物（颗粒酶B、穿孔素）水平，评价这些因素对癌细胞杀伤效应。

二、CIK细胞在肿瘤中的应用

CIK细胞治疗由于其易于获得和强大的控瘤活性，正在成为一种有潜力的肿瘤免疫治疗方法。CIK常与其他治疗方式联用，如联合化疗等。化疗可诱导稳定肿瘤特异性T细胞反应，化疗后行CIK治疗可进一步增强肿瘤特异性免疫反应。化疗后应用DC-CIK细胞可有效抑制肿瘤细胞生长，甚至使肿瘤完全消失，且DC-CIK细胞的控瘤效应对机体免疫系统功能几乎不产生影响，在当前对肿瘤特异性抗原了解相对较少情况下，应用DC-CIK细胞作为肿瘤放化疗和术后辅助治疗有重要意义。

当前，CIK细胞治疗逐渐从实验室走向临床，相比传统化疗，因其独特靶抗原识别机制、治疗及扩增周期短，对肿瘤杀伤力强，治疗安全性高，技术成本相对较低，为众多恶性肿瘤患者的治疗提供了新的选择。

（一）多发性骨髓瘤

目前多发性骨髓瘤（MM）治疗取得多方面进展，患者中位生存期为4~5年。基于CIK细胞联合新型免疫疗法可实现对MM的特异性识别并获得更好的疗效。

一项联合使用组蛋白去乙酰化酶（histone deacetylase，HDAC）抑制剂与CIK细胞处理MM细胞的研究显示MM细胞存活率显著降低。提示HDAC抑制剂联合CIK细胞治疗患者可能成为未来提高基于CIK细胞对MM患者肿瘤细胞识别能力和改善患者免疫功能的新疗法。另有研究表明，大麻素受体2（cannabinoid receptor 2，CB2）在CIK细胞和MM细胞上高度表达。大麻二酚（cannabidiol，CBD）能降低瘤细胞的活力，并对CIK细胞具有保护作用。在高浓度下CB2抑制CIK对MM细胞毒活性。因此从临床角度考虑，较低浓度大麻素与CIK细胞联合使用有望提高MM治疗现状，并延长患者生存期。

硼替佐米+地塞米松+沙利度胺（BDT）方案是治疗MM患者最常用化疗方案之一。DC具有很高的抗原识别和递呈能力，CIK细胞联合DC已被证明在临床前和临床实践中提高控瘤效果。一项Meta分析显示，与单独BDT方案相比，DC-CIK过继免疫细胞联合BDT方案患者疾病缓解率显著提高，血清中CD4$^+$、CD4$^+$/CD8$^+$水平也显著上升，MM患者采取DC-CIK过继免疫细胞联合BDT治疗可改善免疫功能及生活质量。

（二）白血病

随着化疗和造血干细胞移植（hemapoietic stem cell transplantation，HSCT）技术的发展，白血病患者的预后在过去几十年中得到了很大改善。然而，复发和难治性白血病仍是白血病患者死亡的主要原因。由于免疫系统在监控及杀伤肿瘤细胞方面发挥重要作用，当化疗和骨髓移植不能治愈疾病时，免疫细胞治疗（如CIK细胞）作为一种替代疗法取得了一定疗效。

在一项针对异基因HSCT后复发B细胞急性淋巴细胞白血病（B-cell acute lympho-blastic leukemia，B-ALL）患者Ⅰ/Ⅱ期试验中，对同种异体T细胞亚群进行非病毒工程改造，使用 SB 载体平台生产了非病毒 CD19 特异性 CAR-CIK 细胞（CARCIK-CD19），13 名患者纳入研究验证 CAR-CIK-CD19 安全性和可行性。结果显示，输注细胞能在体内快速有效扩增，在患者的血液和 BM 中可检测到长达 10 个月持久性存在。所有接受治疗的患者，CAR-CIK-CD19 细胞输注非常安全，仅发生 2 例 I 级和 1 例 II 级 CRS 病例，CRS 发生率和等级可忽略不计，且未见急性 GVHD 和神经毒性。在较高剂量水平下，实现了显著血液学和分子反应率。

目前，以 CIK 作为化疗或 HSCT 补充已用于临床研究。研究表明，CIK 与 DC 细胞联用，不良反应少，并发症程度轻，是治疗异基因造血干细胞移植后复发急性髓细胞性白血病（AML）安全、有效的方法。一项研究评估了基于 DC-CIK 和 NK 细胞的治疗中低危急性髓细胞白血病的疗效，结果显示，5 年 OS 和无复发生存率（relapse free survival，RFS）分别为 90.5% 和 65.2%，显著优于化疗和 HSCT 组；60 名接受 DC-CIK 与 NK 细胞交替治疗患者的 OS（96.5% vs. 71.2%；P=0.003）和 RFS（79.5% vs. 28.9%；P<0.001）优于 25 名仅接受 DC-CIK 或 NK 单独治疗的患者。

另外一项 II 期研究评估了一次性输注 CIK 细胞作为移植后巩固治疗，以确定这种干预可否促进早期完全供体嵌合（FDC）形成并降低复发率，结果显示与以往研究相比，FDC 发生率并不高，累积复发率相似；虽然 OS 显现改善趋势，但复发率并未降低。总体而言，这种输注作为移植后巩固相对安全。不同给药策略或 CIK 细胞修饰可能会增强该治疗疗效。

（三）淋巴瘤

淋巴瘤是一种具极强异质性的淋巴细胞肿瘤，临床表现、预后以及治疗反应也不同。CIK 治疗淋巴瘤的临床研究较少，研究报道，一例复发难治性滤泡性淋巴瘤患者在化疗多次后未能获得长时间疾病缓解，行异体 CIK 细胞输注治疗后，患者获得较长时间完全缓解，并改善症状，延长了生存期。关于 DC-CIK 细胞治疗弥漫大 B 细胞淋巴瘤临床研究也表明，该法能增加患者外周血淋巴细胞绝对计数，提高机体细胞免疫功能，改善其生活质量。

最近，一种用于增强 CIK 细胞新型抗体-细胞偶联方法被提出，该研究表明，与利妥昔单抗结合的 CIK 细胞对 CD20$^+$淋巴瘤细胞系表现出增强的细胞毒活性，且无须任何基因改造，CIK 细胞可快速配备靶向肿瘤细胞的单抗。此外，一项基础研究证明 CIK 细胞在与人源化抗 CD20 mAb Obinutuzumab（OBI）联用时，对 B 细胞肿瘤细胞系和自体肿瘤靶点均有相关体外细胞毒性。进一步使用人源化组织异种移植小鼠模型进行体内评估，结果显示 CIK 细胞和 OBI 的联合治疗抑制了侵袭性患者来源的淋巴瘤异种移植物生长。另有研究表明，单独使用 CIK 或 PD-1 抗体处理的 B-NHL 细胞中均观察到 IFN-γ 升高。因此，CIK 细胞与临床使用的抗体性药物组合可提供一种不需基因修饰的有效替代方案。

（四）食管癌

一项系统性评估食管癌（EC）中自体 CIK/DC-CIK 细胞联合化疗能否提高化疗疗效和安全性的研究表明，与单用化疗相比，CIK/DC-CIK 细胞联合化疗治疗 1~2 周后患者外周血 $CD3^+$、$CD4^+$、$CD4^+/CD8^+$ 和 NK 细胞数量明显增加，1 年总生存率明显提高，细胞因子 IL-2、TNF-α、IL-12 和免疫球蛋白等水平明显升高，血清肿瘤标志物 CEA、CA19-9 和 CA125 水平明显降低，且未出现致命不良反应。因此，免疫治疗联合化疗可增强 EC 患者的免疫功能进而提高疗效。另有一项在老年 EC 患者中的研究表明，DC-CIK 细胞联合调强放疗（IMRT）可显著提高患者临床有效率、生活质量和免疫功能。在毒性和副作用方面，与对照组 IMRT 相比，细胞治疗组发热率较高，骨髓抑制发生率较低，消化道反应无明显差异。总之，在老年 EC 中 DC-CIK 细胞联合 IMRT 的短期疗效优于单独 IMRT，生活质量和生存期得到明显改善。最新研究表明在早期食管鳞癌中，CIK 细胞组总生存期和无进展生存期均明显高于对照组。

（五）肝癌

在日本开展的一项 CIK 细胞过继性免疫治疗随机临床试验中共纳入 150 例接受肝癌根治术患者，其中过继性免疫治疗组 76 例，无治疗对照组 74 例。结果表明，中位随访 4.4 年后，相比对照组，肝癌术后应用 CIK 细胞治疗患者术后复发率降低 18%。CIK 细胞治疗组首次复发的时间明显长于对照组。2015 年，韩国一项多中心、开放标签、随机对照Ⅲ期临床试验评估了 CIK 细胞作为辅助免疫治疗对肝癌根治术后患者的有效性和安全性，一共纳入 230 名接受手术切除、射频消融或经皮乙醇注射治疗的肝癌患者。免疫治疗组中位无复发生存时间为 44.0 个月，对照组仅为 30.0 个月。免疫治疗组相比对照组的复发率降低 37%，死亡率降低 79%。免疫治疗组发生不良事件比例明显高于对照组（62% vs.41%），但在严重不良反应方面，两组无明显差异。

（六）胰腺癌

研究表明化疗联合免疫治疗可介导协同作用并在胰腺癌治疗中取得较好疗效。S-1 是一种口服药物，由替加氟（FT）、5-氯-2,4-二羟基吡啶（CDHP）和奥替拉西钾（Oxo）按 1：0.4：1 摩尔浓度比组合而成，研究显示与单用 S-1 药物组相比，S-1 联合 CIK 细胞治疗可显著降低血清 CA19-9 水平，非血液学毒性、疲劳和非感染性发热发生率显著降低。在吉西他滨难治性晚期胰腺癌患者的二线治疗中，S-1 联合 CIK 方案耐受性良好。另有一项在吉西他滨难治性晚期胰腺癌患者的Ⅱ期临床试验中也发现 CIK 细胞治疗可有效改善患者生活质量。

（七）胃肠肿瘤

近期研究表明 CIK/DC-CIK 细胞联合化疗可显著延长晚期胃肠肿瘤患者总生存期、无进展生存期，提高生活质量，且无严重不良反应，提示 CIK/DC-CIK 细胞联合化疗安全性好，是晚期胃肠肿瘤患者延长生存期、提高生活质量的可行选择。一项针对局部进展期胃癌的临床研究表明，与单用化疗药物相比，DC-CIK 细胞联合化疗组疾病控制率提高，CD4$^+$T 细胞和 NK 细胞比例显著上升，CD8$^+$T 细胞比例显著下降，且总生存期也显著延长，提示 DC-CIK 免疫治疗联合化疗可改善局部进展期胃癌的免疫功能，改善生活质量，延长生存时间，减少不良反应。最近一项 CIK 细胞联合一线化疗治疗转移性结直肠癌疗效的回顾性研究显示，与单用一线化疗药物相比，CIK 细胞联合一线化疗药物可显著提高转移性结直肠癌患者总生存期和无进展生存期，且 CD3$^+$CD56$^+$细胞亚群增加的患者生存率明显高于 CD3$^+$CD56$^+$细胞亚群减少的患者。

（八）肾癌

在探讨抗 PD-1 联合 CIK 细胞治疗难治性转移性肾透明细胞癌（mRCC）的临床疗效和安全性临床试验中，29 例患者有 7 例 CR，5 例 PR。ORR 为 41.4%，中位 PFS 为 15.0 个月。截至最后一次随访，15 名死亡，平均生存时间为 37 个月。在达到 CR 患者中，1 人在停药 18.8 个月后出现小脑转移，但在局部伽马刀和 1 个月的阿昔替尼治疗后再次达 CR。该方案耐受性良好，无治疗相关死亡。联合应用抗 PD-1 和 CIK 细胞治疗既往靶向治疗难治性 mRCC 安全有效。即使在长期停止治疗后，仍有高 CR 率和长期 DFS。

自体肿瘤裂解物脉冲树突状细胞与细胞因子诱导杀伤细胞（Ag-DC-CIK）的免疫治疗对可手术的 RCC 局部晚期 3 年 DFS 为 96.7%，对照组为 57.7%，降低了术后疾病进展和复发风险。CIK 治疗的不能手术的 RCC 患者，3 年 OS 和 PFS 显著高于对照组。CIK 治疗组最后一次细胞输注后，外周血中 CD4$^+$/CD8$^+$T 细胞比例增加，特别是 Ag-DC-CIK 治疗组增加最为显著（P=0.002）。CIK 细胞输注后无严重毒性反应。肿瘤抗原致敏的 Ag-DC-CIK 细胞对于肿瘤切除患者可能更有效、更个性化，CIK 细胞治疗可改善不能手术的患者预后。

在评价转基因树突状细胞联合细胞因子诱导的杀伤细胞（gmDCs-CIK）治疗晚期肾癌的疗效和安全性临床试验中，对 28 位患者进行 gmDCs-CIK 治疗，发现 ORR 为 39%，DCR 为 75%。临床疗效与是否转移无显著相关性，ORR 与治疗周期无显著相关性，DCR 与治疗周期显著相关。未见显著临床毒副反应。11 例患者在免疫治疗前 1 d 到治疗后 30 d，外周血中除 Th1 群体外，其他 T 细胞亚群均未发生显著变化。

在另一项临床研究中，20 例确诊为 TNM Ⅰ、Ⅱ期肾癌患者被随机分为 CIK 细胞治疗组和对照组，终点为PFS。结果发现CIK细胞培养后CD3⁺、CD3⁺/CD8⁺、CD3⁺/CD4⁺、CD3⁺/CD56⁺水平升高。CIK治疗组的中位PFS显著长于对照组，所有患者随访期均存活，两组OS差异无统计学意义。无Ⅲ级或更高级别的不良事件。结论显示CIK细胞治疗可延长肾癌根治术后患者存活时间，并可显著提高患者细胞免疫功能。

一项RCT试验显示，148例转移性ccRCC患者被随机分配到自体CIK细胞免疫治疗组或IL-2联合IFN-α-2a治疗组，CIK免疫治疗能改善转移性透明细胞癌预后，增加CIK周期次数可进一步提高疗效。

(九) 膀胱癌

在一项N-of-1单病例随机对照试验研究中，一名多发性膀胱高级别尿路上皮癌患者先前接受标准的局部切除和放疗后有肿瘤进展，随后接受了DC-CIK组成活化T细胞免疫治疗（ACT），6年内静注18次，见外周血免疫抑制CD8⁺CD28⁺细胞的增加。通过流式细胞术、TCR库和ctDNA在每次输注时通过NGS分析外周血T细胞表型，进行膀胱镜和盆腔CT扫描评估疾病进展情况。6年内尿路上皮癌无复发或转移，外周血细胞毒性T细胞和TCR克隆增加，抑制性T细胞减少，ctDNA分析检测到的6个基因（ARID1B，MYCN，CDH23，SETD2，NOTCH4，FAT1）突变在DC-CIK输注后全部消失。结果表明DC-CIK治疗可能与T细胞表型、TCR库的有益变化、ctDNA的减少和持续的无复发生存有关。

(十) 肺癌

一项联合中国8个研究中心开展CIK细胞联合化疗治疗晚期肺鳞癌的研究，90例中45例接受自体CIK细胞联合GP方案治疗（CIK-CT组），45例患者接受单独GP方案化疗（CT组）。结果表明CIK-CT组中，CR和PR患者分别为6.7%、55.5%；而CT组中CR、PR为0、31.1%。试验组和对照组中ORR率、DCR率分别为62.2%和31.1%、91.1%和64.4%。试验组中CR率、PR率、ORR率、DCR率均明显高于对照组。CIK-CT组和CT组中位PFS时间分别为8.7个月和4.0个月，试验组中位PFS时间较对照组延长4.7个月；较对照组相比，试验组患者疾病进展风险下降74%；CIK-CT组和CT组中位OS时间分别为21.0个月和10.3个月，试验组中位OS时间较对照组延长10.7个月。CIK-CT组与CT组比较，总体不良反应和3至4级不良反应无明显差异。研究结果为临床推广应用提供坚实证据，为晚期肺鳞癌免疫治疗开辟了另一种新治疗模式。

在一项临床初步研究中，PD-1阻断抗体Pembrolizumab或Nivolumab联合或不联合自体CIK细胞输注治疗18例晚期非小细胞肺癌患者的疗效显示，联合治疗显著增加CD3⁺CD56⁺CD16⁺T细胞，单独使用PD-1阻断抗体显著增加骨髓来源的抑制细胞。

虽然联合后血清 IL-4 水平下调，但 IFN-γ 水平无改变，显示 PD-1 阻断和 CIK 联合治疗方案安全有效。

一项 CIK 联合 PD-1 单抗（信迪利单抗，Sintilimab）对 34 例晚期（ⅢB/ⅢC/Ⅳ期）非小细胞肺癌患者的临床试验表明，自体 CIK 细胞联合信迪利单抗对既往未经治疗的晚期非小细胞肺癌患者的耐受性良好，疗效显著。此外，CIK 联合化疗（依托泊苷联合顺铂）、信迪利单抗治疗 13 例广泛期小细胞肺癌（ES-SCLC）患者临床试验显示，在标准化疗方案中加入 CIK 细胞治疗，然后用信迪利单抗维持治疗，可能是一种安全有效的治疗策略。

在一项 DC-CIK 联合同步放化疗治疗 ⅢB 期非小细胞肺癌疗效的随机对照试验中，将 63 例 ⅢB 期非小细胞肺癌患者随机分为试验组和对照组。试验组采用 DC-CIK 联合多西紫杉醇-顺铂化疗及同步适形放疗，对照组仅给予多西紫杉醇-顺铂联合化疗及同步放疗。结果显示治疗组有效率为 83.3%，对照组仅为 54.5%，研究组 KPS、T 细胞亚群和 12 个月生存率显著高于对照组，不良反应无统计学意义。

（十一）乳腺癌

一项汇总 11 项研究的 Meta 分析表明 DC-CIK 联合化疗能显著提高乳腺癌患者的 CR、PR 和 ORR，但安全性无显著差异。乳腺癌患者接受 DC-CIK 联合化疗方案和单独接受化疗的患者在白细胞减少、血小板减少、脱发、恶心/呕吐、肝脏并发症和神经系统并发症的发生率方面无差异。

一项比较单独使用 DC 细胞、CIK 细胞以及 DC-CIK 联用治疗乳腺癌的 Meta 分析显示，在入组的 633 例乳腺癌患者中，DC-CIK 组患者 1 年生存率显著提高，外周血中 T 细胞（CD3⁺，CD4⁺，CD4⁺CD8⁺），CD16⁺单核细胞和 CD3⁺CD56⁺NKT 细胞的百分比显著增加，IL-2、IL-12、TNF-α、IFN-γ 水平显著升高，AFP、CEA 和 CA19-9 均有下降，DC-CIK 细胞治疗能显著延长乳腺癌患者的生存期，增强免疫功能，提高治疗效果。

（十二）鼻咽癌

一项关于鼻咽癌治疗的回顾性研究探讨了 CIK 细胞与卡瑞利珠单抗（PD-1 单抗）联合应用（CIK+卡瑞利珠单抗+安罗替尼）对患者生活质量及预后的影响，结果发现，与对照组（卡瑞利珠单抗+安罗替尼）相比，联合治疗后的免疫指标显著提高（$P<0.001$），复发和转移率降低（5.0%，5.0% vs.20.0%，17.5%），且 2 年生存率更高（97.5% vs.85.0%）。表明 CIK 细胞具有强大的抗肿瘤作用，通过有效杀死肿瘤细胞、增强免疫功能并与其他治疗措施形成协同作用，从而改善患者预后。

一、NK 细胞的制备流程和质控要点

早期由于 NK 细胞扩增技术发展陷入瓶颈，NK 细胞临床应用受很大局限，少数临床研究抽取患者大量外周血 PBMC 进行提取后磁珠分选，再进一步培养，扩增效率低、患者负担重、临床疗效差。近年，随着对 NK 细胞研究的进一步深入，NK 细胞扩增方法得到极大发展，细胞来源包括骨髓、外周血、脐带血、多能干细胞和 NK 细胞系等多种渠道。目前国际上主流临床研究应用包括滋养细胞扩增的 NK 细胞、NK-92 细胞系、细胞因子鸡尾酒扩增的 NK 细胞和 CAR-NK 细胞。

（一）滋养细胞扩增NK细胞

对辐照后的瘤细胞、异体 PBMCs 以及淋巴细胞衍生物进行基因编辑成为滋养细胞，可显著提高 NK 细胞扩增效率。

缺乏 HLA 抗原表达的 K562 细胞是基因编辑最常用瘤细胞系，通过基因工程方法将使其表达 NK 扩增所需细胞因子和共刺激因子，如膜结合蛋白 IL-15、IL-21 和 4-1BB 配体，新的对 NK 细胞激活和扩张协同刺激因子仍在不断探索。OX40 受体刺激增加 NK 细胞 IFN-γ 产生、细胞毒性和增殖能力。

人前列腺癌细胞系衍生物 PC3^{PSCA} 也被基因修饰用来作为滋养细胞，除了表面标记前列腺干细胞抗原（prostate stem cell antigen，PSCA）外，还分别表达抑制 KIR2DL1 和 KIR2DL2/3 的 C1 和 C2 配体，抑制 KIR3DL1 和抑制 NKG2A 的 HLA-E 配体和未知受体的 Bw6 配体，通过慢病毒转染共刺激膜结合蛋白 IL-15、4-1BBL 和 IL-2 的基因序列形成人工 NK 细胞滋养细胞。

此外，Jurkat T 淋巴母细胞亚系 KL-1 作为滋养细胞也可使 NK 细胞增殖约 100 倍，纯度接近 90%，同时可相互抑制 T 细胞生长。通过滋养细胞扩增的 NK 细胞方法的优点是扩增效率高，NK 细胞纯度一般在 95% 以上，缺点是在培养过程中使用危险性较

高的瘤细胞系，可能存在一些远期风险或目前检测技术无法检测的病原学风险。

培养流程为：配置含有 10 U/mL 硫酸庆大霉素和 1000 U/mL 白介素 2 的无血清培养基。分离新鲜人外周血 PBMC，计数后用配置的无血清培养基调整 PBMC 密度为 1×10^6 个/mL。加入辐照后滋养细胞和 5%~10% 的自体血清，置于 37℃、5%CO_2，饱和湿度培养箱中培养，以后每 2 d 换液 1 次。分别通过锥虫蓝染色和流式细胞术检测 NK 细胞数量、活率和表型，通过杀伤实验确定 NK 细胞的杀伤功能。通过细菌、真菌、支原体、内毒素检测确定所培养细胞的安全性。

（二）NK-92 细胞系

NK 细胞系是 1992 年从一名确诊为非霍奇金淋巴瘤的 50 岁患者外周血中分离而出，由 Hans Klingemann 在加拿大温哥华的 Terry Fox 实验室建立的肿瘤细胞系，在 IL-2 的支持下可长期存在。在缺乏 IL-2 条件下 NK-92 细胞系细胞毒性在 24 h 后下降，在 72 h 内细胞死亡。

NK-92 细胞表面阳性标志为 CD2、CD7、CD11a、CD28、CD45、CD54、CD56^{bright}，阴性标志为 CD1、CD3、CD4、CD5、CD8、CD10、CD14、CD16、CD19、CD20、CD23、CD34、HLA-DR。在 100 U/mL 的 IL-2 浓度下，约 50% 的细胞表达 CD25（p55 IL-2 受体），其表达与 IL-2 浓度呈负相关。NK-92 细胞系表达相对大量的活化受体（NKp30、NKp46、NKG2D、CD28）。相反，它表达少量的抑制受体（NK-GA/B，低水平的 KIR2DL4，ILT-2），缺乏表达在正常 NK 细胞上大多数克隆的杀手抑制受体 KIRs。此外，NK-92 表达高水平参与穿孔素颗粒酶细胞溶解途径的分子，以及附加细胞毒性效应分子，包括肿瘤坏死因子（TNF）超家族成员 FasL，TRAIL，TWEAK，TNF-α，表明其有很强肿瘤杀伤功能和免疫调节功能。

除 NK-92 细胞系外，NK 肿瘤细胞系还包括 KHYG-1 细胞系，NK-YS 细胞系，SNK-6 细胞系和 MC-1 细胞系，均是从 NK 细胞淋巴瘤患者外周血中分离而建立，所有 NK 细胞系都有一个共同点就是表面标志物 CD16 分子表达非常低，缺乏大多数经典细胞毒性 NK 细胞所具有的 ADCC 效应。

在所有 NK 永生化细胞系中，NK-92 是唯一经 FDA 批准可用于临床试验的细胞系。需要特别注意的是，NK-92 细胞在输入人体前须行辐照处理，防止 NK-92 的体内增殖，同时保障其杀死靶细胞和产生免疫活性细胞因子的能力。NK 细胞系的优点在于细胞质量均质化较好、来源有保障、容易产业化，缺点在于远期潜在肿瘤风险。

（三）细胞因子鸡尾酒扩增的 NK 细胞

在无滋养细胞情况下，细胞因子是体外维持 NK 细胞存活和体外扩增的关键，许多研究通过多种细胞因子组合法建立了 NK 细胞扩增体系。IL-2 是维持 NK 细胞增殖和细胞毒性的必要细胞因子，同时也能刺激T细胞增殖。因此通过纯细胞因子体系扩增的NK细胞主要有两种途径，一种是将外周血中PBMCs分离后去掉CD3⁺T细胞，剩余细胞再进行培养，这种方法获得的NK细胞纯度高，但操作更为复杂；另一种是不去除T细胞直接培养，这种方法简便易行，缺点是NK细胞纯度较低。

单独使用IL-15、IL-2或IL-21等细胞因子时，NK细胞增殖效率较低。在T细胞去除培养体系中，单用IL-15培养9 d扩增约2.5倍，IL-15联合IL-21培养10~12 d扩增约7.5倍，IL-15、IL-18联合IL-21培养21 d约扩增17倍。IL-2联合IL-15培养12 d可扩增30倍以上，以上体系培养的细胞终产品中NK细胞纯度均在90%以上。细胞因子鸡尾酒扩增NK细胞具有很好安全性，不会有瘤细胞系扩增相关风险，但扩增效率较低。

（四）CAR-NK细胞

对NK细胞进行基因修饰是目前非常热门的免疫治疗方法，多用于治疗对传统疗法无效的晚期肿瘤患者。CAR受体可赋予NK细胞与表达目标抗原的细胞高度亲和力，从而降低细胞激活和效应功能诱导的阈值。CAR-NK细胞由于其非MHC限制性，不会引起GVHD，来源广泛可迅速用于治疗患者。此外，在给予CAR-T细胞患者中观察到CRS或神经毒性等不良反应，而临床试验中使用CAR-NK细胞过继疗法无CRS、神经毒性或GVHD发生，包括IL-6在内炎症细胞因子水平未见增加。

目前，基于CAR-NK的目标受体包括NKG2D、HER2、CD19、CD20、CD7、CD3等。NK细胞表达的活化受体包括NCRs、DNAM-1等独立于CAR体系，又能与CAR系统相互协同，使原有肿瘤逃逸机制失效。此外，由CD16介导的NK细胞ADCC效应是一种额外肿瘤杀伤策略。CAR-NK构建可不局限于患者自体细胞，可使用脐带血细胞、诱导型多能干细胞，甚至使用永生化NK细胞系（NK-92）作为细胞来源。

（五）NK细胞质量控制

NK细胞作为一种直接输入人体的细胞产品，其质控必须考虑传染病、免疫排斥、外来污染等风险。NK细胞应用主要包括采集、运输、制备、检测、储存及回输等一系列过程。储存机构需要建立完善的检测机制以避免污染等风险，保障供者、受者及过程中可能涉及的采集、制备等相关人员健康安全，及时发现不合格情况，以便于采取措施，避免不良事件发生。具体包括以下几点：

（1）对终产品细胞制剂，应注明来源并加以标记或确定批号。

（2）培养的NK细胞终产品，细胞数量应满足临床最低需求，存活率应不低于90%。

（3）细胞的纯度与均一性：细胞回输前，应证明纯度和均一性达临床应用水平。

（4）每批培养细胞在输注前均应进行无菌实验。建议在培养开始后3~4d起每间隔一定时间取培养液样品，包括患者输注前48h取样，按《中国药典》（2020年版）生物制品无菌实验规程进行。患者使用前，取培养液及/或沉淀物用丫啶橙染色或革兰染色，追加一次污染物检测。

（5）每一批体细胞终制剂应留样检测支原体。如留样发现阳性结果或发现几次阳性结果后，应及时对生产过程进行检查。如在细胞制备早期发现有污染，应终止该批细胞制品继续制备。

（6）NK细胞制备终产品生物学功能：包括NK细胞杀伤功能，分泌细胞因子的能力，表达某种标志的水平等。

a.细胞表面标志物：CD3、CD4、CD8、CD19、CD16、CD19、CD56等，这些标志物可以基本确定制备种产品免疫细胞组分和NK细胞的纯度。

b.杀伤靶细胞功能活性标志：颗粒酶A、颗粒酶B、穿孔素等，它们能介导效应细胞对靶细胞进行溶解杀伤作用。

c.免疫功能相关标志：IFN-γ，TNF-α，IL-2等可调节机体免疫系统反应性间接杀伤靶细胞。

（六）NK细胞制备及输注过程资料档案

从事体细胞制剂机构应具有自体免疫细胞制备及检定过程的原始记录和检定报告，永久保留。

二、NK细胞在血液肿瘤中的应用

（一）NK细胞在造血细胞移植中的应用

HLA匹配的异体造血细胞移植（hemopoietic cell transplantation，HCT）技术彻底改变了血液肿瘤患者的治疗，仍是大多数危重患者唯一治愈疗法。然而完全符合HLA供体给HCT带来障碍，目前临床上广泛使用HLA单倍相同（半匹配）或部分匹配的脐带血移植物，移植引起的排异反应和疾病复发仍是治疗失败主要原因。因此，需要安全、特异和有效的细胞疗法来缓解这些限制，或对某些肿瘤患者完全替代HCT。2002年，Ruggeri等发现半相合NK细胞能有效促进造血干细胞清除瘤细胞，降低复发率。几年后，对非清髓性化疗后未进行HCT的19例AML患者输注半相合NK细胞，有5例出现供体NK细胞扩增和诱导完全血液学缓解，表明半相合NK细胞可在患者体内存活和增殖，并可单独使用或作为HCT辅助治疗手段。

供体NK细胞介导同种异体反应可通过移植物抗白血病（graft versus leukemia，GVL）效应杀死瘤细胞，通过消融受体T细胞促进移植，并通过消耗受体抗原提呈细胞和产生IL-10来预防GVHD。在HCT中，供者NK细胞基因型是预测异源受者生存期和是否复发的一个强有力的独立因素。在一项针对112例高风险急性髓系白血病患者HCT研究中，接受同种异体NK细胞（n=51）患者由于供体NK细胞受体中缺失HLA-Ⅰ类杀伤细胞免疫球蛋白样受体配体，移植后患者复发率显著降低相关（3% vs.47%），复发期患者移植后无事件生存期（34% vs.6%，P=0.04）和缓解期移植患者无事件生存期（67% vs.18%）更长，复发或死亡风险降低。一项Ⅰ期临床研究在HCT后2周和3周给予IL-15联合IL-21扩增的NK细胞，与历史上接受相同条件治疗方案但未输注NK细胞的HCT患者相比，白血病进展有所减缓（风险比0.527，P=0.042）。另一项Ⅰ期研究表明，多次的K562-IL21-41BBL扩增体系培养的NK细胞治疗（HCT后第2 d、7 d和28 d）可有效控制白血病复发。NK细胞在HCT前输注安全可行，NK细胞转移也可作为转入HCT的桥梁，有助于减轻疾病负担，使患者符合HCT条件。此外，HCT后NK细胞快速恢复与预后改善相关，NK功能受损可能是复发原因。

（二）NK细胞在非造血细胞移植中的应用

由于HCT局限性使其不能适用于所有患者，NK细胞也可在血液肿瘤中单独使用。在19例预后较差的AML患者中，同种异体NK细胞联合高剂量环磷酰胺和氟达拉滨治疗后，患者内源性IL-15显著升高，供体NK细胞大幅度扩增，并诱导完全的血液学缓解。随着对KIR错配机制进一步研究，过继NK细胞回输成为AML治疗的一种行之有效的策略，不仅可诱导患者肿瘤病情缓解，还可较长时间维持在缓解状态。13例接受2.74×10⁶/kg体重NK细胞的AML中，6例患者完全缓解，其中3例分别在34个月、32个月和18个月后痊愈。另一项研究16例患者接受氟达拉滨/环磷酰胺联合全淋巴照射治疗，然后IL-2激活同种异体NK细胞过继免疫治疗，6例患者达到客观缓解。伴随NK细胞扩增技术发展，大剂量同种异体NK细胞输注在临床上得到应用，应用5×10⁶/kg体重NK细胞治疗的17名AML患者中，中位随访时间为22.5个月，有9例无病存活，7例复发，中位复发时间为9个月。所有接受治疗患者都达到分子水平完全缓解，输注更多同种异体NK细胞可延长无病生存期。此外，同种异体NK细胞过继回输联合化疗有助于AML患者进一步缓解，微小残留病灶减少，长期复发率降低。

IL-2虽具刺激NK细胞作用，但同时刺激宿主Treg细胞，可抑制NK细胞在体内的增殖和扩张。Miller等通过NK细胞回输前1~2 d给予患者IL-2白喉毒素（IL-2DT）方法，清除患者Treg细胞，改善了CR率（53% vs.21%）和无病生存率（33% vs.5%），使用IL-2DT或低剂量照射也会增加NK细胞在骨髓中归巢和持久性，更好控制白血病。

（三）CAR-NK细胞在血液肿瘤中的应用

目前临床应用CAR-NK细胞进行治疗研究较少，在一项 I / II 期临床研究中，11名患者CLL患者接受抗CD-19 CAR-NK细胞治疗，其中8名患者（73%）有临床应答。这些患者中7例（4例淋巴瘤，3例慢性淋巴瘤）完全缓解。在注射CAR-NK细胞后30 d内，迅速出现控瘤反应，回输后CAR-NK细胞在患者体内低水平持续存在至少12个月。另一项研究用CD28和4-1BB共刺激结构域靶向CD33的第三代CAR转导NK-92细胞系，治疗3例复发或难治性AML患者，当输注NK细胞剂量达到5×10^9个细胞时，未见明显不良反应。

三、NK细胞在实体肿瘤中的应用

一项为期11年的随访研究表明，人体NK细胞毒性低将增加罹患肿瘤的风险。随着抑制性KIRs的发现及其在防止NK细胞杀死自我MHC-I类分子表达的瘤细胞中发挥作用，学界开始研究使用同种异体供体NK细胞代替自体NK细胞用于实体瘤治疗的可能性。

（一）常规培养NK细胞的临床应用

同种异体NK细胞联合化疗+抗GD2单抗在13例儿童复发/难治性神经母细胞瘤临床研究中，11例接受29次同种异体NK细胞治疗，有效率为61.5%（完全缓解4例，部分良好缓解1例，部分缓解3例），5例病情稳定；中位进展时间为274 d（范围239~568 d）；13例患者有10例（77%）存活1年。另一项难治性神经母细胞瘤 I 期临床试验中，35名患者接受从1×10^6到50×10^6 /kg体重5个剂量水平NK细胞治疗，10例（29%）完全或部分缓解，17人（47%）无反应，8人（23%）病情进展。这些研究表明同种异体NK细胞治疗联合抗GD2单抗的安全性强，NK细胞在较高剂量下具更好抗神经母细胞瘤活性，具有很好临床应用潜能，但仍需进一步证实。

同种异体NK细胞治疗复发性卵巢癌和乳腺癌的 II 期研究中，14例卵巢癌患者和6例乳腺癌患者接受平均剂量为2.16×10^7/kg体重的NK细胞治疗。其中9/13例（69%）未经全身放疗患者和6/7例（85%）经过全身放疗患者在回输NK细胞后7 d检测到供体DNA，1例在体内成功进行供体NK细胞扩增。一项针对8例高危复发多发性骨髓瘤患者研究中，将通过K562-41BBL-IL15滋养细胞扩增的NK细胞以1×10^8/kg体重的剂量输注给患者，随后每日给药IL-2，其中5例中观察到明显NK细胞体内增殖，在第7 d或近7 d达峰值，供体NK细胞占受体循环NK细胞的90%，未发生NK细胞治疗相关的严重不良事件。1例患者部分应答，1例疾病进展速度减慢，5例病情进展不受NK细胞治疗影响，证实大剂量NK细胞治疗安全性，初步表明NK细胞在患者体内是否增殖是临床预后的关键因素。

（二）基于NK瘤细胞系的临床应用

基于NK-92细胞系易于培养和扩增的特性，一些研究者也将其应用于临床治疗难治性和耐药的肿瘤，在剂量递增实验中，7例患者接受$1\times10^9/m^2$体表面积、6例患者接受$3\times10^9/m^2$体表面积、2例患者接受$10\times10^9/m^2$体表面积的NK-92细胞治疗，所有患者对回输剂量耐受，未见严重不良反应，3名晚期肺癌耐药患者出现控瘤应答，清除肿瘤转移灶。另一项应用NK-92细胞系治疗难治性转移性肾细胞癌的 I 期临床研究中，12例患者1例发生3级发热和1例发生4级低血糖，所有不良反应均为一过性反应，未经治疗自动恢复，1例在NK-92回输后4年仍存活。

（三）CAR-NK在实体瘤中的临床应用

在CAR-NK细胞治疗实体瘤临床研究中，将NK细胞受体NKG2D胞外结构域与DAP12融合，采用RNA电穿孔的方法构建CAR来改善NK细胞肿瘤反应，降低了临床应用风险。NKG2D-CAR-NK表达显著增强了NK细胞在体外对几种实体瘤细胞系细胞溶解活性，并对已建立实体瘤的小鼠提供明显治疗效益。3例转移性结直肠癌患者接受CAR-NK细胞局部输注治疗，2例腹腔输注低剂量CAR-NK细胞患者，腹水产生减少，腹水样本中肿瘤细胞数量显著减少；另1例患者在肝转移瘤部位接受超声引导下经皮注射，然后腹腔内灌注CAR-NK细胞，多普勒超声成像观察到肝脏区域肿瘤迅速消退，PET-CT证实治疗后肝脏病变完全代谢应答。该研究结果强调使用RNA CAR-NK细胞治疗转移性结直肠癌良好治疗潜力。

在NK细胞治疗实体瘤的临床研究中，NK细胞治疗具有良好安全性，初步结果发现治疗效果可能与细胞剂量有关，目前在临床上应用包括难治性和转移性肺癌、肝癌、肾癌、结直肠癌。需开展均质化较高前瞻性随机对照临床研究来进一步确定对患者临床症状、免疫状态、生存质量和生存期的影响。

参考文献

1. Daher M, Melo Garcia L, Li Y, et al CAR-NK cells: the next wave of cellular therapy for cancer. Clin Transl Immunology, 2021, 10 (4): e1274.

2. Morgan RA, Dudley ME, Wunderlich JR, et al. Cancer regression in patients after transfer of genetically engineered lymphocytes. Science, 2006, 314 (5796): 126-129.

3. Robbins P F, Kassim S H, Tran T L, et al. A pilot trial using lymphocytes genetically engineered with an NYESO-1-reactive T-cell receptor: long-term follow-up and correlates with response. Clin Cancer Res, 2015, 21 (5): 1019-1027.

4. Rosenberg SA, Yang JC, Sherry RM, et al. Durable complete responses in heavily pretreated patients with metastatic melanoma using T-cell transfer immunotherapy. Clin Cancer Res, 2011, 17 (13): 4550-4557.

5. Creelan B, Wang C, Teer J, et al. Abstract CT056: Durable Complete Responses to Adoptive Cell Transfer Using Tumor Infiltrating Lymphocytes (TIL) in Non-Small Cell Lung Cancer (NSCLC): A Phase I Trial. Cancer Res, 2020, 80: CT056-6.

6. Chong EA, Ruella M, Schuster SJ. Lymphoma Program Investigators at the University of Pennsylvania. Five-Year Outcomes for Refractory B-Cell Lymphomas with CAR T-Cell Therapy. N Engl J Med, 2021, 384 (7): 673-674.

7. Ali SA, Shi V, Maric I, et al. T cells expressing an anti-B-cell maturation antigen chimeric antigen receptor cause remissions of multiple myeloma. Blood 2016; 128 (13): 1688-1700.

8. Narayan V, Barber-Rotenberg JS, Jung IY, et al. PSMA-targeting TGFβ-insensitive armored CAR T cells in metastatic castration-resistant prostate cancer: a phase 1 trial. Nat Med, 2022, 28, 724-734.

9. Robbins PF, Morgan RA, Feldman SA, et al. Tumor regression in patients with metastatic synovial cell sarcoma and melanoma using genetically engineered lymphocytes reactive with NY-ESO-1. J Clin Oncol, 2011, 29 (7): 917-924.

10. Nagarsheth NB, Norberg SM, Sinkoe AL, et al. TCR-engineered T cells targeting E7 for patients with metastatic HPV-associated epithelial cancers. Nat Med, 2021, 27 (3): 419-425.

11. Gong Y, Klein Wolterink RGJ, Wang J, et al. Chimeric antigen receptor natural killer (CAR-NK) cell design and engineering for cancer therapy. J Hematol Oncol, 2021, 14 (1): 73.

12. Liu E, Marin D, Banerjee P, et al. Use of CAR-Transduced Natural Killer Cells in CD19-Positive Lymphoid Tumors. N Engl J Med, 2020, 382 (6): 545-553.

13. Hegde M, Mukherjee M, Grada Z, et al. Tandem CAR T cells targeting HER2 and IL13Rα2 mitigate tumor antigen escape. J Clin Invest, 2021, 131 (13): e152477.

14. Zhang J, Hu Y, Yang J, et al. Non-viral, specifically targeted CAR-T cells achieve high safety and efficacy in B-NHL. Nature, 2022, 609, 369-374.

15. Zhang Y, Zhang X, Cheng C, et al. CRISPR-Cas9 mediated LAG-3 disruption in CAR-T cells. Front Med, 2017, 11 (4): 554-562.

16. Liu G, Rui W, Zheng H, et al. CXCR2-modified CAR-T cells have enhanced trafficking ability that improves treatment of hepatocellular carcinoma. Eur. J. Immunol, 2020, 50 (5): 712-724.

17. Miller IC, Zamat A, Sun LK, et al. Enhanced intratumoural activity of CAR T cells engineered to produce immunomodulators under photothermal control. Nat Biomed Eng, 2021, 5 (11): 1348-1359.

18. Wu Y, Liu Y, Huang Z, et al. Control of the activity of CAR-T cells within tumours via focused ultrasound. Nat Biomed Eng, 2021, 5 (11): 1336-1347.

19. Hernandez-Lopez RA, Yu W, Cabral KA, et al. T cell circuits that sense antigen density with an ultrasensitive threshold. Science, 2021, 371 (6534): 1166-1171.

20. Li W，Qiu S，Chen J，et al. Chimeric Antigen Receptor Designed to Prevent Ubiquitination and Down-regulation Showed Durable Antitumor Efficacy. Immunity，2020，53（2）：456-470.e6.

21. Singh N，Frey NV，Engels B，et al. Antigen-independent activation enhances the efficacy of 4-1BB-costimulated CD22 CAR T cells. Nat Med，2021，27（5）：842-850.

22. GMP附录-细胞治疗产品（征求意见稿），2022。

23. 免疫细胞治疗产品药学研究与评价技术指导原则（试行），2022。

24. 细胞治疗产品生产质量管理指南（试行），2022。

25. CAR-T细胞制剂制备管理规范治，2018。

26. 孟淑芳，王佑春，吴雪伶，等．CAR-T细胞治疗产品质量控制检测研究及非临床研究考虑要点．中国药事，2018，32（6）：831-852.

27. 樊代明主编．整合肿瘤学·临床卷．北京：科学出版社，2021.

28. 樊代明主编．整合肿瘤学·基础卷．西安：世界图书出版西安有限公司，2021.

29. Shah BD，Ghobadi A，Oluwole OO，et al. KTE-X19 for relapsed or refractory adult B-cell acute lymphoblastic leukaemia：phase 2 results of the single-arm，open-label，multicentre ZUMA-3 study. The Lancet，2021，398（10299）：491-502.

30. Zhao X，Yang J，Zhang X，et al. Efficacy and Safety of CD28- or 4-1BB-Based CD19 CAR-T Cells in B Cell Acute Lymphoblastic Leukemia. Mol Ther Oncolytics，2020，18：272-281.

31. Wang S，Wang X，Ye C，et al. Humanized CD19-targeted chimeric antigen receptor T（CAR-T）cells for relapsed/refractory pediatric acute lymphoblastic leukemia. Am J Hematol，2021，96（5）：E162-165.

32. Zhang C，He J，Liu L，et al. Novel CD19 chimeric antigen receptor T cells manufactured next-day for acute lymphoblastic leukemia. Blood Cancer J，2022，12（6）：1-9.

33. Wang Y，Tong C，Dai H，et al. Low-dose decitabine priming endows CAR T cells with enhanced and persistent antitumour potential via epigenetic reprogramming. Nat Commun，2021，12（1）：409.

34. Zhang C，Wang XQ，Zhang RL，et al. Donor-derived CD19 CAR-T cell therapy of relapse of CD19-positive B-ALL post allotransplant. Leukemia，2021，35（6）：1563-1570.

35. Lu P，Liu Y，Yang J，et al. Naturally selected CD7 CAR-T therapy without genetic manipulations for T-ALL/LBL：first-in-human phase 1 clinical trial. Blood，2022，140（4）：321-334.

36. Hu Y，Zhou Y，Zhang M，et al. Genetically modified CD7-targeting allogeneic CAR-T cell therapy with enhanced efficacy for relapsed/refractory CD7-positive hematological malignancies：a phase I clinical study. Cell Res，2022，32（11）：995-1007.

37. 中国抗癌协会血液肿瘤专业委员会，中华医学会血液学分会白血病淋巴瘤学组．中国成人急性淋巴细胞白血病诊断与治疗指南（2021年版）．中华血液学杂志，2021，42（9）：705-716.

38. Pan J，Tan Y，Deng B，et al. Frequent occurrence of CD19-negative relapse after CD19 CAR T and consolidation therapy in 14 TP53-mutated r/r B-ALL children. Leukemia，2020，34（12）：3382-3387.

39. Hu GH，Zhao XY，Zuo YX，et al. Unmanipulated haploidentical hematopoietic stem cell transplantation is an excellent option for children and young adult relapsed/refractory Philadelphia chromosome-negative B-cell acute lymphoblastic leukemia after CAR-T-cell therapy. Leukemia，2021，35（11）：3092-3100.

40. Zhang Y，Li S，Wang Y，et al. A novel and efficient CD22 CAR-T therapy induced a robust antitumor effect in relapsed/refractory leukemia patients when combined with CD19 CAR-T treatment as a sequential therapy. Exp Hematol Oncol，2022，11（1）：15.

41. 韩为东，梁爱斌，钱文斌．CAR T细胞治疗NHL毒副作用临床管理路径指导原则．北京：清华大学出版社，2021.

42. 中华医学会血液学分会白血病淋巴瘤学组，中国抗癌协会血液肿瘤专业委员会造血干细胞移植与细胞免疫治疗学组.嵌合抗原受体T细胞治疗相关神经系统毒副反应管理中国专家共识（2022年版）.中华血液学杂志，2022，43：96-101.

43.中国医师协会血液科医师分会，中华医学会儿科学分会血液学组，噬血细胞综合征中国专家联盟.中国噬血细胞综合征诊断与治疗指南（2022年版）.中华医学杂志，2022，102：1492-1499.

44.Xu Y，Mou J，Wang Y，et al. Regulatory T cells promote the stemness of leukemia stem cells through IL10 cytokine-related signaling pathway. Leukemia，2022，36（2）：403-415.

45.Chen N，Xu Y，Mou J，et al. Correction：Targeting of IL-10R on acute myeloid leukemia blasts with chimeric antigen receptor-expressing T cells. Blood Cancer J，2022，12（3）：42.

46.中国医师协会血液科医师分会，中华医学会血液学分会.中国多发性骨髓瘤诊治指南（2022年修订）.中华内科杂志，2022，61（5）：480-487.

47.中国医师协会血液科医师分会，中华医学会血液学分会.嵌合抗原受体T细胞治疗多发性骨髓瘤中国血液临床专家共识（2022年版）.中华血液学杂志，2022，43（4）：265-271.

48.He SL，Cheng YH，Wang D，et al. Anti-BCMA CAR-T Cell Therapy in Relapsed or Refractory Multiple Myeloma Patients with Impaired Renal Function. Curr Med Sci，2021，41（3）：474-481.

49.Qi K，Yan Z，Cheng H，et al. An Analysis of Cardiac Disorders Associated With Chimeric Antigen Receptor T Cell Therapy in 126 Patients：A Single-Centre Retrospective Study. Front Oncol，2021，11：691064.

50.Cao W，Wei J，Wang N，et al. Entecavir prophylaxis for hepatitis B virus reactivation in patients with CAR T-cell therapy. Blood，2020，136（4）：516-519.

51.中国临床肿瘤学会指南工作委员会.中国临床肿瘤学会（CSCO）CAR-T细胞治疗恶性血液病及免疫靶向治疗相关感染管理指南.2022.

52.Locke FL，Miklos DB，Jacobson CA，et al. Axicabtagene Ciloleucel as Second-Line Therapy for Large B-Cell Lymphoma. N Engl J Med，2022，386（7）：640-654.

53.Neelapu SS，Dickinson M，Munoz J，et al. Axicabtagene ciloleucel as first-line therapy in high-risk large B-cell lymphoma：the phase 2 ZUMA-12 trial. Nat Med，2022，28（4）：735-742.

54.Jacobson CA，Chavez JC，Sehgal AR，et al. Axicabtagene ciloleucel in relapsed or refractory indolent non-Hodgkin lymphoma（ZUMA-5）：a single-arm，multicentre，phase 2 trial. Lancet Oncol，2022，23（1）：91-103.

55.Ying Z，Zou D，Yang H，et al. Preliminary efficacy and safety of Relmacabtagene autoleucel（Carteyva）in adults with relapsed/refractory follicular lymphoma in China：A phase I/II clinical trial. Am J Hematol，2022，97（12）：E436-E438.

56.Wang M，Munoz J，Goy A，et al. KTE-X19 CAR T-Cell Therapy in Relapsed or Refractory Mantle-Cell Lymphoma. N Engl J Med，2020，382（14）：1331-1342.

57.Wen Y，Wei H，Xiaoc C，et al. Benefits of Chimeric Antigen Receptor T-Cell Therapy for B-Cell Lymphoma. Front Genet，2022，12：815679.

58.Kovalovsky D，Yoon JH，Cyr MG，et al. Siglec-6 is a target for chimeric antigen receptor T-cell treatment of chronic lymphocytic leukemia. Leukemia，2021，35（9）：2581-2591.

59.Siddiqi T，Soumerai JD，Dorritie KA，et al. Phase 1 TRANSCEND CLL 004 study of lisocabtagene maraleucel in patients with relapsed/refractory CLL or SLL. Blood，2022，139（12）：1794-1806.

60.Melenhorst JJ，Chen GM，Wang M，et al. Decade-long leukaemia remissions with persistence of CD4（+）CAR T cells. Nature，2022，602（7897）：503-509.

61.Gill S，Vides V，Frey NV，et al. Anti-CD19 CAR T Cells in Combination with Ibrutinib for the Treatment of Chronic Lymphocytic Leukemia. Blood adv，2022，6（21）：5774-5785.

62.Liu E，Marin D，Banerjee P，et al. Use of CAR-Transduced Natural Killer Cells in CD19-Positive Lymphoid Tumors. New Engl J Med，2020，382（6）：545-553.

63. Sang W，Wang X，Geng H，et al. Anti-PD-1 Therapy Enhances the Efficacy of CD30-Directed Chimeric Antigen Receptor T Cell Therapy in Patients With Relapsed/Refractory CD30+ Lymphoma. Front Immunol，2022，13：858021.

64. Zhang P，Yang X，Cao Y，et al. Autologous stem cell transplantation in tandem with Anti-CD30 CAR T-cell infusion in relapsed/refractory CD30（+）lymphoma. Exp Hematol Oncol，2022，11（1）：72.

65. Wang D，Zeng C，Xu B，et al. Anti-CD30 chimeric antigen receptor T cell therapy for relapsed/refractory CD30（+）lymphoma patients. Blood Cancer J，2020，10（1）：8.

66. Zhang M，Chen D，Fu X，et al. Autologous Nanobody-Derived Fratricide-Resistant CD7-CAR T-cell Therapy for Patients with Relapsed and Refractory T-cell Acute Lymphoblastic Leukemia/Lymphoma. Clin Cancer Res，2022，28（13）：2830-2843.

67. Pan J，Tan Y，Wang G，et al. Donor-Derived CD7 Chimeric Antigen Receptor T Cells for T-Cell Acute Lymphoblastic Leukemia：First-in-Human，Phase I Trial. J Clin Oncol，2021，39（30）：3340-3351.

68. Hu Y，Zhou Y，Zhang M，et al. Genetically modified CD7-targeting allogeneic CAR-T cell therapy with enhanced efficacy for relapsed/refractory CD7-positive hematological malignancies：a phase I clinical study. Cell Res，2022，32（11）：995-1007.

69. Lu P，Liu Y，Yang J，et al. Naturally selected CD7 CAR-T therapy without genetic manipulations for T-ALL/LBL：first-in-human phase 1 clinical trial. Blood，2022，140（4）：321-334.

70. Dai Z，Mu W，Zhao Y，et al. T cells expressing CD5/CD7 bispecific chimeric antigen receptors with fully human heavy-chain-only domains mitigate tumor antigen escape. Signal Transduct Target Ther，2022，7（1）：85.

71. Sang W，Wang X，Geng H，et al. Anti-PD-1 Therapy Enhances the Efficacy of CD30-Directed Chimeric Antigen Receptor T Cell Therapy in Patients With Relapsed/Refractory CD30+ Lymphoma. Front Immunol，2022，13：858021.

72. Wu Y，Chen D，Lu Y，et al. A new immunotherapy strategy targeted CD30 in peripheral T-cell lymphomas：CAR-modified T-cell therapy based on CD30 mAb. Cancer Gene Ther，2022，29（2）：167-177.

73. Dai Z，Mu W，Zhao Y，et al.The rational development of CD5-targeting biepitopic CARs with fully human heavy-chain-only antigen recognition domains. Mol Ther，2021，29（9）：2707-2722.

74. Baek JH，Park DJ，Kim GY，et al. Clinical Implications of Claudin18.2 Expression in Patients With Gastric Cancer. Anticancer Res，2019，39（12）：6973-6979.

75. Qi CS，Gong JF，Li J，et al. Claudin18.2-specific CAR T cells in gastrointestinal cancers：phase 1 trial interim results. Nat Med，2022，28（6）：1189-1198.

76. Klampatsa A，V Dimou，SM Albelda.Mesothelin-targeted CAR-T cell therapy for solid tumors. Expert Opin Biol Ther，2021，21（4）：473-486.

77. Mohtar MA，Syafruddin SE，Nasir SN，et al. Revisiting the Roles of Pro-Metastatic EpCAM in Cancer. Biomolecules，2020，10（2）：255.

78. Fang W，Luo T，Lu Z et al. 737MO EpCAM-targeted CAR-T cell therapy in patients with advanced colorectal and gastric cancers. Annals of Oncology，2022，33：S880-881.

79. 143. Wallstabe L，Göttlich C，Nelke LC，et al. ROR1-CAR T cells are effective against lung and breast cancer in advanced microphysiologic 3D tumor models. JCI Insight，2019，4：e126345.

80. D'Angelo SP，Van Tine BA，Attia S，et al. SPEARHEAD-1：A phase 2 trial of afamitresgene autoleucel（Formerly ADP-A2M4）in patients with advanced synovial sarcoma or myxoid/round cell liposarcoma. J Clin Oncol，2021，39（15_suppl）：11504-11504.

81. Meng F，Zhao J，Tan AT，et al. Immunotherapy of HBV-related advanced hepatocellular carcinoma with short-term HBV-specific TCR expressed T cells：results of dose escalation，phase I trial. Hepatol

Int，2021，15（6）：1402-1412.

82.Leidner R，Sanjuan Silva N，Huang H，et al. Neoantigen T-Cell Receptor Gene Therapy in Pancreatic Cancer. N Engl J Med，2022，386（22）：2112-2119.

83.Doran SL，Stevanovic S，Adhikary S，et al. T-Cell Receptor Gene Therapy for Human Papillomavirus-Associated Epithelial Cancers：A First-in-Human，Phase I/II Study. J Clin Oncoly，2019，37（30）：2759-2768.

84.Ishihara M，Kitano S，Kageyama S，et al. NY-ESO-1-specific redirected T cells with endogenous TCR knockdown mediate tumor response and cytokine release syndrome. J Immunother Cancer，2022，10（6）.

85.Hong DS，Van Tine BA，Olszanski AJ，et al. Phase I dose escalation and expansion trial to assess the safety and efficacy of ADP-A2M4 SPEAR T cells in advanced solid tumors. J Clin Oncol，2020，38（15_suppl）：102-102.

86.Neelapu SS，Tummala S，Kebriaei P，et al. Chimeric antigen receptor T-cell therapy - assessment and management of toxicities. Nat Rev Clin Oncol，2018，15（1）：47-62.

87.Lee DW，Santomasso BD，Locke FL，et al. ASTCT Consensus Grading for Cytokine Release Syndrome and Neurologic Toxicity Associated with Immune Effector Cells. Biol Blood Marrow Transplant，2019，25（4）：625-638.

88.Cameron BJ，Gerry AB，Dukes J，et al. Identification of a Titin-derived HLA-A1-presented peptide as a cross-reactive target for engineered MAGE A3-directed T cells. Sci Transl Med，2013，5（197）：197ra03.

89.Feist M，Zhu Z，Dai E，et al. Oncolytic virus promotes tumor-reactive infiltrating lymphocytes for adoptive cell therapy. Cancer Gene Ther，2021，28（1-2）：98-111.

90.Dafni U，Michielin O，Lluesma SM，et al. Efficacy of adoptive therapy with tumor-infiltrating lymphocytes and recombinant interleukin-2 in advanced cutaneous melanoma：A systematic review and meta-analysis. Ann Oncol，2019，30（12）：1902-1913.

91.Sarnaik A，Khushalani NI，Chesney JA，et al. Long-term follow up of lifileucel（LN-144）cryopreserved autologous tumor infiltrating lymphocyte therapy in patients with advanced melanoma progressed on multiple prior therapies. J Clin Oncol，2020，38（15_suppl）：10006.

92.Jazaeri AA，Zsiros E，Amaria RN，et al. Safety and efficacy of adoptive cell transfer using autologous tumor infiltrating lymphocytes（LN-145）for treatment of recurrent，metastatic，or persistent cervical carcinoma. J Clin Oncol，2019，37（15_suppl）：2538.

93.Palmer DC，Webber BR，Patel Y，et al. Internal checkpoint regulates T cell neoantigen reactivity and susceptibility to PD1 blockade. Med（N Y），2022，3（10）：682-704.e8.

94.Sarnaik A，Khushalani NI，Chesney JA，et al. Safety and efficacy of cryopreserved autologous tumor infiltrating lymphocyte therapy（LN-144，lifileucel）in advanced metastatic melanoma patients who progressed on multiple prior therapies including anti-PD-1. J Clin Oncol，2019，37（15_suppl）：2518-2518.

95.Kverneland AH，Borch TH，Granhøj J，et al. Bone marrow toxicity and immune reconstitution in melanoma and non-melanoma solid cancer patients after non- myeloablative conditioning with chemotherapy and checkpoint inhibition. Cytotherapy，2021，23（8）：724-729.

96.Peng Q，Qiu X，Zhang Z，et al. PD-L1 on dendritic cells attenuates T cell activation and regulates response to immune checkpoint blockade. Nat Commun，2020，11（1）：4835.

97.Fulbright OJ，Forget MA，Haymaker C，et al. Isolation and Maintenance of Tumor-Infiltrating Lymphocytes for Translational and Clinical Applications：Established Methods and New Developments. Methods Mol Biol，2022，2435：43-71.

98.Kooragayala K，Lou J，Hong YK. Adoptive Cellular Therapy for Metastatic Melanoma：The Road to

Commercialization and Treatment Guidelines for Clinicians. Ann Surg Oncol，2022.

99. Granhøj JS，Witness Præst Jensen A，Presti M，et al. Tumor-infiltrating lymphocytes for adoptive cell therapy：recent advances，challenges，and future directions. Expert Opin Biol Ther，2022，22（5）：627-641.

100. Lasvergnas J，Naigeon M，Chouahnia K，et al. Adoptive cell therapies in thoracic malignancies. Cancer Immunol Immunother，2022，71（9）：2077-2098.

101. Son J，George GC，Nardo M，et al. Adoptive cell therapy in gynecologic cancers：A systematic review and meta-analysis. Gynecol Oncol，2022，165（3）：664-670.

102. Kverneland AH，Chamberlain CA，Borch TH，et al. Adoptive cell therapy with tumor-infiltrating lymphocytes supported by checkpoint inhibition across multiple solid cancer types. J Immunother Cancer，2021；9（10）：e003499.

103. Diaz-Cano I，Paz-Ares L，Otano I. Adoptive tumor infiltrating lymphocyte transfer as personalized immunotherapy. Int Rev Cell Mol Biol，2022，370：163-192.

104. Zhu Y，Zhou J，Zhu L，et al. Adoptive tumor infiltrating lymphocytes cell therapy for cervical cancer. Hum Vaccin Immunother，2022，18（5）：2060019.

105. Van Braeckel-Budimir N，Dolina JS，Wei J，et al. Combinatorial immunotherapy induces tumor-infiltrating CD8+ T cells with distinct functional，migratory，and stem-like properties. J Immunother Cancer，2021，9（12）：e003614.

106. Finck AV，Blanchard T，Roselle CP，et al. Engineered cellular immunotherapies in cancer and beyond. Nat Med，2022，28（4）：678-689.

107. Yoshikawa T，Wu Z，Inoue S，et al. Genetic ablation of PRDM1 in antitumor T cells enhances therapeutic efficacy of adoptive immunotherapy. Blood，2022，139（14）：2156-2172.

108. Seitter SJ，Sherry RM，Yang JC，et al. Impact of Prior Treatment on the Efficacy of Adoptive Transfer of Tumor-Infiltrating Lymphocytes in Patients with Metastatic Melanoma. Clin Cancer Res，2021，27（19）：5289-5298.

109. Martín-Otal C，Navarro F，Casares N，et al. Impact of tumor microenvironment on adoptive T cell transfer activity. Int Rev Cell Mol Biol，2022，370：1-31.

110. Feng H，Qiu L，Shi Z，et al. Modulation of intracellular kinase signaling to improve TIL stemness and function for adoptive cell therapy. Cancer Med，2022.

111. Kristensen NP，Heeke C，Tvingsholm SA，et al. Neoantigen-reactive CD8+ T cells affect clinical outcome of adoptive cell therapy with tumor-infiltrating lymphocytes in melanoma. J Clin Invest，2022，132（2）：e150535.

112. Huang H，Nie CP，Liu XF，et al. Phase I study of adjuvant immunotherapy with autologous tumor-infiltrating lymphocytes in locally advanced cervical cancer. J Clin Invest，2022，132（15）：e157726.

113. Nelson MA，Ngamcherdtrakul W，Luoh SW，et al. Prognostic and therapeutic role of tumor-infiltrating lymphocyte subtypes in breast cancer. Cancer Metastasis Rev，2021，40（2）：519-536.

114. Cherkassky L，Hou Z，Amador-Molina A，et al. Regional CAR T cell therapy：An ignition key for systemic immunity in solid tumors. Cancer Cell，2022，40（6）：569-574.

115. Zhang X，Yang J，Zhang G，et al. 5 years of clinical DC-CIK/NK cells immunotherapy for acute myeloid leukemia - a summary. Immunotherapy，2020，12（1）：63-74.

116. Frank MJ，Olsson N，Huang A，et al. A novel antibody-cell conjugation method to enhance and characterize cytokine-induced killer cells. Cytotherapy，2020，22（3）：135-143.

117. Dalla Pietà A，Cappuzzello E，Palmerini P，et al. Innovative therapeutic strategy for B-cell malignancies that combines obinutuzumab and cytokine-induced killer cells. J Immunother Cancer，2021，9（7）：e002475.

118. Liu YF，Zhang Z，Tian YG，et al. Long-term clinical efficacy of cytokine-induced killer cell-based

immunotherapy in early-stage esophageal squamous cell carcinoma. Cytotherapy，2022，24（5）：526-533.

119. Xu KY，Meng ZJ，Mu XX，et al. One Single Site Clinical Study：To Evaluate the Safety and Efficacy of Immunotherapy With Autologous Dendritic Cells，Cytokine-Induced Killer Cells in Primary Hepatocellular Carcinoma Patients. Front Oncol，2020，10：581270.

120. Haber PK，Puigvehi M，Castet F，et al. Evidence-Based Management of Hepatocellular Carcinoma：Systematic Review and Meta-analysis of Randomized Controlled Trials（2002-2020）. Gastroenterology，2021，161（3）：879-898.

121. Liu G，Chen D，Zhao X，et al. Efficacy of DC-CIK Immunotherapy Combined with Chemotherapy on Locally Advanced Gastric Cancer. J Oncol，2022；2022：5473292.

122. Hu G，Zhong K，Wang S，et al. Cellular immunotherapy plus chemotherapy ameliorates survival in gastric cancer patients：a meta-analysis. Int J Clin Oncol，2020，25（10）：1747-1756.

123. Pan QZ，Gu JM，Zhao JJ，et al. Retrospective analysis of the efficacy of cytokine-induced killer cell immunotherapy combined with first-line chemotherapy in patients with metastatic colorectal cancer. Clin Transl Immunology，2020，9（2）：e1113.

124. Zhang Y，Wu X，Sharma A，et al. Anti-CD40 predominates over anti-CTLA-4 to provide enhanced antitumor response of DC-CIK cells in renal cell carcinoma. Front Immunol，2022，13：925633.

125. Zhao L，Li T，Song Y，et al. High Complete Response Rate in Patients With Metastatic Renal Cell Carcinoma Receiving Autologous Cytokine-Induced Killer Cell Therapy Plus Anti-Programmed Death-1 Agent：A Single-Center Study. Front Immunol，2021，12：779248.

126. Yang Y，Wang RQ，Zhong YM，et al. Efficacy of Enhanced Cytokine-Induced Killer Cells as an Adjuvant Immunotherapy for Renal Cell Carcinoma：Preclinical and Clinical Studies. J Healthc Eng，2021，2021：5709104.

127. Liu L，Zhang W，Qi X，et al. Randomized study of autologous cytokine-induced killer cell immunotherapy in metastatic renal carcinoma. Clin Cancer Res，2012，18（6）：1751-1759.

128. Wang X，Qiao G，Jiang N，et al. Serial assessment of circulating T lymphocyte phenotype and receptor repertoire during treatment of non-muscle invasive bladder cancer with adoptive T cell immunotherapy. Am J Cancer Res，2021，11（4）：1709-1718.

129. Wang Z，Li Y，Wang Y，et al. Targeting prostate cancer stem-like cells by an immunotherapeutic platform based on immunogenic peptide-sensitized dendritic cells-cytokine-induced killer cells. Stem Cell Res Ther，2020，11（1）：123.

130. Liu L，Gao Q，Jiang J，et al. Randomized，multicenter，open-label trial of autologous cytokine-induced killer cell immunotherapy plus chemotherapy for squamous non-small-cell lung cancer：NCT01631357. Signal Transduct Target Ther，2020，（1）：244.

131. Zhou L，Xiong Y，Wang Y，et al. A Phase IB Trial of Autologous Cytokine-Induced Killer Cells in Combination with Sintilimab，Monoclonal Antibody Against Programmed Cell Death-1，plus Chemotherapy in Patients with Advanced Non-Small-Cell Lung Cancer. Clin Lung Cancer，2022，23（8）：709-719.

132. Ma B，Zhou Y，Shang Y，et al. Sintilimab maintenance therapy post first-line cytokine-induced killer cells plus chemotherapy for extensive-stage small cell lung cancer. Front Oncol，2022，12：852885.

133. Kou F，Wu L，Zhu Y，et al. Somatic copy number alteration predicts clinical benefit of lung adenocarcinoma patients treated with cytokine-induced killer plus chemotherapy. Cancer Gene Ther，2022，29（8-9）：1153-1159.

134. Liang S，Sun M，Lu Y，et al. Cytokine-induced killer cells-assisted tumor-targeting delivery of Her-2 monoclonal antibody-conjugated gold nanostars with NIR photosensitizer for enhanced therapy of can-

cer. J Mater Chem B, 2020, 8 (36): 8368-8382.

135.Feng T, Luo X, Cao W, et al. Effects of CIK Cell Therapy Combined with Camrelizumab on the Quality of Life in Patients with Nasopharyngeal Carcinoma and Analysis of Prognostic Factors. Computational Intelligence and Neuroscience, 2022, 2022: 5655009.

136.Grzywacz B, Moench L, McKenna D Jr, et al. Natural Killer Cell Homing and Persistence in the Bone Marrow After Adoptive Immunotherapy Correlates With Better Leukemia Control. J Immunother, 2019, 42 (2): 65-72.

137.Thangaraj JL, Phan MT, Kweon S, et al. Expansion of cytotoxic natural killer cells in multiple myeloma patients using K562 cells expressing OX40 ligand and membrane-bound IL-18 and IL-21. Cancer Immunol Immunother, 2022, 71 (3): 613-625.

138.Liu Y, Wu HW, Sheard MA, et al. Growth and activation of natural killer cells ex vivo from children with neuroblastoma for adoptive cell therapy. Clin Cancer Res, 2013, 19 (8): 2132-2143.

139.Michen S, Frosch J, Füssel M, et al. Artificial feeder cells expressing ligands for killer cell immunoglobulin-like receptors and CD94/NKG2A for expansion of functional primary natural killer cells with tolerance to self. Cytotherapy, 2020, 22 (7): 354-368.

140.Heinze A, Grebe B, Bremm M, et al. The Synergistic Use of IL-15 and IL-21 for the Generation of NK Cells From CD3/CD19-Depleted Grafts Improves Their ex vivo Expansion and Cytotoxic Potential Against Neuroblastoma: Perspective for Optimized Immunotherapy Post Haploidentical Stem Cell Transplantation. Front Immunol, 2019, 10: 2816.

141.Choi YH, Lim EJ, Kim SW, et al. Correction to: IL-27 enhances IL-15/IL-18-mediated activation of human natural killer cells. J Immunother Cancer 2019; 7 (1): 211. Erratum for: J Immunother Cancer 2019; 7 (1): 168.

142.Li F, Sheng Y, Hou W, et al. CCL5-armed oncolytic virus augments CCR5-engineered NK cell infiltration and antitumor efficiency. J Immunother Cancer, 2020, 8 (1): e000131.

143.Liu M, Meng Y, Zhang L, et al. High-efficient generation of natural killer cells from peripheral blood with preferable cell vitality and enhanced cytotoxicity by combination of IL-2, IL-15 and IL-18. Biochem Biophys Res Commun, 2021, 534: 149-156.

144.Zhang C, Röder J, Scherer A, et al. Bispecific antibody-mediated redirection of NKG2D-CAR natural killer cells facilitates dual targeting and enhances antitumor activity. J Immunother Cancer, 2021, 9 (10): e002980.

145.Chan YLT, Zuo J, Inman C, et al. NK cells produce high levels of IL-10 early after allogeneic stem cell transplantation and suppress development of acute GVHD. Eur J Immunol, 2018, 48 (2): 316-329.

146.Björklund AT, Carlsten M, Sohlberg E, et al. Complete Remission with Reduction of High-Risk Clones following Haploidentical NK-Cell Therapy against MDS and AML. Clin Cancer Res, 2018, 24 (8): 1834-1844.

147.Wang CJ, Huang XJ, Gong LZ, et al. [Observation on the efficacy of consolidation chemotherapy combined with allogeneic natural killer cell infusion in the treatment of low and moderate risk acute myeloid leukemia]. Zhonghua Xue Ye Xue Za Zhi, 2019, 40 (10): 812-817.

148.Federico SM, McCarville MB, Shulkin BL, et al. A Pilot Trial of Humanized Anti-GD2 Monoclonal Antibody (hu14.18K322A) with Chemotherapy and Natural Killer Cells in Children with Recurrent/Refractory Neuroblastoma. Clin Cancer Res, 2017, 23 (21): 6441-6449.

149.Modak S, Le Luduec JB, Cheung IY, et al. Adoptive immunotherapy with haploidentical natural killer cells and Anti-GD2 monoclonal antibody m3F8 for resistant neuroblastoma: Results of a phase I study. Oncoimmunology, 2018, 7 (8): e1461305.

150.Xiao L, Cen D, Gan H, et al. Adoptive Transfer of NKG2D CAR mRNA-Engineered Natural Killer Cells in Colorectal Cancer Patients. Mol Ther, 2019, 27 (6): 1114-1125.

中国肿瘤整合诊治技术指南

机器人外科

- ❖ 肝胆控瘤　微创为纲 ❖
- ❖ 妇科有疾　机镜最强 ❖
- ❖ 胸病难治　今得奇方 ❖
- ❖ 胃肠精治　最是保肛 ❖
- ❖ 肾脏安好　前腺无恙 ❖

主 编

陈孝平　张　旭　郑民华　孟元光　王锡山　何建行

副主编（以姓氏拼音为序）

艾　星　陈　椿　崔　飞　丁则阳　傅　斌　高　宇　李鹤成　李立安
李太原　罗清泉　马　鑫　王　东　吴　鸣　许剑民　杨　雯　叶明侠
袁维堂　臧　潞　张春芳　张万广　赵永亮

编 委（以姓氏拼音为序）

陈海鹏　陈路遥　陈文斌　陈志强　程龙伟　池　畔　池诏丞　崔　博
杜晓辉　冯青阳　韩丁培　韩方海　何国栋　何子锐　胡接平　胡　侃
黄　睿　黄学锋　贾宝庆　孔大陆　李　凡　李剑涛　李树本　李曦哲
李向楠　李小荣　李永翔　李　震　梁恒瑞　刘奎杰　刘霄强　罗光恒
史涛坪　苏国强　孙学军　孙　洵　汤庆超　唐　波　童卫东　屠世良
汪　朔　王　峰　王光锁　王贵玉　王　康　王　龙　王少刚　韦　烨
魏正强　相　弼　熊德海　徐国兵　徐　明　徐万海　徐俊楠　许顺成
杨浩贤　杨铁军　杨熊飞　姚宏亮　余佩武　曾　浩　翟　炜　张　森
张　森　张　弢　张　卫　张小桥　张占国　赵高平　赵　任　钟　森
周岩冰　朱庆国

第一章

机器人辅助腹腔镜下
肝切除术手术技术指南

一、总论

机器人微创手术是当代外科技术发展的重要趋势。为推动机器人肝切除术的规范发展，保障医疗安全和疗效，特制定本手术技术指南，希望对即将开展或正在开展机器人肝切除术的外科医师提供指导和帮助。

二、总原则

（一）技术特点

手术机器人系统由视频成像系统及显示屏、机械臂系统、医生操控台3部分组成（图29-1）。目前国内的手术机器人以达芬奇（da vinci）外科手术系统为主，已更新至第4代Xi系统。相较第3代达芬奇Si系统及更早版本，第4代达芬奇Xi系统的机械臂体积小，重量轻，安装更为便捷；配备了可旋转吊臂（boom），移动范围更大，基本覆盖整个腹部，一次定位连接即可进行多个区域的手术。达芬奇Si系统及更早版本的机械臂分为1条专门的镜头臂（配合12 mm Trocar，用于安装镜头）和3条通用的操作臂（配合8 mm Trocar，用于安装手术器械）；达芬奇Xi系统对镜头也进行了轻量化设计，配合8 mm Trocar，可安装于任意一条机械臂，调整手术视野更方便。

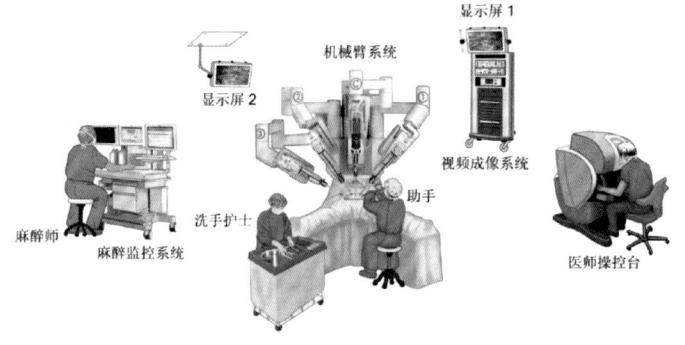

图29-1　手术机器人系统图示

（二）机器人手术系统有如下技术优势

（1）成像系统为术者提供10倍放大的高清三维图像，赋予手术视野真实的纵深感。

（2）机器人手术器械具有独特的可540°旋转腕结构，使操作更灵活，在狭小空间内的手术尤具优势，在肝切除术中，使肝门解剖更便捷、肝后下腔静脉旁间隙解剖更安全、胆道及血管吻合重建更灵活、常规腹腔镜显露困难的肝段如S7和S8段切除更容易。

（3）机器人计算机系统自动滤除术者动作中的不自主颤动，使操作更稳定。

（4）手术中主刀可长时间坐姿操作，较腹腔镜能够减少手术医师的疲劳。

（5）行肝切除术时，第3机械臂可以根据术者意愿提供持续而稳定的牵拉，台旁助手往往仅需操作一个辅助孔。

（三）机器人手术系统在当前亦有一定的劣势

（1）机器人系统较之腹腔镜劣势在于缺少力和触觉反馈，仅依靠术者视觉判断牵拉张力（"视觉反馈"），在初学者容易导致组织损伤。

（2）每次手术安装床旁机械臂及术中变换体位需要额外时间。手术时长长于腹腔镜手术。

（3）手术费用较高。目前多家国产机器人已进入临床试验和实际应用阶段，有望缓解这一问题。

（4）目前已开发的机械臂可操控的肝实质离断工具少于腹腔镜手术和开腹手术。

（5）荧光视频成像系统尚在研发中，腹腔镜下常用的ICG荧光染色实时定位切除边界在机器人肝切除中目前尚难进行，但美兰染色标记边界在机器人肝切除中是可行的。

一项前瞻性队列研究显示，在BCLC A级的肝细胞癌病人中行机器人肝切除术与行腹腔镜和开放手术相比，术后并发症发生率，长期无复发生存率和总体生存率均相当，而行机器人肝切除术和腹腔镜肝切除术病人的术后住院时间均短于开放手术病人。

开展机器人肝切除手术前，应完成机器人手术操作基础培训课程并取得相应资格证书，还应针对机器人肝切除手术进行一定的专门培训。研究显示，掌握机器人肝切除术的主要技术，达到学习曲线的第一个平台期，需要手术病例30例。既往的腹腔镜肝脏手术经验有助于进一步缩短机器人手术的学习时间，但腹腔镜手术经验对于机器人辅助手术的学习并非必要条件。另一项回顾性多中心研究显示，行大范围肝切除（右半肝）时，机器人肝切除较腹腔镜肝切除具有更低的中转开腹率，然而这一组间差异在剔除掉各中心在腹腔镜学习曲线中的病人数后迅速降低，提示相较传统腹腔镜，机器人手术的学习难度稍低。

三、基本要求

（一）机器人辅助腹腔镜下肝切除术适应证

（1）肝脏恶性肿瘤包括原发性肝癌、继发性肝癌及其他少见的肝脏恶性肿瘤。

（2）良性肿瘤包括有症状或直径超过10 cm的海绵状血管瘤、腺瘤、有症状或随访时增大的局灶性结节增生、肝棘球蚴病等囊性疾病。

（3）需要肝切除的肝内胆管结石等。

（4）需要肝切除的联合脏器切除术。

（二）机器人辅助腹腔镜下肝切除术的禁忌证

1.绝对禁忌证

（1）不能耐受全身麻醉，如严重的心、肺、肝等主要脏器功能不全，恶病质，大量腹腔积液、活动性出血或休克等。

（2）严重凝血功能障碍。

（3）妊娠期病人。

（4）腹盆腔内广泛转移、机器人手术系统下清扫困难。

（5）BMI>40的重度肥胖者（目前尚无加长的机器人手术穿刺器及手术器械）。

2.相对禁忌证

（1）二次或多次手术腹腔内粘连难以分离显露病灶。

（2）病灶紧贴或直接侵犯大的脉管；如紧贴第一、第二或第三肝门，影响显露和分离；肝门受侵难以用机器人手术完成。

（3）大于10 cm的外生型恶性肿瘤性病灶由于术中引起医源性破裂风险较高，为相对禁忌。

四、准备

（一）术前评估

（1）病人一般状况的评估：无明显心、肺、肾等重要脏器功能障碍，无手术禁忌证。术前肝功能及肝储备功能评估流程与开腹肝切除术相同。

（2）局部病灶的评估：分析影像学（主要是超声、CT 和 MRI）资料，了解局部病灶是否适宜行机器人肝脏切除术。对于恶性肿瘤，还需明确脉管内有无癌栓及肝外转移。计算切除及剩余肝脏体积，评估肝切除的安全性。

（二）麻醉方式

气管内插管全身麻醉最常用，全身麻醉复合硬膜外麻醉亦是选项。

（三）手术器械

1.机器人手术器械

为机械臂配套机械。包括：8 mm 金属穿刺器、十字校准器、超声刀、无损伤抓钳、Maryland 双极电凝钳或 Fenestrated 无损伤双极电凝钳、抓持牵开器、大号针持、单极电剪、施夹器（hem-lock 夹）。由于目前机器人手术费用较高，且在绝大多数医院机器人手术器械为单独收费，为在保证手术安全的前提下尽量节约成本，推荐使用超声刀，Maryland 双极电凝钳或 Fenestrated 无损伤双极电凝钳二选一，大号针持作为各机械臂常用器械。其余器械酌情使用。

2.腹腔镜器械

为助手使用。包括5~12 mm 套管穿刺器、分离钳、心包抓钳、剪刀、施夹钳及钛夹、可吸收夹、一次性取物袋、内镜下切割闭合器、术中超声、负压吸引器等。

3.其他

术者根据医院自身条件及个人习惯选用机器人和腹腔镜器械搭配使用。

（四）机器人系统准备

（1）机器人系统开机自检。

（2）检查器械是否齐全，功能是否良好。应特别注意检查机械臂运动是否灵活，专用器械的可转腕有无活动受限，剪刀、抓钳等是否正常开合。

（3）机械臂安装专用的一次性无菌套。

（4）达芬奇 Si 系统及更早版本系统的机器人专用镜头连接光源，白平衡，对焦以及三维校准确认后，应在热水（不宜超过55℃）中加温，防止起雾。而达芬奇Xi系统的镜头为自动白平衡、自动对焦及三维校准，同时头端有加温功能，需提前打开光源。

（5）注意调整手术台四周及上方设备，妥善固定各设备供电传输线路，避免影响机械臂运动。

（6）若在手术过程中发生机械臂活动相互磕碰，可以及时地对机械臂位置进行适当的调整。

（7）术者可以通过调整控制台上的人体工程学调节按钮，调整主操控台的目镜高低和倾斜角度、手臂支撑架的高度。

五、手术术式

目前文献报道的机器人肝切除手术术式已涵盖各种经典半肝、肝段和肝叶切除术式，另有机器人联合肝脏及其他脏器切除如机器人肠癌肝转移同步切除、机器人半肝-胰十二指肠切除、机器人ALPPS及机器人活体肝移植供肝切除等报道。

六、中转开腹的指征

机器人肝切除过程中出现如下情况需中转开腹或转为常规腹腔镜手术。

（1）术中出现难以控制的大出血，短期内出血量>800 ml。

（2）病人出现难以耐受气腹表现。

（3）如术中探查发现病灶显露困难，病灶较大预计切除困难，或恶性肿瘤术中出现破裂风险高。

（4）机器人设备机械故障。

七、各论

手术过程

（一）机器人肝局部切除术

1.手术体位、操作孔布局

①手术体位，采取平卧位或分腿位等，头高足低，左肝局部切除病人行平卧位或人字位，右肝局部切除病人呈30°左侧卧位（右侧抬高），以便右肝游离。②操作孔布局，观察孔置于脐周，操作孔位置依拟切除的病灶所处位置而定，一般情况下病灶与左操作孔、右操作孔位置连线呈"C"形排列，镜孔与操作孔间距8 cm以上（图29-2）。床旁机械臂从头侧推入。建议气腹压维持在12~14 mmHg（1 mmHg=0.133 kPa）。

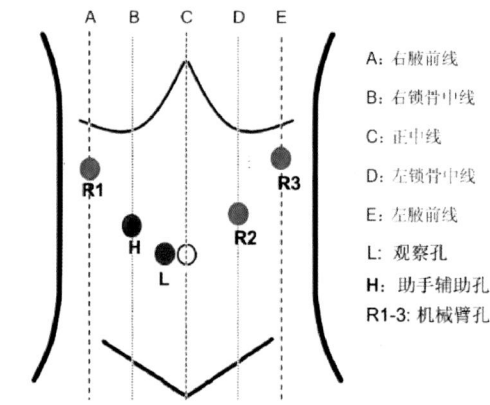

A: 右腋前线
B: 右锁骨中线
C: 正中线
D: 左锁骨中线
E: 左腋前线
L: 观察孔
H: 助手辅助孔
R1-3: 机械臂孔

图29-2　机器人肝局部切除术操作孔布局示意图

2.手术步骤

（1）探查及游离肝脏。先离断肝圆韧带、镰状韧带，然后根据病灶部位游离肝脏。病灶位于肝脏S2段，靠近左三角韧带和冠状韧带，需离断三角韧带和冠状韧带；病灶位于右后叶者，需离断肝肾韧带、右三角韧带及部分右冠状韧带，以充分显露病灶。

（2）术中超声。肝切除中，术中超声（IOUS）非常重要。借助术中超声可以发现术前遗漏病灶；进一步明确肿瘤部位、边界、有无子灶、了解与周围管道关系及切线上血管走行；有助于确定并标记预切线。

（3）离断肝实质。若肿瘤位于表面，距肿瘤边缘1~2 cm标出预切线；若肿瘤位于深部，从肝表面垂直切入很困难，需设计好切线，确保离断时有良好的视野、基底部有足够的切缘。采用超声刀等断肝器械离断肝实质，离断时保持好方向，必要时术中超声引导确保基底部切缘，遇较大的管道组织，结扎夹或钛夹夹闭后再切断。为了减少肝脏断面的出血，可采用低中心静脉压技术。

（4）肝断面处理。完整切除病灶后肝断面彻底止血，渗血可用双极电凝或氩气喷凝止血，活动性出血或胆漏宜采用4-0~5-0无损伤缝线缝合止血。肝断面可覆盖止血材料，放置腹腔引流管。

（5）标本的取出。标本装入一次性取物袋中，小的标本直接扩大Trocar孔切口取出，大的标本可于下腹部另做横切口或从肋缘下的2个穿刺孔连线做切口取出。

（二）机器人肝左外叶切除术

1.手术体位、操作孔布局

①手术体位，采取平卧或分腿位等体位，头高足低。②操作孔布局如图3，观察孔置于脐旁；操作孔间隔8 cm以上；助手孔位于观察孔和2号臂连线中点偏下方。床

旁机械臂从头侧推入。

亦可以4孔法布孔。撤除机械臂3，机械臂2（R2）布孔于左腋前线（图29-3 R3处），助手辅助孔（H）布孔于图3 R2处。

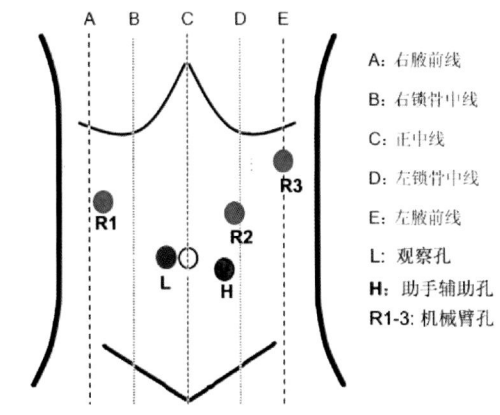

A: 右腋前线
B: 右锁骨中线
C: 正中线
D: 左锁骨中线
E: 左腋前线
L: 观察孔
H: 助手辅助孔
R1-3: 机械臂孔

图29-3　机器人肝左外叶切除术操作孔布局示意图

2.手术步骤

（1）探查及肝脏游离。用超声刀依次离断肝圆韧带、镰状韧带、左三角韧带和左冠状韧带。若左三角韧带内有较大的血管，夹闭后再切断。

（2）肝实质离断。沿肝圆韧带及镰状韧带左侧缘开始，用超声刀离断肝实质，从足侧向头侧由浅入深，逐步进行。将2，3段Glisson鞘上下方肝组织离断以显露2，3段Glisson分支。肝实质离断遇较粗大的管道，Hem-lock夹、钛夹或可吸收夹等夹闭后再予切断。

（3）离断2，3段Glisson蒂。经右侧助手孔置入直线切割闭合器，一并闭合切断2，3段Glisson蒂；亦可分别夹闭2，3段Glisson分支后切断。

（4）显露及离断肝左静脉。继续向肝左静脉根部方向离断肝实质，将肝左静脉上下方肝组织离断，显露肝左静脉根部，以直线切割闭合器离断肝左静脉或Hemlock夹夹闭后切断。至此肝左外叶完全切除。

（5）肝断面处理及引流。冲洗断面，可使用电凝或氩气喷凝止血，确认无明显出血和胆漏后，于肝断面下放置引流管1根自穿刺孔引出体外。

（6）标本的取出。将切除标本用一次性取物袋装好，标本经耻骨上小切口或延长脐孔取出。

（三）机器人左半肝切除术

1.手术体位、操作孔布局

①手术体位，采取平卧或分腿位等体位，头高足低。②操作孔布局（图29-4）：

观察孔置于脐右侧，操作孔与观察孔间隔8 cm以上，助手孔位于观察孔和1号臂及2号臂连线中点偏下方。床旁机械臂从头侧推入。

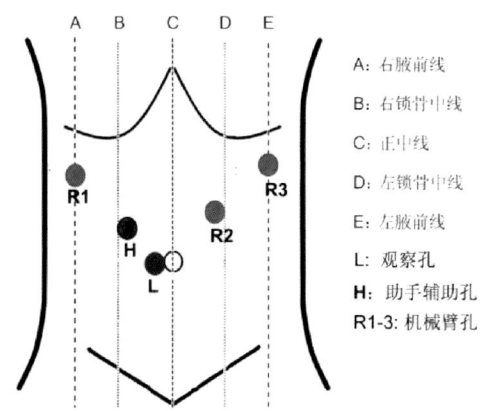

图29-4　机器人左半肝切除术操作孔布局示意图

2.手术步骤

（1）探查及肝脏游离。首先离断肝圆韧带和镰状韧带，切断左冠状韧带、左三角韧带，游离肝左叶。

（2）解剖第一肝门。经3号机器臂置入抓钳将方叶向头侧抬起，显露第一肝门。经1号、2号臂插入双极电凝钳及超声刀，依次解剖出肝左动脉、门静脉左支，分别用Hemlock夹夹闭，可见左半肝呈缺血改变。不建议在肝外分离左肝管，可在离断左肝蒂时处理左肝管。

（3）第二肝门显露。若肝左静脉与肝中静脉在肝外汇合，可在肝外解剖肝左静脉的主干。如果左肝静脉游离困难，不必强求肝外解剖，待肝实质离断至左肝静脉根部时，在肝内处理。

（4）肝实质离断。沿缺血线标记预切线。以超声刀及双极电凝离断肝实质。离断面是肝表面缺血线、肝中静脉左缘、下腔静脉构成的平面。肝实质离断遇较粗大的管道，Hemo-lok夹、钛夹或可吸收夹等夹闭后再予切断。

（5）左肝蒂离断。随着肝实质离断的深入，肝门周围肝组织分离，包含左肝管的左侧Glisson鞘逐渐显露，以直线切割闭合器离断。也可分别解剖离断左肝管及肝左动脉、门静脉左支。若肝内胆管结石或胆管癌栓病例需切开左肝管，清除结石或癌栓等。

（6）肝左静脉离断。肝实质离断至第二肝门时，肝左静脉和肝中静脉汇合部显露，采用血管切割闭合器离断肝左静脉根部，也可丝线结扎后Hemo-lok夹夹闭切断。

（7）肝断面处理。肝断面细小渗血可用双极电凝止血、氩气喷凝止血，活动性出血或胆漏需缝合。断面处理完和冲洗后，再次确认无明显出血和胆漏后，选择性放置引流管。

（8）标本的取出，将切除标本用一次性取物袋装好，经耻骨上小切口取出。

（四）机器人右半肝切除术

1.手术体位、操作孔布局

①手术体位，采取左侧30°卧位（右侧抬高），头高足低；②操作孔布局，观察孔位于脐右侧，操作孔与观察孔间隔8 cm以上。助手孔位于观察孔和2号臂及1号臂连线中点偏下方（图29-5）。机械臂从头侧推入。

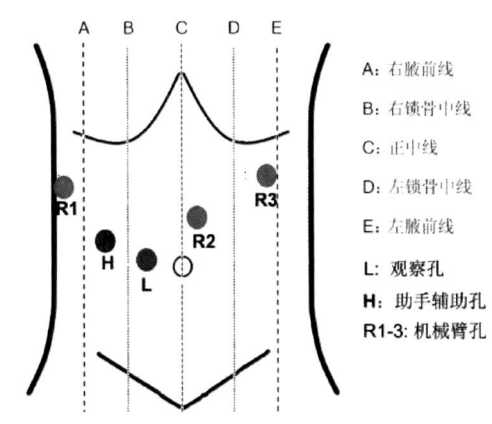

A：右腋前线
B：右锁骨中线
C：正中线
D：左锁骨中线
E：左腋前线
L：观察孔
H：助手辅助孔
R1-3：机械臂孔

图29-5　机器人右半肝切除术操作孔布局示意图

2.手术步骤

（1）探查及肝脏游离。依次切断肝圆韧带、镰状韧带、右肝肾韧带、右三角韧带、右冠状韧带，使整个右肝完全游离，直至显露下腔静脉。游离过程使3号臂可提供稳定的向左牵引力。若右肝或肿瘤较大，游离困难，不必强求完全游离右肝，可采用原位前入路途径，离断肝实质后再游离右肝。

（2）解剖第一肝门。经3号机器臂置入抓钳将方叶向头侧抬起，显露第一肝门。可选择鞘内或鞘外解剖法。鞘内解剖法：先解剖胆囊三角，夹闭、切断胆囊动脉及胆囊管，将胆囊切除或留作牵引；纵行打开肝十二指肠韧带右侧腹膜，显露门静脉右支及肝右动脉，丝线结扎或血管夹夹闭；右肝管如果在肝外解剖困难，则无需强求，待离断右肝蒂时再处理。鞘外解剖法：打开肝门板，显露左右肝门汇合部，以可弯曲的机器人抓钳自肝门板后方向下腔静脉方向穿出，丝线结扎或血管夹夹闭。此时，可见右半肝缺血线。

（3）解剖肝后下腔静脉。用3号机器臂的抓钳将右肝抬起，电钩打开下腔静脉前方腹膜，显露肝短静脉，自足侧向头侧逐支夹闭后切断。切断肝-腔静脉韧带，显露肝后下腔静脉右侧壁及前壁。

（4）解剖第二肝门。完全游离右肝至下腔静脉右侧壁，沿下腔静脉前壁向头侧分离肝后下腔静脉间隙，自腔静脉陷窝向下方轻柔地分离，两者结合可分离出右肝静脉主干，穿入牵引带后备用或用直线切割闭合器切断。肝右静脉的游离及处理也可留在肝实质离断后进行，且相对安全。

（5）肝实质离断，沿缺血线标记预切线。以超声刀、双极电凝离断肝实质。离断面是肝表面缺血线、肝中静脉右缘、下腔静脉中线的平面。术中可用超声探查确定肝中静脉的走行，协助调整离断平面。如遇较粗大的管道，可用Hem-lok夹、钛夹或可吸收夹等夹闭后再予切断。

（6）右侧肝蒂离断。随着肝实质离断的深入，右肝蒂逐渐显露，以直线切割闭合器离断，也可分别解剖离断肝右动脉、门静脉右支及右肝管。若肝内胆管结石或胆管癌栓病例需切开右肝管，清除结石或癌栓。

（7）肝右静脉显露及离断。肝实质离断至第二肝门时，肝右静脉根部显露，采用血管切割闭合器离断肝右静脉，也可丝线结扎后结扎夹夹闭后切断。

（8）标本的取出。由于右半肝切除标本较大，占据右膈下空间，通常先取标本腾出空间，再检查断面及肝周围游离面。将标本装入一次性取物袋中，于下腹部另做横切口取出，亦可从肋缘下的2个穿刺孔连线做切口取出。下腹横切口具有疼痛少、切口隐藏，美容效果好的优点。

（9）肝断面处理。关闭取标本切口，重新建立气腹。创面渗血可用双极电凝止血，活动性出血和胆漏需缝合。右膈下放置腹腔引流管。

（五）机器人肝右后叶切除术

1.手术体位、操作孔布局

①手术体位，采取左侧30°卧位（右侧抬高），头高足低；②操作孔布局，观察孔位于脐右侧，操作孔与观察孔间隔8 cm以上。助手孔位于1号臂及3号臂连线中点偏下方（图29-6）。床旁机械臂从头侧推入。

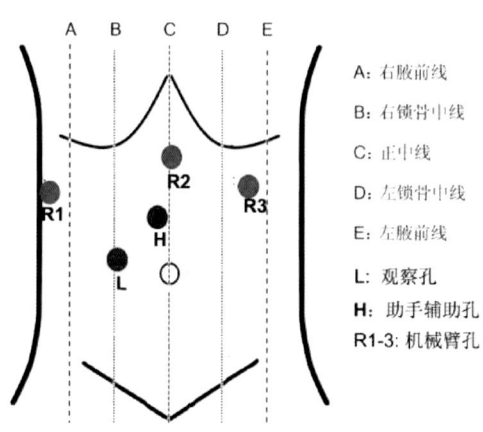

A：右腋前线

B：右锁骨中线

C：正中线

D：左锁骨中线

E：左腋前线

L：观察孔

H：助手辅助孔

R1-3：机械臂孔

图29-6 机器人肝右后叶切除术操作孔布局示意图

2. 手术步骤

（1）探查及游离肝脏。为充分显露右后叶，需要依次切断肝圆韧带、镰状韧带、右肝肾韧带、右三角韧带、右冠状韧带，使整个右肝完全游离，直至显露下腔静脉右侧缘。切断下腔静脉韧带有利于显露肝右静脉根部。

（2）右后肝蒂的解剖与处理：以 Rouviere 沟为标志行鞘外解剖，一并处理右后叶 Glisson 鞘内动静脉及胆管。对于术前影像学提示存在右后支变异且术中解剖困难的，可直接全肝门阻断或选择性右半肝阻断。

（3）肝右静脉的解剖与处理：肝右静脉一般无需预先肝外解剖或处理，对于术中肝右静脉出血风险较大的病例，可先解剖肝右静脉根部，绕带悬吊，备阻断用。

（4）肝实质离断。沿缺血线标记预切线，血管夹夹闭肝右动脉和门静脉右支，行半肝血流阻断。以超声刀、双极电凝离断肝实质。可根据肝右静脉右缘引导肝实质离断方向。离断接近第一肝门区时可见右后叶 Glisson 鞘，用直线切割闭合器切断。沿肝右静脉继续向头侧离断肝实质，直至显露肝右静脉根部，完成肝切除。

（5）肝断面处理及标本的取出，参考右半肝切除。

（六）机器人肝尾状叶切除术

1. 手术体位、操作孔布局

①手术体位，采取平卧位、分腿位等体位，头高足低。②操作孔布局，观察孔位于脐上或脐下，操作孔位于腹直肌外缘，间隔 8 cm 以上，助手孔位于观察孔和 2 号臂连线中点偏下方（同图 29-3）。床旁机械臂从头侧推入。

2. 手术步骤

（1）探查及肝脏游离。用超声刀依次离断肝圆韧带、镰状韧带、左三角韧带和左冠状韧带。完全游离肝左外叶，经 3 号机器臂置入抓钳将左外叶抬起。打开小网膜囊，显露尾状叶，必要时切除部分小网膜增加显露。

（2）切断肝动脉及门静脉尾状叶分支。左尾状叶门静脉来自门静脉左支，仔细分离后，缝扎，超声刀切断。尾状突 Glisson 分支自右后叶 Glisson 分支。

（3）打开尾状叶与下腔静脉间腹膜，沿下腔静脉从足侧向头侧依次结扎切断肝短静脉，切断下腔静脉韧带，完全游离尾状叶。

（4）肝实质离断。全尾叶切除自尾状突右缘开始，然后绕至左侧进行。左尾状叶切除自腔静脉旁部开始，沿下腔静脉自足侧向头侧离断。以超声刀、双极电凝离断肝实质。

（5）断面处理。尾状叶断面需仔细检查胆漏，必要时缝扎。

（6）标本的取出。尾状叶切除标本较小，可扩大脐部穿刺孔取出，或从耻骨上小切口取出。

（七）其他机器人肝脏术式

肝段切除术、活体肝移植供肝切取术等术式依据其具体解剖部位参考机器人半肝或者肝叶切除原则及方法。

（八）机械故障与处理

机械故障的处理是机器人手术安全的重要组成部分。为确保病人术中安全，术者及助手需熟练掌握术中机器人手术系统故障识别及处理原则。

主操控台上有一个紧急制动按钮，非紧急状况不得随意按动。

术中机器人故障通常分为：可恢复故障和不可恢复故障。

可恢复故障出现时，机械臂上的指示灯变成黄色，同时系统发出报警音，手术室人员可根据屏幕提示解除故障，并继续手术。

不可恢复故障出现时，机械臂上的指示灯变成红色，同时系统发出报警音，手术室人员需记下屏幕上的报错代码（以便维修人员能快速及时查寻故障原因），然后重启系统。部分不可恢复故障可以通过此方法解决，从而继续手术，但严重故障经多次重启系统仍不能解决时，需撤离机器人手术系统，转普通腹腔镜手术或开放手术，并通知维修工程师到场检修。

（九）术后处理

（1）术后可以参照加速康复外科的原则进行术后处理。

（2）术后生命体征监测：同腹腔镜肝切除术。

（3）术后观察：术后注意观察引流液量及性状、尿量、尿液颜色、切口恢复情况等。注意有无高碳酸血症、腹腔内出血、胆漏等并发症的发生。

（4）饮食和补液：术后第1天开始进流质饮食，并根据自身耐受情况逐步增加摄入量，病人胃肠功能未完全恢复期间可经胃肠外途径适当补充水电解质和营养物质。

（5）术后早期活动：积极鼓励病人术后第1天开始下床活动并完成每日制订的活动目标。

（十）术中术后并发症及其防治措施

机器人肝切除术相关并发症除了腹腔镜手术特有的并发症外，由于机器人手术系统目前尚无反馈功能，术者无法感知器械操作的真实力度，因而在操作时用力过度很容易导致肝脏或脾脏的挤压伤或撕裂伤。

1.术中并发症及防治措施

（1）气腹相关并发症：高碳酸血症、皮下气肿。预防措施：术中严密监测，尽量避免出现广泛的皮下气肿，术中保持良好的肌肉松弛状态，尽量缩短手术时间。

（2）术中血管损伤：由于肝脏血供丰富、肝内管道众多，术中损伤血管的情况时有发生。如损伤肝静脉，各分支肝蒂，肝总动脉、肝固有动脉及分支等。预防措施：熟悉肝脏解剖结构和血管变异，正确显露手术平面，正确使用超声电刀、电凝钩等电设备，必要时血管线缝扎止血。

（3）相关及相邻脏器损伤：胰腺、横结肠及其系膜、脾脏、肝脏、胆囊及胆总管等损伤。预防措施：熟悉肝脏解剖及肝周相邻脏器解剖结构，机械手臂操作轻柔，按照正确解剖平面进行操作。

2.术后并发症及防治措施

（1）胆漏：是肝切除常见并发症，多可通过腹腔持续引流保守治疗痊愈。肝总管及左右分支，胆总管损伤所致胆漏可行胆道支架封堵坡口，愈合后取出支架。预防措施：游离肝周韧带时动作轻柔，避免副损伤。此外仔细检查断面，可吸收线缝扎肝断面胆管断端。

（2）腹腔内出血：出血原因可能与血管夹脱落、脾脏撕裂伤以及断面焦痂脱落有关。预防措施：术中应仔细操作，夹闭血管牢靠、操作轻柔，使用超声刀离断管道时应用防波堤技术等。

（3）十二指肠漏：游离肝周韧带时，尤其是右肝脏面韧带的热损伤，或因触觉反馈缺失暴力分离导致。预防措施：术中注意保护十二指肠，超声刀分离十二指肠壁周围粘连及韧带时，避免损伤十二指肠壁。

第二章

机器人辅助腹腔镜前列腺癌根治术

一、总述

机器人辅助腹腔镜前列腺癌根治术（robot assisted laparoscopic prostatectomy，RARP）已开展二十余年。机器人手术在瘤控、尿控、性功能保留等有显著优势，缩短了手术时间，也减少了围手术期并发症，提高了患者术后生活质量。随着机器人设备不断普及推广，越来越多单位开展机器人辅助前列腺癌根治术。

二、适应证、禁忌证、围手术期注意事项

（一）适应证

根治术主要用于可能治愈的前列腺癌患者。手术适应证要综合考虑肿瘤临床分期、预期寿命和健康状况。尽管手术无硬性年龄界限，但应告知患者，70岁后伴随年龄增长，手术并发症及死亡率会增加。

（1）临床分期：局限前列腺癌，临床分期T1-T2cN0M0。

（2）预期寿命：预期寿命≥10年。

（3）健康状况：前列腺癌患者多为高龄男性，手术并发症发生率与身体状况密切相关。因此，只有身体状况良好，无严重心肺疾病才适于根治术。

（4）PSA或Gleason评分高危患者的处理：对PSA>20或Gleason评分≥8的局限性前列腺癌患者符合上述分期和预期寿命条件的，根治术后可给予其他辅助治疗。

（5）对术前有性功能、T1或T2期、PSA小于10 ng/ml及Gleason评分小于3+4的患者术中可用保留神经血管束。筋膜间技术是最常用的保留神经血管束技术。其中临床分期为cTI-cT2a期以及12点前列腺穿刺活检<3点阳性，可选择行筋膜内保留性

神经技术。对不需要保留神经血管束，可采用筋膜外技术。

（二）禁忌证

（1）严重心肺功能不全等无法耐受手术及患方不接受根治术。

（2）患有严重凝血功能障碍疾病患者。

（3）已有淋巴结转移（术前通过影像学或淋巴活检诊断）或骨转移者，宜据情考虑手术价值。

（三）围术期注意事项

1.术前准备

（1）术前常规应对患者进行系统检查评估，包括体格检查与实验室检查、直肠指诊、心电图、心肺功能检测、血尿常规、肝肾功能、出凝血功能、血糖、血型等；影像学检查的前列腺 MRI、骨扫描、胸部 CT 检查等，评估患者各重要脏器的功能状况及肿瘤的临床分期。

（2）术前一天快速肠道准备，口服肠道抗生素进行肠道准备，流食，术前晚和术晨可以不常规进行清洁灌肠；并准备术野皮肤，手术当天禁食饮。不常规留置鼻胃管。

（3）术前 2 小时常规预防性应用广谱抗生素。

2.术后处理

（1）饮食：术后可予短期静脉营养支持，一般在术后肛门排气或肠鸣音恢复后可进食；术中有直肠损伤，应延迟进食。

（2）预防感染：术后应预防性使用抗生素 3~5 天；若术中有直肠损伤，则需应用抗厌氧菌和需氧菌的广谱抗生素。

（3）预防下肢深静脉血栓形成：鼓励患者术后早期主动或被动活动，必要时患者可穿下肢加压服，可以酌情给予低分子肝素，以预防此类并发症的发生。

（4）引流管拔除：术后持续引流，根据引流液量，一般术后 2~3 天可拔除；若术中有直肠损伤应延迟拔管；术后若有持续吻合口漏尿则应待漏口愈合后再拔管。

（5）导尿管留置时间：一般根据术中膀胱颈是否完整保留及膀胱尿道吻合技术而定，若膀胱颈保留完整且吻合满意，可早期拔管；若术后出现吻合口瘘，则需待瘘口愈合良好后再拔管。一般尿管留置 2 周左右。

三、不同入路方式与手术技术

（一）前入路

目前国内大部分 RARP 经前入路进行，该术式操作空间大，手术视野暴露清晰，可处理较大体积前列腺，对局部高危或实施补救性前列腺癌根治术亦有一定优势。前入路可经腹膜外或经腹腔途径进入Retzius间隙，可采用常规多孔与单孔套管术。

1.手术体位、操作孔布局术后处理

（1）手术体位。先取平卧分腿位，四肢关节使用护垫保护，肩部用护垫抵挡以防头低时身体移动，术前常规消毒、铺单，留置14/16F导尿管。待放置好操作孔，采取平卧头低脚高位（20°~30°）连接达芬奇手术系统。

（2）操作孔布局。经腹膜途径单孔：使用两个穿刺器（单孔套件和一个普通12mm穿刺器）进行经腹膜入路。单孔套件是一种多通道机器人穿刺器，放置在通过使用哈森技术在脐上方中线建立的长约3cm切口处（距离耻骨至少20cm），第二个穿刺器（12mm）作为助手的辅助孔放置于右下腹，距单孔套件8cm以上。经腹膜外途径单切口：耻骨联合中线上5cm为最低点做横行弧形4~5cm切口，切口左右最高点与最低点连线大约成120°夹角，依次切开皮肤、皮下组织，充分游离皮下组织，显露腹直肌前鞘，沿腹中线距弧形切口最低点约4cm处，纵行切开正中腹直肌前鞘2cm，钝性分离腹直肌下腹膜外间隙，用后腹腔扩张期或自制球囊置入扩张腹膜外间隙，球囊内注入约800ml气体保持10s进一步扩充腹膜外间隙空间，放气并取出球囊，切口近端处入12mm Trocar作为辅助套管b，镜头先置入12mm辅助套管，直视下在腹中线切口最低处穿刺腹直肌置入12mm Trocar作为机器人镜头臂套管d，于弧形切口头侧两点连线与腹正中线交点两侧约2.5cm处，分别穿刺置入机器人金属穿刺套管，作为机器人手术器械臂通道a、c。对用单孔Port者，可取耻骨联合上方3横指处做3~4cm的横行切口，同理建立经腹膜外通道。

（3）多孔技术。经腹腔途径：于脐上1cm处纵行切开长约4cm切口，电刀切开皮下脂肪、腹直肌前鞘，中弯钳顿性分离腹直肌至腹直肌后鞘及腹膜，组织剪剪开后留置镜头孔，先置入镜头直视下在左右两侧外下方一横掌（约8cm）腹直肌外留置机器人Trocar，在左侧机器人Trocar外上一横掌约平脐处留置机器人Trocar，在右侧对应位置留置12mm辅助Trocar。经腹膜外途径：在脐下两横指处作一横切口约3cm建立镜头孔，切开皮肤、皮下组织至腹直肌前鞘，分离肌层见腹膜外脂肪，扩张腹膜外操作空间，在镜头孔下方两横指，距离腹正中线两侧8~10cm处分别作8mm的皮肤切口，在手指引导下置入机械臂Trocar，在左侧或者右侧机器人Trocar外侧稍上约5cm置入12mm Trocar作为辅助操作孔，将达芬奇手术系统置于患者双腿之间的区域，机械臂从头端进入，气腹压维持在12~14mmHg，置入镜头后再放置操作壁，一般术者左手操作臂连接马里兰双极，右手连接电剪。

2.手术步骤

（1）辨认脐正中韧带、膀胱等解剖学标志，于脐正中韧带切开腹膜，分离疏松结缔组织入Retzius间隙，逐步扩大腹膜切口至两侧形成倒"U"切口，清除前列腺前面脂肪，显露盆内筋膜。

（2）切开膀胱前列腺连接部，显露导尿管，抽出导尿管水囊，将导尿管拉至尿道前列腺部，切开膀胱后壁，游离前列腺底部与直肠间隙，暴露并切断输精管、显露精囊腺。

（3）切开狄氏筋膜并分离，然后切断前列腺侧韧带，紧贴前列腺表面分离充分游离前列腺至其尖部并切断阴茎背深血管复合体（dorsal vein complex，DVC）。

（4）于前列腺尖部远端切开、暴露尿道海绵体前壁，剪断尿道前壁，显露导尿管，紧贴后方及侧方剪断直肠尿道肌，完整切除标本。

（5）标本袋装好标本后，冲洗创面后止血，可用3-0薇乔线缝合两侧前列腺侧韧带区彻底止血，根据膀胱颈保留情况决定是否行膀胱颈成型，用两根尾端打结的3-0倒刺线分别从6点钟方向逆时针、顺时针吻合至12点，缝合中可间断收紧缝线，在缝合约3/4后直视下更换20/22三腔导尿管插入膀胱，暂不注水至球囊。

（6）尿道吻合后，可继续用倒刺线关闭盆内筋膜，完全吻合后导尿管球囊注水固定，向膀胱内注入100 ml生理盐水观察是否有漏口，根据情况决定是否行淋巴结清扫，留置盆腔引流管，3-0倒刺线缝合腹膜恢复其连续性。

（7）如进行淋巴结清扫，另留置腹腔引流管，移除机器人操作系统，拔除Trocar，于镜头孔根据标本大小扩大切口，取出标本。

3.技术要点

RARP手术效果常从五方面评价：无生化复发、无切缘阳性、尿控、勃起、无手术并发症，五方面均达到良好效果称为"五连胜"，但是各方之间存在一定矛盾，比如切缘与尿控，有时难以兼顾，为保证手术的治疗效果，术者一般需尽量保证切缘阴性，如何最大限度发挥手术的优势，我们认为技术上有以下几方面要点。

（1）摄像头使用，根据0°与30°镜特点，在不同手术区适当调节观察方向，不仅保持主刀医生视野，也要兼顾助手视线。

（2）通过在脐韧带外侧腹膜进行双侧切开，保留中线脐尿管韧带，紧贴膀胱分离暴露，不显露耻骨联合保留Retzius间隙对于术中尿控可能有帮助。

（3）通过对导尿管牵拉、向后方牵拉膀胱前壁可分辨膀胱与前列腺间隙，分离膀胱前列腺间隙时，先将左右两侧膀胱前列腺间隙游离，有利显露尿道近端，以便切开膀胱前列腺连接部时尽量保留膀胱颈口，最大程度保留内括约肌增加早期尿控。

（4）超级面纱技术：游离前列腺时紧贴包膜外表面，保持游离间隙在前列腺动脉及静脉丛内侧，在打开狄氏筋膜后紧贴前列腺后壁向前列腺尖部分离，再贴着前列腺包膜游离分离前列腺侧蒂，再使用hem-o-lock夹闭并离断，可最大程度保留NVB组织。

（5）Patel提出的尿道尖部改良处理术从前列腺筋膜内侧游离前列腺侧面，可保留盆筋膜减少对周围结构影响并尽量保留尿道括约肌的血管，操作中可用马里兰顿性撑开寻找正确层面，对肿瘤负荷较大或肿瘤距离前列腺侧缘较近手术难度较大。

（6）后重建技术：亦称Rocco吻合，是在膀胱尿道吻合前将狄氏筋膜前层、膀胱后壁、尿道外括约肌及尿道外括约肌下方的纤维结构进行并排多针连续缝合，不仅可减少膀胱尿道吻合的张力，也可为膀胱和尿道提供支撑利于控尿。

（7）前悬吊技术：尿道周围组织前悬吊技术（anterior suspension，AS），又称"Patel吻合"（patel stitch）。AS指在缝扎DVC后，将缝合点以中等张力固定于耻骨弓的骨膜组织，其主要目的是对尿道外括约肌提供进一步的支撑，促进早期尿控恢复，一般配合Rocco吻合使用。

（8）膀胱尿道的吻合：亦可采用单针连续缝合，对于膀胱颈过大需进行膀胱颈成形的患者，可采用"球拍式""一字式""人字式"等方式重建膀胱颈。

（二）后入路

2010年Bocciardi团队首次提出避开耻骨后关键解剖学部位（前列腺静脉丛、耻骨前列腺韧带、盆内筋膜、神经血管束等）的前列腺癌根治术，分为经直肠膀胱陷凹分离精囊的Montsouris式和保留耻骨后间隙的Retzius-sparing术式，本指南主要介绍Retzius-sparing术式。

1.手术体位、操作孔布局

（1）手术体位采取平卧位，肩部垫高并用护垫挡肩，置入Trocar后调整为头低足高位，连接达芬奇机器人系统。

（2）操作孔布局：于脐上1 cm处留置镜头孔，先置入镜头直视下在左右两侧外下方一横掌（约8 cm）腹直肌外留置机器人Trocar，左侧Trocar位置较偏头端，此Trocal使用有创抓钳，在左侧机器人Trocar外下一横掌约平脐处留置机器人Trocar，此Trocal使用马里兰钳，在右侧对应位置留置12 mm辅助Trocar。

2.手术步骤

（1）打开道格拉斯凹陷处的腹膜，游离并悬吊输精管与精囊腺，有创抓钳牵拉输精管远心端，充分显露精囊腺体，游离精囊腺外侧注意精囊腺动脉及多支细小动脉，游离精囊腺尖部时最好不使用能量。

（2）打开狄氏筋膜并游离前列腺后壁：镜头30°向上，有创抓钳向上提起双侧输精管壶腹，马里兰钳加持并下压狄氏筋膜，形成对牵，打开狄氏筋膜，充分游离前列腺后壁，筋膜内有数支来自膀胱下动脉的小动脉穿入前列腺，可凝断，尽量顺行分离至尖部，两侧尽可能向外游离，游离时可筋膜内层面，也可筋膜间层面。

（3）处理侧血管蒂并剥离NVB：助手臂向对侧牵拉精囊腺，显露出前列腺侧后方的前列腺包膜（筋膜内法）或前列腺筋膜（筋膜间法）马里兰钳加持前列腺侧蒂，Hem-o-lok或钛夹集束结扎并切断侧蒂血管。筋膜内或筋膜间游离前列腺至3点/9点水平，尽量不用能量同时不牵拉NVB。

（4）分离并离断膀胱颈口：助手臂向后向下方牵拉前列腺，马里兰钳向上挑起膀胱，单极电剪离断后膀胱逼尿肌围裙，以前列腺侧面为层面向导。由两侧及后侧分离膀胱颈口，马里兰钳可在颈口前方横穿过膀胱逼尿肌围裙下方，协助显露膀胱颈口。使用3-0薇乔线标记膀胱颈口的12点和6点后再彻底离断膀胱颈口。

（5）前列腺腹侧面的游离：紧贴前列腺腹侧面，在前列腺腹侧面与前逼尿肌围裙之间的相对无血管平面向前推进。

（6）前列腺尖部的处理与尿道吻合：前列腺尖部在DVC及前逼尿肌围裙与前列腺腹侧面之间的相对无血管区分离，如Santorini丛出血，可用3-0倒刺线纵行缝扎。完整切下前列腺标本后装入标本袋，冲洗创面，使用2根3-0倒刺线，分别从12点钟方向逆时针、顺时针吻合至6点，期间可间断收紧缝线，必要时可利用导尿管引导缝合。最后一针前更换新三腔导尿管，缝合关闭后膀胱注水100 mL观察是否渗漏，确认缝合紧密后尿管球囊注15~20 ml水。

（7）如行淋巴结清扫同前入路。移除机器人操作系统，拔除Trocar，于镜头孔根据标本大小扩大切口，取出标本。

3.技术要点

（1）首先在直肠膀胱陷凹横行腹膜反折切迹稍上方切开腹膜，贴近腹膜进行游离，显露输精管及精囊后，游离至精囊前列腺连接处，离断输精管，注意在分离精囊时，由于其十分靠近神经血管束（neurovascular bundles，NVB），因此精囊后外侧面尽量紧贴精囊分束Hem-o-Lok结扎后锐性切断，避免过度牵拉或热操作。

（2）游离前列腺侧蒂时，向一侧牵拉精囊维持张力以充分暴露前列腺与侧蒂分界轮廓，沿前列腺弧形表面游离前列腺侧蒂，此过程中注意避免电凝及过度牵拉，明显出血部位给予Hem-o-Lok夹闭，直至游离至前列腺尖部，见DVC侧面。

（3）将精囊牵向下方，此时膀胱与前列腺连接部可见切迹分界，仔细电切清理膀胱颈周围脂肪至显露逼尿肌纤维，于腹侧面处横断膀胱颈后壁，此处应注意识别逼尿肌漏斗后壁。

（4）离断膀胱颈前壁，最大程度保留前列腺周围组织结构，再横断尿道，完整切除前列腺；膀胱尿道吻合，置入尿管后缝合后壁。其中，为确保在该术式中最大程度的保留神经血管束功能，在处理前列腺精囊外角、前列腺外侧和前列腺尖部时应尽量避免使用热能或过多的牵引张力，而对术前有临床证据显示精囊未受累的患者甚至可考虑保留精囊。

（三）侧入路

Gaston团队2007年首次提出经侧入路机器人辅助腔镜前列腺癌根治术，术中充分暴露神经血管束后施行筋膜内前列腺癌根治术。Hoepffner等回顾1679例行侧入路的RALRP患者，pT2-pT3患者切缘阳性率为17.4%~36.9%，1年后患者完全尿控达94%，术后性功能恢复率达88.8%。

1.手术体位、操作孔布局

（1）手术体位：双侧肩部用海绵垫固定，取15°~20°头低脚高仰卧位，双腿分开，留置导尿管排空膀胱，机器人位两腿之间。

（2）操作孔布局：脐上1 cm纵行切口置入镜头套管（A）；8 mm的机械臂套管（B）戳孔位于右侧腹直肌外缘脐与耻骨联合中点，置入Monopolar单极电剪；8 mm的机械臂套管（C）戳孔位于左侧髂前上棘与肋缘间，置入Maryland bipolar双极电凝；8 mm的机械臂套管（D）戳孔位于左侧腹直肌外缘平镜头，置入Prograsp抓钳；两个5 mm助手操作孔（E、F）用于吸引器、Hem-o-Lock施夹器、抓钳。

2.手术步骤

（1）建立腹膜外间隙，分离进入膀胱前间隙，清理前列腺前部脂肪组织、暴露盆内筋膜。

（2）抓钳牵拉膀胱，找到右侧膀胱前间隙，顿性及锐性结合分离膀胱及前列腺交界处基底部结缔组织，自2点钟方向打开盆侧筋膜和前列腺筋膜，钝性剥离前列腺外侧缘，分离后至狄氏筋膜，在此空间完全暴露并分离保留右侧神经血管束，此处可用2 mm微型钛夹予以止血，期间避免使用热能或过度牵拉。

（3）离断右侧输精管，游离右侧精囊，横行离断膀胱颈。

（4）同法处理左侧神经血管束，直达尿道，此时前列腺可以左右旋转。

（5）缝扎DVC后离断前列腺与尿道，最后使用强生2-0滑线连续吻合膀胱与尿道。

（6）标本的取出。标本装入一次性取物袋中，自镜头孔取出；盆腔引流管自右侧机械臂孔牵出。

（四）经膀胱入路

经膀胱入路是一种通过膀胱腔内分离前列腺及周围组织结构的顺行路径，有研究证实经膀胱入路RARP（TvRARP）/单孔腹膜外经膀胱RARP术（SETvRARP）是治疗局限性低风险前列腺癌的可选术式之一，同时经膀胱入路与后入路RARP在术后即刻尿控率方面两者相似并且均优于前入路。

1.手术体位、操作孔布局

患者采用气管插管全身麻醉。TvRARP取轻度头低脚高（约15°）截石位，双下肢分开80°~90°，由于镜头在术中绝大多数时间均位于膀胱内，不易受到腹腔内容物的干扰。而SETvRARP术中镜头始终位于膀胱内，完全不受腹腔内容物的干扰，因此可同耻骨后腹膜外前列腺癌根治术，可取轻度头低脚高位或水平仰卧位实施手术。术前常规消毒、铺单，插入14F导尿管，用适量生理盐水固定气囊。

2.TvRARP/SETvRARP套管摆位

（1）TVRARP套管摆位。镜头套管戳孔（C）位于脐上1 cm处，8 mm的R1、R2机械臂套管戳孔分别位于镜头套管戳孔两侧，8 mm的R3机械臂套管戳孔位于R2机械臂套管戳孔外侧，12 mm助手套管戳孔（A1）位于R1机械臂套管戳孔外侧。

（2）SETvRARP套管摆位。单孔PORT的放置：排空膀胱后，经导尿管向膀胱内注入400~600 ml生理盐水，使膀胱处于充分充盈状态，此时应可在耻骨联合上方至少2横指水平触及膀胱；在脐下作一长约5 cm的纵形或横形切口，该切口大约位于脐与耻骨联合的中点处，根据患者体型可适当上移或下移；切开皮肤各层，经白线依次钝性分离腹直肌、膀胱前脂肪、膀胱壁，直至显露出膀胱黏膜层面；用6-8根间断缝线将膀胱壁切缘与皮肤固定；置入单孔PORT，使2个8~12 mm通道位于两侧（用于放入da Vinci Xi手术机器人系统的8 mm套管和左、右手操作器械）、第3个8~12 mm通道位于尾侧（用于放入da Vinci Xi手术机器人系统的8 mm套管和镜头），另一5~12 mm通道位于头侧（用作助手孔，方便5 mm吸引器和10 mm Hem-o-Lock施夹器的使用）。

3.TvRARP/SETvRARP的手术步骤

（1）TVRARP手术步骤

a.纵形切开膀胱后上壁5~8 cm；用腹壁悬吊缝线将膀胱切口向两侧牵开；显露双侧输尿管开口，明确其与尿道内口、前列腺关系。

b.用单极电剪沿尿道内口作一圆弧形切口，切开膀胱黏膜及肌层。

c.沿此弧形切口下半圈向深面解剖分离，直至充分暴露和游离两侧输精管和精囊。

d.在前列腺后方依次打开筋膜外、筋膜间和筋膜内层次，显露前列腺包膜，紧贴前列腺包膜分离前列腺后表面与直肠之间隙直至前列腺尖部后方。

e.在前列腺侧面4-5点处用马里兰钳紧贴前列腺包膜分离出间隙，用电剪推开盆侧筋膜脏层，显露前列腺右侧血管蒂；紧贴前列腺包膜上Hem-o-Lock并冷刀剪断前列腺右侧血管蒂；同法处理左侧血管蒂；此时前列腺左右神经血管束（NVB）已分别被推向外侧。

f.如术中发现前列腺癌灶侵犯包膜，则可在盆侧筋膜外间隙层面分离，行筋膜外前列腺切除。

g.沿尿道内口上半圈弧形切口，向深面分离至前列腺包膜，并紧贴包膜向前分离前列腺前表面直至尖部，此分离过程中注意将DVC向上推开以免误伤，显露尿道。

h.分离、离断尿道、移除前列腺标本；术野彻底止血后，用RB-1针带4-0倒刺线连续缝合，先将膀胱颈作网球拍式缝合以缩小吻合口并远离输尿管开口，然后完成膀胱-尿道吻合，留置20-22Fr三腔硅胶导尿管。

i.分黏膜肌层和外膜层两层连续缝合依次关闭膀胱切口。

j.再次检查腹腔有无出血，撤机，适当延长镜头套管戳孔，取出标本，关闭各套管戳孔及切口，留置导尿管，不留置腹腔引流管，术毕。

（2）SETvRARP手术步骤

a.机器人镜头经单孔Port进入膀胱后，显露观察双侧输尿管开口，明确其与尿道内口、前列腺的关系。

b.用单极电剪沿尿道内口作一圆弧形切口，切开膀胱黏膜及肌层。

c.沿此弧形切口下半圈向深面解剖分离，直至充分暴露和游离两侧输精管和精囊。

d.在前列腺后方依次打开筋膜外、筋膜间和筋膜内层次，显露前列腺包膜，紧贴前列腺包膜分离前列腺后表面与直肠之间间隙直至前列腺尖部后方。

e.在前列腺侧面4-5点处用马里兰钳紧贴前列腺包膜分离出间隙，用电剪推开盆侧筋膜脏层，显露前列腺右侧血管蒂；紧贴前列腺包膜，用Hem-o-Lock夹及冷刀夹闭、离断前列腺右侧血管蒂；同法处理前列腺左侧血管蒂；此时前列腺左右神经血管束（NVB）已分别被推向外侧。

f.如术中发现前列腺癌灶侵犯包膜，则可在盆侧筋膜外间隙层面分离，行筋膜外前列腺切除。

g.沿尿道内口上半圈做弧形切口，向深面分离至前列腺包膜，并紧贴包膜向前分离前列腺前表面直至尖部，此分离过程中注意将DVC向上推开以免误伤，显露尿道。

h.分离、离断尿道、移除前列腺标本。

i.术野彻底止血后，用RB-1针带4-0倒刺线连续缝合，先将膀胱颈作网球拍式缝合以缩小吻合口并远离输尿管开口，然后完成膀胱-尿道吻合，留置F20三腔硅胶导尿管。

j.撤去机械臂，经单孔套管完整取出前列腺标本，分层关闭膀胱及腹壁切口，撤机；留置导尿管，不留置腹腔引流管。

4.技术要点解析

（1）TvRARP/SETvRARP膀胱切开的方向（横向或纵向）

膀胱逼尿肌由三层肌纤维组成（除三角区之外）：纵向走形的内层肌纤维、环状走形的中层肌纤维和纵向走形的外层肌纤维。取横向切口，则横断了3层膀胱肌纤维，而纵向切口仅横断中层的环状肌纤维。

TvRARP术中，取纵向膀胱上壁切口，可通过留置在两侧切缘、向两侧牵引的留置缝线，将纵向切口撑开呈菱形，以此获得充分的膀胱内结构的暴露。

SETvRARP术中，皮肤切口与膀胱切口走行方向需保持一致；前正中线切口可不横断腹直肌，损伤较小；横向走形的Pfannenstiel切口则过于靠近尾侧，单孔操作通道与前列腺-膀胱轴线之间的夹角过大，可能不利于术中操作。

综上所述，TvRARP/SETvRARP术宜纵向切开膀胱。

（2）TvRARP是否采用悬吊缝线

如前所述，术中取纵向膀胱上壁切口，可通过留置在两侧切缘、向两侧牵引的留置缝线，将纵向切口撑开呈菱形，以此获得充分的膀胱内结构的暴露。但当术者熟练时也可考虑不留置缝线。

（3）TvRARP/SETvRARP膀胱尿道吻合的缝针与缝线

据报道，可采用2根反向走行的RB-1针带3-0倒刺线完成膀胱尿道吻合，最终的线结打在膀胱-尿道吻合口外面，以避免膀胱内线结对三角区的刺激（可能导致术后尿痛）和结石形成。其他的针线选择包括1根3-0倒刺线和1根反向走形的3-0 PDS线、单根3-0倒刺线，或单根3-0 PDS线等。

（4）TvRARP/SETvRARP膀胱的缝合方式

分两层分别关闭膀胱黏膜/浅肌层和深肌层/浆膜层。可选缝线包括3-0倒刺线、3-0普通薇乔线、3-0PDS线等。缝合方式为连续缝合。

（5）TvRARP/SETvRARP术后引流

若未同时行盆腔淋巴结清扫，可不留置膀胱外盆腔引流管，仅留置导尿管引流膀胱。也有学者提出以耻骨上膀胱造瘘管替代导尿管引流膀胱，患者术后的不适感更低。

（五）经会阴入路

2014年美国Kaou团队最先报道了在尸体上进行经会阴机器人辅助腹腔镜前列腺癌根治术，并证明了该术式是可行的。后续该团队又陆续报道了4例有下腹部手术史的患者成功完成经会阴入路RARP。国内任善成团队报道了中国首例单孔经会阴入路RARP。

1.手术体位

患者取15°~20°头低脚高截石位，留置导尿管排空膀胱，机器人位于两腿之间。

2.手术步骤

（1）首先，在坐骨结节中线取约2.5 cm长的一Ω切口，解剖皮下组织，并识别切开中央肌腱，进一步解剖后，分离直肠尿道括约肌，尿道外括约肌向上提起。

（2）分离提肛肌，使前列腺暴露于中线。在分离皮下组织和悬置缝线放置之后，插入多通道机器人端口。

（3）前列腺后方识别并切开 Denonvillier 筋膜，紧贴前列腺后方钝性分离至前列腺底部，识别并解剖输精管和精囊，用电灼分离输精管，血管夹夹闭精囊供血血管。

（4）从两侧解剖前列腺外侧，确定前列腺蒂，用夹子结扎前列腺蒂并将其离断。

（5）沿前列腺尖部向后分离，确定尿道-前列腺交界部，并横切离断尿道。

（6）沿前列腺前外侧钝性分离至前列腺-膀胱连接处，保留背深静脉复合体。

（7）离断膀胱颈，完整剥离前列腺，前列腺标本从会阴切口取出。

（8）前列腺摘除后，腹膜外间隙在盆腔侧壁内侧和膀胱两侧展开，显露闭孔窝和髂外静脉。

（9）解剖分离闭孔淋巴结和髂外淋巴结，并通过会阴入口处取出。

（10）以连续缝合方式吻合尿道膀胱，撤机，留置引流管并缝合切口。

3. 技术要点

经会阴入路临床应用尚少，解剖复杂，学习曲线长，其优势在于术后尿控保留较好。由于需要截石位以及20°~30°头低脚高位，以利于进入会阴，所以体位要求将一些患者排除在经会阴入路选择范围之外，包括髋部或脊柱强直或心肺功能欠佳的患者，因为此类患者膈肌所承受的压力较大，通常需要过度通气，从而限制了心脏的充盈。由于盆腔淋巴结清扫较困难，推荐早期、既往腹部/经尿道手术史、盆腔放疗史的患者可考虑选择此种途径。此外，由于伤口位置特殊，感染风险较高，需加强患者的出院前教育。

四、并发症及处理

手术并发症主要包括出血、输尿管损伤、直肠损伤、吻合口漏尿、尿道狭窄、尿失禁、性功能障碍、术后切缘阳性等，须根据不同的并发症和发生原因进行对应处理。

（一）出血

术中大出血是机器人前列腺癌根治术最常见并发症，也是中转开放手术最主要原因之一。术中处理好阴茎背深血管复合体是预防出血的关键，"8"字缝扎背深血管丛可有效预防出血，紧贴耻骨离断耻骨前列腺韧带可避免损伤背深血管丛浅表支。此外，还要警惕前列腺侧血管蒂出血、阴部内血管分支出血、Trocar腹壁戳口出血等。

（二）输尿管损伤

前列腺体积较大、中叶显著突入膀胱者，需观察双侧输尿管开口位置以避免误伤。进行尿道吻合时需再次确认输尿管开口与吻合口距离，距离过近者需留置双J管以保护输尿管开口。输尿管下段与输精管交叉紧贴精囊进入膀胱壁，在处理前列腺膀胱交界处，包括膀胱下动脉分支的前列腺侧韧带时，都易损伤输尿管。一旦发生输尿管损伤，需放置双J管并对损伤处修补缝合。

（三）直肠损伤

前列腺肿瘤浸润、前列腺局部放疗、既往前列腺电切或前列腺剜除术后、术前新辅助治疗等均可引起前列腺周围粘连增加，游离时增加直肠损伤风险，对术前评估直肠损伤高风险患者可考虑术前肠道准备。出现直肠损伤并发症，评估损伤大小、严重程度、有无热损伤、是否可行一期修补、是否要做肠道转流手术等尤为重要。绝大多数情况下可行一期修补、留置肛管、术后短期辅助肠外营养。对直肠损伤面比较大且缝合创缘不甚满意者，可选择一期乙状结肠造瘘，二期修补。直肠损伤主要发生部位在精囊部及前列腺尖部，术中应该仔细解剖，顿性及锐性分离相结合。

（四）吻合口漏尿

术后发生吻合口漏尿绝大部分原因与吻合口对合不严密、吻合口张力过大、术后导尿管早期滑脱、血糖控制不佳、全身营养差等情况有关。当引流液肌酐显著高于正常并证实是尿液时，应保证引流管通畅并适当延长导尿管留置时间。

（五）尿道狭窄

术后尿道狭窄主要分为尿道外口狭窄和吻合口狭窄。尿道外口狭窄发生后需定期扩张尿道减少狭窄复发。吻合口狭窄与吻合欠佳、尿瘘、吻合口处血肿密切相关，多为吻合口瘢痕挛缩所致。狭窄严重者可选择内镜下冷刀切开并定期尿道扩张。

（六）尿失禁

术后尿失禁多在6个月内好转，大部分在1年内可恢复或部分恢复。术后尿控状况是多因素决定，年龄、身体状况、术中前列腺周围解剖结构保留程度和是否保留神经血管束等均与之有关。良好的保留盆底结构、保留血管神经和良好的膀胱颈口重建和盆底结构重建是减少术后尿失禁的关键。术中应尽可能保证足够长的尿道，避免损伤尿道膜部括约肌。离断前列腺膀胱交界处应使用超声刀顿性锐性结合，保留膀胱颈部肌肉，避免损伤近端括约肌功能。术后规范的盆底肌群功能训练可以有效改善术后尿失禁症状。对长时间完全尿失禁患者可选择尿道球部悬吊术和尿道人工括约肌等治疗手段。

（七）性功能障碍

术后性功能障碍严重影响患者及其伴侣生活质量。影响术后勃起功能恢复的因素包括年龄、术前勃起功能情况以及术中神经保留等。术前评估、术中保护双侧神经血管束、术后早期阴茎康复是治疗术后性功能障碍的有效措施。筋膜间或筋膜内切除常可保留神经血管束，患者术后勃起功能恢复较好，筋膜外切除神经血管束多被破坏，患者术后勃起功能恢复较差。此外，无热技术对勃起功能的恢复十分重要，术中应尽量使用冷刀以避免性神经热损伤。

（八）切缘阳性

手术切缘阳性率与患者术前 PSA 水平、前列腺体积、病理分期和 Gleason 评分相关，也与手术技术相关。切缘阳性最常见的部位为前列腺尖部和后侧，少见部位为后外侧和神经血管束区域。术中过于靠近前列腺尖部可能增加切缘阳性率，而过于远离前列腺尖部可能导致术后尿控恢复时间延长。因此，精细准确的前列腺解剖分离、熟练的手术技巧及合理的手术方式的选择有助于降低切缘阳性率。对于术后切缘阳性的患者，术后可选择辅助内分泌治疗或辅助放疗。

（九）吻合口异物

吻合口异物往往发生在膀胱颈部与尿道吻合不严密的情况下，使用结扎夹通过吻合口进入膀胱。患者主要表现为持续尿路感染、漏尿或血尿，甚至结石形成。术中应该避免在吻合口附近使用结扎夹。膀胱镜检查可以发现吻合口异物，并通过异物钳取出。

（十）切口疝

肥胖患者的术后切口疝发生率较高。原因主要是由于患者腹壁厚度增加，使穿刺通道难以全层关闭。对于肥胖患者，可以使用筋膜闭合器关闭伤口。

第三章

机器人辅助腹腔镜肾部分切除术

一、概述

来源于肾小管组织的肾细胞癌是肾脏实体性肿瘤中最常见的类型，发病率占成人恶性肿瘤的2%~3%，占肾脏恶性肿瘤的80%~90%。对于局限性肾癌和局部进展性肾癌，手术切除仍是首选的治疗方案，其中包括了保留肾单位的肾部分切除术。同时，手术切除也同样适用于具有手术适应证的肾脏良性肿瘤。自从Clayman于1991年首次报道腹腔镜肾切除术开始，腹腔镜技术应用于各种类型的肾脏手术。McDougall于1993年实施世界首例腹腔镜肾部分切除术（laparoscopic partial nephrectomy，LPN），从此，LPN开创了保留肾单位手术（nephron sparing surgery，NSS）的微创治疗。经历了近30年的实践与发展，与开放手术相比，LPN不仅创伤程度更小，而且达到了与前者同等的远期肿瘤控制效果。但LPN也有其不足之处，技术难度是其最大障碍，2D视野以及微创器械灵活性的不足，限制了肿瘤切除、止血、缝合等一系列操作；学习曲线长，限制了LPN的推广和普及。

机器人辅助腹腔镜手术的出现，是当代外科技术发展的重要趋势，与传统腹腔镜手术相比，其技术优势包括高清放大3D立体视野，7个自由度的灵活仿腕型机械臂系统，减少震颤、缩小移动比例，以及符合人体生物工程学原理的操作系统。这些技术优势，使机器人辅助腹腔镜手术更加灵活、精准、稳定和舒适，缩短了学习曲线，克服了LPN的技术难题，尤其适用于机器人辅助腹腔镜肾部分切除术（Robot-assisted partial nephrectomy，RAPN）等泌尿外科复杂的肾功能保留和重建手术。Gettman等自从2004年施行全球首例RAPN以来，国内外多个中心陆续开展RAPN手术，在有限的热缺血时间内，机器人手术可更准确、高效地完成病灶切除和创面缝合，甚至一些较大的、内生型及肾门部复杂肿瘤也可以安全有效切除。RAPN具备操作方便、安全、精准、可靠、热缺血时间短、出血少、并发症发生率低、住院时间短、肿瘤治疗效果满意等优点。但机器人手术缺乏触觉感知能力，手术费用高昂。此外，RAPN对手术一助的要求较高。RAPN可经腹腔入路和经后腹腔入路两种途径完成，因此，本章将分别通过这两种入路途径介绍RAPN。

二、适应证和禁忌证

（一）适应证

RAPN的适应证与传统开放手术和腹腔镜手术相一致，分为绝对适应证、相对适应证和可选择适应证。

1.绝对适应证

肾癌发生于解剖性或功能性的孤立肾，根治性肾切除术将会导致肾功能不全或尿毒症的患者，如先天性孤立肾、对侧肾功能不全或无功能者、双肾恶性肿瘤以及遗传性肾癌等。

2.相对适应证

肾癌对侧肾存在某些良性疾病，如肾结石、慢性肾盂肾炎或其他可能导致肾功能恶化的疾病（如高血压、糖尿病、肾动脉狭窄等）患者。

3.可选择适应证

对侧肾脏完全正常的肾肿瘤患者尤其是位置表浅、以外生为主、位于肾周和直径小于4cm的肾脏肿瘤。

（二）禁忌证

（1）局部或远处转移，伴有肾静脉血栓或瘤栓，多发肾肿瘤位置深在居于肾中央的肿瘤。

（2）既往有同侧肾脏手术史及有经腹手术史患者，经腹腔途径有相对禁忌证。

（3）未纠正的全身出血性疾病，严重心脏疾病和肺功能不全，以及未控制的糖尿病和高血压，无法耐受手术。

三、术前准备

患者术前准备包括：①血常规、尿常规、肝肾功能、电解质、血糖、凝血功能、血沉、碱性磷酸酶和乳酸脱氢酶等实验室检查项目；②胸部X线片（正、侧位）、腹部彩色多普勒超声、肾脏CT或MRI（平扫和增强扫描）、肾脏血管成像（CTA）等影像学检查项目；③患者术前一晚进食全流质饮食、给予缓泻剂清理胃肠道，以及术前预防性应用抗生素。

四、手术步骤

（一）经腹腔途径RAPN

1. 患者体位

气管插管全身静脉复合麻醉后，留置经鼻胃管及导尿管，患者健侧卧位60°~70°，以专用泡沫垫固定躯干，头颈部以枕垫支撑垫起以维持自然状态，腋窝用橡胶垫垫起。上肢肘关节略弯曲，手臂板向头部展开100°~110°。升高腰桥，使腰部及腹部适当展开，于股骨大转子水平和胸部乳头上方水平用宽胶带将患者与手术床固定牢靠（图29-7）。

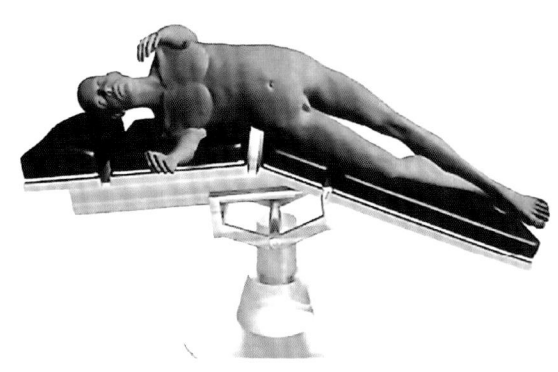

图27-7　经腹腔入路RAPN体位示意图

2. 建立气腹

选择经脐置入气腹针通常最安全，因为所有筋膜层在脐部汇合成单层筋膜。于脐内边缘以尖刀横行切开一个长为3mm皮肤切口，用两把巾钳于切口两侧提起脐周皮肤，拇指和示指持Veress针以垂直于皮肤方向穿破筋膜进入腹膜腔，此时内芯钝针自动弹出并会有明显突破感。将气腹管与Veress针连接，初始以低流量进CO_2气体，保持腹腔压力为12~14mmHg，进气过程中观察气腹机流量和气腹压的变化，并叩诊肝区或脾区。如果气腹机压力报警，提示患者肌肉松弛不充分或Veress针被大网膜或肠壁堵塞，可向外稍拔出气腹针并重新调整其位置。对于有腹腔感染或腹腔手术史的患者，可以采用小切口剖腹术（Hassan方法）逐层切开进入腹腔建立气腹。

3. 穿刺套管分布

采用常规经脐旁入路，气腹建立成功后，于脐头侧两横指处腹直肌旁线处做一纵行10mm切口，随后插入12mm镜头臂套管。拔出Veress针，将气腹管与镜头臂套管接头连接。置入镜头，直视下放置其他套管。头侧的8mm套管置于锁骨中线肋缘下方约两横指处，距离镜头套管8~10cm（约一掌宽）。尾侧的8mm套管放置于腋前线附近，同样距离镜头套管8~10cm（约一掌宽），具体位置要使形成的以镜头套管为顶点的等腰三角形顶角在90°~110°之间。头侧和尾侧的8mm套管作为主要的机器人操作臂通道。另外根据术者的习惯，可以选择在靠近耻骨的腹直肌侧缘，距离上述尾侧8mm套管在腹直肌侧缘的投影8~10cm处再放置一个8mm套管，作为机器人3号操作臂的通道。于脐正中稍下方放置12mm套管作为助手通道。对于右侧手术而言，常另需要在剑突下放置一个5mm套管用于术中牵拉肝脏（图29-8）。

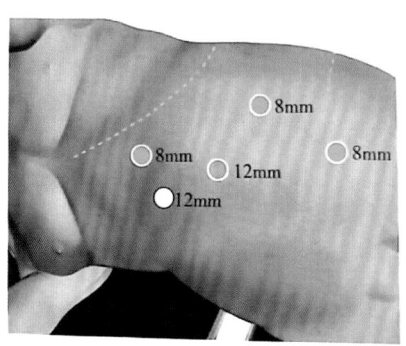

图29-8　经腹腔入路RAPN穿刺套管位置分布图

4. 机器人系统的对接

以镜头通道与1、2号操作臂通道中点的连线为轴，机器人沿此轴由患者背侧靠近，机器臂跨过患者背侧与相应的穿刺通道进行对接。首先对接机器人镜头臂与镜头套管，根据其相对位置，前后微调机器人设备使镜头臂上的三角形指示标位于蓝色条带内。然后对接其余三个操作臂到相应的穿刺套管。对接完毕后可以适当将各臂向外牵拉使腹壁外凸，扩大手术视野，获得足够穿刺套管之间的空间，减少机器臂相互碰撞的概率。当各机器臂对接完成后，应再次检查以确保没有对身体其他部位造成压迫。之后安装30°镜头，1号臂放置单极弯剪，2号臂放置双极Maryland钳，3号臂放置Prograsp抓钳，然后在镜头直视下将各器械插入腹腔。在手术操作过程中根据需要，2、3号臂的器械可以对调（图29-9）。

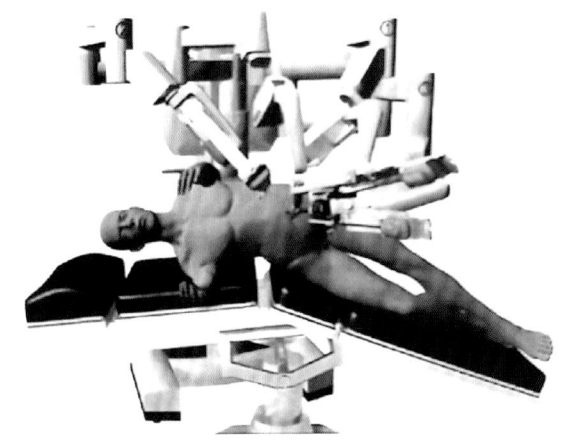

图29-9　经腹腔入路RAPN机器人及机器操作臂的位置分布图

5.手术步骤（以右侧经腹腔机器人肾部分切除术为例）

（1）进入腹腔后，首先辨认腹腔内解剖标志，松解术野内腹腔内粘连。沿结肠旁沟超声刀锐性切开侧腹膜，将升结肠推向健侧，再切开肝结肠韧带，通过辅助孔置入扇形拉钩，将肝脏下缘向上牵开，暴露术野（图29-10）。

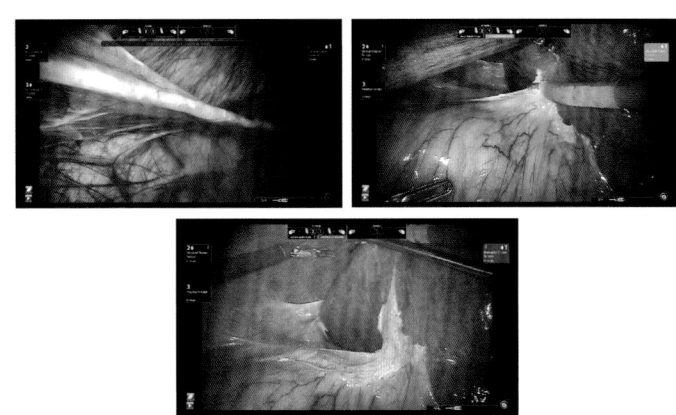

图29-10 松解腹腔内粘连，沿结肠旁沟切开侧腹膜、游离肝结肠韧带，并牵开肝脏

（2）游离结肠与十二指肠，充分显露下腔静脉。将右半结肠与横结肠牵向中线，显露出其后方的十二指肠，轻柔地游离十二指肠并将其推向中线，暴露出十二指肠后方的下腔静脉，纵向切开下腔静脉鞘（图29-11）。

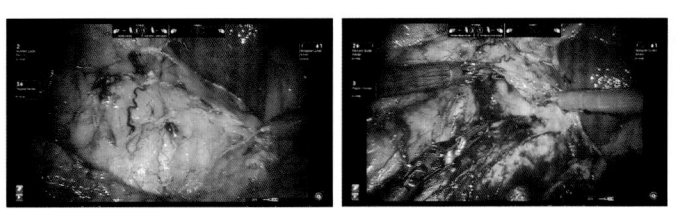

图29-11 游离结肠与十二指肠，充分显露下腔静脉

（3）游离并显露肾动脉与肾静脉。借助3臂的抓钳将肾脏向上方提起，并从下腔静脉右侧切开肾周筋膜，游离肾周脂肪至腰大肌；在腰大肌前方分离肾动脉后方的脂肪组织和血管鞘，在肾静脉后方游离肾动脉腹侧，直到游离至适合阻断的肾动脉长度。于肾静脉上方、下腔静脉右侧切开肾周筋膜，探查有无多支肾动脉及分支（图29-12）。

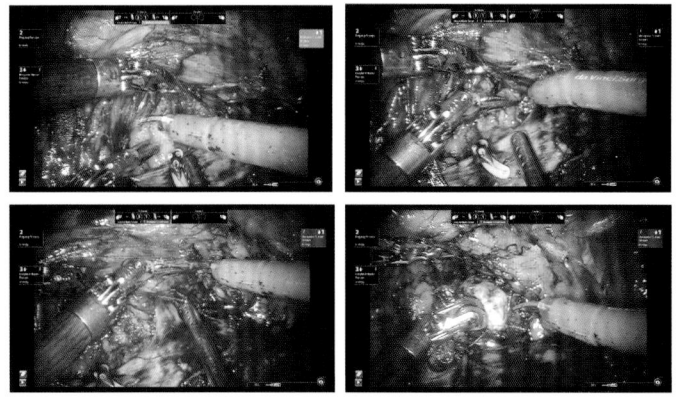

图 29-12　切开肾筋膜，充分游离肾周脂肪，显露肾动脉与肾静脉

（4）探寻肾脏肿瘤。切开肾筋膜，游离肿瘤周围脂肪组织（图 29-13）。

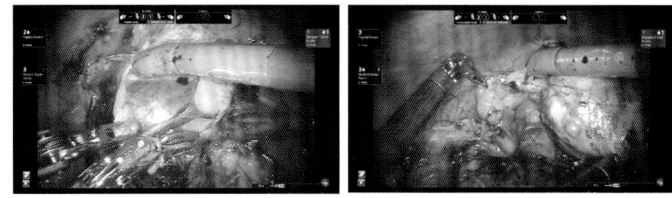

图 29-13　明确肾肿瘤位置，切开肾筋膜并游离肿瘤周围脂肪组织

（5）阻断肾动脉。利用 3 臂抓钳提起肾门，用 Bulldog 无损伤血管夹夹闭阻断肾动脉（图 29-14）。

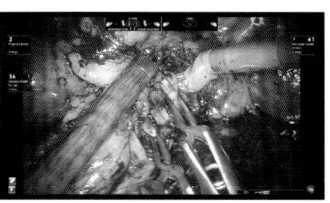

图 29-14　使用 Bulldog 血管夹阻断肾动脉

（6）充分游离并切除肿瘤。提起瘤冠脂肪组织，沿肿瘤旁开 0.5 cm 切割肾实质，采用钝性分离与锐性分离相结合的方式，游离肿瘤基底部，吸引器牵拉肾床并清理创面渗出，充分将肿瘤及周围少许正常肾组织一并完整切除（图 29-15）。

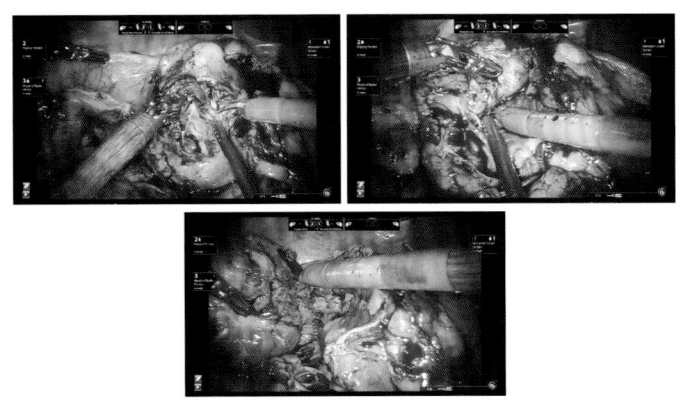

图 29-15 充分游离并将肾肿瘤及周围少许肾正常组织完整切除

（7）缝合肾脏创面，修复闭合肾脏缺损。检查创面无活动性出血及渗液后，将 1 臂的单极剪刀和 2 臂的双极电凝均更换为持针器，用 1-0 Quill 线（带倒刺的可吸收缝合线）连续缝合创面。缝合之前在其线尾固定 1 枚 Hem-o-Lok 夹。分两层缝合，第一层先缝合创面及肾髓质，髓质连续缝合完毕后，最后一针从肾髓质穿出肾包膜，拉紧缝线，用 Hem-o-Lok 固定；第二层连续缝合肾皮质全层，闭合肾脏创面，最后一针用 Hem-o-Lok 固定（图 29-16）。

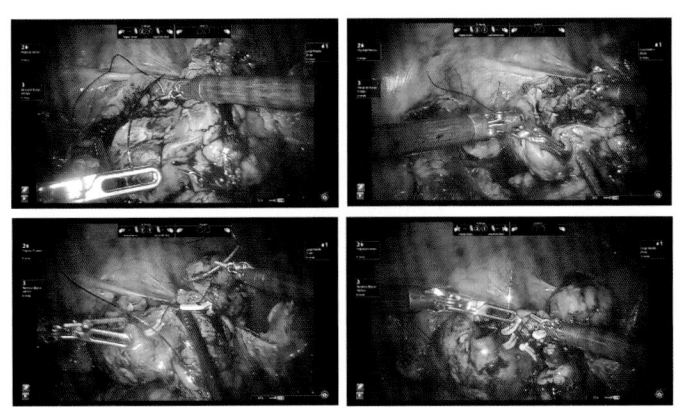

图 29-16 使用 Quill 可吸收缝线充分缝合肾脏创面，闭合肾脏缺损

（8）移除 Bulldog 无损伤血管阻断夹，恢复肾脏血供。降低气腹压力至 3~5 mmHg，检查确认肾脏创面无活动性出血，使用标本袋将标本取出，术区留置橡胶引流管一根，缝合关闭皮肤切口（图 29-17）。

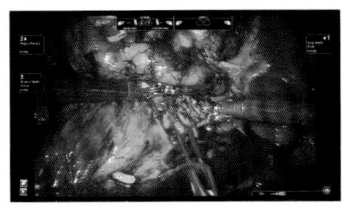

图 29-17 移除 Bulldog 血管阻断夹，恢复肾脏血供

（二）经后腹腔途径RAPN

1. 患者体位

气管插管全身静脉复合麻醉，麻醉成功后留置导尿管，患者取完全健侧卧位，升高腰桥，双上肢于置臂板上固定。

2. 建立气腹和穿刺套管分布

以右侧后腹腔机器人肾部分切除术为例，于腋中线髂嵴上方2cm处作一长2~3cm横行切口为镜头通道，大弯钳扩开腰背筋膜，手指推开脂肪，置入自制扩张器，充气约800ml扩张腹膜外空间。肋缘与髂嵴连线中点线与腋后线交点处为机器人操作臂2臂位置，切开8mm横行切口，在手指引导下置入套管。于镜头孔置入12mm套管，并缝合皮肤固定。连接气腹机待气腹压升至14mmHg后，将机器人30°镜头直视下于2臂套管置入吸引器，钝性推开腹膜，于机器2臂水平，腋前线外1~2cm处为机器人操作臂1臂套管位置。1臂套管与镜头套管连线中点下6~8cm处直视下置入12mm套管作为一助的辅助通道。两机器人操作臂与镜头通道之间成角应大于90°（图29-18）。

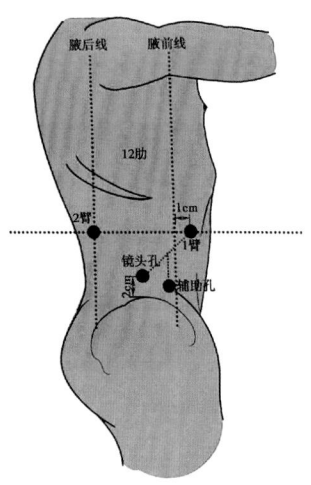

图29-18　经后腹腔入路RAPN穿刺套管分布示意图

3. 机器人系统的对接

机器人从患者头侧，身体长轴方向垂直进入，首先对接机器人镜头臂与镜头套管，根据其相对位置，前后微调机器人设备使镜头臂上的三角形指示标位于蓝色条带中央，这样镜头与镜头臂在一条线时所呈现的就是正中的视野。然后对接其余两个操作臂到相应的穿刺套管。之后安装镜头，1臂放置单极弯剪，2臂放置双极Maryland钳，在镜头直视下将各器械插入腹腔，助手位于患者腹侧（图29-19）。

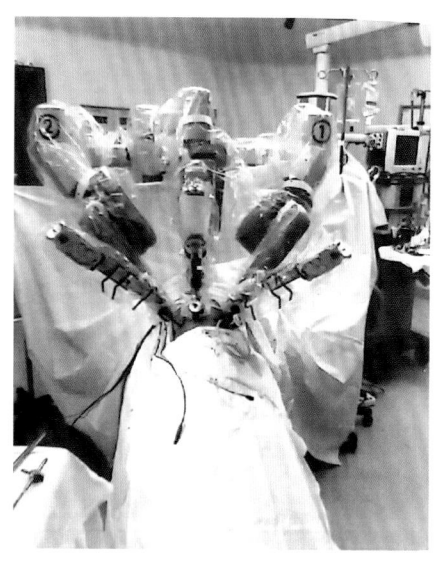

图29-19 经后腹腔入路RAPN机器人及机器操作臂的位置分布图

4. 手术步骤（以右侧后腹腔机器人肾部分切除术为例）

（1）建立腹膜后手术操作空间。清理腹膜后脂肪，辨认腰肌、腹膜返折及肾周筋膜等解剖标志（图29-20）。

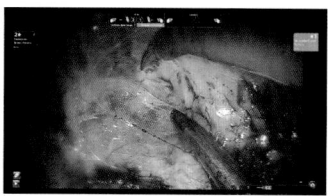

图29-20 建立腹膜后手术操作空间，清理腹膜后脂肪，辨认术野解剖标志

（2）显露肾脏并探查肿瘤位置。辨明腹膜返折，在腹膜返折的内侧纵行剪开肾筋膜，切开肾周脂肪囊，采用钝性分离与锐性分离相结合的方式游离肾脏，显露肿瘤和周围肾实质（图29-21）。

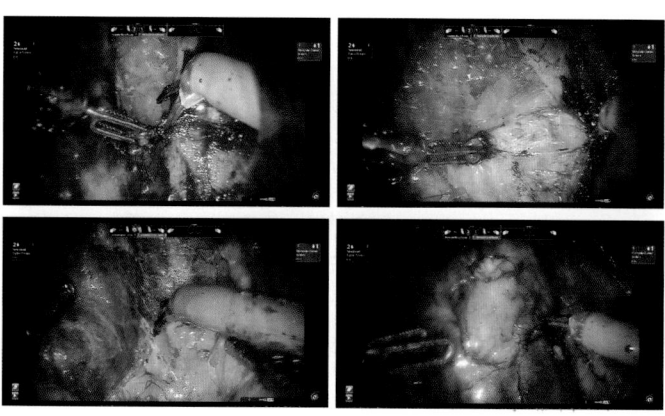

图29-21 剪开肾筋膜，分离肾周脂肪，充分游离肾脏并显露肾肿瘤

（3）阻断肾动脉，充分游离并切除肾肿瘤。在腰大肌与肾脏背侧的脂肪囊之间，锐性分离肾门处脂肪组织，循肾动脉搏动打开血管鞘，充分游离并显露肾动脉。使用Bulldog无损伤血管阻断夹阻断肾动脉；提起瘤冠脂肪组织，沿肿瘤旁开0.5 cm切割肾实质，采用钝性与锐性分离相结合的方式，游离肿瘤基底部，吸引器牵拉肾床并清理创面渗出，完整切除肿瘤及周围少许肾实质（图29-22）。

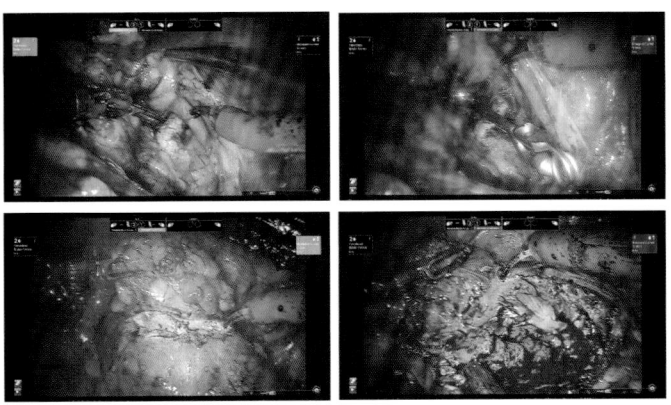

图29-22　探寻并阻断肾动脉，完整切除肿瘤及周围少许肾组织

（4）缝合肾脏创面，修复闭合肾脏缺损。将1臂的单极剪刀与2臂的双极电凝均更换为持针器，用1-0 Quill可吸收缝线连续缝合创面。提前在线尾固定1枚Hem-o-Lok夹。分两层缝合，第一层先连续缝合肾髓质及创面，肾髓质缝合完毕后，最后一针从肾髓质穿出肾包膜，收紧缝线，用Hem-o-Lok夹固定；第二层连续缝合肾皮质全层，闭合肾脏创面，最后一针用Hem-o-Lok夹固定（图29-23）。

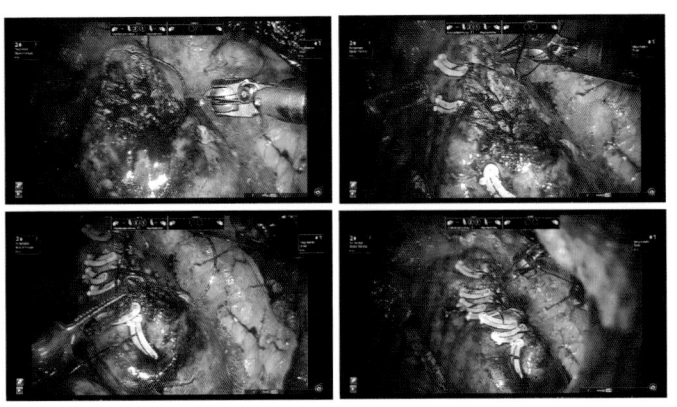

图29-23　使用Quill可吸收缝线充分缝合肾脏创面，闭合肾脏缺损

（5）移除Bulldog血管阻断夹，恢复肾脏血供。降低气腹压力至3~5 mmHg，检查确认肾脏创面无活动性出血，用标本袋将标本取出，术区留置橡胶引流管一根，关闭皮肤切口（图29-24）。

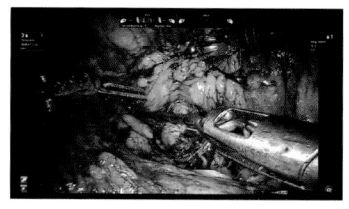

图29-24 移除Bulldog血管阻断夹，恢复肾脏血供

五、术后处理

术后卧床休息1~2天，鼓励患者床上活动四肢，并可在别人帮助下翻身，勿需绝对卧床。常规预防性应用抗生素。患者下床活动后即可拔出导尿管。腹腔或腹膜后引流管24小时引流量少于10ml、无漏尿及发热，下床活动后引流量无变化，可拔除引流管。术后两周内勿过多活动。

六、术后并发症及其防治

（1）创面出血。发生率为4.5%。术中大出血是中转开放手术的主要原因。切除肿瘤前夹闭肾动脉可减少术中出血；肿瘤切除后确切的缝合肾实质缺损，创面喷洒生物止血凝胶，可有效减少术后出血、渗液。术后继发出血保守治疗无效时，可考虑行选择性肾动脉栓塞。

（2）尿漏。发生率为2.0%，是术后主要并发症。可能由破损的肾集合系统缝合欠佳、术中误伤输尿管或局部肾组织坏死等原因引起。术中有效夹闭肾动脉，保持创面术野清晰，有助于及时发现集合系统的破损，以便及时修补。大多数尿性囊肿可行经皮置管引流和（或）留置输尿管内支架管解决。

（3）伤口感染。发生率约为1%，予常规引流，伤口换药，全身使用抗生素。

（4）周围脏器损伤。发生率约为0.8%。一旦损伤，按照相关外科原则处理。

七、注意事项

（一）经腹腔入路RAPN阻断肾动脉的位置

（1）沿腰大肌和右肾静脉之间寻找并阻断肾动脉。切开下腔静脉血管鞘后游离并显露右肾静脉，在下腔静脉外侧切开肾周筋膜与肾周脂肪，直至腰大肌，沿腰大肌表面游离至肾蒂后方，在右肾静脉与腰大肌之间寻找右肾动脉。该方法适用于大多数无变异的单支右肾动脉，阻断位置靠近肾门。若右肾动脉为多支变异或在下腔静脉深面就已分支，则无法有效阻断。这种情况需要通过下腔静脉左侧寻找和阻断右肾动脉。

（2）下腔静脉左侧寻找和阻断右肾动脉。切开下腔静脉血管鞘后，推开结肠和十二指肠，在下腔静脉左侧游离左肾静脉，牵开左肾静脉后，于其深面切开右肾动脉血管鞘，游离右肾动脉，从腹主动脉表面寻找多支变异或较早分支的右肾动脉的起始部，阻断两支右肾动脉。该方法适用于所有的右肾动脉阻断，但因操作相对复杂，损伤血管和十二指肠的风险增高，故用于一般方法不能有效阻断肾动脉的多支变异右肾动脉或在下腔静脉深面就已分支的右肾动脉。

（二）经腹腔入路RAPN肾蒂阻断方式

肾蒂阻断方式分为仅阻断肾动脉和肾动脉肾静脉同时阻断。在开展经腹腔途径RAPN的早期阶段，仅阻断肾动脉，发现术中切除肿瘤基底部时，肾脏创面静脉性渗血明显增多，影响术野清晰。术中观察到下腔静脉和肾静脉等大静脉较后腹腔镜手术时明显充盈，静脉血液压力增高导致肾脏创面渗出增多。同时阻断肾动脉和肾静脉后，肾脏创面渗血明显减少。而在经后腹腔途径RAPN，仅阻断肾动脉即可。

第四章

机器人辅助腹腔镜妇科肿瘤手术

一、概述

详见机器人辅助腹腔镜肝癌根治术。

二、准备

（一）术前评估

1.一般状况

术前评估全身状态，及时纠正各项异常。术前一天备腹会阴部皮肤，彻底清洁脐孔，清洁灌肠，必要时行阴道擦洗。

2.对疾病的评估

分析病史，完善体格检查，分析影像学（包括超声、CT 和 MRI）资料。

3.麻醉方式

采用气管插管全身麻醉。

4.体位

采用膀胱截石位，必要时放置举宫杯。

（二）手术器械准备

1.机器人手术器械

为机械臂配套机械。包括心包抓钳、圆孔双极电凝钳或马里兰双极电凝钳、超大号针持、单极电剪。其余酌情使用。

2.腹腔镜器械

为助手使用。包括5 mm、12 mm套管穿刺器、分离钳、心包抓钳、剪刀、施夹钳及钛夹、可吸收夹、一次性取物袋、小方纱、负压吸引器等。

3.其他

术者根据医院自身条件及个人习惯选用机器人和腹腔镜器械搭配使用。

（三）机器人系统准备

（1）机器人系统开机自检。

（2）检查器械是否齐全，功能是否良好。特别注意机械臂运动是否灵活，专用器械可转腕有无活动受限，剪刀、抓钳等是否正常开合。

（3）机械臂安装专用一次性无菌套，连接成功后关节部位卡扣会完成自检。

（4）达芬奇Si系统及更早版本系统的机器人专用镜头连接光源、白平衡、对焦以及三维校准确认后，应在热水中加温，防止起雾。而达芬奇Xi系统的镜头为自动白平衡、自动对焦及三维校准，同时头端有加温功能，需提前打开光源。

（5）注意调整手术台四周及上方设备，妥善固定各设备供电传输线路，避免影响机械臂运动。地面线缆应以保护物覆盖，避免牵拉线缆造成器械故障。

（6）若在手术过程中发生机械臂活动相互磕碰，可以及时地对机械臂位置进行适当的调整。

（7）术者可以通过调整控制台上的人体工程学调节按钮，调整主操控台的目镜高低和倾斜角度、手臂支撑架的高度。

（四）中转开腹的指征

（1）术中出现难以控制的大出血，且经微创手段难以切实止血。

（2）病人出现难以耐受气腹表现。

（3）机器人设备出现无法解决的机械故障。

三、盆腔、腹主动脉旁淋巴结清扫术

（一）适应证

（1）经病理确诊的Ⅰ-Ⅱ期子宫内膜癌。

（2）经病理确诊的ⅠA-ⅡA期宫颈癌。

（3）经病理确诊的ⅠA-ⅡA期卵巢癌。

（二）体位和Trocar布置

（1）手术体位：采取截石位，头低足高30°，以便肠管上移，暴露后腹膜。

（2）操作孔布局：镜头孔位于脐上6~8 cm（如拟行三、四级淋巴结清扫可上移至脐上10 cm）；其他孔位均位于脐上2 cm水平以上。1号、3号器械臂位于患者右侧，2号器械臂、助手孔位于患者左侧（达芬奇Xi设备的镜头采用了和器械同样的8 mm器械，器械编号有所变化，2号器械对应1号臂，镜头对应2号臂，1号器械对应3号臂，3号器械对应4号臂，后文不再赘述）；各孔位间保证水平方向间距8 cm以上（腹围较小的患者可适当向患者左侧移动镜头孔，缩小助手孔与镜头孔间的距离），两侧器械臂孔位不要超过腋前线以外，否则器械将无法触及同侧盆壁。打孔完成后，5处孔位呈扇形分布于脐上。床旁机械臂从腿侧推入。建议气腹压维持在12~14 mmHg（1 mmHg=0.133 kPa）。

（三）手术操作规范

清扫腹主动脉旁淋巴结：自腹主动脉分叉水平打开后腹膜。向上沿腹主动脉打开腹膜至十二指肠下缘，注意避开肠系膜下动脉。向右沿髂总动脉表面打开腹膜，助手向头侧提起腹膜，暴露下腔静脉。外推右侧输尿管，此时可以清楚看到淋巴结的边界。整块切除腹主动脉表面、下腔静脉表面、下腔静脉右侧淋巴结。助手将肠系膜下动脉拉向左侧，外推左侧输尿管，暴露并清扫腹主动脉左侧及左髂总淋巴结。向左提起结肠系膜，清扫骶前淋巴结。

清扫盆腔淋巴结：游离骨盆漏斗韧带，自骨盆入口平面电凝、切断右侧骨盆漏斗韧带。继续沿髂外动脉与腰大肌之间打开侧腹膜至圆韧带高度。电凝，切断圆韧带。沿圆韧带打开阔韧带前叶至宫旁。向左牵拉右侧输尿管，暴露右侧髂总分叉处。自右髂内动脉起始处游离髂内动脉，挑起侧脐韧带（髂内动脉终末支），打开闭孔窝。向左推开膀胱，打开膀胱侧间隙。依次清扫髂总、髂外、腹股沟深、闭孔、髂内、宫旁淋巴结。同法清扫左侧盆腔淋巴结。

四、广泛子宫切除术

（一）适应证

（1）经病理确诊的ⅠA–ⅡA期宫颈癌。

（2）子宫内膜癌累及宫颈间质。

（二）体位和Trocar布置

1.手术体位：采取截石位，头低足高30°，以便肠管上移，暴露后腹膜。

2.操作孔布局：同盆腔、腹主动脉旁淋巴结清扫手术。

（三）手术操作规范

靠近盆壁切断右侧圆韧带，紧贴圆韧带打开阔韧带前叶，提起膀胱，打开膀胱腹膜反折，下推膀胱。子宫摆向左侧，向左提起侧腹膜，牵起右侧输尿管，游离输尿管至骶韧带旁。打开阔韧带后叶，继续向下打开腹膜，打开直肠侧窝，游离右侧骶韧带。上推子宫，打开子宫直肠反折腹膜及左侧直肠侧窝，切开双侧直肠侧韧带，下推直肠。将子宫牵向左侧，自子宫动脉起始处电凝并切断子宫动脉，向头侧牵拉子宫动脉断端，顿锐性分离子宫动脉与输尿管间隙，切断子宫动脉的输尿管营养支，打开膀胱宫颈韧带前叶，分离输尿管与主韧带复合体间隙，切断膀胱中静脉及子宫深静脉，打开膀胱宫颈韧带的后叶。切除骶韧带2~3 cm。同法处理左侧子宫韧带及血管。切除阴道2~3 cm。自阴道取出标本。连续缝合阴道残端。

五、大网膜切除术

（一）适应证

（1）经病理确诊的卵巢癌。

（2）大网膜肿物活检提示恶性肿瘤。

（3）经病理确诊的浆液性或透明细胞子宫内膜癌。

（二）体位和Trocar布置

大网膜切除术常常为卵巢癌肿瘤细胞减灭术的一部分。因此应尽可能的采取兼顾子宫切除与淋巴结清扫的装机打孔模式。可以采用两种体位与穿刺器布置：头高位顺向装机和头低位逆向装机。

1.头高位顺向装机

（1）特点：这种装机方式视野方向同其他妇科手术，无需倒换机械臂方向，缺点是受制于器械活动范围，无法完成脾区较高位置的大网膜切除。适合达芬奇Si或其他无法在床旁转换器械方向的机器人设备。

（2）手术体位：采取截石位，头高足低15°，使大网膜充分下垂，过分头高将导致操作空间狭小。连接机械臂时应注意尽可能远离患者，以增加机械臂回旋的角度，便于切除更高位的大网膜。

（3）操作孔布局：同盆腔、腹主动脉旁淋巴结清扫孔位，如患者条件允许，可将5个孔位均向头侧移动2 cm。从而为切除大网膜尽可能创造条件。

2.头低位逆向装机

（1）特点：这种装机方式视野与子宫切除相反，需要经过一段时间的适应。由于需要倒换机械臂方向，更适用于达芬奇Xi或能够转换器械臂方向的机器人设备。能够相对比较容易的完成脾区较高位置的大网膜切除。缺点是需要调转机械臂的方向。

（2）手术体位：采取截石位，头低足高30°。

（3）操作孔布局：采取"一"字形排列的穿刺孔布局，即镜头孔位于脐轮内，助手孔、机械臂孔位分别位于脐旁两侧，各孔位间保证水平方向间距8 cm以上。对于镜头活动角度欠佳的设备，也可以不将镜头孔位置于脐孔内，而是分别在脐上3 cm、脐下3 cm进行穿刺，形成两处镜头孔位。做盆腔手术操作时，使用脐上的孔位作为镜头孔，做上腹手术操作时，使用脐下的孔位作为镜头孔。这样的布局能够以多一个穿刺孔的代价提供显著改善的视野，尤其适合于需要联合其他科室的MDT手术。

3.手术操作规范

沿横结肠打开网膜囊，电凝并切断网膜组织。上至胃大弯，下至横结肠，左至结肠脾曲，右至结肠肝区将大网膜切除。

六、腹股沟淋巴结清扫【要点、技巧、注意事项】

（一）适应证

经病理确诊的ⅠB-Ⅱ期外阴癌。

（二）体位和Trocar布置

1.手术体位，采取仰卧分腿位

采取截石位，头低足高30°，以便肠管上移，暴露后腹膜。

2.操作孔布局

做腹股沟淋巴结清扫时，因空间受限，仅使用镜头及两个机械臂完成手术。取脐轮下缘做1.5 cm小切口，右手食指伸入此小切口内，在Scarper筋膜表面进行钝性分离，扩张出一个扇形腔隙，置入穿刺戳卡；镜头孔位于脐轮下缘，深达Scarper筋膜表面。左右两侧通用的器械臂孔位于脐与耻骨上缘连线中点。清扫右侧腹股沟淋巴结时，另一器械臂位于脐右侧8 cm；助手孔位于麦氏点外侧2 cm。床旁机械臂从右腿侧方推入。清扫左侧腹股沟淋巴结时，镜头与脐耻之间的器械孔位可以继续使用，另一器械孔与助手孔取对侧同样位置即可。建议气腹压维持在 12~14 mmHg（1 mmHg = 0.133 kPa）。

（三）手术操作规范

打开 Scarper 筋膜表面的间隙，上界至腹股沟韧带上方 3 cm，外侧至阔韧带，内侧至内收肌，下方至股三角顶端，暴露腹股沟淋巴结。打开股动静脉鞘，清扫卵圆窝内的淋巴脂肪组织送病理，放置负压引流管并固定，缝合皮下组织及皮肤。注意此时需确实关闭镜头孔位周围的间隙，避免清扫对侧时气体回流。然后同法清扫对侧淋巴结。

七、主要并发症的预防与处理

（一）术中并发症

术中并发症主要有血管损伤、脏器损伤、神经损伤三类。为了最大程度的规避术中并发症带来的风险，术前患者必须充足备血，进行充分、彻底肠道准备。留置胃管并不是必需的术前准备。怀疑肿瘤压迫或累及泌尿系统者，可术前置入输尿管双"J"管或输尿管支架。

1.术中血管损伤的处置

血管损伤往往发生突然，需要迅速正确应对。其原因有两种：一是患者自身因素导致的无法避免的血管损伤。如肿瘤侵犯血管外膜，或者自身血管变异产生新的分支。遇到这种情况时，提前结扎预计将要损伤的血管是相对稳妥的处理方式。二是术者技术原因造成的失误。即使经验最为丰富的肿瘤手术专家，也有可能在术中错误的判断血管的走行，或是在已经正确判断的情况下，错误的手法操作导致的血管误损伤。这种情况下，首先必须立即控制出血。可以采用压迫或者阻断血流上游的方式，不可盲目钳夹或缝扎。控制出血后应该吸净积血，保持术野清晰，看清出血点后确定止血的方式。

静脉损伤较为多见。清扫淋巴结过程当中造成的静脉出血多为静脉属支的末端出血，此类小的出血点可以采用电凝的方式止血，双极轻点出血点即可实现良好的止血效果，如果电凝过度则可能造成血管纤维组织坏死，术后坏死组织脱落而造成再次出血。术中牵拉或者暴力操作造成的静脉壁撕裂伤，或者超声刀击穿血管造成的较大血管损伤往往需要缝合止血。缝合前先要用无创血管钳钳夹损伤的血管壁，充分暴露需缝合的部位（此步骤可以借助 3 号机械臂完成，更加稳定。）。缝合时可以采用 5-0 不可吸收的聚丙烯合成线连续缝合，闭合出血点即可。缝合后需至少完成 6~8 次打结，以防术后线结滑脱。如果遇到静脉的整体离断，那么应立即断扎血管，减少出血量。通常情况下，除门静脉，肠系膜上、下静脉，腔静脉肾上段外，其余的静脉（包括髂内静脉、髂外静脉甚至是髂总静脉）在必要时都可以结扎以挽救生命。动脉损伤相对少见，但更容易造成严重的后果。对于一些末端小动脉的损伤，完全可以采取电凝、外科夹夹闭等方式直接阻断出血。但是对于有命名的动脉损伤则需要进行血管吻合。此时可采用无创血管钳先夹闭阻断出血点，随后对血管进行吻合。

机器人手术平台虽然为血管的缝合和吻合手术提供了优秀的条件，但是术者一定要根据自身情况评估手术风险，及时中转开腹能够为挽救患者的生命创造更好的条件。可以先在机器人视野下确切压迫止血的同时开腹（此过程可以保持一个机械臂持续压迫止血，取出其他机械臂）。血管损伤修复后，由于血管内膜受损，术后产生血栓的风险大大增加，通常应于术后24小时起应用抗凝药物预防血栓。同时，患者术后需要更加完善的抗感染、营养支持治疗，从而促进受损血管的恢复，预防各种原因造成的再次出血。

2.术中脏器损伤的处置

机器人妇瘤术的范围可涉及全盆腹腔。主要包括肠道损伤、泌尿系损伤。直肠，乙状结肠的损伤发生率为0.6%~2.8%，最常损伤的位置是直肠前壁。此处位于盆腔最低点，肿瘤易种植，子宫内膜异位症的病灶也容易在此形成结节。一旦造成肠道的损伤，首先应判断损伤处有无肿瘤浸润，如为肿瘤浸润导致的损伤，则应游离远端和近端肠管，分别予以切断后吻合或造瘘。如果是电器械造成的局部热损伤，可以垂直于肠管方向连续缝合浆肌层予以加固。如果是深达黏膜层的损伤，需要首先间断缝合全层，再连续缝合浆肌层加固。无论创面方向如何，均应平行于肠管走行方向进针，将切口拉伸成垂直于肠管走行的方向。这样能够有效避免术后肠腔狭窄的风险。值得注意的是，在清扫腹主动脉旁淋巴结时，尤其是进行四级组的淋巴结清扫时，一定要注意避免十二指肠损伤。十二指肠水平部位于腹膜后，背侧紧贴腹主动脉与下腔静脉。清扫腹主动脉旁淋巴结时，如果不能充分牵开腹膜，操作过程中电器械就有可能造成十二指肠损伤。由于十二指肠内含激活后的消化液，一旦发生十二指肠瘘将会导致严重的腹膜炎，危及患者生命，必须经由专科医师处理。

泌尿系损伤发生率为1.2%~3.5%，以膀胱、输尿管损伤多见。膀胱损伤多见于打开膀胱宫颈反折腹膜的过程，如腹膜开口过低则容易损伤膀胱。正确的膀胱宫颈间隙是一片无血管区，而膀胱肌层内含丰富的血供，所以在下推膀胱的过程中，如果出现出血则提示很有可能进入了错误的间隙，这时及时止血后再认真辨认解剖结构，找到正确的层次，就能避免膀胱黏膜层的损伤。膀胱浆肌层损伤可采用连续缝合的方法缝合创面即可。如果损伤达到了黏膜层，则需要首先间断缝合黏膜面缺损，再连续缝合浆肌层创面。缝合过程中注意远离输尿管开口。如果损伤膀胱三角区，则可能会导致术后膀胱功能受损，需要请专科会诊评估后续处置方案。输尿管损伤多见于腹段输尿管或盆段输尿管远端。输尿管腹段损伤的主要原因是打开腹膜时未能辨别输尿管。在打开后腹膜时，需要尽量提起腹膜，看清输尿管走行。使用超声刀等能量器械时，将工作面向外，降低能量辐射损伤输尿管的可能性。高位输尿管损伤需行输尿管吻合，吻合时注意保护输尿管血供，将远近断端分别做一纵行切口，外翻缝合输尿管。以此避免术后输尿管狭窄形成梗阻。盆段输尿管远端的损伤常见于外推输尿管、打开输尿管隧道的过程中操作不当。此处的损伤应尽量行输尿管膀胱再植而非输尿管吻合，以此减少术后输尿管瘘的风险。无论是输尿管吻合或输尿管膀胱再植，术中均应留置输尿管双"J"管，术后三个月后取出。

其他盆腹腔脏器如肝脏、胆囊、胰腺、脾脏、肾脏或神经的损伤相对少见，一旦发生往往需要专科会诊协助处置。

（二）术后并发症

感染是妇科肿瘤手术术后最常见的并发症，发生率约4%。感染重在预防，术中、术后及时应用抗生素，注意术中无菌原则，切口及时换药都能有效减少感染的风险。如果发生切口感染，则应及时打开创面，彻底清创，遮遮掩掩只会使感染更加难以控制。

出血是一类比较凶险的术后并发症，关键在于正确、及时的做出判断。绝大多数患者术后阴道可有少量的血性分泌物，这种情况下无需特殊处置，多数情况下出血可自行停止。比较危险的是术后突然发生的腹腔内大量出血。这种出血往往继发于一定诱因之后，如感染、便秘、磕碰等。一旦确诊，应及时手术探查。

（三）特殊并发症

瘘是机器人妇科肿瘤术后最严重的一类并发症。相对常见的有肠瘘、输尿管瘘、膀胱瘘。其产生原因有两种，一是吻合口愈合不良，二是术中损伤相应器官。如果损伤在术中已经形成但未发现，术后一周则可表现出相应体征。而吻合口愈合不良，或术中能量器械对组织造成热损伤组织坏死、脱落形成的瘘，则会在术后10~14天表现出相应的体征。

肠瘘多见的形式是直肠阴道瘘或腹腔内瘘。直肠阴道瘘的主要表现是阴道排气排便。少数较小的直肠瘘通过无渣饮食、坐浴的方法能够自行愈合。但大多数情况下需要待3~6个月后行直肠阴道瘘修补。腹腔内的肠瘘则会出现剧烈的、无法缓解的腹痛。CT或X线检查能够发现腹腔内积气则可以明确诊断。部分轻症的肠瘘可以通过充分引流或腹腔冲洗后自行愈合，但是如果患者全身症状重，则需要及早手术探查。常用的手术处理方式是瘘口近端腹壁造瘘，远端旷置，待3~6个月后再次手术还纳造瘘口。

泌尿系瘘也可表现为膀胱（输尿管）阴道瘘或膀胱（输尿管）腹腔内瘘。膀胱（输尿管）阴道瘘的主要表现是阴道大量排液，同时伴尿量减少。腹腔内瘘的表现则是引流液突然增多或不明原因的腹水伴尿量减少。高度怀疑此并发症时，可留取渗液查肌酐尿素氮，如显著升高则可确诊。膀胱镜检查、逆行输尿管造影、静脉肾盂造影等检查均可明确瘘口位置。对于输尿管瘘，可以尝试置入输尿管双"J"管，或行超声引导下患侧肾盂穿刺造瘘。这样可以旷置受损的输尿管，为后期手术创造条件，部分小的瘘口甚至可以自行愈合。手术修补时机尚有争议，可以立即进行或3个月后进行。

值得注意的是，化疗会在一定程度上影响瘘口的愈合，再次手术对患者也会造成新的创伤。因此，针对需要化疗的恶性肿瘤患者，需要个体化评估病情，权衡患者的耐受情况，制订最合适的处置方式。

第五章

机器人胃癌手术操作技术指南

一、总论

机器人微创手术近年来在临床的应用越来越多，机器人手术系统具有灵活的可旋转机械臂，改变了腹腔镜手术器械不能弯曲的不足，能以不同角度在靶器官周围进行操作，特别是对深、狭小空间等困难部位的操作具有较大优势，在一定程度上提高了手术医师的操作能力。为进一步促进我国机器人胃癌手术标准化、规范化的发展，保障手术安全和临床疗效，我们组织业内专家，通过反复研讨，制定《机器人胃癌手术操作技术指南》，希望对即将开展或正在开展机器人胃癌手术的外科医师提供技术上的指导和帮助。

二、技术特点

机器人手术操作系统在临床应用中以达芬奇（da vinci）手术系统为主，目前国内装机最多的是第3代Si系统和第4代Xi系统。达芬奇手术系统由视频成像系统、机械臂系统、医生操控台三部分组成。相较第3代达芬奇Si系统及更早版本，第4代达芬奇Xi系统在原有540°旋转仿真手腕、裸眼3D立体视野及操作稳定的基础上，提升了系统功能，具有可旋转悬吊式手术臂，机械臂更细，手术器械更长，可减少术中机械臂相互碰撞，扩大了有效手术操作范围。摄像头镜身更为轻巧，可安装于任何一个Trocar上使用，将其安装到位后，按下系统自动调节按钮其余机械臂可自动调整到最佳位置，调整手术视野更方便。达芬奇手术系统诸多优化设计，使手术前期准备工作更加便捷，缩短了手术操作时间。

目前多项临床研究结果显示机器人手术系统应用于胃癌手术安全、可行。同腹腔镜手术相比，机器人胃癌手术术中出血量更少、淋巴结清扫数目更多，特别是在胰腺上区等第2站淋巴结清扫以及对深在、狭小空间等操作困难的部位进行手术，机器人系统具有较大的优势。在胃切除手术后消化道重建方面，由于机器人手术系统具有裸眼三维立体视野及灵活的内腕，使腹腔内的缝合更方便快捷，因而在全机器人胃癌手术消化道重建方面更具有优势。另外，机器人手术系统目前亦存在一定的不足。比如：缺少触觉反馈，在术者经验不足的情况下容易导致组织损伤；装机时间较长，术中变换体位不方便，这些都会延长整体手术时间；手术费用较高等。

三、基本要求

（一）机器人胃癌手术适应证

①术前评估肿瘤浸润深度≤T4a级；②胃癌术前分期为Ⅰ、Ⅱ、Ⅲ期；③对于经验丰富胃外科医师，可探索性应用于根治性联合脏器切除手术。

（二）机器人胃癌手术禁忌证

①因心、肺功能不能耐受全身麻醉者；②腹腔内广泛粘连；③肿瘤广泛浸润周围组织或有肿大融合淋巴结；④凝血功能障碍；⑤胃癌急诊手术（如上消化道大出血）。

四、术前准备

（一）术前评估

1.患者一般情况评估

完善术前检查，评估患者手术适应证及对手术的耐受性，包括合并症（高血压病、糖尿病、冠心病等）的评价与处理，营养风险筛查及营养治疗，美国麻醉师协会评分，深静脉血栓风险评估及干预等。

2.肿瘤位置及分期的评估

通过影像学资料（主要是胃镜、超声内镜和增强CT等）了解病灶位置和分期，以评估是否适合行机器人手术以及手术方式。

（二）器械准备

1.机器人系统及机械臂配套器械

气腹机、腹腔镜显示系统、超声刀、电凝平台、机械臂专用一次性无菌套、穿刺器、十字校准器、无损伤抓钳、Maryland双极电凝钳、针持及单极电剪等。

2.助手用器械

穿刺器、分离钳、抓钳、剪刀、施夹钳及钛夹、可吸收夹、一次性取物袋、内镜下切割闭合器、吻合器以及负压吸引器等。

五、手术方式

（一）机器人辅助胃癌根治术

机器人辅助胃癌根治术是指胃癌淋巴清扫在机器人下完成，消化道重建时需要辅助小切口在体外完成。

（二）完全机器人胃癌根治术

完全机器人胃癌根治术是指胃癌淋巴清扫及消化道重建均在机器人下完成。手术方式应根据患者情况、手术团队习惯与经验以及医院条件进行选择。手术类型分为机器人全胃切除术、机器人远端胃大部切除术、机器人近端胃大部切除术以及机器人保功能胃切除术等。

六、中转开腹指征

机器人胃癌手术过程中如出现以下情况需中转开腹：①术中出现难以控制的大出血；②术中发现病灶显露困难或预计切除困难；③术中损伤其他器官处理困难；④机器人设备机械故障。

七、机器人胃癌手术原则

胃癌手术以根治为目的，应保证切缘安全。参考《中国腹腔镜胃癌根治手术质量控制专家共识（2022版）》《机器人胃癌手术中国专家共识（2021版）》《Siewert Ⅱ型食管胃结合部腺癌腔镜手术治疗中国专家共识（2019版）》及日本第15版《胃癌处理规约》等。

（一）手术切缘及切除范围

T1期肿瘤，手术切缘距肿瘤距离≥2 cm；T2期及以上非浸润性肿瘤，手术切缘距肿瘤距离≥3 cm，而浸润性肿瘤则手术切缘距肿瘤距离≥5 cm。切缘可疑阳性时，需行断端全层快速冷冻切片病理学检查。食管切缘距离建议≥2 cm，原则上应保证切缘快速冷冻切片组织病理学检查结果阴性。手术切除范围需根据肿瘤部位进行确定。

（二）淋巴结清扫范围

按肿瘤部位及手术切除范围行淋巴结清扫术。cT1aN0期的患者或肿瘤长径≤1.5 cm、分化型cT1bN0期患者可行D1淋巴结清扫术；对于其他cT1bN0期患者应行D1+第8a、9组淋巴结清扫术（如为全胃尚需清扫第11p组淋巴结）；对于cT1N+M0期及cT2~4N0/+M0期患者应行标准D2淋巴结清扫术。对于分期较晚的胃大弯侧肿瘤以及第4sb组或第11d组淋巴结术中快速冷冻结果阳性时应考虑清扫第10组淋巴结。对于食管胃结合部癌Siewert Ⅱ、Ⅲ型，食管浸润长度为2.1~4.0 cm时须行下纵隔淋巴结清扫术（至少需清扫第110组淋巴结）；食管浸润长度≤2.0 cm时可不清扫下纵隔淋巴结。

根治性全胃切除：①D1淋巴结清扫包括第1~7组淋巴结；如食管受累包括第110组淋巴结。②D1+淋巴结清扫包括D1+第8a、9、11p组淋巴结；如食管受累包括第110组淋巴结。③D2淋巴结清扫包括D1+第8a、9、11p、11d、12a、±10组淋巴结；如食管受累包括第19、20、110及111组淋巴结。

根治性远端胃切除：①D1淋巴结清扫包括第1、3、4sb、4d、5、6、7组淋巴结。②D1+淋巴结清扫包括D1+第8a、9组淋巴结。③D2淋巴结清扫包括D1+第8a、9、11p、12a组淋巴结。

根治性近端胃切除：①D1淋巴结清扫包括第1、2、3、4sa、4sb、7组淋巴结；②D1+淋巴结清扫包括D1+第8a、9、11p组淋巴结；如食管受累包括第110组淋巴结。

八、消化道重建

胃癌术后消化道重建包括辅助小切口重建和完全机器人下重建。机器人手术系统由于拥有裸眼3D视野和灵活可旋转"内腕"，因此具有腹腔内缝合优势。对于经验丰富的术者，可采用完全手工缝合进行消化道重建，但在机器人下缝合，要特别关注缝合的针距和边距，由于机器人视野的放大倍数是10倍以上，缝合时要准确把握缝合的针距与边距，以免针距或者边距过小而造成吻合口出血或吻合口瘘的发生。

九、麻醉、体位及戳孔布局

患者全身麻醉，气管插管，取仰卧头高足低分腿位。戳孔常规采用5孔"W"型布局，Xi机器人系统其戳孔可采用5孔直线型布局。脐下2 cm为观察孔，建立CO_2气腹，其余戳孔布局可参考以下两种布局，不同术者对机械臂和助手Trocar放置的位置略有不同，可根据习惯进行调整。

（一）"W"型布局

左腋前线肋缘下置8 mm Trocar作为第1机械臂主操作孔，左锁骨中线平脐下2 cm置12 mm Trocar作为助手操作孔，右腋前线肋缘下置8 mm Trocar作为第3机械臂操作孔，右锁骨中线平脐下2 cm置8 mm Trocar作为第2机械臂操作孔。相邻Trocar间距>8 cm以避免机械臂相互干扰（见图29-25）。

（二）直线型布局

左腋前线平脐下2 cm作为第1机械臂主操作孔，左锁骨中线平脐下2 cm作为助手操作孔，右锁骨中线平脐下2 cm作为第2机械臂操作孔，右腋前线平脐下2 cm作为第3机械臂操作孔，4条机械臂在一直线上或略呈弧形（见图29-26）。

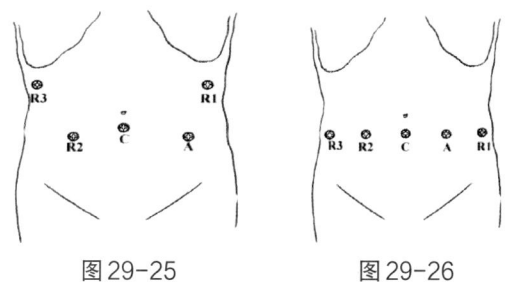

图29-25　　　　图29-26

R1为第1机械臂主操作孔；R2为第2机械臂操作孔；R3为第3机械臂操作孔；A为助手操作孔；C为观察孔

十、手术过程

首先进行腹腔探查，评估可行机器人胃癌手术后，安装机器人机械臂。手术入路和淋巴结清扫顺序在不同术者之间存在差异，可根据各自的经验和习惯选择。术中遵从腹腔镜胃癌手术的无瘤原则以及肿瘤整块切除原则。

（一）机器人根治性全胃切除术

1.淋巴结清扫

（1）分离大网膜：用第3机械臂将大网膜向头侧翻起，用超声刀或电凝钩从横结肠中部开始离断大网膜，进入小网膜囊，向右侧至结肠肝曲，并在结肠系膜前叶后方分离，切除结肠系膜前叶。

（2）清扫第6组淋巴结：机械臂抓起胃窦部网膜，以结肠中血管为标志，进入横结肠系膜与胰头、十二指肠之间的融合筋膜间隙，显露胰头部下缘，沿胰头部表面向右分离，显露十二指肠。沿胰腺下缘向上清扫，依次显露胃网膜右静脉、胰十二指肠上前静脉，在胰十二指肠上前静脉与胃网膜右静脉汇合处上方离断胃网膜右静脉，向上清扫裸化胃网膜右动脉，于根部离断，完成第6组淋巴结清扫。

（3）清扫第5、12a组淋巴结：显露胃十二指肠动脉，沿胃十二指肠动脉向远端仔细分离，裸化十二指肠球部，由助手辅助孔置入腔内直线吻合器，离断十二指肠。然后机械臂挑起肝脏，沿胃十二指肠动脉及肝总动脉分离充分显露肝固有动脉及胃右动脉，分离显露肝固有动脉至左、右肝管汇合处以下，裸化肝固有动脉前壁及内侧壁，在根部切断胃右动脉，助手向内侧牵引，沿肝固有动脉向内侧分离，清扫门静脉前壁及内侧壁淋巴结脂肪组织，显露门静脉前壁及左侧缘，完成清扫第5组和第12a组淋巴结。必要时可在肝总动脉、胃十二指肠动脉夹角处打开门静脉前方筋膜，显露门静脉，将肝总动脉向腹前壁挑起，清扫门静脉与肝固有动脉间淋巴结。

（4）清扫第7、8a、9组淋巴结：机械臂抓持胃胰皱襞，将胃翻向上方。仔细辨认胰腺上缘胰腺组织与淋巴结脂肪组织界限，紧贴胰腺上缘用超声刀切开胰腺前被膜，沿被气化的被膜下疏松间隙向两侧仔细分离拓展。沿肝总动脉血管鞘表面分离淋巴结脂肪组织，第8a组淋巴结明显肿大时通常向肝总动脉上方延伸并与周围淋巴结融合，此处肝总动脉上方淋巴结组织位置较深，机械臂可将其提起清扫。继续向左分离，显露胃左动、静脉，在根部夹闭后离断，清扫肝总动脉根部及腹腔动脉干前方淋巴结，清扫第9组淋巴结，注意保护门静脉、下腔静脉，如发现明显淋巴管可用血管夹夹闭。

（5）清扫第4sb、10、11p、11d组淋巴结：向左分离大网膜至结肠脾曲，贴近胰体尾部裸化胃网膜左动、静脉并离断，清扫第4sb组淋巴结。紧贴胰腺上缘分离，首先显露裸化脾动脉近端，清扫脾动脉前壁和上壁淋巴结，以显露脾静脉为标志。如果脾静脉位于胰腺后方，此时显露胰腺上壁即可。向左显露胃后动脉根部，切断胃后动脉完成第11p组淋巴结清扫。沿脾动、静脉向远侧分离，直至显露出脾门各分支血管，清扫第10、11d组淋巴结，若脾脏及其血管未受累，不建议联合脾脏切除。

（6）清扫第1、2组及下纵隔淋巴结：沿膈肌脚继续分离至膈肌裂孔，游离裸化下段食管，离断迷走神经。下纵隔淋巴结是否清扫参考淋巴结清扫范围。当需要清扫下纵隔淋巴结，或食管游离长度不足时，可在食管膈肌裂孔穹窿部向正前方打开膈肌，向两侧牵开膈肌脚或离断两侧膈肌脚，将胸膜向两侧推开，注意避免损伤胸膜，清扫下纵隔淋巴结，游离足够长度的食管，以保证足够切缘。

2.消化道重建

全胃切除术后消化道重建经典方式是Roux-en-Y吻合，以及在此基础上演变的多种方式，由于无储袋Roux-en-Y吻合操作简单，且可维持患者较好的营养状况和理想体质量，故临床应用最多。机器人根治性全胃切除术后消化道重建可采用圆形吻合器、腔内直线吻合器以及机器人完全手工缝合重建。

（1）直线吻合器重建：直线吻合器是机器人全胃切除术后消化道重建最常用的吻合方式。直线吻合器可通过Trocar随意进出腹腔，避免了抵钉座的放置，吻合口大小可控性较强，适用于全机器人下重建。但是对食管长度要求高，对侵犯食管较高的肿瘤操作困难。另外直线吻合器吻合平面高，不方便加固，易发生夹道吻合以及食管撕裂等风险。

常用的吻合方式有食管空肠侧侧吻合（Overlap吻合）、功能性端端吻合和π型吻合。Overlap吻合操作技术要点如下：充分游离下段食管，横断食管。在距Treitz韧带15~20 cm处游离空肠系膜，用直线切割吻合器横断空肠，于远端空肠残端约6 cm系膜对侧切一小孔。于食管残端的中间或左侧切一小孔，将直线切割吻合器的两臂分别置入，行食管空肠侧侧吻合。通过共同开口观察，确认吻合满意后用倒刺线缝合共同开口。距食管空肠吻合口下50 cm处空肠与近端空肠行侧侧吻合，缝合共同开口，完成食管空肠侧侧吻合。

（2）管形吻合器重建：管形吻合器也是全胃切除术后消化道重建的常用器械，其适应证广，对食管长度要求低，可通过吻合圈的完整性判断吻合效果，吻合口位置低，方便加固。但需要辅助切口及放置抵钉座，辅助小切口操作困难。

取上腹正中剑突下7~9 cm小切口，放置抵钉座。放置抵钉座有多种方法，常用的有荷包钳法、荷包缝合法、Orvil法以及反穿刺法。最常用的抵钉座放置方法为改良反穿刺法。该方法操作简便，抵钉座放置可靠，对食管损伤小，安全性高，在辅助切口直视下或通过机器人视野均可完成。操作技术要点如下：向下牵拉胃底胃体，游离裸化食管5 cm以上。在肿瘤上方2~3 cm处用超声刀将食管纵行切开，观察肿瘤边界，确保肿瘤近切缘3 cm以上。在抵钉座中心杆尖端小孔穿过一根丝线作为牵引线，通过腹壁小切口放入腹腔，重建气腹后将带线抵钉座逆行完全置入食管近端。提起牵引线，用直线切割吻合器紧贴牵引线离断食管。提拉牵引线，将抵钉座拖出食管残端，完成抵钉座放置。

管形吻合器吻合方法包括食管-空肠端侧吻合和食管-空肠半端端吻合。①食管-空肠端侧吻合术：抵钉座放置完毕后，距屈氏韧带15~20 cm处用直线吻合器横断空肠离，自远断端插入吻合器，在系膜对侧缘穿出中心穿刺针，将前端空肠展平，用橡皮筋固定，以防止将空肠黏膜钉住引起吻合口狭窄，与食管抵钉座对接后，完成食管-空肠端侧吻合。用直线吻合器关闭空肠断端。距食管-空肠吻合口40~60 cm处完成近、远端空肠侧侧吻合。食管-空肠端侧吻合，其吻合通道与食物通道不一致，术中吻合口狭窄发生率较高，关闭空肠残端时也较困难。②食管-空肠半端端吻合术：抵钉座放置完毕后，距屈氏韧带15~20 cm处用直线吻合器横断空肠。距远端空肠残端约10 cm处系膜对侧缘纵行切开3 cm，经此孔插入管形吻合器，将吻合器中心穿刺针从空肠残端系膜对侧缘穿出。将吻合器置入腹腔，与食管抵钉座对接，完成食管-空肠吻合，空肠小切口可提出腹腔外横行闭合或缝合，距食管-空肠吻合口40~60 cm处完成近、远端空肠侧侧吻合，空肠-空肠侧侧吻合也在腹腔外完成。此方式优点在于吻合方便快捷，食管-空肠吻合时不需要像端侧吻合时展平吻合面，也无需关闭残端，吻合通道与食物通道一致，发生吻合口狭窄风险较小等。

（3）机器人完全手工缝合重建

可采用食管-空肠端端吻合及食管-空肠端侧吻合重建。操作技术要点如下：横断食管后，距屈氏韧带20 cm处直线吻合器将空肠离断，远端空肠上提，将空肠浆肌层与食管下端两侧固定，先缝合食管后壁与空肠浆肌层，分别切开空肠和食管残端，倒刺线连续缝合食管后壁与空肠后壁，后再连续缝合食管前壁与空肠前壁，前壁浆肌层加固缝合。距食管空肠吻合口下方40~60 cm处，同样用倒刺线将近、远端空肠行侧侧吻合。

（二）机器人根治性远端胃切除术

1.淋巴结清扫

（1）分离大网膜：同机器人根治性全胃切除术操作。

（2）清扫第6组淋巴结：同机器人根治性全胃切除术操作。

（3）清扫第5、12a组淋巴结：同机器人根治性全胃切除术操作。

（4）清扫第7、8a、9、11p组淋巴结：同机器人根治性全胃切除术操作。

（5）清扫第4sb、4d组淋巴结：沿横结肠向左分离大网膜至结肠脾曲，机械臂抓持横结肠脾曲大网膜并向上方提起，先离断大网膜与脾脏下极的粘连，以免牵引过程中脾脏被膜撕裂引起出血。显露胰尾部及脾脏下极，超声刀打开胰尾部表面被膜，注意保护胰尾部，定位脾血管，沿脾血管向远端分离，显露胃网膜左动脉和静脉根部，在脾脏下极血管分支发出上方钳夹离断胃网膜左动脉和静脉，向上分离切断1~2支胃短血管，裸化胃大弯直至预切除平面，完成第4sb组淋巴结清扫。

（6）清扫第1、3组淋巴结：沿膈肌脚向贲门方向游离，显露裸化食管下段贲门右侧，清扫第1组淋巴结。远端胃癌需清扫胃小弯第3a组淋巴结，先从胃后壁开始，从胃小弯预切平面开始，紧贴胃壁小弯侧，先切开小网膜后层，向上分离至贲门右侧，沿胃壁再向前切断小网膜前层，将足够切缘以上的胃小弯全部裸化。

2.消化道重建

远端胃切除术后消化道重建方式有Billroth Ⅰ、Billroth Ⅱ式及Roux-en-Y吻合等方式，以及改进的Billroth Ⅱ联合Braun吻合和非离断Roux-en-Y吻合等。一般采用腔内直线吻合器完成，小切口辅助、全腔镜下吻合均可，也可机器人完全手工缝合重建。

3.直线吻合器重建

（1）Billroth Ⅰ吻合：最常用的是三角吻合，主要在全腔镜下完成，其操作技术要点如下：充分游离十二指肠，直线吻合器横断十二指肠，切断十二指肠时将其上部沿顺时针方向旋转90°，并使直线吻合器垂直十二指肠，从十二指肠后壁向前壁方向将其切断。在拟定边界横断远端胃，取出标本确认安全切缘。吻合前可首先将胃与十二指肠并拢判断张力，如果张力过大，应视情况果断改行Billroth Ⅱ式或Roux-en-Y吻合。在十二指肠后壁和胃大弯残端开小口分别伸入直线吻合器二臂进行切割闭合，通过共同开口在直视下检查吻合口有无出血等情况，再用直线吻合器闭合共同开口。

（2）Billroth Ⅱ式吻合：是目前较为常用的吻合方式，小切口辅助、全腔镜下吻合均容易完成。通常采取结肠前胃后壁或胃大弯侧与空肠侧侧吻合，分为顺蠕动和逆蠕动两种。其操作技术要点如下：在拟定边界横断远端胃，在胃大弯侧及空肠对系膜缘分别取戳孔，插入直线吻合器，完成胃-空肠吻合。间断缝合关闭共同开口，也可加行Braun吻合。

（3）Roux-en-Y吻合：小切口辅助、全腔镜下吻合均容易完成。其操作技术要点如下：距Treitz韧带15~20 cm处游离横断空肠，远端空肠可在结肠前或结肠后与残胃吻合，距胃肠吻合口25~30 cm处行输入、输出襻空肠侧侧吻合，关闭共同开口。非离断式Roux-en-Y吻合无需离断空肠及系膜，吻合完成后在输入襻胃肠吻合口与空肠侧侧吻合口之间用闭合器闭合或丝线结扎封闭。

4.管形吻合器重建

用管形吻合器进行远端胃切除术后消化道重建目前临床应用比较少，需要采用小切口辅助完成。

5.机器人完全手工缝合重建

Billroth Ⅰ、Billroth Ⅱ式及Roux-en-Y吻合等方式均可以手工缝合完成。胃空肠吻合、空肠侧侧吻合操作技术要点同机器人全胃切除术。先缝合胃后壁与空肠浆肌层，分别切开胃和空肠，倒刺线连续缝合胃与空肠后壁，后再连续缝合前壁，浆肌层加固缝合。

（三）机器人根治性近端胃切除术

1.淋巴结清扫

操作技术要点参照机器人根治性全胃切除术。先清扫第4sb、4sa组淋巴结，然后清扫第7、8a、9、11p组淋巴结，最后清扫第1、2、3组淋巴结。

2.消化道重建

近端胃切除术后常用的重建方法有食管-胃吻合、食管-管型胃吻合、双通道吻合、间置空肠吻合、Sideoverlap吻合以及双肌瓣吻合（Kamikawa吻合）等，大多数重建方法比较复杂，其主要目的是防止术后反流性食管炎。可参考《近端胃切除消化道重建中国专家共识（2020版）》进行选择。

（1）直线吻合器重建：食管-胃吻合、食管-管型胃吻合、双通道吻合、间置空肠吻合以及Sideoverlap吻合等均可以采用直线吻合器进行重建。操作技术要点参照机器人根治性全胃切除术后消化道重建。

（2）管形吻合器重建：采用管形吻合器行近端胃切除术后消化道重建需要借助小切口辅助完成。食管-胃吻合、食管-管型胃吻合、双通道吻合以及间置空肠吻合等可使用管形吻合器完成重建。操作技术要点参照机器人根治性全胃切除术后消化道重建。

（3）机器人完全手工缝合重建：在常用的吻合方式中，除了Sideoverlap吻合外，其余方式均可采用完全手工缝合完成重建，操作技术要点参考机器人全胃切除术。对于双肌瓣吻合，在机器人视野下制作浆肌瓣比较困难，可先撤掉机械臂，在体外完成两侧浆肌瓣的制作后，重新安装机械臂，重建气腹，在机器人下缝合完成，操作技术要点如下。将残胃前壁距离顶部1.5 cm靠近大弯处标记"工"字型，大小3.0 cm×3.5 cm区域，在黏膜下层与肌层之间分离，制作完成两侧的浆肌瓣，随后在浆肌瓣下缘打开胃，将食管向下牵引，距食管断端约5 cm处食管后壁与胃浆肌瓣上缘缝合固定4针，用倒刺线将食管断端后壁与残胃开口上唇全层连续缝合，然后食管前壁全层与胃开口下唇全层连续缝合，将两侧浆肌瓣间断缝合，并与食管固定，最终形成"Y"形结构，完成重建。

十一、并发症预防与处理

预防并发症是机器人胃癌手术的核心内容之一。机器人手术系统3D立体视野、灵活的仿真手腕以及稳定的操作平台，可使术者更容易识别微创解剖间隙，更好地辨识血管和病变，从而有效避免血管、胰腺等组织和器官的损伤，在降低手术相关并发症方面具有优势。目前研究结果显示，机器人手术并发症发生率低于腹腔镜手术。另外，精准的术前肿瘤分期、充分的风险评估、科学合理的手术规划以及精准细致的手术操作，对有效降低机器人胃癌手术围术期并发症发生率至关重要。机器人胃癌手术并发症与腹腔镜胃癌手术类似，包括术中并发症及术后并发症。可参考《机器人胃癌手术中国专家共识（2021版）》以及《腹腔镜胃癌手术操作指南（2016版）》。

（一）术中并发症的预防与处理

术中并发症包括穿刺相关并发症、气腹相关并发症、术中出血及器官损伤等与腹腔镜类似。特别指出的是由于机器人手术系统缺少触觉反馈，对于经验不足者，操作时动作要缓慢轻柔，避免快速大范围移动，以免导致组织及器官的牵拉撕裂伤。另外，术中出现难以控制的大出血也应尽快中转开腹。

（二）术后并发症的预防与处理

术后近期常见的并发症包括吻合口瘘、十二指肠残端瘘、胰漏、术后出血、梗阻以及胃功能性排空障碍等，其处理措施可参考腹腔镜手术。在预防措施方面，比如吻合口瘘、十二指肠残端瘘以及吻合口出血等，可充分利用机器人缝合优势对吻合口、十二指肠残端加强缝合；机器人3D高清视野可通过保留迷走神经的胃癌手术降低胃排空障碍的发生；机器人双极电凝的合理使用可有效预防腹腔出血、渗血等。特别注意的是由于机器人放大倍数较高，在机器人完全手工缝合重建时，要准确把握缝合的针距与边距，以免针距和边距过小而发生吻合口瘘。

第六章

机器人辅助结直肠癌根治术

一、总论

微创技术已成为当代外科治疗的主流。在结直肠外科治疗领域，随着手术设备器械的快速发展，各种微创手术方式推陈出新，不断追求更彻底的肿瘤根治效果，更好的器官功能保护和更高的术后生活质量。机器人手术则是微创技术的又一座里程碑。经过十余年发展，机器人结直肠肿瘤手术已较为成熟，在我国也已得到广泛开展，取得了良好疗效和丰硕学术成果。

这本《机器人外科》体现了《中国肿瘤整合诊治指南》技术篇的总体、核心理念——"评、扶、控、护、生（ASCPS）"。第一，目前机器人手术平台缺少触觉反馈系统，且操作方向单一，因此术前要对患者进行充分、全面、细致的评估，并设计符合机器人操作习惯的孔位，此举谓之"评要全面"；第二，机器人手术由于精度高、创伤小，术后患者恢复快，医护团队在围术期要为患者树立信心，同时也要注意体征变化，以及检查、检验结果，对患者生理、心理、精神等方面进行整合调理，此举谓之"扶要到位"；第三，无论哪种手术平台，手术在根除肿瘤或控制肿瘤生长同时，也破坏了机体内环境平衡。机器人手术作为一种高精度微创技术，可将手术创伤降至最低，合理把控两者间平衡，治病同时不"致病"，此举谓之"控要有度"；第四，机器人高清的视野、灵活的机械手腕和对生理颤动的过滤，最大限度降低手术创伤，从各个细节保护患者器官功能，此举谓之"护要最大"；第五，机器人的上述特性，可使结直肠肿瘤外科手术的解剖操作更精细化，更有利于手术质量保证和器官功能保护，将会使患者具有良好的长期生存，同时也会提高患者术后的生活质量，这也是"双生"的重要体现，此举谓之"生要最好"。

二、基本要求

（一）手术团队要求

为掌握结直肠癌机器人手术技术，提高手术质量，规范的培训是十分必要的。

开展机器人手术前，主刀医师应完成机器人手术操作基础培训课程并取得相应资格证书，还应针对机器人结直肠癌手术进行一定的专门培训。研究显示，掌握机器人结直肠癌手术的主要技术，达到学习曲线的第一个平台期，需要约30例，较腹腔镜手术有一定的优势。既往的腹腔镜结直肠癌手术经验有助于进一步缩短机器人手术的学习时间，但并非必须。

机器人手术中，助手同样担任重要角色，目前尚缺乏机器人手术助手学习曲线相关文献报道，建议助手具备一定的腹腔镜手术操作经验，并在指导下协助完成30例手术。

器械护士负责机器人设备器械的准备工作，需要接受系统的培训，包括：机器人器械选择与准备，机械臂保护套安装，机械臂系统定位，简单故障识别与处理等。

（二）机器人手术系统的选择

1.机器人手术系统简介

手术机器人系统大多由影像处理平台、患者手术平台和医生操控台等部分组成。患者手术平台置于手术台旁，具有多条机械臂，用于安装镜头或手术器械。主刀医师坐于操控台前，实时同步控制床旁机械臂的全部动作。

2.机器人手术系统专门器械的选择

机械臂使用专门设计的配套器械，如热剪（单极电剪）、电钩、超声刀、无损伤抓钳、带双极电凝的无损伤抓钳、带双极电凝的马里兰抓钳、抓持牵开器等。具体使用方案根据主刀医师的操作习惯。一般2号机械臂参考主刀医师左手动作，安装带双极电凝的无损伤抓钳，1号机械臂参考主刀医师右手动作，安装热剪、电钩或超声刀。若使用3号机械臂，多用于牵、拉、推、顶组织器官以提供手术操作空间，一般安装无损伤抓钳（不连接能量平台）。

机器人系统使用前应进行如下准备：

（1）机器人系统开机自检。

（2）机械臂安装专用的一次性无菌套。安装时应注意妥善调整无菌套与机械臂关节的位置，以防阻碍关节运动。

（3）检查器械是否齐全，消毒是否妥善，功能是否良好，是否处于使用寿命内。应特别注意检查机械臂运动是否灵活，专用器械的可转腕有无活动受限，剪刀、抓钳等是否正常开合。检查完毕后应保持剪刀、抓钳等器械处于闭合状态，安装时动作应轻柔缓慢，机械臂应在直视下操作，以防损伤腹腔内组织器官。

（4）注意调整手术台四周及上方设备，妥善固定各设备供电传输线路，避免影响机械臂运动。若在手术过程中发生机械臂活动相互磕碰，可以及时对机械臂位置进行适当调整。

（5）主刀医师可以调整控制台的高度，使操作更舒适。

（三）其他手术器械的选择

1.气腹机、冲洗及吸引设备

气腹机是建立和维持腹腔压力进而提供手术空间的重要设备。机器人手术与腹腔镜手术的气腹机可以通用。由于手术中能量设备的使用，时常产生烟雾废气，干扰手术视野。可以将穿刺器接排气设备，也可以使用恒压气腹机以排出废气。

冲洗及吸引操作主要由助手完成，与腹腔镜手术设备通用。带冲洗/吸引功能的能量设备（如电凝棒等）能够减少不同设备间的切换，在止血等操作时更为便捷。

2.能量平台

与腹腔镜手术类似，主要使用电外科或超声刀能量平台，依据手术医师的操作习惯决定。两者均配备有机器人专用型号，也可由助手使用普通腹腔镜手术型号。不同能量器械的选择及使用参考《结直肠癌手术能量器械应用中国专家共识（2021版）》。

3.吻合器、切割闭合器

与腹腔镜手术类似，使用直线切割闭合器、圆型吻合器。直线切割闭合器目前已有机器人专用型号，可以安装于机械臂使用。

三、术前准备

（一）肠道准备

肠道准备使用恰当，可减少手术部位感染、术后胃肠功能障碍，促进患者恢复。如果使用不当，则可加重已有或潜在的梗阻，增加中转开腹、手术部位感染甚至吻合口漏等不良事件的发生。对于无梗阻、肠镜可通过的结直肠癌限期手术，目前证据支持机械性肠道准备和预防性口服抗生素；对于梗阻患者，建议不能经口行机械性肠道准备，可考虑放置肠梗阻支架后手术。

（二）患者准备

1.知情同意和心理准备，接受机器人手术意愿

知情同意是患者和家属享有的基本权利，手术者应和患者或授权委托人详细介绍病情、治疗建议、潜在风险及应对措施等，结合机器人手术特点，告知手术目的、可能的手术方案，如进一步明确诊断、切除病灶、缓解症状等，直肠手术应告知永久性结肠造口、暂时性近端结肠或回肠转流相关事宜；对手术效果进行预判，如术中诊断、疾病控制情况；告知不同手术方案潜在风险和对策、结直肠癌手术特点以及对生活质量所产生的影响。

2.适应证与禁忌证

手术适应证与传统腹腔镜手术类似，包括术前临床分期Ⅰ、Ⅱ、Ⅲ期结直肠癌根治性手术，Ⅳ期结直肠癌姑息性手术患者。

手术禁忌证：①不能耐受全身麻醉，如严重的心、肺、肝等主要脏器功能不全；②严重凝血功能障碍；③妊娠期患者；④腹盆腔内广泛转移、机器人手术系统下清扫困难；⑤结直肠癌急性肠梗阻伴有明显腹胀；⑥肿瘤穿孔合并急性腹膜炎；⑦全腹腔广泛严重粘连等导致不能进行穿刺建立气腹；⑧身体衰竭，大量腹水、内出血或休克；⑨BMI>40 kg/m² 的重度肥胖者（目前尚无加长的机器人手术系统穿刺器及手术器械）。

3.麻醉准备

根据病情做好各项准备工作，以提高患者对麻醉和手术的耐受力，取得患者理解和配合，以确保围手术期质量安全，促进术后及早康复。应遵循围手术期ERAS路径进行患者围手术期管理，术前访视需要进行器官功能、体能状态、营养状态、精神心理、认知功能等方面的综合评价，如果存在器官功能不全、营养风险、贫血、心理困扰、认知障碍等要积极纠正，实施术前预康复处理。术前戒烟、戒酒。

四、切除范围

（一）CME及TME原则

CME的原则：①沿胚胎发育融合间隙解剖，锐性分离脏层、壁层筋膜，整块切除系膜；②切除肠管的范围主要由切除结肠主干动脉的数目来决定；③充分暴露根部上一级中央血管，确认结构后高位结扎，清扫系膜根部淋巴结及中央组淋巴结。CME主要适用于Ⅰ-Ⅲ期的结肠癌患者。

TME的原则：①直视下锐性解剖直肠系膜周围盆筋膜壁层和脏层之间的无血管界面，保证切除标本的直肠系膜完整无撕裂；②对于中低位直肠癌应切除肿瘤远端

肠管≥2 cm；如远切缘距肿瘤1~2 cm者，建议术中行快速冰冻切片病理学检查证实切缘阴性；③肿瘤远端直肠系膜的切除不得少于5 cm。TME主要适用于无远处转移的直肠中下部的T1~3期直肠癌，且肿瘤未侵出筋膜脏层，大多数适合低位前切除者均适用于TME。

（二）根部淋巴结清扫范围

结直肠癌淋巴结清扫范围是由术前影像学和术中观察到的淋巴结转移程度和肿瘤浸润深度来决定。由肠系膜上动脉供血的结肠癌根部淋巴结清扫范围为D3淋巴结清扫，即中央淋巴结清扫。清扫范围为肠系膜上动脉发出与肿瘤供血相关的结肠动脉（回结肠动脉、右结肠动脉或结肠中动脉）起始部淋巴结。由肠系膜下动脉供血的结直肠癌根部淋巴结清扫范围特指肠系膜下动脉起始部至左结肠动脉起始部之间沿肠系膜下动脉分布的淋巴结。

如果术前临床诊断发现淋巴结转移，或术中怀疑根部淋巴结转移，则需进行D3清扫。如果术前/术中诊断未发现根部淋巴结转移，则根据肿瘤浸润深度进行淋巴结清扫。建议清扫淋巴结分组送病理学检查。

（三）肠管切除长度

结肠癌肠管切除范围：原则上切缘距离肿瘤≥10 cm。也可根据供血动脉决定。供血动脉距肿瘤边缘<10 cm时，在血管外侧5 cm处离断肠管；供血动脉距肿瘤边缘>10 cm时，在距肿瘤10 cm处离断肠管。乙状结肠癌按上述结肠癌切除范围执行，乙状结肠直肠交界处癌按直肠上段癌切除范围执行。

直肠癌肠管切除范围：中高位直肠癌口侧肠管切缘距离肿瘤≥10 cm，肛侧切缘距离肿瘤≥5 cm；低位直肠癌口侧切缘同中高位直肠癌，肛侧切缘距离肿瘤≥2 cm；若肛侧切缘距离肿瘤1~2 cm，可考虑术中冰冻切片病理学检查证实切缘阴性。

五、消化道重建的原则与分类

（一）消化道重建原则

消化道重建的基本原则为重建后具备正常消化道的生理功能，维持病人营养状态和生活质量。在重建中注意吻合口无张力、血供良好、吻合口径适中、操作简便，吻合过程中避免造成组织缺血和切割，影响愈合，导致吻合口漏。

低位、超低位直肠癌根治术的消化道重建目前较理想的是使用吻合器行结肠直肠吻合和手工缝合的结肠肛管吻合；结肠手术后的肠道重建通过取标本的辅助小切口拖出体外进行。近些年，NOSES理论和实践的创新，使得腹腔内消化道重建应用于机器人手术中，使之更趋快捷、安全和有效。

（二）消化道重建分类

消化道重建的分类，可以包括机器人下手工缝合、直线吻合和圆形吻合。具体重建的方式可以按照肿瘤的部位决定。其消化道重建分为小切口辅助和完全腹腔内吻合两种方式；根据消化道重建吻合时所使用工具和手段不同，又可分为器械吻合和手工吻合两大类。机器人灵活的缝合操作使得手工吻合更多的在机器人手术中得以应用。按消化道重建方式，又可分为端端吻合、端侧吻合、侧侧吻合，侧侧吻合又包括逆蠕动吻合法（functional end-to-end anastomosis，FEEA 法）和顺蠕动吻合法（Overlap 法）。

六、辅助切口的原则

微创，从广义上讲是一种理念，即最大限度降低或消除任何人为因素给组织器官带来的创伤。落实到具体实践中，微创就是指手术入路，即手术切口的大小和术中操作的损伤控制。手术切口是创伤、疼痛、疤痕等不良事件的来源，也是反映手术微创效果最直接、最有效的证据。在机器人结直肠癌根治术中，取标本的方法主要包括经腹部辅助切口取标本和经自然腔道取标本两种。无论选择何种取标本途径，均需要遵循肿瘤功能外科原则（function preservation in oncology surgery principle，FPOSP）和手术损伤效益比原则（surgical risk-benefit balance principle，SRBBP）。具体如下：

（一）经腹部辅助切口取标本的机器人结直肠癌根治术

腹部辅助切口的选取应从以下几个方面原则进行判定和选择：①就近原则：应根据肿瘤部位以及肠系膜的长度，以就近的原则选择方便标本取出的最近位置作为切口位置。②利于重建原则：根据肠系膜的长度、重建方法和位置、吻合操作的便捷性等几方面因素进行判定选择切口位置。③少疤无痛原则：辅助切口的切开和缝合应以最大程度实现最少疤痕甚至无可见疤痕为整体原则，如选择横切口作为辅助切口可以沿着 Langer's 皮纹线的走形方向切开。如需行造口的患者，可经造口的切口建立无菌无瘤通道作为辅助取标本切口，即借道 NOSES 的方式。④切口隐蔽原则：对于必须做的辅助切口，应考虑将切口隐蔽于更加有利于美观的部位，如下腹部手术可以将辅助切口选择在阴阜区并且做横行切口。

（二）经自然腔道取标本的机器人结直肠癌根治术

进行经自然腔道取标本的机器人结直肠癌根治术，应当从以下几个原则进行考虑：①手术损伤效益比原则：对于结直肠肿瘤手术经必须切开的直肠断端作为取标本通道是最优选择。如果肿瘤直径和分期符合时应采取经直肠取标本的 NOSES 术式，不应采用经阴道取标本的 NOSES 术式。对于肿瘤周径或系膜肥厚程度等因素造成无法经直肠时可采用经阴道取标本。②肿瘤部位原则：a.行直肠 NOSES 手术时应优先选择经直肠取标本的术式，如因肿瘤局部较大、系膜肥厚或肛管狭窄无法经直肠取标本时，可选择经阴道的术式。b.左半结肠手术及右半结肠手术，应考虑肿瘤的大小、系膜的肥厚程度及拟定自然腔道肠管的直径等因素选择经直肠切口或者经阴道取标本的术式。c.全结肠手术，优先选择经直肠断端取标本的方式，若肿瘤标本较大，可选择经阴道取标本。d.借道 NOSES：如果同期行回肠造口或结肠造口或 Miles 术时，可以借助造口切口或会阴切口的通道取标本，即借道 NOSES 方法。

七、中转开腹的指征

机器人辅助结直肠癌手术中转开腹的原因包括：

主动中转开腹：①肿瘤过大影响手术视野，分期较晚，广泛侵犯周围组织，或在手术过程中发现肿瘤侵及主要器官，淋巴结包绕主要血管，正常解剖间隙丧失，需联合脏器切除，机器人不能完成手术。②组织严重粘连，结构紊乱难以解剖分离，解剖变异导致解剖困难，无法显露重要血管和组织结构及间隙。③术中诊断为高碳酸血症，目前机器人手术人工气腹最常用气体为 CO_2，随着外源性 CO_2 的吸收，患者出现高碳酸血症和低氧血症，若术中无法纠正则需中转开腹手术。④设备故障，无法满足机器人手术操作，应主动中转手术。⑤肥胖病人腹腔狭小，手术视野差，解剖层次不清，肠系膜肥厚空间狭小，分离困难。

被动中转开腹：①严重出血，腹腔经气腹后空间仍狭小，遇到凶猛出血，手术视野会迅速受影响，持续负压吸引会使腹腔空间缩小，无法继续操作，为了患者的安全应及时中转开腹手术。②术中遇到一些复杂情况操作耗时过长，也应中转开腹手术。

八、机器人辅助结直肠癌根治术的临床应用

（一）右半结肠癌

1.适应证

机器人右半结肠癌根治术用于治疗盲肠、升结肠、结肠肝曲及横结肠右半部肿瘤，其适应证与禁忌证与传统腔镜类似。

2.体位和 Trocar 布置

患者放仰卧位，体位尽量靠近手术床头侧，髂前上棘最好位于手术床中轴以上。

对于NOSES手术，患者取改良截石位。患者固定后，调整为头低脚高10°~15°，左倾10°~15°位，NOSES术取标本时调整为右倾10°~15°位。根据术者习惯适当调整。

Trocar和机械臂布置：对于达芬奇Si系统及更早版本，手术常用5枚Trocar：镜头孔C，机械臂操作孔R1、R2、R3，辅助孔A。

（1）镜头孔C：8 mm、12 mm口径，置于脐左下方3~4 cm处。

（2）机械臂操作孔R1：8 mm口径，置于左锁骨中线肋缘下7~8 cm处。

（3）机械臂操作孔R2：8 mm口径，置于中线耻骨联合上方6~8 cm处。

（4）机械臂操作孔R3：8 mm口径，置于右侧麦氏点，即脐与右髂前上棘连线中外1/3处。

（5）辅助孔A：12 mm口径，置于机械臂操作孔R1下方6~8 cm，左锁骨中线外侧，距镜头孔>8 cm。

镜头孔的位置相对固定，其余Trocar位置依据肿瘤部位、患者体型及术者习惯进行调整，注意保持操作中心在肿瘤部位。相邻Trocar间距8~10 cm，避免机械臂交叉磕碰。尺寸均应以气腹后有张力的情况下为准。

机械臂系统安置于右侧肩部，中线过镜头孔C位置，与右肩呈45°角。手术床在患者臀部要适当留有间隙，防止机械臂游离结肠肝曲时与患者右腿相互碰撞。

对于达芬奇Xi系统，既可以采用与达芬奇Si系统及更早版本相似的布置方法，也可以采用其特有的布置方法。

（1）4个操作孔基本沿一直线排列，自耻骨联合上方4~5 cm至左肋弓下缘与左锁骨中线交点；多采用R2作为镜头孔，其他操作孔间隔6~8 cm；R4距离肋缘应在2 cm以上；辅助孔A建议采用12 mm Trocar，多置于左锁骨中线外侧，与R2、R3等距。

（2）4个操作孔于耻骨联合上方3 cm处水平排列，或略呈一弧线；多采用R2作为镜头孔，其他操作孔间隔6~8 cm；R1、R4距离两侧髂脊应在2 cm以上；辅助孔A建议采用12 mm Trocar，多置于R4外侧。三种方式的优劣尚无定论。

国产机器人系统根据机器特性参照上述操作方法。

腹腔探查：建立气腹，气腹压力8~15 mmHg（1 mmHg=0.133 kPa）。建议采用机器人镜头进行腹腔探查。探查原则：全面探查，由远及近，探查肝脏、胆囊、胃脾脏、大网膜、结肠、小肠、直肠和盆底腹膜。

3.手术操作规范

（1）显露术野：建议采用中间入路手术。助手用无损伤肠钳将小肠移至左侧腹，找到并提起右结肠系膜，显露此处的回结肠动脉与肠系膜上静脉交叉处。

（2）分离血管：沿肠系膜上血管向上，分离裸化动脉各分支及静脉各属支，清扫淋巴结。分别用血管夹夹闭并切断回结肠动静脉、右结肠动脉、结肠中动静脉或结肠中动静脉右支。仔细解剖显露胃肠干（Helen干），离断右结肠静脉、副右结肠静脉。结肠肝曲癌和横结肠近肝曲癌行扩大右半结肠切除术时，应离断胃网膜右动静脉。

（3）游离升结肠：自肠系膜上静脉右侧起，沿 Toldt 间隙，在右侧精索或卵巢血管和右输尿管以及胰腺和十二指肠表面，自下向上，自内向外进行分离。

（4）游离结肠肝曲：打开胃结肠韧带，向右分离，游离结肠肝曲。结肠肝曲癌和横结肠近肝曲癌行扩大右半结肠切除术时，应于胃网膜血管弓内离断大网膜并清扫幽门下（No.6）淋巴结。游离切除距肿瘤>10 cm的大网膜。

（5）游离侧腹膜：从回盲部向上分离外侧腹膜，与结肠肝曲游离部位相汇合。

（6）吻合：根据肿瘤所在部位决定切除肠段，分别游离结肠系膜及回肠系膜直到切端。可作辅助切口拖出体外吻合，也可行体内吻合，吻合方法包括端–端、端–侧、侧–侧吻合。

（7）标本取出：参照前文。

（8）关闭切口：①辅助切口法：大量蒸馏水冲洗腹盆腔，留置引流，关闭切口；②NOSES法：大量蒸馏水冲洗腹盆腔，留置引流，关闭Trocar孔。

（二）左半结肠癌

1.适应证

机器人左半结肠癌根治术用于治疗横结肠左半部、结肠脾曲、降结肠和高位乙状结肠肿瘤。

2.体位和Trocar布置

患者取平卧分腿位或改良截石位。患者固定后，调整为头高脚低，右倾位。适当降低患者左腿高度，防止与机械臂碰撞。

Trocar 和机械臂布置：对于达芬奇 Si 系统及更早版本，手术常用 5 枚 Trocar：镜头孔 C，机械臂操作孔 R1、R2、R3，辅助孔 A。

（1）镜头孔 C：12 mm 口径，置于脐右上方 3~4 cm 处。

（2）机械臂操作孔 R1：8 mm 口径，置于右侧麦氏点，即脐与右髂前上棘连线中外 1/3 处。

（3）机械臂操作孔 R2：8 mm 口径，置于剑突下方 3~4 cm，中线稍偏右侧，必须位于横结肠上方。

（4）机械臂操作孔 R3：8 mm 口径，置于耻骨联合上方 3~4 cm 中线处。

（5）辅助孔 A：5 mm 或 12 mm 口径，置于右锁骨中线外侧，镜头孔和机械臂操作孔 R2 中间的水平位置。

镜头孔的位置相对固定，其余 Trocar 位置依据肿瘤部位、患者体型及术者习惯进行调整，注意保持操作中心在肿瘤部位。相邻 Trocar 间距 8~10 cm，避免机械臂交叉磕碰。尺寸均应以气腹后有张力的情况下为准。

机械臂系统安置于左侧肩部，中线过镜头孔C位置，与左肩成15°角。各机械臂采取"环抱"姿态：镜头臂居中，双侧器械臂关节向外充分伸展，器械臂上数字应正对前方，以免交叉磕碰。机械臂与Trocar连接时注意高度调整，动作柔和，避免向上提拉Trocar。机械臂固定后，不可再移动患者体位或手术床。

对于达芬奇Xi系统，既可以采用与达芬奇Si系统及更早版本相同的布置方法，也可以采用专门适应Xi系统的布置方法：4个操作孔基本呈一直线排列，多采用R3作为镜头孔，操作中心置于肿瘤部位，助手孔A建议采用12 mm Trocar，置于操作孔"后方"进行辅助。对于左半结肠癌、高位乙状结肠癌等，操作孔连线可较为"垂直"。

国产机器人系统根据机器特性参照上述操作方法。

腹腔探查同前。

3.手术操作规范

（1）显露术区：建议采用中间入路手术。助手在辅助孔用无损伤肠钳将小肠、大网膜移动至右侧腹。分别向上外侧及下外侧牵拉降结肠和直肠与乙结肠交界处的肠系膜，辨认腹主动脉分叉处。

（2）分离血管：从肠系膜下静脉开始解剖。随着Treitz韧带的显露，肠系膜下静脉（IMV）很容易被解剖并结扎离断，拓展融合筋膜间隙（Toldt's间隙），输尿管和生殖静脉被很好地保护，Gerota's筋膜视肿瘤的侵犯程度，被不同程度地保护。沿腹主动脉剥离肠系膜下动脉（IMA），清扫No.253淋巴结，仔细解剖肠系膜下动脉根部以保护主动脉分叉周围的上腹下神经丛，再次评估生殖血管和输尿管的位置。左结肠动脉（如有升支）和乙状结肠动脉分别用血管夹夹闭。

（3）游离降结肠：自肠系膜下静脉左侧起，沿左Toldt's筋膜和左肾前筋膜之间的无血管间隙，在左侧精索或卵巢血管和左输尿管表面，自下向上（也可自上向下），自内向外分离。

（4）游离结肠脾曲：沿融合筋膜间隙（Toldt's间隙）向头端及内侧分离，在无血管区打开横结肠系膜，结扎结肠中动脉左支，离断左侧胃结肠韧带、脾结肠韧带，完全游离结肠脾曲。

（5）游离乙状结肠和上段直肠：沿侧腹膜及肾前筋膜前上方完全游离降结肠、乙状结肠，必要时可游离直肠上段。确定切除肠段的距离，并游离肠系膜。

（6）吻合：做左腹直肌切口或者正中切口拖出肠段，直视下裸化肠管，切断，移除标本。可用直线切割闭合器行横结肠乙状结肠功能性端端吻合，也可用管状吻合器行横结肠与乙状结肠的端侧吻合。也可行全机器人体内吻合。

（7）关闭切口：适当冲洗，放置引流，关闭切口。

（8）左半结肠机器人NOSES手术：NOSES Ⅵ式和NOSES Ⅶ式，适合于近段乙状结肠或者左半结肠切除手术，Ⅵ式样为经过直肠取出标本，Ⅶ式经过阴道取出标本。

（三）直肠癌

1.适应证

机器人直肠癌根治术用于治疗直肠和低位乙状结肠的肿瘤。其术式主要包括乙状结肠癌根治术，直肠癌前切除术，低位/超低位前切除术和经腹会阴联合切除术等。

2.体位和Trocar布置

行乙状结肠癌根治术、直肠前切除术和低位直肠前切除术的患者，取剪刀位或改良截石位；行经腹会阴联合切除术的患者取截石位。患者固定后，调整为头低脚高，右倾卧位。可适当降低患者左腿高度，防止与机械臂碰撞。

Trocar和机械臂布置：对于达芬奇Si系统及更早版本，手术常用4~5枚Trocar：镜头孔C，机械臂操作孔R1、R2、R3，辅助孔A。若需游离结肠脾曲，则需将机械臂操作孔R2更改为机械臂操作孔R4。

（1）镜头孔C：12 mm口径，置于脐右上方3~4 cm处。

（2）机械臂操作孔R1：8 mm口径，置于右侧麦氏点，即脐与右髂前上棘连线中外1/3处。

（3）机械臂操作孔R2：8 mm口径，置于左锁骨中线，平镜头孔处。

（4）机械臂操作孔R3：8 mm口径，置于左腋前线，平镜头孔处，多用于辅助低位直肠的分离。

（5）机械臂操作孔R4（用于游离结肠脾曲）：8 mm口径，置于剑突下方3~4 cm，中线和右锁骨中线中间处。

（6）辅助孔A：5 mm或12 mm口径，置于过机械臂操作孔R1的垂线，平镜头孔处。

镜头孔的位置相对固定，其余Trocar位置依据肿瘤部位、患者体型及术者习惯进行调整，注意保持操作中心在肿瘤部位。相邻Trocar间距8~10 cm，避免机械臂交叉磕碰。尺寸均应以气腹后有张力的情况下为准。游离直肠和乙状结肠时使用操作孔R1、R2和（或）R3；游离结肠脾曲时使用操作孔R1、R4和（或）R3。

机械臂系统安置于患者左侧，中线与镜头孔C和左髂前上棘的连线重合。各机械臂采取"环抱"姿态：镜头臂居中，双侧器械臂关节向外充分伸展，器械臂上数字应正对前方，以免交叉磕碰。机械臂与Trocar连接时注意高度调整，动作柔和，避免向上提拉Trocar。机械臂固定后，不可再移动患者体位或手术床。

若需游离结肠脾曲，则需要先撤离机械臂，改变机械臂系统位置，更换操作孔，重新连接机械臂。机械臂系统的中线过镜头位置，与左肩成15°角。使用操作孔R1、

R4游离结肠脾曲。对乙状结肠较短术前评估需要行结肠脾曲游离的患者，也可先行结肠脾曲游离，再更换机械臂位置行直肠游离，以方便一次性完成游离和吻合。

对于达芬奇Xi系统，如前所述，Trocar的布置则更为简便，且更具自由度，不局限于某个特定位置，既可以采用与达芬奇Si系统及更早版本相同的布置方法，也可以参考左半结肠癌根治术的布置方法，但其连线角度应适当调整，以适应操作区域。

国产机器人系统根据机器特性参照上述操作方法。

腹腔探查同前。

（四）手术操作规范

（1）显露术区：建议采用中间入路手术。女性患者可使用机器人手术系统行子宫悬吊，男性患者也可悬吊膀胱表面腹膜改善手术视野。助手在辅助孔用无损伤肠钳将小肠、大网膜移动至右季肋区。R2臂向上外侧牵拉直肠和乙状结肠与后腹膜交界的肠系膜，辨认腹主动脉分叉处。

（2）分离血管：于骶岬水平为始，沿脏层腹膜与壁层腹膜间隙向上剥离肠系膜，拓展Toldt's间隙，裸化肠系膜下动、静脉，清扫淋巴结。于距离肠系膜下动脉根部1cm处夹闭，或在清扫肠系膜下动脉根部淋巴结（253组）后，于左结肠动脉分叉处远端夹闭切断，并于相应水平夹闭并切断肠系膜下静脉，从而保留左结肠动脉。

（3）游离侧腹膜：将乙状结肠向右侧牵开，在此游离脏层腹膜与壁层腹膜间隙，注意避免损伤输尿管和生殖血管。

（4）游离结肠脾曲：若需游离结肠脾曲，则需要先撤离机械臂，改变机械臂系统位置，更换操作孔，重新连接机械臂。机械臂系统的中线过镜头位置，与左肩成15°角。使用操作孔R1、R4游离结肠脾曲。对乙状结肠较短，术前评估需要行结肠脾曲游离的患者，也可先行结肠脾曲游离，再更换机械臂位置行直肠游离，以方便一次性完成游离和吻合。

（5）游离降结肠和乙状结肠：沿左肾前筋膜与Toldt's筋膜之间游离降结肠和乙状结肠，注意保护神经、左生殖血管和输尿管，防止损伤。根据肿瘤部位可以同时裁剪肠系膜，确定近端切缘。

（6）游离直肠：直肠的游离从骶前开始，依照TME原则进行分离，注意层次，从后壁中央开始，逐步向两侧进行分离，最后分离直肠前壁。部分肥胖患者骨盆狭小，也常在前后间隙均分离明确后再行侧方间隙分离。机械臂R3可辅助进行直肠的牵拉暴露。注意机械臂牵拉张力的控制，避免软组织撕脱。根据肿瘤所在位置决定是否打开腹膜反折及游离直肠的长度，必要时可分离直至肛提肌水平，低位游离电剪或电钩可能更灵活。

（7）游离直肠远切端：直肠远切端可使用超声刀进行肠壁的裸化，也可使用机器人的电钩或热剪进行裸化。切缘距离肿瘤下缘通常>2 cm。

（8）吻合：根据肿瘤位置及患者体型选择小切口辅助或全腔镜（NOSES技术）吻合。小切口辅助吻合：裸化远端肠管后离断；下腹部小切口或扩大现有操作孔或右下腹拟肠造口处取出标本；近端肠管置入吻合器钉砧头；还纳近端肠管，缝闭或用巾钳夹闭切口，重新建立气腹，吻合器从肛门置入，机器人手术系统直视下进行吻合。若肿瘤直径较小，可采用NOSES技术吻合。充气试验或美蓝注入试验检查吻合是否满意，可在机器人手术系统直视下缝合加固；直肠指检检查吻合口的完整性及有无吻合口活动性出血，必要时行吻合口肠镜检查。

（9）会阴部手术和肠造口：行经腹会阴联合直肠癌根治术的患者，直肠游离至肛提肌水平后，医师手工进行会阴部手术，手术方法和传统开腹手术相同。肿瘤标本从会阴部切口取出。同时撤离机械臂，移开机械臂系统，医师手工行肠造口术。会阴部手术和肠造口术完毕，关闭会阴部切口。括约肌间切除术（intersphincteric resection，ISR）或超低位切除术中，手工结肠–肛管吻合过程与此类似。

（10）关闭切口：必要时可重新建立气腹，连接机械臂，行机器人手术系统关闭盆底腹膜。适当冲洗，放置引流，关闭切口。

（11）直肠癌机器人NOSES手术：根据肿瘤部位不同，经直肠或阴道取出方式不同，又可分为NOSES Ⅰ–Ⅴ式，具体参考《结直肠肿瘤经自然腔道取标本手术专家共识》与《机器人结直肠癌手术中国专家共识》。

（五）全结肠切除或次全切除

1.适应证
适用于病变范围广、累及全结肠疾病的治疗。包括：

（1）良性疾病

①慢传输型便秘、结肠冗长症：诊断明确，经积极的非手术治疗无效；②炎症性肠病：溃疡性结肠炎、克罗恩病内科治疗无效及怀疑有恶变；③家族性腺瘤性息肉病。

（2）恶性疾病

①多发性结直肠恶性肿瘤；②遗传性非息肉性结直肠癌。

2.体位和Trocar布置
（1）体位：取截石位，患者全麻固定后，调整为头低脚高，游离右半结肠时为左倾位，游离左半结肠时为右倾位，注意适当降低患者腿部高度，避免与机械臂发生碰撞。

（2）Trocar和机械臂布置：对于达芬奇Xi系统，游离左半结肠和右半结肠各用5枚Trocar，两个步骤共用4枚Trocar，可适当增加Trocar数量。

①游离右半结肠用5枚Trocar，其中四个操作孔基本沿一条直线排列，自左肋弓下缘与左锁骨中线交点至右髂前上棘。

②游离右半结肠用5枚Trocar，其中四个操作孔基本沿一条直线排列，自左肋弓下缘与左锁骨中线交点至右髂前上棘。

a.机械臂操作孔R1（带双极电凝的无创抓钳或马里兰抓钳）：8 mm口径，置于麦氏点，距离右髂前上棘>2 cm。

b.机械臂操作孔R2（镜头）：8 mm口径，置于约脐上方处。

c.机械臂操作孔R3（超声刀）：8 mm口径，位于左侧锁骨中线内侧、脐上约2 cm。

d.机械臂操作孔R4（无创抓钳）：8 mm口径，置于左侧锁骨中线稍外侧，距离肋缘>2 cm。

e.辅助孔：12 mm口径，置于左锁骨中线平脐处。

（3）游离左半结肠用5枚Trocar，其中四个操作孔与游离右半结肠公用，自左肋弓下缘与左锁骨中线交点至右髂前上棘。

①机械臂操作孔R1（无创抓钳）：8 mm口径，置于左侧锁骨中线稍外侧，距离肋缘>2 cm。

②机械臂操作孔R2（带双极电凝的无创抓钳或马里兰抓钳）：8 mm口径，位于左侧锁骨中线内侧、脐上约2 cm。

③机械臂操作孔R3（镜头）：8 mm口径，置于约脐上方处。

④机械臂操作孔R4（超声刀）：8 mm口径，置于麦氏点，距离右髂前上棘>2 cm。

⑤辅助孔：12 mm口径，置于右锁骨中线脐平面2 cm处。

Trocar位置可根据肿瘤位置、术者习惯、术中情况等进行灵活调整。相邻Trocar间隔至少8 cm左右，Trocar间隔距离以建立气腹后腹部有张力情况下为准。使用达芬奇Xi系统，手术车可始终位于患者右侧，当游离完右半结肠后，只需退手术车，旋转机械臂180°即可重新接入机器人系统以游离左半结肠；若使用达芬奇Si系统，由于机械臂无法旋转，退手术车后需要将患者体位变更180°方可再次接入机器人系统。

国产机器人系统根据机器特性参照上述操作方法。

腹腔探查同前。

3.手术操作规范

（1）显露术区：可根据肿瘤部位、术者习惯等因素选择手术入路，遵循常规游离右半及左半结肠基本入路，包括中间入路、外侧入路、头侧入路等。

（2）手术顺序：按照机器人右半结肠癌根治术摆放体位时，需要完成末端回肠的游离、右半结肠及横结肠的游离，直到离断结肠中血管左支；按照机器人左半结肠癌根治术摆放体位时，需要完成左半结肠及直肠的游离。

确定手术切除范围：参考《机器人结直肠癌手术中国专家共识（2020版）》，肠管切除范围需结合疾病性质、术中情况等综合考虑。

（3）标本取出：可使用下腹部辅助切口取出标本或经肛门拖出标本。若经肛门拖出标本，参照前文中直肠癌根治术 NOSES Ⅳ式取标本的方式，注意无菌无瘤原则。

（4）吻合：根据切除的范围可考虑行回肠直肠吻合、升结肠直肠吻合或全结直肠切除并回肠储袋肛管吻合或直肠肌鞘回肠肛管吻合。根据肿瘤大小及患者体型选择小切口辅助或全腔镜（NOSES 技术）吻合。小切口辅助吻合：下腹部小切口取出标本；近端肠管置入吻合器钉砧头，重建气腹后行消化道重建；若肿瘤直径较小，可采用 NOSES 技术吻合（参照前文直肠癌 NOSES 吻合）。充气试验或美蓝注入试验检查吻合是否满意，直肠指诊检查吻合口的完整性，必要时可行肠镜检查吻合口。可在机器人下连续浆肌层缝合加固吻合口，并常规关闭盆底腹膜，常规盆腔放置套管引流。

（5）会阴部手术和肠造口：行经腹会阴联合切除的患者，直肠段游离至肛提肌水平后，医师手工进行会阴部手术，手术方法和传统开腹手术相同。会阴部手术和肠造口术完毕，关闭会阴部切口。

第七章

胸外科机器人辅助手术技术指南

一、总论

机器人手术系统作为当今外科手术系统最为先进的治疗手段之一，在临床中得到了广泛的应用，其机器人手术系统等克服了传统手术的诸多不足，并且随着3D显示、荧光显示、双机操作等功能的进步，使胸部手术更加精准、安全。在过去十多年中，胸外科手术中的机器人技术在国内的发展也是非常迅速，据统计，达芬奇机器人年手术量从2010年的40台到2022年的14800台（如图29-27），手术方式从常规的肺叶切除、肺段切除到较高难度的成型手术，以及在食管癌、纵隔肿瘤均得到广泛的开展，手术方式已经基本覆盖胸外科常见术式。并且，在国内一些胸外科专家的努力下，单孔胸外科机器人手术也逐渐开展起来。

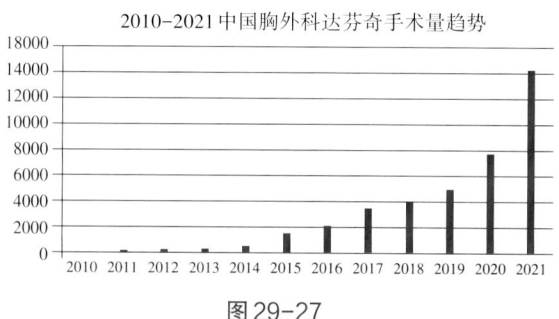

中国胸外科达芬奇手术趋势

图29-27

随着外科医生们使用机器人技术的经验愈加丰富，信心也不断增长，因此逐渐扩大了手术适应证，并逐渐转向越来越具有挑战性的病例。对于那些复杂的病例，过去仅能选择开放性手术，现在胸部机器人手术也被认为是一种安全的技术。为规范机器人手术在胸外科手术中的开展，保障医疗安全和疗效，联合国内多家中心，制定本手术技术指南，希望对即将开展或正在开展机器人手术的胸外科医师提供指导和帮助。

二、机器人辅助腔镜肺切除术

（一）技术特点

1.机器人辅助腔镜肺切除术适应证

（1）对于早期肺癌，推荐需要接受解剖性肺部切除及淋巴结采样/清扫的患者使用。

（2）对于尚可以手术的局部晚期肺癌/中央型肺癌（接受/未接受过新辅助治疗），建议手术经验丰富并熟练掌握机器人手术技术的胸外科医师进行尝试。

（3）其他需要行解剖性肺部手术的良恶性病变等。

2.机器人辅助腔镜肺切除术禁忌证

（1）绝对禁忌证

①不能耐受全麻手术，如严重的心、肺、肝等主要脏器功能不全，恶病质，大量腹腔积液，活动性出血或休克等。

②严重凝血功能障碍。

③妊娠期病人。

④晚期肺癌患者。

⑤BMI>40的重度肥胖者（目前尚无加长的机器人手术穿刺器及手术器械）。

（2）相对禁忌证

①广泛胸膜腔粘连，无法置入机器人Trocar。

②肿瘤侵犯纵隔、大血管、气管、食管、椎体等，难以用机器人手术完整分离或手术风险极高。

③多种原因引起的肺门固定（肿瘤侵犯/淋巴结转移/肺门门钉淋巴结等）。

3.准备

（1）术前评估

① 病人一般状况的评估：无明显心、肺、肾等重要脏器功能障碍，无手术禁忌证，术前肺功能预计能够耐受拟定的手术肺切除范围；② 病变评估：分析影像学（主要包括胸部CT、头颅及骨显像/PET-CT）资料，了解病变程度，进行术前分期，确定为可手术的肺部病变。

（2）麻醉方式

气管内插管全身静脉麻醉最常用。

4.手术器械

（1）机器人手术器械：为机械臂配套机械。包括：8 mm金属穿刺器、十字校准器、超声刀、Cardiere抓钳、Maryland双极电凝钳或Fenestrated无损伤双极电凝钳、电凝钩、抓持牵开器、大号针持、单极电剪、施夹器（Hem-lock夹）。由于目前机器人手术费用较高，且在绝大多数医院机器人手术器械为单独收费，为在保证手术安全的前提下尽量节约成本，推荐使用Cardiere抓钳/电凝钩/Maryland双极电凝钳作为常用器械。其余器械酌情使用。

（2）胸腔镜器械：为助手使用，包括5~12 mm Trocar、卵圆钳、分离钳、剪刀、施夹钳及钛夹、Hem-o-lok钳、负压吸引器、腔镜切割闭合器。

（3）术者可根据医院自身条件及个人习惯选用合适的手术器械。

5.机器人系统准备

（1）机器人系统开机自检。

（2）检查器械是否齐全，功能是否良好。应特别注意检查机械臂运动是否灵活，专用器械的可转腕有无活动受限，剪刀、抓钳等是否正常开合。

（3）机械臂安装专用的一次性无菌套。

（4）达芬奇Si系统及更早版本系统的机器人专用镜头连接光源，白平衡，对焦以及三维校准确认后，应在热水（不宜超过55℃）中加温，防止起雾。而达芬奇Xi系统的镜头为自动白平衡、自动对焦及三维校准，同时头端有加温功能，需提前打开光源。

（5）注意调整手术台四周及上方设备，妥善固定各设备供电传输线路，避免影响机械臂运动。

（6）若在手术过程中发生机械臂活动相互磕碰，可以及时地对机械臂位置进行适当的调整。

（7）术者可以通过调整控制台上的人体工程学调节按钮，调整主操控台的目镜高低和倾斜角度、手臂支撑架的高度。

（二）手术术式

目前文献报道的机器人肺切除手术涵盖了常规的肺叶切除、肺段切除，也包括联合肺叶切除、全肺切除、肺亚段切除以及支气管、血管袖型切除，肺移植也有相关报道。

（三）中转开胸的指征

机器人肺切除过程中出现如下情况需要中转开胸或常规胸腔镜手术：①难以控制的大出血；②因胸膜腔粘连导致无法置入机器人器械；③术中发现显露困难，手术难度较大估计无法微创下完成；④机器人设备故障。

（四）机器人肺手术的临床应用

1.手术体位及操作孔布局

（1）90°侧卧位，胸部垫高，对于臀部较大的患者，往往需要采用侧卧折刀位，以增加机械手臂活动幅度。

（2）手术切口布局：镜孔选择一般在腋后线第7、8肋间，对于肥胖患者需要通过叩诊肺下界以避免损伤膈肌。操作孔选取一般考虑如下几个原则，两操作孔对称位于镜孔两侧，间距8~10 cm（手指并拢，4指宽度）。腹侧孔一般位于第6、7肋间腋中线，背侧孔一般位于第8、9肋间肩胛下线，助手辅助孔一般选取腋前线与乳头之间，切口上缘不超过腋前线，右肺中叶切除往往需要辅助孔选取在第3肋间，以便于切割闭合器处理血管及支气管。

2.右肺上叶切除术

（1）助手牵拉右肺下叶背段，将肺向腹侧牵拉，以暴露后肺门。

（2）沿肺边界打开后纵隔胸膜，范围向下至右下肺静脉，向上至右中间支气管。

（3）清扫第7组淋巴结，沿右上叶支气管与右中间支气管向远端游离，暴露并清扫支气管分叉处淋巴结。

（4）垂直牵拉右肺上叶后段，显露并打开三叶交界处胸膜，暴露右肺动脉干，沿肺动脉干表面后升支动脉与背段动脉之间，打通右肺上叶与右肺下叶之间叶裂隧道，直线切割闭合器打开叶裂。

（5）游离中心静脉及后升支动脉，直线切割闭合器离断，以显露右肺上叶支气管。

（6）清扫右肺上叶支气管根部淋巴结，暴露右肺上叶支气管与尖前支动脉间间隙，然后牵拉右肺上叶尖段，将肺向足侧牵拉暴露上肺门，打开上纵隔胸膜，将右肺上叶支气管与尖前支动脉间隙打开。

（7）垂直牵拉右肺上叶后段，使用分离钳钝性游离右肺上叶支气管与尖前支动脉间间隙，然后直线切割闭合器离断右肺上叶支气管。

（8）游离尖前支动脉并离断。

（9）处理水平裂以及剩余右肺上叶静脉，也可将右肺上叶静脉单独处理，注意辨认并保护右肺中叶静脉，将标本用一次性取物袋装好，经辅助孔取出。

（10）清扫第2、4组淋巴结。

3.右肺中叶切除术

（1）助手垂直牵拉右肺中叶内侧段，暴露前肺门。

（2）打开右肺上、中叶静脉表面纵隔胸膜，显露右肺中、下叶静脉分叉以及右肺上、中叶静脉分叉，并清扫右肺中、下叶静脉三角间隙内淋巴结以及右肺上、中叶静脉间淋巴结。

（3）分离钳钝性游离右肺中叶静脉，然后直线切割闭合器离断右肺中叶静脉。

（4）清扫右肺中叶支气管周围淋巴结，游离并用切割闭合器离断右肺中叶支气管。

（5）游离右肺中叶内、外侧段动脉，清扫周围淋巴结并裸化动脉，然后直线切割闭合器离断。

（6）使用直线切割闭合器离断水平裂。

（7）将标本用一次性取物袋装好，经辅助孔取出。

（8）清扫第2、4、7组淋巴结送检。

4.右肺下叶切除术

（1）助手牵拉右肺下叶背段，将肺向腹侧牵拉，以暴露后肺门。

（2）沿肺边界打开后纵隔胸膜，范围向下至右下肺静脉，向上至右中间支气管。

（3）清扫第7组淋巴结，沿右上叶支气管与右中间支气管向远端游离，暴露并清扫支气管分叉处淋巴结。

（4）助手牵拉右肺下叶基底段，将肺向头侧牵拉，显露右下肺韧带，离断右下肺韧带，避免损伤下腔静脉以及食管。

（5）助手牵拉右肺下叶前基底段并向背侧牵拉，暴露前肺门，游离右肺中、下叶静脉之间三角区域，清扫当中淋巴结，裸化右肺下叶静脉，直线切割闭合器离断右肺下叶静脉，注意保护右肺中叶静脉。

（6）助手牵拉右肺下叶基底段，将肺垂直牵拉，保持右肺下叶支气管垂直，解剖并清扫右肺下叶、中叶支气管间淋巴结，注意保护深部的右肺基底段动脉，尽量裸化右肺下叶支气管，然后分离钳钝性分离，随后直线切割闭合器离断右肺下叶支气管，离断前辨认右肺中叶支气管勿误伤，必要时双肺通气确认。

（7）助手钳夹右肺下叶支气管残端，垂直牵拉右肺下叶，以显露右肺下叶动脉。

（8）清扫右肺下叶动脉周围淋巴结以裸化血管，必要时分离钳钝性分离右肺下叶动脉，期间注意辨认并保护右肺中叶动脉，直线切割闭合器离断右肺下叶动脉。

（9）直线切割闭合器离断剩余叶裂，将标本用一次性取物袋装好，经辅助孔取出。

（10）根据情况清扫第2、4组淋巴结。

5.左肺上叶切除术

（1）助手牵拉左肺上叶尖后段，将肺向足侧牵拉，暴露上肺门。

（2）打开上肺门纵隔胸膜，暴露左肺动脉干，游离左肺上叶静脉与左肺动脉干之间间隙，同时沿肺动脉干向远端游离，游离至显露肺动脉分支（叶裂隧道出口）。

（3）助手牵拉左肺下叶前内基底段并垂直牵拉以显露叶裂，经叶裂薄弱处打开叶裂，并游离至显露肺动脉干，沿肺动脉干向近心端游离，游离至显露左肺下叶背段动脉及左肺上叶尖后段动脉c支（叶裂隧道入口）。

（4）分离钳钝性分离打通叶裂隧道，并使用直线切割闭合器打开叶裂，沿叶裂向远心端继续游离显露肺动脉干，直至显露左肺上叶舌段动脉与基底动脉干分叉部。

（5）助手牵拉左肺上叶舌段，将肺向背侧头侧方向牵拉暴露前肺门，清扫位于左肺上、下叶静脉之间三角区域内的淋巴结，直至显露深部左总支气管及远端左肺上、下叶支气管分叉。

（6）助手直角钳经左肺上、下叶静脉分叉向左肺上叶舌段动脉与左肺下叶基底动脉干分叉处钝性分离，打通另一半叶裂隧道，并用直线切割闭合器离断剩余叶裂。

（7）助手垂直牵拉左肺上叶舌段，依次清扫舌段动脉及尖后段动脉c支及a+b支周围淋巴结，裸化各支动脉并离断，可根据具体情况使用直线切割闭合器或hem-o-lok来处理。

（8）助手牵拉左肺上叶舌段与尖后段交界，并向腹侧牵拉，进一步清扫左肺上叶支气管周围淋巴结以裸化左肺上叶支气管，分离钳钝性游离支气管后用直线切割闭合器离断左肺上叶支气管。

（9）进一步游离裸化剩余的左肺上叶静脉及前段动脉，直线切割闭合器离断，将标本用一次性取物袋装好，经辅助孔取出。

（10）根据情况清扫第5、6、7组淋巴结。

6.左肺下叶切除术

（1）助手牵拉左肺下叶背段，将肺向腹侧牵拉，暴露后肺门。

（2）打开后纵隔胸膜，自下而上依次显露左肺下叶静脉、左总支气管及左肺动脉干，彻底清扫三者之间淋巴结，进一步游离左肺下叶静脉，向远端游离左总支气管至支气管分叉，游离左肺动脉干至显露左肺下叶背段动脉（如需要，可在此步骤后清扫第4、7组淋巴结）。

（3）助手牵拉左肺下叶基底段并向头侧牵拉显露左下肺韧带，分离左下肺韧带至左下肺静脉，然后助手将肺垂直牵拉，显露前肺门，裸化左下肺静脉并彻底清扫左肺上、下叶静脉间淋巴结，分离钳钝性游离左肺下叶静脉后直线切割闭合器离断。

（4）清扫左肺下叶支气管周围淋巴结，清扫左肺上、下叶支气管分叉处淋巴结注意保护深部的肺动脉分支，清扫完左肺上、下叶支气管分叉处淋巴结后，助手使用分离钳钝性游离左肺下叶支气管，注意保护深部的肺动脉分支，然后直线切割闭合器离断左肺下叶支气管。

（5）游离基底段及背段动脉，清扫周围淋巴结后裸化上述两支动脉，助手使用分离钳钝性游离两支动脉后使用直线切割闭合器离断。

（6）直线切割闭合器处理叶裂后，将标本用一次性取物袋装好，经辅助孔取出。

（7）清扫第5、6组淋巴结。

7.机器人肺段切除术

肺段切除术遵循如下几个原则，经叶裂开始处理的肺段切除手术，例如背段、舌段、后段/尖后段、左前内基底段/右前基底段等，手术的第一步往往是建立叶裂隧道，隧道建立的方法已在前述方法中详述，然后按照反单向式（fissure first）的方法来完成肺段的切除。而经肺门开始的肺段切除手术，例如前段、尖段、后外基底段等，手术的步骤往往遵循单向式（fissure last）肺叶切除的原则与方法，即从肺门层层深入，逐步离断段门结构，完成肺段切除。不同于肺叶手术，因为肺段的支配血管往往较细，部分血管更多采用结扎或hem-o-lok等处理。

8.机器人复杂肺叶切除术

随着机器人应用的增多以及主刀医师经验的增加，许多以前无法用微创开展的肺部手术，例如联合肺叶切除、全肺切除、肺叶袖型切除等复杂术式，在很多医院已经作为机器人常规手术进行开展了。原则上及方法上与肺叶切除并无大的差异，需要对术前影像精确评估，以便对术中可能遇到的困难做足准备。一般建议熟练掌握肺叶切除术后再进行复杂肺叶切除手术的尝试。

9.术后处理

术后可以参照加速康复外科的原则进行术后处理。

（1）术后生命体征监测：同胸腔镜肺切除术。

（2）术后观察：术后注意观察胸管引流液量及性状、漏气情况、切口恢复情况等。注意有无胸腔内出血、气胸、肺不张、支气管/肺泡胸膜瘘的发生。

（3）饮食和补液：术后第1天一般进食半流质，1~2天逐步过渡至正常饮食。

（4）术后早期活动：积极鼓励病人术后第1天开始下床活动并完成每日制订的活动目标。

（五）并发症及其防治策略

1.术中并发症及防治措施

（1）气腹机相关并发症：常见于无助手辅助孔的全机器人肺部手术，主要表现为高碳酸血症、皮下气肿。预防措施：术中严密监测，尽量避免出现广泛的皮下气肿，术中保持良好的肌肉松弛状态，尽量缩短手术时间。

（2）术中血管损伤：由于肺血供丰富，包含肺动脉及支气管动脉两套供血系统，术中血管损伤时有发生，尤其是损伤后极为凶险的肺动脉及其分支出血。预防措施：熟悉肺部血管的解剖结构，术前仔细阅片，及时了解存在的血管解剖变异，术中动作轻柔，牵拉肺/血管过程中注意观测可能存在的血管张力。手术操作过程中，注意能量器械的使用，注意解剖层次，保护淋巴结完整性，预先处理可能污染术野的小血管出血。对于某些难度极高或者肺动脉出血风险极大的手术，预先游离肺动脉干，并进行预阻断，可显著降低发生大出血的概率。对于已经发生的血管出血，采取的第一步往往是控制出血，可使用小方纱布压迫止血、纱布填塞止血、吸引器侧壁压迫止血、钳夹止血等，然后快速清理术野积血及血凝块，最后根据破口大小以及自身经验选择是否开胸止血。

（3）相关及相邻脏器损伤：常见的有喉返神经、淋巴管、食管、支气管壁、膈肌等。预防措施：进胸放置Trocar前进行叩诊，以降低膈肌损伤的风险；清扫喉返神经旁淋巴结时，尽量贴近淋巴结使用能量器械，尽量避免裸化喉返神经；右侧第2、4组淋巴结清扫后发生乳糜胸概率较高，注意术中对可疑管状结构进行保护，需要离断的管状结构使用能量器械在无张力情况下处理，避免牵拉、扯断，清扫完毕淋巴结，对于可疑的管状结构使用钛夹或hem-o-lok夹闭处理；清理第7、8组淋巴结时，注意辨认食管及支气管等结构，使用能量器械时注意保护，减少或避免对食管、支气管结构的灼伤。

2.术后并发症及防治措施

（1）胸膜腔漏气：是肺切除术后常见并发症，常见原因主要为手术破坏脏层胸膜及肺实质所致，可引起术后带管时间延长甚至继发胸膜腔感染可能。对于轻度漏气，如果胸管引流通畅，肺复张完全，一般可在几天内自行痊愈，部分患者可能需要胸膜腔打入粘连剂来促进愈合（打之前需确认肺复张完全），部分持续漏气不缓解的患者，建议完善CT检查，评估肺复张程度以及胸管位置，必要时调整胸管位置或重新放置胸管促进肺复张。对于持续漏气且漏气严重的患者（Ⅲ度漏气且肺无法完全复张），需要完善胸部CT，若合并咳胸水样痰还需要完善支气管镜检查以除外支气管胸膜瘘，若优化引流后仍不缓解，可能需要二次手术修补。

（2）乳糜胸：彻底清扫淋巴结的部分患者可能会发生，一般乳糜胸处理第一步先留取胸水送检乳糜试验，同时更改患者饮食方案为低脂饮食，若每日引流液<500 ml，一般能够通过单纯控制饮食来治愈，部分严重患者可采用禁食+生长抑素治疗+胸膜腔粘连剂注射；若通过严格禁食及生长抑素治疗后每日引流液仍大于500 ml，则要考虑早期进行手术治疗，方式为淋巴管瘘口修补+胸导管结扎。

（3）血胸：肺术后血胸常见原因包括血管夹脱落、焦痂脱落、粘连带出血等。预防措施：术中止血做好重点区域的检查，按照肺门血管-支气管残端血管-肺粗面-淋巴结窝-胸顶-肋膈角-穿刺针-切口的顺序，同时对血管残端及支气管动脉残端必要时用钛夹或hem-o-lok加固。

第八章

机器人辅助腔镜肺段切除手术技术指南

一、基本原则

肺段切除术遵循如下几个原则，经叶裂开始处理的肺段切除手术，例如背段、舌段、后段/尖后段、左前内基底段/右前基底段等，手术的第一步往往是建立叶裂隧道，隧道建立的方法已在前述方法中详述，然后按照反单向式（fissure first）的方法来完成肺段的切除。而经肺门开始的肺段切除手术，例如前段、尖段、后外基底段等，手术的步骤往往遵循单向式（fissure last）肺叶切除的原则与方法，即从肺门层层深入，逐步离断段门结构，完成肺段切除。不同于肺叶手术，因为肺段的支配血管往往较细，部分血管更多采用结扎或hem-o-lok等处理。

二、麻醉方法

可以选择的麻醉方式有：双腔气管插管，静脉吸入复合麻醉；单腔气管插管+封堵管；保留自主呼吸非气管插管。目前以双腔气管插管为主，各中心根据不同的条件和技术水平可选择相应的麻醉方式。

三、手术体位及操作孔布局

（1）手术体位：健侧90°卧位。

（2）操作孔布局孔位：根据不同团队操作习惯，有不同孔位设计方案。以下孔位设计可供参考（见图29-28）。机器人镜孔：腋中线第6肋间；机器人操作臂孔：腋前线第4肋间、腋后线稍后第8或9肋间；人工辅助孔：腋前线第6肋间，长度3~4cm。一般主刀右手机械臂操作能量器械，在左肺手术时，孔位可稍往前移，以减少隆突下淋巴结清扫操作时受脊柱的干扰。人工辅助孔：腋前线第6肋间，3cm。该孔位设计优点：镜孔上移，上纵隔视野较好；助手受机器臂干扰小；人工辅助孔处于较低位置，腔镜切割器处理脉管角度良好。

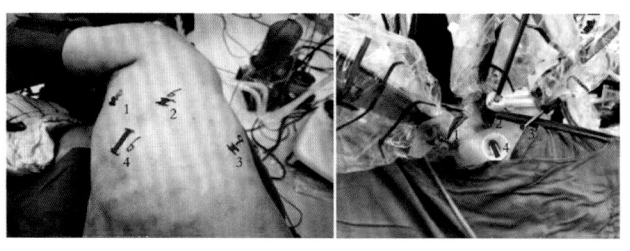

图29-28　机器人肺段手术操作孔布局
1、3.为两个操作孔；2.为进镜孔；4.为辅助孔

四、术前准备

对于拟行肺段切除的病例，建议常规进行三维重建，推荐采用结节筛查及三维重建一体的高效、可靠的系统进行术前规划。胸腔镜辅助下能完成的肺段手术，机器人系统辅助均可完成，包括单肺段切除、联合肺段切除、联合亚肺段切除以及其他困难肺段切除等。术前规划步骤同常规胸腔镜术前规划，根据病灶位置确定手术具体方式（范围），分析需要离断的相应段支气管、静脉、动脉，规划合理、可行的手术流程。

五、手术操作流程

肺段手术的整体操作流程基本同常规胸腔镜手术。但在一些细节处仍存在差别。手术流程主要包括：段门结构的处理；段间平面的呈现；段间平面裁切；手术创面的检查与处理。

（一）段门结构的处理

段门结构的处理原则是：由浅入深解剖相应结构，表浅的结构优先进行解剖和处理，有利于深部结构的解剖和离断。术中实时进行解剖结构与三维重建结果的核对和确认，有利于手术的顺利进行。

段门结构的处理顺序有：A（段动脉）-B（段支气管）-V（段内/段间静脉）、V-B-A、V-A-B、A-V-B等，具体需依据解剖层次及术中的便利性进行相应的处理。由于机器人操作缺乏逆反馈，在段门结构的解剖及游离过程需要注意充分结合视觉反馈进行操作避免结构损伤。

段支气管的处理方法与常规腔镜操作类似，有：直线切割器切割；Hemlok夹闭；丝线结扎等，在临床实践中根据操作的安全性、角度等情况灵活选择一种或多种方法混合的方式处理支气管；支气管一般不用钛夹夹闭，钛夹夹闭作用可能不够紧密且术中夹闭可靠性的判断困难导致术后支气管胸膜瘘的风险增加。在特殊情况下可采用机器人剪刀剪开支气管后 Prolen 线缝闭支气管残端。

段动脉、段间静脉、段内静脉的处理方法：直线切割器；Hemlok 或钛夹夹闭；丝线结扎；能量器械凝闭等。临床实践中结合术前三维重建规划流程进行相应的血管解剖、识别与处理。机器人辅助下血管处理方法可以根据手术医师的个人习惯选择一种或多种方法混合的方式，对于细小的动脉分支或静脉属支可以采用超声刀直接凝闭离断。结扎或者夹子夹闭血管两端后离断的方法，可以预防远侧残端盗血，保持术野干净，同时有利于相应段支气管的解剖与定位。

（二）段间平面的呈现与裁切

目前有多种段间平面呈现方法，也有多种段间平面裁切方法。根据不同的手术习惯进行相应的组合。

段间平面常用呈现方法：改良膨胀萎陷法、吲哚菁绿荧光法、靶段支气管通气膨胀法、解剖标识识别法等，前两种方法最为常用。他们各有优缺点：改良膨胀萎陷法段间平面维持时间长，界限清晰，易于辨别，对深部肺组织的段间平面显示清晰，但是需要一定的膨胀萎陷时间；吲哚菁绿荧光法段间平面显示快，无需等待，但是维持时间短，需要快速标记肺表面的段间界限，对于深部肺组织段间平面的鉴别指导作用有限。以上方法均可应用于机器人辅助下段间平面的呈现。

段间平面裁切方法：联合降维法（超声刀+直线切割器）；开门法（直线切割器）；电钩+直线切割器；单纯能量器械（超声刀或电钩）。前3种方法在机器人辅助肺段切除中较为常用，它们各有特色，可供临床医生灵活选择与使用。单纯能量器械，耗时较多，产生的创面较大，有可能增加术后漏气、出血、感染等并发症风险，临床较少使用。

机器人电钩操作灵活，操作技巧要求不高，但容易产生焦痂影响段间平面的准确判断，其肺部漏气的发生率可能会增加。机器人超声刀具有良好段止血性能，创面可控；创面不形成焦痂，段间静脉显露清晰；其操作灵活性与电钩相近，但技巧性要求更高；手术时间相对增加。采用直线切割器操作简单、创面小、缝合牢固，术后漏气率低，但无法沿段间解剖性边界进行精准处理，可能影响剩余肺段的正常复张及误伤段间静脉。联合降维法采用超声刀细致解剖段间平面，化三维不规则形态的段间平面为规则的二维线性结构，再以直线切割缝合器裁切。缝合钉切割肺段组织厚度薄，对周围肺段的压榨少，伸展性好，操作时间中等。

（三）手术创面的检查与处理

机器人肺段手术后创面检查与处理同常规胸腔镜手术。支气管残端试漏按照相应的气道压力要求进行相应的测试。血管残端根据具体情况进行相应的加固处理。肺组织创面漏气明显时应适当缝合加固，避免术后长时间漏气。

（四）肺段切除术中并发症预防及处理措施

1.出血

预防：充分了解机械臂的操作特点，由于目前机械臂缺乏逆反馈，需要视觉进行补偿及适应，操作应尽量轻柔，手法正确，避免血管损伤出血；大出血风险较高时，应考虑预阻断。

处理：当出现大出血等紧急情况时，应根据具体情况做相应的紧急处理，如压迫控制出血，在可控情况下可以由经验丰富的主刀医生在机器人辅助下进行缝合止血等操作；紧急情况应果断开胸止血，具体按照常规开胸止血方法进行。

2.误断血管

预防：肺段切除手术涉及肺段动脉或静脉多数较为细小，有可能存在误断的情况，手术中应仔细解剖和辨别相关结构，配合充分的术前规划模拟，以避免误断血管，如多断目标血管以外的动脉或静脉等。

处理：多断肺段动脉，膨肺萎陷后产生的界限变大，肺组织切除范围相应变大，仍可以满足切缘要求，不影响肿瘤学原则。如多断较小的肺静脉，一般不会明显影响血液回流，无需特殊处理。

3.少断肺段动脉或静脉

处理：少断肺动脉，膨肺萎陷后产生的界限变小，手术切除范围相应变小，可能无法满足切缘要求，甚至切除后找不到结节，此时应仔细辨认肺段结构，处理相应肺段动静脉，扩大切除范围，甚至考虑肺叶切除。如少断肺静脉，则无需进一步处理，因为在裁切段间平面时，进入目标肺段的静脉会一并离断。

4.支气管损伤

预防：因机械臂缺乏逆反馈，手术操作应轻柔，注意手眼协调，避免损伤支气管。

处理：术中详细试漏，一般气道压控制在25~30 cm H_2O 进行鼓肺试漏，及时发现损伤支气管并采用3-0或4-0 Prolen线进行损伤处修补。注意修补后应再次试漏。

5.多断或少断支气管

预防：支气管是肺段手术的核心结构，应准确识别和处理目标支气管，避免此类情况发生。

处理：多断邻近的肺段支气管，应将该肺段组织一并切除。如少断支气管，通常情况下其伴行的肺段动脉也未离断，切除范围小于规划范围，可能出现结节漏切或切缘不足；应重新复习解剖结构，按原规划范围进行手术，确保结节的完整切除及足够的切缘。

6.创面明显漏气

预防：创面漏气包括支气管残端漏气及肺组织创面漏气。支气管残端漏气的预防措施主要是选择合适支气管闭合方法及器械，如段支气管可采用蓝钉，较细的段或亚段支气管可以采用白钉或采用丝线结扎、Hemlok闭合等方法。肺组织创面漏气一般出现在采用能量器械如电钩或者超声刀裁切段间平面时，在使用能量器械时准确沿着段间界限或者稍浅裁切可以减少漏气可能。

处理：术后进行充分的试漏，如支气管残端漏气，需进行缝合修补或采用Hemlok夹闭加固；肺组织创面明显漏气时需采用Prolen线进行缝合修补，少量漏气可采用止血材料等覆盖创面处理。

7.标本内未找到结节

预防：标本是检验手术精准性的重要指标，甚至是检验手术适应证的参考标准，因此，标本内未找到目标结节可作为术中并发症之一。目标结节完整切除同时满足安全切缘，涉及手术适应证是否明确、手术范围是否合理、术前流程规划是否准确、术中实际操作是否精准、手术标本解剖是否到位等；应当从全流程进行审视，预防手术偏离计划。

处理：切除标本中找不到目标结节是比较棘手的问题。这种情况存在多种原因，如结节已切除但在标本中未被找到、结节仍在余肺里未被切除，甚至良性结节短期内吸收消失等。处理方法有继续观察、扩大切除范围，甚至肺叶切除。应当做好医患沟通决定处理方式。

第九章

机器人辅助腔镜气管切除重建术

气管外科被誉为胸外科皇冠上的明珠。气管切除重建尤其是隆突切除重建术，对胸外科医生来说是高难度手术，手术策略选择、术中严谨及个性化重建的操作极具挑战性，制定本手术技术指南，希望对即将开展或正在开展该术式的胸外科医师提供指导。

一、基本要求

（一）机器人辅助胸腔镜气管切除重建术的适应证

（1）恶性肿瘤，包括原发性气管癌、继发性气管癌。

（2）良性肿瘤，包括内生阻塞气管的、已引起呼吸系统症状的、可见病变明显进展的局灶性结节增生等良性疾病。

（3）既往气管插管或气管手术（如气管造口术）导致的气管狭窄。

（4）内科介入手段无法有效治疗的气管内病变。

（二）机器人辅助胸腔镜气管切除重建术的禁忌证

（1）绝对禁忌证。

（2）气管病变范围超过5 cm或整个气管长度的50%。

（3）已侵犯周围器官、胸腔内广泛转移或远处转移的晚期肿瘤患者。

（4）不能耐受全身麻醉，如严重的心、肺、肝、肾等主要脏器功能不全、恶病质、大量胸腔积液者。

（5）患严重凝血功能障碍、出血性疾病、活动性出血或休克等。

（6）妊娠期病人。

（7）BMI≥40的重度肥胖者。

（三）相对禁忌证

（1）二次或多次手术胸腔内粘连难以分离显露病灶。

（2）肺功能轻、中度损害，并伴有其他器官功能损害者。

二、准备

（一）术前评估

1.病人一般状况的评估

根据情况使用头颅核磁共振成像、PET-CT、颈胸腹部CT、骨扫描、纤维食管镜检查，检查患者肿瘤的情况，有无淋巴转移、局部器官侵犯和远处转移情况；进行心脏彩超、心电图检查以评估患者心功能状况，排除心功能无法耐受手术患者；采用肺功能检查评估患者的肺功能储备情况确定患者手术耐受能力；还需重点关注患者的BMI、血常规、血型、降钙素原、肝功能、肾功能、电解质、凝血功能、血脂、动脉血气分析、血传播、女性尿人绒毛膜促性腺激素等检验结果。

2.局部病灶的评估

分析影像学（主要是颈部过屈过伸位DR、颈胸部CT、颈胸部MRI和超声内镜）资料，评估局部病灶是否适宜行机器人切除术。术前必须进行纤维支气管镜检查，评估病变范围、管腔狭窄程度、肿瘤侵犯程度，判定气管插管麻醉的困难程度，术前应在纤维支气管镜下进行病理活检确认肿瘤病理类型。若支气管镜评估显示病变导致的气管阻塞超过70%~80%，应视情况采取纤维支气管镜下局部病灶切除、气管支架置入、气管切开等治疗手段；若评估肿物出血风险大，应取消病理活检，并视情况采取肿瘤供应血管支介入栓塞术等治疗手段。

3.其他评估

主刀医师与麻醉医师应当术前对患者进行全身营养情况、呼吸困难程度、手术体位的选择、气管切除范围、术中通气模式的详细术前评估。

（二）麻醉方式

麻醉方式仍是以传统气管内插管分阶段麻醉方法为主。自主呼吸麻醉下施行气道部分切除重建术的可行性已被证实，简化的麻醉步骤或许能有利于减少该术式的手术时长，但这需要相匹配的麻醉技术与麻醉设施。

（三）手术器械

1.机器人手术器械

机械臂配套机械。包括：金属穿刺器、十字校准器、超声刀、无损伤抓钳、Maryland双极电凝钳或Fenestrated无损伤双极电凝钳、抓持牵开器、大号针持、单极电剪、施夹器（Hem-o-lock夹）。其余器械酌情使用。

2.胸腔镜器械

胸腔镜器械为助手使用，胸腔镜镜头及摄像系统、内镜针持、内镜分离钳、内镜镊子、内镜心包抓钳、双关节直角剪、施夹钳及钛夹、可吸收夹、一次性取物袋、内镜下切割闭合器、神经拉钩、彩色吊带、手术缝线、负压吸引器等。

3.其他

备胸骨锯、胸骨牵开器、无损伤橡皮蚊式钳等；余术者根据医院自身条件及个人习惯选用机器人和胸腔镜器械搭配使用。

（四）机器人系统准备

详见机器人辅助腔镜肺切除术相关章节。

（五）涵盖术式

机器人气管切除重建手术术式涵盖主气管切除重建、左（右）主支气管切除重建、联合或不联合隆突重建术、部分隆突重建术。

三、中转开胸的指征

机器人气管切除过程中出现如下情况需中转开胸或转为常规胸腔镜手术：①术中出现难以控制的大出血，短期内出血量>800 ml，休克倾向患者，应立即开胸止血，同时补充血容量。若出血已凝成大量血块，会严重压迫心肺，影响心肺功能，也应尽可能清除胸内积血或血块，解除对心脏、大血管及肺的压迫，并可防止术后因血块诱发的胸腔感染；②如术中探查发现病灶显露困难，病灶较大预计切除困难，或恶性肿瘤术中出现破裂风险高；③出现大量气管分泌物、经气管导管吸痰难以清除、难以实施气管吻合重建者；④吻合口张力过大，无法有效吻合或反复试漏试验阳性者；⑤机器人设备机械故障时。

四、手术步骤

（一）机器人辅助主气管切除重建术

1.手术体位、操作孔布局

（1）手术体位，患者取左侧卧位，助手根据手术切口位置常规消毒铺巾。

（2）操作孔手术切口选择：腋前线第6肋间、腋后线第6肋间及腋前线第4肋间。床旁机械臂从背侧推入。

2.手术步骤

（1）于腋前线第6肋间做一长约0.8 cm切口作为观察孔，依次切开皮肤、皮下脂肪、肋间肌肉，进入并暴露胸腔，置入机械胸腔镜，探查有无粘连出血与肿物位置等。再于腋后线第6肋间及腋前线第4肋间各做一长约0.8 cm及2.5 cm切口为辅助操作孔与主操作孔，依次切开皮肤、皮下脂肪、肋间肌肉，进入并暴露胸腔，再次探查胸腔，观察胸腔有无粘连，有无出血，气管病变位置。

（2）放置Trocar后置入机械胸腔镜及操作机械臂，主刀医师使用超声刀分离松解粘连带，创面彻底止血，显露后纵隔，游离迷走神经，缝线悬吊。

（3）解剖和分离奇静脉，沿着上腔静脉的外侧，向顶端进行分离，打开顶层胸膜，在解剖过程中特别注意保护支气管动脉和迷走神经。对肺门、隆突下淋巴结和其他气管旁淋巴结进行清扫，显露隆突。识别右侧喉返神经，并用PROLENE 3-0缝线小心地将其悬挂在胸壁后部。以上这些动作有助于暴露气管和双侧近端支气管。游离气管上至胸廓入口，下至隆突，用胶管作牵引。

（4）术中纤支镜定位病变位置，评估病灶距离声门、隆突长度，累及管腔程度，病变气管质地，评估供血是否丰富，评估气管邻近组织侵犯程度，观察壁层胸膜及膈肌有无结节，预估切除气管总长度。

（5）用吲哚菁绿标记病变，荧光模式下显像标记所在位置，确认上缘距病变0.5~1 cm处离断气管，PROLENE 2-0线牵引，远端置入气管高频通气导管，病灶及切缘用一次性取物袋取出，送检，等待术中快速冰冻病理回报。

（6）若冰冻病理回报切缘阳性，则需进一步扩大切除范围，必须谨慎考虑到重建吻合口的张力，预防吻合口漏等术后并发症。

（7）若冰冻病理回报切缘阴性，则进行端端吻合重建，吻合过程中用PROLENE 2-0线从后壁开始连续缝合气管断端，后壁缝合完成后拔除高频通气导管，后完成前壁的其余部分吻合。MONOCRYLTM4-0间断缝合加固吻合口。

（8）冲洗胸腔，清除胸腔内血液、积液。进行漏气试验，使用生理盐水测试是否有漏气的迹象。如果观察到任何漏气，则使用的缝线进行加强缝合，直到术中漏气测试被确认为阴性。患者试漏压为35 cmH$_2$O，无观察到气体从吻合部位溢出，确定吻合良好。

（9）调取周围组织水平褥式缝合包埋覆盖吻合口。

（10）检查无活动性出血，留置胸腔引流管，清点器械无误，逐层依次关胸。

（11）在手术结束时，使用支气管镜检查气管通畅性、缝线紧密性、吻合口完整性，如果有痰液滞留，则清除气道分泌物。

（12）手术完成后，在下颌皮肤和胸壁之间予不可吸收缝线保持患者头部前屈位，以避免在术后早期出现吻合部位过度紧张，导致术后吻合口漏。

（二）机器人辅助隆突+主支气管切除重建术

1.手术体位、操作孔布局

（1）麻醉成功后，患者取侧卧位，常规消毒铺巾。

（2）操作孔手术切口选择：腋前线第7肋间、腋后线第7肋间及腋前线第4、5肋间。床旁机械臂从背侧推入。

2.手术步骤

（1）于腋前线第7肋间做一长约0.8 cm切口作为观察孔，依次切开皮肤、皮下、肌肉。进入并暴露胸腔，置入机械胸腔镜，探查胸腔有无粘连、出血。于腋后线第7肋间及腋前线第4肋间、第5肋间各做一长约0.8 cm、3.5 cm、0.8 cm切口为辅助孔和主操作孔，置入机械胸腔镜及操作机械臂，再次探查。依次切开皮肤、皮下、肌肉，进入并暴露胸腔，再次探查并置入内镜器械。

（2）使用超声刀分离松解粘连带，创面彻底止血。分离组织后显露后纵隔，游离迷走神经，缝线悬吊，避免对迷走神经的任何损伤。游离气管上至胸廓入口下3.0 cm，下至隆突及左右主支气管，用胶管作牵引。

（3）充分游离气管隆突部。术中纤支镜定位病变位置，评估病灶距离声门、隆突长度，累及管腔程度，病变气管质地，评估供血是否丰富，评估是否累及左、右主支气管，气管邻近组织侵犯程度，隆突下淋巴结是否转移、观察壁层胸膜、膈肌及心包有无结节，预估切除范围。

（4）打开气道前后，必须保持手术区域及气道内的清洁，分泌物与渗血都可能影响患者的氧合，从而影响术中安全。

（5）术中纤支镜与吲哚菁绿荧光定位，再次确认病灶，切缘距病灶0.5~1.0 cm处离断气管、主支气管。为了确保充分切除和无张力吻合，以通过完全切除4L和7组淋巴结来增加左支气管的长度。病变隆突及切缘用一次性取物袋取出，送检，等待术中快速冰冻病理回报。

（6）若切缘阴性，则进行隆突重建。关键原则是确保切除后支气管口与气管或隆突口之间的吻合口匹配。可通过用PROLENE 3-0线缝合缩小气管侧壁开口。将支气管内导管插入一侧主支气管。该侧主支气管后壁与主气管后壁用PROLENE 3-0连续缝合，绕支气管内导管向前壁继续缝合。后壁吻合完成后，拔除支气管内导管，使经口气管导管进入该侧主支气管。主气管和该侧主支气管形成的游离前缘随后被塑造成与对侧主支气管或支气管中间相适应的开口，可用缝线用主动脉扩张器缩小或扩张管腔。对侧主支气管吻合是先从该侧主支气管前壁外侧开始使用PROLENE 3-0连续缝合，然后逆时针向主气管前壁进行缝合，完成二者端侧吻合隆突重建，后采用MONOCRYLTM4-0间断缝合加固吻合口。

（7）冲洗胸腔，清除胸腔内血液、积液。进行漏气试验，使用生理盐水测试是否有漏气的迹象。试漏压为25 cmH$_2$O，观察有无气体从吻合部位溢出，确定吻合良好，如果观察到任何漏气，则使用的缝线进行加强缝合，直到术中漏气测试被确认为阴性。

（8）调取周围组织水平褥式缝合包埋覆盖隆突嵴部、吻合口。

（9）检查无活动性出血，留置胸腔引流管、纵隔引流管，清点器械无误，逐层依次关胸。

（10）在手术结束时，使用支气管镜检查气管通畅性、缝线紧密性、吻合口完整性，如果有痰液滞留，则清除气道分泌物。

（11）手术完成后，在下颌皮肤和胸壁之间进行予不可吸收缝线保持患者头部前屈位，以避免在术后早期出现吻合部位过度紧张，导致术后吻合口漏。

（三）机器人辅助主支气管切除重建术

1.手术体位、操作孔布局

（1）手术体位，采取侧卧位，常规消毒铺巾。

（2）操作孔布局手术切口选择：腋前线第4肋间、腋前线第7肋间、腋后线第7肋间及腋中线第9肋间。床旁机械臂从背侧推入。

2.手术步骤

（1）于腋前线第Ⅶ肋间做一长约0.8 cm切口作为观察孔，依次切开皮肤、皮下、肌肉，进入并暴露胸腔，置入机械胸腔镜，探查胸腔有无粘连、出血。于腋后线第7肋间及腋前线第4肋间、腋中线第9肋间各做一长约0.8 cm、3.5 cm、0.8 cm切口为辅助孔和主操作孔，置入机械胸腔镜及操作机械臂，再次探查。依次切开皮肤、皮下、肌肉，进入并暴露胸腔，再次探查并置入内镜器械。

（2）使用超声刀分离松解粘连带，创面彻底止血。充分松解下肺韧带。解剖游离胸主动脉升段，肺动脉主干及左主支气管后予悬吊。

（3）术中纤支镜定位病变位置，评估病灶距离隆突长度，是否累及隆突，累及管腔程度，病变支气管质地，评估供血是否丰富，评估支气管邻近组织侵犯程度，观察壁层胸膜、膈肌有无结节、观察隆突下、肺叶间淋巴结转移情况，预估切除支气管长度。

（4）术中纤支镜与吲哚菁绿荧光定位，再次确认病灶，切缘距病灶0.5~1.0 cm处离断主支气管，PROLENE 3-0线牵引，远端置入气管高频通气导管，为了确保充分切除和无张力吻合，需要充分松解下肺韧带。病变及支气管切缘用一次性取物袋取出，送检，等待术中快速冰冻病理回报。

（5）若冰冻病理回报切缘阴性，选择PROLENE 3-0从后壁开始连续缝合支气管断端，端端吻合主支气管重建，后壁缝合完成后拔除高频通气导管，后完成前壁的其余部分吻合。VICRYLTM4-0间断缝合加固吻合口。

（6）冲洗胸腔，清除胸腔内血液、积液。进行漏气试验，使用生理盐水测试是否有漏气的迹象。如果观察到任何漏气，则使用的缝线进行加强缝合，直到术中漏气测试被确认为阴性。试漏压为30 cm H$_2$O，无观察到气体从吻合部位溢出，确定吻合良好。

（7）调取周围组织水平褥式缝合于支气管与肺动脉干间且包埋于吻合口。

（8）检查无活动性出血，留置胸腔引流管，清点器械无误，逐层依次关胸。

（9）在手术结束时，使用支气管镜检查气管通畅性、缝线紧密性、吻合口完整性，如果有痰液滞留，则清除气道分泌物。

（四）机器人辅助次级隆突切除重建术

1.手术体位、操作孔布局

（1）手术体位：采取前倾侧卧位，常规消毒铺巾。

（2）操作孔布局手术切口选择：腋前线第Ⅳ肋间、腋前线第Ⅵ肋间、腋后线第Ⅷ肋间。床旁机械臂从背侧推入。

2.手术步骤

（1）于腋前线第Ⅵ肋间做一长约1.0 cm切口作为观察孔，依次切开皮肤、皮下、肌肉，进入并暴露胸腔，置入机械胸腔镜，探查胸腔有无粘连、出血。于腋前线第Ⅳ肋间、腋后线第Ⅷ肋间、腋后线第Ⅵ肋间各做一长约3.0 cm、0.8 cm、0.8 cm切口为主操作孔和辅助操作孔，置入机械胸腔镜及操作机械臂，再次探查。依次切开皮肤、皮下、肌肉，进入并暴露胸腔，再次探查并置入内镜器械。

（2）使用超声刀分离松解粘连带，创面彻底止血。充分松解下肺韧带。解剖游离肺动脉主干及主支气管、次级隆突及分支，予牵引悬吊。

（3）术中纤支镜定位病变位置，评估病灶长度，累及管腔程度，病变支气管质地，评估供血是否丰富，评估支气管邻近组织侵犯程度，观察壁层胸膜、膈肌有无结节，观察隆突下、肺叶间淋巴结转移情况，预估切除支气管长度。

（4）术中纤支镜与吲哚菁绿荧光定位，再次确认病灶，切缘距病灶约0.5 cm处离断主支气管，PROLENE 3-0线牵引，为了确保充分切除和无张力吻合，需要充分松解下肺韧带。病变及支气管切缘用一次性取物袋取出，送检，等待术中快速冰冻病理回报。

（5）若冰冻病理回报切缘阴性，选择PROLENE 3-0重建次级隆突后，与主支气管端端吻合，VICRYLTM4-0间断缝合加固吻合口。

（6）冲洗胸腔，清除胸腔内血液、积液。进行漏气试验，使用生理盐水测试是否有漏气的迹象。如果观察到任何漏气，则使用的缝线进行加强缝合，直到术中漏气测试被确认为阴性。试漏压为30 cmH₂O，无观察到气体从吻合部位溢出，确定吻合良好。

（7）调取周围组织水平褥式缝合于次级隆突与肺动脉干间且包埋于吻合口。

（8）检查无活动性出血，留置胸腔引流管，清点器械无误，逐层依次关胸。

（9）在手术结束时，使用支气管镜检查支气管通畅性、缝线紧密性、吻合口完整性，如果有痰液滞留，则清除气道分泌物。

（五）其他机器人辅助气管术式

涉及隆突重建有多种方法选择，应依据患者个体病变位置、范围，参考既往报道，在术前做好完善的重建计划。

（六）术后处理

术后可以参照胸科手术快速康复的原则进行术后处理。

1.术后生命体征监测

根据手术室的术中和麻醉情况，必要时将患者转入重症监护室进行生命体征监测，注意有无低氧血症、高碳酸血症等情况。

2.术后观察

术后当天行床旁胸片和超声的检查，观察患者术后肺复张、胸腔积液情况；术后注意观察胸腔引流液量及性状、尿量、尿液颜色、切口恢复情况等；如有痰潴留、持续性低氧血症等情况，需立即行纤维支气管镜检查，以清除气道分泌物，并检查吻合口情况。

3.饮食和补液

为防止呛咳导致气管吻合口破裂，术后应采取经胃管鼻饲流质食物或营养液。术后多日行饮水试验、吞咽功能锻炼，待吞咽功能恢复、饮水无呛咳后方可开始进流质饮食，并根据自身耐受情况逐步增加摄入量，病人恢复期间可经胃肠外途径适当补充水电解质和营养物质。

4.术后早期活动

积极鼓励患者术后第1天开始下床活动、行肺功能康复锻炼，并完成每日制订的活动目标，应注意保持头颈部前屈位。

（七）并发症及其防治措施

1.术中并发症及防治措施

常见于无助手辅助孔的全机器人肺部手术，主要表现为高碳酸血症、皮下气肿。预防措施：术中严密监测，尽量避免出现广泛的皮下气肿，术中保持良好的肌肉松弛状态，尽量缩短手术时间。

2.术中低氧血症、高碳酸血症

术中严密监测、定时采集动脉血气；如果患者出现血氧饱和度（SpO_2）<90%、动脉血氧分压（PaO_2）<60 mmHg、二氧化碳分压（$PaCO_2$）≥50 mmHg的情况，采用手控辅助模式通气，确定是否存在气道分泌物堵塞气道，助手及时清理呼吸道分泌物和呼吸道渗血。可采用气管远端跨肺野高频通气，在高频通气之前应确认呼吸道通畅，以防止气压或气胸。

3.纵隔摆动

与患者的BMI关系密切，术中纵隔剧烈摆动将会影响到手术操作安全，可先暂停手术，待麻醉师对麻醉药物进行调整之后再继续手术。

4.术中血管损伤

若术中切开气管后出现急性大出血而无法短时间确定出血来源、无法及时有效压迫出血点、患者血压骤降难以纠正时，应立即撤离机器，转为传统胸腔镜下手术，甚至开胸手术及时控制出血和解决主气道血液堵塞的问题。因机器撤离人体需要一定时间，易导致不良事件发生。因此要求主刀医师熟练掌握纵隔解剖结构和血管变异，正确显露手术平面，正确使用超声电刀等电设备。

5.相关及相邻脏器损伤

要求主刀医师使用机械手臂操作轻柔，按照正确解剖平面进行操作。

（八）术后并发症及防治措施

1.血胸

术后应保持胸腔引流管通畅、严密观察出血量及出血速度。对术后渗血较多的病例，应及时予止血药物，必要时输血。积极输血后血压仍不能维持在正常水平者、单位时间内胸腔引流量不减少甚至增多、休克倾向患者，应考虑积极剖胸止血。疑似大血管破裂患者，应立即补充血容量，同时经原切口紧急进胸止血。若胸内渗血已凝成大量血块，会严重压迫心肺，影响心肺功能，也应及早开胸清除胸内积血或血块，解除对心脏、大血管及肺的压迫，防止胸腔感染。

2.吻合口并发症

吻合口径过小、对合不佳及缝线过粗、切除范围不足导致的吻合口肉芽组织增生、感染、残留肿物复发等原因均可引起支气管吻合口狭窄等并发症。术中气管切除重建过程中应高度重视保护血供，同时避免吻合口紧张。术后吻合口狭窄可能需要纤支镜下介入治疗。

3.支气管胸膜瘘

新发皮下气肿逐渐加重、呼吸困难较前加重甚至出现低血压时应怀疑发生支气管胸膜瘘。依个体情况应用非手术治疗、内镜治疗或外科治疗。

4.其他并发症

应由经验丰富的胸外科医师决定治疗策略并实施。

第十章

机器人辅助腔镜食管癌根治术

随着技术及设备的不断进步，机器人辅助微创食管癌切除术（robot-assisted minimally invasive esophagectomy，RAMIE）在临床应用不断增多，也越来越得到胸外科认可。已有研究证实，RAMIE短期疗效与传统微创根治术相当，并在淋巴结清扫方面有优势，在鳞癌还有潜在生存获益。机器人手术是未来食管癌根治术发展的重要方向。

一、基本要求

（一）手术方式

目前RAMIE术式包括以下3类：

（1）机器人辅助经食管裂孔食管切除术（roboti-assisted transhiatal esophagectomy，RATHE）。

（2）机器人辅助胸部+腹腔镜或腹部开放食管切除术，包括经右胸-腹二切口（hybrid robot-assisted Ivor-lewis）和经右胸-腹-颈三切口（hybrid robot-assisted mckeown）。

（3）全机器人辅助食管切除术，包括经右胸-腹二切口（total robot-assisted ivor-lewis）和经右胸-腹-颈三切口（total robot-assistedmckeown）。

（二）适应证

RAMIE适应证与传统微创食管癌切除术相同，符合手术指征的早期及进展期食管癌均为适应证。要求患者心肺功能可耐受单肺通气及人工气胸，无严重合并症。

学习曲线：RAMIE需要医生具有常规开胸及传统微创食管癌切除术手术经验。

机器人手术系整合有模拟训练模式，可以缩短初学者的学习曲线。根据相关专家共识，RAMIE学习曲线一般需要20~40例，短于传统微创手术，而且提倡模块化学习。

（三）术前准备

1.术前评估

患者有无心、肺、肾等重要脏器功能障碍，有无手术禁忌证。完善相关影像学检查。

2.麻醉

评估有无麻醉禁忌证，通常选择单腔气管插管+人工气胸，有利于左喉返神经旁淋巴结暴露。

3.手术器械

8 mm金属穿刺器、十字校准器、超声刀、无损伤抓钳、Maryland双极电凝钳、Fenestrated无损伤双极电凝钳、抓持牵开器、大号针持、单极电剪、施夹器（Hem-loc夹）、5~12 mm套管穿刺器、分离钳、心包抓钳、剪刀、施夹钳及钛夹、可吸收夹、一次性取物袋、内镜下切割闭合器、术中超声、负压吸引器等。

4.机器人手术系统

①机器人系统开机自检；②检查器械是否齐全，功能是否良好。应特别注意检查机械臂运动是否灵活，专用器械的可转腕有无活动受限，剪刀、抓钳等是否正常开合；③机械臂安装专用的一次性无菌套；④镜头连接光源，白平衡，对焦以及三维校准确认；⑤注意调整手术台四周及上方设备，妥善固定各设备供电传输线路，避免影响机械臂运动；⑥若在手术过程中发生机械臂活动相互磕碰，可以及时地对机械臂位置进行适当的调整；⑦术者可以通过调整控制台上的人体工程学调节按钮，调整主操控台的目镜高低和倾斜角度、手臂支撑架的高度。

二、手术方式

（一）机器人辅助右胸-腹-颈三切口食管切除术手术流程

1.胸部操作

（1）手术体位：患者左侧45°俯卧位，呈折刀位。

（2）手术操作布局：助手位患者腹侧，机器人机械臂系统位于头端。

（3）操作孔布局：腋中线第8肋间为观察孔，腋前线第5肋间及腋后线第7肋间为2个机械臂孔，腋前线第7肋间为辅助孔。如需使用第3机械臂，孔位位于肩胛线第8肋间。

（4）人工气胸压力：8~10 mmHg压力，根据患者术中生命体征调整。

2. 胸部手术步骤

（1）辨认迷走神经，在迷走神经旁打开纵隔胸膜，向胸顶分离，暴露并辨认右侧喉返神经旁淋巴结，注意保护右侧喉返神经。

（2）向下打开纵隔胸膜，切断奇静脉弓，清扫食管周围淋巴结。

（3）打开纵隔胸膜，分离食管系膜，完整游离胸中段食管，注意保护食管肌层，注意主动脉发出的食管营养血管。用纱条穿过游离食管向侧方牵拉暴露未分离的食管系膜。

（4）分离充分暴露的食管系膜，向头侧分离至奇静脉弓，向尾侧游离胸下段食管至食管裂孔，并清扫食管周围淋巴结及隆突下淋巴结，注意保护气管。

（5）将食管向上牵拉，助手将气管向腹侧牵拉，清扫左喉返神经旁淋巴结。

（6）从观察孔放置胸腔闭式引流，腋后线操作孔放置纵隔负吸球一根。

3. 腹部操作

（1）手术体位：患者平卧位，患者头侧及左侧略抬高。

（2）手术操作布局：助手位患者右侧，机器人机械臂系统位于头端。

（3）操作孔布局：脐下为观察孔，患者肋软骨弓下缘水平线与左右腋前线交点为2个机械臂孔，观察孔与两个机械臂孔连线中点另做2孔，患者左侧为机械臂孔，右侧为辅助孔。

（4）人工气腹压力：15 mmHg压力，根据患者术中生命体征调整。

4. 腹部及颈部手术步骤

（1）沿肝总动脉表面打开小网膜囊，完整切除相应淋巴脂肪组织。

（2）清扫肝总动脉旁淋巴结，注意保护血管主干。

（3）沿肝总动脉向头侧分离至胃左血管根部，完整清扫血管根部淋巴结，分别分离并暴露胃左动脉及静脉，于根部断离血管。注意保护胰腺。

（4）沿小弯侧向头侧分离，暴露左右膈肌脚，游离贲门后沿胃壁游离胃底及胃后壁与胰腺包膜之间的粘连（此时勿游离腹段食管，以防气腹进入胸腔）；再沿大弯侧向头侧分离大网膜，注意保护胃网膜血管弓及脾脏，断离胃网膜左血管、胃短血管及胃后血管，完整游离胃体及胃底；再沿大弯侧向尾侧分离，继续分离胃后壁与胰腺包膜之间粘连，游离胃幽门部，注意保护胃网膜右血管弓。

（5）从小弯侧用直线切割器（可带转向）向胃底切割胃体，制作管状胃，管状胃宽度为4~5 cm。

（6）管状胃与胃贲门部残端间保留相连一段，或者用缝线将胃贲门部残端与管状胃残端连接。

（7）完整游离胃贲门部及腹段食管。最后于左下腹做空肠造瘘。

（8）头略后仰转向右侧，于左侧胸锁乳突肌前缘切开皮肤及颈阔肌，由胸锁乳突肌与肩胛舌骨肌群间分离至食管，将颈段食管及管状胃从颈部切口拉出，注意保护颈内血管，吻合可以选择手工吻合或吻合器吻合。

（二）机器人辅助腹–右胸二切口食管切除术手术流程

1. 腹部操作

（1）手术体位：患者平卧位，患者头侧及左侧略抬高。

（2）手术操作布局：助手位患者右侧，机器人机械臂系统位于头端。

（3）操作孔布局：脐下为观察孔，患者肋软骨弓下缘水平线与左右腋前线交点为2个机械臂孔，观察孔与2个机械臂孔连线中点另做2孔，患者左侧为机械臂孔，右侧为辅助孔。

（4）人工气腹压力：15 mmHg压力，根据患者术中生命体征调整。

2. 腹部手术步骤

（1）沿肝总动脉表面打开小网膜囊，完整切除相应淋巴脂肪组织。

（2）清扫肝总动脉旁淋巴结，注意保护血管主干。

（3）沿肝总动脉向头侧分离至胃左血管根部，完整清扫血管根部淋巴结，分别分离并暴露胃左动脉及静脉，于根部断离血管。注意保护胰腺。

（4）沿小弯侧向头侧分离，暴露左右膈肌脚，游离贲门后沿胃壁游离胃底及胃后壁与胰腺包膜之间的粘连（此时勿游离腹段食管，以防气腹进入胸腔）；再沿大弯侧向头侧分离大网膜，注意保护胃网膜血管弓及脾脏，断离胃网膜左血管、胃短血管及胃后血管，完整游离胃体及胃底；再沿大弯侧向尾侧分离，继续分离胃后壁与胰腺包膜之间粘连，游离胃幽门部，注意保护胃网膜右血管弓。

（5）从小弯侧用直线切割器（可带转向）向胃底切割胃体，制作管状胃，管状胃宽度为4~5 cm。

（6）管状胃与胃贲门部残端间保留相连一段，或者用缝线将胃贲门部残端与管状胃残端连接。

（7）完整游离胃贲门部及腹段食管。最后于左下腹做空肠造瘘。

3. 胸部操作

（1）手术体位：患者左侧45°俯卧位，呈折刀位。

（2）手术操作布局：助手位于患者腹侧，机器人机械臂系统位于患者头端。

（3）操作孔布局：腋中线第8肋间为观察孔，腋前线第5肋间及腋后线第7肋间为2个机械臂孔，腋前线第7肋间为辅助孔。如需使用第3机械臂，孔位位于肩胛线第8肋间。

（4）人工气胸压力：8~10 mmHg压力，根据患者术中生命体征调整。

4.胸部手术步骤

（1）辨认迷走神经，在迷走神经旁打开纵隔胸膜，向胸顶分离，暴露并辨认右侧喉返神经旁淋巴结，注意保护右侧喉返神经。

（2）向下打开纵隔胸膜，切断奇静脉弓，清扫食管周围淋巴结。

（3）打开纵隔胸膜，分离食管系膜，完整游离胸中段食管，注意保护食管肌层，注意主动脉发出的食管营养血管。用纱条穿过游离食管向侧方牵拉暴露未分离的食管系膜。

（4）分离充分暴露的食管系膜，向头侧分离至奇静脉弓，向尾侧游离胸下段食管至食管裂孔，并清扫食管周围淋巴结及隆突下淋巴结，注意保护气管。

（5）向上牵拉食管，助手将气管向腹侧牵拉，清扫左喉返神经旁淋巴结。

（6）将管状胃拖入胸腔，用切割闭合器切断管状物与食管贲门连接，于胸上段断离食管，辅助孔扩大用切口保护套取出标本。

（7）吻合器吻合：食管残端做荷包缝合，置入吻合器底座，将管状胃从头端打开，通过辅助孔将吻合器伸入胸腔并从管状胃头端置入，于管状胃侧壁与食管残端做端侧吻合，侧壁用切割闭合器关闭。

（8）机器人手工吻合：管状胃头端剪开，与食管残端两侧固定，先对食管肌层后壁与管状胃肌层后壁缝合，再连续缝合管状胃与食管黏膜层，最后对食管肌层前壁及管状胃肌层前壁进行连续缝合，完成分层手工吻合。

（9）从观察孔放置胸腔闭式引流，腋后线操作孔放置纵隔负吸球一根。

三、术中非计划事件

手术操作过程中发生的术前不能预先判定的意外事件被定义为术中非计划事件，包括：胸腔/腹腔粘连、穿刺器刺破肺组织、术中循环不稳定、器官损伤（喉返神经及气管）、术中出血。RAMIE术中非计划事件可能会增加术后并发症发生率，学习曲线后发生率下降。

四、机械故障与处理

机械故障的处理是机器人手术安全的重要组成部分。为确保病人术中安全，术者及助手需熟练掌握术中机器人手术系统故障识别及处理原则。

（1）主操控台上有一个紧急制动按钮，非紧急状况不得随意按动。

（2）可恢复故障出现时，机械臂上的指示灯变成黄色，同时系统发出报警音，手术室人员可根据屏幕提示解除故障，并继续手术。

（3）不可恢复故障出现时，机械臂上的指示灯变成红色，同时系统发出报警音，手术室人员需记下屏幕上的报错代码（以便维修人员能快速及时查寻故障原因），然后重启系统。部分不可恢复故障可以通过此方法解决，从而继续手术，但严重故障经多次重启系统仍不能解决时，需撤离机器人手术系统，转普通腹腔镜手术或开放手术，并通知维修工程师到场检修。

五、术后处理

术后采用快速康复流程处理，术后第一天开始肠内营养支持，早期拔管，根据患者生命体征及一般情况选择合适的肺康复锻炼模式。RAMIE未增加术后并发症发生率，术后并发症分类及处理与传统微创手术类似，常见并发症包括：肺部并发症、吻合口瘘、喉返神经麻痹及乳糜胸。

第十一章

机器人辅助腔镜纵隔肿瘤切除术

一、技术特点

目前，机器人外科手术系统在纵隔肿瘤中的应用已经开展了10余年，尤其广泛应用于胸腺组织切除治疗重症肌无力。Yoshino等在2001年首先报道了达芬奇手术机器人辅助下胸腺瘤切除术。罗清泉等于2009年5月完成了中国内地首例达芬奇机器人辅助下胸腺切除术。丁仁泉等对203例术后纵隔疾病患者进行了回顾性研究，结果表明达芬奇机器人手术在手术时间上与电视胸腔镜手术相当，而达芬奇手术在手术安全性以及术后恢复速度均优于腔镜组，但手术费用也比胸腔镜组有明显增加。Kajiwara报道称达芬奇机器人手术与传统术式效果相当，比传统腔镜更加易于操作，并且更加安全。其与多家医疗中心的经验都强调了正确选择体位与Trocar的重要性，需要根据肿瘤的部位不同而进行个体化调整。机器人手臂关节灵活，为术中操作带来了方便，可彻底清除膈神经旁的脂肪组织，上腔静脉和左右无名静脉的暴露也更加安全和清晰，在处理两胸腺上角时显得更方便、准确，尤其对于位置较高的纵隔肿瘤优势更加明显，完全能够达到正中胸骨劈开行胸腺组织切除的水平。胸腺静脉是切除胸腺处理的主要血管，机器人手术时，夹闭或结扎、缝合均可安全实现，从任何一侧均可良好地显示整个前纵隔的结构。目前，达芬奇机器人辅助纵隔肿瘤切除术已成为许多中心的常规手术。

二、基本要求

（一）机器人辅助胸腔镜下纵隔肿瘤切除的适应证

临床表现为咳嗽、胸痛、胸闷、肌无力等症状，经CT、MRI等影像学确诊为纵隔肿瘤，术前相关检查未提示大血管、气管、食管、心包、肺组织明显侵犯；术前相关检查未提示胸膜增厚、粘连；术前检查未提示椎管内侵犯或者生长；胸腺瘤合并重症肌无力患者经积极内科治疗后症状控制稳定。

（二）机器人辅助胸腔镜下纵隔肿瘤切除术的禁忌证

合并手术禁忌证或麻醉禁忌证，如①严重的心、肺、肝等重要脏器的功能不全，恶病质、活动性出血或休克等；②合并严重凝血功能障碍；③妊娠或经期妇女；④合并意识障碍及免疫系统疾病；⑤BMI>40的重度肥胖者（目前尚无加长的机器人手术穿刺器及手术器械）；⑥合并严重全身疾病，如严重高血压，糖尿病等。

三、准备

（一）术前评估

（1）患者一般状况的评估：无明显心、肺、肾等重要脏器功能障碍，无手术禁忌证。术前肺功能评估与胸腔镜下纵隔肿瘤切除术相同。

（2）局部病灶的评估：分析影像学资料，了解局部病灶是否适合行机器人纵隔肿瘤切除术。对于恶性肿瘤，还需明确有无邻近组织及远处转移。

（二）麻醉

机器人辅助胸腔镜下纵隔肿瘤切除术可采用全身麻醉复合区域阻滞和气道表面麻醉的方法。

（三）手术器械

（1）普通器械：机器人辅助手术器械包、胸腔镜特器包、肺叶切除包、长柄超声刀、各种型号结扎夹钳和推结器；一次性使用无纺布手术包和衣包。

（2）手术耗材：切割闭合器、各种型号吻合钉、12 mm穿刺器、一次性切口保护套、各种型号结扎夹、各型号缝合线、胸腔引流管；45 cm×45 cm无菌切口膜、各种型号外科手套、抽吸器管2套、11号刀片、0号慕丝线、一次性无菌纱条、一次性无菌医用保护套；中心柱保护套、机械臂套、永久电凝钩、有孔双极镊、卡蒂尔钳、单极电凝线、双极电凝线、Trocar套件、一次性密封帽。

（3）备用物品：机器人辅助下胸科手术中转开放的可能性，提前预备好中转开放手术所需要的无菌物品，3-0、4-0、5-0血管缝合线、长柄电刀、切取肋骨器械、各型撑开器等）。

（四）机器人系统准备

（1）机器人系统开机自检。

（2）检查器械是否齐全，功能是否良好；特别注意检查机械臂运动是否灵活，专用器械的可转腕有无活动受限，剪刀、抓钳等是否正常开合。

（3）机械臂安装专用的一次性无菌套。

（4）调整手术台四周及上方设备；妥善固定各设备供电传输线路，避免影响机械臂运动；若在手术过程中发生机械臂活动相互磕碰，可以及时地对机械臂位置进行适当的调整。

（5）术者可以通过调整控制台上的人体工程学调节按钮；调整主操控台的目镜高低和倾斜角度、手臂支撑架的高度。

四、手术方式

目前已报道可进行机器人辅助下纵隔肿瘤切除术的手术包括：胸腺瘤切除术、后纵隔肿瘤切除术等。

五、中转开胸的指征

①术中出现不可控制的大出血；②术中探查发现病灶显露困难，胸膜腔严重粘连，病灶较大难以切除，或恶性肿瘤术中出现破裂风险；③机器人设备机械故障。

六、手术

（一）前纵隔肿瘤

1.手术体位与切口

胸腺瘤如果肿瘤不是完全偏左侧，一般采取左侧卧位，经右侧进胸处理。双手前上伸展或抱头，以肚脐为中心脚侧和头侧适当向两边弯折，以便尽量扩大打开肋间隙。髋部以束缚带固定，身体两侧以沙袋固定，两腿之间以枕头等软性支撑物垫衬，患者下肢不能抬较高，避免手术时对机械臂的干扰，尿袋挂在患者腹侧，手术台面稍微往背侧倾斜及患者稍向背侧仰。

切口设计一般采用三臂四孔法，1、2、3号臂孔均在第7肋间，1号臂孔在肩胛下角线附近，3号臂孔腋前线稍靠前，辅助孔设在第9肋间肩胛下角线附近，由于辅助孔离操作部位较远，助手术中需使用加长版的器械。

2.术中操作要点

对于考虑良性的前纵隔肿瘤可考虑切除肿瘤及周围脂肪组织，对于考虑恶性的肿瘤，建议行胸腺扩大切除术。术中探查病变若位于前纵隔，来源于胸腺，可以考虑先游离最安全的胸骨后间隙区域，游离胸腺右下极，注意保护膈肌、心包，心包表面出血需及时止血，继续游离胸骨后。适当游离胸腺左下极，可以先完全游离胸腺左下极，如果肿瘤较大，也可以先远离肿瘤离断胸腺左下极，切除肿瘤后再处理，离断胸腺左下极时如有出血需及时止血。游离心包面脂肪，注意保护心包。

之后向无名静脉方向继续游离，游离主动脉弓表面。继续向无名静脉方向游离胸骨后间隙，沿右膈神经游离上腔静脉侧脂肪，显露上腔静脉前侧壁。沿上腔静脉向远心端游离，寻找左无名静脉，电钩钝性推拉分离近左无名静脉起始部处，找到左无名静脉，助手以吸引器推拉左无名静脉周围，显露间隙，吸引器将左无名静脉压向下方，主刀以卡蒂尔镊将病变牵向脚侧、胸骨侧，电钩沿左无名静脉向远心端游离静脉周围的脂肪组织、胸腺右上极，在左无名静脉表面继续向远心端游离。注意一些胸腺的静脉和动脉分支，予以止血夹处理或电凝或超声刀处理。

在乳内动静脉下缘游离胸骨后间隙，进一步显露胸腺。助手以加长的胃钳协助牵拉，将肿瘤牵向脚侧、背侧，主刀以卡蒂尔镊推压左无名静脉，游离胸腺左上极，进一步游离胸骨后，显露胸腺左上极，主刀以卡蒂尔镊将病变牵向上方，助手协助显露主动脉弓、左无名静脉表面与胸腺之间的间隙。注意分辨并游离汇入左无名静脉的胸腺静脉属支和其他胸腺静脉属支，助手经主操作孔以止血夹处理胸腺静脉属支，也可主刀以机器人自带的止血夹装置处理。继续向左无名静脉远心端游离，吸引器协助显露时注意勿影响属支静脉近心端止血夹的稳定性，游离胸腺另一支胸腺静脉属支血管，助手经主操作孔以止血夹处理胸腺静脉属支，进一步游离胸骨后间隙。左无名静脉侧已游离开，沿胸骨后进一步游离胸骨后左上极，注意保护左无名静脉和对侧肺及胸膜。注意分辨胸腺动脉分支，予以止血夹处理或电凝处理，病变装袋经辅助孔取出。

剩下的胸腺左下极继续游离，注意保护心包，继续游离胸腺左下极直至看到明显的脂肪组织，游离到胸腺左下极最远端，对侧胸膜附近。主刀将左下极牵向背侧，继续游离左下极胸骨后间隙。将左下极牵向头侧，电钩继续游离左下极远端，注意勿损伤对侧肺和胸膜，助手以吸引器或主刀以电钩推拉钝性分离对侧胸膜，将胸腺左下极牵向头侧、背侧，继续沿胸腺左下极表面游离，将胸腺左下极牵向头侧，继续环胸腺左下极、沿对侧胸膜表面向头侧、心包面游离，继续向上游离，助手吸引器可以协助显露。继续游离胸骨后间隙，将胸腺牵向头侧或脚侧，不同方向游离心包、主动脉表面，注意勿损伤左无名静脉，注意分辨可能存在的滋养血管，避免引起出血，完整切除胸腺左下极。

3.注意事项

前纵隔良性肿瘤不追求胸腺扩大切除，对于低度恶性肿瘤及以上的恶性胸腺瘤建议行胸腺扩大切除，需特别注意"危险三角"处的结构，如处理不慎，遇到不可控大出血，需及时压迫止血后中转开放手术。

（二）胸膜顶肿瘤

1.手术体位与切口

一般采取健侧卧位，双手前上伸展或抱头，以肚脐为中心脚侧和头侧适当向两边弯折，以便尽量扩大打开肋间隙。髋部以束缚带固定，身体两侧以沙袋固定，两腿之间以枕头等软性支撑物垫衬，患者下肢不能抬较高，避免手术时对机械臂的干扰，尿袋挂在患者腹侧。

胸膜顶肿瘤位置较高，紧邻重要结构，切口设计一般采用三臂四孔法，1、2、3号臂孔分别在第6、7、8肋间，1号臂孔在腋前线稍靠前，3号臂孔在肩胛下角线附近，辅助操作孔设在第3肋间腋前线附近。

2.术中操作要点

若肿瘤位于左侧胸膜顶，则紧靠交感神经、左锁骨下血管。打开肿瘤胸膜顶侧鞘膜，将肿瘤压向脊柱侧，前胸侧继续游离肿瘤表面鞘膜。沿肿瘤表面，继续向颈部游离肿瘤鞘膜，助手钳夹肿瘤表面鞘膜，将肿瘤提向脊柱侧，有利于显露游离层面。继续游离前胸侧肿瘤鞘膜。将肿瘤压向下方和前胸侧，继续游离肿瘤表面的鞘膜，并向颈部方向游离肿瘤，由于肿瘤紧邻重要结构，鞘膜层面和鞘膜内游离，可有效避免损伤颈部的血管、神经等结构。将肿瘤推向脊柱侧，游离肿瘤前胸壁侧，游离束状结构周围，持纱布推拉束状结构周围，进行钝性分离。继续游离束状结构，探查肿瘤与束状结构的关系，卡蒂尔镊钝性推拉剥离肿瘤。将肿瘤翻转推向脚侧，继续游离，肿瘤颈侧已游离充分，继续将肿瘤推向脚侧，可以看到肿瘤和周围的鞘膜，继续游离，注意勿损伤交感神经，完整游离肿瘤，出血部位注意止血，肿瘤经标本袋取出。

（三）后纵隔胸膜肿瘤

1.手术体位与切口

若肿瘤来源于脊柱旁或食管，则采用食管的手术体位及切口，此种体位和切口的设计，在术中如需调整手术方式为颈胸腹三切口食管手术方式时不用重新调整体位和切口。一般采取健侧卧位，患者向前侧俯卧，以便显露后纵隔手术部位，双手前上伸展或抱头，以肚脐为中心脚侧和头侧适当向两边弯折，以便尽量扩大打开肋间隙。髋部以束缚带固定，身体两侧以沙袋固定，两腿之间以枕头等软性支撑物垫衬，患者下肢不能抬太高，避免手术时对机械臂的干扰，尿袋挂在患者腹侧。麻醉采用单腔气管插管，胸腔气腹机建立人工气胸。

切口设计一般采用三臂五孔法，1、2、3号臂孔分别在第9、6、3肋间，1号臂孔在腋后线，2号臂孔在腋中线，3号臂孔在腋中线，辅助操作孔设在第4、7肋间腋前线。

2.术中操作要点

首先充分探查胸腔。肿瘤位于后纵隔，打开肿瘤表面鞘膜，注意处理肿瘤周围的滋养血管，游离肿瘤颈部侧，游离肿瘤降主动脉侧，沿肿瘤表面游离肿瘤中间支气管侧鞘膜，继续游离肿瘤降主动脉侧鞘膜。沿肿瘤表面游离中间支气管侧肿瘤鞘膜，游离肿瘤脚侧鞘膜，注意勿损伤食管及其他纵隔脏器。继续沿肿瘤表面游离鞘膜，打开肿瘤最内层鞘膜，可以清楚看到肿瘤与鞘膜的间隙，紧贴肿瘤表面继续游离，在鞘膜内钝性游离肿瘤，继续游离鞘膜，以便肿瘤剥出。继续在肿瘤鞘膜内游离肿瘤与鞘膜之间的间隙，带孔双极镊将鞘膜轻轻提向颈侧，助手将肿瘤推向脚侧，进一步显露鞘膜与肿瘤之间的间隙，并游离。助手将肿瘤推向脊柱侧、上侧，主刀以带孔双极镊将肿瘤鞘膜提向中间支气管侧，继续游离肿瘤与鞘膜之间的间隙，可将肿瘤大部分游离。将肿瘤推向脚侧，继续游离肿瘤与鞘膜之间的间隙，游离最后粘连的部分，完整切除肿瘤。肿瘤装标本袋取出。充分止血后关胸。

（四）术后并发症及处理

机器人辅助纵隔肿瘤术后并发症与传统胸腔镜手术相同，其中胸腺瘤相关手术最常见的并发症为重症肌无力危象，其次是肺部并发症。常见的并发症处理如下：

重症肌无力危象是胸腺瘤合并重症肌无力患者术后最常见的并发症。肌无力危象重在预防，术前调整好最适的胆碱酯酶药物剂量，对于症状较重，术后可能发生危象的全身型肌无力患者，术后适当延迟拔管或无创呼吸机辅助呼吸支持，必要时辅助激素或免疫球蛋白冲击，同时减少疼痛、睡眠、感染等因素影响。若危象发生，应在保持呼吸、循环稳定情况下，逐渐调整抗胆碱酯酶药物剂量，稳定脱呼吸机，避免反复插管加重损伤。

肺部并发症：纵隔肿瘤术后肺部常见并发症包括肺炎、肺不张、胸腔积液、呼吸功能不全或呼吸功能衰竭需要再次气管插管、呼吸机辅助通气等。机器人辅助纵隔肿瘤术后部分患者未放置胸腔引流管或引流管位置较高，双侧下胸腔可出现少许胸腔积液或液化脂肪，若不及时引流或吸收，容易出现局部外压性不张、肺炎等，应早期处理，同时建议术后早期下床活动，主动咳嗽排痰，雾化吸入，预防肺炎的发生，若出现肺炎表现，及时留置痰培养并根据药物敏感试验合理有效使用抗菌药物。

参考文献

1. Zhu P，Liao W，Zhang WG，et al. A Prospective Study Using Propensity Score Matching to Compare Long-term Survival Outcomes After Robotic-assisted，Laparoscopic or Open Liver Resection for Patients with BCLC Stage 0-A Hepatocellular Carcinoma. Annals of surgery 2022.

2. Zhu P，Liao W，Ding ZY，et al.Learning Curve in Robot-Assisted Laparoscopic Liver Resection. Journal of gastrointestinal surgery：official journal of the Society for Surgery of the Alimentary Tract 2019，23（9）：1778-1787.

3. Chong CC，Fuks D，Lee KF，et al. Propensity Score-Matched Analysis Comparing Robotic and Laparoscopic Right and Extended Right Hepatectomy. JAMA surgery 2022，157（5）：436-444.

4. Zhu P，Liao W，Ding ZY，et al. Intraoperative ultrasonography of robot-assisted laparoscopic hepatectomy：initial experiences from 110 consecutive cases. Surgical endoscopy 2018，32（10）：4071-4077.

5. 陈正军，吕倩，范世达. 四孔法腹膜外机器人辅助腹腔镜前列腺根治性切除术22例报道. 机器人外科学杂志（中英文），2020，1（04）：266-270.

6. ZHOU X，FU B，ZHANG C，et al. Transvesical robot-assisted radical prostatectomy：initial experience and surgical outcomes. BJU Int，2020，126（2）：300-308.

7. 辛世杰，胡海地，荆玉辰. 医源性血管损伤处理原则. 中国实用外科杂志，2020，40（12）：1384-1387.

8. Watrowski R，Kostov S，Alkatout I. Complications in laparoscopic and robotic-assisted surgery：definitions，classifications，incidence and risk factors – an up-to-date review. Wideochirurgia i inne techniki maloinwazyjne = Videosurgery and other miniinvasive techniques 2021，16（3）：501-525.

9. Glaser L，Milad M. Bowel and Bladder Injury Repair and Follow-up After Gynecologic Surgery. Obstetrics and gynecology 2019，133（2）：313-322.

10. Xu Z，Becerra AZ，Justiniano CF，et al. Complications and Survivorship Trends After Primary Debulking Surgery for Ovarian Cancer. J Surg Res 2020，246：34-41.

11. Guerrini GP，Esposito G，Magistri P，et al. Robotic versus laparoscopic gastrectomy for gastric cancer：the largest meta-analysis. Int J Surg，2020，82：210-228.

12. Zhang K，Huang X，Gao Y，et al. Robot-assisted versus laparoscopy-assisted proximal gastrectomy for early gastric cancer in the upper location：comparison of oncological outcomes，surgical stress，and nutritional status. Cancer Control，2018，25（1）：1073274818765999.

13. Obama K，Kim YM，Kang DR，et al. Long-term oncologic outcomes of robotic gastrectomy for gastric cancer compared with laparoscopic gastrectomy. Gastric Cancer，2018，21（2）：285-295.

14. Shin HJ，Son SY，Wang B，et al. Long-term comparison of robotic and laparoscopic gastrectomy for gastric cancer：a propensity score-weighted analysis of 2084 consecutive patients. Ann Surg，2021，274（1）：128-137.

15. Yang C，Shi Y，Xie S，et al. Short-term outcomes of robotic-versus laparoscopic-assisted total gastrectomy for advanced gastric cancer：a propensity score matching study. BMC Cancer，2020，20（1）：669.

16. Tian Y，Cao S，Kong Y，et al. Short- and long-term comparison of robotic and laparoscopic gastrectomy for gastric cancer by the same surgical team：a propensity score matching analysis. Surg Endosc，2021. Online ahead of print.

17. Uyama I，Suda K，Nakauchi M，et al. Clinical advantages of robotic gastrectomy for clinical stage I/II gastric cancer：a multi-institutional prospective single-arm study. Gastric Cancer，2019，22（2）：377-385.

18. Li ZY，Zhou YB，Li TY，et al. Robotic gastrectomy versus laparoscopic gastrectomy for gastric can-

cer: a multicenter cohort study of 5402 patients in China. Ann Surg, 2021. Online ahead of print.

19. 中国医师协会腹腔镜外科医师培训学院，中国抗癌协会胃癌专业委员会，中国研究型医院学会机器人与腹腔镜外科专业委员会，等. 中国腹腔镜胃癌根治手术质量控制专家共识（2022版）. 中华消化外科杂志，2022，21（5）：573-585.

20. 中国研究型医院学会机器人与腹腔镜外科专业委员会，中国抗癌协会胃癌专业委员会. 机器人胃癌手术中国专家共识（2021版）. 中华消化外科杂志，2022，21（1）：1-9.

21. Japanese Gastric Cancer Association. Japanese gastric cancer treatment guidelines 2018（5th edition）. Gastric Cancer, 2021, 24（1）: 1-21.

22. Yang YS, Chen LQ, Yan XX, et al. Preservation versus non-preservation of the duodenal passage following total gastrectomy: a systematic review. J Gastrtrointest Surg, 2013, 17（5）: 877-886.

23. Gertler R, Rosenberg R, Feith M, et al. Pouch vs. no pouch following total gastrectomy: meta-analysis and systematic review. Am J Gastroenterol, 2009, 104（11）: 2838-2851.

24. Inaba K, Satoh S, Ishida Y, et al. Overlap method: novel intracorporeal esophagojejunostomy after laparoscopic total gastrectomy. J Am Coll Surg, 2010, 211（6）: e25-29.

25. Kwon IG, Son YG, Ryu SW. Novel intracorporeal esophagojejunostomy using linear staplers during laparoscopic total gastrectomy: π-shaped esophagojejunostomy, 3-in-1 technique. J Am Coll Surg, 2016, 223（3）: e25-29.

26. Jeong O, Park YK. Intracorporeal circular stapling esophagojejunostomy using the transorally inserted anvil（OrVil）after laparoscopic total gastrectomy. Surg Endosc, 2009, 23（11）: 2624-2630.

27. Omori T, Oyama T, Mizutani S, et al. A simple and safe technique for esophagojejunostomy using the hemidouble stapling technique in laparoscopy-assisted total gastrectomy. Am J Surg, 2009, 197（1）: e13-17.

28. Zhao YL, Su CY, Li TF, et al. Novel method for esophagojejunal anastomosis after laparoscopic total gastrectomy: semi-end-to-end anastomosis. World J Gastroenterol, 2014, 20（37）: 13556-13562.

29. Uyama I, Sakurai Y, Komori Y, et al. Laparoscopy-assisted uncut Roux-en-Y operation after distal gastrectomy for gastric cancer. Gastric Cancer, 2005, 8（4）: 253-257.

30. Kanaya S, Gomi T, Momoi H, et al. Delta-shaped anastomosis in totally laparoscopic Billroth I gastrectomy: new technique of intraabdominal gastroduodenostomy. J Am Coll Surg, 2002, 195（2）: 284-287.

31. 《近端胃切除消化道重建中国专家共识》编写委员会. 近端胃切除消化道重建中国专家共识（2020版）. 中华胃肠外科杂志，2020，23（02）：101-108.

32. Yamashita Y, Yamamoto A, Tamamori Y, et al. Side overlap esophagogastrostomy to prevent reflux after proximal gastrectomy. Gastric Cancer, 2017, 20（4）: 728-735.

33. Kuroda S, Nishizaki M, Kikuchi S, et al. Double-flap technique as an antireflux procedure in esophagogastrostomy after proximal gastrectomy. J Am Coll Surg, 2016, 223（2）: e7-e13.

34. Díaz-Cambronero O, Mazzinari G, Flor Lorente B, et al. Effect of an individualized versus standard pneumoperitoneum pressure strategy on postoperative recovery: a randomized clinical trial in laparoscopic colorectal surgery. Br J Surg, 2020, 107（12）: 1605-1614.

35. Güldner A, Kiss T, Serpa Neto A, et al. Intraoperative protective mechanical ventilation for prevention of postoperative pulmonary complications: a comprehensive review of the role of tidal volume, positive end-expiratory pressure, and lung recruitment maneuvers. Anesthesiology, 2015, 123（3）: 692-713.

36. Müller-Redetzky HC, Felten M, Hellwig K, et al. Increasing the inspiratory time and I: E ratio during mechanical ventilation aggravates ventilator-induced lung injury in mice. Crit Care, 2015, 19（1）: 23.

37. Kim KH, Kim MC, Jung GJ, et al. Endoscopic treatment and risk factors of postoperative anastomotic

中国肿瘤整合诊治技术指南

bleeding after gastrectomy for gastric cancer. Int J Surg，2012，10（10）：593-597.

38. Salam D，Din H，Gündüz A，et al. Endovascular embolization in the management of traumatic and postoperative abdominopelvic bleeding：a single-center experience. Turk J Med Sci，2017，47（4）：1144-1151.

39. Xu J，Tang B，Li T，et al. Robotic colorectal cancer surgery in China：a nationwide retrospective observational study. Surg Endosc 2021，35（12）：6591-6603.

40. Chang W，Wei Y，Ren L，et al.Short-term and long-term outcomes of robotic rectal surgery-from the real word data of 1145 consecutive cases in China. Surg Endosc 2020，34（9）：4079-4088.

41. Feng Q，Yuan W，Li T，et al. Robotic versus laparoscopic surgery for middle and low rectal cancer（REAL）：short-term outcomes of a multicentre randomised controlled trial. Lancet Gastroenterol Hepatol 2022，7（11）：991-1004.

42. Feng Q，Tang W，Zhang Z，et al. Robotic versus laparoscopic abdominoperineal resections for low rectal cancer：A single-center randomized controlled trial. J Surg Oncol 2022，126（8）：1481-1493.

43. Chang W，Liu T，Ren L，et al. A trinity technique for prevention of low rectal anastomotic leakage in the robotic era. Eur J Surg Oncol 2020，46（10 Pt B）：e47-e54.

44. Chen J，Zhang Z，Chang W，et al. Short-Term and Long-Term Outcomes in Mid and Low Rectal Cancer With Robotic Surgery. Front Oncol 2021，11：603073.

45. Yamaguchi T，Kinugasa Y，Shiomi A，et al. Learning curve for robotic-assisted surgery for rectal cancer：use of the cumulative sum method. Surg Endosc 2015，29（7）：1679-1685.

46. Odermatt M，Ahmed J，Panteleimonitis S，et al. Prior experience in laparoscopic rectal surgery can minimise the learning curve for robotic rectal resections：a cumulative sum analysis. Surg Endosc 2017，31（10）：4067-4076.

47. 中华医学会外科学分会结直肠外科学组，中华医学会外科学分会腹腔镜与内镜外科学组.结直肠癌手术能量器械应用中国专家共识（2021版）.中国实用外科杂志，2021.

48. Rollins KE，Javanmard-Emamghissi H，Acheson AG，et al. The Role of Oral Antibiotic Preparation in Elective Colorectal Surgery：A Meta-analysis. Ann Surg 2019，270（1）：43-58.

49. 窦若虚，周佐霖，汪建平.结直肠癌择期手术前肠道准备方案.中华胃肠外科杂志，2022，25（07）：645-647.

50. 中华医学会外科学分会腹腔镜与内镜外科学组，中华医学会外科学分会结直肠外科学组，中国医师协会外科医师分会结直肠外科医师委员会，等.腹腔镜结直肠癌根治术操作指南（2018版）.中华消化外科杂志，2018，17（9）：9.

51. 中国医师协会结直肠肿瘤专业委员会机器人手术专业委员会，中国研究型医院学会机器人与腹腔镜外科专业委员会，许剑民，等.机器人结直肠癌手术中国专家共识（2020版）.中国实用外科杂志，2021，41（1）：8.

52. 中华医学会外科学分会，中华医学会麻醉学分会.中国加速康复外科临床实践指南（2021版）.中国实用外科杂志，2021，41（09）：961-992.

53. Hohenberger W，Weber K，Matzel K，et al. Standardized surgery for colonic cancer：complete mesocolic excision and central ligation--technical notes and outcome. Colorectal Dis 2009，11（4）：354-364；discussion 364-355.

54. Heald RJ，Husband EM，Ryall RD. The mesorectum in rectal cancer surgery--the clue to pelvic recurrence Br J Surg 1982，69（10）：613-616.

55. 中华人民共和国国家卫生健康委员会.中国结直肠癌诊疗规范（2020年版）.中华外科杂志，2020，58（8）：25.

56. 王锡山.结直肠肿瘤 NOSES 术关键问题的思考与探索.中华结直肠疾病电子杂志，2018，7（04）：315-319.

57. 王锡山.结直肠肿瘤经自然腔道取标本手术专家共识（2019版）.中华结直肠疾病电子杂志，

2019，8（04）：336-342.

58.Li S，Ai Q，Liang H，et al. Non-intubated Robotic-assisted Thoracic Surgery for Tracheal/Airway Resection and Reconstruction：Technique Description and Preliminary Results. Ann Surg. 2022 Feb 1；275（2）：e534-e536.

59.Hu D，Wang Z，Tantai J，et al. Robotic-assisted thoracoscopic resection and reconstruction of the carina. Interact Cardiovasc Thorac Surg. 2020 Dec 7；31（6）：912-914.

60.Carvalho EA，Bonomi DO，Pinho AJM，et al. Carinal resection via robotic surgery：a safe approach for selected cases. J Bras Pneumol. 2020 Nov 20；46（6）：e20200118.

61.Qiu T，Zhao Y，Song J，et al. Robotic circumferential tracheal resection and reconstruction via a completely portal approach. Thorac Cancer. 2019 Feb；10（2）：378-380.

62.Jiao W，Zhao Y，Luo Y，et al. Totally robotic-assisted non-circumferential tracheal resection and anastomosis for leiomyoma in an elderly female. J Thorac Dis. 2015 Oct；7（10）：1857-1860.

63.Biere SS，van Berge Henegouwen MI，Maas KW，et al .Minimally invasive versus open oesophagectomy for patients with oesophageal cancer：a multicentre，open-label，randomised controlled trial. Lancet，2012，379（9829）：1887-1892.

64.Straatman J，van der Wielen N，Cuesta MA，et al. Minimally invasive versus open esophageal resection：three-year follow-up of the previously reported randomized controlled trial：the TIME trial. Ann Surg，2017，266（2）：232-236.

65.Wang H，Shen Y，Feng M，et al. Outcomes，quality of life，and survival after esophagectomy for squamous cell carcinoma：a propensity score-matched comparison of operative approaches. J Thorac Cardiovasc Surg，2015，149（4）：1006-1015.

66.Guo X，Ye B，Yang Y，et al. Impact of unplanned events on early postoperative results of minimally invasive esophagectomy. Thorac Cancer，2018，9（1）：94-98.

67.多学科围手术期气道管理中国专家共识（2018版）专家组.多学科围手术期气道管理中国专家共识（2018版）.中国胸心血管外科临床杂志，2018，25（7）：545-549.

68.韩丁培、项捷、高涛涛、等.机器人辅助与传统 Ivor-Lewis 食管癌根治术近期疗效的比较.中国微创外科杂志，2016，16（5）：404-407.

69.张亚杰、韩宇、项捷、等.机器人微创 Ivor Lewis 食管癌根治术的应用.中国胸心血管外科临床杂志，2018，25（9）：735-741.

70.中国抗癌协会食管癌专业委员会.机器人辅助食管切除术中国临床专家建议（2019版）.中华外科杂志，2019，57（9）：641-649.

71.YOSHINO I，HASHIZUME M，SHIMADA M，et al. Thoracoscopic thymomectomy with the da Vinci computer-enhanced surgical system . The Journal of thoracic and cardiovascular surgery，2001，122（4）：783-785.

72.黄佳、罗清泉、赵晓菁、等.胸腺瘤切除术中机器人辅助胸腔镜技术的应用.肿瘤，2009，29（08）：796-798.

73.丁仁泉、童向东、许世广、等.达芬奇机器人手术系统与电视胸腔镜在胸内纵隔疾病手术治疗中的对比研究.中国肺癌杂志，2014，17（07）：557-562.

74.KAJIWARA N，KAKIHANA M，KAWATE N，et al. Appropriate set-up of the da Vinci Surgical System in relation to the location of anterior and middle mediastinal tumors . Interact Cardiovasc Thorac Surg，2011，12（2）：112-116.

75.中国医师协会医学机器人医师分会胸外科专业委员会筹备组，谭群友、陶绍霖、等.机器人辅助纵隔肿瘤手术中国专家共识（2019版）.中国胸心血管外科临床杂志，2020，27（02）：117-125.

76.Gettman MT，Blute ML，Chow GK，et al. Robotic-assisted laparoscopic partial nephrectomy：technique and initial clinical experience with DaVinci robotic system.Urology. 2004 Nov；64（5）：914-8.

77. Hillyer SP，Bhayani SB，Allaf ME，Rogers CG，et al. Robotic partial nephrectomy for solitary kidney：a multi-institutional analysis.Urology. 2013 Jan；81（1）：93-7.

78. Gong Y，Du C，Josephson DY，et al. Four-arm robotic partial nephrectomy for complex renal cell carcinoma.World J Urol. 2010 Feb；28（1）：111-5.

79. Craig G. Rogers，Amar Singh，Adam M，et al. Robotic partial nephrectomy for complex renal tumors：surgical technique. Eur Urol. 2008 Mar；53（3）：514 - 521.

80. Landman J，Rehman J，Sundaram CP，et al. Renal hypothermia achieved by retrograde intracavitary saline perfusion [J]. Journal of Endourology，2002，16（7）：445-449.

81. Gill IS，Abreu SC，Desai MM，et al. Laparoscopic ice slush renal hypothermia for partial nephrectomy：The initial experience [J]. Journal of Urology，2003，170（1）：52-56.

82. Janetschek G，Abdelmaksoud A，Bagheri F，et al. Laparoscopic partial nephrectomy in cold ischemia：Renal artery perfusion [J]. Journal of Urology，2004，171（1）：68-71.

83. Rogers CG，Ghani KR，Kumar RK，et al. Robotic partial nephrectomy with cold ischemia and on-clamp tumor extraction：Recapitulating the open approach [J]. Eur Urol，2013，63（3）：573-578.

84. Benway BM，Bhayani SB.Surgical outcomes of robot-assisted partial nephrectomy.BJU Int. 2011 Sep；108（6 Pt 2）：955-61.

85. Borghesi M，Brunocilla E，Schiavina R，Martorana G. Robotic partial nephrectomy：a promising treatment option for T1b and complex renal tumors Eur J Surg Oncol. 2013 Oct；39（10）：1167.

86. White MA，Haber GP，Autorino R，et al. Outcomes of robotic partial nephrectomy for renal masses with nephrometry score of ≥7. Urology. 2011 Apr；77（4）：809-13.

87. Simone G，Gill IS，Mottrie A，et al. Indications，Techniques，Outcomes，and Limitations for Minimally Ischemic and Off-clamp PartialNephrectomy：A Systematic Review of the Literature.Eur Urol. 2015 Apr 25.

88. Petros FG，Angell JE，Abaza R. Outcomes of Robotic Nephrectomy Including Highest-complexity Cases：Largest Series to Date and Literature Review.Urology. 2015 Apr 16.（15）00214-9

89. Gorin MA，Ball MW，Pierorazio PM，Tanagho YS，Bhayani SB，Kaouk JH，Rogers CG，et al. Outcomes and predictors of clinical T1 to pathological T3a tumor up-staging after robotic partialnephrectomy：a multi-institutional analysis. J Urol. 2013 Nov；190（5）：1907-11.

90. Komninos C，Shin TY，Tuliao P，et al. Robotic partial nephrectomy for completely endophytic renal tumors：complications and functional and oncologic outcomes during a 4-year median period of follow-up. Urology. 2014 Dec；84（6）：1367-73.